Duale Reihe

Anatomie

Gabriela Aust, Jürgen Engele, Joachim Kirsch, Artur Mayerhofer, Siegfried Mense, Jürgen Salvetter, Erik Schulte, Christian Schultz, Gunther Wennemuth, Werner Wolff, Laurenz J. Wurzinger, Hans-Gerhard Zilch

6., vollständig überarbeitete Auflage

1795 Abbildungen

Thieme

Bibliografische Information der Deutschen Nationalbibliothek
Die Deutsche Nationalbibliothek verzeichnet diese Publikation in der Deutschen Nationalbibliografie; detaillierte bibliografische Daten sind im Internet über http://dnb.d-nb.de abrufbar.

Georg Thieme Verlag KG
Rüdigerstraße 14, 70469 Stuttgart, Germany
www.thieme.com

Printed in Germany

1. Auflage 2006
2. Auflage 2010
3. Auflage 2014
4. Auflage 2017
5. Auflage 2020

Covergestaltung: © Thieme
Bildnachweis Cover: Röntgenbild: © Thieme; Grafik: aus Prometheus, LernAtlas der Anatomie; Karl Wesker, Berlin
Anatomische Abbildungen aus: Schünke M, Schulte E, Schumacher U. Prometheus. LernAtlas der Anatomie. Illustrationen von Markus Voll, München und Karl Wesker, Berlin.
Weitere Zeichnungen: Karin Baum, Paphos, Zypern; Christine Lackner, Ittlingen; Holger Vanselow, Stuttgart; WEYOU, Stuttgart
Layout: Ulrike Holzwarth, Büro für Gestaltung, Stuttgart
Projektmanagement: Sabine Bartl, Fischer, Hannah
Satz: L42 GmbH, Berlin
Druck: Aprinta Druck GmbH, Wemding

DOI 10.1055/b000 000 824

ISBN 978-3-13-245257-2 1 2 3 4 5 6

MIX
Papier | Fördert gute Waldnutzung
FSC® C004592

Auch erhältlich als E-Book:
eISBN (PDF) 978-3-13-245258-9
eISBN (epub) 978-3-13-245259-6

Vorwort

„Anatomie war eines der wichtigsten Fächer in meinem ganzen Studium“. Diese Ansicht äußerten junge Ärztinnen und Ärzte im Rückblick auf ihr Studium fast einstimmig in einer im Deutschen Ärzteblatt schon vor einigen Jahren veröffentlichten Umfrage. Das Fach Anatomie rangiert damit gleichauf mit großen klinischen Fächern wie der Inneren Medizin, Chirurgie oder Pharmakologie. Gleichzeitig ist das Fach Anatomie ein zentrales Bindeglied zu den klinischen Fächern und zur späteren ärztlichen Tätigkeit. Solide anatomische Kenntnisse sind Voraussetzung für jede körperliche Untersuchung, für das Verständnis bildgebender Verfahren und selbstverständlich für alle operativen Fächer. Anatomie ist schlichtweg die Grundlage des Arztberufes.

„Anatomie ist ein schwieriges Paukfach“. Das ist eines der am häufigsten geäußerten Missverständnisse. Zweifellos ist die Anatomie faktenreich. Das gilt jedoch für klinische Fächer in gleicher Weise. Die Anatomie hat aber auch eine besondere eigene Systematik. Deren Verständnis hilft, Ordnung in die zahlreichen Strukturen zu bringen, damit man „vor lauter Bäumen den Wald nicht übersieht“.

Genau hier setzt die Duale Reihe Anatomie an. Sie erklärt Funktionszusammenhänge, wo immer es nötig und möglich ist, und erfüllt anatomische Strukturen dadurch mit Leben. Zugleich schlägt sie die Brücke zur klinisch-ärztlichen Tätigkeit. „Klinik“-Kästen verbinden anatomisches Wissen direkt mit möglichen pathologischen Veränderungen. Ein „Klinik“-Kasten zum Thema Schädelbruch erläutert beispielsweise, wie Frakturlinien mit dem Bau des knöchernen Schädels zusammenhängen, und bei der Darstellung der Milz wird erklärt, warum dieses Organ heutzutage nicht mehr unbedingt entfernt werden muss, wenn es zum Beispiel nach einer stumpfen Bauchverletzung gerissen ist. Eine weitere Verbindung zur Klinik stellen die „Streckenpläne“ her. Anhand dieser besonderen Form von Fallbeispielen lässt sich Schritt für Schritt nachvollziehen, wie man von den Symptomen zur Diagnose und von dort zu einer erfolgreichen Therapie kommt. Anatomie wird auf diese Weise fast automatisch „klinisch“.

Auch für die 6. Auflage wurde der einheitliche Kapitelaufbau mit einer kurzen Funktionszusammenfassung anatomischer Strukturen am Anfang des Kapitels beibehalten. Lernhilfen wie „Merke“-Kästen sowie das Charakteristikum der Duale-Reihe-Lehrbücher, das integrierte Kurzlehrbuch am Seitenrand, haben sich für die rasche Orientierung und vor allem bei der effizienten Wiederholung zur Prüfungsvorbereitung sehr bewährt.

Die 6. Auflage enthält wieder einen virtuellen Präparierkurs. Dieses Lernprogramm steht online zur Verfügung und beinhaltet zahlreiche Fotos von Original-Präparaten. Sie ermöglichen interaktives Lernen und dienen zudem der Vor- und Nachbereitung der praktischen Arbeit im Präparierkurs.

Ein Anatomie-Lehrbuch lebt von Illustrationen. Die reichhaltige Bebilderung des Buches setzt diese Überzeugung mit plastischen Grafiken anatomischer Strukturen um. Zusätzlich werden anatomische Sachverhalte durch eindrucksvolle Darstellungen moderner bildgebender Verfahren ergänzt, wo es sinnvoll ist. Schematische Zeichnungen erklären in didaktisch eingängiger Weise funktionelle und topografische Zusammenhänge. Abbildungen aus dem klinischen Alltag machen darüber hinaus die Leserinnen und Leser mit dem vertraut, was im Laufe des Studiums und später bei der ärztlichen Tätigkeit erwartet wird.

Die Nomenklatur des Buches orientiert sich vorwiegend an der Terminologia anatomica von 1998, die durch die sog. „Fribourg-Terminologie“ 2023 ergänzt und aktualisiert wurde. Je nach Kontext ist die dort zu entnehmende lateinische oder die in der Klinik häufig verwendete eingedeutschte Schreibweise gewählt. Einige Begriffe werden in der anatomischen Terminologie offiziell nicht mehr verwendet, sind jedoch weiterhin in der Klinik nützlich und gebräuchlich. Diese Begriffe sind ebenfalls im Buch genannt.

Unser besonderer Dank gilt zuerst Herrn Karl Wesker und Herrn Markus Voll, deren qualitativ hochwertige Grafiken aus dem PROMETHEUS LernAtlas (Schünke, Schulte, Schumacher) sehr dazu beitragen, dass die in der Dualen Reihe Anatomie beschriebenen Inhalte so plastisch veranschaulicht werden können. Zusammen mit ihren Kolleginnen und Kollegen haben sie Anpassungen und Erweiterungen, die durch die Einbindung der Grafiken in ein Lehrbuch notwendig wurden, perfekt umgesetzt. Gedankt sei auch den Studierenden und den Fachkolleginnen und -kollegen für Anregungen zur Verbesserung des Lehrtextes und für Korrekturen. Kritische Rückmeldungen und Verbesserungsvorschläge sind weiterhin herzlich willkommen. Allen beteiligten Mitarbeiterinnen und Mitarbeitern des Georg Thieme Verlags danken wir für ihren Beitrag zur Verwirklichung des Buches, insbesondere Frau Hannah Fischer und Frau Sabine Bartl für ihre engagierte und kompetente redaktionelle Arbeit.

Wir alle hoffen, dass die Duale Reihe Anatomie weiterhin ein kompetenter Begleiter und zuverlässiger Ratgeber in der Anatomie und später auch in der Klinik ist, und dass wir einen Beitrag dazu leisten, dass Sie als Leserinnen und Leser sagen: *„Anatomie ist total spannend!“*

„Alles ist schwer - bevor es leicht wird“ (Konfuzius)

Im Sommer 2024 — Die Autorin und die Autoren

Anschriften

Prof. Dr. rer. nat. Gabriela **Aust**
Department für Operative Medizin, Forschungslaboratorien der Chirurgischen Kliniken
Universität Leipzig
Liebigstr. 19
04103 Leipzig

Prof. Dr. rer. biol. hum. Jürgen **Engele**
Institut für Anatomie
Universität Leipzig
Liebigstr. 13
04103 Leipzig

Prof. Dr. med. Joachim **Kirsch**
Institut für Anatomie und Zellbiologie
Ruprecht-Karls-Universität Heidelberg
Im Neuenheimer Feld 307
69120 Heidelberg

Prof. Dr. med. Artur **Mayerhofer**
Biomedizinisches Centrum München (BMC), Zellbiologie, Anatomie III
Ludwig-Maximilians-Universität München
Großhaderner Straße 9
82152 Planegg-Martinsried

Prof. Dr. med. Siegfried **Mense**
Institut für Neurophysiologie
Universität Heidelberg, Medizinische Fakultät Mannheim
Ludolf-Krehl-Str. 13–17 (CBTM)
68167 Mannheim

Dr. rer. nat. Jürgen **Salvetter**
Institut für Anatomie
Universität Leipzig
Shakespearestr. 31
04107 Leipzig

Prof. Dr. med. Erik **Schulte**
Institut für Funktionelle und Klinische Anatomie
Universitätsmedizin der Johannes-Gutenberg-Universität Mainz
Joh.-Joachim-Becher-Weg 13
55128 Mainz

Prof. Dr. med. Christian **Schultz**
Mannheim Centre for Translational Neuroscience (MCTN), Institut für Neuroanatomie
Universität Heidelberg, Medizinische Fakultät Mannheim
Ludolf-Krehl-Str. 13–17
68167 Mannheim

Prof. Dr. med. Gunther **Wennemuth**
Institut für Anatomie
Universitätsklinikum Essen
Hufelandstraße 55
45147 Essen

Dr. rer. nat. Werner **Wolff**
Institut für Anatomie
Universität Leipzig
Schreberstr. 14
04109 Leipzig

Prof. Dr. med. Laurenz J. **Wurzinger**
Anatomische Anstalt
Ludwig-Maximilians-Universität München
Pettenkoferstr. 11
80336 München

Prof. Dr. med. Hans-Gerhard **Zilch**
ehemals:
Institut für Radiologie und Nuklearmedizin
CT / MRT im Krankenhaus St. Barbara Schwandorf
jetzt:
Korrespondenz-Büro
Marktplatz 28
92421 Schwandorf

Autorinnen und Autoren aus Vorauflagen:

Gerhard **Aumüller**
Andreas **Doll**
Dieter **Reißig** †
Wolfgang **Schmidt** †
Frank **Schmitz**
Katharina **Spanel-Borowski**

Inhaltsverzeichnis

Teil A Grundlagen anatomischer Strukturen und ihrer Darstellung

Teil B Einführung in funktionelle Systeme

Teil C Rumpfwand

Teil E Obere Extremität

Teil F Grundlagen zum Aufbau der Körperhöhlen und ihrer Organe

Teil G Brusthöhle

Teil H Bauch- und Beckenraum – Gliederung

Teil I Verdauungssystem

Teil J Urogenitalsystem und Nebenniere

Teil K Leitungsbahnen im Bauch- und Beckenraum

Teil L Hals

Teil M Kopf

Teil N ZNS

Teil O Haut und Hautanhangsgebilde

Teil P Antwortkommentare klinische Fälle

Grundlagen anatomischer Strukturen und ihrer Darstellung

A

1 Allgemeine Grundlagen

*E. Schulte, vormals beteiligt: W. Schmidt**

1.1 Einleitung

Die Anatomie ist innerhalb der Human- und Zahnmedizin die Lehre von der **Gestalt und Struktur des gesunden menschlichen Körpers**.

Die **Gestalt** beschreibt die **äußere Form**, die **Struktur** entspricht dem **inneren Aufbau** von anatomischen Strukturen und bezieht die **Funktion** mit ein.

Der Name **Anatomie** leitet sich von dem griechischen Wort „anatemnein" ab, was „zerschneiden, zergliedern" bedeutet. Humananatomie ist die Anatomie des Menschen. Sie vermittelt Grundlagen über die **Gestalt und Struktur des gesunden menschlichen Körpers und seiner Organe** und bildet die Basis ärztlichen Handelns. Nur die Kenntnis des gesunden Körpers ermöglicht es, pathologische (krankhafte) Veränderungen klinisch festzustellen. Ein modernes Verständnis anatomischer Lehre muss daher immer den Bezug zur klinischen Medizin herstellen. Zusammen mit der Physiologie und der Biochemie bildet die Anatomie daher die Grundlage für Vorbeugung, Diagnostik, Therapie und Rehabilitation bei Erkrankungen.
Die **Gestalt** beschreibt die **äußere Form** eines Körpers und seiner Organe. Die **Struktur** entspricht dem **inneren Aufbau** dieses Körpers, seiner Organe und ihrer Bestandteile im makroskopischen, mikroskopischen, submikroskopischen und molekularen Bereich. Der Strukturbegriff bezieht die **Funktion** mit ein: Die Struktur ist Ausdruck der Funktion!

1.2 Teilgebiete der Anatomie

Die Anatomie umfasst die **makroskopische** und **mikroskopische Anatomie** sowie die **Embryologie**.
Während sich die **deskriptive Anatomie** der Beschreibung widmet, fügt die **funktionelle Anatomie** strukturelle Befunde zu einem funktionellen Gesamtbild zusammen.

Das Fach Anatomie gliedert sich in die großen Teilgebiete **makroskopische Anatomie**, **mikroskopische Anatomie** und **Embryologie**.
Die **deskriptive Anatomie** widmet sich der Beschreibung von Befunden in diesen Teilgebieten der Anatomie.
Die **funktionelle Anatomie** fügt die aus dem makroskopischen, mikroskopischen und molekularen Bereich ableitbaren strukturellen Informationen über den Aufbau des menschlichen Körpers zu einem funktionellen Gesamtbild zusammen.

1.2.1 Makroskopische Anatomie

Die **makroskopische Anatomie** beschreibt **Strukturen**, die man mit dem bloßen Auge oder mit einer Lupe beurteilen kann. Sie gliedert sich in folgende Bereiche:

Systematische Anatomie: Gliederung des Körpers nach Funktionssystemen:

- Bewegungssystem (S. 213).
- Herz-Kreislauf-System (S. 136), Blut (S. 156) und lymphatisches System: lymphatische Organe (S. 173), Lymphgefäßsystem (S. 152).

Die **makroskopische Anatomie** beschreibt **Strukturen**, die man mit dem bloßen Auge oder mit einer Lupe beurteilen kann. Sie ist das zentrale Thema im Präparierkurs. Sie gliedert sich in die systematische Anatomie, die topografische Anatomie und die vergleichende Anatomie.

Systematische Anatomie: Sie vermittelt die Gliederung des Körpers nach Funktionssystemen und liefert gewissermaßen ein vollständiges Verzeichnis über die einzelnen Bestandteile des Organismus. Unterschieden werden einzelne Systeme anhand ihrer Funktion, die jedoch unter anderen Gesichtspunkten (entwicklungsgeschichtlich, topografisch) auch zusammengefasst werden können. Manche Organe oder Organstrukturen erfüllen mehrere Funktionen, sie können dann mehreren Systemen zugeordnet werden. In der systematischen Anatomie wird der Bezug zur Physiologie besonders deutlich. Zudem hat sie einen starken „klinischen Charakter": eine Krankheit basiert typischerweise auf einer **Funktionsstörung** eines Systems. Die systematische Anatomie umfasst:

- Bewegungssystem (S. 213): Knochen, Gelenke, Bänder, Muskeln.
- Herz-Kreislauf-System (S. 136) mit Herz und Blutgefäßen, Blut (S. 156) und lymphatisches System: Zum lymphatischen System werden im Allgemeinen neben den lymphatischen Organen (S. 173), deren Hauptaufgabe die Abwehr von Krank-

heitserregern ist, auch die Lymphgefäße gezählt. Sie sind als eine Art Nebenstrecke an das venöse System angeschlossen und dienen hauptsächlich der Drainage von Flüssigkeit aus dem Gewebe. Aufgrund dieser den Venen vergleichbaren Transportfunktion und der Darstellung seines Aufbaus im Vergleich mit den arteriellen und venösen Gefäßen, mit denen es im Bereich des Kapillarbetts in Beziehung steht, wird das Lymphgefäßsystem (S. 152) in diesem Buch zusammen mit den Grundzügen des Herz-Kreislauf-Systems besprochen.

- Nervensystem (S. 187).
- Atmungssystem: Nase (S. 1026), Luftwege (S. 902), Lungen (S. 538).
- Verdauungssystem: Mundhöhle (S. 990), Rachen (S. 902), Speiseröhre, Magen-Darm-Kanal (S. 662) mit Leber, Gallenblase und Bauchspeicheldrüse (Pankreas).
- Urogenitalsystem (S. 750): Nieren, Harnleiter, Harnblase, Harnröhre sowie männliche und weibliche Genitalorgane.
- System der Drüsen mit innerer Sekretion, d. h. endokrine Drüsen (S. 50): Hypophyse (S. 1244), Epiphyse (S. 1115), Schilddrüse (S. 919), Nebenschilddrüsen (S. 921), Nebennieren (S. 778), Inselorgan des Pankreas (S. 738), Keimdrüsen.
- Haut und (klassische) Sinnesorgane: Rezeptoren der Haut, s. Mechanorezeption und Propriozeption (S. 1187) und Tab. **44.3**, Auge (S. 1036), Hör- und Gleichgewichtsorgan (S. 1062), Geruchsorgan (S. 1032), Geschmacksorgan (S. 1000).

- Nervensystem (S. 187).
- Atmungssystem: Pharynx (S. 902), Nase und Nasennebenhöhlen (S. 1026), Lunge (S. 538).
- Verdauungssystem (S. 662).
- Urogenitalsystem (S. 750).
- System der endokrinen Drüsen (S. 50).
- Haut und Sinnesorgane (S. 1260).

Topografische Anatomie: Die topografische Anatomie befasst sich mit der räumlichen Lage und Stellung aller anatomischen Strukturen zueinander. Organe, die ganz unterschiedlichen Systemen angehören, wie etwa Herz und Lungen, können hinsichtlich der Lage „enge Nachbarn" sein und bei Verletzungen gemeinsam betroffen sein.
In operativen Fächern spielt die topografische Anatomie eine besondere Rolle.

Topografische Anatomie: Berücksichtigung der Lage und Stellung der anatomischen Strukturen zueinander.

► Klinik. Systematische Anatomie und topografische Anatomie sind die Grundlage für die klinische Anatomie. Röntgenbilder oder Befunde, die mit modernen bildgebenden Verfahren (S. 120) wie Ultraschall (Sonografie), Computertomografie (CT), Magnetresonanztomografie (MRT), Szintigrafie oder Positronen-Emissionstomografie (PET) gewonnen werden, sind letztlich mit technischen Mitteln gewonnene Abbildungen der Anatomie. Die klinische Anatomie ist daher die Anwendung anatomischer Kenntnisse bei klinischen Fragestellungen.

► Klinik.

Vergleichende Anatomie: Sie setzt die Baupläne verschiedener Typen der Tierwelt in Beziehung und sucht nach Gesetzmäßigkeiten der Form.
Aufgabe der vergleichenden Anatomie ist es auch, Tiere und Menschen miteinander zu vergleichen, um homologe (artgleiche) bzw. heterologe (artfremde) Formen aufzuzeigen. Der Mensch gehört aufgrund der Ausbildung seines Skeletts zu den Wirbeltieren (Vertebraten).
Für die klinische Medizin hat die vergleichende Anatomie allerdings nur sehr geringe Bedeutung.

Vergleichende Anatomie: Der Vergleich von Tieren und Menschen ermöglicht die Beschreibung homologer bzw. heterologer Formen.

1.2.2 Mikroskopische und molekulare Anatomie

Mikroskopische Anatomie: Sie geht über die mit dem bloßen Auge sichtbaren Strukturen hinaus und ermöglicht eine feinere Aufgliederung des Körpers. Diese **Strukturen** sind dann nur mit starker optischer Vergrößerung erkennbar. Die mikroskopische Anatomie ist das zentrale Thema im „Histokurs". Sie gliedert sich in

- **Zytologie** (Lehre von Aufbau und Funktion der Zelle),
- **Histologie** (Gewebelehre) und
- **mikroskopische Anatomie der Organe**.

Mit Hilfe des hohen Auflösungsvermögens des Elektronenmikroskops kann der Feinbau von zellulären und subzellulären Strukturen, die Ultrastruktur, erfasst werden.

1.2.2 Mikroskopische und molekulare Anatomie

Mikroskopische Anatomie: Sie betrachtet **Strukturen**, die nur mit starker optischer Vergrößerung erkennbar sind, und gliedert sich in

- **Zytologie** (Zellenlehre),
- **Histologie** (Gewebelehre) und
- **mikroskopische Anatomie der Organe**.

Molekulare Anatomie: Sie beschreibt den molekularen Aufbau von Zellen und Geweben und hat einen engen Bezug zur Biochemie.

Molekulare Anatomie: Sie beschreibt den molekularen Aufbau von Zellen und Geweben.

1.2.3 Embryologie

Die **Embryologie** (Entwicklungsgeschichte) ist die Lehre von Form- und Funktionsveränderungen des Ungeborenen von der Befruchtung bis zur Geburt.

1.2.3 Embryologie

Sie beschreibt Form- und Funktionsveränderungen von der Befruchtung bis zur Geburt.

1.3 Anatomische Fachsprache

Für die **anatomischen Begriffe** in der Makroskopie, Histologie und Embryologie gibt es **eigene Wörterbücher**.
Die **Fachsprache der Anatomie** ist aus historischen Gründen das Latein.

1.3 Anatomische Fachsprache

Für alle **anatomischen Begriffe** in der Makroskopie gibt es ein eigenes Lexikon, die **Terminologia anatomica**. Für die Histologie und die Embryologie gibt es eigene, analoge Wörterbücher.
Die Nutzung des Lateinischen in der **anatomischen Fachsprache** hat einen historischen Hintergrund: Bei der Begründung einer modernen, auf wissenschaftlichen Grundsätzen beruhenden Anatomie durch Andreas Vesalius im 16. Jahrhundert war Latein in der Medizin die weit verbreitete Wissenschaftssprache, gewissermaßen eine Lingua franca wie heute das Englische. Dies hat sich bis heute etabliert. Im englischsprachigen Raum findet sich inzwischen allerdings häufig eine an das Englische angepasste Version lateinischer Begriffe.

1.4 Gliederung des Körpers

S. Abb. **1.1**.

1.4 Gliederung des Körpers

Der Körper gliedert sich in Kopf, Hals, Rumpf, obere und untere Extremität (Abb. **1.1**) und zeigt einen größtenteils bilateral symmetrischen Aufbau.

▶ Exkurs: Bilaterale Symmetrie.

▶ **Exkurs: Bilaterale Symmetrie.** Bilaterale Symmetrie sagt aus, dass die rechte und die linke Körperhälfte spiegelbildlich gebaut sind. Die Symmetrie lässt sich im Kopf, in den Extremitäten und in der Leibeswand nachweisen. Bei den inneren Organen ist nur bei der Lunge und bei den Nieren noch eine bilaterale Symmetrie erkennbar, jedoch nicht mehr bei Herz, Magen-Darm-Kanal, Leber, Milz und Pankreas.

Kopf (Caput): Hirnschädel (Neurocranium) und Eingeweideschädel (Viscerocranium).

Kopf (Caput): Der Schädel, das Skelett des Kopfes, besteht aus dem **Hirnschädel** (Neurocranium), in dem das Gehirn liegt und dem **Eingeweideschädel** (Viscerocranium) mit Mund- und Nasenraum.

Hals (Collum): Muskeln, HWS, Gefäße, Nerven, Rachen (Pharynx), Kehlkopf (Larynx), Speiseröhre (Ösophagus), Luftröhre (Trachea), Schilddrüse (Gl. thyroidea), Nebenschilddrüsen (Gll. parathyroideae).

Hals (Collum): Der Hals enthält die **Halsmuskulatur** und die **Halswirbelsäule**. Er wird von **Leitungsbahnen** (Gefäß-Nervenstrang) durchzogen. Zu den Halseingeweiden zählen der **Rachen** (Pharynx), **Kehlkopf** (Larynx), die Anfangsteile der **Speiseröhre** (Ösophagus) und der **Luftröhre** (Trachea) sowie **Schilddrüse** (Gl. thyroidea) und die **Nebenschilddrüsen** (Gll. parathyroideae).

⊙ 1.1

⊙ 1.1 Regionale Gliederung in Körperabschnitte

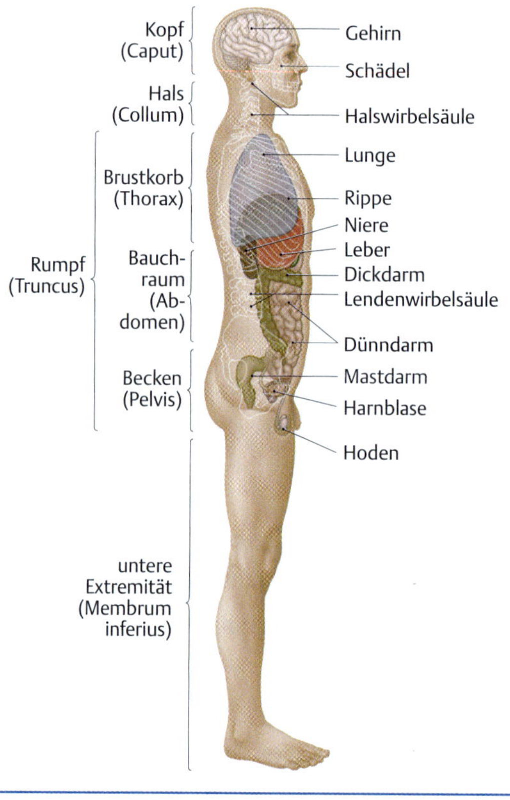

Menschlicher Körper in der Ansicht von rechts mit schematischer Darstellung der von dieser Seite sichtbaren Brust-, Bauch- und Beckenorgane sowie des Gehirns. Zugunsten der Übersichtlichkeit ist die obere Extremität nicht abgebildet.

Quelle: Schünke M, Schulte E, Schumacher U. PROMETHEUS LernAtlas der Anatomie, Allg. Anat. u. Bewegungssystem. Illustrationen von Voll M u. Wesker K. 6. Aufl. Stuttgart: Thieme; 2022

Rumpf (Truncus): Abschnitte der Wirbelsäule (Brust- und Lendenwirbelsäule sowie Kreuz- und Steißbein), Brustkorb (Thorax) und Becken (Pelvis) bilden den **knöchernen Rahmen** des Rumpfes. Der Bauchraum (Abdomen) wird durch die Bauchmuskulatur nach ventral und lateral geschlossen.
Die aus Knochen und Muskeln gebildete Rumpfwand umgibt die Körperhöhlen, in denen sich folgende Organe befinden, vgl. zum Begriff der Körperhöhlen (S. 105):

- **Cavitas thoracis (Brusthöhle):** Herz (Cor), Lungen (Pulmones), Luftröhre (Trachea), Speiseröhre (Ösophagus) und Bries (Thymus).
- **Cavitas abdominis (Bauchhöhle):** Komplett oder teilweise ausgekleidet vom Bauchfell, sog. Peritoneum (S. 639), Leber (Hepar), Gallenblase (Vesica biliaris), Milz (Splen), Magen (Gaster), Dünndarm (Intestinum tenue mit Duodenum, Jejunum und Ileum) und Dickdarm (Intestinum crassum mit Caecum, Appendix vermiformis, Colon ascendens, Colon transversum, Colon descendens und Colon sigmoideum). Dorsal des Bauchfells (retroperitoneal) Bauchspeicheldrüse (Pankreas), Nieren (Ren dexter et sinister) und Nebennieren (Gll. suprarenales).
- **Cavitas pelvis (Beckenhöhle):** Mastdarm (Rectum), Analkanal (Canalis analis), Harnblase (Vesica urinaria) und innere Geschlechtsorgane.

Nach kranial reicht die Bauchhöhle in den knöchernen Thorax hinein. Brusthöhle und Bauchhöhle werden durch eine muskulös-bindegewebige Platte, das **Zwerchfell**, sog. Diaphragma (S. 287), getrennt, vgl. auch Durchtrittsstellen im Zwerchfell (S. 528). Dagegen geht die Bauchhöhle direkt in die Beckenhöhle über.

Rumpf (Truncus): Brust- und Lendenwirbelsäule, Kreuzbein, Steißbein, Brustkorb (Thorax) und Becken (Pelvis) bilden den **knöchernen Rahmen**.
Brusthöhle (Cavitas thoracis), **Bauchhöhle** (Cavitas abdominis) und **Beckenhöhle** (Cavitas pelvis) sind wichtige Hohlräume für Organe (S. 105).

► Exkurs: Metamerie. Der Rumpf besteht aus gleichartig gebauten Abschnitten (Segmenten). Diese Segmente bezeichnet man als Metamere. Die Metamerie, deren Grundlage die Somiten, sog. Ursegmente (S. 104), bilden, ist nur in der Embryonalperiode deutlich ausgebildet. Im Bereich des Brustkorbes lässt sich der segmentale Bau noch ablesen. Jedes Segment besteht aus einem Wirbel mit der Zwischenwirbelscheibe, rechts und links befindet sich eine Rippe. Den Zwischenrippenraum füllen Muskeln, Venen, Arterien und Nerven aus. Keine Metamerie weisen Kopf, Hals und die Leibeshöhlen mit den Eingeweiden auf.

► Exkurs: Metamerie.

Obere Extremität (Membrum superius): Die obere Extremität ist über den **Schultergürtel** (Cingulum membri superioris), der aus **Schlüsselbein** (Clavicula) und **Schulterblatt** (Scapula) besteht, am Rumpf befestigt. Die freie obere Extremität (Pars libera membri superioris) gliedert sich in **Oberarm** (Brachium), **Ellenbeuge** (Cubitus), **Unterarm** (Antebrachium) und **Hand** (Manus).

Obere Extremität:
Schulterblatt (Scapula), **Schlüsselbein** (Clavicula), **Oberarm** (Brachium), **Ellenbeuge** (Cubitus), **Unterarm** (Antebrachium) und **Hand** (Manus).

Untere Extremität (Membrum inferius): Die untere Extremität wird über das **Hüftbein** (Os coxae) mit dem Rumpf verbunden. Beide Hüftbeine bilden die Wand des Beckens und sind Bestandteile des Rumpfes. Die freie untere Extremität (Pars libera membri inferioris) unterteilt sich in **Oberschenkel** (Femur), **Knie** (Genu), **Unterschenkel** (Crus) und **Fuß** (Pes).

Untere Extremität:
Hüftbein (Os coxae), **Oberschenkel** (Femur), **Knie** (Genu), **Unterschenkel** (Crus) und **Fuß** (Pes).

1.5 Oberflächenanatomie

Die Oberflächenanatomie als Spezialgebiet der topografischen Anatomie befasst sich mit der Körperoberfläche. Sie beschreibt Regionen auf der Haut und die unter der Haut tastbaren Strukturen. Die Oberflächenanatomie findet bei der körperlichen Untersuchung eine wichtige Anwendung.

1.5 Oberflächenanatomie

Oberflächenanatomie ist ein Spezialgebiet der topografischen Anatomie. Sie beschreibt Regionen auf der Körperoberfläche und die unter der Haut tastbaren Strukturen.

► Klinik. Klassische Methoden bei der körperlichen Untersuchung sind
Inspektion = Besichtigung/Betrachtung (lat. inspicium): Ihre Bedeutung liegt in der Erfassung von äußerlich sichtbaren Veränderungen, die auf eine Erkrankung hinweisen oder manchmal sogar eine sog. „Blickdiagnose" erlauben (Letzteres insbesondere bei dermatologischen Erkrankungen).
Palpation = Ab-/Betasten (lat. palpatio): Durch sie können Größen- oder Strukturveränderungen v. a. innerer Organe erfasst und die (Schmerz-)Empfindlichkeit einer Region als Hinweis auf pathologische Prozesse geprüft werden.
Perkussion = Beklopfen (lat. percussio): Durch Beklopfen der Körperoberfläche mit der Hand werden die Gewebe in Schwingung versetzt. Der dadurch hervorgerufene Klopfschall unterscheidet sich in Abhängigkeit von der Beschaffenheit (Luft-, Wassergehalt) der unter der Haut gelegenen Gewebe und gibt dadurch Anhaltspunkte zur Abschätzung der Organlage und -ausdehnung.

► Klinik.

Auskultation = (Ab-)Horchen (lat. auscultatio): Sie erfolgt i. d. R. mit Hilfe eines Stethoskops und erfasst Geräusche, die durch die Atmung, Herz- und Darmtätigkeit erzeugt werden.
Insbesondere bei der Untersuchung des Bewegungs- und Nervensystems führt man zusätzlich **Funktionsprüfungen** durch.

1.2 Oberflächenanatomie der Frau

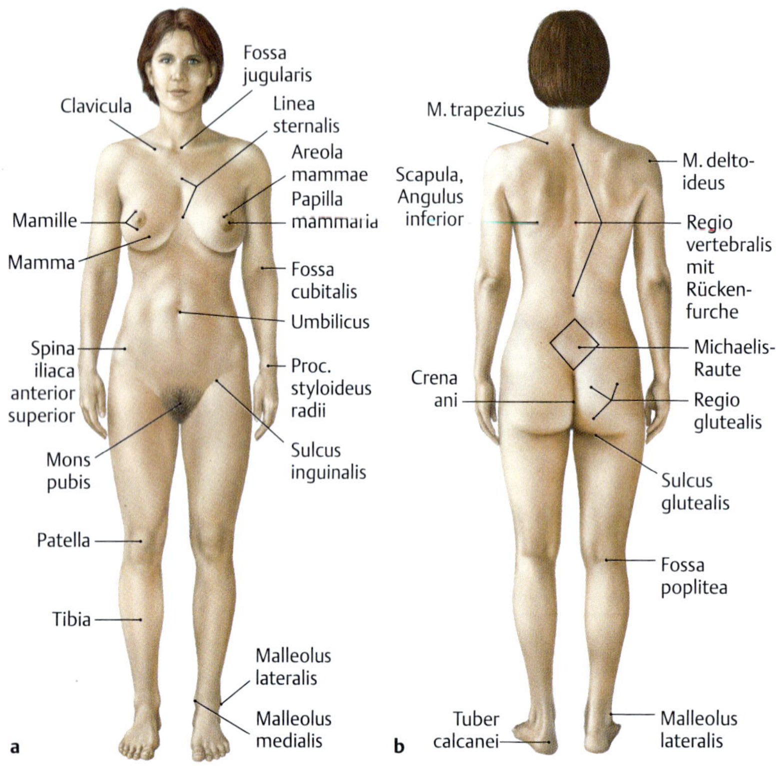

a Ansicht von ventral
b und dorsal

Quelle: Schünke M, Schulte E, Schumacher U. PROMETHEUS LernAtlas der Anatomie, Allg. Anat. u. Bewegungssystem. Illustrationen von Voll M u. Wesker K. 6. Aufl. Stuttgart: Thieme; 2022

1.3 Oberflächenanatomie des Mannes

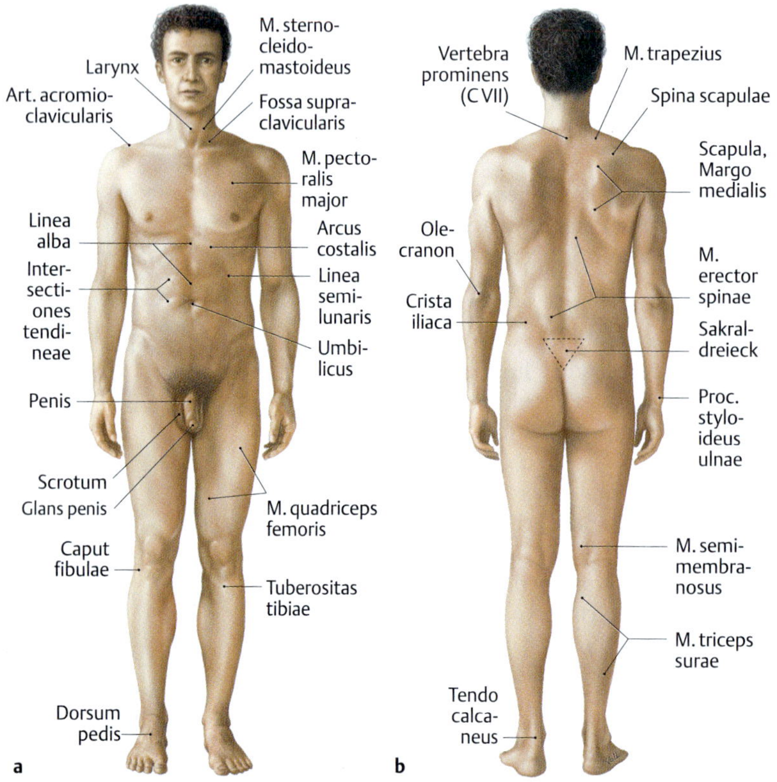

a Ansicht von ventral
b und dorsal

Quelle: Schünke M, Schulte E, Schumacher U. PROMETHEUS LernAtlas der Anatomie, Allg. Anat. u. Bewegungssystem. Illustrationen von Voll M u. Wesker K. 6. Aufl. Stuttgart: Thieme; 2022

1.4 Oberflächenrelief und tastbare Knochenpunkte

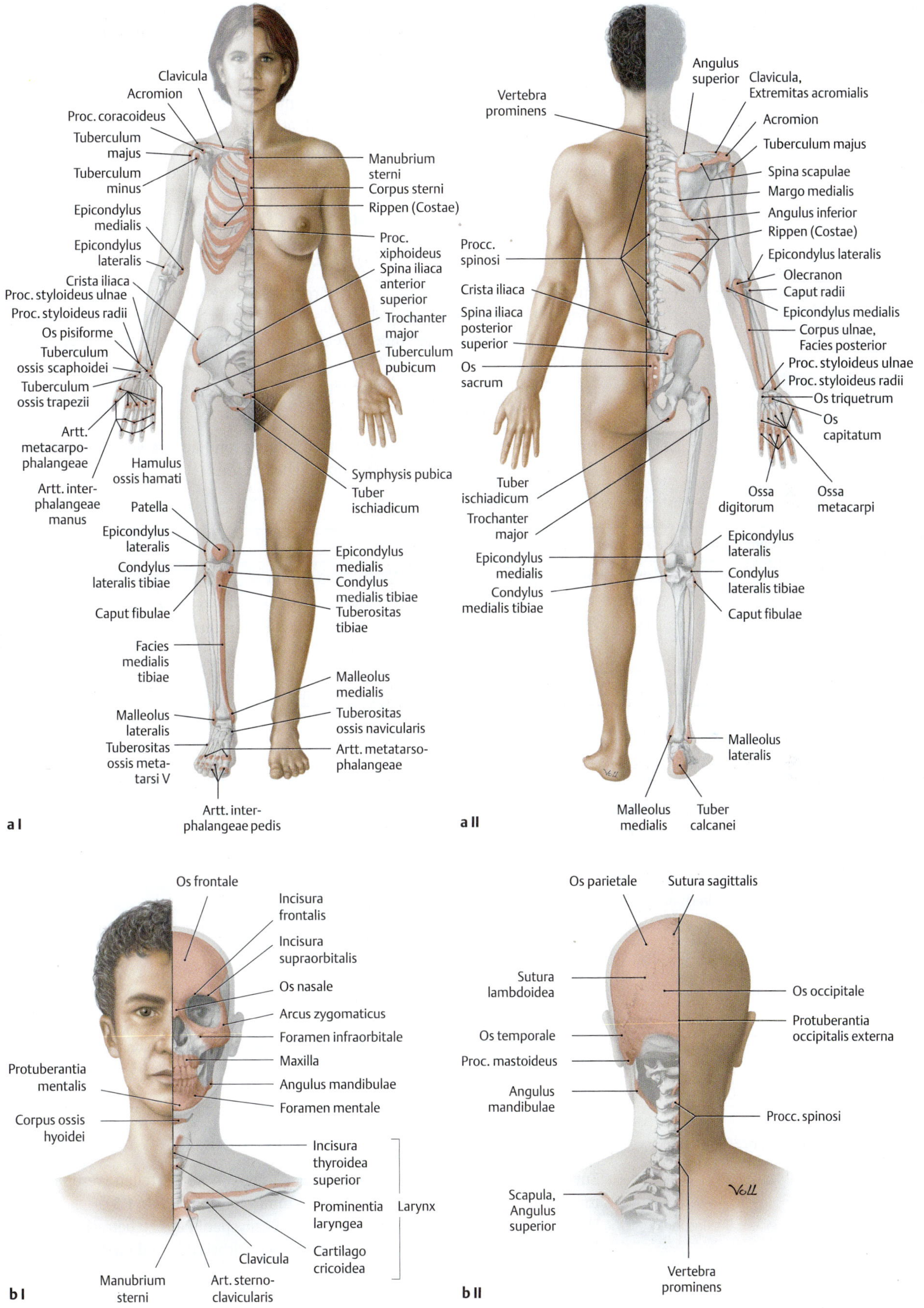

a Rumpf und Extremitäten in der Ansicht von ventral (**I**, weiblicher Körper) und von dorsal (**II**, männlicher Körper).
b Kopf und Hals in der Ansicht von ventral (**I**) und von dorsal (**II**).

Quelle: Schünke M, Schulte E, Schumacher U. PROMETHEUS LernAtlas der Anatomie, Allg. Anat. u. Bewegungssystem. Illustrationen von Voll M u. Wesker K. 6. Aufl. Stuttgart: Thieme; 2022

Regionen sind abgegrenzte Bezirke der Körperoberfläche (s. jeweiliges Kapitel des Bewegungssystems, Hals und Kopf).

Die gesamte Körperoberfläche wird in **Regionen** unterteilt. Dies sind anhand anatomischer Markierungspunkte (z. B. tastbare Knochenanteile) abgegrenzte Bezirke der Körperoberfläche. Benannt werden sie meist nach der Lage am Körper, beispielsweise als vordere bzw. hintere Oberschenkelregion (Regio femoris anterior und posterior). Bei der körperlichen Untersuchung dienen Regionen zur Orientierung bei einer Befundbeschreibung.

Der **Orientierung am Skelett** dienen an der Körperoberfläche **tastbare Knochenpunkte** (Abb. **1.4**).

Für die **Orientierung am Skelett** nutzt man **tastbare Knochenpunkte** (Abb. **1.4**). Nicht an jedem Gelenk ist jedoch die Palpation der artikulierenden Skelettteile möglich (z. B. Hüftgelenk). Bei einer klinischen Untersuchung kann die Lage indirekt über tastbare Knochenpunkte der Umgebung bestimmt werden.

1.6 Achsen, Ebenen, Richtungs- und Lagebezeichnungen

Entsprechend den drei Raumrichtungen unterscheidet man drei Achsen und die korrespondierenden Ebenen.

1.6 Achsen, Ebenen, Richtungs- und Lagebezeichnungen

Zur weiteren Orientierung an der Körperoberfläche nutzt man Körper**achsen** und Körper**ebenen**. Achsen und Ebenen stehen senkrecht aufeinander. Entsprechend den drei Raumrichtungen unterscheidet man drei Achsen und die korrespondierenden Ebenen.

1.6.1 Achsen

Man unterscheidet 3 Hauptachsen (Tab. **1.1** und Abb. **1.5**).

1.6.1 Achsen

Die Achsen sind besonders bei der Beschreibung von Hauptbewegungsrichtungen in Gelenken von Bedeutung. Man unterscheidet drei Hauptachsen (Tab. **1.1** und Abb. **1.5**).

1.1 Hauptachsen am menschlichen Körper

Achse	Ausrichtung	Verbindung
Sagittalachse (Pfeilachse)	ventral ↔ dorsal (horizontal)	zwischen vorderer und hinterer Körperwand
Transversalachse (Querachse)	lateral ↔ medial (horizontal)	zwischen einander entsprechenden Punkten der rechten und linken Körperseite
Longitudinalachse (Längsachse)	kranial ↔ kaudal (vertikal)	zwischen Scheitel und Sohle mit senkrechtem Auftreffen auf der Standfläche

1.6.2 Ebenen

Siehe Tab. **1.2** und Abb. **1.5**.

1.6.2 Ebenen

Ebenso werden die Körperebenen definiert (Tab. **1.2** und Abb. **1.5**).

1.2 Hauptebenen am menschlichen Körper

Anatomische Ebene	Schnittebene bei bildgebenden Verfahren*	Verlauf	Gliederung des Körpers
Sagittalebene	**sagittal**	vertikal, ventro-dorsal (parallel zur Pfeilnaht des Schädels)	beliebig viele Scheiben von medial nach lateral bzw. umgekehrt
Median(sagittal)ebene (besondere Sagittalebene)		wie die Sagittalebene, aber genau in der Körpermitte	zwei seitengleiche Körperhälften
Transversalebene	**axial**	horizontale Querschnittsebene	beliebig viele quere Scheiben
Frontalebene	**koronar**	vertikal medio-lateral (parallel zur Stirn bzw. Kranznaht des Schädels)	beliebig viele Scheiben von vorn nach hinten

*CT = Computertomografie, MRT = Magnetresonanztomografie = Kernspintomografie (S. 127)

1.6.3 Richtungs- und Lagebezeichnungen

Siehe Tab. **1.3**.

Viele Angaben gehen von einem Bezugspunkt aus.

1.6.3 Richtungs- und Lagebezeichnungen

Zur Kennzeichnung der Richtung oder der Lage von Körperteilen werden im anatomischen Sprachgebrauch bestimmte Termini verwendet (Tab. **1.3**).
Die meisten dieser Angaben sind von einem Bezugspunkt aus zu betrachten. Beispiel: Das Herz liegt dorsal des Brustbeins, ventral der Wirbelsäule und medial der Lungen.

► Merke.

► Merke. Bei den Seitenangaben (dexter und sinister) geht man immer von der untersuchten Person aus und nicht von der Sicht des Gegenübers.

1.5 Hauptachsen und Hauptebenen

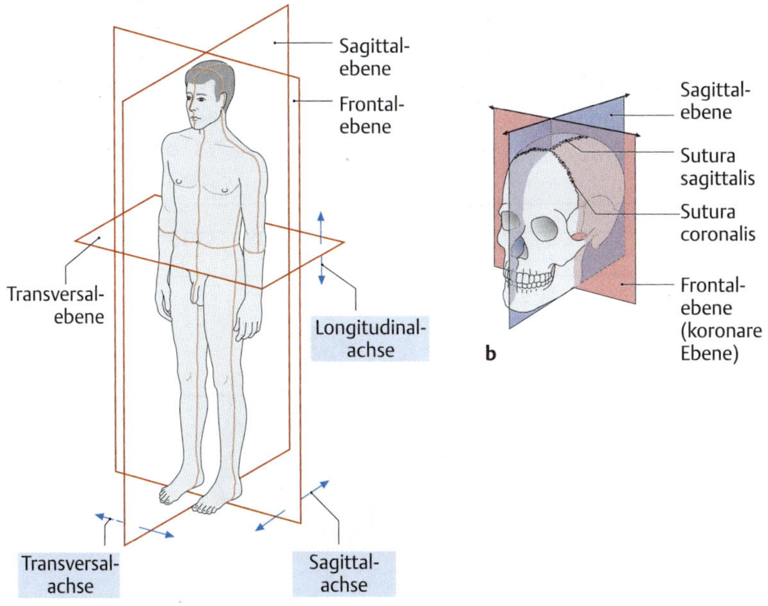

a Hauptachsen und -ebenen am menschlichen Körper.
b Sagittal- und Frontalebene (= koronare Ebene) am Schädel.

Quelle: Schünke M, Schulte E, Schumacher U. PROMETHEUS LernAtlas der Anatomie, Allg. Anat. u. Bewegungssystem. Illustrationen von Voll M u. Wesker K. 6. Aufl. Stuttgart: Thieme; 2022

1.3 Richtungs- und Lagebezeichnungen

anatomische Bezeichnung	Herkunft (lateinisch)	Bedeutung
allgemein (m/w/n)		
lateralis, -is, -e	ad latus (lat). = zur Seite stehen	seitlich, von der Medianebene weg
medialis, - is, -e	medium (lat.) = Mitte, Zentrum	zur Medianebene hin
medianus, -a, -um		in der Medianebene
dorsalis, -is, -e; posterior, -or, -us	dorsum (lat.) = Rücken	rückenwärts, hinten
ventralis, -is, -e; anterior, -or, -us	venter (lat.) = Bauch	bauchwärts, vorn
cranialis, -is, -e; superior, -or, -us	cranium (lat.) = Schädel	auf das Kopfende zu, oberhalb
caudalis, -is-, -e; inferior, -or, -us	cauda (lat.) = Schwanz	auf das Steißende zu, unterhalb
internus, -a, -um		innen gelegen
externus, -a, -um		außen gelegen
sinister, -ra, -rum		links
dexter, -ra, -rum		rechts
superficialis, -is, -e		oberflächlich
profundus, -a, -um		tief, tiefliegend
obliquus, -a, -um		schräg
rectus, -a, -um		gerade
Kopf		
rostralis, -is, -e (Anwendung beim Gehirn)	rostrum (lat.) = der Schnabel	vorn
frontalis, -is, -e	frons (lat.) = die Stirn	zur Stirn hin
nasalis, -is, -e	nasus (lat.) = die Nase	zur Nase hin
occipitalis, is, -e	occipitum (lat.) = das Hinterhaupt	in Richtung Hinterhaupt
basalis, is, -e		in Richtung Schädelbasis
Extremitäten		
proximalis, -is, -e	proximus (lat.) = der Nächste	zum Rumpf hin
distalis, -is, -e	distare (lat.) = entfernt sein	vom Rumpf weg
obere Extremität		
radialis, -is, -e	radius (lat.) = die Speiche	zur Speichenseite (Daumenseite) hin
ulnaris, -is, -e	ulna (lat.) = die Elle	zur Ellenseite (Kleinfingerseite) hin
palmaris, -is, -e	palma (lat.) = die Handfläche	zur Handinnenfläche (Hohlhand) hin
dorsalis, -is, -e	s. o.	zum Handrücken hin

1.3 Richtungs- und Lagebezeichnungen (Fortsetzung)

anatomische Bezeichnung	Herkunft (lateinisch)	Bedeutung
untere Extremität		
tibialis, -is, -e	tibia (lat.) = Schienbein	zur Schienbeinseite (Großzehenseite) hin
fibularis, -is, -e	fibula (lat.) = Wadenbein	zur Wadenseite (Kleinzehenseite) hin
plantaris, -is, -e	planta (lat.) = Fußsohle	zur Fußsohle hin
dorsalis, -is, -e	s. o.	zum Fußrücken hin

1.6 Unterschiedliche Schnittebenen durch den Körper

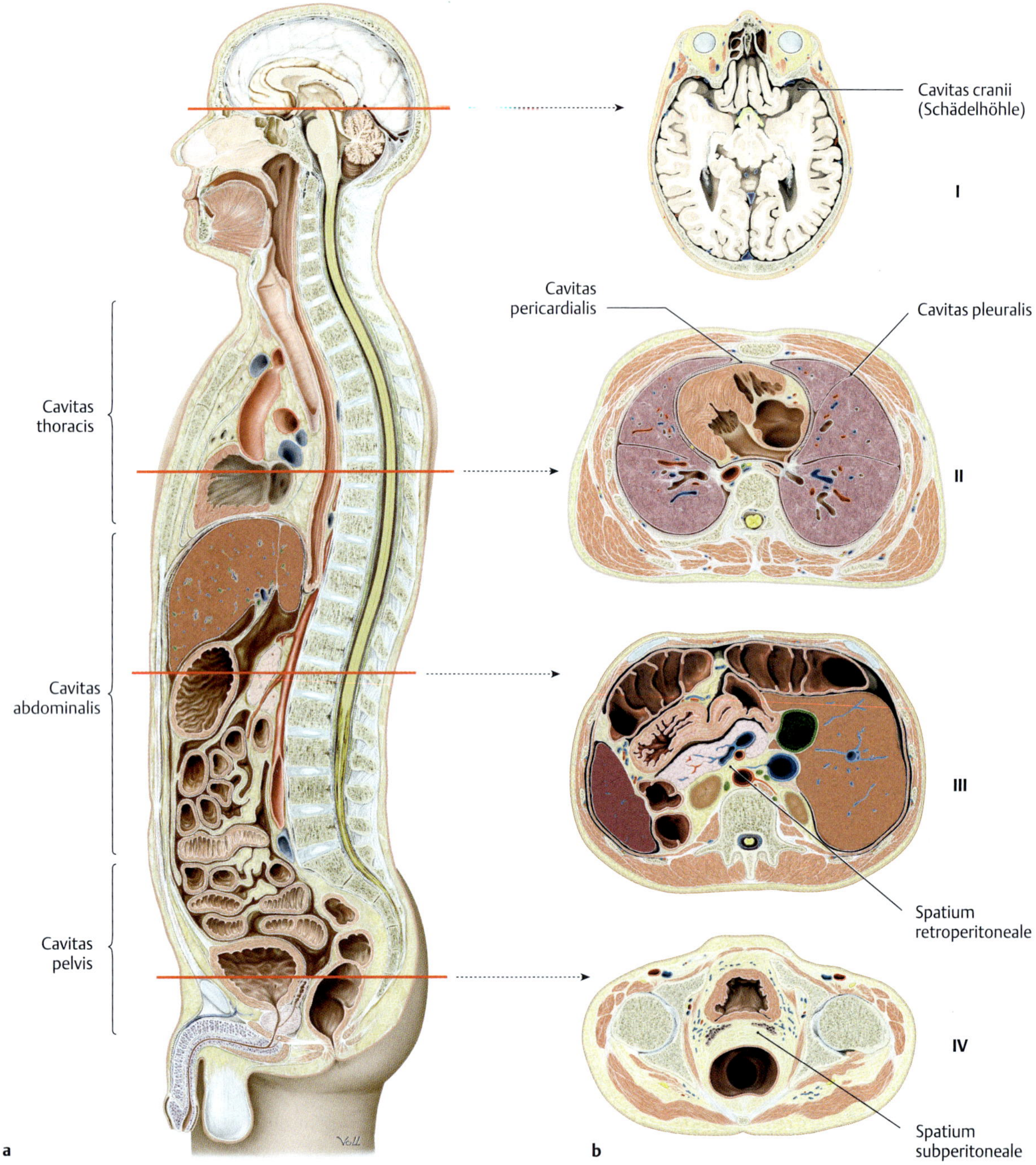

a Mediansagittalschnitt.
b Transversalschnitte: auf Höhe des Kopfes (**I**), durch den Thorax (**II**), durch das Abdomen (**III**), durch das kleine Becken (**IV**)

Quelle: Schünke M, Schulte E, Schumacher U. PROMETHEUS LernAtlas der Anatomie, Allg. Anat. u. Bewegungssystem. Illustrationen von Voll M u. Wesker K. 6. Aufl. Stuttgart: Thieme; 2022

1.7 Axiale und koronare Bildgebung des Thorax

1 Lunge (Pulmo dexter)
2 M. pectoralis major
3 A. pulmonalis dextra
4 V. cava superior
5 A. und V. thoracica interna
6 Aorta ascendens
7 Sternum (Corpus)
8 Truncus pulmonalis
9 Rippe (Costa): knorpeliger sternaler Anteil
10 V. pulmonalis sinistra
11 linker Vorhof (Atrium sinistrum)
12 Mm. intercostales
13 Rippe (Costa)
14 Skapula
15 rechter Unterlappenbronchus
16 Brustwirbelkörper
17 thorakales Rückenmark (Medulla spinalis)
18 V. azygos
19 Ductus thoracicus
20 Speiseröhre (Oesophagus)
21 Aorta descendens
22 linker Unterlappenbronchus
23 Lunge (Pulmo sinister)

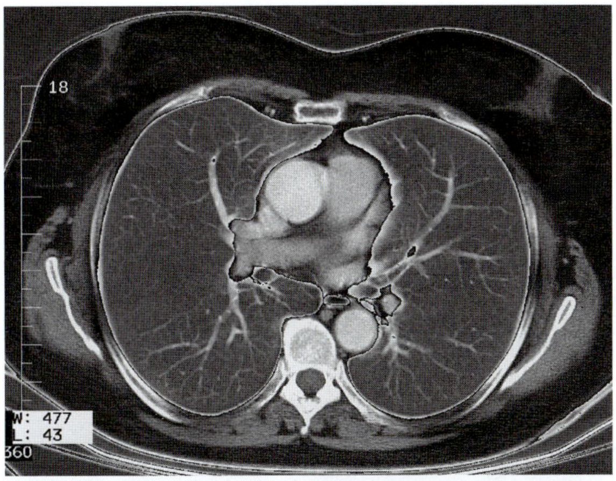

a I

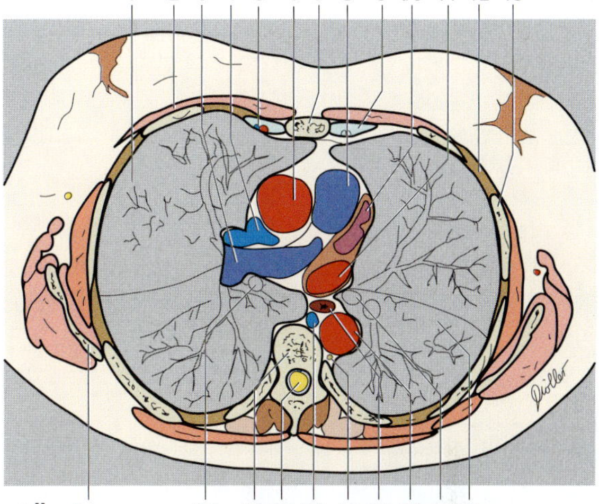

a II

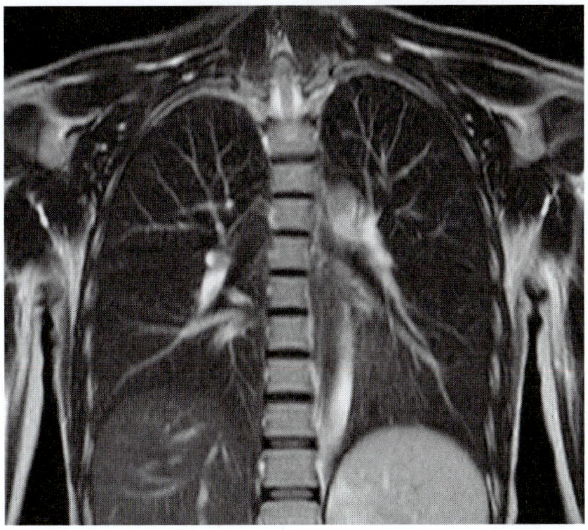

b I

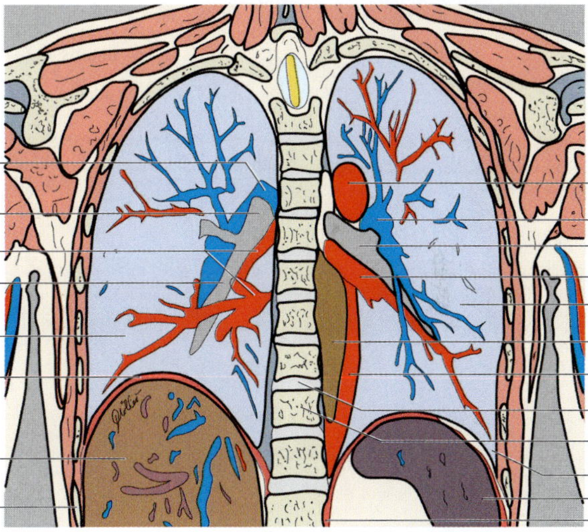

b II

1 A. pulmonalis dextra
2 rechter Hauptbronchus (Bronchus pulmonalis principalis dexter)
3 Vv. pulmonales dextrae
4 Unterlappenbronchus (Bronchus lobaris inferior dexter)
5 rechte Lunge (Pulmo dexter)
6 Zwerchfell (Diaphragma)
7 Leber (Hepar)
8 10. Rippe
9 Aortenbogen (Arcus aortae)
10 A. pulmonalis sinistra
11 linker Hauptbronchus (Bronchus principalis sinister)
12 V. pulmonalis sinistra
13 linke Lunge (Pulmo sinister)
14 Speiseröhre (Oesophagus)
15 Aorta descendens
16 Bandscheibe im Zwischenwirbelraum ThIX/ThX
17 Brustwirbelkörper (ThX)
18 Recessus costodiaphragmaticus
19 Milz
20 Zwerchfell (Diaphragma)

a Thorax-CT, axial (**I**) mit entsprechender schematischer Darstellung (**II**), Ansicht von kaudal.
b Thorax-MRT, koronar (**I**) mit entsprechender schematischer Darstellung (**II**), Ansicht von ventral.

Quelle: Möller T, Reif E, Hrsg. Taschenatlas Schnittbildanatomie, Band II: Thorax, Herz, Abdomen, Becken. 4. Aufl. Stuttgart: Thieme; 2019

Anatomische Normalposition: Aufrechter Stand, die Handflächen sind nach vorne gewendet; der Blick geht geradeaus. Vgl. dazu die Neutral-Null-Stellung (S. 225).

► Merke.

1.8

Anatomische Normalposition: Unter der **anatomischen Normalposition** versteht man folgende Haltung: aufrechter Stand, die Handflächen sind nach vorne gewendet; der Blick geht geradeaus. Vgl. dazu die Neutral-Null-Stellung (S. 225).

► Merke. Bei Lageänderungen (z. B. vom Stehen zum Liegen) „nimmt der Körper alle Achsen-, Ebenen- und Lagebezeichnungen mit."

1.8 Lage- und Richtungsbezeichnungen am Körper in anatomischer Normalposition

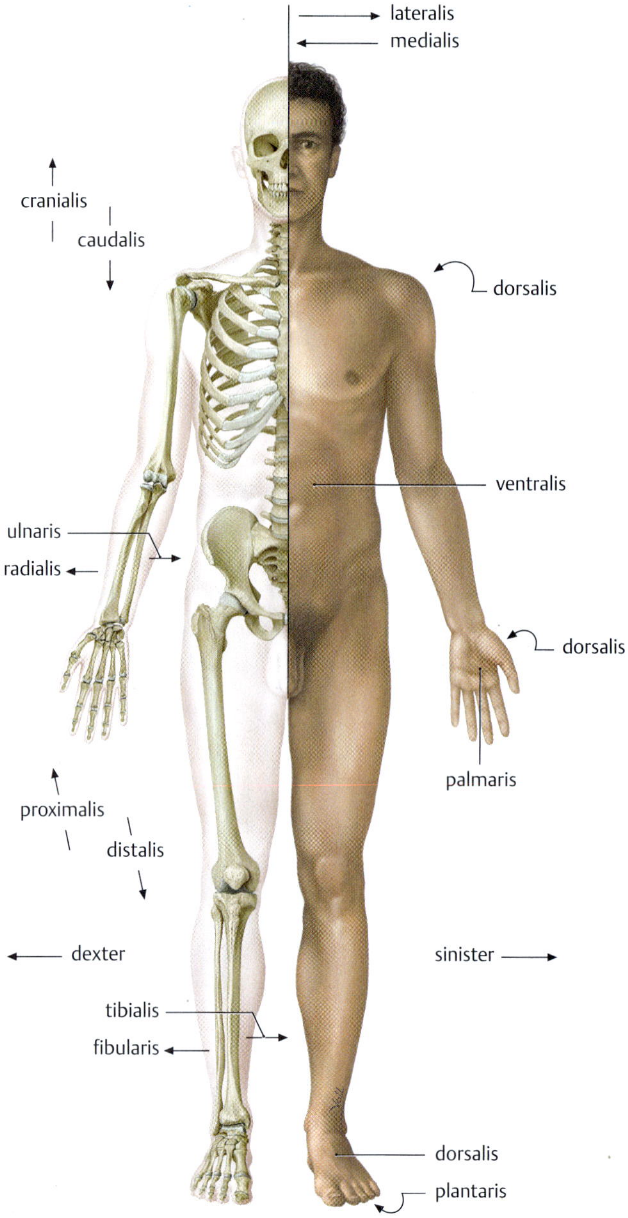

Quelle: Schünke M, Schulte E, Schumacher U. PROMETHEUS LernAtlas der Anatomie. Allgemeine Anatomie und Bewegungssystem. Illustrationen von Voll M u. Wesker K. 6. Aufl. Stuttgart: Thieme; 2022

1.6.4 Bewegungsrichtungen

Auch für die Bezeichnung der Bewegungsrichtungen werden verschiedene Termini verwendet (Tab. **1.4**).

1.6.4 Bewegungsrichtungen

Siehe Tab. **1.4**.

1.4 Bewegungsrichtungen

Flexion	Beugung des Rumpfes oder der Extremitäten
Extension	Streckung des Rumpfes oder der Extremitäten
Anteversion	Wegführen der Extremitäten vom Körper nach ventral
Retroversion	Wegführen der Extremitäten vom Körper nach dorsal
Adduktion	Heranführen der Extremitäten an den Körper in der Frontalebene
Abduktion	Wegführen der Extremitäten vom Körper in der Frontalebene
Elevation	Anheben (i. d. R. des Armes) über die Horizontale
Innenrotation	Einwärtsdrehung der Extremitäten um ihre Längsachse
Außenrotation	Auswärtsdrehung der Extremitäten um ihre Längsachse
Zirkumduktion	Umführbewegungen der Extremitäten

1.4

1.7 Äußere Gestalt des Körpers

1.7.1 Körpermaße

Die Bestimmung der Körpermaße spielt in der klinischen Medizin eine große Rolle, etwa in der Kinderheilkunde. Anhand der erhaltenen Werte und ihres Eintrags in eine **Perzentilenkurve** (Abb. **1.9**) kann sowohl der Stand der Entwicklung eines Kindes im Normvergleich als auch der Entwicklungsverlauf beurteilt werden. Auch für die Beurteilung des Ernährungszustandes eines Erwachsenen werden Körpermaße genutzt.

1.7 Äußere Gestalt des Körpers

1.7.1 Körpermaße

Die Bestimmung der Körpermaße spielt in der klinischen Medizin eine große Rolle, etwa in der Kinderheilkunde (**Perzentilenkurven**, s. Abb. **1.9**) oder bei der Beurteilung des Ernährungszustandes

1.9 Körpermaße von Mädchen und Jungen anhand einer Perzentilenkurve

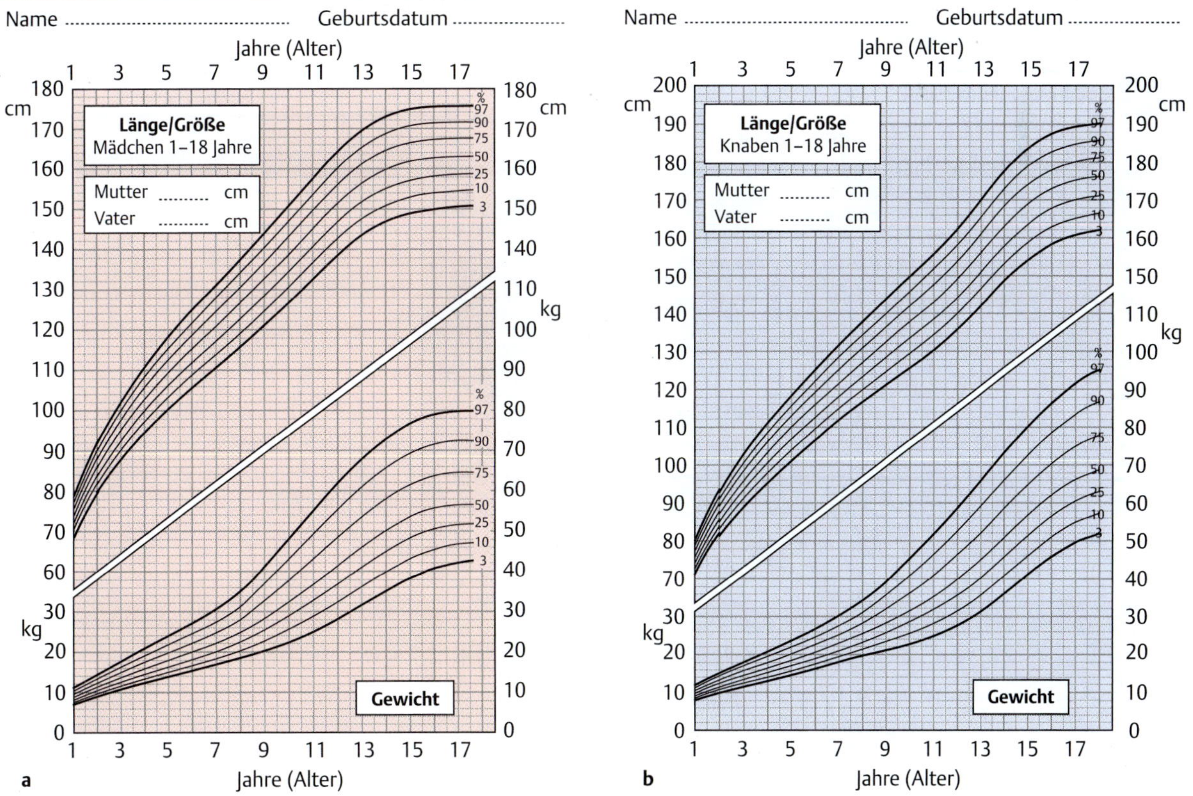

a Wachstums- und Gewichtskurven in Perzentilen für Mädchen
b und Jungen (Knaben) im Alter von 0–18 Jahren.

Quelle: Braegger C, Jenni OG, Konrad D, Molinari L. Neue Wachstumskurven für die Schweiz (2011). Paediatrica 22; 1:9-11; basierend auf Daten aus WHO Growth Charts (WHO reconstruction of National Center for Health Statistics NCHS 1977, De Onis M et al. Bulletin of the WHO 2007; 85:660-667)

Körpergröße: bei Geburt (bei einem durchschnittlichen Gewicht von 3 300 – 3 600g)
♀ 50,0 cm ± 3,6 cm
♂ 51,5 cm ± 3,5 cm
Verdoppelung bis zum 5. Lj., Verdreifachung bis zum 15. Lj.

Körpergröße: Die mittlere Körpergröße wird für neugeborene Mädchen mit 50,0 cm ± 3,6 cm, für neugeborene Jungen mit 51,5 cm ± 3,5 cm angegeben bei einem durchschnittlichen Geburtsgewicht von 3 300 – 3 600 g. Die Körpergröße hat sich normalerweise bis zum 5. Lebensjahr verdoppelt und beträgt mit dem 15. Lebensjahr das Dreifache, s. auch Akzeleration (S. 32).

▸ Klinik.

▸ Klinik. Eine angeborene Unterfunktion der Schilddrüse führt zu einer Beeinträchtigung der körperlichen und geistigen Entwicklung. Das Wachstum ist stark verzögert (Kleinwuchs). Diese Konstellation aus Symptomen wird auch als **Kretinismus** bezeichnet. Eine rechtzeitige Zufuhr von Schilddrüsenhormon verhindert den Kretinismus.

▸ Klinik.

▸ Klinik. Ein Ausfall der Keimdrüsenhormone bedingt ein verlängertes Längenwachstum (**Hochwuchs**). Die Zufuhr von Geschlechtshormonen hemmt das Längenwachstum.

Körpergewicht: Man kann Normal-, Über- und Untergewicht mit Hilfe des **BMI** (Body-Mass-Index) bestimmen:
BMI = Körpergewicht (in kg) ÷ Körpergröße (in m)^2

Mit Hilfe der **Broca-Formel** ist eine einfache Beurteilung des Körpergewichts möglich.

Körpergewicht: Das Körpergewicht ist abhängig von Körpergröße, Ernährungszustand und der Funktion der endokrinen Drüsen.
Zur **Bestimmung des Körpergewichts** wendet man den **Body-Mass-Index** (**BMI**, Abb. **1.10**), auch als Quetelet-Index bezeichnet, an: BMI = Körpergewicht (in kg) ÷ Körpergröße (in m)^2;
Beispiel: bei Körpergewicht 90 kg und Körpergröße 1,80 m: BMI = 90 ÷ (1,80)^2 = 27,8.
Eine einfache Beurteilungsmöglichkeit des Körpergewichts stellt die Formel nach **Broca** dar: **Normalgewicht** (kg) = Körperlänge (cm) minus 100

▸ Klinik.

▸ Klinik. Ein vermehrtes Körpergewicht bei gegebener Körpergröße über das normale Maß hinaus (BMI > 30) bezeichnet man als **Adipositas**. Sie wird vorwiegend durch Umwelteinflüsse wie Bewegungsmangel und/oder übermäßige Nahrungszufuhr hervorgerufen. Die Adipositas ist ein Risikofaktor für eine Reihe von Erkrankungen wie Diabetes mellitus (Zuckerkrankheit), Hypertonie (Blutdruckerhöhung), Hyperlipidämie (Erhöhung des Gesamtlipidgehalts im Blutserum), Gicht sowie Gefäßerkrankungen des Gehirns, des Herzens und der Niere.

1.10 Body-Mass-Index (BMI)

Größe in Meter

Gewicht in Kilogramm	1,48		1,52		1,56		1,60		1,64		1,68		1,72		1,76		1,80		1,84		1,88		1,92		1,96		2,00
120	55	53	52	51	49	48	47	46	45	44	43	42	41	40	39	38	37	36	35	35	34	33	33	32	31	31	30
118	54	52	51	50	48	47	46	45	44	43	42	41	40	39	38	37	36	36	35	34	33	33	32	31	31	30	30
116	53	52	50	49	48	46	45	44	43	42	41	40	39	38	37	37	36	35	34	34	33	32	31	31	30	30	29
114	52	51	49	48	47	46	45	43	42	41	40	39	39	38	37	36	35	34	34	33	32	32	31	30	30	29	29
112	51	50	48	47	46	45	44	43	42	41	40	39	38	37	36	35	35	34	33	32	32	31	30	30	29	29	28
110	50	49	48	46	45	44	43	42	41	40	39	38	37	36	36	35	34	33	32	32	31	30	30	29	29	28	28
108	49	48	47	46	44	43	42	41	40	39	38	37	37	36	35	34	33	33	32	31	31	30	29	29	28	28	27
106	48	47	46	45	44	42	41	40	39	38	38	37	36	35	34	33	33	32	31	31	30	29	29	28	28	27	27
104	47	46	45	44	43	42	41	40	39	38	37	36	35	34	34	33	32	31	31	30	29	29	28	28	27	27	26
102	47	45	44	43	42	41	40	39	38	37	36	35	34	34	33	32	31	31	30	29	29	28	28	27	27	26	26
100	46	44	43	42	41	40	39	38	37	36	35	35	34	33	32	32	31	30	30	29	28	28	27	27	26	26	25
98	45	44	42	41	40	39	38	37	36	36	35	34	33	32	32	31	30	30	29	28	28	27	27	26	26	25	25
96	44	43	42	40	39	38	38	37	36	35	34	33	32	32	31	30	30	29	28	28	27	27	26	26	25	24	24
94	43	42	41	40	39	38	37	36	35	34	33	33	32	31	30	30	29	28	28	27	27	26	25	25	24	24	24
92	42	41	40	39	38	37	36	35	34	33	33	32	31	30	30	29	28	28	27	27	26	25	25	24	24	23	23
90	41	40	39	38	37	36	35	34	33	33	32	31	30	30	29	28	28	27	27	26	25	25	24	24	23	23	23
88	40	39	38	37	36	35	34	34	33	32	31	30	30	29	28	28	27	27	26	25	25	24	24	23	23	22	22
86	39	38	37	36	35	34	34	33	32	31	30	30	29	28	28	27	27	26	25	25	24	24	23	23	22	22	22
84	38	37	36	35	35	34	33	32	31	30	30	29	28	28	27	27	26	25	25	24	24	23	23	22	22	21	21
82	37	36	35	35	34	33	32	31	30	30	29	28	28	27	26	26	25	25	24	24	23	23	22	22	21	21	21
80	37	36	35	34	33	32	31	30	30	29	28	28	27	26	26	25	25	24	24	23	23	22	22	21	21	20	20
78	36	35	34	33	32	31	30	30	29	28	28	27	26	26	25	25	24	24	23	23	22	22	21	21	20	20	20
76	35	34	33	32	31	30	30	29	28	28	27	26	26	25	25	24	23	23	22	22	22	21	21	20	20	19	19
74	34	33	32	31	30	30	29	28	28	27	26	26	25	24	24	23	23	22	22	21	21	20	20	20	19	19	19
72	33	32	31	30	30	29	28	27	27	26	26	25	24	24	23	23	22	22	21	21	20	20	20	19	19	18	18
70	32	31	30	30	29	28	27	27	26	25	25	24	24	23	23	22	22	21	21	20	20	19	19	19	18	18	18
68	31	30	29	29	28	27	27	26	25	25	24	24	23	22	22	21	21	21	20	20	19	19	18	18	18	17	17
66	30	29	29	28	27	26	26	25	25	24	23	23	22	22	21	21	20	20	19	19	19	18	18	18	17	17	17
64	29	28	28	27	26	26	25	24	24	23	23	22	22	21	21	20	20	19	19	18	18	18	17	17	17	16	16
62	28	28	27	26	25	25	24	24	23	22	22	21	21	20	20	20	19	19	18	18	18	17	17	16	16	16	16
60	27	27	26	25	25	24	23	23	22	22	21	21	20	20	19	19	19	18	18	17	17	17	16	16	16	15	15
58	26	26	25	24	24	23	23	22	22	21	21	20	20	19	19	18	18	18	17	17	16	16	16	15	15	15	15
56	26	25	24	24	23	22	22	21	21	20	20	19	19	18	18	18	17	17	17	16	16	16	15	15	15	14	14
54	25	24	23	23	22	22	21	21	20	20	19	19	18	18	17	17	17	16	16	16	15	15	15	14	14	14	14
52	24	23	23	22	21	21	20	20	19	19	18	18	18	17	17	16	16	16	15	15	15	14	14	14	14	13	13
50	23	22	22	21	21	20	20	19	19	18	18	17	17	17	16	16	15	15	15	14	14	14	14	13	13	13	13
48	22	21	21	20	20	19	19	18	18	17	17	17	16	16	15	15	15	14	14	14	14	13	13	13	12	12	12

starke Adipositas | Adipositas | Übergewicht | Normalgewicht | Untergewicht

Quelle: Schünke M, Schulte E, Schumacher U. PROMETHEUS LernAtlas der Anatomie, Allg. Anat. u. Bewegungssystem. Illustrationen von Voll M u. Wesker K. 6. Aufl. Stuttgart: Thieme; 2022

Körperoberfläche: Die Körperoberfläche stellt als Abgabefläche für Wärme eine bedeutende Größe für den Energiehaushalt dar. Sie beträgt ca. 1,6 m² für erwachsene Frauen und knapp 1,9 m² für Männer. Der geschlechtsunabhängige Durchschnitt ist 1,73 m².

Körperoberfläche: Sie ist bedeutend für die Wärmeabgabe und liegt geschlechtsübergreifend bei 1,73 m².

▸ Klinik. Von praktisch-medizinischer Bedeutung sind Kenntnisse über die Körperoberfläche bei der Beurteilung des Schweregrades von Verbrennungen.
Hier gelangt die **„Neunerregel"** (Abb. **1.11**) zur Anwendung. Auf die verschiedenen Regionen des Körpers verteilt sich die Körperoberfläche: Kopf 9 %, vorderer Rumpfbereich 18 %, hinterer Rumpfbereich 18 %, Arm 9 %, Bein 18 %. Bei Kindern und Kleinkindern ist die Neunerregel altersabhängig zu korrigieren, z. B. mit der **„Handflächenregel"** (Abb. **1.12**). Hierbei beträgt die Handfläche ca. 1 % der Körperoberfläche.

▸ Klinik.

1.11 Neunerregel

Quelle: Schünke M, Schulte E, Schumacher U. PROMETHEUS LernAtlas der Anatomie. Allg. Anat. u. Bewegungssystem. Illustrationen von Voll M u. Wesker K. 6. Aufl. Stuttgart: Thieme; 2022

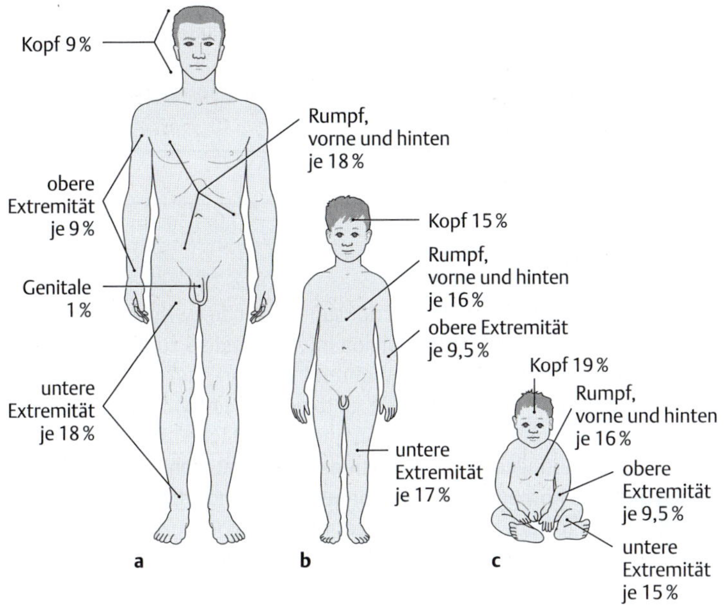

1.12 Handflächenregel

Quelle: Schünke M, Schulte E, Schumacher U. PROMETHEUS LernAtlas der Anatomie, Allg. Anat. u. Bewegungssystem. Illustrationen von Voll M u. Wesker K. 6. Aufl. Stuttgart: Thieme; 2022

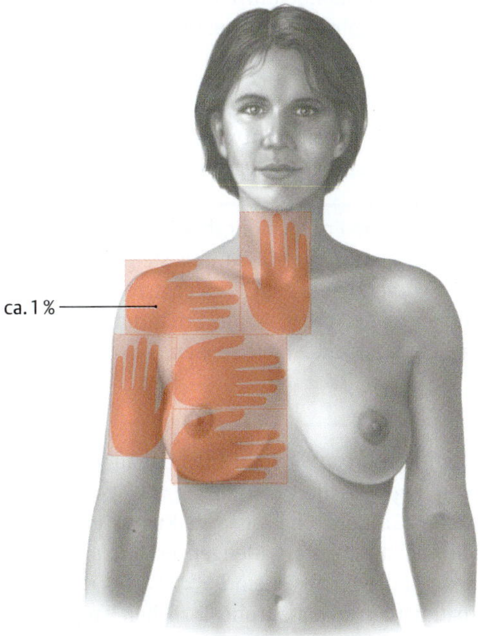

⊙ 1.13

⊙ 1.13 Proportionen und Proportionsveränderungen während der Entwicklung

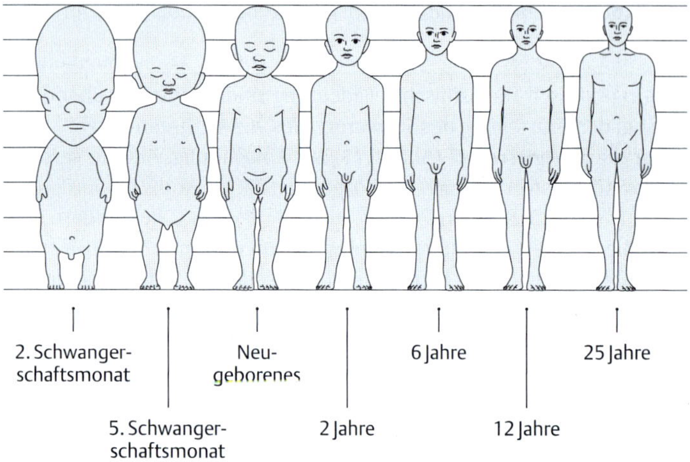

Quelle: Schünke M, Schulte E, Schumacher U. PROMETHEUS LernAtlas der Anatomie, Allg. Anat. u. Bewegungssystem. Illustrationen von Voll M u. Wesker K. 6. Aufl. Stuttgart: Thieme; 2022

1.7.2 Proportionen

Die Höhe des Kopfes eines Neugeborenen beträgt ¼, die des Erwachsenen ⅛ der Körperlänge (Abb. **1.13**).

1.7.2 Proportionen

Anders als interindividuell bedingte Proportionsunterschiede zwischen ausgewachsenen Menschen verändern sich die Proportionen vom Kindes- zum Erwachsenenalter immer nach dem gleichen Schema: Während der vor- und nachgeburtlichen Individualentwicklung (prä- und postnatale Ontogenese) entwickeln sich Organe, Organsysteme und Körperabschnitte in einem unterschiedlichen Tempo. So entstehen Proportionsveränderungen und Proportionsverschiebungen. Der Kopf ist im Wachstum den anderen Körperabschnitten voraus. Der Grund ist das Wachstum des Gehirns. Der Kopf dringt in der Regel als Erster durch den Geburtskanal. Schultergürtel und nachfolgender Körperstamm sind so schmal, wie der Kopf breit ist. Daraus wird ersichtlich, dass das Wachstum der Extremitäten nach zögerlichem Beginn auch nach der Geburt lange anhält.
Die Kopfhöhe beträgt beim Neugeborenen ein Viertel, beim 6-jährigen Kind ein Sechstel und beim Erwachsenen ein Achtel der Körperlänge. Während sich beim Neugeborenen die Körpermitte in Höhe des Nabels befindet, ist sie beim 6-jährigen Kind auf halber Strecke zwischen Nabel und Schambeinfuge und beim Erwachsenen am Oberrand (♀) bzw. Unterrand (♂) der Symphyse zu finden (Abb. **1.13**).

1.7.3 Akzeleration

Akzeleration beschreibt eine Entwicklungsbeschleunigung im Vergleich zu früheren Generationen.
In den Industrienationen lässt sich eine Entwicklungsbeschleunigung nachweisen.

1.7.3 Akzeleration

Akzeleration ist die allgemeine Bezeichnung für eine Entwicklungsbeschleunigung im Vergleich zu früheren Generationen (Beispiel: Wachstum und der körperliche Reifungsprozess).
Seit Mitte des 19. Jahrhunderts lässt sich eine Entwicklungsbeschleunigung in den Industrienationen nachweisen: Zuwachs von Körpergröße mit gesteigerter Endgröße, Zunahme des Körpergewichts und Vorverlegung der Geschlechtsreife. Allgemein wird angenommen, dass die Verbesserung der Lebens- und Ernährungsbedingungen sowie des sozialen Umfeldes eine entscheidende Rolle spielen.

1.7.4 Körperbau

Prägende Faktoren: Der Begriff **Körperbau** beschreibt das **äußere Erscheinungsbild** des Menschen. **Prägend** sind **anatomische Faktoren** wie z. B. Körpergröße, Muskelmasse und Anteil des Fettgewebes, welche z. B. durch **genetische Faktoren** und **physiologische Faktoren** (z. B. individuelle Stoffwechselvorgänge) beeinflusst werden.

1.7.4 Körperbau

Prägende Faktoren: Unter dem Begriff Körperbau versteht man die äußere Gestalt des Menschen. Verschiedene Faktoren tragen zu ihrer Form bei.

- **Anatomische Faktoren:** Körpergröße, Größenverhältnis von Rumpf und Extremitäten, Zustand des Stütz- und Bewegungsapparats, Mengenverhältnis von Muskulatur und Fettgewebe, Beschaffenheit der Organsysteme.
- **Genetische Faktoren:** Der Körperbau wird in seinem grundsätzlichen Bauplan vererbt.

- **Physiologische Faktoren:** Stoffwechselaktivität, Hormonstatus sowie das Alter des Menschen.
- **Äußere Faktoren:** Nahrungsaufnahme und Sport.

Körperbautypen: Jeder Mensch besitzt seinen eigenen individuellen **Körperbau**, der im Laufe des Lebens einem Wandel unterliegt.
Immer wieder wurde in der Vergangenheit versucht, Körperbautypen zu finden und diese willkürlich auf Gruppen von Individuen anzuwenden. Der bekannteste Versuch stammt von dem Psychiater **Ernst Kretschmer**, der annahm, dass eine Beziehung zwischen „Körperbau und Charakter" (1921) bestünde. Er beschrieb drei **Konstitutionstypen**, die sich neben Charaktereigenschaften vor allem hinsichtlich Körpergröße, Gliedmaßenlänge, Muskelmasse und Körperfettanteil unterschieden. Als **leptosom** bezeichnete Kretschmer eher hochgewachsene Menschen mit schmalem Körperbau, langem Hals und dünnen Extremitäten. Als Extremform des leptosomen Typs nannte Kretschmer den **asthenischen** Typ mit beinahe vollständig reduzierter Fett- und Muskelmasse. Neben diesen Typen gab es laut Kretschmer noch den **pyknischen** Typ mit einem eher gedrungenen Körperbau, kurzen Gliedmaßen und ausgeprägtem Unterhautfettgewebe und den eher großen, **athletischen** Typ mit ausgeprägtem Muskelanteil, mittellangen Extremitäten und einer großen Brust. Die Einteilung Kretschmers gilt heute nicht zuletzt wegen ihrer fraglichen Verknüpfung von Charakter und Gestalt **wissenschaftlich als überholt**. Auch andere Einteilungen, wie etwa die Körperbautypen nach Sheldon, Conrad oder Strömgren, sind wissenschaftlich nicht haltbar. Solche Einteilungsversuche sind der Versuch, komplexe Zusammenhänge zu vereinfachen – sie ignorieren jedoch die **Individualität der Menschen** bzw. von Patientinnen und Patienten und sollten deshalb im Rahmen der wissenschaftsbasierten Medizin keine Rolle spielen.

Körperbautypen: Unterschiedliche Faktoren beeinflussen den Körperbau und führen zu einer **großen Variabilität des Erscheinungsbilds des Menschen**. Einteilungsversuche des individuellen Körperbaus in **Körperbautypen** werden den zahlreichen interindividuellen Unterschieden nicht gerecht und spielen heute **in der wissenschaftsbasierten Medizin keine Rolle**.

1.7.5 Norm und Variabilität

Der in einem Anatomielehrbuch beschriebene und abgebildete Bau des gesunden Körpers stellt die häufigste Ausbildung der Strukturen dar. Diese **Norm** ist die jeweils typische Gestalt, also die am häufigsten beobachtete Baueigentümlichkeit (statistische Norm). **Variation oder Variabilität** ist die Abweichung von der Norm, die keine auffällige funktionelle Störung mit sich bringt. Der menschliche Organismus weist eine erhebliche Variabilität auf: z. B. nur ca. 40 % der Venen verlaufen in einem individuellen Körper so wie im Lehrbuch beschrieben.

1.7.5 Norm und Variabilität

Die **Norm** ist die jeweils typische Gestalt. Abweichungen davon, die jedoch ohne auffällige funktionelle Störung auftreten, bezeichnet man als **Variation** oder **Variabilität**.
In Lehrbüchern werden anatomische Strukturen immer der verbreiteten Norm entsprechend dargestellt.

1.7.6 Einfluss von Alter und Geschlecht

Alter

Die Darstellung anatomischer Strukturen in Lehrbüchern erfolgt immer anhand der verbreiteten Norm eines erwachsenen Menschen mittleren Lebensalters. Im Vergleich dazu weist jedoch die Anatomie des Kindes und des alten Menschen erhebliche Unterschiede zur Anatomie des Erwachsenenalters auf.
Es gibt eigene Weiterbildungen für die medizinischen Fachrichtungen der Kinder- und Jugendmedizin bzw. Geriatrie, die auf die Behandlung von Krankheiten des Kindes- oder Erwachsenenalters ausgerichtet sind und sich den spezifischen Problemen der jeweiligen Altersabschnitte annehmen. Anatomische Unterschiede zeigt Tab. **1.5**.

1.7.6 Einfluss von Alter und Geschlecht

Alter

Im Vergleich zur Norm des Erwachsenen im mittleren Lebensalter zeigt die Anatomie des Kindes und Greises z. T. erhebliche Differenzen (Tab. **1.5**).

1.5 Beispiele anatomischer Unterschiede zwischen Kind und altem Menschen

anatomische Struktur	Kind	Greis
Skelettsystem	z. T. noch nicht verknöchert, sondern knorpelig	Abbau von Spongiosatrabekeln der Knochen mit erhöhter Bruchgefahr
	Wirbelsäule relativ steil	Wirbelsäulenkrümmungen stark ausgeprägt; Abflachung der Bandscheiben; Abnutzungserscheinungen, z. B. an Gelenkflächen mit schmerzhafter Arthrose
Zähne	zahnlos oder Milchgebiss (20 Zähne)	bleibendes Gebiss (32 Zähne) oder Abbau der zahnwurzeltragenden Kieferanteile nach Zahnausfall mit typischer Veränderung der Mund- und Wangenform
Kehlkopf, Syn. Larynx (S. 908)	Lage in Höhe des 2.–4. Halswirbels mit Möglichkeit zum gleichzeitigen Trinken und Atmen	Lage in Höhe des 6.–7. Halswirbels

Geschlecht

Unterschiede zwischen männlichem und weiblichem Körperbau nennt man Geschlechtsdimorphismus. Er zeigt sich in primären und sekundären Geschlechtsmerkmalen (Tab. **1.6**).

Geschlecht

Die Unterschiede im Bau des weiblichen und männlichen Körpers nennt man **Geschlechtsdimorphismus**.
Er zeigt sich nicht nur in Bezug auf die Geschlechtsorgane (**primäre Geschlechtsmerkmale**), sondern auch in nicht unmittelbar mit den Geschlechtsorganen in Zusammenhang stehenden Ausprägungen (**sekundäre Geschlechtsmerkmale**, Tab. **1.6**). Die Ausprägung der primären und sekundären Geschlechtsmerkmale zeigt eine sehr große interindividuelle Variabilität, die es schwierig macht, eine Norm zu definieren. Je nach hormonellem Einfluss können weibliche oder männliche Geschlechtsmerkmale mehr oder weniger stark ausgeprägt sein und es können sich auch Merkmale beider Geschlechter bei einem Menschen finden, was als **Intergeschlechtlichkeit** bezeichnet wird.

1.6 Beispiele für Geschlechtsdimorphismus

♀	♂
Primäre Geschlechtsmerkmale: direkt der Fortpflanzung dienende und bei Geburt vorhandene Merkmale	
Eierstock, Uterus	Hoden, Nebenhoden und Samenleiter
Vagina, weibliche Harnröhre	Penis, männliche Harnröhre
Sekundäre Geschlechtsmerkmale: sich in der Pubertät entwickelnde Merkmale	
Brustdrüse (Mamma)	Bartwuchs
ausgeprägtes subkutanes Fettgewebe	ausgeprägte Muskulatur
Körperbehaarung spärlicher	ausgeprägtere Körperbehaarung
Haaransatz gleichmäßig oval	Haaransatz „Geheimratsecken“
Körpergröße geringer	Körpergröße höher
Schulter- und Beckenbreite entsprechen sich	Schultern breiter als Becken
Beckenform queroval (S. 321)	Beckenform kartenherzförmig (S. 321)

1.8 Präparierkurs

Im **Präparierkurs** wird an **chemisch konservierten Körperspenderinnen bzw. Körperspendern** die **Morphologie des Menschen** studiert. Alle Verhaltensweisen, die ein gutes ärztliches Handeln unterstreichen wie **Sorgfalt, Achtsamkeit, Takt und Diskretion** gelten auch im Präparierkurs und gegenüber dem toten Menschen.

1.8 Präparierkurs

Der **Präparierkurs** – der in der Ärztlichen Approbationsordnung offiziell „Kurs der Makroskopischen Anatomie“ heißt – hat in der vorklinischen Ausbildung in der Human- und Zahnmedizin einen eigenen Stellenwert. Die Tatsache, dass die **Morphologie des Menschen im Detail** bekannt sein muss, um diagnostische Methoden und Therapien in der Medizin richtig anwenden zu können, ist Grundlage für die Etablierung des Präparierkurses gleich zu Beginn des Studiums.
In diesem Kurs wird an menschlichen Körpern gearbeitet, die mit Hilfe einer **chemischen Konservierung** – typischerweise mit formaldehydhaltigen Lösungen – konserviert werden, um den organischen Verfall nach dem Tod aufzuhalten. Dieser Vorgang wird meist als **Fixation** bezeichnet. Bei der **Präparation** selbst kann man unterschiedlich vorgehen: Stratigrafisch (= in Schichten), wobei man sich von der Oberfläche in die Tiefe bewegt, oder systematisch, indem man sich die Organsysteme zusammenfassend erarbeitet. In den meisten Präparierkursen findet man aus didaktischen Gründen beide Elemente.
Der besondere Charakter des Präparierkurses ergibt sich daraus, dass man an einem toten Menschen arbeitet. Zahlreiche Menschen, die man als **Körperspenderinnen bzw. Körperspender** bezeichnet, übergeben ihren Körper mit einer zu Lebzeiten überlassenen Verfügung einem anatomischen Institut zum Zweck der Ausbildung in der Human- oder Zahnmedizin, nachdem sie sich freiwillig vor ihrem Tod dazu entschlossen haben. Nicht selten handelt es sich um Menschen, die selbst als Patientinnen oder Patienten medizinische Hilfe erhalten haben. In der Bundesrepublik Deutschland hat das Körperspendewesen einen guten Ruf, einen Mangel an Spenderinnen und Spendern gibt es seit vielen Jahren nicht mehr.
Alle Verhaltensweisen, die man dem lebenden Menschen in der Medizin entgegenbringt, und die ein gutes ärztliches Handeln unterstreichen wie Sorgfalt, Achtsamkeit, Takt und Diskretion, gelten auch gegenüber dem toten Menschen. Darum ist gerade der Präparierkurs neben dem Erlernen der Morphologie des Menschen auch ein **Einüben ärztlichen Verhaltens**.

2 Zytologie und Histologie – Grundlagen

*A. Mayerhofer, vormals beteiligt: K. Spanel-Borowski**

2.1 Die Zelle

Die Zellen sind die kleinsten, selbstständigen Bau- und Funktionselemente des Körpers. Sie kommen in vielen Varianten vor. Mit ihnen beschäftigt sich die Zellenlehre (**Zytologie**). Sie wird der **Zellbiologie** zugeordnet, die neben der Gestalt der Zellen deren molekularbiologische und physiologische Eigenschaften in den Mittelpunkt stellt. **Histologie** (**Gewebelehre**) baut darauf auf und ist die Lehre von den Geweben als Verband ähnlich differenzierter Zellen. Sie ist die Grundlage der **mikroskopischen Anatomie,** die den zellulären Aufbau der Organe in den Mittelpunkt stellt. Für die Untersuchung von Zellen und Geweben bilden Licht- und Elektronenmikroskopische Techniken (S. 88) die Voraussetzung, mit denen in den Mikrometer- bzw. Nanometerbereich vorgedrungen werden kann.

Zellen des menschlichen Körpers gibt es in vielen Varianten. Allen gemein ist der grundsätzliche Aufbau. Sie sind von der **Zellmembran** (S. 40) umgeben und bestehen aus einem

- **Zellkern = Nucleus** (s. u. ausgenommen sind die kernlosen Erythrozyten) und dem
- **Zytoplasma** (S. 37) mit **Zytoskelett** (S. 38) und **Zellorganellen** (S. 37).

2.1 Die Zelle

Die **Zytologie** wird der **Zellbiologie** zugeordnet und beschäftigt sich mit Form und den Eigenschaften von Zellen. Die **Histologie** baut darauf auf und ist die Lehre von Geweben als Verband ähnlich differenzierter Zellen.

Die **Zellmembran** begrenzt eine Zelle, die als Bauelemente den **Zellkern** (**Nucleus**, s. u.), **Zytoplasma** (S. 37), **Zytoskelett** (S. 38) und **Zellorganellen** (S. 38) enthält.

2.1.1 Zellkern (Nucleus)

Größe und Struktur des **Zellkerns** sind variabel und Ausdruck unterschiedlicher Aktivität. Das **Karyoplasma** (Nucleoplasma) wird durch eine porenhaltige **Kernmem-**

2.1.1 Zellkern (Nucleus)

Im Zellkern liegt das Genom mit der Erbinformation in Form der **DNA**.

2.1 Aufbau einer Prototypzelle des menschlichen Körpers

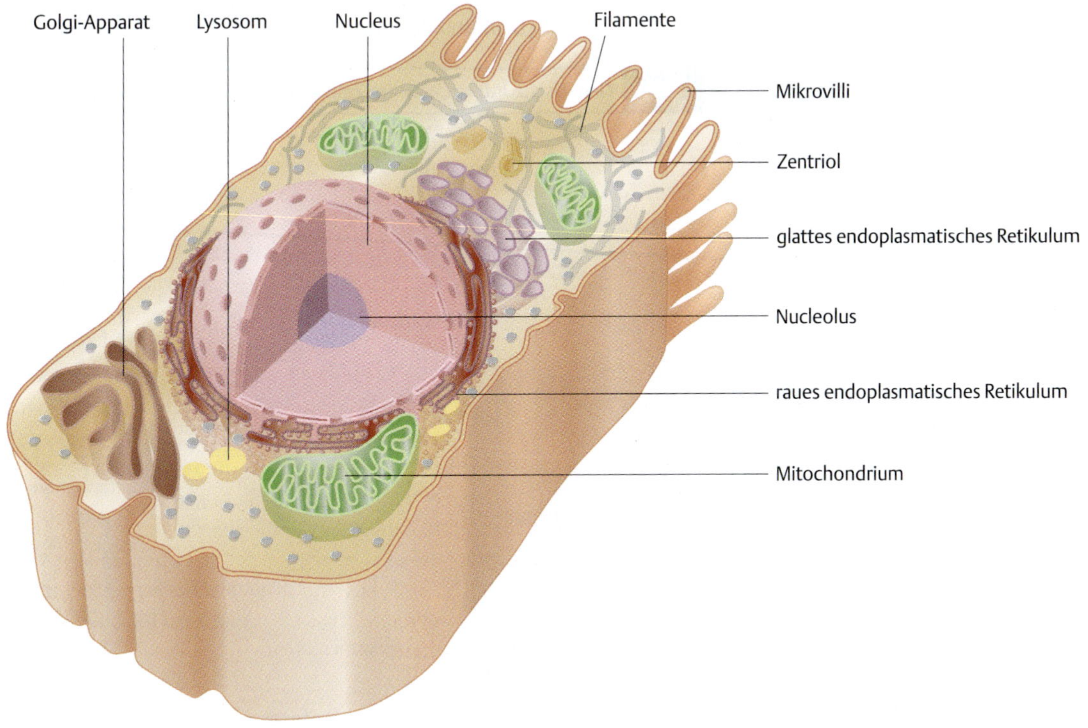

bran vom Zytoplasma getrennt. Die **Kernporen** sind Öffnungen für den molekularen Austausch zwischen Kern und Zytoplasma. Im Kern liegt das Genom in Form der **Desoxyribonukleinsäuren** (**DNS**; engl. deoxyribonucleic acid = **DNA**). Die DNA bildet zusammen mit Kernproteinen, den Histonen, das färbbare **Chromatin** des Interphasekerns. **Heterochromatin** bezeichnet verdichtete, spiralisierte (kondensierte) DNA, die den Zellkern gut färbbar macht. **Euchromatin** steht für entspiralisierte DNA und geht mit einer blassen Kernfärbung einher. Sie ist ein Hinweis für erhöhte Transkriptionsaktivität. Dies zeigt beispielhaft, wie aus der Morphologie auf die Funktion geschlossen werden kann (**Struktur-Funktions-Zusammenhang**). Zudem hilft die Hetero-/Euchromatinanordnung im Kern manchmal bei der Identifizierung von Zellen, so ist z. B. die Chromatinanordnung im „Radspeichenkern" typisch für antikörperproduzierende Plasmazellen. Auch die Kernformen der verschiedenen Zellen des Körpers sind variabel (rundlich, länglich, unregelmäßig geformt) und teilweise sehr charakteristisch. Sie können namensgebend sein (segmentkernige Granulozyten).

Im Interphasekern laufen zwei wichtige Prozesse ab (Abb. **2.2**):

- **Transkription** (Bildung von RNA) als Voraussetzung für die Proteinsynthese (Translation).
- **Replikation** der DNA als Voraussetzung der Zellteilung (Mitose).

Im Kern laufen wichtige Prozesse ab, vor allem (Abb. **2.2**):

- **Transkription:** Ein Protein wird von einem Gen kodiert, das einer bestimmten Basensequenz im DNA-Molekül entspricht. Die Transkription wird durch Transkriptionsfaktoren aktiviert. Es kommt zur **Synthese von Ribonukleinsäuren** (**RNS**, engl. ribonucleic acid = **RNA**), die als Boten-RNA (**mRNA**, engl. messengerRNA) durch die Kernporen in das Zytosol gelangt und als Matritze für die Proteinsynthese (Translation) benutzt wird. Euchromatin weist auf transkriptionelle Vorgänge hin.
- **Replikation:** Die **DNA verdoppelt** sich während der Interphase des Zellzyklus und somit vor Beginn der Mitose (Zellteilung).

Im **Nucleolus** entsteht ribosomale RNA (rRNA).

Im basophilen **Nucleolus** (Kernkörperchen) entsteht die ribosomale RNA (rRNA). Sie verbindet sich mit ribosomalen Proteinen zu Vorstufen der Ribosomen. An den Ribosomen läuft dann die Proteinbiosynthese (Translation) im rauen endoplasmatischen Retikulum (rER) (S. 38) oder im Zytosol ab.

Während der Zellkern nur in der **Interphase des Zellzyklus** vorhanden ist, löst sich während der **Zellteilung** (**Mitose**) die Kernmembran auf, die DNA wird maximal kondensiert und bildet die Chromosomen, die aus zwei Chromatiden bestehen. Die Chromatiden der Chromosomen werden anschließend getrennt. Es kommt dann zur Zellteilung und es entstehen zwei genetisch identische Tochterzellen.

Der Zellkern ist nur in der **Interphase des Zellzyklus** einer Zelle vorhanden. Bei der **Zellteilung** (**Mitose**), löst sich die Kernmembran auf und die dann maximal kondensierte DNA wird in Form der Chromosomen (23 Paare von Chromosomen, die aus je zwei Chromatiden bestehen) sichtbar. Die Mitose wird aufgrund charakteristischer Vorgänge in verschiedene **Stadien** eingeteilt (Pro-, Meta-, Ana- und Telophase). Beispielsweise befinden sich bei der Metaphase die Chromosomen in der Äquatorialplatte der Zelle. Der **„Kernteilung"** (Karyokinese; eigentlich Trennung der zwei Chromatiden der Chromosomen) folgt die Zellteilung (**Zytokinese**). Ziel der Mitose ist es, aus einer Mutterzelle zwei genetisch identische Tochterzellen zu generieren, die allerdings dann zunächst nur halb so groß sind und zunächst „Einchromatid-Chromosomen" enthalten. In der **Interphase**, die in G1-, S- und G2-Phase untergliedert wird, werden DNA und Proteine synthetisiert und die Zell- und Kerngröße wie-

⊙ 2.2

⊙ 2.2 **Genetische Information im Zellkern und ihre Umsetzung im Zytoplasma**

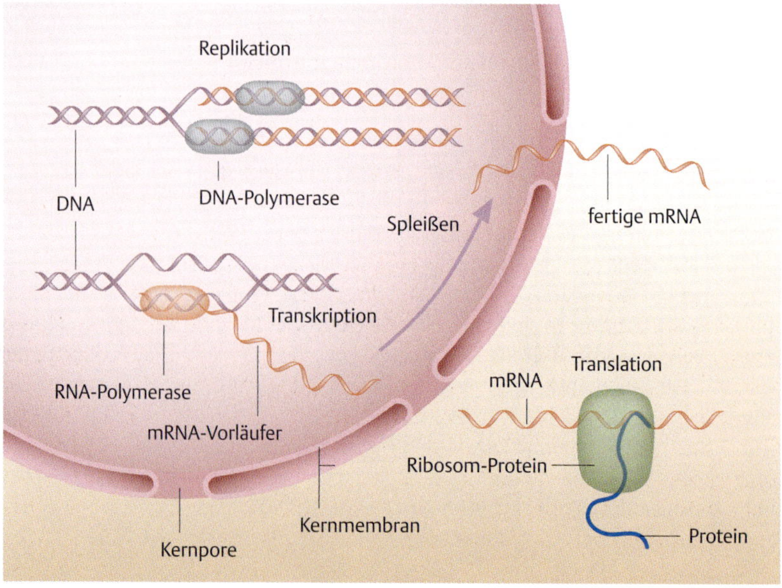

der hergestellt. Zellen, die sich nicht mehr teilen (z. B. Nervenzellen, Sertolizellen) befinden sich dauerhaft in der G0-Phase.
Anschauliche Informationen zu den einzelnen Phasen der Zellteilung gibt dir folgendes Video:

Die Mitose ist verantwortlich für das Wachstum und die lebenslange Regeneration von Zellen und Geweben. Typische Mitosefiguren finden sich daher häufig in wachsenden Geweben (z. B. in Darmkrypten oder in Granulosazellen ovarieller Follikel). Sie sind zudem häufig in Tumoren, bei denen die Mitoserate typischerweise stark erhöht ist.
Liegt in einer Zelle mehr als der normale diploide Chromosomensatz vor, spricht man von **Polyploidie**. Dies äußert sich u. a. in großen Interphasekernen (vgl. z. B. Urothel (S. 50)). Bei der **Aneuploidie** fehlen einzelne Chromosomen oder sind mehrfach vertreten. Irrtümer bei der Zellteilung sind dafür verantwortlich.
Die **Meiose** (Reifeteilung) kommt nur in Keimzellen (Samenzellen (S. 817) und Eizellen (S. 782)) vor. Ihre Ziele sind die Reduktion des Chromosomensatzes (von diploid auf haploid in Vorbereitung auf die Befruchtung) und die homologe Rekombination, bei der genetische Informationen zwischen homologen Chromosomen ausgetauscht werden. Sie sollen hier nicht näher besprochen werden.
Nähere Informationen zur Meiose findest du in folgendem Video:

Die **Meiose** hat zum Ziel, den Chromosomensatz zu reduzieren und genetische Informationen zwischen den homologen Chromosomen auszutauschen.

Bei verschiedenen Formen des **Zelltodes** kommt es zu charakteristischen Veränderungen des Kerns. Genannt sei hier die **Apoptose** (eine Form des regulierten Zelltodes), bei der die Kern-DNA enzymatisch zerschnitten wird. Es kommt zu starker Kondensation des Chromatins, und es entstehen membranumschlossene „apoptotische Körper“ aus DNA und Zellfragmenten. Apoptose kommt z. B. bei der Atresie der ovariellen Follikel (S. 799) vor. Irreversible Zellschädigung (z. B. Sauerstoffmangel beim Herzinfarkt) induzieren die **Nekrose.** Dabei schwellen die gesamte Zelle und ihre Organellen an, und die Zellmembran wird leck. Dies führt zu einer immunologischen Antwort (Entzündung), während die Apoptose keine Entzündung nach sich zieht. Es werden heute zudem eine Reihe weiterer regulierter Zelltodformen definiert (z. B. Nekroptose, Ferroptose). Auch die Vorgänge bei der Verhornung der Haut oder der holokrinen Sekretion entsprechen Sonderformen des Zelltods.

Bei verschiedenen Formen des **Zelltodes** kommt es zu charakteristischen Veränderungen des Zellkerns.

2.1.2 Zytoplasma

Die Grundmasse der Zelle ist das Zytoplasma. Der Begriff Zytosol bezeichnet die flüssigen Bestandteile des Zytoplasmas. Das Zytoplasma wird begrenzt von der Zell- oder Plasmamembran (S. 40). Diese Biomembran entspricht im Aufbau der Membran, die auch den Zellkern und die im Zytoplasma befindlichen Zellorganellen (S. 37) umgibt. Neben den Zellorganellen liegen im Zytoplasma **nicht membrangebundene** Strukturen: Es finden sich Depotstoffe wie **Glykogenaggregate**, **Ribosomen** und **Polyribosomen** für den Aufbau zelleigener Proteine, das **Proteasom** für den Abbau von Proteinen außerhalb von Lysosomen und weitere zelltypspezifische Einschlüsse. Ribosomen beinhalten ribosomale (r)RNA. Es gibt zudem eine Vielzahl von „nicht-Protein kodierenden“ RNA-Klassen. Beispiele sind Transfer-RNA, „long noncoding“ RNA, „small interfering“ RNA, „microRNA“ u. a. Die letzteren sind Gegenstand intensiver aktueller Forschung. Für die Stabilisierung der Zelle sorgt ein dreidimensionales Netzwerk aus filamentösen Proteinen, das Zytoskelett (S. 38).

2.1.2 Zytoplasma

Eine Biomembran, die Zellmembran (S. 40), bildet die Begrenzung einer Zelle. Im umschlossenen Zytoplasma befinden sich wiederum membranumschlossene Kompartimente wie Zellkern und Organellen (S. 37) sowie nicht membrangebundene Strukturen wie z. B. **Ribosomen** oder **Glykogen**. Die Zelle wird durch das Zytoskelett (S. 38) stabilisiert.

Zellorganellen

Aufbau: Siehe Tab. **2.1**.

Zellorganellen

Aufbau: Viele Zellorganellen werden von einer biologischen Einheitsmembran (S. 41) umschlossen, das Mitochondrium von zwei Membranen. Weitere Einzelheiten sind Tab. **2.1** und einem Lehrbuch für Biochemie zu entnehmen.

2.1 Zellorganellen

Organellen	Charakteristika	Hauptfunktion
Mitochondrien	Doppelmembran mit Enzymen der Atmungskette, mitochondriale DNA, nur maternale Vererbung	ATP-Synthese → Bereitstellung von Energie durch oxidative Phosphorylierung; besondere Mitochondrien in Steroid-produzierenden Zellen, Thermogenese in Mitochondrien des braunen Fettgewebes
Lysosomen	Enzyme bei pH 4,5	Auto- und Heterophagie (Abbau zelleigener und fremder Stoffe)
Peroxysomen	Katalase	Abbau von H_2O_2, Beta-Oxidation, Rolle bei Gallensäuresynthese
Endoplasmatisches Retikulum (ER) ▪ **glattes ER** = gER oder sER	röhrenförmiges Membransystem ohne Ribosomen	Synthese von Lipiden und Steroidhormonen, Entgiftung körpereigener und körperfremder Stoffe, Ca^{++}-Speicherung v. a. in quergestreifter Muskulatur.
▪ **raues ER** = rER	mit Ribosomen besetzt	Proteinsynthese für sekretorische Exportproteine, Endosomen
Golgi-Apparat	Membranstapel als Diktyosome Cis- und Trans-Region als konvexe und konkave Seite des Stapels	Lipid- und Proteinmodifikation Abschnürung von Vesikeln mit Exportproteinen

Zytoskelett

Funktion: Es ermöglicht die Stabilisierung und Migration der Zelle sowie den intrazellulären Transport.

Aufbau: Das Zytoskelett ist insgesamt dynamisch und durchläuft einen ständigen Auf- und Abbau. Man unterscheidet:
- **Aktin-** oder **Mikrofilamente** (ca. 7 nm),
- **Intermediärfilamente** (ca. 10 nm) und
- **Mikrotubuli** (25 nm).

Zytoskelett

Das dreidimensionale Netzwerk des Zytoplasmas aus fadenförmigen Proteinen nennt man Zytoskelett.

Funktion: Das Zytoskelett hat viele Funktionen, es stabilisiert die Zelle, ermöglicht aber auch deren Migration und den Transport von Organellen und Proteinen innerhalb der Zelle. Zudem spielt es bei der Zellteilung (**Mitose**) und der Reifeteilung (**Meiose**) eine essenzielle Rolle.

Aufbau: Man unterscheidet verschiedene Elemente im Zytoskelett, die aus jeweils spezifischen Proteinen bestehen. Die meisten werden im Wechsel zu Filamenten auf- und wieder abgebaut. Diese sog. Polymerisierung und Depolymerisierung verläuft dynamisch und wird von **Begleitproteinen** reguliert. Folgende Systeme werden anhand der Größe und Eigenschaften unterschieden:
- **Aktin- oder Mikrofilamente** (Durchmesser ca. 7 nm),
- **Intermediärfilamente** (Durchmesser ca. 10 nm) und
- **Mikrotubuli** (Durchmesser 25 nm).

Aktinfilamente

Globuläre Aktin-Monomere (**G-Aktin**) polymerisieren zum Aktinfilament (Mikrofilament, **F-Aktin**, Abb. **2.3a**). Diese bilden u. a. das Binnengerüst der **Mikrovilli und stabilisieren Adhäsionskontakte** (s. u.). Sie bilden zudem das **kortikale Aktinnetz**, das in der Peripherie einer Zelle zu finden ist und die Plasmamembran stabilisiert. In Muskelzellen ist Aktin zusammen mit Myosin essenziell für den **kontraktilen Apparat**.
Myosine (Abb. **2.3b**) sind Motorproteine. Der Myosinkopf bindet an Aktin und hat ATPase-Aktivität.

Aktinfilamente

Globuläre Aktin-Monomere (**G-Aktin**) polymerisieren zum Aktinfilament (Mikrofilament, **F-Aktin**, Abb. **2.3a**). Für die Bündelung und Vernetzung von F-Aktin sind weitere Proteine wie Fimbrin und Villin notwendig. Gemeinsam bauen sie das Binnengerüst von **Mikrovilli** (S. 41) und **Stereozilien** auf.
Filamine vernetzen das **kortikale Aktinnetz**, das auch apikales Netz heißt und im peripheren, zellmembrannahen Anteil des Zytoplasmas gelegen ist. Dieses ist durch **Spektrine** und **Dystrophine** an der Plasmamembran verankert und verstärkt. Das stabilisierende Begleitprotein **Tropomyosin** verhindert die rasche Depolymerisation der Aktinfilamente in Muskelzellen (S. 69).
Myosine sind Motorproteine der Zellen und kommen in über 15 verschiedenen Klassen vor. Myosine bestehen aus einem Kopf- und Schwanzteil. Myosine der Klasse II und V bilden Dimere. Der Kopfteil bindet an Aktin und hat ATPase-Aktivität. Bei ATPase-Spaltung bindet das Köpfchen an F-Aktin und gleitet entlang des Aktinfilaments (S. 38), vgl. auch Muskelgewebe (S. 69).
Weitere Motorproteine der Zellen, wie Kinesin und Dynein, sind mit Mikrotubuli (S. 39) assoziiert. Sie erlauben u. a. den antero- und retrograden axonalen Transport in Nervenzellen. Dynein ermöglicht zudem die aktive Bewegung der Kinozilien (S. 41).

2.3 Elemente des Zytoskeletts

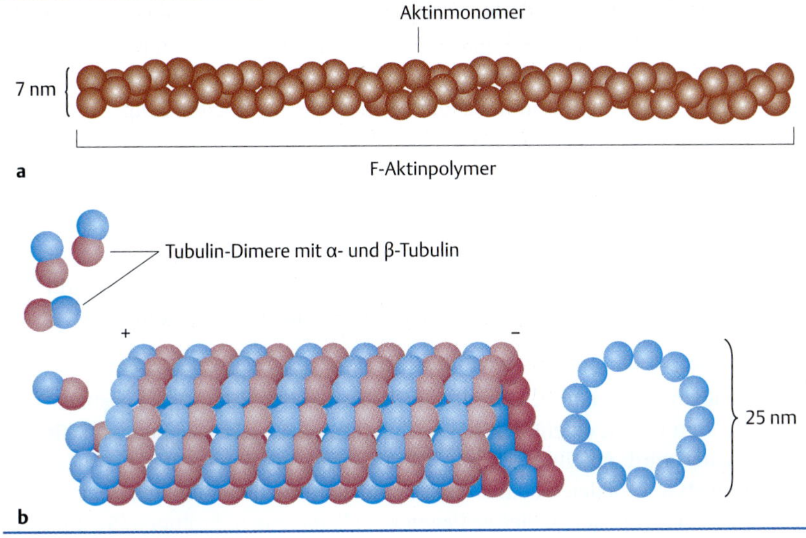

a Dünnes Aktinfilament aus 2 helikal angeordneten Ketten.

b Jeder Mikrotubulus besteht aus 13 parallel angeordneten Protofilamenten, deren Untereinheiten Tubulin-Heterodimere sind. Am Minusende depolymerisiert der Mikrotubulus, am Plusende polymerisiert er.

Intermediärfilamente

Intermediärfilamente sind in der Größe zwischen den kleinen Aktinfilamenten (Mikrofilamente) und den großen Mikrotubuli gelegen, was die Namensgebung erklärt. Sie bilden das passive Stützgerüst der Zelle, das beständiger gegenüber Depolymerisation ist als Aktinfilamente oder Mikrotubuli. Intermediärfilamente stabilisieren Desmosomen (S. 44). Intermediärfilamente bilden ein **Dimer**, zwei antiparallel gelagerte Dimere lagern sich zum Tetramer, das wiederum zu Filamenten polymerisiert. Je nach Art des Gewebes exprimieren dessen Zellen charakteristische Intermediärfilamente (Tab. **2.2**).

Intermediärfilamente

Sie bilden das passive Stützgerüst der Zelle und bestehen aus unterschiedlichen Proteinen, die jedoch ähnlich groß sind (Tab. **2.2**).

2.2 Intermediärfilamente verschiedener Gewebearten

Intermediärfilament	Gewebeart
Zytokeratinfilamente mit > 30 verschiedenen Proteinen	**Epithel**: je nach Epithelart unterschiedliche Dimer-Bildung aus einem sauren und einem basischen Zytokeratin
Vimentinfilament	**Gewebe mesenchymaler Herkunft**: z. B. Knorpel-/Knochengewebe, Bindegewebe, Fettgewebe, Gefäßendothel
Neurofilamente	**Neurone**
Gliafilament (aufgebaut aus GFAP = engl.: **G**lial **F**ibrillary **A**cidic **P**rotein)	**Astrozyten** (S. 82) des ZNS
Desminfilament	**Muskelgewebe**

2.2

► Klinik. **Tumordiagnostik**: Die Herkunft eines malignen Tumors bzw. einer Metastase kann anhand der Art der **Intermediärfilamente** abgeleitet werden, z. B. exprimieren Karzinome, die von entdifferenzierten Epithelzellen ausgehen, Zytokeratinfilamente. Zur Identifizierung der Intermediärfilamentgruppen werden in der Pathologie immunhistologische Färbemethoden (S. 91) benutzt.

► Klinik.

Mikrotubuli

Mikrotubuli sind röhrenförmige Proteinpolymere. Sie bestehen aus globulärem **α- und β-Tubulin**, polymerisiert zum **Dimer** (Abb. **2.3b**). **Mikrotubuli-assoziierte Proteine** (**MAPs**) regulieren die Mikrotubuli-Dynamik und verhindern teilweise deren Zerfall. Das Mikrotubulus-System ist wie ein Straßensystem für den **gerichteten Transport** von Organellen oder Sekretvesikeln in Zellen angelegt. In Nervenzellen z. B. ist es für den axonalen Transport verantwortlich. Mikrotubuli bilden außerdem die **Mitosespindel** und das Binnengerüst der **Kinozilien**.

Mikrotubuli

Mikrotubuli regeln den gerichteten Transport in Zellen und bilden die Mitosespindel und das Gerüst der Kinozilien. **Mikrotubuli-assoziierte Proteine** (**MAPs**) interagieren mit den Mikrotubuli und regulieren u. a. deren Polymerisationsdynamik.

Die Entwicklung eines Mikrotubulus beginnt am **Zentrosom**. Ein Zentrosom besteht aus zwei kurzen, rechtwinklig orientierten Hohlzylindern, dem **Zentriolenpaar**.

Ein Mikrotubulus beginnt sich vom **Zentrosom** zu entwickeln, das deswegen als **Mikrotubulus-Organisations-Zentrum** (**MTOC**) gilt. Ein Zentrosom besteht aus zwei kurzen, rechtwinklig orientierten Hohlzylindern, dem **Zentriolenpaar**. Die Wand eines Zentriols trägt **9 Tripletts**, jedes aus einem kompletten Mikrotubulus und zwei inkompletten Mikrotubuli aufgebaut (**9 × 3 Mikrotubuli**). Bei der Mitose verdoppelt sich das Zentrosom und je eines wandert zum entgegengesetzten Zellpol und organisiert von dort dann die Mitosespindel, die für den Transport der Chromatiden bei der Zellteilung verantwortlich sind.

▸ Klinik.

▸ Klinik. Bösartige Tumoren weisen eine gesteigerte Zellteilungsrate auf und können daher mit **Mitose-Hemmstoffen** wie Vincristin (aus Immergrün) und Taxol (aus der Eibe) und Colchizin (aus der Herbstzeitlosen) behandelt werden. Vincristin und Colchizin hemmen die Polymerisation der Mitosespindel, Taxol hemmt die Depolymerisation.

9 × 2-plus-2-Mikrotubuli bilden die Binnenstruktur eines **Kinoziliums**.

Ein **Kinozilium** (S. 41) und das Flagellum (die Geißel) des Spermiums besitzen eine Wurzel, deren Gerüst einem Zentriol entspricht und **Basalkörperchen** oder **Kinetosom** genannt wird. Aus ihm geht ein modifiziertes Tubulusgerüst hervor. Es wird von **9 Dubletten** gebildet, einem kompletten A-Tubulus und einem inkompletten B-Tubulus. Im Zentrum der Dubletten liegen zwei komplette Mikrotubuli (**9 × 2-plus-2-Mikrotubuli**). Dieses Gerüst entspricht dem **Axonema**, welches durch Dynein zusammengehalten wird. **„Dyneinarme"** des A-Tubulus gleiten unter ATP-Spaltung entlang des benachbarten B-Tubulus. Wegen der Verankerung am Kinetosom verbiegt sich der Schaft des Kinoziliums zum gerichteten Schlag, gefolgt von seiner Rückstellung.

▸ Klinik.

▸ Klinik. Genetische Fehler, u. a. im axonemalen Dynein, führen dazu, dass Kinozilien und Spermien nicht oder nur eingeschränkt beweglich sind („primäre ziliäre Dyskinesie"). Chronische Infektionen der Atemwege (kinozilientragendes „Flimmerepithel") treten bei beiden Geschlechtern auf. Beim Mann ist Infertilität eine weitere Folge. Beim seltenen Kartagener-Syndrom (S. 101) kommt es zudem zum Situs-inversus.

Zellmembran

Funktion: Die Zellmembran umschließt das Zytoplasma (S. 37) einer Zelle und grenzt sie vom Extrazellularraum ab. Die Zellmembran ist nur für wenige Stoffe frei durchlässig. Sie enthält jedoch eine Vielzahl an transmembranären Proteinen, u. a. Kanäle, Transporter und Rezeptoren. Dies führt zur Ausbildung eines definierten intrazellulären Milieus. Durch die unterschiedliche Verteilung von Ionen bildet sich ein Membranpotenzial. Weitere Membranproteine ermöglichen die Bildung von Zellverbänden und Geweben.

Zellmembran

Funktion: Die Zellmembran (Plasmamembran, Plasmalemm) ist eine Biomembran und grenzt den Intrazellulärraum der Zelle vom Extrazellularraum ab. Gase und hydrophobe Stoffe können sie passieren, aber für viele (v. a. hydrophile) Stoffe ist sie nicht oder nur schwer durchlässig. Dies begründet die Barrierefunktion der Biomembran. In der Plasmamembran befinden sich Proteine für den passiven und aktiven Ionen- und Molekültransport. Dies führt zur Ausbildung eines definierten intrazellulären Milieus (hohe Konzentration an K^+ in der Zelle und hohe Konzentration an Na^+ und Cl^- außerhalb der Zelle) und eines Membranpotenzials (ungleiche Ladungsverteilung an der Zellmembran, elektrischer Gradient). Eine Glykokalyx (S. 41) („Zuckermantel") und Oberflächenspezialisierungen wie z. B. Mikrovilli (S. 41) und Kinozilien (S. 41) können vorhanden sein. An der Plasmamembran bilden sich zudem spezifische Kontakte zu den benachbarten Zellen und zur extrazellulären Matrix, wodurch Zellverbände und Gewebe entstehen.
Anschauliche Informationen zum Aufbau der Zellmembran findest du in dem folgenden Video:

Aufbau: Das molekulare Grundgerüst besteht vorwiegend aus **polaren Phospholipiden**, die in einer Doppelschicht angeordnet sind und im ultrastrukturellen Bild als trilamelläre Membran erscheinen. Diese biologische Einheitsmembran begrenzt auch die Organellen (S. 37).

Aufbau: Die biochemischen Eigenschaften der Bestandteile der Membran bedingen deren Eigenschaften. Das molekulare Grundgerüst wird vor allem aus **polaren Phospholipiden** gebildet, die sich mit **je einer äußeren hydrophilen** Seite zum Extra- bzw. Intrazellulärraum ordnen und die **innere hydrophobe** Zone umschließen. Die polaren Lipide sind in einer Doppelschicht angeordnet. Im ultrastrukturellen Bild bilden beide hydrophilen Seiten je eine elektronendichte Linie, die die elektronenhelle Linie beider hydrophoben Seiten umfasst (trilamelläre biologische Einheitsmembran).

2.4 Zellmembran

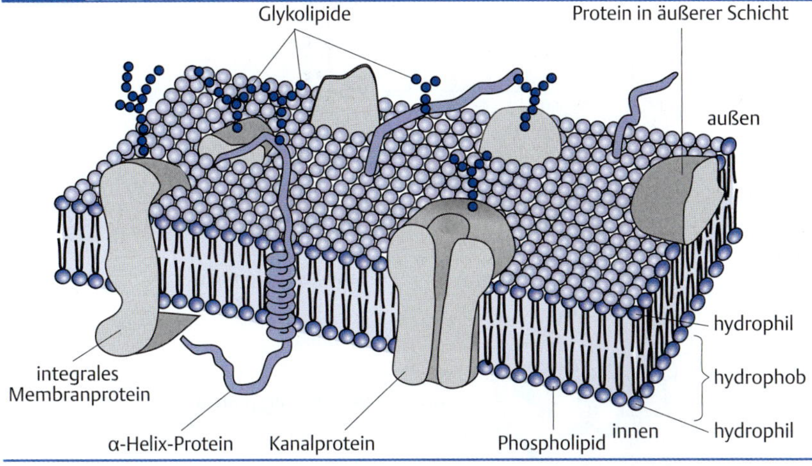

Dreidimensionale Darstellung.

Quelle: Wellach I, Hrsg. Praxisbuch EEG. 3. Aufl. Stuttgart: Thieme; 2020

Diese biologische Membran umschließt auch Organellen (S. 37) und ist die Voraussetzung für die Ausbildung spezifischer Reaktionsräume innerhalb der Zelle.
Dieser **trilamellären** biologischen **Einheitsmembran** sind an der Außenseite weitere Moleküle an- und eingelagert (z. B. Glykolipide, Glykoproteine). Sie bilden nach außen weisende Zuckerketten und Zuckerderivate (Oligosaccharide, Sialinsäuren, Glykosaminoglykane), deren Gesamtheit die **Glykokalyx** darstellt. Oligosaccharide vermitteln über Zucker-bindende Proteine (**Selektine**) **Zell-Zell-Interaktionen** wie z. B. bei der Adhäsion von Leukozyten am Endothel. Die Glykokalyx der Erythrozyten bestimmt deren Blutgruppenzugehörigkeit. Die Glykokalyx ist reich an anionischen Resten und somit negativ geladen, was u. a. die Ladungsselektivität des Harnfilters (S. 757) im Nierenglomerulus bestimmt. **Transmembranproteine** sind als Moleküle der Kanäle, Transporter, Pumpen und Rezeptoren wesentliche Funktionselemente der Zellmembran (Abb. **2.4**).

Die Plasmamembran entspricht einer **trilamellären Einheitsmembran** mit einer äußeren und inneren hydrophilen Seite. Die **Glykokalyx** ist die Gesamtheit der Zuckeranteile der äußeren Seite.
Transmembranproteine sind wichtige Funktionselemente der Zellmembran (Abb. **2.4**).

2.1.3 Oberflächendifferenzierungen

Viele Zellen, besonders aber Epithelzellen sind **polar** organisiert: Der **apikalen** Zellmembran liegt die **basale** gegenüber, getrennt durch die **lateralen** Membranen. Die **basolaterale Zellmembran** kann eingefaltet (basolaterale Einfaltung) und somit vergrößert sein. An der apikalen Zellmembran können sich folgende Oberflächendifferenzierungen befinden:

- **Mikrovilli** (Aufbau s. Abb. **2.5**) sind zottenartige, bis 2 µm lange Fortsätze der apikalen Zellmembran, vergrößern die Zelloberfläche und sind ein Charakteristikum resorbierender Epithelzellen. Wenn Mikrovilli gedrängt wie die Haare einer Bürste stehen, spricht man – z. B. beim Darmepithel – vom **Bürstensaum**. Sie enthalten vorwiegend stabilisierende Aktinfilamente.
- **Stereozilien** sind bis zu 10 µm lange Fortsätze. Sie sind selten. Im Fall der Samenweg-Stereozilien (S. 821) entsprechen sie sehr langen, büschelartig gebündelten Mikrovilli und sind für Resorption sowie Sekretion von Flüssigkeit zuständig. Die Innenohr-Stereozilien dienen dagegen als Rezeptoren (S. 1072).

2.1.3 Oberflächendifferenzierungen

Vor allem an Epithelzellen ist eine **polare** Organisation zu erkennen: Man unterscheidet **apikale, basale** und **laterale** Zellmembranen. An der apikalen Zellmembran finden sich folgende Oberflächendifferenzierungen:

Mikrovilli: zottenartige, bis 2 µm lange fingerförmige Fortsätze der apikalen Zellmembran von Epithelzellen (Aufbau s. Abb. **2.5**). Stehen sie dicht gedrängt, spricht man vom Bürstensaum. Sie dienen der Vergrößerung der Zelloberfläche.
Stereozilien: bis zu 10 µm lange Fortsätze.

► Merke. **Mikrovilli und Stereozilien** sind mit **Aktinfilamenten** (S. 38) ausgestattet und nicht aktiv beweglich.

► Merke.

- **Kinozilien** (Abb. **2.6**) besitzen ein charakteristisches Gerüst aus **Mikrotubuli** (9 × 2-plus-2 (S. 40)) und dem zugehörigen Motorprotein Dynein. Dies ermöglicht eine aktive, **schlagende Bewegung**. Das Oberflächenepithel der Atemwege und des Eileiters entwickelt einen Rasen von Kinozilien („Flimmerepithel") für den Transport von Sekret. Das Spermium bewegt sich mit seiner Geißel. Dies entspricht einem sehr großen, bis zu 55 µm langen Kinozilium. Viele Zellen besitzen zudem ein singuläres Kinozilium noch unklarer biologischer Funktion.

Kinozilien (Abb. **2.6**) besitzen ein charakteristisches Gerüst aus Mikrotubuli (S. 39) und zugehörigen Dyneinen. Diese Bausteine ermöglichen eine aktive, schlagende Bewegung.

⊙ 2.5

⊙ 2.5 Struktur eines Mikrovillus

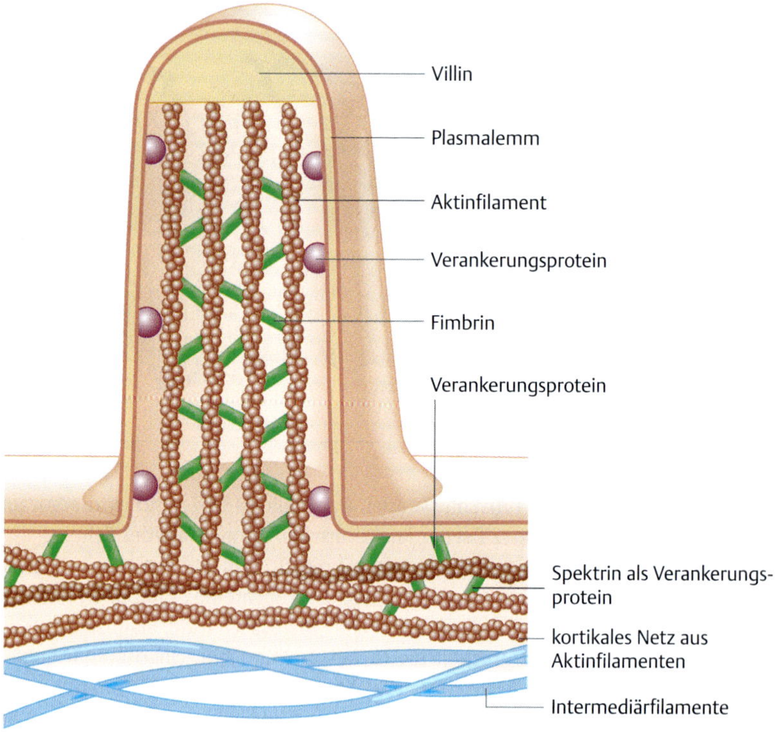

⊙ 2.6

⊙ 2.6 Binnenstruktur eines Kinoziliums

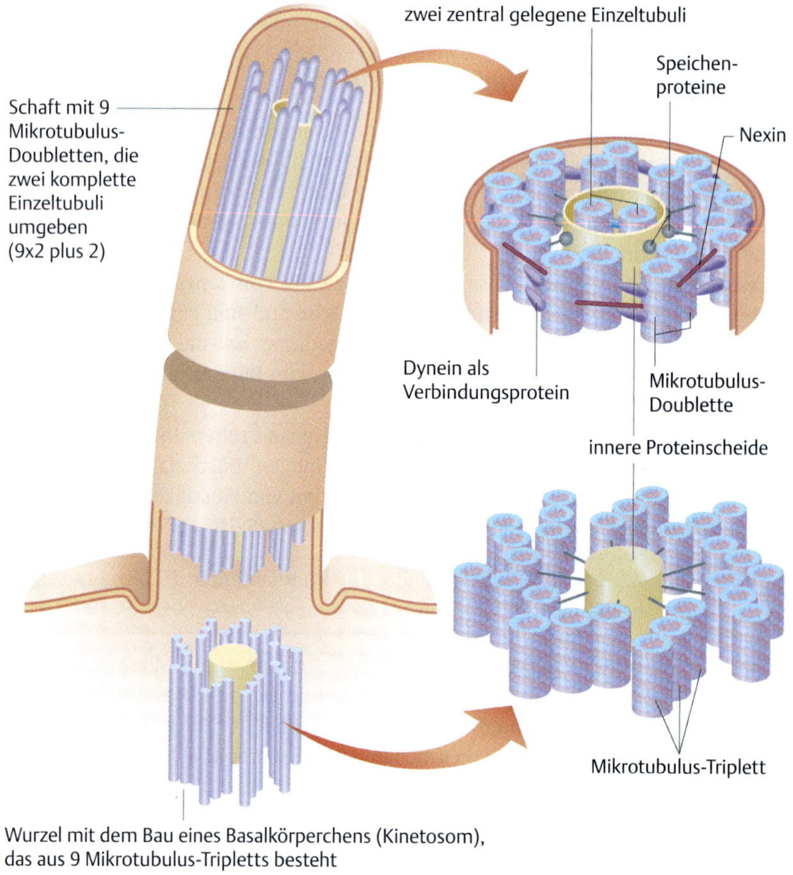

2.1.4 Zellkontakte

2.1.4 Zellkontakte

Hinsichtlich ihrer Funktion in einem Zellverband unterscheidet man zwischen drei Arten von Zellkontakten:

- **Kommunikationskontakt** (Nexus, Gap Junction),
- **Barriere-/Verschlusskontakt** (Zonula occludens, Tight Junction) und
- **Adhäsions-/Haftkontakte** (Adhärenskontakt und Desmosom als Zell-Zell-Kontakte sowie Fokalkontakt und Hemidesmosom als Zell-Matrix-Kontakt).

Kommunikationskontakt

Funktion: Kommunikationskontakte (Nexus, Gap Junctions) verbinden Zellen direkt und ermöglichen Stoffaustausch zwischen ihnen: Sowohl eine **elektrische Interaktion** (über Ionenströme) als auch ein **metabolischer Austausch** (Moleküle bis ca. 1000 Da) ist möglich. Über Kommunikationskontakte kann eine Funktionseinheit (funktionelles Synzytium) geschaffen werden, wie beim Herzmuskelgewebe (S. 76), den Granulosazellen des ovariellen Follikels (S. 800) (Abb. **2.44**), Osteozyten des Knochens (S. 63) oder Zellen der glatten Muskulatur (S. 77) (Beispiel: Myometrium des Uterus).

Aufbau: Gap Junctions (**Nexus**) sind in fast allen Geweben zu finden. Im elektronenmikroskopischen Bild wird an diesen Verbindungsstellen der Interzellularspalt eng (engl. gap). In der den Spalt begrenzenden Membran liegen Verbindungsröhren, deren molekulare Bausteine die **Connexine** sind. Connexine sind Transmembranproteine, von denen sechs Moleküle eine Hälfte des Verbindungskanals bilden (**Connexon**). Liegen sich zwei Connexone genau gegenüber, entsteht ein Verbindungskanal (Abb. **2.7**). Man kennt bis zu 20 Connexin-Isoformen, die nach dem Molekulargewicht benannt werden. Connexin 43 hat das Molekulargewicht 43 kDa und findet sich in den Glanzstreifen (S. 76) der Herzmuskulatur (dort zusammen mit Haftkontakten).

Kommunikationskontakt

Funktion: Gap Junctions ermöglichen den interzellulären direkten Austausch von kleinen Molekülen.

Aufbau: Der Kommunikationskontakt zeigt im Elektronenmikroskop einen engen Interzellularspalt. Der molekulare Baustein einer **Gap Junction** ist das transmembranäre Protein **Connexin**. Jeweils sechs Connexine bilden ein porenartiges **Connexon**. Die sich berührenden Connexone zweier benachbarter Zellen bilden einen **Nexus** (Abb. **2.7**), verbinden also benachbarte Zellen.

Barrierekontakt

Funktion: Barrierekontakte (Verschlusskontakte, Zonula occludens, Tight Junctions) verschließen die Interzellularspalten z. B. in Epithelgeweben. Sie beeinträchtigen, bzw. verhindern einen parazellulären Austausch zwischen zwei extrazellulären Kompartimenten. Sie bilden demnach die Grundlage wichtiger Schranken im Körper und sind an der lateralen Zellmembran lokalisiert. Sie kommen beispielsweise in Darmepithelien, Nierentubulusepithelien, Sertolizellen (Blut-Hoden-Schranke) oder Endothelzellen (Blut-Hirn-Schranke) vor.

Aufbau: Im Bereich des Verschlusskontakts liegen die lateralen Plasmamembranen benachbarter Zellen so eng aneinander, dass der parazelluläre Weg zwischen den Nachbarzellen abgedichtet wird (Abb. **2.8**). Wenn diese Barriere gürtelförmig aus-

Barrierekontakt

Funktion: Barrierekontakte behindern den parazellulären Fluss von Molekülen und sind wichtig für die Ausbildung von Gewebeschranken.

Aufbau: Benachbarte Zellen liegen so nah beieinander, dass der parazelluläre Weg gürtelförmig abgedichtet wird (Abb. **2.8**).

2.7 Gap Junction

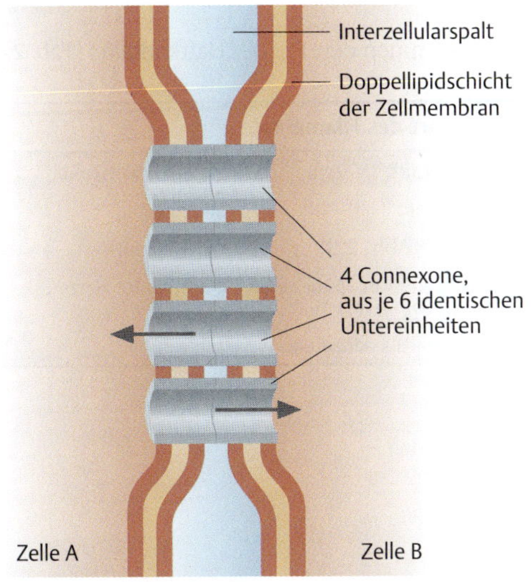

Dargestellt sind 4 Gap Junctions. Die Pfeile verdeutlichen den Ionenfluss.

2.7

⊙ 2.8

⊙ 2.8 Zonula occludens (Tight Junction)

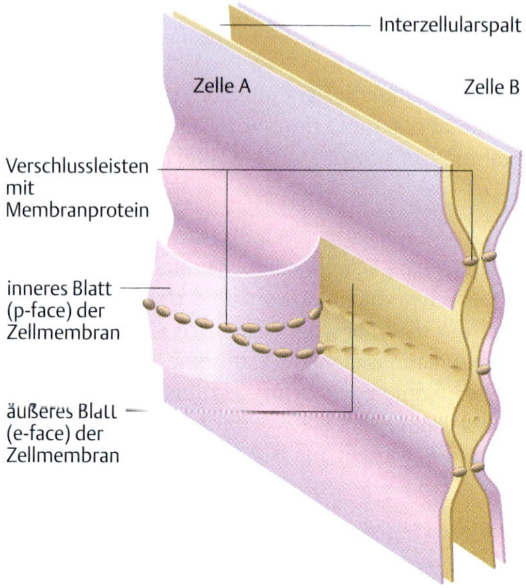

Occludin und Claudin sind **Transmembranproteine** der Zonula occludens, ZO-1- und ZO-2-Proteine liegen an der Innenseite.

gebildet ist (Zonula occludens) und den Interzellularraum vollständig verschließt, erfolgt der Stoffaustausch nur noch auf transzellulärem Weg.
Wichtige Bausteine des Verschlusskontaktes sind die Transmembranproteine **Occludin** und **Claudin**, deren externe Domäne mit demselben Protein der Nachbarzelle verbunden ist. An der Innenseite des Verschlusskontaktes liegen Plaque-Proteine, genannt **Zonula-occludens-Proteine** (ZO-1, ZO-2). Tight Junctions sind mechanisch gesichert durch einen in enger Nachbarschaft befindlichen Adhäsionskontakt, meist die Zonula adhaerens.

Adhäsionskontakte

Funktion: Adhäsionskontakte sind mechanische Kontakte und entweder als **Zell-Zell-** oder als **Zell-Matrix-Kontakt** anzutreffen.

Aufbau: Drei Bausteine bilden den Kontakt:
- **Transmembranproteine**,
- **Plaque-Proteine** und
- **Filamente des Zellskeletts** (Tab. **2.3**).

Adhäsionskontakte

Funktion: Adhäsionskontakte (Haftkontakte) dienen der mechanischen **Haftung** benachbarter Zellen (**Zell-Zell-Kontakt**) oder der Haftung von Zellen an der extrazellulären Matrix (**Zell-Matrix-Kontakt**). Adhäsionskontakte bilden und erhalten Zellverbände, verbinden das Zytoskelett mit dem Extrazellulärraum und können zudem intrazelluläre Signalketten auslösen.

Aufbau: Unterschiede bei Haftkontakten beziehen sich auf die Geometrie und die Art der drei Bausteine:
- **Transmembranproteine**, deren externe Domäne die Bindung an ihre Umgebung herstellt. Bei Zell-Zell-Kontakten handelt es sich häufig um ein Protein aus der Großfamilie der **Cadherine**, bei Zell-Matrix-Kontakten oft um **Integrine**.
- **Plaque-Proteine** an der Innenseite der Plasmamembran zur Verankerung des Zytoskeletts.
- **Aktin- oder Intermediärfilamente** bestimmen den Typ des Haftkontakts (Tab. **2.3**).

≡ 2.3

≡ 2.3 Typen von Haftkontakten nach Art des Filaments

	Zell-Zell-Kontakt	Zell-Matrix-Kontakt
Aktinfilamente	Adhärenskontakt*	Fokalkontakt
Intermediärfilamente	Desmosom** (Abb. **2.9**)	Hemidesmosom

* Adhärenskontakte kennt man als Zonula adhaerens in Epithelzellen (S. 46) und im Herzmuskel als Fascia adhaerens als Bestandteil von Glanzstreifen (S. 76).
** Eine andere Bezeichnung für Desmosom ist Macula adhaerens.

2.9 Desmosom als Adhäsionskontakt

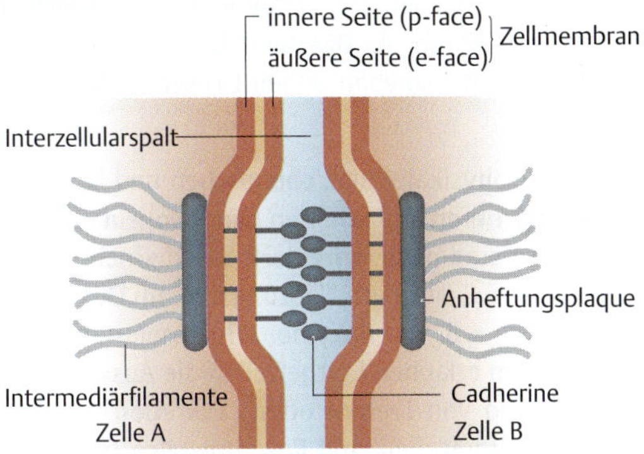

2.9

2.2 Das Gewebe

Gewebe sind Zellverbände mit meist gleichartig differenzierten Zellen, die die gleiche Funktion ausüben. Der zwischen den Zellen liegende **Interzellularraum** ist durch Fehlen bzw. unterschiedliche Ausformung der extrazellulären Matrix variabel gestaltet.

Entspechend einer traditionellen Übereinkunft unterscheidet man **vier** unterschiedliche **Haupt- oder Grundgewebe** (Tab. **2.4**).

2.2 Das Gewebe

Gewebe bezeichnet einen Verband gleichartiger Zellen mit gleicher Funktion. Zwischen den Zellen liegt der **Interzellularraum**.

Man unterscheidet **vier Haupt- oder Grundgewebe** (Tab. **2.4**).

2.4 Charakteristika der vier Hauptgewebe

Gewebeart	Aufbau	Vorkommen
Epithelgewebe	▪ Hauptanteil: dicht stehende Zellen „Zelle an Zelle“ ▪ viele Zell-Zell-Kontakte	▪ **Oberflächenepithel:** Haut/Schleimhaut – **Endothel***: Auskleidung von Gefäßen – **Mesothel***: Auskleidung von Brust- (Pleura) und Bauchhöhle (Peritoneum) sowie des Herzbeutels (Perikard) ▪ **Drüsenepithel:** exokrine und endokrine Drüsen
Binde- und Stützgewebe (Supportgewebe)	▪ Hauptanteil: extrazelluläre Matrix → Zusammensetzung bestimmt Gewebeart ▪ „Zellen auf Distanz“	**Bindegewebe:** ▪ **kollagenes** Bindegewebe – locker (interstitiell, zwischen den Zellen) – straff (z. B. Sehnen, Bänder, Organkapsel) ▪ **elastisches** Bindegewebe (Bsp.: Ligg. flava) ▪ **retikuläres** Bindegewebe (Knochenmark und sekundär lymphatische Organe) ▪ **Sonderform: Fettgewebe** ▪ **Weitere Sonderformen:** gallertiges Bg. der Nabelschnur, spinozelluläres Bg. im Ovar, embryonales Bg. = Mesenchym **Stützgewebe:** ▪ **Knorpel** – **hyaliner** Knorpel (Bsp.: Trachea, Gelenkflächen) – **elastischer** Knorpel (Bsp.: Ohrmuschel) – **Faser**knorpel (Bsp.: Bandscheiben) ▪ **Knochen** – **Geflecht**knochen (unreifer primärer Knochen) – **Lamellen**knochen (reifer sekundärer, biomechanisch stabiler Knochen)
Muskelgewebe	▪ Merkmal: kontraktile Myofilamente	▪ **quergestreifte** Muskulatur – Skelettmuskulatur – Herzmuskulatur ▪ **glatte** Muskulatur
Nervengewebe	▪ **Neuron** (erregbar) Fortsätze – myelinisiert – nicht myelinisiert ▪ **Gliazellen**	▪ peripheres Nervensystem (PNS) ▪ zentrales Nervensystem (ZNS)

* Endo- und Mesothel sind Sonderformen des Oberflächenepithels

2.2.1 Epithelgewebe

Es bedeckt als Deck- oder Oberflächenepithel die äußeren und inneren Oberflächen des Körpers.

Epithelgewebe bedeckt als Deck- oder Oberflächenepithel äußere und innere Oberflächen, also die äußere Oberfläche des Körpers als **Oberhaut (Epidermis)** und die natürlichen Hohlräume z. B. als **Schleimhaut**. Daneben bilden Drüsenepithelien die exokrinen und viele endokrine Drüsen.

Funktion: Die Funktionen des polar orientierten Epithelgewebes umfassen:
- Protektion
- Barrieren- und Kompartimentbildung
- Resorption
- Sekretion
- Rezeption.

Funktion: Epithelverbände schützen vor physikalischen, chemischen und bakteriellen Einflüssen (**Protektion**). Sie bauen **Barrieren und schaffen damit voneinander abgetrennte Kompartimente.** Epithelzellen sind **polar orientiert**. Sie übernehmen die **Resorption** von Ionen und Biomolekülen, z. B. aus dem Nahrungsbrei im Dünndarm, und ermöglichen die gerichtete **Sekretion** z. B. von Enzymen, Hormonen und Elektrolyten nach apikal oder basal. Außerdem erlauben Epithelzellen die Ausscheidung von Endprodukten des Stoffwechsels und von Fremdstoffen (**Exkretion**) wie z. B. Harn und Arzneimitteln. Modifizierte Epithelzellen sind Rezeptorzellen für äußere Reize (**Rezeption**). Einige Funktionen der Epithelien erschließen sich aus deren Aufbau (**Struktur-Funktions-Zusammenhang**; z. B. verhorntes Plattenepithel der Epidermis: v. a. Schutz; Mikrovilli-tragendes Darmepithel: v. a. Resorption).

Allgemeiner Aufbau: Oberflächenepithel besteht aus geschlossenen Verbänden von Zellen. Es gibt einschichtige und mehrschichtige Epithelverbände. Epithelien sind an der Basallamina bzw. Basalmembran (S. 58) verankert.

Allgemeiner Aufbau: Oberflächenepithel besteht aus geschlossenen Zellverbänden („**Zelle an Zelle**"). Zwischen den Epithelzellen ergeben sich demnach keine ausgeprägten Interzellularräume. Im Lichtmikroskop sind daher oft die Zellgrenzen nicht zu erkennen, sondern vorwiegend die Kerne der individuellen Epithelzellen. Deren Form hilft bei der Klassifikation des Epithelverbandes. Es gibt einschichtige und mehrschichtige Oberflächenepithelverbände. Während bei einschichtigen Epithelien die apikale Seite der Zellen zur freien Oberfläche hin ausgerichtet ist, ist ihre basale Seite über Fokalkontakte und Hemidesmosomen (S. 44) an der Basallamina bzw. Basalmembran (S. 58), einer mattenartigen Faserschicht, verankert. Bei mehrschichtigen Epithelien trifft dies nur für die unterste Schicht zu. Die darüber gelegenen Zellen stehen über Zell-Zell-Kontakte miteinander in Verbindung.

Vor allem bei einschichtigen Epithelien ist ein Schlussleistenkomplex (Abb. **2.10**) zu beobachten. Es handelt sich um mehrere Zell-Zell-Kontakte, die der „Abdichtung" und dem mechanischen Zusammenhalt dienen:
- Tight Junction (S. 43),
- Zonula adhaerens (S. 44) und
- Desmosom (S. 44).

Bei einschichtigen Epithelien können an der lateralen Plasmamembran beanchbarter Zellen Zell-Zell-Kontakte von apikal nach basal gestaffelt wie folgt angeordnet sein:
- **Tight Junction** (S. 43),
- **Zonula adhaerens** (S. 44) mit Aktinfilamenten und
- **Desmosom** (S. 44) mit Intermediärfilamenten.

Diese Trias bildet den **Schlussleistenkomplex** (junktionaler Komplex, Haftkomplex, Abb. **2.10**).

► Merke.

► Merke. Epithelgewebe besitzt **keine Blutgefäße**.

Entwicklung: Es kann von allen drei Keimblättern (S. 100) abstammen.

Entwicklung: Epithelgewebe kann von allen drei Keimblättern (S. 100) abstammen. Vom Mesoderm entwickelt sich das Mesothel, das Pleura-, Perikard- und Peritonealhöhle auskleidet, und das Endothel als „Tapete" der Herzhöhle sowie der Blut- und Lymphgefäße.

Gliederung:
- Oberflächenepithel (oder Deckepithel)
- Drüsenepithel (exokriner und endokriner Drüsen)

Gliederung: Man unterscheidet zwischen **Oberflächen**- und **Drüsenepithel**. Das kontraktile **Myoepithel** ist eine Sonderform des Epithels, das in Schweißdrüsen, Milchdrüse, Kopfspeicheldrüsen, Tränendrüse, nicht aber im Pankreas zu finden ist. Abzugrenzen sind davon Myofibroblasten, die Abkömmlinge der Fibroblasten sind.

⊙ 2.10 Intraepithelialer Haftkomplex (Schlussleistenkomplex) und Nexus

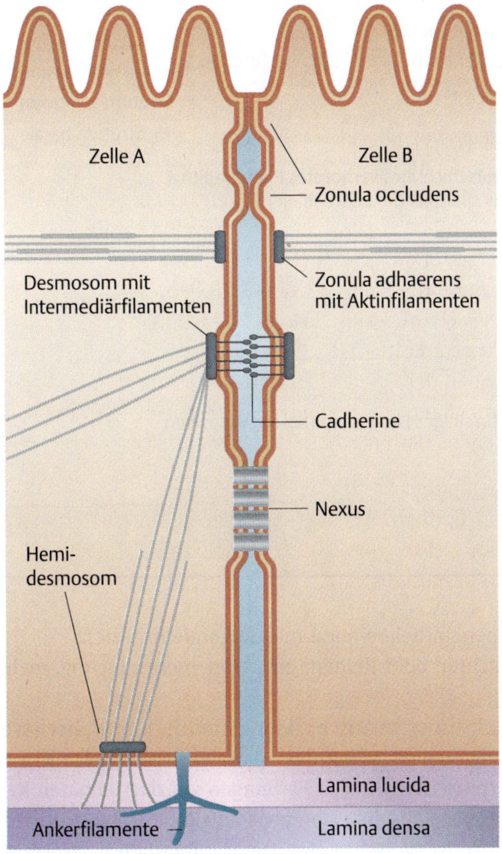

Zum Schlussleistenkomplex gehören Zonula occludens, Zonula adhaerens und Desmosom. Hier ist aus Gründen der Vollständigkeit zusätzlich ein Nexus (Gap Junction) und ein Hemidesmosom gezeigt.

⊙ 2.10

Oberflächenepithel

Oberflächenepithel

≡ 2.5 Oberflächenepithelien

Schichten	Epithelzellen	Epithelart	Vorkommen
einschichtig	▪ flach	einfaches Plattenepithel	Mesothel, Endokard, Gefäßendothel, Pleura, Alveolenepithel, Bowman-Kapsel
	▪ kubisch (isoprismatisch)	einfaches kubisches Epithel	Schilddrüsenfollikel, Nierentubuli
	▪ hochprismatisch ohne und mit Bürstensaum	einfaches Zylinderepithel	Magen, Darm, Gallenblase
zwei- und mehrreihig	▪ hochprismatisch mit und ohne Stereozilien	zwei- und mehrreihiges Zylinderepithel	Nebenhodengang, Samenleiter, interlobulärer Ausführungsgang von Speicheldrüsen
mehrreihig	▪ hochprismatisch mit Kinozilien	mehrreihiges Flimmerepithel	Trachea, Tuba uterina
mehrschichtig	▪ unverhornt	mehrschichtig unverhorntes Plattenepithel	Mundhöhle, Ösophagus, Analkanal, Plica vocalis, Portio vaginalis cervicis, vorderes Hornhautepithel, Bindehaut
	▪ verhornt	mehrschichtig verhorntes Plattenepithel	Epidermis
	▪ kubisch	mehrschichtig kubisches Epithel	Granulosazellepithel
	▪ hochprismatisch, zylindrisch	mehrschichtig prismatisches Epithel	großer Ausführungsgang von Schweiß- und Speicheldrüsen, männliche Urethra (Pars navicularis)
	▪ Deckzellen mit Crusta	Urothel, Übergangsepithel	Nierenbecken, Ureter, Vesica urinaria

2.11 Schema verschiedener Oberflächenepithelien

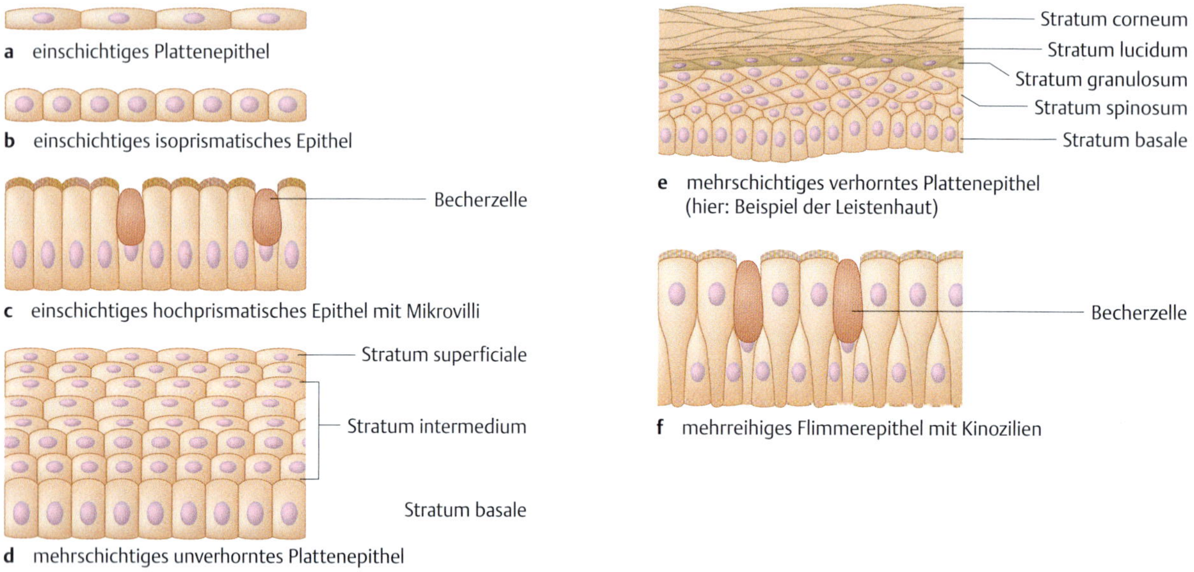

Zur Beschreibung und Unterscheidung nutzt man folgende Kriterien (Tab. **2.5** und Abb. **2.11**):
- **Reihen** und **Schichten**
- **Zellform:** platt, kubisch (isoprismatisch), zylindrisch bzw. hochprismatisch
- **Oberflächendifferenzierung**

Zur Beschreibung von Oberflächenepithelien nutzt man folgende Kriterien:
- **Anordnung** der Zellen in Schichten oder Reihen: ein- oder mehrschichtig, mehrreihig.
- **Form** der Zellen: platt, kubisch (isoprismatisch) oder zylindrisch bzw. hochprismatisch. Da die Form der individuellen Zellen des Epithelverbandes oft nicht zu erkennen ist, sind Form und Ausrichtung der in Färbungen gut darstellbaren Kerne hilfreich. Man benutzt Vergleiche aus der Geometrie, um Zellformen in etwa zu beschreiben. Ein rundlicher Kern ist typischerweise einer kubischen (isoprismatischen) Epithelzelle zugeordnet, eine platte Epithelzelle besitzt einen abgeflachten Kern, der sich parallel zur Oberfläche in der Zelle ausrichtet. Einer hochprismatischen Zelle ist ein in Längsrichtung gestellter, großer, oft zigarrenähnlicher Kern zuzuordnen.
- **Oberflächendifferenzierung** durch Strukturen der apikalen Zellmembran: Mikrovilli, Stereozilien und Kinozilien vorwiegend bei kubischem oder zylindrischem Epithel (S. 48).

► Merke.

► Merke. Bezüglich der Anordnung der Zellen unterscheidet man
Schichtigkeit: Die Zellen bilden eine oder mehrere übereinander gelegene Schichten. Einschichtige Epithelien haben Kontakt zur Oberfläche und zur Basallamina. Bei mehrschichtigen Epithelien hat nur die unterste Zellschicht Kontakt zur Basallamina und nur die oberste Zellschicht Kontakt zur Oberfläche.
Reihigkeit: Alle Zellen sitzen der Basallamina auf, aber nicht alle Zellen erreichen die Oberfläche. Der mehrreihige Epithelverband ist daher zugleich einschichtig.

Anhand der o. g. Kriterien unterscheidet man einschichtige (einfach oder mehrreihig) und mehrschichtige Oberflächenepithelien (Tab. **2.5** und Abb. **2.11**).

► Klinik.

► Klinik. Bei der **Metaplasie** wandelt sich ein Gewebetyp in einen anderen um. Die Metaplasie betrifft bevorzugt Epithelgewebe (z. B. also die Transformation eines Zylinderepithels der Bronchien in ein Plattenepithel z. B. bei Rauchern). Karzinome entstehen aus Epithelien und eine Metaplasie geht mit einer erhöhten Gefahr einer Karzinombildung einher.

Einfaches und mehrreihiges Oberflächenepithel

Einfaches Oberflächenepithel: Je nach Form der Zellen unterscheidet man die in Tab. **2.5** genannten einfachen Epithelien.

Einfaches und mehrreihiges Oberflächenepithel

Einfaches Oberflächenepithel: Je nach Form der Zellen differenziert man (Tab. **2.5**):
- einfaches Plattenepithel mit einer platten Zellschicht,
- einfaches kubisches (isoprismatisches) Epithel und
- einfaches Zylinderepithel (hochprismatisches Epithel).

Mehrreihiges Epithel: Die ausdifferenzierten Zellen sind hochprismatisch und reichen von der Basallamina bis zur Oberfläche. Ihre Kerne sind parallel zum Zellkörper orientiert. Im Zellverband fallen jedoch weitere, anders geformte und kleinere Kerne auf, deren Zellleiber unter dem Lichtmikroskop meist nicht abgrenzbar sind. Diese Anordnung ist Ausdruck der ständigen Regeneration des Epithels. Sie beginnt auf Höhe der Basallamina mit der Teilung von Stammzellen. Abkömmlinge der Teilung verbleiben zum einen als Stammzellen, zum anderen beginnen sie einen Differenzierungsprozess zu durchlaufen. Verschiedene Stufen dieser Differenzierung sind sichtbar und nur voll differenzierte Zellen erreichen die Oberfläche. Das Epithel der Atemwege („respiratorisches Epithel") ist ein Beispiel für ein mehrreihiges Epithel. Nach seiner vollen Ausdifferenzierung trägt dieses Epithel zudem Kinozilien.

Mehrreihiges Epithel ist immer hochprismatisch.

Mehrschichtige Epithelien

Mehrschichtiges Plattenepithel: wird nach der **Zellform der Superfizialschicht** definiert.
- Es ist meist ein **Plattenepithel**, mit den Varianten **unverhornt** und **verhornt**, oder
- selten ein **prismatisches Epithel**.

Die **Regeneration** der Zellen nimmt nahe der Basallamina ihren Ausgang. Dort befinden sich in einer Nische u. a. epitheliale **Stammzellen**. Sie sind für die lebenslange Regeneration des Epithels essenziell. Durch ihre Zellteilungen sind Mitosen im Stratum basale nachweisbar. Abkömmlinge der Stammzellen durchlaufen Stadien der **Zelldifferenzierung** und wandern über das Stratum intermedium an die Epitheloberfläche (Stratum superficiale). Die Zell- und die Kernformen ändern sich dabei.

Weil Intermediär- und Superfizialschicht Stellen großer mechanischer Belastung sind, wird die Zellhaftung durch gut entwickelte **Desmosomen** (S. 44) verstärkt, an denen Zytokeratinfilamente (Intermediärfilamente der Epithelien) verankert sind, s. Stratum spinosum der Epidermis (S. 1264).

Das **mehrschichtige Plattenepithel** wird in eine **unverhornte** Form mit lebendigen Zellen in der Superfizialschicht und in eine **verhornte** Form, bei der die oberen Zelllagen absterben und das Material für das Horn liefern, unterteilt.

Verhorntes mehrschichtiges Plattenepithel (Abb. **2.12**): Es findet sich vor allem in der Epidermis der Haut. Es zählt bis zu 20 Schichten, deren Epithelzellen **Keratinozyten** genannt werden. Die Verhornung beruht auf einer besonderen Form des regulierten Zelltodes und trägt wesentlich zur Schutzfunktion der Epidermis bei.

Unverhorntes mehrschichtiges Plattenepithel (Abb. **2.12**) findet sich am Anfang und Ende des Verdauungstraktes, bei der Plica vocalis, der Portio vaginalis der Cervix uteri, der Vagina, am Ausgang der Harnröhre sowie an der Vorderseite der Hornhaut und auf der Bindehaut des Augapfels. In der Intermediär- und Superfizialschicht des Epithels der Vagina lagert sich als Zeichen der Zelldifferenzierung Glykogen ein, das sich mit der PAS-Färbung (S. 91) im histologischen Schnitt violett darstellt.

Mehrschichtige Epithelien

Mehrschichtiges Epithel ist meist **Plattenepithel**. Es wird anhand der Zellform der **Superfizialschicht** definiert. Wie alle Epithelverbände ist es kurzlebig und muss daher ständig erneuert werden. Die **Zellregeneration** geht von Stammzellen nahe der Basallamina aus. Vor allem in mehrschichtigen Epithelien sind im Stratum basale Mitosen zu beobachten. Die anschließende **Differenzierung** der Zellen findet im Stratum intermedium und Stratum superficiale statt. Selten findet man **prismatisches** mehrschichtiges Epithel.
Aufgrund starker mechanischer Belastung wird die Zellhaftung im mehrschichtigen Epithelverband durch **Desmosomen** (S. 44) verstärkt.
Beim **mehrschichtigen Plattenepithel** (Abb. **2.12**) unterscheidet man eine **unverhornte** Form von einer **verhornten**.
Verhorntes mehrschichtiges Plattenepithel (Abb. **2.12**) findet sich v. a. in der Haut (Hautepithelzellen = Keratinozyten).

Unverhorntes mehrschichtiges Plattenepithel (Abb. **2.12**) findet sich z. B. am Anfang und Ende des Verdauungstraktes oder als vorderes Hornhautepithel und auf der Bindehaut des Augapfels.

2.12 Mehrschichtiges Plattenepithel

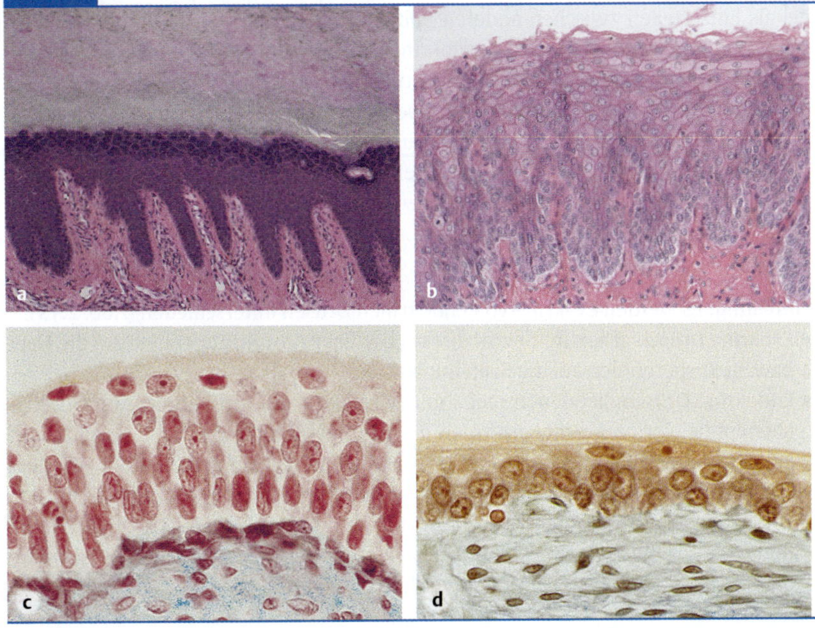

a Verhornt,
b unverhornt,
c Urothel (ungedehnt), *Quelle: Lüllmann-Rauch R, Asan E, Hrsg. Taschenlehrbuch Histologie. 6. Aufl. Stuttgart: Thieme; 2019*
d Urothel (gedehnt). *Quelle: Lüllmann-Rauch R, Asan E, Hrsg. Taschenlehrbuch Histologie. 6. Aufl. Stuttgart: Thieme; 2019*

2.6 Aufbau von mehrschichtigem verhorntem Plattenepithel (Epidermis)

Schicht (basal beginnend)	Charakteristika
Stratum basale	Regenerationsschicht ausgehend von Stammzellen; Mitosen
Stratum spinosum	Nachbarzellen sind über Desmosomen verbunden → durch Fixierung entstehen Zellen mit stachelähnlichen Fortsätzen
Stratum granulosum	bis zu fünf Schichten basophile Keratohyalingranula, membranlos Sekretion von polaren Lipiden, Lamellengranula, membranumschlossen, zur Versiegelung des Interzellularraums (Barrierefunktion)
Stratum lucidum	im Bereich der Leistenhaut ausgeprägt (z. B. Fingerbeere) eosinophil, aufgrund dicht gepackter Keratinfilamente homogener Aspekt
Stratum corneum	abgestorbene Keratinozyten Zytokeratinfilamente sind durch Begleitproteine zum eosinophilen Keratin verbacken

Mehrschichtiges Übergangsepithel (Abb. 2.12): Das **Urothel der ableitenden Harnwege** ist eine Sonderform des **mehrschichtigen Epithels.** Es ist äußerst dynamisch und dehnungsflexibel. Die **Deckzellen** weisen eine Reihe von Besonderheiten auf (Crusta, Polyploidie).

Die Deckzellen des Urothels schützen das Gewebe vor dem hypertonen, aggressiven Harn.

Mehrschichtiges prismatisches Epithel findet sich nur an wenigen Stellen im Körper, z. B. in den Gängen der Mundspeicheldrüsen.

Mehrschichtiges Übergangsepithel (Abb. 2.12): Es wird wegen seines Vorkommens in den ableitenden Harnwegen auch **Urothel** genannt. Es handelt sich um ein dynamisches Epithel. In der Harnblase wechselt die Anzahl seiner Schichten zwischen ca. 3 bis 7 mit dem Füllungszustand. In der obersten Lage befinden sich große **Deckzellen.** Sie sind oft polyploid und besitzen oft mehrere, bzw. große Zellkerne.
Deckzellen passen sich besonders gut unterschiedlichen Dehnungsverhältnissen an, indem sie ihre Oberfläche vergrößern bzw. verkleinern. Das für eine Vergrößerung benötigte Membranmaterial wird im Zytoplasma in Form von Vesikeln gespeichert. Zudem wird die apikale Zellmembran durch das spezielle Schutzprotein Uroplakin plattenartig verstärkt und widerstandsfähiger gemacht. Im Lichtmikroskop ist die apikale Seite der Deckzellen nach Färbung meist distinkt und dunkler. Dies wird auch als **Crusta urothelialis** bezeichnet.
Die so ausgestatteten Zellen schützen das Gewebe vor dem hypertonen, aggressiven Harn. Deckzellen haben zudem gut entwickelte Zonulae occludentes (S. 43) zur Abdichtung des parazellulären Weges.
An wenigen Orten des Körpers findet sich **mehrschichtiges prismatisches Epithel.** Es umfasst 2 (bis maximal 5) Zelllagen und ist in den Gängen der Mundspeicheldrüsen, der ekkrinen Schweißdrüsen, Teilen der männlichen Urethra und im Fornix conjunctivae zu finden.

Drüsenepithel

Drüsenepithelien sind Epithelzellen, die Sekrete bilden und ausscheiden. Sie bilden **exokrine** oder **endokrine Drüsen**.

Lage exokriner und endokriner Drüsen: Drüsenepithelzellen können **intraepithelial** (im Oberflächenepithel) als Einzelzellen vorkommen. Dies betrifft exokrine Drüsen (Becherzellen) und endokrine Drüsen (z. B. im Darm). Bei **extraepithelialer** Lage (im Bindegewebe) finden sich sekretbildende Endstücke, die aus vielen Epithelzellen zusammengesetzt sind, und über Ausführungsgänge exokrine Drüsen mit dem Oberflächenepithel verbinden. Endokrine Drüsen haben dagegen keine Ausführungsgänge.
Einteilung: Funktionell unterscheidet man folgende Drüsen (Abb. **2.13**):
- **Exokrine Drüsen** geben das Sekret (direkt oder über Ausführungsgänge) an äußere oder innere Oberflächen ab.
- **Endokrine Drüsen** sezernieren ihre Produkte, Botenstoffe (Hormone) nach „innen", letztlich in die Blutbahn.

Drüsenepithelien sind Epithelzellen, die biologisch wirksame Stoffe bilden und als Sekret ausscheiden. Sie bilden **exokrine** oder **endokrine Drüsen**. Einzeln liegende Drüsenzellen, die aber funktionell zusammenarbeiten, werden als **disseminierte Drüse** bezeichnet.

Lage: Drüsenepithelzellen liegen im Oberflächenepithel (**intraepithelial**) in der Regel als Einzelzellen zwischen anderen Epithelzellen (z. B. exokrine Becherzellen im Darm und Respirationstrakt oder endokrine Zellen des Darms).
Größere Zellverbände wurden bei der Entwicklung in den Bindegewebsraum unter das Epithel verlagert und sind mit dem Oberflächenepithel durch Ausführungsgänge verbunden (**extraepitheliale** exokrine Drüsen, z. B. Speicheldrüsen). Die Epithelien der Ausführungsgänge sind teilweise in der Lage das Primärsekret zum Sekundärsekret zu modifizieren. Bei endokrin aktiven Zellverbänden sind keine Ausführungsgänge vorhanden.

Einteilung: Es werden exokrine von endokrinen Drüsen unterschieden (Abb. **2.13**):
- **Exokrine Drüsen** geben ihr Sekret direkt oder über Ausführungsgänge auf die Haut bzw. in Körperhöhlen auf die Schleimhaut ab.
- **Endokrine Drüsen**, bei denen meist in der Fetalzeit die Verbindung zum Oberflächenepithel verloren geht, sezernieren Hormone (Botenstoffe) nach „innen", also zunächst in den Extrazellularraum und letztlich in das Blutgefäßsystem. Mit dem Transportmittel Blut gelangen sie an den meist fern ihrer Produktion gelegenen Wirkort bzw. ihr Zielorgan. Wenn das Hormon nur bis in den Extrazellularraum und nicht ins Blut gelangt, kann die sezernierende Drüsenzelle selbst (**Autokrinie**) oder eine Nachbarzelle beeinflusst werden (**Parakrinie**).

Endokrine Drüsen bilden ein Organ, z. B. Schilddrüse (S. 919), den Anteil eines Organs, z. B. Hypophyse (S. 1244), Hoden (S. 817), Ovar (S. 782), Nebenniere (S. 778) oder Pankreas (S. 738), oder sind in der Darmschleimhaut (S. 691) als diffuses endokrines System verstreut (enteroendokrine Zellen).

Charakteristika exokriner Drüsen

Neben der o. g. extra- oder intraepithelialen Lage können exokrine Drüsen nach weiteren Kriterien unterschieden werden:

- nach ihrem **anatomischen Bauprinzip**, für das die Gestalt der sezernierenden **Endstücke** sowie das **Ausführungsgangsystem** maßgebend sind (Abb. **2.14**),
- nach dem **Sekretionsmechanismus** (S. 52), s. Abb. **2.13** und
- nach der **Beschaffenheit des Sekrets**.

Sie bilden ein Organ, z. B. die Schilddrüse (S. 919), den Anteil eines Organs, z. B. Hypophyse (S. 1244) oder Pankreas (S. 738), oder sind als diffuses endokrines System verstreut, z. B. Darmschleimhaut (S. 691).

Charakteristika exokriner Drüsen

Kriterien zur Unterscheidung exokriner Drüsen sind:

- **Bauprinzip** (Endstücke und Ausführungsgangsystem, Abb. **2.14**)
- **Sekretionsmechanismus** (S. 52) s. Abb. **2.13** und
- **Beschaffenheit des Sekrets**.

2.13 Sekretionsmechanismus exokriner und endokriner Drüsen

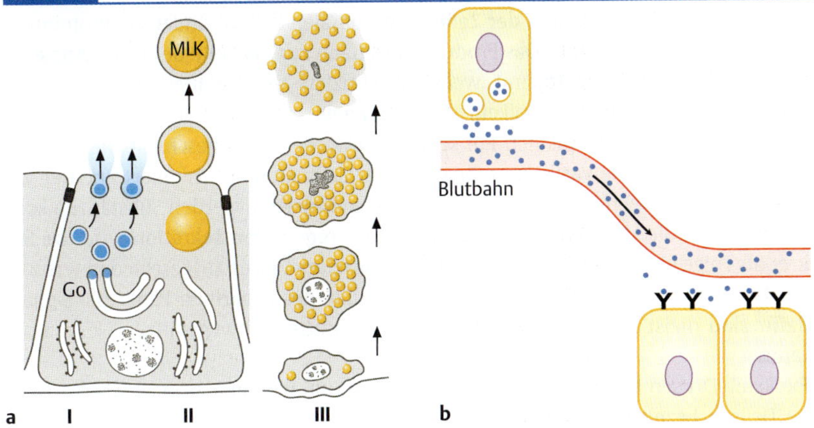

a Exokrine Sekretion am Beispiel einer Zelle aus der laktierenden Brustdrüse (I und II): Die Abgabe des Drüsensekrets über die apikale Zellmembran in die Lichtung des Drüsenendstücks erfolgt über einen merokrinen (I) oder apokrinen (II) Mechanismus. Proteine und Milchzucker (blau) gelangen durch Exozytose (I) in das Endstück. Durch Apozytose (II) bilden sich Milch-Lipidkugeln (MLK) bestehend aus Fett (gelb). Bei einer Talgdrüsenzelle (III) kann man einen holokrinen Sekretionsmechanismus beobachten. Die fettreiche Zelle zerfällt und wird in ihrer Gesamtheit zum Sekret. *Quelle: Lüllmann-Rauch R, Asan E, Hrsg. Taschenlehrbuch Histologie. 6. Aufl. Stuttgart: Thieme; 2019*

b Endokrine Sekretion: Während exokrin sezernierende Zellen wie z. B. Becherzellen Muzine apikal ins Darmlumen freisetzen (hier nicht gezeigt), geben z. B. enterochromaffine Zellen (EC-Zellen) des einschichtigen Oberflächenepithelverbands des Dünndarms basal via Exozytose Botenstoffe (z. B. Serotonin) ab (blaue Kreise). Diese gelangen letztlich über den Interzellularraum in die Blutbahn (endokrine Sekretion). Die Botenstoffe können jedoch auch im Interzellularraum verbleiben, nicht in die Blutbahn übertreten und so auf benachbarte Zellen (parakrin) wirken (nicht gezeigt). *Quelle: Rassow J, Netzker R, Hauser K, Hrsg. Duale Reihe Biochemie. 5. Aufl. Stuttgart: Thieme; 2022*

2.13

2.14 Aufbau exokriner Drüsen

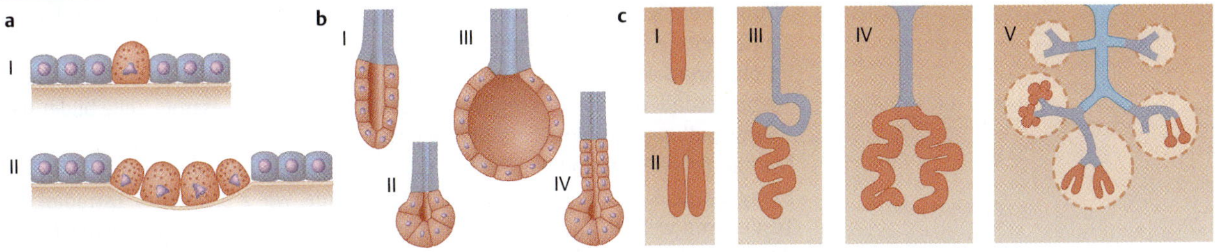

Intraepithelial (**a**) liegen exokrine Drüsen entweder als Einzelzellen (**I**) oder in Zellverbänden (**II**). **Extraepithelial** gelegene Drüsen werden nach verschiedenen Kriterien eingeteilt: – nach Gestalt des Endstücks (**b**): tubulös (**I**), azinös (**II**), alveolär (**III**) und tubuloazinös (**IV**) – nach Organisation des Endstück- und Ausführungsgangsystems (**c**): einfach tubulös (**I**), verzweigt tubulös (**II**), einfach (d. h. mit nur einem Ausführungsgang) mit unverzweigtem, teilweise aufgeknäueltem Endstück (**III**), einfach mit verzweigten tubulösen Endstücken (**IV**) und zusammengesetzt (d. h. verästeltes Ausführungsgangsystem mit azinösen, tubulösen und tubuloazinösen Endstücken, **V**). Das Ausführungsgangsystem wird unterteilt in **intra**- (blass grau-blau) und **inter**lobuläre (hellblau) Segmente. Die **Lobuli** sind in Abb. c V gestrichelt dargestellt.

Bauprinzip:
- **Gestalt der Endstücke**: tubulös, azinös, alveolär, tubuloazinös, tubuloalveolär
- **Einfache** exokrine Drüsen haben keinen, oder einen einfachen Ausführungsgang, **zusammengesetzte** Drüsen besitzen ein Gangsystem.

Bauprinzip: Die **Endstücke** bestehen aus Epithelien, die ein Lumen begrenzen. Sie sind Orte der **Sekretion**. Ihre Form erinnert an einen Schlauch, eine Beere oder an ein Säckchen bzw. Bläschen. Man unterscheidet daher bei **einfachen Drüsen**:
- tubulös (schlauchförmig, Lumen erkennbar) mit gestrecktem, geknäueltem oder verzweigtem Verlauf,
- azinös (beerenförmig, enges Lumen) oder
- alveolär (bläschenförmig, weites Lumen).

Einfache Drüsen können die Oberfläche ohne Gang (Kolonkrypten) oder über einen unverzweigten Gang erreichen (Schweißdrüsen).
Daneben gibt es **gemischte Drüsen**, die stets zusammengesetzt sind (s. u.), entweder
- tubuloazinös oder
- tubuloalveolär.

Zusammengesetzte Drüsen haben ein baumartiges Ausführungsgangsystem.

Sekretionsmechanismus: Eine Drüsenzelle bildet ein Sekret, das auf unterschiedliche Weise abgegeben werden kann.
Die Sekretion kann **konstitutiv** (kontinuierlich) oder **reguliert** ablaufen, d. h. hormonell oder neuronal gesteuert sein.

Sekretionsmechanismus: Die Bildung und Sekretion von Proteinen und Peptiden ist in einer exokrinen, polar gegliederten Drüsenzelle typischerweise wie folgt organisiert („**sekretorischer Weg in der Zelle**"): Am basalen Zellpol findet die Proteinbiosynthese im rauen ER statt. Das Produkt wird dann zur Cis-Seite des Golgi-Apparats transportiert, im Golgi-Apparat weiter modifiziert und gefaltet und an dessen trans-Seite abgegeben. In Vesikeln (**Sekretgranula**) verpackt, kann es gespeichert werden und dann am apikalen Pol sezerniert werden. Dies geschieht meist durch Exozytose, bei der die Vesikelmembran mit der Zellmembran fusioniert und der Vesikelinhalt freigesetzt wird. Bei der **konstitutiven Sekretion** werden Substanzen kontinuierlich in die Umgebung abgegeben. Bei der **regulierten Sekretion** wird das Sekret als Folge eines spezifischen rezeptorvermittelten Reizes ausgeschieden wie z. B. Verdauungsenzymvorstufen von den Azinuszellen des exokrinen Pankreas. Signale dafür sind meist Hormone oder die Neurotransmitter des vegetativen Nervensystems.

Am häufigsten ist die **Exozytose** (Abb. **2.13** und Tab. **2.7**).
- **Merokrine Sekretion:** Die Zelle bleibt intakt.
- **Apokrine Sekretion:** Zellmembran und Zytoplasma werden anteilig abgeschnürt.
- **Holokrine Sekretion:** Zelltod; das Sekret entspricht abgestorbenen Epithelzellen.

Exokrine Drüsen benutzen häufig die Exozytose und werden demnach als merokrine Drüsen bezeichnet. Allerdings gibt es weitere Begriffe, welche die Sekretionsmodi von exokrinen Drüsen beschreiben (Abb. **2.13** und Tab. **2.7**).
- **Merokrine Sekretion**: Die sezernierende Zelle schleust das wasserlösliche Sekret (Protein/Peptid) durch **Exozytose** aus, d. h. durch Fusion der Membran des Sekretgranulums mit der apikalen Plasmamembran. Beispiel ist die Abgabe von Trypsinogen.
- Bei dem **avesikulären Sekretionsmodus** wird das Produkt ohne membranöse Umhüllung ausgeschleust, so bei Gallensäuren, Ionen und Protonen oder Steroiden. Hierfür wird oft der Begriff der **ekkrinen Sekretion** verwendet. Die molekularen Grundlagen sind sehr unterschiedlich und können aktiver oder passiver Natur sein. Bei den merokrinen und ekkrinen Sekretionsmodi bleibt die Zellmembran im Wesentlichen intakt. Exozytose und avesikulärer Sekretionsmodus sind im Lichtmikroskop weder sichtbar noch zu unterscheiden. Beide können gleichzeitig in einer Drüse vorkommen (z. B. Speicheldrüsen).
- **Apokrine Sekretion:** Die sezernierende Zelle stößt das hydrophobe Sekret mit einem Teil der Zellmembran und des Zytoplasmas ab. Der **Apozytose** genannte Prozess lässt sich histologisch bei Brust- und Duftdrüse beobachten. In der Brustdrüse wird Milchfett apokrin, Kasein aber via Exozytose sezerniert. Daneben kommt die Sekretabgabe durch Exosomen, also durch kleine Vesikel mit Inhalt, als eine weitere Sekretionsform infrage.
- **Holokrine Sekretion:** Das Sekret entsteht durch Absterben der Epithelzellen durch eine besondere Form des regulierten Zelltodes, d. h. die gesamte Zelle bildet nach Umwandlung das Sekret (nur bei Talgdrüsen).

Die endokrine Sekretion von Peptid- oder Proteinhormonen erfolgt ebenfalls durch Exozytose (z. B. Insulin (S. 738)). Lipophile Steroide, wie z. B. Cortisol, Estradiol oder Testosteron werden dagegen bei Bedarf synthetisiert und sofort abgegeben (z. B. in der Nebenniere (S. 778)). Bei der Schilddrüse (S. 919) liegt ein Sonderfall vor. Dies soll hier nicht näher behandelt werden.

≡ 2.7 Gliederung der exokrinen Drüsen nach Art der Sekretabgabe

Art der Sekretabgabe	Drüse
Ekkrine/merokrine Drüsen	Bauchspeicheldrüse, Pankreas (S. 736)
	Mundspeicheldrüsen ▪ Gll. linguales (S. 999) ▪ Gl. parotis (S. 1006) ▪ Gll. palatinae (S. 1006) ▪ Gll. sublinguales (S. 1008) ▪ Gll. submandibulares (S. 1008)
	Brunner-Drüsen (S. 694)
	„kleine" Schweißdrüsen (S. 1272), z. B. Gll. Sudoriferae eccrinae
	Tränendrüse = Gl. lacrimalis (S. 1044)
	Prostata (S. 823)
	Bläschendrüse = Gl. vesiculosa (S. 822)
Apokrine Drüsen	Brustdrüse = Gl. mammaria (S. 1273)
	„große" Schweißdrüsen (S. 1273), z. B. Duftdrüse; Gll. sudoriferae apocrinae
	Moll-Drüsen = Gll. ciliares (S. 1042)
Holokrine Drüsen	Talgdrüse = Gll. sebaceae (S. 1271)
	Meibohm-Drüsen = Gll. tarsales (S. 1042)
	Zeis-Drüsen (S. 1042)

Sekretbeschaffenheit: Je nach Viskosität des Sekrets exokriner Drüsen unterscheidet man seröse von mukösen Drüsen.

- **Seröse Drüsen:** Das Sekret ist wässerig, dünnflüssig und oft proteinreich, die Lichtung der Endstücke und die Ausführungsgänge sind daher eng gestaltet. Seröse Endstücke sind meist azinös und die Zellen sind durch ein gut entwickeltes raues endoplasmatisches Retikulum oft basophil. Der Zellkern ist mittelständig und rund (z. B. Gl. parotis).
- **Muköse Drüsen:** Das Sekret ist von zähflüssiger Konsistenz, die Lichtung der Endstücke und die Ausführungsgänge sind somit weit angelegt. Muköse Endstücke sind in der Regel tubulös. Die Zellen wirken lichtmikroskopisch blass und „schaumig". Der abgeplattete Zellkern liegt basal (z. B. Brunner-Drüsen des Duodenums (S. 694)).
- **Seromuköse Drüsen:** Dies sind **gemischte Drüsen**, bei denen seröse und muköse Epithelzellen getrennt oder miteinander (seröse Halbmode) die jeweiligen Endstücke aufbauen (z. B. Gl. submandibularis).

Sekretbeschaffenheit: Je nach Viskosität des Sekrets unterscheidet man folgende exokrine Drüsen:

- **seröse Drüsen** (meist azinös) mit Produktion von dünflüssigem, proteinreichem Sekret,
- **muköse Drüsen** (i. d. R. tubulös) mit Sekretion einer zähflüssigen Substanz und
- **seromuköse Drüsen** mit gemischten und zusammengesetzten Drüsenendstücken und Sekreten.

▸ Klinik. Die **zystische Fibrose** (**Mukoviszidose**) gehört mit ca. 1 : 3 000 Fällen aller Neugeborenen zu den häufigen Erbkrankheiten. Grund ist eine Genmutation mit einem daraus resultierenden Defekt des Transmembranproteins CFTR (**c**ystic **f**ibrosis **t**ransmembrane **c**onductance **r**egulator). Es ist in der apikalen Zellmembran u. a. für den Transport von Chlorid-Ionen zuständig. Es kommt dadurch zu einer Störung der Elektrolyt- und Flüssigkeitsströme über die Zellwand, die sich insbesondere in der **Bauchspeicheldrüse** und der **Lunge** bemerkbar macht: Das Sekret ist durch fehlende Verdünnung zäh. Folge des dadurch entstehenden Sekretstaus sind chronische Entzündungen mit fortschreitender zystisch-fibrotischer Umwandlung und damit einhergehendem Funktionsverlust von Lunge und exokrinem Pankreas (S. 736). Folge sind Gedeihstörung, Atemwegsinfekte durch bakterielle Besiedelung der verschleimten Bronchien (chronische Bronchitis) und hohe Salzausscheidung über die Schweißdrüsen. Dies wird diagnostisch genutzt (**Schweißtest**).

▸ Klinik.

Sekrettransport in exokrinen Drüsen

Für den Sekrettransport besitzen exokrine Drüsen z. T. sog. Myoepithelzellen und unterschiedlich ausdifferenzierte Gangsysteme.

Myoepithelzellen: Dies sind modifizierte Epithelzellen mit kontraktiler Eigenschaft, die für die Beförderung des Sekretes verantwortlich sind. Sie sind gut entwickelt in den Schweiß- und Duftdrüsen, der Brustdrüse und der Tränendrüse. Myoepithelien liegen zwischen basaler Seite der Epithelzellen und der Basallamina. Sie sind spin-

Sekrettransport in exokrinen Drüsen

Myoepithelzellen sind kontraktile, verzweigte oder unverzweigte, längliche Epithelzellen, die in Endstücken und Gängen vorkommen. Sie sind gut ausgeprägt in Schweiß- und Duftdrüsen sowie Brust- und Tränendrüse.

delförmig, schlank, unverzweigt oder verzweigt. Die Kontraktion der Myoepithelien der Brustdrüse ist wichtig für den Stillvorgang und wird durch das Hormon Oxytozin angeregt.

Gangsystem: Bei **einfachen Drüsen** sind die Endstücke i. d. R. der Ausführungsgang.

Bei **zusammengesetzten Drüsen** zeigt das komplexe Gangsystem einen intra- und extralobulären Ausführungsgang.

Gangsystem: Bei **einfachen Drüsen** bilden die einfachen oder verzweigten Endstücke i. d. R. auch den Ausführungsgang.

Bei **zusammengesetzten Drüsen** handelt es sich um ein baumartiges Gangsystem, dessen Abschnitte sich im Durchmesser und Wandaufbau unterscheiden. Endstücke und Teile des Gangsystems werden durch Bindegewebe zu Untereinheiten, Läppchen (**Lobuli**), zusammengefasst und stellen das **Parenchym** der Drüse dar. Das Bindegewebe dazwischen wird als **Stroma** der Drüse bezeichnet.

Nahe den Endstücken, die das Läppchen einer exokrinen Drüse aufbauen, sind die Gänge eng und mit Gangepithelien ausgekleidet. Diese **intralobulären Ausführungsgänge** können mit einem Schaltstück beginnen (flaches Epithel), das sich in ein Streifenstück (hochprismatisches Epithel) fortsetzt, z. B. Gl. parotis (S. 1006), und bei den weiteren großen Mundspeicheldrüsen. In den **Streifenstücken** der großen Speicheldrüsen des Mundraums wird das Primärsekret z. B. durch Na^+-Rückresorption zum **Sekundärsekret** (hypotoner Sekundärspeichel). Streifenstücke kommen allerdings nur in den großen Speicheldrüsen des Mundes vor. Die Gangepithelien des Pankreas dagegen fügen dem primären Sekret der Azinuszellen während der Passage Bikarbonat und Wasser zu. Das entstehende Sekundärsekret ist somit alkalisch und dünnflüssiger. Die kleinen (ekkrinen) Schweißdrüsen sind einfache Drüsen, die einen unverzweigten Gang besitzen. Auch deren Gangepithelien sind aktiv und reduzieren den NaCl-Gehalt des Primärschweißes. So entsteht der hypotone Sekundärschweiß.

Unterscheidungskriterien exokriner Drüsen sind in Abb. **2.15** dargestellt.

Zwischen den Drüsenläppchen, also im Bindegewebe, befinden sich die größeren **interlobulären Ausführungsgänge**, die vorwiegend dem Transport des Sekrets dienen. Unterscheidungskriterien exokriner Drüsen sind in Abb. **2.15** zu sehen.

Sekrettransport: Er ist durch verschiedene Mechanismen gesichert.

Sekrettransport: Dieser ist mehrfach gesichert. Neugebildetes Sekret erzeugt einen Druck auf vorhandenes Sekret. Flüssiges Sekret transportiert zähflüssige Anteile und die Kontraktion der Myoepithelzellen unterstützt den Transport insgesamt.

2.15 Klassifizierung exokriner Drüsen

Kriterium	Unterteilung		Beispiel
Lage der Epithelien	▪ intraepithelial		Becherzellen, Paneth-Körnerzellen
	▪ extraepithelial		Speicheldrüsen
Gestalt der Endstücke und des Ausführungsgangsystems	▪ tubulös	→ gerade	Darmkrypten
		→ geknäult	Schweißdrüsen
		→ verzweigt	Magendrüsen, Drüsen von Corpus und Cervix uteri
	▪ alveolär*	→ zusammengesetzt	
	▪ azinös*	→ zusammengesetzt	Ohrspeicheldrüse, exokrines Pankreas
	▪ tubuloalveolär	→ zusammengesetzt	Brustdrüse, Duftdrüse, Vorsteherdrüse
	▪ tubuloazinös	→ zusammengesetzt	Glandula submandibularis, Glandula sublingualis
Art der Sekretion	▪ merokrin bzw. ekkrin		Speicheldrüsen
	▪ apokrin		laktierende Brustdrüse, Düftdrüsen der Haut
	▪ holokrin		Talgdrüse
Qualität des Sekrets	▪ serös		Ohrspeicheldrüse, exokriner Pankreas
	▪ mukös		Becherzellen (Darmschleimhaut, respiratorisches Epithel)
	▪ gemischt		Glandula sublingualis, Glandula submandibularis

* *einfache alveoläre und einfache azinöse Drüsen sind im menschlichen Körper nicht bekannt.*

2.2.2 Binde- und Fettgewebe

Bindegewebe

Funktion: Bindegewebe ist Füll- und Verschiebegewebe der Organe. Es bildet Stroma als Baugerüst innerhalb eines Organs sowie Anteile der Basalmembran. Bindegewebe dient dem passiven Stofftransport und somit der Ernährung von Organen. Es führt Blut- und Lymphgefäße sowie Nerven und ist regenerationsfreudig.

Allgemeiner Aufbau: Jede Bindegewebsart zeigt einen Aufbau in fixe und freie, d. h. mobile **Zellen**. Beide stammen entwicklungsgeschichtlich vom Mesenchym ab. Zwischen den Zellen ist die **Interzellularsubstanz** als ungeformte **Grundsubstanz** und als geformte **extrazelluläre Matrix** (kollagene und elastische Fasern) stark entwickelt. Während beim Epithelgewebe (s. o.) die Zellen dicht an dicht liegen („**Zelle an Zelle**"), sind beim Bindegewebe die Zellen durch die extrazelluläre Matrix deutlich getrennt („**Zellen auf Abstand**"). Die extrazelluläre Matrix dominiert nicht nur anteilsmäßig das Bindewebe, sondern bestimmt auch insgesamt die jeweiligen biomechanischen Eigenschaften (wie Zugfestigkeit, Reißfestigkeit, Elastizität) eines Gewebes. Die starke Wasserbindung der nicht geformten Anteile der Grundsubstanz bedingt die biomechanische Eigenschaft (Elastizität) des Gewebes in besonderem Maße. Dieser Zusammenhang wird bei Dehydration (Flüssigkeitsmangel) eines Menschen durch „stehende Hautfalten" (reduzierter Hautturgor) sichtbar.

> **2.2.2 Binde- und Fettgewebe**
>
> **Bindegewebe**
>
> **Funktion:** Es dient als Füll- und Verschiebegewebe, bildet das Stroma von Organen und ermöglicht passiven Stofftransport. Es führt Blutgefäße und Nerven und ist der Ort der Entzündungsreaktionen.
>
> **Allgemeiner Aufbau:** Jede Bindegewebsart besteht aus fixen und freien Zellen sowie geformter und ungeformter extrazellulärer Matrix. Die letztere ist stark ausgeprägt und bestimmt die biomechanischen Eigenschaften des Gewebes.

Bindegewebszellen

Ortsständige Bindegewebszellen: Dies ist zum einen der **Fibroblast** als aktive Zelle mit hoher Syntheseleistung für den Auf- und Umbau der extrazellulären Matrix (s. u.). Ein **Fibrozyt** entspricht einem wenig aktiven, also ruhenden Fibroblasten. Fibroblasten und Fibrozyten stellen sich beide lichtmikroskopisch als spindelige Zellen dar, unterscheiden sich aber u. a. in der Ausprägung der Zellorganellen und der Größe des Zytoplasmas. Die Namensgebung „-blast" und „-zyt", welche Unterschiede in Struktur und Funktion dieser Zellen impliziert, findet auch bei den Zellen des Stützgewebes Anwendung (Chondroblast/-zyt bzw. Osteoblast/-zyt). Myofibroblasten sind wahrscheinlich Abkömmlinge von Fibroblasten, die zudem kontraktile Eigenschaften haben. Sie spielen u. a. bei der Wundheilung eine Rolle.

> **Bindegewebszellen**
>
> **Ortsständige Bindegewebszellen:** Sie existieren als **Fibroblasten** (aktive Form) und **Fibrozyten** (ruhende Zelle) und stellen unterschiedliche Aktivitätsstadien einer Zellart dar. Beide sind spindelförmig.

Freie Bindegewebszellen: Sie beteiligen sich an der unspezifischen und spezifischen Körperabwehr (das Bindegewebe ist der typische Ort der Entzündungsreaktionen). Typische freie Bindegewebszellen sind:

- **Freie und ortsständige Makrophagen**, die als Monozyten (S. 167) aus dem Knochenmark über den Blutweg einwandern und sesshaft werden. Für letztere wird auch noch der unscharf definierte Begriff **Histiozyten** benutzt. Makrophagen sind zur Phagozytose befähigt („Fresszellen").
- **Mastzellen** enthalten basophile bzw. metachromatische (vom Farbton der verwendeten Farblösung abweichend angefärbte) Granula mit u. a. proteolytischen Enzymen wie Tryptase, Chymase oder Lysozym, sowie Heparin, Histamin und Serotonin. An der Oberfläche exprimieren sie Rezeptoren, die IgE-Antikörper binden. Bei allergischen Reaktionen löst dies die Degranulation von Mastzellen aus. Deren Inhaltstoffe werden dadurch freigesetzt und wirksam.
- **Leukozyten** (S. 162), z. B. neutrophile, eosinophile und basophile Granulozyten sowie Lymphozyten und Plasmazellen, sind häufig als freie Bindegewebszellen anzutreffen. Plasmazellen sind ausdifferenzierte, antikörperproduzierende Abkömmlinge der B-Lymphozyten.

> **Freie Bindegewebszellen:** Dazu gehören
> - Makrophagen,
> - Mastzellen und
> - Leukozyten (S. 162).

Extrazelluläre Matrix

Geformte extrazelluläre Matrix: Die geformte extrazelluläre Matrix bildet ein Geflecht, in dem sich freie und fixe Bindegewebszellen befinden. Letztere, v. a. Fibroblasten, bilden die Komponenten der Matrix. Man unterscheidet drei Hauptfaserarten:

- Kollagenfasern,
- retikuläre Fasern (kleinen Kollagenfasern) und
- elastische Fasern (S. 57).

> **Extrazelluläre Matrix**
>
> **Geformte extrazelluläre Matrix:** Sie bildet ein Geflecht aus
> - Kollagenfasern,
> - retikulären Fasern (kleinen Kollagenfasern) und
> - elastischen Fasern (S. 57).

2.16 Extrazelluläre Matrix

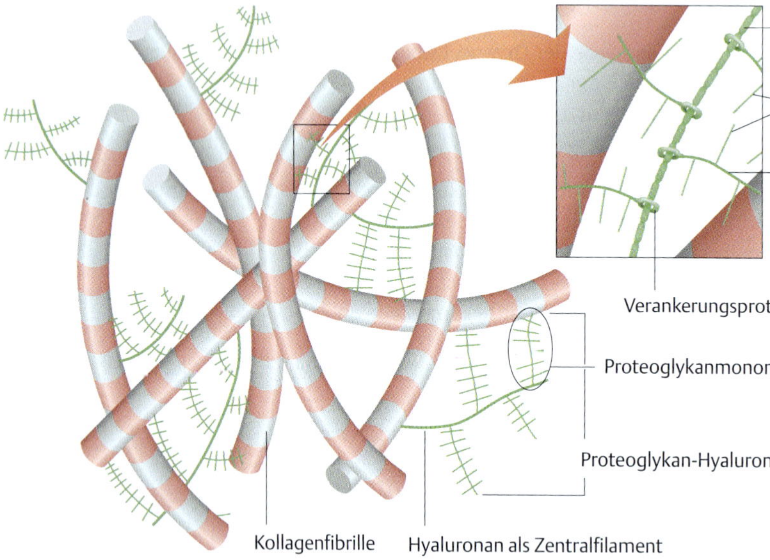

Geformte (Kollagenfibrillen) und ungeformte Bestandteile (Proteoglykankomplexe) der extrazellulären Matrix.

Kollagenfasern (Abb. **2.16**) als häufigste Faserart der geformten Matrix sind **zugfest und reißfest**.

Kollagenfasern gehören zur häufigsten Faserart der geformten Matrix. Sie sind unverzweigt und im Lichtmikroskop oft haarlockenartig gewellt. Kollagenfasern sind besonders **zug- und reißfest**. Eine geringfügige Dehnungsreserve ergibt sich aus der Streckung und Parallelausrichtung gewellter und gekreuzter Fasern. Sind Kollagenfasern über längere Zeit entspannt, verkürzen sie sich. Kollagenfasern bestehen aus den kleinen Kollagenfibrillen (Abb. **2.16**), die im Transmission-Elektronenmikroskop sichtbar werden und sich ihrerseits aus Mikrofibrillen zusammensetzen.

▸ Exkurs: Fibrillogenese.

▸ Exkurs: Fibrillogenese. Das Bauelement ist das Kollagenmolekül, das als Superhelix auftritt und von drei helikalen α-Peptidketten gebildet wird. Die Fibrillenbildung beginnt mit der intrazellulären Synthese von **Prokollagenmolekülen**, deren Verpackung in Sekretvesikel und Exozytose des Prokollagens. Die eigentliche Fibrillen- und Faserbildung erfolgt anschließend außerhalb der Zelle: Extrazelluläre Enzyme überführen Prokollagen durch kovalente Quervernetzungen in das **unlösliche Tropokollagen** (Superhelix mit hohem Gehalt der Aminosäuren Glyzin, Prolin und Lysin). Dies zeigt auf ultrastruktureller Ebene eine charakteristische **Querstreifung** von hellen und dunklen Banden, jeweils 50–70 nm breit. Die Querstreifung ist durch parallel und gegenüber der Nachbarreihe versetzte α1- und α2-Tropokollagene gegeben. Die Anzahl der Tropokollagene bedingt die Dicke einer **Mikrofibrille** (0,2–0,5 µm).

Die 4 bekanntesten der 28 Kollagentypen sind in Tab. **2.8** dargestellt.

Abhängig von der Zusammensetzung der Polypeptidkette der Tropokollagene werden 28 Kollagentypen unterschieden, von denen die Typen I bis IV die bekanntesten sind (Tab. **2.8**).

2.8 Häufige Kollagentypen

Kollagen-Typ	mikroskopischer Aspekt	Vorkommen
I (häufigste Form)	Lichtmikroskop: dicke, gewellte Fasern (zusammengesetzt aus Fibrillen)	Dermis, Faszien, Sehnen, Sklera, Knochen, Dentin
II	feines Netzwerk aus Fibrillen	hyaliner Knorpel, elastischer Knorpel
III	Lichtmikroskop: feines Gitterfasernetz, argyrophil* durch Anlagerung von Silbersalzen an assoziierte Glykoproteine	Lamina fibroreticularis der Basalmembran, in Lunge, Leber, Lymphknoten, Milz, s. retikuläres Gewebe (S. 58)
IV	Mikrofibrillen (keine Fasern)	Basallamina

* gr.: argyros = Silber

Retikuläre Fasern (≙ Kollagentyp III) sind nach Versilberung sichtbar.

Retikuläre Fasern gehören auch zu den Kollagenen und entsprechen weitgehend dem Kollagentyp III. Retikuläre Fasern werden durch **Versilberung** sichtbar und bilden oft ein **Gitterfasernetz**.

▸ Klinik. Die Synthese des Kollagens kann an verschiedenen Stellen gestört sein, wobei je nach Defekt auch einzelne Kollagentypen betroffen sein können.
Bei der **Osteogenesis imperfecta** (Glasknochenkrankheit) handelt es sich um verschiedene Mutationen, die zu fehlerhafter Synthese des **Kollagentyps I** führen. Bei diesem erblich bedingten genetischen Defekt drohen schon bei geringer Belastung Knochenbrüche.
Ehlers-Danlos-Syndrom ist ein Sammelbegriff. Es sind u. a. verschiedene Schritte der Kollagensynthese (Typ I, III, V) gestört. Diese Erbkrankheit führt u. a. zur abnormen Beweglichkeit von Gelenken mit häufigen Luxationen sowie Rupturen von Arterien und überdehnbarer Haut.
Eine nicht erblich, sondern durch Vitamin-C-Mangel bedingte Störung der Kollagensynthese ist **Skorbut**. Da die intrazelluläre Synthese des Prokollagens die Hydroxylierung von Teilen des Prolins und Lysins unter Gegenwart von Ascorbinsäure (Vitamin C) verlangt, führt Mangel an Vitamin C u. a. zu Zahnausfall, da der Zahnhalteapparat eine hohe Umsatzrate der Kollagenfasern hat.
Durch eine pathologische Überaktivität von Fibroblasten kann es zur Vermehrung von Kollagenen kommen. Es entstehen **Fibrosen (Sklerosen)**, die zur reduzierten Organfunktion führen.

▸ Klinik.

Elastische Fasern als geformte Komponente der extrazellulären Matrix sind **verzweigt**, bilden Netze sowie Membranen. Elastische Fasern sind **zugelastisch** und bis über 200 % reversibel dehnbar. Sie kommen nicht allein, sondern zusammen mit Kollagenfasern vor. Herrschen elastische Fasern vor, ist das native Gewebe **gelblich**, z. B. in der Aorta (S. 144). Elektronenmikroskopisch bestehen elastische Fasern aus den kleinsten filamentösen Anteilen, die ebenfalls als **Mikrofibrillen** bezeichnet werden (u. a. **Fibrillin**), und aus **Elastin**, einer amorphen (ungeformten) Matrix.

▸ Merke. Im Gegensatz zu kollagenen und retikulären Fasern zeigen elastische Fasern im Elektronenmikroskop **keine Querstreifung** und können verzweigt sein.

▸ Merke.

▸ Klinik. Auch das **Marfan-Syndrom** ist eine Erbkrankheit und betrifft das elastische Bindegewebe. Ursache sind Mutationen des Proteins Fibrillin und damit die resultierende fehlerhafte Bildung elastischer Fasern. Dies führt u. a. zu einer abnormen Beweglichkeit der Gelenke. Eine Wandschwäche der Aorta (S. 620) führt zur Bildung eines Aneurysmas (umschriebene Wandausbuchtung). Daneben sind weitere Veränderungen an Herz, Skelettsystem, Augen und inneren Organen beschrieben.

▸ Klinik.

Ungeformte extrazelluläre Matrix: Diese bestimmt aufgrund ihrer Wasserbindung die biomechanischen Eigenschaften des Gewebes. Sie entspricht lichtmikroskopisch einer amorphen (gestaltlosen) Grundsubstanz mit drei biochemischen Bausteinen:

- **Glykosaminoglykane** (GAGs) bestehen aus langen Disaccharidketten. Sie sind negativ geladen und binden viele Natriumionen, die ihrerseits Wassermoleküle anziehen. Somit sind die GAGs **für den Wassergehalt des Bindegewebes verantwortlich**. Die meisten GAGs sind sulfatiert und beziehen den Namen vom Gewebe der Erstentdeckung: Chondroitin-, Dermatan-, Heparan-, Keratansulfat von Knorpel, Dermis, Leber und Cornea. Hyaluronan, früher Hyaluronsäure, ist das einzige, nicht sulfatierte GAG und besteht aus bis zu 50 000 Disaccharid-Bausteinen. GAGs funktionieren wegen ihrer hohen Wasserbindungskapazität wie ein nicht komprimierbares Gel.
- **Proteoglykane** sind die quantitativ bedeutendste, strukturell und funktionell vielseitigste Gruppe der Grundsubstanz. Proteoglykane bestehen aus vielen **Proteoglykan-Monomeren**. Jedes Monomer besitzt ein Kernprotein, an dem GAGs verankert sind. Das nicht sulfatierte Hyaluronan verknüpft im Binde- und Knorpelgewebe Proteoglykanmoleküle zu Proteoglykan-Aggregaten (Abb. **2.16**). Der lokale Wasserspeicher füllt sich und die Widerstandsfähigkeit gegen Druckbelastung steigt. Weitere typische Vertreter der Proteoglykane sind **Aggrecan** mit Vorkommen im Knorpelgewebe, **Decorin** („dekoriert" Typ I und II Kollagenfibrillen), **Perlecan** in der Basalmembran und **Versecan** in der Gefäßwand.
- **Adhäsive Glykoproteine** vernetzen die geformten und ungeformten Komponenten der extrazellulären Matrix und verankern diese über **Adhäsionsrezeptoren** (**Integrine**) an der Zellmembran (Zell-Matrix-Beziehung). Wichtige adhäsive Glykoproteine der amorphen extrazellulären Matrix sind **Fibronektin** und **Laminin**.

Ungeformte extrazelluläre Matrix: die 3 biochemischen Bausteine sind
- **Glykosaminoglykane** (GAGs) aus langen Disaccharidketten sind sulfatiert (Dermatan-, Heparan-, Keratansulfat) oder nicht sulfatiert (Hyaluronan) und haben **hohe Wasserbindungskapazität**.
- **Proteoglykane** aus Monomeren lagern sich mit GAGs zu Aggregaten zusammen (Abb. **2.16**). Vertreter der Proteoglykane sind **Aggrecan** (im Knorpelgewebe), Decorin, Perlecan und Versecan.
- **Adhäsive Glykoproteine** der Matrix und deren Adhäsionsrezeptoren der Zelle ermöglichen die Zell-Matrix-Beziehung. Wichtige Vertreter sind **Fibronektin** und **Laminin**.

2.17

2.17 Basalmembran

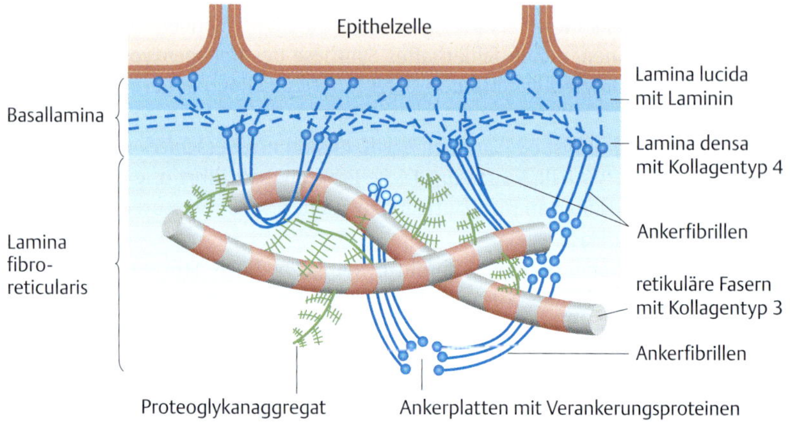

Basallamina und Basalmembran

Basalmembran (sichtbar im Lichtmikroskop) (Abb. **2.17**):
- Basallamina und
- Lamina fibroreticularis

Basallamina (sichtbar im Elektronenmikroskop):
- Lamina rara und
- Lamina densa

Basallamina und Basalmembran

Wenn Epithelien, Endothelien, Fettzellen, Muskelzellen und Gliazellen an das Bindegewebe grenzen, entsteht eine teppichartige Schicht der extrazellulären Matrix, die der Verankerung der genannten Zellen dient. Eine **Basallamina** ist fast immer nachweisbar (Ausnahme z. B. Endothel im Lebersinusoid), eine **Basalmembran** (Abb. **2.17**) wird jedoch nur gelegentlich im Lichtmikroskop sichtbar. Eine Basalmembran setzt sich zusammen aus:

- einer nur ultrastrukturell sichtbaren **Basallamina** mit
  - **Lamina rara** (auch **Lamina lucida**, homogen und hell, direkt an der basalen Zellseite) und
  - **Lamina densa** (mäßig dunkel, Kollagen Typ IV, Laminin und Proteoglykan) sowie
- der **Lamina fibroreticularis** mit retikulären Fasern (S. 56) und Fibronektin, die von Bindegewebszellen gebildet wird.

▸ Klinik.

▸ **Klinik.** Die extrazelluläre Matrix wird durch **Matrix-Metalloproteinasen**, die ihren Namen aufgrund ihrer Aktivierung durch Metallionen tragen, ständig abgebaut (z. B. Kollagenase). **Invasive Tumoren** produzieren diese Matrix-abbauenden **Proteasen** und infiltrieren die Extrazellulärmatrix. So zerstört in der ersten Phase des invasiven Wachstums das **Karzinom** (maligner epithelialer Tumor) die Basallamina.

Arten des Bindegewebes

S. Abb. **2.18**.
- **Embryonales Bindegewebe** besteht aus Mesenchymzellen (z. T. pluripotente Stammzellen) und einem hohen Anteil ungeformter extrazellulärer Matrix.
- **Gallertiges Bindegewebe**, dessen Grundsubstanz (**Wharton-Sulze**) die hohe Wasserbindung von Hyaluronan widerspiegelt, kommt in der Nabelschnur (S. 113) vor.
- **Retikuläres Bindegewebe** enthält Retikulumzellen, die retikuläre Fasern bilden.
- **Kollagenes Bindegewebe** ist locker oder straff. Das straffe kollagene Bindegewebe ist je nach Richtung des einwirkenden Zugs parallelfaserig (z. B. in Sehnen) oder verzweigt (geflechtartig in Organkapseln).
- **Elastisches Bindegewebe** findet sich in der Wand der Aorta und dem Lig. flavum der Wirbelsäule.

Arten des Bindegewebes

Siehe Abb. **2.18**.
- **Embryonales Bindegewebe** wird auch mesenchymales Bindegewebe oder Mesenchym genannt. **Mesenchymzellen** bilden über dünne Fortsätze ein dreidimensionales Netz, dessen Maschen reich an ungeformter extrazellulärer Matrix (s. o.) sind. Einige Mesenchymzellen entsprechen pluripotenten Stammzellen, aus denen die Hauptzellen des Binde- und Stützgewebes sowie Muskel-, Endothel- und Mesothelzellen hervorgehen.
- **Gallertiges Bindegewebe** ähnelt dem embryonalen Bindegewebe, ist jedoch unfähig, sich in Chondro- oder Osteoblasten zu differenzieren. Die gallertartige Grundsubstanz (**Wharton-Sulze**) mit hoher Wasserbindungskapazität ist angefüllt mit Hyaluronan, kollagene Fasern werden sichtbar. Das gallertige Bindegewebe kommt in der **Nabelschnur** (S. 113) vor.
- **Retikuläres Bindegewebe** enthält Retikulumzellen in netzförmiger Anordnung. Sie bilden und umhüllen retikuläre Fasern (Kollagentyp III). Dies ist typisch für das Fasergerüst von Knochenmark und sekundären lymphatischen Organen. Bei lymphatischen Organen wie Milz, Thymus und Lymphknoten spricht man von retikulärem Gewebe. **Retikuläre Fasern** – ohne Retikulumzellen – finden sich in vielen Organen (z. B. im Disse-Raum der Leber).
- **Kollagenes Bindegewebe** gliedert sich in ein
  - **lockeres** Bindegewebe, das dem interstitiellen Stroma aller epithelialen Organe entspricht, und in ein

- **straffes** Bindegewebe. Letzteres ist **parallelfasrig** (Sehnen, Aponeurosen, Bänder) oder **geflechtartig** im Corium der Haut, Organkapseln und der Sklera.

- **Elastisches Bindegewebe** besteht aus dicken, sich verzweigenden elastischen Fasern. Es kommt zusammen mit kollagenen Fasern vor. Elastisches Bindegewebe findet sich in der Aorta und dem Lig. flavum der Wirbelsäule.

► Klinik. **Entzündungen** sind Abwehrvorgänge des Körpers auf Mikroorganismen, Toxine und Noxen. Der Prozess spielt sich im **Bindegewebe** des betroffenen Organs (**Stroma**) ab. Dort befinden sich freie Bindegewebszellen, wie Mastzellen, Makrophagen und Plasmazellen. **Entzündungsmediatoren** wie Prostaglandine oder Mastzellprodukte wie Histamin bewirken u. a. die Tonusminderung glatter Muskelzellen und damit eine Erweiterung der Blutgefäße (**Vasodilatation**) mit vermehrter Durchblutung. Infolge geöffneter Interzellularkontakte mit Durchtritt von Blutplasma zwischen Endothelzellen entwickelt sich ein **Ödem** (Flüssigkeitsansammlung) im Gewebe. Neutrophile Granulozyten (S. 163) emigrieren aus der Blutbahn zum Ort der Entzündung (**Chemotaxis**) und phagozytieren Bakterien in der **neutrophilen Phase**. Monozyten folgen in der **mononukleären Phase**, um tote Zellen abzuräumen. Der Gewebedefekt wird durch Bildung eines kapillar- und fibroblastenreichen Bindegewebes gedeckt. Dieses **Granulationsgewebe** ist makroskopisch rötlich. Die **Narbe** steht am Ende der Reparatur. Sie ist arm an Kapillaren und aufgrund der kollagenen Fasern weißlich.

► Klinik.

2.18 Verschiedene Bindegewebsarten

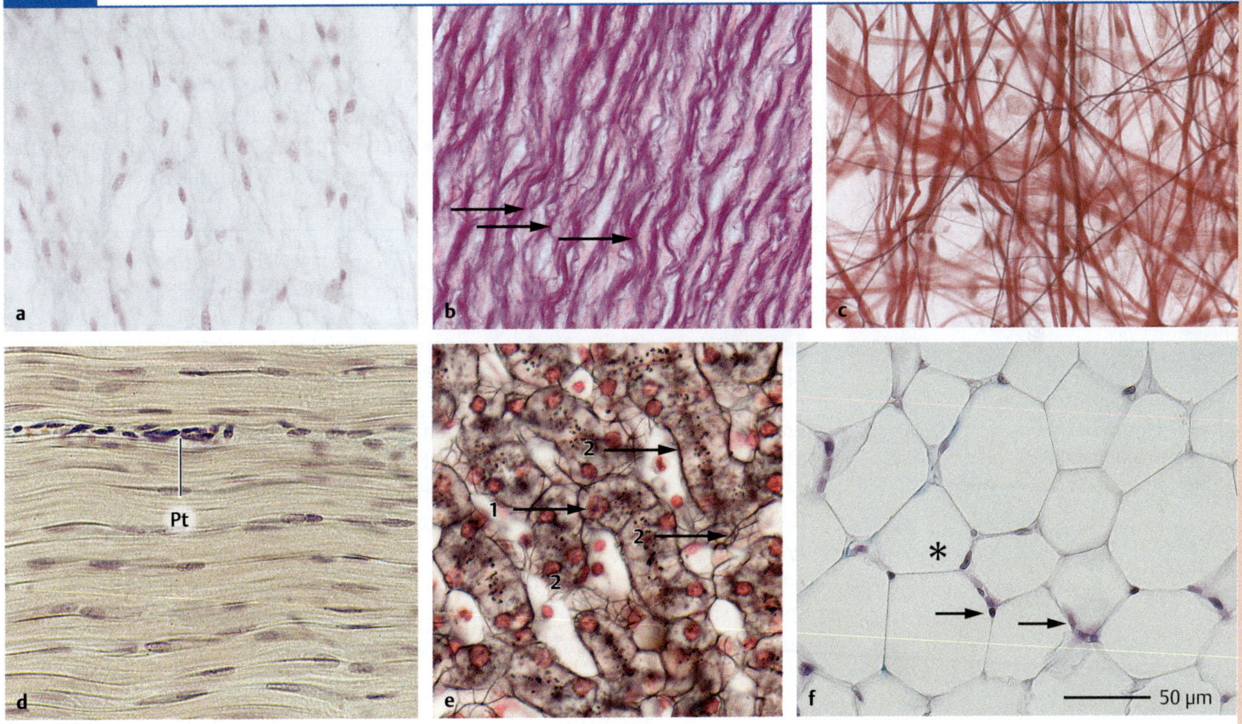

a Mesenchymales Bindegewebe.
b Darstellung von elastischen Fasern in der Wand der Aorta (Elastikafärbung). Pfeile: Verzweigungsstellen der elastischen Fasern.
c Lockeres kollagenes und elastisches Bindegewebe. Die kollagenen Fasern sind unverzweigt.
d Straffes parallelfaseriges Bindegewebe (Sehne). Pt: Peritendineum mit lockerem Bindegewebe. *Quelle: Lüllmann-Rauch R, Asan E, Hrsg. Taschenlehrbuch Histologie. 6. Aufl. Stuttgart: Thieme; 2019*
e Darstellung von retikulären Fasern (Versilberung). Pfeil bei 1: Leberzelle (Hepatozyt, Kern). Pfeile bei 2: Retikuläre Fasern im Disse-Raum der Leber.
f Weißes, univakuoläres Fettgewebe. Stern: optisch leeres und ungefärbtes Zytoplasma. Pfeilspitzen: Kerne der Fettzellen, die an den Rand gedrängt sind (Siegelringform). Aufgrund der Größe der Fettzellen sind Kerne nicht immer angetroffen.

Fettgewebe

Fettgewebe ist mesenchymalen Ursprungs und gut kapillarisiert. Jeden **Adipozyten** umgibt eine Basallamina (S. 58) und retikuläre Fasern.

Fettgewebe

Fettgewebe entwickelt sich aus dem Mesenchym. **Präadipozyten** differenzieren sich zu **Adipozyten**, die Lipide (Fette) in Form verschieden großer Lipidtropfen speichern. Jeder Adipozyt ist von einer Basallamina (S. 58) und einem retikulären Fasernetz umgeben. Fettgewebe ist gut kapillarisiert, enthält vegetative Nervenfasern und wird durch lockeres kollagenes Bindegewebe septiert.

► Klinik.

► Klinik. Bei der **Adipositas** ist das Fettgewebe vermehrt und der Lipidgehalt der Adipozyten erhöht. Adipositas stellt einen Risikofaktor für eine Reihe von Erkrankungen dar (z. B. Bluthochdruck, Diabetes mellitus Typ 2, Gelenkerkrankungen).

Formen des Fettgewebes sind:

Weißes Fettgewebe: mit je einem großen Fetttropfen in Adipozyten (**univakuolär** im Paraffinschnitt mit Siegelringstruktur), dient als **Bau-, Speicher- und Isolierfett** und bildet Hormone (u. a. Leptin).

Man unterscheidet zwei Formen des Fettgewebes:

Weißes Fettgewebe: besteht aus sehr großen Adipozyten (Fettzellen) mit je einem, bis zu 100 µm oder mehr, großen Fetttropfen, der Triglyzeride enthält. Im nativen Zustand ergibt sich so die weiße Farbe und erklärt die Namensgebung. Jeder Lipidtropfen wird anstelle der Einheitsmembran von einer Phospholipidschicht umgeben. Da er mit fettlöslichen Medien bei der herkömmlichen Herstellung von Präparaten herausgelöst wird, sieht der **univakuoläre** Adipozyt im Paraffinschnitt optisch fast leer aus. Der platte Kern und die Organellen sind an den Rand verlagert. Daher erinnert der Adipozyt an eine Siegelringzelle (Siegelringstruktur). Weißes Fettgewebe funktioniert als Gewebepolster (**Baufett**), ist Energiespeicher (**Speicherfett**), Wärmeisolator (**Isolierfett**), bildet und speichert Leptin (Leptin, welches das Hungergefühl steuert, sowie weitere kürzlich entdeckte Fettgewebshormone (u. a. Adiponectin, Resistin, Visfatin, Hepcidin). Weißes Fettgewebe enthält zudem das Enzym Aromatase und kann daher aus Androgenen Östrogene synthesitiseren.

► Klinik.

► Klinik. Durch Abbau von Baufett kommt es zu extremer Abmagerung (**Kachexie**), z. B. bei fortgeschrittenem Tumorleiden. Dies wird u. a. sichtbar im Gesicht durch ein fehlendes Corpus adiposum buccae (Bichat-Fettpfropf (S. 1025)). Zusammen mit dem gleichzeitigen Abbau von Muskelgewebe an den Extremitäten ergibt sich ein klinisch sehr charakteristisches Bild.

Sein Auf- und Abbau wird vorwiegend hormonell gesteuert (Insulin, Adrenalin, Glukagon).

Lipogenese und **Lipolyse** (Auf- und Abbau von Fettgewebe) sind bevorzugt **hormonell** gesteuert (beispielsweise durch Wirkung von Insulin, Adrenalin, Glukagon).

► Klinik.

► Klinik. **Lipome** sind gutartige Tumoren univakuolärer Adipozyten. Sie treten häufig auf. **Liposarkome** als maligne Tumoren der Präadipozyten sind seltener.

Braunes Fettgewebe: mit mehreren kleinen Lipidtropfen (**plurivakuolär**) und vielen Mitochondrien produziert Körperwärme.

Braunes Fettgewebe: ist nur im nativen Zustand aufgrund seines hohen Gehalts an Mitochondrien bräunlich. Der Kern liegt meist mittig und die Adipozyten enthalten zahlreiche kleine Lipidtropfen (**plurivakuolär**), die im histologischen Präparat, wie weißes Fett auch, optisch leer erscheinen. Die Mitochondrien enthalten das Uncoupling-Protein. Dadurch kann beim Fettabbau Wärme entstehen, wie bei Winterschläfern oder bei Säuglingen, die viel braunes Fett besitzen und zur „zitterfreien" Thermogenese fähig sind. Der **Sympathikus** steuert diese Vorgänge. Wenn weißes und braunes Fett zusammen vorliegen, spricht man heute auch von „beigem Fett".

2.2.3 Knorpelgewebe

Funktion: Es ist ein Stützgewebe und bildet während der Entwicklung die Anlage des Skeletts.

2.2.3 Knorpelgewebe

Funktion: Knorpel und Knochen bilden die Stützgewebe des Körpers. Adultes Knorpelgewebe ist frei von Nervenfasern und Blutgefäßen, der Knorpel der Skelettanlage (S. 67) enthält jedoch Blutgefäße.
Knorpelgewebe ist besonders druckelastisch und kann dadurch zum einen zwar Druck oder Zug nachgeben, nach Ende der Krafteinwirkung aber auch wieder in die vorherige Form zurückkehren.

Allgemeiner Aufbau: Knorpelgewebe besteht aus wenigen Knorpelzellen (**Chondroblasten und -zyten**) jedoch viel extrazellulärer Matrix.

Allgemeiner Aufbau: Knorpelgewebe besteht aus wenigen Knorpelzellen (**Chondroblasten**, **Chondrozyten** als verschiedene Entwicklungs- und Funktionsstadien) und **Interzellularsubstanz** mit viel geformter und ungeformter Matrix, deren unterschiedliche Zusammensetzung namengebend für die Arten von Knorpelgewebe ist.

2.19 Knorpelgewebe

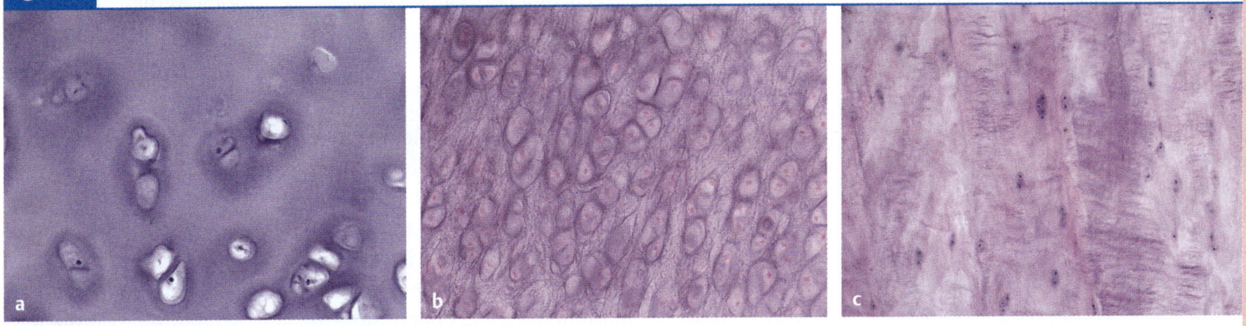

a Hyaliner Knorpel,
b elastischer Knorpel,
c Faserknorpel.

Begrenzt wird Knorpelgewebe, mit Ausnahme des Gelenk- und Faserknorpels, von **Perichondrium** (Knorpelhaut), das Knorpelgewebe bildet und versorgt. Perichondrium besteht aus einer inneren zellulären Schicht (**Stratum cellulare oder chondrogenicum**) mit Vorläuferzellen (chondrogenen Zellen) und der äußeren bindegewebigen Schicht (**Stratum fibrosum**) mit Blut- und Lymphgefäßen sowie Nerven. Die Blutgefäße sind für die Ernährung des Knorpels zuständig, da er selbst avaskulär (gefäßlos) ist und nur über Diffusion mit Bio- und Wassermolekülen versorgt wird. Er stellt somit ein stoffwechselträges (bradytrophes) Gewebe dar. Gelenkknorpel besitzt kein Perichondrium und wird über die Gelenkflüssigkeit und ein subchondrales Gefäßnetz ernährt.

Die Knorpelhaut (**Perichondrium**) begrenzt, bildet und ernährt das Knorpelgewebe. Im **Stratum cellulare** (**chondrogenicum**) liegen die chondrogenen Vorläuferzellen, das **Stratum fibrosum** enthält Blutgefäße, die über Diffusion der Ernährung des avaskulären Knorpels dienen.

Knorpelregeneration: Aufgrund der fehlenden Blutgefäße regeneriert adultes Knorpelgewebe schlecht und meist unvollständig vom Perichondrium aus. Gelenkknorpel hat diese Möglichkeit nicht.
Bezüglich des Knorpelwachstums unterscheidet man zwei Arten:

- Um **appositionelles Wachstum** handelt es sich, wenn sich chondrogene Zellen des Stratum cellulare (chondrogenicum) teilen und zu Chondroblasten differenzieren. Dies kann zeitlebens ablaufen.
- Von **interstitiellem Wachstum** spricht man, wenn es bei der Entwicklung zu mitotischer Vermehrung von bereits vorhandenen Chondrozyten kommt, die zudem Matrix bilden und sich so voneinander entfernen. Es resultieren dann **isogene Gruppen**, also nicht mehr teilungsfähige Chondrozyten, die voneinander abstammen und Zellgruppen bilden.

Knorpelregeneration: Knorpelgewebe ist avaskulär und regeneriert schlecht. Formen des Knorpelwachstums sind

- **appositionell** durch Mitosen im Stratum cellulare (chondrogenicum) und
- **interstitiell** durch Mitosen im Knorpel.

Klassifikation: Man unterscheidet drei Arten von adultem Knorpelgewebe (Abb. **2.19**):

- hyaliner Knorpel,
- elastischer Knorpel und
- Faserknorpel.

Klassifikation: 3 Arten (Abb. **2.19**):

- hyaliner Knorpel,
- elastischer Knorpel und
- Faserknorpel.

Hyaliner Knorpel

Typisch sind kleine Gruppen **basophiler Knorpelzellen**, eingebettet in eine homogene Interzellularsubstanz.

Knorpelzellen

Chondroblasten besitzen bläschenförmige Zellkerne mit Nucleoli, das Zytoplasma ist reich an gut entwickeltem, rauen endoplasmatischen Retikulum, großen Golgi-Feldern, zahlreichen Mitochondrien und sekretorischen Vesikeln.
Chondrozyten sind kleiner als Chondroblasten, haben weniger Zytoplasma und chromatindichte sowie dunkle Kerne. Neben einzelnen Chondozyten treten auch isogene Gruppen von zwei bis zehn Knorpelzellen auf.
Isogene Gruppen liegen, wie singuläre Chondrozyten, in der **Knorpelhöhle**, umgeben von der Wand, der **Knorpelkapsel**. An sie schließt sich der **Knorpelhof** an, der wegen des hohen Gehaltes an Chondroitinsulfat, einem sulfatierten Glykosaminoglykan, und der Armut an kollagenen Fibrillen stark basophil ist. Die Knorpelhöhle mit den Chondrozyten, die Knorpelkapsel und den Knorpelhof fasst man auch unter

Chondroblasten und **Chondrozyten** sind wegen hoher Proteinsynthese **basophil**.

Territorien sind **Chondrone** mit einzelnen Chondrozyten oder isogenen Gruppen in Knorpelhöhlen, umgeben von Kapsel und Hof.

dem Begriff **Chondron** (**Territorium**) zusammen. Dieses umfasst demnach die Knorpelzelle samt der zugehörigen perizellulären Matrix. Territorien werden durch **Interterritorien** getrennt.

Interzellularsubstanz

Geformte Matrix des hyalinen Knorpels besteht u. a. aus Fibrillen des Kollagentyps II.

Ungeformte Matrix ist reich an sulfatierten **GAGs**. Sie bildet **Proteoglykan-Hyaluronan-Aggregate** mit **hoher Wasserbindungskapazität**.
Aufgrund des gleichen Brechungsindex der Proteoglykane und kollagenen Fibrillen sind letztere lichtmikroskopisch unauffällig (**Maskierung**).

Interzellularsubstanz

Die **geformte extrazelluläre Matrix** der Interterritorien entspricht **kollagenen Fibrillen**, vorwiegend des **Typs II**. Die Fibrillen lagern sich nicht zu Fasern zusammen und sind daher nur im Polarisations- oder Elektronenmikroskop zu sehen. Seltene Kollagentypen bilden das feine Netz der Knorpelkapsel, das die Chondrozyten vor mechanischem Stress schützt. Die geformte Matrix ist weniger entwickelt als die ungeformte.
Die **ungeformte extrazelluläre Matrix** des hyalinen Knorpels besteht aus hochmolekularen **GAGs** (Chondroitin-4-Sulfat, Chondroitin-6-Sulfat, Keratansulfat). **Proteoglykan-Monomere**, vorwiegend **Aggrecan**, sind an das lange **Hyaluronanmolekül** gebunden und bilden große Aggregate.
Ein **Proteoglykan-Hyaluronan-Aggregat** ist ein Riesenmolekül von 2–3 µm Länge. Dieses hat wegen seiner negativen Ladung und hoher Natriumbindung ein **sehr hohes Wasserbindungsvermögen**. Dadurch ist die Druck- und Biegeelastizität des hyalinen Knorpels gesichert. Da Proteoglykane mit kollagenen Fibrillen vernetzt sind und beide den gleichen Brechungsindex aufweisen, werden diese **„maskiert“**, das heißt, sie stellen sich im gesunden Knorpel mit einfachen histologischen Färbemethoden nicht dar.
Eine weitere Komponente der ungeformten Matrix sind **adhäsive Glykoproteine**, zu denen Chondronektin gehört. Sie binden das o. g. Aggregat z. B. an Kollagenfibrillen.

Anordnung der Fibrillen

Hyaliner Knorpel mit Perichondrium: kommt in Nase, Kehlkopf, Trachea und Bronchien sowie als Rippenknorpel vor.

Hyaliner Knorpel ohne Perichondrium: bildet den Gelenkknorpel.

Zwischen arkadenförmig angeordneten Kollagenfibrillen liegen parallel ausgerichtete Knorpelzellen.
Das System ist **druckelastisch**.

Der Gelenkknorpel hat vier Zonen (Abb. **2.20**):
- Tangentialzone,
- Übergangszone,
- Radiärzone,
- Mineralisationszone.

2.20

Anordnung der Fibrillen

Hyaliner Knorpel mit Perichondrium: bildet das Knorpelskelett von Nase, Kehlkopf, Trachea und Bronchien und kommt im Rippenknorpel vor. Die Ausrichtung der Kollagenfibrillen ist nicht besonders geordnet (s. aber unten).

Hyaliner Knorpel ohne Perichondrium: überzieht als **Gelenkknorpel** artikulierende Flächen.
Die kollagenen Fibrillen des Gelenkknorpels zeigen dagegen eine charakteristische **arkadenförmige** Anordnung: Sie verlaufen parallel zueinander und tangential zur Oberfläche, biegen dann nach innen ab, überkreuzen einander und gliedern sich wieder in die Mineralisationszone ein.
Der Gelenkknorpel mit arkadenförmig verlaufenden kollagenen Fibrillen besteht somit aus vier Zonen (Abb. **2.20**):
- **Tangentialzone** (vom Scheitel der Arkardenfasern gebildet),
- **Übergangszone**,
- **Radiärzone** (senkrecht verlaufende Arkardenfibrillen),
- **Mineralisationszone** (der dem Knochen nahe mineralisierte Knorpelbezirk).

2.20 Aufbau des hyalinen Gelenkknorpels

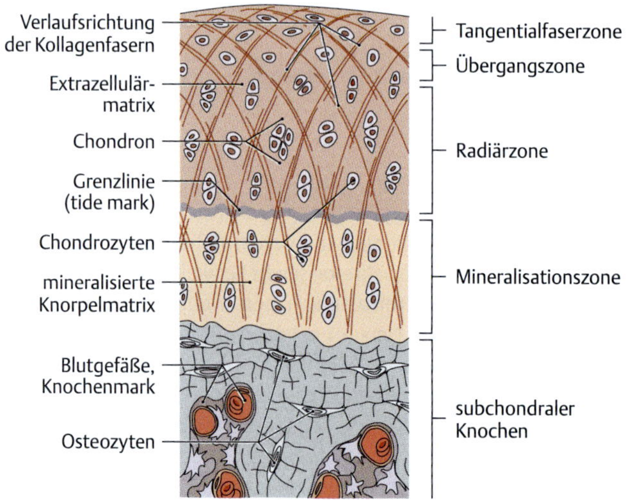

Die **Grenzlinie** (engl. **Tide Mark**) befindet sich zwischen Radiär- und Mineralisationszone.
Chondrone werden von den Fibrillen umschlossen und sind im Zentrum des Knorpelorgans mit der Längsachse senkrecht zur Oberfläche angeordnet. Die charakteristische Architektur der kollagenen Fibrillen mit den Chondrozyten ist als System für die Umwandlung von Druck in Zug verantwortlich, da die kollagenen Fibrillen in erster Linie **zugfest** sind und somit bei Druckbelastung die Formerhaltung des hyalinen Knorpels begrenzt zulassen. Nach Entlastung nimmt der Knorpel seine ursprüngliche Form an (**Druckelastizität**).

► Klinik. Degenerative Veränderungen des Gelenkknorpels sind aufgrund der Belastung und mangelnden Regenerationsfähigkeit häufig und führen zur **Arthrose**, die letztlich bis zur Zerstörung des gesamten Gelenkknorpels fortschreiten kann. Bei der Arthrose sichtbare geformte Elemente der Matrix werden als **„Asbestfasern"** bezeichnet, abgeleitet von dem Fasermineral aus Asbest, dem sie im Mikroskop ähneln.

► Klinik.

Elastischer Knorpel

Aufbau: Der elastische Knorpel ist das **zellreichste Knorpelgewebe** mit den meisten Chondrozyten und einem **wenig sichtbaren Knorpelhof**. In der Interzellularsubstanz treten als geformte Elemente dichte Netze elastischer Fasern auf, die für die **makroskopisch gelbe Farbe** und auch für die hohe Druck- und Biegeelastizität verantwortlich sind. Mit Spezialfärbungen (S. 91) (Elastikafärbungen) sind sie gut darstellbar.

Vorkommen: Elastischer Knorpel kommt in der Ohrmuschel, im äußeren Gehörgang, in der Ohrtrompete und in der Epiglottis sowie als Bestandteil in kleinsten Bronchien vor.

Elastischer Knorpel

Aufbau: Elastischer Knorpel ist **zellreich** und enthält elastische Fasernetze.

Vorkommen: Ohrmuschel und -trompete, äußerer Gehörgang, Epiglottis, kleinste Bronchien.

Faserknorpel

Aufbau: Faserknorpel (Bindegewebsknorpel) erinnert entfernt an straffes kollagenes Bindegewebe. Er besitzt **wenig Chondrozyten** mit einem **schmalen azidophilen Knorpelhof**. Der Hauptanteil der Interzellularsubstanz besteht aus **kollagenen, unmaskierten Faserbündeln** aus Typ I Kollagen, das hier neben Kollagen vom Typ II zu finden ist. Die amorphe Grundsubstanz ist spärlich entwickelt. Ein **Perichondrium fehlt**.

Vorkommen: Faserknorpel findet man in den Menisci, der Symphyse, den Gelenkflächen des Kiefergelenks, an chondralen Sehnenansätzen und im Anulus fibrosus der Zwischenwirbelscheiben.

Faserknorpel

Aufbau: Den Hauptanteil bilden **unmaskierte kollagene Fasern**. Daneben gibt es wenig Chondrozyten mit schmalem azidophilen Knorpelhof und **kein Perichondrium**.

Vorkommen: Anulus fibrosus der Disci intervertebrales, Menisci, Symphyse, Gelenkflächen des Kiefergelenks, chondrale Sehnenansätze.

2.2.4 Knochengewebe

Funktion: Knochengewebe und Dentin sind nach dem Zahnschmelz die härtesten Gewebe des menschlichen Organismus. Grundlage ist ein kristallines Mineral, das anorganische Hydroxylapatit, das Kalzium enthält. Es kommt auch in der unbelebten Natur als Mineral vor. Durch seine Kollagenfasern und seinen spezifischen Aufbau hat vor allem reifes Knochengewebe zudem eine große **Druck-, Zug-, Biege- und Verdrehungsfestigkeit**. Gleichzeitig dient das Knochengewebe als **Hauptkalziumspeicher**: 99 % des Kalziums, das eine Schlüsselrolle bei zahlreichen biologischen Prozessen spielt, sind im Knochengewebe gebunden.

Allgemeiner Aufbau: Das **Periost** mit einem inneren **Stratum osteogenicum** (Kambiumschicht) und einem äußeren **Stratum fibrosum** liegt dem Knochen außen auf. Das Periost ist reich vaskularisiert und innerviert und damit schmerzempfindlich. Das **Endost** begrenzt Knochenkanäle und Spongiosabälkchen der Markhöhle.
Makroskopisch ist an jedem adulten Knochen die dicht strukturierte periphere **Kortikalis** (bzw. die im Bereich der Diaphyse von Röhrenknochen noch kompaktere **Kompakta**) und die **Spongiosa** als Netzwerk aus Platten und Trabekeln (Bälkchen) zu unterscheiden. Die Spongiosa ist Ausdruck der Leichtbauweise von Knochen (S. 213), liegt im Inneren und schafft Räume für das Knochenmark.
Knochengewebe besteht aus wenigen **Zellen**, während mineralisierte **Knochengrundsubstanz** (extrazellulärer Matrix bzw. Interzellularsubstanz) dominiert.

2.2.4 Knochengewebe

Funktion: Neben mechanischen Eigenschaften wie Druck-, Zug-, Biege- und Verdrehungsfestigkeit sowie Härte dient das Knochengewebe als Hauptkalziumspeicher des Körpers.

Allgemeiner Aufbau: Das **Periost** als äußere Begrenzung besteht aus 2 Schichten (Stratum osteogenicum und -fibrosum). Das **Endost** grenzt die Markhöhle ab.

Makroskopisch unterscheidet man Spongiosa und Kortikalis bzw. Kompakta, vgl. Aufbau des Knochens (S. 213).

Knochengewebe besteht aus **Zellen** und mineralisierter **Knochengrundsubstanz**.

Bestandteile des Knochengewebes

Knochenzellen

Man unterscheidet verschiedene Zelltypen:
- **Saumzellen** siedeln im Periost und Endost.
- Aktive **Osteoblasten** (Abb. **2.25b**) sind kubische Zellen, apiko-basal orientiert und basophil wegen hoher Proteinsynthese. Sie bilden Osteoid und sind **Zellen des Aufbaus**.
- **Osteozyten** liegen in Knochenhöhlen, die langen Fortsätze in Kanälchen. Sie erhalten das Knochengewebe.
- **Osteoklasten** (Abb. **2.25a**) entstehen durch Fusion von Vorläuferzellen und liegen **dem Knochen direkt auf**. Der Osteoklast ist eine **vielkernige Riesenzelle** und baut Knochenmatrix extrazellulär in der **Howship-Lakune** ab.

Bestandteile des Knochengewebes

Knochenzellen

Man unterscheidet verschiedene Zelltypen:
- **Saumzellen** („bone-lining-cells"): Sie stellen wahrscheinlich **ruhende Osteoblasten oder Progenitorzellen** dar und stammen von Mesenchymzellen ab. Sie sind zeitlebens im Periost und Endost anzutreffen, zusammen mit Osteoklastenvorstufen.
- **Osteoblasten** (Abb. **2.25b**) sind auf Knochenoberflächen angeordnet. Aktive Osteoblasten sind kubisch, inaktive erscheinen dagegen platt. Die **Basophilie** (S. 89) der Osteoblasten ist durch die hohe Proteinsynthese bedingt, wie im ultrastrukturellen Bild an großen Golgi-Feldern sowie viel rauem endoplasmatischen Retikulum zu beobachten ist. Osteoblasten sind **Zellen des Aufbaus von Knochengewebe**. Wenn sie sich durch das Ausscheiden unreifer, nicht mineralisierter Knochengrundsubstanz (**Osteoid**) einmauern, werden Osteoblasten zu Osteozyten. Hydroxylapatit lagert sich anschließend an der extrazellulären Matrix an (Biomineralisation). In der Ruhephase erscheinen Osteoblasten langgestreckt und platt.
- **Osteozyten** sind vollständig von Knochensubstanz umschlossen und liegen in Knochenhöhlen (**Lacunae osseae**). Von den Osteozyten gehen zahlreiche Fortsätze aus, die in Knochenkanälchen (**Canaliculi osseae**) liegen und über „gap junctions" (S. 43) den Kontakt zu benachbarten Osteozyten aufbauen. Osteozyten haben weniger Zellorganellen als Osteoblasten, sind jedoch prinzipiell zu der gleichen Syntheseleistung für den Erhalt der Knochengrundsubstanz fähig. Deswegen bilden Osteozyten die **trophischen Zentren der Knochengrundsubstanz**.
- Bei **Osteoklasten** (Abb. **2.25a**) handelt es sich um **vielkernige Riesenzellen** (Durchmesser bis zu 100 µm und bis zu 10 Kerne), die durch Fusion eingewanderter, den Monozyten verwandten, Vorläuferzellen entstehen. Osteoklasten sind wegen ihres hohen Gehaltes an Mitochondrien und Lysosomen **azidophil**. Wie Osteoblasten liegen Osteoklasten der Knochengrundsubstanz an. Osteoklasten sind **Zellen des Knochenabbaus**. Man findet sie als isolierte Zellen in Lakunen (**Howship-Lakunen**). Diese entstehen durch die Tätigkeit der Osteoklasten, also durch den Abbau von Knochensubstanz. Dazu verbindet sich ein Osteoklast fest über Intergrine mit der Knochenmatrix. Es entsteht ein abgedichteter, extrazellulärer Reaktionsraum mit saurem pH-Wert. Der Osteoklast sezerniert in diesen Raum u. a. Protonen und Enzyme wie Cathepsin. Verdaute Matrixfragmente werden über eine rezeptorgesteuerte Endozytose internalisiert. Lysosomen bauen die Komponenten weiter ab und geben diese wieder in den extrazellulären Raum ab.

Knochengrundsubstanz

Bezogen auf ihr Trockengewicht besteht sie aus **anorganischer Matrix** (65 %) mit Hydroxylapatit und **organischer Matrix** (35 %) mit
- ungeformter und
- geformter Komponente (v. a. Kollagentyp I)

Erst nach Entmineralisierung der anorganischen Matrix wird der harte Knochen schneidbar und es können histologische Präparate angefertigt werden. Nach Mazeration der organischen Matrix werden **Dünnschliffpräparate** angefertigt.

Knochengrundsubstanz

Reife Knochengrundsubstanz besteht – bezogen auf ihr Trockengewicht – zu folgenden Anteilen aus **anorganischer Matrix** (65 %), die neben anderen Mineralien hauptsächlich **Hydroxylapatit** enthält. Dies ist ein Komplexsalz [chem. Formel $(Ca_{10})(PO_4)_6(OH_2)$]. Weiterer Bestandteil ist die **organische Matrix** (35 %): Sie hat wie beim Knorpelgewebe eine
- **ungeformte Komponente** mit Proteoglykanen und adhäsiven Glykoproteinen (hier Osteokalzin, Osteonektin, Osteopontin) sowie eine
- **geformte Komponente**, zu der vorwiegend Fasern des Kollagentyps I gehören.

Bezogen auf das Feuchtgewicht wird bis zu 25 % Hydratationswasser von Proteoglykanen gebunden. Durch **„Entkalken"**, oder genauer gesagt durch Entmineralisierung mit schwachen Säuren oder Komplexbildnern, wird die **anorganische Matrix** entfernt und das Gewebe nach üblicher Einbettung **schneidbar**, welches dann histologisch untersucht werden kann. Wird Knochengewebe durch höhere Temperaturen in Lösung **mazeriert**, d. h. die **organische Matrix** entfernt, verbleibt das anorganische Gerüst, welches in lichtdurchlässige dünne Scheiben geschliffen wird (**Dünnschliffpräparate** (s. Kapitel „Histologische Techniken" (S. 88)).

Arten von Knochengewebe

Histologisch unterscheidet man (Abb. **2.21**):
- **Geflechtknochen** und
- **Lamellenknochen**

Arten von Knochengewebe

Man unterscheidet u. a. nach Anordnung der Kollagenfasern zwei Arten von Knochengewebe (Abb. **2.21**):
- **Geflechtknochen** (unreifer primärer Knochen) und
- **Lamellenknochen** (reifer sekundärer, biomechanisch stabiler Knochen).

2.21 Knochengewebe

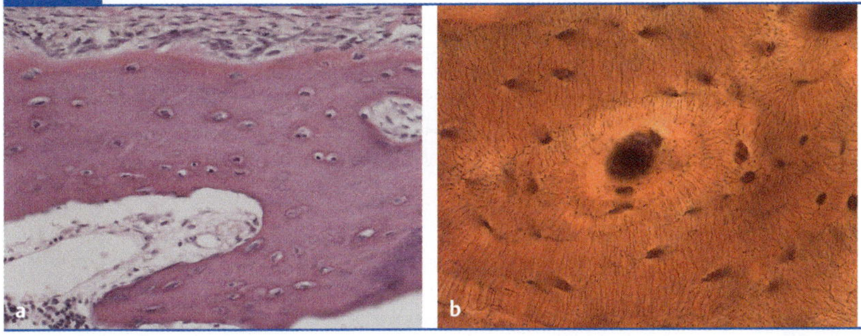

a Geflechtknochen,
b Baueinheit des Lamellenknochens (Osteon): Der zentrale Havers-Kanal ist umgeben von konzentrischen Speziallamellen. Von den darin gelegenen Osteozyten sind der Zellkörper und filigrane Zellfortsätze sichtbar.

Geflechtknochen

Er bildet als **primärer Knochen** ein geflechtartig angeordnetes Knochengrundgerüst unregelmäßigen Baus mit relativ **vielen Knochenzellen**. Die Grundsubstanz ist weniger mineralisiert und weist einen höheren Wassergehalt als der Lamellenknochen (s. u.) auf. Die kollagenen Fasern der geformten Matrix haben keine bevorzugte Verlaufsrichtung im Gegensatz zum Lamellenknochen. Osteone (s. u.) fehlen.
Geflechtknochen wird auch als **primärer** (**unreifer**) **Knochen** bezeichnet, weil er bei der Knochenbildung immer zuerst entsteht. Meist wird er anschließend zum reifen sekundären lamellären Knochen umgebaut. Im ausgereiften menschlichen Skelett findet sich Geflechtknochen daher nur sehr selten, in den Schädelnähten, im Labyrinth der Pars petrosa des Os temporale sowie in der Alveolarwand von Ober- und Unterkiefer.
Geflechtknochen fehlt die regelmäßige Anordnung der versorgenden Blutgefäße.

Geflechtknochen

Er bildet als **primärer Knochen** ein geflechtartiges, unregelmäßiges Grundgerüst mit relativ **vielen Knochenzellen** und „ungeordneten" Kollagenfasern, Osteone fehlen.

Geflechtknochen entsteht direkt aus Mesenchym (**primärer Knochen**) und ist im ausgereiften menschlichen Skelett nur noch vereinzelt zu finden.

Geflechtknochen fehlt die geordnete Vaskularisierung.

► Klinik. Beim Knochenbruch (**Fraktur**) wird der Defekt zunächst durch ein fibrokartilaginäres Gewebe gedeckt. Innerhalb von Wochen entsteht eine „wulstige Narbe" aus Geflechtknochen. Dieser **Kallus** wird im Verlauf von Monaten zur ursprünglichen Form mit Lamellenknochen zurückgebaut.
Bei Defektheilung kann eine **Pseudarthrose** entstehen, d. h. Bildung eines „falschen" Gelenks. Symptome sind abnorme Beweglichkeit und Schmerzen unter Belastung.

► Klinik.

Lamellenknochen

Dieser **sekundäre** (**reife**) **Knochen** entsteht nach Abbau von Geflechtknochen und ist den jeweiligen Funktionsanforderungen und mechanischen Belastungen optimal angepasst. Er ist in Lamellen organisiert und besteht aus sich regelmäßig wiederholenden Bauelementen (Abb. **2.22**). Grundbaustein des Lamellenknochens ist das zylindrisch gebaute **Osteon** (**Havers-System**), in dessen Zentrum ein **Havers-Kanal** mit dem **Havers-Blutgefäß** und begleitenden Nervenfasern liegt. Osteone werden vor allem in der Kortikalis reifer Knochen sichtbar.
Den Havers-Kanal umgeben 4 bis 20 konzentrisch angeordnete Lamellen (**Speziallamellen**), in denen Spiralen parallel gelagerter **kollagener Fasern des Typs I** mit einem schrägen Steigungswinkel verlaufen. In benachbarten Lamellen ändert sich der Steigungswinkel der kollagenen Fasern meist im rechten Winkel. Zwischen den Lamellen und auch in den Lamellen liegen **Osteozyten** (s. o.) in Knochenhöhlen und kontaktieren sich über lange Fortsätze in Knochenkanälchen unter Ausbildung von Gap Junctions. Zwischen der Wand eines Knochenkanälchens und dem Fortsatz der Osteozyten befindet sich ein **perizellulärer Spalt** für die Diffusion gelöster Substanzen und somit die Ernährung der Knochengrundsubstanz.
Die Osteone der Kortikalis werden von mehr **äußeren** als **inneren Generallamellen** umfasst. Innere Generallamellen bilden häufig keine vollständigen Lamellen, sondern gehen in Spongiosabälkchen über.
Spongiosa und Kortikalis des voll entwickelten Knochens sind lamellär organisiert. Jedoch fehlen typische Osteone meist in der Spongiosa. Sie ist demnach auch gefäßlos und wird aus dem Knochenmark ernährt.
Die Kortikalis von Lamellenknochen ist stark **vaskularisiert** und wird von einem geordneten System von Blutgefäßen durchzogen: **Havers-Gefäße** verlaufen im Zentrum der Osteone, während die **Volkmann-Gefäße** im rechten Winkel auf die Ha-

Lamellenknochen

Der **sekundäre Knochen** ist in Lamellen organisiert und besteht aus sich regelmäßig wiederholenden Elementen (Abb. **2.22**). In der Kortikalis wird der Grundbaustein sichtbar, das **Osteon** (**Havers-System**) mit Havers-Kanal und Havers-Blutgefäß.

Das Havers-System besteht aus dem Havers-Kanal und konzentrischen **Speziallamellen** aus kollagenen Fasern des Typs I und Osteozyten mit langen Fortsätzen in Knochenkanälchen.

Äußere und innere **Generallamellen** begrenzen die Kortikalis der Röhrenknochen.

Lamellenknochen ist stark vaskularisiert. **Havers-** und **Volkmann-Gefäße** sind geordnet ausgerichtet.

2.22 Organisation des Lamellenknochens

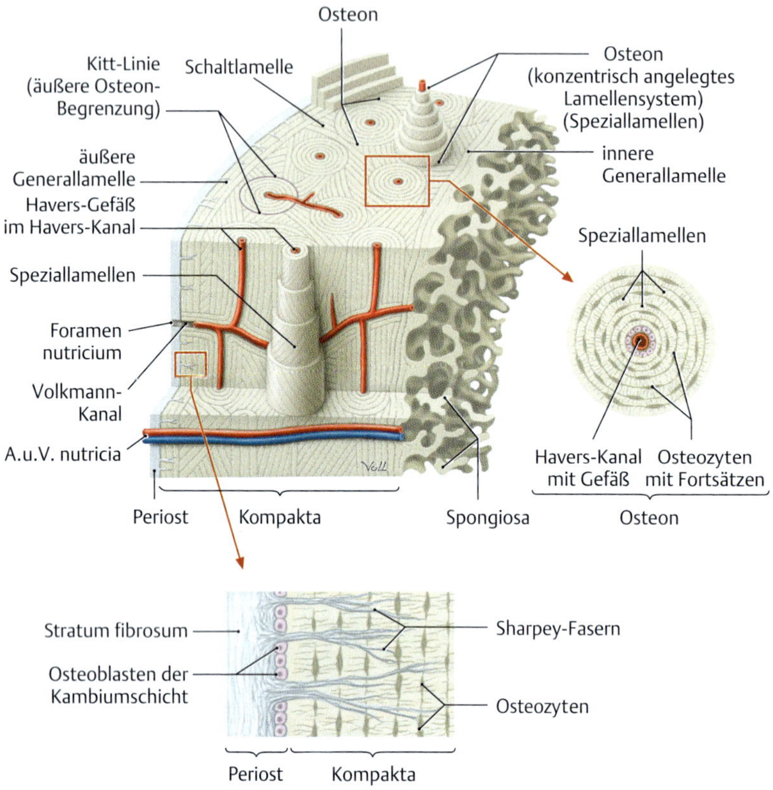

Schematische Darstellung am Beispiel der Kompakta eines Röhrenknochens.

Quelle: Schünke M, Schulte E, Schumacher U. PROMETHEUS LernAtlas der Anatomie, Allg. Anat. u. Bewegungssystem. Illustrationen von Voll M u. Wesker K. 6. Aufl. Stuttgart: Thieme; 2022

vers-Gefäße zulaufen und vom Periost ausgehen. Volkmann-Gefäße liegen in den **Volkmann-Kanälen** (Canales perforantes). Osteozytenfortsätze erreichen die Blutgefäße eines Osteons.

Knochenumbau

Der ständige Umbau des Knochens ist Ausdruck der biologischen Plastizität.

Periost und Endost ermöglichen jederzeit Umbau- und Reparaturprozesse, weil sie Vorläuferzellen enthalten, die Osteoblasten bilden. Der Umbau der Osteone erfolgt ständig wegen wechselnder mechanischer Belastung des Knochenskeletts (**biologische Plastizität**) und insbesondere bei der Reparatur von Frakturen.

Schaltlamellen sind Reste abgebauter Osteone.

Reste von Speziallamellen abgebauter Osteone nennt man **Schaltlamellen**. Beim „Neubau" entstehen zunächst von Osteoklasten gebohrte Knochenkanäle, in die Blutgefäße einwachsen. Die Wand der jungen Kanäle wird schichtweise durch abgelagerte Lamellen aufgebaut.

▸ Klinik.

▸ Klinik. Jährlich wird 10 % des Knochengewebes der Erwachsenen umgebaut, deutlich mehr von der Spongiosa im Vergleich zur Kortikalis. Mechanische Belastung aktiviert Osteoblasten und bilanziert dadurch das Gleichgewicht zwischen Auf- und Abbau, weswegen lange Bettlägerigkeit und Bewegungsarmut zum Knochenabbau führen.
Verstärkter Knochenabbau führt zu **Osteoporose**. Da dies mehr die Spongiosa als die Kortikalis betrifft, treten bevorzugt Frakturen in spongiösem Knochen wie Wirbelkörper und Femurhals auf. Hormone der Nebenschilddrüse, Schilddrüse, der Nebennierenrinde und der Gonaden beeinflussen gleichfalls den Knochenumbau. Östrogenmangel bei Frauen nach der Menopause kann eine Ursache der Osteoporose sein.

Entwicklung

▸ Merke.

▸ Merke. Die Bildung von Knochengewebe entspricht der **Ossifikation**, die Bildung eines spezifischen Knochens der **Osteogenese**.

Osteoblasten bilden Osteoid, das mineralisiert.

Jede Ossifikation zeigt denselben Verlauf: Osteoblasten bilden Osteoid, das mineralisiert. Bei Neubildung von Knochengewebe bildet sich zuerst Geflechtknochen und dann Lamellenknochen.

Ein Knochen entsteht auf zweierlei Weise, entweder **„desmal"** oder **„chondral"**:

- Bei der **desmalen Osteogenese** wandelt sich Mesenchym in Geflechtknochen ohne Umwege um. Später wird dieser durch Lamellenknochen ersetzt.
- Bei der **chondralen Osteogenese** bilden Knorpelmodelle das knorpelige Primordialskelett, das wieder abgebaut wird. Erst sekundär entsteht Geflechtknochen und dann Lamellenknochen.

Die **desmale Osteogenese** verläuft direkt, die **chondrale Osteogenese** über ein Knorpelmodell.

► Klinik. Vitamin D fördert die Kalziumresorption im Darm und die ausreichende Mineralisation der Knorpelmatrix. Vitamin-D-Mangel bedingt die Erweichung der Knochengrundsubstanz und Deformierungen des Knochenskeletts (**Rachitis**). Rachitis ist eine Form der Knochenerweichung mit generalisierter Skelettdeformierung (**Osteomalazie**).

► Klinik.

Desmale Osteogenese

Vorkommen: Einige Knochen der **Schädelkalotte**, Teile der **Mandibula** und der **Klavikula** entstehen durch desmale Osteogenese und werden – abgesehen von den o. g. Stellen – bis zum 10. Lebensjahr vollständig durch Lamellenknochen ersetzt.

Mechanismus: Während der Embryonalzeit verdichten sich in Knochenanlagen **Mesenchymzellen** inselartig zu Vorläuferzellen. Sie entwickeln sich zu Osteoblasten und beginnen mit der Synthese von Osteoid, der organischen Extrazellulärmatrix (S. 55). Dabei mauern sich Osteoblasten ein und werden zu Osteozyten. Die entstehenden **Osteoidspangen** lagern **Hydroxylapatit** ein, bilden **Knochenspangen** und schließlich ein aus Bälkchen bestehendes Knochengerüst. Diesem sitzen außen Osteoblasten und auch Osteoklasten auf.
In die **Bindegewebsräume des Knochengebälks** wachsen Blutgefäße mit Stammzellen unterschiedlicher Differenzierungspotenz. Osteoblasten bilden neues Knochengewebe angelagert an bereits bestehende Knochensubstanz (**appositionelles Wachstum**).

Desmale Osteogenese

Vorkommen: Schädelkalotte, Mandibula und Klavikula entstehen durch desmale (direkte) Osteogenese und der zunächst entsehende Geflechtknochen wird anschließend weitgehend durch Lamellenknochen ersetzt.
Mechanismus: Bei der desmalen (direkten) Osteogenese entwickelt sich Knochengewebe direkt aus dem Mesenchym.

Neues Knochengewebe lagert sich an alte Substanz an.

Chondrale Osteogenese

(Siehe Abb. **2.23**)

Vorkommen: Die meisten Knochen entstehen chondral, d. h. es wird zunächst ein Knorpelmodell des zukünftigen Knochens angelegt. Dieses wird wieder abgebaut und durch Knochengewebe ersetzt. **Platte** Knorpelmodelle nehmen nur den Weg der enchondralen Verknöcherung (s. u.). In **zukünftigen Röhrenknochen** findet chondrale Ossifikation an **zwei Orten** statt:

- in der (späteren) **Diaphyse** zweiphasig,
- in der (späteren) **Epiphyse** einphasig.

Diaphyse: Hier verläuft die Ossifikation in zwei Phasen (Abb. **2.24**):

- Die **perichondrale Ossifikation** verläuft wie die desmale Osteogenese. Sie geht von der Wand der Knochenanlage (Knorpelmodell) aus: Das Perichondrium wird zum Periost, indem sich über die **desmale** (direkte) **Ossifikation** eine **perichondrale Knochenmanschette** bildet. Die Knochenmanschette verschlechtert die Stoffwechselverhältnisse im Knorpelinneren. Knorpelzellen hypertrophieren, degenerieren blasig (**Blasenknorpel**) und in der Extrazellulärmatrix werden Kalksalze eingelagert. Dies leitet die zweite Phase ein, die zunächst den Untergang der Knorpelzellen beinhaltet.
- Bei der **enchondralen Ossifikation** wird Knorpelgewebe über das spätere Foramen nutricium **vaskularisiert**, wobei Mesenchymzellen und Vorläuferzellen in das Innere des Knorpels einwandern und sich in Chondroblasten und andere spezifische Zellen (z. B. Chondroklasten, Osteoblasten, Osteoklasten) transformieren. Chondroklasten beginnen mit der Eröffnung der Knorpelhöhlen und dem Abbau des Knorpelgewebes. Osteoblasten differenzieren sich dann und beginnen mit dem Knochenaufbau, der nach distal fortschreitet. Als Ergebnis des Wechselspiels des sich anschließenden Auf- und Abbau der Knochenbälkchen (durch Osteoklasten) bildet sich die **primäre Markhöhle** mit Mesenchymzellen und Blutgefäßen. Wenn ab dem 5. Fetalmonat die Blutbildung in diesen Räumen einsetzt, spricht man von der **sekundären Markhöhle**.

Chondrale Osteogenese

Vorkommen: Die meisten Knochen entstehen chondral. Bei zukünftigen **Röhrenknochen** läuft die Ossifikation an der **Diaphyse zweiphasig**, an der **Epiphyse einphasig** ab.

Diaphyse: Der Ablauf ist hier zweiphasig (Abb. **2.24**):

1. Die **perichondrale Ossifikation**, die einer **desmalen** (direkten) **Ossifikation** entspricht, führt zur Bildung einer **Knochenmanschette**. Dadurch verschlechtert sich die Stoffwechsellage im umschlossenen Knorpel und es kommt zu sichtbaren Veränderungen im Knorpelmodell: Hypertrophie (Blasenknorpel) und dann Untergang der Knorpelzellen.
2. Die **enchondrale Ossifikation** setzt mit der beginnenden Vaskularisierung des Knorpels ein und schreitet distal- und proximalwärts fort. Über die eingewachsenen Blutgefäße gelangen Fresszellen (Chondroklasten) und Mesenchymzellen ins Gewebe. Knorpelmatrix und tote Knorpelzellen werden organisiert und aus dem Mesenchym entwickeln sich Osteoblasten, die **Knochengewebe aufbauen**.

⊙ 2.23

⊙ 2.23 Chondrale Osteogenese eines Röhrenknochens

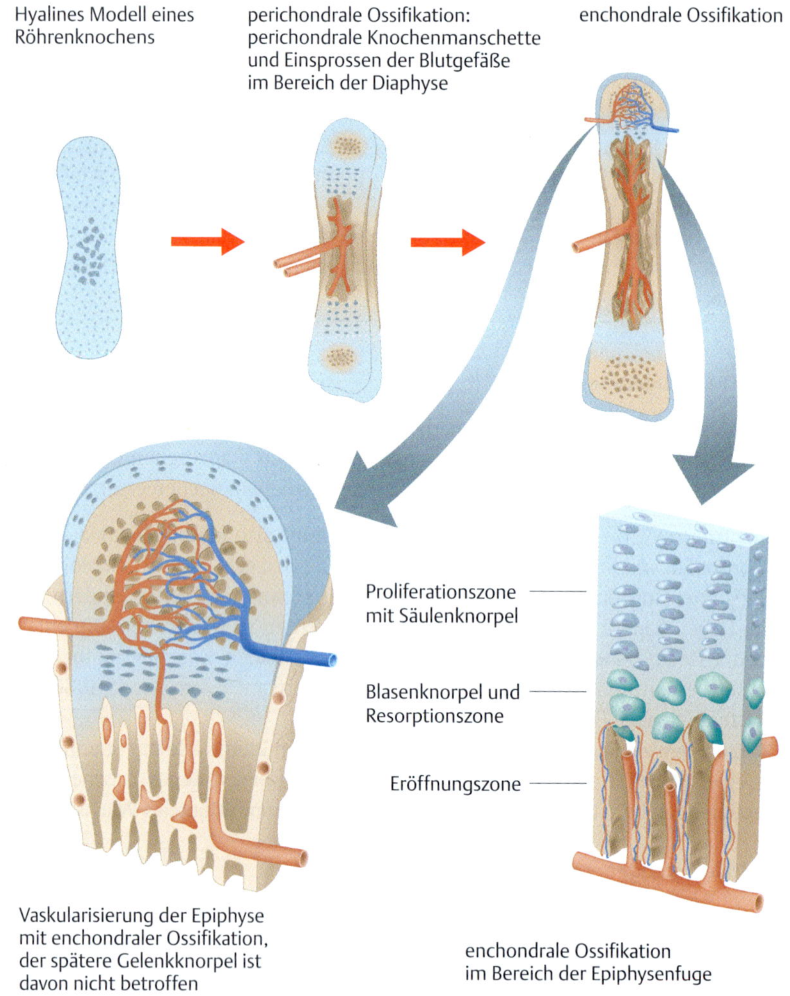

⊙ 2.24 Ossifikation

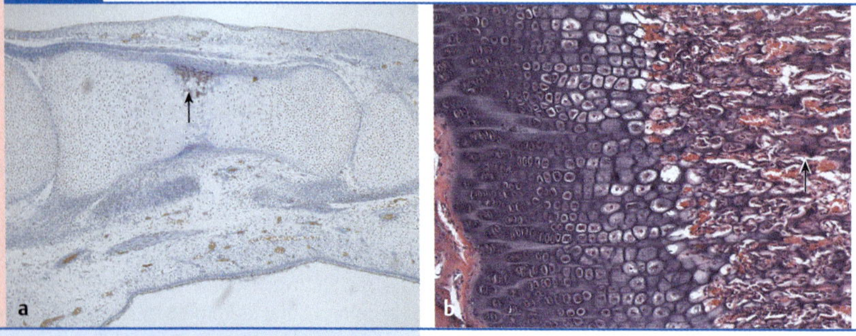

a Perichondral (Pfeil).
b Enchondral (Pfeil).

Im Gegensatz zur desmalen Ossifikation mit appositionellem Wachstum handelt es sich bei der enchondralen Ossifikation um **interstitielles Wachstum**, bei dem die Osteoblasten sich mit Knochengrundsubstanz umgeben.

Epiphysenanlage: Die enchondrale Ossifikation der fetal bereits vaskularisierten Epiphysenanlage verläuft einphasig und zentrifugal von einem **Ossifikationszentrum** ausgehend.

Epiphysenanlage: Zeitlich versetzt zu den beschriebenen Vorgängen in der Diaphyse ist im Bereich der Epiphysen eine ausschließlich **enchondrale Ossifikation** zu beobachten, die damit einphasig ist. Das Knorpelmodell geht unter und in der fetal bereits vaskularisierten Epiphysenanlage entstehen **Ossifikationszentren**, von denen aus die Ossifikation zentrifugal über die Epiphyse fortschreitet. Der spätere Gelenkknorpel, und zunächst bis zur Pubertät auch die Epiphysenfuge (Wachstumplatte), die zwischen Epi- und Diaphyse gelegen ist, bleiben davon ausgenommen.

► Klinik. Bei der **Achondroplasie** (Chondrodystrophie) handelt es sich um eine Erbkrankheit mit gestörter enchondraler Ossifikation. Während das Dickenwachstum der Röhrenknochen geordnet abläuft, ist das Längenwachstum gestört. Die Betroffenen weisen einen disproportionierten Kleinwuchs auf.

► Klinik.

Längen- und Breitenwachstum

Das **pränatale Längenwachstum** der Diaphyse korreliert mit dem Fortschreiten der enchondralen Ossifikation von der Mitte der Diaphyse jeweils proximal- und distalwärts.
Das **postnatale Längenwachstum** ist möglich, solange die **Epiphysenfuge „offen"** ist. Knorpelzellen vermehren sich mit gleicher Geschwindigkeit in Richtung Epiphyse (Zone des Säulenknorpels), wie Knochengewebe von der Diaphyse aus nachschiebt. Daraus ergeben sich typische Zonen der Epiphysenfuge (Tab. **2.9**). Das Längenwachstum ist beendet, wenn Knorpelzellen der Epiphysenfuge ihre Proliferation einstellen (**geschlossene Epiphysenfuge**). Dies ist normalerweise durch ansteigende Spiegel der Sexualhormone nach Einsetzen der Pubertät bedingt.

Längen- und Breitenwachstum

Pränatal erfolgt das **Längenwachstum** von der Diaphyse in Richtung Epiphyse, **postnatal** bis zur Pubertät über eine offene Epiphysenfuge.

► Klinik. Gelenknahe Frakturen im Kindesalter können die Epiphysenfuge verletzen und dadurch das Längenwachstum des betreffenden Knochens vorzeitig zum Stillstand bringen.

► Klinik.

Das Dickenwachstum ist über das Periost lebenslang möglich.

Dickenwachstum erfolgt über das Periost.

2.9 Zonen der enchondralen Ossifikation in der Epiphysenfuge

Zone	Merkmale
Proliferationszone als Zone des **Säulenknorpels (Reihenknorpels)**	▪ längsgerichtete Säulen aus Chondrozyten und Chondroblasten mit extrazellulärer Matrix ▪ zahlreiche Mitosen
Hypertrophe Zone des **Blasenknorpels**	▪ blasig veränderte Chondrozyten von unregelmäßiger Anordnung
Eröffnungszone als Einbruchzone	▪ Eröffnung der Knorpelhöhlen und Abbau der Matrix, Knorpelzelluntergang
Ossifikationszone als Umbau- und Verknöcherungszone unmittelbar an Diaphyse	▪ Abbau von Knorpelgewebe ▪ Neu- und Umbau von Knochenbälkchen ▪ primäre Markhöhle mit Stammzellen ▪ sekundäre Markhöhle mit Blutbildung

2.2.5 Muskelgewebe

Die spezielle Eigenschaft des Muskelgewebes ist seine **Kontraktilität**, d. h. die Fähigkeit zur Verkürzung, die besondere Voraussetzungen im Aufbau der einzelnen **Muskelzellen** erfordert.

2.2.5 Muskelgewebe

Die spezielle Eigenschaft des Muskelgewebes ist seine **Kontraktilität**.

Allgemeiner Aufbau: Charakteristisch für Muskelzellen sind intrazelluläre **Myofibrillen** aus elektronenmikroskopisch sichtbaren **Myofilamenten**. Letztere bestehen hauptsächlich aus kontraktilen Proteinen, dem Aktin und Myosin. Man bezeichnet aufgrund ihres Umfangs die

- **Aktinfilamente** (S. 38) als **dünne Filamente** (ca. 7 nm), die
- **Myosinfilamente** (S. 38) als **dicke Filamente** (ca. 15 nm).

Ihre Interaktion ermöglicht in Anwesenheit von ausreichend intrazellulärem Kalzium die Kontraktion der Muskelzelle.
Außen wird jede Muskelzelle von einer Basallamina mit anliegender Gitterfaserhülle aus retikulären Fasern umgeben. Sie bilden das **Endomysium**.
Da sich die in Bezug auf Muskelzellen verwendeten Begriffe von den allgemeinen Bezeichnungen zytologischer Strukturen unterscheidet, gibt Tab. **2.10** einen Überblick über die gängige Nomenklatur.

Allgemeiner Aufbau: Myofibrillen bestehen aus **Myofilamenten**: Man unterscheidet

- dünne **Aktinfilamente** und
- dicke **Myosinfilamente**.

Muskelzellen sind umgeben vom bindegewebigen **Endomysium**.
Zur speziellen zytologischen Nomenklatur s. Tab. **2.10**.

Entwicklung: Muskelgewebe bzw. Muskulatur entwickelt sich aus dem Mesoderm (S. 100), mit Ausnahme der inneren Augenmuskeln, die ektodermaler Herkunft sind.

Entwicklung: Außer den inneren Augenmuskeln stammt Muskulatur aus dem Mesoderm (S. 100).

2.25 Zellen des Knochenabbaus und -aufbaus

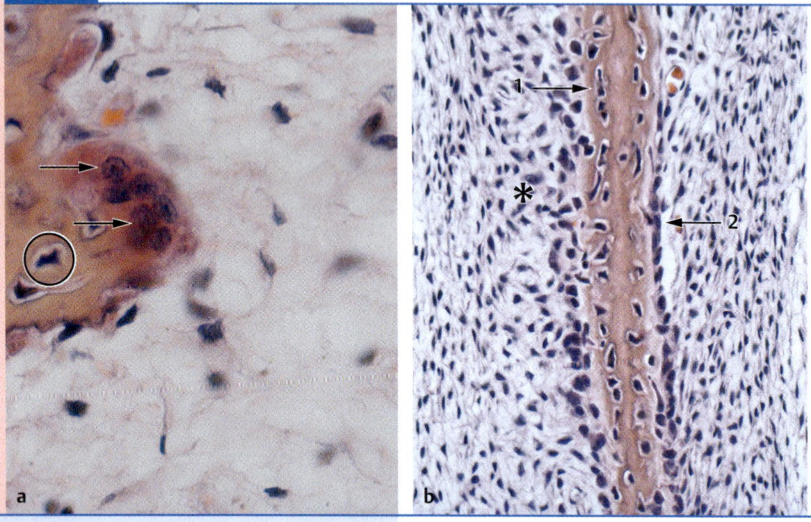

a Pfeil: Osteoklast (Kerne), Kreis: Osteozyt
b Pfeil (1): Osteozyt, Pfeil (2): Osteoblast, Stern: Mesenchymales Bindegewebe

2.10 Nomenklatur für Strukturen der Muskelzellen

zytologische Sruktur	Bedeutung
Sarkoplasma	Zytoplasma ohne Myofilamente
Sarkolemm	Plasmalemm der Muskelzelle (ohne Basallamina und anliegende retikuläre Fasern)
Sarkosomen	Mitochondrien
sarkoplasmatisches Retikulum	glattes endoplasmatisches Retikulum

Einteilung (s. a. Tab. **2.12**):
- quergestreifte Skelettmuskulatur (s. u.),
- quergestreifte Herzmuskulatur (S. 76) und
- glatte Muskulatur (S. 77).

Einteilung: Drei Arten von Muskelgewebe werden unterschieden (s. a. Tab. **2.12**):
- quergestreifte Skelettmuskulatur (s. u.),
- quergestreifte Herzmuskulatur (S. 76) und
- glatte Muskulatur (S. 77).

Die Zusammenfassung der Skelett- und Herzmuskulatur als **quergestreifte Muskulatur** beruht auf ihrer licht- und elektronenmikroskopisch als typische **Querstreifung** erkennbaren strengen parallelen Anordnung der Aktin- und Myosinfilamente (s. Sarkomere (S. 71)). Diese ist bei Zellen der **glatten Muskulatur** nicht gegeben.

Funktionell unterscheiden sie sich in vielen Eigenschaften: Skelettmuskulatur ist willkürlich steuerbar, Herzmuskulatur wie auch glatte Muskulatur dagegen nicht.

Unter **funktionellen Gesichtspunkten** unterscheidet sich die meist willkürlich steuerbare Skelettmuskulatur in vielen Eigenschaften von der nicht willentlich beeinflussbaren Herzmuskulatur. Die Kontraktion glatter Muskulatur, die außer im Herzen die Wand von Hohlorganen bildet, wird ebenfalls unwillkürlich gesteuert.

► Klinik.

► Klinik. Bei Tumoren, die vom Muskelgewebe ausgehen, unterscheidet man gutartige Myome und bösartige Myosarkome danach, ob sie in quergestreifter oder glatter Muskulatur entstehen: Die Vorsilbe **Rhabdo-** (gr.: Stab) steht vor Weichteiltumoren der quergestreiften Muskulatur wie z. B. dem seltenen **Rhabdomyosarkom**. **Leio-** (gr.: glatt, sanft) bezeichnet Geschwulste, die sich in der glatten Muskulatur bilden wie z. B. das relativ häufige **Uterus(leio)myom**.

Skelettmuskulatur

Die quergestreifte Muskulatur des Bewegungssystems heißt Skelettmuskulatur.

Skelettmuskulatur

Die quergestreifte Muskulatur des Bewegungssystems heißt Skelettmuskulatur, weil die meisten Muskeln am Skelett entspringen und ansetzen. Ausnahmen sind Skelettmuskeln der Zunge, des Kehlkopfes, des Rachens und der oberen Speiseröhre.

Aufbau der Skelettmuskelfaser

Skelettmuskulatur ist aus **vielkernigen, riesigen Muskelfasern** (bis zu mehrere Zentimeter lang) aufgebaut. Jede dieser Muskelfasern ist ein **Synzytium** mit unter dem Sarkolemm peripher liegenden Kernen (Abb. **2.26**).

Aufbau der Skelettmuskelfaser

Skelettmuskulatur besteht aus lang gestreckten, **vielkernigen Riesenzellen**, den **Skelettmuskelfasern**. Sie haben einen Durchmesser von 10–100 µm und können mehrere Zentimeter lang werden. Die Vielkernigkeit kommt in der Embryonalentwicklung durch die Verschmelzung einkerniger Myoblasten zustande. So entsteht ein **Synzyti-**

2.26 Skelettmuskulatur

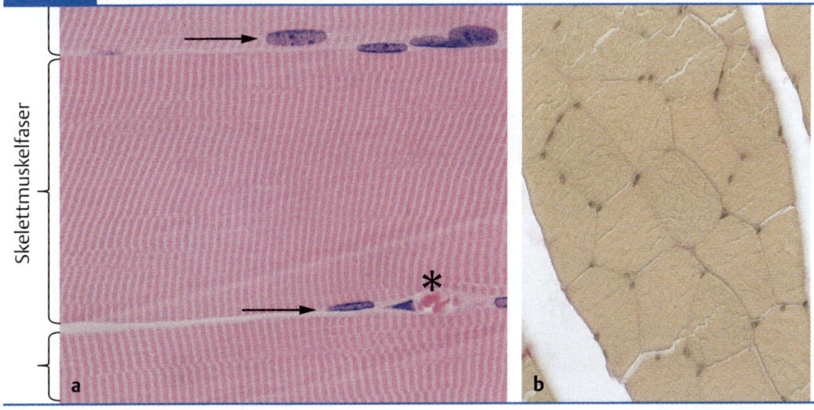

a Skelettmuskelfasern im Querschnitt mit Querstreifung (Pfeile: periphere Kerne, *: Blutgefäß mit Erythrozyten im Endomysium)
b und im Querschnitt.

um mit bis zu ca. 60 Zellkernen pro mm Sarkolemm, welche durch die Myofilamente an den Rand gedrängt sind und dicht unter dem Sarkolemm liegen (Abb. **2.26**).
An der ausgereiften Skelettmuskelfaser persistieren zwischen Sarkolemm und Basallamina Zellen mit Myoblastenpotenz (**Satellitenzellen**). Satellitenzellen sind Vorläuferzellen, bleiben lebenslang teilungsfähig und sind für die Regeneration atrophischer und verletzter Fasern verantwortlich.

Neue Muskelfasern werden von **Satellitenzellen** gebildet.

Anordnung der Filamente: Die oben erwähnte typische Querstreifung erscheint im Polarisationsmikroskop durch Periodizität unterschiedlich aufleuchtender Banden, deren Bezeichnung als **i**sotroper **I-Streifen** und **a**nisotroper **A-Streifen** auf die im Lichtmikroskop sichtbaren Streifen des gefärbten Längsschnitt-Präparats übertragbar ist (Abb. **2.27a**).
Bei guter Schnittqualität kann man auf lichtmikroskopischer Ebene einen regelmäßigen Wechsel sehen zwischen

- **dunklem A-Streifen** und
- **hellem I-Streifen**, der symmetrisch durch den **Z-Streifen** geteilt wird.

Zwischen zwei Z-Streifen entsteht das ca. 2,5–3 µm lange **Sarkomer**. Eine typische Muskelfaser enthält tausende hintereinander angeordnete Sarkomere (s. u.).

Anordnung der Filamente: Die Querstreifung erscheint im Polarisationsmikroskop durch Periodizität von **I-** und **A-Streifen** (Abb. **2.27a**).

Im Lichtmikroskop sieht man

- **dunkle A-Streifen** und
- **helle I-Streifen**, unterteilt durch den **Z-Streifen**.

▸ Merke. Der Abschnitt zwischen zwei Z-Streifen entspricht einem etwa 2–3 µm langen **Sarkomer**.

▸ Merke.

Im ultrastrukturellen Bild hoher Auflösung kann man den Streifen eine charakteristische Anordnung der Filamente zuordnen (Abb. **2.27b**, Abb. **2.27c**):

- **A-Streifen:** Hier finden sich parallel ausgerichtete Myosinfilamente, die an beiden äußeren Dritteln eines A-Streifens **„Myosin-Köpfchen"** besitzen. Dort ragen je nach Kontraktionszustand Aktinfilamente unterschiedlich weit zwischen die Myosinfilamente hinein, sodass sich an beiden Seiten des A-Streifens dicke Myosin- und dünne Aktinfilamente überlappen. Der dazwischenliegende Bereich ohne Überlappung bildet den helleren **H-Streifen**, der somit nur aus Myosinfilamenten ohne Köpfchen und ohne Aktinfilamente besteht. Ihn wiederum teilt ein dünner dunklerer **M-Streifen**, der durch Querverbindung dem Erhalt der parallelen Ausrichtung der Myosinfilamente dient.
- **I-Streifen:** Ebenfalls in paralleler Anordnung liegen in diesem Bereich die Aktinfilamente. Sie sind über Verknüpfungsproteine (α-Aktinin, Z-Protein, Vinculin) am **Z-Streifen** verhaftet.

Im ultrastrukturellen Bild lassen sich den Streifen Filamente zuordnen (Abb. **2.27b**, Abb. **2.27c**):

- **A-Streifen:** Myosinfilamente, an den beiden Seiten überlappend mit Aktinfilamenten. Der **H-Streifen** ist der mittlere Bereich des A-Streifens, wo sich nur Myosinfilamente finden. Durch deren Querverbindung entsteht der **M-Streifen**.
- **I-Streifen:** Hier liegen nur Aktinfilamente mit Verknüpfung am Z-Streifen.

Sechs Aktinfilamente ordnen sich hexagonal um ein Myosinfilament. Das Myosinfilament ist seinerseits das Zentrum von sechs hexagonal angeordneten weiteren Myosinfilamenten.

Im Querschnitt besteht eine **hexagonale Anordnung** der Filamente.

Intermediärfilamente aus **Desmin** verbinden Myofibrillen mit der Zellmembran und stabilisieren so deren Lage. Dadurch schützt das **Zytoskelett** die quergestreifte Muskelfaser vor Schädigungen, die durch Scherkräfte bei Kontraktion und Dehnung auftreten.

Das **Zytoskelett** schützt die quergestreifte Muskelfaser vor Schädigungen.

2.27 Sarkomer auf verschiedenen Ebenen

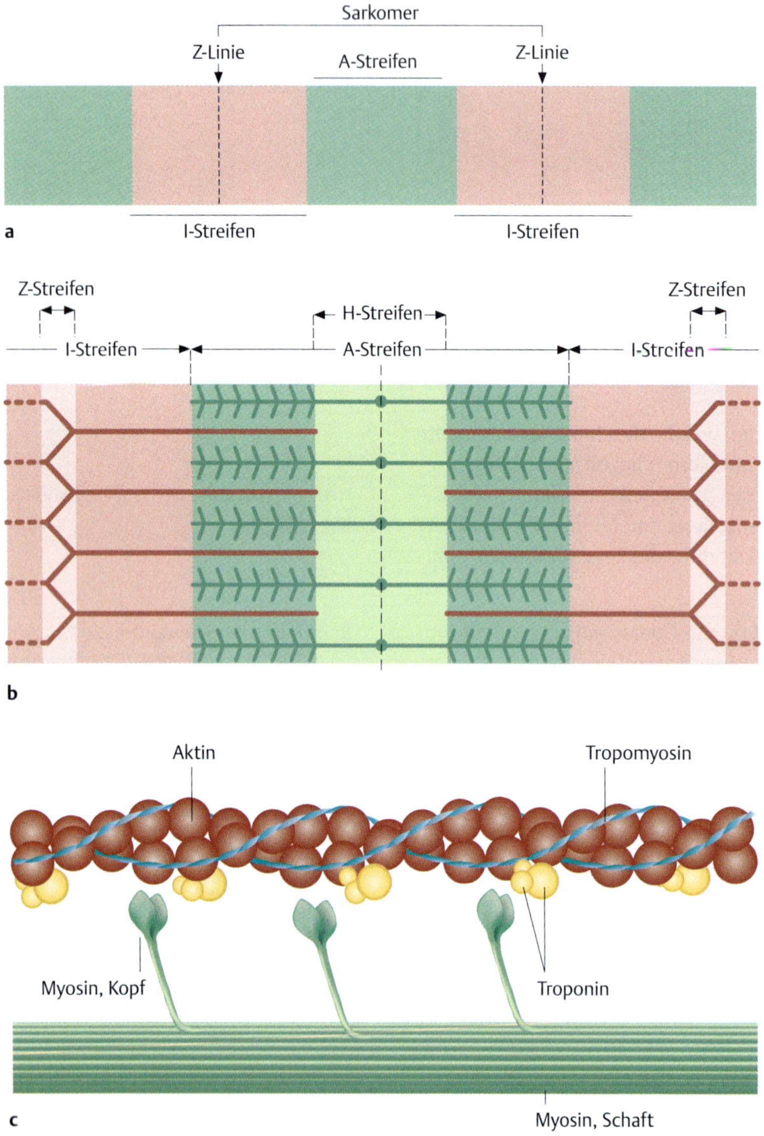

a Lichtmikroskopische Struktur,
b Ultrastruktur,
c Molekülstruktur von Aktin und Myosin.

▶ Klinik.

▶ Klinik. Üben Intermediärfilamente aus Desmin ihre Funktion nicht aus, die Architektur der Myofibrillen zu erhalten, liegt eine genetisch bedingte **Myopathie** mit langsam fortschreitender Schwäche der Skelettmuskulatur vor.

Der **Dystrophin-Komplex**, der das Membranskelett stabilisiert, verläuft als ringförmige Verdichtung (**Costamer**) in der Höhe des Z-Streifens. Für jedes der Proteine des Dystrophin-Komplexes sind genetisch bedingte Defekte bekannt. Zu diesen Muskeldystrophien gehört die **Duchenne-Erkrankung** mit einem Funktionsverlust des Moleküls Dystrophin, geprägt durch die chronisch progredient verlaufende Zerstörung der quergestreiften Muskulatur.

L- und T-System: Die Skelettmuskelfaser enthält zwei tubulär organisierte Systeme. Ein T-Tubulus und zwei L-Tubuli bilden eine Triade.

L- und T-System: Das **sarkoplasmatische Retikulum** der Skelettmuskelfaser dient als Kalziumspeicher und wird aufgrund der Längsorientierung seiner Tubuli auch **L**(longitudinal)-**System** genannt.

Am Übergang vom A- zum I-Streifen (s. o.) bilden diese Tubuli sog. **terminale Zisternen.** Jeweils zwei von ihnen liegen dicht an einem zum sog. **T-System** gehörenden transversalen Tubulus, der einer **Einfaltung des Sarkolemms** entspricht. Das T-System dient der Fortleitung einer Erregung in das Innere der Muskelfaser.

⊙ 2.28 **Triade und kontraktile Filamente einer Skelettmuskelfaser**

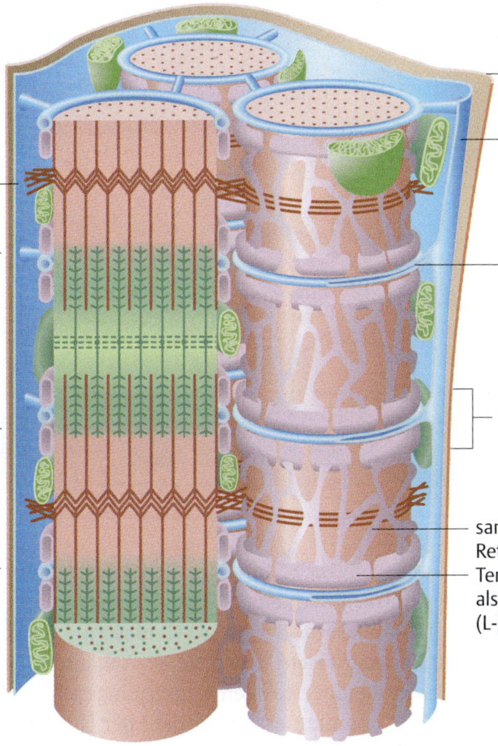

⊙ 2.28

▸ Merke. **L-System** = longitudinal angeordnete Tubuli des sarkoplasmatischen Retikulums → Kalziumspeicher
T-System = Gesamtheit der transversalen Tubuli, die einer Einfaltung des Sarkolemms entsprechen und immer quer zum L-System orientiert sind → Erregungsleitung
Triade (Abb. **2.28**) = T-Tubulus mit zwei angrenzenden terminalen Zysternen des L-Systems → elektromechanische Kopplung (s. u.)

▸ Merke.

Innervation und Kontraktion

Innervation: Skelettmuskulatur ist über das somatische Nervensystem (S. 204) **willkürlich aktivierbar**. Jede Muskelfaser wird über eine **motorische Endplatte** (Abb. **2.29**), die einer **peripheren Synapse** entspricht, von einem efferenten Nerven (Axon einer motorischen Nervenzelle) stimuliert. Als Neurotransmitter fungiert Acetylcholin, welches an nikotinerge Rezeptoren des Sarkolemms bindet. Das Axon verzweigt sich terminal baumartig und endet an mehreren motorischen Endplatten. Die motorische Nervenzelle mit dem Axon und alle davon innervierten Muskelfasern bilden eine **motorische Einheit** (s. Abb. **2.34**). Versorgt eine Nervenfaser viele, bis zu tausend Muskelfasern (z. B. Muskeln der Bauchwand), spricht man von einer großen motorischen Einheit (Grobmotorik), erreicht eine Nervenfaser wenige, etwa fünf Muskelfasern (z. B. Augenmuskeln), spricht man von einer kleinen motorischen Einheit (Feinmotorik).

Innervation und Kontraktion

Innervation: Die Skelettmuskulatur ist über das somatische Nervensystem (S. 204) **willkürlich aktivierbar**. Jede Skelettmuskelfaser wird über eine **motorische Endplatte** innerviert (Abb. **2.29**). Dies stellt eine **periphere Synapse** dar. Eine **motorische Einheit** entspricht einem motorischen Neuron und allen davon innervierten Muskelfasern.

▸ Klinik. An der **motorischen Endplatte** kann die synaptische Übertragung durch zahlreiche, exogene Wirkstoffe **gestört** werden, wie z. B. durch Muskel-relaxierende Narkotika, Bakteriengifte (Botulinustoxin), Schlangengifte (Bungaratoxine), Insektizide oder Kampfgifte.
Aber auch vom Körper selbst gebildete Antikörper (Autoantikörper) gegen nikotinerge Acetylcholin-Rezeptoren der postsynaptischen Membran (S. 85) können die Erregung der Muskulatur an der motorischen Endplatte einschränken. Bei dieser Erkrankung (**Myasthenia gravis**) gehört die rasche Ermüdbarkeit der äußeren Augenmuskeln zu einem der ersten Symptome, das zum hängenden oberen Augenlid (**Ptosis**) führt. Weitere Symptomatik und Therapie s. Myasthenia gravis (S. 174).

▸ Klinik.

⊙ 2.29

⊙ 2.29 **Motorische Endplatte**

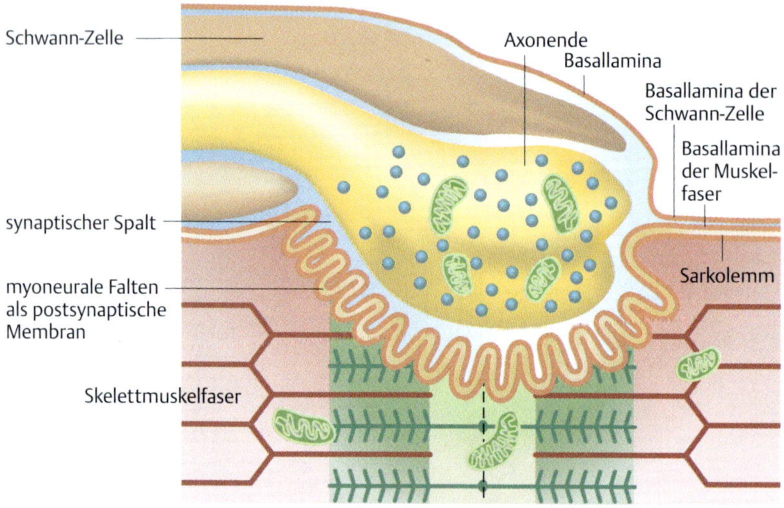

Muskelspindeln sind wichtige Rezeptoren der **bewussten Propriozeption** (S. 1187).

Muskelspindeln sind durchschnittlich 5 mm lang und 0,2 mm breit, liegen zwischen den extrafusalen Skelettmuskelfaserbündeln eines Muskels und bestehen aus zwei bis zehn **intrafusalen Muskelfasern**. Bei **Kernkettenfasern** sind die Kerne hintereinander aufgereiht, in **Kernsackfasern** liegen sie als Anhäufung beieinander. Muskelspindeln sind von einer bindegewebigen Kapsel umgeben. Sie registrieren die Länge eines Skelettmuskels und die Geschwindigkeit der Längenänderung. Sie sind wichtig für die **bewusste Propriozeption** (S. 1187) und werden afferent und efferent mit Nervenfasern versorgt.

Kontraktion: Die Depolarisation des Sarkolemms führt über das System der Triaden (S. 73) zur Freisetzung von Kalziumionen, die über ATP-Spaltung zum Ineinandergleiten der Filamente und damit zur Kontraktion der Muskelfasern führen.

Kontraktion: Feuert ein motorisches Neuron, erreicht die Erregung (Aktionspotenzial) die motorische Endplatte, wo der Neurotransmitter Acetylcholin freigesetzt wird. Nach Diffusion bindet er an die nikotinergen Rezeptoren am Sarkolemm der Muskelfaser. Diese stellen Ionenkanäle dar, die, wenn sie sich öffnen, zu einer Membrandepolarisation führen. Für die Kontraktion der Myofilamente müssen nun Kalziumionen aus dem sarkoplasmatischen Retikulum freigesetzt werden. Dies geschieht im Bereich der Triaden (S. 73) (T-Tubulus mit zwei angrenzenden terminalen Zysternen des L-Systems). Die Freisetzung des Kalziums führt zur Aktivierung einer ATPase. Die folgende enzymatische ATP-Spaltung erlaubt die Bildung von Aktin-Myosinbrücken und damit das Gleiten von Aktinfilamenten zwischen Myosinfilamenten, was zur Verkürzung der Sarkomere führt (**Filament-Gleit-Theorie**) (Näheres dazu s. Lehrbücher der Physiologie). Die Verkürzung von Tausenden von Sarkomeren bedingt die Kontraktion der gesamten Skelettmuskelfaser.
Durch das T- und L-System ist gewährleistet, dass eine Skelettmuskelfaser in ganzer Länge zur gleichzeitigen Stimulation aller Myofilamente gebracht wird (elektromechanische Kopplung).

Hüllsysteme und Fasertypen der Skelettmuskulatur

Bindegewebshüllen: Ein Skelettmuskel (Abb. **2.30**) besteht aus **Primär-**, **Sekundär-** und **Tertiärbündel**, jeweils umhüllt vom **Endo-**, **Peri-**, und **Epimysium**.

Bindegewebshüllen: Mehrere Muskelfasern (Abb. **2.30**), jeweils als Einzelfaser umgeben vom **Endomysium**, bilden ein **Primärbündel**, das von **Perimysium** (früher Perimysium internum) umfasst wird. Mehrere Gruppen von Primärbündeln werden durch das **Perimysium** (früher Perimysium externum) zum **Sekundärbündel** zusammengefasst. Mehrere Sekundärbündel sind vom **Epimysium** eingehüllt, das das **Tertiärbündel** bildet und Teil der äußeren Hülle (Faszie) des Muskels darstellt. Die genannten Bindegewebshüllen sind Verteilungswege für Blutgefäße und Nerven, die bis zum Endomysium ziehen.

2.30 Aufbau eines Skelettmuskels

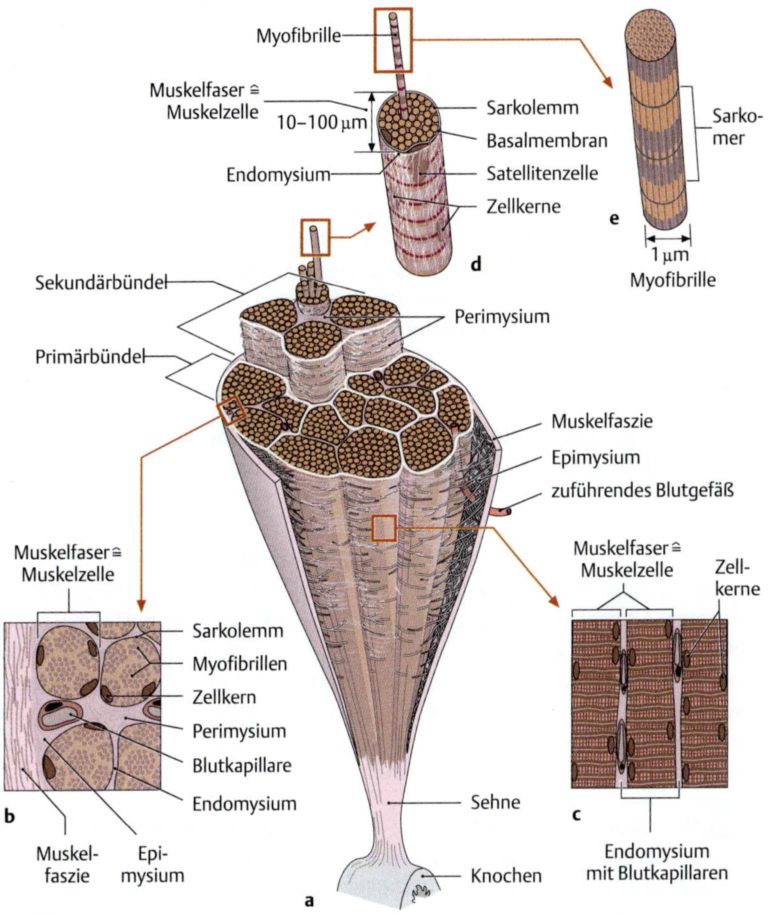

a Skelettmuskel, quer angeschnitten
b mit Ausschnittsvergrößerungen im Querschnitt
c und Längsschnitt
d sowie zur Darstellung einer einzelnen Muskelfaser (= Muskelzelle),
e und einer Myofibrille.

Quelle: Schünke M, Schulte E, Schumacher U. PROMETHEUS LernAtlas der Anatomie, Allg. Anat. u. Bewegungssystem. Illustrationen von Voll M u. Wesker K. 6. Aufl. Stuttgart: Thieme; 2022

2.11 Einteilung der Skelettmuskulatur nach funktionellen und physiologischen Gesichtspunkten

Eigenschaften	rote Haltemuskulatur	weiße Bewegungsmuskulatur
Hauptfunktion	Dauerleistung	schnelle, kurze und kraftvolle Kontraktion
Phylogenetisches Alter	älter	jünger
Muskelfasern:	überwiegend Typ I (Slow-Fasern)	überwiegend Typ II (Fast-Fasern)
▪ Mitochondrien	↑	↓
▪ Myoglobin	↑	↓
▪ Glykogen	↓	↑
▪ Stoffwechsel	aerob	anaerob
Gefäßversorgung	↑	↓
motorische Einheiten	groß	klein
bei Nichtgebrauch	Neigung zur Verkürzung durch erhöhten Grundtonus → regelmäßige Dehnung	Neigung zur Atrophie → regelmäßige Kräftigung
Beispiele	▪ autochthone Rückenmuskulatur (S. 262), v. a. HWS- u. LWS-Anteil ▪ Mm intercostales (S. 286) ▪ ischiokrurale Muskulatur (S. 372) ▪ M. iliopsoas (S. 344) ▪ Mm. adductores (S. 351) ▪ M. rectus femoris (S. 370)	▪ M. serratus anterior (S. 436) ▪ M. biceps brachii (S. 454) ▪ M. gluteus maximus (S. 347) ▪ Mm. vastus medialis und lateralis (Abb. **13.42**) ▪ M. gastrocnemius (S. 406) ▪ M. tibialis anterior (S. 409)

Fasertypen (Abb. 2.12): Ein Skelettmuskel besteht in der Regel aus verschiedenen Fasertypen:

- **Typ I** als langsame Fasern (**Slow-Fasern**) mit den Eigenschaften langsam zuckend, langsam ermüdbar, mit vielen Mitochondrien, viel Myoglobin, dunkler Farbe.

Fasertypen (Abb. 2.12): Ein Skelettmuskel besteht i. d. R. aus verschiedenen Fasertypen:
- Slow-Fasern mit hohem oxidativen Stoffwechsel u. a. in Ausdauermuskeln,

- Fast-Fasern mit hohem glykolytischen Stoffwechsel u a. in Schnellkraftmuskeln.

Die Leistung eines Muskels wird durch die Faserzusammensetzung determiniert.

- **Typ II** als schnelle (**Fast-Fasern**) mit den Eigenschaften schnell zuckend, schnell ermüdbar und unterschiedlich vielen Mitochondrien.

Die Leistung eines Muskels wird durch die Faserzusammensetzung determiniert. So bestehen **Ausdauermuskeln** wie das Zwerchfell und die langen Rückenmuskeln hauptsächlich aus Slow-Fasern mit hohem oxidativen Stoffwechsel und **Schnellkraftmuskeln** wie der lange Zehenstrecker (M. extensor digitorum longus) hauptsächlich aus Fast-Fasern mit hohem glykolytischen Stoffwechsel.

Herzmuskulatur

Die quergestreifte Herzmuskulatur bildet den Hauptteil des Myokards (S. 585).

Die Herzmuskulatur gehört zur quergestreiften Muskulatur und bildet mit dem Blutgefäß- und Nerven-führenden Bindegewebe das Myokard (S. 585). Auch wenn der Aufbau der Sarkomere der in Skelettmuskelfasern entspricht, zeigt das Herzmuskelgewebe gegenüber der Skelettmuskulatur deutliche Unterschiede.

Aufbau der Kardiomyozyten

Herzmuskulatur besteht aus gabelartig verzweigten individuellen Zellen, den **Kardiomyozyten**. Typisch sind **zentral gelegene Kerne**, myofibrillenfreie Höfe an den Kernpolen sowie Lipofuszin. Kardiomyozyten regenerieren nicht.

Die quergestreiften Herzmuskelzellen (**Kardiomyozyten**) von 50–100 µm Länge und bis zu 15 µm Dicke sind gabelartig verzweigt und besitzen meist einen **zentral gelegenen Kern**. Gelegentlich sind auch zwei Kerne oder größere Kerne zu beobachten (Polyploidie).

An beiden Kernpolen trifft man auf **myofibrillenfreie Höfe**, in denen sich Mitochondrien und Glykogen anreichern. Im Alter findet sich hier zusätzlich braunes Pigment (Lipofuszin = „Alterspigment"; entspricht Telolysosomen). Herzmuskelzellen sind von einer Basallamina umhüllt, zwischen ihnen liegt wegen des hohen oxidativen Stoffwechsels ein dichtes Netzwerk von Kapillaren. Im Vergleich zu den Skelettmuskelfasern ist das sarkoplasmatische Retikulum weniger gut entwickelt. Schwach ausgebildete terminale Zisternen bilden zusammen mit einem breiten T-Tubulus eine **Dyade**. Sie befindet sich in Höhe des Z-Streifens.

▸ Klinik.

▸ Klinik. Bei chronischer Mehrbelastung nehmen Kardiomyozyten und damit der Herzmuskel an Masse zu (**Hypertrophie**). Die Zellzahl vermehrt sich im Rahmen einer **Hyperplasie** aber nur in der Fetalzeit. Postnatal geschieht dies nicht mehr. Somit regeneriert die Herzmuskulatur auch nicht. Gehen bei einem **Herzinfarkt** Kardiomyozyten zugrunde, wird das Gewebe durch eine **Bindegewebsnarbe** substituiert.

Glanzstreifen: Herzmuskelzellen bilden ein **funktionelles Synzytium** durch Glanzstreifen (**Disci intercalares**) (Abb. **2.31**), die Haft- und Kommunikationskontakten (S. 43) entsprechen.

Glanzstreifen: Durch End-zu-End-Verknüpfungen der einzelnen Herzmuskelzellen über Glanzstreifen (**Disci intercalares**) entsteht ein **funktionelles Synzytium** als dreidimensionales Netzwerk. Lichtmikroskopisch fallen Glanzstreifen als stark gefärbte Linie auf, die quer in einer Kette von Zellen verläuft.

Es handelt sich um einen komplex gebauten **Haft- und Kommunikationskontakt**: Transversal zur Längsachse der Zelle liegen Adhärenskontakte, sog. **Fasciae adhaerentes** (S. 44), und verankern Aktinfilamente, zum kleineren Teil finden sich Desmosomen, an denen Intermediärfilamente aus Desmin ansetzen. In Längsrichtung sind bevorzugt **Gap Junctions** (S. 43) ausgerichtet (Abb. **2.31**).

2.31 Glanzstreifen

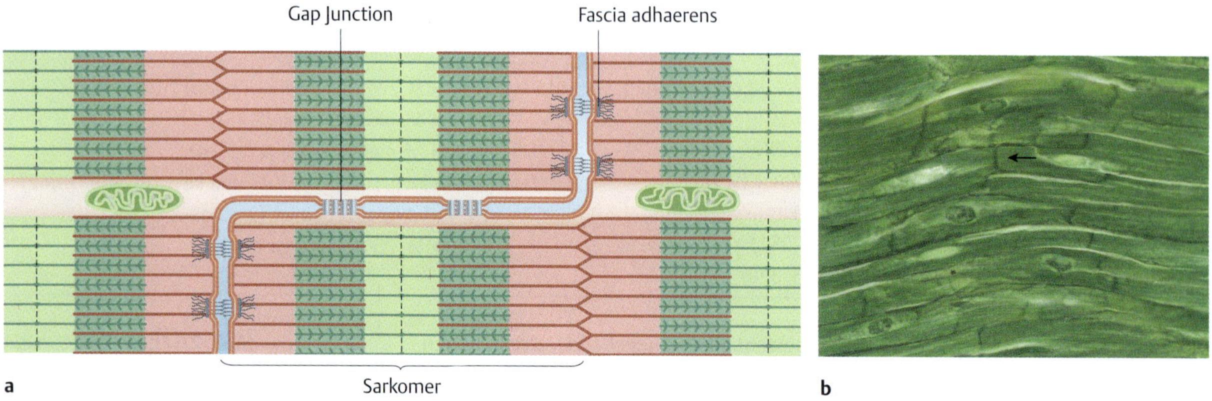

a Darstellung des Glanzstreifens zwischen zwei Herzmuskelzellen im schematischen
b und histologischen Längsschnitt (Pfeil). Desmosomen kommen ebenfalls vor, sind aber hier nicht dargestellt.

2.32 Erregungsleitungssystem des Herzens

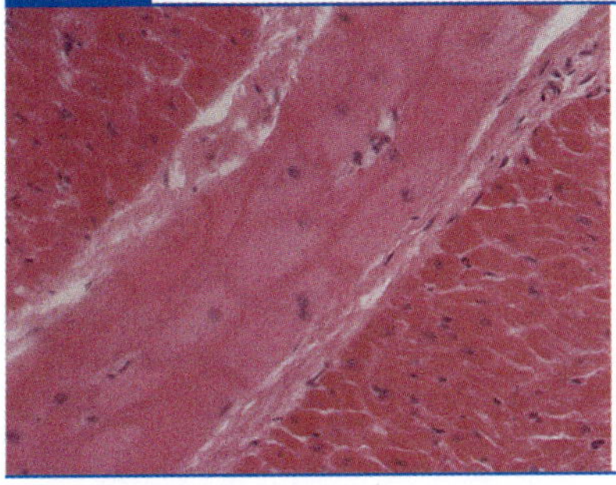

Das diagonale Zellband aus glykogenreichen, hellen Zellen entspricht dem Erregungsleitungssystem.

2.32

Modifizierte Herzmuskelzellen und Innervation

Der Hauptanteil der Herzmuskulatur steht als Arbeitsmuskulatur im Dienst der Kontraktion. Sie ist im Gegensatz zur Skelettmuskulatur **unwillkürlich** und **autonom** geregelt, wobei Schrittmacherzellen des Erregungsleitungssystems eine führende Rolle zukommt. Diese zählen zusammen mit den myoendokrinen Zellen zu sog. modifizierten Herzmuskelzellen.
Daneben beeinflusst das vegetative Nervensystem (S.206) die Herztätigkeit (s. Abb. **21.29**).

Modifizierte Herzmuskelzellen und Innervation
Die Kontraktion ist Hauptaufgabe von Herzmuskelzellen, die durch modifizierte Herzmuskelzellen **autonom** gesteuert wird.

Schrittmacherzellen: Die führenden Zellen des Erregungsbildungs- und -leitungssystems (S.587) sind größer als die üblichen Herzmuskelzellen, haben mehrere Kerne, weniger Myofibrillen und einen hohen Gehalt an Glykogen (Abb. **2.32**). Das System verläuft vom rechten Vorhof im Kammerseptum zur Herzspitze. Die im Endokard gelegenen hellen, myofibrillenarmen Purkinjefasern sind im lichtmikroskopischen Bild dort oft zu sehen.

Schrittmacherzellen: Modifizierte Herzmuskelzellen bilden als Schrittmacherzellen die Erregung (S. 587) und leiten sie zum Arbeitsmyokard (Abb. **2.32**).

Myoendokrine Zellen: Sie liegen in der Wand des rechten Vorhofs und sezernieren bei Bluthochdruck und starker Wanddehnung ein Peptidhormon ins Blut, das atriale natriuretische Peptid (**ANP**). Es erhöht die Ausscheidung von Natrium- und Wassermolekülen in der Niere und vermindert somit die Rückresorption von Primärharn.

Myoendokrine Zellen: Sie sezernieren ein Peptidhormon (**ANP**) ins Blut und liegen in der rechten Vorhofwand.

Glatte Muskulatur

Glatte Muskulatur bildet den kontraktilen Anteil der Wand von Hohlorganen mit Ausnahme des Herzens. Sie bewirkt damit durch ihre Kontraktion eine Lumeneinengung des betreffenden Organs. Davon abzugrenzen sind Myofibroblasten und Myoepithelien: Sie sind kontraktile Abkömmlinge der Fibroblasten (Myofibroblasten) oder kontraktile Abkömmlinge der Epithelien (Myoepithelzellen).

Glatte Muskulatur

Sie bildet den Hauptanteil der Wand von Hohlorganen mit Ausnahme des Herzens.

Aufbau der glatten Muskelzelle

Glatte Muskelzellen sind vom Endomysium umhüllt. Sie sind spindelförmig, mit **zentral** liegendem, chromatin-lockerem **Kern** (Abb. **2.33**). Der Durchmesser der Muskelzelle beträgt 5–6 µm, die Länge variiert von 20 µm bei kleinen Blutgefäßen bis 500 µm beim Uterus während einer Schwangerschaft (**Hypertrophie**). Die Zellen produzieren Elastin, Kollagen sowie Proteoglykane und verankern sich an der Matrix. Glattes Muskelgewebe ist **mitotisch aktiv** und **regeneriert** nach Schädigung **gut**.

Aufbau der glatten Muskelzelle

Glatte Muskelzellen haben **zentral gelegene Kerne** und **regenerieren** gut (Abb. **2.33**).

Kontraktiler Apparat: Die glatten Muskelzellen zeigen **keine Querstreifung** und die Myofibrillen verlaufen weder parallel noch sind sie in Sarkomeren angeordnet. Demnach ist ihr Zellkörper lichtmikroskopisch homogen (glatt).
Ultrastrukturell besteht das Zytoskelett aus einem Netz aus Intermediärfilamenten wie Desmin und Vimentin sowie aus Myofilamenten des kontraktilen Apparates.
Ihre Organisation ist im Detail unklar. Myofilamente setzen sich aus Zell-spezifischen Aktin- und Myosin-Isotypen zusammen. Myosinfilamente verlaufen vermutlich schräg ebenso wie dazu parallel orientierte Aktinfilamente. Sie inserieren an **zytoplasmatischen** Verdichtungen und **sarkolemmalen Anheftungs-** bzw. **Verdichtungsplatten** (dense bodies) als Äquivalente zum Z-Streifen.

Kontraktiler Apparat: Mikroskopisch ist **keine Querstreifung** sichtbar. Ultrastrukturell zeigen sich schräg verlaufende Aktin- und Myosinfilamente, die an **Anheftungsplatten** verankert sind.

2.33 Glatte Muskulatur

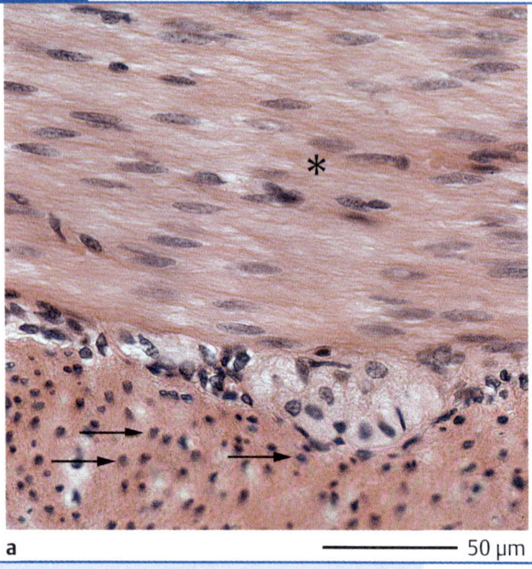

a

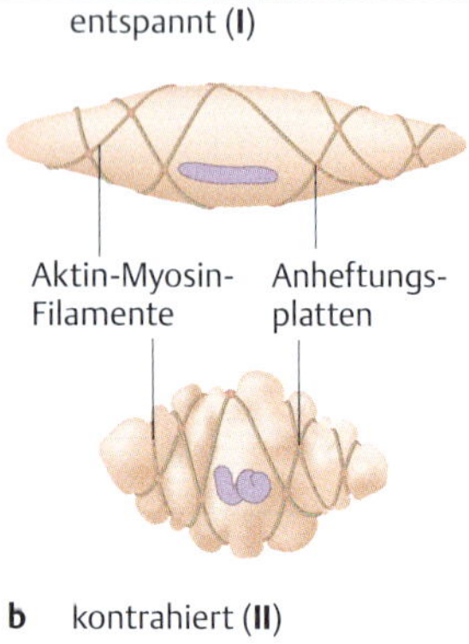

b

a Im histologischen Präparat ist glatte Muskulatur sowohl längs als auch quer angeschnitten (Stern: glatte Muskelzellen im Längsschnitt, Pfeile: glatte Muskelzellen (Kern) im Querschnitt).

b Schematische Darstellung einer glatten Muskelzelle im entspannten (**I**) und kontrahierten (**II**) Zustand: Aktin-Myosin-Filamente sind als schräg verlaufende Bündel über Anheftungsplatten organisiert. Die Kernform verändert sich je nach Zustand.

Durch die andersartige Anordnung der Myosinköpfchen gegenüber der quergestreiften Muskulatur wird eine **stärkere Verkürzung** erreicht.

Anders als in der quergestreiften Muskelfaser sind in der glatten Muskulatur die **Myosinköpfchen gereiht** orientiert. Die gegenüberliegenden Reihen arbeiten gegensinnig.
Damit wird eine **stärkere Verkürzung** der Einzelzelle durch Gleiten der Myofilamente erreicht als bei der quergestreiften Muskulatur.

Caveolae: Caveolae sind Mikrodomänen der Zellmembran, an denen Kalziumpumpen vorliegen.

Caveolae: Invaginationen des Sarkolemms (**Caveolae**) sind Mikrodomänen der Zellmembran, an denen sich Kalziumpumpen und Rezeptoren häufen.

2.12 Charakteristika unterschiedlicher Muskelgewebe

	Skelettmuskulatur	Herzmuskulatur	glatte Muskulatur
Lichtmikroskopie	quergestreift	quergestreift	homogen
(Abb. schematisch dargestellt: a: Längsschnitt b: Querschnitt)***	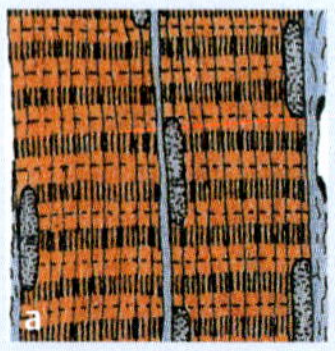 Quelle: Ulfig N, Hrsg. Kurzlehrbuch Histologie. 5., Aufl. Stuttgart: Thieme; 2019 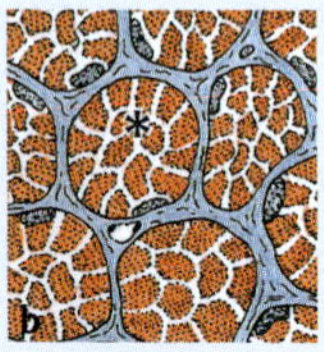 Quelle: Ulfig N, Hrsg. Kurzlehrbuch Histologie. 5., Aufl. Stuttgart: Thieme; 2019	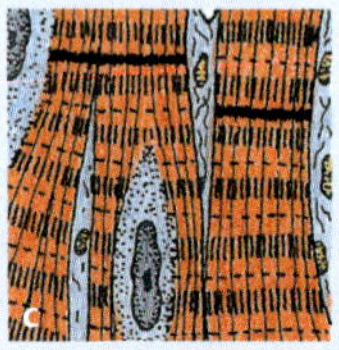 Quelle: Ulfig N, Hrsg. Kurzlehrbuch Histologie. 5., Aufl. Stuttgart: Thieme; 2019 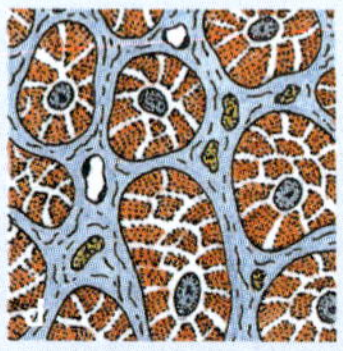 Quelle: Ulfig N, Hrsg. Kurzlehrbuch Histologie. 5., Aufl. Stuttgart: Thieme; 2019	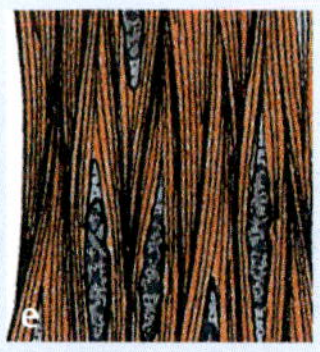 Quelle: Ulfig N, Hrsg. Kurzlehrbuch Histologie. 5., Aufl. Stuttgart: Thieme; 2019 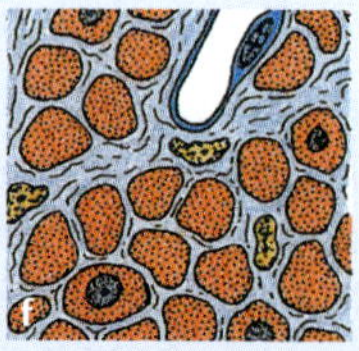 Quelle: Ulfig N, Hrsg. Kurzlehrbuch Histologie. 5., Aufl. Stuttgart: Thieme; 2019
Muskelzelle (n)	Skelettmuskelfaser, morphologisches Synzytium	verzweigte Zellen, funktionelles Synzytium durch Gap Junctions in **Glanzstreifen**	spindelförmige Zellen, funktionelles Synzytium durch Gap Junctions
Zellkern	viele Kerne in **randständiger** Lage	zentraler Kern, z.T. Polyploidie	meist ein Kern, **zentral** gelegen
Filamente	Sarkomerstruktur	Sarkomerstruktur	schräg verlaufende Aktin- und Myosinfilamente mit sarkolemmalen Anheftungsplatten
sarkolemmale Invagination	schmaler T-Tubulus → bildet mit je 2 Zisternen des L-Systems (SR**) eine **Triade**	breiter T-Tubulus bildet mit schwach ausgebildeter Zisterne des SR** eine **Dyade**	**Caveolae**
Innervation	willkürlich (somatisches Nervensystem)	autonome Steuerung durch modifizierte Herzmuskelzellen	unwillkürlich (vegetatives Nervensystem), z. T. Schrittmacherzellen und lokale Mechanismen, Oxytozin (Uterus)

* (in Abbildung) Cohnheim-Felderung: Gruppierung der Fibrillen durch Fixierung (Artefakt)
** SR = sarkoplasmatisches Retikulum
*** Quelle: Ulfig N, Hrsg. Kurzlehrbuch Histologie. 5., Aufl. Stuttgart: Thieme; 2019

Regulation der Kontraktion

Neurogene und hormonelle Regulation: Glatte Muskulatur kontrahiert sich **unwillkürlich** und wird durch das **autonome Nervensystem** innerviert, wobei – wie z. B. bei der Wehentätigkeit – Hormone (Oxytozin) regulierend eingreifen können. Daneben spielen lokale Faktoren und Botenstoffe (z. B. Prostaglandine, Purine etc.) eine wichtige Rolle. Die neuromuskuläre Verbindung entspricht einer **„Synapse en passant"**: Axone als zuführende Nervenfasern des autonomen Nervensystems zeigen variköse Erweiterungen, in denen Botenstoffe gespeichert vorliegen (Acetylcholin oder Noradrenalin) und bei Bedarf freigesetzt werden können. Die Varikositäten liegen 10–100 µm von der Membran der glatten Muskelzelle entfernt, deren Rezeptoren für die Botenstoffe über die gesamte Zelloberfläche verteilt sind. Die Kontraktionsstärke hängt von der Anzahl der aktivierten Rezeptoren ab. Es kann sich, anders als bei der quergestreiften Muskulatur, die ganze Zelle oder ein Teil von ihr kontrahieren.

Myogene Regulation: Glatte Muskelzellen können sich jedoch unter dem Einfluss von „Schrittmacherzellen" (glatte Muskelzellen hoher spontaner Erregbarkeit) spontan kontrahieren. Die Erregung wird durch Gap Junctions im Sinne eines **funktionellen Synzytiums** auf benachbarte Zellen übertragen.
Glatte Muskelzellen verkürzen sich langsamer und stärker als quergestreifte Muskulatur. Sie verbleiben ohne großen Energieverbrauch lange in Kontraktion. Glatte Muskelzellen sind nie ganz entspannt und ermüden nur wenig. Daher behalten sie einen gewissen Kontraktionszustand (**Tonus**). Ein wechselnder Tonus bedingt die langsame peristaltische Kontraktion im Magen-Darmtrakt und im Urogenitalsystem.

▸ Klinik. Bei einer **Atonie** fällt die Peristaltik aus. Dies führt im Darm zum **paralytischen Ileus** (Darmverschluss) oder im Fall eines gesteigerten Tonus zur Spastik und **spastischem Ileus.**
Beim **Asthma bronchiale** ist der Tonus der glatten Muskulatur der Atemwege so gesteigert, dass die Luftwege stark eingeengt sind (S. 547).

Regulation der Kontraktion

Neurogene und hormonelle Regulation: Bei der glatten Muskulatur ist die unwillkürliche Kontraktion oft über eine neuromuskuläre Verbindung geregelt, die einer **„Synapse en passant"** entspricht.

Myogene Regulation: Durch sog. Schrittmacherzellen induzierte Erregung wird zwischen glatten Muskelzellen durch Gap Junctions im Sinne eines **funktionellen Synzytiums** übertragen.

▸ Klinik.

2.2.6 Nervengewebe

Das Nervengewebe bildet sich aus dem Neuroektoderm (S. 102) und besteht aus
- **Neuronen** (**Nervenzellen**) und
- **Gliazellen** (**Supportzellen**), kurz **Glia** genannt.

Neurone proliferieren in der Regel nach der Geburt nicht, während Gliazellen dazu befähigt sind. Ein Merkmal der Nervenzellen und wichtige Grundlage der schnellen Kommunikation im Nervensystem ist deren **elektrische Erregbarkeit**, also die Fähigkeit das Membranpotenzial zu verändern (Ruhemembran- und Aktionspotenzial). Dafür besitzen Nervenzellen spezielle Ionenkanäle. Das zentrale Nervensystem (ZNS) mit Gehirn und Rückenmark sowie das periphere Nervensystem (PNS) mit Nerven und Nervenzellgruppen (Ganglien) zeigen histologische und funktionelle Unterschiede ihrer Bauelemente.

2.2.6 Nervengewebe

Neurone und **Gliazellen** sind die Bauelemente von PNS und ZNS. Neurone sind **elektrisch erregbar**.

Neurone

Ein Neuron (Nervenzelle) ist das Funktionselement des peripheren Nervensystems (PNS) sowie des Zentralnervensystems, ZNS (Gehirn und Rückenmark) (S. 194) und dient der schnellen Aufnahme und Weiterleitung von **Reizen** und deren Verarbeitung inklusive der Steuerung der Motorik. Wichtige Grundlage dafür sind die elektrische Erregbarkeit der Nervenzellen und die besondere Morphologie der Neurone. Nur im ZNS (S. 194) unterscheidet man die **graue Substanz** (Substantia grisea) mit den Zellleibern (Perikarya) der Neurone von der **weißen Substanz** (Substantia alba) mit deren Fortsätzen und ihren Gliahüllen.

Neurone

Neurone sind die Funktionselemente des peripheren und zentralen Nervensystems und dienen der schnellen Aufnahme und Weiterleitung von **Reizen** und deren Verarbeitung.

Aufbau des Neurons

Mehrere **Dendriten** entspringen dem **Perikaryon eines multipolaren Neurons**, von dem über den Axonhügel das **Axon** abgeht.

Perikaryon: Das Perikaryon ist das trophische Zentrum eines Neurons.
Histologische Merkmale sind ein blass gefärbter Kern (Euchromatin) mit Nucleolus und ein kräftig entwickeltes raues ER, das durch Färbung mit basischen Stoffen als **Nissl-Schollen** sichtbar wird. Nur der Axonhügel ist frei von Nissl-Schollen.

Neurofibrillen und **Neurotubuli** gehören zum Zytoskelett des Neurons.

Dendriten: Sie tragen oft **„Spines"** als Orte synaptischer Kontakte.

Axon: Die Abschnitte des Axons sind: **Initialsegment**, **Hauptstrecke** und **Axonterminalen** mit „Boutons". Axone haben eine Gliascheide.

Aufbau des Neurons

(Siehe Abb. **2.34**)
Ein typisches Neuron ist groß und besteht aus

- **Zellkörper** (**Perikaryon**, Soma) und seinen
- **Fortsätzen**: In der Regel besitzt ein typisches Neuron **mehrere Dendriten**, doch nur **ein Axon** (multipolares Neuron).

Die zytologische Organisation eines Neurons spiegelt die funktionelle Organisation wider: Sie ist polar. In der Regel wird der exzitatorische Reiz (Stimulus) vom Dendriten oder Perikaryon aufgenommen und auf dem Weg vom Dendriten zum Zellkörper und im Zellkörper verarbeitet. Ein neues Aktionspotenzial wird am Abgang des Axons (**Axonhügel**) ausgelöst, erreicht die Axonterminale und führt zur Ausschüttung von chemischen Botenstoffen (Neurotransmittern). Die Reizübertragung von einem Neuron zum nächsten erfolgt über den Interzellularraum durch die Neurotransmitter. Es bilden sich chemische Synapsen (S. 85). Elektrische Erregbarkeit der Nervenzellen und chemische Stoffe zusammen ermöglichen eine schnelle Zell-Zell-Kommunikation.

Perikaryon: Das Perikaryon ist das **trophische Zentrum** des Neurons. Es kann sehr groß (bis zu ca. 100 µm) und wegen seiner hohen Stoffwechselaktivität und Proteinbiosynthese reich an Organellen wie Golgi-Apparat, rauem endoplasmatischem Retikulum, Lysosomen und Mitochondrien sein. Bedingt durch die hohe Proteinsynthese ist das raue endoplasmatische Retikulum typischerweise kräftig entwickelt und tritt histologisch als fein- bis grobkörnige Substanz (**Nissl-Schollen** oder **Nissl-Substanz**) v. a. bei Färbung (S. 91) mit basischen Stoffen wie Kresylviolett, Toluidinblau oder Methylenblau in Erscheinung. Nur der **Axonhügel** (**Ursprungskegel**) am Abgang des Axons ist frei von Nissl-Schollen. Dort und im Axon dominieren Neurotubuli (= Mikrotubuli), die für den axonalen Transport notwendig sind.
Auch der **Kern** gibt Hinweise auf die hohe Syntheseleistung der Neurone (blasse Färbung als Hinweis auf **Entspiralisierung der DNA** (Euchromatin), Nucleolus stark anfärbbar durch Anwesenheit von rRNA). Die hohen Transkriptions- und Translationsaktivitäten sind diesen Zellen also anzusehen.
Wie in Herzmuskelzellen findet sich im Alter in den Perikarya von Nervenzellen braunes Pigment (Lipofuszin (S. 76)).
Das Zytoskelett des Perikaryons besteht aus **Neurofilamenten** (den spezifischen Intermediärfilamenten der Nervenzellen), die sich zu **Neurofibrillen** zusammenlagern. **Neurotubuli** entsprechen den Mikrotubuli. Sie werden durch Mikrotubuli-assoziierte Proteine (**MAPs**) versteift und bilden mit den Neurofilamenten (Tab. **2.2**) sowie mit Aktinfilamenten ein dichtes Netz.

Dendriten: Sie sind zur Oberflächenvergrößerung baumartig verzweigt und tragen weiterhin im Dienst der Vergrößerung der Oberfläche **„Spines"** (**Dornen**) als Kontaktstellen für Synapsen.

Axon: Nach dem Axonhügel unterscheidet man das **Anfangssegment** (**Initialsegment**), die **Hauptstrecke** und die **Axonterminalen**, deren Verdickungen auch **„Boutons"** genannt werden. Die Axonterminalen dienen synaptischen Kontakten. Beim Axon unterscheidet man das **Axolemm** (Zellmembran) und das **Axoplasma** (Zyto-

2.34 Motoneuron und innervierte Skelettmuskelfaser (motorische Einheit)

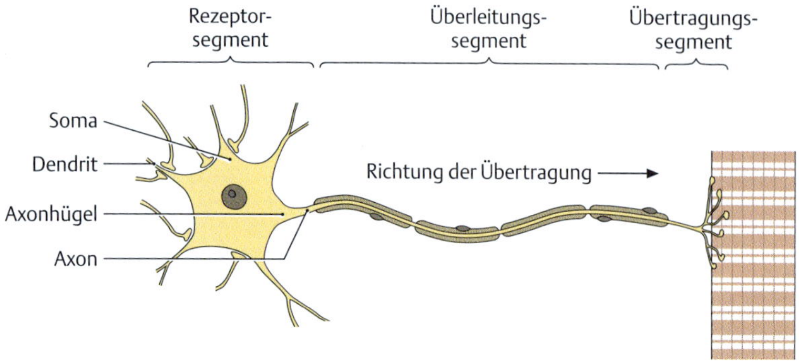

Quelle: Schünke M, Schulte E, Schumacher U. PROMETHEUS LernAtlas der Anatomie, Allg. Anat. u. Bewegungssystem. Illustrationen von Voll M u. Wesker K. 6. Aufl. Stuttgart: Thieme; 2022

plasma) mit Neurofilamenten und Neurotubuli. Jedes Axon wird von einer Gliascheide umhüllt.

Axonaler Transport: Über den **anterograden axonalen Transport** werden Mitochondrien und Vesikel schnell (40 cm/Tag), nicht Membran-verpackte Proteine langsam (0,4 cm/Tag) vom Perikaryon zum Axonende entlang der Mikrotubuli („Neurotubuli") mit Hilfe der Motorproteine Kinesin transportiert.
Abgenutzte Organellen gelangen über den **retrograden axonalen Transport** (20 cm/Tag) und das Motorprotein Dynein zurück zum Perikaryon.

Axonaler Transport: Beim **anterograden** Transport werden Vesikel, Mitochondrien oder Proteine entlang der Mikrotubuli mit Hilfe des Motorproteins Kinesin zentrifugal befördert, beim **retrograden** Transport kommen z. B. leere Vesikel unter Mitarbeit des Motorproteins Dynein auf zentripetalem Weg zurück zum Perikaryon.

Klassifikation der Neurone

Neurone kann man zum einen nach ihrer Form (Abb. **2.35**), zum anderen nach ihrer Funktion klassifizieren.
Nach der Anzahl der Fortsätze unterscheidet man:

- **Multipolare Neurone:** Die meisten Nervenzellen sind multipolar, d. h. viele Dendriten gehen vom gesamten Perikaryon ab. Vor allem in der Ausgestaltung des Dendritenbaums und des Zellkörpers unterscheiden sie sich. Charakteristische, große multipolare Neurone finden sich u. a. im Vorderhorn des Rückenmarks, als Purkinje-Zelle in der Rinde des Kleinhirns und als Pyramidenzelle in der Rinde des Großhirns.
- **Bipolare Neurone** besitzen einen Dendriten und ein Axon und kommen in der Retina, im Riechepithel sowie bei Hirnnervenganglien im Innenohr vor.
- **Pseudounipolare Neurone** mit einem dendritischen Axon entwickeln sich in der Embryonalzeit aus einem bipolaren Neuron. Pseudounipolare Neurone finden sich im Spinalganglion und in sensiblen Ganglien der Hirnnerven V, VII, IX und X.
- **Unipolare Neurone** sind der Vollständigkeit halber erwähnt. Sie sind bei Vertebraten sehr selten und vor allem während der Embryogenese zu finden.

Funktionell werden Neurone gegliedert in:

- **sensorische Neurone**, die afferente Impulse zum und innerhalb des ZNS führen und
- **Motoneurone**, die efferente Impulse vom ZNS zum peripheren Zielorgan (Skelettmuskelfaser) führen.
- **Projektionsneurone** übermitteln Reize über lange und mittlere Strecken. Es handelt sich um multipolare Neurone, die als Golgi-I-Zellen bezeichnet werden und ein langes Axon besitzen. Ein Motoneuron ist ein Beispiel für ein Projektionsneuron.
- **Interneurone** dienen der lokalen Verschaltung. Diese multipolaren Golgi-II-Neurone bilden kurze Axone.
- **Neuroendokrine** Nervenzellen sind auch zur Synthese und Abgabe von Hormonen befähigt. Wichtige Beispiele sind hypothalamische Nervenzellen (S. 1118), die z. B. Oxytozin und Vasopressin oder Releasing-Hormone bilden.

Klassifikation der Neurone

Eine Klassifikation ist möglich anhand der Form (Abb. **2.35**) und der Funktion.

Nach Anzahl der Fortsätze (Dendriten und Axon) klassifiziert man Neurone als:

- **multipolar** (häufig),
- **bipolar** (selten),
- **pseudounipolar** (Spinalganglien und sensible Ganglien der Hirnnerven V, VII, IX und X),
- **unipolar** (sehr selten).

Neurone werden nach ihrer Funktion unterteilt in:

- sensorische Neurone,
- Motoneurone,
- Projektionsneurone,
- Interneurone,
- Neuroendokrine Neurone.

2.35 Verschiedene Typen von Neuronen

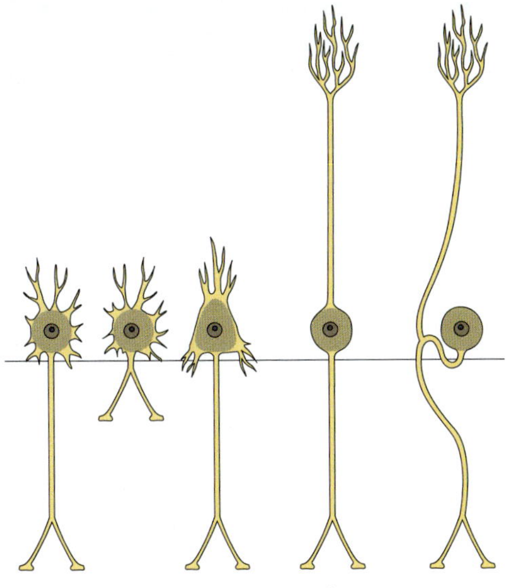

a Multipolare Neurone: mit langem Axon (**I**, Vorkommen z. B. als α-Motoneurone im Vorderhorn des Rückenmarks), mit kurzem Axon (**II**, Vorkommen z. B. in der grauen Substanz von Rückenmark und Gehirn als Interneurone) sowie die Pyramidenzelle (**III**) der Großhirnrinde.
b Bipolares Neuron (Vorkommen z. B. in der Retina).
c Pseudounipolares Neuron (Vorkommen z. B. in Spinalganglien).

Quelle: Schünke M, Schulte E, Schumacher U. PROMETHEUS LernAtlas der Anatomie, Allg. Anat. u. Bewegungssystem. Illustrationen von Voll M u. Wesker K. 6. Aufl. Stuttgart: Thieme; 2022

2.35

Gliazellen (Supportzellen) im PNS und ZNS

Im PNS findet man zwei Hauptgruppen von Gliazellen:
- **Schwann-Zellen** und
- **Mantelzellen.**

▶ Klinik.

ZNS: vier Gliazelltypen (Tab. **2.13**).

▶ Klinik.

Gliazellen (Supportzellen) im PNS und ZNS

Gliazellen sind häufiger als Nervenzellen. Im **PNS** findet man:
- **Schwann-Zellen**, die Axone begleiten, und
- **Mantelzellen** um Perikarya der Neurone in Ganglien (S. 87).

▶ Klinik. Schwann-Zellen im PNS können gutartige **Neurinome** (= **Schwannome**) bilden. Eine häufige Lokalisation ist der achte Hirnnerv (Akustikusneurinom) oder auch aus dem Rückenmark austretende Nervenwurzeln. Multiple Neurinome treten bei der erblichen Neurofibromatose (Neurofibromatose Typ 1, Morbus Recklinghausen) auf.

Im **ZNS** unterscheidet man nach Form und Funktion vier Gliazelltypen (Tab. **2.13**).

▶ Klinik. Die meisten sog. „Hirntumoren" gehen von Gliazellen des ZNS aus (**Astrozytom**, **Oligodendrogliom**), deren Malignitätsgrad abhängig von der Differenzierung der Tumorzellen ist. Das hochmaligne **Glioblastom** hat eine sehr schlechte Prognose: Die Zellen sind vollkommen entdifferenziert, wachsen schnell und bilden selbst nach operativer Entfernung und Strahlen- oder Chemotherapie fast immer ein Rezidiv.

2.13 Gliazellen des ZNS (s. auch Abb. 2.36)

Gliazelle	Morphologie	Funktion
Astrozyten ▪ protoplasmatischer Astrozyt (v. a. in grauer Substanz) ▪ fibrillär (v. a. in weißer Substanz)	▪ größte Gliazelle (~40 µm) mit sich verzweigenden, sternförmigen Fortsätzen und viel oder wenig Zytoplasma ▪ immunhistologischer Nachweis von GFAP* (Intermediärfilament)	▪ Stützfunktion ▪ Regulation der **Blut-Hirn-Schranke** (Induktion der Zonulae occludentes in Kapillaren vom kontinuierlichen Typ), Bildung der perivaskularen Gliamembran ▪ Konstanthaltung des **Mikromilieus** durch Aufnahme neuronaler Metaboliten ▪ Aufnahme von Neurotransmittern ▪ **Narbenbildung** (Gliose, Astrozytennarbe)
Oligodendrozyten	~30 µm	Bildner der **Myelinscheide** im ZNS
Mikrogliazellen = Hortega-Zellen	~15–20 µm (wie ein Monozyt)	▪ Antigen-Präsentation ▪ Phagozytose ▪ amöboid beweglich ▪ Abstammung aus Dottersack
Ependymzellen	prismatische Zellen Kinozilien und Mikrovilli	einschichtige Auskleidung der Hirnventrikel und des zentralen Rückenmarkskanals

*Glial Fibrillary Acidic Protein

2.36 Zelltypen der zentralen Glia

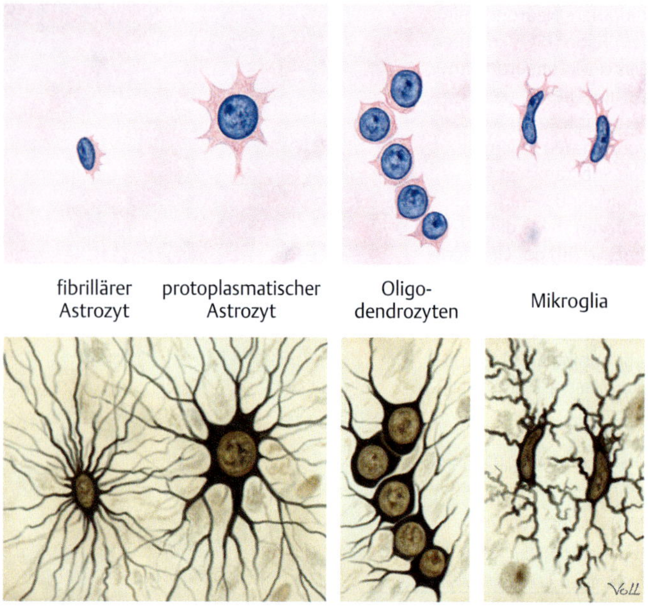

Die Zellen sind nicht im im richtigen Größenverhältnis dargestellt. Mikrogliazellen sind die kleinsten Gliazellen.

Quelle: Schünke M, Schulte E. Schumacher U. PROMETHEUS LernAtlas der Anatomie, Allg. Anat. u. Bewegungssystem. Illustrationen von Voll M u. Wesker K. 6. Aufl. Stuttgart: Thieme; 2022

2.37 Unterschiede der Myelinisierung von PNS und ZNS

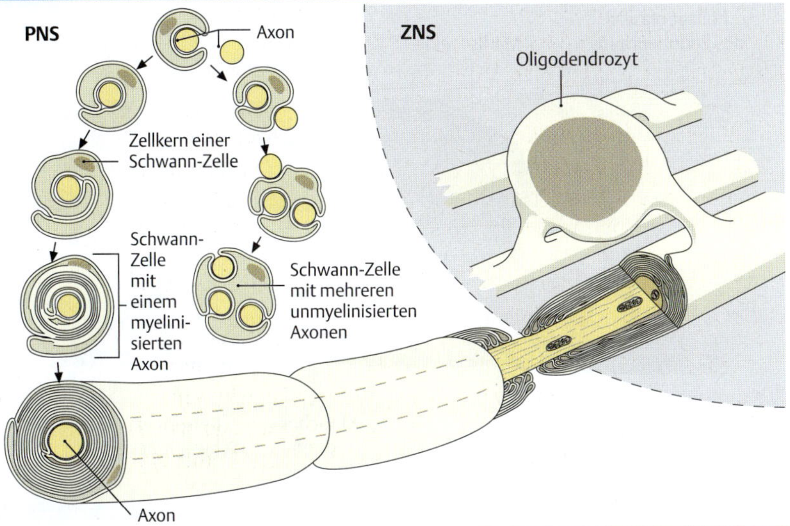

Quelle: Schünke M, Schulte E, Schumacher U. PROMETHEUS LernAtlas der Anatomie, Allg. Anat. u. Bewegungssystem. Illustrationen von Voll M u. Wesker K. 6. Aufl. Stuttgart: Thieme; 2022

Myelinisierte Nervenfasern

Myelinisierte Axone werden von einer speziellen **Gliascheide** umhüllt. Diese wird im **ZNS** von den **Oligodendrozyten** gebildet, wobei die Fortsätze eines Oligodendrozyten mehrere Axone erreichen (Abb. **2.37**).

► Klinik. Die Myelinisierung des ZNS beginnt in der Fetalzeit und ihr Höhepunkt ist am Ende des 2. Lebensjahres überschritten. Bei der **Multiplen Sklerose** (**MS**) handelt es sich um eine demyelinisierende Erkrankung des ZNS. Entmarkungsherde sind unsystematisch verteilt und erklären das wechselnde und breite Spektrum neurologischer Symptome. Autoimmunprozesse gegen Myelin-spezifische Proteine werden als Krankheitsursache vermutet.

Im **PNS** werden Axone von **Schwann-Zellen** umhüllt. Eine Schwann-Zelle umhüllt immer nur einen kurzen Bereich und, da ein Axon sehr lang sein kann (bis ca. 1 m), bilden viele Schwann-Zellen insgesamt die Gliascheide im Verlauf eines Axons.
Bildet sich um ein Axon eine Myelinscheide, spricht man von einer **myelinisierten (markhaltigen) Nervenfaser**. Gliazellen entwickeln über Membranlamellen die **Myelinscheide**. Sie zeigt im ultrastrukturellen Bild eine Periodik von dicken **Haupt**- und dünnen **Intermediärlinien**. Fehlt die Myelinscheide, handelt es sich um eine **nicht myelinisierte (marklose) Nervenfaser** (Axone). In diesem Fall liegen mehrere marklose Axone des PNS in Invaginationen einer Schwann-Zelle.

► Merke. Im **ZNS** umhüllt ein Oligodendrozyt mit seinen Fortsätzen mehrere Axone und bildet deren Myelinscheide. Im **PNS** umgibt das Zytoplasma einer Schwann-Zelle mehrere Axone im Fall **markloser** Fasern. Bilden Schwann-Zellen eine Myelinscheide (**markhaltige** Nervenfaser) dann umhüllen sie jeweils nur einen Bereich (Internodium) eines Axons.

Dort, wo eine Schwann-Zelle mit ihren Membranlamellen endet, wird die Myelinscheide unterbrochen. Diese Stelle, an der ein Axonsegment in das nächste übergeht, wird **Ranvier-Schnürring** (Abb. **2.38**) oder auch **Ranvier-Knoten** (**Nodus**) genannt. Hier sind gehäuft spannungsabhängige Natriumkanäle zu finden, die für die Entstehung eines Aktionspotenzials wichtig sind. Der Abschnitt zwischen zwei Ranvier-Schnürringen gilt als **Internodium** und entspricht dem Bereich einer Schwann-Zelle.
In einer markhaltigen Nervenfaser wird die elektrische Erregungsleitung in Sprüngen von Schnürring zu Schnürring weitergeleitet. Diese **saltatorische Erregungsleitung** ist wesentlich schneller als die **kontinuierliche Leitung** bei einer marklosen Nervenfaser. Die Leitungsgeschwindigkeit wird vom Durchmesser der Axone und v. a. von der Dicke der Myelinscheide bestimmt, über die stark-, schwach- und nicht myelinisierte Fasern in A-, B- und C-Fasern klassifiziert werden. Einzelheiten in Tab. **2.14** und im Kap. Nervensystem (S. 187).

Myelinisierte Nervenfasern

Die **Gliascheide** wird im **ZNS** von **Oligodendrozyten** gebildet (Abb. **2.37**).

► Klinik.

Im **PNS** umhüllen **Schwann-Zellen** Axone.

Eine Gliascheide aus spezialisierten Membranlamellen wird **Myelinscheide** genannt. Sie ist für eine **myelinisierte** (**markhaltige**) **Nervenfaser** typisch.

► Merke.

Im Bereich des **Ranvier-Schnürrings** (Abb. **2.38**) grenzen zwei benachbarte Schwann-Zellen aneinander und dazwischen ist die Myelinscheide unterbrochen. Der Bereich zwischen zwei Ranvier-Schnürringen wird **Internodium** genannt.
Über die Ranvier-Knoten myelinisierter Fasern wird die **saltatorische Erregungsleitung** vermittelt. Diese Art der Leitung ist viel schneller als die **kontinuierliche** unmyelinisierter Fasern. Es gilt zudem, dass dicke Myelinscheiden und größere Axondurchmesser die Leitungsgeschwindigkeit positiv beeinflussen (Tab. **2.14**).

2.38

2.38 Aufbau eines Ranvier-Schnürrings im PNS

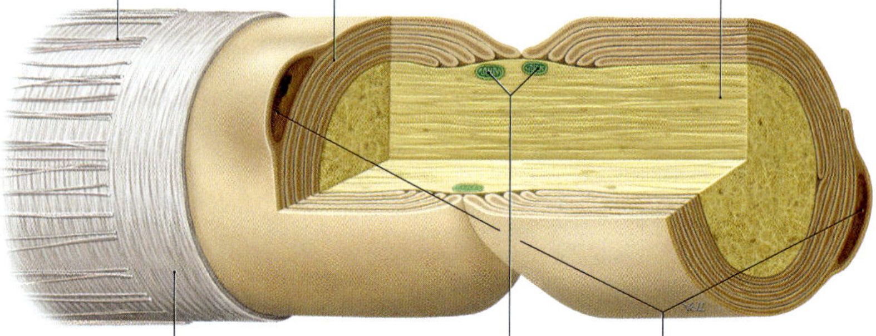

Quelle: Schünke M, Schulte E, Schumacher U. PROMETHEUS LernAtlas der Anatomie, Allg. Anat. u. Bewegungssystem. Illustrationen von Voll M u. Wesker K. 6. Aufl. Stuttgart: Thieme; 2022

2.14 Klassifikation von Nervenfasern nach Myelinisierung und Dicke

Typ	Vorkommen	mittlerer Durchmesser (μm)	mittlere Leitungsgeschwindigkeit (m/s)
markhaltig			
Aα	Afferenzen zu Muskelspindeln Efferenzen aus α-Motoneuron	15	100
Aβ	Afferenzen aus Mechanorezeptoren der Haut	8	50
Aγ	Efferenzen der Muskelspindeln	5	20
Aδ	Afferenzen von Thermo- und Nozizeptoren der Haut	3	15
B	Efferenzen: sympathisch präganglionär	<3	7
marklos			
C	Afferenzen*: Thermo- und Nozizeptoren; Efferenzen: sympathisch postganglionär	1	1

* Afferenzen im PNS: Nervenfasern, die aus der Körperperipherie in Richtung ZNS ziehen und sensorische Qualitäten haben. Efferenzen im PNS: Motorische Nervenfasern, die vom ZNS ausgehend in die Peripherie ziehen.

Periphere Nerven

Ein peripherer Nerv enthält typischerweise efferente und afferente Nervenfasern (S. 190).

Periphere Nerven

Ein typischer peripherer Nerv enthält efferente und afferente Nervenfasern (S. 190). Es gibt allerdings Ausnahmen. Zudem sind meist myelinisierte und nicht myelinisierte Fasern anzutreffen. Die Perikarya der zugehörigen Nervenzellen liegen dabei in der grauen Substanz des Rückenmarks (efferente Fasern) oder im Spinalganglion (afferente Fasern) bzw. in peripheren Ganglien. Das Bindegewebe übernimmt die weitere Organisation peripherer Nerven, es fehlt im ZNS.

Bindegewebshüllen um Fasern und Bündel

Eine **Nervenfaser** besteht aus einem Axon und einer Gliascheide. Sie wird umgeben vom **Endoneurium**. Mehrere Nervenfasern bilden ein Nervenfaserbündel mit umhüllendem **Perineurium**. Mehrere Bündel werden zum Nerv, dessen äußere Bindegewebsscheide **Epineurium** heißt (Abb. **2.39**).

Bindegewebshüllen um Fasern und Bündel

Die kleinste Einheit eines Nervs ist die **Nervenfaser**, die aus **Axon** (bzw. Dendrit) und **Gliascheide** besteht. Sie wird von der Basallamina umschlossen, an die eine feine Schicht retikulären Bindegewebes grenzt: Je nach Größe des Nervs schließen sich Kapillaren und lockeres kollagenes Bindegewebe an. Dieser Raum gilt als **Endoneurium**. Mehrere Nervenfasern lagern sich zu **Nervenfaserbündeln** zusammen, eingefasst durch das **Perineurium** mit Fibroblasten-ähnlichen **Perineuralzellen**, die Tight Junctions besitzen und so für ein abgeschottetes Milieu sorgen. Viele Nervenfaserbündel bilden einen Nerv, der durch die äußere Bindegewebsscheide, das **Epineurium**, begrenzt wird (Abb. **2.39**).

2.39 **Aufbau eines peripheren Nervs**

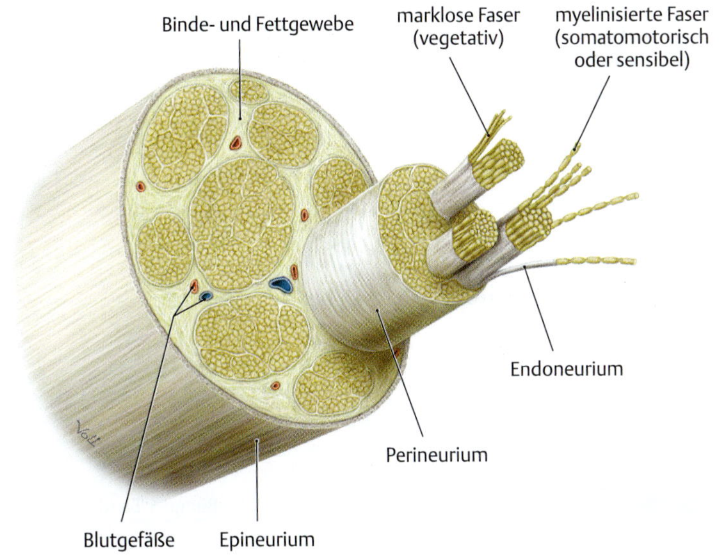

Quelle: Schünke M, Schulte E, Schumacher U. PROMETHEUS LernAtlas der Anatomie, Allg. Anat. u. Bewegungssystem. Illustrationen von Voll M u. Wesker K. 6. Aufl. Stuttgart: Thieme; 2022

2.40 **Kleiner peripherer Nerv im Querschnitt und Längsschnitt**

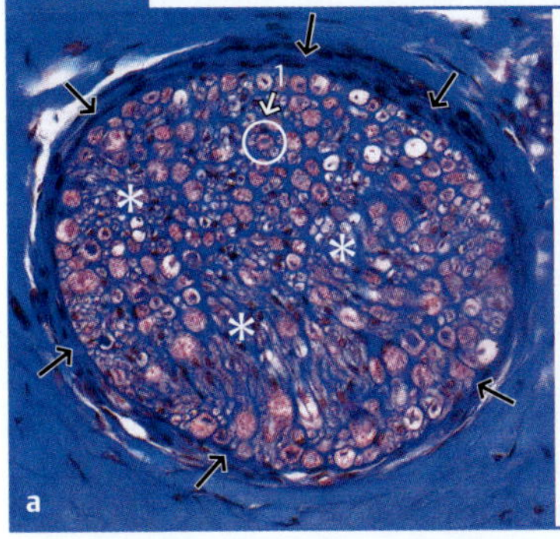

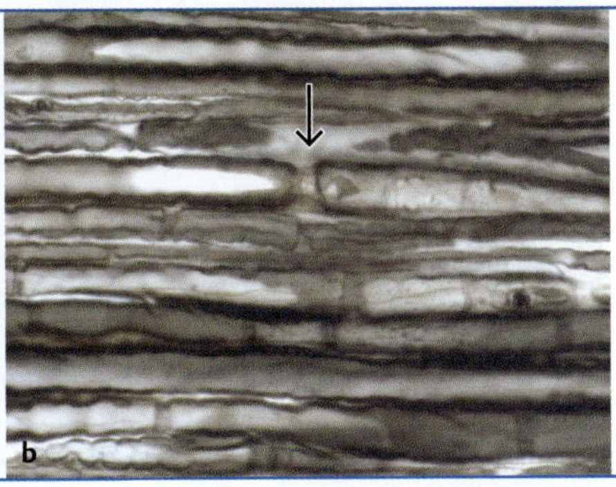

a Querschnitt: Das Perineurium (Pfeile) umschließt ein Bündel von Nervenfasern samt Endoneurium (Sterne). Die Bindegewebsanteile erscheinen in der Azan-Färbung blau. Myelinscheiden sind rötlich gefärbt (1).
b Längsschnitt: Die schwarze Myelinscheide ist hier gefärbt (Osmium-Säure-Fixierung) und am Ranvier-Schnürring unterbrochen (Pfeil).

Regeneration

Nach Verletzung einer peripheren Nervenfaser treten typische Veränderungen (Abb. **2.41**) am Perikaryon sowie am proximalen und distalen Axonstumpf auf, die als **Waller-Degeneration** bekannt sind.
Die Regeneration der verletzten Nervenfaser ist prinzipiell möglich. Das Perikaryon und der proximale Anteil des Axons müssen dazu unverletzt sein. Dann kann im distalen Anteil des geschädigten Axons ausgehend von Schwann-Zellen eine Regeneration erfolgen. Sie bilden nach Vermehrung eine **Leitschiene** (Büngner-Bänder) für das einsprossende proximale Axonstück. Im ZNS ist eine Regeneration problematisch.

▸ Klinik. Ein **Neurom** ist eine knäuelartige Verdickung des proximalen Axonsegmentes. Es kann sich im Amputationsstumpf (z. B. nach Amputation eines Beins) entwickeln (**Amputationsneurom**).

Synapsen

Elektrische Synapsen sind selten. Sie entsprechen **Gap Junctions** (S. 43) und die Reizübertragung ist an den direkten Ionenfluss gebunden.
Die häufigen Interzellularkontakte im Nervensystem sind **chemische** Synapsen.

Regeneration

Eine verletzte Nervenfaser des PNS kann regenerieren, wenn das Perikaryon mit proximalem Axon und die Basallamina im distalen Anteil des geschädigten Axons intakt sind.
Die nach Verletzung typischen Veränderungen (Abb. **2.41**) an Perikaryon sowie proximalem und distalem Axon-Stumpf sind als **Waller-Degeneration** bekannt.

▸ Klinik.

Synapsen

Im Nervensystem sind chemische Synapsen vorherrschend, seltene elektrische Synapsen entsprechen Gap Junctions (S. 43).

⊙ 2.41

⊙ 2.41 Regeneration einer peripheren Nervenfaser im Verlauf

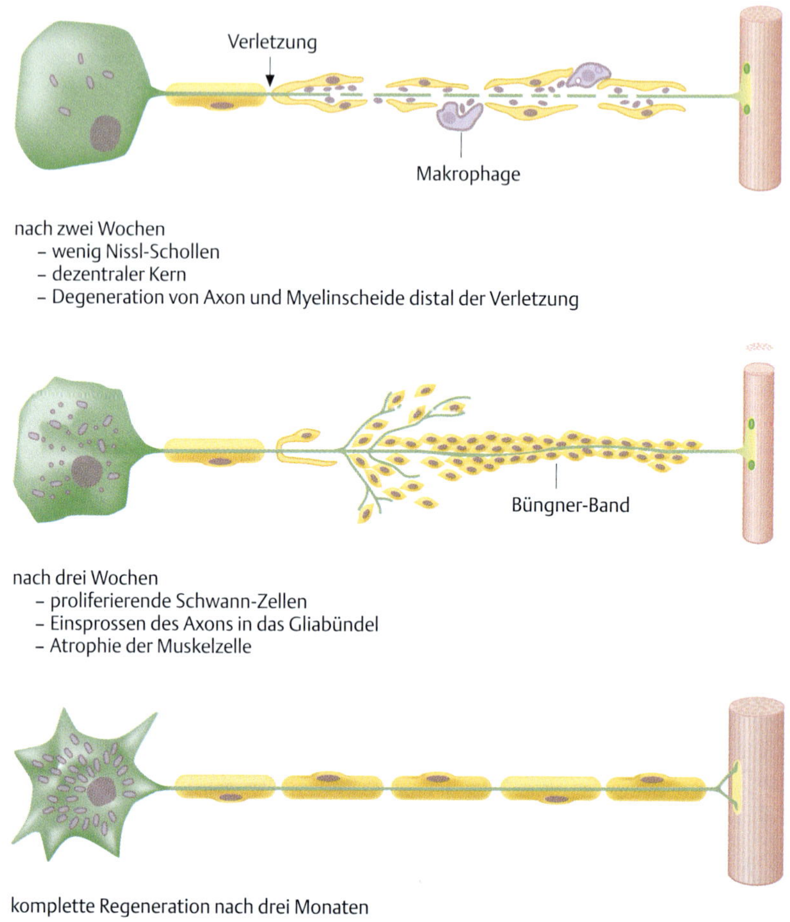

Chemische Synapsen sind Kommunikationsverbindungen zwischen zwei Neuronen, meist zwischen Axonterminale und Dendrit. Dazwischen befindet sich ein sehr schmaler extrazellulärer Spalt.

Chemische Synapsen werden nach folgenden Kriterien eingeteilt:
- Nach der **Lokalisation** (Abb. **2.42**).
- Nach Art der Beeinflussung des **Membranpotenzials** der Postsynapse durch die Neurotransmitter unterscheidet man exzitatorische (Depolarisation der Postsynapse) und inhibitorische (Hyperpolarisation der Postsynapse) Synapsen (S. 189).
- Nach dem **Transmitter** unterscheidet man z. B. häufige GABAerge und glutamaterge sowie seltenere cholinerge und katecholaminerge Synapsen. Transmitter im ZNS (S. 194).

Chemische Synapsen (S. 189) sind Orte der Kommunikation zwischen Nervenzellen. Sie entstehen zwischen der Axonterminale (Präsynapse) eines Neurons und der Postsynapse eines weiteren Neurons (typischerweise ein Dendrit). Dazwischen liegt der enge extrazelluäre synaptische Spalt, in dem ein chemischer Botenstoff (Neurotransmitter) das Signal der Senderzelle über den Spalt an die Empfängerzelle weiterleitet. Dies geschieht nach Freisetzung des Neurotransmitters (Exozytose) aus der Präsynapse durch Diffusion im engen synaptischen Spalt.

Chemische Synapsen werden nach unterschiedlichen Kriterien eingeteilt:
- Nach der **Lokalisation** spricht man bei **neuro-neuronalen Synapsen** von axo-dendritischen, axo-somatischen oder axo-axonalen Synapsen. Man unterscheidet im PNS ferner **neuromuskuläre Synapsen** und **neuroglanduläre Synapsen** (Abb. **2.42**) (s. Muskelgewebe: Synapsen en passant (S. 79)).
- Nach Art der Beeinflussung des **Membranpotenzials** der Postsynapse und nach **morphologischen Gesichtspunkten**:
  - GRAY-I Synapsen (Synapsentyp I, asymmetrische Synapse) wegen ungleichmäßiger Membranverdichtung an der postsynaptischen Seite. Diese sind häufig **exzitatorische Synapsen** (Depolarisation der Postsynapse).
  - GRAY-II Synapsen (symmetrische Synapsen) besitzen gleichmäßige Verdichtungen. Diese sind häufig **inhibitorische Synapsen** (Hyperpolarisation der Postsynapse).
- Nach dem **Typ des Transmitters** unterscheidet man vor allem GABA(**g**amma-**A**mino-**B**uttersäure; engl. **b**utyric **a**cid)-erge, glyzinerge Synapsen (S. 194) und glutamaterge Synapsen. Glutamaterge Synapsen sind die wichtigsten exzitatorischen Elemente, GABAerge Synapsen die wichtigsten hemmenden Synapsen im ZNS.
- Daneben gibt es cholinerge (Acetylcholin), katecholaminerge (Dopamin, Adrenalin, Noradrenalin) und peptiderge (Neuropeptide) Synapsen. Ferner können Gase wie NO, oder Stoffe wie ATP auch als Neurotransmitter im weiteren Sinn fungieren.

⊙ 2.42 **Verschaltungen in einem kleinen Neuronenverband**

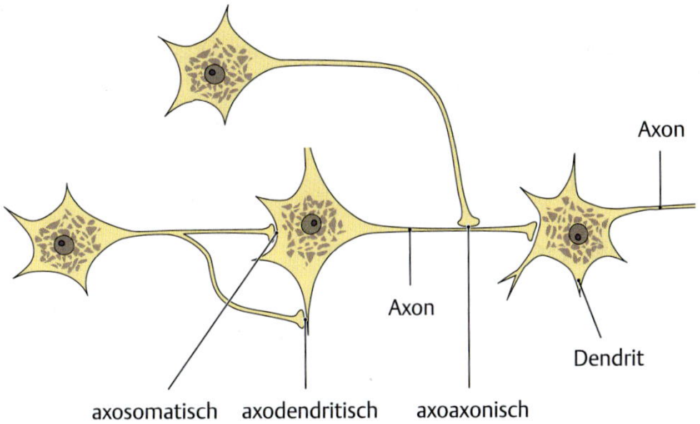

Quelle: Schünke M, Schulte E, Schumacher U. PROMETHEUS LernAtlas der Anatomie, Allg. Anat. u. Bewegungssystem. Illustrationen von Voll M u. Wesker K. 6. Aufl. Stuttgart: Thieme; 2022

⊙ 2.42

▸ **Exkurs: Neuromodulation.** Viele Neuropeptide (Substanz P, vasoaktives intestinales Peptid), Opioide (Enkephaline, Endorphine), biogene Amine (Dopamin, Serotonin) und weitere wirken über metabotrope Rezeptoren und sind somit nicht klassische erregende oder hemmende Neurotransmitter. Sie sind Neuromodulatoren, die langsamer wirken und über Second-Messenger-Signalkaskaden viele Prozesse der Zelle beeinflussen und die Synapse verändern können oder die Genexpression steuern. Neuromodulation bedeutet also eine **Veränderung der Reizempfindlichkeit der synaptischen Effektorzelle**.

▸ Exkurs: Neuromodulation.

Ganglien

Ganglien sind meist makroskopisch bereits sichtbare Anhäufungen von Nervenzellperikarya und den zugehörigen peripheren Gliazellen, den Mantelzellen. Im PNS umhüllen **Mantelzellen** die Perikarya der Neurone von **Ganglien**, Schwannzellen die Fortsätze der Neurone.

Spinalganglien (Abb. 2.43): liegen in der Hinterwurzel des Spinalnervs und gehören zum somatischen Nervensystem. Hier kommen die Perikarya **pseudounipolarer** Neurone als Ganglienzellen und um diese herum kleine **Mantelzellen** als spezifische periphere Gliazellen vor.
Über den Fortsatz der Spinalganglienzellen erreichen sensible (sensorische), also afferente (S. 198) Reize der Körperperipherie das ZNS. Das Perikaryon stellt nur das metabolische Zentrum dar, an dem sich aber keine Synapsen befinden. Da es nur einen Fortsatz pro Spinalganglienzelle gibt, greifen die Begriffe Dendrit und Axon hier nicht ganz. Man kann jedoch von einem peripheren (dendritischen) Teil des Axons und von einem vorwiegend dann im ZNS verlaufenden, zentralen Axon sprechen.

Ganglien

Im PNS finden sich Perikarya von peripheren Nervenzellen und periphere Gliazellen (Mantelzellen) in Ganglien.

In einem **Spinalganglion** (Abb. **2.43**) häufen sich Perikarya von **pseudounipolaren Neuronen**, s. a. Spinalnerven (S. 198).

⊙ 2.43 **Spinalganglion**

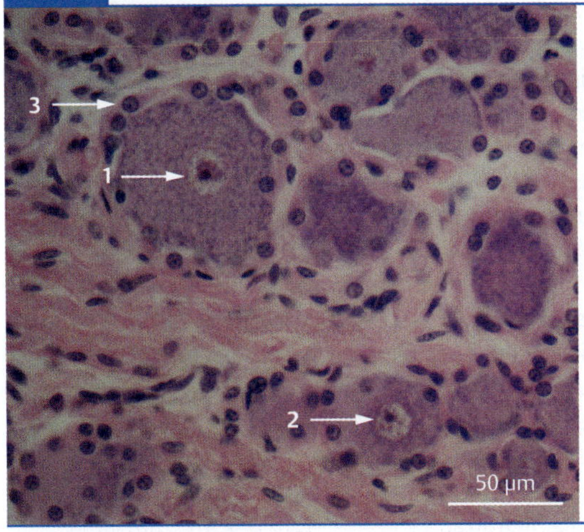

Anschnitt eines Spinalganglions mit pseudounipolaren Nervenzellen. Auffallend sind der große, helle Kern mit Nucleolus und die Mantelzellen (HE-Färbung).
(1): große Spinalganglienzelle (Kern)
(2): kleine Spinalganglienzelle (Kern)
(3): Mantelzelle (Kern)

⊙ 2.43

Im **vegetativen Ganglion** liegen Perikarya **multipolarer Neurone**.

Vegetative Ganglien: gehören zum autonomen, vegetativen Nervensystem. Sie liegen als prä- und paravertebrale Ganglien um große Bauchgefäße, parallel zur Wirbelsäule oder in den Eingeweiden (z. B. im Magen-Darm-Trakt (S. 666)).
Grenzstrangganglien sind paravertebrale Ganglien. In vielen Organen selbst finden sich vegetative, sog. **intramurale Ganglien**. Sie sind die letzte Umschaltstation von viszeromotorischen Axonen, deren Perikarya sich im Seitenhorn des Rückenmarks befinden. Im vegetativen Ganglion kommen **Mantelzellen** als spezifische Gliazellen um die Perikarya der multipolaren Nervenzellen vor.

2.3 Histologische Techniken

2.3.1 Routinetechniken

Die Herstellung eines typischen **histologischen Dauerpräparates** für die Beobachtung im **Mikroskop** beinhaltet eine Reihe von Schritten
- Fixierung des Gewebes,
- Einbettung,
- Schneiden und Färben,
- Eindecken.

2.3 Histologische Techniken

2.3.1 Routinetechniken

Histologische Präparate stellen immer eine „fixierte“ Momentaufnahme von Zellen, Geweben und Organen dar. Da sie für die **Beobachtung im Mikroskop** eine Reihe von Schritten durchlaufen müssen, können Artefakte (z. B. postmortale Veränderungen, Schrumpfungen, Schnitt- und Färbeartefakte etc.) auftreten.
Bei der Mehrzahl der herkömmlichen histologischen Präparate handelt es sich um gefärbte **Schnittpräparate**. Ihre Herstellung gliedert sich in
- Gewebeentnahme und Fixierung, bzw. Perfusionsfixierung über Blutgefäße in situ,
- Einbettung in Paraffinwachs oder in Kunstharz und
- Schneiden, Färben und Eindecken.

Neben den herkömmlichen histologischen Schnittpräparaten gibt es verschiedene **weitere Arten** mikroskopischer Präparate: Häutchenpräparate, Zupfpräparate, Abstriche von Epitheloberflächen, Ausstriche von Blut, Gefrierschnitte und Schliffpräparate. In den herkömmlichen, lichtmikroskopischen Präparaten können gefärbte Strukturen bis etwa 1 µm aufgelöst werden.
Eine Einführung in das Mikroskopieren mit einem Lichtmikroskop und einen Überblick über wichtige Techniken der Lichtmikroskopie geben dir die folgenden Videos:

Gewebeentnahme und Fixierung

Gewebe für die mikroskopische Beobachtung wird in der Regel **chemisch** mit Formaldehyd, Glutaraldehyd, Alkohol, Pikrin- und Essigsäure fixiert. Bei der **Perfusionsfixierung** entstehen weniger Artefakte als bei der **Immersionsfixierung**.

Aldehyde sind **typische Fixierlösungen**. **Glutaraldehyd** ist das bevorzugte Fixans zum Erhalt der Ultrastruktur.

Gewebeentnahme und Fixierung

Bei der **Immersionsfixierung** werden Gewebeproben in das Fixans eingelegt, bei der **Perfusionsfixierung** wird das Fixierungsmittel über das Gefäßsystem eines Organs appliziert. Diese Methode reduziert **Artefakte** wie Quellung, Schrumpfung, Substanzverlust, Spaltbildung. Die Fixierlösung verhindert die Autolyse (Zerfall). Das Gewebe härtet, wobei die vitale Struktur in eine möglichst lebensnahe, jedoch statische Struktur („Momentaufnahme“) umgewandelt wird.
Für die **chemische Fixierung** eignen sich viele Aldehyde, da sie Proteine fällen und vernetzen sowie Lipide der Zellmembran stabilisieren. **Formol**, eine wässrige Lösung vom Formaldehyd, Mischungen von Formol mit Alkohol oder Pikrin- und Essigsäure (**Bouin-Fixans**) werden häufig für die histologische Technik verwandt. Für den Erhalt der Ultrastruktur (Transmissions-Elektronenmikroskopie) nimmt man gepuffertes **Glutaraldehyd**. Gewebe können auch in flüssigem Stickstoff eingefroren werden (**physikalische Fixierung**) für die spätere Anfertigung von Gefrierschnitten.

Einbettung und Schneiden

Lichtmikroskopische Präparate: Es wird zunächst das Fixans ausgewaschen und das Gewebe über ansteigende Konzentrationen von Alkohol und Xylol „entwässert“, d. h. die wässrigen Zell- und Gewebsflüssigkeiten werden ausgetauscht. Dies geschieht, weil die meisten Einbettungsmedien nicht mit Wasser mischbar sind. Dabei werden auch Lipide zwangsläufig entfernt (s. optisch „leere“ Fettzellen (S. 60)). Das so entwässerte Gewebe wird mit flüssigem **Paraffinwachs** in Blöckchen ausgegossen. Härtere Einbettungsmedien sind Kunststoffe (v. a. für „hartes“ Gewebe wie z. B. Sehnen oder für elektronenmikroskopische Präparate).
Nach Aushärtung des Einbettungsmediums müssen für die Durchlichtmikroskopie dünne Schnitte angefertigt werden. Dafür benutzt man ein **Mikrotom.** Die 5–10 µm dicken Schnittpräparate werden auf Glasobjektträger aufgezogen.
Die Paraffineinbettung entfällt, wenn Fette oder Enzyme mit einer **histochemischen Reaktion** nachgewiesen werden. In diesem Fall wird fixiertes oder unfixiertes Gewebe durch flüssigen Stickstoff schockgefroren und mit einem Gefriermikrotom (**Kryostat**) geschnitten.

Einbettung und Schneiden

Lichtmikroskopische Präparate: Chemisch fixiertes Gewebe wird durch Alkohol entwässert und dann in **Paraffinwachs** oder in Kunstharz eingebettet. Eingebettetes Gewebe ist dann **schneidbar**.

Von schockgefrorenem Gewebe werden Gefrierschnitte (Kryostatschnitte) angefertigt. Die alkoholische Entwässerung entfällt.

Transmissions-Elektronenmikroskopische Präparate: Hierfür wird mit Glutaraldehyd, meist zusammen mit Osmiumtetroxid, fixiert und etwa 1 mm^3 große Gewebeblöckchen werden mit Azeton entwässert und in ein **Kunstharzgemisch** (Epon, Araldit) ausgegossen. Da das Gemisch wesentlich härter als Paraffin ist, können mit einem **Ultramikrotom** unter Verwendung eines Glas- oder Diamantmessers zunächst 0,5–1 µm dicke **Semidünnschnitte** und dann **Ultradünnschnitte** (50 nm) hergestellt werden. Ultradünnschnitte werden auf Kupfer- oder Nickelnetzchen aufgefangen. Anstelle von Farbstoffen werden **Schwermetallsalze** zur Kontrastierung verwendet. Die Auflösungsgrenze der Transmissions-Elektronenmikroskopie liegt im nm-Bereich. Es gibt daneben auch weitere Verfahren, wie die Rasterelektronenmikroskopie, die hier nicht besprochen werden.

Elektronenmikroskopische Präparate: Von in Kunstharz eingebettetem Gewebe schneidet man Semidünn- und Ultradünnschnitte.

Entparaffinieren, Färben und Eindecken

Entparaffinierung: Zunächst werden die histologischen Schnittpräparate über eine **Xylolreihe entparaffiniert** und über eine absteigende Alkohol-Reihe in Wasser gebracht. Dies ist nötig, weil histologische Farbstoffe in wässrigen Lösungen vorliegen.

Färbung: Abhängig von den darzustellenden Strukturen sind über Jahrhunderte empirisch eine Vielzahl von unterschiedlichen Färbemethoden entwickelt worden.

- **Saure, anionische Farbstoffe** binden mit ihren Molekülen negativer Ladung an kationische, **azidophile** (**eosinophile**) Strukturen, d. h. an solche mit einer **positiven** Ladung (basische Komponente). Dazu gehört Eosin, aber auch u. a. Azocarmin, Anilinblau oder Säurefuchsin.
- **Basische, kationische Farbstoffe** haben Moleküle mit positiven Ladungsstellen, die an **basophile** Strukturen binden, also an **negativ** geladene Gewebebestandteile (saure Komponente). Ein wichtiger Vertreter ist Hämatein (wirksamer Farbstoff im Hämatoxylin). Weitere basische Farbstoffe sind Methylenblau, Toluidinblau, Kernechtrot und Kresylviolett.

Entparaffinieren, Färben und Eindecken

Entparaffinierung: Vor der Färbung histologischer Schnitte wird entparaffiniert und rehydriert.

Klassische histologische Färbung: beruht auf der elektrostatischen Wechselwirkung von in wässrigen Lösungen positiv oder negativ geladenen Farbstoffen mit geladenen Proteinen, DNA oder RNA von Zellen und Geweben.

▸ Merke. Die Beschreibung histologischer Strukturen richtet sich nach ihrer **Affinität zu Farbstoffen**:
Eosinophilie → Anfärbbarkeit mit **sauren Farbstoffen** (z. B. bei Mitochondrienreichtum)
Basophilie → Anfärbbarkeit mit **basischen Farbstoffen** (z. B. bei hohem Gehalt an RNA oder DNA: Kern oder Nissl-Substanz)

▸ Merke.

Eindecken: Das gefärbte Schnittpräparat wird durch das Eindeckmedium und das darüber platzierte Glasplättchen geschützt. Es ist wässrig, wenn die Farbreaktion keine Dehydrierung des Schnitts erlaubt und z. B. als Glyzeringelatine nach Kaiser bekannt. Dagegen sind Kanadabalsam oder Gemische wie Entellan nicht wässrige Eindeckmedien für dehydrierte Schnitte. Durch das Eindecken entsteht ein Dauerpräparat.

Eindecken: Das Eindeckmedium und das Glasplättchen schützen das gefärbte Schnittpräparat vor dem Austrocknen. Es entsteht ein Dauerpräparat.

Die Schritte bei der Erstellung eines Schnittpräparates von der Gewebeentnahme bis zur Betrachtung unter dem Mikroskop kannst du hier verfolgen:

▸ Merke.

▸ Merke. Ultradünnschnitte für die Transmissions-Elektronenmikroskopie werden nicht gefärbt, sondern mit Schwermetallsalzen behandelt (**„kontrastiert"**), die eine unterschiedliche Elektronenstreuung und damit eine unterschiedliche Anregung eines Bildsensors bzw. Schwärzung des fotografischen Negativs erzeugen.

2.3.2 Färbetechniken

Übersichtsfärbungen

Die **Übersichtsfärbung** färbt einzelne Zellstrukturen (Tab. **2.15**).

2.3.2 Färbetechniken

Übersichtsfärbungen

Bei histologischen Übersichtsfärbungen werden **Zellstrukturen** (z. B. Kerne, Zytoplasma) und Elemente der extrazellulären Matrix (z. B. Kollagenfasern und elastische Fasern) hervorgehoben. Es werden ein Farbstoff bzw. zwei oder mehr bei der Bi-, Tri- und Tetrafärbung verwendet (Tab. **2.15**).

2.15 Übersichtsfärbungen

Name der Färbung	Farbstoffe	Kern	Zytoplasma	Kollagenfasern	elastische Fasern	Anmerkungen
Eisenhämatoxylin	Eisenhämatoxylin	schwarz	grau-schwarz A-Bande von Muskelzellen, Mitochondrien	–	–	Kernfärbung
Kernechtrot	Kernechtrot	rot	–	–	–	Kernfärbung
H. E.*	Hämatoxylin, Eosin	blau	rötlich	rot in verschiedenen Abstufungen	–	bekannteste Übersichtsfärbung
Azan	Azokarmin, Anilinblau, Orange-G	rot	rötlich	leuchtend blau	–	Färbung des kollagenen Bindegewebes, Basalmembran
Goldner	Eisenhämatoxylin, Säurefuchsin, Ponceau, Organge-G, Lichtgrün	braun-schwarz	rot	kräftiges grün	–	Färbung des kollagenen Bindegewebes
van Gieson	Eisenhämatoxylin, Pikrinsäure, Säurefuchsin	braun-schwarz	gelb	rot	–	Färbung des kollagenen Bindegewebes, Muskulatur
Elastika-Färbung	Orcein oder Resorcin-Fuchsin	–	–	–	braun-rot und violett-schwarz	selektiv für elastische Fasern

* **Hämatoxylin** ist ein Naturfarbstoff, dessen farbwirksames Oxidationsprodukt das schwach negativ geladene Hämatein ist. Durch Bindung an Metalle bzw. Alaune in der Farblösung mit niederem pH-Wert wird **Hämatein positiv** geladen und somit zu einem **basischen** Farbstoff. Er **lagert sich an negativ** geladene Strukturen wie die Phosphatgruppen der Nukleinsäuren im Zellkern, an Proteoglykane in der Knorpelgrundsubstanz und im Schleim an. Diese Strukturen sind **basophil** und werden somit **blau** gefärbt. **Eosin** als **saurer** Farbstoff färbt das **Zytoplasma** mit positiv geladenen Proteinen **rötlich** an (eosinophile Strukturen). Beide werden in der häufigsten lichtmikroskopischen Färbung, der H.E.-Färbung kombiniert.

Histochemische Färbungen

Mit Hilfe der **Substrathistochemie** wird eine Stoffgruppe sichtbar gemacht.

Bei der **Enzymhistochemie** wird ein zugesetztes Substrat von einem Gewebsenzym zu einem unlöslichen Produkt katalysiert und sichtbar gemacht.

Histochemische Färbungen

Stoffgruppen wie Kohlenhydrate, Fette, Eisen werden mit der **Substrathistochemie** sichtbar gemacht.
Die **Enzymhistochemie** lokalisert ein spezifisches **Enzym** wie die saure Phosphatase oder Acetylcholinesterase, indem der Schnitt mit einem Substrat unter spezifischen Konditionen inkubiert wird. Das Enzym katalysiert die Bildung eines unlöslichen Reaktionsproduktes.

Substrathistochemie: Die **PAS** (Periodic Acid Schiff)-**Reaktion** detektiert neutrale Kohlenhydratverbindungen. Durch die oxidierende Wirkung von Perjodsäure entstehen aus Zucker Aldehyde, welche das farblose Schiffreagenz (Leukofuchsin) in einen violetten Farbstoff umwandelt.
PAS-positive Strukturen sind z. B. Becherzellen wegen der Glykoproteine (Muzine) im Schleim, Glykogen in Epithelien und Leberzellen oder die Glykokalyx von Enterozyten.

Die **PAS-Reaktion** detektiert Kohlenhydratverbindungen. **PAS-positive Strukturen** sind z. B. Basalmembranen (sulfatierte GAGs) und Becherzellen (Glykoproteine im Schleim).

Substratfärbungen für Stoffgruppen: Die **Silberimprägnation** nach Gomori beruht auf der Fähigkeit von Strukturen, Silbersalze zu reduzieren und als metallisches Silber anzulagern. Solche Strukturen sind **„argyrophil"** und stellen sich **tiefschwarz** dar. Dazu gehören retikuläre Bindegewebsfasern und Nervenzellen (Perikaryon und Fortsätze).
Eisen (z. B. in Makrophagen) kann mit der **Berliner-Blau-Reaktion** nachgewiesen werden.

Retikuläre Fasern und Neurone werden mit der **Silberimprägnation nach Gomori** sichtbar.

Spezialfärbungen für bestimmte Gewebearten

Färbungen des Nervengewebes

Die komplette Darstellung eines Neurons mit Perikaryon, Dendritenbaum und Axon ist allein wegen dessen Größe schwierig.

- Fixiert man Nervengewebe mit **Osmiumsäure,** werden die **Myelinscheiden schwarz.**
- Zur Darstellung von **Nervenfasern** werden zeitlich aufwendige **Versilberungen** nach **Golgi** oder **Bodian** angefertigt.
- Bei der **Nisslfärbung** wird über basische Farbstoffe wie Methylen- oder Toluidinblau gut entwickeltes raues endoplasmatisches Retikulum als blau gefärbte **„Nissl-Schollen"** oder als **„Tigroid-Schollen"** im Perikaryon sichtbar gemacht.

Spezialfärbungen für bestimmte Gewebearten
Färbungen des Nervengewebes

Myelinscheiden werden nach Fixierung mit **Osmiumsäure** schwarz. Die **Nisslfärbung** stellt das **raue ER** des Neurons dar.

Knochenfärbung

Nach der Fixation muss Knochen zunächst entmineralisiert werden. Dies geschieht durch Einbringen in eine Essigsäure- oder Kalzium-bindende Lösung wie der EGTA-Lösung. Danach kann das nun übriggebliebene organische Gewebe wie oben beschrieben weiterverarbeitet werden. Es gibt jedoch auch die Möglichkeit Dünnschliffpräparate von mazerierten Knochenstücken herzustellen. Es erfolgt dabei keine Entmineralisierung und keine weitere Färbung.

Knochenfärbung

Damit Knochengewebe geschnitten und gefärbt werden kann, muss Knochen vor der Einbettung entmineralisiert werden.

Immunhistochemie (Immunhistologie)

Die **Immunhistochemie** (Abb. **2.44**) ist eine wichtige, moderne Technik, die in der Forschung und der Pathologie eingesetzt wird. Sie beruht auf einer **Antigen-Antikörper-Bindung.** Ein Antikörper erkennt ein Muster eines Moleküls, meist eines Proteins, und bindet daran. Damit können intrazelluläre Substanzen (z. B. Glukagon, Gastrin, Intermediärfilamente) oder extrazelluläre Produkte (z. B. Kollagen) in Schnitten dargestellt werden. Die spezifischen Antikörper müssen zuvor hergestellt werden (polyklonale, monoklonale oder rekombinante Antikörper). Diese werden in einer wässrigen Pufferlösung auf den entparaffinierten Gewebeschnitt oder den Ge-

Immunhistochemie (Immunhistologie)

Die **Immunhistochemie** (Abb. **2.44**) und **Immunfluoreszenz** beruhen auf einer Bindung eines spezifischen Antikörpers an ein Antigen (i. d. R. ein Muster eines Proteins), das im Gewebe vorkommt. Über verschiedene Verfahren wird diese Interaktion und damit das Antigen lokalisiert und (meist histochemisch) sichtbar gemacht.

2.44 Immunhistochemische Färbung von Connexin 43 im wachsenden Ovarfollikel

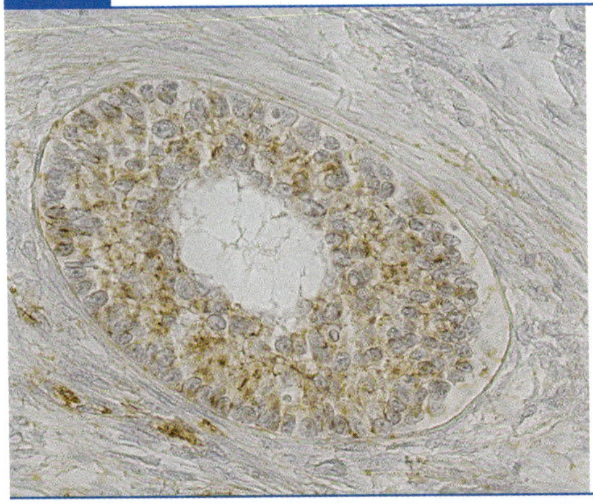

Die Braunfärbung zeigt Connexin 43, vorwiegend in der Peripherie der Zellen zu finden. Hier bilden sich Gap Junctions zwischen benachbarten Zellen aus, die auf diese Weise miteinander kommunizieren. Kerne: Hämatoxylin-Färbung.

2.44

frierschnitt aufgebracht. Die Antigen-Antikörperbindung muss anschließend sichtbar gemacht werden.

- Bei der **direkten** Immunhistologie ist der das Antigen detektierende **Primär-Antikörper** bereits mit einem Enzym markiert, welches ein schwerlösliches Substrat umsetzt (histochemische Farbreaktion) und so das Antigen sichtbar macht. Bei der direkten Immunfluoreszenz ist der Antikörper mit einem Fluorochrom (fluoreszierender Farbstoff) gekoppelt und somit wird die Bindung an das Antigen sofort im Fluoreszenzmikroskop sichtbar.
- Bei **indirekten Techniken** („Sandwichtechniken" wie z. B. Avidin-Biotin-Peroxidase-Methode) werden z. B. **Sekundär-Antikörper** und **Enzym-Immunkomplexe** eingesetzt. Dies führt zu besser sichtbaren Signalen und erleichtert die Beurteilung. Nach einer histochemischen Farbreaktion zur Detektion des Enzyms wird die Bindungsstelle im Lichtmikroskop oder bei Verwendung eines Fluorochroms im Fluoreszenzmikroskop sichtbar.

3 Embryologie – Grundlagen

J. Kirsch

3.1 Einleitung

Die vorgeburtliche Entwicklung eines Menschen dauert **266 Tage = 38 Wochen**. Die Angabe des Entwicklungsalters bezieht sich auf den Zeitpunkt der Befruchtung (**post conceptionem = p. c.**).

▸ Klinik. In der Klinik wird die Dauer einer Schwangerschaft vom ersten Tag der letzten Menstruation an berechnet (**post menstruationem = p. m.**): 266 Tage + 14 Tage = 280 Tage = 40 (Schwangerschafts-)Wochen. Da jedoch der Abstand zwischen Menstruation und darauf folgender Ovulation/Konzeption nicht immer 14 Tage beträgt, sondern variabel ist (S. 799), kommen bei unbekanntem Konzeptionstermin verschiedene Berechnungsmethoden des voraussichtlichen Geburtstermins zum Einsatz.

Die vorgeburtliche Entwicklung kann in 3 Stadien unterteilt werden (Tab. **3.1**):
- **Frühentwicklung** (1.–3. Entwicklungswoche),
- **Embryonalperiode** (4.–8. Entwicklungswoche) und
- **Fetalperiode** (9.–38. Entwicklungswoche).

Frühentwicklung und Embryonalperiode werden **in 23 Carnegie-Stadien** eingeteilt, die durch morphologische Kriterien (z. B. drei Keimblätter, Herzanlage etc.) definiert werden.

Nach Abschluss der Embryonalperiode sind die Organsysteme angelegt, sodass die Fetalperiode v. a. durch starke Zunahme von Größe und Gewicht des Ungeborenen zusammen mit der damit einhergehenden Änderung der Proportionen und der funktionellen Differenzierung der Organanlagen gekennzeichnet ist.

▸ Klinik. Je nach Stadium der Entwicklung sind bestimmte Substanzen (**Teratogene**) in unterschiedlichem Ausmaß in der Lage, Fehlbildungen zu verursachen (Tab. **3.1**).

⊙ 3.1 Veränderung der Gestalt zwischen 5. und 8. Entwicklungswoche

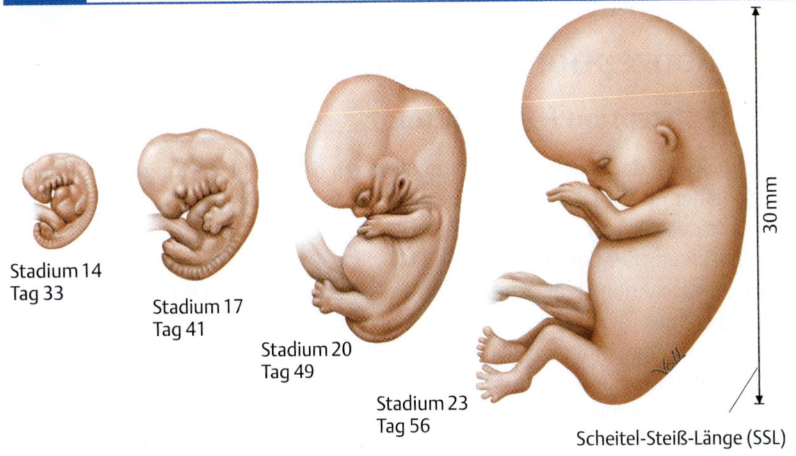

Quelle: Schünke M, Schulte E, Schumacher U. PROMETHEUS LernAtlas der Anatomie, Allg. Anat. u. Bewegungssystem. Illustrationen von Voll M u. Wesker K. 6. Aufl. Stuttgart: Thieme; 2022

3.1 Einleitung

Die vorgeburtliche Entwicklung eines Menschen dauert 266 Tage (38 Wochen).

▸ Klinik.

Sie wird unterteilt in (Tab. **3.1**):
- **Frühentwicklung** (1.–3. Entwicklungswoche),
- **Embryonalperiode** (4.–8. Entwicklungswoche) und
- **Fetalperiode** (9.–38. Entwicklungswoche).

Nach Abschluss der Embryonalperiode sind die Organsysteme angelegt.

▸ Klinik.

⊙ 3.1

≡ 3.1 „Meilensteine" der pränatalen Entwicklung und stadienabhängige Empfindlichkeit gegenüber teratogenen Einflüssen

Entwicklungsalter	„Meilenstein"	Carnegie-Stadium	Empfindlichkeit gegenüber Teratogenen	Veränderung der Gestalt*
Frühentwicklung (1.–3. Entwicklungswoche)				
1. Woche	Blastozystenbildung	1–3	geringe Fehlbildungsrate hohe Abortrate	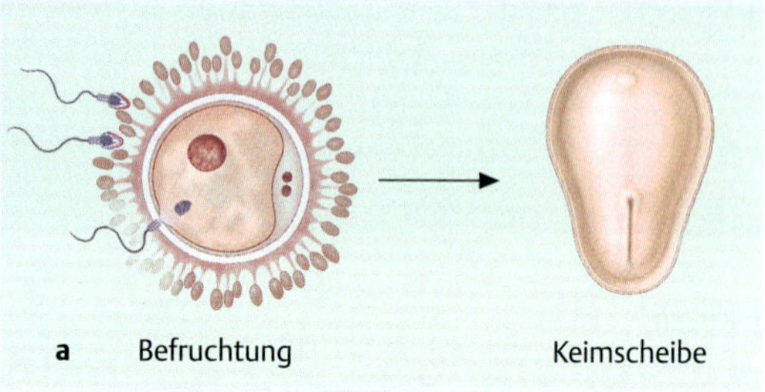 Quelle: Schünke M, Schulte E, Schumacher U. PROMETHEUS LernAtlas der Anatomie, Allg. Anat. u. Bewegungssystem. Illustrationen von Voll M u. Wesker K. 6. Aufl. Stuttgart: Thieme; 2022
2. Woche	Zweiblättrige Keimscheibe (dorsoventrale Achse) Vorderer Randbogen (kraniokaudale Achse)	5–6		
3. Woche	Gastrulation Dreiblättrige Keimscheibe Beginn der Neurulation (S. 100) Somitenbildung Orientierung des Situs	7–9		
Embryonalperiode (4.–8. Entwicklungswoche)				
4. Woche	Neurulation Abfaltung des Keims	10–13	hohe Empfindlichkeit; jedes Organsystem hat eigene sensible Phase mit unterschiedlichen Fehlbildungen	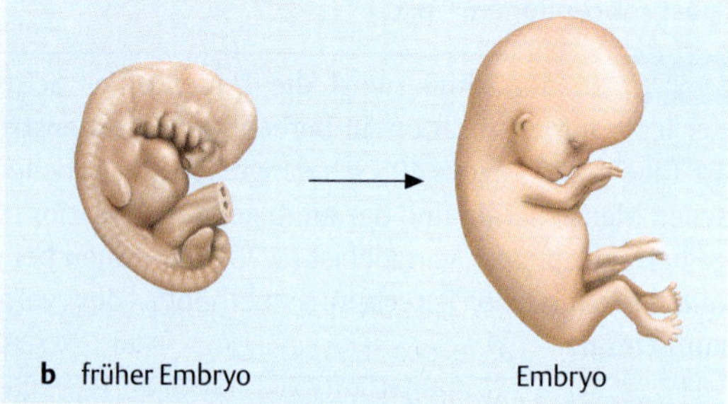 Quelle: Schünke M, Schulte E, Schumacher U. PROMETHEUS LernAtlas der Anatomie, Allg. Anat. u. Bewegungssystem. Illustrationen von Voll M u. Wesker K. 6. Aufl. Stuttgart: Thieme; 2022
5. Woche	Beginn Organogenese	14–15		
6. Woche	Entstehung der Körperhöhlen (S. 105)	16–17		
7. Woche		18–19		
8. Woche		20–23		
Fetalperiode (9.–38. Entwicklungswoche)				
3.–5. Monat	v. a. Längenwachstum	–	abnehmende Empfindlichkeit	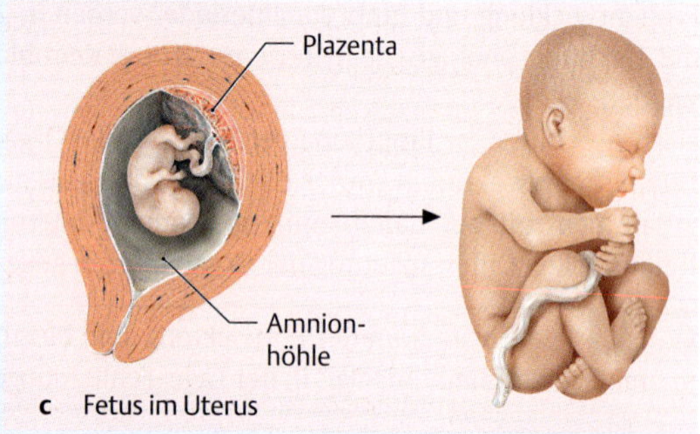 Quelle: Schünke M, Schulte E, Schumacher U. PROMETHEUS LernAtlas der Anatomie, Allg. Anat. u. Bewegungssystem. Illustrationen von Voll M u. Wesker K. 6. Aufl. Stuttgart: Thieme; 2022
ab 6./7. Monat	zusätzlich deutliche Gewichtszunahme			

3.2 Konzeption bis Implantation

3.2.1 Konzeption (Befruchtung)

Die Befruchtung der Eizelle (Oozyte) findet durch die Verschmelzung eines Spermiums mit einer Eizelle statt. Zu diesem Zeitpunkt befindet sich die Oozyte in der Pars ampullaris des Eileiters. Es können **drei Stadien** unterschieden werden (Abb. **3.2**):

- Durchdringung der Corona-radiata-Zellen.
- Akrosomenreaktion: Freisetzung des Akrosomeninhalts (S. 838) und Permeabilisierung der aus Glykoproteinen bestehenden Zona pellucida der Eizelle.
- Fusion der Zellmembranen von Eizelle und Spermium mit Aufnahme des Spermieninhalts (Kern, Flagellum, Mitochondrien) in die Oozyte.

Danach kommt es innerhalb von etwa 24 Stunden zur Auflösung der Hüllen von mütterlichem und väterlichem Vorkern. Hierdurch wird für die erste Zelle des neuen Organismus wieder ein diploider Chromosomensatz hergestellt.

3.2 Konzeption bis Implantation

3.2.1 Konzeption (Befruchtung)

Ein in die Pars ampullaris des Eileiters vorgedrungenes Spermium dringt durch die Zellen der Corona radiata und permeabilisiert durch die Akrosomenreaktion (S. 838) die Zona pellucida. Nach Verschmelzung der Zellmembranen von Spermium und Eizelle (Oozyte) vereinigen sich der mütterliche und väterliche Vorkern (beide haploid), wodurch erneut ein diploider Chromosomensatz entsteht (Abb. **3.2**).

3.2 Schematische Darstellung des Befruchtungsvorgangs

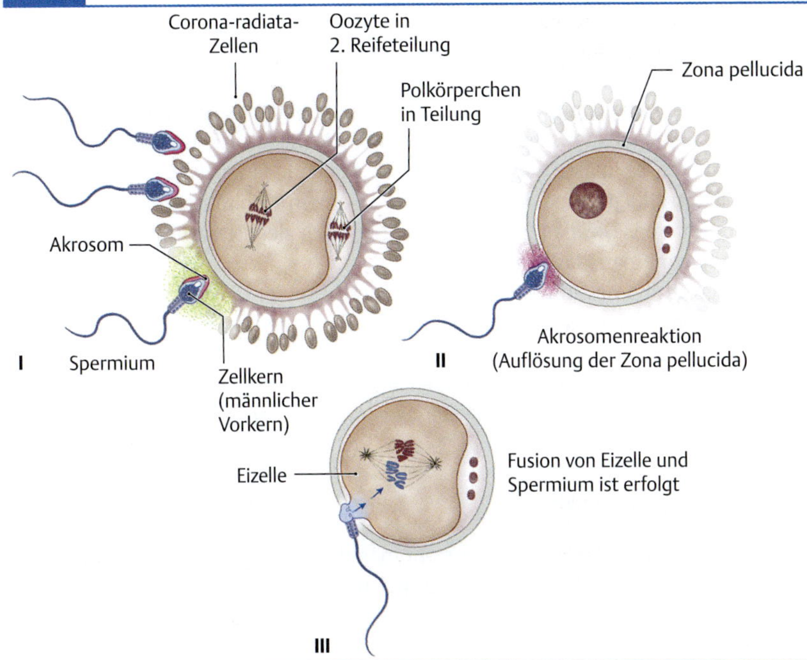

Durchdringung der Corona-radiata-Zellen (**I**). Akrosomenreaktion und enzymatische Andauung der Zona pellucida (**II**). Verschmelzung der Zellmembranen von Ei- und Samenzelle und Aufnahme von Kern, Flagellum und Mitochondrien in die Eizelle (**III**).

nach Schünke M, Schulte E, Schumacher U. PROMETHEUS LernAtlas der Anatomie, Allg. Anat. u. Bewegungssystem. Illustrationen von Voll M u. Wesker K. 6. Aufl. Stuttgart: Thieme; 2022

Das **genetische Geschlecht** des Keims wird durch das Geschlechtschromosom des väterlichen Vorkerns bestimmt, der entweder mit einem X- oder Y-Chromosom ausgestattet ist, während der mütterliche Vorkern immer ein X-Chromosom führt.
Nach der Fusion der Membranen von Eizelle und Spermium kommt es innerhalb weniger Minuten zu oszillierenden Anstiegen der intrazellulären Ca^{2+}-Konzentration (Aktivierung der Eizelle). Diese lösen die **Zona-Reaktion** (Rinden-Reaktion) aus, bei der der Inhalt kortikaler Granula in den perivitellinen Spalt freigesetzt wird. Hierdurch wird die Zona pellucida so verändert, dass sich keine weiteren Spermien anheften können (Polyspermieblock).
Während Flagellum und Mitochondrien des Spermiums in der Oozyte rasch abgebaut werden, schwillt der Kern durch Verdoppelung der DNA zum männlichen Vorkern an. Nach der Aktivierung der Oozyte verdoppelt auch der mütterliche Vorkern seine DNA und vollendet die zweite Reifeteilung. Hierbei wird auch ein Polkörperchen verdoppelt, sodass zum Schluss 3 Polkörperchen vorliegen. Die Replikation der DNA geht mit einer teilweisen Demethylierung (Imprinting) einher. Die Kernhüllen der Vorkerne lösen sich daraufhin auf und die väterlichen und mütterlichen Chromosomen hängen sich (ohne vorherige Ausbildung einer gemeinsamen Kernmembran!) in den inzwischen ausgebildeten Spindelapparat ein. Die resultierende erste Zelle des neuen Individuums wird **Zygote** genannt. Sie macht einen verkürzten Zellzyklus durch und geht sofort in die erste Zellteilung über, bei der zwei Blastomere entstehen.

Das **Geschlecht** wird durch das Geschlechtschromosom des väterlichen Vorkerns bestimmt.

Die **Zona-Reaktion** macht die Oozyte impermeabel für weitere Spermien.

▸ Merke. Die befruchtete Eizelle wird **Zygote** genannt.

▸ Merke.

3.2.2 Entwicklung zur Morula

Etwa 30 Stunden nach der Befruchtung ist das **2-Zellstadium**, nach 40 Stunden das **4-Zellstadium** und nach etwa 3 Tagen das **16-Zellstadium** erreicht. Die entstehenden Zellen werden als **Blastomere** bezeichnet und sind wahrscheinlich bis zum 8-Zellstadium funktionell identisch. Die mit ca. 30 Blastomeren gefüllte Zona pellucida wird aufgrund ihres maulbeerartigen Aussehens als Morula bezeichnet. Sie ist das Ergebnis von Furchungsteilungen am 3.–4. Tag nach der Befruchtung.
Da sich die Zellteilungen innerhalb der extrazellulär gelegenen Zona pellucida vollziehen, entspricht der Durchmesser der Morula dem der Oozyte. Im **Morula-Stadium** (16–32 Zellen) wird am 3.–4. Tag die Gebärmutterhöhle, sog. Cavum uteri (S. 787), erreicht. Durch Expression von Adhäsionsmolekülen (Uvomorulin = E-Cadherin) können die Blastomere Zellkontakte bilden (**Kompaktierung**). Die Blastomere der äußeren Schicht sind zusätzlich durch Zonulae occludentes (S. 43) miteinander ver-

3.2.2 Entwicklung zur Morula

Etwa 30 h nach der Befruchtung ist die erste Zellteilung vollzogen. Nach 3 Tagen ist ein **16-Zellstadium** erreicht. Die Zellen werden als **Blastomere** bezeichnet. Da sich die Zellteilungen innerhalb der Zona pellucida vollziehen, entsteht ca. am 3./4. Tag ein maulbeerartiges Gebilde, die **Morula**, die das **Cavum uteri** erreicht. Die Blastomere der äußeren Schicht bilden Zellkontakte aus und grenzen die innen liegenden Zellen vollständig vom extrazellulären Milieu ab. Durch diese **Kompaktierung** entsteht die Blastozyste.

bunden und grenzen so die innen liegenden Blastomere vollständig vom extrazellulären Milieu ab. Mit der Kompaktierung erfolgt der Übergang zur Blastozyste.

3.2.3 Blastozystenstadium

Durch den Aufbau eines osmotischen Gradienten und nachfolgendem Wassereinstrom entsteht eine **flüssigkeitsgefüllte Blastozystenhöhle**. Die inneren Blastozysten aggregieren zum **Embryoblast**, die äußeren Zellen bilden den **Trophoblast**. Die **Zona pellucida löst sich auf** (Tag 5½–6) und die Blastozyste ist bereit für die Einnistung in der Uterusschleimhaut.

3.2.3 Blastozystenstadium

Die oben beschriebene äußere Zellschicht kann als polarisiertes Epithel verstanden werden, das einen osmotischen Gradienten in Richtung auf die extrazellulären Räume der inneren Zellmasse aufgebaut hat. Der folgende Flüssigkeitseinstrom erweitert die Extrazellularräume, die schließlich zu einem Hohlraum, der **Blastozystenhöhle** konfluieren. Die dadurch am 4.–5. Tag nach der Befruchtung entstehende Keimblase nennt man **Blastozyste**.
Durch Aggregation der inneren Zellen an einer Seite der Blastozyste unterscheidet man bereits im frühen Blastozystenstadium zwei Zellpopulationen:

- **Embryoblast** als innen liegende Zellmasse und
- **Trophoblast** als Zellen der umhüllenden äußeren Schicht.

Damit ist die weitere Entwicklung der Blastomeren bereits irreversibel determiniert.

3.2.4 Implantation

Der Trophoblast differenziert sich in die dem Embryoblast anliegende Schicht des **Zytotrophoblasten** und den der Uterusschleimhaut benachbarten **Synzytiotrophoblast** (vielkerniges Synzytium ohne erkennbare Zellgrenzen). Der Synzytiotrophoblast infiltriert das Uterusepithel, durchbricht die Basallamina und breitet sich im subepithelialen Bindegewebe des Uterus aus. Näheres s. Bildung der Plazenta (S. 111).

3.2.4 Implantation

Unter Implantation oder Nidation versteht man die Einnistung der Blastozyste in die Uterusschleimhaut am 6.–8. Tag nach der Befruchtung (Abb. **3.3**).
Nach **Auflösung der Zona pellucida** (ca. 5½–6 Tage nach der Befruchtung) ist die Blastozyste bereit für die Einnistung in der Uterusschleimhaut.
Die Implantation erfolgt in mehreren Schritten:

- **1. Apposition**: Die Seite der Blastozyste, an der sich der Embryoblast befindet (Embryonalpol), nimmt Kontakt zur Uterusschleimhaut auf.
- **2. Adhäsion**: Dieser anschließend folgende Vorgang wird durch Adhäsionsmoleküle vermittelt. Nur wenn sowohl das Endometriumepithel als auch die Zellen des Trophoblasten die entsprechenden Adhäsionsmoleküle besitzen, kann es zu einer solchen Adhäsion und zum nachfolgenden Schritt kommen, der
- **3. Invasion** des Trophoblasten am Embryonalpol in das Endometruim.

Dabei proliferieren die Trophoblastzellen, drängen die Endometriumepithelzellen auseinander und bilden zwei Zellschichten:

- Als **Zytotrophoblast** wird die dem Embryoblast anliegende Schicht aus großen, gut abgrenzbaren Zellen genannt.
- Der **Synzytiotrophoblast** entsteht durch Fusion der Zellen in der Schicht, die der Uterusschleimhaut zugewandt ist (vielkerniges Synzytium ohne erkennbare Zellgrenzen).

Der Synzytiotrophoblast infiltriert das Uterusepithel an der Implantationsstelle (hintere oder vordere Wand des Corpus uteri), indem die Zonulae occludentes des Uterusepithels aufgelöst werden. Er infiltriert das Interstitium, durchbricht die Basalmembran und breitet sich im subepithelialen Bindegewebe aus. Die mit Glykogen

⊙ 3.3

⊙ 3.3 Implantation der Blastozyste in die Uterusschleimhaut

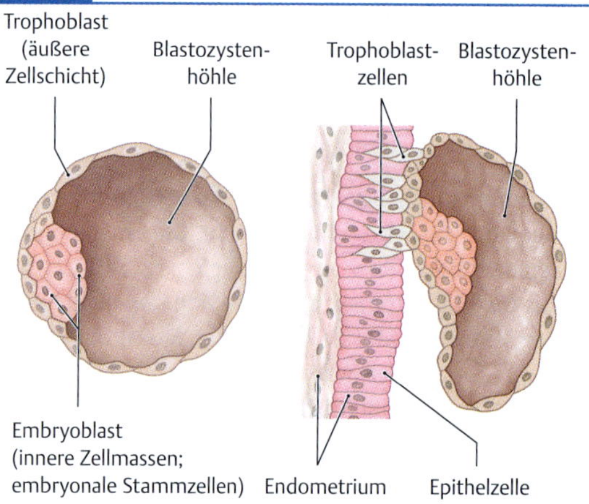

Quelle: Schünke M, Schulte E, Schumacher U. PROMETHEUS LernAtlas der Anatomie, Allg. Anat. u. Bewegungssystem. Illustrationen von Voll M u. Wesker K. 6. Aufl. Stuttgart: Thieme; 2022

und Lipiden beladenen Uterusepithelzellen in der Umgebung des Syzytiotrophoblasten werden durch chemische Signale in den programmierten Zelltod (Apoptose) getrieben und dadurch zu **Deziduazellen**. Ihre Nährstoffe werden durch Endozytose vom Synzytiotrophoblasten aufgenommen; vgl. auch Bildung der Plazenta (S. 111).
Der Synzytiotrophoblast produziert das **humane Choriongonadotropin** (**hCG**), ein Peptidhormon, das nach Bindung an die LH-Rezeptoren des Corpus luteum menstruationis dessen Umbau zum Corpus luteum graviditatis einleitet; LH = luteinisierendes Hormon (S. 802). Da das Corpus luteum weiterhin Progesteron produziert, wird somit die Abstoßung der Uterusschleimhaut verhindert.

Der Synzytiotrophoblast produziert ein Peptidhormon, das humane Choriongonadotropin (**hCG**).

▸ Klinik. Bereits 6–9 Tage nach der Befruchtung (also bereits vor Ausbleiben der Menstruation!) kann **hCG im Blut** der Schwangeren nachgewiesen werden. Im **Urin** ist das Hormon erst etwa 14 Tage nach der Befruchtung nachweisbar.
Auch für das morgendliche Erbrechen (**Emesis gravidarum**) in der Frühschwangerschaft wird hCG verantwortlich gemacht.

▸ Klinik.

3.3 Bildung der Keimscheiben und extraembryonaler Hohlräume

3.3 Bildung der Keimscheiben und extraembryonaler Hohlräume

▸ Merke. Während sich der **Trophoblast** in Zyto- und Synzytiotrophoblast gliedert (s. o.), differenzieren sich die Zellen des **Embryoblasten** zunächst zur zweiblättrigen und dann zur dreiblättrigen Keimscheibe.

▸ Merke.

3.3.1 Zweite Entwicklungswoche

Bildung der zweiblättrigen Keimscheibe

Ab dem 8. Tag nach der Befruchtung entsteht die zweiblättrige Keimscheibe. Die zur Blastozystenhöhle (s. o.) orientierten Zellen des Embryoblasten bilden eine einschichtige Lage aus flachen Zellen, den **Hypoblast**, während sich die dem Trophoblasten anliegenden Zellen zu einem prismatischen Epithel differenzieren, dem **Epiblast** (Abb. **3.4**). Hypoblast und Epiblast zeigen die ventrale bzw. dorsale Seite des Keims an.
Am darauf folgenden Tag (Tag 9) beobachtet man eine streifenförmige Verdichtung der Hypoblastzellen, allerdings nur an einer umschriebenen Stelle nahe dem Rand der Keimscheibe. Diese Verdichtung wird als **vorderer Randbogen** bezeichnet. Der vordere Randbogen markiert den zukünftigen kranialen Pol des Keims. Damit wird die kranio-kaudale Körperachse erstmals morphologisch sichtbar.
Die Zellen des vorderen Randbogens exprimieren zahlreiche Transkriptionsfaktoren (u. a. Gsc, ANF, Hex), Wachstumsfaktoren (u. a. Nodal, Lefty) und Inhibitoren von Wachstumsfaktoren (u. a. Cerberus 1, Dickkopf 1) und können die Expression von Genen der frühen Kopfentwicklung steuern.

3.3.1 Zweite Entwicklungswoche

Bildung der zweiblättrigen Keimscheibe

Im Embryoblast können zwei Zellschichten unterschieden werden: **Hypoblast** (der Blastozystenhöhle zugewandt) und **Epiblast** (dem Trophoblasten zugewandt, Abb. **3.4**). Sie zeigen die ventrale bzw. dorsale Seite des Keims an.

Mit der Ausbildung des **vorderen Randbogens** als Verdichtung der Hypoblast-Zellen sind der kraniale Pol und damit die Körperachsen des Keimes morphologisch determiniert.

⊙ 3.4 **Zweiblättrige Keimscheibe mit primärer Amnionhöhle**

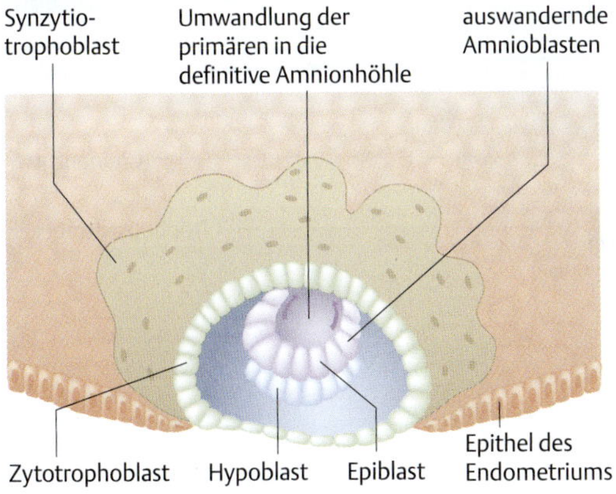

Quelle: Ulfig N, Brand-Saberi B, Hrsg. Kurzlehrbuch Embryologie. 3. Aufl. Stuttgart: Thieme; 2017

⊙ 3.4

3.5 Implantierte Blastozyste: Zweiblättrige Keimscheibe mit primärem Dottersack und sekundärer Amnionhöhle

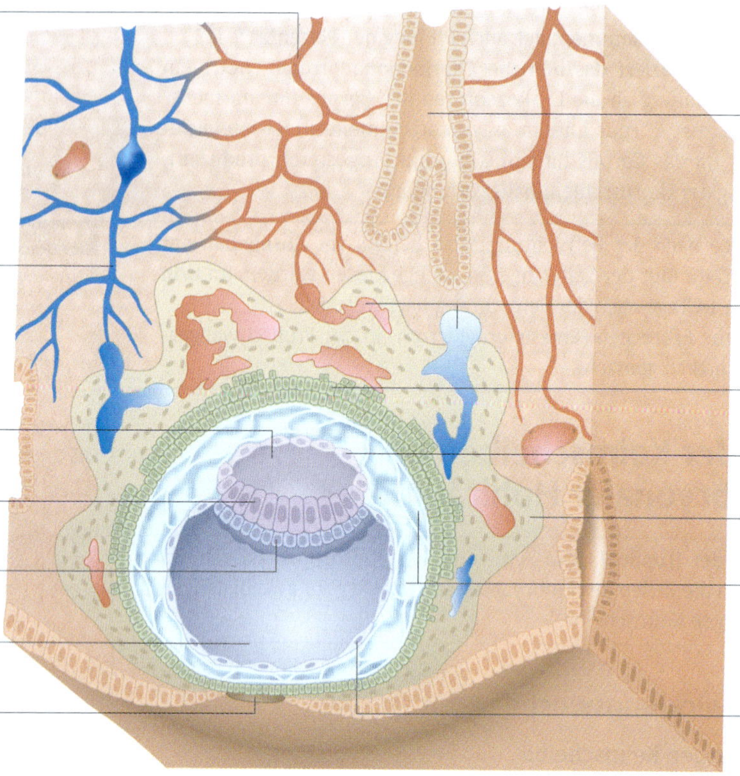

Quelle: Ulfig N, Brand-Saberi B, Hrsg. Kurzlehrbuch Embryologie. 3. Aufl. Stuttgart: Thieme; 2017

3.6 Extraembryonales Mesoderm und Chorionhöhle

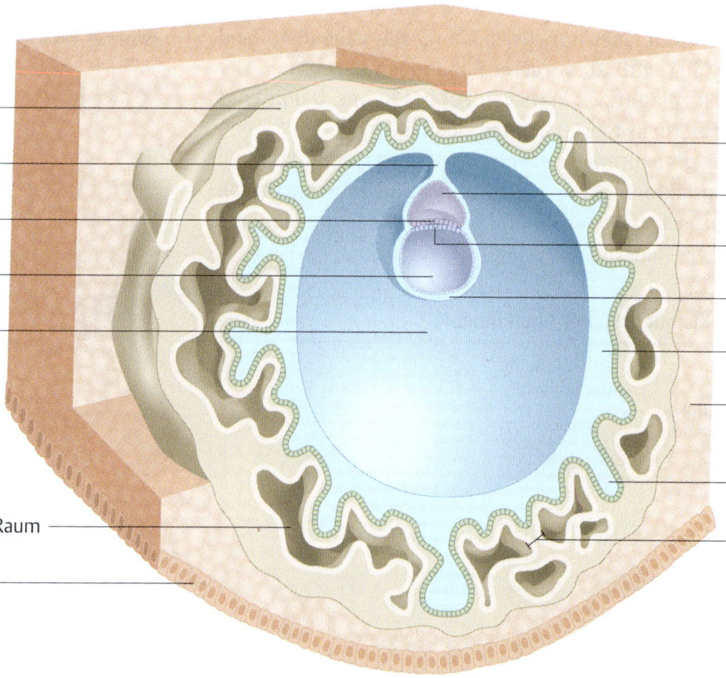

Tag 14: Anders als in Abb. **3.5** ist hier der sekundäre Dottersack ausgebildet.

Quelle: Ulfig N, Brand-Saberi B, Hrsg. Kurzlehrbuch Embryologie. 3. Aufl. Stuttgart: Thieme; 2017

Bildung der extraembryonalen Hohlräume und des extraembryonalen Mesoderms

Amnionhöhle: Die Extrazellularräume zwischen Epiblast und Zytotrophoblast erweitern sich zur mit Flüssigkeit gefüllten **Amnionhöhle**. Aus dem Epiblast wandern Zellen aus (Amnioblasten), die sich als einschichtiges Amnionepithel dem Zytotrophoblasten anlegen und an den Rändern in den Epiblast übergehen.

Dottersack: Zellen des Trophoblasten bilden die Wand der Blastozyste. Analog zur Amnionhöhle wandern Hypoblastzellen nach lateral aus und bilden an der Innenwand der Blastozystenhöhle eine Schicht aus flachen Epithelzellen, die **Heuser-Membran**. Diese bildet die Innenwand des **primären Dottersacks**, der jedoch nur vorübergehend besteht.
Der **sekundäre Dottersack** entsteht durch Abschnürung des abembryonalen Anteils des primären Dottersacks. Das abgeschnürte Vesikel liegt in der Chorionhöhle (s. u.) und wird Exozölomzyste genannt.

Extraembryonales Mesoderm mit darin entstehendem Hohlraum: Die außen liegenden Wände von Amnionhöhle und Dottersack werden rasch von Zellen überzogen, die entweder vom Dottersackepithel oder dem Epiblast stammen. Sie bilden das extraembryonale Mesoderm, in dem durch das schnelle Wachstum des Zytotrophoblasten Spalträume entstehen.
Die erweiterten Spalträume bilden im extraembryonalen Mesoderm einen großen zusammenhängenden Hohlraum, das **extraembryonale Zölom**.

▶ Merke. Von der Hohlraumbildung ausgenommen bleibt nur ein Bereich, wo das Amnion mit dem Trophoblast in Verbindung steht. Dieser Bereich wird **Haftstiel** genannt.

Der dem Zytotrophoblast von innen anliegende Teil des extraembryonalen Mesoderms (**parietales** extraembryonales Mesoderm) bildet zusammen mit Zyto- und Synzytiotrophoblast das **Chorion** (S. 110), aus dem sich der fetale Anteil der Plazenta (S. 110) entwickelt. Das extraembryonale Zölom wird daher auch **Chorionhöhle** genannt.
Das **viszerale** extraembryonale Mesoderm überzieht das Dottersack- und Amnionepithel (und wird später wohl vom auswachsenden intraembryonalen Mesoderm verdrängt).

Bildung der extraembryonalen Hohlräume und des extraembryonalen Mesoderms

Amnionhöhle: Durch Erweiterung der Interzellularräume zwischen Epi- und Zytotrophoblast entsteht die **Amnionhöhle**, die von auswandernden Epiblast-Zellen (Amnioblast) ausgekleidet wird.
Dottersack: Der primäre Dottersack entsteht durch Auskleidung der Blastozystenhöhle mit Zellen aus dem Hypoblast (Heuser-Membran), der sekundäre durch Abschnürung des abembryonalen Teils des primären Dottersacks.

Extraembryonales Mesoderm mit darin entstehendem Hohlraum: Das extraembryonale Mesoderm stammt vom Dottersackepithel oder dem Epiblast ab und umgibt den primären Dottersack sowie die Amnionhöhle von außen.
Durch darin auftretende Spaltenbildung entsteht das **extraembryonale Zölom**.

▶ Merke.

Das extraembryonale Mesoderm gliedert sich in **parietales** und **viszerales** extraembryonales Mesoderm. Ersteres bildet zusammen mit dem Trophoblast das **Chorion**, weshalb das extraembryonale Zölom auch **Chorionhöhle** genannt wird.

≡ 3.2 Höhlenbildung während der Frühentwicklung

Höhle	Lage	Begrenzung	Entstehungszeit
Blastozystenhöhle	im Inneren des Trophoblasten	größtenteils Trophoblastzellen z. T. auch Embryoblastzellen	Tag 4
(Primäre) Amnionhöhle	zwischen Epiblast und Zytotrophoblast	Epiblastzellen und Zytotrophoblastzellen	Tag 7
Amnionhöhle		Epiblastzellen und Amnioblastzellen (Amnionepithel)	Tag 8
Primärer Dottersack	Blastozystenhöhle	Heuser-Membran (ausgewanderte Hypoblastzellen)	Tag 8
Sekundärer Dottersack	Chorionhöhle	innen: Hypoblast-Zellen (nach Abschnürung des abembryonalen Teiles des primären Dottersacks) außen: viszerales extraembryonales Mesoderm	Tag 9
Chorionhöhle (= extraembryonales Zölom)	zwischen Chorion (= parietales extraembryonales Mesoderm + Trophoblast) und viszeralem extraembryonalen Mesoderm	parietales und viszerales extraembryonales Mesoderm	etwa Tag 10

3.3.2 Dritte Entwicklungswoche

▶ Merke. Am Beginn der 3. Woche ist der Embryo von Chorion (S. 110) umgeben und hängt am Haftstiel (S. 113) in die Chorionhöhle (s. o.).

3.3.2 Dritte Entwicklungswoche

▶ Merke.

Bildung der dreiblättrigen Keimscheibe/ Gastrulation

Die dreiblättrige Keimscheibe besteht aus:
- **Mesoderm**,
- **Endoderm** und
- **Ektoderm**.

Am 15. Tag entsteht am kaudalen Pol des Epiblast in der Mittellinie der **Primitivstreifen**. Er weitet sich bis etwa zur Mitte der Keimscheibe aus, wo der **Primitivknoten** ausgebildet wird. Die Mitte des Primitivstreifens vertieft sich zur **Primitivrinne**, in die Zellen des Epiblasten einwandern. Diese bilden zwischen Hypo- und Epiblast eine neue Schicht, das **intraembryonale Mesoderm**, das nach lateral Anschluss an das extraembryonale Mesoderm (S. 99) gewinnt.

Die nach kranial wandernden Mesodermzellen verdrängen die Hypoblastzellen weitgehend. Aus den eingewanderten Zellen entsteht das **Endoderm**.

Bildung der dreiblättrigen Keimscheibe/Gastrulation

Als **Gastrulation** bezeichnet man die ab der 3. Woche nach der Befruchtung stattfindende Umformung der zweiblättrigen in eine dreiblättrige Keimscheibe.

Die dreiblättrige Keimscheibe besteht aus:
- **Mesoderm** (mittleres Keimblatt),
- **Endoderm** (innen bzw. ventral liegendes Keimblatt) und
- **Ektoderm** (äußeres bzw. dorsal liegendes Keimblatt).

Diese Phase beginnt etwa am 15. Tag mit der Ausbildung des **Primitivstreifens**, einer bandartigen Zellverdichtung in der Längsachse des Epiblast, diametral gegenüber dem vorderen Randbogen.

Der Primitivstreifen verlängert sich vom kaudalen Pol ausgehend bis etwa zur Mitte der Keimscheibe und bildet dort eine knotenförmige Verdickung aus, den **Primitivknoten**. In der Mitte des Primitivstreifens entsteht eine Rinne (**Primitivrinne**), in die von lateral Epithelzellen des Epiblast einwandern. Aus der Primitivrinne wandern diese als unpolarisierte Zellen aus und bilden zwischen Hypo- und Epiblast eine neue Schicht, das **intraembryonale Mesoderm** (Mesoblast, primäres Mesenchym). Dieses gewinnt nach lateral Anschluss an das extraembryonale Mesoderm (S. 99).

Die Zellen, die ausgehend vom Primitivknoten nach kranial wandern, verdrängen die Hypoblastzellen nach lateral. Sie bilden einen Zellstrang, der **Chordafortsatz** genannt wird.

3.7 Entwicklung der Keimblätter und der extraembryonalen Hohlräume

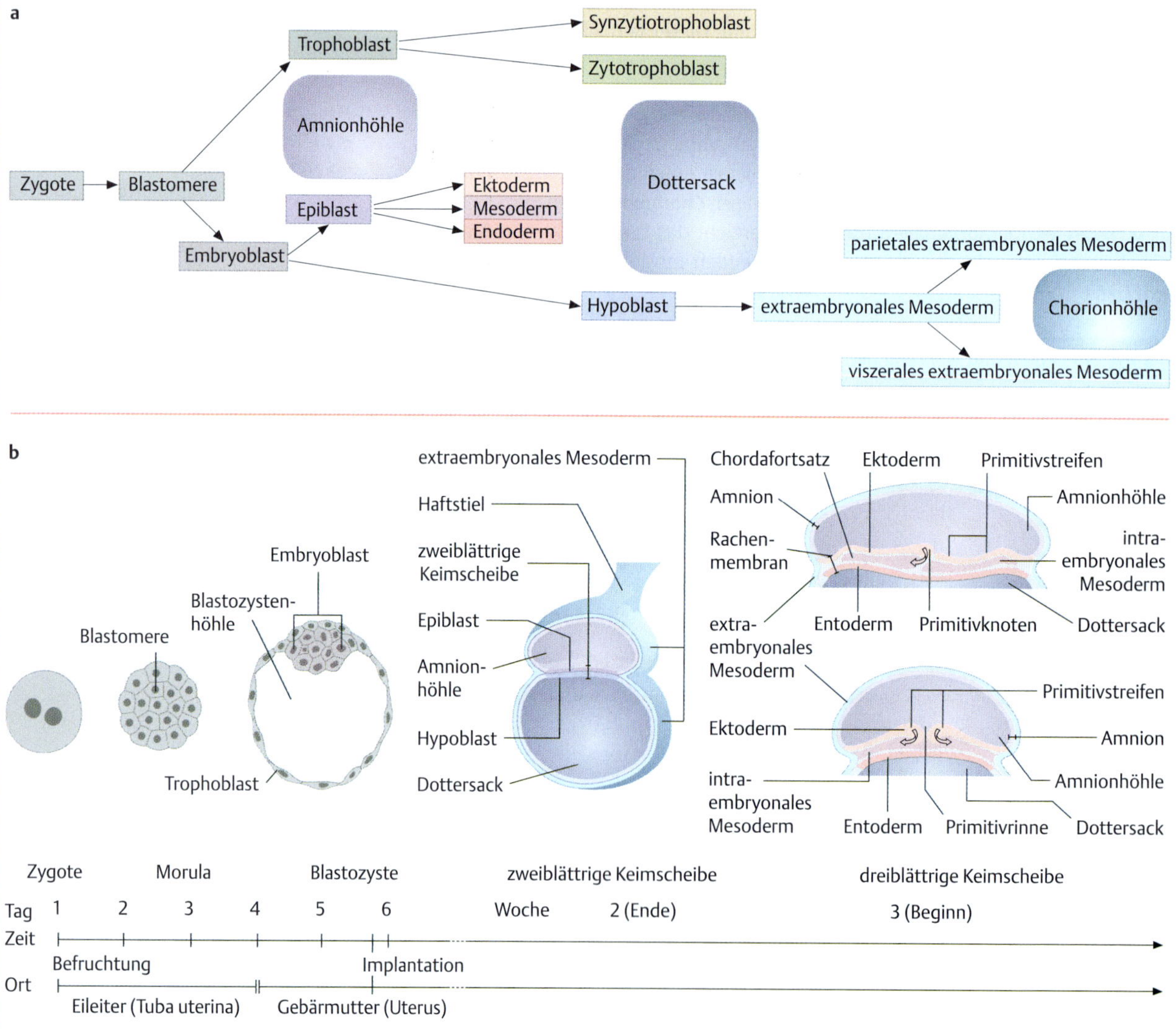

a Schematische Darstellung.
b Wichtige Entwicklungsstadien im zeitlichen Verlauf: Das Stadium der zweiblättrigen Keimscheibe ist im Sagittalschnitt dargestellt, das der dreiblättrigen Keimscheibe sowohl im Sagittal- (oben) als auch im Transversalschnitt (unten).

Ausgewanderte Epiblastzellen unter dem kranialen Teil des Primitivstreifens werden in den Hypoblast aufgenommen und verdrängen diese Zellschicht nach kranial, lateral und kaudal. So entsteht ein neues, innen liegendes Keimblatt, das **Endoderm**.

► Merke. Durch Zellverdichtungen des **Epiblast** entstehen Primitivrinne und -knoten, von denen Zellen auswandern und folgende Strukturen bilden:
Primitivrinne → intraembryonales Mesoderm
Primitivknoten → Chordafortsatz und **Endoderm**.

► Merke.

In der Mittellinie bildet sich die **Chordaplatte**, die sich zu einer Rinne auffaltet und schließlich zu einem Rohr (**Chorda dorsalis**) verschmilzt.

Die in der Mittellinie verbliebenen Zellen werden zur **Chordaplatte**. Diese bildet schon bald danach eine sich vertiefende Rinne, deren Ränder schließlich zu einem Rohr verschmelzen, das völlig vom Endoderm abgelöst ist, die **Chorda dorsalis**. Andere Zellen wandern vom Primitivknoten aus nach kranial und bilden dort das prächordale Mesoderm. Dieser Zellverband wird als **Prächordalplatte** in das Endoderm aufgenommen.

Die im Epiblast verbliebenen Zellen werden durch chemische Signale aus dem Mesoderm und der Chorda dorsalis zum **Ektoderm**.

Die im Epiblast verbliebenen Zellen werden durch die Wirkung von Wachstumsfaktoren und anderen chemischen Signalen aus dem Mesoderm und der Chorda dorsalis zum äußeren Keimblatt, dem **Ektoderm**.

► Merke. Die drei Keimblätter Ekto-, Meso- und Endoderm gehen vollständig aus dem **Epiblast** hervor, während der **Hypoblast** das extraembryonale Mesoderm und das Dottersackepithel bildet (s. o.).

► Merke.

Nur am kranialen und kaudalen Pol liegen Ekto- und Endoderm unmittelbar aufeinander und bilden dort die Rachenmembran (**Buccopharyngealmembran**) bzw. **Kloakenmembran**.

Die Abgrenzung des Ektoderms vom Endoderm durch das Mesoderm ist etwa am 17. Tag weitgehend abgeschlossen. Lediglich am kranialen und kaudalen Pol liegen Ektoderm und Endoderm unmittelbar aufeinander und bilden dort die Rachenmembran (**Buccopharyngealmembran**, manchmal fälschlich als Prächordalplatte bezeichnet) bzw. **Kloakenmembran**.

► Exkurs: Rechts-links-Asymmetrie. Anhand asymmetrischer Genexpressionsmuster und der asymmetrischen Morphologie des Primitivknotens ist bereits während der Gastrulation eine Rechts-links-Asymmetrie ausgeprägt. Sie bildet die Grundlage für die Asymmetrie der Brust- und Baucheingeweide. Zellen in der Nähe des Primitivknotens tragen jeweils aktiv bewegliche Dynein-abhängige Monozilien auf ihrer Oberfläche. Diese bewirken eine asymmetrische Verteilung von Signalmolekülen (Retinsäure, Nodal, Lefty), indem sie normalerweise entgegen dem Uhrzeigersinn rotieren und dadurch lösliche Signalmoleküle zur linken Körperhälfte transportiert werden. Der biochemische Gradient ist wahrscheinlich die Ursache für die typische Rechts-links-Asymmetrie vieler innerer Organe.

► Exkurs: Rechts-links-Asymmetrie.

► Klinik. Unterbleibt diese Umverteilung, z. B. weil die Zilien unbeweglich sind, entwickelt sich die Rechts-links-Asymmetrie und damit die Anlage des Herzens und der anderen inneren Organe nach dem Zufallsprinzip. Bei Betroffenen mit primärer ziliärer Dyskinesie (Bewegungsstörungen der Zilien) mit **Situs inversus** (spiegelbildliche Lage der Eingeweide) spricht man von dem nach seinem Erstbeschreiber benannten **Kartagener-Syndrom**.
Es handelt sich um eine autosomal rezessiv vererbte Erkrankung, bei der die Beweglichkeit der Zilien in sämtlichen Zellen, die Kinozilien tragen, gestört ist. Diese Unbeweglichkeit der Kinozilien wirkt sich beim Erwachsenen v. a. im Bronchialbaum und ggf. auf die Beweglichkeit der Spermien aus. Betroffene mit Kartagener-Syndrom erkranken daher häufig an **chronischen Erkrankungen der Atemwege** und deren Folgeerscheinungen (Bronchiektasie = irreversible Erweiterungen der Bronchien), **Sinusitis** (Entzündung der Nasennebenhöhlen) und **reduzierter Fertilität**.

► Klinik.

3.4 Differenzierung der Keimblätter

3.4.1 Neurulation und Somitenbildung (18. Tag)

Neurulation

Das Ektoderm gliedert sich in **Neuralplatte** (medial und kranial) sowie das **Oberflächen-Ektoderm**. Dazwischen bilden sich kranial 4 Epithelverdichtungen: Riech-, Ohr-, Linsen- und Trigeminus**plakode**. Die Neuralplatte vertieft sich zunächst zur Neuralrinne, deren aufgefaltete Ränder (**Neuralwülste**) sich zu dem Neuralrohr zusammenschließen. Der Schluss des Neuralrohrs beginnt in dessen Mitte und setzt sich nach kranial und kaudal fort. Das Neuralrohr ist kranial bis zum 24. Tag am **Neuroporus cranialis** und kaudal bis zum 26. Tag am **Neuroporus caudalis** geöffnet.

Die **Neuralleisten** entstehen durch Auswanderung von Neuralrinnenzellen an der Kontaktzone zum Oberflächen-Ektoderm.

▸ Merke.

3.4 Differenzierung der Keimblätter

3.4.1 Neurulation und Somitenbildung (18. Tag)

Neurulation

Als Neurulation bezeichnet man den Vorgang von der Bildung der Neuralwülste bis zu ihrem Zusammenschluss zum Neuralrohr.

Das aus den Epiblastzellen hervorgegangene Ektoderm gliedert sich durch chemische Signale, die von der Chorda dorsalis ausgehen (Bone Morphogenetic Protein), in die zentral und kranial gelegene **Neuralplatte**. Lateral davon überwiegt die Wirkung des Fibroblast Growth Factors, dort bildet sich das **Oberflächen-Ektoderm**. Im kranialen Grenzbereich bilden sich zwischen Neuralplatte und Oberflächen-Ektoderm vier umschriebene Epithelverdichtungen aus, die **Plakoden** (Riech-, Ohr-, Linsen- und Trigeminusplakode). Unter dem induzierenden Einfluss der Chorda dorsalis vertieft sich die Neuralplatte zu einer **Neuralrinne**. Ab dem 20. Tag schließen sich die aufgefalteten Ränder der Neuralrinne (**Neuralwülste**) zum **Neuralrohr** zusammen. Dabei nähern sich die Epithelzellen an der Kante der Rinne. Da sie das Zelladhäsionsprotein N-Cadherin auf ihrer Oberfläche tragen, können sie stabile Kontakte bilden und ermöglichen so die Bildung des Neuralrohrs. Dieser Prozess wird **Neurulation** genannt. Der **Verschluss** beginnt etwa in der Mitte der Neuralrinne und setzt sich in kraniale und kaudale Richtung fort. Die beiden Öffnungen werden **Neuroporus cranialis** bzw. **caudalis** genannt. Sie schließen sich am 24. (kranial) bzw. 26. (kaudal) Tag.

Aus der Kontaktzone der Ränder der Neuralrinne mit dem Oberflächen-Ektoderm wachsen Ektodermzellen aus und bilden zunächst dorsal des Neuralrohrs die unpaare **Rumpfneuralleiste**. Die Neuralleistenzellen wandern dann aber weiter nach rechts und links aus und bilden neben dem Neuralrohr die paarigen **Neuralleisten**. Schließlich werden Neuralrohr und Neuralleisten von Oberflächenektoderm bedeckt.

▸ Merke. Aus den Zellen der Neuralleisten gehen neben dem peripheren Nervensystem zahlreiche, auch nicht neuronale Zelltypen hervor (Tab. **3.3**), wie z. B. die chromaffinen Zellen des Nebennierenmarks (S. 780), Melanozyten (Pigmentzellen) und die parafollikulären Zellen der Schilddrüse (S. 919). Auch das enterische Nervensystem (S. 209) mit den intramuralen Plexus leitet sich von der Neuralleiste ab.

3.8 Neurulation

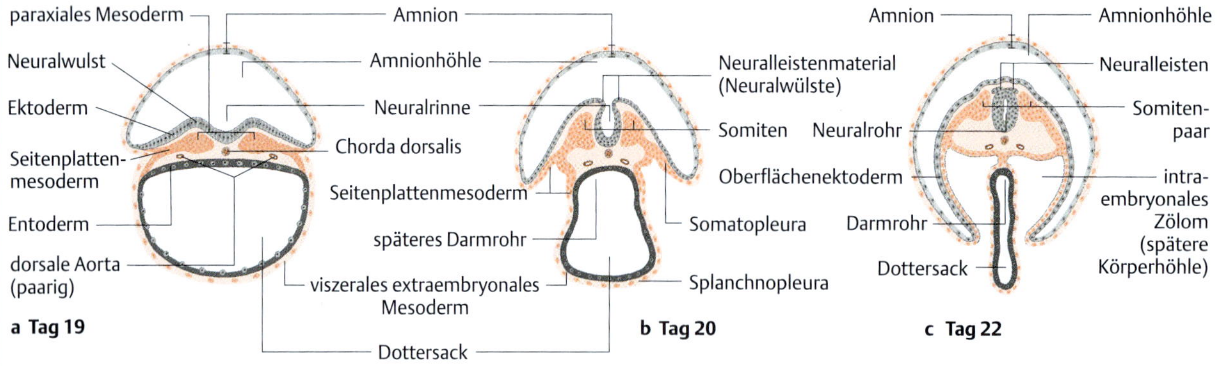

Schematisierte Transversalschnitte.

Quelle: Schünke M, Schulte E, Schumacher U. PROMETHEUS LernAtlas der Anatomie, Allg. Anat. u. Bewegungssystem. Illustrationen von Voll M u. Wesker K. 6. Aufl. Stuttgart: Thieme; 2022

3.3 Derivate der Keimblätter

embryonale Strukturen des jeweiligen Keimblatts	differenzierte Gewebe	differenzierte Organe bzw. differenzierte Zelltypen
Ektoderm		
Neuralleiste Kopf- und Rumpfneuralleiste	▪ **Nervengewebe** und Abkömmlinge unterschiedlichster Art ▪ **Binde-** und **Stützgewebe** im Kopfbereich ▪ **verschiedene andere Zelltypen** (s. rechte Spalte)	▪ Mesenchym des Kopfes (Pia mater, Arachnoidea, Knochen, Knorpel, Bindegewebe) ▪ Dermis und Unterhaut im Kopfbereich ▪ sympathische und parasympathische Ganglien ▪ Spinalganglien ▪ intramurales Nervensystem des Darms (Neuralleistenzellen wandern in den Darm ein) ▪ Nebennierenmark ▪ Schwann-Zellen ▪ Melanozyten (Haut) ▪ C- (parafollikuläre) Zellen (Schilddrüse) ▪ Odontoblasten ▪ Septum und Ausflussbahn des Herzens
Neuroektoderm	▪ **Nervengewebe** → Sinnesorgananteile, → ZNS → kraniales PNS	▪ Zentralnervensystem (außer Adenohypophyse) inkl. Retina
Oberflächenektoderm ektodermale Plakoden	▪ **Epithelgewebe** → Sinnesorgane inkl. Haut (mit Hautanhangsgebilden) → Schleimhaut im Kopfbereich → Drüsen im Kopfbereich	▪ kraniale sensorische Ganglien (Anteile) ▪ Riechepithel ▪ Innenohr ▪ Linse
ektodermale Epithelien		▪ Epithel von: Mundhöhle, Nasenhöhlen, Nasennebenhöhlen, Tränenwege, äußerer Gehörgang ▪ Adamantoblasten (Schmelzorgan) ▪ Adenohypophyse ▪ Gl. parotis ▪ Epidermis und Hautanhangsgebilde (Haare, Nägel, Drüsen inkl. Brustdrüse)
Mesoderm		
axial prächordal	▪ **Binde-** und **Stützgewebe** ▪ **Muskelgewebe** (quergestreift und glatt) ▪ **Epithelgewebe** → Mesothel → Endothel ▪ **hämotopoetisches** und **lymphatisches Gewebe** ▪ Anteile **urogenitalen** Gewebes und **Nebennierenrinde**	▪ Knochen der Schädelbasis (z. T.) ▪ äußere Augenmuskeln
Chorda dorsalis		▪ Ncl. pulposus der Bandscheiben
paraxial		▪ Knochen der Schädelbasis (z. T.) ▪ Wirbelsäule, Rippen (z. T.) ▪ Skelettmuskulatur ▪ Meningen des Rückenmarks ▪ Dermis und Subkutis des Rückens und eines Teils des Kopfs ▪ glatte Muskulatur
intermediär		▪ Nieren ▪ Keimdrüsen ▪ renale und genitale Ausführungsgänge
Seitenplattenmesoderm viszeral		▪ Herz ▪ Blutgefäße („Blutinseln“) ▪ Stammzellen der Erythro-, Myelo- und Lymphogenese („Blut“) ▪ Lymphknoten und -gefäße ▪ Milz ▪ Bindegewebe und glatte Muskulatur der Darmwand ▪ Nebennierenrinde ▪ viszerales Blatt der serösen Höhlen
parietal		▪ Knochen, Dermis, Bindegewebe und Muskulatur der ventrolateralen Körperwand ▪ Knochen und Bindegewebe der Extremitäten ▪ glatte Muskulatur der Eingeweide ▪ parietales Blatt von Peritoneum und Pleura, Perikard

3.3 Derivate der Keimblätter (Fortsetzung)

embryonale Strukturen des jeweiligen Keimblatts	differenzierte Gewebe	differenzierte Organe bzw. differenzierte Zelltypen
Endoderm		
	▪ **Epithelgewebe** → Drüsenepithel → Schleimhautepithel → Urothel	▪ Schilddrüse ohne C-Zellen, Nebenschilddrüse ▪ Schleimhaut und Drüsen (außer Gl. parotis) des Verdauungs- und Respirationstrakts ▪ Epithel von: Pharynx, Tuba auditiva, Paukenhöhle ▪ Leber, Gallenblase und Pankreas ▪ Thymus ▪ Harnblase, Prostata, Urethra und distaler Teil der Vagina

Somitenbildung

Die Chorda dorsalis induziert die Verdichtung des **paraxialen Mesoderms** zu beiden Seiten der Chorda. Nach lateral schließen sich **intermediäres** und **Seitenplattenmesoderm** an (Abb. **3.9**).
Ab dem 20. Tag werden die **Somiten**, knotenförmige Verdichtungen im paraxialen Mesoderm, sichtbar. Sie entstehen durch eine autonome, zyklische Aktivierung von Genen. Etwa alle 90 min wird ein Somitenpaar gebildet.

Somitenbildung

Somiten sind paarige, segmentale Verdichtungen von Zellen des paraxialen Mesoderms.
Durch die Einwirkung des von der Chorda dorsalis gebildeten Signalmoleküls Sonic Hedgehog (SHh) verdichtet sich das Mesoderm zu beiden Seiten der Chorda und bildet das **paraxiale Mesoderm**. Die nach lateral folgenden Anteile der Mesodermplatte werden **intermediäres** und **Seitenplattenmesoderm** genannt (Abb. **3.9**).
In dem ursprünglich strangförmigen paraxialen Mesoderm werden ab dem 20. Tag regelmäßige knotenförmige Verdichtungen, die **Somiten** (**Ursegmente**) sichtbar (4 okzipitale, 8 zervikale, 12 thorakale, 5 lumbale, 5 sakrale und ca. 8 kokzygeale Somitenpaare). Somiten entstehen durch die oszillierende Aktivierung von Segmentierungsgenen. Sie beginnt Ende der 3. Woche in der Mitte des Chordafortsatzes durch Umwandlung von Mesodermzellen in Epithelblasen mit zentralem Hohlraum (**Somitozöl**) und setzt sich nach kaudal fort. Die kranio-kaudale Abfolge der Somitenbildung wird durch einen Wnt3-Gradienten verursacht. Die Somitenbildung erfolgt sehr rasch: Bei Huhn und Maus werden etwa alle 90 min ein Somitenpaar gebildet.
Während sich die kranialen Somiten zu Vorläufern des Achsenskeletts, der Skelettmuskulatur und Anteilen der Haut differenzieren, werden im kaudalen Bereich noch neue Somiten gebildet.

3.9 Somitendifferenzierung, intermediäres Mesoderm und Seitenplattenmesoderm

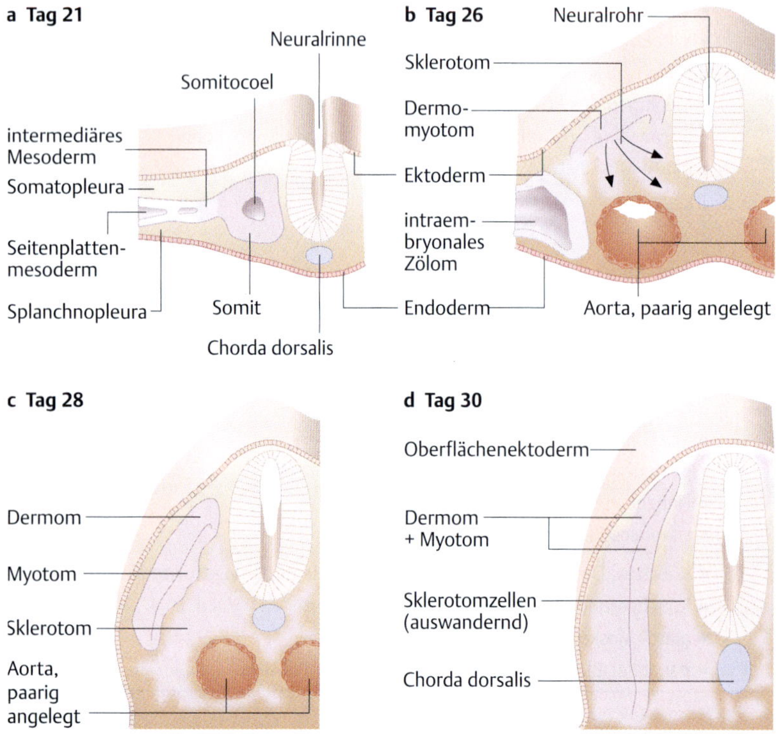

Schematisierte Transversalschnitte durch die Region der Mesodermdifferenzierung.

Quelle: Ulfig N, Brand-Saberi B, Hrsg. Kurzlehrbuch Embryologie. 3. Aufl. Stuttgart: Thieme; 2017

▸ Merke. Die Somitenbildung stellt den **Beginn der segmentalen (metameren) Gliederung** des Organismus dar.

▸ Merke.

Unter dem Einfluss des Neuroektoderms und der Chorda dorsalis, die das Signalmolekül Sonic hedgehog sezernieren, und des Oberflächenektoderms, das Signalmoleküle der Wnt-Familie und den Wachstumsfaktor Bone Morphogenetic Protein 4 (BMP4) sezerniert, wird die Somitenblase in ein ventromediales und ein dorsolaterales Segment gegliedert. Die Zellen des **ventromedialen Segments** exprimieren die Transkriptionsfaktoren Pax-1 sowie Pax-9 und verlieren ihren epithelialen Charakter. Sie werden zu **mesenchymalen Sklerotomzellen**, die nach medial wandern und dort auf die Sklerotomzellen des gegenüberliegenden Somiten treffen. So entstehen segmental angeordnete **Mesenchym-Spangen**, aus denen die Wirbel hervorgehen. Der **dorsolaterale Teil** wird **Dermomyotom** genannt. Hier werden die Vorläuferzellen für primordiale Muskelzellen (Myoblasten) und für viele Zellen der Dermis gebildet.

Die Somitenblase wird in ein ventromediales und ein dorsolaterales Segment gegliedert. Die Zellen des **ventromedialen Segments** werden zu **mesenchymalen Sklerotomzellen**. Gegenüberliegende Sklerotome bilden **Mesenchymspangen**, aus denen sich die Wirbel entwickeln. Aus dem **dorsolateralen Segment** entwickelt sich das **Dermomyotom**, aus dem die Vorläuferzellen für Skelettmuskelzellen und das Unterhautbindegewebe hervorgehen.

3.5 Entstehung der Körperhöhlen

Der Hypoblast bildet zunächst das Dach des primären Dottersacks. Dann wandern Hypoblastzellen nach lateral aus und bilden das Dottersackepithel.
Im Bereich des Haftstiels bildet sich eine „wurstähnliche", blind endende Aussackung des Dottersackes in das extraembryonale Mesoderm hinein, die **Allantois**. Dieses Divertikel steht im weiteren Verlauf der Entwicklung über den **Urachus** (Ductus allantoicus) mit der Spitze der Harnblase in Verbindung. Der **Urachus** obliteriert später zum **Lig. umbilicale medianum**. Die mesodermale Bedeckung des Allantoisdivertikels ist Grundlage für die Bildung der Nabelschnur (S. 113).

3.5 Entstehung der Körperhöhlen

Im Bereich des Haftstiels bildet sich eine blinde Aussackung des Dottersacks in das extraembryonale Mesoderm, die **Allantois**. Sie steht über den **Urachus**, der später zum Lig. umbilicale medianum obliteriert, mit der Harnblase in Verbindung. Aus dem die Allantois bedeckenden Mesoderm entwickelt sich die Nabelschnur (S. 113).

▸ Klinik. Unterbleibt die Obliteration des Urachus (**Urachusfistel**), kann Harn aus dem Nabel fließen.

▸ Klinik.

Durch das starke Wachstum der Neuralplatte und die Bildung des Neuralrohres kommt es zu einer **kranio-kaudalen Krümmung** (Abb. **3.10**) des Embryos um den Dottersack. Während der Somitenbildung (S. 104) kommt es zusätzlich zu einer **lateralen Abfaltung des Embryos** (Abb. **3.11**).

Durch starkes Wachstum kommt es zu einer **kranio-kaudalen** (Abb. **3.10**) sowie zu einer **lateralen Abfaltung** (Abb. **3.11**) des Embryos.

3.10 Kranio-kaudale Abfaltung des Embryos

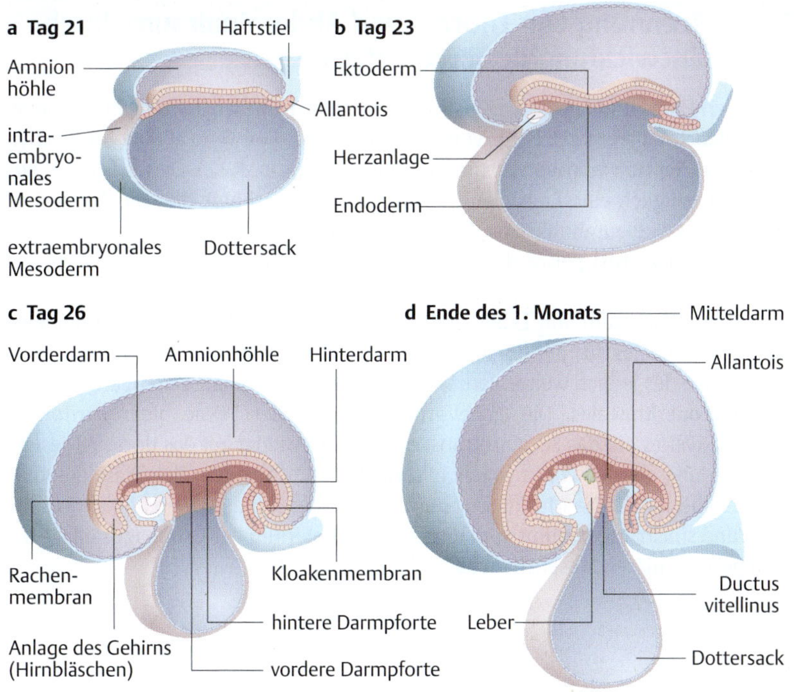

Schematisierte Mediansagittalschnitte.

Quelle: Ulfig N, Brand-Saberi B, Hrsg. Kurzlehrbuch Embryologie. 3. Aufl. Stuttgart: Thieme; 2017

3.11 Laterale Abfaltung des Embryos

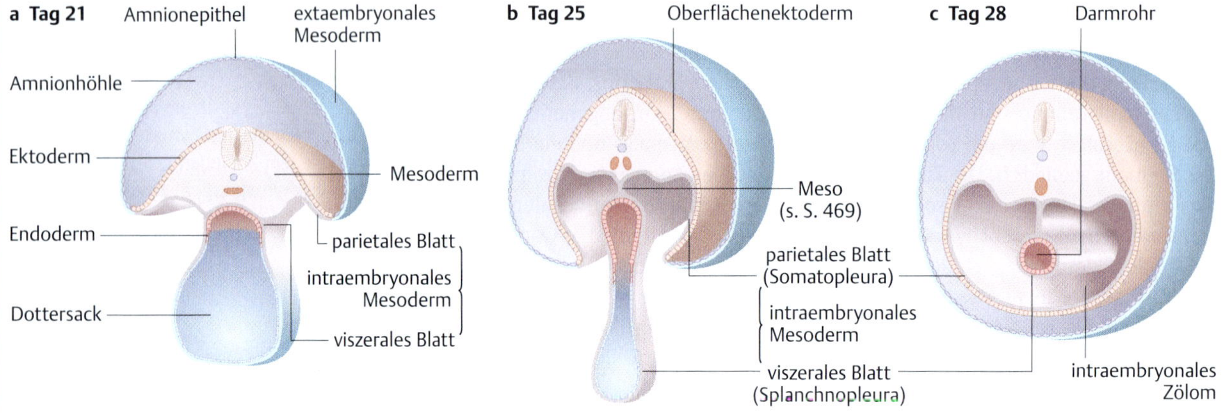

Schematisierte Transversalschnitte.

Quelle: Ulfig N, Brand-Saberi B, Hrsg. Kurzlehrbuch Embryologie. 3. Aufl. Stuttgart: Thieme; 2017

Das Seitenplattenmesoderm wird unterteilt in die **Somatopleura** (dem Ektoderm anliegend) und die **Splanchnopleura** (dem Endoderm anliegend). Das **Septum transversum** entsteht an einer kranial gelegenen Kontaktstelle von Somato- und Splanchnopleura.

Im intraembryonalen Mesoderm entstehen zu diesem Zeitpunkt Spalten, die schließlich zur Bildung der Körperhöhlen (Perikard- und Pleurahöhle sowie Peritonealhöhle) führen. Das Seitenplattenmesoderm (also das *intra*embryonale und nicht wie in 3.3.1 das *extra*embryonale Mesoderm) wird durch einen Spaltraum in die dem Ektoderm anliegende **Somatopleura** und die dem Endoderm anliegende **Splanchnopleura** getrennt. Dort, wo eine Trennung in Somato- und Splanchnopleura ausbleibt, entsteht das **Septum transversum**.

Durch die laterale Abfaltung gelangen die Anlagen von Brust- und Bauchwand in die Sagittalebene. Die Anlagen verschmelzen und es bildet sich das **intraembryonale Zölom**, aus dem die Körperhöhle entsteht.

Mit der lateralen Abfaltung des Embryos vom Dottersack gelangen die aus Ektoderm (außen, d. h. an die Amnionhöhle angrenzend) und Somatopleura (innen, d. h. an die Zölomhöhle angrenzend) bestehenden Anlagen der Brust- und Bauchwand von der Frontal- in die Sagittalebene (Abb. **3.11**).

Durch das weitere Vorwachsen der Somatopleura nach ventral und Verschmelzung der rechten und linken Anlagen entsteht schließlich eine Höhle, das **intraembryonale Zölom**. Dieses bleibt jedoch über das Nabelzölom zunächst breit mit dem extraembryonalen Zölom (Chorionhöhle) verbunden. Aus dem intraembryonalen Zölom entwickelt sich eine zunächst **einheitliche Körperhöhle**.

3.5.1 Trennung von Thorax- und Abdominalraum durch Entwicklung des Zwerchfells

Zwischen Herz- und Leberanlage wächst von ventral das **Septum transversum** in das Zölom ein (Abb. **3.12**). Die paarigen **Canales pericardioperitoneales** verbinden die Anlagen von Pleura- und Peritonealhöhle. Durch das Vorwachsen der Plicae pleuroperitoneales von dorsolateral auf das Septum transversum zu werden gegen Ende der 8. Woche die **Hiatus pleuroperitoneales** verschlossen. Das neu gebildete Zwerchfell wird von myogenen Vorläuferzellen aus den Zervikalsegmenten C 3–C 5 besiedelt.

3.5.1 Trennung von Thorax- und Abdominalraum durch Entwicklung des Zwerchfells

Zwischen Herz- und Leberanlage ist das Seitenplattenmesenchym nicht in Somato- und Splanchnopleura getrennt. Von dort aus wächst von ventral eine Mesenchymplatte, das **Septum transversum**, in das Zölom ein (Abb. **3.12**). Dieses Septum stellt zunächst lediglich eine Engstelle der primitiven Körperhöhle dar. Die Anlagen von Perikard- bzw. Pleurahöhle und Peritonealhöhle bleiben durch die paarig angelegten **Canales (Ductus) pericardioperitoneales** (Zölomgänge) miteinander verbunden (Abb. **3.14**).

Durch das Wachstum von Leber und Urniere sowie durch Vorwachsen der **Plicae pleuroperitoneales** aus der dorsolateralen Rumpfwand werden die Canales pericardioperitoneales jedoch weiter verengt. Es bleiben nur schmale Durchgänge, die **Hiatus pleuroperitoneales**. Die sichelförmigen Falten der Plicae pleuroperitoneales wachsen weiter auf das Septum transversum (und kaudal auf das dorsale Mesenterium) zu und werden von myogenen Vorläuferzellen aus dem Zervikalsegment C 4 (C 3–C 5) besiedelt. Die Muskulatur im medialen Bereich des Zwerchfells (Crus dextrum und sinistrum) stammt vom dorsalen Mesenterium der Ösophagusanlage bzw. dem perivaskulären Mesenchym ab.

3.12 Entstehung des Zwerchfells aus Septum transversum und Plicae pleuroperitoneales

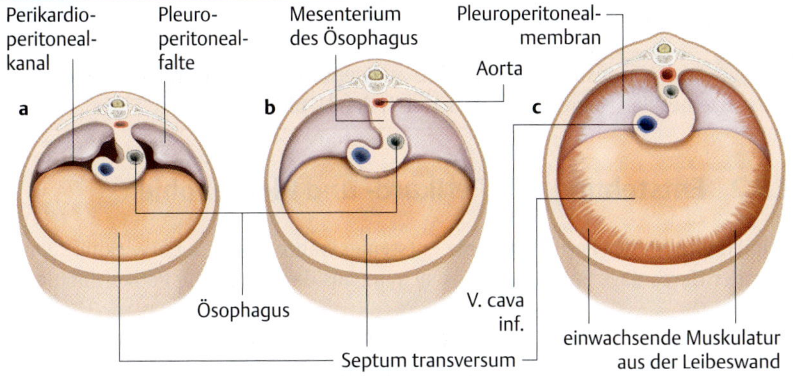

Schematisierte Transversalschnitte:
a 6. Woche: Die Plicae pleuroperitonales (Pleuroperitonealfalten) beginnen, die Canales pericardioperitoneales (Perikardioperitonealkanäle) von lateral einzuengen. Von ventral wächst das Septum transversum nach dorsal.
b 7. Woche: Verwachsung von Plicae pleuropericardiales, dorsalem Mesenterium des Vorderdarms (Ösophagus) und Septum transversum.
c 4. Monat: Von der ventro-lateralen Leibeswand aus wird das Zwerchfell mit Muskelanlagen besiedelt.

Quelle: Schünke M, Schulte E, Schumacher U. PROMETHEUS LernAtlas der Anatomie, Innere Organe. Illustrationen von Voll M u. Wesker K. 6. Aufl. Stuttgart: Thieme; 2022

Die verschiedenen Anteile wachsen schließlich zum Zwerchfell zusammen. Dadurch werden die Hiatus pleuroperitoneales verschlossen, sodass gegen **Ende der 8. Woche** die Pleurahöhle komplett gegen die Peritonealhöhle abgeschlossen ist.

► Merke. Das Zwerchfell entsteht durch das Zusammenwachsen von Septum transversum, Plicae pleuroperitoneales, dorsalem Mesenterium des Ösophagus und Anteilen der Körperwand. Die Muskulatur entstammt den Zervikalsegmenten C 3–C 5, dem Ösophagus- und perivaskulären Mesenchym (alle mesodermalen Ursprungs).

► Merke.

► Klinik. Unterbleibt der vollständige Verschluss entsteht ein kongenitaler **Zwerchfelldefekt**, d. h. eine Lücke im Zwerchfell, durch die sich Bauchorgane in den Thorax vorwölben können (**Zwerchfellhernie**). Am häufigsten ist die sog. **Bochdalek-Hernie** im Bereich des Trigonum lumbocostale (S. 530) des Zwerchfells. Sie tritt meist linksseitig auf, da auf der rechten Seite die Leber eine Herniation von intraperitonealen Organen in den Thorax verhindert. Die in den Thorax verlagerten gasgefüllten Darmschlingen (**Enterothorax**) können radiologisch nachgewiesen werden (Abb. **3.13**). Durch Verdrängung von Herz und Lunge zur Gegenseite, wie auf dem Röntgenbild sichtbar, treten bei großen Hernien Störungen der Atmung und der Herzfunktion auf.
Häufig ist bei einem fehlenden Verschluss des Zwerchfells auch die Reposition des physiologischen Nabelbruchs (S. 660) verzögert.

► Klinik.

3.13 Enterothorax bei Neugeborenen mit Zwerchfelldefekt

a Übertritt von Darmschlingen in die linke Thoraxhälfte bei linksseitigem Zwerchfelldefekt.
b Durch Kontrastmitteldarstellung des Darms ist seine teilweise intrathorakale Lage bei rechtsseitigem Zwerchfelldefekt gut erkennbar.

Quelle: Gortner L, Meyer S, Hrsg. Duale Reihe Pädiatrie. 5., vollständig überarbeitete Auflage. Stuttgart: Thieme; 2018

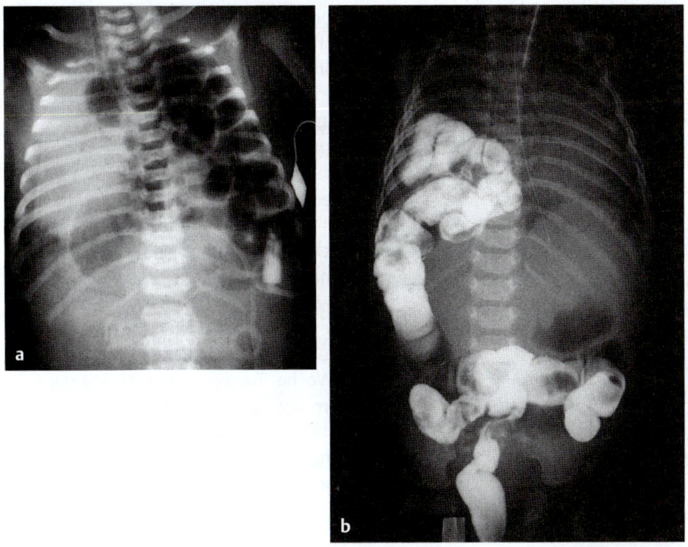

Mit fortschreitendem Wachstum wandert das Zwerchfell nach kaudal (**Deszensus**).

Mit fortschreitendem Wachstum des Embryos wandert das Zwerchfell nach kaudal (**Deszensus**) und nimmt dabei die ventralen Äste der Spinalnerven (C3–C5) mit. Diese schließen sich zum **N. phrenicus** zusammen.

▶ Merke.

▶ Merke. Der Deszensus des Zwerchfells aus dem Zervikalbereich während der Embryonalzeit erklärt seine Innervation durch den N. phrenicus (C3–C5).

3.5.2 Entstehung von Perikard- und Pleurahöhle

Über der Herzanlage entsteht durch Spaltenbildung die **primitive Perikardhöhle**. Diese steht über die **Canales pericardioperitoneales** mit der sich entwickelnden Peritonealhöhle in Verbindung. Die Lungen wachsen beidseitig in die Canales pericardioperitoneales ein, die sich nach lateral und ventral erweitern. Die **primitive Pleurahöhle** ist von Somatopleura (Pleura parietalis) ausgekleidet, während die Lungen von Splanchnopleura (Pleura visceralis) umgeben sind. Die **Unterteilung von Perikard- und Pleurahöhle** beginnt mit dem beidseitigen Vorwachsen der Plicae pleuropericardiales von dorsolateral, die in der Mittellinie verschmelzen und eine einheitliche Membrana pleuropericardialis bilden.

3.5.2 Entstehung von Perikard- und Pleurahöhle

Ähnlich wie bei der Peritonealhöhle entstehen während der 5. Entwicklungswoche über der Herzanlage Spalten im Mesenchym, aus denen sich die Perikardhöhle entwickelt.

Der Vorläufer der Perikardhöhle (**primitive Perikardhöhle**) steht dorsal des Septum transversum über die **Canales pericardioperitoneales** mit der sich entwickelnden Peritonealhöhle in Verbindung. Zugleich wachsen die Lungen von mediodorsal (Lungenwurzel) beidseitig in die Canales pericardioperitoneales ein. Mit dem Wachstum der Lungen erweitern sich die Canales pericardioperitoneales in alle Richtungen, vor allem jedoch nach lateral und ventral zwischen das primitive Perikard und die Leibeswand.

Es entsteht eine **primitive Pleurahöhle**, die, wie oben beschrieben, von Somatopleura ausgekleidet wird. Die sich entwickelnden Lungen wölben das umgebende Mesenchym, die Splanchnopleura, in die Canales pericardioperitoneales vor. Aus der Splanchnopleura entsteht die **Pleura visceralis**, während die Somatopleura zur **Pleura parietalis** wird. Mit dem beidseitigen Vorwachsen der Plicae pleuropericardiales von dorsolateral beginnt die **Unterteilung von Perikard- und Pleurahöhle**. Zunächst bleibt eine Öffnung zwischen beiden Körperhöhlen, der **Hiatus pleuropericardialis** erhalten. Durch die Verschmelzung der rechten und linken **Plica pleuropericardialis** entsteht schließlich in der Mittellinie eine einheitliche **Membrana pleuropericardialis**, die Pleura- und Perikardhöhle vollständig trennt. Durch weiteres Wachstum der

3.14 Entwicklung der Pleura- und Perikardhöhle

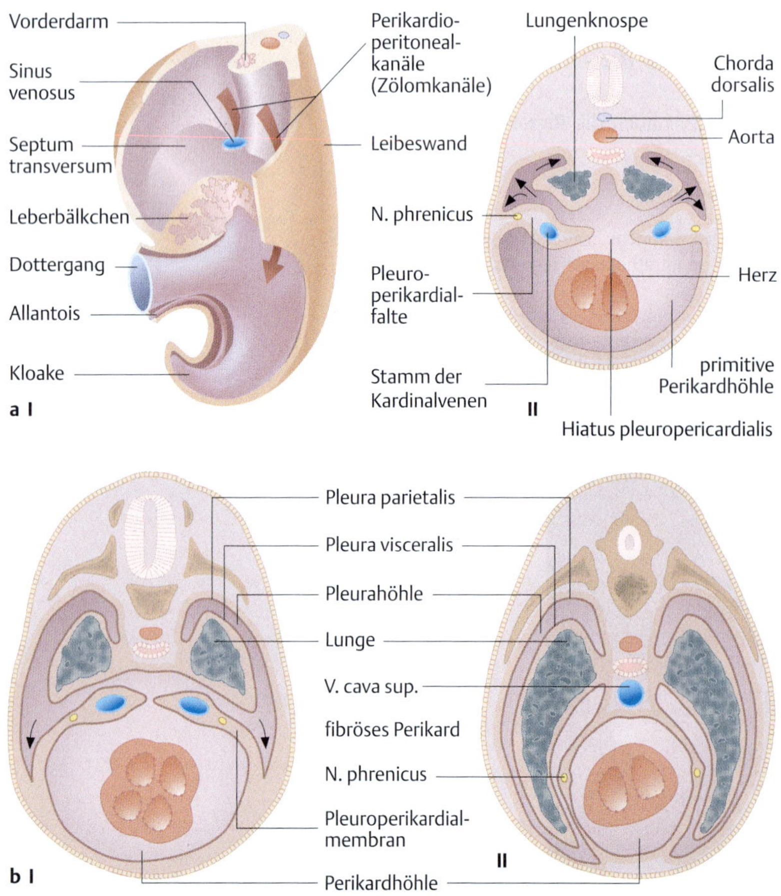

a Trennung der Zölomhöhle in Pleura- und Peritonealhöhle:
I 5. Woche, Sicht von ventro-lateral links auf einen Embryo, nach Entfernung des kranialen Anteils sowie der linken ventro-lateralen Leibeswand: Die Zölomhöhle wird durch Leber und Septum transversum fast vollständig unterteilt. Die Canales pericardioperitoneales sind durch Pfeile gekennzeichnet.
II 5. Woche, Transversalschnitt: Von mediodorsal wachsen die Lungen in die Canales pericardioperitoneales ein (Pfeile). Mit dem Vorwachsen der Plicae pleuropericardiales von lateral beginnt die Unterteilung der kranialen Zölomhöhle in eine Pleura- und Perikardhöhle. Beide Höhlen bleiben zunächst über den Hiatus pleuropericardialis miteinander verbunden.

b Trennung der kranialen Zölomhöhle in Pleura- und Perikardhöhle:
I 6. Woche, Transversalschnitt: Die beiden Plicae pleuropericardiales (enthalten die beiden Vv. cardinales) wachsen aufeinander zu und verschmelzen. Es entsteht eine einheitliche Membrana pleuropericardialis, die Pleura- und Perikardhöhle vollständig voneinander trennt. Die beiden Vv. cardinales verschmelzen zur V. cava superior.
II 7.–8. Woche, Transversalschnitt: Mit dem Wachstum der Lungen dehnt sich auch die Pleurahöhle nach dorsal und ventral aus. Die Membrana pleuropericardialis verschmilzt mit der Lungenwurzel.

Lungen wird die Perikardhöhle schließlich von der ventralen Leibeswand abgedrängt.

3.5.3 Entstehung der Abdominalhöhle

Durch die starke Längenausdehnung des Embryos kommt es zu einer blindsackartigen Ausstülpung der intraembryonalen Anteile des Dottersacks. Es entstehen eine kranial gelegene **vordere** und eine kaudal gelegene **hintere Darmbucht**.
Im Mittelteil bleibt eine zunächst weitlumige Verbindung zwischen dem sich entwickelnden Darm und dem Dottersack bestehen, der **Dottergang** (**Ductus vitellinus**, **Ductus omphaloentericus**). Im weiteren Verlauf wird dieser Verbindungskanal durch die Abfaltungsvorgänge zunehmend von allen Seiten eingeengt, sodass nur eine stielförmige Verbindung bleibt. Dieser Abgrenzungsvorgang führt schließlich zur **Nabelbildung** (S. 113).

3.5.3 Entstehung der Abdominalhöhle

Die intraembryonalen Anteile des Dottersacks bilden die **vordere** und **hintere Darmbucht**. Dazwischen besteht zunächst eine weitlumige Verbindung zum Dottersack, der Dottergang (**Ductus vitellinus/omphaloentericus**). Dieser wird von allen Seiten auf eine stielförmige Verbindung eingeengt, was schließlich zur Nabelbildung führt.

▶ Klinik. Als Relikt des Dottergangs kann beim Erwachsenen ein **Meckel-Divertikel** (Ausstülpung der Darmwand) im Ileum vorkommen. Wenn sich dieses entzündet, können sich ähnliche Symptome wie bei einer Appendizitis, sog. „Blinddarmentzündung“ (S. 185), zeigen, vgl. auch Blinddarm mit Wurmfortsatz (S. 699). An diese Möglichkeit muss gedacht werden, wenn mit dem Verdacht auf Appendizitis operiert wird, jedoch intraoperativ kein Anhaltspunkt für eine Entzündung des Wurmfortsatzes festzustellen ist. In so einem Fall kann u. U. durch Inspektion des Ileums ein entzündetes Meckel-Divertikel als Ursache der Symptome zu finden sein, welches dann vor Verschluss der Bauchdecke entfernt werden kann.

▶ Klinik.

3.15 Dünndarmschlingen mit entzündetem Meckel-Divertikel (→)
Quelle: Schumpelick V, Bleese N, Mommsen P, Hrsg. Kurzlehrbuch Chirurgie. 8. Aufl. Stuttgart: Thieme; 2010

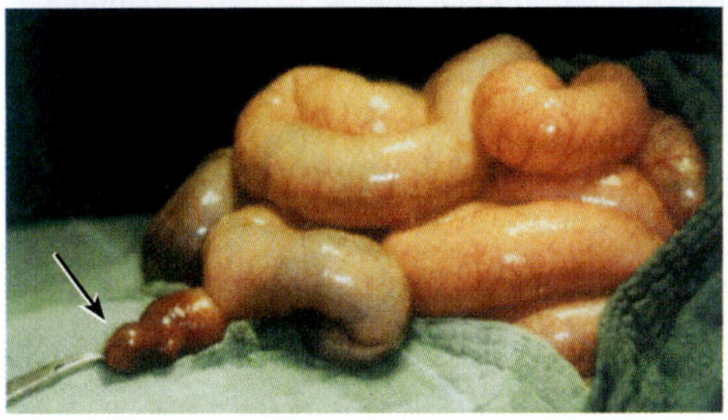

Aus dem intraembryonalen Teil des Dottersacks entwickelt sich der **Mitteldarm**. Hier beginnt die Ausbildung des Darmrohres. Der kraniale Teil der Endodermtasche wird zum **Vorderdarm** und der kaudale Abschnitt zum **Hinterdarm**.
Der Vorderdarm ist an der vorderen Darmbucht (Mundbucht) gegen die Amnionhöhle durch die **Buccopharyngealmembran** (Oropharyngealmembran) verschlossen, der Hinterdarm an der hinteren Darmbucht (Kloake) durch die **Kloakenmembran**.
Die regionale Festlegung, wo im Endoderm z. B. der Magen bzw. die Speiseröhre entsteht, ist zunächst unabhängig von Interaktionen mit der Splanchnopleura und bereits vor der Bildung des Darmrohres gegeben. Allerdings muss diese regionale Spezifizierung durch lokale Interaktionen von Endoderm und Mesoderm gefestigt werden. Hieran sind Sonic Hedgehog (Shh) und Hox-Gene, die die Identität von Körperabschnitten kodieren, beteiligt. Da der Mitteldarm rasch wächst, kommen zahlreiche Darmschlingen zunächst im Nabelzölom (extraembryonal) zu liegen, vgl. **physiologischer Nabelbruch** (S. 660). Sie werden jedoch später in die Peritonealhöhle zurückverlagert.

Im intraembryonalen Teil des Dottersacks beginnt die Ausbildung des Darmrohres.

Der Abgrenzung gegenüber der Amnionhöhle dient im Bereich des Vorderdarms die **Buccopharyngealmembran** (Oropharyngealmembran), im Hinterdarm die **Kloakenmembran**. Durch das rasche Wachstum des Mitteldarmes kommen zahlreiche Darmschlingen zunächst im Nabelzölom (extraembryonal) zu liegen, vgl. **Physiologischer Nabelbruch** (S. 660).

▶ Klinik. Unterbleibt die Reposition des physiologischen Nabelbruchs, können Teile der Eingeweide (meist Dünndarm und/oder Leber) in einem Bruchsack in der Nabelschnur verbleiben (**Omphalozele**). Die Diagnose erfolgt bereits vor der Geburt (pränatal) durch Sonografie. In 40 % der Fälle kommen weitere Fehlbildungen vor (**Laparochisis** = fehlender Schluss der Bauchdecke). Die Therapie besteht in einer chirurgischen Reposition.

▶ Klinik.

Kaudal des Septum transversum sind die **oberen Abschnitte** des Vorderdarms breitbasig mit der Rück- und Vorderwand der Peritonealhöhle verbunden (**Mesenterium dorsale und ventrale**). In den **unteren Abschnitten** tritt nur ein **Mesenterium dorsale** auf. So wird der obere Abschnitt der Peritonealhöhle zweigeteilt, während im unteren Abschnitt eine einheitliche Höhle entsteht.

Für die **oberen Abschnitte des Vorderdarms** (unterer Ösophagus, Magen und oberes Duodenum) entstehen kaudal des Septum transversum ein primitives **Mesenterium dorsale und ventrale**, während in den **unteren Abschnitten** lediglich ein **Mesenterium dorsale** vorkommt. Die Mesenterien verbinden das obere Darmrohr also zunächst ventral und dorsal breitbasig mit der Vorder- und Rückwand der Peritonealhöhle. Im weiteren Verlauf der Entwicklung verschmälern sich die Mesenterien jedoch und bestehen schließlich nur noch aus sagittal gestellten Mesenchymplatten, die im oberen Abschnitt die Peritonealhöhle in eine rechte und linke Seite unterteilen, während kaudal eine einheitliche Körperhöhle entsteht, in die das am Mesenterium dorsal befestigte Darmrohr hineinragt.

3.6 Plazenta, Nabelschnur und Eihäute

3.6.1 Dezidua und Chorion

3.6 Plazenta, Nabelschnur und Eihäute

3.6.1 Dezidua und Chorion

Für das Verständnis des Aufbaus von Plazenta und Eihäuten ist die Kenntnis der verschiedenen Anteile der Dezidua im schwangeren Uterus sowie der Aufbau des Choriums wichtig.

Dezidua

Nach der Einnistung des Keims in die Dezidua unterscheidet man folgende Anteile:
- **Decidua capsularis**,
- **Decidua basalis**,
- **Decidua parietalis**.

Dezidua

Die durch die Einnistung, d. h. Implantation (S. 96), des Keimes umstrukturierte Uterusschleimhaut wird Dezidua genannt.
Nach den initialen Schritten der Nidation (S. 96) dringt der Keim unter Vergrößerung des Synzytiotrophoblasten (S. 96) weiter in die Dezidua vor und ist schließlich allseits von ihr umgeben. Man unterscheidet nun je nach Lage verschiedene Anteile:
- **Decidua capsularis:** zwischen Uterushöhle und Keim, die bei Größenzunahme des Keimes nahezu vollständig degeneriert.
- **Decidua basalis:** zwischen Keim und Myometrium.
- **Decidua parietalis:** übriger Teil der Dezidua, der die Wand des Uterus außerhalb des Implantationsorts auskleidet.

Chorion

Das Chorion besteht aus **Chorion frondosum** und **Chorion laeve**.

Chorion

Extraembryonales parietales Mesoderm (S. 99) und Trophoblast werden unter dem Begriff Chorion zusammengefasst.
Am Ort der Plazentaentwicklung breitet sich das Chorion in Form von Zotten weiter in die Dezidua aus (**Chorion frondosum**) und wird hier Bestandteil der Chorionplatte (S. 112), während die Zotten an der übrigen Oberfläche zurückgebildet werden (**Chorion laeve**). Das Chorion laeve zählt zu den Eihäuten (S. 115).

3.6.2 Plazenta

Die Plazenta (Mutterkuchen, Nachgeburt) ist ein scheibenförmiges Organ während der Schwangerschaft und besteht aus mütterlichen und kindlichen Anteilen.

Funktion der Plazenta

Die Plazenta dient dem Stoffaustausch zwischen fetalem und mütterlichem Blut. Außerdem produziert die Plazenta Hormone (Tab. **3.4**).

3.6.2 Plazenta

Die Plazenta (Mutterkuchen, Nachgeburt) ist ein während der Schwangerschaft entstehendes scheibenförmiges Organ aus mütterlichem und kindlichem Anteil (Pars materna bzw. uterina und Pars fetalis).

Funktion der Plazenta

Die durch die Plazenta geschaffene enge Verbindung von fetalem Gewebe und der Uterusschleimhaut der Mutter dient dem Stoffaustausch zwischen fetalem und mütterlichem Blut.
Eine weitere wichtige Funktion der Plazenta besteht in der Produktion von Hormonen (Tab. **3.4**).

Tab. 3.4 Funktionen der Plazenta

Funktion	Auswirkung
Diaplazentarer Stoffaustausch	**Effekt für das Ungeborene**
▪ Diffusion (z. B. O_2, CO_2)	Versorgung mit O_2 und Abtransport von CO_2
▪ erleichterte Diffusion (Glukose, Milchsäure)	Versorgung mit Nährstoffen und Abtransport von Stoffwechselendprodukten
▪ aktiver Transport (Elektrolyte, Aminosäuren)	Balance des Elektrolythaushalts und Aufrechterhaltung des Eiweißstoffwechsels
▪ Transzytose (IgG-Antikörper)	humoraler Schutz vor Infektionen bis zur Ausreifung des eigenen Immunsystems

3.4 Funktionen der Plazenta (Fortsetzung)

Funktion	Auswirkung
Endokrine Funktion: Produktion von	**Wirkung auf den mütterlichen Organismus**
▪ hCG (humanes Choriongonadotropin)	Aufrechterhaltung des Gelbkörpers (Corpus luteum graviditatis) bis zur 8.–12. Woche
▪ Östrogen	Erhalt der speziellen Schleimhaut (Dezidua) des schwangeren Uterus (nach Atresie des Corpus luteum)
▪ Progesteron	
▪ HPL (humanes Plazentalaktogen)	Entwicklung laktierender Brustdrüsen

Entwicklung der Plazenta

Prälakunäre Periode (Tag 6–10 p. c.)

Die Bildung der Plazenta beginnt mit der Implantation der Blastozyste in die Uterusschleimhaut am 6.–8. Tag.
Die Chorionzotten (Chorion frondosum, s. o.) dringen in die Decidua basalis (s. o.) ein. Mit dem Auftreten mit mütterlichem Blut gefüllter Hohlräume (ca. am 9. Tag) ist diese Periode abgeschlossen.

Lakunäre Periode (Tag 8–13 p. c.)

Während des Implantationsprozesses bilden sich (ab Tag 8) bei weiterem Vordringen des Keims im Synzytiotrophoblast von Membranen umgebene Hohlräume. Diese vereinigen sich zu einem verzweigten Gangsystem (**Lakunen**). Sie werden von Synzytiotrophoblastbälkchen (**Trabekeln**) durchzogen. Die Implantation ist ca. am 12. Tag abgeschlossen.

Primärzottenstadium (Tag 12–15 p. c.)

Durch das Eindringen von Zellen des Zytotrophoblasten in die Trabekel entstehen säulenartige Auswüchse, die **Primärzotten** (Villi) genannt werden.
Der Zottenkern besteht aus Zytotrophoblast-Zellen, während der Überzug aus Synzytiotrophoblast gebildet wird. Bei Kontakt eröffnet der Synzytiotrophoblast Blutgefäße (Spiralarterien) in der Dezidua, sodass mütterliches Blut in den **intervillösen Raum** (Lakunen) gelangt. Die Zotten ragen in die blutgefüllten Lakunen hinein.

▸ Merke. Mit der Ausbildung der Primärzotten entsteht der **utero-plazentare Kreislauf.**

Sekundärzottenstadium (Tag 15–21 p. c.)

Ab dem 15. Tag dringt extraembryonales Mesoderm in die Primärzotten ein und breitet sich auf der inneren Oberfläche der Zytotrophoblast-Zellen aus. Dadurch werden sie zu **Sekundärzotten**.

Tertiärzottenstadium (Tag 18 p. c.–Geburt)

Ab dem 18. Tag entstehen in den mesodermalen Zottenkernen **hämangiogenetische Zellinseln** und schließlich **Kapillaren** sowie **Blutzellen**.

▸ Merke. Die kapillarisierten **Tertiärzotten** bilden die Grundlage für den **feto-plazentaren Kreislauf**.

Aufbau der reifen Plazenta

Bei der Geburt hat die Plazenta die Form einer Scheibe von etwa 20 cm Durchmesser und 3–4 cm Dicke und wiegt 350–700 g. Die Scheibe gliedert sich in:

- **Basalplatte** (der mütterlichen Seite zugewandt),
- **Chorionplatte** (zur Chorionhöhle gewandt) und die zwischen beiden Platten gelegenen
- **Zottenbäume** mit dem sie umgebenden **intervillösen Raum**.

Entwicklung der Plazenta

Prälakunäre Periode (Tag 6–10 p. c.)

Die Bildung der Plazenta beginnt mit dem Eindringen des Chorion frondosum in die Decidua basalis (Tag 6–8).

Lakunäre Periode (Tag 8–13 p. c.)

Mit weiterem Vordringen des Keims bilden sich im Synzytiotrophoblast **Lakunen**, zwischen denen **Trabekel** liegen.

Primärzottenstadium (Tag 12–15 p. c.)

In die Trabekel wandern Trophoblast-Zellen ein und bilden die **Primärzotten**. Der Raum zwischen den Zotten wird **intervillöser Raum** genannt. In ihm fließt mütterliches Blut.

▸ Merke.

Sekundärzottenstadium (Tag 15–21 p. c.)

Durch Eindringen mesodermaler Zellen (ab dem 15. Tag) entstehen **Sekundärzotten**.

Tertiärzottenstadium (Tag 18 p. c.–Geburt)

Tertiärzotten entstehen durch Einwachsen von fetalen Blutgefäßen in die Sekundärzotten.

▸ Merke.

Aufbau der reifen Plazenta

Die reife Plazenta ist scheibenförmig. Sie gliedert sich in:

- **Basalplatte** (mütterliche Seite),
- **Chorionplatte** und dazwischen
- **Zottenbäume** mit **intervillösem Raum**.

3.16 Plazentazotten in verschiedenen Stadien

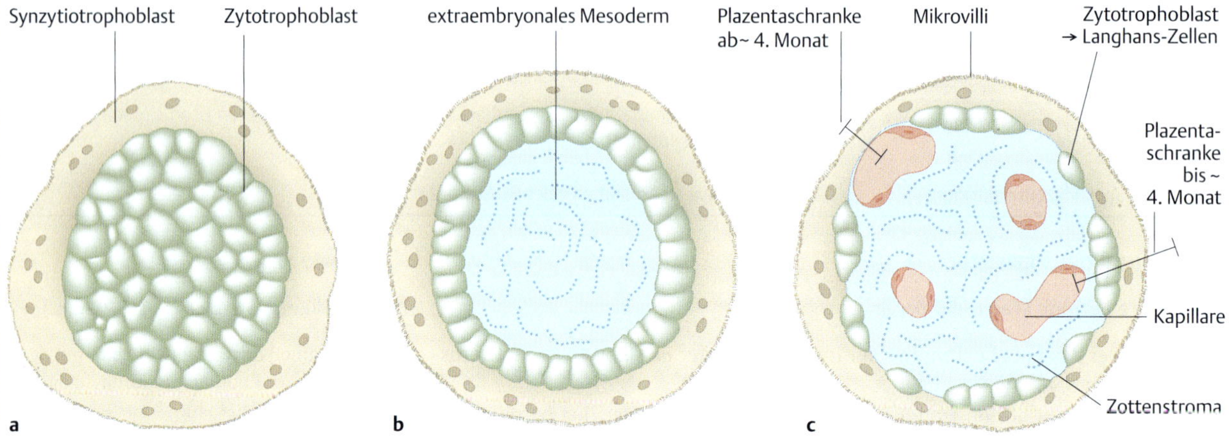

a Querschnitte durch je eine Primärzotte,
b Sekundärzotte
c und Tertiärzotte.

Quelle: Ulfig N, Brand-Saberi B, Hrsg. Kurzlehrbuch Embryologie. 3. Aufl. Stuttgart: Thieme; 2017

Basalplatte

Die Basalplatte besteht aus
- **Decidua basalis** mit **extravillösen Trophoblastzellen** und
- **Synzytiotrophoblasten.**

Die **materno-fetale Durchdringungszone** wird von den oberen Anteilen der Decidua basalis und dem Plazentabett gebildet.
Durch **Plazentasepten** entstehen 10–40 **Kotyledonen** (s. Abb. **29.20**).

Basalplatte

Die Basalplatte besteht aus
- **Decidua basalis**, durchsetzt von **extravillösen Trophoblastzellen**, und
- **Synzytiotrophoblasten**, die an den intervillösen Raum grenzen.

Der Teil der Decidua basalis, der nach der Ablösung unter der Geburt im Uterus verbleibt, wird **Plazentabett** genannt. Die von Trophoblast-Zellen durchsetzte Dezidua und das Plazentabett bilden die **materno-fetale Durchdringungszone**.
Auf der maternalen Seite untergliedern **Plazentasepten**, die in den intervillösen Raum ragen, die Basalplatte in 10–40 Vorwölbungen (**Kotyledonen**). Auf jede mütterliche Kotyledone projizieren 1–4 Zottenbäume (s. u. Abb. **29.20**).

Chorionplatte

Sie liegt zwischen Amnionhöhle und intervillösem Raum. Ihre 4 Schichten sind:
- **Amnionepithel**,
- **Bindegewebsschicht** (extraembryonales Mesoderm),
- **Zytotrophoblast-Zellen** und
- **Synzytiotrophoblast**.

Von der Chorionplatte entspringen die Zottenbäume (s. u.).

Chorionplatte

Die Chorionplatte liegt zwischen Amnionhöhle und intervillösem Raum und gliedert sich in vier Schichten:
- **Amnionepithel**,
- **Bindegewebsschicht** (extraembryonales Mesoderm), in der sich die Nabelschnurgefäße verzweigen und zu den einzelnen Zottenbäumen ziehen.
- **Zytotrophoblast-Zellen** und
- **Synzytiotrophoblast**.

Von der Chorionplatte entspringen die Zottenbäume (s. u.).

Zottenbäume und intervillöser Raum

Sie liegen im Raum zwischen Basal- und Chorionplatte.

▶ Merke.

Die Zottenbäume lassen sich untergliedern in
- **Stammzotten**,
- **Intermediärzotten** und
- **Terminalzotten**.

Haftzotten befestigen die Zottenbäume an der Dezidua.

Zottenbäume und intervillöser Raum

Den Raum zwischen Basal- und Chorionplatte nehmen die Zottenbäume und der intervillöse Raum ein.

▶ Merke. Das mütterliche Blut fließt im intervillösen Raum, während das fetale Blut in den Blutgefäßen der Zottenbäume strömt.

In der reifen Plazenta finden sich 30–50 stark verzweigte Zottenbäume, die sich nach dem Grad ihrer Aufzweigung untergliedern lassen in:
- **Stammzotten** mit fetalen Arterien und Venen,
- **Intermediärzotten**, die Arteriolen, Venolen sowie vereinzelte Kapillaren zur Erhaltung der Zottenbäume, d. h. dem Stoffaustausch innerhalb der Zotten, beinhalten, und
- **Terminalzotten** mit Kapillaren, im Bereich derer der Stoffaustausch zwischen mütterlichem und fetalem Blut stattfindet.

Eine Sonderform der Stammzotten stellen die **Haftzotten** dar, welche die Zottenbäume an der Dezidua befestigen.

Der Aufbau der Zottenbäume entspricht im Wesentlichen dem der Tertiärzotten (siehe oben). Im Verlauf der Schwangerschaft kommt es jedoch zu einigen Veränderungen, durch die letztendlich eine Anpassung an den wachsenden Fetus und seine ausreichende Versorgung gewährleistet ist: Die Plazentaschranke (s. u.) wird dünner und der Stoffaustausch dadurch effizienter.

Im Laufe der Schwangerschaft verändert sich die Plazenta.

Plazentaschranke

Als Plazentaschranke bezeichnet man die Strukturen, die den mütterlichen vom fetalen Blutkreislauf trennen.

Funktion: Die Plazentaschranke dient dem kontrollierten Stoffaustausch zwischen mütterlichem und fetalem Blut.

Aufbau: Die Plazentaschranke ist in den ersten Monaten nach der Plazentaentwicklung dicker als zum Ende der Schwangerschaft hin, wo sich die einzelnen Schichten durch charakteristische Prozesse reduzieren (Tab. **3.5**).
Ab etwa dem 4. Monat wird der Synzytiotrophoblast durch Fusion weiterer Trophoblast-Zellen vergrößert. Im Synzytiotrophoblast finden keine Kernteilungen mehr statt. Gealterte Organellen werden mit zunehmender Dauer der Schwangerschaft als **Synzytialknoten** (früher Proliferationsknoten) sichtbar.
Es finden sich nur noch vereinzelte Zytotrophoblast-Zellen im Zottenkern, die als **Langhans-Zellen** bezeichnet werden.
Die fetalen Kapillaren werden weitlumiger und befinden sich oft direkt unter dem Synzytiotrophoblasten, wodurch die Plazentaschranke in der späten Schwangerschaft nur noch aus drei Schichten besteht und durchlässiger wird (Tab. **3.5**).

Plazentaschranke

Funktion: Sie dient dem kontrollierten Stoffaustausch.

Aufbau: Im Laufe der Schwangerschaft wird die Plazentaschranke dünner (Tab. **3.5**).

Im Synzytiotrophoblasten treten ab dem 4. Monat **Synzytialknoten** (degradierte Zellorganellen) auf. Vereinzelte Zytotrophoblast-Zellen im Zottenkern heißen **Langhans-Zellen**. Die Kapillaren befinden sich direkt unter dem Synzytiotrophoblasten.

Dadurch wird die Plazentaschranke durchlässiger.

3.5 Schichten der Plazentaschranke

Zottenstruktur (Schicht)	bis ca. 4. Monat	ab 4. Monat
Synzytiotrophoblast	+	+
Zytotrophoblast	+	– (statt geschlossener Zellschicht nur einzelne Langhans-Zellen, die sich nicht am Aufbau der Plazentaschranke beteiligen)
Basallamina des Trophoblasten	+	
Zottenbindegewebe mit Makrophagen (Hofbauer-Zellen)	+	+ (verschmolzene Basallaminae von Trophoblast und dem direkt darunter gelegenen Endothel)
Basallamina des Endothels	+	
Endothel der fetalen Kapillaren	+	+ (liegt direkt unter Synzytiotrophoblast)

+ = eine vorhandene Schicht

3.6.3 Nabelschnur (Funiculus umbilicalis)

Die Nabelschnur (Nabelstrang) ist die bei Geburt ca. 50 cm lange Verbindung zwischen Fetus und Plazenta.

3.6.3 Nabelschnur (Funiculus umbilicalis)

Funktion der Nabelschnur

Über die in der Nabelschnur liegenden Gefäße wird das kindliche Gefäßsystem mit dem fetalen Anteil der Plazenta verbunden. Die Nabelschnur dient damit dem **Bluttransport zum Ort des Stoffaustauschs**.
Die in der Nabelschnur vorübergehend erhaltene Verbindung zwischen intra- (S. 106) und extraembryonalem Zölom (S. 99) bietet die Möglichkeit einer „Auslagerung" von Darmschlingen während der Entwicklung, s. physiologischer Nabelbruch (S. 660).

Funktion der Nabelschnur

Die Nabelschnurgefäße sind Voraussetzung für den Transport des fetalen Bluts zum Ort des Stoffaustauschs (Plazenta, s. o.).

Die erhaltene Verbindung von intra- (S. 106) zu extraembryonalem Zölom (S. 99) ermöglicht den physiologischen Nabelbruch (S. 660).

Entwicklung der Nabelschnur

Die Nabelschnur entsteht durch Zusammenlagerung folgender Strukturen:

- **Haftstiel**: Dieser von der Hohlraumbildung im extraembryonalen Zölom ausgesparte Bereich enthält Anlagen für die **Nabelgefäße** sowie die **Allantois**, eine „wurstförmige" Aussackung des Dottersacks bzw. des Hinterdarms (S. 105).
- **Dottergang**: Verbindung zwischen Mitteldarm und Dottersack.
- **Rest des extraembryonalen Zöloms** (S. 99).

Sie werden gemeinsam von Amnion umhüllt.

Entwicklung der Nabelschnur

Die Nabelschnur entsteht durch die Abfaltung des Embryos auf seiner Ventralseite durch Zusammenlagerung von

- Haftstiel mit Nabelgefäßen und Allantois (S. 105),
- **Dottergang** und
- **Resten des extraembryonalen Zöloms**.

3.17 Entwicklung der Nabelschnur

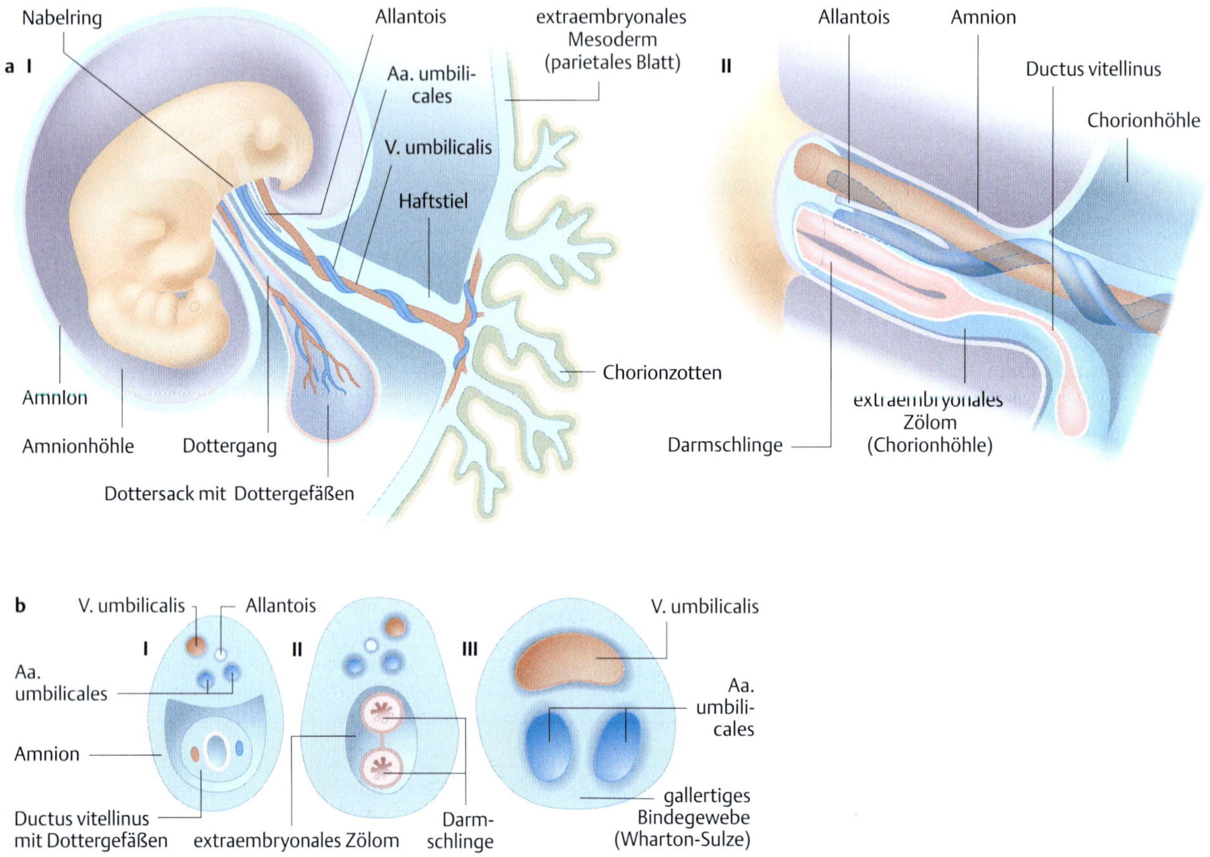

a 5. Woche (**I**): Beginnende Zusammenfassung von Haftstiel und Dottergang am Nabelring, 10. Woche (**II**): Nabelschnur mit Überzug aus Amnion (durch Vergrößerung der Amnionhöhle).
b Querschnitt durch die Nabelschnur in der 6. Woche (**I**), 10. Woche (**II**) und im 4. Monat (**III**).

Quelle: Ulfig N, Brand-Saberi B, Hrsg. Kurzlehrbuch Embryologie. 3. Aufl. Stuttgart: Thieme; 2017

Die Umschlagfalte zwischen Amnion und Oberflächenektoderm gelangt auf die Ventralseite des Embryos und bildet dort eine ovale Durchtrittsstelle, den **Nabelring**.

Durch die kranio-kaudale Krümmung (S. 105) und zum Teil auch durch die laterale Abfaltung (S. 105) des Embryos gelangt der Haftstiel in die Nähe des Dottergangs auf der Ventralseite des Embryos. Durch das Wachstum der Amnionhöhle (S. 99) wird auch die Umschlagfalte zwischen Amnion und Oberflächenektoderm auf die Ventralseite des Embryos verlagert und bildet dort eine ovale Durchtrittsstelle, den **Nabelring**, aus.

Das Amnion legt sich um den Haftstiel und den Dottergang und umschließt damit die sich entwickelnde Nabelschnur.

Das Amnion legt sich um Haftstiel und Dottergang, womit es die sich entwickelnde Nabelschnur umschließt. Während die Amnionhöhle sich weiter vergrößert, obliterieren die Chorionhöhle (= extraembryonales Zölom) und der Dottersack (der in der Chorionhöhle liegt).

Chorionhöhle und Dottersack veröden nach dem **physiologischen Nabelbruch** (S. 660), d. h. nach Auslagerung von Darmschlingen in Reste der Chorionhöhle.

Die Reste der Chorionhöhle nehmen zwischen dem 3. und 4. Monat noch die Darmschlingen auf, die im Verlauf des **„physiologischen Nabelbruchs“** (S. 660) aus dem intraembryonalen Zölom herauswachsen. Nach ihrer Rückverlagerung bilden sich die Reste der Chorionhöhle in der Nabelschnur vollständig zurück.

Aufbau der Nabelschnur

Die **reife Nabelschnur** ist von **Amnion** überzogen und enthält, umgeben von der gallertigen Bindegewebe-Grundsubstanz Wharton-Sulze (S. 58)
- zwei **Aa. umbilicales**,
- eine **V. umbilicalis**,
- Reste von **Allantois** und **Dottergang**.

Aufbau der Nabelschnur

Die **reife Nabelschnur** ist von **Amnion** überzogen und enthält:
- zwei **Aa. umbilicales**, die CO_2-reiches Blut und Stoffwechselschlacken zur Plazenta transportieren,
- eine **V. umbilicalis**, die O_2- und nährstoffreiches Blut von der Plazenta zum Fetus transportiert, sowie
- Reste des **obliterierten Dottergangs/Dottersacks** und der **Allantois**.

Die oben genannten Strukturen sind in ein gallertiges Bindegewebe mit **Wharton-Sulze** (S. 58) als Grundsubstanz eingebettet.

3.6.4 Eihäute

Die etwa 250 µm dicke Hülle, die am Rand der Plazenta ansetzt, besteht aus **Amnion**, **Chorion laeve** und **Dezidua**-Anteilen.
Die Amnionhöhle weitet sich am Ende der Embryonalperiode stark aus. Dadurch wird die Chorionhöhle immer mehr eingeengt bis sie schließlich durch Verschmelzung von Amnion und Chorion obliteriert. Während das Amnion bei Bedeckung des Chorion frondosum Teil der plazentären Chorionplatte (S. 112) wird, ist es im übrigen Bereich, wo die Verschmelzung mit dem Chorion laeve stattfindet, Teil der Eihäute (ca. 3. Monat).
Mit zunehmendem Wachstum des Feten verdünnt sich die Decidua capsularis (S. 110) und verschmilzt mit der Decidua parietalis (S. 110) der Uterusgegenseite, wodurch auch das Uteruslumen verschwindet (ca. 4. Monat).

3.6.4 Eihäute

Durch Wachstums- und Verschmelzungsvorgänge obliterieren erst die Chorionhöhle und dann das Uteruslumen.

► Merke. Von ursprünglich 3 Hohlräumen (Uteruslumen, Chorion- und Amnionhöhle) besteht letztlich nur noch die Amnionhöhle.

► Merke.

Das Amnionepithel produziert die Amnionflüssigkeit (Fruchtwasser) und gibt sie in die Amnionhöhle ab, sodass der Fetus – lediglich durch die Nabelschnur mit den umliegenden Hüllen verbunden – allseits von einem Flüssigkeitspolster (am Ende der Schwangerschaft ca. 1 Liter) umgeben ist.

Der Fetus schwimmt in Amnionflüssigkeit (Fruchtwasser) die vom Amnionepithel in die Höhle abgegeben wird.

► Klinik. Während z. B. die **Sonografie** (Abb. **3.20**) als nicht invasives Screening-Verfahren in der Schwangerschaft zu mindestens 3 festen Zeitpunkten (in jedem Trimenon einmal) in den Mutterschaftsrichtlinien festgelegt ist, gibt es invasive Methoden der **Pränataldiagnostik**, die nur unter bestimmten Voraussetzungen unter Abwägung von Nutzen und Risiken mit Beratung der Schwangeren durchgeführt werden.
Die häufigste Indikation ist das Alter der Schwangeren (über dem 35. Lebensjahr sind insbesondere numerische Chromosomenaberrationen deutlich erhöht), weiter der sonografische Nachweis von Fehlbildungen oder die Diagnostik von vererbbaren (Stoffwechsel-)Erkrankungen.
Wichtige Methoden der invasiven Pränataldiagnostik sind die **Amniozentese** (Entnahme von Fruchtwasser mit darin befindlichen kindlichen Zellen durch Punktion der Amnionhöhle, Abb. **a**) und die **Chorionzottenbiopsie** (Entnahme von Chorionzotten, Abb. **b**) zur Bestimmung des Karyotyps (Chromosomenanalyse). Aus dem Nabelschnurblut (**Chordozentese**, Abb. **c**) kann außerdem Material für eine molekulargenetische und/oder laborchemische Diagnostik gewonnen werden.

3.18 Pränataldiagnostik

a Amniozentese,
b Chorionzottenbiopsie,
c Chordozentese.

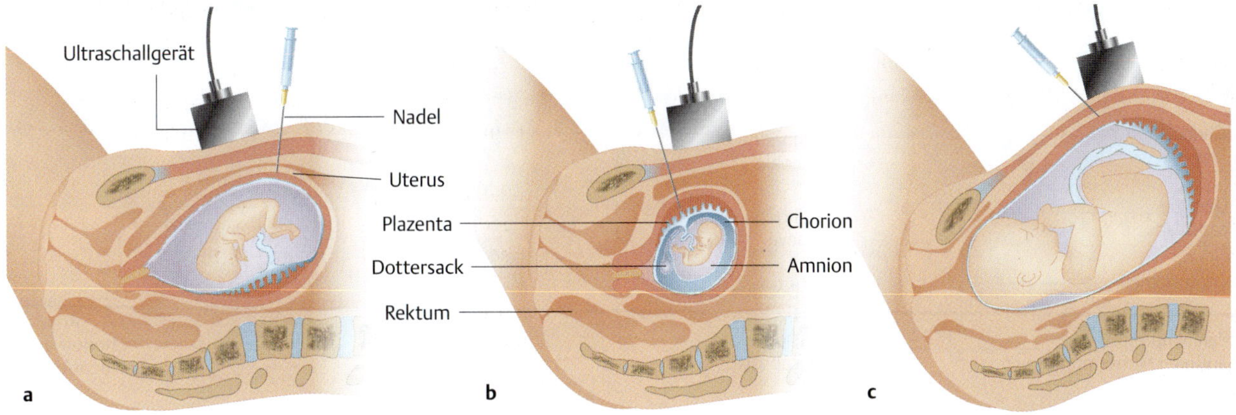

Eihäute bei Zwillingen

Der Aufbau der Eihäute unterscheidet sich in Abhängigkeit von der Art der Zwillingsbildung und bei eineiigen Zwillingen zusätzlich vom Zeitpunkt der Trennung beider Embryonalanlagen.

Eihäute bei Zwillingen

Bei Zwillingen unterscheidet sich der Aufbau der Eihäute.

Zweieiige Zwillinge

Jeder Embryo bildet seine eigene Amnion- und Chorionhöhle sowie eine eigene Plazenta aus. Verwachsungen beider Strukturen sind möglich.

Jeder Embryo bildet seine eigene Amnion- und Chorionhöhle sowie eine eigene Plazenta aus. Die Plazenten beider Feten können jedoch auch an ihren Rändern miteinander verwachsen sein. Liegen die Implantationsorte nahe beieinander, können sich die beiden Chorionhüllen zusammenlagern und die Plazenten verschmelzen.

Eineiige Zwillinge

Ausschlaggebend ist der Zeitpunkt der Trennung (Tab. **3.6**).

Der Aufbau der Eihäute bei eineiigen Zwillingen hängt vom Zeitpunkt der Trennung der beiden Anlagen ab (Tab. **3.6**).

► Merke.

► Merke. Bei einer frühen Trennung der Anlagen eineiiger Zwillinge ist eine Unterscheidung zu zweieiigen Zwillingen aufgrund der Anordnung der Eihäute nicht möglich.

3.6 Eihautverhältnisse eineiiger Zwillinge

Zeitpunkt der Trennung	Häufigkeit	gemeinsame Strukturen	getrennte Strukturen
1 Zygote → 2 Blastozysten	~ 35 %	–	Plazenta, Chorionhöhle, Amnionhöhle (Verwachsungen nach der Implantation wie bei zweieiigen Zwillingen möglich)
1 Blastozyste → 2 Embryoblasten	~ 65 %	Plazenta, Chorionhöhle	Amnionhöhle
1 Embryoblast → 2 zweiblättrige Keimscheiben	sehr selten	Plazenta, Chorionhöhle, Amnionhöhle	–

► Klinik.

► Klinik. Bilden sich zwischen den Plazenten arteriovenöse Anastomosen aus (fetofetale Transfusion), kann es vorkommen, dass einer der Zwillinge den größeren Teil an Nährstoffen aufnimmt. Der Donor-Zwilling wird hierdurch klein und anämisch, der Akzeptor-Zwilling groß mit vielen Erythrozyten (plethorisch).

3.19 Vergrößerung der Amnionhöhle mit Obliteration von Chorionhöhle und Uteruslumen

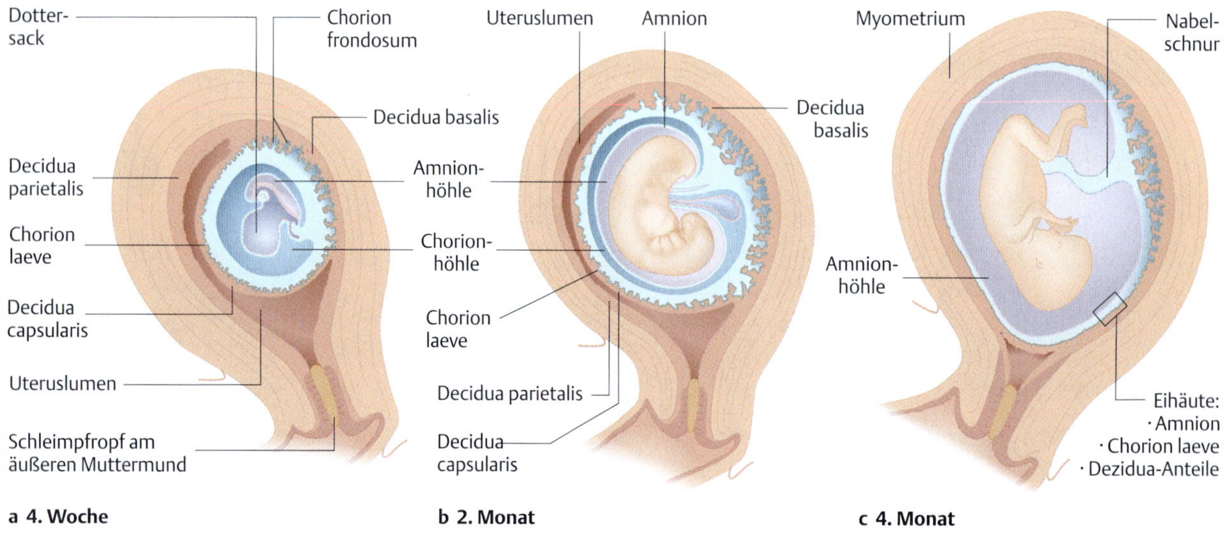

Quelle: Ulfig N, Brand-Saberi B, Hrsg. Kurzlehrbuch Embryologie. 3. Aufl. Stuttgart: Thieme; 2017

3.20 Sonografische Darstellung des Ungeborenen zu verschiedenen Zeitpunkten der Schwangerschaft

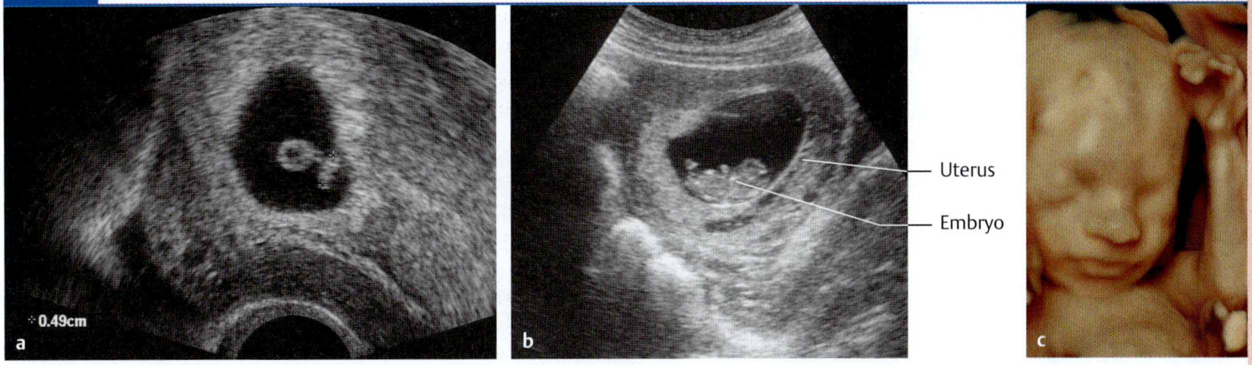

a Embryo in der 6. Schwangerschaftswoche, d. h. ca. in der 4. Entwicklungswoche. *Quelle: Sohn C, Holzgreve W, Hrsg. Ultraschall in Gynäkologie und Geburtshilfe. 3. Aufl. Stuttgart: Thieme; 2012*

b Embryo in der 8./9. Schwangerschaftswoche (ca. 6./7. Entwicklungswoche). *Quelle: Weyerstahl T, Stauber M, Hrsg. Duale Reihe Gynäkologie und Geburtshilfe. 4. Aufl. Stuttgart: Thieme; 2013*

c Rekonstruktion der Oberfläche eines Fetus. Mittels Computer lassen sich aus zweidimensionalen Schnitten räumliche Darstellungen erzeugen. *Quelle: Heling K. Anwendung der 3D-Sonografie. In: Geipel A, Hoopmann M, Kagan K, Hrsg. Kursbuch Ultraschall in der Gynäkologie und Geburtshilfe. Thieme; 2022*

3.21 Eihäute bei zweieiigen Zwillingen

3.21

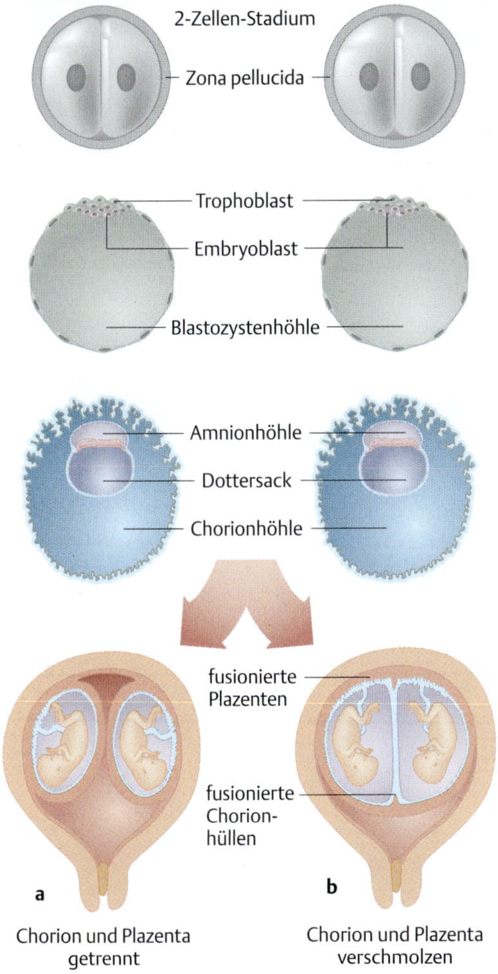

a Bildung getrennter Plazenten und Eihäute.
b Verschmelzung der beiden getrennt angelegten Plazenten und Chorionhüllen zu späterem Zeitpunkt möglich.

3.22 Eihäute bei eineiigen Zwillingen

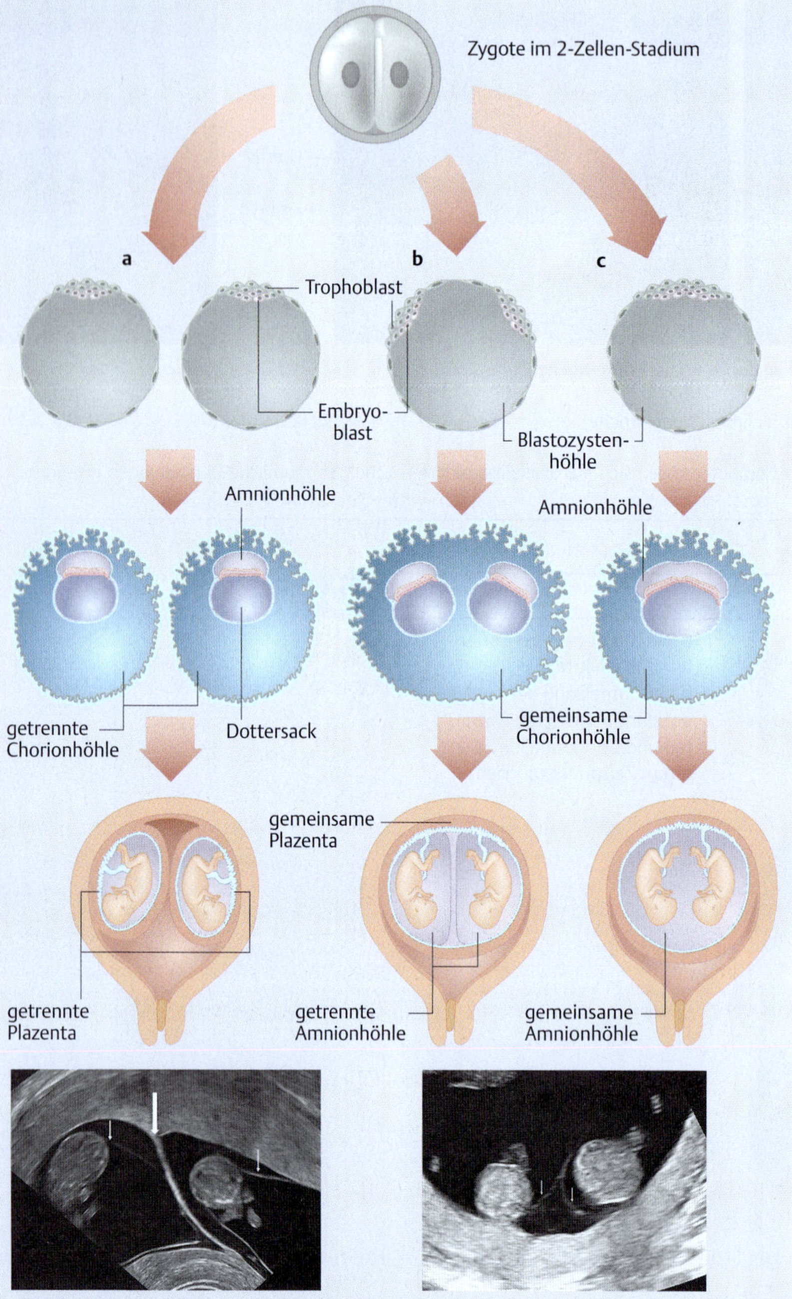

a Trennung im 2-Zell-Stadium: Eihautverhältnisse wie bei zweieiigen Zwillingen. Pfeile im Ultraschallbild: Der große Pfeil zeigt auf die Chorionmembran, die kleinen Pfeile markieren jeweils die Amnionmembran.
b Trennung des Embryoblasten in zwei Zellhaufen: gemeinsame Plazenta, monochorial, diamnial. Ultraschallbild: Die beiden Pfeile markieren jeweils die Amnionmembran.
c Trennung des Embryoblasten zu einem späteren Zeitpunkt (nach Ausbildung der Amnionhöhle: gemeinsame Plazenta und Eihäute (monochorial und monoamnial)).

Quelle der Sonografiebilder: Klaritsch P. Chorionizität und Amnionizität. In: Geipel A, Hoopmann M, Kagan K, Hrsg. Kursbuch Ultraschall in der Gynäkologie und Geburtshilfe. Stuttgart: Thieme; 2022

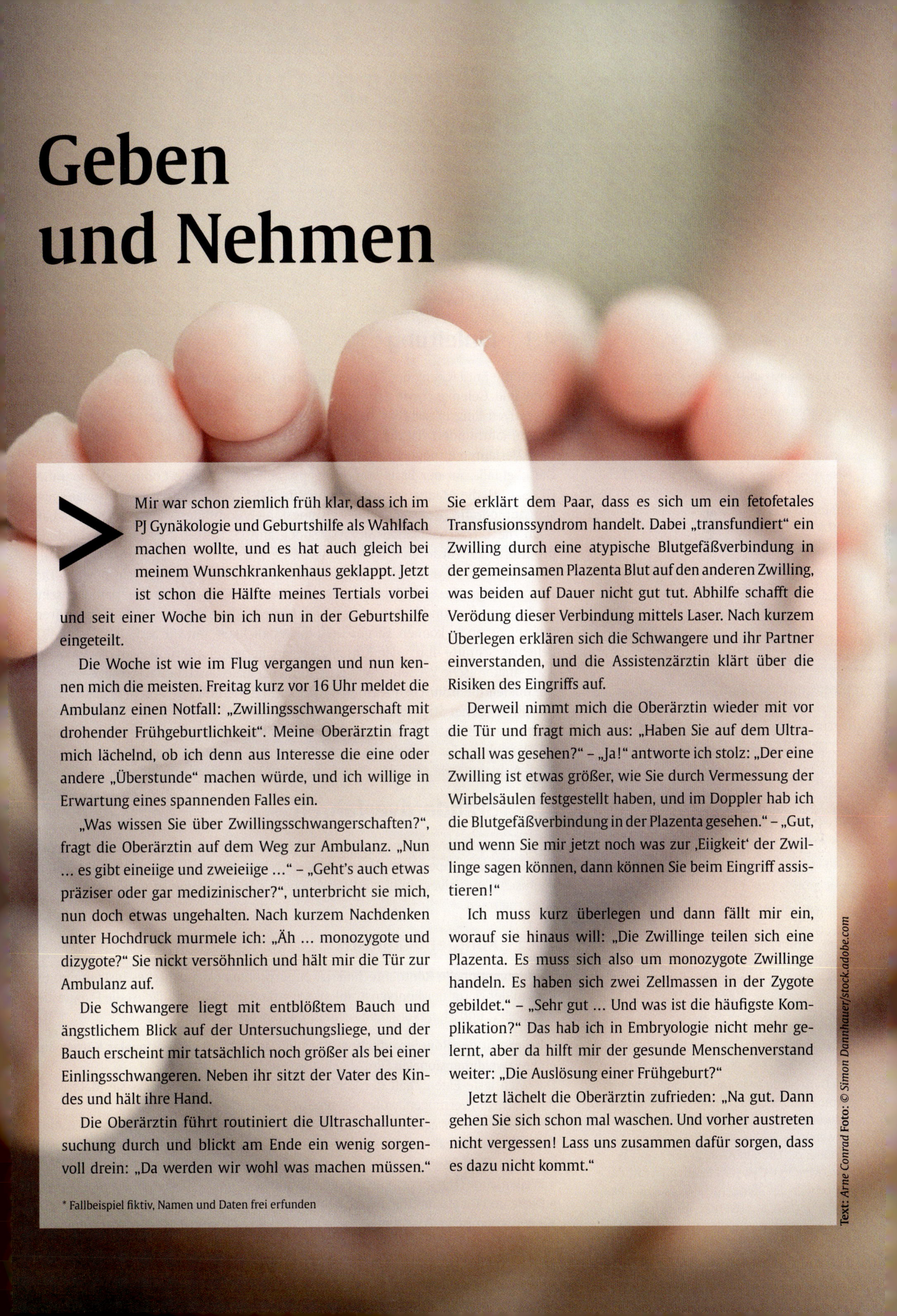

Geben und Nehmen

> Mir war schon ziemlich früh klar, dass ich im PJ Gynäkologie und Geburtshilfe als Wahlfach machen wollte, und es hat auch gleich bei meinem Wunschkrankenhaus geklappt. Jetzt ist schon die Hälfte meines Tertials vorbei und seit einer Woche bin ich nun in der Geburtshilfe eingeteilt.

Die Woche ist wie im Flug vergangen und nun kennen mich die meisten. Freitag kurz vor 16 Uhr meldet die Ambulanz einen Notfall: „Zwillingsschwangerschaft mit drohender Frühgeburtlichkeit“. Meine Oberärztin fragt mich lächelnd, ob ich denn aus Interesse die eine oder andere „Überstunde“ machen würde, und ich willige in Erwartung eines spannenden Falles ein.

„Was wissen Sie über Zwillingsschwangerschaften?“, fragt die Oberärztin auf dem Weg zur Ambulanz. „Nun … es gibt eineiige und zweieiige …“ – „Geht’s auch etwas präziser oder gar medizinischer?“, unterbricht sie mich, nun doch etwas ungehalten. Nach kurzem Nachdenken unter Hochdruck murmele ich: „Äh … monozygote und dizygote?“ Sie nickt versöhnlich und hält mir die Tür zur Ambulanz auf.

Die Schwangere liegt mit entblößtem Bauch und ängstlichem Blick auf der Untersuchungsliege, und der Bauch erscheint mir tatsächlich noch größer als bei einer Einlingsschwangeren. Neben ihr sitzt der Vater des Kindes und hält ihre Hand.

Die Oberärztin führt routiniert die Ultraschalluntersuchung durch und blickt am Ende ein wenig sorgenvoll drein: „Da werden wir wohl was machen müssen.“ Sie erklärt dem Paar, dass es sich um ein fetofetales Transfusionssyndrom handelt. Dabei „transfundiert“ ein Zwilling durch eine atypische Blutgefäßverbindung in der gemeinsamen Plazenta Blut auf den anderen Zwilling, was beiden auf Dauer nicht gut tut. Abhilfe schafft die Verödung dieser Verbindung mittels Laser. Nach kurzem Überlegen erklären sich die Schwangere und ihr Partner einverstanden, und die Assistenzärztin klärt über die Risiken des Eingriffs auf.

Derweil nimmt mich die Oberärztin wieder mit vor die Tür und fragt mich aus: „Haben Sie auf dem Ultraschall was gesehen?“ – „Ja!“ antworte ich stolz: „Der eine Zwilling ist etwas größer, wie Sie durch Vermessung der Wirbelsäulen festgestellt haben, und im Doppler hab ich die Blutgefäßverbindung in der Plazenta gesehen.“ – „Gut, und wenn Sie mir jetzt noch was zur ‚Eiigkeit‘ der Zwillinge sagen können, dann können Sie beim Eingriff assistieren!“

Ich muss kurz überlegen und dann fällt mir ein, worauf sie hinaus will: „Die Zwillinge teilen sich eine Plazenta. Es muss sich also um monozygote Zwillinge handeln. Es haben sich zwei Zellmassen in der Zygote gebildet.“ – „Sehr gut … Und was ist die häufigste Komplikation?“ Das hab ich in Embryologie nicht mehr gelernt, aber da hilft mir der gesunde Menschenverstand weiter: „Die Auslösung einer Frühgeburt?“

Jetzt lächelt die Oberärztin zufrieden: „Na gut. Dann gehen Sie sich schon mal waschen. Und vorher austreten nicht vergessen! Lass uns zusammen dafür sorgen, dass es dazu nicht kommt.“

* Fallbeispiel fiktiv, Namen und Daten frei erfunden

Text: Arne Conrad Foto: © Simon Dannhauer/stock.adobe.com

4 Bildgebung – Grundlagen

H.-G. Zilch, L.J. Wurzinger

4.1 Einleitung

Mit **Röntgenstrahlen** können Knochen und Gelenke sowie Strukturen im Inneren des Körpers sichtbar gemacht werden.

Neuere bildgebende Verfahren wie die **CT** und **MRT** haben zur Darstellung anatomischer Detailstrukturen geführt und damit die Feindiagnostik vielfach verbessert.

Nuklearmedizinische Techniken erlauben die Aufzeichnung von Funktionsbildern von Organen und Körperregionen.

Durch die Entdeckung der **Röntgenstrahlen** 1895 wurde es erstmals möglich, Knochen und Gelenke sowie Strukturen im Inneren des menschlichen Körpers ohne operativen Eingriff sichtbar zu machen. Die Entwicklung der Computertechnik im letzten Jahrhundert hat die bildgebende Diagnostik vielfach weiter verbessert und neue Verfahren ermöglicht.

Die ebenfalls auf der Basis von Röntgenstrahlen arbeitende **Computertomografie**, CT (S. 124), die **Magnetresonanztomografie**, MRT (S. 127) und die **Positronenemissionstomografie** (PET) sind ohne leistungsfähige Computersysteme nicht denkbar. Auch die **Ultraschalldiagnostik**, syn. Sonografie (S. 129), hat davon entscheidend profitiert. So wurde eine vorher ungeahnte Darstellbarkeit anatomischer Detailstrukturen bis in den makroskopisch-mikroskopischen Grenzbereich möglich. Die Interpretation dieser Bilder erfordert Detailkenntnisse, um diskrete, pathologische Veränderungen von kleinen, physiologisch vorhandenen, anatomischen Strukturen differenzieren zu können. Ferner stellt die Möglichkeit, mit Ultraschall, CT und MRT beliebige Schnitte durch den Körper zu legen, hohe Anforderungen an das topografisch-anatomische Wissen bzw. das dreidimensionale Vorstellungsvermögen.

Die **nuklearmedizinischen** Techniken wie Szintigrafie und PET sind in der Auflösung morphologischer Strukturen CT und MRT unterlegen; dagegen erlauben sie das Studium von Stoffwechselvorgängen in Organen und Geweben und ermöglichen somit die Darstellung funktioneller Prozesse. Durch die Kombination von PET und CT- bzw. MRT-Aufnahmen lassen sich „Struktur und Funktion" in einem Bild erfassen.

4.2 Standardverfahren

An dieser Stelle wird kurz auf gängige bildgebende Verfahren in der Routinediagnostik eingegangen. Speziellere Untersuchungstechniken und insbesondere nuklearmedizinische Spezialverfahren sind Lehrbüchern der Radiologie bzw. Nuklearmedizin zu entnehmen.

4.2.1 Röntgendiagnostik

Die **konventionelle Röntgentechnik** ist ein erprobtes diagnostisches Instrument. Es liegt in der Natur der Röntgenstrahlen (s. u.), dass mit ihnen zunächst die Diagnostik von Skelett und Thoraxorganen revolutioniert wurde.

Prinzip: Ein Körper (3D) wird auf einem zweidimensionalen Film abgebildet (Abb. **4.1**).

Die Darstellung anatomischer Strukturen im Röntgenbild beruht auf **unterschiedlicher Schwächung von Röntgenstrahlen** in den Geweben.

Je höher die Ordnungszahl der Elemente des durchstrahlten Gewebes, umso höher ist die Absorption der Röntgenstrahlen. Kalziumhaltiger Knochen absorbiert Röntgenstrahlen weitaus mehr als Weichteilgewebe, die v. a. Wasserstoff, Kohlenstoff, Stickstoff und Sauerstoff enthalten.

Prinzip: Auf der Röntgenaufnahme wird ein an sich **dreidimensionaler Körper** auf einem **zweidimensionalen Film** abgebildet (Abb. **4.1**).

Die wichtigste Eigenschaft der Röntgenstrahlen besteht darin, dass sie Materie zu durchdringen vermögen, wobei sie geschwächt werden.

Der Grad der Schwächung wird durch **Absorptions- und Streuvorgänge** an den Atomen des durchstrahlten Körpers bestimmt. Das Ausmaß der Absorption hängt von folgenden Einflussgrößen ab:

- **Wellenlänge** (Härte) der einfallenden Strahlen,
- **Dicke und Dichte** des durchstrahlten Körpers sowie
- seine **chemische Zusammensetzung**, wobei insbesondere die **Ordnungszahl** der Elemente, aus der er besteht, eine Rolle spielt.

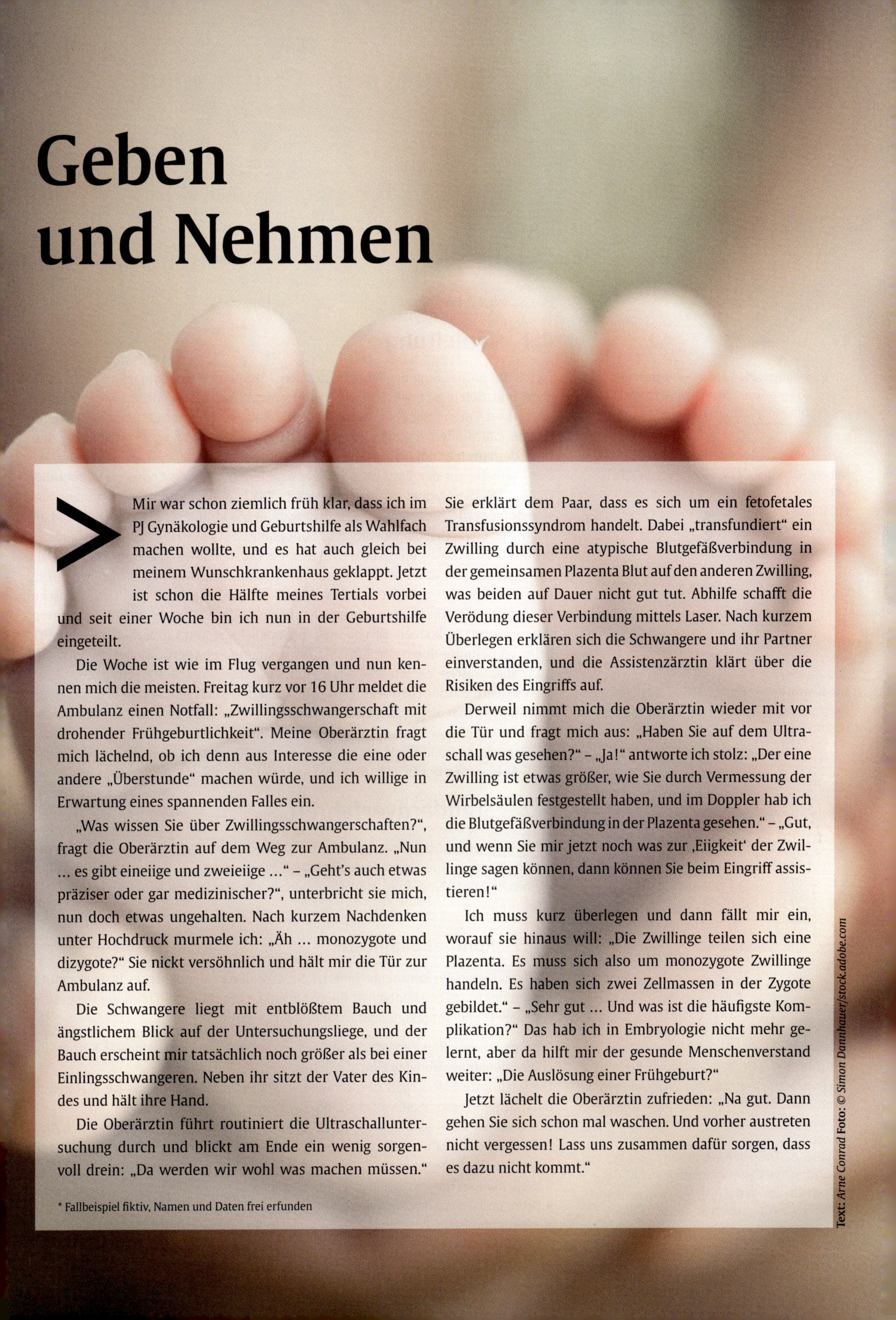

Geben und Nehmen

Mir war schon ziemlich früh klar, dass ich im PJ Gynäkologie und Geburtshilfe als Wahlfach machen wollte, und es hat auch gleich bei meinem Wunschkrankenhaus geklappt. Jetzt ist schon die Hälfte meines Tertials vorbei und seit einer Woche bin ich nun in der Geburtshilfe eingeteilt.

Die Woche ist wie im Flug vergangen und nun kennen mich die meisten. Freitag kurz vor 16 Uhr meldet die Ambulanz einen Notfall: „Zwillingsschwangerschaft mit drohender Frühgeburtlichkeit“. Meine Oberärztin fragt mich lächelnd, ob ich denn aus Interesse die eine oder andere „Überstunde“ machen würde, und ich willige in Erwartung eines spannenden Falles ein.

„Was wissen Sie über Zwillingsschwangerschaften?“, fragt die Oberärztin auf dem Weg zur Ambulanz. „Nun ... es gibt eineiige und zweieiige ...“ – „Geht’s auch etwas präziser oder gar medizinischer?“, unterbricht sie mich, nun doch etwas ungehalten. Nach kurzem Nachdenken unter Hochdruck murmele ich: „Äh ... monozygote und dizygote?“ Sie nickt versöhnlich und hält mir die Tür zur Ambulanz auf.

Die Schwangere liegt mit entblößtem Bauch und ängstlichem Blick auf der Untersuchungsliege, und der Bauch erscheint mir tatsächlich noch größer als bei einer Einlingsschwangeren. Neben ihr sitzt der Vater des Kindes und hält ihre Hand.

Die Oberärztin führt routiniert die Ultraschalluntersuchung durch und blickt am Ende ein wenig sorgenvoll drein: „Da werden wir wohl was machen müssen.“ Sie erklärt dem Paar, dass es sich um ein fetofetales Transfusionssyndrom handelt. Dabei „transfundiert“ ein Zwilling durch eine atypische Blutgefäßverbindung in der gemeinsamen Plazenta Blut auf den anderen Zwilling, was beiden auf Dauer nicht gut tut. Abhilfe schafft die Verödung dieser Verbindung mittels Laser. Nach kurzem Überlegen erklären sich die Schwangere und ihr Partner einverstanden, und die Assistenzärztin klärt über die Risiken des Eingriffs auf.

Derweil nimmt mich die Oberärztin wieder mit vor die Tür und fragt mich aus: „Haben Sie auf dem Ultraschall was gesehen?“ – „Ja!“ antworte ich stolz: „Der eine Zwilling ist etwas größer, wie Sie durch Vermessung der Wirbelsäulen festgestellt haben, und im Doppler hab ich die Blutgefäßverbindung in der Plazenta gesehen.“ – „Gut, und wenn Sie mir jetzt noch was zur ‚Eiigkeit‘ der Zwillinge sagen können, dann können Sie beim Eingriff assistieren!“

Ich muss kurz überlegen und dann fällt mir ein, worauf sie hinaus will: „Die Zwillinge teilen sich eine Plazenta. Es muss sich also um monozygote Zwillinge handeln. Es haben sich zwei Zellmassen in der Zygote gebildet.“ – „Sehr gut ... Und was ist die häufigste Komplikation?“ Das hab ich in Embryologie nicht mehr gelernt, aber da hilft mir der gesunde Menschenverstand weiter: „Die Auslösung einer Frühgeburt?“

Jetzt lächelt die Oberärztin zufrieden: „Na gut. Dann gehen Sie sich schon mal waschen. Und vorher austreten nicht vergessen! Lass uns zusammen dafür sorgen, dass es dazu nicht kommt.“

* Fallbeispiel fiktiv, Namen und Daten frei erfunden

Text: Arne Conrad **Foto:** © Simon Dannhauer/stock.adobe.com

4 Bildgebung – Grundlagen

H.-G. Zilch, L.J. Wurzinger

4.1 Einleitung

Mit **Röntgenstrahlen** können Knochen und Gelenke sowie Strukturen im Inneren des Körpers sichtbar gemacht werden.

Durch die Entdeckung der **Röntgenstrahlen** 1895 wurde es erstmals möglich, Knochen und Gelenke sowie Strukturen im Inneren des menschlichen Körpers ohne operativen Eingriff sichtbar zu machen. Die Entwicklung der Computertechnik im letzten Jahrhundert hat die bildgebende Diagnostik vielfach weiter verbessert und neue Verfahren ermöglicht.

Neuere bildgebende Verfahren wie die **CT** und **MRT** haben zur Darstellung anatomischer Detailstrukturen geführt und damit die Feindiagnostik vielfach verbessert.

Die ebenfalls auf der Basis von Röntgenstrahlen arbeitende **Computertomografie**, CT (S. 124), die **Magnetresonanztomografie**, MRT (S. 127) und die **Positronenemissionstomografie** (PET) sind ohne leistungsfähige Computersysteme nicht denkbar. Auch die **Ultraschalldiagnostik**, syn. Sonografie (S. 129), hat davon entscheidend profitiert. So wurde eine vorher ungeahnte Darstellbarkeit anatomischer Detailstrukturen bis in den makroskopisch-mikroskopischen Grenzbereich möglich. Die Interpretation dieser Bilder erfordert Detailkenntnisse, um diskrete, pathologische Veränderungen von kleinen, physiologisch vorhandenen, anatomischen Strukturen differenzieren zu können. Ferner stellt die Möglichkeit, mit Ultraschall, CT und MRT beliebige Schnitte durch den Körper zu legen, hohe Anforderungen an das topografisch-anatomische Wissen bzw. das dreidimensionale Vorstellungsvermögen.

Nuklearmedizinische Techniken erlauben die Aufzeichnung von Funktionsbildern von Organen und Körperregionen.

Die **nuklearmedizinischen** Techniken wie Szintigrafie und PET sind in der Auflösung morphologischer Strukturen CT und MRT unterlegen; dagegen erlauben sie das Studium von Stoffwechselvorgängen in Organen und Geweben und ermöglichen somit die Darstellung funktioneller Prozesse. Durch die Kombination von PET und CT- bzw. MRT-Aufnahmen lassen sich „Struktur und Funktion" in einem Bild erfassen.

4.2 Standardverfahren

An dieser Stelle wird kurz auf gängige bildgebende Verfahren in der Routinediagnostik eingegangen. Speziellere Untersuchungstechniken und insbesondere nuklearmedizinische Spezialverfahren sind Lehrbüchern der Radiologie bzw. Nuklearmedizin zu entnehmen.

4.2.1 Röntgendiagnostik

Die **konventionelle Röntgentechnik** ist ein erprobtes diagnostisches Instrument. Es liegt in der Natur der Röntgenstrahlen (s. u.), dass mit ihnen zunächst die Diagnostik von Skelett und Thoraxorganen revolutioniert wurde.

Prinzip: Ein Körper (3D) wird auf einem zweidimensionalen Film abgebildet (Abb. **4.1**).

Die Darstellung anatomischer Strukturen im Röntgenbild beruht auf **unterschiedlicher Schwächung von Röntgenstrahlen** in den Geweben.

Je höher die Ordnungszahl der Elemente des durchstrahlten Gewebes, umso höher ist die Absorption der Röntgenstrahlen. Kalziumhaltiger Knochen absorbiert Röntgenstrahlen weitaus mehr als Weichteilgewebe, die v. a. Wasserstoff, Kohlenstoff, Stickstoff und Sauerstoff enthalten.

Prinzip: Auf der Röntgenaufnahme wird ein an sich **dreidimensionaler Körper** auf einem **zweidimensionalen Film** abgebildet (Abb. **4.1**).

Die wichtigste Eigenschaft der Röntgenstrahlen besteht darin, dass sie Materie zu durchdringen vermögen, wobei sie geschwächt werden.

Der Grad der Schwächung wird durch **Absorptions- und Streuvorgänge** an den Atomen des durchstrahlten Körpers bestimmt. Das Ausmaß der Absorption hängt von folgenden Einflussgrößen ab:

- **Wellenlänge** (Härte) der einfallenden Strahlen,
- **Dicke und Dichte** des durchstrahlten Körpers sowie
- seine **chemische Zusammensetzung**, wobei insbesondere die **Ordnungszahl** der Elemente, aus der er besteht, eine Rolle spielt.

4.1 Röntgenprinzip am Beispiel einer Thoraxaufnahme (p. a.)

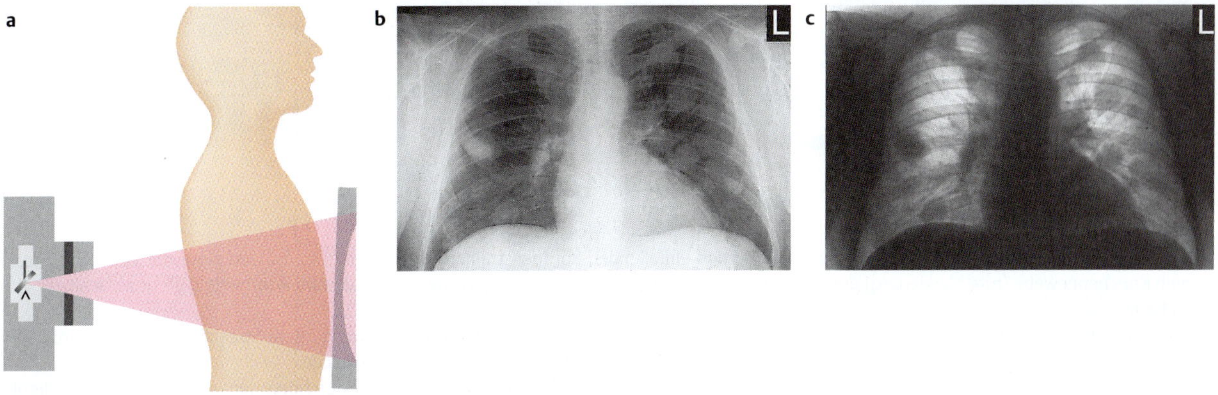

a Schema der Aufnahmetechnik einer Röntgenuntersuchung.
b **Negativbild** (Röntgenthorax-Aufnahme): Trotz ihrer hellen Darstellung gegenüber dem umliegenden gesunden Lungengewebe werden die Rundherde als Rundschatten bezeichnet.
c **Positivbild** (Durchleuchtungsbild, heute Bildmonitor): Durch Invertierung der Kontraste kann dieser Bildeindruck auch bei einer digitalen Röntgenaufnahme erzeugt werden und entspricht dem früher üblichen Durchleuchtungsbild.
Quelle: Reiser M, Kuhn F, Debus J, Hrsg. Duale Reihe Radiologie. 4. Aufl. Stuttgart: Thieme; 2017

Absorptionsdifferenzen, die auf Dichteunterschieden beruhen, treten u. a. zwischen Knochen und Weichteilgewebe auf. Dabei sind die Differenzen in erster Linie eine Folge der höheren Ordnungszahl des zu hohen Anteilen im Knochengewebe enthaltenen Kalziums. Dagegen besteht Weichteilgewebe zu einem großen Teil aus Wasserstoff, Kohlenstoff, Stickstoff und Sauerstoff mit deutlich niedrigeren Ordnungszahlen.

Daneben werden Röntgenstrahlen umso mehr absorbiert, je **dicker** und **dichter** die durchstrahlten Gewebe sind.

Bildliche Darstellung: Anders als im früher häufiger genutzten **Durchleuchtungsbild** (heute Bildmonitor), in dem die luftgefüllten Lungen aufgrund ihrer hohen Strahlentransparenz hell und solide Organe durch stärkere Schwächung der Röntgenstrahlen dunkel erscheinen, ist die **Röntgenaufnahme** ein **Negativbild**. Hier erscheint die Lunge als Ausdruck hoher Strahlentransparenz dunkel, da der hinter der aufzunehmenden Körperregion befindliche Röntgenfilm mit steigender Strahlenintensität zunehmend geschwärzt wird. Weichteilstrukturen erscheinen je nach Dichte und Beschaffenheit in unterschiedlichen Grauabstufungen und der für Strahlen relativ undurchlässige Knochen hell (Abb. **4.1**).

Bildliche Darstellung: Die Röntgenaufnahme ist ein **Negativ**, auf dem strahlentransparente Organe wie Lungen dunkel und strahlendichte wie Knochen hell erscheinen.

► Merke. Regionen mit **geringer Strahlenabsorption** werden trotz dunkler Darstellung als **Aufhellung** bezeichnet,
Regionen mit **hoher Strahlenabsorption** (hell) entsprechend als **Verschattungen** oder **Verdichtungen**. Generell erscheinen im Röntgenbild in absteigender Reihenfolge von hell nach dunkel:
Knochen > Muskeln und solide Organe > Wasser > Fett > Luft.

► Merke.

Übereinandergelagerte Körperstrukturen schwächen den Röntgenstrahl additiv, sodass Überlagerungsphänomene eine genaue Zuordnung der Strukturen verhindern.

► Merke. Röntgenaufnahmen sind **Summationsaufnahmen**, auf denen sich die durchstrahlten hintereinander liegenden Körperschichten überlagern.

► Merke.

Daher werden zur besseren räumlichen Zuordnung von pathologischen Auffälligkeiten Röntgenaufnahmen grundsätzlich in zwei Ebenen angefertigt. Die beiden **Standardebenen** sind:

- **dorsoventrale Aufnahme:** Die Strahlen durchdringen den Körper von dorsal nach ventral, d. h. der Körper befindet sich zwischen Röntgenröhre und Röntgenfilm. Je nachdem ob die Röntgenröhre ventral oder dorsal liegt, spricht man von **anterior-posteriorem** (**a. p.**) **Strahlengang** oder umgekehrt (**p. a.**). Das Bild vermittelt den Eindruck, als würde man von vorne auf den Körper schauen.

Grundsätzlich werden Röntgenaufnahmen in zwei Ebenen angefertigt:

- Bei dorso-ventralem Strahlengang spricht man von **posterior-anteriorem** Strahlengang (**p. a.**) oder umgekehrt (**a. p.**).
- Bei **Seitaufnahmen** durchdringen die Strahlen den Körper von lateral.

4.2 Prinzip der Darstellung einer Knochenlamelle im Röntgenbild je nach Position im Strahlengang

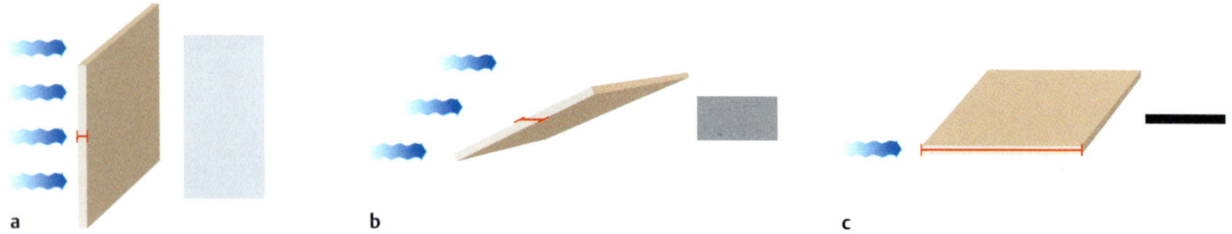

a Steht eine dünne Kortikalislamelle (S. 63) senkrecht zu den einfallenden Röntgenstrahlen (blaue Pfeile), so müssen diese nur eine kurze Strecke von Knochengewebe (rote Markierung) durchdringen und werden kaum geschwächt; sie stellt sich daher im Röntgenbild als großflächiger grauer Schatten dar.
b Liegt die Knochenlamelle schräg zur Richtung der Strahlen, so legen die Röntgenstrahlen eine etwas größere Strecke im Knochen zurück und werden dementsprechend stärker geschwächt. Im Röntgenbild erscheint eine kleinere und hellere Fläche.
c Liegt die Knochenlamelle parallel zur Strahlung, so wird sie auf ihrer ganzen Ausdehnung von dieser durchdrungen; das Resultat ist ein ziemlich scharf gezeichneter weißer Strich. Im dargestellten Positiv erscheint der Knochen von a nach c zunehmend dunkler.

- **Seitaufnahme:** Hier durchdringen die Strahlen den Körper seitlich (im rechten Winkel zur a. p. Aufnahme), sodass man bei Betrachtung des Bildes von der Seite auf die dargestellten Strukturen sieht.

Daneben kommen je nach Fragestellung spezielle „Einstellungen" zur Anwendung.

Einsatz: Die konventionelle Röntgendiagnostik kommt primär zum Einsatz in der:
- **Traumatologie**,
- **Orthopädie**,
- **Rheumatologie**.

Weiterhin wird sie zur Basisdiagnostik genutzt, um Hinweise auf Erkrankungen innerer Organe zu erlangen:
- **Thoraxaufnahme**,
- **Abdomenübersichtsaufnahme bei „unklarem Abdomen"**.

Einsatz: Die konventionelle Röntgenuntersuchung wird hauptsächlich eingesetzt zur Diagnostik von Erkrankungen, die zu Veränderungen am **Skelettsystem** führen:
- **einfache Frakturen** (Knochenbrüche): Nachweis und Kontrolle des Therapieerfolgs.
- **degenerative** Erkrankungen (S. 238),
- **entzündlich-rheumatische** Erkrankungen (Basisbildgebung).

Weiterhin dient die konventionelle Röntgenaufnahme häufig der Basisdiagnostik von Erkrankungen innerer Organe.
Im klinischen Alltag von Bedeutung sind diesbezüglich v. a. die
- **Thoraxaufnahme** in zwei Ebenen, der man Hinweise auf Erkrankungen von Herz und Lunge (S. 565) entnehmen kann, sowie die
- **Abdomenübersichtsaufnahme** in Rücken- und Linksseitenlage beim Bild des akuten Abdomens (S. 636).

Zur Erhöhung der Aussagekraft werden diese Aufnahmen jedoch meist kombiniert mit exakteren bildgebenden Verfahren (zunehmender Einsatz von Thorax- und Abdomen-CT).

► Exkurs: Prinzip der Röntgendarstellung des Skeletts.

► **Exkurs: Prinzip der Röntgendarstellung des Skeletts.** Wie für alle durch Röntgenstrahlen dargestellten Gewebe ist es auch bei der Abbildung von knöchernen Strukturen bedeutsam, ob sie parallel zum Strahlenverlauf liegen oder quer (bzw. schräg) dazu. Dies bestimmt die Dicke, welche der Röntgenstrahl durchdringen muss. Es leuchtet ein, dass eine dünne Knochenlamelle nur eine geringe Schwächung des Strahls verursacht, wenn sie senkrecht zu diesem liegt und damit nur als relativ schwacher Schatten auf dem Röntgenbild erscheint. Dagegen wird sie bei paralleler Orientierung zum Strahlengang entsprechend ihrer Ausdehnung zu einer erheblichen Schwächung des Strahls führen und sich somit als scharfer, heller Streifen darstellen (Abb. **4.3**).
Bei den Gelenken absorbieren die hyalinen Gelenkknorpel als nicht mineralisierte Gewebe kaum Strahlung, sodass zwischen den subchondralen Knochenlamellen ein deutlicher **röntgenologischer Gelenkspalt** sichtbar wird. Dieser entspricht **nicht dem anatomischen Gelenkspalt**, da er aus den röntgenologisch nicht sichtbaren unverkalkten Gelenkknorpelbelägen und dem dazwischenliegenden, mit Synovia ausgefüllten anatomischen Gelenkspalt besteht. Die Gelenkspaltbreite im Röntgenbild umfasst also den Raum zwischen den röntgenologisch erkennbaren Knorpel-Knochen-Grenzen.

► Klinik.

► **Klinik.** Verschmälerung des radiologischen Gelenkspalts, subchondrale Sklerosierung und knöcherne Appositionen an den Knochenrändern (Osteophyten) sind Ausdruck einer degenerativen Abnutzung des Gelenks (**Arthrose**) aufgrund der Degeneration des Gelenkknorpels und reaktiven, knöchernen Randwulstbildungen.

4.3 Röntgenanatomie des Skeletts am Beispiel der Lendenwirbelsäule

a I

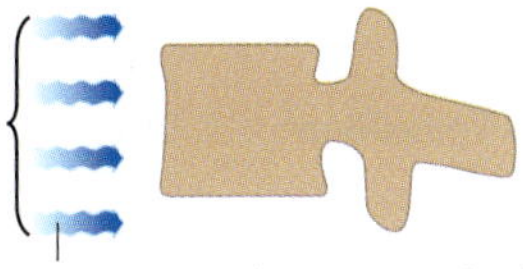

Strahlengang bei a.p.-Aufnahme

a II

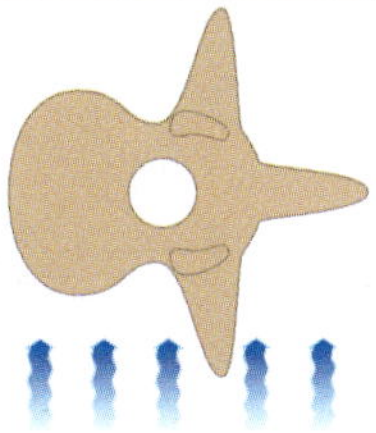

Strahlengang bei Seitaufnahme

I In der **a.p.-Aufnahme** hebt sich der von einer dünnen Kortikalis umhüllte **Wirbelkörper** nur schwach von den Weichteilen ab; lediglich die parallel zum Strahlengang orientierte kraniale und kaudale Randleiste zeichnen als relativ scharf begrenzte helle Linien den „Wirbelkörperrahmen".

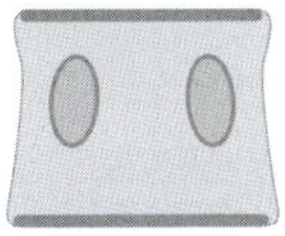

II Die nach hinten verlaufenden **Bogenwurzeln** projizieren sich beidseits lateral in den Wirbelkörper als ovale Figuren.

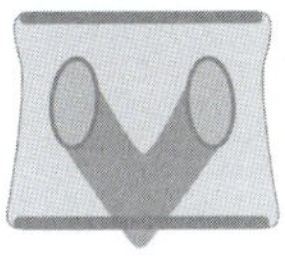

III Der an sich schwache Schatten der **Bogenlamina** tritt durch die Überlagerung des Wirbelkörpers relativ deutlich hervor.

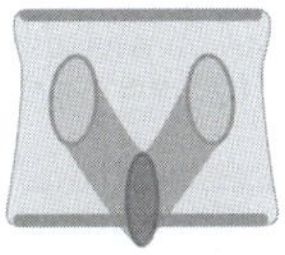

IV Die scharf gezeichnete schmale in der Medianen stehende Figur repräsentiert den **Dornfortsatz**, dessen Kortikalis weitgehend parallel zum Röntgenstrahl verläuft.

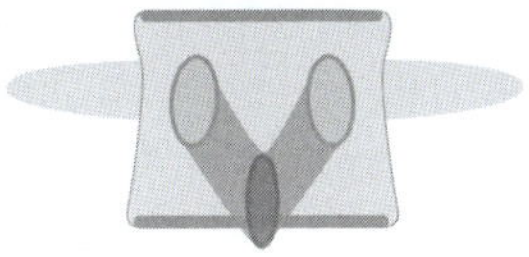

V Im Gegensatz dazu stehen die **Querfortsätze** quer zum Strahlengang und heben sich dementsprechend nur schwach ab.

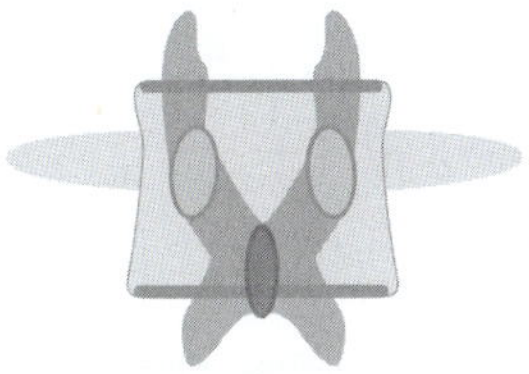

VI Bei den **Gelenkfortsätzen** erkennt man, dass die **oberen** gleich hinter den Bogenwurzeln von der Lamina entspringen und somit die **unteren**, welche weit hinten neben dem Domfortsatz entspringen, seitlich umfassen. Da die Gelenkflächen überwiegend sagittal orientiert sind, sieht man häufig einen „röntgenologischen Gelenkspalt".

b

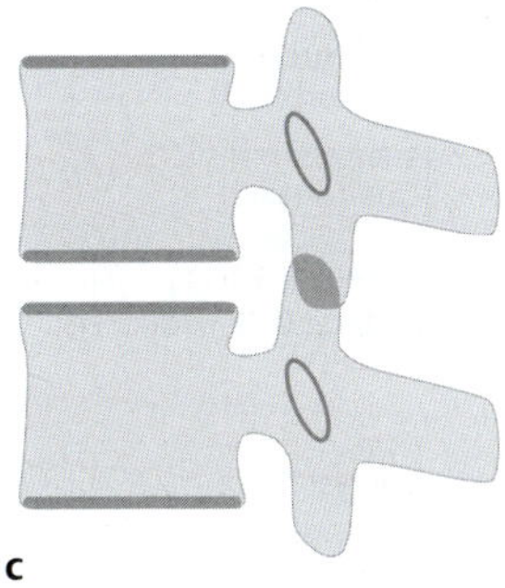

In der **Seitenaufnahme** stellen sich Körper, Bogenwurzeln und Dornfortsätze relativ diskret von der Seite dar. Diagnostisch bedeutsam ist der „Blick ins" **Foramen intervertebrale**. Die Querfortsätze, die spitzwinklig zum Strahlengang verlaufen, ergeben relativ deutliche Schatten. Die Gelenkfortsätze überlagern sich zum Teil. Der **„Zwischenwirbelraum"** enthält den Discus intervertebralis, der von den umgebenden Weichteilen nicht abgrenzbar ist.

c

a Vereinfacht dargestellter Lendenwirbel in der Ansicht von links (I) und oben (II). Die Pfeile symbolisieren den Strahlengang bei einer anterior-posterioren (a. p.) bzw. einer Seitaufnahme.
b Projektion eines vereinfacht dargestellten Lendenwirbels in einer a. p.-Aufnahme.
c Projektion zweier vereinfacht dargestellter Lendenwirbel in einer Seitaufnahme.

4.3 Röntgenanatomie des Skeletts am Beispiel der Lendenwirbelsäule (Fortsetzung)

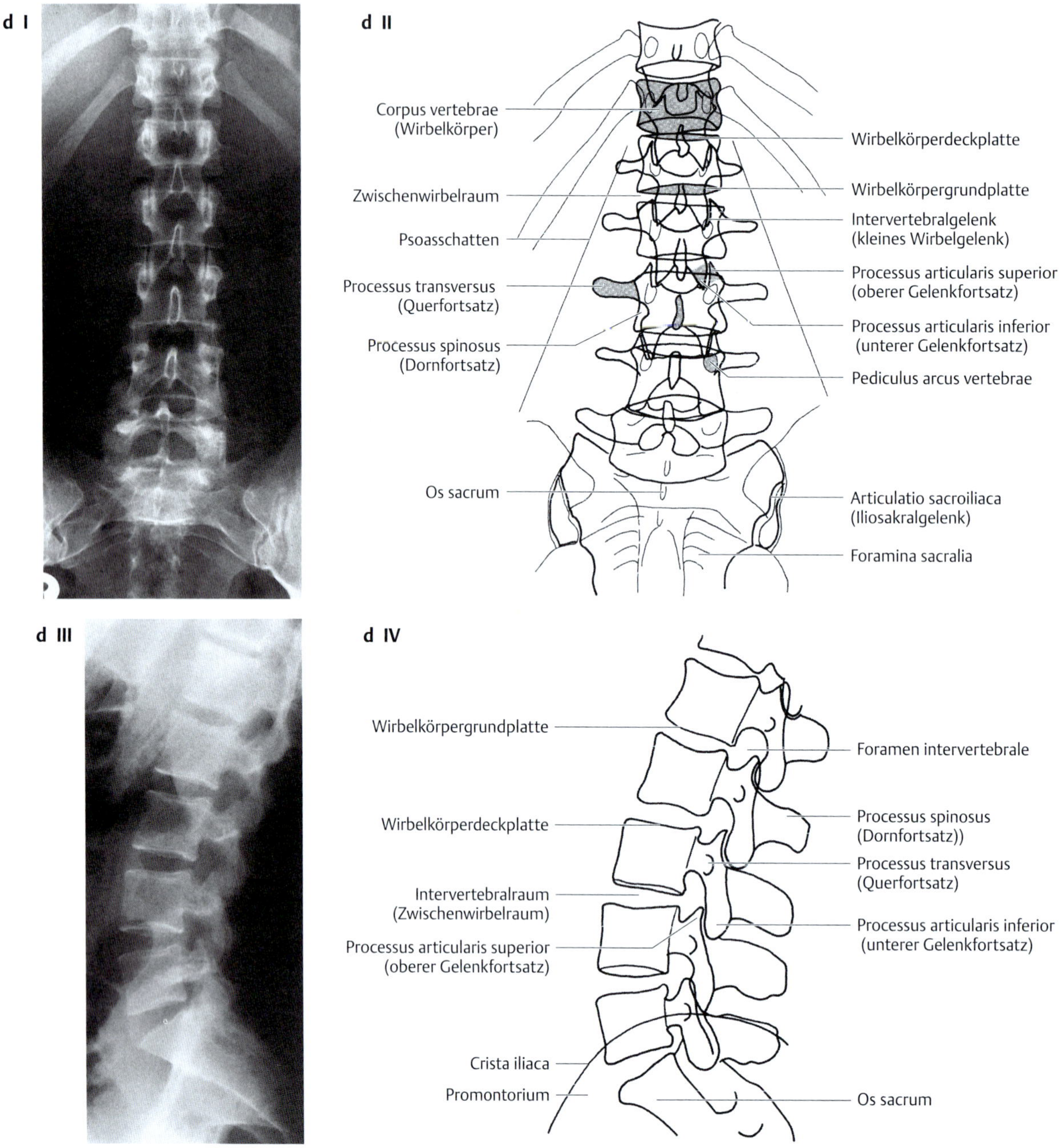

d Darstellung der LWS in zwei Ebenen (Röntgenaufnahme mit jeweiligem Schema): Sie zeigt die Übereinstimmung mit der schematischen Darstellung einzelner Wirbel in b und c.

Quelle: Möller T, Reif E, Hrsg. Taschenatlas der Röntgenanatomie. 7. Aufl. Stuttgart: Thieme; 2020

4.2.2 Schnittbildverfahren

Bei der **Computertomografie** (**CT**) und **Magnetresonanztomografie** (**MRT**) werden standardisierte Serien von **Schnittbildern** von Körperregionen angefertigt.

Computertomografie (CT)

Die CT erlaubte erstmals die überlagerungsfreie Querschnittsdarstellung von Körperabschnitten in hoher Dichteauflösung.

4.2.2 Schnittbildverfahren

Bei den beiden nachfolgend beschriebenen, bildgebenden Verfahren handelt es sich um solche, bei denen aus einer **Serie von Schnittbildern** (Abb. **4.7**) (**Tomogrammen**) Rückschlüsse auf pathologische Veränderungen anatomischer Strukturen gezogen werden und anhand dieser die Diagnose erstellt wird.

Computertomografie (CT)

Die Computertomografie (CT) ist ein bildgebendes Verfahren, das seit der Entwicklung leistungsfähiger Computer in den 70er Jahren verfügbar ist. Mit ihrer Einführung wurde erstmals die überlagerungsfreie Querschnittsdarstellung von Körperabschnitten mit hoher Dichteauflösung erreicht (Abb. **4.4**). Selbst die Abbildung bis-

4.4 Schnittbildprinzip

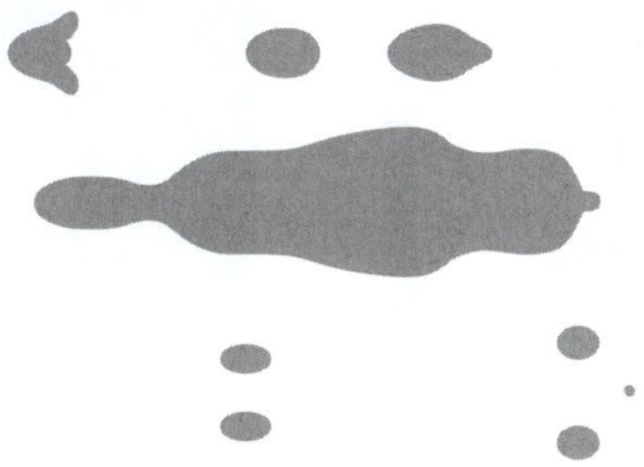

Transversalschnitte durch ein bekanntes Lebewesen (Auflösung, s. Abb. **4.10**): oberster Schnitt (**I**), mittlerer Schnitt (**II**), unterster Schnitt (**III**).

4.4

4.5 CT-Prinzip am Beispiel einer Oberbauch-CT

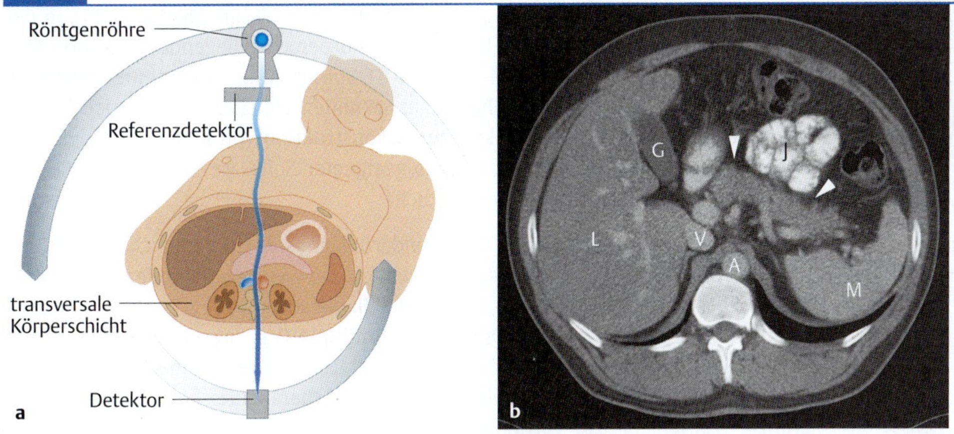

a Rotation der Röntgenröhre mit gekoppeltem Detektor um die darzustellende Körperregion.
b Transversalschnitt auf Höhe des 12. Brustwirbelkörpers in üblicher Betrachtungsweise von kaudal: dadurch kommt die Leber (L) „links", die Milz (M) „rechts" zur Abbildung (entgegen der Seite der untersuchten Person). Zusätzlich sieht man im Bild Anschnitte von Aorta (A), V. cava inferior (V), Gallenblase (G), Pankreas (➤) und Jejunum (J). *Quelle: Möller T, Reif E, Hrsg. Taschenatlas Schnittbildanatomie, Band II: Thorax, Herz, Abdomen, Becken. 4. Aufl. Stuttgart: Thieme; 2019*

her nicht zugängiger anatomischer Strukturen wurde ermöglicht und die diagnostische Treffsicherheit generell erhöht.

Prinzip: Bei der **CT** sind Röntgenröhre und Strahlendetektor fest miteinander gekoppelt. Sie rotieren in transversalen Ebenen um die untersuchte Person, wobei die Schwächung des Röntgenstrahls vom Detektor gemessen wird.
Ein Computer errechnet daraus **transversale Schnittbilder**, die aus verschiedenen Grauwerten zusammengesetzt sind (Abb. **4.5**).

Prinzip: Bei der **CT** rotiert die Röntgenröhre auf transversalen Ebenen um die untersuchte Person. Ein Detektor misst die Schwächung des Röntgenstrahls, woraus ein Computer **Transversalschnitte** errechnet (Abb. **4.5**).

▸ Merke. Sowohl bei der CT als auch bei der MRT werden **Transversalschnitte** stets so beurteilt, dass das Schnittbild **von kaudal** betrachtet wird, d. h. Strukturen der **rechten** Seite der untersuchten Person erscheinen im Bild **links**.

▸ Merke.

Bildliche Darstellung: Bei der CT werden Dichtewerte gemessen und als Graustufen dargestellt. Der Bezugswert, z. B. Wasser, wird als **isodens** bezeichnet. Gewebsstrukturen höherer Dichte sind **hyperdens** (im Bild hell), solche niedrigerer Dichte **hypodens** (dunkel). Die Dichtewerte werden in **Hounsfield-Einheiten** (HE) angegeben, wobei Luft zu −1000 HE und Wasser zu 0 HE gesetzt wird. Kompakter Knochen hat eine Dichte von mehr als +1000 HE. Die Bildinformation liegt somit in mehr als 2000 Grauwertstufen vor.

Bildliche Darstellung: die Bildinformation der CT liegt in über 2000 Grauwerten vor.

Da das menschliche Auge nur etwa 20 Graustufen unterscheiden kann, bedient man sich bei der CT-Diagnostik der **„Fenstertechnik"** (Abb. **4.6**). Je nach klinischer Fragestellung wird ein Gewebetyp mit der gesamten Skala der vom Auge auflösbaren Graustufen auf dem Monitor dargestellt. So sind z. B. bei Wahl des Weichteilfensters nur die Weichteile in hoher Auflösung zu beurteilen, die Lungen sind dagegen überbelichtet (schwarz) und Knochen unterbelichtet (weiß). Durch Verschiebung des dargestellten Grauwertbereichs lassen sich verschiedene gewebsangepasste Fenster (z. B. Knochen, Lunge) auswählen, ohne dass eine erneute CT-Untersuchung erforderlich ist.

In der **„CT-Fenstertechnik"** (Abb. **4.6**) wird ein Gewebetyp mit der gesamten Skala der vom Auge auflösbaren Graustufen (etwa 20) auf dem Monitor dargestellt. Durch Verschiebung des dargestellten Grauwertbereichs lassen sich verschiedene gewebsangepasste Fenster (z. B. Knochen, Lunge, Weichteile) auswählen, ohne dass eine erneute CT nötig ist.

4.6 Fenstertechnik zur optimierten Darstellung relevanter Strukturen in der CT

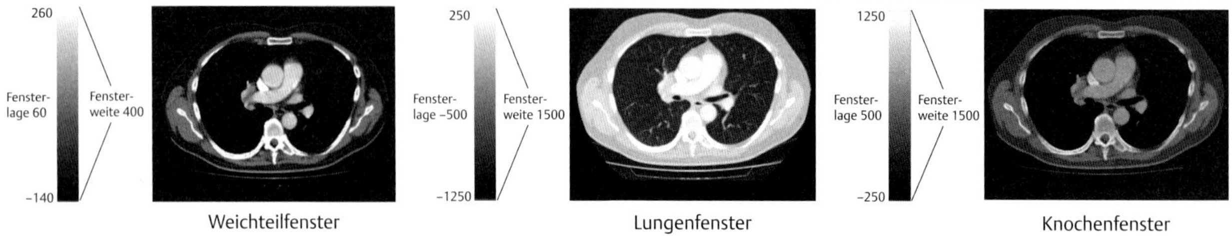

Zahlen auf der Ordinate = Hounsfield-Einheiten

Quelle: Riemer A, Hrsg. Computertomografie für MTRA/RT. 3. Aufl. Stuttgart: Thieme; 2022

Die CT ergibt primär **Transversalschnitte**, aus denen auch andere Schnittebenen rekonstruiert werden können.

Prinzipiell erbringt die CT überlagerungsfreie **Transversalschnittbilder** (S. 24), in der Bildgebung auch als **axiale** – in Richtung der Körperachse liegende – Schnittbilder bezeichnet. Mit der modernen Mehrzeilen-CT-Spiraltechnik erfolgt eine lückenlose Erfassung selbst großer Körpervolumina in Sekundenschnelle. Aufgrund der dünnen Schnittfolge besteht die Möglichkeit zur Rekonstruktion von koronaren, sagittalen sowie beliebigen Schichtebenen. Mittels geeigneter Software ist auch die Rekonstruktion dreidimensionaler Bilder möglich.

Einsatz: die **kurzen Untersuchungszeiten** prädisponieren die CT für die **Akutdiagnostik**.

Einsatz: Mittlerweile zählt die CT zur Standarddiagnostik. Im Vergleich zur MRT ermöglicht die CT sehr kurze Untersuchungszeiten von wenigen Sekunden und ist deshalb prädestiniert für die **Akut-** und **Notfalldiagnostik**, wenn z. B. nach schweren Unfällen Verletzungen innerer Organe und multiple Frakturen des Skelettsystems (**Polytrauma**) in einem Untersuchungsgang zu diagnostizieren sind. Die kurze Untersuchungsdauer ist auch von Vorteil, wenn für therapeutische Maßnahmen begrenzte „Zeitfenster" zur Verfügung stehen (z. B. Schlaganfall zum Ausschluss einer Hirnblutung) oder es sich um Schwerkranke oder Untersuchte mit Klaustrophobie handelt. Weitere Indikation ist die Feststellung der Ausdehnung einer bösartigen Tumorerkrankung (präoperatives Staging in der Onkologie wie z. B. bei Lymphomen). Auch bei Verdacht auf postoperative Komplikationen und für Therapiekontrollen (Tab. **4.1**) nutzt man die CT. Diese ist auch bei Personen mit Metallimplantaten oder Herzschrittmachern durchführbar.

4.1 Konventionelle Röntgenaufnahme und Schnittbildverfahren im Vergleich

Verfahren	Darstellungsmöglichkeiten	Befundterminologie	Vorteile	Nachteile	Einsatz
konventionelles Röntgen	Aufsicht auf Negativbild: ▪ a. p./p. a. ▪ seitlich ▪ Spezialeinstellungen	▪ Aufhellung (dunkel) ▪ Verschattung = Verdichtung (hell)	▪ Zeitaufwand ↓ ▪ Kosten ↓	▪ Überlagerungseffekte ↑ → Fehlbeurteilung ↑ → Detektion kleiner Veränderungen ↓ ▪ Strahlenbelastung	▪ Knochendarstellung (einfache Fraktur, degenerative und entzündliche Veränderungen) ▪ Basisdiagnostik: – Thoraxaufnahme – Abdomenübersichtsaufnahme (akutes Abdomen)
Computertomografie (CT)	primär Transversalschnitte (axial) durch den gesamten Körperabschnitt	▪ isodens (Dichte entspricht Bezugsgröße) ▪ hyperdens (hell) ▪ hypodens (dunkel)	▪ Zeitaufwand ↓ ▪ Kontrast ↑ im Vergleich zu konv. Röntgenaufnahme	▪ Strahlenbelastung ▪ Weichteildifferenzierung eingeschränkt	▪ Knochendarstellung ▪ Polytrauma-Management ▪ intrakranieller Blutungsausschluss (CCT) ▪ Tumor-Staging ▪ Thorax-Diagnostik
Magnetresonanztomografie (MRT)	multiplanar, meist jedoch ▪ Transversalschnitte (axial) ▪ Sagittalschnitte ▪ Frontalschnitte (koronar)	▪ isointens ▪ hyperintens (hell) ▪ hypointens (dunkel)	▪ keine Strahlenbelastung ▪ gute Weichteil- und Knochendarstellung	▪ Zeitaufwand ↑ ▪ Kontraindikationen: ferromagnetische Implantate, Herzschrittmacher usw.	vorwiegend Weichteilveränderungen, wie z. B.: ▪ Nachweis von Tumoren (auch im Frühstadium) und Entzündungen ▪ Neurologische und orthopädische Fragestellungen ▪ Gefäß- und Herzdiagnostik

4.7 **Schnittbildserie bei einer Abdomen-CT**

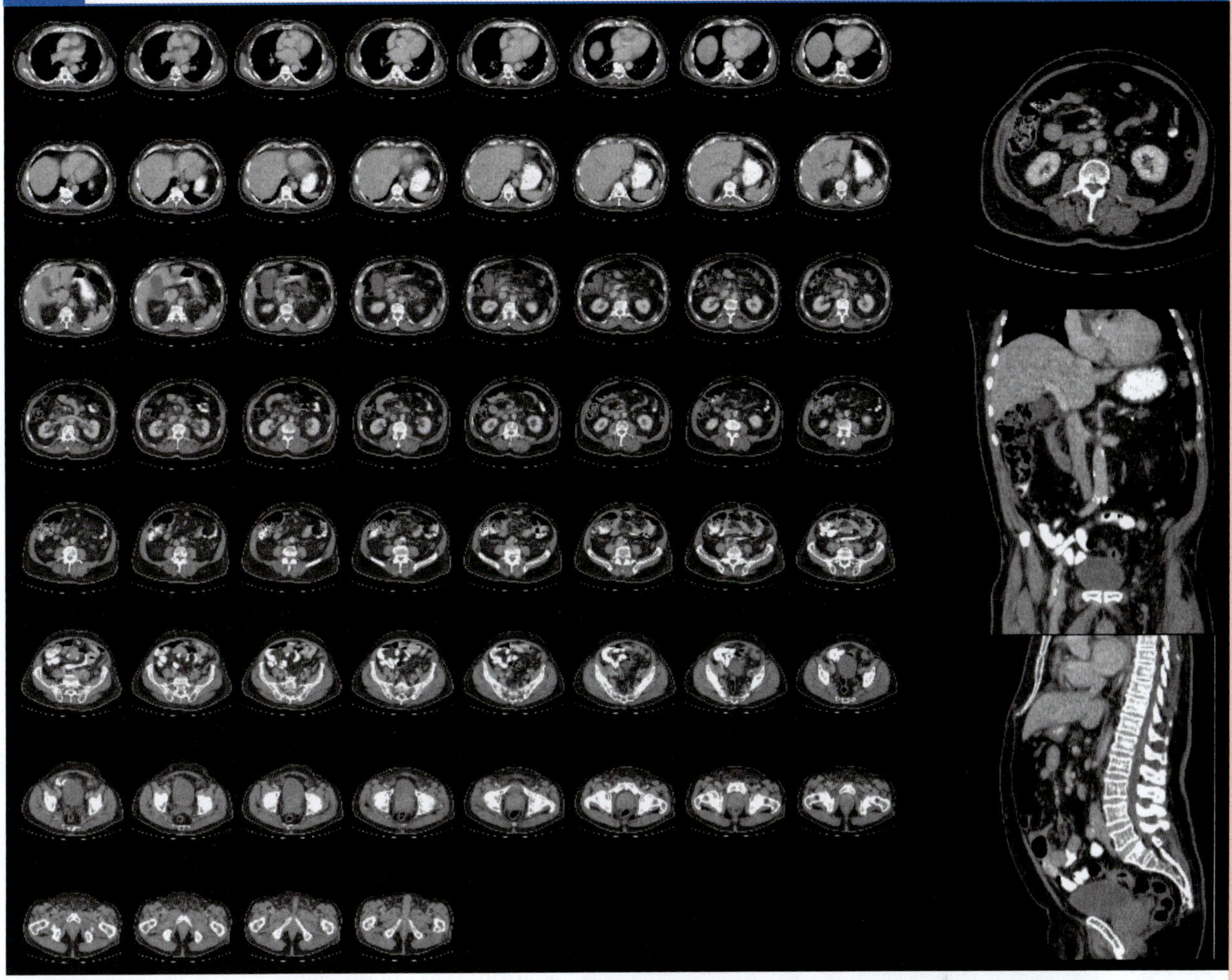

Links sind die vielen Querschnitte, die beim Scannen des Körpers in axialer Richtung bei einer Abdomen-CT entstehen, aufgereiht. Rechts sieht man neben einem Querschnitt (oben) noch einen Frontal- (Mitte) und einen Sagittalschnitt (unten).

Wie bereits erwähnt, ermöglicht die CT eine Reihe detaillierter Schnittbilder von Organen und Strukturen (Abb. **4.7**).

Aufgabe von Radiologinnen und Radiologen ist es, pathologische Veränderungen zu erkennen sowie aus der **Vielzahl der Tomogramme** relevante Aufnahmen herauszusuchen und diese zu interpretieren, um eine Diagnose stellen zu können.

Bei der Herausforderung der Befundung dieser großen Menge an Schnittbildern rückt zunehmend **künstliche Intelligenz** (**KI**) als Möglichkeit zur effizienten Unterstützung in den Vordergrund, ohne dass der künstliche Algorithmus die individuelle ärztliche Entscheidung ersetzt.

Die CT ermöglicht eine **Vielzahl an detaillierten Schnittbildern**.

Magnetresonanztomografie (MRT)

Die Magnetresonanztomografie (MRT, engl.: magnetic resonance imaging = MRI, Kernspintomografie) ist seit den 1980er-Jahren verfügbar und ist ein diagnostisches Verfahren zur Erzeugung von detaillierten Schnittbildern des menschlichen Körpers in hoher Auflösung. Sie zeichnet sich durch die primäre multiplanare Darstellungsmöglichkeit und einen hohen Weichteilkontrast aus, der eine genauere Gewebsdifferenzierung erlaubt. Zudem ist sie sehr sensitiv in der Früherkennung knöcherner Läsionen. Die zusätzliche intravenöse Applikation von Kontrastmittel (s. u.) erlaubt eine Aktivitätsbeurteilung pathologischer Prozesse.

Magnetresonanztomografie (MRT)

Die MRT zeichnet sich aus durch:

- multiplanare Darstellungsmöglichkeit,
- hohe Weichteildifferenzierung,
- Früherkennung knöcherner Läsionen,
- Aktivitätsbeurteilung pathologischer Prozesse,
- fehlende Strahlenexposition.

Prinzip: Die MRT basiert auf dem Prinzip der Kernspinresonanz der Wasserstoffatome der Gewebe und ihrer Wechselwirkung mit Magnet- und Hochfrequenzfeldern. Die so erzeugten Schnittbilder des Körpers reflektieren v. a. den unterschiedlichen Wassergehalt der verschiedenen Gewebearten.

Prinzip: Die MRT basiert auf dem Prinzip der Kernspinresonanz der Wasserstoffatome der Gewebe. Der wichtigste Teil des MRT-Geräts ist ein starker Magnet zur Erzeugung von Feldstärken des 10.000- bis 60.000-fachen der Erdmagnetfeldstärke (bei MRT-Routineuntersuchungen in der Humanmedizin). Deshalb ist bei den meisten Patientinnen und Patienten mit Herzschrittmacher oder implantierbaren Kardioverter-Defibrillatoren (ICD) die MRT ungeeignet.

Wird eine untersuchte Person in ein Magnetfeld eingebracht, so orientieren sich ihre Wasserstoff-Atomkerne (**Protonen**) entlang den magnetischen Feldlinien. Durch die kurzfristige Einstrahlung eines Hochfrequenzimpulses werden die Protonen aus ihrer Orientierung (niederenergetischer Zustand) ausgelenkt und kehren erst nach Abschalten der Hochfrequenzstrahlung langsam wieder in den Ausgangszustand zurück. Dieser Rückkehrprozess der Protonen in den niederenergetischen Zustand (**Relaxation**) ist mit der Aussendung eines Signals verbunden, welches die Grundlage der MRT darstellt. Dieses Signal hängt von der Wechselwirkung der Protonen mit ihrer Umgebung ab: in kleinen Wassermolekülen ist sie anders als in großen Fettmolekülen. Das unterschiedliche Relaxationsverhalten der Protonen in Wasser und Fett ist, stark vereinfacht ausgedrückt, die Basis für die Bildgebung in der MRT.

4.8 MRT-Prinzip

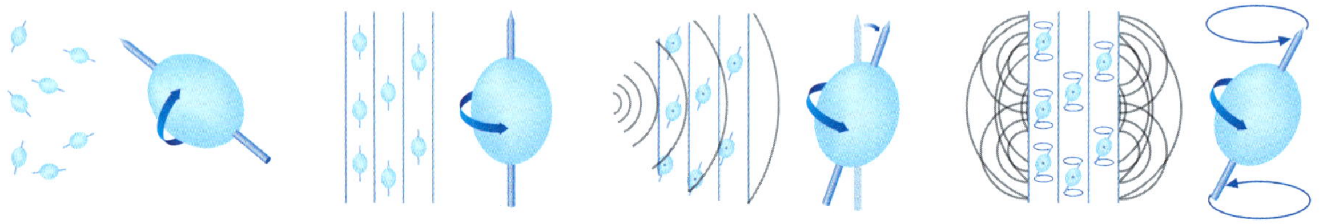

Anregung von rotierenden Protonen in einem Magnetfeld durch einen Hochfrequenzimpuls und Rückkehr in den Ausgangszustand unter Aussendung eines Signals.

4.9 Magnetresonanztomogramme des Gehirns mit unterschiedlicher Gewichtung

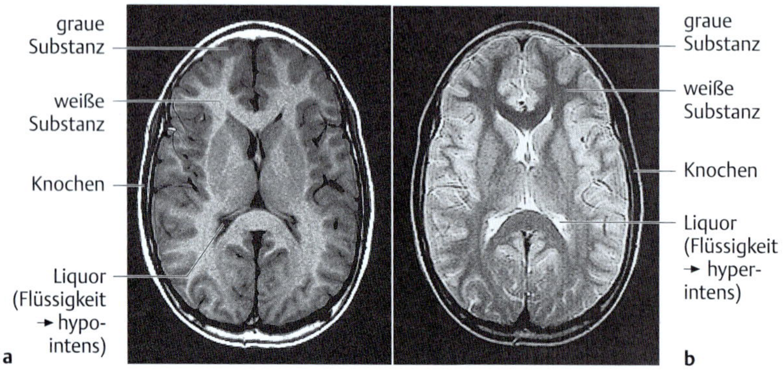

a T1-Gewichtung.
b T2-Gewichtung.

Quelle: Reiser M, Kuhn F, Debus J, Hrsg. Duale Reihe Radiologie. 4. Aufl. Stuttgart: Thieme; 2017

4.10

4.10 Auflösung

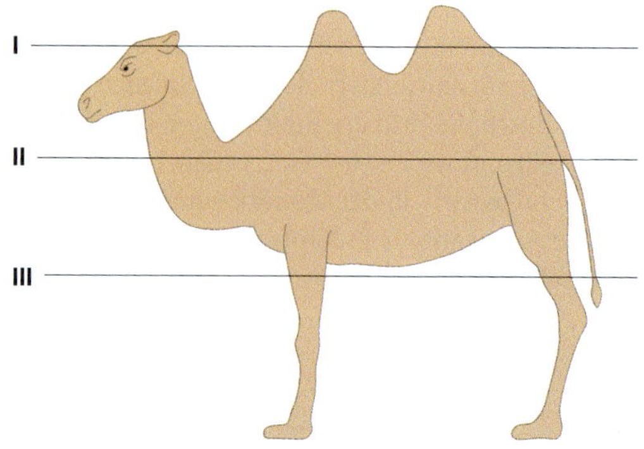

Schnittbildprinzip: Die in Abb. **4.4** dargestellten Transversalschnitte sind wie eingezeichnet durch den hier dargestellten Körper gelegt.

Weitere Faktoren, welche die Signalintensitäten beeinflussen, sind die verschiedenen Parameter der MR-Messsequenzen. T1 und T2 bezeichnen dabei Zeitkonstanten von Relaxationsvorgängen in Abhängigkeit der Richtung (Längs- oder Querrelaxation, s. Lehrbücher der Radiologie).

Bildliche Darstellung: Generell erlaubt die MRT eine besonders **gute Differenzierung der Weichteile**. Je nach gewählter Sequenz stellen sich die unterschiedlichen Weichteilgewebe ihrer Zusammensetzung entsprechend **hyperintens** (**hell**), **isointens** (**grau**) oder **hypointens** (**dunkel**) dar.
Die Relaxation erfolgt in 2 Phasen, deren Signale getrennt ausgewertet werden und ein sog. **T1-betontes** bzw. **T2-betontes** Bild liefern. Im T2-betonten MR-Bild kommt Wasser hyperintens (hell) und Fettgewebe hyper- bis isointens (grau) zur Darstellung. Im T1-betonten Bild ist Wasser dagegen dunkel und Fett hell. Straffes kollagenes Gewebe wie Sehnen, Gelenkkapseln und Menisci erscheint in beiden Modi hypointens (dunkel).

Bildliche Darstellung: Die MRT ermöglicht eine **exzellente Differenzierung der Weichteile**. Je nach gewählter Darstellung (z. B. T1-, T2-gewichtete Aufnahmen) kommen die verschiedenen Gewebe in charakteristischer Signalintensitätsverteilung zur Darstellung.

▶ Klinik. Pathologisch verändertes (erkranktes) Gewebe hat sehr oft einen höheren Wassergehalt als das umgebende gesunde Gewebe und damit auch längere Relaxationszeiten (T1- u. T2-Zeiten). Demzufolge resultiert eine unterschiedliche Signalgebung und damit die Abgrenzung des pathologisch veränderten Gewebes gegenüber dem normalen.

▶ Klinik.

Grundsätzlich zeichnet sich die MRT durch die **multiplanare Darstellungsmöglichkeit** aus. Dies bedeutet, dass neben transversalen Schnitte in beliebigen Ebenen durch den Körper gelegt werden können. Allerdings beschränkt man sich meistens auf die Beurteilung in den drei Hauptebenen: der transversalen (axialen), der sagittalen und der frontalen (koronaren) Ebene (S. 24).

Die MRT erlaubt die Darstellung einer Körperregion in **beliebigen Schnittebenen**.

Einsatz: Generell gilt, dass die MRT primär zur Diagnostik definierter Körperregionen herangezogen wird. Insbesondere bei neurologischen Fragestellungen (Beurteilung des ZNS) und bei der Diagnostik von Gelenken und Weichteilen ist eine MRT-Untersuchung nicht mehr wegzudenken. Durch die Kernspintomografie können beispielsweise Veränderungen an Gehirn und Rückenmark, aber auch Abnutzungen an Bandscheiben oder Verletzungen am Muskel- und Bandapparat festgestellt werden. Auch zur Darstellung von Herz und Gefäßen wird – mit zunehmender Relevanz – eine MRT verwendet (MR-Angiografie).
Vorteilhaft für die untersuchte Person ist, dass ihr Körper aufgrund der Verwendung von Magnetwellen nicht wie bei Röntgen und CT mit ionisierenden Strahlen belastet wird.

Einsatz: ZNS-Erkrankungen, Gelenk- und Weichteildiagnostik, Herz und Blutgefäße.

Vorteilhaft ist die fehlende Strahlenexposition durch die Verwendung von Magnetwellen.

Kontraindikationen: Grundsätzlich dürfen keine ferromagnetischen Gegenstände in die Nähe des Magneten gebracht werden, da sie durch die magnetische Anziehung zu lebensgefährlichen Geschossen werden können. Erkrankte müssen vor einer MR-Untersuchung nach metallischen Fremdkörpern und Implantaten befragt und ggf. untersucht werden, da diese dislozieren und zu inneren Verletzungen führen können.
Träger von Herzschrittmachern, Innenohrprothesen etc. sind von der MRT ausgeschlossen. Unterschiedlich gefährlich sind Metallsplitter, Projektile, Gefäßclips oder -stents oder -filter, intrauterine Spiralen und Piercings. Osteosynthesematerial und Prothesen können Ursache für Artefakte sein und die Bildinformation einschränken.

Kontraindikationen: Herzschrittmacher, ICD, Innenohrimplantate sowie jegliches ferromagnetisches Material im Körper.

Ultraschalldiagnostik (Sonografie)

Mit der Sonografie können innere Organe oder Körperteile abschnittsweise und scheibenartig in vielerlei Ebenen abgebildet werden.
Das Untersuchungsverfahren verwendet hochfrequente Schallwellen mit einer Frequenz von > 20.000 Hertz (jenseits des menschlichen Hörvermögens).

Ultraschalldiagnostik (Sonografie)

Mit der Sonografie kann der Körper abschnittsweise und scheibenartig in vielerlei Ebenen abgebildet werden.

Prinzip: Die Sonografie beruht auf dem **Prinzip des Impuls-Echo-Verfahrens**: kurze Impulse von Ultraschallwellen erfahren an der Grenzfläche von Geweben mit unterschiedlichen Schallleitungseigenschaften eine Schallabschwächung oder eine Rückstrahlung (**Echo, Reflexion**). Die zurückkehrenden Schallwellen (Echos) werden dann bildlich dargestellt und können diagnostisch analysiert werden.

Prinzip: Durch unterschiedliche Schallleitungseigenschaften von Geweben werden **Ultraschallwellen** an deren Grenzfläche **reflektiert**. Die reflektierten Schallechos des zu einer Ebene gebündelten Strahls liefern ein Schnittbild der durchschallten Körperregion.

Dabei ist der **Schallkopf** (Applikator) zugleich Sender und Empfänger der Ultraschallwellen.

Bildliche Darstellung: Parenchymatöse Organe lassen sich anhand ihrer **Echostruktur** (echodicht = hell, echoarm = dunkel) sehr gut beurteilen. Knochen und kalkhaltige Konkremente (z. B. Gallensteine) werden von Ultraschallwellen nicht durchdrungen (dorsaler „Schallschatten“). Die Schallabsorption in Luft und Knochen verhindert gleichfalls die Einsicht in dahinter gelegene Gewebe.

Bildliche Darstellung: Im Allgemeinen können **parenchymatöse Organe**, wie z. B. Leber, Milz oder Niere sehr gut von Fett, Muskulatur und anderen Organen abgegrenzt werden.

Die **Echostruktur** eines parenchymatösen Organs oder eines pathologisch veränderten Bezirks hängen von Schallleitungsunterschieden (Impendanzdifferenzen) zur Umgebung ab. Man unterscheidet: **echoreich** oder **echodicht** (hell), **echogleich**, **echoarm**, **echofrei** (dunkel) und **echokomplex** (gemischt echogen).

Knochen, Weichteilverkalkungen und kalkhaltige Konkremente (z. B. Gallensteine) werden von Ultraschallwellen nicht durchdrungen und führen zu Schallauslöschungsphänomenen (**„Schallschatten“**).

Luft (Lungen, Darmgase) stellt eine Schallbarriere dar, sodass die Sonografie z. B. in der Diagnostik des Lungenparenchyms keine Rolle spielt.

Der Darm sollte daher vor der Ultraschalluntersuchung des Abdomens möglichst entbläht werden.

Einsatz: Die hauptsächliche Indikation der Sonografie liegt im breit angewandten **Screening** von Veränderungen parenchymatöser Organe und der Gallenblase.

Einsatz: Im Gegensatz zur Computertomografie (Abb. **4.5**) gelingt mit der Sonografie (Abb. **4.11**) nur eine sektorielle Darstellung eines kleinen Körperausschnitts, allerdings in variablen Schnittebenen. Dies erfordert von der untersuchenden Person genaue anatomisch-topografische Kenntnisse und das sonografische Untersuchungsergebnis ist in hohem Maße abhängig von der Erfahrung der durchführenden Person. Die hauptsächliche Indikation der Sonografie liegt im breit angewandten **Screening** („Suchtest“).

Sie ist das in Deutschland am häufigsten angewandte, bildgebende Verfahren mit hoher Aussagekraft. Eingeschränkt wird das Bildverfahren allerdings durch Adipositas oder fehlende Fettlager, Artefakte und Schallbarrieren. Ebenfalls ungünstig wirkt sich eine insuffiziente Atemmechanik bei der Erfassung der Oberbauchorgane aus (Tab. **4.2**).

≡ 4.2

≡ 4.2 Vor- und Nachteile der Sonografie

Vorteile	Nachteile
fehlende Strahlenexposition	Abhängigkeit vom Erfahrungsstand der untersuchenden Person (u. a. anatomisch-topografische Kenntnisse)
variable Schnittebenen	Beeinträchtigung durch konstitutionelle Faktoren (Adipositas)
häufige Verfügbarkeit	Schallbarrieren (Knochen, Luft, Darmgase, Koprostase)
geringe Kosten	kleiner Körperausschnitt (Sektor)

⊙ 4.11 Ultraschall-Prinzip

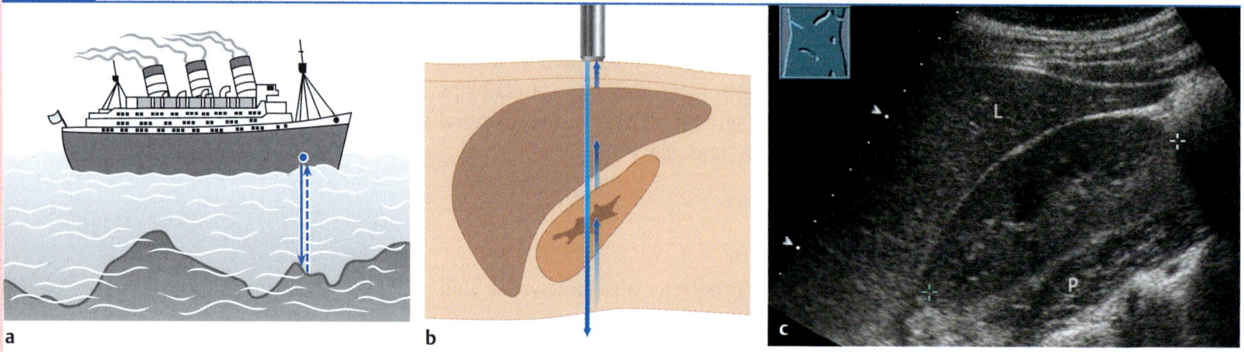

Aussendung von Ultraschallwellen und deren Reflexion

a als Echolot in der Schifffahrt. *Quelle: Delorme S, Debus J, Jenderka K. Hrsg. Duale Reihe Sonografie. 3. Aufl. Stuttgart: Thieme; 2012*

b in der Oberbauchsonografie.

c Sonografische Darstellung der rechten Niere (Kreuze): Sie hat eine ovaläre Form mit echoarmem Parenchymsaum und echoreichem, zentralen Nierensinus. Davon ventral und kranial der angeschnittene rechte Leberlappen (L) und dorsal der M. psoas (P). *Quelle: Blank W, Mathis G, Osterwalder J. Hrsg. Kursbuch Notfallsonografie. 2. Aufl. Stuttgart: Thieme; 2019*

4.3 Kontrastmittel

Wie der Name besagt, dienen diese Mittel dazu, den Bildkontrast zu verstärken, um detailliertere Aufnahmen zu erstellen und damit die diagnostische Treffsicherheit zu erhöhen.
Sie werden v. a. oral und intravasal verabreicht:

- **Orale Kontrastmittel** dienen der Darstellung der Hohlräume des Gastrointestinaltrakts.

▸ Klinik. Bei Gefahr der Perforation („Magen-, bzw. Darmdurchbruch") dürfen die üblicherweise verwendeten bariumhaltigen Kontrastmittel nicht verwendet werden, da sie die Gefahr der „Bariumperitonitis" in sich bergen. In diesen Fällen verwendet man jodhaltige Kontrastmittel.

- **Intravasal verabreichte Kontrastmittel** werden zur Darstellung von Blutgefäßen (s. u.) im konventionellen Röntgen, im CT und MRT angewandt. Neben der expliziten Abbildung makroskopischer Gefäße liefert der Kontrast der (nicht abgrenzbaren) mikroskopischen Gefäße genauere Informationen über die Binnenstruktur von Organen.

▸ Klinik. Die üblicherweise zur Darstellung der Gefäße verabreichten, jodhaltigen Kontrastmittel können bei Prädisponierten zu schweren, allergischen Reaktionen, zu Schilddrüsenüberfunktion und Einschränkungen der Nierenfunktion führen. Aus diesem Grunde sollte neben der sorgfältigen Anamnese auch die Bestimmung des TSH- und Kreatinin-Wertes erfolgen.

In der **MRT** werden **gadoliniumhaltige Kontrastmittel** intravasal appliziert. Sie verursachen nur äußerst selten allergische Reaktionen.

4.4 Darstellung der Blutgefäße

Da Blutgefäße eine ähnliche Röntgendichte wie Muskeln und parenchymatöse Organe aufweisen, kommen in der konventionellen Röntgendiagnostik lediglich Verkalkungen der Gefäßwände zur Darstellung, oder aber der Gesamtaspekt lässt auf grob-pathologische, vaskuläre Veränderungen schließen (z. B. Verbreiterung des Mediastinums bei einer ausgeprägten Erweiterung der thorakalen Aorta = thorakales Aortenaneurysma). Daher bedient man sich zur Darstellung der Gefäße der Röntgen-, CT- oder MR-Angiografie.

4.4.1 Angiografie

Zur röntgenologischen Darstellung der **Blutgefäße** sind **Kontrastmittel** notwendig, die in die zu untersuchenden Gefäßbahnen injiziert werden. Dabei wird meist die A. femoralis punktiert und ein Katheter über die Aorta bis zur gewünschten Gefäßregion eingeführt. Diese Kontrastmittel enthalten Elemente mit hoher Ordnungszahl (meist Jod), welche die Röntgenstrahlen stark absorbieren (S. 120). Im Anschluss an die Kontrastmittelinjektion werden **Serienaufnahmen** des in den Gefäßen abfließenden Kontrastmittels aufgenommen. Bei der heute üblichen, **digitalen Subtraktionsangiografie** (**DSA**), wird das „Leerbild" (Hintergrund) von dem kontrastmittelgefüllten Gefäßbild rechnerisch abgezogen. Man erhält eine detaillierte Darstellung eines Gefäßes mit seinen Verzweigungen, Wandveränderungen, Kollateralkreisläufen und der Dynamik der Blutströmung.

4.4.2 CT- und MRT-Angiografie

Die CT- und MRT-Angiografie (Abb. **4.12**, Abb. **4.13**, Abb. **4.14**) erlauben, im Gegensatz zur „klassischen" Röntgen-Angiografie, Arterien nach **intravenöser Injektion des Kontrastmittels** darzustellen. Dadurch entfällt die für Untersuchte belastende und aufwändige Einbringung eines arteriellen Katheters (S. 131). Neben den anfallenden Informationen zu arteriellen Gefäßen (S. 131) ermöglichen diese Techniken prinzipiell die Rekonstruktion detaillierter, dreidimensionaler Bilder der Körpergefäße in einem Untersuchungsgang (Abb. **4.12**).

4.3 Kontrastmittel

Kontrastmittel verstärken den Bildkontrast und erhöhen die Bildqualität. Sie werden v. a. **oral** zur Darstellung des Gastrointestinaltrakts und **intravasal** zur Darstellung der Blutgefäße (s. u.) verabreicht.

▸ Klinik.

▸ Klinik.

Zur MRT nutzt man meist gadoliniumhaltige Kontrastmittel.

4.4 Darstellung der Blutgefäße

Aufgrund ihrer Dichte stellen sich Blutgefäße in der konventionellen Röntgenaufnahme nur ausnahmsweise dar.

4.4.1 Angiografie

Die röntgenologische Darstellung der **Blutgefäße** erfolgt durch Injektion von **Kontrastmitteln,** die Elemente mit hoher Ordnungszahl (meist Jod) enthalten.

4.4.2 CT- und MRT-Angiografie

CT- und MRT-Angiografie zeichnen sich aus durch

- intravenöse Verabreichung des Kontrastmittels (fehlende Invasivität),
- 3-dimensionale Gefäßdarstellung.

4.12

4.12 Darstellung eines Aortenaneurysmas als Rekonstruktion aus einer Serie transversaler CT-Schnittbilder nach Kontrastmittelinjektion

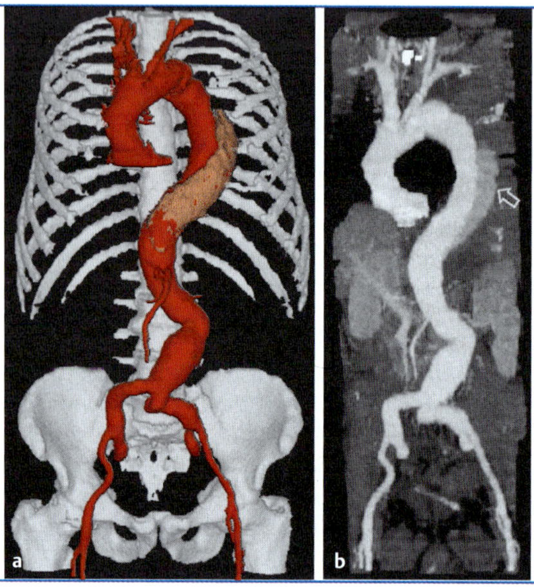

In beiden rechnerisch erstellten Rekonstruktionen erkennt man deutlich die Aussackung der (sklerotisch elongierten) thorakalen Aorta nach links (Pfeil in b).

a 3D-Rekonstruktion,
b frontale Rekonstruktion.

Quelle: Reiser M, Kuhn F, Debus J, Hrsg. Duale Reihe Radiologie. 4. Aufl. Stuttgart: Thieme; 2017

4.13 Darstellung der Halsarterien mit Stenose in der A. carotis interna links

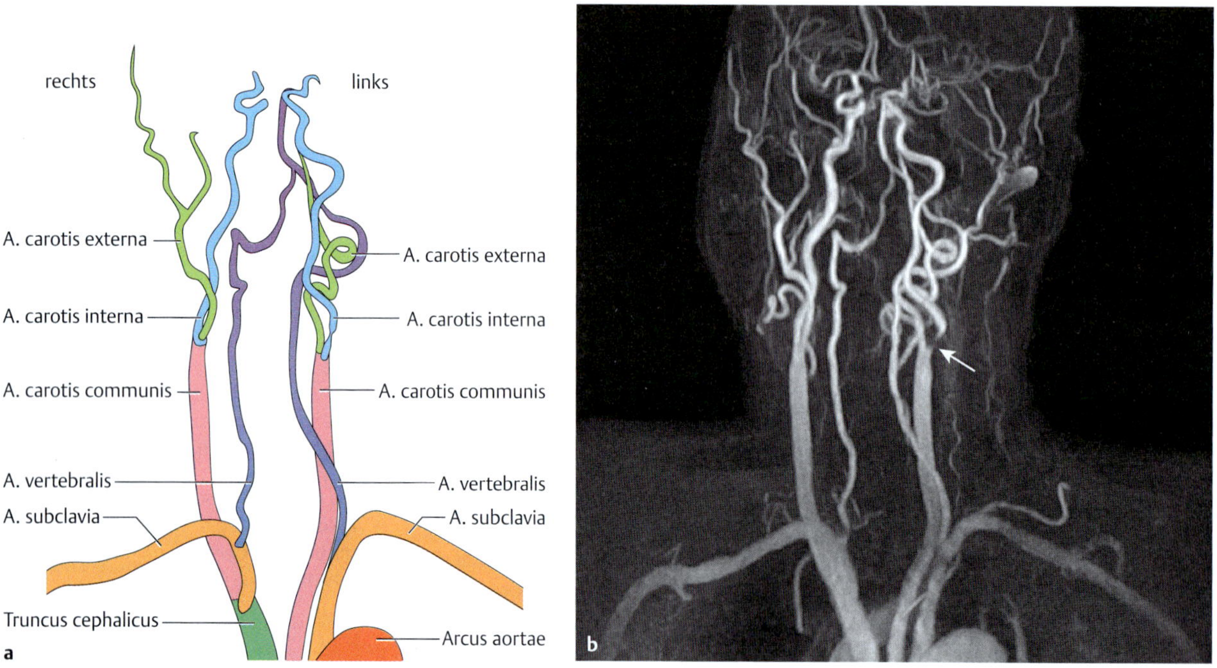

a Anatomie
b MR-Angiografie: In der linken Karotisgabel (Bifurcatio carotidis) zeigt sich eine Abgangsstenose der A. carotis interna (Pfeil).

4.14 Becken und Beinarterien mit Verschluss der A. femoralis superficialis rechts

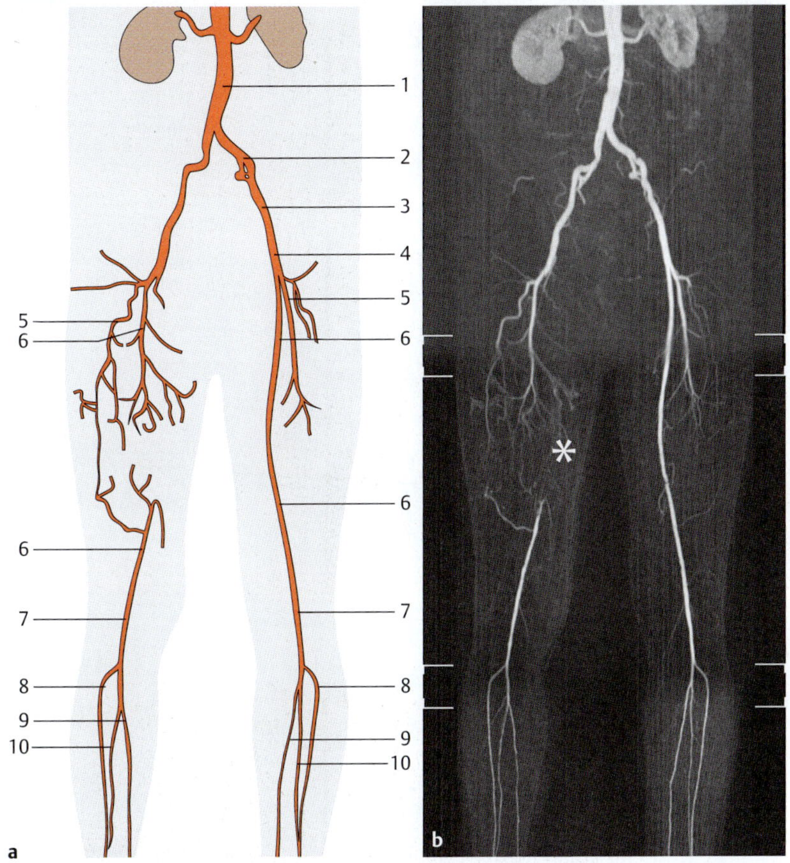

1 Aorta abdominalis
2 A. iliaca communis
3 A. iliaca externa
4 A. femoralis
5 A. profunda femoris
6 A. femoralis
7 A. poplitea
8 A. tibialis anterior
9 A. tibialis posterior
10 A. fibularis (peronea)
a Anatomie:
b MR-Angiografie: AVK vom Oberschenkeltyp mit langstreckigem Verschluss der A. femoralis superficialis rechts (*) mit Kollateralkreislaufbildung.

4.4.3 Doppler- und Duplexsonografie

Diese Techniken stellen eine Erweiterung der Sonografie dar und nutzen den „**Dopplereffekt**". Ultraschallwellen, die von bewegten Objekten, wie dem strömenden Blut, reflektiert werden, sind je nachdem, ob das Blut entgegen oder mit dem Schallstrahl strömt, von höherer bzw. niedrigerer Frequenz als der ausgesandte Strahl. Dadurch lassen sich Beschleunigungen oder Verlangsamungen der **Blutströmung** erfassen bzw. Wirbelbildungen, wie sie nach Stenosen (Engstellen) von Arterien auftreten (Abb. **4.15**).

4.4.3 Doppler- und Duplexsonografie

Unter Nutzung des „Dopplereffekts" ermöglichen diese Techniken Aussagen über die **Blutströmung**. Daraus können Rückschlüsse auf Gefäßveränderungen gezogen werden.

4.15 Farbkodierte Darstellung einer Duplexsonografie der Karotisbifurkation

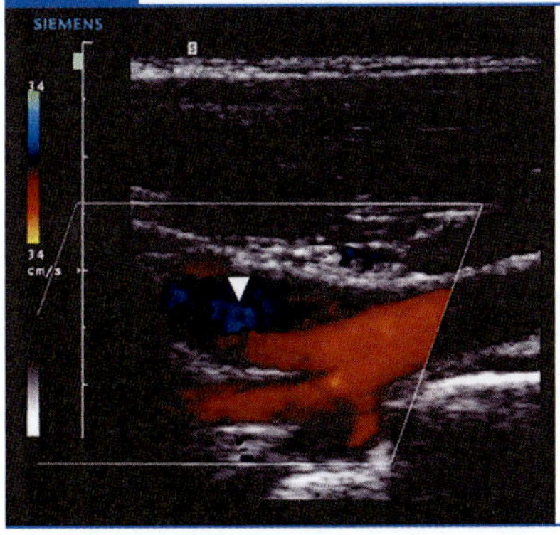

Man erkennt den rot dargestellten ungestörten Blutfluss in der A. carotis communis (rechts), die sich nach links in die A. carotis interna (oben) und die A. carotis externa (unten) aufzweigt. Die Wirbelströmung in der A. carotis interna distal der Verzweigung stellt sich blau dar (Pfeilspitze). Man beachte den Abgang der A. thyroidea superior aus der A. carotis externa noch im Bereich der Bifurkation (nach unten).

Quelle: Reiser M, Kuhn F, Debus J, Hrsg. Duale Reihe Radiologie. 4. Aufl. Stuttgart: Thieme; 2017

4.15

Einführung in funktionelle Systeme

B

5 Herz-Kreislauf-System – Grundlagen

J. Engele

5.1 Einführung

Das Herz-Kreislauf-System ist ein geschlossenes Blut-Transportsystem.

5.1 Einführung

Herz und Blutgefäße bilden ein geschlossenes Blut-Transportsystem, das **Herz-Kreislauf-System**.

5.2 Funktion und Bauprinzip

5.2.1 Funktion des Herz-Kreislauf-Systems

Angetrieben vom Herzen als **Pumpstation** findet eine ständige Blutzirkulation statt. Als **Transportsystem** sichert der Kreislauf die Ernährung der Körperzellen und ist an der hormonellen Steuerung, der Blutstillung, der Thermoregulation und der Zirkulation von Immunzellen beteiligt.

5.2 Funktion und Bauprinzip

5.2.1 Funktion des Herz-Kreislauf-Systems

In diesem **Transportsystem** kommt dem Herzen die Aufgabe einer **Pumpstation** zu, die als Druck-Saug-Pumpe arbeitet und eine stetige **Blutzirkulation durch das Gefäßsystem** gewährleistet. Dieser Blutumlauf ist notwendig, um die Zellen des Körpers konstant mit Sauerstoff und Nährstoffen zu versorgen und anfallende Stoffwechselprodukte sowie Kohlendioxid abzutransportieren. Aufgrund der vom Blut mitgeführten Hormone und Gerinnungsfaktoren erfüllt der Blutkreislauf auch Aufgaben bei der (hormonellen) Steuerung verschiedener Körperfunktionen sowie der Blutstillung. Darüber hinaus steht der Blutkreislauf im Dienste der Thermoregulation und der Zirkulation von Immunzellen.

► Klinik.

► Klinik. **Thrombose** bezeichnet eine im Blutgefäß selbst (intravasal) auftretende Blutgerinnung, die zu einem teilweisen oder vollständigen Gefäßverschluss führt. Gefördert wird die Thrombosebildung durch eine veränderte Blutströmung, Gefäßwandschäden oder ein verändertes Gerinnungsverhalten des Blutes (Virchow-Trias). Teile des der Gefäßwand ansitzenden **Thrombus** (Blutgerinnsel) können sich ablösen und als **Embolus** in der Blutbahn weiter verschleppt werden, vgl. auch Lungenembolie (S. 550).

5.2.2 Bauprinzip des Herz-Kreislauf-Systems

Die anatomischen Strukturen des Herz-Kreislauf-Systems sind:

- **Herz** (Pumpfunktion) und
- **Blutgefäße** (Transportsystem).

Eine Nebenstrecke zur Drainage von Flüssigkeit ist das **Lymphgefäßsystem** (S. 152).

5.2.2 Bauprinzip des Herz-Kreislauf-Systems

Die anatomischen Strukturen des Herz-Kreislauf-Systems sind

- **Herz** (Pumpfunktion) und
- **Blutgefäße** (Transportfunktion), die man je nach der Fließrichtung des Bluts in Bezug auf das Herz in **arterielle** und **venöse** Gefäße unterteilt.

Neben dem Blutgefäßsystem existiert zur Drainage von Flüssigkeit aus dem Gewebe als Nebenstrecke ein zweites Transportsystem, das dem venösen System angeschlossen ist, das **Lymphgefäßsystem** (S. 152).

Herz

Allgemeiner Aufbau: Das Herz wird in eine rechte und linke Herzhälfte unterteilt (Abb. **5.3**). Beide Herzhälften bestehen jeweils aus einem **Vorhof** (**Atrium**), dem das Blut zufließt und einer **Kammer** (**Ventrikel**), aus der das Blut herausgepumpt wird, s. Details (S. 569).

Herz

Allgemeiner Aufbau: Das Herz als Pumpstation lässt sich in zwei Pumpwerke unterteilen: ein „rechtes Herz“ und ein „linkes Herz“, die durch eine Scheidewand getrennt sind (Abb. **5.3**). Jedes Pumpwerk, und damit jede Herzhälfte, besteht seinerseits aus zwei Hohlräumen: dem **Vorhof** (**Atrium**) und der **Kammer** (**Ventrikel**), zwischen denen sich eine **Segelklappe** (S. 581) befindet. In den Vorhöfen enden die großen Gefäße, die dem Herzen Blut zuführen (rechts V. cava superior und V. cava inferior, links Vv. pulmonales). Aus den Kammern gehen die großen Gefäße zum Lungenkreislauf (Truncus pulmonalis aus der rechten Kammer) und Körperkreislauf (Aorta aus der linken Kammer) hervor. An dieser Stelle befinden sich **Taschenklappen** (S. 583).

Zum detaillierten Aufbau des Herzens (S. 569).

Kontraktion: Die Pumpwirkung des Herzens beruht auf einer rhythmischen Kontraktion und Erschlaffung der Herzmuskulatur. Die Phase der Kontraktion wird als **Systole**, die Phase der Erschlaffung als **Diastole** bezeichnet.
In der Regel beziehen sich diese Ausdrücke auf die Kontraktion und Erschlaffung der Kammern, allerdings kontrahieren und erschlaffen auch die Vorhöfe. Die Kontraktion der Vorhöfe eilt dabei der Kontraktion der Kammern voraus und trägt zur maximalen Blutfüllung der Kammern (enddiastolisches Volumen) bei. Die Kontraktion von linkem und rechtem Vorhof sowie linker und rechter Kammer erfolgen jeweils zeitgleich.

Kontraktion: Systole bezeichnet die Kontraktion der Herzmuskulatur, **Diastole** die Muskelerschlaffung.

Die Systole der Vorhöfe eilt der Systole der Kammern voraus und trägt zur maximalen Kammerfüllung bei. Bei der (Kammer-)Systole werfen die rechte und linke Kammer jeweils das gleiche Blutvolumen aus.

▸ Merke. Rechte und linke Herzhälfte sind in unterschiedliche Teilstrecken, d. h. großer und kleiner Kreislauf (S. 584), desselben Kreislaufs eingeschaltet. Um Stauungen zu vermeiden, ist es daher notwendig, dass die rechte und linke Kammer bei der Systole jeweils das gleiche Blutvolumen auswerfen.

▸ Merke.

Blutgefäßsystem

Allgemeiner Aufbau: Die Blutgefäße bilden ein röhrenförmiges Netzwerk, das den ganzen Körper durchzieht (Abb. **5.1** und Abb. **5.2**).

Blutgefäßsystem

Allgemeiner Aufbau: Die Blutgefäße bilden ein röhrenförmiges Netzwerk (Abb. **5.1** und Abb. **5.2**).

5.1 Arterielles und venöses System des menschlichen Körpers: schematische Übersicht

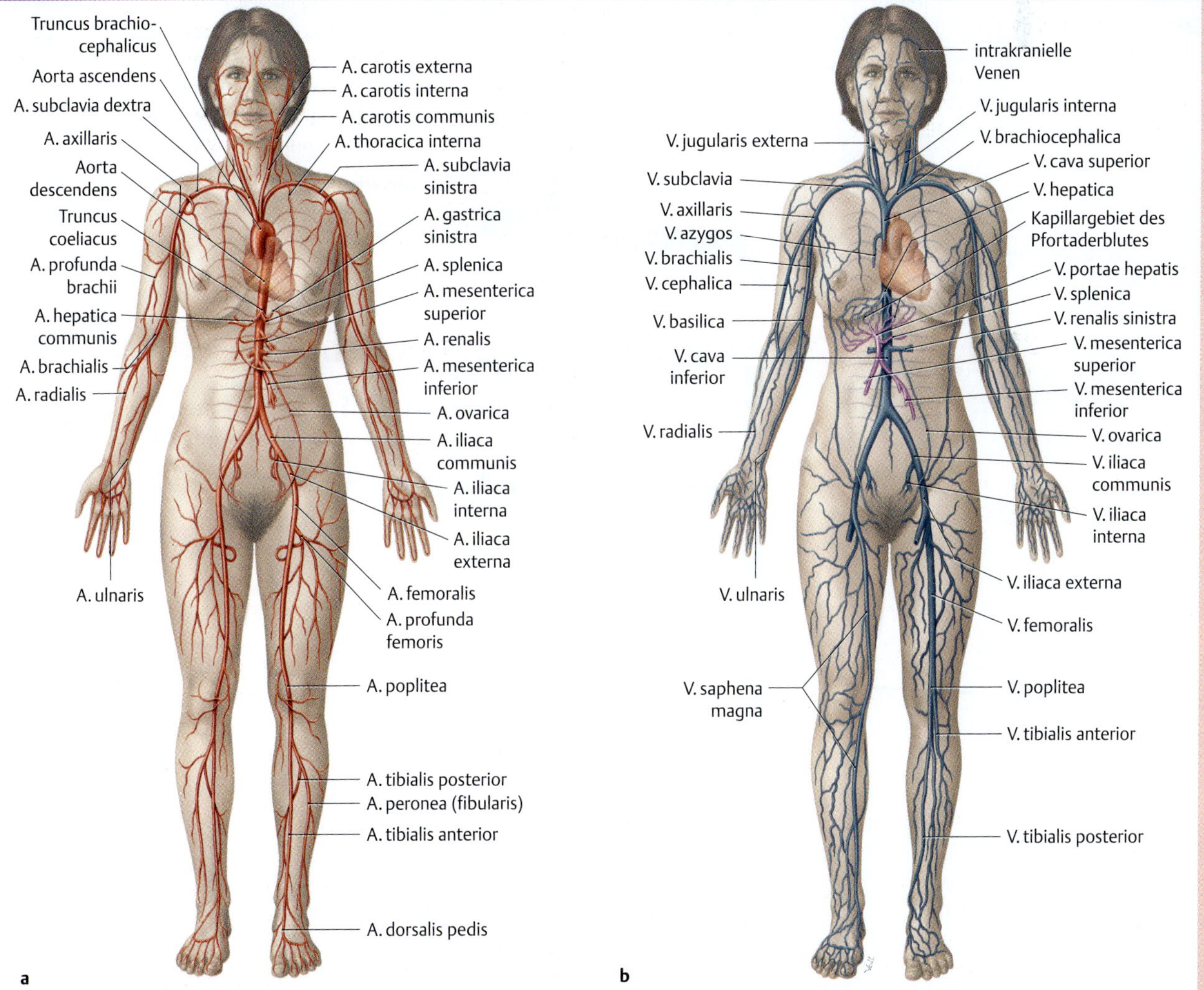

a Arterien: Aorta mit ihren Abgängen und deren Fortsetzung in große Arterien zu inneren Organen und Extremitäten.
b Venen: obere (V. cava superior) und untere Hohlvene (V. cava inferior) mit ihren Zuflüssen. Das venöse System teilt sich in ein tiefes und oberflächliches Venensystem. Der Pfortaderkreislauf (hier violett dargestellt) führt das nährstoffreiche Blut aus den Verdauungsorganen zunächst der Leber zu.

Quelle: Schünke M, Schulte E, Schumacher U. PROMETHEUS LernAtlas der Anatomie, Allg. Anat. u. Bewegungssystem. Illustrationen von Voll M u. Wesker K. 6. Aufl. Stuttgart: Thieme; 2022

► Merke.

- **Arterien** führen Blut vom Herzen weg. Ihre kleinsten Abschnitte sind die **Arteriolen**. Sie leiten über kurze **Metarteriolen** das Blut in die
- **Kapillaren**, in denen der Stoff- und Gasaustausch mit dem umgebenden Gewebe stattfindet.
- **Venen** führen Blut zum Herzen zurück. Ihr kleinster Abschnitt sind die **Venolen**.

► Merke.

5.2

► Merke. Die Unterteilung der Blutgefäße in arterielle und venöse Gefäße richtet sich nach der Flussrichtung des Bluts in Bezug auf das Herz:
Arterien transportieren Blut vom Herzen in die Peripherie,
Venen transportieren Blut aus der Peripherie zum Herzen.

- **Arterielle Gefäße:** Gefäße, die das Blut vom Herzen wegtransportieren, werden definitionsgemäß als **Arterien** (Schlagadern) bezeichnet (Abb. **5.2**). Die der linken Kammer entspringende Hauptschlagader heißt Aorta (Abb. **5.1a**).
  Arterien verzweigen sich fortlaufend, wobei ihr Durchmesser kontinuierlich abnimmt. Der Abschnitt einer Arterie mit dem kleinsten Durchmesser heißt **Arteriole** (S. 145). Von den Arteriolen gelangt das Blut über kurze **Metarteriolen** in die
- **Kapillaren** (S. 146), in welchen der Austausch von Gasen und Stoffen zwischen Blut und dem umgebenden Gewebe stattfindet.
- **Venöse Gefäße:** Gefäße, die das Blut nach seinem Durchtritt durch die Kapillaren wieder zum Herzen zurückführen, heißen **Venen** (Abb. **5.2**). Das Blut sammelt sich hier zunächst in den kleinsten, als **Venolen** benannten Gefäßabschnitten und wird dann in immer größer werdende Gefäße überführt. Das venöse Blut mündet letztlich entweder über die untere (V. cava inferior) oder obere Hohlvene (V. cava superior) in den rechten Vorhof (Abb. **5.1b** und Abb. **5.2**).

► Merke. Eine Ausnahme von diesem generellen Bauprinzip bildet das **Pfortadersystem**.

5.2 Aufbau des Blutgefäßsystems

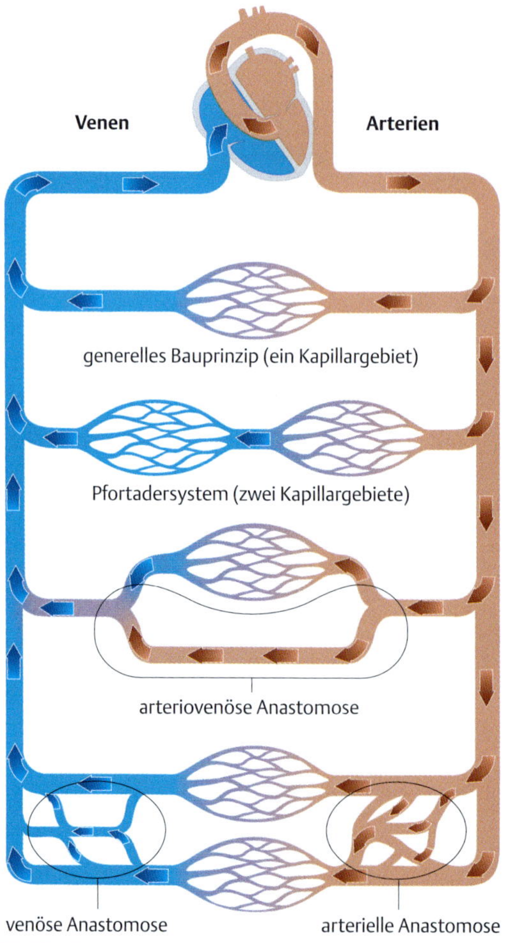

Schematische Übersicht: Die Farbgebung repräsentiert den Sauerstoffgehalt des Blutes.

Aufbau des Pfortadersystems: Hier fließt das Blut nach Durchtritt durch ein Kapillargebiet nicht sofort in Richtung Herz zurück, sondern wird zunächst in ein zweites, nachgeschaltetes Kapillargebiet geleitet (Abb. **5.2**). Das größte Pfortadersystem des menschlichen Körpers verbindet das Kapillargebiet des Darms mit dem der Leber (S. 858). So können die im Darm aufgenommenen Nährstoffe auf direktem Wege der Leber zur weiteren Verarbeitung zugeführt werden. Ein weiteres Pfortadersystem (S. 1245) verbindet Hypothalamus und Hirnanhangsdrüse (Hypophyse) und spielt eine wichtige Rolle bei der Steuerung der hypophysären Hormonproduktion.

Aufbau des Pfortadersystems: Das Blut gelangt nach Durchfluss eines Kapillargebietes zunächst in ein zweites, nachgeschaltetes Kapillargebiet, bevor es zum Herzen zurückfließt. Beispiele sind das Pfortadersystem zwischen Darm und Leber (S. 858) sowie das zwischen Hypothalamus und Hypophyse (S. 1245).

Gefäßzusammenschlüsse: Den Zusammenschluss von zwei Gefäßen bezeichnet man als **Anastomose**. Sie treten zwischen Arterien, Venen oder Arterien und Venen (**arteriovenöse Anastomosen**) auf (Abb. **5.2**).

Gefäßzusammenschlüsse: bezeichnet man als **Anastomosen** (Abb. **5.2**).

▸ Klinik. Welche Auswirkungen der Verschluss eines Hauptversorgungsgefäßes für den betroffenen Körperabschnitt hat, hängt wesentlich von der genauen Ausgestaltung des arteriellen Zuflusses ab. Die Versorgung ist dann weitgehend sichergestellt, wenn das betroffene Gebiet neben dem Hauptgefäß zusätzlich durch meist kleinere, als **Kollateralen** bezeichnete Gefäße versorgt wird. Das Gewebe geht jedoch unter, wenn das versorgende Hauptgefäß eine **Endarterie** darstellt: Darunter werden Arterien verstanden, deren Versorgungsgebiet durch keinen weiteren arteriellen Zufluss (Kollaterale, Anastomose) abgesichert ist bzw. vorhandene Kollateralen zur alternativen Versorgung alleine nicht ausreichen (funktionelle Endarterien). Die meisten lebenswichtigen Organe, wie z. B. Herz, Gehirn und Lunge, werden durch Endarterien versorgt.

▸ Klinik.

5.3 Funktionelle Gliederung des Blutkreislaufs

Unter funktionellen Gesichtspunkten wird der Blutkreislauf unterteilt in:

- Kleinen und großen Kreislauf sowie
- Hoch- und Niederdrucksystem.

Zudem werden Gefäße funktionell in Vasa publica und privata unterteilt sowie bestimmte funktionelle Abschnitte (Endstrombahn) definiert.

5.3 Funktionelle Gliederung des Blutkreislaufs

Funktionelle Einteilungen des Kreislaufs sind:

- Kleiner/großer Kreislauf,
- Hoch-/Niederdrucksystem.

Funktionelle Einteilung von Teilen des Gefäßsystems sind ebenso möglich: Vasa publica/privata; Endstrombahn (s. u.).

5.3.1 Kleiner und großer Kreislauf

Kleiner Kreislauf

Funktion: Der kleine Kreislauf (Lungenkreislauf) leitet zum Zweck des Gasaustausches Blut zu den Lungen(-bläschen) und führt es zum Herzen zurück.

Aufbau: Der kleine Kreislauf beginnt in der rechten Herzhälfte. Der rechte Vorhof empfängt O_2-armes und CO_2-reiches Blut aus dem großen Kreislauf und leitet es in die rechte Kammer weiter. Diese pumpt das desoxygenierte Blut über die Lungenarterien (Truncus pulmonalis bzw. Aa. pulmonales) zu den Lungenbläschen (Alveolen), wo CO_2 abgegeben und O_2 aufgenommen wird. Das oxygenierte Blut wird dann über die Lungenvenen (Vv. pulmonales) zum Vorhof des linken Herzens zurückgeführt und gelangt von dort aus in die linke Kammer (Abb. **5.3**).

5.3.1 Kleiner und großer Kreislauf

Kleiner Kreislauf

Funktion: Er führt Blut zur Lunge und nach dem Gasaustausch zum Herzen zurück.

Aufbau: Das rechte Herz pumpt sauerstoffarmes Blut über die Lungenarterien zu den Lungenbläschen, wo der Gasaustausch stattfindet. Das oxygenierte Blut fließt dann über die Lungenvenen zurück zum linken Vorhof und von dort aus in die linke Kammer (Abb. **5.3**).

Großer Kreislauf

Funktion: Der große Kreislauf (Körperkreislauf) übernimmt die Versorgung des Körpers mit O_2 und den Abtransport von gebildetem CO_2.

Aufbau: Die linke Herzhälfte ist funktioneller Bestandteil des **großen Kreislaufs** (**Körperkreislauf**). Die linke Kammer pumpt das sauerstoffreiche Blut in die Aorta (Hauptschlagader) und von dort über Organarterien zu den einzelnen Organen. Nach dem Durchfluss durch die Organe sammelt sich das Blut aus dem oberen Körperabschnitt in der oberen Hohlvene (V. cava superior), das Blut des unteren Körperabschnitts in der unteren Hohlvene (V. cava inferior) und gelangt von dort aus wieder in den rechten Vorhof (Abb. **5.3**).

Großer Kreislauf

Funktion: Er dient der Zuführung von O_2 und dem Abtransport von CO_2.

Aufbau: Die linke Herzhälfte ist Bestandteil des **großen Kreislaufs**, der alle Organe des Körpers versorgt. Von der linken Herzhälfte gelangt das oxygenierte Blut über die Aorta und ihre Abgänge zu den Organen und über die Venen zurück zur rechten Herzhälfte (Abb. **5.3**).

5.3 Schematische Darstellung des großen und kleinen Kreislaufs

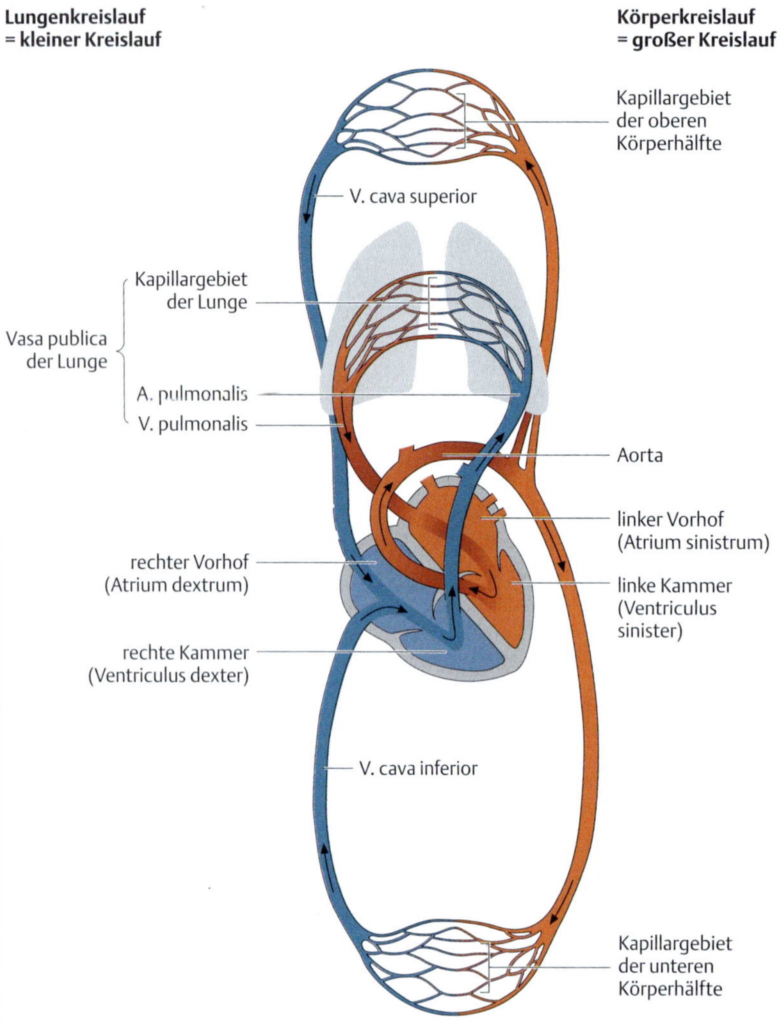

Der Blutfluss durch den menschlichen Körper durchläuft hintereinander den kleinen und großen Kreislauf: **Kleiner Kreislauf:** rechter Vorhof → rechte Kammer → A. pulmonalis → V. pulmonalis (→ linker Vorhof). **Großer Kreislauf:** linker Vorhof → linke Kammer → Aorta → Organarterien → Organvenen → V. cava superior/inferior (→ rechter Vorhof).

nach Schünke M, Schulte E, Schumacher U. PROMETHEUS LernAtlas der Anatomie, Allg. Anat. u. Bewegungssystem. Illustrationen von Voll M u. Wesker K. 6. Aufl. Stuttgart: Thieme; 2022

▸ Merke.

▸ Merke. Nur die Arterien des großen Kreislaufs, also die Aorta und ihre Abgänge, führen O_2-reiches Blut, während in den Arterien des kleinen Kreislaufs (Aa. pulmonales) O_2-armes Blut fließt.

5.3.2 Hoch- und Niederdrucksystem

Das **Hochdrucksystem** umfasst den arteriellen Schenkel des großen Kreislaufs, das **Niederdrucksystem** den kleinen Kreislauf und den venösen Schenkel des großen Kreislaufs sowie das Herz mit Ausnahme des linken Ventrikels während der Systole.

5.3.2 Hoch- und Niederdrucksystem

Der höchste Blutdruck mit einem mittleren Druck zwischen 60 und 100 mmHg herrscht in den Arterien des großen Kreislaufs, die damit das **Hochdrucksystem** des Körpers darstellen. Dem gegenüber steht das **Niederdrucksystem**, das den gesamten kleinen Kreislauf sowie den venösen Schenkel des großen Kreislaufs umfasst. Zum Niederdrucksystem werden weiterhin gerechnet: gesamte rechte Herzhälfte, linker Vorhof und während der Diastole zusätzlich der linke Ventrikel. Im Niederdrucksystem steigt der Blutdruck normalerweise nicht über 20 mmHg.

5.3.3 Vasa privata und Vasa publica

Vasa privata sind Gefäße, die ausschließlich der Versorgung eines Organs dienen. **Vasa publica** sind Organgefäße mit übergeordneter funktioneller Bedeutung (z. B. Aa. und Vv. pulmonales).

5.3.3 Vasa privata und Vasa publica

Bei manchen Organen lassen sich funktionell zwei Arten von Gefäßen unterscheiden:

- **Vasa privata** dienen ausschließlich der Versorgung des entsprechenden Organs, während den
- **Vasa publica** eine übergeordnete Funktion innerhalb des Kreislaufsystems zukommt (Abb. **5.4**).

5.4 Organe mit Vasa publica und Vasa privata

Organ	Vasa publica	Funktion	Vasa privata	Funktion
Lunge	Aa. pulmonales Vv. pulmonales	Gasaustausch: → O_2-Aufnahme → CO_2-Abgabe	Rr. bronchiales	Versorgung des jeweiligen Organs mit Sauerstoff und/oder Nährstoffen
Leber	V. portae	Nährstofftransport	A. hepatica propria	

Nierenarterien haben eine „Doppelfunktion" (S. 760) als Vasa privata und Vasa publica.

Ein Beispiel für ein solches Organ ist die Lunge: Die Lungenarterien und -venen sind die Vasa publica und stehen praktisch ausschließlich im Dienste des Gasaustauschs. Die Vasa privata der Lunge umfassen kleine Arterien, die direkt der Aorta entspringen sowie kleine Venen, die überwiegend in die V. azygos und V. hemiazygos münden und allein der Versorgung von Lunge und Bronchien dienen.

5.3.4 Endstrombahn

Kapillaren werden zusammen mit den vorgeschalteten Arteriolen und den nachgeschalteten Venolen unter dem Begriff **Endstrombahn** oder **terminale Strombahn** zusammengefasst. **Mikrozirkulation** bezeichnet den Blutfluss durch die Endstrombahn und die dabei ablaufenden Austauschprozesse.

5.3.4 Endstrombahn

Die **Endstrombahn** umfasst Arteriolen, Kapillaren und Venolen. **Mikrozirkulation** bezeichnet die Durchblutung der Endstrombahn.

5.4 Unterschiede zwischen prä- und postnatalem Kreislauf

Die Unterschiede zwischen vorgeburtlichem (pränatalem) und nachgeburtlichem (postnatalem) Blutkreislauf ergeben sich vor allem aus der Tatsache, dass bis zur Geburt die **Versorgung des Fetus** mit Sauerstoff und Nährstoffen sowie die Entsorgung von Abfallstoffen und Kohlendioxid ausschließlich **über das mütterliche Blut** erfolgt.

5.4 Unterschiede zwischen prä- und postnatalem Kreislauf

Bis zur Geburt erfolgt die **Versorgung des Fetus** mit Sauerstoff und Nährstoffen sowie die Entsorgung von Abfallstoffen und Kohlendioxid ausschließlich **über das mütterliche Blut**.

▸ Merke. Durch Versorgung des Fetus über das mütterliche Blut ist im pränatalen Kreislauf sowohl der Lungenkreislauf als auch das Pfortadersystem des Verdauungstrakts praktisch funktionslos und wird kurzgeschlossen.

▸ Merke.

5.4.1 Vorgeburtlicher Kreislauf

Die Beladung des fetalen Blutes mit (mütterlichem) Sauerstoff und Nährstoffen findet in der Plazenta (S. 110) statt. Es erreicht den Fetus über die in der Nabelschnur laufende Nabelvene (**V. umbilicalis**). Diese tritt durch den Nabel in die Bauchhöhle ein und zieht Richtung Leberpforte, wo nur ein geringer Teil des Blutes über die Pfortader (V. portae) in das Organ gelangt. Der größte Teil wird über einen als **Ductus venosus** (**Arantii**) bezeichneten Kurzschluss an der Leber vorbei zur unteren Hohlvene (V. cava inferior) geleitet und gelangt von dort zum rechten Herzen (Abb. **5.5a**). Zu beachten ist, dass nach Mündung des sauerstoffreichen Blutes in die V. cava inferior bzw. den rechten Vorhof eine **Durchmischung** mit sauerstoffarmem Blut aus dem unteren bzw. oberen Körperabschnitt stattfindet.
Vom rechten Herzen gelangt das jetzt nur noch sauerstoffangereicherte Blut unter Umgehung des Lungenkreislaufs entweder durch das **Foramen ovale** (S. 615), d. h. durch eine Öffnung in der Scheidewand zwischen rechtem und linkem Vorhof, direkt in das linke Herz und damit in den Körperkreislauf. Alternativ dazu fließt das sauerstoffangereicherte Blut vom rechten Vorhof in die rechte Kammer, verlässt diese wieder über den Truncus pulmonalis und wird dann über einen weiteren Kurzschluss, den **Ductus arteriosus** (**Botalli**), ebenfalls am Lungenkreislauf vorbei in die Aorta und damit den großen Kreislauf geleitet. Die vergleichsweise schlechtere Versorgungslage des Fetus mit Sauerstoff wird durch fetales Hämoglobin (HbF) kompensiert, das Sauerstoff mit einer höheren Affinität bindet als adultes Hämoglobin. Zum erneuten Stoff- und Gasaustausch wird ein Teil des fetalen Blutes über die paarigen Nabelarterien (**Aa. umbilicales**) zur Plazenta zurückgeführt.

5.4.1 Vorgeburtlicher Kreislauf

Das in der Plazenta mit mütterlichen Nährstoffen und Sauerstoff angereicherte Blut erreicht über die Nabelvene (**V. umbilicalis**) die Leberpforte. Jedoch wird nur ein geringer Teil dieses Blutes über die Pfortader der Leber zugeführt. Ein Großteil des Blutes wird an der Leber vorbei über den **Ductus venosus** (**Arantii**) zu V. cava inferior und rechtem Vorhof geleitet (Abb. **5.5a**). Hier findet eine partielle Durchmischung des O_2-reichen Blutes mit O_2-armem Blut statt.
Unter Ausschaltung des Lungenkreislaufs fließt das Blut anschließend entweder vom rechten Vorhof über das **Foramen ovale** (S. 615) in den linken Vorhof und von dort aus in die linke Kammer und Aorta, oder aber das Blut des rechten Vorhofs erreicht die Aorta über die rechte Kammer, Truncus pulmonalis und **Ductus arteriosus** (**Botalli**). Ein Teil des Blutes fließt über die Nabelarterien (**Aa. umbilicales**) zurück zur Plazenta.

5.4.2 Kreislaufumstellung bei der Geburt

► Merke.

Das **Foramen ovale** verschließt sich aufgrund nachgeburtlicher Druckveränderungen im Herzen zunächst mechanisch und verwächst anschließend in der Regel dauerhaft.

Ductus venosus und **Ductus arteriosus** verschließen sich ebenfalls zunächst mechanisch (Gefäßwandkontraktion) und obliterieren anschließend zum **Lig. venosum** (S. 656) bzw. **Lig. arteriosum** (Abb. **5.5b**). Die Nabelvene obliteriert zum **Lig. teres hepatis**, die Nabelarterie nur anteilig mit Bildung der Plica umbilicalis medialis (S. 309).

► Klinik.

5.4.2 Kreislaufumstellung bei der Geburt

► **Merke.** Nach der Geburt kommt es zu einem raschen Verschluss der zuvor dargestellten Kurzschlüsse des fetalen Kreislaufs (Tab. **5.1**).

Das **Foramen ovale** verschließt sich zunächst aufgrund veränderter Druckverhältnisse im rechten und linken Herzen mechanisch und verwächst anschließend in der Regel dauerhaft. Ausgelöst werden diese Druckveränderungen durch die mit dem ersten Atemzug einsetzende Durchblutung des Lungenkreislaufs. Bedingt durch die jetzt vermehrte Blutzufuhr aus der Lunge steigt der Druck im linken Vorhof und sinkt gleichzeitig im rechten Vorhof. Zusätzlichen Einfluss hat hier die Abnahme des Strömungwiderdstands im kleinen Kreislauf, bedingt durch die Entfaltung der Lunge.

Auch **Ductus venosus** und **Ductus arteriosus** verschließen sich zunächst mechanisch durch Kontraktion der Gefäßwand. Der permanente Verschluss erfolgt durch Umwandlung beider Gefäße in bindegewebige Stränge, die beim Erwachsenen noch zu sehen sind (Abb. **5.5b**). Der permanent verschlossene (obliterierte) Ductus venosus bildet das **Lig. venosum** (S. 656), der obliterierte Ductus arteriosus das **Lig. arteriosum**. Auch der im Bauchraum verlaufende Abschnitt der nicht mehr durchbluteten Nabelvene obliteriert und bildet das **Lig. teres hepatis**. Der obliterierte distale Teil der A. umbilicalis bildet die auf der Innenseite der vorderen Bauchwand gelegene Plica umbilicalis medialis (S. 309). Der proximale Teil des Gefäßes bleibt zeitlebens offen.

► **Klinik.** Die häufigsten angeborenen Herzfehler sind Kurzschlussverbindungen, die einen Blutfluss vom arteriellen zum venösen Abschnitt des Kreislaufsystems erlauben (**Links-Rechts-Shunts**). Ursache dafür ist meist ein Vorhof- bzw. Ventrikelseptumdefekt oder ein persistierender Ductus arteriosus.

5.1 Kurzschlussverbindungen im vorgeburtlichen Kreislauf und ihre postnatalen Residuen

Kurzschluss	pränatale Struktur (offen)	postnatale Struktur (obliteriert)
rechter Vorhof → linker Vorhof	Foramen ovale	Fossa ovalis im Vorhofseptum, bei Einsicht des rechten Vorhofs (S. 574) erkennbar
Truncus pulmonalis → Aorta	Ductus arteriosus (Botalli)	Lig. arteriosum
V. portae → V. cava inferior	Ductus venosus (Arantii)	Lig. venosum

5.5 Fetaler und postnataler Kreislauf

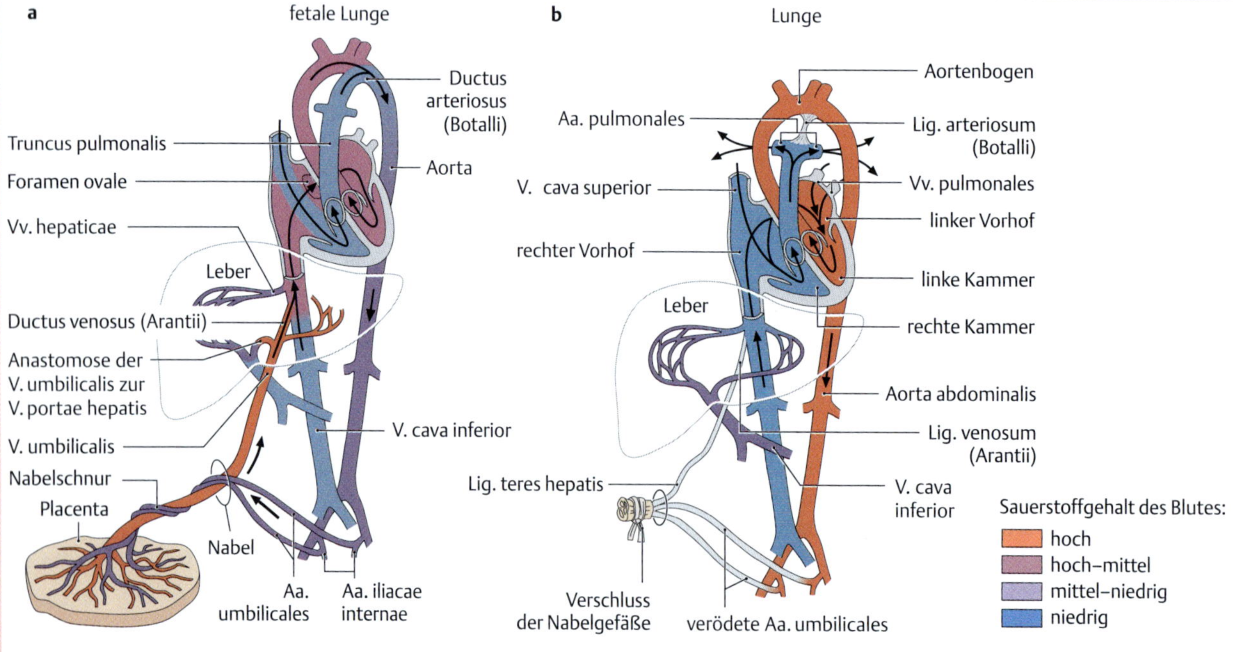

a Fetaler Kreislauf.
b Postnataler Kreislauf.

Quelle: Schünke M, Schulte E, Schumacher U. PROMETHEUS LernAtlas der Anatomie, Innere Organe. Illustrationen von Voll M u. Wesker K. 6. Aufl. Stuttgart: Thieme; 2022

5.5 Feinbau und Funktion der Blutgefäße

5.5.1 Allgemeiner Wandbau

Die **Wand von Arterien und Venen** besteht aus **drei Schichten** (Abb. **5.6**), die von außen nach innen bezeichnet werden als
- **Tunica externa** (abgekürzt **Externa**) bzw. Tunica adventitia (**Adventitia**),
- **Tunica media** (**Media**) und
- **Tunica intima** (**Intima**).

Externa/Adventitia: Die Externa (syn. Adventitia) ist eine lockere Bindegewebsschicht, die sowohl elastische Fasern (S. 57) als auch Kollagenfasern (S. 56) enthält. Sie verankert die Blutgefäße mit ihrer Umgebung. In der Externa verlaufen Nervenfasern zur Regulation der Gefäßdurchblutung. Im Falle großer Gefäße befinden sich in der Externa zusätzlich Blutgefäße (**Vasa vasorum**), welche die Versorgung der entsprechend dicken Gefäßwand sicherstellen. Für die Versorgung der vergleichsweise dünnen Wand kleiner Gefäße ist dagegen die Diffusion von Nährstoffen aus dem Gefäßlumen selbst ausreichend.

Media: Je nach Gefäßart und -abschnitt besteht diese mittlere Gefäßwandschicht aus wechselnden Anteilen von – oftmals ringförmig angeordneten – glatten Muskelzellen (S. 77), elastischen Fasern und Kollagenfasern. In großen Arterien ist die Externa/Adventitia von der Media durch eine kompakte Schicht elastischer Fasern, die **Membrana elastica externa**, abgegrenzt.

Intima: Sie besteht aus einem einschichtigen, platten Epithel (S. 46), das als **Endothel** bezeichnet wird und die innere Oberfläche des Gefäßes auskleidet. Das Endothel sitzt einer Basalmembran auf. Zur Intima zählt weiterhin eine subendotheliale Schicht (**Stratum subendotheliale**) aus lockerem Bindegewebe, in die glatte Muskelzellen und Abwehrzellen eingelagert sein können. Bei Arterien und teilweise auch bei Venen ist die Intima von der Media ebenfalls durch eine kompakte Schicht elastischer Fasern abgegrenzt (**Membrana elastica interna**).

► Merke. Von diesem dreischichtigen Wandbau ausgenommen sind Kapillaren (S. 146) und (postkapilläre) Venolen (S. 149), in denen die Wand auf die Endothelzellen reduziert ist. Diese Gefäßabschnitte besitzen häufig außen noch eine weitere unvollständige Zellschicht, die von Perizyten gebildet wird.

5.6 **Wandbau einer mittelgroßen Arterie und Vene**

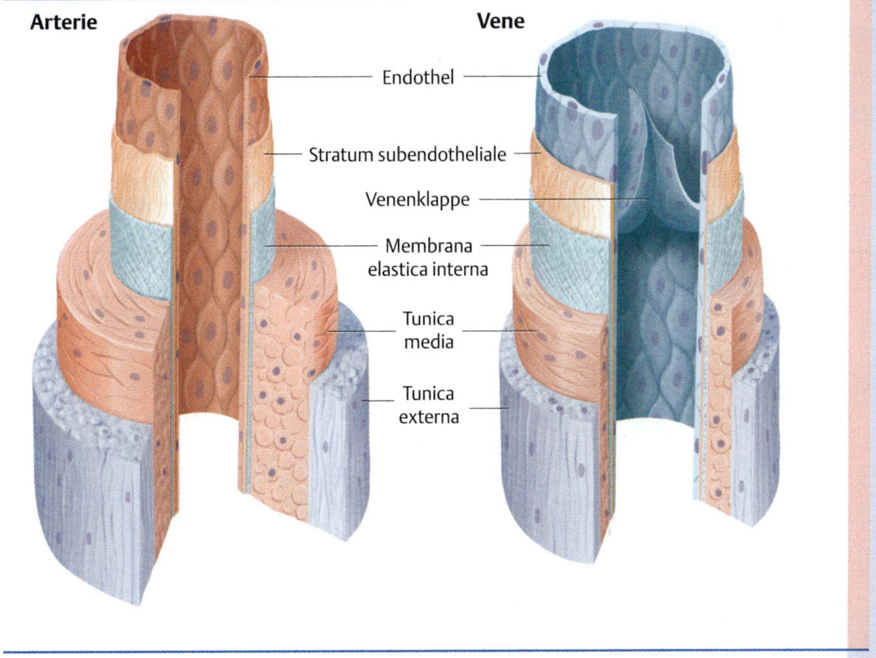

5.5 Feinbau und Funktion der Blutgefäße

5.5.1 Allgemeiner Wandbau

Die Wand von Arterien und Venen wird gebildet von:
- **Externa/Adventitia**,
- **Media** und
- **Intima**.

Externa/Adventitia: Diese äußere Bindegewebsschicht enthält Nerven und manchmal kleine versorgende Blutgefäße (Vasa vasorum).

Media: Sie besteht aus glatten Muskelzellen, elastischen Fasern und Kollagenfasern. Bei großen Arterien sind Media und Externa/Adventitia durch eine Membrana elastica externa getrennt.

Intima: Sie besteht aus einem einschichtigen, platten Endothel (Epithel) und einem bindegewebigen Stratum subendotheliale. In Arterien und manchen Venen trennt eine Membrana elastica interna Intima und Media voneinander.

► Merke.

5.6

Zu Unterschieden der Ausprägung einzelner Wandschichten s. Tab. **5.2** und Abb. **5.6**

Unterschiede zwischen Arterien und Venen finden sich in der Ausprägung der einzelnen Wandschichten, die zudem abhängig ist von der Größe des Gefäßes und dem versorgten Körperabschnitt (Tab. **5.2** und Abb. **5.6**).

5.2 Histologische Unterschiede zwischen Arterien und Venen

Wandschicht	Arterie	Vene
Tunica intima (Intima)		
▪ Endothel	vorhanden	vorhanden
▪ Stratum subendotheliale	gut entwickelt in großen und mittelgroßen Arterien	gut entwickelt, vor allem in mittleren und großen Venen
▪ Membrana elastica interna	deutlich entwickelt, in Arterien des elastischen Typs meist nicht gut abgrenzbar	fehlend oder lückenhaft Intimaduplikaturen bilden in kleinen und mittelgroßen Venen die Venenklappen.
Tunica media (Media)	gut ausgebildet enthält: ▪ glatte Muskelzellen, meist zahlreiche, ringförmig angeordnete Lagen (überwiegen bei Arterien des muskulären Typs) ▪ elastische Fasern (überwiegen bei Arterien des elastischen Typs) ▪ Kollagenfasern	insgesamt schwach ausgebildet enthält: ▪ glatte Muskelzellen, oftmals längs ausgerichtet ▪ zahlreiche Kollagenfasern und wenige elastische Fasern
Tunica externa (Externa)/ Adventitia	gut bis spärlich ausgebildet besteht vorwiegend aus lockerem kollagenen Bindegewebe und elastischen Fasern	gut ausgebildet enthält neben Kollagenfasern und elastischen Fasern oftmals glatte Muskelzellen
▪ Membrana elastica externa	bei Arterien des muskulären Typs deutlich sichtbar	fehlt

5.5.2 Bau unterschiedlicher Abschnitte des Gefäßsystems

5.5.2 Bau unterschiedlicher Abschnitte des Gefäßsystems

Angepasst an ihre jeweilige Funktion zeigen die verschiedenen Abschnitte des Gefäßsystems Unterschiede in ihrem Aufbau.

Arterien

Je nach Aufbau der Media unterscheidet man zwei Typen von Arterien (Abb. **5.7**):
- **muskulärer Typ** und
- **elastischer Typ**.

Arterien

Je nach Aufbau der Media werden **zwei Typen von Arterien** unterschieden (Abb. **5.7**):
- **Arterien vom elastischen Typ**, deren Media überwiegend elastische Fasern enthält und
- **Arterien vom muskulären Typ**, deren Media überwiegend aus zirkulär angeordneten glatten Muskelzellen besteht.

Arterien vom elastischen Typ: Dies sind herznahe Arterien, deren Media vorwiegend aus elastischen Fasern besteht.

Arterien vom elastischen Typ: Hierzu zählen die Aorta und deren große Abgänge sowie die Aa. pulmonales (**herznahe Arterien**).
Die funktionelle Bedeutung dieser elastischen Wandbauweise besteht darin, einen Teil der bei der Systole (S. 600) auftretenden Energie in Form einer passiven Dehnung der Gefäßwand kurzfristig zu speichern. In der nachfolgenden Diastole (S. 600) nimmt die Gefäßwand aufgrund der elastischen Rückstellkraft wieder ihren ursprünglichen Umfang an und setzt damit die gespeicherte Energie frei. Dieser als

5.7

5.7 Typen von Arterien

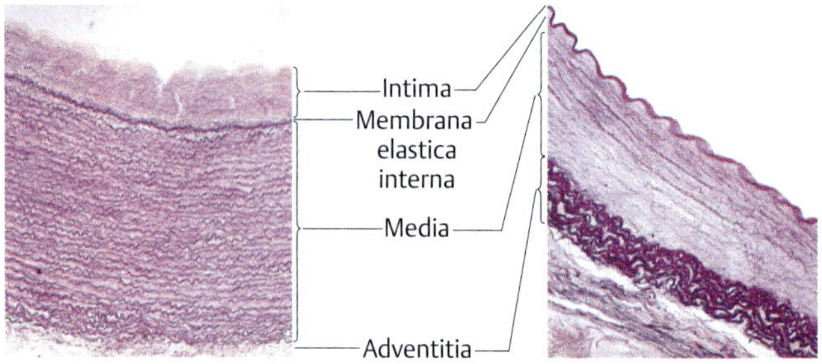

a A. carotis (elastischer Typ) Resorcinfuchsinfärbung

b Distale Beinarterie (muskulärer Typ) Resorcinfuchsinfärbung

„Windkesselfunktion" bezeichnete Wirkmechanismus erlaubt es, die primär zwischen Systole und Diastole auftretende Druckdifferenz von maximalem Druck und keinem Druck wohl nicht vollständig, aber ausreichend zu nivellieren und dadurch einen primär diskontinuierlichen Blutfluss in einen kontinuierlichen Blutfluss umzuformen, der jedoch immer noch pulsiert. Neben dem Blutvolumen trägt damit die Wundkesselfunktion im Wesentlichen dazu bei, dass während der Diastole ein Blutdruck messbar ist (diastolischer Wert).

Durch ihre **Windkesselfunktion** stellen sie einen annährend kontinuierlichen Blutfluss her.

Arterien vom muskulären Typ: sind **herzferne Arterien**. Hierzu gehören beispielsweise die Arterien, die für die Organversorgung zuständig sind.
Die ausgeprägte Mediamuskulatur erlaubt diesen Gefäßen ihr Lumen zu verändern und somit die Durchblutung einzelner Organe bzw. Körperabschnitte zu kontrollieren (S. 148).
Der Übergang von Arterien vom elastischen Typ zu Arterien vom muskulären Typ erfolgt kontinuierlich.

Arterien vom muskulären Typ: sind herzferne Arterien. Ihre Media besteht vorwiegend aus glatten Muskelzellen, die es ermöglichen durch Veränderung des Gefäßlumens die Organdurchblutung zu steuern.

Der Übergang zwischen beiden Arterientypen erfolgt kontinuierlich.

► Klinik. Als **Arteriosklerose** wird die herdförmige Verdickung und Versteifung der Intima mittlerer und großer Arterien bezeichnet, die längerfristig mit einer Minderversorgung des entsprechenden Organs einhergeht. Die **Atherosklerose** stellt die häufigste und klinisch wichtigste Form der Arteriosklerose (Arterienverkalkung) dar. Die histopathologischen Prozesse dieser Erkrankung sind schleichend und äußerst komplex. Zu Beginn werden in die subendotheliale Gefäßschicht verstärkt Lipide, vor allem „Low-Density-Lipoprotein" (LDL) eingelagert. Weiterhin reichern sich Makrophagen an, die zu sogenannten Schaumzellen werden. Diese Prozesse führen letztendlich zur Bildung von als **Plaques** bezeichneten, großen Lipideinschlüssen in der Intima, die durch Kalziumeinlagerung zusätzlich verhärten.

► Klinik.

5.8 Gefäßinnenwand

a Normale Aorta,
b artherosklerotische Aorta.
Quelle: U. N. Riede, Freiburg

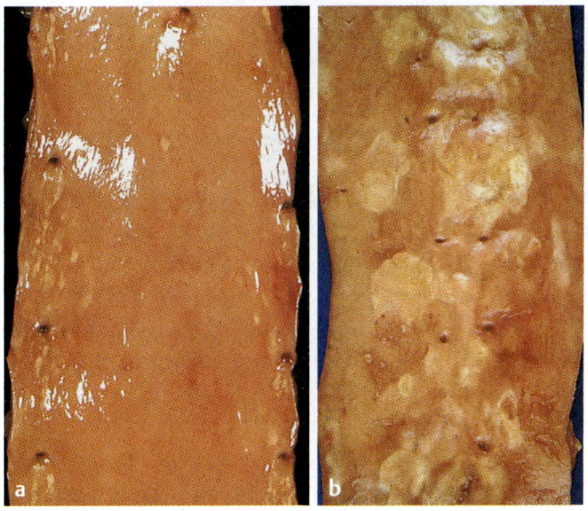

Arteriolen und Metarteriolen

Arteriolen sind kleine Arterien, deren Media aus ein bis maximal zwei Lagen von glatten Muskelzellen besteht.
Metarteriolen sind kurze Gefäßabschnitte, die in die Kapillaren überleiten und sich durch eine lückenhafte Schicht glatter Muskelzellen auszeichnen.
Die Arterien des muskulären Typs verjüngen sich kontinuierlich zu Arteriolen, in denen die Dreischichtung der Wand erhalten bleibt. Sie haben aufgrund ihres kleinen Durchmessers einen wesentlichen **Einfluss** auf das Zustandekommen des **Blutdrucks**. Generell tragen **Arteriolen** in etwa zur Hälfte zum gesamten **peripheren Widerstand** des Blutgefäßsystems bei. Gefäßwiderstand und damit Blutdruck erhöhen sich deutlich, wenn die Mediamuskulatur der Arteriolen kontrahiert und sich dadurch das Gefäßlumen verengt.

Arteriolen und Metarteriolen

Die Media der Arteriolen besteht aus maximal zwei Lagen von glatten Muskelzellen, während sich Metarteriolen durch eine lückenhafte Schicht glatter Muskelzellen auszeichnen.

Die Arterien des muskulären Typs verjüngen sich kontinuierlich zu **Arteriolen**, die etwa zur Hälfte zum gesamten peripheren Gefäßwiderstand beitragen und damit einen entscheidenden **Einfluss** auf den **Blutdruck** haben.

► Exkurs: Blutdruck.

► Exkurs: Blutdruck. Der Blutdruck wird durch die Schlagfrequenz des Herzens, das Blutvolumen und den peripheren Widerstand bestimmt. Unter peripherem Widerstand ist dabei der Widerstand zu verstehen, den das Blut beim Durchfluss durch die Gefäße erfährt. Dieser hängt neben der Viskosität des Blutes und der Länge des Blutgefäßes vor allem vom Gefäßdurchmesser ab (Hagen-Poiseuille-Gesetz).

Kapillaren

Über die Kapillaren findet im Wesentlichen der Austausch von Gasen und Stoffen statt.

Anordnung: Kapillaren durchziehen den Körper in Form eines dichten Netzes und stellen somit die Versorgung aller Körperzellen sicher. Der Durchmesser des Kapillarlumens entspricht mit 5–10 µm in etwa dem eines Erythrozyten (Abb. **5.9**).

Kapillaren

Kapillaren sind die Abschnitte des Gefäßsystems mit dem geringsten Durchmesser über die im Wesentlichen der Austausch von Gasen und Stoffen mit dem umliegenden Gewebe stattfindet.

Anordnung: Da die Versorgung der Organe durch den kapillären Stoffaustausch (s. u.) sichergestellt werden muss, erreichen die Kapillaren im menschlichen Körper eine Gesamtlänge von schätzungsweise bis zu 100 000 km. Ihre gesamte Oberfläche beträgt über 6 000 m². Aufgrund der Dichte des Kapillarnetzes ist im Regelfall keine Zelle mehr als 60–80 µm von einer Kapillare entfernt. Kapillaren sind maximal 1 mm lang und verzweigen sich ohne ihren Durchmesser zu verändern (Abb. **5.9**). Der Durchmesser des Kapillarlumens beträgt 5–10 µm und entspricht in etwa dem eines Erythrozyten (S. 159) mit 7–8 µm.

⊙ 5.9

⊙ 5.9 Schema eines Kapillarsystems

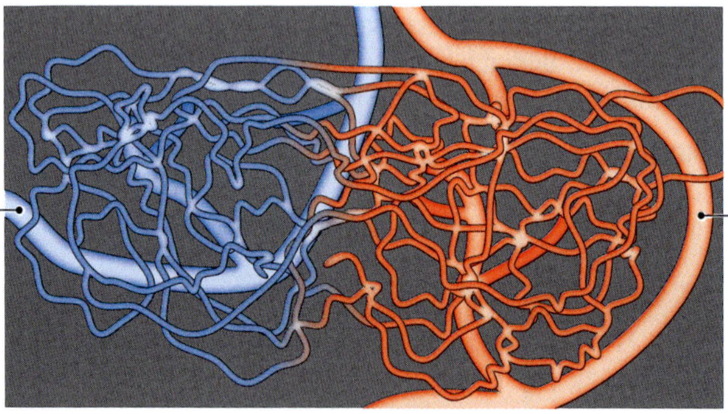

Ein besonders **dichtes Kapillarnetz** besitzen Lunge und Organe mit hoher Stoffwechselleistung, wie Leber, Niere und endokrine Organe.

Die **Dichte des Kapillarnetzes** variiert in unterschiedlichen Körper- und Organabschnitten. Besonders stark kapillarisiert sind Lunge und Organe bzw. Gewebe mit hoher Stoffwechselleistung, wie Leber, Niere, endokrine Organe und Muskulatur. Wenig kapillarisiert sind dagegen Sehnen und Bänder.

► Merke.

► Merke. Knorpel, Kornea und Linse des Auges besitzen keine Kapillaren (bradytrophes Gewebe).

Allgemeiner Wandaufbau: Die Kapillarwand besteht aus einer Schicht platter Endothelzellen, die durch Haftverbindungen befestigt sind. Der interzelluläre Spalt ist meist unvollständig durch Tight Junctions abgedichtet und besitzt kleine interzelluläre Öffnungen (Abb. **5.10**).

Den Endothelzellen liegen im Regelfall außen **Perizyten** auf. Dritter Bestandteil ist eine **Basalmembran**, die sowohl die äußere Oberfläche der Endothelzellen wie auch die Perizyten vollständig umkleidet.

Allgemeiner Wandaufbau: Die Kapillarwand wird primär von einer Lage platter Endothelzellen (Epithelzellen) gebildet, die an ihren Rändern durch Haftverbindungen miteinander befestigt sind (Abb. **5.10**). Der Interzellularspalt wird zusätzlich durch Zonulae occludentes, d. h. Tight Junctions (S. 43), abgedichtet. Diese Abdichtung erfolgt oftmals unvollständig und führt zu kleinen **interzellulären Öffnungen**. Daneben kann das Zytoplasma der Endothelzellen zusätzlich von unterschiedlich großen Löchern (**Poren**) durchsetzt sein.
Den Endothelzellen liegt in der Regel außen ein weiterer Zelltyp auf, der **Perizyt**, der die Kapillarwand mit seinen sternförmigen, kontraktilen Fortsätzen umfasst und eine zweite unvollständige Wandschicht bildet. Intensive Wechselwirkungen zwischen Endothelzellen und Perizyten sind nicht nur von großer Bedeutung für die normale Kapillarfunktion, sondern spielen auch eine wichtige Rolle bei der Neubildung von Blutgefäßen (**Angiogenese**) während der Wundheilung.
Dritter Bestandteil der Kapillarwand ist eine **Basalmembran**, die sowohl die äußere Oberfläche der Endothelzellen als auch die Perizyten vollständig umkleidet.

► Merke.

► Merke. Die Kapillarwand setzt sich zusammen aus Endothelzellen, Perizyten und Basalmembran.

5.10 Schematischer Wandbau einer Kapillare*

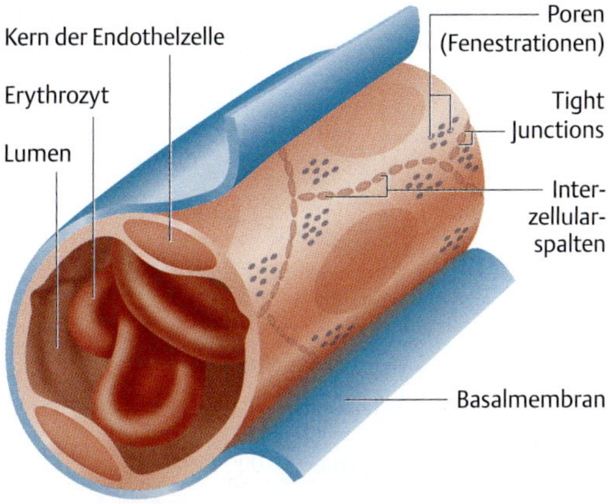

* Perizyt nicht dargestellt

5.10

Stoffaustausch

Je nach Beschaffenheit des Stoffes, der zwischen Gefäß und umgebendem Gewebe ausgetauscht wird, existieren verschiedene Mechanismen:

Lipophile Moleküle wie Sauerstoff und Kohlendioxid diffundieren frei über das Endothel.

Der Austausch **hydrophiler Substanzen** erfolgt hingegen auf mehreren Wegen:

- mittels **Diffusion** durch Poren oder interzelluläre Öffnungen (Abb. **5.11**), die dabei als molekulares Sieb funktionieren und jeweils nur den Durchtritt von Substanzen bis zu einem gewissen Molekulargewicht erlauben,
- durch Aufnahme der Substanzen in endozytotische Vesikel auf einer Seite der Zelle und anschließender Abgabe des Vesikelinhalts auf der anderen Zellseite (**Transzytose**),
- unter Zuhilfenahme von in der Zellmembran vorliegenden **Transportern** (Carrier), die einen selektiven und damit streng kontrollierten Transport nur ganz bestimmter Moleküle erlauben (z. B. Glukose).

Bestimmend für den **Wasseraustausch** ist die Differenz des hydrostatischen Drucks (Blutdrucks) und des kolloidosmotischen Drucks in der Kapillare:

Der **hydrostatische Druck** bewirkt einen Ausstrom von Wasser aus der Kapillare, der **kolloidosmotische Druck** einen Wassereinstrom.

Stoffaustausch

Während **lipophile Moleküle** frei über die Kapillarwand diffundieren, kann der Austausch **hydrophiler Substanzen** durch unterschiedliche Mechanismen erfolgen:

- mittels **Diffusion** durch unterschiedlich große Poren bzw. Öffnungen in der Kapillarwand,
- **Transzytose** oder
- membranständiger **Transporter**.

Der bestimmende Parameter für den Wasseraustausch ist die Differenz von hydrostatischem und kolloidosmotischem Druck in der Kapillare.

► Klinik. Bei **Entzündungen** lösen sich unter dem Einfluss bestimmter Mediatoren (z. B. Histamin) die Zell-Zell-Verbindungen (Zellhaften, Tight Junctions) der Endothelzellen und erleichtern damit den Übertritt von Abwehrzellen aus dem Blut in den interstitiellen Raum. Durch die erhöhte Permeabilität der Kapillarwand treten allerdings auch verstärkt Proteine ins Interstitium über. Als Folge steigt der kolloidosmotische Druck im Interstitium und führt hier zu einer als **Ödem** bezeichneten verstärkten Wasseransammlung.

► Klinik.

Art und Umfang des Stoffaustauschs zwischen Kapillarlumen und dem Extrazellulärraum wird wesentlich durch die im Folgenden dargestellte bauliche Feingestaltung der Kapillarwand mitbestimmt, die gleichzeitig zur Unterscheidung mehrerer Kapillartypen (s. u.) führt.

Der genaue Mechanismus des Austauschs hängt entscheidend vom spezifischen Feinbau der Kapillarwand ab (verschiedene Typen s. u.).

Kapillartypen

Angepasst an die funktionellen Bedürfnisse des jeweils versorgten Organs variiert der oben geschilderte allgemeine Wandaufbau einzelner Kapillaren. Demzufolge unterscheidet man:

- kontinuierliche Kapillaren,
- fenestrierte Kapillaren und
- Sinusoide (diskontinuierliche Kapillaren).

Kapillartypen

Man unterscheidet:

- kontinuierliche Kapillaren,
- fenestrierte Kapillaren und
- Sinusoide (diskontinuierliche Kapillaren).

5.11 Einer elektronenmikroskopischen Aufnahme nachempfundenes Schema von Kapillaren.

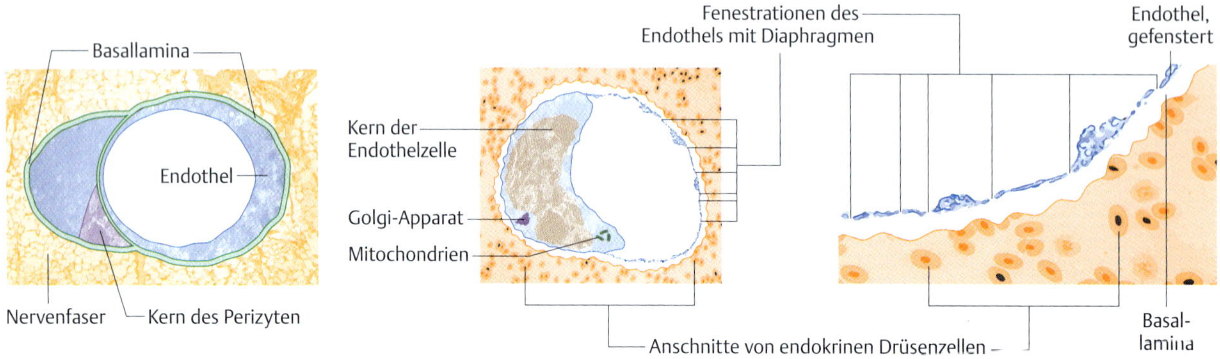

a Vergrößerung 10 000-fach **b** Vergrößerung 11 200-fach **c** Vergrößerung 18 000-fach

a Kontinuierliche Kapillare des Gehirns.
b, c Fenestrierte Kapillare des endokrinen Pankreas.

Kontinuierliche Kapillaren: Hier bilden die Endothelzellen je nach Organ eine annähernd oder vollständig geschlossene Wand. Kapillaren der Skelettmuskulatur besitzen interzelluläre Öffnungen für den Austausch sehr kleiner Moleküle (Abb. **5.11a**).

Bei Gehirnkapillaren ist der interzelluläre Raum vollständig durch Tight Junctions abgedichtet. Ihre geringe Permeabilität wird als **Blut-Hirn-Schranke** (S. 1158) bezeichnet.

In **fenestrierten Kapillaren** besitzen die Endothelzellen große, meist von einem Diaphragma bedeckte Poren, die den Austausch niedermolekularer Substanzen erlauben (Abb. **5.11a**, Abb. **5.11b**).

Sie kommen v. a. in Organen mit hoher Resorptions- bzw. Sekretionsleistung sowie als Bestandteil des Harnfilters (S. 757) vor. Fenestrierte Kapillaren sind wie kontinuierliche Kapillaren von einer **Basalmembran** umhüllt.

Als **Sinusoide** werden die erweiterten Kapillaren von Leber und Knochenmark sowie die erweiterten postkapillären Venolen der Milz bezeichnet. Sie besitzen extrem große Poren, gleichzeitig können Basalmembran und Diaphragma komplett fehlen. Die Kapillarwand ist dann selbst für sehr große Moleküle vollständig permeabel.

Kontinuierliche Kapillaren: Bei diesem Kapillartyp bilden die Endothelzellen je nach Organ entweder eine **vollständige** oder aber **annähernd vollständig geschlossene** Röhre (Abb. **5.11a**). Die meisten Organe haben kontinuierliche Kapillaren. Die kontinuierlichen Kapillaren der Skelettmuskulatur besitzen beispielsweise interzelluläre Öffnungen mit einer Weite von 4 nm, die den vergleichsweise einfachen Durchtritt sehr kleiner Moleküle bis zu einem Molekulargewicht von 3 000 Dalton (z. B. Glukose) erlauben.
Bei den kontinuierlichen Kapillaren des Gehirns ist dagegen der (interzelluläre) Raum zwischen den Endothelzellen durch mehrere Reihen von Tight Junctions (S. 43) vollständig abgedichtet. Gleichzeitig sind in Kapillarendothelzellen des Gehirns nur sehr wenige Transzytosevesikel nachweisbar, hier findet der Stoffaustausch vermutlich vor allem mit Hilfe von Transportern statt. Der Begriff **Blut-Hirn-Schranke** (S. 1158) beschreibt die insgesamt geringe Permeabilität der Hirnkapillaren.

Fenestrierte Kapillaren: unterscheiden sich vom kontinuierlichen Typ dadurch, dass das Zytoplasma der Endothelzellen von **Poren** (Fenster) durchsetzt ist (Abb. **5.11a** und Abb. **5.11b**). **Die Poren besitzen einen Durchmesser von 20–100 nm und werden meist von einem als Diaphragma** bezeichneten Netz radiär angeordneter Fibrillen aus Glykoproteinen bedeckt. Die Fenestrierung erlaubt den raschen Austausch niedermolekularer Substanzen, während das Übertreten großer Moleküle verhindert wird.
Fenestrierte Kapillaren sind essenziell für die Funktion von **Organen mit hoher Resorptions- bzw. Sekretionsleistung**, wie z. B. Dünndarm und endokrine Drüsen. Darüber hinaus sind sie eine wichtige Komponente des Harnfilters der Niere (S. 757). Fenestrierte Kapillaren sind wie kontinuierliche Kapillaren vollständig von einer **Basalmembran** umhüllt, die die Permeabilität des Endothels entscheidend mitbestimmt.

Sinusoide (Sinus, diskontinuierliche Kapillaren): sind Kapillaren mit einem deutlich vergrößerten und irregulären Lumen.
Sie kommen in Leber, Knochenmark und Milz vor, wobei es sich beim Milzsinus streng genommen um erweiterte postkapilläre Venolen handelt.
Häufig besitzen sie extrem große Poren, die beim Menschen einen Durchmesser von bis zu 300 nm erreichen können und **siebartig** in Gruppen angeordnet sind. Basalmembran und Diaphragma können vollständig fehlen (z. B. in der Leber), dann ist die Kapillarwand selbst für große Proteine vollständig permeabel und erlaubt so z. B. den Übertritt von den in der Leber produzierten großen Plasmaproteinen ins Blut.

Steuerung der kapillären Durchblutung

Spezialisierte Einrichtungen zur Steuerung der kapillären Durchblutung sind **präkapilläre Sphinkter** und **arteriovenöse Anastomosen** (Abb. **5.12**).

Zu jedem Zeitpunkt wird nur etwa ein Drittel des gesamten Kapillarsystems perfundiert, d. h. durchblutet. Neben den zuführenden Arteriolen selbst gibt es mehrere spezialisierte Einrichtungen, die die Durchblutung des Kapillarsystems steuern:

5.12 Regulation der kapillären Durchblutung durch präkapilläre Sphinkter und arteriovenöse Anastomosen

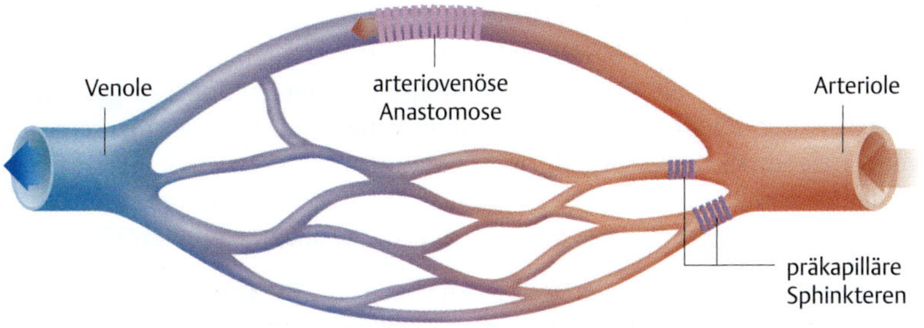

5.12

- Als **präkapillärer Sphinkter** werden die der Kapillarwand noch zirkulär aufliegenden glatten Muskelzellen bezeichnet, die sich am Abgang der Kapillare aus der Metarteriole befinden (Abb. **5.12**). Durch Öffnen und Schließen des Sphinkters wird der Blutdurchfluss in die Kapillare aktiviert oder deaktiviert bzw. feinreguliert.
- **Arteriovenöse Anastomosen** sind Gefäße, die direkt die arterielle und venöse Seite des Gefäßsystems unter Umgehung des Kapillarnetzes verbinden (Abb. **5.12**). Verengt sich das Lumen dieser Gefäße durch Kontraktion der stark entwickelten Mediamuskulatur, dann ist das Kapillargebiet in den Blutstrom eingeschaltet. Entsprechend wird bei einem ungehinderten Blutfluss durch die arteriovenöse Anastomose das Kapillargebiet nicht perfundiert. Von großer funktioneller Bedeutung sind arteriovenöse Anastomosen in der **Haut**, wo sie an der **Thermoregulation** beteiligt sind.
- **Sperrarterien** besitzen unregelmäßig angeordnete, subendotheliale Längsmuskelbündel, wodurch sich ihre Intima in das Gefäßlumen vorbuckelt. Sie kommen bevorzugt in **endokrinen Drüsen** und **Genitalien** vor. Die Kontraktion der Längsmuskelwülste drosselt die Durchblutung des nachgeschalteten Kapillargebiets.
- **Drosselvenen** besitzen ebenfalls unregelmäßig angeordnete Längsmuskelbündel. Auch sie treten besonders häufig in endokrinen Organen und den Genitalien, aber auch in der Nasenschleimhaut auf. Analog zur Funktion der Sperrarterien scheinen Drosselvenen durch Hemmung des Blutabflusses die Blutzufuhr in das vorgeschaltete Kapillargebiet zu drosseln.
- **Perizyten** beeinflussen neueren Erkenntnissen zufolge durch Kontraktion ebenfalls den kapillären Blutdurchfluss in bestimmten Organen, wie Gehirn und Niere.

Letztere sind in der Haut von großer funktioneller Bedeutung, wo sie an der Thermoregulation beteiligt sind. In endokrinen Drüsen und Genitalien erfolgt die Durchblutungssteuerung zusätzlich mit Hilfe von **Sperrarterien** und **Drosselvenen**.

Venolen

Venolen haben einen Durchmesser von 15–500 µm und zeigen anfänglich noch den gleichen Wandbau wie Kapillaren. Dementsprechend ist der Stoffaustausch zwischen Blut und umliegendem Gewebe nicht auf Kapillaren beschränkt, sondern findet zusätzlich auch auf Ebene dieser **postkapillären Venolen** statt. Die Venolenwand verändert sich fortschreitend. Größere Venolen, die als **Sammelvenolen** bezeichnet werden, können bereits den dreischichtigen Wandbau von größeren Blutgefäßen aufweisen.

Venolen

Postkapilläre Venolen haben den gleichen Wandbau wie Kapillaren und sind ebenfalls am Stoffaustausch zwischen Blut und umgebendem Gewebe beteiligt. Die Wand größerer **Sammelvenolen** ist wieder dreischichtig.

Venen

Anhand ihres Durchmessers werden kleine (Durchmesser bis 1 mm), mittelgroße (1–10 mm Durchmesser) und große Venen unterschieden.

Venen

Anhand des Durchmessers werden kleine, mittelgroße und große Venen unterschieden.

▸ Merke. Generell haben Venen im direkten Vergleich mit den sie begleitenden Arterien in etwa den gleichen Umfang, ihre **Wand** ist jedoch deutlich **dünner** und das **Lumen** dementsprechend **größer**.

▸ Merke.

Die dünnere Wand der Venen spiegelt die im Vergleich zu Arterien funktionell geringere Druckbelastung wider. Bedingt durch das relativ große Lumen befinden sich ca. 80 % der gesamten Blutmenge im venösen Abschnitt des Blutgefäßsystems, weshalb Venen auch die **Kapazitätsgefäße** des Körpers darstellen.

Venen stellen die **Kapazitätsgefäße** des Körpers dar.

Intima, Media und Externa der Venenwand sind schlecht abgrenzbar (Tab. **5.2**). Anders als in Arterien reguliert die **Mediamuskulatur** der Venen vor allem die **Dehnbarkeit der Gefäßwand**. Sie ist in Venen mit hohem Binnendruck daher besser ausgebildet als in Venen mit niedrigem Binnendruck.

Intima, Media und Externa der Venenwand sind nur undeutlich abgrenzbar. Venen können wie Arterien eine Membrana elastica interna besitzen, die dann allerdings vergleichsweise schlecht ausgebildet ist (Tab. **5.2**). Auch die Venenwand weist regional bauliche Unterschiede auf. Solche Unterschiede betreffen z. B. die Zahl der Muskelzellen in der Media. Die Muskelschicht ist stärker ausgeprägt in Venen des unteren Körperabschnitts, die einem vergleichsweise höheren Blutdruck ausgesetzt sind. Dagegen ist die Muskelschicht in herznahen Venen, also Gefäßen mit sehr niedrigem Binnendruck, äußerst dünn. Im Gegensatz zu den Arterien besteht die Funktion der **Mediamuskulatur** von Venen weniger in einer aktiven Veränderung des Gefäßlumens, sondern vielmehr in der **Steuerung der Dehnbarkeit der Gefäßwand**.

Venenklappen: Kleine und mittelgroße Venen besitzen Venenklappen, die wie ein Ventil funktionieren und den Blutfluss Richtung Herz sicherstellen.

Venenklappen: In kleinen und mittelgroßen Venen wird die Flussrichtung des Blutes durch Venenklappen sichergestellt, die das Gefäß segmentartig unterteilen. Venenklappen bestehen aus zwei sich gegenüberliegenden **taschenartigen Ausziehungen** (**Duplikationen**) **der Intima**, die vergleichbar einem Ventil funktionieren. Die Klappen öffnen sich für Blut, das Richtung Herz fließt. Blut, das dagegen in die andere Richtung fließt, füllt die Taschen und verschließt die Klappen (Abb. **5.13**). Im Aufbau besteht Ähnlichkeit zu den Taschenklappen des Herzens (S. 583).
Besonders häufig kommen Venenklappen in Körperabschnitten vor, in denen das Blut entgegen der Schwerkraft Richtung Herz fließen muss (z. B. untere Extremität). In Venen oberhalb des Herzens sind Venenkappen selten bzw. fehlen ganz.

Venöser Rückstrom

Neben dem verbliebenen Blutdruck wird der venöse Rückstrom zum Herzen durch verschiedene Mechanismen sichergestellt:

- Die **Muskelpumpe** und
- die **arteriovenöse Kopplung** (Abb. **5.13**) spielen hierbei die Hauptrolle.
- Die **Sogwirkung des Herzens** und
- die beim **Atmen** auftretenden Druckunterschiede im Brustraum wirken weiterhin unterstützend.

Venöser Rückstrom

Der im Bereich der postkapillären Venolen verbliebene Blutdruck von 15 mmHg reicht primär nicht aus, um das Blut vor allem der unteren Körperabschnitte zum Herzen zurückzuführen. Daher sind weitere Pumpmechanismen notwendig:

- Unter **Muskelpumpe** werden „massierende" Einflüsse verstanden, welche die Skelettmuskulatur bei ihrer Kontraktion auf Venen ausübt. Die damit verbundenen Gefäßverformungen erlauben es, ein gewisses Blutvolumen durch die Venenklappen in die nächsten, herznäheren Gefäßsegmente zu transportieren (Abb. **5.13**).
- Die **arteriovenöse Kopplung** arbeitet nach einem vergleichbaren Prinzip, wobei hier als Antriebskraft für den venösen Rückstrom die arterielle Pulswelle ausgenutzt wird. In den Extremitäten wird der Wirkungsgrad der arteriovenösen Kopplung dadurch optimiert, dass Venen die Arterien nicht als einzelnes Gefäß, sondern in Form von zwei oder mehr Gefäßsträngen begleiten.
- Die **Sogwirkung des Herzens** fördert den Blutfluss in herznahen Venen (V. cava superior et inferior).
- Schließlich üben die während des **Aus- und Einatmens** entstehenden **Druckunterschiede im Brustraum** einen pumpenden Einfluss auf die untere Hohlvene aus.

5.13 Venöser Rückstrom

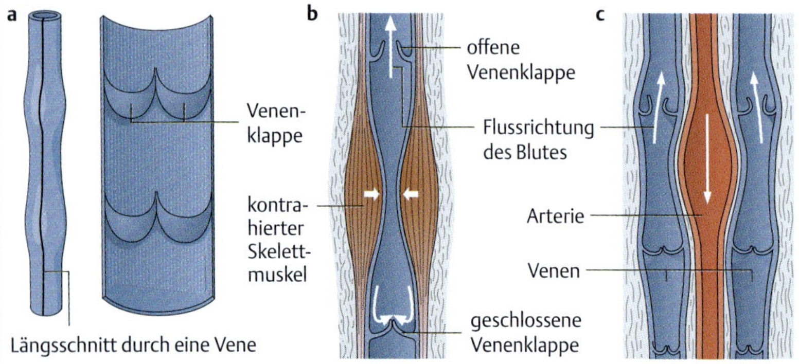

a Bau von Venenklappen
b und ihr Zusammenspiel mit Muskelpumpe
c und arteriovenöser Kopplung.

Quelle: Schünke M, Schulte E, Schumacher U. PROMETHEUS LernAtlas der Anatomie, Allg. Anat. u. Bewegungssystem. Illustrationen von Voll M u. Wesker K. 6. Aufl. Stuttgart: Thieme; 2022

▶ Klinik. **Varizen**, d. h. Krampfadern (S. 424), sind unregelmäßig erweiterte und geschlängelt verlaufende Hautvenen. Sie entstehen meist aufgrund einer erblich bedingten Schwäche der Venenwand und treten besonders häufig im Bereich der Beine auf. Diese Veranlagung, verbunden mit einer vorwiegend stehenden Tätigkeit, führt zu einer allmählichen Erweiterung der Venen. Im Verlauf dieses Dehnungsprozesses verlieren die Venenklappen ihre Verschlussfähigkeit. Die jetzt nicht mehr durch Klappen unterbrochene Blutsäule übt zusätzlichen Druck auf die Gefäßwand aus und dehnt diese weiter aus.
Die im Bereich der Varizen deutlich herabgesetzte Strömungsgeschwindigkeit des Blutes kann zu einer sog. **oberflächlichen Venenthrombose** führen, die man aufgrund der häufig damit verbundenen entzündlichen Vorgänge in der Venenwand als **Thrombophlebitis** bezeichnet.
Im Bereich der tiefen Beinvenen auftretende Thrombosen (**TVT = Tiefe Venenthrombose**) können zwar als Komplikation o. g. Vorgänge, jedoch auch infolge einer Vielzahl anderer Ursachen auftreten, z. B. Virchow-Trias (S. 136), worunter sich klinisch relevante Risikofaktoren wie z. B. Ruhigstellung und Gerinnungsstörung subsumieren lassen. Sie bergen stets die Gefahr einer Lungenembolie (S. 550), vgl. auch Fallbeispiel (S. 155).

▶ Klinik.

5.5.3 Vasomotorik

5.5.3 Vasomotorik

Arterien und Arteriolen regulieren die Organdurchblutung durch aktive Bewegungsprozesse (**Vasomotorik**):
Vasokonstriktion beschreibt die durch Kontraktion der Mediamuskulatur bewirkte Engstellung des Gefäßlumens, die einen verminderten Blutfluss nach sich zieht.
Vasodilatation bezeichnet die nach Erschlaffung der Mediamuskulatur auftretende Weitstellung des Gefäßlumens, was den Blutfluss verstärkt.
Die Vasomotorik wird im Wesentlichen durch den **sympathischen Anteil des vegetativen Nervensystems** (S. 206) gesteuert. Bereits in Ruhe sorgt die Spontanaktivität des Sympathikus dafür, dass die Mediamuskultur teilweise kontrahiert und sich damit die Gefäßwand ständig in einer als **Ruhetonus** bezeichneten Grundspannung befindet.

Arterien und Arteriolen regulieren die Organdurchblutung durch aktive Bewegungsprozesse (**Vasomotorik**).

Sie wird im Wesentlichen vom **Sympathikus** gesteuert, der durch Spontanaktivität in Ruhe bereits zu einer Grundspannung der Gefäße führt (**Gefäßtonus**).

▶ Merke. Eine Zunahme der Sympathikusaktivität führt zur **Vasokonstriktion**, eine Abnahme der Sympathikusaktivität zur **Vasodilatation**.

▶ Merke.

Auf molekularer Ebene erfolgt die Vasokonstriktion durch die verstärkte Freisetzung von Neurotransmitter, vor allem des Haupttransmitters **Noradrenalin**, aus den sympathischen Nervenfasern in der Externa/Adventitia und einer damit verbundenen Aktivierung von (Adreno-)Rezeptoren auf den glatten Muskelzellen der Media.
Der sympathische Einfluss auf die Vasomotorik wird im Sinne eines Regelkreises durch Messfühler in Form spezialisierter Sinnesrezeptoren weiter vervollständigt. **Presso- oder Barorezeptoren** (z. B. Sinus caroticus) messen die Dehnung der Gefäßwand und beeinflussen sowohl den Gefäßtonus als auch die Herzaktivität durch Hemmung sympathischer und Aktivierung parasympathischer Einflüsse. **Chemorezeptoren** (z. B. Glomus caroticum) messen den O_2- und CO_2-Partialdruck des Blutes und steuern wahrscheinlich neben der Atmung ebenfalls die Einflüsse des vegetativen Nervensystems auf die Vasomotorik.
Presso- und Chemorezeptoren treten gehäuft im Bereich der Aufteilung der A. carotis communis in die A. carotis externa und interna (S. 883) auf. Neben dem vegetativen Nervensystem wird die Vasomotorik zusätzlich durch lokale Einflüsse, aber auch hormonell gesteuert (z. B. Katecholamine, Angiotensin II, Stickstoffmonoxid NO, Endothelin).

Die Vasokonstriktion wird vorwiegend über **Noradrenalin** vermittelt.

Presso- und Chemorezeptoren fungieren als Messfühler und modulieren die Einflüsse des vegetativen Nervensystems auf die Vasomotorik und damit auf die Organdurchblutung.

Sie treten gehäuft im Bereich der Aufteilung der A. carotis communis in die A. carotis externa und interna (S. 883) auf.

▶ Klinik. Die Behandlung der **arteriellen Hypertonie** (Bluthochdruck) zielt darauf ab, den peripheren Gefäßwiderstand durch Verminderung des Gefäßtonus von Arteriolen und Arterien herabzusetzen. Therapeutische Anwendung finden dabei u. a. Adrenorezeptoren-Blocker, die die vasokonstriktorischen Einflüsse des Sympathikus blockieren. Durch Gabe von Kalziumkanalblockern wird die Kalzium-abhängige Kontraktion der glatten Gefäßmuskulatur unterbunden. Mit der Applikation von ACE-Hemmern (ACE = **A**ngiotensin **C**onverting **E**nzyme) wird die enzymatische

▶ Klinik.

Umwandlung von Angiotensin I zu Angiotensin II gehemmt; vgl. RAAS (S. 760). Weiterhin therapeutisch relevant sind Angiotensin-II-Rezeptor-Subtyp-1(AT 1-Rezeptor)-Antagonisten (Sartane) sowie Renin-Inhibitoren (Aliskiren), die die Bildung von Angiotensin I aus Angiotensinogen hemmen.

5.6 Lymphgefäßsystem

Das Lymphgefäßsystem beginnt blind und bildet **keinen geschlossenen Kreislauf**.

5.6 Lymphgefäßsystem

Das Lymphgefäßsystem ist ein blind beginnendes Röhrensystem, das als Nebenstrecke in den venösen Anteil des Blutgefäßsystems mündet.
Dadurch bildet dieses zweite Transportsystem des Körpers – anders als das Blutgefäßsystem – **keinen geschlossenen Kreislauf**. An den Verzweigungsstellen der großen Gefäßabschnitte sind Lymphknoten (S. 177) eingeschaltet, die als Filter für Fremdstoffe fungieren.

5.6.1 Funktion

Seine **Hauptfunktion** ist die Aufnahme und der Transport interstitieller Flüssigkeit. Die in die Lymphgefäße eingeschalteten Lymphknoten (S. 177) sind an Abwehrprozessen beteiligt.

5.6.1 Funktion

Das Lymphgefäßsystem hat drei **Hauptfunktionen**:
- Es unterstützt die Transportfunktion des Blutkreislaufs, indem es einen Teil der aus den Blutkapillaren ins Interstitium übergetretenen Flüssigkeit einschließlich der darin gelösten Substanzen aufnimmt und wieder dem Blutkreislauf zuführt.
- Es transportiert die im Darm aufgenommenen Fette ins Blut.
- Es spielt eine wichtige Rolle bei der Abwehr von Krankheitserregern.

5.6.2 Organisation

Lymphkapillaren

Lymphkapillaren sind der kleinste Abschnitt des Lymphgefäßsystems (Abb. **5.14**). Sie **beginnen blind** und bilden in den meisten Organen ein ausgedehntes Netz. Ihre Wand besteht aus einer Schicht platter Endothelzellen, die große interzelluläre Öffnungen besitzen. **Perizyten fehlen,** die **Basalmembran** ist **lückenhaft oder fehlt** ebenfalls.

5.6.2 Organisation

Lymphkapillaren

Der kleinste Abschnitt des Lymphgefäßsystems sind die **Lymphkapillaren**. Dabei handelt es sich um **geschlossen beginnende** Röhren mit einem Durchmesser von 10–50 µm, die ähnlich wie Blutkapillaren im Bereich der meisten Organe ein ausgedehntes Netzwerk bilden (Abb. **5.14**). Die Wand der Lymphkapillaren besteht wie die der Blutkapillaren aus einer Schicht platter Endothelzellen. Im Unterschied zu den Blutkapillaren **fehlen** jedoch **Perizyten**. Zwischen den Endothelzellen der Lymphkapillaren befinden sich zahlreiche große (interzelluläre) Öffnungen. Gleichzeitig ist die **Basalmembran lückenhaft oder fehlt,** wodurch interstitielle Flüssigkeit und darin gelöste Proteine und Fette, aber auch Mikroorganismen und andere Fremdstoffe äußerst leicht in die Lymphkapillaren übertreten können.

► Merke.

► Merke. Lymphkapillaren fehlen im Zentralnervensystem, Knochenmark und im Knorpelgewebe. Als analoges System wurde in jüngster Zeit im ZNS das sog. „glymphatische System" beschrieben (Wortneubildung aus Glia und lymphatischem System), welches vermutlich seinen Inhalt in die ebenfalls erst kürzlich entdeckten Lymphgefäße der Hirnhäute ableitet.

5.14

5.14 Beziehung zwischen Blut- und Lymphkapillaren

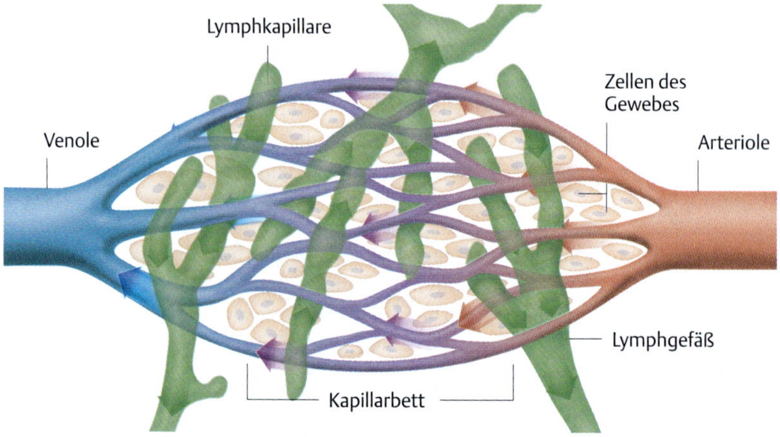

Die interstitielle Flüssigkeit einschließlich der in ihr gelösten Substanzen wird nach ihrem Übertritt in die Lymphkapillaren als **Lymphe** bezeichnet. **Chylus** ist die fettreiche Lymphe des Dünndarms.
Ein Kollabieren der großlumigen Lymphkapillaren wird durch Filamente (Hauptbestandteil Fibrillin) verhindert (S. 57), die Endothelzellen mit dem umgebenden Bindegewebe verankern.

Lymphe ist die aus dem Interstitium in die Lymphkapillaren übergetretene Flüssigkeit einschließlich der darin gelösten Substanzen. **Chylus** ist die fettreiche Lymphe des Darms.

Lymphgefäße

Von den Lymphkapillaren gelangt die Lymphe in größere **Lymphgefäße** (**Vasa lymphatica**). Der Bau der Lymphgefäße ähnelt dem der Venen. Ihre Wand besteht ebenfalls aus Intima, Media und Externa, ist jedoch insgesamt deutlich dünner. Der Rückfluss der Lymphe wird ebenfalls – wie in den Venen – durch **Klappen** verhindert. Die Zahl der Klappen ist dabei in Lymphgefäßen deutlich höher als in Venen, wodurch Lymphgefäße bei der radiologischen Darstellung (Lymphografie) als perlschnurartige Strukturen auffallen.

Lymphgefäße

Von den Lymphkapillaren fließt die Lymphe in **größere Lymphgefäße.** Sie sind mit Klappen ausgestattet und ähneln im Aufbau den Venen. Ihre extrem dünne Wand besteht aus Intima, Media und Externa/Adventitia.

▸ Klinik. Eine Entzündung oberflächlicher, unter der Haut verlaufender Lymphgefäße (**Lymphangitis**) äußert sich in einer streifenförmigen Rötung der Haut, die der Volksmund als „Blutvergiftung" bezeichnet.

▸ Klinik.

Lymphstämme

Den nächsten Abschnitt des Lymphgefäßsystems bilden die in der Regel paarig angelegten und einzeln benannten **Lymphstämme** (**Trunci lymphatici**). Der **Truncus lumbalis** leitet die Lymphe aus Bein und Becken ab. Der Abfluss der Lymphe vom Darm und den unpaaren Bauchorganen erfolgt über den **Truncus intestinalis**. Der **Truncus bronchomediastinalis** sammelt Lymphe aus dem Brustraum. Im **Truncus subclavius** sammelt sich die Lymphe der oberen Extremität und im **Truncus jugularis** die Lymphe aus Kopf und Hals (Abb. **5.15**).
Die genannten Lymphstämme vereinigen sich in charakteristischer Weise zu zwei Hauptlymphstämmen: dem **Ductus thoracicus** und dem **Ductus lymphaticus dexter,** die dann in die linke bzw. rechte V. subclavia münden. Diese Mündungsstellen liegen in unmittelbarer Nachbarschaft zu der als linker und rechter **„Venenwinkel"** bezeichneten Vereinigung von V. subclavia und V. jugularis interna. Der **Ductus thoracicus** ist der größte der beiden Hauptlymphstämme. Er beginnt unterhalb des Zwerchfells in Form einer als **Cisterna chyli** bezeichneten ampullenförmigen Erweiterung und zieht dann im Bereich der Wirbelsäule nach kranial zum linken Venenwinkel. In ihn münden auf unterschiedlicher Höhe sieben der zehn oben aufgeführten Lymphstämme (Truncus lumbalis dexter et sinister, Truncus intestinalis dexter et sinister, Truncus bronchomediastinalis sinister, Truncus subclavius sinister, Truncus jugularis sinister).
Die drei restlichen Lymphstämme (Truncus bronchomediastinalis dexter, Truncus subclavius dexter, Truncus jugularis dexter) münden in den wesentlich kürzeren **Ductus lymphaticus dexter**. Damit sammelt der Ductus lymphaticus dexter die Lymphe des rechten oberen Körperabschnitts (rechte Seite des Kopfes und Halses, rechter Arm und rechte Seite des Brustraums), während die Lymphe aus allen anderen Körperbereichen über den Ductus thoracicus abfließt.

Lymphstämme

Von den Lymphgefäßen einzelner Körperabschnitte gelangt die Lymphe in paarig angelegte und einzeln benannte Lymphstämme, die wiederum die Lymphe zu den Hauptlymphstämmen (**Ductus thoracicus** und **Ductus lymphaticus dexter**) weiterleiten (Abb. **5.15**).

Der **Ductus lymphaticus dexter** erhält die Lypmphe aus dem rechten oberen Körperabschnitt (rechte Seite des Kopfes und Halses, rechter Arm und rechte Seite des Brustraums) und mündet in die rechte V. subclavia (rechter Venenwinkel).

Die Lymphe der übrigen Körperabschnitte fließt in den **Ductus thoracicus** und von dort aus in die linke V. subclavia (linker Venenwinkel).

▸ Merke. Außer der Lymphe des rechten oberen Körperabschnitts fließt die gesamte Lymphe des Körpers über den **Ductus thoracicus** in den linken Venenwinkel.

▸ Merke.

Lymphfluss

Im Gegensatz zum Blutgefäßsystem besitzt das Lymphgefäßsystem keine zentrale Pumpe. Hauptantrieb für den Lymphfluss ist die autonom gesteuerte **Kontraktion der Mediamuskulatur**. Vergleichbar zu den Venen wird der Lymphfluss zusätzlich durch die Muskelpumpe der Skelettmuskulatur, die Pumpwirkung des Thorax beim Atmen und gegebenenfalls die arterielle Pulswelle unterstützt.

Lymphfluss

Der Lymphfluss erfolgt primär durch **Kontraktion der Mediamuskulatur** und wird durch Muskelpumpe, arterielle Pulswelle und Thoraxpumpe unterstützt.

5.15

5.15 **Schematische Darstellung der Lymphstämme**

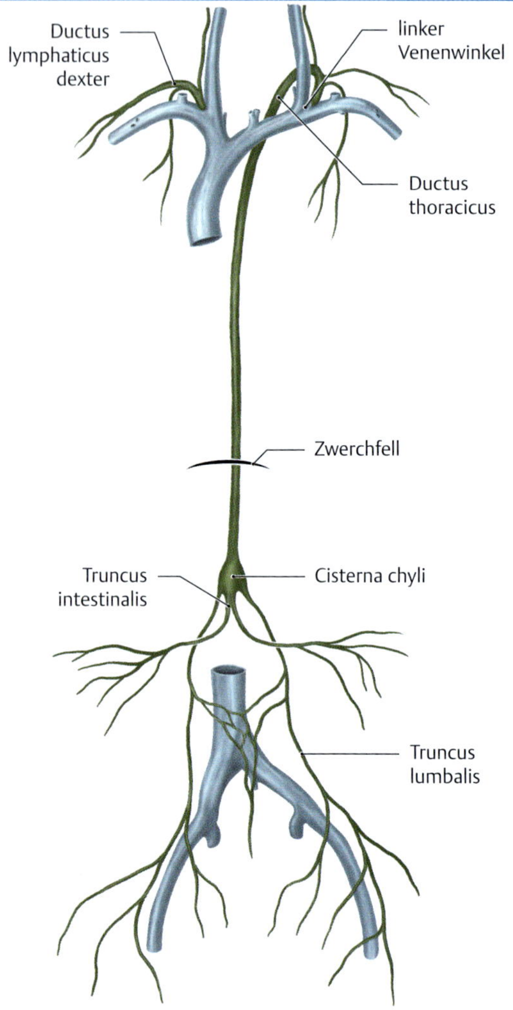

Quelle: Schünke M, Schulte E, Schumacher U. PROMETHEUS LernAtlas der Anatomie, Innere Organe. Illustrationen von Voll M u. Wesker K. 6. Aufl. Stuttgart: Thieme; 2022

► Klinik.

► Klinik. Obwohl die gesamte tägliche Transportleistung des Lymphgefäßsystems mit 2–4 l Lymphe nur einen Bruchteil (ca. 1/2800) der Transportleistung des Blutgefäßsystems darstellt, wird die physiologische Bedeutung dieses supplementären Transports am klinischen Bild des **Lymphödems** deutlich. Das Lymphödem entsteht als Folge eines gestörten Lymphabflusses, verursacht durch das Fehlen oder die Verengung von Lymphgefäßen. Als Folge einer chronischen Lymphstauung kann eine **Elephantiasis** auftreten mit einer extremen ödematösen Anschwellung (v. a. untere Extremität, Skrotum, weibliche Brust). In tropischen und subtropischen Regionen sind solche Abflussstörungen die Folge einer durch Mücken übertragenen Infektion mit bestimmten Rundwürmern (Filarien), die das Lymphgefäßsystem besiedeln.

Lymphknoten

Die Lymphe durchfließt mindestens einen, meist jedoch mehrere hintereinander geschaltete Lymphknoten (S. 177).

Lymphknoten

Die Lymphe durchfließt bis zu ihrer Einleitung ins Blutgefäßsystem mindestens einen, meistens jedoch mehrere hintereinander geschaltete Lymphknoten. Eine ausführliche Darstellung der Lymphknoten findet sich im Kapitel zur allgemeinen Anatomie des Immunsystems (S. 177).

► Klinik.

► Klinik. Auch Krebszellen können in das Lymphgefäßsystem eindringen und sich in ihm ausbreiten. Oft setzen sich diese Zellen in Lymphknoten fest und bilden hier Metastasen, d. h. Tochtergeschwülste (S. 178).

Klinischer Fall: Akute Atemnot *

* Fallbeispiel fiktiv, Namen und Daten frei erfunden

07:00

Anna B., 32 Jahre, bekommt plötzlich beim Treppensteigen Luftnot. Sie geht sofort zu ihrem Hausarzt, da sie solche Beschwerden nicht kennt.

07:45

Nach kurzer Anamnese und Untersuchung weist sie ihr Hausarzt mit der Verdachtsdiagnose „Lungenembolie" in Begleitung eines Notarztes direkt in die Klinik ein.

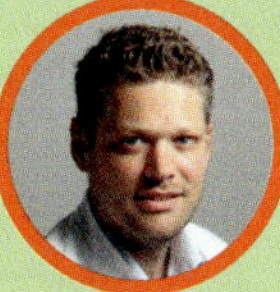

08:15

Anamnese in der Notaufnahme

A.B.: Heute Morgen habe ich beim Treppensteigen plötzlich ganz schlecht Luft bekommen und ich hatte Schmerzen tief in der linken Lunge. Das hat mir ganz schön Angst gemacht! Etwas Husten habe ich auch... Vor 4 Tagen hatte ich eine ambulante Knie-OP, Meniskus.

08:20

Medikamentenanamnese

A.B.: Seit 7 Jahren nehme ich die Pille. Jetzt nach der Knie-OP habe ich noch Ibuprofen-Tabletten genommen.

08:25

Körperliche Untersuchung

Ich untersuche die etwas übergewichtige Patientin. Ihre Herzfrequenz beträgt in Ruhe 112/min (50–100), die Atemfrequenz 26/min (12–16). Die Sauerstoffsättigung (Pulsoxymeter) ist mit 89% deutlich vermindert.

Auffällig ist eine Umfangsdifferenz der Unterschenkel (links 3 cm mehr). Bei Druck auf die linke Wade und Fußsohle gibt Frau B. leichte Schmerzen an. Der weitere körperliche Untersuchungsbefund, v.a. auch von Lunge und Herz, ist unauffällig.

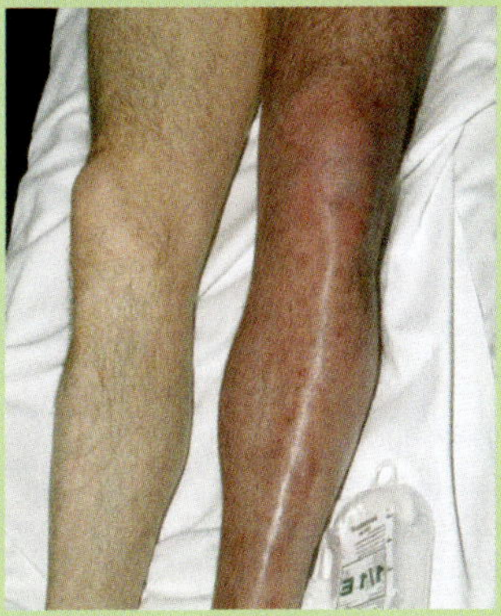

Umfangsvermehrung und livide Verfärbung sind klinische Zeichen einer tiefen Beinvenenthrombose links (hier am Beispiel eines männlichen Patienten dargestellt) (aus Schmidt, Görg, Kursbuch Ultraschall, Thieme, 2015)

08:35

Blutgasanalyse und Blutentnahme

Das Ergebnis der arteriellen Blutgasanalyse ist sofort da:

- pO_2 51mmHg (71–104)
- pCO_2 29mmHg (32–43).

Es besteht also bei Atemnot eine Hyperventilation (erniedrigter pCO_2). Trotzdem ist der Sauerstoffpartialdruck noch vermindert.

Bei der Verdachtsdiagnose „Lungenembolie" lasse ich zusätzlich die D-Dimere bestimmen.

08:45

12-Kanal-EKG

Wir machen ein EKG. Dies zeigt außer einer Tachykardie keine Auffälligkeiten, insbesondere keine Zeichen der Differenzialdiagnose Myokardinfarkt.

09:00

Telefonat mit Oberärztin und Anmeldung Thorax-CT

Ich berichte der Oberärztin meine Befunde. Sie hält die Diagnose „Lungenembolie" für sehr wahrscheinlich. Nachdem die Patientin eine Schwangerschaft plausibel verneint, melde ich in der Radiologie ein notfallmäßiges Thorax-CT an.

09:15

Laborbefund trifft ein

(Normwert in Klammern)

- D-Dimere 2,28mg/l (<0,5)

Erhöhte D-Dimere kommen bei Lungenembolie, aber auch bei vielen anderen Erkrankungen, nach Operationen und in der Schwangerschaft vor (unspezifischer Parameter, der eine aktivierte Gerinnung anzeigt). Negative D-Dimere schließen eine Lungenembolie allerdings nahezu aus.

09:30

Thorax-CT mit Kontrastmittel

Der radiologische Befund beschreibt KM-Aussparungen am Abgang der rechten Unterlappenarterie und auch im Pulmonalishauptstamm links. Damit ist die Diagnose Lungenembolie bewiesen.

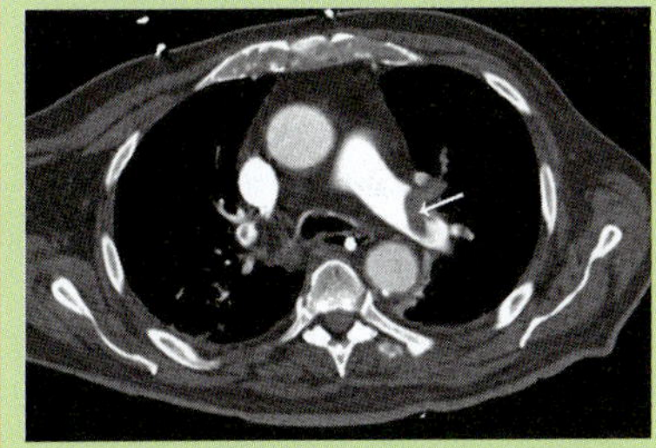

Große Kontrastmittelaussparung im Pulmonalishauptstamm links (Pfeil) und in der Unterlappenarterie rechts (Arastéh et al.: Duale Reihe Innere Medizin, 3. Auflage, Thieme, Stuttgart 2013)

10:00

Verlegung auf Überwachungsstation

Die Vitalparameter werden mit einem Monitor überwacht. Es wird eine „Vollheparinisierung" begonnen. Die Patientin erhält Sauerstoff per Nasensonde.

10:00

Farbduplexsonografie der Beinvenen

Aufgrund der Umfangsdifferenz der Unterschenkel wird als Ursache für die Lungenembolie eine Beinvenenthrombose vermutet. Und tatsächlich gelingt der direkte Nachweis eines Thrombus in der Vena poplitea und Vena femoralis links.

Am nächsten Morgen

Verlegung auf Normalstation

Nachdem der Zustand der Patientin die Nacht über stabil blieb, kann sie auf die Normalstation verlegt werden.

Nach 5 Tagen

Frau B. erholt sich schnell und kann nach 5 Tagen nach Hause entlassen werden. Sie muss nun für 3 Monate Cumarine (Phenprocoumon) einnehmen.

Fragen mit anatomischem Schwerpunkt

1 — Worin unterscheidet sich hinsichtlich der Gefahr für die Patientin eine Thrombenbildung im tiefen Venensystem des Beines von der in einer oberflächlichen Beinvene?

2 — Welchen Weg nimmt der Thrombus, wenn er sich aus der V. femoralis ablöst, um in einen Lungenarterienast rechts zu gelangen?

3 — Welche Gefahr birgt ein persistierendes Foramen ovale bei einer tiefen Venenthrombose?

Antwortkommentare im Anhang

6 Blut und lymphatische Organe – Grundlagen

G. Aust

6.1 Einleitung

6.1 Einleitung

Blut, eine Suspension von Zellen in einer proteinhaltigen Lösung, **transportiert** Atemgase, Nährstoffe, Hormone, Metabolite, Elektrolyte und Wärme. Es zirkuliert in den Blutgefäßen, durchfließt somit alle Körperregionen und kann dadurch in seiner Zusammensetzung auch (patho)physiologische Veränderungen in Organen anzeigen.
Das Blut übernimmt, insbesondere durch seine Blutzellen, den Erythrozyten, Thrombozyten und Leukozyten, eigenständige Funktionen.

Unser **Blut**, das sind 4–6 l im Erwachsenen, zirkuliert in den arteriellen und venösen Gefäßen unseres Körpers und **transportiert** dabei Atemgase, Nährstoffe, Hormone, Stoffwechselprodukte (Metabolite), Elektrolyte und Wärme. Da das Blut mit allen Körperregionen im Austausch steht, kann seine Zusammensetzung (patho)physiologische Veränderungen der Organe widerspiegeln.
Neben der Eigenschaft als Transportmedium verfügt das Blut auch über eigenständige Funktionen. Die **Erythrozyten** (rote Blutzellen) binden und transportieren Sauerstoff.
Die **Hämostase** (**Blutstillung**) wird wesentlich durch **Thrombozyten** (Blutplättchen) und Proteine des **Gerinnungssystem**s vermittelt, die sich im Blutplasma befinden.
Leukozyten (weiße Blutzellen) sind Teil des **Immunsystems** und übernehmen den Schutz des Organismus vor Mikroorganismen und Fremdstoffen. Die Immunabwehr läuft notwendigerweise überall im Körper ab, d. h. die Leukozyten zirkulieren zwischen dem peripheren Blut und den Geweben.

Im Knochenmark und in den lymphatischen Organen finden Bildung, Reifung, Aktivierung und Differenzierung von Lymphozyten, einer Subpopulation der Leukozyten, statt.

Die Bildung, Reifung (engl. priming), Aktivierung und Differenzierung von **Lymphozyten**, einer Subpopulation der Leukozyten, finden im Knochenmark und in verschiedenen **lymphatischen Organen** statt, die zudem Orte der Immunantwort sind. Zu den lymphatischen Organen gehören u. a. der Thymus, die Lymphknoten und die Milz.
Neben der Immunabwehr durch Zellen (**zelluläre Immunantwort**) sind lösliche Moleküle (z. B. Antikörper, Komplementsystem) an der Verteidigung des Organismus beteiligt (**humorale Immunantwort**; lat. humor: feucht), die z. T. von den Immunzellen selbst, wie die Antikörper von B-Lymphozyten, produziert werden.

▸ Exkurs: Komplementsystem.

▸ Exkurs: Komplementsystem. Das Komplementsystem als Teil des angeborenen Immunsystems besteht aus mehr als 40 verschiedenen Proteinen im Blutplasma, deren kaskadenartige Aktivierung zur Bildung von Membranporen und damit zum Abtöten von Mikroorganismen führt (zu Details s. Lehrbücher der Biochemie).

6.2 Blut

6.2 Blut

6.2.1 Blutbildung (Hämatopoese)

6.2.1 Blutbildung (Hämatopoese)

Ort der Blutbildung

Ort der Blutbildung

Der Ort der Blutbildung wechselt pränatal (vor der Geburt); nach der Geburt ist es hauptsächlich das rote Knochenmark (Tab. **6.1**).

Der Ort der Blutbildung wechselt pränatal und läuft dabei z. T. parallel in verschiedenen Organen ab (Tab. **6.1**). Beim Erwachsenen ist der Hauptort der Blutbildung das rote Knochenmark, das aus retikulärem Bindegewebe mit eingestreuten hämatopoetischen Zellinseln (engl. niche: Nische) und weiten, sinusoidalen Kapillaren besteht.

6.1 Orte der Blutbildung (pränatal)

Ort der Blutbildung	Zeitraum
Dottersack (S. 99) (megaloblastische Phase)	bis 3. Monat; Hauptort Blutbildung im Embryo
Leber und Milz (hepatolienale Phase)	2.–7. Monat; Hauptort Blutbildung im Fetus
rotes Knochenmark (medulläre Phase)	ab 4. Monat; Hauptort Blutbildung nach der Geburt

► Merke. Neben der Blutbildung spielt das Knochenmark als Proliferations- und Reifungsort von B-Lymphozyten (S. 171) eine zentrale Rolle im Immunsystem.

► Merke.

Makroskopisch unterscheidet man:
- **rotes, blutbildendes** (Medulla ossium rubra) und
- **gelbes, nicht blutbildendes Knochenmark** (Medulla ossium flava, Fettmark).

Die Farbe des Knochenmarkes wird durch seine zelluläre Zusammensetzung bestimmt. Zum Zeitpunkt der Geburt ist es fast ausschließlich rot und wird dann langsam in gelbes umgewandelt. Beim Erwachsenen kommt rotes Knochenmark nur noch in den spongiösen Knochen des Rumpfes (u. a. Wirbel, Rippen, Sternum, Beckenknochen) und in den Epiphysen der Röhrenknochen vor. Das gesamte rote Knochenmark wiegt beim Erwachsenen etwa 1,5 kg.

Das rote, blutbildende Knochenmark wird im Leben zunehmend von gelbem Fettmark ersetzt und findet sich im Erwachsenen nur noch in platten Knochen (z. B. Sternum, Os ilium) und in den Epiphysen der Röhrenknochen.

► Klinik. Die Verteilung der Differenzierungsstadien der blutbildenden Zellen wird in einem Ausstrich des Knochenmarks, der durch Punktion des Darmbeines (Spina iliaca posterior superior) gewonnen wird, bestimmt. Dieses **Myelogramm** ermöglicht die Diagnose von **Tumoren des blutbildenden Systems**, insbesondere von Leukämien.

► Klinik.

Hämatopoetische Stammzelle

Nach der Geburt stammen die Zellen des Blutes von **multipotenten hämatopoetischen Stammzellen** (engl. hematopoietic stem cell, **HSC**) ab. Diese befinden sich in sehr kleiner Zahl im roten Knochenmark ($5–20 \times 10^4$ im Erwachsenen) und kommen in noch geringerer Zahl im Blut vor. Sie ähneln morphologisch den Lymphozyten (S. 168) können aber aufgrund der Expression (CD34, CD90) bzw. dem Fehlen charakteristischer Zelloberflächenmoleküle von allen anderen Blutzellen unterschieden werden.

Hämatopoetische Stammzelle

Die Zellen des peripheren Blutes stammen von multipotenten hämatopoetischen Stammzellen (HSC) ab, die im roten Knochenmark gebildet werden und sich in sehr geringer Anzahl im zirkulierenden Blut befinden.

► Exkurs: CD-Nomenklatur. CD (engl. Cluster of Differentiation) ist ein System, in dem Zelloberflächenmoleküle von (ursprünglich nur hämatopoetischen) Zellen fortlaufend nummeriert wurden (bis CD371). Nach der Sequenzierung des humanen Genoms wurde die CD-Nummerierung nicht fortgeführt.

► Exkurs: CD-Nomenklatur.

Eine wichtige Eigenschaft der multipotenten Stammzelle zur Aufrechterhaltung der Hämatopoese ist ihre **Fähigkeit, sich selbst zu erneuern**. Durch Zellteilung entstehen eine neue multipotente Stammzelle und eine Stammzelle (**Progenitor**, Vorläuferzelle). Ihre Entwicklungsmöglichkeit ist schon eingeschränkt (oligopotent), aber der Progenitor kann sich trotzdem noch in verschiedene Richtungen entwickeln. Im Knochenmark können ein **lymphoider Progenitor** (engl. common lymphoid progenitor, **CLP**), von dem sich die verschiedenen Lymphozyten ableiten, und ein **myeloider Progenitor** (**CMP**), von dem alle anderen Blutzellen abstammen, unterschieden werden.

Multipotente hämatopoetische Stammzellen können sich selbst erneuern. Durch Zellteilung entsteht eine neue multipotente Stammzelle und eine in ihren Entwicklungsmöglichkeiten schon eingeschränkte Stammzelle (Progenitor), aus der sich, durch weitere Zellteilungen und zunehmende Differenzierung, die spezialisierten Blutzellen entwickeln.

Die Blutbildung, d. h. die Proliferation und Differenzierung der Blutvorläuferzellen, und die Funktion der reifen, spezialisierten Blutzellen wird durch **hämatopoetische Wachstumsfaktoren (Zytokine)** reguliert. Ein Beispiel hierfür ist **Interleukin-3** (IL-3), das die Proliferation und Differenzierung verschiedener Entwicklungslinien der Blutzellen einschließlich der thrombozytären, erythrozytären, granulozytären und monozytären Reihe stimuliert. Andere Wachstumsfaktoren wirken nur auf einzelne Entwicklungslinien der Blutzellen wie z. B. **Erythropoetin**, das die Entstehung der Erythrozyten fördert.

Die Blutbildung, d. h. die Proliferation und Differenzierung der Blutvorlauferzellen, und die Funktion der reifen, spezialisierten Blutzellen wird durch hämatopoetische Wachstumsfaktoren (Zytokine) reguliert.

► Exkurs: Zytokine. Zytokine (griech. zytos: Rundung, Zelle; griech. kines: bewegen) sind von Zellen sezernierte lösliche Faktoren, die wichtige Funktionen wie Proliferation, Differenzierung, Migration und Adhäsion von (benachbarten) Zellen regulieren. Zytokine binden an spezifische Rezeptoren. Die ersten Zytokine wurden in der „Kommunikation" zwischen Leukozyten beschrieben, daraus leitet sich der Begriff „**Interleukin**" ab. **Chemokine** sind Zytokine, die chemotaktisch, d. h. anlockend auf Zellen wirken. Zytokine, die Proliferation und Differenzierung der hämatopoetischen Zellen regulieren, werden oft als **Wachstumsfaktoren** bezeichnet.

► Exkurs: Zytokine.

Es gibt spezifische Entwicklungsreihen für die einzelnen differenzierten Blutzellen (Abb. **6.1**). Teilungsfähige Vorstufen einer Zellreihe werden durch die Endung „-blast" von reiferen Formen mit der Endung „-zyt" unterschieden.

Spezifische Entwicklungsreihen einzelner Blutzellen s. Abb. **6.1**.

6.1 Proliferation und Differenzierung der hämatopoetischen Stammzelle (HSC)

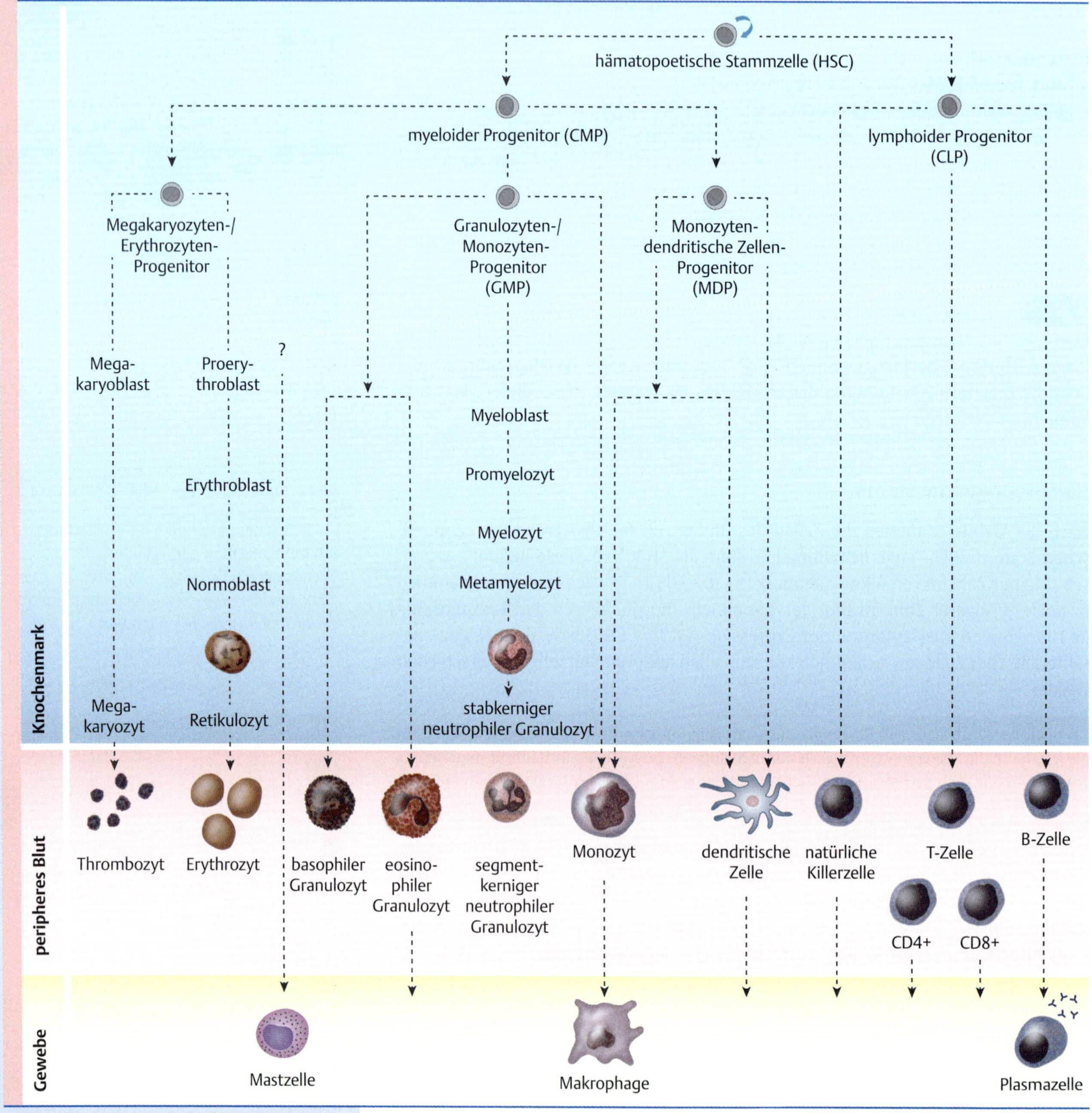

▸ Klinik.

▸ Klinik. Prinzipiell können in der Hämatopoese in allen Zellreihen auf jeder teilungsfähigen Stufe maligne (bösartige) Differenzierungsstörungen auftreten. Betrifft das die Vorläuferzelle eines Leukozyten, die sich zunächst im Knochenmark, bei starker Vermehrung auch im Blut ausbreitet, spricht man von einer **Leukämie**.

6.2.2 Bestandteile des Blutes

Übersicht

Blut besteht aus Blutzellen und Blutplasma (Tab. **6.2**).

6.2.2 Bestandteile des Blutes

Übersicht

Blut besteht aus

- **Blutzellen** und
- einem flüssigen Anteil, dem **Blutplasma** (Tab. **6.2**).

Die häufigsten Zellen sind die Erythrozyten, im Verhältnis kommt auf 1000 Erythrozyten nur ein Leukozyt. Der **Hämatokrit** ist das Verhältnis des Volumens der Erythrozyten zum Gesamtvolumen einer (ungerinnbar gemachten, zentrifugierten)

Blutprobe. Er beträgt im gesunden Erwachsenen etwa 42 % und kann näherungsweise genutzt werden, um das Verhältnis Blutzellen zu Blutplasma anzugeben.

6.2 Bestandteile des Blutes (4–6 l)

42 % zelluläre Bestandteile (x $10^3/\mu L = 10^9/l$)	58 % Blutplasma
▪ Erythrozyten: 4 100–5 100 (♀), 4 500–5 900 (♂)	▪ 90 % Wasser
▪ Thrombozyten: 140–360	▪ 7–8 % Proteine
▪ Leukozyten: 3,5–10	▪ 2–3 % niedermolekulare Substanzen, Elektrolyte

6.2

Blutplasma

Funktion: Das Blutplasma (kurz: Plasma) ist verantwortlich für den **Transport** von Blutzellen, Nährstoffen, Hormonen, Proteinen, Stoffwechselprodukten (Metabolite), Elektrolyten (z. B. Natrium, Bikarbonat, Magnesium, Kalzium) und Wärme. Es ist an der **Hämostase** (Blutgerinnung) beteiligt und hält den **physiologischen pH-Wert** konstant.

Zusammensetzung: Das Plasma besteht neben Wasser und Elektrolyten vor allem aus Proteinen. Die drei Hauptfraktionen der Plasmaproteine sind:

- **Albumin:** ca. 58 % der Plasmaproteine; es ist damit für die Aufrechterhaltung des kolloidosmotischen Drucks des Blutes entscheidend (s. Lehrbücher der Physiologie). Albumin ist ein wichtiges Bindungs- und Transportprotein für viele Substanzen im Blut, z. B. für Spurenelemente, Hormone und Fettsäuren.
- **Globuline** (α_1, α_2, β, γ): ca. 38 % der Plasmaproteine; zu ihnen zählen u. a. Komplementfaktoren, Enzyme und Enzyminhibitoren sowie die Antikörper (γ-Globuline; Immunglobuline).
- **Fibrinogen:** ca. 4 % der Plasmaproteine; es wird in der Gerinnung durch die Protease Thrombin in Fibrin umgewandelt.

Frisch entnommenes Blut gerinnt nach 5–8 min, dabei entstehen aus Fibrinogen unlösliche Fibrinfäden, welche die Zellen des Blutes im Blutkuchen zusammenballen. Darüber setzt sich das **Serum** ab. Das Serum ist also Plasma minus der Faktoren, die bei der Gerinnung verbraucht wurden, d. h. vor allem Fibrinogen.

Blutplasma

Funktion und Zusammensetzung: Das Blutplasma hat Transportfunktion und ist an der Blutgerinnung beteiligt. Es ist eine proteinhaltige Elektrolytlösung. Albumine (58 %), Globuline (38 %) und Fibrinogen (4 %) sind die drei Hauptfraktionen der Plasmaproteine.

▸ Merke. Serum ist der flüssige Anteil des Blutes nach abgeschlossener Blutgerinnung.

▸ Merke.

In der Labordiagnostik werden Serum und Plasma zur Quantifizierung von Hormonen, Enzymen, Autoantikörpern u. a. eingesetzt. Gerinnungsfaktoren werden im Plasma bestimmt.

Erythrozyten

Funktion: Die Erythrozyten übernehmen den **Transport von Sauerstoff** zwischen der Lunge und den Geweben. In der Lunge bindet Sauerstoff an den roten Blutfarbstoff (**Hämoglobin**) der Erythrozyten. Nur 0,3 % des Sauerstoffs werden im Blutplasma gelöst transportiert. Das in den Geweben produzierte Kohlendioxid wird zu ca. 30 % in Form von Carbamino-Hämoglobin in die Erythrozyten gebunden. Der überwiegende Teil des Kohlendioxids wird im Blutplasma in Form von Bikarbonat zu den Lungen transportiert.

Morphologie: Die reifen Erythrozyten sind mit einem Durchmesser von etwa **7,7 µm** außerordentlich homogen. Sie besitzen weder Zellkern noch Zellorganellen und sind **bikonkav** geformt, d. h. sie sind am Rand ca. 2 µm und in der Mitte 1 µm dick. Um sich durch die engen Kapillaren zu quetschen, müssen sich die Erythrozyten stark verformen können. Für diese Verformbarkeit und die Aufrechthaltung der bikonkaven Form ist die Zellmembran durch ein spezielles **Zytoskelett** aus Spektrin- und Aktinfilamenten unterlegt.

Aufgrund der bikonkaven Form haben die Zellen im Verhältnis zu ihrem Volumen eine große Oberfläche, was dem Sauerstofftransport zugutekommt. Die rote Farbe der Erythrozyten (griech. erythros: rot) beruht auf dem Gehalt an Sauerstoff-bindendem **Hämoglobin** (Hb), das 90 % der Trockensubstanz der Zelle ausmacht. Hämo-

Erythrozyten

Funktion: Erythrozyten transportieren Sauerstoff, der an den eisenhaltigen Proteinkomplex Hämoglobin gebunden ist, von der Lunge in die Gewebe und einen kleinen Anteil des Kohlendioxids als Carbamino-Hämoglobin von den Geweben zurück zur Lunge.

Morphologie: Die reifen Erythrozyten sind in ihrer Größe mit einem Durchmesser von ca. 7,7 µm homogen, besitzen weder Zellkern noch Zellorganellen und sind bikonkav geformt. Die im Verhältnis zu ihrem Volumen große Oberfläche kommt dem Sauerstofftransport zugute.

globin besteht aus einem Globin-Tetramer und einem Eisenkomplex (Häm), an dem der Sauerstoff bindet.

Trotz des Mangels bzw. Fehlens von Zellorganellen wie Mitochondrien sind die Erythrozyten metabolisch aktiv, sie beziehen ihre Energie aus dem **anaeroben Stoffwechsel** (s. Lehrbücher der Biochemie).

In der Zellmembran der Erythrozyten befinden sich Blutgruppenantigene, von denen die wichtigsten die des AB0- und des Rh-Systems sind.

In der Zellmembran der Erythrozyten befinden sich Makromoleküle wie Proteine, Glykoproteine oder Glykolipide, von denen etwa 240 genetisch determinierte **Blutgruppenantigene** darstellen, die in 29 verschiedene Systeme eingeteilt sind (z. B. AB0- und Rhesusfaktor-System).

Entwicklung: Die Erythropoese verläuft über mehrere Zwischenstufen und wird u. a. durch Erythropoetin reguliert. Die Differenzierung zum Erythrozyten geht mit der Hämoglobinbildung, einer Abnahme der Zellgröße und der Verringerung aller Zellorganellen einher. Durch Kernausstoßung entsteht der **kernlose Retikulozyt**.

Entwicklung: Die **Erythropoese** verläuft in **mehreren Stadien** innerhalb von **5–7 Tagen** ab. Aus dem **myeloiden Progenitor** (CMP) geht ein Progenitor für Megakaryozyten/Erythrozyten hervor (Abb. **6.1**). Der Wachstumsfaktor **Erythropoetin**, der vorwiegend in der Niere gebildet wird, reguliert die Erythropoese, die über mehrere morphologisch unterscheidbare, teilungsfähige Erythroblastenstadien läuft, und passt die Erythrozytenproduktion dem Sauerstoffbedarf an. Die Differenzierung zum reifen, nicht mehr teilungsfähigen Erythrozyten geht mit der Hämoglobinbildung, einer Abnahme der Zellgröße und der schrittweisen Verringerung aller Zellorganellen einher.

Durch Kernausstoßung entsteht der **kernlose Retikulozyt**. Die Retikulozyten enthalten lichtmikroskopisch nach Färbung mit Supravitalfarbstoffen sichtbare Granula, die Reste von RNA der Polyribosomen repräsentieren.

▸ Klinik.

▸ Klinik. Weniger als 1 % der Erythrozyten im peripheren Blut sind Retikulozyten. Ihr erhöhter Anteil zeigt die gesteigerte Ausschüttung unreifer Zellen aus dem Knochenmark als Kompensation eines Blutverlusts oder vermehrten Zellverbrauchs an. In der Klinik ist u. a. die Retikulozytenzahl ein wichtiger Indikator für die Produktion von Erythrozyten im Knochenmark.

Kinetik: Die Erythrozyten haben eine durchschnittliche Lebensdauer von etwa **120 Tagen**. Gealterte Erythrozyten werden überwiegend in den Milzsinus von Gewebe-residenten Makrophagen abgebaut.

Kinetik: Zirkulierende Erythrozyten haben eine durchschnittliche Lebensdauer von etwa 120 Tagen. Damit müssen pro Tag $2\text{–}2{,}5 \times 10^{11}$ Erythrozyten im roten Knochenmark neu gebildet werden. Gealterte Erythrozyten werden überwiegend in den Milzsinus (S. 180) sowie in der Leber von Gewebe-residenten Makrophagen abgebaut. Das Hämoglobin wird dabei in den Globin- und Hämanteil, der weiter zu Bilirubin umgebaut wird, zerlegt. Bilirubin wird, an Albumin gebunden, über den Pfortaderkreislauf zur Leber transportiert, dort zum wasserlöslichen Bilirubindiglukuronid umgebaut und in die Galle abgegeben.

▸ Klinik.

▸ Klinik. Eine **Anämie** ist eine Erkrankung des roten Blutsystems, bei der zu wenig Sauerstoff transportiert wird, weil z. B. die Erythrozytenzahl (Erythropenie), die Hämoglobinkonzentration oder der Hämatokrit zu niedrig ist.

Typische Formanomalien der Erythrozyten gestatten die sichere Zuordnung zu bestimmten Anämien. Bei der erblichen **Kugelzellanämie** (**Sphärozytose**) ist beispielsweise die runde Form der Erythrozyten durch eine anormale Anordnung von Bestandteilen des Zytoskelettes bedingt. Die runden Zellen werden beim Eintritt in die venösen Milzsinus zerquetscht und von den Makrophagen abgebaut. Dieser Abbau kann trotz erhöhter Neubildung nicht kompensiert werden, sodass zu wenig Sauerstofftransportkapazität zur Verfügung steht. Die Milzentfernung (**Splenektomie**) stellt eine mögliche Therapie dar.

Thrombozyten

Funktion: Die Thrombozyten sind an der **Hämostase** (Blutstillung) beteiligt. Nach Gefäßverletzung haften sie an der freigelegten extrazellulären Matrix, werden dabei aktiviert und schütten die Inhaltsstoffe ihrer Granula und Thromboxan A2 aus, wodurch weitere Thrombozyten aggregieren und einen hämostatisch wirksamen Pfropf bilden (primäre Hämostase).

Thrombozyten

Funktion: Die Thrombozyten sind an der **Hämostase** (Blutgerinnung, -stillung) entscheidend beteiligt. Bei Gefäßverletzung adhärieren innerhalb von Sekunden zirkulierende Thrombozyten über spezifische Rezeptoren (z. B. für Kollagen: Glykoprotein VI; oder indirekt über den von Willebrand Faktor: Glykoprotein Ib) an der freigelegten, subendothelialen extrazellulären Matrix und werden dabei aktiviert (**primäre Hämostase**). Das führt zur Freisetzung der Inhaltsstoffe ihrer Granula und von akut synthetisierten Wirkstoffen (z. B. Thromboxan A_2), wodurch weitere Thrombozyten aggregieren. Sie bilden einen hämostatisch wirksamen Pfropf.

Zusätzlich wird im Blutplasma die **Gerinnungskaskade** ausgelöst (sekundäre Hämostase). In jedem einzelnen Schritt dieser Kaskade wird ein inaktives „Vorläufer"protein (Gerinnungsfaktor) in eine aktive Protease überführt, welche von Kofaktoren und Kalzium reguliert wird. Letztendlich entstehen aus löslichem **Fibrinogen** durch Aktivierung mit **Thrombin** unlösliche **Fibrin**fäden.
Das Fibrinnetz wird durch Quervernetzung sowie durch Kontraktion der Thrombozyten und der glatten Muskelzellen des verletzten Gefäßes, ausgelöst durch freigesetztes **Thromboxan A_2**, weiter verdichtet, womit sich der Pfropf stabilisiert.

Im Blutplasma wird die **Gerinnungskaskade** ausgelöst, bei der aus löslichem Fibrinogen durch Aktivierung mit Thrombin unlösliche Fibrinfäden entstehen, die den Pfropf aus Thrombozyten festigen (sekundäre Hämostase).

Morphologie: Thrombozyten sind 1–3 µm große **Zellfragmente ohne Zellkern**, die von einer Plasmamembran umgeben sind. Von der Oberfläche stülpt sich ein verzweigtes Netz von Kanälen (engl. open canalicular system, OCS) ein, in das der Inhalt der Granula abgegeben wird. Das verbleibende endoplasmatische Retikulum bildet ein geschlossenes Kanalnetz (engl. dense tubular system, DTS), in dem Kalziumionen gespeichert werden.
Das ausgeprägte Zytoskelett, das u. a. aus einem charakteristischen Ring aus Mikrotubuli besteht, stabilisiert die diskoide (scheibenförmige) Form der Thrombozyten. Durch ihre Ausstattung mit Mitochondrien, Glykogen und verschiedenen Enzymsystemen sind sie zum aeroben Stoffwechsel fähig.
Thrombozyten synthetisieren **Thromboxan A2**, das bei Aktivierung freigesetzt wird. Es verstärkt die Aktivierung und Aggregation der Thrombozyten und die Kontraktion der Gefäße. Thrombozyten besitzen viele **Granula**, deren Inhaltsstoffe (Tab. **6.3**) im engen Zusammenhang mit ihrer Funktion (s. o.) stehen.

Morphologie: Thrombozyten sind 1–3 µm große Zellfragmente ohne Zellkern. Sie enthalten Zellorganellen (z. B. Mitochondrien) und ein charakteristisches Zytoskelett, das die diskoide Form der Thrombozyten aufrechterhält. In verschiedenen Granula werden Substanzen für die Blutgerinnung, Aggregation der Thrombozyten und Kontraktion der Blutgefäße gespeichert.

6.3 Granula in Thrombozyten

Granula	Inhaltsstoffe
α-Granula (200–500 nm), 10 % des Thrombozytenvolumens	thrombozytenspezifische Proteine wie Adhäsionsproteine und Gerinnungsfaktoren (Thrombospondin, Fibrinogen, Fibronektin, von Willebrand Faktor), Zytokine und Inhibitoren des fibrinolytischen (fibrinauflösenden) Systems;
β-Granula (150 nm), elektronenmikroskopisch dicht (engl. dense), 3–8 pro Thrombozyt	bioaktive Amine wie Serotonin (vasokonstriktorisch) und Histamin, sie werden aus dem Blutplasma resorbiert (d. h. nicht vom Thrombozyten selber produziert); hohe Konzentration an Kationen (Kalzium)
Lysosomen	Glykohydrolasen (Abbau von Glykoproteinen, Glykolipiden etc.)

6.3

Entwicklung: Die **Thrombopoese** läuft im Knochenmark vom **myeloiden Progenitor** (CMP) über einen Megakaryozyten-/Erythrozyten-Progenitor (Abb. **6.1**) unter dem Einfluss des Wachstumsfaktors **Thrombopoetin** zum **Megakaryoblasten**, der seine Kern- und Zytoplasmabestandteile bis zu 6-mal dupliziert, ohne dass eine Zellteilung erfolgt. Diese Vorläuferzelle differenziert zum riesigen polyploiden **Megakaryozyten** (30–100 µm!). Er bildet lange Ausstülpungen (Prothrombozyten), die durch das Endothel bis in das Lumen der weiten, sinusoidalen Kapillaren des Knochenmarkes und damit in den Blutstrom reichen. Von den Enden der Ausstülpungen werden die Thrombozyten direkt in das Blut abgeschnürt.

Entwicklung: In der **Thrombopoese** entstehen im Knochenmark aus dem myeloiden Progenitor über mehrere unreife Zwischenstufen große polyploide **Megakaryozyten.** Thrombozyten werden von den langen Ausstülpungen (Prothrombozyt) der Megakaryozyten, die durch das Endothel der Sinusoide in den Blutstrom reichen, abgeschnürt.

Kinetik: Die Lebensdauer des Thrombozyten im Blut beträgt etwa 8 Tage. 5×10^{11} Thrombozyten werden jeden Tag neu gebildet.

► Klinik.

► Klinik. Eine starke Abnahme der Thrombozyten (< 100 × 10^9/l) wird als **Thrombozytopenie** bezeichnet. Sie führt zur spontanen Blutungsneigung, da Thrombozyten zum Abdichten von mikroskopisch kleinen Lücken in den Gefäßen fehlen und damit Erythrozyten in den Extravasalraum austreten. In der Haut manifestieren sich rote symmetrische Einblutungen (Purpura), wie z. B. nicht tastbare **Petechien** (< 1 cm) (Abb. 6.2).

6.2 Petechien

Quelle: Moll I, Hrsg. Duale Reihe Dermatologie. 8. Aufl. Stuttgart: Thieme; 2016

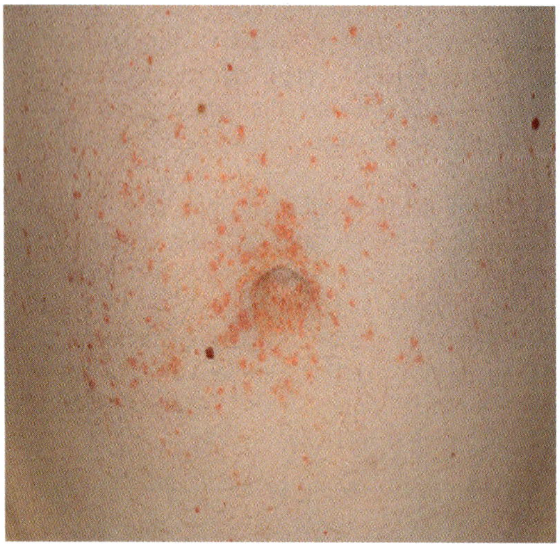

Leukozyten

Einteilung, Morphologie und Funktion

Leukozyten unterscheiden sich morphologisch aufgrund ihrer Größe, der Größe und Anfärbbarkeit ihrer Granula, der Kernform und dem Verhältnis Kern zu Zytoplasma (Tab. **6.4** und Abb. **6.3**).

Leukozyten

Einteilung, Morphologie und Funktion

Morphologie: In einem **Blutausstrich**, gefärbt nach Pappenheim, können die verschiedenen Leukozyten morphologisch aufgrund ihrer Größe, der Größe und Anfärbbarkeit ihrer Granula, der Kernform und dem Verhältnis von Kern zu Zytoplasma unterschieden werden (Abb. **6.3**). Die Leukozyten im Blut werden (vereinfacht) in Granulozyten (S. 163), Monozyten (S. 167) und Lymphozyten (S. 168) unterteilt.

In der klinischen Routine werden zirkulierende Leukozyten in Hämatologie-Analysesystemen automatisch klassifiziert und als Zellzahlen pro Volumeneinheit Blut quantifiziert (Tab. **6.4**).

6.3 Leukozyten im peripheren Blut

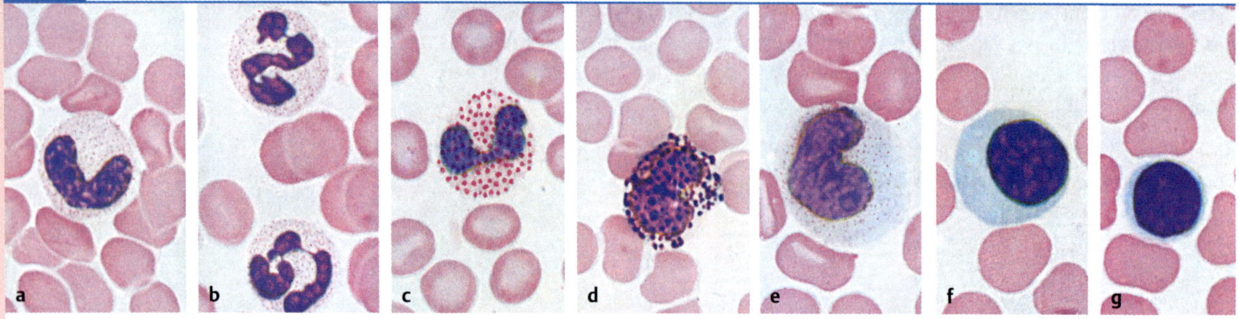

a Stabkerniger neutrophiler Granulozyt
b Segmentkerniger neutrophiler Granulozyt
c Eosinophiler Granulozyt
d Basophiler Granulozyt
e Monozyt
f Großer Lymphozyt
g Kleiner Lymphozyt

Quelle: Kühnel, W. Taschenatlas Histologie. 13. Aufl. Stuttgart: Thieme; 2014

6.4 Leukozyten: Zellzahlen und Anteil der Zellarten im peripheren Blut

	x 10^9/l	% der Leukozyten
Leukozyten gesamt	**3,5–10**	
neutrophile Granulozyten	1,7–7	40–75 ▪ stabkernige 0–5 ▪ segmentkernige 50–70
eosinophile Granulozyten	0,03–0,4	0,5–7
basophile Granulozyten	0–0,08	0–1,5
Lymphozyten	1–3	20–50
Monozyten	0,2–0,6	4–10

6.4

Funktion: Leukozyten übernehmen die **Immunabwehr** und unterteilen sich in Zellen des

- **angeborenen** (engl. innate; alt: unspezifischen) **Immunsystems**:
  - neutrophile, eosinophile und basophile Granulozyten, Zellen des mononukleären Phagozytensystems (Monozyten, Makrophagen, dendritische Zellen) und Natürliche Killerzellen (NK-Zellen), eine Teilpopulation der Lymphozyten;
- **erworbenen** (engl. aquired; alt: spezifischen) **Immunsystems: T- und B-Lymphozyten**.

Die Leukozyten des angeborenen Immunsystems erkennen und binden z. B. Mikroorganismen u. a. mit „mustererkennenden" Rezeptoren. T- und B-Lymphozyten können Antigene über spezifische Rezeptoren unterscheiden.

Funktion: Die Leukozyten übernehmen die Immunabwehr. Sie unterteilen sich dabei in Zellen des

- angeborenen Immunsystems (Granulozyten; Monozyten, Makrophagen und dendritische Zellen; Natürliche Killerzellen) und
- erworbenen Immunsystems (T- und B-Lymphozyten).

Granulozyten

Neutrophile Granulozyten

Funktion: Neutrophile Granulozyten übernehmen die erste schnelle Immunantwort. Sie binden und beseitigen Pathogene (engl. pathogen-associated molecular pattern, PAMPs) oder geschädigte Zellen und deren freigesetzte Bestandteile (damage-associated molecular pattern, DAMPs). Den Zellen stehen dafür **verschiedene Effektormechanismen** zur Verfügung, um Mikroorganismen, geschädigte/nekrotische Zellen und deren freigesetzte Inhaltsstoffe (PAMPs, DAMPs) intra- oder extrazellulär zu töten bzw. zu beseitigen: Phagozytose (griech. phagein: essen), Degranulation und Bildung von neutrophilen extrazellulären Netzen (NET). Die Mechanismen werden durch die Bildung von reaktiven Sauerstoffradikalen (engl. reactive oxygen species, ROS) und die Sekretion von Zytokinen verstärkt (Abb. **6.4**).

Granulozyten werden durch chemotaktisch aktive Stoffe an den Ort einer Infektion gelockt (**Chemotaxis**). Sie verlassen die Blutbahn, indem sie durch das Endothel migrieren. Mikroorganismen werden von Granulozyten z. B. mit Pattern Recognition Rezeptoren (PRR) oder mit Rezeptoren, die Antikörper oder Komplementfaktoren auf Mikroorganismen erkennen, gebunden.

Granulozyten

Neutrophile Granulozyten

Funktion: Neutrophile Granulozyten übernehmen die **erste, schnelle Abwehr von Pathogenen**. Sie migrieren, chemotaktisch angelockt, durch das Endothel der Blutgefäße zum Infektionsort. Sie beseitigen z. B. Mikroorganismen intrazellulär durch **Phagozytose** oder extrazellulär durch **Degranulierung**, Bildung von **neutrophilen extrazellulären Netzen** (NET), Bildung von **Sauerstoffradikalen** und Sekretion von **Zytokinen**.

6.4 Effektormechanismen, mit denen neutrophile Granulozyten Mikroorganismen beseitigen können

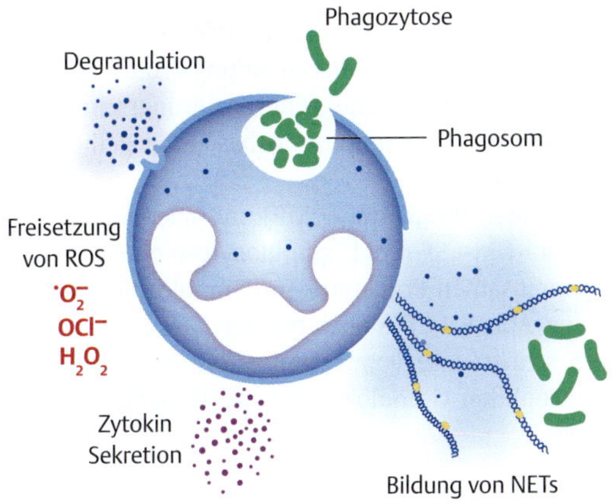

6.4

► Exkurs: pattern recognition receptors.

► **Exkurs: pattern recognition receptors.** Zu den Pattern Recognition Rezeptoren (PRR) der Granulozyten gehören Rezeptorfamilien wie die Toll-like (TLR) und Typ C Lektin Rezeptoren. Die intrazellulären Signalkaskaden, die durch Bindung von Mikroorganismen an PPR ausgelöst werden, aktivieren die Granulozyten.

In der Phagozytose werden die Pathogene unter der Bildung eines **Phagosoms**, welches mit den Granula der Granulozyten fusioniert, internalisiert. Die Inhaltsstoffe der Granula führen zum Abtöten und Verdau der Mikroorganismen. Dabei geht der Granulozyt zugrunde.
Aktivierte oder sterbende neutrophile Granulozyten setzen chromatinhaltige, mit antimikrobiellen Proteinen besetzte NETs frei, mit denen DNA-affine Pathogene getötet werden können.

Bei der **Phagozytose** werden die gebundenen Pathogene von Pseudopodien des Granulozyten umschlossen und unter Bildung eines **Phagosoms** in das Zellinnere internalisiert. Das Phagosom fusioniert mit den Granula, deren Inhaltsstoffe die Pathogene töten und abbauen. Die Phagozytose führt zum Untergang des Granulozyten, die Glykogenreserven werden aufgebraucht. Durch die toten Granulozyten werden chemotaktisch aktive Substanzen freigesetzt, die weitere Granulozyten anlocken.
Zum Abtöten größerer extrazellulärer Mikroorganismen können die Inhaltsstoffe der Granula direkt ausgeschüttet werden (Granulozytose), oder die aktivierten/sterbenden Granulozyten sezernieren netzartige Chromatinstrukturen (engl. **neutrophil extracellular traps, NETs**). NETs sind z. B. mit Enzymen, die Mikroorganismen abtöten, wie der Neutrophilen Elastase oder Peroxidase, „dekoriert". Damit werden Pathogene, die eine hohe Affinität zur DNA haben, attackiert.

Morphologie: Der Zellkern des reifen neutrophilen Granulozyten ist **segmentiert**, d. h. er ist mehrmals fadenförmig eingeschnürt und in miteinander verbundene Segmente unterteilt.

Morphologie: Die reife Zelle hat einen Durchmesser von 12–15 µm. Der Zellkern ist mehrfach eingeschnürt und dadurch in bis zu fünf einzelne Abschnitte unterteilt, die untereinander verbunden sind (→ **segmentkernig**). Bei Frauen weisen ca. 17 % der neutrophilen Granulozyten einen sog. **„drumstick"** (trommelschlägelartiges Anhängsel) am Zellkern auf. Es handelt sich dabei um das inaktivierte X-Chromosom.
Im Zytoplasma finden sich viele neutrophile **Granula** (Tab. **6.5**), die Enzyme zum Abtöten und Beseitigen von Mikroorganismen beinhalten. In der Pappenheim-Färbung sind sie kaum, d. h. neutral gefärbt. Die Granula werden mit den neu synthetisierten Proteinen vom *trans*-Golgi-Netzwerk abgeschnürt. Alle enthalten Lysozym. Die Granula werden unterteilt in (s. Tab. **6.5**):

≡ 6.5

≡ 6.5 Granula in neutrophilen Granulozyten

Granula	Inhaltsstoffe
Primäre azurophile Granula (Affinität zum basischen Farbstoff Azur A; 0,5–1 µm), etwa 20 % der Granula	Myeloperoxidase, Elastase, Cathepsin G, saure Hydrolasen, und α-Defensine
Sekundäre (spezifische) Granula (0,2–0,5 µm)	Enzyme, die an der Mobilisierung von Entzündungsmediatoren und an der Komplementaktivierung beteiligt sind (z. B. Histaminase) sowie antimikrobielle Peptide (z. B. Lactoferrin)
Tertiäre Granula	Matrixmetalloproteinasen (MMPs), Enzyme, die die extrazelluläre Matrix abbauen und damit die Migration der Leukozyten durch die Gewebe ermöglichen

Zirkulierende neutrophile Granulozyten beziehen ihre Energie aus dem aeroben Stoffwechsel. Nach Migration in (entzündete) Gewebe kann Glykogen im anaeroben Stoffwechsel abgebaut werden.

Zirkulierende neutrophile Granulozyten beziehen die benötigte Energie aus dem (Sauerstoff-abhängigen) **aeroben Stoffwechsel.** Sie sind allerdings (nach ihrer chemotaktischen Anlockung) in geschädigten, nicht mehr durchbluteten Geweben funktionell aktiv. Hier ist Nachschub an Sauerstoff und Glukose nicht möglich. Die Zellen enthalten deshalb viel **Glykogen** für den **anaeroben Stoffwechsel** (Glykolyse).

Entwicklung (Granulopoese): Neutrophile Granulozyten gehen, wie alle Granulozyten, aus dem myeloiden Progenitor (CMP) und nachfolgend dem Progenitor für Granulozyten und Monozyten (GMP) hervor. Die erste, morphologisch unterscheidbare Zwischenstufe im Knochenmark ist der noch teilungsfähige (neutrophile) Myeloblast, der über postmitotische Zwischenstufen zum stabkernigen neutrophilen Granulozyten differenziert.

Entwicklung (Granulopoese): Für alle Granulozyten läuft die Bildung im Knochenmark gleich ab: nach mehreren teilungsfähigen Differenzierungsstufen über Progenitoren zum Myeloblasten folgen postmitotische Differenzierungsschritte, die man morphologisch für die neutrophile, eosinophile und basophile Reihe unterscheiden kann.
Granulozyten gehen aus dem **myeloiden Progenitor** (CMP) und nachfolgend unter dem Einfluss des Wachstumsfaktors GM-CSF (engl. granulocyte-monocyte colony stimulating factor) aus einem gemeinsamen Progenitor für Granulozyten und (die meisten) Monozyten (GMP) hervor (Abb. **6.1**). Die noch teilungsfähigen (neutrophilen) Myeloblasten differenzieren schrittweise vom Promyelozyt, Myelozyt, Metamyelozyt zum stabkernigen neutrophilen Granulozyt, der noch keine eindeutige Segmentierung des Zellkernes zeigt.

Kinetik: Im Knochenmark sind Zellen der Granulopoese häufiger als die der Erythropoese, da neutrophile Granulozyten nur sehr kurz leben. Die Reifung zum stabkernigen neutrophilen Granulozyten dauert 7–9 Tage (mitotischer Pool). Danach verbleibt die Zelle noch etwa 5 Tage im Knochenmark, d. h. sie wird auf Vorrat produziert (Speicherpool). Reife segmentkernige Granulozyten verlassen das Knochenmark. Nach einer Zirkulation im peripheren Blut von wenigen Stunden wandern sie in infizierte/entzündete Gewebe, wo sie nur einige Tage leben. Nur 5–10 % aller neutrophilen Granulozyten befinden sich im Blut.

Kinetik: Die Reifung der neutrophilen Granulozyten im Knochenmark dauert 7–9 Tage. Anschließend verbleiben sie hier als Reserve noch einige Tage. Nach einer kurzen Zirkulation im peripheren Blut wandern sie in Gewebe, wo sie nur wenige Tage leben.

▸ Merke. Aufgrund der kurzen Lebensdauer der neutrophilen Granulozyten in der Zirkulation und in peripheren Geweben ist ihre Syntheserate im Knochenmark sehr hoch.

▸ Merke.

▸ Klinik. Die notwendige schnelle Zunahme von neutrophilen Granulozyten z. B. bei bakteriellen Infektionen wird über Reservepools realisiert. Die in den großen Venen lose anliegenden Zellen werden in die Hauptblutstrombahn verschoben (**Gefäßpool**). Der gewaltige Vorrat an z. T. noch stabkernigen Granulozyten im Knochenmark wird ausgeschüttet (**Speicherpool**) und die Proliferation der Vorläuferzellen wird erhöht (**mitotischer Pool**). Dadurch finden sich als Zeichen einer ablaufenden Infektion **vermehrt stabkernige neutrophile Granulozyten** (> 5 % aller Leukozyten) und deren Vorläufer im peripheren Blut.

▸ Klinik.

Eosinophile Granulozyten

Funktion: Eosinophile Granulozyten können phagozytieren, wirken aber hauptsächlich durch Ausschütten der Inhaltstoffe ihrer Granula. Das Major Basic Protein (MBP) aktiviert andere Immunzellen wie neutrophile und basophile Granulozyten sowie Mastzellen. Eosinophile Granulozyten sind an der Regulation der lokalen Immunantwort von $CD4^+$ T-Helferzellen Typ 2 (Th 2) durch Sekretion von Zytokinen (IL-4, IL-5, IL-13) beteiligt.

Eosinophile Granulozyten

Funktion: Eosinophile Granulozyten sind an der Immunabwehr von Parasiten, Bakterien und Viren und an der Regulation der Immunantwort von anderen Leukozyten beteiligt.

▸ Klinik. Eine **parasitäre Infektion**, z. B. mit Wurmlarven (Helminthen), induziert sowohl im peripheren Blut als auch im betroffenen Gewebe einen Anstieg (**Eosinophilie**) und eine Aktivierung von eosinophilen Granulozyten, welche historisch als gesteigerte Immunabwehr interpretiert wurde. Parasit und eosinophile Granulozyten können aber auch symbiotisch interagieren, was das Überleben der Parasiten sichert.
Eine lokalisierte oder systemische Eosinophilie findet sich bei **allergischen Erkrankungen** z. B. der Haut (atopische Dermatitis = Neurodermitis), der Schleimhäute und der Lungen (allergisches Asthma bronchiale) und des Darms (eosinophile gastrointestinale Erkrankungen wie z. B. Eosinophile Ösophagitis). Bei diesen Erkrankungen kommt es durch eine gestörte Barrierefunktion des Epithels und einer dysregulierten Immunantwort zu einer Entzündung, bei der eosinophile Granulozyten in die betroffenen Gewebe einwandern.

▸ Klinik.

Morphologie: Die 12–17 µm großen Zellen sind segmentkernig. In der Regel finden sich nur zwei runde Segmente, wodurch die typische **Brillenform des Zellkerns** entsteht. Die Zellen enthalten große, spezifische **eosinophile Granula**. Mit einem Durchmesser bis 1 µm füllen sie fast das ganze Zytoplasma aus. Im Elektronenmikroskop weisen diese ellipsoiden Granula ein zentrales elektronendichtes Kristalloid auf, das von einer helleren Matrix umgeben ist. Es besteht aus dem **Major Basic Protein (MBP)**, welches direkt zytotoxisch wirkt und andere proinflammatorische Zellen aktiviert. Es ist für die starke Eosinophilie der Granula verantwortlich. In der helleren Matrix finden sich neben der eosinophilen Peroxidase (EP) zwei Ribonukleasen (Abbau von RNA): eosinophiles kationisches Protein (ECP) und eosinophiles Neurotoxin (EDN). Diese Enzyme vermitteln u. a. die antivirale Wirkung der Zellen gegenüber RNA-Viren.

Morphologie: Der Kern besteht aus zwei Segmenten, wodurch seine typische Brillenform entsteht. Im Zytoplasma befinden sich große, spezifische ellipsoide Granula, die u. a. das Major Basic Protein (MBP), das direkt zytotoxisch wirkt und für die starke Eosinophilie der Granula verantwortlich ist, enthalten.

Entwicklung: Aus dem myeloiden Progenitor für Granulozyten und einem Teil der Monozyten (GMP) (Abb. **6.1**) geht ein gemeinsamer Progenitor für eosinophile und basophile Granulozyten hervor.

Entwicklung: s. Abb. **6.1**.

Basophile Granulozyten

Funktion: Basophile Granulozyten spielen eine wichtige Rolle bei allergischen Reaktionen vom Soforttyp und in der Abwehr von Parasiten. Als potente Quelle des Zytokins IL-4 sind sie an der Regulation anderer Immunzellen beteiligt.

▶ Klinik.

Basophile Granulozyten

Funktion: Basophile Granulozyten sind Haupteffektoren bei **allergischen Reaktionen vom Soforttyp** (Typ I) und bei der Immunantwort auf Infektionen mit Parasiten. Sie sezernieren IL-4, das die Migration von eosinophilen Granulozyten, die Differenzierung von Monozyten zu Makrophagen, die Aktivierung von B-Zellen und die Differenzierung von naiven CD4$^+$-T-Helferzellen (Th) in Th2-Zellen unterstützt.

▶ Klinik. Pathologische IgE-Antikörper können nach der Exposition mit einem Antigen (Allergene, z. B. Blütenpollen) im Körper gebildet werden. Basophile Granulozyten und Mastzellen besitzen auf ihrer Oberfläche hochaffine Rezeptoren für das Fc-Fragment der IgE-Antikörper (FcεRI) und binden diese. Das löst die Degranulation der Zellen und damit die Freisetzung der gespeicherten vasoaktiven Mediatoren aus. Es kommt zur allergischen Reaktion vom Soforttyp. Zu den ausgelösten Erkrankungen gehören z. B. Urtikaria (Nesselsucht) und das Angioödem. Der anaphylaktische Schock ist die lebensbedrohliche Maximalvariante dieser Reaktion, in der bereits Sekunden bis Minuten nach erneutem Allergenkontakt der Kreislauf völlig zusammenbrechen kann.

Morphologie: Die seltensten Leukozyten im peripheren Blut, die basophilen Granulozyten, besitzen große basophile Granula, die u. a. Histamin und Heparin enthalten.

Morphologie: Der seltenste Leukozyt im peripheren Blut, weniger als 1 % der Leukozyten sind basophile Granulozyten, ist 14–16 µm groß und besitzt einen meist hantelförmig segmentierten Kern. Im Zytoplasma finden sich ca. 1 µm große, in der klassischen Pappenheim-Färbung **basophile Granula** in auffallend dichter Packung. Die Granula enthalten potente chemische Mediatoren, die für ein breites Spektrum von immunologischen und Entzündungsprozesse verantwortlich sind: Histamin (gefäßerweiternd), Heparin (Hemmung der Blutgerinnung) und Metabolite der Arachidonsäure wie Thromboxane, Prostaglandine und Leukotriene.

Entwicklung: s. Abb. **6.1**. Basophile Granulozyten des peripheren Blutes und Mastzellen in den Geweben weisen Ähnlichkeiten in Aufbau und Funktion auf. Beide leiten sich aus multipotenten hämatopoetischen Stammzellen im Knochenmark ab, aber nur basophile Granulozyten finden sich im peripheren Blut.

Entwicklung: Aus dem myeloiden Progenitor (CMP) und nachfolgend dem Granulozyten/Monozyten Progenitor (GMP) (Abb. **6.1**) geht ein gemeinsamer Progenitor für eosinophile und basophile Granulozyten im Knochenmark hervor. In der Differenzierung und Aktivierung (Degranulation) von Basophilen spielt IL-3 eine wichtige Rolle.
Basophile Granulozyten des peripheren Blutes und Mastzellen in den Geweben weisen Ähnlichkeiten in Aufbau und Funktion auf. Beide exprimieren den hochaffinen Rezeptor für IgE Antikörper (FcεRI) und schütten vasoaktive Amine (Histamin) nach Stimulation aus. Während basophile Granulozyten ihre Reifung im Knochenmark abschließen und nur 1–2 Tage Lebenszeit in der Zirkulation haben, reifen Mastzellen erst nach ihrer Wanderung in die peripheren Gewebe und können dort Wochen bis Monate überleben. Mastzellen sind ebenfalls hämatopoetischen Ursprungs, sie finden sich aber nicht im peripheren Blut. Ihre Entwicklung zu Gewebe-residenten Zellen ist noch unklar.

Zellen des mononukleären Phagozytensystems (MPS)

Dazu gehören Monozyten, Makrophagen und dendritische Zellen. Sie haben einen unsegmentierten („mono") Kern, sind phagozytisch aktiv und können Antigene T-Zellen präsentieren. Sie stammen von hämatopoetischen Stammzellen ab.

Zellen des mononukleären Phagozytensystems (MPS)

Im peripheren Blut und in den Geweben gibt es Leukozyten, die im Unterschied zu den Granulozyten einen unsegmentierten = **mononukleären Kern** haben und ebenfalls **phagozytotisch aktiv** sind. Zusätzlich können diese Zellen aber prozessierte Antigene den Lymphozyten präsentieren. Zu diesen Zellen gehören die **Monozyten, Makrophagen** und **dendritischen Zellen**. Für sie wurde der Begriff mononukleäres Phagozytensystem (MPS) geprägt, der nicht optimal (und nur scheinbar veraltet) ist. Alle Zellen des MPS stammen von hämatopoetischen Stammzellen des Dottersacks, der fetalen Leber und/oder des Knochenmarks ab (Tab. **6.1**). Sie werden deshalb hier im Kapitel „Blut" besprochen, obwohl sich nur die Monozyten und sehr wenige dendritische Zellen im peripheren Blut befinden, aber Makrophagen und dendritische Zellen in den Geweben.
Monozyten, Makrophagen, dendritische Zellen und ihre Vorläuferzellen exprimieren den Rezeptor für den Kolonie-stimulierenden Faktor 1 (engl. colony-stimulating factor 1 receptor, **CSF1R**), einem Zytokin, das die Produktion, Differenzierung und Funktion dieser Zellen reguliert.

Alle Zellen des MPS können phagozytieren (aktive Aufnahme von Partikeln, Mikroorganismen, einzelnen Zellen) und tragen da-

Funktion: Alle Zellen des MPS sind zur **Phagozytose**, der aktiven Aufnahme von Partikeln, Mikroorganismen bis hin zu einzelnen Zellen, und damit zur Bekämpfung der verschiedensten Infektionen und zum Abbau körpereigener zellulärer Zerfallsprodukte in der Lage. Teile der dabei aufgenommenen, prozessierten Antigene werden, gebunden an MHC-Moleküle, den T-Zellen präsentiert. Zellen des MPS übernehmen damit als **Antigen-präsentierende Zellen** eine wichtige Funktion in der spezifischen Immunantwort.

mit zur Bekämpfung von Infektionen und zum Abbau körpereigener zellulärer Zerfallsprodukte bei.

► Exkurs: MHC-Moleküle. Unter MHC-Molekülen (engl. major histocompatibility complex, MHC; Synonym human leucocyte antigen system, HLA) versteht man ein **System von Oberflächenmolekülen**, die u. a. wichtig zur Regulation der Immunantwort sind. MHC-Klasse-I-Moleküle (HLA-A, -B und -C) werden von allen kernhaltigen Körperzellen exprimiert. MHC Klasse-II-Moleküle (HLA-D) finden sich auf verschiedenen Leukozyten (dendritische Zellen, Monozyten, Makrophagen und B-Zellen). Diese Zellen können Bruchstücke von Antigen in Verbindung mit MHC-Klasse-II-Molekülen den T-Lymphozyten präsentieren (engl. antigen presenting cell, APC).

► Exkurs: MHC-Moleküle.

Monozyten

Morphologie: Monozyten sind die **größten Zellen des peripheren Blutes** (10–20 µm). Der Zellkern ist groß und nierenförmig und liegt oft etwas exzentrisch. Die Zellen sind amöboid beweglich und adhärieren an Oberflächen. Monozyten erscheinen im Lichtmikroskop ohne Granula (agranulär). Sie enthalten aber feinste **Granula**, deren Enzyme (Lysozym, saure Phosphatase, Sulfatase, unspezifische Esterase) phagozytierte Mikroorganismen töten können.

Funktion: Zirkulierende Monozyten werden über die Expression von **CD14**, einem Pattern-Recognition-Rezeptor (PPR), und **CD16** in klassische ($CD14^{++}$ $CD16^{-}$), intermediäre ($CD14^{++}$ $CD16^{+}$) und nicht klassische Monozyten ($CD14^{-}$ $CD16^{+}$) eingeteilt, die funktionell verschieden sind. Sie unterscheiden sich in ihren Fähigkeiten zur Phagozytose und Migration, und in den Zytokinen, die sie sezernieren. $CD14^{+}$ Monozyten haben das höchste Potenzial zur Phagozytose und zur Migration durch das Endothel in Gewebe. $CD16^{+}$ Monozyten sind „Wächterzellen", sie patrouillieren in den Blutgefäßen und rekrutieren andere Immunzellen.
Zirkulierende Monozyten können in geschädigte oder entzündete Gewebe einwandern und dort **zu (inflammatorischen) Makrophagen** (S. 167) **differenzieren**, sich aber nicht mehr teilen.

Entwicklung: Zirkulierende Monozyten leiten sich von der hämatopoetischen Stammzelle (HSC) und nachfolgend vom **myeloiden Progenitor** (**CMP**) ab (Abb. **6.1**). Die Monopoese verläuft entweder weiter über den gemeinsamen Progenitor für neutrophile Granulozyten und Monozyten (GMP) oder über eine Progenitorzelle für Monozyten und dendritische Zellen (MDP). Daraus entwickeln sich über weitere Schritte Monozyten.

Kinetik: Die Monozyten verlassen das Knochenmark bereits 1–3 Tage nach ihrer Entstehung und zirkulieren nur für wenige Tage, d. h. ihre Lebenszeit ist kurz. Im Unterschied zu Granulozyten besteht nur eine kleine Knochenmarkreserve.

Monozyten

Morphologie: Die Monozyten sind die größten Zellen des peripheren Blutes (10–20 µm). Der Zellkern ist groß und nierenförmig, die Granula sind lichtmikroskopisch nicht sichtbar.

Funktion: Zirkulierende Monozyten werden funktionell und damit korrelierend aufgrund der unterschiedlichen Expression von CD14 und CD16 in Subpopulationen unterteilt. Nach Aktivierung können Monozyten phagozytieren, pro-inflammatorische Zytokine produzieren und in entzündete/geschädigte Gewebe einwandern, wo sie zu Makrophagen differenzieren.

Entwicklung: Die Entstehung und Differenzierung der Monozyten (Monopoese) aus der hämatopoetischen Stammzelle und dem nachfolgenden myeloiden Progenitor ist komplex. Bereits nach 1–3 Tagen verlassen Monozyten das Knochenmark, es besteht hier kein Reservepool.

Makrophagen

Einteilung: Makrophagen unterteilen sich in

- Gewebe-residente (engl. tissue-resident) Makrophagen, die z. T. bereits in der pränatalen Entwicklung in das Gewebe eingewandert sind, sich dort teilen und selbst erneuern und
- Makrophagen, die sich zusätzlich im (entzündeten oder geschädigten) Gewebe zu Makrophagen differenzieren, nachdem sie als Monozyten aus dem peripheren Blut eingewandert sind.

Herkunft und Funktion Gewebe-residenter Makrophagen: Die Herkunft von Gewebe-residenten Makrophagen, die sich **teilen und selbst erneuern** können (**langlebig**), ist spezifisch für einzelne Gewebe. So sind z. B. die Mikroglia des Gehirns oder die Langerhans-Zellen der Haut (Tab. **6.6**) schon vor der Geburt aus dem Dottersack und/oder der fetalen Leber eingewandert. Dagegen leiten sich die Gewebe-residenten Makrophagen des adulten Darmes und Pankreas von der hämatopoetischen Stammzelle des Knochenmarks ab. Gewebe-residente Makrophagen sind an der Beseitigung alter, toter Zellen und von Zellbestandteilen beteiligt (z. B. Abbau alter Erythrozyten, s. Tab. **6.6**), halten das physiologische Gleichgewicht (Homöostase) in den Geweben aufrecht und fungieren dort als immunologische „Wächter".

Makrophagen

Gewebe-residente Makrophagen wandern z. T. bereits in der pränatalen Entwicklung in Gewebe ein, in denen sie sich teilen und selbst erneuern. Sie übernehmen Gewebespezifische Aufgaben, überwachen die Gewebe immunologisch und halten deren Homöostase („inneres Gleichgewicht") aufrecht. **Monozyten aus dem Blut** wandern zusätzlich ein und **differenzieren zu Makrophagen**, wenn diese Gewebe entzündet oder geschädigt sind.

Herkunft und Funktion von Monozyten-abgeleiteten Makrophagen: Bei Schädigung oder Entzündung von Geweben wandern Monozyten aus dem Blut ein. Sie differenzieren zu Makrophagen, die nicht proliferieren (**kurzlebig**). Sie sind z. B. an der Beseitigung der Entzündung beteiligt.

6.6 Gewebe-residente Makrophagen

Zelle	Lokalisation	Besonderheiten*
Alveolarmakrophage	Lungenalveolen	Beseitigung Surfactant
Chondroklast	Knorpel	Knorpelabbau
Hofbauer-Zelle	Plazenta	
Pleura- und Peritonealmakrophage	seröse Höhlen	
Kupffer-Sternzelle	Leber	Abbau (alter) Erythrozyten
Langerhans-Zelle	Haut	Aufnahme und Präsentation Antigen
Makrophage („Uferzelle")	Sinus in Milz und Knochenmark	Abbau (alter) Erythrozyten
Mikroglia	Gehirn	
Sinusmakrophagen	Lymphknoten	Aufnahme und Präsentation Antigen
Osteoklast	Knochen	Knochenabbau

* Prinzipiell sind alle Makrophagen phagozytotisch aktiv.

Dendritische Zellen (DC)

Funktion: Dendritische Zellen sind die potentesten Antigen-präsentierenden Zellen. Sie nehmen Antigen auf, prozessieren es und präsentieren den naiven T-Zellen Antigenbruchstücke in Verbindung mit MHC-Molekülen.

Klassifikation: Dentritische Zellen leiten sich aus der myeloiden Progenitorzelle (CMP) und nachfolgend von einem Progenitor für Monozyten und dendritische Zellen (MDP) ab.

In den T- und B-Zonen der lymphatischen Organe gibt es jeweils spezialisierte dendritische Zellen zur Antigenpräsentation.

Dendritische Zellen (DC)

Funktion: Dendritische Zellen (engl. dendritic cells, DC) sind die potentesten **Antigen-präsentierenden Zellen.** Sie nehmen Antigen (z. B. Mikroorganismen) auf, prozessieren es und präsentieren den naiven T-Zellen Antigenbruchstücke in Verbindung mit MHC-Molekülen. **Morphologisch** zeigen dendritische Zellen lange verzweigte Fortsätze (lat. dendros: Baum). Damit bieten sie große Kontaktflächen für die Interaktion mit Lymphozyten.

Klassifikation: Die Abgrenzung dendritischer Zellen von Monozyten and Makrophagen, ihre Ableitung aus hämatopoetischen Progenitorzellen und die gleichzeitige weitere Unterteilung in Subpopulationen werden intensiv erforscht und z. T. kontrovers diskutiert. Klar ist, dass sich dentritische Zellen aus der myeloiden Progenitorzelle (CMP) und nachfolgend von einem Progenitor für Monozyten und dendritische Zellen (MDP) ableiten (Abb. **6.1**).
Im zirkulierenden Blut finden sich sehr wenige **klassische/konventionelle und plasmazytoide dendritische Zellen**, die sich funktionell und in der Expression von Oberflächenmarkern und Transkriptionsfaktoren unterscheiden.
In den **T-Zonen** der lymphatischen Organe bzw. in Ansammlungen lymphatischen Gewebes übernehmen **interdigitierende dendritische Zellen** (IDC) die Antigenpräsentation.
Follikuläre dendritische Zellen (FDC) in der **B-Zone von Lymphfollikeln** stammen nicht von hämatopoetischen Zellen ab. Sie präsentieren den B-Zellen Antigene. Im Unterschied zu anderen Antigen-präsentierenden Zellen werden die Antigene in Verbindung mit Antikörpern oder mit Komplementfaktoren, nicht mit MHC-Molekülen, präsentiert.

Lymphozyten

Morphologisch können große granulierte Lymphozyten, zu denen funktionell u. a. die Natürlichen Killerzellen (NK-Zellen) gehören, und kleine Lymphozyten, die die meisten T- und B-Zellen umfassen, unterschieden werden.

Lymphozyten

Lymphozyten sind morphologisch und funktionell **heterogen**.

- **Große** (ca. 10 µm) **granulierte Lymphozyten** (engl. large granular lymphocytes) machen etwa 14 % (6–29 %) der Lymphozyten aus. Die Granula sind azurophil, d. h. sie lassen sich mit Azurfarbstoffen wie Giemsa anfärben. Das Verhältnis Kern : Zytoplasma ist geringer als bei kleinen Lymphozyten. Funktionell gehören die Zellen zu den **Natürlichen Killerzellen** (engl. natural killer cells, NK) und zu den **zytotoxischen T-Zellen**.
- Die **kleineren Lymphozyten** (6–8 µm) enthalten keine Granula. Sie besitzen einen großen runden Kern, der fast die gesamte Zelle ausfüllt. Daraus resultiert ein hohes Verhältnis von Kern : Zytoplasma. Sie umfassen die **B- und meisten T-Zellen,** die jeweils etwa 13 % (7–23 %) und 73 % (60–85 %) der Lymphozyten ausmachen und Träger der spezifischen Immunantwort sind.

Natürliche Killerzellen (NK-Zellen)

Funktion: NK-Zellen sind zytotoxische Lymphozyten der angeborenen frühen Immunabwehr. Sie erkennen körpereigene Virus-infizierte Zellen und Tumorzellen, in denen z. B. MHC-Klasse I Moleküle reduziert sind oder fehlen. So kann z. B. der normalerweise inhibierte NK-Zellrezeptor für MHC-Klasse I Moleküle nicht mehr binden, die NK-Zelle wird aktiviert und die infizierte bzw. Tumorzelle getötet. Dazu werden die Inhaltsstoffe der lytischen Granula der NK-Zellen wie Granzyme und Perforin freigesetzt.

Entwicklung: NK-Zellen leiten sich aus der **lymphoiden Progenitorzelle** (engl. common lymphoid progenitor, CLP) des Knochenmarks ab (Abb. **6.1**).

T- und B-Lymphozyten

► Exkurs: Antigen. Antigene sind molekulare Strukturen, die von spezifischen Rezeptoren der B- und T-Zellen erkannt werden. Anfangs wurden damit nur Moleküle bezeichnet, die nach Injektion in einen fremden Organismus zur Bildung von Antikörpern führen (engl. **anti**body **gen**erating).

Funktion: T- und B-Zellen sind die einzigen Zellen des Immunsystems, die zu einer **spezifischen Immunantwort** fähig sind. Sie besitzen dafür Rezeptoren, die sie im Thymus (T-Zellen) bzw. im Knochenmark (B-Zellen) während der Reifung erwerben. Zellen, die noch keinen Antigenkontakt hatten, aber schon Antigen-spezifische Rezeptoren tragen, nennt man treffend „naiv". Sie wandern nach ihrer Reifung in sekundäre lymphatische Organe ein. Durch Kontakt mit „ihrem" Antigen werden sie aktiviert und differenzieren zu verschiedenen **Effektorzellen**.
Sowohl von den T- als auch B-Zellen gibt es **Gedächtniszellen** (engl. memory cells), die Jahre nach dem ersten Antigenkontakt nach einem erneuten Kontakt mit dem gleichen Antigen für eine schnellere und effektivere Immunabwehr sorgen. Das bedeutet, dass Lymphozyten eine Lebensdauer von wenigen Tagen bis zu Jahren haben.

Morphologie: T- und B-Zellen sehen morphologisch gleich aus, haben aber unterschiedliche Funktionen. Sie besitzen einen großen runden, chromatinreichen Kern; der verbleibende schmale, häufig kaum sichtbare Zytoplasmasaum ist basophil. Optisch sind es Zellen ohne besondere Merkmale. Diese Gleichförmigkeit lässt nicht erkennen, zu welchen Leistungen sie fähig sind.

Entwicklung: Im Knochenmark gibt es eine oligopotente **lymphatische Progenitorzelle** (engl. common lymphoid progenitor, **CLP**), die sich von der multipotenten hämatopoetischen Stammzelle (HSC) abzweigt. Aus diesem lymphatischen Progenitor entwickeln sich die T- und B- sowie die NK-Zellen (S. 169).
Die Gesamtheit der T- und B-Zellen muss in der Lage sein, alle natürlich vorkommenden und synthetischen Antigene mit spezifischen Rezeptoren zu erkennen. Die Bezeichnung T- und B-Zelle richtet sich dabei nach dem Organ, an dem die eigentliche Programmierung (engl. priming) dieser Zellen abläuft and der spezifische Rezeptor erworben wird. Primäres lymphatisches Organ ist für **T**-Zellen der **T**hymus und für **B**-Zellen das Knochenmark (engl. **b**one marrow).

T-Lymphozyten

Die T-Zellen sind Träger der spezifischen **zellulären Immunität**, d. h. die differenzierten Zellen selbst sind die Effektoren der Immunantwort. In der Programmierungsphase, die für T-Zellen im Thymus abläuft, „lernen" die Thymozyten, was fremd und was eigen ist. Zellen, die diesen Prozess nicht korrekt durchlaufen, werden selektiert. Die reifen, naiven T-Zellen zirkulieren zwischen dem Blut und peripheren lymphatischen Organen, nach Antigenkontakt werden sie aktiviert und differenzieren in verschiedene T-Effektor-Zellen.
T-Zellen erkennen nicht native, sondern prozessierte Antigene in Verbindung mit MHC-Molekülen mit Hilfe des **T-Zellrezeptors** (engl. T cell receptor, **TCR**). Nach Antigenbindung an den Rezeptor leitet der eng assoziierte Molekülkomplex **CD3** Signale in die Zelle weiter.

Natürliche Killerzellen (NK-Zellen)

Funktion: NK-Zellen sind zytotoxische Lymphozyten der angeborenen frühen Immunabwehr.

NK-Zellen enstehen aus der **lymphoiden Progenitorzelle**.

T- und B-Lymphozyten

► Exkurs: Antigen.

Funktion: T- und B- Lymphozyten (**kurz: T- und B-Zellen**) sind die einzigen Leukozyten, die zu einer spezifischen Immunantwort fähig sind. Sie besitzen dafür Rezeptoren, die sie im Thymus (T-Zellen) bzw. im Knochenmark (B-Zellen) während der Reifung erwerben. Nach dem Kontakt mit „ihrem" Antigen werden sie aktiviert und differenzieren zu verschiedenen **Effektorzellen**. **Gedächtnis T- und B-Zellen** sorgen nach erneutem Antigenkontakt für eine schnellere und effektivere Immunabwehr.

Morphologie: T- und B-Zellen sehen morphologisch gleich aus, haben aber unterschiedliche Funktionen. Sie besitzen einen großen runden, chromatinreichen Kern.

T- und B- sowie die NK-Zellen leiten sich aus der oligopotenten lymphatischen Progenitorzelle (CLP) im Knochenmark ab.

T-Lymphozyten: Die T-Zellen sind Träger der spezifischen **zellulären Immunität**, die Zellen sind selbst die Effektoren. Sie erkennen mit ihrem **T-Zellrezeptor (TCR)** prozessierte Antigene, die an MHC-Moleküle auf Antigen-präsentierenden Zellen gebunden sind.

⊙ 6.5

⊙ 6.5 **Antigenpräsentation für CD4⁺ und CD8⁺ T-Zellen**

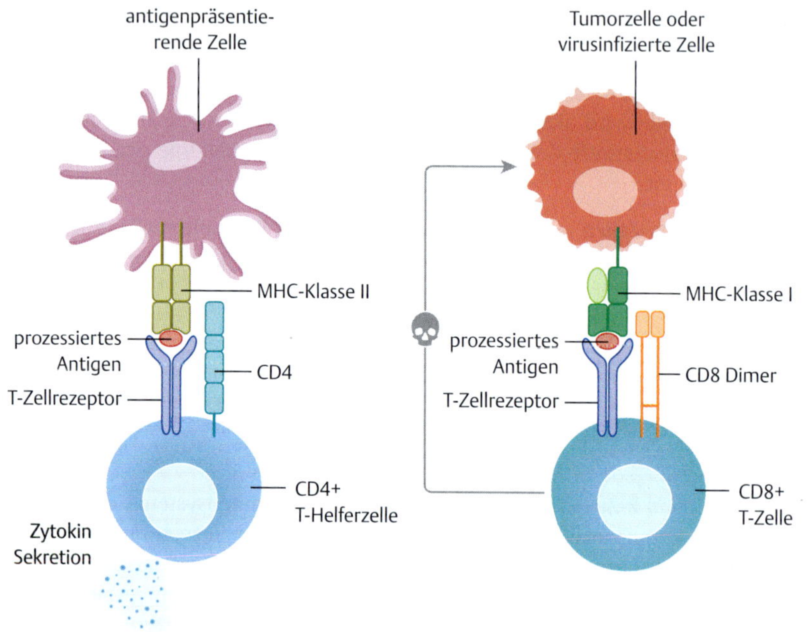

Nur ein Teil der miteinander interagierenden Rezeptoren und Proteinketten, die die Signale in die T-Zellen weiterleiten, sind dargestellt.

T-Zellen sind funktionell heterogen. $CD4^+$-T-Zellen erkennen prozessiertes Antigen in Verbindung mit MHC-Klasse-II, $CD8^+$ mit MHC-Klasse-I Molekülen. $CD4^+$-T-Zellen üben helfende/immunstimulierende Funktionen aus, während $CD8^+$-T-Zellen zytotoxisch oder immunsuppressiv wirken.

T-Zellen sind funktionell heterogen und können über die Expression von CD4 oder CD8 weiter unterteilt werden (Abb. **6.5**).

- **$CD4^+$-T-Zellen:** ca. 40 % der Lymphozyten exprimieren **CD4**. Sie erkennen Antigenbruchstücke nur in Verbindung mit MHC-Klasse-II-Molekülen, die ihnen von Antigen-präsentierenden Zellen gezeigt werden. $CD4^+$-T-Zellen unterstützen die Immunantwort (engl. T helper cells, Th). Sie werden funktionell in fünf Subpopulationen aufgrund des Typs der Immunantwort, den sie regulieren, und eines spezifischen Profils an Tr5anskriptionsfaktoren und sezernierten Zytokinen unterteilt: Th 1-, Th 2-, Th 17-, follikuläre Th-Zellen (FTh) und regulatorische T-Zellen (Treg); siehe weiterführende Lehrbücher Immunologie.
- **$CD8^+$-T-Zellen:** ca. 35 % der Lymphozyten tragen auf ihrer Oberfläche das **CD8**-Molekül. Sie erkennen prozessierte Antigene (z. B. Proteinfragmente von Viren) in Verbindung mit MHC-Klasse-I-Molekülen auf Zellen. $CD8^+$-T-Zellen wirken entweder zytotoxisch und töten (infizierte) Zellen ab (**zytotoxische T-Zellen**), oder sie supprimieren die Immunantwort (**T-Suppressorzellen**).

► Klinik.

► Klinik. Das CD4-Molekül dient als Andockstelle für das **HIV** (engl. human immundeficiency virus). Die $CD4^+$-T-Zellen werden infiziert und sterben, sie stehen dann für die Regulation der Immunantwort nicht mehr zur Verfügung. Unbehandelt kann eine HIV Infektion zu **AIDS** (engl. aquired immune deficiency syndrome) führen. Die Anzahl der peripheren $CD4^+$-T-Zellen (Normalwert ca. 1000/µl Blut) erlaubt die Einschätzung des Risikos für **opportunistische Infektionen**, d. h. von Infektionen, die unter der Bedingung des geschwächten Immunsystems auftreten. Das Risiko steigt, wenn die Anzahl unter 200/µl Blut fällt. Lungenentzündungen und Pilzerkrankungen sind häufig. Auch die malignen Erkrankungen von Betroffenen mit AIDS sind charakteristisch: das **Kaposi-Sarkom**, ein Tumor des Endothels der Blutgefäße und das **Non-Hodgin-Lymphom (NHL)**, eine maligne Erkrankung des lymphatischen Systems, sowie (bei Frauen) das invasive Zervixkarzinom.

⊙ 6.6 **Aufbau der Antikörper (Immunglobulin, Ig) der B-Zellen**

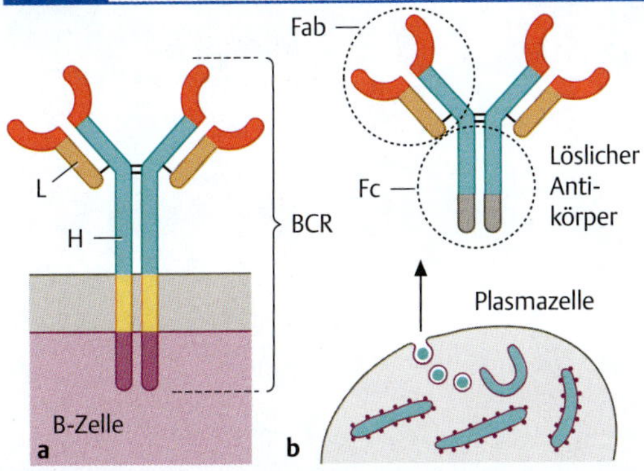

Details siehe Exkurs: Antikörper (S. 171). **a**: Membranständiger Antikörper, der zusammen mit weiteren Proteinen den B-Zellrezeptor (BCR) bildet. L leichte (engl. light), H schwere (engl. heavy) Kette. **b**: Löslicher Antikörper, der von der differenzierten B-Effektorzelle, der Plasmazelle, sezerniert wird. Die antigenspezifische Region (Fab) ist beim membranständigen und löslichen Antikörper einer B-Zelle identisch.

Quelle: Lüllmann-Rauch R, Asan E, Hrsg. Taschenlehrbuch Histologie. 6. Aufl. Stuttgart: Thieme; 2019

⊙ 6.6

B-Lymphozyten

B-Zellen werden im Knochenmark (engl. **b**one marrow) gebildet und dort auch programmiert. Sie tragen auf ihrer Oberfläche einen **membranständigen Antikörper** (engl. surface immune globulin), der mit weiteren Proteinketten den **B-Zellrezeptor** (**BCR**) bildet und spezifisch Antigen binden kann (Abb. **6.6**).

Die noch „naiven" B-Zellen, sie hatten bisher keinen Antigenkontakt, wandern in die peripheren lymphatischen Organe (S. 173), hier bevorzugt in die B-Zone, den Lymphfollikel (S. 176) ein. Hier interagiert der B-Zellrezeptor mit dem spezifisch zu ihm passenden Antigen, das ihm von **follikulären dendritischen Zellen** (FDC) präsentiert wird. Die B-Zelle wird aktiviert, teilt sich und differenziert zur B-Effektorzelle, der **Plasmazelle**.

Die Plasmazelle sezerniert lösliche **Antikörper** (Abb. **6.6**) mit derselben Spezifität wie ihr membranständiger Antikörper (B-Zellrezeptor). Die Antikörper binden an „ihr" Antigen (z. B. pathogener Mikroorganismus). Granulozyten und Makrophagen erkennen Antikörper-besetzte Mikroorganismen mit ihren Fc-Rezeptoren und töten diese.

B-Zellen reifen im Knochenmark. Dabei erwerben sie den Antigen-spezifischen B-Zellrezeptor (BCR), der strukturell einen membranständigen Antikörper darstellt. Sie wandern nach der Reifung in die peripheren lymphatischen Organe, hier bevorzugt in die Lymphfollikel, ein.

In den Lymphfollikeln präsentieren die follikulären dendritischen Zellen (FDC) das Antigen der B-Zelle. Diese teilt sich nach Antigenkontakt, differenziert zur Plasmazelle und sezerniert Antikörper mit der gleichen Spezifität wie ihr membrangebundener Antikörper.

► **Exkurs: Antikörper.** Der Aufbau aller Antikörper ist identisch (Abb. **6.6**): Sie bestehen aus je 2 leichten **L**- (engl. light) und 2 schweren **H**- (engl. heavy) Proteinketten, die über Disulfidbrücken verbunden sind. Dabei werden 2 antigenspezifische Regionen gebildet (engl. antigen binding Fragment, **Fab**), mit denen das Antigen erkannt und gebunden wird. Der andere, der **Fc**-Teil des Antikörpers, ist bei löslichen und membranständigen Antikörpern ähnlich. Antikörper werden auf der Basis von Unterschieden in der H-Kette in (Immunglobulin)-Klassen eingeteilt; im Menschen gibt es IgM-, IgG-, IgA- und IgE-Antikörper.

► Exkurs: Antikörper.

► **Klinik.** Beim Multiplen Myelom kommt es zu Vermehrung von malignen Plasmazellen, die von einer einzigen entarteten Zelle ausgeht. Dabei wird das Knochenmark herdförmig (multiple) infiltriert. Die Myelomzellen produzieren pathologische Immunglobuline (monoklonale Gammopathie), die im Serum diagnostisch nutzbar sind. Sie haben keine Antikörperfunktion.

► Klinik.

Ein „echter Fall“ zum Nachdenken

> Als ich beim Innere-Praktikum für die Onkologie eingeteilt werde, habe ich darauf zuerst überhaupt keine Lust. Meine Vorstellung von Krebs ist recht eindimensional. Die Krankheit ist schwer zu heilen und die Betroffenen leiden unter der Therapie.

Doch als ich am ersten von 14 Tagen die lichtdurchflutete Station betrete, will so gar nichts meinen üblen Erwartungen entsprechen. Ich werde von allen sehr freundlich aufgenommen. Auch die Patientinnen und Patienten sind aufgeschlossen und die meisten wissen bestens über ihre Krankheit Bescheid. Ein weiterer Unterschied zu anderen Stationen ist, dass wesentlich weniger Entlassungen und Aufnahmen zu erledigen sind. So kann ich mich viel intensiver mit den Krankengeschichten beschäftigen.

Dann, am Ende der ersten Woche, ist es soweit: Ich soll meine erste Aufnahme machen. Laut meinem Oberarzt ein untypischer Fall. Das Pflegepersonal hat bei der Patientin schon Blut abgenommen, Puls und Blutdruck gemessen und ein EKG geschrieben, sodass ich gleich mit der Befragung loslegen kann. Die 17jährige, auffallend blasse Patientin ist ziemlich gedrückter Stimmung. Und ich bin ziemlich verwirrt von dem, was sie mir erzählt (die alte Akte hat mir der Oberarzt noch nicht gegeben, denn ich soll „unvoreingenommen“ an den Fall herangehen): Sie habe schon als kleines Kind ein „schlechtes Immunsystem“ gehabt. Nun sei es so schlimm, dass sie praktisch nicht mehr in die Schule gehen könne. Dort bekomme sie nämlich spätestens nach einer Woche einen Infekt und müsse dann zwei Wochen mit Fieber zu Hause im Bett liegen. Am meisten störe sie dabei, dass sie langsam den Kontakt zu ihren Freunden verliere. Sie sei heute gekommen, weil sie sich sehr schwach fühle und auch Luftnot habe.

Ich höre ihr zu, schreibe mit und versuche das alles in eine für mich schlüssige Form zu bringen. Das Abhören bringt keinen Befund. Mir scheint sie immer noch blasser zu werden. Also setze ich ihr vorsichtshalber eine Sauerstoffmaske auf und rufe den Oberarzt. Der versorgt die Patientin dann schnell mit einer CPAPMaske mit hoher O2-Konzentration. Die Maske bewirkt bei spontan Atmenden am Ende der Ausatmung einen Überdruck in den Alveolen und verbessert dadurch den Gasaustausch.

Hinter der Maske hervor lächelt mich die Patientin jetzt an: „Und, wissen Sie, was ich hab?“, fragt sie mich. Peinlich berührt schüttele ich den Kopf und murmele etwas von „chronischer Immunschwäche“ und „Lymphozytenmangel“. Die Patientin erwidert: „Nein, … nicht zu wenig. Zu viele, die aber nicht richtig funktionieren.“ Danach lehnt sie sich zurück und ruht sich aus.

Auf dem Gang tröstet mich mein Oberarzt: „Keine Sorge. Wir kennen die Patientin schon länger und sie hat ‚mitgemacht‘, um Ihnen mal einen ‚echten Fall‘ zu präsentieren. Was denken Sie?“ – „Eine Form von Leukämie? …“, wage ich mich zögerlich vor – „Ganz recht … und genauer?“ – „… BZellen, … oder?“ – „Ja, genau! Eine akute B-Zell-Leukämie. Und was ist daran untypisch?“ – „Na, eigentlich ist das doch eine Erkrankung, die meist bei Kindern auftritt. Und sie ist doch schon 17 …“ Er nickt. „Also? …“, spornt er mich zum Nachdenken an. „… ist es ein Rezidiv?!?“ Mein Oberarzt nickt und ich blicke wohl sehr betroffen drein. Doch jetzt geht es erst richtig los. Er fragt mich auch noch die ganzen anderen Formen der Leukämie durch – und ich wünschemir, ich hätte mir in der Anatomie die Stammzellenlehre besser gemerkt. Jetzt begreife ich erst, welche klinische Relevanz das hatte, was wir damals am Mikroskop lernen mussten …

* Fallbeispiel fiktiv, Namen und Daten frei erfunden

Text: Arne Conrad Foto: © Ivan Gärtner / stock.adobe.com

6.3 Lymphatische Organe

Während die Immunantwort überall im Körper ablaufen kann, finden Proliferation, Programmierung, Reifung und Erhaltung von Lymphozyten vorzugsweise in speziellen Organen des Immunsystems statt (Abb. **6.7**).

6.3.1 Primäre lymphatische Organe

In den primären lymphatischen Organen, Thymus und Knochenmark, läuft die Bildung und Reifung der T- und B-Zellen ab, d. h. die Zellen lernen hier „fremd" und „eigen" zu unterscheiden und erwerben ihren Antigen-spezifischen Rezeptor. Im roten Knochenmark (S. 157) entstehen im Rahmen der Hämatopoese (S. 156) aus dem **lymphoiden Progenitor** (common lymphoid progenitor, CLP; Abb. **6.1**) die Vorläufer der B- und T-Zellen. Nur die prä-B-Zellen teilen sich hier und reifen zu immunkompetenten B-Zellen.

Thymus (Bries)

Funktion

Der Thymus ist als primäres lymphatisches Organ für die **Bildung und Reifung der T-Zellen** verantwortlich. Aus dem Knochenmark wandern Prä-T-Zellen über die Blutgefäße in die Thymusrinde (Kortex) ein. Dort teilen sich die Zellen, jetzt Thymozyten genannt, und werden in Richtung Mark (Medulla) weitergeschoben. Der Thymozyt erwirbt den **T-Zellrezeptor** (**TCR**) und „lernt", indem er mit verschiedenen Epithelzellen interagiert, zwischen körpereigenen und -fremden Antigenen zu unterscheiden. Die Thymozyten unterliegen zuerst einer **positiven Selektion**, d. h. nur die überleben, deren T-Zellrezeptor Auto-(Selbst)-Antigene gebunden an MHC-Mole-

6.3 Lymphatische Organe

6.3.1 Primäre lymphatische Organe

In den primären lymphatischen Organen, Thymus und Knochenmark, läuft die Bildung und Reifung der T- und B-Zellen ab, d. h. die Zellen lernen hier „fremd" und „eigen" zu unterscheiden und erwerben ihren Antigen-spezifischen Rezeptor.

Thymus (Bries)

Funktion

Im Thymus erfolgt die Bildung und Reifung der T-Zellen, die als Prä-T-Zellen aus dem Knochenmark über das Blut einwandern. Die T-Zellen erwerben hier den T-Zellrezeptor (TCR). Durch dessen Interaktion mit den verschiedenen Epithelzellen des Thymus werden die T-Zellen ausgewählt, die korrekt körpereigene von -fremden Antigenen unterscheiden.

6.7 Lymphatisches System

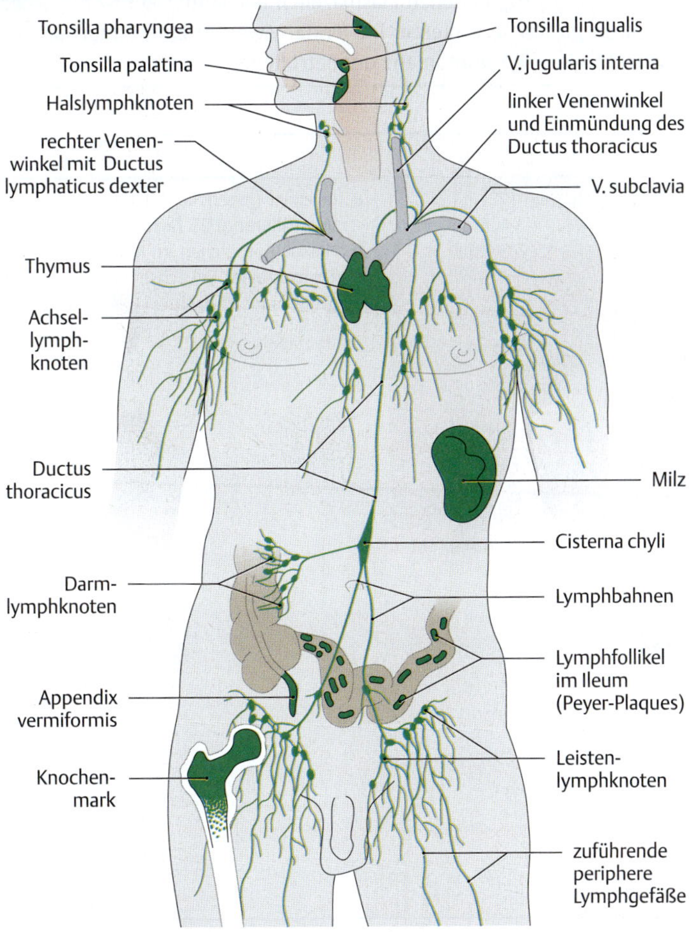

Die lymphatischen Organe und die Gesamtheit aller Lymphgefäße, die in der Peripherie des Körpers beginnen und sich zu großen Lymphgefäßen vereinigen, bilden das lymphatische System (S. 152). Die regionären Lymphknoten der Axilla und der Leiste (Inguen) sind hier beispielhaft für alle Lymphknoten dargestellt.

Quelle: Schünke M, Schulte E, Schumacher U. PROMETHEUS Lern-Atlas der Anatomie, Allg. Anat. u. Bewegungssystem. Illustrationen von Voll M u. Wesker K. 6. Aufl. Stuttgart: Thieme; 2022

küle erkennt. In der anschließenden **negativen Selektion** werden die T-Zellen eliminiert, bei denen diese Bindung zu stark ist, da diese körpereigene Zellen attackieren würden. Etwa 90 % der Thymozyten werden selektiert, sie sterben durch programmierten Zelltod (Apoptose).

Aufbau und Größe

Das Grundgerüst des Thymus wird von spezialisierten Epithelzellen gebildet, sie sind für die Reifung/Selektion der T-Zellen entscheidend. Das in das Gerüst eingebettete Parenchym gliedert sich in die zellreiche Rinde (Kortex) und in das zentrale zellärmere Mark (Medulla).

Aufbau und Größe

Das Thymusparenchym (Abb. **6.8**) gliedert sich in die sehr **zellreiche Rinde (Kortex)** und in das zentrale **zellärmere Mark (Medulla)**.
Der Thymus ist das einzige lymphatische Organ, dessen Grundgerüst aus **spezialisierten Epithelzellen** (engl. thymic epithelial cells, TEC) besteht. Sie sind im Kortex für die positive und in der Medulla für die negative Selektion der Thymozyten, die in dieses Grundgerüst eingebettet sind, wichtig.
Das auffälligste Merkmal des Kortex sind die dicht gepackten Lymphozyten, hier **Thymozyten** genannt, dadurch erscheint diese Region in der Hämatoxilin-Eosin-Färbung kräftig blau. Die Epithelzellen sind im Kortex schwer zu identifizieren, jedoch gut in der Medulla. Bei den **Hassall-Körperchen** handelt es sich um zwiebelschalenförmige Anordnungen der Epithelzellen in der Medulla. Sie sind ein besonderes, differenzialdiagnostisch nutzbares Kennzeichen dieser Region; ihre Funktion ist unklar.
Da B-Zellen im normalen juvenilen Thymus fehlen, gibt es weder Primär- noch Sekundärfollikel (S. 176). Mit höherem Lebensalter können B-Lymphozyten in den Thymus migrieren, sich dort ansiedeln und vereinzelt Follikel bilden.

▶ Klinik.

▶ Klinik. Bei der **Myasthenia gravis** werden Auto-Antikörper gegen Acetylcholinrezeptoren, die an der postsynaptischen Membran der motorischen Endplatte in der quergestreiften Skelettmuskulatur (S. 74) sitzen, gebildet. Die Signalübertragung Nerv-Muskulatur wird gestört, die Muskulatur geschwächt. Kommt es dabei zu Atem- oder Schluckstörungen, kann diese Erkrankung lebensbedrohlich sein. Bei einem Teil der Betroffenen finden sich im Thymus unerwartet Lymphfollikel (S. 176) mit Keimzentren (S. 176), in denen Plasmazellen hochaffine Auto-Antikörper gegen Acetylcholinrezeptoren sezernieren. Das erklärt, warum eine Entfernung des Thymus (**Thymektomie**) die Symptomatik der Betroffenen bessert.

6.8 Histologie des Thymus

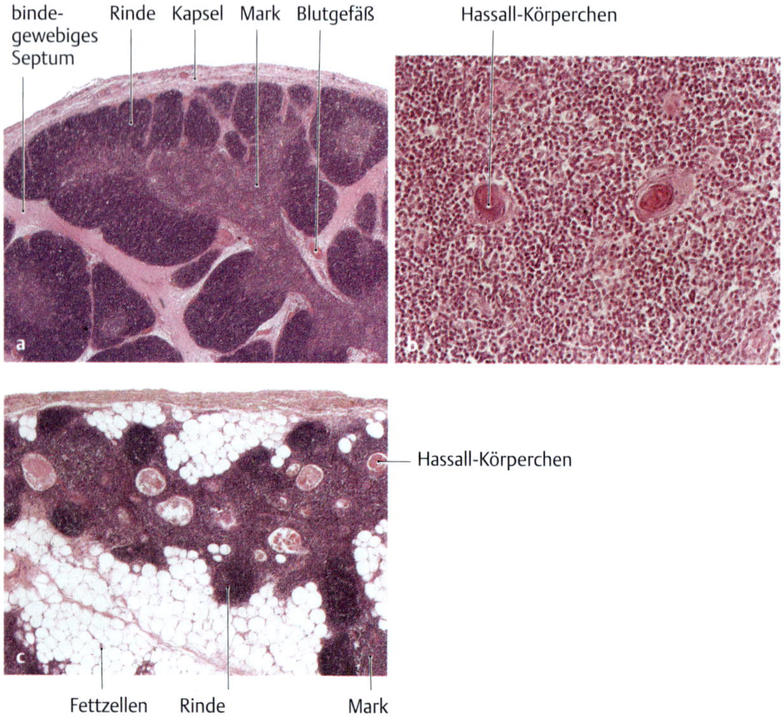

a Juveniler (jugendlicher) Thymus. Färbung: HE; Vergrößerung: 25-fach.
b Hassall-Körperchen im Mark. Färbung: HE.
c Thymus eines Erwachsenen. Färbung: HE; Vergrößerung: 25-fach.

Die Größe des Thymus variiert in Abhängigkeit vom Lebensalter. Im Kleinkind ist er am größten und wiegt etwa 30 g. Er kann dabei kranial die obere Thoraxöffnung (Apertura thoracis superior) überragen und bis an die Schilddrüse reichen, und kaudal teilweise den Herzbeutel bedecken. Bereits zur Geburt, und beschleunigt nach der Pubertät, unterliegt der Thymus der fortschreitenden **Involution** (Verkleinerung) mit einem teilweisen Ersatz des lymphatischen durch Fettgewebe. Beim Erwachsenen wiegt der Thymus etwa 18 g. Seine Funktion hält aber bis ins hohe Lebensalter an, d. h. naive T-Zellen werden fortlaufend gebildet, aber in geringerer Anzahl.

Die Größe des Thymus variiert in Abhängigkeit vom Lebensalter. Er besitzt im Kleinkindalter seine größte Ausdehnung. Bereits nach der Geburt unterliegt er einer langsamen Involution (Verkleinerung), die mit einer teilweisen Verdrängung des lymphatischen Gewebes durch Fettgewebe einhergeht.

Lage und Form

Der Thymus liegt im **oberen Mediastinum** (Mediastinum superius (S. 525)) zwischen dem Sternum, mit dessen Hinterseite er durch lockeres Bindegewebe verbunden ist, und den großen Gefäßen (Aorta, Truncus pulmonalis, V. cava superior, Vv. brachiocephalicae). Letztere liegen, genau wie der Herzbeutel, dorsal vom Thymus (Abb. **6.9**). Seitlich wird der Thymus von der Pleura mediastinalis bedeckt.
Der Thymus besteht aus zwei asymmetrischen Lappen (Lobi), die miteinander zusammenhängen und kaudal in Hörner (Cornua) auslaufen. Die Lappen werden durch bindegewebige Septen in kleine Läppchen (Lobuli) unterteilt, die alle am zentralen Mark zusammenhängen.

Lage und Form

Der Thymus liegt unter dem Sternum vor den großen Gefäßen im oberen Mediastinum. Er besteht aus zwei asymmetrischen Lappen, die durch bindegewebige Septen in kleine Läppchen unterteilt, aber durch das zentrale Mark zusammengehalten werden.

Gefäßversorgung und Innervation

Gefäßversorgung: Der Thymus wird **arteriell aus den Rr. thymici**, die aus der A. thoracica interna (S. 290) oder ihren Ästen entspringen, versorgt. Der venöse Abfluss erfolgt über die Vv. thymicae, die in die Vv. brachiocephalicae (S. 291) oder die Vv. thyreoideae inferiores münden.
Der Thymus besitzt, anders als die Lymphknoten (s. u.), kein afferentes Lymphgefäß. Die Lymphe fließt über efferente Lymphbahnen, die in die mediastinalen Lymphknoten münden, ab.

Gefäßversorgung und Innervation

Die arterielle Versorgung erfolgt über die Rr. thymici aus der A. thoracica interna, der venöse Abfluss über die Vv. thymicae.

Innervation: Der Thymus wird vegetativ, überwiegend sympathisch (noradrenerg), innerviert, die freigesetzten Transmitter können die Immunantwort modulieren. Die Zellkörper der efferenten Nervenzellen sind in den Halsganglien (Ggll. cervicalia) des Truncus sympathicus (S. 206) lokalisiert.

Der Thymus wird vegetativ innerviert, die sympathische Innervation überwiegt. Die efferenten sympathischen Fasern entstammen den Halsganglien.

6.9 Lage des Thymus im oberen, vorderen Mediastinum

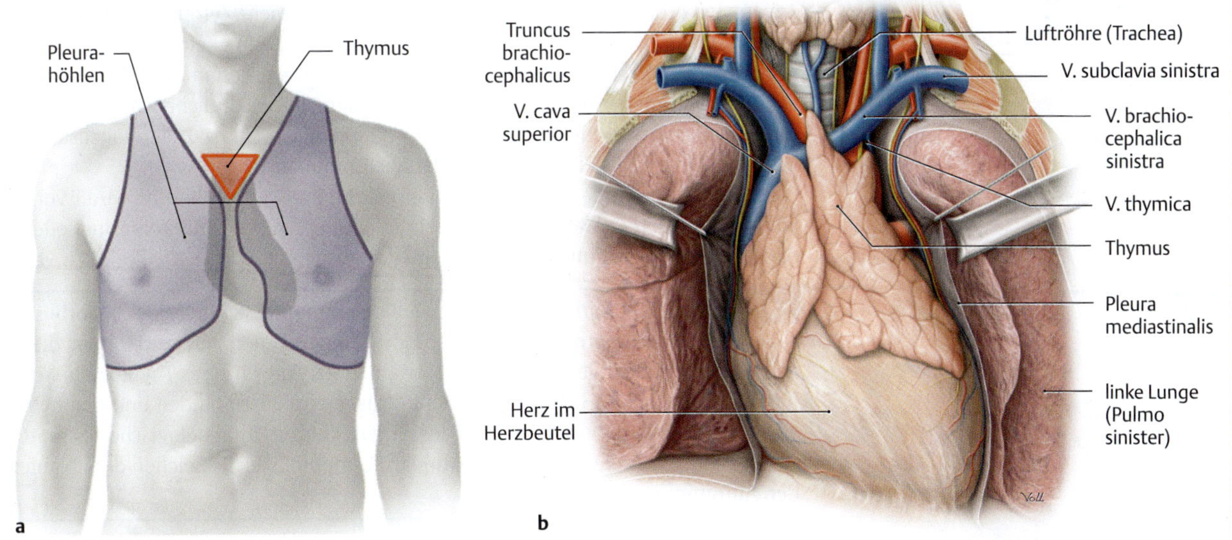

a Projektion des Thymus auf die Rumpfwand
b Thymus im oberen Mediastinum

Quelle: Schünke M, Schulte E, Schumacher U. PROMETHEUS LernAtlas der Anatomie, Innere Organe. Illustrationen von Voll M u. Wesker K. 6. Aufl. Stuttgart: Thieme; 2022

Entwicklung

Entstehung aus Anteilen des 3. (seltener 4.) Schlundtaschenpaares des Embryos.

Entwicklung

Der Thymus entsteht aus ventralen Anteilen des 3., seltener des 4. Schlundtaschenpaares unter Beteiligung mesenchymaler und ektodermaler Zellen in der 5. Entwicklungswoche des Embryos (S. 923).

▶ Klinik.

▶ Klinik. Beim **DiGeorge-Syndrom** handelt es sich um eine angeborene Fehlbildung der 3. und 4. Schlundtasche des Embryos. Bei 90–95 % der betroffenen Kinder besteht eine hemizygote Deletion im Chromosom 22q11.2, d. h. es ist nur ein Allel von den dort lokalisierten Genen vorhanden. Fehlbildungen betreffen das Herz, die Nebenschilddrüsen, das Gesicht und den Thymus. In seiner schwersten Ausprägung fehlt der Thymus (**Thymusaplasie**), was letztlich einen Ausfall der T-Zell Immunität bedeutet. Leben ist nur unter sterilen Bedingungen möglich. Die Transplantation von kultiviertem Thymusgewebe zeigt befriedigende Resultate im Überleben der Kinder und im Herstellen der T-Zellimmunität.

6.3.2 Sekundäre lymphatische Organe

Nach dem Verlassen der primären lymphatischen Organe (Thymus, Knochenmark) zirkulieren die reifen, naiven T- und B-Zellen zwischen dem Blut und den sekundären lymphatischen Organen (Lymphknoten, Milz, Tonsillen) bzw. den Ansammlungen lymphatischen Gewebes (MALT).

6.3.2 Sekundäre lymphatische Organe

Nach Verlassen des Thymus bzw. des Knochenmarks zirkulieren die reifen, naiven T- bzw. B- Zellen im Blut und wandern in die sekundären lymphatischen Organe oder in Ansammlungen lymphatischen Gewebes ein, immer auf der „Suche" nach ihrem spezifischen Antigen.

Zu den sekundären lymphatischen Organen zählen die **Lymphknoten**, die **Milz** und die **Tonsillen** des lymphatischen Rachenringes. Weiterhin gehört dazu lymphatisches Gewebe, das sich besonders in den Schleimhäuten (engl. **mucosa- associated lymphoid tissue, MALT**) (S. 182) des respiratorischen, urogenitalen und gastrointestinalen Traktes, hier vor allem im Ileum in den Peyer-Plaques und in der Appendix vermiformis, finden.

T-und B-Zellen besiedeln in den lymphatischen Organen und im MALT bevorzugte Regionen.

Lymphfollikel sind kugelige Ansammlungen dicht gedrängter ruhender „naiver" B-Zellen (Primärfollikel). In diesem bildet sich ein Keimzentrum, wenn B-Zellen nach Antigenkontakt proliferieren und differenzieren (Sekundärer Follikel) (Abb. **6.10**).

B-Zellen bilden typische kugelförmige Anhäufungen dicht gedrängter Lymphozyten, die **Lymphfollikel**, die von ihrer zellulären Umgebung nicht abgegrenzt sind. Im Follikel liegen **follikuläre dendritische Zellen** (FDC) (S. 168), die über ihre verzweigten Fortsätze den B-Zellen Antigene präsentieren und die für die Organisation des Follikels entscheidend sind.

Primäre Follikel bestehen vor allem aus ruhenden B-Zellen. Nach Kontakt mit ihrem spezifischen Antigen beginnen die B-Zellen zu proliferieren (B-Lymphoblasten = B-Zentroblast) und nachfolgend zu differenzieren (B-Zentrozyt → Plasmazelle). Diese Zellen sind größer als kleine Lymphozyten, besitzen mehr Zytoplasma und erscheinen damit im histologischen Schnitt heller, sie bilden ein „Keimzentrum" im jetzt **sekundären Follikel**. Die kleinen, ruhenden B-Zellen werden in die **Mantelzone** des Follikels gedrängt (Abb. **6.10**). Die Plasmazellen, die eigentlichen Antikörperproduzenten, verlassen meist die Follikel. In den Follikeln sind **T-Zellen** lokalisiert, sie unterstützen z. B. als $CD4^+$ T-Helferzellen die Immunantwort.

Follikel kommen in den sekundären lymphatischen Organen und im MALT vor. Sie können in vielen Geweben auch einzeln (Nodulus lymphoideus solitarius) oder in Ansammlungen (Noduli lymphoidei aggregati) liegen.

▶ Klinik.

▶ Klinik. In den Autoimmunerkrankungen der Schilddrüse (Thyroidea), **Morbus Basedow** und **Hashimoto Thyreoiditis**, produzieren B-Zellen **Autoantikörper**, die an körpereigene Moleküle (Autoantigene) wie den Rezeptor für das Thyreoidea-stimulierende Hormon (TSH-R) bzw. die Schilddrüsenperoxidase binden und dadurch zu verschiedenen Funktionsstörungen des Organs führen. In histologischen Schnitten der Schilddrüse finden sich viele sekundäre Lymphfollikel als Zeichen der ablaufenden Autoimmunreaktion.

T-Zellen bilden keine Follikel, liegen aber gehäuft in deren Nähe (T-Zone).

T-Zellen besiedeln in lymphatischen Organen auch bevorzugte Regionen. Sie bilden selber keine Follikel, liegen aber gehäuft in deren Nähe (**T-Zone**) wie z. B. im **Parakortex** des Lymphknotens. In den T-Zonen sind **interdigitierende dendritische Zellen** (IDC) (S. 168) lokalisiert, die prozessiertes Antigen in Verbindung mit MHC-Molekülen (S. 167) den T-Zellen präsentieren.

6.10 Histologie eines Lymphknotens

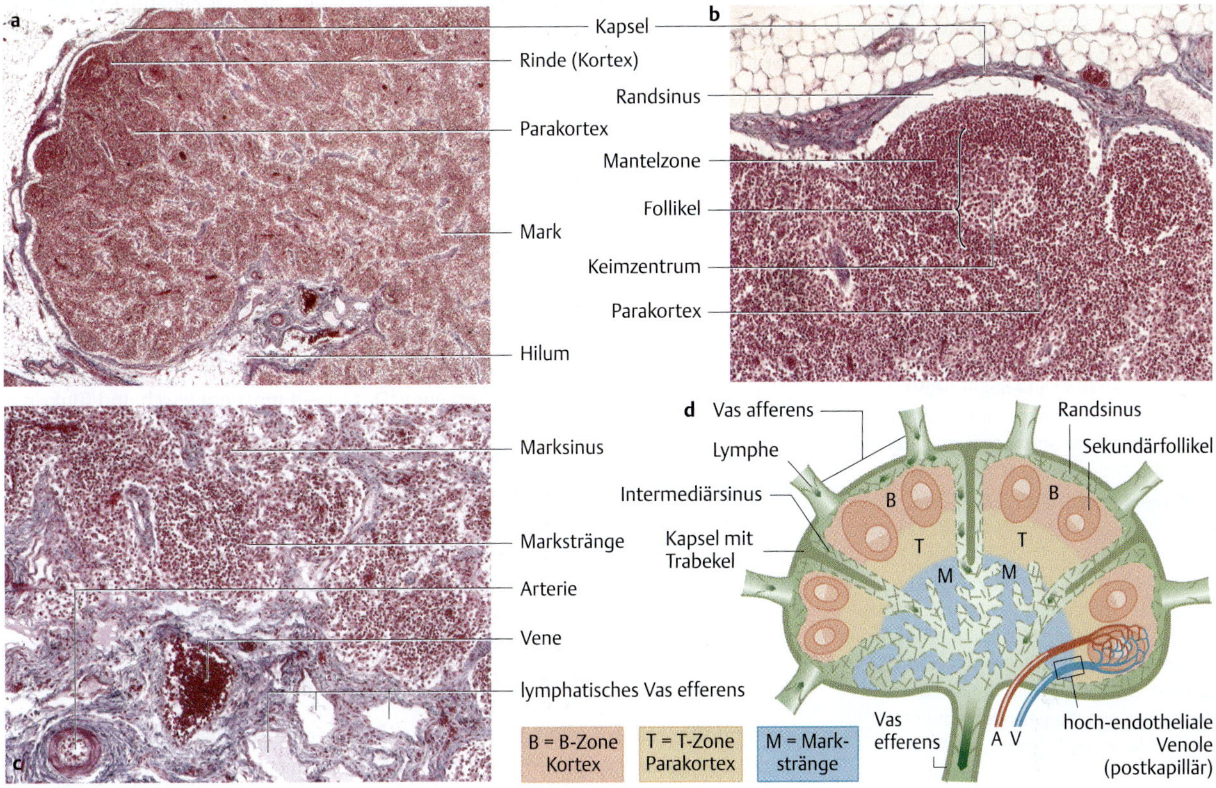

a Übersicht. Färbung: Azan, Vergrößerung: 25-fach.
b Sekundärer Lymphfollikel in der Rinde. Färbung: Azan, Vergrößerung 100-fach.
c Hilum, (Ausschnitt aus a). Färbung: Azan, Vergrößerung 100-fach.
d Schematische Darstellung eines Lymphknotens. (nach Lüllmann-Rauch R, Asan E, Hrsg. Taschenlehrbuch Histologie. 4. Aufl. Stuttgart: Thieme; 2019)

Quelle: d: nach Lüllmann-Rauch R, Asan E, Hrsg. Taschenlehrbuch Histologie. 4. Aufl. Stuttgart: Thieme; 2019

Lymphknoten

Funktion

Die Lymphknoten sind in die Lymphgefäße (S. 152), ein **Drainagesystem für Interzellularflüssigkeit**, eingeschaltet und dienen als Filterstation für die mit der Lymphe transportierten Antigene (u. a. Mikroorganismen, Tumorzellen). Lymphozyten, die aus dem Blut in die Lymphknoten einwandern, können hier ihr spezifisches Antigen treffen.

Die **Lymphe** unterscheidet sich in ihrer zellulären Zusammensetzung wesentlich vom Blut. In den peripheren, blind beginnenden Abschnitten der Lymphgefäße finden sich in der Lymphe nur wenige Zellen. Nach dem Durchfließen der Lymphknoten sind viele Lymphozyten (bis 8 000/µl) enthalten, da diese meist über die Lymph-, nicht Blutgefäße das Organ verlassen. Die Lymphe ist deshalb in der Körperperipherie klar und farblos, nach Lymphknotenpassage und besonders nach Aufnahme der Lymphe der Verdauungsorgane, die zusätzlich emulgierte Lipide enthält (Chylus), milchig trüb.

Die Lymphe wird durch Lymphgefäße im Körper zentripetal weitergeleitet. Größere Lymphgefäße leiten die Lymphe in die beiden Lymphhauptstämme **Ductus thoracicus** (S. 153) und **Ductus lymphaticus dexter** (S. 153). Diese münden jeweils am Zusammenfluss der V. subclavia mit der V. jugularis interna in die Blutbahn. Die Cisterna chyli ist ein Sammelraum für Lymphe aus den Beinen und dem Bauchraum, ihr einziger Abfluss ist der Ductus thoracicus (s. Abb. **6.7**).

Lymphknoten

Funktion

Lymphknoten sind in Lymphgefäße eingeschaltet und Filterstation für die mit der Lymphe transportierten Antigene.
Die **Lymphe** unterscheidet sich in ihrer zellulären Zusammensetzung wesentlich vom Blut. An der Körperperipherie enthält sie kaum Zellen, nach dem Durchströmen der Lymphknoten sind viele Lymphozyten enthalten.
Die Lymphe wird in den Lymphgefäßen im Körper zentripetal weitergeleitet und mündet in die Blutbahn.

Aufbau

Lymphknoten sind wenige mm bis 2 cm große Organe. Ihr Grundgerüst wird von Trabekeln und retikulärem Bindewebe gebildet. Das darin eingebettete lymphatische Parenchym besteht aus dicht gedrängten Lymphozyten. Im Kortex finden sich viele Lymphfollikel (B-Zellen), im Parakortex liegen vor allem T-Zellen und in den Marksträngen Plasmazellen.

Lymphozyten gelangen über die Blutbahn in den Lymphknoten. Sie können nur in einem besonderen Gefäßabschnitt, den postkapillären **hoch-endothelialen Venolen (HEV)**, durch das Endothel migrieren und in das lymphatische Parenchym gelangen. Lymphozyten verlassen das Organ über das abführende Lymphgefäß.

Die Lymphe erreicht über mehrere Lymphgefäße den Lymphknoten. Sie ergießt sich in Sinus, die von der Rinde über das Mark bis in das Hilum den Lymphknoten durchziehen und verlässt diesen über ein abführendes Lymphgefäß. Mit der Lymphe gelangen Antigene in das Organ, diese werden von Gewebe-residenten Makrophagen, die ihre Fortsätze zwischen den Endothelzellen der Sinus strecken, aufgenommen und den Lymphozyten präsentiert.

Aufbau

Der Lymphknoten ist ein wenige mm bis 2 cm längliches, kaffeebohnenförmiges Organ. Von der kollagen-faserigen **Kapsel** des Lymphknotens erstrecken sich schmale retikuläre **Trabekel** in den Knoten hinein. Zwischen den Trabekeln bildet retikuläres Bindegewebe das Stützgerüst, in dem dicht die Lymphozyten eingelagert sind und das **lymphatische Parenchym** bilden. Es wird in Kortex, Parakortex und Markstränge unterteilt, die ineinander übergehen. Im **Kortex** sind viele sekundäre Follikel lokalisiert (B-Zone), während im benachbarten **Parakortex** vor allem T-Zellen dicht gedrängt, ohne typische Ordnung, liegen (T-Zone). In den **Marksträngen** sind die Lymphozyten strangförmig angeordnet, hier sind u. a. antikörperproduzierende Plasmazellen zu finden.

Lymphozyten gelangen über das Blut in das Parenchym des Lymphknotens. Die Arterie tritt in der Einbuchtung (Hilum) in das Organ ein. Gefäßäste ziehen in den Kortex, wo sie sich in Kapillarnetze aufspalten und dann in die postkapillären **hochendothelialen Venolen** (**HEV**s) übergehen. Das ist ein morphologisch und funktionell besonderer Gefäßabschnitt, der am Übergang vom Kortex – Parakortex liegt (Abb. **6.10**). Das kubische Endothel trägt Adhäsionsmoleküle, die von Rezeptoren der Lymphozyten erkannt werden und transendotheliale Migration (Wanderung) der Zellen in das Parenchym ermöglichen. Die Lymphozyten verlassen den Lymphknoten über das abführende Lymphgefäß (Vas efferens).

An der konvexen Seite des Lymphknotens münden mehrere zuführende **Lymphgefäße** (**Vasa afferentia**) ein, sie durchbrechen die Kapsel und entleeren sich in weite **Randsinus**. Von diesen ziehen **intermediäre Sinus** durch die Rinde ins Mark und vereinigen sich zu **Marksinus**. Daraus geht das efferente Lymphgefäß hervor, das den Lymphknoten am Hilum verlässt.

Die Endothelzellen der lymphoiden Sinus sind semipermeabel und „sortieren" Antigene, die mit der Lymphe in den Lymphknoten gelangen. Zwischen den Endothelzellen ragen Fortsätze der Sinusmakrophagen in die Lymphe; sie nehmen Antigene auf und präsentieren diese den Lymphozyten. Teilweise können die Endothelzellen selbst Antigen präsentieren.

Lage

Mehrere Hundert Lymphknoten sind nicht wahllos im Körper verteilt. Die meisten Organe bzw. Körperregionen haben bestimmte Lymphknoten, die die erste Filterstation der abströmenden Lymphe aus diesen Regionen bilden (**regionäre Lymphknoten**).

▸ Klinik.

▸ Klinik. Bei der **lymphogenen Metastasierung** erfolgt eine Ausbreitung von malignen Tumorzellen über den Lymphweg, nicht über das Blut. Metastasen finden sich deshalb zunächst im ersten regionären Lymphknoten des betroffenen Organs, dem **Wächter- (engl. sentinel) Lymphknoten**, der im Abflussgebiet der Lymphe des Tumors liegt. Dieser Lymphknoten wird beim Mammakarzinom intraoperativ durch Szintigrafie mit ^{99m}Technecium-markiertem Nanokolloid (nach Injektion um die Brustwarze) detektiert. Ist der Wächterlymphknoten tumorfrei, so wird auf eine prophylaktische Dissektion der axillären Lymphknoten verzichtet. Das Überleben ist identisch mit dem nach totaler Lymphknotendissektion, aber die Lebensqualität der Betroffenen ist besser. Lymphödeme, die durch die operative Unterbrechung der Lymphgefäße entstehen, werden vermieden.

Milz (Splen, Lien)

Funktion

Die Milz ist für die **immunologische Überwachung** des Blutes zuständig. Sie übernimmt weiterhin den **Abbau überalterter Erythrozyten** und ist während der pränatalen Entwicklung an der Hämatopoese beteiligt.

Die Milz ist für die **immunologische Überwachung des Blutes** zuständig. Sie übernimmt außerdem den **Abbau überalterter Erythrozyten**. An der Blutbildung (Hämatopoese, überwiegend Erythropoese) (S. 156) ist sie nur während der pränatalen Entwicklung beteiligt (Tab. **6.1**).

▸ Klinik. Die Milz ist kein lebenswichtiges Organ, ihre Funktionen können von den anderen lymphatischen Organen (Immunabwehr) und dem roten Knochenmark sowie der Leber (Erythrozytenabbau) kompensiert werden. Deshalb wurde früher die Milz bei Milzruptur großzügig entfernt (**Splenektomie**). Allerdings kam es dadurch bei 1–3 % aller Betroffenen zum Auftreten von Sepsis, d. h. der massiven Ausbreitung von bakteriellen Erregern über das Blut, die mit einer hohen Mortalität (50 %) verbunden war. Heute wird das Organ, wenn möglich, erhalten. Bei Splenektomie muss **prophylaktisch** eine **Impfung** gegen Streptococcus pneumoniae, Haemophilus influenzae und Meningokokken erfolgen, die für die meisten über das Blut verbreiteten Infektionen verantwortlich sind.

▸ Klinik.

Form und Aufbau

Form und Größe: Die Milz ist kaffeebohnenförmig und mit einem Anteil von etwa ⅓ des lymphatischen Gewebes das größte lymphatische Organ des Körpers. Sie ist etwa 12 cm lang, 8 cm breit, 3–4 cm hoch und hat ein Gewicht von etwa 150–200 g.

Feinbau: Von der dünnen Kapsel entspringen starke bindegewebige **Trabekel**, in denen Trabekelarterien- und Venen verlaufen, und die das weiche Gewebe der Milz (Parenchym, hier: **Pulpa**) unterteilen. Mit bloßem Auge kann man auf der Schnittfläche einer frischen Milz die weiße und rote Pulpa unterscheiden (Abb. **6.11**):

- Nur die **weiße Pulpa** (15 % des Milzvolumens), in der die Lymphozyten lokalisiert sind, gehört im engeren Sinn zum lymphatischen Gewebe. Die Lymphozyten lagern sich manschettenartig um die Zentralarterien. Diese **periarteriellen Lymphozytenscheiden** (**PALS**) bestehen überwiegend aus T-Zellen. In der PALS liegen **Lymphfollikel** (S. 176), die durch ihren typischen Aufbau histologisch gut erkennbar sind und aus dicht gedrängten B-Zellen bestehen. Die Follikel grenzen über eine Marginal- und eine perifollikuläre Zone an die rote Pulpa.

Form und Aufbau

Form und Größe: Die Milz ist das größte lymphatische Organ des Körpers. Sie wiegt blutleer ca. 160 g und hat die Form einer Kaffeebohne.

Feinbau: Zwischen bindegewebigen Trabekeln, die von der dünnen Milzkapsel ausgehen, spannt sich ein retikuläres Grundgerüst aus Fibroblasten, in dem die weiße und rote Pulpa liegen. Die **weiße Pulpa** repräsentiert den lymphatischen Anteil, der aus periarteriellen Lymphozytenscheiden (**PALS**) mit Lymphfollikeln besteht. Die **rote Milzpulpa** erhält ihre Farbe durch die Erythrozyten, die entweder im Grundgerüst, oder in den weiten venösen Sinusoiden liegen.

6.11 Histologischer Aufbau der Milz

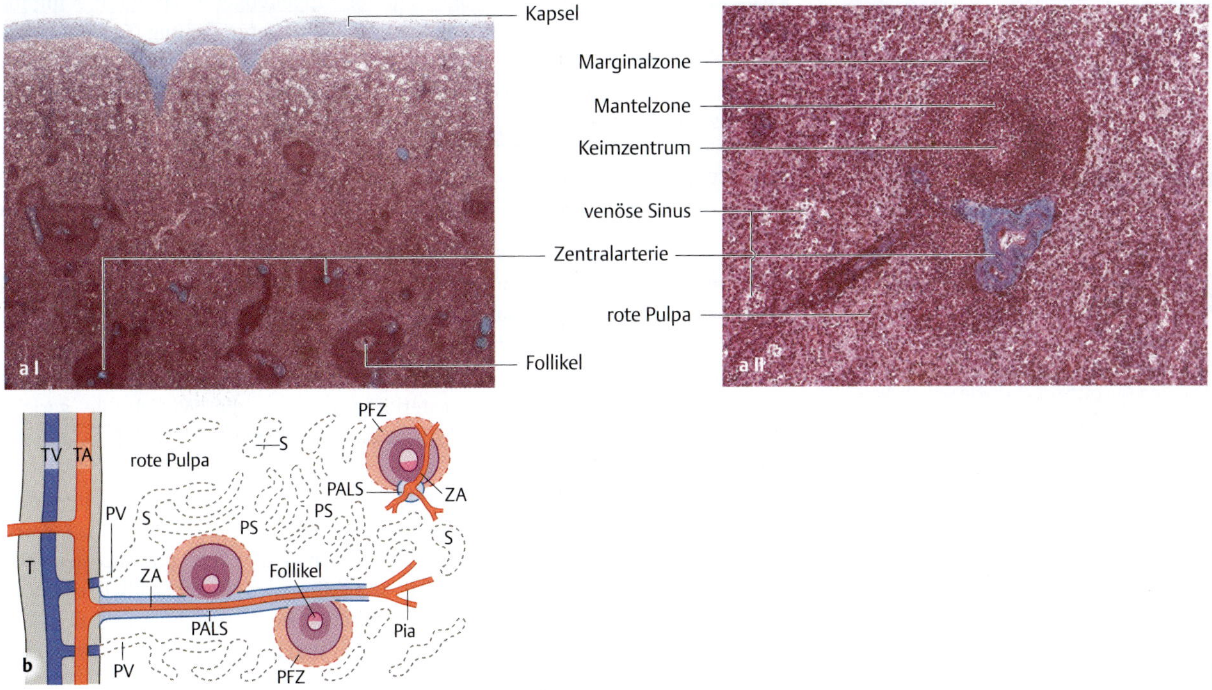

a **aI** Übersicht. Das Parenchym unterteilt sich in die weiße (in der Färbung hier dunkelrote) und rote Pulpa, die weite venöse Sinus, hier als hellere Stellen auffallend, enthält. Färbung: Azan, Vergrößerung: 25-fach.
aII Lymphfollikel mit Zentralarterie. Färbung: Azan, Vergrößerung 100-fach.

b Gefäßverlauf in der Milz. T = Trabekel, TA = Trabekelarterie, TV = Trabekelvene, ZA = Zentralarterie, Pia = Pinselarteriole, S = Sinusoid, PV = Pulpavene. Zur weißen Pulpa (Leukozyten) gehören die PALS sowie Lymphfollikel mit Keimzentrum und Mantelzone. Zur roten Pulpa gehören die perifollikuläre Zone (PFZ), die weiten Sinusoide und die dazwischenliegenden Pulpastränge (PS). *Quelle: Lüllmann-Rauch R, Asan E, Hrsg. Taschenlehrbuch Histologie. 6. Aufl. Stuttgart: Thieme; 2019*

- Die **rote Pulpa** erhält ihre Farbe durch die **Erythrozyten**, die im retikulären Grundgerüst oder bereits in den **venösen Sinus** liegen. Diese weiten Kapillaren bestehen aus diskontinuierlichem Endothel und einer unvollständigen Basalmembran, die reifenartig um das Endothel liegt und mit den retikulären Fasern verankert ist.

Der Blutkreislauf in der Milz ist offen (A. splenica → Trabekelarterie → Zentralarterie → Arteriolen→ Kapillaren). Aus den Kapillaren ergießt sich das Blut in das retikuläre Grundgerüst der Milz. Von hier gelangen die Blutzellen wieder in den Kreislauf, indem sie sich in die weiten venösen Sinus durch das fenestrierte Endothel quetschen. Die Sinus münden in die abführenden venösen Gefäße (Pulpavene → Trabekelvene → V. spelenica).

Blutkreislauf in der Milz: Der Blutkreislauf in der Milz ist **offen**: es gibt keine kontinuierliche Verbindung zwischen den arteriellen Gefäßen und den weiten venösen Sinus.

Am Hilum treten Äste der **A. splenica** in die Milz ein, verzweigen sich und verlaufen in den größeren Trabekeln als **Trabekelarterie**. Nach dem Verlassen der Trabekel wird die Arterie, jetzt **Zentralarterie** genannt, von der periarteriellen Lymphozytenscheide (PALS) mit Follikeln umhüllt. Nach dem Verlassen dieser Ansammlungen von Lymphozyten unterteilt sich die Arterie in mehrere (Pinsel)arteriolen, die in Kapillaren übergehen. Diese münden, wie die Gefäße zur Versorgung der PALS, die von der Zentralarterie abzweigen, offen. Das Blut ergießt sich in das retikuläre Grundgerüst.

Die Blutzellen gelangen nur zurück in den Blutkreislauf, wenn sie sich durch das fenestrierte Endothel der venösen Sinus quetschen. Überalterte Erythrozyten, die diese enge Passage nicht überstehen, werden von Makrophagen abgebaut, die zwischen den Endothelzellen sitzen. Die venösen Sinus gehen über Pulpavenen in die **Trabekelvenen** über, die nur aus dem Endothel bestehen. Sie können dadurch leicht von Trabekelarterien unterschieden werden, die mehrere Lagen glatter Muskelzellen enthalten. Das Blut fließt letztlich über die Äste der **V. splenica** im Hilum aus der Milz.

Lage und Lagebeziehungen

Lage: Die Milz liegt im linken hinteren Oberbauch, die Längsachse verläuft parallel zur 10. Rippe.

Lage: Die Milz befindet sich intraperitoneal im linken hinteren Oberbauch. Ihre Längsachse liegt parallel zur 10. Rippe, wobei die Lage von Atmung und Körperlage, dem Füllungszustand benachbarter Organe und der Form des Brustkorbes abhängig ist.

▶ Klinik.

▶ Klinik. Die gesunde Milz überragt nicht den Rippenbogen nach unten. Kann man die Milz tasten, lässt dies meist auf eine krankhafte Vergrößerung (**Splenomegalie**) oder, seltener, eine Lageveränderung schließen. Eine Vergrößerung der Milz kommt z. B. bei Infektions- oder Stoffwechselkrankheiten und Tumoren des lymphatischen Systems vor.

Etwa jeder 5. Mensch hat eine oder mehrere **Nebenmilzen**.

Etwa jeder fünfte Mensch hat eine oder sogar mehrere meist sehr kleine zusätzliche Milzen (akzessorische Milzen, **Nebenmilzen**), die oft in der Nähe der Hauptmilz liegen.

Lage- und Peritonealbeziehungen: Die konvexe Fläche der Milz grenzt an das Zwerchfell. Auf der konkaven, zu den Eingeweiden gerichteten Seite, liegt das Hilum splenicum, der Ein- und Austrittsort der Gefäße und Nerven ist (Abb. **6.12**).

Lage- und Peritonealbeziehungen: Die glatte konvexe Fläche der Milz ist zum Zwerchfell (**Facies diaphragmatica**), die konkave Fläche zu den Eingeweiden gerichtet (**Facies visceralis**). Die Flächen sind durch den schmalen Oberrand (Margo superior) und den stumpfen Unterrand (Margo inferior) voneinander getrennt. Der hintere Pol der Milz (Extremitas posterior) ist gegen die Wirbelsäule gerichtet (Abb. **6.12**). Auf der Facies visceralis liegt das **Hilum splenicum**, der Ein- und Austrittsort der Gefäße und Nerven.

Die Milz liegt **intraperitoneal**. Sie ist bis auf das Hilum vollständig vom Bauchfell überzogen, das eine vordere (Lig. gastrosplenicum) und hintere (Lig. phrenicosplenicum) Falte zum Hilum sowie ein die Milz stützendes Lig. phrenicocolicum bildet.

Die Milz ist bis auf das Hilum vollständig vom Bauchfell überzogen und liegt damit **intraperitoneal** (S. 641). Vom Hilum ziehen eine vordere Bauchfellfalte (Lig. gastrosplenicum) zum Magen und eine hintere Bauchfellfalte (Lig. phrenicosplenicum; syn. Lig. splenorenale) zum Zwerchfell. Die Milz wird hauptsächlich durch das Lig. phrenicocolicum gehalten, was sich zwischen dem Zwerchfell und der linken Kolonflexur bzw. dem Colon descendens spannt und dabei die Milz am vorderen Pol (Extremitas anterior) stützt.

6.12 Lage der Milz im Abdomen

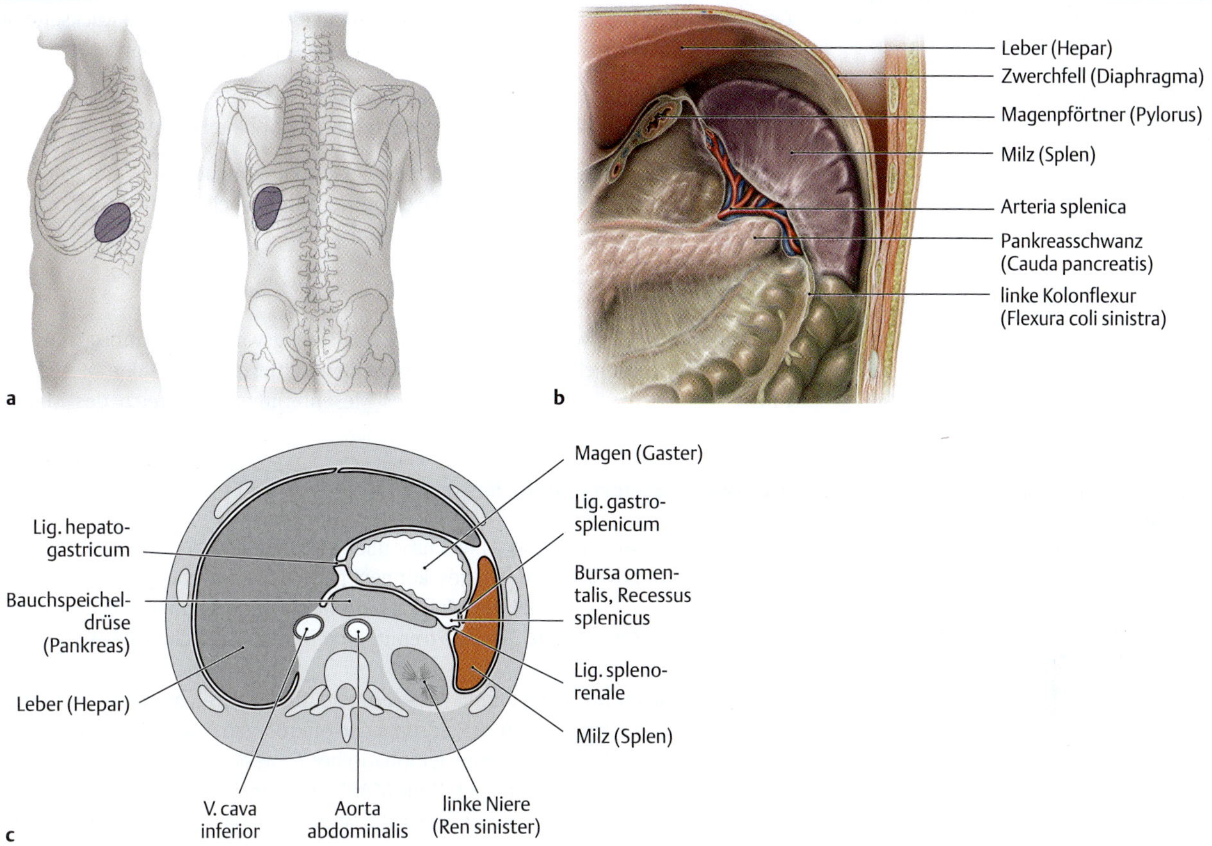

a Projektion der Milz auf das Skelett: von links und von dorsal.
b Milz in situ: Peritonealverhältnisse.
c Schematischer Transversalschnitt auf Höhe ThXI.

Quelle: Schünke M, Schulte E, Schumacher U. PROMETHEUS LernAtlas der Anatomie, Innere Organe. Illustrationen von Voll M u. Wesker K. 6. Aufl. Stuttgart: Thieme; 2022

Gefäßversorgung und Innervation

Die Milz ist ein stark durchblutetes Organ: Bei nur ca. 0,3 % des Körpergewichts erhält sie 3–5 % der Gesamtdurchblutung des Körpers.

▸ Klinik. Nicht nur nach direkter Verletzung, sondern auch nach stumpfen Gewalteinwirkungen (**stumpfes Bauchtrauma**) wie Sturz und Schlag kann es zur Milzruptur mit Blutung in die Bauchhöhle kommen: Reißt die dünne Organkapsel zusammen mit dem Milzparenchym ein, spricht man von **einzeitiger Ruptur**. Besonders gefährlich, da leicht zu übersehen, ist die sog. **zweizeitige Milzruptur**: Dabei kommt es bei zunächst intakter Kapsel zur Parenchymverletzung und erst nach einem symptomfreien Intervall zum Kapselriss. In diesem Fall treten erst Stunden bis Tage nach der Verletzung Symptome wie Schmerzen im linken Oberbauch bis hin zum hämorrhagischen Schock (durch den Blutverlust in die freie Bauchhöhle) auf. Daher ist die Beobachtung der Betroffenen und eine wiederholte Sonografie (Ultraschall) zur Diagnostik erforderlich. Wichtigstes therapeutisches Ziel ist die Blutstillung.

Arterielle Versorgung: Die arterielle Versorgung erfolgt über die **A. splenica** (S. 854) (A. lienalis), die aus dem Truncus coeliacus, ein Abgang der Aorta abdominalis, entspringt. Sie gibt auf dem Weg zur Milz die Rr. pancreatici, die Aa. gastricae breves und die A. gastroomentalis sinistra ab.
Die A. splenica ist gewunden, was eine Lage- und Volumenveränderung der Milz im Abdomen ermöglicht. Sie verläuft kranial vom Pankreas und der V. splenica zum Milzhilum, vor dem sie sich häufig schon in mehrere **Terminalarterien** aufgliedert. Diese teilen sich in der Milz variabel in bis zu 20 **Segmentarterien**.

Gefäßversorgung und Innervation

▸ Klinik.

Arterien: Die **A. splenica** (A. lienalis) entspringt aus dem Truncus coeliacus und gibt auf dem Weg zur Milz mehrere Rr. ab. Sie tritt, häufig schon variabel in mehrere Terminalarterien aufgeteilt, am Hilum in die Milz ein.

Venen: Die **V. splenica** (V. lienalis) entsorgt die Milz venös, sie vereinigt sich mit der V. mesenterica superior zur V. portae.

Venöser Abfluss: Venös entsorgt wird die Milz über die **V. splenica** (V. lienalis), die am Milzhilum aus Terminalvenen gebildet wird. Sie zieht, nachdem sie größere Gefäße wie z. B. die V. mesenterica inferior aufgenommen hat, auf die Rückseite des Pankreas und vereinigt sich mit der V. mesenterica superior zur V. portae.

Der **Lymphabfluss** erfolgt über die hilären Nll. splenici.

Lymphabfluss: Der Lymphabfluss erfolgt über die am Hilum liegenden **Nll. splenici**, die Lymphe aus der Milz über kleine periarterielle Lymphkapillaren erhalten.

Die **Innervation** der Milz erfolgt durch Fasern des Sympathikus und Parasympathikus aus dem Plexus coeliacus.

Innervation: Die Innervation der Milz erfolgt durch Sympathikus- und Parasympathikusfasern aus dem Plexus coeliacus, in dem Ggll. coeliaca eingeschaltet sind. Diese Fasern begleiten die A. splenica zum Milzhilum.

Entwicklung

Die Anlage der Milz wird in der fünften Entwicklungswoche des Embryos als Proliferation des Mesenchyms zwischen den beiden Blättern des dorsalen Mesogastriums (S. 657), d. h. dem dorsalen Teil des Mesenteriums im Bereich des Magens, sichtbar.

Mukosa-assoziiertes lymphatisches Gewebe (MALT)

Mukosa-assoziiertes lymphatisches Gewebe (MALT)
Über die Schleimhaut gelangen inhalierte oder mit der Nahrung aufgenommene (pathogene) Mikroorganismen leicht in unseren Körper. Die Immunabwehr übernimmt das Mukosa-assoziierte lymphatische Gewebe (MALT), das unmittelbar unter dem Epithel liegt.

Über die Schleimhaut (Mukosa) des nasopharyngealen, gastrointestinalen, respiratorischen und urogenitalen Traktes können pathogene Mikroorganismen in den Körper gelangen. Das Epithel der Mukosa besteht oft nur aus einer Zellschicht (einschichtig), die „Außen“ und „Innen“ trennt. Eine immunologische Überwachung ist hier notwendig.
In der Mukosa, oft bis in die Submukosa reichend, findet sich lymphatisches Gewebe zur immunologischen Abwehr eingedrungener Mikroorganismen. Es wird in seiner Gesamtheit als Mukosa-assoziiertes lymphatisches Gewebe (engl. mucosa-associated lymphoid tissue, **MALT**) bezeichnet. Zum MALT zählen neben den Tonsillen u. a. das lymphatische Gewebe des Darmes (gut associated lymphoid tissue, **GALT**), der Bronchien (bronchial associated lymphoid tissue, **BALT**) sowie des Urogenitaltraktes.
Im MALT liegen die B-Zellen in Lymphfollikeln, die T-Zellen in interfollikularen Regionen. Das **Follikel-assoziierte Epithel** (FAE) über den Lymphfollikeln unterscheidet sich von dem Epithel, das normalerweise in der betreffenden anatomischen Region vorkommt. Es ist aufgelockert und enthält spezialisierte (engl. microfold) **M-Zellen**, die durch Transzytose zusammen mit der diskontinuierlichen Basalmembran den Übertritt von Makromolekülen und (pathogenen) Mikroorganismen in das darunter gelegene Lymphgewebe ermöglichen. Dendritische Zellen und Makrophagen nehmen die Antigene auf, die zelluläre Immunantwort wird aktiviert.
Aktivierte B-Zellen differenzieren zu Plasmazellen, die in der Lamina propria mucosae IgA Antikörper produzieren, die die Mukosa zusätzlich schützen (siehe Exkurs).

► Exkurs: sekretorisches IgA.

► **Exkurs: sekretorisches IgA.** Antikörper werden von Proteasen auf der Mukosa schnell abgebaut. Sekretorische IgA (sIgA) Antikörper sind davor geschützt. Sie bestehen aus einem Antikörperdimer, bei dem die beiden IgA Antikörper über ihren Fc-Teil durch eine zusätzliche J-Kette miteinander verbunden sind, und einer sekretorischen Komponente, die von den Epithelzellen zugefügt wird. Sekretorisches IgA findet sich auf der Oberfläche von Schleimhäuten und in vielen Körperflüssigkeiten wie dem Speichel, der Tränenflüssigkeit und der Muttermilch.

Tonsillen

Zum lymphatischen Rachenring gehören:
- die Rachenmandel: **Tonsilla pharyngealis**,
- die paarigen Gaumenmandeln: **Tonsillae palatinae**,
- die Zungenmandel: **Tonsilla lingualis** und
- die paarigen Tubenmandeln: **Tonsillae tubariae**.

Die Tonsillen umschließen den oberen Teil des Pharynx (S. 902) als **lymphatischen (Waldeyer) Rachenring**. Zu ihm gehören: die Rachenmandel (Tonsilla pharyngealis), die paarigen Gaumenmandeln (Tonsillae palatinae), die Zungenmandel (Tonsilla lingualis) und die paarigen Tubenmandeln (Tonsillae tubariae). Sie übernehmen an dieser exponierten Stelle die **immunologische Abwehr** der mit der Nahrung oder der Atemluft aufgenommenen Pathogene.
In den Tonsillen liegen unmittelbar unter dem Epithel dicht gedrängt Ansammlungen von **Lymphfollikeln** (Abb. **6.13**). Die Oberfläche der Tonsillen ist durch Einbuchtungen oder Krypten vergrößert. Das **Follikel-assoziierte Epithel** unmittelbar über den Follikeln ist aufgelockert und enthält spezialisierte **M-Zellen** (S. 182).

6.13 Histologie der Tonsillen

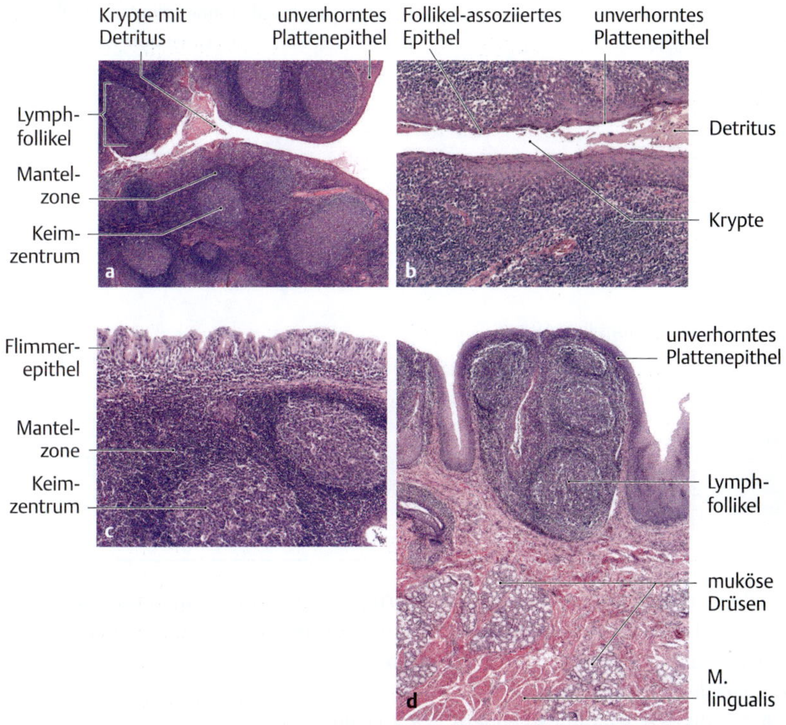

a Tonsilla palatina. Färbung: HE; Vergrößerung: 25-fach.
b Tonsilla palatina: In den Krypten verstreicht das unverhornte Plattenepithel zu Follikel-assoziiertem Epithel. Färbung: HE; Vergrößerung 100-fach.
c Tonsilla pharyngealis. Färbung: HE; Vergrößerung 100-fach.
d Tonsilla lingualis. Färbung: HE; Vergrößerung: 25-fach.

Das **Epithel**, das die Tonsille zum Mund/Rachenraum abgrenzt, entspricht dem Epithel der anatomischen Region, in der die Tonsille liegt. Die Tonsilla pharyngealis ist mit mehrreihigem hochprismatischem Epithel mit Flimmer- und Becherzellen (S. 47) („respiratorisches Epithel"), überzogen. Die Tonsille zeigt keine Krypten, sondern Einbuchtungen, in die z. T. Ausführungsgänge seromuköser Drüsen münden.
Die Tonsilla palatina und die Tonsilla lingualis sind mit mehrschichtigem, unverhorntem Plattenepithel (S. 49) bedeckt. Die Oberfläche der Tonsilla palatina ist zerklüftet, 10–20 Krypten senken sich bis nahe an den Grund der Tonsille. In den Kryptengrund münden manchmal Ausführungsgänge muköser Drüsen, die außerhalb der Kapsel liegen. Die Tonsilla lingualis durchziehen flache Krypten, in den Drüsengrund münden muköse Gll. linguales posteriores.
Auf der epithelabgewandten Seite sind die **Tonsilla palatina** und die **Tonsilla pharyngealis** von einer jeweils kräftigen bzw. schwachen bindegewebigen **Kapsel** (Capsula tonsillaris) umgeben, die sie vom darunterliegenden Gewebe abgrenzt. Die Kapsel schafft so eine Barriere gegen die Ausbreitung von Infektionen.
Die **Tonsilla lingualis** besitzt keine Kapsel, sie ist direkt von **Skelettmuskel** unterlagert (M. lingualis), dessen dreidimensionale Ausrichtung der Muskelfasern einzigartig und damit differenzialdiagnostisch verwertbar ist.

Die Tonsilla palatina und die Tonsilla pharyngealis sind auf der epithelabgewandten Seite durch eine Kapsel vom darunterliegenden Gewebe abgegrenzt (Barrierefunktion). Die Tonsilla lingualis ist von Skelettmuskel, in dem die Muskelfasern dreidimensional ausgerichtet sind, unterlagert.

Lage: Die Öffnungen zu Naso- und Oropharynx sind vom lymphatischen Rachenring umgeben. (Abb. **6.14**):

- **Tonsilla pharyngealis:** Die unpaare Rachenmandel liegt in der Schleimhaut der Hinterwand des Nasenrachenraumes (Pars nasalis pharyngis, früher: Epipharynx) am Übergang des Pharynxdaches.
- **Tonsillae palatinae:** Die paarigen, mandelgroßen und -förmigen Gaumentonsillen liegen im Bereich der Schlundenge (Isthmus faucium) in der Fossa tonsillaris.
- **Tonsilla lingualis:** Die Zungenmandel liegt in der Schleimhaut der Zungenwurzel (Radix linguae).
- **Tonsillae tubariae:** Anhäufung von Lymphfollikeln in der Schleimhaut des Tubenwulstes (Torus tubarius), also jeweils in der Nähe der Mündung der Ohrtuben in den Rachenraum (Ostium pharyngeum tubae auditivae).
- lymphatisches Gewebe in der Mukosa der **„Seitenstränge"** (Plica salpingopharyngea).

6.14 Lokalisation der Tonsillen

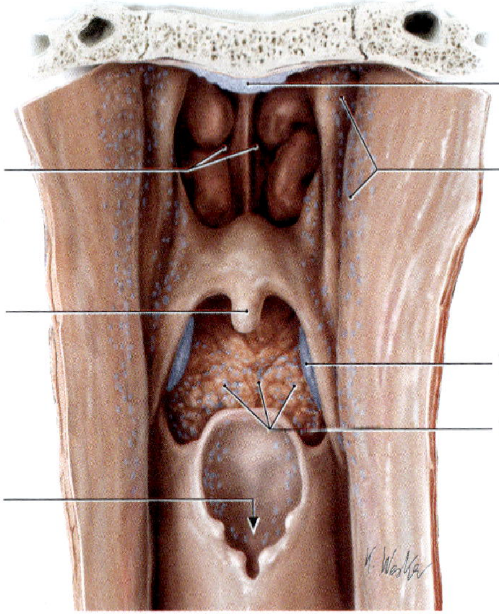

Rachen, von dorsal eröffnet. Zur Verdeutlichung ist das lymphatische Gewebe blau dargestellt.

Quelle: Schünke M, Schulte E, Schumacher U. PROMETHEUS LernAtlas der Anatomie, Kopf, Hals und Neuroanatomie. Illustrationen von Voll M u. Wesker K. 6. Aufl. Stuttgart: Thieme; 2022

Gefäßversorgung: Entsprechend ihrer geringen Größe findet man nur kleine afferente und efferente Blutgefäße. Hervorzuheben ist die **arterielle Versorgung** der Tonsilla palatina, die allerdings sehr variabel ist.

- A. facialis → R. tonsillaris,
- A. facialis → A. palatina ascendens → R. tonsillaris,
- A. pharyngea ascendens → Rr. pharyngeales und
- A. maxillaris → A. palatina descendens.

Der **venöse Abfluss** erfolgt über den Plexus venosus pharyngeus in die V. jugularis interna.

Die Tonsillen liegen nicht im Verlauf von Lymphgefäßen. Sie haben keine zuführenden, aber **kleine ableitende Lymphgefäße**. Die Lymphe der Tonsilla palatina fließt über die Nll. submandibulares weiter zu den Nll. cervicales laterales profundi superiores. Der oberste dieser Lymphknoten (Nl. jugoludigastricus) ist bei einer Entzündung der Tonsillen (Tonsillitis) meist tastbar und druckdolent.

▸ Klinik.

▸ Klinik. Besonders die zerklüfteten Gaumenmandeln sind häufig entzündet (Tonsillopharyngitis, umgangssprachlich: Angina); meist durch β-hämolysierende Streptokokken (Streptococcus pyogenes) ausgelöst. Der Erkrankungsgipfel liegt zwischen dem 6. und 12. Lebensjahr. Die Tonsillen, die man aus der Kapsel operativ einfach herausschälen kann (Tonsillektomie), werden auch bei häufiger Entzündung nicht mehr leichtfertig entfernt, da sich u. a. das Risiko für spätere Infektionen der oberen Atemwege erhöht.

Darm-assoziiertes lymphatisches Gewebe (GALT) mit Peyer-Plaques

Die etwa 50–100 Peyer-Plaques liegen im Ileum gegenüber dem Mesenterialansatz. Sie sind makroskopisch erkennbar, da hier Zotten und Krypten fehlen.

Darm-assoziiertes lymphatisches Gewebe (GALT) mit Peyer-Plaques

Unter dem Epithel, in der Lamina propria der Mukosa des gesamten Verdauungstraktes, finden sich viele „freie“ Immunzellen, einzelne Lymphfollikel und Ansammlungen von diesen zur immunologischen Abwehr von mit der Nahrung aufgenommenen (pathogenen) Mikroorganismen.

Peyer-Plaques (S. 695) sind 50–100 Aggregate von Lymphfollikeln in der Wand des Ileums. Die Follikel durchbrechen z. T. die Lamina muscularis der Mukosa und liegen in der Submukosa. Mit ihren Längsachsen sind die Plaques in Längsrichtung des Darmes angeordnet und befinden sich gegenüber dem Mesenterialansatz. Die Plaques liegen auf einer Länge von etwa 2–11 cm und einer Breite von einem cm. Zotten und Krypten fehlen in diesem Bereich.

6.15 Histologischer Aufbau der Peyer-Plaques

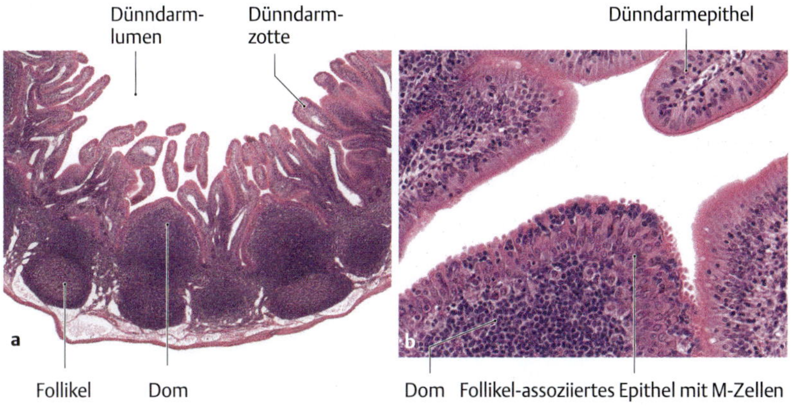

a Übersicht. Färbung: HE; Vergrößerung: 25-fach.
b Das hochprismatische einschichtige Epithel des Dünndarmes ist zu Follikel-assoziiertem Epithel umgewandelt. Färbung: HE; Vergrößerung 200-fach.

6.16 Histologie der Appendix vermiformis

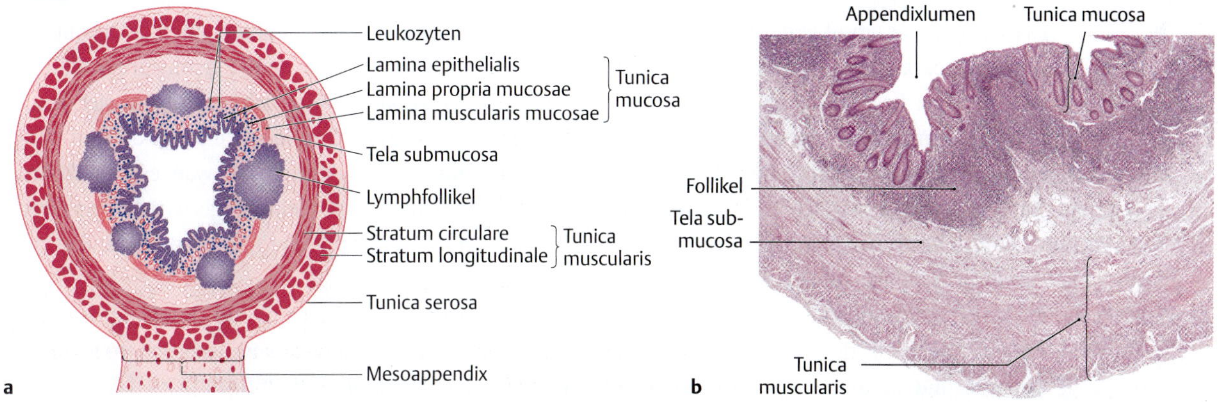

a Schema, (Färbung: HE; Vergrößerung 25-fach).
b Übersicht. (Färbung: HE; Vergrößerung 25-fach).

Jeder Plaque besteht aus mehreren hundert **Lymphfollikeln** (B-Zone), die miteinander verschmolzen sind, die T-Zone liegt in den interfollikularen Bereichen. Über den Follikeln liegt kuppelartig subepitheliale Propria („Dom"). Das darüberziehende **Follikel-assoziierte Epithel** (FAE) unterscheidet sich deutlich vom normalen Epithel des Dünndarmes. Es enthält kaum Becher- und enteroendokrine Zellen. Zwischen den Enterozyten sind spezialisierte **M-Zellen** lokalisiert (Abb. **6.15**).

Ein Peyer-Plaque besteht aus hunderten **Lymphfollikeln**, die miteinander verschmolzen sind. Die subepitheliale Region über den Follikeln („Dom") wird von Follikel-assoziiertem Epithel überzogen. Es enthält M-Zellen, die Mikroorganismen und Makromoleküle durch Transzytose zu den Immunzellen schleusen.

Appendix vermiformis (Wurmfortsatz)

Funktion: Die Appendix vermiformis (S. 699) ist ein rudimentäres, ca. 10 cm langes Anhängsel des Blinddarms (Caecum). Sie zeigt im Wesentlichen den gleichen Wandaufbau wie der übrige Dickdarm. In der Mukosa finden sich aber besonders viele, bis in die Submukosa reichende **Lymphfollikel** (Abb. **6.16**), d. h. die Appendix hat eine Wächterfunktion am Übergang vom Dünndarm zum Dickdarm (**„Darmtonsille"**). Die notwendige Entfernung (Appendektomie) der Appendix, z. B. wegen Entzündung (**Appendizitis**), hat jedoch keine nachteiligen Folgen.

Appendix vermiformis (Wurmfortsatz)

Die Appendix vermiformis (S. 699) ist ein rudimentärer Teil des Blinddarms (Caecum), der sehr viele Lymphfollikel enthält („Darmtonsille").

Blackout mit Folgen

> Es ist schon spät am Abend und die Pizza, die wir – Pflegekraft Johanna und ich – uns in die Notaufnahme bestellt haben, ist restlos verputzt. Da kommt eine junge Frau zur Tür herein, die aussieht, als würde sie jeden Moment verglühen. „Hallo …", sagt sie schwach. „Mir geht es schon seit Wochen ziemlich schlecht, aber heute bin ich völlig fertig … kann mich kaum noch auf den Beinen halten …" Spricht's – und kollabiert vor unseren Augen.

In Windeseile haben wir die etwa 20-Jährige auf eine Trage gepackt und in die „Notfallbox" gebracht. Ich kontrolliere die Atmung und Johanna legt Blutdruckmanschette, Sauerstoffsonde und EKG-Elektroden an. Kaum ist der Überwachungsmonitor eingeschaltet, piept es hektisch, aber regelmäßig. Der schnelle Herzschlag passt zur schnellen Atmung und dem Fieber, das ich ohne Thermometer fühlen kann.

Johanna bereitet schnell die Infusion zur Kreislaufstabilisierung vor, während ich einen intravenösen Zugang lege. Der Piekser bringt die Lebensgeister zurück: „Autsch! Ohje, … bin ich schon wieder umgefallen?"

„Ach, ist das schon öfter passiert?" frage ich. „Ja ja, seit einer Woche wird mir öfter schwarz vor Augen, wenn mir so heiß ist." – „Und haben Sie mal Fieber gemessen?" – „Nee, … so was hat zu Hause immer mein Vater gemacht." Die Augen der jungen Patientin füllen sich mit Tränen: „Ich hab Angst, dass ich Leukämie oder ein Lymphom hab! Oder vielleicht hab ich sogar AIDS!!!"

Ich zucke zusammen und frage: „Wie kommen Sie denn darauf?" Die nun Weinende lässt sich die Temperatur im Ohr messen (38,9°C) und erzählt zwischen Schluchzern, dass sie im 3. Semester Medizin studiere und vor drei Monaten bei der großen Uniparty einen „Blackout" mit einem Kommilitonen aus dem Erasmusprogramm gehabt habe. „Ausnahmsweise habe ich mal so richtig ‚Gas gegeben' – es waren so viele nette Jungs da … Anfangs hatte ich nur Angst, dass ich schwanger sein könnte. War ich erleichtert, als meine Regel wieder eingesetzt hat ... Aber seit einer Woche ist mir nun ständig heiß, besonders abends."

Johanna und ich hören uns die Geschichte ruhig an und nehmen währenddessen Blut ab. Ich gebe zusätzlich noch Paracetamol in die Infusion, um das Fieber ein wenig zu senken, und frage dann: „Und wie kommen Sie auf Leukämie, Lymphom oder AIDS?"

„Na, als in Anatomie Lymphknoten dran waren, hat unsere Professorin erzählt, dass sie bei diesen Krankheiten anschwellen, … und ich hab geschwollene Lymphknoten!", sagt die Patientin und weist auf ihren Hals. Ich frage, ob sie auch Halsschmerzen habe. Als sie bejaht, gucke ich ihr in den Hals und sehe weißliche Beläge auf den Mandeln. Ich bitte Johanna um einen Schnelltest auf infektiöse Mononukleose (Pfeiffer-Drüsenfieber). Und 10 Minuten später haben wir schon das Ergebnis: positiv!

„Na, Pfeiffer-Drüsenfieber ist wenigstens besser als AIDS", sagt die Patientin erleichtert. „Das stimmt", gebe ich ihr Recht. „Vermutlich wird Sie die Krankheit aber noch eine Zeit lang ausbremsen. Häufig sind die Betroffenen noch wochenlang müde und schwach." Ich bin mir sicher: Meine Patientin wird als Ärztin niemals vergessen, warum diese Krankheit auch Kissing Disease genannt wird.

* Fallbeispiel fiktiv, Namen und Daten frei erfunden

Text: Anna Conrad Foto: © Simon Dannhauer / stock.adobe.com

7 Nervensystem – Grundlagen

S. Mense, C. Schultz

7.1 Einführung

Unter dem Begriff „Nervensystem" (Systema nervosum) wird ein Gefüge zellulärer Strukturen verstanden, die funktionell zusammenarbeiten. Diese Strukturen bestehen aus Nervenzellen (Neuronen), Gliazellen und anderen Bestandteilen des Nervengewebes (S. 79).

7.1 Einführung

Der Begriff „Nervensystem" beschreibt die funktionelle Einheit aus Nervenzellen, Gliazellen und anderen Bestandteilen des Nervengewebes (S. 79).

7.2 Funktion und Gliederung

7.2.1 Funktion

Das Nervensystem dient der Aufnahme, Leitung und Verarbeitung von Informationen aus der Umwelt und von inneren Organen. Es hat weiterhin die Aufgabe, die jeweiligen Reize mit adäquaten Reaktionen zu beantworten und ist die strukturelle Grundlage von **Emotionen, Gedächtnis und Denkprozessen**.

7.2 Funktion und Gliederung

7.2.1 Funktion

Das Nervensystem dient der Aufnahme von Reizen, der Leitung und Verarbeitung der neuronalen Information sowie deren Beantwortung. Darüber hinaus ist es die Grundlage von **Gedächtnis** und **Denkprozessen.**

7.2.2 Gliederung

Das Nervensystem kann nach verschiedenen Gesichtspunkten eingeteilt werden. **Morphologisch** gliedert sich das Nervensystem (S. 193) in zwei Abschnitte (Abb. **7.1**):

- das **zentrale Nervensystem** (**ZNS**), bestehend aus Gehirn und Rückenmark, und
- das **periphere Nervensystem** (**PNS**), das alle außerhalb des ZNS gelegenen Anteile des Nervensystems umfasst.

Funktionell betrachtet können zwei unterschiedliche Systeme unterschieden werden (S. 204), an welchen sowohl ZNS als auch PNS beteiligt sind:

- Das **somatische** (syn. animalische) Nervensystem dient der Verarbeitung von Reizen, die von innen oder außen auf den Körper einwirken. Die **Steuerung der Motorik** und die **Kommunikation mit der Umwelt** sind weitere wichtige Aufgaben dieses Systems.
- Das **autonome** (syn. vegetative bzw. viszerale) Nervensystem steuert die Funktionen der inneren Organe und ist verantwortlich für die Aufrechterhaltung des inneren Milieus (Homöostase), z. B. osmotischer Druck der Körperflüssigkeiten, Kerntemperatur.

7.2.2 Gliederung

Das Nervensystem kann **morphologisch** eingeteilt werden (S. 193) in (Abb. **7.1**)

- **zentrales Nervensystem** (**ZNS**) mit Gehirn und Rückenmark und
- **peripheres Nervensystem** (**PNS**) mit den übrigen neuronalen Strukturen.

Die **funktionelle** Einteilung erfolgt in

- **somatisches** (animalisches) Nervensystem zur Verarbeitung von Reizen und Steuerung der Motorik sowie
- **autonomes** (vegetatives, viszerales) Nervensystem zur unbewussten Steuerung von inneren Organen und der **Aufrechterhaltung des inneren Milieus**.

7.3 Funktionelle und physiologische Grundlagen

7.3.1 Umformung des Reizes in neuronale Signale

Aufnahme des Reizes

Informationen liegen im Nervensystem in Form von elektrischen Potenzialen (Membranpotenzialänderungen) vor. Deshalb müssen Reize aus der Umwelt (mechanische, thermische oder chemische Reize) oder von inneren Organen in elektrische Signale umgewandelt werden. Die Aufnahme des Reizes erfolgt über **primäre** oder sekundäre Sinneszellen (S. 1185) (**Rezeptorzellen**, s. u.). Diese Zellen sind so spezialisiert, dass sie äußere Reize in elektrische Signale umwandeln können. Diese Signale werden dann über Kontaktstellen (**Synapsen**) an nachgeschaltete Neurone im ZNS weitergegeben. Daneben gibt es noch chemische Signale, z. B. über den axonalen Plasmafluss.

7.3 Funktionelle und physiologische Grundlagen

7.3.1 Umformung des Reizes in neuronale Signale

Aufnahme des Reizes

Die Aufnahme eines Reizes erfolgt über **primäre** und sekundäre Sinneszellen (S. 1185), die als rezeptive Nervenendigungen oder Rezeptorzellen in der Lage sind, den Reiz in ein elektrisches Potenzial (Rezeptorpotenzial) umzuwandeln. Dieses Signal wird im afferenten Axon in Aktionspotenziale umgesetzt und über **Synapsen** an weitere Neurone im ZNS weitergegeben.

7.1 Lage und Gliederung des Nervensystems

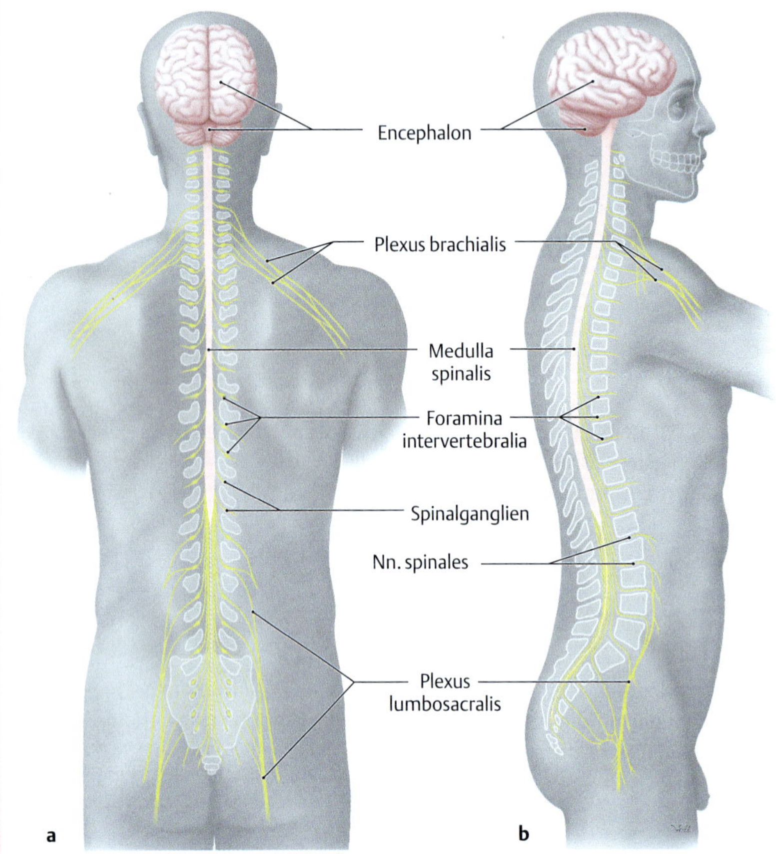

Das ZNS (Gehirn und Rückenmark) ist in Rosa, Teile des PNS sind in Gelb dargestellt (in **a** von dorsal, in **b** von rechts lateral). Im Bereich des Rückenmarks treten die Nerven durch die Zwischenwirbellöcher (Foramina intervertebralia) aus dem Spinalkanal aus. Die anterioren/ventralen Äste der Spinalnerven lagern sich im Bereich der Extremitäten zu Geflechten (Plexus) zusammen, aus denen sich die peripheren Nerven bilden. Von den peripheren Nerven ist jeweils nur der Anfangsteil dargestellt.

Quelle: Schünke M, Schulte E, Schumacher U. PROMETHEUS LernAtlas der Anatomie. Allgemeine Anatomie und Bewegungssystem. Illustrationen von Voll M u. Wesker K. 6. Aufl. Stuttgart: Thieme; 2022

Aktionspotenzial und Erregungsweiterleitung

Aktionspotenzial: Die Leitung der Informationen erfolgt über eine schnelle Änderung des Membranpotenzials in positiver und danach in negativer Richtung. Das durch diese Vorgänge erzeugte **Aktionspotenzial** setzt sich – je nach Fasertyp – in unterschiedlicher Geschwindigkeit entlang des Axons fort (Tab. **7.1**).

Aktionspotenzial und Erregungsweiterleitung

Aktionspotenzial: Die Weiterleitung von Informationen über Nervenfasern (Erregungsleitung) erfolgt über eine Änderung des elektrischen Potenzials der Zellmembran. Hierbei handelt es sich initial um eine **Depolarisation**, d. h. eine Veränderung des innen negativen Membranpotenzials in positiver Richtung. Der Depolarisation folgt eine schnelle **Repolarisation**; beide Vorgänge zusammen bilden ein **Aktionspotenzial**, welches entlang der Nervenfaser fortgeleitet wird.
Immer wenn die Membran bis zur Erregungsschwelle depolarisiert wird, erfolgt die Umladung explosionsartig nach dem Alles-oder-Nichts-Prinzip. Grundsätzlich müssen zwei Formen der Ausbreitung von Aktionspotenzialen über eine Nervenfaser unterschieden werden (Tab. **7.1**).

7.1 Formen der Erregungsleitung

Form der Erregungsleitung	Vorkommen	Mechanismus	Charakteristika
saltatorisch	**markhaltige** Nervenfasern (S. 83)	das Axon wird zwischen den Ranvier-Schnürringen durch die Myelinscheide isoliert	▪ schnelle und genaue Übertragung der Information
	Bsp.: visuelle Funktionen, viele motorische Reflexe	→ sprunghafte Ausbreitung der Erregung von einem zum nächsten Ranvier-Schnürring (S. 83)	▪ hoher Platzbedarf (Faserdurchmesser größer als bei marklosen Fasern)
kontinuierlich	**marklose** Fasern (S. 83)	Ranvier-Schnürringe fehlen	▪ langsamere Übertragung als bei der saltatorischen Leitung
	Bsp.: periphere Fasern der Thermo- und Nozizeption vor der 1. Synapse	→ das Aktionspotenzial muss alle Membranteile in Ausbreitungsrichtung depolarisieren	▪ geringerer Platzbedarf

7.2 Elektrische Vorgänge in einem zentralnervösen Neuron

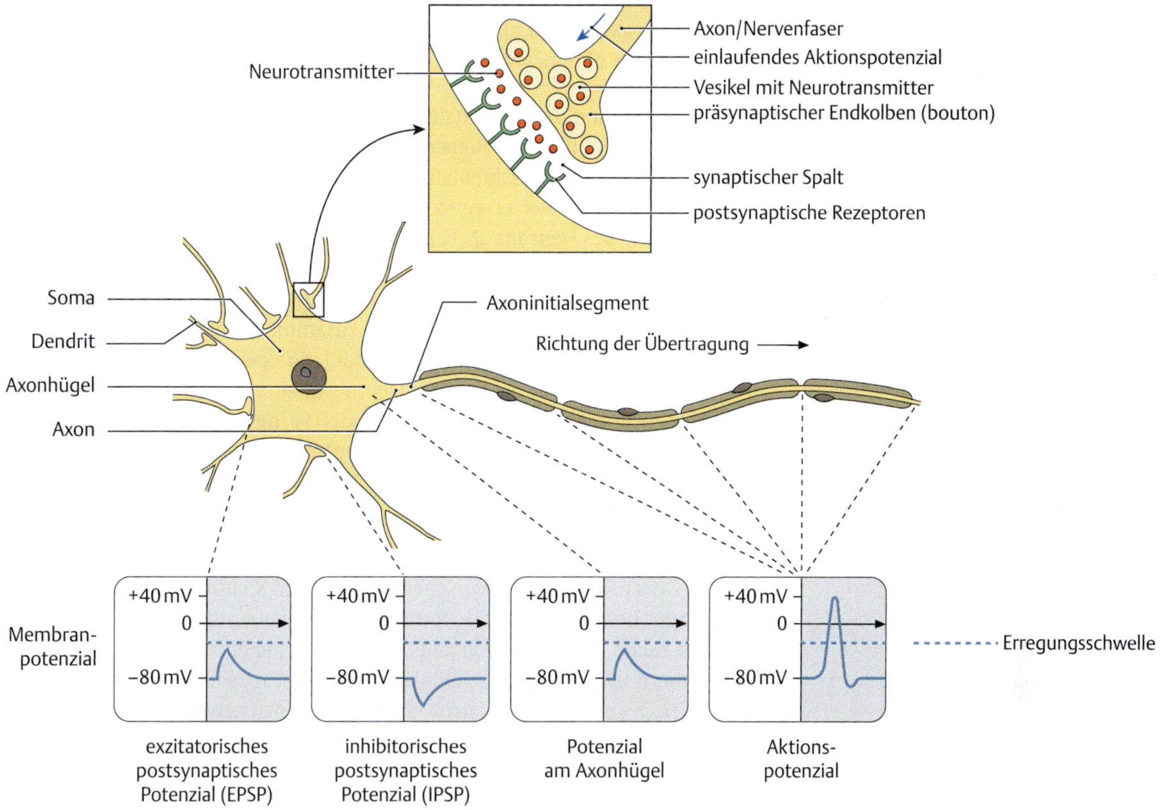

Großes Bild: Multipolares Neuron mit mehreren Dendriten und einem markhaltigen Axon. Die Synapsen auf der Zellmembran des Neurons erzeugen auf der postsynaptischen Seite entweder ein erregendes EPSP oder ein hemmendes IPSP. Das EPSP ist unterschwellig, d. h. es erreicht die Erregungsschwelle nicht und löst daher keine Aktionspotenziale aus. EPSPs und IPSPs überlagern sich am Axonhügel und können im nachfolgenden Axoninitialsegment zur Auslösung von Aktionspotenzialen führen. Wenn die aus der Überlagerung der Potenziale resultierende Depolarisation die Erregungsschwelle des postsynaptischen Neurons überschreitet, feuert das Neuron Aktionspotenziale (APs), die sich entlang des Axons ausbreiten. **Detailbild:** chemische Synapse. Der präsynaptische Endkolben enthält Neurotransmitter (meist Glutamat) in kleinen Vesikeln. Laufen APs in den Endkolben ein, wird der Neurotransmitter aus den Vesikeln in den synaptischen Spalt freigesetzt. Der Transmitter diffundiert zur postsynaptischen Seite und bindet an dort befindliche Rezeptormoleküle. Durch die Bindung wird im postsynaptischen Neuron entweder ein unterschwelliges Potenzial erzeugt oder die Erregbarkeit über Beeinflussung der sekundären Botenstoffe verändert.

Quelle: nach Schünke M, Schulte E, Schumacher U. PROMETHEUS LernAtlas der Anatomie. Allgemeine Anatomie und Bewegungssystem. Illustrationen von Voll M u. Wesker K. 6. Aufl. Stuttgart: Thieme; 2022

Synapsen: Untereinander sind die einzelnen Neurone durch **Synapsen** (S. 85) verbunden. Die gegenüber den elektrischen Synapsen weit häufigeren chemischen Synapsen benutzen zur Weitergabe der neuronalen Information eine Substanz (**Neurotransmitter**), welche je nach Lokalisation bzw. Funktion (erregend/hemmend) der Synapse unterschiedlich ist (s. u.). Der Neurotransmitter ist im präsynaptischen Endkolben in Vesikeln (Bläschen) gespeichert (Abb. **7.2**) und wird – ausgelöst durch ein Aktionspotenzial – in den synaptischen Spalt freigesetzt. Dadurch werden die elektrischen Signale des präsynaptischen Neurons in chemische umgesetzt. Nach der Diffusion des Neurotransmitters zur postsynaptischen Seite werden hier wieder elektrische Signale erzeugt (**postsynaptisches Potenzial**). Je nachdem, ob sich daraufhin das Membranpotenzial der Entladungsschwelle nähert (Depolarisation) oder ob es sich von ihr entfernt (Hyperpolarisation), liegt ein **erregendes postsynaptisches Potenzial** (**EPSP**) oder ein **hemmendes** (inhibitorisches) **postsynaptisches Potenzial** (**IPSP**) vor. Ausschlaggebend für die Art des Potenzials ist weniger der Neurotransmitter als vielmehr das postsynaptisch vorhandene Rezeptormolekül, an das der Neurotransmitter bindet.

Synapsen: Die funktionelle Verbindung der einzelnen Neurone untereinander erfolgt im menschlichen Nervensystem hauptsächlich über **chemische Synapsen**, d. h. durch die Freisetzung von **Neurotransmittern** (**Botenstoffen**). Die Freisetzung dieser Botenstoffe durch ein Aktionspotenzial erzeugt an der Membran des nachgeschalteten Neurons – je nach Transmitter und postsynaptischem Rezeptor – entweder ein **erregendes** oder **ein hemmendes postsynaptisches Potenzial** (**EPSP** bzw. **IPSP**).

Modulation: Jede Synapse ist ein Ort der **Modulation** der neuronalen Information, da jedes Neuron eine Vielzahl von Synapsen auf seiner Oberfläche besitzt, die gleichzeitig aktiv sind und die teils erregend, teils hemmend auf die Impulsaktivität der Zelle wirken. Dadurch wird die Information verändert (abgeschwächt, verstärkt).

Durch die Aktivierung erregender und hemmender Synapsen erfolgt eine **Modulation** (Abschwächung, Verstärkung) der neuronalen Information.

► Merke.

► Merke. Die Aktivierung **einer** erregenden Synapse erzeugt in der postsynaptischen Zelle keine Aktionspotenziale, sondern erhöht nur die **Wahrscheinlichkeit**, dass die Zelle aktiv (oder aktiver) wird. Es müssen sich viele EPSPs summieren, um postsynaptische Aktionspotenziale auszulösen.

Durch die unterschiedlich starke Aktivierung hemmender und erregender Synapsen kommt es zu einer **Abschwächung**, **Verstärkung** oder **Kontrastierung** bis hin zur Erkennung der neuronalen Information. Diese Vorgänge werden zusammen **„Verarbeitung der neuronalen Information“** genannt, zu der auch die Modulation gehört. Die anhaltende **Speicherung** (Gedächtnis) der Information verläuft u. a. über die Verbreiterung oder Vermehrung synaptischer Kontaktflächen (Neuroplastizität).

Eine **Abschwächung** der neuronalen Aktivität kann durch Aktivierung hemmender Synapsen erfolgen. Beispiel: Reiben der Haut über einer schmerzenden Verletzung nach einem Stoß vor das Schienbein. Die **Verstärkung** der Aktivität ist durch gleichzeitige Aktivierung vieler erregender Synapsen möglich oder durch eine Erregbarkeitssteigerung des Neurons als Folge neuroplastischer Veränderungen (S. 197). Eine **Kontrastierung** wird meist über die sog. laterale Hemmung bewirkt, d. h. neuronale Aktivität in einer bestimmten Neuronenpopulation hemmt die Aktivität in benachbarten Neuronen. Diese Vorgänge werden zusammen **„Verarbeitung der neuronalen Information“** genannt, zu der auch die Modulation gehört. Die langfristige **Speicherung** der Information in Form von Gedächtnisinhalten erfolgt u. a. durch strukturelle Umbauprozesse mit einer Verbreiterung oder Vermehrung von synaptischen Kontaktflächen (neuroplastische Umbauprozesse).

Afferenzen/Efferenzen

Afferenzen leiten Aktionspotenziale in Richtung ZNS, **Efferenzen** führen elektrische Erregung in Richtung Peripherie.

Nervenfasern leiten Informationen normalerweise nur in eine Richtung.

Afferenzen sind Nervenfasern, die Aktionspotenziale in Richtung ZNS leiten. **Efferenzen** sind Fasern, in denen elektrische Erregungen in Richtung Peripherie laufen. Eine **Nervenfaser** besteht aus Axon und Hüllzellen, wobei die Hüllzellen im PNS aus Schwann-Zellen, im ZNS aus Oligodendrozyten bestehen.
Nervenfasern können elektrische Informationen prinzipiell in beide Richtungen leiten. Praktisch geschieht dies nicht, da die Erregung entweder im Rezeptor oder in einem ZNS-Neuron entsteht und sich dann vom Rezeptor oder Soma fortbewegt. Daher lassen sich in Abhängigkeit der Richtung des Informationsflusses **afferente** und **efferente** Fasern unterscheiden.
Anmerkung: Die Begriffe „afferent“ und „efferent“ werden oft auch in Bezug auf Teile des ZNS benutzt, z. B. „Afferenzen zur Substantia nigra“.

Afferenzen: Afferenzen des PNS leiten Informationen in Richtung ZNS. Sie werden auch als **sensorische** (sensible) Fasern bezeichnet.

Afferenzen: Die Afferenzen des PNS leiten die über ihre rezeptiven Nervenendigungen aus der Umwelt bzw. von inneren Organen aufgenommenen Informationen in Richtung ZNS. Aus diesem Grund werden sie auch als **sensorische** oder **sensible** Fasern bezeichnet. Während der Begriff „sensorisch“ früher den Afferenzen von höheren Sinnesorganen (z. B. Auge, Ohr) vorbehalten war, wird er heute international für alle afferenten Fasern verwendet; die Bezeichnung sensible Faser ist aber – gerade im deutschen Sprachraum – noch ebenso gebräuchlich.

Efferenzen: Die Efferenzen leiten die Informationen vom ZNS in die Peripherie.

Handelt es sich dabei um motorische Signale, werden die Fasern als motorische Efferenzen oder **Motoaxone** bezeichnet. Zusammen mit dem zugehörigen Zellkörper (Soma) bilden sie die **Motoneurone**. Man unterscheidet α-Motoneurone zur Innervation der extrafusalen Muskelfasern (S. 70) und γ-Motoneurone, die zu den intrafusalen Muskelfasern (S. 74) ziehen. Ihre Fasern werden als **Somatoefferenzen** (S. 198) zusammengefasst.
Zu Drüsen und glatter Muskulatur ziehen autonome Efferenzen, sog. **Viszeroefferenzen** (S. 198).

Efferenzen: Die Efferenzen leiten die Informationen vom ZNS zu den Zielorganen. Die efferenten Fasern, die an Muskelfasern enden, werden als **motorische Fasern** oder **Motoaxone** bezeichnet.
Eine motorische Faser und ihr zugehöriges Soma bilden das **Motoneuron**.
Zu unterscheiden sind α-Motoneurone, die Muskelfasern (S. 70) der Arbeitsmuskulatur (extrafusale Muskelfasern) versorgen, von γ-Motoneuronen, die spezialisierte Muskelfasern in den Muskelspindeln, sog. intrafusale Muskelfasern (S. 74), innervieren. Das Soma der α-Motoneurone gehört zu den größten neuronalen Zellkörpern des ZNS, es liegt im Vorderhorn des Rückenmarks (S. 1086). Sein Axon ist dick markhaltig (S. 83). Das Soma des γ-Motoneurons ist klein und liegt ebenfalls im Vorderhorn. Das γ-Motoaxon ist dünn markhaltig.
Neben α- und γ-Motoneuronen, deren Nervenfasern als **Somatoefferenzen** (S. 198) bezeichnet werden, gibt es autonome Efferenzen zu Gefäßen, zur glatten Muskulatur der Eingeweide und Drüsen, sog. **Viszeroefferenzen** (S. 198).
Klinische Anmerkung: Bei **Engpasssyndromen** (z. B. Nerveinklemmung oder Bandscheibenvorfall) können an der Kompressionsstelle Aktionspotenziale ausgelöst werden. Diese **ektopen Aktionspotenziale** breiten sich in beide Richtungen aus. Sie können daher in afferenten Fasern zur Peripherie laufen und in efferenten Fasern zum ZNS.

Reflexe

Reflexe sind stereotype Antworten auf einen Reiz. Die Reflexantworten können allerdings je nach Umgebungssituation modifiziert werden.
Die anatomische Grundlage sind **Reflexbögen**, die aus einem afferenten und einem efferenten Schenkel bestehen. Reflexbögen können sehr einfach gebaut sein wie z. B. der **Patellarsehnenreflex**, der nur aus zwei Neuronen besteht, die **monosynaptisch** (über nur eine Synapse) miteinander verbunden sind. Dagegen besteht der **Flexorreflex** aus vielen **polysynaptisch** miteinander verschalteten Neuronen und beinhaltet auch kontralaterale Verbindungen. Der Flexorreflex wird durch einen Schmerzreiz wie z. B. einen Tritt auf einen spitzen Gegenstand ausgelöst. Als Folge werden die Beugermuskeln des gereizten Beins aktiviert und gleichzeitig die Streckermuskeln des anderen Beins zur Aufrechterhaltung des Gleichgewichts erregt.

Reflexe

Afferenzen und Efferenzen bilden oft **Reflexbögen**. Diese können **monosynaptisch** (über nur eine Synapse) aufgebaut sein (Bsp.: Patellarsehnenreflex) oder **polysynaptisch** (über mehrere Synapsen) verlaufen (Bsp.: Flexorreflex).

Monosynaptischer Dehnungsreflex: Ein prominentes Beispiel für diesen Reflex ist der klinisch oft eingesetzte **Patellarsehnenreflex** (**PSR**, Abb. **7.3**). Er wird ausgelöst durch einen leichten Schlag mit dem Reflexhammer auf das Lig. patellae direkt kaudal der Patella. Dadurch wird der M. quadriceps femoris (S. 370) kurz gedehnt, und die in ihm liegenden Muskelspindeln (S. 74) werden erregt; vgl. auch Muskelrezeptoren (S. 1188). Dies führt über die monosynaptische Verbindung der primären Muskelspindel-Afferenzen (der sog. **Ia-Fasern**) mit den **α-Motoneuronen** desselben Muskels (den **homonymen** (gleichnamigen) Motoneuronen) zu einer Zuckung des Muskels, die sich in einer kurzen Streckbewegung im Kniegelenk äußert (Abb. **7.3b**). Da sich Rezeptor und Effektor (neuromuskuläre Endplatte) im gleichen Gewebe befinden, wird der Reflex als **Eigenreflex** bezeichnet. Gleichzeitig werden die Antagonisten des M. quadriceps (M. biceps femoris und andere ischiokrurale Muskeln) über hemmende **Interneurone** (Schaltneurone) gehemmt, was den Reflex erleichtert (Abb. **7.3c**). Zur Verschaltung ist anzumerken, dass die afferente Information von den Muskelspindeln auch höhere Zentren erreicht – über die Hinterstränge (Abb. **7.3**) oder die propriozeptiven Bahnen.

Monosynaptischer Dehnungsreflex: Mit dem **Patellarsehnenreflex** (**PSR**, Abb. **7.3**) kann die Intaktheit der neuronalen Verbindung zwischen den Muskelspindeln des M. quadriceps (S. 370) und seinen neuromuskulären Endplatten sowie die korrekte Umschaltung im Rückenmark geprüft werden. Hierbei werden besonders **Seitenunterschiede** in der Stärke des Reflexes klinisch verwertet.

7.3 Patellarsehnenreflex (PSR)

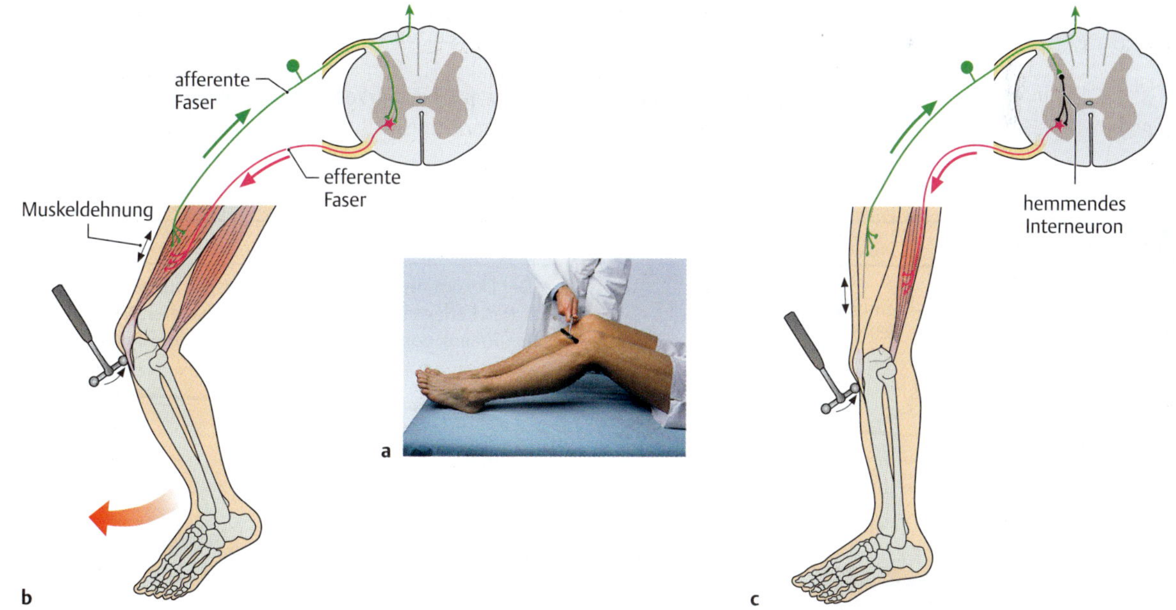

a Auslösung des PSR durch leichten Schlag mit dem Reflexhammer auf das Lig. patellae. *Quelle: Füeßl H, Middeke M, Hrsg. Duale Reihe Anamnese und klinische Untersuchung. 7. Aufl. Stuttgart: Thieme; 2022*
b Darstellung des Reflexbogens anhand des PSR als typisches Beispiel für einen monosynaptischen Dehnungsreflex.
c Hemmung des M. biceps femoris, die gleichzeitig mit der Kontraktion des M. quadriceps femoris erfolgt.

▶ Klinik.

▶ Klinik. Mit dem **PSR** kann die Intaktheit der reflektorischen Verbindung vom und zum M. quadriceps geprüft werden. Da die Stärke des Reflexes interindividuell stark variiert, wird klinisch vorwiegend die **Seitengleichheit** des Reflexes (rechtes und linkes Bein) verwertet. Ein einseitig abgeschwächter Reflex erfordert die Abklärung des gesamten Reflexweges vom Rezeptor im Muskel über das Rückenmark bis zu den Endplatten desselben Muskels. Umgekehrt kommt es bei einer zentralnervös bedingten **Spastik** (S. 1181) zu einer Steigerung der Reflexstärke.

Als Hauptfunktion des PSR wird die Förderung von alternierenden Flexor- und Extensorenbewegungen des Beins beim Laufen angesehen. Wird das Bein nach hinten geführt, kommt es zur Dehnung des M. quadriceps, der über den PSR die Beinbewegung nach vorn einleitet.

Als eine der **physiologischen Funktionen** des Dehnungsreflexes wird angenommen, dass er die Länge eines Muskels automatisch konstant hält, da jede Dehnung zu einer Kontraktion desselben Muskels führt. Dieser Mechanismus fördert auch die Durchführung alternierender Streck- und Beugebewegungen (z. B. beim Laufen). Wird beim schnellen Lauf durch die Glutäalmuskeln das Bein nach hinten geführt (Retroversion), wird der M. quadriceps am Ende der Bewegung gestreckt. Dies aktiviert den PSR und leitet die Bewegung des Beins nach vorn ein (Anteversion).

Polysynaptischer Flexorreflex: Der **Flexorreflex** ist ein Schutzreflex, der durch Erregung der Flexormuskeln einen schmerzhaft gereizten Körperteil aus dem Einflussbereich des Reizes bringen soll. Die gereizten Rezeptoren sind meist **Nozizeptoren** der Haut, der Reizerfolg besteht in einer Kontraktion der **Flexormuskeln** der schmerzhaft gereizten Extremität (sog. **Fremdreflex**, weil Reizort und Effektororgan nicht identisch sind). Die Umschaltung im Rückenmark verläuft über mehrere Synapsen (**polysynaptischer Reflex**, Abb. **7.4**).

Polysynaptischer Flexorreflex: Der Flexorreflex ist ein durch Reizung von **Nozizeptoren** (schmerzvermittelnden freien Nervenendigungen) der Haut ausgelöster Reflex. Typische Beispiele für diesen Reflex sind das automatische Zurückziehen der Hand bei Kontakt mit einer heißen Oberfläche oder das Beugen des Beins beim Treten auf ein scharfkantiges Objekt. Die afferenten Fasern von den Nozizeptoren treten über die Hinterwurzel (S. 196) in das Rückenmark ein, im Hinter- und Vorderhorn erfolgt eine **mehrfache synaptische Umschaltung** über lokale zwischengeschaltete **Interneurone**, bis die Information die Flexormotoneurone erreicht und sie erregt (Abb. **7.4**). Da Rezeptor (Hautnozizeptor) und Effektor (Flexormuskel) in unterschiedlichen Geweben liegen, handelt es sich um einen **Fremdreflex**. Gleichzeitig werden durch hemmende Interneurone die Extensormotoneurone derselben Extremität gehemmt. Beim Beispiel eines Tritts auf einen scharfkantigen Gegenstand werden simultan die Extensormuskeln des anderen Beins erregt, um ein Einknicken der Extremität durch das Körpergewicht zu verhindern.
Der Flexorreflex hat einige Eigenschaften, die dem Dehnungsreflex fehlen:

- **Verkürzung der Latenz** bis zum Eintreten der Reflexantwort bei wiederholter gleichstarker Reizung,
- **Sensibilisierung** (wiederholtes Reizen führt zu immer stärkeren Reflexantworten) und
- **Ausbreitung** der Reflexantwort (bei starken Schmerzreizen kommt es zu Abwehrbewegungen des Gesamtorganismus, z. B. auf einem Bein tanzen, wenn der andere Fuß gequetscht wurde).

7.4 Flexorreflex

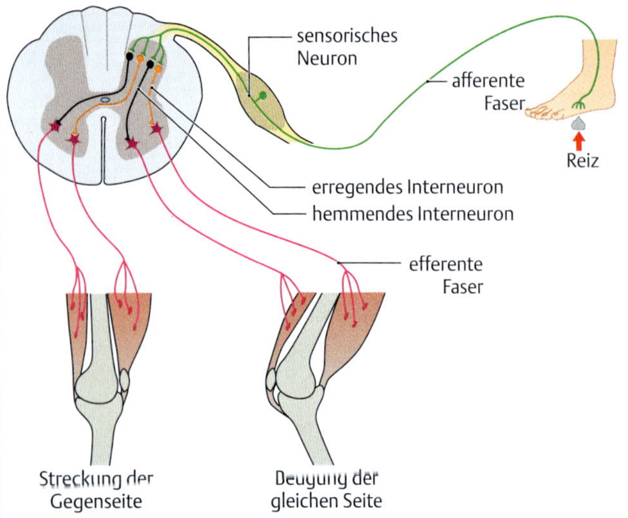

Der Flexorreflex ist ein typisches Beispiel für einen polysynaptischen Reflex mit vielen zwischengeschalteten Neuronen (Interneuronen), von denen jeweils nur eins dargestellt ist.

7.3.2 Axonaler Transport

Axone leiten nicht nur elektrische Information in Form von Aktionspotenzialen, sondern auch chemische Signale über den axonalen Transport. Die zu transportierenden Moleküle koppeln sich mit Hilfe von Transportmolekülen (Dynein, Kinesin) an die Mikrotubuli (S.39). In jedem Neuron gibt es unterschiedliche Systeme mit teils anterograder, teils retrograder Transportrichtung (Tab. **7.2**). Der axonale Transport kann langsam (1–2 mm/Tag) oder schnell (bis zu 400 mm/Tag) erfolgen und läuft in jedem Neuron ab. Er ist besonders für solche Neurone von Bedeutung, deren Hauptfunktion die Synthese, der Transport und die Freisetzung von Hormonen ist (**Neurosekretion**). Ein Beispiel für solche Neurone sind bestimmte Zellen des Hypothalamus (S.1118). Sie transportieren Oxytozin und das antidiuretische Hormon (ADH) axonal zum Hypophysenhinterlappen, wo die Neurosekrete in den Blutstrom freigesetzt werden.

7.3.2 Axonaler Transport

Über den **axonalen Transport** können Stoffe innerhalb des Neurons bewegt werden (Tab. **7.2**). Der axonale Transport erfolgt je nach transportierter Substanz unterschiedlich schnell (1–400 mm/Tag). Die Synthese, der Transport und die Freisetzung von Hormonen durch Neurone werden als **Neurosekretion** bezeichnet.

7.2 Axonaler Transport

Richtung		transportierte Substanzen
anterograd	vom Soma in die axonalen Endverzweigungen	▪ Membranbestandteile, Mitochondrien, Vesikel, Enzyme ▪ Rezeptormoleküle, Neuropeptide
retrograd	aus der Peripherie zum Soma	▪ einige Neurotoxine (z. B. Tetanustoxin) ▪ Wachstumsfaktoren: Während der Entwicklung nehmen Axone beim Kontakt mit dem zu innervierenden Gewebe Wachstumsfaktoren (z. B. nerve growth factor, NGF) auf und transportieren sie zum Soma. Geschieht dies nicht, gehen die Neurone zugrunde.

7.2

▶ Klinik. Eine durch einen Tumor oder ein Trauma bedingte Störung des axonalen Hormontransports vom Hypothalamus zum Hypophysenhinterlappen führt zu einem **ADH-Mangel** und infolgedessen zum Auftreten eines **zentralen** (**neurogenen**) **Diabetes insipidus**. Die Kardinalsymptome dieser Erkrankung sind eine vermehrte Harnausscheidung (**Polyurie**) und ein gesteigertes Durstempfinden (**Polydipsie**) mit vermehrter Flüssigkeitsaufnahme, da normalerweise ADH die Rückresorption von Wasser in den Sammelrohren der Niere steigert und so die Harnausscheidung verringert.

▶ Klinik.

▶ Merke. **Neurotransmitter** benötigen in der Regel **keinen** axonalen Transport, da sie in den meisten Fällen direkt in der präsynaptischen Nervenendigung (re)synthetisiert werden. Innerhalb der Synapse unterliegen sie einem Kreislauf aus Synthese, Freisetzung, Wiederaufnahme in die präsynaptische Endigung und erneuter Freisetzung. Die für diese Vorgänge benötigten **Enzyme** werden vom **Soma** synthetisiert und über den axonalen Transport zur Synapse transportiert. Kotransmitter wie die Neuropeptide (z. B. Substanz P) müssen allerdings im Soma synthetisiert und zur präsynaptischen Endigung transportiert werden.

▶ Merke.

7.4 Morphologische Einteilung des Nervensystems

Wie bereits eingangs beschrieben, gliedert sich das Nervensystem morphologisch in das **zentrale** und das **periphere Nervensystem** (**ZNS** und **PNS**). Das periphere Nervensystem hat – mit Ausnahme der autonomen Ganglien (S.206) und des enterischen Nervensystems – eine rein informations**leitende** Funktion, während das zentrale Nervensystem die neuronale Information **sowohl verarbeitet als auch leitet**. Die Leitungsfunktion steht beim Rückenmark im Vordergrund, die Informationsverarbeitung beim Gehirn.

7.4 Morphologische Einteilung des Nervensystems

Das periphere Nervensystem hat rein informations**leitende** Funktion (Ausnahme: autonome Ganglien, s. u.), das zentrale Nervensystem zusätzlich noch informations**verarbeitende** Funktion.

▶ Merke.

▶ **Merke.** Das alte Dogma, dass sich Nervenzellen beim erwachsenen Menschen nicht mehr teilen können, gilt so nicht mehr. In geringem Umfang kommt es auch im adulten ZNS zu einer Neubildung von Neuronen (Neuroneogenese; z. B. im Riechepithel und Hippocampus).

7.4.1 Zentrales Nervensystem (ZNS)

Das zentrale Nervensystem, ZNS (S. 1084), besteht aus Gehirn (Encephalon) und Rückenmark (Medulla spinalis).

7.4.1 Zentrales Nervensystem (ZNS)

Das ZNS besteht aus **Gehirn** (lat.: Cerebrum, griech.: **Encephalon**) und **Rückenmark** (**Medulla spinalis**). Beide grenzen im Bereich des **Hirnstamms** (S. 1091), sog. **Truncus cerebri** (ein Teil des Gehirns) aneinander.
Zu Einzelheiten des Aufbaus des ZNS (S. 1084) siehe Abb. **7.5** und Abb. **7.6**.

▶ Merke.

▶ **Merke.** Bei Richtungsangaben innerhalb des Gehirns ist der Begriff „kranial“ (in Richtung auf den Schädel) unsinnig, da sich ja das gesamte Gehirn im Schädel befindet. Stattdessen werden u. a. die Bezeichnungen **„rostral“** („schnabelwärts“, nach vorne), **„frontal“** (zur Stirn hin), **„okzipital“** (in Richtung Hinterhaupt) oder **„basal“** (in Richtung Schädelbasis) verwendet.

Die beiden Hauptbestandteile des Gehirns sind:

- **weiße Substanz:** Der **informationsleitende** Anteil des ZNS besteht hauptsächlich aus **markhaltigen Nervenfasern**;
- **graue Substanz:** Der **informationsverarbeitende** Anteil des ZNS besteht aus **neuronalen Zellkörpern** mit ihren Synapsen (und Gliazellen).

Schon makroskopisch lassen sich die beiden hauptsächlichen Gewebsbestandteile des ZNS unterscheiden:

- **weiße Substanz** (**Substantia alba**): Die weiße Substanz hat ihren Namen von ihrem makroskopisch weißlichen Aussehen, das durch einen hohen Anteil an **markhaltigen Nervenfasern** bedingt ist. Es kommen aber auch marklose Fasern sowie Gliazellen vor. In der weißen Substanz findet die **Leitung von Aktionspotenzialen** statt, eine synaptische Verarbeitung der neuronalen Information fehlt weitgehend;
- **graue Substanz** (**Susbstantia grisea**): Sie besteht aus den **Somata** der Nervenzellen und ihren Fortsätzen mit Synapsen. Hinzu kommen die Somata und Fortsätze der Gliazellen. In der grauen Substanz findet die **Verarbeitung neuronaler Information** statt.

Im ZNS kommen chemische Synapsen (S. 85) vom axo-somatischen, axo-dendritischen und axo-axonalen Typ vor. Die häufigsten Neurotransmitter im ZNS (Tab. **43.1**) sind Glutamat, Glyzin und Gammaaminobuttersäure (GABA).

Bei den **Synapsen des ZNS** (S. 85) handelt es sich meist um chemische neuro-neuronale Synapsen vom axo-somatischen, axo-dendritischen und axo-axonalen Typ. Als Neurotransmitter dienen im ZNS in erster Linie Glutamat, Glyzin und Gammaaminobuttersäure (GABA), doch gibt es noch eine große Anzahl anderer Überträgerstoffe (Tab. **43.1**).

7.5 Einteilung des ZNS

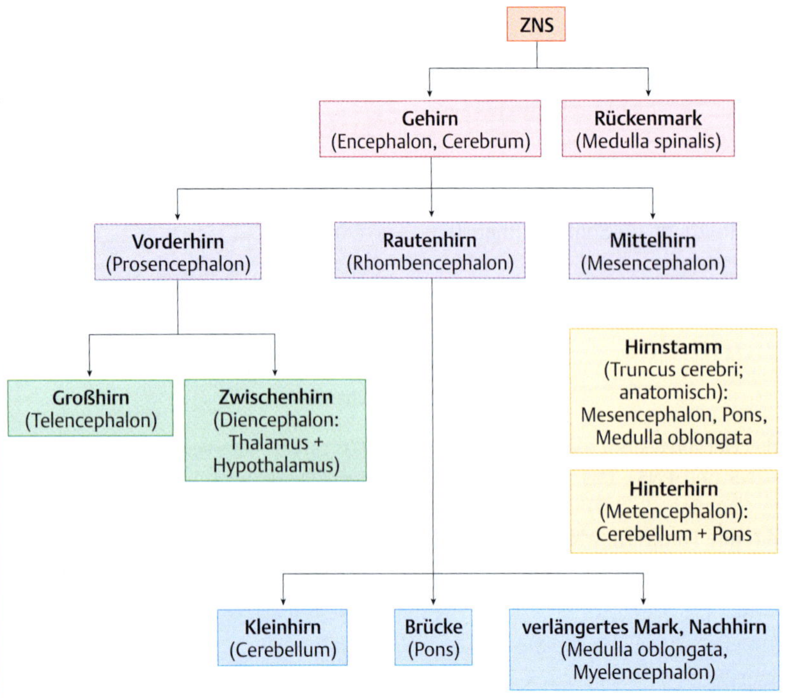

Bitte beachten: 1. Das **Großhirn** (Telencephalon) ist ein Teil des **Gehirns** (Encephalon, Cerebrum). 2. Der **Hirnstamm** (Truncus cerebri) ist ein Teil des Gehirns. Der Begriff **Stammhirn** beinhaltet zusätzlich zu den Teilen des Hirnstamms noch das Zwischenhirn (Diencephalon).

7.6 Morphologischer Aufbau des ZNS

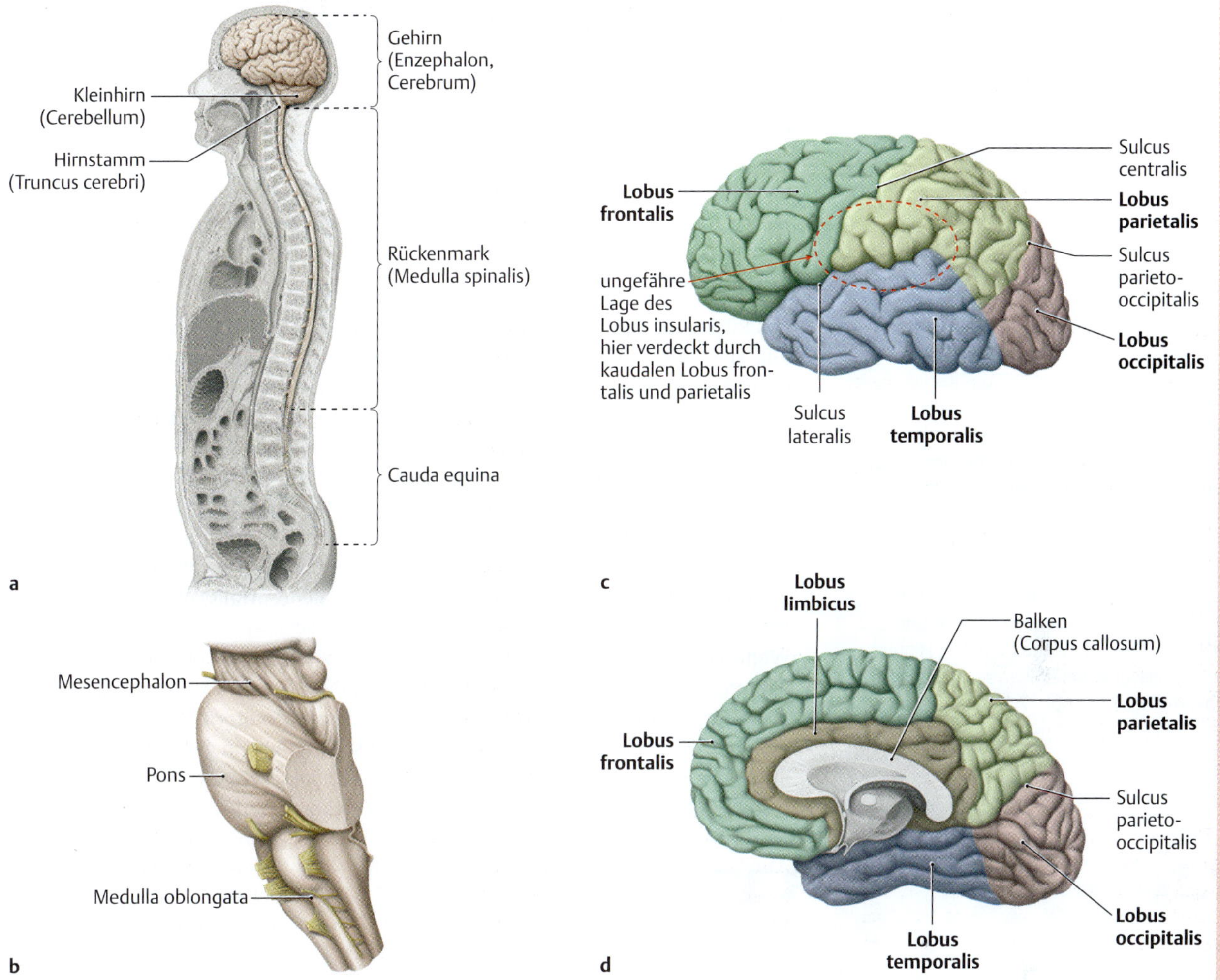

a Lage der Einzelteile im Schädel bzw. Spinalkanal. Bitte beachten, dass das gesamte Gehirn (inklusive Hirnstamm und Kleinhirn) innerhalb des Schädels liegt.

b Hirnstamm. Er besitzt drei Hauptteile, nämlich Mesencephalon, Pons und Medulla oblongata. Im Hirnstamm liegen die Kerne von vielen Hirnnerven.

c Lappeneinteilung der linken Hemisphäre des Telencephalon bei Blick von lateral. Neben dem Sulcus centralis und lateralis ist auch der Sulcus parieto-occipitalis als Grenze zwischen Lobus parietalis und occipitalis gekennzeichnet. Die Insula (Lobus insularis) wird vom kaudalen Lobus frontalis und parietalis bedeckt. Ihre ungefähre Lage ist durch das gestrichelte Oval angedeutet.

d Lappeneinteilung der rechten Hemisphäre des Telencephalon bei Blick von medial. Der Lobus limbicus enthält Teile des limbischen Systems und liegt zum Teil auch auf den am weitesten medial gelegenen Gebieten des kaudalen Lobus temporalis.

Quelle: Schünke M, Schulte E, Schumacher U. PROMETHEUS LernAtlas der Anatomie, Kopf, Hals und Neuroanatomie. Illustrationen von Voll M u. Wesker K. 6. Aufl. Stuttgart: Thieme; 2022

Gehirn

Das Gehirn (S. 1090) – wie auch die anderen Teile des ZNS – besteht nur zu ca. 50 % aus Neuronen. Die anderen 50 % sind Gliazellen, deren Anteil an der Hirnsubstanz damit etwa gleich groß ist, wie der der Neurone. Nach neueren Untersuchungen besteht das menschliche Gehirn aus ca. 86 Milliarden Neuronen und einer in etwa vergleichbaren Zahl an Gliazellen. Die neuronalen Zellkörper liegen als graue Substanz an der Oberfläche des Gehirns in Form der **Hirnrinde** (**Kortex**) und im Inneren in Form von **Kernen** (**Nuclei**). Näheres s. im Kap. Gehirn (S. 1090). Aus einigen der im Hirnstamm gelegenen Kerne (S. 1092) entspringen die Hirnnerven III–XII, die bereits Teile des PNS sind. Die weiße Substanz bildet das sog. **Marklager**, das Aktionspotenziale zum bzw. vom Kortex oder zwischen den Kernen leitet.

Das Großhirn (Telencephalon) besitzt zwei Hemisphären, die durch eine massive Faserplatte – den Balken (Corpus callosum) – miteinander verbunden sind. Jede Hemisphäre ist in mehrere **Lappen** (**Lobi**) eingeteilt: Lobus frontalis, parietalis, occipitalis

Gehirn

Im Gehirn (S. 1090) liegt die graue Substanz als **Hirnrinde** (**Kortex**) an der Gehirnoberfläche und als **Kerne** (**Nuclei**) im Inneren. Die weiße Substanz bildet das **Marklager**, das die Information zwischen Kortex und Kernen leitet und die Verbindungen des Gehirns mit Hirnstamm und Rückenmark herstellt. Im gesamten ZNS ist die Zahl der Neurone etwa gleichgroß wie die der Gliazellen. Die Gesamtzahl der Neurone im ZNS beträgt ca. 86 Milliarden.

und temporalis. Hinzu kommen noch auf der lateralen Fläche der Lobus insularis (die Insula) und auf der Medialfläche der Lobus limbicus (Abb. **7.6d**). Lobus frontalis und parietalis werden durch die Zentralfurche (**Sulcus centralis**, Rolandi) getrennt. Der **Sulcus lateralis** (Sylvii) bildet eine tiefe Furche an der lateralen Wand des Großhirns. Von kaudal grenzt an die laterale Furche der Lobus temporalis, von parietal (oben) der Lobus frontalis und parietalis. Der Hirnstamm besteht aus Mesencephalon, Pons und Medulla oblongata (Abb. **7.6b**).
Die Oberfläche des reifen Gehirns ist stark in Form von **Gyri (Windungen)** gefaltet, zwischen denen sich **Sulci (Furchen)** befinden. Die graue Substanz kleidet auch die Sulci aus; daher sieht man von außen nur einen kleinen Teil dieser Substanz.

Rückenmark

Das Rückenmark reicht vom Foramen occipitale magnum bis nach kaudal zum LWK I–II. Auf einem Querschnitt durch das Rückenmark (S. 1084) bildet die graue Substanz die **Schmetterlingsfigur**. Ihre dorsalen Abschnitte werden als **Hinterhorn** (**Cornu posterius**) bezeichnet. Es empfängt afferente Fasern über die **Hinterwurzel** (**Radix posterior**). Die ventralen Anteile (**Vorderhorn**, **Cornu anterius**) entlassen efferente Fasern über die **Vorderwurzel** (**Radix anterior**). Im thorakalen Rückenmark liegt dazwischen das **Seitenhorn**, sog. **Cornu laterale** (S. 1086). Hinter- und Vorderwurzel vereinigen sich zu den Spinalnerven des PNS (Abb. **7.7** und Abb. **7.8**).

Rückenmark

Das Rückenmark reicht vom Foramen occipitale magnum bis nach kaudal zum LWK I–II. Hier beginnt die Cauda equina, die aus Vorder- und Hinterwurzeln besteht (Abb. **7.6**). Auf einem Querschnitt durch das Rückenmark (S. 1084) bildet die graue Substanz die zentrale **schmetterlingsähnliche Figur**, welche von der weißen Substanz umgeben ist. Die beiden dorsalen Abschnitte der Schmetterlingsfigur werden jeweils als **Hinterhorn** (**Cornu posterius**), die beiden ventralen Anteile jeweils als **Vorderhorn** (**Cornu anterius**) bezeichnet (Abb. **7.8**). Zwischen Hinter- und Vorderhorn liegt die Substantia oder Zona intermedia, die nur im thorakalen Rückenmark das **Seitenhorn**, sog. **Cornu laterale** (S. 1086), ausbildet. In der Mitte der Substantia intermedia befindet sich der Zentralkanal (Canalis centralis, ein Rest des Neuralrohrs).
Während das Vorderhorn efferente Nervenfasern entlässt, empfängt das Hinterhorn afferente Fasern. In ihrer Gesamtheit werden diese Fasern als **Hinterwurzel** (**Radix posterior/sensoria**) bzw. **Vorderwurzel** (**Radix anterior/motoria**) bezeichnet. Die Vorder- und Hinterwurzel eines Rückenmarkabschnitts vereinigen sich bei Durchtritt durch das Zwischenwirbelloch und bilden die Spinalnerven des PNS (S. 198). Daraus resultiert auch die funktionelle Einteilung in **Rückenmarksegmente** (Abb. **7.7** und Abb. **7.8**).

▸ Merke.

▸ Merke. Unter einem **Rückenmarksegment** versteht man denjenigen Abschnitt des Rückenmarks, der zu einem Spinalnerv gehört. Die Benennung erfolgt analog zu den jeweiligen Wirbeln (Ausnahme: C 1–C 8, s. u.).

7.7 Rückenmarksegment und Spinalnerv

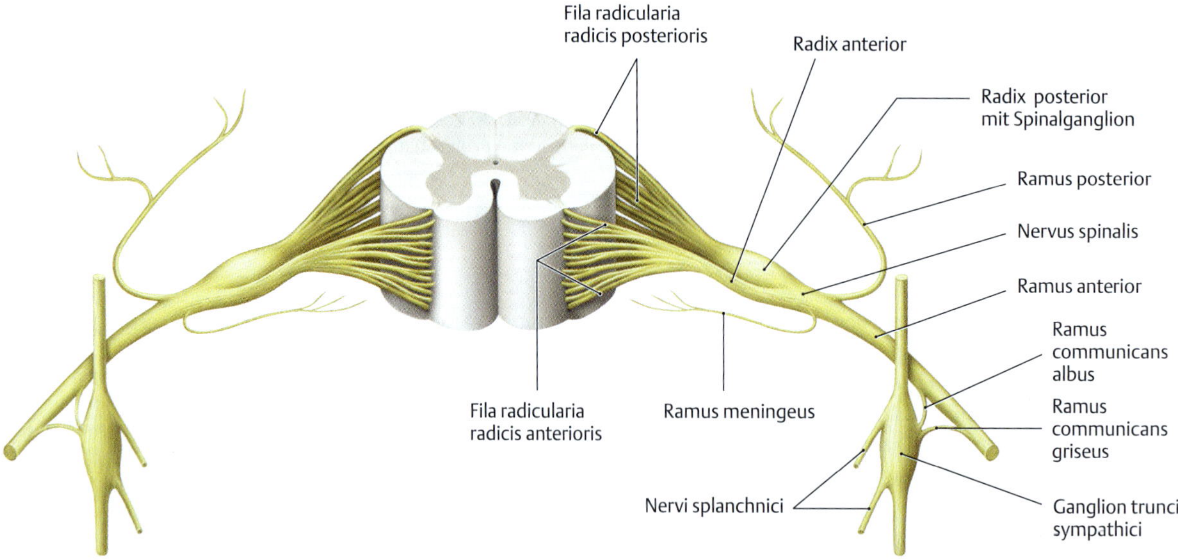

Darstellung der räumlichen Ausdehnung eines Rückenmarksegments in der Ansicht von ventral-kranial. Die aus dem Rückenmarksegment austretenden Wurzeln (Radix posterior und Radix anterior) vereinigen sich zum Spinalnerven N. spinalis.

Quelle: Schünke M, Schulte E, Schumacher U. PROMETHEUS LernAtlas der Anatomie, Kopf, Hals und Neuroanatomie. Illustrationen von Voll M u. Wesker K. 6. Aufl. Stuttgart: Thieme; 2022

7.8 Schematische Darstellung eines Rückenmarksegments mit dem daraus hervorgehenden Spinalnerv

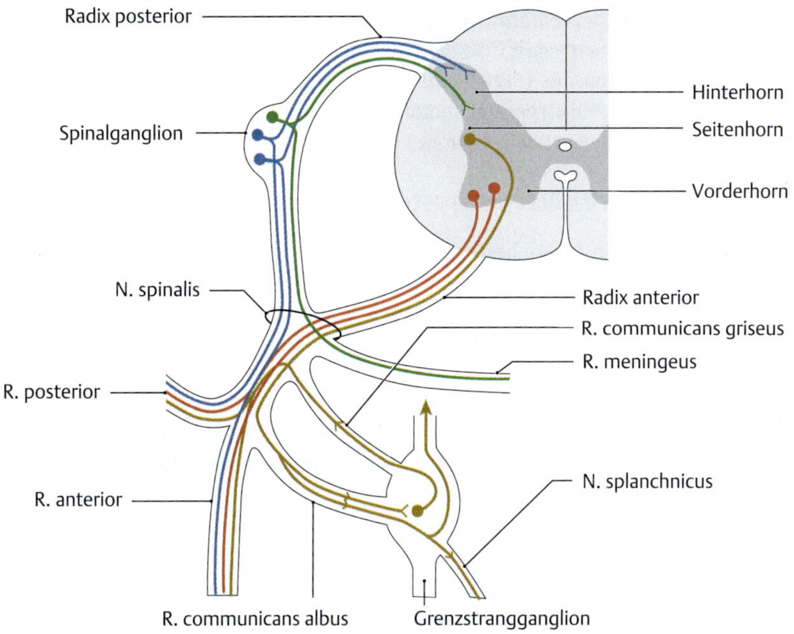

Afferenzen treten über die Hinterwurzel (Radix posterior) in das Hinterhorn des Rückenmarks ein:

- sensorische Fasern von Haut, Skelettmuskulatur und Gelenken (Somatoafferenzen, blau dargestellt),
- sensorische Fasern von Eingeweiden (Viszeroafferenzen, hier von den Meningen kommend, grün dargestellt).

An manchen Stellen in der Literatur werden afferente Fasern von den Meningen als somatische Afferenzen bezeichnet.

Efferenzen treten über die Vorderwurzel (Radix anterior) des Rückenmarks aus:

- Die Somata motorischer Fasern zur Skelettmuskulatur (Somatoefferenzen, rot dargestellt) liegen im Vorderhorn.
- Die Somata von motorischen Fasern zur glatten Muskulatur und die Somata von Fasern zu Drüsen (Viszeroefferenzen, braun dargestellt) liegen im Seitenhorn des thorakalen Rückenmarks und der Substantia intermedia des Sakralmarks.

Quelle: Schünke M, Schulte E, Schumacher U. PROMETHEUS LernAtlas der Anatomie. Allgemeine Anatomie und Bewegungssystem. Illustrationen von Voll M u. Wesker K. 6. Aufl. Stuttgart: Thieme; 2022

Die weiße Substanz des Rückenmarks (S. 1088) bildet Bahnen funktionell zusammengehöriger Nervenfasern, die als Trakte (Tractus) bezeichnet werden und die Verbindungen zwischen Rückenmark und Gehirn darstellen. Je nach Richtung der Informationsleitung werden aufsteigende (aszendierende) und absteigende (deszendierende) Bahnen unterschieden. Mehrere Trakte können zu Strängen (Funiculi) zusammengefasst sein.

Zu den spezifischen Bahnen des ZNS (motorische und sensorische Systeme, schmerzmodulierende Bahnen, Seh-, Hör-, Riech-, Geschmacks- und Gleichgewichtsbahn) s. Kap. ZNS – funktionelle Systeme (S. 1185).

Funktionell zusammengehörige Nervenfasern der weißen Substanz des Rückenmarks (S. 1088) werden – je nach Leitungsrichtung – als **aszendierende** oder **deszendierende Bahnen** (**Trakte**, **Tractus**) bezeichnet, die zu **Strängen** (**Funiculi**) zusammengelagert sein können.

► Exkurs: Neuroplastizität und Informationsverarbeitung im Rückenmark. Hauptverbindungen im Rückenmark werden meist als fest „verdrahtete" Bahnen beschrieben und in Abbildungen gezeigt. Dies ist eine starke Vereinfachung und kann den Eindruck erwecken, das Rückenmark stelle eine Art Kabelbaum dar, der Information leitet, aber nicht verändert. Das Gegenteil ist der Fall:

Neuroplastizität: Die zentralnervösen Verbindungen sind ausgesprochen plastisch, d. h. die Effektivität der synaptischen Verbindungen hängt stark von ihrer Nutzung ab. Häufig genutzte Verbindungen werden als Ausdruck einer überall im Zentralnervensystem vorhandenen Neuroplastizität effektiver durchgeschaltet. Dies kann im Extremfall dazu führen, dass unter pathologischen Bedingungen neue Verbindungen auftauchen, die vorher nicht erkennbar waren. Ein Beispiel sind erneut auftretende Schmerzen nach einer Durchtrennung des Tractus spinothalamicus lateralis („schmerzvermittelnde Bahn") zur Beseitigung von sonst nicht therapierbaren chronischen Schmerzen; s. auch Tractus spinothalamicus lateralis (S. 1202). In diesen Fällen wird angenommen, dass von vornherein vorhandene, aber synaptisch ineffektive Nebenwege durch den Wegfall der Hauptbahn für die nozizeptive Information durchgeschaltet worden sind.

Neuroplastizität äußert sich auch in **morphologischen Veränderungen** (z. B. Größenzunahme der synaptischen Kontaktstellen) und Änderung der **Genexpression** in den Kernen der Neurone.

Informationsverarbeitung: An jeder Synapse wird die einlaufende Information verändert (abgeschwächt, verstärkt, kontrastiert; s. o.). Diese Vorgänge machen einen großen Teil der Informationsverarbeitung im Rückenmark aus. Die Abschwächung oder Hemmung ist besonders wichtig, weil sonst wegen des allgemeinen Prinzips der divergenten Verschaltung (ein Axon bildet Synapsen mit zahlreichen nachgeschalteten Neuronen) die Gefahr besteht, dass sich Erregungen über das gesamte ZNS ausbreiten. Dies würde u. a. die Lokalisierung eines Reizes unmöglich machen.

Kreuzung von Bahnen: Die Frage nach dem Sinn der Kreuzung der aszendierenden und deszendierenden Bahnen kann immer noch nicht abschließend beantwortet werden. Nach einer Hypothese waren die Bahnen ursprünglich bilateral angelegt, während der Entwicklung des Menschen ist aber nur eine Seite funktionstüchtig geblieben.

► Exkurs: Neuroplastizität und Informationsverarbeitung im Rückenmark.

ZNS und PNS gehen im Bereich von Spinal- bzw. Hirnnerven ineinander über. Der Übergang ist örtlich nicht klar definiert, da Neurone des PNS ihre Somata bzw. Synapsen im ZNS haben können.

Die **Grenze zwischen ZNS und PNS** liegt im Bereich des Rückenmarks am Übergang in die spinalen Wurzeln (sensorische Hinterwurzel und motorische Vorderwurzel), im Bereich der Hirnnerven am Übergang zwischen dem Hirnstamm und den Nerven. Die Grenze ist nicht scharf: So befinden sich die zentralen Endigungen des primären afferenten Neurons (S. 205), die zum PNS gehören, im Hinterhorn des Rückenmarks, und die Zellkörper der motorischen efferenten Neurone (Teile des ZNS) liegen im Vorderhorn des Rückenmarks.

7.4.2 Peripheres Nervensystem (PNS)

Das periphere Nervensystem besteht hauptsächlich aus **Nervenfasern** (sensorisch, motorisch, autonom). Den weit geringeren Anteil machen die Zellkörper aus, deren Ansammlungen im PNS als **Ganglien**, sog. Spinalganglien (S. 87), autonome Ganglien (S. 206), bezeichnet werden. Die Grundlage des PNS bilden:
- **Spinalnerven** (s. u.) und
- **Hirnnerven** (S. 203).

7.4.2 Peripheres Nervensystem (PNS)

Das periphere Nervensystem besteht zu einem weitaus größten Anteil aus **Nervenfasern**, während die Somata der Nervenzellen nur zu einem geringen Anteil an der Bildung des PNS beteiligt sind. Eine solche Ansammlung neuronaler Zellkörper außerhalb des ZNS wird als **Ganglion** bezeichnet. Die Ganglienzellen werden von Mantelzellen (S. 87) umhüllt.

Grundsätzlich setzt sich das periphere Nervensystem aus sensorischen, motorischen und autonomen Fasern sowie den Spinalganglien (S. 87) des somatischen Systems und den autonomen Ganglien (S. 206) zusammen. Die Grundlage des peripheren Nervensystems bilden
- die **Spinalnerven** (s. u.) mit ihrem engen Bezug zum Rückenmark und
- die **Hirnnerven** (S. 203) mit ihrem Ursprung/Zielgebiet in bestimmten Kernen des Gehirns, meist des Hirnstamms (S. 1092).

Eine geringe Anzahl peripherer Nerven besteht ausschließlich aus autonomen Fasern wie z. B. die Nn. splanchnici (S. 207) und der N. hypogastricus (S. 208).

Spinalnerven (Nervi spinales)

Spinalnerven entstehen aus der Vereinigung von Vorder- und Hinterwurzel. In der Hinterwurzel liegen die Zellkörper der afferenten Fasern in Form der **Spinalganglien**. Sie enthalten pseudounipolare Zellen (S. 81).

Spinalnerven (Nervi spinales)

Die Spinalnerven entstehen durch die Vereinigung der Nervenfasern von Vorder- und Hinterwurzel (s. o.). Die Zellkörper der beteiligten afferenten Fasern liegen in Form der **Spinalganglien** im Verlauf der Hinterwurzel im Zwischenwirbelloch (Foramen intervertebrale). Die afferenten Neurone der Spinalnerven gehören histologisch zu den pseudounipolaren Zellen (S. 81), d. h. aus dem Soma entspringt nur ein Stammaxon, das sich T-förmig in einen peripheren und einen zentralen Fortsatz teilt.

▸ Merke.

▸ Merke. In den Spinalganglien und den sensorischen Ganglien der Hirnnerven (s. u.) befinden sich **keine** Synapsen.

Die Zellkörper der motorischen Efferenzen liegen in den Vorderhörnern, die der autonomen Efferenzen in den Seitenhörnern oder der sakralen Substantia intermedia. Die Spinalnerven führen Fasern mit **4 Qualitäten** (Tab. **7.4**). Es gibt **31–33 paarige Spinalnerven**: 8 Zervikalnerven, 12 Thorakalnerven, 5 Lumbalnerven, 5 Sakralnerven und 1–3 Kokzygealnerven. Sie treten jeweils kaudal des zugehörigen Wirbelkörpers aus dem Wirbelkanal aus (Abb. **7.9**).

Die Somata der motorischen Efferenzen liegen im Vorderhorn des Rückenmarks, die der efferenten autonomen Fasern in den Seitenhörnern der Thorakalsegmente und der lateralen Substantia intermedia (S. 1087) der Sakralsegmente S 2–S 4/5 (häufig auch als Zona intermedia bezeichnet). Durch ihre Bildung aus der sensorischen Hinterwurzel sowie der motorischen und autonomen Vorderwurzel enthalten Spinalnerven Fasern mit **4 Qualitäten** (allgemein somatoafferent, allgemein viszeroafferent, allgemein somatoefferent, allgemein viszeroefferent; s. Tab. **7.4**). Insgesamt sind **31–33 Spinalnervenpaare** vorhanden:
- 8 Zervikalnervenpaare (Halsnerven): C 1–C 8,
- 12 Thorakalnervenpaare (Brustnerven): Th 1–Th 12,
- 5 Lumbalnervenpaare (Lendennerven): L 1–L 5,
- 5 Sakralnervenpaare (Kreuzbeinnerven): S 1–S 5 und
- 1–3 Kokzygealnervenpaare (Steißbeinnerven).

Generell treten die Spinalnerven jeweils kaudal des zugehörigen Wirbelkörpers aus dem Wirbelkanal aus, so z. B. der 12. Thorakalnerv kaudal des Wirbelkörpers ThXII. Ausnahme: Der Austrittsort des 1. Zervikalnervs liegt zwischen dem Os occipitale (S. 933) und dem ersten Halswirbel (Abb. **7.9**), der des 8. Zervikalnervs zwischen den Wirbelkörpern CVII und ThI.

▸ Merke.

▸ Merke. Eine **Ausnahme** von der allgemeinen Austrittsregel der Spinalnerven sind die Halsnerven: Da nur 7 Halswirbel, aber 8 Zervikalsegmente (C 1–C 8) vorhanden sind, tritt der Spinalnerv C 1 kranial vom Wirbelkörper CI aus, der Nerv C 8 kaudal des Wirbelkörpers CVII.

7.9 Austritt der Spinalnerven aus dem Spinalkanal

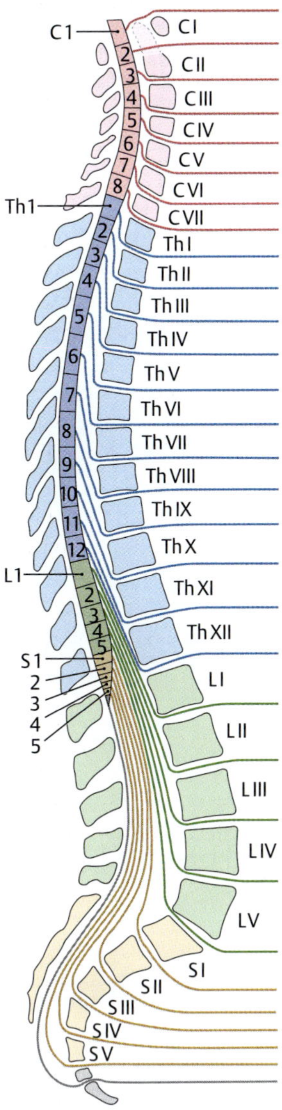

Im schematischen Sagittalschnitt (Ansicht von rechts) erkennt man die immer steiler verlaufenden Radices anteriores und posteriores vor ihrer Vereinigung zum Spinalnerv.

Quelle: Schünke M, Schulte E, Schumacher U. PROMETHEUS LernAtlas der Anatomie, Kopf, Hals und Neuroanatomie. Illustrationen von Voll M u. Wesker K. 6. Aufl. Stuttgart: Thieme; 2022

Wegen des zurückbleibenden Wachstums des Rückenmarks relativ zum Wirbelkanal verlaufen die Hinter- und Vorderwurzeln in kaudaler Richtung immer steiler zu ihrem Austrittsort (Abb. **7.9**).

Die Spinalnerven teilen sich nahezu direkt nach ihrem Austritt aus dem Foramen intervertebrale auf in (Abb. **7.7**):

- einen größeren **R. anterior** (**ventralis**) für die Extremitäten und den ventro-lateralen Rumpf,
- einen kleineren **R. posterior** (**dorsalis**), der im Bereich des Rumpfes die paraspinalen Muskeln und Haut des Rückens versorgt,
- einen **R. meningeus**, der zum Wirbelkanal zurückläuft und die Rückenmarkshäute sensorisch innerviert und
- zwei **Rr. communicantes** als Verbindung zu den Grenzstrangganglien des autonomen Nervensystems. Rr. comm. albi (S. 206) nur von C 8 bis L 1–3.

Segmentale Innervationsgebiete: Diese für nahezu jeden Spinalnerv gültige Anordnung der Rr. führt zur Bildung streifenförmiger Hautbezirke, die von einem Rückenmarksegment sensorisch versorgt werden (**Dermatome**). Im Thoraxbereich ist die Anordnung der Dermatome regelmäßig und kann für topografische Zwecke benutzt werden (Abb. **7.10**): So liegt die Mamille an der Grenze der Thorakalsegmente 4 und 5 (Th 4 und Th 5), der Bauchnabel meist im Dermatom Th 10. Auf den Extremitäten ist die Anordnung nicht so regelmäßig, weil es während der intrauterinen Entwick-

7.9

Direkt distal des Spinalganglions teilen sich die Spinalnerven in:

- **R. anterior** (ventralis),
- **R. posterior** (dorsalis),
- **R. meningeus** und
- 2 **Rr. communicantes**.

Segmentale Innervationsgebiete: Die Rr. ant. und post. der einzelnen Rückenmarkssegmente versorgen sensorisch bestimmte Hautbezirke, die **Dermatome**. Ihre Anordnung ist nur im Thoraxbereich parallel und regelmäßig, an den Extremitäten dagegen durch Umlagerungen der Gewebe mit ihren Nerven unregelmäßig.

7.10 Anordnung der Dermatome

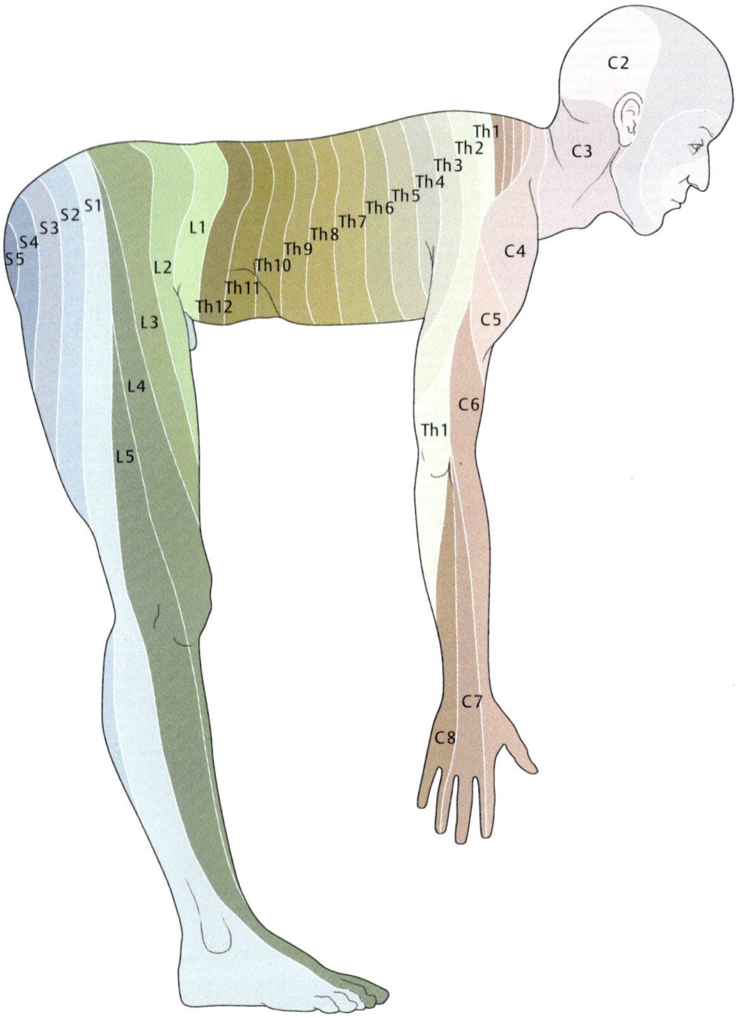

Die Positionierung der Extremitäten wie bei einem Vierfüßer erleichtert das Verständnis der Dermatom-Anordnung. Ihre Unregelmäßigkeit im Bereich der Extremitäten ist entwicklungsgeschichtlich bedingt.

Quelle: Schünke M, Schulte E, Schumacher U. PROMETHEUS LernAtlas der Anatomie, Kopf, Hals und Neuroanatomie. Illustrationen von Voll M u. Wesker K. 6. Aufl. Stuttgart: Thieme; 2022

7.11 Überlappung der Dermatome

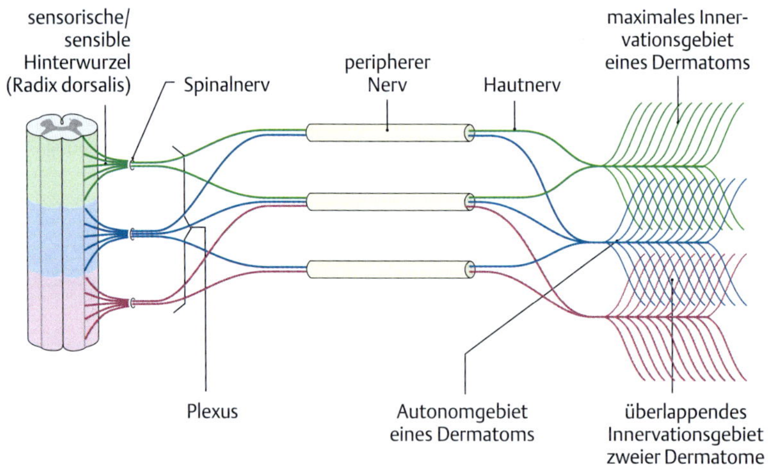

Schematische Darstellung des Verlaufs sensorischer Fasern zwischen Peripherie und Rückenmark: Auch wenn die Fasern für die Versorgung eines Dermatoms vorübergehend in verschiedenen peripheren Nerven laufen, bilden sie vor Eintritt in das Rückenmark eine gemeinsame Hinterwurzel. Anhand dieses Schemas wird der Unterschied zwischen segmentaler (radikulärer) Innervation und der Innervation durch periphere Nerven deutlich (s. auch Abb. **7.12**). Die Überlappung der Dermatome stellt einen Sicherheitsfaktor dar: Wird nur ein Spinalnerv verletzt, ist das von dem Nerven versorgte Gebiet nicht völlig anästhetisch (taub).

Quelle: Schünke M, Schulte E, Schumacher U. PROMETHEUS LernAtlas der Anatomie. Allgemeine Anatomie und Bewegungssystem. Illustrationen von Voll M u. Wesker K. 6. Aufl. Stuttgart: Thieme; 2022

lung zur Umlagerung der Skelettmuskeln und anderer Gewebe mit ihrer Innervation kommt. Dies ist auch die Ursache für die **Plexusbildung** (s. u.).

Jedes Dermatom wird überlappend auch von den Nachbarsegmenten versorgt (Abb. **7.11**).

Die Grenzen zwischen Dermatomen sind nicht scharf. Wie Abb. **7.11** zeigt, wird jedes Dermatom überlappend auch von den beiden Nachbarsegmenten versorgt, sodass im Endeffekt jedes Dermatom eine Innervation von drei Segmenten erhält.

7.12 Segmentale und periphere Innervation

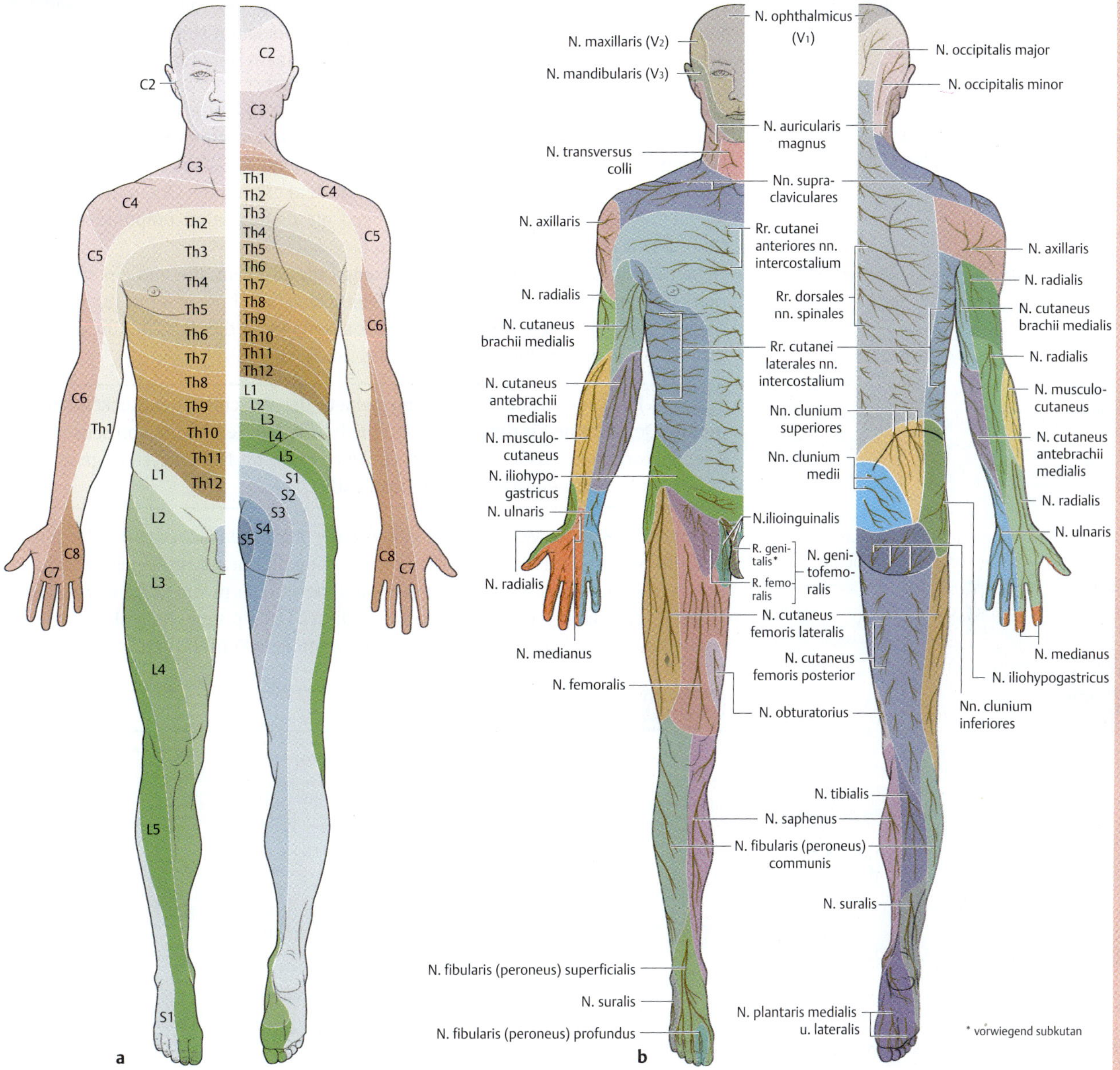

a Segmentale oder radikuläre Innervation: Dargestellt sind die von jeweils einem Rückenmarksegment bzw. der rechten und linken Hinterwurzel innervierten Hautareale (Dermatome). Bei einer Hinterwurzelverletzung (z. B. bei einem Bandscheibenvorfall, Abb. **9.22**) können Sensibilitätsstörungen nach diesem Muster auftreten, wobei durch den Sicherheitsfaktor der überlappenden Dermatome (Abb. **7.11**) mehrere Wurzeln geschädigt sein müssen, damit es zu einem komplett anästhetischen Hautbezirk kommt (s. o.). Hinsichtlich der genauen Abgrenzung von Th 1 gegen Th 2 bestehen in der Literatur unterschiedliche Angaben.

b Innervation durch periphere Nerven: Die Gebiete, die durch jeweils einen peripheren Nerv innerviert werden, ergeben ein anderes Muster, da sich die Fasern eines Spinalnervs aufteilen und – jeweils mit Fasern aus anderen Rückenmarksegmenten zusammen – in verschiedenen peripheren Nerven zu dem von ihnen innervierten Hautareal ziehen. Wird ein peripherer Nerv kurz vor dem Versorgungsgebiet geschädigt (z. B. bei Quetschung oder Schnitt im Rahmen eines Unfalls), treten Sensibilitätsausfälle (Anästhesie/Hypästhesie) in dem versorgten Hautgebiet auf.

Quelle: Schünke M, Schulte E, Schumacher U. PROMETHEUS LernAtlas der Anatomie. Allgemeine Anatomie und Bewegungssystem. Illustrationen von Voll M u. Wesker K. 6. Aufl. Stuttgart: Thieme; 2022

▸ Klinik. Diese überlappende Versorgung bedeutet, dass bei Verletzung einer Hinterwurzel das entsprechende Dermatom nicht völlig anästhetisch (taub) ist, sondern nur eine verringerte Empfindlichkeit (**Hypästhesie**) aufweist. Diese Anordnung kann als Sicherheitsfaktor für die Aufrechterhaltung einer relativ intakten sensorischen Versorgung auch nach Verletzungen angesehen werden.

▸ Klinik.

► Klinik.

► Klinik. **Head-Zonen** sind überempfindliche Hautgebiete bei Erkrankungen der inneren Organe. Die Zonen treten in dem Dermatom auf, das von demselben Segment wie das erkrankte Organ sensorisch versorgt wird. Bekannt sind z. B. Head-Zonen in der Haut der Innenseite des linken Oberarms bei einem Herzinfarkt.

Anatomische Grundlage der **Head-Zonen** (Abb. **7.13**) ist die konvergente Verschaltung im Rückenmark, d. h. ein Neuron besitzt Verbindungen mit Afferenzen von einem inneren Organ und einem Hautareal in demselben Segment.

Die anatomische Grundlage der Head-Zonen ist eine **konvergente Verschaltung** (ein Neuron besitzt Synapsen mit mehreren Nerven) **im Rückenmark**, d. h. afferente Fasern von der Haut und von den Eingeweiden haben Synapsen auf demselben Rückenmarksneuron. Die afferente Aktivität aus dem erkrankten Organ macht die Zellen übererregbar, sodass Hautberührungen als unangenehm empfunden werden (Abb. **7.13**).

Neben **Dermatomen** gibt es auch **Myotome** und **Sklerotome**.

Neben **Dermatomen** gibt es auch **Myotome** (alle Muskeln, die von einem Rückenmarksegment innerviert werden) und **Sklerotome** (alle Knochen mit ihrem Periost, die von einem Segment versorgt werden), allerdings ist die Verwendung dieser Begriffe klinisch nur in Spezialdisziplinen gebräuchlich.

► Klinik.

► Klinik. Bei Kenntnis der **Versorgungsgebiete** der verschiedenen Rückenmarkssegmente (Dermatome für die Haut, Myotome für die Muskeln) kann von sensorischen oder motorischen Ausfällen auf den Ort der Läsion im Nervensystem geschlossen werden (sog. **neurologisch-topische Diagnostik**).

Durch die Anordnung der α-Motoneurone für einen Muskel über mehrere Segmente existiert hier ein ähnlicher Sicherheitsfaktor wie bei der Innervation der Haut.

Auf der Ebene der α-Motoneurone gibt es einen ähnlichen Sicherheitsfaktor wie bei der Innervation der Haut (s. o.). Die Motoneurone für einen Muskel liegen nicht nur in einem Rückenmarksegment, sondern sind meist in Form von **Motoneuron-Säulen** (S. 1182) über mehrere Segmente verteilt. Dieses Prinzip stellt ebenfalls eine motorische Restversorgung eines Muskels sicher, wenn eine Vorderwurzel geschädigt ist.

⊙ 7.13

⊙ 7.13 Head-Zonen

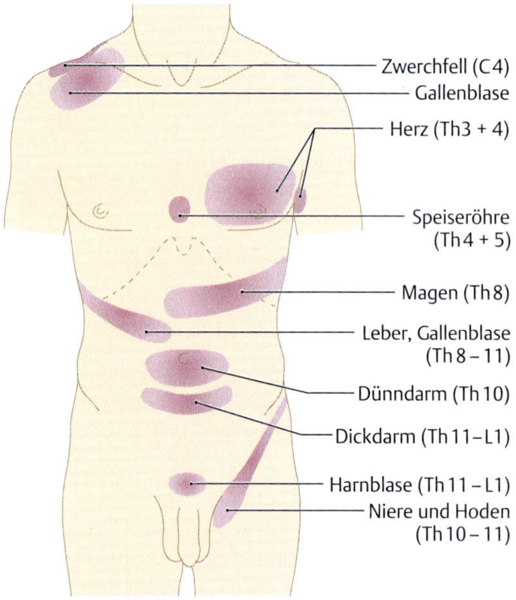

Die Abbildung zeigt einige der Head-Zonen in der Haut bei Erkrankung innerer Organe. Farblich hervorgehoben sind jeweils die zentralen Dermatome der Zonen; aus der Beschriftung geht hervor, dass die überempfindlichen Hautareale oft mehrere Dermatome beinhalten. Einer der Gründe dafür ist, dass viele Eingeweide sensorisch von mehreren Rückenmarkssegmenten innerviert werden. Eine Besonderheit stellt die Head-Zone der Gallenblase in der Haut der Schulter dar. Die Ursache liegt in der sensorischen Innervation des Peritoneums im Bereich des rechten Zwerchfells durch den N. phrenicus, der aus dem 4. zervikalen Segment entspringt. Bei pathologischen Veränderungen der Gallenblase können die Nozizeptoren in diesem Peritoneumbereich mit gereizt werden, die zu Hinterhornneuronen im Segment C 4 projizieren. Der afferente Weg für die Head-Zone des Herzens an der Innenseite des linken Oberarms könnte über die Nn. intercostobrachiales (Äste der Rr. cutanei laterales der Nn. intercostales Th 2 und Th 3) erfolgen (Abb. **7.12b**).

Quelle: Bommas-Ebert U, Teubner P, Voß R, Hrsg. Kurzlehrbuch Anatomie und Embryologie. 3. Aufl. Stuttgart: Thieme; 2011

Im Gegensatz zu den Rr. anteriores der Thorakalsegmente, die direkt an ihren Innervationsort ziehen, bilden die **Rr. anteriores** der Spinalnerven aus den Hals-, Lenden-, Sakral- und Kokzygealsegmenten in ihrem weiteren Verlauf Nervengeflechte, die sog. **Plexus** (Tab. **7.3**). Innerhalb dieser Plexus kommt es durch eine Umlagerung der Fasern aus mehreren Segmenten zur Bildung der peripheren Nerven.
Nervenplexus entstehen während der Entwicklung der Extremitätenknospen durch Auswachsen und Umlagerung von Muskeln und anderen Geweben der ventrolateralen Körperwand. Die Muskeln nehmen bei den Umlagerungen ihre Innervation mit.

Außer in Thorakalsegmenten bilden die Rr. anteriores der Spinalnerven in ihrem weiteren Verlauf Nervengeflechte (**Plexus**, Tab. **7.3**). Diese Plexusbildung führt zu einer Umgruppierung der Fasern der einzelnen Spinalnerven, d. h. ein peripherer Nerv enthält Fasern aus mehreren Segmenten.

► Merke. Nervenplexus werden nur von den Rr. anteriores der Spinalnerven gebildet (nicht von den Rr. posteriores).

► Merke.

► Klinik. Die Tatsache, dass durch die Plexusbildung die meisten Extremitätenmuskeln ihre motorische Versorgung aus mehreren Rückenmarksegmenten erhalten, ist ein **Sicherheitsfaktor**: Wenn nur ein Segment oder eine Vorderwurzel zerstört wird, ist der Muskel geschwächt, aber nicht völlig gelähmt.

► Klinik.

7.3 Plexusbildung durch Rr. anteriores der Spinalnerven

Plexus	beteiligte Segmente	Lage	Versorgungsgebiet
Plexus cervicalis, sog. Halsnervengeflecht (S. 888)	C 1–C 4	vor den kranialen Ursprüngen des M. scalenus medius und des M. levator scapulae	Kopf, Hals, Zwerchfell, z. T. Schulter
Plexus brachialis, sog. Armnervengeflecht (S. 462)	C 5–Th 1	von der (hinteren) Skalenuslücke bis zur Achselhöhle	Schulter, Arme, Brust, Rücken
Plexus lumbalis, sog. Lendennervengeflecht (S. 378)	L 1–L 4	hinter dem Ursprung des M. psoas major (S. 344)	Hüfte, Genitalien, Oberschenkel, Unterschenkel (sensorisch)
Plexus sacralis, sog. Kreuzbeinnervengeflecht (S. 378)	L 4–S 3	innen auf dem M. piriformis (S. 351)	Gesäß, Oberschenkel, Unterschenkel, Fuß
Plexus coccygeus (S. 378)	S 4–S 5 meist plus einem Kokzygealsegment	im kleinen Becken vor dem Os coccygis	Haut von Steißbein und Anus (sensorisch)

Hirnnerven (Nervi craniales)

Genauso wie die Spinalnerven besitzen auch die meisten der aus dem Hirnstamm entspringenden Hirnnerven afferente und efferente Fasern. Die Zellkörper der afferenten Anteile bilden kurz vor Eintritt des Nervs in den Hirnstamm die sog. **Hirnnervenganglien**, die Ursprungszellen der motorischen Fasern liegen in den motorischen Hirnnervenkernen. Die Hirnnerven (S. 966) versorgen mit ihren somatischen Anteilen den Kopf-Hals-Bereich. Im Gegensatz zu den Spinalnerven enthalten sie Fasern mit **7 Qualitäten** (Tab. **7.4**). Neben den bei den Spinalnerven (s. o.) beschriebenen sind das zusätzlich speziell somatoafferent, speziell viszeroafferent und speziell viszeroefferent.
Nicht alle Hirnnerven (**12 Hirnnervenpaare**, Tab. **7.5**) enthalten Fasern aller Qualitäten, so gibt es z. B. rein motorische Hirnnerven wie den N. abducens, der einen der äußeren Augenmuskeln versorgt (M. rectus lateralis). Die meisten enthalten jedoch sowohl motorische als auch sensorische Anteile, viele zusätzlich noch autonome Fasern.
Der **N. vagus** („der Umherschweifende") hat seinen Namen daher, dass er alle Organe des Thorax und viele Organe des Bauchraums versorgt. Der **N. opticus** ist entwicklungsgeschichtlich eine Ausstülpung des Gehirns und stellt daher streng genommen eine ZNS-Bahn und keinen peripheren Nerven dar.
Details zu den Hirnnerven siehe Kap. Nerven im Kopfbereich – Hirnnerven (S. 966).

Hirnnerven (Nervi craniales)

Die meisten Hirnnerven (S. 966) haben ihren Ursprung in den Kernen des Hirnstamms. Die Somata ihrer afferenten Fasern liegen in den **Hirnnervenganglien**. Ihr somatischer Anteil versorgt den Kopf-Hals-Bereich. Hirnnerven enthalten Fasern mit **7 Qualitäten** (Tab. **7.4**).

Es gibt **12 Hirnnervenpaare** (Tab. **7.5**).

Details zu den Hirnnerven s. Kap. Nerven im Kopfbereich – Hirnnerven (S. 966).

7.4 Einteilung der Leitungsbahnen nach ihren Faserqualitäten

Faserqualität	beteiligte Nerven	Funktion
allgemein somatoafferent (ASA)	Spinal- und Hirnnerven	Oberflächen- und somatische Tiefensensibilität (von Haut und Bewegungsapparat)
allgemein viszeroafferent (AVA)	Spinal- und Hirnnerven	Eingeweidesensibilität
speziell somatoafferent (SSA)	Hirnnerven	z. B. Hören, Gleichgewichtssinn
speziell viszeroafferent (SVA)	Hirnnerven	Geschmack, Geruch

7.4 Einteilung der Leitungsbahnen nach ihren Faserqualitäten (Fortsetzung)

Faserqualität	beteiligte Nerven	Funktion
allgemein somatoefferent (ASE)	Spinal- und Hirnnerven	zu Skelettmuskeln
allgemein viszeroefferent (AVE)	Spinal- und Hirnnerven	autonome Fasern zu Gefäßen, Eingeweiden und Drüsen
speziell viszeroefferent (SVE)	Hirnnerven	motorische Fasern zu quergestreiften Muskeln im Kopf-Hals-Bereich, die von den Schlundbogenmuskeln abstammen (sog. Branchiomotorik)

7.5

7.5 Hirnnerven und ihre hauptsächlichen Faserqualitäten

Hirnnerv		Qualität
I	N. olfactorius	rein sensorisch, Geruch (SVA)
II	N. opticus	rein sensorisch, Sehen (SSA)
III	N. oculomotorius	gemischt (ASE, AVE)
IV	N. trochlearis	rein motorisch (ASE)
V	N. trigeminus	gemischt (ASA, SVE)
VI	N. abducens	rein motorisch (ASE)
VII	N. facialis, inkl. N. intermedius	gemischt (AVE, SVE), Geschmack (SVA)
VIII	N. vestibulocochlearis	sensorisch, Hören, Gleichgewicht (SSA)
IX	N. glossopharyngeus	gemischt (AVA, AVE, SVE), Geschmack (SVA)
X	N. vagus	gemischt (ASA, AVA, AVE, SVE), Geschmack (SVA)
XI	N. accessorius	rein motorisch (SVE)
XII	N. hypoglossus	rein motorisch (ASE)

7.5 Funktionelle Einteilung des Nervensystems

7.5.1 Somatisches Nervensystem

Funktion

Das somatische (animalische) Nervensystem dient der Reizaufnahme und -verarbeitung sowie der reflexartigen und willkürlichen Bewegung.

Aufbau

Den afferenten Anteil bilden von Rezeptoren kommende Fasern, den efferenten die Axone der Motoneurone. Hinzu kommen für beide Teile die zentralen Bahnen des ZNS, s. Kap. ZNS – funktionelle Systeme (S. 1171).

Leitung sensorischer Information

Die Reizaufnahme erfolgt über Sinneszellen oder rezeptive Nervenendigungen (**Rezeptoren**):

- **Primäre Sinneszellen** gehen direkt in das afferente Axon über.
- **Sekundäre Sinneszellen** besitzen eine Synapse am Übergang zum afferenten Axon.

7.5 Funktionelle Einteilung des Nervensystems

7.5.1 Somatisches Nervensystem

Funktion

Das somatische (animalische) Nervensystem dient mit seinem afferenten sensorischen Anteil der Aufnahme und Verarbeitung von Umwelt- und körpereigenen Reizen, während sein efferenter motorischer Anteil reflexartige und willkürliche Bewegungen steuert.

Aufbau

Zum somatischen peripheren Nervensystem gehören auf der afferenten Seite die Nervenfasern von den verschiedenen Rezeptoren (s. u.) der Körperperipherie, auf der efferenten Seite die Axone der Motoneurone. Der zentrale Anteil wird von Bahnen des ZNS gebildet, s. auch Kap. ZNS – funktionelle Systeme (S. 1171).

Leitung sensorischer Information

Die sensorische Information wird über Sinneszellen oder rezeptive Nervenendigungen (**Rezeptoren**) aufgenommen. Man unterscheidet allgemein zwei Typen von Sinneszellen:

- **Primäre Sinneszellen** gehen direkt in das afferente Axon ohne Zwischenschaltung einer Synapse über (Beispiel: Mechanorezeptoren und Nozizeptoren).
- **Sekundäre Sinneszellen** besitzen eine Synapse am Übergang zum afferenten Axon (Beispiel: Haarzellen des Innenohrs).

Anmerkung: Hier werden unter Rezeptoren spezialisierte anatomische Strukturen verstanden, die Reize aufnehmen. Derselbe Begriff wird auch für Rezeptor**moleküle** verwendet, wie sie z. B. in der Membran von Nervenzellen als Bindungsstellen für Neurotransmitter vorkommen.

Durch Einwirkung eines **Reizes** auf den Rezeptor wird ein **Rezeptorpotenzial** ausgelöst, dessen Größe von der Reizstärke abhängt. Der **adäquate** Reiz ist die Reizform, die den Rezeptor mit dem geringsten Energieaufwand erregt. Die Reizstärke wird über die **Frequenz** der Aktionspotenziale in der afferenten Faser kodiert, nicht über die **Amplitude** des Aktionspotenzials. Je nach dem adäquaten Reiz können Rezeptoren in verschiedene Typen eingeteilt werden (Tab. **7.6**).

Unter einem **adäquaten Reiz** versteht man die Reizform, die den Rezeptor mit dem geringsten Energieaufwand erregt. Es werden verschiedene Rezeptortypen unterschieden (Tab. **7.6**).

7.6 Rezeptortypen

Rezeptortyp	adäquater Reiz	Beispiel
Mechanorezeptor	Dehnung, Druck	Berührungsrezeptoren der Haut
Chemorezeptor	chemische Stoffe (u. a. Duftstoffe, CO_2-Konzentration im Blut)	Riechzellen der Nasenschleimhaut, Zellen des Glomus caroticum
Thermorezeptor	Temperaturänderungen	Kälterezeptoren der Haut
Nozizeptor	Gewebeschädigung	polymodale Nozizeptoren

7.6

► Merke. Ein Rezeptor kann auch durch **inadäquate Reize** erregt werden, z. B. die Photorezeptoren der Netzhaut durch einen Faustschlag aufs Auge, der zum „Sternesehen" führt. Für die Erregung eines Rezeptors durch einen inadäquaten Reiz sind höhere Energien erforderlich als für die Erregung durch den adäquaten Reiz.

► Merke.

Die afferenten Fasern treten über die **Radix posterior** in das Rückenmark ein. Die synaptische Umschaltung auf das nächste Neuron erfolgt meist im Hinterhorn und ist **oligo**- oder **polysynaptisch**, d. h. die afferente Faser wird über wenige oder viele Synapsen auf das Neuron umgeschaltet, dessen Axon dann endgültig nach kranial projiziert. In der Regel wird die Information über mindestens **drei afferente Neurone** aus der Peripherie zur Großhirnrinde (Kortex) geleitet:

- **Primär afferentes Neuron:** Dieses Neuron erstreckt sich vom Rezeptor in der Körperperipherie bis zur ersten Synapse im Rückenmark oder Hirnstamm und kann eine Länge von über einem Meter erreichen. Es entspricht dem afferenten Anteil der Spinalnerven, dementsprechend liegt sein Soma in den Spinalganglien, bei Hirnnerven in den Hirnnervenganglien.
- **Zweites (sekundär afferentes) Neuron:** Nach synaptischer Umschaltung auf das zweite Neuron steigt die Information im Rückenmark bzw. Hirnstamm zu höheren Zentren (z. B. Thalamus) auf.
- **Drittes afferentes Neuron:** Es reicht vom Thalamus bis zur Hirnrinde (Kortex). Im Großhirnkortex wird der Reiz erkannt und bewusst. Die sensorischen Rückenmarkbahnen sind durch **mindestens zwei Synapsen** unterbrochen, typischerweise im Rückenmark bzw. Hirnstamm und dem Thalamus. An jedem Neuron mit Synapsen finden Verarbeitungsprozesse statt. Die Unterbrechung der aszendierenden Rückenmarktrakte durch Synapsen hat wahrscheinlich den Sinn, die neuronale Information vor Erreichen des Zielgebiets zu modulieren. Das letzte Neuron der Bahn zieht dann zur Hirnrinde. Im Kortex wird die Sinnesinformation bewusst, sie wird zu einer Sinneswahrnehmung. Mit Ausnahme des Schmerzsinns haben alle Sinnesmodalitäten auf dem Kortex spezielle (primäre) Zentren, in denen ausschließlich die Information von der entsprechenden Sinnesmodalität verarbeitet wird.

Die bekannteste **monosynaptische Verbindung** im Rückenmark und Hirnstamm ist die zwischen den primären Endigungen der Muskelspindeln (s. u.) und den α-Motoneuronen.

Sensorische Information von den Rezeptoren der Körperperipherie erreicht das Rückenmark über die Hinterwurzel. Die Informationsleitung und -verarbeitung im somatischen System erfolgt über mindestens **3 afferente Neurone**:

- das **primär afferente Neuron** beginnt am Rezeptor und endet mit seiner Synapse im Rückenmark oder Hirnstamm. Dort erfolgt die Umschaltung auf
- das **zweite (sekundär afferente) Neuron**, in welchem die Information im Rückenmark bzw. Hirnstamm zu höheren Zentren aufsteigt. Nach Umschaltung durch eine weitere Synapse folgt
- das **dritte afferente Neuron**, welches zur Hirnrinde führt. Dort wird die Sinnesinformation erkannt und bewusst (Sinneswahrnehmung).

Somatoefferenzen

Die **efferente Seite** bilden die **deszendierenden motorischen Bahnen** des ZNS und die **Motoneurone** des peripheren somatischen Nervensystems. Das Soma der peripheren efferenten Nervenzellen befindet sich im Vorderhorn des Rückenmarks bzw. in den motorischen Hirnnervenkernen des Hirnstamms (s. o.). Die motorischen Fasern verlassen das Rückenmark über die Vorderwurzel und ziehen dann zur Muskulatur, wo die Erregung der quergestreiften Muskelfasern über eine spezielle Form der Synapse erfolgt, der **neuromuskulären Endplatte**. Der Transmitter ist hier **Acetylcholin** (ACh).

Somatoefferenzen

Die **efferente Seite** des peripheren somatischen Systems wird durch die **Motoneurone** gebildet. Sie übertragen die Information an den **neuromuskulären Endplatten** über den **Transmitter Acetylcholin** auf die quergestreiften Muskelzellen. Die somatisch-efferente Seite des ZNS stellen die deszendierenden motorischen Bahnen dar.

7.5.2 Autonomes Nervensystem

Funktion

Das autonome (vegetative, viszerale) Nervensystem steuert die Funktion innerer Organe und ist nicht dem Willen unterworfen.

Das autonome (vegetative, viszerale) Nervensystem steuert die Aktivität von inneren Organsystemen. Beispiele für eine solche Steuerung sind die Beeinflussung von Puls und Blutdruck sowie der Darmmotorik. Wie der Name andeutet, ist das autonome Nervensystem unabhängig vom somatischen Nervensystem und dem Willen nicht unterworfen. Seine Funktionen laufen weitgehend unbewusst ab.

Aufbau

Es besteht aus 3 Komponenten:

- **Sympathisches Nervensystem** (Pars sympathica)
- **Parasympathisches Nervensystem** (Pars parasympathica)
- **Enterisches** (intramurales) **Nervensystem**

Das autonome Nervensystem besteht nach der klassischen Einteilung aus 3 Komponenten:

- **Sympathisches Nervensystem** (Pars sympathica)
- **Parasympathisches Nervensystem** (Pars parasympathica)
- **Enterisches** (intramurales) **Nervensystem** (Plexus entericus)

Der Begriff „sympathische/parasympathische Afferenzen" sollte vermieden werden, weil das Soma dieser sensorischen Fasern im Spinal- oder Hirnnervenganglion liegt. Die Fasern gehören daher zum viszeralen Nervensystem. Die Afferenzen benutzen nur für eine bestimmte Verlaufsstrecke autonome Nerven. Allerdings werden an manchen Stellen in der Literatur auch die viszeralen Afferenzen zum autonomen Nervensystem gezählt.

► Merke.

► Merke. Das sympathische und parasympathische Nervensystem ist ein **efferentes** Nervensystem (Abb. **7.16**). Es besteht aus einer Kette von **zwei Neuronen** mit einer dazwischengeschalteten Synapse in einem der autonomen Ganglien (s. u.).

Sympathikus und Parasympathikus

Sympathikus

Sympathikus: Die Somata der Ursprungsneurone des Sympathikus liegen im **Seitenhorn** der Rückenmarkssegmente C 8 bis L 1–3.

Die dünn markhaltigen Axone ziehen über die Vorderwurzel und den **R. communicans albus** zum **autonomen Ganglion**. Dort erfolgt die Umschaltung auf das zweite Neuron. Die Fasern laufen über den **R. communicans griseus** zurück zum Spinalnerv und dann zusammen mit dem Nerv zu den Zielorganen (Effektoren, Abb. **7.14**).

Das erste Neuron wird als **prä-**, das zweite als **postganglionär** bezeichnet. Im Bereich des oberen Zervikal- und des unteren Lumbalmarks gehen die sympathischen Fasern nicht direkt aus dem Rückenmark hervor, sondern stammen aus den o. g. Ursprungssegmenten (C 8 bis L 1–3). Die Ganglien der einzelnen Segmente bilden mit den sie verlängernden Fasern den sog. **Grenzstrang (Truncus sympathicus**, Tab. **7.7**).

Die Ursprungsneurone des Sympathikus liegen im **Seitenhorn** des Rückenmarks (Ncl. intermediolateralis) in allen Segmenten des Brustmarks und reichen noch ein bis zwei Segmente in das Hals- und Lendenmark hinein. Damit erstrecken sich die Ursprungsneurone von C 8 bis L 1–3.

Die Axone dieser Zellen sind dünn markhaltig (daher rührt der Name R. albus = weiß). Sie verlassen das Rückenmark über die Vorderwurzel und ziehen dann vom Spinalnerv über den **R. communicans albus** zu ihrem jeweiligen sog. **Grenzstrangganglion**. Auf beiden Seiten der Wirbelsäule (paravertebral) ist jeweils ein Grenzstrang vorhanden. Das autonome Grenzstrangganglion wird aus den Somata des zweiten efferenten Neurons gebildet, welches hier synaptisch mit dem ersten verschaltet ist. Die Zellen des autonomen Ganglions sind multipolar (S. 81) mit vielen Dendriten und einem Axon. Nach Umschaltung im Ganglion ziehen marklose Fasern über den **R. communicans griseus** (griseus = grau, wegen der marklosen Fasern) zum Spinalnerven zurück und verlaufen mit ihm zu den Zielorganen (Effektoren, Abb. **7.14**).

Das erste Neuron wird als **präganglionär**, das zweite als **postganglionär** bezeichnet. Im oberen Zervikalmark (kranial von C 8) sowie im kaudalen Lumbal- und gesamten Sakralmark gibt es keine sympathischen Ursprungsneurone und damit keine Rr. communicantes albi mehr. Die präganglionären Fasern kommen aus o. g. Ursprungssegmenten und werden in Ganglien des jeweiligen Bereiches (Ggl. cervicalia bzw. sacralia) auf Rr. communicantes grisei umgeschaltet. Diese bilden zusammen mit den sympathischen Ganglien der Thorakal- und Lumbalsegmente (Ggl. thoracica und lumbalia) und den die Ganglien verbindenden Fasern (**Rr. interganglionares**) den sog. **Grenzstrang** (**Truncus sympathicus**, Tab. **7.7**). Dieser verläuft von der Schädelbasis bis zum Steißbein auf beiden Seiten der Wirbelsäule. Allgemein entfallen je 2 sympathische Grenzstrangganglien (links und rechts) auf jedes Rückenmarksegment. Eine Ausnahme von dieser Regel ist der Halsgrenzstrang, der statt aus je 8 nur aus je 3 Ganglien besteht (Ggl. cervicale superius, medium und inferius, s. Tab. **7.7**).

7.14 Verlauf der sympathischen Fasern

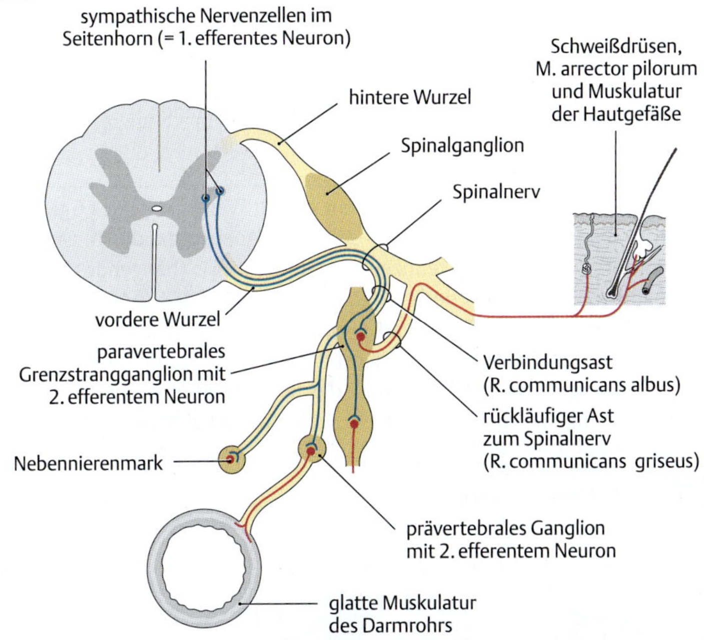

Sympathische Fasern laufen über die Rr. communicantes zwischen Spinalnerv und Grenzstrang: Im R. communicans albus verlaufen präganglionäre sympathische Fasern, im R. communicans griseus postganglionäre Fasern (nach Umschaltung im paravertebralen Grenzstrangganglion). Weitere Umschaltstellen sind prävertebrale Ganglien, die vor der Wirbelsäule liegen. Eine Besonderheit des Nebennierenmarks (S. 780) ist die direkte Versorgung des Organs durch präganglionäre Fasern.

Quelle: nach Schünke M, Schulte E, Schumacher U. PROMETHEUS LernAtlas der Anatomie. Allgemeine Anatomie und Bewegungssystem. Illustrationen von Voll M u. Wesker K. 6. Aufl. Stuttgart: Thieme; 2022

7.7 Truncus sympathicus

Abschnitt	Ganglien	Lage	Funktion und Bemerkungen
Zervikalabschnitt (präganglionäre Fasern aus C 8 und den oberen Thorakalsegmenten)	**3 Ggll. cervicalia**:		Abgabe von Ästen zum Herzen (**Nn. cardiaci**), die steil nach kaudal verlaufen.
	▪ **superius**	direkt unter der Schädelbasis	Umschaltung aller sympathischen Fasern zum Gehirn und zu großen Teilen des Kopfes (Augen-, Nasen-, Mundhöhle, Speicheldrüsen). Die postganglionären Fasern bilden Geflechte um Äste der A. carotis interna und externa (S. 883) bis zu der von ihnen innervierten Struktur (**Effektor**), d. h. zunächst nicht über Anlagerung an andere Nerven.
	▪ **medium**	in Höhe des 6. Halswirbels	oft fehlend oder rudimentär
	▪ **inferius**	ventral des Kopfes der 1. Rippe, dorsal vom Ursprung der A. vertebralis	bildet durch Verschmelzung mit dem 1. thorakalen Ganglion das **Ggl. stellatum**
Thorakal- und oberer Lumbalabschnitt (aus C 8–L 2)	**10–11 Ggll. thoracica**	segmental neben Brust- bzw. Lendenwirbelsäule	Umschaltstelle für sympathisch innervierte Strukturen der Haut im Bereich der Rumpfwand. Fasern zu inneren Organen im Bauch- und Beckenraum laufen meist ohne Umschaltung durch die Grenzstrangganglien hindurch, bilden z. T. Nerven (wie z. B. **N. splanchnicus major** aus Th 5–Th 9, **N. splanchnicus minor** aus Th 9–Th 11) und erreichen nach Umschaltung in den prävertebralen Ganglien (s. u.) ihre Effektoren.
	4–5 Ggll. lumbalia		
unterer Lumbal- und Sakralabschnitt (aus Th 12–L 2)	**ca. 4 Ggll. sacralia**	auf dem Kreuzbein	
	Ggl. impar	unpaarig vor dem Steißbein	

► Merke. Die Ganglien des somatischen Systems werden aus afferenten, die des autonomen Systems aus **efferenten** Fasern gebildet. Im Gegensatz zu Spinalganglien sind in autonomen Ganglien **Synapsen** vorhanden.

► Merke.

Zur Versorgung der Organe der **Bauchhöhle** entspringen im Brustmark zusätzlich sympathische Nerven, die unabhängig vom Spinalnerv ihre Effektoren erreichen: **N. splanchnicus (thoracis) major** (Th 5–9) bzw. **minor** (Th 9–11). Diese Nerven bestehen aus präganglionären Fasern, sie durchlaufen ohne synaptische Umschaltung die Grenzstrangganglien und haben ihre Synapsen in den **prävertebralen Ganglien** (S. 864), die vor der Wirbelsäule im Bauchraum liegen:

- Der N. splanchnicus major endet hauptsächlich im paarigen **Ggl. coeliacum** – auch Ggl. aorticum genannt – direkt kaudal vom Zwerchfell. Wegen der strahlenförmig einmündenden Faserbündel aus dem Sympathikus und dem parasympathischen

N. splanchnicus major und **minor** entspringen im Brustmark und verlaufen unabhängig vom Spinalnerv. Ihre Umschaltung erfolgt erst in den **prävertebralen Ganglien** im Bauchraum:

- Der N. splanchnicus thoracicus major endet im paarigen **Ggl. coeliacum** (Ggl. aorticum, Solarplexus)
- Der N. splanchnicus thoracicus minor endet im **Ggl. mesentericum sup.** und **inf.**

Anteil des N. vagus (S.985) heißt das Ganglion auch **Solarplexus** (Plexus solaris, „Sonnengeflecht").

- Der N. splanchnicus minor endet im **Ggl. mesentericum superius** am Abgang der gleichnamigen Eingeweidearterie und im **Ggl. mesentericum inferius** am Abgang der A. mesenterica inferior.
- Der N. splanchnicus imus ist inkonstant. Wenn er vorhanden ist, endet er im Plexus renalis.

► Klinik.

► Klinik. **Horner-Syndrom**: Ursache kann ein Ausfall (Verletzung) des Ggl. stellatum oder anderer Teile des Halssympathikus sein (z. B. Aneurysma der A. carotis interna). Das Horner-Syndrom ist gekennzeichnet durch **Ptosis** (hängendes Oberlid und enge Lidspalte wegen Ausfalls des glatten M. tarsalis), **Miosis** (enge Pupille wegen Ausfalls des M. dilatator pupillae) und **Enophthalmus** (tiefliegender Augenbulbus, angeblich wegen Ausfalls des glatten M. orbitalis, der als Rudiment in der dorsalen Wand der Orbita liegt). Wahrscheinlich ist das letzte Symptom eine Täuschung, bedingt durch die enge Lidspalte. Evtl. spielt auch eine Abnahme der Blutfülle in den retrobulbären Venen eine Rolle.

7.15 Horner-Syndrom rechts

Quelle: Masuhr K, Neumann M, Hrsg. Duale Reihe Neurologie. 7. Aufl. Stuttgart: Thieme; 2013

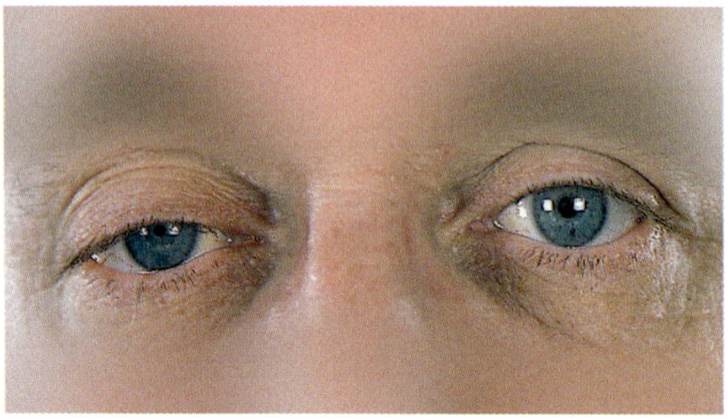

Die Organe des kleinen Beckens werden über den **Plexus hypogastricus superior** versorgt. Von diesem ausgehend verläuft der **N. hypogastricus** beidseits der Aorta zum paarigen **Plexus hypogastricus inferior**. Alle Strukturen enthalten auch parasympathische Fasern.

Die Organe des **kleinen Beckens** haben eine separate sympathische Versorgung über den **Plexus hypogastricus superior**, der von einem autonomen Geflecht um die Bauchaorta (aus unteren Thorakal- und oberen Lumbalsegmenten) ausgeht. Ab der Bifurkation der Aorta in die Aa. iliacae (S.373) läuft der paarige **N. hypogastricus** als separates Faserbündel in das kleine Becken und endet im paarigen **Plexus hypogastricus inferior** beidseits von Harnblase und Rektum, der aus mehreren Teilplexus besteht. N. und Plexus hypogastricus enthalten auch parasympathische Fasern und Ganglien. Einer dieser Teilplexus bei der Frau ist der **Plexus uterovaginalis** (klinischer Name: **Frankenhäuser-Ganglion** = Ggl. pelvicum), der zu beiden Seiten des Uterus liegt.

Parasympathikus

Parasympathikus

► Merke.

► Merke. Im sympathischen Nervensystem ist das präganglionäre Neuron kurz und das postganglionäre lang, im parasympathischen Nervensystem ist dies umgekehrt: Die präganglionären parasympathischen Nervenfasern werden oft erst in der Wand des innervierten Organs synaptisch umgeschaltet.

Es wird ein **kranialer** von einem **sakralen Anteil** des Parasympathikus unterschieden.

Die Ursprungsneurone des Parasympathikus liegen im sakralen Rückenmark und im Hirnstamm. Man unterscheidet daher einen **kranialen** von einem **sakralen Anteil**.

Kranialer Teil: Die Ursprungsneurone liegen im **Hirnstamm**. Ihre Axone ziehen über die Hirnnerven III, VII, IX und X zu den parasympathischen Ganglien (Tab. **7.8**).

Kranialer Anteil: Die Ursprungsneurone des kranialen Abschnitts liegen in separaten Kernen im **Hirnstamm** und ziehen mit ihren Axonen in den Hirnnerven III (N. oculomotorius, Ncl. accessorius III), VII (N. facialis, Ncl. salivatorius superior) und IX (N. glossopharyngeus, Ncl. salivatorius inferior) zu den **parasympathischen Ganglien** des Kopfes (Tab. **7.8**), wo sie synaptisch umgeschaltet werden. Die parasympathischen Fasern des N. vagus (X) entspringen ebenfalls im Hirnstamm (Ncl. dorsalis nervi vagi), laufen jedoch mit dem N. vagus zu den Organen des Thorax und Bauchraums.

7.8 Parasympathische Ganglien des Kopfes

Ganglion	Lage	Innervation/Funktion
Ggl. ciliare (über Hirnnerv III)	Orbita, lateral des N. opticus	Pupillenverengung (Miosis) über M. sphincter pupillae und Akkommodation über den M. ciliaris
Ggl. pterygopalatinum (über Hirnnerv VII)	Fossa pterygopalatina	Tränendrüse und Drüsen der Nasenhöhle
Ggl. submandibulare (über Hirnnerv VII)	im Mundboden, kaudal vom N. lingualis	Unterkieferspeicheldrüse, Unterzungendrüse
Ggl. oticum (über Hirnnerv IX)	kaudal des Foramen ovale, medial vom N. V_3	Ohrspeicheldrüse

Sakraler Anteil: Die Ursprungsneurone liegen in den **Segmenten S 2–S 4** in den Ncll. parasympathici sacrales in der lateralen Substantia intermedia (S. 1087) und dem ventralen Hinterhorn. Von hier entspringen die **Nn. splanchnici pelvici**, die zusammen mit den Fasern aus dem **N. hypogastricus** in den **Plexus hypogastricus inferior** münden. Diese Fasern versorgen nicht nur die Harn- und Geschlechtsorgane des kleinen Beckens, sondern auch die distalen Teile des Darmtraktes (ab dem **Cannon-Böhm-Punkt**, dem kaudalen Ende der Versorgung durch den N. vagus).

Der **sakrale Teil** des Parasympathikus entspringt als **Nn. splanchnici pelvici** aus den Segmenten S 2–S 4. Sie münden in den **Plexus hypogastricus inf.** und versorgen den distalen Magen-Darm-Trakt und Harn- und Geschlechtsorgane.

▸ Klinik. Die **Erektion** beim Mann wird von den parasympathischen Nn. splanchnici pelvici gesteuert, die **Ejakulation** von sympathischen Fasern des Plexus hypogastricus, die ihren Ursprung in den Segmenten L 1–L 3 haben. Daher ist nach Zerstörung des Sakralmarks (z. B. bei einer Querschnittlähmung) eine Ejakulation noch möglich, eine Erektion aber nicht.

▸ Klinik.

Gemeinsame Plexus

Sympathikus und Parasympathikus bilden zusammen Geflechte im Thorax (z. B. Plexus cardiacus und pulmonalis), im Bauch (Plexus solaris, der „Solarplexus") und Becken (z. B. in Form der Plexus um die Eingeweide des kleinen Beckens wie Plexus uterovaginalis oder Plexus prostaticus).

Gemeinsame Plexus

Sympathikus und Parasympathikus bilden **gemeinsame Plexus** im Thorax und Becken.

▸ Merke. Die meisten Vagusfasern durchlaufen den Plexus coeliacus, werden hier aber **nicht** umgeschaltet.

▸ Merke.

Wirkungen von Sympathikus und Parasympathikus

Der **Sympathikus** wird im Allgemeinen bei **höheren körperlichen** und **psychischen Anforderungen** aktiviert, z. B. steigert er die Herzarbeit über Erhöhung der Kontraktionskraft und der Pulsrate. Gleichzeitig werden die Bronchiolen dilatiert, um den Atemwiderstand zu senken. Die Arteriolen der Haut werden kontrahiert und die Schweißdrüsen aktiviert. Dies ist der Grund für die kalten und feuchten Hände vieler Menschen unter psychischem Stress. Die glatte Muskulatur der Eingeweide wird ruhig gestellt.

Der **Parasympathikus** hat auf die meisten Organe die **gegensätzliche Wirkung**: Die Herzarbeit wird vermindert, Bronchiolen werden verengt, die glatte Muskulatur der Eingeweide wird erregt. Unter extremem Stress können beide Systeme zusammen aktiviert werden, die Folge kann dann unwillkürlicher Harn- oder Stuhlabgang sein.

Wirkungen von Sympathikus und Parasympathikus

Der **Sympathikus** bewirkt u. a. über eine Steigerung der Herztätigkeit, Erweiterung der Bronchiolen und die Ruhigstellung der Eingeweide eine **Anpassung des Körpers** an **höhere** körperliche bzw. psychische **Anforderungen**.

Der **Parasympathikus** hat eine **gegenteilige Wirkung**. Unter extremem Stress können beide Systeme zugleich aktiviert werden.

▸ Klinik. Ein Schlag gegen den Bauch (und gegen den **Plexus solaris**) kann viszerale Reflexe auslösen, die u. a. zu Atemnot, Blutdruckabfall und Bewusstlosigkeit führen können.

▸ Klinik.

Enterisches Nervensystem

Das enterische (intramurale) Nervensystem ist komplexer aufgebaut, es besitzt umfangreiche **lokale Netzwerke** aus afferenten und efferenten Nervenfasern, Zellkörpern und Synapsen und liegt in der Wand von Eingeweiden (intramural). Es wird in seiner Grundaktivität durch Sympathikus und Parasympathikus moduliert, ist aber ansonsten in seiner Funktion weitgehend unabhängig. Dies bedeutet z. B., dass ein Darmteil, der völlig von Sympathikus und Parasympathikus getrennt ist, noch peristaltikähnliche Bewegungen durchführen kann. Diese Reflexe verlaufen über Plexus in der Darmwand (S. 666).

Enterisches Nervensystem

Das in der Wand von Eingeweiden liegende enterische Nervensystem besteht aus **lokalen Netzwerken** aus afferenten und efferenten Nervenfasern, Zellkörpern und Synapsen. Das in seiner Funktion weitgehend von Sympathikus und Parasympathikus unabhängige System besteht hauptsächlich aus zwei Plexus:

7.16 Übersicht des sympathischen (rot) und parasympathischen (blau) Nervensystems

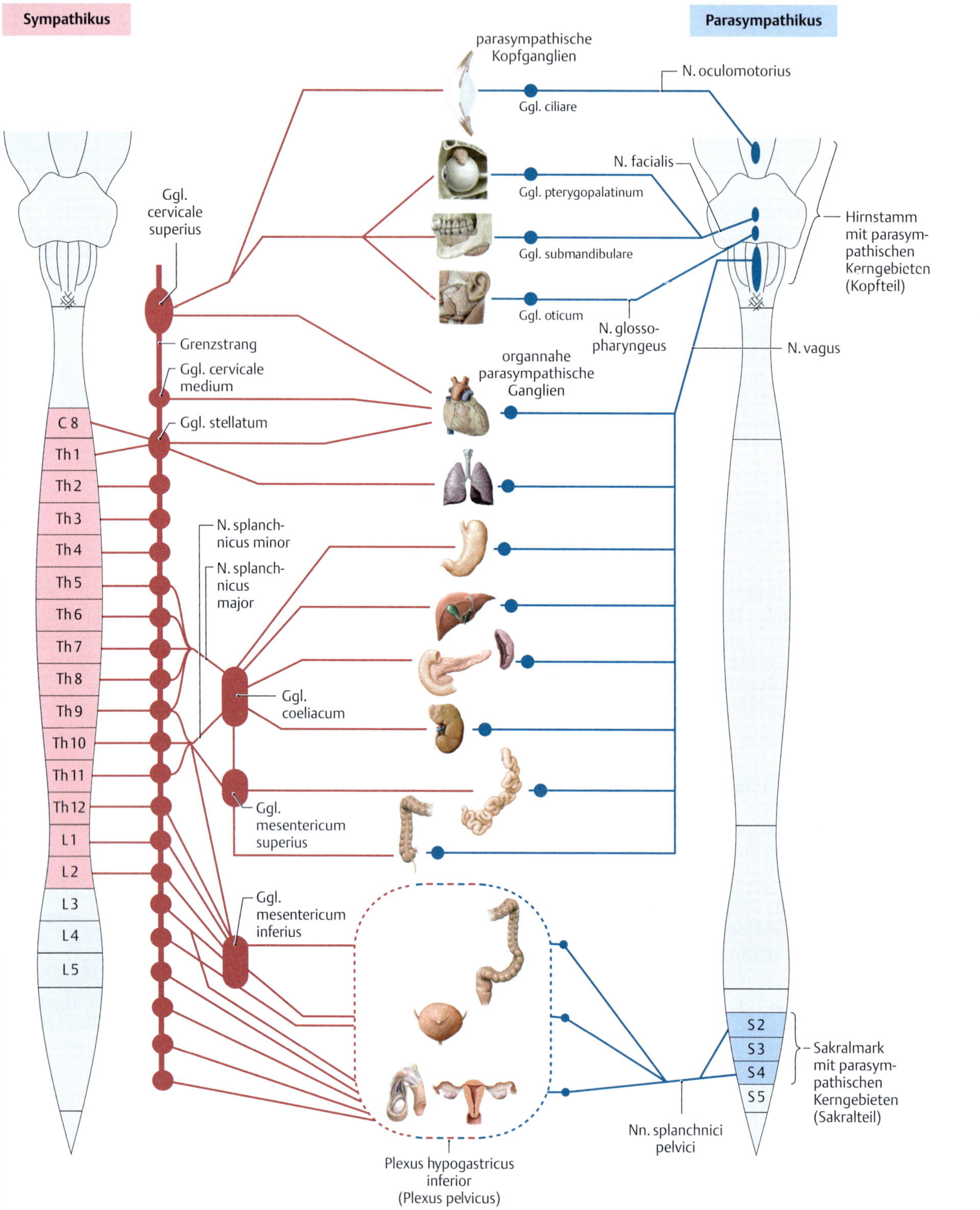

Sympathikus: Die Umschaltung vom 1. auf das 2. Neuron erfolgt zum einen in den Grenzstrangganglien (→ sympathisch innervierte Strukturen des Kopfes, Herz, Lunge, Haut mit Hautanhangsgebilden, Gefäße), zum anderen in prävertebralen Ganglien (hier vorwiegend Umschaltung der Fasern zu Bauch- und Beckenorganen). Das Nebennierenmark stellt eine Ausnahme dar, indem es durch präganglionäre sympathische Fasern innerviert wird (in der Abb. nicht gezeigt). **Parasympathikus:** Die Umschaltung vom 1. auf das 2. Neuron findet in den Kopfganglien oder in organnahen Ganglien statt. Die Grenze der Versorgung durch den N. vagus (Hirnnerv X) und den sakralen Anteil des Parasympathikus ist der Cannon-Böhm-Punkt (S. 866) in der Nähe der linken Kolonflexur. Zu beachten ist, dass es große interindividuelle Unterschiede bezüglich der Ausbildung von Nerven (Nn. splanchnici) gibt und die Lokalisation der Umschaltung nicht immer bekannt ist. Die postganglionären Fasern des Sympathikus und Parasympathikus bilden zusammen die Nervenplexus um die Organe des Thorax-, Bauch- und Beckenraums, z. B. Plexus cardiacus (S. 598), Plexus pulmonalis (S. 551). Angedeutet ist diese Anordnung in der Abb. **32.10** für den Plexus hypogastricus inferior (Plexus pelvicus).

Quelle: nach Schünke M, Schulte E, Schumacher U. PROMETHEUS LernAtlas der Anatomie. Innere Organe. Illustrationen von Voll M u. Wesker K. 6. Aufl. Stuttgart: Thieme; 2022

- Die Darmbewegungen werden vorwiegend über den **Plexus myentericus** (**Auerbach**) gesteuert, der zwischen der Ring- und Längsschicht der glatten Darmmuskulatur liegt. Er besteht aus Ganglien, die durch Nervenfaserbündel netzartig verknüpft sind. Die Ganglien sind im histologischen Präparat gut zu sehen.
- Dem **Plexus submucosus** (**Meissner**) wird dagegen eher eine Funktion bei der Steuerung der Darmdrüsen zugesprochen. Er liegt in der Submukosa des Darmes und ist in histologischen Präparaten schwer auffindbar.

Anmerkung: Teils wird das enterische Nervensystem neben dem somatischen und autonomen Nervensystem als eigenständiges drittes System des PNS angesehen.

- Der zwischen Ring- und Längsschicht der Darmmuskulatur liegende **Plexus myentericus** (**Auerbach**) steuert die Darmbewegungen.
- Der in der Submukosa des Darmes liegende **Plexus submucosus** (**Meissner**) beeinflusst wahrscheinlich die Funktion der Darmdrüsen.

Neurotransmitter im autonomen Nervensystem

Neurotransmitter: Der Neurotransmitter sowohl an den sympathischen als auch an den parasympathischen **ganglionären Synapsen** ist **Acetylcholin** (**ACh**) (Abb. **7.17**), er unterscheidet sich aber bei der Übertragung von der postganglionären Faser auf die autonom innervierte Struktur (s. u.), den **Effektor** (glatte Muskelfasern oder Drüsenzellen):

- im **sympathischen** Nervensystem: **Noradrenalin** und als Kotransmitter u. a. Adenosintriphosphat (**ATP**) und Neuropeptid Y (**NPY**).
- im **parasympathischen Nervensystem**: **Acetylcholin** und das vasoaktive intestinale Polypeptid (**VIP**).

Neurotransmitter im autonomen Nervensystem

Neurotransmitter: Der Transmitter in den großen **Ganglien** ist **Acetylcholin** (**ACh**), die Ansteuerung der **Effektorzellen** erfolgt dagegen

- beim **Sympathikus** über Noradrenalin (und ATP als Kotransmitter).
- beim **Parasympathikus** über ACh (und VIP als Kotransmitter).

► Merke. Die **Schweißdrüsen** sind eine Ausnahme insofern, als sie sympathisch über postganglionäre **cholinerge** Fasern innerviert werden.

► Merke.

Teilfunktionen des autonomen Nervensystems sind allerdings auch nach Blockierung jeder adrenergen und cholinergen Übertragung nachweisbar. Diese nicht adrenerge, nicht cholinerge Übertragung (**NANC**) wird wahrscheinlich durch Neuropeptide sowie durch Stickstoffmonoxid (NO) und ATP vermittelt.

Zusätzlich wird noch eine nicht adrenerge, nicht cholinerge Übertragung (**NANC**) gefunden, für welche wahrscheinlich Neuropeptide, NO und ATP verantwortlich sind.

Übertragung auf den Effektor: Die Ansteuerung des Effektors erfolgt nicht über Synapsen, sondern über sog. **Varikositäten** (Erweiterungen des Axons), die hier gespeicherte Neurotransmitter in das Interstitium freisetzen. Die Transmitter müssen dann zu den glatten Muskelfasern oder Drüsenzellen über relativ große Entfernungen diffundieren.

Übertragung auf den Effektor: Die Übertragung auf den Effektor erfolgt im autonomen Nervensystem über Erweiterungen des Axons (**Varikositäten**), in denen Neurotransmitter gespeichert sind.

► Merke. Im Allgemeinen wird jedes Organ sowohl von sympathischen als auch parasympathischen Fasern innerviert. Es existiert jedoch eine große Anzahl von Ausnahmen! Sympathikus und Parasympathikus arbeiten bei der Steuerung der Effektororgane zusammen.

► Merke.

Ausnahmen sind Blutgefäße, Schweißdrüsen und die Mm. arrectores pilorum der Haut sowie das Nebennierenmark, die nur sympathische Fasern enthalten. Die rein sympathische Versorgung des Nebennierenmarks durch präganglionäre Fasern ist aus der Entwicklung zu erklären: das Nebennierenmark war ursprünglich als sympathisches Ganglion angelegt.

Nur sympathisch innerviert werden Blutgefäße, Schweißdrüsen und Mm. arrectores pilorum der Haut sowie das Nebennierenmark.

7.17 Neurotransmitter im autonomen Nervensystem

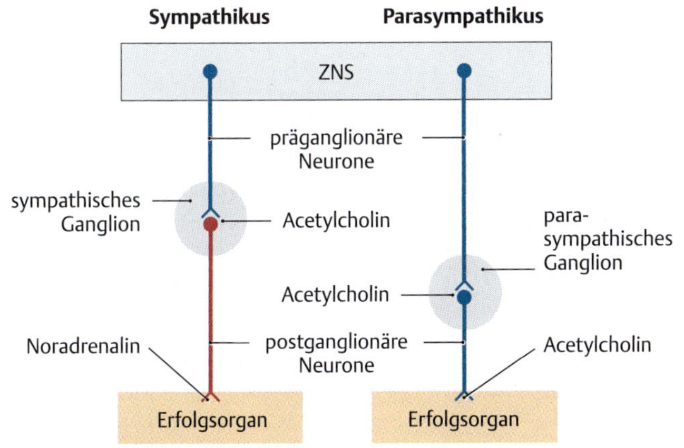

Bei der ganglionären Umschaltung vom 1. auf das 2. Neuron ist der Transmitter immer (d. h. im sympathischen sowie im parasympathischen Nervensystem) Acetylcholin. Bei der Übertragung auf das Erfolgsorgan dagegen unterscheiden sich die beiden Systeme: Im Parasympathikus ist auch hier Acetylcholin der Haupttransmitter, im Sympathikus jedoch Noradrenalin. Wichtig ist, dass es für Noradrenalin und Acetylcholin verschiedene Rezeptortypen (Rezeptormoleküle) in der Membran der Zielzelle gibt, sodass jeder Transmitter unterschiedliche Wirkungen hervorrufen kann.

Quelle: Schünke M, Schulte E, Schumacher U. PROMETHEUS LernAtlas der Anatomie. Allgemeine Anatomie und Bewegungssystem. Illustrationen von Voll M u. Wesker K. 6. Aufl. Stuttgart: Thieme; 2022

Reflexe im autonomen Nervensystem

Im autonomen Nervensystem unterscheidet man vier verschiedene Reflexarten (Tab. **7.9**).

Reflexe im autonomen Nervensystem

Im autonomen Nervensystem werden durch die Verschaltung von viszeroafferenten mit somatoefferenten bzw. somatoafferenten mit viszeroefferenten Leitungsbahnen vier verschiedene Reflexarten unterschieden (Tab. **7.9**).

7.9 Reflexe im autonomen Nervensystem

Reflexart	Afferenz	Reaktion	Beispiel
viszero-viszeral	viszeral	viszerale Reaktion	Blasenentleerung, Darmperistaltik
viszero-kutan	viszeral	Hautreaktion	Rötung der Haut durch Gefäßerweiterung über einem erkrankten Darmabschnitt
viszero-muskulär	viszeral	erhöhter Muskeltonus/-spasmus	Muskuläre Verspannung der Bauchwand bei Erkrankungen der Eingeweide, Abwehrspannung bei „akutem Abdomen" (S. 636)
kuti-viszeral	somatisch	gemäß der Head-Zonen Stimulation vegetativer Efferenzen	Ruhigstellung des Darmes bei Erwärmung der Bauchhaut über dem erkrankten Organ. Dieser Reflex wird beim Aufbringen einer Wärmflasche auf die Bauchwand bei Darmbeschwerden genutzt.

8 Bewegungssystem – Grundlagen

*L.J. Wurzinger, vormals beteiligt: W. Schmidt**

8.1 Einführung

Das Bewegungssystem besteht aus Skelett und Skelettverbindungen (Gelenke und Bänder) sowie der Skelettmuskulatur, von der die Skelettteile bewegt oder in einer bestimmten Stellung gehalten werden. Es kann unterteilt werden in den

- **passiven Bewegungsapparat**, gebildet aus knöchernen und knorpeligen Skelettelementen die durch Bindegewebsstrukturen (Bandapparat) verbunden sind (Abb. **8.1**), und den
- **aktiven Bewegungsapparat**, bestehend aus der Skelettmuskulatur.

8.1 Einführung

Er wird unterteilt in

- **passiven Bewegungsapparat:** Skelett und Skelettverbindungen (Gelenke und Bänder).
- **aktiven Bewegungsapparat:** Skelettmuskulatur.

8.2 Knochen

8.2.1 Funktion

Die knöchernen Skelettelemente fungieren als **Hebel**, die Kontraktionen der Muskulatur in **Bewegungen** umsetzen. Daneben dienen sie als **Stütze** für die Weichteile des Körpers. Schädelknochen und Wirbel haben **Schutzfunktion** für das zentrale Nervensystem (Gehirn und Rückenmark), knöchernes Becken und Thorax für die dort liegenden inneren Organe. Weiterhin dient der Knochen durch seinen hohen Kalziumgehalt im Rahmen des Mineralstoffwechsels als **Kalziumreservoir** und ist nach der Geburt Hauptort der **Blutbildung** (S. 156).

8.2 Knochen

8.2.1 Funktion

- Hebel
- Stütze
- Schutz
- Kalziumreservoir
- Blutbildung (S. 156)

8.2.2 Aufbau und Knochentypen

Grundsätzliche Bestandteile des Knochens sind:

- **Mineralisierte extrazelluläre Matrix (EZM)** (Knochengrundsubstanz) mit anorganischen und organischen Anteilen, darunter zugfesten kollagenen Fasern sowie
- **Zellen** (S. 64) unterschiedlicher Funktion (Osteoblasten, Osteozyten und Osteoklasten).

Die **Materialeigenschaften** des Knochens, wie auch der übrigen Binde- und Stützgewebe werden von der EZM bestimmt. Vereinfacht ausgedrückt, bedingen die Mineralkristalle die **Druckfestigkeit** und die Kollagenfasern die **Zugfestigkeit** des Knochens.

8.2.2 Aufbau und Knochentypen

Grundsätzliche Bestandteile sind:

- **Extrazelluläre Matrix (EZM)** sowie
- **Zellen** (S. 64) unterschiedlicher Funktion.

Histologisch unterscheidbare Typen von Knochengewebe

Aufgrund der Anordnung der Kollagenfasern der Knochenmatrix und der Osteozyten sowie der Architektur des Gefäßsystems unterscheidet man

- primären Geflechtknochen (S. 65) und
- sekundären Lamellenknochen (S. 65).

Der mechanisch belastbarere Lamellenknochen entwickelt sich durch Umbau („remodelling") aus Geflechtknochen, der in der Entwicklung stets als „Vorläufergewebe" auftritt. Das reife Skelett des Erwachsenen besteht fast nur aus Lamellenknochen.

Histologisch unterscheidbare Typen von Knochengewebe

Sekundärer Lamellenknochen entsteht durch Umbau von **primärem Geflechtknochen**.

► Klinik. Im Rahmen der **Heilung** eines **Knochenbruchs** entsteht zunächst Geflechtknochen, der sog. **Kallus**, der dann später durch stabileren Lamellenknochen ersetzt wird.

► Klinik.

8.1 Knöchernes Skelett

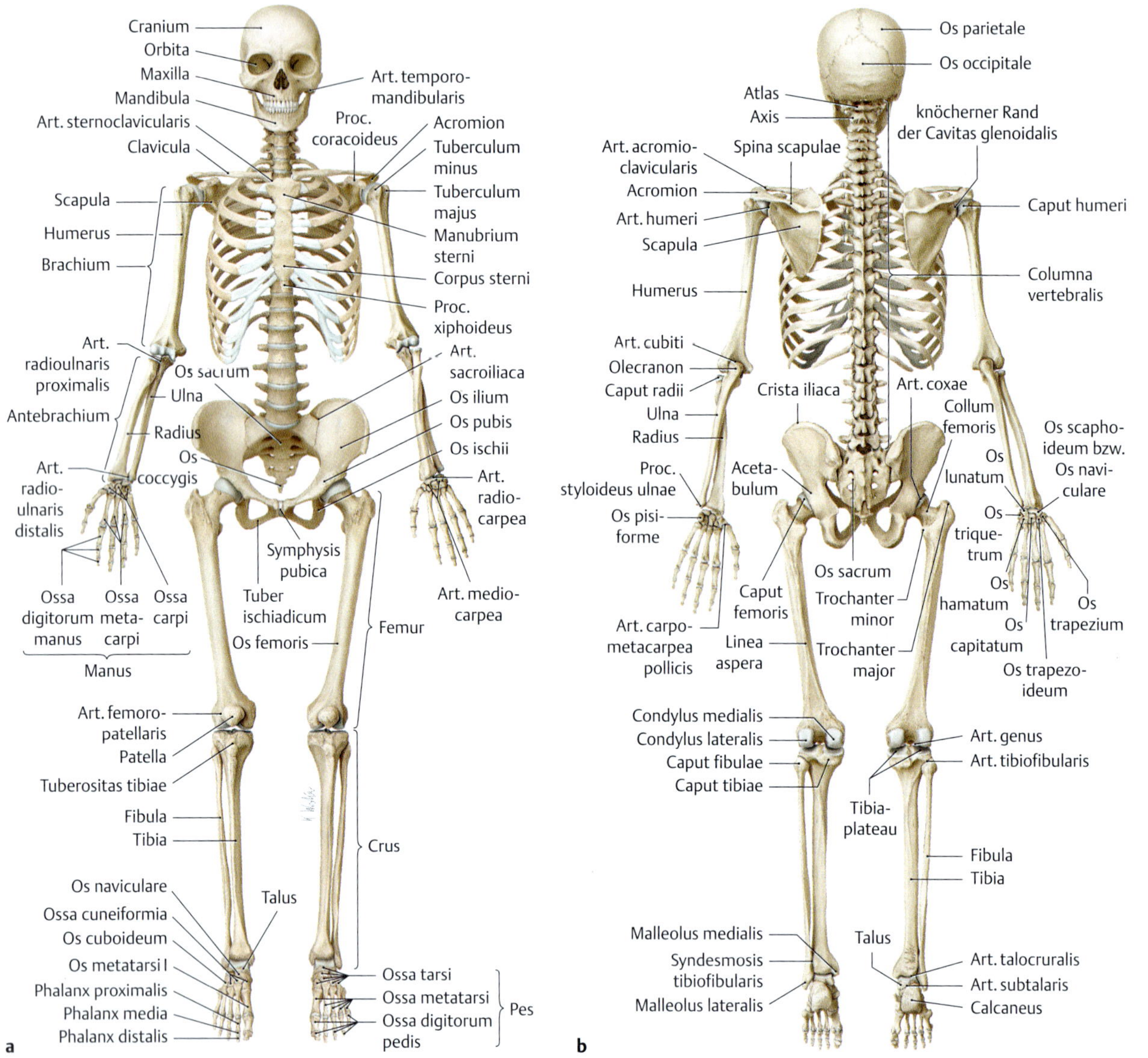

a Skelett der Frau von ventral.
b Skelett des Mannes von dorsal.

Quelle: Schünke M, Schulte E, Schumacher U. PROMETHEUS LernAtlas der Anatomie. Allgemeine Anatomie und Bewegungssystem. Illustrationen von Voll M u. Wesker K. 6. Aufl. Stuttgart: Thieme; 2022

Nach Form und Vorkommen unterscheidbare Knochentypen

Das menschliche Skelett ist aus ca. **210 Knochen** aufgebaut. Man unterscheidet:
- Ossa longa,
- Ossa brevia,
- Ossa plana,
- Ossa irregularia,
- Ossa pneumatica,
- Ossa sesamoidea (S. 216),
- Ossa accessoria.

Nach Form und Vorkommen unterscheidbare Knochentypen

Das menschliche Skelett ist aus ca. **210 Knochen** aufgebaut. Man unterteilt die Knochen nach der **äußeren Form** in:
- Ossa longa (lange Knochen oder Röhrenknochen),
- Ossa plana (platte Knochen),
- Ossa brevia (kurze Knochen),
- Ossa irregularia (keiner der o. g. Gruppe zuzuordnen).

Nach **Struktur und Vorkommen** unterscheidet man:
- Ossa pneumatica (luftgefüllte Knochen),
- Ossa sesamoidea (S. 216) (Sesambeine, in Sehnen eingelagerte Knochen),
- Ossa accessoria (akzessorische Knochen, die nicht bei allen Individuen vorkommen).

8.2 Gliederung eines Röhrenknochens am Beispiel des Femur

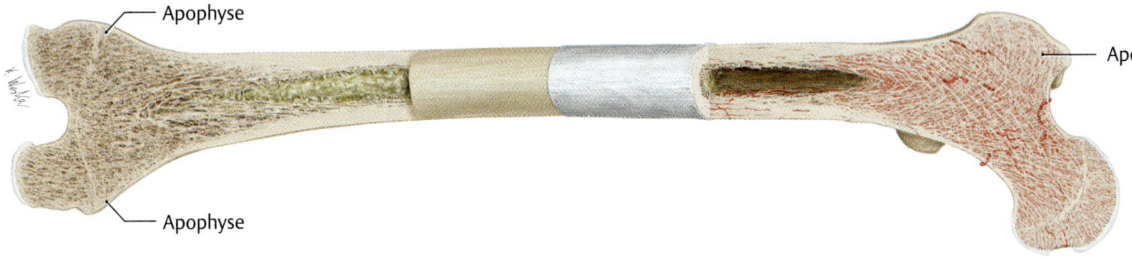

Quelle: Schünke M, Schulte E, Schumacher U. PROMETHEUS LernAtlas der Anatomie. Allgemeine Anatomie und Bewegungssystem. Illustrationen von Voll M u. Wesker K. 6. Aufl. Stuttgart: Thieme; 2022

Ossa longa

Zu den Ossa longa (Röhrenknochen) gehören Knochen der oberen und der unteren Extremität, im Einzelnen:

- Humerus, Radius, Ulna, Femur, Tibia, Fibula sowie
- Ossa metacarpi, Ossa digitorum manus, Ossa metatarsi, Ossa digitorum pedis.

Die Knochen der ersten Gruppe sind deutlich länger als die der zweiten und besitzen proximal sowie distal Epi- und Metaphyse und dementsprechend auch zwei Wachstumsfugen. Die kürzeren Knochen der zweiten Gruppe verfügen dagegen nur über eine Epi- und Metaphyse mit einer Wachstumsfuge. Wir konzentrieren uns hier auf den **Femur als typischen Vertreter eines Röhrenknochens** (Abb. **8.2**).

Bei diesem Knochentyp unterscheidet man verschiedene Abschnitte (Abb. **8.2**):

- **Epiphysen**: proximal und distal verdickte Knochenenden, welche die Gelenkkörper für den Kontakt mit den benachbarten Skelettelementen bilden. Sie grenzen mit den **Epiphysenfugen** (S. 69) (an denen in der Wachstumsphase das Längenwachstum stattfindet, s. Kap. Knochengewebe (S. 69)) an die
- **Metaphysen** an, die unscharf abgegrenzte Übergangszonen zur
- **Diaphyse** (Knochenschaft) darstellen. Dieser mittlere Abschnitt macht bei den langen Röhrenknochen den größten Teil aus.
- **Apophysen** sind größere Knochenvorsprünge im Epi-(Meta-)physenbereich, an denen Muskeln und Bänder inserieren; sie haben in der Entwicklung eigene Ossifikationskerne.

Ossa longa

Es gibt Röhrenknochen, die zwei Epiphysen mit Wachstumsfugen besitzen und solche mit nur einer.

Ein **typischer Röhrenknochen** besteht aus (Abb. **8.2**):

- proximaler und distaler Epiphyse (Gelenkkörper),
- Diaphyse (Schaft) sowie
- 2 Metaphysen, jeweils zwischen Epiphyse und Diaphyse,
- Apophysen.

Ossa plana (platte Knochen)

Zu **den Ossa plana** gehören Scapula (Schulterblatt), Rippen (Costae), Os ilium (Darmbein), Sternum (Brustbein) und die platten Knochen des Schädeldaches.

Charakteristisch für einige der platten Knochen (Scapula und Os ilium) ist eine „Rahmenkonstruktion": Zwischen einem festen und verstärkten Knochenrahmen liegt eine oftmals durchscheinende dünne Knochenschicht.

Ossa plana (platte Knochen)

Zu den **platten Knochen** zählen Scapula (Schulterblatt), Rippen (Costae), Os ilium (Darmbein), Sternum (Brustbein) und die platten Knochen des Schädeldachs.

Ossa brevia (kurze Knochen)

Zu den **kurzen Knochen** zählen die Ossa carpi (Handwurzelknochen) und die Ossa tarsi (Fußwurzelknochen).

Ossa brevia (kurze Knochen)

Ossa carpi (Handwurzelknochen), Ossa tarsi (Fußwurzelknochen).

Ossa irregularia (unregelmäßige Knochen)

Dieser Gruppe werden Knochen zugeordnet, die in keine der anderen Gruppen einzuordnen sind (z. B. Wirbelknochen).

Ossa irregularia (unregelmäßige Knochen)

Ossa irregularia sind keiner anderen Knochengruppe zuzuordnen.

Ossa pneumatica (lufthaltige Knochen)

Ossa pneumatica finden sich an der Schädelbasis und enthalten **luftgefüllte Hohlräume**, welche stets über (meist) enge Gänge mit den **oberen Atemwegen** und damit der Umgebungsluft verbunden sind. Sie sind von einer Schleimhaut ausgekleidet, welche der der Atemwege ähnelt. Hierzu zählen die Nasennebenhöhlen (Kie-

Ossa pneumatica (lufthaltige Knochen)

Die **Ossa pneumatica** der **Schädelbasis** enthalten mit Schleimhaut ausgekleidete **luftgefüllte Hohlräume** (z. B. Nasennebenhöhlen), die über Verbindungen zu den Atemwegen belüftet sind.

fer-, Stirn-, Keilbeinhöhle, Siebbeinzellen), der Proc. mastoideus (Warzenfortsatz) und das Cavum tympani (Paukenhöhle).

Ossa sesamoidea

Die **Ossa sesamoidea** sind gelenknah in **Sehnen** eingelagert.

Ossa sesamoidea sind in die **Sehnen** von Muskeln in Gelenknähe eingelagert (z. B. die Patella am Kniegelenk) und von großer biomechanischer Relevanz (Abb. **8.15**).

Ossa accessoria

Die **Ossa accessoria** finden sich nicht bei allen Individuen.

Ossa accessoria sind als **Varianten** ohne Krankheitswert einzustufen, d. h. sie kommen nicht bei allen Individuen vor. So findet sich z. B. nur bei maximal einem Drittel der Menschen eine Fabella als Sesambein in der Sehne des lateralen Gastroknemiuskopfs. Die klinische Bedeutung von akzessorischen Knochen ist ihre Abgrenzung gegenüber Knochensequestern auf Röntgenaufnahmen

8.2.3 Funktioneller Aufbau der Knochen

Zur Verwirklichung einer **hohen Stabilität** bei **minimalem Materialaufwand** ist das menschliche Skelett nach dem Prinzip der Leichtbauweise konstruiert.
Die **Leichtbauweise** zeigt sich darin, dass im Inneren der Knochen das **Cavum medullare**, ein Hohlraum, liegt. Das Knochengewebe an der Oberfläche eines Skelettelements wird als **Substantia corticalis** bezeichnet; im Bereich der Diaphysen von Röhrenknochen liegt sie als dicke **Substantia compacta** vor. In den Epiphysen (sowie den kurzen, platten und irregulären Knochen) befindet sich im Inneren der Knochen die **Substantia spongiosa**, welche aus Knochenbälkchen, den **Trabekeln**, besteht.

Bedingt durch den hohen Mineralgehalt und die Anpassungsfähigkeit an Belastungsänderungen, bedeutet Knochengewebe im Aufbau und im Unterhalt für den Organismus einen relativ **hohen Aufwand**. Dabei hat es von allen Geweben das höchste spezifische Gewicht, was für Bewegungs- und Haltefunktion der Muskulatur einen hohen Energieverbrauch mit sich bringt.
Der evolutionsbedingte „Sparzwang" hat dazu geführt, dass Knochengewebe, nach dem Prinzip der **Leichtbauweise**, nur dort eingesetzt wird, wo trotz **hoher Krafteinwirkung Formstabilität** gefordert ist. Dies soll im Folgenden an einem Röhrenknochen exemplarisch dargestellt werden (Abb. **8.3**). Als erstes fällt auf, dass der Knochen **innen hohl** ist, d. h. der größte Teil seines Volumens vom **Cavum medullare**, der Markhöhle, eingenommen wird. Wird ein Röhrenknochen auf Biegung beansprucht, so wird die konkave, „verkürzte" Seite auf **Druck** und die konvexe, „verlängerte" Seite auf **Zug** belastet. In der Mitte der „neutralen Faser" findet keine Längenänderung statt, sodass hier die Belastung gleich Null ist. Die Verteilung der Knochenmasse spiegelt die von innen nach außen zunehmenden Druck- und Zugspannungen wider (auch Baugerüste bestehen aus hohlen Rohren). Dadurch, dass Knochen hohl sind, beträgt das Gewicht des Skeletts ca. 7 kg; in Massivbauweise wären es ca. 20 kg.
Das Knochengewebe, das die „äußere Schale" des Knochens bildet, wird als **Substantia corticalis** bezeichnet. An den besonders biegebelasteten langen Röhrenknochen ist sie zur **Substantia compacta** (am Femur bis über 1 cm) verdickt. An den Epiphysen (sowie an den kurzen, den platten und den irregulären Knochen) ist die Markhöhle von einem dichten Gerüst von Knochenbälkchen, den **Trabekeln** ausgefüllt, welches zu den Diaphysen hin fast verschwindet. Das Trabekelgerüst ist mit der Innenseite der Substantia corticalis verbunden und wird als **Substantia spongiosa** be-

8.3 Funktioneller Aufbau eines Knochens

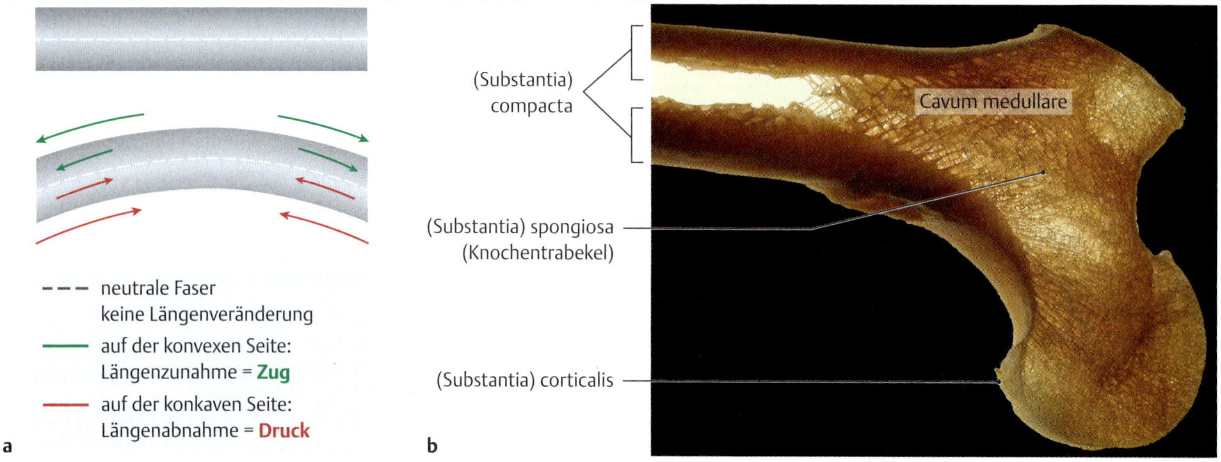

a Biegebelastung von Rohren.
b Leichtbauweise eines Röhrenknochens. *Quelle: Wirtz D, Stöckle U, Hrsg. Expertise Hüfte. 1. Aufl. Stuttgart: Thieme; 2018*

zeichnet. Im Sprachgebrauch wird bei den vorstehenden Begriffen das „Substantia" meist weggelassen.
Einige **platte Knochen** bestehen im zentralen Bereich (s. o.) nur aus einer dünnen Kortikalis ohne Markhöhle, manchmal nur aus straffem Bindegewebe (Os ilium).
Die Spongiosa zwischen den relativ dicken Kortikalisschichten der platten Knochen des Schädeldachs wird als **Diploe** bezeichnet.

▸ Klinik. Da die Spongiosa eine höhere Dichte an Osteoblasten und Stammzellen als die Kompakta aufweist, wird bei der Auffüllung von Knochendefekten überwiegend körpereigener (autologer) spongiöser Knochen **transplantiert**. Die **Stoffwechselaktivität** der Spongiosa beträgt das 5- bis 7-Fache der Kompakta.

▸ Klinik.

Betrachtet man einen aufgesägten Wirbelkörper (Abb. **8.4**) so fällt auf, dass die Knochentrabekel der Spongiosa überwiegend vertikal oder senkrecht dazu horizontal und nur relativ wenige kurze Trabekel diagonal verlaufen. Ein Gedankenexperiment soll diese Besonderheit der **Spongiosaarchitektur** erklären: setzt man einen plastisch verformbaren Körper unter Druck, so wird er zusammengedrückt, d. h. er wird niedriger; gleichzeitig wird er jedoch breiter. D. h. in der Vertikalen treten Druckspannungen, in der Horizontalen Zugspannungen auf, deren Verläufe als Druck-, bzw. Zugtrajektorien bezeichnet werden. Man spricht von der **trajektoriellen Bauweise** der Spongiosa.
Die Spongiosaarchitektur spiegelt also die Belastung eines Knochen(-bereich)s wider. Dies lässt sich auch am etwas komplexeren Beispiel des Femurs gut nachvollziehen (Abb. **8.5**).

Die Anordnung der Spongiosatrabekel orientiert sich an den Hauptbelastungslinien den **Trajektorien**. Da in einem druckbelasteten Skelettelement stets auch Zugspannungen auftreten, kann man **Druck-** und **Zugtrabekel** unterscheiden**.**
Biegebelastungen an langen Knochen werden durch diaphysäre **Knochenleisten** (z. B. Linea aspera am Femur) und muskuläre **Zuggurtung** (z. B. Tractus iliotibialis) abgemildert.

8.4 Spongiosaarchitektur am Beispiel eines Wirbelkörpers

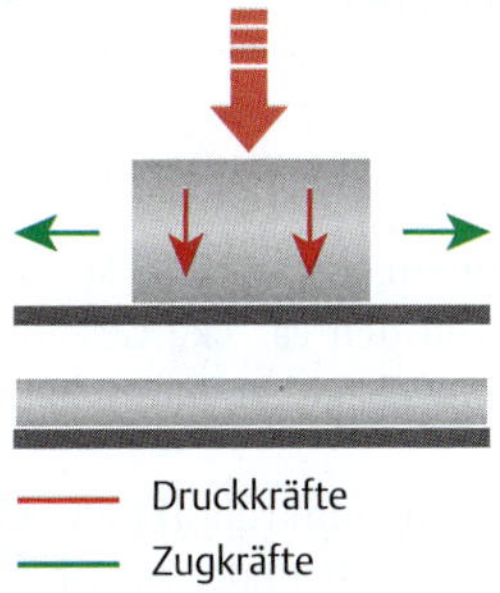

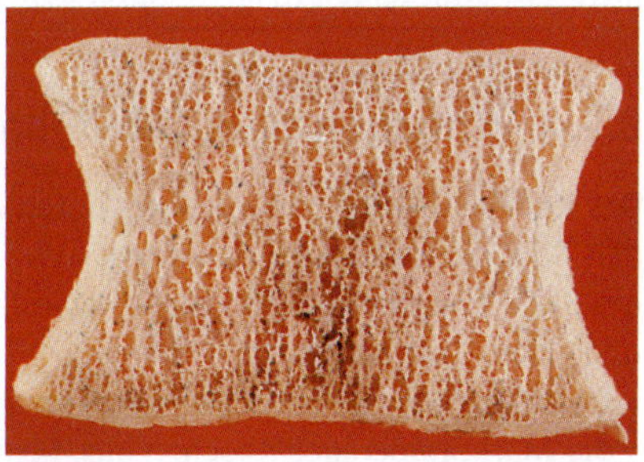

a Kräfte in einem druckbelasteten, verformbaren Körper.
b Trabekelarchitektur eines Wirbelkörpers. *Quelle: Niethard F, Pfeil J, Biberthaler P, Hrsg. Duale Reihe Orthopädie und Unfallchirurgie. 9. Aufl. Stuttgart: Thieme; 2022*

8.5 Proximale Femurepiphyse – Verlauf der Spongiosabälkchen in trajektorieller Anordnung

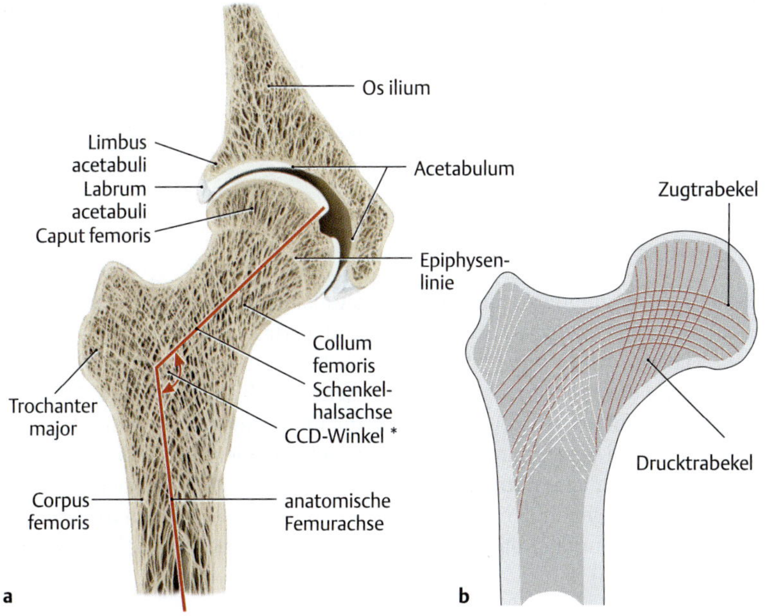

a Frontaler Sägeschnitt durch ein rechtes Hüftgelenk.
b Schematischer Verlauf der Druck- und Zugtrabekel bei physiologischem Schenkelhalswinkel.

Quelle: Schünke M, Schulte E, Schumacher U. PROMETHEUS LernAtlas der Anatomie. Allgemeine Anatomie und Bewegungssystem. Illustrationen von Voll M u. Wesker K. 6. Aufl. Stuttgart: Thieme; 2022

- So wird der Druck des Körpergewichts durch (fast) vertikale **Drucktrabekel** vom kranialen Bereich des Femurkopfs in die **mediale Kompakta der Diaphyse** eingeleitet. Aus der nach medial versetzten Lage des Femurkopfs resultiert eine Biegebeanspruchung des Schenkelhalses nach kaudal.
- **Zugtrabekel** verlaufen bogenförmig vom unteren Bereich des Femurkopfs über den kranialen Bereich des Schenkelhalses in die **laterale Kompakta der Diaphyse**. Wo Zug- und Druckspannungen gering sind, finden sich nur wenige Trabekel, was im Röntgenbild als WARD-Dreieck imponiert (Abb. **13.3**).

Die Ausrichtung der Trabekel sorgt dafür, dass im Idealfall Bereiche mit spongiösem Knochen (z. B. Epiphysen an den Gelenken, Wirbelkörper) keinen Biegebelastungen ausgesetzt sind. Die Diaphysen der langen Knochen sind jedoch v. a. bei Bewegungen erheblichen Biegebelastungen ausgesetzt. Da trotz des Einbaus zugfester Kollagenfasern die Zugfestigkeit von Knochen geringer als seine Druckfestigkeit ist, kann der Ausbiegung mit ihrer hohen Zugbelastung durch **Zuggurtung**, d. h. Muskelzug (z. B. Tractus iliotibialis) an der konvexen Seite begegnet werden. Eine andere Möglichkeit stellt die lokale Verstärkung der Diaphyse durch Knochenleisten (z. B. Linea aspera am Femur) auf der konkaven, druckbelasteten Seite dar.

► Klinik.

► Klinik. Wird von einwirkenden Kräften die „Sicherheitsmarge" eines Knochens überschritten, so kommt es zur Trennung der Kontinuität der Struktur des Knochens, d. h. zu einer **Fraktur.**
Generell kann davon ausgegangen werden, dass Röhrenknochen Biegebeanspruchung und Torsion weniger gut tolerieren als axialen Druck.
Frakturen mit spiralig verlaufenden Bruchkanten können die Folge sein (**Torsionsfraktur/Spiralfraktur** z. B. bei Skiunfällen).
Druck kann an spongiösen Knochen (z. B. Wirbelkörper, Tibiakopf, distale Radiusepiphyse, Os scaphoideum) zu Kompressionsfrakturen führen.

8.2.4 Knochenmark (Medulla ossium)

Das **Knochenmark** findet sich in den Markräumen des Knochens.
- Das **rote blutbildende Knochenmark** füllt beim Kleinkind die Markräume aller Knochen aus, beim Erwachsenen fast nur noch die von spongiösem Knochen.
- Das **gelbe, fettspeichernde Knochenmark** ist beim Erwachsenen in Markhöhlen der Diaphysen zu finden.
- Beim Erwachsenen sind die **Anteile** an gelbem und rotem Knochenmark in etwa **gleich.**

8.2.4 Knochenmark (Medulla ossium)

Das **Knochenmark** nimmt den gesamten Markraum ein, auch die Lücken zwischen den Spongiosatrabekeln und wiegt etwa 2–3 kg. Von den ca. 7 kg Gesamtgewicht des Skeletts entfallen also nur 4–5 kg auf Knochengewebe. Man unterscheidet rotes und gelbes Knochenmark:

- Das **rote, hämatopoetische Knochenmark** (Medulla ossium rubra) füllt beim Kind die Markräume aller Knochen aus, beim Erwachsenen befindet es sich hingegen nur noch in den kurzen, platten und irregulären Knochen sowie in den Epiphysen der Röhrenknochen. Es ist der Ort der Proliferation und Reifung von Erythrozyten, Granulozyten und Monozyten sowie die Quelle der lymphatischen Stammzellen.
- Das **gelbe, fettspeichernde Knochenmark** (Medulla ossium flava) entsteht in den Markhöhlen der Diaphysen bis zum Erwachsenenalter durch Ersatz der blutbildenden Zellen durch Fettgewebe. Es enthält noch reichlich hämatopoetische Stammzellen, die bei Stimulation (chronischer Blutverlust, Leukämien) wieder aktiv werden.
- Beim Erwachsenen liegen **gelbes und rotes Knochenmark** in etwa im **Verhältnis 1:1** vor.

Zur Blutbildung s. Kap. 6.2.1.

Zur Blutbildung s. Kap. 6.2.1.

8.2.5 Blutversorgung des Knochens

Knochenstoffwechsel und Hämatopoese erfordern eine gute Durchblutung, die über **Vasa nutritia** erfolgt.

8.2.5 Blutversorgung des Knochens

Knochengewebe unterliegt einem ständigen Umbau und ist im Mineralstoffwechsel (v. a. Kalzium und Phosphat) aktiv. So beträgt der „turn over" von Kalzium im spongiösen Knochen ca. 25 % pro Jahr. Die relativ hohe Stoffwechselaktivität von Knochen und v. a. des hämatopoetischen Knochenmarks bedingt, dass ca. 300 ml/min das Skelett versorgen, was ca. **6 % des Herzminutenvolumens** ausmacht. Damit sind Knochen deutlich besser durchblutet als z. B. Sehnen oder Speicherfett. Die Versorgung erfolgt durch **Vasa nutritia**, die aus benachbarten Gefäßstämmen entspringen und durch Öffnungen in der Kortikalis, bzw. Kompakta (**Foramina nutritia**) eindringen (zur Architektur der Volkmann- und Havers-Gefäße der Kompakta s. Kap. Knochenumbau (S. 66)).

► Klinik. Infolge der guten Durchblutung muss bei der **Fraktur** von großen Knochen mit signifikanten **Blutverlusten** mit Gefahr eines hämorrhagischen Schocks gerechnet werden. Bei einer Fraktur der Diaphyse des Femurs sind dies ca. 1,5 l, bei der des Humerus ca. 0,5 l.

► Klinik.

8.2.6 Periost und Endost

Äußere und innere Oberfläche des Knochens sind durch größtenteils bindegewebige Strukturen bedeckt:

- **Periost** (Knochenhaut) überzieht die **äußere Oberfläche** des gesamten Knochens mit Ausnahme von
  - überknorpelten Gelenkflächen,
  - Knochenabschnitten, die von Synovialmembran überzogen sind und
  - Ansatzstellen von Sehnen und Bändern.

Das Periost ist vaskularisiert und sensibel innerviert, was die Druckempfindlichkeit subkutan gelegener Skelettelemente (z. B. Tibia, Ulna) erklärt. Es gliedert sich in:

- die äußere Schicht, **Stratum fibrosum**, ein geflechtartiges, straffes Bindegewebe, das über Kollagenfasern (sog. **Sharpey-Fasern**) in der extrazellulären Matrix des Knochens verankert ist, und
- die innere Schicht, das **Stratum osteogenicum** (S. 63), das direkt auf der Oberfläche des Knochens liegt und Stammzellen, Osteoblasten und Osteoklasten enthält.
- **Endost**: Es kleidet die **„innere" Oberfläche** des Knochens zur Markhöhle hin aus und besteht aus den Zellen des Stratum osteogenicum auf einer dünnen Lage Kollagenfibrillen.

8.2.6 Periost und Endost

Äußere und innere Oberfläche des Knochens sind durch folgende Strukturen bedeckt:

- **Periost** überzieht außen den Knochen; es besteht aus dem Stratum fibrosum und dem Stratum osteogenicum. Sharpey-Fasern verbinden Periost und Knochen.
- **Endost** überzieht den Knochen in der Markhöhle.

8.3 Knochenverbindungen (Juncturae)

Als Vorläufer der Skelettteile bilden sich in der Embryonalentwicklung Verdichtungen des embryonalen Bindegewebes (Mesenchym), sog. **Blasteme** heraus. Sie sind **zunächst ungegliedert**. Je nachdem, ob die anschließend - meistens über knorpelige Zwischenstufen - gebildeten Knochen durch Gewebe kontinuierlich miteinander verbunden bleiben oder in separate Elemente getrennt werden, unterscheidet man:

- **Synarthrosen** („unechte Gelenke") und
- **Diarthrosen** („echte Gelenke").

8.3 Knochenverbindungen (Juncturae)

Man unterscheidet **Synarthrosen** („unechte Gelenke") und **Diarthrosen** („echte Gelenke").

8.3.1 Synarthrosen

Bei den Synarthrosen sind die knöchernen Skelettelemente durch ein „Füllgewebe" kontinuierlich miteinander verbunden. Man unterteilt Synarthrosen in:

- Junctura fibrosa (**Syndesmose**, Bandhaft),
- Junctura cartilaginea (**Synchondrose**, Knorpelhaft) und
- Junctura ossea (**Synostose**, Knochenhaft).

8.3.1 Synarthrosen

Bei den Synarthrosen sind die knöchernen Skelettanteile durch Bindegewebe (Junctura fibrosa), Knorpel (Junctura cartilaginea) oder Knochen (Junctura ossea) miteinander verbunden.

Junctura fibrosa (Syndesmose, Bandhaft)

Aufbau von Syndesmosen

Bei Syndesmosen sind die beiden aneinandergrenzenden Knochen verbunden durch

- kollagene Bindegewebsfasern wie z. B. die Membrana interossea zwischen Radius und Ulna (S. 474) bzw. die Syndesmosis tibiofibularis zwischen Tibia und Fibula (S. 392) oder durch
- elastische **Bindegewebsfasern** (S. 250) wie bei den Ligg. flava zwischen den Bögen benachbarter Wirbel.

Junctura fibrosa (Syndesmose, Bandhaft)

Aufbau von Syndesmosen

Junctura fibrosa (= Syndesmose oder Bandhaft): Die Syndesmose verbindet Knochen über kollagenes oder elastisches Bindegewebe.

Sonderformen der Syndesmosen

Sutura (Naht): Die desmal ossifizierenden Knochen (S. 67) des Schädels bleiben über Bindegewebsbrücken verbunden, die im Säuglingsalter im Bereich der Fontanellen über 1 cm breit sind. Mit zunehmendem Schädelwachstum verengen sich diese Gewebeverbindungen zu Suturen von weniger als 1 mm. Morphologisch unterscheidet man unterschiedliche Suturen:

Sonderformen der Syndesmosen

Sutura (Naht): Über Suturae werden Schädelknochen durch Bindegewebe vereint.

- **Sutura serrata (Zackennaht)**
- **Sutura squamosa (Schuppennaht)**
- **Sutura plana (Glattnaht)**

Schindylesis (Nutennaht): Einsenken eines Knochenkamms in eine spalt-(keil-)förmige Vertiefung.

Gomphosis (Einzapfung): Einzapfung der Wurzeln eines Zahnes in den Alveolen (S. 1014).

Junctura cartilaginea

Synchondrosis (Knorpelhaft): Die Verbindung zwischen zwei Knochen wird durch **hyalinen Knorpel** gebildet.

Symphysis (Verwachsung): Das Gewebe zwischen den Knochen ist **Faserknorpel**.

Junctura ossea (Synosthosis, Knochenhaft)

Synostosis (Knochenhaft): Sekundäre Verschmelzung zweier Skelettelemente zu einem einzigen durch Ossifikation des verbindenden Gewebes.

8.3.2 Diarthrosen

Allgemeiner Aufbau von „echten" Gelenken (Diarthrosen)

Diarthrosen sind durch **Gelenkkörper**, **-knorpel, -spalt** und **-kapsel** gekennzeichnet. Sie sind im Allgemeinen beweglicher und weniger stabil als Synarthrosen.

► Klinik.

- **Sutura serrata (Zackennaht):** Durch die intensive Verzahnung der beteiligten Knochen entsteht eine besonders feste Verbindung (Beispiel: Sutura sagittalis zwischen den beiden Scheitelbeinen).
- **Sutura squamosa (Schuppennaht):** Eine solche Naht bilden die schuppenartig (zusätzlich verzahnte) abgeschrägte Knochenfläche der Squama ossis temporalis (Schuppe des Schläfenbeines) und die ebenfalls etwas abgeschrägte Fläche des Os parietale.
- **Sutura plana (Glattnaht):** Die Knochenränder sind nahezu glatt und verlaufen parallel zueinander (Beispiel: Sutura palatina mediana).

Schindylesis (Nutennaht): Senkt sich ein Knochenkamm in eine spalt-(keil-)förmige Vertiefung, so bezeichnet man diese Einfalzung als Schindylesis (Beispiel: Verbindung zwischen Vomer und Os sphenoidale).

Gomphosis (Einzapfung): Darunter versteht man die Einzapfung der Wurzeln eines Zahnes in den Alveolen (S. 1014). Die kollagenen Bindegewebsfasern verbinden das Periost des Alveolarknochens und den Zement der Zahnwurzel.

Junctura cartilaginea

Synchondrosis (Knorpelhaft): Die Verbindung zwischen zwei Knochen wird durch **hyalinen Knorpel** gebildet. Ein Beispiel ist die Synchondrosis sternocostalis (S. 282) wobei die Knorpel einiger Rippen mit dem Sternum verwachsen sind. Die Wachstumsfugen zwischen Epiphysen und Metaphysen eines Röhrenknochens zählen wie die Synchondrosis sphenooccipitalis ebenfalls zu den Synchondrosen.

Symphysis (Verwachsung): Hier handelt es sich beim verbindenden Gewebe um **Faserknorpel**, wie z. B. in der Symphysis pubica (Schambeinfuge) (S. 324) oder den Zwischenwirbelscheiben (Disci intervertebrales).

Junctura ossea (Synosthosis, Knochenhaft)

Durch Ossifikation des verbindenden Bindegewebes können Bereiche der Schädelsuturen verknöchern. Die Verschmelzung der durch Knorpelgewebe verbundenen Sakralwirbel zu einem Kreuzbein zählt hier ebenso dazu, wie die Verknöcherung der Epiphysenfuge nach Abschluss des Längenwachstums. Korrekterweise kann man nicht mehr von einer Synarthrose sprechen, wenn ein einheitlicher Knochen vorliegt.

8.3.2 Diarthrosen

Allgemeiner Aufbau von „echten" Gelenken (Diarthrosen)

Diarthrosen (Juncturae synoviales, Articulationes) verfügen über
- **Gelenkkörper**, die im Bereich der **Gelenkflächen** von
- **Gelenkknorpel** überzogen sind und durch einen
- **Gelenkspalt** mit **Synovia** vollständig voneinander getrennt sind sowie
- eine **Gelenkkapsel**, welche die **Gelenkhöhle** nach außen abschließt.

Dadurch, dass die Gelenkkörper im Gegensatz zu den Synarthrosen getrennt vorliegen, sind sie prinzipiell besser gegeneinander beweglich. Allerdings wird die ausgeprägte **Beweglichkeit** durch ein geringeres Maß an Zusammenhalt (**Stabilität**) der Gelenkkörper „erkauft". Der für den gesamten Bewegungsapparat charakteristische Kompromiss zwischen Stabilität und Beweglichkeit wird für die jeweiligen Knochenverbindungen funktionsadäquat eingegangen; je nachdem ob statische Belastung (z. B. Beckenring) oder Beweglichkeit (z. B. Schultergelenk) im Vordergrund steht.

► Klinik. Wenn, meist in Folge einer traumatischen Krafteinwirkung, der physiologische Kontakt der Gelenkkörper verlorengeht, spricht man von einer **Luxation**, das Gelenk ist **ausgerenkt**. Dabei kommt es im Allgemeinen zu Verletzungen der verbindenden Strukturen, v. a. der Gelenkkapsel.

8.6 Allgemeiner Aufbau eines Gelenks

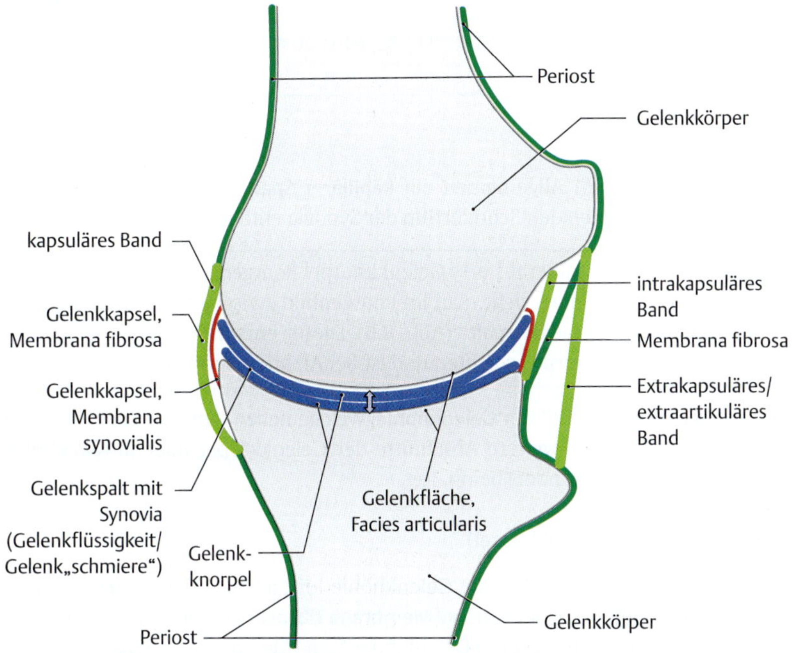

Der Doppelpfeil markiert den sog. radiologischen Gelenkspalt, den Bereich, der im Röntgenbild heller erscheint als die Knochen, weil hier die Knorpelflächen der aneinander angrenzenden Knochen eng beieinander liegen. Zwischen diesen beiden Knorpelschichten befindet sich der Gelenkspalt. Gelenkspalt, überknorpelte Gelenkflächen sowie meist noch weitere Abschnitte der Gelenkkörper oder intraartikuläre Strukturen (z. B. Disci, Bänder) bilden zusammen die sog. Gelenkhöhle. Innerhalb der Gelenkhöhle zwischen Membrana fibrosa und Membrana synovialis kann an manchen Gelenken auch vermehrt Fettgewebe auftreten (z. B. Hoffa-Fettkörper am Kniegelenk).

Gelenkkörper

Die **Gelenkkörper** und ihre artikulierenden Flächen (**Facies articulares**) sind von sehr variabler Gestalt und häufig als konvexer **Gelenkkopf** (**Caput articulare**) und konkave **Gelenkpfanne** (**Fossa articularis**) ausgebildet (Abb. **8.6**). In keinem Fall sind sie geometrisch perfekt kongruent (passend), gelegentlich sogar ausgeprägt inkongruent (z. B. Kniegelenk).

Die **Gelenkflächen** sind von einer im Extremfall (Patellarückseite) bis zu 7 mm, meist 0,5 bis 3 mm dicken, hyalinen Knorpelschicht (S. 61) überzogen.

► Merke. Ausnahmen sind das Kiefergelenk und das Schlüsselbein-Brustbeingelenk: Hier ist die Facies articularis mit Faserknorpel (S. 63) versehen.

Wie beim Knochen sind auch die Materialeigenschaften des hyalinen Knorpels eine Funktion der mikroskopischen und molekularen Anatomie der extrazellulären Matrix (EZM) (s. Kap. Hyaliner Knorpel). Vereinfacht ausgedrückt ist der **Gelenkknorpel druckfest**, aber aufgrund der fehlenden Mineralisierung im Gegensatz zu Knochengewebe viskoelastisch **verformbar**.

Gesunder Gelenkknorpel bildet eine glatte Oberfläche, was zur **Herabsetzung der Reibung** zwischen den beteiligten Gelenkflächen führt. Die **„Schmierung"** der Gelenkflächen mit **Synovia** (s. u.) führt zu einer zusätzlichen Reibungsminderung. Aufgrund seiner Verformbarkeit verteilt er den Druck gleichmäßiger auf das subchondrale Knochengewebe. Eine nennenswerte Stoßdämpfung findet jedoch angesichts der geringen Dicke und Verformbarkeit kaum statt.

Der Gelenkknorpel des Erwachsenen ist völlig **frei** von nutritiven **Blutgefäßen.** Das bedeutet, dass er durch **Diffusion** vom durchbluteten subchondralen Knochen und von der Synovia her ernährt wird, was bei langen Diffusionsstrecken im Millimeterbereich problematisch ist. Angesichts einer Zelldichte (Abb. **2.21**), die der des gut durchbluteten Knochens mindestens vergleichbar ist, mag dies auf den ersten Blick überraschen. Tatsächlich bedingt die Verformung des Gelenkknorpels unter Belastung, die noch durch die Inkongruenz der Gelenkflächen gefördert wird, das „Abpressen" von Flüssigkeit aus der EZM, welche bei Entlastung wieder aufgenommen wird. Dieser, durch „Walken" des Knorpels bewirkte **konvektive Flüssigkeitsstrom** ist für seine Erhaltung essenziell. Unterschreitet die konvektive Komponente der Ernährung des Knorpels eine kritische Grenze, z. B. bei langfristiger Nichtbelastung eines Gelenks, so wird er durch Knochen ersetzt. Bei (meist lokal begrenzter) Über-

Gelenkkörper

Die unterschiedlich gut zueinander passenden **Gelenkkörper** stehen über **Gelenkflächen** (**Facies articulares**) miteinander in Kontakt. Sie sind häufig als Gelenkkopf und -pfanne ausgebildet (Abb. **8.6**).

Der glatte **Gelenkknorpel setzt die Reibung herab** und **verteilt** den **Druck** gleichmäßiger auf das subchondrale Knochengewebe.

► Merke.

Gelenkknorpel ist **gefäßfrei** und wird durch **Diffusion** ernährt. Diese wird durch **Konvektion** von Extrazellulärflüssigkeit als Folge intermittierender Druckbelastung wirkungsvoll ergänzt.

schreitung der Belastungsgrenze kommt es dagegen zu Schäden, die wegen seiner mangelhaften Regenerationsfähigkeit zu degenerativen Veränderungen führen.

▸ Klinik.

▸ Klinik. Bei überkritischer Beanspruchung kommt es zu degenerativen Veränderungen (**Arthrose**).

Gelenkspalt

Der Gelenkspalt ist ein **kapillärer Spalt** und enthält Synovia.

Der Gelenkspalt ist im Allgemeinen ein **kapillärer Spalt** von submikroskopischen Ausmaßen, der lediglich den Schmierfilm der Synovia enthält.

▸ Klinik.

▸ Klinik. Da der nicht mineralisierte Gelenkknorpel Röntgenstrahlen deutlich weniger als Knochen absorbiert, sieht man im Röntgenbild zwischen den Gelenkkörpern einen „**radiologischen Gelenkspalt**“ (Abb. **8.6**). Dieser entspricht der Dicke der beiden artikulierenden Knorpelschichten und ist bei Arthrose verengt.

Der Gelenkspalt ist ein Teil der **Gelenkhöhle**, welche neben den überknorpelten Gelenkflächen meist noch weitere Abschnitte der Gelenkkörper oder intraartikuläre Strukturen (z. B. Disci, Bänder) beinhaltet.

Capsula articularis (Gelenkkapsel)

Die Capsula articularis besteht aus einer äußeren Membrana fibrosa und einer inneren Membrana synovialis.

Die **Membrana fibrosa** besteht aus kollagenem Bindegewebe und geht in das Periost über.

Die Capsula articularis schließt die Gelenkhöhle luftdicht ab. Die Kapsel selbst besteht aus einer äußeren Faserschicht (**Membrana fibrosa**) und einer an den Gelenkspalt angrenzenden, zellreicheren Gelenkinnenhaut (**Membrana synovialis**).
Die **Membrana fibrosa** ist ein **straffes kollagenes Bindegewebe**, das kontinuierlich in das Stratum fibrosum des Periosts übergeht. Sie ist häufig durch **Bänder (Ligg.)** verstärkt und wesentlich für den **Zusammenhalt** der Gelenkkörper.

▸ Klinik.

▸ Klinik. Bei längerer Ruhigstellung eines Gelenks verkürzen sich die kollagenen Fasern der Gelenkkapsel, und sie kann schrumpfen. Dadurch wird die Beweglichkeit des Gelenks eingeschränkt, was eine Bewegungstherapie erfordert.

Die **Membrana synovialis** besteht aus Synovialzellen (**synoviale Intima**), die an der Bildung von Synovia (s. u.) und Phagozytose beteiligt sind, sowie einer reich innervierten, gut durchbluteten **subintimalen Schicht**.

Die **Membrana synovialis** besteht wiederum aus zwei Schichten:

- Die **synoviale Intima** wird von zwei Zellpopulationen gebildet, die in 2–4 Zelllagen vorliegen. Oberflächlich liegen die **Synoviozyten** vom **Typ A,** welche zum System der mononukleären Phagozyten zählen. Darunter liegen die Fibroblasten-ähnlichen **Typ B-Synoviozyten**, welche die meisten der makromolekularen Bestandteile der Synovia sezernieren.
- Das **subintimale Gewebe** ist ein lockeres, zellreiches Bindegewebe mit Fibroblasten, Fettzellen, Makrophagen und Mastzellen. Es verfügt über zahlreiche Schmerz- und Mechanorezeptoren sowie eine dichte Versorgung mit Blut- und Lymphgefäßen.

Zur Oberflächenvergrößerung bildet die Synovialmembran **Synovialzotten und -falten** aus.

Synovialflüssigkeit

Die Synovialflüssigkeit ist ein **Plasmatranssudat** angereichert mit **Sekretionsprodukten** der **Synoviozyten**. Ihre Funktionen sind:

- Ernährung des Gelenkknorpels,
- Schmierfunktion.

Die **Synovialflüssigkeit** ist eine klare, leicht gelbliche, visköse Flüssigkeit, die aus einem **Transsudat** des Blutes besteht, das neben Wasser, Ionen und Glukose auch andere kleinere Moleküle enthält. **Synoviozyten sezernieren** u. a. **makromolekulare Substanzen** wie z. B. Hyaluronan und Phospholipide. Die Synovia gewährleistet die:

- **Ernährung** des Gelenkknorpels und Teile der intraartikulären Strukturen;
- „**Schmierfunktion**“, die ein (fast) reibungsloses Gleiten der von Knorpel bedeckten Gelenkflächen ermöglicht.

▸ Klinik.

▸ Klinik. Verletzungen der Gelenkkapsel oder der Gelenkflächen (auch Überbeanspruchung) stellen einen Reiz dar, der eine entzündliche Reaktion der Synovialmembran zur Folge hat. Dabei führt das entzündliche Exsudat zu einer erheblichen Zunahme der Synovialflüssigkeit, einem **Gelenkerguss**. Dieser geht einher mit einer Schwellung des Gelenks, Verstreichung der Konturen und Schmerzen. Einrisse der Synovialmembran oder intraartikuläre Knochenverletzungen führen meist zu blutigen Gelenkergüssen (**Hämarthros**). Obwohl die Synoviozyten einen Teil des Ergusses resorbieren, ist häufig eine Gelenkpunktion indiziert, da das entzündliche Exsudat den Gelenkknorpel enzymatisch schädigen kann.

Hilfsstrukturen an Gelenken

Disci articulares, Zwischenscheiben

Zwischenscheiben bestehen aus Faserknorpel und unterschiedlichen Anteilen an kollagenem Bindegewebe. Sie verteilen bei inkongruenten Gelenkflächen den Druck gleichmäßiger, wodurch punktuelle, überkritische Belastung der Gelenkknorpel vermieden und so einer Arthrose vorgebeugt wird. Sie kommen als **Discus articularis** oder als **Meniscus articularis** vor.

- **Disci articulares** sind scheibenförmig und teilen die Gelenkhöhle in 2 getrennte Räume. Sie sind an ihrer Peripherie mit der Membrana fibrosa der Gelenkkapsel verwachsen.
- Die sichelförmigen **Menisci articulares** (S. 359) befinden sich im Kniegelenk und sind mit ihrer dicken Peripherie (Basis) ebenfalls mit der Gelenkkapsel verwachsen Im Gegensatz zu den Disci, werden sie zur Gelenkmitte hin dünner und bedecken dort die Gelenkflächen nicht. So unterteilen sie die Gelenkhöhle nur unvollständig und außerdem erhöhen sie den Gelenkpfannenrand.

Hilfsstrukturen an Gelenken

Disci articulares, Zwischenscheiben

Zwischenscheiben bestehen aus Faserknorpel und straffem Bindegewebe und schützen inkongruente Gelenke vor Überbeanspruchung.

Die scheibenförmigen **Disci articulares** sind mit der Gelenkkapsel verwachsen.

Menisci articulares (S. 359) (Kniegelenk) sind sichelförmig und an ihrer Basis mit der Kapsel verwachsen.

▶ Merke. Im Gegensatz zu den Menisci teilen Disci die Gelenkhöhle vollständig.

▶ Merke.

Labra articularia (Gelenklippen)

Gelenklippen sind faserknorpelige Ringwülste, die mit breiter Basis an der Peripherie der Gelenkknorpel am Knochen befestigt sind. Sie dienen der Vergrößerung und Vertiefung von Gelenkpfannen und finden sich in Schulter- (S. 439) und Hüftgelenk (S. 339).

- Disci, Menisci und Gelenklippen ist der Aufbau aus **Faserknorpel** gemein;
- Disci und Menisci mildern Inkongruenzen der Gelenkflächen und **schützen** so den **Gelenkknorpel**;
- Menisci und Labra articularia vertiefen Gelenkpfannen und tragen so zum **Schutz vor Luxationen** bei.

Labra articularia (Gelenklippen)

Labra articularia vergrößern und vertiefen Gelenkpfannen.

Disci und Menisci schützen den Gelenkknorpel; Menisci und Gelenklippen sind Teil des Luxationsschutzes.

▶ Merke. Disci, Menisci und die Innenseiten von Gelenklippen haben wegen ihrer Druckbelastung wie die Gelenkknorpel im Gegensatz zu anderen intraartikulären Strukturen (z. B. Bänder, Knochenoberflächen) keinen Überzug mit der verletzlichen Synovialmembran.

▶ Merke.

Ligamenta (Bänder)

Ein Band stellt eine platte oder strangförmige **Verdichtung** von **Bindegewebsfasern** dar. Die im Folgenden dargestellten Bänder sind **Ligg.** aus **straffem, parallelfaserigem, kollagenem (Typ I) Bindegewebe**. Elastische Bänder, z. B. an der Wirbelsäule, sollen hier ebenso ausgeklammert bleiben, wie die mechanisch weniger bedeutsamen Bänder, die innere Organe untereinander oder mit der Leibeswand verbinden und Leitungsbahnen führen.

Präziser als die Einteilung in **intra-** und **extrakapsuläre** Bänder, die auf ihre Lage zur Gelenkhöhle Bezug nimmt, ist eine Einteilung mit Bezug auf die Gelenkkapsel (Abb. **8.6**).

- **Kapsuläre** Bänder repräsentieren die häufigste Form; sie sind lokale Verstärkungen der **Membrana fibrosa** von Gelenkkapseln.
- **Extrakapsuläre** Bänder (gelegentlich auch als extraartikulär bezeichnet) sind von der Gelenkkapsel **räumlich** (meist durch lockeres Bindegewebe) **getrennt** (z. B. Lig. collaterale laterale des Kniegelenks).
- **Intrakapsuläre** Bänder liegen zwischen den beiden Blättern der Gelenkkapsel. Sie werden arthroskopisch in der Gelenkhöhle, also intraartikulär wahrgenommen, sind aber von einer **Synovialmembran überzogen** (z. B. Kreuzbänder im Kniegelenk).

Manchmal werden (sachlich korrekt) kapsuläre und extrakapsuläre Bänder unter den extraartikulären Bändern subsummiert.

Grundsätzlich dienen alle Bänder an Gelenken dem Zusammenhalt der Gelenkkörper, also dem **Schutz gegen Luxationen**. Dies ist durch die **geringe Dehnbarkeit** und **hohe Zugfestigkeit** kollagener Fasern gewährleistet. Dabei beeinflussen die Bänder die Bewegungen der artikulierenden Skelettelemente ganz erheblich. Neben der **Führung** von **Bewegungen** (z. B. Ligg. cruciata im Kniegelenk) **begrenzen** sie die **Bewegungen** der Gelenkkörper gegeneinander oder machen manche Bewegungen ganz unmöglich.

Ligamenta (Bänder)

Die **Bänder** des Bewegungssystems bestehen meist aus parallel angeordneten Kollagenfasern.

- **Kapsuläre** (extraartikuläre) Bänder sind Verstärkungen der **Membrana fibrosa** von Gelenkkapseln.
- **Extrakapsuläre** (extraartikuläre) Bänder sind von Gelenkkapsel **räumlich getrennt**.
- **Intrakapsuläre** (intraartikuläre) Bänder liegen zwischen den Blättern der Gelenkkapsel.

Bänder dienen v. a. dem Zusammenhalt der Gelenkkörper gegen Luxation; dabei **begrenzen** sie deren **Beweglichkeit**.

8.7 Gelenkformen mit Bewegungsachsen

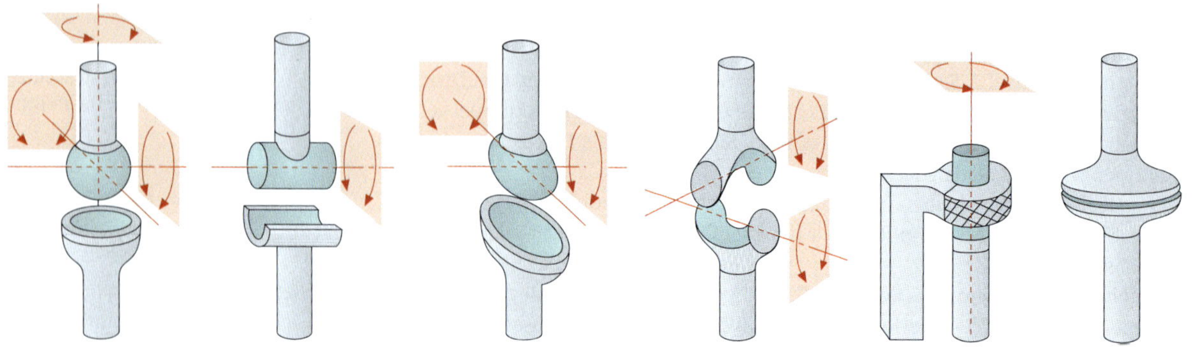

a Kugelgelenk   **b** Scharniergelenk   **c** Eigelenk   **d** Sattelgelenk   **e** Rad- oder Zapfengelenk   **f** Planes Gelenk

Quelle: Schünke M, Schulte E, Schumacher U. PROMETHEUS LernAtlas der Anatomie. Allgemeine Anatomie und Bewegungssystem. Illustrationen von Voll M u. Wesker K. 6. Aufl. Stuttgart: Thieme; 2022

Funktionell/morphologische Einteilung der Gelenke

Die Gelenke lassen sich einteilen nach der Form der Gelenkflächen, welche die Bewegungsmöglichkeiten bestimmen. Es sind **Drehbewegungen** (Rotationen) um maximal **drei Hauptachsen** möglich. Die Zahl der Hauptachsen wird als **Freiheitsgrade** bezeichnet (Abb. **8.7**).

Einachsige Gelenke

Einachsige Gelenke besitzen **einen Freiheitsgrad**, d. h. die Bewegung erfolgt um eine Achse, deren Lage für die Art der Bewegung verantwortlich ist.

Articulatio cylindrica (Walzengelenk): Je nach der Lage der Rotationsachse unterscheidet man Scharniergelenke von Rad-(Zapfen-)Gelenken.

- **Ginglymus (Scharniergelenk):** Das Scharniergelenk besteht aus einem konkaven und einem konvexen Gelenkkörper. Die **Gelenkachse** verläuft **quer zur Längsachse** der artikulierenden Skelettelemente. In typischen Fällen sichern straffe Ligg. collateralia das Gelenk (Beispiel: Art. talocruralis; oberes Sprunggelenk (S. 398) für Heben und Senken der Fußspitze).
- **Articulatio trochoidea (Rad- oder Zapfengelenk):** Die **Gelenkachse** verläuft annähernd **parallel zur Längsachse** der artikulierenden Skelettelemente. Meist rotiert ein beweglicher Gelenkkörper um einen relativ fest stehenden Gelenkpartner. Der bewegliche Teil wird durch den Bandapparat so geführt, dass Rotation nur um eine Achse möglich ist (z. B. Art. radioulnaris proximalis (S. 449) et distalis, Pronation und Supination).

Zweiachsige Gelenke

Zweiachsige Gelenke ermöglichen Bewegungen um zwei senkrecht zueinanderstehenden Achsen (**zwei Freiheitsgrade**).

Articulatio ellipsoidea (Eigelenk): In diesem Gelenk treffen ein bikonvexer (annähernd eiförmiger) und ein bikonkaver (der „Eierbecher") Gelenkkörper von ellipsoidem Querschnitt aufeinander. Beispiel: Art. radiocarpalis = proximales Handgelenk (S. 479): Dorsalextension/Palmarflexion und Adduktion/Abduktion.

Articulatio sellaris (Sattelgelenk): Die Gelenkflächen sind sattelförmig, d. h. beide sind sowohl konvex als auch konkav gekrümmt. Beispiel: Art. carpometacarpalis pollicis = Daumensattelgelenk (S. 483): Adduktion/Abduktion und Flexion/Extension.

Articulatio bicondylaris (Kondylengelenk): Zwei räumlich getrennte, rollenförmige Gelenkkörper (Kondylen) sitzen auf einem Skelettelement, wodurch sie mechanisch gekoppelt sind. Diese artikulieren mit zwei ebenso verbundenen Gelenkpfannen. Durch die bikonvexe Krümmung der Kondylen ähneln sie den Eigelenken. Beispiel: Art. genus = Kniegelenk (S. 356): Beugung/Streckung und Innen-/Außenrotation.

Funktionell/morphologische Einteilung der Gelenke
Die Einteilung erfolgt nach der Form der Gelenkflächen und der Anzahl der Freiheitsgrade (Abb. **8.7**).

Einachsige Gelenke

Articulatio cylindrica (Walzengelenk): Es kommt in 2 Formen vor:

- **Ginglymus (Scharniergelenk):** quer liegende Achse.
- **Articulatio trochoidea (Rad- oder Zapfengelenk):** längs verlaufende Achse.

Zweiachsige Gelenke

Articulatio ellipsoidea (Eigelenk): Eine konvexe und eine konkave ellipsoide Gelenkfläche artikulieren miteinander.

Articulatio sellaris (Sattelgelenk): Zwei sattelförmige Gelenkflächen artikulieren miteinander.

Articulatio bicondylaris (Kondylengelenk): Zwei separate Gelenkrollen eines Skelettelements artikulieren mit zwei separaten Pfannen.

Dreiachsige Gelenke

Dreiachsige Gelenke ermöglichen Drehbewegungen um alle drei senkrecht aufeinander stehenden Hauptachsen (**drei Freiheitsgrade**). Dies ist nur möglich, wenn ein kugelförmiger Gelenkkopf mit einer hohlkugeligen Gelenkpfanne artikuliert.
Eigentlich sind dreiachsige Gelenke vielachsige Gelenke. Je nach dem Zusammenwirken der bewegenden Muskeln sind Bewegungen um beliebig viele Achsen durch das Gelenk möglich. Zur vereinfachten Darstellung der Bewegungsmöglichkeiten werden die vielen Achsen auf die drei Hauptachsen reduziert.

Dreiachsige Gelenke

Articulatio sphaeroidea (Kugelgelenk): Die artikulierenden Flächen entsprechen Teilen der **Oberfläche** einer **Kugel,** wobei die konvexe zum **Gelenkkopf** gehört und die konkave zur **Pfanne**. Beispiel: Art. humeri bzw. glenohumeralis = Schultergelenk (S. 439): Anteversion/Retroversion, Adduktion/Abduktion sowie Innen-/Außenrotation.

Articulatio sphaeroidea (Kugelgelenk): Eine konvexe Gelenkfläche artikuliert mit einer konkaven; beide sind kugelig geformt.

Enarthrosis (Nussgelenk): Das Nussgelenk ist eine besondere Form des Kugelgelenkes. Bei ihm umfasst die **Gelenkpfanne** den **Gelenkkopf** über seinen größten Durchmesser, den Äquator hinaus. Dadurch ist dieser Gelenktyp relativ **luxationssicher**. Beispiel: Art. coxae = Hüftgelenk (S. 338).

Enarthrosis (Nussgelenk): Die Gelenkpfanne reicht über den Äquator des Gelenkkopfes hinaus.

Articulatio plana (ebenes Gelenk): Die **Gelenkflächen** sind **eben** (plan) und lassen Gleit- oder Schiebebewegungen (**Translationsbewegungen**) in alle möglichen Richtungen sowie **Drehbewegungen** um **eine Achse** senkrecht zur Gelenkebene zu. Da Translationsbewegungen auch als Rotation um eine im Unendlichen liegende Achse aufgefasst werden können, kann man von 3 Freiheitsgraden sprechen. Beispiel: Artt. zygapophyseales (S. 242) („Facettengelenke" der Wirbelbögen).

Articulatio plana (ebenes Gelenk): Ebene Gelenkflächen erlauben Gleit- und Drehbewegungen.

Sonderfälle

Amphiarthrosen sind Diarthrosen, die wegen ihrer **geringen Bewegungsmöglichkeit** mit Synarthrosen vergleichbar sind. Die Ursachen für die geringe Bewegungsmöglichkeit sind unebene, manchmal verzahnte Gelenkflächen und/oder dicke, straffe Bänder und Kapseln. Sie sind stabil und wenig luxationsanfällig. Beispiele: Art. sacroiliaca = Kreuzbein-Darmbeingelenk (S. 323), Artt. intercarpales = Handwurzelzwischengelenke (S. 483), Artt. carpometacarpales = Handwurzel-Mittelhandgelenke (S. 484).

Sonderfälle

Amphiarthrosen sind Gelenke mit **geringer Bewegungsmöglichkeit**.

Diskrepanz von Gelenkmorphologie und -funktion

Nicht immer stimmen die **Form der Gelenkkörper** und die Beweglichkeit der Skelettelemente, die **Freiheitsgrade**, überein.
Die **Fingergrundgelenke** zwischen den kugeligen Köpfen der Ossa metacarpi und den Basen der proximalen Phalangen sind morphologisch Kugelgelenke. Der Bandapparat sowie die Innervationsmuster der Muskulatur verhindern die Rotation um die Fingerlängsachse, den theoretischen 3. Freiheitsgrad.
Das **Daumensattelgelenk** zwischen dem Os trapezium und der Basis des Os metacarpi I erlaubt, wie der Name impliziert, Bewegungen um zwei Hauptachsen (Adduktion/Abduktion und Flexion/Extension). Bei der Opposition des Daumens kommt es neben Flexion und Adduktion noch zur Rotation um die Daumenlängsachse (s. Kap. Daumensattelgelenk (Articulatio carpometacarpalis pollicis)).

Diskrepanz von Gelenkmorphologie und -funktion

Die **Zahl der Freiheitsgrade** von Gelenken kann eine andere sein, als die nach der **Form** ihrer **Gelenkkörper** mögliche.

Dokumentation der Gelenkbeweglichkeit und mögliche Einschränkungen

Neutral-Null-Methode

Zur **Dokumentation** der Beweglichkeit in Gelenken hat sich die Neutral-Null-Methode etabliert. Ausgehend von der **Neutral-Null-Stellung**, d. h. von der aufrechtstehenden Haltung mit herabhängenden Armen, die Handflächen sagittal positioniert, wird das Bewegungsausmaß um die möglichen Hauptachsen eines Gelenks in Winkelgraden gemessen (Abb. **8.8**). Die Ausgangsstellung (normalerweise 0°) wird stets mitdokumentiert und steht als mittlere Zahl zwischen den Maximalwerten der gegenläufigen Bewegungen um eine Achse. Ist bei Bewegungseinschränkungen die Nullstellung gar nicht möglich, so steht die Null am Rand neben der Gradzahl, die angibt, wie weit sich die Bewegung der Nullstellung annähern kann.

Dokumentation der Gelenkbeweglichkeit und mögliche Einschränkungen

Neutral-Null-Methode

Zur **Dokumentation** des Bewegungsumfangs nutzt man die Neutral-Null-Methode, bei der man die entgegengesetzten Bewegungen um die gleiche Achse ausgehend von der **Neutral-Null-Stellung** misst (Abb. **8.8**).

8.8 Neutral-Null-Methode am Beispiel des Kniegelenks

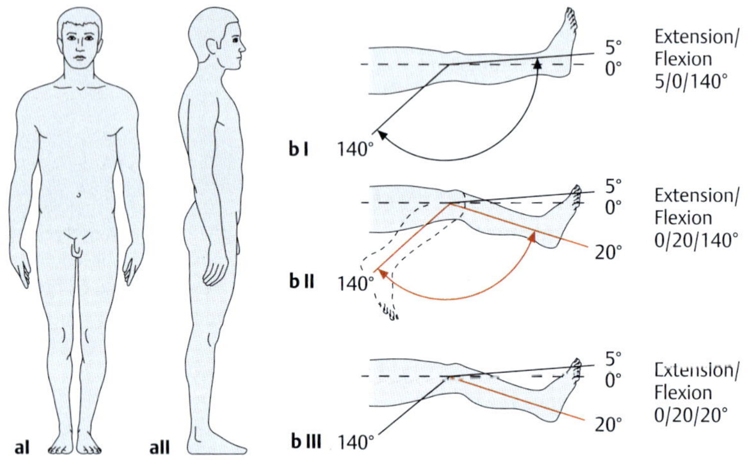

a Neutral-Null-Stellung in der Ansicht von vorne (**I**) und von der Seite (**II**).
b Bewegungsausmaß im Kniegelenk: **I** Physiologisch. **II** Eingeschränkter Bewegungsumfang nach Flexionskontraktur (= Gelenksteife in Beugestellung durch Verkürzung der an der Beugeseite gelegenen Weichteile → Streckung im Gelenk unmöglich, Beugung nicht beeinträchtigt). **III** Vollständiger Bewegungsverlust nach Ankylose (knöcherne Versteifung): Fixierung in 20° Flexionsstellung.

Quelle: Schünke M, Schulte E, Schumacher U. PROMETHEUS LernAtlas der Anatomie. Allgemeine Anatomie und Bewegungssystem. Illustrationen von Voll M u. Wesker K. 6. Aufl. Stuttgart: Thieme; 2022

▶ Merke.

▶ Merke. Die **Neutral-Null-Stellung** unterscheidet sich durch sagittal positionierte Handflächen von der **anatomischen Normalposition**, in der die Hände supiniert in der Frontalebene sind.

Gelenkhemmung

Knochen, Bänder, Muskulatur oder Weichteile können Ursachen für ein begrenztes Bewegungsmaß sein (**Knochen-**, **Band-**, **Muskel- oder Weichteilhemmung**, Abb. **8.9**).

Gelenkhemmung

Das Ausmaß der Bewegung eines Gelenks kann durch verschiedene Mechanismen begrenzt werden. Stoßen in einer bestimmten Gelenkstellung zwei Knochen so aneinander, dass die Fortführung einer Bewegung unmöglich ist, spricht man von einer **Knochenhemmung**, z. B. Extensionshemmung im Ellenbogengelenk durch Anschlagen des Olecranon in der Fossa olecrani (Abb. **8.9a**), s. auch Gelenkmechanik (S. 453).

Eine **Bandhemmung** liegt vor, wenn die zunehmende Anspannung eines Bandes bei einer Bewegung diese zum Stillstand bringt (Abb. **8.9b**), z. B. Extensionshemmung im Hüftgelenk durch Lig. iliofemorale (S. 343).

Bei der **Muskelhemmung** stellt die begrenzte Dehnbarkeit von Muskeln den bewegungsbegrenzenden Faktor dar (**passive Muskelinsuffizienz** (S. 235), Abb. **8.9c**). Ein Beispiel ist die Verhinderung einer maximalen Flexion im Hüftgelenk bei gestrecktem Kniegelenk durch die passive Anspannung der ischiokruralen Muskulatur.

8.9 Gelenkhemmung

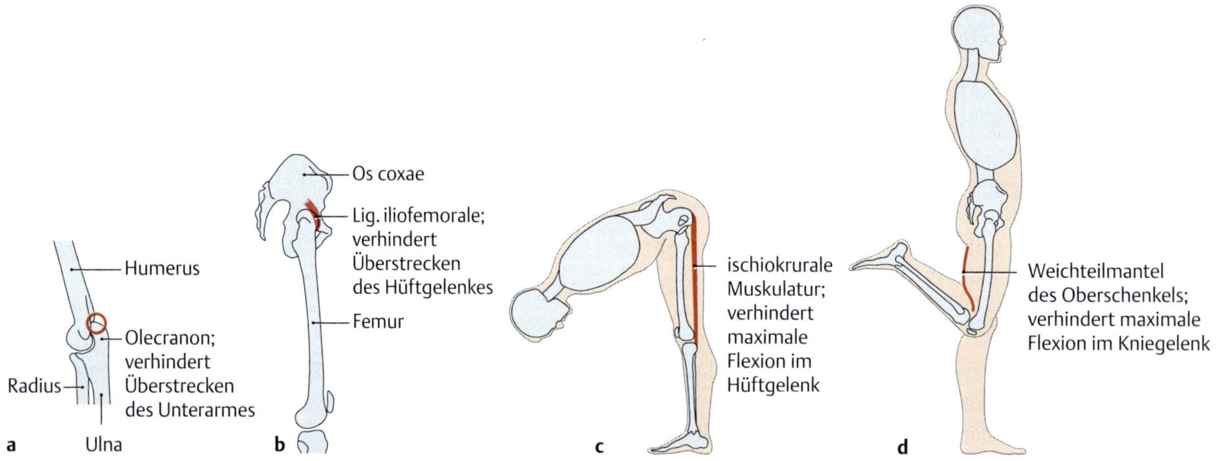

a Beeinträchtigung des Bewegungsspielraums in verschiedenen Gelenken durch Knochenhemmung,
b Bandhemmung,
c Muskelhemmung
d und Weichteilhemmung.

Quelle: Schünke M, Schulte E, Schumacher U. PROMETHEUS LernAtlas der Anatomie. Allgemeine Anatomie und Bewegungssystem. Illustrationen von Voll M u. Wesker K. 6. Aufl. Stuttgart: Thieme; 2022

Weichteilhemmung tritt auf, wenn die bewegten Knochen durch Aneinanderpressen dazwischenliegender Weichteile an der weiteren Bewegung gehindert werden (z. B. durch Anschlag der Ferse an das Gesäß bei Knieflexion, Abb. **8.9d**).

8.4 Skelettmuskulatur

Im menschlichen Körper liegen drei Arten von Muskelgewebe (S. 69) vor:

- quergestreifte Skelettmuskulatur (quergestreifte Muskulatur im engeren Sinn),
- die (gleichfalls quergestreifte) Herzmuskulatur und
- glatte Muskulatur (Eingeweidemuskulatur).

Nur die **Skelettmuskulatur** gehört zum **aktiven Bewegungsapparat**. Skelettmuskulatur kommt nicht nur im Skelettmuskel vor, sondern auch in der Zunge, im Pharynx (Rachen), im Kehlkopf und im kranialen Ösophagusdrittel.

8.4 Skelettmuskulatur

Es gibt drei Arten von Muskelgewebe (S. 69):

- quergestreifte Muskulatur (**Skelettmuskulatur**) des **aktiven Bewegungsapparats**,
- Herzmuskulatur (S. 76),
- glatte Muskulatur (Eingeweidemuskulatur).

8.4.1 Aufbau von Muskeln

Ein Skelettmuskel besteht aus dem kontraktilen **Muskelbauch** (**Venter musculi**) und **Sehnen** (**Tendo**, pl.: Tendines) aus kollagenem Bindegewebe, über die der Muskelzug auf die zu bewegenden Skeletteile übertragen wird. Ein Muskel setzt immer mit Sehnenfasern am Skelett an, auch wenn diese sehr kurz und mit bloßem Auge nicht sichtbar sind (sog. „fleischiger Ansatz“).

- Als **Ursprung** (Origo) wird die proximale (rumpfnahe),
- als **Ansatz** (Insertio) die distale Anheftungsstelle des Muskels bezeichnet.

Sie sind nicht zu verwechseln mit dem ortsfesten **Punctum fixum** und dem bewegten **Punctum mobile**, welche je nach Bewegung entweder Ursprung und Ansatz entsprechen oder umgekehrt. Ursprung und Ansatz können auch gleichzeitig „mobil“ sein.

Vergleiche Histologie der Skelettmuskulatur (S. 70).

8.4.1 Aufbau von Muskeln

Ein Skelettmuskel besteht aus dem **Muskelbauch** sowie **Ursprungs-** (Origo) und **Ansatzsehne** (Insertio), wobei als Ursprung die proximale, als Ansatz die distale Anheftungsstelle bezeichnet wird.

Zur Histologie vgl. Skelettmuskulatur (S. 70).

8.4.2 Muskeltypen

Die Muskeltypen können nach verschiedenen Kriterien eingeteilt werden. Zum einen nach der Anordnung der Muskelfasern (Abb. **8.10**), zum anderen nach der Form (Abb. **8.11**).

8.4.2 Muskeltypen

Einteilung nach Faserverlauf

Parallelfaseriger Muskel: Beim parallelfaserigen Muskel verlaufen die Muskelfasern parallel in Zugrichtung der Sehne, woraus ausgiebige, jedoch wenig kraftvolle Bewegungen resultieren.

Gefiederter Muskel: Charakteristisch ist, dass die Muskelfasern **schräg**, d. h. in einem spitzen Winkel (**Fiederungswinkel**) an einer langen, weit in den Muskelbauch reichenden, häufig blattartigen Sehne ansetzen.

Einteilung nach Faserverlauf

Parallelfaseriger Muskel: Die Muskelfasern verlaufen parallel zu Sehnenfasern.

Gefiederter Muskel: Die Muskelfasern setzen in einem bestimmten **Fiederungswinkel** an einer langen, in den Muskelbauch reichenden Sehne an.

8.10 Anordnung von Muskelfasern bei parallelfaserigem und gefiedertem Muskel

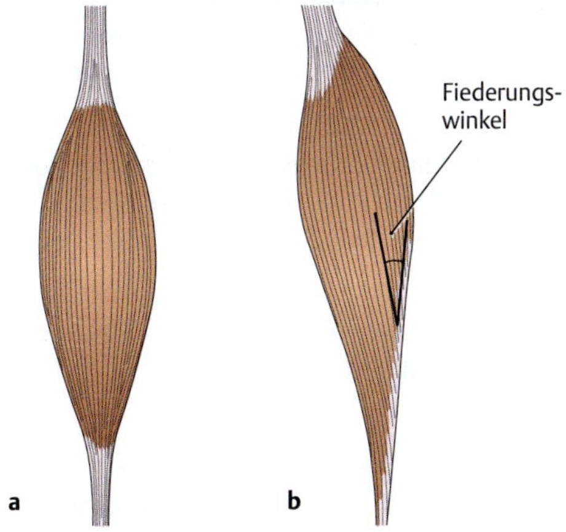

a Parallelfaseriger Muskel
b und einfach gefiederter Muskel.

Quelle: Schünke M, Schulte E, Schumacher U. PROMETHEUS LernAtlas der Anatomie. Allgemeine Anatomie und Bewegungssystem. Illustrationen von Voll M u. Wesker K. 6. Aufl. Stuttgart: Thieme; 2022

8.10

8.11

8.11 Muskelformen

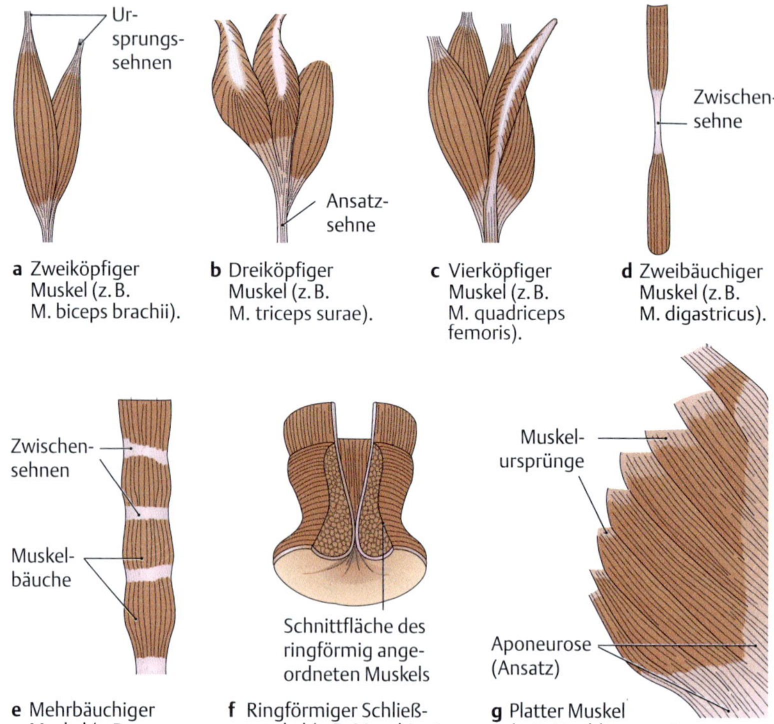

a Zweiköpfiger Muskel (z. B. M. biceps brachii).
b Dreiköpfiger Muskel (z. B. M. triceps surae).
c Vierköpfiger Muskel (z. B. M. quadriceps femoris).
d Zweibäuchiger Muskel (z. B. M. digastricus).
e Mehrbäuchiger Muskel (z. B. M. rectus abdominis).
f Ringförmiger Schließmuskel (z. B. M. sphincter ani externus).
g Platter Muskel (z. B. M. obliquus externus abdominis).

Quelle: Schünke M, Schulte E, Schumacher U. PROMETHEUS LernAtlas der Anatomie, Kopf, Hals und Neuroanatomie. Illustrationen von Voll M u. Wesker K. 6. Aufl. Stuttgart: Thieme; 2022

- Bei einem **einfach gefiederten** Muskel (**M. unipennatus**) erreichen die Muskelfasern die Sehne von einer Seite,
- bei einem **doppelt gefiederten** Muskel (**M. bipennatus**) von zwei Seiten.
- Ist ein Muskel von mehreren Sehnen durchzogen, an denen seine Fasern ansetzen, liegt ein (meist sehr kräftiger) **komplex gefiederter** Muskel vor (z. B. M. gluteus maximus).

▸ Merke.

▸ Merke. Durch den schrägen Ansatz an der Sehne vergrößert sich der physiologische Gesamtquerschnitt, da mehr Muskelfasern gleichzeitig an der Sehne ansetzen können. Dadurch erhöht sich die Muskelkraft.

Einteilung nach der Muskelform

Spindelförmiger Muskel: Übergang in die Sehne unter Verjüngung.

Platter Muskel: Flächiger Muskel mit platter Sehne (**Aponeurose**).

Einteilung nach der Muskelform

Spindelförmiger Muskel (M. fusiformis): Der Muskelbauch mit parallelorientierten Fasern geht unter Verjüngung in die Sehne über, z. B. M. extensor indicis.
Beim **platten Muskel (M. planus)** sind parallele Muskelfasern in einer relativ dünnen großflächigen Muskelplatte angeordnet, die in eine platte Sehne (**Aponeurose**) übergeht (z. B. seitliche Bauchmuskeln).

Mehrköpfige Muskeln: Mit verschiedenen Ursprungssehnen entspringende Muskelbäuche vereinigen sich zu einem Muskelbauch mit einer Ansatzsehne.

Mehrköpfige Muskeln: Mit unterschiedlichen Ursprungssehnen entspringende Muskelköpfe vereinigen sich zu einem Muskelbauch mit (meist) einer Ansatzsehne. Je nach Anzahl der Köpfe bezeichnet man sie mit dem Zusatz **biceps**, **triceps** oder **quadriceps**.

Mehrbäuchige Muskeln: Muskelbäuche sind durch Zwischensehnen getrennt.

Mehrbäuchige Muskeln: Zwei oder mehrere Muskelbäuche sind durch Zwischensehnen getrennt. Dadurch können große Muskellängen erreicht werden (z. B. M. rectus abdominis).

Ringförmige Muskeln meist als Sphincter um Körperöffnungen.

Ringförmiger Muskel (M. orbicularis): Die Muskelfasern verlaufen meist ringförmig als Schließmuskeln (**Sphinkteren**) um Körperöffnungen, z. B. M. orbicularis oculi (S. 949). Ursprünge und Ansätze sind Sehnen innerhalb des Muskelrings.

Einteilung nach Anzahl der bewegten Gelenke

Ein Muskel entfaltet seine Wirkung an allen Gelenken, die zwischen Ursprung und Ansatz liegen. Viele Muskeln sind **eingelenkig** (z. B. M. deltoideus). **Mehrgelenkige** Muskeln können auf bis zu 5 (z. B. M. flexor digitorum superficialis) oder mehr Gelenke (z. B. lange Rückenmuskeln) wirken.
Muskeln, die keine Wirkung auf Gelenke haben (z. B. die meisten mimischen Muskeln), sind im Bindegewebe der Haut verankert, oder sie entspringen und setzen an sich selbst an, wie die ringförmigen Muskeln (S. 228).

Einteilung nach Anzahl der bewegten Gelenke
Nach der Zahl der bewegten Gelenke unterscheidet man **ein-** und **mehrgelenkige** Muskeln. Es gibt Muskeln, die keine Wirkung auf Gelenke haben (z. B. im Gesicht).

8.4.3 Sehnen

Aufbau und mechanische Eigenschaften von Sehnen

Sehnen bestehen im Wesentlichen aus annähernd **parallel** orientierten Fasern vom **Kollagentyp I** (s. Kap. 2.2.2)**.** Ihre **begrenzte Dehnbarkeit** (2–4 %) garantiert eine sehr direkte Kraftübertragung und damit die präzise Steuerung von Bewegungen. Der abrupte Kraftangriff wird durch die Einlagerung von elastischen Fasern und durch schraubenartigen Verlauf der kollagenen Elemente im entspannten Zustand etwas abgemildert. Die **Belastbarkeit** liegt bei 50–100 N/mm² (5–10 kp/mm²) Sehnenquerschnitt und damit im Allgemeinen deutlich über der Maximalkraft ihrer Muskeln, sodass Abrisse von gesunden Sehnen praktisch nicht vorkommen.

8.4.3 Sehnen

Aufbau und mechanische Eigenschaften von Sehnen
Sehnen bestehen aus kaum dehnbaren **Kollagen Typ I Fasern** mit geringen Anteilen an Elastin; sie widerstehen **Zugbelastungen** bis zu 100 N/mm².

► Klinik. Die geringe Dehnbarkeit von Sehnen führt zu einer relativ abrupten Einwirkung der Muskelkraft, welche die Gefahr von **knöchernen Ausrissen** der Ansätze am Skelett in sich birgt; z. B. im Fall von extremen Muskelkontraktionen bei Elektrounfällen. Knöcherne Sehnenausrisse sind Frakturen und werden wie diese u. a. durch Osteosynthese behandelt.

► Klinik.

Übergänge Muskel – Sehne und Sehne – Knochen

Der **Übergang** vom **Muskel**bauch zur **Sehne** erfolgt nicht für alle Muskelfasern in einer Ebene, sondern gestaffelt, sodass die Sehnenfasern unterschiedlich weit in den Muskelbauch hineinreichen. **Ultrastrukturell** weist die Zellmembran der Muskelzelle an den Enden im Interesse der Oberflächenvergrößerung Einfaltungen auf, in denen die Fibrillen der Sehnenfasern an der Basalmembran enden. Über **Transmembranproteine** sind diese letztlich mit den Aktinfilamenten des kontraktilen Apparats der Muskelzelle verbunden.

Übergänge Muskel – Sehne und Sehne – Knochen
Die Fibrillen der Sehnenfasern enden an der Basalmembran der Muskelzellen und sind über Transmembranproteine mit den Aktinfilamenten der Muskelzellen verknüpft.

Man unterscheidet zwei Arten von **Verbindungen** der **Sehne** mit dem **Knochen**:
Beim **periostal-diaphysären Ansatz** verbreitert sich die Sehne zum Knochen hin. Ihre Fasern verlieren sich teils im Periost (S. 219), teils enden sie in der EZM des Knochens der Kortikalis. Diese Form des Ansatzes findet sich u. a. an den Diaphysen der Röhrenknochen.

An **periostal-diaphysären** Ansätzen strahlen die Sehnenfasern indirekt über das Periost oder direkt in die Kortikalis des Knochens ein.

Der **chondral-apophysäre Ansatz**, der – wie der Name sagt – v. a. an den Apophysen zu finden ist, zeichnet sich dadurch aus, dass seine Sehnenfasern im Ansatzbereich Knorpelzellinseln (Chondrone) umschließen, die sich bis in die Kortikalis erstrecken. Diese werden bei Zugbelastung der Sehnenfasern von diesen zusammengedrückt.
Beide Ansatzformen dienen der **Dämpfung des Kraftangriffs** am Übergang von Sehne zu Knochen.

An **chondral-apophysären** Ansätzen ist Knorpelgewebe zwischen den Sehnenfasern eingelagert.

► Klinik. Bei Überbeanspruchung, z. B. durch große Kraftanstrengungen ohne ausreichendes Vortraining, reagieren v. a. chondral-apophysäre Ansätze (aber auch periostal-diaphysäre) mit teilweise langwierigen Entzündungen, sog**. Insertionstendopathien**, wie z. B. einem „Tennisellenbogen" (S. 487).

► Klinik.

Zugsehnen – Gleitsehnen

Die Wirkung der Muskelkontraktion auf ein Gelenk ist vom Verlauf der **Sehnenendstrecke** vor Anheftung am Skelett abhängig. Bei **Zugsehnen** stimmt diese in etwa mit der **Hauptlinie des Muskels**, d. h. der Verbindungslinie zwischen Ursprung und Ansatz überein. Bei deutlichen Abweichungen davon spricht man von **Gleitsehnen**. In den meisten Fällen erfolgt die Ablenkung der Sehnenverlaufsrichtung durch **Reti-**

Zugsehnen – Gleitsehnen
Sehnen können als **Zugsehnen** (Wirkungsrichtung stimmt mit der Hauptlinie des Muskels überein) oder **Gleitsehnen** (abweichende Wirkungsrichtung) wirken. Die Ablenkung erfolgt durch **Retinacula** oder Widerlager am Skelett (**Hypomochlion**).

nacula (Haltebänder, häufig in Verbindung mit **Sehnenscheiden**, s. u.) oder durch Widerlager am Skelett. Das Widerlager, um welches die Sehne geleitet wird, bezeichnet man als **Hypomochlion**. In dem Bereich, wo die Gleitsehne dem Hypomochlion anliegt, ist Knorpelgewebe in die Sehne eingelagert.

8.4.4 Hilfseinrichtungen von Muskeln und Sehnen

8.4.4 Hilfseinrichtungen von Muskeln und Sehnen

Zur Abgrenzung gegenüber umgebendem Gewebe, Reibungsminderung und Effizienzsteigerung verfügen Muskeln und Sehnen über eine Reihe von Hilfsstrukturen:
- Faszien,
- Schleimbeutel (Bursae),
- Sehnenscheiden (Vaginae synoviales tendinum),
- Retinacula,
- Sesambeine (Ossa sesamoidea).

Faszie (Muskelbinde)

Faszie (Muskelbinde)

▸ Klinik.

▸ Klinik. Seit einigen Jahren werden v. a. im paramedizinischen Bereich, aber auch in der Sportmedizin den Faszien Funktionen zugeschrieben, die weit über die anatomische Literatur hinausgehen. Dabei werden allerdings auch Strukturen wie die lockeren intramuskulären Bindegewebe unter dem Begriff „Faszie“ subsumiert, die nicht zu dieser gehören.

Faszien aus dünnem **kollagenem Gewebe** umhüllen wie ein Strumpf (Abb. **8.12**) Muskeln und ihre Sehnen als **Einzel-, Gruppen- oder Körperfaszie**. Im Bereich der Extremitäten verbinden **Septa intermuscularia** die Gruppenfaszien mit dem Skelett. Unter dem Hautfettgewebe überzieht die Körperfaszie den ganzen Körper mit Ausnahme des Gesichts.

Faszien bestehen aus **faserreichem, straffem kollagenem Bindegewebe** von meist geringer Dicke (bis zu einigen 100 µm), das die Muskeln und ihre Sehnen wie ein Strumpf (Abb. **8.12**) umhüllt. Faszien stehen in Verbindung mit den lockeren Bindegewebsschichten im Inneren des Muskels (S. 74) und verhindern Reibung zwischen Muskel und Umgebung während der Kontraktion. Häufig dienen sie auch als Ursprungsflächen für ihre Muskeln. Jeder Muskel besitzt seine eigene **Einzelfaszie.** Benachbarte Muskeln, die häufig aus dem gleichen Blastem entstanden sind und ähnliche Funktionen erfüllen, sind zusätzlich von einer **Gruppenfaszie** umgeben, die eine **Faszienloge** bildet (z. B. Flexorenloge am Oberarm). Im Bereich der Extremitäten bilden benachbarte Gruppenfaszien **Septa intermuscularia** aus, die am Knochen befestigt sind. So entstehen **osteofibröse Kanäle**, in denen Muskelgruppen und ihre versorgenden Nerven und Gefäße verlaufen. Oberflächlich zu den Einzel- und Gruppenfaszien überzieht die **allgemeine Körperfaszie** (**Fascia superficialis**) außer der mimischen Muskulatur des Kopfs den ganzen Körper. Sie liegt unter dem subkutanen Fettgewebe der Haut.

▸ Klinik.

▸ Klinik. Bedingt durch die Straffheit und geringe Dehnbarkeit der Septa intermuscularia, führen Schwellungen, z. B. durch Verletzungen, Infektionen oder Ödeme, nach exzessiver Muskelbeanspruchung zu einem Druckanstieg in der Muskelloge. Dadurch kann im Rahmen eines **Kompartmentsyndroms** die Durchblutung so stark beeinträchtigt werden, dass es zu Nekrosen der Muskulatur kommt. Häufigste Lokalisation ist das Extensorenkompartiment des Unterschenkels (S. 405). **Therapie** der Wahl ist die **Dekompression** des Kompartments, d. h. die Faszien müssen gespalten werden.

8.12 Muskelfaszien

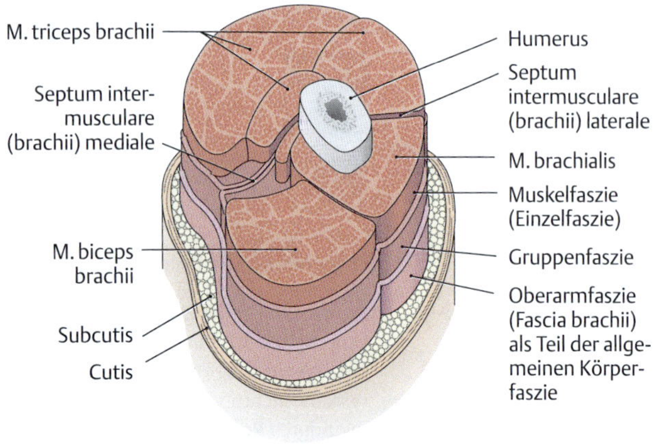

Querschnitt durch das mittlere Drittel des linken Oberarms in der Ansicht von proximal.

Quelle: Schünke M, Schulte E, Schumacher U. PROMETHEUS LernAtlas der Anatomie. Allgemeine Anatomie und Bewegungssystem. Illustrationen von Voll M u. Wesker K. 6. Aufl. Stuttgart: Thieme; 2022

8.13 Schleimbeutel (Bursae synoviales) schematisch

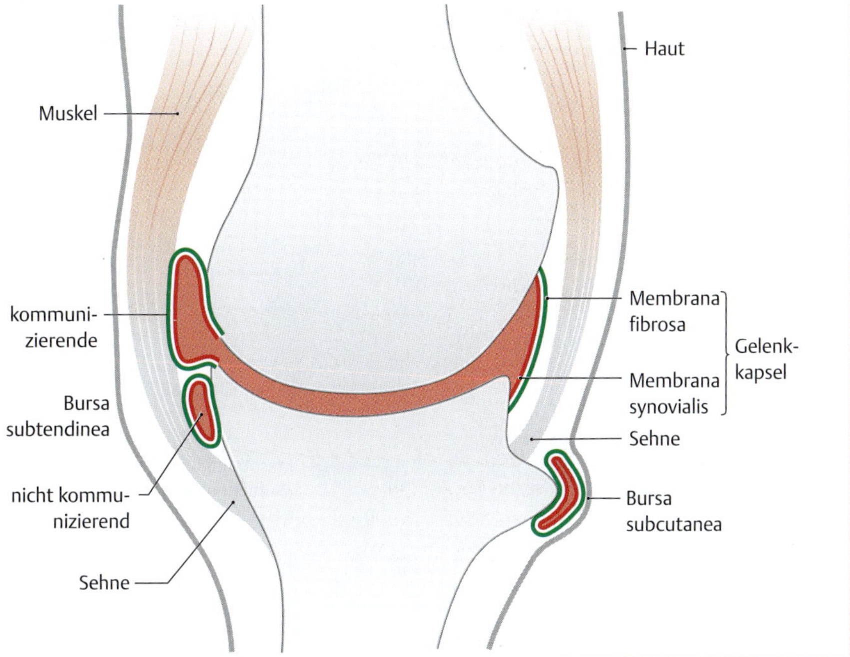

8.13

Bursae synoviales (Schleimbeutel)

Schleimbeutel sind Säckchen, deren Wand wie die von Gelenkkapseln aus einer **Membrana fibrosa** und einer **Membrana synovialis** aufgebaut ist (Abb. **8.13**). Dementsprechend enthalten sie etwas **Synovia.** Bei Reizung oder Verletzung reagieren sie wie Gelenkkapseln mit einem Erguss (S. 451).

Nach Lokalisation und Funktion unterscheidet man

- **Bursae subtendineae** von
- **Bursae subcutaneae**, die sich im Aufbau gleichen.

Bursae subtendineae finden sich an Muskelansätzen und -ursprüngen und dort, wo Sehnen (und Muskeln) über Knochen und Gelenkkapseln gleiten. Sie verlagern die Reibung zwischen diesen Strukturen zwischen die glatten und „geschmierten" Synovialmembranen der Bursen. Gelenknahe Schleimbeutel haben häufig eine Verbindung zur Gelenkhöhle, sie **kommunizieren** und sind als Teil der Gelenkhöhle anzusehen; sie werden manchmal als **Gelenkrezessus** bezeichnet (z. B. Bursa bzw. Recessus suprapatellaris des Kniegelenks).

Bursae subcutaneae liegen zumeist über Knochenvorsprüngen, die ohne nennenswerte Weichteildeckung unmittelbar unter der Haut liegen (z. B. Olecranon, Malleolen). Sie wirken als **Schutzpolster** für das druckempfindliche Periost.

Bursae synoviales (Schleimbeutel)

Schleimbeutel sind wie Gelenkkapseln aufgebaut und beinhalten Synovia (Abb. **8.13**). **Bursae subtendineae** haben eine andere Funktion als **Bursae subcutaneae**.

Bursae subtendineae erleichtern das **Gleiten** von Sehnen und Muskeln gegen knöcherne und bindegewebige Strukturen. Sie können mit Gelenken **kommunizieren**.

Bursae subcutaneae dienen dem Schutz von „ungepolsterten" Knochenvorsprüngen.

Vagina tendinis (Sehnenscheide)

Sehnenscheiden finden sich an Orten, an denen längere **Sehnen** direkt dem **Knochen anliegen** und/oder aus ihrer **Verlaufsrichtung abgelenkt** werden. Sie sind als osteofibröse Kanäle ausgebildet, deren Aufbau dem von Schleimbeuteln und Gelenkkapseln ähnelt.

Das **Stratum fibrosum** besteht aus kollagenem Bindegewebe und verbindet die Sehnenscheide mit dem darunterliegenden Knochen, bzw. Bindegewebe. Dadurch erzwingt sie einen Verlauf der Sehne, der vom kürzesten Weg zwischen Muskelbauch und Ansatz abweichen kann. Dadurch ist an den Händen und Füßen sichergestellt, dass sich bei Kontraktion die Sehnen nicht von der Unterlage abheben und so die Wirkung auf die Hand- und Fußgelenke vermindert wird.

Das **Stratum synoviale** kleidet mit seinem **parietalen Blatt** die Sehnenscheide innen aus. An den Enden der Sehnenscheide geht es in das **viszerale Blatt** über, welches die Sehne überzieht. So reibt die Sehne nicht auf dem Periost des Knochens, sondern die Synovialüberzüge von Sehne und Sehnenscheide gleiten durch Synovia „geschmiert" gegeneinander. Bei vielen Sehnenscheiden existieren Verbindungen zwi-

Vagina tendinis (Sehnenscheide)

Sehnenscheiden bilden Führungskanäle für die langen Sehnen.

Das **Stratum fibrosum** fixiert die Sehnenscheide am Knochen und verhindert, dass sich bei Kontraktion der Verlauf der Sehne ändert.

Das **Stratum synoviale** besteht aus einem viszeralen und einem parietalen Blatt. Stratum fibrosum und Stratum synoviale können über **Mesotendinea** verbunden sein.

8.14

8.14 Schematische Darstellung einer Sehnenscheide

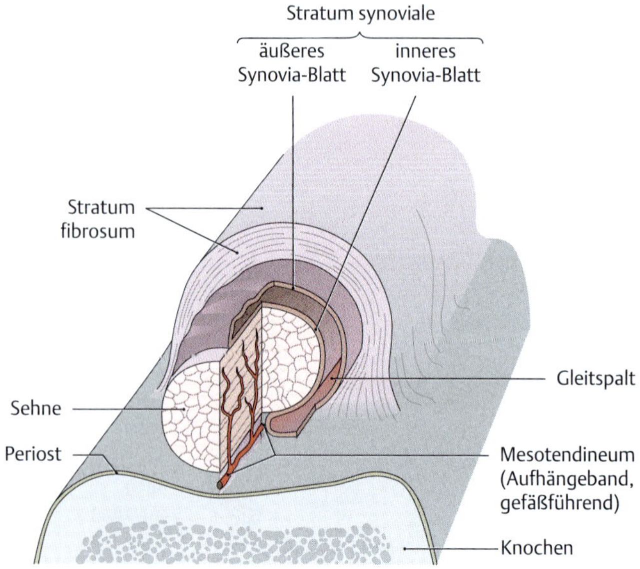

Quelle: Schünke M, Schulte E, Schumacher U. PROMETHEUS LernAtlas der Anatomie. Allgemeine Anatomie und Bewegungssystem. Illustrationen von Voll M u. Wesker K. 6. Aufl. Stuttgart: Thieme; 2022

schen den beiden Synovialblättern auch innerhalb der Sehnenscheide über das **Mesotendineum.** Als **Vincula tendinum** ermöglichen sie die Versorgung der Sehnen mit Gefäßen und Nerven in den langen Sehnenscheiden der Fingerflexoren.

▶ Klinik.

▶ Klinik. Bei Überbelastung oder Infektion kann es zu einer Entzündung der Sehnenscheiden kommen (**Tendovaginitis**). Da in ihnen viele sensible Nervenfasern zu finden sind, ist die Erkrankung sehr schmerzhaft.

Retinaculum

Retinacula sichern als Verstärkungen der Faszien zusätzlich die Lage der Sehnen.

Retinaculum

Retinacula sind meist zirkuläre Verstärkungen der **Faszien** im Bereich der Hand- und Sprunggelenke. Wie die Sehnenscheiden fixieren sie die Sehnen am Skelett und verhindern bei Kontraktion das Abheben der Sehnen von diesem.

Os sesamoideum (Sesambein)

Sesambeine sind in Sehnen eingelagert; sie vermindern die **Reibung** und erhöhen das **Muskeldrehmoment**.

Os sesamoideum (Sesambein)

Sesambeine sind linsenförmige kurze Knochen, die in die Sehnen von Muskeln nahe dem Ansatz eingelagert sind. Sie heben die Sehne von der Unterlage ab und verlagern dadurch die **Reibung** auf ihre überknorpelte Unterseite. Durch das Anheben der Sehne wird auch der virtuelle Hebelarm verlängert, was in einem **höheren Drehmoment** des Muskels resultiert. Das größte Sesambein des Körpers ist die Patella (Abb. **8.15**); s. auch Patella (S. 357).

8.4.5 Muskelmechanik

Kraftentfaltung

Man unterscheidet den **anatomischen** vom **physiologischen Querschnitt** eines Muskels. Nur der physiologische Querschnitt erlaubt eine Aussage über die Kontraktionskraft eines Muskels, welche der Muskel über die Sehne entfaltet (**Sehnenkraft,** K_s).

8.4.5 Muskelmechanik

Kraftentfaltung

Die Kraft, mit der ein Muskel über seine Sehne(n) auf ein Skelettelement wirken kann, ist proportional dem **physiologischen Querschnitt**. Darunter versteht man den Querschnitt aller Muskelfasern eines Muskels. Der **anatomische Querschnitt** liegt senkrecht zur Hauptlinie im dicksten Teil des Muskels (Abb. **8.16**). Nur bei spindelförmigen und parallelfaserigen Muskeln sind beide Querschnitte in etwa gleich. Der physiologische Querschnitt von **gefiederten Muskeln** kann das 3-Fache des anatomischen erreichen (S. 227). Die maximale Kraft eines Muskels beträgt 40–50 N/cm² (4–5 kp/cm²) des physiologischen Querschnitts, was beim kräftigsten Muskel des Körpers, dem M. gluteus maximus, eine ½ Tonne überschreiten kann. Allerdings bedingt der durch den Fiederungswinkel schräge Kraftangriff der Muskelfasern eine Verminderung der Zugkraft in Richtung der Sehne. Diese **Sehnenkraft** (**Ks**) ist für die Muskelwirkung entscheidend.

8.15 Funktionelle Bedeutung eines Sesambeins am Beispiel der Patella

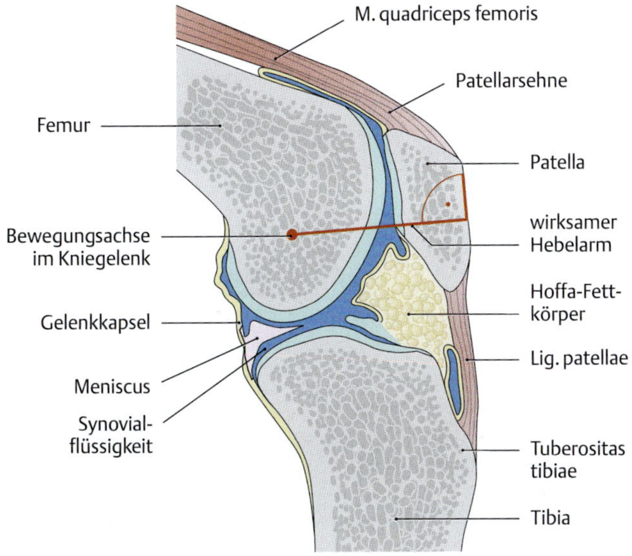

Sagittalschnitt durch ein Kniegelenk. Der virtuelle Hebelarm (Senkrecht von der Bewegungsachse des Kniegelenks auf die Ansatzsehne des M. quadriceps femoris) wird durch die Patella deutlich vergrößert.

Quelle: Schünke M, Schulte E, Schumacher U. PROMETHEUS LernAtlas der Anatomie. Allgemeine Anatomie und Bewegungssystem. Illustrationen von Voll M u. Wesker K. 6. Aufl. Stuttgart: Thieme; 2022

8.16 Muskelquerschnitt

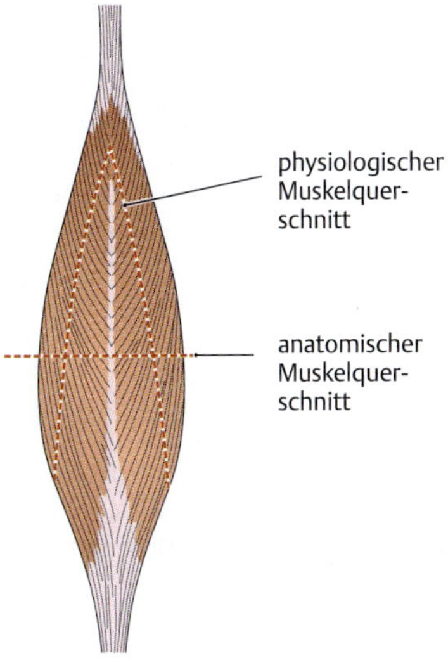

Anatomischer und physiologischer Querschnitt eines Skelettmuskels.

Quelle: Schünke M, Schulte E, Schumacher U. PROMETHEUS LernAtlas der Anatomie. Allgemeine Anatomie und Bewegungssystem. Illustrationen von Voll M u. Wesker K. 6. Aufl. Stuttgart: Thieme; 2022

8.16

Hubhöhe

Unter der **Hubhöhe** eines Muskels versteht man die Verkürzung des Muskels durch die Kontraktion. Sie ist abhängig von der Faserlänge und dem Fiederungswinkel. Die maximale **Verkürzungsmöglichkeit** von Muskelfasern liegt zwischen 30 und 40%; wegen der nicht kontrahierenden Sehnen liegt die eines ganzen Muskels deutlich darunter. Durch Fiederung lässt sich die Hubhöhe steigern, wenn auch auf Kosten der Sehnenkraft.

Hubhöhe

Die Hubhöhe gibt die Verkürzungsgröße eines Muskels an.

Muskelwirkung

Ein Muskel, der ein Skelettelement um eine Gelenkachse bewegt, entfaltet ein **Drehmoment**, welches das Produkt aus seiner **Kontraktionskraft** und seinem **Hebelarm** darstellt. Dabei stellt der wirksame Hebelarm das Lot von der Sehnenendstrecke zur Achse dar (= sog. **virtueller Hebelarm** (Abb. **8.17**)). Das Gewicht des Skelettelements (ggf. plus Last) entwickelt seinerseits ein entgegenwirkendes Drehmoment, welches zum Halten der Last balanciert werden muss. Zum Anheben der Last reicht es aus, das Lastmoment geringfügig zu übertreffen.

Muskelwirkung

Muskelwirkungen auf Gelenke sind durch das Drehmoment charakterisiert. Dabei ist neben der Muskelkraft der virtuelle Hebelarm des Muskels entscheidend.

8.17

8.17 Kraftentfaltung eines Muskels nach dem Hebelprinzip

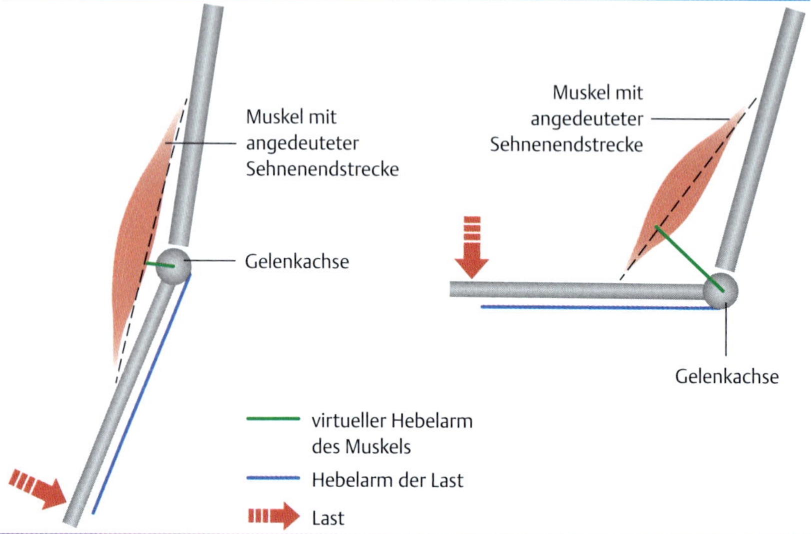

8.18

8.18 Effektive Kraftkomponente des M. gluteus maximus für Extension im Hüftgelenk

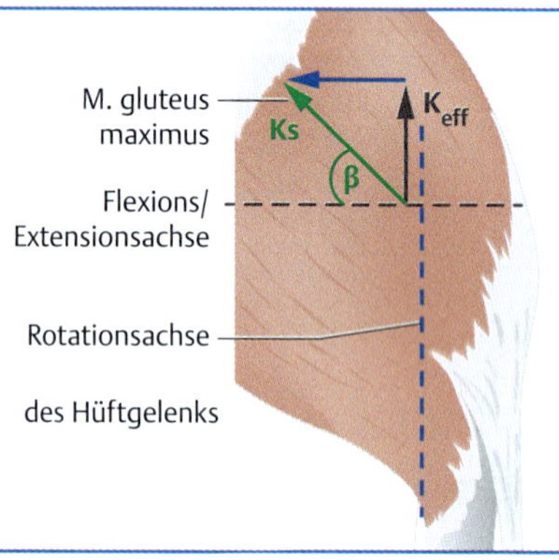

Das **Drehmoment** eines Muskels bei einer Bewegung um eine Achse ist das Produkt aus effektiver Kraftkomponente und **virtuellem Hebelarm**. Die **effektive Kraftkomponente** ist der Anteil der Sehnenkraft, der senkrecht zur Achse wirkt.

Das **Drehmoment** oder rotatorische Moment eines Muskels besagt, wie wirksam dieser Muskel für eine Bewegung um eine Achse ist. Das Drehmoment wird nach der Formel

$\mathbf{M_r = K_{eff} \times H_v}$

ermittelt, wobei H_v den **virtuellen Hebelarm** und K_{eff} die **effektive Kraftkomponente** bezeichnet. Abweichend von der in vielen Lehrbüchern üblichen Darstellung des Drehmoments ist zu beachten, dass nur der Anteil der **Sehnenkraft**, der **senkrecht zur Rotationsachse** wirkt, für die Entwicklung des Drehmoments relevant ist:

$\mathbf{K_{eff} = K_s \times \cos \beta}$ (Abb. **8.18**).

β ist der Winkel, den die Sehnenendstrecke mit der Achse bildet, sodass bei einem Sehnenverlauf senkrecht (90°) zur Achse die ganze Kraft ins Drehmoment eingeht, bei parallelem Verlauf (0°) der entsprechende Muskel bezüglich Bewegungen um diese Achse dagegen wirkungslos ist. So liegt z. B. der M. quadratus femoris (S. 351) auf der Streckseite des Hüftgelenks, durch seinen transversalen Verlauf parallel zur Flexions-/Extensionsachse ist er als Strecker jedoch bedeutungslos. Die Ursprungssehnen der ischiokruralen Muskeln verlaufen fast longitudinal und sind somit bedeutende Extensoren.

Das Drehmoment eines Muskels variiert häufig im **Verlauf einer Bewegung**, da sich sowohl virtueller Hebelarm als auch effektive Kraftkomponente ändern können.

Komplizierend bei **realen Bewegungen** wirkt, dass sich im Ablauf der Bewegung sowohl der virtuelle Hebelarm als auch die effektive Kraftkomponente ändern können. Am **Beispiel des M. biceps brachii** lässt sich dies für beide Parameter illustrieren:

- In der NN-Position des Ellenbogengelenks ist das supinatorische Drehmoment des M. supinator noch vergleichbar mit dem des Bizeps.
- Der in NN-Position spitze Winkel des Sehnenansatzes des Bizeps mit der Supinationsachse wächst beim Beugen des Ellenbogens auf 90°; dadurch steigt seine effek-

tive Kraftkomponente und der Bizeps wird am gebeugten Ellenbogen zum übermächtigen Supinator (Tab. **16.1**). Kraftvolle Supinationsbewegungen, wie Eindrehen von Schrauben, werden daher mit gebeugtem Ellenbogen ausgeführt.

- Eine Veränderung des virtuellen Hebelarms führt zur Änderung der zweiten Hauptfunktion des M. biceps brachii: Bei Beugung wird der Abstand der Bizepssehne von der Flexionsachse verlängert und das Beugemoment erhöht.

Um ein Bewegungsziel ökonomisch zu erreichen, werden verschiedene gleichsinnig wirkende Muskeln im Bewegungsablauf dann vorrangig eingesetzt, wenn sie ihr Drehmoment unter möglichst geringem Energieaufwand entwickeln.

► Merke. Vereinfacht gilt: Ein dicker Muskel (K_S hoch), der eine Bewegungsachse möglichst senkrecht schneidet (K_{eff} annähernd K_S) und relativ entfernt vom Gelenk und dieser bestimmten Achse verläuft (H_V lang), ist für Bewegungen um diese Achse ein **wichtiger Muskel**.

► Merke.

Kinematische vs. statische Muskelfunktion

Muskeln können sich **isotonisch** verkürzen oder unter Spannungsaufbau **isometrisch** kontrahieren. Isotonische Kontraktionen liegen **kinematischen**, isometrische **statischen** Muskelfunktionen zugrunde. Eine passive Verlängerung des Muskels gegenüber kontraktilem Widerstand wird als **exzentrische** Muskelkontraktion bezeichnet.

Die durch Entfaltung eines Drehmoments bewirkten Bewegungen kennzeichnen die **kinematische Funktion** von Muskeln. Dabei verkürzt sich der Muskel idealerweise mit konstanter Spannung: **isotonische Kontraktion.** Wenn durch eine Last (Abb. **8.17**), einen Widerstand oder antagonistische Muskeln ein gleich großes entgegengerichtetes Moment wirkt, so kommt es trotz maximaler Aktivierung zu keiner Verkürzung des Muskels. Es findet eine **isometrische Muskelkontraktion** statt. Vorwiegend isometrische Kontraktionen finden bei **statischen** oder **Haltefunktionen** statt, wie z. B. der Sicherung der Fußgewölbe durch die Fußmuskeln oder der aufrechten Körperhaltung durch Bauch-, Rücken-, Hüft-, Knie- und Sprunggelenkmuskulatur. Auch die Herabsetzung von Biegebeanspruchungen von Knochen durch **Zuggurtung** erfolgt durch isometrische Muskelkontraktion, so z. B. am Femur mittels Anspannen des Tractus iliotibialis durch die Mm. gluteus maximus und tensor fasciae latae. Überschreitet ein gegensinniges Moment das Drehmoment der Muskelkontraktion, kommt es trotz aktiviertem Kontraktionsmechanismus zur Dehnung des Muskels unter Energieverbrauch. Diese sog. **exzentrische Muskelkontraktion** kommt z. B. beim Bergabgehen zum Abbremsen des Körpergewichts (vorrangig durch die Kniestrecker) zum Tragen. Es handelt sich gewissermaßen um eine isotonische Kontraktion mit negativem Vorzeichen.

Aktive vs. passive Muskelinsuffizienz

Aktive Muskelinsuffizienz resultiert aus der begrenzten Verkürzung bei Kontraktion.

Aktive Insuffizienz eines Muskels liegt vor, wenn sein Verkürzungsvermögen nicht ausreicht, um alle Gelenke, auf die er wirkt, in ihre Endstellung zu bringen. Dies ist besonders bei mehrgelenkigen Muskeln der Fall. Die Fingerbeuger sind bei gebeugten Handgelenken nicht in der Lage, die Fingergelenke maximal zum kraftvollen Faustschluss zu beugen (S. 490).

Passive Muskelinsuffizienz resultiert aus begrenzter passiver Dehnbarkeit.

Bei **passiver Insuffizienz** erlaubt die begrenzte Dehnbarkeit eines Muskels nicht, dass seine Antagonisten alle Gelenke, auf die er wirkt, in Endstellung bringen. Bei gestrecktem Kniegelenk lässt die passive Anspannung der zweigelenkigen ischiokruralen Muskeln eine maximal mögliche Beugung im Hüftgelenk nicht zu (S. 372). Nur bei gebeugtem Knie können die Hüftflexoren das Hüftgelenk bis zur Endstellung (140–150°) beugen.

Muskelgruppen

Im realen Leben agieren die Muskeln nicht einzeln, sondern in Gruppen.

Muskeln, die gleichsinnig wirken, sind **Agonisten**; entgegengesetzt wirkende Muskeln sind **Antagonisten**. **Synergisten** unterstützen die Wirkung der Agonisten. Im Allgemeinen wirken diese drei Funktionsgruppen bei allen Bewegungen zusammen.

In der Realität agieren die Muskeln nicht einzeln, sondern in Gruppen. Dabei können sich Muskeln in einer Funktion unterstützen oder bremsen.

Gleichsinnig wirkende Muskeln bezeichnet man als **Agonisten**; Muskeln mit gegenteiliger Wirkung sind **Antagonisten**. **Synergisten** sind Muskeln, die die Wirkung eines Agonisten unterstützen. Diese, das Zusammenspiel von Muskeln charakterisierenden Bezeichnungen gelten jeweils nur für eine Bewegungsachse an einem Gelenk in einer bestimmten Stellung. So wirken z. B. in der NN-Position die Partes clavicularis und spinalis des M. deltoideus antagonistisch zur Abduktionsfunktion der Pars acromialis. Ab ca. 60° Abduktion sind alle drei Deltoideusabschnitte Agonisten der Abduktion. Synergisten können in unscharfer Abgrenzung zu den Agonisten direkt eine Bewegung unterstützen, z. B. ist der M. flexor carpi radialis ein Synergist der Ellenbogenflexoren des Oberarms, seine Hauptfunktionen sind jedoch die Beugung und Radialabduktion in den Handgelenken. Die Extensoren der Handgelenke wirken durch Streckung der Handgelenke indirekt als Synergisten der Fingerflexoren, da sie so einer aktiven Insuffizienz (s. u.) derselben vorbeugen. Generell werden bei so gut wie allen Bewegungen Agonisten und Antagonisten gemeinsam eingesetzt: Das kontrollierte Ansteigen der Spannung von Antagonisten am Ende von Bewegungen macht deren Ablauf „weicher".

Rumpfwand

C

9 Rücken

L.J. Wurzinger

9.1 Wirbelsäule (WS)

9.1 Wirbelsäule (WS)

► Klinik.

► Klinik. **Degenerative Erkrankungen** des Skeletts, welche auch als Abnutzungserscheinungen interpretiert werden, sind in mehr als der Hälfte der Fälle an der Wirbelsäule lokalisiert. Bis zum 50. Lebensjahr haben oder hatten mehr als 70 % der Bevölkerung andauernde oder episodenhafte Wirbelsäulenbeschwerden. Die Symptomatik reicht von „Kreuzweh" über den dramatischen „Hexenschuss" bis zu neurologischen Ausfallserscheinungen.

9.1.1 Funktionelle Aspekte und Bauprinzip
Funktion der Wirbelsäule

Die Wirbelsäule bildet das **Achsenskelett**. Sie überträgt das Gewicht von Kopf, Hals, Rumpf und Armen auf die Beine. Sie umgibt schützend das Rückenmark und wirkt stoßdämpfend.

9.1.1 Funktionelle Aspekte und Bauprinzip

Funktion der Wirbelsäule

Die Wirbelsäule bildet das **Achsenskelett**, mit dem die Extremitäten und Rippen verbunden sind. Sie überträgt das Gewicht von Kopf, Hals, den oberen Extremitäten und dem größten Teil des Rumpfes über den Beckengürtel auf die Beine. Durch ihren Aufbau (s. u.) garantiert sie die **Beweglichkeit** von Kopf und Rumpf und die **Dämpfung** axialer Stöße. Zusätzlich umgibt sie als größtenteils knöcherne **Schutzhülle** das Rückenmark (S. 196).

Bauprinzip der Wirbelsäule

Der Aufbau der WS aus einzelnen durch **Synchondrosen** verbundenen Knochenelementen garantiert ein Maximum an Stabilität und Beweglichkeit.

Bauprinzip der Wirbelsäule

Wie bei allen Skelettkonstruktionen ist auch bei der Wirbelsäule ein **Kompromiss** zwischen **Stabilität** und **Beweglichkeit** zu beobachten. Ein gerader langer Knochen würde ein Maximum an Stabilität bringen, aber in sich unbeweglich sein. Mehrere durch echte Gelenke verbundene Knochen würden die Wirbelsäule sehr beweglich machen, aber zur Stabilisierung wäre ein unökonomischer Aufwand an Muskelkraft erforderlich. Gelöst wird dieses Problem bei der Wirbelsäule durch ein Bauprinzip, das 24 einzelne Knochen über **23 Synchondrosen** (S. 220) stabil miteinander verbindet.

Bauelemente: Das Bauprinzip wird durch folgende Bauelemente ermöglicht:
- **Wirbel (Vertebrae)**,
- Synchondrosen bildende **Zwischenwirbelscheiben**, d. h. **Disci intervertebrales** (S. 249), und
- Bänder (S. 250).

Bauelemente: Das genannte Bauprinzip der Wirbelsäule wird durch folgende Bauelemente ermöglicht:
- **Wirbel**, d. h. **Vertebrae** (S. 241): Die einzelnen Wirbel gleichen einander in ihrem grundsätzlichen Bauplan, sind jedoch durch ihre Anpassung an die lokalen Erfordernisse voneinander zu unterscheiden.
- **Zwischenwirbelscheiben**, d. h. **Disci intervertebrales** (S. 249): Die Zwischenwirbelscheiben sind maßgeblich an der Bildung der 23 **Synchondrosen** (S. 220) beteiligt, die die Wirbel stabil miteinander verbinden. Eine Ausnahme bilden die ersten beiden Halswirbel, zwischen denen echte Gelenke, sog. Diarthrosen (S. 220), ausgebildet sind.
- **Bänder** (S. 250): Der Bandapparat der Wirbelsäule bewirkt eine zusätzliche Stabilisierung.

► Merke.

► Merke. Die geringe Beweglichkeit der einzelnen Synchondrosen wird durch ihre große Zahl wettgemacht: Wenn zwei benachbarte Wirbelknochen gegeneinander nur um wenige Grad dreh- bzw. kippbar sind, so ergibt sich nach Multiplikation mit 23 ein eindrucksvoller Bewegungsumfang.

Abschnitte und Form: Die Wirbelsäule wird in **fünf Abschnitte** eingeteilt, die sich in der Anzahl der zugehörigen Wirbel unterscheiden (Tab. **9.1**).
In der Sagittalebene (Seitenansicht) weist die Wirbelsäule vier aufeinanderfolgende Krümmungen auf, welche in **Doppel-S-Form** angeordnet sind (Abb. **9.1c**, Tab. **9.1**).

Abschnitte und Form: Die in **5 Abschnitte** gegliederte WS weist 4 Krümmungen in **Doppel-S-Form** auf (Abb. **9.1c**, Tab. **9.1**).

9.1 Wirbelsäule

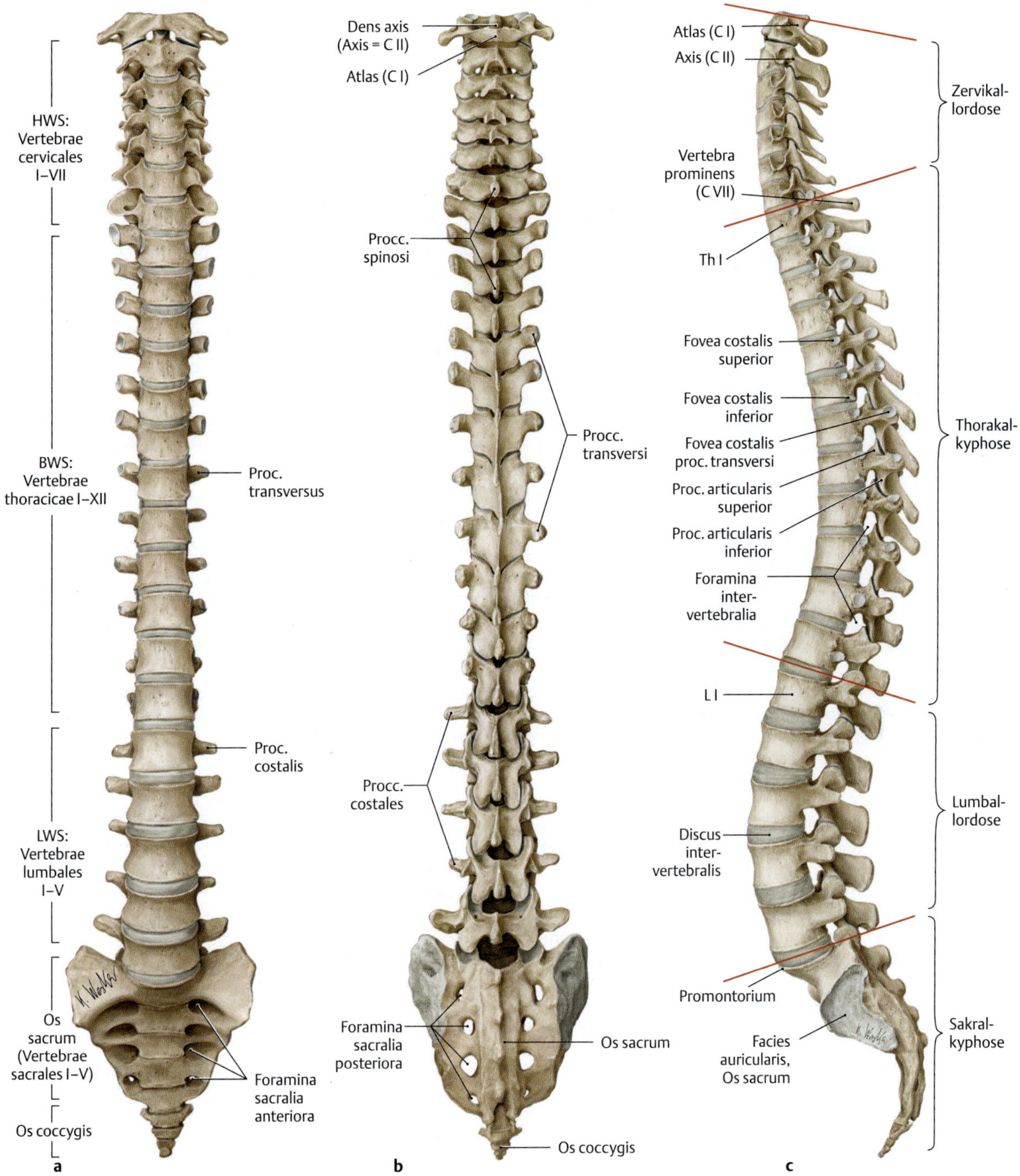

a Ansicht von ventral,
b dorsal
c und von links lateral.

Quelle: Schünke M, Schulte E, Schumacher U. PROMETHEUS LernAtlas der Anatomie. Allgemeine Anatomie und Bewegungssystem. Illustrationen von Voll M u. Wesker K. 6. Aufl. Stuttgart: Thieme; 2022

9.1 Abschnitte und Form der Wirbelsäule

Abschnitt	Wirbel	Anzahl	Bezeichnung	Krümmung
Halswirbelsäule (HWS)	**Hals-** oder **Zervikalwirbel** (Vertebrae cervicales)	7	C I–C VII	Zervikallordose
Brustwirbelsäule (BWS)	**Brust-** oder **Thorakalwirbel** (Vertebrae throracicae)	12	Th I–Th XII	Thorakalkyphose
Lendenwirbelsäule (LWS)	**Lenden-** oder **Lumbalwirbel** (Vertebrae lumbales)	5	L I–L V	Lumballordose
Kreuzbein (Os sacrum)	**Sakralwirbel** (Vertebrae sacrales, zum Kreuzbein verschmolzen)	5	S I–S V	Sakralkyphose
Steißbein (Os coccygis)	**Steißwirbel** (rudimentär)	3–5	Co I–Co V	

► Merke.

► Merke. Nach **dorsal** konvexe Krümmungen werden als **Kyphosen**, nach **ventral** konvexe als **Lordosen** bezeichnet.

Die alternierenden Krümmungen bewirken bei axialen **Stößen** eine **Dämpfung**.

Axiale **Stöße** führen dazu, dass sich – mit Ausnahme der knöchern fixierten Sakralkyphose – die alternierenden Krümmungen von Hals-, Brust- und Lendenwirbelsäule vorübergehend ausbauchen, was eine **Dämpfung** bedingt und somit das Gehirn vor Erschütterung schützt.

► Merke.

► Merke. Wo ein **L** (Hals-, **L**endenwirbelsäule), da eine **L**ordose.

► Klinik.

► Klinik. Normalerweise besitzt die Wirbelsäule bei rechtshändigen Menschen in der mittleren BWS eine geringgradige Ausbiegung in der Frontalebene (Ansicht von vorne, bzw. hinten) nach rechts, welche durch eine Linksbiegung in der unteren BWS/oberen LWS kompensiert wird. Überschreitet diese einen Winkel von **10°**, liegt eine pathologische Verkrümmung (**Skoliose**) vor (s. Abb. **9.5**). Hochgradige Skoliosen führen zu Thoraxdeformitäten, die Herz- und Lungenfunktion beeinträchtigen können und dann ggf. operativ korrigiert werden müssen.

► Exkurs: Die Form der menschlichen WS aus phylogenetischer und ontogenetischer Sicht.

Phylogenetische Entwicklung der WS-Form: Bei den vierfüßigen Säugetieren bildet die Wirbelsäule vom Hals an abwärts einen nach dorsal gekrümmten Bogen (Kyphose). Diese Form findet sich auch noch bei den **Menschenaffen**, welche sich bei der Fortbewegung regelmäßig auf die obere Extremität stützen (Abb. **9.2a**). Wenn sich diese Tiere zum Stand aufrichten, ihren Gesamtschwerpunkt also über die Füße verlagern, liegt der Schwerpunkt der suprapelvinen (über dem Becken gelegenen) Körpermasse **vor** den Hüftgelenken, sodass ein **erheblicher Aufwand der Rückenmuskeln** erforderlich ist, um das Vornüberkippen des Rumpfes zu verhindern.
Die spezifische Form der **menschlichen** Wirbelsäule (Lordose von HWS und v. a. LWS) verlagert den Schwerpunkt der suprapelvinen Körpermasse **über** die **Hüftgelenke**, wo sie von den Bauch- und Rückenmuskeln mit einem Minimum an Kraftaufwand balanciert wird. Erst so wird eine **dauernde aufrechte Körperhaltung** möglich (Abb. **9.2b**).
Der aufrechte Gang ist die Voraussetzung für die dauernde Entlastung der Hände, welche vor 4–5 Mio. Jahren die Evolution des Menschen und die kulturelle Entwicklung einleitete.

9.2 Phylogenetische Entwicklung der aufrechten Körperhaltung

a Lage des Gesamtschwerpunkts und des suprapelvinen Schwerpunkts beim Gorilla
b und beim modernen Menschen.

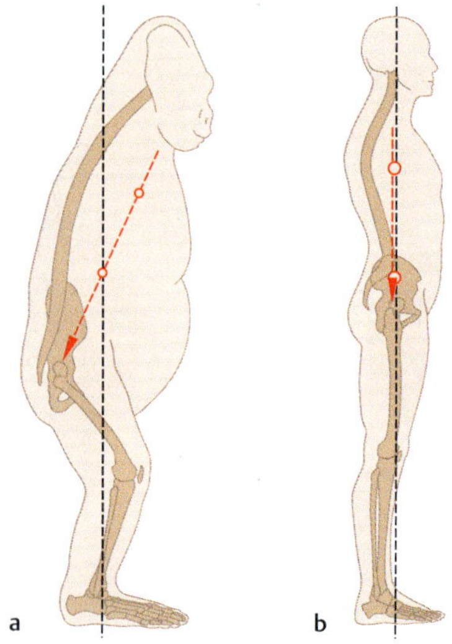

Ontogenetische Entwicklung der WS-Form: Die Krümmungen der Wirbelsäule entwickeln sich erst **nach der Geburt** in der für den Menschen typischen Ausprägung. Beim Neugeborenen bildet die Wirbelsäule im Rumpfbereich eine flache Kyphose, wobei Hals- und Lendenlordose lediglich angedeutet sind. Nur die Sakralkyphose ist – wenn auch schwach – ausgeprägt (Abb. **9.3a**). In dem Maße, wie der Säugling nach etwa 2–3 Monaten den **Kopf zu heben** beginnt, entwickelt sich die **Halslordose**, das **Sitzen** nach etwa 6 Monaten verstärkt die **Brustkyphose**; mit dem **Stehen** nach einem Jahr bildet sich die **Lendenlordose**. Im Alter führen degenerative Veränderungen zu einer Verstärkung der Brustkyphose (Abb. **9.3b**).

9.3 Ausprägung der Wirbelsäulenkrümmung in verschiedenen Lebensphasen

a Vergleich der Wirbelsäulen eines Neugeborenen (I) mit der eines Erwachsenen (II): Beim Neugeborenen sind außer der Sakralkyphose die typischen WS-Krümmungen kaum erkennbar. *Quelle: Schünke M, Schulte E, Schumacher U. PROMETHEUS LernAtlas der Anatomie. Allgemeine Anatomie und Bewegungssystem. Illustrationen von Voll M u. Wesker K. 6. Aufl. Stuttgart: Thieme; 2022*

b Altersrundrücken mit verstärkter Kyphosierung der Brustwirbelsäule.

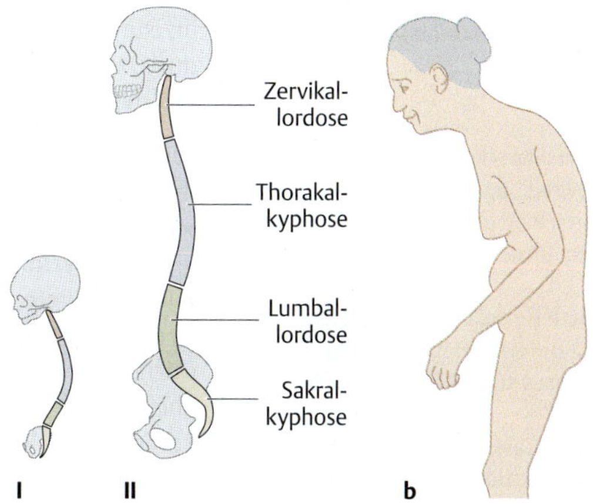

9.1.2 Wirbel (Vertebrae)

Grundform der Wirbel

Die Wirbel (Abb. **9.4**) bestehen prinzipiell aus
- **Wirbelkörper** (**Corpus vertebrae**),
- **Wirbelbogen** (**Arcus vertebrae**) und
- **Wirbelbogenfortsätzen** (**Procc. arcus vertebrae**).

Wirbelkörper (Corpus vertebrae): Die Wirbelkörper **übertragen die Last** von Kopf, Hals, den oberen Extremitäten und dem größten, suprapelvinen Teil des Rumpfes über den Beckenring auf die Beine. Entsprechend der in den unteren Wirbelsäulenabschnitten zunehmenden Last werden die Wirbelkörper **von kranial nach kaudal größer** (Abb. **9.1**).

▸ Klinik. Axial einwirkende Kräfte, die die Belastbarkeit der Wirbelsäule übersteigen, können zu **Kompressionsfrakturen** von Wirbelkörpern führen. Solche Kräfte treten z. B. bei einem Sturz auf das Gesäß oder einem Sprung aus großer Höhe auf. Bei instabilen Wirbelkörperfrakturen von L I aufwärts (auf dieser Höhe endet das Rückenmark) können nach dorsal abgesprengte Knochenfragmente das Rückenmark (S. 196) verletzen. Im ungünstigsten Fall resultiert eine **Querschnittlähmung**, die umso schwerwiegender ausfällt, je höher die Läsion liegt.

9.4 Bauelemente eines Wirbels in schematischer Darstellung

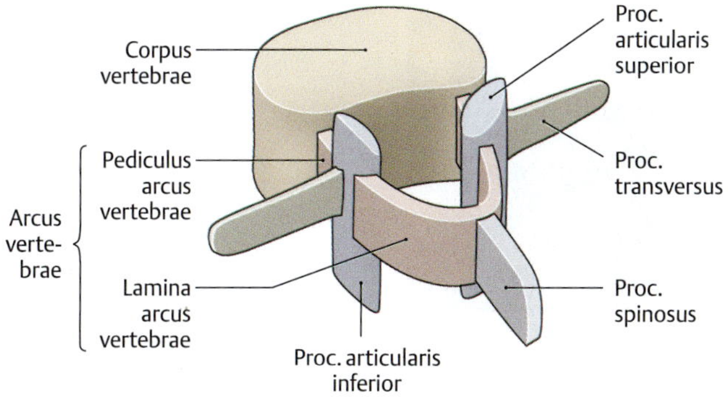

Quelle: Schünke M, Schulte E, Schumacher U. PROMETHEUS LernAtlas der Anatomie. Allgemeine Anatomie und Bewegungssystem. Illustrationen von Voll M u. Wesker K. 6. Aufl. Stuttgart: Thieme; 2022

9.1.2 Wirbel (Vertebrae)

Grundform der Wirbel

Die Wirbel bestehen aus **Wirbelkörper**, **Wirbelbogen** und **Wirbelbogenfortsätzen** (Abb. **9.4**).

Wirbelkörper (Corpus vertebrae): Sie **übertragen** die **Last** der oberen Körperabschnitte auf das Becken. Ihre **Größe nimmt nach kaudal zu** (Abb. **9.1**).

▸ Klinik.

9.4

Wirbelbögen (Arcus vertebrae): Sie umschließen dorsal von den Körpern den **Wirbelkanal** (**Canalis vertebralis**) mit dem Rückenmark. Der Wirbelbogen besteht aus zwei **Bogenwurzeln** (**Pediculi arcus vertebrae**) und einer **Lamina arcus vertebrae**. Einkerbungen der Bogenwurzeln (**Incisura vertebralis inferior** bzw. **superior**) bilden zwischen benachbarten Wirbeln das **Foramen intervertebrale** mit dem Spinalnerv (S. 198).

Wirbelbogen (Arcus vertebrae): Der Wirbelbogen umgibt dorsal vom Wirbelkörper als hufeisenförmige knöcherne Spange das **Wirbelloch** (**Foramen vertebrale**). Die Wirbellöcher aller Wirbel bilden den **Wirbelkanal** (**Canalis vertebralis**), in dem sich das Rückenmark befindet. Der Wirbelbogen entspringt dorsal/seitlich mit zwei **Bogenwurzeln** (**Pediculi arcus vertebrae**) vom Wirbelkörper. Da die Bogenwurzeln den dünnsten Abschnitt des Bogens darstellen und ihre kraniokaudale Ausdehnung auch geringer ist als die der Wirbelkörper, entsteht an ihrer Oberseite die **Incisura vertebralis superior**, an der Unterseite die **Incisura vertebralis inferior** (Abb. **9.12**). Die Inzisuren benachbarter Wirbel bilden zusammen ein **Foramen intervertebrale**, durch welches der jeweilige **Spinalnerv** (S. 198) den Wirbelkanal verlässt. Der größte Teil des Bogens wird von der **Lamina arcus vertebrae** gebildet.

Wirbelbogenfortsätze (Procc. arcus vertebrae): Die 7 Wirbelbogenfortsätze entspringen der Lamina arcus vertebrae.
- 1 **Dornfortsatz** (**Proc. spinosus**) dorsomedian,
- 2 **Querfortsätze** (**Proc. transversi**) lateral,
- 2 **obere** und 2 **untere Gelenkfortsätze** (**Procc. articulares sup. et inf.**) kranial bzw. kaudal.

Letztere tragen die Gelenkflächen der **Wirbelbogengelenke** (**Articulationes zygapophyseales**).

Wirbelbogenfortsätze (Procc. arcus vertebrae): Die Lamina arcus vertebrae trägt insgesamt 7 Wirbelbogenfortsätze:
- Ein **Dornfortsatz** (**Proc. spinosus**) springt median nach dorsal vor.
- Je ein **Querfortsatz** (**Proc. transversus**) ragt nach rechts bzw. links.
- Je zwei **obere** und **untere Gelenkfortsätze** (**Procc. articulares superiores et inferiores**) entspringen nahe dem Pediculus.

Dorn- und Querfortsätze dienen als **Ansatz** für **Bänder** und **Muskeln**, während die oberen Gelenkfortsätze eines Wirbels mit den unteren Gelenkfortsätzen des darüberliegenden Wirbels echte Gelenke, die **Wirbelbogengelenke** (**Articulationes zygapophyseales**, „**Facettengelenke**") bilden.

▶ Merke.

▶ Merke. Die Form und Orientierung ihrer Gelenkflächen bestimmt wesentlich die Bewegungsmöglichkeiten zweier benachbarter Wirbel (S. 259), welche allerdings grundsätzlich durch die Synchondrosen zwischen den Wirbelkörpern eingeschränkt sind.

▶ Klinik.

▶ Klinik. Betrachtet man den unbekleideten Rücken, so sieht man in der **Medianen** eine höckrige Linie. Sie markiert die **Dornfortsätze** und das **Lig. supraspinale** bzw. **nuchae** (s. u.) und ist im Bereich der Hals- und v. a. der Lendenlordose als Rinne vertieft, im Bereich der Brustkyphose prominent. Bis auf wenige Ausnahmen sind die Dornfortsätze die einzigen Bereiche der Wirbel, die von außen gut tastbar sind. Anhand des Verlaufs der Linie kann man schon bei der Inspektion (S. 21), d. h. beim Betrachten (als Teil der körperlichen Untersuchung) **skoliotische Verkrümmungen** (Abb. **9.5**b) feststellen.

9.5 Dornfortsätze im Verlauf betrachtet

Quelle: Niethard F, Pfeil J, Biberthaler P, Hrsg. Duale Reihe Orthopädie und Unfallchirurgie. 9. Aufl. Stuttgart: Thieme; 2022

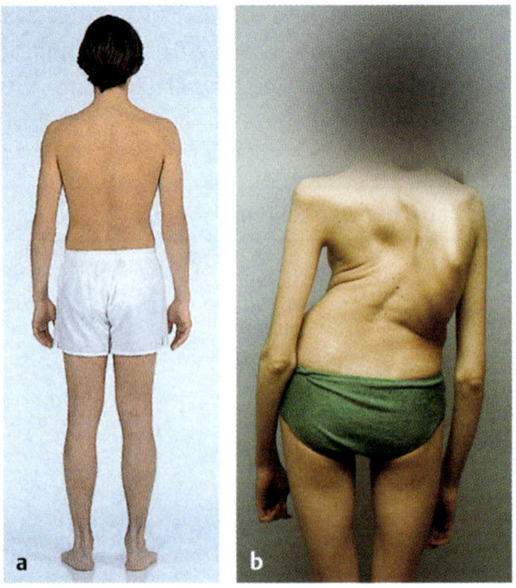

9.6 Spongiosaarchitektur des Wirbelkörpers mit Druck- und Zugtrabekeln

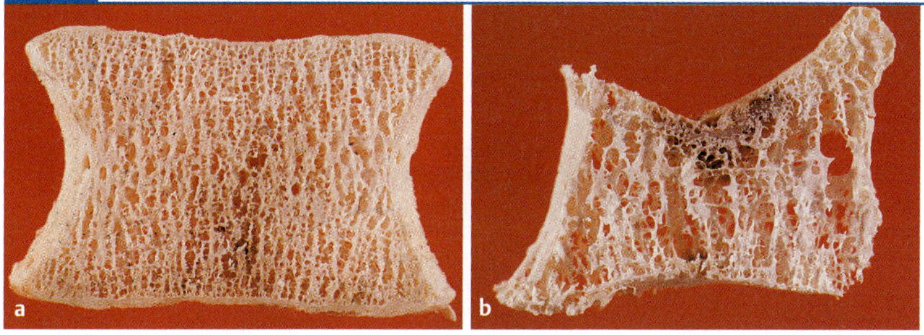

a Normaler Lendenwirbelkörper (aufgesägt): Die Spongiosatrabekel sind überwiegend vertikal (Drucktrabekel) und horizontal (Zugtrabekel) angeordnet.
b Osteoporotischer Lendenwirbelkörper (aufgesägt): Im Vergleich zu Abb. a fällt auf, dass die Dichte der Spongiosatrabekel verringert (rarefiziert) ist und die einzelnen Trabekel dünner sind. Dies hat zu einer fischartigen Deformierung des Wirbelkörpers geführt.

Quelle: Niethard F, Pfeil J, Biberthaler P, Hrsg. Duale Reihe Orthopädie und Unfallchirurgie. 9. Aufl. Stuttgart: Thieme; 2022

9.6

Feinbau und Spongiosaarchitektur

Mit ihrer annähernd **zylindrischen Form** sind die **Wirbelkörper** an axial einwirkende Druckkräfte angepasst. Auch die Spongiosaarchitektur spiegelt diese Belastung wider: **Vertikale Drucktrabekel** kreuzen sich rechtwinklig mit **horizontal** ausgerichteten **Zugtrabekeln** (Abb. **9.6a**). Die **Substantia corticalis** ist sehr dünn und auf der kranialen und kaudalen Fläche auf eine schmale knöcherne **Randleiste (Epiphysis anularis)** reduziert. Der Markraum des Wirbelkörpers ist nach oben und unten durch eine ca. 1 mm starke **Deckplatte** aus **hyalinem Knorpel** verschlossen (Abb. **9.24b**). Ein wesentlicher Teil des **roten, blutbildenden Knochenmarks** befindet sich in der Spongiosa der gut durchbluteten Wirbelkörper. Dementsprechend weist die Kortikalis v. a. dorsal einige größere **Foramina nutricia** (S. 218) auf.

Feinbau und Spongiosaarchitektur

Ihre **zylindrische Form** und die Spongiosaarchitektur dienen der Aufnahme axialer Druckkräfte. An ihrer Ober- und Unterfläche besitzen die **Wirbelkörper** statt einer knöchernen Kortikalis eine **knorpelige Deckplatte** (Abb. **9.6**).
Die Spongiosa der Wirbelkörper enthält große Mengen an **rotem, blutbildendem Knochenmark**.

► Klinik. Im Alter kann es – insbesondere bei Frauen – zu einem pathologischen Knochenschwund (**Osteoporose**) kommen. Durch Demineralisierung und Reduktion der Knochentrabekel wird hierbei die Belastbarkeit der Wirbelkörper reduziert, so können ohne Trauma sog. Sinterungsfrakturen auftreten und die Wirbel schleichend zu **„Keil-** oder **Fischwirbeln"** deformiert werden (Abb. **9.6b**).

► Klinik.

Hals-, Brust- und Lendenwirbel

Der allgemeine Bauplan der Wirbel ist in den einzelnen Abschnitten der Wirbelsäule den lokalen Erfordernissen entsprechend abgewandelt (Tab. **9.2**, Tab. **9.3**, Tab. **9.4**). Die ersten beiden Halswirbel (S. 255) werden wegen ihrer morphologischen und funktionellen Besonderheiten gesondert besprochen.

Hals-, Brust- und Lendenwirbel

Die Besonderheiten der Wirbelformen von Hals-, Brust- und Lendenwirbelsäule sind in Tab. **9.2**, Tab. **9.3** und Tab. **9.4** dargestellt.

9.2 Form der Halswirbel II – VII

Wirbelkörper (HWK)	Dornfortsatz	Querfortsätze	Gelenkfortsätze
▪ klein und flach ▪ rechteckiger Grundriss ▪ **Unci corporum** (Procc. uncinati, Hakenfortsätze) als sagittale Knochenleisten seitlich an der oberen Deckfläche ▪ untere Deckfläche von ventral nach dorsal konkav	▪ gegabelt, relativ kurz ▪ bei C VII (seltener C VI oder Th I) deutlich länger (**Vertebra prominens**)	▪ **Foramen transversarium** (Durchtritt der A. vertebralis) ▪ **Tuberculum anterius** als Rippenrudiment Abschluss des ventralen Anteils ▪ **Tuberculum posterius** als Spitze des eigentlichen Fortsatzes ▪ **Sulcus nervi spinalis** zwischen Tub. anterius und posterius (Austrittsort der zervikalen Spinalnerven)	▪ plane Gelenkflächen ▪ um ca. 45° nach hinten geneigt (Abb. **9.7**, Abb. **9.27a**)

9.7 Halswirbel

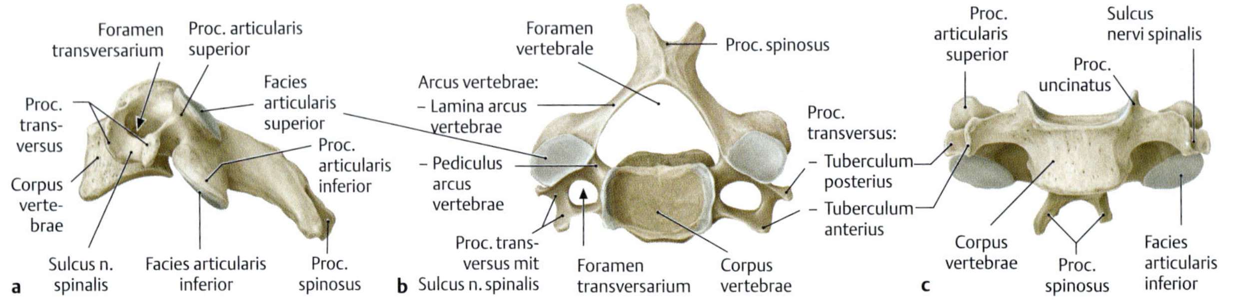

a 4. Halswirbel in der Ansicht von links-lateral,
b kranial
c und ventral.

Quelle: Schünke M, Schulte E, Schumacher U. PROMETHEUS LernAtlas der Anatomie. Allgemeine Anatomie und Bewegungssystem. Illustrationen von Voll M u. Wesker K. 6. Aufl. Stuttgart: Thieme; 2022

9.8 Halswirbelsäule im Röntgenbild

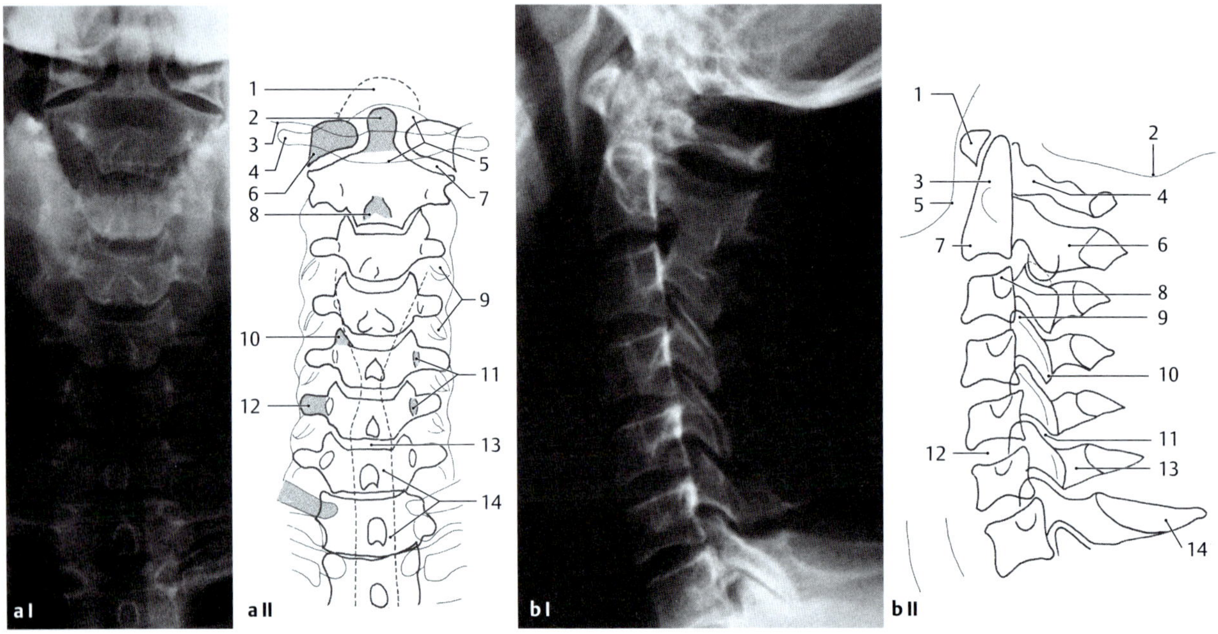

1 Foramen magnum
2 Dens axis
3 Os occipitale
4 Processus transversus C I
5 Arcus post. atlantis
6 Massa lateralis atlantis
7 Articulatio atlanto-axialis lateralis
8 Processus spinosus (zweigeteilt)
9 überlappende Gelenk-fortsätze
10 Processus uncinatus
11 Pediculus arcus vertebrae
12 Processus transversus
13 Zwischenwirbelraum (Discus)
14 Trachea

1 Arcus anterior atlantis
2 Os occipitale
3 Dens axis
4 Arcus posterior atlantis
5 Mandibula
6 Processus spinosus C II
7 Corpus axis
8 Processus transversus
9 Processus articularis superior
10 Processus articularis inferior
11 Wirbelbogengelenk
12 Zwischenwirbelraum (Discus)
13 Lamina arcus vertebrae
14 Processus spinosus (Vertebra prominens)

Aufnahme der HWS (zur Betrachtung der Wirbelsäule im Röntgenbild s. a. Abb. **4.3**).
a a.-p. (**aI**) mit erklärender Schemazeichnung (**aII**)
b seitlich (**bI**) mit erklärender Schemazeichnung (**bII**)

Quelle: Möller, T.B., Reif, E.: Taschenatlas der Röntgenanatomie. 7. Aufl. Stuttgart: Thieme; 2020

Halswirbel

Halswirbel

Das Tuberculum anterius von **C VI** ist besonders kräftig und von ventral am Vorderrand des M. sternocleidomastoideus (Abb. **34.4**) in Höhe des Ringknorpels (S. 910) tastbar. Es liegt unmittelbar dorsal der A. carotis communis (**Tuberculum caroticum**).

▶ Klinik. Beim Palpieren des Tuberculum caroticum ist v. a. bei älteren Menschen Vorsicht geboten, da sich etwas oberhalb der **Karotissinus** mit Druckrezeptoren in der Wand der A. carotis communis befindet, welche sehr empfindlich auf mechanische Reizung reagieren können; vgl. Karotissinusreflex (S. 884).

▶ Klinik.

Brustwirbel

Brustwirbel

9.3 Form der Brustwirbel

Wirbelkörper (BWK)	Dornfortsatz	Querfortsätze	Gelenkfortsätze
▪ ventral niedriger als dorsal (→ Brustkyphose) ▪ Dorsalfläche nach ventral eingebuchtet ▪ dorsolateral **Fovea costalis superior bzw. inferior** (S. 281) als halbe Gelenkpfannen* für die Aufnahme der Rippenköpfchen	▪ lang ▪ schräg nach unten zeigend ▪ dachziegelartige Überlappung → nahezu knöcherner Verschluss des Wirbelkanals im BWS-Bereich → Begrenzung der Dorsalextension	▪ schräg nach dorsolateral gerichtet ▪ **Fovea costalis processus transversi** an Th I–Th X als Gelenkfläche zur Artikulation mit dem Rippenhöckerchen (S. 280)	▪ Gelenkflächen frontal gestellt ▪ obere zeigen nach dorsal, untere nach ventral (Abb. **9.9**, Abb. **9.27b**)

* Der Körper von **Th I** besitzt eine ganze Gelenkpfanne für die 1. Rippe und eine halbe für die 2. Rippe. **Th X** trägt eine halbe Pfanne für die 10. Rippe, **Th XI** und **Th XII** jeweils ganze Gelenkpfannen für die 11. und 12. Rippe.

9.9 Brustwirbel

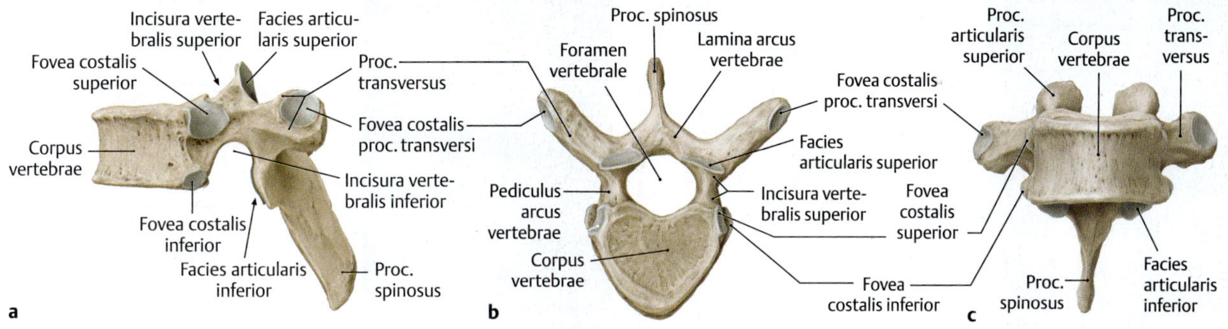

a 6. Brustwirbel in der Ansicht von links-lateral,
b kranial
c und ventral.

Quelle: Schünke M, Schulte E, Schumacher U. PROMETHEUS LernAtlas der Anatomie. Allgemeine Anatomie und Bewegungssystem. Illustrationen von Voll M u. Wesker K. 6. Aufl. Stuttgart: Thieme; 2022

▶ Klinik. Ein Durchzählen der Dornfortsätze der Brustwirbelsäule ist im Allgemeinen wegen der steil abwärts gerichteten und überlappenden Dornfortsätze nicht möglich. Zur Orientierung dienen horizontale Hilfslinien. In Neutral-Null-Stellung (S. 225) liegt der Dornfortsatz des **3. Brustwirbels** auf der Linie, die die medialen Enden der Spinae scapularum verbindet, der von **Th VII** auf der Verbindungslinie der Anguli inferiores scapularum. Die **Jacoby-Linie** verbindet die Höhen der Darmbeinkämme und schneidet den Dornfortsatz des **4. Lendenwirbels** oder liegt etwas darunter. Sie ist eine Orientierungslinie für die Lumbalpunktion (S. 1142). Von L IV aus können die übrigen Lendenwirbel abgezählt werden.

▶ Klinik.

9.10 Hilfslinien zur Orientierung

Quelle: Schünke M, Schulte E, Schumacher U. PROMETHEUS LernAtlas der Anatomie. Allgemeine Anatomie und Bewegungssystem. Illustrationen von Voll M u. Wesker K. 6. Aufl. Stuttgart: Thieme; 2022

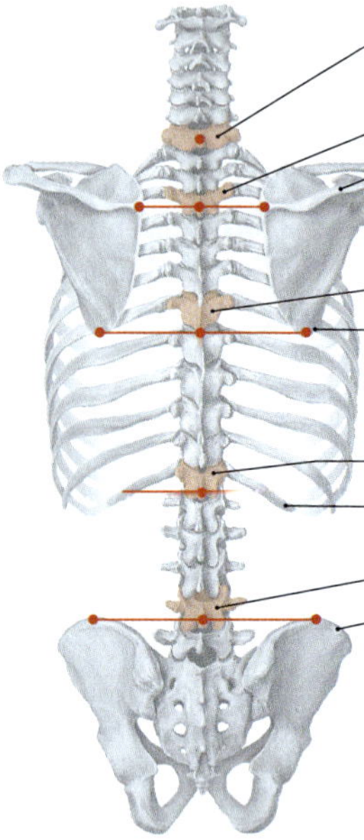

9.11 Brustwirbelsäule im Röntgenbild

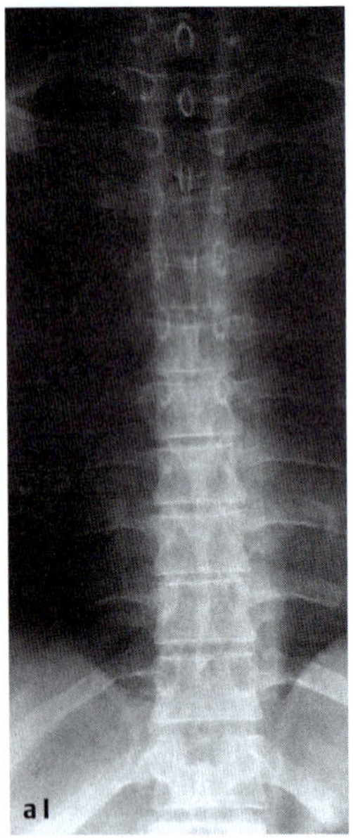

a I

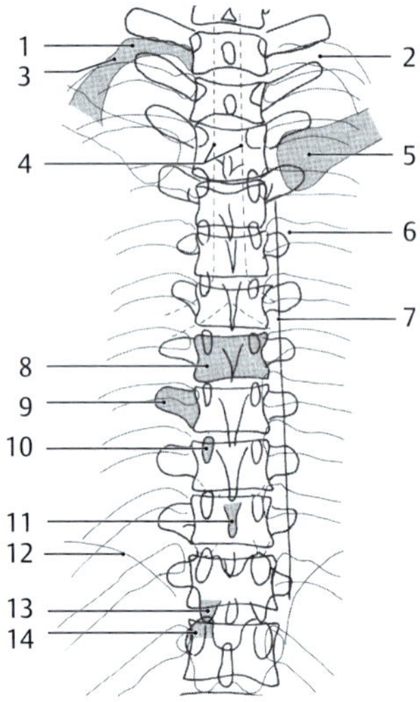

a II

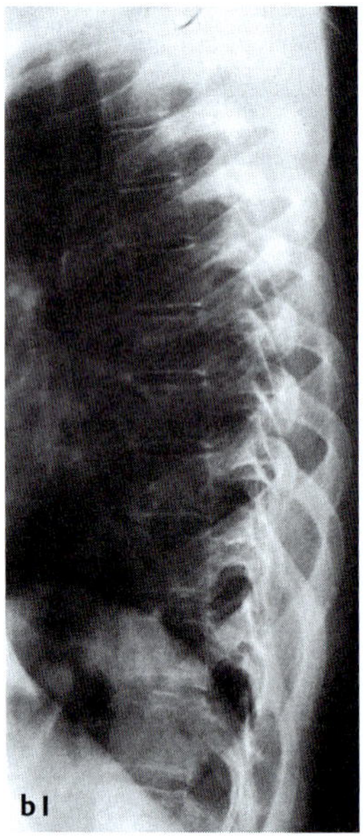

b I

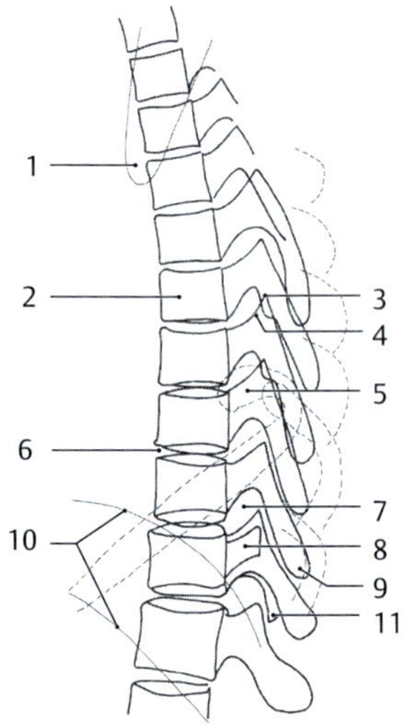

b II

1 Tuberculum costae I
2 Collum costae
3 Costa I
4 Trachea
5 Klavikula
6 Caput costae
7 Paravertebrallinie
8 Corpus vertebrae
9 Processus transversus
10 Pediculus arcus vertebrae
11 Processus spinosus
12 Zwerchfellkuppel
13 Processus articularis inferior
14 Processus articularis superior

1 Scapula
2 Corpus vertebrae
3 Processus articularis superior
4 Processus articularis inferior
5 Caput costae
6 Zwischenwirbelraum (Discus)
7 Foramen intervertebrale
8 Processus transversus
9 Processus spinosus
10 Zwerchfellkuppel
11 Wirbelbogengelenk

Aufnahme der BWS.

a a.-p. (**aI**) mit erklärender Schemazeichnung (**aII**)

b seitlich (**bI**) mit erklärender Schemazeichnung (**bII**)

Quelle: Möller, T.B., Reif, E.: Taschenatlas der Röntgenanatomie. 7. Aufl. Stuttgart: Thieme; 2020

9.12 Lendenwirbel

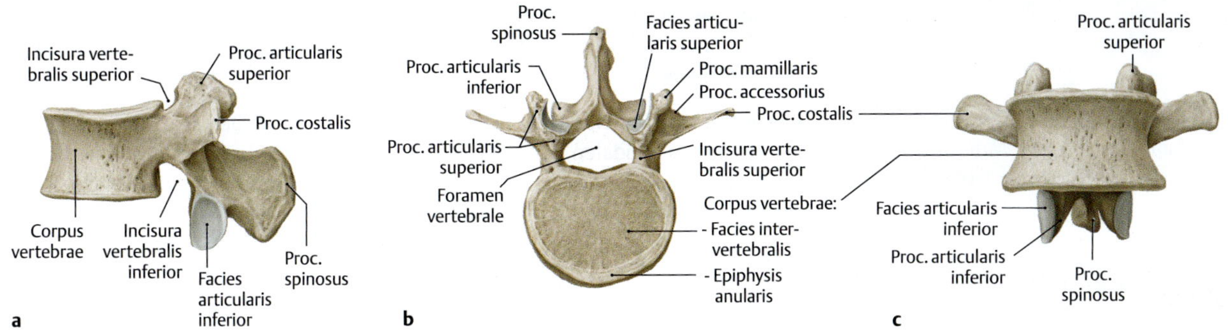

(Darstellung der Lendenwirbelsäule im Röntgenbild s. Abb. **4.3d**).
a 2. Lendenwirbel in der Ansicht von links-lateral,
b kranial
c und ventral.

Quelle: Schünke M, Schulte E, Schumacher U. PROMETHEUS LernAtlas der Anatomie. Allgemeine Anatomie und Bewegungssystem. Illustrationen von Voll M u. Wesker K. 6. Aufl. Stuttgart: Thieme; 2022

Lendenwirbel

Lendenwirbel

9.4 Form der Lendenwirbel

Wirbelkörper (LWK)	Dornfortsatz	Querfortsätze	Gelenkfortsätze
▪ besonders groß ▪ bohnenförmiger Grundriss ▪ transversaler Durchmesser größer als sagittaler	▪ gerade nach hinten gerichtet → Wirbelkanal im LWS-Bereich nur bindegewebig verschlossen und daher gut zugänglich für Lumbalpunktion (S. 1142)	▪ Synonym: **Proc. costalis** (Rippenrudiment) ▪ relativ lang ▪ **Proc. accessorius** (eigentlicher Querfortsatz) dorsal vom Proc. costalis	▪ **Proc. mamillaris** an Rückseite der oberen Gelenkfortsätze ▪ Gelenkflächen überwiegend sagittal orientiert (Abb. **9.12**, Abb. **9.27c**; Ausnahme L V: nahezu frontal)

Kreuzbein (Os sacrum)

Das Kreuzbein stellt eine Verschmelzung der fünf Sakralwirbel (**S I–S V**) und den zugehörigen Rippenrudimenten dar. Es verbindet als integraler Teil des Beckenrings (S. 318) die suprapelvinen Körperabschnitte mit den unteren Extremitäten. Es ist dreieckig und weist eine starke **kyphotische** Krümmung auf, wobei es kranial dick und breit ist und nach kaudal schmal und dünn zuläuft. Am Kreuzbein unterscheidet man folgende Abschnitte (Abb. **9.13**):

Basis ossis sacri (Basis): Die Kreuzbeinbasis entspricht der kranialen Deckfläche des Wirbelkörpers S I. Die Vorderkante der Kreuzbeinbasis wird als **Promontorium** bezeichnet, welches markant nach ventral in die Beckeneingangebene vorspringt (S. 320).

Apex ossis sacri (Kreuzbeinspitze): Die kaudale Deckfläche von S V bildet die Kreuzbeinspitze.

Facies pelvica (Vorderfläche): An der ventralen Fläche markieren die **Lineae transversae** die Grenzen der Sakralwirbelkörper, die bis zum 25. bis 35. Lebensjahr noch durch Knorpel getrennt sind. Die Foramina intervertebralia sind zu knöchernen Kanälen verschmolzen, in denen die sakralen Spinalnerven (S. 198) nach lateral verlaufen. Diese münden seitlich der Lineae transversae auf der Vorderfläche mit je 4 Austrittslöchern für die ventralen Äste der Spinalnerven S 1-S 4, den **Foramina sacralia anteriora**.

Facies dorsalis (Hinterfläche): Durch Verschmelzung der Wirbelbogenfortsätze besitzt die Dorsalfläche fünf längsverlaufende Leisten. Den Dornfortsätzen entspricht die median gelegene **Crista sacralis mediana**, den Gelenkfortsätzen entsprechen die beiden **Cristae sacrales mediales**. Letztere enden an der Basis in zwei **Procc. articulares superiores**, deren nach dorsal gewandte Gelenkflächen mit den unteren Gelenkfortsätzen von L V artikulieren. Kaudal bilden die rudimentären Gelenkfortsätze von S V die **Cornua sacralia**. Zwischen Crista sacralis medialis und lateralis (s. u.) liegen als Austrittsstellen der **dorsalen** Spinalnervenäste die **Foramina sacralia posteriora**.

Kreuzbein (Os sacrum)

Das Kreuzbein ist Teil des **Beckenrings**. Es ist durch Verschmelzung von **5 Sakralwirbeln** entstanden, dreieckig und kyphotisch gekrümmt (Abb. **9.13**). Man unterscheidet:

Basis ossis sacri (entspricht kranialer Deckfläche des WK S I): Ihre Vorderkante springt als **Promontorium** vor.

Apex ossis sacri: Die kaudale Deckfläche von S V ist die Kreuzbeinspitze.

Facies pelvica (Vorderfläche) und **Facies dorsalis** (Hinterfläche): Hier treten die ventralen und dorsalen Äste der sakralen Spinalnerven durch die **Foramina sacralia anteriora** und **posteriora** aus.
Ventral markieren **Lineae transversae** die Grenzen der sakralen WK.

Dorsal sind durch die Verschmelzung der Bögen und ihrer Fortsätze die **Crista sacralis mediana** (Proc. spinosi), die **Cristae sacrales mediales** (Proc. articulares) und die **Cristae sacrales laterales** (Proc. transversi) entstanden.

Pars lateralis: Sie trägt die Gelenkfläche des Iliosakralgelenks (**Facies auricularis**).

Hiatus sacralis: Er entsteht durch die fehlende Bogenlamina von S V. Der Wirbelkanal ist somit an dieser Stelle nach dorsal offen.

Pars lateralis (seitlicher Abschnitt): Als Pars lateralis wird der seitlich der Foramina sacralia gelegene Abschnitt des Kreuzbeins bezeichnet. Sie trägt die äußeren Leisten (**Cristae sacrales laterales**), die den Querfortsätzen bzw. den Procc. accessorii entsprechen und bildet außen die Gelenkfläche für das Iliosakralgelenk (S. 323), die **Facies auricularis**.

Hiatus sacralis: Der Hiatus sacralis stellt das Ende des Wirbelkanals dar. Infolge von Involution am kaudalen Ende der Wirbelsäule fehlt bei den meisten Menschen die Bogenlamina von S V ganz und die von S IV teilweise, sodass der Wirbelkanal im Hiatus sacralis nach dorsal offen ist.

9.13 Kreuz- und Steißbein

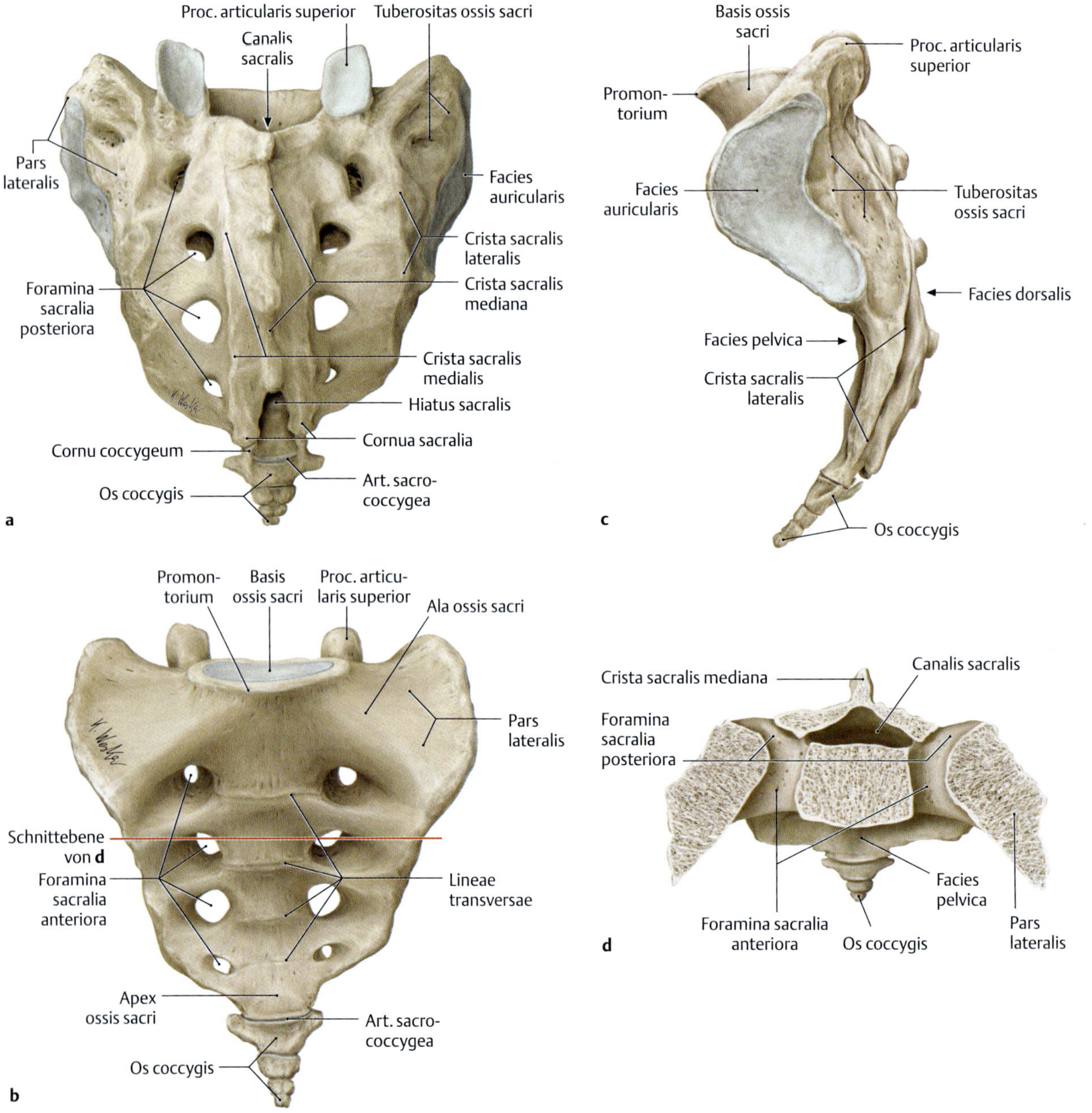

a Ansicht von dorsal,
b ventral
c und links-lateral.
d Transversalschnitt durch das Kreuzbein; Ansicht von kranial (Lage der Schnittebene s. **b**): Anstelle der Zwischenwirbellöcher beidseitig vier T-förmige Knochenkanäle, durch die die Sakralnerven 1–4 austreten.

Quelle: Schünke M, Schulte E, Schumacher U. PROMETHEUS LernAtlas der Anatomie. Allgemeine Anatomie und Bewegungssystem. Illustrationen von Voll M u. Wesker K. 6. Aufl. Stuttgart: Thieme; 2022

Ein durch die aufrechte Haltung bedingtes typisch menschliches Merkmal ist der **Knick** zwischen **5. Lendenwirbel** und **Kreuzbein** (Abb. **9.1**, Abb. **9.13**). Die Längsachsen der Wirbelkörper von L V und S I bilden den nach hinten offenen **Lumbosakralwinkel** von durchschnittlich 143°. Damit geht eine **Ventralneigung** der **Basis** des Kreuzbeins von ca. 35° einher, wobei die Procc. articulares superiores durch ihre annähernd frontale Stellung verhindern, dass L V mit der darüber liegenden Wirbelsäule auf der Kreuzbeinbasis nach ventral abgleitet.

Im lumbosakralen Übergang hat die Wirbelsäule einen Knick (**Lumbosakralwinkel**), die **kraniale Fläche** des Sakrums ist nach **ventral geneigt** (Abb. **9.1**, Abb. **9.13**).

Steißbein (Os coccygis)

Die erwähnten Involutionsvorgänge und ihre Variabilität begründen, dass das aus **3–5 bogenlosen Wirbelrudimenten** bestehende Steißbein sehr unterschiedlich ausgeprägt sein kann. Kleine obere Gelenkfortsätze (**Cornua coccygea**) von **Co I** artikulieren mit den Cornua sacralia von S V, mit dem es ansonsten knorpelig verbunden ist (Abb. **9.13**).

Steißbein (Os coccygis)

Das mit dem Sakrum knorpelig verwachsene Steißbein besteht aus **3–5 Wirbelrudimenten** (Abb. **9.13**).

9.1.3 Zwischenwirbelscheiben (Disci intervertebrales)

Lage und Aufbau

Lage: Die 23 Disci intervertebrales (Bandscheiben) befinden sich **zwischen den Wirbelkörpern** und sind mit deren knorpeligen Deckplatten und der knöchernen Randleiste verwachsen.
Die Diskrepanz zwischen der Gesamtzahl der Wirbel und der Anzahl der Zwischenwirbelscheiben erklärt sich daraus, dass das Sakrum ein einziger Knochen ist und die ersten beiden Halswirbel (S. 255) nur durch echte Gelenke, d. h. Diarthrosen (S. 220), verbunden sind.

9.1.3 Zwischenwirbelscheiben (Disci intervertebrales)
Lage und Aufbau

Lage: Die Disci intervertebrales verbinden benachbarte **Wirbelkörper**, indem sie mit den knorpeligen Deckplatten und der knöchernen Randleiste der Wirbel verwachsen sind.

Aufbau: Die Disci intervertebrales bestehen aus einem äußeren Faserring (**Anulus fibrosus**), der einen innen liegenden Gallertkern (**Ncl. pulposus**) umgibt (Abb. **9.14**).
Der **Anulus fibrosus** ist aus **Faserknorpel** (S. 63) aufgebaut. Er besteht aus **konzentrisch geschichteten Lamellen**, wobei die kollagenen Fasern einer Lamelle einheitlich schräg und gegenläufig zu den Fasern der Nachbarlamellen verlaufen. Die Fasern der äußeren Lamellen strahlen in die knöchernen Randleisten, die der inneren in die knorpelige Deckplatte der Wirbelkörper ein. Die inneren Lamellen des Anulus fibrosus gehen ohne scharfe Grenze in die **Gallerte** des **Ncl. pulposus** über. Diese besteht hauptsächlich aus Glykosaminoglykanen mit hohem Wasserbindungsvermögen. Dadurch entfaltet der Gallertkern einen **Quellungsdruck**, der den Faserring unter Spannung setzt.

Aufbau: Ein äußerer Faserring (**Anulus fibrosus**) aus konzentrisch geschichteten **Faserknorpellamellen** umgibt einen Gallertkern (**Ncl. pulposus**, Abb. **9.14**). Der **Ncl pulposus** besteht aus wasserbindenden Glykosaminoglykanen und setzt den Faserring unter Spannung.

9.14 Aufbau eines Discus intervertebralis

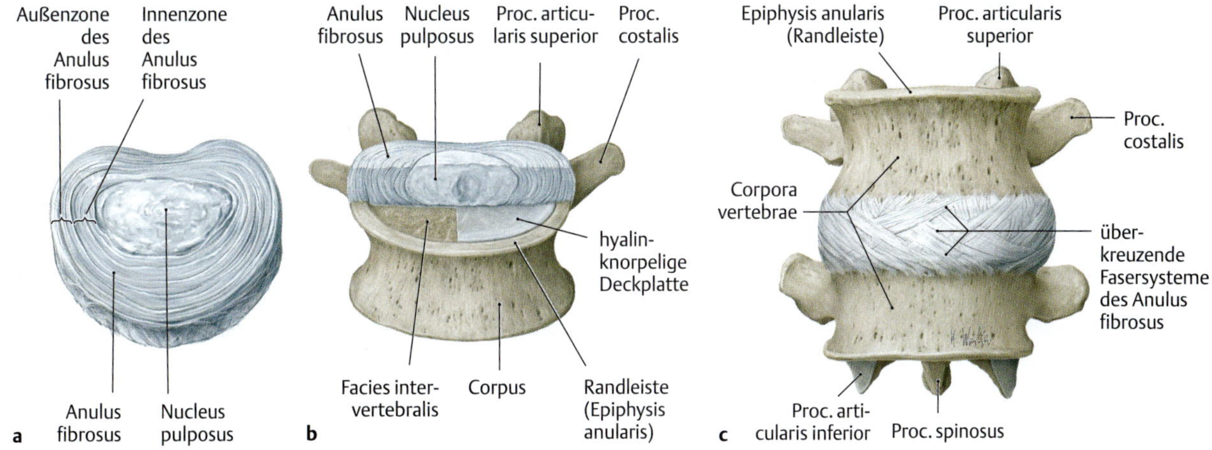

a Ansicht von kranial-ventral.
b Ansicht auch von kranial-ventral, wobei die vordere Bandscheibenhälfte und die rechte Hälfte der Deckplatte entfernt wurde.
c Ansicht von ventral.

Quelle: Schünke M, Schulte E, Schumacher U. PROMETHEUS LernAtlas der Anatomie. Allgemeine Anatomie und Bewegungssystem. Illustrationen von Voll M u. Wesker K. 6. Aufl. Stuttgart: Thieme; 2022

9.15

Funktion

Der Diskus funktioniert als **„Wasserkissen“** (Abb. **9.15**):
- Er verteilt die Druckbelastung gleichmäßig auf die Wirbelkörperdeckplatten und
- begrenzt die Bewegungen der Wirbelkörper gegeneinander.

Ernährung

Die tägliche **Druckbelastung** verursacht einen reversiblen **Wasserverlust** des Ncl. pulposus, wodurch die Höhe der Bandscheiben und damit auch die Körpergröße abnehmen. **Entlastung** führt zu einer **Rehydrierung**, wodurch der Discus ernährt wird. **Blutgefäße** finden sich nur in den äußersten Schichten des Faserrings.

► Merke.

9.1.4 Bänder der Wirbelsäule

Die Bänder der Wirbelsäule sind in Abb. **9.16**, Abb. **9.17** u. Abb. **9.18** dargestellt.

9.15 Funktion der Disci intervertebrales (Druck- und Zugkräfte)

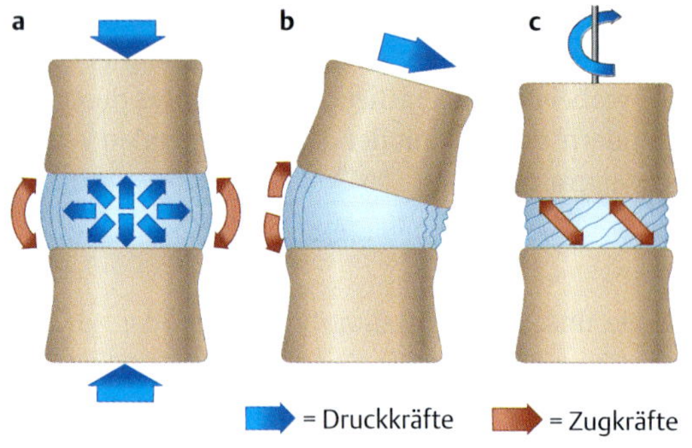

a Axiale Druckbelastungen (blaue Pfeile) werden in Zugbelastung der kollagenen Fasern des Anulus fibrosus (rote Pfeile) umgesetzt.
b Anspannung der Fasern des Anulus fibrosus begrenzt Bewegungen um die Sagittal- (Lateralflexion) und Transversalachse (Ventralflexion/Dorsalextension) sowie um
c die Longitudinalachse (Rotation).

Funktion

Druck auf den Discus führt wegen der Inkompressibilität des wasserreichen Ncl. pulposus zu dessen seitlichen Ausdehnung, was eine Zugbelastung des Anulus fibrosus zur Folge hat. Somit erfüllt die Zwischenwirbelscheibe als **„Wasserkissen“** verschiedene Funktionen:
- Der Discus intervertebralis **verteilt** den **Druck gleichmäßig** auf die benachbarten Wirbelkörperdeckplatten (Abb. **9.15a**).
- Die Fasern des Anulus fibrosus **begrenzen** die **Bewegungen** benachbarter Wirbelkörper, d. h. ventrodorsale sowie laterale Kippbewegungen (Abb. **9.15b**) und Rotation um die Longitudinalachse (Abb. **9.15c**). Bei den Kippbewegungen wird der Gallertkern zur Gegenseite verlagert. Eine Verschiebung der Wirbel gegeneinander (**Wirbelgleiten**) ist bei intaktem Diskus **unmöglich.**
- Die **Dämpfung axialer Stöße** wird allgemein überschätzt; wegen der geringen Dehnbarkeit der kollagenen Fasern des Anulus fibrosus ist sie nur **schwach** wirksam (Abb. **9.15a**).

Ernährung

Unter der Druckbelastung beim Stehen und Sitzen wird tagsüber Wasser aus dem Ncl. pulposus durch den Anulus fibrosus nach außen abgepresst. Dies führt zu einer Abflachung der einzelnen Bandscheiben um teilweise über 1 mm und damit zu einer Abnahme der Körpergröße um bis zu 2,5 cm im Tagesverlauf. Während der nächtlichen Liegephase regeneriert sich die entlastete Bandscheibe durch Rehydrierung des Ncl. pulposus. Der **Ein- und Ausstrom von Extrazellulärflüssigkeit** über den Faserring ist für die Ernährung des Discus wichtig, da lediglich die äußersten Schichten des Anulus fibrosus von wenigen Blutgefäßen versorgt werden, die Disci somit größtenteils **gefäßfrei** sind.

► Merke. Die Disci intervertebrales sind ein **bradytrophes Gewebe** mit geringer Stoffwechselaktivität und minimaler regenerativer Kapazität.

9.1.4 Bänder der Wirbelsäule

Die Wirbelsäule wird von verschiedenen Bändern stabilisiert, welche sich zwischen benachbarten Wirbeln oder über größere Abschnitte erstrecken können (Abb. **9.16**, Abb. **9.17** und Abb. **9.18**).

9.16 Bänder der Wirbelsäule auf Höhe des thorakolumbalen Übergangs

9.16

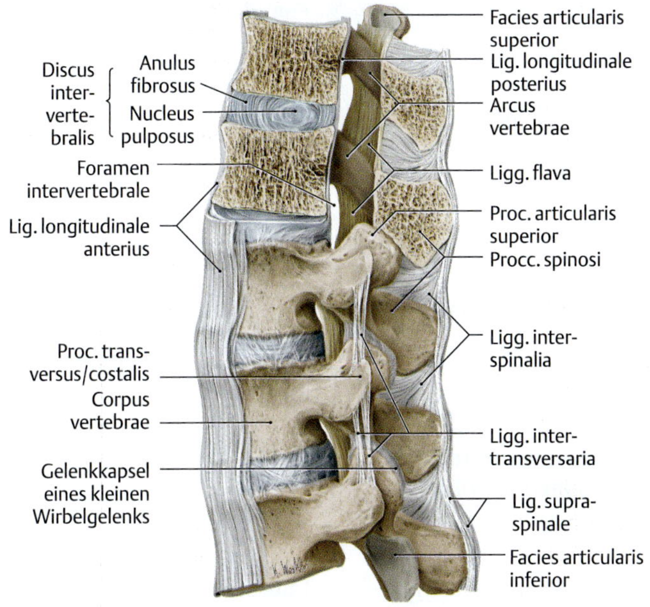

Quelle: Schünke M, Schulte E, Schumacher U. PROMETHEUS LernAtlas der Anatomie. Allgemeine Anatomie und Bewegungssystem. Illustrationen von Voll M u. Wesker K. 6. Aufl. Stuttgart: Thieme; 2022

9.17 Wirbelkörper- und Wirbelbogenbänder

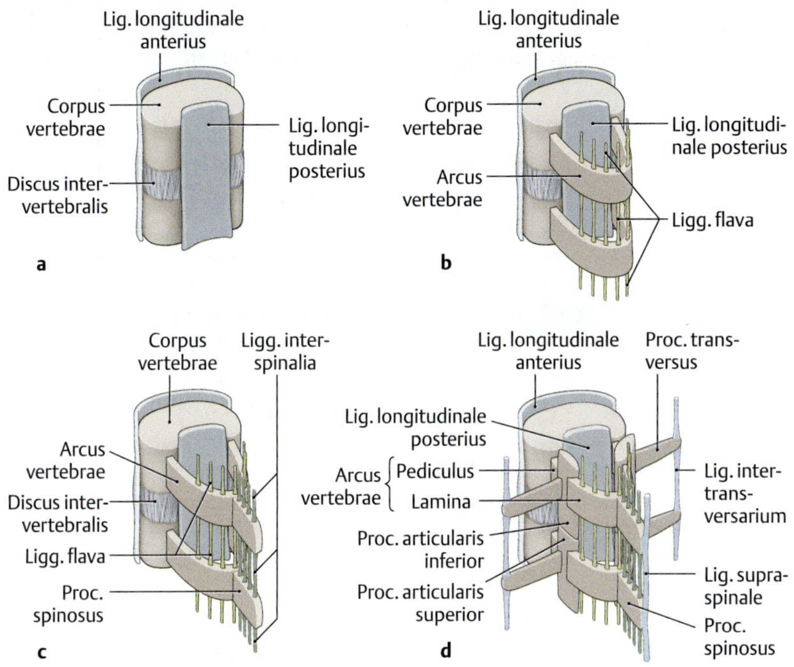

Schematische Darstellung der Wirbelkörperbänder (**a**) und der Wirbelbogenbänder (**b–d**) in der Ansicht von schräg links-dorsal.

Quelle: Schünke M, Schulte E, Schumacher U. PROMETHEUS LernAtlas der Anatomie, Kopf, Hals und Neuroanatomie. Illustrationen von Voll M u. Wesker K. 6. Aufl. Stuttgart: Thieme; 2022

9.18 Bänder der Wirbelsäule

Band	Aufbau und Verlauf	Funktion
Lig. longitudinale anterius (vorderes Längsband)	▪ an der **Ventralfläche** der Wirbelkörper ▪ von kranial nach kaudal breiter ▪ tiefe Faserzüge fest in der **Kortikalis** des Wirbelkörper verankert ▪ kaum Verbindung zum Faserring der Disci	Begrenzung der **Dorsalextension** der WS
Lig. longitudinale posterius (hinteres Längsband)	▪ an der **Dorsalfläche** der Wirbelkörper ▪ schmaler als das Lig. longitudinale anterius ▪ Faserzüge strahlen in die **Anuli fibrosi** der Disci ein ▪ nur schwache Verbindung zur dorsalen Wirbelkörperfläche	Begrenzung der **Ventralflexion** der WS
Lig. supraspinale	▪ verbindet die Spitzen der Dornfortsätze ▪ aus langen Bandzügen aufgebaut ▪ im Bereich der HWS Übergang in das Lig. nuchae	
Lig. nuchae	▪ sagittal gestellte Bindegewebsplatte zwischen **Protuberantia occipitalis externa** und **Vertebra prominens (C VII)** ▪ im Bereich der Nackenfurche mit der allgemeinen Körperfaszie verwachsen	
Ligg. flava	▪ bestehend aus kürzeren, größtenteils **elastischen** Fasern ▪ zwischen den **Laminae** benachbarter Wirbelbögen ▪ reichen nach ventral bis zu den Wirbelgelenken	Unterstützung der Rückenmuskeln bei **Aufrechthaltung** und **Bremsen der Ventralflexion** Abschluss des Wirbelkanals dorsal und seitlich (zusammen mit den Gelenkkapseln)
Ligg. interspinalia	▪ zwischen den **Dornfortsätzen** benachbarter Wirbel (von einem Dornfortsatz schräg nach kraniodorsal zum nächst höheren) ▪ an der Spitze der Dornfortsätze Übergang in das Lig. supraspinale	Begrenzung der **Ventralflexion** verhindern zusammen mit den Disci Gleitbewegungen der Wirbel gegeneinander
Ligg. intertransversaria	▪ zwischen den Enden der **Querfortsätze** (bzw. Procc. accessorii der Lendenwirbel) benachbarter Wirbel	Begrenzung von **Lateralflexion** und **Rotation**

Vgl. Dorsalextension (S. 259), Ventralflexion (S. 259), Protuberantia occipitalis externa (S. 931), Begrenzung von Lateralflexion und Rotation (S. 259).

▸ **Klinik.** Beim **Morbus Bechterew** (**Spondylitis ankylosans**), einer schmerzhaften entzündlich-rheumatischen Erkrankung, verkalkt u. a. das **Lig. longitudinale anterius**, sodass im Endstadium die gesamte Wirbelsäule als völlig verkalkter Verbund von Knochen und Bändern („Bambusstab") in kyphotischer Stellung unbeweglich fixiert wird. Der Hinterhaupt-Wand-Abstand, den man misst, wenn Betroffene versuchen, sich mit Rücken und Hinterkopf an die Wand zu lehnen, ist stark vergrößert (normalerweise problemlos möglich).

9.19 Morbus Bechterew (Spondylitis ankylosans)

Quelle: Niethard F, Pfeil J, Biberthaler P, Hrsg. Duale Reihe Orthopädie und Unfallchirurgie. 9. Aufl. Stuttgart: Thieme; 2022

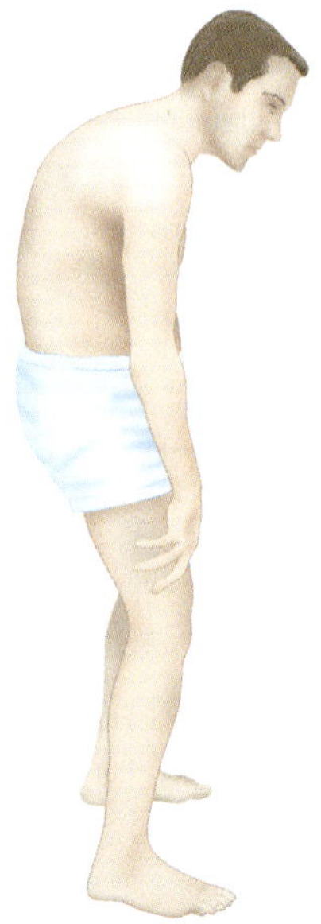

▸ Exkurs: Pathophysiologie degenerativer Wirbelsäulenveränderungen. Die extrem niedrige Stoffwechselrate im zellarmen Ncl. pulposus führt zu molekularen Veränderungen, welche bereits ab dem 3. Lebensjahrzehnt eine **Abnahme** der **Wasserbindungskapazität** der Gallerte zur Folge haben. Als Konsequenz davon

- geht die „Wasserkissenfunktion" verloren. Der Diskus verhält sich wie ein Festkörper, was dazu führt, dass der axiale **Druck nicht** mehr **gleichmäßig** auf die benachbarten Deckplatten und Randleisten verteilt wird. Bei Kippbewegungen der Wirbelkörper werden an den Rändern in Richtung der Bewegung abnorm hohe Werte erreicht;
- geht die Vorspannung des Anulus fibrosus verloren, sodass, wie bei einem nicht gespannten Abschleppseil, die **Bewegungen** der Wirbelkörper gegeneinander nicht weich, sondern **abrupt gebremst** werden (ein entspannter Faserring erlaubt auch Gleitbewegungen);
- resultiert eine dauernde Höhenminderung der Bandscheibe, die v. a. eine **Fehlbelastung der Wirbelbogengelenke** nach sich zieht (Abb. **9.20**).

9.20 Fehlbelastung der Wirbelbogengelenke bei Schaden des Discus intervertabralis

a Gesunder (prall-elastischer) Discus mit kongruent stehenden Wirbelbogengelenken.
b Geschädigter, abgeflachter Diskus führt zu Fehlstellung der Wirbelbogengelenke.

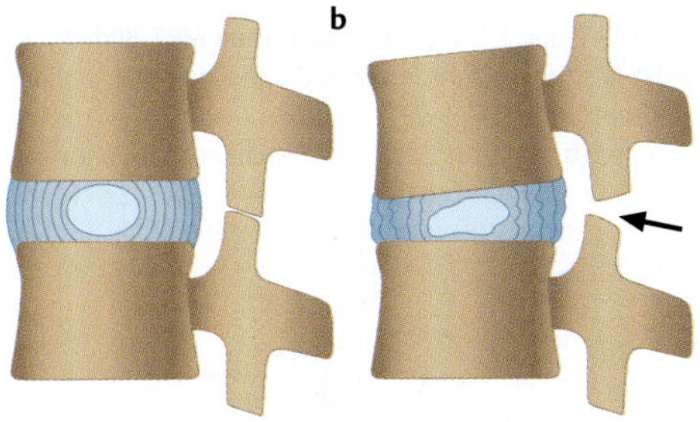

Als Reaktion auf die abnorme Druckbelastung an den Rändern der Wirbelkörper, bildet sich dort neues Knochengewebe in Form von **Osteophyten** (Abb. **9.21**), die im Röntgenbild das eindrucksvolle Bild der **Spondylose** ergeben. Der Knorpelbelag der fehlbelasteten Wirbelbogengelenke wird abgescheuert und es resultiert eine **Spondylarthrose**, die sich u. a. in der Bildung von Osteophyten an den Gelenkfortsätzen manifestiert.

9.21 Degenerative knöcherne Veränderungen am Bewegungssegment L III/L IV

Ansicht von lateral (Bandscheibe ist entfernt): Erkennbar sind knöcherne Anbauten (Exostosen, Spondylophyten) an den Rändern der Wirbelkörper (Spondylose) sowie der Gelenkfortsätze (Spondylarthrose), die zu einer Einengung des Foramen intervertebrale führen.

Quelle: Schünke M, Schulte E, Schumacher U. PROMETHEUS LernAtlas der Anatomie. Allgemeine Anatomie und Bewegungssystem. Illustrationen von Voll M u. Wesker K. 6. Aufl. Stuttgart: Thieme; 2022

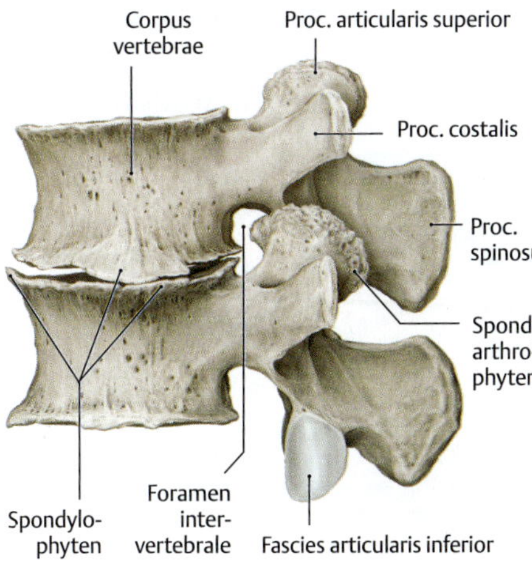

Osteophyten an der Dorsalseite der Wirbelkörper und an den Gelenkfortsätzen können zum einen den Wirbelkanal in Form einer **„Spinalkanalstenose"** einengen und das Rückenmark direkt schädigen.

Zum anderen **verengen** die Osteophyten die **Foramina intervertebralia**, in denen der Spinalnerv verläuft. Häufig verschärft ein **Diskusprolaps** (Diskushernie, **„Bandscheibenvorfall"**), der auch ohne nennenswerte Osteophyten auftreten kann, die Einengung der Foramina intervertebralia. Die Voraussetzung hierfür sind Risse im Anulus fibrosus, die in Folge der abnormen Belastungen entstehen und wegen der fast fehlenden Vaskularisation des Discus intervertebralis nur ungenügend heilen.

▸ Exkurs: Pathophysiologie degenerativer Wirbelsäulenveränderungen.

- **zervikothorakaler Übergang** (Übergang von den unteren HWS-Bewegungssegmenten mit relativ hoher Beweglichkeit zu den wenig beweglichen oberen Brustsegmenten): Hier zeigen die Faserringe der Disci bereits ab dem 2. Lebensjahrzehnt (!) Einrisse, die bis zur völligen Zweiteilung der Zwischenwirbelscheibe fortschreiten. Krankheitswert kommt diesem Befund jedoch erst bei Auftreten neurologischer Symptome (S. 254) zu.
- **lumbosakraler Übergang**: Hier liegt v. a. hohe statische Belastung vor: Da der 5. Lendenwirbel auf der nach ventral geneigten Kreuzbeinbasis eine Abgleittendenz besitzt, ist der Diskus L V/ S I neben Druck- auch Scherkräften ausgesetzt.

Ist der Faserring defekt, wird der Ncl. pulposus durch das auf der Wirbelsäule lastende Gewicht nach außen gepresst (Abb. **9.22a**). Während vorne und seitlich das Lig. longitudinale anterius einen Prolaps fast immer verhindert, kann das schwächere Lig. longitudinale posterius nachgeben, wodurch ein dorsomedianer Prolaps resultiert.

Bevorzugt betroffen sind dynamisch und statisch besonders belastete Partien der Wirbelsäule: Am häufigsten erfolgt eine Diskushernie nach **dorsolateral**, wo keine Längsbänder den Anulus fibrosus verstärken. Dort befindet sich der **Spinalnerv** im Foramen intervertebrale, der hier kaum Ausweichmöglichkeiten hat und von der Diskushernie gegen das Wirbelbogengelenk gedrückt wird.

9.22 Bandscheibenvorfall im Bereich der LWS

a Dorsomedianer Diskusprolaps zwischen L IV und L V im T 2-gewichteten MRT-Bild. Diskushernien sind mit konventionellen Röntgenverfahren **nicht** diagnostizierbar; radiologische Techniken (S. 124). *Quelle: Grehl H, Reinhardt F, Hrsg. Checkliste Neurologie. 7. Aufl. Stuttgart: Thieme; 2021*

b Dorsolateraler Diskusprolaps im LWS-Bereich mit Druck auf den Spinalnerv im Foramen intervertebrale. *Quelle: Schünke M, Schulte E, Schumacher U. PROMETHEUS LernAtlas der Anatomie. Allgemeine Anatomie und Bewegungssystem. Illustrationen von Voll M u. Wesker K. 6. Aufl. Stuttgart: Thieme; 2022*

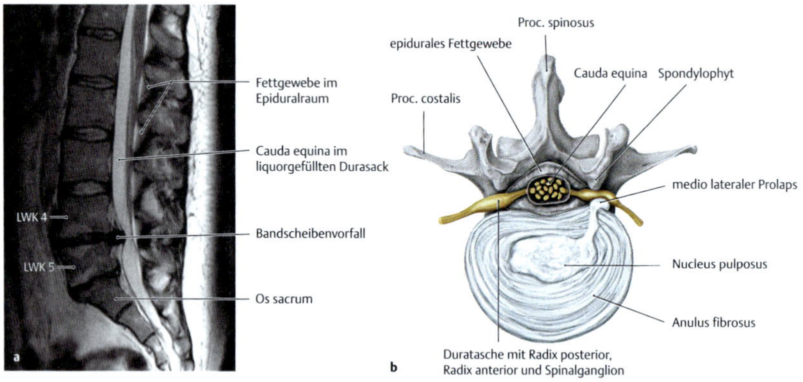

▸ Klinik. Wird der im Foramen intervertebrale verlaufende **Spinalnerv** durch den prolabierten Nukleus gegen das Wirbelbogengelenk gedrückt, kann dies von der schmerzhaften Reizung des Nerven (**Neuralgie**) bis hin zu sensiblen (**Hypästhesie**) und motorischen (**Parese = Lähmung**) Ausfallserscheinungen führen. Typischerweise sind die hervorgerufenen neurologischen Symptome **segmental** entsprechend dem Versorgungsgebiet der jeweils geschädigten Nervenwurzel(n) ausgeprägt, weshalb man von **radikulärer Symptomatik** spricht.

Im zervikothorakalen Übergangsbereich sind v. a. Spinalnerven betroffen, welche die obere Extremität innervieren (**„Schulter-Arm-Syndrom"**).

Viel häufiger noch sind Diskushernien im lumbosakralen Übergangsbereich, wo sie v. a. zur **Kompression der Spinalnerven L 5 und S 1** führen, die über den N. ischiadicus (L 4-S 3) das **Bein** innervieren. Bei einer Reizung treten **Ischialgien** auf. Häufig versucht die Rückenmuskulatur der Gegenseite durch krampfhafte Kontraktion das verengte Foramen intervertebrale zu erweitern, bzw. das betroffene Bewegungssegment zu immobilisieren; dies wird von Betroffenen als **Lumbago** („Hexenschuss") schmerzhaft erlebt.

9.23 Diskusprolaps (→) im Bereich der Halswirbelsäule mit Druck der (sensiblen) Radix posterior gegen das Wirbelbogengelenk

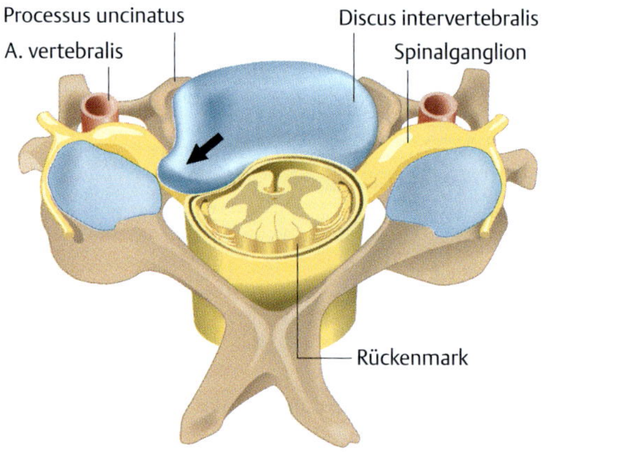

Diese Symptome können lange vor Auftreten von radiologisch nachweisbaren knöchernen Veränderungen auftreten; Veränderungen der Disci sind besonders gut im MRT beurteilbar. Bei **motorischen Ausfällen** muss der Nerv schnell durch mikrochirurgisches Ausräumen des prolabierten Nukleus, bzw. durch Abfräsen von Osteophyten entlastet werden.

9.1.5 Kopfgelenke

Die ersten beiden Halswirbel (**Atlas** und **Axis**) weichen in ihrem Aufbau stark von den übrigen Halswirbeln ab. Atlas (C I), Axis (C II) und Hinterhauptbein (**Os occipitale**) sind über **6 Gelenke** zu einer funktionellen Einheit verbunden, die feinmotorische Bewegungen des Kopfes um 3 Achsen ermöglichen.

Knochen – Os occipitale, Atlas und Axis

Hinterhauptbein (Os occipitale): Das Os occipitale besitzt an der vorderen seitlichen Umrandung des Foramen magnum zwei Gelenkkondylen (S. 931), sog. **Condyli occipitales**, mit schuhsohlenförmigen, konvex nach unten gekrümmten Gelenkflächen.

Atlas (C I): Am ersten Halswirbel unterscheidet man folgende Anteile (Abb. **9.24**):

- **Massae laterales:** Anstelle eines Wirbelkörpers besitzt der Atlas zwei Massae laterales. Diese tragen auf ihrer Oberseite die **Facies articularis superior**, welche als entsprechend geformte Gelenkpfanne für die Hinterhauptkondylen (s. o.) fungiert. Die **Facies articulares inferiores** sind leicht nach kaudal konvex gekrümmt. Sie artikulieren mit den oberen Gelenkfortsätzen des Axis (s. u.).
- **Arcus anterior:** Diese kürzere Knochenspange verbindet die beiden Massae laterales ventral. Sie besitzt auf ihrer Rückseite in der **Fovea dentis** eine Gelenkfläche für den Dens axis (s. u.).
- **Arcus posterior:** Der längere Bogen stellt die dorsale Verbindung der Massae laterales dar und entspricht im Wesentlichen der Bogenlamina, ein **Dornfortsatz fehlt**. Im **Sulcus arteriae vertebralis** zieht die A. vertebralis (S. 269) dorsal der Massa lateralis über den hinteren Bogen nach medial und durch das Foramen magnum ins Schädelinnere; vgl. A. vertebralis (S. 1146).
- **Procc. transversi:** Die Querfortsätze laden weit nach lateral aus und besitzen die **Foramina transversaria** für die Aa. vertebrales.

► Merke. Der erste Halswirbel hat **keinen Körper** und **keinen Dornfortsatz**.

► Klinik. Der **Querfortsatz** des **Atlas** lädt von allen Halswirbeln am weitesten nach lateral aus und ist hinter dem R. mandibulae etwa 1 cm kaudal und ventral vor der Spitze des Proc. mastoideus zu tasten.

Axis (C II): Beim zweiten Halswirbel sitzt auf dem **Körper** ein Knochenzapfen (**Dens axis**, Axiszahn) mit einer abgerundeten Spitze (**Apex dentis**). Der Dens axis hat sowohl ventral als auch dorsal eine Gelenkfläche, die **Facies articularis anterior** und **posterior**. Der Axis besitzt einen **Bogen** (**Arcus axis**), welcher unmittelbar neben seiner Wurzel die **oberen Gelenkfortsätze** trägt, deren Gelenkflächen von vorn nach hinten konvex gewölbt sind. Die Flächen der **unteren Gelenkfortsätze** sind wie die der übrigen HWS plan und nach dorsal gekippt. Der Bogen endet in einem kräftigen, gegabelten **Dornfortsatz** (Abb. **9.25**).

9.1.5 Kopfgelenke

C I und C II (**Atlas** und **Axis**) weichen in ihrem Bau von anderen Wirbeln ab. Die Kopfgelenke dienen der **Feinmotorik** des Kopfes.

Knochen – Os occipitale, Atlas und Axis

Os occipitale: Es besitzt seitlich vom Foramen magnum zwei konvex gekrümmte **Gelenkkondylen** (S. 931).

Atlas (C I): s. Abb. **9.24**.

- Zwei **Massae laterales** tragen auf ihrer Ober- bzw. Unterseite **Gelenkflächen** für die Hinterhauptkondylen bzw. die oberen Gelenkfortsätze des Axis.
- Der **Arcus anterior** verbindet die Massae laterales ventral. Seine **Fovea dentis** ist eine Gelenkfläche für den Dens axis.
- Der **Arcus posterior** verbindet sie dorsal. Im **Sulcus arteriae vertebralis** verläuft die A. vertebralis auf dem Arcus posterior.
- Die **Procc. transversi** besitzen die **Foramina transversaria**.

► Merke.

► Klinik.

Axis: Der zweite Halswirbel trägt auf dem **Körper** einen Knochenzapfen (**Dens axis**) mit einer **vorderen** und **hinteren Gelenkfläche** (**Facies articularis anterior** und **posterior**). Ansonsten ist er ähnlich wie die übrigen Halswirbel (C III–C VII) aufgebaut (Abb. **9.25**).

9.24 Atlas

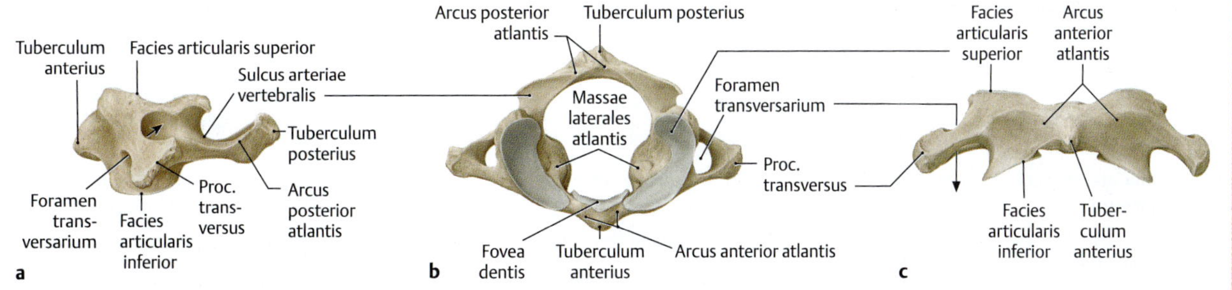

a Ansicht von links-lateral,
b kranial
c und ventral.

Quelle: Schünke M, Schulte E, Schumacher U. PROMETHEUS LernAtlas der Anatomie. Allgemeine Anatomie und Bewegungssystem. Illustrationen von Voll M u. Wesker K. 6. Aufl. Stuttgart: Thieme; 2022

9.25 Axis

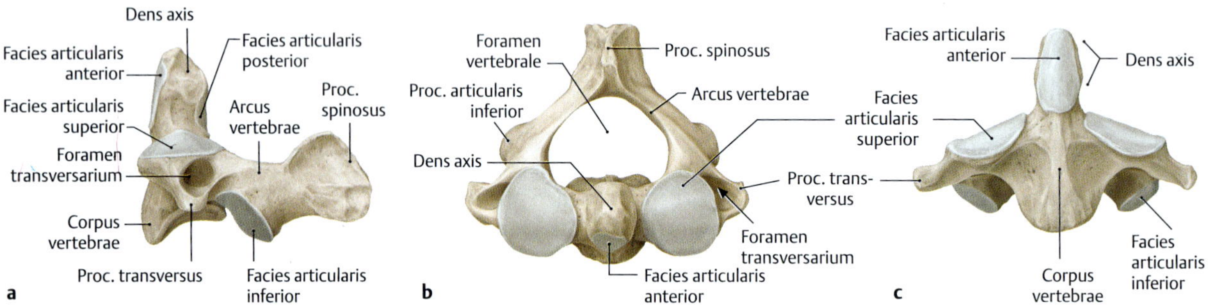

a Ansicht von links-lateral,
b kranial
c und ventral.

Quelle: Schünke M, Schulte E, Schumacher U. PROMETHEUS LernAtlas der Anatomie. Allgemeine Anatomie und Bewegungssystem. Illustrationen von Voll M u. Wesker K. 6. Aufl. Stuttgart: Thieme; 2022

Bänder der Kopfgelenke

Die **Nähe** der Kopfgelenke zu vitalen Bereichen des **ZNS** bedingt eine aufwendige **Bandsicherung** (Tab. **9.5**).

Bänder der Kopfgelenke

(vgl. Abb. **9.26**)
Das Fehlen von Zwischenwirbelscheiben ermöglicht zwar große Bewegungsumfänge in den Kopfgelenken, bedingt aber eine geringere Stabilität. Die Nähe zum ZNS, d. h. zum Halsmark bzw. zur Medulla oblongata (S. 1091), erfordert die absolute Integrität des Wirbelkanals, was durch einen **aufwendigen Bandapparat** (Tab. **9.5**) erreicht wird. Allein der Dens ist durch 3 übereinander liegende Bandschichten ventral fixiert.

9.5 Bänder der Kopfgelenke

Band	Ursprung	Ansatz	Funktion	Bemerkungen
Lig. apicis dentis	Apex dentis	vorderer Rand des Foramen magnum	Hemmung der Ventralflexion des Kopfes	schwach ausgebildet
Ligg. alaria	oberer Teil des Dens (lateral)	medialer Rand der Hinterhauptkondylen und Foramen magnum	Begrenzung der Rotation in der Art. atlantoaxialis Hemmung der Ventralflexion des Kopfes	kräftig ausgebildet
Lig. transversum atlantis	zwischen den Massae laterales (Verlauf: quer hinter Dens)		Hemmung der Ventralflexion des Kopfes	bildet mit der Fovea articularis posterior die hintere Kammer der Art. atlantoaxialis mediana und besitzt eine knorpelige Gleitfläche
Fasciculi longitudinales (kranial der Kreuzung mit dem Lig. transversum: Crus superius; kaudal: Crus inferius)	Hinterfläche des Axiskörpers	Vorderrand des Foramen magnum (Verlauf: längs hinter Dens)	Hemmung der Ventralflexion des Kopfes	bilden zusammen mit dem Lig. transversum atlantis das **Lig. cruciforme atlantis**
Membrana tectoria (Abb. **9.26c**)	Hinterfläche des Axiskörpers	Clivus des Os occipitale (S. 931)	Hemmung der Ventralflexion des Kopfes	verbreiterte und verstärkte Fortsetzung des Lig. longitudinale posterius
Membrana atlantooccipitalis anterior	vorderer Atlasbogen	Vorderrand des Foramen magnum	Hemmung der Dorsalextension des Kopfes	entspricht dem Lig. longitudinale anterius
Membrana atlantooccipitalis posterior	hinterer Atlasbogen	dorsaler Rand des Foramen magnum	Hemmung der Ventralflexion des Kopfes	kranialer Ausläufer des Lig. flavum

9.26 Bänder der Kopfgelenke

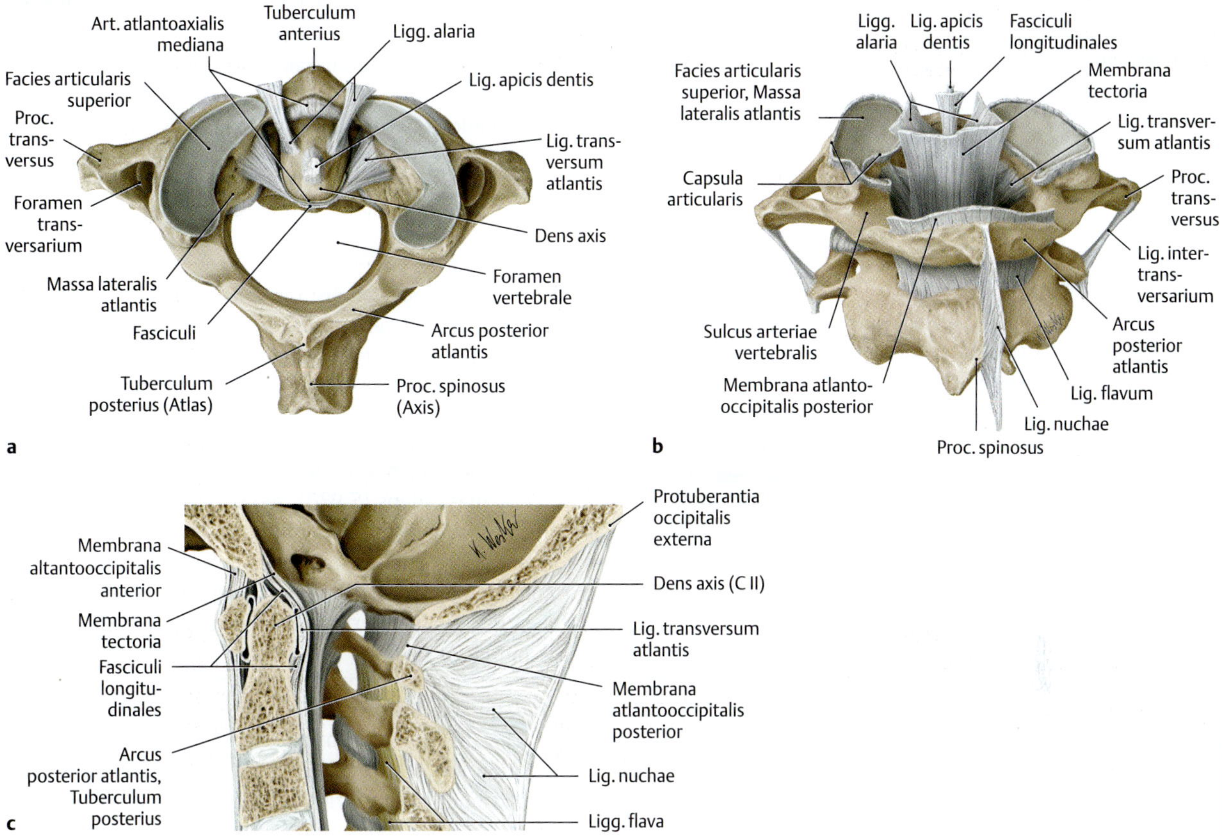

a Atlas und Axis, Ansicht von kranial
b und von dorsal-kranial.
c Mediansagittalschnitt durch die obere Halswirbelsäule und Kopfgelenke.

Quelle: Schünke M, Schulte E, Schumacher U. PROMETHEUS LernAtlas der Anatomie. Allgemeine Anatomie und Bewegungssystem. Illustrationen von Voll M u. Wesker K. 6. Aufl. Stuttgart: Thieme; 2022

▸ **Klinik.** Verletzungen im Bereich der Kopfgelenke können bei Schädigung des Rückenmarks lebensbedrohlich sein: Eine Quetschung des zervikalen Rückenmarks an dieser Stelle (**hohe Querschnittläsion**) kann u. a. die Nervenbahnen zur Atemmuskulatur unterbrechen mit der Folge eines u. U. tödlichen **Atemstillstands.**
Bei Verletzung des Bandapparats droht immer die Gefahr der Instabilität, die auch eine entscheidende Indikation für eine operative Therapie darstellt.
Typische Verletzungen im Bereich der Kopfgelenke sind:

- **Berstungsbrüche des Atlas** bei axialer Krafteinwirkung wie z. B. nach Kopfsprüngen in zu seichte Gewässer.
- **Frakturen des Dens axis**, die meist infolge starker Hyperflexion der HWS zustande kommen.

Häufiger sind allerdings Verletzungen der übrigen HWS (C III–C VII). Hier ist neben den **Wirbelkörperfrakturen** v. a. die sog. **HWS-Distorsion** („HWS-Schleudertrauma") zu nennen. Sie entsteht meist durch schnelle passive Bewegungen in entgegengesetzte extreme Positionen (Peitschenhiebverletzung oder **whiplash injury**), wie sie bei Auffahrunfällen zu beobachten sind. Nur selten sind hier morphologische Veränderungen nachweisbar, da die oft erst nach einem schmerzlosen Intervall einsetzenden, dann aber langwierigen Beschwerden durch Bänderdehnung oder andere nicht ossäre Verletzungen hervorgerufen werden. Die reaktive Muskelanspannung verstärkt die Schmerzen, was durch die abermalige muskuläre Tonuserhöhung zu einem Teufelskreis führt.

▸ Klinik.

Bau der Kopfgelenke

Man unterscheidet:
- das **obere** Kopfgelenk (**Art. atlantooccipitalis**) und
- das **untere** Kopfgelenk (**Art. atlantoaxialis**).

Bau der Kopfgelenke

Im Gegensatz zu den übrigen Knochenverbindungen der Wirbelsäule handelt es sich bei allen Kopfgelenken um **echte Gelenke**. Man unterscheidet
- das **obere** Kopfgelenk (**Articulatio atlantooccipitalis**) zwischen Os occipitale und Atlas und
- das **untere** Kopfgelenk (**Articulatio atlantoaxialis**) zwischen Atlas und Axis.

▶ Merke.

▶ Merke. Die Kopfgelenke enthalten **keine Zwischenwirbelscheiben**. Das Fehlen von Disci intervertebrales zwischen Hinterhaupt, Atlas und Axis ermöglicht die **große Beweglichkeit** der Kopfgelenke.

Articulatio atlantooccipitalis: Das obere Kopfgelenk wird aus den Hinterhauptkondylen und den Facies articulares supp. des Atlas gebildet. Es ermöglicht **Nickbewegungen** sowie Seitneigung des Kopfes.

Oberes Kopfgelenk – Articulatio atlantooccipitalis: Die beiden Hinterhauptkondylen bilden zusammen mit den Facies articulares supp. des Atlas das obere Kopfgelenk. Als **Ellipsoidgelenk** (2 Freiheitsgrade) erlaubt es in erster Linie **Nickbewegungen** des Kopfes nach vorne und hinten (insgesamt ca. 30°) sowie in geringerem Ausmaß **Seitneigung** (10–15° insgesamt).

▶ Klinik.

▶ Klinik. Die Achse der Nickbewegungen verläuft transversal zwischen äußerem Gehörgang (S. 1064) und Proc. mastoideus (S. 930), sodass beim Erwachsenen der größere Teil der Schädelmasse davor liegt. Bei ermüdungsbedingtem Nachlassen des Muskeltonus der – im Vergleich zur ventralen Halsmuskulatur kräftiger ausgebildeten – Nackenmuskulatur „nickt man ein". Beim Säugling mit seinem relativ größeren Gehirnschädel liegt der Kopfschwerpunkt hinter dieser Achse, sodass der Kopf die Tendenz hat, nach hinten zu kippen.

Articulatio atlantoaxialis: Vier Einzelgelenke bilden die beiden unteren Kopfgelenke, in denen der Atlas mit dem **Kopf** um die Längsachse des Dens **rotiert**:
- In der **Articulatio atlantoaxialis mediana** artikuliert der Axiszahn mit dem vorderen Atlasbogen und dem Lig. transversum atlantis (Tab. **9.5**).
- Die **Articulatio atlantoaxialis lateralis** entspricht den Wirbelbogengelenken der übrigen Wirbelsäule.

Unteres Kopfgelenk – Articulatio atlantoaxialis: Atlas und Axis sind über insgesamt **4 Einzelgelenke** verbunden, die in ihrer Gesamtheit als **Zapfengelenk** fungieren. Hauptbewegung ist die **Rotation** des Atlas um die Längsachse des Dens axis (insgesamt ca. 55°). Daneben sind noch geringfügige **Nickbewegungen** möglich. Man unterscheidet:
- **Articulatio atlantoaxialis mediana:** In der vorderen Gelenkkammer der Articulatio atlantoaxialis mediana artikuliert der Dens mit der Fovea dentis des Arcus anterior atlantis, in der hinteren Kammer mit dem Lig. transversum atlantis (Tab. **9.5**).
- **Articulatio atlantoaxialis lateralis:** Die Articulatio atlantoaxialis lateralis zwischen der unteren Gelenkfläche der Massa lateralis des Atlas und dem oberen Gelenkfortsatz des Axis entspricht den Wirbelbogengelenken der übrigen Wirbelsäule. Die Form der Gelenkkörper der Articulatio atlantoaxialis lateralis mit ihren einander zugekehrten konvexen Flächen bedingt, dass wir beim Drehen des Kopfes um ca. 2 mm kleiner werden.

9.1.6 Mechanik der Wirbelsäule

Bewegungssegmente und Bewegungsachsen
Funktionell besteht die Wirbelsäule aus Bewegungssegmenten.

9.1.6 Mechanik der Wirbelsäule

Bewegungssegmente und Bewegungsachsen

Unter **funktionellen** Gesichtspunkten ist die Wirbelsäule aus Bewegungssegmenten aufgebaut.

▶ Merke.

▶ Merke. Unter einem **Bewegungssegment** versteht man zwei benachbarte Wirbel mit der Zwischenwirbelscheibe, den Wirbelbogengelenken und sämtlichen sie verbindenden ligamentären und muskulären Strukturen.

▶ Klinik.

▶ Klinik. Unter klinischen Gesichtspunkten rechnet man auch den Inhalt des Wirbelkanals und der Zwischenwirbellöcher (v. a. Rückenmark und Spinalnerv) zum Bewegungssegment.

Die **Lastübertragung** in einem Bewegungssegment erfolgt über:
- Wirbelkörperdeckplatten (mit Discus),
- Wirbelbogengelenke.

Die **Lastübertragung** in einem Bewegungssegment erfolgt an folgenden drei Stellen:
- **Wirbelkörperdeckplatten** (mit dem Discus dazwischen) und
- die beiden **Wirbelbogengelenke**.

Kinematisch betrachtet sind in einem Bewegungssegment grundsätzlich Drehbewegungen um drei Achsen möglich:

- **Ventralflexion/Dorsalextension** um die Transversalachse,
- **Lateralflexion** (Seitneigung) um die Sagittalachse und
- **Rotation** um die Longitudinalachse.

Ein Bewegungssegment besitzt grundsätzlich **3 Freiheitsgrade**, deren Achsen durch die Wirbelkörper nahe des Wirbelkanals verlaufen:

- **Ventralflexion** und **Dorsalextension**,
- **Lateralflexion** und
- **Rotation**.

Beweglichkeit der einzelnen Wirbelsäulenabschnitte

Die Bewegungsexkursionen sind in den Bewegungssegmenten aufgrund der stabilen Verwachsung der Wirbelkörper über die Disci intervertebrales und des ausgeprägten Bandapparats stark eingeschränkt. Die **Richtung** dieser geringfügigen Bewegungen wird in den einzelnen Abschnitten der Wirbelsäule wesentlich von der Stellung der Gelenkflächen der Wirbelbogengelenke (Abb. **9.27**) bestimmt.

- **Halswirbelsäule:** In der HWS ist die **Beweglichkeit** um alle drei Hauptachsen am **umfangreichsten**. Dies ist zum Teil auf die höhere Beweglichkeit in den Kopfgelenken (S. 255) zurückzuführen. Das obere Kopfgelenk erlaubt Nickbewegungen nach vorne und hinten um insgesamt 20–35° und eine Lateralflexion von insgesamt 10–15°, das untere Kopfgelenk eine Rotation um 45–70° insgesamt und geringfügige Nickbewegungen. Aber auch die 6 Bewegungssegmente C II/C III bis C VII/Th I sind überdurchschnittlich beweglich.
- **Brustwirbelsäule:** Obwohl die Brustwirbelsäule die weitaus größte Zahl von Segmenten (12) enthält, besitzt sie nur eine **geringe Beweglichkeit**. Dies ist v. a. auf die Einbindung der BWS in den Thorax zurückzuführen.
- **Lendenwirbelsäule:** Die auffallend **geringe Rotationsmöglichkeit** in der LWS ist eine Folge der annähernd sagittal stehenden Gelenkfortsätze in den oberen 4 Bewegungssegmenten (1–1,5° nach jeder Seite pro Bewegungssegment).

Beweglichkeit der einzelnen Wirbelsäulenabschnitte

Bandapparat und Disci erlauben nur geringe **Bewegungsexkursionen** in den einzelnen Bewegungssegmenten. In den einzelnen Wirbelsäulenabschnitten stellt sich das folgendermaßen dar:

- **HWS**: Die **Beweglichkeit** ist um alle Hauptachsen **am umfangreichsten**. Dies ist u. a. durch die große Beweglichkeit der Kopfgelenke bedingt.
- **BWS**: Durch Einbindung in den Thorax ist die **Beweglichkeit gering**.
- **LWS**: Die sagittale Stellung der Gelenkfortsätze (Abb. **9.27**) bedingt eine **geringe Rotationsmöglichkeit**.

▸ Merke. Für die **Dokumentation** der **Bewegungsumfänge** von Gelenken findet allgemein die Neutral-Null-Methode (S. 225) Anwendung (Abb. **9.28**). Die Nullstellung wird dabei stets mit angegeben.

▸ Merke.

9.27 Stellung der Wirbelbogengelenke

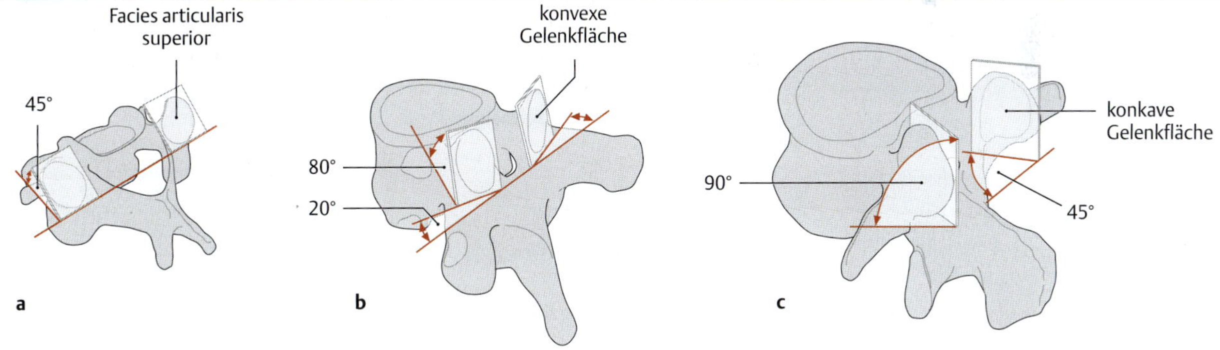

Stellung der Gelenkflächen der Wirbelbogengelenke in der HWS, BWS und LWS: Die unterschiedliche Neigung gegenüber der Horizontalen und Vertikalen sind wesentlich mitbestimmend für das Bewegungsausmaß der einzelnen Abschnitte in die verschiedenen Bewegungsrichtungen.

a HWS
b BWS
c LWS

Quelle: Schünke M, Schulte E, Schumacher U. PROMETHEUS LernAtlas der Anatomie. Allgemeine Anatomie und Bewegungssystem. Illustrationen von Voll M u. Wesker K. 6. Aufl. Stuttgart: Thieme; 2022

Die in Abb. **9.28** angegebenen Werte werden im Allgemeinen nur von jungen beweglichen Personen erreicht und können mit zunehmendem Alter deutlich darunter liegen. Die beträchtlichen interindividuellen Unterschiede der Beweglichkeit der Wirbelsäule sind teilweise konstitutionsbedingt, teilweise das Ergebnis von fehlendem oder auch exzessivem Training.

Auch bei Gesunden beobachtet man aufgrund unterschiedlichen Trainings große Abweichungen von den in Abb. **9.28** angegebenen Werten.

9.28

9.28 Bewegungsumfänge der WS-Abschnitte nach der Neutral-Null-Methode

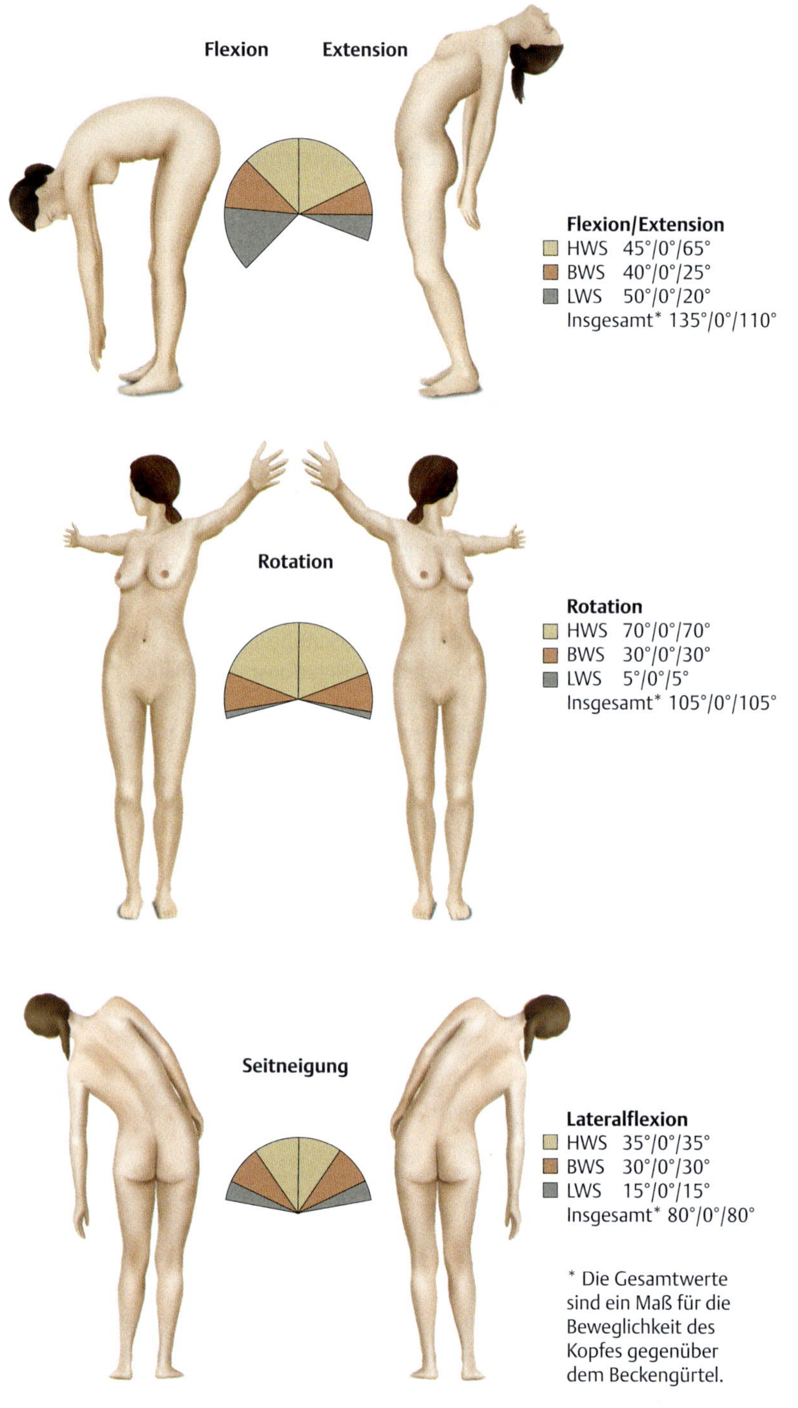

Quelle: Niethard F, Pfeil J, Biberthaler P, Hrsg. Duale Reihe Orthopädie und Unfallchirurgie. 9., Aufl. Stuttgart: Thieme; 2022

▸ Klinik.

▸ **Klinik.** In der Praxis werden üblicherweise einfachere Verfahren zur Abschätzung der **Wirbelsäulenbeweglichkeit** angewandt:

- Der **Finger-Boden-Abstand** gibt den Abstand der Fingerspitzen vom Boden beim Vornüberneigen mit durchgestreckten Knien an. Junge Menschen sollten den Boden stets erreichen (Finger-Boden-Abstand = 0).
- Beim **Ott-Maß** wird von der Vertebra prominens (C VII) in der Neutral-Null-Stellung eine Strecke von 30 cm nach kaudal markiert. Beim Vornüberbeugen (Ventralflexion) kommt es zur Verlängerung der Strecke zwischen den Markierungen um ca. 3 cm, was die geringe Beweglichkeit der BWS widerspiegelt.

- Beim **Schober-Maß** wird analog dazu vom oberen Ende der Crista sacralis mediana eine Strecke von 10 cm nach kranial markiert, die sich – entsprechend der guten Flexionsmöglichkeit in der LWS – bei Ventralflexion bis um 7 cm verlängert.
- Bei der Ermittlung der Umfänge von **Rotation** und **Seitneigung** sind die Anteile von Brust- und Lendenwirbelsäule kaum zu trennen. Dabei muss darauf geachtet werden, dass das Becken nicht in den Hüftgelenken bewegt wird.
- Um die **HWS** einigermaßen isoliert von BWS und LWS zu beurteilen, muss der Schultergürtel fixiert werden.

9.29 Bestimmung des Finger-Boden-Abstands sowie Messung der Ventralflexion von Brust- und Lendenwirbelsäule nach Schober und Ott

Quelle: Schünke M, Schulte E, Schumacher U. PROMETHEUS LernAtlas der Anatomie. Allgemeine Anatomie und Bewegungssystem. Illustrationen von Voll M u. Wesker K. 6. Aufl. Stuttgart: Thieme; 2022

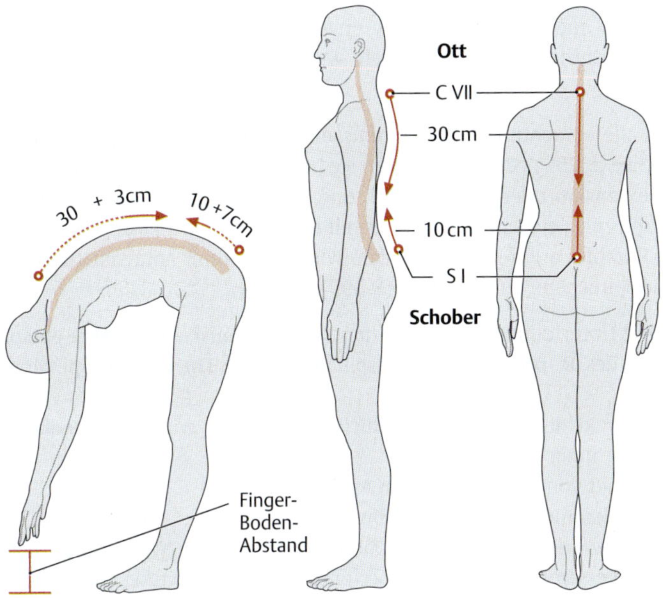

9.2 Rückenmuskulatur

9.2.1 Funktionelle Bedeutung

Neben der **dynamischen** oder **kinematischen Funktion** bei den Bewegungen des Rumpfes kommt der Rückenmuskulatur, insbesondere den kleinen unisegmentalen Muskeln, eine essenzielle Rolle bei der **Sicherung der Form** der Wirbelsäule unter Belastung zu. In ihrer Gesamtheit stellt die Rückenmuskulatur ein komplexes **aktives Verspannungssystem** dar, das sich unter Einbeziehung der Rippen vom Kopf bis zum Beckengürtel erstreckt. So ist beispielsweise der Querfortsatz des 10. Brustwirbels über die transversospinalen Muskeln (S. 264) mit 7 kranial gelegenen Dornfortsätzen, durch die Mm. intertransversarii (S. 264) mit den beiden benachbarten Querfortsätzen, durch den M. longissimus (S. 264) kranial und kaudal mit jeweils mindestens einem einige Segmente entfernten Querfortsatz und einer Rippe verbunden und zuletzt noch durch zwei Mm. levatores costarum (S. 264) mit den kaudal benachbarten Rippen.

▸ Merke. Die Rückenmuskeln sind von großer Bedeutung für die **Bewegungen** des Rumpfes (Streckung, Drehung, Seitneigung) und unerlässlich für die dauerhafte **Stabilisierung** der Wirbelsäule.

▸ Klinik. Wie bei allen dauernd belasteten beweglichen Skelettkonstruktionen – z. B. dem Fußgewölbe (S. 417) – reicht auch bei der Wirbelsäule die Bandsicherung allein nicht aus, um ihre Integrität dauerhaft zu gewährleisten. Wenn im Rahmen **degenerativer Muskelerkrankungen**, z. B. der auf einer Stoffwechselstörung beruhenden progressiven Muskeldystrophie (S. 389), die Rückenmuskeln betroffen sind und damit die muskuläre Stabilisierung ausfällt, so hat die Gewichtsbelastung der Wirbelsäule teilweise extreme skoliotische und/oder kyphotische **Deformitäten** zur Folge.

9.2 Rückenmuskulatur

9.2.1 Funktionelle Bedeutung

Bedeutender noch als ihre dynamische Funktion bei der **Bewegung des Rumpfes** ist die Funktion der Rückenmuskeln bei der **Sicherung der Form** der Wirbelsäule. Als **aktives Verspannungssystem** sichern sie die permanent belastete Wirbelsäule gegen Deformation.

▸ Merke.

▸ Klinik.

9.2.2 Einteilung und Aufbau der Rückenmuskulatur

Die Rückenmuskulatur gliedert sich durch ihre Herkunft und damit auch Innervation in die:

- **autochthonen**, tiefen Rückenmuskeln und die
- **nicht autochthonen**, oberflächlichen Rückenmuskeln.

9.2.2 Einteilung und Aufbau der Rückenmuskulatur

Nach ihrer entwicklungsgeschichtlichen Herkunft (S. 273) und ihrer Innervation werden die auf die Wirbelsäule wirkenden Muskeln in zwei Gruppen unterteilt:

- Die **autochthonen** oder **tiefen Rückenmuskeln**, welche von den dorsalen Ästen der Spinalnerven innerviert werden und
- die **nicht autochthonen** oder **oberflächlichen Rückenmuskeln** (S. 266), die von den ventralen Ästen der Spinalnerven innerviert werden.

Autochthone Rückenmuskeln

Die autochthonen Rückenmuskeln werden auch M. erector spinae genannt.

Autochthone Rückenmuskeln

Autochthon bedeutet „vor Ort entstanden“, d. h. dass diese Muskeln dort verblieben sind, wo sich in der frühen Embryonalentwicklung unmittelbar neben der Anlage von Wirbelsäule und Rückenmark das erste Skelettmuskelgewebe differenziert (S. 272). Die autochthonen Rückenmuskeln werden auch als M. erector spinae bezeichnet.

Funktion: Eine beidseitige Kontraktion ruft eine Streckung des Rückens hervor; eine einseitige Lateralflexion der Wirbelsäule.

Funktion: Da alle autochthonen Rückenmuskeln dorsal der transversalen Flexions/Extensionsachse (S. 259) verlaufen, wirken sie bei beidseitiger Kontraktion im Sinne einer **Dorsalextension** oder **Rumpfaufrichtung**, bei einseitiger Kontraktion dienen sie der Neigung zur gleichen Seite. Bei der mit der aufrechten Haltung verbundenen Balance des Rumpfes auf den Hüftgelenken wirken sie somit antagonistisch zu den vorderen und seitlichen Bauchmuskeln (S. 299).

Abschnitte: Die autochthone Rückenmuskulatur gliedert sich wie folgt:

- **medialer Trakt** (Abb. **9.30**),
- **lateraler Trakt** (Abb. **9.33**),
- **kurze Nackenmuskulatur** (Abb. **9.36**).

Sie besteht aus **unisegmentalen**, kurzen Muskeln, welche benachbarte Wirbel miteinander verbinden und **plurisegmentalen**, längeren Muskeln, die mehrere Wirbel überspringen.

Abschnitte: Die Unterteilung der autochthonen Rückenmuskeln in **Trakte** entspricht der Aufteilung des **R. posterior** des N. spinalis (Abb. **9.31**), s. auch Spinalnerven (S. 198):

- Der **mediale Trakt** der autochthonen Rückenmuskulatur wird vom **medialen Ast** des R. posterior innerviert (Abb. **9.30**),
- der **laterale Trakt** von dessen **lateralem Ast** (Abb. **9.33**).
- Die **kurzen Nackenmuskeln** gehören teilweise zum medialen, teilweise zum lateralen Trakt sowie zu den nicht autochthonen Rückenmuskeln. Während die autochthonen Muskeln sämtlich vom N. suboccipitalis innerviert werden, erfolgt die Innervation der nicht autochthonen Muskulatur durch den R. anterior (Abb. **9.36**).

Die autochthone Rückenmuskulatur besteht aus Muskeln verschiedener Länge, d. h. aus kurzen **unisegmentalen** Muskeln, die benachbarte Wirbel miteinander verbinden, und längeren **plurisegmentalen** Muskeln, welche einen oder mehrere Wirbel überspringen.

Lage: Die autochthonen Muskeln liegen in einem aus der Fascia thoracolumbalis, den Bogenlaminae, Dorn- und Querfortsätzen und Rippen gebildeten **osteofibrösen Kanal**.

Lage: Die autochthonen Rückenmuskeln liegen in einem **osteofibrösen Kanal**, welcher aus der Fascia thoracolumbalis (s. u.), den Bogenlaminae, den Dorn- und Querfortsätzen und den proximalen Abschnitten der Rippen (bis zu den Anguli) gebildet wird. Dabei liegen die kürzesten unisegmentalen Muskeln am tiefsten und die längsten plurisegmentalen am oberflächlichsten (Abb. **9.31**).

Fascia thoracolumbalis: Sie hüllt die autochthonen Rückenmuskeln ein (Abb. **9.31**).

- Ihr **oberflächliches Blatt** heftet sich an den Dornfortsätzen der Brust-, Lenden- und Sakralwirbel sowie der Crista iliaca (S. 320) an.
- Das **tiefe Blatt** ist an der Crista iliaca und den Procc. costales der Lendenwirbel befestigt und geht seitlich in das oberflächliche Blatt über.

Fascia thoracolumbalis: Die Fascia thoracolumbalis (Abb. **9.31**, Abb. **9.32**) hüllt den kaudalen Bereich der autochthonen Rückenmuskeln ein und dient dem M. latissimus dorsi (Abb. **15.18**), dem M. iliocostalis und auch einigen Bauchmuskeln als Ursprung. Sie besteht aus:

- **Lamina superficialis (oberflächliches Blatt):** Das nach kranial dünner werdende oberflächliche Blatt ist an den Dornfortsätzen der unteren Brust-, der Lenden- und Sakralwirbel sowie seitlich an der Crista iliaca (S. 320) befestigt. Es bedeckt die autochthone Rückenmuskulatur dorsal und geht am lateralen Rand der Rückenmuskeln (M. iliocostalis, s. u.) in das tiefe Blatt über.
- **Lamina profunda (tiefes Blatt):** Das tiefe Blatt bedeckt die Rückenmuskulatur ventral und trennt sie von den hinteren Bauchmuskeln (S. 302). Es ist an der Crista iliaca und den Procc. costales der Lendenwirbel befestigt.

9.30 Autochthone Rückenmuskulatur – medialer Trakt

Muskel		Ursprung	Ansatz	Funktion
spinales System				
		Processus spinosi	**Processus spinosi**	
Mm. interspinales	cervicis	C II–Th I	der nächst höheren Wirbel	**Dorsalextension**
	thoracis*	Th II, Th III, Th XI–L I		
	lumborum	L II–L V		
M. spinalis	capitis	C VI–Th II	Protuberantia occipitalis externa	beidseitig: **Dorsalextension** einseitig: Lateralflexion zur gleichen Seite
	cervicis	C VI–Th II	4–5 Wirbel höher	
	thoracis	Th X–L III	7–8 Wirbel höher	
transversospinales System				
		Processus transversi	**Processus spinosi**	
Mm. rotatores breves cervicis*, thoracis, lumborum*		C III–L V	der nächst höheren Wirbel	einseitig: **Rotation** zur Gegenseite
Mm. rotatores longi cervicis*, thoracis, lumborum*		C IV–L V	der übernächst höheren Wirbel	
M. multifidus	cervicis	Th I–Th IV, Procc. articulares C V–C VII	3–5 Wirbel höher	beidseitig: **Dorsalextension** einseitig: **Lateralflexion** zur gleichen Seite, **Rotation** zur Gegenseite
	thoracis	Th III–Th XII, Procc. mammillares L I–L IV		
	lumborum	Procc. mammillares L III–L V, S I–S IV, Crista iliaca		
M. semispinalis	capitis	C IV–Th VI	Os occipitale zwischen Linea nuchalis sup. und inf.	beidseitig: **Dorsalextension** einseitig: **Lateralflexion** zur gleichen Seite Rotation zur Gegenseite
	cervicis	Th I–Th VI	5–7 Wirbel höher (C II–C VI)	
	thoracis	Th VI–Th XII, Proc. mammillaris L I	C VI, C VII, Th I–Th V	

* *variable bzw. schwache Ausprägung*

9.31 Querschnitt durch den Rücken mit Muskulatur und Spinalnerv inkl. seiner Äste

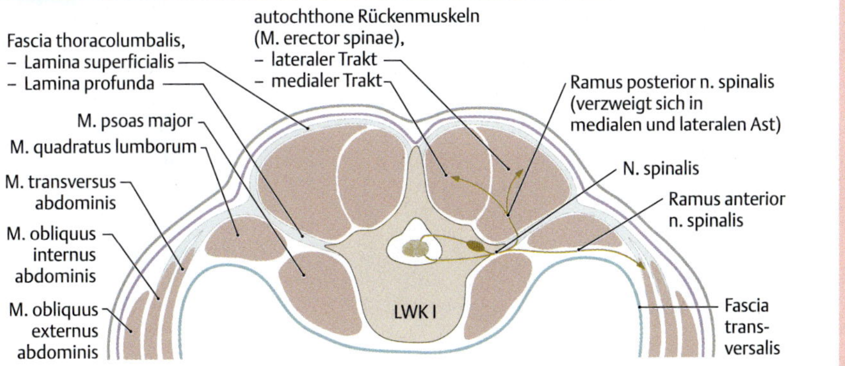

9.31

Medialer Trakt

Die Muskeln liegen zwischen Dorn- und Querfortsätzen, an denen sie entspringen und ansetzen (Abb. **9.30**, Abb. **9.32**). Der mediale Trakt besteht aus den Muskeln zweier Systeme (Abb. **9.30**):

- Das **spinale System** verbindet longitudinal die Dornfortsätze und streckt dadurch die Wirbelsäule.
- Das **transversospinale System** (Abb. **9.32**) zieht von den Quer- zu den Dornfortsätzen höher liegender Wirbel. Dieser schräge Verlauf bewirkt eine **Rotation** des Rumpfes zur Gegenseite; die nach dorsal **streckende** Komponente nimmt mit steilerem Verlauf zu.

Der mediale Trakt liegt in der schmalen, relativ tiefen Rinne, die von den Dorn- und den Querfortsätzen gebildet wird. Die Dorn- und Querfortsätze dienen den Muskeln des medialen Trakts auch als Ursprung und Ansatz (Abb. **9.30**, Abb. **9.32**).
Nach Ursprung und Ansatz lassen sich die Muskeln des medialen Traktes in **zwei Systeme** einteilen (Abb. **9.30**):

- **Spinales System:** Die Muskeln des spinalen Systems verbinden die **Dornfortsätze**. Ihr longitudinaler Verlauf bildet einen rechten Winkel mit der Transversalachse; dadurch **strecken** sie die Wirbelsäule. Die unisegmentalen Mm. interspinales liegen paarweise neben den Ligg. interspinalia. Der plurisegmentale M. spinalis ist im Brustbereich am kräftigsten ausgeprägt.
- **Transversospinales System:** Dieses System (Abb. **9.32**) umfasst eine Palette zunehmend längerer Muskeln. Ausgehend von den **Procc. transversi** bilden sie Muskelfächer zu den **Procc. spinosi** der 7 kranial gelegenen Wirbel (Abb. **9.32**). Dabei ändert sich ihr Verlauf von den kurzen, beinahe horizontal verlaufenden Mm. rotatores breves graduell nach fast longitudinal, sodass mit zunehmender Länge der Muskeln die **rotatorische Komponente** schwächer und die **seitneigende** bzw. **dorsal extendierende** stärker wird. Der M. multifidus ist im Lumbalbereich besonders kräftig.

Lateraler Trakt

Die Muskeln des lateralen Trakts (Abb. **9.33**, Abb. **9.34**) liegen lateral des medialen Trakts zwischen den Querfortsätzen und den Rippenwinkeln (S. 279). Sie setzen auch am Hinterkopf und Beckengürtel an. Die **effizientesten Streckmuskeln** des Rückens sind der **M. longissimus** und v. a. der **M. iliocostalis**, der zusätzlich ein besonders großes Moment für die **Lateralflexion** der WS entwickelt.

Die Muskeln des lateralen Trakts (Abb. **9.33**, Abb. **9.34**) liegen im Wesentlichen zwischen den Enden der Querfortsätze und dem Rippenwinkel, sog. Angulus costae (S. 279). Ihre Ansätze und Ursprünge sind etwas komplizierter als die des medialen Trakts. Neben den Anheftungsstellen an Quer- und Dornfortsätzen und den proximalen Rippenabschnitten bis zum Angulus werden kranial und kaudal noch Teile des Schädels bzw. des Sakrum und der Crista iliaca genutzt. Aufgrund ihres Verlaufs und ihrer Masse stellen der **M. iliocostalis** und der **M. longissimus** die **effizientesten Streckmuskeln** des Rückens dar. Manchmal wird daher der Begriff „Erector spinae" in der Literatur auf diese beiden Muskeln beschränkt. Als der am weitesten lateral gelegene Muskel entwickelt der M. iliocostalis zusätzlich ein besonders großes Moment für die **Lateralflexion** (Seitneigung) der Wirbelsäule. Der schräge Verlauf der **spinotransversalen** Muskeln (Mm. splenii) bewirkt, dass sie den Kopf zur gleichen Seite **rotieren**.

9.32 Autochthone Rückenmuskulatur – medialer Trakt

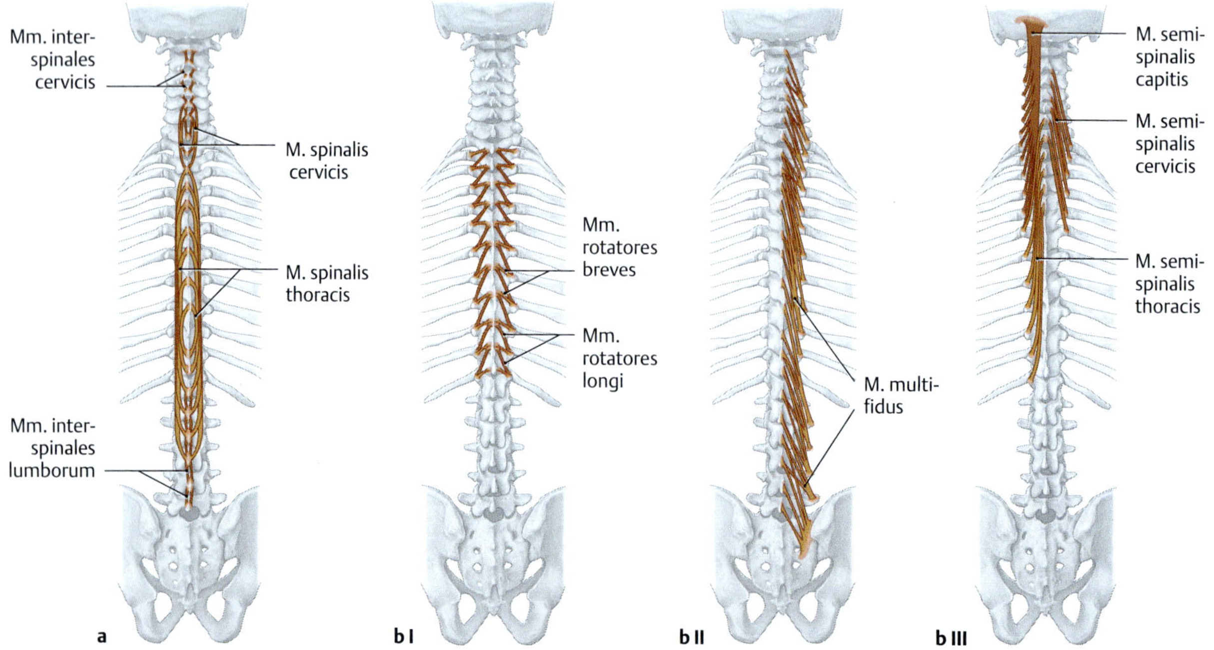

a Spinales System: M. spinalis und Mm. interspinales.
b Transversospinales System: Mm. rotatores breves et longi (**I**), M. multifidus (**II**) und M. semispinalis (**III**).

Quelle: Schünke M, Schulte E, Schumacher U. PROMETHEUS LernAtlas der Anatomie. Allgemeine Anatomie und Bewegungssystem. Illustrationen von Voll M u. Wesker K. 6. Aufl. Stuttgart: Thieme; 2022

9.33 Autochthone Rückenmuskulatur – lateraler Trakt

Muskel		Ursprung	Ansatz	Funktion
sakrospinales System				
M. iliocostalis	cervicis	medial der Anguli costarum 3–7	Processus transversi C IV–C VI	beidseitig: **Dorsalextension** einseitig: **Lateralflexion** Halsteil: zusätzlich Rotation zur gleichen Seite
	thoracis	medial der Anguli costarum 7–12	Anguli costarum 1–6	
	lumborum	Os sacrum, Crista iliaca Fascia thoracolumbalis	Anguli costarum 6–12	
M. longissimus	capitis	Processus transversi C IV–Th III	Processus mastoideus (dorsaler Rand)	beidseitig: **Dorsalextension** einseitig: **Lateralflexion** Kopf- und Halsteil: zusätzlich Rotation zur gleichen Seite
	cervicis	Processus transversi Th I–Th VI	Processus transversi C II–C V	
	thoracis	Os sacrum, Crista iliaca, Processus spinosi L I–L V, Processus transversi Th VII–L II	medial: Processus accessorii L I–L V, Processus transversi Th I–Th XII lateral: Processus costales L I–L V, Anguli costarum 2–12	
spinotransversales System				
		Processus spinosi	**Processus transversi**	
M. splenius	capitis	C IV–Th III	Linea nuchalis sup., Proc. mastoideus	beidseitig: **Dorsalextension** einseitig: **Rotation** und **Seitneigung** von Kopf und HWS zur gleichen Seite
	cervicis	Th III–Th V	C I–C II (Tubercula posteriora)	
intertransversales System				
		Processus transversi	**Processus transversi**	
Mm. intertransversarii	posteriores cervicis	C II–C VII (Tubercula posteriora)	der nächsten Wirbel (Tubercula posteriora)	**Lateralflexion**
	anteriores cervicis*	C II–C VII (Tubercula anteriora)	der nächsten Wirbel (Tubercula anteriora)	
	thoracis**	Th I–Th XII	der nächsten Wirbel	
	mediales lumborum	Processus accessorii und mammillares L II–L V	Processus accessorii und mammillares der nächsten Wirbel	
	laterales lumborum*	Processus costales L II–L V	Processus costales der nächsten Wirbel	
übrige Muskulatur des lateralen Trakts				
Mm. levatores costarum***	breves	Processus transversi C VII–Th XI	nächst tiefere Rippe (medial vom Angulus costae)	**Lateralflexion**
	longi	Processus transversi C VII–Th X	übernächst tiefere Rippe	

** Diese Muskeln ventraler Herkunft (Analoga der Interkostalmuskeln) werden vom Ramus anterior des Spinalnerven innerviert und zählen streng genommen nicht zur autochthonen Rückenmuskulatur.*
*** Meist zu sehnigen Strängen verkümmert.*
**** Die Zuordnung zu den autochthonen Rückenmuskeln ist unsicher.*

9.34 Autochthone Rückenmuskulatur – lateraler Trakt

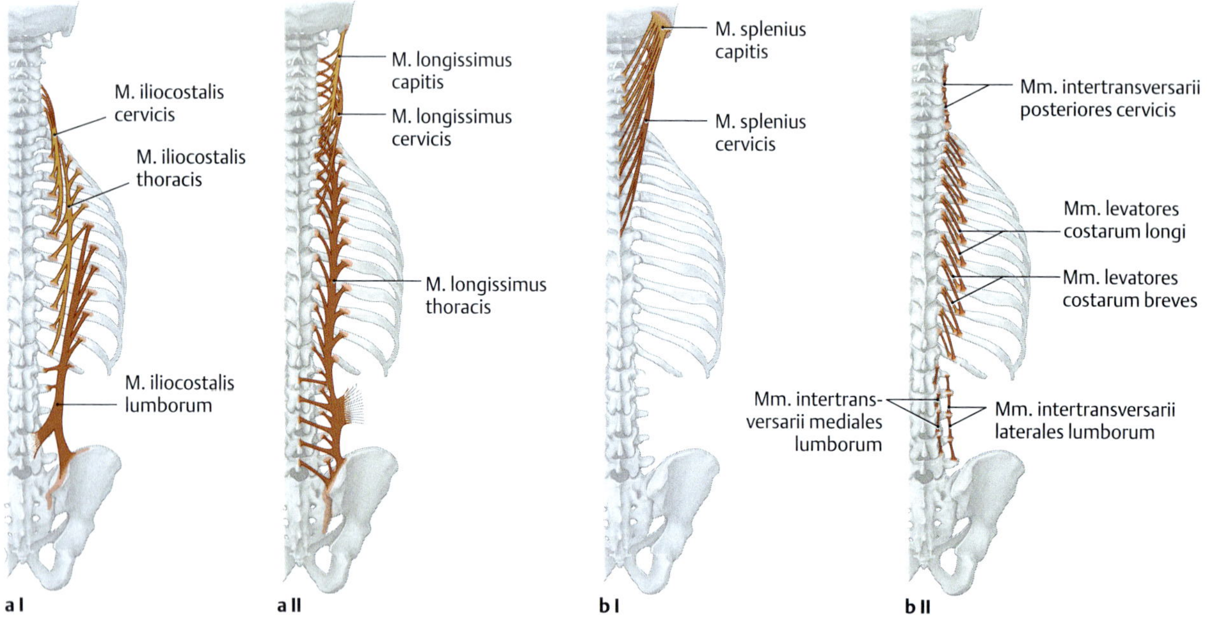

a Sakrospinales System: M. iliocostalis (**I**) und M. longissimus (**II**).
b Spinotransversales und intertransversales System: M. splenius (**I**) sowie Mm. intertransversarii und levatores costarum (**II**).

Quelle: Schünke M, Schulte E, Schumacher U. PROMETHEUS LernAtlas der Anatomie. Allgemeine Anatomie und Bewegungssystem. Illustrationen von Voll M u. Wesker K. 6. Aufl. Stuttgart: Thieme; 2022

Kurze Nackenmuskeln (Musculi suboccipitales)

Die **Mm. suboccipitales** (Abb. **9.35**) sind für die Feinmotorik des Kopfs in den Kopfgelenken zuständig. Sie sind überwiegend unisegmental (Abb. **9.36**).

Kurze Nackenmuskeln (Musculi suboccipitales)

Die **kurzen Nackenmuskeln** (Mm. suboccipitales, Abb. **9.35**) verbinden das Os occipitale des Schädels mit den ersten beiden Halswirbeln und wirken auf die **Kopfgelenke** (Abb. **9.36**). Die überwiegend unisegmentalen Muskeln – der M. rectus capitis posterior major ist als einziger bisegmental – sind für die Feinmotorik des Kopfs zuständig. Die groben Kopfbewegungen werden hauptsächlich von den längeren plurisegmentalen Nacken- und Halsmuskeln (S. 882) bewerkstelligt.

Nicht autochthone Rückenmuskeln

Diese Muskeln **entspringen** fast alle an den **Dornfortsätzen** (Abb. **9.37**).

- Die **spinokostalen** Muskeln setzen an den Rippen an und wirken auch auf die Atemmechanik (Tab. **9.6**).
- Die **spinoskapulären** (S. 436) bzw. spinohumeralen Muskeln setzen an Scapula und Humerus an und wirken auf die obere Extremität.

9.35

Nicht autochthone Rückenmuskeln

Die in der Entwicklung sekundär auf den Rücken verlagerten Muskeln, welche vom **R. anterior** des N. spinalis versorgt werden, haben sich über die autochthonen Muskeln geschoben und liegen somit relativ oberflächlich (Abb. **9.37**). Mit Ausnahme des M. levator scapulae entspringen sie alle an den **Dornfortsätzen**. Nach ihrem **Ansatz** unterscheidet man zwei Gruppen:

- Die **spinokostalen** Muskeln ziehen zu den Rippen (Tab. **9.6**) und haben auch Einfluss auf die Atemmechanik.

9.35 Kurze Nacken- bzw. Kopfgelenkmuskulatur

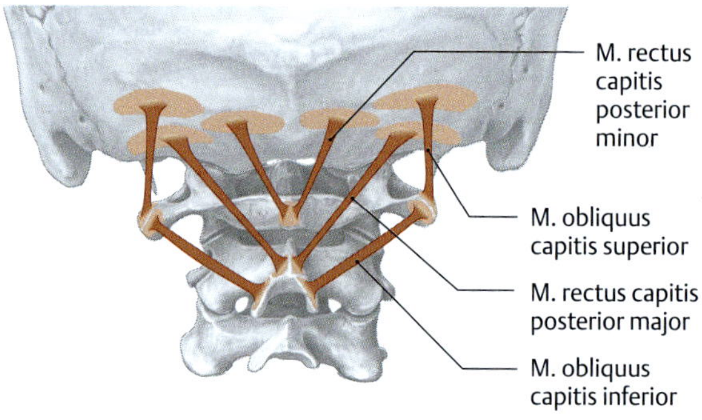

Quelle: Schünke M, Schulte E, Schumacher U. PROMETHEUS LernAtlas der Anatomie. Allgemeine Anatomie und Bewegungssystem. Illustrationen von Voll M u. Wesker K. 6. Aufl. Stuttgart: Thieme; 2022

9.36 Kurze Nackenmuskeln

Muskel	Ursprung	Ansatz	Innervation	Funktion
autochthone Muskulatur*				
M. rectus capitis posterior major	Processus spinosus des Axis (C II)	Linea nuchalis inf. (mittleres Drittel)	N. suboccipitalis (Ramus **posterior** C 1)**	Kopfdrehung zur gleichen Seite
M. rectus capitis posterior minor	Tuberculum posterius des Atlas (C I)	Linea nuchalis inf. (mediales Drittel)	N. suboccipitalis (Ramus **posterior** C 1)**	Seitneigung des Kopfes
M. obliquus capitis superior	Processus transversus des Atlas (C I)	Linea nuchalis inf. (laterales Drittel)	N. suboccipitalis (Ramus **posterior** C 1)**	Seitneigung des Kopfes
M. obliquus capitis inferior	Processus spinosus des Axis (C II)	Processus transversus des Atlas (C 1)	N. suboccipitalis (Ramus **posterior** C 1)**	Kopfdrehung zur gleichen Seite
nicht autochthone Muskulatur				
M. rectus capitis lateralis	Processus transversus des Atlas (C I)	Os occipitale (lateral vom Condylus occipitalis)	Ramus **anterior** C 1	Seitneigung des Kopfes
M. rectus capitis anterior	Massa lateralis des Atlas (ventral)	Os occipitale (vor Foramen magnum)	Ramus **anterior** C 1	Seitneigung und Beugung des Kopfes

Die beiden letzten Muskeln der Tabelle sind – wie die Innervation durch den Ramus anterior des 1. zervikalen Spinalnerven belegt – keine autochthonen Rückenmuskeln. Der M. rectus capitis lateralis entspricht den Mm. intertransversarii anteriores cervicis; der M. rectus capitis anterior ist ein ventraler Halsmuskel.
** Die angegebene Funktion bezieht sich auf die einseitige Kontraktion der autochthonen Nackenmuskeln; bei beidseitiger Kontraktion bewirken diese 4 Muskeln eine Dorsalextension in den Kopfgelenken.*
*** Der M. obliquus capitis inf. erhält teilweise auch Fasern aus dem N. occipitalis major (R. posterior C 2).*

- Die **spinoskapulären** (S. 436) bzw. **spinohumeralen** Muskeln inserieren am Schulterblatt bzw. am proximalen Humerus. Ihre vornehmliche Funktion betrifft die Bewegung der oberen Extremität und wird dort besprochen (S. 436). Es handelt sich dabei um die **Mm. rhomboideus major** und **minor**, **M. levator scapulae**, **M. trapezius** und **M. latissimus dorsi**.

9.6 Nicht autochthone Rückenmuskeln – spinokostale Muskeln

Muskel	Ursprung	Ansatz	Innervation	Funktion
M. serratus posterior superior	Procc. spinosi C VI–Th II	von kranial an die 2.–5. Rippe (lateral des Angulus)	Rr. anteriores C 6–C 8, Nn. intercostales I und II (≙ Rr. anteriores Th 1, Th 2)	Lateralflexion* Dorsalextension Inspiration
M. serratus posterior inferior	Procc. spinosi Th XI–L II	von kaudal an die 8.–12. Rippe	N. intercostalis XI N. subcostalis (Th 12) Rr. anteriores L 1, L 2	Lateralflexion* Inspiration**

* bei einseitiger Kontraktion
** fixiert die unteren Rippen (Ursprung des Diaphragmas) und unterstützt so die Bauchatmung

9.37

9.37 **Nicht autochthone Rückenmuskeln und Fascia thoracolumbalis**

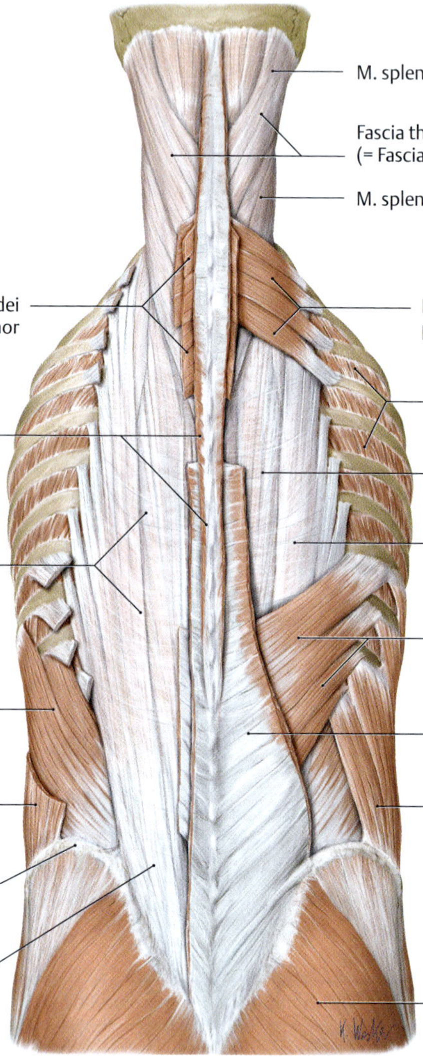

Quelle: Schünke M, Schulte E, Schumacher U. PROMETHEUS LernAtlas der Anatomie. Allgemeine Anatomie und Bewegungssystem. Illustrationen von Voll M u. Wesker K. 6. Aufl. Stuttgart: Thieme; 2022

9.3 Gefäßversorgung und Innervation des Rückens

9.3.1 Gefäßversorgung

Arterielle Versorgung: Im Bereich von **Thorax** und **Abdomen** wird der Rücken – analog zu den Spinalnerven – von den **Rr. dorsales** folgender Arterien versorgt (Abb. **9.31**):
- **11 Aa. intercostales posteriores** (die obersten 2 entspringen der A. intercostalis suprema, die übrigen direkt der Aorta thoracica),
- **A. subcostalis** und
- **4 Aa. lumbales.**

Ihre **Rr. spinales** versorgen die Wirbel, Rückenmark und dessen Hüllen.

9.3 Gefäßversorgung und Innervation des Rückens

9.3.1 Gefäßversorgung

Arterielle Versorgung: Die arterielle Versorgung des Rückens erfolgt im Bereich von **Thorax** und **Abdomen** durch **segmentale Arterien**:
- **11 Aa. intercostales posteriores,**
- die **A. subcostalis** sowie
- **4 Aa. lumbales.**

Anders als die direkt aus der Aorta thoracica entspringenden unteren 9 Aa. intercostales posteriores, werden die beiden obersten posterioren Interkostalarterien von der A. intercostalis suprema aus dem Truncus costocervicalis der A. subclavia gespeist.

Diese Gefäße geben analog zu den Spinalnerven einen **R. dorsalis** ab, welcher sich wiederum in einen lateralen und medialen Ast teilt, die mit den entsprechenden Nervenästen ziehen. Daneben entsendet der R. dorsalis durch das Foramen intervertebrale einen **R. spinalis** zur Versorgung der Wirbel sowie des Rückenmarks und seiner Hüllen.

Nacken und **Hinterhaupt** werden durch Äste der **Aa. carotis externa** und **subclavia** versorgt. Von kranial nach kaudal sind dies:

- **A. occipitalis** aus der A. carotis externa
- **A. vertebralis** aus der A. subclavia: Sie verläuft in den Foramina transversaria der Halswirbel und gibt **Rr. spinales** zum Rückenmark und seinen Hüllen ab, ihre **Rr. musculares** versorgen die tiefen Schichten der Nackenmuskeln.

▸ Klinik. Bei degenerativen Veränderungen der HWS kann die A. vertebralis durch Osteophyten (S.253) eingeengt werden, was durch Drehbewegungen des Kopfes verstärkt wird. Da die A. vertebralis u.a. auch das Innenohr mit dem Gleichgewichtsorgan versorgt, kann so **„vertebragener Schwindel"** ausgelöst werden.

- **A. cervicalis profunda** aus dem **Truncus costocervicalis** und
- **A. transversa cervicis (colli)** des **Truncus thyrocervicalis** (beide aus der A. subclavia) versorgen die oberflächlichen Nackenmuskeln. Die A. transversa cervicis teilt sich in einen **R. superficialis** (A. cervicalis superficialis) und einen **R. profundus** (A. dorsalis scapulae), wobei Letzterer den oberen Throraxbereich versorgt.

Auf der Ventralfläche des **Kreuzbeins** verlaufen

- median die dünne **A. sacralis mediana** aus der Aorta abdominalis und
- die paarige **A. sacralis lateralis** aus der A. iliaca interna: Sie zieht seitlich von den Foramina sacralia pelvina zum Steißbein und gibt über diese Foramina **Rr. spinales** in den Sakralkanal ab.

Venöser Abfluss: Die venöse Drainage der Wirbelsäule und des Rückenmarks erfolgt jeweils über **2 Venengeflechte** außen an der Wirbelsäule und innen im Spinalkanal (Abb. **9.38**):

- **Plexus venosus vertebralis externus anterior** und **posterior** am Wirbelkörper bzw. -bogen mit seinen Fortsätzen sowie
- **Plexus venosus vertebralis internus anterior** und **posterior** im Spinalkanal in epiduraler Lage.

Diese Venenplexus sind untereinander intensiv vernetzt und stehen über die **Vv. intercostales posteriores** bzw. **lumbales** mit dem längsverlaufenden **Azygos-System** (S.624) mit Vv. azygos, hemiazygos, hemiazygos accessoria und lumbales ascendentes in Verbindung. Im Nackenbereich bestehen Verbindungen zur **V. vertebralis** und der zwischen den Mm. semispinalis und multifidus cervicis gelegenen kräftigen

Nacken und **Hinterhaupt** werden durch Äste der A. carotis externa und A. subclavia versorgt:

- **A. occipitalis** (A. carotis ext.),
- **A. vertebralis** (A. subclavia),

▸ Klinik.

- **A. cervicalis profunda** und
- **A. transversa cervicis** (beide aus Ästen der A. subclavia) für die oberflächlichen Nackenmuskeln.

Das **Kreuzbein** wird ventral von Beckenarterien versorgt:

- **A. sacralis mediana** (aus Aorta abdominalis),
- **A. sacralis lateralis** (paarig aus A. iliaca interna).

Venöser Abfluss: Die venöse Drainage der Wirbelsäule und des Rückenmarks (Abb. **9.38**) erfolgt über

- die **Plexus venosus vertebralis externus anterior** und **posterior** sowie
- die **Plexus venosus vertebralis internus anterior** und **posterior**

in die längsverlaufenden Venen des **Azygos-Systems** (S.624). Im Nackenbereich erfolgt der Abfluss über die **V. vertebralis** und die **V. cervicalis profunda**.

9.38 Arterielle Versorgung und venöser Abfluss des perivertebralen Bereichs

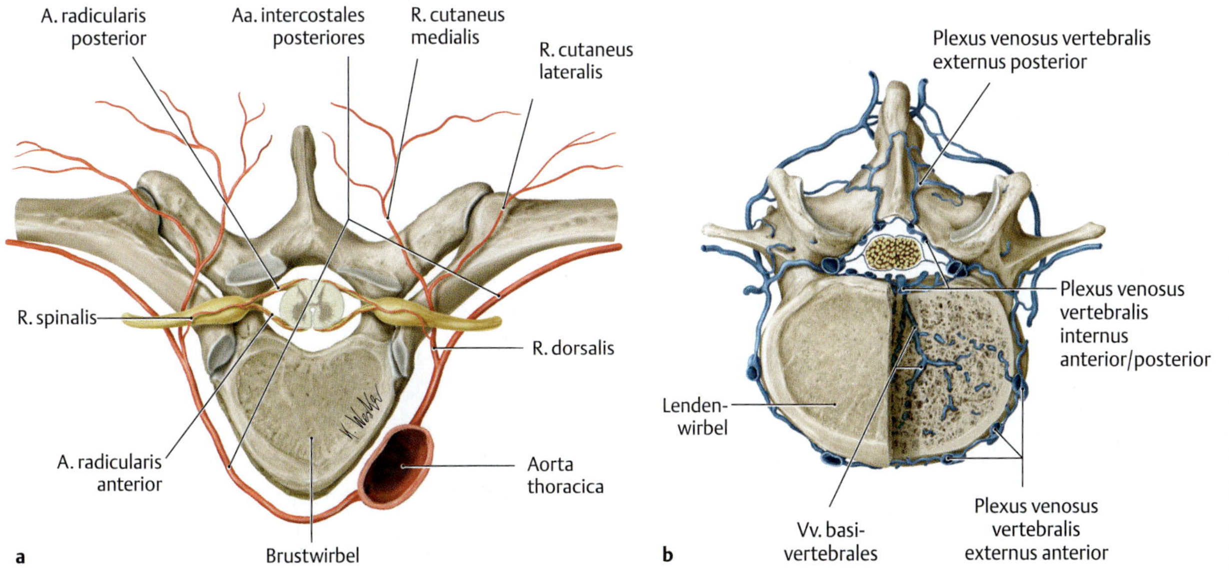

a Äste der Aa. intercostales posteriores, in der Ansicht von kranial,
b und Plexus venosi vertebrales in der Ansicht von kranial.

Quelle: Schünke M, Schulte E, Schumacher U. PROMETHEUS LernAtlas der Anatomie. Allgemeine Anatomie und Bewegungssystem. Illustrationen von Voll M u. Wesker K. 6. Aufl. Stuttgart: Thieme; 2022

Lymphabfluss: Die Lymphe aus dem Bereich der **Rückenmuskeln** fließt am Thorax über die **Nll. intercostales** in den Ductus thoracicus (S. 625), die von **Hinterhaupt** und **Nacken** über die **Nll. occipitales** und **cervicales laterales** zu den tiefen Halslymphknoten (Abb. **34.11**).

V. cervicalis profunda. Am kraniozervikalen Übergang sind die Venen der Wirbelsäule mit **intra-** und **extrakraniellen Venen** verbunden.

Lymphabfluss: Die Lymphe aus dem Bereich der **Rückenmuskeln** fließt am Thorax über die **Nll. intercostales**, die neben der Wirbelsäule in den Interkostalräumen liegen, in den **Ductus thoracicus** (S. 625).
Die Lymphe von **Hinterhaupt** und **Nacken** gelangt über die **Nll. occipitales** und **cervicales laterales** zu den tiefen Halslymphknoten (Abb. **34.11**).
Zum Lymphabfluss der dorsalen Leibeswand in die Achsel- und Leistenlymphknoten s. obere (S. 461) und untere Extremität (S. 378).

9.3.2 Innervation

Motorische Innervation: Die motorische Innervation der **autochthonen Rückenmuskulatur** erfolgt durch die **Rr. posteriores** (S. 199) der Spinalnerven (Abb. **9.31**). Die Äste der Spinalnerven führen sowohl motorische als auch sensible Fasern.

Motorische Innervation: Die **autochthone Rückenmuskulatur** wird motorisch über die **Rr. posteriores** (S. 199) der Spinalnerven versorgt (Abb. **9.31**). **Der R. medialis** zur Innervation des medialen Traktes durchbohrt den M. multifidus und erreicht mit seinem **sensiblen** Endast neben dem Dornfortsatz die Haut. Der den lateralen Trakt innervierende **R. lateralis** tritt zwischen den Mm. iliocostalis und longissimus an die Oberfläche. Der Gehalt an motorischen und sensiblen Fasern kann zwischen R. lateralis und medialis, aber auch zwischen den Rr. posteriores der einzelnen Spinalnerven erheblich variieren. So führt der R. posterior des 1. Zervikalnerven, des **N. suboccipitalis**, fast nur motorische Anteile, wogegen der R. posterior des 2. Zervikalnerven als **N. occipitalis major** fast ausschließlich sensibel ist und die Haut am Hinterhaupt bis zum Scheitel versorgt.

Sensible Innervation: Hinterkopf, **Nacken** und **Rücken** werden sowohl über die **Rr. posteriores** als auch die **Rr. anteriores** der Spinalnerven sensibel innerviert (Abb. **9.39**).

Sensible Innervation: Die sensible Innervation der Rückenhaut erfolgt beidseits der Medianen über die **Rr. posteriores** (s. o.) und lateral anschließend durch die **Rr. anteriores** der Spinalnerven (Abb. **9.39**). Die **Grenze** zum sensiblen Innervationsgebiet der **Rr. anteriores** verläuft vom Scheitel über den lateralen Rand des M. trapezius zur Spina scapulae (S. 433). Von dort zieht sie über den unteren Schulterblattwinkel zur Mitte des Darmbeinkamms (S. 320) und weiter über das Gesäß zur Steißbeinspitze.

9.39 Hautinnervation der dorsalen Rumpfwand

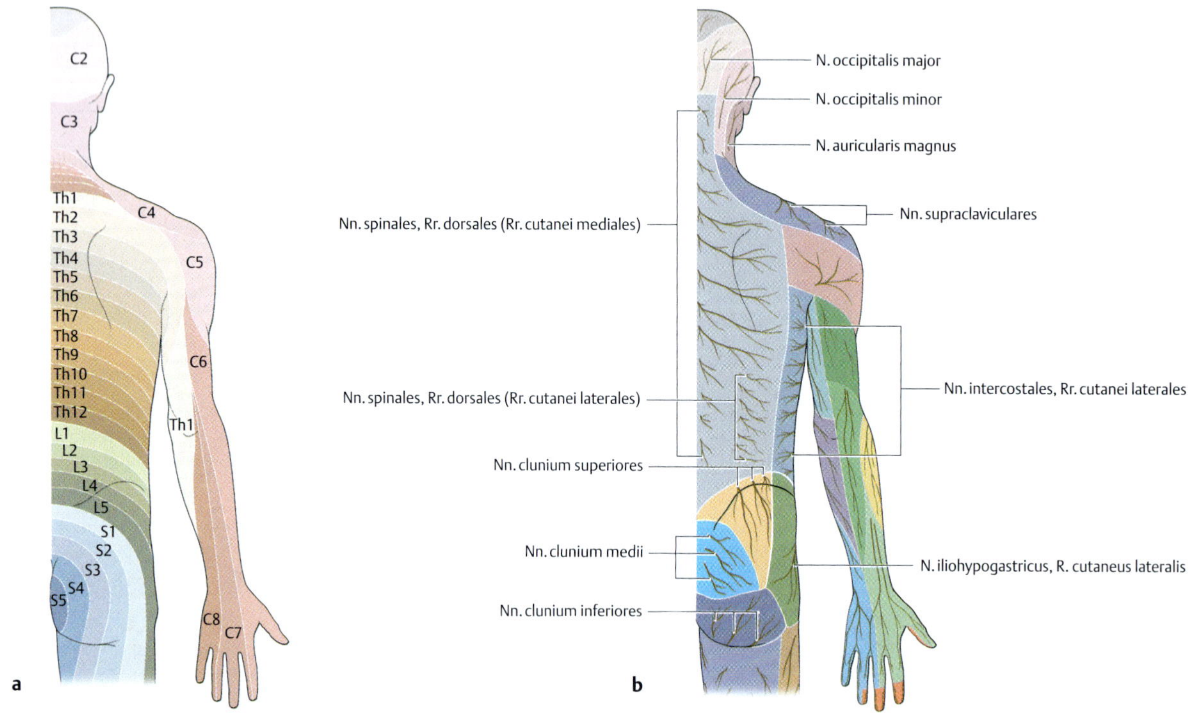

a Segmentale (radikuläre) Hautinnervation
b und Innervationsgebiete der peripheren Hautnerven.

Quelle: Schünke M, Schulte E, Schumacher U. PROMETHEUS LernAtlas der Anatomie. Allgemeine Anatomie und Bewegungssystem. Illustrationen von Voll M u. Wesker K. 6. Aufl. Stuttgart: Thieme; 2022

9.4 Topografische Anatomie des Rückens

Relief: Betrachtet man den unbekleideten Rücken (Abb. **9.40**), so sieht man in der **Medianen** eine Linie. Sie markiert die **Dornfortsätze** und das **Lig. supraspinale**, bzw. **nuchae** und ist im Bereich der Hals- und v. a. der Lendenlordose als Rinne vertieft; im Bereich der Brustkyphose ist sie prominent. Bis auf wenige Ausnahmen sind die Dornfortsätze die einzigen Bereiche der Wirbel, welche von außen gut tastbar sind und dienen zur Höhenorientierung am Rücken (S. 242). Je nach Trainingszustand wölbt sich der **M. erector spinae** zu beiden Seiten dieser Linie vor; die Muskelwülste sind im Lendenbereich besonders ausgeprägt.

Regionen: Im Bereich von Brust- und Lendenwirbelsäule (Abb. **9.40**) bezeichnet man als

- **Regio vertebralis** das Gebiet beiderseits der Medianen bis zur Paravertebrallinie (S. 294), kranial davon schließt sich die
- **Regio nuchalis** bis zum Hinterhaupt an, die
- **Regio sacralis** kaudal der Regio vertebralis bis zur Rima ani (über dem subkutan gelegenen Kreuzbein).

Von kranial nach kaudal wird die Regio vertebralis lateral flankiert von den **Regiones**

- **suprascapularis**: zwischen dem Oberrand der Scapula und der Schulterhöhe,
- **interscapularis** (medial der Scapula) und **scapularis** (über der Scapula),
- **infrascapularis** (bis zur 12. Rippe) und
- **lumbalis** (bis zur Crista iliaca).

Die kaudal anschließende Regio glutealis (S. 383) zählt bereits zur unteren Extremität.

9.4 Topografische Anatomie des Rückens

Relief: Das Relief des Rückens wird bestimmt von der Reihe der **Dornfortsätze** in der Medianen und den Muskelwülsten des **M. erector spinae** zu beiden Seiten. Weiter lateral fungieren die **Scapulae** und die **Rippen** als Landmarken. Der laterale Teil des Rückens endet kaudal an der **Crista iliaca**.

Regionen: s. Abb. **9.40**.

9.40 Regionen des Rückens

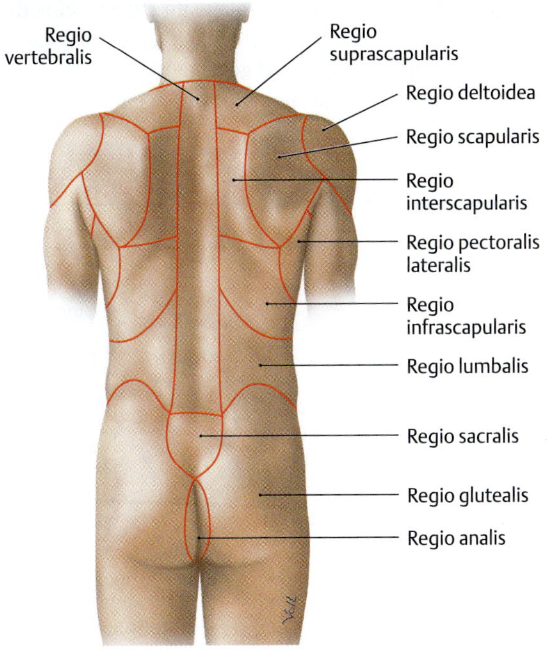

Quelle: Schünke M, Schulte E, Schumacher U. PROMETHEUS LernAtlas der Anatomie. Allgemeine Anatomie und Bewegungssystem. Illustrationen von Voll M u. Wesker K. 6. Aufl. Stuttgart: Thieme; 2022

9.40

9.5 Entwicklung von Wirbelsäule und Rückenmuskeln

9.5 Entwicklung von Wirbelsäule und Rückenmuskeln

▶ Merke.

▶ Merke. Der Bewegungsapparat entwickelt sich größtenteils aus dem Material des mittleren Keimblatts, dem **Mesoderm** (S. 100).

9.5.1 Normale Entwicklung

Bildung und Differenzierung des Mesoderms

Ab dem **16. Entwicklungstag** bildet sich median aus Mesodermzellen die **Chorda dorsalis** und aus dem Ektoderm das **Neuralrohr**. Die beiden Strukturen heißen auch **Achsenorgane**.

9.5.1 Normale Entwicklung

Bildung und Differenzierung des Mesoderms

Ab dem **16. Entwicklungstag** bildet sich in der Medianlinie der dreiblättrigen Keimscheibe zwischen Ento- und Ektoderm eine längliche, stabförmige Struktur aus dichtgepackten Mesodermzellen, die **Chorda dorsalis**. Fast zeitgleich entwickelt sich im darüberliegenden Ektoderm die Neuralplatte, aus der – über die Zwischenstufen von Neuralrinne und **Neuralrohr** – das Zentralnervensystem entsteht. Neuralrohr und Chorda werden auch als **Achsenorgane** bezeichnet.

Bildung von Somiten – Ausbildung der Metamerie

Somiten (**Ursegmente**) sind dichte Zellhaufen des Mesoderms, die symmetrisch beidseits von Neuralrohr und Chorda liegen. **Metamerie** bezeichnet die lineare Abfolge gleichartiger Bauelemente entlang einer Achse.

Zwischen dem **20.** und **35. Entwicklungstag** entstehen paraxial 42–44 **Ursegment-** (S. 104) oder **Somitenpaare** (Abb. **9.41**).

Bildung von Somiten – Ausbildung der Metamerie

Bei **Somiten** bzw. **Ursegmenten** handelt es sich um verdichtete Zellhaufen des Mesoderms, welche symmetrisch zu beiden Seiten von Neuralrohr und Chorda perlschnurartig aufgereiht sind.

Unter **Metamerie** versteht man die lineare Abfolge gleichartiger Bauelemente entlang einer Achse, hier der Körperlängsachse.

Sie entstehen, indem sich zwischen dem **20. Entwicklungstag** und der **5. Woche** das neben den Achsenorganen liegende **paraxiale** Mesoderm zu 42–44 Paaren von **Somiten** (S. 104) oder **Ursegmenten** gliedert (Abb. **9.41**).

▶ Merke.

▶ Merke. Die Gliederung des Mesoderms in Somiten etabliert im Embryo eine **metamere** Bauweise, die im Bereich der Leibeswand auch später erkennbar bleibt. Auch das sich entwickelnde **Rückenmark** ist **segmental** gegliedert: Jeder der Somiten und die sich daraus differenzierenden Strukturen wird durch einen aussprossenden **Spinalnerven** (S. 198) versorgt.

9.41 Somiten und deren Derivate mit Bildung der Spinalnerven

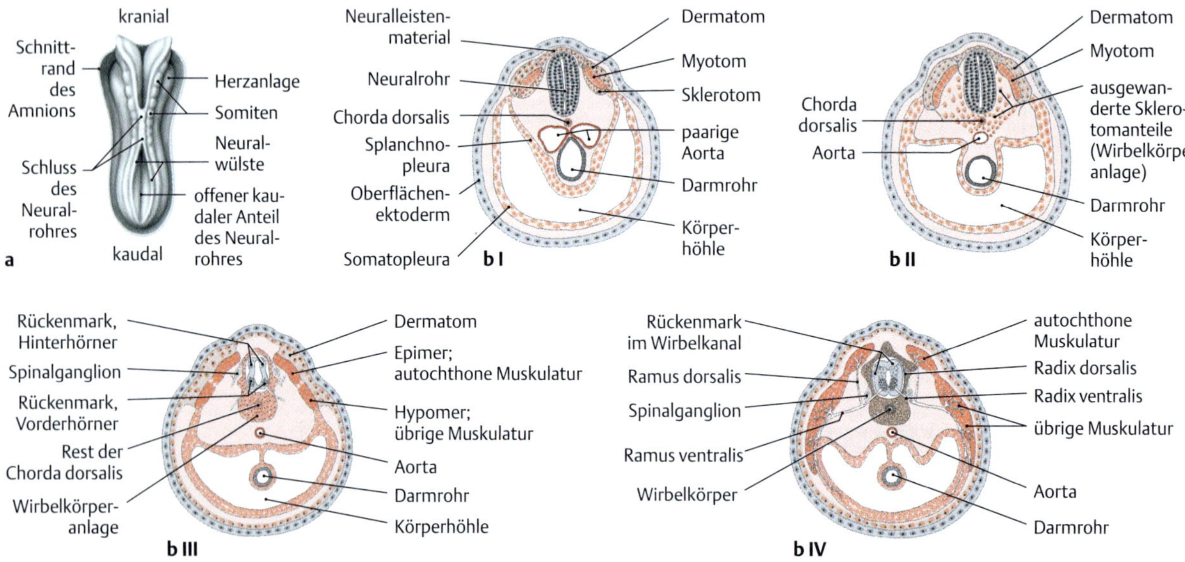

a Ansicht eines Embryos am 22. Entwicklungstag von dorsal: Beidseits des teilweise geschlossenen und in die Tiefe verlagerten Neuralrohrs (S. 102) kann man 8 Somitenpaare erkennen.

b Schematisierte Querschnitte während der 4.–7. Entwicklungswoche.

Quelle: Schünke M, Schulte E, Schumacher U. PROMETHEUS LernAtlas der Anatomie. Allgemeine Anatomie und Bewegungssystem. Illustrationen von Voll M u. Wesker K. 6. Aufl. Stuttgart: Thieme; 2022

Ausdifferenzierung

Im Folgenden **differenzieren** sich die Zellen der Somiten zu

- **Sklerotomen**, die das Baumaterial für das **Skelett** liefern,
- **Myotomen**, aus denen sich die **Muskulatur** entwickelt, und
- **Dermatomen** für den bindegewebigen Anteil der **Haut** (Dermis).

Sklerotome: Die Zellen der Sklerotome wandern unmittelbar nach ihrer Differenzierung nach medial zur Chorda dorsalis und zum Neuralrohr. Dort bilden sie die **Wirbelsäule** mit **Wirbeln**, **Disci** und **Bändern**. Dabei bilden die Zellen, welche um die Chorda vor das Neuralrohr zu liegen kommen die **Anlage des Wirbelkörpers**; diejenigen, die seitlich und dorsal das Neuralrohr umgeben den **Wirbelbogen**. Hierbei bewegen sie sich auch in Längsrichtung der Metamerieachse. Dies hat zur Folge, dass bei der Anlage der Wirbelkörper stets Material zweier benachbarter Ursegmente verwendet wird. Vereinfacht ausgedrückt entsteht ein Wirbelkörper aus zwei halben Ursegmentpaaren, d. h. aus den Zellen der Sklerotome des kranialen und des kaudalen Abschnitts zweier benachbarter Ursegmentpaare. Die Zwischenwirbelscheiben markieren dagegen die Mitte eines Ursegmentpaars. So entsteht im Bereich der Wirbelsäule eine neue, um ein **halbes Ursegment verschobene Metamerie** (Abb. **9.42**).

Myotome: Die Myotome verbleiben zunächst an ihrem Entstehungsort. Dies führt dazu, dass die von den Zellen der Myotome gebildeten **Muskelanlagen** zwei benachbarte Wirbelanlagen überlappen. Nur so können die kurzen unisegmentalen Muskeln Ursprünge und Ansätze an verschiedenen Wirbeln ausbilden und sie gegeneinander bewegen. Ab der 5. Entwicklungswoche teilen sich die Myotome: Der **epaxiale** Bereich (Epimer), welcher seine Lage kaum verändert, bildet die **autochthonen Rückenmuskeln**; der **hypaxiale** Bereich (Hypomer), breitet sich nach lateral und ventral in die Rumpfwand und die Extremitätenknospen aus und entwickelt sich zu den **übrigen Skelettmuskeln** von Hals, Rumpf und Extremitäten. Der einsprossende **Spinalnerv** teilt sich ebenfalls in einen **R. anterior** für das hypaxiale Myotom und einen **R. posterior** für das epaxiale.

Ausdifferenzierung

Im Folgenden entstehen:

- **Sklerotome**,
- **Myotome** und
- **Dermatome**.

Sklerotome: Die Sklerotomzellen wandern nach medial, umgeben Chorda und Neuralrohr und bilden so die bindegewebige, **mesenchymale** Anlage der Wirbelsäule. Die **Wirbel** werden aus den Sklerotomzellen **benachbarter Somitenpaare** gebildet, sodass ihre Mitte auf der Grenze zweier Somitenpaare zu liegen kommt. Es entsteht eine neue, um ein **halbes Ursegment verschobene Metamerie** (Abb. **9.42**).

Myotome (Muskelanlagen): Sie verbleiben im ursprünglichen Somitenbereich und setzen durch die verschobene Metamerie an benachbarten Wirbeln an. Ab der 5. Entwicklungswoche teilen sich die **Myotome** in einen **epaxialen** Bereich, welcher vor Ort die **autochthone Rückenmuskulatur** bildet, und in einen **hypaxialen**, aus welchem die Muskeln von Hals, Leibeswand und Extremitäten entstehen.

9.42 Ausdifferenzierung der Somiten

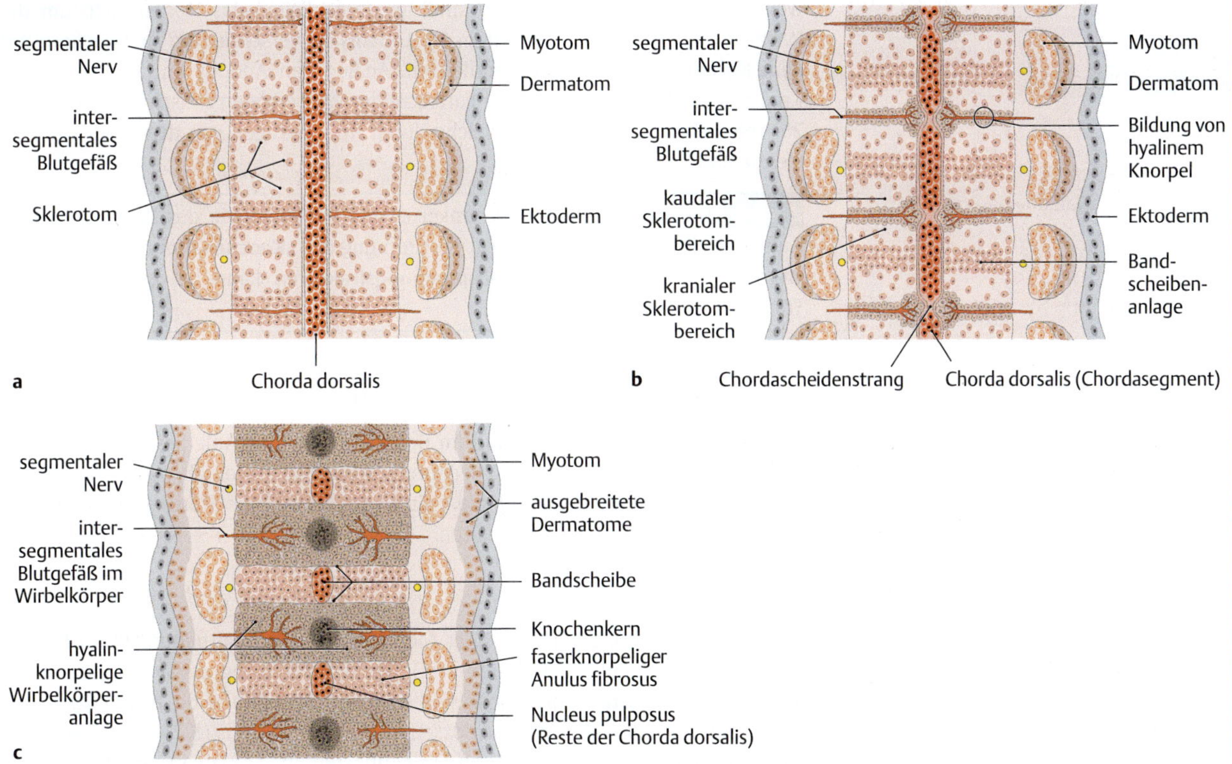

Schematisierte Frontalschnitte am Ende der 4. (**a**), 6. (**b**) und 10. (**c**) Entwicklungswoche.

Quelle: Schünke M, Schulte E, Schumacher U. PROMETHEUS LernAtlas der Anatomie, Kopf, Hals und Neuroanatomie. Illustrationen von Voll M u. Wesker K. 6. Aufl. Stuttgart: Thieme; 2022

Dermatome: Aus ihnen entsteht die Dermis der Haut.

Die **Chorda dorsalis** bildet den **Ncl. pulposus** der Disci.

Dermatome: Die Dermatome verbleiben zunächst am Ort ihrer Entstehung oberflächlich zu den Myotomen und bilden den bindegewebigen Anteil der Haut (Dermis).
Die **Chorda dorsalis** wird im Bereich der Wirbelkörper restlos zurückgebildet und entwickelt sich im Bereich der Disci intervertebrales zum **Ncl. pulposus**.

Entwicklung der Wirbel

Entwicklung der Wirbel aus den Somiten: Von den bis zum 35. Entwicklungstag angelegten 42 bis 44 Somiten gehen die kranialen 4½ im Os occipitale auf, die kaudalen 5–7 Somiten werden völlig zurückgebildet.

Entwicklung der Wirbel aus den Somiten: Die bis zum 35. Entwicklungstag angelegten **42 bis 44 Somitenpaare** verteilen sich wie folgt: 4 okzipitale, 8 zervikale, 12 thorakale, 5 lumbale, 5 sakrale und 8–10 kokzygeale.
Die kokzygealen Somiten bilden sich in der zunächst angelegten Schwanzknospe, welche bis zum 55. Tag zurückgebildet wird. Die letzten 5 bis 7 kokzygealen Somiten werden ebenfalls völlig zurückgebildet, sodass das **Steißbein** aus 3 bis 5 rudimentären Wirbeln entsteht.
Die obersten 4½ Somiten bilden mit der **Pars basilaris** und **Pars lateralis** des **Os occipitale** den Teil des Hinterhauptbeins, welcher das Foramen magnum (S. 931) größtenteils umschließt.
Die Tatsache, dass **Atlas** (C I) und **Axis** (C II) aus dem Material der nächsten 2½ Somiten gebildet werden, erklärt, wieso trotz der Anlage von 8 zervikalen Somiten nur 7 definitive Halswirbel entstehen. Der **Dens axis** bildet sich aus den Anlagen des Atlaskörpers und des Discus zwischen Atlas und Axis; seine Spitze aus einem Teil des Körpers des **Proatlas**, welcher im Hinterhauptbein aufgegangen ist.

Knorpeliger Umbau: Ab der **6. Embryonalwoche** folgt auf das mesenchymale Stadium der Wirbelsäule das **knorpelige Stadium**.

Knorpeliger Umbau: Nach dem **40. Entwicklungstag** (6. Woche) wird – ausgehend von Knorpelzentren im Wirbelkörper und im Bereich der Bogenwurzeln – die bindegewebige (**mesenchymale**) Wirbelanlage durch embryonalen, **hyalinen Knorpel** ersetzt. Dabei werden auch die Bogenfortsätze angelegt.

Verknöcherung: Die Verknöcherung der Wirbel beginnt in der **9. Woche** und ist erst um das 25. Lebensjahr abgeschlossen.

Verknöcherung: Ab der **9. Woche** beginnt die Verknöcherung der Wirbel an 3 Zentren: Im Wirbelkörper bildet sich ein enchondraler Knochenkern, an den Bogenwurzeln jeweils eine perichondrale Knochenmanschette. Die beiden Verknöcherungszentren der Bögen vereinigen sich dorsomedian im Laufe des **2. Lebensjahrs**. Im **3. bis 6. Lebensjahr** fusionieren sie mit dem Körper. Ab dem **8. Lebensjahr** entstehen im Bereich der knorpeligen Wirbelkörperdeckplatten ringförmige Knochenkerne, welche als Epiphysen anzusehen sind, an deren Fugen das Höhenwachstum der Wirbelkörper stattfindet. Nach dem **18. Lebensjahr** verschmelzen sie knöchern mit dem Körper und bilden die Randleisten. Analog den Apophysen (S. 215) anderer Knochen besitzen die Spitzen der Fortsätze der Wirbelbögen zwischen dem **12.** und **25. Lebensjahr** Knochenkerne, welche durch Knorpelfugen von den Fortsätzen getrennt sind.

► Klinik.

► Klinik. Die Kenntnis der Knochenkerne und -fugen sowie des Zeitpunkts ihres Auftretens bzw. Schlusses kann zur Bestimmung des **„Knochenalters"** herangezogen werden. Die Abgrenzung zu **Absprengungsfrakturen** kann bei entsprechendem Trauma schwierig sein.

9.5.2 Varianten und Fehlbildungen

Varianten und Fehlbildungen sind **relativ häufig**. Sie sind von unterschiedlicher klinischer Bedeutung.

Varianten und Fehlbildungen sind im Bereich der Wirbelsäule besonders **vielfältig** und **relativ häufig**. Ihre klinische Bedeutung hängt v. a. davon ab, ob sie mit Fehlbildungen des Rückenmarks kombiniert sind oder ob sie eine Störung der Statik und Kinematik der Wirbelsäule beinhalten.

Spaltbildungen

Bei 10–20 % der Menschen unterbleibt der knöcherne Schluss von Wirbelbögen (**Spina bifida**, s. u.).

Am häufigsten, d. h. bei 10–20 % der Menschen, treten Spaltbildungen im Bereich der Wirbelbögen auf (**Spina bifida**, s. u.). Bedingt durch regressive Veränderungen am kaudalen Ende der Wirbelsäule sind schon normalerweise die Bögen des 4. und 5. Sakralwirbels dorsal nicht geschlossen, sog. Hiatus sacralis (S. 248). Es überrascht daher nicht, dass sich Bogenspalten am häufigsten am Kreuzbein und den angrenzenden Lendenwirbeln finden.

► Klinik. Eine **Spina bifida occulta** liegt vor, wenn lediglich der knöcherne Schluss des Wirbelbogens unterbleibt (Abb. **9.43a**). Diese Abnormität findet sich am häufigsten im lumbosakralen Bereich und hat keinen Krankheitswert. Bei der glücklicherweise selteneren **Spina bifida aperta** liegt der Grund für den fehlenden Schluss des Wirbelbogens in einem ausbleibenden Schluss des Neuralrohrs. Je nach Schweregrad kann das fehlgebildete Rückenmark noch von den Hirnhäuten umgeben sein (**Meningomyelozele**, Abb. **9.43b**) oder gar gänzlich freiliegen (**Rachischisis**, Abb. **9.43c**). Vor allem im letzteren Fall werden die Kinder mit schweren neurologischen Defekten geboren. Erstreckt sich der Defekt auch auf den Kopfbereich, so liegt eine schwere Hirnentwicklungsstörung, sog. **Anenzephalie** (S. 1159), vor, die nicht mit dem Leben vereinbar ist.
Die Gabe von Folsäure während der Schwangerschaft senkt die Häufigkeit von Geburten mit Spina bifida.

9.43 **Spaltbildungen**

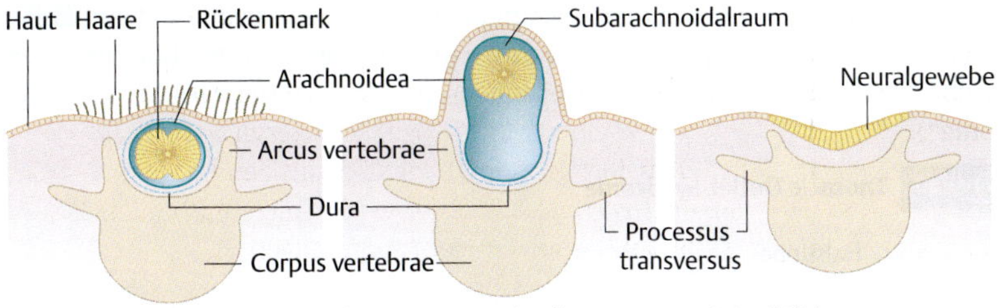

a Spina bifida occulta **b** Meningomyelozele **c** Spina bifida aperta

► Klinik.

► Klinik. Die **Spondylolyse** tritt als meist doppelseitige Spaltbildung im Wirbelbogen zwischen oberem und unterem Gelenkfortsatz mehrheitlich an L V (seltener L IV) auf. Sie kann unter Belastung zum ventralen Abgleiten von L V auf der Kreuzbeinbasis führen (**Spondylolisthese**). Die Ursache dieses meist von zunehmenden Rückenschmerzen begleiteten Vorgangs ist keine angeborene Fehlbildung, sondern eine Ermüdungsfraktur.

► Klinik.

Variationen der Wirbelanzahl

Vermehrung oder **Verminderung** der Zahl der Wirbel tritt meist an der Lendenwirbelsäule auf, z. B. 6. oder 4. Lendenwirbel. Seltener werden Variationen der Wirbelanzahl auch an HWS und BWS beobachtet.

Variationen der Wirbelanzahl

Variationen in der **Zahl** der Wirbel sind möglich.

Assimilation bzw. Dissimilation

Diese Varianten treten an den Enden der beweglichen Wirbelsäule auf. Bei etwa 3 % der Menschen ist entweder der 5. Lendenwirbel knöchern mit dem Kreuzbein verbunden (**Sakralisation** von L V) oder der 1. Sakralwirbel beweglich durch einen Diskus vom Sakrum getrennt (**Lumbalisation** von S I). Am oberen Ende kann der **Atlas** ins Hinterhauptbein **assimiliert** sein oder sich am Occiput ein **Proatlas** abzeichnen.

Assimilation bzw. Dissimilation

Der 5. Lendenwirbel kann knöchern mit dem Sakrum verbunden (**sakralisiert**), der 1. Sakralwirbel nicht mit den übrigen verschmolzen (**lumbalisiert**) sein. Der **Atlas** kann mit dem Os occipitale verwachsen sein.

► Klinik. Die Sakralisation des 5. Lendenwirbels hat ein längeres Kreuzbein mit nach ventral verlagertem Promontorium zur Folge. Ein solches **Kanalbecken** erschwert bei der Geburt dem von oben tiefer tretenden kindlichen Kopf den Eintritt in das kleine Becken (S. 808). Die **Atlasassimilation** führt zu einer Einschränkung der Beweglichkeit des Kopfes.

► Klinik.

Störungen der Wirbelkörperbildung

Sie können sich als **Blockwirbel**, bei denen die Abgliederung benachbarter Sklerotome unterblieben ist, manifestieren. **Halbwirbel** entstehen, wenn Sklerotommaterial nur vom Somiten einer Seite nach medial zu Chorda dorsalis und Neuralrohr wandert.

Störungen der Wirbelkörperbildung

Fehlende Abgliederung von Sklerotomen ergibt **Blockwirbel**, halbseitige Ausbildung **Halbwirbel**.

► Klinik.

► Klinik. Blockwirbel stellen grundsätzlich eine Bewegungseinschränkung im betroffenen Wirbelsäulenbereich dar. Halbwirbel sind eine der Ursachen von massiven Skoliosen (S. 240).

Hals- bzw. Lendenrippen

Am 7. Hals- und 1. Lendenwirbel können Rippenanlagen zu **Hals-** bzw. **Lendenrippen** ausgebildet sein.

Hals- bzw. Lendenrippen

Eine Störung der Integration von Rippenanlagen in die Hals- und Lendenwirbel gehört mit zu den häufigsten Normabweichungen. Jeweils etwa 5 % der Menschen besitzen am 7. Halswirbel anstelle des Tuberculum anterius eine sog. **Halsrippe** oder am 1. Lendenwirbel statt des Proc. costalis eine eigenständige **Lendenrippe**. Andererseits kann die 12. Rippe fehlen oder sehr klein sein.

► Klinik.

► Klinik. Wenn eine **Halsrippe** an C VII relativ lang ausgebildet ist, müssen die unteren Nervenwurzeln des Plexus brachialis (C 8 und Th 1) und die A. subclavia im spitzen Winkel darüber hinwegziehen, um in die Axilla zu gelangen (s. Abb. **9.44**). Typischerweise können diese dann bei Zug am herabhängenden Arm (z. B. beim Koffertragen) gegen die Halsrippe gedrückt werden mit der Folge von Durchblutungs- und Sensibilitätsstörungen (Letztere an der Innenseite) des Arms (**„thoracic outlet syndrome“**).

9.44 Thoracic Outlet Syndrome

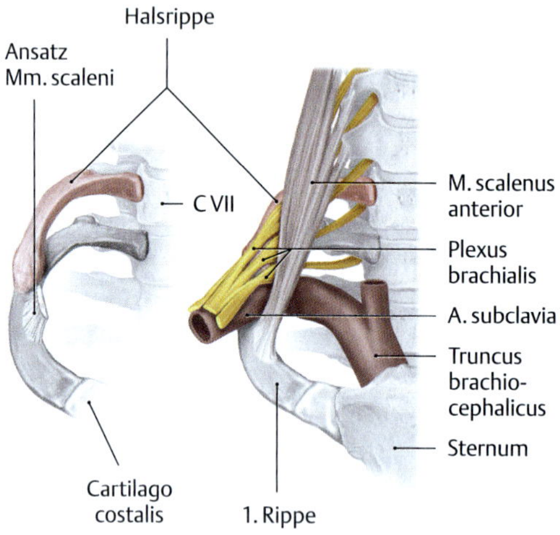

10 Brustwand und Brustkorb (Thorax)

L.J. Wurzinger

10.1 Funktionelle Aspekte und Bauprinzip

Funktionelle Aspekte: Statisch betrachtet, dient der Thorax als **stabiler Behälter**, der die absolut lebenswichtigen Organe und Leitungsbahnen der Brusthöhle (S. 524) schützt.
Kinematisch gesehen, dient der Thorax der **Atemmechanik**, welche die Voraussetzung für den Gasaustausch als Funktion der Atmungsorgane darstellt. Durch abwechselnden Unter- bzw. Überdruck in den Lungen wird frische Atemluft bei der **Inspiration** (Einatmung) über die Atemwege angesaugt bzw. bei der **Exspiration** (Ausatmung) „verbrauchte" Luft ausgestoßen. Damit die Atemmechanik funktionieren kann, müssen drei Voraussetzungen erfüllt sein:

- Der Thorax muss sein **Volumen** erheblich **ändern** können, nämlich um die **Vitalkapazität**, welche die Differenz zwischen maximaler Inspiration und maximaler Exspiration darstellt (ca. 4,5 l).
- Die **Lunge** muss **elastisch** sein, um diese Volumenschwankungen mitmachen zu können.
- Die Lunge muss den **Bewegungen der Thoraxwand folgen**, d. h. mechanisch an die Thoraxwand gekoppelt sein, was über den nach außen luftdichten **Pleuraspalt** (S. 557) erfolgt.

10.1 Funktionelle Aspekte und Bauprinzip

Funktionelle Aspekte: Der Thorax **schützt** die Organe und Leitungsbahnen der Brusthöhle (S. 524).
Der Thorax dient der **Atemmechanik**, welche für die Funktion der Atmungsorgane wesentlich ist. Hierfür müssen drei Voraussetzungen erfüllt sein:

- Das **Thoraxvolumen** muss sehr **variabel** sein,
- die **Lunge** muss **elastisch** sein,
- die **Lunge** muss den Bewegungen der **Thoraxwand** folgen.

► Klinik. Ist eine dieser Voraussetzungen nicht mehr gegeben, kann es als Folge der gestörten Atemmechanik zu einem herabgesetzten Gasaustausch in der Lunge kommen (**respiratorische Insuffizienz**). Mögliche Ursachen können sein:

- **Rippenserienfrakturen:** Sie beeinträchtigen die Atemexkursionen des Thorax durch Schmerzen und durch die Instabilität der Thoraxwand, sodass diese im Verletzungsbereich bei der Exspiration (Überdruck in den Lungen) nach außen und bei der Inspiration (Unterdruck in den Lungen) nach innen verlagert wird („flail chest" oder instabiler Thorax).
- **Lungenfibrosen:** Die als Folge einer Bindegewebsvermehrung der Lunge auftretende Abnahme der Lungenelastizität führt u. a. zu einer Behinderung der Atemmechanik.
- **Pneumothorax:** Erhält der **Pleuraspalt** eine Verbindung zur Außenluft, was entweder über einen (meist traumatischen) Defekt in der Thoraxwand oder über eine Öffnung der Lufträume der Lunge durch die Pleura visceralis (S. 553) – z. B. beim Platzen einer Emphysemblase, sog. Lungenemphysem (S. 545) – geschehen kann, so kollabiert die elastische Lunge. Durch die Atemexkursionen des Thorax wird Luft dann lediglich in den Pleuraspalt gesaugt; vgl. auch **Pneumothorax** (S. 558).

► Klinik.

Bauprinzip: Im Gegensatz zum Abdomen, dessen Inneres lediglich unter höherem Druck als die umgebende Atmosphäre stehen kann, muss der Thorax sowohl gegenüber Über- als auch Unterdruck im Inneren stabil sein. Hierfür reicht eine nur aus Weichteilen (Bindgewebe und Muskeln) bestehende Wand nicht aus. Damit die **Thoraxwand** nicht der Kollapsneigung der elastischen Lunge folgt, muss sie eine gewisse **Steifigkeit** aufweisen. Gleichzeitig muss sie ganz erhebliche **Volumenschwankungen** im Rahmen der Atemexkursionen nicht nur zulassen, sondern selbst aktiv bewerkstelligen. Dies wird durch eine **Spanten-** oder **Gitterkonstruktion** realisiert (Abb. **10.1** und Abb. **10.2**).

Bauprinzip: Der Thorax ist eine aktiv bewegliche und stabile **Spanten-** oder **Gitterkonstruktion** (Abb. **10.1** und Abb. **10.2**).
Durch ihre **Steifigkeit** widersteht die **Thoraxwand** der Kollapsneigung der elastischen Lunge.

10.1 Knöcherner Thorax

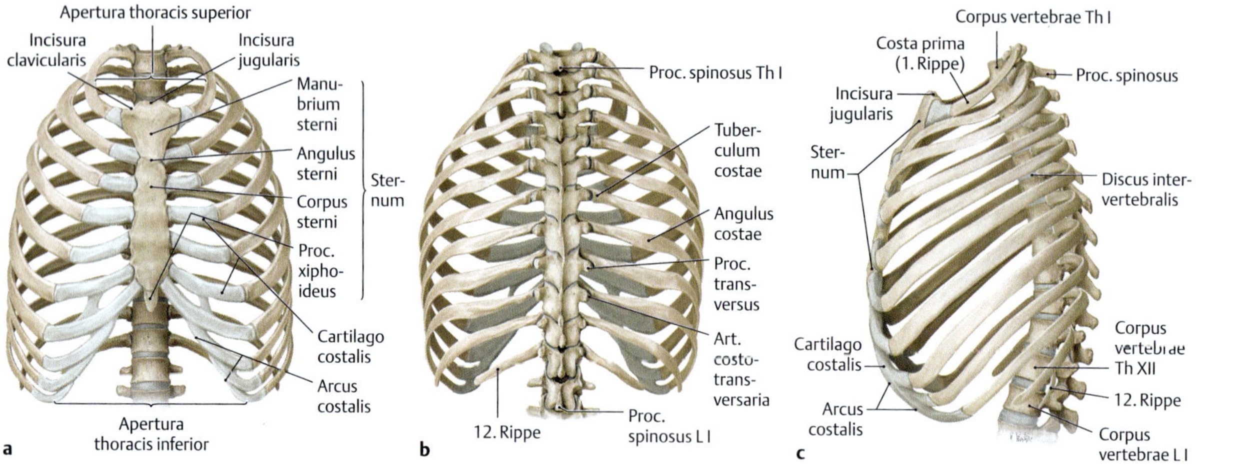

Ansicht von ventral (**a**), dorsal (**b**) und lateral (**c**).

Quelle: Schünke M, Schulte E, Schumacher U. PROMETHEUS LernAtlas der Anatomie. Allgemeine Anatomie und Bewegungssystem. Illustrationen von Voll M u. Wesker K. 6. Aufl. Stuttgart: Thieme; 2022

10.2 Röntgenthorax in 2 Ebenen

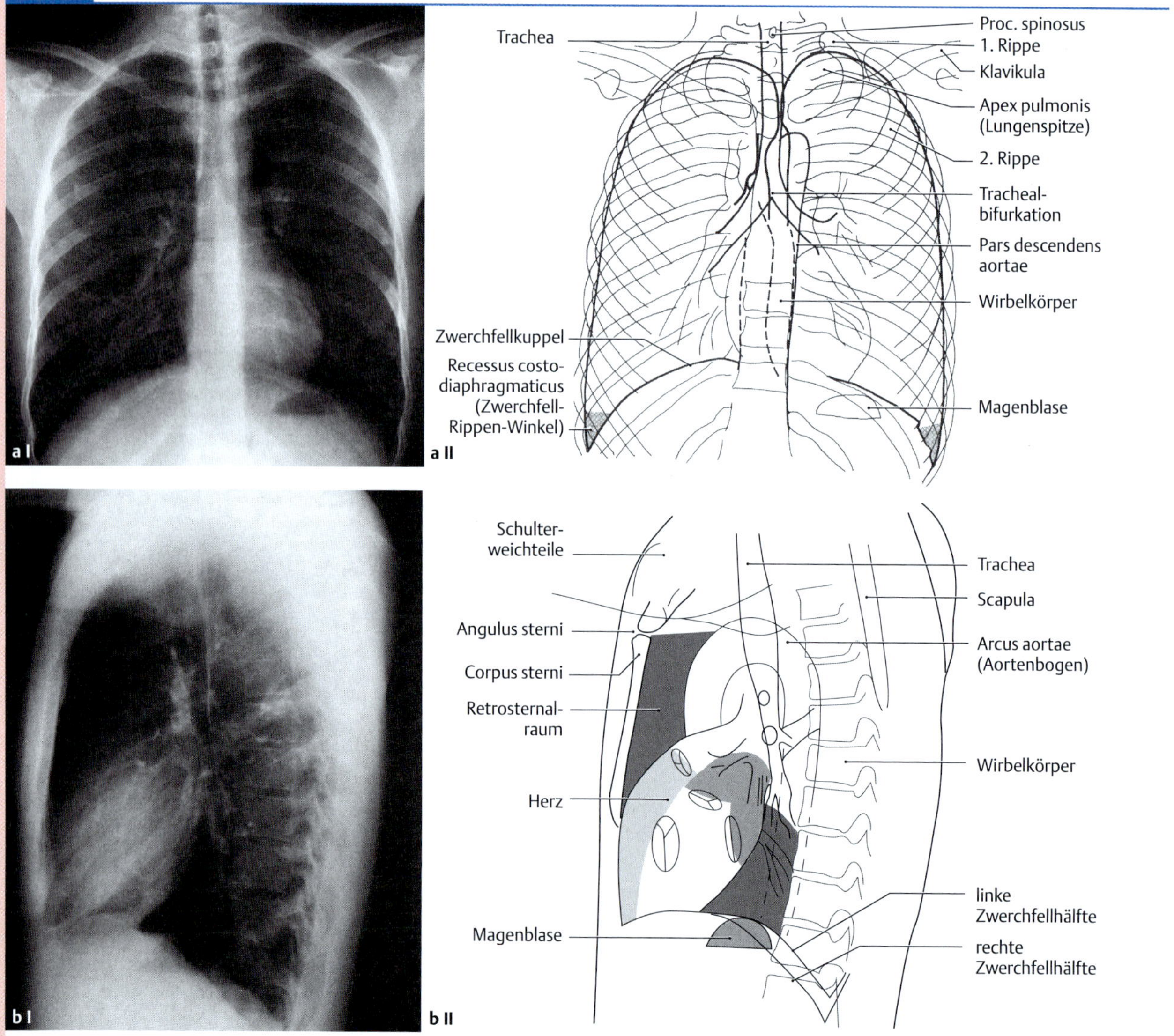

a Aufnahme a.-p. (**aI**) mit erklärender Schemazeichnung (**aII**).
b Aufnahme seitlich (**bI**) mit erklärender Schemazeichnung (**bII**).

Quelle: nach Möller, T.B., Reif, E.: Taschenatlas der Röntgenanatomie. 7. Aufl. Stuttgart: Thieme; 2020

Die **Skelettelemente**, aus denen der Thorax aufgebaut ist, sind

- die **Brustwirbelsäule**, BWS (S. 245),
- das **Brustbein** (**Sternum**) und
- 12 **Rippenpaare** (**Costae**).

Hierbei fungieren die **Brustwirbelsäule** und das **Sternum** als knöcherne **Längselemente**, welche durch die **Rippen** wie durch halbkreisförmige Spanten miteinander verbunden sind. Da die Rippen auch aus Knochen bestehen, sind sie für die Stabilität der Thoraxwand verantwortlich. Die Verbindung der knöchernen Elemente über Gelenke (S. 281) ermöglicht Volumenänderungen des Thorax (S. 283). Die Räume zwischen den Rippen (**Interkostalräume**) sind durch Muskeln abgedichtet, die den wechselnden Druckverhältnissen standhalten. Elastisches Bindegewebe ließe zwar auch Bewegungen der Rippen gegeneinander zu, würde sich aber bei den wechselnden intrathorakalen Drücken nach außen oder innen wölben.

Die Skelettelemente des Thorax sind die **Brustwirbelsäule**, das **Brustbein** (**Sternum**) und die 12 **Rippenpaare** (**Costae**).

10.2 Knöcherner Thorax

Der Thorax besitzt oben und unten je eine Öffnung:

- Die **obere Thoraxapertur** (**Apertura thoracis superior**) wird vom 1. Brustwirbelkörper, dem 1. Rippenpaar und dem Oberrand des Manubrium sterni (S. 280) umrahmt. Sie ist von dorsal nach ventral geneigt. Nach kranial schließt sich der Hals (S. 878) an.
- Die **untere Thoraxapertur** (**Apertura thoracis inferior**) wird vom 12. Brustwirbelkörper, dem 12. Rippenpaar, den Enden des 11. Rippenpaares, den Rippenbögen (s. u.) und dem Proc. xiphoideus des Sternum umgeben. Sie ist wesentlich weiter als die obere Apertur und wird nach kaudal durch das Zwerchfell (S. 287) vom Abdomen getrennt.

10.2 Knöcherner Thorax

Öffnungen des Thorax:

- Die **Apertura thoracis superior** wird vom 1. Brustwirbelkörper, 1. Rippenpaar und Manubrium sterni umrahmt.
- Die weitere **Apertura thoracis inferior** wird vom 12. Brustwirbelkörper, 12. Rippenpaar, Rippenbögen und Proc. xiphoideus des Sternum umgeben.

10.2.1 Costae (Rippen)

Abschnitte und Form: Die Rippen gliedern sich von dorsal nach ventral (Abb. **10.3**) in:

- **Caput costae** (Rippenkopf): Das Caput costae trägt an seinem freien Ende die Gelenkfläche (**Facies articularis capitis costae**) für die Verbindung mit den Brustwirbelkörpern, die außer bei der 1., 11. und 12. Rippe zweigeteilt (S. 281) ist.
- **Collum costae** (Rippenhals): Das Collum costae zieht nach dorsolateral. Wo das
- **Corpus costae** (Rippenkörper) aus dem Collum hervorgeht, weist die Rippe außen (dorsolateral) eine Verdickung auf (**Tuberculum costae**). Diese trägt bei der 1. bis 10. Rippe eine plane Gelenkfläche für die Artikulation mit einem Brustwirbelquerfortsatz (**Facies articularis tuberculi costae**). Das Corpus costae ist der längste Abschnitt der Rippe, es umgibt den Thorax dorsal, lateral und ventrolateral.
  Dadurch bildet es fast einen Halbkreis, dessen Krümmung allerdings nicht gleichmäßig ist. Im Anfangsteil des Corpus befindet sich dorsal im **Angulus costae** der Ort der **stärksten Krümmung**, eine zweite Stelle stärkerer Krümmung befindet sich ventral unmittelbar seitlich vom Übergang in den Rippenknorpel (s. u.). Durch die nach dorsal ausbiegende Krümmung der Rippen entsteht beidseits der Brustwirbelsäule ein von kranial nach kaudal immer tiefer werdender Raum (**Sulcus pulmonis**), der wesentliche Teile der Lungen aufnimmt.

10.2.1 Costae (Rippen)

Abschnitte und Form siehe Abb. **10.3**.

- **Caput costae** (Kopf): Das Caput besitzt **Gelenkflächen** für die Artikulation mit den Brustwirbelkörpern.
- **Collum costae** (Hals): Es ist nach dorsolateral ausgerichtet.
- **Corpus costae** (Körper): Am Übergang von Collum zum Corpus besitzt das **Tuberculum costae** eine **Gelenkfläche** für die Brustwirbelquerfortsätze. Das Corpus ist im dorsal gelegenen **Angulus costae** am stärksten gekrümmt.

▶ Klinik. Bei traumatischer Kompression des Thorax brechen die Rippen vorzugsweise an den am stärksten gekrümmten Stellen (* in Abb. **10.3**).

▶ Klinik.

Innen befindet sich am unteren Rand des Rippenkörpers eine flache Furche (**Sulcus costae**) in dem die Interkostalnerven und -gefäße verlaufen (Abb. **10.16**).

- **Cartilago costalis** (Rippenknorpel): Der Cartilago costalis bildet bei allen Rippen das ventrale/mediale Ende. Er ist bei der 4. bis 10. Rippe deutlich länger als bei den übrigen. Der von dorsal nach ventral abwärts gerichtete Verlauf der Rippen bedingt, dass die Rippen, um das Sternum zu erreichen, nach kranial umbiegen müssen. In Folge dessen weisen die Rippenknorpel in der Frontalebene eine Krümmung auf, welche von der 2. Rippe nach kaudal bis zur 10. Rippe zunimmt.

Im **Sulcus costae** verlaufen die Interkostalnerven und -gefäße (Abb. **10.16**).

- **Cartilago costalis** (Knorpel): Alle Rippen enden ventral mit dem Cartilago costalis. Im Bereich der Rippenknorpel ändern die Rippen ihren nach kaudal gerichteten Verlauf nach kranial.

⊙ 10.3

⊙ 10.3 Rippenform und -abschnitte

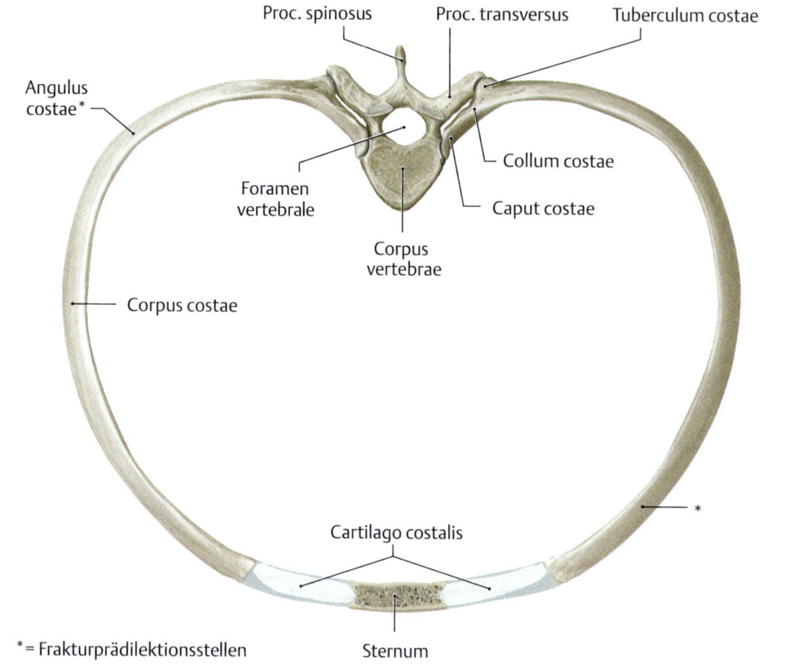

Quelle: Schünke M, Schulte E, Schumacher U. PROMETHEUS LernAtlas der Anatomie. Allgemeine Anatomie und Bewegungssystem. Illustrationen von Voll M u. Wesker K. 6. Aufl. Stuttgart: Thieme; 2022

Die ersten 7 Rippenpaare sind direkt mit dem Sternum verbunden. Die Knorpel der 8. bis 10. Rippe erreichen das Sternum indirekt und bilden so mit dem der 7. Rippe den **Rippenbogen** (**Arcus costalis**, Abb. **10.1a**). Die beiden Rippenbögen bilden den nach unten offenen Rippenbogenwinkel (**Angulus infrasternalis**). Die 11. und 12. Rippe enden frei in der Rumpfwand.

Von den **12 Rippenpaaren** sind die **ersten 7** direkt über ihre Knorpel mit dem Sternum verbunden und werden daher auch als „wahre" Rippen (**Costae verae**) bezeichnet. Die **8. bis 10. Rippe** erreichen das Sternum nur indirekt, indem sich ihre Knorpel an die der jeweils höheren Rippe anlegen und so zusammen mit dem relativ steil zum Sternum hochziehenden Knorpel der 7. Rippe den Rippenbogen (**Arcus costalis**) bilden (Abb. **10.1a**). Sie werden auch „falsche" Rippen (**Costae spuriae**) genannt. Der nach unten offene Winkel zwischen den beiden Rippenbögen, der **Angulus infrasternalis (Rippenbogenwinkel)**, ist konstitutionsabhängig: Beim Astheniker (S. 33) ist er spitz, beim Pykniker stumpf und beim Athleten beträgt er ca. 90°. Die **11. und 12. Rippe** enden ohne Kontakt zu anderen Rippen frei in der Rumpfwand und werden auch als **Costae fluctuantes** benannt.

Länge der Rippen: Von der 1. bis zur 7. Rippe nimmt die Länge zu, um dann wieder bis zur 12. abzunehmen (Abb. **10.1c**).

Länge der Rippen: Von den Rippen, welche das Sternum erreichen (1.–10.), ist die erste die kürzeste; bis zur 7. Rippe nimmt ihre Länge kontinuierlich zu, um dann wieder abzunehmen (Abb. **10.1c**). Die Länge der 11. und noch mehr der 12. Rippe ist außerordentlich variabel.

10.2.2 Sternum (Brustbein)

Das 3-teilige Sternum besteht aus (Abb. **10.4**):

- **Manubrium sterni**: Das Manubrium besitzt seitlich Gelenkpfannen für die Clavicula und die 1. Rippe. Die Gelenkpfanne für die 2. Rippe wird jeweils zur Hälfte vom Manubrium und vom Corpus sterni gebildet. Kranial ist die **Incisura jugularis** ausgebildet.
- **Corpus sterni**: Das Corpus trägt an der Seite die **Incisurae costales** für die 2. bis 7. Rippe. Manubrium und Corpus bilden den nach hinten offenen **Angulus sterni**.
- **Proc. xiphoideus**: Der Proc. xiphoideus ist häufig gespalten oder gelocht.

10.2.2 Sternum (Brustbein)

Das Sternum (Abb. **10.4**) ist ein länglicher, abgeplatteter Knochen. Er besteht aus drei durch Synchondrosen (S. 220) verbundenen Teilen, die im Laufe des Erwachsenenalters z. T. verknöchern (S. 295). Von kranial nach kaudal sind dies:

- **Manubrium sterni** (Handgriff): Das Manubrium bildet das kraniale Ende des Brustbeins und ist gegenüber dem Corpus sterni nach hinten oben abgewinkelt, wodurch der **Angulus sterni** (S. 294) entsteht, der gut durch die Haut zu tasten ist. Am kranialen Rand des Manubrium ist eine Einziehung, die **Incisura jugularis** (S. 294), die der „Drosselgrube" des Halsreliefs zugrunde liegt. An seinen Seiten befindet sich je eine **Incisura clavicularis** als Gelenkpfanne für das mediale Ende des Schlüsselbeins. Kaudal davon markiert die **Incisura costalis** den Ort der synchondrotischen Verbindung mit der 1. Rippe (s. u.). Kaudal befindet sich an der Seite je eine Gelenkpfanne für die Artikulation mit dem (halben) Knorpel der 2. Rippe.
- **Corpus sterni** (Brustbeinkörper): Das Corpus besitzt an der Seite je 6 Vertiefungen für die Knorpel der 2. bis 7. Rippe, die **Incisurae costales**.
- **Proc. xiphoideus** (Schwertfortsatz): Der kurze Proc. xiphoideus ist häufig gespalten oder gelocht.

10.4 Brustbein (Sternum)

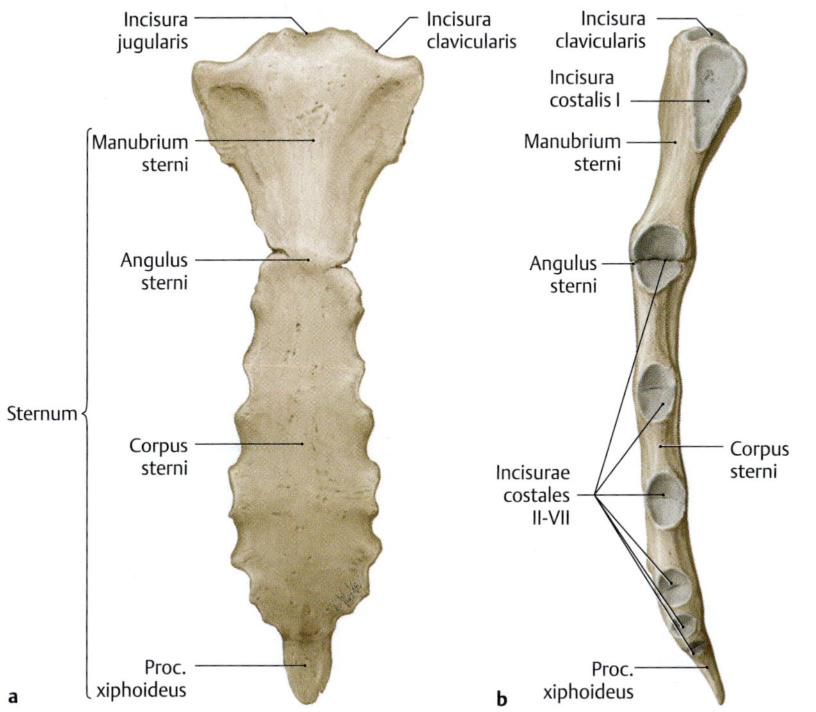

a Ansicht von ventral
b und lateral.

Quelle: Schünke M, Schulte E, Schumacher U. PROMETHEUS LernAtlas der Anatomie. Allgemeine Anatomie und Bewegungssystem. Illustrationen von Voll M u. Wesker K. 6. Aufl. Stuttgart: Thieme; 2022

Da das **Sternum** auf seiner ganzen Länge unmittelbar **subkutan** liegt, enthält es eine Reihe von topografischen Landmarken (S. 293).

10.3 Gelenke und Bandapparat des Thorax

Die Rippen stehen sowohl mit der Brustwirbelsäule als auch mit dem Sternum (2.–5. Rippe) durch **echte Gelenke** in Verbindung. Diese **Kostovertebral-** und **Sternokostalgelenke** sind alle funktionell miteinander verbunden und dienen der **Atemmechanik**.

10.3 Gelenke und Bandapparat des Thorax
Die Gelenke des Thorax dienen der **Atemmechanik**.

10.3.1 Kostovertebralgelenke (Articulationes costovertebrales)

Die **Kostovertebralgelenke** (Abb. **10.5**) verbinden die Rippen mit den Brustwirbeln und umfassen die
- **Articulatio capitis costae** (Rippenkopfgelenk) und die
- **Articulatio costotransversaria** (Rippenquerfortsatzgelenk).

10.3.1 Kostovertebralgelenke

Die **Kostovertebralgelenke** (Abb. **10.5**) verbinden die Rippen mit den Brustwirbeln:

Articulatio capitis costae: Im Rippenkopfgelenk artikuliert das **Caput costae** mit einer dorsolateral an den **Wirbelkörpern** gelegenen Pfanne. Die Köpfe der 2. bis 10. Rippe artikulieren in jeweils 2 getrennten Gelenkhöhlen mit den Halbpfannen (**Fovea costalis superior et inferior**, Tab. **9.3**), die kranial bzw. kaudal an benachbarten Wirbelkörpern sitzen. Vom Anulus fibrosus des Discus intervertebralis zieht das **Lig. capitis costae intraarticulare** zum Rippenkopf und teilt so dessen Gelenkfläche und die Gelenkhöhle. Das Rippenkopfgelenk der 1., 11. und 12. Rippe ist einteilig. Die Gelenkkapsel der Rippenkopfgelenke wird durch das **Lig. capitis costae radiatum** verstärkt, welches in das Lig. longitudinale anterius der Wirbelsäule einstrahlt.

Articulatio capitis costae: In den Rippenkopfgelenken artikuliert das **Caput costae** mit den **Foveae costales** der Wirbelkörper. Die Gelenkkapsel wird durch das **Lig. capitis costae radiatum** verstärkt.

Articulatio costotransversaria: In den Rippenquerfortsatzgelenken artikulieren die **Tubercula costae** der ersten 10 Rippen mit den **Procc. transversi** des gleichen Brustwirbels. Die Gelenkkapsel wird dorsal durch das **Lig. costotransversarium laterale** verstärkt. Daneben ist das Collum costae noch mit dem **Lig. costotransversarium superius** am Querfortsatz des darüberliegenden Wirbels aufgehängt. Das **Lig. costotransversarium** hat eine besondere Bedeutung für die Mechanik, da es mit kurzen massiven Faserzügen den schmalen Raum zwischen Rippenhals und Querfortsatz fast vollständig ausfüllt und das Collum der Rippe fest mit dem Querfortsatz des Brustwirbels verbindet.

Articulatio costotransversaria: In den Rippenquerfortsatzgelenken artikulieren die **Tubercula** der 1. bis 10. Rippe mit den **Procc. transversi** der Brustwirbel. Besonders das **Lig. costotransversarium** verbindet das Collum costae fest mit dem Proc. transversus des Brustwirbels.

10.5 Bandapparat der Kostovertebralgelenke (Articulationes costovertebrales)

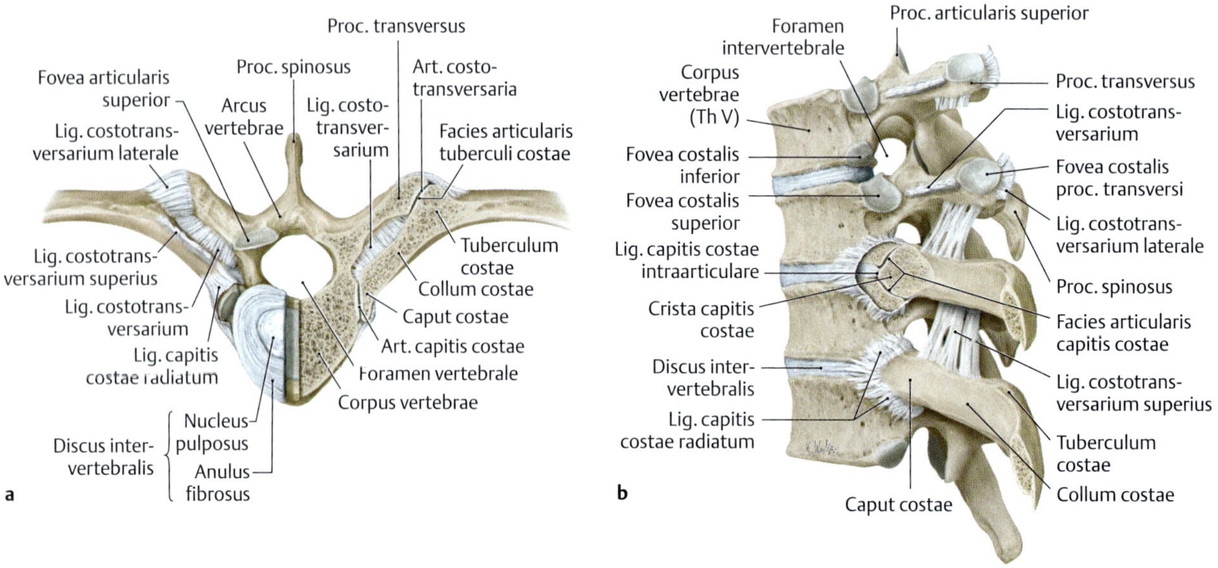

a Gelenkverbindungen der 8. Rippe mit dem 8. Brustwirbel in der Ansicht von kranial. Auf der linken Seite sind Rippenkopf- und Rippenquerfortsatzgelenk durch einen Transversalschnitt eröffnet.

b Brustwirbelsäule (5.–8. Brustwirbel) mit angrenzenden Rippen (7. und 8. Rippe) in der Ansicht von links-lateral. Das Rippenkopfgelenk der 7. Rippe ist durch einen Tangentialschnitt eröffnet.

Quelle: Schünke M, Schulte E, Schumacher U. PROMETHEUS LernAtlas der Anatomie. Allgemeine Anatomie und Bewegungssystem. Illustrationen von Voll M u. Wesker K. 6. Aufl. Stuttgart: Thieme; 2022

10.3.2 Sternokostalgelenke (Articulationes sternocostales)

Die Knorpel der **1.**, **6.** und **7. Rippe** sind mit dem Sternum **synchondrotisch** verwachsen; die der **2. bis 5. Rippe** bilden mit dem Corpus sterni **echte Gelenke** (Abb. **10.6**).

10.3.2 Sternokostalgelenke (Articulationes sternocostales)

Die Sternokostalgelenke verbinden die **Rippenknorpel** mit dem Sternum, wobei der Knorpel der 1. Rippe mit dem Manubrium sterni synchondrotisch verwachsen ist. Die Knorpel der **2. bis 5. Rippe** bilden mit dem **Corpus sterni echte Gelenke**, deren Kapseln durch die **Ligg. sternocostalia radiata** verstärkt sind. Diese Bänder durchflechten sich mit den benachbarten und denen der Gegenseite und strahlen in das Periost des Sternums ein. Auf der Vorderseite des Sternum entsteht so die **Membrana sterni**. Vom Knorpel der 2. Rippe zieht ein **Lig. sternocostale intraarticulare** zur Knorpelfuge zwischen Manubrium und Corpus sterni und teilt die Gelenkhöhle in 2 Halbgelenke, wovon eines Rippenknorpel und Manubrium verbindet. Die **1.**, **6.** und **7. Rippe** bilden eine **Synchondrose** mit dem Manubrium bzw. dem Corpus sterni. Zwischen den Knorpeln der 6. bis 9. Rippe existieren meist **Articulationes interchondrales** (Abb. **10.6**).

10.6 Sternokostalgelenke (Articulationes sternocostales)

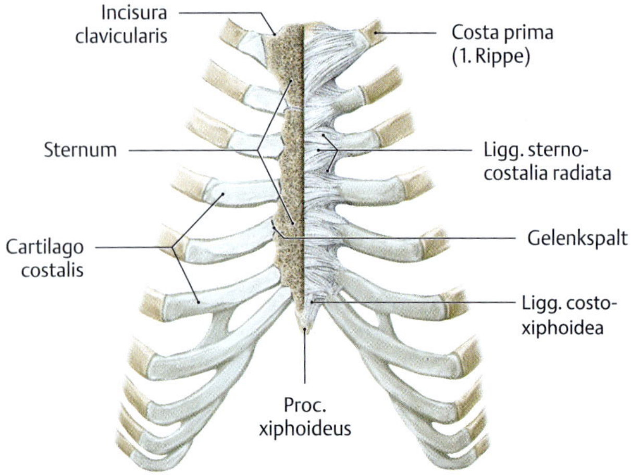

Rippenschild in der Ansicht von ventral. Zur Demonstration der Sternokostalgelenke ist die rechte Seite des Sternums frontal geschnitten.

Quelle: Schünke M, Schulte E, Schumacher U. PROMETHEUS LernAtlas der Anatomie. Allgemeine Anatomie und Bewegungssystem. Illustrationen von Voll M u. Wesker K. 6. Aufl. Stuttgart: Thieme; 2022

10.3.3 Mechanik der Thoraxgelenke (Atemmechanik)

Von der Form der Gelenkkörper her sind das Rippenkopf- und das Sternokostalgelenk Kugelgelenke (S. 225) und das Kostotransversalgelenk ein Radgelenk (S. 224). Die Fesselung des Rippenhalses an den Querfortsatz v. a. durch die Ligg. costotransversaria bedingt aber wesentlich, dass die Rippe nur **einen Freiheitsgrad** gegenüber der BWS besitzt, also **funktionell** ein **Scharniergelenk** vorliegt. Die mechanische Kopplung der Sternokostal- und Kostovertebralgelenke durch die Rippen führt ebenfalls dazu, dass sowohl die Rippenknorpel gegenüber dem Sternum als auch die Rippenköpfe und -hälse gegenüber der BWS nur Bewegungen um eine Achse durchführen können:

- Die **Achsen** der Scharnierbewegung in den **Kostovertebralgelenken** fallen mit den Längsachsen der Rippenhälse zusammen (Abb. **10.7**).
- Die **Achsen** der **Sternokostalgelenke** verlaufen annähernd sagittal.

Durch den straffen Bandapparat, insbesondere das massive Lig. costotransversarium, ist die **Drehbewegung** der Rippen um das Collum costae auf ca. **15–20°** begrenzt. Analog dazu drehen sich die sternalen Enden der Rippenknorpel 2–5 in den Gelenkpfannen seitlich am Sternum. Die Knorpel der Rippen, die mit dem Sternum verwachsen sind (1., 6. und 7.), werden **torquiert** (in sich verdreht).

Inspiration: Bei der Inspiration (Einatmung) wird durch eine **Drehung** um die Achse der Kostovertebralgelenke wird das **sternale Ende** der Rippen **angehoben**. Dadurch, dass das dorsale oder vertebrale Ende der Rippen (Caput costae an der BWS) deutlich höher liegt als das ventrale (sternale) Ende, verlaufen diese **schräg abwärts**. Werden die sternalen Enden der Rippen (samt dem Sternum) angehoben, so **vergrößert** sich der Abstand zwischen Sternum und BWS, d. h. der sagittale **Durchmesser** des Thorax und damit sein **Volumen** (Abb. **10.8b**).

▸ Merke. Nur der schräge Verlauf der Rippen von dorsal/kranial nach ventral/kaudal bedingt, dass ein Anheben der ventralen Rippenenden zu einer Volumenzunahme des Thorax (und damit zum Einatmen) führt.

10.3.3 Mechanik der Thoraxgelenke (Atemmechanik)

Die **Kostovertebral-** und **Sternokostalgelenke** sind mechanisch gekoppelt. Die Rippen sind gegenüber dem Sternum und der BWS um **1 Achse** beweglich (**Scharniergelenk**):

- Die Achsen der **Kostovertebralgelenke** fallen mit den Achsen der Rippenhälse zusammen (Abb. **10.7**),
- die der **Sternokostalgelenke** verlaufen sagittal.

Die **Drehbewegung** der Rippen um das Collum costae ist auf ca. **15–20°** begrenzt. Die Knorpel der mit dem Sternum verwachsenen Rippen werden **torquiert**.

Inspiration: Durch eine Drehung um die Achse der Kostovertebralgelenke wird das **sternale Ende** der Rippen **angehoben**. Der abwärtsgerichtete Verlauf der Rippen bedingt, dass dadurch der sagittale Durchmesser des Thorax zunimmt (Abb. **10.8b**).

▸ Merke.

10.7 Bewegungsachsen der Kostovertebralgelenke und Bewegungen der Rippen

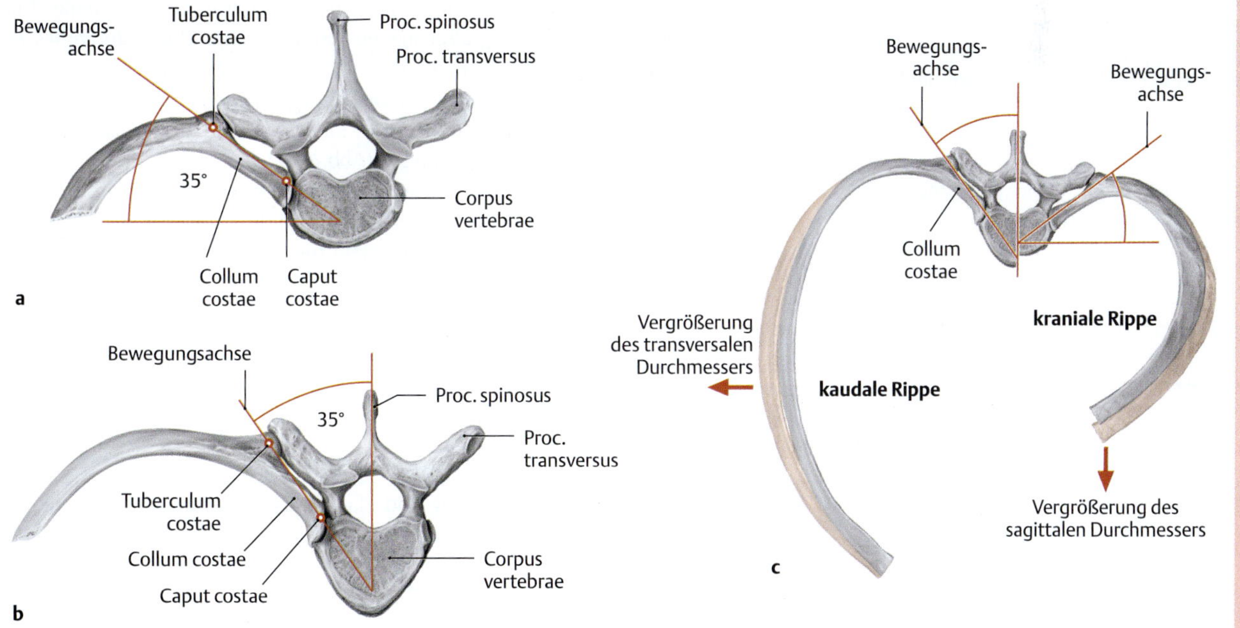

a Ansicht von kranial: Bewegungsachse für die kranialen Rippen,
b für die kaudalen Rippen
c und die dadurch resultierende Richtung der Rippenbewegung.

Quelle: Schünke M, Schulte E, Schumacher U. PROMETHEUS LernAtlas der Anatomie. Allgemeine Anatomie und Bewegungssystem. Illustrationen von Voll M u. Wesker K. 6. Aufl. Stuttgart: Thieme; 2022

10.8 Bewegungen des Brustkorbs während der Brust- oder Rippenatmung (sternokostale Atmung)

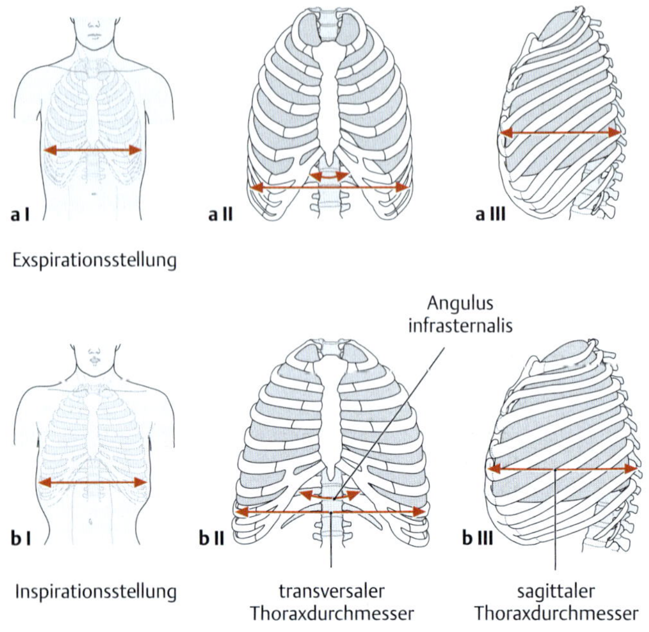

Dargestellt sind die inspiratorische Vergrößerung von Brustumfang, transversalem und sagittalem Thoraxdurchmesser sowie Angulus infrasternalis in
a Exspirationsstellung gegenüber der
b Inspirationsstellung.

Quelle: Schünke M, Schulte E, Schumacher U. PROMETHEUS LernAtlas der Anatomie. Allgemeine Anatomie und Bewegungssystem. Illustrationen von Voll M u. Wesker K. 6. Aufl. Stuttgart: Thieme; 2022

Bei der Inspiration werden die **Rippenknorpel** elastisch verformt, ihre Rückstellkräfte unterstützen die Exspiration.

Das Anheben des sternalen Rippenendes hat v. a. bei der 5. bis 10. Rippe eine **Verformung der Rippenknorpel** in dem Sinne zur Folge, dass der nach kranial offene Knick der Rippenknorpel abgeflacht wird. Die elastische Verformung der Rippenknorpel und die Anspannung der Bänder, die die Rippen mit der Wirbelsäule und dem Sternum verbinden, ist für einen Teil der **„Atemarbeit"** bei der Inspiration verantwortlich. Sie muss von den inspiratorischen Atemmuskeln (S. 285) geleistet werden.

Die **Achsen der Kostovertebralgelenke** sind **schräg nach hinten** aus der Frontalebene gekippt (Abb. **10.3** und Abb. **10.7**). Dadurch wird bei der Inspiration der Thorax nicht nur nach vorne, sondern durch laterales Ausschwenken der Rippen auch transversal (Abb. **10.8b**) erweitert (**„Flankenatmung"**).

Die **Rippenhälse**, welche die Achsen der Kostovertebralgelenke bestimmen, verlaufen nicht exakt frontal, sondern **schräg nach hinten** (Abb. **10.3** und Abb. **10.7**). Dadurch werden bei der inspiratorischen Drehbewegung um diese Achsen die Rippen nicht nur vorne angehoben (s. o.), sondern auch nach lateral ausgeschwenkt. Dies führt somit auch zu einer Vergrößerung des **transversalen Thoraxdurchmessers** (Abb. **10.8b**), was als **„Flankenatmung"** bezeichnet wird. Die Abweichung der Rippenhälse und damit der Achsen der Atembewegung aus der Frontalebene nimmt von kranial nach kaudal zu: Das Collum der 1. Rippe ist um 35° aus der Frontalebene nach dorsal gekippt, das der 9. Rippe um 55° (Abb. **10.7**).

Die von der 1. bis zur 7. Rippe **zunehmende Länge** führt von **kranial nach kaudal** zu einer **Zunahme** der Atemexkursionen und der **Belüftung**.

Daneben bedingt die **Zunahme der Länge** der Rippen von der ersten bis zur siebten ein kontinuierliches Anwachsen der Atemexkursionen des Thorax von kranial nach kaudal. Parallel zu diesem **kraniokaudalen Belüftungsgradienten** nimmt auch die Durchblutung der Lungen von kranial nach kaudal hydrostatisch bedingt (S. 560) zu.

Bei der **Exspiration** werden die sternalen Rippenenden abgesenkt und dadurch das Thoraxvolumen geringer.

Exspiration: Bei der Exspiration (Ausatmung) werden die sternalen Rippenenden **abgesenkt** mit dem Ergebnis, dass der Thorax flacher und schmäler, d. h. sein **Volumen geringer** wird (Abb. **10.8a**). Die elastischen Rückstellkräfte der bei der Inspiration verformten Rippenknorpel und angespannten Bänder unterstützen die Muskulatur bei der Exspiration.

► Klinik.

► Klinik. Die degenerative Verkalkung und Elastizitätsminderung der Rippenknorpel ist für die geringere Vitalkapazität (S. 277) des alten Menschen wesentlich mitverantwortlich.

10.4 Muskulatur des Thorax

10.4.1 Brustwandmuskulatur

Funktion

Neben der **Abdichtung der Interkostalräume** liegt die herausragende funktionelle Bedeutung der Brustkorbmuskeln in der **Atemmechanik**. Aus den vorangehenden Ausführungen zur Mechanik der Thoraxgelenke resultiert, dass alle Muskeln, die das sternale Ende der Rippen heben oder senken, atemmechanisch wirksam sind. Sämtliche Muskeln, die an den **Rippen oder am Sternum ansetzen**, erfüllen dieses Kriterium.

▸ Merke. Alle Muskeln, die das sternale (ventrale) Ende der Rippen heben, dienen der **Inspiration**. Die Muskeln, die das sternale Ende der Rippen absenken, dienen der Ausatmung und sind damit **Exspiratoren**.

Der häufig geübten Unterscheidung in eigentliche **Atemmuskeln** und **Atemhilfsmuskeln** haftet etwas Künstliches an. Zum einen sind selbst bei ruhiger Atmung einige Atemhilfsmuskeln – wie z. B. die Mm. scaleni (Abb. **34.4**) – aktiv, zum anderen ist der Übergang von ruhiger zu forcierter Atmung fließend. Von ruhiger Atmung spricht man, wenn 5–7 l Luft pro Minute ein- und wieder ausgeatmet werden. Die große Steigerungsmöglichkeit des **Atemminutenvolumens** unter Belastung bis über 100 l/min ist allerdings nur durch Rekrutierung von Muskeln möglich, die bei ruhiger Atmung nicht eingesetzt werden.

▸ Klinik. Sporttreibende neigen sich, z. B. nach einem Lauf, beim **forcierten Atmen** vor, und stützen ihre Arme auf die Oberschenkel. Forcierte Atmung tritt außer bei großen Atemvolumina auch bei hohen Atemwiderständen durch **Atemwegsobstruktionen**, z. B. bei Anfällen von **Asthma bronchiale**, auf. Dabei stützen Betroffene die Arme auf eine stabile Unterlage (Bettkante), um die atemmechanisch relevanten Anteile der Muskulatur des Schultergürtels einzusetzen (Abb. **15.9**).

Aufbau und Wirkungsweise

Abb. **10.9** listet die Thoraxmuskeln im engeren Sinne auf. Die **Mm. serrati posteriores superior** und **inferior** sind als nicht autochthone Rückenmuskeln in Tab. **9.6** zu finden; beide Muskeln wirken bei der **Inspiration** mit.

10.9 Thoraxmuskeln („eigentliche Atemmuskeln")

Muskel	Ursprung	Ansatz	Innervation	Funktion
Mm. intercostales externi	Rippenunterrand vom Tuberculum costae bis Knorpel-Knochen-Grenze	etwas ventral/distal vom Ursprung am Oberrand der nächsttieferen Rippe	Nn. intercostales I–XI	Inspiration
Mm. intercostales interni	Rippenoberrand vom Angulus costae bis zum Sternum	etwas ventral/distal vom Ursprung am Unterrand der nächsthöheren Rippe	Nn. intercostales I–XI	Exspiration
Mm. intercartilaginei*			Nn. intercostales I–XI	Inspiration
Mm. subcostales	Rippenoberrand im dorsalen Bereich	ventral vom Ursprung am Unterrand 2 bis 3 Rippen höher	Nn. intercostales I–XI	Exspiration
M. transversus thoracis	Rückseite von Corpus sterni und Proc. xiphoideus	Rückseite der Rippenknorpel	Nn. intercostales II–VI	Exspiration

* *Als Mm. intercartilaginei werden die Mm. intercostales interni bezeichnet, welche zwischen der Knorpel-Knochen-Grenze und dem Sternum liegen.*

Vergleiche Nn. intercostales (S. 293).

10.4 Muskulatur des Thorax

10.4.1 Brustwandmuskulatur

Funktion

Die Funktion der Thoraxmuskeln liegt in der **Abdichtung der Interkostalräume** und der **Atemmechanik**. Alle Muskeln, die an den Rippen oder am Sternum ansetzen, sind atemmechanisch relevant.

▸ Merke.

Durch zunehmende Rekrutierung von Atemmuskeln lässt sich das **Atemminutenvolumen** von 5–7 l/min in Ruhe auf über 100 l/min unter Belastung steigern.

▸ Klinik.

Aufbau und Wirkungsweise

Zu den eigentlichen Thoraxmuskeln s. Abb. **10.9**. Zu den inspiratorisch wirksamen Mm. serrati posteriores s. Tab. **9.6**.

10.10 Wirkungsweise der Interkostalmuskulatur

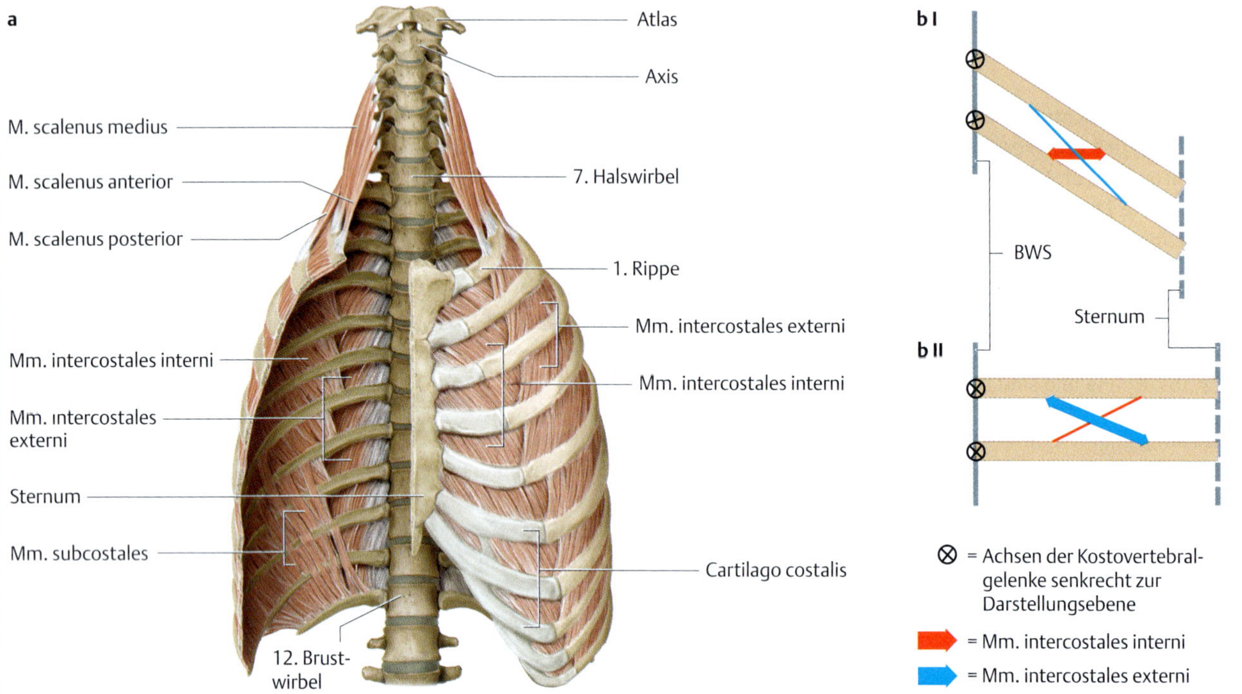

a Mm. intercostales interni und externi sowie Mm. scaleni anterior, medius und posterior (Abb. **34.4**) am teilweise eröffneten Brustkorb. *Quelle: Schünke M, Schulte E, Schumacher U. PROMETHEUS LernAtlas der Anatomie. Allgemeine Anatomie und Bewegungssystem. Illustrationen von Voll M u. Wesker K. 6. Aufl. Stuttgart: Thieme; 2022*

b Es ist exemplarisch ein Rippenpaar dargestellt: In Exspirationsstellung (**I**) liegen der M. intercostalis externus (blau) gedehnt und der M. internus (rot) kontrahiert vor. Verkürzung (Kontraktion) des (blauen) M. intercostalis externus führt zu einem Anheben der ventralen Rippenenden und Dehnung des erschlafften M. intercostalis internus (**II**).

Kontraktion der **Mm. intercostales externi** führt zum Anheben der sternalen Rippenenden und einer Dehnung der **Mm. intercostales interni**. Das Umgekehrte passiert bei Kontraktion der **Mm. intercostales interni** (Abb. **10.10**).

Die Wirkungsweise der **Interkostalmuskeln** wird aus Abb. **10.10** verständlich. Der schräge Verlauf und die gekreuzte Anordnung der **Mm. intercostales externi** und **interni** haben zur Folge, dass bei einer Kontraktion der Externi die sternalen Rippenenden gehoben werden und sich die Interkostalräume erweitern. Ein Absenken der Rippen mit einer Verengung der Interkostalräume tritt bei Kontraktion der Interni auf. Die Interkostalmuskeln sind auch bei ruhiger Atmung aktiv; zusammen mit den Mm. transversus thoracis und subcostales bilden sie die Gruppe der „eigentlichen Atemmuskeln".

Die Interkostalgefäße und -nerven gliedern aus den Interni nach innen die **Mm. intercostales intimi** ab (Abb. **10.16**).

Die **Mm. intercostales interni** werden durch eine dünne Bindegewebsloge für die **Interkostalgefäße** und **-nerven** geteilt (Abb. **10.16**). Dadurch ergibt sich für die Interkostalmuskeln analog zu den seitlichen Bauchmuskeln (S. 299) ein dreischichtiger Aufbau. Die innenliegende Muskelschicht bezeichnet man als **Mm. intercostales intimi**, die die gleiche exspiratorische Funktion wie die Interni haben.

Als **Mm. intercartilaginei** werden die inspiratorischen Anteile der Interni zwischen den Rippenknorpeln bezeichnet.

Im Gegensatz dazu unterscheidet sich der Teil der Mm. intercostales interni, welcher zwischen den Rippenknorpeln liegt, auch funktionell: Die sog. **Mm. intercartilaginei** wirken **inspiratorisch**. Dies leuchtet ein, wenn man bedenkt, dass die Rippenknorpel schräg aufwärts verlaufen, im Gegensatz zur Abwärtsrichtung der übrigen (knöchernen) Rippe.

Die die Mm. intercostales interni auf der Innenwand des Thorax überlagernden **Mm. subcostales** stellen Polymerisate der Interni aus zwei oder drei Segmenten dar. Ihr Verlauf und ihre exspiratorische Funktion gleichen denen der Interni.

Innen wird die Brustwand von der **Fascia endothoracica**, außen von der **Fascia thoracica externa** bedeckt.

Die **Fascia endothoracica** liegt der Brustwand **innen** auf und wird ihrerseits von der **Pleura parietalis** (S. 553) bedeckt. Die **Fascia thoracica externa** liegt **außen** dem Periost der Rippen und dem Mm. intercostales externi auf. Sie ist an vielen Stellen durch an den Rippen ansetzende Muskeln (z. B. Mm. pectorales) unterbrochen.

10.4.2 Diaphragma (Zwerchfell)

Funktion

Neben der oben beschriebenen, als **„Rippen-** oder **Brustatmung"** bezeichneten Erweiterung des Thorax in sagittaler und transversaler Richtung ist auch eine Erweiterung entlang der Longitudinalachse nach unten in Richtung Abdomen (Bauchraum) möglich. Diese **„Bauchatmung"**, die bei ruhiger Atmung eines Erwachsenen bis zu 70 % ausmacht, ist eine Funktion des **Zwerchfells** (**Diaphragma**).
Bei den Ausführungen zur Atemmechanik wurde betont, dass ein Anheben der sternalen Rippenenden nur dann inspiratorisch wirksam wird, wenn die Rippen schräg nach abwärts orientiert sind (S. 283). Bei horizontalem Verlauf der Rippen würde ein Anheben (wie auch ein Absenken) zu einer Volumenminderung des Thorax führen. Wie aus Abb. **10.11** ersichtlich ist, verlaufen die Rippen des Säuglings und v. a. des Neugeborenen annähernd horizontal, sodass ein Anheben der Rippen keine ausreichende inspiratorische Volumenzunahme des Thorax nach sich zieht.

10.4.2 Diaphragma (Zwerchfell)

Funktion

Die **atemmechanische Funktion** des Zwerchfells liegt in der Erweiterung des Thoraxraums nach kaudal. Diese wird im Gegensatz zur Rippen- oder Brustatmung als **Bauchatmung** bezeichnet, die v. a. bei Säuglingen (Abb. **10.11**) und alten Menschen dominiert.

► Klinik. Nicht nur beim Säugling ist die **Bauch-** oder **Zwerchfellatmung** essenziell, sondern auch in allen Fällen, in denen die Brustatmung behindert ist, wie z. B. nach Rippenserienfrakturen oder im **Alter**, wenn die Elastizität der Rippenknorpel abgenommen hat.
Umgekehrt gewinnt bei einer **Schwangerschaft** mit zunehmender Behinderung der Bauchatmung die Brustatmung an Bedeutung.

► Klinik.

10.11 Röntgenthorax bei einem Säugling

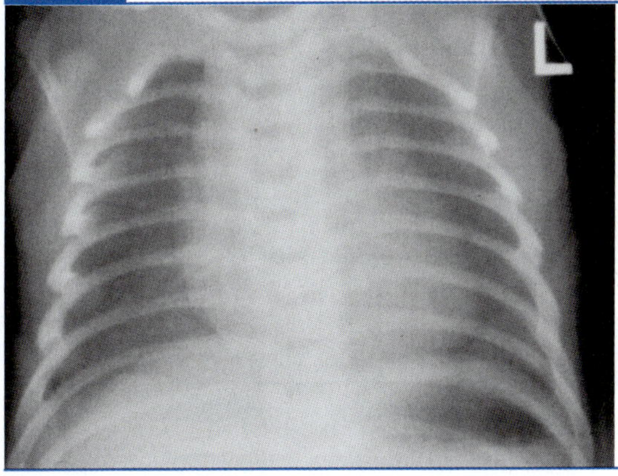

Man vergleiche den beinahe horizontalen Verlauf der Rippen mit dem abwärtsgerichteten Verlauf beim Erwachsenen in Abb. **10.2**.

Quelle: Reiser M, Kuhn F, Debus J, Hrsg. Duale Reihe Radiologie. 4. Aufl. Stuttgart: Thieme; 2017

10.11

Lage und Form

Lage: Das Diaphragma trennt die Leibeshöhle in Brust- und Bauchhöhle. Es ist ein großflächiger Muskel, dessen Fasern mit einer ringförmigen **Randsehne** von der Apertura thoracis inferior entspringen und konvergierend an einer zentralen Sehnenplatte (**Centrum tendineum**) ansetzen (s. u.).

Form: Die Kontraktion einer ebenen Muskelplatte in der unteren Thoraxapertur würde lediglich zu einer Verkleinerung ihrer Fläche und zu einer Verengung der unteren Thoraxapertur ohne Volumengewinn des Thorax führen. Durch seine **Kuppelkonstruktion** wird aber das höher gelegene Centrum tendineum durch Kontraktion des Muskels in Richtung der tiefer gelegenen Randsehnen gezogen. (Abb. **10.12**).
Die daraus folgende Volumenzunahme des Thorax nach kaudal geht selbstverständlich zu Lasten des Bauchraums. Ein Erschlaffen der Bauchmuskulatur bei der Inspiration ermöglicht das Ausweichen der Bauchorgane nach kaudal, ventral und lateral (Abb. **10.13**).

Lage und Form

Lage: Der flächige Muskel trennt Brust- und Bauchhöhle. Die ringförmig an der unteren Thoraxapertur entspringenden Fasern laufen im **Centrum tendineum** zusammen.

Form: Die **Kuppelform** des Diaphragmas bedingt, dass das Centrum tendineum höher als die Randsehnen liegt; bei einer Kontraktion wird das Centrum nach **unten** gezogen, was zu einer Zunahme des Thoraxvolumens führt (Abb. **10.12**).
Bei der Kontraktion des Diaphragmas während der Inspiration erschlaffen die Bauchmuskeln und die Bauchorgane weichen nach kaudal aus (Abb. **10.13**).

► Klinik. Will man bei der **Untersuchung** die Oberbauchorgane **Leber** (und **Milz**) unter dem Rippenbogen tasten, so fordert man die untersuchte Person auf, tief einzuatmen, damit diese vom Zwerchfell nach unten gedrängt werden.

► Klinik.

10.12 Atemmechanische Funktion des Zwerchfells

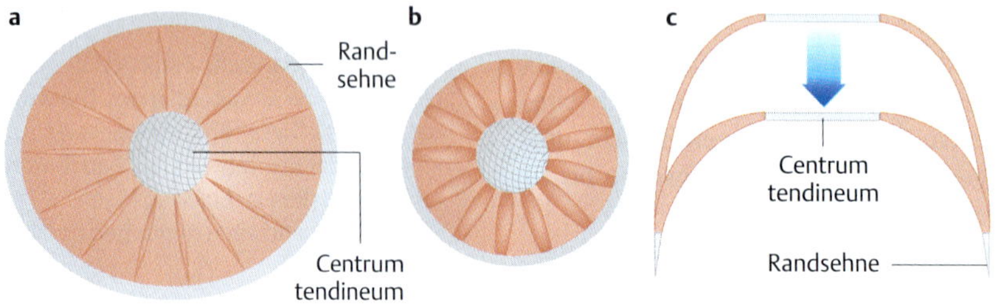

a Flächiger Muskel in erschlafftem Zustand: Muskelfasern (rot) strahlen radiär von ringförmiger Randsehne in zentrale Ansatzsehnenplatte (Sehnen; grün) ein.
b Kontraktion der Muskelfasern führt zu einer Verkleinerung der Muskelfläche.
c Flächiger Muskel als Kuppel (Schnitt): Die Lage der zentralen Ansatzsehne im Scheitel einer Kuppel über der tiefer liegenden Randsehne zieht bei Kontraktion der Muskelfasern die Zentralsehne nach unten und führt zur Abflachung der Kuppel.

10.13

10.13 Inspiration und Exspiration bei der Bauchatmung

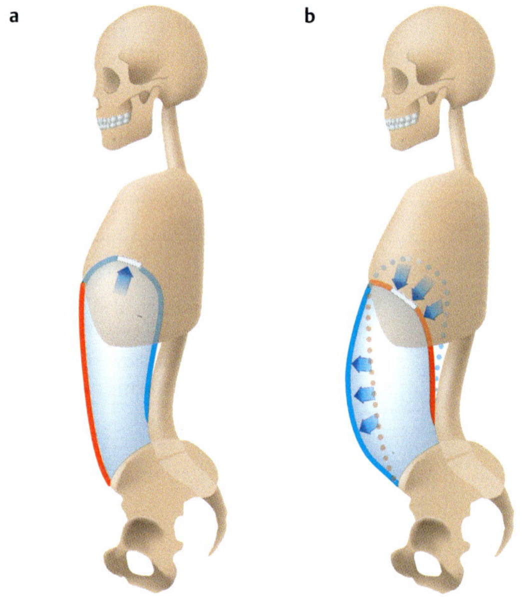

a **Exspirationsstellung:** Die Bauchmuskeln sind tonisiert und das erschlaffte Zwerchfell, genauer das Centrum tendineum, steht hoch.
b **Inspirationsstellung:** Die Kontraktion des Diaphragmas hat unter Abflachung der Zwerchfellkuppel das Centrum tendineum nach kaudal gezogen und die Bauchorgane verdrängt. Die erschlaffte Bauchdecke wölbt sich vor.

Kontraktion der **Bauchmuskeln** mit Erschlaffung des Diaphragmas führt zu **Exspiration**.

Andererseits drückt eine Kontraktion der **Bauchmuskeln** die Bauchorgane von unten gegen das Diaphragma, welches nach oben ausweicht, was eine **Exspiration** zur Folge hat.

▶ Merke.

▶ Merke. Sämtliche **Bauchmuskeln** sind **Exspirationsmuskeln**. Eine gleichzeitige Kontraktion von Diaphragma und Bauchmuskeln erhöht stark den intraabdominellen Druck, sog. „Bauchpresse" (S. 297); vgl. auch Tab. **11.1**.

▶ Klinik.

▶ Klinik. Beim **Hustenstoß** wird durch eine plötzliche und kräftige Kontraktion der Bauchmuskeln bei simultaner Erschlaffung des Diaphragmas dieses sehr schnell nach kranial verlagert, was eine sehr schnelle Exspiration (Strömungsgeschwindigkeit bis 280 m/s) bewirkt. Erkrankungen der Atemwege mit heftigem Husten (z. B. Bronchitis) führen oft zu einem „Kater" der Bauchmuskeln.

Dorsal ist die **Zwerchfellkuppel** am höchsten, ventral am niedrigsten.

Durch die schräge Lage der unteren Thoraxapertur resultiert eine ausgeprägte **Asymmetrie der Zwerchfellkuppel** in der Sagittalebene. Die dorsalen Muskelfasern des Zwerchfells sind am längsten, nach ventral zu werden sie immer kürzer.

Die Zwerchfellkuppel ist **zweigeteilt**. Die rechte Zwerchfellkuppel steht höher als die linke. Dazwischen liegt der **Herzsattel** (Abb. **10.14**).

Von vorne gesehen bildet das Zwerchfell **zwei Kuppeln** die sich in den beiden Thoraxhälften von unten in die **Pleurahöhlen** (S. 553) vorwölben. Dazwischen liegt etwas tiefer (2–3 cm) der **Herzsattel** (Abb. **10.14**). Die rechte Zwerchfellkuppel steht meist 1–2 cm höher als die linke.

Von oben gesehen sind Diaphragma und Centrum tendineum **V-förmig**.

Von oben gesehen haben das Diaphragma und sein Centrum tendineum eine **V-Form**, da die untere Brust- und die Lendenwirbelsäule weit in die Leibeshöhle vorspringen.

10.14 Aufbau des Zwerchfells

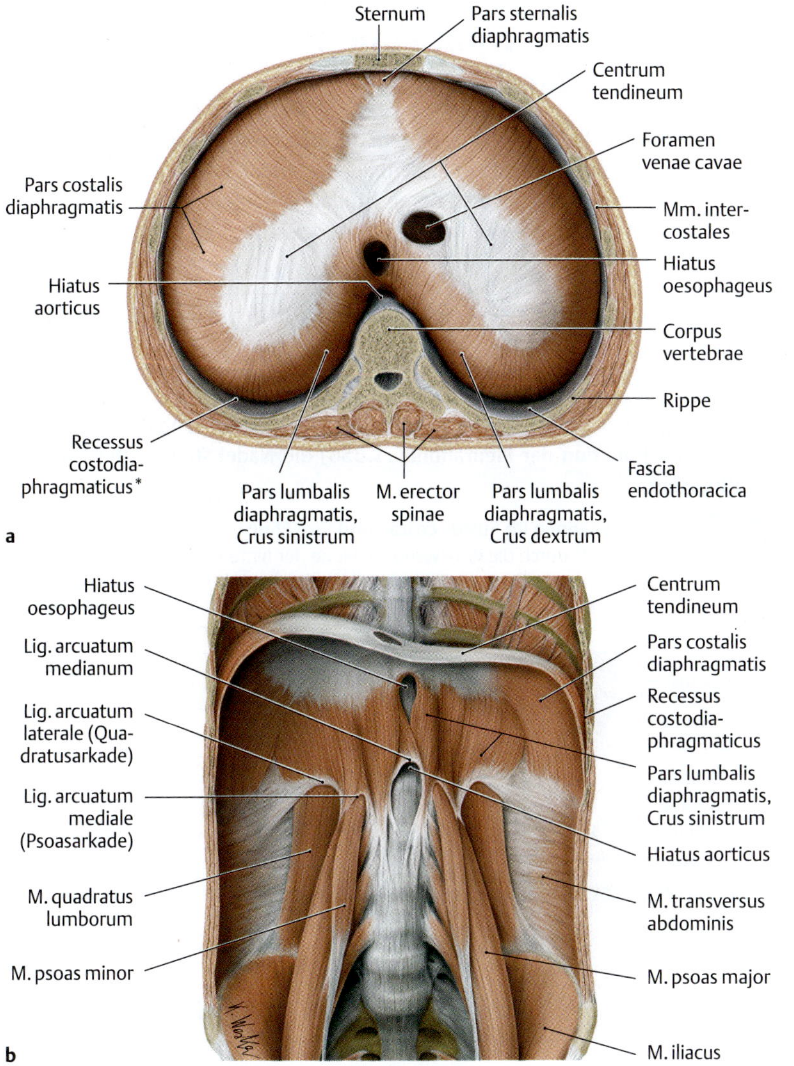

* s. Recessus pleurales (S. 553)

a Ansicht von kranial

b und ventral im Frontalschnitt mit Zwerchfell in Atemmittellage.

Quelle: Schünke M, Schulte E, Schumacher U. PROMETHEUS LernAtlas der Anatomie, Innere Organe. Illustrationen von Voll M u. Wesker K. 6. Aufl. Stuttgart: Thieme; 2022

Abschnitte

Abschnitte des Diaphragmas: Nach den Ursprüngen an der unteren Thoraxapertur wird der muskuläre Anteil des Zwerchfells (**Pars muscularis**) in drei Abschnitte gegliedert (Abb. **10.15**):

- **Pars lumbalis**, bestehend aus den paarigen Zwerchfellpfeilern (**Crus dextrum** und **Crus sinistrum**),
- **Pars costalis** und
- **Pars sternalis**.

Abschnitte

Abschnitte: Nach den Ursprüngen gliedert sich das Diaphragma in (Abb. **10.15**):

- **Pars lumbalis** mit Crus dextrum und sinistrum,
- **Pars costalis** und
- **Pars sternalis**.

10.15 Diaphragma

Abschnitt		Ursprung	Ansatz	Innervation
Pars lumbalis	medialer Anteil von Crus dextrum und sinistrum	rechts: Wirbelkörper L I–IV links: L I–III	**Centrum tendineum**	**N. phrenicus** (C3, **C4**, C5)
	lateraler Anteil von Crus dextrum und sinistrum	Lig. arcuatum mediale (Psoasarkade)* Lig. arcuatum laterale (Quadratusarkade)**		
Pars costalis		Innenfläche der Knorpel der Rippen 7–12		
Pars sternalis		Innenfläche des Proc. xiphoideus sterni		

* *Sehnenbogen, welcher vom Corpus zum Proc. costalis des 1. Lendenwirbels zieht.*
** *Sehnenbogen, welcher vom Proc. costalis des 1. Lendenwirbels zur Spitze der 12. Rippe zieht.*

Zwerchfelllücken (S. 528).

Zu den **Lücken des Zwerchfells** s. Kap. Durchtrittsstellen für mediastinale Strukturen im Zwerchfell (S. 528).

10.5 Gefäßversorgung und Innervation der Thoraxwand

Die Leitungsbahnen der Brustwand sind **metamer** (S. 272) als **Interkostalnerven**, bzw. **-gefäße** organisiert und liegen am kaudalen Rippenrand im Sulcus costae.

10.5 Gefäßversorgung und Innervation der Thoraxwand

Die Leitungsbahnen der Brustwand spiegeln die **metamere Organisation** (S. 272) der Muskulatur und Skelettelemente in diesem Bereich wider. In jedem **Interkostalraum** verlaufen parallel zu den Rippen an deren kaudalem Rand im Sulcus costae jeweils eine **Interkostalarterie** und **-vene** sowie ein Interkostalnerv (S. 293); zur klinischen Bedeutung s. u.

▶ Merke.

▶ Merke. Dabei verläuft die **Vene kranial**, die **Arterie** in der **Mitte** und der **Nerv kaudal** (**VAN**).

▶ Klinik.

▶ Klinik. Wegen der Lage der Gefäß-Nerven-Straße am Unterrand der Rippen sticht man bei einer **Punktion der Pleurahöhle** (S. 556) die Nadel stets an der Oberkante einer Rippe ein.

10.16 Leitungsbahnen im Sulcus costae und ihre klinische Bedeutung

Längsschnitt durch die Brustwand auf Höhe der hinteren Axillarlinie (S. 294) nach Legen einer Thoraxdrainage bei (hier abgekapseltem) Pleuraerguss (S. 555).

Quelle: Schünke M, Schulte E, Schumacher U. PROMETHEUS LernAtlas der Anatomie. Allgemeine Anatomie und Bewegungssystem. Illustrationen von Voll M u. Wesker K. 6. Aufl. Stuttgart: Thieme; 2022

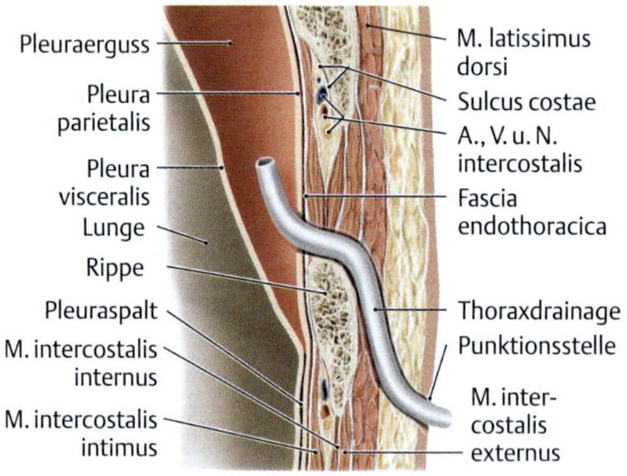

10.5.1 Gefäßversorgung

Arterien: Die arterielle Versorgung der Thoraxwand (Abb. **10.17a**) erfolgt durch die **Aorta thoracica** bzw. **A. subclavia**
- über **11 Aa. intercostales posteriores** (1 und 2 aus dem Truncus costocervicalis der A. subclavia, die Übrigen aus der Aorta); sie geben
  - **Rr. cutanei laterales** zur Haut ab;
- über **A. phrenica sup.** von dorsal/kranial zum Diaphragma;

die **A. thoracica interna** (klin. „A. mammaria interna") der A. subclavia
- über **Rr. intercostales anteriores** (1–6), die mit den Aa. intercostales postt. anastomosieren,
- über **Rr. perforantes** zur Haut,
- über **Rr. sternales** zum Sternum,
- über die **A. musculophrenica**, die Diaphragma und untere Interkostalräume versorgt;
- die **A. phrenica inf.** aus der Bauchaorta, die das Diaphragma von dorsal/kaudal versorgt;
- **A. thoracica lat.** und
- **A. thoracodorsalis** aus der A. axillaris, die lateral die Brustwand versorgen.

10.5.1 Gefäßversorgung

Arterielle Versorgung: Die arterielle Versorgung der Thoraxwand (Abb. **10.17a**) erfolgt durch:
- **11 Aa. intercostales posteriores**, wobei die obersten zwei aus der **A. intercostalis suprema** aus dem **Truncus costocervicalis** der Artereria subclavia (s. Tab. **34.2**) entspringen. Die folgenden 9 Interkostalarterien werden von der **Aorta thoracica** abgegeben, wie auch die **A. subcostalis**, die unter der 12. Rippe verläuft. In der mittleren Axillarlinie geben die Aa. intercostales posteriores einen **R. cutaneus lateralis** zur Versorgung der Haut ab. In der vorderen Axillarlinie teilen sich die meisten Interkostalarterien in 2 Äste, die am Ober- und Unterrand der Rippe nach ventral ziehen und mit den
- **11 Rr. intercostales anteriores** der ersten 5 bis 6 Interkostalräume anastomosieren. Diese entspringen aus der **A. thoracica interna** (Ast der A. subclavia), die zu beiden Seiten des Corpus sterni auf der Innenseite der Thoraxwand nach kaudal läuft. Die A. thoracica interna, für die in der Klinik immer noch die alte Bezeichnung **„A. mammaria interna"** gebräuchlich ist, versorgt daneben mit
- **Rr. perforantes** die Haut vor und neben dem Sternum;
- kurze **Rr. sternales** ziehen zum Sternum selbst. Vor dem Durchtritt durch das Trigonum sternocostale (S. 529) gibt die A. thoracica interna die
- **A. musculophrenica** ab. Diese zieht auf der thorakalen Seite der kostalen Zwerchfellursprünge schräg nach dorsokaudal, gibt die Rr. intercostales anteriores der unteren (ab 6. bis 7.) Interkostalräume ab und versorgt das Zwerchfell von ventral/kranial. Von dorsal wird das Diaphragma kranial durch die paarige

10.17 Segmentale Rumpfwandgefäße

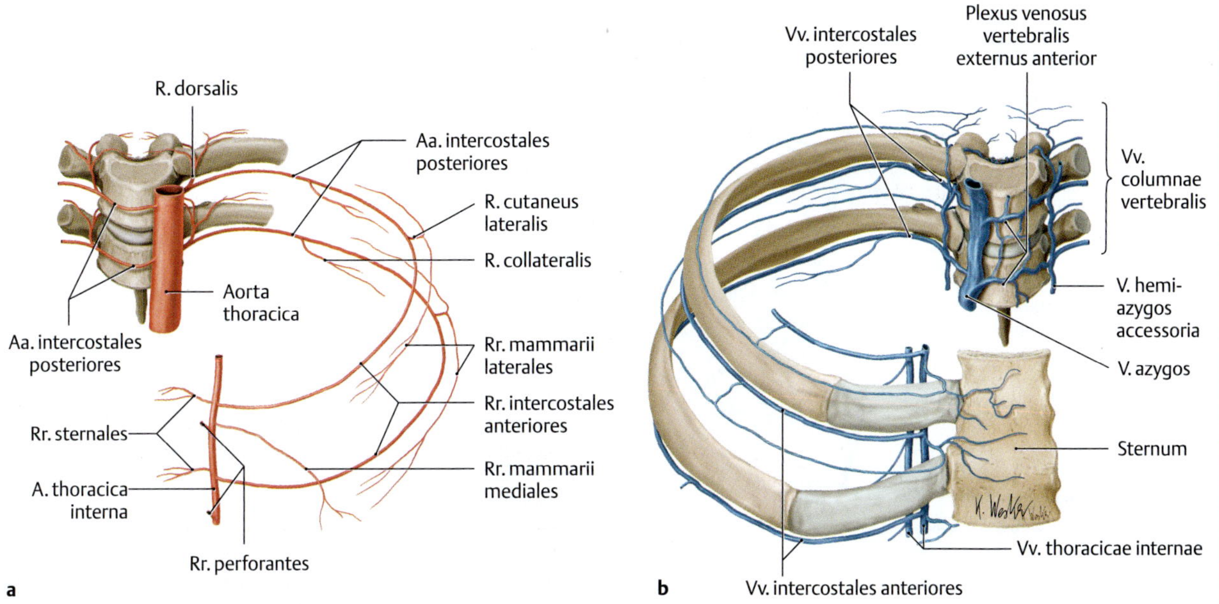

a Interkostalarterien (von kranial-ventral)
b und -venen, in der Ansicht von kranial-ventral.

Quelle: Schünke M, Schulte E, Schumacher U. PROMETHEUS LernAtlas der Anatomie. Allgemeine Anatomie und Bewegungssystem. Illustrationen von Voll M u. Wesker K. 6. Aufl. Stuttgart: Thieme; 2022

- **A. phrenica superior** aus der Aorta thoracica und kaudal
- durch die gleichfalls paarige **A. phrenica inferior** aus der Bauchaorta versorgt.
- Die **A. thoracica lateralis** und
- die **A. thoracodorsalis** aus der **A. axillaris** (S. 456) versorgen kaudal der Achselhöhle zusätzlich die laterale Brustwand von außen.

Die arterielle Versorgung der lateralen Anteile der **weiblichen Brust** erfolgt durch **Rr. mammarii laterales** (meist aus der A. thoracica lateralis). Medial sind die Hautäste der Rr. intercostales anteriores (2–5) aus der A. thoracica interna als **Rr. mammarii mediales** ausgebildet.

Unter der Areola mammae anastomosieren laterale und mediale Gefäße unter Bildung eines Rings.

Die **weibliche Brust** wird durch **Rr. mammarii latt.** (meist aus der A. thoracica lat.) und **Rr. mammarii mediales** (aus der A. thoracica int.) versorgt.

Venen: Die venöse Drainage (Abb. **10.17b**) verläuft weitgehend parallel zu den Arterien:

- Vom 1. Interkostalraum zieht die **V. intercostalis suprema** zur **V. vertebralis** oder **V. brachiocephalica**.
- Die **Vv. intercostales posteriores** (inklusive **V. subcostalis**) der **rechten** Seite münden in die **V. azygos**, welche ihrerseits in die V. cava superior mündet. Die 2. und 3. Interkostalvene bilden zunächst die **V. intercostalis superior dextra**.
- **Links** mündet die **V. intercostalis superior sinistra** in die **V. brachiocephalica**; das Blut der Interkostalräume 4–8 gelangt in die **V. hemiazygos accessoria**, das der unteren in die **V. hemiazygos** (S. 624).
- Im Bereich der vorderen Brustwand ziehen **Vv. intercostales anteriores** zur doppelt angelegten **V. thoracica interna**, welche in die V. brachiocephalica mündet.
- Die **V. thoracoepigastrica** nimmt das Blut der seitlichen Thoraxwand auf und mündet in die V. axillaris. Sie hat Verbindung mit den Hautvenenplexus der Bauchwand.
- Gleichfalls von der seitlichen Thoraxwand zur V. axillaris zieht die **V. thoracica lateralis.**

Venen: Die Venen verlaufen weitgehend parallel zu den Arterien (Abb. **10.17b**):

- Die **Vv. intercostales postt.** münden über die **Vv. brachiocephalica, azygos, hemiazygos** und **hemiazygos accessoria** in die V. cava superior.
- Ventral ziehen **Vv. intercostales antt.** zur V. thoracica int.
- Lateral münden die **V. thoracoepigastrica** und die
- **V. thoracica lateralis** in die V. axillaris.

Lymphabfluss: Der Lymphabfluss der Brustwand erfolgt in Lymphknoten der großen Gruppe der **Nll. thoracis**.

Dorsal und **lateral** drainieren die Interkostalräume über die im Bereich des Angulus costae gelegenen **Nodi intercostales** in den **Ductus thoracicus**. Die **ventralen Abschnitte** drainieren in die entlang der Vasa thoracica interna gelegenen **Nodi para-**

Lymphabfluss: Genereller Abfluss über **Nll. thoracis**; dorsal und lateral fließt die Lymphe über **Nll. intercostales** in den **Ductus thoracicus**; ventral über die **Nll. parasternales** (ggf. noch über die Nll. supraclaviculares) in den **Truncus subclavius** (Abb. **10.18**).

10.18 Lymphabfluss der weiblichen Brust

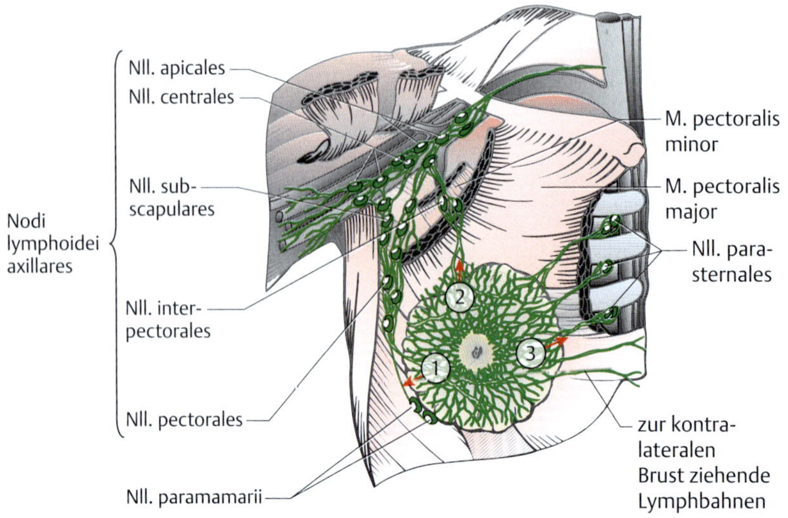

Ansicht von ventral bei abgespreiztem Arm: Teile des M. pectoralis major (S. 444) und des M. pectoralis minor (Abb. **15.9**) sind entfernt. Die Pfeile markieren die grundsätzlichen Abflusswege: axilläre (1), interpektorale (2) und parasternale (3) Bahn.

Quelle: Weyerstahl T, Stauber M, Hrsg. Duale Reihe Gynäkologie und Geburtshilfe. 4. Aufl. Stuttgart: Thieme; 2013

sternales. Von diesen erfolgt der Abfluss nach kranial entweder direkt in den **Truncus subclavius** oder nach Passage der im Venenwinkel gelegenen **Nodi supraclaviculares** der lateralen Halslymphknoten (Abb. **10.18**).

▸ Merke.

▸ Merke. Die Lymphe der Mamma (Abb. **10.18**) hat prinzipiell 3 Abflusswege:
- Die **axilläre** Abflussbahn drainiert v. a. die lateralen Abschnitte der Mamma über die subkutanen **Nll. paramammarii** (am lateralen Rand der Mamma) und **Nll. pectorales** (entlang der A. bzw. V. thoracica lateralis) in die **Nll. axillares centrales,** von wo die Lymphe über die **Nll. axillares apicales** entlang der Axillaris- und Subclaviagefäße in den **Truncus subclavius** gelangt.
- Die **interpektorale** Abflussbahn verläuft von der Rückseite der Mamma zwischen M. pectoralis major und minor über die **Nll. interpectorales** zu den **Nll. axillares apicales** und von diesen in den **Truncus subclavius**.
- Die **parasternale** Abflussbahn drainiert die medialen Abschnitte über die **Nll. parasternales** (s. o.) in den **Truncus subclavius**.

Letztlich münden alle 3 Abflusswege in den Venenwinkel: über den **Ductus lymphaticus dexter**, bzw. den **Ductus thoracicus**, die entweder direkt erreicht werden oder über die Passage der **Nodi supraclaviculares** der lateralen Halslymphknoten.

▸ Klinik.

▸ Klinik. Wegen der Häufigkeit von Tumorerkrankungen der weiblichen Brust und ihrer Neigung, Tochtergeschwülste in den Lymphknoten (**lymphogene Metastasen**) zu bilden, ist die Kenntnis dieser Abflusswege von eminenter praktischer Bedeutung. Das **Abtasten der Axilla** auf vergrößerte Lymphknoten gehört neben dem Abtasten der Brust zur regelmäßigen **Selbstkontrolle**. Bei einer operativen Entfernung des Tumors bzw. der Brustdrüse werden die Lymphknotenstationen intraoperativ („Schnellschnitt") auf Tumorbefall untersucht. Dabei werden sie in **drei Etagen** („**Level**") eingeteilt:
- Level I: lateral vom M.pectoralis minor,
- Level II: unter dem Muskel,
- Level III: medial davon.

Diese Einteilung bezieht sich auf die Topografie des axillären Abflusswegs und nicht auf die Abfolge der Lymphknoten: so sind z. B. für den interpektoralen Abflussweg die zum Level II gehörenden interpektoralen Lymphknoten die erste Filterstation.

10.19 **Sensible Innervation der ventralen Rumpfwand**

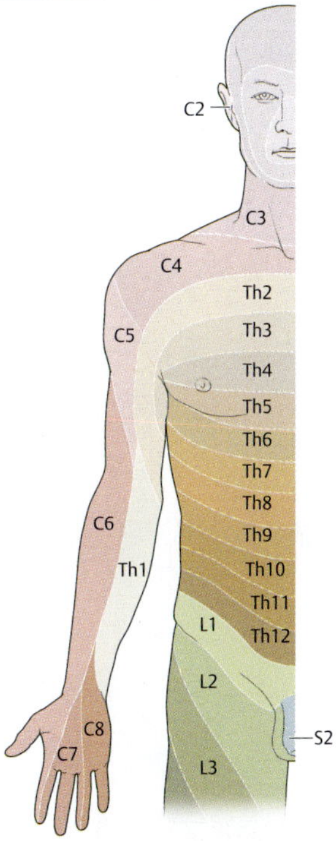

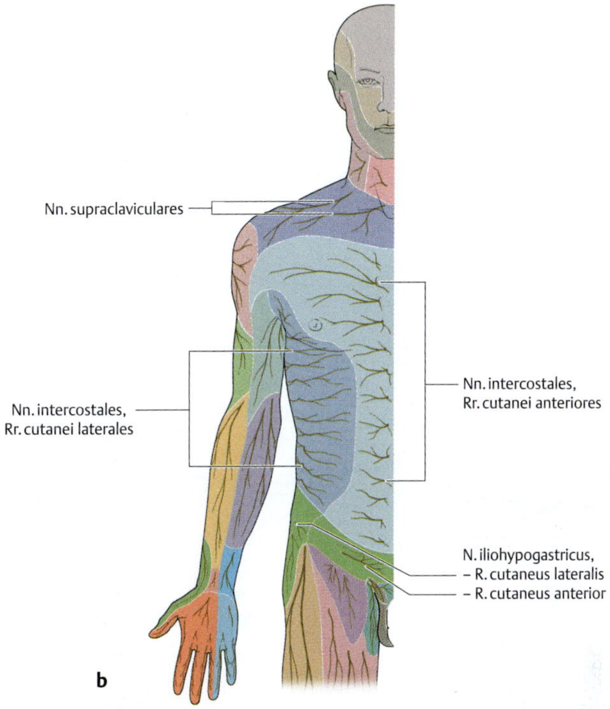

a Segmentale (radikuläre) Hautinnervation
b und Innervationsgebiete der peripheren Hautnerven.

Quelle: Schünke M, Schulte E, Schumacher U. PROMETHEUS LernAtlas der Anatomie. Allgemeine Anatomie und Bewegungssystem. Illustrationen von Voll M u. Wesker K. 6. Aufl. Stuttgart: Thieme; 2022

10.5.2 Innervation

Sowohl für die motorische als auch für die sensible Innervation der Thoraxwand sind die **Interkostalnerven** (Nn. intercostales) zuständig.

▸ Merke. Aufgrund ihrer Lage zwischen den Rippen werden die **Rr. anteriores** der Spinalnerven Th 1–11 als **Nn. intercostales** bezeichnet.

Motorische Innervation: Die motorische Innervation der Thoraxmuskeln erfolgt **segmental** durch die **Nn. intercostales I–XI**.

Sensible Innervation: Die Haut der lateralen Brustwand wird sensibel von **Rr. cutanei laterales pectorales** der Interkostalnerven 2 bis 11 versorgt, welche in der mittleren Axillarlinie die Faszie durchbrechen (Abb. **10.19**). **Rr. cutanei anteriores pectorales** des 2. bis 6. Interkostalnerven treten am Rand des Sternums zur ventralen Brustwand auf. Der oberste Bereich unmittelbar unter der Clavicula wird noch von **Nn. supraclaviculares** (C 3, C 4) aus dem **Plexus cervicalis** (S. 888) versorgt, wodurch sich ein „oberer Segmentsprung" von C 4 nach Th 2 in der Hautversorgung ergibt (Abb. **10.19**). Der 1. Interkostalnerv versorgt über den Plexus brachialis (S. 890) sensibel einen Teil des Arms.

10.5.2 Innervation

▸ Merke.

Die **11 Nn. intercostales** versorgen motorisch die Thoraxmuskeln und sensibel – ohne den 1. N. intercostalis – über **Rr. cutanei laterales pectorales** und **anteriores pectorales** die Brustwand (Abb. **10.19**).
Unmittelbar infraklavikulär grenzt das Hautareal von Th 2 an C 4 aus dem Plexus cervicalis.

10.6 Topografische Anatomie der Thoraxwand

Die **Rippen** und **Interkostalräume** gliedern die Thoraxwand in schräg verlaufende (**transversale**) **Zonen**. Ergänzt durch **10 vertikale Linien** (Tab. **10.1** und Abb. **10.20**), die von eindeutig und leicht zu bestimmenden Landmarken ausgehen, ergibt sich ein System analog zu den Breiten- und Längengraden des Globus.

10.6 Topografische Anatomie der Thoraxwand

Die **Rippen** und **Interkostalräume** bedingen eine **transversale Gliederung** der Thoraxwand, die durch eine Reihe **vertikaler Hilfslinien** ergänzt wird (Tab. **10.1** und Abb. **10.20**).

10.20 Vertikale Orientierungslinien am Thorax

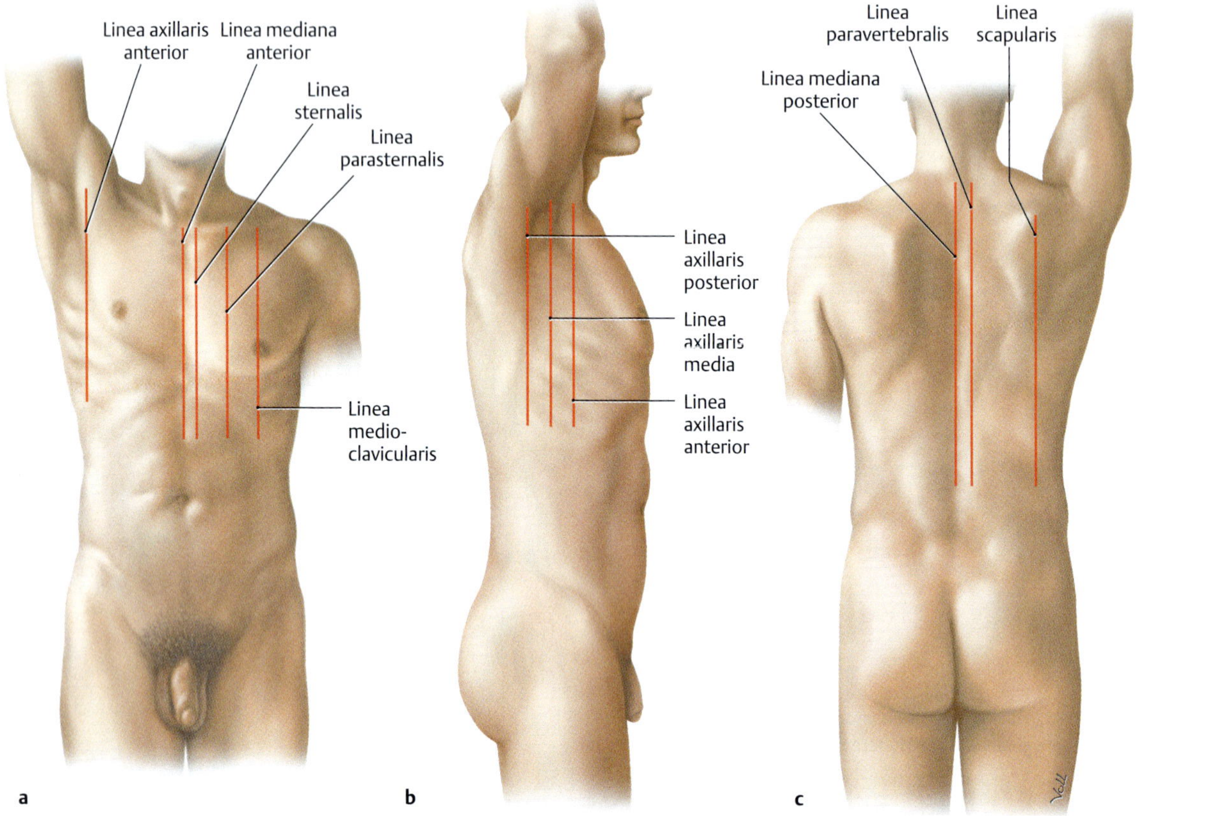

a Ansicht von ventral,
b rechts-lateral
c und dorsal.

Quelle: Schünke M, Schulte E, Schumacher U. PROMETHEUS LernAtlas der Anatomie. Allgemeine Anatomie und Bewegungssystem. Illustrationen von Voll M u. Wesker K. 6. Aufl. Stuttgart: Thieme; 2022

10.1 Vertikallinien zur Gliederung der Thoraxwand

Linea		Verlauf
Linea mediana anterior	vordere Medianlinie	von der Incisura jugularis zur Symphyse
Linea sternalis	Sternallinie	entlang des lateralen Sternumrandes
Linea parasternalis	Parasternallinie	in der Mitte zwischen Sternallinie und Medioklavikularlinie
Linea medioclavicularis	Medioklavikularlinie (MCL)	durch die Mitte der Clavicula
Linea axillaris anterior	vordere Axillarlinie (VAL)	ausgehend von der vorderen Achselfalte (M. pectoralis major)
Linea axillaris media	mittlere Axillarlinie (MAL)	ausgehend von der tiefsten Stelle der Axilla
Linea axillaris posterior	hintere Axillarlinie (HAL)	ausgehend von der hinteren Achselfalte (M. latissimus dorsi)
Linea scapularis	Skapularlinie	parallel zum medialen Skapularand in Neutral-Null-Position (S. 225)
Linea paravertebralis	Paravertebrallinie	über die (nicht tastbaren) Brustwirbelquerfortsätze zwischen Skapularlinie und Linea mediana posterior
Linea mediana posterior	hintere Medianlinie	vom Dornfortsatz C VII (Vertebra prominens) entlang der Dornfortsätze nach kaudal

Die vordere Brustwand ist nach kranial gegen den Hals durch die **Claviculae** und die **Incisura jugularis** des Manubrium sterni abgegrenzt.

Nach **kranial** grenzen die subkutan gelegenen und damit gut tast- und sichtbaren **Claviculae** und die **Incisura jugularis** des Manubrium sterni die Brustwand gegen den Hals ab.

Auch die **Rippen** sind ventral und lateral – bis auf die unter der Clavicula gelegene 1. Rippe – im Allgemeinen gut zu tasten.

▸ Merke.

▸ Merke. Man beginnt die Zählung der Rippen am **Angulus sterni**, an dem die **2. Rippe** ansetzt.

Da das Sternum praktisch keine Weichteildeckung besitzt, ist der Angulus sterni als querverlaufender Wulst zwischen Manubrium und Corpus immer zu lokalisieren. Auch der **Proc. xiphoideus** an der Spitze des **Rippenbogens** ist wie dieser gut tastbar. Der Rippenbogen markiert die Grenze zum **Epigastrium** (S. 315), welches bereits zur Bauchwand gehört.

Kaudal grenzt der **Rippenbogen** den Thorax gegen die Bauchwand (**Epigastrium**) ab.

► Klinik. Unter dem **rechten** Rippenbogen tastet man die bei der inspiratorischen Zwerchfellkontraktion tiefer tretende **Leber** (S. 723). Unter dem **linken** liegt – nicht tastbar – der **Magen**; die **Milz** ist links nur zu tasten, wenn sie pathologisch vergrößert ist.

► Klinik.

10.7 Entwicklung der Thoraxwand

10.7.1 Normale Entwicklung

Rippen: Die Rippen entwickeln sich, wie alle Skelettelemente, aus **Blastemen**, die Verdichtungen des embryonalen Bindegewebes (Mesenchym) darstellen. Die Rippenblasteme werden von **Sklerodermzellen** gebildet, die von den Somiten (S. 272) nach lateral in die Somatopleura (S. 106) emigriert sind. Daraus resultiert eine klare **segmentale** Gliederung der Brustwand, d. h. die Rippen sind unisegmentale Strukturen. Das Gleiche gilt für die **Interkostalmuskeln**, die sich aus den **hypaxialen** Myotomzellen entwickeln. Wie bei der autochthonen Rückenmuskulatur beobachtet man auch hier Polymerisationsvorgänge mit der Bildung plurisegmentaler Muskelindividuen (z. B. Mm. subcostales), wenn auch in geringerem Ausmaß. Da die im Kap. Entwicklung von Wirbelsäule und Rückenmuskulatur (S. 272) beschriebene Metamerieverschiebung um ein halbes Ursegment lediglich bei den Wirbeln stattfindet, haben die meisten Rippen (2. bis 10.) Kontakt zu zwei benachbarten Wirbelkörpern.

10.7 Entwicklung der Thoraxwand

10.7.1 Normale Entwicklung

Rippen: Die **segmental** gegliederten Rippenanlagen werden von Sklerodermzellen gebildet, die von den **Somiten** nach lateral in die **Somatopleura** (S. 106) emigriert sind.
Die **Interkostalmuskeln** entwickeln sich aus den **hypomeren** Teilen der Myotome, die sich nach lateral verlagert haben.

► Merke. Im **Hals-, Lenden- und Sakralbereich** verschmelzen die mesenchymalen Rippenanlagen mit den Wirbelanlagen noch vor dem knorpeligen Stadium.

► Merke.

Die **Verknöcherung** der Rippen beginnt Ende des **2. Embryonalmonats** enchondral im Bereich des Angulus costae und schreitet nach ventral fort, wobei allerdings die sternalen Enden – von partieller degenerativer Verknöcherung im Alter abgesehen – stets knorpelig bleiben. Zur Pubertät entwickeln sich Knochenkerne im Caput und im Tuberculum costae, welche bis zum Erwachsenenalter mit dem knöchernen Corpus verschmelzen.

Am Ende des **2. Embryonalmonats** beginnt am Angulus costae die **Verknöcherung** der Rippen, die dann nach ventral fortschreitet.

Sternum: Das **Sternum** entwickelt sich aus **zwei separaten**, längs orientierten Blastemen in der ventralen Somatopleura (**Sternalleisten**). Mit diesen nehmen die Enden der echten Rippen Kontakt auf. Anschließend **fusionieren** beide Sternalleisten **von kranial nach kaudal** (Abb. **10.21**). Die häufig zu beobachtende Gabelung oder Löchrigkeit des Proc. xiphoideus belegt, dass dieser Prozess am kaudalen Ende des Sternums nicht vollständig abgelaufen ist. Ausgehend von einem Kern im Manubrium und 6–12 Kernen im Corpus **verknöchert** das Sternum vom 6. Fetalmonat bis zur Pubertät. Die Knorpel der Synchondrosen v. a. zwischen Manubrium und Corpus, seltener zum Proc. xiphoideus können bis ins Alter persistieren.
Zur Entwicklung des **Zwerchfells** (S. 106).

Sternum: Das Sternum entwickelt sich aus **zwei separaten**, längs orientierten **Sternalleisten**, die mit den Enden der echten Rippen Kontakt aufnehmen und **von kranial nach kaudal fusionieren** (Abb. **10.21**). Die Verknöcherung des Sternums beginnt im 6. Fetalmonat.
Entwicklung des Zwerchfells (S. 106).

⊙ 10.21 Entwicklung des Sternums

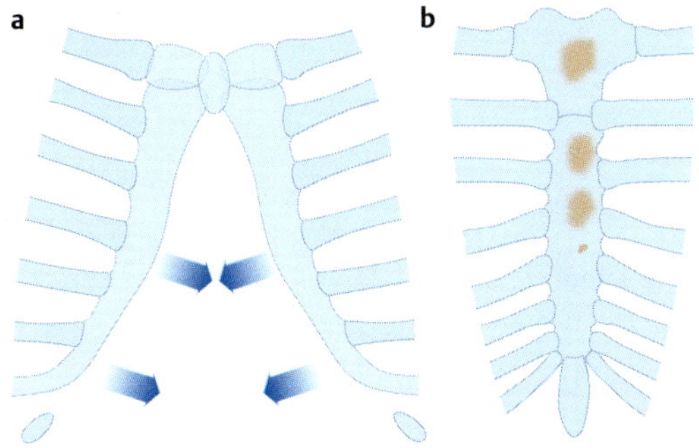

⊙ 10.21

10.7.2 Varianten und Fehlbildungen

Überzählige (13. **Lendenrippe**, **Halsrippe** (S. 276) an C 7) oder fehlende Rippen (insgesamt 11) sind häufig. Die Zahl der echten Rippen variiert ebenfalls häufig.

Rippen können am sternalen Ende gegabelt oder mit benachbarten Rippen verbunden sein.

Eine Störung der Sternalleistenfusion führt zu einer **Fissura sterni congenita**. Ein unvollständig verknöchertes Corpus hat knorpelig oder bindegewebig verschlossene Löcher.

▶ Klinik.

10.7.2 Varianten und Fehlbildungen

Variationen der Rippenanzahl: Relativ häufig variiert die Zahl der Rippen, so liegt z. B. bei 1,6 % der Menschen eine 13. Rippe (oder **Lendenrippe**) vor, 3,6 % verfügen über lediglich 11 Rippen. In 5 % ist am 7. Halswirbel eine eigenständige **Halsrippe** (S. 276) ausgeprägt. Die Zahl der echten Rippen beträgt bei 10 % der Menschen acht und bei 0.6 % sechs.

Variationen der Rippenform: Gelegentlich sind Rippen am sternalen Ende gespalten (**Gabelrippen**) oder es bestehen knöcherne **Brücken** zu benachbarten Rippen.

Entwicklungsstörungen des Sternums: Das Sternum kann infolge einer Störung der Verschmelzung der Sternalleisten teilweise oder auf seiner ganzen Länge gespalten sein (**Fissura sterni congenita**). Häufiger trifft man auf eine **unvollständige Verknöcherung** des Corpus sterni mit knorpelig oder bindegewebig verschlossenen Löchern.

▶ Klinik. Unter einer **Trichterbrust** (Abb. **10.22**a) versteht man eine Einziehung der Thoraxwand mit dem tiefsten Punkt am kaudalen Ende des Corpus sterni. Diese mit einer Inzidenz von 0,1 % auftretende Deformität hat in erster Linie kosmetische Bedeutung, Beeinträchtigungen der Herz-Lungen-Funktion treten nur bei schweren Fällen auf. Seltener ist eine **Kielbrust** (Abb. **10.22**b), bei der das distale Sternum vorspringt.

10.22 Fehlbildungen des Sternums

Quelle: Niethard F, Pfeil J, Biberthaler P, Hrsg. Duale Reihe Orthopädie und Unfallchirurgie. 9., Aufl. Stuttgart: Thieme; 2022

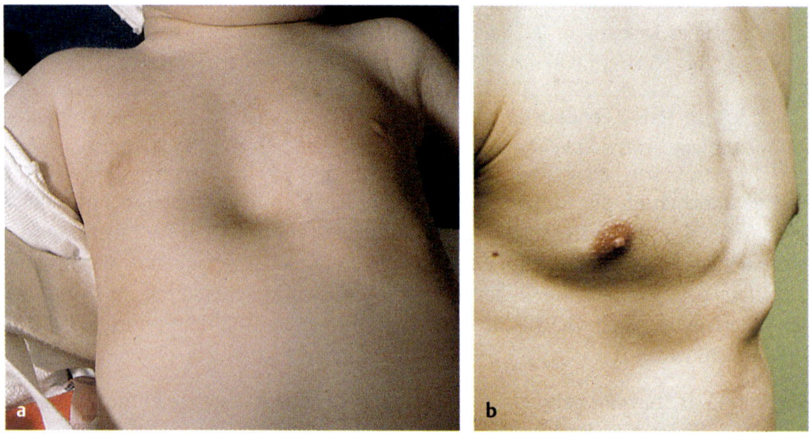

11 Bauchwand

L.J. Wurzinger

11.1 Funktionelle Aspekte und Bauprinzip

Funktionelle Aspekte:

- **Statik:** Der von der **Bauchwand** umschlossene Hohlraum umfasst neben der eigentlichen **Bauchhöhle** (**Cavitas abdominis**) auch die **Beckenhöhle** (**Cavitas pelvis**) mit den Bauch- und Beckenorganen. Diese Organe bedingen in Abhängigkeit von der Menge aufgenommener Nahrung, der Anwesenheit von Darmgasen oder einer evtl. bestehenden Schwangerschaft **wechselnde intraabdominelle Volumina** und **Drücke**.
- **Periodische Druckschwankungen** werden durch die Atemtätigkeit des Zwerchfells (S. 287) hervorgerufen. **Episodenhafte Drucksteigerungen** erheblicher Art werden durch Kontraktion der muskulären Bauchwand erzeugt (**Bauchpresse**). Sie sind z. B. beim Hustenstoß, der Defäkation (Stuhlentleerung) und noch mehr bei der Geburt erforderlich. Grundsätzlich ist – im Gegensatz zum Thorax (S. 277) – von einem **positiven Druck** im Abdomen auszugehen.
- **Kinematik:** Zusammen mit den Rücken- und Hüftmuskeln sind die Muskeln der Bauchwand an den **Rumpfbewegungen** beteiligt (S. 302), was sich durch ihren Ursprung an Thorax und Becken erklärt.

Bauprinzip (Abb. 11.1, Abb. 11.2): Die vordere und seitliche Bauchwand, die sich vom **Rippenbogen** bis zur vorderen **Crista iliaca** (S. 320), dem **Lig. inguinale** (S. 306) und der **Symphyse** (S. 324) erstreckt, ist Teil einer überwiegend muskulären Wand des **Bauch-** und **Beckenraums**. Die Beckeneingangsebene (S. 320) stellt eine künstliche Grenze zwischen diesen Räumen dar, die weder für die Bauch- noch die Beckenorgane bindend ist: So befinden sich z. B. regelmäßig Dünndarmschlingen im Becken und die gefüllte Harnblase bzw. der schwangere Uterus erstrecken sich ins Abdomen. Die Begrenzung dieses gemeinsamen Raumes bilden:

- **kranial** das muskuläre Diaphragma (S. 528),
- **kaudal** der trichterförmige Abschluss durch das knöcherne Becken (S. 319) und die Beckenbodenmuskeln (S. 326),
- **dorsal** die hinteren Bauchmuskeln (S. 302), Rückenmuskulatur (S. 261) und Lendenwirbelsäule sowie

11.1 Funktionelle Aspekte und Bauprinzip

Funktionelle Aspekte: Die Bauchwand umgibt die eigentliche **Bauchhöhle** (**Cavitas abdominis**) und die **Beckenhöhle** (**Cavitas pelvis**) mit den Bauch- und Beckenorganen. Das **Volumen** und der **Druck** in diesem Raum sind starken **Schwankungen** unterworfen.

Die Muskeln der Bauchwand sind an den **Rumpfbewegungen** beteiligt (S. 302).

Bauprinzip (Abb. 11.1, Abb. 11.2): Die vordere und seitliche Bauchwand erstreckt sich vom Rippenbogen bis zur Crista iliaca, Lig. inguinale und Symphyse. **Bauchraum** und **Becken** sind auf allen Seiten überwiegend von Muskeln umschlossen:

- **kranial:** Diaphragma (S. 528),
- **kaudal:** Becken (S. 319) und Beckenbodenmuskulatur (S. 326),
- **dorsal:** dorsale Bauch- (S. 302) sowie Rückenmuskulatur (S. 261) und die Lendenwirbelsäule,
- **ventral** und **lateral:** Bauchmuskeln (bilden die Bauchwand im engeren Sinne).

11.1 Das Abdomen als ein von Muskeln umschlossener Hohlraum

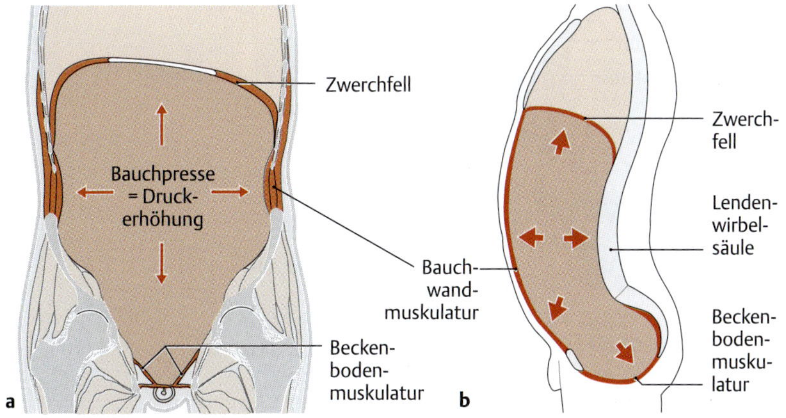

Schematische Darstellung im Frontalschnitt (**a**) und Sagittalschnitt (**b**): Die Kontraktion der muskulären Bauchwand (Bauchpresse) hat eine abdominale Druckerhöhung zur Folge.

Quelle: Schünke M, Schulte E, Schumacher U. PROMETHEUS LernAtlas der Anatomie. Allgemeine Anatomie und Bewegungssystem. Illustrationen von Voll M u. Wesker K. 6. Aufl. Stuttgart: Thieme; 2022

11.2

11.2 Transversalschnitt durch das Abdomen, schematisch dargestellt

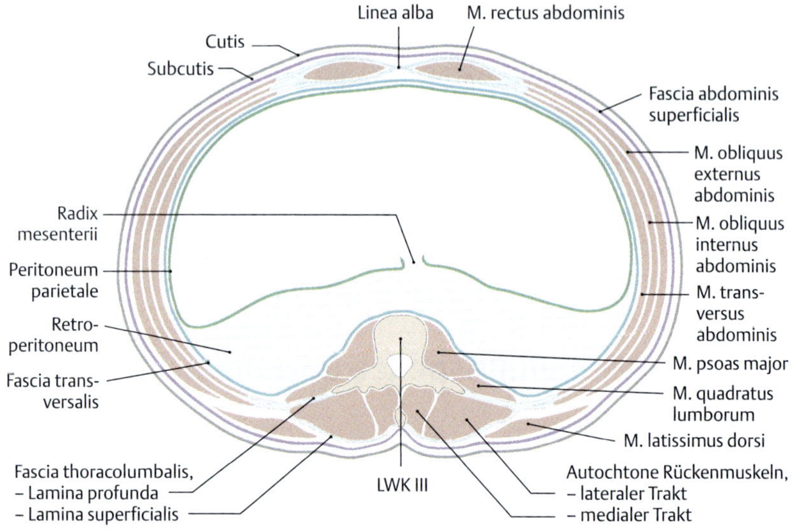

Quelle: Schünke M, Schulte E, Schumacher U. PROMETHEUS LernAtlas der Anatomie. Allgemeine Anatomie und Bewegungssystem. Illustrationen von Voll M u. Wesker K. 6. Aufl. Stuttgart: Thieme; 2022

- **ventral** und **lateral** die vordere und seitliche Bauchmuskulatur (s. u.). Diese repräsentiert die Bauchwand des üblichen Sprachgebrauchs.

▶ Exkurs: Pathophysiologie der Hernienbildung.

▶ Exkurs: Pathophysiologie der Hernienbildung. An Stellen der Bauchwand, an denen der Muskelmantel Lücken aufweist, kann es durch **langfristig erhöhten intraabdominellen Druck** zur schleichenden Verlängerung kollagener Fasern kommen. Geben die bindegewebigen Bauchwandschichten, meist Fascia transversalis und Fascia superficialis abdominis (S. 306), ganz nach, sodass sich das parietale Peritoneum mit Organ(anteil)en nach außen vorwölbt, spricht man von einer **Hernie (Eingeweidebruch)**. Aufgrund der gemeinsamen Ursache (chronische Erhöhung des Drucks im Bauchraum) sind ganz verschiedene Erkrankungen überdurchschnittlich häufig mit Hernien assoziiert: Dazu zählen z. B. Obstipation (Verstopfung) oder Prostatahyperplasie, welche durch Verengung der Harnröhre einen erhöhten intraabdominellen Druck bei der Miktion (Wasserlassen) provoziert. Das gleiche Risiko besteht bei Vielgebärenden.
Ca. 3–5 % aller Menschen entwickeln Hernien, wobei Männer etwa 7-mal häufiger als Frauen betroffen sind. Eine Hernie ist stets gekennzeichnet durch:

- **Bruchpforte:** natürliche oder künstliche Lücke in der muskulären Bauchwand,
- **Bruchsack:** eine von Peritoneum parietale (S. 639) ausgekleidete Aussackung der Bauchhöhle in die ausgestülpte Bauchwand,
- **Bruchinhalt:** bei kleineren Hernien aus Teilen des Omentum majus (S. 646) bestehend, bei größeren meist aus Darmschlingen.

11.3 Aufbau einer typischen Bauchwandhernie
Eine Dünndarmschlinge hat sich durch die enge Bruchpforte in den Bruchsack gezwängt. Der von Haut und subkutanem Fettgewebe bedeckte Bruchsack ist von Peritoneum parietale (rot) und unterliegender Fascia transversalis (weiß) ausgekleidet.
Quelle: Schünke M, Schulte E, Schumacher U. PROMETHEUS LernAtlas der Anatomie. Allgemeine Anatomie und Bewegungssystem. Illustrationen von Voll M u. Wesker K. 6. Aufl. Stuttgart: Thieme; 2022

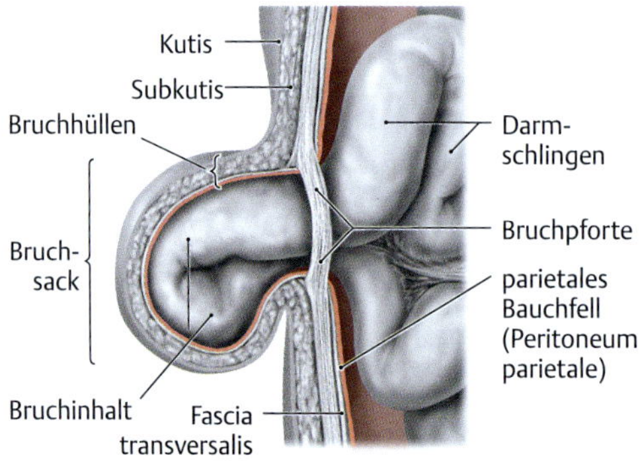

▸ Klinik. Die **Gefahr** von Hernien liegt v. a. darin, dass sich – selbst bei großem Bruchsack – die Bruchpforte nur unwesentlich erweitert. Werden in dieser Engstelle der Bruchinhalt samt seiner begleitenden Blutgefäße eingeklemmt, spricht man von einer **Inkarzeration**. Handelt es sich bei den eingeklemmten Organanteilen um Dünndarmschlingen (am häufigsten), kommt es nicht nur zu einer Störung der Darmpassage durch Einengung des Lumens, sondern auch zu einer Minderversorgung infolge der abgeklemmten Blutgefäße. Das Gewebe des entsprechenden Darmabschnitts stirbt ab (Nekrose, Gangrän), wodurch die Darmwand durchlässig für im Darm befindliche Bakterien wird. Folglich tritt eine Bauchfellentzündung (**Peritonitis**) auf, die gerade bei älteren abwehrgeschwächten Menschen eine lebensbedrohliche Komplikation darstellt.

Die **operative Behandlung** der Hernien besteht ganz allgemein in der Eröffnung des Bruchsacks, gefolgt von der Rückverlagerung vitalen Bruchinhalts ggf. nach Resektion nekrotischer Anteile. Nach Verschluss des Peritoneum parietale werden zur Vorbeugung erneuter Hernien die Bindegewebsschichten der Bauchwand meist durch Einlage eines Kunststoffnetzes verstärkt.

11.4 **Leistenhernie rechts (präoperativ)**

Quelle: Schumpelick V, Bleese N, Mommsen P, Hrsg. Kurzlehrbuch Chirurgie. 8. Aufl. Stuttgart: Thieme; 2010

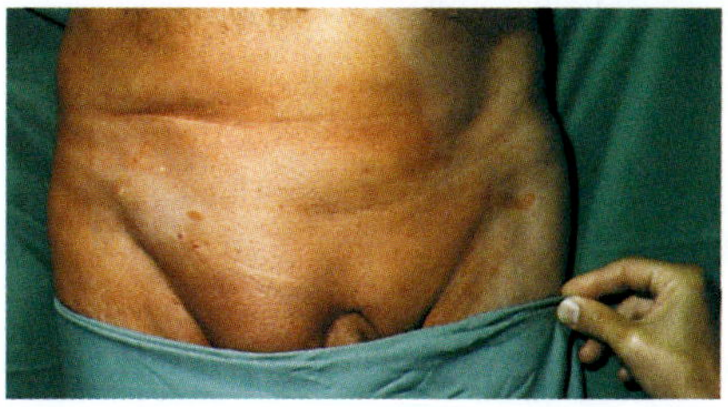

11.2 Muskeln und Bindegewebsstrukturen der Bauchwand

11.2.1 Bauchmuskulatur

Sieht man vom Diaphragma und dem Beckenboden ab, so lassen sich die den Bauch- und Beckenraum umschließenden Muskeln in **vordere, seitliche** und **hintere Bauchmuskeln** gliedern (Abb. **11.5**).

Aufbau der Bauchmuskulatur

Vorderer Bauchmuskel: Der **M. rectus abdominis** ist ein langer, parallelfaseriger Muskel, der durch drei **Intersectiones tendineae** vollständig und eine vierte Intersectio teilweise unterteilt wird (Abb. **11.6**). Die so entstandenen **Muskelbäuche entsprechen nicht** den **Ursegmenten** (S. 104), weswegen man von **Pseudometamerie** spricht. Bei schlanken und trainierten Individuen sieht man die Intersectiones als quer verlaufende Einziehungen im Bereich der Mm. recti („Waschbrettbauch" oder „six pack").

Seitliche Bauchmuskeln: In Analogie zu den Interkostalmuskeln der Brustwand (S. 285) ist die seitliche Bauchmuskulatur **dreischichtig**.

- **M. obliquus externus abdominis**: Er ist der oberflächlichste seitliche Bauchmuskel. Seine Ursprünge an den Rippen alternieren mit den Ansatzzacken des M. serratus anterior (S. 436) und bilden bei athletischen Individuen eine gut sichtbare, gezackte Linie (Abb. **11.7a** und Abb. **11.12**). Seine von kranial/lateral nach kaudal/medial verlaufenden Muskelfasern gehen in eine großflächige Sehne, die **Externusaponeurose** (S. 305), über. Der Übergang in die Aponeurose ist an zwei geraden Linien erkennbar, die ca. 2–3 cm oberhalb der Spina iliaca anterior superior einen rechten Winkel bilden („Muskelecke"). Oberhalb ihres Ansatzes am Leistenband, dem **Lig. inguinale** (S. 306), spaltet sich die Aponeurose in ein **Crus mediale** und **laterale**, wodurch eine schlitzförmige Öffnung entsteht (äußerer Leistenring, Tab. **11.3**, Abb. **11.13**).
- **M. obliquus internus abdominis:** Seine Fasern strahlen von ihren Ursprüngen fächerförmig aus (Abb. **11.5** und Abb. **11.7a**, Abb. **11.7b**). Im oberen und mittleren Abschnitt verlaufen sie etwa rechtwinklig zu denen des Externus, die kaudalen, vom Leistenband entspringenden Fasern verlaufen über horizontal zunehmend nach kaudal/medial.

▸ Merke. Der Verlauf der **Externusfasern** gleicht der Richtung der gleichseitigen eigenen Hand, wenn man sie in die Jackenaußentasche steckt. Der abgespreizte Daumen dieser Hand zeigt in Richtung der **Internusfasern**.

11.2 Muskeln und Bindegewebsstrukturen der Bauchwand

11.2.1 Bauchmuskulatur

Die Bauchmuskeln gliedern sich in **vordere, seitliche** und **hintere Bauchmuskeln** (Abb. **11.5**).

Aufbau der Bauchmuskulatur

Vorderer Bauchmuskel: Der ventral gelegene **M. rectus abdominis** wird durch **Intersectiones tendineae** unterteilt (Abb. **11.6**).

Seitliche Bauchmuskeln:

- **M. obliquus externus abdominis:** Er ist der oberflächlichste der drei seitlichen Bauchmuskeln (Abb. **11.7a** und Abb. **11.12**). Seine Endsehne, die **Externusaponeurose** spaltet sich oberhalb des Leistenbands, dem sog. **Lig. inguinale** (S. 306), in ein **Crus laterale** und **mediale**.

Die Fasern des größten Teils des **M. obliquus internus abdominis** verlaufen diagonal zu denen des Externus (Abb. **11.5** und Abb. **11.7a**, Abb. **11.7b**).

▸ Merke.

11.5 Bauchmuskeln

Muskel	Ursprung	Ansatz	Innervation	Funktion
vordere Bauchmuskeln				
M. rectus abdominis	▪ 5.–7. Rippenknorpel (außen) ▪ Proc. xiphoideus sterni	▪ Os pubis beidseits der Symphyse	▪ Nn. intercostales (Th 7–11) ▪ N. subcostalis (Th 12) ▪ evtl. N.iliohypogastricus (L 1)	▪ Aufrichten des Oberkörpers aus der Rückenlage (Vorbeugen) ▪ Exspiration durch Senken der ventralen Rippenenden
M. pyramidalis*	▪ Os pubis beidseits der Symphyse	▪ Linea alba	▪ N. subcostalis (Th 12) ▪ N. iliohypogastricus (L 1)	▪ spannt Linea alba
seitliche Bauchmuskeln				
M. obliquus externus abdominis	▪ 5.–12. Rippe (außen, lateral der Knorpel)	▪ Crista iliaca (Labium ext.) ▪ Lig. inguinale** ▪ Linea alba	▪ Nn. intercostales (Th 5–11) ▪ N. subcostalis	einseitig (M. obliquus externus und internus): ▪ Mm. obliquus externus und internus der gleichen Seite (ipsilateral) → Seitneigung des Rumpfes ▪ gegenüberliegende Mm. obliquus externus und internus (kontralateral) → Drehen des Rumpfes zur Seite des M. obliquus internus beidseitig: ▪ Vorbeugen des Rumpfes ▪ Exspiration
M. obliquus internus abdominis	▪ Fascia thoracolumbalis (tiefes Blatt) ▪ Crista iliaca (Linea intermedia) ▪ Lig. inguinale** (lateral)	▪ 10.–12. Rippe ▪ Linea alba	▪ Nn. intercostales (Th 8–11) ▪ N. subcostalis (Th 12) ▪ Nn. iliohypogastricus, ilioinguinalis, genitofemoralis (Th 12–L 1)	
M. transversus abdominis	▪ 7.–12. Rippe ▪ Fascia thoracolumbalis (tiefes Blatt) ▪ Crista iliaca (Labium int.) ▪ Lig. inguinale** (lateral)	▪ Linea alba, ▪ Os pubis über Falx inguinalis	▪ Nn. intercostales (Th 7–11) ▪ N. subcostalis (Th 12) ▪ Nn. iliohypogastricus, ilioinguinalis, genitofemoralis (Th 12–L 1)	einseitig: ▪ Drehen des Rumpfes zur gleichen Seite beidseitig: ▪ Exspiration
hintere Bauchmuskeln				
M. quadratus lumborum	▪ Crista iliaca (lab. int.) ▪ Lig. iliolumbale	▪ 12. Rippe ▪ Proc. costalis L I–L IV	▪ N. subcostalis (Th 12) ▪ Äste des Plexus lumbalis (L 1–L 3)	einseitig: ▪ Seitneigung des Rumpfes
M. psoas major	▪ Wirbelkörper Th XII, L I–L IV (lat.) ▪ Proc. costalis L I–L V	▪ Trochanter minor femoris	▪ Äste des Plexus lumbalis (L 1–L 3)	einseitig: ▪ Seitneigung beidseitig: ▪ Vorbeugen des Rumpfes

*Die Kontraktion sämtlicher Bauchmuskeln – insbesondere die der vorderen und seitlichen – führt zu einer Erhöhung des intraabdominellen Drucks (**„Bauchpresse“**); daneben sind sie mit den Muskeln des Rückens und der Hüfte an der Stabilisierung der **aufrechten Körperhaltung** beteiligt.*
* *variabel, fehlt bei 10–25 % der Menschen*
** *zwischen Tuberculum pubicum und Spina iliaca anterior superior*

Zur Aufrichtung des Rumpfes siehe auch Abb. **11.6**.

Vom Unterrand des M. obliquus internus spaltet sich der **M. cremaster** (Hodenheber) ab, welcher mit dem Samenstrang (S. 821) ins Skrotum zieht.

Vom Unterrand des M. obliquus internus spalten sich einige Muskelbündel ab, welche als **M. cremaster** (Hodenheber) mit dem Samenstrang (S. 821) ins Skrotum ziehen. Seine Aufgabe ist es, den Hoden bei Kältexposition näher an den (warmen) Rumpf zu ziehen bzw. bei hohen Umgebungstemperaturen durch Erschlaffung für eine kühlere Hodentemperatur zu sorgen. Dies dient der Einstellung einer für die Spermiogenese optimalen **Hodentemperatur** (S. 833).

M. transversus abdominis: Seine überwiegend horizontal verlaufenden Fasern gehen in der **Linea semilunaris** in die Aponeurose über (Abb. **11.6**).

- **M. transversus abdominis:** Die überwiegend horizontal verlaufenden Fasern des am weitesten innen gelegenen Muskels gehen bereits relativ weit lateral vom M. rectus in der **Linea semilunaris** in ihre Aponeurose über (Abb. **11.6**). Die kaudalen, vom Leistenband (s. u.) entspringenden Fasern nehmen den gleichen Verlauf wie die des M. obliquus internus abdominis und sind kaum von diesen zu trennen.

11.6 Vordere Bauchwand

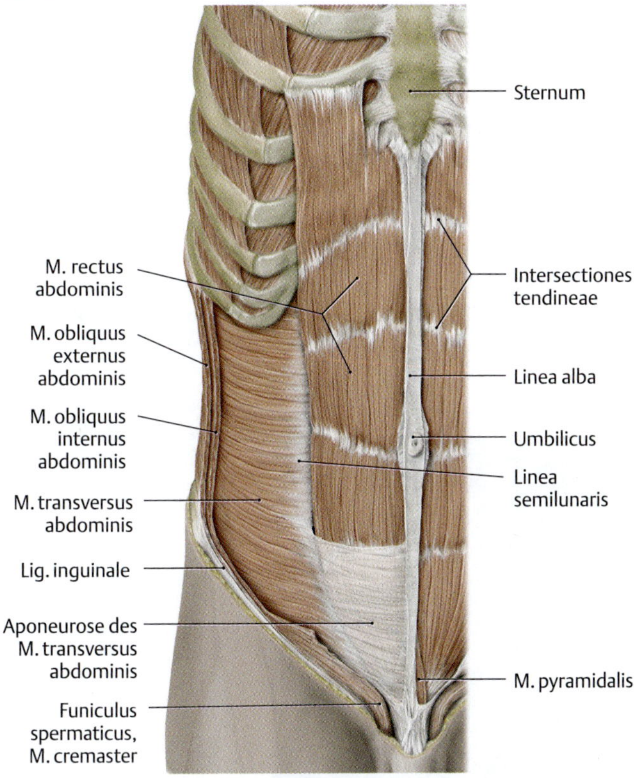

Links sind die Mm. rectus abdominis und pyramidalis teilweise dargestellt. Rechts sind die Mm. obliqui externus und internus abdominis und ihre Aponeurosen abgetragen, sodass der M. transversus abdominis sichtbar ist. Man beachte, dass kaudal der Linea arcuata die Aponeurose des M. transversus vor dem M. rectus zur Linea alba zieht.

Quelle: Schünke M, Schulte E, Schumacher U. PROMETHEUS LernAtlas der Anatomie. Allgemeine Anatomie und Bewegungssystem. Illustrationen von Voll M u. Wesker K. 6. Aufl. Stuttgart: Thieme; 2022

11.7 Seitliche schräge Bauchmuskulatur

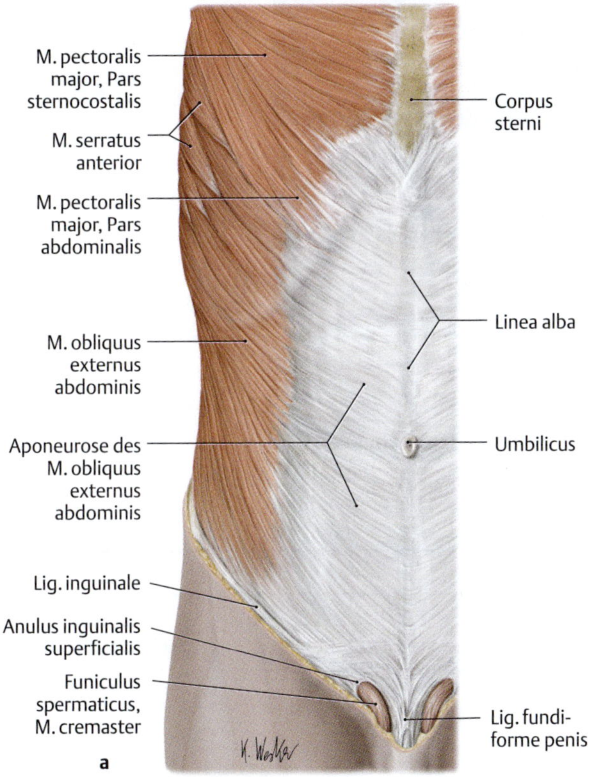

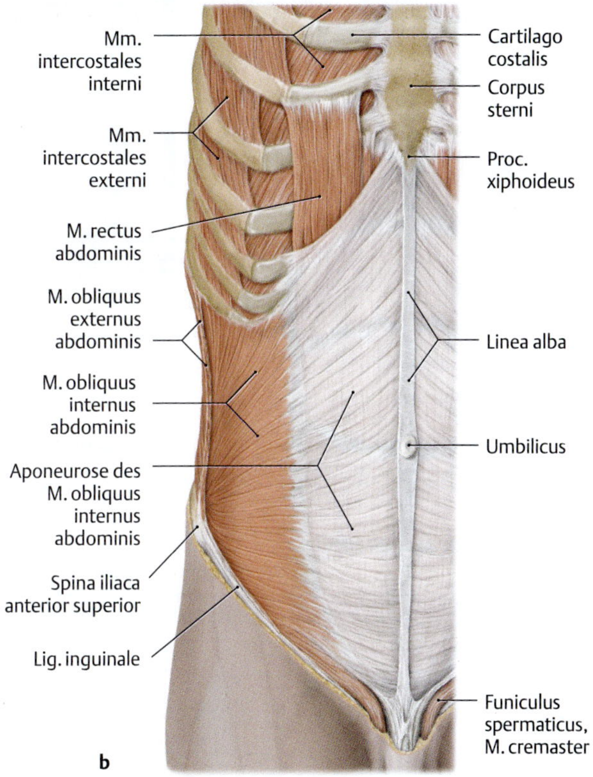

a M. obliquus externus abdominis
b und M. obliquus internus abdominis.

Quelle: Schünke M, Schulte E, Schumacher U. PROMETHEUS LernAtlas der Anatomie. Allgemeine Anatomie und Bewegungssystem. Illustrationen von Voll M u. Wesker K. 6. Aufl. Stuttgart: Thieme; 2022

Hintere Bauchmuskeln: Der **M. quadratus lumborum** und **M. psoas major** (Abb. **13.10**) bilden das „Nierenlager“ (Abb. **27.4**).

Hintere Bauchmuskeln: Die dorsal liegenden **M. quadratus lumborum** und **M. psoas major** (Abb. **13.10**) bilden eine Nische, in welcher die Niere mit ihrer Capsula adiposa (Abb. **27.4**) (**„Nierenlager“**) liegt. Der M. psoas major schließt sich mit dem M. iliacus zum M. iliopsoas (S. 344) zusammen, welcher zu den Hüftmuskeln zählt.

▸ Klinik.

▸ Klinik. Das Gefüge der seitlichen Bauchwand mit den drei in unterschiedlicher Richtung verlaufenden Muskelschichten ist für ihre Sicherung gegenüber Hernien von großer Bedeutung. Bei chirurgischen Eingriffen versucht man, durch einen **Wechselschnitt** jede Schicht für sich längs der Faserrichtung zu spalten, um das Muskelfasertrauma zu minimieren.

Trotzdem stellen bindegewebige Narben nach größeren bauchchirurgischen Eingriffen (**Laparotomien**) Schwachstellen dar, an denen sich die relativ häufigen **Narbenhernien** (S. 310) bilden können. Mit der Zunahme **laparoskopischer Operationstechniken** („Schlüssellochchirurgie“) dürfte diese Spätkomplikation seltener werden.

11.8 Narbenhernie

Quelle: Vogel I. Narbenhernien. Duale Reihe Chirurgie. Henne-Bruns D, Hrsg. 4. Aufl. Stuttgart: Thieme; 2012

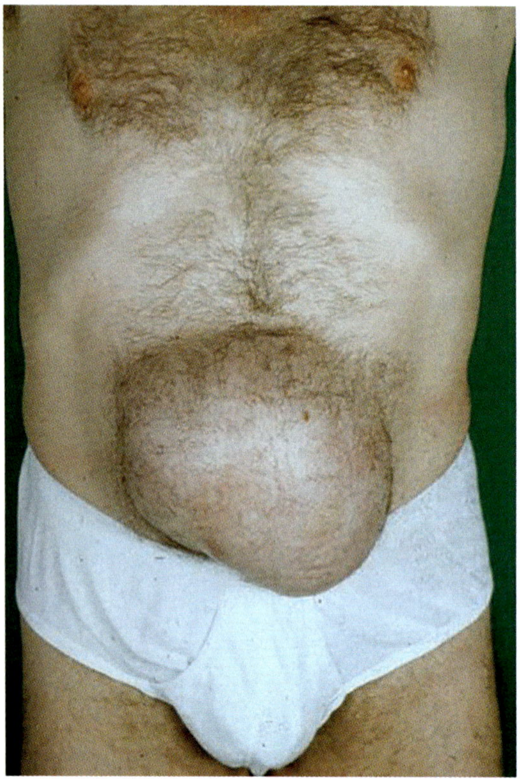

Funktion der Bauchmuskeln

Siehe Tab. **11.1**, Abb. **11.9** u. Abb. **11.10**.

Funktion der Bauchmuskeln

Die Bauchmuskeln verbinden das Becken mit dem Thorax. Sie erfüllen, oft in Zusammenarbeit mit anderen Muskelgruppen wie z. B. Rücken- und Gesäßmuskulatur, vielfältige Aufgaben (Tab. **11.1**, Abb. **11.9** u. Abb. **11.10**).

11.1 Funktionelle Bedeutung der Bauchmuskulatur

Funktion	beteiligte Muskulatur
Vorwärtsneigung des Rumpfes	▪ **M. rectus abdominis**: durch ventrale Lage **Hauptantagonist** der Rückenmuskulatur in aufrechter Körperhaltung; unterstützt durch die Mm. obliqui (ext. und int.)
Seitneigung des Rumpfes	▪ **M. obliquus internus abdominis** (dorsolaterale Abschnitte) ▪ **M. obliquus externus abdominis** (dorsolaterale Abschnitte) ▪ **M. quadratus lumborum** ▪ **M. iliocostalis** (Abb. **9.33**)

11.1 Funktionelle Bedeutung der Bauchmuskulatur (Fortsetzung)

Funktion	Auswirkung
Drehung des Rumpfes	**Muskelschlingen** aus: ▪ schräg verlaufender Bauchmuskulatur: **M. obliquus internus** mit **M. obliquus externus** der Gegenseite (Rektusscheiden und Linea alba fungieren als Zwischensehnen) ▪ schräg verlaufender Rückenmuskulatur (**Mm. rotatores**), bzw. Muskeln, welche die Scapula am Rumpf fixieren (**Mm. serratus ant. und rhomboidei**, Abb. **15.9**) ▪ Hüftmuskulatur: rotierende Anteile der **Mm. glutei** medius und minimus sowie maximus (S. 347)
Verspannung der Bauchdecke	▪ **Mm. recti:** vertikale Verspannung ▪ **Mm. obliqui:** diagonale Verspannung ▪ **Mm. transversi:** horizontale Verspannung → Anpassung an wechselnde Volumenverhältnisse des Bauchraums
„Bauchpresse" bei gleichzeitig angespanntem Zwerchfell	▪ **alle Bauchmuskeln** und **Zwerchfell** (bei erschlafftem Beckenboden) → hoher Druckaufbau unter der Geburt oder bei der Defäkation (Stuhlentleerung)
Exspiration	▪ **alle Bauchmuskeln** → Verlagerung des erschlaffenden Zwerchfells nach kranial → Senkung der Rippen (S. 284)

11.9 Vordere und seitliche Bauchmuskeln bei Rumpfbewegungen

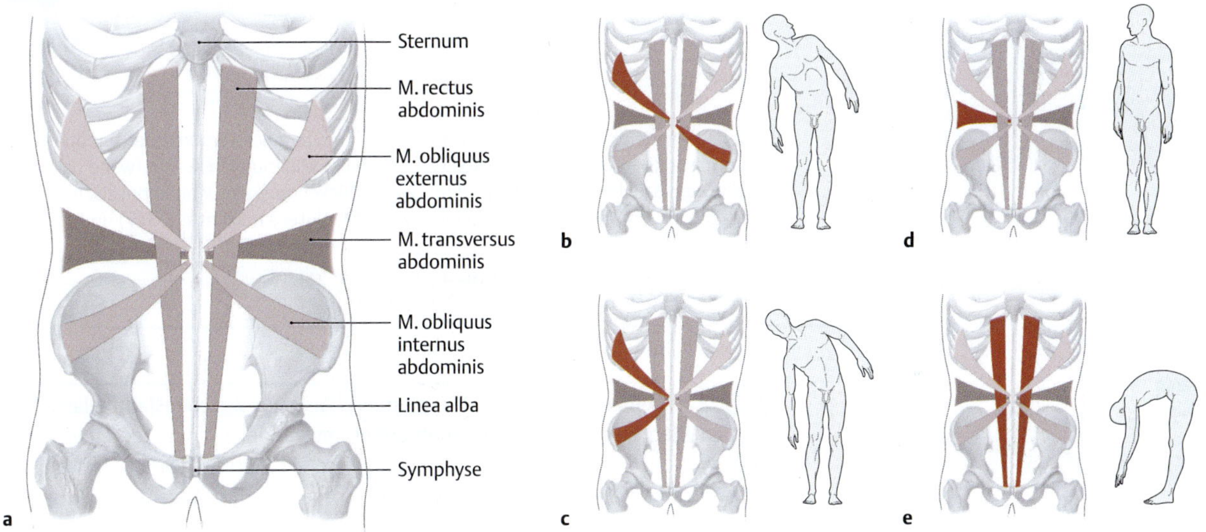

a Verlauf und Anordnung der vorderen und seitlichen Bauchmuskeln.
b Drehung des Rumpfes nach links (mit überlagerter Seitneigung) durch Kontraktion des rechten M. obliquus externus abdominis und des linken M. obliquus internus abdominis (unter Mitwirkung der in Tab. **11.1** genannten Muskeln als Teile schräg verlaufender Muskelschlingen).
c Lateralflexion nach rechts durch Kontraktion der rechten Mm. obliqui externus und internus abdominis (unter Mitwirkung der Mm. quadratus lumborum und iliocostalis der rechten Seite).
d Rotation des Rumpfes nach rechts ohne Seitneigung durch den rechten M. transversus abdominis (ebenfalls unter Mitwirkung der in Tab. **11.1** genannten Muskeln als Teile schräg verlaufender Muskelschlingen).
e Vorwärtsneigung des Rumpfes v. a. durch Kontraktion der Mm. recti abdominis; auch die seitlichen Bauchmuskeln besitzen eine ventralflektierende Komponente, die hier zum Tragen kommt.

Quelle: Schünke M, Schulte E, Schumacher U. PROMETHEUS LernAtlas der Anatomie. Allgemeine Anatomie und Bewegungssystem. Illustrationen von Voll M u. Wesker K. 6. Aufl. Stuttgart: Thieme; 2022

11.2.2 Bindegewebsstrukturen

Aponeurosen und Rektusscheide

Die Sehnen der drei seitlichen Bauchmuskeln durchflechten sich in der vorderen Medianlinie (s. u.). Dadurch entsteht ein verdichteter, longitudinal von der Symphyse zum Proc. xiphoideus sterni verlaufender Sehnenstreifen (**Linea alba**). Etwa auf ihrer Mitte markiert der **Nabel** (**Umbilicus**) die Öffnung (Anulus umbilicalis) der Bauchwand, durch die über die Nabelgefäße der Fetus mit der Plazenta verbunden ist (S. 113). Dort ist die Cutis ohne subkutanes Fettgewebe mit der Linea alba verwachsen, sodass die äußerlich sichtbare **Nabelgrube** entsteht.

11.2.2 Bindegewebsstrukturen

Aponeurosen und Rektusscheide

Die Durchflechtung der Sehnen von oberflächlichen und tiefen seitlichen Bauchmuskeln lässt in der Medianlinie die **Linea alba** entstehen. Etwa auf ihrer Mitte verbleibt vom Anulus umbilicalis der Fetalzeit der **Nabel** (**Umbilicus**), in dem die Cutis ohne Fettgewebe mit der Linea alba verwachsen ist.

⊙ 11.10

⊙ 11.10 Wirkung der Bauchmuskeln auf die aufrechte Körperhaltung

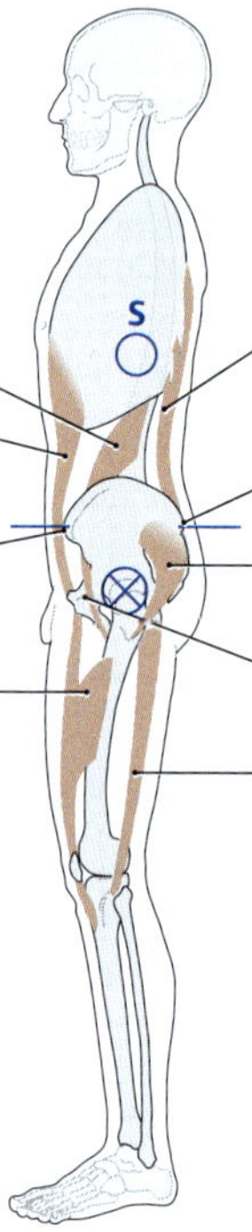

Bei der aufrechten Körperhaltung wird der Rumpf mit dem Schwerpunkt der suprapelvinen Körpermasse (S) auf den Hüftgelenken (⊗) mit einem Minimum an Kraftaufwand balanciert. Dabei wirken Bauchmuskeln und M. iliopsoas zur Rückenmuskulatur antagonistisch; der M. quadriceps femoris (S. 370) antagonisiert den M. gluteus maximus (S. 347) und die ischiokrurale Muskulatur (S. 372).

Quelle: Schünke M, Schulte E, Schumacher U. PROMETHEUS LernAtlas der Anatomie. Allgemeine Anatomie und Bewegungssystem. Illustrationen von Voll M u. Wesker K. 6. Aufl. Stuttgart: Thieme; 2022

▸ Klinik.

▸ Klinik. **Nabelhernien** sind bei Kleinkindern bis zum 2. Lebensjahr relativ häufig und bedürfen wegen der hohen Spontanheilungstendenz nur selten einer operativen Korrektur. Oberhalb des Nabels kann es durch Erweiterung von Gefäßkanälen in der Linea alba zu **epigastrischen Hernien** kommen, die im Allgemeinen nur kleine Bruchsäcke aufweisen.

⊙ 11.11 Beispiele für Hernien am Abdomen

Quelle: Schünke M, Schulte E, Schumacher U. PROMETHEUS LernAtlas der Anatomie. Allgemeine Anatomie und Bewegungssystem. Illustrationen von Voll M u. Wesker K. 6. Aufl. Stuttgart: Thieme; 2022

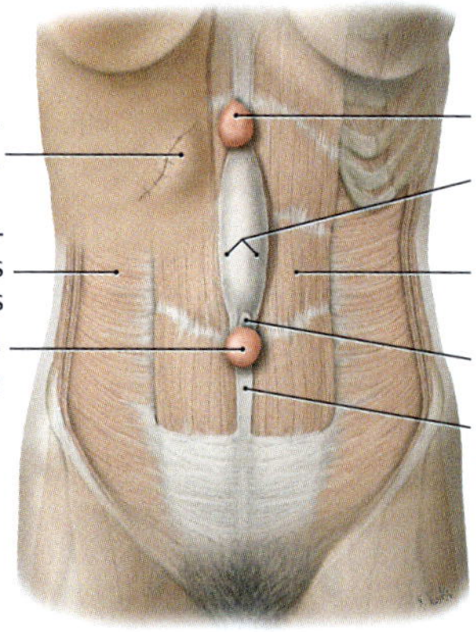

Bis ca. 5 cm unterhalb des Nabels bilden die drei seitlichen Bauchmuskeln die **Rektusscheide** (**Vagina musculi recti abdominis**).

Oberhalb und bis 4–6 cm unterhalb des Nabels bilden die Aponeurosen der drei seitlichen Bauchmuskeln zu beiden Seiten der Linea alba je einen fibrösen Schlauch. Dieser wird zusammen mit den anliegenden Faszien der Bauchwand (s. u.) als **Rek-**

11.12 Rektusscheide

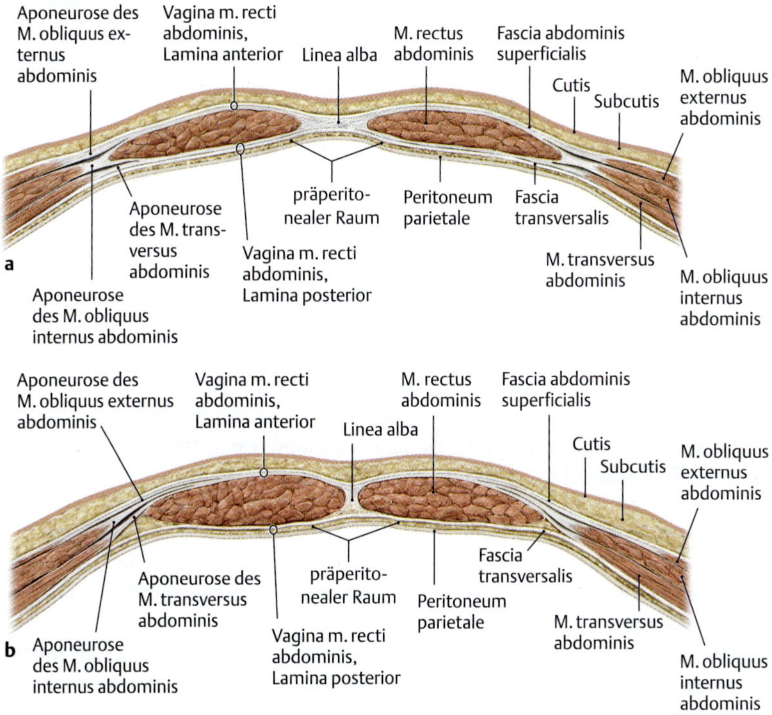

a Querschnitte durch die Rektusscheide ober-
b und unterhalb der Linea arcuata.

Quelle: Schünke M, Schulte E, Schumacher U. PROMETHEUS LernAtlas der Anatomie. Allgemeine Anatomie und Bewegungssystem. Illustrationen von Voll M u. Wesker K. 6. Aufl. Stuttgart: Thieme; 2022

11.12

tusscheide (**Vagina musculi recti abdominis**) bezeichnet. Sie verhindert ein Ausweichen des M. rectus nach lateral und entsteht durch folgenden Verlauf der Aponeurosen:

- Die **Externusaponeurose** bedeckt den gleichseitigen M. rectus abdominis ventral, um zwischen den beiden Mm. recti in der Linea alba in die Aponeurose des **M. transversus abdominis** der Gegenseite überzugehen, die hinter dem gegenseitigen M. rectus verläuft (Abb. **11.12**).
- Die **Internusaponeurose** teilt sich am lateralen Rand des M. rectus in zwei Blätter, welche vor und hinter diesem Muskel zur Linea alba verlaufen. Das vordere Blatt vereinigt sich dabei mit der Externusaponeurose, das hintere mit der Aponeurose des M. transversus abdominis.

Ihr Aufbau erklärt sich durch den Verlauf der Externus- und Internusaponeurosen.

Dagegen verlaufen ab einer Höhe von 4–6 cm kaudal des Nabels bis zur Symphyse alle Aponeurosen der seitlichen Bauchmuskeln ventral vom M. rectus abdominis. Hier sind die Mm. recti dorsal nur von der dünnen Fascia transversalis (s. u.) und dem Peritoneum parietale bedeckt. Die scharfe Grenze zur kranial dickeren dorsalen Rektusscheide ist auf der Innenseite der Bauchwand als **Linea arcuata** sichtbar (Abb. **11.16**).

Kaudal der **Linea arcuata** verlaufen die Aponeurosen aller seitlichen Bauchmuskeln ventral vom M. rectus abdominis (Abb. **11.16**).

▶ **Merke.** Oberhalb der Linea arcuata beteiligen sich die Aponeurosen der drei seitlichen Bauchmuskeln zu gleichen Teilen an der Bildung der Lamina anterior und posterior der Rektusscheide, während sie kaudal der Linea arcuata zu einem einzigen Blatt verschmelzen, das vor dem M. rectus abdominis liegt (Abb. **11.12**).

▶ **Merke.**

▶ **Klinik.** Gibt das straffe kollagene Bindegewebe der Linea alba infolge starker Beanspruchung (z. B. durch Schwangerschaft) nach, weichen die Mm. recti in ihren Scheiden beim Anspannen der Bauchmuskeln auseinander (**Rektusdiastase**).

▶ **Klinik.**

Faszien und Ligamentum inguinale

Auch an der Bauchwand unterscheidet man 2 Faszien:

- **Fascia transversalis:** Die innere Faszie des M. transversus abdominis überzieht auch die anderen Bauchmuskeln (Abb. **11.2**).
- **Fascia abdominis superficialis:** Sie ist mit der Linea alba (s. o.) verwachsen und strahlt, wie auch ihre distale Fortsetzung, die Fascia lata, von außen in das Leistenband ein.
- Das **Lig. inguinale** verläuft von der Spina iliaca ant. sup. zum Tuberculum pubicum.

▸ Merke.

Unter dem Lig. inguinale liegen, getrennt durch den **Arcus iliopectineus**,

- lateral die **Lacuna musculorum** mit dem M. iliopsoas und N. femoralis (N. cutaneus femoris lat. fakultativ),
- medial die **Lacuna vasorum** (Abb. **11.13**) mit A. und V. femoralis sowie R. femoralis des N. genitofemoralis.

Faszien und Ligamentum inguinale

Auch an der Bauchwand unterscheidet man eine oberflächliche Körperfaszie von einer tiefen Faszie, die den Bauchraum von innen auskleidet.

- **Fascia transversalis:** Sie stellt nicht nur die innen liegende Faszie des M. transversus abdominis dar, sondern auch den inneren Überzug der vorderen und hinteren Bauchwand (Abb. **11.2**).
- **Fascia abdominis superficialis (Fascia investiens superficialis):** Sie überzieht die muskuläre Bauchwand außen (Abb. **11.2**). Nicht nur im Bereich der Linea alba (s. o.) ist sie mit den Aponeurosen der seitlichen Bauchmuskeln verwachsen, sondern auch im Leistenband, dem Lig. inguinale.
- Das **Lig. inguinale** zieht von der Spina iliaca anterior superior zum Tuberculum pubicum direkt neben der Symphyse. Distal des Leistenbandes wird die oberflächliche Körperfaszie von der **Fascia lata** (S. 350) des Oberschenkels repräsentiert.

▸ Merke. In das **Lig. inguinale** (**Leistenband**) als zentraler Bindegewebsstruktur der Leistengegend strahlen neben der Externusaponeurose die oberflächlichen Faszien (Fascia superficialis abdominis, Fascia lata) von außen ein, tiefere Faszien (Fascia transversalis, Fascia pelvis parietalis) lagern sich von innen an.

Unterhalb des **Lig. inguinale** (Abb. **11.13**) zieht der **Arcus iliopectineus**, eine sehnige Abspaltung des Leistenbandes, zur Eminentia iliopubica des Os coxae. Dadurch entstehen folgende Lücken, die Gefäßen und Nerven als Durchtrittsstellen vom Rumpf zum Bein dienen:

- **Lacuna musculorum:** Durch die lateral gelegene Lücke zieht zusammen mit dem namengebenden **M. iliopsoas** der **N. femoralis** sowie fakultativ der N. cutaneus femoris lateralis vom Becken zum Oberschenkel.
- **Lacuna vasorum:** Hier verlaufen von lateral nach medial der R. femoralis des N. genitofemoralis sowie die **Arteria** und **V. femoralis**.

11.13 Leistenregion mit Lacuna musculorum und Lacuna vasorum

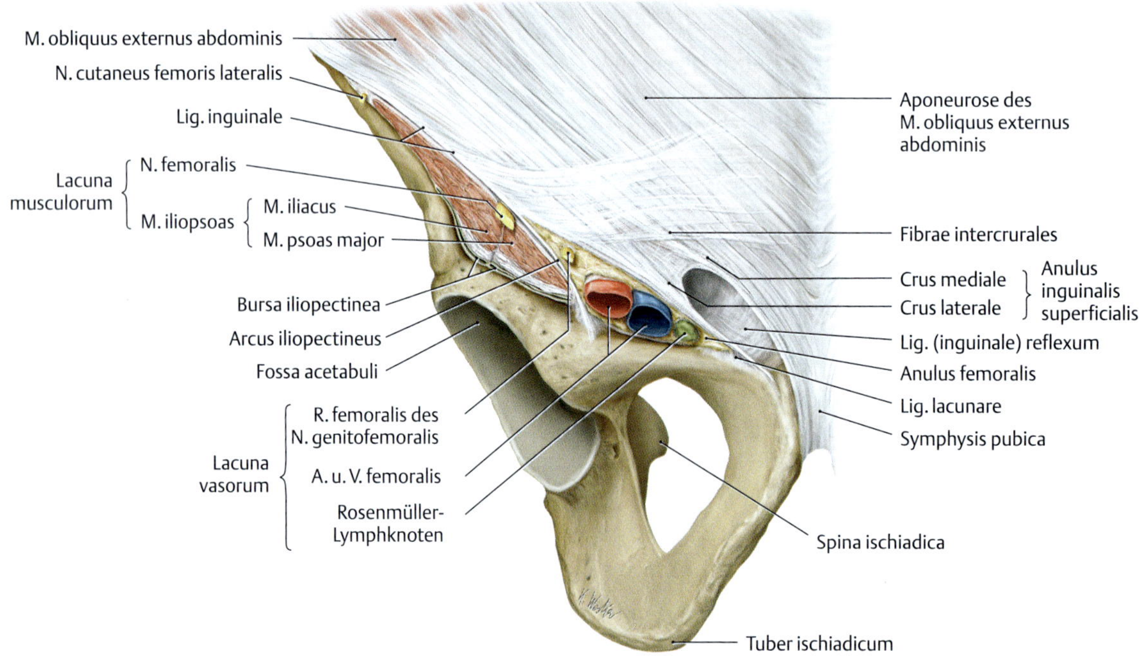

Darstellung des rechten Os coxae mit angrenzendem Bereich der vorderen, unteren Bauchwand in der Ansicht von ventral.

Quelle: Schünke M, Schulte E, Schumacher U. PROMETHEUS LernAtlas der Anatomie. Allgemeine Anatomie und Bewegungssystem. Illustrationen von Voll M u. Wesker K. 6. Aufl. Stuttgart: Thieme; 2022

► Merke. Die topografische Anordnung der Gefäße und Nerven in der Leistenregion kann man sich anhand des Namens **IVAN** merken:
Innen
Vene (V. femoralis: Lacuna vasorum)
Arterie (A. femoralis: Lacuna vasorum)
Nerv (R. femoralis nervi genitofemoralis: Lacuna vasorum; N. femoralis: Lacuna musculorum).

► Merke.

► Klinik. Zur Entnahme venösen Blutes, z. B. bei zentralisiertem Kreislauf infolge eines Schocks, wählt man den Einstichpunkt medial des in der Mitte des Lig. inguinale tastbaren Femoralispulses, vgl. arterielle Punktion (S. 374).

► Klinik.

Medial der V. femoralis ist die Lacuna vasorum vom bindegewebigen **Septum femorale** verschlossen. Dieses wird von den Lymphbahnen des Beins mehrfach perforiert. Auf seiner Innenseite liegt der sog. **Rosenmüller-Lymphknoten**. Der vom Septum femorale verschlossene Teil der Lacuna vasorum, der medial bis zu einer kaudalen Abspaltung des Leistenbandes, dem **Lig. lacunare** reicht, wird als **Anulus femoralis** bezeichnet.

Der vom Septum femorale verschlossene mediale Bereich der Lacuna vasorum ist eine Schwachstelle der Bauchwand (**Anulus femoralis**).

► Klinik. Mit bis zu 5 % aller Hernien noch relativ häufig sind die **Schenkel-** oder **Femoralhernien**, bei denen sich der Bruchsack **unter** dem Leistenband durch den **Anulus femoralis** der Lacuna vasorum (Bruchpforte) ins Trigonum femorale (S. 383) zwängt. Sie treten überwiegend bei Frauen auf und haben ein relativ hohes Inkarzerationsrisiko.

► Klinik.

11.3 Leistenkanal (Canalis inguinalis)

Der Leistenkanal, der beim Mann den **Funiculus spermaticus** (S. 821) und bei der Frau das **Lig. teres uteri** (S. 316) (entspricht dem im klinischen Sprachgebrauch verwendeten „Lig. rotundum") enthält, stellt eine Verbindung zwischen innerer und äußerer Bauchwand her. Die topografischen Verhältnisse dieser Region als Schwachstelle der unteren Bauchwand sind aufgrund der Häufigkeit hier lokalisierter Hernien (S. 310) von hoher klinischer Relevanz.

11.3 Leistenkanal (Canalis inguinalis)

Er enthält den **Funiculus spermaticus** (S. 821) (♂) bzw. das **Lig. teres uteri** (S. 316) (♀). Als Schwachstelle der unteren Bauchwand begünstigt die Region die Hernienbildung (S. 310).

11.3.1 Verlauf und Begrenzungen des Leistenkanals

Der **Leistenkanal** durchbohrt die kaudale Bauchwand auf einer Länge von 4–5 cm schräg von innen/oben/lateral nach außen/unten/medial. Er nutzt ein schmales **muskelfreies** Dreieck in der Bauchwand, das dadurch entsteht, dass die kaudalen Fasern des M. obliquus internus abdominis nur vom lateralen Teil des Lig. inguinale entspringen. Kranial wird es vom M. obliquus internus abdominis, kaudal vom Lig. inguinale und medial vom M. rectus abdominis begrenzt (Abb. **11.15**c). In diesem Bereich wird die **Bauchwand** lediglich von zwei Bindegewebsschichten, innen der **Fascia transversalis**, außen der **Externusaponeurose** gebildet, zwischen denen der Leistenkanal verläuft. Beide Bindegewebsschichten haben je eine Öffnung für den Ein- bzw. Austritt des Leistenkanals: den **Anulus inguinalis profundus** bzw. **superficialis**, die seitlich versetzt liegen.

11.3.1 Verlauf und Begrenzungen des Leistenkanals

Über dem Lig. inguinale befindet sich medial eine **muskelfreie** Stelle der Bauchwand, die dort von der **Fascia transversalis** und der **Externusaponeurose** gebildet wird. Zwischen diesen Bindegewebsblättern zieht der **Leistenkanal** schräg von innen/oben/lateral nach außen/unten/medial. Der **Anulus inguinalis prof.** ist die innere Öffnung in der Fascia transversalis, der **Anulus inguinalis superf.** die äußere in der Externusaponeurose.

► Merke. Der Leistenkanal zieht **über** das Lig. inguinale.

► Merke.

≡ 11.2 Begrenzungen des Leistenkanals (Canalis inguinalis)

Lokalisation	wandbildende Struktur
kranial (Dach)	Unterrand der Mm. obliquus internus und transversus abdominis
kaudal (Boden)	Lig. inguinale, (Lig. reflexum, Abb. **11.13** und Abb. **11.14**)
ventral (Vorderwand)	Externusaponeurose
dorsal (Hinterwand)	Fascia transversalis, Lig. interfoveolare

≡ 11.2

11.14 Lage des Leistenkanals beim Mann

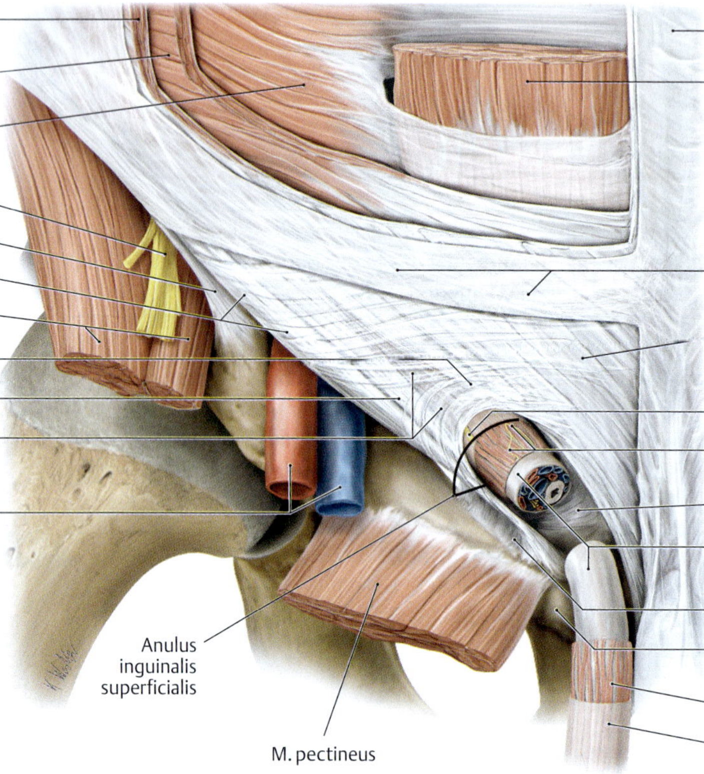

Rechte Inguinalregion in der Ansicht von ventral.

Quelle: Schünke M, Schulte E, Schumacher U. PROMETHEUS LernAtlas der Anatomie. Allgemeine Anatomie und Bewegungssystem. Illustrationen von Voll M u. Wesker K. 6. Aufl. Stuttgart: Thieme; 2022

11.15 Beteiligung der schrägen Bauchmuskeln am Aufbau des Leistenkanals beim Mann

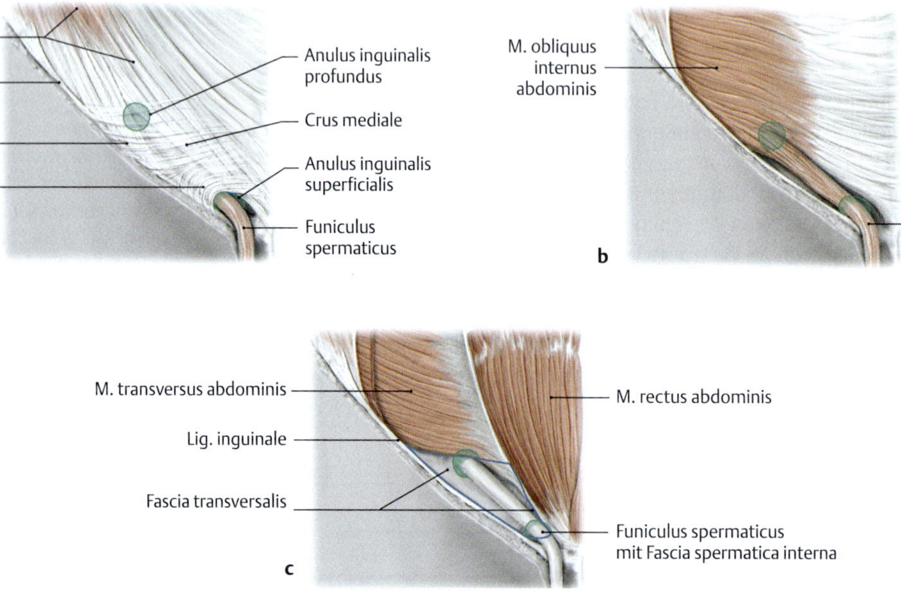

Quelle: Schünke M, Schulte E, Schumacher U. PROMETHEUS LernAtlas der Anatomie, Kopf, Hals und Neuroanatomie. Illustrationen von Voll M u. Wesker K. 6. Aufl. Stuttgart: Thieme; 2022

▸ Klinik.

▸ Klinik. Wenn der M. obliquus internus abdominis zu weit lateral am Leistenband entspringt, so resultiert ein größeres muskelfreies Dreieck, da der Unterrand des Internus weiter kranial liegt (**„Internushochstand"**). Beim Pressen kann sich dann die Bauchwand in der Leistengegend vorwölben, was als „**weiche Leiste**" bezeichnet wird.

11.3.2 Öffnungen des Leistenkanals und Innenrelief der Bauchwand

Die Öffnungen des Leistenkanals (Tab. **11.3**), die im Rahmen der Hernienbildung von großer Bedeutung sind (s. u.), werden als innerer und äußerer Leistenring bezeichnet. Sie prägen wesentlich das Innenrelief der unteren vorderen Bauchwand: Hier liegen im Bereich der Leistenringe zwei vom Peritoneum parietale bedeckte Vertiefungen (Abb. **11.16**):
- Die **Fossa inguinalis lateralis** markiert den **inneren Leistenring** (Anulus inguinalis profundus),
- die **Fossa inguinalis medialis** den **äußeren Leistenring** (Anulus inguinalis superficialis).

11.3.2 Öffnungen des Leistenkanals und Innenrelief der Bauchwand

Die Öffnungen des Leistenkanals werden als **innerer** und **äußerer Leistenring** bezeichnet (Tab. **11.3**) und sind an der Innenseite der Bauchwand sichtbar (Abb. **11.16**).
- Hier liegt im Bereich des inneren Leistenrings die **Fossa inguinalis lateralis**,
- über dem äußeren die **Fossa inguinalis medialis**.

11.3 Öffnungen des Leistenkanals

Öffnung	Anulus inguinalis profundus = innerer Leistenring	Anulus inguinalis superficialis = äußerer Leistenring
Lage	innere Bauchwand lateral der Vasa epigastrica inff. (Fossa inguinalis lateralis)	äußere Bauchwand (entspricht an innerer Bauchwand der Fossa inguinalis medialis, medial der Vasa epigastrica inff.)
bildende Strukturen	Ausstülpung der Fascia transversalis, die als Fascia spermatica interna den Samenstrang (S. 821) umhüllt	Schlitz in der Externusaponeurose
Begrenzung	▪ lateral/kranial: Unterrand des M. obliquus internus abdominis ▪ lateral/kaudal: Lig. inguinale ▪ medial: Lig. interfoveolare (Verstärkung der Fascia transversalis)	▪ kranial: Crus mediale ▪ kaudal: Crus laterale ▪ lateral: Fibrae intercrurales ▪ medial: Falx inguinalis (stabiler Faszienstreifen, der von der Rektussehne zum Leistenband verläuft)

Dazwischen ist die dünne Fascia transversalis durch das **Lig. interfoveolare** verstärkt. Es zieht vom Lig. inguinale (S. 306) zum Unterrand des M. obliquus internus abdominis. Auf dem Lig. interfoveolare ziehen die **Vasa epigastrica inferiora** (S. 312) von der A. iliaca externa zur Rückseite des M. rectus abdominis. Über den Vasa epigastrica inferiora ist das Peritoneum parietale zur **Plica umbilicalis lateralis** aufgeworfen. Medial von der Fossa inguinalis medialis zieht die **Plica umbilicalis medialis** zum Nabel. Ihr liegt die **A. umbilicalis** (S. 867) zugrunde, welche nach der Geburt distal der Abzweigung der A. vesicalis superior obliteriert. Unter der **Plica umbilicalis mediana** verläuft der obliterierte **Urachus** (S. 105) der Embryonalzeit.
Zwischen Plica umbilicalis mediana und medialis befindet sich auf der Rückseite des M. rectus abdominis die **Fossa supravesicalis** (Abb. **11.16**).

Dazwischen ist die Fascia transversalis als **Lig. interfoveolare** verstärkt.
Die **Plicae umbilicales** sind Peritonealfalten auf der Innenseite der Bauchwand und enthalten folgende Strukturen:
- **Plica umbilicalis lateralis** die Vasa epigastrica inf.,
- **Plica umbilicalis medialis** die obliterierte A. umbilicalis (S. 867) und die
- **Plica umbilicalis mediana** den obliterierten Urachus (S. 105).

11.16 Bauchwand (Inguinalregion) von innen

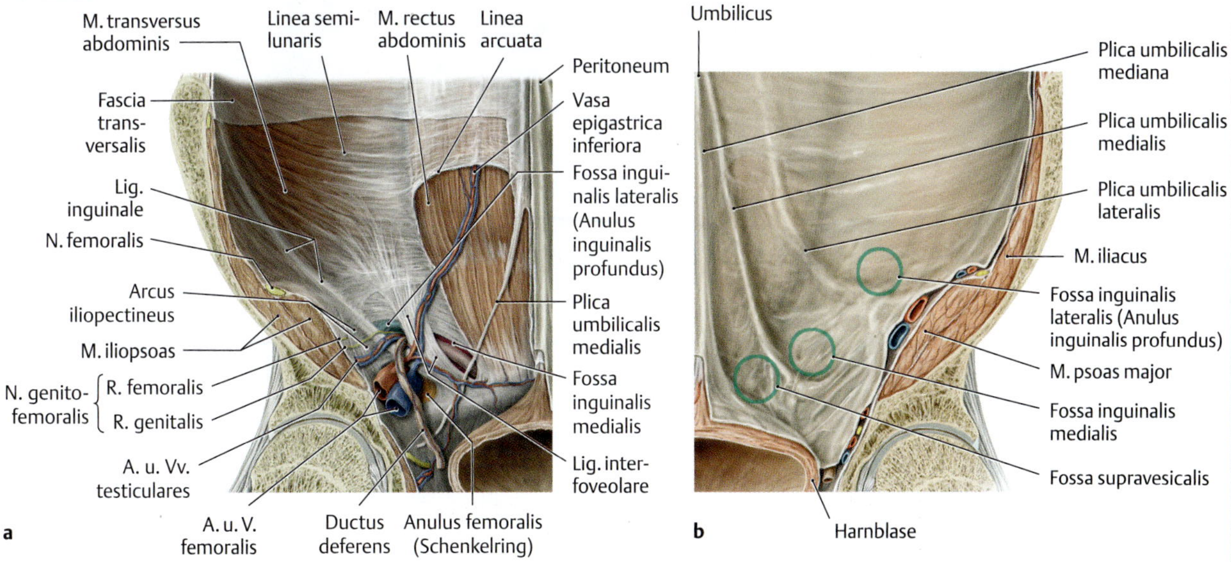

Frontalschnitt in der Ebene der Hüftgelenke nach Entfernung der Eingeweide mit Ausnahme der Harnblase: In der rechten Bildhälfte (**b**) sind die Peritonealverhältnisse intakt dargestellt, in der linken (**a**) sind das Peritoneum parietale gänzlich und die Fascia transversalis größtenteils entfernt.

Quelle: nach Schünke M, Schulte E, Schumacher U. PROMETHEUS LernAtlas der Anatomie, Allg. Anat. u. Bewegungssystem. Illustrationen von Voll M u. Wesker K. 6. Aufl. Stuttgart: Thieme; 2022

► Klinik.

► Klinik. Neben den bisher genannten Hernien (Leisten-, Narben-, Schenkel-, Nabel- und epigastrische Hernien), welche mehr als 90 % aller Hernien ausmachen, gibt es eine Vielzahl an Raritäten, die von allen möglichen Schwachstellen der Bauchwand und des Beckenbodens (S. 326) ausgehen können.

► Klinik.

► Klinik. **Leistenhernien** sind mit 60–75 % die häufigste Hernienform. Man unterscheidet anhand der Bruchpforte direkte von indirekten Leistenhernien sowie nach ihrer Ätiologie angeborene von erworbenen Hernien:

- **Indirekte Leistenhernien** können angeboren oder erworben sein. Die Bruchpforte ist immer der Anulus inguinalis profundus, sodass der Bruchsack bedeckt vom M. cremaster quasi im Samenstrang den Weg durch den Leistenkanal und den äußeren Leistenring in den Hodensack nimmt.
  → Die **angeborene** Leistenhernie ist stets indirekt und entsteht bald nach der Geburt als Folge eines nicht obliterierten Proc. vaginalis peritonei (S. 316), in den sich Bauchinhalt verlagert.
  → Die **erworbene** indirekte Leistenhernie ist am häufigsten. Sie entsteht durch eine Erweiterung des inneren Leistenrings meist im höheren Lebensalter, durch die dann Peritoneum und Darmanteile in den Leistenkanal eintreten.
- **Direkte Leistenhernien** sind immer erworben. Die Schwachstelle der Bauchwand, in der die Bruchpforte liegt, ist die Fossa inguinalis medialis (S. 309). Zwischen Lig. interfoveolare und Falx inguinalis wird die Bauchwand nur von der Fascia transversalis mit aufgelagertem Peritoneum parietale gebildet, die sich durch den Anulus inguinalis superficialis neben dem Samenstrang nach außen vorwölbt.
- Bei laparoskopischen, d. h. im Rahmen einer Bauchspiegelung durchgeführten Leistenhernien-Operationsverfahren gelingt die Differenzierung zwischen indirekter und direkter Hernie gemäß ihrer Lage zu den Vasa epigastrica inferiora (S. 312): Direkte Hernien verlaufen medial davon, weshalb sie auch als mediale Leistenhernien bezeichnet werden. Entsprechend wird der Begriff laterale – synonym mit indirekter Leistenhernie verwendet.

11.17 **Indirekte Leistenhernie (Hernia inguinalis indirecta)** Rechte Leistenregion eines Mannes nach Entfernung von Haut und oberflächlicher Körperfaszie in der Ansicht von ventral: Die Fascia lata des Oberschenkels ist durchscheinend dargestellt, der Funiculus spermaticus gefenstert.

Quelle: Schünke M, Schulte E, Schumacher U. PROMETHEUS LernAtlas der Anatomie. Allgemeine Anatomie und Bewegungssystem. Illustrationen von Voll M u. Wesker K. 6. Aufl. Stuttgart: Thieme; 2022

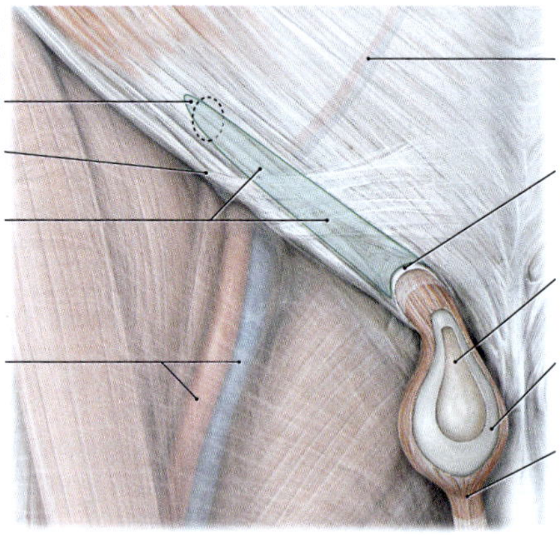

11.18 Direkte Leistenhernie (Hernia inguinalis directa) Rechte Leistenregion eines Mannes nach Entfernung von Haut und oberflächlicher Körperfaszie in der Ansicht von ventral: Die Fascia lata des Oberschenkels ist durchscheinend dargestellt; am Funiculus spermaticus ist die Fascia spermatica externa, die der oberflächlichen Körperfaszie entspricht, entfernt worden.
Quelle: Schünke M, Schulte E, Schumacher U. PROMETHEUS LernAtlas der Anatomie. Allgemeine Anatomie und Bewegungssystem. Illustrationen von Voll M u. Wesker K. 6. Aufl. Stuttgart: Thieme; 2022

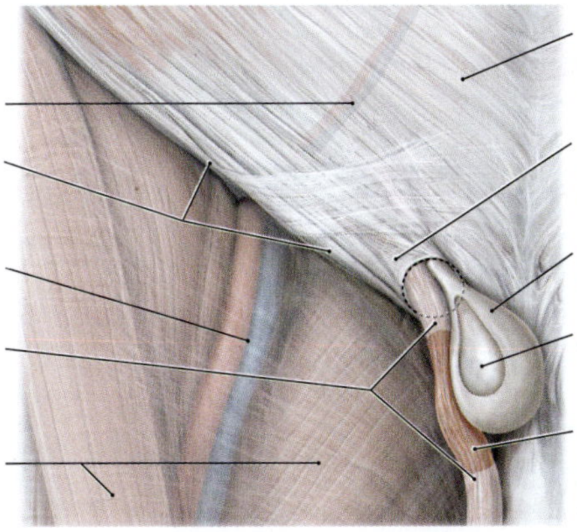

Unabhängig von der Lage der (inneren) Bruchpforten treten sowohl die indirekten als auch die direkten Leistenhernien durch den äußeren Leistenring **oberhalb** des Leistenbandes nach außen.
Die meisten Leistenhernien sind bei der klinischen Untersuchung zu tasten. Die Palpation (Abtasten) der Leistenregion, die möglichst am stehenden Untersuchten vorgenommen wird, stellt die Diagnostik der Wahl dar. Hierbei sollte man stets nach Einstülpen der Leisten- bzw. Skrotalhaut mit dem Finger den äußeren Leistenring abtasten.

11.19 Palpation des Leistenrings
Quelle: Schünke M, Schulte E, Schumacher U. PROMETHEUS LernAtlas der Anatomie. Allgemeine Anatomie und Bewegungssystem. Illustrationen von Voll M u. Wesker K. 6. Aufl. Stuttgart: Thieme; 2022

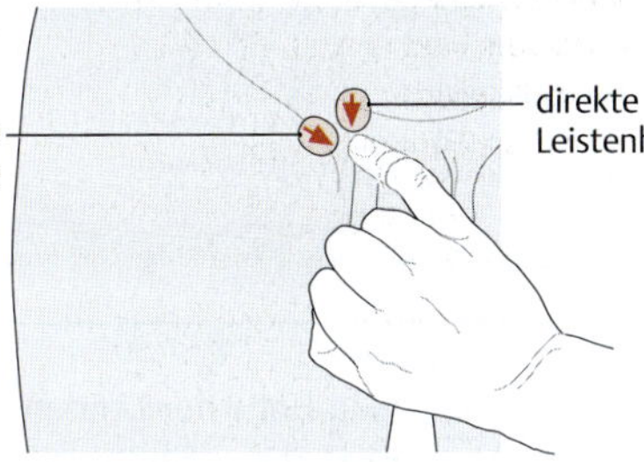

11.4 Gefäßversorgung und Innervation der Bauchwand

Der größte Teil der Bauchwand wird von den metamer gegliederten Gefäß-Nerven-Straßen des Thorax (S.290) mitversorgt, die zwischen der innersten und mittleren Muskelschicht verlaufen. Lediglich kaudal sind für die arterielle Versorgung Äste der Bauchaorta, der A. iliaca externa und der A. femoralis zuständig sowie Äste des Plexus lumbalis für die Nervenversorgung.

11.4.1 Gefäßversorgung der Bauchwand

Arterielle Versorgung: Teilweise analog zur Brustwand wird die **seitliche** Bauchwand durch folgende Arterien versorgt (Abb. **11.20**):

- **Aa. intercostales posteriores 5–11** und **A. subcostalis**, von denen auch Rr. cutanei laterales für die Haut dieses Bereichs abgegeben werden.
- **A. phrenica inferior**, die von der Aorta unmittelbar nach deren Durchtritt durch das Diaphragma abgegeben wird. Sie zieht an der Unterseite des Zwerchfells nach lateral.

11.4 Gefäßversorgung und Innervation der Bauchwand

11.4.1 Gefäßversorgung der Bauchwand

Arterien: Die arterielle Versorgung der **seitlichen** Bauchwand erfolgt durch folgende Gefäße (Abb. **11.20**):

- **Aa. intercostales posteriores 5–11** und **A. subcostalis**,
- **A. phrenica inferior**,
- **Aa. lumbales 1–4**,
- **Aa. circumflexae ilium profunda** und **superficialis**.

⊙ 11.20

⊙ 11.20 **Arterielle Versorgung der Bauchwand**

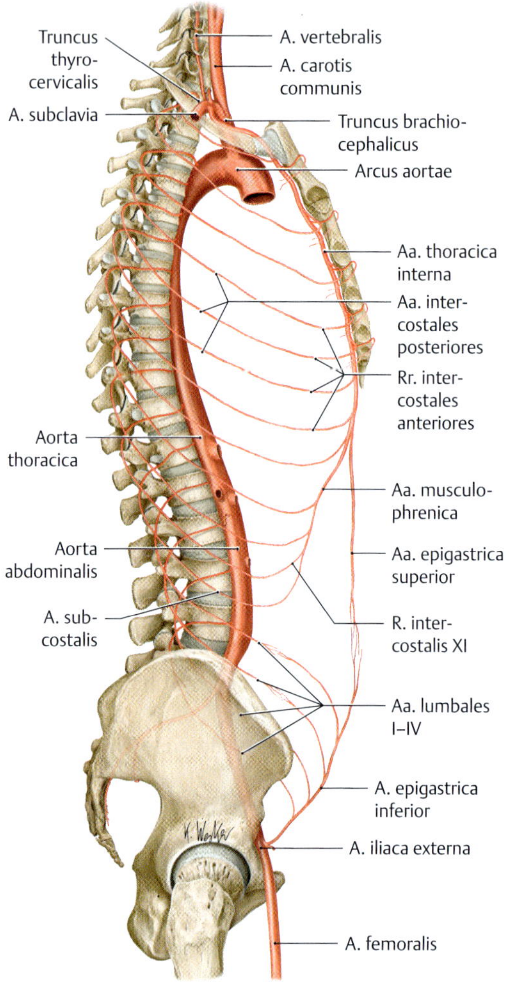

Quelle: Schünke M, Schulte E, Schumacher U. PROMETHEUS LernAtlas der Anatomie. Allgemeine Anatomie und Bewegungssystem. Illustrationen von Voll M u. Wesker K. 6. Aufl. Stuttgart: Thieme; 2022

- **Aa. lumbales 1–4**, die aus der Aorta abdominalis in Höhe der Lendenwirbelkörper I–IV entspringen. Sie ziehen hinter den Mm. psoas major und quadratus lumborum in die seitliche Bauchwand, wo sie zwischen den Mm. obliquus internus und transversus abdominis verlaufen.
- **A. circumflexa ilium profunda** aus der A. iliaca externa, die kaudal an der Versorgung der seitlichen Bauchwand beteiligt ist.
- **A. circumflexa ilium superficialis** aus der A. femoralis, die die Haut der Leistenregion versorgt.

Ventral wird die Bauchwand versorgt durch die
- **A. epigastrica superior** (die Fortsetzung der A. thoracica interna),
- **A. epigastrica inferior** und
- **A. epigastrica superficialis**.

Die Arterien der seitlichen Bauchwand anastomosieren ausgiebig mit den Arterien der **ventralen** Bauchwand. Dazu zählen:

- **A. epigastrica superior**, die dorsal in der Rektusscheide verläuft. Sie stellt die abdominale Fortsetzung der A. thoracica interna (S. 290) dar, die durch das Trigomum sternocostale des Diaphragmas ins Abdomen übertritt.
- **A. epigastrica inferior** aus der A. iliaca externa, die etwa in der Mitte des M. rectus abdominis mit der A. epigastrica superior anastomosiert.
- Die **A. epigastrica superficialis** aus der A. femoralis versorgt die Haut der ventralen Bauchwand (Abb. **13.44**).

▸ Klinik.

▸ Klinik. Bei einer Einengung der Aorta im Bereich des Lig. arteriosum Botalli, sog. **Aortenisthmusstenose** (S. 620), wird neben dem Umgehungskreislauf über die Anastomosen zwischen den Aa. intercostales anteriores und posteriores auch die Anastomose zwischen den Aa. epigastricae superior und inferior als Verbindung zwischen Aortenbogen und poststenotischer Aorta relevant.

11.21 Venöse Versorgung der Bauchwand

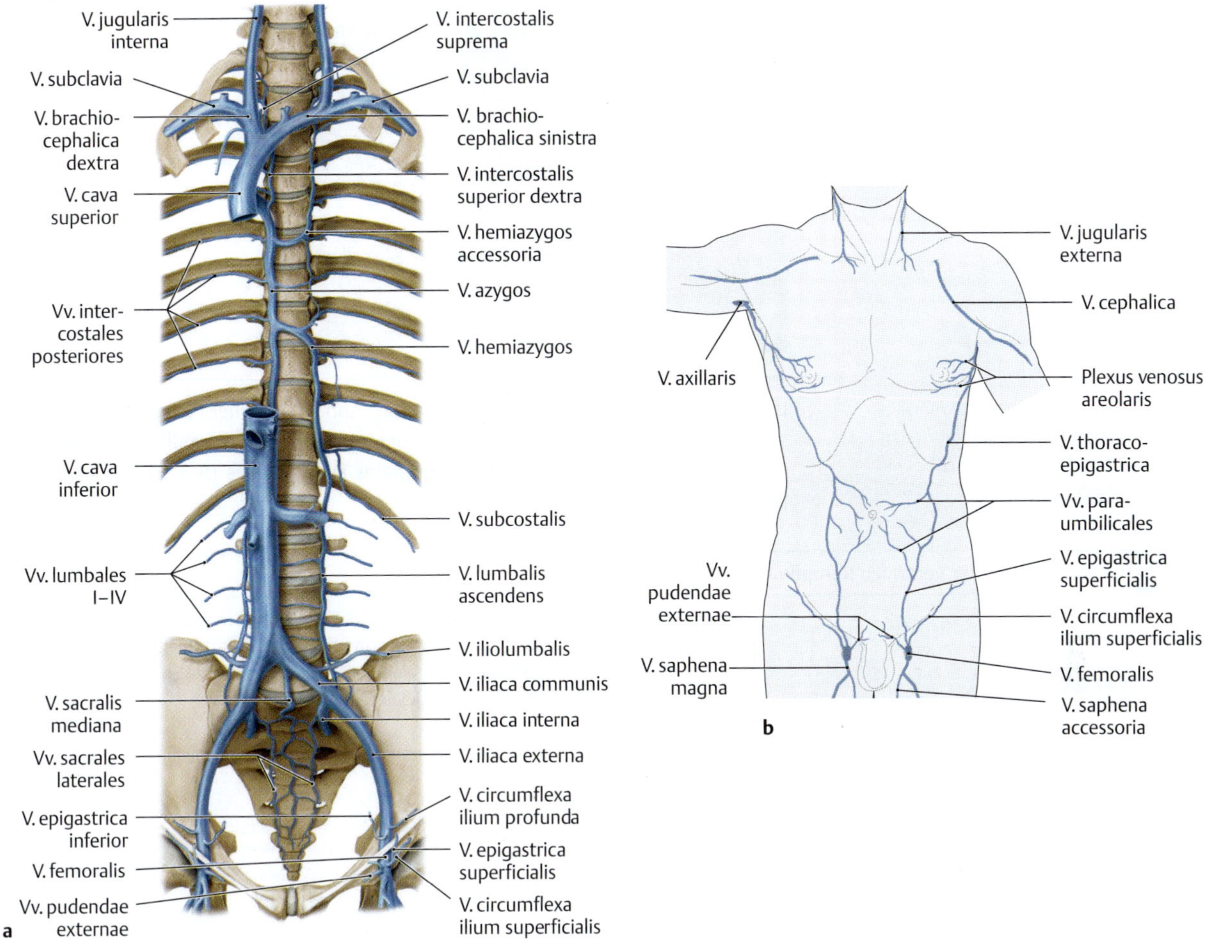

a Venenstämme im Rumpfbereich.
b Epifasziale Venen der vorderen Rumpfwand.

Quelle: Schünke M, Schulte E, Schumacher U. PROMETHEUS LernAtlas der Anatomie. Allgemeine Anatomie und Bewegungssystem. Illustrationen von Voll M u. Wesker K. 6. Aufl. Stuttgart: Thieme; 2022

Venöser Abfluss: Die **Vv. azygos** und die **V. hemiazygos** (S. 624), die das Blut der unteren **Vv. intercostales posteriores** und der **V. subcostalis** sammeln, setzen sich nach kaudal in die **Vv. lumbales ascendentes** fort, welche die **Vv. lumbales** aufnehmen (Abb. **11.21b**).

Die **V. epigastrica superior** geht kranial vom Diaphragma in die V. thoracica interna über, die in die V. brachiocephalica mündet. In die V. iliaca externa münden die **V. circumflexa ilium profunda** und die **V. epigastrica inferior**.

Die Venen der **Bauchhaut** münden nach kranial über die **V. thoracoepigastrica** in die V. axillaris (S. 460) (Abb. **11.21b**), der kaudale Abfluss geht über die **Vv. circumflexa ilium superficialis** und **epigastrica superficialis** in die V. saphena magna (S. 377) des Beins. Daneben gibt es über den Nabel und die **Vv. paraumbilicales** des Lig. teres hepatis eine Verbindung zum Pfortadersystem (S. 858).

▸ Klinik. Bei Stauungen in der V. portae können die paraumbilikalen Bauchdeckenvenen als **portokavale Anastomosen** (S. 860) bis zum Vollbild des **„Caput medusae"** varikös anschwellen (Abb. **11.22**, als Nebenbefund sind ausgeprägte Striae sichtbar). Ursache für eine Portalvenenstauung kann z. B. eine bindegewebige Umwandlung des Lebergewebes (Leberzirrhose) infolge von Alkoholabusus oder einer Virushepatitis sein.

Venen: Die **Vv. lumbales** münden in die **Vv. lumbales ascendentes**, die sich in die Vv. hemiazygos und azygos fortsetzen (Abb. **11.21a**).

Die **Vv. epigastrica superior** und **inferior** sowie die **V. circumflexa ilium profunda** verlaufen wie die gleichnamigen Arterien.

Die **Hautvenen** fließen kranial zur V. axillaris, kaudal zur V. saphena magna.

▸ Klinik.

11.22 Caput medusae

Quelle: Füeßl H, Middeke M, Hrsg. Duale Reihe Anamnese und klinische Untersuchung. 7. Aufl. Stuttgart: Thieme; 2022

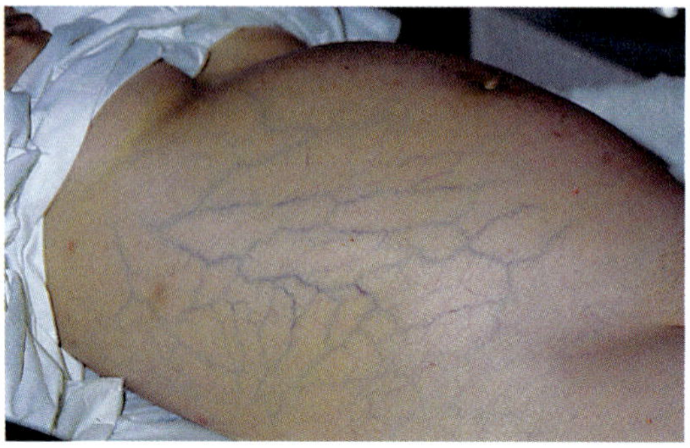

Lymphabfluss: Die Lymphe fließt kranial in die **axillären Lymphknoten**; kaudal zu den **Nll. inguinales superficiales** (S. 378).

Lymphabfluss: Die Lymphe der Bauchwand (Abb. **11.23**) fließt kranial einer „Wasserscheide", die etwas kaudal des Rippenbogens verläuft, in die **axillären Lymphknoten** (S. 461), kaudal davon in die **Nll. inguinales superficiales** (S. 378), die entlang des Leistenbands liegen.

11.23 Lymphabfluss der ventralen Rumpfwand

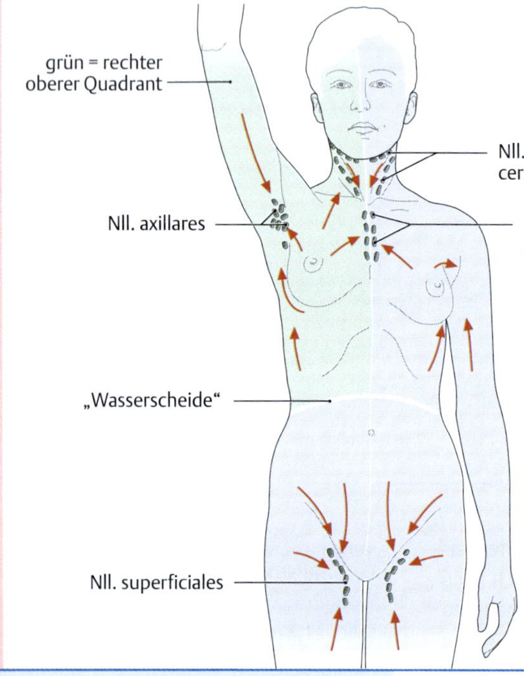

Mit Ausnahme eines relativ kleinen Areals unter dem Rippenbogen gelangt die Lymphe der Bauchwand (nicht nur des hier dargestellten ventralen Teils) in die „horizontale Gruppe" der Nll. inguinales superficiales (S. 378).

Quelle: Schünke M, Schulte E, Schumacher U. PROMETHEUS LernAtlas der Anatomie. Allgemeine Anatomie und Bewegungssystem. Illustrationen von Voll M u. Wesker K. 6. Aufl. Stuttgart: Thieme; 2022

11.4.2 Innervation der Bauchwand

Sowohl motorisch als auch sensibel wird die seitliche und vordere Bauchwand durch die **Nn. intercostales V–XI** sowie die oberen Äste des **Plexus lumbalis** versorgt: Die **Nn. subcostalis** (Th 12), **iliohypogastricus** (Th 12, L 1) und **ilioinguinalis** (L 1) ziehen vom Plexus lumbalis in die seitliche und vordere Bauchwand. Der **N. genitofemoralis** (L 1, L 2) teilt sich auf dem M. psoas major in den **R. genitalis** zum M. cremaster und Scrotum und den sensiblen **R. femoralis** (S. 383) für den Oberschenkel.

11.4.2 Innervation der Bauchwand

Die motorische und sensible Innervation der seitlichen und vorderen Bauchwand erfolgt über die **Nn. intercostales V–XI**, den **N. subcostalis** (Th 12) sowie die oberen Äste des **Plexus lumbalis** (S. 378):

Die **Nn. iliohypogastricus** (Th 12, L 1) und **ilioinguinalis** (L 1) ziehen schräg absteigend vom lateralen Rand des M. psoas major über den M. quadratus lumborum zwischen die von ihnen versorgten Mm. transversus und obliquus internus abdominis. Sie enden mit motorischen (M. rectus abdominis) und sensiblen Ästen (s. u.) nahe der vorderen Medianlinie.

Der **N. genitofemoralis** (L 1, L 2) verläuft auf der Ventralfläche des M. psoas major, wo er sich in die Rr. genitalis und femoralis nach kaudal teilt. Der **R. genitalis** (S. 831) zieht durch den äußeren Leistenring zu M. cremaster und Scrotum bzw. zu den Labia majora (s. o.). Der sensible **R. femoralis** zieht über die Lacuna vasorum zum Oberschenkel, s. Kap. Topografische Anatomie (S. 383).

Motorische Innervation: Die motorische Innervation der **seitlichen und vorderen Bauchmuskeln** erfolgt über die in Abb. **11.5** aufgeführten Interkostalnerven und die im vorigen Absatz beschriebenen Nerven des Plexus lumbalis. Die **dorsalen Bauchmuskeln** werden hauptsächlich von kurzen **Rr. musculares** (L 1–L 3) aus dem Plexus lumbalis versorgt (s. ebenfalls Abb. **11.5**).

Motorische Innervation: Zur motorischen Innervation der Bauchmuskulatur s. Abb. **11.5**.

Sensible Innervation: Die sensible Innervation der Bauchwand erfolgt analog zur Thoraxwand (Abb. **10.19**) durch die Rr. cutanei laterales und anteriores der entsprechenden **Nn. intercostales** (inkl. **N. subcostalis**).
Äste des **N. iliohypogastricus** versorgen die Haut von der Spina iliaca anterior superior und dem lateralen Teil des Leistenbandes bis zur Medianen. Das Areal des **N. ilioinguinalis** schließt sich kaudal und medial daran an (Abb. **13.50**).

Sensible Innervation: Rr. cutanei der Nn. intercostales und subcostalis (Abb. **10.19**) sowie Hautäste der Nn. iliohypogastricus und ilioinguinalis (Abb. **13.50**) versorgen die Haut sensibel.

▸ Merke. Der am weitesten kranial liegende Abschnitt der Bauchwand um den Proc. xiphoideus sterni gehört zum **Dermatom Th 5**, die Nabelregion zu **Th 10**, die Haut über dem Lig. inguinale zu **L 1**.

▸ Merke.

11.5 Topografische Anatomie der Bauchwand

Regionen: Angelehnt an die anatomische Gliederung in Regionen (Abb. **11.24a**) hat sich im klinischen Alltag die Unterteilung der äußeren Bauchwand durch je zwei horizontale und vertikale Linien in **9 Regionen** eingebürgert (Abb. **11.24b**). Die obere horizontale Linie wird durch das untere Ende des Rippenbogens gezogen, die untere verbindet die Spinae iliacae anteriores superiores. Die vertikalen Linien folgen dem lateralen Rand des M. rectus abdominis.

11.5 Topografische Anatomie der Bauchwand

Regionen: In Anlehnung an die streng anatomische Gliederung (Abb. **11.24a**) wird die äußere Bauchwand durch je 2 horizontale und vertikale Linien in **9 Regionen** unterteilt (Abb. **11.24b**).

11.24 Regionen der Bauchwand

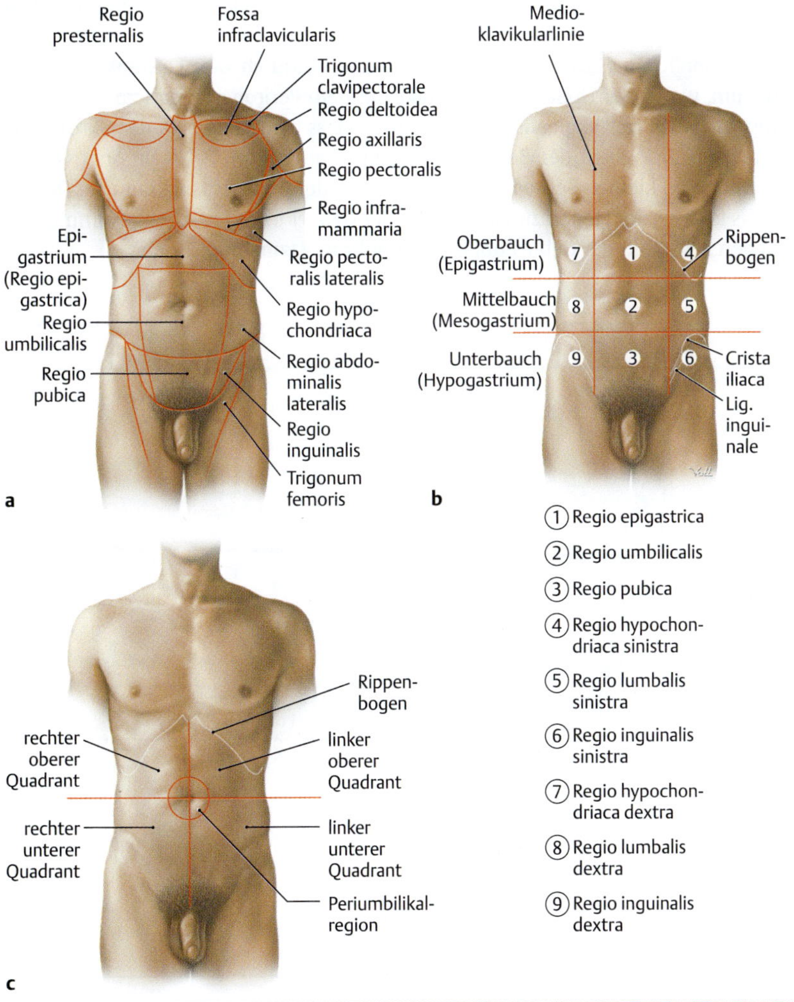

a Die anatomischen Regionen der ventralen Rumpfwand
b sind im klinischen Alltag nicht so gebräuchlich wie die ihnen ähnliche Unterteilung der Bauchwand in 9 Regionen durch je zwei horizontale und vertikale Linien
c oder die in vier Quadranten.

Quelle: Schünke M, Schulte E, Schumacher U. PROMETHEUS LernAtlas der Anatomie. Allgemeine Anatomie und Bewegungssystem. Illustrationen von Voll M u. Wesker K. 6. Aufl. Stuttgart: Thieme; 2022

Einfacher ist die Einteilung in **4 Quadranten** (Abb. **11.24**, s. a. Tab. **23.2**).

Über dem Leistenband entsteht durch fehlendes subkutanes Fett die **Leistenfurche**.

Eine einfache, in der Klinik ebenfalls gebräuchliche Einteilung nutzt den Nabel als Schnittpunkt zweier Linien, welche die Bauchwand in **vier Quadranten** einteilen (Abb. **11.24**, s. a. Tab. **23.2**).
Die Haut über dem Leistenband ist fast frei von subkutanem Fett, sodass – je nach Ernährungszustand – eine mehr oder weniger tiefe **Leistenfurche** resultiert.

11.6 Entwicklung von Bauchwand und Leistenkanal

11.6.1 Entwicklung der Bauchmuskeln

Die Bauchmuskeln entwickeln sich aus dem **Hypomer** (S. 273).

Analog zur Entwicklung der Interkostalmuskeln entstehen die Bauchmuskeln aus dem ventralen, **hypaxialen** Teil der **Myotome** (S. 273), die vom R. anterior (ventralis) des zugehörigen Spinalnerven versorgt werden. Im Gegensatz zur Interkostalmuskulatur geht die segmentale Gliederung verloren und es bildet sich zunächst seitlich und dorsal der Leibeshöhle eine unsegmentierte **„Vormuskelmasse"**, aus der die Blasteme des M. rectus abdominis und der drei seitlichen Bauchmuskeln entstehen.

11.6.2 Entwicklung des Canalis inguinalis

Der Leistenkanal hat seinen Ursprung im **Descensus testis** während der **Fetalzeit** (Abb. **11.25**). Die Keimdrüsenanlagen folgen dem Gubernaculum testis, welches sich bei der **Frau** zum **Lig. teres uteri** entwickelt und in die großen Vulvalippen zieht. Das Ovar beendet seinen Deszensus im kleinen Becken. Der **Hoden** setzt im 7. Fetalmonat seinen Deszensus vom kleinen Becken in das Skrotum fort. Dabei behält er zum parietalen Peritoneum Kontakt. Dieses bildet eine kurz vor der Geburt oblitiererierende Aussackung der Bauchhöhle (**Proc. vaginalis peritonei**).

Siehe hierzu Kap. Männliches Genitale (S. 816).
Der Leistenkanal als Lücke in der muskulären Bauchwand hat seinen Ursprung im **Descensus testis**, der Verlagerung des Hodens nach kaudal ins Skrotum während der **Fetalzeit** (Abb. **11.25**). Sowohl die männliche als auch die weibliche Keimdrüse entsteht im Retroperitoneum in Höhe des ersten Lumbalsegments. Ab der 9. Woche verlagern sich Hoden- und Ovaranlage entlang einer bindegewebigen Leitstruktur, dem Gubernaculum, nach kaudal ins kleine Becken.
Obwohl die **weibliche** Keimdrüse ihren Deszensus im Becken beendet, zieht das Gubernaculum, das sich zum **Lig. teres uteri** entwickelt, via Leistenkanal durch die Bauchwand bis in die großen Vulvalippen.
Beim **männlichen** Fetus zieht das Gubernaculum durch den **Leistenkanal** bis ins **Skrotum**, wobei der Hoden stets Kontakt mit dem Peritoneum parietale hat. Dieses stülpt sich als **Proc. vaginalis peritonei** aus, sodass beidseits bis in das Skrotum reichende Aussackungen der Bauchhöhle entstehen. Bis zum 7. Fetalmonat verbleibt der Hoden im kleinen Becken. Danach setzt sich der Deszensus entlang des Proc. vaginalis fort, bis der Hoden zum Zeitpunkt der Geburt im Skrotum angekommen ist. Um den Zeitpunkt der Geburt obliteriert der Proc. vaginalis peritonei.

11.25 Descensus testis

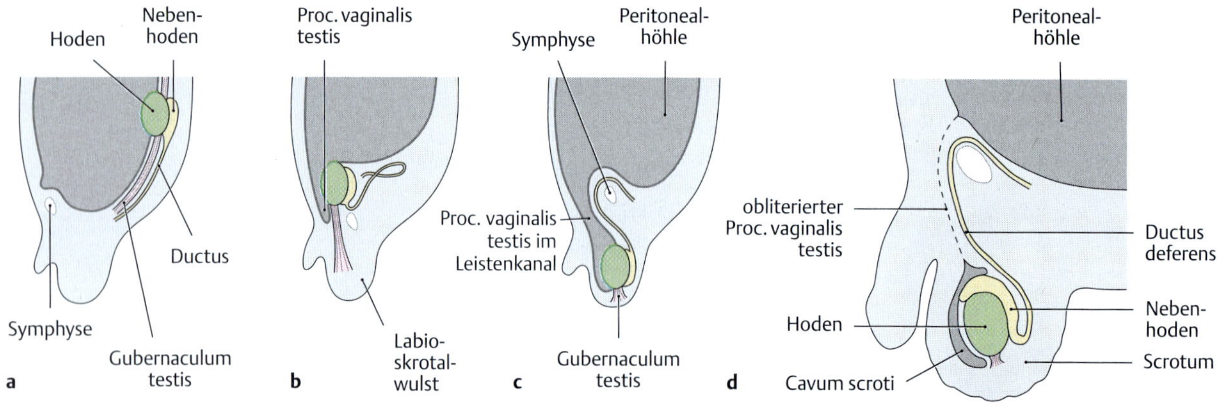

a Schematische Darstellung in der Ansicht von lateral: Lage des Hodens im 2. Monat,
b im 3. Monat,
c kurz vor der Geburt
d und nach Obliteration des Proc. vaginalis testis.

Quelle: Schünke M, Schulte E, Schumacher U. PROMETHEUS LernAtlas der Anatomie. Allgemeine Anatomie und Bewegungssystem. Illustrationen von Voll M u. Wesker K. 6. Aufl. Stuttgart: Thieme; 2022

≡ 11.4 Analogie der Bauchwandschichten und Hüllen von Samenstrang und Hoden

Bauchwandschichten	Samenstrangschichten/Hodenhüllen
Cutis	Cutis
Tela subcutanea	Tunica dartos
Fascia abdominis superficialis (Fascia investiens superficialis)	Fascia spermatica externa
M. obliquus internus abdominis mit seiner Faszie	M. cremaster mit Fascia cremasterica
Fascia transversalis	Fascia spermatica interna
Peritoneum: ▪ Lamina parietalis ▪ Lamina visceralis	Tunica vaginalis testis: ▪ Periorchium ▪ Epiorchium
Cavitas peritonealis	Cavum serosum scroti

≡ 11.4

Der Proc. vaginalis peritonei (s. o.) wird von den nach außen folgenden Schichten der Bauchwand begleitet und bildet mit ihnen die **Hodenhüllen** (S. 817). Nach unterbrochener Verbindung des Peritoneums mit der Tunica vaginalis testis, umgeben nur noch die nach außen folgenden Schichten von Bauchwand und Hoden die ins Skrotum ziehenden **Leitungsbahnen** sowie den **Ductus deferens** und bilden so den **Samenstrang**, sog. **Funiculus spermaticus** (S. 821).

Sämtliche Schichten der Bauchwand bilden auch die Hüllen des **Samenstrangs**, sog. **Funiculus spermaticus** (S. 821), und des Hodens (S. 817).

▸ Klinik. Bei 3–4 % aller termingerecht geborenen Jungen hat der Hoden seinen Deszensus nicht vollendet und befindet sich zwischen kleinem Becken und Ausgang des Leistenkanals (**Kryptorchismus**).

▸ Klinik.

⊙ 11.26 Lageanomalien des Hodens

Quelle: Schünke M, Schulte E, Schumacher U. PROMETHEUS LernAtlas der Anatomie. Allgemeine Anatomie und Bewegungssystem. Illustrationen von Voll M u. Wesker K. 6. Aufl. Stuttgart: Thieme; 2022

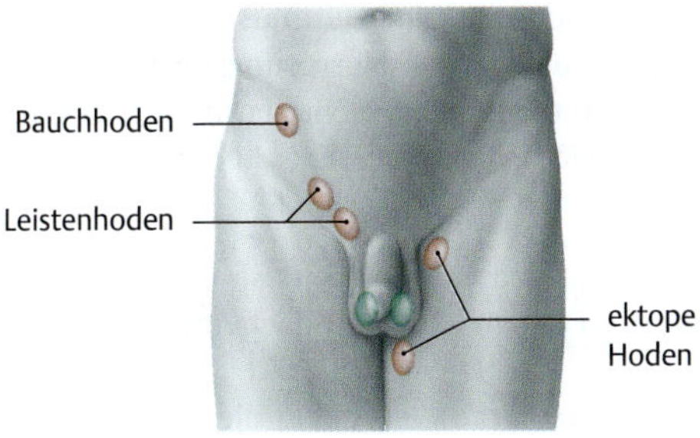

Als Folge der (für den Hoden zu hohen) Körperkerntemperatur, der der kryptorche Hoden ausgesetzt ist, resultiert Infertilität.
Da der kryptorche Hoden darüber hinaus ein relativ hohes Risiko zur malignen Entartung hat, ist im Falle einer Persistenz über das 1. Lebensjahr hinaus eine Behandlung unerlässlich: Zeigt die Gabe von Hormonpräparaten, z. B. LH-RH (S. 835), keinen Erfolg, so wird die operative Fixation des Hodens im Skrotum erforderlich (**Orchidopexie**).
Ist der Hoden im Skrotum durch das Gubernaculum unzureichend fixiert, kann es zu einem sog. **Pendelhoden** kommen: der Hoden kann (z. B. durch den Zug des M. cremaster oder bei der Untersuchung) in den Leistenkanal zurückgleiten. Ein Pendelhoden bedarf nicht immer oder nicht so dringlich der Behandlung.

12 Beckenwände, Beckenboden und Dammregion

L.J. Wurzinger

12.1 Becken (Pelvis)

12.1.1 Funktionelle Aspekte und Bauprinzip

► Merke. Das Becken (Pelvis) ist ein **ringförmiger Knochenverbund**, welcher das Gewicht von Kopf, Hals, oberer Extremität und Rumpf (suprapelvine Körpermasse) über die Hüftgelenke auf die untere Extremität überträgt.

Funktionelle Aspekte: Die **aufrechte Haltung** erfordert eine hohe Stabilität des Beckens, um die Last der suprapelvinen Körpermasse zu tragen.
Die einzelnen Knochen des Beckenrings sind gegeneinander **kaum beweglich**.

Funktionelle Aspekte: In Analogie zur Wirbelsäule (S. 241) zeigt auch das Becken des aufrecht gehenden Menschen funktionell bedingte große Unterschiede zu dem von Vierbeinern.
Das **menschliche Becken** ist im Vergleich zum Vierbeinerbecken ungewöhnlich **massiv**, da es das gesamte Körpergewicht – mit Ausnahme der Beine – trägt. Die aufrechte Haltung bedingt, dass die Bauch- und Beckeneingeweide im Wesentlichen auf dem Becken lasten. Ferner erfordert die **aufrechte Haltung**, bei der der Rumpf auf den Hüftgelenken balanciert wird, relativ **mächtige Hüftmuskeln**. Dies hat zur Ausbildung großflächiger „Beckenschaufeln" als Muskelursprungsflächen geführt. Im Gegensatz zum Schultergürtel, der dem menschlichen „Greifarm" ein Maximum an Bewegungsfreiheit ermöglicht, ist beim Knochenverbund des Beckens die Beweglichkeit gänzlich der **Stabilität** geopfert.

Bauprinzip: Das Becken (Pelvis) besteht aus den beiden **Hüftbeinen** (**Ossa coxae**) und dem **Kreuzbein**, sog. **Os sacrum** (S. 247). Sakrum und Ossa coxae sind über die **Iliosakralgelenke**, die Ossa coxae über die **Symphysis pubica** stabil zu einem Ring verbunden (Abb. **12.1**).

Bauprinzip: Im Becken (Pelvis) sind die beiden **Hüftbeine** (**Ossa coxae**, s. u.) und das **Kreuzbein**, sog. **Os sacrum** (S. 247), zu einem stabilen Knochenring verbunden (Abb. **12.1**):
- Die **Iliosakralgelenke** (**Articulationes sacroiliacae**) verbinden die Ossa coxae mit dem Os sacrum.
- Die **Schambeinfuge** (**Symphysis pubica**) verbindet die beiden Ossa coxae vorne in der Medianen.

Über das Sakrum ist der Beckenring fest mit der Wirbelsäule verbunden. Zu den Gelenken des Beckens (S. 323).

12.1 Beckengürtel und Beckenring

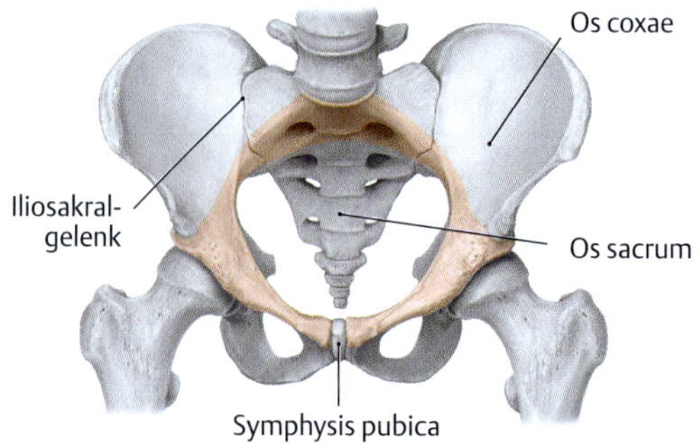

Ansicht von ventral-kranial.

Quelle: Schünke M, Schulte E, Schumacher U. PROMETHEUS LernAtlas der Anatomie. Allgemeine Anatomie und Bewegungssystem. Illustrationen von Voll M u. Wesker K. 6. Aufl. Stuttgart: Thieme; 2022

12.1.2 Beckenknochen

Da das Sakrum (S. 247) bereits besprochen wurde, wird hier nur auf das paarige **Os coxae** eingegangen. Es besteht aus

- **Darmbein** (**Os ilium**), kranial,
- **Schambein** (**Os pubis**), ventral/kaudal,
- **Sitzbein** (**Os ischii**), dorsal/kaudal.

Diese drei Knochen treffen im Bereich der Hüftgelenkpfanne (**Acetabulum**) aufeinander, wodurch dort eine bis zum 13.–16. Lebensjahr knorpelige Wachstumsfuge, die sog. **Y-Fuge,** resultiert (Abb. **12.2**).

Am **Os coxae** als Ganzem zeigt sich exemplarisch, dass die **Verteilung von Knochen** die **Belastung** widerspiegelt: Die Masse des Knochens liegt in der **Form** einer asymmetrischen **8** vor (Abb. **12.3**). Im Schnittpunkt der beiden Schleifen liegt das **Acetabulum.** Die **größte Mächtigkeit** besitzt der Knochen im **Corpus ossis ilii** zwischen Iliosakral- und Hüftgelenk, das die Last des Rumpfes auf die Beine überträgt. Die beiden Schleifen der 8 – kranial die Crista iliaca, kaudal die Umrahmung des Foramen obturatum – dienen der Versteifung des Ganzen. In den von der 8 umrahmten Muskelursprungsflächen ist, wie im Foramen obturatum, der Knochen gänzlich durch Bindegewebe ersetzt, oder wie in der Ala ossis ilii zu einer einfachen Kortikalislamelle ausgedünnt.

12.1.2 Beckenknochen

Das paarige **Os coxae** besteht aus

- **Darmbein** (**Os ilium**),
- **Schambein** (**Os pubis**) und
- **Sitzbein** (**Os ischii**).

Alle drei Hüftknochen sind an der Bildung der Hüftgelenkspfanne (**Acetabulum**) beteiligt und bilden dort bis zur Pubertät die sog. **Y-Fuge** (Abb. **12.2**).

Entsprechend der **Belastung** ist die **Masse** des Knochens am Os coxae in Form einer **8** verteilt (Abb. **12.3**).

12.2 Isoliertes rechtes Hüftbein (Os coxae)

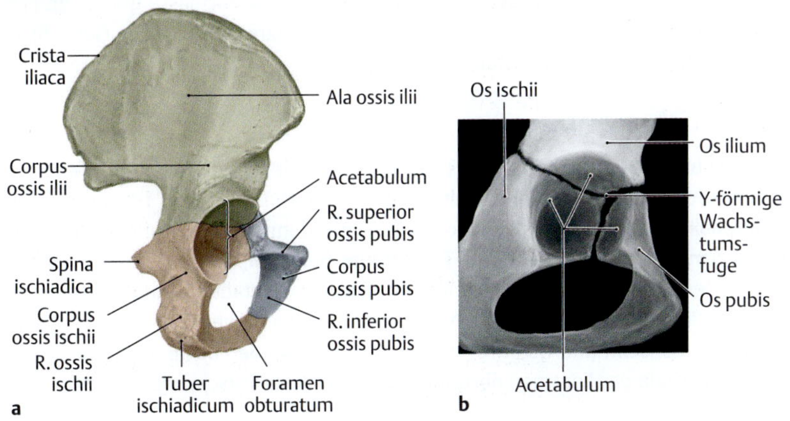

a Lage der Y-förmigen Wachstumsfuge zwischen den farblich unterschiedlich hervorgehobenen Anteilen des Hüftbeins: Darmbein (Os ilium), Sitzbein (Os ischii) und Schambein (Os pubis) in der Ansicht von lateral. Zur Lage des Corpus ossis pubis gibt es unterschiedliche Auffassungen. Hier wird die Position zwischen R. superior und R. inferior beschrieben.
b Das Röntgenbild eines kindlichen Os coxae im seitlichen Strahlengang zeigt deutlich die noch knorpelige und daher strahlentransparente Y-förmige Wachstumsfuge im Acetabulum-Bereich.

Quelle: Schünke M, Schulte E, Schumacher U. PROMETHEUS LernAtlas der Anatomie. Allgemeine Anatomie und Bewegungssystem. Illustrationen von Voll M u. Wesker K. 6. Aufl. Stuttgart: Thieme; 2022

12.3 Os coxae (Hüftbein) der rechten Seite

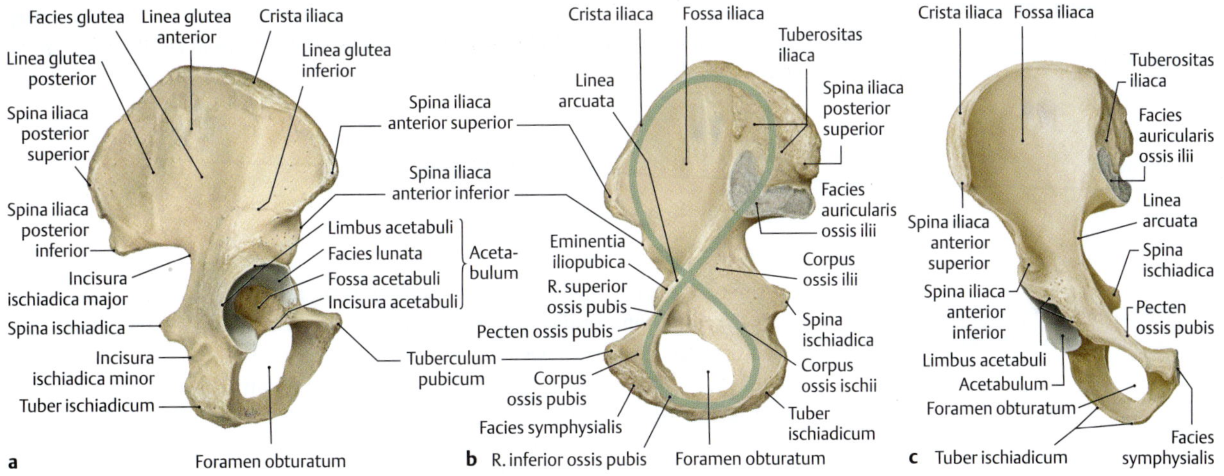

a Ansicht lateral,
b medial
c und ventral.

Quelle: Schünke M, Schulte E, Schumacher U. PROMETHEUS LernAtlas der Anatomie. Allgemeine Anatomie und Bewegungssystem. Illustrationen von Voll M u. Wesker K. 6. Aufl. Stuttgart: Thieme; 2022

Os ilium (Darmbein)

Das Os ilium (Abb. **12.3**) besteht aus dem **Corpus ossis ilii** und der dünnen **Ala ossis ilii** (**Darmbeinschaufel**), welche innen und außen als Muskelursprungsfläche dient. Die Ala bildet kranial die **Crista iliaca** (**Darmbeinkamm**) mit dem **Labium internum** und **externum** aus; an ihren Enden befinden sich die **Spina iliaca anterior** und **posterior superior**.

Os ilium (Darmbein)

Das Os ilium (Abb. **12.3**) besteht aus dem **Darmbeinkörper** (**Corpus ossis ilii**), der das Dach des Acetabulum bildet und der **Darmbeinschaufel** (**Ala ossis ilii**), die wesentlich für die äußere Gestalt der Hüftregion verantwortlich ist. Die Grenze zwischen Ala und Corpus ossis ilii wird von der **Linea arcuata** markiert. Die glatte Innenfläche der Ala, die **Fossa iliaca**, dient dem M. iliacus (S. 344) als Ursprungsfläche. Kranial endet die Ala in dem gekrümmten **Darmbeinkamm** (**Crista iliaca**), der sich zwischen **Spina iliaca anterior superior** und **Spina iliaca posterior superior** erstreckt. Die Crista iliaca bildet an ihrer Oberfläche drei Leisten als Muskelursprünge aus: das **Labium externum** und **internum** sowie die dazwischenliegende **Linea intermedia**.

► Klinik.

► Klinik. Die subkutane Lage der Crista iliaca wird z. B. bei Verdacht auf Erkrankungen des hämatopoetischen Systems genutzt, um durch Trepanation eine **Knochenmarkbiopsie** zu entnehmen.

Ventral bzw. dorsal an der Ala befinden sich die Spina iliaca anterior und posterior **inferior**.

Auch die Außenfläche der Ala ossis ilii dient als Muskelursprung; drei **Lineae gluteae** (**anterior**, **inferior**, **posterior**) grenzen die Ursprungsflächen der Glutealmuskeln (s. Abb. **13.8**) ab. Kaudal der Spinae iliacae anterior-superior und posterior-superior befinden sich ventral bzw. dorsal an der Ala die **Spina iliaca anterior inferior** bzw. **posterior inferior**.

Das massive **Corpus** übernimmt im **Iliosakralgelenk** die Last des Rumpfes vom Sakrum und leitet sie über das **Pfannendach** des **Hüftgelenks** auf den Oberschenkel.

Im Gegensatz zur dünn ausgezogenen Ala ist das **Corpus** des Os ilium **massiv** gebaut. Es trägt dorsomedial die Gelenkfläche (**Facies auricularis**) des Iliosakralgelenks, auf welche das Os sacrum das Gewicht der suprapelvinen Körpermasse überträgt. Lateral bildet es das **„Pfannendach"** des **Hüftgelenks**. Letzteres leitet das Gewicht auf den Oberschenkelknochen weiter.

Os pubis (Schambein)

Das Os pubis ist über die **Symphysis pubica** mit dem der Gegenseite verwachsen und besitzt ein **Corpus** und je einen **R. superior** und **inferior**. Os ischii und Os pubis umrahmen das **Foramen obturatum**. In der **Eminentia iliopubica** grenzt das Os pubis an das Os ilium.

Os pubis (Schambein)

Das Os pubis gliedert sich in **Corpus ossis pubis** sowie **R. superior** und **inferior**. Die Rr. inferiores beider Seiten bilden den **Arcus pubicus**. Das Corpus ist an der **Facies symphysialis** in der **Symphysis pubica** (S. 324) mit dem der Gegenseite verwachsen. Kranial daneben befindet sich das **Tuberculum pubicum**, an dem das Leistenband ansetzt. Der R. superior beteiligt sich am Aufbau des Acetabulum und grenzt in der **Eminentia iliopubica** an das Os ilium; an seiner Oberseite liegt der Grat des **Pecten ossis pubis**. Os ischii und Os pubis umrahmen das **Foramen obturatum**. Der R. inferior ist unterhalb des Foramen obturatum mit dem R. ossis ischii verbunden.

Os ischii (Sitzbein)

Das Os ischii besteht aus dem **Corpus** mit der **Spina ischiadica** und den **Incisurae ischadicae** und einem **R. ossis ischii**. Dessen **Tuber ischiadicum** überträgt im Sitzen das Gewicht auf die Unterlage.

Os ischii (Sitzbein)

Das Os ischii besitzt ein **Corpus ossis ischii** und einen **R. ossis ischii**. Das kranial gelegene Corpus hat am Acetabulum Anteil, nach dorsal springt die **Spina ischiadica** vor, welche die dorsale Einziehung des Os coxae in die kraniale **Incisura ischiadica major** und die kaudale **Incisura ischiadica minor** unterteilt. Der R. ossis ischii ist dorsal/kaudal zum **Tuber ischiadicum** verdickt, was im Sitzen das Gewicht auf die Unterlage überträgt.

12.1.3 Form des Beckens

Grundsätzliche Form

Das Becken ist **trichterförmig** mit der Spitze nach dorsal/kaudal.
Vom **Promontorium** zur **Symphyse** verläuft die **Linea terminalis**, die die **Beckeneingangsebene** umrahmt (Abb. **12.5**). Diese trennt das **kleine** (eigentliche) vom großen **Becken**.
Kaudal/dorsal verschließt der **muskuläre Beckenboden** (S. 326) das Becken.

12.1.3 Form des Beckens

Grundsätzliche Form

Das Becken hat als kaudaler Abschluss des Rumpfskeletts die Form eines Trichters, dessen Spitze nach dorsal/kaudal weist. Den weiten Anteil bildet das von den Alae ossis ilii umgebene **große Becken**, das noch zum Bauchraum gerechnet wird. Die Trichterspitze wird vom **kleinen Becken**, auch Beckenkanal (= **Canalis pelvis**) genannt, gebildet, das in der Regel gemeint ist, wenn vom „Becken" die Rede ist. Es wird nach kranial von der **Linea terminalis** begrenzt, die vom **Promontorium ossis sacri** über die **Linea arcuata** des Os ilium und den **Pecten ossis pubis** zur **Symphyse** verläuft. Sie umrahmt die **Beckeneingangsebene** (**Apertura pelvis superior**), die im Stehen um 50–60° aus der Horizontalen **gekippt** ist (Abb. **12.5**). Bei Frauen ist das Becken meist stärker gekippt als bei Männern. Der „Auslass" des Trichters wird nach dorsal und kaudal durch den **muskulären Beckenboden** (S. 326) verschlossen, der Öffnungen für die Endstrecken des Verdauungs- und des Urogenitaltrakts sowie für Nerven und Gefäße des Beins besitzt.

12.4 Knöchernes weibliches Becken

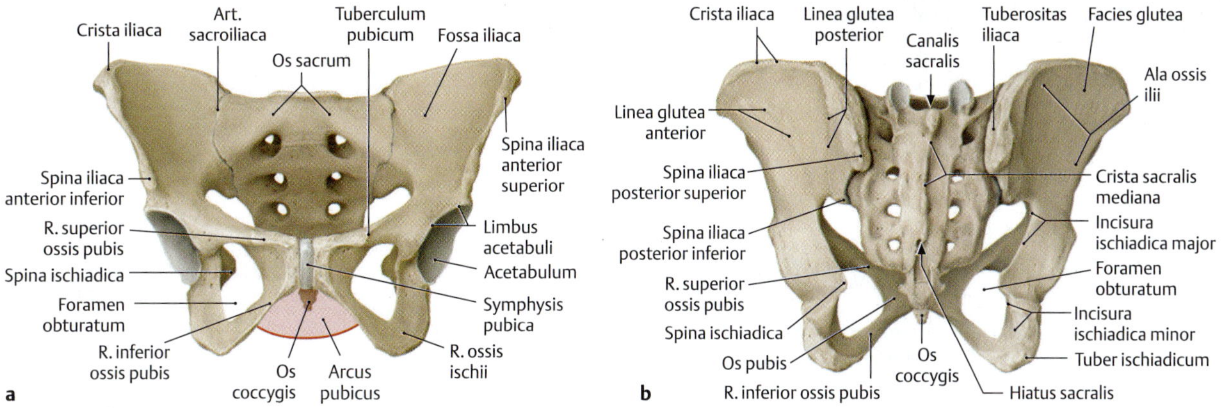

Quelle: Schünke M, Schulte E, Schumacher U. PROMETHEUS LernAtlas der Anatomie, Kopf, Hals und Neuroanatomie. Illustrationen von Voll M u. Wesker K. 6. Aufl. Stuttgart: Thieme; 2022

12.5 Rechte Hälfte eines weiblichen Beckens: Ansicht von medial

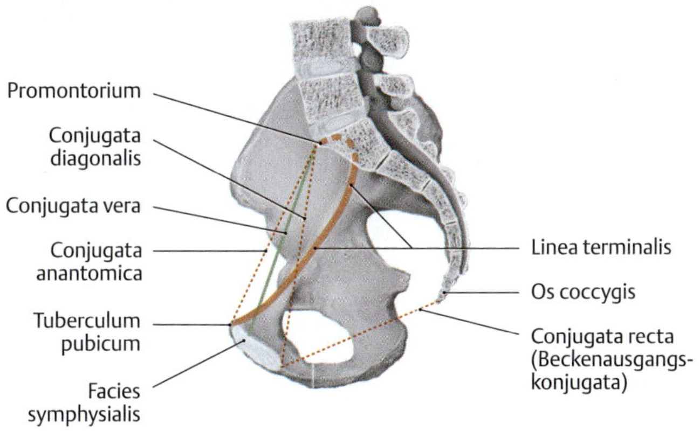

Quelle: Schünke M, Schulte E, Schumacher U. PROMETHEUS LernAtlas der Anatomie. Allgemeine Anatomie und Bewegungssystem. Illustrationen von Voll M u. Wesker K. 6. Aufl. Stuttgart: Thieme; 2022

Der **Beckenausgang** (**Apertura pelvis inferior**) ist rautenförmig: Der ventrale Eckpunkt wird von der Symphyse gebildet, von der die Rr. inferiores des Os pubis nach dorsal/lateral zu den Tubera ischiadica als seitlichen Eckpunkten ziehen. Das Steißbein repräsentiert den dorsalen Abschluss. Die Ligg. sacrotuberalia (S. 323) bilden die hinteren Rautenschenkel (Abb. **12.12**).

Der rautenförmige **Beckenausgang** wird von der Symphyse, den Rr. inferiores des Os pubis, den Tubera ischiadica, den Ligg. sacrotuberalia (S. 323) und dem Steißbein umrahmt (Abb. **12.12**).

Geschlechtsunterschiede

Die je nach Geschlecht unterschiedliche Bauart des Beckens (Abb. **12.6**, Tab. **12.1**) ist eine Folge der Nutzung des kleinen Beckens als **Geburtskanal** und entwickelt sich in der Pubertät.

Geschlechtsunterschiede

Das kleine Becken der Frau dient als **Geburtskanal** und ist daher anders ausgebildet als das männliche Becken (Abb. **12.6**, Tab. **12.1**).

12.1 Geschlechtsunterschiede im Bau des Beckens

Merkmal	♀	♂
Gesamtform (bei Betrachtung mit Horizontalstellung der Eingangsebene)	breiter als hoch	höher als breit
kleines Becken	geräumiger als beim Mann	enger als bei der Frau
Beckeneingangsebene	queroval	insgesamt kleiner und längsoval, durch das stark vorspringende Promontorium kartenherzförmig
Arcus pubicus/Angulus subpubicus	stumpf (90–100°)	spitz (< 70°)
Abstand der Tubera ischiadica	größer als beim Mann	kleiner als bei der Frau
Os sacrum	kranial kaum gekrümmt mit einem Knick bei S III/S IV	gleichmäßig gekrümmt
Foramen obturatum (in Sitzposition)	queroval	rundlich

12.6 Geschlechtsunterschiede des Beckens

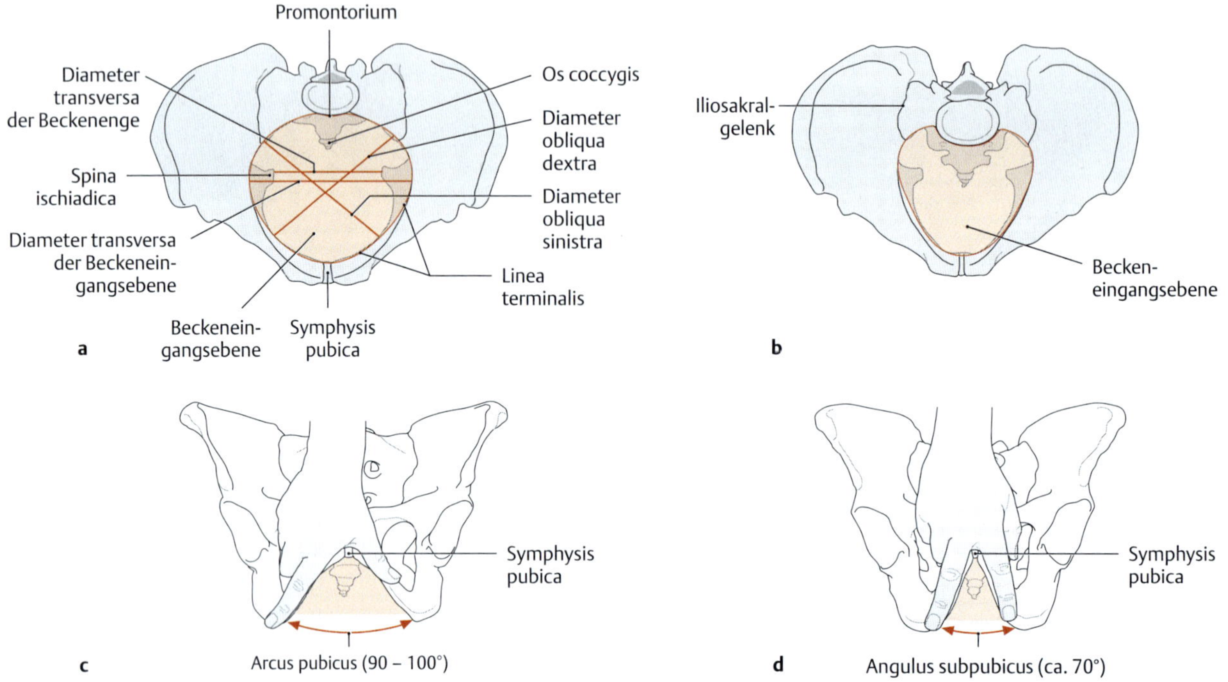

Weibliches (links) und männliches (rechts) Becken in der Ansicht von kranial (**a** und **b**) und von ventral (**c** und **d**). In Abb. **a** sind die im Rahmen einer Geburt relevanten inneren Beckenmaße angegeben.

Quelle: Schünke M, Schulte E, Schumacher U. PROMETHEUS LernAtlas der Anatomie. Allgemeine Anatomie und Bewegungssystem. Illustrationen von Voll M u. Wesker K. 6. Aufl. Stuttgart: Thieme; 2022

Beckenmaße

Die Beckenmaße (Abb. **12.6**a und Abb. **12.5**) sind z. T. für die Geburtshilfe relevant.

Es werden äußere und innere Beckenmaße unterschieden. Früher dienten **äußere Beckenmaße** dazu, die geburtshilflich relevanten **inneren** abzuschätzen. Mit der **Magnetresonanztomografie** (S. 127) können Letztere jedoch direkt ermittelt werden. Die inneren Abmessungen des kleinen Beckens (Abb. **12.4**a und Abb. **12.5**) sind teilweise wichtig für die **Geburtshilfe**.

► Merke.

► Merke. Die sagittalen Beckenmaße werden als **Conjugata**, die transversalen und diagonalen als **Diameter** bezeichnet.

Wichtig ist die **Conjugata vera** (zwischen Symphysenhinterrand und Promontorium).

Die größte Bedeutung besitzt die **Conjugata vera** (**obstetrica**), die den kleinsten Sagittaldurchmesser des Beckeneingangs vom Hinterrand der Symphyse zum Promontorium angibt (ca. 11 cm).

► Klinik.

► Klinik. Zur **Ermittlung der Conjugata vera**, die selbst durch bildgebende Verfahren nicht immer zuverlässig bestimmt werden kann, hilft folgende, weniger aufwendige Methode: Bei der vaginalen Untersuchung wird versucht, das Promontorium zu tasten und am untersuchenden Arm der Berührungspunkt des Symphysenunterrands markiert. Die auf diese Weise ermittelte Länge vom Unterrand der Symphyse bis zum Promontorium wird als **Conjugata diagonalis** bezeichnet und ist i. d. R. 1,5 cm länger als die Conjugata vera. Erreicht der Mittelfinger einer normal großen Hand das Promontorium nicht, kann ebenfalls von einer ausreichenden Conjugata vera ausgegangen werden.

12.7 **Messung der Conjugata diagonalis zur Ermittlung der Conjugata vera**
Quelle: Weyerstahl T, Stauber M, Hrsg. Duale Reihe Gynäkologie und Geburtshilfe. 4. Aufl. Stuttgart: Thieme; 2013

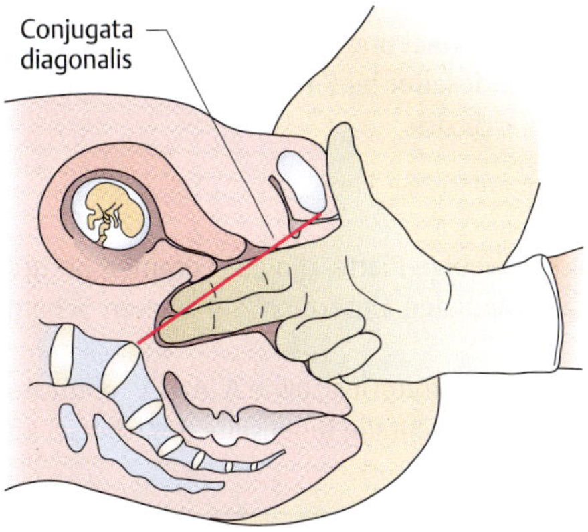

Der Querdurchmesser des Beckeneingangs (**Diameter transversa**) beträgt im Normalfall ca. 13 cm. In der weiter kaudal gelegenen Interspinalebene wird durch die beiden Spinae ischiadicae (**Interspinallinien**) eine weitere, mit ca. 10,5 cm wesentliche knöcherne Engstelle hervorgerufen.

Weiterhin von Bedeutung für den Geburtsverlauf sind **Diameter transversa** und die **Interspinallinie.**

▶ Merke. Die im Querschnitt annähernd **runde Beckenmitte** zwischen dem **querovalen Beckeneingang** und dem **längsovalen Beckenausgang** verjüngt sich nach kaudal.

▶ Merke.

Diese anatomischen Verhältnisse des weiblichen Beckens bestimmen die Drehung und Beugung des kindlichen Kopfes im Geburtskanal (S. 808).

Die anatomischen Verhältnisse bestimmen den Durchtritt des kindlichen Kopfes im Geburtskanal (S. 808).

12.1.4 Gelenke und Bandapparat des Beckens

Die Verklammerung der drei Knochen (Ossa coxae und Os sacrum) zum stabilen Beckenring wird dadurch erreicht, dass die **Iliosakralgelenke** zwar „echte Gelenke" (Diarthrosen) sind, aber als **Amphiarthrosen** (S. 225) so gut wie keine Bewegung der Gelenkkörper gegeneinander erlauben. Bei der **Symphyse** handelt es sich ohnehin um eine **Synarthrose** (S. 219).

12.1.4 Gelenke und Bandapparat des Beckens

Bei der **Articulatio sacroiliaca** handelt es sich um eine **Amphiarthrose** (S. 225), bei der **Symphysis pubica** um eine **Synarthrose** (S. 219).

Iliosakralgelenk (Articulatio sacroiliaca)

Im Iliosakralgelenk artikulieren die **Facies auriculares** von Os sacrum und Os ilium miteinander. Die Gelenkkörper sind nur minimal gegeneinander beweglich (Amphiarthrose). Dies hat zum einen seine Ursache in den höckrigen, ineinander verzahnten **Gelenkflächen**, bedeutsamer sind aber die ungewöhnlich **massiven Bänder** (Abb. **12.8**):

- **Ligg. sacroiliaca anteriora, posteriora** und **interossea:** Sie verklammern als kurze, dicke Bandzüge die Gelenkkörper.
- **Lig. sacrotuberale:** es bildet eine dreieckige Platte, deren Basis am kaudalen Abschnitt des Kreuzbeins (S III–S V) und die Spitze am Tuber ischiadicum befestigt ist.
- **Lig. sacrospinale:** Es verspannt das kaudale Kreuzbein zusätzlich mit der Spina ischiadica. Es trennt die Foramina ischiadica majus und minus.
- **Lig. iliolumbale:** Dadurch ist die Crista iliaca dorsal mit dem Proc. costalis des 5. Lendenwirbels verbunden.

Iliosakralgelenk (Articulatio sacroiliaca)

Das Iliosakralgelenk verbindet Os sacrum und Os ilium miteinander. Eine nennenswerte Bewegung der Gelenkkörper wird verhindert durch höckrige **Gelenkflächen** sowie massive Bänder (Abb. **12.8**):

- **Ligg. sacroiliaca,**
- **Lig. sacrotuberale,**
- **Lig. sacrospinale,**
- **Lig. iliolumbale.**

▶ Klinik. Die **Spondylitis ankylosans (Morbus Bechterew)** (S. 252) ist eine entzündliche Gelenkerkrankung, die meist in den **Iliosakralgelenken** beginnt und nach kranial fortschreitend die Wirbelbogengelenke befällt. Dementsprechend sind **nächtliche Kreuzschmerzen** ein Frühsymptom dieser Krankheit. Später kommt es zu einer fortschreitenden Einsteifung der befallenen Gelenke, was besonders bei der Wirbelsäule zu schweren Beeinträchtigungen von Haltung und Bewegung führt.

▶ Klinik.

Symphyse (Symphysis pubica)

Die **faserknorpelige** Symphysis pubica verklammert vorne median die Schambeinkörper und geht in das **Lig. pubicum superius** und **inferius** über.

Symphyse (Symphysis pubica)

Die Symphysis pubica, die beide Schambeinkörper vorne median miteinander verbindet, ist eine feste Verbindung (Synarthrose) aus **Faserknorpel**.
Sie besteht aus dem Discus interpubicus, der kranial und kaudal in das **Lig. pubicum superius** und **inferius** übergeht. Schon im Kindesalter bildet sich im Inneren ein mit Synovia gefüllter Spalt im Sinne einer **Hemiarthrose**.

Membrana obturatoria

Die **Membrana obturatoria** (Abb. **12.8c**) verschließt das Foramen obturatum bis auf den **Canalis obturatorius**.

Membrana obturatoria

Die **Membrana obturatoria** ist eine bindegewebige Platte, die das Foramen obturatum bis auf den Canalis obturatorius am medialen Unterrand des oberen Schambeinasts (Abb. **12.8c**) verschließt.
Durch den **Canalis obturatorius** treten der N. obturatorius sowie A. und V. obturatoria vom Becken unter dem R. superior ossis pubis auf die Innenseite des Oberschenkels über.

▸ Klinik.

▸ **Klinik.** Bei Beckenringfrakturen im Bereich des R. superior ossis pubis kann der **N. obturatorius** geschädigt werden, was zur Parese der Adduktoren (S. 351) führt.

12.8 Bandapparat eines männlichen Beckens

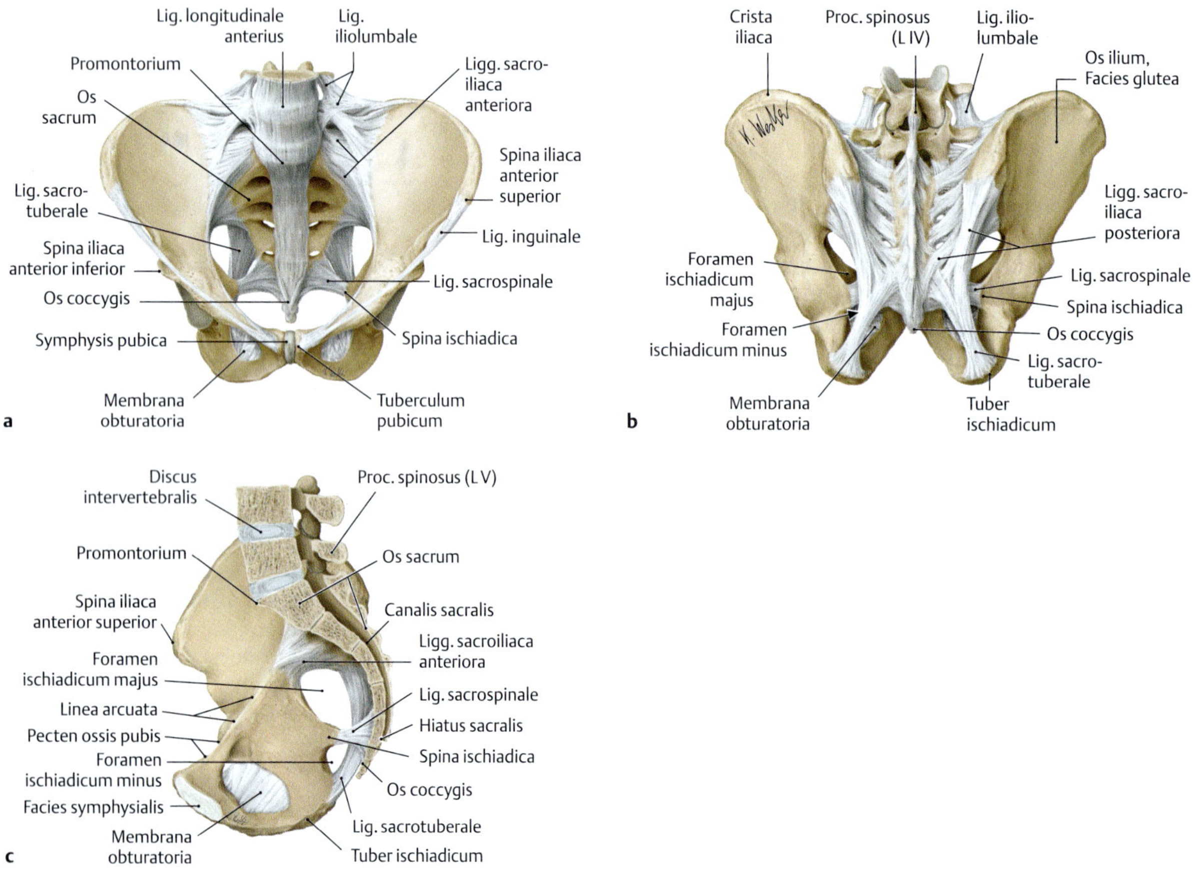

Durch die Ligg. sacrotuberale und sacrospinale werden die Incisurae ischiadicae major und minor zu den gleichnamigen Foramina ergänzt.
a Ansicht von ventral-kranial,
b von dorsal
c und auf die rechte Beckenhälfte von medial.

Quelle: Schünke M, Schulte E, Schumacher U. PROMETHEUS LernAtlas der Anatomie. Allgemeine Anatomie und Bewegungssystem. Illustrationen von Voll M u. Wesker K. 6. Aufl. Stuttgart: Thieme; 2022

12.1.5 Mechanik des Beckens

In den Iliosakralgelenken kann das **Kreuzbein** geringfügig um eine **transversale Achse** durch S I/S II **gedreht** werden. Normalerweise würde die Last des Körpergewichts das Promontorium über den auf ihm liegenden Diskus L V/S I nach vorne/unten drücken, wobei es zu einer Dorsalkippung des kaudalen Sakrums käme (Abb. **12.9**). Diese Bewegung wird effizient durch die Ligg. sacrotuberale und sacrospinale gebremst. Die Rotation in der Gegenrichtung führt zu einer bei der Geburt bedeutsamen Erweiterung der **Beckeneingangsconjugata** um bis zu 10 mm. Diese Bewegung wird durch die Ligg. sacroiliaca gebremst.

12.1.5 Mechanik des Beckens

Für die Funktion des Beckens ist es essenziell, dass die **Verbindungen** von Sakrum und Ossa coxae stabil und **kaum beweglich** sind.

► Klinik. Unter dem Einfluss des im Corpus luteum (S. 800) gebildeten Hormons **Relaxin** wird in der **Schwangerschaft** das kollagene Bindegewebe der Bänder „gelockert". Dadurch resultiert eine gesteigerte Beweglichkeit des Sakrums gegenüber dem Os ilium.

► Klinik.

Die **Symphyse** erlaubt als straffe Synchondrose lediglich minimale (1–2 mm) **Verschiebungen** der Schambeine in der **Vertikalen** sowie **Rotation** um die **Transversalachse** um bis zu 3°. Auch hier ist in der Gravidität eine Lockerung zu beobachten.

Beim **Stand** auf **zwei Beinen** liegt der Beckenring in den **Hüftgelenken** auf den Femurköpfen. Die Last des Rumpfes wird über die Iliosakralgelenke nach außen und unten in die Hüftgelenke geleitet. Dadurch resultieren an der vorderen „Nahtstelle" des Beckenrings **Zugkräfte**, welche versuchen, die Symphyse zu „öffnen" (Abb. **12.10**). Dem wirken die kollagenen Fasern des **Discus interpubicus** und die **Ligg. pubica superius** und **inferius** entgegen.

Beim **Stand** auf zwei Beinen resultieren an der Symphyse Zugkräfte (Abb. **12.10**).

Beim **Sitzen** ruht das Becken auf den **Tubera ischiadica**. Da diese medial von den Iliosakralgelenken liegen, ergibt sich analog zu Abb. **12.11** eine Belastung der Symphyse auf **Druck**. Dies erklärt u. a. das Vorkommen von **Knorpel** im Discus interpubicus.

Beim **Sitzen** ergibt sich eine Druckbelastung der Symphyse (Abb. **12.11**).

Beim **Gehen** liegt ein alternierender Stand auf einem Bein vor: Das **Standbein** übernimmt das Rumpfgewicht, während das **Spielbein** ohne Bodenkontakt nach vorne schwingt. Beim **Einbeinstand** wird durch die Absenkungstendenz des Spielbeins die Symphyse auf **Schub** beansprucht bzw. (v. a. kaudal) auf **Druck**.

► Merke. Die **Integrität** und **Stabilität** des Beckenrings ist eine conditio sine qua non für das ungestörte Abheben des Spielbeins und einen regelrechten **aufrechten Gang**.

► Merke.

► Klinik. Die Lockerung der Beckenringverbindungen in der **Schwangerschaft** führt häufig zu einem reversiblen Hinken.

► Klinik.

12.9 Bandhemmung der Drehbewegung im Iliosakralgelenk

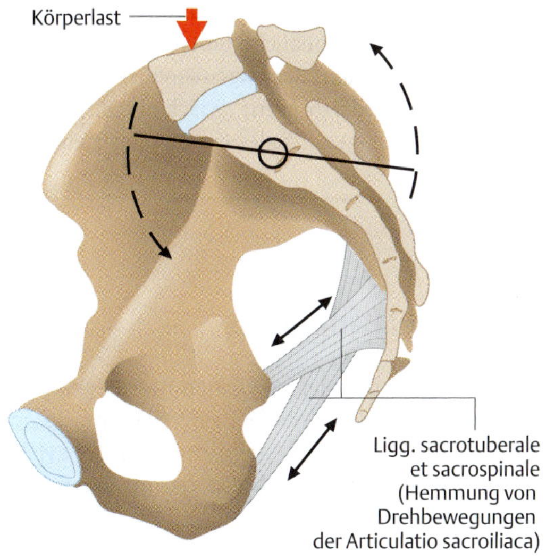

Der Angriff des Körpergewichts vor der transversalen Achse des Gelenks (o) tendiert dazu, das Sakrum zu drehen, wobei das kaudale Ende nach dorsal gehebelt würde; dem wirken die Ligg. sacrotuberale und sacrospinale entgegen.

Quelle: Schünke M, Schulte E, Schumacher U. PROMETHEUS LernAtlas der Anatomie. Allgemeine Anatomie und Bewegungssystem. Illustrationen von Voll M u. Wesker K. 6. Aufl. Stuttgart: Thieme; 2022

12.9

12.10

12.10 Belastung der Symphyse beim Stand auf zwei Beinen

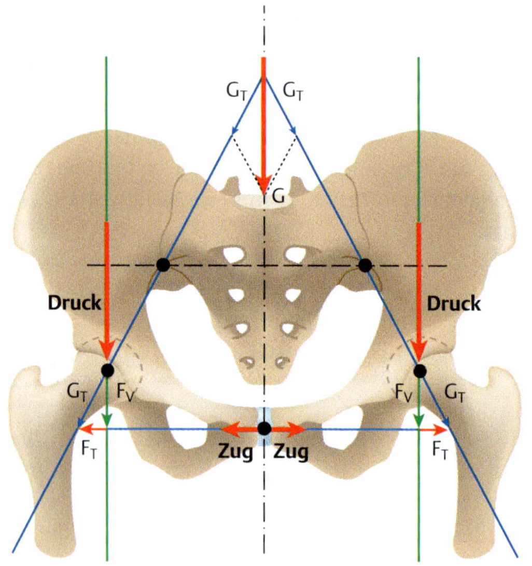

Das Gewicht der suprapelvinen Körpermasse (G) lässt sich in einem Kräfteparallelogramm in zwei Teillasten (G_T) zerlegen, die von den Zentren der Iliosakralgelenke zu den Hüftgelenken ziehen. Diese schräg nach außen wirkenden Teilkräfte wiederum ergeben eine Kraft, die vertikal den Femurkopf belastet (F_V) und eine Transversalkraft (rot, F_t), welche die Symphyse auf Zug beansprucht.

Quelle: Schünke M, Schulte E, Schumacher U. PROMETHEUS LernAtlas der Anatomie. Allgemeine Anatomie und Bewegungssystem. Illustrationen von Voll M u. Wesker K. 6. Aufl. Stuttgart: Thieme; 2022

12.11

12.11 Belastung der Symphyse im Sitzen

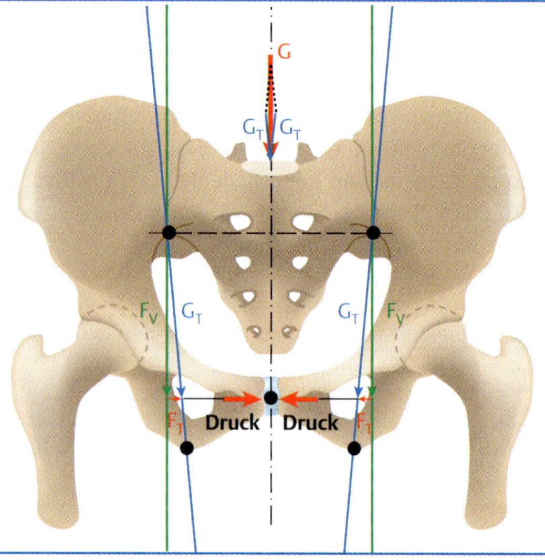

Die Teilkräfte (G_T) zielen vom Zentrum des Iliosakralgelenks auf das Tuber ischiadicum, das den Kontakt zur Sitzfläche herstellt. Da die Tubera ischiadica medial von den Iliosakralgelenken liegen, ergibt die Zerlegung dieser Kraftvektoren neben der Vertikalkraft (F_V) eine (sehr kleine) Transversalkraft (rot, F_T), welche nach innen wirkt und somit Druck auf die Symphyse ausübt.

Quelle: Schünke M, Schulte E, Schumacher U. PROMETHEUS LernAtlas der Anatomie. Allgemeine Anatomie und Bewegungssystem. Illustrationen von Voll M u. Wesker K. 6. Aufl. Stuttgart: Thieme; 2022

▸ Klinik.

▸ Klinik. **Frakturen** des Beckens oder des Acetabulum resultieren aus schweren Traumata (z. B. Überrolltwerden). Dabei können erhebliche Blutverluste (> 2 l) auftreten oder Beckeneingeweide mitverletzt werden. Bei ungenügender Versorgung können Instabilitäten oder Falschgelenke (**Pseudarthrosen**) zwischen den Bruchenden entstehen, die sehr schmerzhaft sind und ein normales Gehen oder Stehen unmöglich machen.

12.2 Beckenboden

12.2.1 Funktionelle Aspekte und Bauprinzip

Funktionelle Aspekte: Die Beckenorgane (Rektum, Harnröhre und ggf. Vagina) erfordern einen variablen Verschlussmechanismus von Körperöffnungen.

12.2 Beckenboden

12.2.1 Funktionelle Aspekte und Bauprinzip

Funktionelle Aspekte: Entsprechend der Funktion der im kleinen Becken gelegenen Organe, d. h. Teile des Urogenitalsystems und Endabschnitts des Verdauungssystems (S. 708), muss die kaudale Begrenzung der Rumpfwand neben einer gewissen **Haltefunktion** den **Durchtritt** von Harnröhre, Vagina und Rektum mit ggf. **Verschlussmechanismen** dieser Körperöffnungen ermöglichen.

12.12 Beckenboden der Frau

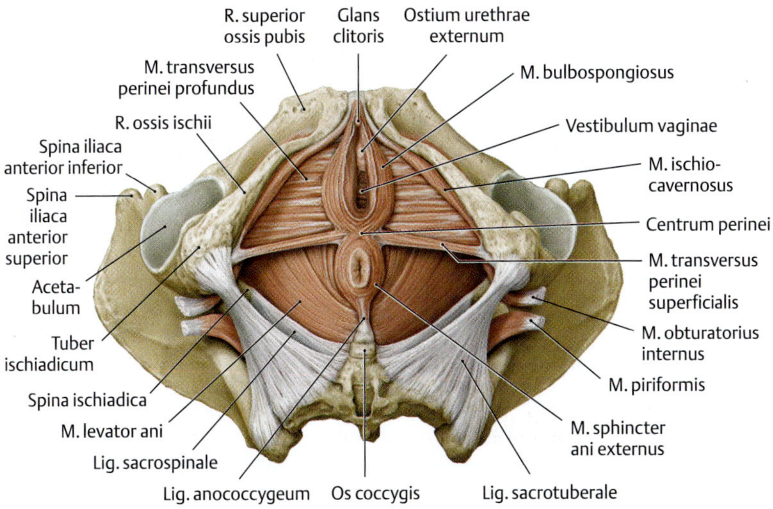

Der Beckenboden ist in sog. Steinschnittlage dargestellt: Rückenlage; Symphyse weist nach oben. Dargestellt sind der M. levator ani mit seinen Anteilen, das „Diaphragma urogenitale" mit dem Centrum (tendineum) perinei sowie die Sphinkter- und Schwellkörpermuskulatur.

Quelle: Schünke M, Schulte E, Schumacher U. PROMETHEUS LernAtlas der Anatomie. Allgemeine Anatomie und Bewegungssystem. Illustrationen von Voll M u. Wesker K. 6. Aufl. Stuttgart: Thieme; 2022

Bauprinzip: Die Abdominalhöhle ist nach kranial durch das Zwerchfell, sog. Diaphragma (S. 287), – also eine einzige Muskelplatte – verschlossen. Der kaudale Verschluss des Beckens dagegen besteht aus mehreren aufeinander liegenden Schichten von Bindegewebe und Muskulatur (Abb. **12.12**), von denen jede für sich den Beckenausgang nur unvollständig verschließt.
Man unterscheidet von oben nach unten (von innen nach außen):

- **Diaphragma pelvis** (s. u.),
- **„Diaphragma urogenitale"** (kein Begriff der gegenwärtigen Terminologia Anatomica) mit Centrum (tendineum) perinei (S. 328) sowie
- **Sphinkter-** und **Schwellkörpermuskulatur** (S. 330).

Bauprinzip: Kaudaler Verschluss der Beckenhöhle ist eine kraniokaudal geschichtete Muskel- und Bindegewebsplatte (Abb. **12.12**):

- **Diaphragma pelvis**,
- **„Diaphragma urogenitale"** (S. 328) sowie
- **Sphinkter-** und **Schwellkörpermuskulatur** (S. 330).

12.2.2 Diaphragma pelvis

Die innerste (oberste) Schicht ist das Diaphragma pelvis, das sich aus den folgenden beiden Muskeln zusammensetzt (Abb. **12.14**):

- **M. levator ani:** Er besteht selbst aus drei Teilen (Abb. **12.13**), die eine gemeinsame, ihrerseits geschichtete Muskelplatte bilden:
  - **M. puborectalis**,
  - **M. pubococcygeus** und
  - **M. iliococcygeus.**

Die von der Rückseite des Os pubis entspringenden Muskelanteile (sog. **Levatorschenkel**) bilden ein nach ventral bzw. kaudal offenes V; zwischen ihnen liegt das Levatortor, der **Hiatus levatorius**, der bei beiden Geschlechtern dorsal vom Rektum, ventral von der Urethra durchzogen wird. Bei der Frau zieht zusätzlich die zwischen Urethra und Rektum liegende Vagina durch den Hiatus levatorius. Die Levatorschenkel sind durch die Vagina zu tasten. Von den Levatorschenkeln strahlen Muskelfasern in den M. sphincter ani externus und prärektal in das Centrum perinei ein (Abb. **12.13b**).

- **M. ischiococcygeus (M. coccygeus):** Dieser zwischen Os ischii und dem Os coccygis ausgespannte Muskel ist oft nur rudimentär ausgebildet und liegt dorsal des M. iliococcygeus – eines Teils des M. levator ani – innen dem Lig. sacrospinale an.

Das Diaphragma pelvis wird an seiner Oberseite – also beckenhöhlenwärts – von einer Faszie überzogen, der **Fascia superior diaphragmatis pelvis**. Diese ist ein Teil der **Fascia pelvis parietalis**, welche innen am Leistenband (S. 306) nach kranial in die Fascia transversalis (S. 306) übergeht. Auch die Unterseite des Diaphragma pelvis trägt eine Faszie: **Fascia inferior diaphragmatis pelvis.**

12.2.2 Diaphragma pelvis

Es besteht aus (Abb. **12.14**):

- **M. levator ani** mit 3 Teilen (Abb. **12.13**):
  - M. puborectalis,
  - M. pubococcygeus und
  - M. iliococcygeus.

Vom Os pubis entspringende Muskelanteile (**Levatorschenkel**) umfassen das Levatortor = **Hiatus levatorius** (Durchtritt von Urethra und Rektum bzw. bei der Frau zusätzlich der Vagina).

- **M. ischiococcygeus:** inkonstanter Muskel auf dem Lig. sacrospinale dorsal des M. levator ani.

Das Diaphragma pelvis trägt an Ober- und Unterseite je eine kräftige Faszie, die **Fasciae superior** und **inferior diaphragmatis pelvis**.

12.13 Diaphragma pelvis

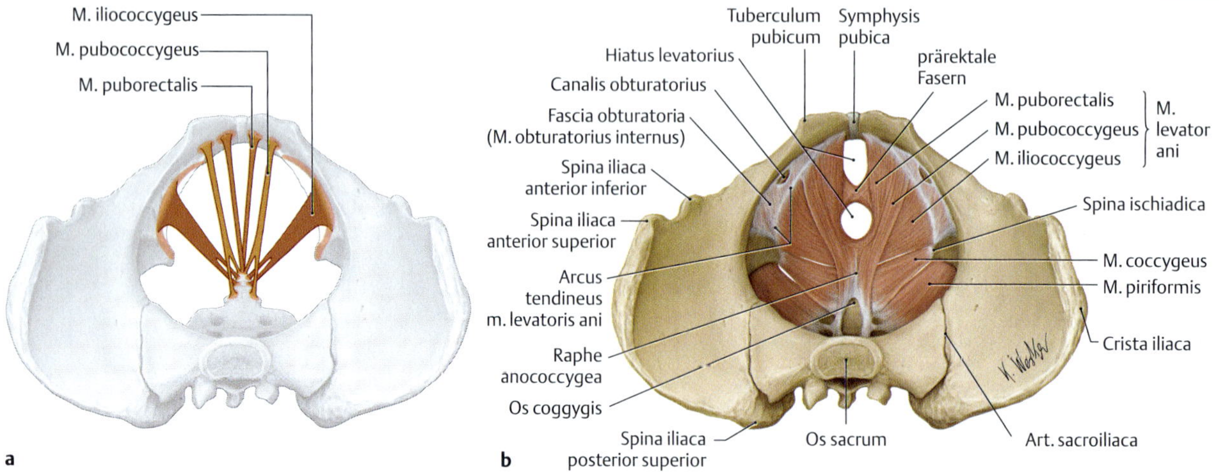

a M. levator ani mit seinen drei Anteilen in schematischer Darstellung
b und am weiblichen Becken von kranial.

Quelle: Schünke M, Schulte E, Schumacher U. PROMETHEUS LernAtlas der Anatomie. Allgemeine Anatomie und Bewegungssystem. Illustrationen von Voll M u. Wesker K. 6. Aufl. Stuttgart: Thieme; 2022

Am Lebenden ist das Diaphragma pelvis eine fast transversale Platte, am Toten durch fehlenden Muskeltonus ein Trichter. Die Platte (insbesondere der M. puborectalis) hebt und knickt das Rektum (**Flexura anorectalis**), dies garantiert **Kontinenz**. Verringert sich der Tonus, sinkt das Rektum in den Trichter, s. Defäkation (S. 715).

An einer Leiche hat das Diaphragma pelvis fast immer die Form eines Trichters, da der Tonus des M. levator ani fehlt und die Muskelplatte unter dem Druck der Organe absinkt. Am Lebenden bildet der Muskel eine eher transversal eingestellte Platte, die zur Defäkation erschlafft: Das Rektum sinkt dann gleichsam in den Trichter ein. Eine besondere Rolle spielt dabei der **M. puborectalis**: sein Tonus zieht das Rektum unter Ausbildung eines Knicks – der **Flexura anorectalis** – nach oben und ventral. Dies sichert die **Stuhlkontinenz**. Bei der Defäkation (S. 715) erschlafft der M. puborectalis, sodass der Knick zwischen Rektum und Analkanal verschwindet.

12.2.3 „Diaphragma urogenitale“

Kaudal vom Diaphragma pelvis verschließt eine Muskel- und Bindegewebsplatte den ventralen Bereich des Hiatus levatorius (Abb. **12.14**, Abb. **12.15**).

- Der **M. transversus perinei prof.** bedeckt kaudal den ventralen Teil des Levatorspalts. Am Durchtritt der Urethra spalten sich einige Fasern als M. sphincter urethrae externus ab.
- Die **Mm. transversus perinei superff.** liegen dorsal dem M.transversus perinei prof. an
- und strahlen von lateral in das bindegewebige **Centrum perinei** (S. 333) ein.

Durch den vorderen, vom „Diaphragma urogenitale“ abgedeckten **Hiatus urogenitalis** des Levatortors treten Urethra (und Vagina); durch den hinteren **Hiatus analis** der Analkanal.

Die **Fascia diaphragmatis urogenitalis inf.** bedeckt als **Membrana perinei** die Unterseite des „Diaphragma urogenitale“.

12.2.3 „Diaphragma urogenitale“

Kaudal vom Diaphragma pelvis ist der größte Teil des Hiatus levatorius im ventralen Bereich durch eine teils aus Muskulatur (Mm. transversus perinei profundus und superficialis, Abb. **12.14**, Abb. **12.15**), teils aus Bindegewebe (Centrum perinei) bestehende Platte verschlossen. Dieses „Diaphragma urogenitale“ ist zwischen den unteren Schambeinästen und den Rr. der Ossa ischii ausgespannt.

- Der **M. transversus perinei profundus** verschließt kaudal mit quer verlaufenden Muskelfasern den vorderen Teil des Levatorspalts.
  Zirkuläre Fasern des M. transversus perinei profundus bilden einen **M. sphincter urethrae externus** für die durchtretende Urethra. Der weibliche M. transversus perinei profundus ist zusätzlich von der Vagina durchbohrt und teilweise durch Bindegewebe ersetzt.
- Der schmale beidseits angelegte **M. transversus perinei superficialis** ist dem M. transversus perinei profundus dorsal angelagert und strahlt von lateral in das
- **Centrum** (**tendineum**) **perinei** ein, das zusammen mit prärektalen Fasern des M. puborectalis den **Hiatus urogenitalis** vom **Hiatus analis** trennt (s. Damm (S. 333) und Abb. **12.15**).

Durch die Öffnung zwischen dem Hinterrand des „Diaphragma urogenitale“ und den medialen Rändern der „Levatorschenkel“ tritt der Analkanal, weswegen dieser auch als **Hiatus analis** bezeichnet wird. Unter **Hiatus urogenitalis** versteht man den vorderen, vom M. transversus perinei profundus abgedeckten Teil des Levatortors in dem Urethra und bei der Frau auch die Vagina liegen.
Wie der M. levator ani wird auch das „Diaphragma urogenitale“ kranial und kaudal von jeweils einer Faszie bedeckt: die verstärkte **Fascia diaphragmatis urogenitalis inferior** wird auch als **Membrana perinei** bezeichnet.

12.14 Muskulatur des Beckenbodens

Muskel	Ursprung	Ansatz	Innervation	Funktion
Diaphragma pelvis				
M. levator ani (3 Teile):			direkte Äste des Plexus sacralis (S2–4)	
▪ M. puborectalis	Os pubis	schlingenförmig hinten um das Rektum; prärektale Fasern zum Centrum perinei		zieht Rektum nach ventral und kranial (Sicherung der Stuhlkontinenz)
▪ M. pubococcygeus	Os pubis, Arcus tendineus m. levatoris ani*	Lig. ancoccygeum, Os coccygis		Verspannung des Beckenbodens
▪ M. iliococcygeus	Arcus tendineus m. levatoris ani*	Os coccygis, Lig. anococcygeum		
M. ischiococcygeus (M. coccygeus)**	Spina ischiadica	Os coccygis und Os sacrum		Ergänzung des M. levator ani
„Diaphragma urogenitale"				
M. transversus perinei profundus	Ramus inf. ossis pubis Ramus ossis ischii	Wand von Vagina bzw. Prostata, Centrum tendineum perinei	N. pudendus (S2–4)	Bedeckung des Levatortors; Anteile bilden M. sphincter urethrae externus
M. transversus perinei superficialis	Tuber ischiadicum Ramus ossis ischii	Centrum tendineum perinei		Stabilisierung des Centrum tendineum
Sphinkter- und Schwellkörpermuskulatur				
M. sphincter ani externus	Centrum tendineum perinei	Lig. anococcygeum	N. pudendus (S2–4)	Verschluss des Canalis analis
M. bulbospongiosus	Centrum tendineum Raphe mediana	Fascia diaphragmatis urogenitalis inf.		Stabilisierung des Centrum tendineum, ♀: verengt den Scheideneingang ♂: umhüllt das Corpus spongiosum des Penis
M. ischiocavernosus	Ramus ossis ischii	Tunica albuguinea des Corpus cavernosum penis bzw. clitoridis		Kompression der Crura (penis oder clitoridis)

** bogenförmige Verstärkung der Fascia obturatoria*
*** häufig rudimentär und überwiegend bindegewebig*

12.15 „Diaphragma urogenitale“

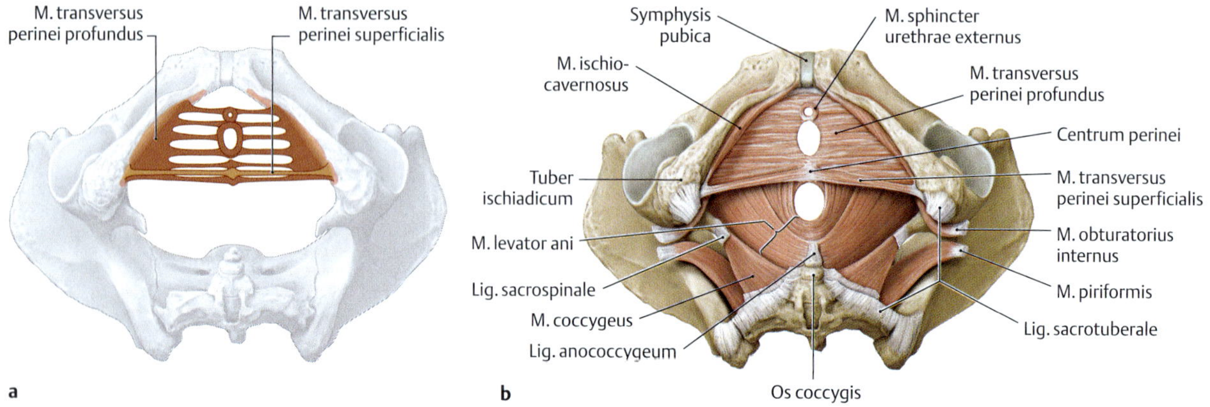

a Schematische Darstellung des M. transversus perinei profundus und M. transversus perinei superficialis.
b Muskulatur des Beckenbodens nach Entfernung der Schließmuskeln: Ansicht eines weiblichen Beckens von kaudal. Die Ligg. sacrotuberale und sacrospinale sind größtenteils entfernt.

Quelle: Schünke M, Schulte E, Schumacher U. PROMETHEUS LernAtlas der Anatomie. Allgemeine Anatomie und Bewegungssystem. Illustrationen von Voll M u. Wesker K. 6. Aufl. Stuttgart: Thieme; 2022

▸ **Klinik.** Der muskuläre und bindegewebige Beckenboden trägt einen großen Teil der Last der Bauch- und Beckenorgane. Eine strukturelle Schwächung des Beckenbodens – etwa durch zahlreiche Geburten – kann zu einer **Senkung** (**Deszensus**) der Beckenorgane führen. Betroffen von einer solchen Senkung sind vor allem Harnblase und Uterus. Eine Senkung der Harnblase ist oft verbunden mit einer Harninkontinenz. Die Senkung des Uterus kann bis zu einem Vorfall des Uterus (**Prolaps**) aus der Scheide führen. Bringt eine physiotherapeutische Stärkung der Beckenbodenmuskulatur (Beckenbodengymnastik) keine Besserung, bleibt die Option einer fixierenden Operation.

12.16 Uterusprolaps bei einer 77-jährigen Patientin

Quelle: Breckwoldt M, Gätje R, Karck U, Kaufmann M, Keck C, Pfleiderer A, Schneider H, Schuth W, Hrsg. Gynäkologie und Geburtshilfe. 5. Aufl. Stuttgart: Thieme; 2008

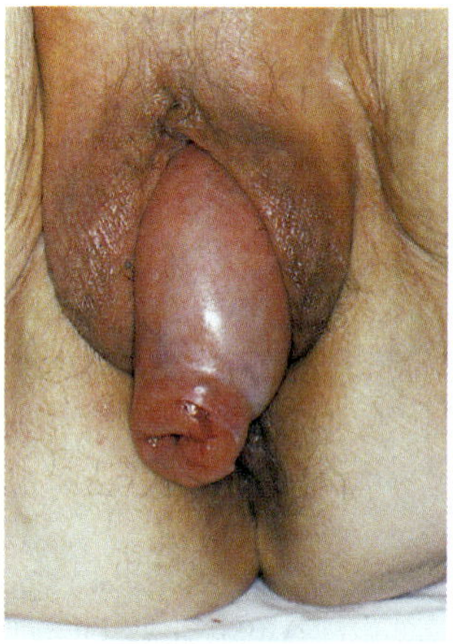

12.2.4 Sphinkter- und Schwellkörpermuskulatur

Dazu gehören folgende Muskeln (Abb. **12.14** und Abb. **12.17**):

- Bei der Frau bilden der **M. sphincter ani ext.** und der **M. bulbospongiosus** eine **Achtertour** um Anus und Introitus vaginae mit dem stabilisierenden Knotenpunkt am Centrum perinei.
- Der lateral gelegene **M. ischiocavernosus** umgibt die Schwellkörper von Penis (S. 826) bzw. Klitoris (S. 796).

12.2.4 Sphinkter- und Schwellkörpermuskulatur

Die Sphinkter- und Schwellkörpermuskeln (Abb. **12.14** u. Abb. **12.17**) bilden die am weitesten kaudal gelegene und damit oberflächlichste Schicht des Beckenbodens. Folgende Muskeln sind daran beteiligt:

- Der **M. sphincter ani externus** und der **M. bulbospongiosus** bilden am weiblichen Beckenboden „Achtertouren“ um Anus und Introitus vaginae. Im Knotenpunkt dieser Achtertour strahlen beide Muskeln in das Centrum perinei ein und verstärken es. Beim Mann hat der M. bulbospongiosus keine Sphinkterfunktion, stabilisiert aber das Centrum perinei.
- Der **M. ischiocavernosus** ist lateral am Beckenboden auf der Unterseite von Scham- und Sitzbein befestigt und verstärkt dadurch das „Diaphragma urogenitale“ lateral. Er umgibt die Schwellkörper von Penis (S. 826) bzw. Klitoris (S. 796).

12.17 Sphinkter- und Schwellkörpermuskulatur

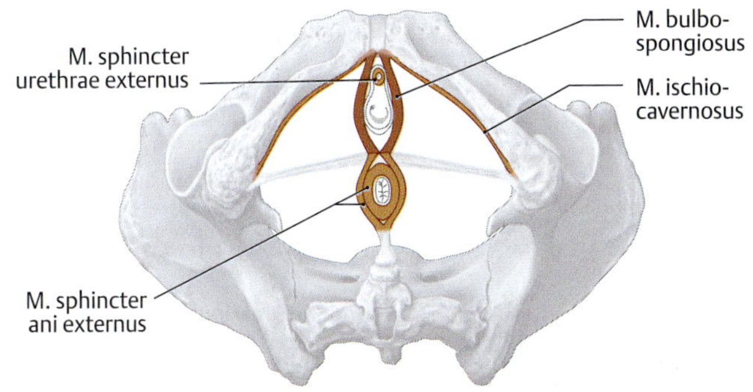

Schematische Darstellung am weiblichen Becken von kaudal; s. a. Abb. **12.12.**

Quelle: Schünke M, Schulte E, Schumacher U. PROMETHEUS LernAtlas der Anatomie. Allgemeine Anatomie und Bewegungssystem. Illustrationen von Voll M u. Wesker K. 6. Aufl. Stuttgart: Thieme; 2022

12.3 Dammregion (Regio perinealis)

Die annähernd rautenförmige **Regio perinealis** ist ein Teil der Rumpfwand unterhalb des Beckenbodens und umfasst den Bereich zwischen Symphyse, Os coccygis und den Sitzbeinhöckern.

► Merke. Zu beachten ist der Unterschied zwischen dem Damm im engeren Sinn und der Dammregion als Teil der Rumpfwand unterhalb des Beckenbodens!

12.3.1 Gliederung der Dammregion

Die Regio perinealis (Abb. **12.18**) wird durch eine gedachte Verbindungslinie zwischen den Sitzbeinhöckern unterteilt in eine

- **Regio urogenitalis** als Dreieck im vorderen Bereich und eine
- **Regio analis**, die dahinter liegt.

Regio urogenitalis

In der Tiefe der Regio urogenitalis lassen sich von kranial nach kaudal zwei durch Faszien abgegrenzte, relativ niedrige Räume unterscheiden (Abb. **12.19b**):

- Das **Spatium profundum perinei** wird fast vollständig vom M. transversus perinei profundus ausgefüllt, dessen Faszien auch die kraniale und kaudale Begrenzung dieses tiefen Dammraums bilden. Weitere darin enthaltene Strukturen finden sich in Tab. **12.2**.
- Das **Spatium superficiale perinei** liegt als oberflächlicher Dammraum weiter kaudal. Nach unten ist es vom subkutanen Fettgewebe und nach dorsal von der Fossa ischioanalis (s. u.) durch die **Fascia perinei** (**superficialis**) getrennt. Letztere um-

12.17

12.3 Dammregion (Regio perinealis)

Die annähernd rautenförmige **Regio perinealis** ist ein Teil der Rumpfwand unterhalb des Beckenbodens.

► Merke.

12.3.1 Gliederung der Dammregion

Die Regio perinealis (Abb. **12.18**) wird wie folgt unterteilt:

- **Regio urogenitalis** (vorne),
- **Regio analis** (hinten).

Regio urogenitalis

In der Tiefe der Regio urogenitalis lassen sich zwei Räume unterscheiden (Abb. **12.19b**):

- **Spatium profundum perinei** (kranial), das fast vollständig vom M. transversus perinei prof. ausgefüllt wird (Tab. **12.2**).
- **Spatium superficiale perinei** (kaudal), das nach unten und dorsal durch die Fascia perinei (superficialis) abgegrenzt ist (Tab. **12.2**).

12.18 Dammregion (Regio perinealis)

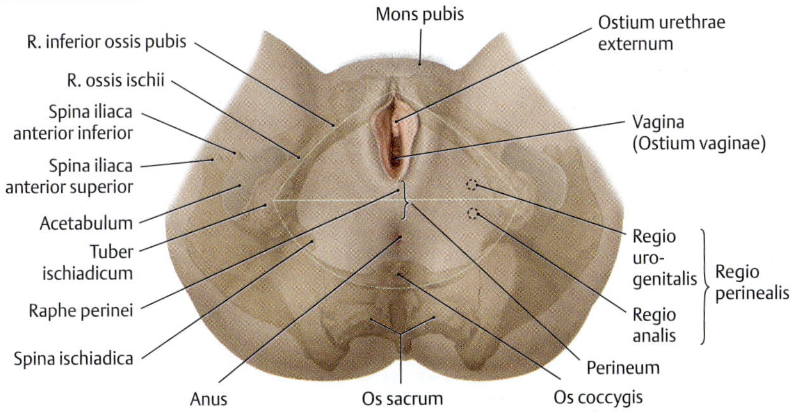

Ansicht der weiblichen Dammregion von kaudal in Steinschnittlage.

Quelle: Schünke M, Schulte E, Schumacher U. PROMETHEUS LernAtlas der Anatomie. Allgemeine Anatomie und Bewegungssystem. Illustrationen von Voll M u. Wesker K. 6. Aufl. Stuttgart: Thieme; 2022

12.19 Dammräume und Faszien des weiblichen Beckens

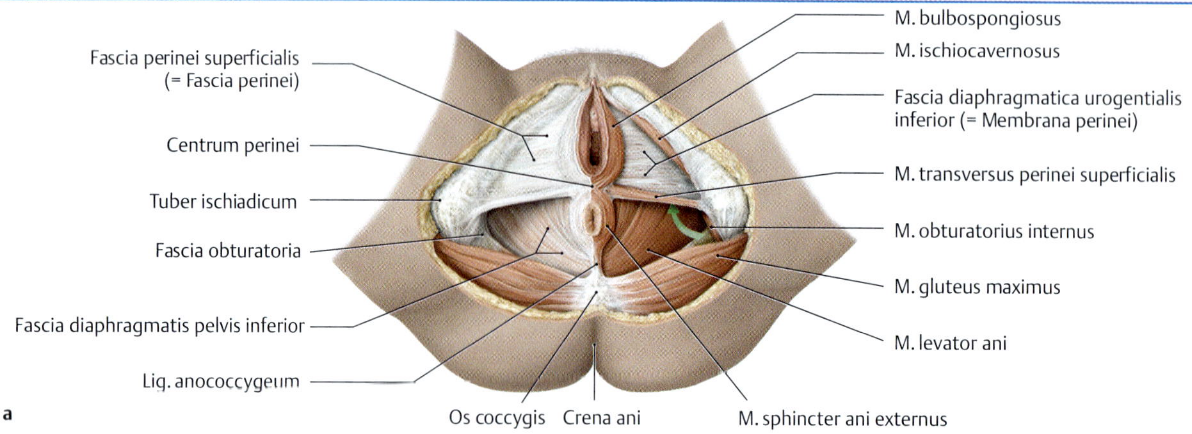

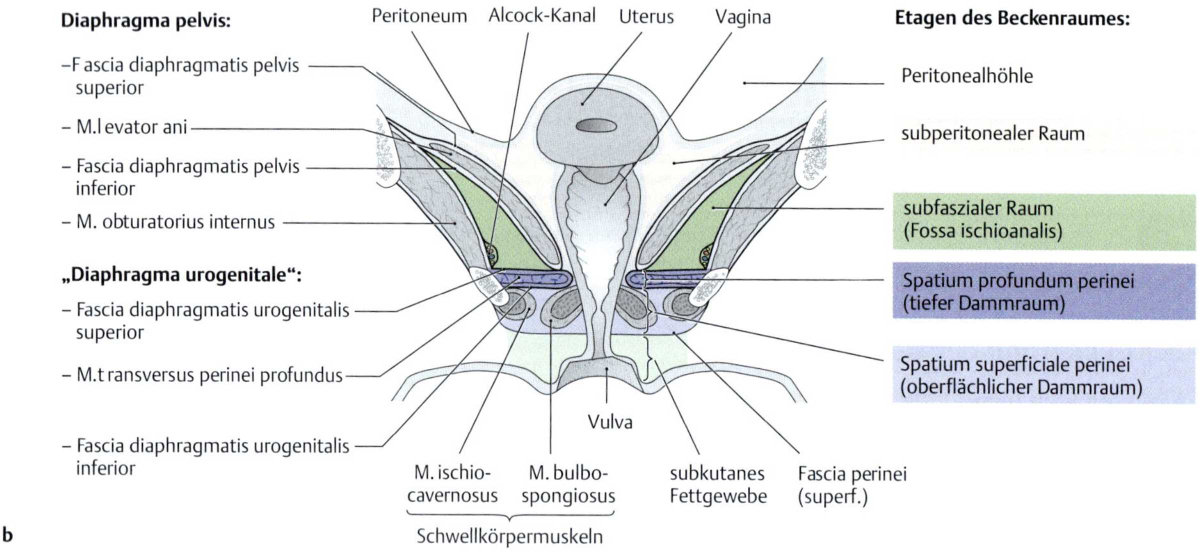

a Oberflächliche Faszien des weiblichen Beckenbodens, Ansicht von kaudal.
b Schematische Darstellung der Damm- und Beckenräume, Faszien und Anordnung der Beckenbodenmuskulatur im Frontalschnitt auf Höhe der Vagina, Ansicht von frontal.

Quelle: Schünke M, Schulte E, Schumacher U. PROMETHEUS LernAtlas der Anatomie. Allgemeine Anatomie und Bewegungssystem. Illustrationen von Voll M u. Wesker K. 6. Aufl. Stuttgart: Thieme; 2022

hüllt auch den M. transversus perinei superficialis und geht nach ventral in die Fascia abdominis superficialis (S. 306) über. Dieser Dammraum enthält die in Tab. **12.2** genannten Strukturen.

12.2 Räume im Bereich der Dammregion

Dammraum	Begrenzung	Inhalt
ventral: Regio urogenitalis		
tiefer Dammraum = Spatium profundum perinei	▪ kranial: Fascia diaphragmatis urogenitalis superior ▪ kaudal: Fascia diaphragmatis urogenitalis inferior (häufig verstärkte Faszie des M. transversus perinei profundus, die auch als **Membrana perinei** bezeichnet wird) ▪ dorsal: M. transversus perinei superficialis	▪ M. transversus perinei prof. und M. sphincter urethrae externus ▪ Pars membranacea urethrae (S. 828) ▪ Gll. bulbourethrales (♂) bzw. Gll. vestibulares majores (♀) ▪ Endäste der Vasa pudenda interna und des N. pudendus
oberflächlicher Dammraum = Spatium superficiale perinei	▪ kranial: Membrana perinei ▪ kaudal: Fascia perinei (superficialis) ▪ dorsal: Fascia perinei (superficialis), die den M. transversus perinei superficialis umhüllt	▪ Mm. bulbospongiosi und M. ischiocavernosi ▪ Bulbus penis (♂)/vestibuli (♀) ▪ Crura corporis cavernosi penis (♂)/Crura, Corpus und Glans clitoridis (♀) ▪ Endäste der Vasa pudenda interna und des N. pudendus

12.2 Räume im Bereich der Dammregion (Fortsetzung)

Dammraum	Begrenzung	Inhalt
dorsal: Regio analis		
Fossa ischioanalis	▪ medial und kranial: M. levator ani, M. sphincter ani ext. ▪ lateral: Os ischii und M. obturatorius int. ▪ dorsal: Unterrand des M. gluteus maximus und Lig. sacrotuberale ▪ ventral: dorsaler Rand des M. transversus perinei superficialis; darüber frei nach ventral auslaufend ▪ kaudal/ventral (Regio urogenitalis): Spatia profundum und superficiale perinei mit ihren Faszien ▪ (kaudal/dorsal [Regio analis]: kaum ausgebildete Fascia investiens)	▪ hauptsächlich Fett- und Bindegewebe ▪ Vasa pudenda interna und N. pudendus im Canalis pudendalis (S. 875) = Alcock-Kanal (Duplikatur der Faszie des M. obturatorius int.) und damit in der seitlichen Wand der Fossa ischioanalis (Abb. **12.19** und Abb. **12.20**); Äste von Vasa pudenda interna und N. pudendus zu Anus, Damm und äußerem Genitale

Regio analis mit Fossa ischioanalis

Im Gegensatz zu den Räumen der vorderen Dammregion (s. o.), die allseitig von Faszien umschlossene schmale Fächer darstellen und überwiegend von Muskeln ausgefüllt sind, ist die der hinteren Dammregion unterliegende **Fossa ischioanalis** ein weiter, **mit Fettgewebe ausgefüllter Raum** (Abb. **12.20**). Dieses Fettgewebe geht nach kaudal ohne klare bindegewebige Trennung in das subkutane Fett über. Gleichfalls ohne scharfe Begrenzung erstreckt sich der Raum der Fossa ischioanalis noch nach ventral auf den M. transversus perinei profundus bis unter das Levatortor, wo durch den Levatorspalt hindurch eine Kommunikation mit dem Fett- und Bindegewebe oberhalb des Diaphragma pelvis (S. 327) stattfindet (subperitonealer Beckenraum). Diese Verhältnisse machen deutlich, dass eine klare ventrale Begrenzung der Fossa ischioanalis schwer definierbar ist, da sich dort (im Bereich der Regio urogenitalis) die Spatia profundum und superficiale perinei zwischen den ventralen „Ausläufer" der Fossa ischioanalis und das subkutane Fettgewebe schieben (Abb. **12.19**). Die klaren Abgrenzungen gegen andere umliegende Strukturen sind Tab. **12.2** zu entnehmen.

Regio analis mit Fossa ischioanalis

Die der hinteren Dammregion unterliegende **Fossa ischioanalis** ist von Fettgewebe ausgefüllt (Abb. **12.20**), das nach kaudal in das subkutane Fett übergeht. Auch ventral ist die Fossa ischioanalis vom Fettgewebe ober- und unterhalb der Spatia prof. und superf. perinei nicht scharf abgegrenzt. Die Abgrenzungen gegen andere umliegende Strukturen sind klarer (Tab. **12.2**).

12.20 Fossa ischioanalis

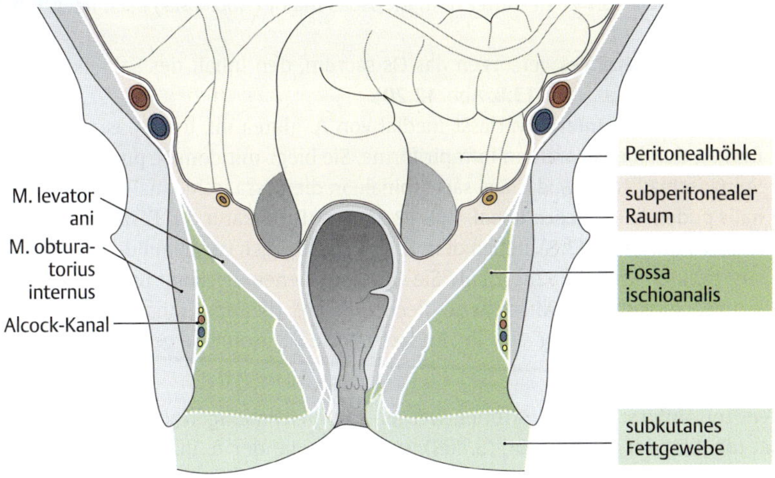

Schematischer Frontalschnitt durch das Becken im Bereich des Analkanals (vgl. weiter ventral gelegenen Schnitt in Abb. **12.19**): Die Fossa ischioanalis ist nach kranial vom subperitonealen Beckenraum durch das Diaphragma pelvis (hier M. levator ani) getrennt. Nach kaudal stellt die in diesem Bereich nur schwach ausgebildete allgemeine Körperfaszie (Fascia investiens; hier als gestrichelte weiße Linie dargestellt) keine klinisch relevante Trennung zwischen dem Fett der Fossa ischioanalis und dem subkutanen Fettgewebe dar.

Quelle: Schünke M, Schulte E, Schumacher U. PROMETHEUS LernAtlas der Anatomie. Allgemeine Anatomie und Bewegungssystem. Illustrationen von Voll M u. Wesker K. 6. Aufl. Stuttgart: Thieme; 2022

12.3.2 Damm (Perineum)

Der **Damm** bzw. das **Perineum** im eigentlichen Sinn des Wortes ist nur der Bereich zwischen Anus und äußerem Genitale.

Das dem Damm unterliegende **Centrum (tendineum) perinei** (Corpus pineale) ist ein kleines Areal aus dichtem Bindegewebe (S. 333) am Hinterrand des M. transversus perinei profundus (Abb. **12.15**). Von lateral strahlen die Mm. transversus perinei superficiales und von vorne prärektale Fasern des darüberliegenden M. puborectalis (Teil des M. levator ani) in das Centrum perinei ein. Dadurch dass auch die darunterliegende Schicht der Sphinkter- und Schwellkörpermuskulatur (S. 330) dort ansetzt,

12.3.2 Damm (Perineum)

Der **Damm** beschreibt den Bereich zwischen Anus und äußerem Genitale.

Das dem Damm unterliegende **Centrum (tendineum) perinei** besteht aus dichtem Bindegewebe, in das Muskelfasern aller 3 Schichten des Beckenbodens einstrahlen (M. levator ani, „Diaphragma urogenitale", Sphinkter- und Schwellkörpermuskulatur). Es liegt im Zentrum des Beckenbodens.

liegt das Centrum perinei nicht nur an der Schnittstelle von Regio urogenitalis und analis, sondern es **verknüpft** die unterschiedlichen Schichten der **Beckenbodenmuskulatur**. Es ist nicht nur topografisch, sondern auch funktionell ein zentraler Punkt des Beckenbodens.

▸ Klinik. Wird unter der Geburt die perineale Haut durch zu starke Anspannung akut weiß, ist dies ein Zeichen für eine herabgesetzte Durchblutung. In diesem Fall kann zur Verhinderung eines unkontrollierten Dammrisses eine sog. **Episiotomie** (Dammschnitt) durchgeführt werden. Ebenso kann eine drohende Hypoxie (Sauerstoffmangel) des Kindes diese Maßnahme erfordern. Es gibt drei Möglichkeiten für die Schnittführung: Je weiter lateral die Schnittführung, desto mehr Muskeln werden durchtrennt. Dies führt zwar zu größerem Raumgewinn, aber gleichzeitig kommt es auch zu stärkeren Blutungen und schlechterer Heilung.

12.21 Möglichkeiten der Schnittführung bei der Episiotomie

Quelle: Schünke M, Schulte E, Schumacher U. PROMETHEUS LernAtlas der Anatomie. Allgemeine Anatomie und Bewegungssystem. Illustrationen von Voll M u. Wesker K. 6. Aufl. Stuttgart: Thieme; 2022

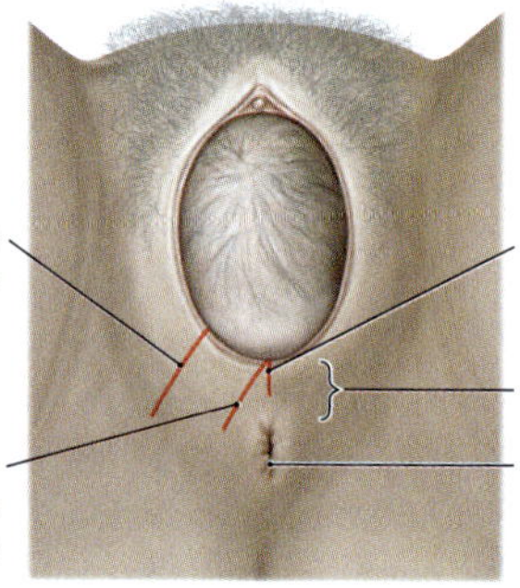

12.4 Gefäßversorgung und Innervation

Übersicht s. Kap. Leitungsbahnen im Beckenraum (S. 869).

12.4.1 Gefäßversorgung

Arterien: Die **A. iliaca interna** gibt folgende Äste zu Beckenwand und -boden ab:
- **A. iliolumbalis** (lateral),
- **Aa. sacrales laterales** (nach dorsal/kaudal),
- **A. pudenda interna** in die **Fossa ischioanalis** (Alcock-Kanal, Tab. **12.2**, Abb. **12.20**) zum Beckenboden und äußeren Genitale, s. Äste (S. 870).

Venen: Diese Arterien werden von **zwei gleichnamigen Venen** begleitet.

Lymphabfluss: Kaudal des Beckenbodens erfolgt er in die **Nll. inguinales superficiales**, kranial davon entlang der Blutgefäße (S. 869) in die **Nll. iliaci interni** und **externi**. Über die iliakalen Lymphknoten gelangt die Lymphe zu den **Nll. lumbales**, von wo sie über die **Trunci lumbales** zur Cisterna chyli und Ductus thoracicus (S. 625) gelangt.

12.4 Gefäßversorgung und Innervation

Eine Übersicht über die Gefäßversorgung des Beckens ist dem Kap. Leitungsbahnen im Beckenraum (S. 869) zu entnehmen. Hier sind lediglich diejenigen aufgeführt, die für die Versorgung der oben beschriebenen Strukturen zuständig sind.

12.4.1 Gefäßversorgung

Arterielle Versorgung: Die **Arterien**, die Beckenwand und -boden versorgen, sind Äste der A. iliaca interna (S. 869).
- **A. iliolumbalis**: Sie zieht hinter dem M. psoas major (Abb. **13.8**) nach lateral in die Fossa iliaca.
- **Aa. sacrales laterales** versorgen das Os sacrum, den Inhalt des Sakralkanals und den M. piriformis (Abb. **13.8**, Abb. **12.20**).
- Die **A. pudenda interna** verlässt medial von A. glutea inf. und N. ischiadicus das Becken durch das Foramen infrapiriforme. Sie biegt mit dem N. pudendus um die Spina ischiadica, bzw. das Lig. sacrospinale in die Fossa ischioanalis, wo sie im **Canalis pudendalis** (**Alcock-Kanal**, Tab. **12.2**) einer Duplikatur der Faszie des M. obturatorius int. (Abb. **13.8**), neben dem R. ossis ischii nach vorne auf den M. transversus perinei prof. (S. 328) zieht. Sie versorgt neben Becken- und äußeren Geschlechtsorganen die Muskeln des Beckenbodens, die Mm. transversi perinei prof. und sup. sowie levator ani. Ihr Endast ist die A. profunda penis bzw. clitoridis (S. 870).

Venöser Abfluss: Die o. g. Arterien werden von **gleichnamigen Venen** begleitet, wobei die Äste der A. iliaca int. (S. 869), genau wie die der A. iliaca ext., jeweils **zwischen 2 Venen** liegen.

Lymphabfluss: Kaudal des muskulären **Beckenbodens** verlaufen Lymphgefäße u. a. vom Analkanal und Perineum zum horizontalen Trakt der **Nll. inguinales superficiales**.
Kranial des **Beckenbodens** erfolgt der Lymphabfluss im Allgemeinen entlang der Blutgefäße, also der parietalen Äste der A. iliaca interna und auch der Äste der A. iliaca externa (S. 869).
Die **Nll. iliaci interni** liegen um die A. iliaca interna und an den proximalen Abschnitten ihrer Äste. Neben den Beckenorganen drainieren sie Beckenboden, Beckenwand und Fossa ischioanalis (soweit diese nicht in die Leistenlymphknoten drainiert wird; s. o.).

Die Lymphe der weiter kranial gelegenen Bereiche der Beckenwand fließt in die **Nll. iliaci externi**.
Über die **Nll. iliaci communes** gelangt die Lymphe des gesamten Beckenbodens zu den **Nll. lumbales**, von denen sie über die **Trunci lumbales** zur Cisterna chyli und Ductus thoracicus (S. 625) strömt.

12.4.2 Innervation

Motorische Innervation: Die Innervation der Beckenbodenmuskulatur erfolgt über kurze Äste direkt aus S 2–S 4 des **Plexus sacralis** oder durch den **N. pudendus** aus diesem Plexus (Abb. **12.14**).

Sensible Innervation: Für die sensible Innervation der **Haut der Dammregion** sind folgende Nerven zuständig:

- **Nn. anococcygei** (S 5, Co 1) aus dem **Plexus coccygeus** in einem kleinen median gelegenen Feld zwischen Anus und Steißbein,
- **Nn. perineales** des **N. pudendus** (S 2–S 4) aus dem **Plexus sacralis**: ihr Innervationsgebiet schließt sich dem oben genannten in der Medianen nach ventral an.

Die lateralen Bereiche der rautenförmigen Dammregion werden

- dorsal von den **Nn. clunium inferiores** (S 1–S 3),
- ventral vom **N. cutaneus femoris posterior** (S 1–S 3) aus dem Plexus sacralis innerviert; noch weiter ventral innervieren
- **N. ilioinguinalis** (L 1), bzw. der **R. genitalis** (L 1, L 2) des **N. genitofemoralis** (**Plexus lumbalis**) den ventralen Bereich von Scrotum bzw. Labia majora.

Bezüglich der segmentalen Innervation ist der im Bereich des äußeren Genitale liegende „untere Segmentsprung" (Übergang von L 2 nach S 3) zu erwähnen; vgl. oberer Segmentsprung (S. 293).

12.4.2 Innervation

Motorisch: S 2–S 4 (**Plexus sacralis**) bzw. **N. pudendus** aus diesem Plexus (s. a. Abb. **12.14**).

Sensibel: median von dorsal nach ventral:
- **Nn. anococcygei** (S 5, Co 1),
- **N. pudendus** (S 2–S 4);

lateral von dorsal nach ventral:
- **Nn. clunium inferiores** (S 1–S 3),
- **N. cutaneus femoris post.** (S 1–S 3),
- **N. ilioinguinalis** (L 1) und **R. genitalis** (L 1, L 2) des **N. genitofemoralis**.

12.22 Hautinnervation beim Mann

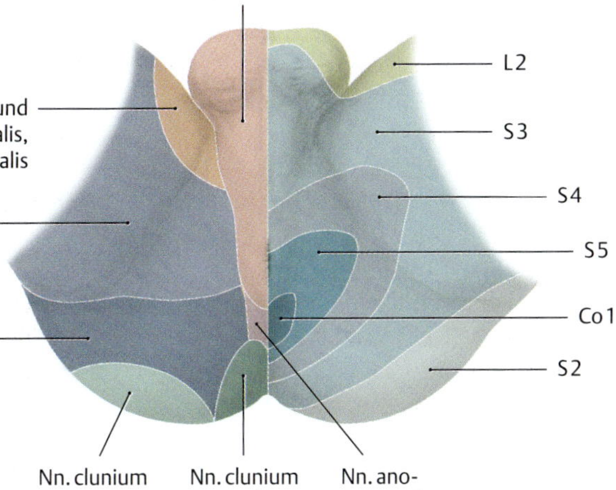

Steinschnittlage: Die segmentale Innervation (Dermatome) ist auf der linken Körperseite dargestellt, die Innervationsgebiete peripherer Hautnerven auf der rechten Körperseite.

Quelle: Schünke M, Schulte E, Schumacher U. PROMETHEUS LernAtlas der Anatomie. Allgemeine Anatomie und Bewegungssystem. Illustrationen von Voll M u. Wesker K. 6. Aufl. Stuttgart: Thieme; 2022

12.22

Untere Extremität

D

13 Hüfte, Oberschenkel und Knie

L.J. Wurzinger

13.1 Funktionelle Aspekte und Bauprinzip

13.1 Funktionelle Aspekte und Bauprinzip

Die hohe Belastung beim **aufrechten Gang** bedingt an der **unteren Extremität** morphologische **Anpassungen**:

- Das **Femur** (S. 339) ist ein sehr massiver Knochen.
- Die tiefe Pfanne des **Hüftgelenks** ist relativ luxationssicher.
- Starke **Bänder** (S. 341) sichern **Hüft**- und **Kniegelenk** (S. 359). Sie ermöglichen kräftesparendes **Stehen**, ohne schnelles **Laufen** zu behindern.

Der **aufrechte Gang** des Menschen bedingt nicht nur am Becken, sondern auch an der **freien unteren Extremität** ausgeprägte morphologische **Anpassungen**, die die untere von der oberen Extremität unterscheiden:

- Entsprechend der hohen statischen Belastung ist das **Femur** (S. 339), d. h. der Oberschenkelknochen, deutlich massiver als der Humerus, (sog. Oberarmknochen (S. 439)).
- Die **Pfanne** des **Hüftgelenks** ist wesentlich tiefer als die des Schultergelenks (S. 439), wodurch eine größere Sicherheit gegen Luxationen erreicht wird, wenn auch um den Preis einer etwas geringeren Beweglichkeit, vgl. Abb. **13.7** und Abb. **15.17**.
- Demselben Ziel dienen die äußerst **kräftigen Bänder**, deren Anordnung bei gestrecktem **Hüftgelenk** den **aufrechten Stand** mit minimalem Energieaufwand ermöglicht. Auch die starken Bänder des **Kniegelenks** sind nicht nur Sicherung gegen Luxationen. Sie sind in Streck-(Neutral-Null-)stellung dermaßen angespannt, dass die Beine stabilen „Säulen" gleichen, die das Körpergewicht ohne großen Muskelaufwand tragen. Gleichzeitig erlaubt die asymmetrische Anordnung der Bänder (S. 341) von Hüft- und Kniegelenk (S. 359) die zum **schnellen Laufen** erforderliche maximale Beugung dieser Gelenke.

13.2 Hüftgelenk (Articulatio coxae)

13.2 Hüftgelenk (Articulatio coxae)

▶ Klinik.

▶ Klinik. Ca. 3 % aller Säuglinge weisen eine Reifungsstörung des Hüftgelenks im Sinne einer **Dysplasie** (S. 354) auf. Von dieser Störung der Verknöcherung am Pfannenerker sind 7-mal mehr Mädchen als Jungen betroffen. Ein Übersehen dieser in den meisten Fällen einfach zu behandelnden Deformität führt bei ca. 10 % zur **kongenitalen Hüftluxation** (Dezentrierung des Hüftkopfes aus der Hüftgelenkspfanne), welche nicht mit der seltenen traumatischen Luxation (S. 343) eines a priori gesunden Hüftgelenks verwechselt werden darf.

Auch wenn die kongenitale Hüftluxation aufgrund der inzwischen konsequenteren Behandlung selten vorkommt, ist die nicht luxierte, diagnostisch übersehene Hüftdysplasie heute eine der häufigsten Ursachen einer **Coxarthrose**. Als lasttragendes Gelenk ist es im höheren Alter von arthrotischen Veränderungen bedroht; sein Ersatz durch **Totalendoprothesen** (= TEP) ist ein seit vielen Jahren erprobtes Behandlungskonzept.

13.2.1 Gelenktyp und Gelenkkörper

13.2.1 Gelenktyp und Gelenkkörper

Gelenktyp: Das Hüftgelenk ist ein **Kugelgelenk** vom Typ einer **Enarthrosis** (S. 225).

Gelenkpfanne: Diese ist das **Acetabulum** des **Os coxae** (S. 319), dessen **Facies lunata** (Abb. **13.1**), genau wie das kaudal gelegene überknorpelte **Lig. transversum acetabuli**, mit dem **Caput femoris** artikuliert.

Gelenktyp: Das Hüftgelenk ist ein **Kugelgelenk** mit 3 Freiheitsgraden. Da der Kopf bis über den größten Durchmesser von der Pfanne umfasst wird, liegt der Subtyp einer **Enarthrosis** (S. 225), sog. „Nussgelenk", vor.

Gelenkpfanne: Die **Pfanne** des Hüftgelenks ist das **Acetabulum** des **Os coxae**, an dessen Aufbau alle drei Anteile des Os coxae (S. 319) beteiligt sind. Allerdings ist nicht die gesamte Vertiefung des Acetabulums überknorpelt, sondern lediglich die **Facies lunata**, die etwa einen ¾-Kreis um die **Fossa acetabuli** einnimmt (Abb. **13.1**).

13.1 Gelenkpfanne (Acetabulum) des rechten Hüftgelenks

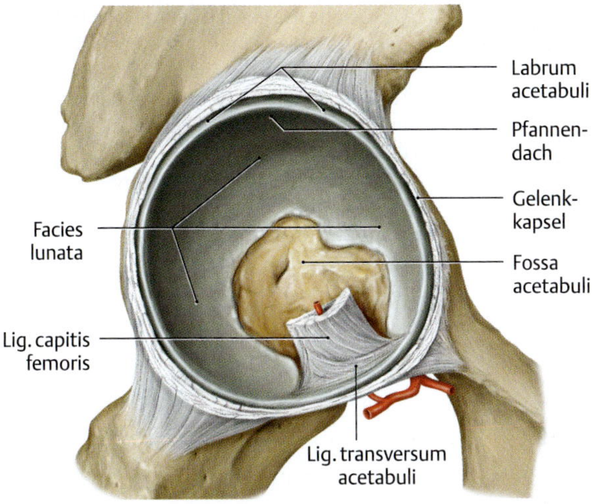

Ansicht von lateral nach Entfernung des rechten Femurkopfes.

Quelle: Schünke M, Schulte E, Schumacher U. PROMETHEUS LernAtlas der Anatomie. Allgemeine Anatomie und Bewegungssystem. Illustrationen von Voll M u. Wesker K. 6. Aufl. Stuttgart: Thieme; 2022

13.1

In **Standposition** des Beckens besitzt der knöcherne Pfannenrand kaudal, wo **keine Druckbelastung** einwirkt, eine Lücke, die **Incisura acetabuli**. Diese ist durch das von Knorpel überzogene **Lig. transversum acetabuli** bindegewebig ergänzt.
Lateral/kranial befindet sich der **„Pfannenerker“** als Teil des knöchernen und knorpeligen **Pfannendachs.** Seine Ausprägung bestimmt die Stellung der **„Pfanneneingangsebene“**: Je steiler diese steht, desto größer ist das Risiko, dass infolge des Körpergewichts der Gelenkkopf nach kranial aus der Pfanne rutscht.
Die an sich schon tiefe **Pfanne** des Hüftgelenks wird durch das faserknorpelige **Labrum acetabuli** noch mehr vertieft. Dieses ist zirkulär am knöchernen Pfannenrand (**Limbus acetabuli**) und am Lig. transversum acetabuli befestigt; es liegt frei in der Gelenkhöhle und ist nicht von Synovialmembran überzogen.

Die Pfanne wird durch das an ihrem Rand befestigte **Labrum acetabuli** vertieft.

Gelenkkopf: Er wird durch das kugelförmige **Caput femoris** (s. u.) gebildet.

Gelenkkopf: Caput femoris (s. u.).

Oberschenkelknochen (Os femoris, Femur)

Das **Femur** ist der **längste Knochen** des menschlichen Skeletts. Es bestimmt wesentlich die Körpergröße, sodass diese aus isoliert aufgefundenen Oberschenkelknochen (z. B. in der Archäologie) abgeschätzt wird.

Abschnitte und Form: Der Oberschenkelknochen (Abb. **13.2**) gliedert sich von proximal nach distal in folgende Abschnitte:

- **Caput femoris** (**Femurkopf/Hüftkopf**): Er sitzt medial auf dem **Collum femoris**, ist bis auf die medial gelegene **Fovea capitis femoris** großflächig überknorpelt und bildet den kugeligen **Gelenkkopf** (s. u.).
- **Collum femoris** (**Schenkelhals**): Er trägt das Caput femoris und geht über in das
- **Corpus femoris** (**Femurschaft/-diaphyse**), das nach ventral etwas durchgebogen ist; s. a. Diaphyse (S. 215). Die an der Dorsalseite auftretenden Druckkräfte werden durch die **Linea aspera** aufgefangen. Diese Knochenleiste hat ein **Labium mediale** und **laterale**, die auch als Muskelursprung dienen.
- **Condyli femoris** (**Femurkondylen**) der distalen Femurepiphyse bilden die beiden proximalen Gelenkkörper des Kniegelenks (S. 356) und besitzen mit dem **Epicondylus lateralis** und **medialis** Knochenvorsprünge zum Ansatz von Muskeln und Bändern. Oberhalb des Epicondylus medialis springt der Ansatz der Sehne des M. adductor magnus als **Tuberculum adductorium** vor.

Am **Übergang** vom Collum zum Corpus femoris imponieren zwei kräftige Muskelansatzhöcker (**Apophysen**):

- lateral der **Trochanter major** und
- medial/dorsal der **Trochanter minor**.

Oberschenkelknochen (Os femoris, Femur)

Das **Femur** ist der **längste Knochen** des menschlichen Skeletts.

Abschnitte und Form: Das Femur (Abb. **13.2**) gliedert sich in:

- **Kopf** (**Caput femoris**), der medial auf dem Schenkelhals (s. u.) sitzt.
- **Schenkelhals** (**Collum femoris**),
- **Schaft** (**Corpus femoris**), der nach ventral durchgebogen und dorsal durch die **Linea aspera** verstärkt ist, und
- **Kondylen** (S. 357), mit denen der Knochen distal endet.

Trochanter major (lateral) und **minor** (medial/dorsal) sind **Apophysen** (Muskelansatzhöcker) am Übergang vom **Collum** zum **Corpus femoris.** Sie sind dorsal durch die **Crista-**, ventral durch die **Linea intertrochanterica** verbunden.

13.2 Oberschenkelknochen (Os femoris)

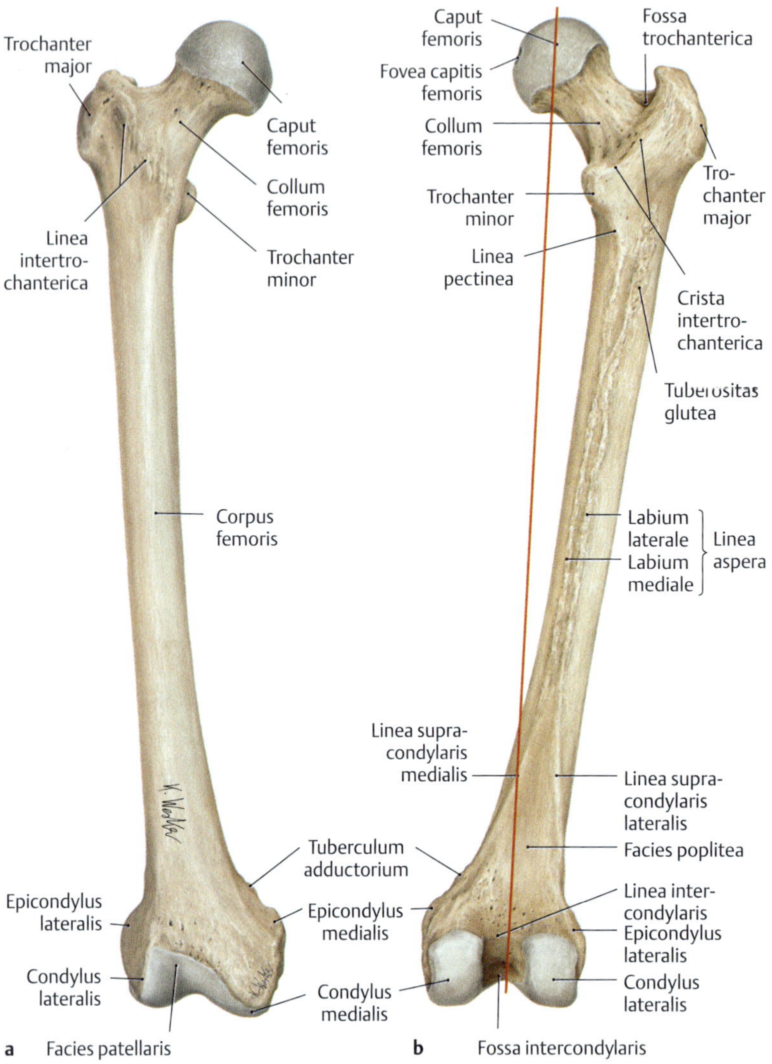

Die Gerade, welche die Zentren von Hüftkopf und distaler Femurepiphyse verbindet, stellt die „Traglinie" dar (rote Linie in **b**). Ihre exzentrische Lage erklärt die Ausbiegungstendenz des Femurs nach lateral unter Einwirkung des Körpergewichts (S. 30).
a Femur der rechten Seite in der Ansicht von ventral
b und von dorsal.

Quelle: Schünke M, Schulte E, Schumacher U. PROMETHEUS LernAtlas der Anatomie. Allgemeine Anatomie und Bewegungssystem. Illustrationen von Voll M u. Wesker K. 6. Aufl. Stuttgart: Thieme; 2022

Diese sind dorsal durch die massive **Crista intertrochanterica** und ventral durch die schwächer augeprägte **Linea intertrochanterica** verbunden. An der Basis des Trochanter major befindet sich medial/kranial die **Fossa trochanterica**.

Der **Schenkelhals** ist gegenüber dem **Schaft** um den **CCD-Winkel** von ca. 126° nach medial abgewinkelt.

Der Schenkelhals ist im Mittel gegenüber dem Schaft um 126° nach medial abgewinkelt. Dieser Winkel wird als **CCD-Winkel** (CCD = Caput-Collum-Diaphyse-) oder **Kollodiaphysenwinkel** bezeichnet (aus klinisch-praktischen Erfordernissen wird das zur Diaphyse gehörende Collum als eigenständiger Femurabschnitt gesehen).

► Klinik.

► **Klinik.** Liegt der CCD-Winkel beim Erwachsenen unter 120°, so spricht man von einer **Coxa vara**; bei einer **Coxa valga** überschreitet er 135° (Abb. **13.3**).

Die Begriffe **Varus- und Valgusstellung** charakterisieren die **Achsenstellung** aufeinanderfolgender Skelettelemente.

Die Begriffe **Varus- und Valgusstellung** charakterisieren, v. a. an den Gelenken der Extremitäten, die **Achsenstellung** aufeinanderfolgender Skelettelemente zueinander, genauer gesagt den medial gelegenen Winkel zwischen den Achsen des proximalen und distalen Skelettelements.

► Merke.

► **Merke.** **Valgusstellung:** Der mediale Winkel ist zu groß → das distale Skelettelement ist über die Norm **nach außen** abgewinkelt.
Varusstellung: Der mediale Winkel ist zu klein → das distale Skelettelement ist über die Norm **nach innen** abgewinkelt.

Der Schenkelhals ist gegenüber dem distalen Femur um 12° **antetorquiert**.

Bringt man die transversale Achse durch die Femurkondylen, die in etwa der Flexions/Extensionsachse des Kniegelenks (S. 370) entspricht, in die Frontalebene, so springt der

13.3 CCD-Winkel und seine Auswirkung auf die Spongiosastruktur

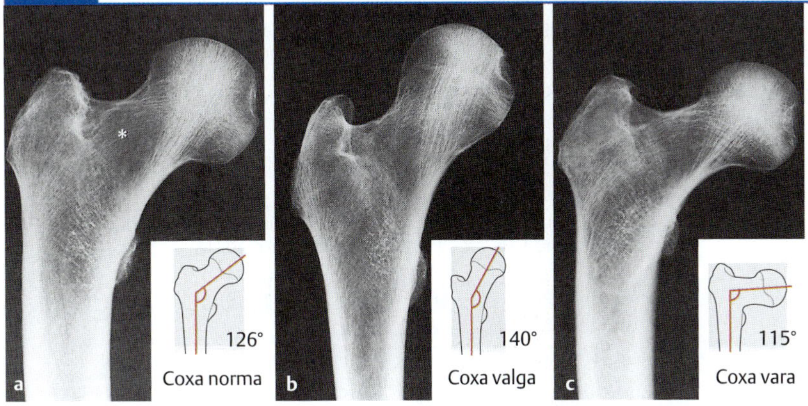

* Ward-Dreieck.
Röntgenaufnahmen im sagittalen Strahlengang:

a Normaler Schenkelhalswinkel (Coxa norma) bei physiologischer Biegebeanspruchung (zum physiologischen Verlauf der Druck- und Zugtrabekel s. a. Abb. **8.5**).

b Ein vergrößerter Schenkelhalswinkel (Coxa valga) führt zu einer erhöhten Druckbeanspruchung mit vermehrten Druckspannungen und dementsprechend zur verstärkten Ausbildung von Drucktrabekeln.

c Ein verkleinerter Schenkelhalswinkel (Coxa vara) führt zu einer erhöhten Biegebeanspruchung mit vermehrten Zugspannungen und damit zu einer stärkeren Ausbildung von Zugtrabekeln.

Quelle: Schünke M, Schulte E, Schumacher U. PROMETHEUS LernAtlas der Anatomie. Allgemeine Anatomie und Bewegungssystem. Illustrationen von Voll M u. Wesker K. 6. Aufl. Stuttgart: Thieme; 2022

Schenkelhals um 12° nach ventral vor. Diese **Antetorsion** des Collum femoris ist im Zusammenhang mit der Tibiatorsion für den Gang **von Bedeutung** (S. 392).

Aufbau: Die auf den **Femurkopf** wirkende **Druckbelastung** spiegelt sich in kräftigen **Spongiosatrabekeln** wider, die von seiner kranialen Fläche durch den Schenkelhals bis in die Kompakta des medialen Femurschafts ziehen. Sie setzen die Trabekel des lastübertragenden Corpus ossis ilii fort, die in die Kortikalis des **Pfannendachs** einstrahlen.
Der Winkel zwischen Schenkelhals und -schaft bedingt, dass das Körpergewicht den Schenkelhals auf Biegung beansprucht. Dadurch treten an der Oberseite des Schenkelhalses erhebliche **Zugkräfte** auf, die durch entsprechende Trabekel in die laterale Kompakta des Femurschafts eingeleitet werden. Je kleiner der CCD-Winkel, d. h. je ausgeprägter die Varisierung ist, desto größer werden diese Zugkräfte.
Die **Spongiosaarchitektur** kommt auch auf **Röntgenaufnahmen** gut zur Darstellung (Abb. **13.3**).
Der **Schaft** des Femurs besitzt eine außerordentlich massive Kompakta, die stark **durchblutet** ist.

Aufbau: Die auch radiologisch erkennbare **Spongiosaarchitektur** von Femurkopf und -hals spiegelt die **Zug-** und **Druckspannungen** wider (Abb. **13.3**), die durch die Übertragung des Körpergewichts vom Pfannendach auf das Caput femoris entstehen.

Die massive Kompakta des **Schafts** ist stark **durchblutet**.

▸ Klinik. Bei einer **Fraktur** des Femurs muss mit **Blutverlusten** von 1–2 Litern gerechnet werden, d. h. es droht ein Volumenmangelschock.

▸ Klinik.

13.2.2 Gelenkkapsel und Bandapparat

Gelenkkapsel: Die Gelenkkapsel des Hüftgelenks ist **proximal** unmittelbar außerhalb des Labrum acetabuli an der Pfanne befestigt. **Distal** reicht sie so weit nach lateral, dass der **größte Teil des Schenkelhalses in der Gelenkhöhle** liegt.
Ventral heftet sich die Kapsel (mit dem Lig. iliofemorale, s. u.) an der Linea intertrochanterica an, sodass hier das ganze Collum intrakapsulär liegt; dorsal werden ⅔ in die Gelenkhöhle einbezogen. Die Trochanteren und die Fossa trochanterica bleiben extrakapsulär. Der in der Gelenkhöhle befindliche Teil des **Schenkelhalses** ist fast zur Gänze von **Synovialmembran** überzogen. Unter der Synovialmembran verlaufen auf dem Knochen die **Blutgefäße**, die den Femurkopf ernähren. Diese durchbohren einige mm distal der Knorpel-Knochen-Grenze des Femurkopfes die Kortikalis (Abb. **13.4**).

13.2.2 Gelenkkapsel und Bandapparat

Gelenkkapsel: Der **größte Teil des Schenkelhalses** liegt **innerhalb** der **Gelenkhöhle**. Die den Femurkopf ernährenden **Blutgefäße** verlaufen innerhalb der Gelenkhöhle **auf dem Collum femoris** (Abb. **13.4**).

▸ Klinik. Bei einer **Schenkelhalsfraktur** besteht die Gefahr, dass die das Caput femoris versorgenden Blutgefäße durchtrennt werden. Dies führt zu einer Nekrose, da beim älteren Menschen die im Lig. capitis femoris verlaufenden Gefäße (s. u.) keine ausreichende Versorgung gewährleisten. Die Folge ist eine Deformierung des Caput mit daraus resultierender **Coxarthrose**. Da sich die den Hüftkopf versorgenden Gefäße innerhalb der Kapsel dem Collum anlegen, ist diese Gefahr umso größer, je näher die Fraktur am Gelenkkopf liegt. Bei kopfnahen, subkapitalen Schenkelhalsfrakturen wird daher meist der Femurkopf entfernt und eine Femurkopf- oder Totalendoprothese eingesetzt.

▸ Klinik.

13.4

13.4 Blutgefäßversorgung des Femurkopfes

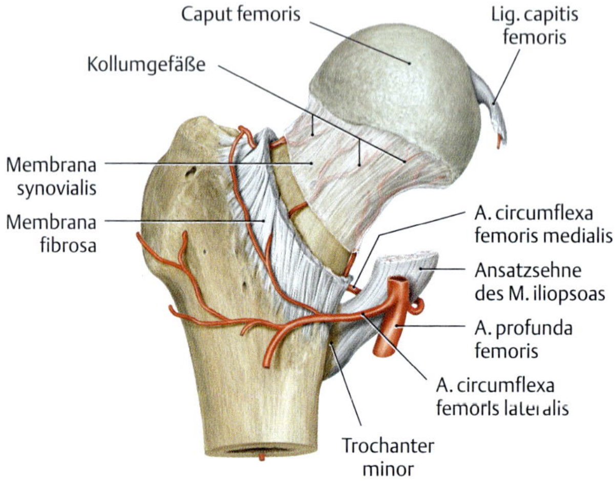

Femur der rechten Seite in der Ansicht von ventral: Verlauf der Kollumgefäße auf dem Schenkelhals in Beziehung zur Gelenkkapsel.

Quelle: Schünke M, Schulte E, Schumacher U. PROMETHEUS LernAtlas der Anatomie. Allgemeine Anatomie und Bewegungssystem. Illustrationen von Voll M u. Wesker K. 6. Aufl. Stuttgart: Thieme; 2022

Bänder: Man unterscheidet ein intraartikuläres Band vom übrigen kapsulären Bandapparat mit verschiedener Funktion:

Das **intraartikuläre Lig. capitis femoris** verläuft als Leitstruktur für Blutgefäße von der Fossa acetabuli zum Femurkopf und hat kaum eine mechanische Funktion.

Über mechanisch wirksame **kapsuläre Bänder** (Tab. **13.1**, Abb. **13.5**) ist die **dicke, straffe Kapsel** mit den 3 Teilen des Os coxae (S. 319) verbunden.

Bänder: Am Hüftgelenk unterscheidet man den kräftigen, mechanisch bedeutsamen Bandapparat, der von außen in die Gelenkkapsel einstrahlt und sie verstärkt, von einem intraartikulär verlaufenden Band ohne nennenswerte mechanische Funktion:
Letzteres ist das **Lig. capitis femoris**, das, von Synovialmembran überzogen, von der Fovea capitis femoris zur Fossa acetabuli (kranial von der Incisura acetabuli) zieht. Es hat **keine bewegungshemmende** Funktion, sondern dient den **Rr. acetabulares** der A. circumflexa femoris medialis und der A. obturatoria, die den Femurkopf mitversorgen, als Leitstruktur.
Die stabile Verbindung des Schenkelhalses mit den drei Teilen des Os coxae (S. 319) gewährleistet jeweils ein in die **dicke, straffe Kapsel** integriertes kräftiges Band (Verlauf und Funktion s. Tab. **13.1**, Abb. **13.5**). In der Tiefe der Gelenkkapsel strahlen Fasern aus allen drei Bändern in die **Zona orbicularis** ein, welche mit zirkulären Fasern das Collum femoris an seiner dünnsten Stelle umfasst.

13.1 Kapsuläre Bänder des Hüftgelenks

Band	Verlauf	Funktion
Lig. iliofemorale	strahlt von der Spina iliaca anterior inferior des Os ilium deltaförmig aus zur Linea intertrochanterica	kräftigstes Band des menschlichen Körpers (max. Dicke 5–10 mm)
▪ Pars descendens	von der Spina iliaca ant. inf. medial zur Linea intertrochanterica	v. a. **Extensionshemmung**
▪ Pars transversa	von der Spina iliaca ant. inf. lateral zur Linea intertrochanterica	**Hemmung** von Extension und **Adduktion**
Lig. pubofemorale	zieht vom R. superior des Os pubis zum distalen Abschnitt der Linea intertrochanterica ventral vom Trochanter minor	**Hemmung** der **Abduktion**, Extension und Außenrotation
Lig. ischiofemorale	verläuft auf der Rückseite vom Corpus ossis ischii quer zur Fossa trochanterica	**Hemmung** der **Innenrotation** und Extension
Zona orbicularis	zirkulär distal des Caput femoris	**Sicherung des Femurkopfes** gegen Austritt aus der Gelenkpfanne

Wegen seiner tiefen Pfanne, dem dicken Kapsel-Band-Apparat und dem massiven Muskelmantel (S. 344) ist das Hüftgelenk nur **wenig luxationsanfällig**.

Das Hüftgelenk ist wegen seiner tiefen Pfanne, dem dicken Kapsel-Band-Apparat und dem massiven Muskelmantel (S. 344) nur **wenig luxationsanfällig**. Dennoch befinden sich zwischen den drei kapsulären Bändern **Schwachstellen** mit dünner Kapsel, die zu Luxationspforten werden können; allerdings sind hierzu erhebliche Kräfte nötig.

13.5 Bandapparat des Hüftgelenks

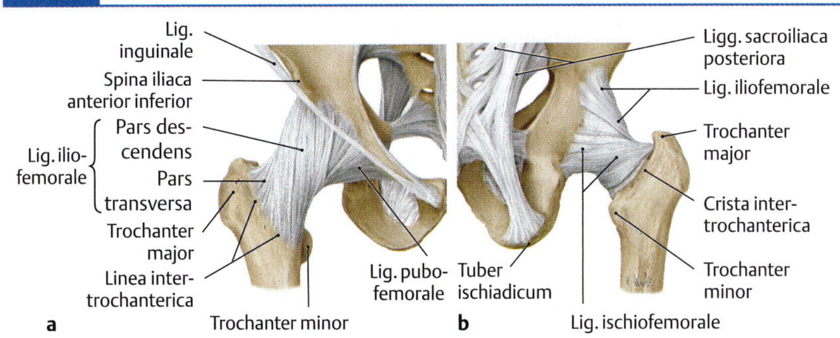

a Ausschnitt eines rechten Hüftgelenks in der Ansicht von ventral
b und von dorsal

Quelle: Schünke M, Schulte E, Schumacher U. PROMETHEUS LernAtlas der Anatomie. Allgemeine Anatomie und Bewegungssystem. Illustrationen von Voll M u. Wesker K. 6. Aufl. Stuttgart: Thieme; 2022

▸ Klinik. Eine **traumatische Hüftluxation** ist selten, da erhebliche Kräfte hierzu einwirken müssen. Bei mehr als der Hälfte der traumatischen Luxationen tritt der Hüftkopf zwischen den Ligg. ischiofemorale und iliofemorale (Abb. **13.6a**) nach dorsal/kranial durch die Kapsel (**Luxatio iliaca**). Am zweithäufigsten ist die **Luxatio suprapubica** nach ventral/kranial zwischen den Ligg. iliofemorale und pubofemorale (Abb. **13.6b**). Die **Reposition** erfordert meist eine Allgemeinnarkose.

▸ Klinik.

13.6 Ligg. ilio-, ischio- und pubofemorale

Quelle: Schünke M, Schulte E, Schumacher U. PROMETHEUS LernAtlas der Anatomie. Allgemeine Anatomie und Bewegungssystem. Illustrationen von Voll M u. Wesker K. 6. Aufl. Stuttgart: Thieme; 2022

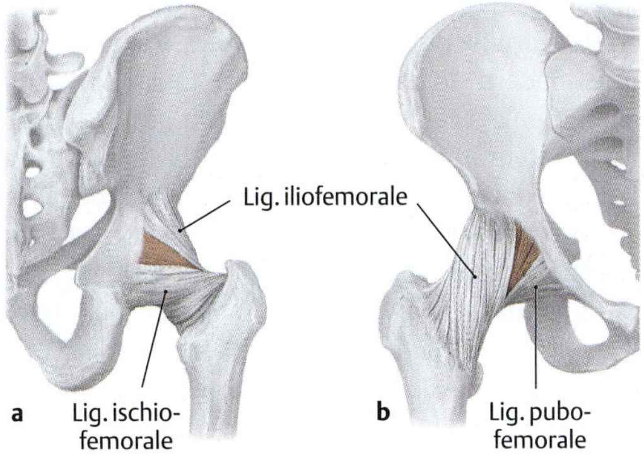

13.2.3 Mechanik des Hüftgelenks

Die Beweglichkeit des Hüftgelenks um drei durch das Zentrum des Caput femoris laufende Hauptachsen sowie die Dokumentation nach der Neutral-Null-Methode (S. 225) ist in Abb. **13.7** dargestellt.

Die **Beugung** ist im Hüftgelenk durch Bänder **nicht gehemmt**; bei gestrecktem Knie begrenzt die passive Insuffizienz der ischiokruralen Muskeln (S. 372), bei gebeugtem Knie die aktive Insuffizienz der Beugemuskeln. Passiv lässt sich die Hüfte noch bis zum Kontakt des Oberschenkels mit dem Bauch („Massenhemmung") beugen. Dies ist eine Folge der Orientierung des dorsal gelegenen **Lig. ischiofemorale** parallel zur Extensions-Flexions-Achse. Ventral dagegen kreuzt die dicke Pars descendens des **Lig. iliofemorale** die Extensions-Flexions-Achse und **behindert** so die **Streckung**.

Dies erlaubt einen **kräftesparenden aufrechten Stand** auf **zwei Beinen**, bei dem das aus der Neutral-Null-Stellung leicht nach dorsal gekippte Becken in den Ligg. iliofemoralia „hängt".

Beim lässigen **Stehen auf einem Bein** mit aufgesetztem, aber entlastetem und leicht gebeugtem Spielbein, sinkt das Becken zur Spielbeinseite in einer Adduktionsbewegung so weit ab, bis die laterale Pars transversa des Lig. iliofemorale angespannt wird.

13.2.3 Mechanik des Hüftgelenks

Der Bewegungsumfang im Hüftgelenk ist der Abb. **13.7** zu entnehmen.

Der Bandapparat erlaubt praktisch **unbegrenzte Beugung** bei stark **eingeschränkter Streckung**.

Die **Extensionshemmung** durch das Lig. iliofemorale erlaubt **kräftesparendes aufrechtes Stehen**.

13.7 Bewegungsumfang im Hüftgelenk nach der Neutral-Null-Methode

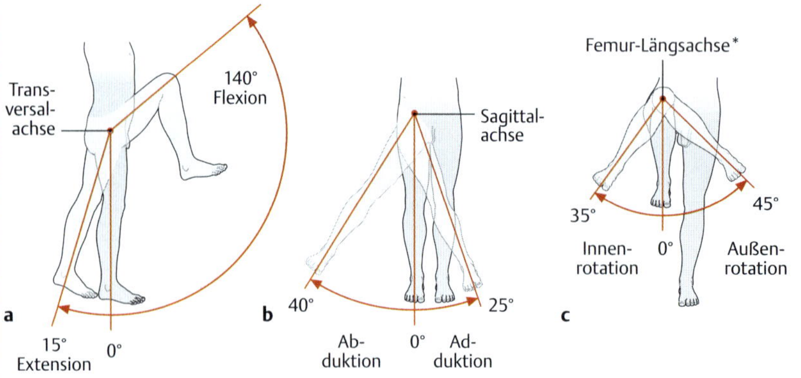

* Beachte: Rotationsmessungen werden stets bei 90°-Beugung im Knie- und Hüftgelenk durchgeführt, wobei der angewinkelte Unterschenkel als „Zeiger" für das Bewegungsausmaß dient. Auch wenn die durch den Oberschenkel verlaufende Bewegungsachse in dieser Stellung in die Sagittalebene verlagert ist, erfolgen (bezogen auf die Neutral-Null-Position) Rotationsbewegungen im Hüftgelenk um eine Longitudinalachse.

a Flexion/Extension: 140/0/15°
b Adduktion/Abduktion: 25/0/40°
c Innen-/Außenrotation: 35/0/45°

Quelle: Schünke M, Schulte E, Schumacher U. PROMETHEUS LernAtlas der Anatomie. Allgemeine Anatomie und Bewegungssystem. Illustrationen von Voll M u. Wesker K. 6. Aufl. Stuttgart: Thieme; 2022

13.2.4 Hüftmuskulatur

Funktionelle Aspekte

Die mangelnde Beugehemmung durch Bänder bedingt **mächtige Streckmuskeln**, die ein Vornüberkippen des Rumpfes in den Hüftgelenken bei der **aufrechten Haltung** verhindern. Ein ausgeprägtes **Gesäß** ist daher ein typisch menschliches Merkmal.
Zum Anheben des Spielbeins beim Gehen reichen **schwächere Beugemuskeln** aus.

Einteilung

Die Gliederung erfolgt in (Abb. **13.8**, Abb. **13.9**):
- **Flexoren**,
- **Glutealmuskeln**,
- **pelvitrochantere Muskeln**,
- **Adduktoren**,
- **ischiokrurale Muskeln.**

Flexoren

Der durch die Lacuna musculorum ziehende **M. iliopsoas** (Abb. **13.10**) und der **M. rectus femoris** sind die **kräftigsten Flexoren**. Zwischen M. iliopsoas und Kapsel des Hüftgelenks bzw. Eminentia iliopubica liegt die **Bursa iliopectinea**, die mit dem Gelenk kommunizieren kann.

13.2.4 Hüftmuskulatur

Funktionelle Aspekte

Die Besonderheiten des Bandapparats des Hüftgelenks (s. o.) und die Erfordernisse der aufrechten Haltung bedingen eine ausgeprägte **Asymmetrie der Hüftmuskulatur:**
Das durch Bänder nicht gebremste Vornüberkippen (Flexion) des Rumpfes wird durch **mächtige Streckmuskeln** verhindert. Auch beim Aufstehen aus dem Sitzen oder Treppensteigen muss das Hüftgelenk gegen das Körpergewicht gestreckt werden, sodass dazu ebenfalls kräftige Extensoren erforderlich sind. Ihre ausgeprägte Entwicklung hat beim Menschen als einzigem Säugetier die Ausbildung der typischen **Gesäßform** zur Folge. Es dürfte daher kein Zufall sein, dass das Gesäß beim Menschen ein wichtiges **Sexualsignal** darstellt.
Da das Überkippen nach hinten durch das Lig. iliofemorale (Tab. **13.1**) verhindert wird, reichen zur Sicherung der aufrechten Haltung und der Beugung der Hüfte beim Anheben des Spielbeins beim Gehen **schwächere Beugemuskeln** aus.
Im Vergleich erreichen die **Drehmomente** der **Extensoren** in der Neutral-Null-Position das 2- bis 3-Fache der Flexoren.

Einteilung

In der Literatur finden sich verschiedene Einteilungen der Hüftmuskeln. Die nachstehende, überwiegend auf der Topografie basierende Gliederung wird auch klinischen Belangen gerecht (Abb. **13.8**, Abb. **13.9**):
- **Flexoren**,
- **Glutealmuskeln**,
- **pelvitrochantere Muskeln,**
- **Adduktoren** und
- **ischiokrurale Muskeln.**

Flexoren

Der auch als innerer Hüftmuskel bezeichnete **M. iliopsoas** (Abb. **13.10**) zieht durch die Lacuna musculorum (S. 306) unter dem Lig. inguinale über Os ilium und Eminentia iliopubica zum Trochanter minor. Er und der **M. rectus femoris** sind die **Hauptflexoren** des Hüftgelenks. Beide Muskeln werden in dieser Funktion unterstützt von M. tensor fasciae latae (S. 350), ventralen Teilen der Mm. gluteus medius und minimus (S. 348), M. sartorius sowie ventral gelegenen Adduktoren (Abb. **13.9**, Abb. **13.17**). Die Mm. rectus femoris und sartorius werden als zweigelenkige Muskeln detailliert beim Kniegelenk behandelt (Abb. **13.42**).
Die **Bursa iliopectinea** vermindert die Reibung zwischen M. iliopsoas und Gelenkkapsel bzw. Knochen und kommuniziert in ca. 15 % über eine Öffnung in der Kapsel mit dem Gelenk.

13.8 Muskeln des Hüftgelenks (Teil I)

Muskel		Ursprung	Ansatz	Innervation*	Funktion
Flexoren					
M. iliopsoas	**M. psoas major**	Wirbelkörper Th XII–L IV (lateral); Processus costales (L I–V)	Trochanter minor	**N. femoralis**, Äste des Plexus lumbalis (Th12–L4)	**Flexion**, Innen-/Außenrotation
	M. iliacus	Fossa iliaca, Spina iliaca ant. inf.			
M. rectus femoris		Spina iliaca anterior inferior	Tuberositas tibiae	**N. femoralis** (L2–L4)	Hüfte: **Flexion** Kniegelenk: **Extension**
M. sartorius		Spina iliaca anterior superior	Facies med. der proximalen Tibia		Hüfte: **Flexion** Kniegelenk: v.a. **Flexion**
Glutealmuskeln					
M. gluteus maximus		Os ilium dorsal der Linea glutea post., Os sacrum, Lig. sacrotuberale	Fascia lata, Tuberositas glutea (dorsolateral am Femur)	**N. gluteus inferior** (L5–S2)	**Extension**, **Außenrotation**, Abduktion/ Adduktion
M. gluteus medius		Os ilium zwischen Crista iliaca und Linea glutea ant.	Trochanter major („kleine Gluteen")	**N. gluteus superior** (L4–S1)	**Abduktion**; zusätzlich Flexion/ Extension, Innen-/ Außenrotation
M. gluteus minimus		Os ilium zwischen Linea glutea ant. und inf.			
M. tensor fasciae latae		Spina iliaca ant. sup.	Tractus iliotibialis (lat. Tibiakondylus)		**Abduktion**; zusätzlich Flexion, Innenrotation Kniegelenk: Außenrotation
Pelvitrochantere Muskeln (von kranial nach kaudal)					
M. piriformis		Os sacrum, Facies pelvina S II–S IV	Trochanter major	Äste des **Plexus sacralis** (L5–S2)	**Außenrotation**; zusätzlich Abduktion
M. gemellus superior		Spina ischiadica	Fossa trochanterica		**Außenrotation**
M. gemellus inferior		Tuber ischiadicum			
M. obturatorius internus**		Membrana obturatoria (innen)			
M. obturatorius externus**		Membrana obturatoria (außen)		**N. obturatorius** (L3–L4)	
M. quadratus femoris		Tuber ischiadicum	Crista intertrochanterica	**N. gluteus inf.** (L5–S2)	**Außenrotation**; zusätzlich Adduktion

* *Die Segmente beziehen sich auf die Innervation der Muskeln; häufig führt der Nerv Fasern aus mehr als den angegebenen Segmenten.*

** *Die Mm. obturatorii wirken auch als schwache Adduktoren.*

Zu M. sartorius am Kniegelenk siehe auch Abb. **13.42**.

13.9 Muskeln des Hüftgelenks (Teil II)

Muskel	Ursprung	Ansatz	Innervation*	Funktion
Adduktoren**				
M. pectineus	Pecten ossis pubis	Linea pectinea femoris	**N. femoralis,** N. obturatorius	
M. adductor longus	Os pubis (Ramus sup.), Symphyse			**Adduktion;** M. pectineus und adductor longus, zusätzl. Flexion M. adductor magnus Extension
M. adductor brevis	Os pubis (Ramus inf.)	Labium mediale der Linea aspera und medialer Femurepikondylus	**N. obturatorius** (L2–L4) N. tibialis (medialer Teil)	
M. adductor magnus	Os pubis (Ramus inf.), Os ischii			
M. gracilis	Os pubis (Ramus inf.)	Tibia („Pes anserinus“)		
Ischiocrurale Muskeln				
M. semitendinosus		medialer Tibiakondylus (dorsal)	**N. ischiadicus**	
M. semimembranosus	Tuber ischiadicum		Tibialisanteil (L5–S2)	Hüfte: **Extension**; Kniegelenk: v.a. Flexion
M. biceps femoris, Caput longum		lateral Tibiakondylus, Caput fibulae		

** Die Segmente beziehen sich auf die Innervation der Muskeln; häufig führt der Nerv Fasern aus mehr als den angegebenen Segmenten.*
*** Mit Ausnahme der dorsalen Anteile des M. adductor magnus, welche minimal strecken, sind die Adduktoren schwache Beuger; bezüglich ihrer rotierenden Funktion finden sich in der Literatur widersprüchliche Angaben.*

Zu M. gracilis, semimembranosus und biceps femoris am Kniegelenk siehe auch Abb. **13.42**.

13.10

13.10 M. iliopsoas

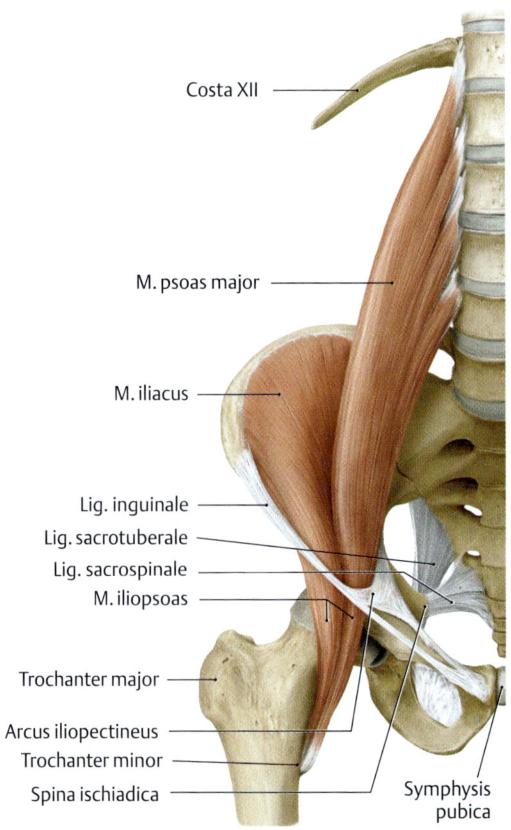

Darstellung des rechten M. iliopsoas von ventral.

Quelle: Schünke M, Schulte E, Schumacher U. PROMETHEUS LernAtlas der Anatomie. Allgemeine Anatomie und Bewegungssystem. Illustrationen von Voll M u. Wesker K. 6. Aufl. Stuttgart: Thieme; 2022

Glutealmuskeln

Die Glutealmuskeln repräsentieren die oberflächliche Schicht der sog. äußeren Hüftmuskulatur.

M. gluteus maximus: Er ist der **kräftigste Muskel** des menschlichen Körpers (Abb. **13.11**). Bei einem erwachsenen Mann kann die maximale Kraftentfaltung des komplex gefiederten Muskels 1 t betragen. Seine Muskelplatte bildet ein Parallelogramm, wobei die Fasern vom Ursprung am dorsalen Beckenring schräg nach kaudal/lateral zum Ansatz dorsolateral am proximalen Oberschenkel ziehen.
Sein Abstand von der Flexions-Extensions- und der Rotationsachse bedeutet **lange Hebelarme**, woraus im Verein mit seiner großen Kraft sehr große Drehmomente resultieren, die ihn in der Neutral-Null-Position zum bedeutendsten **Strecker** und **Außenrotator** machen. Seine gewaltige Ausprägung ist wesentlich für die typisch menschliche Form des Gesäßes verantwortlich und hat ihre Ursache in der **aufrechten Haltung**, die ohne die Streckwirkung des M. gluteus maximus zwar noch möglich ist, aber kein schnelles Laufen oder Bergaufgehen erlaubt.

▸ Klinik. Eine **Lähmung** des **M. gluteus maximus** ist glücklicherweise selten; am ehesten wird sie bei einem Ausfall des **N. gluteus inferior** (S. 873) nach einer fehlerhaften intramuskulären Injektion beobachtet. Dabei ist das Durchstrecken der Hüfte gegen das Körpergewicht und damit Treppensteigen und Aufstehen aus dem Sitzen kaum möglich. Auch beim Stehen müssen Betroffene in diesem Fall sehr darauf achten, dass bei Bewegungen des Oberkörpers nicht das Gleichgewicht nach vorne verloren wird.

13.11 M. gluteus maximus

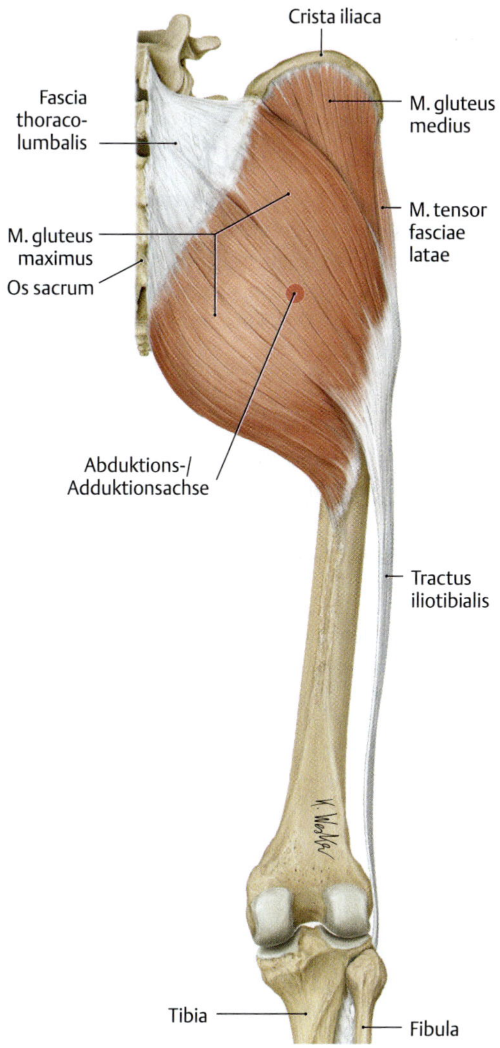

Darstellung des rechten oberflächlichsten Glutealmuskels in der Ansicht von dorsal.

Quelle: Schünke M, Schulte E, Schumacher U. PROMETHEUS LernAtlas der Anatomie. Allgemeine Anatomie und Bewegungssystem. Illustrationen von Voll M u. Wesker K. 6. Aufl. Stuttgart: Thieme; 2022

Glutealmuskeln

M. gluteus maximus (Abb. 13.11): Wegen seiner Masse und langen Hebelarme ist er der bedeutendste **Strecker** und **Außenrotator**. Er sichert die **aufrechte Haltung** und ist für das Strecken der Hüfte gegen das Körpergewicht, z. B. beim Treppensteigen oder Aufstehen aus dem Sitzen unerlässlich.

▸ Klinik.

13.11

Die kranialen Anteile des M. gluteus maximus **abduzieren**, die kaudalen **adduzieren** (Abb. **13.11**).

Die Abduktions-Adduktions-Achse verläuft mitten durch den großflächigen Muskel, sodass seine **kranialen Anteile abduzieren**, seine **kaudalen adduzieren** (Abb. **13.11**).

► Klinik.

► Klinik. Bei einer **Schenkelhalsfraktur** dreht das Übergewicht der Außenrotatoren das Bein als distales „Frakturstück" nach außen, was an der Stellung der Fußspitze leicht erkennbar ist (s. Abb. **13.12**).

13.12 **Schenkelhalsfraktur** Auf der betroffenen rechten Seite fallen bei der Inspektion auf: Verkürzung des Oberschenkels, leichte Flexion im Kniegelenk und Außenrotation sowie leichte Abduktion des Beines.

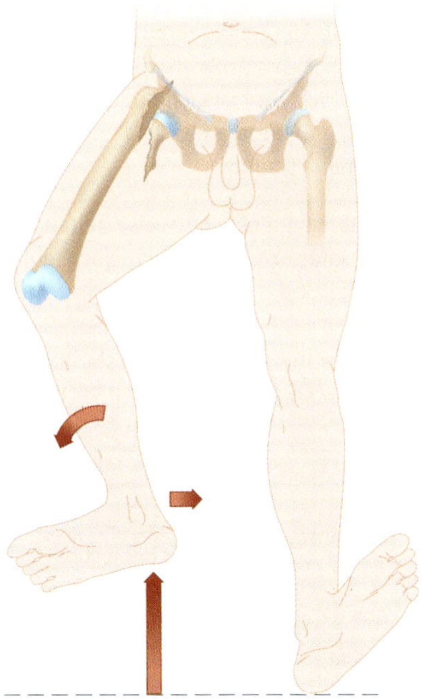

Bei gestrecktem Hüftgelenk (aufrechte Haltung) bedeckt der Muskel das Tuber ischiadicum. Beim **Beugen gleitet der Unterrand** des Muskels nach **kranial**, sodass er im Sitzen nicht zwischen dem Tuber und der Unterlage gequetscht wird. Dabei nähern sich seine kranialen Abschnitte der Extensionsachse an bzw. werden sogar beugend, sodass die ischiokruralen Muskeln (Tab. **13.2**) sein Extensionsmoment übertreffen.

Mm. glutei medius und minimus (Abb. 13.13): Diese **„kleinen Gluteen"** konvergieren von der Ala ossis ilii zum Trochanter major und sind die wichtigsten **Abduktoren**.

Mm. glutei medius und minimus (Abb. 13.13): Sie werden trotz ihrer kräftigen Ausprägung auch als die **„kleinen Gluteen"** bezeichnet. Beide Muskeln strahlen fächerförmig von der Spitze des Trochanter major zur Außenfläche der Darmbeinschaufel. Dabei wird der M. gluteus minimus vom M. gluteus medius vollkommen überdeckt. Die Fasern beider Muskeln verlaufen weitgehend parallel, sodass sie **funktionell als ein Muskel** gesehen werden können.
Ihre Lage lateral der Abduktions-Adduktions-Achse qualifiziert sie primär als **Abduktoren**.

► Merke.

► Merke. Die Abduktionsfunktion der kleinen Gluteen ist **essenziell für den Gang**, indem sie durch Kontraktion auf der Standbeinseite ein Abkippen des Beckens zur Spielbeinseite verhindern.

Beim **Gehen** wird das Körpergewicht auf das **Standbein** verlagert.

Beim **Gehen** wird das Körpergewicht auf das **Standbein** verlagert, um das **Spielbein** vom Boden abzuheben und nach vorne zu führen. So kommt es zum **Einbeinstand** auf dem Standbein.

► Merke.

► Merke. Man **steht** beim **Gehen** abwechselnd auf einem Bein, dem sog. Standbein.

Der Körperschwerpunkt medial vom Hüftgelenk tendiert beim **Gehen** das Becken zur **Spielbeinseite zu kippen**, was durch Kontraktion der Standbeinabduktoren verhindert wird (Abb. **13.14**).

Da der Schwerpunkt der Körpermasse medial vom Hüftgelenk liegt, hat sie die Tendenz, das **Becken** auf der nicht abgestützten **Spielbeinseite herunter**zudrücken. Dem wirken die Abduktoren der Standbeinseite entgegen und erleichtern das Vorführen des Spielbeins zusätzlich durch Anheben der Spielbeinseite des Beckens (Abb. **13.14**).

13.13 Mm. gluteus medius und minimus sowie pelvitrochantere Muskeln

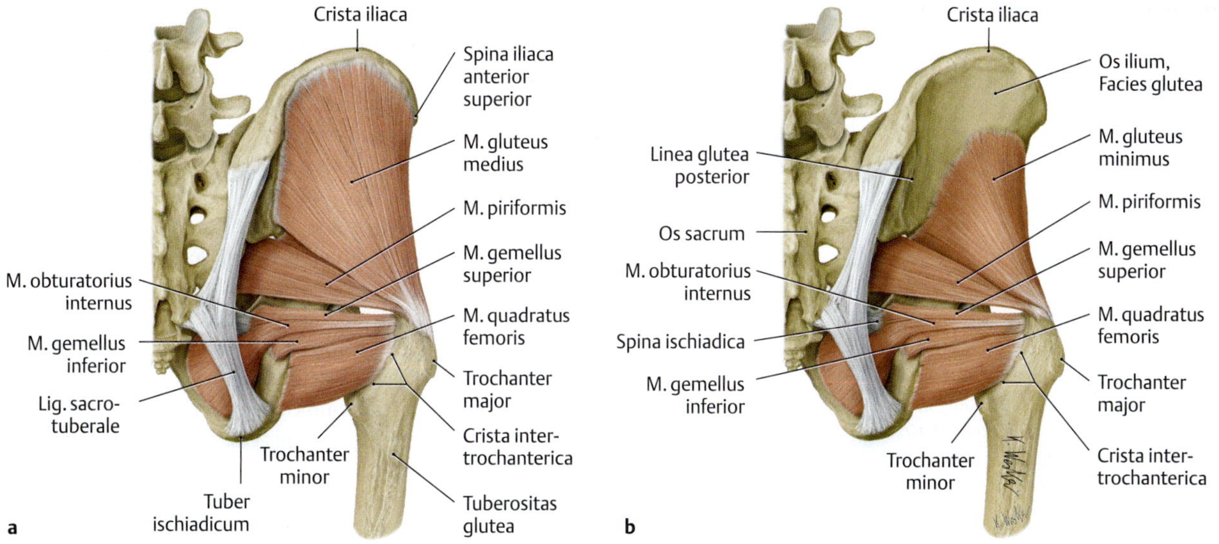

a Ansicht von dorsal nach Entfernung des M. gluteus maximus
b und nach zusätzlicher Entfernung des M. gluteus medius. Kaudal der Mm. glutei medius und minimus sind die pelvitrochanteren Muskeln sichtbar

Quelle: Schünke M, Schulte E, Schumacher U. PROMETHEUS LernAtlas der Anatomie. Allgemeine Anatomie und Bewegungssystem. Illustrationen von Voll M u. Wesker K. 6. Aufl. Stuttgart: Thieme; 2022

13.14 Funktion der Mm. glutei medius und minimus beim Stehen und Gehen

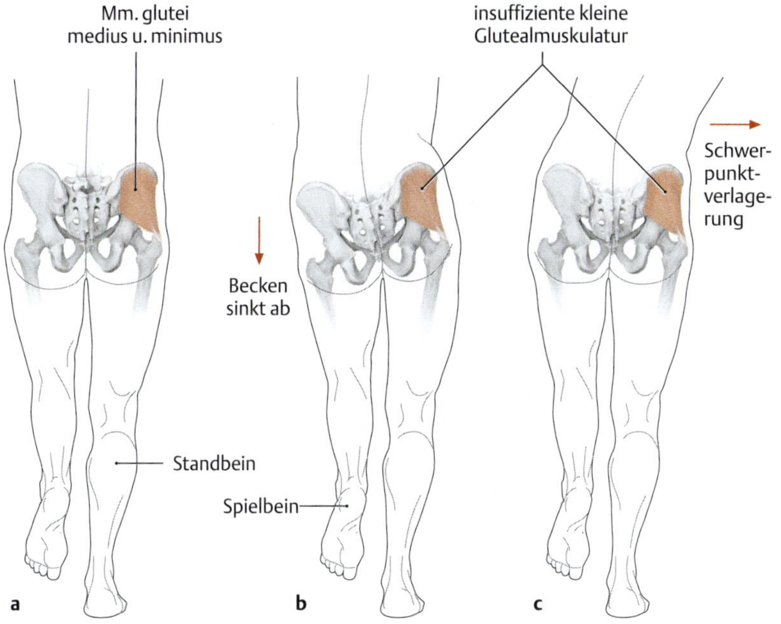

a Beim Gesunden stabilisieren die „kleinen Gluteen“ des Standbeins das Becken.
b Durch Ausfall der „kleinen Gluteen“ des Standbeins kippt das Becken beim Versuch, auf einem Bein zu stehen, zur Spielbeinseite ab (Trendelenburg-Zeichen).
c Um beim Gehen dieses Abkippen zu verhindern, wird der Rumpfschwerpunkt abnorm weit auf die Standbeinseite (mit den ausgefallenen „kleinen Gluteen“) verlagert (Duchenne-Hinken).

Quelle: Schünke M, Schulte E, Schumacher U. PROMETHEUS LernAtlas der Anatomie. Allgemeine Anatomie und Bewegungssystem. Illustrationen von Voll M u. Wesker K. 6. Aufl. Stuttgart: Thieme; 2022

▸ Klinik. Ein Ausfall der kleinen Gluteen, z. B. infolge einer Schädigung des **N. gluteus superior** durch eine fehlerhafte intramuskuläre Injektion (S. 386), führt beim **Einbeinstand** zum sog. **Trendelenburg-Zeichen** (Abb. **13.14b**). Beim **Gehen** resultiert aus dem Bemühen, das Absinken des Beckens zur Spielbeinseite durch z. T. übertriebene Verlagerung des Rumpfes auf die Standbeinseite zu kompensieren, das **Duchenne-Hinken** (Abb. **13.14c**).

▸ Klinik.

Die **Mm. Glutei medius** und **minimus** sind in Neutral-Null-Position sowohl **Beuger und Innenrotatoren** als auch **Strecker und Außenrotatoren**. An der gebeugten Hüfte wirken sie fast gänzlich beugend und innenrotierend.

M. tensor fasciae latae: Er zählt gleichfalls zu den **Abduktoren**; daneben ist er ein **Flexor** (Abb. **13.15**).

Gemeinsam mit dem kranialen Abschnitt des M. gluteus maximus spannt der **M. tensor fasciae latae** den **Tractus iliotibialis** (Abb. **13.15**). Diese Verstärkung der **Fascia lata** wirkt als **Zuggurtung** gegen die laterale Ausbiegungstendenz des Femurs.

⊙ 13.15

Da die beiden „kleinen Gluteen" relativ großflächig sind, verläuft ein Teil ihrer Fasern vor, der andere hinter der **Flexions-Extensions-Achse**; dementsprechend wirken sie sowohl als **Beuger** als auch als **Strecker**. Ihre ventralen Anteile **rotieren** nach **innen**, ihre dorsalen nach **außen**. Bei 90° **gebeugter Hüfte** wirken sie fast gänzlich als **Beuger** und **Innenrotatoren**, was zusammen mit der Schwächung des M. gluteus maximus zur Abnahme der Extensionsmomente führt und außerdem die ischiokruralen Muskeln zu den wichtigsten Extensoren macht.

M. tensor fasciae latae: Er setzt die Muskelmasse des Gluteus medius nach ventral fort und zählt ebenfalls zu den vom N. gluteus superior innervierten Abduktoren. Da er weit vor der **Flexions-Extensions-Achse** verläuft, ist er trotz seines geringen Querschnitts auch ein **guter Beuger**, was erklären dürfte, wieso er bei Sprintern ausgeprägt ist. Er setzt schräg von ventral/kranial am Tractus iliotibialis an (Abb. **13.15**). Vor allem am gebeugten Knie wirkt er als Außenrotator.

Der **Tractus iliotibialis** erstreckt sich als Verstärkung der **Fascia lata** an der Außenseite des Oberschenkels von der Crista iliaca bis zum Condylus lateralis tibiae. Die Fascia lata repräsentiert die Fascia superficialis am Oberschenkel. Von dorsal/kranial strahlt der kraniale Abschnitt des M. gluteus maximus ein. Er wirkt als **Zuggurtung** gegen die laterale Ausbiegungstendenz des Femurs. Diese ist eine Folge der medial des Femurschafts und damit exzentrisch vom Hüft- zum Kniegelenk verlaufenden Traglinie (Abb. **13.2b**).

⊙ 13.15 Tractus iliotibialis

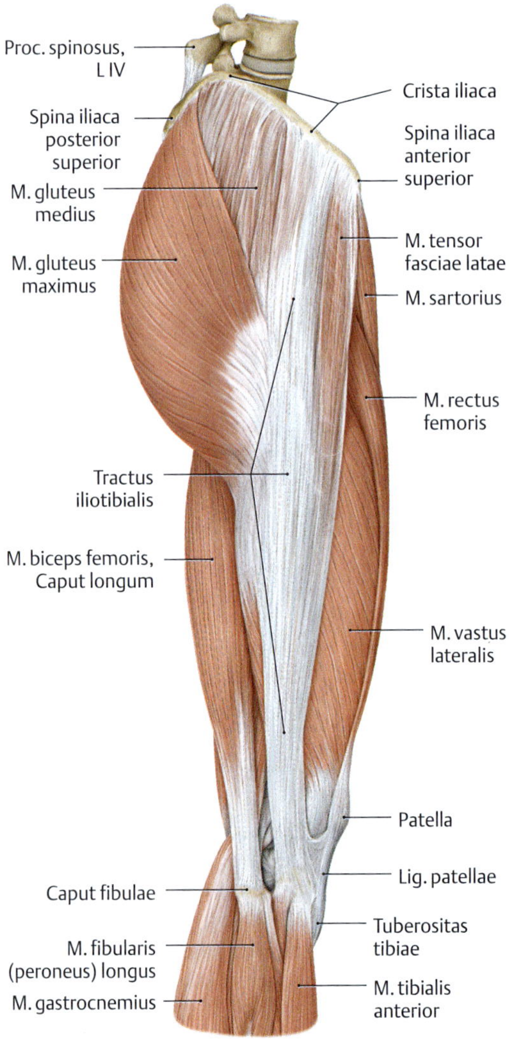

Oberschenkel und Gesäß eines rechten Beines in der Ansicht von lateral: Man beachte, wie die Mm. gluteus maximus und tensor fasciae latae von dorsal bzw. ventral in den Tractus iliotibialis einstrahlen.

Quelle: Schünke M, Schulte E, Schumacher U. PROMETHEUS LernAtlas der Anatomie. Allgemeine Anatomie und Bewegungssystem. Illustrationen von Voll M u. Wesker K. 6. Aufl. Stuttgart: Thieme; 2022

Pelvitrochantere Muskeln

Die pelvitrochanteren Muskeln bilden die tiefe Lage der äußeren Hüftmuskulatur:

- **M. piriformis**,
- **Mm. gemellus superior** und **inferior**,
- **Mm. obturatorius internus** und **externus** sowie
- **M. quadratus femoris**.

Die Bezeichnung dieser Muskelgruppe als **pelvitrochantere Muskulatur** (sichtbar in Abb. **13.13**) nimmt auf Ursprung und Ansatz Bezug: Die Muskeln entspringen vom Os sacrum und den kaudalen Abschnitten des Os coxae (v. a. der Membrana obturatoria) bis zum Tuber ischiadicum, um zur Fossa trochanterica und Crista intertrochanterica zu konvergieren. Sie wirken alle als **Außenrotatoren** und sind in der Summe dem M. gluteus maximus mindestens gleichwertig.

Statisch gesehen dichtet der **M. piriformis** das zwischen Spina ischiadica, Os ischii, Os ilium, Kreuzbein und Lig. sacrospinale gelegene **Foramen ischiadicum majus** (S. 875) nach dorsal ab. An seinem Ober- bzw. Unterrand lässt er die **Foramina supra-** und **infrapiriforme** frei (Abb. **13.16**) durch die Nerven und Gefäße vom kleinen Becken in die Glutealregion austreten.

Pelvitrochantere Muskeln

Nach ihrem Ursprung und Ansatz werden

- **M. piriformis**,
- **Mm. gemellus superior** und **inferior**,
- **Mm. obturatorius internus** und **externus** sowie
- **M. quadratus femoris**

als **pelvitrochantere Muskeln** bezeichnet (Abb. **13.13**). Sie sind alle **Außenrotatoren**.

Der **M. piriformis** unterteilt das **Foramen ischiadicum majus** (S. 875) in ein **Foramen supra-** bzw. **infrapiriforme** (Abb. **13.16**), durch die Nerven und Gefäße das Becken verlassen.

▸ **Klinik.** Sehr selten können die Foramina supra- und (eher noch) infrapiriforme zu **Bruchpforten** von **Hernien** (S. 307) werden. Bei hartnäckigen ischialgiformen Beschwerden, für die sich keine andere Erklärung finden lässt, sollte eine Einklemmung des N. ischiadicus durch eine Hernie im Foramen infrapiriforme in Betracht gezogen werden.

▸ Klinik.

13.16 M. piriformis mit Bildung der Foramina supra- und infrapiriforme

13.16

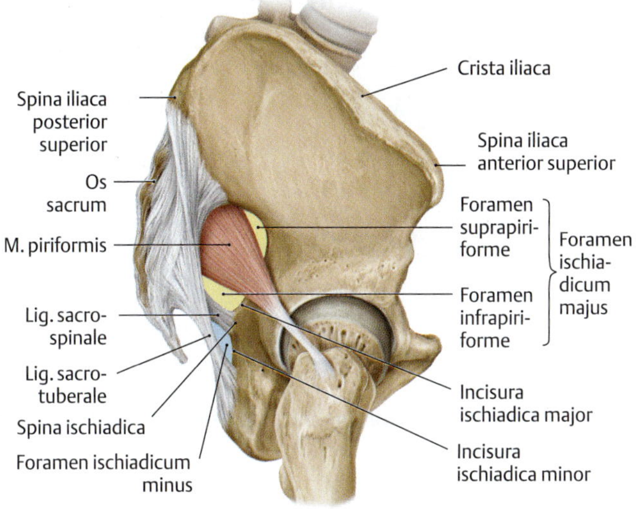

Quelle: Schünke M, Schulte E, Schumacher U. PROMETHEUS LernAtlas der Anatomie. Allgemeine Anatomie und Bewegungssystem. Illustrationen von Voll M u. Wesker K. 6. Aufl. Stuttgart: Thieme; 2022

Adduktoren

Die fünf zur **Adduktorengruppe** gehörenden Muskeln **entspringen** alle von der **medialen Umrahmung des Foramen obturatum**, also im Wesentlichen vom Os pubis und einem kleinen angrenzenden Bereich des Os ischii. Von hier strahlen sie fächerförmig zu ihrem **Ansatz** aus, der die gesamte **mediale Seite** der **Femurdiaphyse** distal vom Trochanter minor inklusive dem Epicondylus medialis umfasst. Dadurch bilden sie eine dreieckige Muskelplatte, die den Raum zwischen Schenkelhals und Diaphyse ausfüllt und liegen alle medial/kaudal von der Abduktions-Adduktions-Achse, d. h. gegenüber den abduzierenden kleinen Gluteen (Abb. **13.17**). Als deren Antagonisten ist ihre adduzierende Wirkung wichtig bei der **Stabilisierung des Beckens** beim **Gehen** und **Stehen**. Beim Gehen auf glattem Untergrund (v. a. auf Schnee und Eis) **verhindern** sie ein **Abrutschen** des **Standbeins nach außen**.

Adduktoren

Die Muskeln der **Adduktorengruppe entspringen** von der medialen Umrahmung des Foramen obturatum und **setzen** an der medialen Seite der Femurdiaphyse **an** (Abb. **13.17**).
Als Antagonisten der Abduktoren **stabilisieren** sie **Becken** und **Standbein**, was beim **Gehen** auf **rutschigem Untergrund** besonders wichtig ist.

13.17

13.17 **Adduktoren**

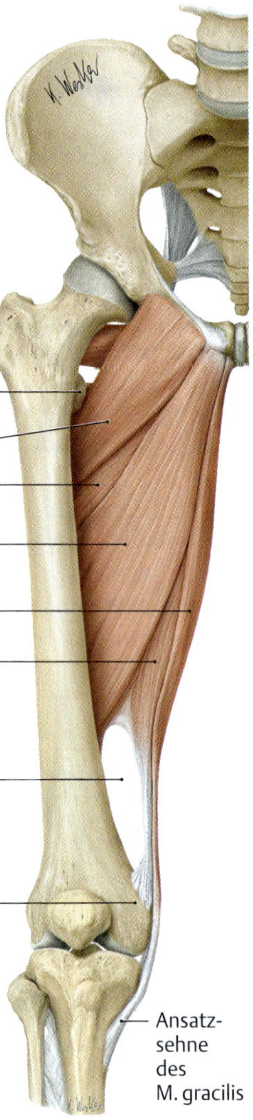

Quelle: Schünke M, Schulte E, Schumacher U. PROMETHEUS LernAtlas der Anatomie. Allgemeine Anatomie und Bewegungssystem. Illustrationen von Voll M u. Wesker K. 6. Aufl. Stuttgart: Thieme; 2022

Ihre ventralen Anteile haben leicht **innenrotierende** und **beugende** Wirkung, die dorsalen **rotieren** etwas nach **außen** und **strecken**.

▶ Klinik.

▶ Klinik. Unter einer **„Leistenzerrung"** versteht man eine Zerrung der Ursprungssehnen der Adduktoren, wie sie bei einer plötzlichen, unkontrollierten Abduktion, z. B. bei einer missglückten Grätsche im Fußball oder einem Spagat beim Ballett auftreten kann.

Ischiokrurale Muskeln

- **M. semimembranosus**,
- **M. semitendinosus** und
- **M. biceps femoris**,

strecken im **Hüftgelenk** und **beugen** im **Kniegelenk**.

Ischiokrurale Muskeln

Die auf der **Rückseite** des Oberschenkels gelegenen **Mm. semimembranosus, semitendinosus** und **biceps femoris** werden wegen ihres Ursprungs am **Tuber ischiadicum** und ihres Ansatzes am Unterschenkel **(Crus)** als ischiokrurale Muskeln bezeichnet. Sie **strecken** im **Hüftgelenk** (in Flexionsstellung erbringen sie ca. 50 % der Extensionsmomente) und **beugen** im **Kniegelenk**. Sie werden detaillierter bei den Muskeln des Kniegelenks (S. 372) besprochen.

Hüftgelenkmuskeln nach Bewegungen

Hüftgelenkmuskeln nach Bewegungen

13.2 Die wichtigsten Hüftgelenkmuskeln, geordnet nach Bewegungen

Bewegung	Muskeln (Anteil am Gesamtdrehmoment aller an der Bewegung beteiligten Muskeln in %)*
Flexion	**M. iliopsoas (25–35 %), M. rectus femoris (15–30 %)**, M. gluteus medius & minimus (10–30 %), M. tensor fasciae latae (≤ 20 %), Mm. adductores longus & brevis (≤ 20 %)
Extension	**M. gluteus maximus (25–50 %), ischiokrurale Muskeln (25–50 %)**, M. adductor magnus (≤ 20 %), Mm. gluteus medius & minimus (≤ 15 %)
Adduktion	**M. adductor magnus (20–30 %)**, M. gluteus max. (kaudaler Teil, ≤ 15 %), Mm. adductores longus & brevis (≤ 25 %), kaudale pelvitrochantere Muskeln (≤ 15 %)
Abduktion	**Mm. glutei medius & minimus (35–50 %)**, M. tensor fasciae latae (15–25 %), M. gluteus max. (kranialer Teil, 10–15 %)
Außenrotation	**M. gluteus maximus (30–40 %)**, pelvitrochantere Muskeln (40–50 %), Mm. gluteus medius & minimus (dorsale Teile, ≤ 20 %)
Innenrotation	**Mm. gluteus medius & minimus (≤ 70 %)**, M. tensor fasciae latae (≤ 30 %), M. adductor magnus (≤ 20 %)

* Es wurden nur die wichtigsten Muskeln mit einem Anteil > 15 % berücksichtigt. Bei den Prozentangaben handelt es sich um gerundete Ca.-Werte. Auf Grund der großen Beweglichkeit und seiner 3 Bewegungsachsen variieren beim Hüftgelenk neben dem Anteil des Muskels, der an einer Bewegung mitwirkt, seine effektive Kraftkomponente und sein Drehmoment ganz erheblich in Abhängigkeit von der Ausgangstellung des Gelenks. Daher ist die Spanne angegeben, in welcher der (geschätzte) Anteil am Gesamtdrehmoment aller Synergisten einer bestimmten Bewegung liegt.

13.2.5 Entwicklung von Hüfte und Oberschenkel

Die Entwicklung der unteren Extremität ist gegenüber der oberen Extremität in der Embryonal- und Fetalperiode, aber auch noch danach bis zur Ausbildung der definitiven Körperproportionen verzögert.

13.2.5 Entwicklung von Hüfte und Oberschenkel
Die Entwicklung der unteren Extremität ist gegenüber der oberen Extremität verzögert.

Pränatale Entwicklung

Zu Beginn der 5. Woche beginnt sich die **Extremitätenknospe** auszubilden.
Die Ausbildung der **mesenchymalen Blasteme** der einzelnen Skelettelemente erfolgt von proximal nach distal. Analoges gilt für das Auftreten der **diaphysären Knochenmanschetten** (S. 67) im Bereich der **freien unteren Extremität**:

- Femur: 6. Woche,
- Tibia: 7. Woche,
- Fibula: 8. Woche.

Die Verknöcherung der 3 Knochen des **Os coxae** beginnt später:

- Os ilium: 3. Monat,
- Os ischii: 4.–5. Monat,
- Os pubis: 6.–7. Monat.

Sie sind im Bereich des Azetabulums durch eine knorpelige Wachstumsfuge, die sog. **Y-Fuge** (S. 320), verbunden.

Pränatale Entwicklung
Sie beginnt in der 5. Embryonalwoche mit der Bildung der **Extremitätenknospe**.
Zwischen 6. Woche und 7. Monat verknöchern die Diaphysen von Femur, Tibia und Fibula sowie Os ilium, Os ischii und Os pubis. Letztere sind im Bereich des Azetabulums durch die **Y-Fuge** (S. 320) verbunden.

Postnatale Entwicklung

Obwohl der Zeitpunkt des Auftretens der **Knochenkerne** in Epiphysen und Apophysen sowie der knöcherne Schluss der **Epiphysenfugen** dazu dient, das (u. a. forensisch bedeutsame) **„Knochenalter"** zu bestimmen, soll hier nur auf die klinisch sehr bedeutsame Entwicklung von Caput und Collum femoris sowie des Azetabulums eingegangen werden.
Der **Knochenkern** des **Femurkopfes** erscheint zwischen dem **4.** und **8.** (postpartalen) **Lebensmonat**.

Postnatale Entwicklung
Der **Femurkopfkern** erscheint zwischen dem **4.** und **8. Lebensmonat**.

► Klinik. Zwischen dem 5. und 7. Lebensjahr kann es zu einer **aseptischen Nekrose** (Absterben von Gewebe ohne Vorliegen einer Infektion) des Femurkopfkerns kommen (**Morbus Perthes**). Unter der Belastung wird der Femurkopf deformiert, woraus schon im relativ frühen Erwachsenenalter eine Coxarthrose resultiert. Therapeutisch versucht man durch Entlastung der befallenen Hüfte mittels einer Orthese (Schiene) eine Regeneration ohne Deformität zu ermöglichen.

► Klinik.

Die **Y-Fuge** zwischen den Ossa ilium, ischii und pubis **schließt** sich zwischen dem **13.** und **16. Lebensjahr**. **Femurkopf** und **-hals** vereinigen sich gegen Ende der pubertären Wachstumsphase knöchern durch den Schluss der **proximalen Epiphysenfuge**

Die **Y-Fuge schließt** sich zwischen dem 13. und 16. Lebensjahr; die Epiphysenfuge zwischen **Femurkopf** und **-hals** am Ende der Pubertät.

des Femurs (**16.–18. Lebensjahr**). Diese knorpelige Wachstumsfuge ist gegenüber der Transversalebene nach **medial** und **dorsal gekippt**. Dadurch wird der Knorpel nicht nur auf Druck, sondern auch auf Schub beansprucht.

► Klinik.

► Klinik. Während der durch den pubertären Wachstumsschub bedingten Auflockerung des Epiphysenknorpels kann der Femurkopf unter der Belastung nach medial und dorsal „abrutschen". Diese **Epiphyseolysis capitis femoris** tritt zwischen dem 9. und 18. Lebensjahr v. a. bei männlichen Jugendlichen auf. Dass Menschen mit Übergewicht bevorzugt betroffen sind, unterstreicht den oben skizzierten Pathomechanismus. Folgen davon sind eine Wachstumsstörung mit Beinverkürzung, Beeinträchtigung der Gefäßversorgung des Femurkopfes mit Deformierung und Arthrose sowie Ausheilen in „abgerutschter" Position, was eine Coxa vara, evtl. mit Duchenne-Hinken (s. o.) auf Grund einer aktiven Insuffizienz der kleinen Gluteen nach sich zieht.

Der **CCD-Winkel** (S. 341) verringert sich bis zum Erwachsenenalter (von 150° auf 126°).

Die **Pfanne** des Hüftgelenks wird **tiefer** und **weniger steil** gestellt.

Diese **„Gelenkreifung"** bewirkt, dass der **Hüftkopf** immer besser in der Pfanne **zentriert** und durch den Pfannenerker **überdacht** und somit **luxationssicherer** wird (Abb. **13.18**).

Der **Kollodiaphysen-(CCD-)Winkel** (S. 341) zwischen Femurschaft und -hals verringert sich von 150° beim Neugeborenen auf 126° beim Erwachsenen, bzw. bis zu 120° im hohen Alter.
Parallel dazu kommt es an der **Pfanne** des Hüftgelenks zu einer progredienten Entwicklung des **Erkers** und einer **Vertiefung**. Dadurch verringert sich die **Steilheit** der **Pfanneneingangsebene**.
Dieser **„Reifungsprozess"** an den Gelenkkörpern führt dazu, dass der **Hüftkopf** bis zum Erwachsenenalter immer besser in der Pfanne **zentriert** und durch den Pfannenerker **„überdacht"** wird. Dies bedeutet ein wachsendes Maß an Sicherheit gegen ein Herausgleiten des Caput femoris über den Pfannenerker nach kranial unter der Einwirkung des Körpergewichts, welches das Becken nach unten drückt. Andererseits bedeutet dies, dass das **kindliche Hüftgelenk** deutlich **luxationsanfälliger** als das des Erwachsenen ist; und zwar umso mehr je jünger das Kind ist (Abb. **13.18**).

13.18 Vergleich zwischen kindlichem und erwachsenem Hüftgelenk im Röntgenbild (a.-p. Strahlengang)

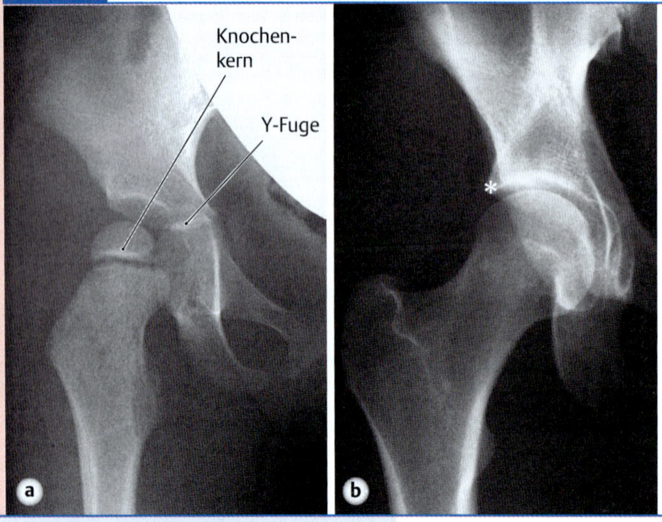

a 2-jähriges Kind: Unter dem Femurkopfkern ist die Epiphysenfuge zu erkennen, die wegen des in diesem Alter steilen Schenkelhalses noch fast horizontal verläuft.
b Erwachsener: Man beachte, wie der ausgeprägte knöcherne Pfannenerker (*) den Femurkopf „überdacht".

Quelle: Möller T, Reif E, Hrsg. Taschenatlas der Röntgenanatomie. 7. Aufl. Stuttgart: Thieme; 2020

► Exkurs: kongenitale Hüftreifungsstörung – Pathophysiologie.

► Exkurs: kongenitale Hüftreifungsstörung – Pathophysiologie. Die Bedeutung der als **kongenitale Hüftdysplasie** bereits eingangs erwähnten Hüftreifungsstörung kann nicht hoch genug eingeschätzt werden, wenn man bedenkt, dass ⅓ aller in Deutschland bei Coxarthrose implantierten Totalendoprothesen nachweislich eine Spätfolge hiervon sind (s. o). Pathophysiologisch resultiert aus einer Instabilität eine Ossifikationsstörung im Bereich der Pfanne mit mangelnder Ausbildung des Erkers und zu geringer Tiefe. Meist liegt auch noch ein zu steiler Schenkelhalswinkel (Coxa valga) vor. Beides hat letztlich zur Konsequenz, dass der Kopf bei Belastung nach kranial/dorsal aus der Pfanne auf die Beckenschaufel tritt, wo sich eine Ersatzpfanne bildet (**kongenitale Hüftluxation**). Dieser mit massiver Beeinträchtigung von Stehen und Gehen (Trendelenburg; s. o.) einhergehende Verlauf ist heute auf Grund standardisierter Screeninguntersuchungen selten geworden. Das Problem sind die nicht erkannten, nicht luxierenden Dysplasien. Die flache Pfanne mit hypoplastischem Erker hat eine Überlastung des Gelenkknorpels am Pfannendach und des Labrum acetabuli zur Folge, die einem vorzeitigen Verschleiß im Sinne einer **Coxarthrose** (s. o.) unterliegen.

▶ Klinik. Die **Diagnostik** der **Säuglingshüfte** ist von eminenter Bedeutung (s. vorangehenden Exkurs). Neben einer **Asymmetrie der Hautfalten** an den Oberschenkeln ist eine **Abduktionshemmung** wegweisend.
Zur weiteren Diagnostik finden bildgebende Verfahren wie **Ultraschall** und **Röntgen** Verwendung. Auch wenn in den ersten Lebensmonaten Ultraschall der Röntgendiagnostik überlegen ist, so hat Letztere in der Verlaufskontrolle ihren Platz. Außerdem lässt sich der Reifungsprozess des Gelenks im Röntgenbild sehr gut veranschaulichen. Verschiedene Hilfslinien und Winkel finden dabei Verwendung (Abb. **13.20**).
Hilgenreiner-Linie: Sie wird horizontal durch die Y-Fugen gelegt;
Ombrédanne-Linie: Sie geht senkrecht durch den Pfannenerker.
Diese Linien bilden ein Achsenkreuz, wobei der (erst um den 6. Monat nachweisbare) Kopfkern im inneren unteren Quadranten liegen soll.
Ménard-Shenton-Linie: Sie beschreibt beim gesunden Hüftgelenk einen glatten Bogen von der Medialseite des Collum femoris bis zur Unterseite des R. sup. ossis pubis.
AC(Acetabulum)-Winkel: Er wird von einer Tangente vom Pfannenerker zur Y-Fuge mit der Horizontalen gebildet und ist ein Maß für die Steilheit der Pfanneneingangsebene. Er wird im Laufe der Kindheit fortlaufend kleiner: von 30° beim Neugeborenen bis zu weniger als 10° beim 15-Jährigen.
CE(Centrum-Erker)-Winkel: Er wird vom Lot durch das Zentrum des Kopfkerns und der Tangente vom Kernzentrum zum Pfannenerker eingeschlossen. Er ist neben der Ausbildung des Pfannenerkers auch von der Lage des Hüftkopfes abhängig, spiegelt die Zentrierung des Kopfes in der Pfanne wider und wird mit der Gelenkreifung größer (Säugling: > 10°; 15-Jähriger: > 25°).

13.20 Röntgendiagnostik des kindlichen Hüftgelenks mit Hilfslinien

a Schematische Beckenübersichtsaufnahme im sagittalen Strahlengang (a.-p.) bei einem 2 Jahre alten Kind mit einer kongenitalen Luxation des linken Hüftgelenks. Die unten angeführten **Hilfslinien und -winkel** zeigen zwischen gesunder (rechte Bildhälfte) und kranker Seite (linke Bildhälfte) teilweise dramatische Unterschiede.
b Schematische Darstellung einer a.-p. Röntgenaufnahme der rechten Hüfte eines 5-jährigen Kindes zur Darstellung des CE-(Centrum-Erker-) Winkels (s. u.).

Quelle: Schünke M, Schulte E, Schumacher U. PROMETHEUS LernAtlas der Anatomie. Allgemeine Anatomie und Bewegungssystem. Illustrationen von Voll M u. Wesker K. 6. Aufl. Stuttgart: Thieme; 2022

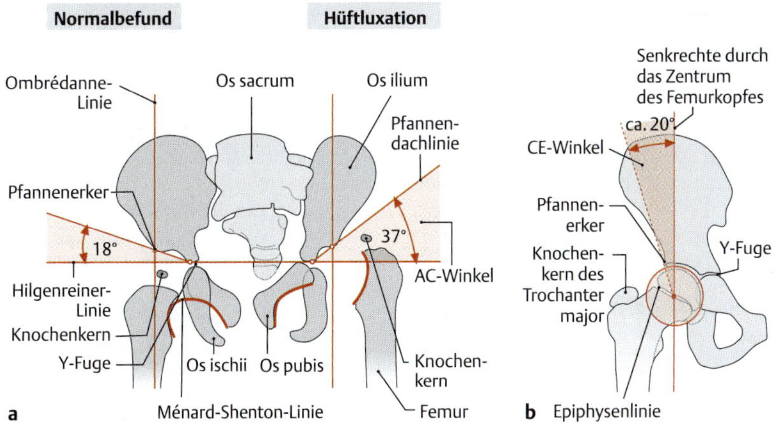

13.19 Klinische Diagnostik der Säuglingshüfte

Quelle: Schünke M, Schulte E, Schumacher U. PROMETHEUS LernAtlas der Anatomie. Allgemeine Anatomie und Bewegungssystem. Illustrationen von Voll M u. Wesker K. 6. Aufl. Stuttgart: Thieme; 2022

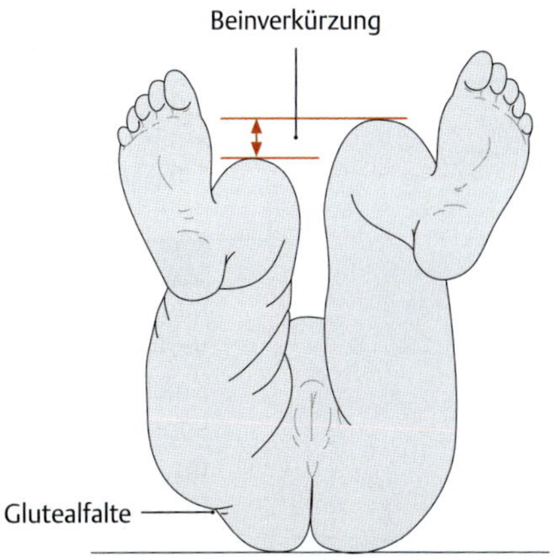

Bei der Therapie kommt es darauf an, möglichst früh zu beginnen. Falls die Dysplasiediagnose schon in den ersten Wochen gestellt wird, reicht in vielen Fällen eine orthopädische Spreizwindel. Sie sorgt dafür, dass das Hüftgelenk korrekt ausreifen kann. Daneben kommt Physiotherapie zum Einsatz. Bei verschleppten Fällen werden plastische Operationen erforderlich.

13.3 Kniegelenk (Articulatio genus)

Ausschlaggebend für die Anfälligkeit des Kniegelenks bezüglich Verletzungen und degenerativer Erkrankungen sind folgende anatomische Gegebenheiten:
- große **Länge der Hebelarme**,
- **geringer Weichteilschutz**,
- **Inkongruenz** der Gelenkkörper.

13.3 Kniegelenk (Articulatio genus)

Die Anatomie des Kniegelenks weist mehrere Merkmale auf, die als Erklärung für die Häufigkeit von Knieverletzungen und degenerativen Veränderungen angesehen werden können:
- Es **verbindet die längsten Hebelarme** des Skeletts,
- die **Weichteilbedeckung ist äußerst gering** (z. B. im Vergleich zum Hüftgelenk),
- die miteinander artikulierenden Gelenkkörper sind **wenig kongruent**, d. h. ihre Passform ist nicht optimal.

▸ Klinik.

▸ Klinik. Im Alltag der traumatologischen Chirurgie und Orthopädie sind Erkrankungen des Kniegelenks von überragender Bedeutung:
Verletzungen des Kniegelenks als Folge eines **indirekten Traumas** mit Dreh- und Knickmechanismen sind häufig durch Sportunfälle verursacht. Als unfallträchtigste Sportarten sind Fußball, Volleyball und der alpine Skisport zu nennen. Aber auch für eine **direkte Traumatisierung** ist das Kniegelenk anfällig.
Insbesondere die Inkongruenz der artikulierenden Gelenkkörper erklärt auch die große Anfälligkeit des Kniegelenks für **chronisch degenerative** Erkrankungen (sog. **Gonarthrose** = Arthrose des Kniegelenks), bei denen es nach der Wirbelsäule auf Platz zwei der Statistik noch vor dem Hüftgelenk rangiert.

13.3.1 Gelenktyp und Gelenkkörper

Femur, **Tibia** (Schienbein) und **Patella** (Kniescheibe) bilden ein aus Teilgelenken **zusammengesetztes Gelenk** (Abb. **13.21**).

13.3.1 Gelenktyp und Gelenkkörper

Das Kniegelenk ist ein aus mehreren Teilgelenken **zusammengesetztes Gelenk**, an dem distales Femur, proximale Tibia = Schienbein (S. 391) bzw. Tibiakopf und Patella (S. 357) beteiligt sind (Abb. **13.21**).

Teilgelenke

Man unterscheidet:
- **Femoropatellargelenk:** zwischen Patella und Facies patellaris des Femurs.
- **Femorotibialgelenk:** zwischen jeweils medialem und lateralem Femur- und Tibiakondylus.

Teilgelenke

Man unterscheidet folgende Teilgelenke:
- **Femoropatellargelenk:** In diesem Gelenk werden die Gelenkflächen von der **Patella** (**Kniescheibe**) und der **Facies patellaris** des Femurs gebildet.
- **Femorotibialgelenk:** Die Gelenkflächen bestehen hier aus dem **medialen** und **lateralen Femurkondylus** (Condylus medialis und lateralis femoris) sowie aus dem **me-**

13.21 Kniegelenk (Articulatio genus)

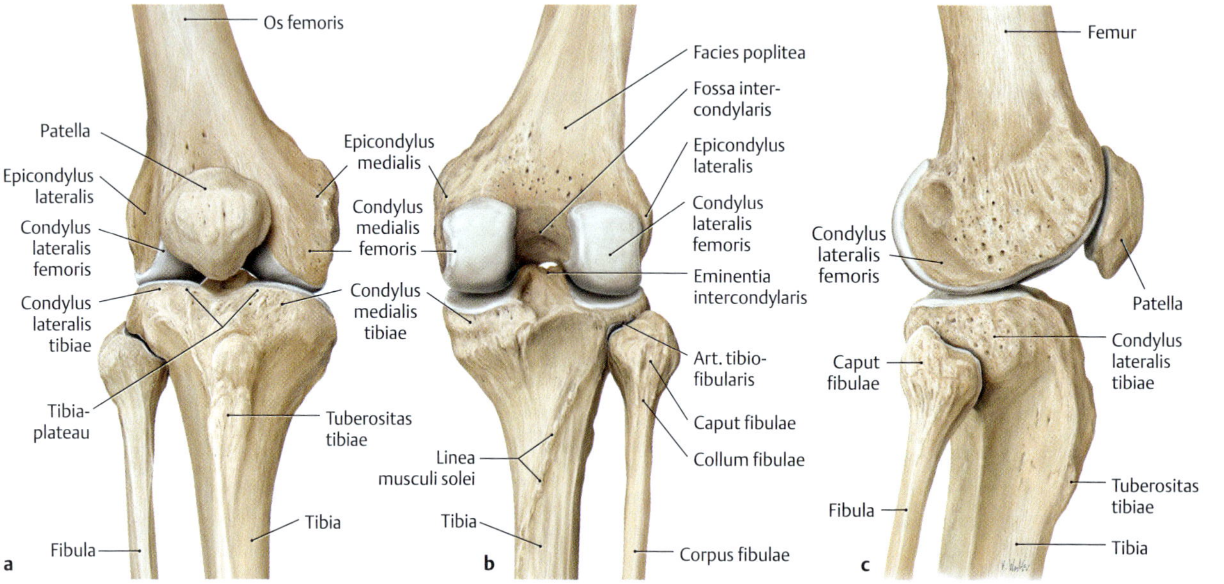

a Rechtes Kniegelenk in der Ansicht von ventral,
b dorsal,
c lateral.

Quelle: Schünke M, Schulte E, Schumacher U. PROMETHEUS LernAtlas der Anatomie. Allgemeine Anatomie und Bewegungssystem. Illustrationen von Voll M u. Wesker K. 6. Aufl. Stuttgart: Thieme; 2022

dialen und **lateralen Tibiakondylus** (Condylus medialis und lateralis tibiae), die das **„Tibiaplateau“** (**Planum tibiae**) bilden.
Aus klinisch-praktischen Erfordernissen wird das Femorotibialgelenk in ein **laterales** und **mediales Kompartiment** unterteilt. Funktionell gesehen, stellt es ein **Drehscharniergelenk** (sog. **Trochoginglymus**) dar, wobei die Achse der Scharnierbewegung (Flexion/Extension) annähernd frontal durch die Femurkondylen verläuft. Bei Beugung im Kniegelenk kommt es parallel zum **Drehen** der Femurkondylen auf dem Tibiaplateau zu ihrem **Abrollen** nach dorsal. Dies führt dazu, dass die Kontaktfläche der Femurkondylen mit der Tibia bei maximaler Beugung an den dorsalen Rand des Tibiaplateaus gerät. Parallel dazu gleitet die **Patella** bei der Beugung in ihrem Gleitlager bis zu 6 cm nach kaudal. Daneben kann (bei gebeugtem Knie) der Unterschenkel um seine Längsachse **rotieren**.

Es werden ein **mediales** und **laterales Kompartiment** unterschieden.
Als **Drehscharniergelenk** erlaubt es **Flexion** und **Extension** (mit Abrollkomponente) sowie **Rotation** um die Längsachse des Unterschenkels.
Bei Flexion gleitet die Patella im **Femoropatellargelenk** nach kaudal, bei Extension nach kranial.

Gelenkkörper

Distales Ende des Femurs: Die walzenförmigen **Femurkondylen** sind nicht kreisförmig, sondern **spiralig** gekrümmt, wobei die Krümmung von vorne nach hinten zunimmt. Dies bedeutet, dass bei gebeugtem Kniegelenk die Kontaktfläche zwischen Femur- und Tibiakondylen geringer ist als bei gestrecktem, also die Kongruenz („Passform“) zwischen den Gelenkkörpern bei der Beugung abnimmt (Abb. **13.21c**). Dorsal sind die Femurkondylen durch die ausgeprägte **Fossa intercondylaris**, in der sich die Kreuzbänder (S. 365) befinden, getrennt. Kranial der Fossa intercondylaris liegt die Fläche der **Facies poplitea**. Ventral liegt die flache Gleitrinne für die Patella (**Facies patellaris**) zwischen den Femurkondylen. Dabei springt der laterale Femurkondylus in den meisten Fällen weiter vor als der mediale, und der laterale Teil des Gleitlagers ist etwas großflächiger als der mediale.
Der **Knorpelbelag** der Femurkondylen beschränkt sich dorsal und kaudal auf die Kontaktflächen mit den Tibiakondylen, ventral sind die Gelenkknorpel der Kondylen über den Knorpel der Patellagleitrinne miteinander verbunden. Seitlich, etwa in der Mitte der Kondylen, springen als **Epicondylus medialis** und **lateralis** bezeichnete Knochenhöcker vor, welche als Ansatzpunkte für Muskeln und Bänder dienen.

Patella: Die **Patella** (**Kniescheibe**, Abb. **13.23**) ist als größtes Sesambein (S. 232) des Körpers in die Sehne des Kniestreckers M. quadriceps femoris (S. 370) eingebaut. Ihr **proximales** abgerundetes Ende wird als **Basis** bezeichnet, das **distale** Ende bildet den zugespitzten **Apex**. Ihre Rückseite besteht aus zwei überknorpelten Facetten, welche mit der zwischen den Femurkondylen gelegenen Facies patellaris artikulieren und miteinander den **Patellaöffnungswinkel** von durchschnittlich 130° bilden.

Proximales Ende der Tibia: Von den **Gelenkflächen** des **Tibiakopfes** (Abb. **13.24**) ist die **mediale** schwach **konkav** als Pfanne für den entsprechenden Femurkondylus ausgebildet, die **laterale** dagegen ist im mittleren Bereich plan und fällt vorne und hinten ab, sodass sie insgesamt nach kranial leicht **konvex** ist. Somit ist die Kongruenz mit den Femurkondylen sehr schlecht. Die überknorpelten Gelenkflächen sind vollständig getrennt; dazwischen liegen die **Eminentia intercondylaris** mit den **Tubercula intercondylaria mediale** und **laterale** sowie ventral bzw. dorsal davon die **Areae intercondylares anterior** und **posterior**. Sie dienen als Ansatzstellen für die Kreuzbänder und Menisci.

Gelenkknorpel: Das Kniegelenk weist von allen Gelenken die höchsten Dicken der Gelenkknorpel auf: Im Mittel sind es auf der Rückseite der Patella 3 mm (mit lokalen Extremwerten bis 7 mm), auf den Femurkondylen und den Tibiakondylen 2–3 mm. Hieraus resultiert ein sehr weiter „radiologischer Gelenkspalt“ (Abb. **13.22**). Durch die Verformung dieser dicken Gelenkknorpel wird die oben beschriebene Inkongruenz der Gelenkflächen etwas abgemildert.

Gelenkkörper

Distales Ende des Femurs: Die **Femurkondylen** sind spiralig gekrümmt – hinten stärker als vorne (Abb. **13.21c**).
Dorsal liegt zwischen ihnen die **Fossa intercondylaris**.
Ventral sind die Femurkondylen durch die überknorpelte Gleitrinne für die Patella, die **Facies patellaris**, verbunden.
Oberhalb der überknorpelten Gelenkflächen springen **Epicondylus femoris medialis** und **lateralis** als Ansatzstellen für Muskeln und Bänder vor.

Patella: Sie ist als Sesambein (S. 232) in die Sehne des M. quadriceps femoris (S. 370) eingelagert. Auf ihrer Rückseite bilden zwei Gelenkfacetten den **Patellaöffnungswinkel** von ca. 130° (Abb. **13.23**).

Proximales Ende der Tibia: Die überknorpelten Gelenkflächen des **Tibiakopfes** (Abb. **13.24**) sind durch die **Eminentia intercondylaris** sowie durch die **Areae intercondylaris ant.** und **post.** vollständig getrennt. Die **mediale Gelenkfläche** ist schwach **konkav**, die **laterale** leicht **konvex** geformt; somit sind sie mit den Femurkondylen nicht kongruent.

Gelenkknorpel: Die Inkongruenz der Gelenkflächen wird etwas durch die dicken Gelenkknorpel gemildert. Diese betragen im Mittel 2–3 mm.

13.22 Kniegelenk im Röntgenbild

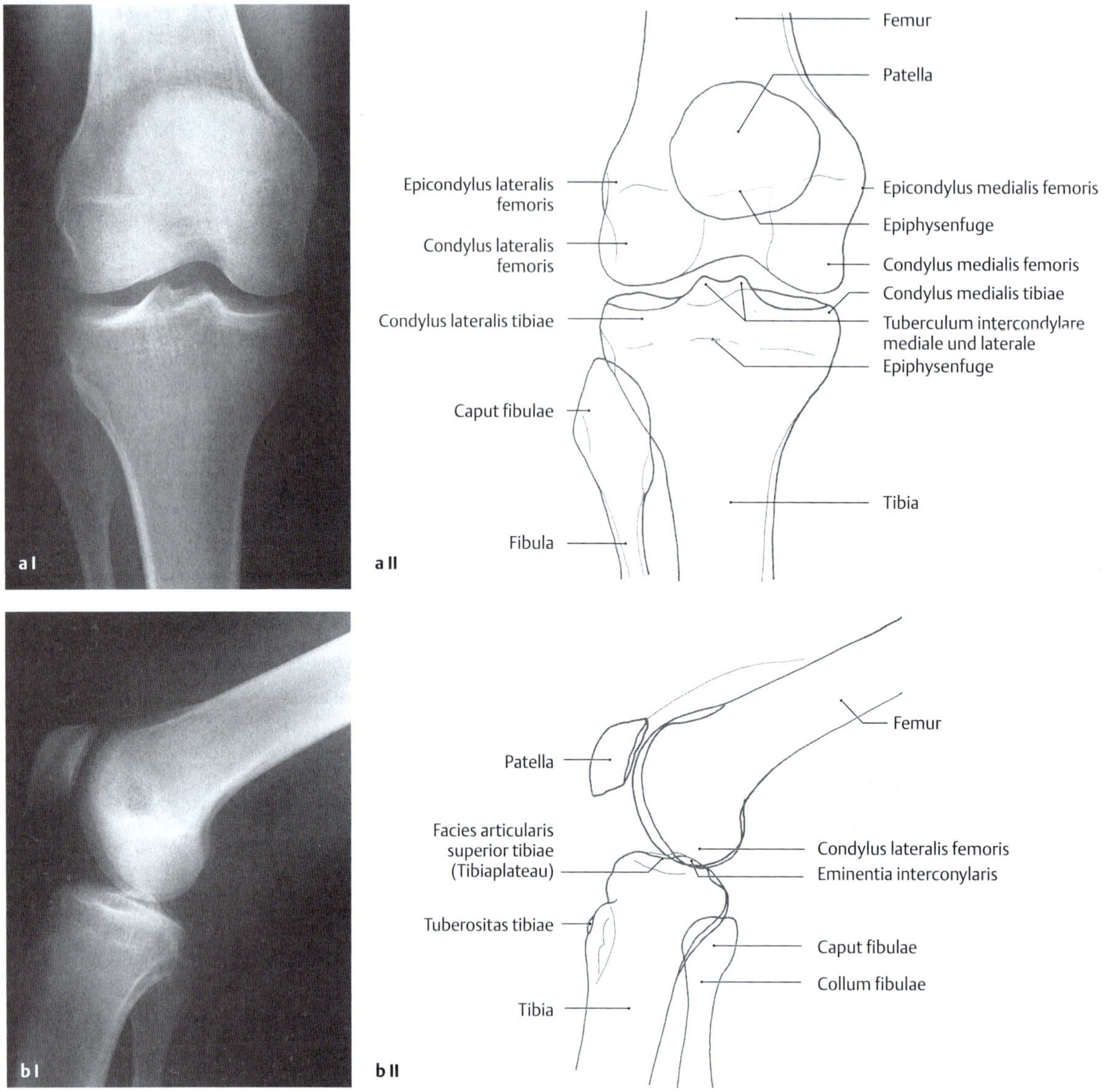

Röntgenaufnahme des Kniegelenks a.-p. (aI) und seitlich (bI) mit erklärender Schemazeichnung (aII, bII).

Quelle: Möller T, Reif E, Hrsg. Taschenatlas der Röntgenanatomie. 7. Aufl. Stuttgart: Thieme; 2020

13.23 Patella

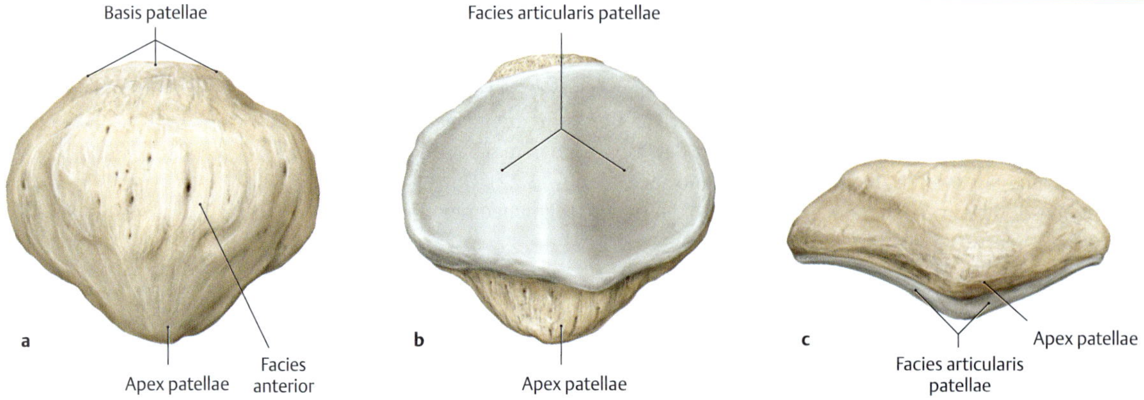

a Ansicht der rechten Kniescheibe von ventral,
b dorsal
c und distal.

Quelle: Schünke M, Schulte E, Schumacher U. PROMETHEUS LernAtlas der Anatomie. Allgemeine Anatomie und Bewegungssystem. Illustrationen von Voll M u. Wesker K. 6. Aufl. Stuttgart: Thieme; 2022

13.24 Tibiaplateau des rechten Unterschenkels

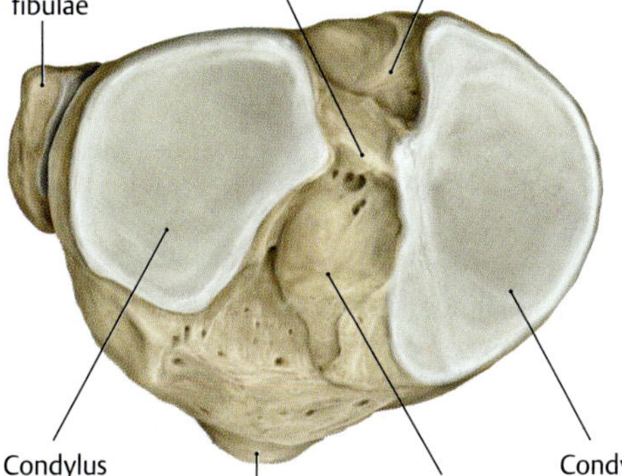

Ansicht von proximal.

Quelle: Schünke M, Schulte E, Schumacher U. PROMETHEUS LernAtlas der Anatomie. Allgemeine Anatomie und Bewegungssystem. Illustrationen von Voll M u. Wesker K. 6. Aufl. Stuttgart: Thieme; 2022

13.24

13.3.2 Bandapparat und Gelenkkapsel des Kniegelenks

Der Bandapparat des Kniegelenks ist äußerst komplex. Unter funktionellen und klinischen Aspekten rechnet man auch die Menisci dazu.

Menisci

Funktion und Form: Trotz seiner Dicke ist der hyaline Gelenkknorpel durch die relativ kleinen Kontaktflächen zwischen Femur- und Tibiakondylen (s. o.) einer unverhältnismäßig hohen Druckbelastung ausgesetzt. Dem wirken die Menisci entgegen: Die **C-förmigen Menisci** sind vorne, seitlich und hinten zwischen Femur- und Tibiakondylen interponiert (Abb. **13.25**). Sie haben einen keilförmigen Querschnitt mit der größten Dicke an der Peripherie (sog. Meniskusbasis) und schieben sich nach

13.3.2 Bandapparat und Gelenkkapsel des Kniegelenks

Der Bandapparat, zu dem man auch die Menisci zählt, ist komplex.

Menisci

Funktion und Form: Die kleinen Kontaktflächen zwischen Femur- und Tibiakondylen bedingen enorme Druckbelastungen.
Die zwischen Femur- und Tibiakondylen liegenden C-förmigen **Menisci** (Abb. **13.25**) haben einen keilförmigen Querschnitt.

13.25 Lage der Menisci im Femorotibialgelenk

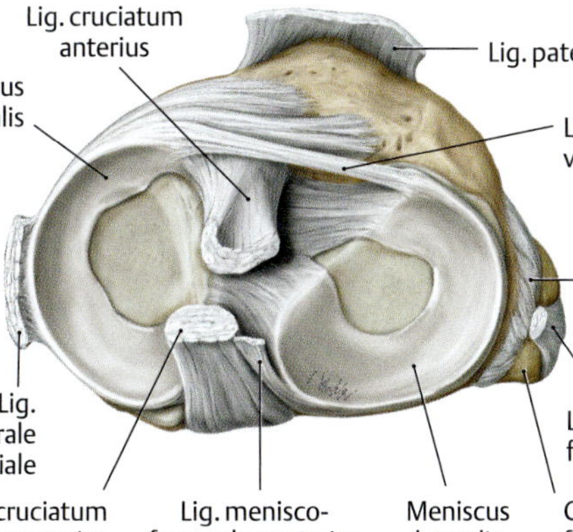

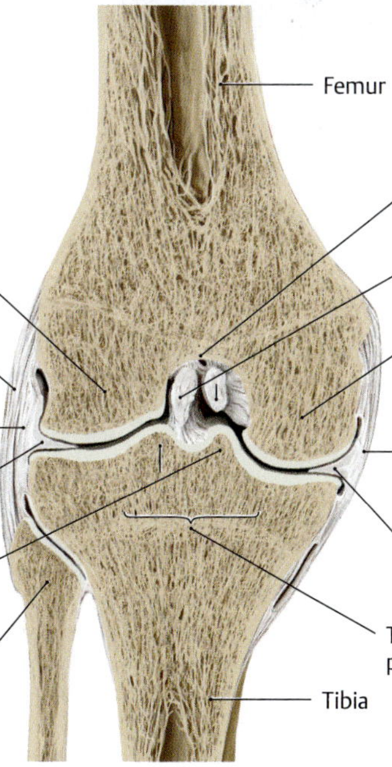

a Rechtes Tibiaplateau in der Ansicht von proximal nach Durchtrennung der Kreuz- und Kollateralbänder (s. u.) sowie Entfernung des Oberschenkelknochens: Sichtbar sind die dem Tibiaplateau aufliegenden Menisci mit ihren Anheftungsstellen.
b Frontaler Sägeschnitt durch das rechte Femorotibialgelenk in der Ansicht von ventral.

Quelle: Schünke M, Schulte E, Schumacher U. PROMETHEUS LernAtlas der Anatomie. Allgemeine Anatomie und Bewegungssystem. Illustrationen von Voll M u. Wesker K. 6. Aufl. Stuttgart: Thieme; 2022

Sie vergrößern die belasteten Gelenkflächen von Femur und Tibia, wodurch die **Druckkräfte verringert** werden.

innen spitz zulaufend zwischen die Gelenkkörper des medialen und lateralen Femorotibialgelenks. Dadurch bilden sie passende **„Gelenkpfannen"** auf den Tibiakondylen und **verteilen so den Druck** der Femurkondylen gleichmäßiger auf die tibialen Gelenkflächen.

▸ Klinik.

▸ Klinik. Bei der früher nach Meniskusverletzungen durchgeführten **Totalexstirpation eines Meniskus** trat als Spätfolge der dann unphysiologisch hohen Belastung der Gelenkknorpel häufig eine Arthrose des Kniegelenks (**Gonarthrose**) auf. Heute ist man bei Meniskusrissen (s. u.) bemüht, möglichst wenig Material des Meniskus zu entfernen, bzw. bei Rissen an seiner dicken, durchbluteten Basis (Abb. **13.28**) eine Reparatur mittels Naht durchzuführen.

Beim Abrollen der Femurkondylen auf dem Tibiaplateau bei **Kniebeugung** werden die Menisci passiv und aktiv (medial: M. semimembranosus; lateral: M. popliteus) **nach dorsal verlagert** (Abb. **13.28**). Dabei treten v. a. im Innenmeniskus Spannungen auf.

Bei der im Rahmen der **Kniebeugung** stattfindenden Abrollbewegung der Femurkondylen auf den tibialen Gelenkflächen müssen die Menisci bis zu 1 cm **nach dorsal ausweichen** und bei der anschließenden Streckung wieder nach vorne gleiten (Abb. **13.26**). Diese Bewegung geschieht teils passiv durch Verdrängung vonseiten der Femurkondylen und teils aktiv durch Muskelzug:

- **Zug nach hinten** durch Fasern der Sehnen der Beugemuskeln M. semimembranosus (medial) und M. popliteus (lateral). Dabei treten v. a. im weniger beweglichen Innenmeniskus Spannungen auf (s. u.).
- **Zug nach vorne** durch Retinacula patellae, dem Sehnenansatz des Kniestreckers M. quadriceps femoris (S. 370), von denen Faserzüge über die Gelenkkapsel in die ventralen Meniskusanteile einstrahlen.

13.26 Lageveränderung der Menisci bei Knieflexion und Rotation des Unterschenkels

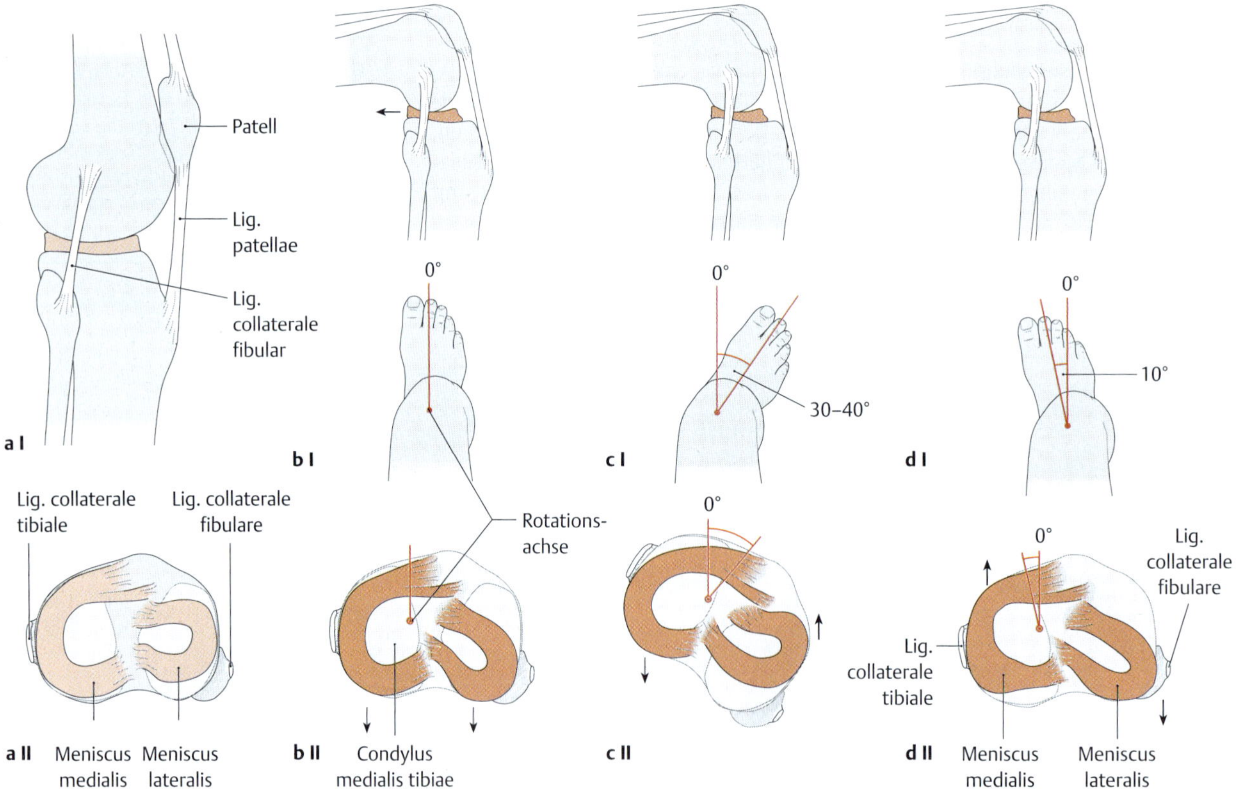

Darstellung eines rechten Kniegelenks in der Ansicht von lateral (**I**) sowie das beteiligte Tibiaplateau von proximal (**II**) in Streck- (**a**) und Beugestellung (**b**): Man beachte die deutlich geringere Beweglichkeit des stärker fixierten Innenmeniskus (Meniscus medialis) während der Knieflexion.

a Streckstellung.
b Beugestellung, Nullrotation.
c Beugestellung, Außenrotation.
d Beugestellung, Innenrotation.

Quelle: Schünke M, Schulte E, Schumacher U. PROMETHEUS LernAtlas der Anatomie. Allgemeine Anatomie und Bewegungssystem. Illustrationen von Voll M u. Wesker K. 6. Aufl. Stuttgart: Thieme; 2022

Bei **Außenrotation des Unterschenkels** im gebeugten Knie muss der **mediale Meniskus** noch weiter nach hinten ausweichen, da der mediale Femurkondylus bei Außenrotation des Unterschenkels auf der tibialen Gelenkfläche noch weiter nach dorsal verlagert wird (der laterale Femurkondylus dagegen nach ventral (Abb. **13.26**). Bei der nur geringgradig möglichen Innenrotation verhält es sich umgekehrt.

Bei **Außenrotation** des Unterschenkels wird der Innenmeniskus noch weiter nach dorsal verlagert (Abb. **13.26**).

Aufbau: Die Menisci sind aus **Faserknorpel** (S. 63) aufgebaut und nicht von der zarten, gut durchbluteten Synovialmembran der Gelenkkapsel überzogen (dies würde bei der hohen Druckbelastung auch wenig Sinn ergeben).

Aufbau: Die Menisci sind aus **Faserknorpel** und frei von Synovialmembran.

Lage: Die auf den Tibiakondylen beweglichen Menisci sind an ihren Enden (**Vorder-** bzw. **Hinterhorn**) im Knochen der Areae intercondylares verankert. Die Vorderhörner sind durch das **Lig. transversum genus** verbunden. Beide Menisci sind an ihrer außen gelegenen Basis mit der **Gelenkkapsel verwachsen**. Dorsal fehlt beim lateralen Meniskus die Verbindung zur Gelenkkapsel im Bereich des Recessus subpopliteus (S. 372). Medial ist die Gelenkkapsel durch das **Lig. collaterale tibiale** (s. u.) verstärkt, dessen hinterer Teil breitflächig mit der Basis des **Innenmeniskus verwachsen** ist.

- **Meniscus medialis (Innenmeniskus):** Der weniger gekrümmte, C-förmige Meniscus medialis umfasst vorne und hinten mit seinen Enden die Anheftungsstellen des Meniscus lateralis (Außenmeniskus). Durch seine breitflächige Fixierung an das mediale Kollateralband ist er in seiner **Beweglichkeit auf dem Tibiaplateau eingeschränkt**. Bei Beugung und Außenrotation gerät er daher unter erhebliche Spannung.

Lage: Mit ihrem jeweiligen **Vorder-** bzw. **Hinterhorn** sind sie an der Area intercondylaris anterior bzw. posterior im Knochen verankert. Die Vorderhörner der Menisci sind durch das **Lig. transversum genus verbunden**. Die Menisci sind an der Basis mit der **Gelenkkapsel verwachsen**.

- **Meniscus medialis (Innenmeniskus):** Er ist mit dem straffen tibialen Kollateralband verwachsen und deshalb auf dem Tibiaplateau **schlechter verschieblich** als der nur mit dünnen Kapselanteilen verwachsene Außenmeniskus.

▶ Klinik. Sehr häufig wird der **Innenmeniskus verletzt**, wenn bei gebeugtem Knie der Unterschenkel plötzlich passiv nach außen rotiert wird. Dies ist z. B. der Fall, wenn beim Fußball oder Rugby der Körper mitsamt dem Oberschenkel bei fixiertem Fuß zur Gegenseite gedreht wird. Eine andere typische Verletzungssituation ist im Wintersport das Wegdrehen der Skispitze nach außen, wobei durch die Hebelwirkung des vorderen Skiteils Kräfte wirken, die von den das Kniegelenk stabilisierenden Muskeln nicht mehr aufgefangen werden können. Als Folge kann es zu radiären Einrissen des Meniskus oder zu Längsrissen (parallel zur Basis) kommen (s. Abb. **13.27**). Geraten durch Risse dislozierte Meniskusanteile zwischen die Gelenkkörper, so kann das Gelenk (typischerweise beim Strecken) **blockieren**.

▶ Klinik.

13.27 Häufige Meniskusläsionen (Darstellung am rechten Knie, Ansicht von kranial)

a Der Innenmeniskus weist einen Riss auf, der den freien Rand nicht erreicht („Korbhenkelriss"); da er im durchbluteten Bereich nahe der Basis liegt, würde man ihn durch Naht versorgen.

b Im Bereich des Hinterhorns hat der Innenmeniskus vom freien Rand her einen radiären Einriss erlitten. Hier wird man allenfalls den ausgefransten Rand glätten.

Quelle: Schünke M, Schulte E, Schumacher U. PROMETHEUS LernAtlas der Anatomie. Allgemeine Anatomie und Bewegungssystem. Illustrationen von Voll M u. Wesker K. 6. Aufl. Stuttgart: Thieme; 2022

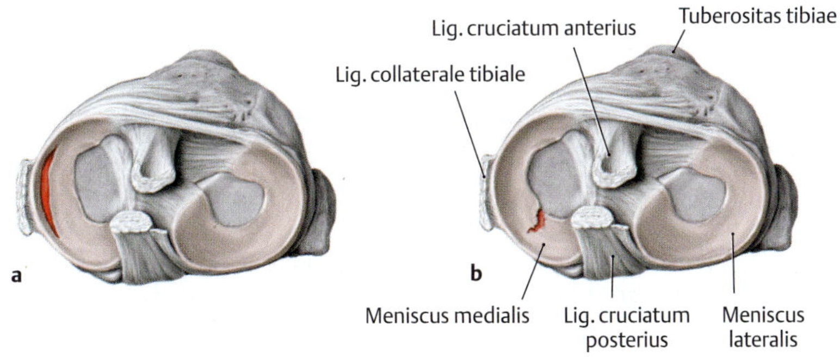

- **Meniscus lateralis (Außenmeniskus):** Der fast O-förmige laterale Meniskus ist stärker gekrümmt als der mediale. Vom hinteren Abschnitt des lateralen Meniskus zieht das **Lig. meniscofemorale posterius** (**Wrisberg-Ligament**) zur Innenseite des medialen Femurkondylus; es liegt dabei dem hinteren Kreuzband eng an. Auf Grund der geringeren Fixierung durch die (lateral dünne) Gelenkkapsel ist der Außenmeniskus deutlich **besser beweglich** als der Innenmeniskus und deshalb weniger verletzungsgefährdet.

- **Meniscus lateralis (Außenmeniskus):** Er ist **besser beweglich** als der Innenmeniskus und deshalb weniger gefährdet.

13.28

13.28 Blutversorgung der Menisci

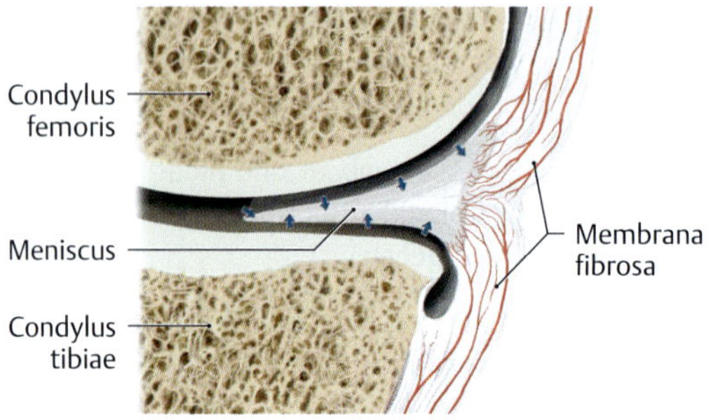

Schematisierter Frontalschnitt durch das Femorotibialgelenk. Zu beachten ist, dass die zentralen inneren Anteile der Menisci gefäßfrei sind und ausschließlich von der Gelenkhöhle her durch die Synovialflüssigkeit ernährt werden (kleine Pfeile).

Quelle: Schünke M, Schulte E, Schumacher U. PROMETHEUS LernAtlas der Anatomie. Allgemeine Anatomie und Bewegungssystem. Illustrationen von Voll M u. Wesker K. 6. Aufl. Stuttgart: Thieme; 2022

Versorgung: Die Versorgung der Menisci mit **Blutgefäßen** (Abb. **13.28**) und **Nerven** erfolgt überwiegend von der Basis über die Gelenkkapsel.

► Klinik.

Versorgung: Die insgesamt spärliche Versorgung der Menisci mit **Blutgefäßen** (Abb. **13.28**) erfolgt zum einen von ihren knöchernen Ansätzen her, zum anderen über die Gelenkkapsel von der Basis. Über Letztere erreichen auch **Nerven** die Menisci (Meniskusverletzungen können sehr schmerzhaft sein).

► Klinik. Das durchblutete basisnahe Drittel des Meniskus wird als „rote Zone" bezeichnet – hier haben **Meniskusnähte** gute Heilungschancen.

13.3 Bänder des Kniegelenks

Band	Verlauf	Funktion
ventrale Bänder		
▪ **Lig. patellae**	vom Apex der Patella zur Tuberositas tibiae	Kontrollieren als Sehnen des Extensors M. quadriceps femoris die Extension (aus der Flexion) und die Flexion
▪ **Retinaculum patellae mediale** und **laterale**	beidseits der Patella vom M. quadriceps femoris zum Condylus med. und lat. tibiae	
Kollateralbänder		
▪ **Lig. collaterale tibiale (mediale)**	vom Epicondylus med. femoris ventral/kaudal zur proximalen Facies med. tibiae und dorsal/kaudal zum Condylus med. tibiae	verhindert **Valgisierung (Abduktion)** und **Überstreckung**, begrenzt (am gebeugten Knie) **Außen-** und **Innenrotation**
▪ **Lig. collaterale fibulare (laterale)**	vom Epicondylus lat. femoris dorsal/kaudal zum Caput fibulae	verhindert **Varisierung (Adduktion)** und **Überstreckung**, begrenzt **Außenrotation**
dorsale Bänder		
▪ **Lig. popliteum obliquum**	vom Condylus med. tibiae (dorsal) zum Epicondylus lat. femoris	verhindert **Überstreckung**, begrenzt **Außenrotation**
▪ **Lig. popliteum arcuatum**	vom Caput fibulae nach kranial/medial in die Gelenkkapsel	verhindert **Überstreckung** und **Varisierung (Adduktion)**
zentrale Bänder		
▪ **Lig. cruciatum anterius**	von der Innenseite des Condylus lat. femoris zur Area intercondylaris anterior tibiae (medial)	verhindert **Ventralverschiebung** der Tibia, verhindert **Überstreckung** und begrenzt **Innenrotation**
▪ **Lig. cruciatum posterius**	von der Innenseite des Condylus med. femoris zur Area intercondylaris posterior tibiae (lat.)	verhindert **Dorsalverschiebung** der Tibia, verhindert **Überstreckung** und begrenzt **Innenrotation**

Ventrale Bänder

Die Sehne des M. quadriceps femoris ist mit der als Sesambein (S. 232) eingelagerten Patella in die Gelenkkapsel integriert.
Der Abschnitt zwischen Patella und tibialem Ansatz ist das **Lig. patellae** (Abb. **13.29**).
Beidseits der Patella ziehen die ebenfalls kapsulären **Retinacula patellae** vom Quadrizeps zum Tibiakopf (sie sind Teil der Gelenkkapsel).

Ventrale Bänder

Als Besonderheit des ausgeprägten Kapsel-Band-Apparats des Kniegelenks sind folgende Strukturen als Verstärkung in die Gelenkkapsel (s. u.) integriert:

- die Sehne des M. quadriceps femoris (S. 370) proximal der Patella,
- die als Sesambein (S. 232) eingelagerte Patella selbst sowie
- die als **Lig. patellae** bezeichnete Endstrecke der Quadrizepssehne zwischen Patella und Tuberositas tibiae (Abb. **13.29**).

Ein Teil der Sehnenfasern des M. quadriceps femoris zieht als **Retinaculum patellae mediale** und **laterale** an beiden Seiten an der Patella vorbei, um am medialen bzw. lateralen Tibiakondylus anzusetzen. Sie werden auch als **„Reservestreckapparat"** bezeichnet, da sie bei einer nicht knöchern verheilten Patellaquerfraktur mit Ausfall des Lig. patellae den Zug des M. quadriceps femoris noch auf die Tibia übertragen und damit eine Kniestreckung ermöglichen sollen (allerdings wird durch den Ausfall des Sesambeins (Patella) die Streckung deutlich weniger kraftvoll ausfallen).

13.29 Ventrale Bänder des Kniegelenks

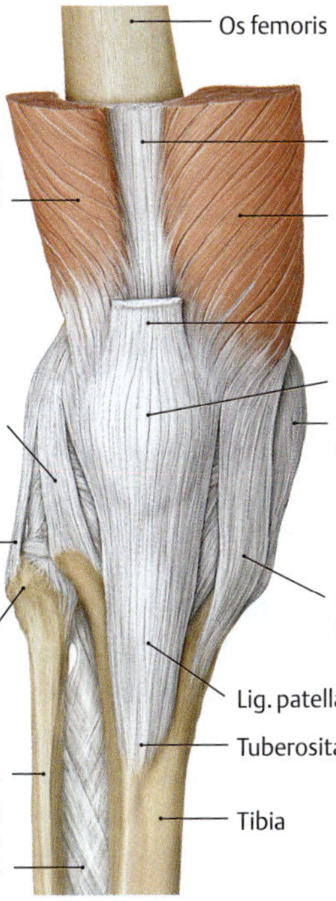

Kapsel-Band-Apparat des rechten Kniegelenks in der Ansicht von ventral.

Quelle: Schünke M, Schulte E, Schumacher U. PROMETHEUS LernAtlas der Anatomie. Allgemeine Anatomie und Bewegungssystem. Illustrationen von Voll M u. Wesker K. 6. Aufl. Stuttgart: Thieme; 2022

13.29

13.30 Entspannung des Lig. collaterale tibiale bei Flexion im Kniegelenk

13.30

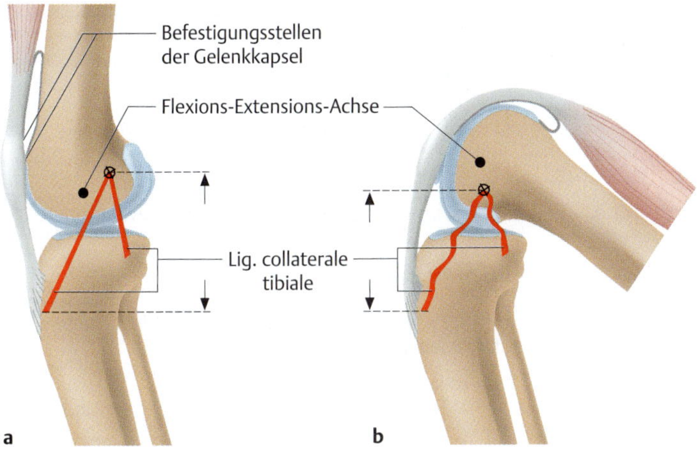

Die hinter der Flexions-Extensions-Achse gelegene proximale Anheftung des tibialen Kollateralbandes tritt bei Flexion tiefer, was zur Entspannung des Bandes führt. Die Flexions-Extensions-Achse ist nur in der Neutral-Null-Position eingezeichnet, da sie bei Beugung ihre Lage verändert.

a Ansicht des rechten Kniegelenks von medial in Streckstellung (Neutral-Null-Position)
b und in Beugestellung.

Kollateralbänder

- **Lig. collaterale tibiale:** Der **vordere** Schenkel des deltaförmigen, kapsulären **Innenbandes** (Abb. **13.31a**) zieht vom medialen Femurepikondylus zur Tibia kaudal der Tuberositas tibiae; der **hintere** Schenkel zieht nach dorsal zum medialen Tibiakondylus. Es **verhindert** die **Valgisierung (Abduktion)** und **begrenzt Außen- und Innenrotation**. Bei **gebeugtem Knie** ist es **entspannt**, wodurch eine Rotation und geringe Valgisierung möglich wird.

- **Lig. collaterale fibulare:** Das **extrakapsuläre Außenband** (Abb. **13.31b**) zieht vom lateralen Femurepikondylus zum Caput fibulae. Es **verhindert** die **Varisierung** (**Adduktion**). Wie das Innenband ist es bei gestrecktem Knie gespannt, bei gebeugtem entspannt.

Kollateralbänder

Die beiden Kollateralbänder sichern das Kniegelenk seitlich:

- **Lig. collaterale tibiale:** Dieses mediale oder **Innenband** (Abb. **13.31a**) stellt eine großflächige **Verstärkung der medialen Gelenkkapsel** dar. Es besteht aus **zwei Anteilen**: Die (vordere) **Pars anterior** zieht vom Epicondylus medialis femoris mit langen Faserzügen (über 10 cm) schräg nach vorne zur Facies medialis der Tibia unterhalb der Tuberositas tibiae. Die (hintere) **Pars posterior** verläuft vom Epikondylus schräg nach hinten zum Condylus medialis tibiae. Das Band hat folglich die Form eines (asymmetrischen) Deltas.
  Das Innenband **verhindert** das mediale Aufklappen des Kniegelenks (**Valgisierung, Abduktion**). Der **vordere Teil begrenzt** die **Außenrotation**, der **hintere** die **Innenrotation**. Die proximale Anheftung des Lig. collaterale tibiale am Epicondylus medialis femoris etwas oberhalb und hinter der Flexions-/Extensionsachse bedingt, dass der femorale Ansatz bei **Beugung** tiefer tritt und das Band somit **entspannt** wird. Dadurch wird im gebeugten Kniegelenk eine Rotation und geringgradige Valgisierung (–5°) möglich (Abb. **13.30**).
- **Lig. collaterale fibulare:** Das laterale oder **Außenband** (Abb. **13.31b**) ist von der Gelenkkapsel durch lockeres Bindegewebe getrennt, liegt also **extrakapsulär**. Es hat einen runden bis ovalen Querschnitt und ähnelt damit einem Kabel. Von seiner proximalen Anheftung am lateralen Femurepikondylus zieht es schräg nach dorsal-kaudal zum Caput fibulae. Analog dem tibialen Kollateralband ist es in Streckstellung angespannt, bei gebeugtem Knie entspannt. Es **verhindert** das laterale Aufklappen des Knies (**Varisierung, Adduktion**) und begrenzt die Außenrotation. Bei Anspannung des Bandes durch Applikation von Varusstress (s. u.) ist es meistens durch die Haut zu sehen bzw. zu tasten.

13.31 Kollateralbänder des Kniegelenks

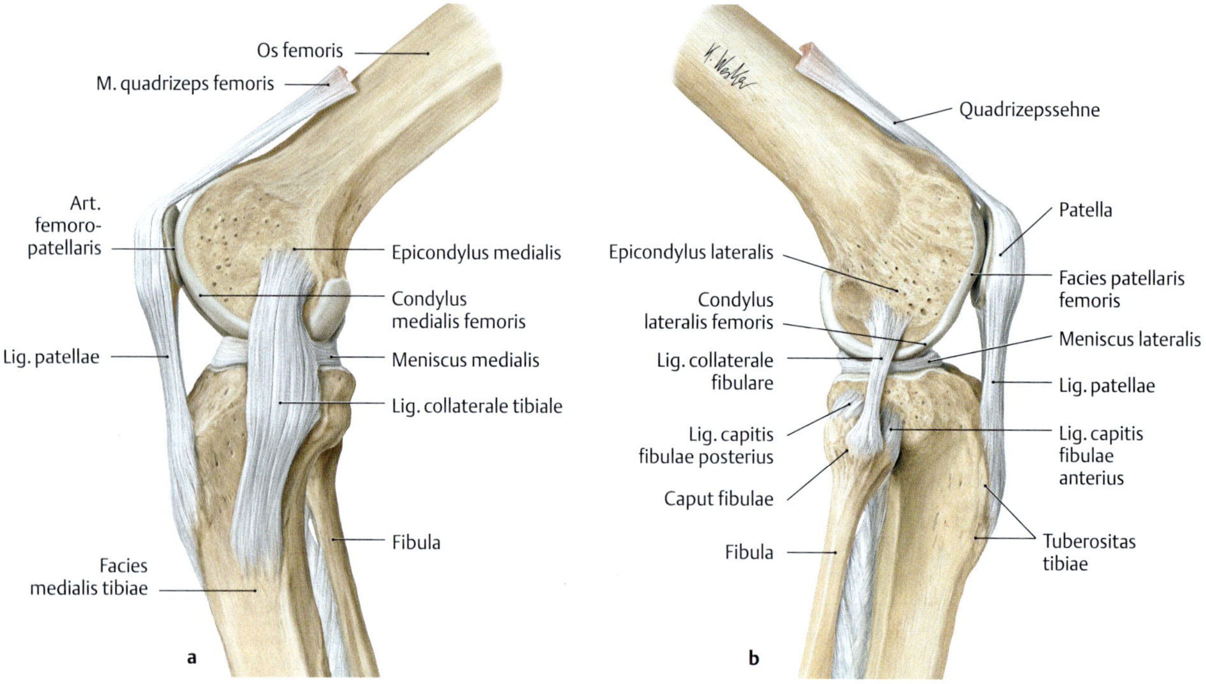

a Rechtes Kniegelenk in der Ansicht von medial
b und lateral.

Quelle: Schünke M, Schulte E, Schumacher U. PROMETHEUS LernAtlas der Anatomie. Allgemeine Anatomie und Bewegungssystem. Illustrationen von Voll M u. Wesker K. 6. Aufl. Stuttgart: Thieme; 2022

► Klinik. Bei Verdacht auf eine **Ruptur** des **Lig. collaterale tibiale** oder **fibulare** versucht man, das Kniegelenk in gestreckter und leicht gebeugter (ca. 30°) Stellung zu valgisieren (Abb. **13.32**) oder zu varisieren. Dabei kann das Aufklappen des Gelenkspalts medial (Valgisierung) oder lateral (Varisierung) getastet werden. Ist dies deutlich möglich, so ist ein Bänderriss sehr wahrscheinlich.
Daneben tastet man die Insertionsstellen der Bänder an Femur und Tibia bzw. Fibula ab, diese können schon bei einer Zerrung schmerzhaft sein. Eine weitergehende diagnostische Abklärung erfolgt in der Regel durch Bildgebung, vgl. MRT (S. 127). Therapeutisch wird bei Ruptur eines Kollateralbandes das Kniegelenk mit einer Gelenkschiene über 6 Wochen stabilisiert.

13.32 Untersuchungsbefund bei Ruptur des Lig. collaterale tibiale

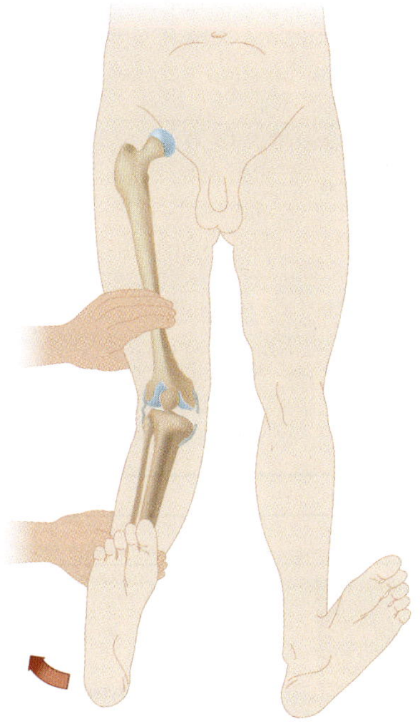

► Klinik.

Dorsale Bänder

- **Lig. popliteum obliquum:** Als Verstärkung der Gelenkkapsel zieht es von der Rückseite des medialen Tibiakondylus schräg nach kranial zum lateralen Femurepikondylus (Abb. **13.33**). Es **begrenzt** die **Außenrotation** des Unterschenkels und **verhindert** gemeinsam mit den Kreuzbändern die **Überstreckung** des Knies. Demzufolge kann es bei einem Überstreckungstrauma reißen.
- **Lig. popliteum arcuatum:** Dieses Band strahlt quer zum Lig. popliteum obliquum vom Fibulaköpfchen bogenförmig über den M. popliteus nach oben medial in die Kapsel ein (Abb. **13.33**). Es wird bei **Streckung angespannt**. Gemeinsam mit dem fibularen Kollateralband verhindert es die **Varisierung** des Unterschenkels.

Dorsale Bänder

- Das **Lig. popliteum obliquum** verläuft vom medialen Tibiakondylus zum lateralen Femurepikondylus (Abb. **13.33**). Es **verhindert** eine **Überstreckung** des Knies und **begrenzt** die **Außenrotation**.
- Das **Lig. popliteum arcuatum** zieht vom Caput fibulae nach kranial-medial (Abb. **13.33**).

Zentrale Bänder (Kreuzbänder; Ligamenta cruciata)

Die beiden **Kreuzbänder** (Abb. **13.34**) befinden sich – sowohl in **topografischer** (Fossa intercondylaris) als auch in **funktioneller** (Drehachsen) Hinsicht – im **Zentrum** des Kniegelenks. Sie liegen **intrakapsulär** zwischen Membrana fibrosa und Membrana synovialis der Gelenkkapsel und daher nicht frei in der Gelenkhöhle. Sie sind vorne und seitlich von Synovialmembran überzogen.

- Das **Lig. cruciatum anterius** (vorderes Kreuzband) ist hinten an der Innenfläche des lateralen Femurkondylus befestigt und zieht schräg nach ventral, kaudal und medial zur Area intercondylaris anterior der Tibia.
- Das dickere **Lig. cruciatum posterius** (hinteres Kreuzband) verläuft vorne von der Innenfläche des medialen Femurkondylus nach dorsal, kaudal und lateral zur Area intercondylaris posterior.

Zentrale Bänder (Kreuzbänder; Ligamenta cruciata)

Die **Kreuzbänder** (Abb. **13.34**) liegen im Schnittpunkt der Drehachsen **intrakapsulär** in der Fossa intercondylaris.

Sie verlaufen wie folgt:

- **Lig. cruciatum anterius:** von der Innenseite des lateralen Femurkondylus zur Area intercondylaris anterior tibiae.
- **Lig. cruciatum posterius:** innen vom medialen Femurkondylus zur Area intercondylaris posterior.

13.33

13.33 Dorsaler Bandapparat

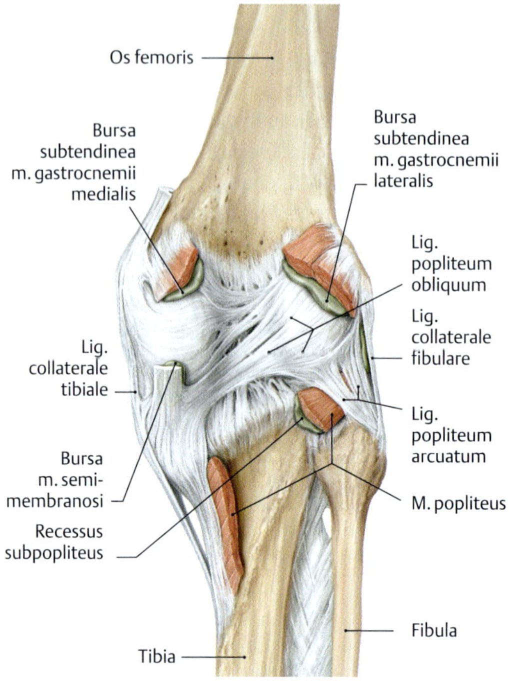

Quelle: Schünke M, Schulte E, Schumacher U. PROMETHEUS LernAtlas der Anatomie. Allgemeine Anatomie und Bewegungssystem. Illustrationen von Voll M u. Wesker K. 6. Aufl. Stuttgart: Thieme; 2022

13.34 Kreuzbänder des Kniegelenks

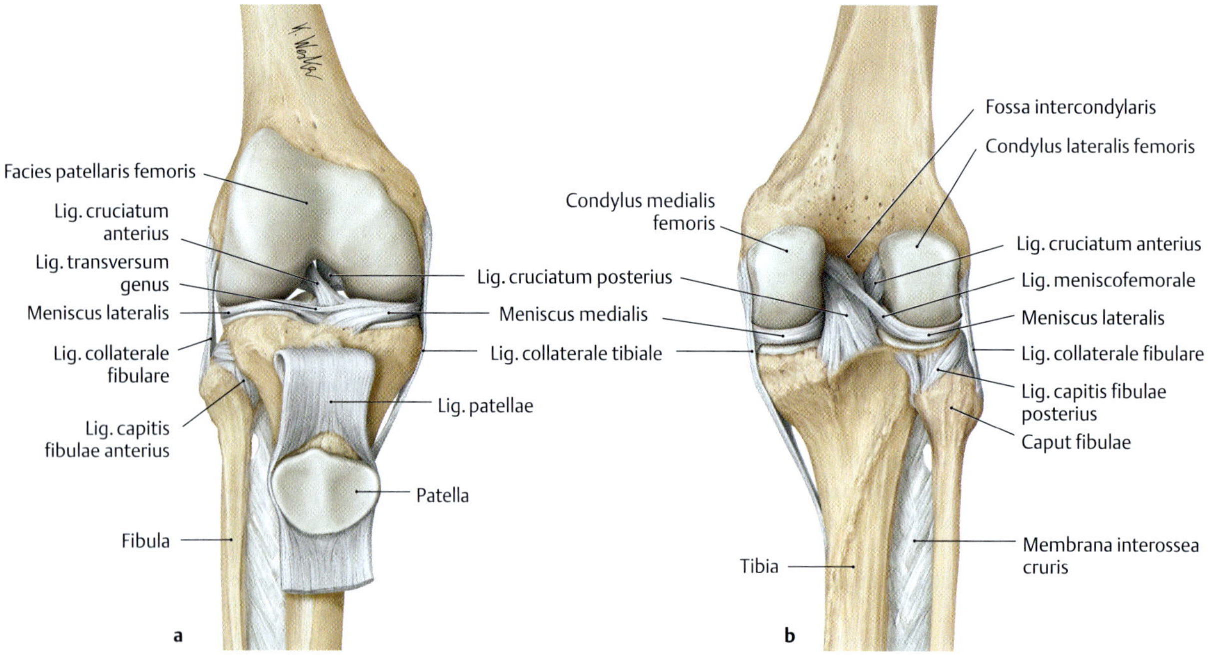

a Rechtes Kniegelenk in der Ansicht von ventral mit heruntergeklapptem Lig. patellae und Patella
b sowie in der Ansicht von dorsal.

Quelle: Schünke M, Schulte E, Schumacher U. PROMETHEUS LernAtlas der Anatomie. Allgemeine Anatomie und Bewegungssystem. Illustrationen von Voll M u. Wesker K. 6. Aufl. Stuttgart: Thieme; 2022

13.35 Verlauf der Kreuzbänder bei Innen- und Außenrotation

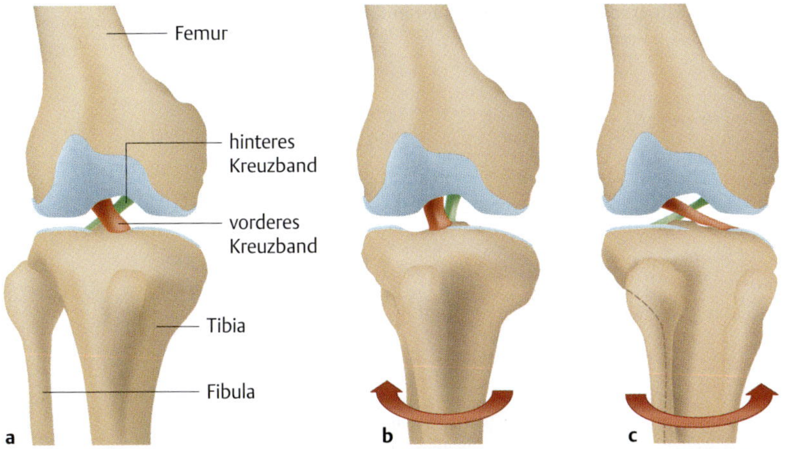

Bei der (übertrieben dargestellten) Innenrotation wickeln sich die Kreuzbänder umeinander, bei der Außenrotation nähern sie sich einer Parallelstellung an.

a Neutral-Null-Position der Kreuzbänder des rechten Knies.

b Außenrotationsstellung und

c Innenrotationsstellung

13.36 MRT des rechten Kniegelenks (Normalbefund)

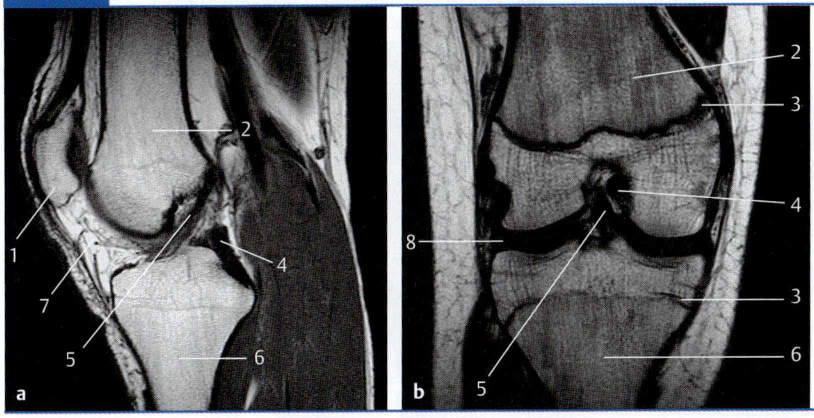

MRT-Aufnahme des rechten Kniegelenks eines Erwachsenen (a) und eines Jugendlichen (b) in sagittaler (a) und koronarer (frontaler) (b) Schnittführung. Zu sehen sind Patella (1), Femur (2) und Tibia (6) als knöcherne Strukturen am Kniegelenk sowie Hoffa-Fettkörper (7) und die Wachstumsfuge (3) (nur bei Kindern und Jugendlichen). Der gekreuzte Verlauf von hinterem (4) und vorderem (5) Kreuzband ist gut zu erkennen.

zu a) Quelle: Schneider G. Vorderes Kreuzband. In: Kohn D, Hrsg. Expertise Knie. 1. Auflage. Stuttgart: Thieme; 2015;
zu b) Quelle: Moritz J, Beitzel K. Magnetresonanztomografie. In: Reiser M, Kuhn F, Debus J, Hrsg. Duale Reihe Radiologie. 4. Auflage. Stuttgart: Thieme; 2017

Am **gestreckten** Knie sind die Kreuzbänder maximal **angespannt**. Am gebeugten Knie wickeln sie sich bei **Innenrotation** umeinander, bei **Außenrotation** geraten sie in Parallelstellung (Abb. **13.35**). Dementsprechend lässt sich der Unterschenkel ausgedehnter nach außen als nach innen rotieren (s. u.). Die Faserarchitektur der Kreuzbänder bedingt, dass Teile von ihnen in jeder Stellung des Kniegelenks angespannt sind. Bei gebeugtem Knie, wenn die übrigen passiv sichernden Bänder entspannt sind, stellen sie (insbesondere das hintere Kreuzband) die einzige ligamentäre Sicherung dar. Die **Hauptfunktion** der Kreuzbänder besteht darin, dass sie **Verschiebungen** von **Tibia** und **Femur** in der Sagittalebene **verhindern**.

Bei **gebeugtem Knie** sind sie die wesentliche Bandsicherung; sie **begünstigen Außenrotation, bremsen Innenrotation** (Abb. **13.35**) und **verhindern dorsal/ventrale Schiebebewegungen**.

▸ Klinik. Bei einer **Ruptur** des **vorderen Kreuzbandes** lässt sich am 90° gebeugten Knie der Unterschenkel gegen den Oberschenkel nach ventral ziehen („vordere Schublade“, s. Abb. **13.37**); eine Läsion des **hinteren Kreuzbandes** erlaubt es, den Unterschenkel nach hinten zu schieben („hintere Schublade“). Die Kreuzbänder können bei massiven Traumen des übrigen Kapsel-Band-Apparats mitbetroffen sein, wie z. B. bei der **„unhappy Triad“** (Ruptur von vorderem Kreuzband und Innenband mit Läsion des Innenmeniskus) nach Außenrotationsvalgustrauma.

Da die **Gefäßversorgung** der Kreuzbänder überwiegend von dorsal durch die A. media genus (S. 376) erfolgt, ist das **vordere** relativ **schlecht durchblutet**, weswegen eine Spontanheilung kaum stattfindet und meist eine plastische Rekonstruktion unter Verwendung der Patella- oder Semitendinosus-Sehne erforderlich wird. Rupturen des **hinteren Kreuzbandes** entstehen meist durch einen Aufprall des Unterschenkels bei gebeugtem Knie („dashboard injury“). Wegen der besseren Durchblutung ist die Chance einer Heilung ohne Operation höher als beim vorderen Kreuzband.

▸ Klinik.

13.37 Schubladenphänomen bei Kreuzbandverletzungen

a Vordere Schublade bei Ruptur des vorderen Kreuzbandes.
b Hintere Schublade bei Ruptur des hinteren Kreuzbandes.

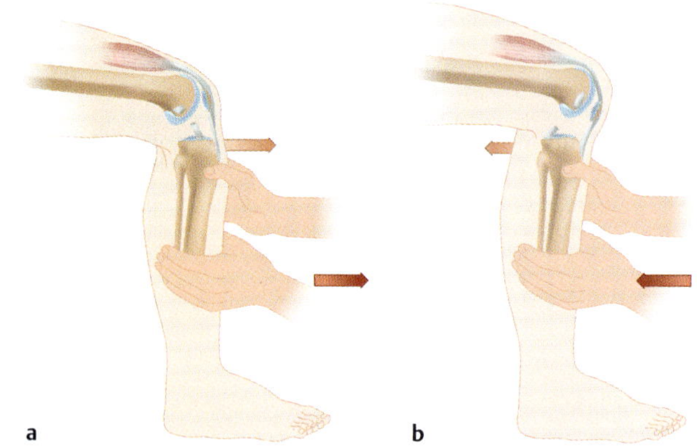

13.38 MRT nach Ruptur des vorderen Kreuzbandes MRT-Aufnahme eines rechten Kniegelenks mit rupturiertem vorderen Kreuzband in sagittaler Schnittführung und T 2-Wichtung. Die Kontinuität des vorderen Kreuzbandes ist unterbrochen, die Bandstümpfe sind vermehrt signalgebend und aufgetrieben.
Quelle: Breitenseher M, Hrsg. Der MR-Trainer: Untere Extremität. 2. Aufl. Stuttgart: Thieme; 2013

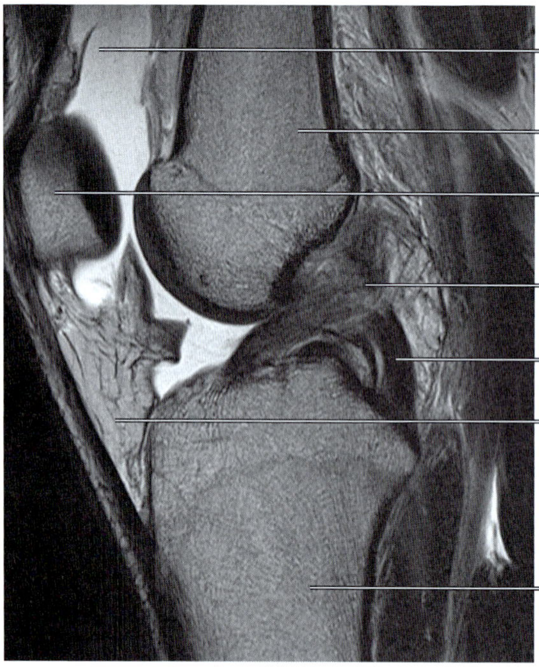

13.3.3 Gelenkkapsel und Gelenkhöhle

Die Kniegelenkhöhle ist sehr geräumig und kompliziert.
Im Wesentlichen erfolgt die **Anheftung der Gelenkkapsel** an der Knorpel-Knochen-Grenze. Unter der Quadrizepssehne erstreckt sich der **Recessus suprapatellaris** weit nach proximal (Abb. **13.40**).

13.3.3 Gelenkkapsel und Gelenkhöhle

Das Knie hat von allen Gelenken des Körpers die geräumigste und komplizierteste Gelenkhöhle. Im Bereich der Tibiakondylen ist die **Gelenkkapsel** nur wenige mm distal der Knorpel-Knochen-Grenze der Gelenkflächen **angeheftet**. Ähnlich verhält es sich im Bereich der Femurkondylen. Proximal der Facies patellaris befindet sich unter der Sehne und dem Muskelbauch des M. quadriceps femoris (S. 370) die **Bursa suprapatellaris**, welche ein Schleimbeutel (S. 223) vom subtendinösen bzw. subfaszialen Typ ist. Diese **kommuniziert** immer mit der Gelenkhöhle und bildet dadurch den sog. **Recessus suprapatellaris**, der sich über das distale Viertel des Oberschenkels erstreckt (Abb. **13.40**).

▶ Klinik. Bei der Differenzialdiagnose von Knieschwellungen ist das Phänomen der **„tanzenden Patella"** beweisend für die Ansammlung von Flüssigkeit im Gelenk (**Kniegelenkerguss**). Durch den Erguss wird die Patella abgehoben und lässt sich durch Druck von ventral bis zum Anschlag in ihrem Gleitlager nach unten drücken. Da der große suprapatelläre Recessus beträchtliche Ergussvolumina aufnehmen kann, ist es bei kleineren Ergüssen (unter 100 ml) erforderlich, diese mit einer Hand durch Kompression nach distal unter die Patella zu drücken, um diese zum „Tanzen" zu bringen (Abb. **13.39**).

13.39 „Tanzende Patella"

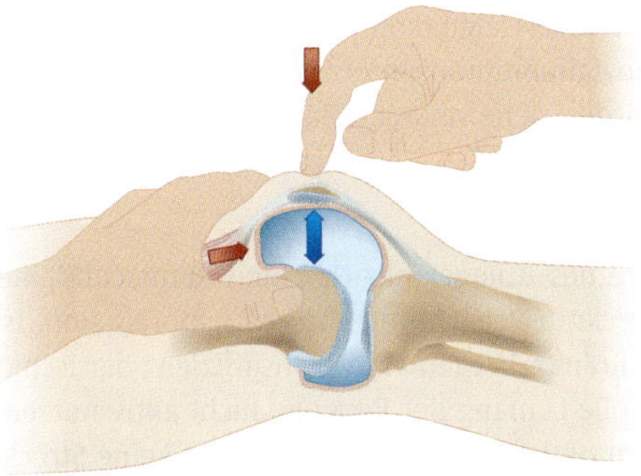

▶ Klinik.

Membrana synovialis und **Membrana fibrosa** der **Gelenkkapsel** liegen nicht überall einander an. Dorsal sind die Kreuzbänder zwischen die beiden Schichten der Gelenkkapsel eingelagert, sodass sie vorne und seitlich von Synovialmembran bedeckt sind (s. o.). Ventral liegt unterhalb und seitlich von der Patella das **Corpus adiposum infrapatellare** (Hoffa-Fettkörper, Abb. **13.40b**) zwischen Membrana synovialis und Membrana fibrosa. Der infrapatelläre Fettkörper unterfüttert somit Lig. und Retinacula patellae. Zu beiden Seiten des unteren Patellapols und des Lig. patellae schieben sich die innen mit Synovialmembran überzogenen **Plicae alares** des Fettkörpers zwischen Femur- und Tibiakondylen. Bei der Beugung des Kniegelenks wird der infra-

Zwischen Membrana synovialis und Membrana fibrosa der **Gelenkkapsel** sind **dorsal** die **Kreuzbänder** und **ventral** das **Corpus adiposum infrapatellare** (Hoffa-Fettkörper, Abb. **13.40b**) eingelagert.

13.40 Ausdehnung der Gelenkhöhle eines rechten Kniegelenks

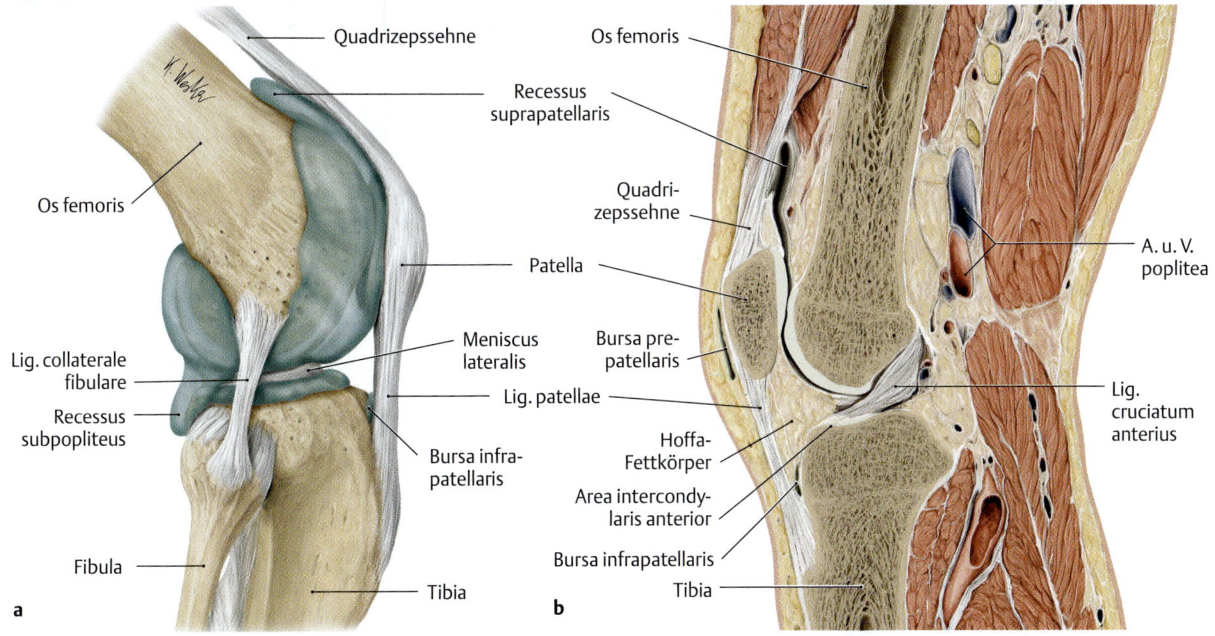

a Kunststoffausguss der Gelenkhöhle mit anschließender Entfernung der Kapsel in der Ansicht von lateral.
b Sagittalschnitt: Man beachte die Ausdehnung des Recessus suprapatellaris (= Bursa suprapatellaris) und die Lokalisation des Corpus adiposum infrapatellare (Hoffa-Fettkörper) zwischen der Area intercondylaris anterior und der Innenseite des Lig. patellae.

Quelle: Schünke M, Schulte E, Schumacher U. PROMETHEUS LernAtlas der Anatomie. Allgemeine Anatomie und Bewegungssystem. Illustrationen von Voll M u. Wesker K. 6. Aufl. Stuttgart: Thieme; 2022

patelläre Fettkörper in den vorne aufklaffenden Gelenkspalt hineingezogen, sodass die Konturen von Lig. patellae sowie Femur- und Tibiakondylen sichtbar werden.

▶ Klinik.

▶ Klinik. Beim schnellen Strecken des Knies können die individuell unterschiedlich ausgebildeten Synovialzotten des **Corpus adiposum infrapatellare** zwischen Femur- und Tibiakondylen gequetscht werden. Dies kann nicht nur zu geräuschvollem Knacken führen, sondern auch Meniskussymptome vortäuschen.

Die **Plica synovialis infrapatellaris** zieht vom Fettkörper zum vorderen Kreuzband.

Von der Vorderfläche des vorderen Kreuzbandes zieht ein von Membrana synovialis überzogener Bindegewebsstrang zum infrapatellären Fettkörper frei durch die Gelenkhöhle, die **Plica synovialis infrapatellaris**. Diese ist ein Rest des Septums, das in der Embryonalzeit mediales und laterales Gelenkkompartiment trennt.

Im Bereich der **Patella** ist die Synovialmembran unterbrochen.

Im Bereich der **Patella** ist die Synovialmembran unterbrochen, während die Membrana fibrosa fest mit der Patellavorderfläche verwachsen ist.

13.3.4 Mechanik des Kniegelenks

Der **Bandapparat** erlaubt **exzessive Beugung** und **praktisch keine Streckung**.
Die **Rotation** ist nur in Beugestellung möglich (Abb. **13.41**).

13.3.4 Mechanik des Kniegelenks

Da die Bänder auf der Ventralseite des Kniegelenks (Lig. und Retinacula patellae) Sehnen des passiv dehnbaren Streckmuskels (M. quadriceps femoris) sind, ist die **Beugung/Flexion** praktisch **unbeschränkt**. Wegen aktiver Insuffizienz der ischiokruralen Beuger (s. u.) lässt sich der volle Umfang der Beugung nicht aktiv nutzen. Der übrige Bandapparat (dorsal, seitlich und zentral) erlaubt dagegen **keine Streckung/Extension** über die Neutral-Null-Position hinaus. Nach der **Neutral-Null-Methode** stellen sich die **Bewegungsumfänge** im Kniegelenk wie in Abb. **13.41** ersichtlich dar.

▶ Merke.

▶ Merke. Wegen der Anspannung sowohl der Kollateralbänder als auch der Kreuzbänder ist am **gestreckten Knie keine Rotation** möglich.

Bei **maximaler Streckung** erzwingt die Anspannung der Kreuzbänder die passive **„Schlussrotation"** nach außen.

Bereits etwa 10° vor dem Ende der **maximalen Streckung** werden die **Kreuzbänder so angespannt**, dass die volle Streckung des Knies erst nach einer Außenrotation des Unterschenkels um 5–10°, (sog. **Schlussrotation**) erreicht wird und das Knie stabil „einrastet".

13.41 Bewegungsumfang im Kniegelenk nach der Neutral-Null-Methode

a Flexion/Extension: 150/0/0°
b Innen-/Außenrotation: 10/0/30° (am 90° gebeugten Knie)

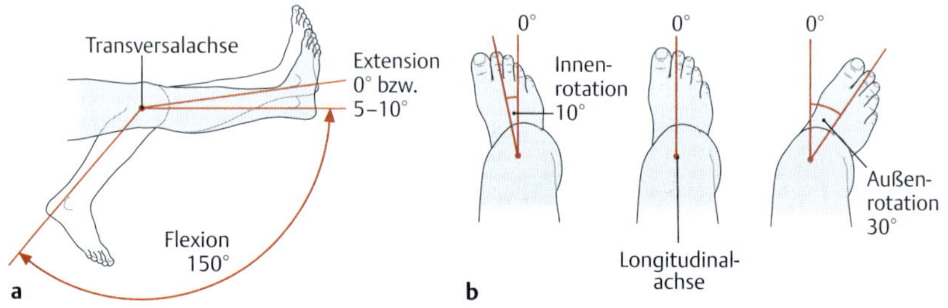

Die in **a** gezeigte „Überstreckung" von 5–10° ist im Allgemeinen nur Frauen und Kindern möglich; höhergradige Extensionen sind pathologisch und werden als **Genu recurvatum** bezeichnet.

Quelle: Schünke M, Schulte E, Schumacher U. PROMETHEUS LernAtlas der Anatomie. Allgemeine Anatomie und Bewegungssystem. Illustrationen von Voll M u. Wesker K. 6. Aufl. Stuttgart: Thieme; 2022

13.3.5 Muskulatur des Kniegelenks

Die **Drehmomente** der **Strecker** (Abb. **13.43a**) **überwiegen** die der Beuger (Abb. **13.42**) und kontrollieren so die ligamentär nicht begrenzte Flexion.
Beim Gehen (v. a. bergauf) erfolgt die Extension gegen das Körpergewicht.

13.3.5 Muskulatur des Kniegelenks

Neben dem ausgeprägten Bandapparat bedarf das Kniegelenk der aktiven Sicherung durch Muskeln (Abb. **13.42**). Dabei wird die (exzessiv mögliche) Beugung durch den **M. quadriceps femoris** (Abb. **13.43a**) kontrolliert, dessen **Drehmoment** v. a. wegen der Verlängerung des virtuellen Hebelarms durch die Patella das der gesamten **Beuger** um das **3-fache** übersteigt (vgl. die Situation am Hüftgelenk). Beim Gehen und Laufen müssen die Beuger lediglich den Unterschenkel anheben, der Quadrizeps gegen das Gewicht des restlichen Körpers anarbeiten.

▶ Klinik.

▶ Klinik. Bei einer (glücklicherweise selten kompletten) **Lähmung des M. quadriceps femoris** ist Gehen auf ebenem Boden nur mühsam möglich. Bergaufgehen, Treppensteigen und Aufstehen aus dem Sitzen, was ein Durchstrecken des Knies gegen das Körpergewicht erfordert, ist ohne Hilfsmittel nicht mehr möglich.

13.42 Muskeln des Kniegelenks

Muskel		Ursprung	Ansatz	Innervation*	Funktion
Extensoren					
M. quadriceps femoris	**M. rectus femoris**	Spina iliaca anterior inferior	Tuberositas tibiae	**N. femoralis** (L2–L4)	Knie: **Extension** Hüfte: Flexion
	M. vastus medialis	Linea aspera, Labium mediale	Tuberositas tibiae, mit Retinacula patellae, medialer und lateraler Tibiakondylus; Gelenkkapsel ventral	**N. femoralis** (L2–L4)	Knie: **Extension**
	M. vastus lateralis	Lin. asp., Lab. lat., Femur lat., proximal	Tuberositas tibiae, mit Retinacula patellae, medialer und lateraler Tibiakondylus; Gelenkkapsel ventral	**N. femoralis** (L2–L4)	Knie: **Extension**
	M. vastus intermedius	Femurschaft (Vorderfläche)	Tuberositas tibiae, mit Retinacula patellae, medialer und lateraler Tibiakondylus; Gelenkkapsel ventral	**N. femoralis** (L2–L4)	Knie: **Extension**
Flexoren					
M. sartorius		Spina iliaca anterior superior	Facies medialis der Tibia neben der Tuberositas („Pes anserinus superficialis“)	**N. femoralis** (L2–L4)	Knie: **Flexion, Innenrotation** Hüfte: Flexion
M. gracilis		Ramus inferior des Os pubis	Facies medialis der Tibia neben der Tuberositas („Pes anserinus superficialis“)	**N. obturatorius** (L2–L4)	Knie: **Flexion, Innenrotation** Hüfte: Flexion
M. semitendinosus		Tuber ischiadicum (ischiokrurale Muskeln)	Facies medialis der Tibia neben der Tuberositas („Pes anserinus superficialis“)	**N. ischiadicus** Tibialisanteil (L5–S2)	Knie: **Flexion, Innenrotation** Hüfte: Extension
M. semimembranosus		Tuber ischiadicum (ischiokrurale Muskeln)	medialer Tibiakondylus und Gelenkkapsel (dorsal)	**N. ischiadicus** Tibialisanteil (L5–S2)	Knie: **Flexion, Innenrotation** Hüfte: Extension
M. biceps femoris	▪ Caput longum	Tuber ischiadicum (ischiokrurale Muskeln)	lateraler Tibiakondylus (dorsal), Fibulaköpfchen	**N. ischiadicus** Tibialisanteil (L5–S2)	Knie: **Flexion, Außenrotation** Hüfte: v. a. Extension (auch Außenrotation und Adduktion)
	▪ Caput breve	Linea aspera, Labium laterale	lateraler Tibiakondylus (dorsal), Fibulaköpfchen	**N. ischiadicus**, Fibularisanteil (L5–S1)	Knie: **Flexion, Außenrotation** Hüfte: v. a. Extension (auch Außenrotation und Adduktion)
M. tensor fasciae latae		Spina iliaca anterior superior	lateraler Tibiakondylus	**N. gluteus superior** (L4–L5)	Knie: v.a. **Außenrotation** Hüfte: Flexion, Abduktion, Innenrotation
M. popliteus		lateraler Femurepikondylus, Gelenkkapsel (dorsolat.)	Facies posterior der Tibia (medial)	**N. tibialis** (L5–S2)	Knie: Innenrotation, Flexion
M. gastrocnemius		dorsal und kranial der Femurkondylen	Tuber calcanei	**N. tibialis** (L5–S2)	Knie: **Flexion** Sprunggelenke: Flexion, Supination

* *Die Segmente beziehen sich auf die Innervation der Muskeln; häufig führt der Nerv Fasern aus mehr als den angegebenen Segmenten.*

Details zu M. gastrocnemius siehe auch Abb. **14.2**.

▶ Klinik. Obwohl der Quadrizeps von mehreren Segmenten versorgt wird, gilt er als **Kennmuskel** des Segments **L 4**, welches mit dem **Patellarsehnenreflex** (S. 191) überprüft wird.

▶ Klinik.

Die **Mm. sartorius**, **gracilis** und **semitendinosus** haben medial der Tuberositas tibiae im sog. Pes anserinus superficialis eine gemeinsame Ansatzsehne (Pes anserinus = „Gänsefuß“ wegen distalem Auffächern des platten Sehnenendes).

▶ Klinik. Die Sehnen von den Mm. semitendinosus und gracilis finden, neben Teilen der Patellasehne, als Kreuzbandersatz in plastischen Operationen Verwendung (s. o.).

▶ Klinik.

Der größte Teil der **Beugeleistung** wird von den **ischiokruralen Muskeln** (**Mm. semitendinosus**, **semimembranosus** und **biceps femoris**) erbracht (Abb. **13.43b**). Ihre begrenzte Dehnbarkeit ist dafür verantwortlich, dass bei gestrecktem Knie keine volle Beugung möglich ist (**passive Muskelinsuffizienz**).

Ca. 70 % der **Beugeleistung** entfällt auf die **Mm. semitendinosus**, **semimembranosus** und **biceps femoris**, welche die **ischiokrurale Muskelgruppe** bilden (Abb. **13.43b**). Sie wirken auch auf das Hüftgelenk (s. o.). Ihre begrenzte Dehnbarkeit ist dafür verantwortlich, dass bei gestrecktem Knie in der Hüfte keine volle Beugung möglich ist. Dies ist ein klassisches Beispiel für **passive Muskelinsuffizienz**: Die begrenzte Dehnbarkeit mehrgelenkiger Muskeln lässt es nicht zu, dass alle Gelenke, auf die sie wirken, in Endstellung gebracht werden. Erst die Beugung im Knie entspannt die ischiokruralen Muskeln so weit, dass die Hüfte maximal gebeugt werden kann. Die begrenzte (aktive) Verkürzungsmöglichkeit dieser Muskeln bewirkt andererseits, dass bei gestrecktem Hüftgelenk das Knie aktiv nicht maximal gebeugt werden kann, vgl. aktive Insuffizienz (S. 235).

Die 3-teilige **Semimembranosussehne** (Abb. **13.43b**) ist für die Stabilisierung des Kniegelenks bedeutsam.

Die **Sehne** des **M. semimembranosus** (Abb. **13.43b**), die für die Stabilisierung des Kniegelenks große Bedeutung hat, teilt sich am Ansatz in **3 Züge** auf („Pes anserinus profundus").

Einer setzt dorsal am medialen Tibiakondylus an, einer strahlt von hinten in das mediale Kollateralband (und damit auch den Innenmeniskus) ein, der dritte biegt nach kranial-lateral um und geht ins Lig. popliteum obliquum (S. 365) über.

Die kommunizierende Bursa des M. popliteus bildet dorsolateral den **Recessus subpopliteus**.

Unter der Ursprungssehne des **M. popliteus** befindet sich eine Bursa, welche mit der Gelenkhöhle kommuniziert und als **Recessus subpopliteus** eine dorsolaterale Aussackung der Kapsel darstellt.

13.43 Extensoren und Flexoren des Kniegelenks

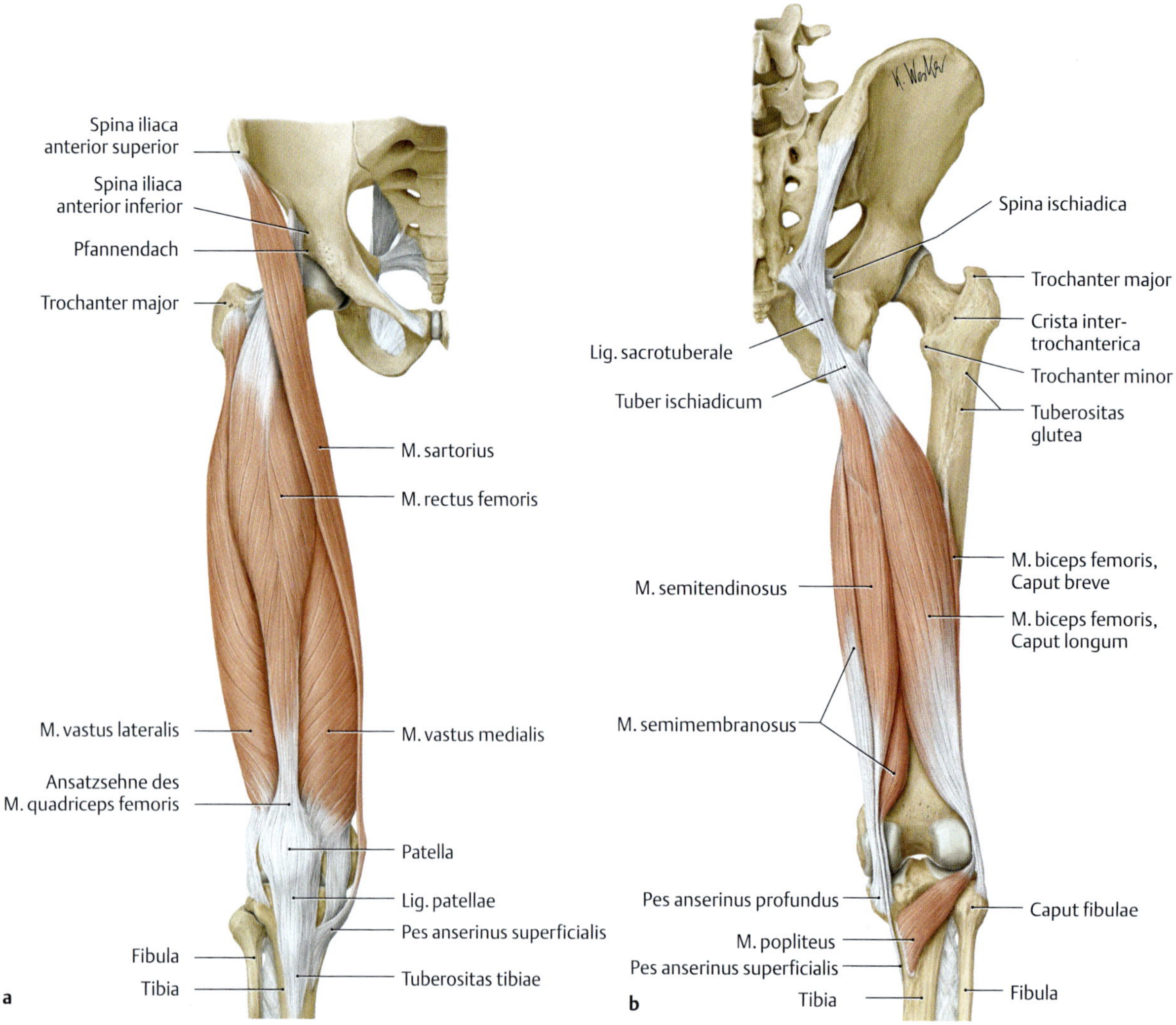

a Mm. quadriceps femoris und sartorius des rechten Beins in der Ansicht von ventral.
b Ischiokrurale Muskulatur und M. popliteus des rechten Beins in der Ansicht von dorsal.

Quelle: Schünke M, Schulte E, Schumacher U. PROMETHEUS LernAtlas der Anatomie. Allgemeine Anatomie und Bewegungssystem. Illustrationen von Voll M u. Wesker K. 6. Aufl. Stuttgart: Thieme; 2022

▶ Klinik. In ca. 10 % enthält die Ursprungssehne des Caput laterale des **M. gastrocnemius** (Abb. **14.22**) eine **Fabella** als Sesambein, welche im Röntgenbild mit einer „Gelenkmaus" (abgestoßenes, nekrotisches Knorpelknochenstück aus der Gelenkfläche) verwechselt werden kann. Letzteres muss operativ entfernt werden, da es zwischen die Gelenkkörper geraten und kurzfristig zu Blockierung, langfristig zu Arthrose führen kann.

▶ Klinik.

13.4 Kniegelenkmuskeln geordnet nach Bewegungen und Wichtigkeit

Bewegung	Muskeln (Anteil am Gesamtdrehmoment aller an der Bewegung beteilgten Muskeln in %)
Flexion	**M. semimembranosus (25 %)**, M. semitendinosus (20 %), M. biceps femoris (< 20 %), M. gastrocnemius (< 20 %)
Extension	**M. quadriceps femoris (100 %)**, (davon M. rectus femoris 15 %, Mm. vasti 85 %)
Außenrotation	**M. biceps femoris (85 %)**, M. tensor fasciae latae (10 %)
Innenrotation	**M. semimembranosus (55 %)**, M. semitendinosus (20 %), M.politeus (10 %), M. sartorius (10 %)

Es wurden nur wichtige Muskeln mit einem Anteil > 10 % berücksichtigt. Bei den Prozentangaben handelt es sich um gerundete Ca.-Werte. Die Drehmomentabschätzung gilt für die NN-Position.

13.4 Gefäßversorgung und Innervation von Hüfte, Oberschenkel und Knie

13.4 Gefäßversorgung und Innervation von Hüfte, Oberschenkel und Knie

Die **Leitungsbahnen**, welche die untere Extremität versorgen, entspringen alle aus den **Vasa iliaca communes** bzw. dem **Plexus lumbosacralis**.
Sie treten durch verschiedene Öffnungen aus dem Beckenraum auf die untere Extremität über (Tab. **33.1**).

Die **Leitungsbahnen** zur Versorgung der unteren Extremität kommen aus dem Becken (Durchtrittsstellen Tab. **33.1**).

13.4.1 Gefäßversorgung

13.4.1 Gefäßversorgung

Arterielle Versorgung

Arterielle Versorgung

Die **Arterien** zur Versorgung des Hüftgelenks, Oberschenkels und Kniegelenks (Abb. **13.44**) entstammen v. a. der **A. iliaca externa** bzw. der aus ihr hervorgehenden **A. femoralis** (s. u.) und der **A. iliaca interna**.

Die Arterien für Hüfte, Oberschenkel und Knie (Abb. **13.44**) stammen aus den **Aa. iliacae interna** und v. a. **externa** (s. u.).

Äste der A. iliaca interna: Neben viszeralen Ästen (S. 869) zu den Beckenorganen und parietalen Ästen zum Beckenboden (S. 334) gibt dieses große Gefäß auch Äste zur Hüfte ab:

- Die **A. sacralis lateralis** verläuft beidseits am Sakrum nach kaudal und versorgt das Sakrum inkl. Inhalt des Sakralkanals und den M. piriformis.
- Die **A. glutea superior** verläuft zwischen den oberen Wurzeln des Plexus sacralis nach dorsolateral und verlässt gemeinsam mit dem **N. gluteus superior** (S. 378) das Becken durch das **Foramen suprapiriforme**. Sie versorgt den kranialen Teil der Gesäßmuskulatur.
- Die **A. glutea inferior** zieht zwischen den unteren Wurzeln des Plexus sacralis nach dorsal/kaudal. Sie verlässt mit dem **N. gluteus inferior** und dem **N. ischiadicus** durch das **Foramen infrapiriforme** das Becken zum kaudalen Teil der Gesäßmuskulatur.
- Die **A. obturatoria** zieht an der Seitenwand des kleinen Beckens zum lateralen Oberrand des Foramen obturatum; dort tritt sie mit dem **N. obturatorius** (S. 378) durch den Canalis obturatorius zu den Adduktoren an der Innenseite des Oberschenkels.

Die Aa. gluteae superior, inferior und die A. obturatoria bilden im Bereich der Glutealmuskeln und der proximalen Adduktoren untereinander und mit den Aa. circumflexae femores lateralis und medialis zahlreiche **Anastomosen.**

Äste der A. iliaca interna: Neben viszeralen (S. 869) u. a. parietalen Ästen zum Beckenboden (S. 334):

- **A. sacralis lateralis** (nach dorsal/kaudal),
- **A. glutea superior** (mit dem N. gluteus superior) zur kranialen Gesäßmuskulatur,
- **A. glutea inferior** (mit den Nn. gluteus inferior und ischiadicus) zur kaudalen Gesäßmuskulatur,
- **A. obturatoria** (mit dem N. obturatorius im Canalis obturatorius) zu den Adduktoren.

▶ Klinik. Auf dem R. superior ossis pubis (S. 320) verläuft eine (normalerweise dünne) Anastomose zwischen der A. epigastrica inferior (S. 312) und der A. obturatoria (Abb. **33.1**). Bei etwa 20 % der Menschen entspringt die A. obturatoria ausschließlich aus der A. epigastrica inferior und zieht wie diese Anastomose, aber als vergleichsweise großkalibriges Gefäß zum Canalis obturatorius. Falls bei operativen Eingriffen in dieser Region, z. B. Leisten- (S. 310), Schenkelhernien (S. 307), diese variante A. obturatoria verletzt wird, sind massive Blutungen die Folge. Bei den „Bruchschneidern" früherer Jahrhunderte endete diese Komplikation meist tödlich, daher die Bezeichnung **„Corona mortis"** für diese Variante.

▶ Klinik.

13.44

13.44 Arterielle Versorgung des Oberschenkels

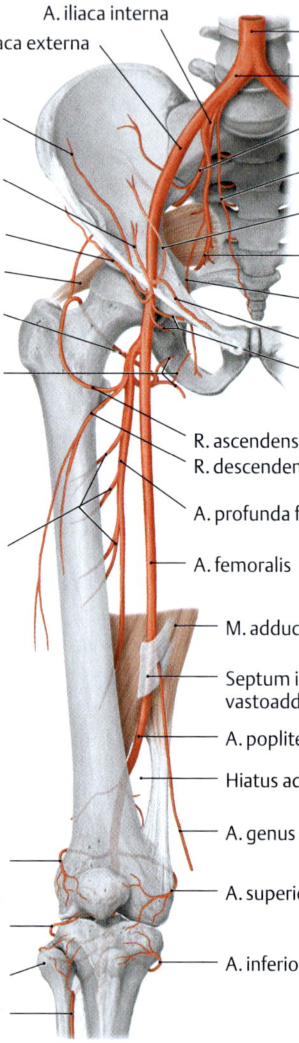

Quelle: Schünke M, Schulte E, Schumacher U. PROMETHEUS LernAtlas der Anatomie. Allgemeine Anatomie und Bewegungssystem. Illustrationen von Voll M u. Wesker K. 6. Aufl. Stuttgart: Thieme; 2022

Aufzweigung der A. iliaca externa: Sie gibt die **A. circumflexa ilium profunda** ab und setzt sich als **A. femoralis** fort. Diese liegt im Trigonum femorale (Tab. **13.6**) lateral der V. femoralis.

Aufzweigung der A. iliaca externa: Vor Eintritt in die Lacuna vasorum unter dem Leistenband (S. 306) verläuft die **A. iliaca externa** lateral der **V. iliaca externa** entlang der Linea arcuata und gibt die **A. circumflexa ilium profunda** zur Versorgung der Mm. iliacus und psoas major nach lateral ab.

Die **A. femoralis** geht in der Lacuna vasorum aus der A. iliaca externa hervor. Sie liegt distal vom Leistenband **lateral der V. femoralis** im Trigonum femorale des Oberschenkels (Tab. **13.6**) zwischen M. pectineus (medial) und M. iliopsoas (lateral) unter der Fascia lata.

▸ Klinik.

▸ **Klinik.** Wegen der relativ oberflächennahen Lage ist die A. femoralis unter der Mitte des Leistenbandes über der Eminentia iliopubica gut zu tasten. Neben der Kontrolle des **Femoralispulses** gelingt hier durch Punktion der A. femoralis sowohl die Entnahme von **arteriellem Blut** (z. B. für eine Blutgasanalyse) als auch die Einführung eines Katheters in das arterielle System (z. B. für Herzkatheteruntersuchungen (Abb. 21.40) oder zur Arteriografie) vergleichsweise einfach.

Äste der A. femoralis: Über dem proximalen Trigonum femorale öffnet sich in der Fascia lata der **Hiatus saphenus**, in dem die A. femoralis drei **epifasziale** und einen **tiefen Ast** abgibt:

- **Aa. pudendae externae** (meist zwei) nach medial zum Mons pubis und äußeren Genitale,
- **A. epigastrica superficialis** (S. 312) nach kranial,
- **A. circumflexa ilium superficialis** nach lateral-kranial sowie
- **A. profunda femoris** als kräftigen **Hauptast** nach lateral/dorsal in die Tiefe des Oberschenkels (s. u.), die den größten Teil der Hüfte und des Oberschenkels versorgt.

Danach zieht die A. femoralis hinter dem M. sartorius in der Rinne zwischen M. vastus medialis und M. adductor magnus (Abb. **13.8**) zum **Adduktorenkanal** (**Canalis adductorius**, Tab. **13.5**). Dieser entsteht dadurch, dass die Rinne zwischen M. vastus medialis (lateral) und M. adductor magnus (medial) durch das **Septum intermusculare vastoadductorium** abgedeckt wird. Der Adduktorenkanal endet am **Hiatus adductorius**, einem Schlitz in der Ansatzsehne des Adductor magnus am Femur oberhalb des Epicondylus medialis, der sich nach dorsal in die Kniekehle, **Fossa poplitea** (S. 386), öffnet. Im Adduktorenkanal gibt die A. femoralis die

- **A. genus descendens** ab, die nach ventral zum Rete articulare genus zieht; die A. femoralis verläuft anschließend als **A. poplitea** (S. 376) in der Kniekehle.

Äste der A. femoralis: folgende 3 **epifasziale Äste**:

- **Aa. pudendae externae** zum äußeren Genitale,
- **A. epigastrica superficialis** zur kaudalen Bauchwand und
- **A. circumflexa ilium superficialis** (nach lateral)

sowie ein **tiefer Hauptast**:

- **A. profunda femoris**.

Durch den **Canalis adductorius** (Tab. **13.5**) tritt die A. femoralis nach Abgabe der

- **A. genus descendens**

als **A. poplitea** (S. 376) in die Kniekehle.

13.5 Adduktorenkanal (Canalis adductorius)

Begrenzung	Inhalt	Ansicht von ventral
▪ **ventral:** Septum intermusculare vastoadductorium ▪ **dorsal:** M. adductor longus ▪ **medial:** M. adductor magnus ▪ **lateral:** M. vastus medialis	▪ A. femoralis ▪ V. femoralis ▪ N. saphenus ▪ A. genus descendens	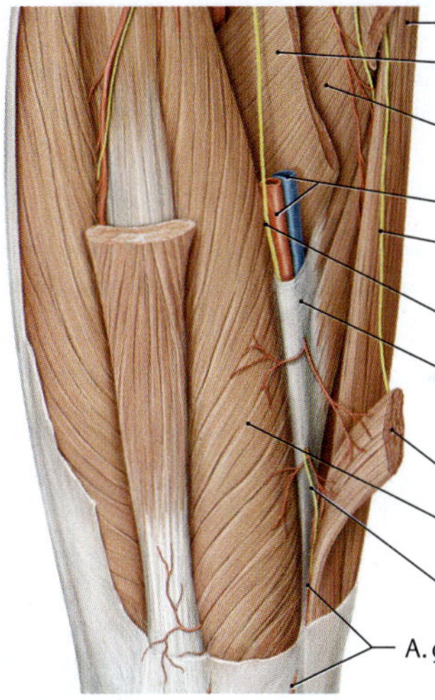

Quelle: Schünke M, Schulte E, Schumacher U. PROMETHEUS LernAtlas der Anatomie. Allgemeine Anatomie und Bewegungssystem. Illustrationen von Voll M u. Wesker K. 6. Aufl. Stuttgart: Thieme; 2022

Äste der A. profunda femoris: Die **A. profunda femoris** gibt im Trigonum femorale (Tab. **13.6**) die

- **A. circumflexa femoris medialis** ab, die zunächst nach dorsal hinter das Collum femoris zieht und dann nach lateral zum Trochanter major.
- Die **A. circumflexa femoris lateralis** verläuft ventral vom Collum femoris nach lateral. Ihr **R. ascendens** anastomosiert im Bereich des Trochanter major mit der A. circumflexa femoris medialis. Beide Gefäße bilden einen Arterienkranz an der Basis des Schenkelhalses, der diesen sowie den Femurkopf (S. 341) versorgt. Der Arterienkranz verfügt über ausgedehnte Anastomosen mit den Aa. gluteae superior, inferior und obturatoria zur Versorgung der Glutealmuskeln und des proximalen Oberschenkels.
- Die Vorderseite des Oberschenkels (im Wesentlichen M. quadriceps fem., Abb. **13.42**) wird vom **R. descendens** der **A. circumflexa femoris lateralis** sowie Ästen der A. femoralis und A. profunda femoris versorgt. In ihrem weiteren Verlauf liegt die A. profunda femoris hinter der A. femoralis und gibt medial am Femur vorbei nach dorsal die

Äste der A. profunda femoris:

- **A. circumflexa femoris medialis** und
- **A. circumflexa lateralis**, die einen Arterienkranz an der Basis des Collum femoris zur Versorgung der Glutealmuskeln und des proximalen Oberschenkels bilden.
- 3 **Aa. perforantes** zur ischiokruralen Muskulatur.

- **Aa. perforantes I–III** zur ischiokruralen Muskulatur auf der Rückseite des Oberschenkels ab.

13.6 Fossa iliopectinea (Trigonum femorale)

Begrenzung	Inhalt	Ansicht von ventral
▪ **kranial:** Lig. inguinale ▪ **lateral:** M. sartorius (medialer Rand) ▪ **medial:** M. adductor longus (Oberrand) ▪ **dorsal (Boden):** M. iliopsoas (lateral) und M. pectineus (medial)	▪ N. femoralis ▪ A. und V. femoralis mit ihren jeweiligen Ästen bzw. Zuflüssen	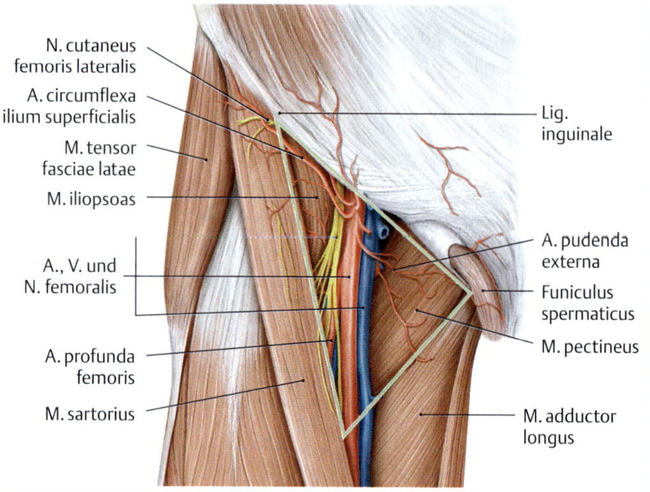

Quelle: Schünke M, Schulte E, Schumacher U. PROMETHEUS LernAtlas der Anatomie. Allgemeine Anatomie und Bewegungssystem. Illustrationen von Voll M u. Wesker K. 6. Aufl. Stuttgart: Thieme; 2022

Äste der A. poplitea: Die aus der A. femoralis hervorgehende **A. poplitea** (Abb. **13.45**) gibt in der Kniekehle **Äste**
- zur **ischiokruralen Muskulatur,**
- dem **Rete articulare genus** und den
- **Kreuzbändern** sowie zu den
- **Gastroknemiusköpfen** ab.

Äste der A. poplitea: Die A. poplitea (Abb. **13.45**) geht im Hiatus adductorius aus der A. femoralis hervor und tritt in die Fossa poplitea (S. 386) ein. Dort gibt sie nach beiden Seiten
- Äste zur **ischiokruralen Muskulatur** sowie die
- **Aa. superiores medialis** und **lateralis genus** ab. Letzere schlingen sich unter den ischiokruralen Muskeln um die Femurepikondylen und anastomosieren mit den um die Tibiakondylen biegenden **Aa. inferiores medialis** und **lateralis genus** im **Rete articulare genus** auf der Vorderseite des Kniegelenks.
- Die **A. media genus** ist unpaar und versorgt von hinten die Kreuzbänder. Ehe die A. poplitea die Kniekehle unter dem Sehnenbogen des M. soleus (Abb. **13.8**) verlässt, gibt sie noch
- 2 kräftige **Aa. surales** ab, die von kranial in die Köpfe des M. gastrocnemius (Abb. **13.8**) eintreten.

13.45

13.45 Äste der A. poplitea

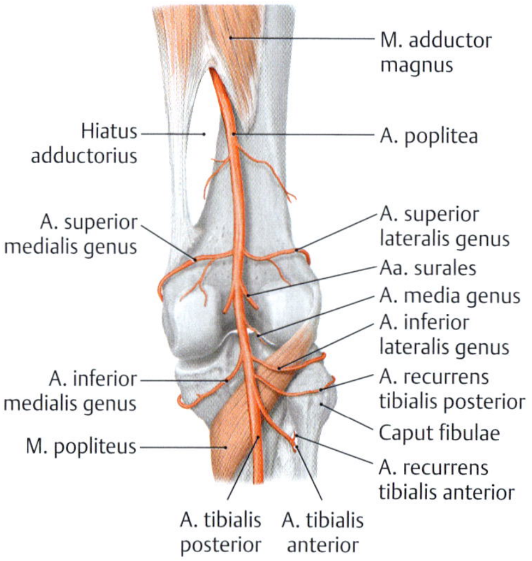

Quelle: Schünke M, Schulte E, Schumacher U. PROMETHEUS LernAtlas der Anatomie. Allgemeine Anatomie und Bewegungssystem. Illustrationen von Voll M u. Wesker K. 6. Aufl. Stuttgart: Thieme; 2022

Venöser Abfluss

Tiefes Venensystem: Die oben genannten Arterien werden von **gleichnamigen Venen** begleitet, die mit Ausnahme der **V. femoralis** und **V. poplitea doppelt** angelegt sind (Letztere kann bereits doppelt vorliegen) (Abb. **13.46**a).

Oberflächliches Venensystem: Die oberflächlichen Venen (Abb. **13.46**) liegen **epifaszial** in der Subkutis und sind im Allgemeinen keiner Arterie zugeordnet.

- Die **V. saphena magna** bildet sich medial aus den Hautvenen des Fußrückens (S. 423) und verläuft **vor dem Innenknöchel**, medial an Unterschenkel und Knie, wo sie mit dem N. saphenus unmittelbar hinter dem Epicondylus medialis femoris liegt, zur Ventralseite des Oberschenkels. Dort mündet sie im Trigonum femorale (Tab. **13.6**) in die **V. femoralis**. Im Bereich des Hiatus saphenus (s. o.) nimmt sie eine Reihe von Hautvenen auf, sodass ein **„Venenstern“** (klinische Bezeichnung **„Crosse“**) entsteht:
  - **V. epigastrica superficialis** (S. 313) von kranial/medial,
  - **V. circumflexa ilium superficialis** von kranial/lateral,
  - **Vv. pudendae externae** von medial.
  - Die **V. saphena accessoria** mündet von dorsal/medial kommend bereits weiter kaudal ein.

Venöser Abfluss

Tiefe Venen verlaufen mit o. g. Arterien und heißen wie sie. Die **V. poplitea** nimmt tiefe Venen und die V. saphena parva auf (Abb. **13.46**a).
Oberflächliche Venen (Abb. **13.46**) sind keiner Arterie zugeordnet.

- Die **V. saphena magna** mündet im Trigonum femorale (Tab. **13.6**) in die **V. femoralis**. Sie hat am Oberschenkel folgende Zuflüsse:
  - **V. epigastrica superficialis,**
  - **V. circumflexa ilium superficialis,**
  - **Vv. pudendae externae,**
  - **V. saphena accessoria.**

13.46 Venen der unteren Extremität

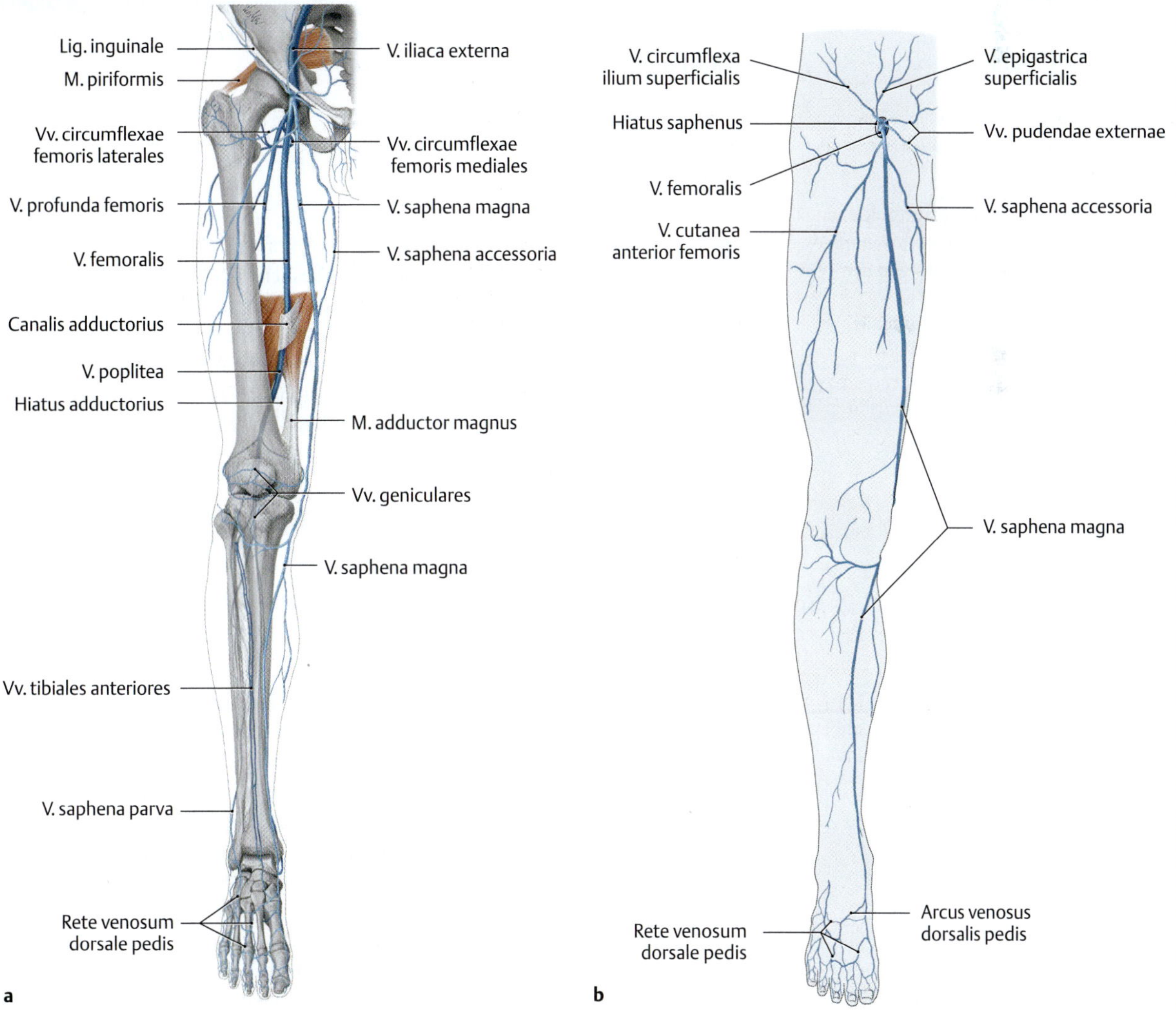

Darstellung der oberflächlichen (**a** und **b**) und der tiefen Venen (**a**) der rechten unteren Extremität.

Quelle: Schünke M, Schulte E, Schumacher U. PROMETHEUS LernAtlas der Anatomie, Kopf, Hals und Neuroanatomie. Illustrationen von Voll M u. Wesker K. 6. Aufl. Stuttgart: Thieme; 2022

▸ Klinik.

▸ Klinik. Da die Hautvenen nicht unbedingt für den Blutabfluss des Beins nötig sind, werden Teile der V. saphena magna zur Überbrückung verengter Arteriensegmente bei **Bypass-Operationen** (S. 595) verwendet.

- Die **V. saphena parva** mündet in der Kniekehle in die **V. poplitea**.

- Die **V. saphena parva** zieht vom lateralen Fußrand **hinter dem Außenknöchel** auf die Rückseite des Unterschenkels. Neben den Nn. suralis bzw. cutaneus surae medialis verläuft sie auf der Mitte der Wade zur Kniekehle, wo sie die Fascia poplitea durchbohrt, um in die **V. poplitea** einzumünden.

Lymphabfluss

Die **Nll. inguinales superficiales** bilden 3 Gruppen:

- **Nll. inguinales superolaterales** und **superomediales** (Hüfte, Gesäß, äußeres Genitale, kaudale Bauchwand, Anus, Vagina, Uterus) entlang des Lig. inguinale,
- **Nll. inguinales inferiores** (Bein) entlang der V. saphena magna.
- Die **Nll. inguinales profundi** medial der V. femoralis erhalten Lymphe von den Nll. ing. superff. und tiefen Lymphgefäßen des Beins.

Lymphknoten der Knieregion (S. 424).

Lymphabfluss

Die **Nll. inguinales** setzen sich aus oberflächlichen und tiefen Lymphknoten zusammen:

- **Nll. inguinales superficiales** liegen epifaszial: Von ihnen erhalten die beiden folgenden parallel zum Lig. inguinale („horizontaler Trakt") gelegenen Gruppen Lymphe von Hüfte und Gesäß (**Nll. inguinales superolaterales**), daneben von äußerem Genitale, der kaudalen Bauchwand sowie von Anus, Damm, unterer Vagina und – entlang des Lig. teres uteri (S. 316) – vom „Tubenwinkel" des Uterus (**Nll. inguinales superomediales**). Die **Nll. inguinales inferiores** bilden den „vertikalen Trakt" entlang der V. saphena magna und drainieren die oberflächlichen Schichten des Beins mit Ausnahme der Wade und des lateralen Fußrandes.
- **Nll. inguinales profundi** liegen medial der V. femoralis im Trigonum femorale und erhalten Lymphe von den oberflächlichen Lymphknoten und tiefen Lymphgefäßen des Beins. Ihr Abfluss erfolgt zu den **Nll. iliaci externi** entlang der Vasa iliaca externa.

Zu den Lymphknoten der Knieregion (S. 424).

13.4.2 Innervation

Plexus lumbosacralis

Die Spinalnerven der **Segmente Th 12–S 4** bilden zur Versorgung von unterer Extremität, Beckenboden und kaudaler Bauchwand den **Plexus lumbosacralis** (Abb. **13.48**). Dabei unterscheidet man **Plexus lumbalis** (Th 12–L 4) und **Plexus sacralis** (L 4–S 4).

13.4.2 Innervation

Plexus lumbosacralis

Analog zur oberen Extremität (S. 462) bilden die Rr. anteriores der Spinalnerven der **Segmente Th 12–S 4** einen Plexus zur Versorgung von unterer Extremität, Beckenboden und kaudaler Bauchwand: den **Plexus lumbosacralis** (Abb. **13.48**). Dieser zerfällt in zwei systematisch und topografisch teilweise getrennte Teile:
Die Rr. anteriores von Th 12–L 4 bilden lateral der Lendenwirbelsäule hinter dem M. psoas major den **Plexus lumbalis**. Dieser ist über eine Abspaltung von L 4, welche mit L 5 den **Truncus lumbosacralis** bildet, mit dem sich aus L 4–S 4 rekrutierenden **Plexus sacralis** verbunden. Der Plexus sacralis liegt lateral der Foramina sacralia pelvina auf dem M. piriformis.
Die Haut über dem Steißbein wird vom wenig bedeutenden **Plexus coccygeus** versorgt, der aus der Zusammenlagerung der letzten beiden Sakralnerven (S 4, S 5) mit dem Kokzygealnerven (Co 1) entsteht.

Verlauf und Innervationsgebiete der peripheren Nerven

Verlauf und Äste

Der **N. femoralis** (L 1–4) aus dem Plexus lumbalis verläuft mit dem M. iliopsoas durch die Lacuna musculorum in die **Fossa iliopectinea** (**Trigonum femorale**), wo er sich in Haut- und Muskeläste zur Ventralseite des Oberschenkels aufspaltet (Abb. **13.49a**).

Verlauf und Innervationsgebiete der peripheren Nerven

Verlauf und Äste

Die Verläufe der **Nn. iliohypogastricus** (Th 12, L 1), **ilioinguinalis** (L 1) und **genitofemoralis** (L 1, L 2) sind im Kapitel „Innervation der Bauchwand" (S. 314) beschrieben.
Der **N. obturatorius** (L 2–4) sowie die **Nn. glutei superior** (L 4–S 1) und **inferior** (L 5–S 2) verlaufen mit den gleichnamigen Gefäßen (s. o.).
Der **N. femoralis** (L 1–4), der stärkste Ast des Plexus lumbalis, verläuft in der Rinne zwischen M. iliacus und M. psoas major durch die Lacuna musculorum in die **Fossa iliopectinea** (**Trigonum femorale**). Von dort ziehen zahlreiche Äste zu Muskeln und Hautarealen der Ventralseite des Oberschenkels (Abb. **13.49a**). Sein sensibler Endast, der **N. saphenus** verläuft mit der A. femoralis, durchbricht noch im Adduktorenkanal (Tab. **13.5**) das **Septum intermusculare vastoadductorium** und läuft mit der V. saphena magna hinter dem medialen Femurepikondylus zum Unterschenkel. Sein nach ventral/medial ziehender **R. infrapatellaris** versorgt die Haut um die Tuberositas tibiae.

13.47 Lymphabfluss

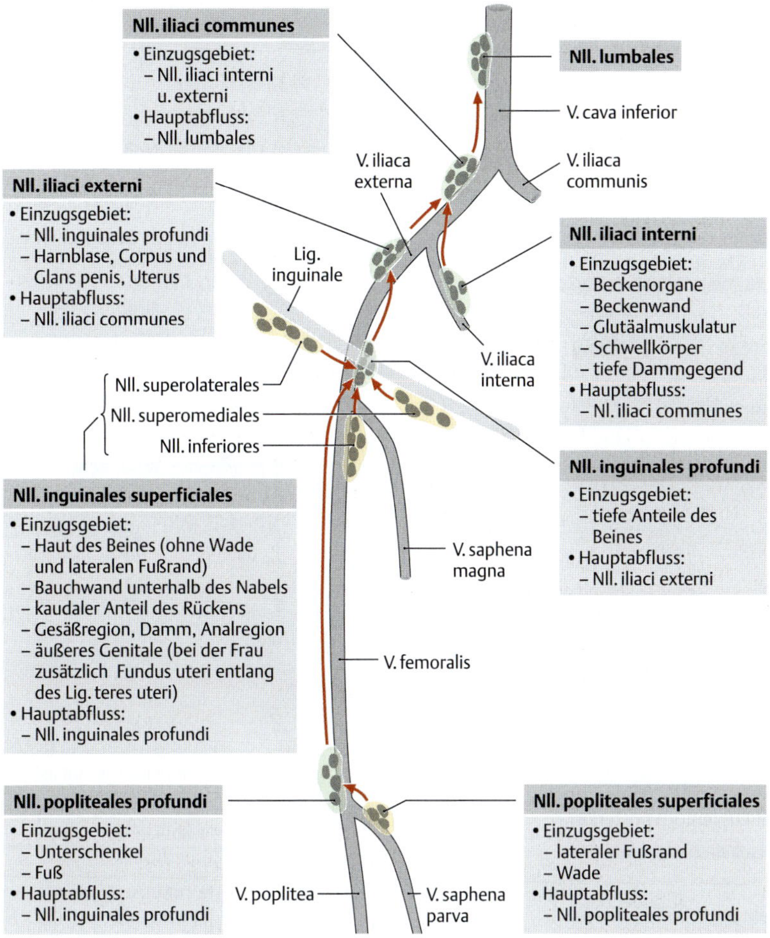

a

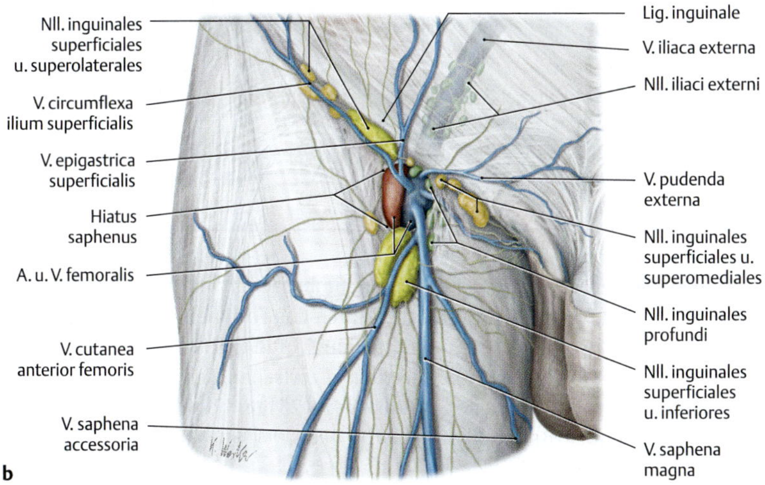

b

a Lymphknotenstationen und Lymphabflusswege der unteren Extremität (schematisch)
b und Darstellung der inguinalen Lymphknoten rechts.

Quelle: Schünke M, Schulte E, Schumacher U. PROMETHEUS LernAtlas der Anatomie. Allgemeine Anatomie und Bewegungssystem. Illustrationen von Voll M u. Wesker K. 6. Aufl. Stuttgart: Thieme; 2022

► Klinik. Der **N. femoralis** wird v. a. bei operativen Eingriffen an der Leiste und im kleinen Becken geschädigt. Die Symptome reichen von Sensibilitätsstörungen an der Vorderseite des Oberschenkels (s. u.) bis zum Ausfall der Kniestrecker (S. 370) mit großen Problemen beim Aufstehen vom Sitzen und Treppensteigen. Komplette Ausfälle sind glücklicherweise selten.

► Klinik.

13.48 Schematische Darstellung des Plexus lumbosacralis und seiner wichtigsten Nerven

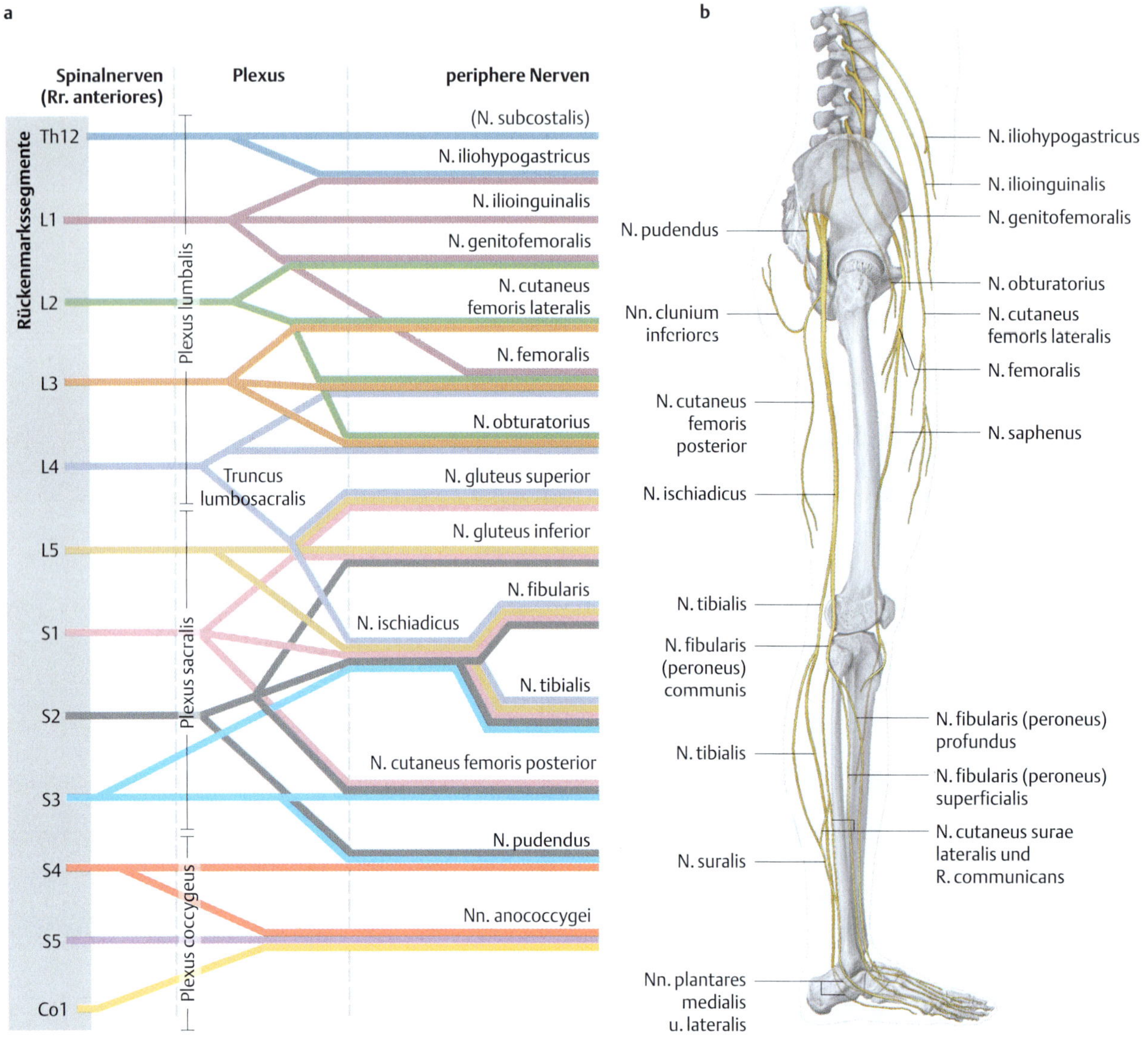

a Plexusbildung aus den Rr. anteriores der Spinalnerven und die aus ihm hervorgehenden Nerven; der N. subcostalis wird meist nicht zum Plexus lumbalis gerechnet.

b Topografische Darstellung der aus dem Plexus lumbosacralis hervorgehenden Nerven.

Quelle: Schünke M, Schulte E, Schumacher U. PROMETHEUS LernAtlas der Anatomie. Allgemeine Anatomie und Bewegungssystem. Illustrationen von Voll M u. Wesker K. 6. Aufl. Stuttgart: Thieme; 2022

Der **N. ischiadicus** (L 4–S 3) aus dem Plexus lumbosacralis tritt durch das Foramen infrapiriforme aus dem Becken unter den M. gluteus maximus (Abb. **13.49b**). Dorsal am Oberschenkel teilt er sich in **N. tibialis** (S. 425) und **N. fibularis** (S. 425), die in die Fossa poplitea (S. 386) ziehen.

Der **N. ischiadicus** (L 4–S 3) aus dem Plexus lumbosacralis ist der **dickste Nerv** des Körpers (Querschnitt: 1 × 1,5 cm) und tritt durch das Foramen infrapiriforme in die Bindegewebsloge zwischen M. gluteus maximus und pelvitrochanteren Muskeln (Abb. **13.49b**). Am Oberschenkel liegt er dorsal zwischen den ischiokruralen Muskeln und teilt sich in den medialen **N. tibialis** (S. 425) und den lateralen **N. fibularis** (S. 425), welche in die Fossa poplitea (S. 386) ziehen.

▸ Klinik.

▸ Klinik. Eine komplette Schädigung des **N. ischiadicus** ist wie die des N. femoralis selten und führt zur Beeinträchtigung der Knieflexion und einem völligen Ausfall der Unterschenkelmuskulatur und der aktiven Beweglichkeit des Fußes gegen den Unterschenkel. Eine Verletzungsgefahr besteht bei Operationen am Hüftgelenk und bei intramuskulären Injektionen (S. 386). Bei Letzteren wird meist nur der laterale Fibularisteil des Nervs geschädigt. Die Folge sind Schmerzen, die in Außen- und Rückseite des Unterschenkels ausstrahlen, und eine Fußheberparese (Hackengang unmöglich).

13.49 N. femoralis und N. ischiadicus

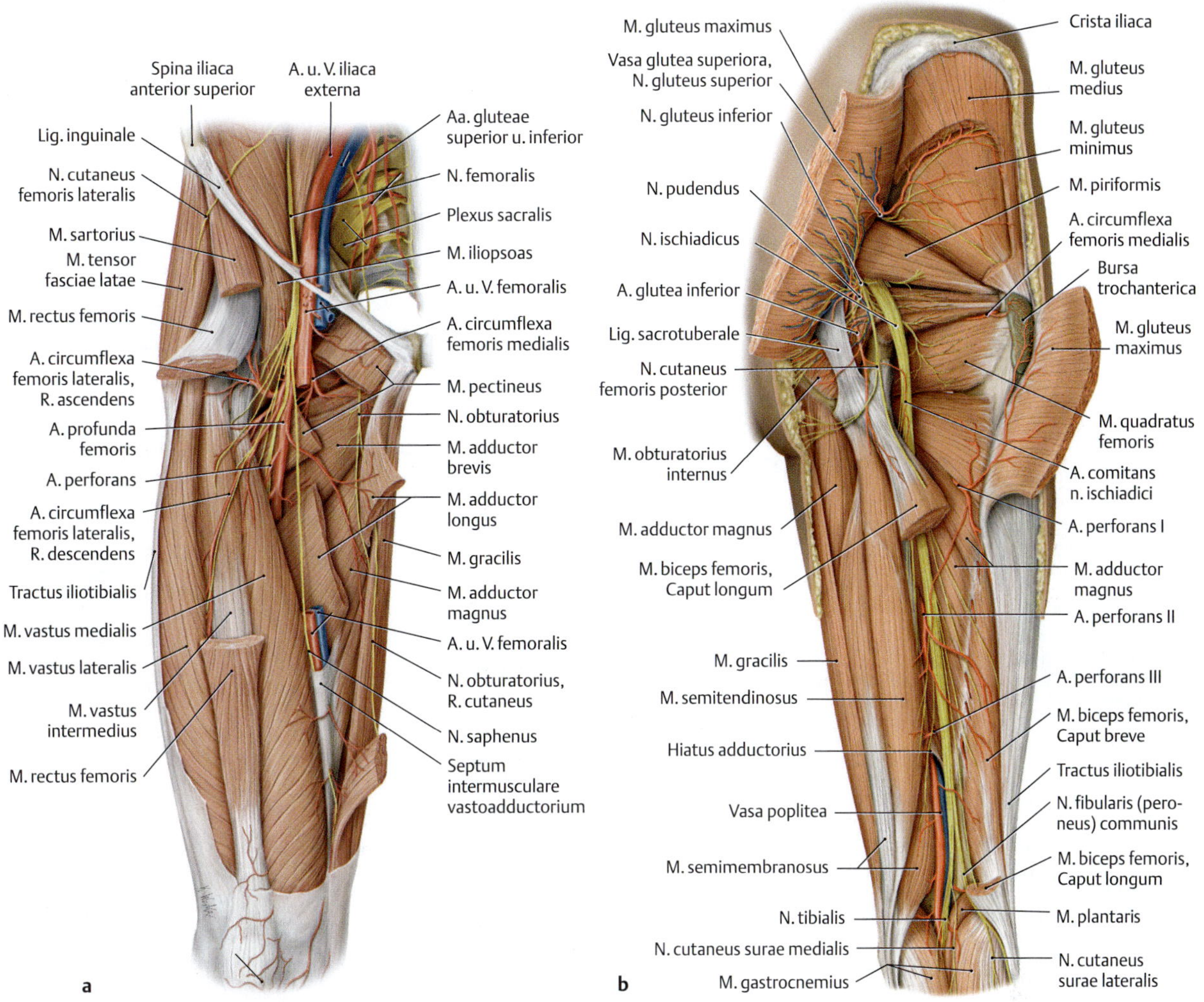

a Darstellung des N. femoralis am rechten ventralen Oberschenkel.
b Darstellung des N. ischiadicus am rechten dorsalen Oberschenkel.

Quelle: Schünke M, Schulte E, Schumacher U. PROMETHEUS LernAtlas der Anatomie. Allgemeine Anatomie und Bewegungssystem. Illustrationen von Voll M u. Wesker K. 6. Aufl. Stuttgart: Thieme; 2022

Motorische Innervation

Zur Nervenversorgung der **Hüftmuskeln** siehe Abb. **13.8** und Abb. **13.9**, zur Versorgung der auf das **Kniegelenk** wirkenden Muskulatur siehe Abb. **13.42**.

Sensible Innervation

Dorsal (Abb. 13.50b-f):

- Die Rr. laterales der Spinalnerven L 1–3 ziehen als **Nn. clunium superiores** über die Crista iliaca und versorgen den kranialen Teil der Gesäßbacke.
- Die lateralen Äste der Rr. posteriores der Spinalnerven S 1–3 innervieren als **Nn. clunium medii** sensibel die Haut über dem Sakrum.
- Die **Nn. clunium inferiores** (S 1–3) aus dem Plexus sacralis zweigen nach dem Austritt durch das Foramen infrapiriforme vom N. cutaneus femoris posterior ab und biegen um den Unterrand des M. gluteus maximus zur kaudalen Gesäßbacke.
- Die kaudal anschließende Rückseite des **Oberschenkels** und die Haut der **Fossa poplitea** wird vom **N. cutaneus femoris posterior** (S 1–3) des Plexus sacralis innerviert.

Lateral (Abb. 13.50b-f) ist im kranialen Bereich der Hüfte der:

- **R. cutaneus lateralis** des **N. iliohypogastricus** (Th 12, L 1) zuständig, der
- **N. cutaneus femoris lateralis** (L 2–3) etwa vom Trochanter major an abwärts zum Knie, bis zum Versorgungsgebiet des N. cutaneus surae lateralis am Unterschenkel.

Motorische Innervation

Versorgung von Hüft- und Kniegelenksmuskulatur s. Abb. **13.8**, Abb. **13.9** und Abb. **13.42**.

Sensible Innervation

Dorsal erfolgt die sensible Innervation von kranial nach kaudal (Gesäß bis Kniekehle) durch

- **Nn. clunium superiores** (L 1–3),
- **Nn. clunium medii** (S 1–3),
- **Nn. clunium inferiores** (S 1–3),
- **N. cutaneus femoris posterior** (S 1–3).

Lateral durch

- **N. iliohypogastricus** (Th 12–L 1),
- **N. cutaneus femoris lateralis** (L 2–3).

13.50 Sensible Innervation von Leisten- und Gesäßregion sowie unterer Extremität

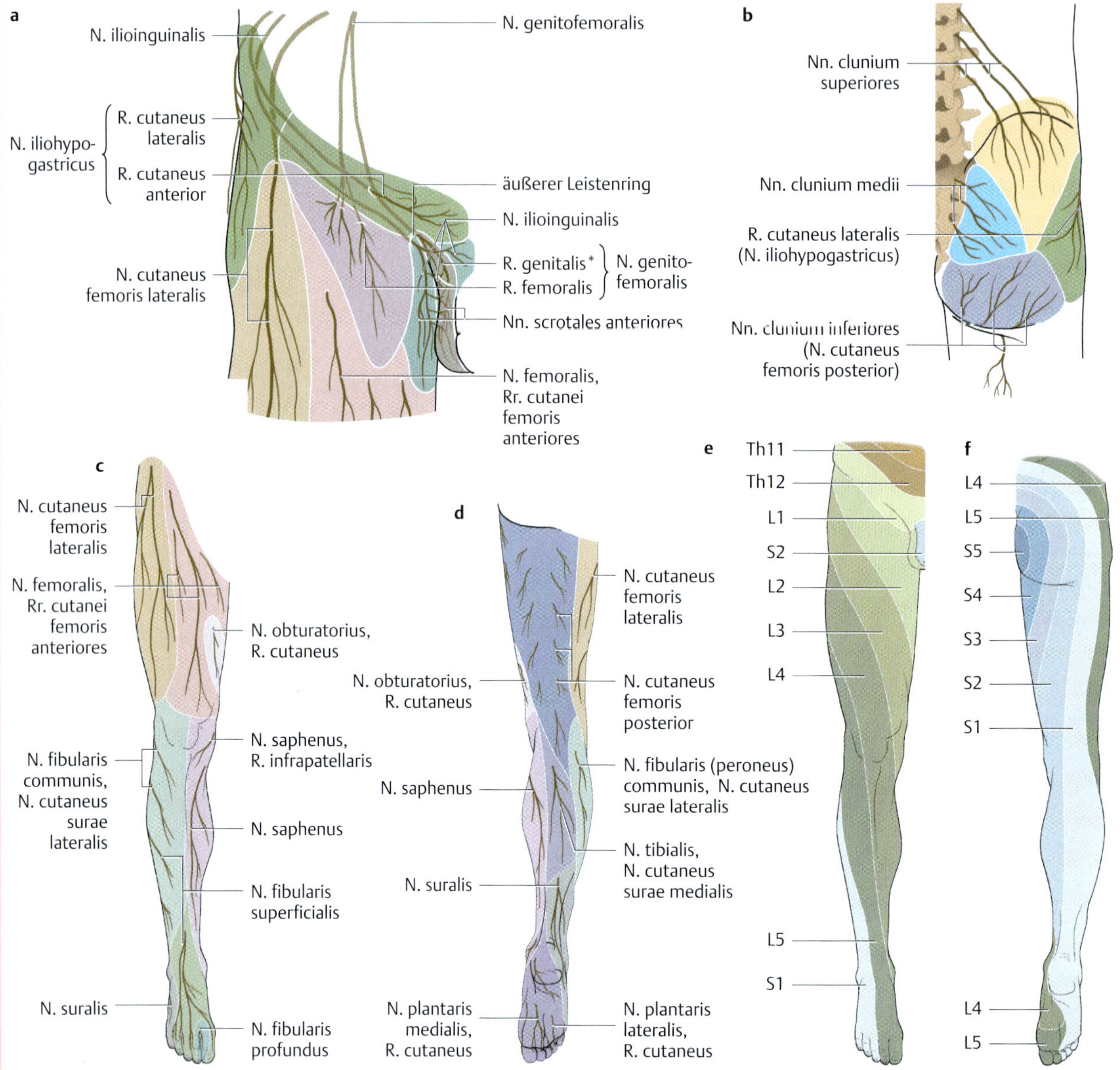

Periphere Innervation der Leistengegend (**a**), der Gesäßregion (**b**) sowie der ventralen (**c**) und dorsalen (**d**) unteren Extremität. Sie unterscheidet sich durch die Plexusbildung erheblich von der segmentalen Innervation (**e** und **f**). Hautinnervation des Skrotums durch R. genitalis von untergeordneter Bedeutung.

Quelle: Schünke M, Schulte E, Schumacher U. PROMETHEUS LernAtlas der Anatomie. Allgemeine Anatomie und Bewegungssystem. Illustrationen von Voll M u. Wesker K. 6. Aufl. Stuttgart: Thieme; 2022

▸ Klinik.

▸ **Klinik.** Gelegentlich wird der **N. cutaneus femoris lateralis** im Leistenbereich durch zu enge Gürtel oder Hosen („Jeans-Krankheit") gereizt, was als **Meralgia paraesthetica** bezeichnet wird; auch Verletzungen bei Hüftoperationen (z. B. TEP) kommen als Ursache infrage. Missempfindungen bzw. Taubheitsgefühl am lateralen Oberschenkel sind die Folge.

Medial durch
- **N. ilioinguinalis** (L 1),
- **N. femoralis** (L 1–4),
- **N. obturatorius** (L 2–4),
- **N. saphenus** (L 3–4).

Medial (Abb. 13.50a-f) wird der Oberschenkel:
- im kranialen Drittel von den **Nn. scrotales anteriores** (L 1) des **N. ilioinguinalis** versorgt,
- im mittleren Drittel von **Rr. cutanei anteriores** (L 2–3) des **N. femoralis** und
- distal vom **R. cutaneus** (L 2–3) des **N. obturatorius**;
- die Innenseite des Knies wird vom **N. saphenus** (L 3–4) versorgt.

▶ Klinik. Da der **N. obturatorius** im kleinen Becken sehr nahe am **Ovar** verläuft, können bei entzündlichen Prozessen am Ovar bzw. an der Tuba uterina Schmerzen zur Innenseite des Oberschenkels ausstrahlen.

▶ Klinik.

Ventral (Abb. **13.50**a, c, e) wird die Region unmittelbar kaudal des Leistenbands vom:
- **R. femoralis** (L 1–2) des **N. genitofemoralis**, der Rest bis zum Knie von
- **Rr. cutanei anteriores** (L 2–4) des **N. femoralis** innerviert;
- die distale Regio genus anterior wird vom **R. infrapatellaris** des **N. saphenus** (L 3–4) versorgt.

Ventral durch
- **R. femoralis** (L 1–2) des **N. genitofemoralis**,
- **N. femoralis** (L 1–4),
- **R. infrapatellaris** des **N. saphenus** (L 3–4).

13.7 Beziehung von Dermatomen zu anatomischen Landmarken

Landmarke	Dermatom
Leistenbeuge	L 1
Patella	L 4
Fußrücken/-sohle medial Fußrücken/-sohle lateral	L 5 S 1
Ferse	S 1
Kniekehle lateral Kniekehle medial	S 1 S 2
Siehe auch (Abb. **13.50e,f**)	

13.7

13.5 Topografische Anatomie von Hüfte, Oberschenkel und Knie

13.5.1 Regionen

Die **Regio glutealis** (Abb. **13.51**) erstreckt sich auf der Dorsalseite des Hüftgelenks zwischen Crista iliaca und dem horizontalen **Sulcus gluteus**. Daran anschließend bis zur **Regio poplitea** liegt die **Regio femoris posterior**, der die **ischiokruralen Muskeln** unterliegen.

Die Kontur der Ventralseite des (trainierten) Oberschenkels wird vom **M. quadriceps femoris** (v. a. distal) und dem M. sartorius (S. 371), der schräg von der Spina iliaca anterior superior nach kaudal/medial zum Knie zieht, bestimmt. Der M. sartorius grenzt die **Regio femoris anterior**, der sich distal die Regio genus anterior anschließt, vom medial gelegenen **Trigonum femoris** ab. Die kraniale Basis des Trigonum femoris bildet das Leistenband, nach medial wird es vom **M. gracilis** begrenzt. Es darf nicht mit dem **subkutan** gelegenen **Trigonum femorale** (**Fossa iliopectinea**) verwechselt werden, das eine Vertiefung darstellt, dessen Begrenzungen und Inhalt der Tab. **13.6** zu entnehmen sind.

Am **Knie** unterscheidet man eine vordere **Regio genus anterior** von einer hinteren **Regio genus posterior**.

Zur Regio analis und perinealis mit der darunter liegenden Fossa ischioanalis (S. 333).

13.5 Topografische Anatomie von Hüfte, Oberschenkel und Knie

13.5.1 Regionen

Dorsal von kranial (Abb. **13.51**):
- Regio glutealis
- Regio femoris post.
- Regio genus post. bzw. Regio poplitea

Ventral von kranial:
- Regio femoris ant. (lateral)
- Trigonum femoris (medial)
- Regio genus ant.

Begrenzungen und Inhalt der **subkutan** gelegenen **Fossa iliopectinea** (**Trigonum femorale**) sind Tab. **13.6** zu entnehmen.

13.5.2 Orientierungspunkte und -linien

Tastbare Knochenpunkte: Infolge der massiven Muskelummantelung des **Hüftgelenks** sind die **Gelenkkörper nicht direkt tastbar** (auch der Femurkopf ist von ventral durch den M. iliopsoas nur schlecht abgrenzbar). Dementsprechend verwendet man zur Orientierung **Hilfslinien** (s. u.), die von wenigen tastbaren Knochenpunkten ausgehen. Zweifelsfrei zu tasten sind:
- **Crista iliaca** mit ihren ventralen und dorsalen Endpunkten,
  - **Spina iliaca anterior superior** und
  - **Spina iliaca posterior superior**,
- **Tuber ischiadicum**,
- **Symphysis pubica** (deren kranialer Abschnitt),
- **Trochanter major** (relativ breitflächig).

13.5.2 Orientierungspunkte und -linien

Tastbare Knochenpunkte: Die **Gelenkkörper** des Hüftgelenks sind **nicht direkt tastbar**.

Zu tasten sind:
- Crista iliaca zwischen
  - Spina iliaca ant. sup. und
  - Spina iliaca post. sup.
- Tuber ischiadicum,
- Symphysis pubica,
- Trochanter major.

13.51 Regionen der unteren Extremität

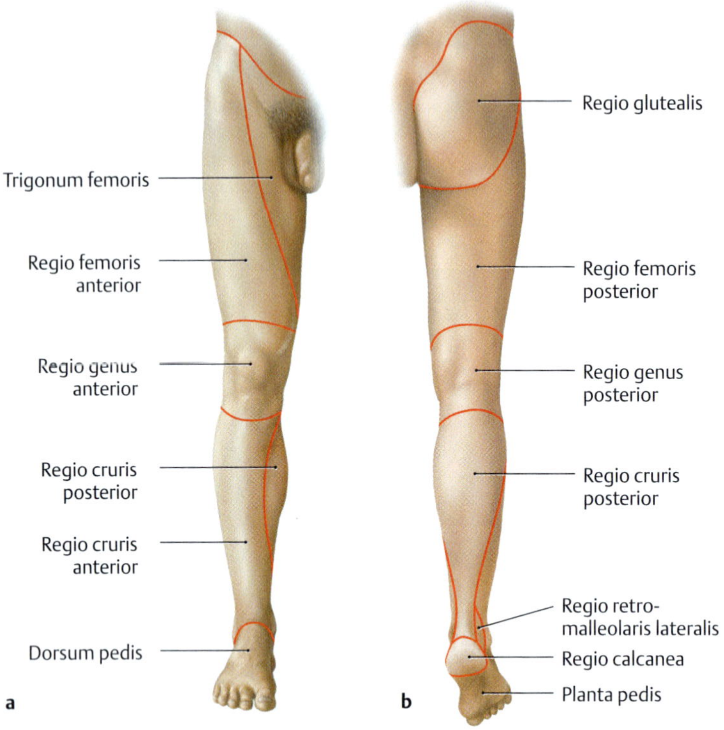

a Ansicht von ventral
b und dorsal.

Quelle: Schünke M, Schulte E, Schumacher U. PROMETHEUS LernAtlas der Anatomie. Allgemeine Anatomie und Bewegungssystem. Illustrationen von Voll M u. Wesker K. 6. Aufl. Stuttgart: Thieme; 2022

▸ Klinik.

▸ **Klinik.** Die vaginale Palpation der **Spina ischiadica** spielt bei der Anästhesie des unmittelbar dahinter verlaufenden N. pudendus in der Geburtshilfe (**„Pudendusblock“**) eine Rolle.

13.52 „Pudendusblock“

Quelle: Schünke M, Schulte E, Schumacher U. PROMETHEUS LernAtlas der Anatomie. Allgemeine Anatomie und Bewegungssystem. Illustrationen von Voll M u. Wesker K. 6. Aufl. Stuttgart: Thieme; 2022

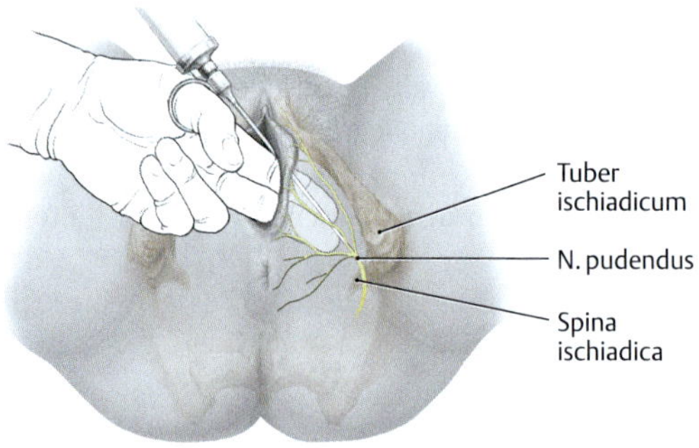

Das **Kniegelenk** ist infolge der geringen Weichteilbedeckung für die Untersuchung **gut zugänglich**.
Ventral und an den Seiten sind **Gelenkkörper** und **-spalt**, **Mensici** und **Bänder** zu tasten.

Anders als das Hüftgelenk, ist das **Kniegelenk** durch die geringe Weichteilbedeckung für die Untersuchung **gut zugänglich**. Vorne ist die **Patella** im ganzen Umfang unmittelbar unter der Haut gelegen. An ihrer proximalen Basis sinkt die Haut über der **Quadrizepssehne** etwas ein. Beidseits davon wölben sich die **Mm. vastus lateralis** und v. a. **vastus medialis** vor. Distal von der Patella lässt sich das **Lig. patellae** bis zum Ansatz an der **Tuberositas tibiae** verfolgen.
Zu beiden Seiten des Lig. patellae sind die **Femur-** bzw. **Tibiakondylen** mit dem dazwischen gelegenen **Gelenkspalt** am besten am gebeugten Knie zu tasten. Im Gelenkspalt tastet man die Basis der **Menisci**. Die gleichfalls subkutan gelegenen **Femurepikondylen**, mit den proximalen Insertionsstellen der **Kollateralbänder**, liegen 2–4 cm über dem Gelenkspalt. Der distale Ansatz des **Lig. collaterale tibiale** an der medialen Tibiafläche unterhalb der Tuberositas ist nur von dünner fettfreier Haut bedeckt.

► Merke. Das **Fibulaköpfchen** liegt relativ weit dorsal und darf nicht mit dem lateralen Tibiakondylus verwechselt werden.

► Merke.

Zwischen Caput fibulae und Condylus lateralis femoris lässt sich, v. a. unter Varusstress das **Lig. collaterale fibulare** tasten.
Unmittelbar distal vom Fibulaköpfchen liegt der **N. fibularis** unter der Haut dem Knochen der Fibula an. Dort teilt er sich in die **Nn. fibulares profundus** und **superficialis**.

Der **N. fibularis** liegt distal des Caput fibulae unter der Haut direkt auf der Fibula und teilt sich dort in die **Nn. fibulares profundus** und **superficialis**.

► Klinik. Falsch angelegte **Unterschenkelgipsverbände** können hier auf den **N. fibularis** drücken. Man muss daher nach dem Anlegen eines solchen die Sensibilität im Versorgungsgebiet des N. fibularis (Zehen und Fußrücken, Abb. **13.50**c) prüfen.
Die seltenere, proximale Läsion des **N. tibialis** verursacht Sensibilitätsstörungen der Fußsohle (Abb. **13.50**d).
Zu motorischen Ausfällen bei Läsion dieser Nerven s. Hackenfußstellung (S. 425) und Spitzfußstellung (S. 426).

► Klinik.

Orientierungslinien und Projektionen: Durch die darüberliegende **Leistenfurche** ist das Lig. inguinale auf ganzer Länge sichtbar. Seine Mitte markiert die Lage der **A. femoralis.**
Dorsal bilden **Spina iliaca posterior superior**, **Tuber ischiadicum** und **Trochanter major** ein Dreieck (Tab. **13.8** und Abb. **13.53**).

Orientierungslinien und Projektionen: In der Mitte der **Leistenfurche** liegt die **A. femoralis**. Dorsal lassen sich 3 Knochenpunkte mit Linien verbinden (Tab. **13.8** und Abb. **13.53**).

13.8 Orientierungslinien zur Lokalisation von Leitungsbahnen

Orientierungslinie	Lokalisation der Projektion	anatomische Struktur
Spina-Trochanter-Linie	zwischen medialem und mittlerem Drittel	**Foramen suprapiriforme** mit A., V. und N. glutea (us) superior
Spina-Tuber-Linie	Mitte	**Foramen infrapiriforme** mit N. ischiadicus und A., V. und N glutea(us) inf.
Tuber-Trochanter-Linie	Grenze von medialem und mittleren Drittel	**N. ischiadicus**

13.53 Hilfslinien zum Aufsuchen der Leitungsbahnen in der Regio glutealis

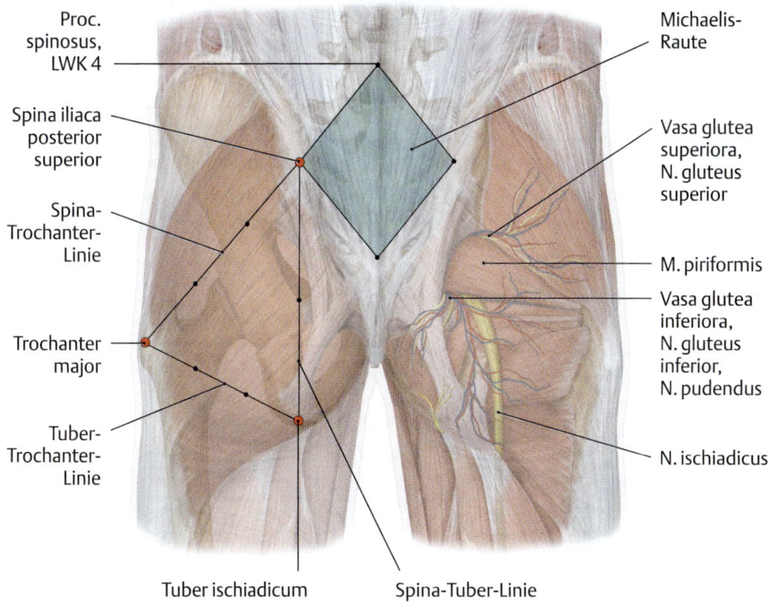

Quelle: Schünke M, Schulte E, Schumacher U. PROMETHEUS LernAtlas der Anatomie. Allgemeine Anatomie und Bewegungssystem. Illustrationen von Voll M u. Wesker K. 6. Aufl. Stuttgart: Thieme; 2022

13.53

▸ Klinik.

▸ Klinik. Um bei **intramuskulären Injektionen** sicher die Foramina supra- und infrapiriforme zu vermeiden, legt man die Spitze des Zeigefingers der linken Hand auf die rechte Spina iliaca anterior superior, spreizt den Mittelfinger nach dorsal ab und sticht mit der Nadel in das von den Fingern und der Crista iliaca begrenzte Feld. So erfolgt die Injektion in den M. gluteus medius.

13.54 Intramuskuläre Injektion

Quelle: Schünke M, Schulte E, Schumacher U. PROMETHEUS LernAtlas der Anatomie. Allgemeine Anatomie und Bewegungssystem. Illustrationen von Voll M u. Wesker K. 6. Aufl. Stuttgart: Thieme; 2022

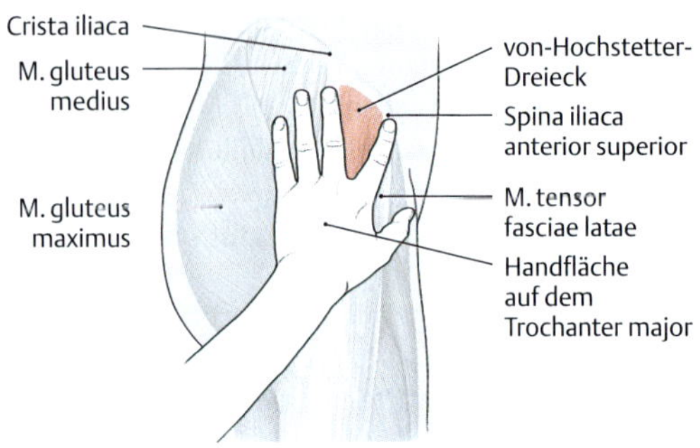

13.5.3 Kniekehle (Fossa poplitea)

Die **Kniekehle** wird von folgenden Muskeln umrahmt (Abb. **13.56**):
- Mm. semitendinosus und semimembranosus (kranial/medial),
- M. biceps femoris (kranial/lateral),
- Gastroknemiusköpfe (kaudal/medial und lateral).

13.5.3 Kniekehle (Fossa poplitea)

Dorsal des Kniegelenks liegt die rautenförmige **Kniekehle** (**Fossa poplitea**). Sie wird von folgenden Muskeln eingerahmt (Abb. **13.56**):
- kranial/medial: Mm. semitendinosus und semimembranosus,
- kranial/lateral: M. biceps femoris und
- kaudal/medial und lateral: Köpfe des M. gastrocnemius.

In ihr liegen in Baufett eingebettet die Leitungsbahnen des Beins. Die **Fascia poplitea**, als Teil der allgemeinen Körperfaszie (S. 230) trennt dieses vom subkutanen Fettgewebe. Am oberflächlichsten verlaufen die Nerven, lateral, dem M. biceps femoris medial anliegend, der **N. fibularis communis**, in der Mitte der **N. tibialis**, etwas tiefer die **V. poplitea** und am tiefsten, gelenknah die **A. poplitea** (Merkwort: „Nivea").

▸ Merke.

▸ Merke. In der Kniekehle (Fossa poplitea) liegen von der Oberfläche zum Gelenk hin der Reihe nach (**Niv**e**a**):
N. fibularis communis, **N.** tibialis; **V.** poplitea; **A.** poplitea.

▸ Klinik.

▸ Klinik. Zur Erhebung eines **„Gefäßstatus"** gehört auch die Palpation des **Popliteapulses**: dabei drückt man mit den Fingern beider Hände die A. poplitea gegen die Facies poplitea des distalen Femurs, während die Daumenballen beidseits der Patella liegen.

13.55 Palpation des Poplietalpulses

Quelle: Schünke M, Schulte E, Schumacher U. PROMETHEUS LernAtlas der Anatomie. Allgemeine Anatomie und Bewegungssystem. Illustrationen von Voll M u. Wesker K. 6. Aufl. Stuttgart: Thieme; 2022

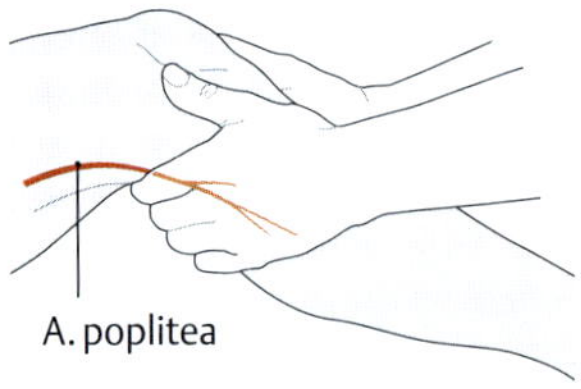

▸ Klinik.

▸ Klinik. Bei einer **distalen** (suprakondylären) **Fraktur des Femurs** wird das distale Femurstück durch den Zug der Gastrocnemiusköpfe nach dorsal gehebelt, sodass seine Kanten die tiefe, dem Knochen am nächsten gelegene **A. poplitea** verletzen oder komprimieren können. Daher ist bei einer solchen Fraktur die arterielle Versorgung des Unterschenkels durch Tasten der Fußpulse (S. 423) zu kontrollieren, um ggf. in einer gefäßchirurgischen Notoperation einzugreifen.

13.56 Kniekehle (Fossa poplitea)

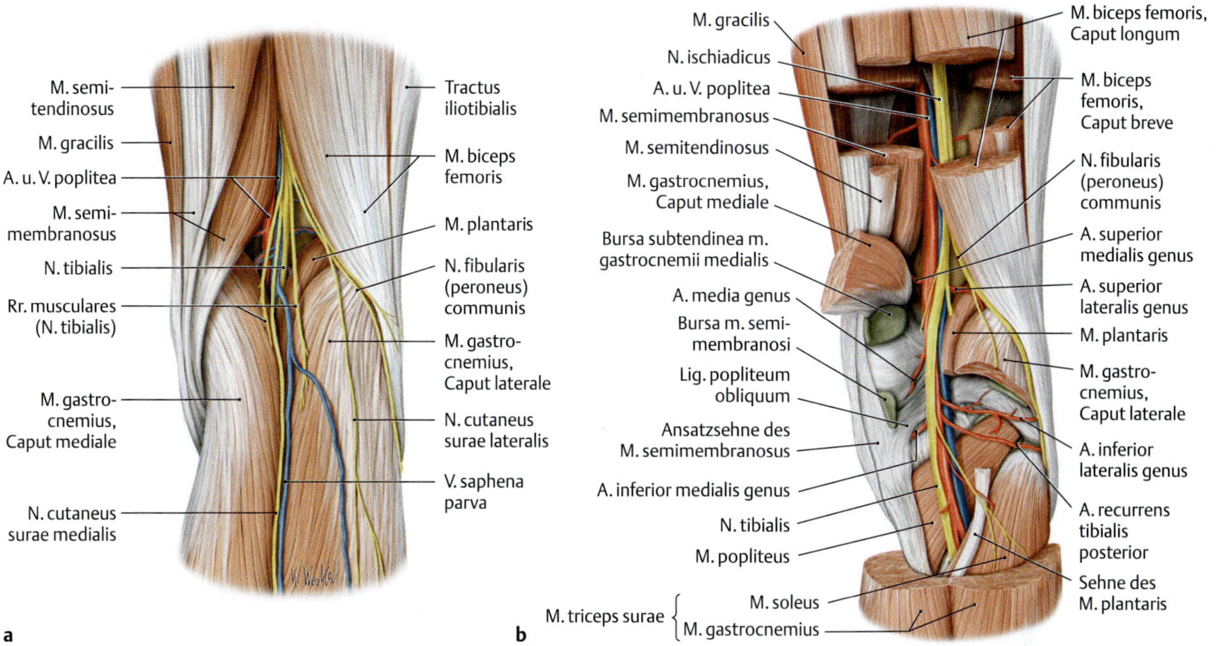

Quelle: Schünke M, Schulte E, Schumacher U. PROMETHEUS LernAtlas der Anatomie, Kopf, Hals und Neuroanatomie. Illustrationen von Voll M u. Wesker K. 6. Aufl. Stuttgart: Thieme; 2022

13.5.4 Achsen der unteren Extremität

13.5.4 Achsen der unteren Extremität

Die Zentren der großen Gelenke des Beines, Caput femoris (Hüfte), Eminentia intercondylaris (Knie) und Talusrolle, vgl. oberes Sprunggelenk (S. 398), liegen auf einer Geraden. Da diese Gelenke das Gewicht des Rumpfes, bzw. fast des ganzen Körpers aufnehmen, spricht man von der **Traglinie**.

► Merke. Die **Traglinie** (Abb. **13.57**) verbindet die Zentren von Hüft-, Knie- und oberem Sprunggelenk.

► Merke.

Infolge der Abwinkelung des Schenkelhalses (S. 340) liegt der Femurkopf nicht in gerader Verlängerung des Femurschafts, sondern medial davon: Die Traglinie stimmt also nicht mit der Femurschaftachse überein, was die Ausbiegungstendenz des Femurs nach lateral bedingt.

Da im Bereich des Unterschenkels Traglinie und Tibiaschaftachse zusammenfallen, resultiert ein **nach außen offener Winkel** zwischen Femur- und Tibiaschaftachse von 174°, der **Femorotibialwinkel** (Abb. **13.57a**). Bei normalen Verhältnissen berühren sich bei geschlossenen Beinen sowohl die Innenknöchel als auch die Innenseiten der Knie (mediale Tibiakondylen bzw. Femurepikondylen).

Am Femur verläuft die **Traglinie** medial vom Schaft; an der Tibia fällt sie mit der Schaftachse zusammen. Daher bilden Femur- und Tibiaschaft den nach außen offenen **Femorotibialwinkel** von 174° (Abb. **13.57a**).

► Merke. Bei zu großem Femorotibialwinkel (Abb. **13.57b**) liegt ein **Genu varum** (**O-Bein**) vor, bei zu kleinem Femorotibialwinkel (Abb. **13.57c**) ein **Genu valgum** (**X-Bein**).

► Merke.

► Klinik. Der exzentrische Verlauf der Traglinie am Kniegelenk führt bei **O-Beinen** zu einer vermehrten Belastung des medialen Kompartiments mit dem Risiko einer **Arthrose**. Beim **X-Bein** ist das laterale Kompartiment betroffen.

► Klinik.

13.57 Traglinie des Beines

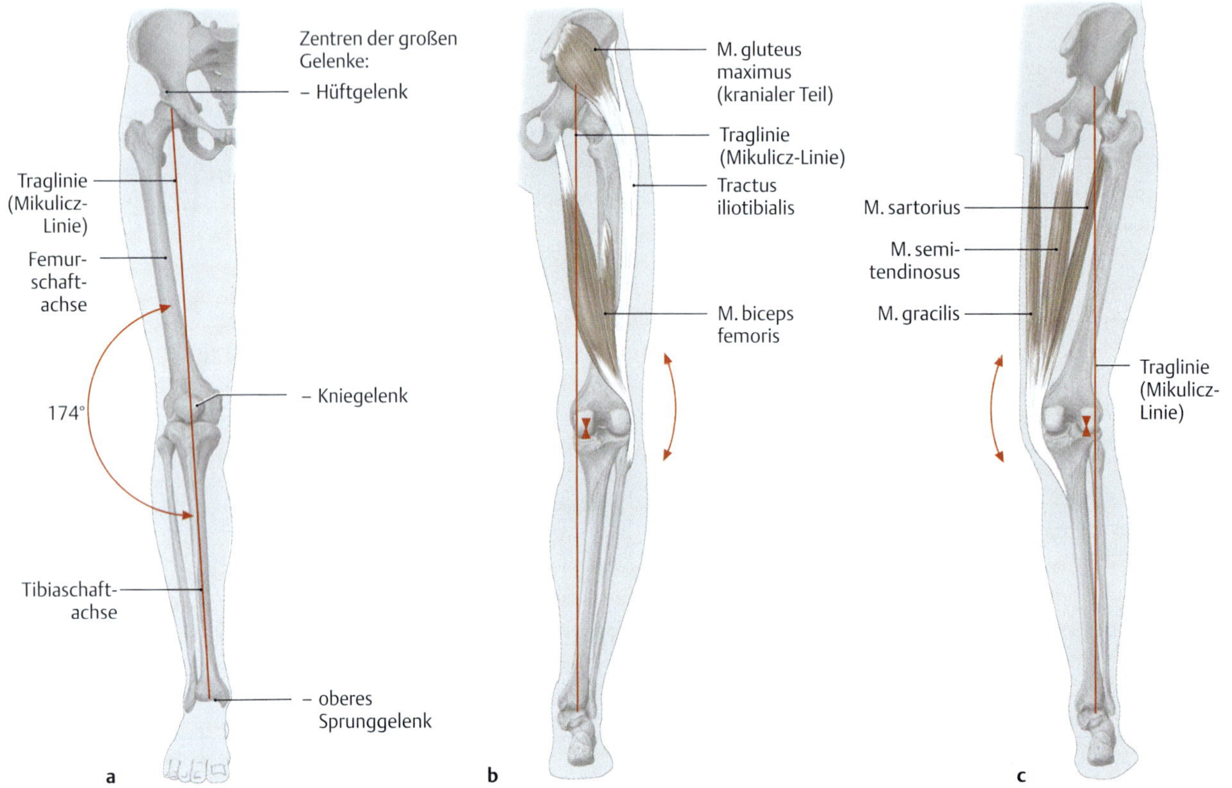

a Physiologischer Verlauf der Traglinie in der Ansicht von ventral.
b Verlauf der Traglinie beim Genu varum (O-Bein) in der Ansicht von dorsal.
c Verlauf der Traglinie beim Genu valgum (X-Bein) in der Ansicht von dorsal: Mit Verkleinerung des lateralen Femorotibialwinkels geht eine Vergrößerung des medialen Winkels einher → Abweichung des distalen Skelettelements nach außen entspricht einer Valgusfehlstellung (S. 340).

Quelle: Schünke M, Schulte E, Schumacher U. PROMETHEUS LernAtlas der Anatomie. Allgemeine Anatomie und Bewegungssystem. Illustrationen von Voll M u. Wesker K. 6. Aufl. Stuttgart: Thieme; 2022

Klinischer Fall: Junge mit Muskelschwäche *

* Fallbeispiel fiktiv, Namen und Daten frei erfunden

13:30

Alexander D., 7 Jahre, kommt mit seiner Mutter in die Kinderarztpraxis.

13:40

Mutter: Sebastians Sportlehrerin schickt mich. Sie meint, mit dem Alex stimmt was nicht. Er hat große Probleme, beim Sport mitzuhalten, und es wird immer schlimmer. Mir kommt es auch langsam komisch vor: inzwischen kommt er fast nicht mehr in unsere Wohnung in den zweiten Stock hoch.

14:00

Die letzte Vorsorgeuntersuchung hatte kurz vor Alexanders zweitem Geburtstag stattgefunden. Damals war eine leichte motorische Entwicklungsverzögerung aufgefallen. Weitere Vorsorgeuntersuchungen wurden in der Zwischenzeit nicht wahrgenommen.
Der Kinderarzt vermutet eine neuromuskuläre Erkrankung und überweist die Familie in eine neuropädiatrische Ambulanz zur weiteren Diagnostik.

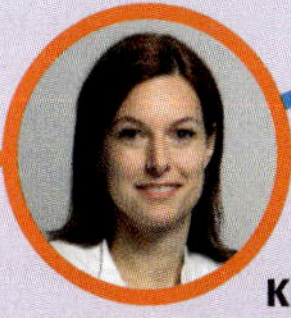

1 Woche später

Anamnese neuropädiatrische Ambulanz Kinderklinik

Ich lasse mir Alexanders Beschwerden erneut schildern. Auf Nachfrage berichtet mir die Mutter von einem unauffälligen Verlauf von Schwangerschaft und Geburt. Allerdings hat Alexander – im Gegensatz zu seiner gesunden 6-jährigen Schwester erst mit 2 Jahren laufen gelernt. Auch heute noch fällt er häufiger mal hin. Die Beschwerden haben eher schleichend begonnen und wurden bisher noch nicht abgeklärt.

09:33

Familienanamnese

Mutter: Es gibt einen entfernten Cousin, der im Rollstuhl sitzt, aber mehr weiß ich darüber nicht.

09:36

Körperliche Untersuchung

Als erstes fällt mir auf, dass die Waden des Jungen vergrößert wirken (Pseudo-Hypertrophie der Wadenmuskulatur beidseits). Die Muskulatur des Schulter- und Beckengürtels ist schmächtig. Der Junge steht im Hohlkreuz.
Als ich Alexander bitte, aus der Rückenlage aufzustehen, dreht er sich zunächst auf den Bauch. Dann geht er auf alle viere und stützt sich während des Aufrichtens mit den Händen an den Beinen ab (**Gowers-Zeichen**). Auf einen Hocker in Höhe einer Treppenstufe kann er nur mit Abstützen steigen. Das Gehen wirkt mühevoll, er watschelt leicht.

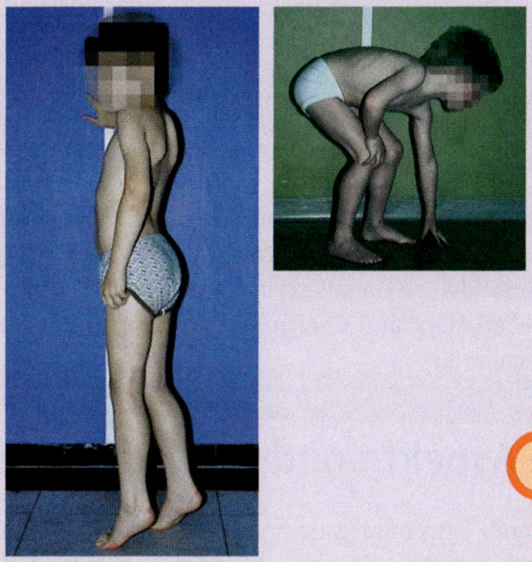

Gowers-Zeichen (aus Sitzmann, C. F.: Duale Reihe Pädiatrie. 4. Aufl., Thieme, Stuttgart 2012)

10:00

Blutabnahme

Ich nehme Alexander Blut ab. Dann erkläre ich dem Jungen und seiner Mutter, dass weitere Untersuchungen notwendig sind: eine Elektromyografie und eine Probeentnahme aus der Muskulatur (Muskelbiopsie).

Eine Woche später

Die Blutwerte sind da

(Normwerte in Klammern)

- Creatinkinase (CK) 12180 U/l (31–152)
- Lactatdehydrogenase (LDH) 780 U/l (141–237)

Diese Laborwerte deuten auf einen Zerfall von Muskelzellen hin.

Elektromyografie

Es zeigen sich verkürzte, erniedrigte Potenziale und eine verminderte Amplitude bei maximaler Innervation. Der Befund passt zu einer Dystrophie.

Muskelbiopsie

Das Kaliber der einzelnen Muskelfasern schwankt deutlich. Zwischen den wenigen Muskelfasern deutlich verbreiterter Interzellularraum, teils mit Fettgewebseinsprengseln. In der immunhistochemischen Untersuchung ist kein Dystrophin nachweisbar.

Nach 5 Tagen

Befundbesprechung und medikamentöse Behandlung

Alle Befunde zusammen sprechen für das Vorliegen einer Muskeldystrophie vom Typ Duchenne. Diese Diagnose erkläre ich gemeinsam mit meiner Oberärztin Alexander und seiner Familie.
Die Erkrankung ist nicht heilbar. Eine intensive Krankengymnastik und Glukokortikoide können die Symptome lindern. Die Patienten versterben aber meist im 20.–30. Lebensjahr an einer Beteiligung der Atemmuskulatur.

Der Schock der infausten Diagnose sitzt tief. Eine intensive Krankengymnastik tut Alexander momentan gut. In Selbsthilfegruppen (z.B. über die Deutsche Gesellschaft für Muskelkranke e.V.) finden Alexanders Angehörige die nötige Information und Unterstützung.

Fragen mit anatomischem Schwerpunkt

1. Welche Muskeln sind dafür verantwortlich, dass Alexander schlecht Treppen steigen kann und sich beim Aufstehen aus dem Stuhl mit den Armen an den Oberschenkeln abstützt?
2. Was würde passieren, wenn der Kinderarzt Alexander auf einem Bein stehen ließe?
3. Wodurch ist das bei Alexander zu beobachtende Gangbild bedingt?
4. Alexanders Erkrankung, die Muskeldystrophie Duchenne, zeigt eine Betonung der proximalen Muskulatur und breitet sich nach distal aus. Was kann bei Alexander außer der beschriebenen Symptomatik durch Befall der Beckengürtelmuskulatur erwartet werden?

Antwortkommentare im Anhang

14 Unterschenkel und Fuß

L.J. Wurzinger

14.1 Überblick

14.1 Überblick

Die Anatomie des menschlichen Fußes ist dem aufrechten Gang angepasst und bildet die Grundlage für viele Erkrankungen.

Die Anatomie des menschlichen Fußes und seiner Verbindungen zur übrigen unteren Extremität weist Besonderheiten auf, die den Anforderungen des aufrechten Gangs gerecht werden, jedoch auch eine Anfälligkeit für zahlreiche Erkrankungen bedingen.

► Klinik.

► Klinik. In der orthopädischen Ambulanz nehmen Beschwerden der **Füße** den zweiten Platz hinter Rückenbeschwerden ein. Die Ursachen hierfür sind mehrere: Die auf den aufrechten Gang ausgerichtete Anatomie des Fußes als **„evolutionäre Neuheit"**, ähnlich der Wirbelsäule (S. 241), ist eine mögliche Ursache für die große Variationsbreite mit teilweise suboptimaler Anpassung an die funktionellen Erfordernisse. Zudem stellt das in den Industrienationen zunehmende **Übergewicht** eine besondere Herausforderung der Konstruktion des Fußes dar und der Zuschnitt vieler **Schuhe** wird der Biomechanik des Fußes nicht gerecht.
Die **Sprunggelenke** sind in der **Verletzungsstatistik** neben Knie- und Schultergelenk bei allen Lauf-, Sprung- und Kampfsportarten häufig vertreten. Die Belastung mit dem gesamten Körpergewicht macht sie anfällig für degenerative Veränderungen (**Arthrose**).
Die **Unterschenkel** sind die Körperteile, an denen der **hohe hydrostatische Druck** bei einer Überlastung des Bindegewebes der Venen zu **Varizen** (**Krampfadern**) führt.
Verengungen der Arterien (**Arteriosklerose**) manifestieren sich mit den Folgen einer verminderten Durchblutung neben Herz und Gehirn bevorzugt an Unterschenkel und Fuß (**„Raucherbein"**, **Zehengangrän**).

14.2 Funktionelle Aspekte und Bauprinzip

14.2 Funktionelle Aspekte und Bauprinzip

Der zweibeinige **Mensch** benötigt für einen **sicheren Stand** einen Fuß, der an mindestens zwei Punkten dem Boden aufliegt.

Von allen Abschnitten der unteren Extremität sind am Fuß die Unterschiede zwischen Mensch und Vierbeinern, bzw. den übrigen Primaten, am stärksten ausgeprägt. Anders als bei vielen Vierbeinern, bei denen ein eher „punktueller" Kontakt zum Boden durch einen kleinen Teil des Fußskeletts ausreichend ist, benötigt der **Mensch** für einen **sicheren Stand** auf zwei oder einem Bein(en) einen Fuß, der mit zwei oder drei relativ weit auseinander liegenden Punkten dem Boden aufliegt. Die permanente Belastung der menschlichen Füße mit dem ganzen Körpergewicht beim Stehen und Laufen auf dem Erdboden hat zur Entwicklung des „Standfußes" beigetragen, der sich stark vom „Greiffuß" der übrigen, teils auf Bäumen lebenden Primaten unterscheidet.

► Klinik.

► Klinik. Im Falle eines Verlusts der Hände oder bei angeborenen Fehlbildungen (z. B. Thalidomid-Embryopathie), kann durch Training und/oder plastische Operationen eine **Greiffunktion der Füße reaktiviert** werden.

Die Verbindung des **Fußes** mit der übrigen unteren Extremität erfolgt über die **Sprunggelenke**, die das Gehen auch auf unebenem Gelände ermöglichen.

Die Verbindung des „Bodenkontaktorgans" **Fuß** mit der übrigen unteren Extremität erfolgt über die **Sprunggelenke**. Vor allem das obere Sprunggelenk ermöglicht beim Gehen das Abrollen des Fußes. Eine bessere Anpassung des Fußes an geneigtes und unebenes Gelände wird durch eine zweite Bewegungsachse (unteres Sprunggelenk)

erreicht. Diesem Zweck dienen auch die **Zehen**, mit denen darüber hinaus noch ein „Einkrallen" in weichem Untergrund möglich ist.
Der Aufbau des Fußes aus mehreren kleinen Knochen, die durch Bänder und Muskeln zu einem Bogen verklammert sind, bewirkt eine **Federung** der beim Gehen und v. a. Springen auftretenden Stöße. Das Prinzip dieser „Knochenkette" und ihre Funktion erinnert an die Wirbelsäule (S. 240).

Die aus mehreren Knochen bestehende Bogenkonstruktion des Fußes **federt** Stöße ab.

14.3 Knochen von Unterschenkel und Fuß

14.3.1 Unterschenkelknochen (Ossa cruris) und ihre Verbindungen

Analog zum Unterarm (S. 472) bilden zwei durch eine Membrana interossea verbundene Knochen das Unterschenkelskelett:
- **Tibia** (**Schienbein**) und
- **Fibula** (**Wadenbein**).

Allerdings sind diese Knochen des Unterschenkels (Abb. **14.1**) sowohl in **Größe** als auch **Funktion** sehr **ungleichwertig**. Die **Lastübertragung** vom Femur auf das Fußskelett erfolgt zu mehr als 80 % über die **Tibia**.

14.3 Knochen von Unterschenkel und Fuß
14.3.1 Unterschenkelknochen (Ossa cruris) und ihre Verbindungen

Das Unterschenkelskelett besteht aus 2 Knochen (Abb. **14.1**):
- **Tibia** (**Schienbein**) und
- **Fibula** (**Wadenbein**),

wovon die **Tibia** den größten Teil der **Last überträgt**.

Tibia (Schienbein)

Tibiakopf: Die proximale Epiphyse der Tibia ist zum **Tibiakopf** verbreitert. Dieser besteht aus dem **medialen** und **lateralen Kondylus**, welche im Kniegelenk mit den Femurkondylen (S. 339) artikulieren. Am Übergang vom Tibiakopf zum -schaft, dem **Corpus** tibiae, springt die **Tuberositas tibiae** nach ventral vor. Sie dient dem Lig. patellae (S. 362) als apophysärer Ansatz.

Tibia (Schienbein)

Tibiakopf: Die proximalen **Tibiakondylen** artikulieren im Kniegelenk mit den Femurkondylen.
An der **Tuberositas tibiae** setzt das Lig. patellae (S. 362) an.

▸ Klinik. Die **Tuberositas tibiae** zählt neben den Wirbelkörperepiphysen, dem Hüftkopfkern (S. 353) und dem Os naviculare (S. 395) zu den häufigsten Manifestationsorten der **juvenilen Osteochondrose**. Dabei kommt es häufig an Wachstumszonen (Epiphysenfugen) zu aseptischen Knochennekrosen (S. 353). Beim **Morbus Osgood-Schlatter** ist der Knochenkern der Tuberositas in der Frühpubertät betroffen.

▸ Klinik.

14.1 Tibia, Fibula und Membrana interossea

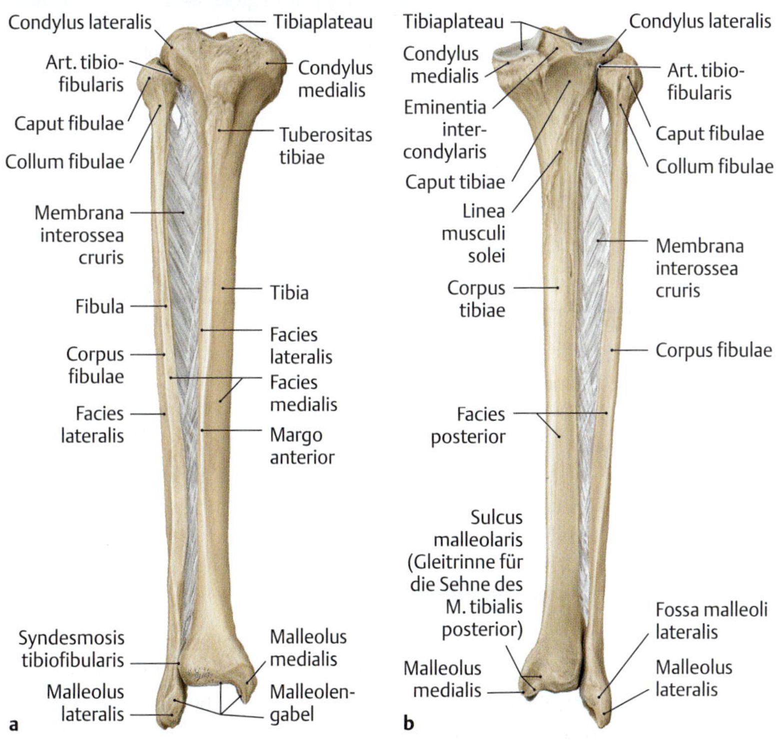

a Knochen eines rechten Unterschenkels in der Ansicht von ventral
b und dorsal.

Quelle: Schünke M, Schulte E, Schumacher U. PROMETHEUS LernAtlas der Anatomie. Allgemeine Anatomie und Bewegungssystem. Illustrationen von Voll M u. Wesker K. 6. Aufl. Stuttgart: Thieme; 2022

Tibiaschaft: Die **Facies medialis** des **Corpus tibiae** liegt unmittelbar **subkutan**.

Tibiaschaft: Das **Corpus tibiae** hat einen dreikantigen Querschnitt, wobei die **Margo anterior** an der Tuberositas tibiae beginnt und distal verstreicht. Die **Margo medialis** zieht vom medialen Kondylus bis zum Innenknöchel. Die zwischen diesen Kanten gelegene **Facies medialis** liegt auf ganzer Länge unmittelbar unter der Haut. Kein anderer Knochen hat eine so große Anlagerungsfläche an die Haut.

▸ Klinik.

▸ Klinik. Die Bedeckung der medialen Tibiafläche mit Haut, die nur minimal von subkutanem Fettgewebe unterfüttert ist, hat zur Folge, dass die Tibia bei **direkten Gewalteinwirkungen** besonders gefährdet ist und **offene Frakturen** mit Durchspießung der Haut relativ häufig vorkommen. Diese gehen mit einem hohen Risiko für Infektionen des Knochens (**Osteomyelitis**) einher.

Distale Tibia: Hier bildet die Tibia den **Malleolus medialis** (**Innenknöchel**).

Distale Tibia: Distal verbreitert sich die Tibia und endet im **Innenknöchel**, dem **Malleolus medialis.** Näheres zum distalen Tibiaende (S. 398).

Tibiatorsion: Das distale Tibiaende ist gegenüber dem Kopf um 23° nach außen **torquiert**. Die **Tibiatorsion** kompensiert die **Femurtorsion** und sorgt dafür, dass die Füße im Stand leicht nach außen zeigen (Abb. **14.2**).

Die gegenläufigen Torsionen von Femur und Tibia drehen die **Beugeachse des Kniegelenks** nach innen (Abb. **14.2**) und verhindern so, dass beim Laufen der Fuß des Spielbeins mit dem Standbein kollidiert.

Tibiatorsion: Der größte Querdurchmesser der distalen Tibiaepiphyse ist gegenüber der Querachse des Tibiakopfes um ca. 23° nach außen rotiert. Diese **Tibiatorsion** ist funktionell im Zusammenhang mit der **Torsion** der **distalen Femurepiphyse** um ca. 12° nach innen zu sehen, vgl. **Antetorsion** des **Collum femoris** (S. 341). Die Torsion des distalen Tibiaendes nach außen bedingt eine Überkompensation dieser Drehung, sodass die Füße beim Stand leicht nach außen zeigen (Abb. **14.2**).
Beim Kleinkind ist die Femurtorsion noch größer als 20° und die Tibiatorsion noch kleiner als 20°, sodass die Fußspitzen physiologischerweise nach innen zeigen.
Die aufeinander folgenden gegenläufigen Torsionen von Femur und Tibia drehen die **Flexions-Extensions-Achse** des **Kniegelenks** (S. 370) aus der Frontalebene nach innen (Abb. **14.2**). Dadurch wird der Unterschenkel mit dem Fuß bei Beugung im Knie etwas nach außen geführt. Beim Laufen kann so der Fuß des (gebeugten) Spielbeins nach vorn geführt werden, ohne mit dem Standbein zu kollidieren.

14.2 Torsion von Femur und Tibia

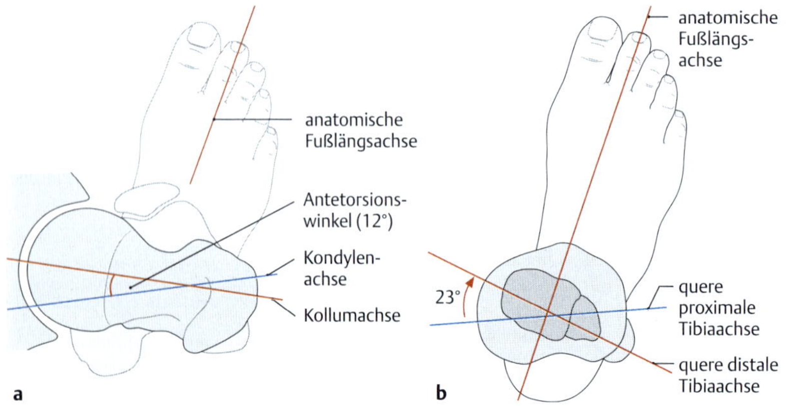

a Durch die Antetorsion des Collum femoris werden die Kondylenachse und die proximale quere Tibiaachse (beide blau gezeichnet), die sich auf die Flexions-Extensions-Achse des Kniegelenks projizieren, etwas nach innen gedreht.
b Die doppelt so große gegenläufige Drehung der Tibia sorgt dafür, dass die quere distale Tibiaachse nach außen gedreht wird und die Fußspitze etwas nach außen zeigt.

Quelle: Schünke M, Schulte E, Schumacher U. PROMETHEUS LernAtlas der Anatomie. Allgemeine Anatomie und Bewegungssystem. Illustrationen von Voll M u. Wesker K. 6. Aufl. Stuttgart: Thieme; 2022

Fibula (Wadenbein)

Die **Fibula** ist ein schlanker Knochen, an dessen **Caput** Bänder (S. 364) und Muskeln des Kniegelenks ansetzen (Abb. **13.42**). Vom **Corpus** entspringen die Muskeln der Fibularisgruppe (S. 410). Der **Malleolus lateralis** (S. 398) ist v. a. für die Führung im oberen Sprunggelenk von Bedeutung.

Die Fibula ist (wegen der geringen Belastung) ein schlanker Knochen. Bis auf ihr proximales (**Caput fibulae**) und distales Ende (**Malleolus lateralis**) wird sie allseitig von Muskeln umhüllt. Das Fibulaköpfchen dient Bändern (S. 364) und Muskeln des Kniegelenks als Ansatz (Abb. **13.42**), hat aber am Kniegelenk keinen direkten Anteil. Vom **Corpus fibulae** entspringen die Muskeln der Fibularisgruppe (S. 410). Der Malleolus lateralis (S. 398) ist einer der Gelenkkörper des oberen Sprunggelenks und ist somit für dessen Gelenkführung unerlässlich.

Verbindungen von Tibia und Fibula

Tibia und Fibula sind **gegeneinander kaum beweglich**. Ihre Diaphysen werden durch die **Membrana interossea cruris** verbunden.

Tibia und Fibula sind **gegeneinander kaum beweglich**. Im Bereich ihrer Diaphysen sind sie durch die **Membrana interossea cruris** verbunden (Abb. **14.1**). Diese Platte aus straffem kollagenen Bindegewebe trennt die Loge der Beugemuskeln von der der Strecker und wird von beiden Muskelgruppen als Ursprung genutzt.

14.3 Malleolengabel eines rechten Unterschenkels

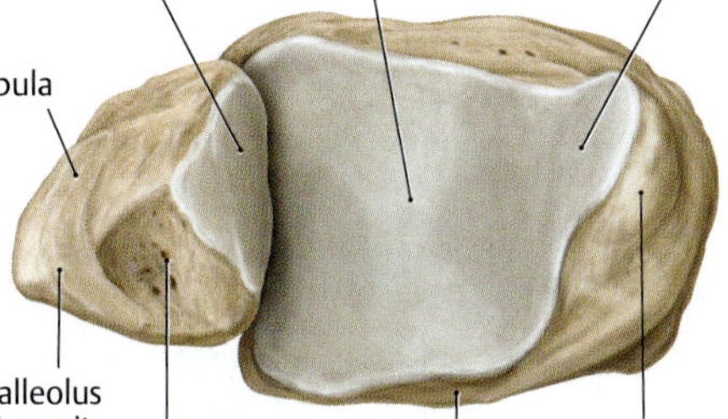

Ansicht von distal.

Quelle: Schünke M, Schulte E, Schumacher U. PROMETHEUS LernAtlas der Anatomie. Allgemeine Anatomie und Bewegungssystem. Illustrationen von Voll M u. Wesker K. 6. Aufl. Stuttgart: Thieme; 2022

14.3

Proximal artikuliert das Caput fibulae mit dem lateralen Tibiakondylus in der fast unbeweglichen **Articulatio tibiofibularis**. In ca. 20 % **kommuniziert** die Gelenkhöhle mit dem Recessus subpopliteus (S. 372) des **Kniegelenks**. Über den distalen Abschnitt der Facies articularis des lateralen Malleolus wird weniger als 20 % des Gewichts auf den Proc. lateralis des Talus übertragen.
Distal verbindet die **Syndesmosis tibiofibularis** (Abb. **14.1**) die beiden Unterschenkelknochen zur **Malleolengabel** (S. 398), s. auch Abb. **14.3**.

Caput fibulae und lateraler Tibiakondylus sind durch ein echtes Gelenk verbunden; distal verbindet die **Syndesmosis tibiofibularis** (Abb. **14.1**) die beiden Knochen zur **Malleolengabel** (S. 398), s. auch Abb. **14.3**.

14.3.2 Fußknochen (Ossa pedis)

Der Fuß (Pes) besteht aus 26 Knochen, die **gegliedert** sind in (Abb. **14.4**):
- **Tarsus** (Fußwurzel),
- **Metatarsus** (Mittelfuß) und
- **Digiti pedis** (Zehen).

14.3.2 Fußknochen (Ossa pedis)

Der Fuß **gliedert** sich in (Abb. **14.4**):
- **Tarsus** (Fußwurzel),
- **Metatarsus** (Mittelfuß) und
- **Digiti pedis** (Zehen).

► Klinik. In der Klinik ist häufig eine andere Einteilung gebräuchlich. Als **Rückfuß** werden Talus und Calcaneus bezeichnet, die übrigen Fußwurzelknochen bilden den **„Mittelfuß“**, Metatarsus und Zehen den **Vorfuß** der Kliniker.

► Klinik.

Eine **systematisch-anatomische Gliederung** des Fußes unterscheidet zwei vom Talus ausgehende **„Strahlen“**, wobei der **mediale** das Os naviculare, die drei Ossa cuneiformia sowie die Ossa metatarsi I–III umfasst; der **laterale** Calcaneus, Os cuboideum und die Ossa metatarsi IV und V.
Unter **funktionellen Gesichtspunkten** ist es sinnvoll, am Fuß **drei Stützstrahlen** (S. 415) zu unterscheiden, die der Lastübertragung zu den drei Hauptauflagepunkten dienen. Letztere sind durch die Gewölbekonstruktion des Fußes bedingt.

Anatomisch wird am Fuß ein **medialer** von einem **lateralen** Strahl unterschieden.
Die Differenzierung von **3 Stützstrahlen** (S. 415) zur Lastübertragung auf die Hauptauflagepunkte wird der **Funktion** des Fußes gerecht.

Tarsus (Fußwurzel)

Zu Ihm gehören folgende Knochen:
- **Talus** (Sprungbein),
- **Calcaneus** (Fersenbein),
- **Os naviculare** (Kahnbein),
- **Ossa cuneiformia mediale, intermedium** und **laterale** (Keilbeine) und
- **Os cuboideum** (Würfelbein).

Tarsus (Fußwurzel)

- **Talus** (Sprungbein),
- **Calcaneus** (Fersenbein),
- **Os naviculare** (Kahnbein),
- **3 Ossa cuneiformia** (Keilbeine),
- **Os cuboideum** (Würfelbein).

► Merke. Das **Sprungbein** und das **Fersenbein**, die wollten in den **Kahn** hinein. Doch **Keile** gibt es **eins, zwei, drei**, stattdessen von der **Würfelei**.

► Merke.

Talus: Das Sprungbein trägt auf seinem **Corpus** die **Trochlea** (Gelenkrolle), die im **oberen Sprunggelenk** mit der Malleolengabel (S. 398) artikuliert (s. o.). Die Trochlea tali ist hinten etwas schmäler als vorne. Unmittelbar dorsal der Trochlea befindet sich der **Proc. posterior tali**. Der laterale mit der distalen Fibula artikulierende Teil der Trochlea endet unten im **Proc. lateralis**. Der nach ventral/kaudal gerichtete **Taluskopf** (**Caput tali**) ist mit dem Corpus über das **Collum tali** verbunden. Das Caput

Talus: Er besteht aus **Corpus** mit Trochlea, **Collum** und **Caput**. Die **Trochlea tali** artikuliert im **oberen Sprunggelenk** mit der Malleolengabel (S. 398). Im **unteren Sprunggelenk** artikulieren das Caput tali mit dem **Os naviculare**, das Corpus tali mit dem **Calcaneus**.

14.4 Fußknochen (Ossa pedis)

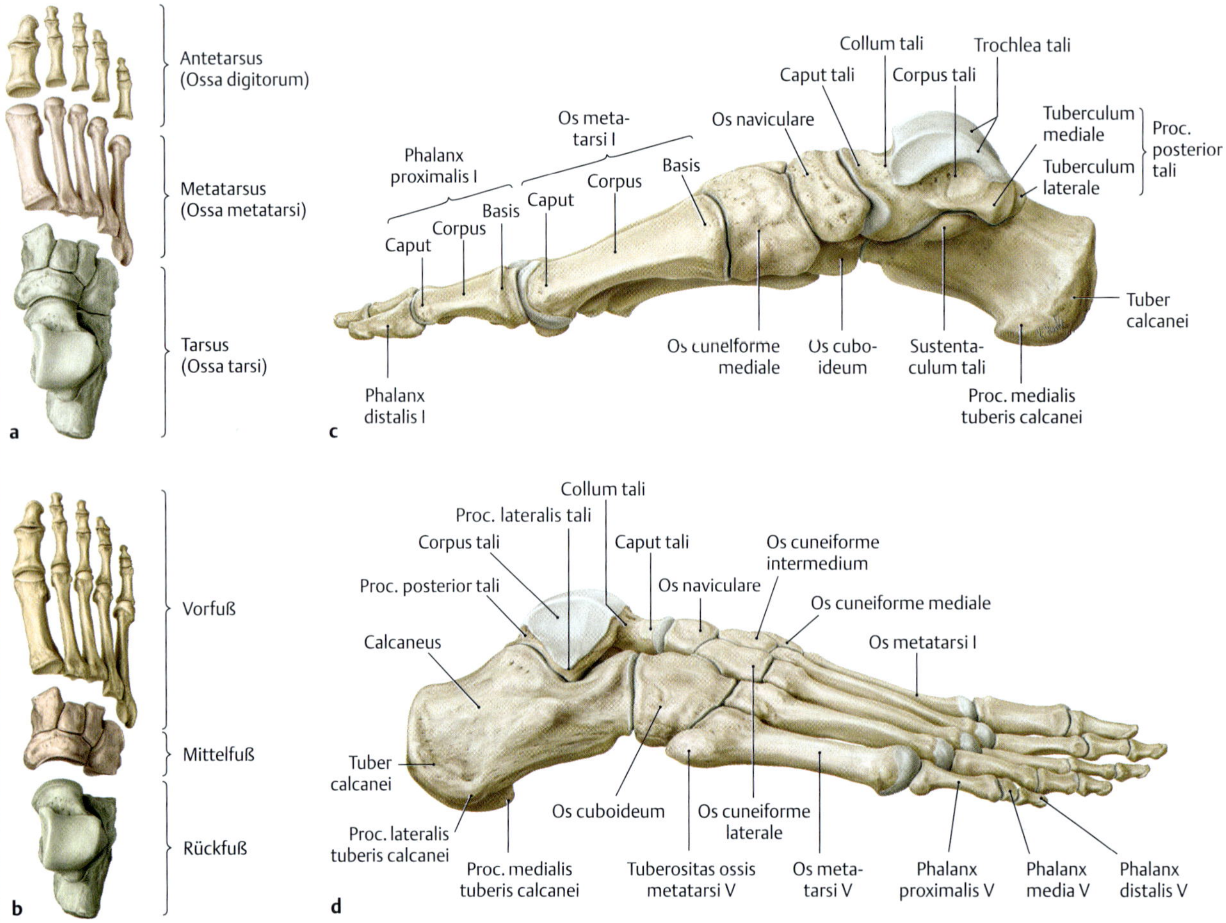

a Gliederung des Fußskeletts: anatomisch
b und klinisch.
c Rechter Fuß in der Ansicht von medial
d und lateral.

Quelle: Schünke M, Schulte E, Schumacher U. PROMETHEUS LernAtlas der Anatomie. Allgemeine Anatomie und Bewegungssystem. Illustrationen von Voll M u. Wesker K. 6. Aufl. Stuttgart: Thieme; 2022

trägt eine Gelenkfläche, über die es im **unteren Sprunggelenk** mit dem **Os naviculare** artikuliert. Auf der Unterseite hat der Taluskörper drei Gelenkfacetten für den **Calcaneus**; zwischen der hinteren und den beiden vorderen befindet sich der **Sulcus tali**, der mit einer entsprechenden Rinne an der Oberseite des Calcaneus den **Sinus tarsi** begrenzt.

► Klinik.

► Klinik. Ein traumatischer Abriss des Proc. lateralis wird als **„Snowboarder's ankle"** bezeichnet.

Calcaneus: Das Fersenbein liegt dorsal/kaudal mit dem **Tuber calcanei** dem Boden auf (Abb. **14.6**). Ventral ragt das **Sustentaculum tali** nach medial vor; auf diesem sitzt (teilweise) der Talus.

Calcaneus: Das Fersenbein hat neben drei kranial gelegenen Gelenkflächen für den **Talus** an seinem ventralen Ende eine Facette für die Artikulation mit dem **Os cuboideum**. Seine **Längsachse** zeigt nach dorsal/kaudal, wo es mit dem **Tuber calcanei** den Boden berührt. In der Sagittalansicht zeigt sich ventral ein nach medial ausladender „Balkon", das **Sustentaculum tali**, auf dem die mittlere Gelenkfläche für den Talus liegt; der Talus liegt also nach medial versetzt dem Calcaneus auf (Abb. **14.6**). Unter dem Sustentaculum tali verläuft in einer Rinne die **Sehne** des **M. flexor hallucis longus** (Abb. **14.20a**).

► Klinik.

► Klinik. **Frakturen** des Calcaneus treten bei axialen Stauchungstraumen (Sprung aus großer Höhe) auf. Sie müssen fast immer operativ eingerichtet und stabilisiert werden.

14.5 Röntgenbild eines rechten Fußes

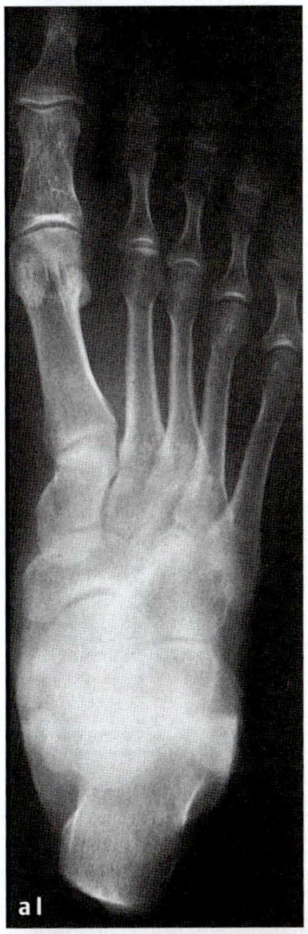

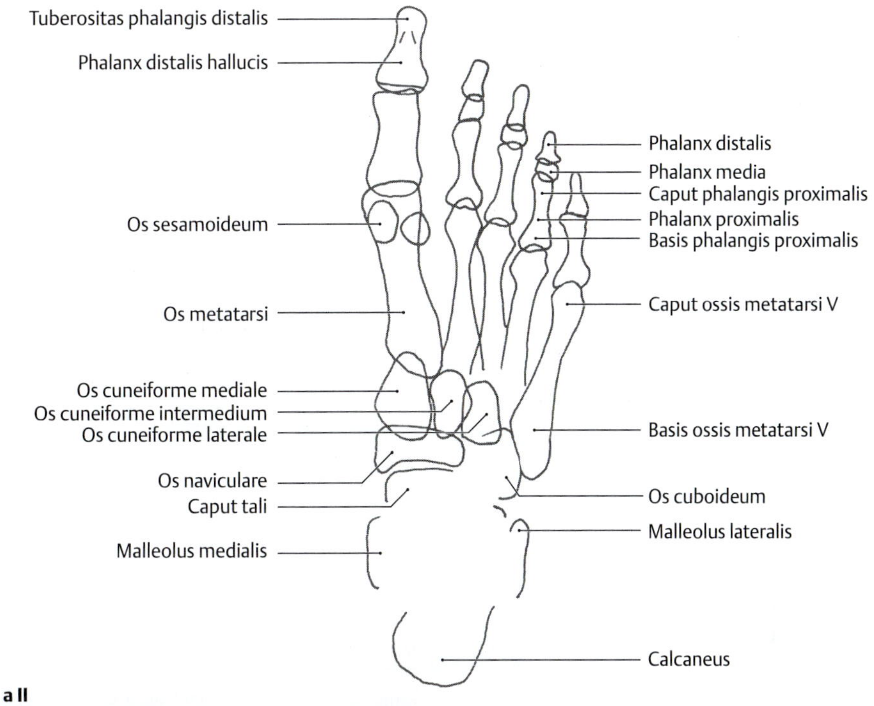

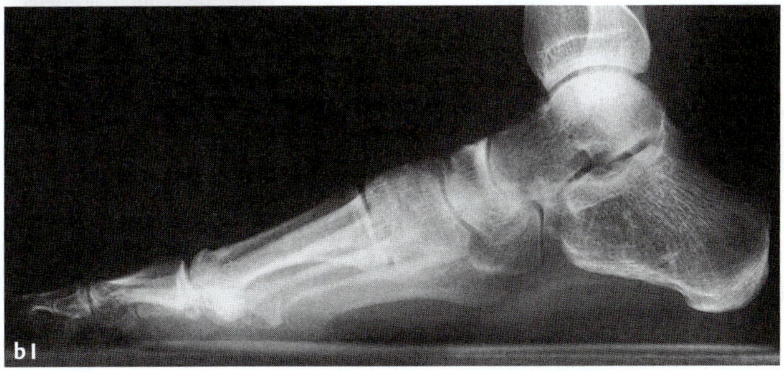

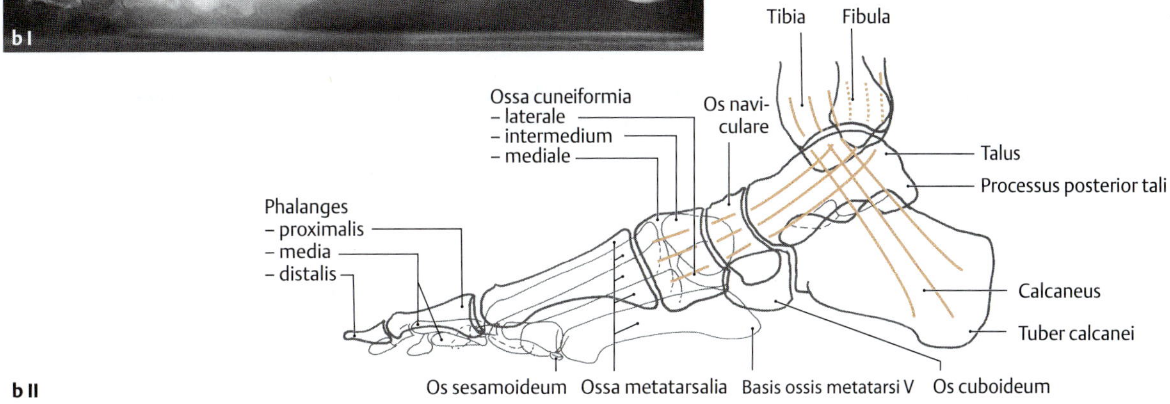

Röntgenaufnahme a.-p. (**aI**) und seitlich (**bI**) mit jeweils erklärendem Schema (**aII** und **bII**). In Abb. **bII** sind die durch Lastübertragung von der Tibia auf die Tarsalknochen ausgeprägten Drucktrabekel in Rot dargestellt.

Quelle: Möller T, Reif E, Hrsg. Taschenatlas der Röntgenanatomie. 7. Aufl. Stuttgart: Thieme; 2020

Os naviculare: Das Kahnbein ist eine Knochenscheibe, die mit entsprechenden Gelenkflächen zwischen **Taluskopf** (konkave proximale Facies articularis) und die drei **Keilbeine** (konvexe distale Gelenkfläche) geschaltet ist (Abb. **14.4**).

Ossa cuneiformia mediale, intermedium und laterale: Sie artikulieren distal mit den **Ossa metatarsi I, II** und **III** (S. 396). Das laterale Keilbein verfügt lateral über eine Gelenkfläche für das **Os cuboideum**. Im Frontalschnitt sind die Ossa cuneiformia intermedium und laterale **keilförmig** mit der Spitze nach unten und bilden so die Basis der **Querwölbung** (S. 417) des Fußes (Abb. **14.7**).

Os naviculare: Es liegt zwischen **Taluskopf** und den drei **Keilbeinen** (Abb. **14.4**).

Ossa cuneiformia mediale, intermedium und laterale: Ihre Keilform ist für die **Querwölbung** (S. 417) des Fußes verantwortlich (Abb. **14.7**). Sie artikulieren distal mit den **Ossa metatarsi I, II** und **III** (S. 396).

14.6

14.6 Malleolengabel, Talus und Calcaneus

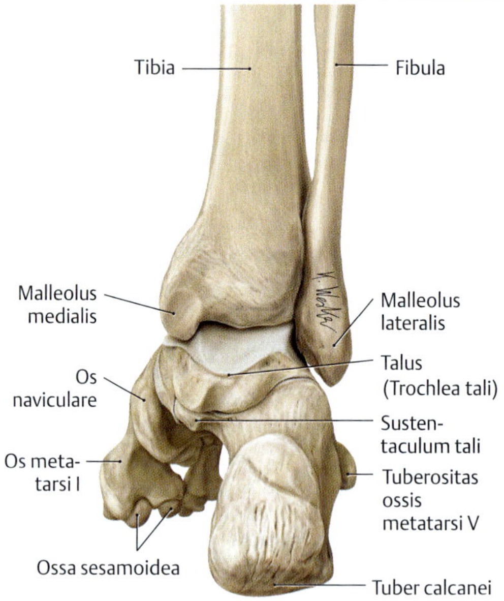

Ansicht eines rechten Fußes in Neutral-Null-Stellung von dorsal (hinten): Man beachte die zu Tibia und Talus nach lateral versetzte Position des Calcaneus.

Quelle: Schünke M, Schulte E, Schumacher U. PROMETHEUS LernAtlas der Anatomie. Allgemeine Anatomie und Bewegungssystem. Illustrationen von Voll M u. Wesker K. 6. Aufl. Stuttgart: Thieme; 2022

14.7

14.7 Querwölbung des Tarsus

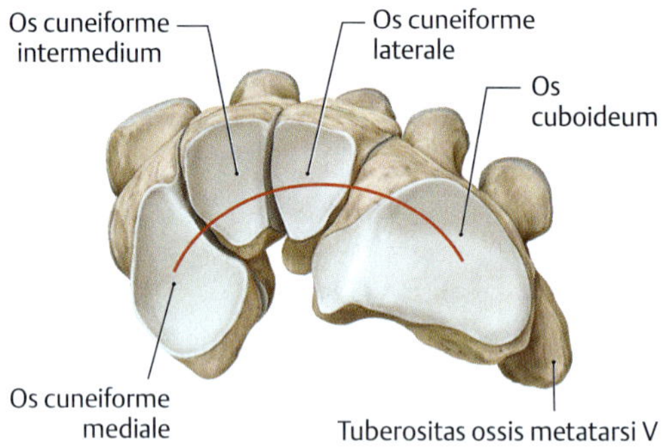

Nach Entfernung von Os naviculare, Talus und Calcaneus blickt man auf die proximalen Gelenkflächen der Ossa cuneifomia mediale, intermedium und laterale sowie des Os cuboideum.

Quelle: Schünke M, Schulte E, Schumacher U. PROMETHEUS LernAtlas der Anatomie. Allgemeine Anatomie und Bewegungssystem. Illustrationen von Voll M u. Wesker K. 6. Aufl. Stuttgart: Thieme; 2022

Os cuboideum: Es artikuliert mit dem lateralen vorderen Ende des **Calcaneus** und den **Ossa metatarsi IV** und **V** (Abb. **14.4b**).

Os cuboideum: Das Würfelbein artikuliert proximal mit dem **Calcaneus**, medial mit dem **Os cuneiforme laterale** und dem **Os naviculare** sowie distal mit **den Ossa metatarsi IV** und **V** (Abb. **14.4b**). An seiner Unterseite befindet sich eine Rinne, in der die **Sehne** des **M. fibularis longus** das Quergewölbe unterquert.

Metatarsus (Mittelfuß)

Er besteht aus den **Ossa metatarsi I–V**.

Die **Ossa metatarsi** gliedern sich in **Basis**, **Corpus** und **Caput**, das mit der **proximalen Phalanx** einer **Zehe** artikuliert (Abb. **14.4**).

Ossa metatarsi I–V: Das **Os metatarsi I** ist der dickste und kürzeste Mittelfußknochen, das **Os metatarsi V**, entsprechend seiner Belastung, das zweitdickste.

Metatarsus (Mittelfuß)

Der **Metatarsus** (Mittelfuß) besteht aus den **Ossa metatarsi** (Mittelfußknochen, Metatarsalia) **I–V**.
An den fünf **Ossa metatarsi** unterscheidet man proximal eine breite **Basis**, ein **Corpus** (Schaft) sowie distal ein kugeliges **Caput** (Köpfchen), das mit der **proximalen Phalanx** der jeweiligen Zehe artikuliert (Abb. **14.4**).

Ossa metatarsi I–V: Das **Os metatarsi I** ist deutlich massiver ausgebildet als die übrigen; es ist auch der kürzeste Mittelfußknochen. Auf der Unterseite des Köpfchens des Metatarsale I befinden sich zwei Rinnen für konstant vorhandene **Sesambeine**; diese sind in die Sehnen des M. abductor hallucis (medial) und des M. flexor hallucis brevis (lateral) eingelagert.
Die Basen und Schäfte der **Ossa metatarsi II, III** und **IV** haben einen keilförmigen Querschnitt, dessen Schneide analog zu den Ossa cuneiformia intermedium und laterale nach plantar (unten) zeigt. Die Schneide des gleichfalls keilförmigen Corpus ossis metatarsi I zeigt dagegen nach oben.

Das **Os metatarsi V** (S. 416) hat einen rundlichen Querschnitt und ist – gemäß seiner Belastung – das zweitdickste Metatarsale. Es hat lateral an seiner Basis die **Tuberositas ossis metatarsalis V**, die einen gut tastbaren Orientierungspunkt bietet.

► Klinik. Bei chronischer Reizung der **Tuberositas ossis metatarsalis V** kann die dort befindliche Bursa subcutanea verdickt sein, bzw. einen Erguss enthalten, was als **„Überbein"** imponiert.

► Klinik.

Gemäß ihrem „Ursprung" von der distalen Reihe der Fußwurzelknochen liegen auch die Ossa metatarsi nicht in einer Ebene: Die Fortsetzung des **Fußquergewölbes** vom Tarsus in den Metatarsus zeigt sich darin, dass das **Os metatarsi II** am weitesten kranial am Fußrücken liegt. Es ist auch das längste Metatarsale, das mit seiner Basis zwischen das mediale und laterale Keilbein eingeschoben ist. Das erste und fünfte Metatarsale liegen an den Fußrändern am weitesten kaudal.

Das **Fußquergewölbe** setzt sich vom Tarsus in den Metatarsus fort: Das Os metatarsi II liegt am weitesten kranial, I und V an den Rändern am weitesten kaudal.

► Klinik. Bei Versagen der muskulären Verspannung des Fußlängsgewölbes (S. 417) infolge von Ermüdung, z. B. bei exzessiven Märschen, werden die Metatarsalia vermehrt auf Biegung beansprucht, sodass eine lokale Knochennekrose im Sinne eines schleichenden Ermüdungsbruchs auftreten kann. Diese **„Marschfrakturen"** werden bevorzugt subkapital am Os metatarsi II beobachtet.

► Klinik.

Digiti pedis (Zehen)

Digiti pedis (Zehen)

Von den fünf Zehen bestehen die **Digiti II–V** aus je 3 **Phalangen**, der **Hallux** (Großzehe) aus 2 Phalangen.
Infolge ihrer geringen Beweglichkeit ist das Skelett der **Zehen** (**Digiti**) im Vergleich zu den Fingern der oberen Extremität rückgebildet. An den Zehen II bis V unterscheidet man jeweils eine **Phalanx proximalis**, **media** und **distalis** (**Grund-**, **Mittel-** und **Endphalanx**), die von proximal nach distal kürzer und zierlicher werden. Die **Großzehe** (**Hallux**) besteht nur aus Phalanx proximalis und distalis.
Die proximalen **Gelenkflächen** der **Grundphalangen** sind mit ihrer konkaven Form an die kugelförmigen Köpfchen der Metatarsalia angepasst. Die distalen **Gelenkflächen** der **Grund-** und **Mittelphalangen** haben Rollenform mit einer Führungsrinne für eine Leiste auf der jeweiligen Gelenkfläche der Basis von Mittel- und Endphalangen.

Die **Zehen** (**Digiti**) II bis V besitzen eine **Phalanx proximalis**, **media** und **distalis**; die **Großzehe** (**Hallux**) besteht aus nur **2 Phalangen**.

14.4 Gelenke von Unterschenkel und Fuß

14.4.1 Sprunggelenke

14.4 Gelenke von Unterschenkel und Fuß

14.4.1 Sprunggelenke

Funktionelle Bedeutung: Die gelenkige Verbindung von Fuß und Unterschenkel muss wegen der Belastung durch das gesamte Körpergewicht einerseits **stabil** sein; andererseits erfordern Gehen und Laufen auch auf unebenem Boden Stellungsanpassungen des Fußes und damit **Beweglichkeit**. Diesen Anforderungen wird durch eine Konstruktion entsprochen, die der Technik des Kardangelenks mit zwei aufeinander senkrecht stehenden Achsen sehr nahe kommt.

Funktionelle Bedeutung: Die Belastung der Sprunggelenke durch das ganze Körpergewicht erfordert **Stabilität**. Die Funktion beim Gehen und Laufen, v. a. auf unebenem Boden, erfordert **Beweglichkeit**.

Einteilung: Die Bewegungen des Fußes gegen den Unterschenkel erfolgen in **zwei getrennten einachsigen Gelenken**:
- **oberes Sprunggelenk** = OSG (Articulatio talocruralis) und
- **unteres Sprunggelenk** = USG (Articulatio talotarsalis).

Ihre Achsen stehen allerdings nicht ganz senkrecht aufeinander. Um eine **frontale Achse** wird die Fußspitze bzw. die Ferse gehoben und abgesenkt; um eine schräge, annähernd **sagittale Achse** werden medialer und lateraler Fußrand gehoben oder gesenkt (Abb. **14.8**).

Einteilung: Die Bewegungen des Fußes gegen den Unterschenkel erfolgen in **zwei getrennten einachsigen Gelenken**:
- **oberes Sprunggelenk** und
- **unteres Sprunggelenk**,

deren Achsen annähernd senkrecht zueinander stehen (Abb. **14.8**).

14.8 Bewegungsachsen der Sprunggelenke

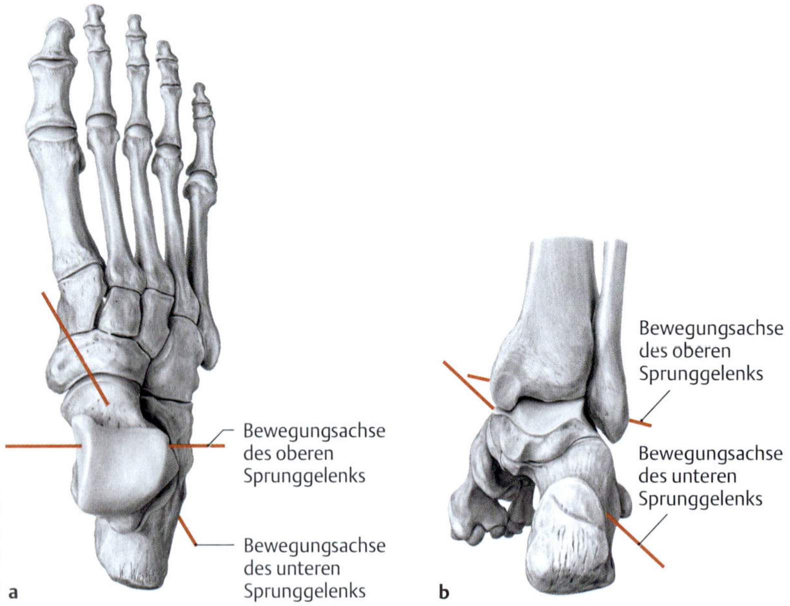

a Ansicht eines rechten Fußes von kranial (Aufsicht auf den Fußrücken).
b Ansicht eines rechten Fußes von dorsal (hinten).

Quelle: Schünke M, Schulte E, Schumacher U. PROMETHEUS LernAtlas der Anatomie. Allgemeine Anatomie und Bewegungssystem. Illustrationen von Voll M u. Wesker K. 6. Aufl. Stuttgart: Thieme; 2022

Oberes Sprunggelenk (OSG, Articulatio talocruralis)

Gelenktyp und Gelenkkörper

Gelenktyp: Das obere Sprunggelenk ist ein **Scharniergelenk** mit **transversaler Achse**.

Proximaler Gelenkkörper ist die von **Tibia** und **Fibula** gebildete **Malleolengabel** (Abb. **14.6**).

Die Tibia bildet das **Rollendach**, welches den größten Teil der Last auf die Trochlea tali überträgt.
Das Rollendach wird seitlich von den **Knöcheln**, dem **Malleolus medialis** der Tibia und dem **Malleolus lateralis** der Fibula flankiert.

Der laterale **Malleolus** reicht tiefer als der mediale (Abb. **14.1** und Abb. **14.8b**).

Distaler Gelenkkörper: ist die **Trochlea tali** (Abb. **14.4**). Sie ist **vorn breiter als hinten** und hat in der Mitte eine **Führungsrinne** für eine entsprechende Leiste im Rollendach.

Gelenkkapsel und Bandapparat

Gelenkkapsel: Sie ist ventral, dort wo sie nicht mit den Sehnenscheiden der Extensoren verwachsen ist, dünn und schlaff.

Oberes Sprunggelenk (OSG, Articulatio talocruralis)

Gelenktyp und Gelenkkörper

Gelenktyp: Im oberen Sprunggelenk artikulieren der Unterschenkel (Crus), bestehend aus Tibia und Fibula, mit dem Talus des Fußes. Es ist ein **Scharniergelenk** mit **einer** (fast) **transversal** verlaufenden **Achse**.
Proximaler Gelenkkörper ist die durch die distalen Epiphysen von **Tibia** und **Fibula** gebildete **Malleolengabel**. Sie umfasst die Trochlea tali kranial und an den Seiten (Abb. **14.6**).
Infolge der ausgeprägten Verbreiterung der **distalen Tibiaepiphyse** überdeckt das **Rollendach** (**Facies articularis inferior tibiae**) die Trochlea tali in ihrer gesamten Breite. Dadurch wird das Körpergewicht überwiegend vom Rollendach auf die Trochlea übertragen. Analog zu anderen Scharniergelenken (z. B. Gelenke zwischen Phalangen von Zehen und Fingern) besitzt das Rollendach der Tibia in der Mitte eine schwach ausgeprägte Leiste, die in einer entsprechenden Führungsrinne der Trochlea gleitet. Medial läuft die Tibia in einem massiven, distal stumpf endenden Knochenzapfen aus, dem **Innenknöchel** (**Malleolus medialis**). Dieser liegt mit seiner überknorpelten Innenfläche der Trochlea tali seitlich medial an. Die Knorpelflächen von Rollendach und Innenknöchel stehen fast im rechten Winkel zueinander.
Die **distale Fibulaepiphyse** bildet den eher spitz endenden **Außenknöchel** (**Malleolus lateralis**), der innen die Gelenkfläche für die laterale Seite der Trochlea tali trägt. Diese Gelenkfläche fällt kranial neben der Trochlea zunächst senkrecht ab; ihr kaudales Ende verläuft schräg nach außen und überträgt einen geringen Anteil des Gewichts auf den Proc. lateralis tali. Der Malleolus lateralis reicht 1–1,5 cm weiter nach kaudal als der mediale (Abb. **14.1** und Abb. **14.8b**).

Distaler Gelenkkörper: Er wird von der **Trochlea tali** (Gelenkrolle) gebildet (Abb. **14.4**). Sie ist **vorne** 4–5 mm **breiter** als **hinten**. Die **Facies superior**, die mit dem Rollendach der Tibia artikuliert, beschreibt annähernd einen Kreisbogen (bei genauer Betrachtung nimmt die Krümmung nach ventral zu) und besitzt in der Mitte die bereits erwähnte **Führungsrinne**. An den Seiten reicht der Gelenkknorpel der **Facies malleolaris lateralis** weiter nach kaudal als der der **Facies malleolaris medialis**.

Gelenkkapsel und Bandapparat

Gelenkkapsel: Die Gelenkkapsel des oberen Sprunggelenks ist mit Ausnahme des teilweise intraartikulär liegenden Collum tali an der **Knorpel-Knochen-Grenze angeheftet**. Ventral ist sie zwischen den Kollateralbändern und dort, wo sie nicht mit den Sehnenscheiden der Extensoren verwachsen ist, dünn und schlaff. Gelenkergüsse wölben die Kapsel ventral neben den Extensorensehnen (S. 409) vor.

Bandapparat: In der Klinik werden die Bänder, die in der **Syndesmosis tibiofibularis** (S. 393) die **Malleolengabel** verklammern, zum Bandapparat des oberen Sprunggelenks gerechnet:

- **Lig. tibiofibulare anterius**,
- **Lig. tibiofibulare posterius** und
- **Lig. tibiofibulare interosseum**

verbinden das laterale Ende des Rollendachs der Tibia mit Vorder- bzw. Hinterkante des Malleolus lateralis der Fibula. Ihre Fasern verlaufen von kranial an der Tibia schräg abwärts zur Fibula und setzen damit die vorzugsweise Richtung der Fasern der Membrana interossea cruris nach kaudal fort.

Als **typisches Scharniergelenk** verfügt das obere Sprunggelenk über ausgeprägte **Kollateralbänder** (Abb. **14.9**). Diese strahlen von den Malleolen zu den nächstliegenden Fußwurzelknochen aus.

Die vom **Innenknöchel** ausgehenden Bänder bilden eine kollagenfaserige Platte, die wegen ihrer Form **Lig. deltoideum** genannt wird und aus vier Anteilen besteht (Abb. **14.10**). Sie **verhindern** die **Valgisierung des Fußes** und – da Teile auch über das untere Sprunggelenk ziehen – **hemmen** diese auch die **Eversion** bzw. **Pronation** (S. 403), d. h. das Heben des lateralen Fußrandes.

Die drei vom Außenknöchel ausstrahlenden lateralen Kollateralbänder (Abb. **14.10**) **verhindern** die **Varisierung des Fußes**. Das Lig. calcaneofibulare **hemmt** zusätzlich die **Inversion** bzw. **Supination** (S. 403) im unteren Sprunggelenk, d. h. das Heben des medialen Fußrandes.

Bandapparat: Die **Ligg. tibiofibulare anterius, posterius** und **Lig. tibiofibulare interosseum** verklammern das distale Ende von Tibia und Fibula zur **Malleolengabel**.

Von den Malleolen ziehen **Kollateralbänder** zu den proximalen Fußwurzelknochen (Abb. **14.9** und Abb. **14.10**):

- das mediale **Lig. deltoideum** verhindert die **Valgisierung** des Fußes.
- die **lateralen Kollateralbänder** verhindern die **Varisierung** des Fußes.

14.9 Bandapparat des Fußes

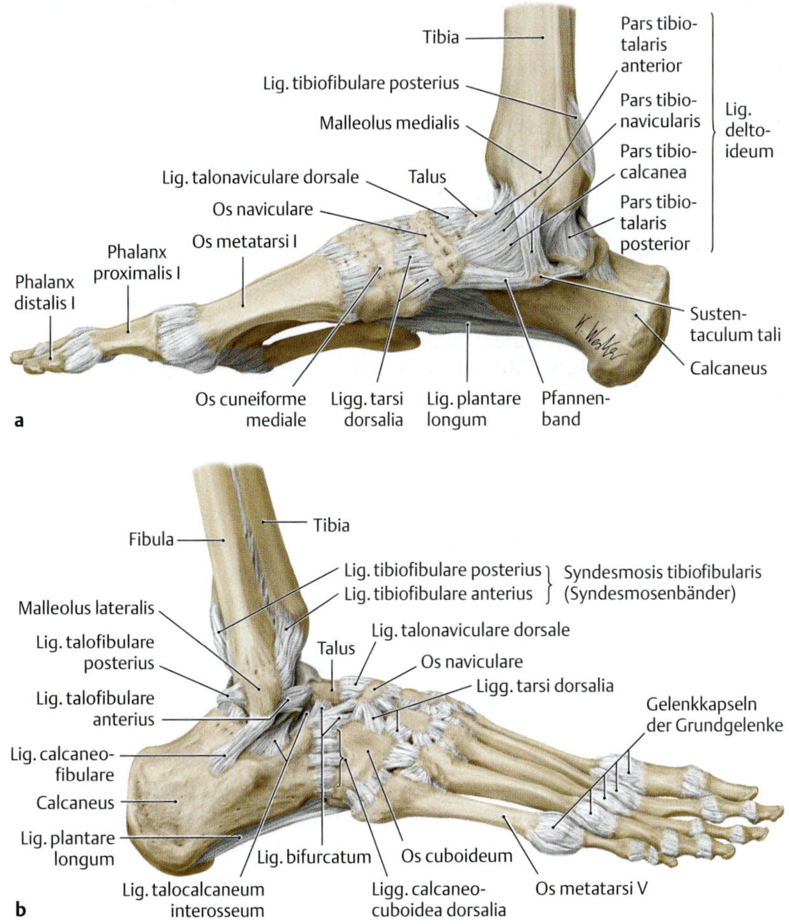

a Rechter Fuß in der Ansicht von medial
b und lateral.

Quelle: Schünke M, Schulte E, Schumacher U. PROMETHEUS LernAtlas der Anatomie. Allgemeine Anatomie und Bewegungssystem. Illustrationen von Voll M u. Wesker K. 6. Aufl. Stuttgart: Thieme; 2022

14.10 Kollateralbänder des oberen Sprunggelenks

Band	Ursprung	Ansatz	Funktion
Mediales Kollateralband			
Ligamentum deltoideum	Malleolus medialis		Verhinderung einer **Valgisierung** des Fußes (Hemmung von **Eversion/Pronation** im USG); P. tibiotalaris ant. und P. tibionavicularis hemmen die Plantarflexion
▪ Pars tibiotalaris posterior		Talus (Processus posterior)	
▪ Pars tibiocalcanea*		Calcaneus (Sustentaculum tali)	
▪ Pars tibiotalaris anterior		Talus (Corpus und Collum)	
▪ Pars tibionavicularis*		Os naviculare (mediale und dorsale Fläche)	
Laterale Kollateralbänder			
Ligamentum talofibulare posterius	Malleolus lateralis	Talus (Processus posterior)	Verhinderung einer **Varisierung** des Fußes (Hemmung der **Supination/Inversion** im USG); Lig. talofibulare ant. hemmt Plantarflexion
Ligamentum calcaneofibulare*		Calcaneus (Außenfläche)	
Ligamentum talofibulare anterius		Talus (Collum)	

** zusätzliche Wirkung auf das untere Sprunggelenk*

► Klinik.

► Klinik. Die häufigste Verletzung der Sprunggelenke ist das sog. **Supinations- bzw. Inversionstrauma** als Folge eines Umknickens des Fußes nach innen. Dabei werden v. a. die **Außenbänder** verletzt. Je nach Art und Größe des Traumas variiert die Ausdehnung der Rupturen des Bandapparats. Bei einer kompletten Ruptur von ein oder zwei Bändern reicht in der Regel eine mehrwöchige Ruhigstellung. Bänderrisse können mit Frakturen der Malleolen einhergehen, v. a. des Malleolus lateralis.

Mechanik

Die **Achse** des typischen **Scharniergelenks** liegt in der Frontalebene (Abb. **14.8b**).

Mechanik

Im oberen Sprunggelenk wird das **Körpergewicht** zum größten Teil vom **Rollendach** der **Tibia** auf die Trochlea tali übertragen. Die **Achse** des typischen Scharniergelenks liegt in der Frontalebene und geht durch die Spitzen beider Malleolen, sodass sie aus der Horizontalen um ca. 10° nach außen geneigt ist (Abb. **14.8b**). Am **Talus** selbst **setzen keine Muskeln** an, was zur Folge hat, dass jede **Muskelaktion** auf **beide Sprunggelenke** wirkt.

► Merke.

► Merke. Da am Talus keine Muskeln ansetzen, bilden oberes und unteres Sprunggelenk eine funktionelle Einheit.

Beweglichkeit: s. Abb. **14.11**.
Die **Dorsalextension** wird durch Einkeilen des vorderen breiteren Teils der Trochlea tali in der Malleolengabel **begrenzt**. Bei Dorsalextension ist der Fuß **stabil** fixiert.

Die **Beweglichkeit** nach der Neutral-Null-Methode ist Abb. **14.11** zu entnehmen.
Da die Trochlea tali vorn breiter ist als hinten, wird sie bei der Dorsalextension in der Malleolengabel eingekeilt. In der Tat wird die **Dorsalextension** durch die Anspannung der **Ligg. tibiofibulare anterius und posterius** (S. 399) der Syndesmose begrenzt. Man kann daher von einer knöchern-ligamentären Gelenkhemmung sprechen. Daneben werden die dorsalen Kollateralbänder (Pars tibiotalaris posterior des Lig. deltoideum, Lig. talofibulare post.) angespannt.
Bei **dorsal extendiertem Fuß** ist daher die **Stabilität** im oberen Sprunggelenk maximal. Dies macht man sich durch Vorneigen des Unterschenkels bei fest aufgesetztem Fuß zunutze (Bsp: Hockstellung beim Skifahren).

Bei **Plantarflexion** ist die **Knochenführung** für den schmalen hinteren Teil der Talusrolle in der Malleolengabel **ungenügend** (Abb. **14.12**), sodass nur die Kollateralbänder das Gelenk sichern. Ein Umknicken des Fußes passiert am ehesten in Plantarflexion.

Andererseits ist bei **plantar flektiertem Fuß** die Malleolengabel zu weit für den schmalen hinteren Teil der Talusrolle, sodass die Knochenführung ungenügend wird (Abb. **14.12**). Es ist daher kein Zufall, dass gerade beim Bergabgehen Bänderverletzungen durch Umknicken des Fußes entstehen. Die **Bandsicherung** beruht darauf, dass durch die von den Malleolen ausstrahlende Anordnung der Kollateralbänder stets ein Teil angespannt ist. Bei **Plantarflexion** sichern die **Partes tibiotalaris anterius** und **tibionavicularis** des Lig. deltoideum sowie das **Lig. talofibulare anterius** das obere Sprunggelenk.

14.11 Bewegungsumfang im oberen Sprunggelenk (OSG)

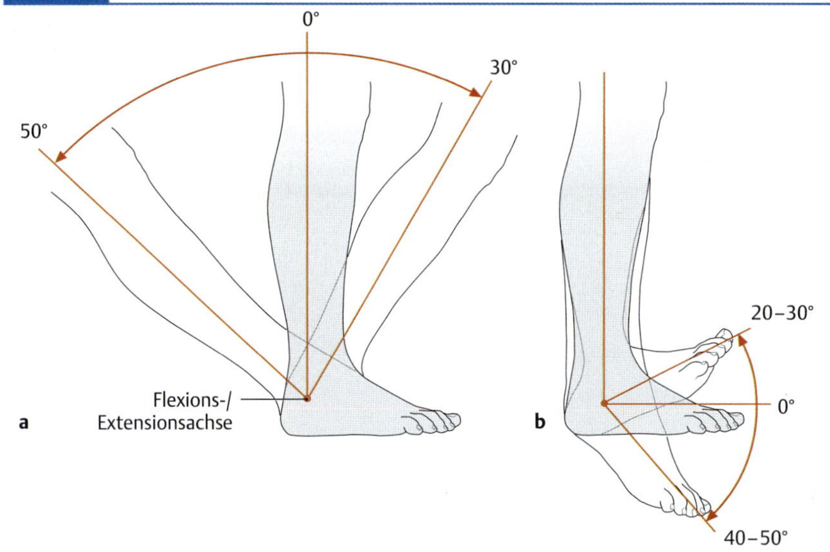

Dorsalextension/Plantarflexion 25/0/45°

a Ansicht von lateral: aufgesetzter rechter Fuß (Standbein)
b und hängender rechter Fuß (Spielbein).

Quelle: Schünke M, Schulte E, Schumacher U. PROMETHEUS LernAtlas der Anatomie. Allgemeine Anatomie und Bewegungssystem. Illustrationen von Voll M u. Wesker K. 6. Aufl. Stuttgart: Thieme; 2022

14.12 Verlust der Knochenführung im oberen Sprunggelenk bei Plantarflexion

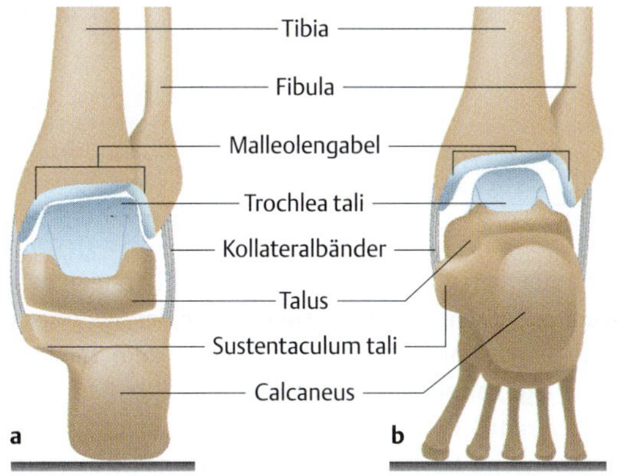

a Ansicht eines rechten Fußes von dorsal (hinten): In Neutral-Null-Position ist der vordere breite Teil der Trochlea tali perfekt in die Malleolengabel eingepasst.
b Bei Plantarflexion des Fußes befindet sich der hintere schmale Teil der Trochlea tali in der nun zu weiten Malleolengabel, sodass nur die Kollateralbänder den Zusammenhalt der Gelenkkörper sichern.

14.12

Unteres Sprunggelenk (USG, „Articulatio talotarsalis")

Gelenktyp und Gelenkkörper

Gelenktyp: Im unteren Sprunggelenk drehen sich Calcaneus und Os naviculare (mit dem übrigen Fuß) gegen den Talus um eine **Achse**, die annähernd sagittal schräg von ventral, medial und kranial nach dorsal, lateral und kaudal verläuft (Abb. **14.8**). Funktionell ist es ein **einachsiges Gelenk** mit **zwei Gelenkhöhlen**, die durch den Sinus tarsi getrennt sind:

- dorsal die **Articulatio subtalaris** und
- ventral die **Articulatio talocalcaneonavicularis.**

Proximaler Gelenkkörper ist der **Talus**, an dessen Unterseite sich eine größere, nach kaudal konkave Gelenkfacette für die Artikulation mit dem Calcaneus in der **Articulatio subtalaris** befindet. Ventral davon artikulieren in der **Articulatio talocalcaneonavicularis** zwei kleinere Gelenkflächen sowie der **Taluskopf** mit dem Calcaneus, dem Os naviculare und dem überknorpelten „Pfannenband" (Lig. calcaneonaviculare plantare; Abb. **14.13** und Abb. **14.30**).

Unteres Sprunggelenk (USG, „Articulatio talotarsalis")
Gelenktyp und Gelenkkörper

Gelenktyp: Im unteren Sprunggelenk dreht sich der übrige Fuß gegen den Talus um **eine** annähernd sagittale **Achse** (Abb. **14.8**). Es besteht aus **2 separaten Gelenken**:

- Articulatio subtalaris und
- Articulatio talocalcaneonavicularis.

Proximaler Gelenkkörper: Der **Talus** artikuliert in der **Articulatio subtalaris** mit dem Calcaneus. In der **Articulatio talocalcaneonavicularis** artikuliert v. a. der **Taluskopf** mit Calcaneus, Os naviculare und dem **„Pfannenband"** (Abb. **14.13** und Abb. **14.30**).

14.13 Gelenkflächen eines eröffneten unteren Sprunggelenks

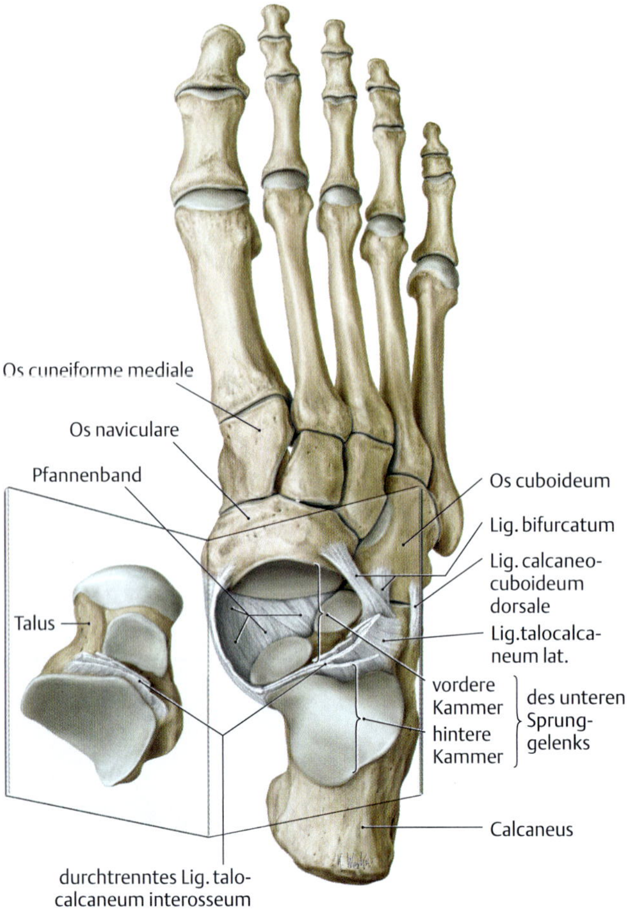

Ansicht eines rechten Fußes von kranial: Der Talus als proximaler Gelenkkörper ist nach medial herausgeklappt, sodass die Gelenkflächen seiner Unterfläche sichtbar sind. Das durchtrennte Lig. talocalcaneum interosseum trennt die beiden Gelenkkammern des unteren Sprunggelenks.

Quelle: Schünke M, Schulte E, Schumacher U. PROMETHEUS LernAtlas der Anatomie. Allgemeine Anatomie und Bewegungssystem. Illustrationen von Voll M u. Wesker K. 6. Aufl. Stuttgart: Thieme; 2022

Distaler Gelenkkörper: Er besteht aus **Calcaneus** und **Os naviculare** sowie dem **Lig. calcaneonaviculare plantare**, das die beiden Knochen unter dem Taluskopf als überknorpeltes **„Pfannenband"** verklammert. Das **Lig. calcaneonaviculare** des **Lig. bifurcatum** verbindet Calcaneus und Os naviculare auf der Oberseite.

Distaler Gelenkkörper: Er besteht aus dem **Calcaneus** mit seinen drei kranialen Gelenkfacetten und dem **Os naviculare**. Zwischen dem ventralen Ende des Sustentaculum tali des Calcaneus und dem Os naviculare befindet sich unter dem Taluskopf eine Lücke. Diese wird durch das **Lig. calcaneonaviculare plantare**, dem an seiner Oberseite überknorpelten **„Pfannenband"** geschlossen. Das Lig. calcaneonaviculare plantare verklammert auf der Innenseite Os naviculare und Calcaneus, die selbst keinen direkten Kontakt haben, zum distalen Gelenkkörper des unteren Sprunggelenks. Dem gleichen Zweck dient das **Lig. calcaneonaviculare** des **Lig. bifurcatum** auf der Oberseite. Es zieht vom lateralen vorderen Ende des Calcaneus zur kranialen Fläche des Os naviculare. Der andere Schenkel des Lig. bifurcatum, das Lig. calcaneocuboideum, bindet das Os cuboideum und damit indirekt die Ossa metatarsi IV und V an den Calcaneus.

Bandapparat

Die **Ligg. calcaneonaviculare plantare** und **calcaneonaviculare** des Bifurcatum (Abb. **14.13**) haben **keine Hemmungsfunktion**, sondern sind Teil des distalen Gelenkkörpers.
Einige Bänder des oberen Sprunggelenks (Abb. **14.10**) ziehen auch über das untere (Abb. **14.9**):
- **Pars tibiocalcanea** und
- **Pars tibionavicularis** des Lig. deltoideum bremsen die **Pronation**.
- Das **Lig. calcaneofibulare** begrenzt die **Supination**.

Bandapparat

Die **Ligg. calcaneonaviculare plantare** und **calcaneonaviculare** des Bifurcatum (Abb. **14.13**) sind **keine Hemmungsbänder** des unteren Sprunggelenks, da sie nicht über die Bewegungsachse hinweg die beiden Gelenkkörper verbinden, sondern selbst Teil des distalen Gelenkkörpers sind.
Von den Bändern des oberen Sprunggelenks (Abb. **14.10**) ziehen einige auch über das untere Sprunggelenk (Abb. **14.9**):
- die **Pars tibiocalcanea** und
- die **Pars tibionavicularis** des **Lig. deltoideum bremsen die Pronation**, d. h. das Heben des lateralen Fußrandes.
- Das **Lig. calcaneofibulare** begrenzt **die Supination**, d. h. das Heben des medialen Fußrandes.

14.14 Bewegungsumfang von Pro- und Supination

Pronation/Supination: 25/0/50°

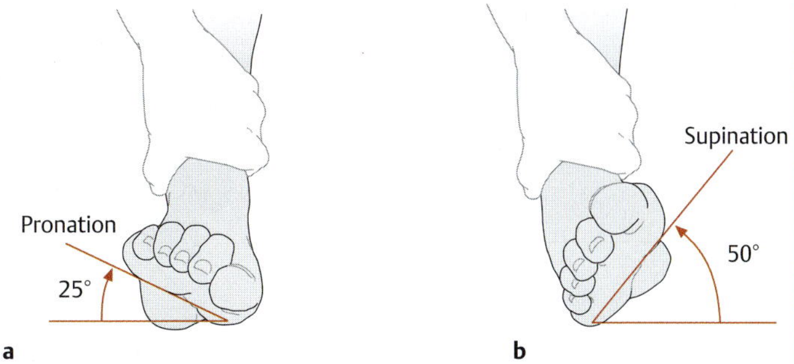

Die dargestellte Bewegung beinhaltet die gesamte Beweglichkeit des Vorfußes gegenüber Talus und Unterschenkel (USG, Chopart-Gelenk und übrige Tarsal- und Metatarsalgelenke, s. u.).

Quelle: Schünke M, Schulte E, Schumacher U. PROMETHEUS LernAtlas der Anatomie. Allgemeine Anatomie und Bewegungssystem. Illustrationen von Voll M u. Wesker K. 6. Aufl. Stuttgart: Thieme; 2022

Ausschließlich auf das untere Sprunggelenk wirken folgende Bänder:

- **Lig. talocalcaneum interosseum:** Das im Sinus tarsi gelegene Band trennt die beiden Gelenkhöhlen des unteren Sprunggelenks und verbindet mit kurzen, massiven Zügen Calcaneus und Talus. Seine medialen Fasern **bremsen** die **Pronation**. Ein Teil seiner lateralen Fasern zieht als
- **Lig. cervicale tali** zum Talushals und ist als **„cervical ligament"** von klinischer Bedeutung bei der **Bremsung** der **Supination** ebenso wie das etwas dorsal gelegene
- **Lig. talocalcaneum laterale**.

Allein auf das untere Sprunggelenk wirken:

- **Lig. talocalcaneum interosseum**: liegt zwischen beiden Teilgelenken. Der mediale Teil bremst die Pronation, der laterale („cervical ligament") die Supination.
- **Lig. talocalcaneum laterale:** bremst die Supination.

Mechanik

Statisch gesehen wird im unteren Sprunggelenk die **Last** vom **Talus** auf die **drei Stützstrahlen** (S. 415) des Fußes verteilt: in der **Articulatio subtalaris** vom Corpus tali auf den Calcaneus, der zum Tuber calcanei den **dorsalen Strahl** und über Os cuboideum und Os metatarsi V den **lateralen Stützstrahl** bildet. In der **Articulatio talocalcaneonavicularis** leitet das Caput tali Last v. a. über das Os naviculare in den **medialen Stützstrahl**, der im Caput des Os metatarsi I auf dem Boden endet.

Morphologisch ist das untere Sprunggelenk ein kombiniertes **Zapfen-Kugel-Gelenk**. Das Zapfengelenk ist das subtalare Gelenk mit der nach kranial gewölbten hinteren Gelenkfläche des Calcaneus. Das Caput tali ist der Gelenkkopf des Kugelgelenks, dessen Pfanne von Os naviculare, dem vorderen Teil des Calcaneus und dem „Pfannenband" gebildet wird.

Funktionell resultiert ein **einachsiges Gelenk**, dessen Achse um 40° nach dorsal aus der Horizontalen abfällt und 20° schräg zur Sagittalebene steht. Die Achse tritt vorne kranial am Collum tali in den Tarsus ein und hinten lateral vom Tuber calcanei aus (Abb. **14.8**). Bei der Betrachtung der **Beweglichkeit** muss man berücksichtigen, dass Pronation und Supination, d. h. das Heben des lateralen oder medialen Fußrandes nicht nur im unteren Sprunggelenk stattfinden, sondern auch in den übrigen Gelenken von Tarsus und Metatarsus.

Die **Bewegungen** im unteren Sprunggelenk allein werden als **Inversion** und **Eversion** bezeichnet und geben im Wesentlichen die Beweglichkeit des **Calcaneus** (Ein- bzw. Auswärtskanten) gegenüber dem **Unterschenkel** bzw. **Talus** wieder: **Inversion/Eversion 20/0/10°**.

Supination und **Pronation** beschreiben die Beweglichkeit des gesamten **Vorfußes** gegen **Talus** und **Unterschenkel**. Neben der (hauptsächlichen) Bewegung im unteren Sprunggelenk spielt hier das sog. **Chopart-Gelenk** (**Articulatio tarsi transversa**, s. u.) eine bedeutende Rolle. Daneben erfolgen geringgradige Verschiebungen zwischen Keilbeinen, Kuboid und Mittelfußknochen.

Mechanik

Im unteren Sprunggelenk wird die **Last** vom **Talus** auf die **Stützstrahlen** (S. 415) des Fußes verteilt.

Morphologisch ist das untere Sprunggelenk ein kombiniertes **Zapfen-Kugel-Gelenk**, **funktionell** ein **einachsiges Gelenk**. Seine **Achse** verläuft schräg vom Os naviculare nach dorsal/kaudal/lateral zum Tuber calcanei (Abb. **14.8**).

Inversion und **Eversion** (Ein- bzw. Auswärtskanten des Calcaneus) bezeichnen isolierte Bewegungen im unteren Sprunggelenk.

Supination und **Pronation** sind Bewegungen des gesamten **Vorfußes** gegen **Talus** und **Unterschenkel**. Neben dem unteren Sprunggelenk spielt das sog. **Chopart-Gelenk** (s. u.) eine wichtige Rolle.

► Merke. Bei der **Supination** wird der **mediale** Fußrand angehoben, bei der **Pronation** der **laterale**.

► Merke.

14.15

14.15 Achse für Bewegungen des Vorfußes im Chopart-Gelenk

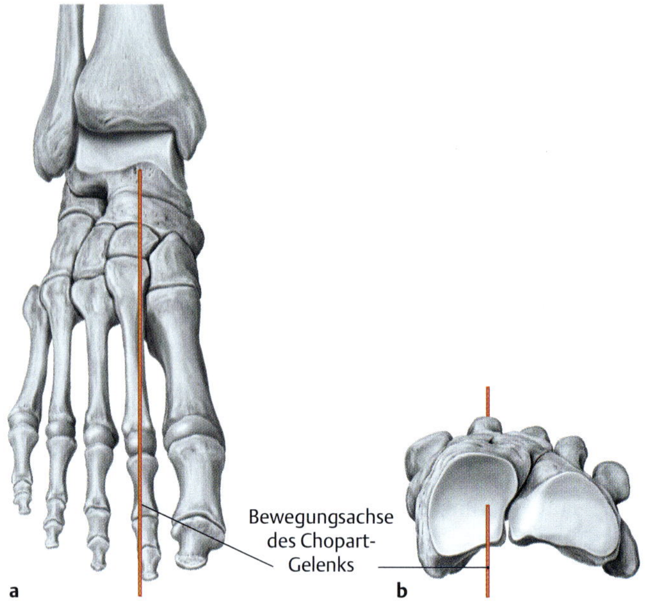

Diese Bewegungsachse verläuft annähernd sagittal vom Calcaneus über das Os naviculare entlang des 2. Strahles.

Quelle: Schünke M, Schulte E, Schumacher U. PROMETHEUS LernAtlas der Anatomie. Allgemeine Anatomie und Bewegungssystem. Illustrationen von Voll M u. Wesker K. 6. Aufl. Stuttgart: Thieme; 2022

14.4.2 Weitere Gelenke des Fußes

Chopart-Gelenk (Articulatio tarsi transversa): Es beinhaltet die **Articulationes talonavicularis** und **calcaneocuboidea**. In ihm bewegen sich die Ossa naviculare und cuboideum gegen Calcaneus und Talus um eine **sagittale Achse** (Abb. **14.15**). Die Beweglichkeit des Os cuboideum nach plantar addiert sich zur Inversion im unteren Sprunggelenk und bedingt das Ausmaß der Supination.

Kleinere Fußwurzelgelenke: Die Gelenke zwischen den Tarsalknochen distal der **Chopart-Gelenklinie** sind, ebenso wie die Tarsometatarsalgelenke, **Amphiarthrosen** (Abb. **14.9**).

Tarsometatarsal- und Intermetatarsalgelenke: In diesen Gelenken wird der Vorfuß bei Supination und Pronation verformt.

14.4.2 Weitere Gelenke des Fußes

Chopart-Gelenk (Articulatio tarsi transversa): Es beinhaltet zwei separate Gelenke, die **Articulationes talonavicularis** (die auch ein Teil des unteren Sprunggelenks ist) und **calcaneocuboidea**. Im Chopart-Gelenk bewegen sich die Ossa naviculare und cuboideum gegen Calcaneus und Talus, dem „Rückfuß“ (S. 393) der Kliniker, um eine **sagittale Achse**, die, vom Calcaneus kommend, im **Os metatarsi II** verläuft (Abb. **14.15**). Die ausgiebige Beweglichkeit des Os cuboideum nach plantar addiert sich zur Inversion im unteren Sprunggelenk und ist einer der Gründe für das Ausmaß der Supination, die eine Absenkung des lateralen Fußrandes beinhaltet (mit dem Os cuboideum ist das Os metatarsi V verbunden, das im Mittelfußbereich den lateralen Fußrand bildet).

Kleinere Fußwurzelgelenke: Die **Tarsalknochen distal** der Chopart-Gelenklinie (Abb. **14.15**) sind durch dorsale, plantare sowie zwischen den Knochen liegende Bänder (**Ligg. tarsi dorsalia, plantaria** und **interossea**) in **Amphiarthrosen** mit geringer Beweglichkeit verbunden (Abb. **14.9**).
Ihr Beitrag zu Supination und Pronation ist gleichfalls gering. Zu ihrer Bedeutung bei der Verformung der Fußgewölbe (S. 417).

Tarsometatarsal- und Intermetatarsalgelenke: Gleichfalls Amphiarthrosen sind die **Articulationes tarsometatarsales**, die Gelenke zwischen der distalen Reihe der Fußwurzelknochen (Ossa cuneiformia und Os cuboideum) und den Basen der Mittelfußknochen. Hierbei sind die Gelenke des Metatarsale I und V etwas beweglicher als die übrigen. Sie erlauben etwas Flexion und Extension, außerdem tragen sie durch Schiebe- und Rotationsbewegungen (um ihre Längsachse) zu Supination und Pronation bei.

▶ Klinik. Die **Tarsometatarsalgelenke** bilden die **Lisfranc-Absetzungslinie**, die – wie die **Chopart-Linie** (s. o.) – eine Rolle bei Amputationen spielt. Letztere können wegen Traumata oder arteriosklerotisch bedingten Durchblutungsstörungen (häufig als Diabeteskomplikation) erforderlich werden.

14.16 **Chopart- (rot) und Lisfranc-Linie (blau)**
Darstellung in schematischem Schnitt durch die Fußwurzel.

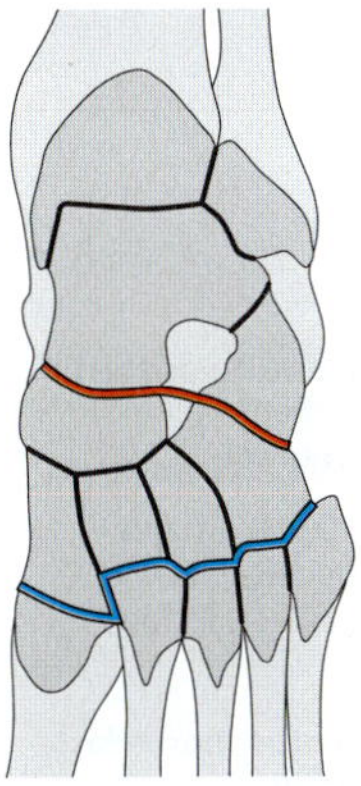

▶ Klinik.

Diese Bewegungen beziehen immer die unmittelbar benachbarten **Articulationes intermetatarsales** zwischen den Basen der Ossa metatarsi II–IV ein (das Metatarsale I ist nur durch Bänder mit dem Metatarsale II verbunden). Obwohl es sich um Amphiarthrosen handelt, ergeben sich wegen der Länge der Metatarsalia an ihrem distalen Ende doch nennenswerte Bewegungsausschläge bei der „Verwringung" des Vorfußes während Supination und Pronation.

Metatarsophalangeal- und Interphalangealgelenke: Die **Articulationes metatarsophalangeae** oder **Zehengrundgelenke** sind anatomisch Kugelgelenke, in denen aber nur zwei Achsen genutzt werden, nämlich

- **Flexion/Extension: 40/0/60°** (aktive Beweglichkeit) sowie
- **Abspreizen der Zehen** in geringem Maße.

Die Köpfe der Grund- und Mittelphalangen besitzen eine Führungsrinne, passend zu einer Leiste der Gelenkfläche an der Basis der Mittel- und Endphalangen. Die **Interphalangealgelenke** (Articulationes interphalangeae) sind damit klassische **Scharniergelenke**. Die **proximalen Interphalangealgelenke** erlauben im Wesentlichen eine **Flexion** um ca. 50°. Die Endgelenke können bis 60° gebeugt und bis 30° gestreckt werden.

Auch wenn die **Zehen** keine Bedeutung für die Lastenübertragung besitzen, so sind sie für **Stehen** und **Gehen wichtig**. Beim Vorneigen verlängern sie die Unterstützungsfläche; beim Abstoßen mit dem Standbein verlängern sie den Hebel.

Metatarsophalangeal- und Interphalangealgelenke: Die **Gelenke** zwischen **Metatarsalia** und **Grundphalangen** sind (funktionell zweiachsige) Kugelgelenke, die **Interphalangealgelenke** Scharniergelenke.

Die **Zehen** übertragen keine Last, sind aber beim **Stehen** und **Gehen wichtig**.

14.5 Muskulatur von Unterschenkel und Fuß

14.5.1 Muskulatur des Unterschenkels

Die am Unterschenkel liegenden Muskeln wirken auf die Sprung- und Zehengelenke; sie gliedern sich in 3 Gruppen (Abb. **14.22**):

- **Flexoren** (**Beuger**; Abb. **14.18**),
- **Extensoren** (**Strecker**; Abb. **14.21a**),
- **Fibularis-** (oder) **Peroneusgruppe** (Abb. **14.21b**).

Diese liegen in osteofibrösen Logen (S. 410), die durch die **Membrana interossea cruris**, die **Septa intermuscularia cruris anterius** und **posterius** sowie die **Fascia cruris** und die Unterschenkelknochen gebildet werden (Abb. **14.17**), vgl. Gruppenfaszie (S. 230).

14.5 Muskulatur von Unterschenkel und Fuß

14.5.1 Muskulatur des Unterschenkels

Die am Unterschenkel entspringenden Muskeln gliedern sich in (Abb. **14.22**):

- **Flexoren** (**Beuger**, Abb. **14.18**),
- **Extensoren** (**Strecker**, Abb. **14.21a**),
- **Fibularisgruppe** (Abb. **14.21b**).

Diese Muskelgruppen liegen in osteofibrösen Logen (S. 410) (Abb. **14.17**), vgl. Gruppenfaszie (S. 230).

14.17 Muskellogen (Kompartimente) und Gefäß-Nerven-Straßen am Unterschenkel

Compartimentum anterius, Extensorenloge
- M. tibialis anterior
- M. extensor hallucis longus
- M. extensor digitorum longus

Compartimentum laterale, Fibularisloge
- M. fibularis longus
- M. fibularis brevis

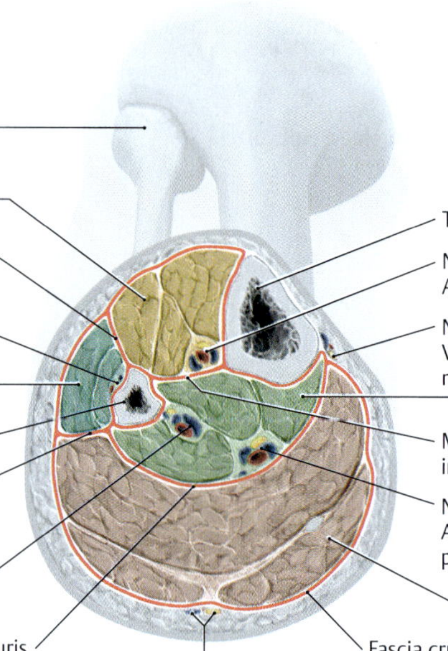

Compartimentum posterius, Pars profunda, tiefe Flexorenloge
- M. flexor digitorum longus
- M. tibialis posterior
- M. flexor hallucis longus

Compartimentum posterius, Pars superficialis, oberflächliche Flexorenloge
- M. triceps surae
- M. plantaris

Querschnitt durch einen proximalen rechten Unterschenkel in der Ansicht von distal.

Quelle: Schünke M, Schulte E, Schumacher U. PROMETHEUS LernAtlas der Anatomie. Allgemeine Anatomie und Bewegungssystem. Illustrationen von Voll M u. Wesker K. 6. Aufl. Stuttgart: Thieme; 2022

Flexoren

Oberflächliche Beugemuskulatur: Der **M. triceps surae** besteht aus den beiden Köpfen **des M. gastrocnemius** und dem **M. soleus**. Der mächtigste Muskel des Unterschenkels erbringt **90 %** der **Beugeleistung** und ist auch der wichtigste **Supinator**.

Flexoren

Oberflächliche Beugemuskulatur: Die Gruppe der Beuger wird vom **M. triceps surae** dominiert. Er besteht aus dem M. gastrocnemius und dem darunter liegenden M. soleus. Der zweiköpfige **M. gastrocnemius** beugt auch im Kniegelenk (Abb. **13.42**), der **M. soleus** wirkt ausschließlich auf die Sprunggelenke.

Der M. triceps surae erbringt etwa **90 %** der gesamten **Beugemomente** im oberen Sprunggelenk. Dies hat zwei Ursachen:

1. Auf Grund seines großen Querschnitts kann er eine maximale Zugkraft bis 300 kp (3 kN) entfalten.
2. Der Abstand (Hebelarm) seiner Ansatzsehne zur Achse des oberen Sprunggelenks ist deutlich größer als der aller anderen Flexoren (und auch der Extensoren).

Trotz des kürzeren Hebelarms im unteren Sprunggelenk ist der Muskel wegen seines großen Querschnitts auch der stärkste **Supinator** (ca. 50–60 %).

► Merke.

► Merke. Der M. triceps surae ist sowohl stärkster Beuger (im oberen Sprunggelenk) als auch stärkster Supinator (im unteren Sprunggelenk).

Beim **Gehen** und **Laufen** hebt er den Rückfuß des Standbeins gegen das Körpergewicht vom Boden ab. Im **Stehen** verhindert er das Vornüberkippen im oberen Sprunggelenk.

Der M. triceps surae inseriert mit der **Achillessehne** am Calcaneus.

Beim **Gehen und Laufen** hebt der M. triceps surae den Rückfuß des Standbeins gegen das Körpergewicht vom Boden ab. Beim **Stehen** verhindert er das Vornüberkippen im oberen Sprunggelenk und sichert damit synergistisch zu den Mm. gluteus maximus (S. 347) und quadriceps femoris (S. 370) den aufrechten Stand.

Der Muskel überträgt seine Kraft auf das hintere Ende des Calcaneus über die **Achillessehne**, die mit einer Querschnittsfläche von ca. 1 cm^2 Belastungen von 500–1000 kp (5–10 kN) standhält.

► Klinik.

► Klinik. Vor allem eine durch Entzündungen vorgeschädigte Achillessehne kann beim Abschnellen oder Aufsetzen beim Sprung mit einem Knall, der in der Umgebung hörbar sein kann, reißen. Bei einer **Ruptur** der **Achillessehne** ist Gehen in der Ebene erschwert, Bergaufgehen und Treppensteigen kaum, Stehen auf Zehenspitzen nicht mehr möglich. Eine rupturierte Achillessehne wird meist operativ genäht.

14.18 Oberflächliche und tiefe Flexoren

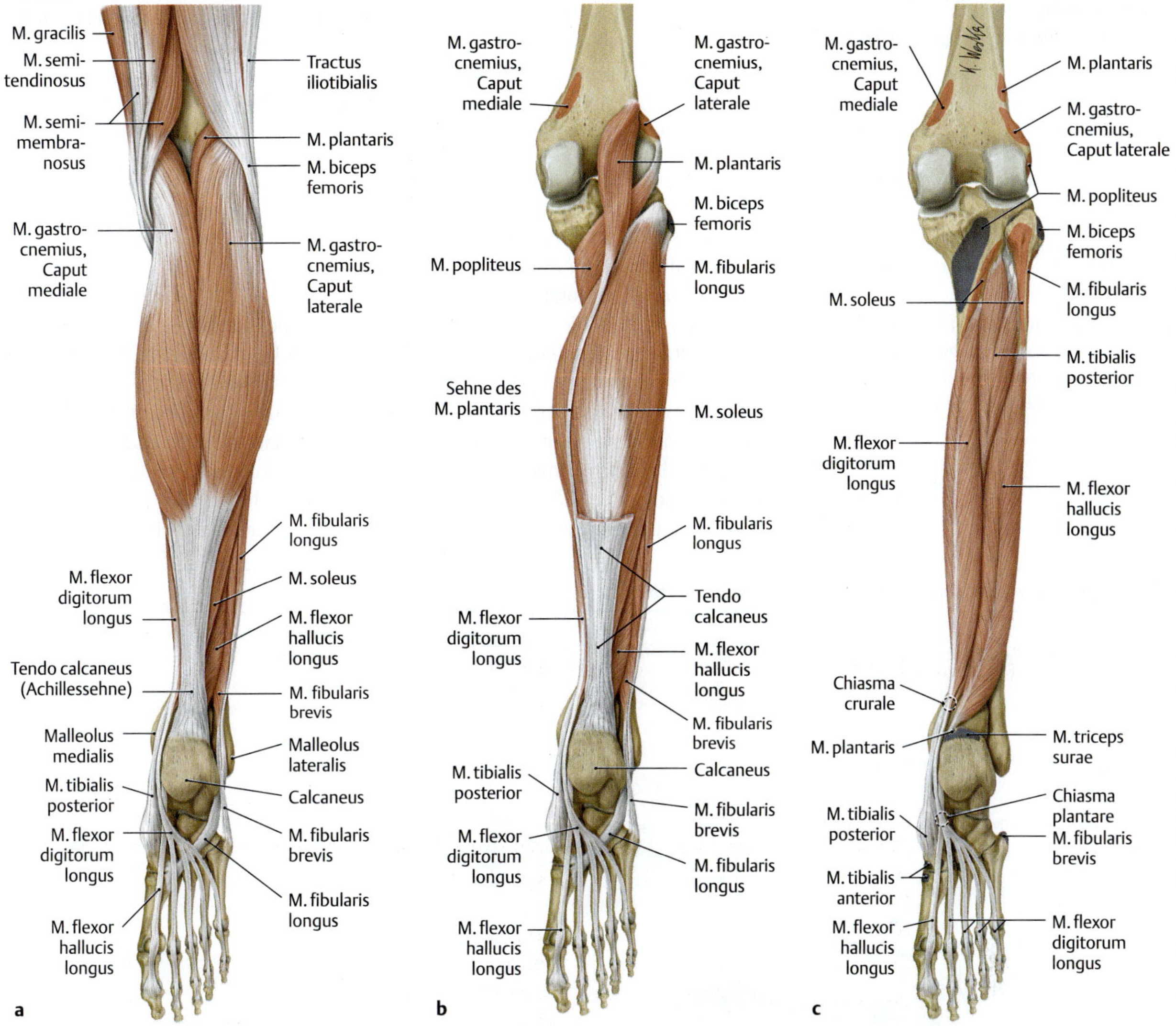

Muskulatur am rechten Unterschenkel in der Ansicht von dorsal: Zum besseren Verständnis der Sehnenverläufe im Bereich der Fußsohle ist der Fuß plantarflektiert. Ursprungs- (rot) und Ansatzflächen (blau) der Muskeln sind farblich hervorgehoben. Die Vorwölbung der Wade (Sura) wird v. a. durch den M. triceps surae bedingt. Der M. triceps surae besteht

a aus den beiden Köpfen des M. gastrocnemius und
b dem M. soleus (nach Entfernung der Köpfe des M. gastrocnemius).
c Nach Entfernung der oberflächlichen werden die tiefen Flexoren sichtbar.

Quelle: Schünke M, Schulte E, Schumacher U. PROMETHEUS LernAtlas der Anatomie. Allgemeine Anatomie und Bewegungssystem. Illustrationen von Voll M u. Wesker K. 6. Aufl. Stuttgart: Thieme; 2022

▸ Klinik. Der vom N. tibialis innervierte M. triceps surae gilt als **Kennmuskel** des **Segments S 1**, das mit dem **Achillessehnenreflex** (Abb. **14.19**) überprüft wird.
Bei Lähmung des N. tibialis ist der Achillessehnenreflex der betroffenen Seite abgeschwächt oder fehlt ganz.

14.19 Prüfung des Achillessehnenreflexes

Quelle: Füeßl H, Middeke M, Hrsg. Duale Reihe Anamnese und klinische Untersuchung. 7. Aufl. Stuttgart: Thieme; 2022

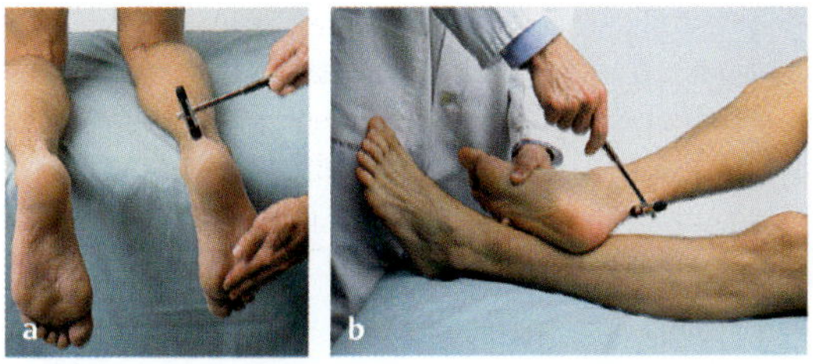

▸ Klinik.

Die Drehmomente der **Beuger übertreffen** die der **Strecker**; die Momente der **Supinatoren**, die der **Pronatoren**.
Daher ist der **unbelastete Fuß plantarflektiert** und **supiniert**.

Da keine der anderen Gruppen einen dem Triceps surae vergleichbaren Muskel enthält, verhalten sich die Drehmomente der Flexoren zu den Extensoren wie 4 : 1, die Supinatoren zu den Pronatoren wie 2 : 1. Dementsprechend ist der **unbelastete Fuß** (z. B. im Liegen) **plantarflektiert** und **supiniert**.
Der bei ca. 6 % der Menschen fehlende **M. plantaris** ist wegen seines geringen Querschnitts für die Mechanik von Knie- und Sprunggelenken unerheblich. Seine (lange) Sehne wird für Transplantate verwendet.

Tiefe Beugemuskulatur: Unter dem Triceps surae liegen:
- **M. flexor digitorum longus**,
- **M. tibialis posterior** und
- **M. flexor hallucis longus**.

Sie verlaufen hinter dem Malleolus medialis in **Sehnenscheiden**. Dort befindet sich als Verstärkung der **Fascia cruris** das **Retinaculum musculorum flexorum** (Abb. **14.20a**).

Tiefe Beugemuskulatur: Unter dem Triceps surae liegen, von diesem durch die **Lamina profunda** der **Fascia cruris** abgegrenzt, die drei tiefen Beugemuskeln:
- **M. flexor digitorum longus**,
- **M. tibialis posterior** und
- **M. flexor hallucis longus**.

Sie entspringen in dieser Reihenfolge von medial nach lateral an der Rückseite von Tibia, Fibula und **Membrana interossea** (Abb. **14.18c**). Auf dem Weg zu ihren Ansätzen kommt es zwangsläufig zu Überkreuzungen dieser Muskeln bzw. ihrer Sehnen: Im **Chiasma crurale** überkreuzt der M. flexor digitorum longus den M. tibialis posterior noch am distalen Unterschenkel; im **Chiasma plantare** überkreuzt die Sehne des M. flexor digitorum longus die des M. flexor hallucis longus unter dem Os naviculare. Die Sehnen der tiefen Flexoren biegen unmittelbar hinter dem Malleolus medialis von vertikal nach annähernd horizontal um. Sie verlaufen dort in **Sehnenscheiden**

14.20 Sehnenscheiden und Retinacula des rechten Fußes

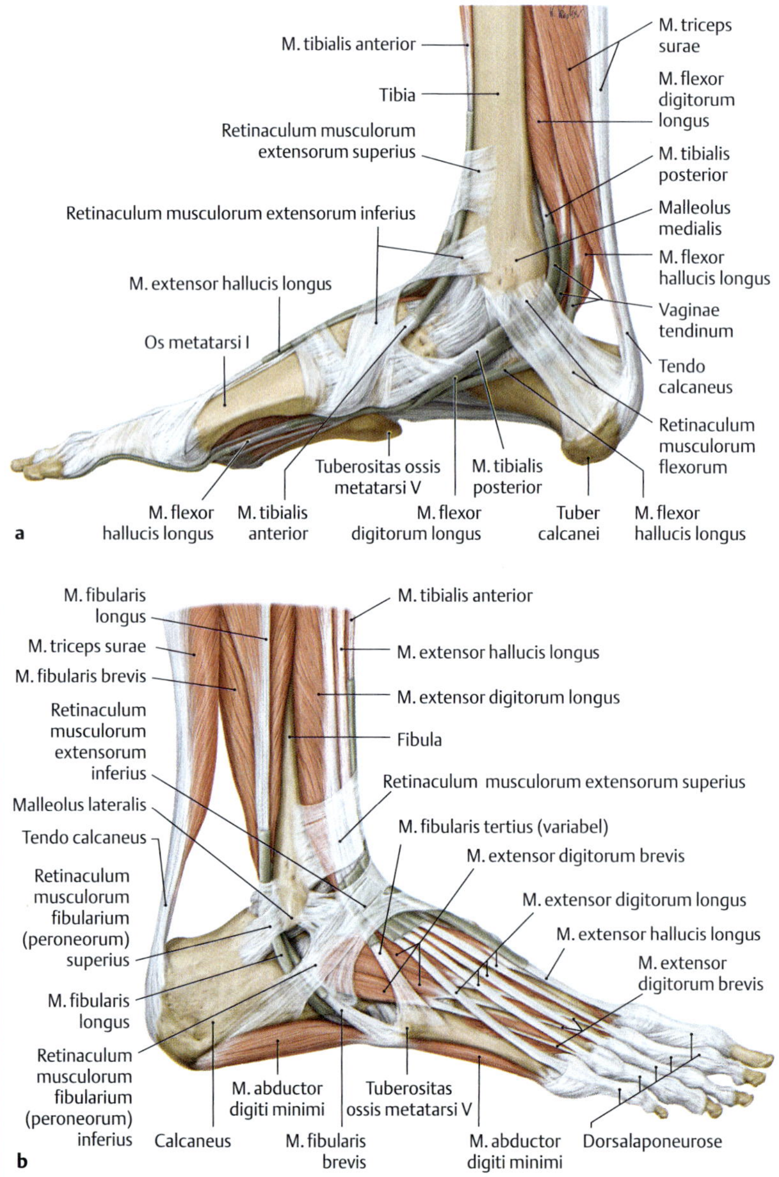

a Ansicht von medial
b und von lateral.

Quelle: Schünke M, Schulte E, Schumacher U. PROMETHEUS LernAtlas der Anatomie. Allgemeine Anatomie und Bewegungssystem. Illustrationen von Voll M u. Wesker K. 6. Aufl. Stuttgart: Thieme; 2022

und werden zusätzlich durch das **Retinaculum musculorum flexorum** der **Fascia cruris** fixiert (Abb. **14.20a**). Dieses zieht vom Innenknöchel zur medialen Fläche des Calcaneus. Bevor die Sehnen des M. flexor digitorum longus an den Basen der Endphalangen inserieren, durchbohren sie die des kurzen Zehenbeugers („M. perforans" und „M. perforatus").

Extensoren

Die bindegewebige Loge der drei **Extensoren** (Abb. **14.21a**)
- **M. tibialis anterior**,
- **M. extensor hallucis longus** und
- **M. extensor digitorum longus**

liegt unmittelbar lateral der vorderen Tibiakante. Bei den meisten Menschen besitzt der **M. extensor digitorum longus** einen 5. Sehnenzipfel, der an der Basis des Os metatarsi V inseriert: den **M. fibularis** (**peroneus**) **tertius**. Ab der Höhe des Malleolus medialis bis zu den Ossa cuneiformia verlaufen die Sehnen der Extensoren in **Sehnenscheiden** zum Fußrücken, wobei die des M. tibialis anterior weiter proximal als die beiden anderen beginnt und endet.

Extensoren

Die Sehnen der **Extensoren** (Abb. **14.21a**)
- **M. tibialis anterior**,
- **M. extensor hallucis longus** und
- **M. extensor digitorum longus**

verlaufen zwischen den Malleolen in **Sehnenscheiden** zum Fußrücken.

14.21 Extensoren sowie Fibularis-/Peroneusgruppe

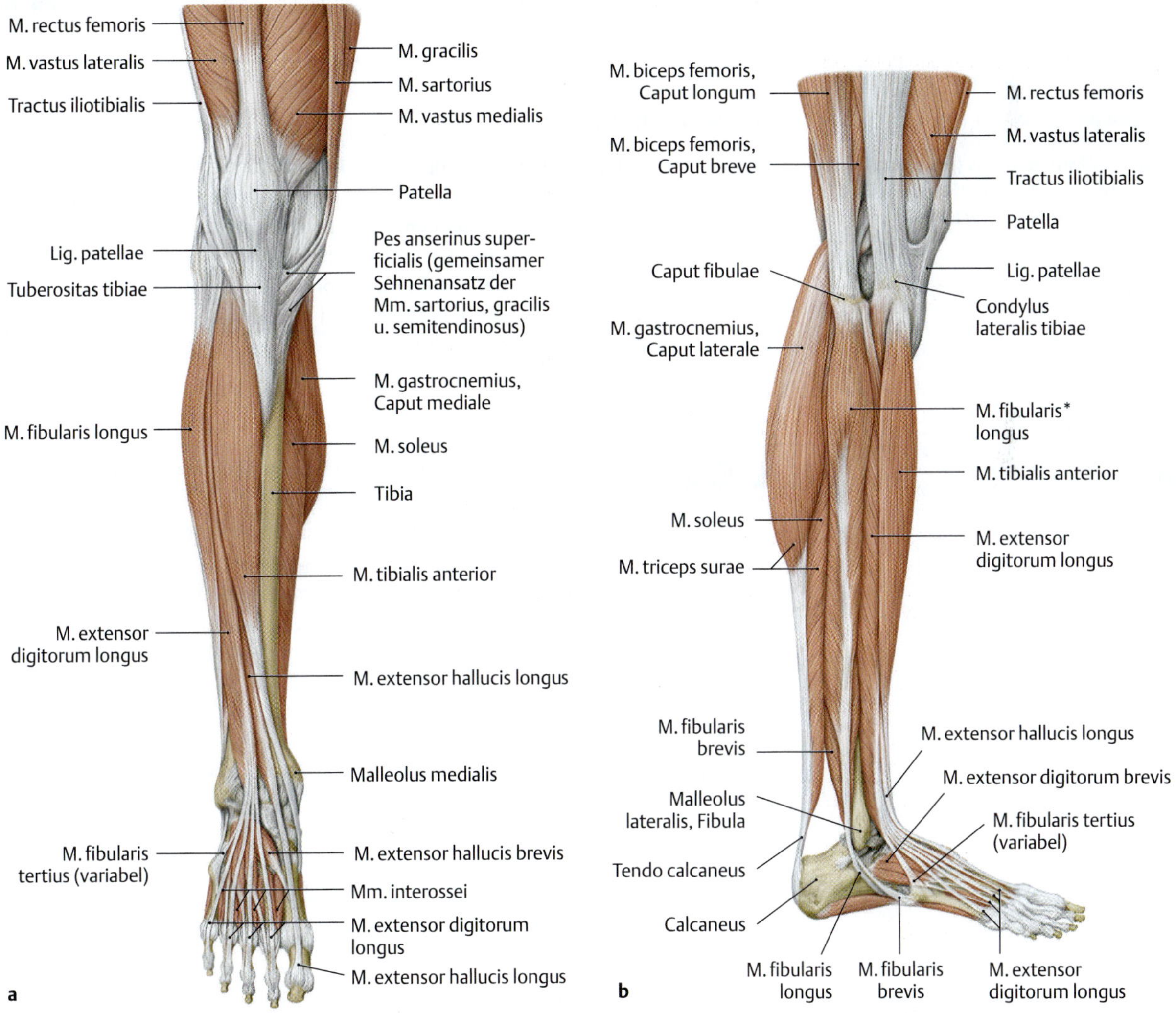

Muskeln am rechten Unterschenkel.
a Ansicht von ventral (Extensoren) und
b Ansicht von lateral (Fibularisgruppe).

Quelle: Schünke M, Schulte E, Schumacher U. PROMETHEUS LernAtlas der Anatomie. Allgemeine Anatomie und Bewegungssystem. Illustrationen von Voll M u. Wesker K. 6. Aufl. Stuttgart: Thieme; 2022

▶ Klinik.

▶ Klinik. Die an Tibia und Fibula befestigten Septa intermuscularia des Unterschenkels bilden osteofibröse Kanäle (S.405), in denen die Muskeln relativ wenig Spielraum besitzen (Abb. 14.17). Bei Schwellung infolge von Unterschenkelfrakturen, gelegentlich auch nach Überbeanspruchung, können Blutgefäße und Nerven komprimiert werden. Ein solches **Kompartmentsyndrom** (S.230) betrifft v. a. die Extensorenloge mit der Ausbildung eines **Tibialis-anterior-Syndroms**, das durch die Unfähigkeit, die Zehen zu heben, gekennzeichnet ist. Um eine persistierende Läsion des in der Loge verlaufenden Nerven (N. fibularis profundus) und der Muskeln zu verhindern, muss in einer Notoperation die Fascia cruris gespalten werden.

Die **Retinacula musculorum extensorum superius** und **inferius** (Abb. **14.20b**), Verstärkungen der Fascia cruris, fixieren die Sehnen zusätzlich an die Unterlage.

Gemeinsam mit den **Retinacula musculorum extensorum superius** (an Tibia und Fibula unmittelbar supramalleolär angeheftet) und **inferius** (Abb. **14.20b**) verhindern sie ein Abheben der Sehnen von der Unterlage bei Dorsalextension. Das X-förmige Retinaculum extensorum inf. ist medial am Innenknöchel und Os naviculare, lateral am Außenknöchel befestigt. Der untere laterale Schenkel geht in das **Retinaculum musculorum fibularium inferius** über, das außen zum Tuber calcanei zieht.

▶ Klinik.

▶ Klinik. Der **M. extensor hallucis longus** wird als **Kennmuskel** von **L 5** überprüft, indem man vom Fußende aus beide Großzehen fasst, diese gegen Widerstand strecken lässt und dabei die Kraft beider Seiten vergleicht. Die Segmente L5 und S1 (s. o.) sind besonders bei degenerativen Veränderungen der unteren LWS, z. B. Diskusprolaps (S.253), betroffen.

Fibularisgruppe

Die Sehnen der **Mm. fibularis (peroneus) longus** und **brevis** ziehen in **Sehnenscheiden** hinter dem Außenknöchel. Sie **beugen** und **pronieren**.

Fibularisgruppe

Zur Fibularisgruppe (Peroneusgruppe, Abb. **14.21b**) zählen der **M. fibularis (peroneus) longus** und der **M. fibularis (peroneus) brevis**, die die Fibula größtenteils einhüllen. Ihre Sehnen ziehen in **Sehnenscheiden** hinter dem Außenknöchel entlang zum Fuß. Sie sind schwache **Beuger** und **pronieren**, wobei der Fibularis longus der kräftigste Pronator ist. Die **Retinacula musculorum fibularium superius** (vom Malleolus lat. zur Außenfläche des Calcaneus) und **inferius** (s. o., Abb. **14.20b**) sichern auch hier zusätzlich die Lage der Sehnen.

Sprunggelenkmuskeln

≡ 14.1

Sprunggelenkmuskeln

≡ 14.1 Sprunggelenkmuskeln geordnet nach Bewegungen und Wichtigkeit

Bewegung	Muskeln (Anteil am Gesamtdrehmoment aller an der Bewegung beteilgten Muskeln in %)
Plantarflexion	**M. triceps surae (90 %**, M. gastrocnemius 50 %, M. soleus 40 %)
Dorsalextension	**M. tibialis ant. (50–60 %)**, M. extensor digitorum longus inkl. M. fibularis tertius (20–30 %), M. extensor hallucis longus (10–20 %)
Supination (USG & Chopart-Gelenk)	**M. triceps surae (50 %)**, M. tibialis post. (20 %), M. tibialis ant. (10 %), M. flexor hallucis longus (10 %), M. flexor digitorum longus (10 %)
Pronation (USG & Chopart-Gelenk)	**M. fibularis longus (40–45 %), M. fibularis brevis (30–40 %)**, M. extensor digitorum longus inkl. M. fibularis tertius (15–25 %)

Es wurden nur wichtige Muskeln mit einem Anteil > 10 % berücksichtigt. Bei den Prozentangaben handelt es sich um gerundete Ca.-Werte. Die Drehmomentabschätzung gilt für die NN-Position.

14.5.2 Kurze Fußmuskeln

Funktion: Die Bedeutung der kurzen plantaren Fußmuskeln liegt in der **aktiven Verspannung der Fußgewölbe**.

Die **kurzen Fußmuskeln** der **Planta pedis** (Abb. **14.23**, Abb. **14.24**) gliedern sich in die der

14.5.2 Kurze Fußmuskeln

Funktion: Die wesentliche Bedeutung der kurzen plantaren Fußmuskeln liegt in der **aktiven Verspannung der Fußgewölbe**. Ihre kinematische Rolle ist eher bescheiden (Flexion sowie etwas Spreizen und Adduzieren der Zehen).
Mit Ausnahme der Mm. extensores hallucis und digitorum breves (Abb. **14.23**) befinden sich alle **kurzen Fußmuskeln** auf der **Plantarseite** (Abb. **14.25**, Abb. **14.26**, Abb. **14.24**). Sie sind ähnlich wie die Muskeln der Hand (S.492) in **drei Gruppen** gegliedert, die jeweils in separaten Logen liegen:

14.22 Muskeln der Sprunggelenke

Muskel		Ursprung	Ansatz	Innervation*	Funktion
Flexoren					
M. triceps surae	**M. gastrocnemius****		Tuber calcanei („Achillessehne")	**N. tibialis** (L5–S3)	**Plantarflexion** und **Supination**
	▪ Caput mediale	dorsal und kranial vom medialen Femurkondylus			
	▪ Caput laterale	dorsal-kranial vom lateralen Femurkondylus			
	M. soleus	Fibula und Tibia dorsal-proximal, Arcus tendineus			
M. plantaris		kranial vom lateralen Femurkondylus	Tuber calcanei		
M. tibialis posterior		Membrana interossea, Tibia & Fibula (dorsal)	Ossa naviculare, cuneiforme intermed. und lat., cuboideum		
M. flexor hallucis longus		Fibula (dorsal), Membrana interossea	Endphalanx der Großzehe		zusätzlich: Flexion der Großzehe
M. flexor digitorum longus		Tibia (dorsal), Faszie des M. tibialis post.	Endphalangen der 2.–5. Zehen		zusätzlich: Flexion der 2.–5. Zehe
Extensoren					
M. tibialis anterior		Facies lat. der Tibia, Membrana interossea, Fascia cruris	Os cuneiforme med. (plantar), Os metatarsi I	**N. fibularis (peroneus) profundus** (L4–L5)	**Dorsalextension**, Supination
M. extensor hallucis longus		Membrana inteross., Fibula (medial, distal)	Dorsalaponeurose der Großzehe		**Dorsalextension**, Extension der Großzehe
M. extensor digitorum longus		Tibiakondylus (lateral), Membrana interossea, Fibula (ventral)	Dorsalaponeurosen der 2.–5. Zehen	(L5–S1)	**Dorsalextension**, Pronation, Extension der 2.–5. Zehe
Fibularisgruppe					
M. fibularis (peroneus) longus		Fibula (proximal), lat. Tibiakondylus, Septa intermusc.	Os cuneiforme med. (plantar), Os metatarsi I (Basis)	**Nervus fibularis (peroneus) superficialis** (L5–S1)	**Pronation** und **Plantarflexion**
M. fibularis (peroneus) brevis		Fibula (dist. ⅔), Septa intermusc.	Tuberositas des Os metatarsale V		

* *Die Segmente beziehen sich auf die Innervation der Muskeln; häufig führt der Nerv Fasern aus mehr als den angegebenen Segmenten.*

** Zur Wirkung des M. gastrocnemius auf das Kniegelenk siehe Abb. **13.42**.

- Muskeln der **Großzehenloge**,
- Muskeln der **Kleinzehenloge** und
- die der **mittleren Muskelloge**.

Auch ihre **Innervation** ist derjenigen der Handmuskeln sehr ähnlich: die Nn. plantares medialis und lateralis entsprechen den Nn. medianus und ulnaris.

- **Großzehenloge**,
- **Kleinzehenloge** und die der
- **mittleren Muskelloge**.

Nicht nur die Anordnung, sondern auch die Innervation ist ähnlich wie die an der Hand (S. 492).

14.23 Dorsale kurze Fußmuskeln (Fußrücken)

Muskel	Ursprung	Ansatz	Innervation	Funktion	Schema
M. extensor hallucis brevis ①	Dorsolaterale Fläche des Calcaneus vor dem Sinus tarsi	Grundphalanx I (dorsal/proximal), Dorsalaponeurose	**N. fibularis profundus** (L5–S1)	Dorsalextension der Großzehe	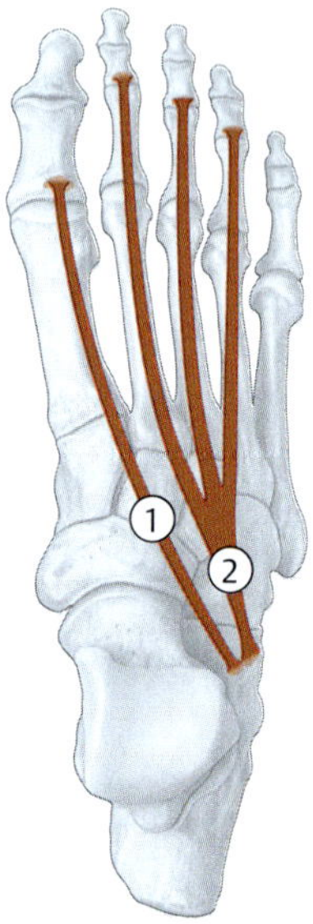
M. extensor digitorum brevis ②		Dorsalaponeurosen der 2.–4. Zehe		Dorsalextension der 2.–4. Zehe	

Quelle der Abbildung: Schünke M, Schulte E, Schumacher U. PROMETHEUS LernAtlas der Anatomie. Allgemeine Anatomie und Bewegungssystem. Illustrationen von Voll M u. Wesker K. 6. Aufl. Stuttgart: Thieme; 2022

14.24 Plantare kurze Fußmuskeln

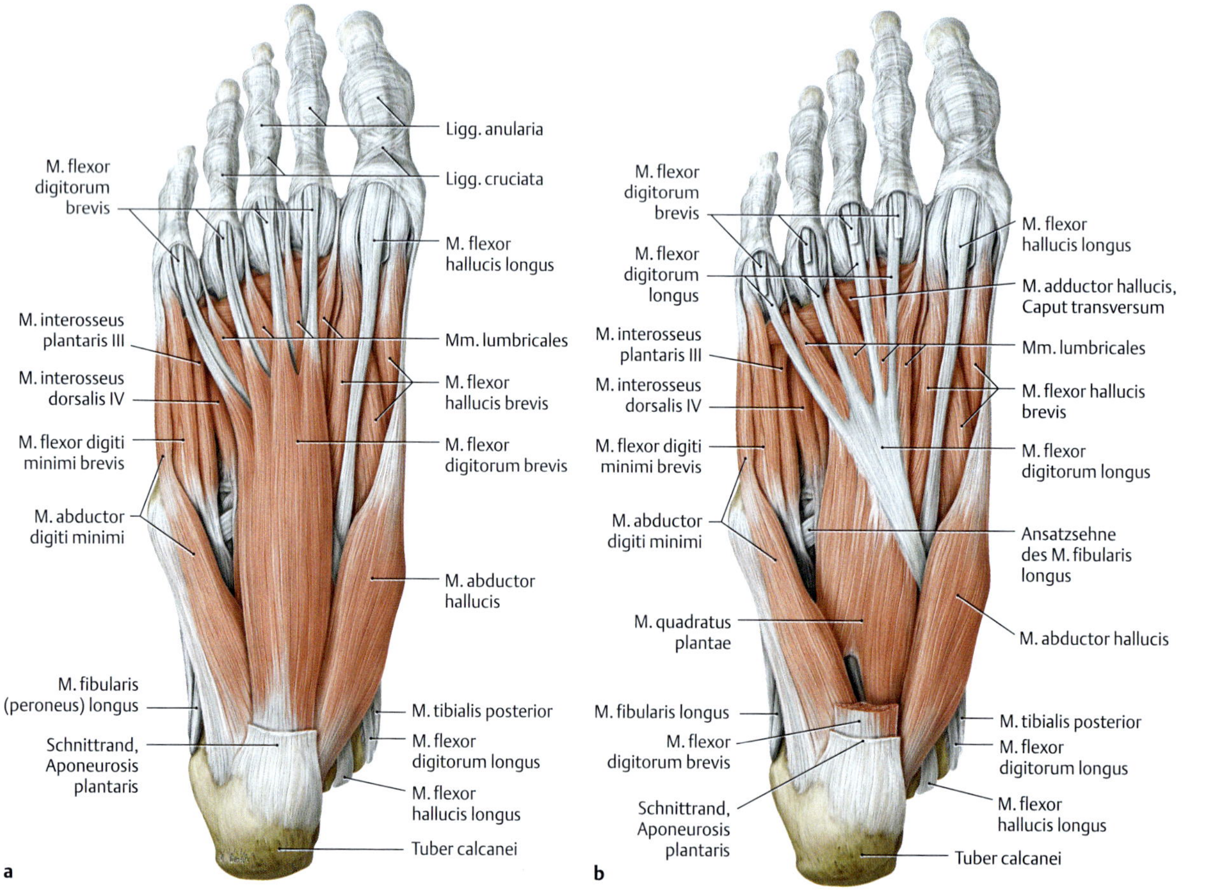

a Ansicht eines rechten Fußes von plantar nach Entfernung der Plantaraponeurose einschließlich des Lig. metatarsale transversum superficiale
b und zusätzlicher Entfernung des M. flexor digitorum brevis.

Quelle: Schünke M, Schulte E, Schumacher U. PROMETHEUS LernAtlas der Anatomie. Allgemeine Anatomie und Bewegungssystem. Illustrationen von Voll M u. Wesker K. 6. Aufl. Stuttgart: Thieme; 2022

14.25 Plantare kurze Fußmuskeln (Fußsohle) (Teil I)

Muskel		Ursprung	Ansatz	Innervation	Funktion*	Schema
Muskeln der Großzehenloge						
M. abductor hallucis ①		Tuber calcanei, Os naviculare, Plantaraponeurose	Phalanx prox. I, med. Sesambein	**N. plantaris medialis** (S1, S2)	Flexion (und Abduktion) der Großzehe	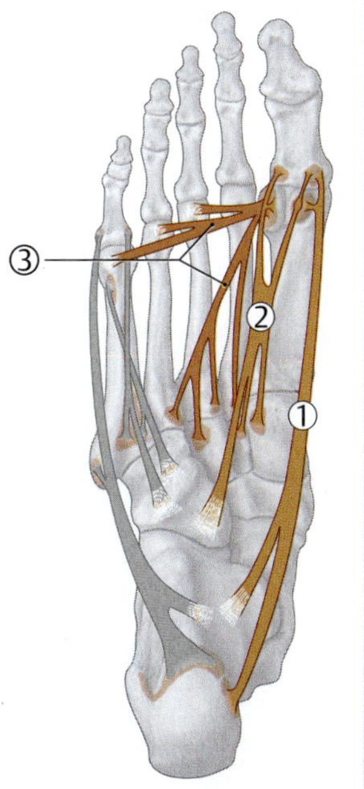
M. flexor hallucis brevis ②	Caput mediale	Os cuneiforme mediale, Lig. calcaneocuboideum	Phalanx prox. I, med. Sesambein	**N. plantaris medialis** (S1, S2)	Flexion der Großzehe	
	Caput laterale	Os cuneiforme mediale, Lig. calcaneocuboideum	Phalanx prox. I, lat. Sesambein	**N. plantaris lateralis** (S1, S2)	Flexion der Großzehe	
M. adductor hallucis ③	Caput obliquum	Ossa cuboideum und cuneiforme lat.	über lat. Sesambein an der Basis Phalanx prox. I (lateral)	**N. plantaris lateralis** (S1, S2)	Adduktion und Flexion der Großzehe	
	Caput transversum	Lig. metatarsale transversum prof.	über lat. Sesambein an der Basis Phalanx prox. I (lateral)	**N. plantaris lateralis** (S1, S2)	Adduktion und Flexion der Großzehe	
Muskeln der Kleinzehenloge						
M. abductor digiti minimi (V) ①		Tuber calc. (lat), Plantaraponeurose	Phalanx prox. V (lateral)	**N. plantaris lateralis** (S1, S2)	Abspreizen und Plantarflexion der kleinen Zehe	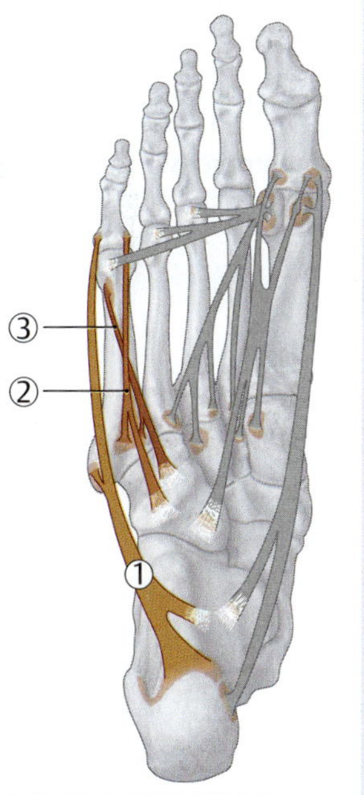
M. flexor digiti minimi (V) brevis ②		Os metatarsi V (basal), Lig. plantare longum	Phalanx prox. V (basal)	**N. plantaris lateralis** (S1, S2)	Abspreizen und Plantarflexion der kleinen Zehe	
M. opponens digiti minimi (V)** ③		Os metatarsi V (basal), Lig. plantare longum	Os metatarsi V (distal)	**N. plantaris lateralis** (S1, S2)	Abspreizen und Plantarflexion der kleinen Zehe	

* *Nur die kinematische Funktion ist berücksichtigt.*
** *Der M. opponens digiti V ist meist kein eigenständiger Muskel und mit dem Flexor brevis verwachsen.*

Zur Verspannung der Fußgewölbe siehe Kap. Aufbau und Sicherung der Fußgewölbe (S. 417).

Quelle der Abbildungen: Schünke M, Schulte E, Schumacher U. PROMETHEUS LernAtlas der Anatomie. Allgemeine Anatomie und Bewegungssystem. Illustrationen von Voll M u. Wesker K. 6. Aufl. Stuttgart: Thieme; 2022

14.26 Plantare kurze Fußmuskeln (Fußsohle) (Teil II)

Muskel	Ursprung	Ansatz	Innervation	Funktion*	Schema
Muskeln der Mittelloge					
M. flexor digitorum brevis ①	Tuber calcanei, Plantaraponeurose	Mittelphalanx II–V	**N. plantaris medialis** (S1, S2)	Zehenbeugung im Grund- und Mittelgelenk	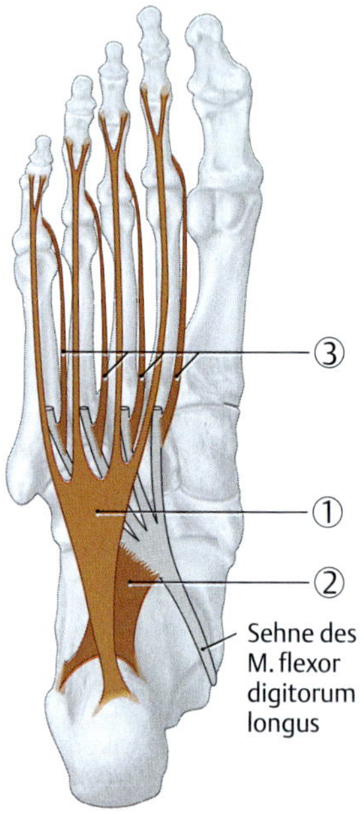
M. quadratus plantae ②	Calcaneus (plantar)	Sehnen des M. flexor digitorum longus	**N. plantaris lateralis** (S1, S2)	Flexion der Zehen; verstärkt die Wirkung des M. flexor digitorum longus	
Mm. lumbricales (I–IV) ③	Sehnen des M. flexor digitorum longus	Phalanx prox. II–V (medial, proximal)	**Nn. plantares med.** (Mm. I, II) und **lat.** (Mm. III, IV)	Unterstützen Flexion der Zehe im Grundgelenk	
Mm. interossei dorsales (I–IV) ④	Ossa metatarsi I–V; zweiköpfig von Seitenflächen	M. I: Phal. prox. II (med.); M. II–IV: Phal. prox. (lat.)	**N. plantaris lateralis** (S1, S2)	Abspreizen der Zehen II–IV; (Flexion)	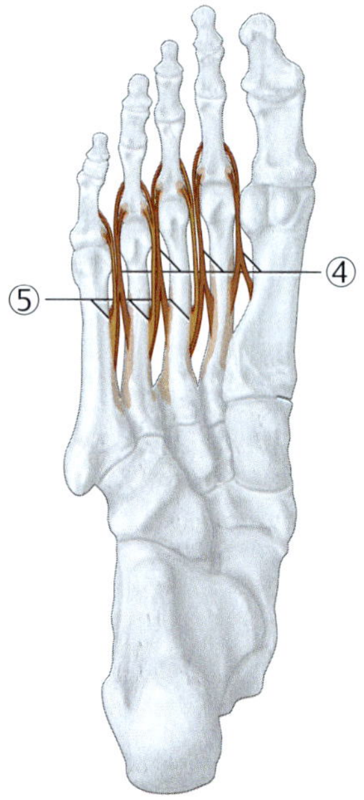
Mm. interossei plantares (I–III) ⑤	Ossa metatarsi III–V	Phalanx prox. III–V	**N. plantaris lateralis** (S1, S2)	Adduktion der Zehen III–V zur Zehe II; (Flexion)	

Nur die kinematische Funktion ist berücksichtigt.

Zur Verspannung der Fußgewölbe siehe Kap. Aufbau und Sicherung der Fußgewölbe (S. 417).

Quelle der Abbildungen: Schünke M, Schulte E, Schumacher U. PROMETHEUS LernAtlas der Anatomie. Allgemeine Anatomie und Bewegungssystem. Illustrationen von Voll M u. Wesker K. 6. Aufl. Stuttgart: Thieme; 2022

14.6 Funktionelle Anatomie des Fußes

14.6.1 Lastübertragung

Der Fuß des Menschen steht als Folge der aufrechten Haltung in einem rechten Winkel zum Unterschenkel. Die Last des **Körpergewichts** wird ausschließlich vom **Talus** im oberen Sprunggelenk aufgenommen. Der weitaus größte Teil des Gewichts wird vom distalen Ende der Tibia auf die Trochlea tali (S. 398) übertragen; ein kleiner Teil vom Ende der Fibula auf den Proc. lateralis tali.

Vom Talus wird die Last über hintereinander geschaltete Tarsal- und Metatarsalknochen zu den Auflagepunkten des Fußes am Boden geleitet.

Auf Röntgenaufnahmen zeigt die **Spongiosaarchitektur** sehr anschaulich die Wege der Druckübertragung von der Talusrolle auf die folgenden Knochen von Tarsus und Metatarsus (Abb. **14.5**).

Für den stabilen Stand einer Konstruktion – sei sie technisch oder biologisch – sind **drei Auflagepunkte** erforderlich. Diese sind beim menschlichen Fuß

- das **Tuber calcanei**,
- das **Caput** des **Os metatarsi I** und
- das **Caput** des **Os metatarsi V** (Abb. **14.27**).

Beim **Stand auf zwei Beinen** erscheinen zwei Auflagepunkte pro Fuß ausreichend, da der Gesamtorganismus dann an vier Stellen Kontakt mit dem Boden hat. In der Tat wird das Körpergewicht **hauptsächlich** über das **Tuber calcanei** und das **1. Metatarsalköpfchen** auf den Untergrund übertragen. Die Zehen spielen bei der Betrachtung der **Statik** des Fußes eine untergeordnete Rolle.

Vom Talus, dem am weitesten kranial gelegenen Fußwurzelknochen, wird die Last über **3 „Stützstrahlen"** zu den Auflagepunkten geleitet. Dadurch, dass die „Stützstrahlen" vom Talus nach kaudal vorne und hinten abgehen, ergibt sich eine **Gewölbekonstruktion** in der **Längsachse** des Fußes (Abb. **14.27** und Abb. **14.6**).

Die „Stützstrahlen" werden durch verschiedene Knochen gebildet:

- Der relativ steil stehende, kurze **dorsale** „Stützstrahl" vom Talus zum **Tuber calcanei** besteht nur aus dem **Calcaneus**. Dabei sitzt der Talus, bezogen auf den Körper und das Tuber des Calcaneus, **exzentrisch** (d. h. etwas nach medial versetzt) auf dem **Sustentaculum tali** des Calcaneus.
- Im **medialen** „Stützstrahl" wird die Last vom **Taluskopf** über das **Os naviculare** zum **Os cuneiforme mediale** geleitet, von diesem auf das **Os metatarsi I** und von dessen Caput auf den Untergrund.

14.6 Funktionelle Anatomie des Fußes

14.6.1 Lastübertragung

Die **Körperlast** wird größtenteils vom distalen Ende der **Tibia** auf den **Talus** übertragen (sichtbar an der Spongiosaarchitektur im Röntgenbild; Abb. **14.5**b).

Der Fuß besitzt **drei** (belastete) **Auflagepunkte** am Boden:

- das **Tuber calcanei**,
- die **Köpfe** des **Os metatarsi I** und des
- **Os metatarsi V** (Abb. **14.27**).

Hiervon sind beim normalen Stand auf **zwei Beinen** v. a. **Tuber calcanei** und **1. Metatarsalköpfchen** belastet.

Vom Talus ausgehend bilden **3 „Stützstrahlen"** zu den tiefer liegenden Auflagepunkten das Fußlängsgewölbe (Abb. **14.27** und Abb. **14.6**).

Die „Stützstrahlen" bestehen aus folgenden Knochen:

- Der **Calcaneus** bildet den kurzen **dorsalen** „Stützstrahl" zum **Tuber calcanei**.
- Der **mediale** „Stützstrahl" geht vom Taluskopf aus und beinhaltet die **Ossa naviculare, cuneiforme mediale** und **metatarsale I**.

14.27 Stützstrahlen (a) und Auflagepunkte (b) des rechten Fußes

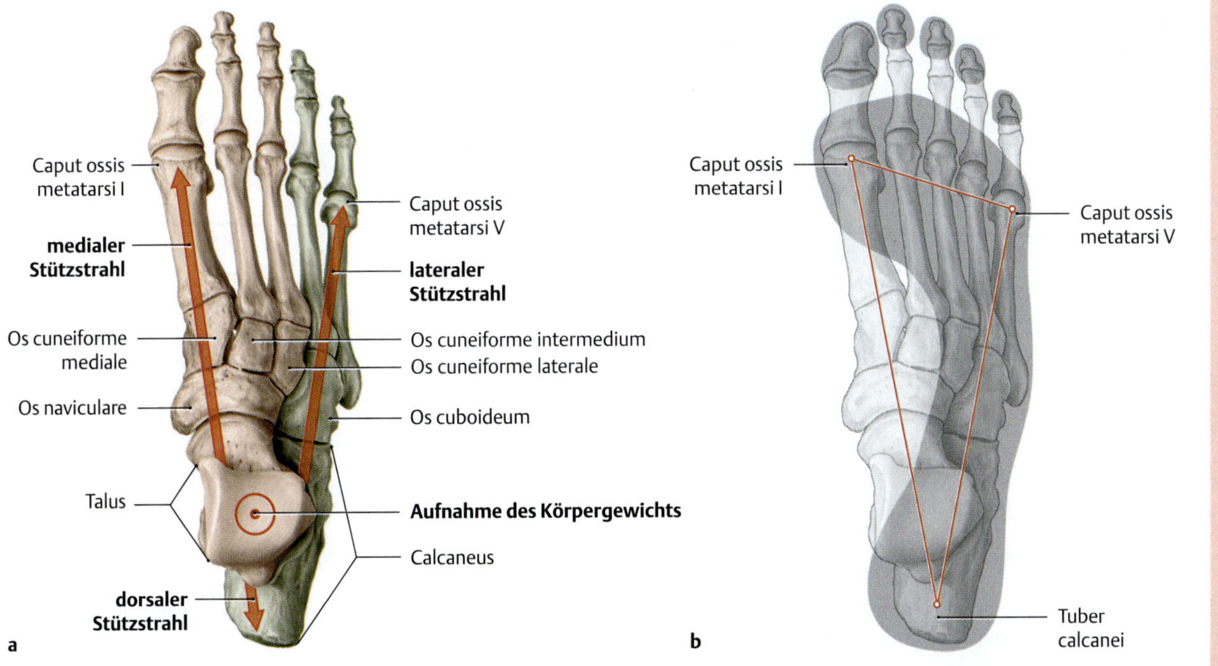

Quelle der Abbildungen: Schünke M, Schulte E, Schumacher U. PROMETHEUS LernAtlas der Anatomie. Allgemeine Anatomie und Bewegungssystem. Illustrationen von Voll M u. Wesker K. 6. Aufl. Stuttgart: Thieme; 2022

- Zum **lateralen** „Stützstrahl“ gehört der vom Talus belastete **Calcaneus**, der sich nach ventral in **Os cuboideum** und **Os metatarsi V** fortsetzt.

Die Übertragung des Körpergewichts über drei Auflagepunkte auf den Boden findet sich in **Fußabdrücken** (Abb. **14.28**) und der **Beschwielung** der **Fußsohle** (**Planta pedis**) wieder.

- Zum **lateralen** „Stützstrahl“ gehört auch der **Calcaneus**, der, vom Talus belastet, aus seiner aufgerichteten Stellung etwas nach vorne kippt. Dabei übt sein vorderes Ende Druck auf das **Os cuboideum** aus, das diesen an das **Os metatarsi V** weitergibt, dessen Caput dem Boden aufliegt.

Das vorgestellte Fußmodell mit drei hauptsächlich belasteten „Strahlen“ wird **Fußabdrücken** (Abb. **14.28**) und der gleichfalls die **Druckbelastung** widerspiegelnden **Beschwielung** (Hornhautbildung) der **Fußsohle** (**Planta pedis**) besser gerecht als die systematisch-anatomische Gliederung (S. 393).

Dabei zeigen sich eindeutige **Druckmaxima** unter dem Tuber calcanei, dem Caput des ersten Metatarsale und ein etwas geringer ausgeprägtes unter dem fünften Metatarsalköpfchen. Die lokale Verdickung des Stratum corneum der Haut der Fußsohle stellt eine Anpassung an vermehrte mechanische Beanspruchung dar.

► Klinik.

► Klinik. Die veränderte Beschwielung der Fußsohle ist ein wichtiges diagnostisches Kriterium bei Veränderungen der Fußgewölbe („Gesicht des Fußes“).

14.28 Podogramme (Fußabdrücke) rechter Füße

a Physiologische Fußwölbung (Pes rectus).
b Verlust des Quergewölbes (Pes transversoplanus = Spreizfuß).
c Verlust des Längsgewölbes (Pes planus = Platt-/Senkfuß).

Quelle: Schünke M, Schulte E, Schumacher U. PROMETHEUS LernAtlas der Anatomie. Allgemeine Anatomie und Bewegungssystem. Illustrationen von Voll M u. Wesker K. 6. Aufl. Stuttgart: Thieme; 2022

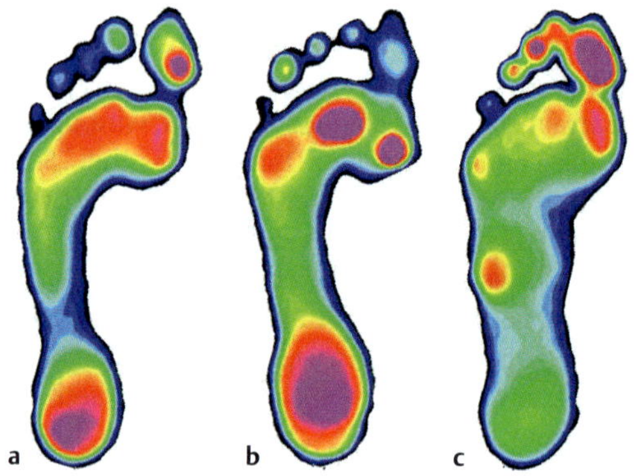

Das **subkutane Fettgewebe** ist unter den belasteten Stellen durch massive Kollagenfaserzüge zu **„Druckkammern“** gestaltet.

Ebenfalls der elastischen Aufnahme des Körpergewichts dient der Aufbau des **subkutanen Fettgewebes**, das unter den belasteten Stellen durch massive Kollagenfaserzüge zu regelrechten **„Druckkammern“** gestaltet ist (Abb. **14.29**).

14.29 Druckkammern des Subkutanfetts der Fußsohle

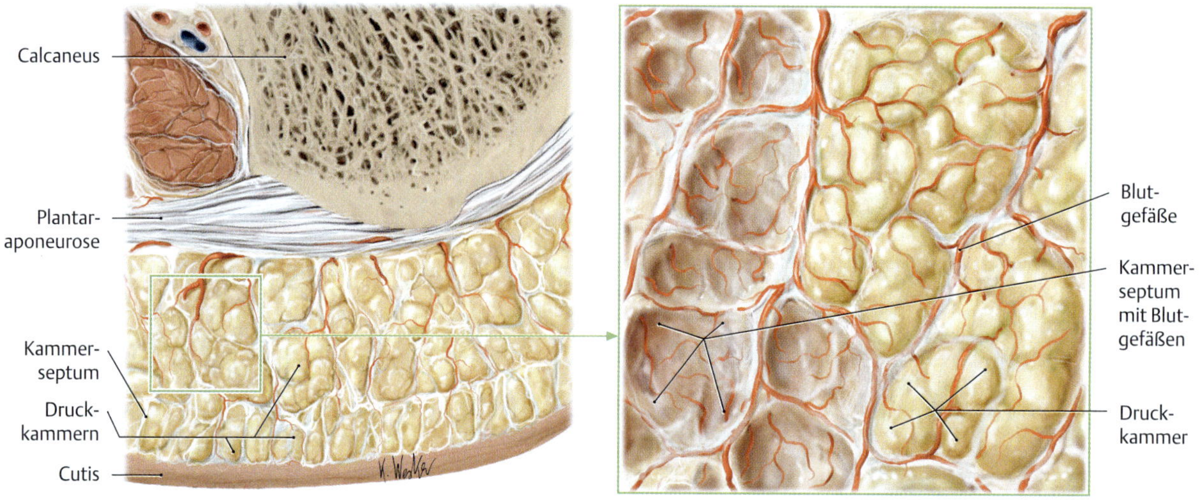

Darstellung des stark belasteten Abschnitts der Ferse: Die Ausschnittvergrößerung zeigt, dass Fettgewebsläppchen (rechte Bildhälfte) von massiven kollagenfaserigen Septen umgeben sind, wodurch druckstabile „Kissen“ entstehen.

Quelle: Schünke M, Schulte E, Schumacher U. PROMETHEUS LernAtlas der Anatomie. Allgemeine Anatomie und Bewegungssystem. Illustrationen von Voll M u. Wesker K. 6. Aufl. Stuttgart: Thieme; 2022

14.6.2 Aufbau und Sicherung der Fußgewölbe

Die beim Gehen und Springen auftretenden Stöße werden durch geringe Verschiebungen der Knochen mit Abflachung der Fußgewölbe abgefedert. Die Gewölbekonstruktion des Fußes ist dabei von besonderer Bedeutung, da die Fußwurzelknochen untereinander und mit den Mittelfußknochen – mit Ausnahme von unterem Sprunggelenk und Kalkaneokuboidgelenk – durch **Amphiarthrosen** (S. 225) verbunden sind und die Verklammerung durch straffe kollagene Bänder nur geringgradige Bewegungen dieser Skelettelemente gegeneinander erlaubt.
Die Aufrechterhaltung der Fußgewölbe erfolgt durch **Bänder und Muskeln** (s. u.).

14.6.2 Aufbau und Sicherung der Fußgewölbe
Die Gewölbekonstruktion des Fußes mit der straffen Verbindung der Knochen von Tarsus und Metatarsus, sog. **Amphiarthrosen** (S. 225), bedeutet: Stöße werden durch geringe Verschiebungen der Knochen mit Abflachung der Fußgewölbe abgefedert. Die **Sicherung** der Gewölbe erfolgt durch **Bänder** und **Muskeln** (s. u.).

Aufbau der Fußgewölbe

Längsgewölbe: In der Seitansicht des Fußes erkennt man das **Längsgewölbe**, welches **medial höher** ist als lateral (Abb. **14.4c**, Abb. **14.4d**). Während die Weichteile unter dem medialen „Stützstrahl“ bis zum Caput des Os metatarsi I keinen Bodenkontakt haben, liegt der laterale Fußrand auf ganzer Länge auf (Abb. **14.27**b). Allerdings ist die Druckbelastung zwischen Mittelfußköpfchen V und Tuber calcanei minimal. Bedingt durch den kurzen dorsalen „Stützstrahl“ des Calcaneus ist das Längsgewölbe stark **asymmetrisch**.

Quergewölbe: Die Tatsache, dass vorne lediglich die Köpfe des ersten und fünften Os metatarsi druckbelastet aufliegen, ist eine Folge des **Quergewölbes**. Dieses hat seinen Ursprung in der **Form** der **Ossa cuneiformia intermedium** und **laterale**, welche im Schnitt quer zur Fußlängsachse Keile mit der Spitze nach unten darstellen (Abb. **14.7**).
Dadurch geraten das medial anschließende Os cuneiforme mediale und lateral das Os cuboideum in eine tiefere Position. Diese Querwölbung setzt sich in den **Metatarsus** fort: Der **erste** und **fünfte Mittelfußknochen** liegen am weitesten unten (plantarwärts), sodass ihre Köpfe druckbelastet dem Untergrund aufliegen. Die **Ossa metatarsi II, III** und **IV** „schweben“ gewissermaßen und berühren lediglich wenig belastet mit ihren Köpfen den Boden.

Aufbau der Fußgewölbe

Längsgewölbe: Das **Fußlängsgewölbe** ist **medial höher** als lateral (Abb. **14.4c**, Abb. **14.4d**); sein **ventraler** Schenkel deutlich **länger als der dorsale**.

Quergewölbe: Das **Fußquergewölbe** basiert auf der **Form** der **Ossa cuneiformia intermedium** und **laterale**, deren Keilspitzen nach unten zeigen (Abb. **14.7**).

Als Folge davon liegen der **erste** und **fünfte Mittelfußknochen** am weitesten plantar, sodass ihre Köpfe druckbelastet aufliegen.

Bandsicherung der Fußgewölbe

Das Gewicht des Körpers tendiert dazu, die Tarsal- und Metatarsalknochen zu Boden zu drücken und so die Längs- und Querwölbung des Fußes abzuflachen. Von den zahlreichen kurzen Bändern des Tarsus und Metatarsus (S. 404) sind v. a. die **plantaren** bei der Verspannung der Fußgewölbe wirksam.

Längsgewölbe: Die hauptsächliche Bandsicherung des Längsgewölbes ist auf **drei Etagen** angeordnet (Abb. **14.30**).

- Das **Lig. calcaneonaviculare plantare** („Pfannenband“) zieht vom Vorderrand des Sustentaculum tali des Calcaneus zur Plantarseite des Os naviculare. Beim Senkfuß (S. 419) wird es durch den tiefer tretenden Taluskopf, der das Os naviculare nach vorne und unten schiebt, gedehnt;
- das **Lig. plantare longum** entspringt von der Unterfläche des Calcaneus, sein tiefer Schenkel (Lig. calcaneocuboideum plantare) setzt am Os cuboideum an, die oberflächlichen langen Züge strahlen zu den Basen der Ossa metatarsi II–V aus. Zwischen den beiden Schenkeln verläuft die Sehne des M. fibularis longus;
- die **Aponeurosis plantaris** liegt unmittelbar unter dem Subkutanfett der Fußsohle; sie ist zwischen Tuber calcanei und den Köpfen der Metatarsalia ausgespannt.

Bandsicherung der Fußgewölbe

Der drohenden Abflachung der Längs- und Querwölbung wirken **plantare** Bänder entgegen.

Längsgewölbe: Neben kurzen plantaren Bändern sind für die Sicherung v. a. zuständig (Abb. **14.30**):
- das **Lig. calcaneonaviculare plantare** („Pfannenband“),
- das **Lig. plantare longum**; es zieht von der Unterfläche des Calcaneus zum Os cuboideum und den Basen der Ossa metatarsi II–V;
- die **Aponeurosis plantaris**; liegt unter der Fußsohle zwischen Tuber calcanei und den Köpfen der Metatarsalia.

14.30 3-Etagen-Bandsicherung des Längsgewölbes

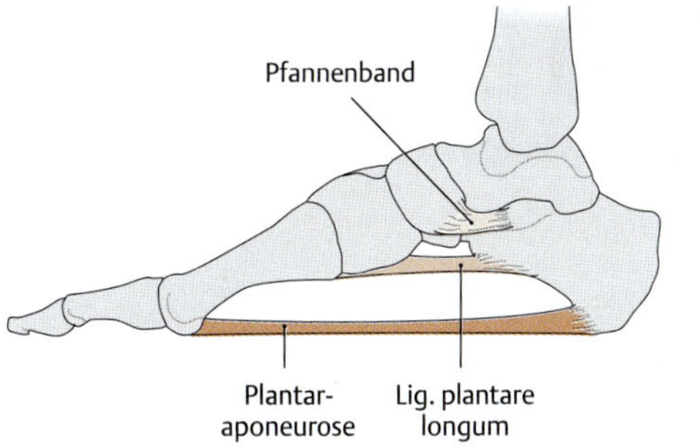

Rechter Fuß schematisch von medial.

Quelle: Schünke M, Schulte E, Schumacher U. PROMETHEUS LernAtlas der Anatomie. Allgemeine Anatomie und Bewegungssystem. Illustrationen von Voll M u. Wesker K. 6. Aufl. Stuttgart: Thieme; 2022

14.30

Quergewölbe: Seine Verspannung erfolgt v. a. durch:
- das **Lig. cuboideonaviculare plantare** und
- das **Lig. metatarsale transversum profundum**.

Quergewölbe: Die Verspannung der Querwölbung erfolgt speziell durch das
- **Lig. cuboideonaviculare plantare** und das
- **Lig. metatarsale transversum profundum** (zwischen den Kapseln der Zehengrundgelenke; Abb. **14.31**).

Muskelsicherung der Fußgewölbe

Da die meisten **Muskeln** schräg unter der Fußsohle verlaufen, verspannen sie sowohl **Quer-** als auch **Längsgewölbe**.

Wie alle permanent belasteten Strukturen bedarf auch die passive ligamentäre Verspannung der Fußgewölbe der Ergänzung durch **aktiv** kontrahierbare **Muskeln**. Nur Muskeln, die auf der Unterseite der Fußwölbung verlaufen, verspannen diese. Bei den meist schräg zur Längsachse des Fußes verlaufenden Muskeln lässt sich die Zugkraft in eine **Quer**- und eine **Längskomponente** zerlegen, die jeweils die entsprechenden Gewölbe verspannen. Allerdings lassen sich einige Muskeln hervorheben, welche besonders eine der beiden Fußwölbungen verspannen.

Längsgewölbe: Es wird insbesondere verspannt durch (Abb. **14.20** und Abb. **14.24a**):
- die **Mm. flexores digitorum** und **hallucis breves**,
- den **M. flexor digitorum longus** sowie
- den **M. flexor hallucis longus**, der der Valgisierung des Calcaneus, sog. Knickfußstellung (S. 419), entgegenwirkt

Längsgewölbe: Vornehmlich für das Längsgewölbe wichtig sind (Abb. **14.20** und Abb. **14.24a**):
- die **Mm. flexores digitorum** und **hallucis breves**,
- der **M. flexor digitorum longus** sowie
- der **M. flexor hallucis longus**: Seine Sehne verläuft nicht nur unter dem medialen Längsgewölbe nach vorne, sondern zieht das Sustentaculum tali als Widerlager nach oben und wirkt so der Valgisierung, sog. Knickfußstellung (S. 419), des Calcaneus entgegen.

Quergewölbe: Das Quergewölbe wird durch folgende Muskeln gesichert (Abb. **14.31**):
- **M. fibularis longus**, dessen Sehne den Tarsus unterquert,
- **M. tibialis posterior**,
- **M. adductor hallucis**: Sein Caput transversum quert den distalen Metatarsus.

Quergewölbe: Das Quergewölbe wird u. a. aktiv gesichert durch (Abb. **14.31**):
- **M. fibularis (peroneus) longus**, dessen Sehne quer unter dem Tarsus vom Os cuboideum zum Os cuneiforme mediale zieht.
- Die Sehne des **M. tibialis posterior** fächert zu den Tarsalknochen vom Naviculare bis zum Cuboid aus und verklammert diese quer.
- Das Caput transversum des **M. adductor hallucis** verspannt das Quergewölbe im Bereich des distalen Metatarsus.

14.31

14.31 Verspannung des Quergewölbes eines rechten Fußes

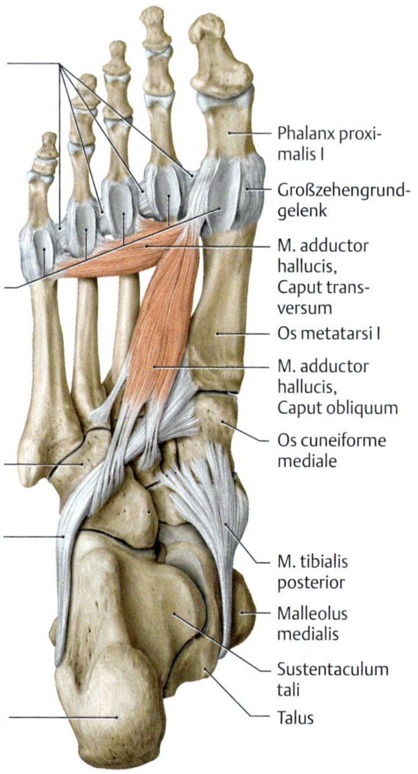

Ansicht von plantar.

Quelle: Schünke M, Schulte E, Schumacher U. PROMETHEUS LernAtlas der Anatomie. Allgemeine Anatomie und Bewegungssystem. Illustrationen von Voll M u. Wesker K. 6. Aufl. Stuttgart: Thieme; 2022

▸ Klinik. Bei einem Versagen der passiven und/oder aktiven Sicherungen kommt es unter dem Einfluss des Körpergewichts zum Zusammenbruch der Fußgewölbe.

Ein **Nachgeben des Quergewölbes** führt zu einem Tiefertreten der Metatarsalia II–IV mit der Folge einer Verlagerung der hauptsächlichen Druckübertragung vom Caput des Os metatarsi I auf die Köpfchen der Ossa metatarsi II und III. Dies führt zu einem veränderten Fußabdruck (Abb. **14.28**) bzw. einer entsprechend veränderten Beschwielung. Unter Belastung, also beim Auftreten, weichen die Metatarsalköpfe unter Verbreiterung des Vorfußes auseinander, was man an einer Erweiterung der Zwischenzehenräume sieht und mit der Bezeichnung **Spreizfuß** (**Pes transversoplanus**) treffend charakterisiert hat (Abb. **14.32**).

14.32 Spreizfuß

Quelle: Niethard F, Pfeil J, Biberthaler P, Hrsg. Duale Reihe Orthopädie und Unfallchirurgie. 9. Aufl. Stuttgart: Thieme; 2022

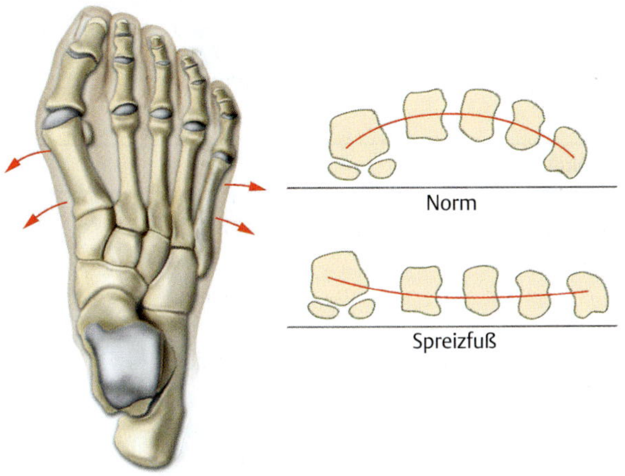

Sekundär zu einem Spreizfuß kann ein **Hallux valgus**, d. h. eine Valgusstellung der Großzehe (S. 340), auftreten: Durch das Abweichen des Metatarsale I (mit der Großzehe) nach medial gerät die Sehne des M. extensor hallucis longus aus der Zehenlängsachse nach lateral. Der Muskel zieht dann den Hallux nach lateral an oder über die zweite Zehe (Abb. **14.33**).

14.33 Hallux valgus

Quelle: Schünke M, Schulte E, Schumacher U. PROMETHEUS LernAtlas der Anatomie. Allgemeine Anatomie und Bewegungssystem. Illustrationen von Voll M u. Wesker K. 6. Aufl. Stuttgart: Thieme; 2022

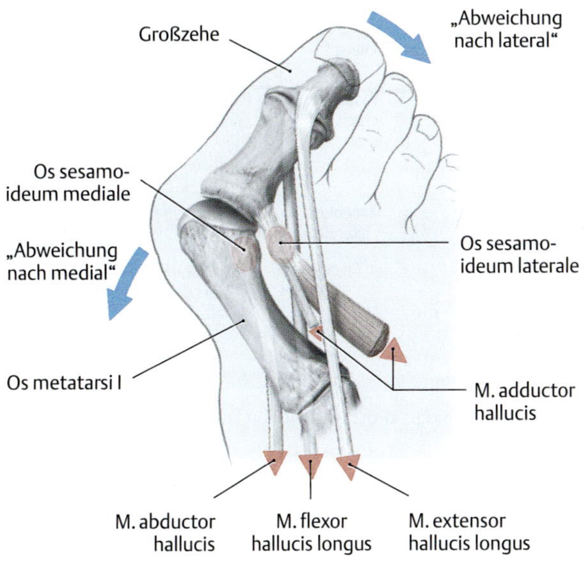

Beim **Zusammenbruch des Längsgewölbes** überlagern sich häufig zwei Mechanismen. Der Calcaneus kippt unter Belastung nach vorne, d. h. der Winkel seiner Längsachse mit dem Boden wird kleiner; gleichzeitig kippt die Längsachse des Talus in eine steilere Position und der Taluskopf (mit dem Os naviculare) tritt tiefer. Dementsprechend kann das Caput tali in der abgeflachten Längswölbung getastet werden. Die Folge ist ein **Platt-** oder **Senkfuß** (**Pes planus**, Abb. **14.34**a). Häufig führt der Druck des Talus, dessen Schwerpunkt medial von der Auflagefläche des Tuber calcanei liegt, zu einem Kippen des Calcaneus in der Frontalebene, sodass das Tuber nach lateral zeigt. Diese überwiegend vom unteren Sprunggelenk ausgehende Valgusposition des Calcaneus führt zu einem Knick zwischen Achillessehne und Ferse: **Pes valgus** bzw. **Knickfuß** (Abb. **14.34**b). Ein Pes valgus bzw. planus ist bei Kleinkindern physiologisch und bildet sich normalerweise bis zum Adoleszentenalter zurück.

14.34 Knick-Senk-Fuß

Quelle: Niethard F, Pfeil J, Biberthaler P, Hrsg. Duale Reihe Orthopädie und Unfallchirurgie. 9. Aufl. Stuttgart: Thieme; 2022

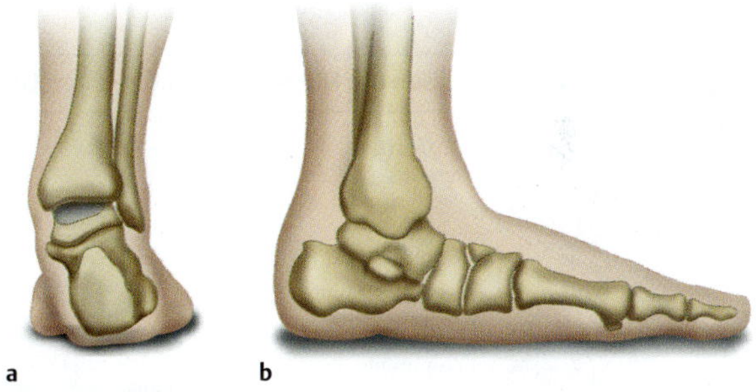

Therapeutisch kommen bei Platt- und Spreizfüßen neben physiotherapeutischen Übungen zur Kräftigung der die Gewölbe verspannenden Muskeln v. a. die Stützung der Gewölbe durch Schuheinlagen zum Einsatz. Menschen mit Übergewicht sollten ihr Gewicht reduzieren.

Der **Klumpfuß** (**Pes equinovarus**) ist eine mit einer Häufigkeit von etwa 1 : 3 000 v. a. bei Jungen auftretende komplexe angeborene Fußdeformität. Dabei steht der Calcaneus in Varusstellung, d. h. das Tuber zeigt nach medial. Der unbelastete Fuß ist plantarflektiert, d. h. in Spitzfuß-(„equinus")Stellung, was mit einer verkürzten Achillessehne einhergeht („equinus" = Adjektiv von „equus", lat. für Pferd, das auf den Zehenspitzen läuft). Der Vorfuß ist adduziert („Sichelfuß"). Die Belastung erfolgt auf der Außenkante. Die Therapie des Klumpfußes umfasst neben operativen Maßnahmen (bei ausgeprägten Fällen) auch Physiotherapie, redressierende Verbände und Einlagen.

14.7 Gefäßversorgung und Innervation von Unterschenkel und Fuß

In den 3 Muskellogen des Unterschenkels verläuft jeweils eine **„Gefäß-Nerven-Straße“** (Tab. **14.2**, Abb. **14.17** u. Abb. **14.35**).

14.7 Gefäßversorgung und Innervation von Unterschenkel und Fuß

Da am Unterschenkel und Fuß meist die Hauptblutgefäße und größeren Nerven zusammen verlaufen, ist es zweckmäßig, ihren Verlauf synoptisch als **„Gefäß-Nerven-Straßen“** zu betrachten (Tab. **14.2**, Abb. **14.17** und Abb. **14.35**). Hierbei versorgen die Nerven die Muskeln der Loge (S. 405), in der sie verlaufen.

14.2 Gefäß-Nerven-Straßen innerhalb der Muskellogen des Unterschenkels

Muskelloge	Leitungsbahnen	Lage der Leitungsbahnen
Flexorenloge (Compartimentum cruris posterius)	▪ **A.** und **Vv. tibiales posteriores** ▪ **N. tibialis**	im Bindegewebe zwischen M. soleus und tiefen Flexoren (S. 406), dorsal des Malleolus medialis (zusammen mit Sehnen der tiefen Flexoren)
Extensorenloge (Compartimentum cruris anterius)	▪ **A.** und **Vv. tibiales anteriores** ▪ **N. fibularis profundus**	An der Ventralseite der Membrana interossea zum Fußrücken (Dorsum pedis)
Fibularis-/Peroneusloge (Compartimentum cruris laterale)	▪ **N. fibularis superficialis**	ohne Begleitung größerer Gefäße zum lateralen Fußrücken

14.35 Gefäß-Nerven-Straßen der Muskellogen am rechten Unterschenkel

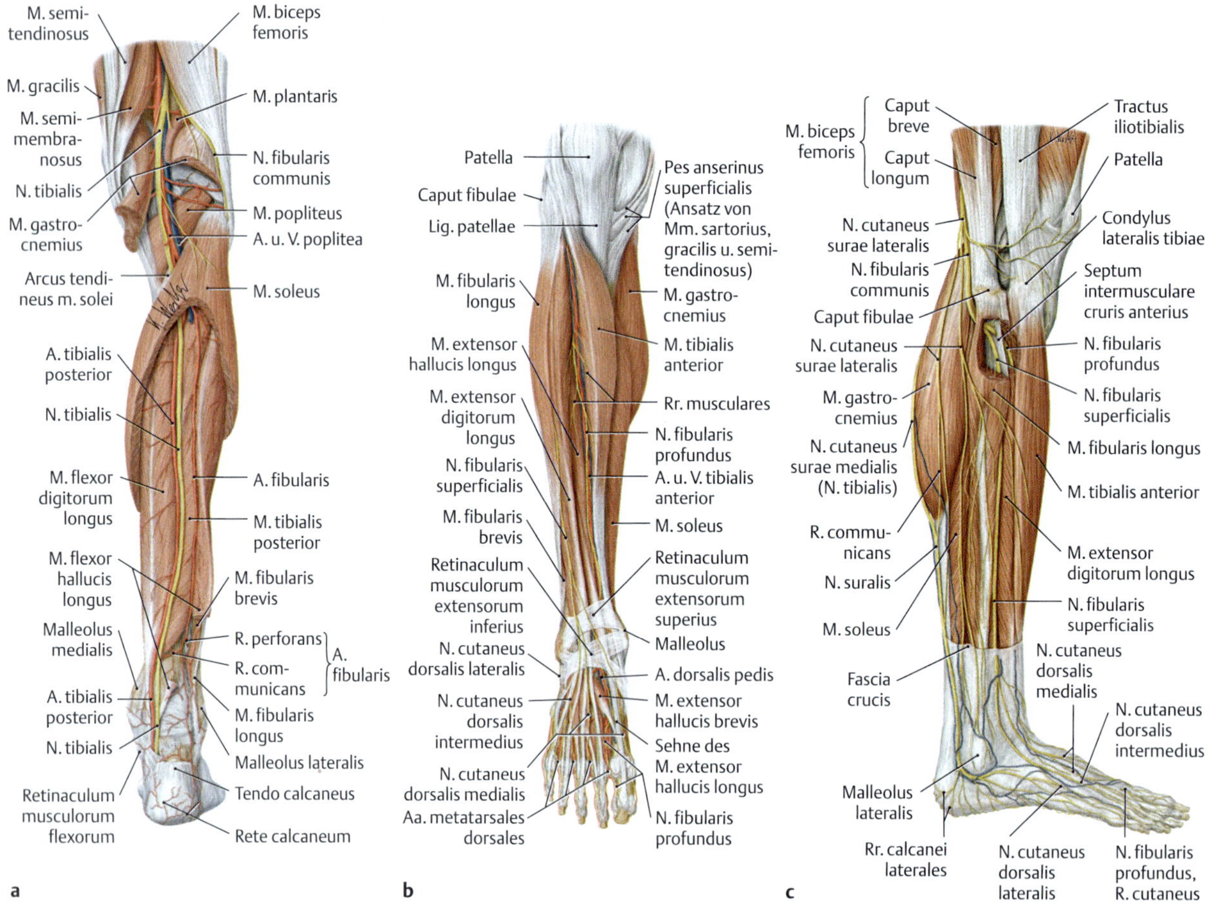

a Leitungsbahnen der Flexorenloge in der Ansicht von dorsal.
b Leitungsbahnen der Extensorenloge in der Ansicht von ventral.
c Aufteilung des N. fibularis communis und Verlauf des N. fibularis superficialis der Fibularisloge in der Ansicht von lateral.

Quelle: Schünke M, Schulte E, Schumacher U. PROMETHEUS LernAtlas der Anatomie. Allgemeine Anatomie und Bewegungssystem. Illustrationen von Voll M u. Wesker K. 6. Aufl. Stuttgart: Thieme; 2022

14.7.1 Gefäßversorgung von Unterschenkel und Fuß

Arterielle Versorgung

Die **A. poplitea** (S. 376) gibt noch in der Kniekehle die beiden **Aa. surales** ab, die in den Köpfen des M. gastrocnemius verlaufen und diese versorgen. Danach teilt sich die A. poplitea hinter dem Tibiakopf in die Aa. tibiales anterior und posterior (Abb. **14.36a**).

Verlauf und Äste der A. tibialis anterior (Abb. 14.36a): Kurz vor und nach ihrem Eintritt über die Membrana interossea in die ventral gelegene Extensorenloge gibt sie neben dem Collum fibulae die

- **Aa. recurrentes tibiales posterior** und **anterior** zum **Rete articulare genus** (S. 376) nach ventral ab.

In der Streckerloge zieht sie mit dem N. fibularis profundus (S. 425) zwischen den Mm. tibialis ant. und extensor hallucis longus nach distal. Sie versorgt die Extensoren und anastomosiert im

- **Rete malleolare mediale** mit Ästen der A. tibialis post. und im
- **Rete malleolare laterale** mit der A. fibularis.

Nach Unterquerung des Retinaculum extensorum inf. und der Sehne des M. extensor hallucis longus wird sie am Fußrücken als **A. dorsalis pedis** bezeichnet und liegt lateral der Sehne des M. extensor hallucis longus. Nach Abgabe von Ästen zur Fußwurzel, u. a. der A. tarsalis lateralis, zweigt über den Basen der Metatarsalknochen die

- **A. arcuata** nach lateral ab. Von ihr entspringen die 4 dorsalen **Aa. metatarsales dorsales**, die sich in jeweils 2 **Aa. digitales dorsales** für die Dorsalseite der Zehen aufteilen. Die A. metatarsalis dorsalis I gibt die **A. plantaris profunda** ab, die zwischen den Ossa metatarsi I und II in die Fußsohle tritt, wo sie mit der A. plantaris lat. im
- **Arcus plantaris** (**profundus**) anastomosiert.

Verlauf und Äste der A. tibialis posterior: Die **A. tibialis posterior** (Abb. **14.36b**) verlässt die Fossa poplitea unter dem Sehnenbogen des M. soleus im Canalis cruropopliteus zwischen dem M. soleus und den tiefen Flexoren und gibt gleich darauf die

- **A. fibularis** ab: Diese zieht in der Flexorenloge hinter der Fibula zum Außenknöchel, wo sie ausläuft. Aus ihr gehen die
  - **A. nutricia fibulae** sowie
  - Äste zum **Rete malleolare laterale**, den Flexoren und (durch das Septum intermusculare post.) zur Fibularisgruppe hervor.

Nach Abgabe der A. fibularis verläuft die A. tibialis post. in der Gefäß-Nerven-Straße der Flexorenloge (S. 406) mit dem N. tibialis und den gleichnamigen Venen. Dort gibt sie

- **Muskeläste** zu den Flexoren, eine
- **A. nutricia tibiae** sowie
- Äste zum **Rete malleolare mediale** und **Rete calcaneum** ab.

Nach dorsaler Passage des Innenknöchels zwischen den Sehnen der Mm. flexor digitorum longus und hallucis longus zieht die A. tibialis posterior unter dem M. abductor hallucis hindurch in die Planta pedis; dabei teilt sie sich in die Aa. plantares medialis und lateralis (Abb. **14.41**).

- Die **A. plantaris medialis** läuft auf der medialen Seite der Planta pedis zwischen M. abductor hallucis und M. flexor digitorum brevis nach vorn.
  - Ihr **R. profundus** anastomosiert mit dem **Arcus plantaris** der A. plantaris lateralis.
  - Der **R. superficialis** versorgt plantar die mediale Seite des Hallux.
- Die **A. plantaris lateralis** läuft zwischen den Mm. flexor digitorum brevis und abductor digiti V. Sie bildet unter dem kurzen Zehenbeuger den
  - **Arcus plantaris** (Abb. **14.36c**), von dem 4 **Aa. metatarsales plantares** ab- und in 4 **Aa. digitales plantares communes** übergehen. Letztere versorgen über je 2 **Aa. digitales plantares propriae** die einander zugekehrten Seiten der Zehen.
  - Der Ast für die laterale Seite der Kleinzehe geht unmittelbar aus dem Arcus plantaris hervor; die mediale Seite des Hallux wird von der A. plantaris medialis (s. o.) versorgt.

14.7.1 Gefäßversorgung von Unterschenkel und Fuß

Arterielle Versorgung

Arterielle Versorgung: Die **A. poplitea** (S. 376) teilt sich nach Abgabe der **Aa. surales** in die Aa. tibiales ant. und post. (Abb. **14.36a**).

Verlauf und Äste der A. tibialis anterior (Abb. 14.36a): Nach Abgabe der

- **Aa. recurrentes tibiales ant.** und **post.** zum **Rete art. genus**, verläuft sie in der Streckerloge mit dem N. fibularis prof. und gibt distal
- Äste zu den **Retia malleolares** ab.

Am Fußrücken Übergang in die **A. dorsalis pedis**, die die

- **A. arcuata** bildet, von der
- **4 Aa. metatarsales dorsales** abgehen, die sich in jeweils 2 Aa. digitales dorsales aufteilen.
- Anastomose mit dem **Arcus plantaris profundus**.

Verlauf und Äste der A. tibialis posterior (Abb. 14.36b): Sie liegt mit dem N. tibialis in der Flexorenloge (S. 406) und gibt die

- **A. fibularis** ab, die Fibula, Flexoren und Mm. fibulares versorgt.
- Äste zu Tibia, Flexoren sowie **Rete malleolare med. und calcaneum**.

Nach dorsaler Passage des Malleolus med., teilt sie sich in der Planta in Aa. plantares med. und lat. (Abb. **14.41**).

- Die **A. plantaris med.** bildet den
  - **R. profundus**, der mit dem Arcus plantaris anastomosiert, und den
  - **R. superficialis** zum Hallux.
- Die **A. plantaris lat.** setzt sich im **Arcus plantaris** (Abb. **14.36c**) fort, der
  - 4 **Aa. metatarsales plantares** abgibt, die über **Aa. digitales plantares communes** in **Aa. digitales plantares propriae** die Zehen versorgen.
  - Der Ast für die laterale Kleinzehe geht direkt aus dem Arcus hervor.

14.36 Unterschenkel- und Fußarterien

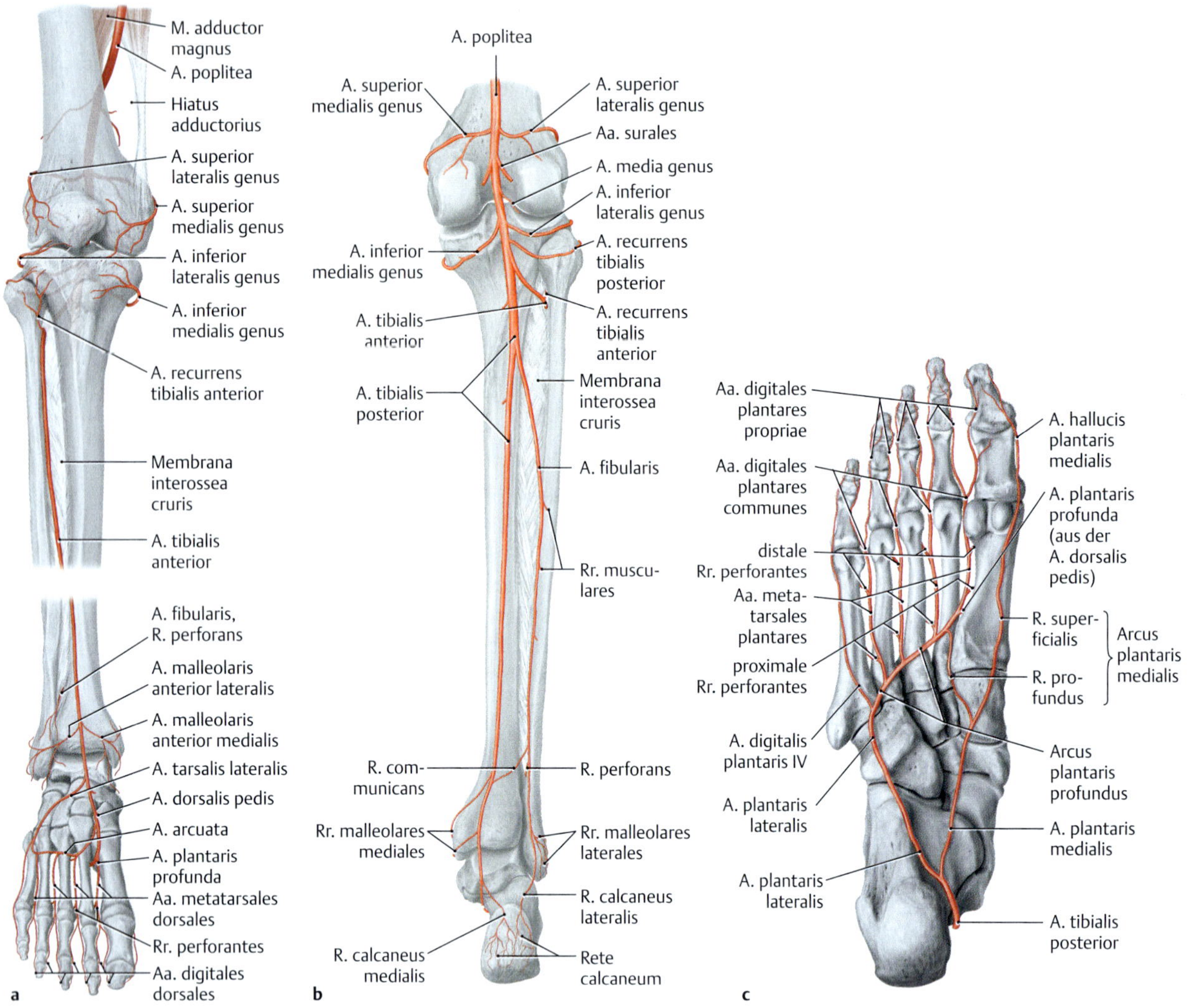

a Rechter Unterschenkel in der Ansicht von ventral: Darstellung der A. tibialis anterior, aus der die Arterien zum Fußrücken hervorgehen.
b Rechter Unterschenkel in der Ansicht von dorsal: Darstellung der A. tibialis posterior, aus der die A. fibularis entspringt.
c Ansicht der rechten Fußsohle mit Darstellung des Arcus plantaris profundus.

Quelle: Schünke M, Schulte E, Schumacher U. PROMETHEUS LernAtlas der Anatomie. Allgemeine Anatomie und Bewegungssystem. Illustrationen von Voll M u. Wesker K. 6. Aufl. Stuttgart: Thieme; 2022

► Klinik. Zu einem **Gefäßstatus** gehört auch die Palpation der **Fußpulse:**

- Man drückt mit den Fingern der untersuchenden Hand von dorsal gegen den Innenknöchel und tastet so die **A. tibialis posterior**.
- Die **A. dorsalis pedis**, welche die **A. tibialis anterior** fortsetzt, ist am Fußrücken distal des Retinaculum extensorum inf. (S. 410) unmittelbar lateral der Sehne des M. extensor hallucis longus zu tasten.

14.37 Palpation der Fußpulse

a A. tibialis posterior
b und A. dorsalis pedis.

Quelle: Schünke M, Schulte E, Schumacher U. PROMETHEUS LernAtlas der Anatomie. Allgemeine Anatomie und Bewegungssystem. Illustrationen von Voll M u. Wesker K. 6. Aufl. Stuttgart: Thieme; 2022

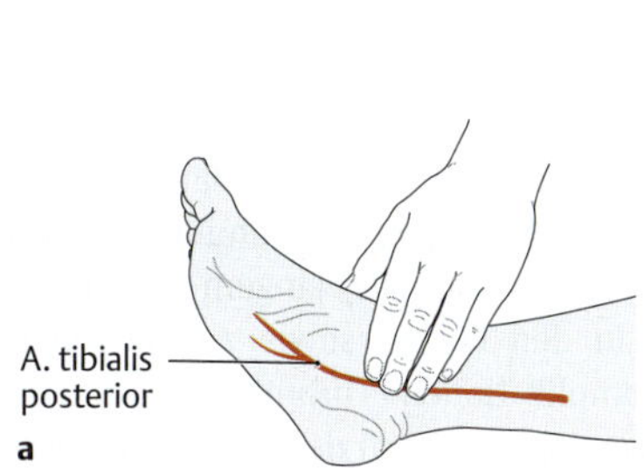

► Klinik.

Venöser Abfluss

Neben den meist **doppelt angelegten Begleitvenen** der Arterien existieren am Unterschenkel zwei große **Hautvenen** (Abb. **14.38** und Abb. **13.46**):

- Die **V. saphena magna** bildet sich am Fußrücken aus dem **Arcus venosus dorsalis pedis**, der über **Vv. intercapitulares** mit dem **Arcus venosus plantaris** der Sohle in Verbindung steht. Der dorsale Venenbogen setzt sich in die **V. marginalis medialis** fort, die **vor** dem **Malleolus medialis** in die V. saphena magna übergeht. Die V. saphena magna (S. 377) zieht an der Medialseite von Unterschenkel und Knie nach kranial auf die Ventralseite des Oberschenkels.

Venöser Abfluss

Neben den tiefen **Begleitvenen** der Arterien, gibt es 2 große **Hautvenen** (Abb. **14.38** und Abb. **13.46**):

- Die **V. saphena magna** aus dem **Arcus venosus dorsalis pedis** zieht **vor** dem **Malleolus med.** am Unterschenkel medial zum Oberschenkel.

14.38 Oberflächliche (epifasziale) und tiefe Venen des rechten Unterschenkels in der Ansicht von dorsal

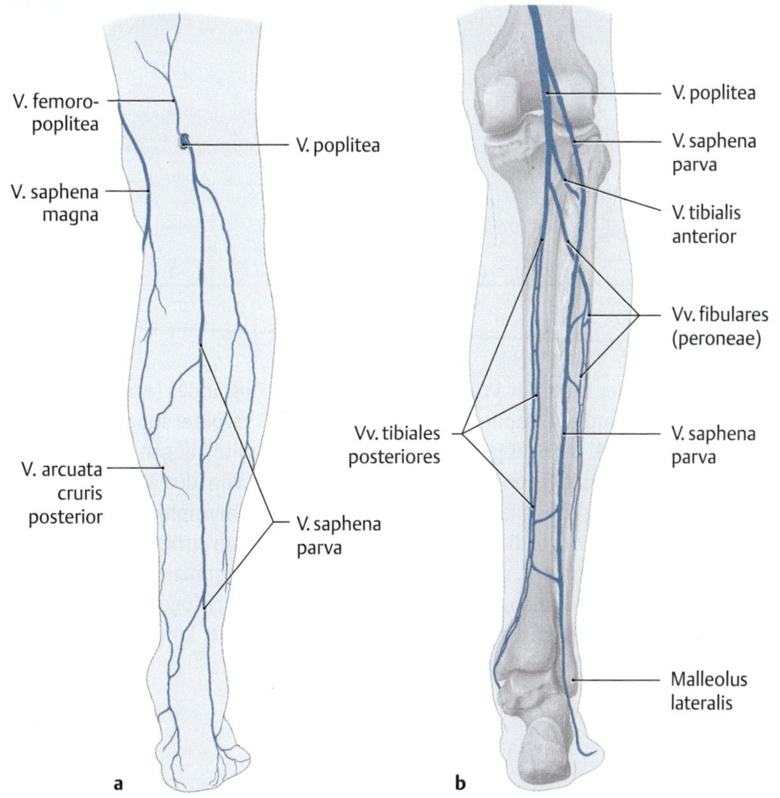

a Oberflächliche Venen,
b oberflächliche und tiefe Venen

Quelle: Schünke M, Schulte E, Schumacher U. PROMETHEUS LernAtlas der Anatomie. Allgemeine Anatomie und Bewegungssystem. Illustrationen von Voll M u. Wesker K. 6. Aufl. Stuttgart: Thieme; 2022

- Die **V. saphena parva** zieht vom lateralen Fußrücken **hinter** dem **Malleolus lat.** zur V. poplitea in der Kniekehle.

Die Hautvenen stehen über **Vv. perforantes** mit den tiefen Venen in Verbindung.

Die zweiflügeligen **Klappen** (S. 150) der Extremitätenvenen sorgen dafür, dass das **Blut** nur von **peripher nach zentral** strömen kann.

▶ Klinik.

- Die **V. saphena parva** bildet sich am lateralen Fußrücken aus der **V. marginalis lateralis**, die in Verbindung zum Arcus venosus dorsalis pedis steht. Sie zieht epifaszial **hinter** dem **Malleolus lateralis** auf die Wade, wo sie teilweise neben dem N. suralis (s. u.) liegt, und mündet in der Kniekehle in die in der Tiefe liegende V. poplitea.

Die untereinander ausgiebig vernetzten Hautvenen stehen über **Vv. perforantes** (die sog. **Cockett-Venen**) mit den tiefen (arterienbegleitenden) Venen in Verbindung. Am distalen Oberschenkel und unmittelbar unter dem Knie sind dies die **Dodd**- und **Boyd-Venen**.

Die Venen der Extremitäten enthalten zweiflügelige **Klappen** (S. 150). Sie sind so eingebaut, dass sie den **Blutfluss** nur von **peripher nach zentral** zulassen bzw. von den **Hautvenen** zu den **tiefen** Venen. Die tiefen Venen werden in den Muskellogen bei der Muskelkontraktion zusammengedrückt, wodurch der Rückstrom des Blutes nach zentral wesentlich gefördert wird.

▶ Klinik. **Varizen** („Krampfadern" = sackförmige Erweiterungen der Hautvenen mit zunehmender Insuffizienz der Venenklappen) an der unteren Extremität sind nicht nur von kosmetischer Bedeutung, sondern können v. a. nach langem Stehen oder Sitzen zu Schwere- und Spannungsgefühl in den Beinen sowie zu nächtlichen Krämpfen und Ödemen führen. Mögliche Komplikationen (Thrombophlebitis, tiefe Beinvenenthrombose mit Gefahr der Lungenembolie) sind in der Klinikbox Varizen (S. 151) erläutert.

Erste therapeutische Maßnahme bei Varizen ist immer das Tragen von Kompressionsstrümpfen. Führt dies nicht zur Besserung der oben beschriebenen Symptome, können die Hautvenen operativ entfernt und die Perforansvenen unterbunden werden, was jedoch die Durchgängigkeit des tiefen Venensystems erfordert.

14.39 Stammvarizen

a V.-saphena-magna-Typ
b und V.-saphena-parva-Typ.

Quelle: Schünke M, Schulte E, Schumacher U. PROMETHEUS LernAtlas der Anatomie. Allgemeine Anatomie und Bewegungssystem. Illustrationen von Voll M u. Wesker K. 6. Aufl. Stuttgart: Thieme; 2022

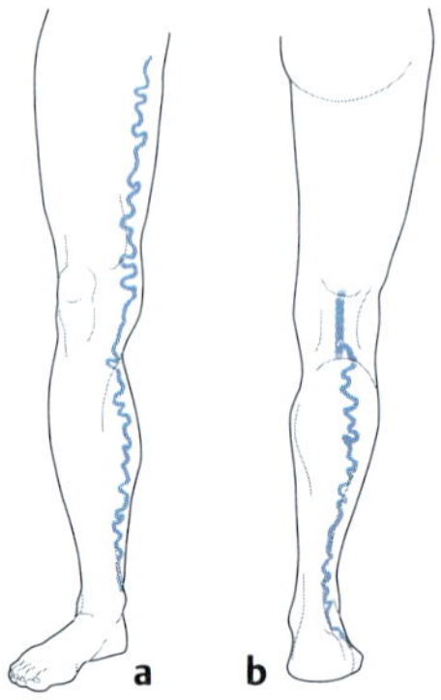

Lymphabfluss

Die **Lymphe** der Wade und des lateralen Fußrandes (Abb. **14.40**) fließt in die epifaszialen **Nll. poplitei superff.** und von dort in die **Nll. poplitei proff.** in der Tiefe der Fossa poplitea. In die **Nll. poplitei proff.** drainieren auch **Flexorenloge** und **Fußsohle**.

Der ventromediale Unterschenkel und Fußrücken drainieren entlang der V. saphena magna zu den **Nll. inguinales superficiales inff.**

Die **Lymphe** von der Haut der Wade und des lateralen Fußrandes (Abb. **14.40**) fließt in die epifaszial um die V. saphena parva gelegenen **Nll. poplitei superficiales**. Diese drainieren in die **Nll. poplitei profundi**, die an der A. poplitea liegen und auch Lymphe aus der Flexorenloge und der Fußsohle erhalten. Von der Kniekehle führen Lymphgefäße entlang der A. femoralis zu den tiefen Leistenlymphknoten (S. 378).

Die Lymphe des ventromedialen Unterschenkels und vom größten Teil des Fußrückens fließt entlang der V. saphena magna zu den Nll. inguinales superficiales inferiores (S. 378). In die Drainage der Extensoren- und Fibularisloge, die überwiegend entlang der Blutgefäße in die Nll. poplitei profundi erfolgt, können (inkonstante) **Nll. tibiales anteriores** bzw. **fibulares** eingeschaltet sein.

14.40 Oberflächliches Lymphsystem

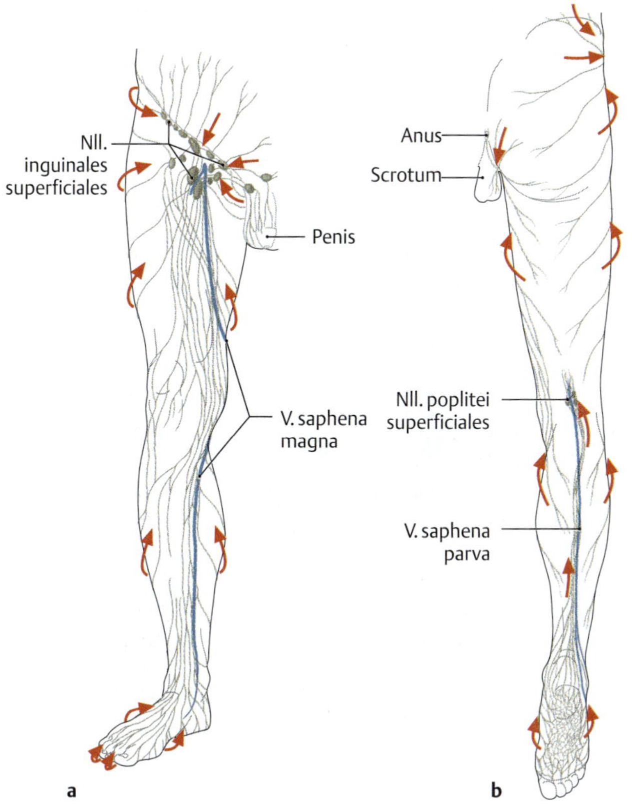

a Ansicht eines rechten Beines von ventral
b und dorsal.

Quelle: Schünke M, Schulte E, Schumacher U. PROMETHEUS LernAtlas der Anatomie. Allgemeine Anatomie und Bewegungssystem. Illustrationen von Voll M u. Wesker K. 6. Aufl. Stuttgart: Thieme; 2022

14.40

14.7.2 Innervation von Unterschenkel und Fuß

Äste und Innervationsgebiete der peripheren Nerven

N. tibialis (L4–S3): Der mediale Ast des N. ischiadicus verlässt die Fossa poplitea unter dem **Arcus tendineus musculi solei** im Canalis cruropopliteus und gibt **Rr. musculares** zur **Flexorengruppe** des Unterschenkels ab.
Das motorische (s. Abb. **14.25** und sensible (s. u.) Innervationsmuster der **Nn. plantares medialis** und **lateralis**, welche sämtliche **Muskeln der Fußsohle** innervieren, entspricht weitgehend dem von N. medianus und N. ulnaris an der Hand.

14.7.2 Innervation von Unterschenkel und Fuß

Äste und Innervationsgebiete der peripheren Nerven

N. tibialis (L4–S3): Er innerviert die **Flexorengruppe** des Unterschenkels und mit den **Nn. plantaris medialis** und **lateralis**, die **Muskeln der Fußsohle** (Abb. **14.25**) sowie Teile der plantaren Haut (s. u.).

▸ Klinik. Eine **proximale Läsion** des **N. tibialis** führt nicht nur zu Sensibilitätsstörungen der Planta pedis (S. 381), sondern hat wegen des Überwiegens der Extensoren eine **„Hackenfußstellung“** zur Folge. Die Lähmung des M. triceps surae äußert sich in der **Unfähigkeit zum „Zehenstand“.**

▸ Klinik.

N. fibularis communis (L4–S2): Proximal in der Fibularisloge teilt sich der laterale Hauptast des N. ischiadicus auf:

- Der **N. fibularis profundus** (L4–S2) durchbricht das Septum intermusculare ant., um in die Extensorenloge zu gelangen (Abb. **14.35b**). Er innerviert motorisch die Extensoren von Unterschenkel und Fußrücken. Sein sensibler Endast versorgt das Spatium interdigitale I (s. u.).
- Der **N. fibularis superficialis** (L4–S2) innerviert die Mm. fibulares (Abb. **14.35c**) und sensibel die Haut des Fußrückens (Abb. **14.42**).

N. fibularis communis (L4–S2): Er teilt sich in der Fibularisloge:

- Der **N. fibularis prof.** (L4–S2) innerviert v. a. die **Extensoren** (Abb. **14.35b**) von Unterschenkel und Fußrücken.
- Der **N. fibularis superf.** (L4–S2) innerviert die Mm. fibulares (Abb. **14.35c**), sensibel den Fußrücken (Abb. **14.42**).

14.41

14.41 Leitungsbahnen der Planta pedis

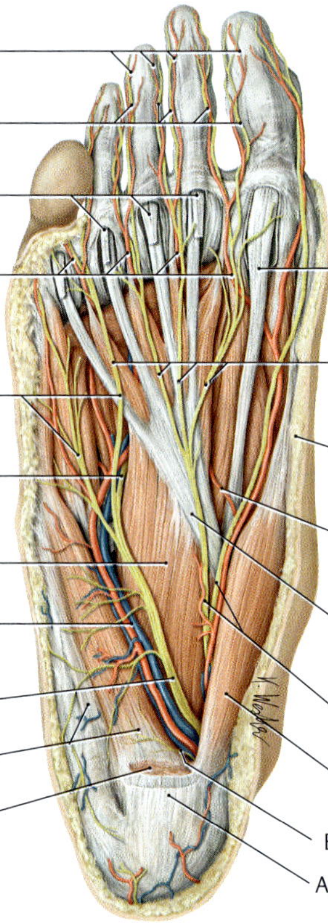

Ansicht des rechten Fußes von plantar.

Quelle: Schünke M, Schulte E, Schumacher U. PROMETHEUS LernAtlas der Anatomie. Allgemeine Anatomie und Bewegungssystem. Illustrationen von Voll M u. Wesker K. 6. Aufl. Stuttgart: Thieme; 2022

14.42 Sensible Innervation von Unterschenkel und Fuß

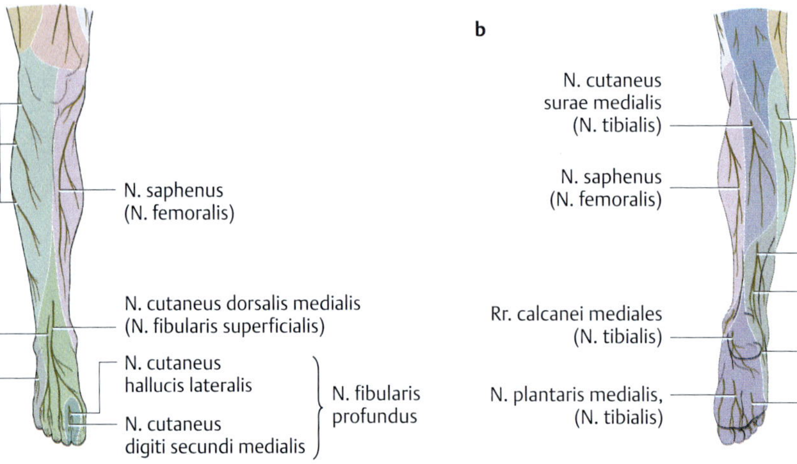

a Rechter Unterschenkel in der Ansicht von ventral
b und dorsal.

Quelle: Schünke M, Schulte E, Schumacher U. PROMETHEUS LernAtlas der Anatomie. Allgemeine Anatomie und Bewegungssystem. Illustrationen von Voll M u. Wesker K. 6. Aufl. Stuttgart: Thieme; 2022

► Klinik.

► Klinik. Bei einer **Läsion** des **N. fibularis** sind die Extensoren betroffen mit der Folge einer Einschränkung des **„Hackengangs“** bis zu einer **Spitzfußstellung mit „Steppergang“**. Außerdem resultiert ein Sensibilitätsausfall am Fußrücken (S. 381).

Motorische Innervation

Zur Innervation der Muskulatur von Unterschenkel und Fuß s. Abb. **14.22**, Abb. **14.23**, Abb. **14.25** und Abb. **14.26**.

Sensible Innervation

Die sensible Innervation des Unterschenkels (Abb. **14.42**) erfolgt

- **medial** bis zum Malleolus medialis durch den **N. saphenus** (L3–4), dem Endast des N. femoralis (S. 378),
- **lateral** durch den **N. cutaneus surae lateralis** (L5–S2), der in der Fossa poplitea aus dem N. fibularis communis abzweigt.
- Auf der **Rückseite** schiebt sich in der proximalen Hälfte des Unterschenkels das Gebiet des **N. cutaneus surae medialis** (L5–S2) dazwischen. Distal über Achillessehne und Ferse liegt das Innervationsgebiet des **N. suralis** (L4–S2), der mit seinem Endast dem **N. cutaneus dorsalis lateralis** die laterale Kante des Fußes versorgt. Der N. suralis entsteht in der Rinne zwischen den Gastroknemiusköpfen durch Vereinigung des N. cutaneus surae medialis aus dem N. tibialis und einem Ast des N. cutanaeus surae lateralis.
- Die Haut über dem Außenknöchel, **Fußrücken** und Dorsalseite der meisten Zehen wird von den Endästen des **N. fibularis superficialis**, den **Nn. cutanei dorsales intermedius** und **medialis** innerviert.
- Der Raum zwischen 1. und 2. Zehe sowie ihre einander zugekehrten Dorsalhälften werden vom **N. fibularis profundus** versorgt.
- An der **Planta pedis** wird die Haut je nach Region versorgt:
  - über der Ferse von **Rr. calcanei mediales** des **N. tibialis** und **Rr. calcanei laterales** des **N. suralis** (s. o.),
  - der laterale Bereich mit 1½ Zehen vom **N. plantaris lateralis**,
  - der mediale Bereich mit 3½ Zehen vom **N. plantaris medialis**.

Zur **segmentalen Innervation (Dermatome)** s. Abb. **13.50f** und Tab. **13.7**.

14.8 Topografische Anatomie von Unterschenkel und Fuß

Unterhalb des Knies wird der größte Teil des Unterschenkels von der **Regio cruralis anterior** und der auch als **Regio surae** bezeichneten **Regio cruralis posterior** eingenommen. Über den Knöcheln liegen die **Regiones malleolares medialis** und **lateralis**, zwischen die dorsal die **Regio calcanea** eingeschoben ist. Ventral geht die Regio cruralis anterior in das **Dorsum pedis** über. Die Fußsohle wird von der **Regio plantaris pedis** (**Planta pedis**) eingenommen.

Die Kontur des **dorsalen Unterschenkels** (Wade) wird im Wesentlichen von den beiden Gastroknemiusköpfen des **M. triceps surae** und der **Achillessehne** bestimmt (Abb. **14.18**).

Ventromedial liegt die **Tibia** auf ganzer Länge vom Condylus medialis bis zum Malleolus medialis subkutan (Abb. **14.21a**).

Ventrolateral liegen Fibularisgruppe und Extensoren unmittelbar nebeneinander.

Beide **Malleolen** (S. 398), von denen der laterale tiefer steht, sind wegen ihrer Lage unmittelbar unter dünner, fast fettfreier Haut gut tastbar.

Dem **Malleolus medialis** liegen dorsal unmittelbar an:

- die Sehnen der tiefen Flexoren (S. 408),
- der N. tibialis und die
- Vasa tibialia posteriora, s. Klinik (S. 423).

▶ Klinik. Eine distale Schädigung des N. tibialis bei einem **„Tarsaltunnelsyndrom"** (z. B. nach Fraktur des Malleolus medialis) macht sich in erster Linie durch Sensibilitätsausfälle an der Fußsohle bemerkbar. Motorische Ausfälle der Muskeln der Fußsohle sind wegen der Kompensation durch die langen Beuger nur schwer zu verifizieren.

Auf dem **Fußrücken** zeichnen sich, v. a. bei Streckung der Zehen, die Sehnen der langen Extensoren sowie der Muskelbauch der kurzen Extensoren ab.

Motorische Innervation

Siehe Abb. **14.22**, Abb. **14.23**, Abb. **14.25** und Abb. **14.26**.

Sensible Innervation

Sie erfolgt am Unterschenkel (Abb. **14.42**):

- **medial** bis zum Innenknöchel: **N. saphenus** (L3–4) aus dem N. femoralis (S. 378),
- **lateral: N. cutaneus surae lat.** (L5–S2) aus dem N. fibularis communis,
- **dorsal/proximal: N. cutaneus surae medialis** (L5–S2) aus dem N. tibialis.
- **Ferse** und **lat. Fußrand: N. suralis** (L4–S2) (aus N. cutaneus surae lat. und N. tibialis) sowie **N. cutaneus dorsalis lateralis** (aus dem N. suralis).
- **Außenknöchel, Fußrücken**, Dorsum der meisten **Zehen: Nn. cutanei dorsales intermedius** und **medialis** (aus N. fib. superf.).
- **Spatium interdigitale I** (dorsal), **N. fibularis prof.**
- **Planta pedis**
  - Ferse: **Nn. tibialis** und **suralis**,
  - lateraler Bereich mit 1½ Zehen: **N. plantaris lateralis**,
  - medialer Bereich mit 3½ Zehen: **N. plantaris medialis**.

Zur segmentalen Innervation (Dermatome) s. Abb. **13.50f** und Tab. **13.7**.

14.8 Topografische Anatomie von Unterschenkel und Fuß

Der Unterschenkel wird in **Regio cruralis anterior** und **posterior** gegliedert; kaudal liegen **Regiones malleolares med.** und **lat.** sowie **calcanea**. Am Fuß haben wir **Dorsum** und **Planta pedis**.

Die Kontur der Wade wird vom **M. triceps surae** und der **Achillessehne** bestimmt (Abb. **14.18**).

Ventromedial liegt die **Tibia** unmittelbar subkutan (Abb. **14.21a**).

Beide **Malleolen** sind unter dünner Haut gut tastbar. Direkt hinter dem **Mall. med.** liegen

- die Sehnen der **tiefen Beuger**,
- **N. tibialis** und
- **Vasa tibialia postt.**

▶ Klinik.

Am **Fußrücken** sieht man die langen (Sehnen) und kurzen Extensoren (Muskelbauch).

Die **Fußwurzel-** und **Mittelfußknochen** sind vom Fußrücken her **tastbar**; von der Sohle her sind dies nur **Os naviculare** und die **Köpfe der Ossa metatarsi**.

Sämtliche **Fußwurzel-** und **Mittelfußknochen** sind vom Fußrücken her **tastbar**. Vom **Talus** sind v. a. das Caput und der Vorderrand der Trochlea zu tasten; der **Calcaneus** von dorsal und den Seiten. Sein Sustentaculum tali ist distal des Malleolus medialis tastbar.

Die Polsterung der **Planta pedis** mit Baufett (S. 60) und Muskeln erschwert die Palpation von unten, lediglich das **Os naviculare** und die **Köpfe der Ossa metatarsi** sind gut tastbar.

Obere Extremität

E

15 Schulter, Oberarm und Ellenbogen

L.J. Wurzinger

15.1 Einführung

15.1 Einführung

Die Entwicklung der menschlichen Hand zum „Kulturorgan", die mit Freistellung der „vorderen Extremität" von der Fortbewegungsfunktion durch den aufrechten Gang ermöglicht wurde, stellt auch entsprechende Anforderungen an den Bau der oberen Extremität und ihre Befestigung am Rumpf.

15.2 Schulter

15.2 Schulter

Die obere Extremität zeigt ein anderes Verteilungsmuster von Erkrankungen als die untere.

Die Tatsache, dass die menschliche obere Extremität frei von der Last des Körpergewichts ist, zeigt sich auch in einem zur unteren Extremität verschiedenen Erkrankungsmuster im Schulterbereich.

► Klinik.

► Klinik. Im Vergleich zu Knie- und Hüftgelenk ist das Schultergelenk (Glenohumeralgelenk, wohl wegen der geringeren Belastung, seltener von Arthrose betroffen. Dennoch nimmt der Schulterbereich neben Rücken und Füßen eine wichtige Rolle im Berufsalltag der Orthopädie ein. Bei **Unfällen** ist die Schulter insbesondere beim Sturz auf den ausgestreckten Arm oder direkt auf die Schulter gefährdet. Dabei werden v. a. Klavikulafrakturen, Sprengungen des Schultereckgelenks, Rupturen der Rotatorenmanschette und Luxationen des Glenohumeralgelenks sowie Frakturen des proximalen Humerus beobachtet. Eine weitere häufige Gruppe sind **Schulterschmerzen**, die nicht direkt von einem Trauma herrühren, sondern durch Veränderungen der **Weichteile**, z. B. Risse oder Kalkeinlagerungen in den Muskeln und Sehnen der Rotatorenmanschette (S. 447). Schulterschmerzen können aber eine Vielzahl anderer Ursachen haben, darunter auch solche, die nicht primär in der Schulter lokalisiert sind, z. B. degenerative Veränderungen der Halswirbelsäule (S. 245) oder (seltener) sogar Erkrankungen von Thorax- und Bauchorganen.

15.2.1 Funktionelle Aspekte und Bauprinzip der Schulter

15.2.1 Funktionelle Aspekte und Bauprinzip der Schulter

Funktionelle Aspekte: Die Entwicklung der Hand zum Greiforgan ging mit einer Erweiterung des „Verkehrsraums" der Hände einher. Dies wird erreicht durch:
- die große Beweglichkeit des Oberarms im Schultergelenk und durch
- die bewegliche Verbindung des Schultergelenks mit dem Rumpf.

Funktionelle Aspekte: Mit Entwicklung der Hand zum Greiforgan wurde der Bewegungsspielraum oder „Verkehrsraum" der Hände stark erweitert. Diese Erweiterung des Verkehrsraums ist im Wesentlichen eine Funktion der Schulter, wobei der Vergrößerung des Bewegungsumfangs zwei anatomische Besonderheiten dienen:
- Zum einen genießt der Oberarm (bzw. der **Gelenkkopf** des Schultergelenks in seiner Pfanne) eine große **Bewegungsfreiheit** und ist dadurch gegenüber dem Schultergürtel in alle Richtungen beweglich,
- zum anderen ist auch die **Pfanne** des Schultergelenks gegenüber dem Rumpf **beweglich**. Dies stellt einen gravierenden Unterschied zur unteren Extremität dar, bei der das Becken mit der Pfanne des Hüftgelenks fest mit dem Rumpfskelett verbunden ist.

Andererseits resultiert daraus eine geringere statische Belastbarkeit.

► Merke.

► Merke. Die enorme **Beweglichkeit** des Arms ist nicht nur eine Funktion des Schultergelenks, sondern auch Folge der Beweglichkeit der Scapula mit Gelenkpfanne auf dem Thorax.

Bauprinzip: Die Bewegungen der freien oberen Extremität im Schultergelenk (Articulatio glenohumeralis) werden durch die Bewegungen des Schultergürtels (d. h. von Clavicula und Scapula) gegen den Rumpf ergänzt.

Die Bewegungen der „Schulter" im weiteren Sinne spielen sich zwischen mehreren Skelettelementen in folgenden Gelenken ab (Abb. **15.1**):

- in der **Articulatio glenohumeralis** (**humeri**), dem eigentlichen Schultergelenk (S. 439),
- der **Articulatio sternoclavicularis** (S. 433), d. h. mediales Schlüsselbeingelenk,
- der **Articulatio acromioclavicularis** (S. 433), d. h. laterales Schlüsselbeingelenk und dem
- **„Schulterblatt-Thorax-Gelenk"**. Dies ist kein Gelenk im eigentlichen Sinne: Die Bewegungen des Schulterblatts gegen die Thoraxwand werden durch das dazwischengelegene lockere Bindegewebe ermöglicht.

Bauprinzip: Die „Schulter" im weiteren Sinne umfasst folgende Gelenke (Abb. **15.1**):

- die **Articulatio glenohumeralis**, das eigentliche Schultergelenk (S. 439),
- die **Articulatio sternoclavicularis** (S. 433),
- die **Articulatio acromioclavicularis** (S. 433) und das
- **„Schulterblatt-Thorax-Gelenk"**, unter dem man die Beweglichkeit der Scapula gegen die Thoraxwand (durch lockeres Bindegewebe) versteht.

15.1 Gelenke der Schulter im Überblick

15.1

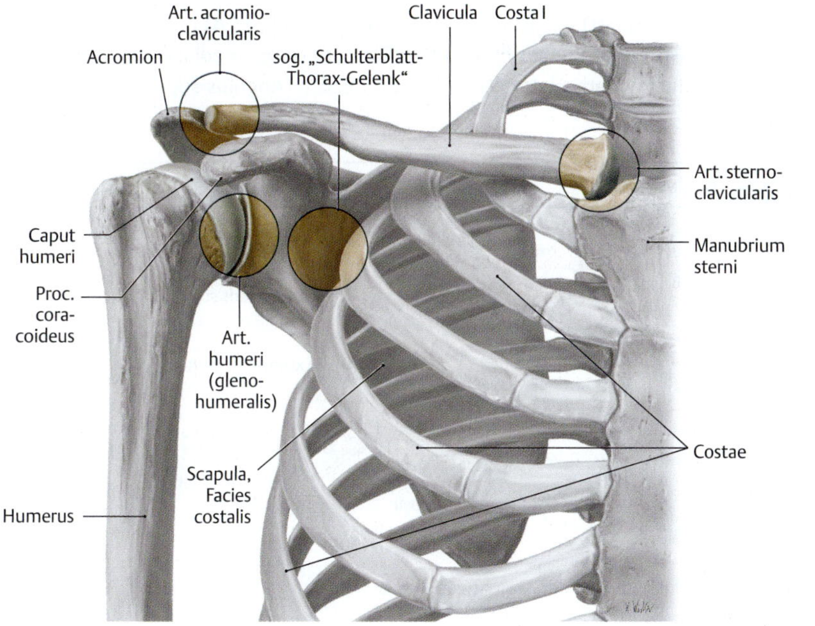

Quelle: Schünke M, Schulte E, Schumacher U. PROMETHEUS LernAtlas der Anatomie. Allgemeine Anatomie und Bewegungssystem. Illustrationen von Voll M u. Wesker K. 6. Aufl. Stuttgart: Thieme; 2022

15.2 Schulter im Röntgenbild

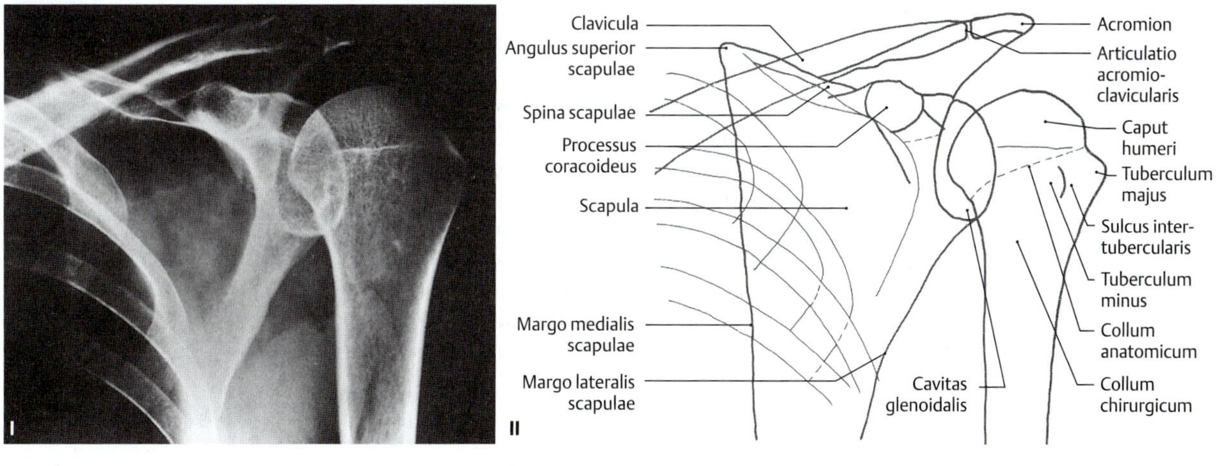

Röntgenaufnahme der linken Schulter a.-p. (**I**) mit jeweils erklärender Schemazeichnung (**II**).

Quelle: Möller T, Reif E, Hrsg. Taschenatlas der Röntgenanatomie. 7. Aufl. Stuttgart: Thieme; 2020

15.2.2 Schultergürtel

Knochen (Gelenkkörper) des Schultergürtels

Clavicula (Schlüsselbein): Ihr **sternales** (mediales) **Ende** artikuliert mit dem Manubrium sterni, ihr **akromiales** (laterales) **Ende** mit dem Acromion der Scapula (Abb. **15.3**).

Scapula (Schulterblatt): Sie ist ein platter dreieckiger Knochen (Abb. **15.4**), an dem sich in der lateralen oberen Ecke (**Angulus lateralis**) die Pfanne des Schultergelenks (**Cavitas glenoidalis**) befindet.

15.3

15.2.2 Schultergürtel

Knochen (Gelenkkörper) des Schultergürtels

Clavicula (Schlüsselbein): Sie ist ein S-förmig gekrümmter Röhrenknochen (Abb. **15.3**) mit einem verdickten **sternalen** (medialen) und einem abgeplatteten **akromialen** (lateralen) **Ende** (**Extremitas sternalis** und **acromialis**). Die Gelenkfläche des **sternalen** Endes ist sattelförmig und nicht ganz kongruent zur gleichfalls sattelförmigen **Incisura clavicularis** des Abb. **10.4**. Das **akromiale** Ende trägt eine plane Gelenkfläche von ovaler Form. Die auf der Unterseite gelegenen **Tuberculum conoideum** und **Impressio ligamenti costoclavicularis** sind Anheftungsstellen von Bändern, welche die Clavicula mit der Scapula bzw. dem Thorax verbinden (s. u.).
Die Clavicula gehört zu den in der Embryonalentwicklung am frühesten verknöchernden Skelettelementen (6. Woche). Als einziger Knochen des postkraniellen Skeletts **verknöchert** der Mittelteil der Clavicula **desmal**, lediglich die gelenkbildenden Enden ossifizieren chondral (S. 67).

Scapula (Schulterblatt): Sie ist ein platter Knochen (Abb. **15.4**) mit dreieckigem Umriss. Dementsprechend benennt man drei Ränder (**Margo medialis**, **superior** und die wulstig verdickte **Margo lateralis**) sowie drei Ecken (**Angulus superior**, **inferior** und **lateralis**).

15.3 Clavicula

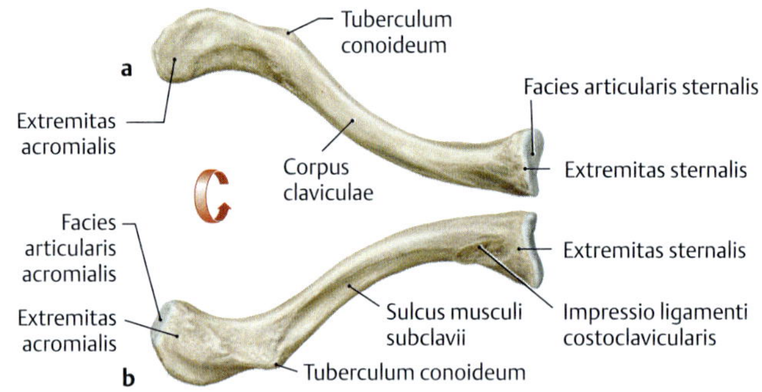

a Rechtes Schlüsselbein in der Ansicht von kranial
b und kaudal.

Quelle: Schünke M, Schulte E, Schumacher U. PROMETHEUS LernAtlas der Anatomie. Allgemeine Anatomie und Bewegungssystem. Illustrationen von Voll M u. Wesker K. 6. Aufl. Stuttgart: Thieme; 2022

15.4 Scapula

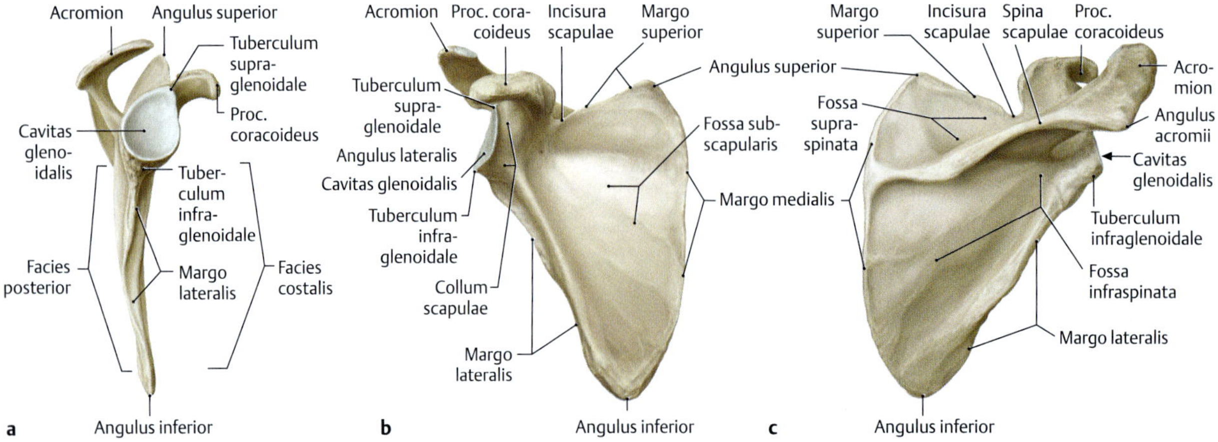

a Rechtes Schulterblatt in der Ansicht von lateral,
b ventral
c und dorsal.

Quelle: Schünke M, Schulte E, Schumacher U. PROMETHEUS LernAtlas der Anatomie. Allgemeine Anatomie und Bewegungssystem. Illustrationen von Voll M u. Wesker K. 6. Aufl. Stuttgart: Thieme; 2022

Der verdickte Angulus lateralis trägt die **Cavitas glenoidalis**, die **Pfanne des Schultergelenks** (S. 439). Sie ist durch das **Collum scapulae** mit dem übrigen Knochen verbunden. Unmittelbar kranial und kaudal der Cavitas glenoidalis befinden sich zwei Muskelursprungshöcker, die **Tubercula supra-** und **infraglenoidale**.
Die dem Thorax zugewandte **Facies costalis** und die nach außen gewandte **Facies posterior** dienen als Muskelursprungsflächen. Die Facies posterior wird durch die Spina scapulae in eine kleinere **Fossa supraspinata** und eine größere **Fossa infraspinata** unterteilt.
Die **Spina scapulae** verläuft als knöcherner Kamm von der Margo medialis an Höhe zunehmend zum Angulus lateralis, wo sie im massiven **Acromion** endet. Letzteres überragt auf der Dorsalseite die Cavitas glenoidalis lateral und kranial. Auf der Vorderseite überragt der **Proc. coracoideus**, der am Collum scapulae entspringt, die Gelenkpfanne. Medial von der Basis des Proc. coracoideus weist die Margo superior eine Kerbe, die **Incisura scapulae** auf.

Facies costalis und **Facies posterior** dienen als Muskelursprungsflächen. Die Facies post. wird durch die Spina scapulae in die **Fossae supraspinata** und **infraspinata** unterteilt.
Die **Spina scapulae** endet lateral im **Acromion** dorsal/kranial der Cavitas glenoidalis; ventral/kranial von dieser springt der **Proc. coracoideus** vor.

Gelenke und Bänder des Schultergürtels

Sternoklavikulargelenk (Articulatio sternoclavicularis)

► Merke. Das Sternoklavikulargelenk stellt die einzige echte gelenkige Verbindung des Schultergürtels zum Rumpf dar.

Es beeinflusst wesentlich die Beweglichkeit der Scapula (und damit der Pfanne des Schultergelenks) zum Rumpf. Die Gelenkhöhle wird vollständig durch einen faserknorpeligen, mehrere Millimeter dicken **Discus articularis** geteilt (Abb. **15.5a**), der an seiner äußeren Zirkumferenz mit der Membrana fibrosa der Gelenkkapsel verwachsen und frei von Synovialmembran ist. Zusätzlich zum Diskus puffern ebenfalls relativ dicke Gelenkknorpel die Kräfte ab, die vom Arm über den Schultergürtel in das Sternoklavikulargelenk eingeleitet werden. Ventral und dorsal ist die Kapsel durch
- **Ligg. sternoclavicularia anterius** und **posterius** verstärkt.
- Das **Lig. interclaviculare** verbindet die sternalen Enden beider Schlüsselbeine und verstärkt die Gelenkkapsel kranial.
- Das extrakapsuläre **Lig. costoclaviculare** zieht von der Impressio ligamenti costoclavicularis an der Unterseite der Clavicula zur ersten Rippe.

Hier ist der Schultergürtel über die Clavicula am Rumpf abgestützt. Ein **Discus articularis** unterteilt die Gelenkhöhle (Abb. **15.5a**).
- Die **Ligg. sternoclavicularia ant.** und **post.** verstärken ventral bzw. dorsal die Kapsel.
- Das **Lig. interclaviculare** verbindet kranial die sternalen Enden beider Schlüsselbeine.
- Kaudal verbindet das **Lig. costoclaviculare** die Clavicula mit der ersten Rippe.

Akromioklavikulargelenk (Articulatio acromioclavicularis)

Das Akromioklavikulargelenk (AC-Gelenk, Schultereckgelenk) besteht aus zwei annähernd planen Gelenkflächen, die durch einen meist unvollständigen Discus articularis getrennt sind. Folgende Bänder sichern den Zusammenhalt von Clavicula und Scapula:
- Das **Lig. acromioclaviculare** verstärkt kranial die Gelenkkapsel (kapsuläres Band).
- Das zweiteilige **Lig. coracoclaviculare** zieht vom Proc. coracoideus der Scapula zur Unterseite der Clavicula und liegt somit extrakapsulär. Es besteht aus zwei Anteilen, zwischen denen eine kleine Bursa liegt:
  - **Lig. trapezoideum** (lateral) und
  - **Lig. conoideum** (medial; am Tuberculum conoideum der Clavicula angeheftet).

Diese Bänder sichern den Zusammenhalt von Clavicula und Scapula, während das
- **Lig. coracoacromiale** („AC-Band“), das vom Proc. coracoideus zur Unterseite des Acromion zieht, den Humeruskopf kranial überdacht (**„Fornix humeri“**). Es hat keine funktionelle Beziehung zum AC-Gelenk, ist aber von großer Bedeutung für die Luxationssicherheit des Glenohumeralgelenks (s. Abb. **15.5c**, Abb. **15.12**).
- Das mechanisch wenig bedeutsame **Lig. transversum scapulae superius** überbrückt die Incisura scapulae.

- Kranial verstärkt das **Lig. acromioclaviculare** die Kapsel.
- Extrakapsulär bindet das zweiteilige **Lig. coracoclaviculare** die Clavicula an den Proc. coracoideus der Scapula. Es besteht aus dem
  - **Lig. trapezoideum** und medial davon dem
  - **Lig. conoideum**.
- Das **Lig. coracoacromiale** überdacht den Humeruskopf.

► Merke. Das dorsal gelegene **Acromion**, der ventrale **Proc. coracoideus** und das dazwischen ausgespannte **Lig. coracoacromiale** bilden ein **Dach** (**Fornix humeri**) über dem Glenohumeralgelenk (Abb. **15.5c**, Abb. **15.12**).

15.5 Gelenke und Bandapparat des Schultergürtels

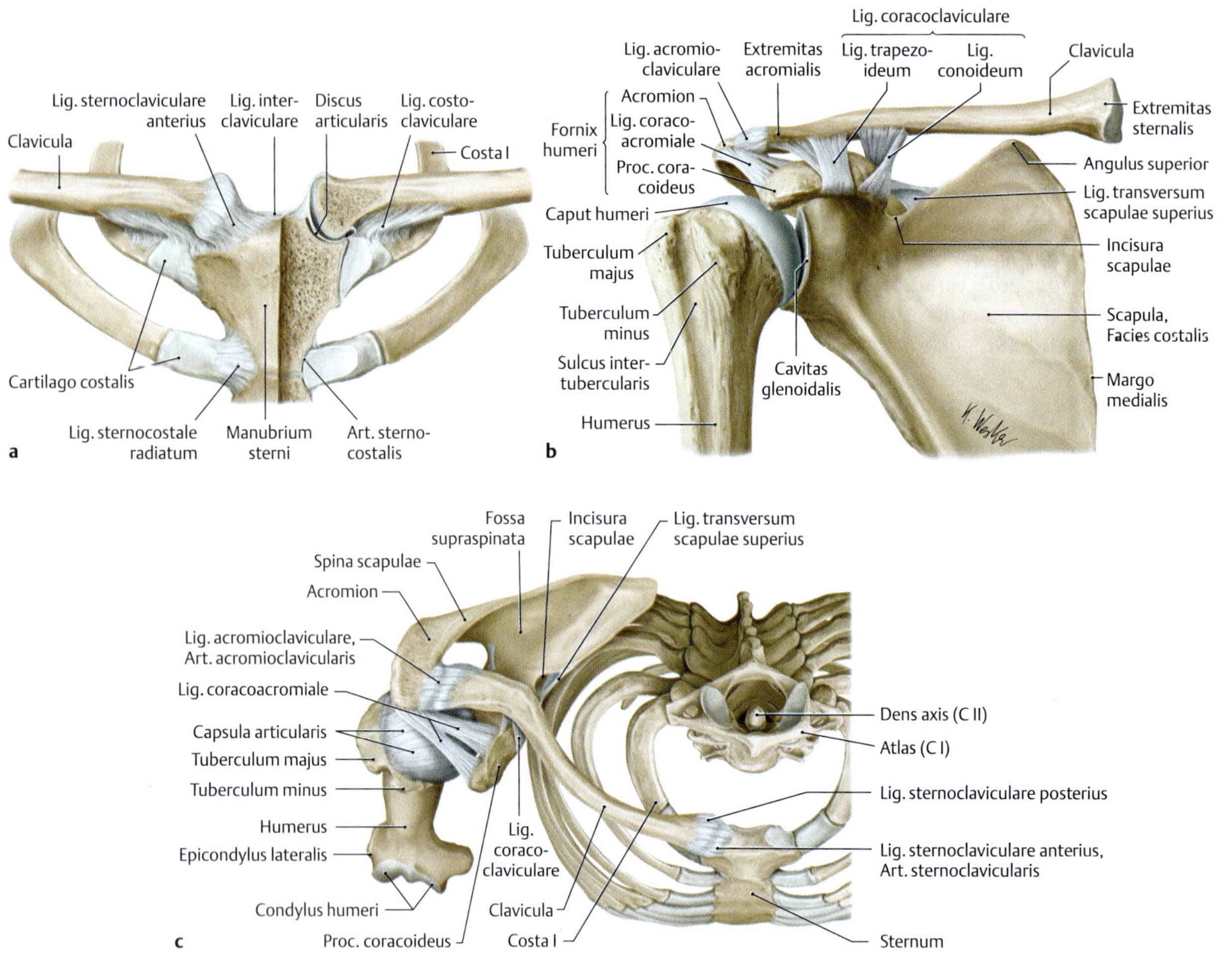

a Articulationes sternoclaviculares, Ansicht von ventral.
b Articulatio acromioclavicularis der rechten Seite, Ansicht von ventral.
c Ansicht von kranial.

Quelle: Schünke M, Schulte E, Schumacher U. PROMETHEUS LernAtlas der Anatomie. Allgemeine Anatomie und Bewegungssystem. Illustrationen von Voll M u. Wesker K. 6. Aufl. Stuttgart: Thieme; 2022

▸ Klinik.

▸ Klinik. Das **Akromioklavikulargelenk** ist relativ häufig von Verschleiß betroffen und Ursache für **chronische Schulterschmerzen**.

Mechanik des Schultergürtels

Sternoklavikular- und Akromioklavikulargelenk sind miteinander und dem „Schulterblatt-Thorax-Gelenk" mechanisch gekoppelt. Im **Sternoklavikulargelenk** wird die Clavicula (mit anhängender Scapula) um 2 Achsen bewegt (Abb. **15.6**).

Der Clavicula folgend, wird die **Scapula am Rumpf kranial/kaudal** bzw. **dorsal/ventral verschoben**.
Die Anspannung der **Bänder** des **Sternoklavikulargelenks** sowie der Kontakt der Clavicula mit der 1. Rippe begrenzen die Verschiebung der Scapula am Thorax.

Mechanik des Schultergürtels

Bei allen Bewegungen des Schultergürtels sind Sternoklavikular- und Akromioklavikulargelenk miteinander und mit dem „Schulterblatt-Thorax-Gelenk" mechanisch gekoppelt.
Im **Sternoklavikulargelenk** sind Bewegungen der Clavicula (mit anhängender Scapula) um eine annähernd sagittale und eine vertikale Achse möglich. Bewegungen um die sagittale Achse führen zu einem Anheben bzw. Senken des akromialen Endes, um die vertikale Achse wird die Clavicula nach vorne oder hinten geführt. Nach der **Neutral-Null-Methode** ergibt sich der in Abb. **15.6** dargestellte Bewegungsumfang. Daneben rotiert bei Elevation des Armes (s. u.) die Clavicula zwangsläufig bis zu 30° um ihre Längsachse.
Über das Akromioklavikulargelenk gekoppelt, folgt die **Scapula** der Clavicula und wird **am Rumpf kranial/kaudal** bzw. **dorsal/ventral verschoben**. Die **Ventralbewegung** der Schulter wird durch die **Ligg. sternoclaviculare posterius** und **costoclaviculare**, die **Dorsalbewegung** durch die **Ligg. sternoclaviculare anterius** und **costoclaviculare gehemmt**.

15.6 Bewegungen und Bewegungsausmaß im Sternoklavikulargelenk nach der Neutral-Null-Methode

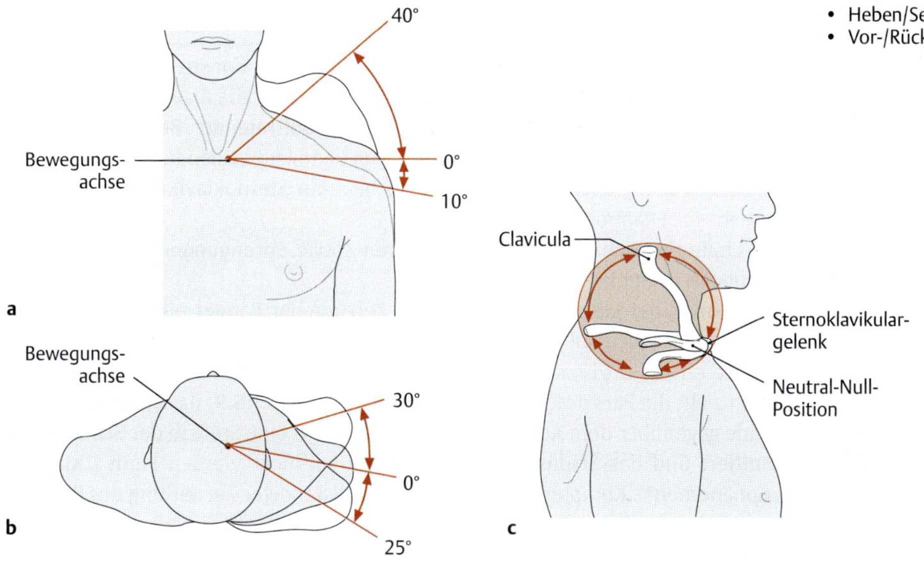

- Heben/Senken der Schulter: 40/0/10°
- Vor-/Rückführen der Schulter: 30/0/25°

a Heben und Senken um eine nahezu sagittale Achse in der Ansicht von ventral.
b Vor- und Rückführen um eine longitudinale (vertikale) Achse in der Ansicht von kranial.
c Bewegungsumfang des lateralen Klavikulaendes durch Kombination der in **a** und **b** dargestellten Bewegungen.

Quelle: Schünke M, Schulte E, Schumacher U. PROMETHEUS LernAtlas der Anatomie. Allgemeine Anatomie und Bewegungssystem. Illustrationen von Voll M u. Wesker K. 6. Aufl. Stuttgart: Thieme; 2022

15.7 Bewegungen der Scapula am Thorax

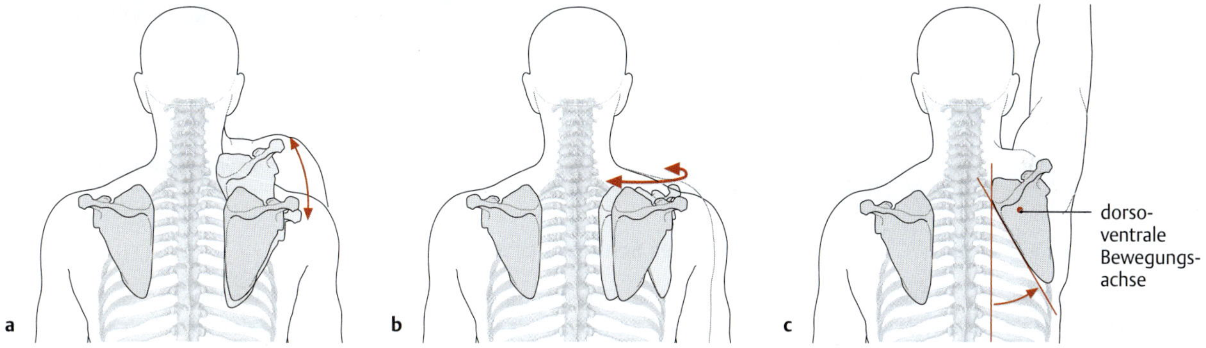

Schematische Darstellung in der Ansicht von dorsal:
a Vertikalverschiebungen der Scapula nach kranial und kaudal (bei der Elevation).
b Vor- und Rückführen der Scapula in der Horizontalen.
c Rotation der Scapula mit Ausschwenken des Angulus inferior (bei der Elevation).

Quelle: Schünke M, Schulte E, Schumacher U. PROMETHEUS LernAtlas der Anatomie. Allgemeine Anatomie und Bewegungssystem. Illustrationen von Voll M u. Wesker K. 6. Aufl. Stuttgart: Thieme; 2022

Die Anspannung des **Lig. costoclaviculare** begrenzt nach ca. 10 cm die **Hebung** des akromialen Klavikulaendes. Die **Senkung** endet durch den **Kontakt** der Clavicula mit der ersten Rippe und spannt das **Lig. interclaviculare**.

▸ Klinik. Beim seltenen Krankheitsbild der **Dysostosis cleidocranialis** resultiert aus dem **Fehlen** der **Clavicula** eine abnorm gesteigerte Beweglichkeit des Schultergürtels, bei der die Schultern bis unters Kinn geschwenkt werden können.

▸ Klinik.

Akromioklavikulargelenk und „**Schulterblatt-Thorax-Gelenk**" erlauben zudem **Rotationen** der **Scapula** um 60–70° um eine Achse senkrecht zur Mitte der Scapula (Abb. **15.7**). Dabei wird der Angulus lateralis mit der Pfanne des Schultergelenks bis zu 50° nach kranial und bis zu 20° nach kaudal gedreht. Diese Bewegungen spielen bei der **Abduktion** des Arms über die Horizontale (**Elevation**) und der **Adduktion** eine Rolle.

Akromioklavikulargelenk und **„Schulterblatt-Thorax-Gelenk"** erlauben **Rotationen** der **Scapula**, wobei die Pfanne des Schultergelenks bei der **Elevation** des Arms bis 50° nach kranial und bei der **Adduktion** des Arms bis 20° nach kaudal gedreht wird.

► Merke.

► Merke. Die **Scapula** kann am **Rumpf** ausgiebig nach **dorsal** und **lateral/ventral** sowie nach **kranial** und **kaudal** verschoben werden und **rotieren.**

► Klinik.

► Klinik. Die auf maximale Beweglichkeit ausgelegte Konstruktion der menschlichen Schulter mit Abstützung des Arms lediglich über die Clavicula am Rumpf bedingt eine **Verletzungsanfälligkeit** bei plötzlich auftretender Belastung. Beispielsweise beim Sturz auf den ausgestreckten Arm kann jedes Glied in der mechanischen Kraftübertragungskette vom Handgelenk bis zum Sternoklavikulargelenk verletzt werden, s. a. Skaphoidfraktur (S. 475).
Im Schulterbereich sind **Klavikulafrakturen** sowie **Sprengungen** (Luxationen) des „Schultereckgelenks" relativ häufig.
Das Ausmaß der Luxation, das von einer Zerrung der Bänder über eine Ruptur des Lig. acromioclaviculare bis zur völligen Luxation mit Ruptur auch des Lig. coracoclaviculare reicht, wird nach **Tossy I–III** klassifiziert (Abb. **15.8**). Bei einer Tossy-III-Luxation zieht die Pars descendens des M. trapezius (Abb. **15.9**) das akromiale Klavikulaende gegenüber dem Acromion nach oben, sodass eine Stufe in der Schulterkontur resultiert und das Schlüsselbein nach unten gedrückt werden kann (**„Klaviertastenphänomen"**). Komplette Luxationen mit vollständiger Zerreißung des Bandapparats werden meist operativ versorgt.

15.8 Luxationen im Akromioklavikulargelenk

Quelle: Schünke M, Schulte E, Schumacher U. PROMETHEUS LernAtlas der Anatomie. Allgemeine Anatomie und Bewegungssystem. Illustrationen von Voll M u. Wesker K. 6. Aufl. Stuttgart: Thieme; 2022

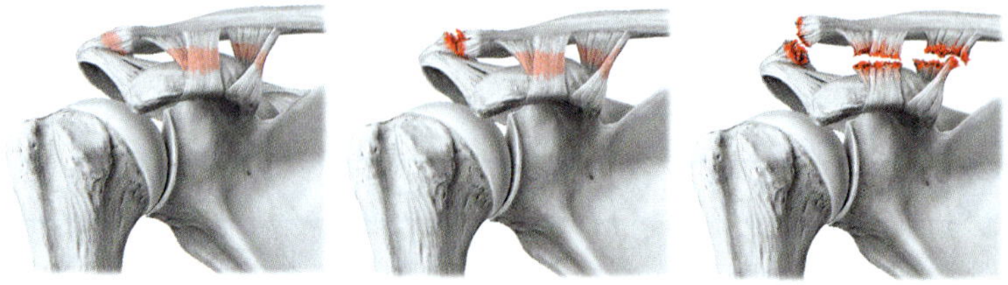

Muskeln des Schultergürtels

Die Scapula ist über Muskeln (Abb. **15.9**) beweglich am Rumpf befestigt. Dabei bilden Antagonisten, die an gegenüberliegenden Seiten der Scapula ansetzen, funktionelle **Muskelschlingen** (Abb. **15.10**). Diese **verschieben** und **rotieren** die **Scapula** am Rumpf (Tab. **15.1**).

Muskeln des Schultergürtels

Die bewegliche Befestigung der Scapula mit der Pfanne des Schultergelenks am Rumpf erfolgt über Muskeln (Abb. **15.9**), die vom Schulterblatt nach allen Richtungen zum Rumpf ziehen und dabei folgende **funktionelle Muskelschlingen** ausbilden:

- Die **antagonistisch** wirkenden **M. serratus anterior** (v. a. sein kaudales Drittel) und **Mm. rhomboidei** bilden eine **schräg** von dorsal/kranial nach ventral/kaudal verlaufende **Muskelschlinge**, welche von den Dornfortsätzen der Wirbelsäule zu den ventralen Rippenabschnitten zieht und die Scapula am Rumpf fixiert (Abb. **15.10a**). Dabei fungiert die Margo medialis scapulae, an dem diese ansetzen, als „knöcherne Zwischensehne". Je nachdem, ob sich der ventrale (M. serratus ant.) oder dorsale (Mm. rhomboidei) Teil dieser Muskelschlinge kontrahiert, „fährt" die Scapula am Thorax nach ventral/kaudal oder dorsal/kranial.
- Eine **horizontale Schlinge** bilden Pars transversa des **M. trapezius** und das mittlere Drittel des **M. serratus anterior** (Abb. **15.10b**).
- **Vertikale Schlingen** bilden die Pars ascendens des **Trapezius** und ihr Antagonist, der **M. levator scapulae** (Abb. **15.10c**), sowie die Pars descendens des **Trapezius** und der **M. pectoralis minor** (Abb. **15.10d**).

Durch diese Schlingen erfolgen die Verschiebung und Rotation der Scapula am Rumpf (Tab. **15.1**).

15.9 Rumpf-Schultergürtel-Muskeln

Muskel		Ursprung	Ansatz	Innervation	Funktion
M. trapezius	▪ Pars descendens	Protuberantia occipitalis ext.; Procc. spinosi C2–6	Clavicula (laterales Drittel)	**N. accessorius**, Plexus cervicalis C2–C4	Pars descendens und ascendens rotieren Scapula mit Angulus lat. nach kranial* alle 3 Teile ziehen Scapula nach medial
	▪ Pars transversa	Procc. spinosi C7–Th3	Clavicula (laterales Ende), Acromion		
	▪ Pars ascendens	Procc. spinosi Th4–12	Spina scapulae		
M. levator scapulae		Procc. transversi (Tubercula posterioria) C1–4	Angulus superior scapulae	**N. dorsalis scapulae** (C4, C5)	zieht Scapula nach kranial rotiert Angulus lat. nach kaudal Lateralflexion derr HWS
M. rhomboideus minor		Procc. spinosi C6–7	Margo medialis scapulae		ziehen Scapula nach medial/kranial M. rhomb. major (kaudaler Teil) rotiert Angulus lat. nach kaudal
M. rhomboideus major		Procc. spinosi Th1–4			
M. serratus anterior		1.–9. Rippe	Margo medialis scapulae	**N. thoracicus longus** (C5–7)	zieht Scapula nach lateral/ventral rotiert Angulus lat. nach kranial* Inspiration**
M. pectoralis minor		3.–5. Rippe (lateral des Knorpels)	Procc. coracoideus	**Nn. pectorales med. u. lat.** (C5–Th1)	zieht Scapula nach kaudal rotiert Angulus lat. nach kaudal Inspiration
M. subclavius		1. Rippe (Knorpel)	Clavicula (Unterseite lateral)	**N. subclavius** (C5, C6)	drückt Clavicula ins Sternoklavikulargelenk

* *Rotation des Angulus lateralis scapulae nach kranial ist für die Elevation des Armes unerlässlich.*
** *V. a. die von den kaudalen Rippen aufwärts ziehenden kaudalen Ursprungszacken inspirieren, die kranialen sind inspiratorisch nicht wirksam.*

Vergleiche auch Elevation des Armes (S. 435).

15.1 Bewegungen der Scapula mit den jeweils beteiligten Muskeln

Bewegung der Scapula/Cavitas glenoidalis	Beteiligte Muskeln
Verlagerung der **Scapula nach ventral** → Bsp.: Rechte Hand in die linke Axilla	M. serratus ant.
Verschiebung der **Scapula nach dorsal** → Bsp.: „Schürzenbindegriff“	Mm. rhomboidei M. trapezius
Zug der **Scapula nach kranial** → Bsp.: Schulterzucken	M. trapezius, Pars descendens Mm. levator scapulae Mm. rhomboidei
Zug der **Scapula nach kaudal**	M. trapezius, Pars ascendens M. serratus ant., Pars inferior M. pectoralis minor
Rotation der **Cavitas glenoidalis nach kranial** bei der Elevation des Arms (d. h. Abduktion über 90°)	M. trapezius, Partes descendens und ascendens M. serratus anterior, Pars inferior
Rotation der **Cavitas glenoidalis nach kaudal** → relevant bei der Retroversion des Arms	M. pectoralis minor M. levator scapulae und M. rhomboideus major (kaudaler Teil)

15.1

15.10 Muskelschlingen für die Bewegung der Scapula am Rumpf

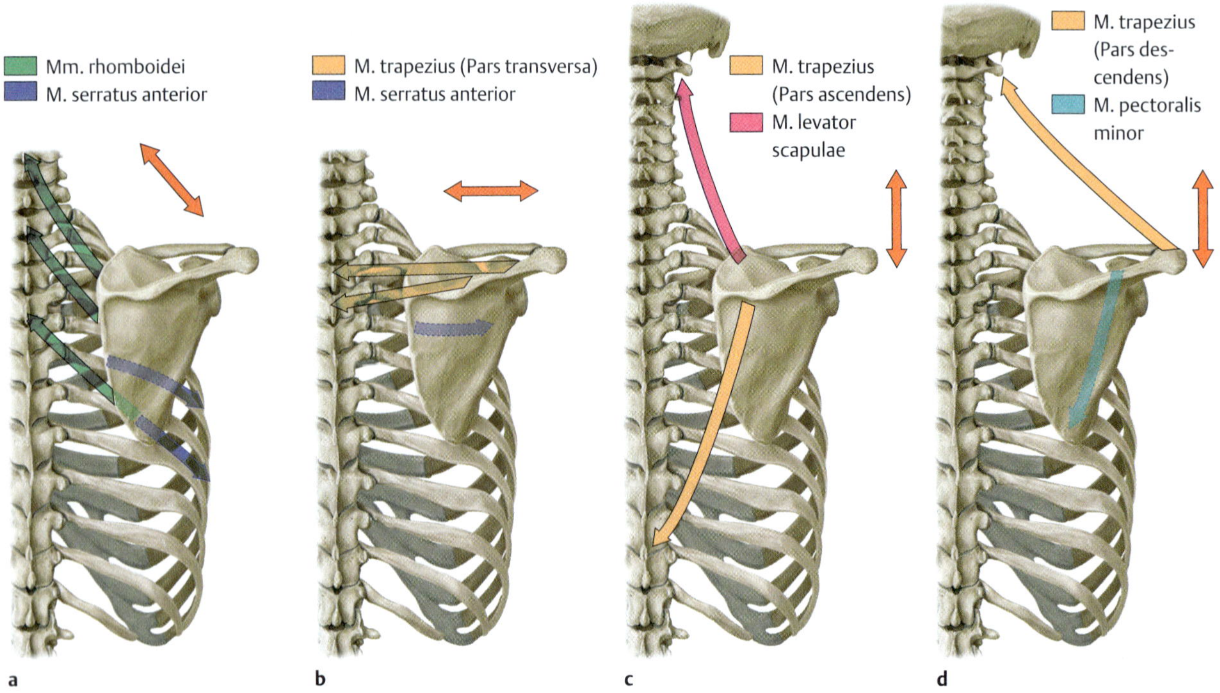

a Schräge Schlinge: Mm. rhomboidei und serratus anterior (Pars inferior).
b Horizontale Schlinge: M. serratus anterior (Pars superior) und Pars transversa musculi trapezii.
c Vertikale hintere Schlinge: M. levator scapulae und Pars ascendens musculi trapezii.
d Vertikale vordere Schlinge: M. pectoralis minor und Pars descendens musculi trapezii.

Quelle: Schünke M, Schulte E, Schumacher U. PROMETHEUS LernAtlas der Anatomie. Allgemeine Anatomie und Bewegungssystem. Illustrationen von Voll M u. Wesker K. 6. Aufl. Stuttgart: Thieme; 2022

▸ Klinik.

▸ Klinik. Eine Läsion des N. thoracicus longus, welcher den **M. serratus anterior** innerviert, führt zu ungenügender Fixation der Scapula am Rumpf, sodass die Margo medialis flügelartig absteht (**Scapula alata**).

15.11 Scapula alata
Quelle: Masuhr K, Neumann M, Hrsg. Duale Reihe Neurologie. 7. Aufl. Stuttgart: Thieme; 2013

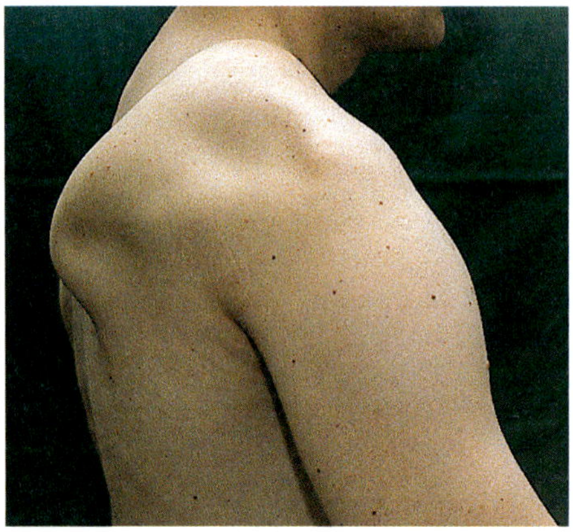

Die Mm. pectoralis minor und serratus ant. können **inspiratorisch** wirken.

Bei festgestelltem Schultergürtel (durch Aufstützen der Arme) wird die Scapula zum Punctum fixum (S. 227), sodass Pectoralis minor und die kaudalen Zacken des Serratus anterior die Rippen (als Punctum mobile) ventral anheben und dadurch **inspiratorisch** wirken.

15.12 Gelenkpfanne des Schultergelenks

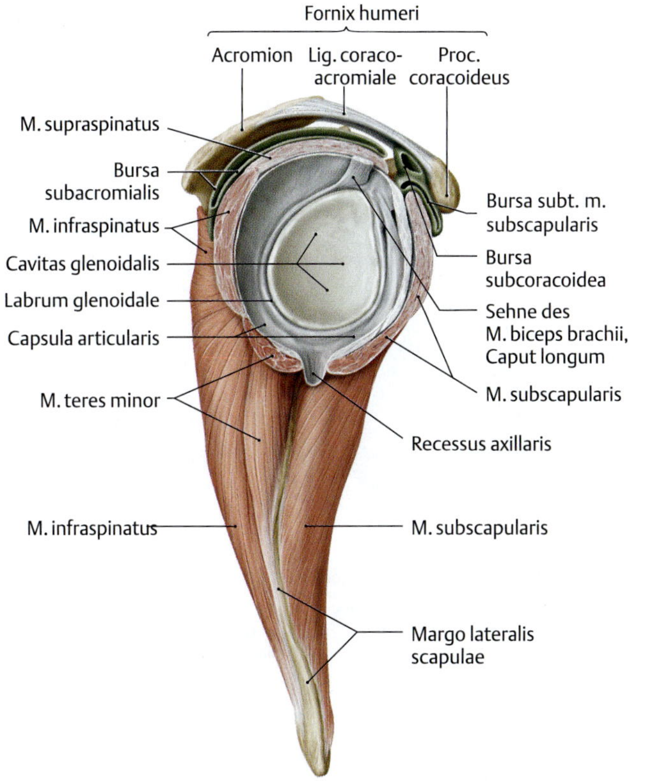

Ansicht von lateral auf die Cavitas glenoidalis des rechten Glenohumeralgelenks nach Durchtrennung der Ansatzsehnen der Rotatorenmanschette.

Quelle: Schünke M, Schulte E, Schumacher U. PROMETHEUS LernAtlas der Anatomie. Allgemeine Anatomie und Bewegungssystem. Illustrationen von Voll M u. Wesker K. 6. Aufl. Stuttgart: Thieme; 2022

15.2.3 Schultergelenk (Articulatio glenohumeralis/humeri)

Gelenktyp und Gelenkkörper

Gelenktyp: Es handelt sich um ein typisches **Kugelgelenk** mit **drei Freiheitsgraden**.

Gelenkpfanne: Sie wird durch die **Cavitas glenoidalis** der Scapula gebildet, die vom relativ massiv ausgebildeten Angulus lateralis scapulae in Neutral-Null-Stellung nach ventral/lateral gerichtet ist. Die Pfanne ist birnenförmig, wobei der dicke Teil kaudal liegt. Die überknorpelte Fläche der Pfanne macht nur ⅓ bis ¼ der Gelenkfläche des Caput humeri aus. Daher ist die Cavitas glenoidalis, obwohl sie zum Gelenkkopf weitgehend kongruent ist, von geringer Tiefe.
An ihrem kranialen bzw. kaudalen Ende befinden sich das **Tuberculum supra-** bzw. **infraglenoidale** als Muskelursprungshöcker.
Eine faserknorpelige Gelenklippe, das **Labrum glenoidale**, vertieft etwas die flache Pfanne und vergrößert die Kontaktfläche zwischen Humeruskopf und Cavitas glenoidalis (Abb. **15.12**).

Gelenkkopf: Er wird vom **Caput humeri** gebildet (s. u.).

Oberarmknochen (Humerus)

Von proximal nach distal gliedert sich der Oberarmknochen in folgende Abschnitte (Abb. **15.13**):

- **Caput humeri:** Es hat eine Gelenkfläche, die eine fast perfekte Halbkugel mit einem Radius von ca. 2,5 cm bildet. Analog zum CCD-Winkel des Femurs (S. 340) bildet die Achse des Humeruskopfs mit dem **Humerusschaft** (**Corpus**) einen Winkel von 135°. Gegenüber der Achse durch die Epikondylen, d. h. der Flexions-Extensions-Achse des Ellenbogengelenks (S. 453), ist der Humeruskopf um 14–20° nach hinten gedreht (**Retrotorsion**, Abb. **15.13d**).

15.12

15.2.3 Schultergelenk (Articulatio glenohumeralis/humeri)
Gelenktyp und Gelenkkörper

Gelenktyp: Kugelgelenk.

Gelenkpfanne: Sie wird von der zum Humeruskopf kongruenten **Cavitas glenoidalis** der Scapula gebildet. Die Gelenkfläche ist seicht und beträgt nur ⅓ bis ¼ derjenigen des Caput humeri. Kranial und kaudal der Pfanne befinden sich **Tuberculum supra-** und **infraglenoidale**.

Ein faserknorpeliges **Labrum glenoidale** vertieft die Pfanne (Abb. **15.12**).

Gelenkkopf: Caput humeri (s. u.).

Oberarmknochen (Humerus)

Er umfasst von proximal nach distal folgende Abschnitte (Abb. **15.13**):

- Das halbkugelige **Caput humeri** bildet mit der Achse des **Schafts** (**Corpus**) einen Winkel von 135°.

15.13 Humerus

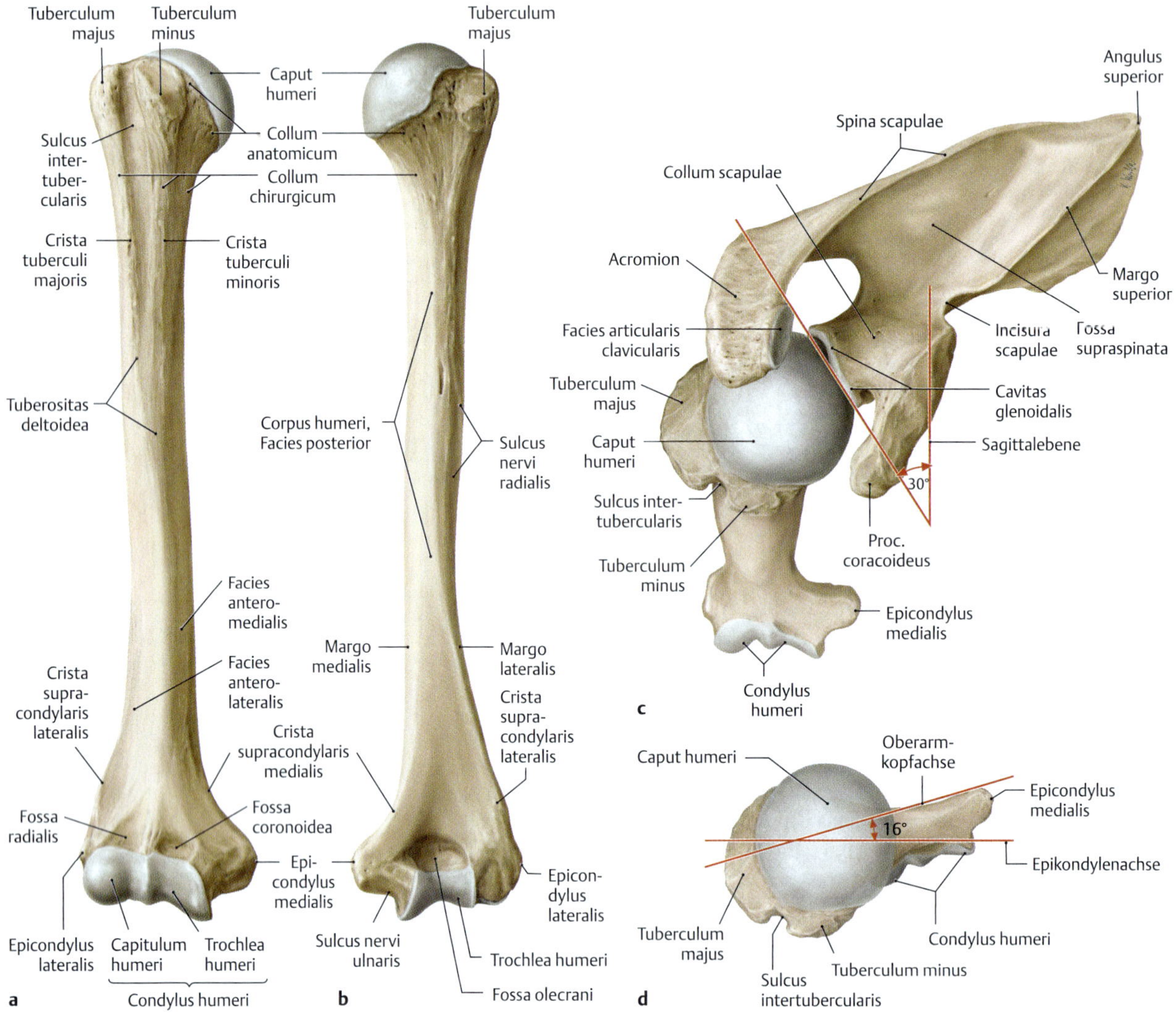

Rechter Oberarmknochen.
a Ansicht von ventral.
b Ansicht von dorsal.
c Ansicht von kranial-ventral mit der Scapula. Sichtbar ist die Überdachung des Humeruskopfs durch das Acromion. Auffallend ist ferner das Größen(miss-)verhältnis zwischen Humeruskopf und Cavitas glenoidalis der Scapula.
d Ansicht von kranial. Die Achse durch Humeruskopf und -hals bildet mit der Achse durch die Epikondylen den Humerustorsionswinkel.

Quelle: Schünke M, Schulte E, Schumacher U. PROMETHEUS LernAtlas der Anatomie. Allgemeine Anatomie und Bewegungssystem. Illustrationen von Voll M u. Wesker K. 6. Aufl. Stuttgart: Thieme; 2022

- Das **Collum anatomicum humeri** trennt das Caput vom Schaft und den **Tubercula majus** und **minus** mit dem **Sulcus intertubercularis** dazwischen. Unmittelbar distal davon befindet sich das **Collum chirurgicum**. Von den Tubercula erstrecken sich die **Cristae tuberculi majoris** bzw. **minoris** auf das Corpus.
- Am **Corpus humeri** befinden sich lateral die **Tuberositas deltoidea** sowie der **Sulcus nervi radialis**.
- Der **distale Humerus** endet medial in der Trochlea und lateral im Capitulum humeri sowie einem medialen und lateralen Epicondylus.

- **Collum humeri:** Nach lateral/kaudal folgt auf das Caput eine wenige mm breite Einziehung, das **Collum anatomicum**. Dieses grenzt den Kopf gegen das Corpus und zwei Apophysen ab. An dem nach lateral gerichteten **Tuberculum majus** und dem nach ventral gerichteten **Tuberculum minus humeri** setzen die Muskeln der „Rotatorenmanschette" (S. 447) an. Zwischen diesen befindet sich der **Sulcus intertubercularis**, in dem die Sehne des Caput longum des M. biceps brachii verläuft. Beide Tubercula entsenden nach distal auf das Corpus humeri jeweils eine **Crista tuberculi majoris** bzw. **minoris**. Zwischen Humeruskopf und proximalem Corpus (Metaphyse) liegt – distal der Tubercula majus und minus – eine Prädilektionsstelle für Frakturen, die daher als **Collum chirurgicum** bezeichnet wird.
- **Corpus humeri:** Am Humerusschaft befindet sich lateral das Ansatzfeld des M. deltoideus, die **Tuberositas deltoidea**. Dorsal davon verläuft der **Sulcus nervi radialis** nach distal.
- **Distaler Humerus:** Die distale Humerusepiphyse bildet medial die **Trochlea humeri** und lateral das **Capitulum humeri** als proximale Gelenkkörper des Ellenbogenge-

lenks (S. 448) aus. Kranial davon liegen als Apophysen **Epicondylus medialis** und **lateralis humeri**.

Gelenkkapsel und Bandapparat

Gelenkkapsel: Gemeinsam mit der kleinen und seichten Gelenkpfanne ermöglicht die ungewöhnlich **weite** und **schlaffe** Gelenkkapsel die großen Bewegungsausschläge des Humerus gegenüber der Scapula im Schultergelenk.

Gelenkkapsel und Bandapparat

Gelenkkapsel: Zusammen mit der kleinen, seichten Pfanne ermöglicht die **weite**, **schlaffe** Kapsel die große Beweglichkeit im Schultergelenk.

▸ Merke. Das Schultergelenk ist das **luxationsanfälligste** Gelenk des Körpers, an dem sich mehr als 50 % aller Luxationen manifestieren. Fehlende knöcherne Führung und relativ schwache Bänder sind hierfür verantwortlich.

▸ Merke.

Der kaudale Teil der Kapsel, der bei Abduktion bzw. Elevation entfaltet und angespannt wird, bildet bei herabhängendem Arm (Neutral-Null-Stellung) eine Aussackung, den **Recessus axillaris** (Abb. **15.14**).

Bei herabhängendem Arm bildet die Kapsel kaudal den **Recessus axillaris** (Abb. **15.14**).

▸ Klinik. Wird das **Schultergelenk** länger, z. B. mehrere Wochen in Neutral-Null-Stellung **immobilisiert**, so ist meist eine schwere Einsteifung durch Verklebung der einander berührenden Synovialmembranen (S. 222) des Recessus axillaris die Folge. Sämtliche Operationsverfahren (z. B. Frakturversorgung) haben daher eine sehr frühe übungsstabile Situation zum Ziel.

▸ Klinik.

Die **Kapsel** ist am Humerus an der Knorpel-Knochen-Grenze und an der Scapula unmittelbar an der Außenseite des Labrum glenoidale **angeheftet** (Abb. **15.15**). Lediglich das Tuberculum supraglenoidale (mit der Bizepssehne, s. u.) ist noch in die Gelenkhöhle einbezogen. Ventral/kranial besteht zwischen den Ligg. glenohumeralia superius und medium (s. u.) regelmäßig eine relativ große Öffnung zur **kommunizierenden Bursa subtendinea musculi subscapularis**, die ihrerseits meist Verbindung mit der unter dem Proc. coracoideus gelegenen **Bursa musculi coracobrachialis** (**subcoracoidea**) hat.

Die meist an der Knorpel-Knochen-Grenze angeheftete Kapsel (Abb. **15.15**) hat ventral regelmäßig eine Öffnung zur **Bursa subtendinea m. subscapularis**.

15.14 Schultergelenk und umgebende Strukturen

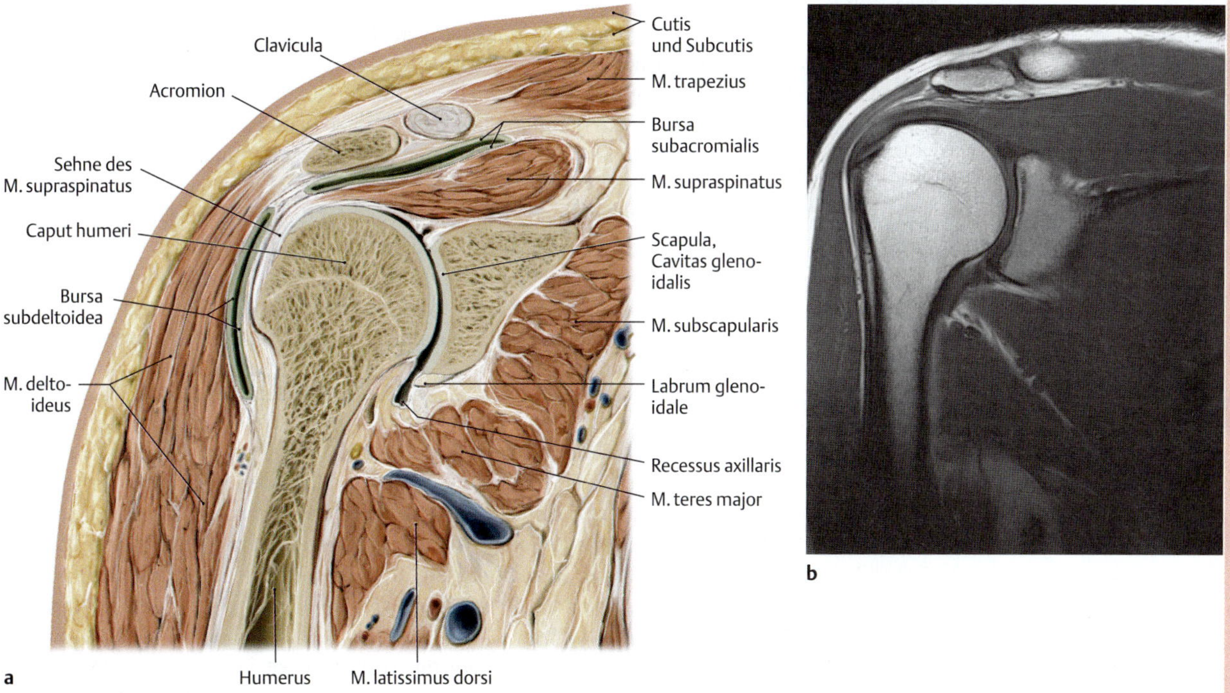

Neben dem rechten Glenohumeralgelenk sind im Frontalschnitt die Bursae subacromialis und subdeltoidea dargestellt, die das „subakromiale Nebengelenk“ (S. 443) bilden. Man beachte die Passage des distalen Abschnitts des M. supraspinatus durch die „Schulterenge“ zwischen Acromion und Caput humeri.

Quelle a): Schünke M, Schulte E, Schumacher U. PROMETHEUS LernAtlas der Anatomie. Allgemeine Anatomie und Bewegungssystem. Illustrationen von Voll M u. Wesker K. 6. Aufl. Stuttgart: Thieme; 2022;
Quelle b): Möller TB, Reif E. Taschenatlas der Schnittbildanatomie, Band III. Thieme: 2. Aufl. Stuttgart; 2019

15.15

15.15 Kapsel-Band-Apparat der Schulter

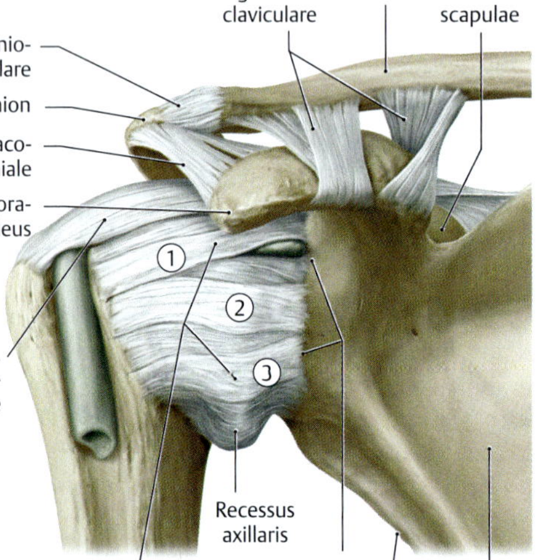

Rechte Schulter in der Ansicht von ventral.

Quelle: Schünke M, Schulte E, Schumacher U. PROMETHEUS LernAtlas der Anatomie. Allgemeine Anatomie und Bewegungssystem. Illustrationen von Voll M u. Wesker K. 6. Aufl. Stuttgart: Thieme; 2022

Bänder: Ventral und kranial ist die dünne Kapsel durch **Bänder** verstärkt (Abb. **15.15**):

- ventral die **Ligg. glenohumeralia superius, medium** und **inferius**,
- kranial das **Lig. coracohumerale**.

Bänder: Eine Verstärkung der dünnen Gelenkkapsel durch abgrenzbare **Bänder** erfolgt überwiegend kranial und ventral (Abb. **15.15**):

- Die **Ligg. glenohumeralia superius, medium** und **inferius** (anteriorer Teil) beschreiben auf der Ventralseite eine Z-förmige Figur. Sie werden bei Außenrotation angespannt. Das **Lig. glenohumerale inferius** besteht aus einem **anterioren** und einem **posterioren Teil** („posterior inferior glenohumeral ligament", PIGHL) mit dem dünnwandigen Recessus axillaris dazwischen; bei Abduktion wird es gespannt und umfasst und „führt" kaudal den Humeruskopf.
- Das **Lig. coracohumerale** strahlt von der Basis und der Unterseite des Proc. coracoideus in die **kraniale** Gelenkkapsel ein. Es **hemmt** v. a. die **Außenrotation** bei adduziertem Arm.

Das **Lig. coracoacromiale** bildet mit Acromion und Proc. coracoideus ein „Dach" als Luxationsschutz über dem Gelenk (**Fornix humeri**).

Obwohl es keine direkte Beziehung zur Kapsel hat, bildet das **Lig. coracoacromiale** gemeinsam mit dem Acromion und dem Proc. coracoideus als „Dach des Schultergelenks" (**Fornix humeri**) einen wirksamen Schutz gegen kraniale Luxationen des Humeruskopfs.

Die **Sehne** des **Caput longum m. bicipitis brachii** verläuft intrakapsulär oder -artikulär über den Humeruskopf zum Tuberculum supraglenoidale.

Gleichfalls gegen Luxationen nach kranial sichert die **Sehne** des **Caput longum musculi bicipitis brachii**. Sie verläuft vom Sulcus intertubercularis oben über den gesamten Humeruskopf zum Tuberculum supraglenoidale am Oberrand der Gelenkpfanne. Dabei verläuft die Sehne entweder zwischen Membrana synovialis und fibrosa der Kapsel oder frei in der Gelenkhöhle mit einer sehnenscheidenartigen Umhüllung der Membrana synovialis.

▸ Klinik.

▸ Klinik. Am häufigsten luxiert der Humeruskopf nach vorne unten. Zu einer **traumatischen Schulterluxation** kann es z. B. durch Hebelwirkung des gesamten Arms bei gleichzeitiger Außenrotation und Abduktion kommen. Dabei tritt der Humeruskopf nach kaudal/ventral aus der Pfanne. Meist reißt hierbei das Labrum glenoidale zusammen mit dem anterioren Teil des Lig. glenohumerale inferius vom Rand der Cavitas glenoidalis ab („Bankart-Läsion"). Dies begünstigt die Entwicklung einer **habituellen Schulterluxation** als Spätfolge, welche eine operative Behandlung erfordert.

Sehr selten tritt der Humeruskopf durch eine Lücke im Muskelmantel zwischen M. supraspinatus und M. subscapularis („Rotatorenintervall") nach vorne oben, vgl. Rotatorenmanschette (S. 447). An dieser Stelle weist auch die Kapsel durch die Kommunikation mit der Bursa subtendinea musculi subscapularis eine Lücke auf.

15.16 „Subakromiales Nebengelenk“ der Schulter

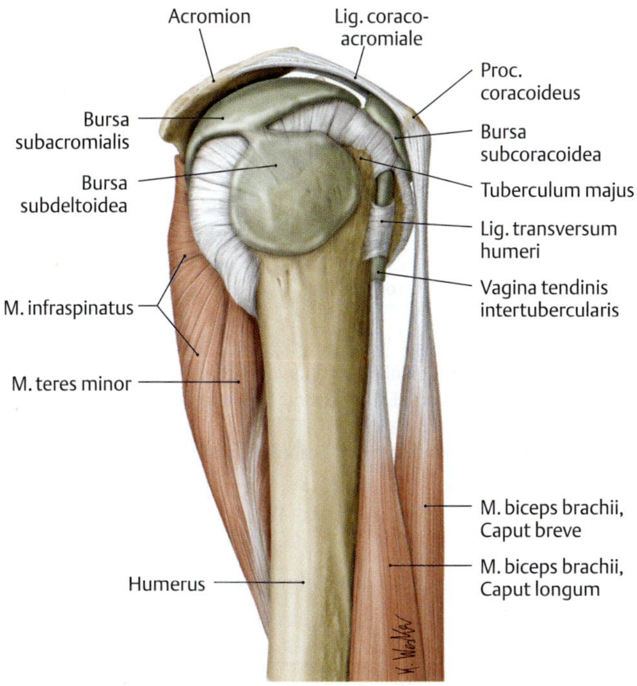

Bursa subacromialis und Bursa subdeltoidea („subakromiales Nebengelenk“) einer rechten Schulter in der Ansicht von lateral.

Quelle: Schünke M, Schulte E, Schumacher U. PROMETHEUS LernAtlas der Anatomie. Allgemeine Anatomie und Bewegungssystem. Illustrationen von Voll M u. Wesker K. 6. Aufl. Stuttgart: Thieme; 2022

Zur Reibungsminderung bei Bewegungen im Schultergelenk befindet sich zwischen Gelenkkapsel und proximaler Humerusepiphyse einerseits und Acromion mit Lig. coracoacromiale („Dach des Schultergelenks“) andererseits die **Bursa subacromialis**. Sie kommuniziert häufig mit der lateral/distal anschließenden, großflächigen **Bursa subdeltoidea**, die zwischen M. deltoideus und Humerusepiphyse liegt. Zusammen werden sie auch als **„subakromiales Nebengelenk“** bezeichnet (Abb. **15.16**).

Die **Bursa subacromialis** (Abb. **15.16**) mindert die Reibung zwischen Gelenkkapsel und proximaler Humerusepiphyse einerseits und Acromion und Lig. coracoacromiale andererseits.

► Klinik. Akute oder chronische **Entzündungen** der **Bursae subacromialis** und **subdeltoidea** (**Bursitis**) führen meist zu Schmerzen bei Bewegungen der Schulter, später auch in Ruhe und nachts. Zur Behandlung kann bei chronischem Verlauf der betroffene Schleimbeutel operativ (arthroskopisch) entfernt werden (**Bursektomie**).

► Klinik.

Mechanik des Schultergelenks

Das Schultergelenk ist ein **Kugelgelenk**, in dem Bewegungen um **drei Hauptachsen** möglich sind (Abb. **15.17**):

- um eine **Transversalachse**: **Ante-** und **Retroversion** (Vor- und Zurückführen des Arms), auch als **Flexion** und **Extension** bezeichnet;
- um eine **Sagittalachse**: **Abduktion** und **Adduktion**;
- um die **Längsachse des Humerus** (d. h. in Neutral-Null-Position eine **Vertikalachse**): **Außen-** und **Innenrotation**.

Zum an sich schon **großen Bewegungsspielraum** des Arms im **Glenohumeralgelenk** addiert sich die **Beweglichkeit** der **Gelenkpfanne** gegenüber dem Thorax, sodass der für den menschlichen „Greifarm“ typische ausgedehnte Verkehrsraum resultiert. In Tab. **15.2** sind daher die Bewegungsumfänge für das Schultergelenk allein und mit Einbeziehung der Bewegungen des Schultergürtels angegeben (s. auch Tab. **15.3**). Dabei wird die Scapula mit der Gelenkpfanne nicht etwa erst bewegt, wenn der Bewegungsspielraum des Glenohumeralgelenks ausgereizt ist, sondern bereits deutlich eher (**„humeroskapularer Rhythmus“**). Es wird stets versucht, die flache Pfanne in eine optimale Position zum Humeruskopf zu bringen.

Ohne direkt an den Bewegungen im Schultergelenk beteiligt zu sein, beeinträchtigt das **Lig. coracoacromiale** (s. o.) die Bewegungsmöglichkeiten. Da die proximale Humerusepiphyse relativ viel Raum einnimmt, ist der Raum („Subakromialraum“) unter dem als „Dach“ fungierenden Band beengt. Es ist daher nicht möglich, aus der

Mechanik des Schultergelenks

Das Schultergelenk ist ein **Kugelgelenk**, in dem Bewegungen um **drei Hauptachsen** möglich sind (Abb. **15.17**).

Der an sich **große Bewegungsspielraum** des Arms im Glenohumeralgelenk wird durch die Beweglichkeit der Gelenkpfanne gegenüber dem Thorax wesentlich erweitert (Tab. **15.2**).

15.17 **Beweglichkeit der Schulter**

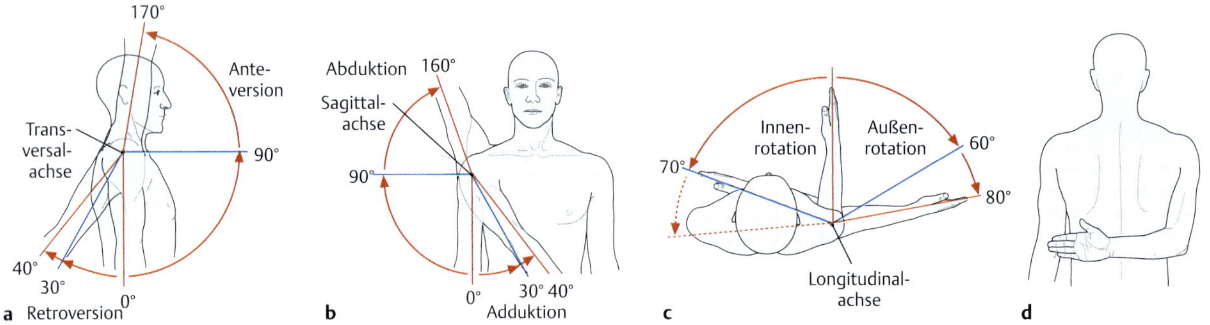

Die Bewegungen um die drei Hauptachsen sind von der Neutral-Null-Position des Schultergelenks ausgehend dargestellt. Die blauen Linien zeigen die isolierte Beweglichkeit des Glenohumeralgelenks, die roten die Beweglichkeit unter Einbeziehung des Schultergürtels. Je nach klinischer Fragestellung werden einzelne Bewegungen auch von anderen Gelenkstellungen aus geprüft.
Bei der Prüfung dieser Bewegungen muss mit einer Hand am Angulus inferior die Mitbewegungen der Scapula erfasst werden, um den Anteil des Schultergürtels an diesen Bewegungen dokumentieren zu können.
a Anteversion und Retroversion (bzw. Flexion/Extension).
b Abduktion (ab 90°-Elevation) und Adduktion.
c Außen- und Innenrotation mit rechtwinklig gebeugtem Unterarm als „Zeiger".
d Durch Bewegungen im Schultergürtel kann so weit innenrotiert werden, dass der Unterarm auf den Rücken gelangt („Schürzenbindegriff").

Quelle: Schünke M, Schulte E, Schumacher U. PROMETHEUS LernAtlas der Anatomie. Allgemeine Anatomie und Bewegungssystem. Illustrationen von Voll M u. Wesker K. 6. Aufl. Stuttgart: Thieme; 2022

Neutral-Null-Stellung heraus den Arm über 120° zu abduzieren, da das Tuberculum majus nicht unter dieses Band passt. Durch Außenrotation des Humerus gelangt das kleinere Tuberculum minus nach lateral und die weitere Abduktion (Elevation) wird möglich.

15.2

15.2 **Beweglichkeit der Schulter nach der Neutral-Null-Methode**

	Schultergelenk allein	Schultergelenk und Schultergürtel
Ante-/Retroversion	90/0/30°	170/0/40°
Adduktion/Abduktion	30/0/90°	40/0/160°
Innen-/Außenrotation	70/0/60°	100/0/80°

Muskulatur des Schultergelenks

Infolge **ungenügender Knochenführung** und **Bandsicherung** ist das Schultergelenk überwiegend **muskelgesichert** (Abb. **15.18**).

Mm. pectoralis major und latissimus dorsi: Sie ziehen als kräftige **Adduktoren** dorsal bzw. ventral vom Rumpf zum proximalen Humerus (Abb. **15.19**).

▶ Merke.

Muskulatur des Schultergelenks

Infolge der relativ kleinen und flachen Pfanne weist die Articulatio glenohumeralis nur eine **ungenügende Knochenführung** auf. Da auch die **Bandsicherung wenig ausgeprägt** ist, handelt es sich um ein überwiegend **muskelgesichertes** Gelenk (zusammenfassende Übersicht der Muskeln s. Abb. **15.18**).

Mm. pectoralis major und latissimus dorsi: Sie ziehen beide von Ursprüngen am Rumpfskelett zum proximalen Corpus humeri (Abb. **15.19**) und erbringen zusammen mit dem **M. teres major** und dem Caput longum des **Trizeps** ca. **80 %** der **Adduktionsleistung**.
Da die meisten ihrer Fasern schräg von kaudal kommen, senken sie wirksam den elevierten Arm und ziehen ihn zum Rumpf. Dementsprechend hypertrophieren sie bei **Schwimmern**.
Bei aufgestütztem Arm wirkt v. a. der kaudale Teil des M. pectoralis major, welcher von oben an die Rippenknorpel zieht, als **Atemhilfsmuskel** (S. 285). Der M. latissimus dorsi nutzt die Lamina superficialis der Fascia thoracolumbalis als Ursprungssehne von den Dornfortsätzen ThVII bis LV und der Crista iliaca (S. 320).

▶ Merke. Der M. pectoralis major bildet die **vordere Achselfalte**, der M. latissimus dorsi die **hintere** (S. 467).

15.18 Muskeln des Schultergelenks

Muskel		Ursprung	Ansatz	Innervation*	Funktion
Muskeln der Rotatorenmanschette					
M. teres minor		Scapula (Margo lateralis)	Tuberculum majus (humeri)	**N. axillaris** (C5, C6)	Adduktion, **Außenrotation**
M. infraspinatus		Fossa infraspinata	Tuberculum majus (humeri)	**N. suprascapularis** (C4–C6)	Adduktion, **Außenrotation**
M. supraspinatus		Fossa supraspinata	Tuberculum majus (humeri)	**N. suprascapularis** (C4–C6)	**Abduktion**, Flexion
M. subscapularis		Facies costalis (scapulae)	Tuberculum minus (humeri)	**Nn. subscapulares** (C5, C6)	**Innenrotation,** Adduktion, (Abduktion durch kranialen Anteil)
Weitere Muskeln vom Schultergürtel bzw. Rumpf zum Oberarm					
M. deltoideus	▪ Pars clavicularis	Clavicula (laterales Drittel)	Tuberositas deltoidea (Corpus humeri, lateral/proximal)	**N. axillaris** (C5, C6)	Anteversion, Innenrotation, Adduktion, (NN)
	▪ Pars acromialis	Acromion			**Abduktion**, Flexion
	▪ Pars spinalis	Spina scapulae			Retroversion, Außenrotation, Adduktion. (NN)
M. coracobrachialis		Proc. coracoideus	Corpus humeri (medial, mittl. Drittel)	**N. musculocutaneus** (C6, C7)	Adduktion, Innenrotation, Anteversion
M. pectoralis major	▪ Pars clavicularis	Clavicula (mediale Hälfte)	Crista tuberculi majoris (humeri)	**Nn. pectorales medialis** und **lateralis** (C5–Th1)	**Adduktion**, Innenrotation, **Anteversion**, Inspiration (kaudale Anteile)
	▪ Pars sternocostalis	Sternum, 1.–6. Rippe (Knorpel)			
	▪ Pars abdominalis	Rektusscheide (vorderes Blatt)			
M. latissimus dorsi		Ang. inf. scap.**; 10.–12. Rippe; Proc. spinosi ThVII–LV u. Crista iliaca (über Fascia thoracolumbalis)	Crista tuberculi minoris (humeri)	**N. thoracodorsalis** (C6–C8)	**Adduktion**, Innenrotation, **Retroversion**
M. teres major		Angulus inf. scapulae	Crista tuberculi minoris (humeri)	**Nn. subscapulares** oder **N. thoracodorsalis** (C5–C8)	**Adduktion**, Innenrotation, **Retroversion**
Muskeln vom Schultergürtel zum Unterarm					
M. biceps brachii* **	▪ Caput longum	Tuberculum supraglenoidale	Tuberositas radii	**N. musculocutaneus** (C6–C7)	Abduktion, Anteversion Adduktion (C. breve) Ellenbogengelenk: Flexion
	▪ Caput breve	Proc. coracoideus			
M. triceps brachii* **	▪ Caput longum	Tuberculum infraglenoidale	Olecranon (Ulna)	**N. radialis** (C6–C8)	Adduktion, Retroversion Ellenbogengelenk: Extension

* *Die Segmente beziehen sich auf die Innervation der Muskeln; häufig führt der Nerv Fasern aus mehr als den angegebenen Segmenten;*
** *nicht bei allen Individuen vorhanden;*
*** *zweigelenkige Muskeln, die hauptsächlich auf das Ellenbogengelenk wirken.*

Für M. latissimus dorsi vergleiche auch Fascia thoracolumbalis (S. 262), für Ellenbogengelenk siehe Abb. **15.28**.

15.19 M. latissimus dorsi und M. pectoralis major

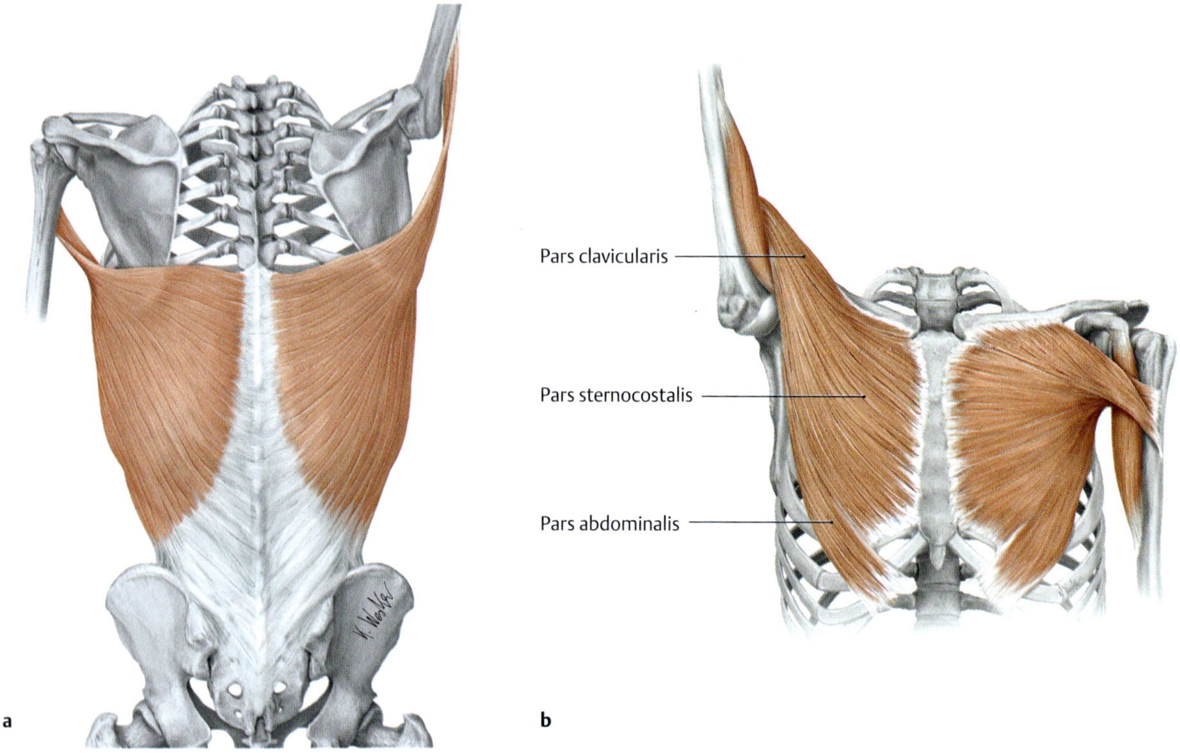

Linker Arm jeweils in Neutral-Null-Stellung, rechter Arm jeweils in Elevation.
a M. latissimus dorsi (Ansicht von dorsal)
b M. pectoralis major (Ansicht von ventral)

Quelle: Schünke M, Schulte E, Schumacher U. PROMETHEUS LernAtlas der Anatomie. Allgemeine Anatomie und Bewegungssystem. Illustrationen von Voll M u. Wesker K. 6. Aufl. Stuttgart: Thieme; 2022

M. deltoideus: Er umhüllt kranial, ventral und dorsal das Gelenk. Er ist der wirksamste **Abduktor** (Abb. **15.20**). Die **Pars acromialis** abduziert in jeder Stellung des Schultergelenks. Die **Partes spinalis** und **clavicularis** adduzieren in der NN-Position; ab 60° Abduktionsstellung abduzieren auch sie. Bezüglich Rotation und Ante- bzw. Retroversion wirkt die dorsale Pars spinalis **antagonistisch** zur ventralen Pars clavicularis (Abb. **15.20b**).

M. deltoideus: Von den ausschließlich auf das Schultergelenk wirkenden Muskeln ist der **M. deltoideus** der mächtigste (Abb. **15.20**). Der **komplex gefiederte** Muskel umhüllt kranial, ventral und dorsal das Gelenk und bildet über den Muskeln der Rotatorenmanschette (s. u.) eine zweite, **„äußere Manschette"**. Seine Ausprägung bestimmt wesentlich die **Schulterkontur**.

Sowohl aufgrund seiner Masse als auch des Hebelarms wegen ist der Deltoideus der wirksamste **Abduktor** (v.a die **Pars acromialis**, Abb. **15.20**), ohne den eine kraftvolle Abduktion nicht mehr möglich ist. Wie bei anderen großen Muskeln auch, z. B. M. gluteus maximus (S. 347), können **verschiedene Anteile** einander **antagonisieren**.

So rotiert die dorsale **Pars spinalis** nach außen und zieht den Humerus nach hinten, die ventrale **Pars clavicularis** rotiert nach innen und antevertiert. Ab ca. 60° Abduktion geraten die in Neutral-Null-Position adduzierenden Teile der Partes spinalis und clavicularis zunehmend über die Abduktions-Adduktions-Achse und werden so auch abduktorisch wirksam (Abb. **15.20b**).

► Klinik.

► Klinik. Der **M. deltoideus** wird vom **N. axillaris** (C 5, C 6) innerviert und gilt als **Kennmuskel** für das **Segment C 5**. Der N. axillaris liegt dorsal dem Collum chirurgicum des Humerus eng an und kann bei subkapitalen **Frakturen** und kaudalen **Luxationen** geschädigt werden.

Um eine **iatrogene** (d. h. durch ärztliche Maßnahmen verursachte) **Nervenläsion** auszuschließen, ist daher vor einer Reposition bzw. Operation die sensible Funktion des Nervs in seinem Versorgungsgebiet (S. 463) zu überprüfen.

15.20 M. deltoideus

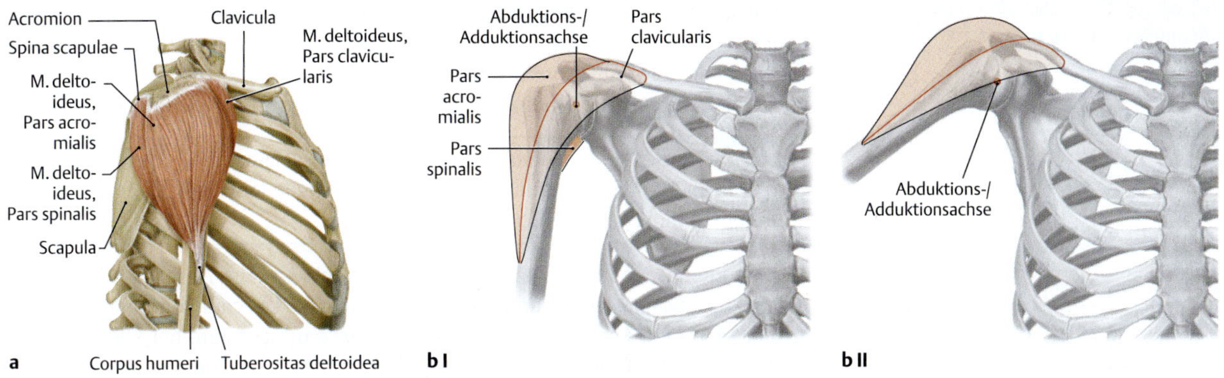

a Ansicht von lateral,
b schematisiert von ventral. In **b** ist die Änderung seiner Funktion bei der Abduktion dargestellt: Während in Neutral-Null-Position große Teile der Partes clavicularis und spinalis adduzierend wirken (**bI**), geraten mit fortschreitender Abduktion zunehmend größere Anteile des Muskels über die Adduktions-/Abduktionsachse, sodass sie folglich abduzieren (**bII**).

Quelle: Schünke M, Schulte E, Schumacher U. PROMETHEUS LernAtlas der Anatomie. Allgemeine Anatomie und Bewegungssystem. Illustrationen von Voll M u. Wesker K. 6. Aufl. Stuttgart: Thieme; 2022

Rotatorenmanschette: Folgende Muskeln werden als Rotatorenmanschette (Abb. **15.21**) zusammengefasst, die an allen Bewegungen im Schultergelenk beteiligt ist:
- **M. supraspinatus**,
- **M. infraspinatus**
- **M. teres minor** und
- **M. subscapularis**.

Die **Mm. infraspinatus** und **teres minor** dominieren die **Außen**-, der **M. subscapularis** die **Innenrotation**. Daneben gleichen sie mit ihren von kaudal kommenden Fasern den Zug des Deltoideus aus, der bei der Abduktion den Humeruskopf nach kranial zu verlagern droht. Die Rotatorenmanschette ist bei allen Bewegungen wesentlich an der **Zentrierung** des **Caput humeri** in der **Gelenkpfanne** beteiligt und somit ein wichtiger **Luxationsschutz**.
Ein Teil ihrer Muskelfasern setzt an der weiten Gelenkkapsel an und verhindert als **„Kapselspanner"**, dass diese zwischen den Gelenkkörpern eingeklemmt wird.

Rotatorenmanschette: Sie wird gebildet durch (Abb. **15.21**):
- **M. supraspinatus**,
- **M. infraspinatus,**
- **M. teres minor** und
- **M. subscapularis**.

In ihrer Gesamtheit ist sie an allen Bewegungen im Schultergelenk beteiligt und bildet einen wichtigen **Luxationsschutz**.

An der Gelenkkapsel ansetzende Fasern wirken als **„Kapselspanner"**.

15.21 Muskeln der Rotatorenmanschette

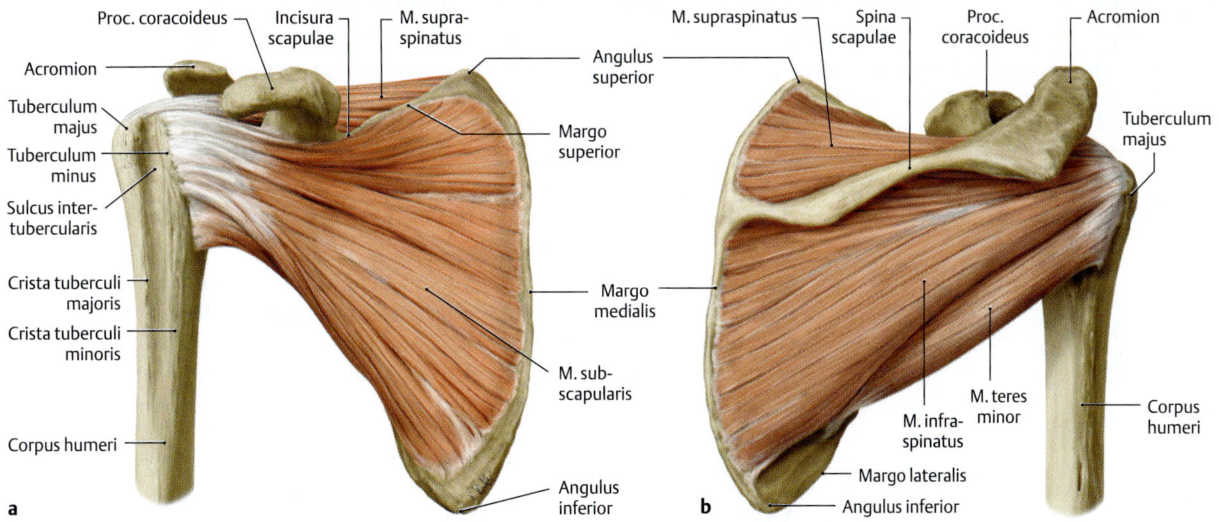

a Mm. supraspinatus, infraspinatus, teres minor und subscapularis in der Ansicht von ventral
b und dorsal; s. auch Abb. **15.12**.

Quelle: Schünke M, Schulte E, Schumacher U. PROMETHEUS LernAtlas der Anatomie. Allgemeine Anatomie und Bewegungssystem. Illustrationen von Voll M u. Wesker K. 6. Aufl. Stuttgart: Thieme; 2022

M. supraspinatus: Dieser v. a. für die Einleitung der **Abduktionsbewegung** zuständige Muskel zieht durch die **„Schulterenge"** unter dem Acromion bzw. Lig. coracoacromiale.

M. supraspinatus: Obwohl der M. supraspinatus zur Rotatorenmanschette zählt, ist seine Rotationsfunktion unbedeutend. Er wird als zweiter **Abduktor** stets mit den abduzierenden Teilen des Deltoideus aktiviert, kann diesen jedoch wegen seines kürzeren Hebelarms nicht vollwertig ersetzen. Seine Bedeutung liegt v. a. in der Initialisierung der Abduktionsbewegung, wogegen der größte Teil der Abduktion und das Halten des Arms in Abduktionsstellung vorrangig vom M. deltoideus abhängt.

▸ Klinik.

▸ Klinik. Typisch für eine **Ruptur** der **Supraspinatussehne** sind Probleme beim „Starten" der Abduktionsbewegung, bei gleichzeitig erhaltener Fähigkeit, den Arm in Abduktionsstellung gegen Druck von oben zu halten.

Die Sehne des M. supraspinatus muss auf ihrem Weg zum Ansatz am Tuberculum majus die **„Schulterenge"** unter dem Acromion bzw. Lig. coracoacromiale passieren (Abb. **15.12** und Abb. **15.14**). Besonders eng wird dieser Raum bei Abduktionswinkeln zwischen 60° und 120° durch Annäherung des Tuberculum majus an das „Gelenkdach" (s. o.).

▸ Klinik.

▸ Klinik. Verletzungs- oder überlastungsbedingte Schwellungen der **Supraspinatussehne** können in der „Schulterenge" zu Durchblutungsstörungen mit weiterer Schädigung führen. Typisch sind Schmerzen, welche bei Abduktionsstellungen zwischen 60° und 120° auftreten (sog. schmerzhafter Bogen = **„painful arc"** bei **Impingement-Syndrom**). Im Endstadium kann die geschädigte Supraspinatussehne rupturieren und der Muskel bindegewebig degenerieren. Therapeutisch kommt eine operative Erweiterung des subakromialen Raums infrage.

M. biceps brachii (Caput breve), M. triceps brachii (Caput longum) und M. coracobrachialis: halten den Humeruskopf gegen Zug in der Pfanne (S. 456).

M. biceps brachii (Caput breve), M. triceps brachii (Caput longum) und M. coracobrachialis: Sie sorgen mit ihrem fast parallelen Verlauf zum Humerus (S. 456) dafür, dass sie gemeinsam mit dem Deltoideus das Caput humeri gegen Zug am Arm (z. B. beim Koffertragen) in der Pfanne halten.

15.3 Die wichtigsten Schultergelenkmuskeln geordnet nach Bewegungen

Bewegung	Muskeln (Anteil am Gesamtdrehmoment aller an der Bewegung beteiligten Muskeln in %)
Anteversion	**M. deltoideus** (P. clavicularis, P. acromialis, 15–55 %), M. pectoralis major (5–30 %), M. supraspinatus (10–20 %)
Retroversion	**Mm. teres major und latissimus dorsi** (20–45 %), M. deltoideus (Pars spinalis, 15–30 %), M. triceps brachii (0–30 %)
Adduktion	**M. pectoralis major** (20–30 %), **Mm. teres major & latissimus dorsi** (15–40 %), M. triceps brachii (5–20 %), M. deltoideus (P. clavicularis, Pars spinalis, 0–20 %)
Abduktion	**M. deltoideus** (25–60 %), M. supraspinatus (15–30 %), M. infraspinatus (10–25 %)
Außenrotation	**Mm. infraspinatus & teres minor** (60–80 %), M. deltoideus (P. spinalis 10–30 %)
Innenrotation	**M. subscapularis** (40–65 %), M. pectoralis major (10–30 %), Mm. teres major & latissimus dorsi (10–25 %)

Es wurden nur die wichtigsten Muskeln mit einem Anteil > 20 % berücksichtigt. Bei den Prozentangaben handelt es sich um gerundete Ca.-Werte. Auf Grund der großen Beweglichkeit und seiner 3 Bewegungsachsen variieren beim Schultergelenk nicht nur der Anteil des Muskels, der an einer Bewegung mitwirkt, sondern auch seine effektive Kraftkomponente und sein Hebelarm in Abhängigkeit von der Stellung des Gelenks. Daher ist die Spanne angegeben, in welcher der (geschätzte) Anteil am Gesamtdrehmoment aller Synergisten einer bestimmten Bewegung liegt.

15.3 Ellenbogengelenk (Articulatio cubiti)

15.3 Ellenbogengelenk (Articulatio cubiti)

▸ Klinik.

▸ Klinik. Am Ellenbogengelenk, insbesondere an den **Epikondylen des Humerus**, manifestieren sich sehr häufig sog. **Insertionstendopathien** wie der „Tennisellenbogen" (S. 487). Dabei handelt es sich um schmerzhafte Überlastungssyndrome der Sehnenansätze. Daneben sind wegen der Bündelung von Leitungsbahnen in der Nähe der Oberfläche bzw. von Knochen besonders **Nervenläsionen** eine häufige Komplikation von Frakturen und Luxationen.

15.3.1 Gelenktyp und Gelenkkörper

15.3.1 Gelenktyp und Gelenkkörper

Das Ellenbogengelenk ist ein **zusammengesetztes Gelenk**, in dem **Humerus**, **Radius** und **Ulna** in **3 Teilgelenken** miteinander artikulieren.

Beim Ellenbogengelenk handelt es sich um ein zusammengesetztes Gelenk (**Articulatio composita**), da mehr als zwei Skelettelemente miteinander artikulieren. Es sind dies die distale Epiphyse des **Humerus** (Oberarmknochen) und die proximalen Epiphysen von **Radius** (Speiche) und **Ulna** (Elle).

Teilgelenke

Es liegen **3 Teilgelenke** mit einer **gemeinsamen Gelenkhöhle** und **einer Gelenkkapsel** vor:

- **Articulatio humeroulnaris**, in der die proximale Ulna die Trochlea humeri ventral und dorsal zangenartig umfasst,
- **Articulatio humeroradialis**, in der das halbkugelige Capitulum humeri mit der Fovea articularis des Caput radii artikuliert, und die
- **Articulatio radioulnaris proximalis**, in der die Circumferentia articularis des Radiuskopfs in der Incisura radialis der Ulna rotiert.

Der Unterarm ist gegen den Oberarm im **Humeroulnar**- und **Humeroradialgelenk** um eine transversale Achse wie in einem **Scharniergelenk** beweglich, was durch die Form der Gelenkkörper des humeroulnaren Teilgelenks bedingt ist.

Das **Humeroradialgelenk** und das **proximale Radioulnargelenk** sind an der **Pronation** bzw. **Supination** von Unterarm und Hand beteiligt. Hierbei dreht sich der Radius um die Ulna in einem **Radgelenk**.

Teilgelenke

- **Articulatio humeroulnaris**,
- **Articulatio humeroradialis** und
- **Articulatio radioulnaris proximalis**.

Humeroulnar- und **Humeroradialgelenk** verbinden Unter- und Oberarm in einem funktionellen **Scharniergelenk**.
Im **Humeroradial-** und **proximalen Radioulnargelenk** dreht sich der Radius um die Ulna bei Pronation und Supination in einem **Radgelenk**.

Gelenkkörper

Distaler Humerus: Die verbreiterte **distale Humerusepiphyse** weist über den Gelenkkörpern den **Epicondylus lateralis** (**radialis**) **humeri** und den **Epicondylus medialis** (**ulnaris**) **humeri** als Apophysen auf. An ihnen entspringen die oberflächlichen Extensoren und Flexoren des Unterarms.

An der Dorsalseite des medialen Epikondylus, der weiter vorspringt als der laterale, befindet sich an der Grenze zur Trochlea humeri der **Sulcus nervi ulnaris** (Abb. **15.22**).

Gelenkkörper

Distaler Humerus: Über den Gelenkkörpern der distalen **Humerusepiphyse** sitzen **Epicondylus lateralis** (**radialis**) und **medialis** (**ulnaris**) als Muskelursprungshöcker. Hinter dem medialen Epikondylus liegt der **Sulcus nervi ulnaris** (Abb. **15.22**).

15.22 Ellenbogengelenk (Articulatio cubiti)

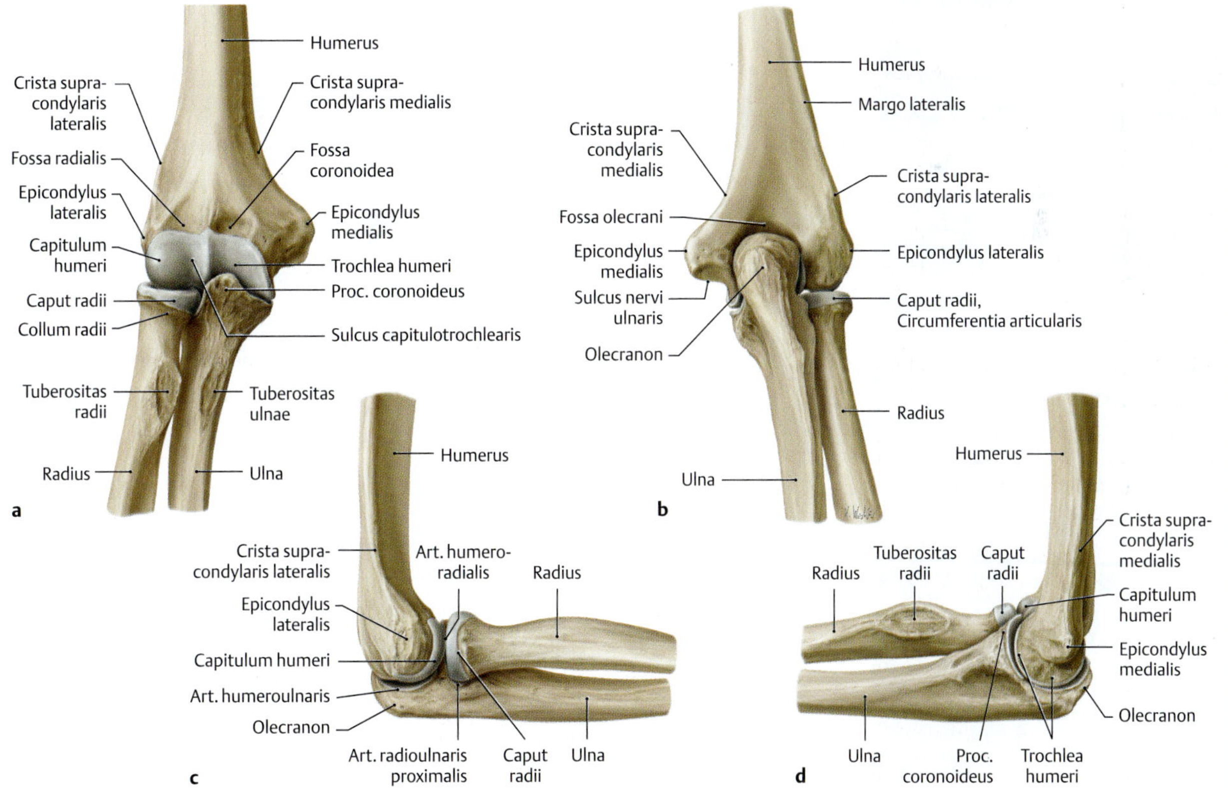

a Artikulierende Skelettelemente eines rechten Ellenbogengelenks in der Ansicht von ventral,
b dorsal,
c lateral
d und medial.

Quelle: Schünke M, Schulte E, Schumacher U. PROMETHEUS LernAtlas der Anatomie. Allgemeine Anatomie und Bewegungssystem. Illustrationen von Voll M u. Wesker K. 6. Aufl. Stuttgart: Thieme; 2022

Das distale Humerusende ist gegenüber dem proximalen um 14–20° nach außen **torquiert** (Abb. **15.13d**), sodass die **Flexions-Extensions-Achse** des Ellenbogengelenks in der Frontalebene liegt.

Die distale Hymerusepiphyse zeigt

- medial die **Trochlea humeri** mit einer Führungsnut für die Incisura trochlearis ulnae;
- lateral das halbkugelige **Capitulum humeri**.

Die Achse durch die Humerusepikondylen ist gegenüber der Achse von Caput und Collum humeri um 14–20° nach außen rotiert (**Humerustorsion**, Abb. **15.13d**). Daher befindet sich die **Flexions-Extensions-Achse** des Ellenbogengelenks trotz der schrägen Stellung der Scapula am Thorax (und damit des Caput humeri) annähernd in der Frontalebene. Bei gebeugtem Arm liegen die Hände kooperativ im Blickfeld der Augen vor dem Rumpf.

Der **Humerus** besitzt für die Artikulation mit dem Radius und der Ulna zwei **Gelenkkörper**, die von einer durchgehenden Knorpelfläche überzogen sind:

- medial (ulnar) die einer Nähgarnrolle ähnliche **Trochlea humeri** mit einer Führungsnut in der Mitte für die Incisura trochlearis ulnae und
- lateral (radial) das halbkugelige **Capitulum humeri**.

Unmittelbar über den Gelenkflächen sind im distalen Humerus Vertiefungen für die Aufnahme der proximalen Fortsätze von Radius und Ulna bei extremer Beuge- bzw. Streckstellung: ventral/lateral die **Fossa radialis**, ventral/medial die **Fossa coronoidea** und dorsal die **Fossa olecrani**.

Proximale Ulna: Sie umfasst die Trochlea humeri zangenartig (Abb. **15.22**):

- dorsal mit dem **Olecranon** und ventral mit dem **Proc. coronoideus**.
- Die dazwischen liegende **Incisura trochlearis** passt genau in die Führungsnut der Trochlea humeri.
- Lateral liegt die **Incisura radialis**.

Proximale Ulna: Die halbmondförmige **Incisura trochlearis** ist in die Nut der Trochlea humeri eingepasst, die sie wie eine Zange umfasst (Abb. **15.22**). Dorsal endet diese Zange in einem kräftigen Knochenfortsatz, dem **Olecranon**, ventral im kleineren **Proc. coronoideus**.

Lateral setzt sich die Gelenkfläche in die **Incisura radialis** fort, in der die Circumferentia articularis des Radius rotiert.

15.23 Ellenbogengelenk im Röntgenbild

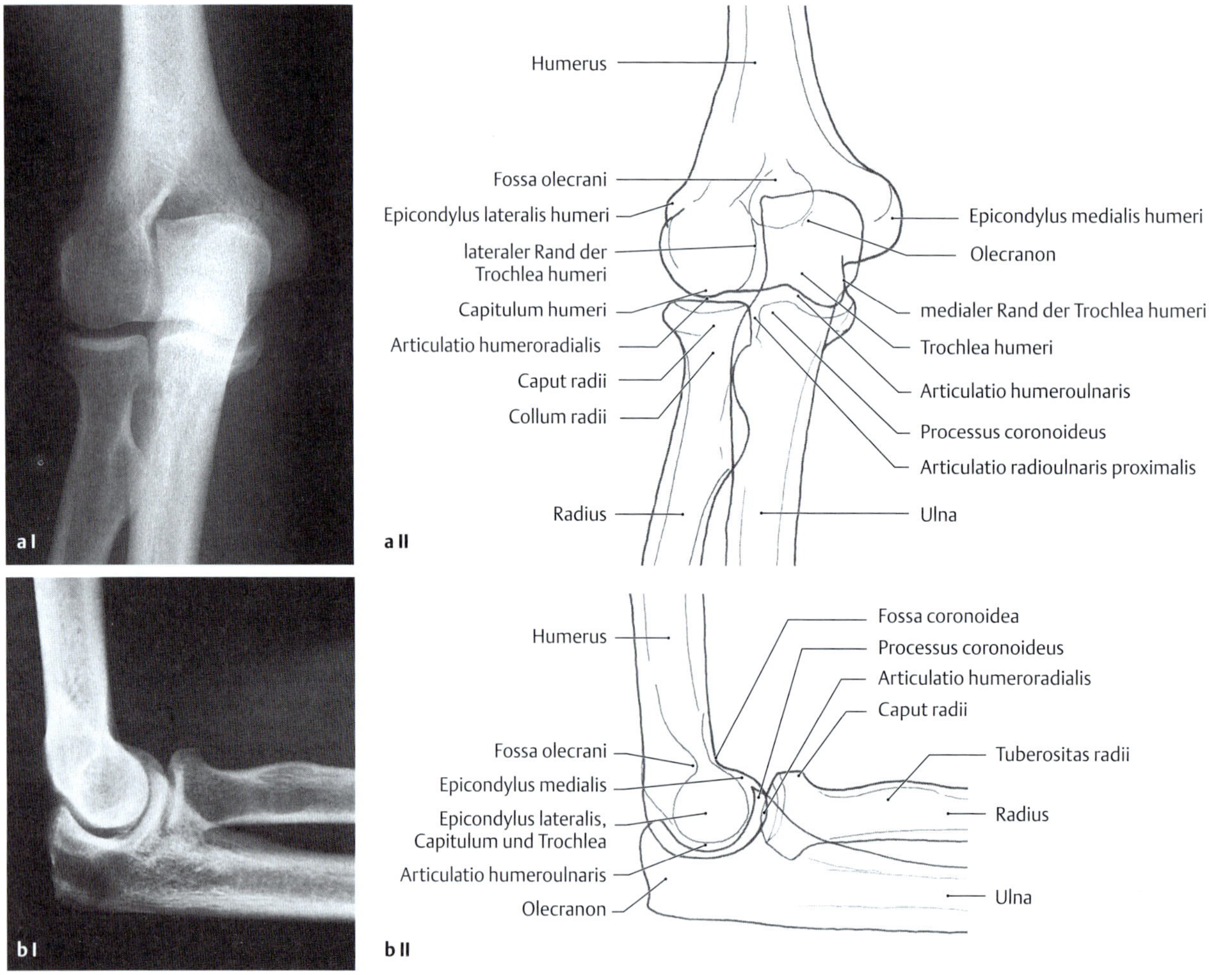

Aufnahme des rechten Ellenbogengelenks.

a Röntgenbild a.-p. (**aI**) mit erklärender Schemazeichnung (**aII**),

b Röntgenbild seitlich (**bI**) mit Schemazeichnung (**bII**).

Quelle: Möller T, Reif E, Hrsg. Taschenatlas der Röntgenanatomie. 7. Aufl. Stuttgart: Thieme; 2020

Proximal am Corpus ulnae befindet sich ventral die **Tuberositas ulnae**, als Ansatz des M. brachialis.

Proximaler Radius: Das proximale Radiusende (**Caput radii**, Abb. **15.22**) besitzt eine tellerförmige Gelenkpfanne (**Fovea articularis**) für das Capitulum humeri. Ihr Knorpelüberzug erstreckt sich auf die **Circumferentia articularis**, welche rund um den Radiuskopf verläuft.
Unmittelbar distal davon befindet sich mit dem **Collum radii** der dünnste Abschnitt des Knochens.
Am distal anschließenden **Corpus radii** befindet sich die **Tuberositas radii**, an der der M. biceps brachii ansetzt.

- Distal vom Proc. coronoideus liegt am Corpus ulnae die **Tuberositas ulnae** (Brachialisansatz).

Proximaler Radius: Er trägt
- die **Fovea articularis** als Pfanne für das Capitulum humeri sowie
- die **Circumferentia articularis** rund um den Radiuskopf.
- Auf das Caput folgt das dünne **Collum radii** und distal davon am **Corpus** die **Tuberositas radii** (Bizepsansatz).

▸ Klinik. Besonders bei Kindern treten beim Sturz auf den ausgestreckten Arm sog. „**Grünholzfrakturen**" des Collum radii auf. Hierbei bleibt der Periostschlauch intakt, sodass es nicht zu einer Trennung der Frakturenden kommt.

▸ Klinik.

15.3.2 Gelenkkapsel und Bandapparat

Gelenkkapsel: Die gemeinsame Kapsel der drei Teilgelenke lässt am **Humerus** die beiden Epikondylen frei (Abb. **15.24**). Sie umschließt ventral die Fossae radialis und coronoidea sowie dorsal die distale Hälfte der Fossa olecrani, sodass eine **geräumige** und **verzweigte Gelenkhöhle** vorliegt.
An der **Ulna** ist sie mit Ausnahme des Proc. coronoideus nahe der Knorpel-Knochen-Grenze der Incisura trochlearis angeheftet.
Vom **Radius** liegt das Collum noch bis ca. 1 cm distal des Lig. anulare (s. u.) innerhalb der Gelenkhöhle. Die Kapsel ist in diesem Bereich zum schlaffen, dünnwandigen **Recessus sacciformis** ausgeweitet, der die Rotationsbewegungen des Radius bei Pro- und Supination ermöglicht.

15.3.2 Gelenkkapsel und Bandapparat

Gelenkkapsel: Sie umschließt am **Humerus** die Fossae radialis und coronoidea sowie dorsal die distale Hälfte der Fossa olecrani. Die Epikondylen bleiben extrakapsulär (Abb. **15.24**).
An der **Ulna** ist die Kapsel nahe der Gelenkflächen angeheftet.
Am **Radius** ist das proximale Collum noch innerhalb der Kapsel, die hier zum **Recessus sacciformis** ausgeweitet ist.

▸ Klinik. Bei Entzündungen wölben **Gelenkergüsse** die Kapsel sichtbar dorsal der Kollateralbänder zu beiden Seiten des Olecranon vor. Die Punktion des Ergusses erfolgt am günstigsten von dorsolateral oder direkt von dorsal in Richtung der Fossa olecrani, wo man am weitesten von den Leitungsbahnen entfernt ist.

▸ Klinik.

Das Olecranon mit seinem schmerzempfindlichen Periostüberzug liegt unmittelbar unter der Haut, die hier kaum subkutanes Fett besitzt. Wie andere subkutan gelegene Knochenvorsprünge ist es durch eine Bursa, die **Bursa olecrani**, geschützt.

Das subkutan gelegene Olecranon wird durch die **Bursa olecrani** geschützt.

15.24 Kapsel-Band-Apparat des Ellenbogengelenks

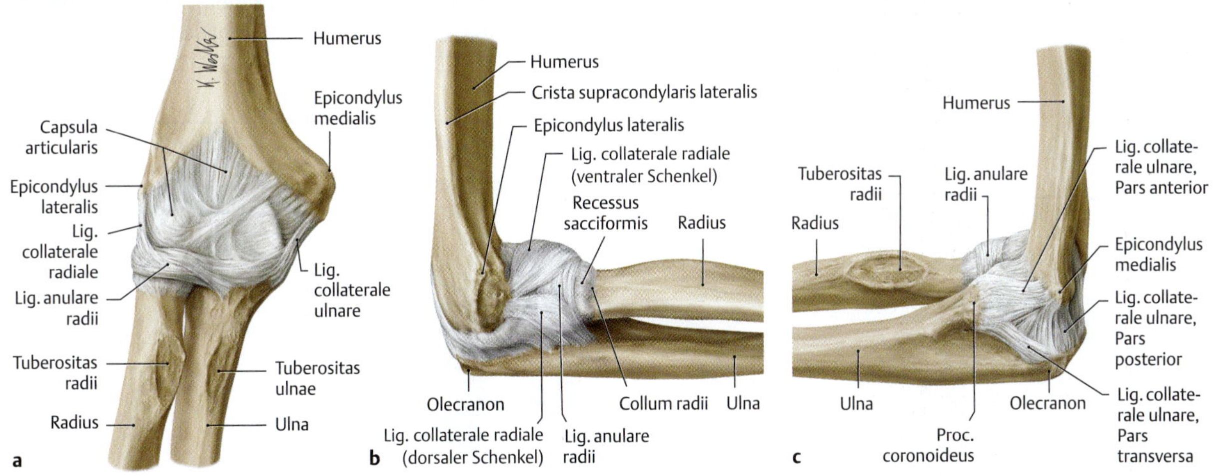

a Rechtes Ellenbogengelenk in Extensionstellung von ventral
b sowie in 90°-Flexionsstellung von lateral
c und medial.

Quelle: Schünke M, Schulte E, Schumacher U. PROMETHEUS LernAtlas der Anatomie. Allgemeine Anatomie und Bewegungssystem. Illustrationen von Voll M u. Wesker K. 6. Aufl. Stuttgart: Thieme; 2022

► Klinik.

► Klinik. Eine (meist abakterielle) Entzündung der Bursa olecrani mit Erguss ist eine häufige Folge mechanischer Reizung (**„Students elbow“**). Eine chronische **Bursitis olecrani** kann die chirurgische Entfernung der Bursa erforderlich machen.

15.25 Bursitis olecrani

Quelle: Henne-Bruns D, Hrsg. Duale Reihe Chirurgie. 4. Aufl. Stuttgart: Thieme; 2012

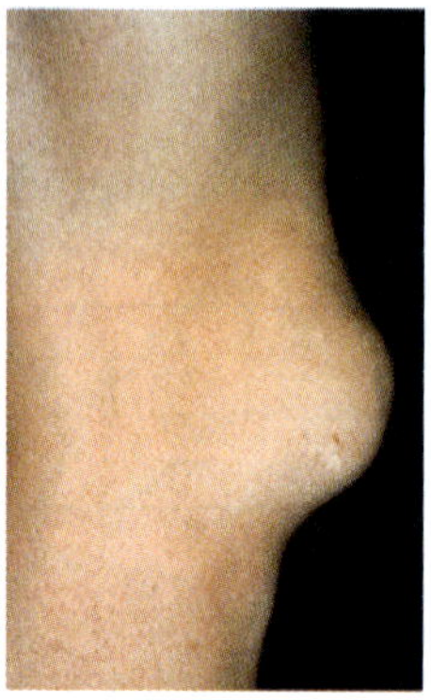

Bänder: Das Ellenbogengelenk besitzt **kapsuläre Kollateralbänder** (Abb. **15.24b**, Abb. **15.24c**):
- Das **Lig. collaterale ulnare** zieht vom Epicondylus medialis humeri zur proximalen Ulna und **verhindert die Valgisierung** des Unterarms.
- Das **Lig. collaterale radiale** strahlt vom Epicondylus lateralis humeri ins Lig. anulare radii ein und ist über dieses an der Ulna befestigt; es **verhindert die Varisierung** des Unterarms.

Das ringförmige **Lig. anulare radii** (Abb. **15.26**) umschlingt den Radiuskopf und ist am ventralen und dorsalen Rand der Incisura radialis der Ulna angeheftet. So fesselt es den proximalen Radius an die Ulna.

Bänder: Als Scharniergelenk verfügt das Ellenbogengelenk über **kapsuläre Kollateralbänder** (Abb. **15.24b**, Abb. **15.24c**):
- Das **Lig. collaterale ulnare** zieht fächerförmig vom Epicondylus medialis humeri zur Medialseite der Ulna zwischen Olecranon und der Basis des Proc. coronoideus. Es **verhindert die Valgisierung** des Unterarms.
- Das **Lig. collaterale radiale** strahlt vom Epicondylus lateralis humeri mit einem **ventralen** und **dorsalen** (im klinischen Sprachgebrauch auch als „seitliches Lig. collaterale ulnare“ bezeichneten) **Schenkel** ins Lig. anulare radii (s. u.) ein, über das es die Ulna lateral der Incisura trochlearis erreicht. Dadurch, dass es nicht am Radius verankert ist, behindert es die Rotation des Radius bei Pro- und Supination nicht; es **verhindert die Varisierung** des Unterarms.

Das gleichfalls kapsuläre **Lig. anulare radii** ist am ventralen und dorsalen Rand der Incisura radialis der Ulna angeheftet. Es umfasst den Radiuskopf im Bereich der Circumferentia articularis, bzw. den obersten Abschnitt des Collum und bildet einen Ring in dem sich der Radiuskopf dreht (Abb. **15.26**). Es fesselt zum einen den proximalen Radius an die Ulna, zum anderen sichert es den Radiuskopf gegen Luxation nach distal bei Zug am Unterarm.

► Klinik.

► Klinik. Wenn Kleinkinder am Arm in die Höhe gerissen werden, kann durch den plötzlichen Zug gegen das Körpergewicht das Caput radii aus der Schlinge des Lig. anulare gleiten (**perianuläre** oder **Chassaignac-Luxation**). Als Symptom entspricht dem die „Pronatio dolorosa“ (d. h. schmerzhafte Pronation).

15.26

15.26 Verlauf des Lig. anulare radii

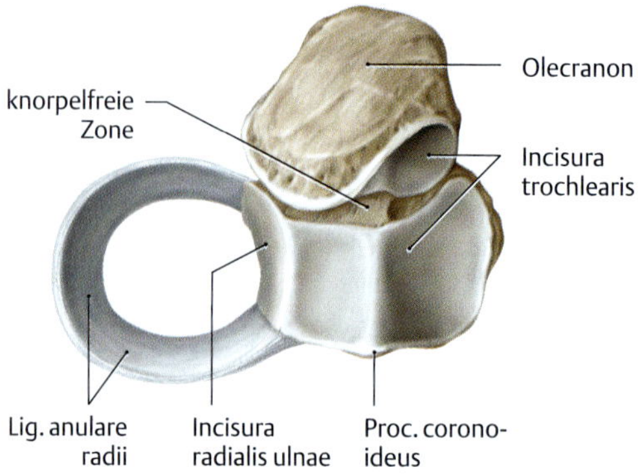

Ansicht von proximal auf die Region des rechten proximalen Radioulnargelenks nach Entfernung von Humerus und Radius.

Quelle: Schünke M, Schulte E, Schumacher U. PROMETHEUS LernAtlas der Anatomie. Allgemeine Anatomie und Bewegungssystem. Illustrationen von Voll M u. Wesker K. 6. Aufl. Stuttgart: Thieme; 2022

15.3.3 Gelenkmechanik

Bedingt durch die Form von Trochlea humeri und Incisura trochlearis ulnae ist das **Humeroulnargelenk** ein klassisches **Scharniergelenk**. Durch seine „Fesselung" an die Ulna mittels des Lig. anulare radii und der Membrana interossea nimmt der Radius im **Humeroradialgelenk** an dieser Bewegung teil.

Die **Achse** der Scharnierbewegung verläuft **transversal** durch Capitulum und Trochlea humeri. Das Ausmaß der Flexion wird durch den Kontakt der Weichteile (meist Muskulatur) von Ober- und Unterarm gebremst, vgl. Massen- oder Weichteilhemmung (S. 227). Die Extension wird durch Knochenhemmung (S. 226) bei Anschlag des Olecranon in der Fossa olecrani begrenzt.

Die **Bewegungsumfänge** nach der Neutral-Null-Methode sind Abb. **15.27a** zu entnehmen.

Für die Funktion der Hand eminent wichtig ist die **„Umwendebewegung"**: Die Drehung der Hand (Abb. **15.27b**, Abb. **15.27c**) um ihre Längsachse wird durch eine Rotation des Radius (mit der Hand) um die Ulna erreicht (Abb. **15.27c**), die sowohl im **proximalen** als auch im **distalen Radioulnargelenk** (S. 474) stattfindet. Die **Achse** dieser beiden **Radgelenke** verläuft vom Radiuskopf zum distalen Ulnaende, also fast in Längsachse des Unterarms. Der **pronierte** Radius **überkreuzt** die Ulna; in **Supination** stehen beide Unterarmknochen **parallel** (Abb. **15.27c**).

Das **Humeroradialgelenk**, in dem das Caput radii bei dieser Bewegung rotiert, ist ein „anatomisches Kugelgelenk", jedoch erlaubt die ligamentäre Bindung des Radius an die Ulna nur zwei Freiheitsgrade.

In Neutral-Null-Position zeigt der Handrücken nach außen, die Handfläche liegt auf dem Oberschenkel. Bei rechtwinklig gebeugtem Ellenbogengelenk (um Mitbewegungen in der Schulter auszuschließen) zeigt die Radial-/Daumenseite nach oben.

▸ Merke. **Pronation** bringt den Handrücken wie beim **Bro**tschneiden nach oben. In **Supinationsstellung** zeigt die Handfläche nach oben, wie beim Tragen eines **Sup**pentellers.

15.3.3 Gelenkmechanik

Das **Humeroulnargelenk** ist ein klassisches **Scharniergelenk**. Der an die Ulna gefesselte Radius nimmt im **Humeroradialgelenk** an dieser Bewegung teil.

Die **Bewegungsachse** verläuft **transversal** durch Capitulum und Trochlea humeri.

Zu den **Bewegungsumfängen** s. Abb. **15.27a**.

Im **proximalen** und **distalen Radioulnargelenk** wird der Radius mit der Hand in **Radgelenken** um die Ulna geführt.

Die **Achse** dieser **„Umwendebewegung"** verläuft fast in Längsachse des Unterarms.

Der **pronierte** Radius **überkreuzt** die Ulna; in **Supination** stehen Radius und Ulna **parallel** (Abb. **15.27b**, Abb. **15.27c**).

▸ Merke.

15.27 Bewegungsumfang im Ellenbogengelenk

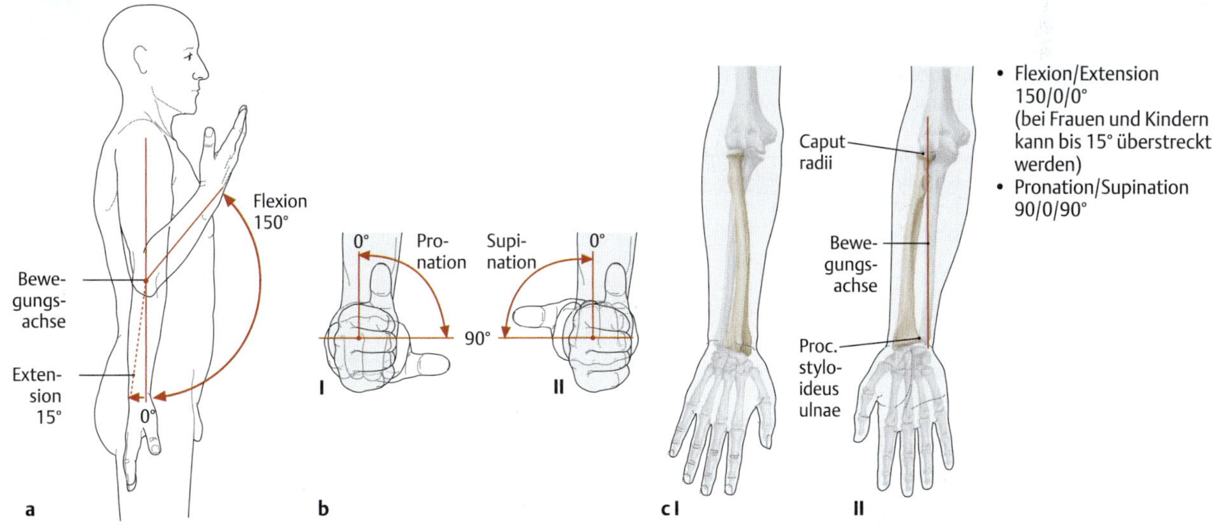

a Bewegungsumfang im Humeroradial- und Humeroulnargelenk des Ellenbogengelenks bei supinierter Hand.
b, **c** Umwendebewegung einer rechten Hand (Pro-/Supination) in der Ansicht von ventral. In **b** sind Bewegungsumfang und Bewegungsachse bei rechtwinklig gebeugtem Ellenbogen dargestellt, in **c** die Stellung der Unterarmknochen am gestreckten Ellenbogen. Pronationsstellung: Die Palmarfläche der Hand zeigt nach unten (**bI**) und die Ulna wird durch den Radius überkreuzt (**cI**). Supinationsstellung: Die Palmarfläche der Hand zeigt nach oben (**bII**) und die Unterarmknochen stehen parallel zueinander (**cII**). Diese Umwendebewegung der Hand findet unter Beteiligung des distalen Radioulnargelenks (S. 474) statt.

Quelle: Schünke M, Schulte E, Schumacher U. PROMETHEUS LernAtlas der Anatomie. Allgemeine Anatomie und Bewegungssystem. Illustrationen von Voll M u. Wesker K. 6. Aufl. Stuttgart: Thieme; 2022

15.3.4 Muskulatur des Ellenbogengelenks

Einteilung: Die **Septa intermuscularia brachii lateralis** und **medialis** trennen die Extensorenloge von der Flexorenloge (Abb. **15.28**). Zusätzlich wirken Muskeln der Handgelenke auch auf das Ellenbogengelenk (Abb. **16.13** u. Abb. **16.14**).

Flexoren

Von den beiden **wichtigsten Flexoren** (Abb. **15.30a**) hat die Sehne des **M. biceps brachii** einen größeren Abstand von der Achse als die des M. brachialis und somit das größere Drehmoment.
Der **M. brachialis** dagegen kann schnell große Bewegungsausschläge bewirken und fungiert als **„Kapselspanner“**.

15.3.4 Muskulatur des Ellenbogengelenks

Einteilung: Die vom Humerus zur **Fascia brachii** (Teil der allgemeinen Körperfaszie) ziehenden **Septa intermuscularia brachii laterale** und **mediale** bilden getrennte osteofibröse **„Logen“** für die dorsalen **Extensoren** und die ventral gelegenen **Flexoren** des Ellenbogengelenks (Abb. **15.28**).
Viele der am **Unterarm** liegenden Flexoren (Abb. **16.13**) und Extensoren (Abb. **16.14**) der Handgelenke sind mehrgelenkige Muskeln, die auch auf das Ellenbogengelenk wirken.

Flexoren

Der von der Scapula entspringende **M. biceps brachii** liegt dem vom Humerus kommenden **M. brachialis** auf (Abb. **15.30a**). Zwischen den beiden **wichtigsten Flexoren** (zwei Drittel der Beugemomente) sind **Sulcus bicipitalis medialis** (S. 464) und **lateralis** (S. 460) als Rinnen, in denen Leitungsbahnen verlaufen, ausgeprägt.
Vor dem Ansatz der **Bizepssehne** an der Tuberositas radii strahlt eine mediale (ulnare) Abspaltung als **Aponeurosis musculi bicipitis brachii** (Lacertus fibrosus, Aponeurosis bicipitalis) in die Unterarmfaszie ein.
Durch die ventrale Lage hat die Sehne (insbesondere die Aponeurosis bicipitalis) des M. biceps einen größeren Abstand von der Flexions-/Extensionsachse als die des M. brachialis. Dies hat zur Folge, dass der **Bizeps** das größere Drehmoment bei der Beugung entfaltet.
Andererseits führen schon geringe Verkürzungen des nahe an der Achse verlaufenden **M. brachialis** zu großen Bewegungsausschlägen des Unterarms, sodass der M. brachialis v. a. für **schnelle Beugebewegungen** geeignet ist. Daneben strahlen vom M. brachialis Fasern in die unmittelbar darunter liegende Gelenkkapsel und verhindern als **„Kapselspanner“** deren Einklemmung bei exzessiver Flexion.

15.28 Muskeln des Ellenbogengelenks am Oberarm

Muskel		Ursprung	Ansatz	Innervation	Funktion	Schema
Flexoren						
M. biceps brachii ①	▪ Caput longum	Tuberculum supraglenoidale	Tuberositas radii, Fascia antebrachii (Aponeurosis bicipitalis)	**N. musculocutaneus** (C5–C7)	**Flexion, Supination** Schultergelenk: Abduktion, Anteversion*	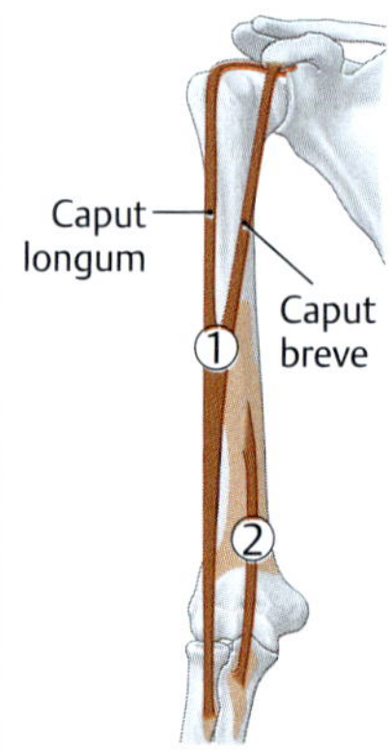
	▪ Caput breve	Processus coracoideus				
M. brachialis ②		Corpus humeri (distal/ventral), Septum intermusculare brachii med. und lat.	Tuberositas ulnae		**Flexion,** Kapselspanner	
Extensoren						
M. triceps brachii ①	▪ Caput longum	Tuberculum infraglenoidale	Olecranon	**N. radialis** (C6–Th1)	**Extension** Schultergelenk: Adduktion Retroversion	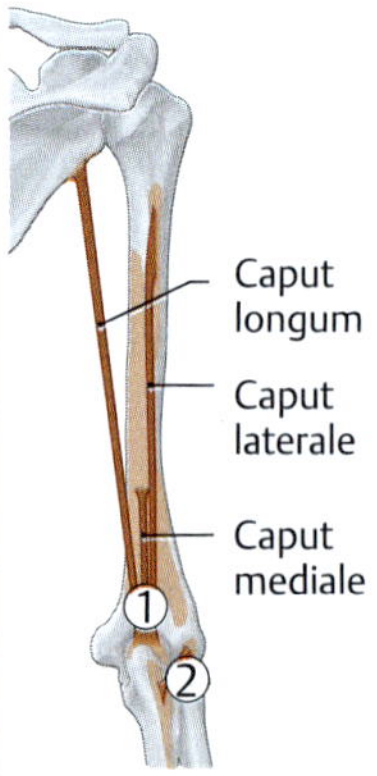
	▪ Caput laterale	Corpus humeri lat. prox. Sulcus n. rad.				
	▪ Caput mediale	Corpus humeri dist. Sulcus n. rad.				
M. anconeus ②		Epicondylus lat.	Ulna (dorsal, proximales Viertel)		**Extension** Kapselspanner	

*: siehe Abb. **15.18**

Neben dem größeren Drehmoment bei der Flexion, ist der **M. biceps brachii** ein **Supinator**. Bei der Pronation gerät die Tuberositas radii mit der inserierenden Bizepssehne von medial nach dorsal/lateral (Abb. **15.29**). Dabei wickelt sich die Sehne um den Radius, bei Kontraktion wird sie durch Drehen des Radius in die Supinationsstellung abgewickelt. Bei rechtwinklig gebeugtem Ellenbogen ist der Bizeps der effizienteste Supinator, da in dieser Stellung seine Sehne rechtwinklig zur Supinations-

Bei rechtwinklig gebeugtem Ellenbogen ist der **M. biceps brachii** der effizienteste **Supinator** (Abb. **15.29**).

15.29 Supinationswirkung des M. biceps brachii bei gebeugtem Ellenbogen

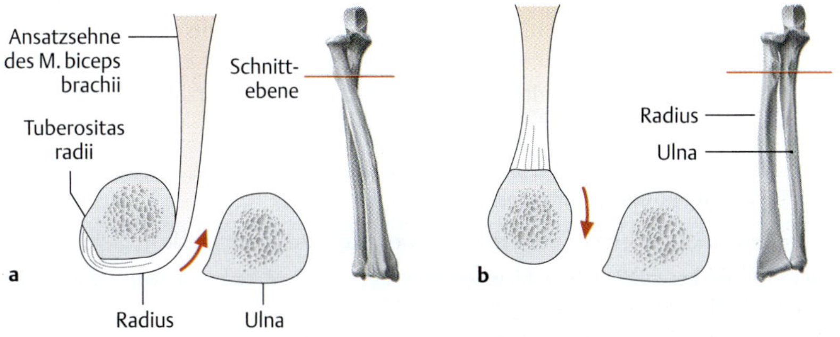

Querschnitt auf Höhe der Tuberositas radii in der Ansicht von proximal: Pronationsstellung (**a**) und Supinationsstellung (**b**).

Quelle: Schünke M, Schulte E, Schumacher U. PROMETHEUS LernAtlas der Anatomie. Allgemeine Anatomie und Bewegungssystem. Illustrationen von Voll M u. Wesker K. 6. Aufl. Stuttgart: Thieme; 2022

15.30 Schulter- und Oberarmmuskulatur

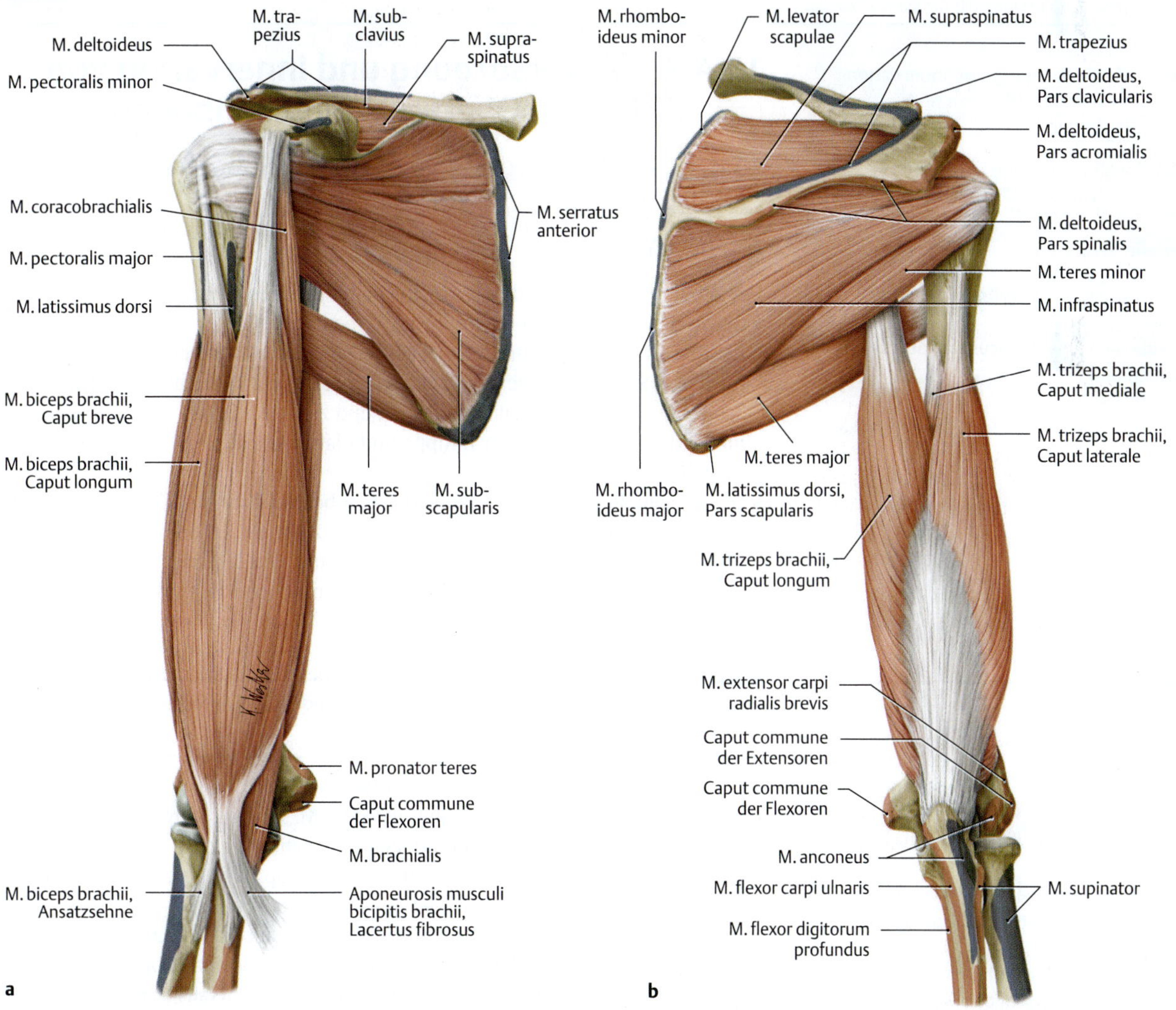

a Proximaler Abschnitt einer rechten oberen Extremität in der Ansicht von ventral nach vollständiger Entfernung der Mm. latissimus dorsi serratus anterior und deltoideus

b und von dorsal nach Entfernung der Mm. trapezius und deltoideus sowie der Unterarmmuskeln.

Quelle: Schünke M, Schulte E, Schumacher U. PROMETHEUS LernAtlas der Anatomie. Allgemeine Anatomie und Bewegungssystem. Illustrationen von Voll M u. Wesker K. 6. Aufl. Stuttgart: Thieme; 2022

achse verläuft und somit die gesamte Muskelkraft wirkt. Deshalb wird beim kraftvollen Eindrehen von Schrauben der Arm im Ellenbogengelenk gebeugt.

Extensoren

Die Ansatzsehne des **M. triceps brachii** (Abb. **15.30b**) am Olecranon entfernt sich bei der **Extension** von der Achse, was zu einer Zunahme des Drehmoments führt.

Der **M. anconeus** ist der dorsale „Kapselspanner".

Extensoren

Der Ansatz der Sehne des **streckenden M. triceps brachii** (Abb. **15.30b**) am Olecranon liegt bei gebeugtem Ellenbogen näher an der Achse als bei gestrecktem. Beim „Liegestütz" werden die Ellenbogen gegen das Rumpfgewicht durchgestreckt; je weiter die Streckung fortschreitet, desto leichter wird mit zunehmendem Hebelarm und Drehmoment des Trizeps die Übung. Zwischen den Ursprüngen des Caput mediale und laterale verläuft der N. radialis im Sulcus nervi radialis des Humerus (s. u.). Der **M. anconeus** kann als vierter Kopf des Trizeps aufgefasst werden, da er sich kaum von dessen Caput mediale trennen lässt. Er ist der dorsale „Kapselspanner" des Gelenks.

15.4 Ellenbogengelenkmuskeln geordnet nach Bewegungen und Wichtigkeit

Bewegung	Muskeln (Anteil am Gesamtdrehmoment aller an der Bewegung beteiligten Muskeln in %)
Flexion	**M. biceps brachii** (35 %), **M. brachialis** (30 %), M. brachioradialis (≤ 15 %), M. extensor carpi radialis longus (≤ 10 %), M. pronator teres (≤ 10 %)
Extension	**M. triceps brachii** (90 %), (davon Caput longum 25 %), M. anconeus (10 %)

Es sind nur die Bewegungen im Humeroradial- und Ulnargelenk berücksichtigt, die Bewegungen in den Radioulnargelenken finden sich in Abb. **16.13** und Abb. **16.14** sowie Tab. **16.1**.
Es wurden nur wichtige Muskeln mit einem Anteil > 10 % berücksichtigt. Bei den Prozentangaben handelt es sich um gerundete Ca.-Werte. Die Drehmomentabschätzung gilt für die NN-Position.

15.4 Gefäßversorgung und Innervation von Schulter, Oberarm und Ellenbogen

15.4.1 Gefäßversorgung von Schulter, Oberarm und Ellenbogen

Arterielle Versorgung

Die Versorgung der **Schulter** erfolgt durch Äste von
- **A. subclavia** bzw. **Truncus thyrocervicalis** (S. 885) und
- **A. axillaris.**

Die A. subclavia kommt aus der hinteren Skalenuslücke (S. 897) und geht zwischen 1. Rippe und Clavicula in die A. axillaris über. Beide **anastomosieren** ausgiebig über ihre Äste (Abb. **15.32**).

15.4 Gefäßversorgung und Innervation von Schulter, Oberarm und Ellenbogen

15.4.1 Gefäßversorgung von Schulter, Oberarm und Ellenbogen

Arterielle Versorgung

Der **Schulterbereich** wird durch Äste folgender Arterien versorgt:
- der **A. subclavia** bzw. dem von ihr noch medial der hinteren Skalenuslücke abgehenden **Truncus thyrocervicalis** (S. 885). Die A. subclavia lagert sich in der Skalenuslücke (S. 897) zwischen den Mm. scaleni ant. und med. kaudal und ventral den Trunci des Plexus brachialis (S. 890) an und zieht mit ihnen in einem Bogen über die Pleurakuppel; zwischen 1. Rippe und Clavicula tritt sie nach kaudal/lateral als A. axillaris in die Axilla.
- Der **A. axillaris**, die als Fortsetzung der A. subclavia distal der Clavicula in der Axilla zwischen die Faszikel des Plexus brachialis zieht. Sie liegt dort medial des Schultergelenks vor dem M. subscapularis bzw. seiner Ansatzsehne.

Die Äste der A. axillaris **anastomosieren** im Schulterbereich mit denen der A. subclavia (Abb. **15.32**).

► Klinik.

► Klinik. Bei blutenden Verletzungen oder Operationen in dieser Region müssen wegen der ausgeprägten Anastomosen **beide Enden** von **Arterien unterbunden** werden.

Äste der A. subclavia (über den Truncus thyrocervicalis):
- **A. suprascapularis** zieht in die Fossa supraspinata,
- **A. dorsalis scapulae** (aus der **A. transversa colli**) zur Margo medialis scapulae.

Beide **anastomosieren** mit den Aa. circumflexa scapulae und thoracodorsalis (s. u.).

Äste der A. subclavia (über den Truncus thyrocervicalis):
- Die **A. suprascapularis** verläuft quer vor dem M. scalenus anterior über die Trunci des plexus brachialis nach lateral/dorsal und zieht über das Lig. transversum scapulae in die Fossa supraspinata unter den M. supraspinatus und **anastomosiert** auf dem Collum der Scapula mit der A. circumflexa scapulae (s. u.).
- Die **A. transversa colli** (A. transversa cervicis), die auch direkt aus der A. subclavia hervorgehen kann, wendet sich kranial der A. suprascapularis über die Mm. scaleni hinweg nach dorsal. Ihr **R. profundus**, auch als **A. dorsalis scapulae** bezeichnet, zieht neben der Margo medialis scapulae nach kaudal und **anastomosiert** mit den Aa. circumflexa scapulae und thoracodorsalis (s. u.).

15.31 Leitungsbahnen der Achselhöhle

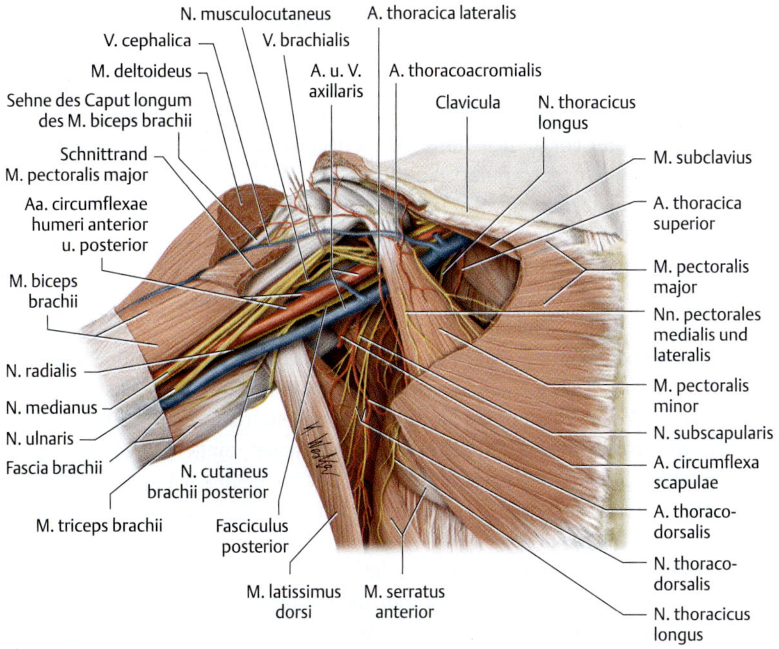

Ansicht von ventral nach Entfernung des M. pectoralis major und der Fascia clavipectoralis.

Quelle: Schünke M, Schulte E, Schumacher U. PROMETHEUS LernAtlas der Anatomie. Allgemeine Anatomie und Bewegungssystem. Illustrationen von Voll M u. Wesker K. 6. Aufl. Stuttgart: Thieme; 2022

15.32 Arterien im Bereich der Achselhöhle und der Schulter

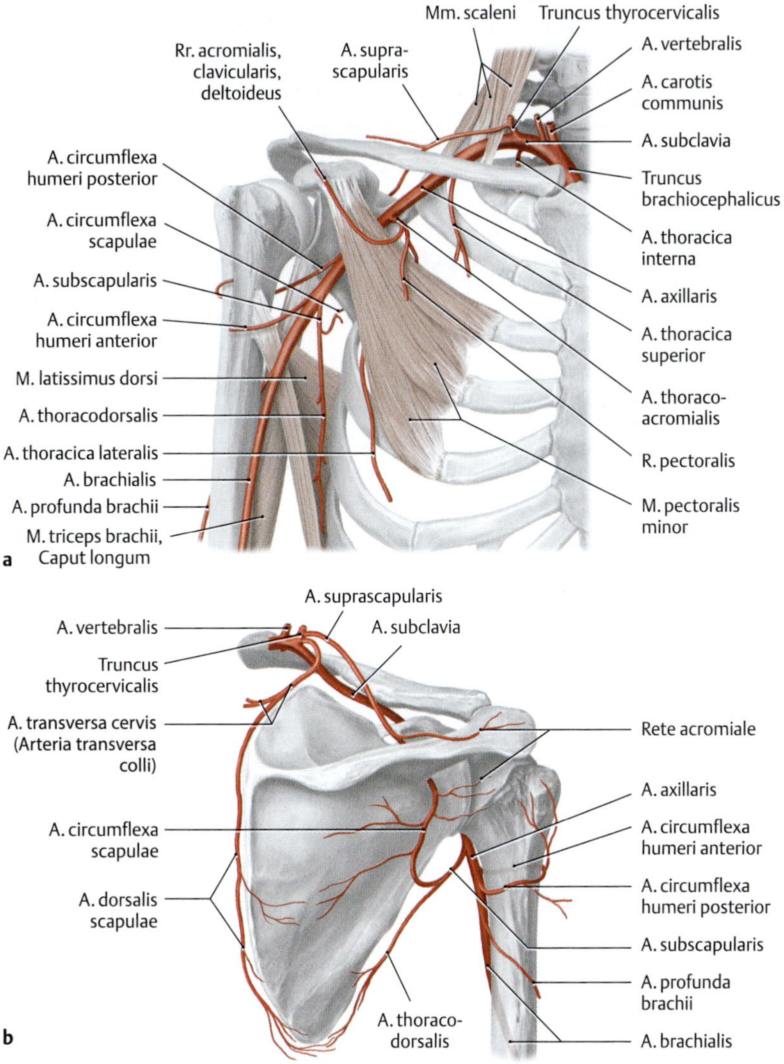

a Verlauf und Astfolge der A. axillaris.
b Arterielle Versorgung der Schulterblattregion.

Quelle: Schünke M, Schulte E, Schumacher U. PROMETHEUS LernAtlas der Anatomie. Allgemeine Anatomie und Bewegungssystem. Illustrationen von Voll M u. Wesker K. 6. Aufl. Stuttgart: Thieme; 2022

Äste der A. axillaris:
- **Rr. subscapulares** zum M. subscapularis,
- **A. thoracica superior**,
- **A. thoracoacromialis** mit
  - **Rr. pectorales** zwischen den Mm. pectorales;
  - **R. acromialis** zum **Rete acromiale** (Anastomose mit der A. suprascapularis),
- **A. thoracica lateralis** auf dem M. serratus anterior,
- **A. subscapularis** mit
  - Ästen zum M. subscapularis,
  - **A. thoracodorsalis**, die unter den M. latissimus dorsi zieht,
  - **A. circumflexa scapulae** in die Fossa infraspinata;
- **A. circumflexa humeri ant.** und
- **A. circumflexa humeri post.** als Gefäßkranz um das Collum chirurgicum.

Oberarm und **Ellenbogen** werden versorgt durch die **A. brachialis** (Fortsetzung der A. axillaris) und ihre Äste. Sie zieht mit dem N. medianus von medial in die Mitte der Ellenbeuge unter die Aponeurosis bicipitalis (Abb. **15.33**, Abb. **15.39** und Abb. **15.44**).

Äste der A. axillaris:
- Kurze **Rr. subscapulares** treten nach dorsal in den M. subscapularis ein.
- Die **A. thoracica superior** verläuft zwischen den Brustmuskeln nach kaudal. Sie kann völlig durch Rr. pectorales der A. thoracoacromialis (s. u.) ersetzt sein.
- **A. thoracoacromialis** mit
  - **Rr. pectorales** zwischen den Mm. pectorales minor und major und dem
  - **R. acromialis**, der vor dem Schultergelenk nach lateral verläuft und im **Rete acromiale** mit der A. suprascapularis aus der A. subclavia anastomosiert.
- Die **A. thoracica lateralis** (S. 291) verläuft am Hinterrand des M. pectoralis minor auf dem M. serratus anterior und gibt Äste zur Brustdrüse ab.
- Die kräftige **A. subscapularis** teilt sich nach kurzem Verlauf auf in die:
  - **A. thoracodorsalis**, die mit dem gleichnamigen Nerv unter dem M. latissimus dorsi nach dorsal/kaudal zieht, und die
  - **A. circumflexa scapulae**: Sie tritt nach hinten durch die **mediale Achsellücke** (S. 467), wendet sich um die Margo lateralis scapulae auf die Rückseite der Scapula in die Fossa infraspinata, wo sie mit der A. suprascapularis aus der A. subclavia die großkalibrige **„Schulterblattanastomose“** eingeht. Daneben gibt es noch zahlreiche kleinere Anastomosen mit der A. dorsalis scapulae (s. o.).

Die beiden letzten Zweige der A. axillaris bilden einen Gefäßkranz um das Collum chirurgicum:
- die **A. circumflexa humeri anterior** und die
- kräftigere **A. circumflexa humeri posterior**, die mit dem N. axillaris durch die laterale Achsellücke zieht und sich dorsal eng um das Collum chirurgicum humeri schlingt.

Die arterielle Versorgung von **Oberarm** und **Ellenbogen** erfolgt über die Fortsetzung der A. axillaris, die nach Verlassen der Axilla als **A. brachialis** bezeichnet wird, sowie ihre Äste (s. u.).

Die A. brachialis zieht mit dem N. medianus im Sulcus bicipitalis medialis an der Innenseite des Oberarms nach distal, wo sie in der Mitte der Ellenbeuge unter die Aponeurosis bicipitalis tritt. Distal vom Ansatz des M. coracobrachialis in der Mitte des Oberarms liegt zwischen dem Gefäß-Nerven-Bündel und dem Humerus nur lo-

15.33 Verlauf der A. brachialis und ihrer Äste am Oberarm

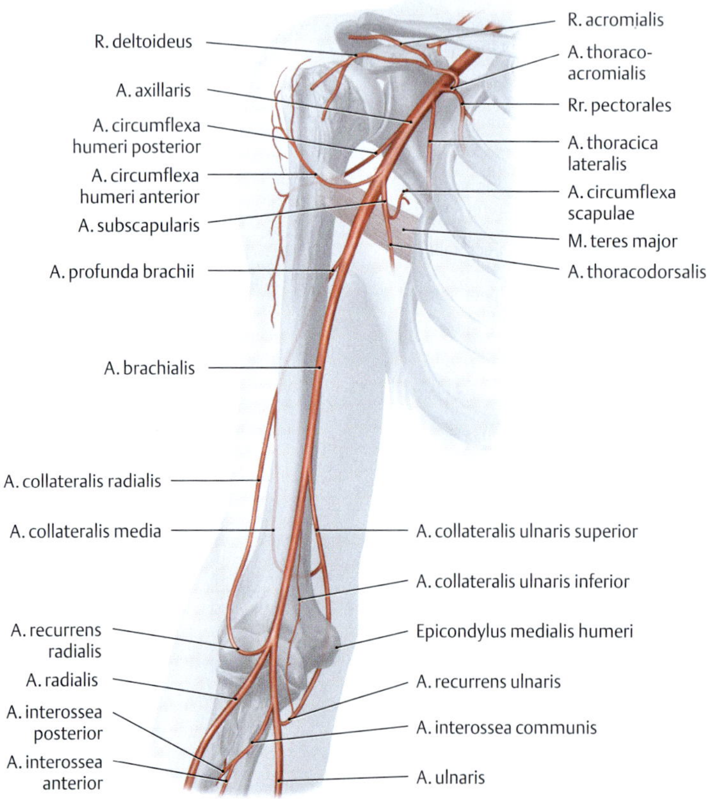

Quelle: Schünke M, Schulte E, Schumacher U. PROMETHEUS LernAtlas der Anatomie. Allgemeine Anatomie und Bewegungssystem. Illustrationen von Voll M u. Wesker K. 6. Aufl. Stuttgart: Thieme; 2022

ckeres Bindegewebe (Abb. **15.33** und Abb. **15.39**). In der Fossa cubitalis liegt die A. brachialis mit dem N. medianus oberflächennah zwischen Bizepssehne und Aponeurosis bicipitalis (Abb. **15.44**).

▶ Klinik. Bei der Erhebung eines Gefäßstatus wird die Mitte des Oberarms mit beiden Händen von lateral umfasst und die **A. brachialis** mit den Fingerspitzen gegen den Humerus gedrückt, um den **Puls** zu fühlen.

▶ Klinik.

Äste der A. brachialis: Gleich nach Austritt aus der Axilla zweigt die
- **A. profunda brachii** ab, die sich mit dem N. radialis zwischen den Ursprüngen des Caput laterale und Caput mediale des Trizeps dorsal um den Humerus (S. 439) nach lateral wendet. Diese gibt
  - Äste zu den Muskeln (u. a. einen R. deltoideus) und
  - **Aa. nutriciae humeri** zum Knochen ab.

Sie teilt sich in ihre Endäste, die
- **Aa. collateralis media** und **collateralis radialis**, wovon Letztere mit dem N. radialis durch das Septum intermusculare laterale auf die Beugerseite gelangt und dort mit der A. recurrens radialis (S. 500) anastomosiert. Beide Endäste speisen das **Rete articulare cubiti**.

In der Mitte des Oberarms gibt die A. brachialis die
- **A. collateralis ulnaris superior** ab, die mit dem N. ulnaris hinter dem Epicondylus medialis zum Rete articulare cubiti zieht.
- Die dünne **A. collateralis ulnaris inferior** entspringt knapp über dem Gelenk und geht gleichfalls im Rete articulare auf.

Äste der A. brachialis:
- **A. profunda brachii**, die mit dem N. radialis verläuft und sich nach Abgabe von Ästen zu Muskeln und Knochen in die
  - **A. collateralis media** und
  - **A. collateralis radialis** teilt,
- **A. collateralis ulnaris sup.** und
- **A. collateralis ulnaris inf.**

Die Aa. collaterales speisen das **Rete articulare cubiti**.

▶ Klinik. Das **Rete articulare cubiti** stellt einen suffizienten Kollateralkreislauf dar, sodass die **A. brachialis** distal des Abgangs der A. profunda brachii **unterbunden** werden kann. Zwischen dem Abgang der Aa. circumflexa humeri posterior und profunda brachii darf mangels Kollateralen die A. brachialis keinesfalls unterbunden werden.

▶ Klinik.

Die A. brachialis verzweigt sich distal in der Fossa cubitalis in ihre Endäste: die **Aa. radialis** (S. 500) und **ulnaris** (S. 501).

Endäste der A. brachialis sind die **Aa. radialis** (S. 500) und **ulnaris** (S. 501).

Venöser Abfluss

Der venöse Abfluss (Abb. **15.36**) aus der **Schulterregion** erfolgt
- dorsal über die mit den gleichnamigen Arterien ziehenden **Vv. suprascapularis** und **dorsalis scapulae**,
- ventral über die **Vv. pectorales**

in die **V. subclavia**. Letztere zieht vor dem M. scalenus ant., etwas unglücklich als „vordere Skalenuslücke“ (S. 897) bezeichnet, unter der Clavicula über die 1. Rippe in die Axilla.

Venöser Abfluss

Die **Venen** der Schulterregion (Abb. **15.36**) sind meistens **Begleitvenen** der Arterien und münden in die **V. subclavia** oder die **V. axillaris**.

▶ Klinik. Durch die Fixation an die **Fascia clavipectoralis** ist das Lumen der V. subclavia trotz zeitweise negativen Innendrucks stets offen, sodass sie zwischen 1. Rippe und Clavicula leicht mit großkalibrigen Kanülen zur Anlage eines **zentralen Venenkatheters** (**ZVK**) punktiert werden kann (**„Subklaviakatheter“**). Wegen ihrer Nähe zur Pleurakuppel (S. 561) ist allerdings die Gefahr eines Pneumothorax (S. 558) gegeben.

15.34 V. subclavia und Umgebung

Quelle: Schünke M, Schulte E, Schumacher U. PROMETHEUS LernAtlas der Anatomie, Innere Organe. Illustrationen von Voll M u. Wesker K. 6. Aufl. Stuttgart: Thieme; 2022

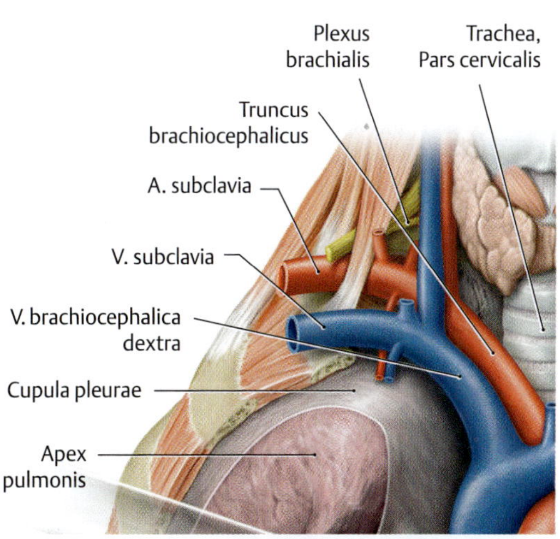

15.35

15.35 Venen der oberen Extremität

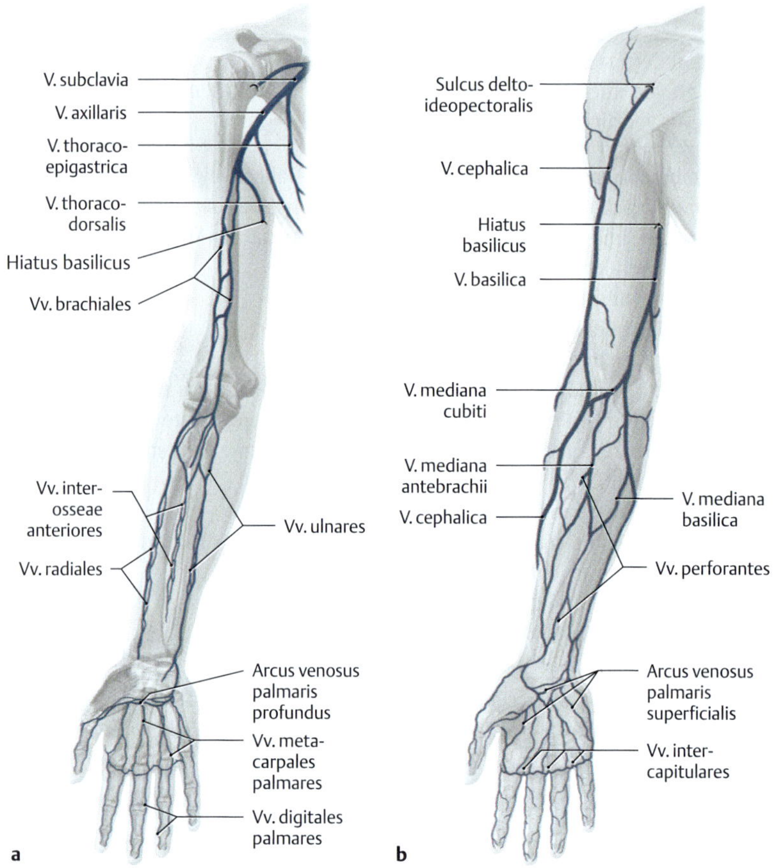

a Darstellung der tiefen Venen am rechten Arm.
b Darstellung der oberflächlichen Venen am rechten Arm.

Quelle: Schünke M, Schulte E, Schumacher U. PROMETHEUS LernAtlas der Anatomie. Allgemeine Anatomie und Bewegungssystem. Illustrationen von Voll M u. Wesker K. 6. Aufl. Stuttgart: Thieme; 2022

Die **V. axillaris** liegt medial der A. axillaris und erhält Blut von den (arterienbegleitenden) **Vv. thoracoacromialis**, **thoracica lateralis** und **subscapularis**. Von der lateralen Throraxwand kommend, mündet eine Hautvene, die **V. thoracoepigastrica** (S. 291), in die V. axillaris.

Die **Vv. circumflexae humeri anterior** und **posterior** münden in die **V. axillaris.**

Das **Venensystem** umfasst **oberflächliche Hautvenen** und **tiefe arterienbegleitende Venen**, welche doppelt angelegt zu beiden Seiten einer Arterie verlaufen.

Wie an der unteren Extremität auch, gibt es **oberflächliche Hautvenen** und **tiefe Venen**, welche die genannten **Arterien begleiten**. Wie dort, besitzen die Venen zahlreiche **Klappen** (S. 150).

Die **tiefen Venen** verlaufen (distal von den Vv. brachiales) gewöhnlich doppelt angelegt zu beiden Seiten einer Arterie und sind durch zahlreiche Querverbindungen zu einer Art „Strickleitersystem“ verbunden. Ihre Benennung richtet sich nach der begleiteten Arterie.

Die großen **Hautvenen** sind (Abb. **15.35**):

- Die **V. cephalica** verläuft auf der Radialseite von Unter- und Oberarm und mündet unter der Clavicula in die V. axillaris.
- Die **V. basilica** ist die Hautvene der Ulnarseite der oberen Extremität. Sie mündet in der Mitte des Oberarms in die **V. brachialis.**

Am Oberarm liegen zwei große **Hautvenen** (Abb. **15.35**):

- Die **V. cephalica** entsteht auf der Radialseite aus dem Venennetz des Handrückens, dem **Rete venosum dorsale manus**. Sie kann am Unterarm mehrfach angelegt sein; am Oberarm verläuft sie im Sulcus bicipitalis lateralis, um dann im Schulterbereich zwischen den Mm. deltoideus und pectoralis major unter der Clavicula im **Trigonum clavipectorale** in die V. axillaris zu münden.
- Die **V. basilica** ist die Hautvene der Ulnarseite der oberen Extremität. Gleichfalls vom Rete venosum des Handrückens kommend, verläuft sie ab der Ellenbeuge im Sulcus bicipitalis medialis. In der Mitte des Oberarms durchbohrt sie die Fascia brachii, um kurz vor der Axilla in die **V. brachialis** zu münden.

Beide Venen sind im Bereich der Ellenbeuge durch eine variabel verlaufende **V. mediana cubiti** verbunden. Meist liegt die Vene auf der Aponeurosis bicipitalis, unter der die A. brachialis verläuft.

Beide Venen sind im Bereich der Ellenbeuge durch die **V. mediana cubiti** verbunden.

► Klinik. Die unmittelbar subkutan liegende **V. mediana cubiti** bietet einen einfachen Zugang, um **venöses Blut** für Laboruntersuchungen zu gewinnen, bzw. um **intravenöse Injektionen** zu verabreichen. Dabei ist zu beachten, dass die Nadel in einem flachen Winkel angesetzt wird, damit man nicht durch Vene und Aponeurosis bicipitalis hindurch die A. brachialis punktiert.

► Klinik.

Lymphabfluss

Die **Lymphe** (Abb. **15.36**) der medialen Bereiche der Schulter fließt über die **Nodi profundi inferiores**, eine Gruppe der **Nll. cervicales laterales,** in den **Truncus jugularis**; außerdem über die **Nll. supraclaviculares** und (inkonstanten) **Nll. deltoideopectorales** in den **Truncus subclavius**.
Der größte Teil der Schulterregion wird in die erste Station der **Achsellymphknoten** drainiert: die **Nll. axillares laterales** (**humerales**) und **subscapulares**, von denen die Lymphe über die **Nll. axillares centrales** und **apicales** in den Truncus subclavius abfließt.
Der **Lymphabfluss** der **Radialseite** der oberen Extremität (Hand bis Oberarm) hat als erste Filterstation die um die Vasa axillaria liegenden **Nll. axillares laterales**.
Die Lymphgefäße der **Ulnarseite** passieren im Bereich der Ellenbeuge die um die Vv. mediana cubiti und basilica epifaszial gelegenen **Nll. cubitales**. Von dort fließt die Lymphe entlang der V. basilica über die in der Mitte des Oberarms gelegenen **Nll. brachiales** wie oben beschrieben über die **axillären Lymphknoten** in den **Truncus subclavius**, der rechts über den Ductus lymphaticus dexter, bzw. links über den Ductus thoracicus (S. 625) in die Venenwinkel mündet.

Lymphabfluss

Der **Lymphabfluss** der Schulter (Abb. **15.36**) erfolgt größtenteils über die hintereinander geschalteten Stationen der **Nll. axillares** in den **Truncus subclavius**.

Die **Lymphe** der **Radialseite** der oberen Extremität fließt in die **Nll. axillares laterales**. Die der **Ulnarseite** passiert die **Nll. cubitales** der Ellenbeuge und die **Nll. brachiales**, ehe sie die axillären Lymphknoten erreicht. Der **Truncus subclavius** leitet die Lymphe in den Ductus lymphaticus dexter bzw. Ductus thoracicus.

► Klinik. Bei eitrigen **Infektionen** im Bereich der Hände, (z. B. vom Nagelbett ausgehenden Panaritien), ist eine straßenartige Rötung der Haut mit z. T. druckschmerzhafter Schwellung der Achsellymphknoten ein Warnsignal für eine drohende Ausbreitung der Infektion (volkstümlich „Blutvergiftung"). Die Rötung entspricht entzündeten Lymphgefäßen (**Lymphangitis**), die als rote Streifen durch die Haut hindurch wahrnehmbar sind.

► Klinik.

15.36 Lymphknotenstationen der Schulterregion

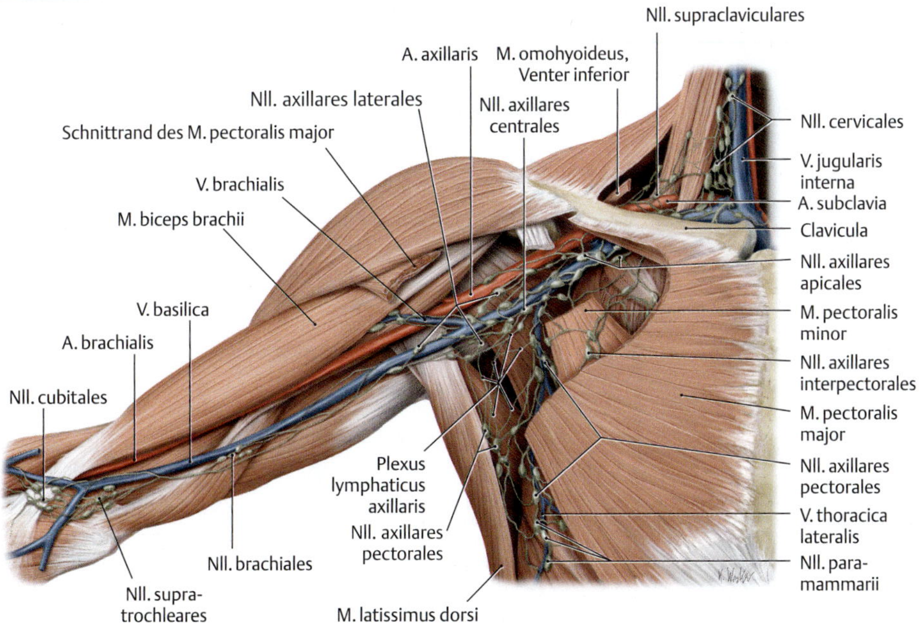

Rechte Schulterregion in der Ansicht von ventral.

Quelle: Schünke M, Schulte E, Schumacher U. PROMETHEUS LernAtlas der Anatomie. Allgemeine Anatomie und Bewegungssystem. Illustrationen von Voll M u. Wesker K. 6. Aufl. Stuttgart: Thieme; 2022

15.4.2 Innervation von Schulter, Oberarm und Ellenbogen
Plexus brachialis

Der **Plexus brachialis** (Rr. antt. der Spinalnerven v. a. **C 5–Th 1**) versorgt den Arm (Abb. **15.37**).

Bildung der Trunci und Fasciculi

Trunci: Dabei bilden die Spinalnerven
- **C 5**, **C 6** den **Truncus superior**,
- **C 7** den **Truncus medius** und
- **C 8**, **Th 1** den **Truncus inferior**.

Fasciculi: Beim Übertritt in die Axilla lagern sich die Trunci zu **Faszikeln** um:
- **Fasciculus lateralis** (**C 5–C 7**),
- **Fasciculus posterior** (**C 5–Th 1**) und
- **Fasciculus medialis** (**C 8–Th 1**).

Bildung, Verlauf und motorische Funktion der peripheren Nerven
Pars supraclavicularis: Sie umfasst die nachfolgend jeweils mit den von ihnen innervierten Muskeln genannten Äste:
- **N. dorsalis scapulae** (C 4, C 5) → Mm. levator scapulae, rhomboidei;
- **N. suprascapularis** (C 4–C 6) → Mm. supra- und infraspinatus;
- **N. thoracicus longus** (C 5–C 7) → M. serratus anterior;
- **N. subclavius** (C 5, C 6) → M. subclavius;
- **Rr. musculares** (C 5–C 8) → Mm. scaleni, longus colli (Abb. **34.4a**).

15.4.2 Innervation von Schulter, Oberarm und Ellenbogen

Plexus brachialis

Zur Versorgung der oberen Extremität bilden die Rr. anteriores der Spinalnerven der **Segmente C 5–Th 1** (plus Teile von C 4 und Th 2) den **Plexus brachialis** (Abb. **15.37**).

Bildung der Trunci und Fasciculi

Trunci: Zunächst lagern sich Fasern aus verschiedenen Rückenmarkssegmenten zu drei **Trunci** zusammen:
- **C 5** und **C 6** zum **Truncus superior**,
- **C 7** bildet den **Truncus medius** und
- **C 8** und **Th 1** den **Truncus inferior**.

Dabei zieht der Truncus inferior in einem Bogen über die erste Rippe und die Pleurakuppel, zu denen insbesondere der Spinalnerv Th 1 Kontakt hat.

Fasciculi: Beim Übertritt in die Axilla (unter der Clavicula und über der 1. Rippe) lagern sich die Trunci zu **Faszikeln** um:
- der **Fasciculus lateralis** (**C 5–C 7**) bildet sich aus Fasern der Trunci superior und medius,
- der **Fasciculus posterior** (**C 5–Th 1**) erhält Zuschüsse aus allen drei Trunci und
- der **Fasciculus medialis** (**C 8–Th 1**) geht aus dem Truncus inferior hervor.

Bildung, Verlauf und motorische Funktion der peripheren Nerven

Pars supraclavicularis: Die **supraklavikulären Äste** des Plexus brachialis zweigen entweder von den Trunci ab, oder bilden sich direkt aus den Spinalnerven parallel zu den Trunci (Abb. **15.37**):
- Der **N. dorsalis scapulae** (C 4, C 5) durchbohrt den M. scalenus medius und läuft dann entlang des von ihm innervierten M. levator scapulae zum Angulus superior und Margo medialis scapulae, um die Mm. rhomboidei zu versorgen.
- Der **N. suprascapularis** (C 4–C 6) zieht unter dem **Lig. transversum scapulae** durch die Incisura scapulae zum M. supraspinatus und von dort aus unter dem Acromion auf dem Collum scapulae in die Fossa infraspinata zum M. infraspinatus.
- Der **N. thoracicus longus** (C 5–C 7) steigt hinter dem Plexus brachialis zur seitlichen Thoraxwand zum M. serratus anterior ab, an dessen Oberfläche er nach kaudal zieht.
- Der **N. subclavius** (C 5, C 6) zieht nach ventral zum gleichnamigen Muskel.

15.37 Plexus brachialis

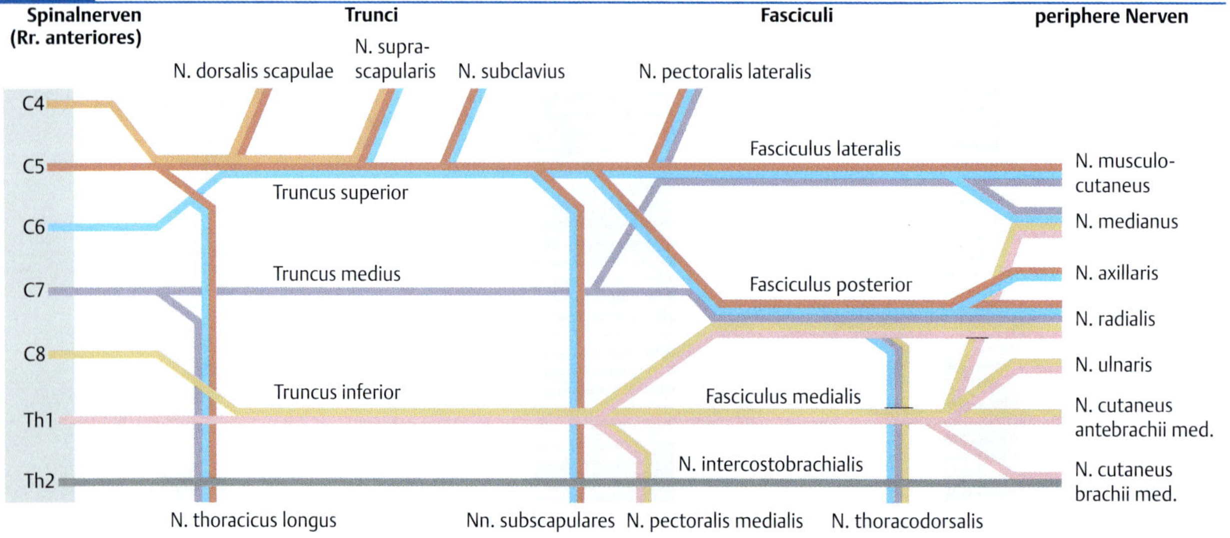

Schematische Darstellung des Plexus brachialis: Die Gliederung zeigt den Weg der Nervenfasern vom Rückenmarkssegment über Spinalnerv, Truncus und Fasciculus zum peripheren Nerv. Dabei ist zu berücksichtigen, dass sich Nerven auch in Zonen zwischen Spinalnerv und Truncus, bzw. Truncus und Fasciculus bilden können.

- Daneben gibt es kurze **Rr. musculares** zu den Mm. scaleni und longus colli (Abb. **34.4a**).

Pars infraclavicularis: Von den Faszikeln (oder knapp vorher) gehen die infraklavikulären Äste zu den Muskeln der Schulter ab:

- Der **N. axillaris** (C 5, C 6) verlässt den Fasciculus posterior nach dorsal, tritt mit A. und V. circumflexa humeri posterior durch die laterale Achsellücke an die Dorsalseite des Collum chirurgicum humeri, um den M. deltoideus von innen sowie den M. teres minor zu innervieren.
- Der **N. thoracodorsalis** (C 6–C 8) aus dem Fasciculus posterior verläuft mit den gleichnamigen Gefäßen auf der Innenseite des M. latissimus dorsi, den er gemeinsam mit dem M. teres major (in ca. ⅓ der Fälle) innerviert.
- Die relativ kurzen **Nn. subscapulares** (C 5, C 6) treten kurz vor der Bildung des Fasciculus posterior zum M. subscapularis, ein längerer Ast versorgt bei den meisten Menschen den M. teres major.
- Die **Nn. pectorales medialis** (C 8, Th 1) und **lateralis** (C 5–C 7) strahlen vom Fasciculus medialis (oder Truncus inferior), bzw. dem Fasciculus lateralis (oder den beiden oberen Trunci) in die Mm. pectorales major und minor ein.

Ebenfalls zur **Pars infraclavicularis** zählen die übrigen („langen") Nerven, die überwiegend in Längsrichtung der oberen Extremität verlaufen (s. u.). U. a. bilden sich aus den Faszikeln die drei großen **Armnerven,** die **Nn. radialis**, **ulnaris** und **medianus**, die – analog zur unteren Extremität – mit den Hauptblutgefäßen in **Gefäß-Nerven-Straßen** verlaufen:

- Der **N. radialis** (C 5–Th 1) geht aus dem **Fasciculus posterior** hervor, dessen Stamm er auf der Rückseite der **A. axillaris** fortsetzt. Von dort gelangt er mit der **A.** und **V. profunda brachii** auf die Dorsalseite des Humerus, wo er im **Sulcus nervi radialis** des Knochens liegt (Abb. **15.38**). Im Sulcus ziehen Nerv und Gefäße in einer steilen Schraubentour nach distal/lateral, um durch das Septum intermusculare laterale nach vorn auf die Radial(Außen)-Seite der Flexorenloge vor den Epicondylus lateralis zu gelangen. Vor dem Ellenbogengelenk liegt der Nerv zwischen den Mm. brachialis und brachioradialis im **„Radialistunnel"** und teilt sich in die **Rr. su-**

Pars infraclavicularis: Dazu gehören:

- **N. axillaris** (C 5, C 6)
  → Mm. deltoideus, teres minor;
- **N. thoracodorsalis** (C 6–C 8)
  → Mm. latissimus dorsi und teres major;
- **Nn. subscapulares** (C 5, C 6)
  → Mm. subscapularis und teres major;
- **Nn. pectorales med.** (C 8, Th 1) und **lat.** (C 5–C 7) → Mm. pectorales major und minor;
- alle übrigen Nerven der oberen Extremität (s. u.).

Aus den Faszikeln gehen auch die drei großen Armnerven (**Nn. radialis**, **ulnaris** und **medianus**) hervor. Diese verlaufen mit den Hauptblutgefäßen in **Gefäß-Nerven-Straßen**.

- Der **N. radialis** (C 5–Th 1) kommt aus dem **Fasciculus post.** und zieht mit der **A.** und **V. profunda brachii** im **Sulcus n. radialis** dorsal um den Humerus auf die Radialseite vor den Epicondylus lat. (Abb. **15.38**). Er **innerviert** die **Extensoren** von Ober- und Unterarm. Vor dem Gelenk liegt er zwischen den Mm. brachialis und brachioradialis und teilt sich in die **Rr. superf.** (S. 503) und **prof.** (Abb. **15.38b**).

15.38 N. radialis und andere Nerven mit unmittelbarem Kontakt zum Humerus

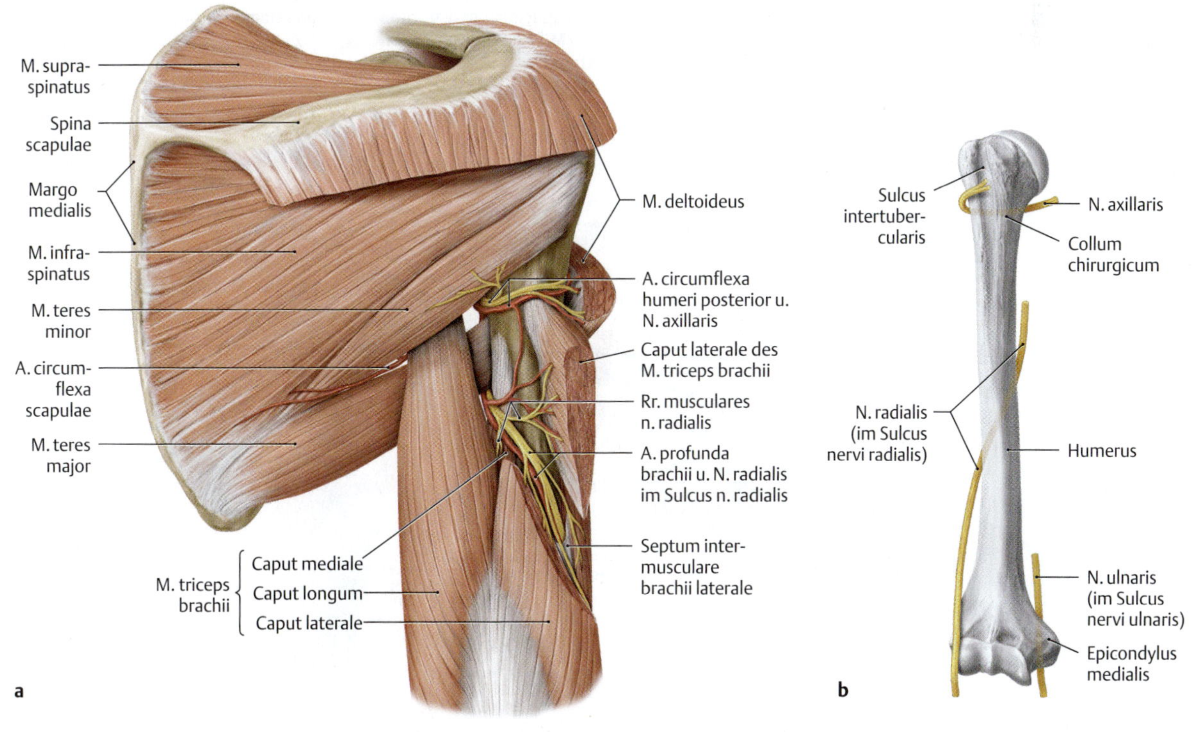

a Verlauf des N. radialis im Sulcus nervi radialis an einem rechten Oberarm in der Ansicht von dorsal.
b Rechter Humerus in der Ansicht von ventral mit den ihm an verschiedenen Stellen direkt anliegenden Nerven.

Quelle: Schünke M, Schulte E, Schumacher U. PROMETHEUS LernAtlas der Anatomie. Allgemeine Anatomie und Bewegungssystem. Illustrationen von Voll M u. Wesker K. 6. Aufl. Stuttgart: Thieme; 2022

perficialis (S. 503) und **profundus** (Abb. **15.38**). Am Oberarm gibt er **Muskeläste** zu den Extensoren (Trizeps und Anconeus) sowie Hautnerven (s. u.) ab.

▸ Klinik.

▸ **Klinik.** Im Falle einer **Oberarmschaftfraktur** ist der **N. radialis** durch die Lage am Knochen sehr gefährdet. Eine Schädigung seiner motorischen Anteile führt durch Ausfall der Extensoren der Handgelenke und Finger zur „Fallhand" (S. 503) sowie zu sensiblen Ausfällen am Handrücken zwischen Os metacarpi I und II (S. 507).

- Der **N. ulnaris** (C 8–Th 1) bildet sich aus dem **Fasciculus med.**, verläuft hinter der **A. brachialis** und begibt sich distal hinter den Epicondylus med. humeri (Abb. **15.38**), wo er relativ ungeschützt im **Sulcus nervi ulnaris** dem Knochen (**„Musikantenknochen"**) aufliegt.

- Der **N. ulnaris** (C 8–Th 1) bildet sich aus dem **Fasciculus medialis** und verläuft zunächst hinter der **A. brachialis** im Sulcus bicipitalis medialis während ventral von der Arterie der N. medianus (Abb. **15.39**) liegt. In der Mitte des Oberarms trennt sich der N. ulnaris von A. brachialis und N. medianus, sodass ab da drei Gefäß-Nerven-Straßen etabliert sind. Der N. ulnaris durchbohrt das Septum intermusculare mediale nach dorsal und biegt im **Sulcus nervi ulnaris** hinter dem Epicondylus medialis humeri um das Gelenk (Abb. **15.38**). Er liegt dem Knochen unmittelbar auf und ist nur von relativ dünner Haut bedeckt, sodass der Nerv leicht durch Anstoßen an harte Kanten gereizt wird (**„Musikantenknochen"**).

▸ Klinik.

▸ **Klinik.** Dort ist der **N. ulnaris** (S. 494) bei **distalen Humerusfrakturen** äußerst gefährdet. Man überprüft in diesem Fall die Sensibilität an der ulnaren Handkante, bzw. man lässt die untersuchte Person die Finger spreizen und adduzieren.

- Der **N. medianus** (C 6–Th 1) bildet sich über die **Medianusgabel** aus den **Fasciculi lat.** und **med.** und verläuft mit der **A. brachialis** vor das Ellenbogengelenk (Abb. **15.39** und Abb. **15.44**).
- Der **N. musculocutaneus** (C 5–7): Er entsteht aus dem lateralen Faszikel und innerviert den M. coracobrachialis sowie die Mm. brachialis und biceps brachii zwischen denen er verläuft (Abb. **15.44**).

- Der **N. medianus** (C 6–Th 1) bildet sich aus den **Fasciculi lateralis** und **medialis**, die sich mit je einer Radix lateralis (C 6, C 7) und medialis (C 8, Th 1) als **Medianusgabel** vor der **A. axillaris** vereinigen. Im Sulcus bicipitalis med. liegt der Nerv vor der **A. brachialis**, mit der er sich vor dem Ellenbogengelenk unter die Aponeurosis bicipitalis begibt (Abb. **15.39** und Abb. **15.44**).
- Der **N. musculocutaneus** (C 5–C 7) durchbohrt nach seiner Bildung aus dem **Fasciculus lateralis** den von ihm innervierten **M. coracobrachialis** (Abb. **15.18**). Er verläuft zwischen den Mm. brachialis und biceps brachii, die er mit **Rr. musculares** innerviert, schräg nach distal/lateral und endet als N. cutaneus antebrachii latera-

15.39 Haupt-Gefäß-Nerven-Straße des Oberarms: Sulcus bicipitalis medialis

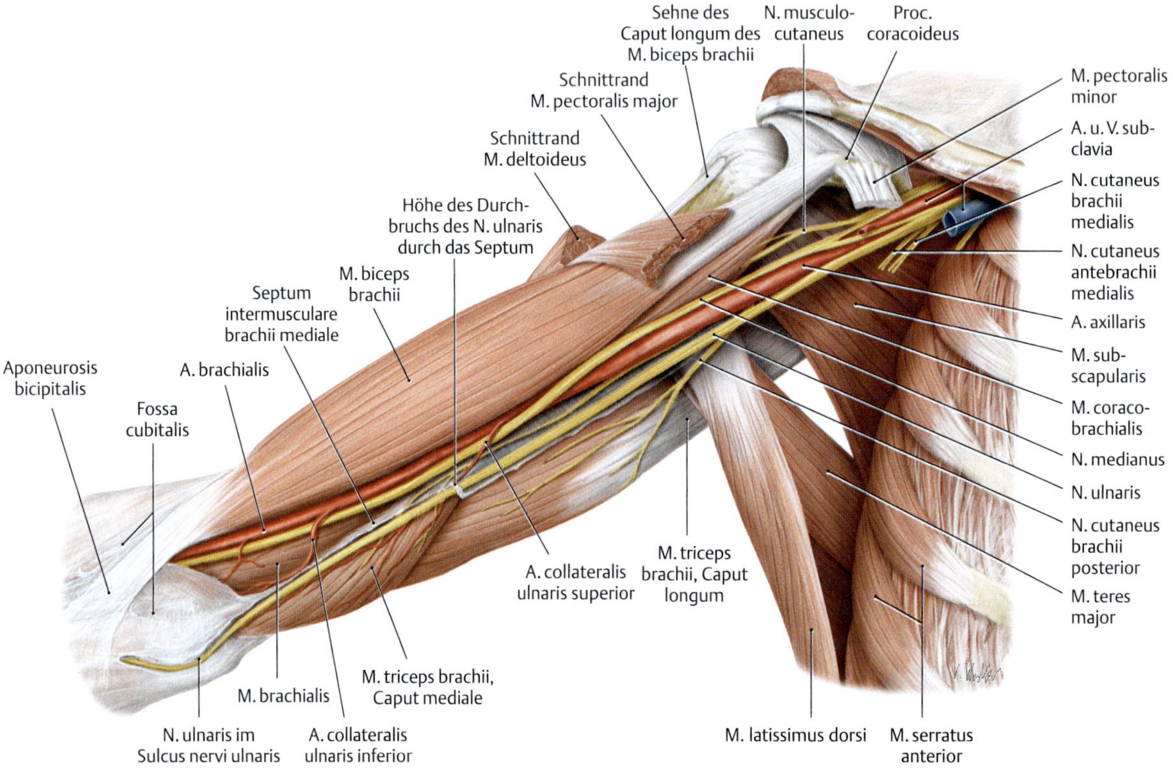

Quelle: Schünke M, Schulte E, Schumacher U. PROMETHEUS LernAtlas der Anatomie. Allgemeine Anatomie und Bewegungssystem. Illustrationen von Voll M u. Wesker K. 6. Aufl. Stuttgart: Thieme; 2022

lis (s. u.; Abb. **15.44**). Der N. musculocutaneus, die Radices lateralis und medialis der Medianusgabel sowie der N. ulnaris bilden zusammen eine „M"-Figur (s. Abb. **15.39**).
- Die übrigen „langen Nerven" aus dem Plexus brachialis, die **Nn. cutanei brachii** und **antebrachii mediales** sind als sensible Nerven im Folgenden besprochen.

Sensible Innervation

Die sensible Versorgung der **Schulter** (Abb. **15.40**) erfolgt durch folgende Hautnerven:
- **N. cutaneus brachii lateralis superior** (C 5, C 6), dem Endast des N. axillaris (S. 463). Er tritt am Hinterrand des M. deltoideus durch die Faszie und versorgt im Wesentlichen die Haut über dem Muskel mit einem Autonomgebiet lateral vom Akromion. Sein Versorgungsgebiet wird überlappt durch
- die **Nn. supraclaviculares** (C 3, C 4) aus dem Plexus cervicalis (S. 888) von kranial her und
- die **Rr. cutanei laterales** der **oberen Interkostalnerven** (S. 270, 466) von medial her.

Die Haut der **Axilla** wird innerviert vom
- **N. cutaneus brachii medialis** (Th 1, Th 2) aus dem Fasciculus medialis (Abb. **15.37**).

Die sensible Innervation des **Oberarms** (Abb. **15.41**) erfolgt nach folgendem Muster:
Lateral: in der proximalen Hälfte noch durch den
- **N. cutaneus brachii lateralis superior** (C 5, C 6), s. o.

Daran schließen die Areale des
- **N. cutaneus brachii lateralis inferior** (C 6, C 7) aus dem N. radialis und des
- **N. cutaneus antebrachii lateralis** (C 6, C 7) aus dem N. musculocutaneus an.

Medial wird die Haut vom
- **N. cutaneus brachii medialis** (Th 1, Th 2) aus dem Fasciculus medialis innerviert.
- Distal über dem Epicondylus medialis übernimmt der gleichfalls aus dem medialen Faszikel kommende **N. cutaneus antebrachii medialis** (C 8, Th 1) diese Funktion.

Dorsal sind die **Nn. cutanei brachii posterior** (C 5, C 6) und **antebrachii posterior** (C 6, C 7), Äste des N. radialis aus dem Fasciculus posterior, zuständig.

Sensible Innervation

Sie erfolgt im Bereich der **Schulter** durch folgende Nerven (Abb. **15.40**):
- **N. cutaneus brachii lat. sup.** (C 5, C 6, Endast des **N. axillaris**): über dem Deltoideus;
- **Nn. supraclaviculares** (C 3, C 4): kranial;
- Rr. cutanei latt. der **oberen Interkostalnerven** von medial.

Die Haut der **Axilla** wird innerviert vom:
- **N. cutaneus brachii medialis** (Th 1–2, Abb. **15.37**).

Der **Oberarm** wird wie folgt sensibel innerviert (Abb. **15.41**):
Lateral:
- **N. cutaneus brachii lat. sup.** (C 5, C 6)
- **N. cutaneus brachii lat. inf.** (C 6, C 7)
- **N. cutaneus antebrachii lat.** (C 6, C 7)

Medial:
- **N. cutaneus brachii med.** (Th 1, Th 2),
- **N. cutaneus antebrachii med.** (C 8, Th 1) und

Dorsal:
- **N. cutaneus brachii post.** (C 5, C 6)
- **N. cutaneus antebrachii post.** (C 6, C 7)

15.40 Hautnerven der Schulterregion

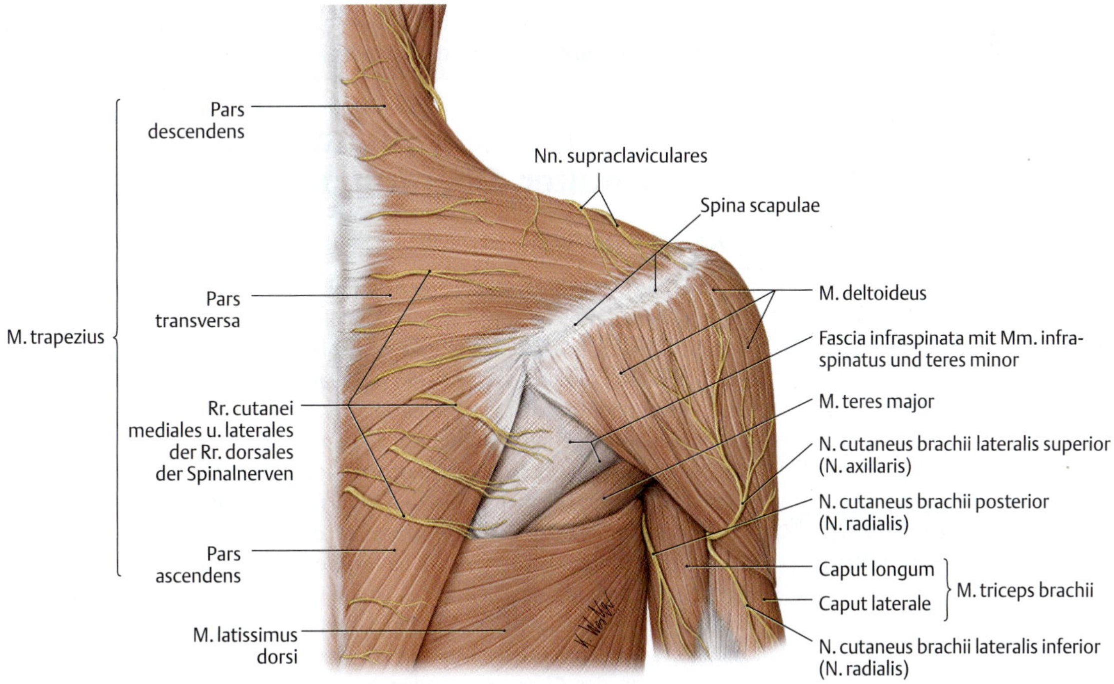

Ansicht einer rechten Schulter von dorsal.

Quelle: Schünke M, Schulte E, Schumacher U. PROMETHEUS LernAtlas der Anatomie. Allgemeine Anatomie und Bewegungssystem. Illustrationen von Voll M u. Wesker K. 6. Aufl. Stuttgart: Thieme; 2022

15.41 Sensible Innervation der oberen Extremität

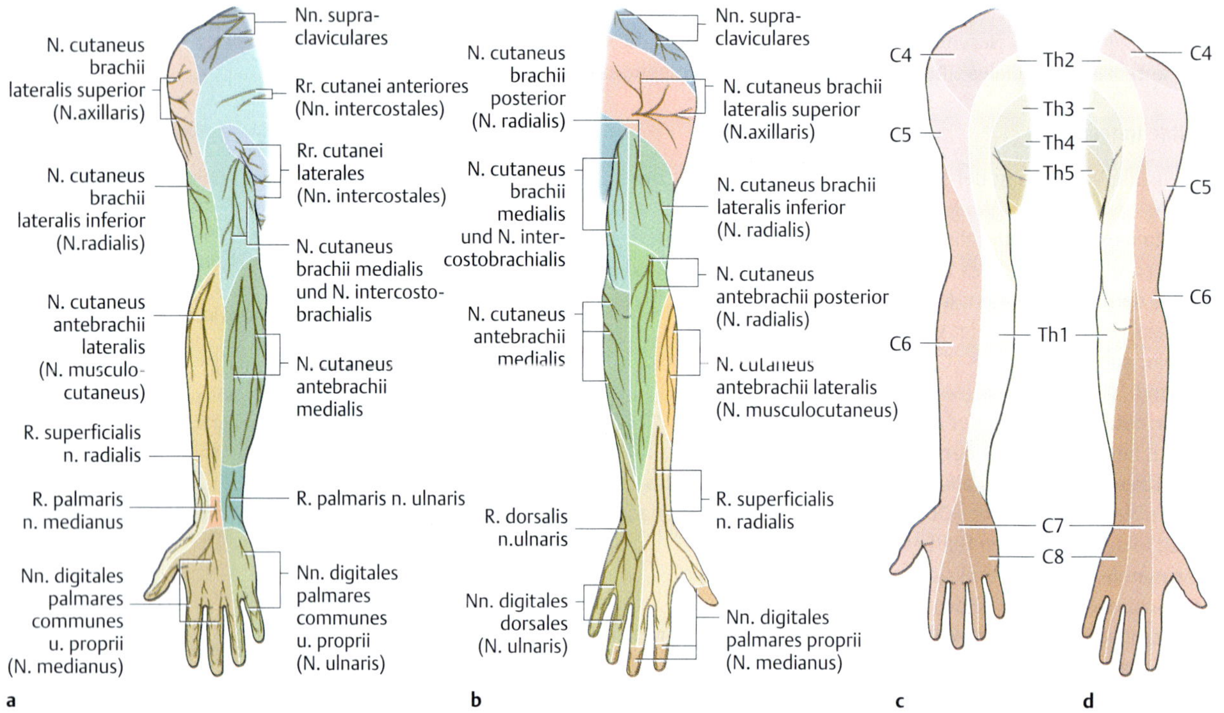

Innervation durch periphere Nerven (**a** von ventral, **b** von dorsal) im Vergleich zur segmentalen (radikulären) Innervation (**c** von ventral, **d** von dorsal) am rechten Arm.

Quelle: Schünke M, Schulte E, Schumacher U. PROMETHEUS LernAtlas der Anatomie. Allgemeine Anatomie und Bewegungssystem. Illustrationen von Voll M u. Wesker K. 6. Aufl. Stuttgart: Thieme; 2022

▸ Merke.

▸ **Merke.** Von proximal nach distal erfolgt die sensible Innervation des **lateralen** Schulter-Oberarm-Bereichs nach dem **A**xillaris**R**adialis**M**usculocutaneus-Muster, **medial** aus dem Fasciculus **medialis** des Plexus brachialis, **dorsal (= posterior)** aus dem Fasciculus **posterior** (über den N. radialis).

15.5 Topografische Anatomie von Schulter, Oberarm und Ellenbogen

15.5 Topografische Anatomie von Schulter, Oberarm und Ellenbogen

15.5.1 Regionen

15.5.1 Regionen

Dies sind im **Schulterbereich** die **Regio deltoidea, axillaris, scapularis, suprascapularis, cervicalis lateralis** und **pectoralis** (Abb. **15.42**).

Die **Regiones brachiales anterior** und **posterior** reichen bis zu den Epikondylen; distal folgen die **Regiones cubitales anterior** und **posterior**.

Die **Kontur** der Regio deltoidea wird v. a. vom **M. deltoideus** und dem **Caput humeri** bestimmt.

Die **Konturen** des **Oberarms** werden von den **Mm. biceps** und **triceps brachii** bestimmt. Die Sehnen beider Muskeln sind gut tastbar bzw. sichtbar.

An der Oberfläche entsprechen der **Schulter** im Wesentlichen die lateral/kranial gelegene **Regio deltoidea** sowie medial/kaudal die **Regio axillaris**. Nach kranial schließen sich **Regio suprascapularis** und **cervicalis lateralis** an, nach medial/ventral die **Regio pectoralis** und dorsal die **Regio scapularis** (Abb. **15.42**).

Distal der Regiones axillaris und deltoidea erstrecken sich am **Oberarm** die **Regiones brachiales anterior** und **posterior** bis zu den Epikondylen. Daran schließen sich die **Regiones cubitales anterior** und **posterior** an, wovon die vordere Kubitalregion im Wesentlichen der **Ellenbeuge** (**Fossa cubitalis**) entspricht.

Die Kontur der Regio deltoidea wird vom **M. deltoideus** und indirekt von den darunterliegenden Gelenkkörpern des Schultergelenks, v. a. dem **Caput humeri** bestimmt. Je nach Ausprägung des Deltoideus können die **Tubercula majus** und **minus**, insbesondere beim Rotieren des Humerus, mehr oder weniger gut durch den Muskel lokalisiert werden.

Die Konturen des **Oberarms** werden wesentlich von den Muskeln bestimmt. Der **M. biceps brachii** ist sowohl medial als auch lateral durch die **Sulci bicipitales medialis** und **lateralis**, in denen Leitungsbahnen verlaufen, abgegrenzt. Vor allem die **V. cephalica** tritt bei muskelstarken Individuen beim Anspannen der Beuger deutlich hervor. Dorsal zeichnen sich v. a. der laterale und lange **Trizepskopf** ab sowie über dem Olecranon die **Trizepssehne** als Einziehung distal des Muskelwulstes.

15.42 Regionen der oberen Extremität

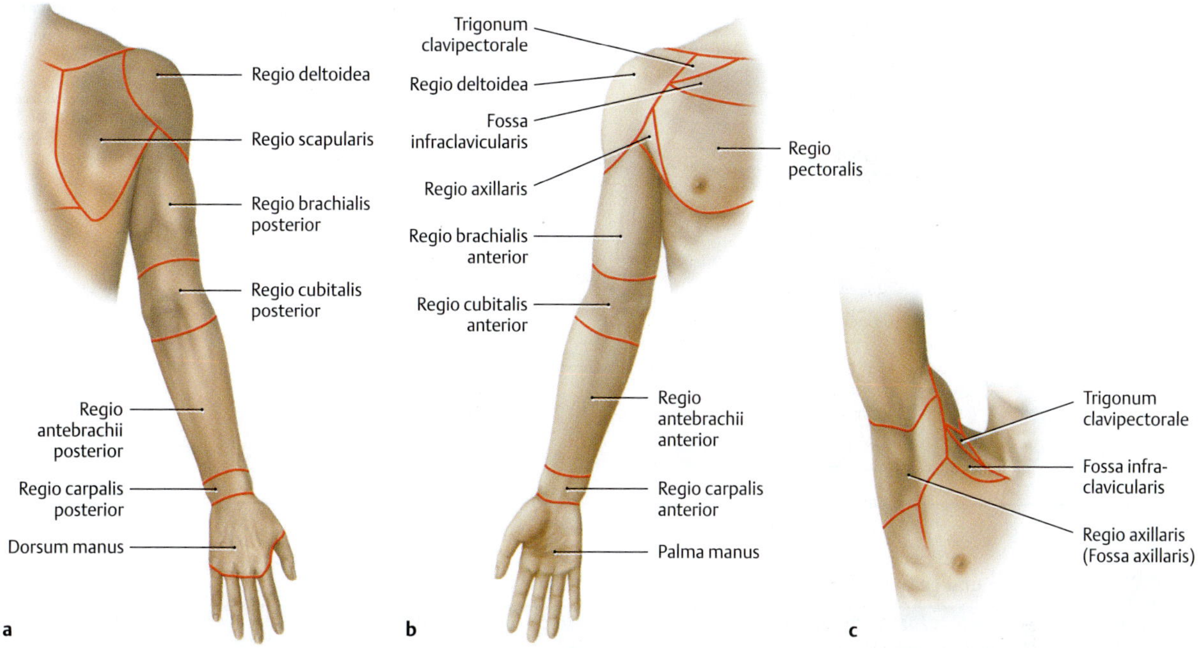

a Ansicht von dorsal,
b Ansicht von ventral,
c Ansicht von ventrolateral.

Quelle: Schünke M, Schulte E, Schumacher U. PROMETHEUS LernAtlas der Anatomie. Allgemeine Anatomie und Bewegungssystem. Illustrationen von Voll M u. Wesker K. 6. Aufl. Stuttgart: Thieme; 2022

▸ Klinik. Die oberflächliche Lage der Sehne des **M. triceps brachii** wird bei der Prüfung des **Trizepssehnenreflexes** genutzt. Der Trizeps gilt als **Kennmuskel** für das **Segment C 7**.

▸ Klinik.

In der **Ellenbeuge** zeichnen sich die Venen und beim Anspannen die Bizepssehne ab.

In der **Ellenbeuge** sind Venen und Bizepssehne sichtbar.

▸ Klinik. Das Auslösen des **Bizepssehnenreflexes** zur Prüfung des **Segments C 5** in der Ellenbeuge ist etwas schwieriger, da die Sehne von Weichteilen unterlagert ist. Legt man jedoch den eigenen Finger auf die Bizepssehne und schlägt mit dem Reflexhammer locker darauf, kann man das Zucken der Sehne bei Kontraktion des Bizeps gut spüren.

▸ Klinik.

Zwischen den klavikulären Ursprüngen der Mm. deltoideus und pectoralis major liegt das **Trigonum clavipectorale** (Trigonum deltoideopectorale) in dem sich die V. cephalica in die Tiefe zur V. axillaris absenkt (Abb. **15.43**).

Das **Trigonum clavipectorale** liegt zwischen den klavikulären Ursprüngen der Mm. deltoideus und pectoralis major (Abb. **15.43**).

Achselhöhle (Fossa axillaris)

Die Fossa axillaris (Axilla) ist eine Vertiefung zwischen dem Rumpf und dem Ansatz des Arms (Abb. **15.43**). Sie wird nach ventral von der **vorderen Achselfalte** begrenzt, der der **M. pectoralis major** zugrunde liegt; die **hintere Achselfalte** wird vom **M. latissimus dorsi** gebildet. Unter der behaarten Haut der Axilla liegt die **Fascia axillaris** als Teil der **allgemeinen Körperfaszie**. Im Apex der Axilla ist sie als **Lamina cribrosa** ausgebildet, die von zahlreichen Leitungsbahnen des Arms durchbrochen wird.
Aus der Axilla ziehen Leitungsbahnen durch die **Achsellücken** nach dorsal. Zwischen den vom Angulus inferior scapulae kommenden Mm. teres major (kaudal) und minor (kranial) öffnet sich ein zum Humerusschaft hin weiter werdender Schlitz. Der vom Tuberculum infraglenoidale entspringende lange Trizepskopf teilt diesen in die **mediale** und **laterale Achsellücke** (Tab. **15.5**). Distal an die laterale Achsellücke und von dieser durch den M. teres major getrennt, schließt der **Trizepsschlitz** an.

Achselhöhle (Fossa axillaris)

Sie wird nach ventral von der **vorderen Achselfalte** (M. pectoralis major), nach dorsal von der **hinteren Achselfalte** (M. latissimus dorsi) begrenzt. Im Apex der Axilla treten zahlreiche Leitungsbahnen durch die **Fascia axillaris** (Körperfaszie).

Zwischen den Mm. teres major und minor liegen, durch den langen Trizepskopf getrennt, die **mediale** und **laterale Achsellücke** (Tab. **15.5**). Distal der lateralen Achsellücke liegt der **Trizepsschlitz.**

15.43 Trigonum clavipectorale

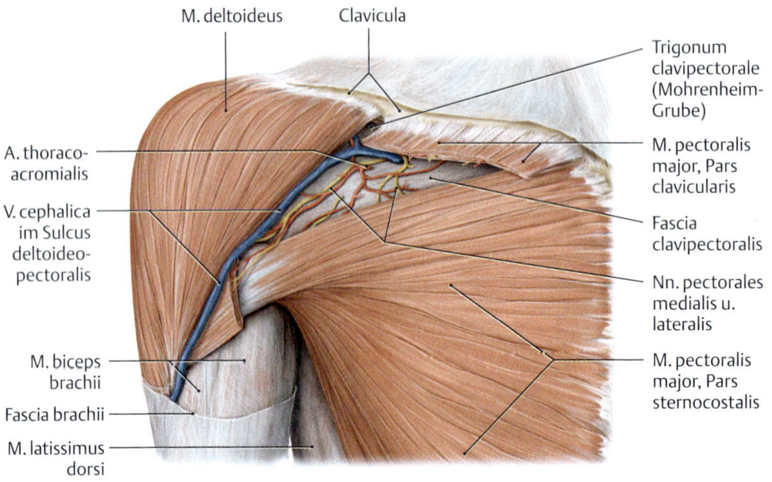

Rechte Schulterregion in der Ansicht von ventral nach Entfernung großer Teile der Pars clavicularis musculi pectoralis major.

Quelle: Schünke M, Schulte E, Schumacher U. PROMETHEUS LernAtlas der Anatomie. Allgemeine Anatomie und Bewegungssystem. Illustrationen von Voll M u. Wesker K. 6. Aufl. Stuttgart: Thieme; 2022

15.5 Begrenzungen und Leitungsbahnen der Achsellücken

Achsellücke		medial: Hiatus axillaris medialis	lateral: Hiatus axillaris lateralis	Kaudal: Trizepsschlitz
Form		dreieckig	viereckig	dreieckig
Begrenzung	kranial	M. teres minor	M. teres minor	M. teres major
	kaudal	M. teres major	M. teres major	
	medial	–	Caput longum des M. triceps brachii	Caput longum des M. triceps brachii
	lateral	Caput longum des M. triceps brachii	Humerus	Humerus
Leitungsbahnen		A. und Vv. circumflexae scapulae → Fossa infraspinata	A. und Vv. circumflexae humeri posteriores, N. axillaris → Collum chirurgicum	A. profunda brachii und N. radialis

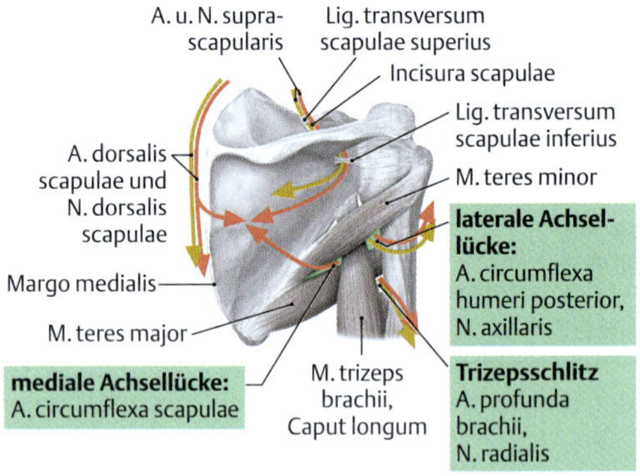

Quelle: Schünke M, Schulte E, Schumacher U. PROMETHEUS LernAtlas der Anatomie. Allgemeine Anatomie und Bewegungssystem. Illustrationen von Voll M u. Wesker K. 6. Aufl. Stuttgart: Thieme; 2022

* In der Abb. sind neben den Leitungsbahnen der grün hinterlegten Achsellücken auch andere Gefäß-Nerven-Staßen im Schulterbereich dargestellt.

Ellenbeuge (Fossa cubitalis)

Ihre Grenzen am Unterarm sind (Abb. **15.44**)
- **radial** der **M. brachioradialis**,
- **ulnar** der **M. pronator teres**;
- **proximal** wird sie vom **M. biceps brachii** geteilt.
- Der **Boden** wird vom M. brachialis und der Sehne des M. biceps brachii gebildet. **Oberflächlich** enthält sie die Vv. basilica, cephalica und mediana cubiti sowie Hautnerven. In der **Tiefe** verlaufen von radial nach ulnar der R. superficialis n. radialis, die A. brachialis (bzw. Aa. radialis und ulnaris) sowie der N. medianus.

Ellenbeuge (Fossa cubitalis)

Im Gegensatz zur Fossa poplitea (S. 386) sind die proximalen und distalen Grenzen der ventral vom Ellenbogengelenk gelegenen Fossa cubitalis (Abb. **15.44**) nicht scharf definiert. Am Unterarm wird sie **radial** vom **M. brachioradialis** begrenzt, **ulnar** vom **M. pronator teres**. Vom Oberarm her kommend, zieht der **M. biceps brachii** ins Zentrum der Fossa cubitalis, sodass eine **Y-Figur** resultiert, deren proximale „Arme" in die **Sulci bicipitales medialis** und **lateralis** auslaufen.

Ihr **Boden** wird vom **M. brachialis** und der **Bizepssehne** gebildet, wobei die **Aponeurosis m. bicipitis** ein oberflächliches von einem tieferen Kompartiment trennt:
- **Oberflächlich** liegen die Vv. basilica, cephalica und die sie verbindende V. mediana cubiti (Abb. **15.35**) sowie Äste der Nn. cutanei antebrachii medialis und lateralis.
- In der **Tiefe** verlaufen von radial nach ulnar der R. superficialis n. radialis, die A. brachialis bzw. ihre Äste (Aa. radialis und ulnaris) sowie der N. medianus.

15.44 Ellenbeuge (Fossa cubitalis)

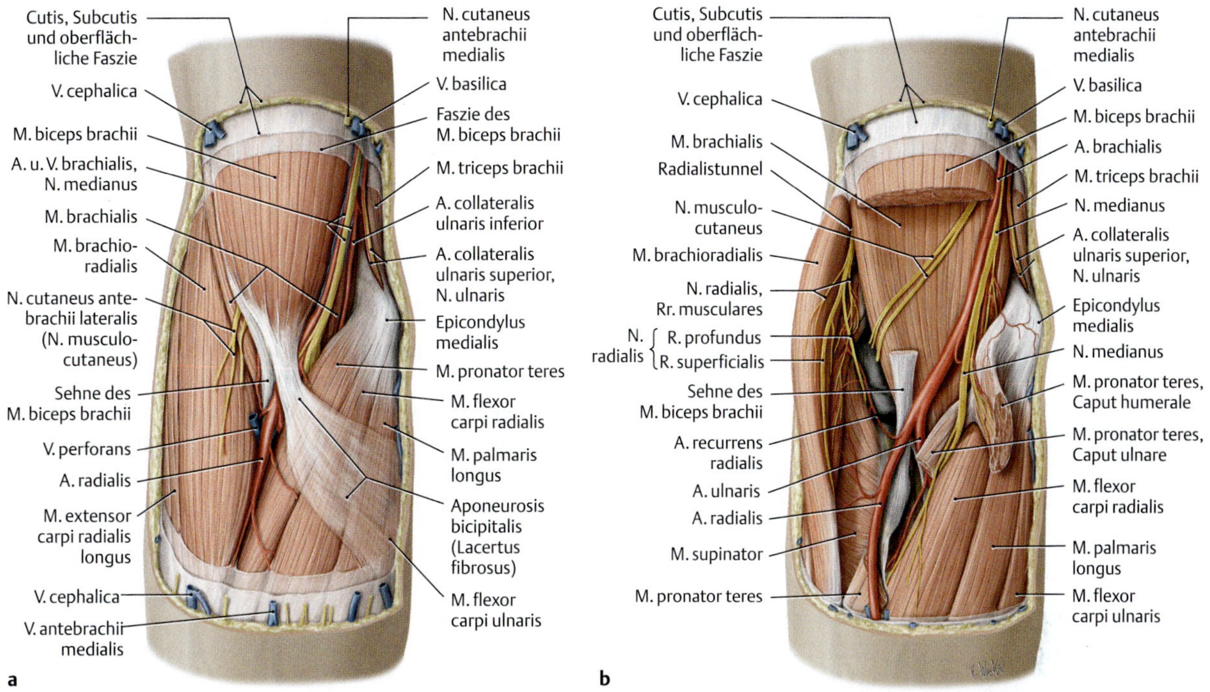

a Ansicht von ventral nach Entfernung der Faszien sowie epifaszialer Leitungsbahnen am rechten Arm
b und tiefe Präparation der gleichen Region.

Quelle: Schünke M, Schulte E, Schumacher U. PROMETHEUS LernAtlas der Anatomie. Allgemeine Anatomie und Bewegungssystem. Illustrationen von Voll M u. Wesker K. 6. Aufl. Stuttgart: Thieme; 2022

15.5.2 Orientierungspunkte und -linien

Sicht- und tastbare Knochenpunkte: Die **Clavicula** ist auf ihrer ganzen Länge subkutan und selbst bei adipösen Individuen als Landmarke, die den Thorax vom lateralen Halsdreieck abgrenzt, **sichtbar** bzw. einfach zu **tasten**.

Gleichfalls **sichtbar** ist die **Spina scapulae** mit dem **Acromion**. Je nach Dicke der umgebenden Muskeln (Mm. deltoideus, trapezius, supra- und infrascapularis) imponiert sie als Erhabenheit oder Impression des Hautniveaus. Ähnliches gilt für die **Margo medialis** und **angulus inferior scapulae**.

Der Gelenkspalt der **Articulatio acromioclavicularis** (S. 433) ist **tastbar**. Etwas schwieriger ist es, von ventral den **Proc. coracoideus** durch den M. deltoideus hindurch zu tasten.

15.5.2 Orientierungspunkte und -linien

Knochenpunkte: Als Landmarken **sichtbar** sind:

- **Clavicula** (auf ganzer Länge),
- **Spina scapulae** mit dem **Acromion** sowie
- **Margo medialis** und **angulus inferior scapulae**.
- Die **Articulatio acromioclavicularis** und der **Proc. coracoideus** sind tastbar.

15.45 Hueter-Linie und Hueter-Dreieck

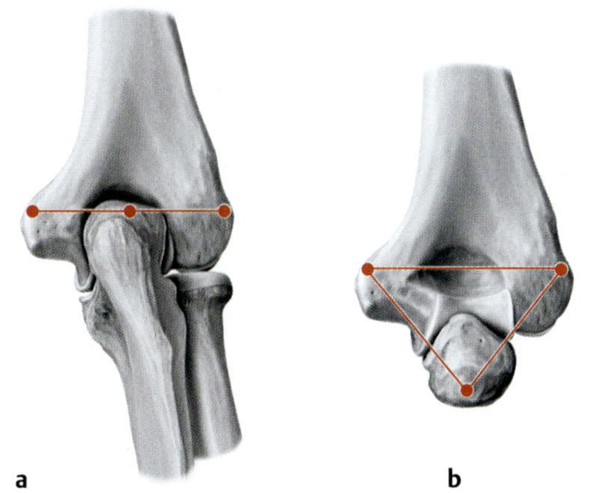

a Ansicht eines rechten Ellenbogengelenks von dorsal in Streck-
b und Beugestellung.

Quelle: Schünke M, Schulte E, Schumacher U. PROMETHEUS LernAtlas der Anatomie. Allgemeine Anatomie und Bewegungssystem. Illustrationen von Voll M u. Wesker K. 6. Aufl. Stuttgart: Thieme; 2022

15.45

Die **Epikondylen** des Humerus und das **Olecranon** sind tast- und sichtbare **Landmarken** der **Ellenbogenregion**.

Distal des Epicondylus lat. tastet man **Caput radii** und **Articulatio humeroradialis**.

Orientierungslinien: Humerusepikondylen und Olecranon liegen in Streckstellung auf einer Linie; bei gebeugtem Ellenbogen bilden sie ein gleichschenkliges Dreieck (Abb. **15.45**).

15.5.3 Achsen der oberen Extremität

Ober- und Unterarm schließen in einen nach lateral offenen Winkel von 160–170° ein. Stärkere Achsenabweichungen werden als **Cubitus valgus** bezeichnet; vgl. Valgusstellung (S. 340).

Die **Ellenbogenregion** wird vom **Olecranon** sowie von den **Epikondylen** des Humerus mit den Ursprüngen der **Unterarmmuskeln** (S. 487) dominiert. Sie sind sowohl tast- als auch sichtbar.
Das **Caput radii** und der Gelenkspalt der **Articulatio humeroradialis** sind ca. 2 cm distal des Epicodylus lateralis zu tasten. Beim Pronieren und Supinieren lässt sich die Rotation des Radiuskopfs verfolgen.

Orientierungslinien: Die beiden Humerusepikondylen und das Olecranon liegen in Neutral-Null-Stellung auf einer Linie, bei rechtwinklig gebeugtem Ellenbogen bilden sie ein gleichschenkliges Dreieck (**Hueter-Dreieck**, Abb. **15.45**). Frakturen und Luxationen im Kubitalbereich stören diese topografischen Verhältnisse.

15.5.3 Achsen der oberen Extremität

Die **Längsachsen** von Ober- und Unterarm weichen in Streckstellung bei Männern um ca. 10° voneinander ab; sie bilden einen nach lateral offenen Winkel von 170°. Bei Frauen und Kindern ist die Achsenabweichung größer und dieser Winkel kann 160° betragen. Werte darunter werden als **Cubitus valgus** bezeichnet; vgl. Valgusstellung (S. 340).

16 Unterarm und Hand

L.J. Wurzinger

16.1 Einführung

Die herausragende Stellung der Hand und die Wertigkeit ihrer Funktion als „Kulturorgan" (s. u.) des Menschen spiegelt sich in verschiedenen medizinischen Tätigkeitsfeldern wider.

▸ Klinik. Die Bedeutung der Hand zeigt sich auch darin, dass ihr mit der **Handchirurgie** ein Teilgebiet mit eigener Weiterbildungsordnung gewidmet ist.
Die in der Versicherungsmedizin übliche **„Gliedertaxe"** berücksichtigt die essenzielle Bedeutung der Hand (50 % Erwerbsunfähigkeit bei Verlust einer Hand) und ihrer Finger für das Alltags- und Erwerbsleben des Menschen.
Dementsprechend werden schwere Verletzungen der Hand aufwändig operativ versorgt, wie z. B. die **Replantation** abgetrennter Finger. Durch die engen topografischen Beziehungen sowie die geringe Größe von wichtigen Nerven und Gefäßen ist die Hand zu einer Domäne der **Mikrochirurgie**, d. h. von Eingriffen unter dem Operationsmikroskop geworden. Wegen der intensiven Versorgung mit sensiblen Nervenendigungen, die für die Funktion der Hand unabdingbar ist, sind **Verletzungen** oder **infektiöse Prozesse** (**Eiterungen**) hier besonders **schmerzhaft**.
Ihre Beweglichkeit bringt es mit sich, dass Unterarm und Hand bei **Sturztraumata**, aber auch bei der Abwehr oder Durchführung von tätlichen **Angriffen** überdurchschnittlich häufig verletzt werden. Der Untersuchung der Hände kommt daher in der Rechtsmedizin eine entsprechende Bedeutung zu.
Daneben manifestieren sich durch autoimmune Prozesse bedingte **rheumatische Erkrankungen** überdurchschnittlich häufig an den Händen.

16.1 Einführung

▸ Klinik.

16.2 Funktionelle Aspekte und Bauprinzip

In Verbindung mit dem **Gehirn** ist die **Greifhand** neben dem zur Sprachbildung befähigten **Kehlkopf** das **evolutionsrelevante „Kulturorgan"** des Menschen. Dabei wird allgemein davon ausgegangen, dass sich die Entwicklung der Hand bis hin zur Fähigkeit, Werkzeuge herzustellen, noch vor der Sprachentwicklung vollzogen hat. Ohnehin spielt die Hand in der **nonverbalen Kommunikation** entweder in Begleitung des gesprochenen Wortes oder als Teil der Körpersprache eine dominierende Rolle.
Die für die Hand essenzielle **Greif**- und **Tastfunktion** ist eine Funktion der Fingergelenke, wobei der Daumen besonders beweglich ist und in der **Oppositionsbewegung** den übrigen vier Fingern gegenübergestellt wird. Vorbedingung für den zielgerichteten Einsatz der Finger ist die optimale Stellung der Hand zum Unterarm, welche eine Funktion der **Handgelenke** ist. Damit die **Finger** der Hand für präzises Arbeiten auch mit kleinen Objekten im Millimeterbereich tauglich sind, müssen sie so schlank wie möglich sein: Sie selbst sind frei von Muskeln und werden von Sehnen der Muskeln des Unterarms und der kurzen Handmuskeln bewegt.
Gemeinsam mit dem **Gesichtssinn** kann der Mensch sich mit dem **Tastsinn** der Hand die **dreidimensionale** Umwelt erschließen. Die herausragende Bedeutung der Hand hierbei hat dazu geführt, dass das Wort **„begreifen"** auch für das Erfassen abstrakter Prozesse verwendet wird. Aus Untersuchungen mit dreidimensionalen Objekten, die sowohl am Bildschirm von allen Seiten betrachtet als auch als reale Objekte be-

16.2 Funktionelle Aspekte und Bauprinzip

Die **Greifhand** ist ein **„Kulturorgan"**, ohne das die **Evolution** zum Menschen nicht vorstellbar ist.

Die **Greif**- und **Tastfunktion** der Hand ist eine Funktion der Fingergelenke, wobei der **Opposition** des **Daumens** eine besondere Bedeutung zukommt.
Das Fehlen von Muskelbäuchen an den **Fingern** macht diese schlank für präzises Arbeiten mit kleinen Objekten. Sie werden von den Sehnen der Unterarm- und Handmuskeln bewegt.
Der **Tastsinn** der Hand kooperiert bei der Erkundung der **dreidimensionalen** Umwelt mit dem **Gesichtssinn** und ist dabei diesem mindestens gleichwertig.

Der dichten Versorgung von Hand und **Fingerbeeren** mit **sensiblen Nervenendigungen** entspricht eine überproportionale Repräsentation von Hand und Fingern am **sensorischen Kortex** (S. 1125).
Bedingt durch die geringe Größe der **motorischen Einheiten** (S. 73) der Handmuskeln ist die Hand auch am **motorischen Kortex** überproportional vertreten.

tastet werden konnten, weiß man, dass Form und Lage der Objekte nach taktiler und visueller Erkundung am besten erfasst werden.
Im direkten Vergleich beider Sinne schneidet interessanterweise die taktile Erkundung allein besser ab als die alleinige visuelle.
Es überrascht daher nicht, dass die Hand und insbesondere die **Fingerbeeren** neben den Lippen und der Mundschleimhaut am dichtesten mit **sensiblen Nervenendigungen** versorgt sind. Dem entspricht eine ausgedehnte, überproportionale Repräsentation von Hand und Fingern am **sensorischen Kortex** (S. 1125) des Gyrus postcentralis („sensorischer Homunculus"). Die vergleichbare Ausdehnung des Feldes der Hand am **motorischen Kortex** des Gyrus precentralis („motorischer Homunculus") ist Ausdruck der Tatsache, dass die Muskeln, welche Hand und Finger bewegen, relativ kleine **motorische Einheiten** (S. 73) besitzen, bei denen ein Motoneuron im Vorderhorn des Rückenmarks ca. 100 Muskelfasern innerviert. Sie dienen wie die Augenmuskeln der **Feinmotorik**, im Gegensatz z. B. zu den Muskeln der Grobmotorik, wie dem M. gluteus maximus oder den Rückenmuskeln, bei denen die motorischen Einheiten bis zu 1000 Muskelfasern umfassen.

16.3 Knochen von Unterarm und Hand

16.3.1 Knochen des Unterarms und ihre Verbindungen

▸ Merke.

16.3 Knochen von Unterarm und Hand

16.3.1 Knochen des Unterarms und ihre Verbindungen

▸ Merke. Am distalen Unterarm (Abb. **16.1**) befindet sich der **Radius** auf der Seite des **Daumens**, die **Ulna** auf der **Kleinfingerseite**.

Ulna (Elle)

Proximales Ende: Olecranon, Proc. coronoideus, Incisura trochlearis (S. 450), **Tuberositas ulnae** (Ansatz M. brachialis).

Ulna (Elle)

Proximales Ende: Das proximale Ende der Ulna mit **Olecranon**, **Proc. coronoideus**, **Incisura trochlearis** und **Tuberositas ulnae** (Ansatz M. brachials) ist in Kap. E-1.3.1 (S. 450) beschrieben.

16.1

16.1 Unteramknochen

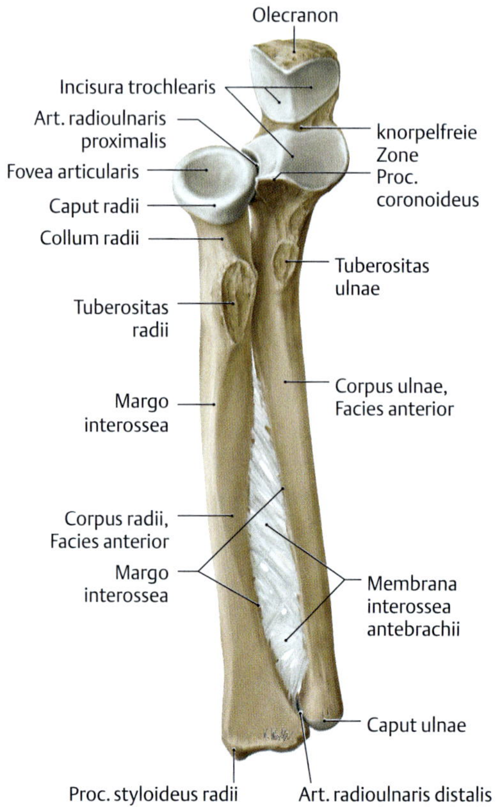

Radius und Ulna eines rechten Unterarms in der Ansicht von ventral-kranial.

Quelle: Schünke M, Schulte E, Schumacher U. PROMETHEUS LernAtlas der Anatomie. Allgemeine Anatomie und Bewegungssystem. Illustrationen von Voll M u. Wesker K. 6. Aufl. Stuttgart: Thieme; 2022

16.2 Handskelett

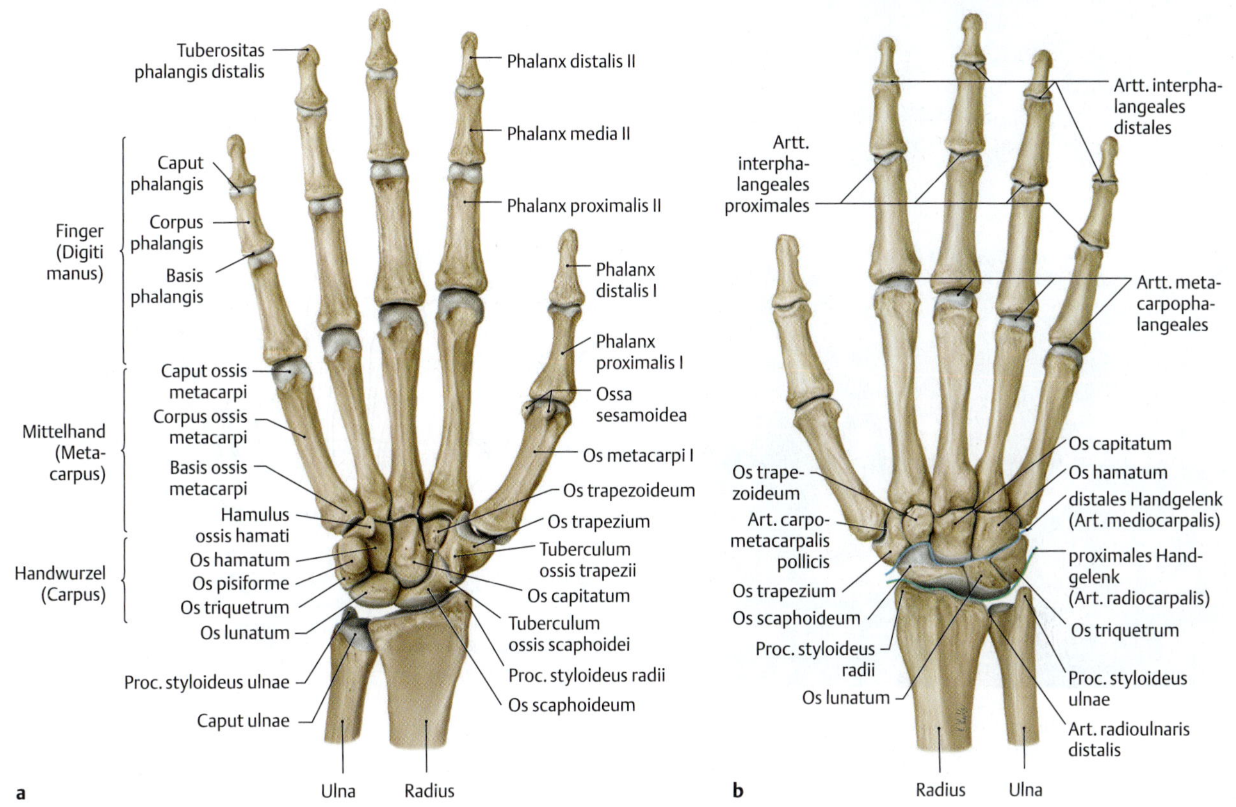

a Knochen der rechten Hand in der Ansicht von palmar
b und dorsal.

Quelle: Schünke M, Schulte E, Schumacher U. PROMETHEUS LernAtlas der Anatomie. Allgemeine Anatomie und Bewegungssystem. Illustrationen von Voll M u. Wesker K. 6. Aufl. Stuttgart: Thieme; 2022

Corpus ulnae: Es ist dreikantig mit einer dem Radius zugewandten **Margo interossea** und einer **Margo posterior** und **anterior**. Die **Margo posterior** liegt vom Olecranon bis zum distalen Proc. styloideus (s. u.) auf ihrer ganzen Länge ohne wesentliche Weichteildeckung unmittelbar **subkutan**.

Corpus ulnae: Es ist dreikantig; die **Margo posterior** liegt auf ganzer Länge **subkutan**.

► Klinik. Bei der Abwehr von tätlichen Angriffen werden häufig die Unterarme und Hände zum Schutz des Kopfes nach oben gerissen. Die ungeschützte Lage der Margo posterior ulnae ist dafür verantwortlich, dass hierbei gehäuft **„Abwehr-** oder **Parierfrakturen"** der Ulna die Folge sind. Diese gelten in der forensischen Medizin und in der Archäologie als Anzeichen eines Kampfes.

► Klinik.

Caput ulnae: Der **Ulnakopf** endet distal im **Proc. styloideus ulnae**, der sich auf der Dorsalseite befindet.
Die überknorpelte Gelenkfläche des Caput ulnae für das proximale Handgelenk (genauer: den Discus articularis, s. u.) setzt sich auf die **Circumferentia articularis** der Radialseite fort, welche mit dem distalen Radius in der Articulatio radioulnaris distalis artikuliert (Abb. **16.2**).

Caput ulnae: Es endet distal mit dem **Proc. styloideus**.
Das Caput besitzt **Gelenkflächen** für das proximale Handgelenk und die Articulatio radioulnaris distalis (Abb. **16.2**).

Radius (Speiche)

Caput und **Collum radii** sind im **Kap. E-1.3.1** (S. 451) detailliert **beschrieben**.

Corpus radii: Unmittelbar distal des Collum liegt die **Tuberositas radii**, an der der M. biceps brachii ansetzt (Abb. **15.28**). Proximales und distales Radiusende haben Kontakt mit der Ulna (s. o.), der **Radiusschaft** dagegen krümmt sich im mittleren Bereich von der Ulna weg.

Radius (Speiche)

Caput und Collum radii: s. proximaler Radius (S. 451).
Corpus radii: An der **Tuberositas radii** setzt der M. biceps brachii an.

16.3 Hand im Röntgenbild

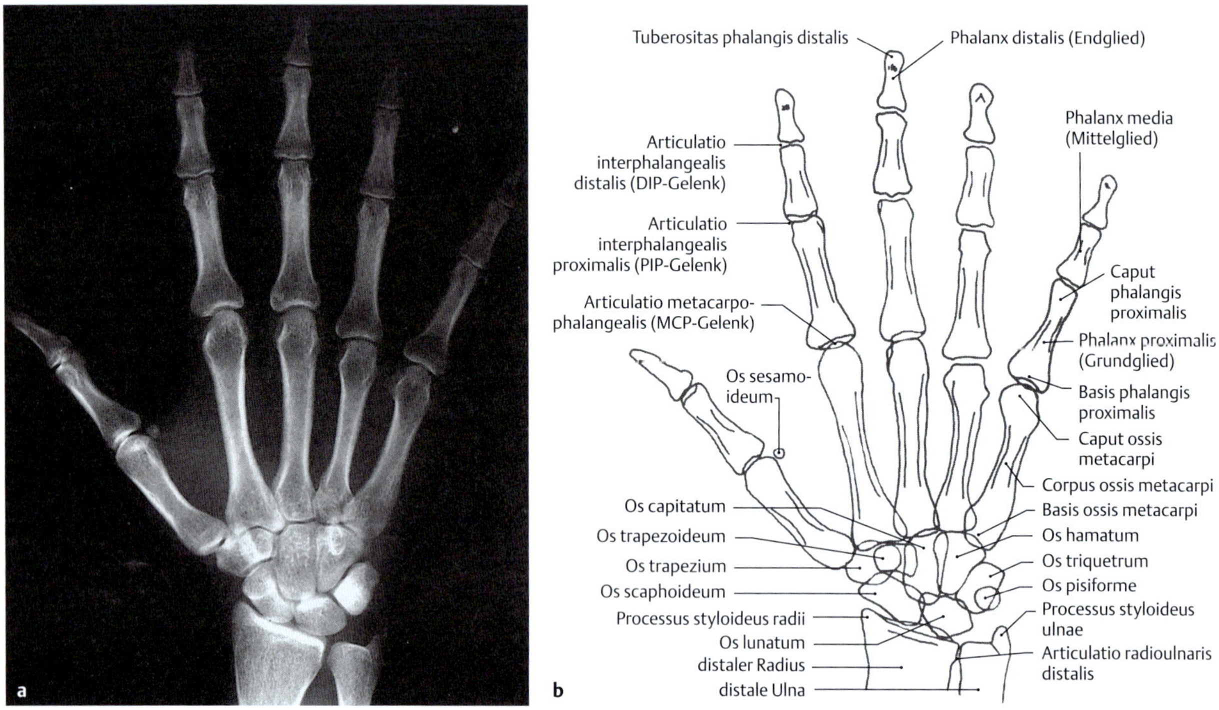

a Röntgenaufnahme einer rechten Hand a.-p.
b mit erklärender Schemazeichnung.

Quelle: Möller T, Reif E, Hrsg. Taschenatlas der Röntgenanatomie. 7. Aufl. Stuttgart: Thieme; 2020

Distales Radiusende: Es endet im **Proc. styloideus radii**. Die **Facies articularis carpalis** dient der Artikulation mit der Handwurzel, die **Incisura ulnaris radii** der mit der distalen Ulna.

Distales Radiusende: Es ist verbreitert und endet lateral (radial) im **Proc. styloideus radii**. Auf der Dorsalseite befinden sich Rinnen, in denen die Sehnen der Extensoren (S. 490) verlaufen. Wie die Ulna besitzt auch der Radius distal eine Gelenkfläche für die Artikulation mit der Handwurzel im proximalen Handgelenk (S. 479). Diese **Facies articularis carpalis** steht mit der **Incisura ulnaris radii**, die mit der distalen Ulna Kontakt hat, in Verbindung (Abb. **16.2**).

▸ Klinik.

▸ Klinik. Beim Sturz auf den ausgestreckten Arm mit dorsal extendiertem Handgelenk bricht häufig das verbreiterte distale Radiusende, man spricht dann von einer **Radiusfraktur in loco typico** (**Colles-Fraktur**). Dabei staucht sich die dünne Kortikalis dorsal am distalen Radius ein und das Fragment verkippt in Extensionsstellung.

Verbindungen von Radius und Ulna

Die beiden Radgelenke der **Articulatio radioulnaris proximalis** und **distalis** bilden eine funktionelle Einheit, in der **Pronation** und **Supination** der Hand stattfinden.

Verbindungen von Radius und Ulna

Obwohl räumlich getrennt, bilden **Articulatio radioulnaris proximalis** und **distalis** eine funktionelle Einheit, in der die Umwendebewegung (S. 453) der Hand (**Pronation** und **Supination**) stattfindet. Wie das proximale (S. 449) ist auch das **distale Radioulnargelenk** ein **Radgelenk**. In ihm dreht sich das distale Radiusende mit der konkaven Incisura ulnaris um die konvexe Circumferentia articularis der Ulna. Die Gelenkhöhle wird nach distal von dem Discus articularis (S. 479) abgeschlossen, der zwischen Ulna und Handwurzel liegt. Somit trennt der Discus die Gelenkhöhlen von distalem Radioulnar- und proximalem Handgelenk. Lediglich Diskusperforationen, die im Alter häufig sind, bedingen eine Verbindung dieser Gelenke.

Die weite **Gelenkkapsel** erlaubt Pro- und Supination von jeweils 80–90°.

Die **Gelenkkapsel** ist ähnlich weit und schlaff wie die des proximalen Radioulnargelenks und besitzt proximal einen **Recessus sacciformis**, dessen Falten den großen Umfang von Pro- und Supination von jeweils 80–90° erlauben.

Die Diaphysen von Ulna und Radius sind über die **Membrana interossea antebrachii** großflächig miteinander verbunden (Abb. **16.1**).

Die **Membrana interossea antebrachii** (Abb. **16.1**) reicht von der Tuberositas radii bis zur Articulatio radioulnaris distalis. Der proximale Teil des Raums zwischen Radius und Ulna sowie ein Spalt am distalen Ulnaende bleiben als Durchtrittsstelle für Nerven und Gefäße frei. Die Membrana interossea sichert das proximale und distale Radioulnargelenk ohne Supination und Pronation zu behindern und dient einigen Unterarmmuskeln als Ursprungsfläche.

16.3.2 Handskelett

Analog zum Fuß **gliedert** sich die Hand (Abb. **16.2**) in
- **Carpus** (Handwurzel),
- **Metacarpus** (Mittelhand) und
- **Digiti** (Finger).

Carpus (Handwurzel)

Die Knochen der Handwurzel sind in zwei Reihen angeordnet und tragen – jeweils von radial nach ulnar betrachtet – folgende Namen:
- **Proximale Reihe:**
  - **Os scaphoideum** (Kahnbein),
  - **Os lunatum** (Mondbein),
  - **Os triquetrum** (Dreiecksbein).
  - Auf dem Triquetrum liegt das **Os pisiforme** (Erbsenbein) als Sesambein (S. 232) der Sehne des M. flexor carpi ulnaris.
- **Distale Reihe:**
  - **Os trapezium** (großes Vielecksbein),
  - **Os trapezoideum** (kleines Vielecksbein),
  - **Os capitatum** (Kopfbein),
  - **Os hamatum** (Hakenbein).

► Merke. **Handwurzelknochen (proximal → distal und radial → ulnar)**: „Ein **Kahn** der fuhr im **Mond**enschein im **Dreieck** und um das **Erbsenbein**. **Vieleck groß**, **Vieleck klein**, der **Kopf** der muss am **Haken** sein."

► Klinik. Beim Sturz auf die ausgestreckte Hand bricht von den Handwurzelknochen das **Os scaphoideum** am häufigsten (**„Navikularefraktur"** der Kliniker). In Folge seiner prekären Gefäßversorgung ist bei Querfrakturen mit einem langwierigen Heilungsverlauf und Tendenz zur **Pseudarthrose** zu rechnen. Diese Fraktur erfordert eine mindestens 6-wöchige Ruhigstellung des Handgelenks und des Daumens. Andernfalls müssen die Fragmente osteosynthetisch verschraubt werden.

► Klinik. Bei Pressluftarbeitern kann die Verbindung von chronischer Belastung mit der bei dorsalextendiertem Handgelenk stark reduzierten Durchblutung des Mondbeins zur **„Lunatummalazie"**, einer aseptischen Knochennekrose (S. 353) führen.

Beide Reihen der Handwurzelknochen bilden einen (zur Längsachse der Hand) queren, nach palmar offenen Bogen (Abb. **16.4**). Die dadurch entstehende palmare Rinne (**Sulcus carpi**) wird an den Rändern durch die Eminentiae carpales radialis und ulnaris noch vertieft:
- Die **Eminentia carpalis radialis** wird von Knochenvorsprüngen (**Tubercula**) der **Ossa scaphoideum** und **trapezium** gebildet,
- die **Eminentia carpalis ulnaris** vom **Os pisiforme** und dem Hamulus des **Os hamatum**.

Das zwischen den Eminentiae carpi ausgespannte **Retinaculum (musculorum) flexorum** (S. 481) schließt den Sulcus carpi nach palmar ab, sodass ein osteofibröser Kanal, der **Canalis carpi**, sog. **„Karpaltunnel"** (S. 505) entsteht, in dem die Sehnen der langen Fingerbeuger und der N. medianus verlaufen.

Generell besitzen alle Karpalknochen **6 Flächen**: eine palmare und eine dorsale; die übrigen 4 Flächen sind größtenteils überknorpelte Gelenkflächen, die radiale und ulnare sowie die proximale und distale.

Unter **funktionellen** (kinematischen) Gesichtspunkten hat sich die Gliederung der Handwurzel in drei längsorientierten Säulen bewährt:
- die **radiale Säule**, basierend auf dem Os scaphoideum mit den Ossa trapezium und trapezoideum;
- die **zentrale Säule** mit Os lunatum und Os capitatum sowie
- die **ulnare Säule** mit Os triquetrum und Os hamatum.

16.3.2 Handskelett

Die Hand (Abb. **16.2**) **gliedert** sich in
- **Carpus** (Handwurzel),
- **Metacarpus** (Mittelhand) und
- **Digiti** (Finger).

Carpus (Handwurzel)

Die Handwurzelknochen sind zweireihig angeordnet:
- **Proximale Reihe**:
  - **Os scaphoideum** (Kahnbein),
  - **Os lunatum** (Mondbein),
  - **Os triquetrum** (Dreiecksbein) mit
  - **Os pisiforme** (Erbsenbein).
- **Distale Reihe**:
  - **Os trapezium** (großes Vielecksbein),
  - **Os trapezoideum** (kleines Vielecksbein),
  - **Os capitatum** (Kopfbein),
  - **Os hamatum** (Hakenbein).

► Merke.

► Klinik.

► Klinik.

Die Handwurzel bildet palmar den von den **Eminentiae carpales radialis** und **ulnaris** begrenzten **Sulcus carpi** (Abb. **16.4**). Dieser wird durch das **Retinaculum flexorum** zum **Canalis carpi**, dem **„Karpaltunnel"** (S. 505), in dem die Sehnen der langen Fingerbeuger und der N. medianus verlaufen.

Funktionell unterscheidet man
- die **radiale Säule** mit den Ossa scaphoideum, trapezium und trapezoideum;
- die **zentrale Säule** mit den Ossa lunatum und capitatum;
- die **ulnare Säule** mit Ossa triquetrum und hamatum.

16.4

16.4 **Transversalschnitt durch den Karpaltunnel**

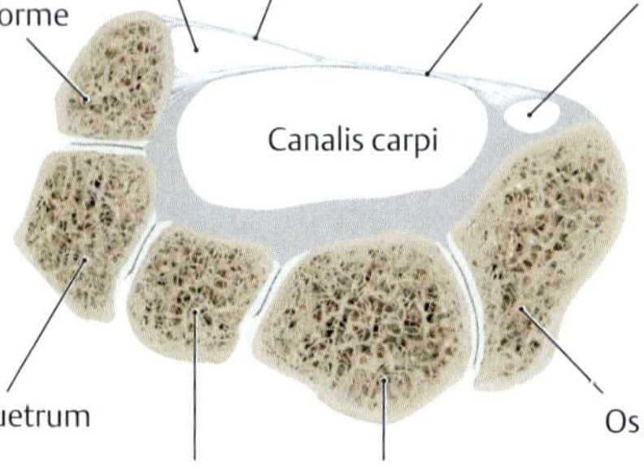

Quelle: Schünke M, Schulte E, Schumacher U. PROMETHEUS LernAtlas der Anatomie. Allgemeine Anatomie und Bewegungssystem. Illustrationen von Voll M u. Wesker K. 6. Aufl. Stuttgart: Thieme; 2022

Metacarpus (Mittelhand)

Sie besteht aus den **Ossa metacarpi** (Mittelhandknochen, Metakarpalia) **I–V**.

An den **Ossa metacarpi** unterscheidet man die **Basis,** das dreikantige **Corpus** und das kugelige **Caput**. Die Basis des **Os metacarpi I** hat eine sattelförmige Gelenkfläche, die mit dem Trapezium artikuliert.

Digiti manus (Finger)

Die **Digiti** (Finger) **II–V** bestehen aus je **3 Phalangen**, der **Pollex** (Daumen) aus 2 Phalangen.

Die **Phalangen** gliedern sich in **Basis, Corpus** und **Caput**. Die Basis der **Grundphalanx** hat eine Gelenkpfanne für den Kopf des Metakarpale. Eine Führungsleiste an der Basis von **Mittel-** bzw. **Endphalanx** passt in eine Rinne des Kopfes von Grund- bzw. Mittelphalanx.

Metacarpus (Mittelhand)

Die Mittelhand besteht aus den
- **Ossa metacarpi** (Mittelhandknochen, Metakarpalia) **I–V** und den beiden
- **Ossa sesamoidea** (Sesambeinen), von denen jeweils eins in die Sehnen der Mm. adductor pollicis und flexor pollicis brevis (Abb. **16.17**) auf der Palmarseite des Caput ossis metacarpale I eingelagert ist.

Bei den **Ossa metacarpi** handelt es sich um Röhrenknochen (S. 215), an denen von proximal nach distal **Basis, Corpus** und **Caput** unterschieden werden. Das **Metakarpale II** ist der längste der Metakarpalknochen, das **Metakarpale I** der kürzeste und kräftigste. Die **Basen** der Metakarpalia sind unterschiedlich geformt, je nach den Karpalknochen mit denen sie in Verbindung stehen. Das **Os metacarpi I** nimmt mit der sattelförmigen Gelenkfläche seiner Basis, die mit dem Os trapezium artikuliert, eine Sonderstellung ein. Die **Diaphysen** der Metakarpalia sind leicht nach palmar konkav gekrümmt und besitzen einen dreieckigen Querschnitt. Ihre **Köpfe** sind kugelförmig.

Digiti manus (Finger)

Die **Digiti** (Finger) **II–V** bestehen aus je **drei Phalangen** (Fingergliedern): **Phalanges proximalis** (Grundphalanx), **media** (Mittelphalanx) und **distalis** (Endphalanx).
Der **Pollex** (Daumen) besitzt **2 Phalangen** (Grund- und Endphalanx).
Auch an den Phalangen unterscheidet man **Basis**, **Corpus** und **Caput phalangis**. Die **Grundphalanx** (**Phalanx proximalis**) besitzt an der Basis eine querovale Gelenkpfanne für das Caput ossis metacarpi. In eine Rinne in der Gelenkfläche des jeweiligen Kopfes (Caput) von **Grund**- bzw. **Mittelphalanx** (**Phalanx medialis**) passt eine Führungsleiste an der Basis der Mittel- bzw. der **Endphalanx** (**Phalanx distalis**). Die Köpfe der Endphalangen bilden seitlich und palmar eine Rauigkeit aus, die **Tuberositas phalangis distalis**. Von dieser strahlen Bindegewebszüge in die Fingerbeeren ein. Sie fixieren die Haut, was für die Greiffunktion bedeutsam ist.

„Gibt's das zu kaufen?"

> Es ist 23 Uhr während meines ersten Nachtdienstes. Ich will die Station gerade in Richtung Bereitschaftsraum verlassen, als mich die zentrale Notaufnahme „dringend" anfordert. Mein Oberarzt ist gerade erst vor einer halben Stunde mit den Worten „Halten Sie die Füße still!" nach Hause gefahren, und nun erwartet mich ein „Kind mit gebrochenem Arm.

Das „Kind" entpuppt sich als 16-jähriger Jugendlicher, der lauthals schreiend auf der Untersuchungsliege liegt und mit der linken Hand seinen unnatürlich abstehenden rechten Unterarm hält. „Der ist grad von 'nem Kollegen gebracht worden – er sei in der Stadt beim Freerunning gestürzt!", gibt mir der Pfleger knapp zu verstehen.

Zusammen bekommen wir ihn soweit beruhigt, dass ich ihm einen Zugang legen kann. Als das Piritramid (ein stark wirksames Opioid-Schmerzmittel) anflutet, ist es endlich möglich zu erfahren, dass er einen „geilen Jump" von der 1. Etage des Parkhauses über den darunter stehenden Müllcontainer zum „Boardwalk versiebt hat" – und plötzlich war sein Arm so.

Unter der dünnen Haut am Handgelenk kann ich außen die Knochenkante der Ulna und auf der Innenseite eine Stufe am Radius tasten. Zur Sicherheit lasse ich ein Röntgenbild machen. Dann wähle ich zögerlich die Nummer des Oberarztes. Der hört sich die Misere an und fragt, wie es mit PDMS sei ... PDMwas?!? „Mensch!!! Puls, Durchblutung, Motorik, Sensibilität!?!", kommt es aus dem Hörer. Ich werde tomatenrot und fasele irgendwas von rosiger Hautfarbe, was der Oberarzt mit den Worten „Auch egal, ich komme", quittiert. „Sagen Sie wenigstens noch im OP Bescheid!"

Ich flitze schnell rüber in die Röntgenabteilung. Tatsächlich kann der Patient in den Fingerspitzen der äußeren drei Finger ein „Kribbeln" spüren, und die Haut erscheint mir auf einmal auch fahler. Geistesgegenwärtig informiere ich nicht nur den OP, sondern auch den zuständigen Anästhesisten. Vielleicht besänftigt das den Oberarzt wieder ein wenig.

Eben der erscheint wenig später und zitiert mich vor den digitalen Röntgenschirm: „Na, was sehen Sie?" – „Äh ... distale Radius- und Ulnafraktur ... mit ...", stammele ich los. „Na, womit? Genauer!", kommt es forsch. Ich weiß nicht, was ich sagen soll, und möchte in Grund und Boden versinken. „Ich fasse mal Ihre Gedanken zusammen: dislozierte, gestauchte Unterarmfraktur! Weiß die Anästhesie wenigstens Bescheid?!?" – „Ja, klar!" ... Wenigstens einen Punkt kann ich einfahren.

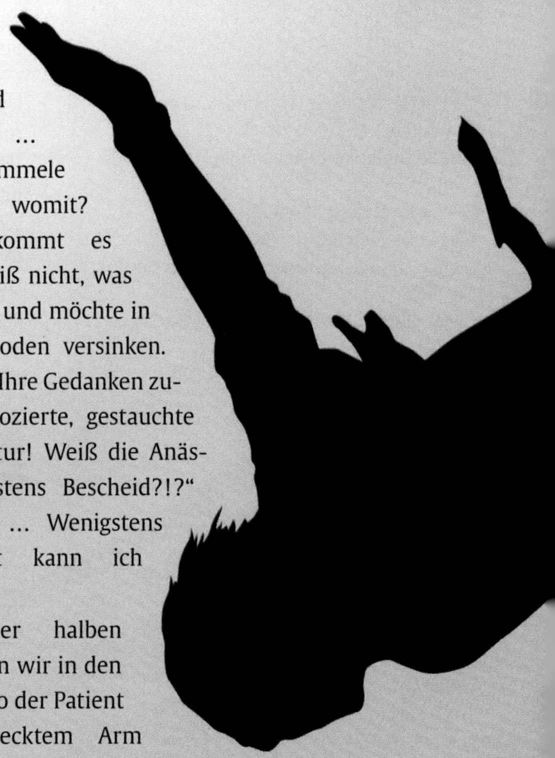

Nach einer halben Stunde werden wir in den OP gerufen, wo der Patient mit ausgestrecktem Arm unter einem sterilen Tuch liegt und fröhlich mit dem Anästhesisten plaudert: „Ey, was habt ihr denn da für ein geiles Zeug? Gibt's das auch zu kaufen?" Als ich den Oberarzt irritiert angucke, blickt dieser zum Anästhesisten und sagt: „Erklären Sie mal meinem jungen Kollegen, warum der Patient wach ist!" – „Plexusnarkose!" kommt prompt zurück. „Er hat erst vor 'ner Stunde gegessen, und da haben wir das Aspirationsproblem elegant umgangen – Antibiotikum ist auch schon reingelaufen." Mein Oberarzt nickt.

Insgeheim hoffe ich, dass mein Oberarzt mir nicht auch noch auf den „Plexus-brachialis"-Zahn fühlt. Irgendwie war da doch was mit drei Trunci und drei Faszikeln, die dann noch zu Endästen werden. Aber da hab ich schon damals im Testat gepatzt ... „Na dann, junger Kollege!", reißt mich mein Oberarzt aus meinen Gedanken. „Während ich mich vorpräpariere, können Sie ja schon mal laut darüber nachdenken, wie die anatomischen Verhältnisse des Plexus brachialis sind!" Nein, heute ist einfach nicht mein Tag!

Text: *Arne Conrad* **Foto:** *© pict rider / stock.adobe.com*

* Fallbeispiel fiktiv, Namen und Daten frei erfunden

16.4 Gelenke der Hand

Die Hand (Abb. **16.5**) bewegt sich gegenüber dem Unterarm im:

- **proximalen** (**Articulatio radiocarpalis**) und
- **distalen Handgelenk** (**Articulatio mediocarpalis**).

▸ Merke.

Die **Verformbarkeit** der Hand wird ermöglicht durch

- **Nebengelenke** zwischen den Handwurzelknochen,
- **Karpometakarpalgelenke** und
- Gelenke zwischen den **Metakarpalia**.

Wichtig für die präzise **Greiffunktion** sind v. a. die

- **Metakarpophalangealgelenke** (**MCP**) und die
- **Interphalangealgelenke** (**PIP**, **DIP**).

⊙ 16.5

16.4 Gelenke der Hand

Im Handwurzelbereich liegen **zwei Hauptgelenke** vor (Abb. **16.5**), in denen sich die Hand gegenüber dem Unterarm bewegt:

- das **proximale Handgelenk** (**Articulatio radiocarpalis**) zwischen Unterarm und der proximalen Reihe der Karpalknochen und
- das **distale Handgelenk** (**Articulatio mediocarpalis**) zwischen der proximalen und distalen Reihe der Karpalknochen.

▸ Merke. **Proximales** und **distales Handgelenk** bilden als Handgelenke im engeren Sinne eine **funktionelle Einheit**.

Nebengelenke zwischen den Handwurzelknochen (**Articulationes intercarpales**) ermöglichen eine geringgradige Verschiebung dieser gegeneinander und dadurch eine Verformung der Gelenkkörper der Handgelenke. Die Handwurzel verhält sich ähnlich wie ein mit Kugeln prall gefüllter straffer Sack. Gemeinsam mit der geringen Beweglichkeit der **Karpometakarpalgelenke** und der **Metakarpalknochen** gegeneinander resultiert die für die **Greiffunktion** der Hand wichtige **Verformbarkeit**.

Die **Metakarpophalangeal**(**MCP**)- und die **proximalen** und **distalen Interphalangealgelenke** (**PIP** und **DIP**) haben relativ große Bewegungsumfänge. Sie sind wesentlich an der Greiffunktion, v. a. am „Präzisionsgriff" beteiligt. Darüber hinaus spielen sie eine tragende Rolle bei der **taktilen Erfassung** der Umwelt.

⊙ 16.5 **Gelenke der Hand**

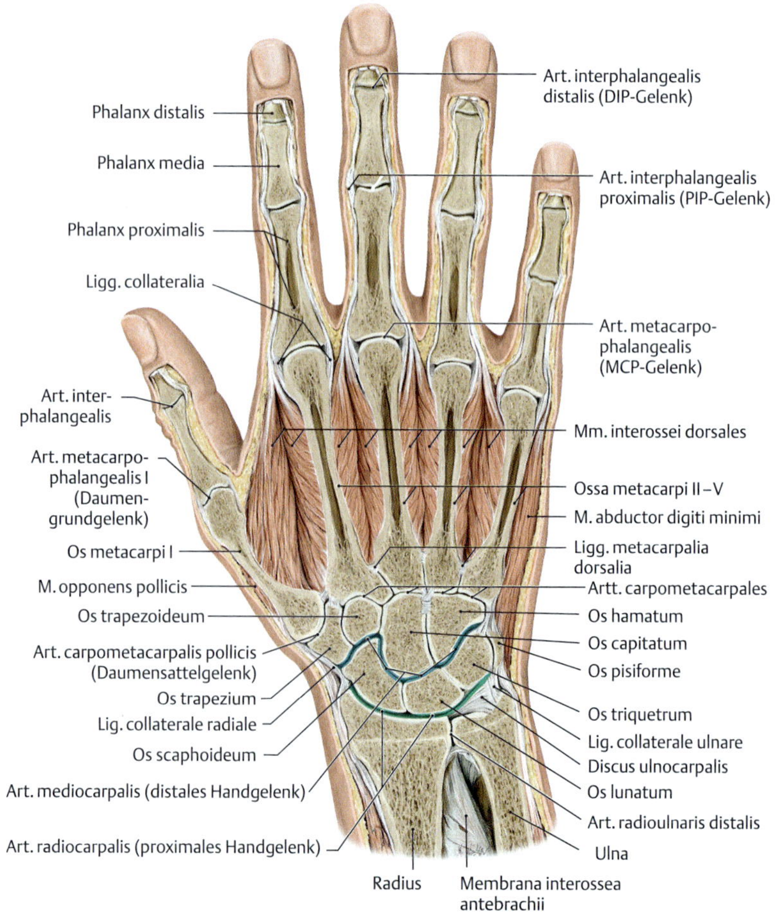

Schnitt durch eine rechte Hand parallel zur Handfläche in der Ansicht von dorsal. Die Gelenkspalten des proximalen und distalen Handgelenks sind farbig hervorgehoben.

Quelle: Schünke M, Schulte E, Schumacher U. PROMETHEUS LernAtlas der Anatomie. Allgemeine Anatomie und Bewegungssystem. Illustrationen von Voll M u. Wesker K. 6. Aufl. Stuttgart: Thieme; 2022

16.4.1 Proximales und distales Handgelenk

Gelenktyp und Gelenkkörper

Proximales Handgelenk (Articulatio radiocarpalis)

Gelenktyp: Das proximale Handgelenk ist ein **Eigelenk** (Articulatio ellipsoidea) mit 2 Freiheitsgraden bzw. Hauptachsen (S. 224).

Gelenkpfanne: Sie wird von der **Facies articularis carpalis** des distalen Radius und dem **Discus articularis** distal der Ulna („Discus ulnocarpalis") gebildet (Abb. **16.5**). Dieser Discus gleicht den zu großen Abstand zwischen dem Caput ulnae und den proximalen Karpalknochen aus (Abb. **16.2**). Der dreieckige faserknorpelige Discus ist am Radius sowie am Proc. styloideus der Ulna befestigt.
Die Pfanne hat **elliptische Form**, wobei der größere Durchmesser in radioulnarer Richtung liegt. Die Pfanne ist gegenüber der Längsachse des Unterarms um 10°–15° nach **palmar** sowie um 20°–25° nach **ulnar geneigt**.

Gelenkkopf: Teilweise überknorpelte Bänder verbinden die drei proximalen Handwurzelknochen, das **Os scaphoideum**, das **Os lunatum** und das **Os triquetrum** zu einem gleichfalls **elliptischen Gelenkkopf**. Das Skaphoid hat Verbindung mit dem Radius, das Lunatum mit dem Radius und dem Discus, das Triquetrum mit dem Discus.

Distales Handgelenk (Articulatio mediocarpalis)

Gelenktyp: Morphologisch bildet das distale Handgelenk ein **„verzahntes Scharniergelenk"**, in dem vornehmlich Palmarflexion und Dorsalextension stattfinden. Die, wenn auch geringfügige, Beweglichkeit der Handwurzelknochen gegeneinander lässt aber mehr als eine reine Scharnierbewegung zu: Bei Radial- und Ulnarabduktion finden im distalen Handgelenk Ausgleichsbewegungen statt, wobei sich die Gelenkkörper nicht wie homogene Blöcke verhalten (s. u.).

Gelenkkörper: Die Gelenkkörper des distalen Handgelenks (Abb. **16.5**) sind die durch **Bänder** (Ligg. intercarpalia dorsalia, palmaria und interossea, s. u.) miteinander verklammerten **Reihen** der **proximalen** und **distalen Ossa carpi**. Die Knochen der distalen Reihe sind fester miteinander verbunden und damit weniger gegeneinander beweglich als die der proximalen. Der **Gelenkspalt** verläuft **wellenförmig**: Er ist im radialen Abschnitt nach distal konvex, im Mittelteil folgt eine tiefe Einziehung nach proximal, die in einem nach distal konkaven Bogen vom ulnaren Teil des Scaphoids über das Lunatum bis zum Triquetrum läuft.

Gelenkkapsel und Bandapparat

Gelenkkapsel und -höhle: Die relativ weite und dünne **Gelenkkapsel** des **proximalen Handgelenks** entspringt dicht an der Knorpel-Knochen-Grenze der Gelenkkörper und am Discus articularis. Die **Gelenkkapsel** des **distalen Handgelenks** ist an den Handwurzelknochen befestigt und vom karpalen Bandapparat (s. u.) nicht zu trennen. Der Kapsel-Band-Apparat der Handgelenke ist palmar straffer als dorsal.
Die **Gelenkhöhlen** von proximalem und distalem Handgelenk sind in der Regel durch Bänder zwischen den proximalen Ossa carpi **getrennt**. Das **distale** Handgelenk **kommuniziert** regelmäßig mit den **Interkarpal-** (S. 483), **Karpometakarpal-** und **Intermetakarpalgelenken** (S. 483).

Bandapparat: Der **Bandapparat** im Handwurzelbereich wirkt auf beide Handgelenke, die ohnehin eine funktionelle Einheit darstellen, da an den proximalen Handwurzelknochen keine Muskeln ansetzen.
Die Komplexität des Bandapparats lässt sich nach **systematischen Gesichtspunkten** in vier Gruppen gliedern (Abb. **16.6**):

- **Bänder zwischen Unterarm- und Karpalknochen:**
  - Die **Ligg. radiocarpalia dorsale** und **palmare** verlaufen von der Knorpel-Knochen-Grenze des Radius schräg zu den ulnar gelegenen Handwurzelknochen: **dorsal** ziehen die meisten Fasern zum Os triquetrum, **palmar** zu den Ossa capitatum, lunatum und triquetrum. Durch ihren schrägen Verlauf von proximal/radial nach distal/ulnar **verhindern** sie v. a. das **ulnare Abgleiten** des Carpus in der nach ulnar geneigten Gelenkpfanne (s. o.). Ihre überwiegend proximal der Abduktionsachse gelegenen Fasern **bremsen** die **Radialabduktion**.

16.4.1 Proximales und distales Handgelenk

Gelenktyp und Gelenkkörper

Proximales Handgelenk (Articulatio radiocarpalis)

Gelenktyp: Dies ist ein **Eigelenk** (S. 224) mit 2 Freiheitsgraden.

Gelenkpfanne: Die **Facies articularis carpalis** des Radius und der **Discus articularis** distal der Ulna bilden die elliptische Pfanne (Abb. **16.5**), welche nach **palmar** und **ulnar geneigt** ist.

Gelenkkopf: Bänder verbinden die **Ossa scaphoideum, lunatum** und **triquetrum** zu einem **elliptischen Gelenkkopf**.

Distales Handgelenk (Articulatio mediocarpalis)

Gelenktyp: Man spricht von einem **„verzahnten Scharniergelenk"**.

Gelenkkörper: Ligg. intercarpalia dorsalia, palmaria und interossea verklammern die Reihen **proximalen** und **distalen Ossa carpi** zu Gelenkkörpern (Abb. **16.5**), zwischen denen ein **wellenförmiger Gelenkspalt** verläuft.

Gelenkkapsel und Bandapparat

Der **Kapsel-Band-Apparat** der **Handgelenke** ist palmar straffer als dorsal.

Die **Gelenkhöhlen** der Handgelenke sind meist **getrennt**.

Bandapparat: Beide Handgelenke bilden eine funktionelle Einheit, deren Bandapparat sich in 4 Gruppen gliedert (Abb. **16.6**):

- **Bänder zwischen Unterarm- und Karpalknochen:**
  - **Ligg. radiocarpalia dorsale** und **palmare** ziehen vom distalen Radius schräg zu den ulnaren Handwurzelknochen. Sie **verhindern** das **Abgleiten** des Carpus nach ulnar und **bremsen** die **Radialabduktion**.
  - Das **Lig. ulnocarpale palmare** von Ulna zu Os triquetrum und Os lunatum sowie der **„Meniscus ulnocarpalis"** zwischen

Discus articularis und Os triquetrum sind Teil des „ulnokarpalen Komplexes“.
- **Kollateralbänder** zwischen Radius und Os scaphoideum sowie zwischen Ulna und den Ossa triquetrum und pisiforme **begrenzen** die **Ulnarabduktion** bzw. die **Radialabduktion.**
- Das **Retinaculum extensorum** zieht vom Radius zum Proc. styloideus ulnae und Os triquetrum.

- **Bänder zwischen den Handwurzelknochen:**
  - **Ligg. intercarpalia interossea** begrenzen Bewegungen benachbarter Karpalknochen gegeneinander.
  - **Ligg. intercarpalia dorsalia** und **palmaria begrenzen** als kapsuläre Bänder **Palmarflexion** bzw. **Dorsalextension** sowie Bewegungen der Karpalknochen gegeneinander.
  - Das **Retinaculum flexorum** spannt sich zwischen den Eminentiae carpales radialis und ulnaris aus; das **Retinaculum extensorum** zieht vom Radius zum Proc. styloideus ulnae und Os triquetrum; beide Retinacula sichern den Zusammenhalt des Carpus.

- Das **Lig. ulnocarpale palmare** verbindet den Proc. styloideus der Ulna mit den Ossa triquetrum und lunatum. Es ist Teil des für die Stabilität der Ulnarseite des Carpus bedeutsamen „ulnokarpalen Komplexes“, zu dem u. a. auch der
- **„Meniscus ulnocarpalis“** (auch als Lig. ulnocarpale bezeichnet) gerechnet wird. Dabei handelt es sich um Bandzüge mit einem faserknorpeligen Kern, die den Discus articularis mit dem Os triquetrum verbinden.
- Das proximale Handgelenk verfügt auch über **Kollateralbänder**: Das **Lig. collaterale carpi radiale**, das sich zwischen Proc. styloideus radii und Os scaphoideum ausspannt, begrenzt die **Ulnarabduktion**. Die **Radialabduktion** wird vom **Lig. collaterale carpi ulnare** gehemmt, das vom Proc. styloideus ulnae in zwei Zügen zum Os triquetrum und Os pisiforme verläuft.
- Das **Retinaculum extensorum** zieht vom Radius zum Proc. styloideus ulnae und Os triquetrum.

- **Bänder zwischen den Handwurzelknochen:**
  - **Ligg. intercarpalia interossea**, die als „Binnenbänder“ benachbarte Karpalknochen miteinander verbinden, begrenzen deren Kipp- und Schiebebewegungen gegeneinander.
  - **Ligg. intercarpalia dorsalia** und **palmaria** stellen Bandzüge dar, die an der Oberfläche des Carpus liegen und durch Integration in die Gelenkkapsel diese verstärken. Auf der Palmarseite verklammert das vom zentral gelegenen Os capitatum nach allen Richtungen ausstrahlende **Lig. carpi radiatum** die Handwurzelknochen; mit den anderen palmaren Interkarpalbändern **begrenzt** es die **Dorsalextension.** Dorsal spannt sich das **Lig. carpi arcuatum** („Bogenband“) vom Os

16.6 Bandapparat der Hand

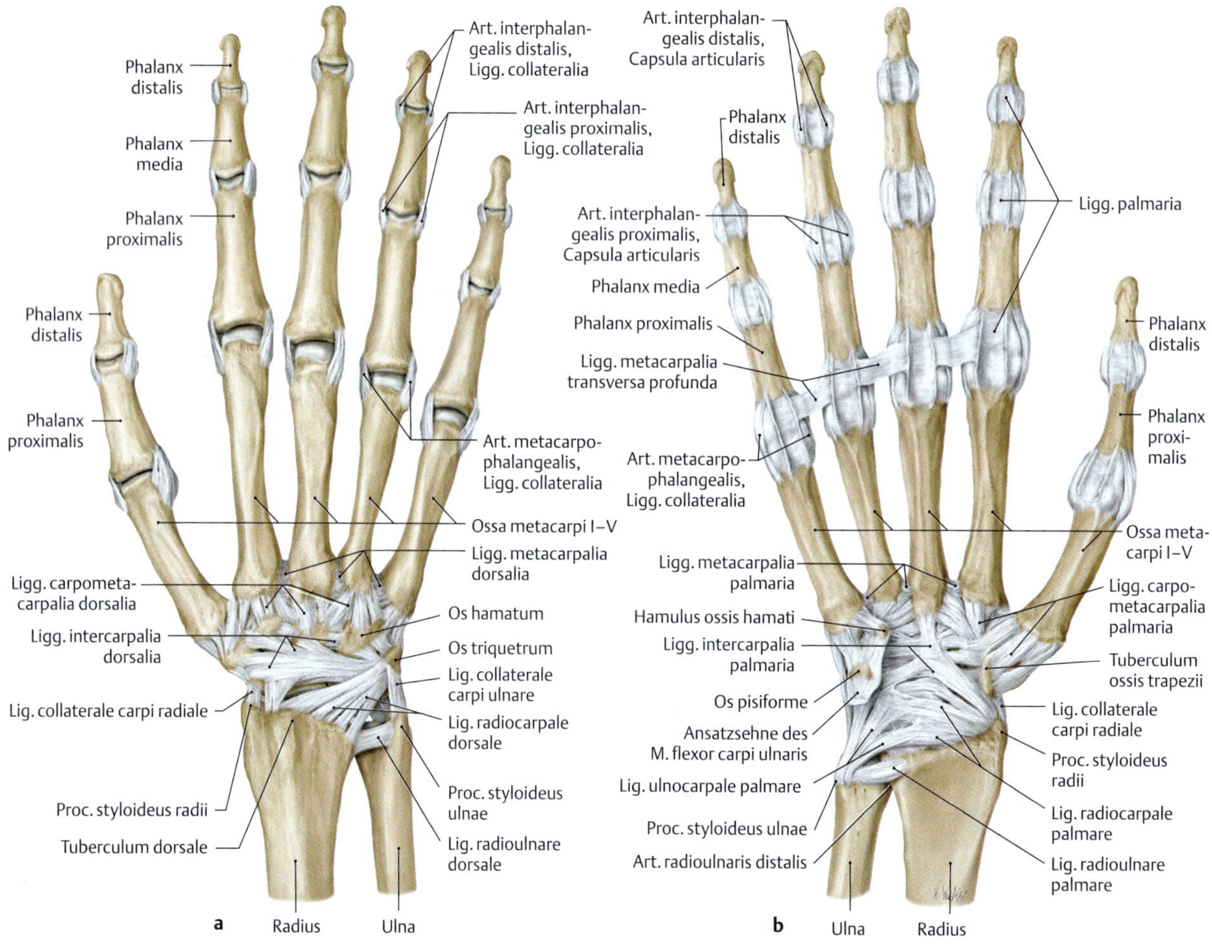

a Rechte Hand in der Ansicht von dorsal
b und palmar.

Quelle: Schünke M, Schulte E, Schumacher U. PROMETHEUS LernAtlas der Anatomie. Allgemeine Anatomie und Bewegungssystem. Illustrationen von Voll M u. Wesker K. 6. Aufl. Stuttgart: Thieme; 2022

scaphoideum zum Os triquetrum aus. Es entsendet Seitenzweige zu den distalen Karpalia und **begrenzt** die **Palmarflexion**.
- Obwohl das **Retinaculum flexorum (Lig. carpi transversum)** und das **Retinaculum extensorum** überwiegend im Zusammenhang mit den Sehnen der langen Fingerbeuger und -strecker (S. 487) gesehen werden, qualifiziert sie ihre Anheftung an den Karpalia als karpale Bänder. Das **Retinaculum flexorum** ist zwischen den Eminentiae carpales radialis und ulnaris ausgespannt. Beide Retinacula, v. a. aber das Retinaculum flexorum, tragen wesentlich zum Zusammenhalt des Carpus bei.

▸ Merke. Die **dorsalen** Bänder der Handgelenke sind **schwächer** als die palmaren, was mit der palmaren Kippung der Gelenkpfanne den größeren Bewegungsumfang der Palmarflexion erklärt.

▸ Merke.

- **Bänder** zwischen **Handwurzel** und **Mittelhand**: Ligg. carpometacarpalia dorsalia (S. 485) und palmaria sowie
- **Bänder** zwischen den **Basen** der **Ossa metacarpi II–V**: Ligg. metacarpalia dorsalia (S. 485), palmaria und interossea.

Diese Bänder verbinden die Basen der Ossa metacarpi miteinander (4.) und der distalen Reihe der Carpalia (3.). Sie erlauben nur geringgradige Bewegungen der verbundenen Knochen.

- **Bänder** zwischen **Carpus** und **Metacarpus** (S. 485).
- **Bänder** zwischen den **Basen** der **Ossa metacarpi II–V** (S. 485).

Mechanik

In den **Handgelenken** kann die **Hand** gegenüber dem **Unterarm** um **zwei Achsen** bewegt werden:
- um eine (eigentlich zwei) Achsen parallel zur Handfläche senkrecht zur Längsachse des Unterarms wird die Hand nach palmar **flektiert** bzw. nach dorsal **extendiert** (Abb. **16.7a**);
- um eine Achse, die von dorsal nach palmar verläuft wird nach **radial** bzw. nach **ulnar abduziert** (Abb. **16.7b**).

Durch die **Pronation** und **Supination** der Unterarmknochen (S. 453), deren Achse annähernd der Längsachse der Hand folgt, erreicht die Hand de facto einen dritten Freiheitsgrad und somit eine Beweglichkeit wie in einem **Kugelgelenk**.

Die **Bewegungsumfänge** nach der Neutral-Null-Methode sind Abb. **16.7** zu entnehmen.

Mechanik

In den **Handgelenken** (Abb. **16.7**) wird die **Hand** gegenüber dem **Unterarm**
- nach palmar **flektiert** bzw. nach dorsal **extendiert** sowie
- nach **radial** bzw. nach **ulnar abduziert**.

Pronation und **Supination** verschaffen der Hand de facto einen dritten Freiheitsgrad wie in einem **Kugelgelenk**.

Zum **Bewegungsumfang** s. Abb. **16.7**.

16.7 Bewegungsmöglichkeiten im proximalen und distalen Handgelenk

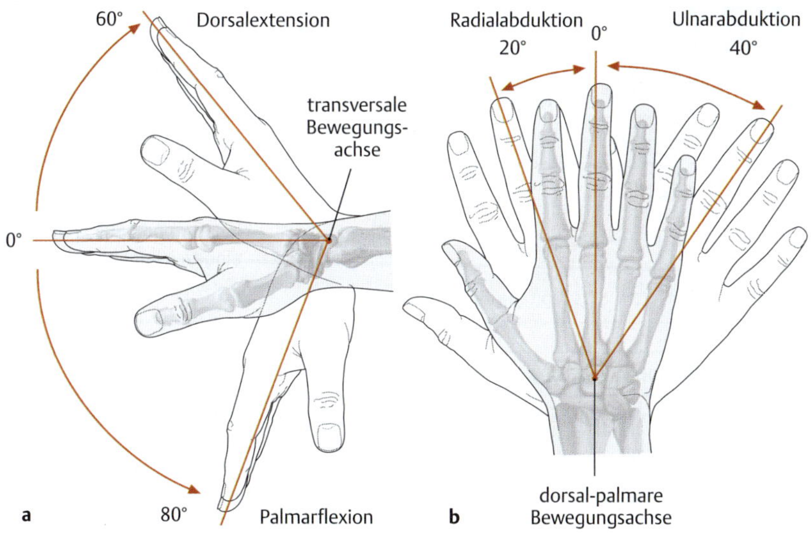

- Palmarflexion/Dorsalextension: 80/0/60°
- Radialabduktion/Ulnarabduktion: 20/0/40°

Die Bewegungsachsen beziehen sich nicht auf die Neutral-Null-Position, sondern auf den im Ellenbogengelenk rechtwinklig gebeugten und pronierten Unterarm.

Quelle: Schünke M, Schulte E, Schumacher U. PROMETHEUS LernAtlas der Anatomie. Allgemeine Anatomie und Bewegungssystem. Illustrationen von Voll M u. Wesker K. 6. Aufl. Stuttgart: Thieme; 2022

Die **Gelenkpfanne** des proximalen Handgelenks erlaubt **mehr Palmarflexion** und **Ulnarabduktion** als Dorsalextension und Radialabduktion.

Das **Überwiegen** von **Palmarflexion** gegenüber Dorsalextension und **Ulnarabduktion** gegenüber Radialabduktion erklärt sich größtenteils aus der palmar/ulnar gekippten **Stellung** der von Radius und Discus articularis gebildeten **Gelenkpfanne** des proximalen Handgelenks (S. 479). Die geringere Dorsalextension resultiert zusätzlich aus dem palmar strafferen Kapsel-Band-Apparat.

Palmarflexion und Dorsalextension finden im **proximalen und distalen** Handgelenk um eigene Achsen in unterschiedlichem Ausmaß statt (Abb. **16.8**). Die **Palmarflexion** findet vorwiegend im **proximalen,** die **Dorsalextension** im **distalen** Handgelenk statt.

Palmarflexion und Dorsalextension: Bei diesen Bewegungen rotieren im **proximalen** Handgelenk die Handwurzelknochen der proximalen Reihe gegenüber dem Unterarm um eine zur Handfläche parallelen **Achse** durch das Os lunatum. Im **distalen** Handgelenk drehen sich die Karpalia der distalen Reihe gegenüber denen der proximalen um eine handflächenparallele **Achse** durch das Os capitatum. Die Summe beider Bewegungen ergibt den o. g. Bewegungsumfang.

- Bei der **Palmarflexion** findet der **größere Teil** der Bewegung im **proximalen** (ca. 50°) und der kleinere Teil im distalen (ca. 30°) Handgelenk statt.
- Bei der **Dorsalextension** ist es genau umgekehrt: Sie findet **größtenteils** im **distalen** Handgelenk statt (40° von insgesamt 60°; Abb. **16.8**).

Da das Verhältnis von Flexion zu Extension in den drei Longitudinalsäulen (S. 475) nicht genau gleich ist, spannen sich nicht nur die dorsalen bzw. palmaren Bänder an, sondern auch die quer verlaufenden interossären Ligamente.

Radial- und Ulnarabduktion: erfolgen im **proximalen Handgelenk** um eine dorsopalmare Achse durch den Kopf des Os capitatum.

Bei **Radialabduktion** wird der Raum zwischen Trapezium, Trapezoid und Radius für das **Skaphoid** eng, das deshalb in **Beugestellung** kippt. Die begleitenden Mitnahme- und Ausgleichsbewegungen der ulnar und distal benachbarten Handwurzelknochen führen zu einer Anspannung des karpalen Bandapparats.

Radial- und Ulnarabduktion: Hierbei rotiert der Carpus gegenüber dem Unterarm im **proximalen Handgelenk** um eine **Achse** senkrecht zur Handfläche durch den Kopf des Os capitatum. Hierbei sind die Bewegungen der Handwurzelknochen komplizierter (Abb. **16.9**):

- Bei der **Radialabduktion** bewegen sich die radialseitigen Ossa trapezium und trapezoideum nach proximal, sodass sie sich der Gelenkfläche des Radius annähern. Infolge dessen wird der Raum für das proximal davon gelegene **Skaphoid** eng, das darauf wie bei der Palmarflexion mit seiner Längsachse aus der Ebene der Handfläche nach **ventral kippt** und damit weniger Platz beansprucht.
  Um die Palmarflexion des Os scaphoideum auszugleichen (wenn lediglich radialabduziert werden soll), müssen die distalen Partner (Ossa trapezium und trapezoideum) eine Ausgleichsbewegung nach dorsal (Extension) im distalen Handgelenk durchführen. Dies führt zur Anspannung der palmaren und der interossären Bänder zum benachbarten Os capitatum.
  Das ulnarwärts gelegene Lunatum macht die Beugung des Skaphoids nur zum Teil mit, sodass sich auch die interossären Bänder zwischen Skaphoid und Lunatum verwringen.

16.8

16.8 Flexion und Extension in den Handgelenken

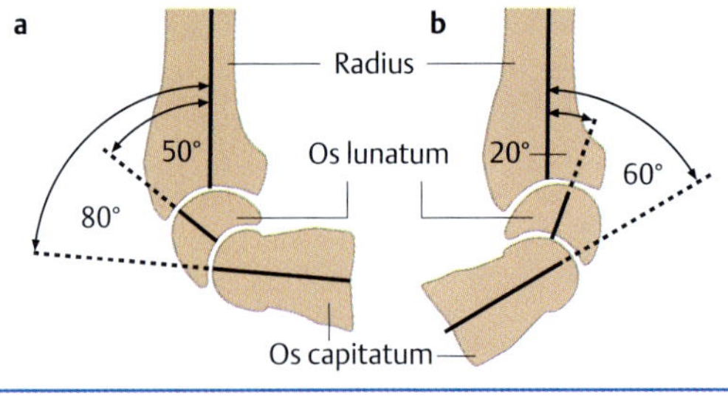

Dargestellt sind Flexion (**a**) und Extension (**b**) in der zentralen (d. h. der Lunatum-) Säule des Carpus einer rechten Hand. Im Schema sind die Längsachsen von Radius, Os lunatum und Os capitatum eingezeichnet.

16.9 Bewegungen der Karpalknochen bei Radialabduktion

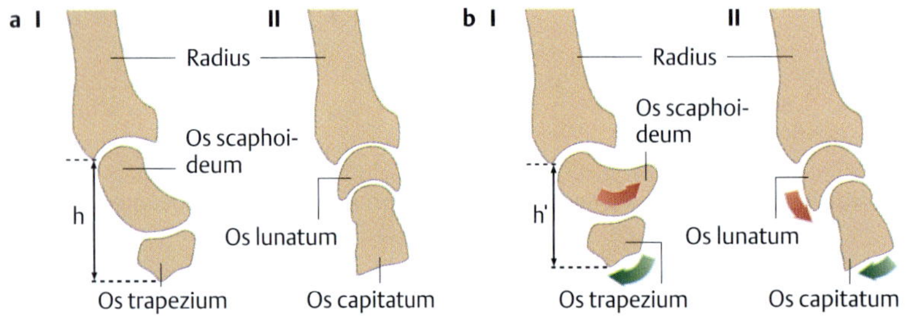

a Schematische Darstellung der Karpalknochen der radialen (Skaphoid-) Säule (**aI**) und der zentralen (Lunatum-) Säule (**aII**) in Neutral-Null-Position. h markiert die Höhe der radialen Säule der Karpalknochen.

b Bewegungen der Karpalknochen der radialen (**bI**) und der zentralen Säule (**bII**) bei Radialabduktion. Die roten Pfeile geben die Flexionsbewegung der Ossa scapoideum und lunatum im proximalen Handgelenk an, die grünen die ausgleichende Extensionsbewegung der Ossa trapezium und capitatum. h' zeigt die Höhenminderung der radialen Säule hierbei.

- Bei **Ulnarabduktion** sind die analogen Bewegungen der Karpalknochen wegen des großen Abstandes vom Triquetrum zur Ulna nur angedeutet.

► Klinik. Das **Os scaphoideum** ist auf der Palmarseite proximal vom Daumengrundgelenk und Os trapezium zu **tasten**. Bringt man die Hand in **Radialabduktionstellung**, so fühlt man, wie einem das Skaphoid entgegenkippt. Bei **Frakturen** (S. 475) kann man so Druckschmerz auslösen.

► Klinik.

16.4.2 Weitere Gelenke der Hand

Interkarpalgelenke

Sie werden auch als karpale Nebengelenke bezeichnet und verbinden die Karpalknochen mit ihren seitlich benachbarten Knochen. Ihre Gelenkhöhlen sind Verzweigungen des distalen Handgelenks, welches streng genommen zu den Interkarpalgelenken zählt (Abb. **16.5**). Ihre Kapseln sind Teil der Kapsel des distalen Handgelenks. Der Beweglichkeit nach sind es Amphiarthrosen (S. 225).

16.4.2 Weitere Gelenke der Hand

Interkarpalgelenke

Diese Verbindungen seitlich benachbarter Karpalknochen kommunizieren mit dem distalen Handgelenk (Abb. **16.5**).

Karpometakarpal- und Intermetakarpalgelenke

Von diesen Gelenken nimmt das Gelenk zwischen Carpus und Os metacarpi I eine absolute Sonderstellung ein.

Karpometakarpal- und Intermetakarpalgelenke

Daumensattelgelenk (Articulatio carpometacarpalis pollicis)

Daumensattelgelenk (Articulatio carpometacarpalis pollicis)

► Merke. Das **Daumensattelgelenk** ist entscheidend für die Funktion der **menschlichen Greifhand**, da es die **Opposition** (Gegenüberstellung) des Daumens zu den übrigen Fingern ermöglicht. Es darf nicht mit dem Daumengrundgelenk (S. 485) verwechselt werden!

► Merke.

Gelenktyp: Die Articulatio carpometacarpalis pollicis ist ein **Sattelgelenk** mit (anatomisch) **zwei Freiheitsgraden**. Sie ermöglicht die Bewegung des Daumens gegenüber der Handwurzel um zwei senkrecht aufeinanderstehende Hauptachsen (s. u.).

Gelenktyp: Die Articulatio carpometacarpalis pollicis ist ein **Sattelgelenk** mit **zwei Freiheitsgraden**.

Gelenkkörper: Die **sattelförmigen Gelenkflächen** des **Os trapezium** und der Basis des **Os metacarpi I** (Abb. **16.2**) artikulieren so, dass die konvexe Fläche des einen Gelenkkörpers in die konkave des anderen passt und umgekehrt.

Gelenkkörper: Es artikulieren **Os trapezium** und **Os metacarpi I** (Abb. **16.2**) mit sattelförmigen Gelenkflächen.

Bandapparat: Die relativ weite **Kapsel** wird palmar und dorsal durch Bänder verstärkt (Abb. **16.6**). Das **Lig. trapeziometacarpale palmare** (engl. volar ligament, auch als „Schlüsselband" bezeichnet) ist eines der Ligg. carpometacarpalia palmaria und **begrenzt** die **Radialabduktion**, also das Abspreizen des Daumens.

Bandapparat: Das **Lig. trapeziometacarpale palmare** (eines der Ligg. carpometacarpalia palmaria, Abb. **16.6b**) begrenzt das Abspreizen des Daumens.

► Klinik. Beim Sturz auf die Hand mit abgespreiztem Daumen kann das **Lig. trapeziometacarpale palmare** reißen. Kommt es dabei zu einem Ausriss der knöchernen Anheftungsstelle an der Basis des Metakarpale I, so liegt eine **Bennett-Fraktur** vor.

► Klinik.

Mechanik: Die Bewegungsmöglichkeiten im Daumensattelgelenk sind in Abb. **16.10** dargestellt.
Die **Abduktions-Adduktions-Achse** verläuft schräg von dorsal nach palmar durch das Os trapezium. Um sie kann das Metakarpale I nach radial/palmar abduziert bzw. an den Zeigefinger adduziert werden. In entspannter Stellung steht der Daumen 30°–40° abduziert.
Die **Flexions-Extensions-Achse** steht senkrecht auf der Abduktionsachse. Aus der entspannten Stellung heraus kann das Metakarpale I um **30°** nach dorsal/radial **extendiert** werden, bzw. um **40°** palmar/ulnar **flektiert** werden.
Die **Oppositionsbewegung** des Daumens ist eine kombinierte Adduktions-Flexions-Bewegung. Sie ist zwangsläufig mit einer **Rotation** um die Längsachse des Metakarpale I verbunden. Damit die Kuppe des Daumenendglieds die des Kleinfingerendglieds berührt, rotiert das Metakarpale im Daumensattelgelenk um ca. 30° nach innen. Die Rückführung des opponierten Daumens wird auch als **Reposition** (Reduktion) bezeichnet.

Mechanik: Bewegungsmöglichkeiten s. Abb. **16.10**.
Das Metakarpale I kann nach radial/palmar **abduziert** bzw. an den Zeigefinger **adduziert** und nach dorsal/radial **extendiert** bzw. nach palmar/ulnar **flektiert** werden.

Die **Oppositionsbewegung** des Daumens ist eine kombinierte Adduktions-Flexions-Bewegung, die mit einer zwangsläufigen **Innenrotation** einhergeht.

16.10 Bewegungen im Daumensattelgelenk

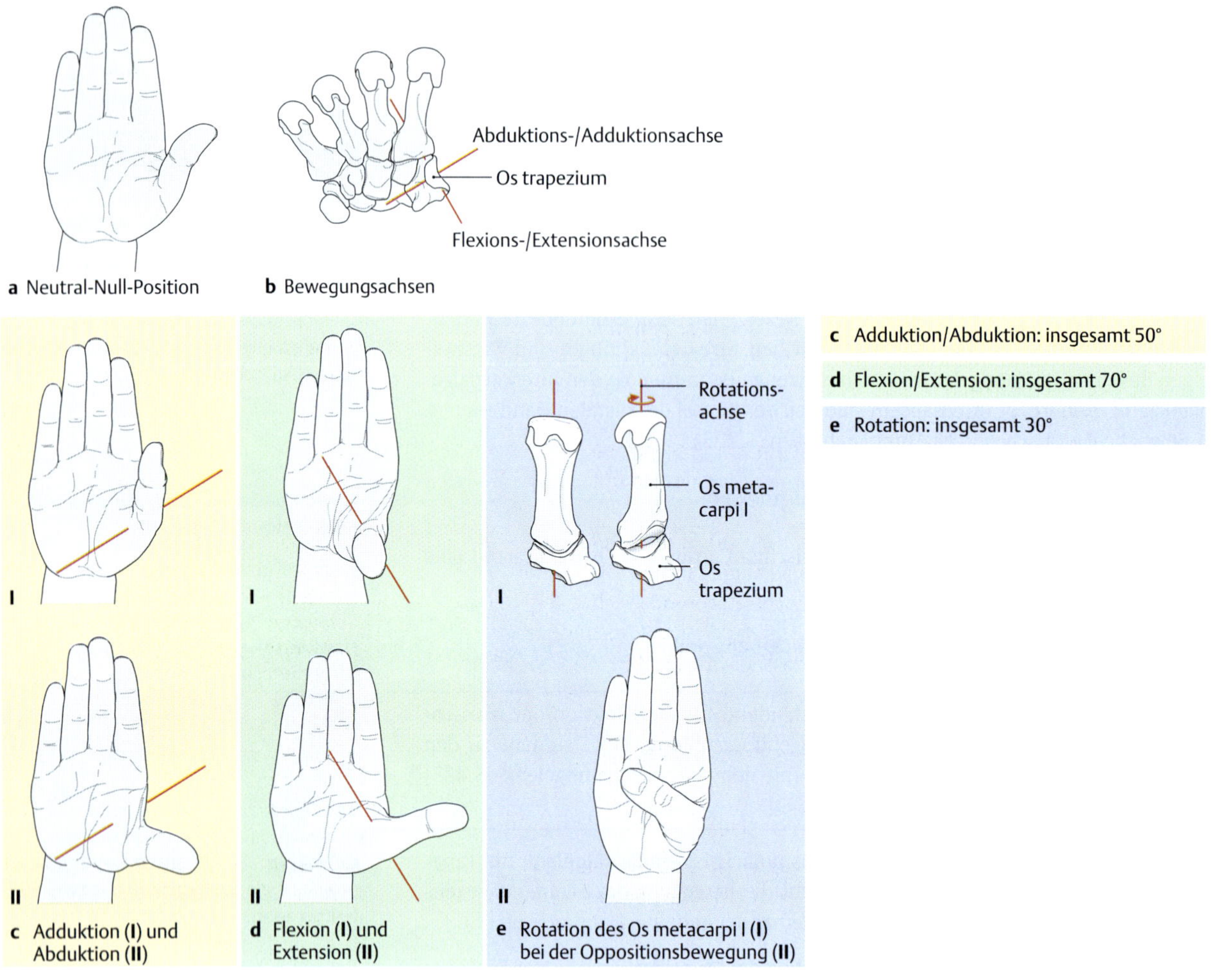

Morphologisch gesehen ist die Articulatio carpometacarpalis pollicis ein Sattelgelenk mit 2 Freiheitsgraden (**b**); die zwangsläufige Rotation des Metakarpale I um seine Längsachse bei der Opposition bedeutet einen funktionellen 3. Freiheitsgrad (**e**).

Quelle: Schünke M, Schulte E, Schumacher U. PROMETHEUS LernAtlas der Anatomie. Allgemeine Anatomie und Bewegungssystem. Illustrationen von Voll M u. Wesker K. 6. Aufl. Stuttgart: Thieme; 2022

▸ Merke.

▸ Merke. **Funktionell** besitzt die Articulatio carpometacarpalis pollicis **3 Freiheitsgrade.**

Während der mit der Oppositionsbewegung einhergehenden Rotation wird jedoch der flächige Kontakt der sattelförmigen Gelenkflächen aufgegeben und es treten punktuelle, hohe Belastungen des Gelenkknorpels auf.

▸ Klinik.

▸ Klinik. Im Rahmen **degenerativer Gelenkerkrankungen** ist das Daumensattelgelenk relativ häufig mitbetroffen (**Rhizarthrose**); man nimmt an, dass die für ein Sattelgelenk unphysiologische funktionelle Belastung als Kugelgelenk arthrosefördernd wirkt.

Karpometakarpalgelenke (Articulationes carpometacarpales) II–V

Die **Karpometakarpalgelenke** zwischen den **Basen** der **Mittelhandknochen II–IV** und den **Ossa trapezoideum, capitatum** und **hamatum** sind **Amphiarthrosen** mit geringer Beweglichkeit. Der Grund hierfür sind die straffen **Ligg. carpometacarpalia dorsalia** und **palmaria**.

Karpometakarpalgelenke (Articulationes carpometacarpales) II–V

In den **Karpometakarpalgelenken** artikulieren die **Basen** der **Mittelhandknochen II–V** mit den **Ossa trapezium, trapezoideum, capitatum** und **hamatum**. Die Metakarpalia III und V haben nur Verbindung mit einem Karpalknochen, dem Capitatum bzw. dem Hamatum; das Metakarpale II mit Trapezium, Trapezoid und Capitatum; das Metakarpale IV mit Capitatum und Hamatum.

Die **Ligg. carpometacarpalia dorsalia** und **palmaria** verbinden die distale Reihe der Karpalknochen mit den Basen der Metakarpalia II–V und sind so kurz und straff, dass die **Articulationes carpometacarpalia II–IV** als **Amphiarthrosen** mit nur minimaler Beweglichkeit anzusehen sind.
Die **Articulatio carpometacarpalis V** stellt eine Ausnahme dar: Der 5. Mittelhandknochen kann gegenüber dem Os hamatum um insgesamt bis zu 20° gebeugt bzw. gestreckt werden. Dadurch kann der ulnare Rand der Hohlhand deutlich angehoben und diese vertieft werden, wie z. B. beim Wasserschöpfen (S. 495).

Der **5. Mittelhandknochen** kann gegenüber dem Os hamatum bis zu 20° gebeugt bzw. gestreckt werden.

Verbindungen der Metakarpalknochen

Die drei **Intermetakarpalgelenke** (**Articulationes intermetacarpales**) zwischen den **Basen** der **Metakarpalia II–V** sind, wie die oben beschriebenen Karpometakarpalgelenke, **Amphiarthrosen**. Die **Ligg. metacarpalia dorsalia**, **palmaria** und **interossea** verklammern die Basen der Metakarpalia II–V straff. Trotzdem sind geringe Verschiebungen der Metakarpalia gegeneinander möglich, die für die Greiffunktion der Hand eine Rolle spielen.
Durch die geringe Verschieblichkeit der Metakarpalbasen gegeneinander und gegen die distalen Handwurzelknochen kann die **Krümmung** der **Hand** beim **Greifen** verändert werden.
Diesem Ziel dient auch die deutlich höhere Beweglichkeit der **Köpfe** der **Ossa metacarpi II–V** gegeneinander. Diese haben **keine gelenkige** Verbindung miteinander; sie sind zum einen durch **Ligg. metacarpalia transversa profunda** verbunden, die in die Gelenkkapseln der Fingergrundgelenke einstrahlen (s. u.). Zum anderen sind sie durch quer verlaufende Faserzüge der Palmaraponeurose (S. 498), die **Ligg. metacarpalia transversa superficialia**, verklammert.

Verbindungen der Metakarpalknochen

Intermetakarpalgelenke (Articulationes intermetacarpales): Die **Ligg. metacarpalia dorsalia**, **palmaria** und **interossea** qualifizieren die Gelenke zwischen den **Basen** der **Ossa metacarpi II–V** als **Amphiarthrosen**.

Die lediglich durch **Ligg. metacarpalia transversa profunda** und **superficialia** verbundenen **Köpfe** der **Ossa metacarpi II–V** sind gegeneinander verschieblich. Dadurch wird die **Krümmung** der **Hand** beim **Greifen** verändert.

Fingergrundgelenke (Articulationes metacarpophalangeae, MCP)

Daumengrundgelenk (Articulatio metacarpophalangea pollicis)

Auch hier nimmt das dem Daumen zugehörige Gelenk eine Sonderstellung ein. Die Form der **Gelenkkörper** qualifiziert es am ehesten als **Kondylengelenk**, das funktionell einem Scharniergelenk ähnelt. Nur **Flexion/Extension** ist in einem nennenswerten Ausmaß (insgesamt ca. 50°) möglich; außerdem kann minimal abduziert/adduziert sowie rotiert werden.
Die **Kapsel** ist weit und besitzt **Kollateralbänder**.

Fingergrundgelenke (Articulationes metacarpophalangeae, MCP)
Daumengrundgelenk (Articulatio metacarpophalangea pollicis)
Das **Daumengrundgelenk** ist funktionell ein Scharniergelenk in dem **Flexion/Extension** möglich ist.

Fingergrundgelenke (Articulationes metacarpophalangeae) II–V

Gelenktyp und -körper: Die Articulationes metacarpophalangeae II–V sind morphologisch **Kugelgelenke**. Das jeweilige Caput ossis metacarpi passt in die zugehörige durch die Basis der Grundphalanx gebildete Pfanne.

Gelenkapsel und Bandapparat: Die **Gelenkkapsel** ist dorsal weit und schlaff, was das Überwiegen der Flexion gegenüber der Extension erklärt. Sie wird palmar durch eine ca. 1 × 1 cm große Platte aus Faserknorpel verstärkt, die am Rand der (phalangealen) Gelenkpfanne befestigt ist (Abb. **16.6**). Die kräftigen **Ligg. collateralia** (Abb. **16.22**) verlaufen so von proximal/dorsal nach distal/palmar, dass sie bei Beugung angespannt werden und dann die Abspreizbewegung (Abduktion) behindern. Die Kollateralbänder schränken auch die passive (s. u.) Rotation erheblich ein.

Mechanik: Obwohl sie morphologisch Kugelgelenke sind, besitzen die Fingergrundgelenke nur zwei Freiheitsgrade:
Es sind **Flexion/Extension** und **radiale** bzw. **ulnare Abduktion** möglich (Abb. **16.11**). Obwohl der Mittelfinger auch nach ulnar und radial abduziert werden kann, wird im Allgemeinen das **Abspreizen** (**Abduzieren**) der Finger II, IV und V vom III. Finger untersucht. Unter **Adduktion** versteht man das Hinführen der anderen Finger zum Mittelfinger (**Schließen** der Finger). Rotation um die Längsachse ist nur passiv geringfügig möglich.
Das Bewegungsausmaß nach der Neutral-Null-Methode ist in Abb. **16.11** dargestellt. Das Ausmaß der Extension kann interindividuell beträchtlich variieren; insbesondere Frauen können die Fingergrundgelenke passiv bis zu 90° strecken.

Fingergrundgelenke (Articulationes metacarpophalangeae) II–V
Gelenktyp und -körper: Morphologisch handelt es sich um **Kugelgelenke** mit metakarpalem Gelenkkopf und phalangealer Pfanne.

Gelenkkapsel und Bandapparat: Die dorsal weite **Kapsel** ist palmar durch Faserknorpel verstärkt (Abb. **16.6**). Die **Ligg. collateralia** (Abb. **16.22**) sind nur bei Beugung angespannt und verhindern dann die Spreizung der Finger sowie größtenteils die passive Rotation.

Mechanik: Die Fingergrundgelenke besitzen zwei Freiheitsgrade: Möglich sind **Flexion/Extension** und **radiale** bzw. **ulnare Abduktion** (Spreizen und Schließen der Finger). Zum Bewegungsausmaß s. Abb. **16.11**.

16.11 Bewegungsausmaß in den Fingergrundgelenken nach der Neutral-Null-Methode

- Flexion/Extension:90/0/45°
- Adduktion/Abduktion: 10/0/20°

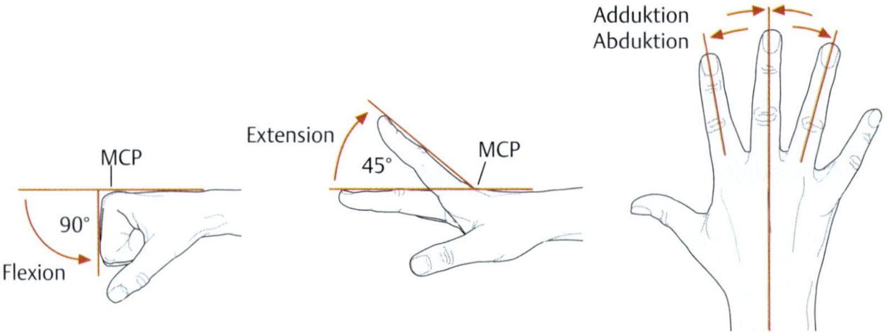

Quelle: Schünke M, Schulte E, Schumacher U. PROMETHEUS LernAtlas der Anatomie. Allgemeine Anatomie und Bewegungssystem. Illustrationen von Voll M u. Wesker K. 6. Aufl. Stuttgart: Thieme, 2022

▸ Klinik.

▸ Klinik. Die Symptome der **chronischen Polyarthritis** (einer rheumatischen Erkrankung) treten zuerst und am häufigsten an den Fingergrund- und proximalen Interphalangealgelenken der Hand auf. Kompression der befallenen Fingergrundgelenke, z. B. bei einem „kräftigen Händedruck“ ist für die Betroffenen schmerzhaft (**Gaenslen-Zeichen**).

Interphalangealgelenke (Articulationes interphalangeae)
Man unterscheidet die **proximalen** (**PIP**) von den **distalen** (**DIP**) Interphalangealgelenken.

Interphalangealgelenke (Articulationes interphalangeae)

Man unterscheidet die **proximalen Interphalangeal**(**PIP**)**-Gelenke** (zwischen Grund- und Mittelphalanx) von den **distalen** (**DIP**, zwischen Mittel- und Endphalanx).

Gelenktyp und -körper: Fingermittel- und -endgelenke sind typische **Scharniergelenke**. Die rollenförmigen **Phalangenköpfe** besitzen eine Rinne, in die eine Leiste der **Basen** der distal gelegenen Phalangen passt.

Gelenktyp und -körper: Sowohl die proximalen (**Fingermittelgelenke**) als auch die distalen Interphalangealgelenke (**Fingerendgelenke**) sind typische **Scharniergelenke** mit nur einem Freiheitsgrad.
Die jeweils proximalen Gelenkkörper werden von den rollenförmigen **Phalangenköpfen** gebildet. Diese sind mit einer Rinne versehen, in die eine Leiste der muldenförmigen **Basen** distal gelegener Phalangen passt.

Gelenkkapsel und Bandapparat: Die weiten **Kapseln** sind palmar durch Faserknorpel verstärkt (Abb. **16.6**). Die **Kollateralbänder** stehen in allen Stellungen unter Spannung (Abb. **16.22**).

Gelenkkapsel und Bandapparat: Wie bei den Fingergrundgelenken sind die weiten **Gelenkkapseln** palmar durch ein faserknorpeliges **Lig. palmare** verstärkt (Abb. **16.6**). Dorsal ist die Kapsel mit der **Dorsalaponeurose** (S. 497) der Streckmuskeln verbunden. Seitlich liegen der Kapsel **Ligg. collateralia** an, die im Gegensatz zu denen der Grundgelenke in allen Stellungen unter Spannung stehen (Abb. **16.22**).

Mechanik: Es sind Bewegungen um **eine Achse** möglich (Abb. **16.12**).

Mechanik: Alle Interphalangealgelenke erlauben lediglich die Bewegung um **eine Achse**. Das (mittlere) Bewegungsausmaß nach der Neutral-Null-Methode ist der Abb. **16.12** zu entnehmen, jedoch ist die Beweglichkeit in den Interphalangealgelenken nicht in allen Fingern gleich, sondern nimmt vom II. zum V. Finger hin zu.

16.12 Bewegungsausmaß der Fingergelenke

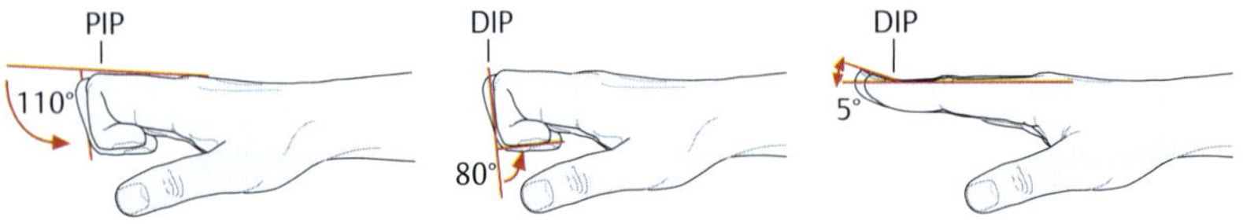

a PIP-Gelenke: Flexion **bI** DIP-Gelenke: Flexion **bII** DIP-Gelenke: Extension

- Proximale Interphalangeal(PIP)-Gelenke: Flexion/Extension: 110/0/0°
- Distale Interphalangeal(DIP)-Gelenke: Flexion/Extension: 80/0/5°

Quelle: Schünke M, Schulte E, Schumacher U. PROMETHEUS LernAtlas der Anatomie. Allgemeine Anatomie und Bewegungssystem. Illustrationen von Voll M u. Wesker K. 6. Aufl. Stuttgart: Thieme; 2022

16.5 Muskulatur von Unterarm und Hand

Die Unterscheidung in Muskeln von Unterarm und Hand bezieht sich in erster Linie auf Ursprung und Lage des Muskelbauchs. Fast alle **Unterarmmuskeln** wirken auf die **Handgelenke**, einige auch auf das Ellenbogengelenk (S. 448) und/oder die **Fingergelenke**.

16.5 Muskulatur von Unterarm und Hand

Die **Unterarmmuskeln** wirken hauptsächlich auf die Handgelenke, einige auch auf das **Ellenbogengelenk** (S. 448) u./o. die Fingergelenke.

16.5.1 Muskulatur des Unterarms

Einteilung: Die Muskeln des Unterarms werden nach ihrer **Lage** in eine **ventrale** (**palmare**) und in eine **dorsale** Gruppe gegliedert:

- Die meisten Muskeln auf der **palmaren** Seite des Unterarms wirken auf die Handgelenke als **Flexoren** (**Beuger**, s. Abb. **16.13**),
- die der **Dorsalseite** als **Extensoren** (**Strecker**, s. Abb. **16.14**).

Flexoren und Extensoren lassen sich jeweils noch in eine **oberflächliche** und in eine **tiefe** Muskelgruppe unterteilen.

- Die **Radialisgruppe** wird auf Grund ihrer Innervation und Entwicklungsgeschichte zu den Extensoren gerechnet.

16.5.1 Muskulatur des Unterarms

Einteilung: Die Muskeln des Unterarms gliedern sich in

- **ventrale (palmare) Flexoren** (Abb. **16.13**) und
- **dorsale Extensoren** (Abb. **16.14**), mit jeweils einer **oberflächlichen** und einer **tiefen** Muskelgruppe,
- die zu den **Extensoren** zählende **Radialisgruppe.**

▸ Merke. Die **oberflächlichen Beuger** entspringen am **medialen**, die **oberflächlichen Strecker** am **lateralen Epicondylus** des Humerus.

▸ Merke.

▸ Klinik. Überbeanspruchung der Extensoren des Handgelenks bei Arbeit oder Sport kann zu einer Degeneration mit schmerzhafter entzündlicher Reaktion im Ursprungsbereich der Muskeln am **Epicondylus lateralis** führen. Von allen **Insertionstendopathien** ist diese als **„Tennisellenbogen"** bezeichnete am häufigsten. Die Insertionstendopathie der Flexoren am **Epicondylus medialis** wird als **„Golfellenbogen"** bezeichnet.

▸ Klinik.

Eine weitere Gliederung bezieht sich auf die **Ansätze** der Muskeln:

- Am **Radius** inserierende Muskeln wirken als Pronatoren bzw. Supinatoren.
- Muskeln, die an der **Handwurzel** bzw. der **Mittelhand** ansetzen, beugen oder strecken bzw. abduzieren nach radial oder ulnar in den Handgelenken.
- Am **Daumen** ansetzende Muskeln beugen oder strecken bzw. abduzieren oder adduzieren den Daumen; daneben wirken sie wie die vorgenannten Muskeln auf die Handgelenke.
- Die Muskeln, die an den **Fingern** ansetzen, beugen oder strecken die Finger- und Handgelenke.

Nach dem **Ansatz** unterscheidet man Muskeln die an

- **Radius**,
- **Handwurzel** bzw. **Mittelhand**,
- **Daumen** und
- **Fingern** inserieren.

Flexoren

Zwischen der oberflächlichen und tiefen Gruppe der Beugemuskeln (Abb. **16.13** u. Abb. **16.15**) verläuft der **N. medianus** (S. 504) in einer bindegewebigen Verschiebeschicht.

Der **M. palmaris longus**, dessen Sehne über das Retinaculum flexorum ziehend in die Aponeurosis palmaris (S. 498) einstrahlt ist sehr **variabel**: Er kann ganz fehlen (bei ca. 20 %) oder doppelt angelegt sein.

Flexoren

Zwischen den beiden Schichten der Flexoren (Abb. **16.13** u. Abb. **16.15**) verläuft der **N. medianus** (S. 504).

Der **M. palmaris longus** ist variabel angelegt.

▸ Klinik. Da der **M. palmaris** für die Bewegungen der Hand nicht essenziell ist, kann seine Sehne als **Sehnentransplantat** verwendet werden.

▸ Klinik.

Der **M. pronator teres** besitzt enge topografische Beziehungen zu großen Leitungsbahnen des Unterarms: Die **A. radialis** (S. 500) liegt vor seinem distalen Teil, der **N. medianus** (S. 504) durchbohrt ihn (d. h. er verläuft zwischen ulnarem und humeralem Kopf) und die **A. ulnaris** (S. 501) verläuft hinter dem Muskel.

Der **M. pronator teres** besitzt enge topografische Beziehungen zu A. radialis, N. medianus und A. ulnaris.

Die Sehnen des **M. flexor digitorum superficialis**, die an den Mittelphalangen ansetzen, teilen sich über der Grundphalanx. Durch den so entstandenen Schlitz ziehen die unmittelbar darunter verlaufenden Sehnen des **M. flexor digitorum profundus**, und durchbohren („M. perforans") gleichsam die Sehne des oberflächlichen Flexors („M. perforatus"). Die Mm. flexores digitorum wirken auf die Handgelenke, das Fingergrund- und Mittelgelenk (der Flexor digitorum prof. noch auf das Fingerendgelenk). Bei einer Kontraktion lösen beide Muskeln zuerst eine Bewegung im distals-

Die Sehnen des **M. flexor digitorum sup.** werden über der Grundphalanx von den darunter liegenden Sehnen des **M. flexor digitorum profundus** durchbohrt.

16.13 Flexoren des Unterarms

Muskel	Ursprung	Ansatz	Innervation*	Funktion	Schema
Oberflächliche Flexoren					
M. pronator teres ①	▪ Caput ulnare: Processus coronoideus ulnae ▪ Caput humerale: **Epicondylus medialis humeri**	Facies lateralis radii (Mitte)	**N. medianus** (C6–C7)	Ellenbogengelenk: Flexion, **Pronation**	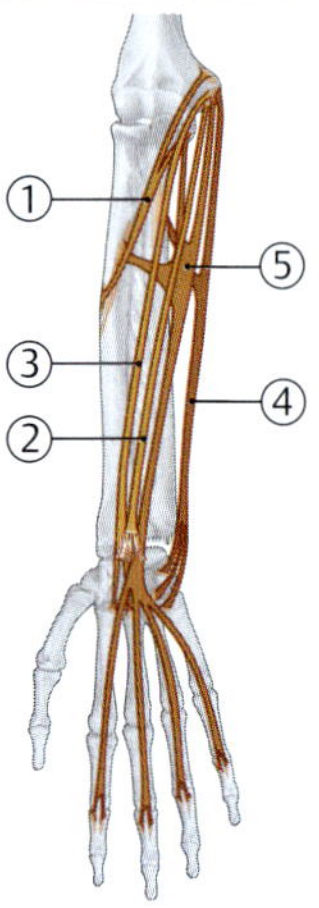
M. palmaris longus ②	**Epicondylus medialis humeri**	Aponeurosis palmaris	(C8–Th1)	Ellenbogengelenk: Flexion, Handgelenke: Flexion, **Pronation**; spannt Palmaraponeurose	
M. flexor carpi radialis ③	**Epicondylus medialis humeri**	Os metacarpi II (Basis)	(C6–C7)	Ellenbogengelenk: Flexion, Handgelenke: Flexion, **Pronation**; Radialabduktion	
M. flexor carpi ulnaris ④	▪ Caput humerale: **Epicondylus medialis humeri** ▪ Caput ulnare: Olecranon, Ulna (dors.)	Os pisiforme, Os metacarpi V (Basis), Os hamatum (Hamulus)	**N. ulnaris** (C8–Th1)	Ellenbogengelenk: Flexion; Handgelenke: Flexion, **Ulnarabduktion**	
M. flexor digitorum superficialis ⑤	▪ Caput humeroulnare: Epicondylus med. humeri-Proc. coronoideus ulnae ▪ Caput radiale: Radius dist. Tuberositas	Phalanges mediae II–V (Mitte)	**N. medianus** (C7–C8)	(Ellenbogengelenk: Flexion); Handgelenke: **Flexion**; ulnare Hälfte: Ulnarabduktion radiale Hälfte: Radialabduktion Fingergrund- und Mittelgelenke: **Flexion**	
Tiefe Flexoren					
M. flexor digitorum profundus ①	Palmarseiten von Ulna und Membrana interossea	Phalanges distales II–V (Basis)	**N. medianus** (II, III), **N. ulnaris** (IV, V) (C6–Th1)	Handgelenke: **Flexion** Fingergrund-, Mittel- und Endgelenke: **Flexion** ulnare ¾: Ulnarabduktion radiales ¼: Radialabduktion	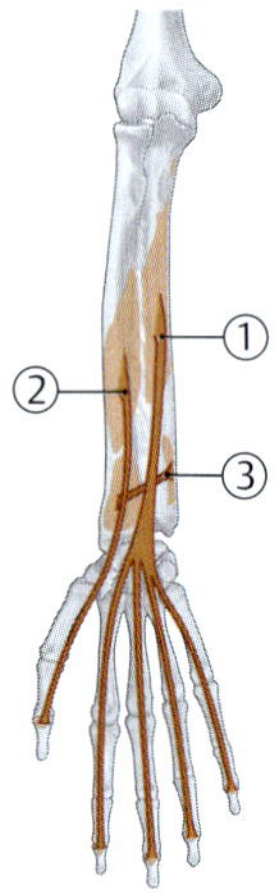
M. flexor pollicis longus** ②	Palmarseiten von Radius und Membrana interossea	Phalanx distalis I (Basis)	**N. medianus** (C6–C8)	Handgelenke: Radialabduktion, **Flexion**; Daumensattelgelenk: **Flexion**, Opposition; Daumgengrund- und Endgelenk: **Flexion**	
M. pronator quadratus ③	Palmarseite der Ulna (distales Viertel)	Gegenüber am Radius	**N. medianus** (C6–C8)	**Pronation**	

* *Die Segmente beziehen sich auf die Innervation der Muskeln; häufig führt der Nerv Fasern aus mehr als den angegebenen Segmenten.*
** *Bei 40 % existiert ein Ursprung am Epicondylus medialis humeri (Caput humerale).*

Quelle der Abbildungen: Schünke M, Schulte E, Schumacher U. PROMETHEUS LernAtlas der Anatomie. Allgemeine Anatomie und Bewegungssystem. Illustrationen von Voll M u. Wesker K. 6. Aufl. Stuttgart: Thieme; 2022

Beide Fingerbeuger sind nicht in der Lage, alle Gelenke in Endstellung zu bringen. Die **aktive Insuffizienz** verhindert bei gebeugten Handgelenken den kraftvollen Faustschluss.

ten Gelenk (proximales bzw. distales Interphalangealgelenk) aus, ehe auch in den proximal davon gelegenen gebeugt wird.

Aufgrund ihrer begrenzten Verkürzungsmöglichkeit, sind beide Fingerbeuger nicht in der Lage, alle Gelenke auf die sie wirken, bis in die Endstellung zu beugen (**aktive Insuffizienz**).

Bei gebeugten Handgelenken ist ein kraftvoller Faustschluss nicht möglich. Beim kräftigen Zupacken werden daher automatisch die Handgelenke in leichte Streckstellung gebracht. Dies bedeutet, dass beim **„Kraftgriff"** die Extensoren genauso beansprucht werden wie die Flexoren, was die Entstehung des „Tennisellenbogens" (S. 487) erklärt.

16.14 Extensoren des Unterarms

Muskel	Ursprung	Ansatz	Innervation*	Funktion	Schema
Radialisgruppe					
M. brachioradialis ①	Dist. Humerus (lat.), Septum intermusculare lat.	Proximal des Processus styloideus radii	**N. radialis** (C5–C6)	Ellenbogengelenk: **Flexion** Pro- oder Supination	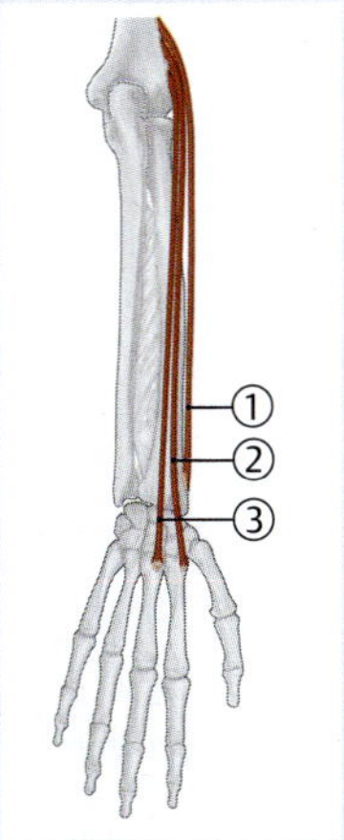
M. extensor carpi radialis longus ②	**Epicondylus lat. humeri**; Humerus (distal, lat.)	Os metacarpi II (Basis)	**N. radialis** C6–C8	Ellenbogengelenk: Flexion Handgelenke: **Extension, Radialabduktion**	
M. extensor carpi radialis brevis ③	**Epicondylus lat. humeri**; Lig. anulare radii	Os metacarpi III (Basis)	**N. radialis** C6–C8	Ellenbogengelenk: Flexion Handgelenke: **Extension, Radialabduktion**	
Oberflächliche Extensoren					
M. extensor digitorum ①	**Epicondylus lat. humeri**; Ligg. collaterale rad. & anulare radii	Dorsalaponeurosen der Finger 2–5	**N. radialis** C6–C8	Handgelenke: **Extension;** Fingergelenke 2–5 bzw. 5: **Extension**	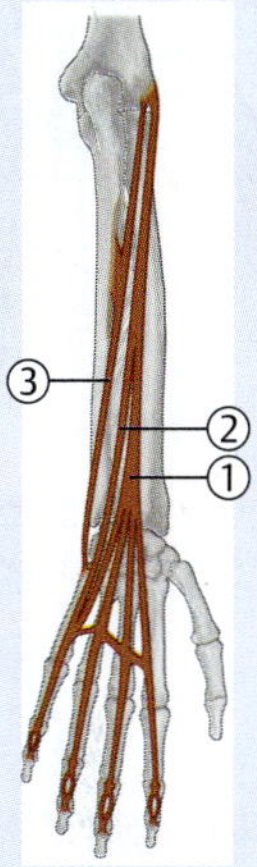
M. extensor digiti minimi** ②	**Epicondylus lat. humeri**; Ligg. collaterale rad. & anulare radii	Dorsalaponeurose des 5. Fingers	**N. radialis** C6–C8	Handgelenke: **Extension;** Fingergelenke 2–5 bzw. 5: **Extension**	
M. extensor carpi ulnaris ③	**Epicondylus lat. humeri**; Ulna (proximal, dorsal) Ligg. collaterale rad. & anulare radii	Os metacarpi V (Basis)	**N. radialis** C6–C8	Handgelenke: **Extension, Ulnarabduktion**	
Tiefe Extensoren					
M. supinator ①	Epicondylus lat. humeri; Ligg. collaterale rad. & anulare radii, Ulna (prox.)	Radius (distal der Tuberositas)	**N. radialis** C6–C8	**Supination**	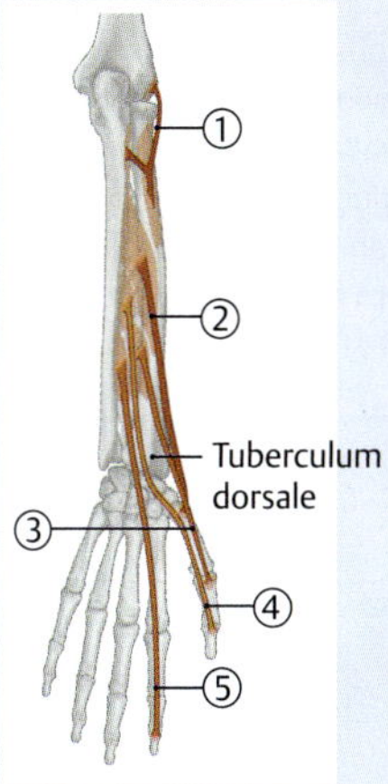
M. abductor pollicis longus ②	Dorsalseiten von Ulna, Radius und Membrana interossea	Os metacarpi I (Basis)	**N. radialis** C6–C8	Handgelenke: Flexion, Radialabduktion; Daumensattelgelenk: **Abduktion**, Extension	
M. extensor pollicis brevis ③	Dorsalseiten von Ulna, Radius und Membrana interossea	Phalanx proximalis I (Basis)	**N. radialis** C6–C8	Handgelenke: Radialabduktion; Daumensattel- und -grundgelenk: **Extension**	
M. extensor pollicis longus ④	Dorsalseite von Ulna und Membrana interossea	Phalanx distalis I (Basis)	**N. radialis** C6–C8	Handgelenke: Radialabduktion, Extension; alle Daumengelenke: **Extension**, Sattelgelenk zus. Adduktion	
M. extensor indicis ⑤	Dorsalseite von Ulna und Membrana interossea	Dorsalaponeurose des 2. Fingers	**N. radialis** C6–C8	Handgelenke: Extension; Gelenke des 2. Fingers: **Extension**	

** Die Segmente beziehen sich auf die Innervation der Muskeln; häufig führt der Nerv Fasern aus mehr als den angegebenen Segmenten.*
*** Nicht bei allen Menschen vorhanden.*

Quelle der Abbildungen: Schünke M, Schulte E, Schumacher U. PROMETHEUS LernAtlas der Anatomie. Allgemeine Anatomie und Bewegungssystem. Illustrationen von Voll M u. Wesker K. 6. Aufl. Stuttgart: Thieme; 2022

16.15 Unterarmmuskulatur: oberflächliche und tiefe Flexoren

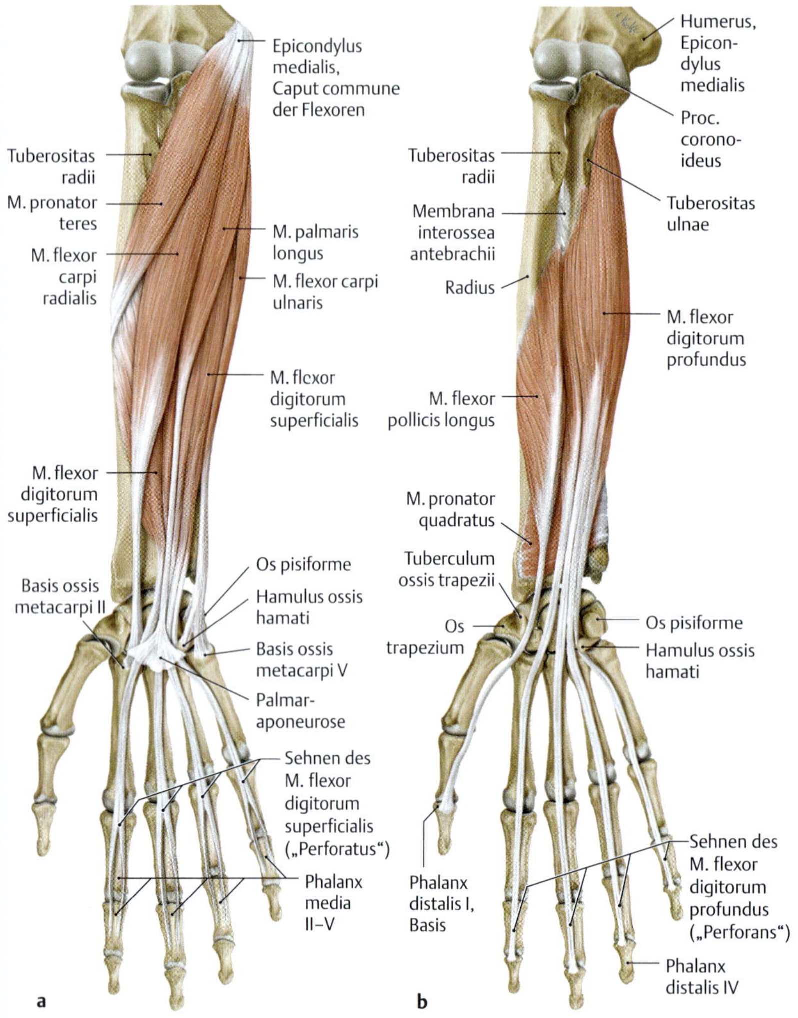

a Rechter Unterarm in der Ansicht von ventral: oberflächliche
b und tiefe Flexoren.

Quelle: Schünke M, Schulte E, Schumacher U. PROMETHEUS LernAtlas der Anatomie. Allgemeine Anatomie und Bewegungssystem. Illustrationen von Voll M u. Wesker K. 6. Aufl. Stuttgart: Thieme; 2022

Extensoren

Die Extensoren des Unterarms (Abb. **16.14** und Abb. **16.16**) gliedern sich in **oberflächliche** und **tiefe** Extensoren sowie die **„Radialisgruppe"** mit dem **M. brachioradialis**. Dieser hat jedoch aufgrund seines Ansatzes keine streckende Funktion auf die Handgelenke, sondern **beugt** hauptsächlich im **Ellenbogengelenk**.

Extensoren

An der Streckmuskulatur des Unterarms (Abb. **16.14** und Abb. **16.16**) unterscheidet man neben den **oberflächlichen** und **tiefen** Extensoren noch die nach ihrer Lage benannte **„Radialisgruppe"**. Auch wenn diese an der Radialseite gelegenen Muskeln im Ellenbogengelenk beugen, zählen sie aufgrund ihrer streckenden Wirkung auf die Handgelenke und ihrer entwicklungsgeschichtlichen Herkunft zu den Extensoren: Sie werden vom **N. radialis** innerviert und entspringen mit den oberflächlichen Extensoren vom Epicondylus radialis und proximal davon am Corpus humeri. Ihr prominentester Vertreter, der **M. brachioradialis** (s. Abb. **16.14**, Abb. **16.16**), wirkt im Wesentlichen **flektierend** auf das **Ellenbogengelenk** – am effektivsten ist er bei vorgebeugtem Gelenk und Unterarmstellung zwischen Pro- und Supination.

▸ Klinik.

▸ Klinik. Der **M. brachioradialis** gilt als **Kennmuskel** für das **Segment C6**. Da bei der Auslösung seines Sehnenreflexes mit dem Reflexhammer auf das distale Radiusende geklopft wird, hat sich die irreführende Bezeichnung **„Radiusperiostreflex"** eingebürgert.

Analog zu den Fingerbeugern reicht die Verkürzung der langen Fingerstreckmuskeln, der **Mm. extensores digitorum, indicis** und **digiti V** nicht aus, um alle Gelenke von den Handgelenken bis zu den distalen Interphalangealgelenken zu strecken. In der Neutral-Null-Position strecken sie vornehmlich die **Hand-** und **Fingergrundgelenke (MCP)**; für die Streckung in den Interphalangealgelenken (**PIP, DIP**) sind v. a. die Mm. interossei und lumbricales (s. u.) zuständig.

16.16 Unterarmmuskulatur: Extensoren

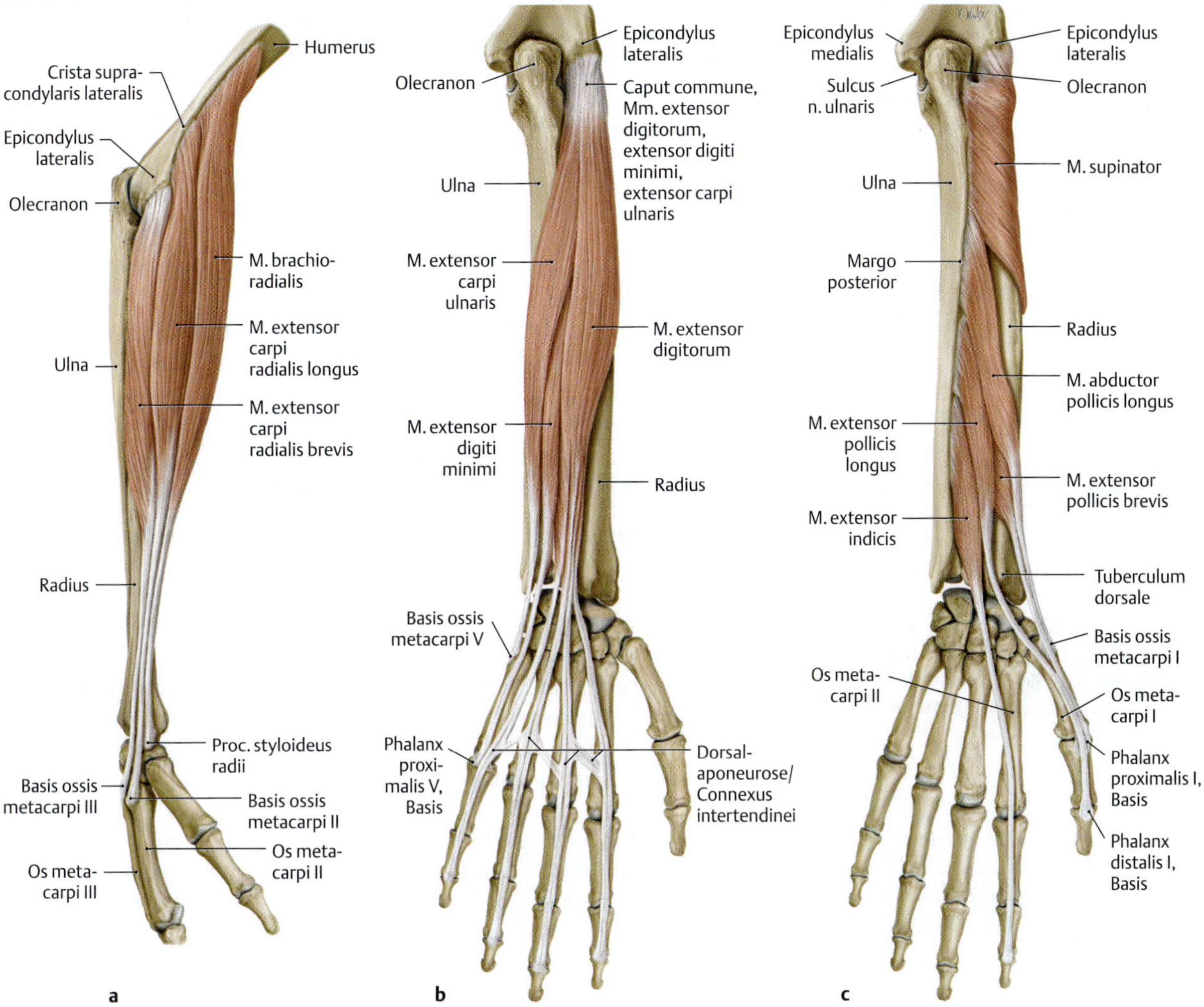

a Rechter Unterarm in der Ansicht von radial mit Darstellung der radialen Gruppe
b sowie von dorsal mit Sicht auf die oberflächlichen
c und tiefen Extensoren.

Quelle: Schünke M, Schulte E, Schumacher U. PROMETHEUS LernAtlas der Anatomie. Allgemeine Anatomie und Bewegungssystem. Illustrationen von Voll M u. Wesker K. 6. Aufl. Stuttgart: Thieme; 2022

16.1 Pronatoren und Supinatoren geordnet nach Wichtigkeit

Bewegung	Muskeln (Anteil am Gesamtdrehmoment aller an der Bewegung beteiligten Muskeln*)
Pronation**	**M. pronator teres (20–45 %),** M. flexor carpi radialis (15–25 %), M. pronator quadratus (15–25 %), M. brachioradialis (10–20 %), M. extensor carpi radialis longus (≤ 10 %)
Supination***	**M. biceps brachii (30–65 %)**, M. supinator (15–25 %), M. abductor pollicis longus (≤ 10 %), M. extensor pollicis longus (≤ 10 %), M. brachioradialis (≤ 10 %)

* Es wurden nur wichtige Muskeln mit einem Anteil > 10 % berücksichtigt. Bei den Prozentangaben handelt es sich um gerundete Ca.-Werte.
** Die Drehmomentabschätzung gilt für Pronation aus maximaler Supination. Die Schwankungsbreite bei den Pronatoren resultiert u. a. aus der Abnahme des Moments des M. pronator teres bei Streckung im Ellenbogengelenk.
*** Die Drehmomentabschätzung gilt für Supination aus maximaler Pronation. Die Schwankungsbreite bei den Supinatoren resultiert aus der großen Zunahme des Moments des M. biceps brachii bei Beugung im Ellenbogengelenk.

16.2

16.5.2 Kurze (intrinsische) Handmuskeln

Die meisten der kurzen Handmuskeln (Abb. **16.17**) bilden **Thenar** (Daumenballen) und **Hypothenar** (Kleinfingerballen), die seitlich die Hohlhand begrenzen (Abb. **16.18**).

Die **Mm. interossei palmares** und **dorsales** sind die einzigen Muskeln, die die Finger II bis V effizient **Spreizen** und **Schließen.** Ihre **beugende** Wirkung auf die **Fingergrundgelenke** wirkt der beim Faustschluss zunehmenden Insuffizienz der langen Fingerbeuger entgegen.

16.2 Handgelenkmuskeln geordnet nach Bewegungen und Wichtigkeit

Bewegung	Muskeln (Anteil am Gesamtdrehmoment aller an der Bewegung beteiligten Muskeln)
Palmarflexion	**M. flexor digitorum superficialis (30 %)**, **M. flexor digitorum profundus (25 %)**, M. flexor carpi ulnaris (15 %), M. flexor carpi radialis (10 %), M. flexor pollicis longus (10 %)
Dorsalextension	**M. extensor digitorum (30 %),** M. extensor carpi radialis brevis (25 %), M. extensor carpi radialis longus (20 %), M. extensor carpis ulnaris (10 %)
Radialabduktion	**M. extensor carpi radialis longus (25 %),** M. abductor pollicis longus (20 %), M. extensor carpi radialis brevis (15 %), M. flexor carpi radialis (15 %), M. flexor pollicis longus (10 %)
Ulnarabduktion	**M. flexor carpi ulnaris (30 %)**, **M. extensor carpi ulnaris (30 %),** M. flexor digitorum superficialis (15 %), M. flexor digitorum profundus (15 %)

Es wurden nur wichtige Muskeln mit einem Anteil > 10 % berücksichtigt. Bei den Prozentangaben handelt es sich um gerundete Ca.-Werte. Die Drehmomentabschätzung gilt für die NN-Position.

16.5.2 Kurze (intrinsische) Handmuskeln

Die Finger werden neben den Muskeln des Unterarms zusätzlich von Muskeln bewegt, die auf der Palmarseite von den Karpal- bzw. Metakarpalknochen entspringen (Abb. **16.17**).

Die Konzentration der meisten dieser Muskeln im radial gelegenen **Thenar** (**Daumenballen**) und im ulnaren **Hypothenar** (**Kleinfingerballen**) hat eine Vertiefung der Hohlhand zur Folge (Abb. **16.18**). Außerdem dienen Thenar und Hypothenar als Griffpolster beim Fassen von Gegenständen. In der **Mitte der Hohlhand** befinden sich lediglich die zwischen den Ossa metacarpi gelegenen **Mm. interossei palmares** und **dorsales**, die **Mm. lumbricales** sowie das **Caput transversum** des **M. adductor pollicis.**

Die **Beugewirkung** der **Mm. interossei palmares** und **dorsales** auf die **Fingergrundgelenke** ist bedeutend, da die langen Mm. flexores digitorum superficialis und profundus beim Faustschluss bzw. Kraftgriff zunehmend insuffizient werden (s. o.; sie wirken v. a. auf die Interphalangealgelenke). Zudem werden mit zunehmender Flexion ihre Sehnen nach ventral weg von der Flexionsachse verlagert, was ihren Hebelarm beträchtlich verlängert. Bei der **Extension** unterstützen sie in den **Interphalangealgelenken** die langen Extensoren. Ihre Hauptfunktion liegt allerdings im **Spreizen** und **Schließen** der Finger, was zur klinischen Prüfung des **N. ulnaris** genutzt wird.

16.17 Muskeln der Hohlhand

Muskel	Ursprung	Ansatz	Innervation*	Funktion
Thenarmuskulatur				
M. abductor pollicis brevis	Retinaculum flexorum, Os scaphoideum	Phalanx proximalis I (radiales Sesambein)	**N. medianus** (C6–C7)	Daumensattelgelenk: **Abduktion**, Opposition; Grundgelenk: Flexion
M. opponens pollicis	Retinaculum flexorum, Os scaphoideum Os trapezium	Os metacarpi I (radialer Rand)	**N. medianus** (C6–C7)	Daumensattelgelenk: **Opposition**, Flexion, Adduktion
M. flexor pollicis brevis ▪ Caput superficiale	Retinaculum flexorum	Phalanx proximalis I (radiales Sesambein)	**N. medianus** (C6–C7)	Daumensattelgelenk: **Flexion**, Adduktion, Opposition; Grundgelenk: **Flexion**
M. flexor pollicis brevis ▪ Caput profundum	Ossa trapezium und capitatum	Phalanx proximalis I (radiales Sesambein)	**N. ulnaris** (C8–Th1)	Daumensattelgelenk: **Flexion**, Adduktion, Opposition; Grundgelenk: **Flexion**
M. adductor pollicis ▪ Caput obliquum	Ossa metacarpi II & III (Basis), capitatum	Phalanx proximalis I (ulnares Sesambein)	**N. ulnaris** (C8–Th1)	Daumensattelgelenk: **Adduktion**, Opposition Daumengrundgelenk: Flexion
M. adductor pollicis ▪ Caput transversum	Os metacarpi III (Corpus)	Phalanx proximalis I (ulnares Sesambein)	**N. ulnaris** (C8–Th1)	Daumensattelgelenk: **Adduktion**, Opposition Daumengrundgelenk: Flexion
Mittelhandmuskulatur				
Mm. lumbricales** **I** und **II**	Sehnen des M. flexor digitorum profundus (radial)	Dorsalaponeurosen der Finger 2–5 (radial über Phalanx proximalis)	**N. medianus** (C6–C7)	Fingergrundgelenke: Flexion Interphalangealgelenke: Extension
Mm. lumbricales** **III** und **IV**	Sehnen des M. flexor digitorum profundus (radial)	Dorsalaponeurosen der Finger 2–5 (radial über Phalanx proximalis)	**N. ulnaris** (C8–Th1)	Fingergrundgelenke: Flexion Interphalangealgelenke: Extension
Mm. interossei palmares I–III	Ossa metacarpi II (Corpus, ulnar), IV, V (Corpus, radial)	Dorsalaponeurosen der Finger 2 (ulnar), 4 & 5 (radial)	**N. ulnaris** (C8–Th1)	Grundgelenke: Flexion; Interphalangealgelenke: Extension Grundgelenke: **Adduktion** der Finger 2, 4, 5 zum Mittelfinger
Mm. interossei dorsales I–IV	(Ossa metacarpi I–V einander zugekehrte Seiten der Corpora)	Dorsalaponeurosen der Finger 2 (radial), 3 (beidseitig), 4 (ulnar)	**N. ulnaris** (C8–Th1)	Grundgelenke: Flexion; Interphalangealgelenke: Extension Grundgelenke: **Abduktion** der Finger 2 & 4 vom Mittelfinger, Radial- bzw. Ulnarabduktion des Mittelfingers
Hypothenarmuskulatur				
M. abductor digiti minimi	Retinaculum flexorum Os pisiforme	Phalanx prox. 5 (Basis, ulnar)	**N. ulnaris** (C8–Th1)	Abduktion; Flexion im Grundgelenk
M. flexor digiti minimi brevis	Retinaculum flexorum Os hamatum (Hamulus)	Phalanx prox. 5 (Basis, ulnar)	**N. ulnaris** (C8–Th1)	Flexion im Grundgelenk
M. opponens digiti minimi	Retinaculum flexorum Os hamatum (Hamulus)	Os metacarpi V (Corpus, ulnar)	**N. ulnaris** (C8–Th1)	**Opposition;** Flexion des Metakarpale V (geringfügig)
M. palmaris brevis	Aponeurosis palmaris (ulnar)	Haut des Hypothenars	**N. ulnaris** (C8–Th1)	spannt Aponeurosis palmaris

** Die Segmente beziehen sich auf die Innervation der Muskeln; häufig führt der Nerv Fasern aus mehr als den angegebenen Segmenten.*
*** Können auch zweiköpfig von den einander zugekehrten Sehnenrändern entspringen.*

16.18 Kurze Handmuskeln

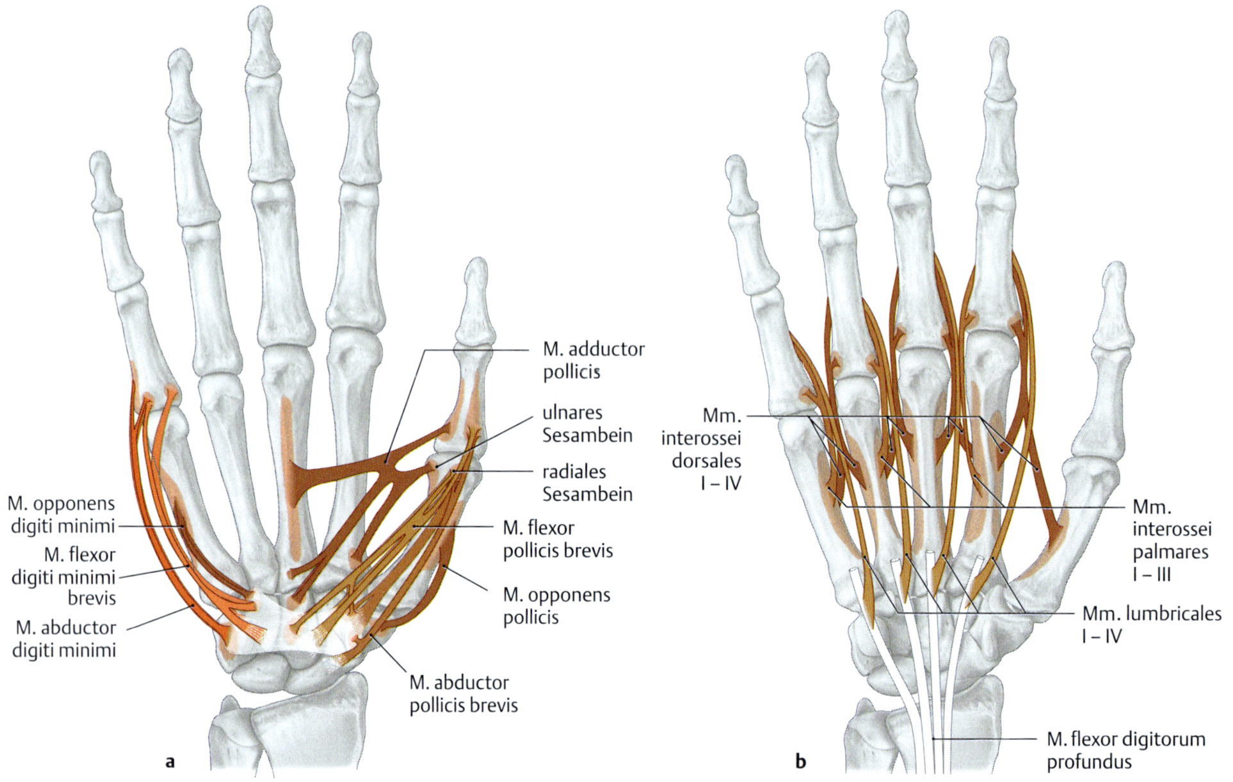

a Schematische Darstellung der Thenar- und Hypothenarmuskeln
b sowie der Mittelhandmuskulatur einer rechten Hand in der Ansicht von palmar.

Quelle: Schünke M, Schulte E, Schumacher U. PROMETHEUS LernAtlas der Anatomie. Allgemeine Anatomie und Bewegungssystem. Illustrationen von Voll M u. Wesker K. 6. Aufl. Stuttgart: Thieme; 2022

▸ Klinik. Die Bedeutung der **Mm. interossei** für die Beugung der Fingergrundgelenke wird an der Symptomatik von Lähmungen des **N. ulnaris** augenfällig: Neben der **Unfähigkeit** die Finger zu **spreizen** und zu **schließen**, führt das Übergewicht des M. extensor digitorum zur Streckung in den Grundgelenken. In den Interphalangealgelenken überwiegen die Momente der Beuger, sodass das Bild der **„Krallenhand"** resultiert (s. Abb. **16.19**). Der zusätzliche Ausfall des ulnaren Teils des an den Interphalangealgelenken antagonistischen M. flexor digitorum profundus führt dazu, dass die Krallenstellung am 4. und 5. Finger schwächer ausfällt. Der Faustschluss ist somit besonders ulnarseitig unvollständig.
Ulnarislähmungen von längerer Dauer führen außerdem zu einer **Atrophie** des **Hypothenars** sowie der Räume zwischen den Ossa metacarpi II–V.

16.19 Symptome bei Läsionen des N. ulnaris

Quelle: Schünke M, Schulte E, Schumacher U. PROMETHEUS LernAtlas der Anatomie. Allgemeine Anatomie und Bewegungssystem. Illustrationen von Voll M u. Wesker K. 6. Aufl. Stuttgart: Thieme; 2022

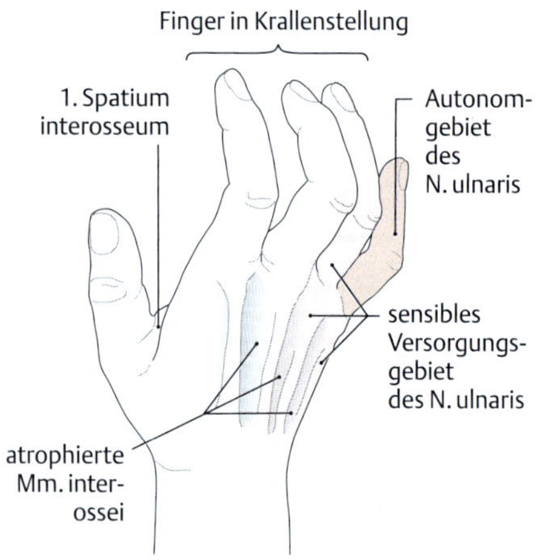

Die **Mm. lumbricales** fördern die Streckung in den Interphalangealgelenken.

Die **Mm. lumbricales** verbinden die tiefen Beugersehnen distal der Grundgelenke mit dem Streckapparat der Dorsalaponeurose und reduzieren die Beugekräfte an den Interphalangealgelenken zu Gunsten der streckenden Momente. Ihre beugende Wirkung auf die Grundgelenke ist wegen ihrer geringen Kraft (Muskelquerschnitt max. 0,1 cm²) minimal.

Der **M. opponens digiti minimi** vertieft (gemeinsam mit dem M. opponens pollicis) die Hohlhand („Wasserschöpfbewegung").

Der **M. opponens digiti minimi** ist zwar nicht in der Lage den Kleinfinger regelrecht zu opponieren, aber die signifikante Beweglichkeit des Os metacarpi V gegenüber dem Carpus (Os hamatum) erlaubt es, den Hypothenar bei der „Wasserschöpfbewegung“ hochzuwölben (der Thenar wird durch den M. opponens pollicis hochgewölbt). Daneben ist der Muskel erforderlich, um die Kuppe des kleinen Fingers an die des opponierten Daumens zu führen.

16.5.3 Bindegewebige Hilfsstrukturen der Muskulatur

Vergleichbar mit der unteren Extremität, besitzen auch die langen Sehnen der Flexoren und Extensoren an der Hand Hilfsstrukturen wie Sehnenscheiden und Retinacula. Die Funktion der menschlichen Greifhand (S. 471) mit ihren langen Fingern bedingt jedoch besondere Belastungen und Verletzungsrisiken dieser Strukturen, sodass sie aufgrund ihrer großen klinischen Relevanz hier gesondert beschrieben sind.

Sehnen und Sehnenscheiden der Flexoren

Aufbau: Die Sehnen der **Mm. flexores digitorum superficialis** und **profundus** werden im Karpalkanal (S. 505) von einer gemeinsamen Sehnenscheide (Abb. **16.20a**) umhüllt, welche die Reibung zwischen den Sehnen und den Wänden des Kanals herabsetzt.

Die gemeinsame **karpale Sehnenscheide** des 2. bis 5. Fingers endet für die Sehnen des 2. bis 4. Fingers im Allgemeinen distal der Basen der Metakarpalia. Die Beugesehnen des 2. bis 4. Fingers werden in einem Abschnitt ab ca. 1,5 cm proximal des Fingergrundgelenks bis zum Endgelenk von separaten digitalen Sehnenscheiden geführt. Die **digitale Sehnenscheide** des 5. Fingers ist in der Regel mit der karpalen Sehnenscheide verbunden (Abb. **16.20a**).

Die Sehnen der **Mm. flexor pollicis longus** und **flexor carpi radialis** verlaufen in eigenen Sehnenscheiden durch den Canalis carpi bis zu ihren Insertionen. Die Ausbildung der Sehnenscheiden der Beugemuskeln unterliegt einer großen **Variabilität**, die in der Praxis von einiger Bedeutung ist.

16.5.3 Bindegewebige Hilfsstrukturen der Muskulatur

Sehnen und Sehnenscheiden der Flexoren

Aufbau: Eine gemeinsame **Sehnenscheide** umhüllt die Sehnen der **Mm. flexores digitorum superf.** und **prof.** im Karpalkanal (Abb. **16.20a**).

Am 5. Finger ist die **digitale** Sehnenscheide mit der **karpalen** verbunden. Die Beugersehnen des 2. bis 4. Fingers besitzen separate Sehnenscheiden im Bereich der Finger (Abb. **16.20a**).

Die Sehnen der **Mm. flexor pollicis longus** und **flexor carpi radialis** verlaufen in eigenen Sehnenscheiden durch den Canalis carpi bis zu ihren Insertionen.

16.20 Bindegewebige Hilfsstrukturen der Muskulatur

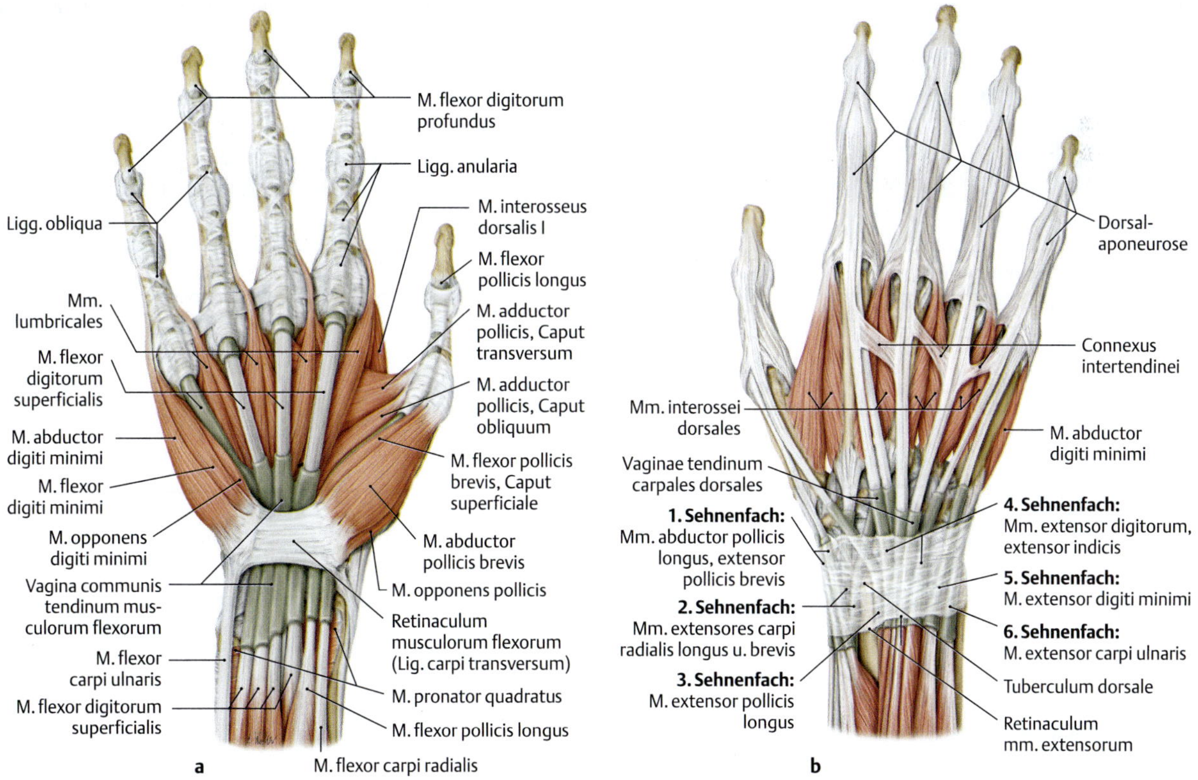

a Darstellung von Sehnenscheiden, Retinacula und Fingerbandapparat mit Dorsalaponeurose einer rechten Hand in der Ansicht von palmar
b und dorsal.

Quelle: Schünke M, Schulte E, Schumacher U. PROMETHEUS LernAtlas der Anatomie. Allgemeine Anatomie und Bewegungssystem. Illustrationen von Voll M u. Wesker K. 6. Aufl. Stuttgart: Thieme; 2022

▸ Klinik.

▸ Klinik. Bakterielle Infektionen der **Sehnenscheiden** der Flexoren breiten sich innerhalb derselben ungehindert aus, bei entsprechender Kommunikation (Abb. **16.21**) also vom Endglied des kleinen Fingers bis zum Karpalkanal.
Wegen der engen Nachbarschaft zur Sehnenscheide des M. flexor pollicis longus kann der Prozess auf diese übergreifen und sich bis zum Daumenendglied ausbreiten, sodass das Bild einer **V-Phlegmone** resultiert.

16.21 Kommunikation der karpalen und digitalen Sehnenscheiden
Regelfall (< 70 %) ist die in **a** dargestellte Situation mit dem Bild einer V-Phlegmone. Die Pfeile deuten hier die Ausbreitungsrichtung bei Verletzungen im Bereich des kleinen Fingers an, jedoch ist dies umgekehrt ebenso möglich. **b** und **c** zeigen häufige Varianten.

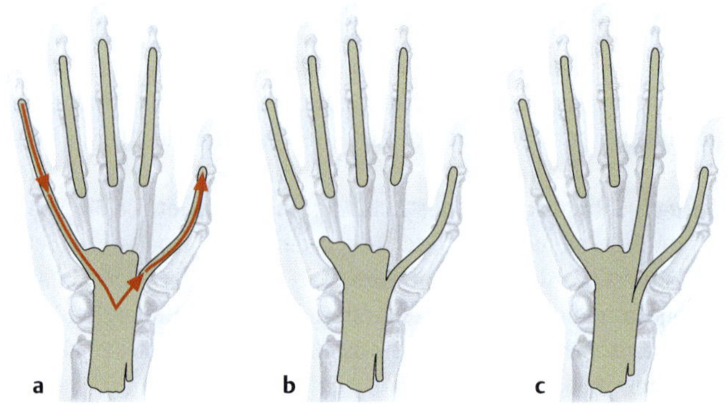

Auch abakterielle **Reizungen** mit fibrinösem Erguss sind als Folge von Überanstrengung relativ häufig; in diesem Fall kann man beim Bewegen der Finger häufig das Reiben der durch Fibrinbeläge rauen Sehnenscheidenblätter über der Handwurzel fühlen.

Fixierung: Die Sehnenscheiden des 2. bis 5. Fingers sind mittels eines aufwändigen Bandapparats an den Phalangen **fixiert**, um ein Abheben der Sehnen bei Beugung der Finger zu verhindern (Abb. **16.22**).

Fixierung: Die Sehnenscheiden des 2. bis 5. Fingers sind mittels eines aufwändigen Bandapparats an den Phalangen fixiert, um ein Abheben der Sehnen bei Beugung der Finger zu verhindern (Abb. **16.22**). Die Fasern der insgesamt 5 **Ligg. anularia** pro Finger verlaufen halbkreisförmig quer zu den Beugersehnen. Drei davon sind an den faserknorpeligen Platten der Gelenkkapseln von Grundgelenk und Interphalangealgelenken befestigt, während die übrigen beiden ins Periost von Phalanx proximalis und medialis einstrahlen. Die drei gekreuzten **Ligg. obliqua** liegen proximal des Fingerendgelenks (DIP) sowie proximal und distal des Fingermittelgelenks (PIP).

16.22 Bandapparat der Finger

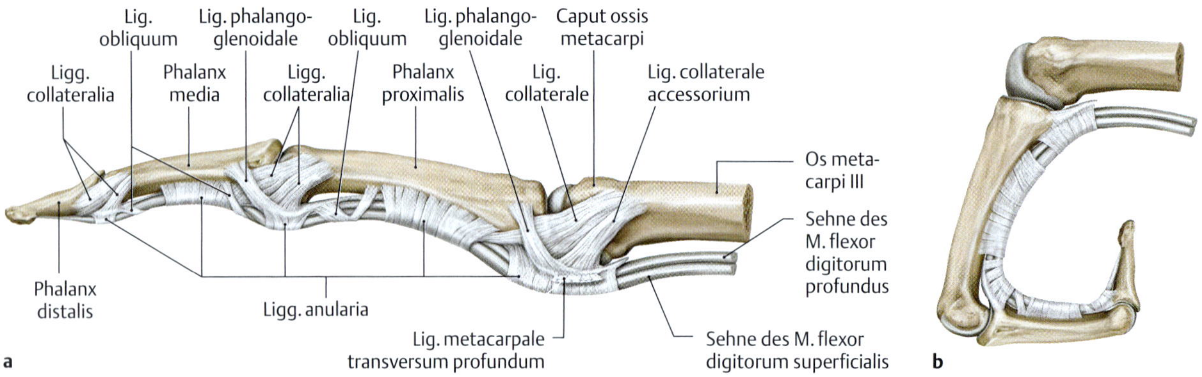

a Kapsel-Band-Apparat und digitale Sehnenscheide eines rechten Mittelfingers.
b Verstärkungsbänder der digitalen Sehnenscheide am gebeugten Finger.

Quelle: Schünke M, Schulte E, Schumacher U. PROMETHEUS LernAtlas der Anatomie. Allgemeine Anatomie und Bewegungssystem. Illustrationen von Voll M u. Wesker K. 6. Aufl. Stuttgart: Thieme; 2022

16.23 Dorsalaponeurose der Fingerstrecker

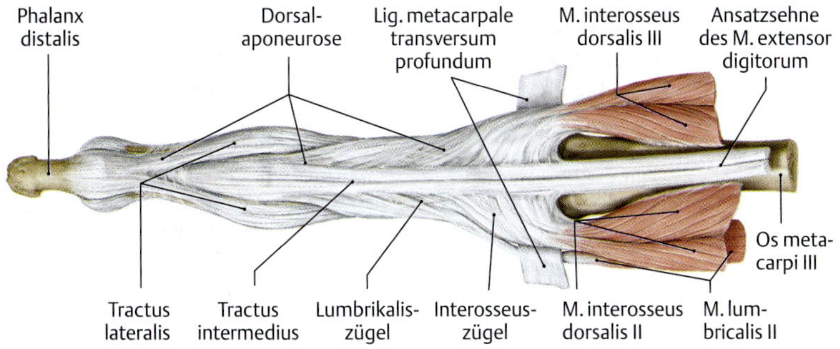

Ansicht von dorsal.

Quelle: Schünke M, Schulte E, Schumacher U. PROMETHEUS Lern-Atlas der Anatomie. Allgemeine Anatomie und Bewegungssystem. Illustrationen von Voll M u. Wesker K. 6. Aufl. Stuttgart: Thieme; 2022

Sehnen und Sehnenscheiden der Extensoren

Die Streckung der Finger erfolgt mittels der **Dorsalaponeurosen**. Die Dorsalaponeurosen der Finger stellen Bindegewebsplatten dar, die von den Grundgelenken bis zur Endphalanx reichen (Abb. **16.23**). Sie sind mit dem Periost der Phalangen durch lockeres, verschiebliches Bindegewebe verbunden und mit den Kapseln der Fingergelenke fest verwachsen. In der Mitte besitzen sie einen **Tractus intermedius**, der im Wesentlichen von der Sehne des **M. extensor digitorum** gebildet wird. Zu beiden Seiten vom zentralen Tractus intermedius liegen mit diesem verflochtene **Tractus laterales**, in die von ventral die Sehnen der **Mm. lumbricales** und **interossei** einstrahlen. Diese Konstruktion bedingt, dass sowohl die langen Fingerstrecker als auch die kurzen Handmuskeln auf alle Fingergelenke wirken. Dabei beugen die kurzen Handmuskeln im Grundgelenk und strecken im Mittel- und Endgelenk (Abb. **16.17**).

Sehnen und Sehnenscheiden der Extensoren

Die Sehnen des **M. extensor digitorum** inserieren über die **Dorsalaponeurosen** der Finger an Grund-, Mittel- und Endphalanx des 2. bis 5. Fingers (Abb. **16.23**). Von ventral und seitlich her strahlen die **Mm. lumbricales** und **interossei** (palmares und dorsales) in die Dorsalaponeurose ein. Sie beugen im Grundgelenk und strecken im Mittel- und Endgelenk.

► Klinik. Bei einer **Durchtrennung** des zentralen Teils der **Dorsalaponeurose** über dem Grundgelenk kann der Finger in diesem nicht mehr ganz gestreckt werden. Im Mittel- und Endgelenk dagegen ist eine Streckung über den Tractus lateralis (v. a. durch die Mm. interossei und lumbricales) noch möglich.

16.24 Strecksehnenruptur über dem Fingergrundgelenk (MCP-Gelenk)

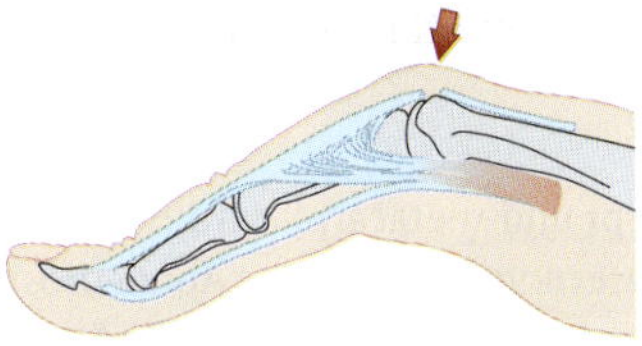

Wird der zentrale Tractus intermedius über dem Mittelgelenk durchtrennt, so gleiten die Tractus laterales nach ventral ab und verstärken die Beugung im Mittelgelenk (PIP). Da das Endgelenk in Streckung verbleibt, resultiert eine sog. **„Knopflochdeformität"**.

16.25 Strecksehnenruptur im Bereich des PIP-Gelenks („Knopflochdeformität")

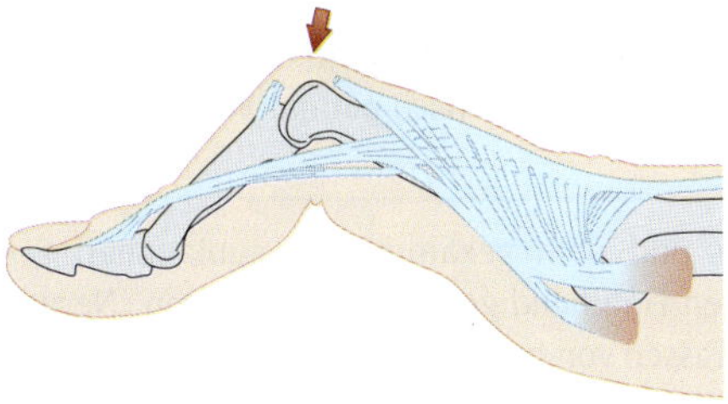

Eine Ruptur der Dorsalaponeurose über dem Endgelenk (DIP) führt zu einer Beugestellung der Endphalanx (**„Schwanenhalsdeformität"** oder **„Hammerfinger"**).

16.26 Strecksehnenruptur im Bereich des DIP-Gelenks („Schwanenhalsdeformität")

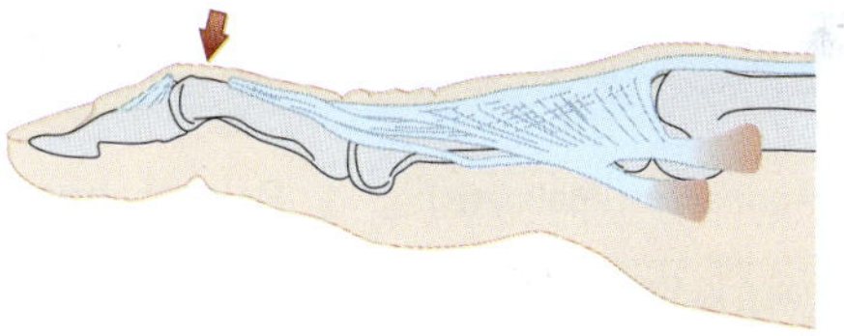

Die beschriebenen Sehnenrupturen und Deformitäten werden nicht nur als Folge von **Verletzungen** beobachtet, sondern auch im Zuge **rheumatischer Erkrankungen**.

16.3 Sehnenscheidenfächer der Extensoren von radial nach ulnar

Fach	Muskel(n)
1	Mm. abductor pollicis longus und extensor pollicis brevis
2	Mm. extensores carpi radialis longus und brevis
3	M. extensor pollicis longus
4	Mm. extensores digitorum und indicis
5	M. extensor digiti minimi
6	M. extensor carpi ulnaris

Ansicht

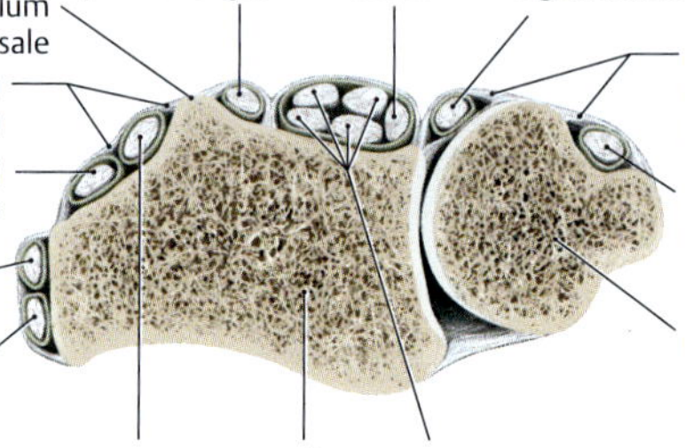

Querschnitt durch den rechten Unterarm in Höhe des distalen Radioulnargelenks

Quelle: Schünke M, Schulte E, Schumacher U. PROMETHEUS LernAtlas der Anatomie. Allgemeine Anatomie und Bewegungssystem. Illustrationen von Voll M u. Wesker K. 6. Aufl. Stuttgart: Thieme; 2022

Connexus intertendinei (Abb. **16.20b**) verbinden die vier Sehnen des **M. extensor digitorum** und vermindern die isolierte Streckfähigkeit der einzelnen Finger.

Die vier Sehnen des **M. extensor digitorum** sind über der Mittelhand durch quer verlaufende Sehnenbrücken, die **Connexus intertendinei** verbunden (Abb. **16.20b**). Diese vermindern die isolierte Streckfähigkeit der einzelnen Finger, v. a. des vierten. Zeige- (2.) und Kleinfinger (5.) sind durch eigene Streckmuskeln (**Mm. extensores indicis** bzw. **digiti minimi**) unabhängig streckbar.

Die **Fascia antebrachii** ist am Handgelenk zu den **Retinacula extensorum** und **flexorum** (Abb. **16.20**) verstärkt.

Die **Fascia antebrachii** ist im Übergangsbereich zur **Fascia dorsalis manus** durch zirkulär ums Handgelenk verlaufende Fasern zu den **Retinacula (musculorum) extensorum** und **flexorum** (S. 481) verstärkt (Abb. **16.20b**). Das Retinaculum extensorum ist **ulnar** an den Ossa pisiforme und triquetrum, dem ulnaren Kollateralband und dem Proc. styloideus ulnae angeheftet; **radial** ist es mit dem palmaren Rand des Radius verwachsen.

Darunter befinden sich sechs Kanäle für die **Sehnenscheiden** der Strecker (Tab. **16.3** u. Abb. **16.20b**).

Vom Retinaculum extensorum erstrecken sich bindegewebige Septen in die Tiefe zur Dorsalfläche von Radius und Ulna bzw. zur Handgelenkskapsel. Dadurch entstehen sechs osteofibröse Kanäle für die **Sehnenscheiden** der Streckmuskeln (Tab. **16.3** u. Abb. **16.20b**). Die fibrösen Hüllen der Sehnenscheiden sind auf ihrer Dorsalseite fest mit dem Retinaculum verwachsen.

Palmaraponeurose (Aponeurosis palmaris)

Zwischen dem proximalen **Retinaculum flexorum** (S. 481) und den **Ligg. metacarpalia transversa profunda** (S. 485) auf Höhe der Metakarpalköpfe verspannt die **Aponeurosis palmaris** (Abb. **16.28**) die Hohlhand.
Die Mm. palmares longus und brevis (Abb. **16.13** u. Abb. **16.17**) strahlen in die Palmaraponeurose und spannen sie.

Palmaraponeurose (Aponeurosis palmaris)

Zusätzlich zu den Bändern zwischen den Ossa carpi und metacarpi wird die Hohlhand durch eine massive Platte aus kollagenen Fasern verspannt: der **Aponeurosis palmaris** (Abb. **16.28**). Sie ist proximal am **Retinaculum flexorum** (S. 481) befestigt und liegt unter der Haut, mit der sie fest (nicht verschieblich) verwachsen ist. Distal ist sie über in die Tiefe strahlende Fasern mit den **Ligg. metacarpalia transversa profunda** (S. 485) verbunden, bzw. über längs verlaufende Faserzüge mit dem Bandapparat der Fingergrundgelenke. Zwischen den Längszügen verlassen die Leitungsbahnen der Finger die Hohlhand. Im Bereich der Metakarpalköpfe bilden quer verlaufende Fasern die **Ligg. metacarpalia transversa superficialia**.

Die Palmaraponeurose wird von den Mm. palmares longus und brevis (Abb. **16.13** und Abb. **16.17**) **gespannt**.

▸ Klinik.

▸ Klinik. Wegen der straffen Textur der **Palmaraponeurose** kann die **Schwellung bei entzündlichen** Prozessen der Hohlhand die Haut nicht nach palmar vorwölben, sondern nur am Handrücken.

Sie **schützt** die in der Tiefe der mittleren Hohlhand gelegenen Strukturen beim Kraftgriff.

Zusammen mit der dicken Hornhaut und dem gekammerten subkutanen Fett **schützt** sie die in der Tiefe der mittleren Hohlhand gelegenen Strukturen (Nerven, Blutgefäße, Mittelhandknochen) beim Fassen von harten Gegenständen.

▸ Klinik. Die **Dupuytren-Kontraktur** stellt eine mit Verkürzung der kollagenen Fasern einhergehende Hypertrophie der Palmaraponeurose v. a. im Bereich des Metakarpale IV und V dar. Sie führt letztlich zu einer Beugekontraktur in den Fingergrundgelenken, d. h. die Streckfähigkeit in diesen Gelenken wird sukzessive eingeschränkt. Die Ursache dieser v. a. bei Männern jenseits des 40. Lebensjahrs auftretenden Krankheit ist unbekannt, jedoch häufig assoziiert mit (alkoholtoxischen) Leberschäden.

16.27 Dupuytren-Kontraktur

Quelle: Füeßl H, Middeke M, Hrsg. Duale Reihe Anamnese und klinische Untersuchung. 7. Aufl. Stuttgart: Thieme; 2022

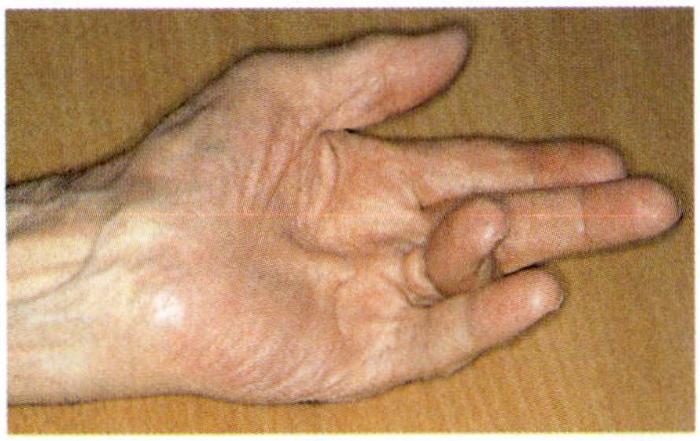

▸ Klinik.

16.28 Palmaraponeurose

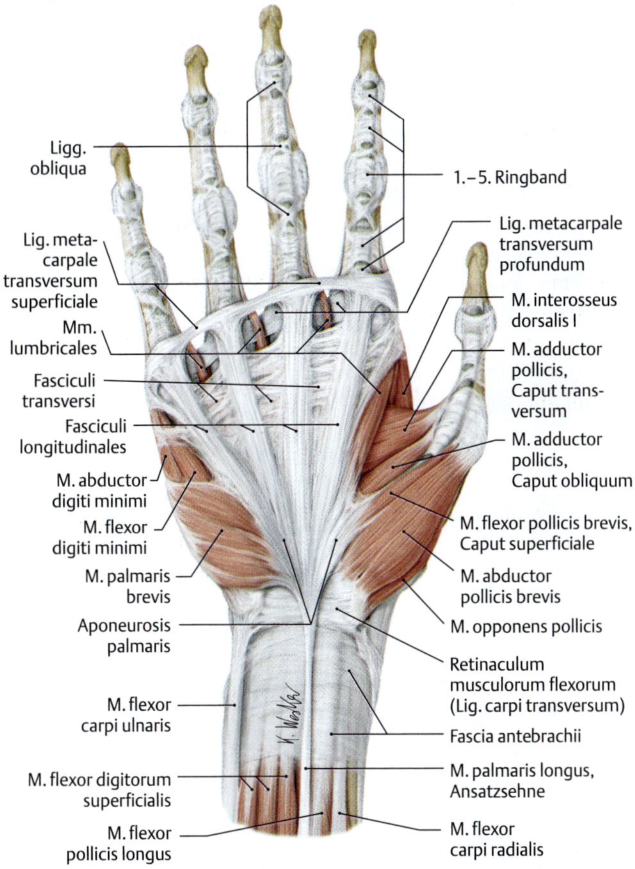

Quelle: Schünke M, Schulte E, Schumacher U. PROMETHEUS LernAtlas der Anatomie. Allgemeine Anatomie und Bewegungssystem. Illustrationen von Voll M u. Wesker K. 6. Aufl. Stuttgart: Thieme; 2022

16.28

16.6 Gefäßversorgung und Innervation von Unterarm und Hand

Analog zum Unterschenkel verlaufen auch am Unterarm die wichtigsten Gefäße und Nerven gemeinsam in **Gefäß-Nerven-Straßen**. Allerdings liegen die Muskeln des Unterarms nicht in so ausgeprägten Bindegewebslogen vor.

16.6.1 Gefäßversorgung

Arterielle Versorgung

Die **A. brachialis** (S. 458) teilt sich distal in der Ellenbeuge in die **A. radialis** und die **A. ulnaris** (Abb. **16.33**). Diese von jeweils zwei gleichnamigen **Venen** begleiteten Arterien versorgen den Unterarm und geben noch in der Fossa cubitalis jeweils eine **A. recurrens radialis** bzw. **ulnaris** zum **Rete articulare cubiti** ab (Abb. **16.29**). Auch die unter dem M. pronator teres aus der A. ulnaris abgehende **A. interossea communis** speist mit einer **A. interossea recurrens** das Rete articulare cubiti.

A. radialis: Nach Abgabe von
- A. recurrens radialis (s. o.),
- Ästen zur Unterarmmuskulatur und einer
- **A. nutricia radii**

⊙ 16.29 Arterien an der Streckseite des rechten Unterarms und Handrückens

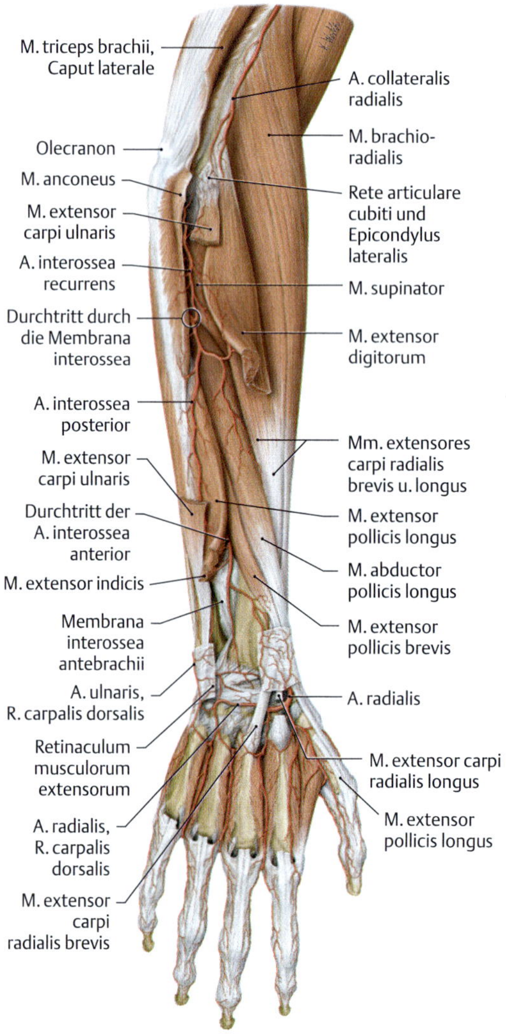

Quelle: Schünke M, Schulte E, Schumacher U. PROMETHEUS LernAtlas der Anatomie. Allgemeine Anatomie und Bewegungssystem. Illustrationen von Voll M u. Wesker K. 6. Aufl. Stuttgart: Thieme; 2022

16.6 Gefäßversorgung und Innervation von Unterarm und Hand

Die wichtigsten Gefäße und Nerven des Unterarms verlaufen gemeinsam in **Gefäß-Nerven-Straßen**.

16.6.1 Gefäßversorgung

Arterielle Versorgung

Die **A. brachialis** (S. 458) teilt sich in der Ellenbeuge in die **Aa. radialis** und **ulnaris**, die Äste zum **Rete articulare cubiti** abgeben (Abb. **16.29**).

A. radialis: Sie zieht auf der Beugeseite unter dem M. brachioradialis zum distalen Radiusende und gibt u. a. die **A. recurrens radialis** zum Rete articulare cubiti ab.

⊙ 16.29

liegt die mit dem R. superficialis des N. radialis verlaufende A. radialis ulnar neben der Sehne des M. brachioradialis direkt dem distalen Radiusende palmar auf.

▶ Klinik. Beim **„Pulsfühlen"** wird die **A. radialis** mit Zeige- und Mittelfinger gegen die distale Radiusepiphyse gedrückt. Dabei darf keinesfalls der Daumen verwendet werden, da sonst die Gefahr besteht, dass man den eigenen Puls fühlt.
Neben der Sehne des M. flexor carpi ulnaris ist auch der Puls der **A. ulnaris** (s. u.) zu tasten.

▶ Klinik.

Kurz vor dem Retinaculum flexorum gibt die A. radialis den
- kleinen **R. carpalis palmaris** zum **Rete carpale palmare** am Boden des Karpaltunnels und den
- **R. palmaris superficialis** ab, der auf oder zwischen den Thenarmuskeln in die oberflächliche Hohlhand zieht, wo er mit der A. ulnaris im **Arcus palmaris superficialis** anastomosiert.

Anschließend wendet sich die A. radialis unter den Sehnen der Mm. abductor pollicis longus und extensor pollicis brevis auf die Dorsalseite der Handwurzel, wo sie in der **Tabatière** (S. 509) dem Scaphoid aufliegt (Abb. **16.39**). Nach Unterqueren der Sehne des M. extensor pollicis longus gibt sie einen
- **R. carpalis dorsalis arteriae radialis** zum Rete carpale dorsale ab (s. u.).

Danach durchbohrt sie in Höhe der Basen der Ossa metacarpi I und II den M. interosseus dorsalis I und gelangt unter der Thenarmuskulatur in die tiefe Hohlhand. Dort zweigt die
- **A. princeps pollicis** ab, die sich in zwei **Aa. digitales palmares propriae pollicis** zur Versorgung des Daumens teilt. Der nächste Ast ist die
- **A. radialis indicis** zur Radialseite des 2. Fingers.

Die A. radialis **endet** im
- **Arcus palmaris profundus** (**tiefer Hohlhandbogen**), der mit dem R. profundus der A. ulnaris auf den Basen der Metakarpalia mit der A. ulnaris anastomosiert (Abb. **16.30b**).

Vom tiefen Hohlhandbogen entspringen drei bis vier **Aa. metacarpales palmares**, die auf den Mm. interossei palmares nach distal ziehen und mit den Aa. digitales palmares communes aus dem oberflächlichen Hohlhandbogen anastomosieren (s. u.).

- Der **R. palmaris superficialis** der A. radialis bildet mit der A. ulnaris den **Arcus palmaris superficialis**.
- Am Handgelenk wendet sich die A. radialis über die **Tabatière** (S. 509) auf den Handrücken, wo sie sich zwischen den Ossa metacarpi I und II durch den M. interosseus dorsalis I in die tiefe Hohlhand bohrt. Nach Abgabe der
- **A. princeps pollicis** zum Daumen und der
- **A. radialis indicis** zum 2. Finger (**radiale 1 ½ Finger**) endet die A. radialis im
- **Arcus palmaris profundus**.

Von diesem entspringen **Aa. metacarpales palmares** zur Versorgung der Mittelhand.

A. ulnaris: Von der A. ulnaris zweigt die
- **A. interossea communis** ab, die sich nach kurzem Verlauf in zwei Äste teilt:
  - Die **A. interossea anterior** zieht ventral mit dem N. interosseus antebrachii anterior (aus dem N. medianus) unter dem M. flexor digitorum prof. nach distal, bis sie proximal vom M. pronator quadratus auf die Dorsalseite tritt.
  - Die **A. interossea posterior** tritt durch die **Membrana interossea** auf die **Dorsalseite** und verläuft mit dem R. profundus n. radialis zwischen den oberflächlichen und tiefen Extensoren nach distal.
  - Beide Interosseaarterien speisen das **Rete carpale dorsale** (S. 502).
- Danach versorgt die A. ulnaris die Flexoren der Ulnarseite des Unterarms sowie mit einer **A. nutricia ulnae** den Knochen.

Entlang des M. flexor carpi ulnaris gelangt die A. ulnaris, auf dem M. flexor digitorum prof. liegend, mit dem N. ulnaris zum Handgelenk, wo sie mit dem
- **R. carpalis palmaris** das schwache **Rete carpale palmare** speist und den
- **R. carpalis dorsalis arteriae ulnaris** zum Rete carpale dorsale (s. u.) abgibt.

Zwischen dem Retinaculum flexorum (dorsal) und dem Lig. carpi palmare (palmar) gelangt die A. ulnaris in die **Guyon-Loge** zwischen Os pisiforme und dem Hamulus des Os hamatum (Abb. **16.35**); dort zweigt der
- **R. palmaris profundus** ab. Dieser zieht mit dem R. profundus des N. ulnaris nach radial in die tiefe Hohlhand, wo er mit der A. radialis den **Arcus palmaris profundus** bildet (s. o.).

Die A. ulnaris **endet** im
- **Arcus palmaris superficialis** (Abb. **16.30a**).

Der **oberflächliche Hohlhandbogen** liegt in Höhe der Mitte der Metakarpalknochen unter der Palmaraponeurose auf den Sehnen der langen Fingerbeuger.

A. ulnaris: Von der A. ulnaris zweigt die
- **A. interossea communis** ab. Sie teilt sich in die **Aa. interosseae anterior** und **posterior**, die das **Rete carpale dorsale** (S. 502) speisen.
- Danach verläuft die A. ulnaris entlang des M. flexor carpi ulnaris mit dem N. ulnaris zur **Guyon-Loge** der Handwurzel. Ihr
- **R. palmaris profundus** anastomosiert im Arcus palmaris prof. mit der A. radialis.

Die A. ulnaris endet im
- **Arcus palmaris superf.** (Abb. **16.30a**), der auf den Sehnen der langen Fingerbeuger liegt.

16.30 Hohlhandbögen und andere arterielle Anastomosen der Hand

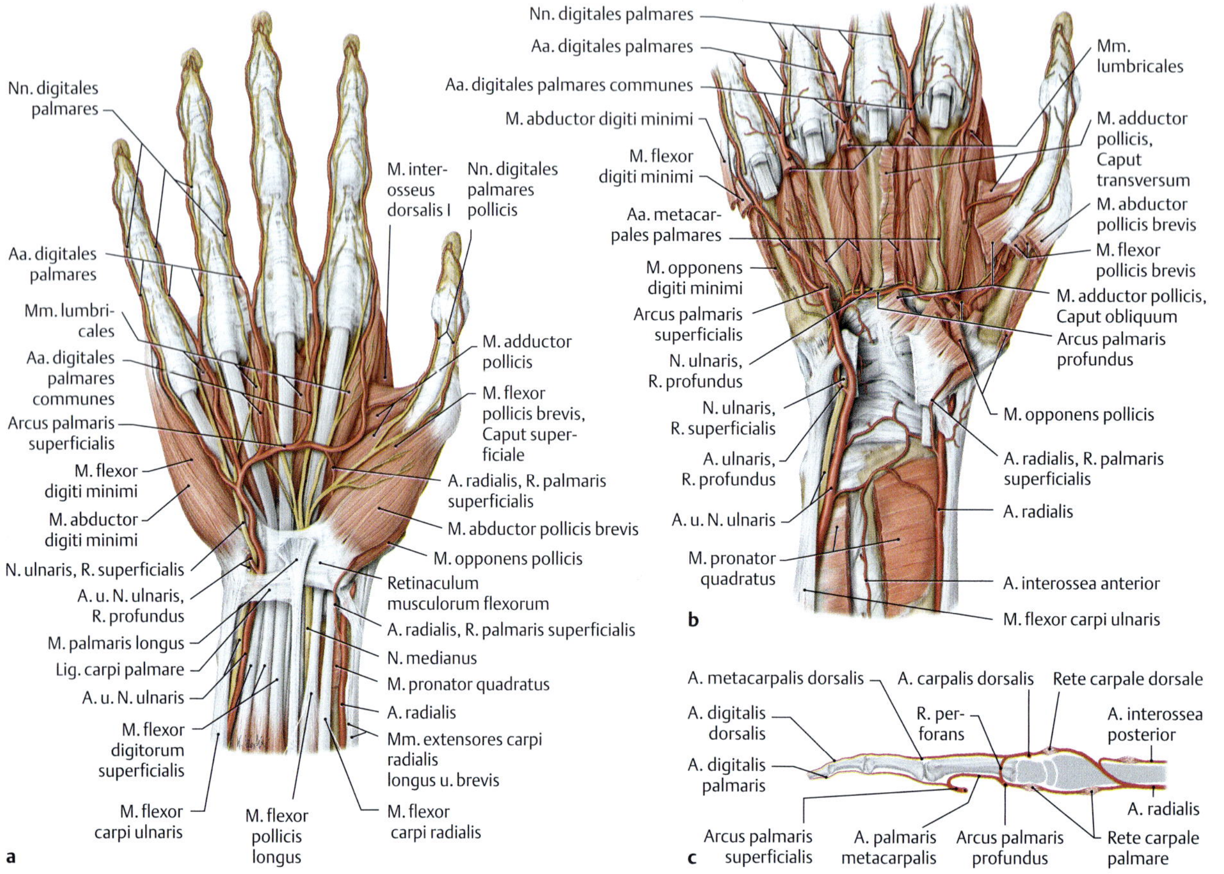

a Rechte Hand in der Ansicht von palmar mit Darstellung des Arcus palmaris superficialis
b und profundus.
c Weitere arterielle Anastomosen zwischen den Aa. radialis und ulnaris sind synoptisch in einer schematischen Seitansicht des Mittelfingers bzw. der proximal davon gelegenen Handknochen im Schnitt dargestellt.

Quelle: Schünke M, Schulte E, Schumacher U. PROMETHEUS LernAtlas der Anatomie. Allgemeine Anatomie und Bewegungssystem. Illustrationen von Voll M u. Wesker K. 6. Aufl. Stuttgart: Thieme; 2022

Der **Arcus palmaris superficialis** versorgt den größten Teil der **ulnaren 3 ½ Finger** über (insgesamt 7) **Aa. digitales palmares propriae**; (außer derjenigen für die Ulnarseite des 5. Fingers kommen sie aus drei zwischengeschalteten **Aa. digitales palmares communes**).

Nur die Dorsalseiten der Grund- und Mittelglieder werden von schwächeren **Aa. digitales dorsales** aus dem **Rete carpale dorsale** versorgt.

Der **Arcus palmaris superficialis** dient im Wesentlichen der Versorgung der **Finger**. Nachdem eine **A. digitalis palmaris propria** zur Ulnarseite von Handkante und Kleinfinger abgezweigt ist, gibt der oberflächliche Hohlhandbogen (meist) drei **Aa. digitales palmares communes** ab. Diese verzweigen sich in Höhe der Grundgelenke in zwei **Aa. digitales palmares propriae** für die einander zugekehrten Seiten des 5. bis 2. Fingers. Die palmaren Fingerarterien versorgen den größten Teil der Finger inklusive dem gesamten Endglied.
Lediglich Grund- und Mittelglied werden dorsal von schwächeren **Aa. digitales dorsales** versorgt, die aus den **Aa. metacarpales dorsales** hervorgegangen sind. Letztere liegen auf den Mm. interossei dorsales und entspringen aus dem von den Aa. radialis, ulnaris und interosseae gespeisten, über der Handwurzel gelegenen **Rete carpale dorsale**.

Venöser Abfluss

Neben den tiefen **Begleitvenen** existiert am Handrücken ein **epifasziales Rete venosum dorsale manus**, aus welchem radial die **V. cephalica** und ulnar die **V. basilica** hervorgehen (Abb. **15.35**).

Venöser Abfluss

Meist werden die vorgenannten Arterien von zwei gleichnamigen **Venen** begleitet. Am Handrücken existiert ein **epifasziales** (oberflächliches) **Rete venosum dorsale manus**, aus welchem auf der Radialseite die **V. cephalica**, auf der Ulnarseite die **V. basilica** hervorgehen (Abb. **15.35**).
Wie am Unterschenkel (S. 423) bestehen auch an Unterarm und Hand zahlreiche Verbindungen zwischen oberflächlichen und tiefen Venen.

Lymphabfluss

Siehe Lymphabfluss (S. 461)

Lymphabfluss

Siehe die **Lymphabflusswege** des Unterarms und der Hand (S. 461).

16.6.2 Innervation

Äste und Innervationsgebiete der peripheren Nerven

N. radialis: Nach dem Verlassen des „Radialistunnels" (S. 463) liegt der N. radialis lateral in der Fossa cubitalis (Abb. **16.33** und Abb. **16.31**), wo er sich in einen R. profundus und in einen R. superficialis teilt.

- Der rein sensible **R. superficialis nervi radialis** verläuft unter dem M. brachioradialis mit der A. radialis in der **„radialen Gefäß-Nerven-Straße"** (Tab. **16.4**). Zwischen dem mittleren und distalen Drittel des Unterarms wendet er sich unter der Sehne des Brachioradialis auf die Dorsalseite, um zu seinem sensiblen Innervationsareal an der Hand zu gelangen (s. u.).
- Der **R. profundus nervi radialis** (Abb. **16.31**) windet sich zwischen dem oberflächlichen und tiefen Teil des M. supinator (**„Supinatorkanal"**) um den proximalen Radius auf die Dorsalseite des Unterarms, wo er die Extensoren innerviert. Sein Endast, der **N. interosseus antebrachii posterior** bildet mit der A. interossea posterior die **„dorsale interossäre Gefäß-Nerven-Straße"** (Tab. **16.4**). Er zieht zwischen den oberflächlichen und tiefen Streckern zum Handgelenk dessen Kapsel er innerviert.

16.6.2 Innervation

Äste und Innervationsgebiete der peripheren Nerven

N. radialis: Er teilt sich in der Fossa cubitalis (Abb. **16.33**):

- Der sensible **R. superficialis n. radialis** verläuft mit der A. radialis unter dem M. brachioradialis. Distal am Unterarm wendet er sich auf die Dorsalseite.
- Der **R. profundus nervi radialis** tritt durch den M. supinator nach dorsal zwischen die von ihm innervierten Extensoren. Sein Endast ist der **N. interosseus antebrachii posterior** (Tab. **16.4**).

16.31 Verlauf des N. radialis an Ellenbeuge, Unterarm und Hand

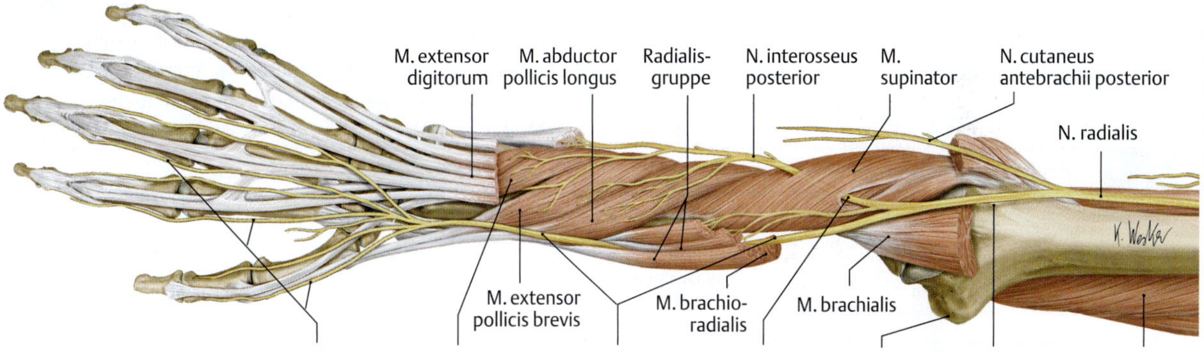

Ventrale Ansicht eines rechten Arms mit Unterarm in Pronationsstellung.

Quelle: Schünke M, Schulte E, Schumacher U. PROMETHEUS LernAtlas der Anatomie. Allgemeine Anatomie und Bewegungssystem. Illustrationen von Voll M u. Wesker K. 6. Aufl. Stuttgart: Thieme; 2022

16.4 Gefäß-Nerven-Straßen des Unterarms

Gefäß-Nerven-Straße	Leitungsbahnen	Leitstruktur
palmare interossäre Gefäß-Nerven-Straße	A. und V. interossea ant., N. interosseus antebrachii ant. (aus N. medianus)	Membrana interossea (dorsal der Leitungsbahnen)
dorsale interossäre Gefäß-Nerven-Straße	A. und V. interossea post., R. profundus nervi radialis	M. extensor digitorum
radiale Gefäß-Nerven-Straße	A. und V. radialis, R. superficialis nervi radialis	M. brachioradialis
ulnare Gefäß-Nerven-Straße	A. und V. ulnaris, N. ulnaris	M. flexor carpi ulnaris
Medianusstraße	N. medianus	M. flexor carpi radialis (distal)

▸ Klinik. Der **N. radialis** kann im Sulcus nervi radialis des Humerus (S. 440) oder weiter distal (z. B. im Bereich des Ellenbogengelenks oder des „Supinatorkanals") geschädigt werden. Um die Integrität des Nervs zu prüfen, lässt man die Finger strecken (Prüfung der Motorik, d. h. des R. profundus) und testet die Sensibilität am Handrücken zwischen Metakarpale I und II. Hier hat der R. superficialis sein Autonomgebiet. Kombinierte motorische und sensible Ausfälle sind nur bei einer Schädigung in Höhe des Ellenbogengelenks oder proximal davon zu beobachten, d. h. vor Teilung in seine beiden Endäste. Die motorische Symptomatik der **„Fallhand"** beruht auf dem Ausfall der Streckung in den Hand- bzw. Fingergrundgelenken. In den Interphalangealgelenken kann noch durch die Mm. interossei und lumbricales gestreckt werden, welche vom N. ulnaris bzw. N. medianus versorgt werden.

▸ Klinik.

16.32 Symptome bei Läsionen des N. radialis

Quelle: Schünke M, Schulte E, Schumacher U. PROMETHEUS LernAtlas der Anatomie. Allgemeine Anatomie und Bewegungssystem. Illustrationen von Voll M u. Wesker K. 6. Aufl. Stuttgart: Thieme; 2022

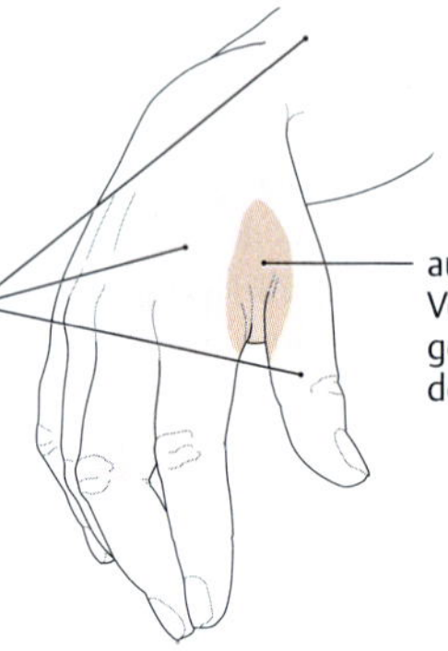

N. medianus: Er tritt von der Ellenbeuge durch den M. pronator teres (Abb. **16.33**) zwischen die oberflächlichen und tiefen **Flexoren**, von denen er die meisten **innerviert**. Er entsendet den **N. interosseus antebrachii anterior** (Tab. **16.4**) zum M. pronator quadratus. Sein sensibler **R. palmaris** zieht über das Retinaculum flexorum zur Hohlhand.

N. medianus: Er trennt sich in der Ellenbeuge von der A. brachialis und zieht zwischen dem ulnaren und humeralen Kopf des M. pronator teres in die Schicht zwischen den oberflächlichen und tiefen Flexoren in der Mitte des Unterarm („medianus") (Abb. **16.33**). Dort gibt er den **N. interosseus antebrachii anterior** ab, der mit der A. interossea anterior in der **„palmaren interossären Gefäß-Nerven-Straße"** (Tab. **16.4**) auf der Membrana interossea zum M. pronator quadratus zieht.
Mit Ausnahme des M. flexor carpi ulnaris und dem ulnaren Anteil des Flexor digitorum prof. **innerviert** der N. medianus die **Beuger** auf der Palmarseite des Unterarms.

16.33 Verlauf des N. medianus am Unterarm

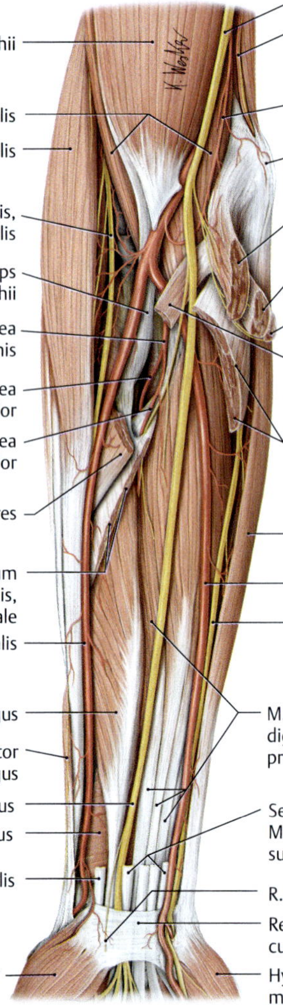

Rechter Unterarm in der Ansicht von ventral.

Quelle: Schünke M, Schulte E, Schumacher U. PROMETHEUS LernAtlas der Anatomie. Allgemeine Anatomie und Bewegungssystem. Illustrationen von Voll M u. Wesker K. 6. Aufl. Stuttgart: Thieme; 2022

Auf seinem Weg zur Hand bildet er die **„Medianusstraße"**. Im distalen Bereich des Unterarms gibt er den sensiblen **R. palmaris** ab, der über das Retinaculum flexorum zur Hohlhand zieht.

Der Stamm des N. medianus tritt kurz vor dem Canalis carpi unter dem M. flexor digitorum sup. hervor und liegt im **Karpaltunnel** unmittelbar unter dem Retinaculum flexorum auf den Sehnen der Fingerbeuger (Abb. **16.33**). Nur die über das Retinaculum ziehende Sehne des M. palmaris longus liegt oberfächlicher.

Im **Karpaltunnel** liegt der N. medianus oberflächennah auf den Sehnen der Fingerbeuger.

▸ Merke. Der **N. medianus** liegt im **Karpaltunnel** unter dem Retinaculum flexorum **nahe unter der Haut**.

▸ Merke.

Noch im Karpaltunnel teilt sich der N.medianus in Rr. musculares zum Thenar und in sensible Nerven für die Hohlhand und Finger (s. u.).

Er teilt sich in motorische Äste zum Thenar und sensible zur Hohlhand und den Fingern.

▸ Klinik. Die oberflächliche Lage des **N. medianus** hat zur Folge, dass er bei Schnittverletzungen (suizidaler oder akzidenteller Natur) im Handgelenkbereich sehr leicht durchtrennt wird. Bei dieser **„tiefen" Medianusläsion** kommt es neben sensiblen Ausfällen (s. u.) durch den Ausfall des größten Teils der Thenarmuskulatur zur **„Affenhand"**. Diese ist durch die fehlende Oppositionsmöglichkeit des Daumens gekennzeichnet, während der vom N. ulnaris innervierte M. adductor pollicis den Daumen an die Hand zieht (Abb. **16.34a**). Um eine Schädigung der den Thenar versorgenden Anteile zu verifizieren, fordert man die Betroffenen auf, mit dem Daumen und dem Kleinfinger einen Gegenstand zu ergreifen. Bei längerer Dauer einer Medianusläsion beobachtet man außerdem eine **Atrophie** des **Thenars**.

V. a. bei Frauen in der Postmenopause tritt ein sog. **Karpaltunnelsyndrom** auf, das die häufigste Nervenläsion der oberen Extremität überhaupt darstellt. Die Ursache sind raumfordernde Prozesse in der Enge des Karpaltunnels, wie z. B. Verdickungen der Sehnenscheiden bei rheumatischen Erkrankungen. Die Symptomatik wird von den sensiblen Störungen (Kribbeln, Taubheit im Bereich des Versorgungsgebiets des N. medianus) dominiert, während motorische Ausfälle seltener sind. Um den Nerv zu entlasten, wird das Retinaculum flexorum operativ gespalten.

Die **„Schwurhand"** (Abb. **16.34b**), die sich durch einen radialbetont gestörten Faustschluss äußert, tritt dagegen lediglich bei **„hohen" Läsionen** des **N. medianus** in der Ellenbeuge oder proximal davon auf. Der Ausfall der langen Fingerbeuger führt zur Unfähigkeit, v. a. Zeige- und Mittelfinger in den Mittel- und Endgelenken zu beugen (die Anteile des M. flexor digitorum profundus zum 4. und 5. Finger werden vom N. ulnaris innerviert). Die Interossei ermöglichen noch eine gewisse Beugung in den Grundgelenken.

▸ Klinik.

16.34 Symptome bei Läsionen des N. medianus

a **„Affenhand"** mit adduziertem Daumen bei („tiefer") Schädigung im Bereich der Handgelenke.
b **„Schwurhand"** mit Beteiligung der langen Fingerbeuger des Unterarms bei „hoher" Medianusläsion.

a

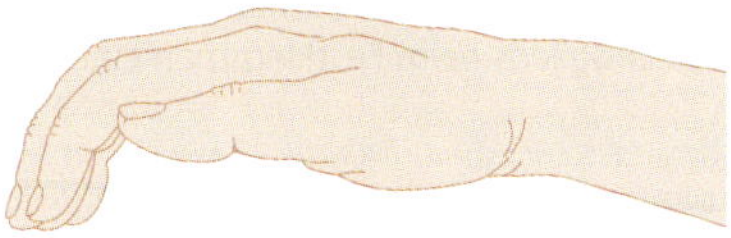

b

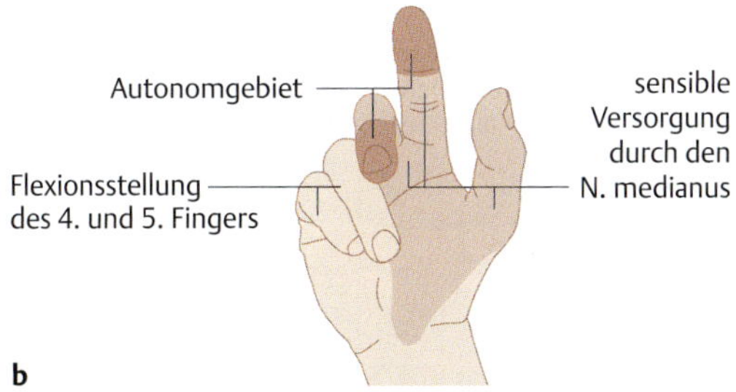

N. ulnaris: Nach dem er dorsal um den Epicondylus medialis humeri (S. 464) gebogen ist, tritt der N. ulnaris zwischen Caput humerale und Caput ulnare des von ihm innervierten M. flexor carpi ulnaris auf die Beugeseite des Unterarms.

N. ulnaris: Er tritt von dorsal um den Epicondylus medialis humeri auf die Beugeseite des Unterarms.

16.35

Mit den Vasa ulnaria zieht er unter dem von ihm innervierten M. flexor carpi ulnaris nach distal (Abb. **16.33** und Tab. **16.4**).
Sein **R. dorsalis** innerviert den ulnaren Teil des Handrückens, der **R. palmaris** die Haut des Hypothenars. Durch die **Guyon-Loge** (Abb. **16.35**) erreichen Nerv und Gefäße die tiefe Hohlhand.
In der Loge teilt sich der N. ulnaris in den sensiblen **R. superficialis** für die ulnaren Finger und den motorischen **R. profundus** zu den Hypothenarmusklen, dem tiefen Kopf des Flexor pollicis brevis, sämtlichen Interossei, den Lumbricales III und IV und dem M. adductor pollicis.

16.35 Guyon-Loge mit Leitungsbahnen

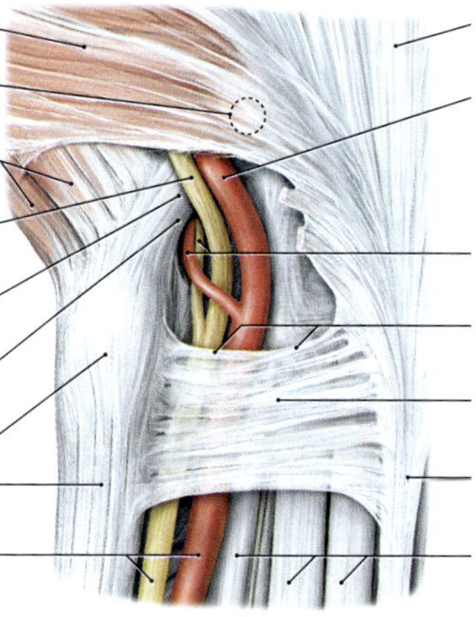

Quelle: Schünke M, Schulte E, Schumacher U. PROMETHEUS LernAtlas der Anatomie. Allgemeine Anatomie und Bewegungssystem. Illustrationen von Voll M u. Wesker K. 6. Aufl. Stuttgart: Thieme; 2022

Er bildet mit den Vasa ulnaria die **„ulnare Gefäß-Nerven-Straße“** (Tab. **16.4**), die unter dem M. flexor carpi ulnaris nach distal verläuft (Abb. **16.33**).
Etwas distal der Mitte des Unterarms gibt er einen

- **R. dorsalis** ab, der den ulnaren Teil des Handrückens innerviert. Proximal des Retinaculum flexorum zweigt der
- **R. palmaris** zur Haut des Hypothenars ab.

Gemeinsam mit A. und V. ulnaris windet sich der N. ulnaris radial am Os pisiforme und ulnar am Hamulus ossis hamati vorbei in die Tiefe der ulnaren Hohlhand. Der Boden dieses als **Guyon-Loge** bezeichneten Kanals wird proximal vom Retinaculum flexorum und distal vom Lig. pisohamatum gebildet. Der proximale Zugang zur Guyon-Loge wird vom **Lig. carpi palmare** einer quer von der Sehne des M. palmaris longus zum Os pisiforme ziehenden Verstärkung der Fascia antebrachii zur Oberfläche hin abgedeckt. Der distale Ausgang wird vom M. palmaris brevis nach palmar abgedeckt (Abb. **16.35**). Meist teilt sich der N. ulnaris in der Guyon-Loge in den

- sensiblen **R. superficialis** für die ulnaren Finger (s. u.) und den
- überwiegend motorischen **R. profundus** für die Hypothenarmuskeln, den M. adductor pollicis, den tiefen Kopf des Flexor pollicis brevis, die Mm. lumbricales III und IV sowie die Mm. interossei palmares und dorsales.

▸ Klinik. Bei einem Engpass in der **Guyon-Loge** ist überwiegend der die intrinsischen Handmuskeln versorgende motorische Anteil des **N. ulnaris** betroffen. Wie bei der proximalen Läsion ist für die Betroffenen die beeinträchtigte Präzisionsmotorik am belastendsten. Diagnostisch wegweisend sind die Einschränkungen beim **Spreizen** und **Schließen der Finger** sowie das **Froment-Zeichen** (Abb. **16.36**). Dabei erschwert der Ausfall des M. adductor pollicis das Festklemmen eines Blatt Papiers zwischen Daumen und radialer Kante des Zeigefingers.

16.36 Froment-Zeichen bei Läsion des N. ulnaris

Die gestörte Adduktion des linken Daumens (im Bild rechts) wird durch Flexion des Endglieds beim Festklemmen eines Blatts Papier ausgeglichen.

Quelle: Schünke M, Schulte E, Schumacher U. PROMETHEUS LernAtlas der Anatomie. Allgemeine Anatomie und Bewegungssystem. Illustrationen von Voll M u. Wesker K. 6. Aufl. Stuttgart: Thieme; 2022

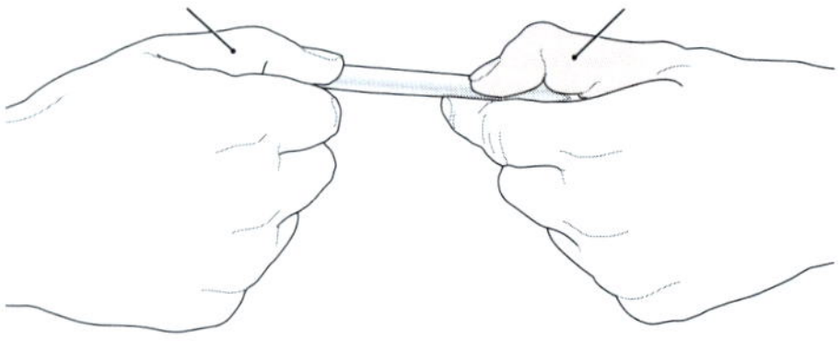

Motorische Innervation

▸ Merke.

- **N. radialis** innerviert alle **Extensoren** des Unterarms.
- **N. medianus** innerviert alle **Flexoren** des Unterarms mit 2 Ausnahmen (M. flexor carpi ulnaris und ulnarer Teil des M. flexor digitorum prof. durch N. ulnaris).
- **N. ulnaris** innerviert alle **Handmuskeln** bis auf **„Olaf"** (M. opponens pollicis, M. lumbricalis I und II, M. abductur pollicis brevis, M. flexor pollicis brevis [Caput superficiale]).

Sensible Innervation

Die **sensible Versorgung** des **Unterarms** (Abb. **15.41**) folgt einem einfachen Muster:

- aus jedem Faszikel des Plexus brachialis stammt ein gleichnamiger Hautnerv
  - **medial** durch den **N. cutaneus antebrachii medialis** (C 8, Th 1) aus dem Fasciculus medialis des Plexus brachialis;
  - **lateral** durch den **N. cutaneus antebrachii lateralis** (C 6, C 7), dem Endast des N. musculocutaneus (S. 464) aus dem Fasciculus lateralis;

Motorische Innervation

▸ Merke.

Sensible Innervation

Die **sensible Versorgung** des **Unterarms**:

- medial: **N. cutaneus antebrachii medialis**;
- lateral: **N. cutaneus antebrachii lateralis**;
- dorsal: **N. cutaneus antebrachii posterior**.

16.37 Innervation von Handrücken und Hohlhand

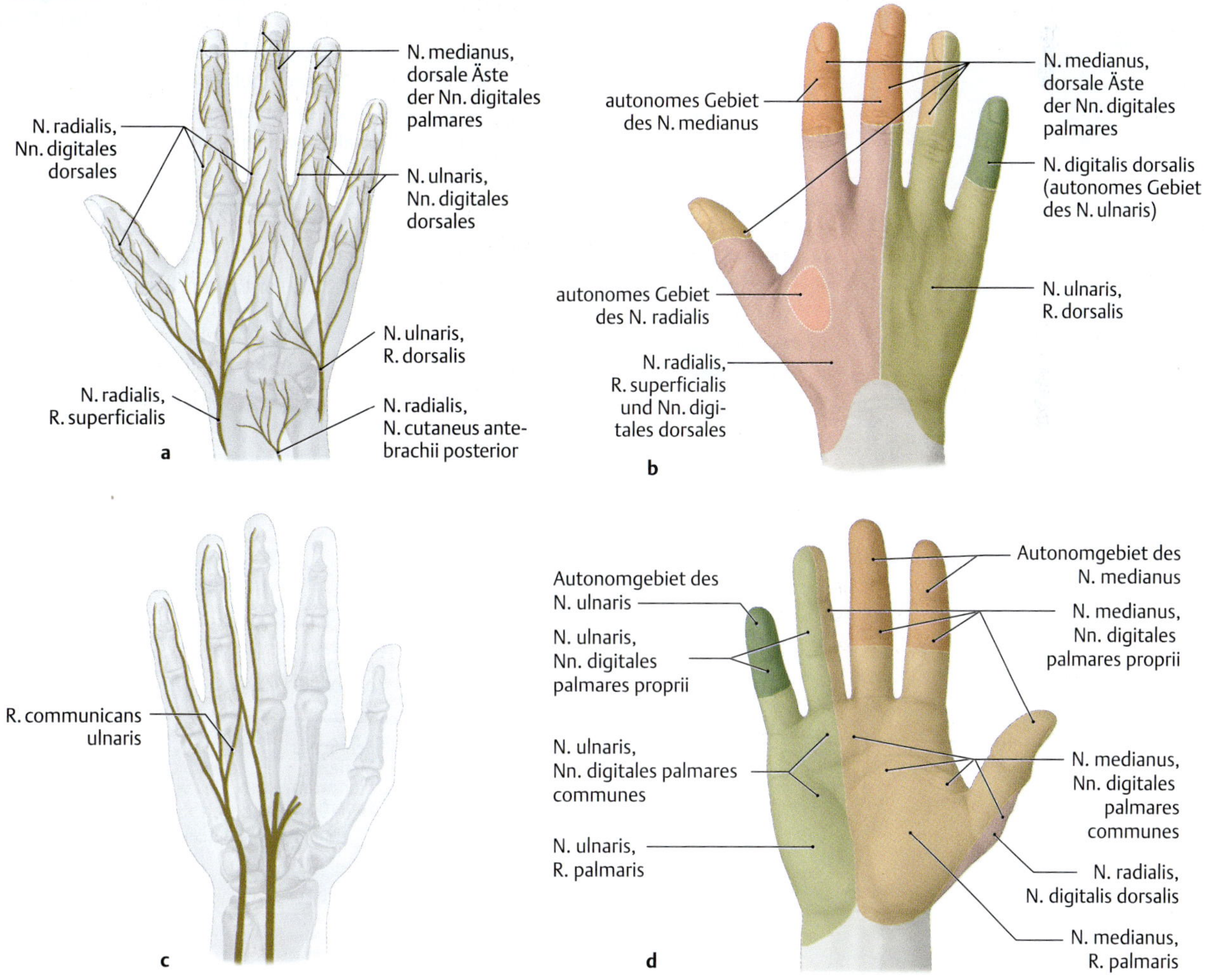

a Verlauf der Hautnerven am Handrücken.
b Versorgungsgebiete von N. ulnaris, N. medianus und N. radialis mit Angabe der Autonomgebiete am Handrücken.
c Verlauf des N. ulnaris und seine Verbindungen zum N. medianus im Bereich der Hohlhand (die Äste des N. medianus zu den radialen 2 ½ Fingern sind nicht dargestellt).
d Versorgungsgebiete von N. ulnaris und N. medianus mit Angabe der Autonomgebiete in der Hohlhand.

Quelle: Schünke M, Schulte E, Schumacher U. PROMETHEUS LernAtlas der Anatomie. Allgemeine Anatomie und Bewegungssystem. Illustrationen von Voll M u. Wesker K. 6. Aufl. Stuttgart: Thieme; 2022

Die **sensible Versorgung** von **Handgelenk** und **proximaler Hohlhand** (Abb. **16.37**):
Rr. palmares von
- radial: **N. medianus**;
- ulnar: **N. ulnaris**.

Radiale Handkante, radiale Hälfte des **Handrückens** und **Dorsum** der radialen **2 ½ Finger** (2. und 3. nur bis Mittelglied):
- **N. radialis** (R. superficialis).

Ulnare Hälfte des **Handrückens** und **Dorsalseite** der **2 ½ ulnaren Finger** (R. dorsalis) sowie ulnares Drittel der **Handfläche** mit **Palmarseite** der **1 ½ ulnaren Finger** (R. superficialis):
- **N. ulnaris**.

Radiale zwei Drittel der **Handfläche** sowie die Palmarseite der radialen **3 ½ Finger** (plus Endglieder des 2., 3. und halben 4. Fingers):
- **N. medianus**.

– **dorsal** durch den **N. cutaneus antebrachii posterior** (C6, C7), einem Ast des N. radialis aus dem Fasciculus posterior.

Im Bereich von **Handgelenk**, **Dorsum** und **Palma manus** sowie der **Finger** versorgen die Haut (Abb. **16.37**)
- **ventral** mittig über dem Retinaculum flexorum bis in den proximalen Bereich der radialen Hohlhand der **R. palmaris nervi medianus**;
- **ulnar** daran anschließend unter Einbeziehung des proximalen Hypothenars der **R. palmaris nervi ulnaris**.
- Die **radiale** Handkante und die radiale Hälfte des **Handrückens** werden vom **R. superficialis nervi radialis** versorgt. Dessen Endäste, die **Nn. digitales dorsales**, innervieren die Dorsalseite des gesamten Daumens sowie bis zur Mittelphalanx die des Zeigefingers und der radialen Hälfte des Mittelfingers. Zwischen dem Metakarpale I und II besitzt der N. radialis dorsal ein kleines **Autonomgebiet**.
- Die **ulnare** Hälfte des **Handrückens** wird vom **R. dorsalis** des **N. ulnaris** versorgt. Dieser zweigt sich in die **Nn. digitales dorsales** der ulnaren 2 ½ Finger ab der Mitte des Mittelfingers auf. Das ulnare Drittel der **Handfläche** wird vom **R. superficialis** des **N. ulnaris** versorgt. Mit 3 **Nn. digitales palmares proprii** versorgt er auch die Palmarseiten der ulnaren 1 ½ Finger; die beiden Nn. proprii für die einander zugekehrten Seiten des 4. und 5. Fingers gehen aus einem **N. digitalis palmaris communis** hervor. Der Kleinfinger stellt das **Autonomgebiet des N. ulnaris** dar.
- Die **radialen** zwei Drittel der distalen **Handfläche** werden von drei **Nn. digitales palmares communes** aus dem **N. medianus** innerviert, aus denen die **Nn. digitales palmares proprii** für die Palmarseite der radialen 3 ½ Finger hervorgehen. Diese versorgen auch die Dorsalseite des 2., 3. und halben 4. Fingers ab dem Mittelglied. Die Fingerkuppen des 2. und 3. Fingers sind **Autonomgebiet des Medianus**.

Jeder **Finger** wird somit von 4 Nerven versorgt: jeweils ulnar- und radialseitig verlaufen dorsal bzw. palmar ein **N. digitalis dorsalis** sowie ein **N. digitalis palmaris proprius**.

▸ Klinik.

▸ Klinik. Bei operativen Eingriffen an den Fingern wird die **Leitungsanästhesie nach Oberst** verwendet (Abb. **16.38**). Hierbei sticht man von dorsal zu beiden Seiten des Grundgelenks des zu betäubenden Fingers ein und spritzt um jeden der 4 Nerven des Fingers das Lokalanästhetikum.

16.38 Leitungsanästhesie nach Oberst
Quelle: Schünke M, Schulte E, Schumacher U. PROMETHEUS LernAtlas der Anatomie. Allgemeine Anatomie und Bewegungssystem. Illustrationen von Voll M u. Wesker K. 6. Aufl. Stuttgart: Thieme; 2022

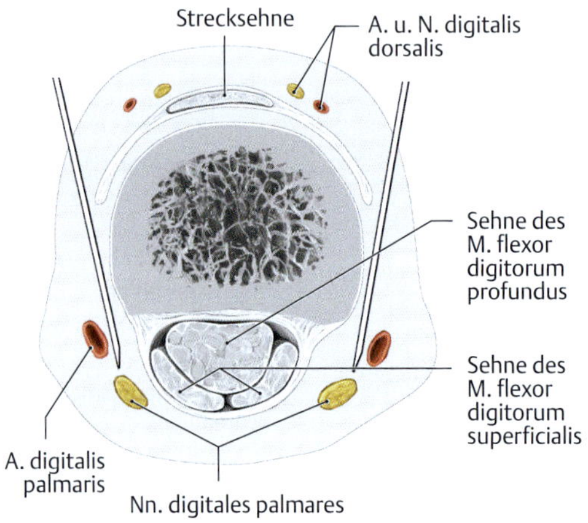

16.7 Topografische Anatomie von Unterarm und Hand

16.7.1 Regionen und Konturen

Regionen: Die Regionen sind für die gesamte obere Extremität in Abb. **15.42** dargestellt. An die Ellenbeuge schließen distal die **Regiones antebrachii anterior** und **posterior** an.
Über der Handwurzel liegen die **Regiones carpales anterior** und **posterior**.
Distal der Handwurzel liegt ventral die **Palma manus** (**Hohlhand**, **Handfläche**), dorsal das **Dorsum manus** (**Handrücken**).
Distal der Fingergrundgelenke erstrecken sich die **Finger** (**Digiti**).

Konturen: Unmittelbar proximal der Handwurzel zeichnen sich die distalen Epiphysen von Radius und Ulna mit ihren **Procc. styloidei** ab. Am Handrücken sind die **Sehnen** der langen **Extensoren**, deren Muskelbäuche am Unterarm liegen, durch die fast fettfreie Haut deutlich zu erkennen. Gleichfalls dorsal gut zu sehen sind die **Köpfe** der **Ossa metacarpi**. Im Bereich der Interphalangealgelenke (PIP bzw. DIP) imponieren die miteinander artikulierenden **Basen** und **Köpfe** der **Phalangen** als Verdickungen der Finger.
Die Konturen der Hohlhand werden durch die Muskeln von **Thenar** und **Hypothenar** bestimmt. Wegen der Auspolsterung der Hohlhand mit Baufett zeichnen sich die **Sehnen** der **Flexoren** lediglich proximal am Carpus ab (v. a. die Sehne des **M. palmaris longus**).

16.7.2 Orientierungspunkte und -linien

Tastbare Knochenpunkte: In der Regio carpalis anterior bilden die Eminentiae carpi (S. 475) wichtige Landmarken; insbesondere die **Ossa pisiforme** (ulnar) und **trapezium** (radial) sind gut zu tasten.
Das **Os scaphoideum** kann an zwei Stellen **getastet** werden:

- zum einen in der sog. **„Tabatière“** (Abb. **16.39**) auf der Radialseite des Carpus zwischen den Sehnen der Mm. extensor pollicis longus und extensor pollicis brevis bzw. abductor pollicis longus,
- zum anderen auf der Palmarseite proximal vom Daumensattelgelenk und Os trapezium (S. 483).

16.7 Topografische Anatomie von Unterarm und Hand

16.7.1 Regionen und Konturen

Regionen: Von proximal nach distal unterscheidet man (s. Abb. **15.42**):

- Regiones antebrachii ant. und post.,
- Regiones carpales ant. und post.,
- Palma und Dorsum manus (Hohlhand und Handrücken),
- Digiti (Finger).

Konturen: Proximal der Handwurzel sind die **Procc. styloidei** von Radius und Ulna sichtbar. Am Handrücken zeichnen sich **Streckersehnen** und **Metakarpalköpfe** ab. Die Finger sind im Bereich der PIP und DIP verdickt. Die Konturen der mit Baufett gepolsterten Hohlhand werden von **Thenar** und **Hypothenar** bestimmt. Von den Beugersehnen ist v. a. die des **M. palmaris longus** proximal am Carpus zu sehen.

16.7.2 Orientierungspunkte und -linien

Tastbare Knochenpunkte: An den Eminentiae carpi (S. 475): die **Ossa pisiforme** (ulnar) und **trapezium** (radial) (Abb. **16.39**).
Das **Os scaphoideum** kann an zwei Stellen **getastet** werden:

- radial: in der **„Tabatière“** (Abb. **16.39**);
- palmar: proximal vom Daumensattelgelenk und Os trapezium (S. 483).

16.39 Begrenzung der Fovea radialis (Tabatière)

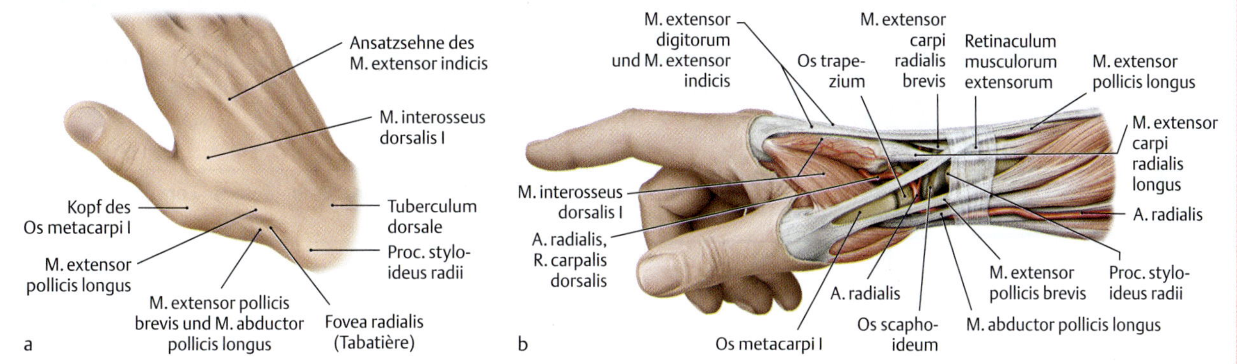

a Oberflächenrelief eines rechten Handrückens von radial/dorsal.
b Präparation der Radialseite einer rechten Hand.

Quelle: Schünke M, Schulte E, Schumacher U. PROMETHEUS LernAtlas der Anatomie. Allgemeine Anatomie und Bewegungssystem. Illustrationen von Voll M u. Wesker K. 6. Aufl. Stuttgart: Thieme; 2022

Hautfurchen: Die Haut über der Handwurzel bildet **palmar 3 Stauchungsfurchen**:
- Die **proximale** markiert die distalen Epiphysenfugen der Unterarmknochen.
- Die **mittlere** (**Restricta**) liegt über dem Gelenkspalt des **proximalen Handgelenks**.
- Die **distale** (**Rascetta**) projiziert sich zwischen Lunatum und Capitatum auf das **distale Handgelenk**.

Die **Beugefurchen** der Fingergelenke liegen ca. 1 cm distal der **Grundgelenke** und etwas proximal der **PIP**- und **DIP**-Gelenke.

Hautfurchen: Im Bereich der **Handgelenke** bildet die Haut **palmar** drei quere **Stauchungsfurchen**, die besonders gut bei Palmarflexion sichtbar sind:
- Die am schwächsten ausgeprägte **proximale** markiert in etwa die Lage der distalen Epiphysenfugen der Unterarmknochen.
- Die **mittlere**, die sog. **Restricta**, liegt über dem Gelenkspalt des **proximalen Handgelenks**.
- Die **distale**, als **Rascetta** bezeichnete Linie schwingt meistens nach distal aus, überquert das Skaphoid und projiziert sich dann auf den Gelenkspalt des **distalen Handgelenks** zwischen Os lunatum und Os capitatum.

An den **Fingern** projizieren sich die palmarseitigen **Beugefurchen** ca. 1 cm distal der Gelenkspalten der **Fingergrundgelenke**; bei den **Interphalangealgelenken** kommen diese etwas proximal der Gelenkspalten zu liegen.

16.8 Entwicklung von Unterarm und Hand

Die Knochenkerne und Epiphysenfugen im Handbereich dienen zur Bestimmung der **„Skelettreife"**.

Die ersten **diaphysären Knochenmanschetten** (S. 67) tauchen an den Endphalangen in der 7.–8. Embryonalwoche auf.

Enchondrale Knochenkerne der Handwurzel finden sich zuerst im Capitatum zwischen dem 1.–6. Lebensmonat, zuletzt im Pisiforme im 8.–12. Lebensjahr (Abb. **16.40**).

In den **Phalangen** bilden sich Knochenkerne nur in den Basen, in den **Metakarpalia** nur in den Köpfen (Ausnahme: Metakarpale I) zwischen dem 1. und 3. Lebensjahr aus.

Als letzte **Epiphysenfugen** schließen sich die distalen von Radius und Ulna zwischen dem 20. und 25. Lebensjahr.

Der beim Kleinkind domiante Carpus („Patschhand") bleibt im Wachstum hinter Mittelhand und Fingern zurück.

16.8 Entwicklung von Unterarm und Hand

Das Auftreten der **Knochenkerne** in den Handwurzelknochen und der Schluss der **Wachstumsfugen** der Metakarpalia und Phalangen der Finger spielt bei der Bestimmung der **„Skelettreife"** eine bedeutende Rolle.

Bereits in der 7.–8. Embryonalwoche tauchen an den Endphalangen subperiostale **diaphysäre Knochenmanschetten** (S. 67) auf. In der 9. Woche entwickeln sich diaphysäre Knochenmanschetten an den Metakarpalia und den Grundphalangen; Schlusslicht bildet die diaphysäre Ossifikation der Mittelphalangen (11. Woche).

Enchondrale Knochenkerne (S. 67) findet man dagegen erst nach der Geburt. Die Reihenfolge ihres Auftretens in den Handwurzelknochen folgt einer einfachen Faustregel: Die Knochenkerne tauchen ausgehend vom Os capitatum entlang einer Spirale auf, die entgegen dem Uhrzeigersinn durch die Knochen der **Handwurzel** (von palmar gesehen) gelegt wird (Abb. **16.40**):

In den **Phalangen** bilden sich Knochenkerne (und die entsprechenden Wachstumsfugen) nur in den Basen aus. In denen der Grundphalangen zwischen dem 1. und 3. Lebensjahr, in denen der Mittel- und Endphalangen zwischen dem 2. und 3. Jahr. In den **Metakarpalknochen** bilden sich dagegen Kerne nur in den Köpfen aus (mit Ausnahme des Metakarpale I, das einen basalen Knochenkern entwickelt) und zwar zwischen 1 ½ und 3 Jahren.

Der Kern der distalen Radiusepiphyse wird zwischen dem 6. Monat und 2 Jahren sichtbar, der der Ulna im 5.–7. Lebensjahr.

Die **Wachstumsfugen** der Mittelhandknochen schließen sich zwischen dem 15. und 20. Lebensjahr, die der Phalangen und die der distalen Ulna bis zum 24. Lebensjahr und zuletzt bis zum Alter von 25 Jahren die distale Epiphysenfuge des Radius.

Bedingt durch das Fehlen echter Wachstumsfugen, bleibt der anfänglich dominante Carpus im Laufe des Kindes- und Adolseszentenalters zunehmend im Wachstum hinter Mittelhand und Fingern zurück, was zur Ausbildung der typischen **Proportionen** der Erwachsenenhand führt. Diese kontrastiert zur „Patschhand" des Kleinkindes.

16.40

16.40 Auftreten der karpalen Knochenkerne: Reihenfolge in Form einer „Zeitspirale"

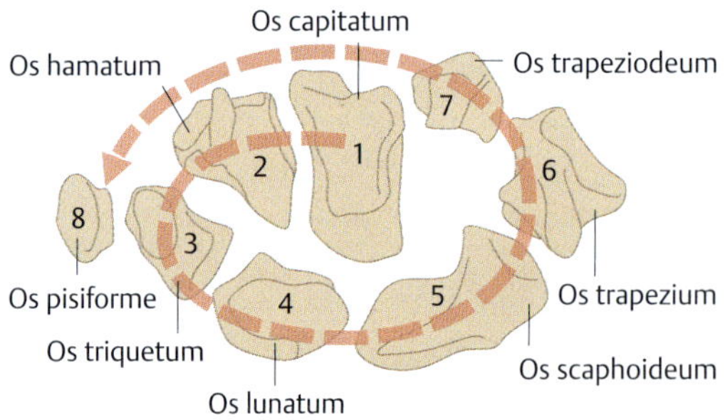

Die Verknöcherung beginnt beim Os capitatum und endet beim Os pisiforme.
1: 1.–6. Monat
2: 1.–7. Monat
3/4: 2.–5. Lebensjahr
5: 4.–7. Lebensjahr
6/7: 4.–8. Lebensjahr
8: 8.–12. Lebensjahr

Grundlagen zum Aufbau der Körperhöhlen und ihrer Organe

F

17 Der Aufbau der Körperhöhlen

*E. Schulte, vormals beteiligt: F. Schmitz**

17.1 Definition einer Körperhöhle

Je nach Abschnitt der umgebenden Rumpfwand (Thorax, Bauch oder Becken) unterscheidet man drei **Körperhöhlen** (s. u.). Diese enthalten einerseits von **serösen Häuten** ausgekleidete Höhlen und andererseits mit **Bindegewebe** gefüllte Bereiche, in denen Organe und Leitungsbahnen liegen. Die Schädelhöhle wird von Knochen umgeben.

17.1 Definition einer Körperhöhle

Unter einer **Körperhöhle** am Rumpf versteht man den Raum, der von der Rumpfwand umschlossen wird, wobei man je nach Abschnitt der umgebenden Rumpfwand (Thorax, Bauch oder Becken) drei Körperhöhlen (s. u.) unterscheidet. Diese Körperhöhlen enthalten zum einen die von serösen Häuten ausgekleideten **serösen Höhlen** (s. u.), zum anderen verschiedene, durch **Bindegewebe** ausgefüllte Bereiche, in denen Organe liegen und Leitungsbahnen verlaufen. Ein „Spezialfall" ist die knöchern umfasste Schädelhöhle.

17.2 Einteilung

Körperhöhlen:
- **Brusthöhle** (Cavitas thoracis),
- **Bauchhöhle** (Cavitas abdominis) und
- **Beckenhöhle** (Cavitas pelvis).

Die beiden letztgenannten Höhlen gehen ineinander über.

17.2 Einteilung

Körperhöhlen: Man unterscheidet die folgenden **drei Körperhöhlen**:
- **Brusthöhle** (Cavitas thoracis),
- **Bauchhöhle** (Cavitas abdominis) und
- **Beckenhöhle** (Cavitas pelvis).

Während zwischen Brust- und Bauchhöhle eine klare Trennung durch das Zwerchfell (S. 287) gegeben ist (S. 528), fehlt eine solche zwischen Bauch- und Beckenhöhle: Die von Bauch- und Beckenwand umgebenen Räume gehen direkt ineinander über, sodass sie eigentlich eine gemeinsame Körperhöhle bilden, was für die Ausbreitung von Krankheitsprozessen (Entzündungen, Tumoren) wichtig sein kann.

Seröse Höhlen: Sie liegen in einer der drei Körperhöhlen des Rumpfes (Tab. **17.1**), wobei die **Peritonealhöhlen** von Bauch und Becken kontinuierlich miteinander in Verbindung stehen und rein virtuell durch die Linea terminalis voneinander abgegrenzt werden.

Seröse Höhlen: Wie erwähnt liegen die serösen Höhlen in einer der drei Körperhöhlen des Rumpfes (Tab. **17.1**), wobei die Peritonealhöhlen von Bauch und Becken ineinander übergehen. Im Prinzip bilden sie zusammen eine in sich geschlossene, seröse Höhle, deren abdominaler und pelviner Anteil nur rein topografisch unterschiedlich benannt wird:

Tab. 17.1 Einteilung der Körperhöhlen

Körperhöhle	seröse Höhle		Bindegewebsstruktur
▪ **Cavitas thoracis** (Brusthöhle)	▪ **Cavitas pleuralis** (Pleurahöhle) ▪ **Cavitas pericardiaca** (Perikardhöhle)		**Mediastinum**
▪ **Cavitas abdominis** (Bauchhöhle) ▪ **Cavitas pelvis** (Beckenhöhle)	▪ **Cavitas peritonealis** (Peritonealhöhle)	▪ **abdominis** (des Bauches) ▪ **pelvis** (des Beckens)	**Spatium extraperitoneale** (Retro- und Subperitonealraum)

Als Synonyme für Bauch- und Becken***höhle*** (Cavitas abdominis, Cavitas pelvis) werden auch die Bezeichnungen Bauch***raum*** und Becken***raum*** verwendet.

- **Peritonealhöhle**
  - des Bauches (**Cavitas peritonealis abdominis**) und
  - des Beckens (**Cavitas peritonealis pelvis**)

Die virtuelle Grenze zwischen beiden liegt in Höhe der **Linea terminalis** (S. 320), die auch die Grenze zwischen großem und kleinem Becken (Becken im engeren Sinne) bildet.

Als Synonyme für die Bauch- und Becken***höhle*** (Cavitas abdominis, Cavitas pelvis) werden auch die Bezeichnungen Bauch***raum*** und Becken***raum*** verwendet.

Umgangssprachlich findet oft keine präzise Trennung der anatomisch eindeutigen Begriffe statt. So ist die „Bauchhöhlenschwangerschaft", bei der sich der Embryo au-

17.1 Körperhöhlen – Topografie

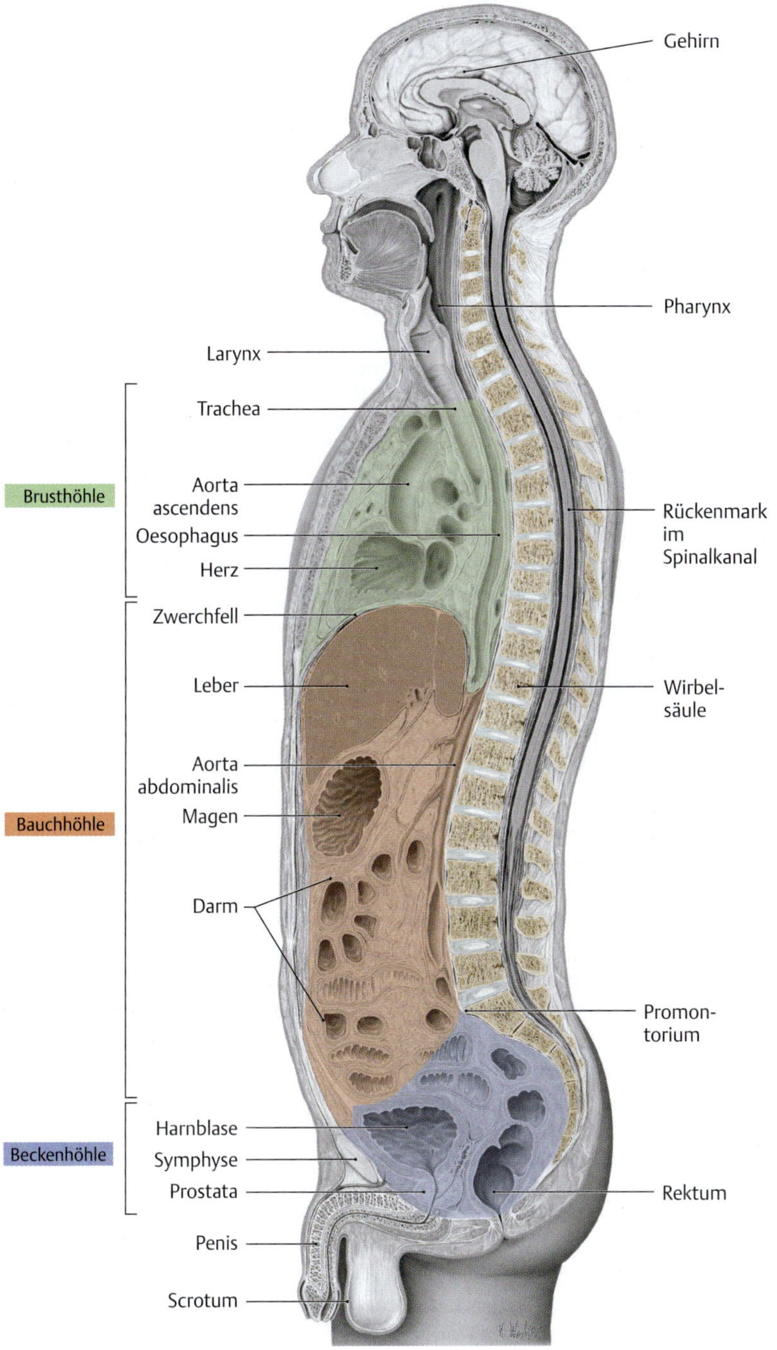

Quelle: Schünke M, Schulte E, Schumacher U. PROMETHEUS LernAtlas der Anatomie, Innere Organe. Illustrationen von Voll M u. Wesker K. 6. Aufl. Stuttgart: Thieme; 2022

ßerhalb der Gebärmutter zum Beispiel auf dem Eileiter einnistet, streng genommen eine Schwangerschaft in der Peritonealhöhle des Beckens.
In der Brusthöhle (Cavitas thoracis) unterscheidet man als seröse Höhlen

- **Pleurahöhle** (**Cavitas pleuralis**), paarig und nicht miteinander kommunizierend, sowie die
- **Perikardhöhle** (**Cavitas pericardiaca**).

Bindegewebsräume: Neben den in sich geschlossenen serösen Höhlen liegen innerhalb der drei großen Körperhöhlen auch Bindegewebsräume. Hier verlaufen zum einen Leitungsbahnen, zum anderen sind auch Organe oder Organabschnitte dort lokalisiert. Diese Bindegewebsräume sind:

Bindegewebsräume: Diese liegen außerhalb der serösen Höhlen in den Körperhöhlen als

- **Retro-** bzw. **Subperitonealraum** (Spatium retro-/subperitoneale) und
- **Mediastinum.**

- Der **Extraperitonealraum**, der je nach Lage dorsal oder kaudal der Peritonealhöhle als Retro- oder Subperitonealraum (Spatium retroperitoneale oder subperitoneale) bezeichnet wird (Tab. **23.3**); Extraperitonealraum findet man in der Bauch- und Beckenhöhle (Cavitas abdominis und pelvis) sowie
- das **Mediastinum** (S. 525) in der Brusthöhle (Cavitas thoracis).

Die Bindegewebsräume stehen untereinander in Verbindung.

Diese Bindegewebsräume stehen untereinander in Verbindung – entweder als „fließender Übergang" von der Bauchhöhle zur Beckenhöhle oder über Öffnungen im Zwerchfell (S. 528), durch welche die Leitungsbahnen vom Mediastinum des Thorax in den Retroperitonealraum des Abdomens treten.

► Exkurs: Körperhöhlen im weiteren Sinne.

► **Exkurs: Körperhöhlen im weiteren Sinne.** In einem weiter gefassten Sinn versteht man unter einer **Körperhöhle** (engl. Body cavity) einen natürlichen, mit Epithel oder Mesothel ausgekleideten Hohlraum des Körpers. So definierte Körperhöhlen umfassen also neben den unten beschriebenen, mit Mesothel ausgekleideten serösen Höhlen, auch die mit Epithel ausgekleidete Mundhöhle oder die verschiedenen Liquorräume und können somit sowohl in sich geschlossen sein (z. B. seröse Höhlen, s. u.) oder mit der Umwelt bzw. anderen Räumen kommunizieren. Ein „Spezialfall" ist die knöchern umschlossene Schädelhöhle.

17.3 Seröse Höhlen

Seröse Höhlen sind mit einer serösen Membran (Tunica serosa) ausgekleidet und kommunizieren weder mit der Außenwelt noch untereinander.

17.3 Seröse Höhlen

Seröse Höhlen sind (Spalt-)Räume, deren charakteristisches Merkmal die tapetenartige Auskleidung mit einer serösen „Membran", der **Tunica serosa** (s. u.), ist. Diese Höhlen stehen weder mit der Außenwelt (Umgebung) noch untereinander in Verbindung.

17.3.1 Funktion seröser Höhlen

Seröse Höhlen ermöglichen eine **reibungsarme Verschiebung** innerer Organe gegeneinander bzw. gegen die Rumpfwand. Weiterhin werden durch die serösen Höhlen **Spezialfunktionen** übernommen: So ist z. B. die Druckschwankung in der Pleurahöhle von großer Bedeutung für die Atemmechanik (S. 557).

17.3.1 Funktion seröser Höhlen

Allen serösen Höhlen gemeinsam ist ihre durch einen einheitlichen Aufbau (s. u.) bedingte **Grundfunktion**: Sie ermöglichen durch den glatten Mesothelüberzug und die seröse Flüssigkeit eine **reibungsarme Verschiebung** von Organen gegenüber ihrer Umgebung, d. h. sowohl gegeneinander als auch gegenüber der Rumpfwand. Das ist besonders wichtig für Organe, die großen Volumenschwankungen bzw. stetiger Bewegung ausgesetzt sind (Herz, Lunge, Darm).

Des Weiteren haben seröse Höhlen **Spezialfunktionen**. Beispielsweise ist der in der Pleurahöhle gegenüber dem Atmosphärendruck herrschende Unterdruck (Donder-Unterdruck von −3 bis −8 mmHg) von entscheidender Bedeutung für die Atemmechanik: Bewegungen des Brustkorbs können über Druckschwankungen in Änderungen des Lungenvolumens umgesetzt werden, s. Atmung (S. 557). Die Bedeutung von Komplementärräumen (Recessus) der serösen Höhlen ist ebenfalls den entsprechenden Spezialkapiteln zu entnehmen.

17.3.2 Aufbau seröser Höhlen

Jede seröse Höhle ist nach dem gleichen Prinzip aufgebaut: Der in sich abgeschlossene Raum wird von einer **Serosa** ausgekleidet, die aus zwei „Blättern" besteht:

- das **viszerale** Blatt umhüllt das Organ,
- das **parietale** Blatt kleidet die Wand des Hohlraums aus und wird z. T. in weitere topografische Abschnitte untergliedert (Tab. **20.6**).

17.3.2 Aufbau seröser Höhlen

Der Aufbau jeder serösen Höhle erfolgt stets nach dem gleichen Prinzip: Der in sich abgeschlossene Raum wird von einer serösen Haut (**Tunica serosa** oder kurz **Serosa**) ausgekleidet (zum Feinbau s. u.).

Dabei untergliedert man jeweils zwei Anteile, die auch als „Serosablätter" bezeichnet werden und an einer „Umschlagsfalte" ineinander übergehen:

- Die **Serosa visceralis** bzw. das **viszerale Blatt** der Serosa (lat. Viscera = Eingeweide) überzieht als organumhüllender Abschnitt die Oberfläche der serosabedeckten Organe, während
- die **Serosa parietalis** bzw. das **parietale Blatt** (lat. Paries = Wand) als äußerer Abschnitt die „Innenwand" der serösen Höhle auskleidet.
  Entsprechend der verschiedenen Wandabschnitte, die sie bedeckt, wird die Serosa parietalis z. T. weiter untergliedert und nach den angrenzenden Strukturen benannt (s. Abschnitte der Pleura parietalis, Tab. **20.6**).

► Klinik.

► **Klinik.** Wird die Serosa verletzt, kann es zu Verwachsungen zwischen dem parietalen und viszeralen Blatt mit nachfolgenden Bewegungsbehinderungen und Funktionseinschränkungen der umhüllten inneren Organe kommen.

Die Serosa in den verschiedenen serösen Höhlen trägt unterschiedliche Namen (Tab. **17.2**).

Die Serosa wird nach ihrer Lokalisation benannt (Tab. **17.2**).

17.2 Pleurahöhle als Beispiel für seröse Höhlen

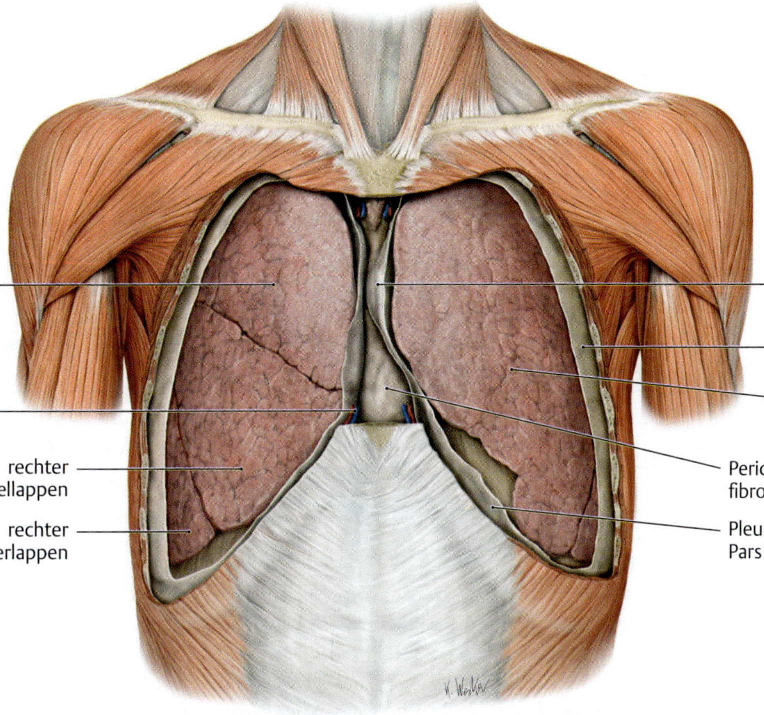

a

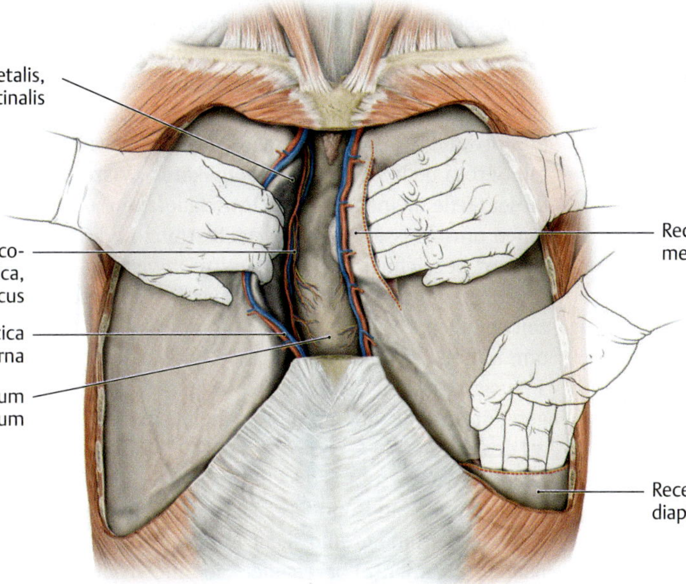

b

a Brustraum mit eröffneten Pleurahöhlen in der Ansicht von ventral.

b Geschlossene Pleura- und Perikardhöhlen am eröffneten Brustsitus in der Ansicht von ventral. Zu sehen ist der wandständige Abschnitt der Pleura- und Perikardhöhle (Pleura parietalis und Pericardium fibrosum). Die linke Pleura parietalis ist parasternal und oberhalb der 9. Rippe geschlitzt, um den Recessus costomediastinalis und costodiaphragmaticus zu tasten. Die rechte Lunge ist mit der mediastinalen Pleura vom Herzbeutel abgehoben, um die Vasa pericardiacophrenica und den N. phrenicus zu zeigen.

Quelle: Schünke M, Schulte E, Schumacher U. PROMETHEUS LernAtlas der Anatomie, Innere Organe. Illustrationen von Voll M u. Wesker K. 6. Aufl. Stuttgart: Thieme; 2022

17.3

17.3 **Serosaverhältnisse**

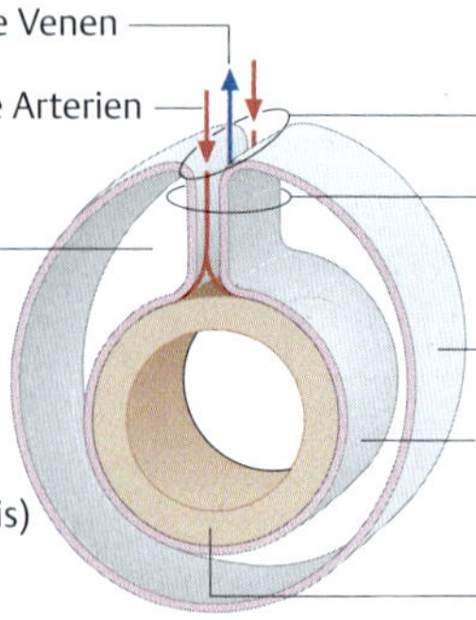

Situation in situ, wobei die allgemeinen Serosaverhältnisse anhand des Darmrohrs als muskuläres Hohlorgan dargestellt sind. Die allgemeinen Begriffe für seröse Höhlen sind daher stets durch entsprechende organbezogene Ausdrücke in Klammern ergänzt. Die Pfeile symbolisieren zu- (rot) und abführende (blau) Gefäße, während weitere Leitungsbahnen der Übersichtlichkeit halber nicht dargestellt sind.

17.2

17.2 **Bezeichnungen der „Serosablätter“ in den verschiedenen serösen Höhlen**

seröse Höhle	Serosa	
	viszerales Blatt	**parietales Blatt**
Cavitas peritonealis	Peritoneum viscerale	Peritoneum parietale
Cavitas pleuralis	Pleura visceralis	Pleura parietalis
Cavitas pericardiaca	Pericardium serosum*, Lamina visceralis = Epicardium	Pericardium serosum*, Lamina parietalis*

* Die Zusatzbezeichnung „serosum“ beim Perikard wird durch den fibrösen Anteil (Pericardium fibrosum) als äußere Schicht des Herzbeutels (S. 605) notwendig.

Serosaverhältnisse (Abb. 17.3): Da die in den serösen Körperhöhlen gelegenen Organe stets von zu- und abführenden Gefäßen sowie von verschiedenen anderen für das Organ wichtigen Leitungsbahnen erreicht werden müssen, sind sie niemals vollständig von viszeraler Serosa bedeckt.
Im Bereich der **„Mesos“** gehen parietales und viszerales Blatt der Serosa ineinander über. Sie umschließen das Leitungsbahnen führende Bindegewebe und stellen somit **Serosaduplikaturen** dar. Die organferne Befestigung wird als **Radix** (Wurzel des „Mesos“) bezeichnet.
Im Aufbau vergleichbare Strukturen, die oft auch zwei serosaumhüllte Organe untereinander verbinden, nennt man auch **Ligg.**.

Serosaverhältnisse (Abb. 17.3 und Abb. 18.2): In den serösen Körperhöhlen umhüllt die Serosa die Organe niemals vollständig, da das vom viszeralen Blatt bedeckte Organ für den Verlauf seiner Leitungsbahnen (Gefäße, Nerven und z. T. auch organspezifische Strukturen wie z. B. Bronchien oder Gallengänge) eine Verbindung zur Rumpfwand benötigt. Diese wird durch Bindegewebe gebildet, das auf beiden Seiten mit Serosa bedeckt ist (**Serosaduplikatur**). Viszerales und parietales Blatt gehen an dieser Stelle ineinander über (**Umschlagfalten**) und werden zusammen mit dem von ihnen umschlossenen Bindegewebsstrang und darin gelegenen Leitungsbahnen als **„Meso“** bezeichnet (gr. Meso = mittel, zwischen, Gebrauch als Präfix). Im anatomischen und klinischen Sprachgebrauch wird „Meso“ stets mit einem das Organ kennzeichnenden Zusatz kombiniert, in der Bauchhöhle z. B. Mesogastrium, Mesenterium, Mesocolon (S. 641); vgl. auch Entwicklung der Peritonealverhältnisse (S. 653). Sind sie zwischen Organ und Rumpfwand bzw. dem Bindegewebsraum der jeweiligen Körperhöhle ausgespannt, nennt man ihre organferne Befestigung **Radix** (Wurzel des „Mesos“).
Ebenfalls von Serosa bedeckte bzw. umhüllte Bindegewebszüge, die nicht nur zwischen Rumpfwand und Organ liegen können, sondern häufig auch Organe untereinander verbinden und nicht immer Leitungsbahnen enthalten, werden auch als Bänder (**Ligamenta**) bezeichnet. Sie unterscheiden sich in der Festigkeit des Bindegewebes jedoch erheblich vom Bandapparat der Gelenke.

► Merke.

► Merke. Serosaduplikaturen mit zentral gelegenem Bindegewebe bezeichnet man als **„Mesos“** oder **Ligamente**. Sie verbinden entweder ein von Serosa umhülltes Organ mit dem Bindegewebsraum der jeweiligen (topografischen) Körperhöhle oder zwei serosaüberzogene Organe untereinander. Ihre Funktionen umfassen zum einen das **Führen von Leitungsbahnen** (mit Ausnahmen), zum anderen eine gewisse **Fixierung der Organe**.

Die „Eingangspforte“ der Leitungsbahnen (**Hilum**) ist nicht unmittelbar von Serosa bedeckt.

Die „Eingangspforte“, an der die Leitungsbahnen in das Organ eintreten, bezeichnet man als **Hilum**, das nicht unmittelbar von Serosa bedeckt ist.

Die eigentliche **seröse Höhle** (**„Cavitas serosa“**) befindet sich zwischen parietalem und viszeralem Blatt.

Im Normalfall ist diese „Höhle“ ein **kapillarer Spalt**, der lediglich wenige Milliliter **seröser Flüssigkeit** enthält. Diese verursacht durch **Kapillaradhäsion** einen gleitenden Zusammenhalt der Kontaktflächen (**Gleitspaltensystem**), was z. B. für den Atemmechanismus (S. 557) von zentraler Bedeutung ist. Durch die Kapillaradhäsion erfolgt bei inspiratorischer Vergrößerung des Thoraxvolumens eine damit einhergehende Ausdehnung der Lunge mit der Folge des Lufteinstroms.

Zwischen parietalem und viszeralem Serosablatt liegt die eigentliche **seröse Höhle**, die im Normalfall einem **kapillaren Gleitspalt** entspricht und wenige ml **seröser Flüssigkeit** enthält. Die dadurch verursachte Kapillaradhäsion ist von zentraler Bedeutung für die Atmung (S. 557).

► Merke. Die Zunahme des Lungenvolumens bei der Inspiration ist eine Konsequenz der durch die Adhäsionskräfte vermittelten inspiratorischen Thoraxvergrößerung.

► Merke.

Seröse Flüssigkeit: Die seröse Flüssigkeit wird nicht von exokrinen Drüsen sezerniert, sondern ist letztendlich ein Ultrafiltrat aus den Blutgefäßen (**Transsudation**). Ihr Volumen und ihre Zusammensetzung werden zum einen durch die Druckdifferenz zwischen Blutkapillaren und dem Lumen der jeweiligen serösen Höhle, zum anderen durch den kolloidosmotischen Druck des Blutes sowie des umgebenden Gewebes bestimmt.

Dieser Sachverhalt hat Bedeutung für pathologische Flüssigkeitsansammlungen in serösen Höhlen.

Wegen des Fehlens von Drüsen ist die Serosa definitionsgemäß keine Schleimhaut.

Seröse Flüssigkeit: Sie ist ein „passives“ **Transsudat**, dessen Volumen und Zusammensetzung von hydrostatischen und kolloidosmotischen Druckdifferenzen abhängt.

► Klinik. Eine vermehrte Flüssigkeitsansammlung in der Perikard- oder Pleurahöhle bezeichnet man als (Perikard- bzw. Pleura-)**Erguss**, in der Peritonealhöhle als **Aszites**. Am Beispiel des Aszites lassen sich die verschiedenen Mechanismen, die zu dieser pathologischen Flüssigkeitsansammlung führen können, gut darstellen. Mögliche Ursachen sind ein erhöhter Gefäßdruck (z. B. bei Stauung der V. portae hepatis infolge einer Leberzirrhose) oder Abnahme des kolloidosmotischen Drucks des Blutes (z. B. bei ernährungsbedingtem Eiweißmangel). Auch Entzündungen oder Tumoren können zu Aszites führen. In diesen Fällen sind Entzündungs- oder Tumorzellen in der durch Punktion der Peritonealhöhle gewonnenen Flüssigkeit nachweisbar.

► Klinik.

Feinbau der Serosa: Die **Tunica serosa** besteht aus zwei Schichten:

- **Lamina epithelialis** (**Serosaepithel**): Dieses einschichtige **Mesothel**, eine Sonderform des Epithels aus platten Mesothelzellen (S. 45), ist verantwortlich für die spiegelglatte Konsistenz der Tunica serosa.
- **Lamina propria** (**Serosabindegewebe**) mit einem dichten Netz von Blut- und Lymphgefäßen.

Die Lamina propria der **Tunica serosa** geht am Organ ohne feste Grenzen in die **Tela subserosa**, eine Verschiebeschicht aus lockerem fasrigem Bindegewebe, über. Auch die Tela subserosa ist sehr dicht mit Blutkapillaren und Lymphkapillaren versorgt. Die **Serosa parietalis** wird durch unterliegende Bindegewebsschichten verstärkt (siehe Spezialkapitel).

Feinbau der Serosa: Sie besteht aus 2 Schichten:

- **Lamina epithelialis** (Serosaepithel) und
- **Lamina propria** (Serosabindegewebe).

► Exkurs: Spezialisierungen der Tunica serosa. Zu den serosaspezifischen Strukturen gehören Stomata und Milchflecken:

- **Stomata** sind direkte Einmündungsöffnungen von Lymphkapillaren im Mesothel des viszeralen und parietalen Blattes der Serosa. Dort bestehen direkte Zell-Zell-Kontakte zwischen Mesothel und dem Endothel der Lymphkapillaren. Diese Stomata haben Bedeutung für den Abfluss der im Serosaspalt (= seröse Höhle) befindlichen serösen Flüssigkeit (s. o.).
- **Milchflecken** (**Maculae lacteae**) sind Ansammlungen von lymphatischem Gewebe in der **Lamina propria** der Tunica serosa. Diese enthalten viele Makrophagen, die von hier aus in die seröse Höhle auswandern können (**Serosamakrophagen**, z. B. Peritonealmakrophagen) sowie Lymphozyten. Sie spielen eine wichtige Rolle bei der Abwehr peritonealer Infektionen.

► Exkurs: Spezialisierungen der Tunica serosa.

17.3.3 Gefäßversorgung und Innervation seröser Häute

Blutgefäße und Nerven liegen im submesothelialen Bindegewebe.

17.3.3 Gefäßversorgung und Innervation seröser Häute

Blutgefäße und Nerven ziehen – wie auch bei den Organen – stets im Bindegewebe an die Serosa heran und liegen damit submesothelial.

Gefäßversorgung

Siehe jeweiliges Spezialkapitel.

Gefäßversorgung

Die Blutversorgung der serösen Häute wird in den einzelnen Spezialkapiteln beschrieben.

▸ Klinik.

▸ Klinik. Die große, gut durchblutete Oberfläche seröser Höhlen kann man bei Nierenfunktionseinschränkung im Rahmen der **Peritonealdialyse** nutzen. Dabei diffundieren wasserlösliche Stoffwechselprodukte, die über die Nieren nicht mehr ausgeschieden werden können, von Kapillaren der Serosa in eine künstlich in die Peritonealhöhle eingebrachte Flüssigkeit. Diese wird später wieder entfernt.
Weiterhin können aus gleichem Grund Medikamente, die in die Peritonealhöhle injiziert werden, besonders schnell resorbiert werden und ihre Wirkung im Organismus entfalten (**intraperitoneale Medikamentengabe**).

Innervation

Das **viszerale** Blatt der Serosa ist i. d. R. schwach innerviert und praktisch schmerzunempfindlich. Im Gegensatz dazu ist das **parietale** Blatt sehr stark innerviert und sehr schmerzempfindlich.

Innervation

Das **viszerale** Blatt der Serosa ist i. d. R. schwach innerviert und praktisch schmerzunempfindlich. Im Gegensatz dazu ist das **parietale** Blatt stark innerviert und sehr schmerzempfindlich.
Die Innervation erfolgt über die im Folgenden genannten Nerven:

- **Pleura parietalis**: N. phrenicus (Weiterleitung über Hinterstrangbahnen zum Tractus spinothalamicus), Spinalnerven Th 1–Th 6.
- **Perikard**: N. phrenicus, afferente Fasern im Truncus sympathicus und N. vagus.
- **Peritoneum parietale**: N. phrenicus (Zwerchfellunterseite), Spinalnerven Th 7–L 1. Details zur Innervation finden sich in den entsprechenden Spezialkapiteln.

Das Peritoneum viscerale enthält in der Lamina propria und Tela subserosa relativ viele freie Nervenendigungen und Mechanorezeptoren. Warum es dennoch fast schmerzunempfindlich ist, ist unbekannt.

17.3.4 Entwicklung seröser Höhlen

Die zunächst einheitliche Körperhöhle, das intraembryonale Zölom (S. 106), entsteht Ende der 3. Entwicklungswoche aus fusionierenden Spaltbildungen im Seitenplattenmesoderm. Sie wird ausgekleidet von

- **Somatopleura** (parietales intraembryonales Mesoderm), aus der sich die parietalen Blätter der drei serösen Körperhöhlen bilden, und
- **Splanchnopleura** (viszerales intraembryonales Mesoderm) als Ausgang für die viszeralen Blätter der serösen Höhlen.

Die zunächst zusammenhängende Zölomhöhle wird während der Entwicklung durch Septenbildung in **Peritoneal-**, **Pleura-** und **Perikardhöhle** (S. 108) untergliedert.

17.3.4 Entwicklung seröser Höhlen

Die zunächst einheitliche Körperhöhle, d. h. die **Zölomhöhle** = intraembryonales Zölom (S. 106), entsteht gegen Ende der 3. Entwicklungswoche aus fusionierenden Spaltbildungen im **Seitenplattenmesoderm** und wird von platten mesodermalen Mesothelzellen ausgekleidet. Lateral steht das intraembryonale Zölom vorerst noch mit der Chorionhöhle (extraembryonales Zölom) in Verbindung. Nach seiner Lage zur Zölomhöhle unterscheidet man parietales und viszerales intraembryonales Mesoderm:

- Aus der **parietalen Mesodermschicht** (**Somatopleura**) gehen das Perikard, die Pleura parietalis und das Peritoneum parietale hervor.
- Die **viszerale Mesodermschicht** (**Splanchnopleura**) bildet das Epikard, die Pleura visceralis und das Peritoneum viscerale.

Die Abtrennung der Peritonealhöhle von den anfänglich noch verbundenen thorakalen Körperhöhlen erfolgt durch die Ausbildung des Zwerchfells, das sich aus dem **Septum transversum** und den **Pleuroperitonealfalten** bildet.
Die zunächst noch über den **Hiatus pleuropericardialis** mit der Pleurahöhle verbundene Perikardhöhle wird durch das Zusammenwachsen von rechter und linker **Pleuroperikardialfalte** zur eigenständigen serösen Höhle (S. 108).

18 Grundlagen zum Aufbau innerer Organe

*E. Schulte, vormals beteiligt: F. Schmitz**

18.1 Einführung

Als **Organ** (gr. organon = Werkzeug) bezeichnet man einen Verband mehrerer Gewebe als Einheit mit bestimmter Funktion, Form und Lage sowie charakteristischem Bau. Ein Organ kann als separate, klar abgegrenzte Einheit mit dem bloßen Auge sichtbar sein (z. B. Herz, Lunge) oder aus verschiedenen topografisch getrennten, mikroskopischen Strukturen bestehen (z. B. Geschmacksorgan).

Als **Organsystem** bezeichnet man eine funktionell zusammengehörende Gruppe von Organen, z. B. Herz-Kreislauf-System (S. 136), Verdauungssystem (S. 662).

Der Ausdruck **„innere Organe"** (syn. Eingeweide) bezeichnet im strengen Sinn des Wortes die in den Körperhöhlen (Cavitas thoracis, abdominis und pelvis) befindlichen Organe. Im Interesse von Systemzusammenhängen werden unter dem Begriff auch Organe eingeschlossen, die außerhalb der Körperhöhle liegen (z. B. Halseingeweide).

Ein wichtiger Begriff in diesem Zusammenhang ist der **Situs** (lat. situs = Lage, Stellung). Im weiteren Sinne versteht man darunter die Lagebeschreibung der Eingeweide im Körper und ihre (auch von der Form abhängige) Beziehung zueinander. Davon abgeleitet sind die Begriffe **Brust-**, **Bauch-**, **Becken-** und **Retrositus**.

18.1 Einführung

Ein **Organ** ist ein Verband mehrerer Gewebe als Einheit mit bestimmter Funktion, Form, Lage und charakteristischem Bau (z. B. Herz). Ein **Organsystem** bezeichnet funktionell zusammengehörende Organe (z. B. Verdauungssystem). Als **„innere Organe"** (Eingeweide) werden mit einigen Ausnahmen (z. B. Halseingeweide) die Organe innerhalb der Körperhöhlen bezeichnet. Der Begriff **Situs** beschreibt im weiteren Sinne die Lage und Beziehung der Eingeweide zueinander.

18.2 Allgemeiner Aufbau innerer Organe

Das jeweils spezifische Gewebe eines Organs wird als **Parenchym** bezeichnet. Häufig besteht das Parenchym eines Organs aus Epithelgewebe, z. B. Leber (S. 721).

Neben dem Parenchym enthält jedes Organ auch einen bindegewebigen Anteil, den man als **Stroma**, **Organbindegewebe** oder **interstitielles Bindegewebe** bezeichnet. Dieses umhüllt das Parenchym, enthält die Leitungsbahnen, synthetisiert die Komponenten der extrazellulären Matrix (S. 55) und besitzt vielfältige weitere Funktionen (z. B. Einlagerung von Zellen des Immunsystems).

Wegen seines teilweise sehr variablen Aufbaus wird das Organbindegewebe als eine weitgehend unspezifische Komponente betrachtet, die in jedem Organ (in unterschiedlichem Ausmaß) vorhanden ist. Es besitzt ortsständige „fixe" Zellen (z. B. Fibroblasten, Mesenchymzellen, Retikulumzellen) und – organspezifisch unterschiedlich – verschiedene eingewanderte „freie" Zellen (z. B. Makrophagen, Mastzellen, Plasmazellen) sowie Fasern (kollagene, elastische) und Interzellularsubstanz (z. B. Proteoglykane, Glykosaminoglykane, Glykoproteine). Die spezifische Zusammensetzung kann zwischen den verschiedenen Organen variieren.

18.2 Allgemeiner Aufbau innerer Organe

Das **Parenchym** ist das für das jeweilige Organ spezifische Gewebe.

Im Gegensatz dazu steht das **interstitielle oder Organbindegewebe**, das man auch **Stroma** nennt.

Das Organbindegewebe ist in unterschiedlichem Ausmaß in jedem Organ vorhanden und ist durch seine ortsständigen und eingewanderten Zellen, Fasern und Interzellularsubstanz organisiert.

▸ Klinik. Insbesondere in der bildgebenden Diagnostik hat es sich eingebürgert, bei der Beurteilung von Organen zwischen den überwiegend aus Muskulatur bestehenden **Hohlorganen** und sog. **parenchymatösen Organen** (Leber, Niere, Milz, Pankreas, Schilddrüse) zu unterscheiden. Im Vergleich zu den Hohlorganen fehlt den parenchymatösen Organen das im Verhältnis zu ihrer Wanddicke relativ große Lumen. Sie zeigen z. B. im Sonogramm eine physiologischerweise recht homogene und für das jeweilige Organ charakteristische Struktur. Diese Einteilung ist allerdings im Detail nicht völlig konsequent einhaltbar, da beispielsweise auch die Leber als parenchymatöses Organ große luminale Komponenten, z. B. Gallenwege (S. 729), aufweist.

▸ Klinik.

18.1 Parenchymatöse Organe neben muskulärem Hohlorgan in der Oberbauchsonografie

Auf diesem sonografischen Querschnitt hebt sich die Gallenblase als muskuläres Hohlorgan deutlich vom Leber- und Nierenparenchym ab.

Quelle: Delorme S, Debus J, Jenderka K, Hrsg. Duale Reihe Sonografie. 3. Aufl. Stuttgart: Thieme; 2012

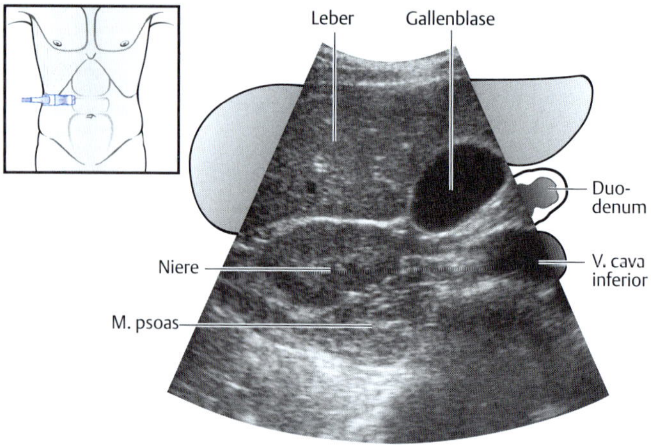

18.3 Charakteristika von Hohlorganen

Organe mit natürlichem Hohlraum besitzen trotz funktionsangepasster Unterschiede einen vergleichbaren Aufbau.

Die durch einen natürlichen Hohlraum geprägten Organe des Körpers zeigen einen in vielen Punkten vergleichbaren Aufbau. Daher sollen hier einige ihrer Charakteristika zusammenfassend dargestellt werden, auch wenn im Einzelnen jedes Organ Besonderheiten aufweist, die auf seine jeweilige Funktion im Organismus ausgerichtet sind (Abb. **18.2**).

Durch das sie charakterisierende Lumen zeigen diese Organe, genau wie die serösen Höhlen oder das Liquorsystem des ZNS, einen **„inneren Hohlraum"**.

Das Lumen der verschiedenen Hohlorgane kann mit der äußeren Körperoberfläche in Kontakt stehen (z. B. Magen-Darm-Trakt, Bronchialbaum, Urogenitalsystem) oder nicht (z. B. Gefäßsystem). Abhängig davon, ob Kontakt mit der Körperoberfläche besteht oder nicht, wird das Lumen der Hohlorgane durch unterschiedliche Epithelien ausgekleidet. Man unterscheidet zwischen Endoepithelien (z. B. Endothelzellen des Gefäßsystems) und Exoepithelien, welche Hohlorgane mit Kontakt zur Körperoberfläche auskleiden. Exoepithelien weisen häufig vielfältige Zellspezialisierungen auf, die organtypische Aufgaben erfüllen (z. B. Resorption, Sekretion, Ausbildung motiler Strukturen wie Kinozilien, Schutzfunktionen).

Auskleidendes Epithel und die untergelagerte Bindegewebsschicht bilden die Schleimhaut (Tunica mucosa, s. u.).

Der **„innere Hohlraum"** wird je nach seiner Kommunikation mit der Umgebung durch unterschiedliche Epithelarten ausgekleidet. Bei Organen des Herz-Kreislauf-Systems (S. 143) sind dies **Endothelzellen** (S. 45), bei den übrigen Hohlorganen Epithelzellen mit unterschiedlichen **Differenzierungen** (S. 41). Zusammen mit Bindegewebe bilden sie die Schleimhaut (s. u.).

Nach dieser innersten, das Lumen auskleidenden Schicht, folgt ein Wandbau aus Muskulatur (s. u.), weshalb man auch von **muskulären Hohlorganen** spricht. Dieses Bauprinzip erlaubt Kontraktionen der Wand und damit den Transport von im Lumen befindlichen Substanzen (z. B. Aufrechterhaltung des Kreislaufs durch Pumpfunktion des Herzens oder Transport des Speisebreis im Magen-Darm-Trakt).

Nach außen folgt eine Wand aus Muskelgewebe (s. u.; daher auch **muskuläre Hohlorgane**). Sie dient durch Kontraktionen dem Transport von intraluminalen Substanzen.

Umgeben wird die Muskulatur von **Bindegewebe**. Dieses dient dem Einbau in die Umgebung oder als Unterlagerung der **Serosa** (S. 514), wenn das Organ von einer solchen überzogen ist. Der beschriebene dreischichtige Grundaufbau wird bei den verschiedenen Hohlorganen häufig weiter untergliedert (siehe Spezialkapitel).

Umgeben wird die Muskulatur von **Bindegewebe** zum Einbau in die Umgebung oder als Übergang zur **Serosa**.

18.3.1 Schleimhaut (Tunica mucosa, Mukosa)

Schleimhäute stehen im Gegensatz zu Serosa mit der äußeren Umgebung in Verbindung.

Anders als Serosa, die in sich geschlossene Körperhöhlen auskleidet, bilden Schleimhäute die innere Oberfläche von Organen, die mit der äußeren Umgebung in Verbindung stehen.

Funktion: Hauptsächlich erfüllt die Schleimhaut **Schutzfunktionen**.

Funktion: Hauptsächliche Aufgabe der Schleimhaut ist der **Schutz** der inneren Körperoberfläche, die sie auskleidet. Er richtet sich gegen mechanische, chemische und physikalische Einwirkungen sowie gegen mögliche eindringende Erreger. Zudem erfüllt die Schleimhaut organspezifische Anforderungen (z. B. durch Produktion von Verdauungsenzymen im Gastrointestinaltrakt).

18.2 Wandaufbau der Hohlorgane (am Beispiel des Darmrohrs)

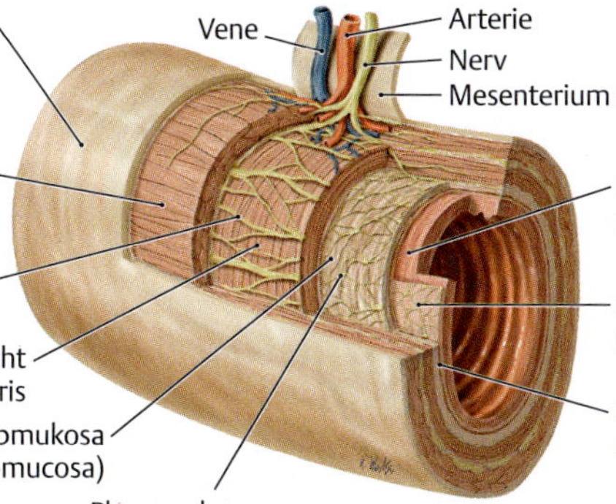

Die Schleimhaut (Tunica mucosa) kleidet das Lumen des Hohlorgans aus. Sie besteht aus einer oberflächlichen epithelialen Auskleidung (Lamina epithelialis) und dem darunter gelegenen Bindegewebe (Lamina propria). Im Darm gehört zur Tunica mucosa noch eine zusätzliche schmale Schicht aus glatten Muskelzellen, die Lamina muscularis mucosae, welche die Tunica mucosa von der darunterliegenden Tela submucosa abgrenzt. Darauf folgt die Tunica muscularis (kurz „Muscularis"), die im Darm aus einer inneren, zirkulär orientierten und äußeren, longitudinal orientierten Schicht von glatten Muskelzellen besteht. Der Tunica muscularis schließt sich nach außen die Tunica serosa oder eine Adventitia an. Im Bild werden die Neuronenverbände gezeigt, die zum Darmnervensystem gehören (Plexus submucosus und Plexus myentericus). Die Tätigkeit des Darmnervensystems wird vom vegetativen Nervensystem beeinflusst. Das Darmnervensystem kann grundsätzlich jedoch auch ohne äußere Innervation arbeiten.

Quelle: Schünke M, Schulte E, Schumacher U. PROMETHEUS LernAtlas der Anatomie, Innere Organe. Illustrationen von Voll M u. Wesker K. 6. Aufl. Stuttgart: Thieme; 2022

Aufbau: Wie die Tunica serosa (S. 517) besteht auch die Tunica mucosa aus prinzipiell **zwei Schichten**, die im Verdauungstrakt durch eine **dritte** ergänzt werden:

- **Lamina epithelialis mucosae** (**Schleimhautepithel**) und
- **Lamina propria mucosae** (**Schleimhautbindegewebe**).
- Die **Lamina muscularis mucosae** (S. 665) als eigene Muskelschicht der Schleimhaut ist nur in Organen des Verdauungstrakts (Ösophagus und Magen-Darm-Kanal) vorhanden.

Im Gegensatz zum relativ einheitlichen Aufbau der Serosa ist jedoch dieser Grundaufbau stets an die vorherrschende Organfunktion angepasst. Diese **organspezifischen Unterschiede** betreffen besonders den Typ und die Spezialisierungen des auskleidenden Epithels.

Ähnlich wie die Serosa werden auch Schleimhäute durch einen Flüssigkeitsfilm feucht gehalten. Dieser ist jedoch im Gegensatz zur serösen Flüssigkeit kein passives Transsudat (S. 517) aus den Blutgefäßen, sondern ein aktives **Sekretionsprodukt** von exokrinen Drüsen (mehr oder weniger visköser **Schleim**).

Aufbau: Vergleichbar der Tunica serosa besteht auch die Tunica mucosa aus

- **Schleimhautepithel** (**Lamina epithelialis mucosae**), dessen Typ und Spezialisierungen die organspezifischen Unterschiede bedingen, sowie
- **Schleimhautbindegewebe** (**Lamina propria mucosae**).
- Nur im Verdauungstrakt kommt eine **Lamina muscularis mucosae** als dritte Schicht der Schleimhaut vor.

Durch aktiv sezernierten **Schleim** wird die Mukosa feucht gehalten.

18.3.2 Muskulatur der Hohlorgane

Funktion: Die Motorik der Eingeweide steht hauptsächlich im Dienste des **Transports**. Lokale Verdickungen zirkulärer Muskelschichten (Sphinkter) erfüllen eine **Verschlussfunktion**.

Aufbau: Mit Ausnahme des Herzens, bei dem das Myokard aus der nur hier vorkommenden **Herzmuskulatur** (S. 76) besteht, ist in Hohlorganen vorwiegend **glatte Muskulatur** (S. 77), sog. „Eingeweidemuskulatur", zu finden. Lediglich an einigen Stellen des Verdauungs- und Urogenitalsystems finden sich Anteile quergestreifter Skelettmuskulatur, die willkürlich steuerbar ist.

Der **Kontraktionsablauf** der glatten Muskulatur unterliegt einer autonomen Steuerung und kann durch lokale Prozesse, Hormonwirkungen sowie Aktivierung des sympathischen und parasympathischen Nervensystems beeinflusst werden.

Ihre **Anordnung** ist je nach Organ unterschiedlich und kann zirkulär, longitudinal oder spiralförmig sein. Sie kann aus einer unterschiedlichen Anzahl von Schichten bestehen, die z. T. klar gegeneinander abgrenzbar sind.

18.3.2 Muskulatur der Hohlorgane

Funktion: Sie dient v. a. dem **Transport**, als Sphinkter auch dem **Verschluss**.

Aufbau: Mit Ausnahme des Herzens und von Anteilen des Verdauungs- sowie Urogenitalsystems findet sich in Hohlorganen vorwiegend **glatte Muskulatur** (**„Eingeweidemuskulatur"**) in unterschiedlicher Anordnung.

Brusthöhle

G

19 Gliederung der Brusthöhle

*E. Schulte, vormals beteiligt: F. Schmitz**

19.1 Einführung

Die **Brusthöhle** (Cavitas thoracis) wird durch die Thoraxwand begrenzt und enthält den **Brustsitus** (Situs thoracis).

19.1 Einführung

Als **Brusthöhle** (**Cavitas thoracis**) bezeichnet man den durch die Thoraxwand begrenzten Raum, der den **Brustsitus** (**Situs thoracis**) beherbergt und topografisch zwischen Hals und Bauchhöhle liegt (Abb. **19.1**).

19.1 Brusthöhle (Cavitas thoracis) mit Brustsitus (Situs thoracis)

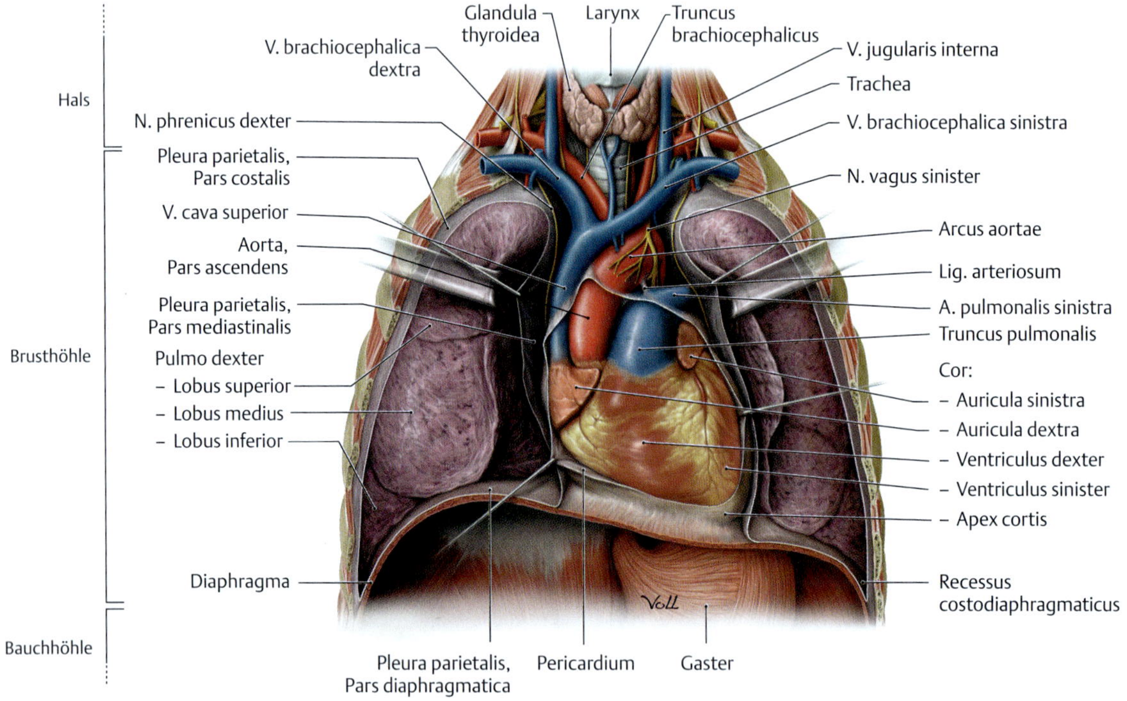

Organe und Leitungsbahnen der eröffneten Brusthöhle in der Ansicht von ventral.

Quelle: Schünke M, Schulte E, Schumacher U. PROMETHEUS LernAtlas der Anatomie, Innere Organe. Illustrationen von Voll M u. Wesker K. 6. Aufl. Stuttgart: Thieme; 2022

19.2 Funktionelle Aspekte

In der Brusthöhle liegen die **lebenswichtigen Organe** Herz und Lunge im Schutz des knöchernen Thorax und sorgen gemeinsam für eine ausreichende Versorgung der peripheren Gewebe mit Sauerstoff.

Wichtige **Leitungsbahnen** (Nerven und Gefäße) durchlaufen den thorakalen Bindegewebsraum (Mediastinum, s. u.) und haben darüber Verbindung nach kranial und kaudal:

19.2 Funktionelle Aspekte

In der Brusthöhle liegen – geschützt durch den knöchernen Thorax – **lebenswichtige Organe** wie das **Herz** und ein Großteil des **Atmungssystems**. Das Zusammenspiel dieses kardiopulmonalen Systems ermöglicht die Versorgung der Gewebe mit dem für ihren Stoffwechsel notwendigen Sauerstoff: Er wird in der Lunge aufgenommen und kann über den durch die Pumpfunktion des Herzens aufrechterhaltenen Kreislauf in die Peripherie transportiert werden.
Die Brusthöhle ist aber auch „Durchgangsstation“: Wichtige **Leitungsbahnen** durchlaufen den thorakalen Bindegewebsraum (Mediastinum, s. u). Neben Nerven sind dies v. a. die großen Gefäße, die Zustrom und Abfluss des Blutes zum bzw. vom Herzen ermöglichen, und von dort aus sowohl nach kranial als auch nach kaudal zu anderen Körperregionen ziehen.

In diesem Zusammenhang ist die Berücksichtigung der kranialen und kaudalen **Begrenzung der Brusthöhle** von Bedeutung:

- **Kranial** geht der Bindegewebsraum in den des Halses über, sodass eine Verbindung zu Strukturen des Kopfes besteht: Über die oberen Luftwege ist der Gasaustausch zwischen Lunge und Umgebung möglich und Nahrung erreicht über den Rachen die größtenteils in der Brusthöhle verlaufende Speiseröhre, um zum eigentlichen Ort der Verdauung (Magen-Darm-Trakt) im Bauch-Becken-Raum zu gelangen.
- **Kaudal** grenzt das **Zwerchfell** (S. 287) die Brusthöhle gegen den Bauchraum ab. Diese kuppelförmige Muskelplatte spielt nicht nur eine zentrale Rolle für die Atmung, sondern ermöglicht auch einen topografisch „geordneten" Durchtritt von Strukturen aus dem Mediastinum in den Bauchraum (Tab. **19.2**).

- **kranial**: Übergang in Bindegewebsraum des Halses mit Verbindungsstrukturen (Luftweg, Weg für Nahrung zur Speiseröhre) zum Kopf.
- **kaudal**: Das **Zwerchfell** (S. 287) als wichtigster Atemmuskel ermöglicht auch den „geordneten" Übertritt der Leitungsbahnen aus dem Brust- in den Bauchraum (Tab. **19.2**).

19.3 Einteilung

Die **Brusthöhle** wird topografisch in drei Kompartimente unterteilt (Abb. **19.2**):

- **Median** liegt als bindegewebiger Raum das **Mediastinum** (s. u.), das bis auf die beiden Lungen sämtliche Organe und Strukturen der Brusthöhle beherbergt, und selbst wiederum unterteilt werden kann.
- **Lateral** liegen beidseits des Mediastinums die beiden Pleurahöhlen (S. 530), d. h. die Cavitas pleuralis sinistra und dextra, mit den **Lungen** (Pulmones (S. 538)).

19.3 Einteilung

Die Brusthöhle wird in drei Kompartimente unterteilt (Abb. **19.2**):

- **Median** liegt das **Mediastinum** (s. u.),
- **Lateral** liegen beidseits des Mediastinums die beiden **Pleurahöhlen** (Cavitas pleuralis dextra und sinistra) mit den **Lungen** (Pulmones) (S. 538).

19.3.1 Mediastinum

Das Mediastinum (**Mittelfellraum**) ist der Raum zwischen den beiden Pleurasäcken (S. 530) und eine Fortsetzung des kranial gelegenen Bindegewebsraums, der sich im Hals ventral der Lamina prevertebralis fasciae cervicalis (S. 901) befindet. Der Begriff „Mediastinum" leitet sich vom Lateinischen ab: „quod per medium stat" = „was in der Mitte (der Brusthöhle) steht".

19.3.1 Mediastinum

Das Mediastinum befindet sich zwischen den Pleurasäcken (S. 530). Der kraniale Bindegewebsraum ventral der Lamina prevertebralis fasciae cervicalis (S. 901) setzt sich in das Mediastinum fort.

Funktionelle Bedeutung des Mediastinums

Das Mediastinum ist ein zentraler **„Transitkanal"** im Zentrum der Brusthöhle, in dem praktisch alle **Leitungsbahnen**, die in die Brusthöhle eintreten oder aus der Brusthöhle austreten, verlaufen. Das Mediastinum beherbergt als große eigenständige Organe das **Herz** (S. 569) und den **Thymus** (S. 173).

Funktionelle Bedeutung des Mediastinums

Es ist ein zentraler **Transitraum** für alle wichtigen **Leitungsbahnen** in der Brusthöhle. Es beherbergt **Herz** (S. 569) und **Thymus** (S. 173).

Lage und Einteilung des Mediastinums

Lage und Begrenzung: Das Mediastinum erstreckt sich in der Medianebene von der Dorsalfläche des Sternums bis zur Brustwirbelsäule.
Seitliche Begrenzungen sind die Pleurahöhlen. Die topografische Grenze zwischen Halsbindegewebe und Mediastinum ist die Apertura thoracis superior (S. 279). Die kaudale Grenze des Mediastinums ist die Apertura thoracis inferior (S. 279) mit dem Zwerchfell (S. 287).

Einteilung: Das Mediastinum unterteilt man in ein

- oberes Mediastinum (**Mediastinum superius**) und ein
- unteres Mediastinum (**Mediastinum inferius**), welches wiederum in drei Unterabschnitte eingeteilt wird (Tab. **19.1** und Abb. **19.2**).

Lage und Einteilung des Mediastinums

Lage und Begrenzung: Es erstreckt sich in der Medianebene zwischen Sternum und BWS. Kranial geht es an der Apertura thoracis sup. in das Halsbindegewebe über, kaudale Begrenzung ist die Apertura thoracis inf. mit dem Zwerchfell (S. 287).

Einteilung: (Tab. **19.1** und Abb. **19.2**):

- oberes Mediastinum (**Mediastinum superius**)
- unteres Mediastinum (**Mediastinum inferius**)

19.1 Inhalte der verschiedenen Abschnitte des Mediastinums

Abschnitt	Lokalisation	„Inhalt“
oberes Mediastinum (Mediastinum superius)		
	Raum zwischen der Rückseite des Manubrium sterni und der Ventralseite der ersten 4 Thorakalwirbel (bzw. dazwischenliegende Bandscheiben)	▪ Organe: – Thymus (S. 173)/retrosternaler Fettkörper – kaudale Trachea (S. 534) mit Bifurcatio tracheae und Hauptbronchien – Ösophagus (S. 666) ▪ Gefäße: – Arcus aortae (S. 618) – Truncus brachiocephalicus (S. 620) – Anfangsabschnitt der A. carotis communis sin. (S. 883) und A. subclavia sin. (S. 885) – Aa. thoracicae internae (S. 290), vgl. auch Subclavia-Ast (S. 620) – V. cava superior (S. 623) – Vv. brachiocephalicae (S. 623) – Vv. thoracicae internae (S. 291), vgl. auch V.-cava-Zufluss (S. 623) ▪ Nerven: – Nn. vagi (S. 629) – N. laryngeus recurrens sinister (S. 629), vgl. auch Läsion (S. 917) – Nn. cardiaci (S. 628) – Nn. phrenici (S. 629) ▪ Wichtige Lymphbahnen (S. 625) und Lymphknoten (S. 626): – Ductus thoracicus (links) bzw. Truncus lymphaticus dexter (rechts), – Trunci bronchomediastinales, – Nll. mediastinales anteriores, – Nll. mediastinales posteriores.
unteres Mediastinum (Mediastinum inferius)		
▪ **vorderes Mediastinum (Mediastinum anterius)**	Raum zwischen der Rückseite des Sternums und der Vorderfläche des Herzens	▪ lockeres Bindegewebe zwischen Sternum und Perikard* ▪ Vasa thoracica interna (subpleuraler Verlauf) ▪ Nll. parasternales (S. 292) zur Lymphdrainage der Mamma (entlang der Vasa thoracica interna)
▪ **mittleres Mediastinum (Mediastinum medium)**	vom Herzen eingenommener Raum	▪ Herz (S. 569) und Herzbeutel ▪ Gefäße: – Aorta ascendens (S. 620) – Truncus pulmonalis (S. 622) – Endabschnitte der V. cava sup. (S. 623) und inf. (S. 624) – V. azygos (S. 624) – Vv. pulmonales (S. 625) – Vasa pericardiacophrenica (S. 620), s. auch V. musculophrenica (S. 623) ▪ Nerven: – Nn. phrenici
▪ **hinteres Mediastinum (Mediastinum posterius)**	Raum dorsal des Herzens	▪ Ösophagus ▪ Gefäße: – Aorta thoracica mit Ästen (S. 622) – V. azygos und V. hemiazygos (S. 624) – Ductus thoracicus (S. 625) ▪ Nerven: – Nn. vagi – Truncus sympathicus (S. 628) – Nn. splanchnici (S. 629)

* Teile dieses Bindegewebes verbinden als Ligg. sternopericardiaca den Herzbeutel mit dem Brustbein.

Die Grenze ist die **transthorakale Ebene** (S. 632), s. auch Abb. **19.2b**.

Die Grenze zwischen Mediastinum superius und inferius bildet die **transthorakale Ebene** (S. 632), unmittelbar über dem Herzen (Cor); s. auch Abb. **19.2b**.

19.2 Einteilung der Brusthöhle und des Mediastinums

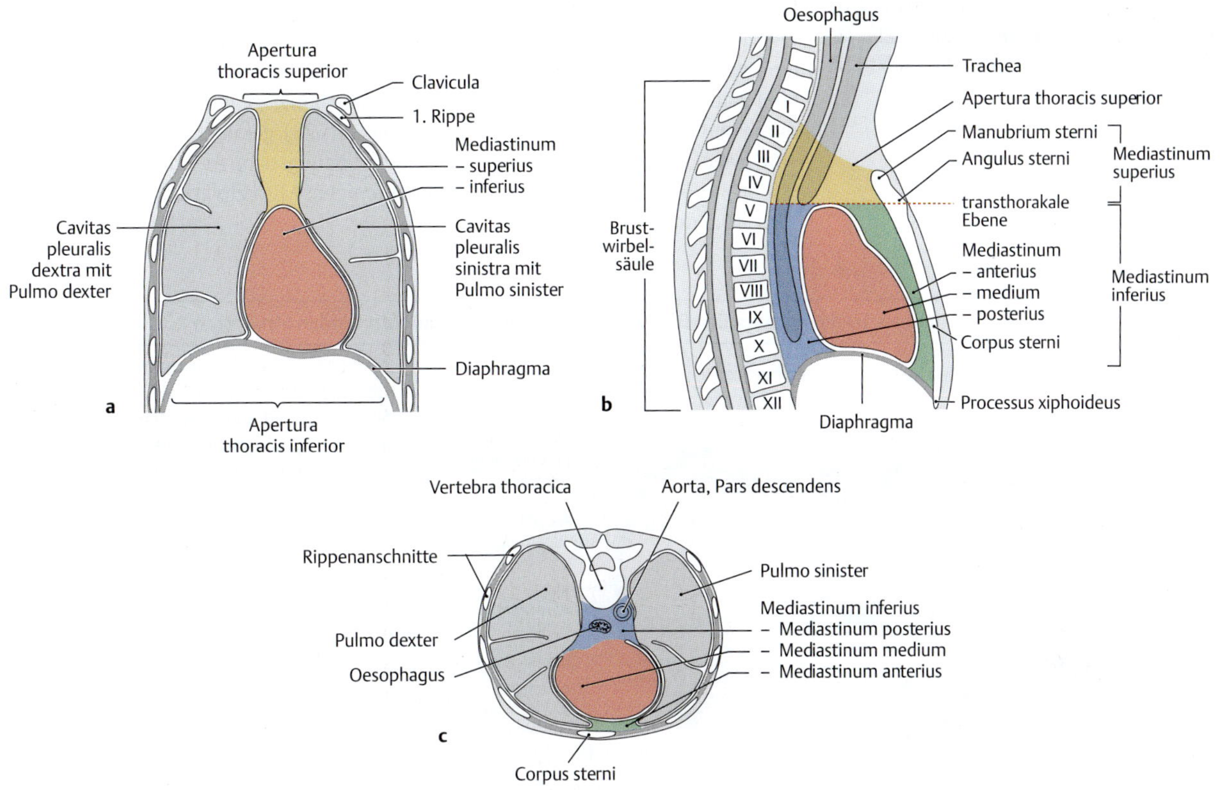

a Einteilung von Brusthöhle und Mediastinum. Schematische Darstellung in der Frontalebene. Ansicht von ventral: Die Lungen liegen in ihrer jeweiligen Pleurahöhle beidseits des Mediastinums. Die Untergliederung in oberes (gelb) und unteres (rot) Mediastinum ist farblich hervorgehoben.

b Einteilung des Mediastinums. Schematische Darstellung in der Mediansagittalebene. Ansicht von rechts: Durch die über dem Herzen verlaufende transthorakale Ebene erfolgt die Unterteilung in Mediastinum superius (gelb) und Mediastinum inferius. Letzteres wird wiederum in drei Abschnitte gegliedert: Mediastinum anterius (grün), Mediastinum medium (rot) und Mediastinum posterius (blau).

c Einteilung des Mediastinum inferius. Schematische Darstellung in der Horizontalebene (Schnitt unterhalb der transthorakalen Ebene). Ansicht von kranial: Farbgebung der Abschnitte wie in **b**.

Quelle: Schünke M, Schulte E, Schumacher U. PROMETHEUS LernAtlas der Anatomie, Innere Organe. Illustrationen von Voll M u. Wesker K. 6. Aufl. Stuttgart: Thieme; 2022

▸ Klinik. Bei einem Pneumothorax (S. 558) kann das Mediastinum durch das Zusammenfallen einer Lunge seitlich verlagert sein. Wenn diese Verlagerung atmungsabhängig ist, spricht man von einem **„Mediastinalflattern"**.

19.3 Mediastinalflattern bei offenem Pneumothorax

Eine atemsynchrone Verlagerung des Mediastinums von einer zur anderen Seite tritt hier durch Verletzung der linken Pleurahöhle auf.

Quelle: Schünke M, Schulte E, Schumacher U. PROMETHEUS LernAtlas der Anatomie, Innere Organe. Illustrationen von Voll M u. Wesker K. 6. Aufl. Stuttgart: Thieme; 2022

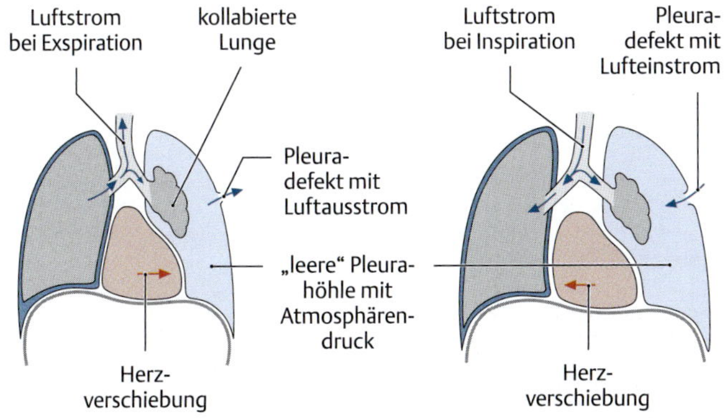

Bei Verletzungen des extrapulmonalen Bronchialbaumes oder auch des Ösophagus kann Luft in den Mediastinalraum eindringen (**Mediastinalemphysem**). Ein Mediastinalemphysem kann u. U. den venösen Rückfluss zum Herzen behindern (**venöse Einflussstauung**).

Durchtrittsstellen für mediastinale Strukturen im Zwerchfell

Für alle im Mediastinum nach kaudal ziehenden Strukturen gibt es **Lücken** im Zwerchfell, die den Durchtritt von Leitungsbahnen und der Speiseröhre gewähren (Tab. **19.2** und Abb. **19.4**).

Durchtrittsstellen für mediastinale Strukturen im Zwerchfell

Nur wenige im Mediastinum liegende Organe beschränken sich auf die Brusthöhle wie z. B. Herz, Thymus und die in die Lunge ziehenden Luftwege. Viele Leitungsbahnen, die im Mediastinum beginnen oder enden, setzen sich dagegen nach kranial oder kaudal fort. Da die Abgrenzung der Brusthöhle gegenüber dem Bauchraum durch das Zwerchfell (S. 287) (Diaphragma) (S. 528) gebildet wird, benötigen die vom Mediastinum nach kaudal ziehenden Leitungsbahnen und die Speiseröhre (S. 666) **Durchtrittsstellen** in der kuppelfömigen Muskelplatte des Diaphragmas (Tab. **19.2** und Abb. **19.4**).

19.4 Zwerchfell (Diaphragma) als Trennung zwischen Brust- und Bauchhöhle mit durchtretenden Strukturen

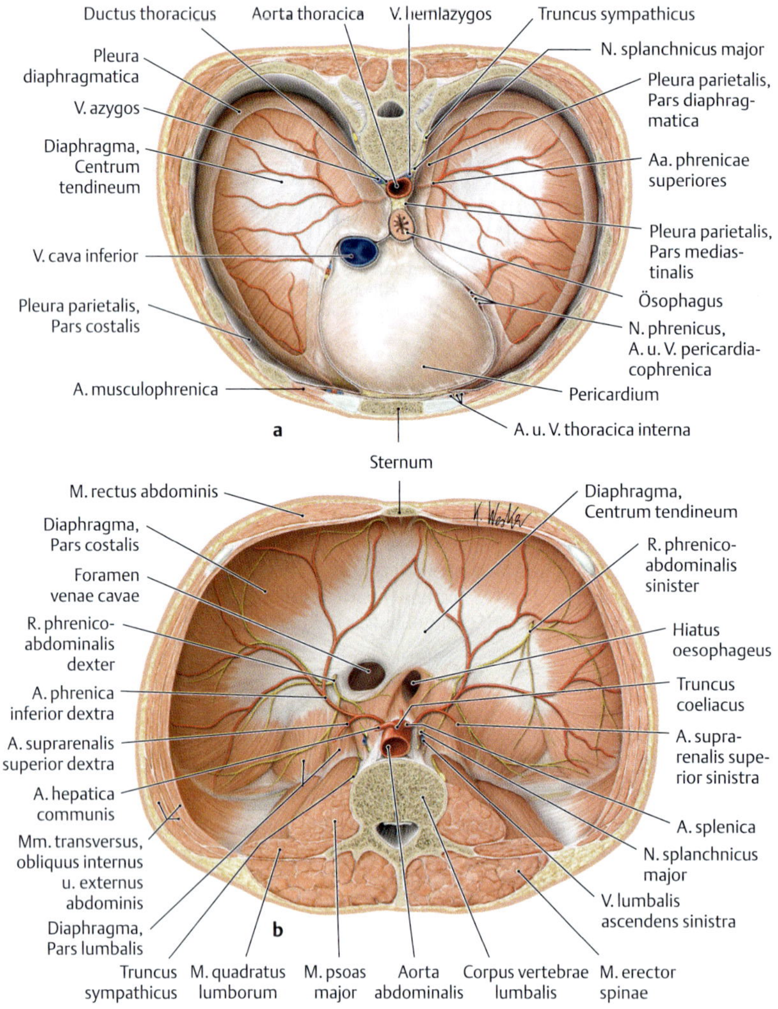

a Ansicht von kranial („Brusthöhlenseite") auf die Oberseite des Zwerchfells: durchtretende Strukturen und angeschnittene seröse Höhlen in ihrer physiologischen Lage.

b Ansicht von kaudal („Bauchhöhlenseite") auf die Unterseite des Zwerchfells: V. cava und Ösophagus sind zur besseren Darstellbarkeit ihrer Durchtrittsstellen entfernt. In beiden Teilabbildungen sind die Arterien und Nerven des Diaphragmas dargestellt.

Quelle: Schünke M, Schulte E, Schumacher U. PROMETHEUS LernAtlas der Anatomie, Innere Organe. Illustrationen von Voll M u. Wesker K. 6. Aufl. Stuttgart: Thieme; 2022

≡ 19.2 Durchtrittsstellen mediastinaler Strukturen im Zwerchfell (Diaphragma)

Muskellücke	Lokalisation	durchziehende Strukturen	Höhe
Trigonum sternocostale ①	zwischen Pars costalis und Pars sternalis des Diaphragmas	▪ Vasa epigastrica superiora (S. 312), Fortsetzung als Vasa thoracica interna des Thorax	BWK VIII–IX
Foramen venae cavae ②	Centrum tendineum etwas rechts der Mitte	▪ V. cava inf. (S. 624), s. auch Kap. Vena cava inferior und ihre Zuflüsse ▪ R. phrenicoabdominalis (S. 629) des rechten N. phrenicus	BWK VIII
Hiatus oesophageus ③	im medialen Anteil des Crus dextrum*	▪ Ösophagus (S. 666) ▪ Truncus vagalis ant. (S. 629) und post. (S. 866) ▪ R. phrenicoabdominalis (S. 629) des linken N. phrenicus**	BWK X–XII
Hiatus aorticus ④	zwischen Crus dextrum und sinistrum	▪ Aorta descendens (S. 622) ▪ Ductus thoracicus (S. 625)	LWK I
Spalt zwischen Ursprungssehnen der medialen Anteile der Zwerchfellpfeiler ⑤		▪ V. azygos, rechts bzw. V. hemiazygos, links (S. 624) ▪ N. splanchnicus major (S. 629), s. auch Ggl. coeliacum (S. 865)	LWK I
Spalt zwischen medialem und lateralem Anteil der Zwerchfellpfeiler ⑥		▪ Truncus sympathicus (S. 628) ▪ N. splanchnicus minor (S. 629) s. auch Ggl. coeliacum (S. 865)	LWK II

Ansicht

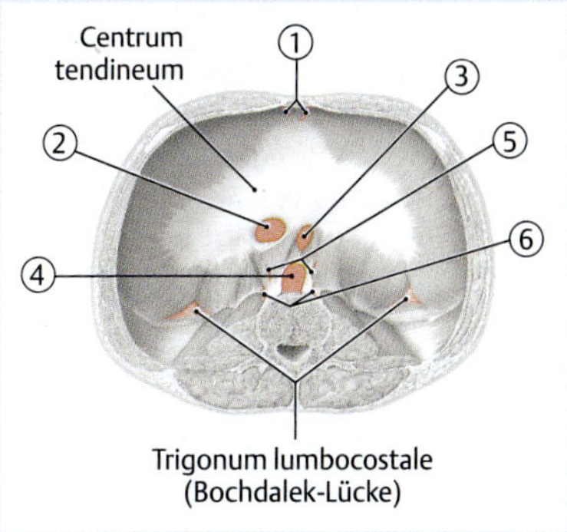

Quelle: Schünke M, Schulte E, Schumacher U. PROMETHEUS LernAtlas der Anatomie, Innere Organe. Illustrationen von Voll M u. Wesker K. 5. Aufl. Stuttgart: Thieme; 2018

BWK = Brustwirbelkörper, LWK = Lendenwirbelkörper
* Das Crus mediale sinistrum beteiligt sich aufgrund seiner schwächeren Ausbildung nur selten an der Begrenzung des Hiatus oesophageus, obwohl dieser linksseitig liegt.
** Andere Durchtrittspforten werden ebenfalls beobachtet (z. B. linke Pars costalis oder Centrum tendineum).

Anordnung der Durchtrittsstellen

Durch Kenntnis der Lage einzelner Strukturen im vorderen, mittleren oder hinteren Mediastinum wird verständlich, dass es im Zwerchfell mehrere Durchtrittsstellen unterschiedlicher Lokalisation geben muss, wobei räumlich nah beieinander gelegene Strukturen gleiche Muskellücken nutzen, um in den Bauchraum überzutreten. Durch die Kuppelform des Zwerchfells (S. 287), deren hintere Muskelzüge deutlich länger sind als die vorderen, ergibt sich für die Höhenlokalisation des Durchtritts einzelner Strukturen, dass dieser sich umso weiter kaudal befindet, je weiter dorsal des Centrum tendineum die entsprechende Struktur liegt (Abb. **19.5**).

Anordnung der Durchtrittsstellen

Die Kenntnis der Lage mediastinaler Strukturen zueinander verdeutlicht die Notwendigkeit von Durchtrittsstellen unterschiedlicher Lokalisation.

Durch die Kuppelform des Zwerchfells (S. 287) treten weiter dorsal gelegene Strukturen auch stets weiter kaudal durch die Muskellücken durch (Abb. **19.5**).

⊙ 19.5 Durchtrittsöffnungen des Zwerchfells und ihre Höhenlokalisation

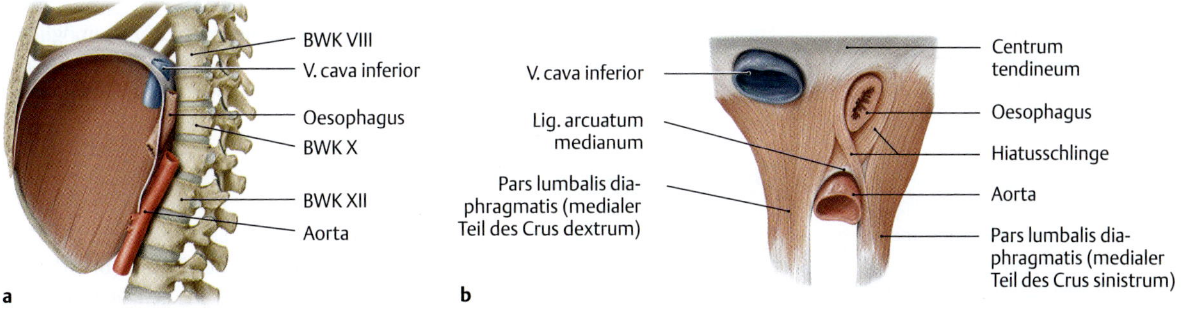

a Höhenlokalisation der großen Durchtrittsöffnungen im Zwerchfell (Foramen venae cavae, Hiatus oesophageus und Hiatus aorticus) in der Ansicht von links
b und ventral.

Quelle: Schünke M, Schulte E, Schumacher U. PROMETHEUS LernAtlas der Anatomie, Innere Organe. Illustrationen von Voll M u. Wesker K. 6. Aufl. Stuttgart: Thieme; 2022

Funktionelle Bedeutung der Durchtrittsstellen

Von funktioneller Bedeutung für die durchtretenden Strukturen sind:

Hiatus oesophageus: Er wird bei der Zwerchfellkontraktion eingeengt, was den Reflux von Mageninhalt in den Ösophagus verhindert. Das **Lig. phrenicooesophageale** fixiert den Ösophagus verschieblich im Hiatus oesophageus.

► Klinik.

Funktionelle Bedeutung der Durchtrittsstellen

Einige der genannten Lücken im Zwerchfell zeichnen sich durch besondere Beschaffenheit aus, die für die durchtretenden Strukturen von funktioneller Bedeutung ist.

Hiatus oesophageus: Er ist von Muskelbündeln des Diaphragmas umhüllt und wird somit durch inspiratorische Kontraktion des Diaphragmas eingeengt. Dadurch wird u. a. sichergestellt, dass die mit der Zwerchfellkontraktion verbundene Druckerhöhung im Bauchraum (S. 297) nicht zu einem Reflux von Mageninhalt in den Ösophagus führt. Die verschiebliche Fixation des Ösophagus im schräg stehenden Hiatus oesophageus erfolgt durch das **Lig. phrenicooesophageale** (klinisch: **Laimer-Membran**), das sich aus Fasern der **Fascia phrenicopleuralis** und der **Fascia diaphragmatica inferior** zusammensetzt. Es strahlt in das **Vestibulum cardiacum** (S. 669) des Ösophagus ein und geht nach kranial und kaudal ohne feste Grenze in die Adventitia des Ösophagus über.

► Klinik. Bei sog. **Zwerchfellhernien**, die angeboren oder erworben sein können, werden Magenanteile oder Darmschlingen in den Brustraum verlagert.
Erworbene Hernien treten meist als sog. **Hiatushernien** im Hiatus oesophageus als sog. Bruchpforte (S. 298) auf: Dabei sind Teile des Magens in die Brusthöhle verlagert und können zu Sodbrennen oder Völlegefühl führen.
Die häufigste angeborene Hernie, die **Bochdalek-Hernie** (S. 107), entsteht durch ein erweitertes **Trigonum lumbocostale**, das eine bindegewebig verschlossene muskuläre Schwachstelle zwischen Pars costalis und Pars lumbalis des Zwerchfells darstellt.

19.6 Intrathorakal gelegene Magenanteile

a Röntgenaufnahme des Thorax p.-a. mit sichtbarer luftgefüllter Magenblase auf Höhe des Herzschattens (→).

b Seitaufnahme des Thorax von links, in der die retrokardiale Lage des lufthaltigen Magens sichtbar ist (→).

Quelle: Kroegel C, Costabel U, Hrsg. Klinische Pneumologie. 1. Aufl. Stuttgart: Thieme; 2013

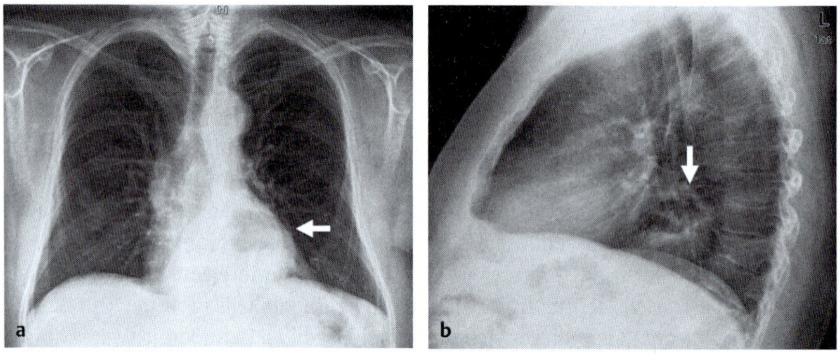

Hiatus aorticus: Durch das **Lig. arcuatum medianum** wird eine Einengung der Aorta bei Zwerchfellkontraktion verhindert.

Foramen venae cavae: Durch die Lage im **Centrum tendineum** (S. 287) kann die bindegewebige Verankerung ein Kollabieren der unteren Hohlvene verhindern.

Hiatus aorticus: Der Hiatus aorticus wird durch einen Sehnenbogen, **Lig. arcuatum medianum**, bindegewebig verstärkt. Dieser Sehnenbogen verhindert die Einengung der Aorta bei Kontraktion des Zwerchfells.

Foramen venae cavae: Seine Lage im **Centrum tendineum** (S. 287) ermöglicht die bindegewebige Verankerung der Venenwand in dieser Zwerchfellöffnung. Dadurch ist gewährleistet, dass die V. cava inferior wenige Zentimeter vor ihrer Mündung in den rechten Vorhof des Herzens nicht kollabiert.

19.3.2 Pleurahöhlen

Die Pleurahöhlen (**Cavitas pleuralis dextra** und **Cavitas pleuralis sinistra** [Abb. **19.7**]) sind **seröse Höhlen** (S. 514), die von einer **serösen Haut**, der **Pleura** (Brustfell), ausgekleidet werden.

19.3.2 Pleurahöhlen

Die Pleurahöhlen (**Cavitas pleuralis dextra** und **Cavitas pleuralis sinistra** [Abb. **19.7**]) sind seröse Höhlen (S. 514), die von einer **serösen Haut**, der **Pleura** (Brustfell), ausgekleidet werden. Jede der beiden Pleurahöhlen ist ein in sich abgeschlossener Raum, der weder mit der Umwelt noch mit der jeweils anderen Pleurahöhle kommuniziert. Die eigentliche Pleurahöhle ist Teil der ursprünglichen **Leibeshöhle**, sog. Zölomhöhle (S. 106), von der sich auch Herzhöhle, Cavitas pericardialis und peritoneale Bauchhöhle, Cavitas peritonealis, ableiten. Durch Einwachsen und Ausdifferenzierung des Bronchialbaums in der Embryonalperiode wird sie zum Pleuraspalt verengt, indem die ursprünglich leere und weite Pleurahöhle zusammengedrückt

19.7 Pleurahöhlen

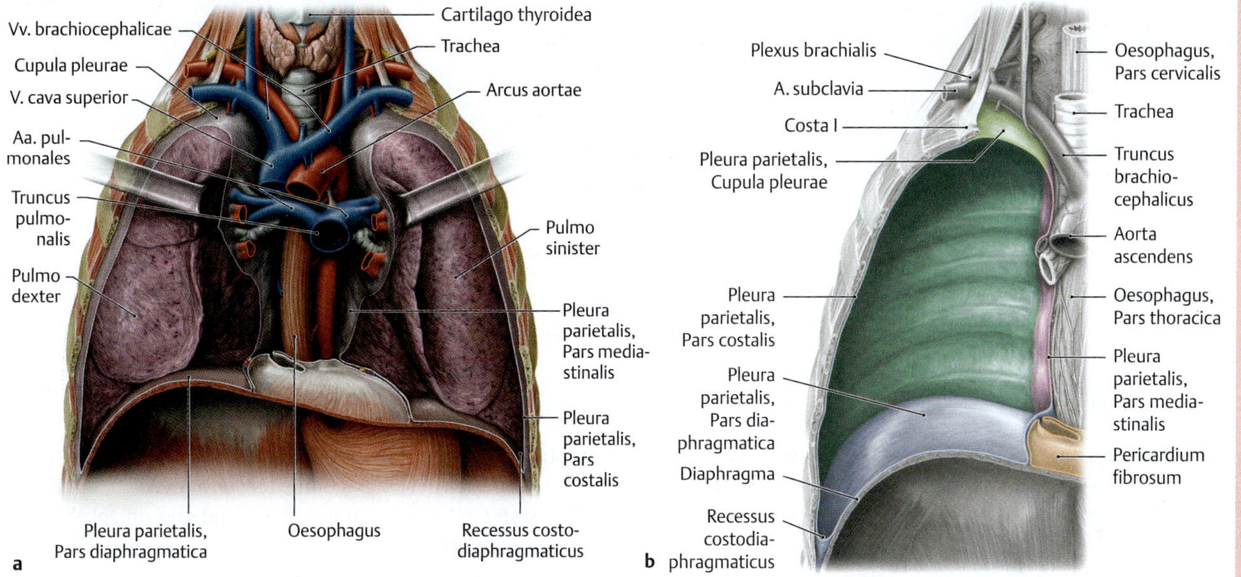

Brusthöhle mit beiden Lungen „in“ ihrer jeweiligen Pleurahöhle (**a**) und nach Entnahme der Lungen (**b**). Die Pleura visceralis liegt der Lunge direkt auf und ist daher in **b** mit entfernt, während die angeschnittene Pleura parietalis als seröse Haut erkennbar ist.

Quelle: Schünke M, Schulte E, Schumacher U. PROMETHEUS LernAtlas der Anatomie, Innere Organe. Illustrationen von Voll M u. Wesker K. 6. Aufl. Stuttgart: Thieme; 2022

wird. Die Pleurahöhle wird als „Höhle“ im eigentlichen Sinn erst dann wahrgenommen, wenn man die Lunge herausnimmt. Obwohl inhaltlich inkorrekt, wird der von der Lunge ausgefüllte Raum, der eigentlich an der inneren (viszeralen) Wand des Pleuraspalts liegt, auch Pleurahöhle genannt.

► Merke. Der Begriff „Pleurahöhle“ wird unterschiedlich verwendet: Zum einen zur Bezeichnung des Pleuraspalts, zum anderen für den Raum, in dem die Lunge liegt.

► Merke.

Die funktionelle Bedeutung der Pleura/Pleurahöhle steht in engem Zusammenhang mit der Atmung (S. 553).

Die Besprechung der Pleura(höhle) erfolgt im Kap. Funktion von Pleura und Pleurahöhle (S. 553).

20 Atmungsorgane und Pleura

*E. Schulte, vormals beteiligt: F. Schmitz**

20.1 Einführung

Die Hauptaufgabe des Atmungssystems ist der **Gasaustausch** zwischen Blut und Atemluft, der in der Lunge in spezialisierten Baueinheiten, den Alveolen, stattfindet. Dort nimmt das Blut Sauerstoff (O_2) aus der Atemluft auf und gibt umgekehrt Kohlendioxid (CO_2), das im Intermediärstoffwechsel gebildet wird, aus dem Blut in die Atemluft ab.

Die **gasaustauschenden** Anteile der Lunge werden als **respiratorische** Anteile bezeichnet. Diesen stellt man die **luftleitenden** Anteile des Atmungssystems gegenüber, die den Alveolen die Luft zuführen (**konduktives** System).

Die Brusthöhle beinhaltet die sog. **unteren Atemwege:**

- **Luftröhre** (Trachea, s. u.) und die beiden **Hauptbronchien**, Bronchus principalis dexter und sinister (S. 535), als extrapulmonal liegender Anteil des Bronchialbaums sowie die
- **Lunge** (Pulmo) (S. 538) und die darin liegenden weiteren Verzweigungen des Bronchialbaums.

Die Lunge ist von der **Pleura** umgeben. Zu den unteren Atemwegen wird auch der **Kehlkopf** (Larynx) gerechnet (S. 908).

Topografisch stellt man den unteren die **oberen Atemwege** gegenüber:

- **Nasenhöhle** (Cavitas nasi) (S. 1027) mit den
- **Nasennebenhöhlen** (Sinus paranasales) (S. 1029) und
- **Rachen** (Pharynx) (S. 902).

Funktion und Abschnitte: Die Aufgaben der unteren Atemwege unterscheiden sich je nach Abschnitt:

- Die **luftleitenden Abschnitte** der unteren Atemwege (Trachea und der nachfolgende Bronchialbaum bis einschließlich der Bronchioli terminales) sind zuständig für den **Transport** und die **Konditionierung der Atemluft** (Erwärmung, Anfeuchtung, Partikelfiltration; insbesondere in den ersten Abschnitten der unteren Atemwege).
- Die **respiratorischen Abschnitte** (S. 548), d. h. Bronchioli respiratorii und insbesondere die Lungenalveolen, befinden sich an den Enden des hochverzweigten Bronchialbaums und sind Ort des eigentlichen **Gasaustauschs** (Aufnahme von O_2 aus der Atemluft in die Lungenkapillaren und Abgabe von CO_2 aus den Lungenkapillaren in die Atemluft). Den Gasaustausch bezeichnet man im Gegensatz zur **„inneren Atmung“** der mitochondrialen Atmungskette (s. Lehrbücher der Biochemie) als **„äußere Atmung“**.

20.1 Einführung (Randspalte)

Untere Luftwege: Dazu gehören:

- **Kehlkopf** (Larynx) (S. 908),
- **Luftröhre** (Trachea) und Hauptbronchien (Bronchus principalis dexter und sinister) als extrapulmonaler Teil des Bronchialbaums (s. u.) sowie die
- **Lunge** (Pulmo) (S. 538) mit weiteren Verzweigungen des Bronchialbaums.

Obere Atemwege: Dazu gehören:

- **Nasenhöhle** (Cavitas nasi), (S. 1027),
- **Nasennebenhöhlen** (Sinus paranasales) (S. 1029) und
- **Rachen** (Pharynx) (S. 902).

Funktion und Abschnitte:

- **Luftleitende Abschnitte:** Von der Trachea bis zu den Bronchioli terminales finden der **Transport** und die **Konditionierung** (Erwärmung, Anfeuchtung, Partikelfiltration) der Atemluft statt.
- **Respiratorische Abschnitte:** Bronchioli respiratorii und v. a. die Alveolen (S. 548) sind Orte des **Gasaustauschs („äußere Atmung“)**.

20.2 Luftröhre und Hauptbronchien

20.2.1 Funktion

Die **Trachea** und die beiden nach ihrer Aufteilung daraus hervorgehenden Hauptbronchien (**Bronchus principalis dexter** und **sinister**, Abb. **20.1**) gewährleisten den **Transport der Atemluft** zwischen den oberen Atemwegen und der Lunge.

20.2 Luftröhre und Hauptbronchien (Randspalte)

20.2.1 Funktion

Trachea und Hauptbronchien (Abb. **20.1**) fungieren als **luftleitendes System** zwischen oberen Atemwegen und Lunge.

20.1 Luftröhre (Trachea) und Hauptbronchien (Bronchi principales) mit weiteren Verzweigungen

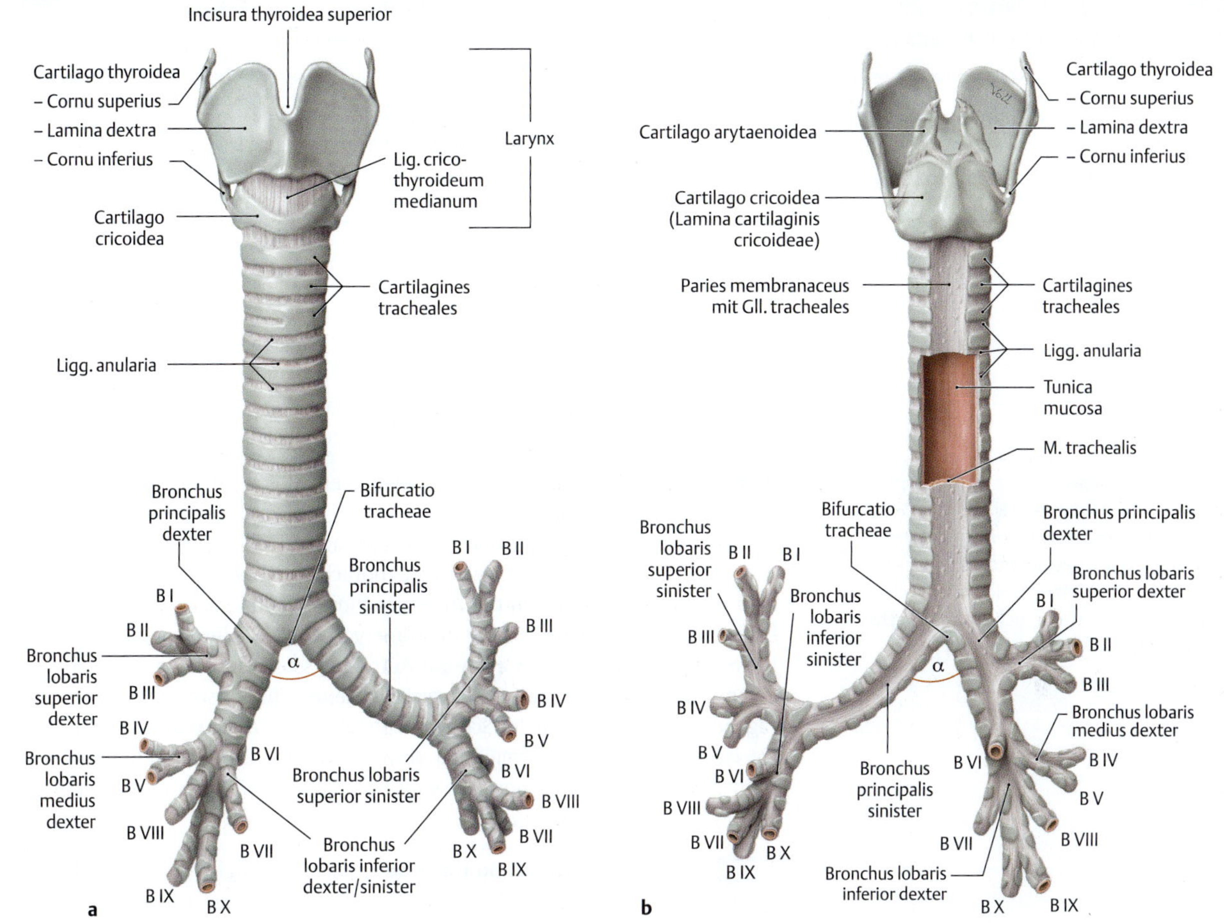

Bronchialbaum (Arbor bronchialis) bis zur Aufzweigung in Segmentbronchien B I–B X (S. 545). α bezeichnet den Bifurkationswinkel der Trachea. Auf der linken Seite ist das Segment BVII häufig so schwach ausgebildet, dass es mit dem Segment BVIII zusammengefasst wird (Fehlen des Segmentes BVII).
a Ansicht von ventral,
b Ansicht von dorsal.

Quelle: Schünke M, Schulte E, Schumacher U. PROMETHEUS LernAtlas der Anatomie, Innere Organe. Illustrationen von Voll M u. Wesker K. 6. Aufl. Stuttgart: Thieme; 2022

20.2.2 Aufbau, Gefäßversorgung und Innervation

Der grundsätzliche Feinbau der Trachea stimmt mit dem der Hauptbronchien überein (drei zirkuläre Schichten, s. Tab. **20.1**) und wird exemplarisch an der Trachea dargestellt. Besonderes Augenmerk gilt den klinisch relevanten Aspekten der einzelnen Abschnitte der extrapulmonalen unteren Atemwege, die sich hinsichtlich ihrer arteriellen sowie nervalen Versorgung unterscheiden.

20.2.2 Aufbau, Gefäßversorgung und Innervation
Der grundsätzliche Feinbau der Trachea stimmt mit dem der Hauptbronchien überein (Tab. **20.1**).

20.1 Feinbau der Trachea

Schicht	Aufbau	Funktion
Tunica mucosa (Schleimhaut) als innere Schicht	▪ **Lamina epithelialis** aus **„respiratorischem" Epithel**, ein mehrreihiges Flimmerepithel (S. 47), das einer Basallamina aufsitzt:	
	- apikal aktiv bewegliche Kinozilien	→ aktiver Transport eingeatmeter Partikel Richtung Rachen (5 mm/min in der Trachea)
	- Becherzellen im Epithel	→ Sekretion ins Lumen der Trachea
	▪ **Lamina propria** (unter der Basallamina):	
	- reich an elastischen Fasern	→ gewährleisten elastische Ausdehnung/Zusammenziehung der Trachea bei Inspiration/Expiration
	- eingelagerte seromuköse Drüsen (**Gll. tracheales/bronchiales**)	→ Sekretion eines relativ dünnflüssigen Sekrets

20.1 Feinbau der Trachea (Fortsetzung)

Schicht	Aufbau	Funktion
Tunica fibromusculocartilaginea als mittlere Schicht	▪ **Ligg. anularia** („fibro“)	→ Verbindung der Knorpelspangen untereinander
	▪ **M. trachealis** („musculo“), dorsal gelegen	→ aktive Einstellung der Querspannung der Trachea
	▪ **Knorpelspangen** („cartilaginea“)	→ inspiratorisch Offenhalten der Atemwege, allgemeine Stabilisierung
Tunica adventitia als äußere Schicht	lockeres faseriges Bindegewebe	→ Einbau der Trachea in die Umgebung

Luftröhre (Trachea)

Form und Größe: 10–12 cm langes, ca. 1,5 cm dickes Rohr. Inspiratorisch ist eine Verlängerung um mehrere cm möglich.

Abschnitte und Lage:
- **Pars cervicalis:** Ringknorpel (S. 910) → Apertura thoracis superior.
- **Pars thoracica:** Apertura thoracis superior → **Bifurcatio tracheae** (in Höhe von BWK IV), an deren Innenseite sich die **Carina tracheae** befindet (Abb. **20.2c**).

► Merke.

Wandbau: Ventrolateral wird die Trachealwand (Abb. **20.2** und Tab. **20.1**) durch **hufeisenförmige Knorpelspangen** stabilisiert, wohingegen dorsal (**Paries membranaceus**) der glatte **M. trachealis** die Lichtungsweite der Trachea reguliert. Die Knorpelspangen sind untereinander durch bindegewebige **Ligg. anularia** verbunden.

Luftröhre (Trachea)

Form und Größe: Die Trachea ist ein etwa 10–12 cm langes mobiles elastisches Rohr mit einem Durchmesser von etwa 1,5–2 cm. Das Lumen der Trachea ist auch im Röntgenbild bestimmbar; die Lumenbreite beträgt dabei etwa 1,5 cm. Bei tiefer Inspiration kann sich die Trachea um etwa 5 cm verlängern.

Abschnitte und Lage: Die Trachea gliedert sich entsprechend ihrer Lage in Hals und Brusthöhle in zwei Abschnitte:
- **Pars cervicalis:** reicht vom Ringknorpel, Cartilago cricoidea (S. 910), des Larynx (ca. auf Höhe von HWK VI) bis zur Apertura thoracis superior.
- **Pars thoracica:** verläuft von der Apertura thoracis superior bis unmittelbar oberhalb der transthorakalen Ebene (in Höhe von BWK IV; Interspinallinie); hier ist beim jungen Erwachsenen auch die Aufteilungsstelle in die beiden Hauptbronchien (**Bifurcatio tracheae**). Auf ihrer Innenseite befindet sich eine in das Lumen ragende und unterknorpelte Schleimhautstelle, die **Carina tracheae** (Abb. **20.2c**). Sie ist wichtig für die Vermeidung von Luftwirbeln. Der Bifurkationswinkel beträgt beim Erwachsenen normalerweise 55–65°, bei Kindern ist er in der Regel größer (70–80°).

► Merke. Die **Höhe der Bifurcatio tracheae** ist altersabhängig: beim Neugeborenen liegt sie höher (Höhe BWK II) und beim alten Menschen tiefer (Höhe BWK VII).

Wandbau: Die Wand der Trachea (Abb. **20.2** und Tab. **20.1**) wird ventral und lateral durch **hufeisenförmige Knorpelspangen** verstärkt, welche die Trachea stabilisieren und insbesondere während der Inspiration offen halten. Im dorsalen Abschnitt der Trachea fehlt der Knorpel (**Paries membranaceus**). In dieser Region befindet sich stattdessen ein glatter Muskel (**M. trachealis**), der die Weite der Trachea reguliert und darüber den Atemwegswiderstand sowie die Strömungsgeschwindigkeit der Luft in der Trachea beeinflusst. Diese mittlere Gewebsschicht der Trachea bezeichnet man als Tunica fibromusculocartilaginea.

20.2 Wandbau der Trachea

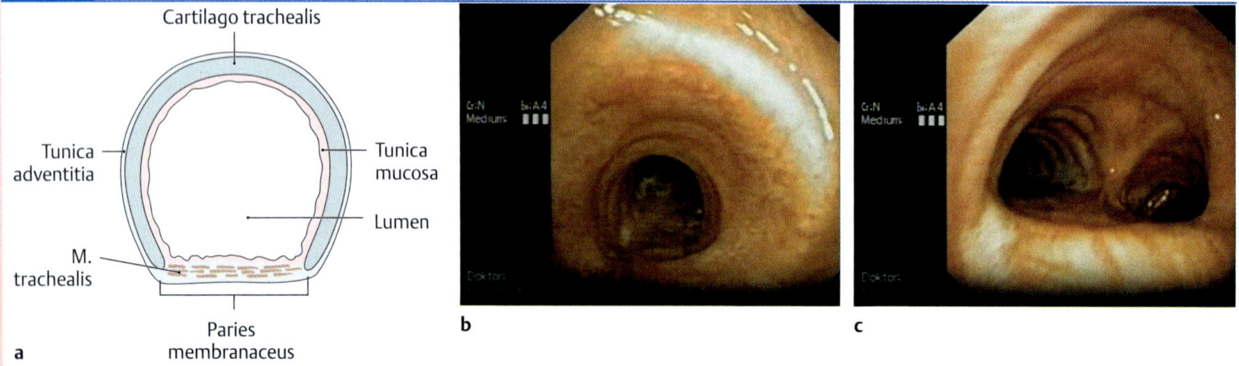

a Schematische Darstellung im Querschnitt. *Quelle: Schünke M, Schulte E, Schumacher U. PROMETHEUS LernAtlas der Anatomie, Innere Organe. Illustrationen von Voll M u. Wesker K. 6. Aufl. Stuttgart: Thieme; 2022*

b Normalbefunde einer Tracheobronchoskopie (endoskopische Darstellung des Tracheobronchialsystems): Durch die Schleimhaut hindurch sind die Knorpelspangen der Trachea und die Pars membranacea gut erkennbar *Quelle: Eberhardt R, Herth F. Video Flexible Bronchoskopie zum Ausschluss einer Blutungsquelle in den zentralen Atemwegen. In: Lorenz J, Bals R, Checkliste XXL Pneumologie. 4. Aufl. Stuttgart: Thieme; 2016*

c Sicht auf die Bifurcatio tracheae mit der sagittal ausgerichteten Carina tracheae *Quelle: Eberhardt R, Herth F. Video Flexible Bronchoskopie zum Ausschluss einer Blutungsquelle in den zentralen Atemwegen. In: Lorenz J. Bals R, Checkliste XXL Pneumologie. 4. Aufl. Stuttgart: Thieme; 2016*

20.3 Lymphabfluss des Bronchialbaums und der Lungen

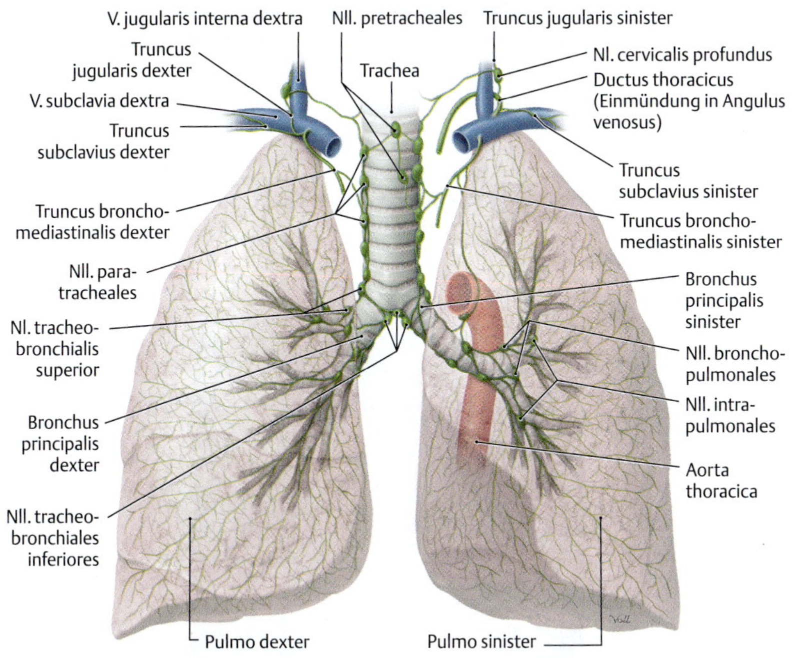

Trachea und Hauptbronchien sind eng mit regionären Lymphknoten assoziiert: Nll. pre- und paratracheales, Nll. tracheobronchiales superiores und inferiores.

Quelle der Abbildung: Schünke M, Schulte E, Schumacher U. PROMETHEUS LernAtlas der Anatomie, Innere Organe. Illustrationen von Voll M u. Wesker K. 6. Aufl. Stuttgart: Thieme; 2022

Bindegewebige **Lig. anularia** verbinden die Knorpelspangen untereinander.
Das Lumen wird ausgekleidet durch mehrreihiges Flimmerepithel mit eingestreuten Becherzellen (Abb. **2.11**).
Aufgrund ihres inneren Aufbaus ist die Trachea in Längsrichtung hoch elastisch: bei tiefer Einatmung kann sie sich bis zu 5 cm verlängern, bei einer mittleren Inspiration verlängert sie sich um ca. 1,6 cm. Dabei kann die Bifurcatio tracheae um etwa eine Wirbelhöhe gesenkt werden.

Das Lumen wird ausgekleidet durch mehrreihiges Flimmerepithel (Abb. **2.11**).

Der längselastische Aufbau ermöglicht eine Verlängerung der Trachea um 5 cm bei Inspiration.

Gefäßversorgung: Arteriell wird die Trachea überwiegend durch Rr. tracheales der A. thyroidea inferior aus dem Truncus thyrocervicalis (S. 885) der A. subclavia versorgt. Der **venöse Abfluss** erfolgt über den **Plexus thyroideus impar** und die **V. thyroidea inferior.**
Die **Lymphdrainage** erfolgt über die **Nll. pre- und paratracheales** entlang der Trachea und über die **Nll. tracheobronchiales** superiores und inferiores (Abb. **20.3** und Abb. **20.15**) an der Bifurcatio tracheae in die Trunci bronchomediastinales sinister (S. 625) und dexter.
Die Gefäßversorgung der Bifurcatio tracheae entspricht derjenigen der Hauptbronchien (s. u.).

Arterien: Rr. tracheales aus der A. thyroidea inf. und dem Truncus thyrocervicalis (S. 885).

Venen: Plexus thyroideus impar und V. thyroidea inf.

Lymphabfluss: Über Nll. pre- und paratracheales sowie Nll. tracheobronchiales sup. und inf. (Abb. **20.3** und Abb. **20.15**) in die Trunci bronchomediastinales.

Innervation: Sie erfolgt durch **Rr. tracheales**, die hauptsächlich aus dem N. laryngeus recurrens (S. 629), z. T. auch direkt aus dem N. vagus stammen. Weiterhin ziehen Fasern vom Truncus sympathicus zur Trachea. Die vegetativen efferenten Fasern regulieren den Tonus der glatten Muskulatur und steuern die Drüsenaktivität der Gll. tracheales (zu weiteren Details s. Innervation der Bronchien).
Die **sensorischen Fasern**, die Informationen von Mechanorezeptoren (Dehnungsrezeptoren) und Schmerzreize vermitteln, laufen größtenteils mit dem N. laryngeus recurrens und dem N. vagus. Die sensiblen Ganglien befinden sich im Ggl. superius und Ggl. inferius des N. vagus (S. 985).

Innervation: Rr. tracheales aus dem N. laryngeus recurrens (S. 629) und N. vagus sowie postganglionäre Fasern aus dem Truncus sympathicus.

Die **sensorischen Fasern** verlaufen größtenteils mit den o. g. parasympathischen Fasern. Ihre Ganglien sind die Ggll. sup. und inf. des N. vagus (S. 985).

Hauptbronchus (Bronchus principalis)

Form und Verlauf: An der **Bifurcatio tracheae** teilt sich die Luftröhre in den rechten und linken **Hauptbronchus** (**Bronchus principalis dexter** und **Bronchus principalis sinister**) (Abb. **20.1**), wobei der Winkel zwischen beiden Hauptbronchien etwa 55° beträgt.

- Der **rechte Hauptbronchus** (**Bronchus principalis dexter**) ist nur ca. 20° gegen die Verlaufsrichtung der Trachea abgewinkelt. Sein mittlerer Durchmesser beträgt ca. 14 mm, seine Länge 1–2,5 cm. Noch außerhalb der Lunge gibt er den **Bronchus lo-**

Hauptbronchus (Bronchus principalis)

Form und Verlauf: An der Bifurcatio tracheae (Abb. **20.1**) beginnen

- **Bronchus principalis dexter** und
- **Bronchus principalis sinister**.
- Das System wird durch die Membrana bronchopericardiaca flexibel an Herzbeutel und Diaphragma fixiert.

- Der rechte Hauptbronchus ist kürzer, weiter und verläuft steiler als der linke. Damit setzt er grob die Verlaufsrichtung der Trachea fort, bevor er noch außerhalb der Lunge den **Bronchus lobaris superior** abgibt.

baris superior für den Lungenoberlappen (S. 541) ab, was für die unterschiedliche Anordnung der hilären Strukturen (S. 539) eine Rolle spielt.

- Der **linke Hauptbronchus** (**Bronchus principalis sinister**) ist mit einem mittleren Durchmesser von ca. 12 mm etwas enger, zudem auch länger (4–5 cm) und stärker abgewinkelt (ca. 35°). Er zweigt sich erst in der Lunge weiter auf. Beide Hauptbronchien können sich aufgrund ihres elastischen Wandaufbaus ähnlich wie die Trachea inspiratorisch verlängern.

► Klinik. Da der rechte Hauptbronchus nahezu die Verlaufsrichtung der Trachea fortsetzt, gelangen irrtümlich in die Trachea aspirierte (eingeatmete) Gegenstände, wie z. B. aspirierte Spielzeugteile oder Nüsse bei Kindern, meist in den rechten Hauptbronchus. Dies gilt auch für einen versehentlich zu weit vorgeschobenen Trachealtubus zur Beatmung mit der Folge, dass bei dieser inkorrekten Lage nur die rechte Lunge ausreichend belüftet wird. Die Lage des Tubus kann durch Auskultation der beiden Lungenflügel mit dem Stethoskop oder auch im Thoraxröntgenbild kontrolliert werden.

20.4 Röntgenbild des Thorax (a.-p.)

Darstellung eines versehentlich im rechten Hauptbronchus liegenden Tubus.

Quelle: Oestmann J, Hrsg. Radiologie. 2. Aufl. Stuttgart: Thieme; 2005

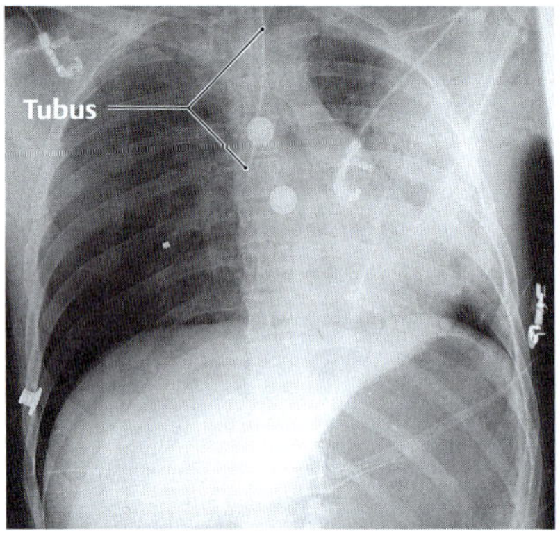

Über die **Membrana bronchopericardiaca** besteht eine flexible Fixation des Systems.

Die Hauptbronchien werden genau wie die Bifurcatio tracheae durch die **Membrana bronchopericardiaca** am Herzbeutel und am Diaphragma elastisch fixiert.

Gefäßversorgung: Rr. bronchiales aus der Brustaorta, A. thoracica interna sowie der 3. oder 4. Interkostalarterie. Die **venöse** Drainage erfolgt über kleine Äste, die in die V. azygos bzw. V. hemiazygos münden.

Lymphabfluss: Nll. tracheobronchiales und bronchopulmonales (Abb. **20.3** und Abb. **20.15**)

Gefäßversorgung: Die **arterielle Versorgung** der Hauptbronchien erfolgt durch **Rr. bronchiales** (früher Aa. bronchiales) aus der Brustaorta, der A. thoracica interna sowie häufig aus der 3. und 4. Interkostalarterie.

Das **venöse Blut** fließt über Venenäste ab, die rechts größtenteils in die V. azygos und links in die V. hemiazygos einmünden.

Die **Lymphdrainage** erfolgt über die Nll. tracheobronchiales und Nll. bronchopulmonales in die Trunci bronchomediastinales sinister und dexter (Abb. **20.3** und Abb. **20.15**).

Innervation: Die sensorische und vegetative efferente Innervation erfolgt durch den **Plexus pulmonalis** auf der Ventral- und insbesondere Dorsalseite der Hauptbronchien. Der Plexus erhält Fasern vom N. vagus und Truncus sympathicus.

Innervation: Die Hauptbronchien, wie auch die nachfolgenden Abschnitte des Bronchialbaums, werden sensorisch, sympathisch und parasympathisch durch den **Plexus pulmonalis** versorgt. Dieser befindet sich beidseitig auf der Ventral- und Dorsalseite der Hauptbronchien. Dorsal ist er besonders stark ausgeprägt. In den Plexus pulmonalis strahlen Äste des N. vagus (Rr. bronchiales), die sich auf Höhe der transthorakalen Ebene (S. 632) und unterhalb derselben vom N. vagus abzweigen, sowie Äste des Truncus sympathicus (Ggl. stellatum, 1.–4. Brustganglion; Rr. pulmonales) ein.

Sensorische Nervenfasern, die bevorzugt Dehnungs- und Schmerzreize vermitteln, verlaufen mit dem N. vagus und werden zu Kernen im Hirnstamm weitergeleitet.

Sensorische Nervenfasern vermitteln Dehnungs- und Schmerzreize und verlaufen bevorzugt mit dem N. vagus. Die Perikaryen der sensorischen Nervenfasern befinden sich im **Ggl. superius („jugulare")** und **Ggl. inferius („nodosum")** des N. vagus. Zentralwärts erfolgt die Weiterleitung zum **Ncl. tractus solitarii** und nachgeschaltete Kerngebiete im Atmungszentrum des Hirnstamms (S. 1250). Diese Faserbahnen sind wichtig für den Hering-Breuer-Reflex (S. 552).

Der N. laryngeus recurrens entsendet **parasympathische** präganglionäre Fasern, die in der Wand der Hauptbronchien umgeschaltet werden. Effekt ist eine **Verengung der Atemwege**.

Parasympathisch: Der N. laryngeus recurrens entsendet kurze präganglionäre parasympathische Nervenfasern, die in mikroskopisch kleine parasympathische Ganglien in der Wand der Trachea einstrahlen und dort umgeschaltet werden. Über eine Aktivierung des Parasympathikus werden die **Atemwege** durch Kontraktion der glatten Muskelzellen **verengt** und das Totraumvolumen (S. 545) bei Ruheatmung dadurch gering gehalten.

Sympathische Fasern entstammen dem Ggl. stellatum und den oberen Thorakalganglien. Sie bewirken eine Atemwegserweiterung und damit einhergehend die Herabsetzung des Atemwegswiderstands.

Die **sympathischen Nervenfasern** entstammen dem Ggl. stellatum und den oberen Thorakalganglien. Sie vermitteln über noradrenerge β2-Rezeptoren eine Relaxation glatter Muskelzellen. Ihre primäre Bedeutung liegt darin, bei erhöhten Leistungsanforderungen den Atemwegswiderstand herunterzusetzen. Die vorliegende Erhöhung des Totraumes bei einer Atemwegserweiterung ist bei großem Atemzugvolumen funktionell relativ unbedeutend.

Von Spatzen und Kanonen

> Da liegt er nun schon seit zwei Tagen mit Fieber und mangelnder Nahrungsaufnahme, der kleine zweijährige Kerl – und keiner weiß so genau, was er hat. Es ist 21 Uhr und mein Spätdienst in der Kinderklinik ist erstaunlich ruhig. Die Eltern des Jungen sind erst vor wenigen Minuten nach Hause gegangen, nachdem er endlich – flach und schnell atmend, die Haare kleben ihm auf der Stirn – in einen unruhigen Schlaf gefallen war.

Bis vor Kurzem hat der Kleine noch ganz normal gegessen und abends immer eine „Schlafflasche" bekommen. Doch urplötzlich konnte er nichts mehr essen und nur noch wenig trinken, bevor er alles wieder herauswürgte und vor Atemnot blau anlief. Aus dem Mund riecht er erbärmlich faulig und der Speichel läuft ihm aus dem Mund. Ich habe das Gefühl, dass er vom wenigen Essen schon ganz blass und ausgezehrt aussieht, obwohl er hungrig ist wie ein kleiner Wolf.

Eine angeborene Fistel oder Atresie der Speiseröhre scheiden als Ursache aus, denn sie wären ja direkt nach der Geburt aufgefallen. Die Laborwerte sind bis auf Zeichen einer leichten Entzündung unauffällig. Bei jeder Visite können wir uns die Ratlosigkeit gegenseitig ansehen.

Morgen soll er nun eine Gastroskopie in Narkose bekommen – eine ganz schöne Kanone, mit der wir da auf diesen Spatz zielen! Aber was bleibt uns anderes übrig?

Kurz vor Ende meines Diensts kommt unser PJ-Student noch einmal vorbei und fragt am Türrahmen lehnend: „Sag mal, wie sah eigentlich das Röntgenbild von unserem kleinen Sorgenkind aus? Also der Thorax?" Ich erkläre ihm, da sei nix drauf zu sehen. Aber will einem Gedanken nachgehen und so mache ich ihm das Bild am Rechner auf und gehe mich umziehen.

10 Sekunden später steht er atemlos in der Umkleide und keucht: „Da ist was! Was Helles über dem Jugulum!" Ich antworte: „Das Bild ist in der Notaufnahme gemacht worden, das ist eine EKG-Elektrode!" – „Quatsch! Ich hab noch nie gesehen, dass die auf dem Jugulum kleben!" Da hat er auch irgendwie wieder recht.

Schnell ziehe ich mich wieder um und erkenne: Da ist tatsächlich etwas. Irgendetwas Röntgendichtes, was wir alle nicht gesehen haben. Gut dass morgen ohnehin die Gastro stattfindet. Meine Kollegin ist von der PJler-Diagnose „Fremdkörper" ebenfalls peinlich berührt. Wie gut, dass manch einer noch ganz „naiv" auf die Bilder guckt, ohne sich auf das „o. B." aus der Radiologie zu verlassen.

Am nächsten Tag wird bei der ÖGD eine 20-Cent-Münze aus der Speiseröhre entfernt und darüber lamentiert, wann wer was genau übersehen hat und Schuldige werden gesucht. Nur die Eltern des Jungen haben den PJ-Studenten vor Dankbarkeit fast totgedrückt …

Immerhin hat unser Chef zugegeben, wer der „glückliche Finder" war. Ich wünsche dem jungen Kollegen, dass er immer so einen klaren Blick behält.

* Fallbeispiel fiktiv, Namen und Daten frei erfunden

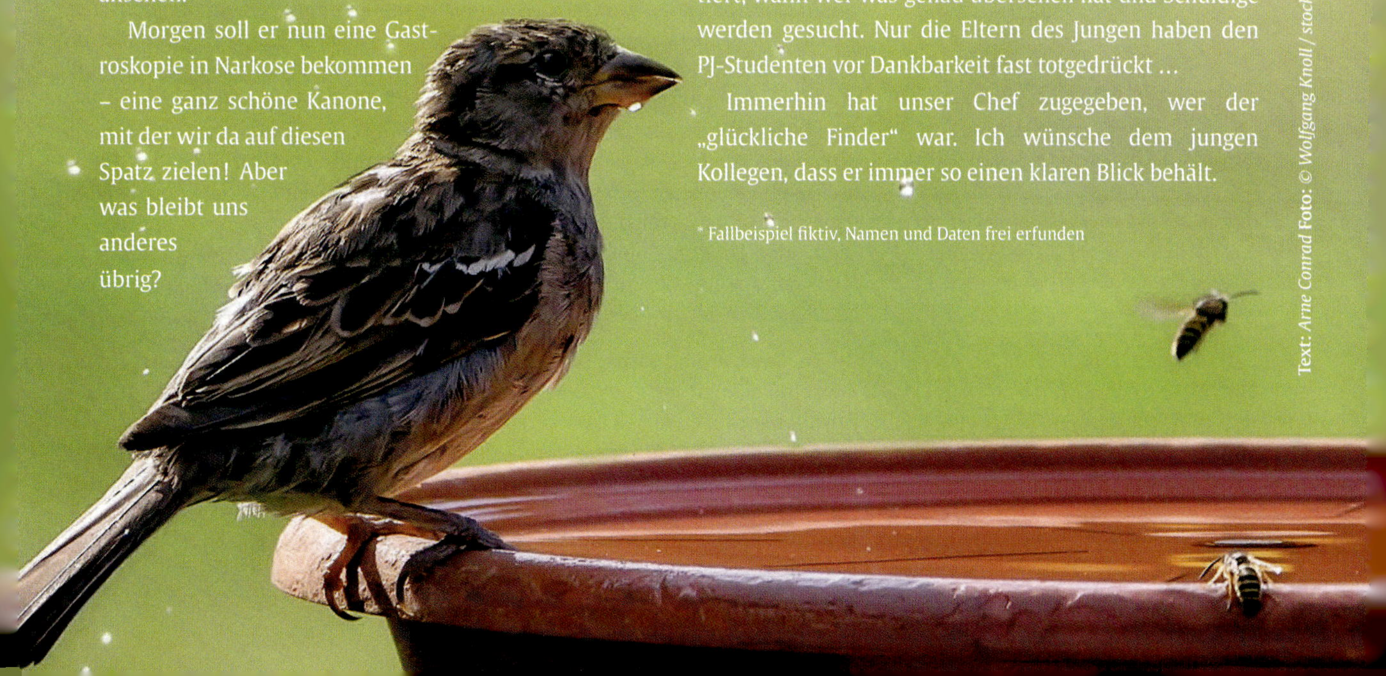

Text: Arne Conrad Foto: © Wolfgang Knoll / stock.adobe.com

20.3 Lunge (Pulmo)

Die Lunge (**Pulmo**) ist ein paariges Organ (**Pulmo dexter** und **sinister**) in der Brusthöhle, das im Dienst der Atmung steht.

20.3 Lunge (Pulmo)

Die Lunge (**Pulmo**) ist ein paariges Organ in der Brusthöhle, das im Dienst der **Atmung** steht. Strukturell unterscheidet man eine rechte und eine linke Lunge (**Pulmo dexter** und **sinister**), funktionell bilden die beiden Lungen eine Einheit.

≡ 20.2

≡ 20.2 Unterschiede zwischen rechter und linker Lunge

Kriterium	Pulmo dexter	Pulmo sinister
Anzahl der Lappen	3	2
Organvolumen	ca. 2 Liter	(links etwa 20 % weniger)
Lage des Bronchus im Lungenhilum (s. u.)	eparteriell (oberhalb der A. pulmonalis)	hyparteriell (unterhalb der A. pulmonalis)

20.3.1 Funktion der Lunge

Die **Lunge** ist das zentrale Atmungsorgan, das für die **„äußere Atmung"** verantwortlich ist:

- die **Abgabe von CO_2** aus dem Blut in die Alveolen und
- die **Aufnahme von O_2** aus den Alveolen in das Blut.

Voraussetzung für einen intensiven Gasaustausch ist der enge Kontakt zwischen den **Alveolen** und dem **Kapillarnetz** des Lungenkreislaufs (S. 560).

20.3.1 Funktion der Lunge

In den Lungen findet der **Gasaustausch** (**„äußere Atmung"**) statt: Im Körper als Stoffwechselprodukt erzeugtes Kohlendioxid (CO_2) muss in der Lunge aus dem Blut entfernt werden, um eine Ansäuerung und andere negative Folgen eines hohen CO_2-Partialdrucks zu vermeiden. Gleichzeitig mit der **Abgabe von Kohlendioxid** (**CO_2**) erfolgt die **Aufnahme von Sauerstoff** (**O_2**) in das Blut, der Voraussetzung für die Aufrechterhaltung sämtlicher Organfunktionen ist. Die Lungen stehen also im Dienst des gesamten Organismus, indem sie für dessen ausreichende Versorgung mit Sauerstoff sorgen und den pH-Wert des Blutes anteilig regulieren.

Eine wesentliche Grundvoraussetzung für einen intensiven Gasaustausch zwischen Blut und Luft ist der enge Kontakt der **Lungenbläschen** (**Alveolen**), die den Hauptteil der respiratorischen Abschnitte bilden, mit dem **engmaschigen Kapillarnetz** des Lungenkreislaufs; zu Details (S. 560).

20.3.2 Form, Abschnitte und Lage der Lunge

Die Lunge ist ein weiches Organ mit **schwammartiger** Konsistenz.

20.3.2 Form, Abschnitte und Lage der Lunge

Linke und rechte Lunge füllen einen großen Abschnitt der Brusthöhle aus. Sie liegen topografisch seitlich des Mediastinums (Abb. **19.7**) und haben die Form eines zu den Rippen hin abgerundeten Kegels. Die mediastinalen Seiten der beiden Lungen werden durch angrenzende Leitungsbahnen eingedellt. Die Basis des Lungenkegels liegt dem Zwerchfell auf und ist aufgrund der Zwerchfellwölbung konkav geformt. Die Lungenspitze reicht nach apikal einige cm über die obere Thoraxapertur hinaus. Bei Lebenden ist die Lunge ein weiches Organ und besitzt eine **schwammartige**, sehr **elastische** Konsistenz. Linke und rechte Lunge werden jeweils von einem Pleurasack umgeben, der aus zwei serösen Häuten besteht. Die Lungen werden von der **Pleura visceralis** unmittelbar überzogen; sie verleiht den Lungen eine glänzende, glatte Oberfläche. Die **Pleura visceralis** geht am Lungenhilum in die Pleura parietalis über, welche die wandständigen Abschnitte der Brusthöhle auskleidet (als „Pleura costalis" den knöchernen Brustkorb, als „Pleura diaphragmatica" das Zwerchfell) und mit ihrem medialen Abschnitt („Pleura mediastinalis") an das Mediastinum grenzt. Zwischen Pleura visceralis und Pleura parietalis befindet sich die Pleurahöhle. Wird die Brusthöhle eröffnet, kollabieren die Lungen aufgrund des dann fehlenden Unterdrucks im Pleuraspalt (S. 530) auf etwa ein Drittel ihres Volumens am Lungenhilum – diesen Zustand bezeichnet man als Pneumothorax (S. 558).

Die beiden Lungen (**Pulmo sinister** und **Pulmo dexter**) weisen trotz grundsätzlich ähnlicher äußerer Gestalt und Gliederung einige wichtige **Unterschiede** (Tab. **20.2**) auf, die z. T. in der größeren Linksausdehnung des Herzens (S. 569) begründet sind.

Trotz grundsätzlich ähnlicher äußerer Gestalt beider Lungen gibt es wichtige Unterschiede (Tab. **20.2**).

Größe, Gewicht und Farbe: Das Lungenvolumen schwankt zwischen etwa **2–3 Litern** (**maximale Ausatmung**) und etwa **6–8 Litern** (**maximale Einatmung**).

Die **gasaustauschende Fläche** beider Lungen beträgt etwa **70 m²** und kann bei maximaler Inspiration auf 140 m² gesteigert werden.

Beide Lungen wiegen **blutleer** beim Erwachsenen **ca. 550 g**.

Größe, Gewicht und Farbe: Bei **maximaler Ausatmung** besitzen die Lungen zusammen ein **Volumen** von etwa **2–3 Litern**, bei **maximaler Einatmung** kann sich das Lungenvolumen auf etwa **6–8 Liter** vergrößern.

Die **gasaustauschende Fläche** nimmt durch den oberflächenvergrößernden Aufbau des Bronchialbaums, der Konstruktion der Alveolen und des elastischen Gesamtaufbaus bei ruhiger Einatmung eine **Fläche von ca. 70 m²** ein. Diese große Gasaustauschfläche wird durch den Aufbau von **300–400 Millionen Alveolen** in den beiden Lungen gewährleistet. Bei der Ausatmung sinkt die gasaustauschende Fläche (auf ca.

40 m^2 bei maximaler Exspiration), bei der Einatmung steigt sie an (auf maximal 140 m^2 bei stärkster Inspiration).
Beide Lungen zusammen wiegen beim Erwachsenen etwa **800 g, ohne Blut ca. 550 g.** Eine belüftete Lunge hat ein spezifisches Gewicht von 0,13 g/ml bis 0,175 g/ml und schwimmt deshalb auf Wasser.

In belüftetem Zustand ist das spezifische Gewicht geringer als Wasser.

▸ Klinik. Eine noch nicht belüftete Lunge, z. B. die Lunge eines Kindes vor der Geburt, hat dagegen ein spezifisches Gewicht über 1,0 g/ml und sinkt im Wasser. Mit Hilfe der sog. **Schwimmprobe** kann in der Rechtsmedizin herausgefunden werden, ob es sich bei einem toten Neugeborenen um eine Totgeburt handelt oder ob das Kind vor seinem Tod bereits gelebt bzw. geatmet hat.

▸ Klinik.

Bei Kindern hat die Lunge eine grau-rosa Oberfläche. Mit zunehmendem Alter wird die Lungenoberfläche dunkler aufgrund eingeatmeter Staubpartikel (v. a. Feinstaubbelastung der Luft und Tabakrauch), die von Makrophagen der Lunge phagozytiert werden.

Form und Abschnitte: Jede **Lunge** gleicht einem **abgerundeten, stumpfen Kegel** mit einer Spitze (**Apex pulmonis**) und einer konkav geformten Basis (**Basis pulmonis**). Entsprechend den angrenzenden Strukturen unterscheidet man folgende Flächen:

- **Facies diaphragmatica** (= Basis pulmonis): Diese konkave Fläche bildet die Lungenbasis und liegt der **Zwerchfellkuppel** auf (Abb. **20.5**b und Abb. **20.5**d).
- **Facies costalis**: Sie liegt den Rippen zugewandt in der Konkavität der Brustwand (Abb. **20.5**a und Abb. **20.5**c).
- **Facies mediastinalis** (Abb. **20.5**b und Abb. **20.5**d)**:** Sie ist zum Mediastinum nach medial gerichtet und beinhaltet das Lungenhilum (Hilum pulmonis = „Lungenpforte"). Die in der Lungenpforte ein- und austretenden Strukturen werden in ihrer Gesamtheit als Lungenstiel oder Lungenwurzel (**Radix pulmonis**) bezeichnet. Der Lungenstiel umfasst die Gesamtheit aller in das Hilum eintretenden Strukturen: Bronchus principalis (S. 535), A. pulmonalis (S. 549), s. auch Lungenarterien (S. 622), Vv. pulmonales (S. 549), s. auch Lungenvenen (S. 625), Rr. bronchiales (S. 550), Vv. bronchiales (S. 550), Lymphgefäße und Lymphknoten, z. B. Nll. intrapulmonales und die als „Hilumlymphknoten" (S. 551) bezeichneten Nll. bronchopulmonales (Abb. **20.3**) sowie verschiedene Nerven (S. 551).

Form und Abschnitte: wie ein eingekehlter Kegel mit einer Spitze (**Apex pulmonis**) und Basis (**Basis pulmonis**). Letztere und die beiden Seitenflächen werden nach den anliegenden Strukturen benannt:

- **Facies diaphragmatica**: Die Basis pulmonis liegt dem Zwerchfell auf (Abb. **20.5**b und Abb. **20.5**d).
- **Facies costalis**: Sie liegt der knöchernen Brustwand innen an (Abb. **20.5**a und Abb. **20.5**c).
- **Facies mediastinalis** (Abb. **20.5**b und Abb. **20.5**d): Sie bildet die laterale Begrenzung des Mediastinums und ist die Pforte für die in das **Lungenhilum** ein- und austretenden Strukturen (Lungenstiel/-wurzel = **Radix pulmonis**: Bronchien, Blut- und Lymphgefäße).

▸ Merke. Das **Lungenhilum** ist Ein- und Austrittsstelle der Pulmonalgefäße und der Bronchien. Die Anordnung dieser Strukturen im Hilum zeigt Seitenunterschiede: Während die Vv. pulmonales beidseits ventrokaudal des Bronchus liegen, tritt

- der **rechte** Oberlappenbronchus **über** der A. pulmonalis (**eparterielle Lage**),
- der **linke** Hauptbronchus dagegen **unterhalb** der A. pulmonalis (**hyparterielle Lage**) in die Lunge ein.

▸ Merke.

Der Lungenstiel wird vom **Mesopneumonium**, dem Übergang von der Pleura parietalis auf die Pleura visceralis (S. 553), umhüllt. Das Mesopneumonium weist eine nach kaudal gerichtete, in der Frontalebene befindliche Aussackung auf. Diese kleine, nach kaudal hängende Aussackung des Mesopneumoniums wird als **Lig. pulmonale** bezeichnet.

Der Lungenstiel wird vom **Mesopneumonium** umhüllt, dessen kaudale Aussackung man als **Lig. pulmonale** bezeichnet.

Die Facies mediastinalis zeigt durch die Nähe zu den Organen des Mediastinums links und rechts unterschiedliche Einbuchtungen: Der größte Unterschied betrifft die **Impressio cardiaca**, eine Mulde in der Lunge, welche an Herz und Perikard grenzt. Da das Herz weitgehend nach links verlagert ist, ist die Impressio cardiaca hier größer als rechts und lässt an der Margo anterior der linken Lunge sogar eine regelrechte Einkerbung (**Incisura cardiaca**) entstehen. Bei Ansicht von vorne läuft unterhalb dieser Ausbuchtung die linke Lunge in einem zungenförmigen Zipfel aus, die **Lingula pulmonis.**

Die Einbuchtung, die das Herz in der Lunge bildet (**Impressio cardiaca**) ist links größer als rechts. Die linke Lunge bildet unterhalb der Incisura cardiaca einen zungenförmigen Zipfel (**Lingula pulmonis**).

Neben der durch das Herz hervorgerufenen Mulde zeigen die mediastinalen Oberflächen der Lungen auf beiden Seiten noch Abdrücke anderer Organe und Leitungsbahnen (Abb. **20.5**b und Abb. **20.5**d): Auf der rechten Lunge finden sich Abdrücke der **V. azygos** und des **Ösophagus** (S. 666). Links zeichnen sich **Aortenbogen** und **Aorta thoracica** ab.

Verschiedene Organe und Leitungsbahnen bilden sich auf der mediastinalen Fläche der Lunge ab (Abb. **20.5**c und Abb. **20.5**d): rechts z. B. V. azygos und Ösophagus; links Aortenbogen und Aorta thoracica.

20.5 Rechte (a, b) und linke (c, d) Lunge im Vergleich

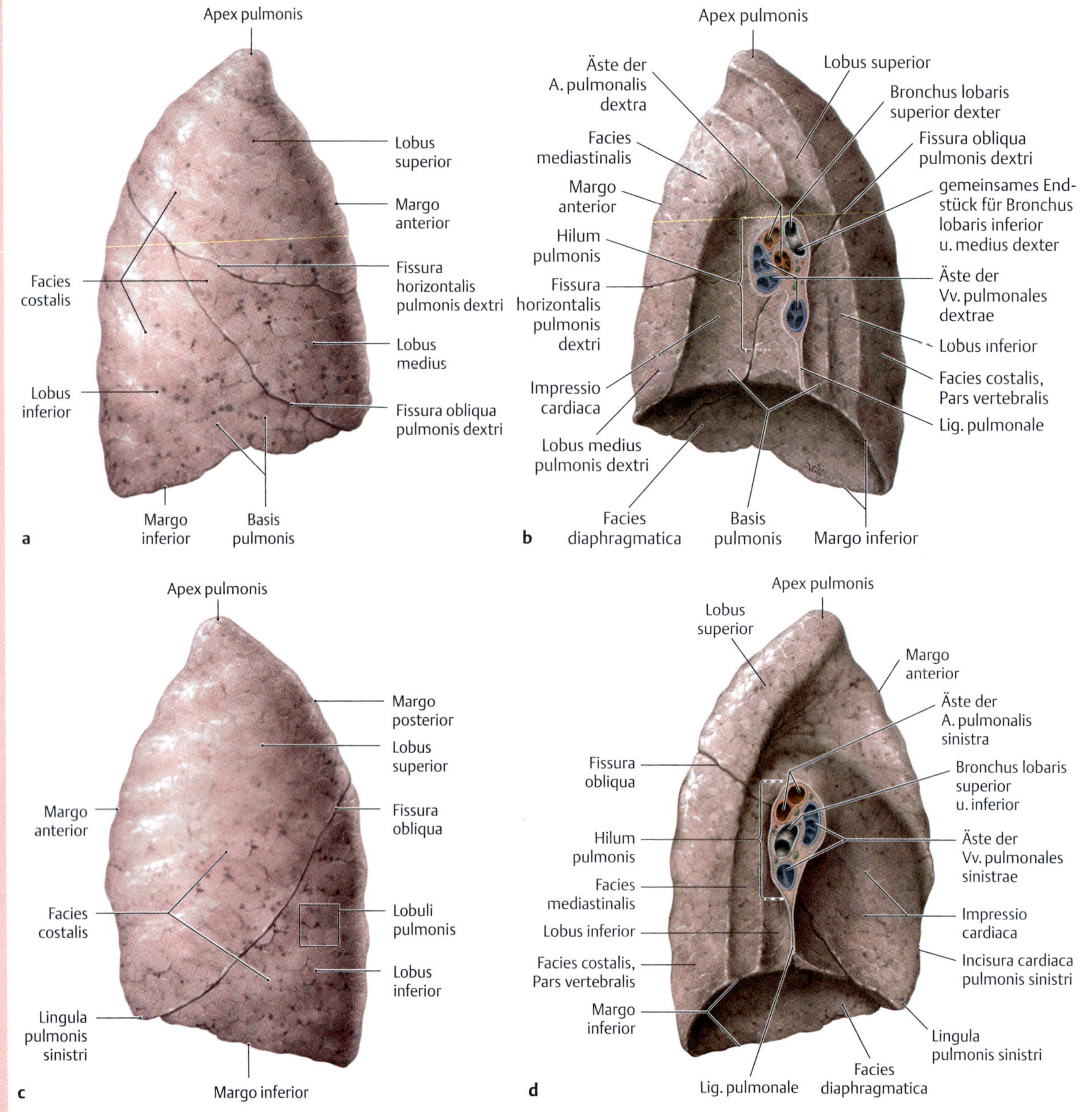

Sicht von lateral (**a**, **c**) und von medial (**b**, **d**).

Quelle: Schünke M, Schulte E, Schumacher U. PROMETHEUS LernAtlas der Anatomie, Innere Organe. Illustrationen von Voll M u. Wesker K. 6. Aufl. Stuttgart: Thieme; 2022

Durch Zusammentreffen der jeweiligen Flächen bilden sich an jeder Lunge zwei „scharfe“ Ränder („Kanten“):

- **Margo anterior** und
- **Margo inferior**.

Lage: Entsprechend der Definition der Pleurahöhle (S. 530) wird die Lage der Lunge oft („fälschlich“) als *darin* beschrieben, obwohl sie korrekterweise *an* ihrer viszeralen Wand liegt.

Durch Zusammentreffen der jeweiligen Flächen bilden sich an jeder Lunge zwei „scharfe“ Ränder („Kanten“) aus:

- **Margo anterior** ventral zwischen Facies mediastinalis und costalis.
- **Margo inferior** umfasst die diaphragmale Fläche der Lunge und trennt sie medial von der mediastinalen Fläche sowie lateral durch einen schärferen Rand von der kostalen Oberfläche.

Lage: Die beiden Lungen liegen beidseits des Mediastinums. Entsprechend der Definition der Pleurahöhle (S. 530) wird die Lage der Lunge oft („fälschlich“) beschrieben als *in* der Pleurahöhle, obwohl sie korrekterweise *an* der viszeralen Wand der zum Spalt verengten Pleurahöhle liegt. Beide Pleurahöhlen kommunizieren nicht miteinander!

20.3.3 Aufbau der Lunge

Der Aufbau der Lunge wird durch das sich dichotomisch aufzweigende Bronchialsystem bestimmt. In seiner Gesamtheit entsteht dadurch eine bäumchenartige Struktur, der **Bronchialbaum** (S. 545), deren periphere Abschnitte Ort des Gasaustausches sind. Der Gliederung des Lungengewebes in Lappen, Segmente, Läppchen und Acini liegt jeweils ein Abschnitt des Bronchialbaums mit seinen weiteren Verzweigungen zugrunde (Tab. **20.3**).

20.3.3 Aufbau der Lunge

Die Gliederung des Lungengewebes folgt der Gliederung des **Bronchialbaums** (S. 545) (Tab. **20.3**).

20.3 Zusammenhang zwischen Abschnitten des Bronchialbaums und zugehörigem Lungengewebe

Lungengewebe Einheit	Trenn-Strukturen	Bronchialbaumabschnitt	Anzahl rechts	links
Lobus pulmonis (Lungenlappen)	Fissurae (Fissuren)	**Bronchus lobaris** (Lappenbronchus)	3/Lunge	2/Lunge
Segmentum bronchopulmonale (bronchopulmonales Segment = Lungensegment)	Bindegewebssepten (an der Lungenoberfläche nicht erkennbar) mit Segmentvenen	**Bronchus segmentalis** (Segmentbronchus)	10/Lunge	9(10)/Lunge
Lobulus pulmonis (Lungenläppchen)	Bindegewebe, unvollständige Trennung (makroskopisch nur sichtbar z. B. bei Rauchern)	**Bronchiolus lobularis** (erste Generation der Bronchioli)	ca. 4 000/Lunge	
Acinus	–	**Bronchiolus terminalis** mit Aufzweigung in ▪ **Bronchiolus respiratorius** I, II, III	ca. 12–18 Acini/Lobulus	
		Ductus alveolaris, der an seinem distalen Ende übergeht in mehrere		
		▪ **Sacculi alveolares**		
		▪ **Alveolen** (Lungenbläschen)	ca. 200 Alveolen/Bronchiolus respiratorius	

Lungengewebe

Das Lungengewebe wird durch den sich verzweigenden Bronchialbaum mit seinen Alveolen gebildet.

Gliederung: Das Lungengewebe lässt sich gliedern in (s. a. Tab. **20.3**):
- **Lungenlappen** (Lobi pulmonis, s. u.),
- **Lungensegmente**, sog. Segmenta bronchopulmonalia (S. 542),
- **Lungenläppchen**, sog. Lobuli pulmonis und
- Acini (S. 545).

Lungengewebe

Gliederung: (s. a. Tab. **20.3**)
- Lappen (s. u.)
- Segmente (S. 542)
- Läppchen (S. 544)
- Acini (S. 545)

Lungenlappen (Lobi pulmonis)

Die Lungenlappen sind die größten Bauteile der Lunge. Die **rechte Lunge** (**Pulmo dexter**) besitzt **drei** Lungenlappen (Abb. **20.5**a und Abb. **20.5**c):
- Oberlappen (Lobus superior pulmonis dextri),
- Mittellappen (Lobus medius pulmonis dextri) und
- Unterlappen (Lobus inferior pulmonis dextri).

Die **linke Lunge** (**Pulmo sinister**) besitzt **zwei** Lungenlappen (Abb. **20.5**c und Abb. **20.5**d):
- Oberlappen (Lobus superior pulmonis sinistri) und
- Unterlappen (Lobus inferior pulmonis sinistri).

Die Lappen jeder Lunge sind voneinander durch sog. **Fissurae interlobares** getrennt (Abb. **20.5**), die durch Auskleidung mit Pleura visceralis (S. 553) als Verschiebe- und Gleitspalt bei Atemexkursionen der Lunge dienen:
- **Fissura obliqua:** Diese schräg von dorsokranial nach ventrokaudal bis zur Lungenbasis verlaufende Fissur trennt den Unterlappen von den beiden anderen Lappen (rechts) bzw. dem Oberlappen (links).
- **Fissura horizontalis:** Diese der rechten Lunge vorbehaltene horizontal gestellte Fissur verläuft etwa parallel zur 4. Rippe von vorne bis zur Fissura obliqua und trennt somit Ober- und Mittellappen. Der Mittellappen befindet sich dadurch keilförmig vorne zwischen Ober- und Unterlappen (Abb. **20.5**a und Abb. **20.5**c).

Lungenlappen (Lobi pulmonis)

- Die **rechte** Lunge besitzt **drei** Lappen (Abb. **20.5**a und Abb. **20.5**c): Lobus superior, medius und inferior pulmonis dextri.
- Die **linke** Lunge besitzt **zwei** Lappen (Abb. **20.5**c und Abb. **20.5**d): Lobus superior und inferior pulmonis sinistri.

Die Unterteilung in Lungenlappen geschieht durch **Fissurae interlobares** (Abb. **20.5**), die als Verschiebespalt bei der Atmung dienen.

- **Fissura obliqua:** verläuft beidseits von dorsokranial nach ventrokaudal und trennt den Unterlappen ab.
- **Fissura horizontalis:** Sie ist nur rechts vorhanden und trennt Mittel- und Oberlappen (Abb. **20.5**a und Abb. **20.5**c).

► Merke.

► Merke. Die **Fissura obliqua** gibt es in beiden Lungen, die **Fissura horizontalis** nur rechts, wo sie den ebenfalls nur rechtsseitig vorhandenen Mittellappen vom Oberlappen trennt. Innerhalb der Fissuren sind die Lungenlappen jeweils mit einer **Facies interlobaris** einander zugewandt.

Dorsal werden von beiden Lungen sowohl Ober- als auch Unterlappen (größerer Anteil) sichtbar.
Ventral prägen Oberlappen (links) bzw. Ober- und Mittellappen (rechts) das Bild der Lunge.

Die Fissuren sind jeweils sowohl von der kostalen als auch von der mediastinalen Seite aus sichtbar.
Von **dorsal** betrachtet sieht man von beiden Lungen nur Ober- und Unterlappen, wobei der Unterlappen den jeweils größten Anteil einnimmt.
Ventral dagegen wird das Bild der Lunge hauptsächlich vom Oberlappen (links) und entsprechend vom Ober- und Mittellappen (rechts) gebildet.

► Exkurs: Varianten der Lungenlappen.

► Exkurs: Varianten der Lungenlappen. Neben den beschriebenen Fissuren, die regelmäßig vorhanden sind, gibt es manchmal akzessorische Fissuren. Diese können insbesondere rechts basal zur Ausbildung eines **Lobus cardiacus** führen.
Der Bogen der V. azygos kann manchmal auf Höhe der Bifurcatio tracheae zu einer Einschnürung der rechten Lunge und dadurch zur Abgrenzung von Lungengewebe führen. Man spricht dabei von einem **Pseudolobus venae azygos**.

► Klinik.

► Klinik. **Lungenentzündungen** (**Pneumonien**) beginnen häufig im peripheren respiratorischen Abschnitt des Bronchialbaumes, den Alveolen, Acini (S. 545), und breiten sich dann in benachbarte Regionen (Acini, Lobuli) aus. Da die Lappengrenzen die Ausbreitung zunächst begrenzen, führt ein solcher Prozess häufig zum Bild einer **Lobärpneumonie**. Eine Lobärpneumonie lässt sich klinisch durch Auskultation (S. 22) über dem betreffenden Lungenlappen feststellen (Rasselgeräusche, Bronchialatmen). Für die Diagnose einer Lobärpneumonie ist die Kenntnis der Lungenlappen und ihre Projektion auf den Thorax wichtig (vgl. Abb. **20.7**), da anderenfalls eine auf einen Lappen begrenzte Lungenentzündung übersehen werden kann. Dies gilt insbesondere bei einer Entzündung des Mittellappens der rechten Lunge, der dorsal nicht direkt der Brustwand anliegt, sondern von den beiden anderen Lungenlappen bedeckt wird. Daher sollte man die Lungenauskultation nicht ausschließlich von dorsal ausführen.

20.6 Lobärpneumonie

Die Verschattung des rechten Mittellappens ist im Röntgenthorax mit einer p.-a.-Aufnahme (S. 121) gut sichtbar.

Quelle: Reiser M, Kuhn F, Debus J, Hrsg. Duale Reihe Radiologie. 4., Aufl. Stuttgart: Thieme; 2017

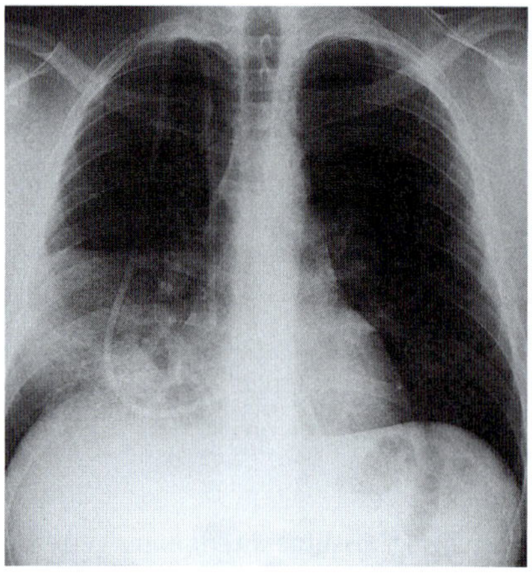

Lungensegmente (Segmenta bronchopulmonalia)

Lungensegmente (i. d. R. rechts 10, links 9, Abb. **20.8**) sind Baueinheiten der Lunge, die von **einem Segmentbronchus** belüftet bzw. von **einer Segmentarterie** versorgt werden und durch Bindegewebe voneinander abgegrenzt sind.

Lungensegmente (Segmenta bronchopulmonalia)

Die Lungensegmente (Abb. **20.8**) sind Baueinheiten der Lunge, die von **einem Segmentbronchus** belüftet bzw. von **einer Segmentarterie** versorgt werden. Sie sind etwa pyramiden- bis kegelförmig und mit ihrer Spitze zum Lungenhilum gerichtet. An der Spitze des Lungensegmentes treten Segmentbronchus (S. 545) und Segmentarterie ein, während die Segmentvenen intersegmental in der Segmentperipherie verlaufen und erst nahe dem Hilum zu den großen Lungenvenen (S. 625) zusammenfließen. Die einzelnen Lungensegmente (i. d. R. rechts 10, links 9) sind durch Bindegewebe abgegrenzt, können jedoch bei Betrachtung der Lungenoberfläche nicht differenziert werden. Grundsätzlich besitzt die linke Lunge wie die rechte Lunge **10 Segmente**; häufig ist aber das linke 7. Lungensegment nicht ausgebildet, bzw. so schwach ausgebildet, dass es dem 8. Lungensegment zugerechnet wird.

20.7 Korrelation der Lungenlappen mit typischen „Verschattungsmustern" im Röntgenbild

20.7

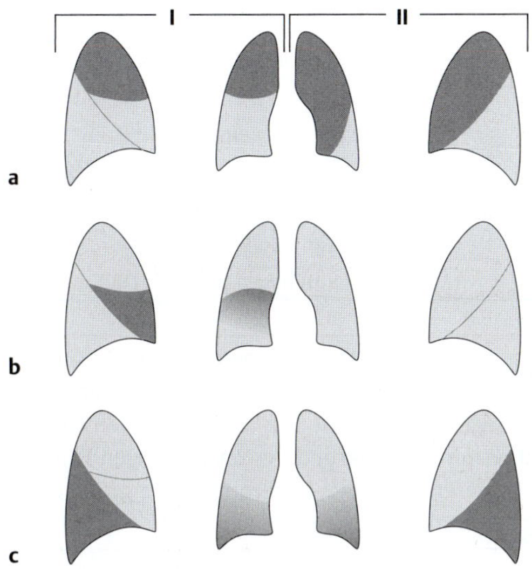

Ansicht der rechten (**I**) und linken (**II**) Lunge jeweils von lateral und ventral: Die typischen im Röntgenbild sichtbaren „Verschattungsmuster" bei Erkrankungen der Lungenlappen spiegeln deren topografische Position.

- **a** Verschattung des rechten und linken Oberlappens.
- **b** Verschattung des rechten Mittellappens (vgl. das Röntgenbild einer Mittellappenpneumonie;
- **c** Verschattung des rechten und linken Unterlappens.

Quelle der Abbildung: Schünke M, Schulte E, Schumacher U. PROMETHEUS LernAtlas der Anatomie, Innere Organe. Illustrationen von Voll M u. Wesker K. 6. Aufl. Stuttgart: Thieme; 2022

20.8 Lungensegmente mit entsprechenden Segmentbronchien

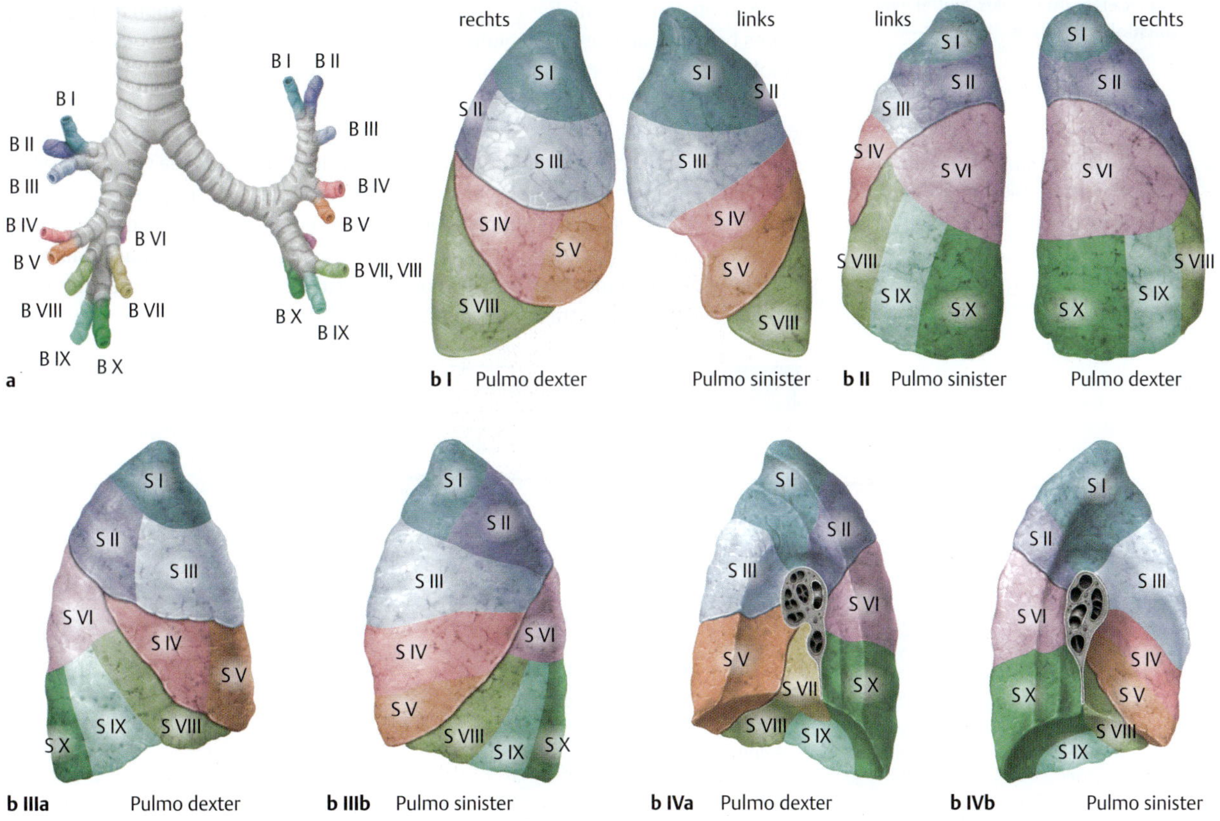

a Aufteilung des Bronchialbaums. Die Farbgebung der Segmentbronchien (B I–B X) entspricht den Lungensegmenten in **b**.

b Lungensegmente (S I–S X) der rechten und linken Lunge in der Ansicht von ventral (**I**), dorsal (**II**), lateral (**III**) und medial (**IV**): Die Farbgebung entspricht den Segmentbronchien in **a**.

Quelle: Schünke M, Schulte E, Schumacher U. PROMETHEUS LernAtlas der Anatomie, Innere Organe. Illustrationen von Voll M u. Wesker K. 6. Aufl. Stuttgart: Thieme; 2022

≡ 20.4

≡ 20.4 Segmentaufbau der Lungen

Rechte Lunge	Linke Lunge
Lobus superior	*Lobus superior*
Segmentum apicale (I)	Segmentum apicoposterius (I + II)
Segmentum posterius (II)	
Segmentum anterius (III)	Segmentum anterius (III)
Lobus medius	
Segmentum laterale (IV)	Segmentum lingulare superius (IV)
Segmentum mediale (V)	Segmentum lingulare inferius (V)
Lobus inferior	*Lobus inferior*
Segmentum superius (VI)	Segmentum superius (VI)
Segmentum basale mediale (VII)	[Segmentum basale mediale (VII); fehlt oft]
Segmentum basale anterius (VIII)	Segmentum basale anterius (VIII)
Segmentum basale laterale (IX)	Segmentum basale laterale (IX)
Segmentum basale posterius (X)	Segmentum basale posterius (X)

▸ Merke.

▸ Merke. Jedes Lungensegment ist als **bronchoarterielles Segment** eine für sich voll funktionsfähige Atmungseinheit, in deren Mittelpunkt ein Bronchus segmentalis und ein Ast der A. pulmonalis (A. segmentalis) steht. Die Venen verlaufen dagegen im Bindegewebe in der Segmentperipherie. Aufgrund der unabhängigen Funktion der einzelnen Lungensegmente ist deren operative Entfernung ohne größere Blutungsgefahr und ohne Eröffnung der Bronchialwege möglich.

Lungenläppchen (Lobuli pulmonales)

Lungenläppchen sind wichtige **Funktionseinheiten der Lunge** und entsprechen dem Versorgungsgebiet eines im Lobulus zentral gelegenen **Bronchiolus lobularis**.

Ein Lungenläppchen wird unvollständig durch Bindegewebe abgegrenzt. Die **Kantenlänge** eines typischen Lungenläppchens beträgt **0,5–3 cm**.

Lungenläppchen (Lobuli pulmonales)

Lungenläppchen (syn. sekundäre Lobuli) sind wichtige **Funktionseinheiten der Lunge**. Sie entsprechen dem Versorgungsgebiet eines Bronchiolus lobularis, der ersten Generation von Bronchioli im Bronchialbaum der Lunge. Im Mittelpunkt eines Läppchens befindet sich der **Bronchiolus lobularis** bzw. die von ihm abzweigenden Bronchioli und ein **Ast der A. pulmonalis**. In der Peripherie des Lungenläppchens liegen die Bronchioli respiratorii und die nachfolgenden Abschnitte des respiratorischen Bronchialbaums (S. 548).
Die Lungenläppchen werden nur unvollständig durch Bindegewebe voneinander abgegrenzt. Ein Lungenläppchen wird makroskopisch nur sichtbar, wenn sich – wie bei Rauchern – Ruß in das subpleurale Bindegewebe eingelagert hat. Die Basisflächen der Lungenläppchen sind auf weiten Teilen der Lungenoberfläche als polygonale Felder mit einer **Kantenlänge von 0,5–3 cm** sichtbar. Das Volumen der meisten Lungenläppchen beträgt zwischen 300 und 600 mm³.

⊙ 20.9

⊙ 20.9 Lungenläppchen/-azinus

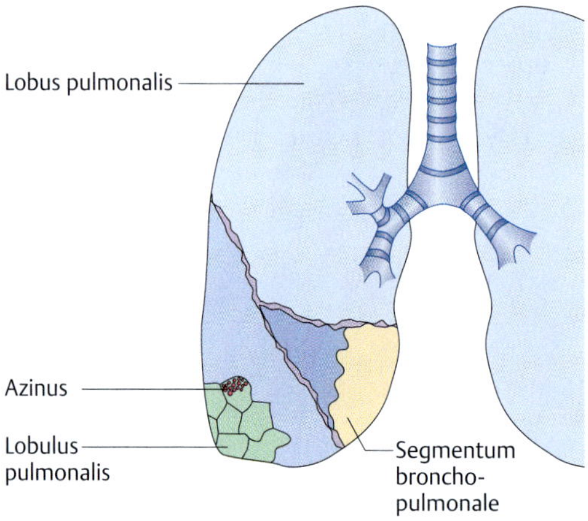

Größenverhältnisse von Lungenläppchen und Lungenazini; Projektion einzelner Lungenläppchen und Acini auf die Lungenoberfläche.

▸ Klinik. Bestimmte Erkrankungen der Lunge wie z. B. das **Lungenemphysem** (eine pathologische Vergrößerung des konduktiven Bronchialbaums zu Lasten des respiratorischen Bronchialbaums) beginnen in den Lungenläppchen.

▸ Klinik.

Lungenazini

Ein Lungenazinus (syn. primärer Lobulus) entspricht dem Versorgungsgebiet eines **Bronchiolus terminalis** und hat einen Durchmesser von etwa 0,5 mm. Die Anzahl der Acini in einem Lungenläppchen variiert stark (zwischen 3 und 30 Acini/Läppchen, i. d. R. 12–18). Die Acini sind im Lungenläppchen um den zentralen Bronchiolus lobularis und die A. lobularis angeordnet.
Lungenazini werden nicht durch Bindegewebssepten abgegrenzt; es sind lediglich vereinzelte Bindegewebsanteile vorhanden, die Äste der V. pulmonalis an die respiratorischen Abschnitte der Lungenazini heranführen.

Lungenazini

Ein Lungenazinus entspricht dem Versorgungsgebiet eines **Bronchiolus terminalis** und hat einen Durchmesser von etwa 0,5 mm.

Bronchialbaum (Arbor bronchialis)

Der Bronchialbaum bezeichnet das an den großen Bronchien beginnende Luftleitungssystem der Lunge, das seinen bäumchenartigen Charakter durch die vielfache dichotomische Aufzweigung (insgesamt 22 Teilungsgenerationen) erhält.

Einteilung: Unter funktionellen Gesichtspunkten unterscheidet man zwei Abschnitte des Bronchialbaums (Abb. **20.10**):
- der **konduktive** (luftleitende) Abschnitt wird durch die proximal gelegenen Anteile gebildet,
- der **respiratorische** (gasaustauschende) Abschnitt durch die am weitesten distal gelegenen Verzweigungen.

Bronchialbaum (Arbor bronchialis)

Einteilung: Unter funktionellen Gesichtspunkten unterscheidet man folgende Abschnitte (Abb. **20.10**):
- proximal: **konduktiver** (luftleitender) **Abschnitt**;
- distal: **respiratorischer** (gasaustauschender) **Abschnitt**.

Konduktiver Abschnitt

Funktion: Der konduktive (luftleitende) Abschnitt **führt** dem respiratorischen Abschnitt **Atemluft zu** bzw. transportiert sie **wieder ab**, ohne dass er selbst am Gasaustausch beteiligt ist. Er bedingt dadurch den sog. **Totraumanteil des Atemzugvolumens**, d. h. Luft, die nicht am Gasaustausch in den Alveolen teilnimmt. Der „Totraum" (bei Ruheatmung etwa 150–170 ml) ist konstruktiv unumgänglich, um den Alveolen die Atemluft mit dem geringstmöglichen Strömungswiderstand zuzuführen.

Anatomische Abschnitte: Die funktionelle Einheit des konduktiven Abschnitts unterteilt man nach Verzweigungsgeneration (Abb. **20.1**, Abb. **20.10**, Abb. **20.3** sowie Tab. **20.5**) und anatomischen Gesichtspunkten des Wandaufbaus weiter in:
- **Hauptbronchien** (**Bronchi principales**): Der konduktive Bronchialbaum beginnt mit dem rechten und linken Hauptbronchus (S. 535) noch außerhalb der Lunge.
- **Lappenbronchien** (**Bronchi lobares**): Der Hauptbronchus teilt sich links in 2 und rechts in 3 Lappenbronchien auf. Sie haben einen inneren Durchmesser von ungefähr **8–12 mm** und stellen die strukturelle Grundlage eines Lungenlappens (S. 541) dar.
- **Segmentbronchien** (**Bronchi segmentales, tertiäre Bronchien**): Jeder Lappenbronchus teilt sich nachfolgend in mehrere Segmentbronchien auf und versorgt ein Lungensegment (**Segmentum bronchopulmonale**, Abb. **20.8**). Die Segmentbronchien verzweigen sich dichotomisch in die nächsten 6 bis maximal 12 Generationen von Bronchien, bevor sie in die Bronchioli (s. u.) übergehen. Die Bronchien verjüngen sich dabei auf einen Durchmesser von 1–2 mm. Bei einem Durchmesser von etwa 1 mm verlieren die Bronchien i. d. R. den Knorpelbesatz.
- **Bronchioli:** Sie sind **knorpelfrei** und haben initial einen Durchmesser von **etwa 1 mm**. Die erste Generation von **Bronchioli** belüftet ein **Lungenläppchen** (**Lobulus pulmonis**). Diese Bronchioli werden als **Bronchioli lobulares** bezeichnet.
- **Bronchioli terminales:** Sie bilden als Endaufzweigungen der Bronchioli den Endabschnitt des konduktiven Systems, haben einen Durchmesser von **etwa 0,5–0,8 mm** und versorgen einen **Lungenazinus**.

Konduktiver Abschnitt

Funktion: Er ist zuständig für den **An- und Abtransport** der Atemluft, ohne dass er am Gasaustausch beteiligt ist. Dadurch bedingt er den sog. **Totraumanteil** des Atemzugvolumens.

Anatomische Abschnitte: Nach Verzweigungsgeneration (Abb. **20.1**, Abb. **20.10**, Tab. **20.3**) und Wandaufbau (Tab. **20.5**) unterscheidet man:
- **Hauptbronchien** (Bronchi principales), noch außerhalb der Lunge (S. 535).
- **Lappenbronchien** (Bronchi lobares), für jeweils einen Lungenlappen.
- **Segmentbronchien** (Bronchi segmentales), für jedes Lungensegment (Abb. **20.8**).
- **Bronchioli:** erstmals **knorpelfrei**. Die erste Generation (Bronchiolus lobularis) belüftet ein Lungenläppchen.
- **Bronchioli terminales:** Endabschnitt des konduktiven Systems; Versorgung eines Acinus.

20.10 Intrapulmonal gelegener Bronchialbaum (Arbor bronchialis)

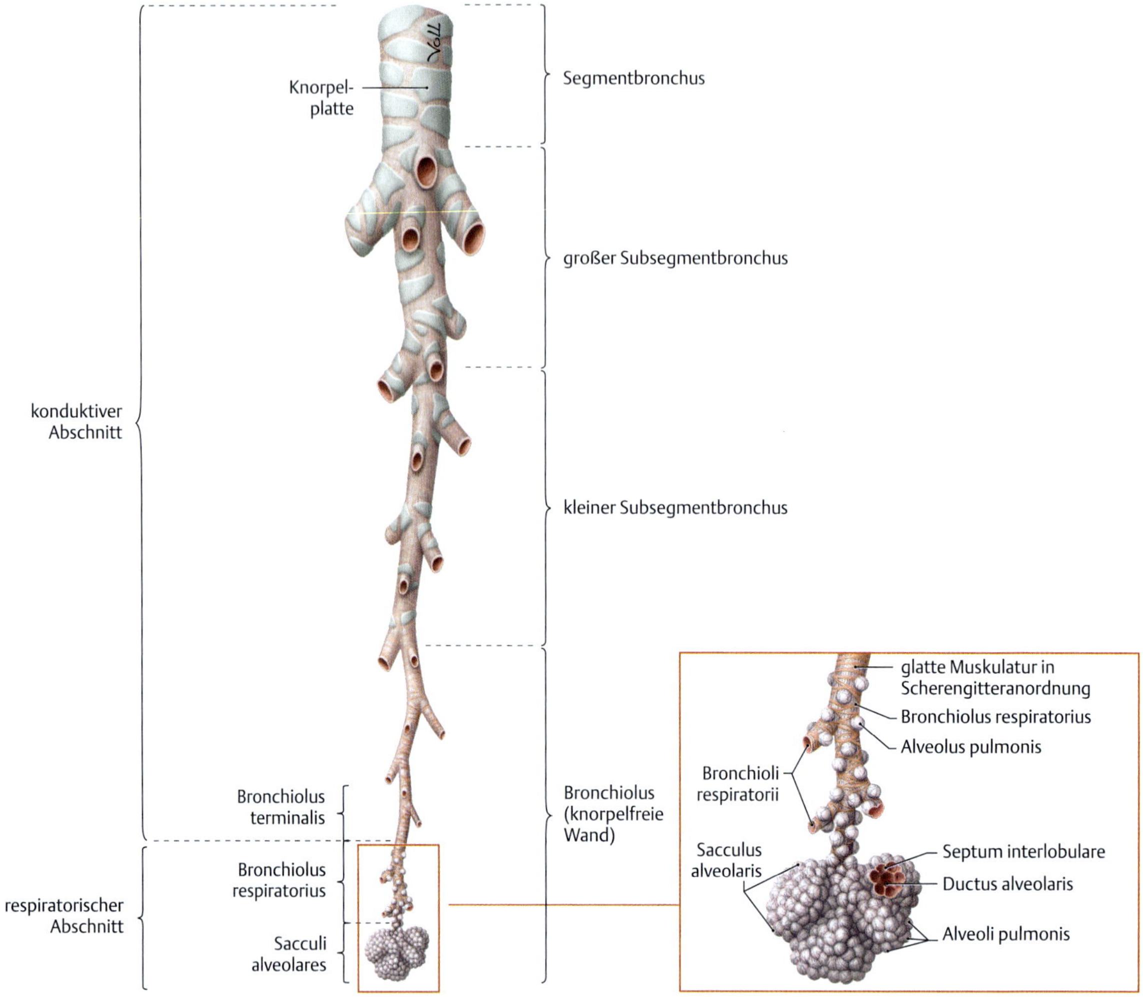

Darstellung der anatomischen und funktionellen Abschnitte mit Ausschnittsvergrößerung des respiratorischen Abschnitts.

Quelle der Abbildung: Schünke M, Schulte E, Schumacher U. PROMETHEUS LernAtlas der Anatomie, Innere Organe. Illustrationen von Voll M u. Wesker K. 6. Aufl. Stuttgart: Thieme; 2022

20.5 Feinbau verschiedener Abschnitte der intrapulmonalen Verzweigungen des Bronchialbaums

Gewebe/ Strukturen	Lappen- und Segment-bronchien	Bronchioli	Bronchioli terminales	Bronchioli respiratorii	Ductus alveolares
Epithel	Flimmerepithel mit vielen Kinozilien		teilweise kinozilienfrei	keine Kinozilien	
	mehrreihig*	zweireihig, zylindrisch**	einschichtig, kubisch**	einschichtig, kubisch**	einschichtig, platt***
Drüsen					
▪ intraepithelial (Becherzellen)	+	+	–	–	–
▪ subepithelial (Gll. bronchiales)	+	–	–	–	–
Bindegewebe	Tunica fibrocartilaginea	viele elastische Fasern in Lamina propria und peribronchialem Bindegewebe			elastische Fasern um Ductus alveolaris
Muskulatur	kontinuierliche Tunica muscularis	relativ kräftige Tunica muscularis		Tunica muscularis dünnt sich aus	Basalringe
Knorpel	Knorpelplättchen	–	–	–	–

* An Teilungsspornen der Trachea und großen Bronchien können kleine Inseln aus mehrschichtigem, unverhorntem Plattenepithel vorkommen.
** Zusätzlich ins Epithel eingelagerte Zelltypen sind:
- Keulenzellen (engl. club cells, veraltet: Clara-Zellen) → Sekretion von Surfactant-Komponenten (S. 548) sowie von immunregulatorisch wirksamen Komponenten
- neuroendokrine Zellen (Teil des disseminierten neuroendokrinen Systems)
- dendritische Zellen (S. 168), d. h. antigenpräsentierende Zellen

*** einschichtig, kubisches Epithel an den Basalringen.

Feinbau: Der histologische Aufbau der **Bronchien** ist prinzipiell dem Aufbau der Trachea sehr ähnlich (Tab. **20.1**), jedoch sind die **Knorpeleinlagerungen** in der Tunica fibrocartilaginea sehr viel **unregelmäßiger**. Es kommt zum Aufbau einer kontinuierlichen innen liegenden **Tunica muscularis**. Zwischen der Tunica muscularis und der Tunica fibrocartilaginea findet sich ein gut ausgebildeter Venenplexus.
Im Gegensatz zu den Bronchien besitzen die **Bronchioli** keine eingebauten Knorpeleinlagerungen, sondern stabilisieren ihr Lumen durch in die Wand einstrahlende elastische Fasernetze. Ein weiterer wichtiger Unterschied ist die Ausbildung einer kontinuierlichen, kräftigen **Tunica muscularis** aus glatten Muskelzellen. Diese reguliert aktiv die Weite des Lumens der Bronchioli und hat große klinische Bedeutung.

Feinbau: Der Aufbau der **Bronchien** ähnelt dem der Trachea (Tab. **20.1**), allerdings sind die eingelagerten **Knorpelstücke** wesentlich **unregelmäßiger**.

Bronchioli sind **knorpelfrei**, haben aber eine eigene **Tunica muscularis**.

► Klinik. Ist der Tonus dieser glatten Muskulatur pathologisch erhöht, spricht man von einer **Bronchialobstruktion**. Dies kann anfallsweise auftreten wie beim **Asthma bronchiale** oder – wie häufig bei Rauchern im Rahmen einer chronisch obstruktiven Lungenerkrankung = **COPD** (S. 568) – zu einem dauerhaften Problem werden. Durch die Verengung der Luftwege wird der Atemwegswiderstand massiv erhöht und führt klinisch zur Atemnot (Dyspnoe).

► Klinik.

Das auskleidende Epithel ist das typische, Kinozilien tragende, mehrreihige respiratorische Flimmerepithel (Tab. **2.5**), in dem sich noch andere Zellen (neuroendokrine Zellen, dendritische Zellen, intraepitheliale exokrine Zellen: z. B. Keulenzellen (engl. club cells)) sowie auch freie Nervenfasern finden.

Im typischen Flimmerepithel finden sich zusätzlich neuroendokrine, dendritische und sog. Keulenzellen (engl. club cells, veraltet: Clara-Zellen).

► Klinik. Das **Bronchialkarzinom** ist eines der häufigsten zum Tode führenden Karzinome des Menschen. Ausgangszellen des besonders bösartigen und häufigen kleinzelligen Bronchialkarzinoms sind die neuroendokrinen Epithelzellen des Bronchialbaums. Häufig ergibt ein verdächtiges **Röntgenbild** (s. Abb. **20.11**) neben den klinischen Symptomen wie **anhaltendem Husten** und blutigem Auswurf (**Hämoptysen**) einen Verdacht auf eine Tumorerkrankung. Der Verdacht auf ein Bronchialkarzinom kann durch eine endoskopische Untersuchung der großen Bronchien (**Bronchoskopie**) mit gleichzeitiger Gewebeentnahme (**Biopsie**) weiter abgesichert werden.
Weitere Verfahren zur diagnostischen Absicherung und Stadieneinteilung (**„Staging"**) sind Computertomografie (CT), Magnetresonanztomografie (MRT), Positronenemissionstomografie (PET) (i. d. R. durchgeführt mit radionuklidmarkierter Fluordeoxyglucose, „FDG-PET"), endobronchialer Ultraschall (EBUS) und Lymphknotenbiopsie mittels Mediastinoskopie.
Langsamer als das kleinzellige Bronchialkarzinom wächst das Plattenepithelkarzinom, das als **typisches Karzinom bei Nikotinabusus** gilt. Seine Prognose hängt vom Zeitpunkt der Diagnose ab sowie einer möglichen, bereits stattgefundenen Metastasierung in Lymphknoten und anderen Organen.

► Klinik.

20.11 Bronchialkarzinom im Röntgenbild des Thorax

Ausdehnung durch Pfeile gekennzeichnet.
a linksseitiges **peripheres** Bronchialkarziom,
b linksseitiges **zentrales** Bronchialkarzinom. Hier liegt zusätzlich ein Zwerchfellhochstand (S. 630) durch Phrenikusparese vor.

Quelle: Greten H, Rinninger F, Greten T, Hrsg. Innere Medizin. 13. Aufl. Stuttgart: Thieme; 2010

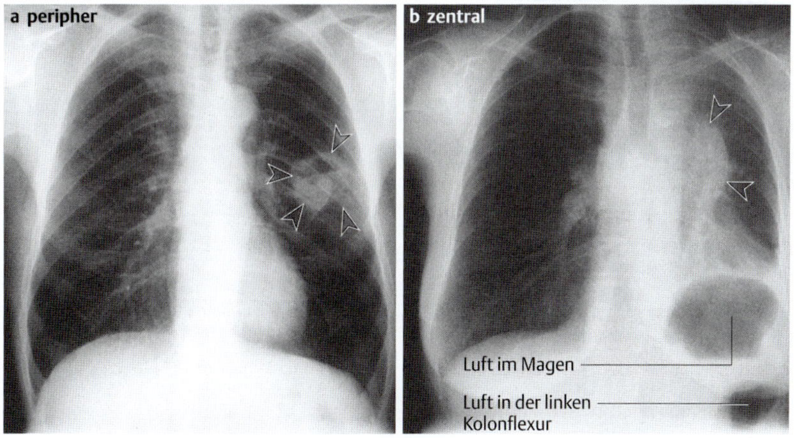

Respiratorischer Abschnitt

Funktion: O_2-Aufnahme in die Lungenkapillaren und CO_2-Abgabe in die Alveolarluft.

Anatomische Abschnitte: Man unterscheidet (Abb. **20.10**):

- **Bronchioli respiratorii:** Sie tragen in den Wandabschnitten bereits einzelne Alveolen und gehören somit bereits zum gasaustauschenden Abschnitt der Lunge.
- Die Bronchioli respiratorii gehen über in die **Ductus alveolares** mit den Alveolen und Alveolengruppen (**Sacculi alveolares**).
- Die **Alveolen** sind die eigentlichen, gasaustauschenden Strukturen in der Lunge. Jede Lunge enthält etwa **300–400 Millionen** Alveolen.

Feinbau der Alveolen: (Abb. **20.12**): Flache endothelzellartige Zellen kleiden die Alveolenwand aus (**Typ-I-Pneumozyten**), sog. **Typ-II-Pneumozyten** sezernieren Surfactant, s. Exkurs (S. 549).

Respiratorischer Abschnitt

Funktion: Der respiratorische (gasaustauschende) Abschnitt am distalen Ende des Bronchialbaums ist verantwortlich für die **Sauerstoffaufnahme** aus der Luft im Alveolarlumen in das Kapillarsystem der Lunge und parallel dazu auch für die **Abgabe von Kohlendioxid** aus dem Kapillarsystem der Lunge in die Alveolarluft (**„äußere Atmung“**).

Anatomische Abschnitte: Wie der konduktive, lässt sich auch der respiratorische Abschnitt in anatomisch unterschiedlich gebaute Anteile unterteilen (Abb. **20.10**):

- **Bronchioli respiratorii:** Die Bronchioli terminales (s. o.) teilen sich in die Bronchioli respiratorii auf, deren Wand bereits vereinzelt Alveolen trägt und die somit bereits erste Abschnitte des gasaustauschenden Systems darstellen. Der mittlere Durchmesser der Bronchioli respiratorii beträgt **0,4 mm**. Die Hauptmasse an Alveolen befindet sich allerdings weiter distal.
- **Ductus alveolares:** Sie folgen auf die Bronchioli respiratorii. Sie finden sich typischerweise ab der 19.–22. Aufteilungsgeneration des Bronchialbaumes (gerechnet ab der initialen Aufteilung der Trachea in die Hauptbronchien = 1. Aufteilungsgeneration). Ihre Wände bestehen praktisch nur noch aus den gasaustauschenden **Alveolen** und **Alveolengruppen** (**Sacculi alveolares**). Mehrere Sacculi alveolares entspringen i. d. R. aus einem Ductus alveolaris. Die Verzweigungsstelle, an der die Sacculi alveolares abzweigen, wird insbesondere auch in der angloamerikanischen Literatur als Atrium bezeichnet. Die wenigen **verbliebenen Wandabschnitte der Ductus alveolares** sind mit einschichtigem **kubischem Epithel** bedeckt. Einzelne glatte Muskelzellen liegen als **„Basalringe“** in den proximalen Abschnitten der Ductus alveolares um den Eingang in die Alveolen.
- **Alveolen:** Sie sind der für den Gasaustausch wichtige Endabschnitt in der Lunge („Atmungskammern der Lunge“). Beide Lungenflügel enthalten insgesamt etwa **300–400 Millionen** Alveolen.

Die Alveolen bedingen das typische **wabenartige Muster** der Lunge im histologischen Präparat und die **schwammartige Konsistenz** des intakten Organs. Die Lungenalveolen sind dünnwandige polygonale bis kugelförmige Taschen mit einem Durchmesser von **ca. 250 µm**. Der Feinbau der Alveolen bietet optimale Voraussetzungen für den Gasaustausch (S. 560) zwischen Luft und Kapillarblut (Abb. **20.12**). Die Kapillaren bilden in der Wand der Alveolen einer gesunden, normal großen Lunge eine Fläche von etwa 120 m^2 Ausdehnung.

Feinbau der Alveolen: (Abb. **20.12**): Lungenalveolen sind polygonale, wabenartige Ausstülpungen des Bronchialbaums mit einer sehr dünnen Wand, die eine optimale Gasdiffusion erlaubt. Die dünne Wand der Alveolen wird ausgekleidet durch flache, endothelzellartig aussehende **Typ-I-Pneumozyten** („Tapetenzellen“ der Alveolen). Sie stehen miteinander über Zell-Zell-Kontakte in Verbindung und bedecken ca. 90 % der Alveolenfläche. Weitere zelluläre Bestandteile der Lungenalveolen sind die **Typ-**

20.12 Wandbau der Lungenalveolen

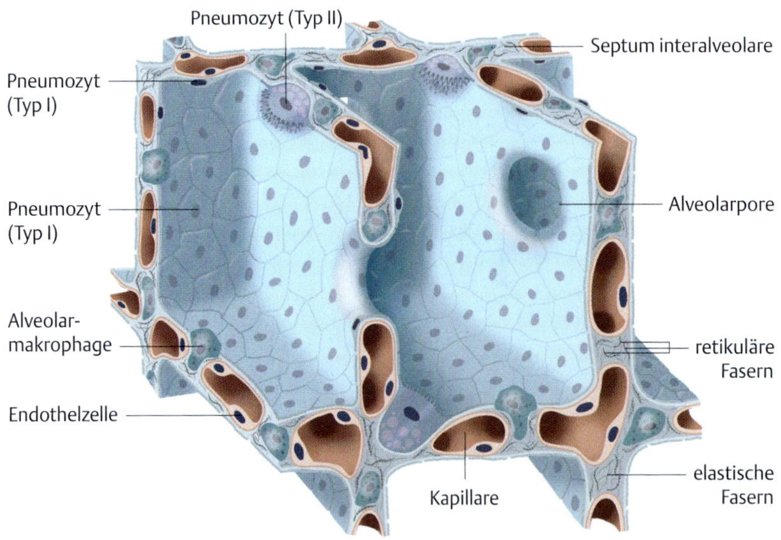

Dreidimensionale schematische Darstellung.

II-Pneumozyten, vergleichsweise hohe Zellen mit wenigen Fortsätzen. Ultrastrukturell enthalten Letztere elektronendichte Granula, die das sog. **Surfactant** (S. 549) enthalten, das in das Lumen der Alveolen exozytiert wird und dort die Oberflächenspannung herabsetzt. Die Anzahl der Typ-II-Pneumozyten ist größer als die der Typ-I-Pneumozyten, jedoch bedecken sie nur ca. 7 % der Alveolaroberfläche.

► Klinik. In der Alveolarwand bzw. im Lumen der Alveolen kann man manchmal aus dem Blut ausgewanderte **Alveolarmakrophagen** erkennen. Sie gehören zum Abwehrsystem der Lunge, da sie auch Erreger und Fremdkörper phagozytieren können. Alveolarmakrophagen finden sich besonders häufig bei einer Stauung des Blutes im Lungenkreislauf, z. B. bei Linksherzinsuffizienz (S. 586), d. h. bei verminderter Pumpleistung des Herzens. Diese Zellen werden deshalb auch als **Herzfehlerzellen** bezeichnet. Herzfehlerzellen besitzen einen hohen Gehalt an Eisenpigmenten, da bei Stauungen im Lungenkreislauf auch Erythrozyten ins Alveolarlumen austreten und diese von den Alveolarmakrophagen phagozytiert werden. Herzfehlerzellen werden häufig ausgehustet und können deshalb im Sputum beobachtet werden.

► Klinik.

Benachbarte Alveolen stehen untereinander durch **Alveolarporen** (**Porus septi, „Kohn"-Poren**) in den Interalveolarsepten (Alveolarwand) in Verbindung.

► Exkurs: Surfactant. **Surfactant** steht für **surf**ace **act**ive **agent**, eine oberflächenaktive Substanz aus Phospholipiden und Surfactantproteinen, die dafür sorgt, dass die Oberflächenspannung der Lungen reduziert wird und damit die Alveolen entfaltet bleiben. Ohne Surfactant kollabieren die Alveolen (**Atelektase**). Surfactantproteine sind auch für die Opsonierung von Keimen zuständig, d. h. sie erleichtern deren Beseitigung durch Alveolarmakrophagen.

► Exkurs: Surfactant.

► Klinik. Auch wenn die Bildung von Surfactant ab der 24. Schwangerschaftswoche (SSW) einsetzt, wird meist erst um die 30. SSW ausreichend Surfactant produziert, um eine problemlose Atmung zu ermöglichen. Daher haben **Frühgeborene**, die weit vor der 30. SSW geboren werden, aufgrund ihrer noch unreifen (und damit unzureichend entfalteten) Lungen meist **Atemprobleme**.
Bei einer drohenden Frühgeburt tragen Glukokortikoide („Kortison") dazu bei, die Surfactantproduktion zu induzieren, wenn die Geburt noch so lange hinausgezögert werden kann. Darüber hinaus gibt es auch die Möglichkeit, Surfactant in die Lungen zu instillieren.

► Klinik.

20.3.4 Gefäße und Innervation der Lunge

Gefäße der Lunge

Blutgefäße

Hier wird unterschieden zwischen **Vasa publica** als Gefäße, die im Dienste des gesamten Körpers stehen, und **Vasa privata** als Gefäße für die Versorgung der pulmonalen Strukturen (S. 140).
Zwischen beiden Systemen bestehen verschiedene Kurzschlussverbindungen, sog. Anastomosen (S. 139).

Vasa publica: Diese Gefäße führen sauerstoffarmes Blut aus dem Körperkreislauf (Aa. pulmonales) zwecks Gasaustausches zum alveolären Kapillarsystem und sauerstoffreiches Blut (Vv. pulmonales) wieder zurück zum Herzen. In ihrer Gesamtheit bilden sie den sog. **„kleinen Kreislauf"** = Lungenkreislauf (S. 139).

► Merke. Im Lungenkreislauf führen die Arterien (Aa. pulmonales) desoxygeniertes Blut und die Venen (Vv. pulmonales) oxygeniertes Blut (Abb. **20.13**).

► Merke.

- Die **Aa. pulmonales sinistra** und **dextra**, die sich aus dem **Truncus pulmonalis** (S. 622) aufteilen, führen sauerstoffarmes Blut aus dem rechten Ventrikel in die Lungen. Jede A. pulmonalis teilt sich in **Lappenarterien** und nachfolgend in **Segmentarterien** auf und folgt in ihrem Verlauf den Aufzweigungen des Bronchialbaums; vgl. bronchoarterielles Segment (S. 544).
- Die **Vv. pulmonales** führen sauerstoffreiches Blut von der Lunge in den linken Vorhof. Topografisch von den Ästen der A. pulmonalis und den entsprechenden Ab-

Randspalte:

20.3.4 Gefäße und Innervation der Lunge

Gefäße der Lunge

Blutgefäße

Man unterscheidet (S. 140) **Vasa publica** (im Dienst des gesamten Körpers) und **Vasa privata** (im Dienst der Lunge), zwischen denen Anastomosen (S. 139) ausgebildet sind.

Vasa publica: Sie bilden den kleinen Kreislauf = Lungenkreislauf (S. 139).

- Äste der **Aa. pulmonales** verlaufen unmittelbar benachbart zu den entsprechenden Abschnitten des Bronchialbaums, vgl. bronchoarterielles Segment (S. 544).
- Äste der **Vv. pulmonales** verlaufen dagegen separat.

20.13 **Vasa publica der Lunge**

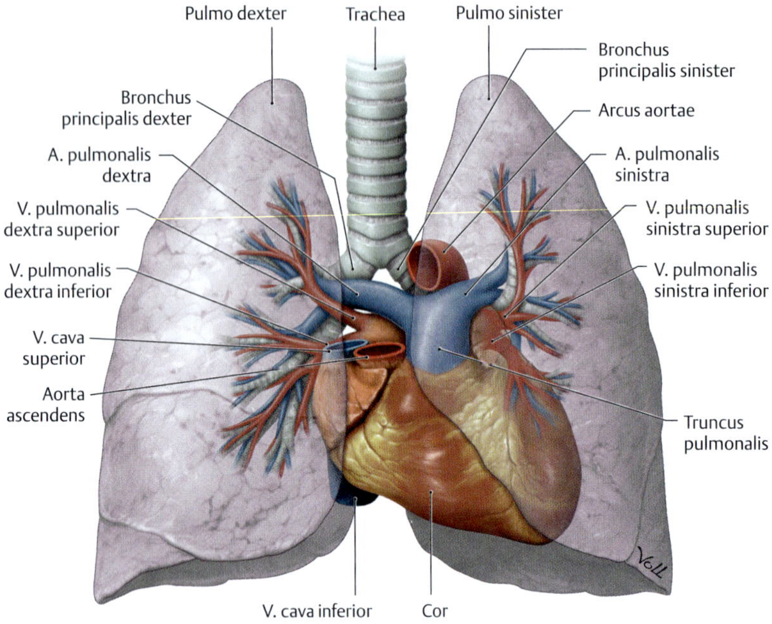

Aa. und Vv. pulmonales. Die Farbgebung der Gefäße repräsentiert den Sauerstoffgehalt des transportierten Blutes (blau = sauerstoffarm; rot = sauerstoffreich).

Quelle der Abbildung: Schünke M, Schulte E, Schumacher U. PROMETHEUS LernAtlas der Anatomie. Innere Organe. Illustrationen von Voll M u. Wesker K. 6. Aufl. Stuttgart: Thieme; 2022

schnitten des Bronchialbaums getrennt, verlaufen die entsprechenden Begleitvenen, die sich schließlich zu den Vv. pulmonales vereinigen.

► Klinik.

► Klinik. Die **Lungenembolie** ist eine plötzliche Lumenverlegung der Pulmonalarterien bzw. ihrer Äste durch einen über die Blutbahn aus der Peripherie in die Lunge gelangten Thrombus. Häufige Ursache einer Lungenembolie ist eine tiefe Beinvenenthrombose (S. 151). Zur klinischen Symptomatik der Lungenembolie (S. 155). Aus der Verlegung eines Astes der A. pulmonalis kann eine Mehrbelastung des rechten Herzens (S. 576) mit schweren kardialen, u. U. zum Tode führenden Komplikationen resultieren.

Vasa privata: Die Bronchialgefäße (Abb. **20.14**) versorgen die pulmonalen Strukturen:
- **Rr. bronchiales** der Aa. intercostales;
- **Vv. bronchiales** münden in die V. azygos und V. hemiazygos.

Vasa privata: Die **Bronchialgefäße** (Abb. **20.14**), **Rr. bronchiales** (früher Aa. bronchiales) und **V. bronchiales** versorgen die Strukturen der Lunge.
- Die **arteriellen Rr. bronchiales** variieren in Ursprung und Zahl: Meist geht ein kurzer Hauptstamm von der Ventralfläche der Aorta nahe dem Oberrand des linken Hauptbronchus hervor und gibt an beide Lungen Äste ab. Ein **R. bronchialis sinister** kann auch in Höhe des Unterrands des linken Hauptbronchus direkt aus der Aorta, ein **R. bronchialis dexter** aus der 3. oder 4. Interkostalarterie entspringen.
- Die **Vv. bronchiales** führen das Blut der V. azygos und V. hemiazygos zu.

Anastomosen:
- **Arterioarterielle Anastomosen**, die zwischen Ästen der A. pulmonalis und der Rr. bronchiales bestehen, sind im Normalfall geschlossen, sog. Sperrarterien (S. 149).
- Weiterhin sind in der Lunge auch **arteriovenöse Anastomosen** ausgebildet, die ebenfalls im Zusammenhang mit der Regulation des Blutflusses gesehen werden.

Anastomosen:
- **Arterioarterielle Anastomosen:** Zwischen Ästen der A. pulmonalis und den Rr. bronchiales sind in bestimmten Bereichen direkte Kurzschlussverbindungen (sog. bronchopulmonale Anastomosen) gefunden worden. Diese **Rr. pulmobronchiales** sind normalerweise geschlossen. Ihre funktionelle Bedeutung ist unklar.
- **Arteriovenöse Anastomosen** stehen räumlich in enger Beziehung zu den arterioarteriellen Anastomosen. Das Blut, das durch diese arteriovenösen Anastomosen fließt, kann somit entweder aus den Rr. bronchiales oder aus der A. pulmonalis stammen. Die funktionelle Bedeutung dieser arteriovenösen Anastomosen wird bei der Regulation der Bronchialdurchblutung gesehen (insbesondere in weniger gut belüfteten Bereichen der Lunge; zu Details siehe Lehrbücher der Physiologie). Zudem fließt ein Teil des Blutes aus den Rr. bronchiales nach Versorgung des Lungengewebes nicht zurück über die Vv. bronchiales, sondern in Äste der Vv. pulmonales. Dieser „physiologische Rechts-links-Shunt" führt dazu, dass der Sauerstoffpartialdruck im arterialisierten Blut der V. pulmonalis geringer ist als der der Alveolen.

20.14 Vasa privata der Lunge

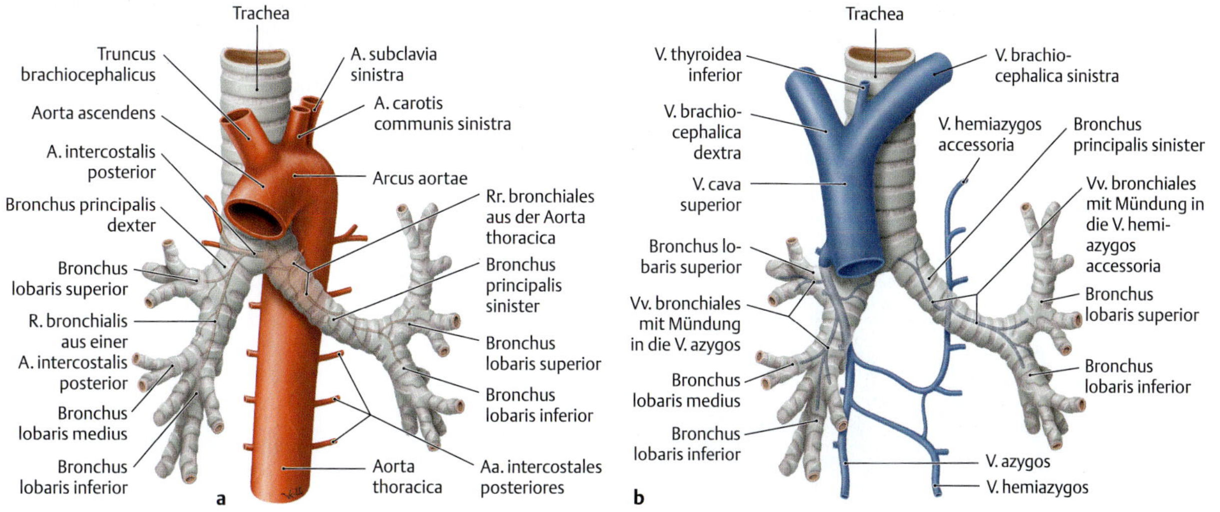

a Arterielle Rr. bronchiales
b und Vv. bronchiales.

Quelle der Abbildung: Schünke M, Schulte E, Schumacher U. PROMETHEUS LernAtlas der Anatomie, Innere Organe. Illustrationen von Voll M u. Wesker K. 6. Aufl. Stuttgart: Thieme; 2022

Lymphabfluss: Der Lymphabfluss der Lunge (Abb. **20.15**) ist wegen der lymphogenen Metastasierung von Lungentumoren von besonderer ärztlicher Bedeutung. In der Lunge liegen **zwei getrennte Lymphsysteme** vor (s. u.), wobei unmittelbar um die Alveolen keine Lymphkapillaren vorhanden sind, da sie den Gasaustausch behindern würden.

- Die Lymphgefäße des **pulmonalen** (**peribronchialen**) **Lymphsystems** beginnen im peribronchiolären Bindegewebe, liegen zentral im Lungenläppchen und folgen dem Verlauf der Aa. pulmonales. Die **regionären Lymphknoten** dieses Systems liegen an der Gabelung der Segmentbronchien (**Nll. intrapulmonales**) bzw. Lappenbronchien (**Nll. bronchopulmonales**, klin. **„Hilumlymphknoten"**) sowie auch neben dem Ösophagus als **Nll. juxtaoesophageales**.
  Die **Sammellymphknoten** dieses Systems sind die **Nll. tracheobronchiales superiores** und **inferiores** (klin. **„Bifurkationslymphknoten"**) über und unter der Bifurcatio tracheae. Von diesen Sammellymphknoten fließt die Lymphe entweder weiter in die **paratrachealen Lymphknoten** oder direkt in den Truncus bronchomediastinalis. Dieser führt rechts zum Ductus lymphaticus dexter, links zum Ductus thoracicus (S. 625).
- Das zweite Lymphsystem der Lunge ist das **subpleurale Lymphgefäßsystem**. Es beginnt in der Subserosa der Pleura pulmonalis und folgt dem Verlauf der V. pulmonalis. Die regionären Lymphknoten dieses Systems sind die **Nll. tracheobronchiales superiores** und **inferiores**. Der weitere Verlauf der Lymphe entspricht dem des pulmonalen Systems.

- **Lymphabfluss:** Das Lymphabflusssystem der Lunge (Abb. **20.15**) ist von besonderer ärztlicher Bedeutung. Es werden **2 Lymphsysteme** unterschieden.
- Wichtige regionäre Lymphknoten des **pulmonalen (peribronchialen) Systems** sind die **Nll. intrapulmonales** und **bronchopulmonales**.
- Die regionären Lymphknoten des **subpleuralen Systems** sind die **Nll. tracheobronchiales sup.** und **inf.**, welche gleichzeitig die **Sammellymphknoten** des pulmonalen Systems darstellen.

Innervation der Lunge

Das Parenchym der Lunge wird durch efferente Fasern des vegetativen Nervensystems sowie Afferenzen, die mit ihnen verlaufen, versorgt. Äste des N. vagus (Rr. bronchiales) und des Truncus sympathicus (Rr. pulmonales aus dem Ggl. stellatum und den oberen Thorakalganglien) bilden zu beiden Seiten der Bronchien ventral und insbesondere dorsal der Hauptbronchien einen Nervenplexus, den **Plexus pulmonalis**.

Die **efferenten vegetativen Fasern** versorgen glatte Muskulatur in der Wand der Bronchien und Drüsen. Eine Aktivierung des **Parasympathikus** (bei Ruheatmung) führt dabei zu einer Verengung (**Bronchokonstriktion**), eine Aktivierung des **Sympathikus** zu einer Erweiterung (**Bronchodilatation**) der Bronchien. Eine Verengung der Bronchien durch den Parasympathikus bei ruhiger Atmung vermindert das **Totraumvolumen** (S. 545) des Bronchialbaums und hält somit das Ausmaß der „unpro-

Innervation der Lunge

Sie erfolgt durch den **Plexus pulmonalis** mit Ästen aus dem N. vagus (Rr. bronchiales) und dem Truncus sympathicus (Rr. pulmonales).

Efferenzen: Vagusaktivierung führt zu einer Verengung der Bronchien (**Bronchokonstriktion**); Sympathikusaktivierung führt zu einer Erweiterung der Bronchien (**Bronchodilatation**).

20.15 Lymphabfluss der Lunge

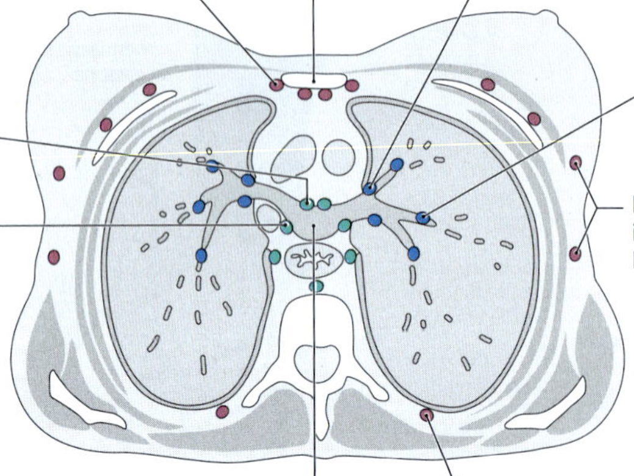

a

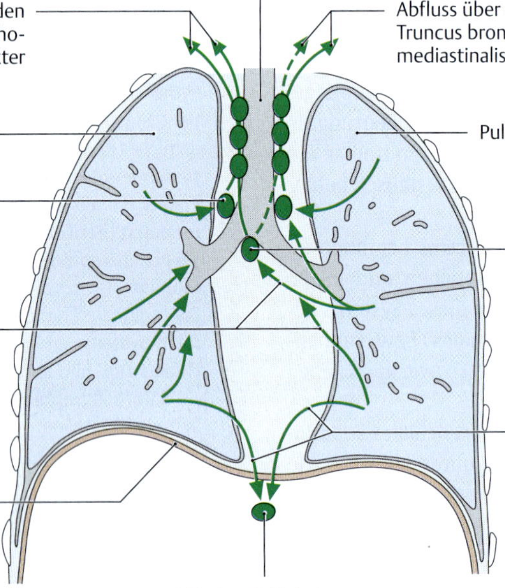

b

Darstellung des Lymphabflusses von Lungen, Bronchialbaum und Trachea.
a Horizontalschnitt, Ansicht von kranial,
b Frontalschnitt, Ansicht von ventral.

Quelle der Abbildung: Schünke M, Schulte E, Schumacher U. PROMETHEUS LernAtlas der Anatomie, Innere Organe. Illustrationen von Voll M u. Wesker K. 6. Aufl. Stuttgart: Thieme; 2022

duktiven" Atmungsarbeit, die Luft nur im konduktiven Abschnitt des Bronchialbaums hin und her bewegt, möglichst gering. Ist dagegen bei erhöhtem Sauerstoffbedarf eine verstärkte Atemarbeit notwendig, sorgt der Sympathikus für eine Bronchodilatation in allen Abschnitten des Bronchialbaums. Dadurch wird der **Atemwegswiderstand** des Bronchialbaums stark verringert, um eine verstärkte Ventilation (Belüftung) der Alveolen zu erzielen. Dabei wird eine Vergrößerung des Totraumvolumens in Kauf genommen, der bei dem stark vergrößerten Atemzugvolumen funktionell unbedeutend ist.

Dehnungsrezeptoren, deren **Afferenzen** vom N. vagus zum Hirnstamm geleitet werden, vermitteln den **Hering-Breuer-Reflex**.

Afferente Fasern aus der Lunge verlaufen größtenteils zusammen mit dem N. vagus und vermitteln Dehnungs- und Schmerzreize. Die Perikaryen der sensorischen Fasern des N. vagus liegen im Ggl. inferius (nodosum) und im Ggl. superius (jugulare) und ziehen weiter in den Hirnstamm. Die beschriebenen Nervenfasern sind für den **Hering-Breuer-Reflex** verantwortlich: Bei einer inspiratorischen Volumenvergrößerung von über 1,5 Litern werden die Dehnungsrezeptoren im Bronchialbaum aktiviert und es erfolgt, vermittelt über die beschriebenen Bahnen, eine reflektorische Hemmung der Einatmung im Atemzentrum. Durch den Hering-Breuer-Reflex wird die Lunge vor Überdehnung geschützt.

20.4 Pleura

Die Pleura (**Brustfell**) kleidet als seröse Haut die Pleurahöhle (S. 530) aus. Sie besteht wie alle serösen Häute (S. 514) aus zwei Blättern: Das viszerale Blatt (**Pleura visceralis = Lungenfell**) bedeckt die Lungenoberfläche, das parietale Blatt (**Pleura parietalis = Rippen-** oder **Brustfell**) kleidet die Innenwand der Brusthöhle aus.

20.4.1 Funktion von Pleura und Pleurahöhle

Die durch die Pleura gebildete **Pleurahöhle** (**Cavitas pleuralis**) dient der Lunge als wichtiger Verschiebe- und Reserveraum für die erheblichen Volumenänderungen bei Atembewegungen (S. 557): Bei der **Inspiration** (**Einatmung**) erfolgt eine Vergrößerung des Lungenvolumens (Expansion) und eine Ausdehnung der Lunge in die Reserveräume der Pleurahöhle hinein. Bei der **Exspiration** (**Ausatmung**) erfolgt eine Bewegung in die umgekehrte Richtung.
Die **Pleura** macht diese Volumenänderungen aufgrund ihrer elastischen Eigenschaften mit und ermöglicht durch die glatte Oberfläche des **Mesothels** (S. 517) sowie durch die sezernierte **seröse Flüssigkeit** eine **reibungsarme Verschiebung** beider Pleurablätter (s. o.) gegeneinander und damit die Bewegung der Lunge gegenüber der Thoraxwand.

▶ Klinik. Die glatte Oberfläche der Serosa kann bei verschiedenen Erkrankungen in Mitleidenschaft gezogen werden. Kommt es dabei zu Aufrauungen der Oberfläche und nachfolgenden Verklebungen zwischen parietalem und viszeralem Blatt, können daraus Atembehinderungen oder atemabhängige Schmerzen resultieren. Das beeinträchtigte Gegeneinandergleiten der beiden Pleurablätter kann beim Abhören mit dem Stethoskop als Reibegeräusch (sog. **Pleurareiben**) wahrgenommen werden.

20.4.2 Abschnitte und Lage der Pleura

Die beiden Blätter der Pleura, die an Umschlagsfalten, dem beidseitig vorhandenen **Mesopneumonium** (S. 539), ineinander übergehen, sind:

- **Pleura visceralis:** Sie bedeckt die Oberfläche der Lunge (lat. viscera, Eingeweide) im Sinne einer Hülle.
- **Pleura parietalis:** Sie kleidet die Wand (lat. paries = Wand) der Brusthöhle aus. Entsprechend der verschiedenen Wandabschnitte, die von ihr bedeckt werden, unterscheidet man verschiedene Anteile der Pleura parietalis, die von außen aufliegenden Bindegewebsschichten/Faszien verstärkt werden (Tab. **20.6**).

20.6 Abschnitte der Pleura parietalis

Abschnitt	Lokalisation	anliegende Bindegewebsschicht
Pars costalis	Innenseite der Brustwand	Fascia endothoracica (S. 286)
Pars diaphragmatica	auf dem Zwerchfell	Fascia phrenicopleuralis
Pars mediastinalis	lateral vom Mediastinum	unbenannt, direkter Übergang in das Bindegewebe des Mediastinums
Pleura cervicalis mit **Cupula pleurae** (Pleurakuppel)	apikal, oberhalb der oberen Thoraxapertur (S. 279)	Membrana suprapleuralis (Sibson-Faszie)

Reserveräume der Pleura parietalis

An den Übergangsstellen der verschiedenen Abschnitte ineinander bildet die Pleura parietalis Aussackungen (**Recessus pleurales**, s. u.), sodass z. T. auch mediastinale Strukturen von der Pleura bedeckt sind. Nur in eng begrenzten Bereichen ist dies nicht der Fall, weshalb man sie als **pleurafreie Dreiecke** (S. 555) bezeichnet.

Recessus pleurales

Recessus pleurales sind taschenförmige Aussackungen der Pleurahöhle an den Grenzen zwischen den verschiedenen Anteilen der Pleura parietalis.

20.4 Pleura

Die Pleura (**Brustfell**) kleidet als seröse Haut die **Pleurahöhle** (S. 530) aus und besteht aus zwei Blättern (**Pleura visceralis** und **Pleura parietalis**).

20.4.1 Funktion von Pleura und Pleurahöhle

Die **Pleurahöhle** (**Cavitas pleuralis**) ist für die Atemexkursionen der Lunge (S. 557) wichtig, wobei die Pleura durch ihre elastischen Eigenschaften, die glatte Oberfläche des **Mesothels** (S. 517) und die sezernierte **Flüssigkeit** der Lunge ein **glattes, reibungsarmes Widerlager** bietet.

▶ Klinik.

20.4.2 Abschnitte und Lage der Pleura

- **Pleura visceralis:** Bedeckung/Umhüllung der Lunge.
- **Pleura parietalis:** Auskleidung der Brusthöhlenwand. Je nach Lage werden verschiedene Abschnitte unterschieden, die von außen aufliegenden Bindegewebsschichten verstärkt werden (Tab. **20.6**).

Reserveräume der Pleura parietalis

An den Übergangsstellen der verschiedenen Anteile bilden sich **Recessus pleurales** (s. u.), sodass bis auf die **pleurafreien Dreiecke** (S. 555) z. T. auch mediastinale Strukturen durch die Pleura bedeckt sind.

Recessus pleurales

Funktion: Sie bilden Reserveräume für die sich ausdehnende Lunge (Abb. **20.17**).

Form und Lage: Nach ihrer Lage unterscheidet man:

20.16

Funktion: Die Aussackungen stellen Reserveräume (Komplementärräume) dar, in die hinein sich die Lunge bei tiefer Einatmung entfalten kann (Abb. **20.17**).

Form und Lage: Die einzelnen Recessus pleurales unterscheidet man nach den ineinander übergehenden Abschnitten der Pleura parietalis bzw. nach ihrer Lage.

20.16 Pleurahöhle (schematisch)

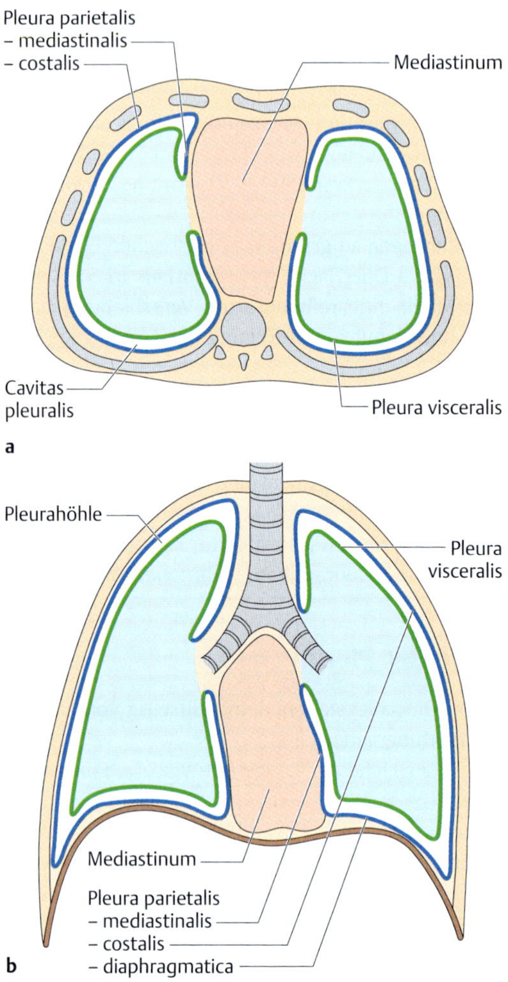

Darstellung des Lymphabflusses von Lungen, Bronchialbaum und Trachea.

a Horizontalschnitt

b Frontalschnitt

20.17 Funktion der Recessus pleurales

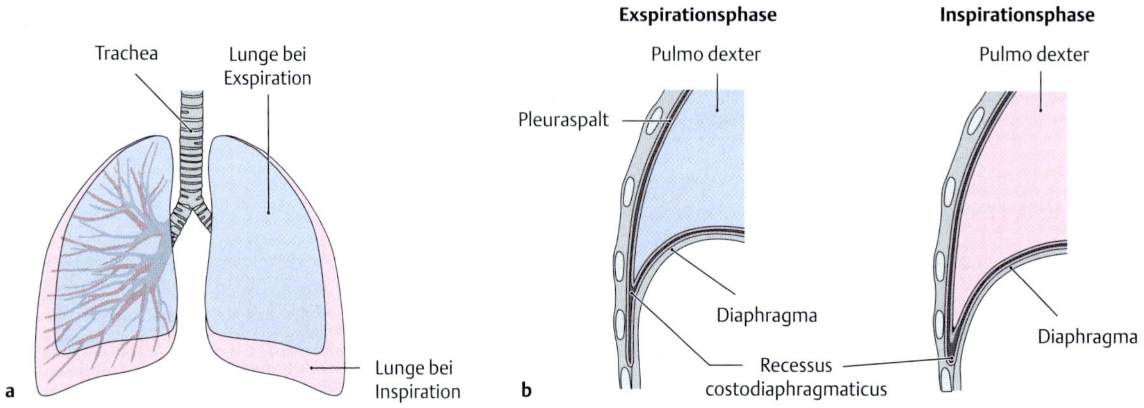

a Inspiratorische Volumenzunahme der Lunge mit Verschiebung des Bronchialbaums (rosa) gegenüber der Exspiration (blau).

b Bei tiefer Inspiration dehnt sich die Lunge in die Recessus pleurales aus (dargestellt am Beispiel des Recessus costodiaphragmaticus).

Quelle der Abbildung: Schünke M, Schulte E, Schumacher U. PROMETHEUS LernAtlas der Anatomie, Innere Organe. Illustrationen von Voll M u. Wesker K. 6. Aufl. Stuttgart: Thieme; 2022

- **Recessus costodiaphragmaticus:** Er ist der größte und funktionell bedeutsamste Recessus (Abb. **20.17**). Als tiefe, sichelförmige Tasche liegt er zwischen Zwerchfell und seitlicher Brustwand, also **zwischen Pars diaphragmatica** und **Pars costalis** der Pleura parietalis.
  Die Tiefe des Recessus costodiaphragmaticus nimmt von ca. 2 cm in der Medioklavikularlinie auf etwa 6 cm in der mittleren Axillarlinie zu und sinkt dann in Richtung auf die Wirbelsäule wieder auf rund 3 cm ab. Der Unterrand der Lunge tritt bei maximaler Inspiration 1–2 Interkostalräume tiefer in den Recessus costodiaphragmaticus ein, füllt ihn jedoch selbst bei maximaler Inspiration nicht vollständig aus.

- **Recessus costodiaphragmaticus:** Er ist der größte Recessus pleuralis (Abb. **20.17**) und liegt als sichelförmiger Komplementärraum zwischen Pars costalis und Pars diaphragmatica der Pleura parietalis.

▶ Klinik. Bei **Pleuraergüssen** sammelt sich die Flüssigkeit aufgrund der Schwerkraft im Stehen im Recessus costodiaphragmaticus. Der Flüssigkeitsspiegel ist über Röntgen und Ultraschall nachweisbar (S. 556).

▶ Klinik.

- **Recessus costomediastinalis (anterior):** Er ist ein vergleichsweise kleiner Reserveraum, der sich zwischen **Pars costalis** und **Pars mediastinalis** der Pleura parietalis beiderseits hinter das Sternum schiebt (links weiter als rechts). In den Recessus costomediastinalis gleitet der vordere Rand der Lunge.
- **Recessus vertebromediastinalis (Recessus costomediastinalis posterior):** Er bildet hinter dem Lig. pulmonale eine kraniokaudal ausgerichtete Rinne am Übergang der **Pars mediastinalis** auf die **Pars costalis** der Pleura parietalis im hinteren Mediastinum.
- **Recessus phrenicomediastinalis:** Er ist sagittal gestellt und zwischen Pars diaphragmatica und Pars mediastinalis der Pleura parietalis ausgebildet.

- **Recessus costomediastinalis (anterior)** sowie
- **Recessus vertebromediastinalis** (Recessus costomediastinalis posterior) zwischen Pars costalis und Pars mediastinalis der Pleura parietalis.
- **Recessus phrenicomediastinalis** zwischen den Partes diaphragmatica und mediastinalis.

Pleurafreie Bereiche/Dreiecke

Die vorderen Abschnitte der Pleura parietalis nähern sich über dem Mediastinum hinter dem Sternum zwischen der 2. und 4. Rippe maximal aneinander an und berühren sich dort. Oberhalb und unterhalb dieser Strecke weichen beide Pleurahöhlenabschnitte auseinander und lassen zwei pleurafreie Dreiecke frei:
- oberhalb: sog. **Thymusdreieck (Trigonum thymicum)**,
- unterhalb: sog. **Herzdreieck (Trigonum cardiacum)**, nicht mit dem Feld der absoluten Herzdämpfung (S. 607) zu verwechseln. Die beiden Dreiecke werden somit durch die Recessus costomediastinales (anteriores) beider Seiten begrenzt.

Pleurafreie Bereiche/Dreiecke

- **Thymusdreieck (Trigonum thymicum)** hinter dem Manubrium sterni.
- **Herzdreieck (Trigonum cardiacum)** vor dem Herzbeutel zwischen dem Vorderrand der Pleurahöhlen.

▶ Klinik. Die Kenntnis der pleurafreien Dreiecke hat klinische Bedeutung z. B. bei der **Herzbeutelpunktion (Perikardpunktion)**. Bei diesem Notfalleingriff, der z. B. bei einer Herzbeuteltamponade durch Ansammlung von Flüssigkeit in der Perikardhöhle (S. 604) notwendig sein kann, soll möglichst ein Pneumothorax (S. 558) durch Verletzung der Pleurahöhle vermieden werden.

▶ Klinik.

20.4.3 Aufbau der Pleura

So wie der Aufbau der Pleura aus viszeralem und parietalem Blatt dem anderer seröser Häute (S. 517) entspricht, so ist dies auch bezüglich ihrem Feinbau der Fall:
- **Tunica serosa** mit zwei Schichten:
  - **Lamina epithelialis:** Das einschichtige **Serosaepithel** aus platten Mesothelzellen ist verantwortlich für die spiegelglatte Konsistenz der Tunica serosa. Die Mesothelzellen sezernieren die schleimige, zähe **Serosaflüssigkeit**.
  - **Lamina propria:** Das **Serosabindegewebe** enthält Blut- und Lymphgefäße. Die Lamina propria enthält viele elastische Fasern, die Volumenänderungen der Pleura während Einatmung/Ausatmung erlauben.
- **Tela subserosa:** Die unterhalb der Tunica serosa gelegene Verschiebeschicht besteht aus lockerem faserigem Bindegewebe, das ebenfalls reich an elastischen und kollagenen Fasern ist.

20.4.3 Aufbau der Pleura

Der Feinbau der Pleura entspricht dem anderer seröser Häute:
- **Tunica serosa** mit 2 Schichten:
  - **Lamina epithelialis** (einschichtiges Mesothel, produziert die Serosaflüssigkeit)
  - **Lamina propria**
- **Tela subserosa**

▶ Merke. Wenige Milliliter der von den Pleuramesothelzellen produzierten **Serosaflüssigkeit** (ca. **5 ml pro Pleurahöhle**) reichen aus, um eine reibungsarme Bewegung zwischen Pleura visceralis und Pleura parietalis während der Atmung zu ermöglichen.

▶ Merke.

▶ Klinik.

▶ Klinik. Sammelt sich im Pleuraspalt mehr als die physiologischerweise vorhandenen wenigen ml Flüssigkeit an, spricht man von einem **Pleuraerguss**. Dieser ist im Röntgenbild sichtbar (Abb. **20.18a**) und kann unter sonografischer Kontrolle (Abb. **20.18b**) abpunktiert werden (**Pleurapunktion**).

Dies ist bei großen Pleuraergüssen zum einen **therapeutisch** sinnvoll, da die Atmung erleichtert wird. Zum anderen kann die **Zusammensetzung des Punktats** (klare Flüssigkeit, Eiter, Blut) auf die zugrunde liegende Erkrankung hinweisen (Herzerkrankung, Entzündung, Tumor o. a.).

Die Punktion erfolgt im Sitzen zwischen hinterer Axillarlinie und Skapularlinie. Dabei sollte der Punktionsort nicht zu weit kaudal liegen, um eine Verletzung von Leber oder Milz zu vermeiden, und zur Schonung der Leitungsbahnen die Kanüle stets am Rippenoberrand (vgl. Abb. **10.16**) eingeführt werden.

20.18 Pleuraerguss

a Darstellung im seitlichen Röntgenbild *Quelle: Fritzsche S. Pleuraerguss. In: Reiser M, Kuhn F, Debus J, Hrsg. Duale Reihe Radiologie. 4. Aufl. Stuttgart: Thieme; 2017*

b und sonografisch *Quelle: Delorme S, Debus J, Jenderka K, Hrsg. Duale Reihe Sonografie. 3. Aufl. Stuttgart: Thieme; 2012*

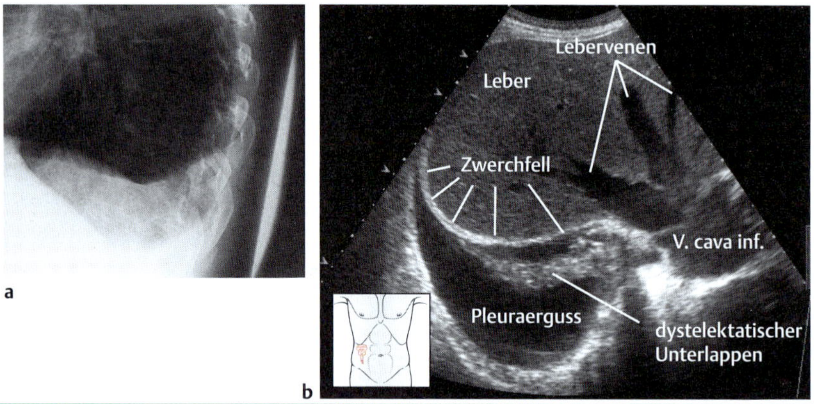

20.4.4 Gefäßversorgung und Innervation

Gefäßversorgung der Pleura

Arterien: Äste der Aa. bronchiales (**Pleura visceralis**) sowie über Aa. intercostales und Aa. pericardiacophrenicae (**Pleura parietalis**).

Venen: Drainage über gleichnamige Venen.

Lymphgefäße:
- **Pleura visceralis:** Nll. intrapulmonales, bronchopulmonales, tracheobronchiales und paratracheales.
- **Pleura parietalis:** Nll. intercostales, parasternales, mediastinales antt. und postt., phrenici supp. und prevertebrales.

Arterien: Die arterielle Versorgung der Pleura visceralis unterscheidet sich von der der Pleura parietalis:
- **Pleura visceralis:** Äste der Rr. bronchiales (s. o.).
- **Pleura parietalis:** hauptsächliche Versorgung durch die Aa. intercostales und die Aa. pericardiacophrenicae aus der jeweiligen A. thoracica interna.

Venen: Der venöse Abfluss erfolgt über gleichnamige Venen.

Lymphgefäße:
- Die **Pleura visceralis** wird durch ein dichtes Netz von subpleuralen Lymphgefäßen unterlagert. Diese drainieren über das Lungenhilum in die Nll. intrapulmonales, bronchopulmonales, tracheobronchiales, paratracheales und pretracheales (S. 551).
- Die **Pleura parietalis** wird von einem dichten Lymphgefäßnetz unterlagert, das in die Nll. intercostales (ventral vor den Rippenköpfchen), die Nll. parasternales, Nll. mediastinales anteriores und posteriores sowie in die Nll. phrenici superiores und prevertebrales drainiert.

▶ Klinik.

▶ Klinik. Zwischen den Lymphbahnen des Peritoneum parietale (S. 639) des Bauchraums und Lymphbahnen der Pleura parietalis der Brusthöhle bestehen durch das Zwerchfell hindurch zahlreiche Anastomosen. Diese **Anastomosen** sind u. a. für die **Metastasierung von Bauchtumoren in den Brustraum** von Bedeutung.

Innervation der Pleura

Im Gegensatz zur Pleura visceralis wird die **Pleura parietalis** sensibel innerviert (durch **Nn. intercostales** und **N. phrenicus**).

Während die **viszerale Pleura nicht innerviert** ist (enthält lediglich unmyelinisierte Axone, wahrscheinlich von Dehnungsrezeptoren aus der Lunge), erfolgt die sensible Versorgung der **Pleura parietalis** über die **Nn. intercostales** (im Bereich der Pars costalis) und über den **N. phrenicus** (im Bereich der Partes mediastinalis und diaphragmatica).

► Klinik. Da die parietale Pleura im Gegensatz zur Pleura visceralis sensibel gut innerviert und schmerzempfindlich ist, sind Irritationen der Pleura parietalis, z. B. bei Entzündungen (sog. **Pleuritis**) äußerst schmerzhaft.

► Klinik.

20.5 Atmung

20.5.1 Bedeutung von äußerer und innerer Atmung

Da der menschliche Körper einen Großteil seiner Energie durch oxidativen Abbau von Nährstoffen gewinnt, ist er auf die ständige **Zufuhr von Sauerstoff** (O_2) zu jeder einzelnen Zelle des Organismus angewiesen. Das bei diesem Verbrennungsprozess entstehende **Kohlendioxid** (CO_2) muss letztlich wieder nach außen **abgegeben** werden.
Ort dieses Gasaustausches zwischen Umgebungsluft und Blut, das als Medium für den An- und Abtransport der Gase zur Verfügung steht, ist die Lunge.
Die hier ablaufenden Prozesse bezeichnet man in ihrer Gesamtheit daher als **Lungenatmung** (**Respiration**) oder **äußere Atmung**, die nachfolgend besprochen werden soll.
Ihr gegenüber steht die **innere Atmung** oder auch **Zellatmung**, die in jeder einzelnen Körperzelle und dementsprechend meist weit von der Lunge entfernt stattfindet: Damit ist der Verbrauch von Sauerstoff beim Abbau von Nährstoffen zum Zweck der Energiegewinnung gemeint (zu Einzelheiten s. Lehrbücher der Biochemie).

20.5 Atmung

20.5.1 Bedeutung von äußerer und innerer Atmung

Der menschliche Organismus ist auf ständige **Zufuhr von O_2** angewiesen und muss das entstehende **CO_2** wieder nach außen **abgeben**.

Der Gasaustausch zwischen Luft und Blut findet in der **Lunge** statt. Die hierfür notwendigen Prozesse werden als **äußere Atmung = Respiration** zusammengefasst.

Demgegenüber steht die **innere** oder **Zellatmung**, die Thema der Biochemie ist.

20.5.2 Respiration

Auch wenn der Begriff Respiration wörtlich mit „Atmung" übersetzt wird, versteht man hierunter meist die **äußere Atmung** bzw. **Lungenatmung**. Sie umfasst neben dem eigentlichen Gasaustausch zwischen den Alveolen und Lungenkapillaren auch den An- und Abtransport der Gase über die Medien Luft und Blut und besteht somit aus drei Teilkomponenten.
Die drei den Gesamtprozess der Respiration kennzeichnenden Vorgänge sind folgende:

- **Ventilation** (Belüftung der Alveolen),
- **Perfusion** (Durchblutung der Lungenkapillaren) und
- **Diffusion** (Transport der Gase O_2 und CO_2 über die alveolokapilläre Membran).

20.5.2 Respiration

Unter Respiration versteht man eigentlich die Atmung im engeren Sinne (äußere Atmung).

Der Gesamtprozess ist gekennzeichnet durch:

- **Ventilation**,
- **Perfusion** und
- **Diffusion**.

Ventilation

In der Physiologie bezeichnet der Begriff Ventilation (**Belüftung**) den Transport von Sauerstoff (O_2) aus der Außenwelt in die Lungenalveolen und von Kohlendioxid (CO_2) in umgekehrter Richtung.
Um den Sauerstoff (O_2) über die Alveolen aufnehmen und gleichzeitig das Kohlendioxid (CO_2) über den gleichen Weg abgeben zu können, muss ein ständiger **Austausch der Luft** in den Alveolen, also deren **Belüftung,** stattfinden. Wesentliche Voraussetzung dafür ist der wechselnde **Aufbau von Druckunterschieden** zwischen Lunge und Umgebung, damit die Luft in die Lunge einströmen (Einatmung) und wieder ausströmen (Ausatmung) kann. Dies wird durch ein System gewährleistet, das aus den Atmungsorganen, der Pleurahöhle und den Atemmuskeln besteht.

Ventilation

Für den Gasaustausch (O_2 und CO_2) über die Alveolen ist ein ständiger **Austausch der Luft** mit der Umgebung erforderlich. Dazu muss durch wechselnden **Aufbau von Druckunterschieden** zwischen Lunge und Umgebung eine Strömung der Atemluft ermöglicht werden.

Ablauf: Ein Wechsel der Druckverhältnisse zwischen Lunge und Umgebung erfordert aktive Kräfte (**Atemmuskeln**), die eine Zu- und Abnahme des Thoraxvolumens bewirken. Gleichzeitig muss aber auch die „Übertragung" der Volumenveränderungen des Thorax auf die Lunge gegeben sein. Dies ermöglicht der Unterdruck (**Donders-Unterdruck**) im **Pleuraspalt**, der eigentlichen Pleurahöhle zwischen parietalem und viszeralem Blatt der Pleura (S. 553): Er wirkt den elastischen Rückstellkräften der Lunge entgegen, die sonst zu einem „Zusammenschnurren der Lunge" führen würden.

Ablauf: Zu- und Abnahme des Thoraxvolumens werden durch die Atemmuskeln bewirkt. Die Lunge folgt – bei Inspiration sogar entgegen ihren elastischen Rückstellkräften – den Bewegungen der Thoraxwand aufgrund des im Pleuraspalt vorhandenen Unterdrucks (**Donders-Unterdruck**).

Atemphasen: Durch den Unterdruck im Pleuraspalt folgt die Lunge den Bewegungen des Thorax während der beiden alternierenden Atemphasen:

- **Inspiration** (**Einatmung**): Der Thorax weitet sich (S. 283), d. h. sein longitudinaler, transversaler und sagittaler Durchmesser vergrößert sich (s. u.), der Unterdruck im Pleuraspalt nimmt zu, d. h. die Druckdifferenz wird noch negativer (bis **–8 mmHg**). Die Lunge dehnt sich je nach Tiefe der Inspiration unterschiedlich weit aus bis in die Recessus pleurales (S. 553). Die auf diese Weise nach dem **„Spritzenkolbenmechanismus"** einströmende Luft kann sich in den Alveolen verteilen und der Sauerstoff (O_2) über die Blut-Luft-Schranke (S. 560) in das Blut der Lungenkapillaren diffundieren.

Atemphasen: Alternierend aufeinander folgen die beiden Atemphasen:

- **Inspiration** (**Einatmung**): Volumenzunahme des Thorax, s. u. und Atemmechanik (S. 283) → Zunahme des Unterdrucks im Pleuraspalt → Ausdehnung der Lunge → Einstrom und Verteilung der Einatemluft in den Alveolen → Diffusion von O_2 in die Lungenkapillaren.

- **Exspiration (Ausatmung)**: Verkleinerung des Thorax- und damit auch des Lungenvolumens → der Unterdruck im Pleuraspalt nimmt ab → Ausströmen der Luft in die Umgebung mit Abtransport des CO_2.

▶ Merke.

- **Exspiration** (**Ausatmung**)**:** Das Volumen von Thorax und damit auch das der Lunge verkleinert sich, die Druckdifferenz im Pleuraspalt wird weniger negativ (**–3 mmHg**). Die ausströmende Luft transportiert das aus den Lungenkapillaren in die Alveolen diffundierte Kohlendioxid (CO_2) nach außen in die Umgebungsluft.

▶ Merke. Ein unversehrter Pleuraspalt mit dem physiologischen Unterdruck ist unverzichtbar für die Atmung: Der relative Unterdruck im Pleuraspalt hält die Lunge entgegen ihrer Eigenelastizität an der Wand des Brustkorbs und am Zwerchfell fest und verhindert, dass die Lunge am Lungenhilum kollabiert.

▶ Klinik. Äußere (z. B. durch Rippenbrüche bei Thoraxtrauma) oder innere **Verletzungen** der Pleura mit Störung der Intaktheit des abgeschlossenen Pleuraspalts führen zum **Pneumothorax**. Hierbei dringt Luft in den Pleuraspalt, wodurch der Unterdruck im Pleuraspalt aufgehoben wird. Unter diesen Bedingungen kollabiert die Lunge der jeweils betroffenen Seite aufgrund ihrer Eigenelastizität am Lungenhilum. Man unterscheidet einen **offenen** von einem **geschlossenen Pneumothorax** (auch **Spannungspneumothorax** genannt). Bei Letzterem kann die in den Pleuraspalt eindringende Luft nicht mehr entweichen (Ventilmechanismus, Abb. **20.19**). Dadurch wird das Mediastinum immer mehr auf die gesunde Seite gedrängt und auch die gesunde Lunge wird in ihrer Funktion beeinträchtigt. Die Verlagerung des Mediastinums zur gesunden Seite behindert zudem den venösen Zustrom ins Herz (**Einflussstauung**).

20.19 Spannungspneumothorax mit Mediastinalverschiebung

Quelle der Abbildung: Schünke M, Schulte E, Schumacher U. PROMETHEUS LernAtlas der Anatomie, Innere Organe. Illustrationen von Voll M u. Wesker K. 6. Aufl. Stuttgart: Thieme; 2022

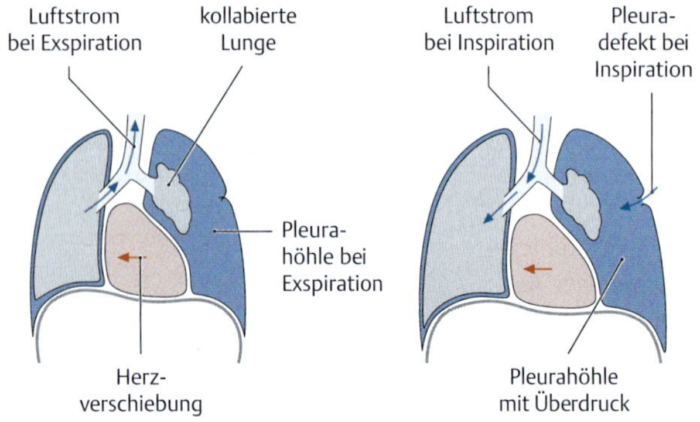

Als Notfallmaßnahme bei dieser u. U. lebensbedrohlichen Situation kann eine Entlastungspunktion am Oberrand (vgl. Abb. **10.16**) der 2. oder 3. Rippe in der Medioklavikularlinie am sog. Monaldi-Punkt durchgeführt werden (**Monaldi-Punktion**).

20.20 Monaldi-Punktion

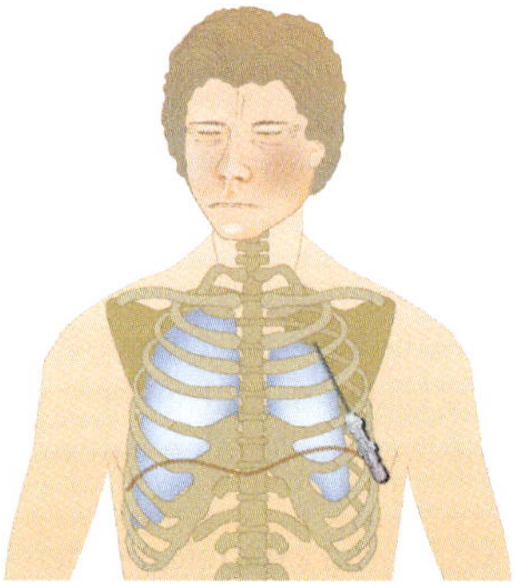

Die Anlage einer Thoraxdrainage kann zwar auch an dieser Stelle erfolgen, jedoch besteht hier aufgrund der Nähe zu den großen Gefäßen Verletzungsgefahr. Ein lateraler Zugang in der mittleren Axillarlinie (**Bülau-Drainage**, die auch nach Thorax-OPs zum Einsatz kommt) wird daher präferiert. Um die Verletzung von Bauchorganen (Leber!) zu vermeiden, sollte der Zugang nicht tiefer als am Oberrand der 5.–7. Rippe liegen.

Atemmechanismen: Der Änderung des Thoraxvolumens liegen 2 Mechanismen (S. 287) zugrunde (Abb. **20.21**):

- **Bauchatmung (diaphragmale Atmung):** Hierbei wird der longitudinale Durchmesser der Brusthöhle durch eine Kontraktion des Zwerchfells (S. 562) nach kaudal vergrößert; s. Exspiration (S. 284).
- **Brustatmung (kostale Atmung):** Man unterscheidet zwei Formen (S. 284):
  - Bei der **sternokostalen Form** der Rippenatmung wird bevorzugt der sagittale Durchmesser des Brustkorbs vergrößert (v. a. kraniale Rippen).
  - Bei der **lateralen Form** wird bevorzugt der transversale Durchmesser des Brustkorbs vergrößert (zusätzlich bei kaudalen Rippen).

Atemmechanismen: Für die Änderung der Thoraxvolumen in allen drei Dimensionen des Raumes, die letztlich die beiden entgegengesetzten Atemphasen bedingen, sind zwei verschiedene Atemmechanismen (S. 287) verantwortlich (Abb. **20.21**):

- **Bauch- oder Zwerchfellatmung** (**diaphragmale Atmung**) zur Vergrößerung des longitudinalen Durchmessers der Brusthöhle: Hierbei spielt das Zwerchfell eine zentrale Rolle, indem durch seine Kontraktion die Zwerchfellkuppeln nach unten und somit aus der Brusthöhle herausgezogen werden → Volumenzunahme (Inspiration) bzw. umgekehrt bei Exspiration (S. 284). Die inspiratorische Volumenzunahme der Brusthöhle wird durch Projektion des Zwerchfells auf die Thoraxwand bei In- und Exspiration deutlich (S. 562).
- **Brust- oder Rippenatmung** (**kostale Atmung**) zur inspiratorischen Erweiterung bzw. exspiratorischen Verkleinerung des sagittalen und transversalen Durchmessers der Brusthöhle. Dabei sind zwei Anteile zu unterscheiden (S. 284), die durch den unterschiedlichen Verlauf der kranialen und kaudalen Rippen sowie der Achsen der Kostovertebralgelenke bedingt sind:

20.21 Volumenzunahme der Brusthöhle durch die verschiedenen Atemmechanismen

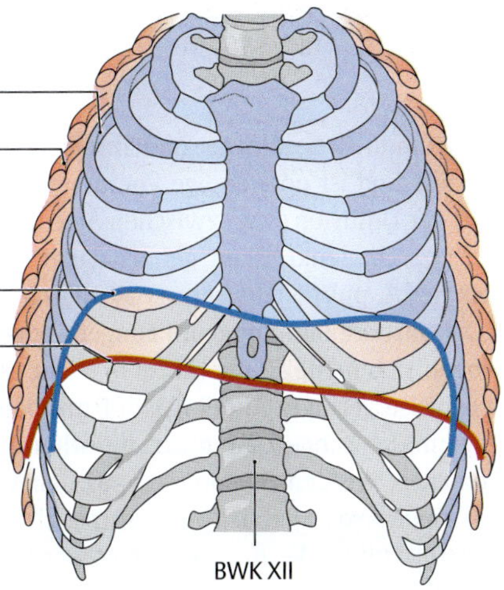

Bauch-/Zwerchfellatmung = diaphragmale Atmung: inspiratorische Volumenzunahme durch Kontraktion des Zwerchfells (rot). Brust-/Rippenatmung = kostale Atmung: inspiratorische Volumenzunahme durch Erweiterung des knöchernen Thorax (angeschnittene Rippen rötlich-braun).

Quelle der Abbildung: Schünke M, Schulte E, Schumacher U. PROMETHEUS LernAtlas der Anatomie. Innere Organe. Illustrationen von Voll M u. Wesker K. 5. Aufl. Stuttgart: Thieme; 2018

- Die **sternokostale Form** der Brustatmung trifft insbesondere auf die kranialen 6 Rippen zu. Hierbei wird besonders der sagittale Durchmesser des Brustkorbes vergrößert.
- Die **laterale Form** der Brustatmung dagegen betrifft die kaudalen Rippen. Hierbei wird insbesondere der laterale Durchmesser des Brustkorbes vergrößert.

Werden die Rippen durch die inspiratorischen Muskeln gehoben, erfolgt bei den oberen Rippen eine Vergrößerung des Thoraxvolumens in der sagittalen Ebene. Bei den kaudalen Rippen wird aufgrund ihres Verlaufs (zunächst absteigend von der Wirbelsäule, dann aufsteigend zum Sternum) dagegen nicht nur der sagittale, sondern auch der laterale Durchmesser des Thorax inspiratorisch vergrößert.
Beim **Erwachsenen** sind bei ruhiger Atmung beide Mechanismen aktiviert, v. a. jedoch die diaphragmale Atmung. Bei körperlicher Belastung kommt vermehrt die kostale Atmung ins Spiel. **Säuglinge** und **Kleinkinder** mit fast horizontal gestellten Rippen (Abb. **10.11**) zeigen nahezu ausschließlich Zwerchfellatmung (S. 630).

Erwachsene benutzen in wechselndem Ausmaß beide Atemmechanismen. **Säuglinge und Kleinkinder** müssen dagegen bevorzugt auf die diaphragmale Atmung (S. 287) zurückgreifen.

Atemmuskeln (S. 285)**:** Man unterscheidet zwischen **inspiratorisch und exspiratorisch wirksamen Muskeln** (Tab. **20.7**). Muskeln sind besonders notwendig für die **Inspiration.** Die Exspiration wird begünstigt durch die Schwerkraft und geschieht deshalb bereits passiv ohne den Einsatz von Skelettmuskulatur.

Atemmuskeln (S. 285)**:** Man unterscheidet zwischen **inspiratorisch-** und **exspiratorisch wirksamen Muskeln** (Tab. **20.7**).

20.7 Atemmuskeln

Inspiratorische Muskeln	
obligate Inspiratoren = Muskeln, die bei ruhiger Einatmung tätig sind	▪ Diaphragma (S. 287), ▪ Mm. intercostales externi (S. 286), ▪ Mm. intercartilaginei (S. 286), ▪ Mm. scaleni (Abb. **34.4**),
auxiliäre Inspiratoren = Muskeln, die zusätzlich bei forcierter Einatmung tätig sind („Atemhilfsmuskeln“)	▪ M. serratus anterior (Abb. **15.9**), ▪ M. serratus post. sup. (Tab. **9.6**), ▪ M. pectoralis major (Abb. **15.18**), ▪ M. pectoralis minor (Abb. **15.9**), ▪ M. sternocleidomastoideus (S. 882), ▪ M. erector spinae (S. 262).
Exspiratorische Muskeln	
obligate Exspiratoren = Muskeln, die bei ruhiger Ausatmung tätig sind*	▪ Mm. intercostales interni (S. 286) ▪ Mm. subcostales (Abb. **10.9**) ▪ M. transversus thoracis (Abb. **10.9**)
auxiliäre Exspiratoren = Muskeln, die bei forcierter Ausatmung tätig sind	▪ Bauchwandmuskeln (S. 299) ▪ M. latissimus dorsi, sog. „Hustenmuskel“ (Abb. **15.18**)

* Primäre Faktoren für die Rückführung der Lunge aus der inspiratorischen Lage in eine Ruhelage sind die Rückstellkraft der Lunge und das Erschlaffen der inspiratorischen Muskeln während der Exspiration. Die exspiratorischen Muskeln wirken dabei lediglich unterstützend.

▶ Merke.

▶ Merke. Den größten Anteil am Inspirationsvolumen in Ruhe hat als wirksamster Inspirationsmuskel das Zwerchfell bzw. Diaphragma (S. 287).

Perfusion

Perfusion bezeichnet im Rahmen der Atmung die Durchblutung des Lungenkreislaufs. Lungengefäße sind druckpassive Gefäße des **Niederdrucksystems** (S. 140) und können im Thorax große Mengen an Blut speichern oder an den Körperkreislauf abgeben (**Blutdepot**).

Schlecht belüftete Alveolen werden weniger durchblutet als besser belüftete Alveolen (**Autoregulation**).

Durch den relativ großen Einfluss des **hydrostatischen Drucks** wird zur ausreichenden Durchblutung der Kapillaren beim Stehen in der Lungenspitze ein höherer intravasaler Perfusionsdruck benötigt als in der Lungenbasis.

Die Perfusion („Durchströmung") bezeichnet im Rahmen der Atmung die Durchblutung des Lungenkreislaufs und ist notwendige Voraussetzung für den An- und Abtransport der während der Diffusion (s. u.) zwischen Alveolen und Lungenkapillaren ausgetauschten Gase. Der Lungenkreislauf gehört dabei zum **Niederdrucksystem** (S. 140). Der Blutdruck der A. pulmonalis beträgt systolisch etwa 25 mmHg, diastolisch etwa 8 mmHg. Die mittlere Blutmenge im Lungen- oder kleinen Kreislauf umfasst etwa 450 ml, wovon sich mehr als die Hälfte in leicht dehnbaren Venen befindet. Nur ein vergleichsweise geringer Anteil (ca. 100 ml) befindet sich im Kapillarbereich. Die Blutmenge in der Lunge kann durch intrathorakale Drucksteigerungen um mehr als 50 % reduziert werden (Auspressen aus den Venen, primär der zum kleinen Kreislauf gehörigen = Vasa publica) und somit als schnell mobilisierbares **Blutdepot** dem Körperkreislauf zur Verfügung gestellt werden.

Im Lungenkreislauf reguliert der Grad der Ventilation einer Alveole ihre Durchblutung (**Autoregulation**). Eine schlecht belüftete Alveole wird weniger gut durchblutet als eine gut belüftete Alveole. Beim Menschen setzt dieser Effekt ein, wenn die arterielle O_2-Sättigung unter 80 % sinkt. Weitere Besonderheiten ergeben sich aus der erwähnten Tatsache, dass der Lungenkreislauf ein Niederdruckkreislauf ist und somit der Einfluss des **hydrostatischen Drucks** größer ist als im Körperkreislauf. So benötigt beim Stehen die Lungenspitze einen höheren intravasalen Perfusionsdruck als die Lungenbasis, um die Lungenkapillaren ausreichend zu durchbluten.

Alveolen in der Lungenspitze sind aufgrund der hydrostatischen Verhältnisse als erste von einer Minderdurchblutung betroffen.

Diffusion

Diffusion beschreibt den Vorgang, bei dem die Atemgase O_2 und CO_2 passiv über die alveolokapilläre Membran (**Gasaustausch**) transportiert werden.

Die **Blut-Luft-Schranke** ist sehr dünn (0,2–0,6 µm) und erlaubt eine optimale Diffusion der Atemgase (O_2, CO_2). Sie besteht aus
- dünnen Fortsätzen der **Typ-I-Pneumozyten** (S. 548),
- einer verschmolzenen Basallamina und
- dünnen gefäßauskleidenden Fortsätzen der Endothelzellen.

Bei der Atmung ist die Diffusion der Vorgang, bei dem die Atemgase O_2 und CO_2 passiv über die alveolokapilläre Membran (**Gasaustausch**) transportiert werden. Der eigentliche Ort des Gasaustausches, d. h. der äußeren Atmung, sind die **Lungenalveolen**. Sie sind für einen möglichst effizienten und schnellen Gasaustausch optimiert: Die sackförmigen, wabenartigen Ausstülpungen (Durchmesser ca. 250 µm) sind nur mit einer extrem dünnen Wand ausgekleidet, die eine minimale Diffusionsbarriere darstellt und kurze Diffusionsstrecken zwischen Alveolarlumen und den die Alveolen umgebenden Kapillaren erlaubt. Das Kapillarnetz um die Alveolen ist extrem dicht und ermöglicht zusammen mit den dünnen Kapillarwänden einen schnellen und effizienten Gasaustausch.

Die **Blut-Luft-Schranke** (0,2 bis 0,6 µm) als Weg, den der Sauerstoff (O_2) vom Alveolarlumen bis in das Lumen der Blutkapillaren bzw. das Kohlendioxid (CO_2) in umgekehrter Richtung zurücklegen müssen, besteht somit aus
- den dünnen Fortsätzen der **Typ-I-Pneumozyten** (S. 548),
- einer dünnen **Basallamina** (gemeinsame Basallamina für Pneumozyten und Endothelzellen) und
- einem dünnen Endothelzellfortsatz.

Die Kontaktzeit, die dem Kapillarblut für den Gasaustausch zur Verfügung steht, beträgt etwa 0,75 Sekunden.

▶ Merke.

▶ Merke. Das Ziel der äußeren Atmung, die „Arterialisierung" des Blutes (O_2-Aufnahme bei CO_2-Abgabe), wird maßgeblich durch die Belüftung der Alveolen (**Ventilation**), die ausreichende Durchblutung der Lungenkapillaren (**Perfusion**), eine ungehemmte **Diffusion** zwischen Alveolarlumen und umgebenden Lungenkapillaren sowie die Abstimmung dieser Vorgänge in den Lungenalveolen bestimmt. Eine Störung dieser Prozesse führt zu Beeinträchtigungen der Atmung (**Atmungsstörungen**).

▶ Klinik. **Ventilationsstörungen** führen zu einer schlechteren **Belüftung** der Alveolen (z. B. durch Verlegung eines Bronchus bei Fremdkörperinhalation oder tumorbedingt). Eine verminderte Ventilation der Alveolen vermindert den O_2-Diffusionsgradienten zum venösen Blut und führt somit zu einer reduzierten Sauerstoffaufnahme.
Zusätzlich zur guten Belüftung der Alveolen muss der Blutfluss in der A. pulmonalis eine ausreichende Durchblutung der Lungenkapillaren gewährleisten, um einen effizienten Gasaustausch und v. a. den Transport dieser Gase im Körper zu ermöglichen. Ist die Kapillardurchblutung nicht ausreichend wie z. B. bei einer Lungenembolie (S. 155), liegt eine **Perfusionsstörung** vor.
Eine verdickte/veränderte Blut-Luft-Schranke führt ebenfalls zu einer verminderten Effizienz des Gastransports; man spricht von einer **Diffusionsstörung** (z. B. Membranverdickung bei Lungenödem). Die teilweise komplexen Zusammenhänge werden in den Lehrbüchern der Physiologie behandelt.

▶ Klinik.

20.6 Topografische Anatomie von Atmungsorganen und Pleura

20.6.1 Ausdehnung von Pleura und Lunge

Pleuragrenzen

Die Pleuragrenzen werden festgelegt durch die der Thoraxwand fest anliegenden Abschnitte der Pleura parietalis.
Die Pleura parietalis mit der **Pleurakuppel** (**Cupula pleurae**, Tab. **20.6**) überragt die schräg abfallende Apertura thoracis superior mit der 1. Rippe ventral um 2–3 cm. Die Pleura parietalis zieht dann in ihrem weiteren Verlauf nach medial, erreicht die Linea mediana anterior etwa auf der Höhe des Ansatzes der 2. Rippe und zieht von dort aus rechts fast senkrecht nach unten bis etwa zum Ansatz der 6. Rippe. Auf der linken Seite weicht sie wegen der Linksverlagerung des Herzens auf der Höhe der 4. Rippe von diesem Verlauf ab: Sie weicht nach links aus und steigt etwa auf Höhe der Hälfte des Rippenknorpels der 6. Rippe ab.
Die **untere Pleuragrenze** (Übergang von Pleura diaphragmatica in Pleura costalis) schneidet nachfolgend etwa die 7.–12. Rippe (in absteigender Reihenfolge in der Medioklavikularlinie, der vorderen, mittleren und hinteren Axillarlinie, der Skapularlinie und in der Paravertebrallinie, s. Tab. **20.8** und Abb. **20.22**).

20.6 Topografische Anatomie von Atmungsorganen und Pleura

20.6.1 Ausdehnung von Pleura und Lunge

Pleuragrenzen

Die **Pleurakuppel** (**Cupula pleurae**, Tab. **20.6**) überragt die Apertura thoracis superior ventral um einige Zentimeter. Danach zieht die Pleura mediastinalis nach medial und trifft etwa am Ansatz der 2. Rippe die Linea mediana anterior. Dort zieht sie auf der rechten Seite bis zum Ansatz der 6. Rippe herunter; links weicht sie aufgrund der Linksverlagerung des Herzens nach lateral aus. Die **unteren Pleuragrenzen** sind Tab. **20.8** und Abb. **20.22** zu entnehmen.

20.8 Kaudale Grenzen von Lunge und Pleura in Atemruhelage

	SL	MCL	VAL	MAL	HAL	SCL	PVL
Pleura	**6. Rippe**	**7. Rippe**	**8. Rippe**	**10. Rippe**	**10./11. Rippe**	**11. Rippe**	**12. Rippe**
Lunge	**6. Rippe**	**6. Rippe**	**7. Rippe**	**8. Rippe**	**9. Rippe**	**10. Rippe**	**11. Rippe**

SL = Sternallinie; MCL = Medioklavikularlinie; VAL = vordere Axillarlinie; MAL = mittlere Axillarlinie; HAL = hintere Axillarlinie; SCL = Skapularlinie; PVL = Paravertebrallinie (Tab. **10.1**). Die Angaben in der Tabelle sind gemittelte Werte; zu Seitenunterschieden, s. Abb. **20.22**.

▶ Merke. Die Pleurahöhle ist weitgehend durch den knöchernen Thorax geschützt, ragt jedoch über die obere Thoraxapertur hinaus bis in den Halsbereich hinein, wo die Pleurakuppel in enger topografischer Beziehungen zu folgenden Leitungsbahnen steht:
- dorsal: Truncus sympathicus mit Ggl. stellatum (S. 893), s. auch Tab. **7.7**, Ansa subclavia (S. 893)
- kranial: Plexus brachialis (S. 462), A. subclavia (S. 458), V. subclavia (S. 460)
- ventral: A. (S. 290) und V. thoracica interna (S. 291)
- medial: N. phrenicus (S. 629)

▶ Merke.

▶ Klinik. Bei Eingriffen (Subclavia-Katheter!) oder Verletzungen in dieser Region muss immer an die Gefahr eines Pneumothorax durch Läsion der Pleurahöhle gedacht werden.
Zudem kommt es vor, dass dort lokalisierte maligne Prozesse aufgrund der topografischen Nähe auf die Leitungsbahnen übergreifen: So kann z. B. ein Lungenspitzentumor (**Pancoast-Tumor**) zu einer Läsion des Plexus brachialis mit entsprechenden Lähmungen (Paresen) und Sensibilitätsstörungen im Arm sowie zu einem Horner-Syndrom (S. 208) führen.

▶ Klinik.

Lungengrenzen und ihre Atemverschieblichkeit
Zum Vergleich der kaudalen Lungen- und Pleuragrenzen s. Tab. **20.8** und Abb. **20.22**.

Lungengrenzen und ihre Atemverschieblichkeit

Die Lage der kaudalen Lungengrenzen in Atemruhelage sind im Vergleich zu den kaudalen Grenzen der Pleurahöhlen anhand ihrer Schnittpunkte mit den Orientierungslinien am Thorax (Tab. **10.1**) in Tab. **20.8** zusammengefasst und in Abb. **20.22** dargestellt.

▸ Merke.

▸ Merke. Die Lungengrenzen sind nicht konstant, sondern abhängig von der Atemphase (bei Inspiration tiefer, bei Exspiration höher).

Verständlich wird dies durch die unterschiedliche Zwerchfellstellung in den verschiedenen Atemphasen.
Projektion des Zwerchfells auf die Thoraxwand: Die Zwerchfellkuppeln projizieren sich (in der MCL) bei **maximaler Kontraktion**
- **rechts** auf Höhe der 7. Rippe (etwa BWK XI),
- **links** einen ICR tiefer (etwa BWK XII).

Dies wird verständlich, wenn man sich die unterschiedliche Projektion des Zwerchfells auf die Thoraxwand bei tiefer In- und Exspiration vor Augen führt:

Projektion des Zwerchfells auf die Thoraxwand: Bei **Kontraktion des Zwerchfells** werden die Zwerchfellkuppeln und das Centrum tendineum nach kaudal zum Ursprung des Zwerchfellmuskels hingezogen und flachen ab. Dadurch steht die Zwerchfellkuppel bei **maximaler Kontraktion** in der Medioklavikularlinie (MCL)
- **rechts** auf Höhe der 7. Rippe (etwa BWK XI),
- **links** einen halben Interkostalraum tiefer (etwa BWK XII).

20.22 Pleura- und Lungengrenzen

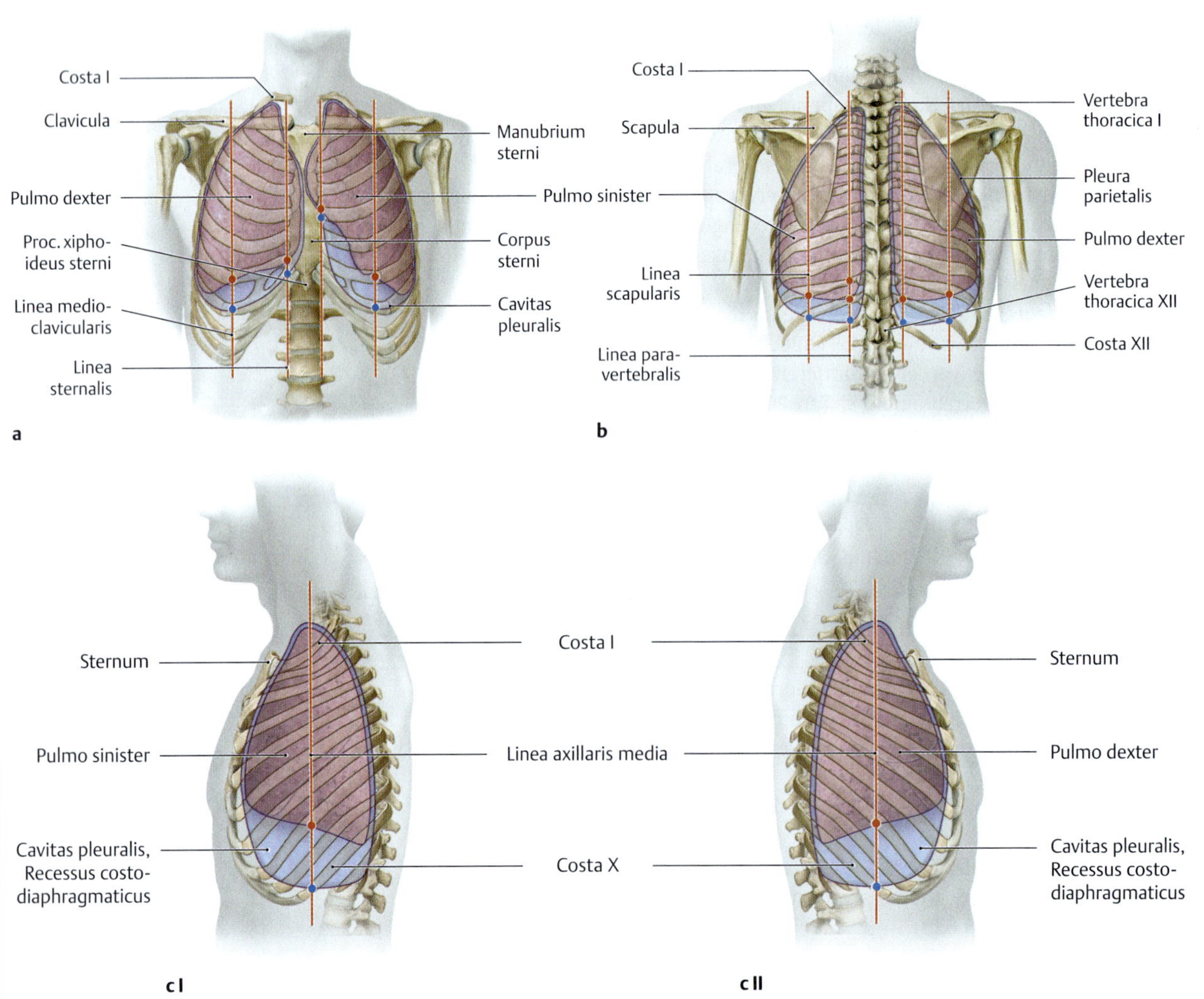

a Projektion der Pleura- und Lungengrenzen auf den knöchernen Thorax in der Ansicht von ventral,
b dorsal
c und links-lateral (**c I**) sowie rechts-lateral (**c II**). Zu beachten sind die geringfügigen Seitenunterschiede, die in Tab. **20.8** der Übersichtlichkeit halber gemittelt sind.

Quelle: Schünke M, Schulte E, Schumacher U. PROMETHEUS LernAtlas der Anatomie, Innere Organe. Illustrationen von Voll M u. Wesker K. 6. Aufl. Stuttgart: Thieme; 2022

Bei **maximaler Relaxation des Zwerchfells** projiziert sich in der Medioklavikularlinie der höchste Punkt der Zwerchfellkuppeln
- **rechts** auf Höhe der 4. Rippe (etwa BWK VIII),
- **links** um einen halben Interkostalraum tiefer (etwa BWK IX).

▸ Merke. Die rechte Zwerchfellkuppel steht physiologischerweise wegen des großen, mechanisch verdrängenden rechten Leberlappens etwa einen Interkostalraum höher als die linke.

Auswirkung auf die Lungengrenzen: Durch den Unterdruck in der Pleurahöhle folgt die Lunge den aktiven Höhenänderungen des Diaphragmas.

▸ Klinik. Klinisch kann die Ausdehnung der Lunge durch **Perkussion** (S. 21) ermittelt werden: Die lufthaltigen Lungen erzeugen beim Beklopfen der Körperoberfläche einen typischen „sonoren" Klopfschall.

20.23 Klopfschallfeld der Lungen

Es entspricht nicht exakt der Ausdehnung der Lunge, da nur gut belüftete Anteile den typischen sonoren Klopfschall ergeben.

Quelle der Abbildung: Schünke M, Schulte E, Schumacher U. PROMETHEUS LernAtlas der Anatomie, Innere Organe. Illustrationen von Voll M u. Wesker K. 6. Aufl. Stuttgart: Thieme; 2022

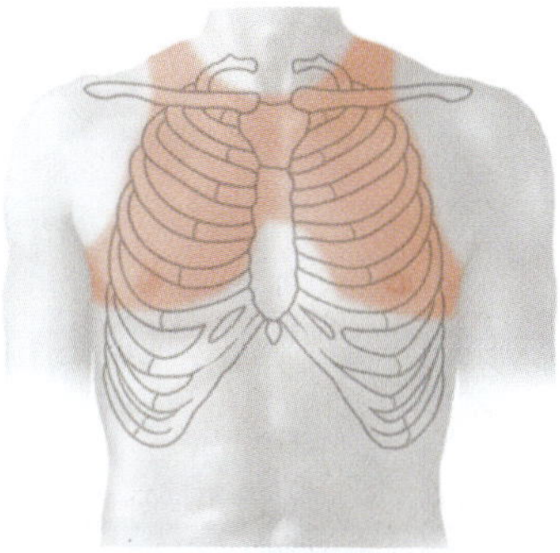

Mit Hilfe der Perkussion kann daher durch Vergleich der Grenzen bei tiefer Inspiration und Exspiration die **„Atemverschieblichkeit" der Lunge** (vgl. Abb. **20.17a**) ermittelt werden.

20.24 Kaudale Lungengrenzen in Inspirations- und Exspirationsstellung

Quelle der Abbildung: Schünke M, Schulte E, Schumacher U. PROMETHEUS LernAtlas der Anatomie, Innere Organe. Illustrationen von Voll M u. Wesker K. 6. Aufl. Stuttgart: Thieme; 2022

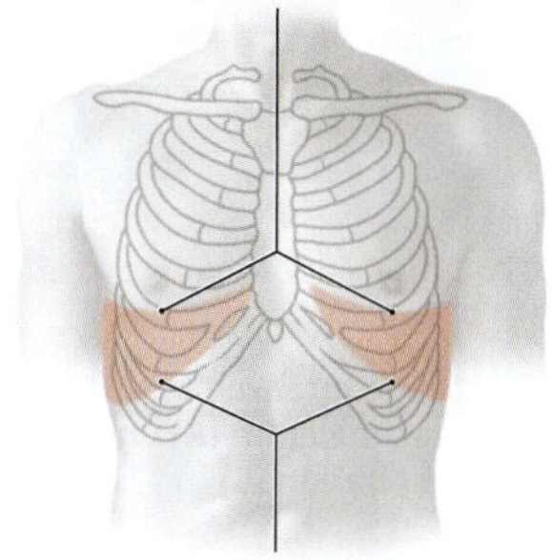

Die Pleuragrenzen können dagegen nicht durch Perkussion bestimmt werden, da sich die Pleurahöhle perkutorisch nicht differenzieren lässt.

Lungenlappengrenzen

Es ist wichtig, sich die Ausdehnung der Lungenlappen mit ihrer Projektion auf den Thorax klar zu machen (Abb. **20.25**), etwa bei pathologischen Prozessen, die auf einzelne Lungenlappen begrenzt sein können (z. B. Lobärpneumonie).

Die **Lungenlappengrenzen** verlaufen **schräg von hinten-oben nach vorne-unten**:
- Die **Oberlappen-Unterlappen-Grenze**, d. h. **Fissura obliqua** (S. 541), beginnt dorsal etwa in Höhe der Spina scapulae (Proc. spinosus Th III, Schnittpunkt Interspinal-

Bei **maximaler Relaxation:**
- **rechts** auf Höhe der 4. Rippe (etwa BWK VIII),
- **links** um einen halben ICR tiefer (etwa BWK IX).

▸ Merke.

Auswirkung auf die Lungengrenzen: Sie folgen den Höhenänderungen des Zwerchfells.

▸ Klinik.

Lungenlappengrenzen

Die Lappengrenze beginnt dorsal auf der Interspinallinie auf Höhe des Proc. spinosus Th III und folgt **links** etwa dem Lauf der 6. Rippe bis zur Medioklavikularlinie.
Auf der **rechten** Seite treffen sich Ober-, Mittel- und Unterlappen in der mittleren Axillarlinie auf ihrem Schnittpunkt mit der 6. Rippe.

linie mit der Wirbelsäule) und trifft vorne, etwa in der Medioklavikularlinie, auf die Knorpel-Knochen-Grenze der 6. Rippe. Die Fissura obliqua entspricht bei nach oben elevierten Armen etwa der Margo medialis der Scapula.

- Die Oberlappen-Mittellappen-Grenze, d. h. **Fissura horizontalis** (S. 541), der rechten Seite folgt nach vorne etwa der 4. Rippe.

20.25 Oberflächenprojektion der Lunge

Hilfslinien:

1 = Mittellinie
2 = Sternallinie
3 = Medioklavikularlinie
4 = Vertebrallinie
5 = Skapularlinie
6 = hintere Axillarlinie
7 = vordere Axillarlinie

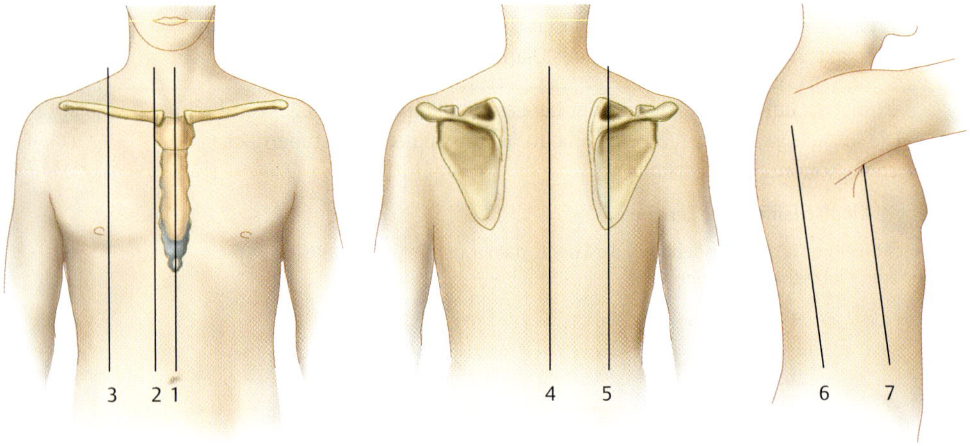

Projektion der Lungengrenzen auf die Thoraxwand

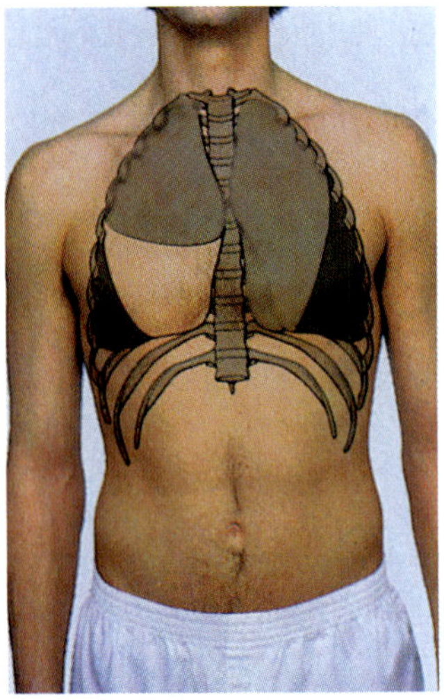

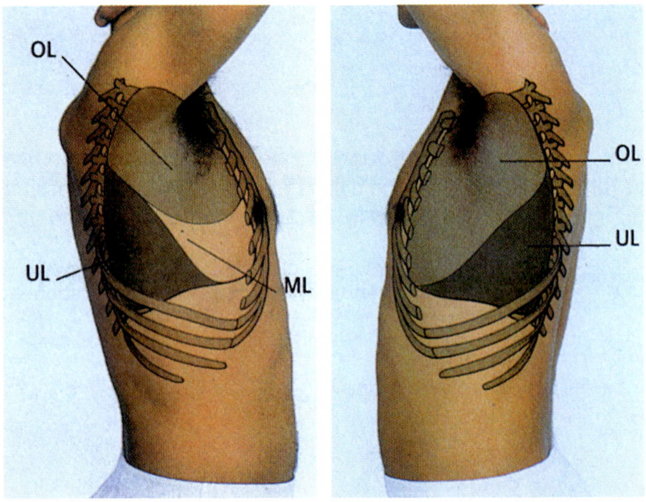

rechts links

OL = Lungenoberlappen
ML = Lungenmittellappen
UL = Lungenunterlappen

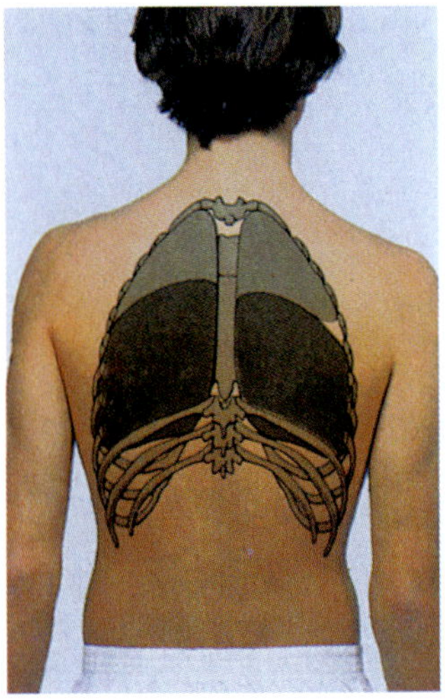

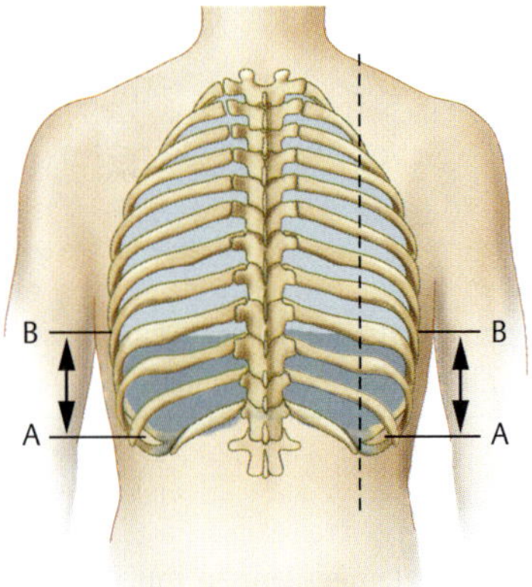

Lungengrenzen bei maximaler In- (A) und Exspiration (B)

- Der Bereich zwischen A und B entspricht dem Komplementärraum.
- Die Verschieblichkeit sollte in der Skapularlinie 5–6 cm betragen.

Quelle: Füeßl H, Middeke M, Hrsg. Duale Reihe Anamnese und klinische Untersuchung. 7., überarbeitete Auflage. Stuttgart: Thieme; 2022

20.7 Darstellung von Lunge und Pleura mit bildgebenden Verfahren

Zur bildgebenden Darstellung der Lunge stehen verschiedene Verfahren zur Verfügung, z. B. Röntgenbild (S. 120), Computertomografie = CT (S. 124) und Kernspintomografie = MRT/NMR (S. 127). Konventionelle Röntgenaufnahmen (**Thoraxröntgenbild**, Abb. **4.1**) und **CT-Untersuchungen** kommen dabei am häufigsten zum Einsatz und werden in Spezialfragestellungen durch MRT-Untersuchungen ergänzt.

Konventionelles Röntgenbild: Die hohe Strahlendurchlässigkeit des mit Luft gefüllten Lungenparenchyms erlaubt eine gute Abgrenzung von röntgendichteren Strukturen (Bronchialwände, Herzkonturen, Gefäße und Lymphknoten). Pathologische Prozesse, die zu einer Konsistenzveränderung der luftgefüllten Lunge führen, wie z. B. Entzündungen (Abb. **20.6**), solide Tumoren (Abb. **20.11**), Stauung oder Flüssigkeitsansammlungen in Form von Ergüssen (Abb. **20.18a**) können aus gleichem Grund ebenfalls sichtbar werden.
Problematisch sind im Röntgenbild Überlagerungsphänomene (S. 121), die eine genaue Lokalisation von pathologischen Prozessen erschweren.

Computertomografie (CT): Eine überlagerungsfreie Darstellung gelingt durch selektive Einstellungen in der ebenfalls mit Röntgenstrahlung arbeitenden Computertomografie. Die Nutzung des speziell auf das Lungengewebe abgestimmten **Lungenfensters** (Abb. **4.6**) erlaubt die gezielte Wiedergabe einzelner pulmonaler Strukturen in transversalen Schnitten. **Leitstruktur** bei der computertomografischen Lokalisationsdiagnostik sind die Bronchien mit ihrer jeweiligen Begleitarterie. So kann z. B. vor einer **Bronchoskopie** (S. 534) (endoskopische Darstellung des Bronchialbaums, Abb. **20.2b**) zur Abklärung einer Raumforderung eine Segmentzuordnung dieser pathologischen Struktur erfolgen. Über eine Bronchoskopie können zudem Biopsien zur Abklärung pathologischer Fragestellungen (z. B. histologische Diagnose eines Lungentumors) entnommen werden.
Strukturveränderungen in Lungenläppchen können durch hoch auflösende CT-Methoden (HRCT) sichtbar gemacht werden.

Magnetresonanztomografie (MRT): Auch wenn bei den meisten Fragestellungen als Schichtbildverfahren weiterhin die CT zum Einsatz kommt, ist die MRT ihr z. B. bei der Untersuchung der Pleura und der Thoraxwand in der Detailtreue überlegen.

20.7 Darstellung von Lunge und Pleura mit bildgebenden Verfahren

Zur bildgebenden Darstellung der Lunge stehen verschiedene Verfahren zur Verfügung (Röntgenbild, Computertomografie = CT und Kernspintomografie = MRT/NMR).

Konventionelles Röntgenbild: Die hohe Strahlentransparenz des Lungengewebes erlaubt eine gute Abgrenzung gegenüber röntgendichteren Strukturen. Die genaue Lokalisation pathologischer Prozesse wird jedoch durch Überlagerungsphänomene (S. 121) erschwert.

Computertomografie: Mit Hilfe des speziellen **Lungenfensters** (Abb. **4.6**) ist eine gute Differenzierung pulmonaler Strukturen im überlagerungsfreien Transversalschnitt möglich. **Leitstruktur** bei der Lokalisationsdiagnostik per CT sind die Bronchien mit ihrer jeweiligen Begleitarterie. So kann z. B. vor **Bronchoskopien** (S. 534) eine Segmentzuordnung erfolgen.

Magnetresonanztomografie: Sie ist der CT bei der Untersuchung von Pleura und Thoraxwand in der Detailtreue überlegen.

⊙ 20.26 CT-Darstellung der Lunge

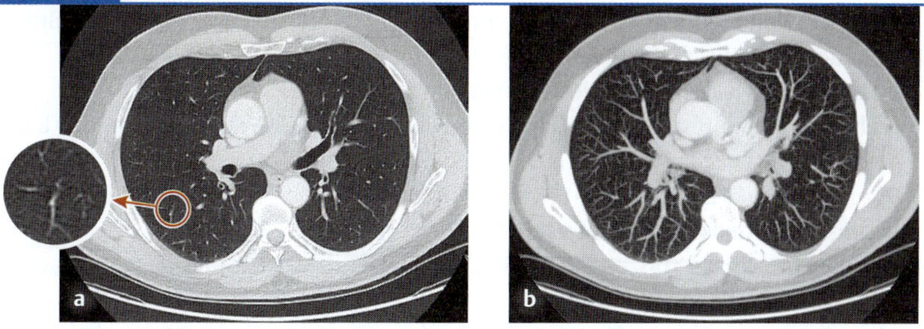

Eine weitgehend überlagerungsfreie Darstellung von Strukturen in der lufthaltigen Lunge gelingt durch die Nutzung variabler Graustufenfilter (sog. „Lungenfenster“, das die rechnerische „Ausblendung“ bestimmter Strukturen erlaubt) und durch die Nutzung unterschiedlicher Schnittdicken. Schnittdicken von 1–3 mm erlauben die Darstellung auch kleinerer Strukturen etwa bis zur Größe sekundärer Lobuli oder von Interlobien (s. Bildausschnitt in **a**). Höhere Schnittdicken (8–10 mm) nutzt man bei der Darstellung größerer Strukturen. Die größeren Schnittdicken erfordern dann eine selektive Darstellung der Strukturen mit der höchsten Signalintensität (maximum intensity projection, s. **b**). **a** und **b** zeigen jeweils Normalbefunde.

a Axialer CT-Schnitt im Lungenfenster
b MIP (= maximum intensity projection) im Lungenfenster.

Quelle: Prof. Dr. med. S. Müller-Hülsbeck, Inst. f. Diagnost. und Interventionelle Radiolgie/Neuroradiologie, DIAKO Krankenhaus gGmbH Flensburg

⊙ 20.26

Nuklearmedizinische Verfahren: Durchblutung und Belüftung der Lunge können mittels **Perfusions-** und **Ventilationsszintigrafie** beurteilt werden. Diese beiden Verfahren lassen sich auch kombinieren.

Nuklearmedizinische Verfahren: Mit Hilfe szintigrafischer Methoden kann sowohl die Durchblutung (**Perfusionsszintigrafie** mittels intravenös appliziertem Radionuklid) als auch die Belüftung (**Ventilationsszintigrafie** mittels inhaliertem Radionuklid) des Lungengewebes dargestellt werden. Dies macht es möglich, regionale Minderperfusion (z. B. bei Lungenembolie (S. 155) 6oder Ventilationsstörungen (S. 561) sichtbar zu machen. Da es auch reaktiv im Bereich herabgesetzter Belüftung zu einer Verminderung des Blutflusses kommen kann (s. Lehrbücher der Physiologie), werden häufig beide Methoden kombiniert: Diese **Ventilations-Perfusions-Szintigrafie**, die das Verhältnis von Belüftung zur Durchblutung zeigt, kommt im Rahmen der Lungenembolie-Diagnostik insbesondere dann zum Einsatz, wenn eine alleinige Perfusionsszintigrafie nicht aussagekräftig wäre (z. B. aufgrund einer zusätzlich bestehenden Ventilationsstörung).
Große Bedeutung insbesondere im Zusammenhang mit Fragen einer möglichen Metastasierung von Lungentumoren (z. B. Bronchialkarzinom) hat die **Positronenemissionstomografie** (kurz „PET") erlangt, meist unter Verwendung mit radionuklidmarkierter Fluordeoxyglucose („FDG-PET"). Die PET ist besonders gut in der Lage, mögliche Metastasen von Lungentumoren in Lymphknoten bzw. anderen Organen zu detektieren.

Sonografie: Sie kommt nicht zur Diagnostik des Lungengewebes zum Einsatz, wird jedoch zur Darstellung von Pleuraergüssen und bei deren Punktion genutzt.

Sonografie: Da Luft für Ultraschallwellen eine Barriere darstellt, kommt die Sonografie in der Diagnostik des Lungengewebes selbst nicht zum Einsatz. Gut darstellbar sind hingegen Pleuraergüsse, die oft auch unter sonografischer Kontrolle punktiert werden, um eine Verletzung der Pleura visceralis und des Lungengewebes zu vermeiden.

20.8 Entwicklung der Atmungsorgane

20.8 Entwicklung der Atmungsorgane

Die Anlage der im Mediastinum befindlichen **Trachea** zweigt sich dichotomisch auf und bildet den **Bronchialbaum** der Lunge. Der Bronchialbaum expandiert in die zunächst noch leere Pleurahöhle und zwängt diese bis auf einen kleinen Spalt, den **Pleuraspalt**, zusammen. Am Ende des Bronchialbaums entwickeln sich die **Alveolen**.

Die entwicklungsgeschichtliche Anlage der **Trachea** bildet sich in der 3. bis 4. Woche am Boden des Schlunddarms kaudal des Hypobranchialwulstes. Dort kommt es zu einer Ausstülpung, der **Laryngotrachealrinne**, die sich nach kaudal in das werdende Mediastinum ausdehnt und sich dabei an seinem Ende dichotomisch aufteilt. Die Laryngotrachealrinne liefert das endodermale Material, aus dem sich die Schleimhaut von Kehlkopf (S. 917), Trachea und Bronchialbaum und die Lungenalveolen bilden. Durch dichotomische Aufzweigung der Laryngotrachealrinne entsteht der Bronchialbaum. Bei der Aufzweigung des Bronchialbaums und seiner Ausdifferenzierung erfolgt eine massive seitliche Ausdehnung in die Pleurahöhle hinein. Die ursprünglich leere Pleurahöhle wird dabei zusammengedrückt und nach Abschluss der Lungenentwicklung größtenteils von den Lungen ausgefüllt.
Die eigentliche Pleurahöhle wird durch die expandierenden Lungen auf einen kapillaren Spalt, den **Pleuraspalt** reduziert. An den Enden des sich verzweigenden Bronchialbaums bilden sich die **Alveolen**.

Man unterscheidet 4 Phasen der Lungenentwicklung:
- **Frühembryonale Phase** (4.–7. SSW)
- **Pseudoglanduläre Phase** (7.–17. SSW)
- **Kanalikuläre Phase** (bis zur 26. SSW, Abb. **20.28a**)
- **Alveoläre Phase** mit prä- und postnatalem Abschnitt, Abb. **20.28b**, Abb. **20.28c**.

Die Lungenentwicklung lässt sich im Detail in vier Phasen einteilen:
- **Frühembryonale Phase** (4.–7. Schwangerschaftswoche, SSW): Abfaltung der Lungenanlage aus der Laryngotrachealrinne.
- **Pseudoglanduläre Phase** (7.–17. SSW): Ausbildung des konduktiven Bronchialbaums bis zu den Bronchioli terminales.
- **Kanalikuläre Phase** (bis zur 26. SSW, Abb. **20.28a**): Ausbildung des respiratorischen Bronchialbaumes.
- **Alveoläre Phase,** Abb. **20.28b,** Abb. **20.28c**: Im **pränatalen Abschnitt** der alveolären Phase werden die Alveolen ausgebildet. Die definitive Zahl der Alveolen ist zum Geburtstermin normalerweise bereits erreicht, jedoch sind die Alveolen noch nicht fertig ausdifferenziert (lediglich flache Ausbuchtungen). Die Ausdifferenzierung der Lungenalveolen vollzieht sich in den ersten Lebensjahren (**postnataler Abschnitt** der alveolären Phase, Schulkindalter!). Mit dem ersten Atemzug nach der Geburt wird der respiratorische Apparat erstmalig belüftet und entfaltet. Vorher befindet sich Flüssigkeit im Bronchialbaum.

Die Entwicklung von Pleura und Zwerchfell ist im Zusammenhang mit der Entstehung der Körperhöhlen (S. 106) beschrieben.

20.27 Entwicklung des Bronchialbaums

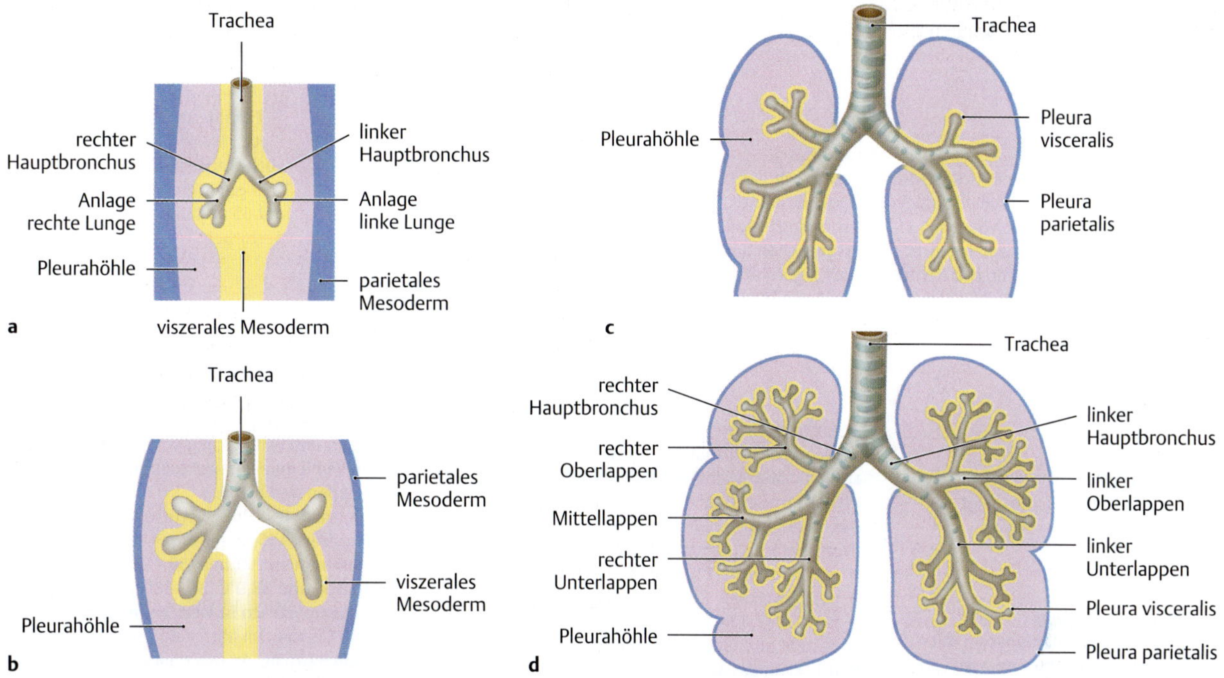

Der sich stetig aufteilende Bronchialbaum wächst kontinuierlich in das viszerale Mesoderm hinein (**a**, im Alter von 5 Embryonalwochen). Durch sein starkes Wachstum reicht das viszerale Mesoderm mit dem darin befindlichen Bronchialbaum schnell an das wandständige (parietale) Mesoderm heran (**b**, im Alter von 6 Embryonalwochen). Aus dem viszeralen Mesoderm bildet sich die Pleura visceralis der Lungenoberfläche. Aus dem parietalen Mesoderm entwickelt sich die Pleura parietalis, welche die Leibeswand auskleidet (**c**). Die eigentliche Pleurahöhle wird bei der reifen Lunge auf einen schmalen Raum zwischen Pleura visceralis und Pleura parietalis reduziert (**d**). Die glatte Oberfläche der Pleura erlaubt eine reibungsarme Bewegung der Lunge während Inspiration und Exspiration.

20.28 Histologische und funktionelle Entwicklung der Lunge

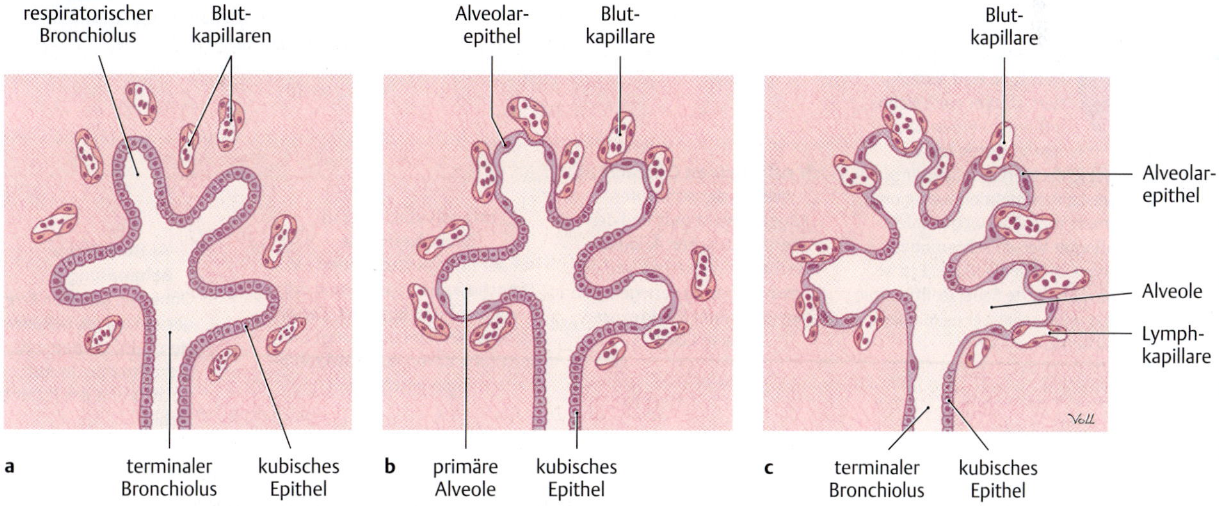

a Kanalikuläre Phase: Der Bronchialbaum verzweigt sich in dieser Phase bis in die respiratorischen Bronchioli, die mit kubischem Epithel ausgekleidet sind.

b Pränataler Abschnitt der alveolären Phase: Das sich entwickelnde dünne Alveolarepithel nimmt Kontakt zu den umliegenden Blutgefäßen auf.

c Postnataler Abschnitt der alveolären Phase: Das Alveolarepithel differenziert sich weiter aus. Die Kapillaren wölben sich durch das jetzt hauchdünne Alveolarepithel in die Alveolen vor.

Quelle: Schünke M, Schulte E, Schumacher U. PROMETHEUS LernAtlas der Anatomie, Innere Organe. Illustrationen von Voll M u. Wesker K. 6. Aufl. Stuttgart: Thieme; 2022

Klinischer Fall: Luftnot bei bekannter Lungenerkrankung *

* Fallbeispiel fiktiv, Namen und Daten frei erfunden

20:30
Alfred L., 71 Jahre, ruft wegen zunehmender Atemnot den Notarzt. Dieser weist ihn direkt in die Klinik ein.

20:45
Anamnese
A.L.: Seit 3 Stunden ist es mit der Luft ganz schlecht! Meine Lungenerkrankung** habe ich jetzt seit 10 Jahren, aber das Rauchen, das kann ich nicht sein lassen. Schon am Donnerstag hab ich mich schwach gefühlt, seit Samstag hab ich nun Fieber. Beim Husten kommt auch gelb-grüner Schleim, ich sag's Ihnen!

21:00
Medikamentenanamnese
A.L.: Für die Lunge nehm ich die Sprays: Sultanol und Ipratropiumbromid.

21:05
Familienanamnese
A.L.: Mein Vater hat auch stark geraucht, kein gutes Vorbild. Er ist mit 65 an Lungenkrebs gestorben.

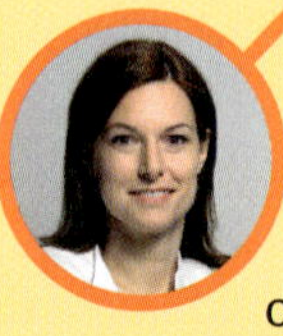

21:10
Körperliche Untersuchung
Ich untersuche den etwas übergewichtigen Patienten. Er sitzt mit vorgebeugtem Oberkörper, hat die Arme auf die Knie gestützt und wirkt richtig krank. Herr L. atmet schnell und man hört beim Ausatmen ein Pfeifen. Die Lippen sind bläulich.
Vitalparameter (Normwerte in Klammern):
- Blutdruck 155/85 mmHg (< 130/85 mmHg)
- Herzfrequenz 90/min (50 – 100)
- Temperatur 38,9°C (36 – 38°C).

Das Atemgeräusch ist leise, beim Ausatmen höre ich ein Giemen. Im Mittelfeld beidseits feuchte Rasselgeräusche. An den Händen fallen mir Uhrglasnägel und Trommelschlägelfinger auf.

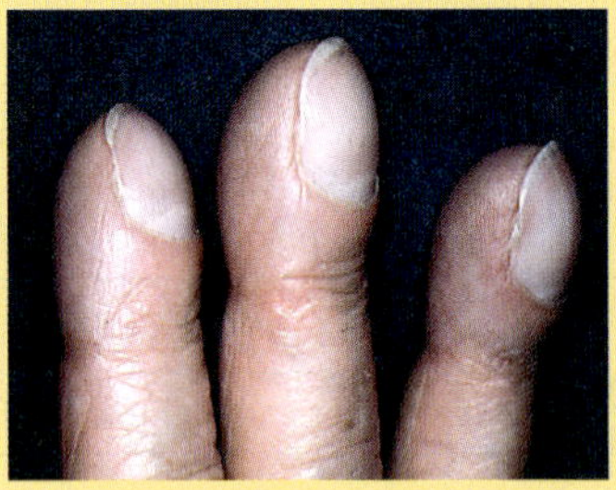

Trommelschlägelfinger mit Uhrglasnägeln
(aus Füeßl, F.S., Middeke, M.: Duale Reihe Anamnese und Klinische Untersuchung. 3. Aufl., Thieme, 2005)

21:30
Blutabnahme
Wegen der Luftnot veranlasse ich eine arterielle Blutgasanalyse. Außerdem nehme ich ein „großes Blutbild" ab.
Das Ergebnis der BGA ist sofort da (Normwerte in Klammern):
- pO_2 54 mmHg (71 – 104 mmHg)
- pCO_2 53 mmHg (35 – 46 mmHg)
- pH 7,33 (7,37 – 7,45)

Es besteht also eine **respiratorische Azidose**: Herr L. kann das anfallende CO_2 nicht mehr „abatmen", sein Blut übersäuert.

21:40
12-Kanal-EKG
Wir machen ein EKG. Dies zeigt eine Rechtsherzhypertrophie.

22:00
Röntgen-Thorax
Es ist ein **Lungenemphysem** mit vermehrter Strahlentransparenz („schwarze" Lunge) zu erkennen. Die Zwerchfellkuppeln sind abgeflacht. Außerdem bestehen Zeichen einer **chronischen Rechtsherzbelastung.** Im Mittelfeld beidseits finden sich fleckförmige Verschattungen, die zu **pneumonischen Infiltraten** (Lungenentzündung) passen.

22:10
Laborbefund trifft ein
(Normwerte in Klammern)
- CRP 68 mg/l (< 10 mg/l)
- Interleukin-6 86 pg/ml (< 10 pg/ml)

Diese Werte zeigen eine **akute Entzündung** im Körper an. Die anderen Laborparameter liegen im Normbereich.

22:20
Ich rufe meinen Oberarzt an
Wegen des schlechten Allgemeinzustands und der respiratorischen Azidose entscheidet er, Herrn L. auf die Intensivstation zu verlegen. Die Diagnose lautet **infektexazerbierte COPD.**

23:00
Intensivstation und Bronchoskopie
Auf der Intensivstation wird eine Bronchoskopie (Spiegelung der Bronchien) durchgeführt. Dabei wird viel Schleim abgesaugt und eine Probe davon in die Mikrobiologie geschickt.

23:30
Antibiotische Behandlung
Ohne den genauen Erreger zu kennen, bekommt Herr L. Infusionen mit **Ciprofloxacin.** In der Nacht bleibt der Patient stabil.

07:15
Da am nächsten Morgen das Interleukin-6 rückläufig ist, wird die antibiotische Behandlung beibehalten: das Antibiotikum scheint gegen die Erreger wirksam zu sein.

10:00
Verlegung auf Normalstation
Der Allgemeinzustand von Herrn L. bleibt stabil, daher kann der Patient auf die Normalstation verlegt werden.

Nach 3 Tagen
Das Ergebnis der Mikrobiologie ist da: der Erreger **Pseudomonas aeruginosa** ist auf Ciprofloxacin sensibel. Die Genesung verläuft aber schleppend.

Nach 3 Wochen hat sich Herr L. so weit auskuriert, dass er nach Hause entlassen werden kann. In den nächsten Jahren verschlechtert sich allerdings seine Lungenfunktion weiter und er muss mehrfach wegen infektbedingter Verschlechterungen seiner COPD in die Klinik. Erst als eine dauerhafte Sauerstofftherapie nötig wird, schafft er es mit dem Rauchen aufzuhören.

**Chronisch obstruktive Lungenerkrankung (COPD = chronic obstructive pulmonary disease)

Fragen mit anatomischem Schwerpunkt

1 Warum sollte Herrn L. kein Hemmstoff des Sympathikus (Betablocker) gegen seinen Hypertonus verschrieben werden?
2 Wie können Sie sich die Zeichen der Rechtsherzbelastung im Röntgenbild von Herrn L. erklären?

Antwortkommentare im Anhang

21 Herz und Herzbeutel

*E. Schulte, vormals beteiligt: F. Schmitz**

21.1 Einführung

Das **Herz** (**Cor**) ist ein muskuläres Hohlorgan, das in der **Herzbeutelhöhle** (**Cavitas pericardiaca**) liegt. Der **Herzbeutel** (**Pericardium**) umschließt das Herz sackförmig und verhindert so eine Überdehnung des Herzmuskels.

Funktionell ist das Herz eine Doppelpumpe mit **zwei hintereinander** geschalteten „Pumpstationen", die das Blut in die beiden Abschnitte des Kreislaufs (Lungen- und Körperkreislauf) pumpen. **Topografisch** besteht das Herz aus **zwei nebeneinander** liegenden Hälften (**linkes** und **rechtes** Herz), die durch Trennwände, sog. **Septen**, voneinander abgegrenzt werden. Jede Herzhälfte besteht aus zwei Herzhöhlen (Vorhof und Kammer), die einen speziellen Wandaufbau aufweisen: Eine Muskelschicht (**Myokard**) erzeugt die mechanische Pumpkraft. Eine Innenschicht (**Endokard**) kleidet die Herzhöhlen für einen reibungsarmen Blutstrom aus. Eine Außenschicht (**Epikard**) gewährleistet den beweglichen Einbau des Herzens in die Herzbeutelhöhle. Spezielle Ausformungen des Endokards, die sog. **Herzklappen**, sorgen als Ventile für eine geordnete Blutstromrichtung. Zur Einhaltung eines Schlagrhythmus verfügt das Herz über ein **autonomes Erregungsbildungssystem**. Seinen hohen eigenen Sauerstoffbedarf aufgrund der ununterbrochenen Schlagtätigkeit deckt das Herz durch zwei spezielle Gefäße, die **Koronararterien**.

21.1 Einführung

Das **Herz** (Cor) ist ein muskuläres Hohlorgan, das in der **Herzbeutelhöhle** liegt. Der **Herzbeutel** (Pericardium) umschließt das Herz sackförmig. **Funktionell** ist das Herz eine Doppelpumpe, die das Blut in die beiden Abschnitte des Kreislaufs pumpt. **Topografisch** gliedert sich das Herz in zwei Hälften, die jeweils zwei Herzhöhlen haben (Vorhof und Kammer). Die Herzwand besteht aus einer Muskelschicht (**Myokard**), einer die Herzhöhlen auskleidenden Innenschicht (**Endokard**) und einer Außenschicht (**Epikard**). Die **Herzklappen** im Inneren sorgen für eine geordnete Blutstromrichtung. Der regelmäßige Schlagrhythmus wird **autonom** erzeugt.

21.2 Herz (Cor)

21.2.1 Funktion des Herzens

Das Herz steht im Zentrum des Blutkreislaufs (S. 136). Das **muskuläre Hohlorgan** sorgt als **Druck**- und **Saugpumpe** für den beständigen, rezirkulierenden Transport des Blutes innerhalb des Blutkreislaufs.

Die beiden **Herzhälften**, die jeweils in einen **Vorhof** (**Atrium**) und in eine **Kammer** (**Ventriculus**) unterteilt werden, empfangen das Blut über große Venen aus dem Blutkreislauf in den Vorhöfen und pumpen es über die Kammern in die Arterien des Kreislaufs zurück.

Da hierbei das Blut in zwei verschiedene, hintereinander geschaltete Kreislaufsysteme (S. 139) gepumpt wird, unterscheidet man funktionell das **rechte Herz** vom **linken Herzen**. Dies entspricht auch der topografischen Anordnung der Herzabschnitte.

21.2 Herz (Cor)

21.2.1 Funktion des Herzens

Das Herz ist die muskuläre **Pumpe**, die für die Zirkulation des Blutes innerhalb des geschlossenen Blutkreislaufs (S. 136) verantwortlich ist. In beiden **Herzhälften** dient jeweils der **Vorhof** (**Atrium**) zur Aufnahme des Blutes aus dem Kreislauf während die **Kammer** (**Ventriculus**) für seinen Auswurf zuständig ist.

Funktionell lässt sich das **rechte** vom **linken Herzen** unterscheiden.

► Merke. Das **rechte** Herz stellt die „Pumpstation" für den Transport des Blutes im **Lungenkreislauf** (= **„kleiner" Kreislauf**) dar, das **linke** Herz die für den **Körperkreislauf** (= **„großer" Kreislauf**).

► Merke.

21.2.2 Form, Abschnitte und Lage des Herzens

Lage und Form: Das Herz liegt im **Mediastinum inferius**, und zwar in dessen mittlerem Abschnitt, dem **Mediastinum medium** (S. 526). Etwa ⅔ **der Herzmasse liegen links der Medianebene**, ⅓ liegt rechts davon (Abb. **21.1**). Die natürliche Lage des Herzens im Thorax zeigt Abb. **19.1**.

Es ähnelt in seiner Form einem schräg gestellten Kegel, dessen **Spitze** im umgebenden Herzbeutel frei beweglich ist. Die **Herzbasis** dagegen ist durch die Gefäßstiele

21.2.2 Form, Abschnitte und Lage des Herzens

Lage und Form: Das Herz liegt im **Mediastinum medium** (S. 526); ⅔ seiner Masse liegen links, ⅓ rechts der Medianebene (Abb. **21.1** und Abb. **19.1**).

Seine Form ähnelt einem schräg gestellten Kegel mit einer im Herzbeutel frei beweglichen Spitze, jedoch fixierter Basis.

21.1 Lage von Herz und großen Gefäßen in der Brusthöhle

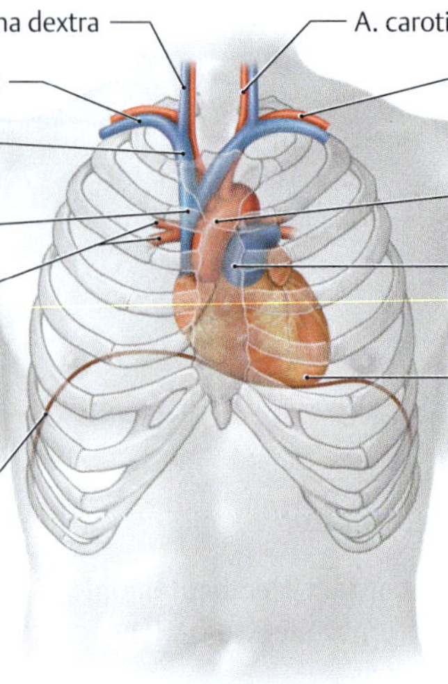

a

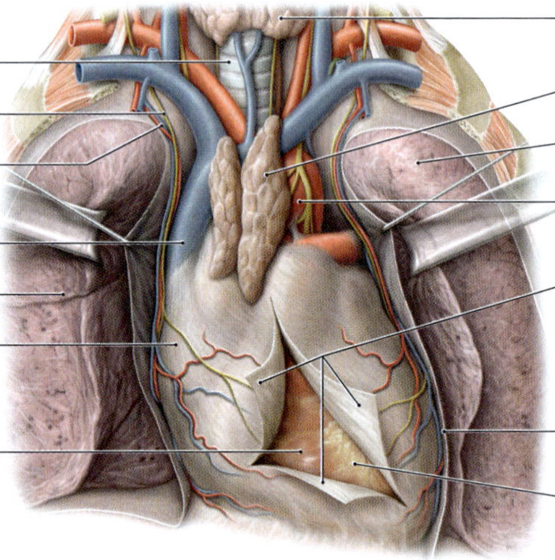

b

a Schematische Darstellung als Projektion auf die ventrale Thoraxwand.
b Herz und Gefäße im topografischen Zusammenhang mit Herzbeutel und Lungen.

Quelle: Schünke M, Schulte E, Schumacher U. PROMETHEUS LernAtlas der Anatomie, Innere Organe. Illustrationen von Voll M u. Wesker K. 6. Aufl. Stuttgart: Thieme; 2022

(**Porta arteriosa** und **Porta venosa**, s. u.) und die **Membrana bronchopericardiaca** (S. 605) elastisch fixiert und wird durch die Dorsalseite der Vorhöfe gebildet.

Die **Längsachse** des Herzens steht etwa im **45°-Winkel** zu den 3 Hauptebenen.

Die **Längsachse des Herzens**, die Verbindung zwischen der Herzspitze und der Mitte der Herzbasis, steht etwa im **Winkel von 45° zu den drei Hauptebenen** des Raumes.

► Merke.

► Merke. Das Herz ist um seine Längsachse (von der Basis aus gesehen gegen den Uhrzeigersinn) gedreht: Die **rechte** Herzhälfte ist dadurch der vorderen Brustwand mehr zugewandt; die **linke** Herzhälfte ist mehr zur linken Seite und nach hinten gerichtet.

Größe und Gewicht: Ein Herz wiegt im Mittel **etwa 300 g** und ist im Normalfall etwas größer als die Faust des Trägers. Herzgewicht und Herzvolumen sind abhängig vom **Trainingszustand** des Trägers.

Größe und Gewicht: Das Herz ist etwas größer als die geschlossene Faust des entsprechenden Menschen, wiegt im Mittel etwa **300 g** (0,4–0,45 % des Körpergewichtes) und besitzt ein durchschnittliches Organvolumen von **785 ml**. Gemessen von der Herzspitze zur Herzbasis ist das Herz ca. 12–14 cm lang. Die größte Herzbreite beträgt ca. 8–9 cm, der sagittale Durchmesser im Bereich der Herzbasis ist ca. 6 cm. Herzgewicht und Herzvolumen sind sehr vom Trainingszustand abhängig und können durch Hypertrophie auf **500 g** Gewicht bzw. **1440 ml** Volumen bei Leistungssportlern ansteigen (**physiologische Herzmuskelhypertrophie** durch Training). 500 g werden auch als **kritisches Herzgewicht** bezeichnet, da bei noch schwereren Herzen die Kapillardurchblutung allmählich zu gering wird, um den Herzmuskel ausreichend zu versorgen. Eine solche **pathologische Herzmuskelhypertrophie** kann entstehen, wenn der Herzmuskel wegen krankhafter Prozesse über einen längeren Zeitraum vermehrt Arbeit leisten muss. Dies kann beispielsweise im Rahmen eines Bluthochdrucks oder einer Herzklappenerkrankung zutreffen. In diesen Fällen kann der pathologisch hypertrophierte Herzmuskel aufgrund der unzureichenden Kapillarisierung nicht mehr ausreichend mit Blut (und damit Sauerstoff) versorgt werden. Die daraus resultierende Schädigung des Herzmuskels führt im Endstadium zur **Herzinsuffizienz**.

Abschnitte: Folgende Abschnitte lassen sich am Herzen unterscheiden (Abb. **21.2**):

- Apex cordis (Herzspitze),
- Basis cordis (Herzbasis),
- Facies sternocostalis (Facies anterior),
- Facies pulmonalis dextra und sinistra,
- Facies diaphragmatica (Facies inferior).

Herzspitze (Apex cordis): Sie wird hauptsächlich vom linken Ventrikel gebildet, ist nach **vorne-unten-links** gerichtet und relativ frei im Herzbeutel beweglich.

Abschnitte: Man unterscheidet (Abb. **21.2**):

- Apex cordis (Herzspitze),
- Basis cordis (Herzbasis),
- Facies sternocostalis,
- Facies pulmonalis dextra und sinistra,
- Facies diaphragmatica.

Herzspitze (Apex cordis): Sie wird hauptsächlich vom linken Ventrikel gebildet und ist nach **links-unten-vorne** gerichtet.

21.2 Form und Abschnitte des Herzens

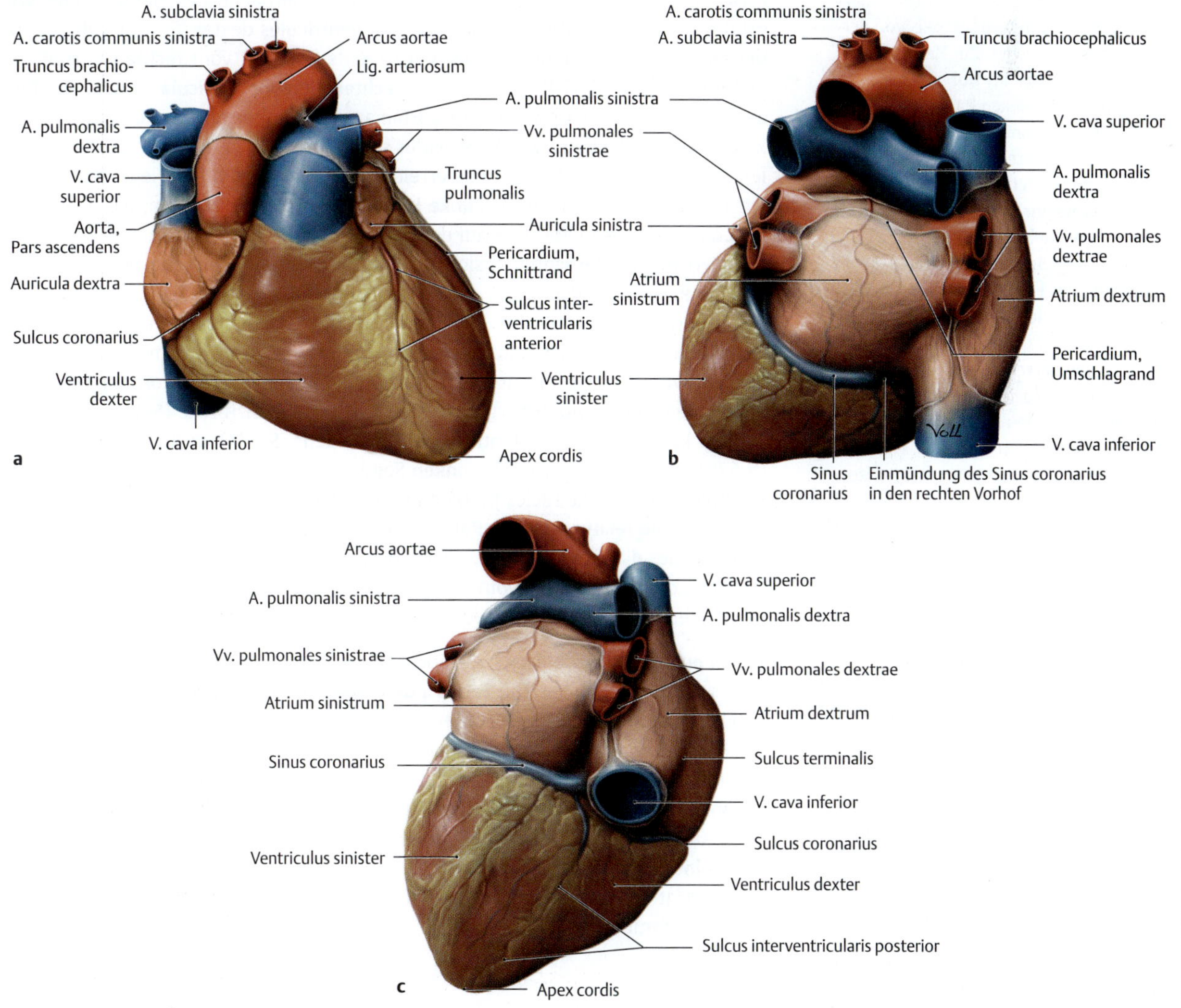

a Ansicht des Herzens von ventral: Facies sternocostalis.
b Ansicht des Herzens von dorsal: An der Basis cordis treten die großen Gefäße ein und aus.
c Ansicht des Herzens von dorsal-kaudal: Durch „Aufrichten" des Herzens wird die Facies diaphragmatica sichtbar.

Quelle: Schünke M, Schulte E, Schumacher U. PROMETHEUS LernAtlas der Anatomie, Innere Organe. Illustrationen von Voll M u. Wesker K. 6. Aufl. Stuttgart: Thieme; 2022

Die **Herzbasis (Basis cordis)** wird hauptsächlich vom linken Vorhof gebildet und weist nach **hinten-oben-rechts**. Sie wird geprägt durch die großen Herzgefäße:

- **V. cava sup.** und inf. (S. 623): Mündung in den rechten Vorhof,
- **Vv. pulmonales** (S. 625): Mündung in den linken Vorhof.

Herzbasis (Basis cordis, früher auch **Facies posterior** genannt**):** Sie wird hauptsächlich vom linken Vorhof gebildet und ist nach **hinten-oben-rechts** gerichtet. An ihr münden die großen Gefäßstämme, wodurch sie auch **fixiert** ist:

- **V. cava superior** und **V. cava inferior** münden in den **rechten Vorhof**. Die Hohlvenen (S. 623) öffnen sich dabei in den **Sinus venarum cavarum**, der durch eine seichte Furche (**Sulcus terminalis cordis**) vom eigentlichen rechten Vorhof abgegrenzt wird.
- Die **4 Lungenvenen** (**Vv. pulmonales**) im Normalfall 2 rechts und 2 links (S. 625) münden in den **linken Vorhof**.

▸ Merke.

▸ Merke. Die zueinander senkrecht stehenden Venen (V. cava superior und V. cava inferior einerseits und Vv. pulmonales andererseits) bezeichnet man auch als **Venenkreuz** (Abb. **22.4**). In ihrer Gesamtheit bilden sie die **Porta venosa** des Herzens.

- Die **Porta arteriosa** des Herzens besteht aus **Aorta** (S. 618) und **Truncus pulmonalis** (S. 622), die ventral aus linkem bzw. rechtem Ventrikel austreten und an ihrer Wurzel spiralig umeinander verlaufen.
  Aus dem Bulbus aortae gehen die rechte und linke Herzkranzarterie (S. 591) hervor.

- Die **Porta arteriosa** liegt ventral und besteht aus **Aorta** (S. 618) und **Truncus pulmonalis** (S. 622). Die Ursprünge des Truncus pulmonalis und der Pars ascendens aortae sind spiralig angeordnet:
  Der nach links ansteigende Ursprung des **Truncus pulmonalis** verdeckt teilweise die nach rechts vorne aufwärts ziehende **Pars ascendens aortae**. Aus dem **Bulbus aortae**, einer Erweiterung des Aortenursprungs, geht beidseits hinter dem Truncus pulmonalis eine Herzkranzarterie (S. 591), **A. coronaria sinistra** und **A. coronaria dextra**, hervor.

Facies sternocostalis: Diese konvexe Vorderfläche des Herzens wird größtenteils von der **rechten Kammer** gebildet. Zur Herzbasis hin schließt sich der **rechte Vorhof** an. Ein schmaler Streifen am linken Rand der **Facies sternocostalis** wird vom **linken Ventrikel** gebildet. Linker und rechter Ventrikel werden von einer seichten Furche, dem **Sulcus interventricularis anterior**, getrennt. An der Vorhof-/Kammergrenze befindet sich eine weitere Einschnürung, **Sulcus coronarius**, die die **„Ventilebene" des Herzens** kennzeichnet.

- Links geht die **Facies sternocostalis** an einem stumpfen Rand in die Facies pulmonalis (s. u.) des Herzens über.
- Rechts grenzt die Facies sternocostalis mit einem relativ scharfen Rand (**Margo dexter**) an die Facies diaphragmatica. Dieser rechte Rand liegt im Brustsitus fast horizontal.

Facies sternocostalis: Sie bildet die konvexe Vorderfläche des Herzens und wird größtenteils von der **rechten Kammer**, sog. **Ventriculus dexter** (S. 576), gebildet. Die Vorderwand der rechten Kammer wird rechts flankiert vom **rechten Vorhof**, sog. **Atrium dextrum** (S. 574), der mit dem **rechten Herzohr** (**Auricula dextra**) die Taille an der Wurzel der Pars ascendens aortae ausfüllt. Links grenzt an die rechte Herzkammer der linke Ventrikel (**Ventriculus sinister**) der nur mit einem schmalen Streifen die Vorderfläche des Herzens erreicht. Dem linken Ventrikel legt sich oben als ein Teil des linken Vorhofs das **linke Herzohr** (**Auricula sinistra**) an, das als einziger Abschnitt des linken Vorhofes auf der Ventralseite des Herzens zu sehen ist. Mit seiner medialen Fläche schmiegt sich das linke Herzohr an den rechts von ihm liegenden Truncus pulmonalis an.
Beide Herzohren füllen somit die von den großen Gefäßen und der Herzbasis gebildeten Nischen aus. Die Grenze zwischen rechter und linker Kammer bildet der **Sulcus interventricularis anterior**. Er schneidet geringfügig rechts von der Herzspitze ein. An der Vorhof-/Kammergrenze senkt sich die Kranzfurche (**Sulcus coronarius**) ein. Sie kennzeichnet die **Ventilebene des Herzens** (S. 578), in der die **Herzklappen** (S. 579) lokalisiert sind. Auf der **linken** Seite geht die Facies sternocostalis an einem stumpfen Rand in die Facies pulmonalis sinistra (s. u.) des Herzens über. Mit einem an der Leiche relativ scharfen Rand (**Margo dexter**) grenzt die Facies sternocostalis an die Facies diaphragmatica (s. u.) des Herzens. Der rechte Rand liegt im Brustsitus fast horizontal und reicht vom sternalen Ende der 6. Rippe bis zur Herzspitze, die im 5. Interkostalraum etwas medial der Medioklavikularlinie gelegen ist.

Facies pulmonales: Die Facies pulmonalis sinistra wird vom linken Ventrikel, die Facies pulmonalis dextra vom rechten Vorhof gebildet.

Die **Facies diaphragmatica** liegt dem Zwerchfell auf und wird größtenteils vom linken Ventrikel gebildet. Der **Sulcus interventricularis posterior** kennzeichnet die Grenze zwischen linkem und rechtem Ventrikel.

Facies pulmonales: Die Facies sternocostalis geht seitlich ohne feste Grenzen in die Facies pulmonales über. Die **Facies pulmonalis sinistra** wird vom linken Ventrikel gebildet, der sich einer entsprechenden Einbuchtung der linken Lunge anschmiegt. Die **Facies pulmonalis dextra** wird hauptsächlich vom rechten Vorhof gebildet.
Die **Facies diaphragmatica** ist der „abgeplattete" Anteil des Herzens, der auf dem Diaphragma aufliegt und größtenteils durch den linken Ventrikel gebildet wird. Die linke Kammerwand wird hier durch den etwas rechts der Herzspitze auslaufenden **Sulcus interventricularis posterior** von der rechten Kammer abgegrenzt, die nur mit einem relativ schmalen Streifen an der Bildung der Facies diaphragmatica des Herzens teilnimmt.

21.2.3 Organisation des Herzens

Das Herz ist aufgebaut aus **vier Binnenräumen** (Abb. **21.3**):

- **2 Vorhöfe:** rechter und linker Vorhof (Atrium dextrum und Atrium sinistrum).
- **2 Herzkammern:** rechter und linker Ventrikel (Ventriculus dexter und Ventriculus sinister).

Diese Binnenräume werden durch Septen (S. 577) und Klappen (S. 579) voneinander getrennt.

Anordnung und Lage der Binnenräume: Der Vorhof ist jeweils dem Ventrikel vorgeschaltet und führt ihm Blut zu. Die beiden Vorhöfe liegen generell oberhalb des Herzskeletts (S. 578), das die Ventilebene des Herzens mit den eingebauten Herzklappen enthält.

- Aufgrund der Lage des Herzens (S. 569) im Thorax liegt der **rechte Ventrikel** überwiegend ventral und macht dort den größten Teil der Facies sternocostalis aus.
- Der **rechte Vorhof** liegt rechts seitlich und reicht dorsal bis an die Herzbasis, wo er die Vv. cavae superior und inferior empfängt. Er ist eine wichtige randbildende Struktur des Herzens im Röntgenbild (Tab. **21.4**).
- Der **linke Ventrikel** stellt sich in seiner natürlichen Lage im Thorax links seitlich randbildend im p.-a.-Röntgenbild dar.
- Der **linke Vorhof** ist, mit Ausnahme des linken Herzohres, von ventral kaum sichtbar und befindet sich primär auf der Dorsalseite des Herzens, der Herzbasis (s. o.), wo er die Lungenvenen (Vv. pulmonales) empfängt.

21.2.3 Organisation des Herzens

Das Herz hat **4 Binnenräume** (Abb. **21.3**):

- **2 Vorhöfe** (Atrium dextrum und sinistrum)
- **2 Kammern** (Ventriculus dexter und sinister)

Sie werden durch Septen (S. 577) und Klappen (S. 579) voneinander getrennt.

Anordnung und Lage der Binnenräume: Die Vorhöfe sind den Ventrikeln vorgeschaltet und liegen oberhalb des Herzskeletts (S. 578). Durch die Lage des Herzens im Thorax liegen die einzelnen Binnenräume wie folgt:

- rechter Ventrikel: v. a. ventral,
- rechter Vorhof: rechts seitlich bis dorsal,
- linker Ventrikel: links randbildend,
- linker Vorhof: v. a. dorsal (nur linkes Herzohr ist von ventral sichtbar).

21.3 Vierkammerschnitt durch das Herz

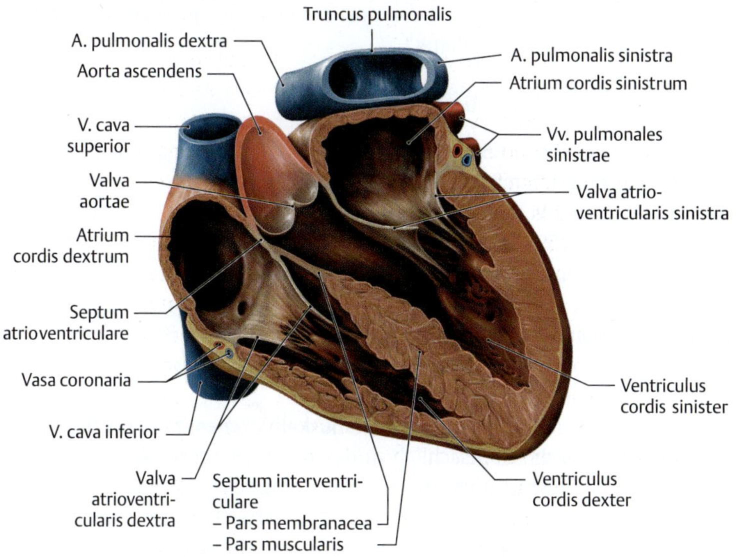

Quelle: Schünke M, Schulte E, Schumacher U. PROMETHEUS LernAtlas der Anatomie, Innere Organe. Illustrationen von Voll M u. Wesker K. 6. Aufl. Stuttgart: Thieme; 2022

21.3

► **Klinik.** Die dorsale Lage des linken Vorhofs bedingt seine unmittelbare Nähe zur im hinteren Mediastinum verlaufenden Speiseröhre (S. 666), s. auch Abb. **21.4**. Diese Lagebeziehung macht man sich insbesondere in der Ultraschalldiagnostik des Herzens, der **transösophagealen Echokardiografie** (S. 612) = **TEE**, zunutze. Auch können Vergrößerungen des linken Vorhofs radiologisch in einer **Ösophagus-Breischluck-Aufnahme** (Abb. **25.6**) sichtbar sein; vgl. Magen-Darm-Passage (S. 718). Eine weitere, inzwischen jedoch durch andere Verfahren abgelöste diagnostische Methode in diesem Zusammenhang ist die **transösophageale Elektrokardiografie** (**Ösophagus-EKG**), bei der durch Einbringen einer EKG-Elektrode in die Speiseröhre insbesondere supraventrikuläre Rhythmusstörungen diagnostiziert werden können.

► Klinik.

21.4 Lagebeziehungen der Herzbinnenräume

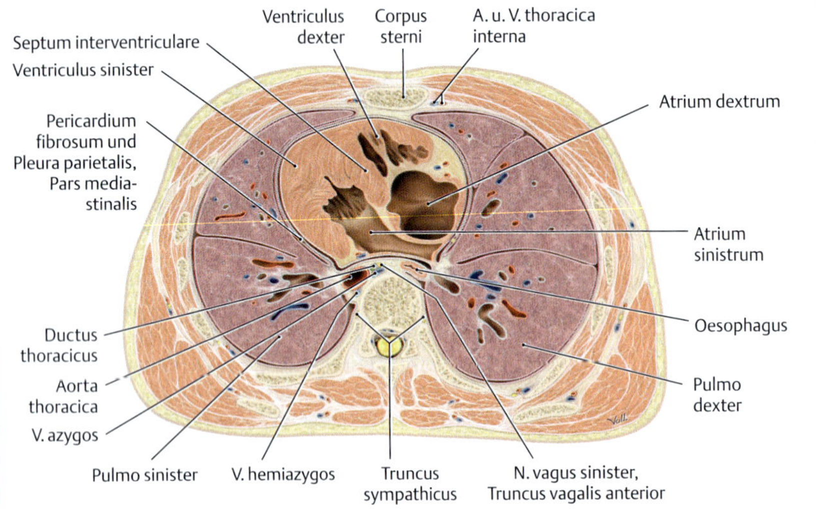

Horizontalschnitt durch den Thorax auf der Höhe von Th VIII in der Ansicht von kranial. Sichtbar ist die enge Nachbarschaft des linken Vorhofs zur Speiseröhre.

Quelle: Schünke M, Schulte E, Schumacher U. PROMETHEUS Lern-Atlas der Anatomie, Innere Organe. Illustrationen von Voll M u. Wesker K. 6. Aufl. Stuttgart: Thieme; 2022

Herzvorhöfe (Atria cordis)

Funktion: Sie nehmen das Blut aus Körper- (rechts) bzw. Lungenkreislauf (links) auf, bevor es von dort in die Ventrikel fließt, s. a. Herzaufbau (S. 136).

Herzvorhöfe (Atria cordis)

Funktion: Die Vorhöfe sind dem jeweiligen Ventrikel (Herzkammer) vorgeschaltet, s. a. Herzaufbau (S. 136). In die beiden Vorhöfe fließt das Blut aus dem Körperkreislauf (rechter Vorhof über die Vv. cavae) bzw. aus dem Lungenkreislauf (linker Vorhof über die Vv. pulmonales) und wird von dort bei Öffnung der Segelklappen (s. u.) in die jeweilige Kammer „weitergeleitet".

Rechter Vorhof (Atrium dextrum)

Der rechte Vorhof (Abb. **21.5**) erhält Zuflüsse aus:

- **V. cava sup.** und **V. cava inf.** sowie aus dem
- **Sinus coronarius** (S. 597).

Er besitzt auf seiner Innenseite einen glattwandigen und einen rauwandigen Anteil. Der glattwandige Anteil leitet sich vom Sinus venosus ab, der rauwandige vom eigentlichen embryologischen Vorhof.
Diese beiden Anteile sind auf der Innenseite durch die **Crista terminalis** gekennzeichnet, auf der Außenseite durch den **Sulcus terminalis**. Hier liegt, nahe der Einmündungsstelle der V. cava superior, das übergeordnete Schrittmacherzentrum des Herzens, der **Sinusknoten** (S. 588).

Rechter Vorhof (Atrium dextrum)

Der rechte Vorhof (Abb. **21.5**) ist dem rechten Ventrikel vorgeschaltet und erhält sauerstoffarmes Blut durch folgende venöse Gefäße:

- **V. cava superior** und **V. cava inferior** (Zufluss aus dem Körperkreislauf)
- **Sinus coronarius** (S. 597), der Blut von den Herzvenen sammelt.

Morphologisch lassen sich an der Innenseite des rechten Vorhofs zwei Abschnitte unterscheiden:

- Der **Sinus venarum cavarum** als Einstrombahn der beiden Hohlvenen (Vv. cavae) hat eine glatte Oberfläche. Dieser Abschnitt leitet sich entwicklungsgeschichtlich aus dem **Sinus venosus** (S. 613) ab.
- Der andere Anteil ist durch parallele **Herzmuskelbälkchen** (**Mm. pectinati**) zerklüftet und erstreckt sich hauptsächlich in das rechte Herzohr (**Auricula dextra**). Er geht entwicklungsgeschichtlich auf den embryologischen Vorhof zurück.

Die **Grenze** zwischen diesen beiden Anteilen entwicklungsgeschichtlich unterschiedlicher Herkunft markiert auf der Vorhofinnenseite eine Muskelleiste, die **Crista terminalis**. Sie umgreift die Mündung der oberen Hohlvene von vorn, zieht bogenförmig die Seitenwand des Vorhofs hinab und endet am lateralen Umfang der Einmündung der unteren Hohlvene.
Der innen gelegenen Crista terminalis entspricht auf der Außenseite der **Sulcus terminalis**. Hier liegt, nahe der Einmündungsstelle der V. cava superior, das übergeordnete Schrittmacherzentrum des Herzens, der **Sinusknoten** (S. 588).
Zwischen der Einmündung der **V. cava superior** und **V. cava inferior** wölbt sich die Vorhofhinterwand leicht vor (**Tuberculum intervenosum**).

Das **Vorhofseptum**, sog. **Septum interatriale** (S. 577), weist eine seichte ovale Grube auf. **Fossa ovalis**, entwicklungsgeschichtlich „Rest" des Foramen ovale (S. 615), das eine embryologische Kurzschlussverbindung (S. 141) zwischen rechtem und linkem Vorhof war. Das Septum interatriale enthält den AV-Knoten (S. 588).
Der **Sinus coronarius** mündet in den Boden des rechten Vorhofs.

Das **Vorhofseptum**, sog. **Septum interatriale** (S. 577), weist auf der Seite zum rechten Vorhof eine seichte ovale Grube auf, die **Fossa ovalis**. Die Fossa ovalis markiert die Stelle, an der sich entwicklungsgeschichtlich das Foramen ovale (S. 615), eine wichtige Kurzschlussverbindung zwischen rechtem und linkem Vorhof, befunden hat. Die Fossa ovalis wird oben, vorn und hinten von einer seichten Erhebung (**Limbus fossae ovalis**) umrahmt, die sich entwicklungsgeschichtlich vom Septum secundum (S. 615) ableitet. Diese Umrahmung wird nach kaudal (hin zur V. cava inferior) durch einen sichelförmigen Wulst, die **Valvula venae cavae inferioris** (= Valvula Eustachii), ergänzt. Der Wulst verläuft von der Einmündung der V. cava inferior zum Limbus

21.5 **Eröffneter rechter Vorhof**

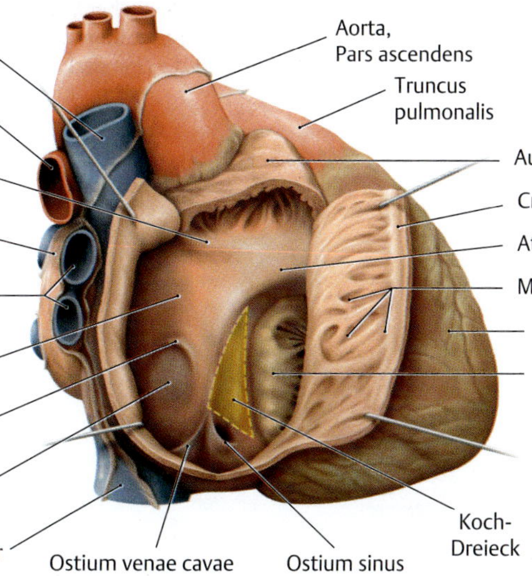

Ansicht von rechts-lateral: Sichtbar sind die verschiedenen entwicklungsgeschichtlichen Anteile des rechten Vorhofs, die Einmündungen des Sinus coronarius (S. 597) und der V. cava inferior sowie die Fossa ovalis.

Quelle: Schünke M, Schulte E, Schumacher U. PROMETHEUS LernAtlas der Anatomie, Innere Organe. Illustrationen von Voll M u. Wesker K. 6. Aufl. Stuttgart: Thieme; 2022

fossae ovalis. Die **Valvula venae cavae inferioris** macht man dafür verantwortlich, dass im Embryonalkreislauf (S. 141) das in der Plazenta mit Sauerstoff angereicherte Blut aus der V. cava inferior in Richtung des Foramen ovale umgeleitet wird. Die distale Fortsetzung der Valvula venae cavae inferioris wird auch als **Todaro-Sehne** oder **Tendo valvulae venae cavae inferioris** bezeichnet. Sie bildet eine Randbegrenzung des sog. **Koch-Dreiecks**, in dem sich der AV-Knoten (S. 588) befindet. Vor der Valvula venae cavae inferioris findet sich in Richtung der Trikuspidalklappe (S. 582) die Einmündung des Sinus coronarius (**Ostium sinus coronarii**), an dessen Vorhofmündung sich ebenfalls eine klappenartige Erhebung findet (**Valvula sinus coronarii** = Valvula Thebesii). Direkt oberhalb des septalen Segels der Trikuspidalklappe findet sich im rechten Vorhof ein schmaler Bereich, an dem der rechte Vorhof auch an den linken Ventrikel grenzt (**Septum atrioventriculare**).
Die Mündung der oberen Hohlvene in den rechten Vorhof (**Ostium venae cavae superioris**) besitzt keinen Ventilmechanismus.
Die Muskelwand des rechten Atriums ist normalerweise knapp **3 mm** dick.

Das **Septum atrioventriculare** trennt den rechten Vorhof vom linken Ventrikel.
Der rechte Vorhof besitzt eine Muskelwand von knapp 3 mm Schichtdicke.

Linker Vorhof (Atrium sinistrum)

In der Regel münden in den linken Vorhof (Abb. **21.6**) je zwei linke und zwei rechte **Lungenvenen** (**Vv. pulmonales**). Bei ihrer Einmündung in den linken Vorhof besitzen die Lungenvenen wie auch während ihres intrapulmonalen Verlaufs keinen Klappenmechanismus.
Die Innenfläche des linken Vorhofs ist größtenteils glattwandig. Lediglich die Innenseite des linken Herzohres (**Auricula sinistra**) ist durch die **Mm. pectinati** zerklüftet.
Das **Vorhofseptum**, sog. **Septum interatriale** (S. 577), zeigt an der Stelle der Fossa ovalis eine seichte Erhebung, die **Valvula foraminis ovalis**, ein Derivat des Septum primum (S. 615).
Die Wand des dem linken Ventrikel vorgeschalteten linken Vorhofs ist geringfügig dicker als die Wand des rechten Atriums (etwa 3 mm bis **max. 4 mm** dick).

Linker Vorhof (Atrium sinistrum)

Der linke Vorhof (Abb. **21.6**) empfängt Blut aus den Vv. pulmonales und ist, mit Ausnahme des linken Herzohrs, dessen Innenfläche durch **Mm. pectinati** aufgeraut erscheint, weitgehend glattwandig.

Herzkammern (Ventriculi cordis)

Funktion: Die Kammern (Ventrikel) pumpen das Blut, das sie über die Vorhöfe erhalten haben, in den Körperkreislauf (linke Kammer) bzw. in den Lungenkreislauf (rechte Kammer).

Herzkammern (Ventriculi cordis)

Funktion: Die Ventrikel pumpen das Blut in den Körper- bzw. Lungenkreislauf.

▸ Merke. Um die notwendige Pumparbeit für den vergleichsweise **hohen Arbeitsdruck im Körperkreislauf** bewältigen zu können, ist die Muskulatur, das Myokard (S. 585), des **linken Ventrikels viel kräftiger** ausgeprägt als das Kammermyokard des dünnwandigeren rechten Ventrikels.

▸ Merke.

21.6 Eröffneter linker Vorhof

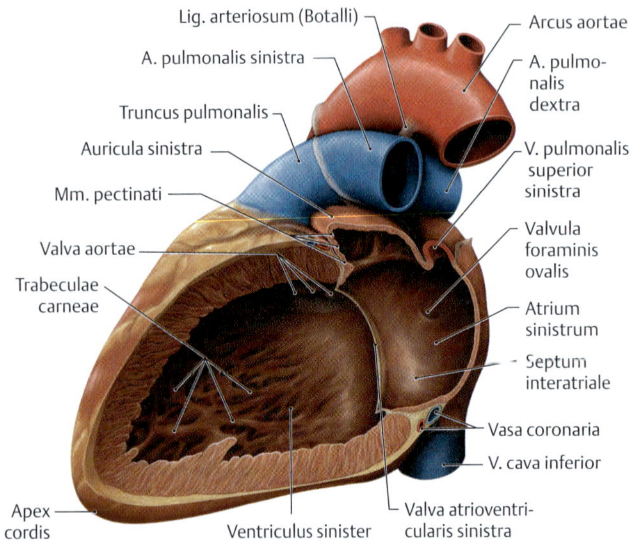

Ansicht des Herzens in physiologischer Lage von links-lateral: Die linke AV-Klappe (S. 582) ist größtenteils entfernt.
Aufgrund des Anschnitts ist die Einmündung der Lungenvenen nicht sichtbar.

Quelle: Schünke M, Schulte E, Schumacher U. PROMETHEUS LernAtlas der Anatomie, Innere Organe. Illustrationen von Voll M u. Wesker K. 6. Aufl. Stuttgart: Thieme; 2022

Rechte Kammer (Ventriculus dexter)

Die rechte Kammer (Abb. **21.7**) wird von der linken Kammer durch das **Septum interventriculare** (S. 578) getrennt.
Auf der Innenseite der ca. **3–4 mm** starken Muskelwand des Ventriculus dexter fallen die **Trabeculae carneae** und die **Mm. papillares** auf.

Der M. papillaris anterior ist der konstanteste der Papillarmuskeln. Er erhebt sich von der Trabecula septomarginalis, unter der ein Teil des Erregungsleitungssystems des Herzens (S. 587) verläuft.

Rechte Kammer (Ventriculus dexter)

Der rechte Ventrikel (Abb. **21.7**) besitzt die Form einer dreiseitigen, abgeflachten Pyramide. Die Vorderwand der Pyramide bildet ventral die **Facies sternocostalis**. Die mediale Wand ist das **Septum interventriculare** (S. 578), die Hinterwand die **Facies diaphragmatica**.
Die Basis der Pyramide wird durch den Abschnitt des Herzskeletts (S. 578) gebildet, der das **Ostium atrioventriculare dextrum** mit der **Trikuspidalklappe** und das **Ostium trunci pulmonalis** mit der **Pulmonalklappe** enthält. Zwischen diesen beiden Klappen ragt ein Muskelwulst, die **Crista supraventricularis**, in das Lumen des rechten Ventrikels vor. Die Innenfläche der rechten Kammer ist durch netzartig zusammenhängende **Muskelbalken** (**Trabeculae carneae**) zerklüftet (beim kontrahierten Herzen mehr als beim erschlafften).
Als Haltemuskeln der Klappensegel (S. 581) ragen die **Papillarmuskeln** (**Mm. papillares**) zapfenförmig in das Ventrikellumen. Sie üben durch Vermittlung der Sehnenfäden (**Chordae tendineae**) einen Zug auf die Segelklappen aus, um während der Systole (S. 600) ein Zurückschlagen der Segelklappen in den Vorhof zu verhindern. Der

21.7 Eröffneter rechter Ventrikel

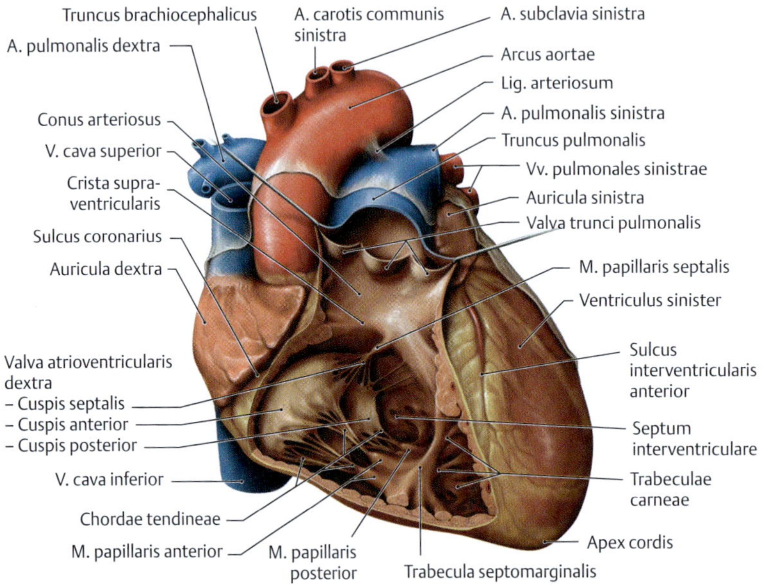

Ansicht von ventral: Sichtbar sind die Trabecula septomarginalis (Moderatorband), Mm. papillares sowie die Segel- und Taschenklappe des rechten Herzens (S. 579).

Quelle: Schünke M, Schulte E, Schumacher U. PROMETHEUS LernAtlas der Anatomie, Innere Organe. Illustrationen von Voll M u. Wesker K. 6. Aufl. Stuttgart: Thieme; 2022

größte und konstanteste der Papillarmuskeln im rechten Herzen ist der **M. papillaris anterior**, der von der Trabecula septomarginalis (s. u.) entspringt.
Die **Crista supraventricularis** bildet zusammen mit einem vom Herzseptum kommenden gegenüberliegenden Muskelwulst, der **Trabecula septomarginalis**, einen ringförmigen Durchlass, der die Einstrombahn von der Ausstrombahn topografisch abgrenzt.
Die Unterteilung zwischen Ein- und Ausstrombahn erfolgt nach dem Blutfluss.

- Die **Einstrombahn** weist vom Ostium atrioventriculare zur Herzspitze und besitzt, bedingt durch die **Trabeculae carneae** (s. o.), einen zerklüfteten Aspekt.
- Die **Ausstrombahn** dagegen wird durch einen innen glattwandigen Trichter, den **Conus arteriosus** (auch als **Infundibulum** bezeichnet) gebildet. Der **Conus arteriosus** geht jenseits der Pulmonalisklappe in den **Truncus pulmonalis** über.

Die Trabecula septomarginalis enthält Fasern des Erregungsleitungssystems (S. 587) und wird auch **Moderatorband** (**Leonardoband**) genannt.
Die **Wand** des rechten Ventrikels ist mit einer mittleren Stärke von etwa **3–4 mm** dünner als die linke Kammer.

Trabecula septomarginalis und Crista supraventricularis unterteilen im rechten Ventrikel strömungsmechanisch:

- **Einstrombahn** und
- **Ausstrombahn** (**Conus arteriosus**, weitgehend glattwandig).

Sie sind im rechten Ventrikel in Form eines „V" angeordnet.

Linke Kammer (Ventriculus sinister)

Die linke Kammer (Abb. **21.8**) ist annähernd kegelförmig. Die Basis des Konus wird auf der einen Seite vom **Ostium atrioventriculare sinistrum** und vom **Aortenostium** (**Ostium aortae**) eingenommen, während sein verjüngter Teil der **Herzspitze** (**Apex cordis**) entspricht.
Auch im linken Ventrikel unterscheidet man strömungstechnisch zwischen

- **Einstrombahn**, die im Anschluss an das Ostium atrioventriculare sinistrum steil zur Herzspitze verläuft und
- **Ausstrombahn.**

Die Grenze bildet das vordere Segel (Cuspis anterior) der Valva atrioventricularis sinistra (S. 582).
Die **Wand** des linken Ventrikels ist beim gesunden Herzen etwa **10–12 mm** und somit nahezu dreimal so dick wie die Wand des rechten Ventrikels. Der Grund ist der sehr viel höhere Arbeitsdruck.

Linke Kammer (Ventriculus sinister)

Der linke Ventrikel (Abb. **21.8**) hat eine annähernd konische Form. Sein verjüngter Teil entspricht der **Herzspitze**.
An seiner Basis finden sich die beiden Klappen der linken Herzseite.
Auch hier unterscheidet man Ein- und Ausstrombahn.
Die Wand des linken Ventrikels ist **10–12 mm** dick.

Herzsepten (Septa cordis)

Herzsepten sind muskuläre oder bindegewebige Barrieren zwischen den Binnenräumen des Herzens. Abgesehen von der Embryonalphase lassen sie keinen Blutdurchfluss zu. Nach ihrer Lage unterscheidet man zwei Herzsepten:

- Das **Vorhofseptum** (**Septum interatriale**) bildet eine weitgehend muskuläre Trennung zwischen linkem und rechtem Vorhof. Diese Separierung ist vor der Geburt inkomplett, vgl. Foramen ovale (S. 615).

Herzsepten (Septa cordis)

- Das **Vorhofseptum** (**Septum interatriale**) bildet nach der Geburt eine muskuläre Trennung zwischen den Vorhöfen, vgl. Foramen ovale (S. 615).

21.8 Eröffneter linker Ventrikel

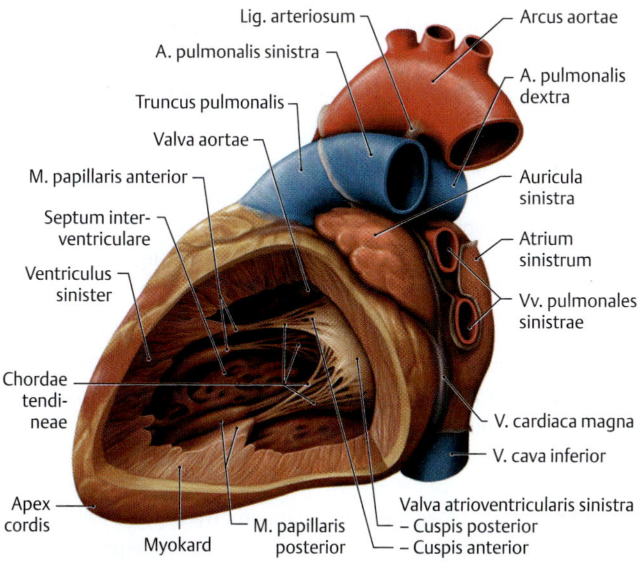

Ansicht des Herzens in physiologischer Lage von links-lateral: Durch Fensterung der Ventrikelwand sind die Mm. papillares und die linke AV-Klappe, die Mitralklappe (S. 582), sichtbar. Beachte die im Vergleich zum rechten Ventrikel sehr viel dickere Wand des linken Ventrikels.

Quelle: Schünke M, Schulte E, Schumacher U. PROMETHEUS LernAtlas der Anatomie, Innere Organe. Illustrationen von Voll M u. Wesker K. 6. Aufl. Stuttgart: Thieme; 2022

- Das **Ventrikelseptum (Septum interventriculare)** besteht größtenteils aus einem muskulären (**Pars muscularis**) und einem kleineren bindegewebigen Anteil (**Pars membranacea**).

- Das **Ventrikelseptum** (**Septum interventriculare**) liegt zwischen rechtem und linkem Ventrikel. Dieses Septum ist größtenteils muskulär ausgebildet (**Pars muscularis**). Der bindegewebige Anteil (**Pars membranacea**) umfasst einen relativ kleinen kranialen Teil des Septum interventriculare. Das Ventrikelseptum hat eine Dicke von 5–10 mm.

▸ Klinik. Ein **Ventrikelseptumdefekt** (**VSD**) ist eine pathologische, relativ häufige kongenitale (angeborene) Kurzschlussverbindung zwischen linker und rechter Kammer. Am häufigsten ist dabei die Pars membranacea betroffen (70 % der Fälle). Das oxygenierte Blut im linken Ventrikel wird nur zum Teil über die Aorta hinausgepumpt, ein Teil des Blutes fließt über den VSD in den rechten Ventrikel (**Links-Rechts-Shunt**). Dadurch kommt es zu einer erhöhten Volumenbelastung des rechten Ventrikels und der Lungenstrombahn. Bei einem kleinen VSD ist der rechte Ventrikel in der Regel nicht vergrößert. Überschreitet der VSD aber eine bestimmte Größe, kann es zu einer Rechtsherzbelastung und zu einer pulmonalen Hypertonie kommen. Um dies zu verhindern, werden größere Ventrikelseptumdefekte operativ korrigiert.

21.9 Ventrikelseptumdefekt

a Schematische Darstellung, die unterschiedliche Lokalisationen des VSD zeigt (Pfeile). *Quelle: Henne-Bruns D, Hrsg. Duale Reihe Chirurgie. 4. Aufl. Stuttgart: Thieme; 2012*

b Röntgenbild vom Thorax eines Neugeborenen mit VSD, der zu einer nach links verbreiterten Herzsilhouette geführt hat. *Quelle: Lindinger A, Hoffmann W. Ventrikelseptumdefekt (VSD). In: Gortner L, Meyer S, Hrsg. Duale Reihe Pädiatrie. 5. Aufl. Stuttgart: Thieme; 2018*

c Echokardiografischer Nachweis des Links-rechts-Shunts: Das Blut fließt durch den Defekt im Ventrikelseptum vom linken (LV) in den rechten (RV) Ventrikel. *Quelle: Lindinger A, Hoffmann W. Ventrikelseptumdefekt (VSD). In: Gortner L, Meyer S, Hrsg. Duale Reihe Pädiatrie. 5. Aufl. Stuttgart: Thieme; 2018*

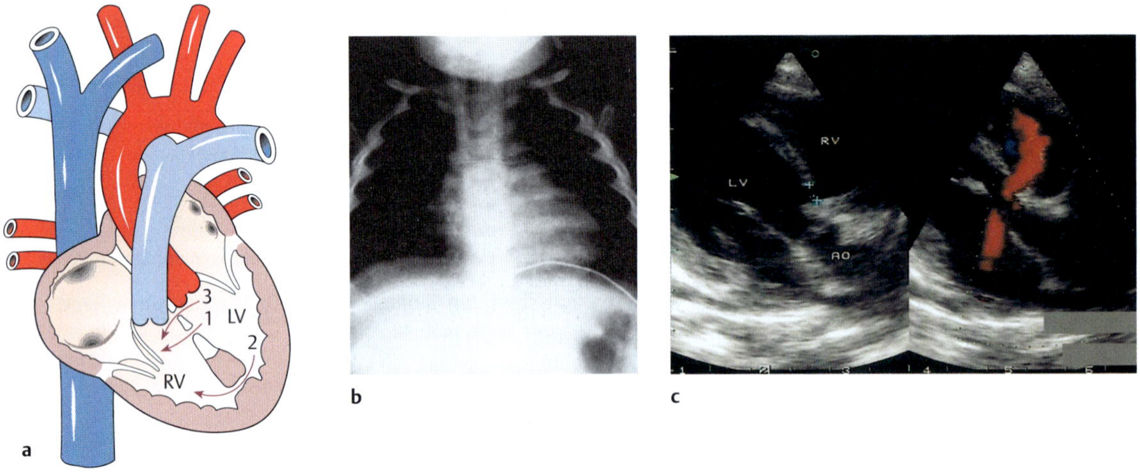

Herzskelett – Ventilebene des Herzens

Unter dem **„Herzskelett“** versteht man die bindegewebige Faserplatte, in der die Herzklappen mit ihrer Ventilfunktion in einer Ebene verankert sind (Abb. **21.10**) (**„Ventilebene“**).

Funktion: Das Herzskelett **verankert die Herzklappen**. Elektrisch **trennt** es die Vorhof- von der Ventrikelmuskulatur fast komplett. Ausnahme: Erregungsleitungssystem.

Lage und Aufbau: Bindegewebige Faserringe (zwischen Vorhöfen und Ventrikeln als **Anuli fibrosi** bezeichnet), verankern die Herzklappen (Abb. **21.10**).
Dort, wo die Faserringe der Herzklappen zusammenkommen, entstehen bindegewebige Zwickel:

Herzskelett – Ventilebene des Herzens

Das **„Herzskelett“** bezeichnet eine bindegewebige Faserplatte, in der die Herzklappen (s. u.) verankert sind (Abb. **21.10**). Aufgrund des Ventilmechanismus der Herzklappen und ihrer Anordnung in (mehr oder weniger) einer Ebene, spricht man auch von der **„Ventilebene“** des Herzens.

Funktion: Das Herzskelett **verankert die Herzklappen** und besteht aus straffem kollagenem Bindegewebe, das nicht elektrisch leitend ist. Es **trennt elektrisch** die Muskulatur der Vorhöfe fast komplett von der Ventrikelmuskulatur.
Nur das aus modifizierten Herzmuskelfasern bestehende Erregungsleitungssystem des Herzens (S. 587) durchquert das bindegewebige Herzskelett.

Lage und Aufbau: Die Herzostien (ausgenommen die Mündungsostien der Venen) werden **bindegewebig** im Herzskelett verankert (Abb. **21.10**). An den bindegewebigen Faserringen (**Anuli fibrosi**) zwischen Vorhöfen und Ventrikeln entspringen die Segel der Atrioventrikularklappen (S. 581). Auch die Aorta und der Truncus pulmonalis gehen mit ihrer Arterienwand nicht direkt in die Herzwand über, sondern besitzen sehnige Wurzelstücke.
Dort, wo die Faserringe der verschiedenen Herzklappen (Trikuspidal-, Bikuspidal-, Pulmonal- und Aortenklappe) zusammenkommen, entstehen **Bindegewebszwickel**. Man unterscheidet hier:

21.10 **Herzskelett**

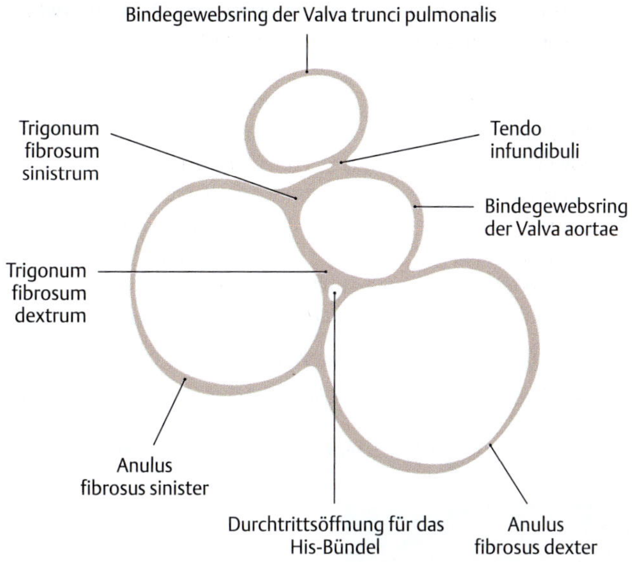

Ansicht der bindegewebigen Faserplatte, die Vorhof- und Kammermuskulatur voneinander trennt, aus der Perspektive der Herzbasis (vgl. Abb. **21.31**). Neben den die Herzklappen verankernden Faserringen ist auch die einzige Durchtrittsstelle für das erregungsleitende His-Bündel (S. 589) sichtbar.

- **Trigonum fibrosum dextrum** und
- **Trigonum fibrosum sinistrum**.

Das Trigonum fibrosum dextrum ist der zentrale Bindegewebskörper des Herzens. Bei einigen Tieren findet man hier knorpel- bis knochenartige Verdichtungen.

- **Trigonum fibrosum dextrum** und
- **Trigonum fibrosum sinistrum**.

Herzklappen (Valvae cordis)

Herzklappen sind primär Spezialisierungen des Endokards (S. 585) und entstehen während der Entwicklung aus verdickten Endokardregionen, die im Bereich der späteren AV-Klappen als „Endokardkissen", im Bereich der späteren Taschenklappen als „Klappenwülste" oder ebenfalls als „Endokardkissen" bezeichnet werden.

Funktion: Die Herzklappen lassen den Strömungsfluss des Blutes in nur eine Richtung zu und wirken damit wie **Ein-Weg-Ventile**: Durch das Schließen der Klappen wird der Blutfluss in die „nicht erlaubte" Richtung verhindert.

Herzklappen (Valvae cordis)

Herzklappen sind primär Spezialisierungen des Endokards (S. 585) und entstehen während der Entwicklung aus verdickten Endokardregionen.

Funktion: Herzklappen kontrollieren den Blutfluss wie **Ein-Weg-Ventile**.

► Klinik. Ist die Funktion einer Herzklappe eingeschränkt, entweder angeboren oder z. B. durch Umbauvorgänge nach einer Klappenentzündung (S. 581), bezeichnet man dies als **Herzklappenfehler** (**Vitium**). Prinzipiell kann sich eine solche Herzklappenerkrankung als **Stenose** oder als **Insuffizienz** manifestieren und zu reaktiven Veränderungen des jeweils vorgeschalteten Herzbinnenraums führen, die bei starker Ausprägung im Röntgenbild als typische Veränderungen der Herzform sichtbar werden.

Von einer **Klappenstenose** spricht man, wenn sich eine Herzklappe nicht mehr komplett öffnen kann. In der Folge entwickelt sich eine **konzentrische Hypertrophie** (Abb. **21.11a**) des vor der Stenose befindlichen Herzabschnitts (Wandverdickung durch Zunahme des Zellvolumens bei gleichbleibender Zellzahl), da dieser das Blut durch ein kleineres offenes Klappenlumen und somit gegen einen erhöhten Widerstand pumpen muss (**Druckbelastung**). Im Endstadium droht eine **Herzinsuffizienz**. Veränderungen an den Herzklappen führen häufig zu typischen Veränderungen bei der Auskultation. Betroffen von einer Stenose sind meist die Aortenklappe und die Mitralklappe, vgl. Aortenklappenstenose (S. 584). Eine Mitralklappenstenose ist häufig Folge eines rheumatischen Fiebers (Infektion mit β-hämolysierenden Streptokokken). Zur detaillierten Diagnose eignen sich Echokardiografie- (S. 612) bzw. Doppler-Sonografie-Untersuchungen. In verstärktem Maße wird auch die transösophageale Echokardiografie, TEE (S. 612), für eine detaillierte Analyse von Herzklappenfehlern eingesetzt.

Eine **Klappeninsuffizienz** liegt vor, wenn sich eine Klappe nicht mehr komplett schließen kann. Dabei wird durch den entstehenden Blutrückfluss über die insuffiziente Klappe (**Volumenbelastung**) effektiv nur ein Teil des Blutes in der „richtigen" Richtung

► Klinik.

transportiert. Um die gleiche Menge an Blut wie beim Herzgesunden transportieren zu können, muss das Herz somit auch Mehrarbeit leisten. Daraus kann ebenfalls eine Hypertrophie des mehrbelasteten Herzanteils resultieren, die jedoch im Gegensatz zu den oben beschriebenen Verhältnissen von einer Vergrößerung des (Kammer-) Volumens begleitet ist (**exzentrische Hypertrophie**).

Sowohl eine Klappeninsuffizienz als auch eine Klappenstenose, die sehr viel häufiger die Klappen des linken Herzens betreffen, können durch die entstehenden typischen **Herzgeräusche** bei der Auskultation des Herzens (Tab. **21.3**) auffallen. Je nach ärztlicher Erfahrung sind Rückschlüsse auf Lokalisation und Ausmaß des Klappenfehlers möglich. Durch eine echokardiografische Untersuchung (S. 612) kann ein solcher Verdacht objektiviert werden.

Sind Klappen irreparabel defekt, können sie durch **mechanische Klappen** oder durch **„Bioklappen"** (i. d. R. Herzklappen vom Schweineherz) ersetzt werden.

21.11 Konzentrische Hypertrophie des linken Ventrikels durch Druckbelastung

a Zum Vergleich ist neben dem Querschnitt durch ein Herz mit konzentrischer Linksherzhypertrophie

b einer durch ein gesundes Herz dargestellt (L = linker Ventrikel, R = rechter Ventrikel).

Quelle: Riede U, Werner M, Schaefer H. Hrsg. Allgemeine und spezielle Pathologie. 5. Aufl. Stuttgart: Thieme; 2004

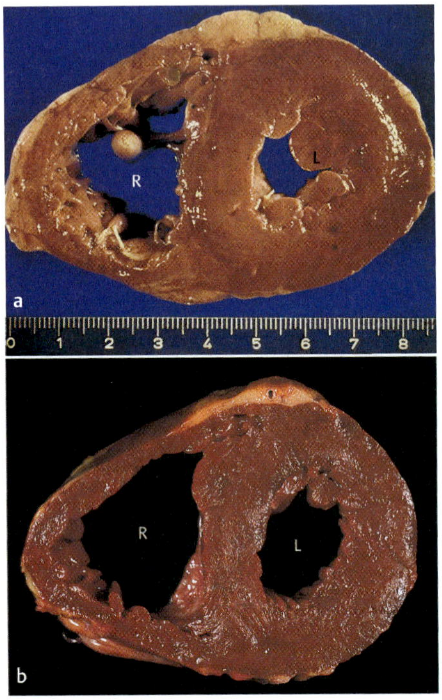

Aufbau: Auf ihrer Oberfläche sind die Herzklappen von Endothel bedeckt, unter dem Bindegewebsschichten liegen (Abb. **21.12**). Im Aufbau gleicht dieses **„valvuläre Endokard"** dem **„parietalen Endokard"** (S. 585), das direkt dem Myokard innen aufliegt.

Aufbau: Da sich die Herzklappen vom Endokard ableiten, besitzen sie grundsätzlich einen vergleichbaren Schichtaufbau wie das direkt dem Myokard aufliegende Endokard (S. 585): Beidseitig zur Herzinnenseite hin findet sich die **Lamina epithelialis** mit einer einschichtigen Lage platter Endothelzellen. Unter der **Basallamina**, der die Endothelzellen aufsitzen, folgt eine bindegewebige **Lamina propria**, die aus einem **Stratum subendotheliale** und einem spezialisierten Stratum myoelasticum besteht. Im Bereich der Herzklappen wird das **Stratum myoelasticum** unterteilt in eine „Fibrosa", eine normalerweise gefäßlose Fasermatte aus straffem kollagenen Bindegewebe, und in eine „Spongiosa", einer locker strukturierten Bindegewebsschicht. Die Fibrosa bildet die bindegewebige Grundstruktur der Herzklappen (Abb. **21.12**) und liegt jeweils auf der Klappenseite, die im geschlossenen Zustand auf Dehnung beansprucht wird (Ventrikelseite bei Segelklappen, Gefäßseite bei Taschenklappen).

Aufgrund der beschriebenen Spezialisierungen grenzt man dieses **„valvuläre Endokard"** vom direkt dem Myokard aufliegenden **„parietalen Endokard"** (S. 585) ab.

21.12 Feinbau der Herzklappen

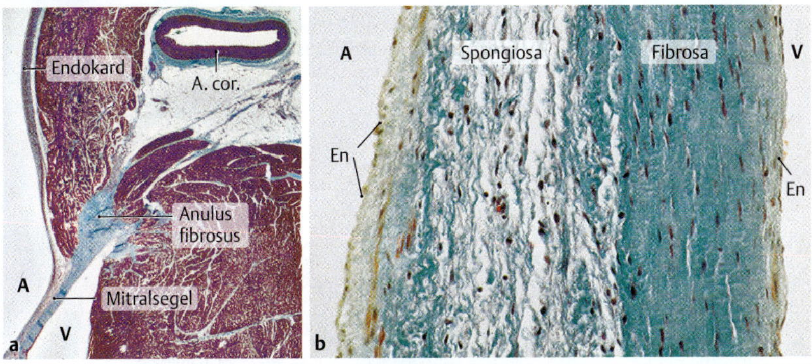

Abkürzungen: A = Atrium, V = Ventrikel, En = Endothel.

a Histologisches Präparat einer Mitralklappe (s. u.) in der Übersicht (Vergrößerung 5,5fach)

b und Vergrößerung zur Darstellung der Schichten (Vergrößerung 150fach).

Quelle: Lüllmann-Rauch R, Asan E, Hrsg. Taschenlehrbuch Histologie. 6. Aufl. Stuttgart: Thieme; 2019

▸ Klinik. Die Herzklappen, insbesondere deren Schließungsränder, sind vom gesamten Endokard die am stärksten mechanisch beanspruchte Region (v. a. Klappen des **linken Herzens** aufgrund der dort herrschenden höheren Druckverhältnisse). Dies macht sie anfälliger für Schädigungen, sodass sie bevorzugte Lokalisationen für Entzündungen des Endokards (**Endokarditis**) darstellen. Häufige Ursachen einer Endokarditis sind die **bakterielle** Besiedlung einer oft bereits vorgeschädigten Herzklappe oder eine **immunologisch** bedingte Folgeerkrankung (**Rheumatisches Fieber**) nach Streptokokkeninfekten des Rachenrings (S. 184).

▸ Klinik.

Herzklappentypen: Man unterscheidet zwei verschiedene Typen von Herzklappen:
- **Segelklappen** (Valvae cuspidales) und
- **Taschenklappen** (Valvae semilunares).

Herzklappentypen:
- **Segelklappen** (Valvae cuspidales) und
- **Taschenklappen** (Valvae semilunares).

Segelklappen (Valvae cuspidales)

Funktion: Die Segelklappen (syn. **A**trio**v**entrikularklappen, AV-Klappen) verhindern den Rückstrom des Blutes von den Kammern in die Vorhöfe während der Kammerkontraktion.

Lage: Segelklappen befinden sich zwischen Vorhof (Atrium) und Ventrikel (deshalb die Bezeichnung „Atrioventrikularklappen"):
- im **rechten** Herzen als **Valva atrioventricularis dextra**,
- im **linken** Herzen als **Valva atrioventricularis sinistra**.

Segelklappen (Valvae cuspidales)

Funktion: Verhinderung des Rückstroms in die Vorhöfe.

Lage: Segelklappen befinden sich zwischen Vorhof und Ventrikel.

▸ Klinik. Das Schließen der AV-Klappen zu Beginn der Systole ist zusammen mit der Anspannung der Ventrikel verantwortlich für die Bildung des **1. Herztons**, s. a. „Herzaktion" (S. 599).

▸ Klinik.

Aufbau: In Form von mehreren dünnen Häuten ragen die AV-Klappen wie **Segel** („Segelklappen") in das Ostium atrioventriculare hinein (Abb. **21.13**) und kontrollieren so den Blutfluss. Die Basis der Segel ist am **Klappeneingang** (**Ostium atrioventriculare**) befestigt. Der freie Rand der Segel ist nach Art eines Fallschirmes über **Sehnenfäden** (**Chordae tendineae**) an den **Papillarmuskeln** der Kammerwand befestigt. Die Chordae tendineae können als Endsehnen der Mm. papillares betrachtet werden. Durch diese muskuläre Verankerung sind die Klappen „gezügelt" und das geblähte Kammersegel kann in der Systole nicht in den Vorhof zurückschlagen.
Die **Mm. papillares** versorgen mit ihren **Chordae tendineae** in der Regel zwei benachbarte Segel. Man spricht in diesem Fall von **„obligaten" Papillarmuskeln**; wenn die Papillarmuskeln nur ein Segel versorgen, spricht man von **„fakultativen" Papillarmuskeln**.

Aufbau: Sie bestehen aus gefäßlosem Bindegewebe: „segelartige Häute" sichern die Blutflussrichtung.
Die Segel werden gezügelt durch an den Mm. papillares befestigten **Sehnenfäden** (Chordae tendineae), sodass sie in der Systole nicht in den Vorhof zurückschlagen.

Mm. papillares, die an 2 Segeln ansetzen, bezeichnet man als **„obligate" Papillarmuskeln**; die nur an einem Segel ansetzen, sind **„fakultative" Papillarmuskeln**.

▸ Merke. Die beiden Atrioventrikularklappen unterscheiden sich in der Anzahl ihrer Segel (cuspis):
- Die **rechte** AV-Klappe heißt aufgrund ihrer **3** Segel **Trikuspidal**klappe,
- die **linke** demnach **Bikuspidal**klappe (**2** Segel). Da diese beiden Segel der Form einer Bischofsmütze (Mitra) ähneln, wird sie im klinischen Alltag fast immer als **Mitral**klappe bezeichnet.

▸ Merke.

21.13

21.13 Aufbau einer Segelklappe am Beispiel der Mitralklappe

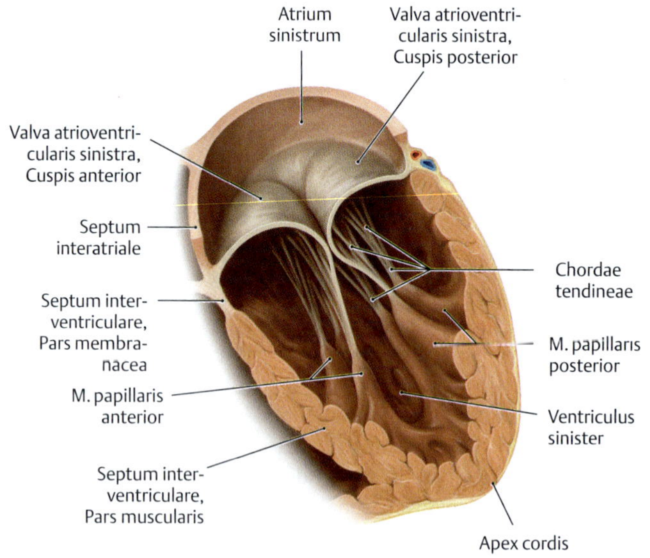

Valva atrioventricularis sinistra in der Ansicht von ventral.

Quelle: Schünke M, Schulte E, Schumacher U. PROMETHEUS LernAtlas der Anatomie, Innere Organe. Illustrationen von Voll M u. Wesker K. 6. Aufl. Stuttgart: Thieme; 2022

- **Trikuspidalklappe:** Die Valva atrioventricularis dextra besitzt drei Segel:
  - Cuspis septalis,
  - Cuspis anterior und
  - Cuspis posterior.
- Die Zügelung der Segel erfolgt durch die **Chordae tendineae**.

- **Trikuspidalklappe** (Valva tricuspidalis/Valva atrioventricularis dextra): Auf der Grenze zwischen rechtem Vorhof und rechter Kammer entspringt vom **Ostium atrioventriculare dextrum** die rechte Atrioventrikularklappe (Valva atrioventricularis dextra), eine Segelklappe bestehend aus drei Zipfeln (Segeln):
  - **Cuspis septalis**,
  - **Cuspis anterior** und
  - **Cuspis posterior**.

Die Größe der einzelnen Zipfel unterliegt Schwankungen. An den Rändern der Sehnenzipfel inserieren die Sehnenfäden (**Chordae tendineae**) und befestigen dadurch die Segel an den Papillarmuskeln (**Mm. papillares**) der Ventrikelwand (s. o.).

► Klinik.

► Klinik. Eine **bakterielle Endokarditis der Trikuspidalklappe** kommt besonders bei infizierten **Venenverweilkathetern** oder nach **i. v. Drogenabusus** mit unreinem Injektionsmaterial vor (Eindringen der Erreger über das venöse System mit bevorzugtem Befall der Klappen des rechten Herzens → Ausnahme, da sonst Klappen des linken Herzens Prädilektionsstelle für Absiedelung bakterieller Erreger sind; s. o.).

21.14 Endokarditis der Trikuspidalklappe

a Echokardiografischer Nachweis.
b Sektionsbefund.

Quelle: Reiser M, Kuhn F, Debus J. Hrsg. Duale Reihe Radiologie. 4. Aufl. Stuttgart: Thieme; 2017

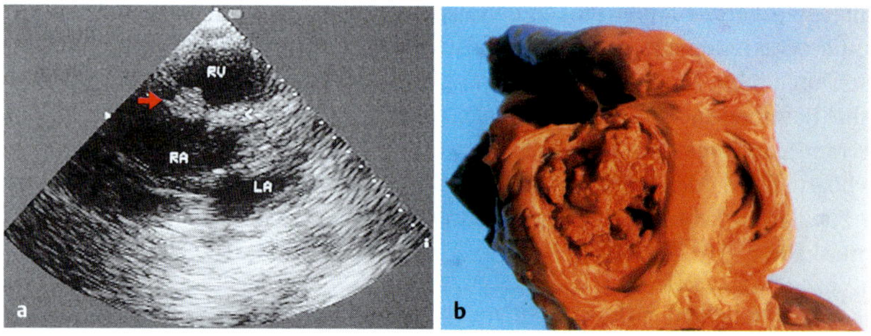

- **Mitralklappe:** Die linke Segelklappe ist zwischen linkem Vorhof und linkem Ventrikel lokalisiert und besteht aus zwei Segeln (Abb. **21.13**).

- **Mitralklappe** (Valva mitralis/Valva atrioventricularis sinistra, Abb. **21.13**): Die linke Atrioventrikularklappe liegt in der linken Vorhof-Kammer-Mündung (**Ostium atrioventriculare sinistrum**) und besteht aus **zwei Segeln**:

- **Cuspis anterior** und
- **Cuspis posterior**.

Das vordere steil gestellte Segel entspringt vorn medial am Anulus fibrosus des Herzskeletts und grenzt die Einstrombahn des linken Ventrikels von der Ausstrombahn ab (s. o.).

▶ Klinik. Klappenfehler der Mitralklappe (**Mitralvitium**, s. o.) sind relativ häufig. Sowohl bei einer **Mitralstenose** als auch bei einer **Mitralinsuffizienz**, die bei langsamer Entstehung relativ lange kompensiert werden kann, ist ein Rückstau des Blutes in die Lunge möglich, der sich durch Atembeschwerden (**Dyspnoe**) äußert. Auch ein v. a. nachts (im Liegen) auftretender Husten (**„Asthma cardiale"**) ist relativ typisch. Bei Aufrichten des Oberkörpers verspüren die Betroffenen oft eine subjektive Besserung der Symptomatik.

▶ Klinik.

Taschenklappen (Valvae semilunares)

Funktion: Die Taschenklappen (syn. Semilunarklappen) verhindern den Rückstrom des Blutes aus den großen Arterien (Aorta und Truncus pulmonalis) in die Kammern.

▶ Klinik. Das Schließen der Taschenklappen zu Beginn der Diastole (S. 600) bedingt den **2. Herzton**.

Lage: Sie befinden sich zwischen dem **Ventrikel** und dem sich jeweils als **Ausflussbahn** anschließenden großen arteriellen Gefäß:

- Zwischen **rechtem** Ventrikel und dem Truncus pulmonalis liegt die **Pulmonalklappe** (**Valva trunci pulmonalis**),
- zwischen **linkem** Ventrikel und der Aorta die **Aortenklappe** (**Valva aortae**).

Aufbau: Bei den Taschenklappen liegt ein Ventilbau aus **jeweils drei halbmondförmigen Aussackungen** (**Taschen**) vor. Diese drei taschenähnlichen **Valvulae semilunares** haben einen freien Rand, der wie ein Schwalbennest in das Lumen des Ostiums hineinragt (Abb. **21.15**). In der Mitte des freien Randes befindet sich ein bindegewebiger Knoten (**Nodulus valvulae semilunaris**) und ein seitlicher Rand (**Lunula valvularum semilunarium**).

Wenn sich die Klappe schließt, treffen sich **Nodulus** und **Lunula** im Zentrum des Ostiums; weichen sie auseinander, ist der Blutfluss freigegeben. Sinkt der Druck in der jeweiligen Kammer wieder unter den Druck der jeweiligen Ausflussbahn, so füllen sich die Taschen, ihre freien Ränder legen sich aneinander und verhindern den Rückstrom des Blutes.

21.15 Aufbau einer Taschenklappe am Beispiel der Aortenklappe

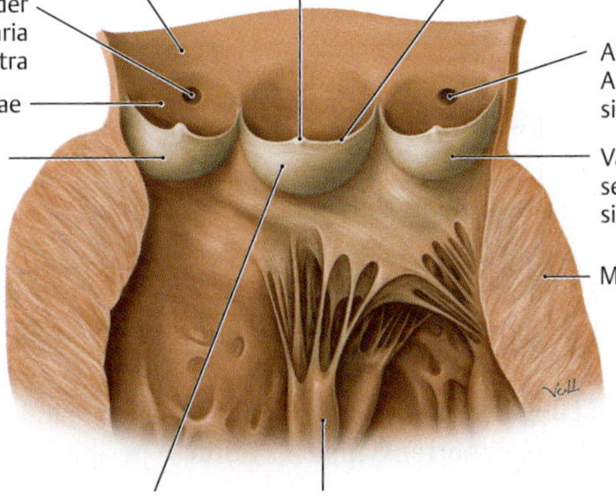

Valva aortae (aufgeschnitten) in der Ansicht von ventral.

Quelle: Schünke M, Schulte E, Schumacher U. PROMETHEUS LernAtlas der Anatomie, Innere Organe. Illustrationen von Voll M u. Wesker K. 6. Aufl. Stuttgart: Thieme; 2022

▶ Klinik.

Taschenklappen (Valvae semilunares)

Funktion: Sie verhindern den Rückstrom des Blutes in die Kammern.

▶ Klinik.

Lage: Taschenklappen befinden sich zwischen **Ventrikel** und der jeweiligen **Ausflussbahn**:

- **rechts:** Valva trunci pulmonalis,
- **links:** Valva aortae.

Aufbau: Taschenklappen sind wie Ventile aus jeweils **drei halbmondförmigen Valvulae semilunares**, die wie Schwalbennester (**Taschen**) in das Lumen des Ostiums hineinragen (Abb. **21.15**). Der Klappenverschluss erfolgt durch Aneinanderlagerung der Taschen und ihre Füllung mit Blut.

21.15

- Die **Pulmonalklappe** ist eine Taschenklappe und verschließt den rechten Ventrikel gegen den Truncus pulmonalis. Sie setzt sich aus 3 halbmondförmigen Taschen zusammen:
  - Valvula semilunaris anterior,
  - Valvula semilunaris sinistra,
  - Valvula semilunaris dextra.

- Die **Pulmonalklappe** (**Valva trunci pulmonalis**) liegt am Ende des **Conus arteriosus** und trennt die Ausstrombahn des rechten Herzens vom **Truncus pulmonalis.** Diese Klappe verhindert den Rückstrom des Blutes vom Truncus pulmonalis in den rechten Ventrikel während der Erschlaffungsphase der Kammern. Die Pulmonalklappe setzt sich aus 3 halbmondförmigen Taschen zusammen:
  - Valvula semilunaris anterior,
  - Valvula semilunaris sinistra und
  - Valvula semilunaris dextra.

Ihnen entsprechen drei Ausbuchtungen der Gefäßwand, die **Sinus trunci pulmonalis.**

- Die **Aortenklappe** trennt linken Ventrikel und Aorta und besteht ebenfalls aus 3 nach distal geöffneten Taschen (Abb. **21.15**):
  - Valvula semilunaris sinistra,
  - Valvula semilunaris dextra,
  - Valvula semilunaris posterior.
- Direkt hinter ihrem Ansatz gehen die Koronararterien (S. 591) ab.

- Die **Aortenklappe** (**Valva aortae**) liegt am Ursprung der Pars ascendens der Aorta am Ostium aortae und besteht wie die Pulmonalklappe aus 3 nach distal geöffneten Taschen (Abb. **21.15**):
  - Valvula semilunaris sinistra,
  - Valvula semilunaris dextra und
  - Valvula semilunaris posterior.

Bei Abfall des Blutdrucks in der Aorta im Anschluss an die Systole (S. 600) füllen sich die Taschen, sodass die Aortenmündung verschlossen wird.

Unmittelbar hinter dem Ansatz der Valvulae semilunares sinistra und dextra finden sich die Abgangsstellen der beiden Koronararterien (S. 591).

► Klinik. Die **Aorten(klappen)stenose** ist eine besonders gefährliche und häufige Herzklappenerkrankung. Mit zunehmender Stenosierung der Klappe kommt es zu einer verringerten Auswurfleistung in den großen Kreislauf. Dies führt zu einer geringeren Sauerstoffversorgung der Gewebe und äußert sich durch **Leistungsminderung** und Schwindel bis hin zu kurzfristiger Bewusstlosigkeit (**Synkope**, durch Minderperfusion des Gehirns). Der infolge hoher Druckbelastung (s. o.) hypertrophierte linke Ventrikel bekommt ebenfalls nicht ausreichend Sauerstoff, sodass es – insbesondere unter Belastung – zu einem Engegefühl in der Brust (**Angina pectoris**) kommt, die den Beschwerden bei einer Koronararterienstenose (S. 591) gleichen. Neben den oben beschriebenen Folgen einer Endokarditis (z. B. auch als Folge einer rheumatischen Erkrankung) ist eine weitere mögliche Ursache einer erworbenen Aortenklappenstenose die altersbedingte Verkalkung der Aortenklappe (arteriosklerotisch). Auskultatorisch wird ein lautes systolisches Geräusch mit nachfolgendem abgeschwächtem leisem 2. Herzton (Aortenton) beobachtet. Die Aortenklappenstenose kann zunächst durch eine Hypertrophie des linken Ventrikels (Linksherzhypertrophie) funktionell kompensiert werden, bevor sich eine Linksherzinsuffizienz ausbildet. Röntgenologisch können Verkalkungen im Bereich einer arteriosklerotisch veränderten Aortenklappe sichtbar sein; Linksherzvergrößerungen können im Röntgenbild oder sonografisch dargestellt werden.

Bei der **Aortenklappeninsuffizienz** kommt es zu einem Rückfluss von Blut in den linken Ventrikel, der sich unter der erhöhten Volumenbelastung (S. 579) erweitert (**Dilatation**) und aufgrund der Mehrarbeit zusätzlich **hypertrophiert**. Charakteristisch ist eine **hohe Pulsamplitude**, die gut tastbar und z. T. sogar sichtbar wird (z. B. an den Karotiden oder bei leichtem Druck auf den Fingernagel als sichtbarer Kapillarpuls).

21.16 Aortenklappenstenose
Bei diesem Sektionspräparat ist die extreme Verengung der Öffnung durch miteinander verwachsene Valvulae (→) gut sichtbar.
Quelle: Riede U, Werner M, Schaefer H. Hrsg. Allgemeine und spezielle Pathologie. 5. Aufl. Stuttgart: Thieme; 2004

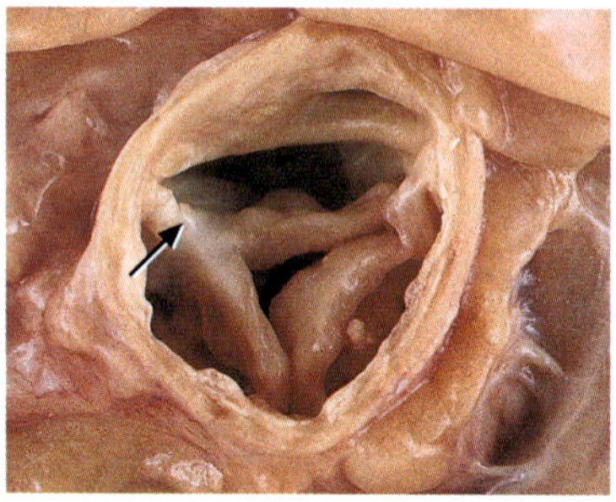

Blutstrom durch die Binnenräume des Herzens

► Merke.

Blutstrom durch die Binnenräume des Herzens

► Merke. Das Blut passiert in folgender Reihenfolge die Räume und Klappen des Herzens (Abb. **21.17**):

rechtes Herz: (Blut aus dem Körperkreislauf über die Vv. cavae →) rechter Vorhof → Trikuspidalklappe → rechter Ventrikel → Pulmonalklappe (→ Truncus pulmonalis → Lunge)

linkes Herz: (Blut aus dem Lungenkreislauf über Vv. pulmonales →) linker Vorhof → Mitralklappe → linker Ventrikel → Aortenklappe (→ Aorta → periphere Gewebe des Körpers).

21.17 **Blutstrom im Herzen**

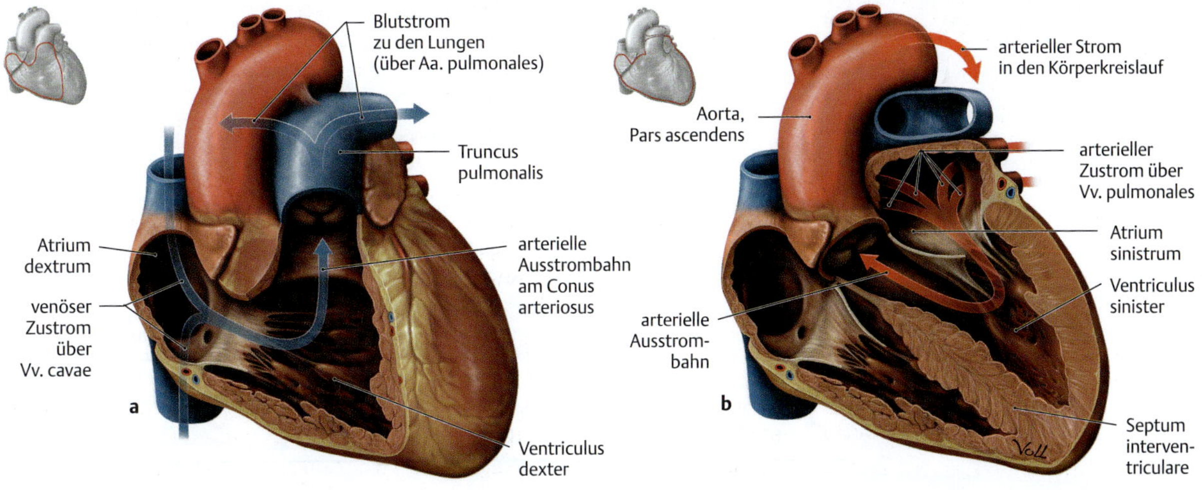

a Blutstrom im rechten Herzen, dargestellt in der Ansicht von ventral nach Eröffnung des rechten Vorhofs und des rechten Ventrikels.
b Blutstrom im linken Herzen, dargestellt in der Ansicht von ventral nach Eröffnung aller Herzhöhlen. Der Anschnitt ist jeweils im kleinen Schema dargestellt.

Quelle: Schünke M, Schulte E, Schumacher U. PROMETHEUS LernAtlas der Anatomie, Innere Organe. Illustrationen von Voll M u. Wesker K. 6. Aufl. Stuttgart: Thieme; 2022

21.2.4 Wandbau des Herzens

Die Wand des Herzens besteht wie die Gefäßwand aus drei unterschiedlichen Schichten:
- Endokard,
- Myokard und
- Epikard.

▸ Merke. Herz und Gefäße bilden eine funktionelle Einheit, was sich im strukturellen Aufbau wiederfindet.

Gemeinsam ist ihnen der prinzipiell vergleichbare dreischichtige Wandaufbau (S. 143), wobei das Endokard der Tunica intima, das Myokard der Tunica media und das Epikard der Tunica externa der Gefäße entspricht.

Endokard (Endocardium)

Das Endokard ist die **innerste auskleidende Schicht** der Herzwand und besteht zum Herzlumen hin aus einer einschichtigen Lage platter Endothelzellen (**Lamina epithelialis**). Das Endothel des Endokards schafft eine nicht thrombogene Oberfläche, die einen möglichst reibungsarmen Blutfluss garantiert. Im Herzen ist es besonders großen Belastungen (Scherkräften) ausgesetzt.
Unter der Basallamina folgt eine **Lamina propria** mit elastischen Fasernetzen und einigen glatten Muskelzellen. Die Lamina propria kann noch unterteilt werden in ein dünnes **Stratum subendotheliale** und ein **Stratum myoelasticum**. Letzteres enthält glatte Muskelzellen sowie besonders viele elastische Fasern und bildet den Hauptbestandteil der Herzklappen (s. o.).
Die Verbindung des Endokards mit dem darunterliegenden Myokard erfolgt durch die **Tela subendocardialis**, die auch die Fasern des Erregungsbildungs- und -leitungssystems (S. 587) enthält.

Myokard (Myocardium)

Das Myokard ist die stärkste Schicht und besteht aus typischer Herzmuskulatur (S. 76). Das Myokard der Vorhöfe ist, entsprechend der geringeren physikalischen Arbeit in den Vorhöfen, dünner als das Kammermyokard.
Im Myokard gibt es prinzipiell zwei verschiedene Typen von Herzmuskelfasern:
- Arbeitsmuskulatur und
- Muskulatur des Erregungsleitungssystems.

21.2.4 Wandbau des Herzens

Das Herz besteht aus drei Schichten:
- Endokard,
- Myokard und
- Epikard.

▸ Merke.

Der dreischichtige Wandbau des Herzens entspricht prinzipiell dem der Gefäße (S. 143).

Endokard (Endocardium)

Das Endokard ist die **innerste auskleidende Schicht** der Herzwand. Es besteht aus einer **Lamina epithelialis** und einer darunterliegenden **Lamina propria** mit Stratum subendotheliale und Stratum myoelasticum.
Die unter der Lamina propria befindliche **Tela subendocardialis** enthält Fasern des Erregungsbildungs- und -leitungssystems (S. 587).

Myokard (Myocardium)

Die Herzmuskelzellen des Myokards untergliedert man in
- Arbeitsmuskulatur und
- Muskulatur des Erregungsleitungssystems.

⊙ 21.18

⊙ 21.18 **Schematischer Schichtaufbau des ventrikulären Myokards**

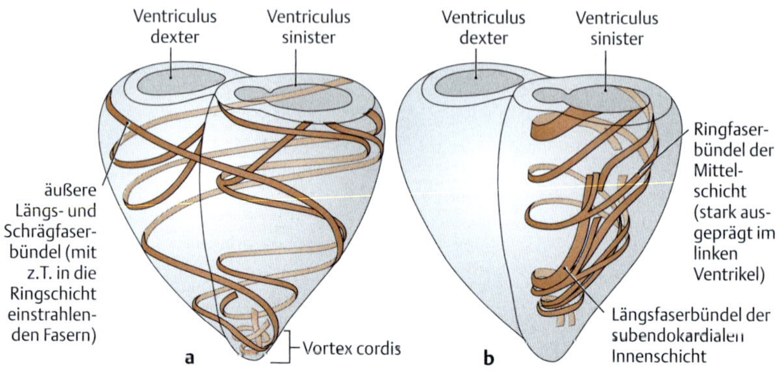

a Oberflächliche
b sowie mittlere und tiefe Muskelschicht.

Arbeitsmuskulatur: Die Fasern der Ventrikelmuskulatur verlaufen in **Schraubentouren** (Abb. **21.18**). In einer groben Annäherung entsteht eine **Dreischichtung** mit
- äußerer Längsschicht,
- mittlerer Ringschicht und
- innerer Längsschicht.

Die äußere Schicht entspringt vom Herzskelett und verläuft in längsgerichteten Schraubenzügen zum Herzwirbel (**Vortex cordis**), in dem die Herzspitze umkreist wird. Die Ringschicht ist v. a. im linken Ventrikel kräftig (Triebwerk des Herzens).

Arbeitsmuskulatur: Die Fasern der Ventrikelmuskulatur verlaufen in **Schraubentouren** (Abb. **21.18**). In einer groben Annäherung entsteht eine **Dreischichtung** mit je einer
- äußeren Längsschicht,
- mittleren Ringschicht und
- inneren Längsschicht.

Die äußere Schicht entspringt vom Herzskelett (größtenteils von den Trigona fibrosa) und verläuft in längsgerichteten Schraubenzügen zum Herzwirbel (**Vortex cordis**), in dem die Herzspitze umkreist wird. Die oberflächlichen Fasern tauchen in die Ringschicht ein.

Die Ringschicht ist in der linken Kammer besonders kräftig und wird als das **„Triebwerk des Herzens"** bezeichnet, während sie im rechten Ventrikel nur schwach ausgeprägt ist.

Von der Ringschicht zweigen sich Fasern ab, die in der inneren Schicht des Myokards in Längsrichtung verlaufen. Zu dieser Längsschicht gehören die Trabeculae carneae und die Mm. papillares.

▶ Klinik.

▶ Klinik. Von einer **Herzinsuffizienz** (Herzmuskelschwäche) spricht man, wenn das Herz nicht mehr in der Lage ist, eine Pumpleistung zu erreichen, unter der eine ausreichende Sauerstoffversorgung peripherer Gewebe gewährleistet ist. Ursache können Herzklappenfehler (s. o.) oder z. B. ein abgelaufener Herzinfarkt sein. Aufgrund der verringerten Pumpleistung kann es bei der Herzinsuffizienz zu Symptomen kommen, die durch den Rückstau des Blutes in den Kreislauf bedingt sind: Bei **Linksherzinsuffizienz** führt der Rückstau in den kleinen Kreislauf typischerweise zu einem **Lungenödem** mit Atembeschwerden (**„Dyspnoe"**, insbesondere beim Liegen), bei **Rechtsherzinsuffizienz** entstehen infolge des Rückstaus in den Körperkreislauf häufig periphere Ödeme und z. B. am Hals sichtbare Venenstauungen (Abb. **34.10b**). Charakteristisch ist zudem der oft berichtete vermehrte nächtliche Harndrang (**Nykturie**) durch die Rückresorption von Ödemen.

Muskulatur des Erregungsleitungssystems: Zur Morphologie (S. 76). Sie hat die Fähigkeit zur spontanen rhythmischen Erregungsbildung und -weiterleitung. Details s. u.

Muskulatur des Erregungsleitungssystems: Sie besitzt einen größeren Durchmesser, mehr Sarkoplasmen und weniger Fibrillen als die Arbeitsmuskulatur (S. 76). Histochemisch ist sie durch einen besonders hohen Glykogengehalt und funktionell durch die Fähigkeit zur spontanen rhythmischen Erregungsbildung und -weiterleitung charakterisiert. Details s. u.

► Exkurs: Endokrine Funktion des Herzens. Neben seiner Hauptaufgabe, der Aufrechterhaltung des Kreislaufs, erfüllt das Herz auch endokrine Funktionen im Zusammenhang mit der Blutdruckregulation und der Homöostase des Ionenhaushaltes: Insbesondere Kardiomyozyten in den Herzohren der Vorhöfe (die sog. **myoendokrinen Zellen**) besitzen – „verpackt" in Sekretgranula – das **atriale natriuretische Peptid** (**ANP**, syn. Cardiodilatin). ANP wird beispielsweise durch Dehnung des rechten Vorhofs (z.B. bei einer Herzinsuffizienz) oder auch durch Sympathikusaktivierung ins Blut sezerniert und bewirkt in der Niere eine verminderte Rückresorption von NaCl und damit auch Wasser. Folge ist eine erhöhte Ausscheidung von Harn (**verstärkte Diurese**). Neben seiner diuretischen Wirkung führt ANP zu einer Erschlaffung der glatten Gefäßmuskulatur und somit zu einer **Vasodilatation**. Durch diese beiden Mechanismen (erniedrigtes Blutvolumen und Herabsetzung des peripheren Gefäßwiderstands) soll eine zu starke Belastung des Herzens verhindert werden. Ein dem ANP verwandtes Protein, das **BNP** (**B**-Typ **n**atriuretisches **P**eptid oder auch **B**rain **N**atriuretic **P**eptide) wird von ventrikulären Kardiomyozyten gebildet und sezerniert. Sekretionsreiz ist eine ventrikuläre Überdehnung, wie sie z.B. bei einer Herzinsuffizienz auftreten kann. Die BNP-Bestimmung im Blut kann daher einen Hinweis auf **kardiale Dekompensation** geben.
Zusätzlich zu ihrer oben beschriebenen systemischen Wirkung (Regulation des Blutvolumens und des Blutdrucks) haben ANP und BNP auch **lokale Funktionen** (antihypertrophische und antifibrotische Wirkung im Herzen).

► Exkurs: Endokrine Funktion des Herzens.

Epikard (Epicardium)

Das Epikard entspricht dem **viszeralen Blatt** (Lamina visceralis) des **Pericardium serosum** und bildet damit die innere Begrenzung der Herzbeutelhöhle, sog. Cavitas pericardiaca (S.604). Sein Aufbau entspricht dem anderer seröser Häute (S.517) aus einer Tunica serosa und einer Tela subserosa.
Dabei besteht die **Tunica serosa** aus zwei Komponenten:

- einem einschichtigen, spiegelglatten Überzug aus einer kontinuierlichen Schicht aus plattem **Mesothel** und
- einer darunter liegenden **Lamina propria**, die reich an elastischen Fasern ist.

Die **Tela subserosa** enthält relativ große Mengen an Fettgewebe. Dieses ist besonders stark am Sulcus coronarius sowie an den Sulci interventriculares anterior und posterior ausgebildet. Es dient dazu, Unebenheiten an der Herzoberfläche auszugleichen und die Herzkranzgefäße (S.591) polsternd zu umgeben.
Die reibungsarme, elastische Oberfläche des Epikards erleichtert die Volumenänderungen des Herzens während Systole und Diastole (S.600).

Epikard (Epicardium)

Das Epikard bildet das **viszerale Blatt des Pericardium serosum** und damit die innere Begrenzung der Herzbeutelhöhle, sog. Cavitas pericardiaca (S.604). Es besteht aus einer **Tunica serosa** mit einem einschichtigen platten Epithel, das eine sehr reibungsarme Oberfläche bildet, einer darunter liegenden Lamina propria und nachfolgend einer **Tela subserosa**.

21.2.5 Erregungsbildungs- und -leitungssystem des Herzens

Funktion: Das Erregungsbildungs- und -leitungssystem des Herzens lässt das Organ unabhängig von einer äußeren Innervation autonom schlagen. Die Tätigkeit des autonomen Erregungsleitungssystems des Herzens wird zusätzlich durch das vegetative Nervensystem (S.627) moduliert, um die Herztätigkeit verschiedenen physiologischen Erfordernissen anzupassen.

Aufbau: Das Erregungsleitungssystem ist hierarchisch organisiert und besteht aus folgenden Zentren (Abb. **21.19**):

- **Sinusknoten** (Nodus sinuatrialis),
- **AV-Knoten** (Nodus atrioventricularis),
- **His-Bündel** (Fasciculus atrioventricularis) mit Aufteilung in die beiden
- **Kammerschenkel:**
  - Crus dextrum und
  - Crus sinistrum, aus denen wiederum die
- **Purkinje-Fasern** (Rr. subendocardiales) hervorgehen.

► Merke. Das Erregungsleitungssystem des Herzens besteht aus modifiziertem Herzmuskelgewebe und nicht aus Nervenzellen!

21.2.5 Erregungsbildungs- und -leitungssystem des Herzens

Funktion: Es sorgt für eine autonome Kontraktion der Herzmuskulatur. Durch das vegetative Nervensystem (S.627) kann eine Modulation erfolgen.

Aufbau: Das Erregungsleitungssystem ist hierarchisch organisiert mit folgenden Zentren (Abb. **21.19**):

- **Sinusknoten**,
- **AV-Knoten**,
- **His-Bündel**, das sich aufteilt in die beiden
- **Kammerschenkel** und weiter in die
- **Purkinje-Fasern**.

► Merke.

⊙ 21.19

⊙ 21.19 **Erregungsbildungs- und -leitungssystem des Herzens**

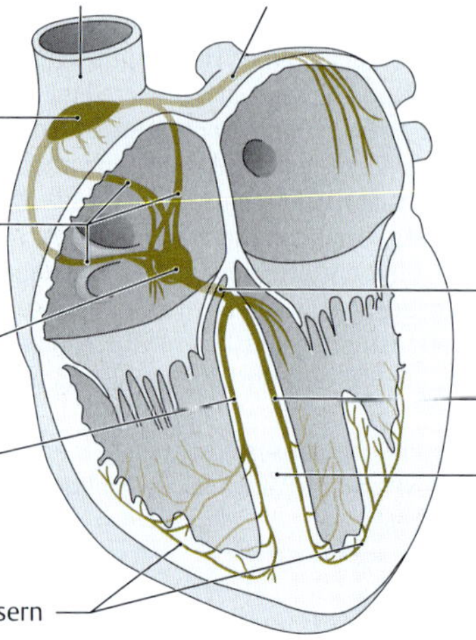

Ansicht des schematisierten aufgeschnittenen Herzens von ventral.

Sinusknoten (Nodus sinuatrialis)

Der **Sinusknoten** ist das **übergeordnete Zentrum** des Erregungsleitungssystems und liegt im Sulcus terminalis nahe der Einmündungsstelle der V. cava superior. Die hier generierte Erregungswelle wird über die Vorhöfe an die nachgeschalteten Zentren des Erregungsleitungssystems weitergeleitet.

Sinusknoten (Nodus sinuatrialis)

Der in unmittelbarer Nachbarschaft zur Einmündungsstelle der V. cava superior subepikardial im Sulcus terminalis liegende **Sinusknoten** (syn. Keith-Flack-Knoten) ist das **übergeordnete Zentrum** des Erregungsbildungs- und -leitungssystems. Der Sinusknoten ist beim erwachsenen Menschen ein zum Sulcus terminalis parallel verlaufendes, längliches Bündel von etwa 10–20 mm Länge (Durchmesser von 1–4 mm). Hier werden etwa **60–80 Erregungen pro Minute** generiert, die dann an die Arbeitsmuskulatur der Vorhöfe und die nachgeschalteten Zentren des Erregungsleitungssystems weitergeleitet werden, wobei der linke Vorhof etwa 20–40 ms nach dem rechten erregt wird. Ob es dabei innerhalb der Vorhöfe distinkte Muskelfaserbahnen gibt, über die die Erregung vom Sinusknoten auf den nachgeschalteten AV-Knoten (s. u.) präferenziell weitergeleitet wird (internodale Bündel: Wenkebach-, Bachmann-, Thorell-Bündel), wird kontrovers diskutiert.

► Merke.

► Merke. Der Sinusknoten wird als **Schrittmacher** für die Herzaktion bezeichnet, da er die höchste Eigenerregungsfrequenz besitzt und somit die Herzfrequenz des autonom schlagenden Herzens bestimmt.

► Klinik.

► Klinik. Eine **Fehlfunktion des Sinusknotens** kann zu einer Verlangsamung der intrinsischen Schrittmacheraktivität mit einer nachfolgenden Verlangsamung des Herzschlags (**Bradykardie**) führen. Bei einer sinusknotenbedingten Bradykardie kann ein **elektrischer Herzschrittmacher** die Funktion des kranken Sinusknotens übernehmen.

Die **Versorgung** des Sinusknotens erfolgt i. d. R. über die A. coronaria dextra (S. 593).

Die **Gefäßversorgung** des Sinusknotens erfolgt in der Regel durch einen Ast der A. coronaria dextra (R. nodi sinuatrialis), der sich als einer der ersten Äste von der A. coronaria dextra (S. 593) abzweigt.

AV-Knoten (Nodus atrioventricularis)

Der **AV-Knoten** ist dem Sinusknoten in der Leitungshierarchie nachgeschaltet. Als **zweite Station** des Erregungsleitungssystems übernimmt er bei Ausfall des Sinusknotens oder blockierter Weiterleitung die Schrittmacherfunktion.

AV-Knoten (Nodus atrioventricularis)

Der **Atrioventrikular-Knoten** (kurz: AV-Knoten, auch Aschoff-Tawara-Knoten) ist das dem Sinusknoten in der Leitungshierarchie nachgeschaltete Zentrum des Erregungsbildungs- und -leitungssystems.
Obwohl der AV-Knoten eigentlich die **zweite Station des Erregungsleitungssystems** darstellt, ist er ebenfalls zur Schrittmacherfunktion befähigt. Dadurch kann er „einsteigen", wenn der Sinusknoten ausgefallen oder die Weiterleitung zum AV-Knoten blockiert ist. Der AV-Knoten besitzt eine **Eigenfrequenz** von etwa **40–60 Erregungen** pro Minute, die damit unter der des Sinusknotens liegt.

Eine wesentliche physiologische **Funktion** des AV-Knotens besteht in einer **Verzögerung der Erregungsweiterleitung** in die Ventrikel. Damit soll der Ventrikel ausreichend Zeit für eine optimale diastolische Blutbefüllung erhalten, bevor die Erregung das Ventrikelmyokard erreicht und dessen Kontraktion beginnt. Die Erregungsausbreitungsgeschwindigkeit im AV-Knoten beträgt etwa 0,05 m/s und ist somit deutlich langsamer als die Erregungsausbreitungsgeschwindigkeit im His-Bündel (ca. 2 m/s) oder im Arbeitsmyokard (ca. 0,5 m/s).

Eine wesentliche physiologische **Funktion** des AV-Knotens besteht in einer **Verzögerung** der Erregungsweiterleitung, damit eine optimale Blutbefüllung der Ventrikel erreicht werden kann, bevor die Erregung das Ventrikelmyokard erreicht.

Der AV-Knoten (ca. 5 mm lang, 1 mm dick und 3 mm breit) liegt in der Basis des Septum interatriale an der Vorhof-Septum-Grenze unmittelbar über dem Trigonum fibrosum dextrum und dem septalen Segel der Trikuspidalklappe im sog. **Koch-Dreieck**. Die Begrenzungen des Koch-Dreiecks sind der Ansatz des septalen Segels der Trikuspidalklappe, die Todaro-Sehne (S. 574) und das Ostium des Sinus coronarius.
Aus dem AV-Knoten gehen Erregungsleitungsfasern für das His-Bündel (s. u.) ab.
Die **Gefäßversorgung des AV-Knotens** erfolgt ebenfalls durch einen Ast aus der A. coronaria dextra (R. nodi atrioventricularis).

Er liegt im **Koch-Dreieck** und wird ebenfalls über die A. coronaria dextra arteriell versorgt.

▸ Merke. Der AV-Knoten ist die zweite Station der Erregungsbildung und -weiterleitung.

▸ Merke.

▸ Klinik. Krankheiten des AV-Knotens gehören zu den häufigsten Ursachen von Herzrhythmusstörungen. Besonders wichtig sind in diesem Zusammenhang Blockierungen der atrioventrikulären Erregungsüberleitung (sog. **AV-Block**), die zu einer **verzögerten oder fehlenden Kammererregung** führen. Dadurch kann es zu gefährlicher Verlangsamung des Kammerrhythmus (**Bradykardie**) kommen. Zur Behandlung kommen elektrische **Herzschrittmacher** in Frage, die z. B. über eine Elektrode die Vorhoffrequenz registrieren („sensing") und diese über eine weitere Elektrode an die Herzkammern weitergeben („pacing"). So arbeiten moderne Schrittmacher nicht mit einer festen Erregungsfrequenz, sondern passen sich in ihrer Taktfrequenz den physiologischen Erfordernissen an (sog. **„Demand"-Schrittmacher**).

▸ Klinik.

His-Bündel (Fasciculus atrioventricularis)

His-Bündel (Fasciculus atrioventricularis)

Das His-Bündel (syn. AV-Bündel) mit seinen aus ihm hervorgehenden Aufzweigungen ist für die Erregung der Kammermuskulatur zuständig.
Der bis zu 4 mm dicke und 20 mm lange Fasciculus atrioventricularis liegt zunächst subendokardial in der Basis des Vorhofseptums (Vorhofabschnitt) und durchsetzt dann das **Trigonum fibrosum dextrum** (S. 579) in Richtung auf die Ventrikel (perforierender Abschnitt). Der weitere Verlauf des His-Bündels erfolgt im Septum membranaceum des Kammerseptums.

Das His-Bündel folgt auf den AV-Knoten und durchbricht als einzige elektrisch leitende Verbindung das **Trigonum fibrosum dextrum** (S. 579).

▸ Merke. Damit bildet das His-Bündel die einzige aus Muskelfasern bestehende Brücke zwischen dem Myokard der Vorhöfe und der Ventrikel.

▸ Merke.

▸ Klinik. Manchmal gibt es zusätzlich zum His-Bündel weitere (unphysiologische) elektrisch leitende Verbindungen zwischen Vorhof und Ventrikel (atrioventrikuläre Myokardbrücken, nach ihrer Lage als „Kent-Bündel", „James-Bündel" oder „Mahaim-Fasern" bezeichnet), die zur vorzeitigen Erregung des Ventrikels führen können (sog. **Präexzitationssyndrome**). Die Auswirkungen reichen von einem asymptomatischen Befund im EKG (Elektrokardiogramm) über gelegentlich auftretende **Tachykardien** (beschleunigte Herzfrequenz) bis zu potenziell lebensbedrohlichen Herzrhythmusstörungen durch **Kammerflimmern**. Letzteres bedeutet, dass extrem schnell aufeinanderfolgende Ventrikelkontraktionen eine effiziente Pumpleistung nicht mehr ermöglichen und dadurch ein Aufrechterhalten des Kreislaufs verhindern. Die therapeutischen Konsequenzen richten sich nach der Symptomatik (medikamentöse Therapie bis Durchtrennung des akzessorischen Bündels mittels **Katheterablation**).

▸ Klinik.

Die Zellen des His-Bündels besitzen ebenfalls Schrittmacheraktivität (Eigenfrequenz von 20–40 Erregungen pro Minute), die allerdings im Normalfall wegen der höheren Schrittmacherfrequenz der übergeordneten Zentren des Erregungsbildungssystems nicht zum Tragen kommt. Die Erregungsausbreitungsgeschwindigkeit im His-Bündel und der nachfolgenden Abschnitte des Erregungsleitungssystems ist sehr hoch

Das His-Bündel besitzt ebenfalls intrinsische Schrittmacheraktivität (Eigenfrequenz von 20–40 Erregungen pro Minute).

(ca. 2 m/s), da kaum Gap Junctions mit dem umliegenden Arbeitsmyokard ausgebildet werden, sondern präferenziell nur innerhalb des Erregungsleitungssystems. Erst in den terminalen Abschnitten des Erregungsleitungssystems (Purkinje-Fasern, s. u.) werden Gap Junctions mit der Arbeitsmuskulatur ausgebildet.

Die Versorgung erfolgt i. d. R. über die A. coronaria dextra.

Die **Gefäßversorgung** des His-Bündels erfolgt hauptsächlich durch einen Ast aus der A. coronaria dextra (R. interventricularis septalis).

Kammerschenkel (Crus dextrum und Crus sinistrum)
Sie entstehen durch Aufteilung des His-Bündels.

Kammerschenkel (Crus dextrum und Crus sinistrum)

In der Pars membranacea des Septum interventriculare teilt sich das His-Bündel in zwei Kammerschenkel auf (Crus dextrum und Crus sinistrum), die auch als Tawara-Schenkel bezeichnet werden.

Crus dextrum: Der rechte Schenkel verläuft zunächst im Septum interventriculare und zieht dann über das Moderatorband zum vorderen Papillarmuskel.

Crus dextrum: Nach Abzweigung des linken Schenkels verläuft der rechte noch ein Stück weiter nach vorne. Dann ziehen seine Fasern hinter dem septalen Papillarmuskel im Bogen nach abwärts und erreichen über das **Moderatorband** (S. 577) den **M. papillaris anterior**. Ein Teil der Erregungsfasern endet hier, indem sie ins Arbeitsmyokard der Herzmuskulatur übergehen. Andere steigen rückläufig an den Innenwänden wieder zur Herzbasis zurück und strahlen in die Trabekel ein.

Crus sinistrum: Es zweigt zunächst nahezu rechtwinklig vom His-Bündel ab und teilt sich in mehrere Faszikel auf, die zum Septum, zur Herzspitze sowie zum hinteren und vorderen Papillarmuskel verlaufen.

Crus sinistrum: Der linke Schenkel des His-Bündels breitet sich am Abgang der Kammerscheidewand fächerförmig aus. Man kann hierbei einen vorderen, mittleren und hinteren Faszikel unterscheiden. Die platten Bündel streben zum Septum, zur Herzspitze sowie zu den Füßen der beiden Papillarmuskeln. Manchmal ziehen die Fasern des Erregungsleitungssystems ohne Leitmuskeln als „falsche Sehnenfäden" (**„Chordae tendineae spuriae"**) zu den Papillarmuskeln.

Purkinje-Fasern (Rami subendocardiales)

Sie sind die terminalen, in der Tela subendocardialis verlaufenden Abschnitte des Erregungsleitungssystems und gehen **in die Arbeitsmuskulatur** des Herzens über.

Purkinje-Fasern (Rami subendocardiales)

Die Purkinje-Fasern sind die terminalen, in der Tela subendocardialis verlaufenden Abschnitte des Erregungsleitungssystems. Sie gehen **in die Arbeitsmuskulatur** des Herzens über. Während die spezifischen Fasern des Erregungsleitungssystems zunächst sehr viel dünner sind als die Arbeitsmuskulatur, werden die Erregungsleitungsfasern in den distalen Abschnitten viel dicker und besitzen eine eigene Bindegewebshülle. Dadurch werden diese Fasern sichtbar.

Die arterielle Gefäßversorgung erfolgt durch Äste aus der linken und rechten Koronararterie.

► Exkurs: molekulare Grundlage der Schrittmacheraktivität.

► Exkurs: molekulare Grundlage der Schrittmacheraktivität. Im Gegensatz zur Arbeitsmuskulatur haben die Schrittmacherzellen des Herzens kein stabiles Ruhemembranpotenzial, sondern weisen eine spontane diastolische Depolarisation auf, die durch endogene **HCN-Kationenkanäle** (**h**yperpolarization-activated, **c**yclic **n**ucleotide-gated cation channels) generiert wird. Die Steilheit der diastolischen Depolarisation bestimmt wesentlich die Frequenz der Schrittmacherzellen und wird durch das vegetative Nervensystem reguliert. Nach Erreichen eines Schwellenwertes (bei etwa –40 mV) wird in den Schrittmacherzellen ein Aktionspotenzial generiert, das – anders als beim normalen Aktionspotenzial – durch das Öffnen **spannungsabhängiger Ca^{2+}-Kanäle** (nicht wie normalerweise durch spannungsabhängige Na^{+}-Kanäle) entsteht. Die in den Schrittmacherzellen generierten Aktionspotenziale werden über Gap Junctions auf die nachfolgenden Abschnitte des Erregungsleitungssystems bzw. auf die Arbeitsmuskulatur weitergeleitet.
Die HCN-Kanäle stellen eine wesentliche Grundlage für die Schrittmacheraktivität der entsprechenden Herzzentren (s. u.) und pharmakologische Angriffsmöglichkeiten zur Behandlung von Herzrhythmusstörungen dar.

► Exkurs: Molekulare Grundlagen der Erregungsweiterleitung im Herzen.

► Exkurs: Molekulare Grundlagen der Erregungsweiterleitung im Herzen. Die in den Schrittmacherzellen generierten Erregungswellen werden über Gap Junctions entweder an nachfolgende Abschnitte des Erregungsleitungssystems oder an die Arbeitsmuskulatur weitergeleitet. Gap Junctions werden im Herzen aus verschiedenen Connexin-Proteinen (Cx-Proteine) gebildet. Im Herzen werden 4 verschiedene Connexin-Proteine exprimiert (Cx30.2, Cx40, Cx43 und Cx45), die unterschiedlich in den verschiedenen Abschnitten des Erregungsbildungs- und -leitungssystems sowie der Arbeitsmuskulatur verteilt sind. Im Sinusknoten finden sich bevorzugt Cx30.2 und Cx45, die relativ schwach leitende Gap Junctions ausbilden, wohingegen in der Arbeitsmuskulatur des Herzens bevorzugt Cx43 exprimiert wird, das stark leitende Gap-Junction-Komplexe ausbildet. Mutationen in den für diese Connexine kodierenden Genen können Erregungsleitungsstörungen im Herzen auslösen.

21.2.6 Gefäßversorgung und Innervation des Herzens

Gefäßversorgung durch die Herzkranzgefäße (Vasa coronaria)

Funktion: Die Herzkranzgefäße stellen die Blutversorgung des Herzens sicher. Unter dem Aspekt, das Organ selbst durch seine zentrale Funktion im Herz-Kreislauf-System als „Vas publicum" zu betrachten, können die Herzkranzgefäße als Vasa privata (S. 140) des Herzens bezeichnet werden.

Arterielle Versorgung

Es gibt zwei Koronararterien (Abb. **21.22**):
- **A. coronaria sinistra** und
- **A. coronaria dextra**.

Sie entspringen aus dem Anfangsteil der **Pars ascendens der Aorta**, dem linken und rechten Sinus aortae. Die Äste der Koronararterien dringen von außen in das Myokard ein und versorgen es.

21.2.6 Gefäßversorgung und Innervation des Herzens

Gefäßversorgung durch die Herzkranzgefäße (Vasa coronaria)

Funktion: Die Herzkranzgefäße stellen als Vasa privata (S. 140) des Herzens seine Versorgung sicher.

Arterielle Versorgung

Beide Koronararterien (**A. coronaria sinistra** und **dextra**, Abb. **21.22**) entspringen aus dem Anfangsteil der **Pars ascendens aortae** (rechter und linker Sinus aortae).

▶ Klinik. Unter dem Begriff **koronare Herzerkrankung** (**KHK**) werden alle Erkrankungen der Koronararterien bzw. ihrer Äste zusammengefasst, die durch eine Verengung (**Stenose**) dieser Gefäße zur Minderdurchblutung des Herzens führen (Abb. **21.20**). Die dadurch entstehende inadäquate Versorgung des Herzmuskels mit Sauerstoff (**Myokardischämie**) führt klinisch zum Bild der **Angina pectoris**: Charakteristisch ist ein thorakales Engegefühl und meist retrosternale Schmerzen, die

21.20 Akuter Myokardinfarkt

a Gefäßverschluss des R. interventricularis ant. der A. coronaria sinistra. Dunkel unterlegt ist das von diesem Gefäßabschnitt abhängige Infarktgebiet.
b Vergleich eines gesunden mit einem arteriosklerotisch veränderten Koronargefäß.
c Bereits eine 20–30 minütige anhaltende Ischämie führt zum Gewebeuntergang. Dabei gehen die subendokardialen Myokardregionen, die am weitesten entfernt von den Kapillaren liegen, als erstes zugrunde („Prinzip der letzten Wiese").

Quelle: Schünke M, Schulte E, Schumacher U. PROMETHEUS LernAtlas der Anatomie, Innere Organe. Illustrationen von Voll M u. Wesker K. 6. Aufl. Stuttgart: Thieme; 2022

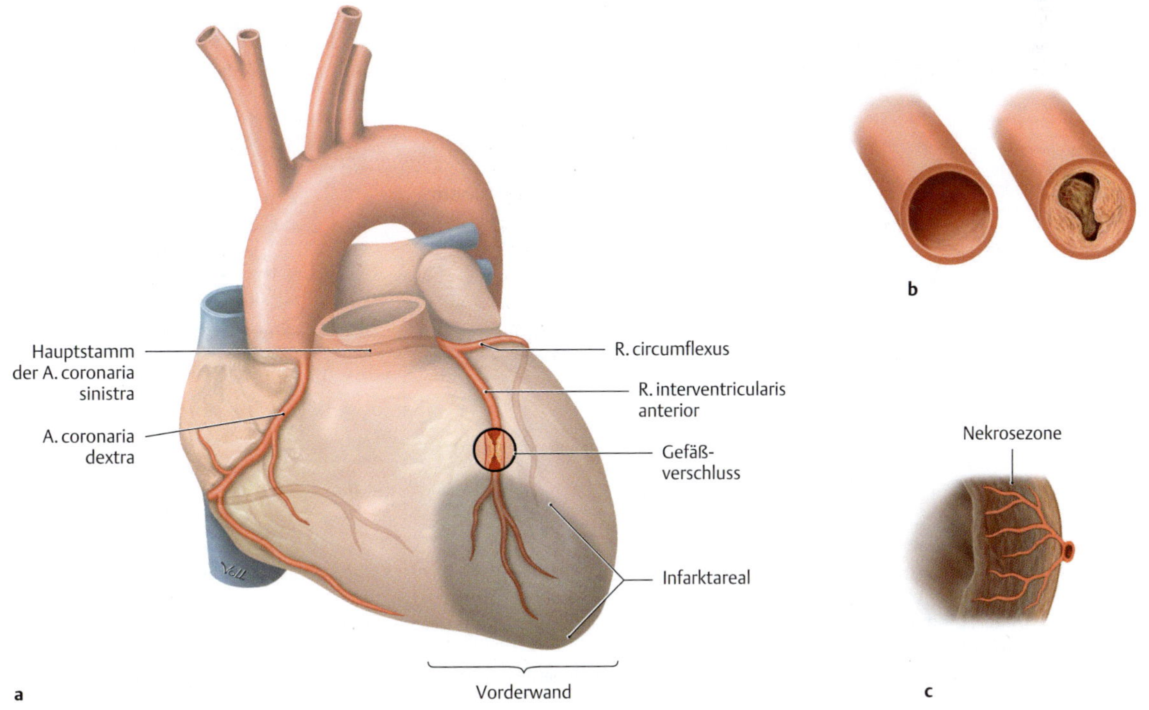

häufig zunächst nur bei körperlicher Anstrengung auftreten (**Belastungsangina**) und sich auf den linken Arm und die Halsregion ausdehnen können (Abb. **21.21**). Weitere Zeichen sind Kurzatmigkeit und Schwitzen als allgemeine Zeichen einer Sympathikusaktivierung. Bei anhaltender Ischämie aufgrund eines hochgradigen oder vollständigen Verschlusses eines Koronararterienastes führt dies zur **Nekrose** (Absterben) von Herzmuskelzellen, einem **Herzinfarkt**.

Die bei einer Ischämie besonders gefährdeten Herzmuskelzellen (Kardiomyozyten) liegen in der Innenschicht des Myokards, da diese am schlechtesten durchblutet werden (→ „letzte Wiese").

Risikofaktoren für die arteriosklerotisch (S. 145) bedingte koronare Herzkrankheit sind Diabetes mellitus (Zuckerkrankheit), Nikotinabusus, arterielle Hypertonie (Bluthochdruck), metabolische und genetische Faktoren (Hypercholesterinämie, Hyperhomozysteinämie, frühzeitiges Auftreten von Herzinfarkten bei Verwandten 1. Grades = „positive Familienanamnese").

21.21 Head-Zonen und vegetative Reaktionsareale bei Myokardischämie

Quelle: Schünke M, Schulte E, Schumacher U. PROMETHEUS LernAtlas der Anatomie, Innere Organe. Illustrationen von Voll M u. Wesker K. 6. Aufl. Stuttgart: Thieme; 2022

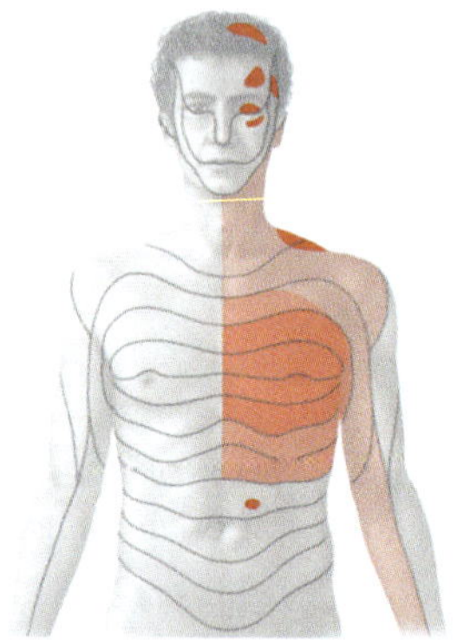

A. coronaria sinistra: Sie entspringt vom Sinus aortae und teilt sich nach kurzem Verlauf auf:

- Der **R. interventricularis anterior** (klin. RIVA oder LAD) verläuft im Sulcus interventricularis ant. bis zur Herzspitze.
- Der **R. circumflexus** (klin. RCX) verläuft im Sulcus coronarius nach links auf die Facies diaphragmatica.

Weitere Äste der A. coronaria sinistra sind der Abb. **21.22** zu entnehmen.

A. coronaria sinistra: Die meist etwas kaliberstärkere linke Koronararterie (**LCA**, engl. **l**eft **c**oronary **a**rtery) teilt sich nach dem Austritt aus dem Sinus aortae nach kurzem Verlauf, meist nach etwa 1 cm, in den

- R. **i**nter**v**entricularis **a**nterior (klinisch **RIVA** oder **LAD** von engl. **l**eft **a**nterior **d**escendent) und in den
- R. **c**ircumfle**x**us (klinisch **RCX**) auf.

Der **R. interventricularis anterior** zieht im Sulcus interventricularis zur Herzspitze. Dort biegt er auf die Facies diaphragmatica des Herzens um und trifft sich hier mit dem R. interventricularis posterior der rechten Herzkranzarterie (Abb. **21.22**). Der R. interventricularis anterior gibt Äste zum Conus arteriosus ab (R. coni arteriosi), den meist relativ kräftigen R. lateralis (klin. R. diagonalis = RD) zur Vorderfläche des linken Ventrikels sowie die Rr. septales zu den vorderen 2 Dritteln des Septum inter-

21.22 Koronararterien

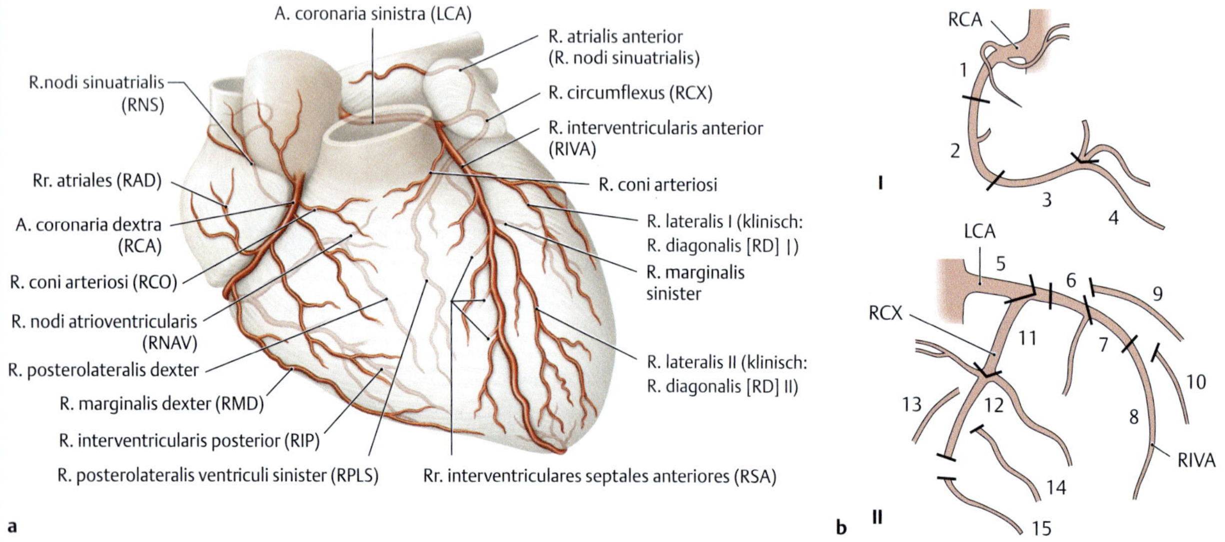

a Koronargefäße (Herzkranzgefäße).

b **Segmenteinteilung der Koronargefäße. I** rechte Koronararterie (RCA, Segmente 1–4), **II** linke Koronararterie (LCA, Segmente 5–15). Die Segmenteinteilung erfolgt nach einem Vorschlag der American Heart Association (AHA).
RCA: 1 = proximaler Anteil; 2 = mittlerer Anteil; 3 = distaler Anteil; 4 = R. interventricularis posterior (RIVP) und R. posterolateralis dexter (RPLD)
LCA: 5 = Stamm der linken Herzkranzarterie
RIVA: 6 = proximaler Anteil; 7 = mittlerer Anteil (nach Abgang des 1. Diagonalastes, RDI); 8 = distaler Anteil (nach Abgang des 2. Diagonalastes, RDII); 9 = RDI; 10 = RDII
RCX: 11 = proximaler Anteil, 12 = distaler Anteil (nach Abgang des R. marginalis sinister (RMS); 13 = R. atrioventricularis sinister (RAVS); 14 = R. posterior ventriculi sinistri; 15 = R. posterolateralis sinister (RPLS).

Quelle: nach Schünke M, Schulte E, Schumacher U. PROMETHEUS LernAtlas der Anatomie, Innere Organe. Illustrationen von Voll M u. Wesker K. 6. Aufl. Stuttgart: Thieme; 2022

ventriculare. Äste aus den Rr. septales ziehen über das Moderatorband zum M. papillaris der rechten Kammer und versorgen den dort auch verlaufenden Abschnitt des Erregungsleitungssystems.

Der **R. circumflexus** verläuft im oder nahe dem Sulcus coronarius über den linken Herzrand hinweg zur Facies diaphragmatica des Herzens.

Weitere Äste der A. coronaria sinistra (Abb. **21.22**):

- **R. atrialis anterior** (versorgt Vorderfläche des linken Herzohrs; kann bis zum Sinusknoten ziehen und diesen mitversorgen, R. nodi sinuatrialis),
- **R. atrioventriculares**,
- **R. marginalis sinister** (verläuft am linken Herzrand und versorgt anliegende Abschnitte des linken Ventrikels),
- **R. atrialis intermedius sinister** (RAS, versorgt Rückfläche des linken Vorhofs),
- **R. atrialis anastomoticus** (Kugel-Arterie),
- **R. posterior ventriculi sinistri** (klin. R. posterolateralis sinister, RPLS),
- **R. nodi sinuatrialis** zum Sinusknoten (als Variante in ca. ⅓ der Fälle).

▸ Merke. Die **Versorgungsgebiete der A. coronaria sinistra** sind normalerweise (Abb. **21.24a**) linker Vorhof und linker Ventrikel inkl. einem Großteil der Kammerscheidewand sowie ein kleiner Teil der Vorderwand des rechten Ventrikels.

▸ Merke.

A. coronaria dextra: Die rechte Koronararterie (**RCA** von engl. **r**ight **c**oronary **a**rtery) entspringt im Sinus aortae über der Valvula semilunaris dextra und verläuft – zunächst vom rechten Herzohr bedeckt – im rechten **Sulcus coronarius** zur Zwerchfellfläche des Herzens, wo sie meist auch den

- **R. interventricularis posterior (RIP)** im Sulcus ventricularis posterior ausbildet.

A. coronaria dextra: (klin. **RCA**): Sie entspringt vom Sinus aortae, verläuft von der Auricula dextra bedeckt im **Sulcus coronarius** nach rechts auf die Facies diaphragmatica des Herzens.

Äste der A. coronaria dextra sind der Abb. **21.22** zu entnehmen.

In ihrem Verlauf entsendet die A. coronaria dextra in der Regel folgende **Äste** (Abb. **21.22**; die Abkürzungen in Klammern bezeichnen in der Klinik häufig verwendete Abkürzungen):

- **R. nodi sinuatrialis** (RNS) zum Sinusknoten,
- **Rr. atriales** (RAD) zum rechten Vorhof,
- **R. coni arteriosi** (RCO) zum Conus arteriosus des rechten Herzens,
- **R. ventricularis dexter** (RVD, inkonstant) zur Vorderseite des rechten Ventrikels sowie den
- **R. marginalis dexter** (RMD), der entlang des rechten Herzrandes verläuft.

Parallel zum R. marginalis dexter kann auf der Facies diaphragmatica des rechten Ventrikels der inkonstante

- **R. posterolateralis dexter** (RPLD) verlaufen.

Der AV-Knoten wird in der Regel auch durch einen Ast der A. coronaria dextra versorgt:

- **R. nodi atrioventricularis.**

Die A. coronaria dextra entsendet wichtige Äste (**Rr. interventriculares septales**) zur Versorgung des vorderen oberen und des hinteren Abschnitts des Herzseptums. Die Äste zur Versorgung des vorderen oberen Septumabschnitts zweigen als frühe Äste direkt von der A. coronaria dextra ab (superiore septale Äste), die hinteren Äste entspringen vom R. interventricularis posterior (Rr. interventriculares septales posteriores). Die Herzkranzgefäße können durch ein invasives Verfahren, die selektive Koronarangiografie (sog. Herzkatheteruntersuchung), dargestellt werden (Abb. **21.23**).

▸ Merke. Neben rechtem Vorhof und Ventrikel, hinterem Drittel der Kammerscheidewand sowie Teilen der Hinterwand des linken Ventrikels (Abb. **21.24a**) versorgt die **A. coronaria dextra** bzw. ihre Äste wichtige Zentren des Erregungsbildungs- und leitungssystems (Sinusknoten, AV-Knoten und His-Bündel).

▸ Merke.

▸ Klinik. Daher kann es bei Verengung der rechten Koronararterie (KHK, s. o.) zu **Rhythmusstörungen** kommen!

▸ Klinik.

Neben dem häufigsten sog. „ausgeglichenen Versorgungstyp“, auf den die o. g. Versorgungsgebiete der Herzkranzarterien zutreffen, gibt es einen Rechts- und Linksversorgungstyp (Abb. **21.24**).

Zu den verschiedenen Versorgungstypen des Herzens s. Abb. **21.24**.

21.23 Koronarangiografie der Koronararterien

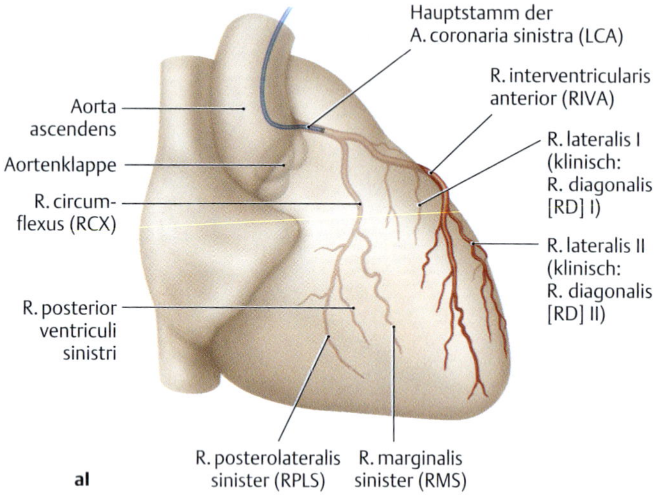

aI

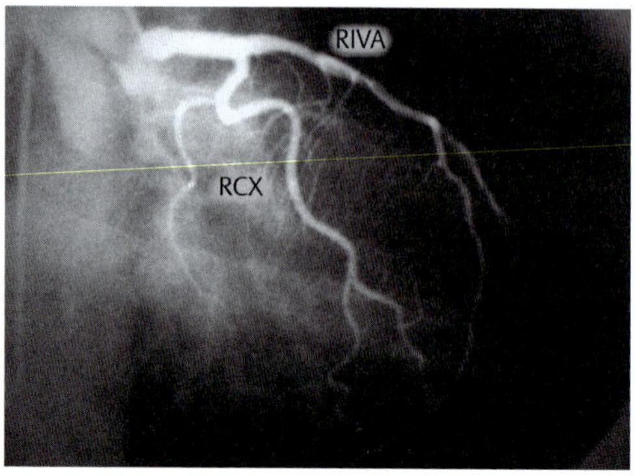

aII

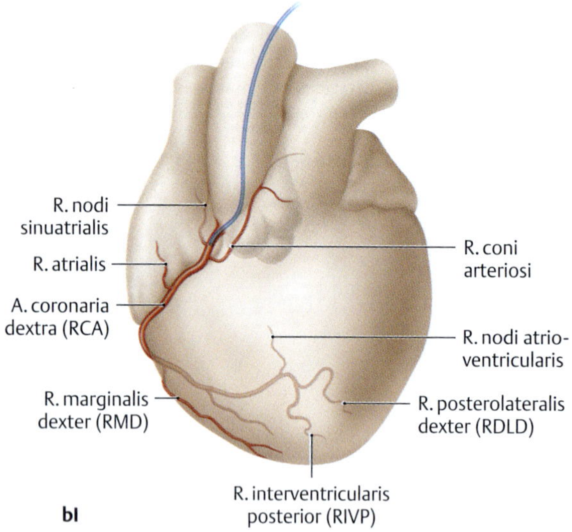

bI

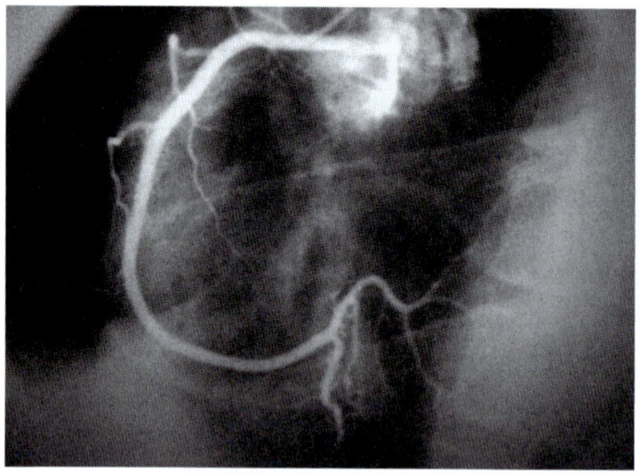

bII

a Selektive Koronarangiografie der linken Koronararterie. I Topografischer Verlauf der linken Koronararterie (LCA), der Katheter ist blau dargestellt, **II** selektive Koronarangiografie der LCA.

b Selektive Koronarangiografie der rechten Koronararterie. I Topografischer Verlauf der rechten Koronararterie (RCA), der Katheter ist blau dargestellt, **II** selektive Koronarangiografie der RCA.

Quelle: aI: nach Schünke M, Schulte E, Schumacher U. PROMETHEUS LernAtlas der Anatomie, Innere Organe. Illustrationen von Voll M u. Wesker K. 6. Aufl. Stuttgart: Thieme; 2022, aII: Lapp H. Das Herzkatheterbuch. 5. Aufl. Stuttgart: Thieme; 2019

21.24 Versorgungstypen des Herzens

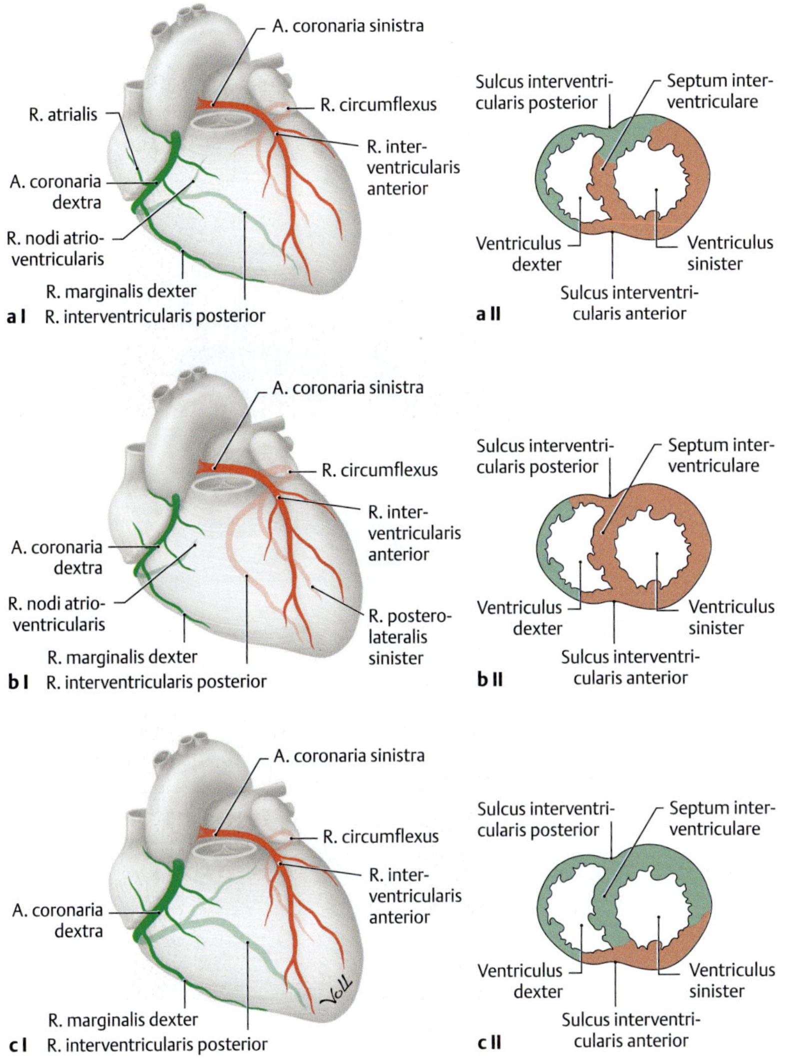

Dargestellt ist jeweils die Ansicht des Herzens von ventral (**I**) sowie ein Querschnitt durch die Ventrikel aus der Sicht von kaudal (**II**).

- **a** **Ausgeglichener Versorgungstyp** (mit ca. 75 % der häufigste Versorgungstyp): A. coronaria sinistra und A. coronaria dextra haben etwa gleich große Kaliber. Die A. coronaria dextra versorgt den rechten Ventrikel (R. interventr. post.), nicht jedoch die Hinterwand des linken Ventrikels (R. posterior ventricularis sinister).
- **b** **Linksversorgungstyp** (ca. 11 % der Fälle): Die A. coronaria sinistra ist deutlich kräftiger als die A. coronaria dextra. Sie versorgt die gesamte Wand des linken Ventrikels und das gesamte Septum. Beim Linksversorgungstyp bildet die A. coronaria sinistra den R. interventricularis posterior und versorgt neben dem hinteren Septumanteil ggf. noch Abschnitte der rechten Ventrikelhinterwand.
- **c** **Rechtsversorgungstyp** (ca. 14 % der Fälle): Die A. coronaria dextra ist stärker als die A. coronaria sinistra, hat einen besonders ausgeprägten R. interventricularis post., versorgt einen großen (hinteren) Teil des Septum interventriculare und einen großen Anteil der Rückfläche des linken Ventrikels (R. posterior ventricularis sinister).

Quelle: Schünke M, Schulte E, Schumacher U. PROMETHEUS LernAtlas der Anatomie, Innere Organe. Illustrationen von Voll M u. Wesker K. 6. Aufl. Stuttgart: Thieme; 2022

▶ Klinik. Die Ausdehnung und Lage des durch Ischämie geschädigten Herzmuskelgewebes hängt ab von der Lokalisation der **Stenose** (Verengung) und dem jeweiligen Versorgungsgebiet des stenosierten Gefäßes. Die **Infarktdiagnostik** besteht aus der Zusammenschau von **klinischem Befund** (S. 591), **Labordiagnostik** (Enzyme und Marker des Herzmuskelgewebes, die bei seinem Untergang in das Blut übertreten) und **EKG** (= Elektrokardiogramm, dessen Ableitung typische Veränderungen der Erregungsleitung sichtbar macht). Nach Möglichkeit sollte innerhalb kürzester Zeit nach dem akuten Ereignis eine Herzkatheteruntersuchung (Abb. **21.40**) durchgeführt werden, im Rahmen derer u. U. eine Revaskularisation erfolgen kann (**Akut-PTCA** = perkutane transluminale coronare Angioplastie). Dies geschieht durch Aufweitung (**Dilatation**) des Gefäßes mit einem **Ballonkatheter** (Abb. **21.25**) und oft zusätzlicher **Stent-Implantation** (Einsatz eines „Röhrchens" zur Offenhaltung des Gefäßlumens, Abb. **21.26**). Zusätzlich kann bei einem frisch vorliegenden Infarkt versucht werden, den Thrombus aufzulösen (**Lysetherapie** durch Fibrinolytika, s. Lehrbücher der Biochemie und Physiologie).

Ist eine nicht operative Therapie mittels Durchführung eines Herzkatheters, die bei gesicherter KHK auch prophylaktisch durchgeführt wird, nicht möglich (z. B. bei Stenose des Hauptstamms oder mehrerer Gefäße gleichzeitig) gibt es die Option der **Bypass-Operation.** Deren Ziel ist die Anlegung eines Umgehungskreislaufs („Bypass") um die verengte Stelle herum, damit die Blutversorgung des Herzens distal der Stenose verbessert wird. Als Umgehungsgefäße werden aufgrund ihrer länger erhaltenen Durchgängigkeit bevorzugt arterielle Gefäße verwendet wie z. B. die A. thoracica interna (S. 290) als **„Mammaria-Bypass"** (mit bleibendem Ursprung aus der A. subclavia) oder die A. radialis. Häufig wird auch ein Venenstück, meist V. saphena magna (S. 377), verwendet (Abb. **21.27**).

21.25 Perkutane transluminale Koronarangioplastie (PTCA)

a Sondieren der Koronararterie mit einem Führungsdraht über einen Führungskatheter.
b Passieren der Stenose mit dem Führungsdraht.
c Platzieren eines Ballonkatheters über den Führungsdraht und Dilatation der Stenose.

Quelle: Schünke M, Schulte E, Schumacher U. PROMETHEUS LernAtlas der Anatomie, Innere Organe. Illustrationen von Voll M u. Wesker K. 6. Aufl. Stuttgart: Thieme; 2022

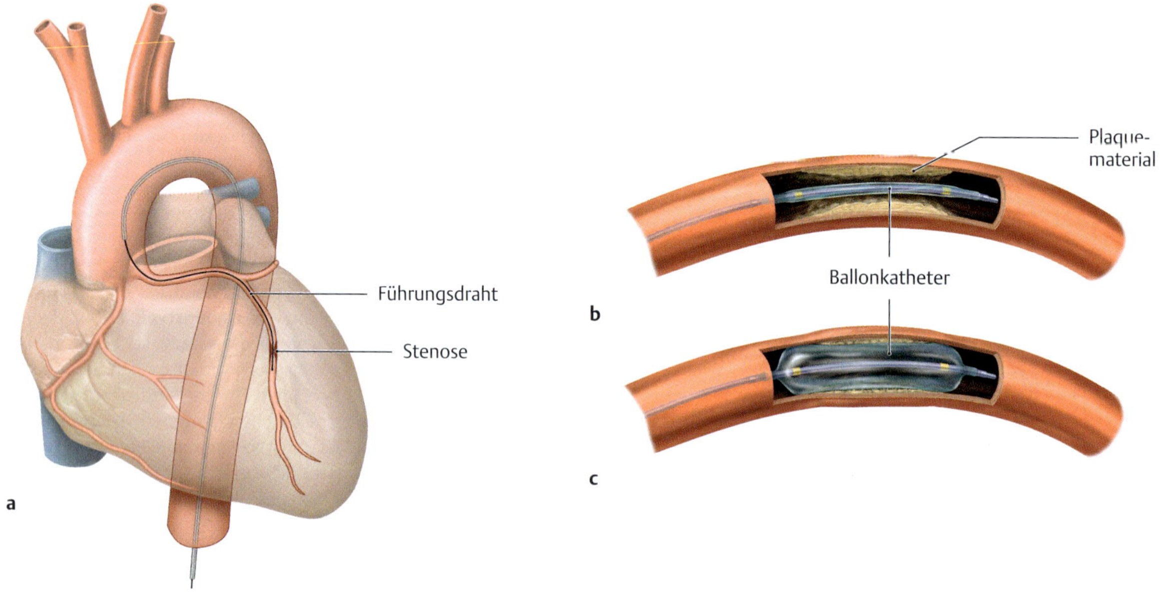

21.26 Stent-Implantation

a Stenosiertes Koronargefäß,
b Ballonkatheter mit nicht expandiertem Stent,
c Stent-Expansion mittels Ballonkatheter,
d expandierter Stent.

Quelle: Schünke M, Schulte E, Schumacher U. PROMETHEUS LernAtlas der Anatomie, Innere Organe. Illustrationen von Voll M u. Wesker K. 6. Aufl. Stuttgart: Thieme; 2022

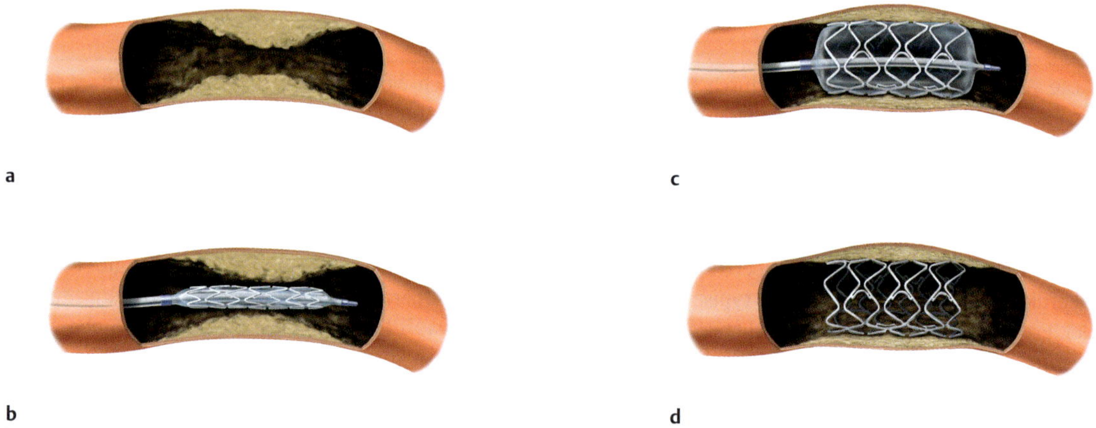

21.27 Operative Koronarrevaskularisation

a Aortokoronarer Venenbypass bei einer 3-Gefäß-Erkrankung.
b Arterieller IMA-Bypass (IMA = Internal mammary Artery).

Quelle: Schünke M, Schulte E, Schumacher U. PROMETHEUS LernAtlas der Anatomie, Innere Organe. Illustrationen von Voll M u. Wesker K. 6. Aufl. Stuttgart: Thieme; 2022

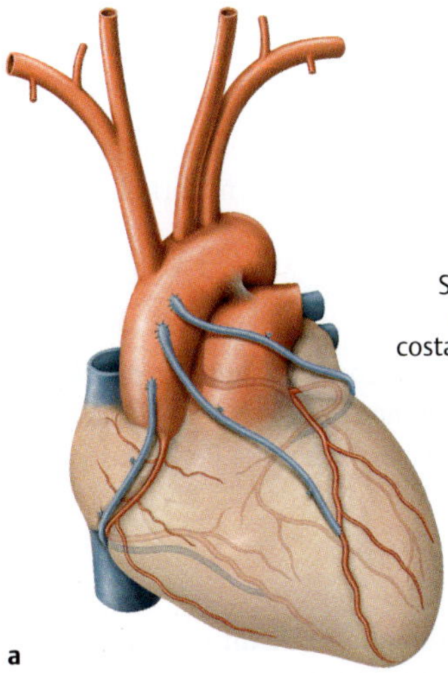

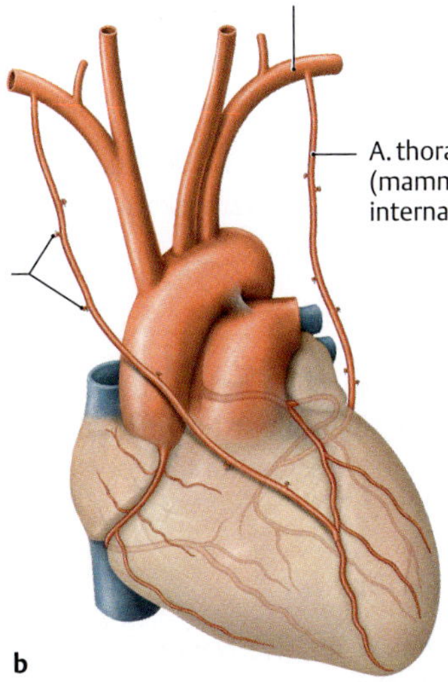

Venöser Abfluss

Der venöse Rückfluss am Herzen (Abb. **21.28**) erfolgt über drei verschiedene Systeme:

- **Sinus-coronarius-System**, über das etwa 75 % des venösen Blutes der Koronargefäße drainiert werden,
- **transmurales System** und
- **endomurales System.**

Sinus-coronarius-System: Die meisten Herzvenen münden in den **Sinus coronarius** und darüber an der Dorsalseite des Herzens in den rechten Vorhof (S. 574). Dazu zählen:

- V. cardiaca magna (V. cordis magna),
- V. cardiaca media (klin. V. interventricularis posterior),
- V. obliqua atrii sinistri und die
- inkonstante V. cardiaca parva, in welche i. d. R. die V. marginalis dextra einmündet.

Venöser Abfluss

Man unterscheidet bei den Herzvenen (Abb. **21.28**) 3 Systeme:

- Sinus-coronarius-System (ca. 75 % des Blutes),
- transmurales System und
- endomurales System.

Sinus-coronarius-System: In den Sinus coronarius münden

- V. cardiaca magna,
- V. cardiaca media,
- V. obliqua atrii sin. sowie
- weitere Venen.

21.28 Herzvenen

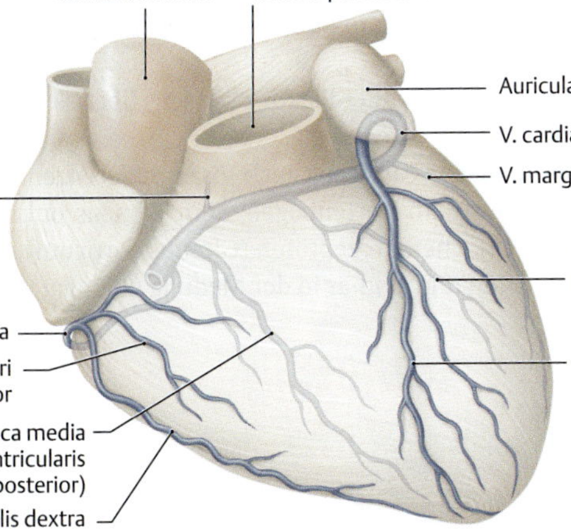

Hauptsächlich ist das Sinus-coronarius-System dargestellt.

Quelle: Schünke M, Schulte E, Schumacher U. PROMETHEUS LernAtlas der Anatomie, Innere Organe. Illustrationen von Voll M u. Wesker K. 6. Aufl. Stuttgart: Thieme; 2022

Über die **V. cardiaca magna** fließt Blut aus den Vv. interventricularis anterior, marginalis sinistra, ventriculi sinistri posterioris, obliqua atrii sinistri (Marshall), cardiaca media und der V. cardiaca parva ab.
In die **V. cardiaca parva** münden die V. marginalis dextra und die V. ventriculi dextri anterior ein. Letztere kann auch direkt in den rechten Vorhof münden (insbesondere auch beim Fehlen der V. cardiaca parva, die nur in 50 % der Fälle angelegt ist).

Transmurales System: Hierunter werden oberflächliche Herzvenen zusammengefasst, die direkt in den rechten Vorhof drainieren.

Transmurales System: Darunter werden verschiedene Venen auf der Herzoberfläche (Vv. ventriculi dextri anteriores, Vv. atriales) zusammengefasst, die im Sulcus coronarius oberhalb der Trikuspidalklappe direkt in den rechten Vorhof münden.

Endomurales System: Die Venen aus der inneren Myokardschicht münden direkt in das entsprechende Herzlumen.

Endomurales System: Es umfasst die Vv. cardiacae minimae (Thebesius-Venen), die aus der inneren Herzmuskelschicht kommen und direkt in den Vorhof bzw. die Kammern münden.

Lymphabfluss

Wichtige Lymphknotenstationen sind die vorderen mediastinalen Knoten, Nll. tracheobronchiales und bronchopulmonales.

Lymphknotenstationen sind die vorderen mediastinalen Lymphknoten, die Nll. tracheobronchiales sowie teilweise die Nll. bronchopulmonales.
Ein getrenntes Lymphdrainagesystem ist an der Oberfläche des Perikards (S. 606) ausgebildet.

Innervation

Das vegetative Nervensystem übernimmt die **Anpassung der Aktivität** des Herzens an die Beanspruchung des Gesamtorganismus:
- **Sympathikus** → Herzleistung ↑,
- **Parasympathikus** → Herzleistung ↓.

Durch das vegetative Nervensystem wird die **autonome Aktivität** des Herzens, die durch das herzeigene Erregungsbildungs- und -leitungssystem gewährleistet ist, **an die Beanspruchungen des Gesamtorganismus angepasst**:
- Eine **Aktivierung des Sympathikus** führt zu einer Erhöhung der Herzleistung,
- eine **Aktivierung des Parasympathikus** zu einer Reduktion der Herzleistung (Erholungsphase des Herzens).

► Exkurs: Aspekte der Herzleistung und ihre Beeinflussbarkeit.

► Exkurs: Aspekte der Herzleistung und ihre Beeinflussbarkeit. Es werden mehrere Aspekte der Herzleistung unterschieden: Eine Wirkung auf die Herzfrequenz bezeichnet man als **Chronotropie**, eine Wirkung auf die Herzkraft als **Inotropie**, eine Wirkung auf die Erregungsleitung als **Dromotropie** und eine Wirkung auf die Erregbarkeit als **Bathmotropie** (s. Lehrbücher der Physiologie). Der Sympathikus wirkt dabei stimulierend auf Herzfrequenz, Herzkraft, Erregungsleitung und Erregbarkeit (positive Chrono-, Ino-, Dromo- und Bathmotropie). Der Parasympathikus löst entgegengesetzte Effekte aus.

Aufbau: Sympathische und parasympathische Nervenfasern strahlen ein in den **Plexus cardiacus** (Tab. **21.1**, Abb. **21.29**) entlang des Arcus aortae und des Truncus pulmonalis.

Die vegetativen Nervenfasern strahlen in den **Plexus cardiacus** ein (Tab. **21.1**, Abb. **21.29**), der sich mit einem oberflächlichen und tiefen Anteil auf beiden Seiten des Aortenbogens und des Truncus pulmonalis erstreckt. Ausgehend von der Herzbasis folgt der Plexus cardiacus in seinem Verlauf primär den Koronararterien. Er setzt sich als **Plexus aorticus thoracicus** auf den Aortenbogen fort und steht beidseitig mit dem Plexus pulmonalis in Verbindung.
Im Plexus cardiacus sind zahlreiche kleine vegetative **Ggll. cardiaca** vorhanden, von denen meist eines besonders groß ist und unmittelbar rechts des Lig. arteriosum (Botalli) liegt.
Die **parasympathischen Fasern** erhält der Plexus cardiacus dabei über den N. vagus sinister und dexter. Die Umschaltung von prä- auf postganglionär erfolgt in den Ggll. cardiaca.
Den **sympathischen Zufluss** erhält der Plexus cardiacus über Nerven aus dem Grenzstrang.
Weiterhin verlaufen im Plexus cardiacus auch **Viszeroafferenzen**, die Informationen von Pressorezeptoren (aus dem Aortenbogen, dem Truncus pulmonalis, den Herzvorhöfen und -ventrikeln), Chemorezeptoren (Glomus aorticum) sowie Schmerzreize nach zentralwärts leiten und primär in der Medulla oblongata enden.

21.29 Vegetative Innervation des Herzens durch den Plexus cardiacus

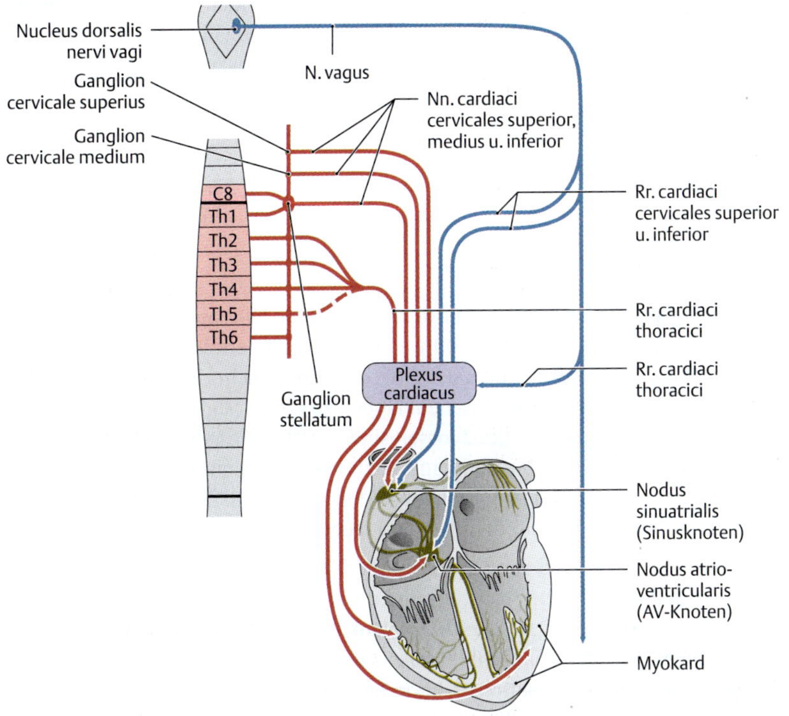

Plexusbildung und Modulation des Erregungsbildungs- und -leitungssystems des Herzens durch sympathische (rot) und parasympathische (blau) Fasern.

Quelle: Schünke M, Schulte E, Schumacher U. PROMETHEUS Lern-Atlas der Anatomie, Innere Organe. Illustrationen von Voll M u. Wesker K. 6. Aufl. Stuttgart: Thieme; 2022

21.1 Vegetative Innervation des Herzens durch den Plexus cardiacus

System	Äste	Bemerkung
Sympathikus	▪ N. cardiacus cervicalis superior (aus Ggl. cervicale sup.) ▪ N. cardiacus cervicalis medius (aus Ggl. cervicale med.) ▪ N. cardiacus cervicalis inferior (aus Ggl. cervicothoracicum) ▪ Nn. cardiaci thoracici (aus 2.–4. Brustgrenzstrangganglion)	Die Umschaltung der sympathischen Äste erfolgt in der Regel im Grenzstrang, dem **Truncus sympathicus** (S. 628). In den Plexus cardiacus strahlen lediglich die **postganglionären** Neurone ein.
Parasympathikus	▪ Rr. cardiaci cervicales superiores ▪ Rr. cardiaci cervicales inferiores ▪ Rr. cardiaci thoracici	Die parasympathischen Äste treten auf unterschiedlichen Höhen aus dem **N. vagus** (S. 629) aus. Die präganglionären Äste werden in kleinen Ganglien des Plexus cardiacus (Ggll. cardiaca) umgeschaltet

21.2.7 Mechanische Herzaktion

Das Herz eines gesunden Menschen schlägt in Ruhe etwa **60- bis 70-mal pro Minute** (**Ruhe-Herzfrequenz**). Bei jeder Herzaktion läuft ein komplizierter Bewegungsablauf ab, der durch das **Erregungsleitungssystem** (S. 587) koordiniert wird und der sich zyklisch wiederholt (**Herzzyklus**). Die Komplettierung eines Herzzyklus dauert, abhängig von der Herzfrequenz, etwa 0,9 Sekunden.

Prinzip der Herzaktion

Die **Kontraktion** eines Binnenraums des Herzens bezeichnet man als **Systole**, seine **Erschlaffung** als **Diastole**. Streng genommen lassen sich sowohl für die Vorhöfe als auch für die Kammern Systole und Diastole unterscheiden, wobei ohne weiteren Zusatz meist die kreislaufwirksame, d. h. hämodynamisch relevante Ventrikelaktion gemeint ist:

- **Systole** = Kontraktion der Kammermuskulatur,
- **Diastole** = Erschlaffung der Kammermuskulatur.

In Abhängigkeit der unterschiedlichen Druck-Volumen-Änderungen (s. Lehrbücher der Physiologie) während einer Herzaktion lassen sich sowohl Systole als auch Diastole nochmals in zwei Phasen unterteilen, sodass insgesamt während eines Herzzyklus vier Phasen unterschieden werden können (s. u.).

21.2.7 Mechanische Herzaktion

Die normale **Ruhe-Herzfrequenz** beträgt **60–70/min**. Ein kompletter Herzzyklus dauert dabei etwa 0,9 Sekunden.

Prinzip der Herzaktion

Die **Kontraktion** eines Binnenraums des Herzens bezeichnet man als **Systole**, seine **Erschlaffung** als **Diastole**.

Bei nochmaliger Unterteilung von Systole und Diastole anhand der Druckverhältnisse ergeben sich 4 Phasen (s. u.).

Phasen der Herzaktion

Man unterscheidet folgende **4 Phasen** (Abb. **21.30**):

Systole:
- Anspannungsphase und
- Austreibungsphase.

Diastole:
- Entspannungsphase und
- Füllungsphase.

Anspannungsphase: Sie beginnt mit dem **Schluss der AV-Klappen** und ist gekennzeichnet durch isovolumetrische Anspannung der Ventrikelwand. **Alle Herzklappen sind geschlossen**.

Austreibungsphase: Sie beinhaltet die weitgehend isotonische Auswurfphase, in der Blut aus den Kammern durch die **offenen Taschenklappen** in die jeweilige Ausflussbahn transportiert wird. Dabei **senkt sich die Ventilebene**.

Entspannungsphase: Sie bezeichnet die isovolumetrische Erschlaffung des Kammermyokards mit **Schluss der Taschenklappen**.

Füllungsphase: Die Füllung des Ventrikels mit Blut beginnt nach **Öffnung der AV-Klappen**. Die Ventilebene schiebt sich dabei quasi über die Blutsäule. Die **Vorhofkontraktion** am Ende der Diastole trägt zur weiteren Ventrikelfüllung bei.

Phasen der Herzaktion

In der Systole (Ventrikelsystole, s. o.) kontrahieren die beiden Ventrikel und pumpen Blut in die abgehenden Gefäße (Aorta und Truncus pulmonalis).
Man unterscheidet folgende **4 Phasen** (Abb. **21.30**), die zusammen einen Herzzyklus ergeben:

Systole:
- Anspannungsphase und
- Austreibungsphase.

Diastole:
- Entspannungsphase und
- Füllungsphase.

Anspannungsphase: Sie beginnt mit dem **Schluss der AV-Klappen**. Dies geschieht in dem Moment, in dem der durch Kontraktion des Kammermyokards steigende Ventrikeldruck den Vorhofdruck überschreitet. Zunächst reicht der Druck in den Kammern jedoch nicht aus, um die Taschenklappen zu öffnen, sodass in dieser Phase des Herzzyklus **alle Herzklappen geschlossen** sind. Durch weitere Kontraktion des Kammermyokards bei gleichbleibendem Volumen (isovolumetrische Kontraktion) kommt es zu einem steilen Druckanstieg in den Ventrikeln. Zu diesem Zeitpunkt befinden sich etwa 140 ml Blut im linken und rechten Ventrikel.

Austreibungsphase: Sobald der Kammerdruck den Druck in den Ausflussbahnen (Aorta, Truncus pulmonalis) übersteigt, beginnt die zweite Phase der Systole mit dem **Öffnen der Taschenklappen**: Das **Herzschlagvolumen** (etwa **70 ml**) wird aus dem Ventrikel „ausgetrieben". Ebenfalls ca. 70 ml Blut bleiben nach Ende der Systole im Ventrikel zurück (**Restvolumen**). Die **Ejektionsfraktion** bezeichnet das Verhältnis Herzschlagvolumen zu enddiastolischem Füllungsvolumen und beträgt somit normalerweise ≥ 50 %. Während der Systole wird die **Ventilebene** (S. 578) des Herzens durch die Kontraktion der Kammermuskulatur mit geschlossenen AV-Klappen **herzspitzenwärts** gezogen.

Entspannungsphase: Sie kennzeichnet den Beginn der Diastole: Nach Erschlaffung des Ventrikelmyokards sinkt der Druck in den Kammern unter den Druck von Aorta und Truncus pulmonalis, und die **Taschenklappen werden geschlossen**. In der Entspannungsphase erfolgt eine Erschlaffung des Kammermyokards bei gleichbleibendem Volumen (= isovolumetrisch) des Kammerinhaltes (etwa 70 ml Restblut).

Füllungsphase: Fällt durch weitere Entspannung des Ventrikelmyokards der Druck in den Kammern unter den Druck der Vorhöfe, **öffnen sich die AV-Klappen** und das Blut strömt von den Vorhöfen in den Ventrikel („Füllung"). Während der Diastole gelangt die Ventilebene mit geöffneten AV-Klappen wieder in ihre Ausgangslage zurück und schiebt sich somit über die Blutsäule. In der letzten Phase der Diastole **kontrahieren sich die Vorhöfe** und sorgen für ein weiteres Befüllen der Kammern mit Blut.
Mit dem erneuten Schluss der AV-Klappen beginnt der Herzzyklus von vorne.

► Klinik. **Herztöne**

In den verschiedenen Phasen des Herzzyklus entstehen die auskultierbaren **Herztöne** (Abb. **21.30**). Obwohl es sich hierbei physikalisch streng genommen um keine Töne, sondern um Geräusche handelt, hat sich der Begriff „Herzton" im Sprachgebrauch eingebürgert. Die Herztöne werden im Wesentlichen durch die physiologische Tätigkeit der Herzklappen bedingt.
1. Herzton: Er wird generiert durch den Schluss der Segelklappen und durch Schwingung des Herzmuskels bei Anspannung zu Beginn der Systole.
2. Herzton: Er entsteht durch Zuschlagen der Taschenklappen (Beginn der Diastole).
Jede Klappe hat ihre eigene maximale Auskultationsstelle (Tab. **21.3**).

Herzgeräusche

Den **Herztönen** stellt man die **Herzgeräusche** gegenüber. Unter dem Begriff Herzgeräusche subsumiert man Geräusche, die auf pathologische Ereignisse an den Herzklappen hinweisen. Herzgeräusche entstehen sowohl an verengten (**stenosierten**) als auch an nicht mehr vollständig schließenden (**insuffizienten**) Klappen.
Stenose- und Insuffizienzgeräusche haben typische Klangcharaktere. Die Auskultationsstelle, an der das entsprechende Herzgeräusch besonders laut zu hören ist, und die Phase des Herzzyklus, in der das Herzgeräusch auftritt, liefern wichtige Hinweise, welche Klappe von einem Herzfehler betroffen ist. Dieser erste Verdacht kann dann durch weitergehende Methoden (s. u.) im Detail abgesichert werden.

21.30 Die Herzaktion

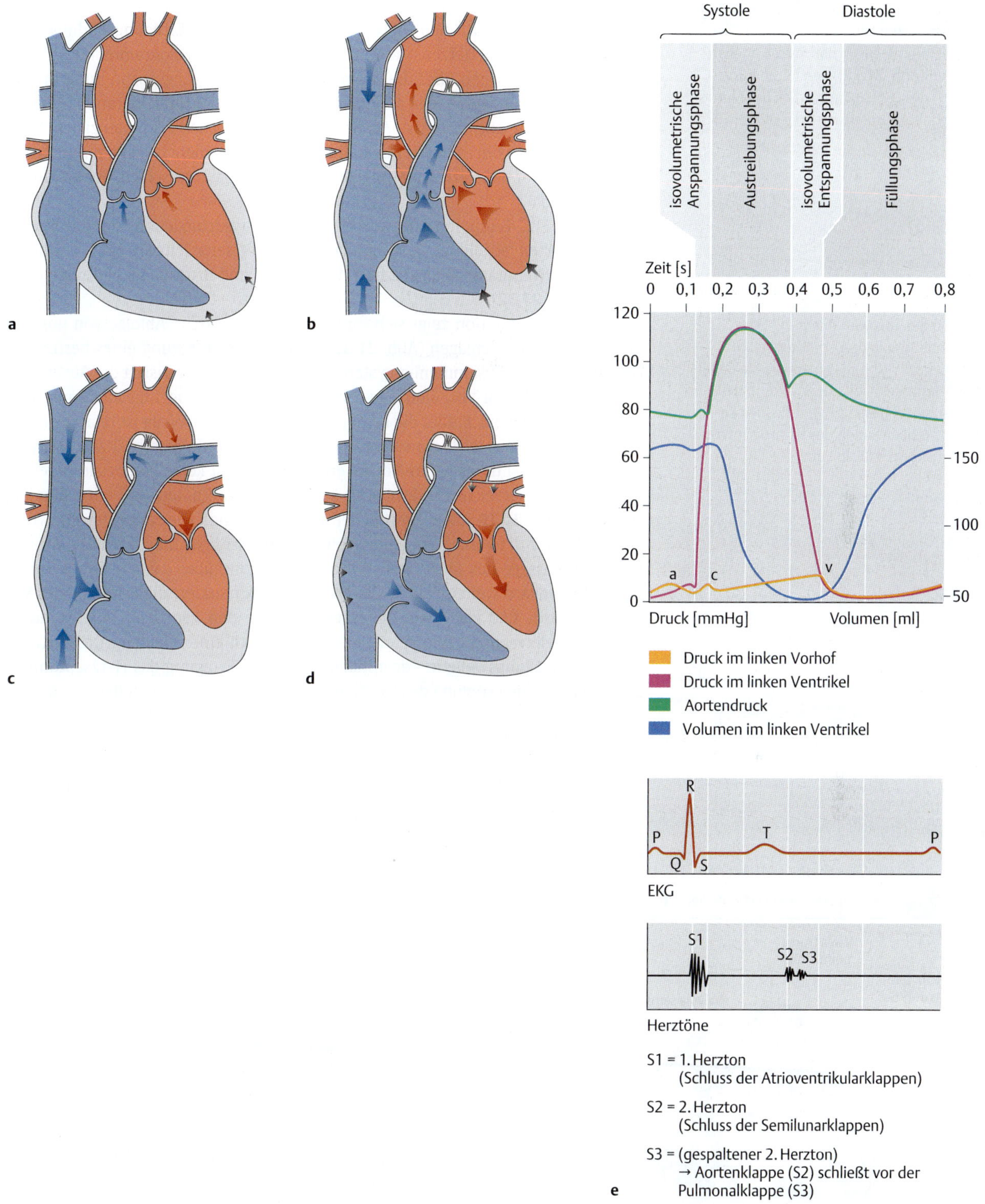

a Ventrikelsystole: isovolumetrische Anspannungsphase.
b Ventrikelsystole: Austreibungsphase.
c Ventrikeldiastole: isovolumetrische Entspannungsphase.
d Ventrikeldiastole: Füllungsphase.
e zeitliche Korrelation von Druck, Volumen, EKG und Herztönen in Systole und Diastole.

Quelle: Schünke M, Schulte E, Schumacher U. PROMETHEUS LernAtlas der Anatomie, Innere Organe. Illustrationen von Voll M u. Wesker K. 6. Aufl. Stuttgart: Thieme; 2022

21.2.8 Elektrische Herzaktion: Das Elektrokardiogramm (EKG)

Die elektrische Herzaktion wird klinisch über das EKG bestimmt. Die in den verschiedenen Ableitungen (Abb. **21.32**) messbaren Kurven und Zacken des EKG sind Ausdruck der räumlichen Erregungsausbreitung im Herzen.

Die P-Welle des EKG wird durch die Erregungsausbreitung in den Vorhöfen hervorgerufen. Der QRS-Komplex markiert die Erregung des Ventrikelmyokards. Während der ST-Strecke ist das gesamte Ventrikelmyokard erregt. Die Repolarisation des Kammermyokards zeigt sich im EKG in Form der T-Welle.

21.2.8 Elektrische Herzaktion: Das Elektrokardiogramm (EKG)

Die mechanische Herzaktion (Abb. **21.30**) wird durch das Erregungsbildungs- und -leitungssystem des Herzens kontrolliert. Das **Elektrokardiogramm** (**EKG**) liefert wichtige Informationen über die räumlich-zeitliche Erregungsausbreitung im Herzen. Beim EKG handelt es sich, ähnlich wie beim Elektroenzephalogramm (EEG) des Gehirns, um eine extrazelluläre Ableitung von elektrischen Feldpotenzialen. Wenn Herzmuskelzellen durch ein Aktionspotenzial erregt werden, besteht zwischen dieser Zelle und der nicht erregten Umgebung ein Potenzialunterschied, der im EKG gemessen wird.

Elektrische EKG-Feldpotenziale werden dabei an verschiedenen, standardisierten Ableitungsorten abgeleitet, z. B. bipolare Extremitätenableitung nach Einthoven, unipolare Extremitätenableitung nach Goldberger und Brustwandableitungen nach Wilson (Abb. **21.32**).

Die reguläre Herzaktion zeigt sich im EKG als eine typische Abfolge von positiven und negativen Ausschlägen (Abb. **21.32e**), die mit der Erregung eines bestimmten Herzabschnitts in Zusammenhang steht. Die **P-Welle** charakterisiert die Ausbreitung der Erregung in den Vorhöfen. Die Erregung der Vorhöfe beginnt am Sinusknoten und breitet sich danach über die beiden Vorhöfe aus. Die P-Welle ist relativ klein, da die Vorhöfe im Vergleich zum Ventrikel weniger Muskelmasse besitzen. Während der **PQ-Strecke** ist der gesamte Vorhof erregt: es besteht keine Potenzialdifferenz. In der PQ-Strecke erreicht die Erregung zudem den AV-Knoten und wird dort verzögert (s. Abb. **21.19** sowie Lehrbücher der Physiologie). Die Länge der PQ-Strecke ist ein Maß für die Verzögerung der Weiterleitung der Erregung durch den AV-Knoten. Nach Passage des AV-Knotens wird die Erregung über das His-Bündel an das Ventrikelmyokard weitergeleitet. Der **QRS-Komplex** markiert die Erregung des Ventrikelmyokards und zeigt, wie die Erregungswelle den Ventrikel „durchwandert". Die Ventrikelerregung beginnt im Herzseptum. Nach einer kleinen, rückwärtig gerichteten Erregungswelle in der initialen Phase der Erregung des Herzseptums (**Q-Zacke**) erfolgt die Erregung des Herzseptums im Wesentlichen von der Klappenebene in Richtung Herzspitze (aufsteigender Schenkel der **R-Zacke** des QRS-Komplexes). Danach breitet sich die Erregungswelle vom Septum zu den seitlichen Anteilen des Ventrikelmyokards aus (absteigenden Schenkel der R-Zacke und **S-Zacke**). Mit Beginn der **ST-Strecke** ist das gesamte Ventrikelmyokard erregt. Beim Herzinfarkt kommt es häufig zu einer Hebung der ST-Strecke. Die Rückbildung der Erregung des Kammermyokards bildet sich als **T-Welle** im EKG ab.

21.31 Herzklappen in verschiedenen Phasen der Herzaktion

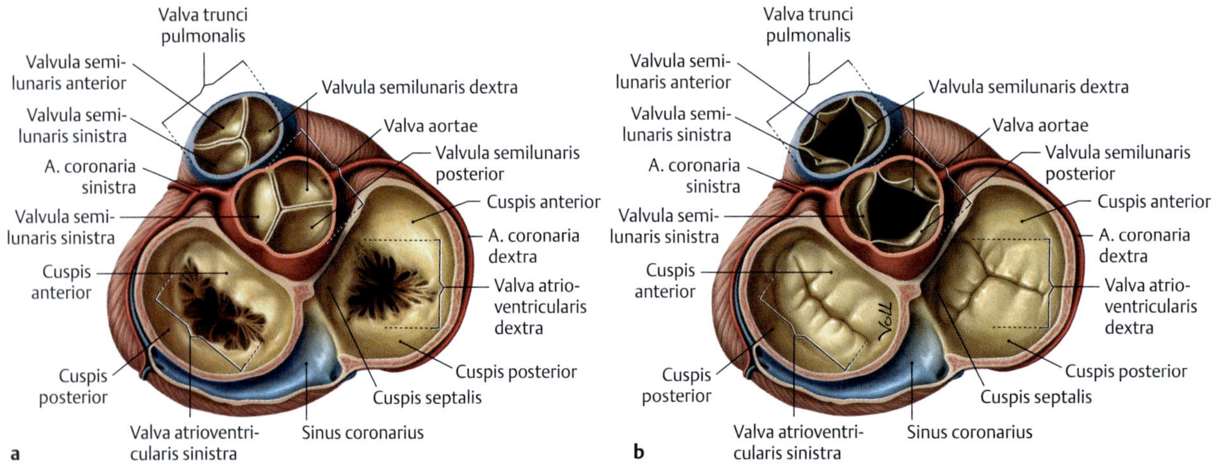

a Darstellung der Klappenebene in der Ansicht von der Herzbasis aus. Die im Herzskelett verankerten Segel- und Taschenklappen (S. 579) sind in unterschiedlichen Phasen der Herzaktion geschlossen bzw. geöffnet: In der Ventrikeldiastole fließt Blut über die Segelklappen von den Vorhöfen in die Ventrikel,
b während es in der Ventrikelsystole bei Öffnung der Taschenklappen in die großen Gefäße gepumpt wird.

Quelle: Schünke M, Schulte E, Schumacher U. PROMETHEUS LernAtlas der Anatomie. Innere Organe. Illustrationen von Voll M u. Wesker K. 6. Aufl. Stuttgart: Thieme; 2022

21.32 Elektrokardiogramm (EKG), Standardableitungen

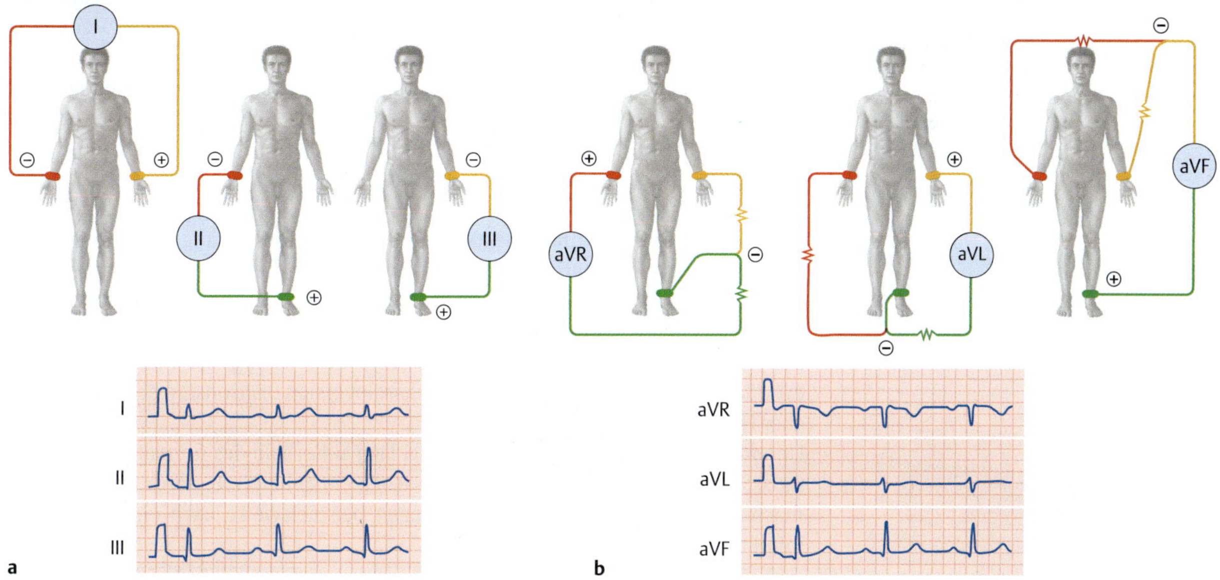

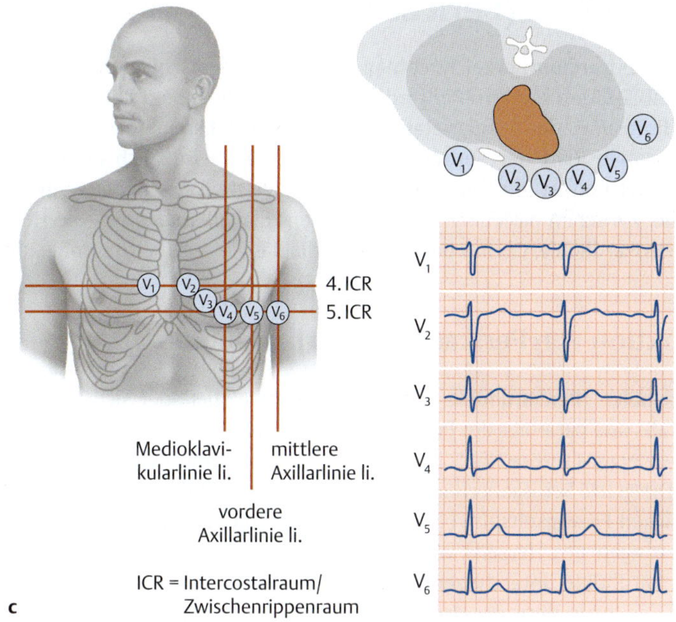

Name	Bezeichnung für
P-Welle	Ausbreitung der Erregung in den Vorhöfen (< 0,1 s)
Q-, R- und S-Zacke (sog. QRS-Komplex)	Beginn der Kammererregung (< 0,1 s)
T-Welle	Ende der Kammererregung
PQ-Intervall	Beginn Vorhoferregung bis Beginn Kammererregung = Überleitungszeit = 0,1 – 0,2 s
QT-Intervall	Q-Zacke bis Ende T-Welle = Zeit, die beide Herzkammern zur De- und Repolarisation benötigen = abhängig von individueller Herzfrequenz = 0,32 – 0,39 s
Herzperiode	Intervall zwischen zwei R-Zacken
Herzfrequenz	60s/R-Zacken-Abstand (s) = Schläge/min; z.B.: 60/0,8 = 75

d

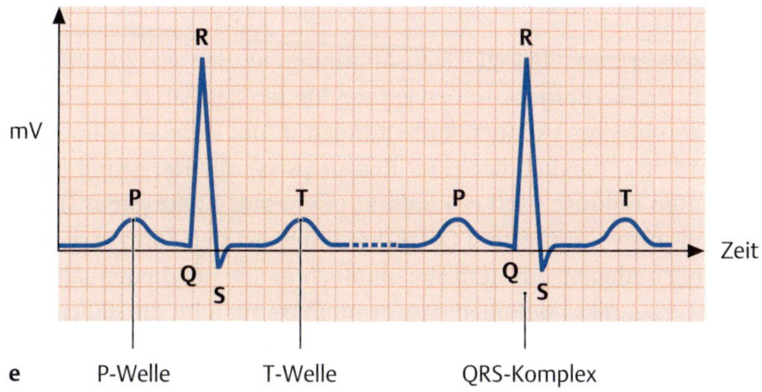

a Bipolare Extremitätenableitung nach Einthoven.
b unipolare Extremitätenableitung nach Goldberger.
c Brustwandableitungen nach Wilson.
d Bezeichnung der Kurven, Zacken und Intervalle im EKG.
e EKG-Kurve: Erregungszyklus (Aufzeichnung von zwei Herzaktionen nach Wilson).

Quelle: Schünke M, Schulte E, Schumacher U. PROMETHEUS LernAtlas der Anatomie, Innere Organe. Illustrationen von Voll M u. Wesker K. 6. Aufl. Stuttgart: Thieme; 2022

▸ Klinik.

▸ Klinik. Fehler bei der Erregungsbildung und -leitung im Herzen führen zu **Herzrhythmusstörungen**. Die Ursachen von Herzrhythmusstörungen sind vielfältig: z. B. Mutationen in Kanalproteinen, die für die Erregungsbildung- und/oder -leitung relevant sind, Myokardinfarkt, Elektrolytstörungen etc. Entsprechend zahlreich sind die verschiedenen Formen der Herzrhythmusstörungen. Unter **Vorhofflimmern** versteht man hochfrequente Kontraktionen des Vorhofes. Eine koordinierte und mechanisch wirksame Vorhofkontraktion ist nicht mehr gewährleistet. Da diese hochfrequenten Erregungen der Vorhöfe allerdings normalerweise durch die „Filterfunktion" des AV-Knotens nur begrenzt an den Ventrikel weitergeleitet werden, stellt das Vorhofflimmern i. d. R. keine akut lebensbedrohliche Störung dar. Anders ist dies allerdings beim **Kammerflimmern**, bei dem eine hochfrequente, ungeordnete Erregungsausbreitung im Ventrikelmyokard eine geordnete Ventrikelkontraktion und eine ausreichende Pumpfunktion nicht mehr erlaubt. Deshalb ist das Kammerflimmern eine potenziell lebensbedrohliche Rhythmusstörung, die akute Maßnahmen erfordert (z. B. pharmakologisch, Elektrokardioversion). Ansonsten droht ein plötzlicher Herztod.
Unter **Extrasystolen** versteht man Herzschläge außerhalb des normalen Sinusrhythmus. Sie können durch verschiedene Ursachen entstehen (z. B. durch ektope Schrittmacherzentren oder kreisende Erregungen beispielsweise nach einem Myokardinfarkt).

21.3 Herzbeutel (Pericardium)

Der Herzbeutel (**Pericardium**) bezeichnet den „Sack" um das Herz, bestehend aus einem zweiblättrigen serösen (**Pericardium serosum**) und einem fibrösen Anteil (**Pericardium fibrosum**). Die **Perikardhöhle** liegt zwischen **Lamina visceralis** (mit dem Myokard verwachsen) und **Lamina parietalis** (mit Pericardium fibrosum verwachsen) der Serosa.

21.3 Herzbeutel (Pericardium)

Als Herzbeutel (**Pericardium**) bezeichnet man den das Herz umschließenden „Sack" aus einem zweiblättrigen serösen (**Pericardium serosum**) und einem fibrösen Anteil (**Pericardium fibrosum**), der das parietale Blatt der Serosa (**Lamina parietalis**) verstärkt. Das viszerale Blatt der Serosa (**Lamina visceralis**) wird auch als **Epikard** (S. 587) bezeichnet und ist fest mit dem Myokard verwachsen, es bildet somit die Herzoberfläche. Zwischen parietalem und viszeralem Blatt befindet sich die Herzbeutelhöhle (**Perikardhöhle**, **Cavitas pericardiaca**), die das Herz als seröse Höhle umgibt.

21.3.1 Funktion von Perikard und Perikardhöhle

Das Perikard, das die **Herzüberdehnung hemmt**, und die durch seine Serosablätter gebildete Perikardhöhle bilden ein **reibungsarmes Gleitlager** für die Volumenänderungen während Systole und Diastole. Zudem wird die **Füllung** mit Blut während der Inspiration durch Übertragung des „Lungensogs" auf die Herzwand unterstützt.

21.3.1 Funktion von Perikard und Perikardhöhle

Die **Herzbeutelhöhle** (**Perikardhöhle**, **Cavitas pericardiaca**) befindet sich zwischen Lamina visceralis und parietalis des Pericardium serosum.
Sie umgibt das Herz als **seröse Höhle** (S. 514). Das Perikard **hemmt die Überdehnung** des Herzens. Die glatte Serosaoberfläche bildet zusammen mit dem in der Perikardhöhle befindlichen Flüssigkeitsfilm (10–20 ml) ein **reibungsarmes Gleitlager** für die Volumenänderungen des Herzens während Systole und Diastole (S. 600). Zudem wirkt die Perikardhöhle **unterstützend auf die diastolische Füllung** der Herzkammern, indem der inspiratorische „Lungensog" über den Herzbeutel auf die Herzwand übertragen und der Bluteinstrom erleichtert wird.

▸ Klinik.

▸ Klinik. Bei einer verstärkten Flüssigkeitsansammlung in der Herzbeutelhöhle spricht man von einem **Perikarderguss**. Neben **Entzündungen** des Perikards (**Perikarditis**, häufig durch Viren bedingt) können **Einblutungen** in die Herzbeutelhöhle zugrunde liegen. Letztere sind möglich bei einer **Ruptur** (Riss) der Herzwand im Bereich einer ausgedehnten Nekrose nach **Herzinfarkt** oder eines **Aneurysmas** (Erweiterung der Gefäßwand mit vergrößertem Gefäßdurchmesser) der Aorta ascendens, die sich unmittelbar nach Abgang aus dem Herzen noch in der Herzbeutelhöhle befindet. Zwar ist der Herzbeutel so dehnbar, dass er im Extremfall bis zu 1000 ml fassen kann, jedoch ist bei schneller bzw. fortlaufender Flüssigkeitsansammlung die Gefahr einer **Herzbeuteltamponade** gegeben. Dabei kommt es zu einer Behinderung der diastolischen Blutfüllung der Ventrikel und damit zu einem Rückstau vor dem rechten Herzen (**Einflussstauung**) sowie zu einer Verminderung des Auswurfs in der Systole mit Blutdruckabfall bis zum **Schock**.
Um bei einer **Entlastungspunktion** eine Verletzung der Pleurahöhle oder der Koronararterien zu vermeiden, erfolgt sie nach entsprechender Lokalanästhesie vom linken epigastrischen Winkel aus mit vorsichtigem Vorschieben der Kanüle nach

schräg rechts oben in Richtung des Akromions, wobei nach ca. 4,5 cm die Perikardhöhle erreicht wird. Die **Perikardpunktion** sollte wegen der Gefahr o. g. Komplikationen unter sonografischer Kontrolle und auf der Intensivstation erfolgen.
Ein klinisch ähnliches Bild wie bei der Herzbeuteltamponade ist auch als Folge entzündlicher Prozesse möglich, durch die es zu Verklebungen zwischen beiden serösen Perikardblättern mit eventueller Verkalkung kommen kann (**„Panzerherz"**). Dies erfordert dann einen operativen Eingriff.

21.3.2 Lage und Aufbau des Perikards

Lage: Die Lage des Perikards entspricht dem des Herzens, das es umgibt. Es ist kaudal bindegewebig am **Centrum tendineum** des Zwerchfells (S. 287) fixiert. Dies gewährleistet eine feste und straffe Verbindung zwischen Herzbeutel und Zwerchfell. Dorsal erfolgt über die **Membrana bronchopericardiaca** eine elastische Verankerung des **Perikards** mit der Trachea und dem Zwerchfell. Ventral verbinden zarte Bindegewebszüge (**Ligg. sternopericardiaca**) den Herzbeutel mit der Rückfläche des Sternums. Die benannten Ligamente dienen der elastischen Verankerung der Brustorgane untereinander und mit der Thoraxwand.

Aufbau: Das Perikard besteht aus einer zweiblättrigen Tunica serosa (kurz Serosa, syn. **Pericardium serosum**), die aus einer einschichtigen, platten Lamina epithelialis (Mesothel) und einer darunterliegenden Lamina propria besteht. Das nach außen folgende **Pericardium fibrosum** ist eine kollagenfaserreiche Fibrosa, die dem Einbau in die Umgebung dient und nur eingeschränkt dehnbar ist. Dazwischen liegt eine dünne, gut kapillarisierte Tela subpericardialis.
An den großen Gefäßen, über die das Blut in das Herz hineinfließt bzw. das Herz verlässt, gehen die beiden Serosablätter ineinander über – diese Umschlagfalte nennt man auch **„Mesocardiacum"**. Der Herzbeutel umfasst somit nicht nur das Herz, sondern auch die herznahen Abschnitte der großen Gefäße.
Durch die verwickelte Anordnung der Umschlagfalten ergeben sich in der **Perikardhöhle** einige Nischen und Buchten, die **Sinus pericardii** (Abb. **21.33**):
- Die Umschlagstelle der serösen Perikardblätter umsäumt vorne die Aorta und den Truncus pulmonalis und hinten die Venen an den Vorhöfen. Durch diesen als **Sinus transversus pericardii** bezeichneten Raum kann man den Finger quer hindurchstecken.
- Der **Sinus obliquus pericardii** liegt zwischen den rechten und linken Lungenvenen und wird kranial durch den linken Vorhof und das Mesocardiacum begrenzt. Der Sinus obliquus pericardii entspricht beim liegenden Menschen der tiefsten Stelle des Herzbeutels.

21.3.2 Lage und Aufbau des Perikards

Lage: Das Perikard, welches das Herz umgibt, ist kaudal bindegewebig am **Centrum tendineum** des Zwerchfells fixiert, dorsal über die **Membrana bronchopericardiaca** an Trachea und Zwerchfell.

Aufbau: Das Perikard besteht aus einer **Serosa**, die nach außen bindegewebig verstärkt wird (**Fibrosa**).

Durch die Anordnung der Umschlagsstellen ergeben sich zwei **Sinus pericardii** (Abb. **21.33**):
- Der **Sinus transversus pericardii** ist eine quer verlaufende Bucht im Herzbeutel und liegt zwischen Porta arteriosa und Porta venosa des Herzens.
- Der **Sinus obliquus pericardii** ist eine vertikal gelegene Tasche der Perikardhöhle. Er wird von den Lungenvenen sowie dem Mesocardiacum begrenzt und berührt den linken Vorhof.

21.33 Herzbeutel mit Darstellung der Sinus pericardii

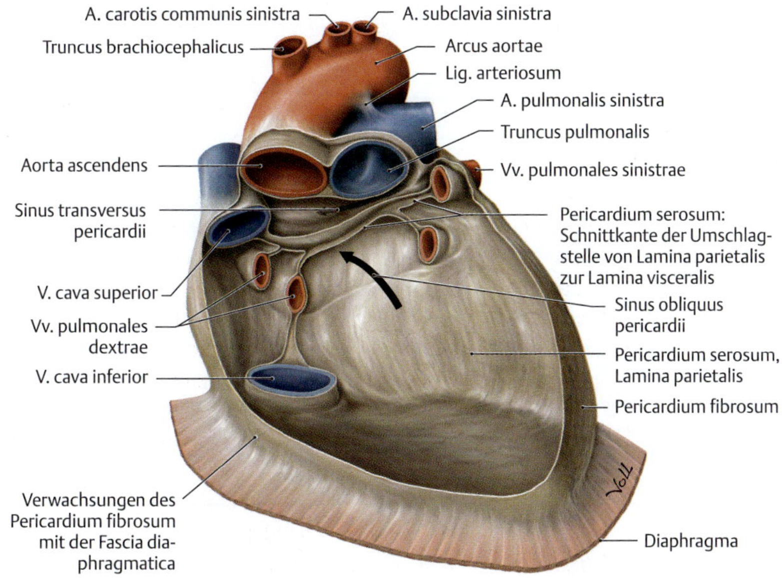

Sicht von ventral in die leere Perikardhöhle nach Aufschneiden des Herzbeutels.

Quelle: Schünke M, Schulte E, Schumacher U. PROMETHEUS LernAtlas der Anatomie, Innere Organe. Illustrationen von Voll M u. Wesker K. 6. Aufl. Stuttgart: Thieme; 2022

Die Entstehung von Sinus transversus pericardii und Sinus obliquus pericardii ist entwicklungsgeschichtlich bedingt.

21.3.3 Gefäßversorgung und Innervation

Gefäßversorgung: Vasa pericardiacophrenica aus den Vasa thoracica interna; **Rr. pericardiaci** aus der Aorta.

Der **Lymphdrainage** des Perikards erfolgt durch die Nll. prepericardiaci, Nll. pericardiaci latt., Nll. phrenici supp. sowie die Nll. mediastinales antt. und postt.

Innervation: Sie erfolgt durch Fasern im N. phrenicus und N. vagus.

21.4 Topografie von Herz und Herzbeutel

21.4.1 Projektion auf die Thoraxwand

Projektion des Herzens: Für ein normal großes Herz gelten die Angaben in Tab. **21.2** (s. a. Abb. **21.34a**).

≡ 21.2

21.3.3 Gefäßversorgung und Innervation

Gefäßversorgung: Die **Blutversorgung** des Perikards erfolgt über die **Vasa pericardiacophrenica** aus den Vasa thoracica interna. Die Vasa pericardiacophrenica verlaufen in einem bindegewebigen Spalt zwischen Perikard und Pleura mediastinalis. Des Weiteren finden sich **Rr. pericardiaci** aus der Aorta thoracica.

Die venöse Drainage erfolgt durch die **Vv. pericardiacae** überwiegend in die Vv. brachiocephalicae und V. azygos.

Verantwortlich für den **Lymphabfluss** ist das perikardiale Lymphgefäßsystem, das Lymphe aus dem Perikard in die **Nll. prepericardiaci** (auf der Ventralseite des Herzbeutels) sowie **Nll. pericardiaci laterales** und **Nll. phrenici superiores** (seitlich des Herzbeutels) drainiert. Die weitere Drainage erfolgt hauptsächlich über die vorderen und hinteren mediastinalen Lymphknoten (**Nll. mediastinales anteriores** und **posteriores** und **Nll. tracheobronchiales** bzw. ventral auch über die **Nll. parasternales**.

Innervation: Eine sensorische Versorgung des Herzbeutels erfolgt durch Fasern, die im N. phrenicus und N. vagus verlaufen (Rr. pericardiaci).

21.4 Topografie von Herz und Herzbeutel

21.4.1 Projektion auf die Thoraxwand

Projektion des Herzens: Ein normal großes Herz projiziert sich beim Lebenden auf einen zentralen Raum mit den in Tab. **21.2** genannten Werten (s. a. Abb. **21.34a**).

≡ 21.2 Projektion des Herzens auf den Thorax

Herzabschnitt		Thoraxprojektion
Rechts	kranial	Ansatz der 3. Rippe, 2 cm parasternal rechts
	kaudal	Ansatz der 6. Rippe, 2 cm parasternal rechts
Links	kranial	Ansatz der 3. Rippe, 2 cm parasternal links
	kaudal	5. Interkostalraum links, 2 cm einwärts der Medioklavikularlinie

⊙ 21.34 Projektion des Herzens auf die Thoraxwand und Feld der Herzdämpfung

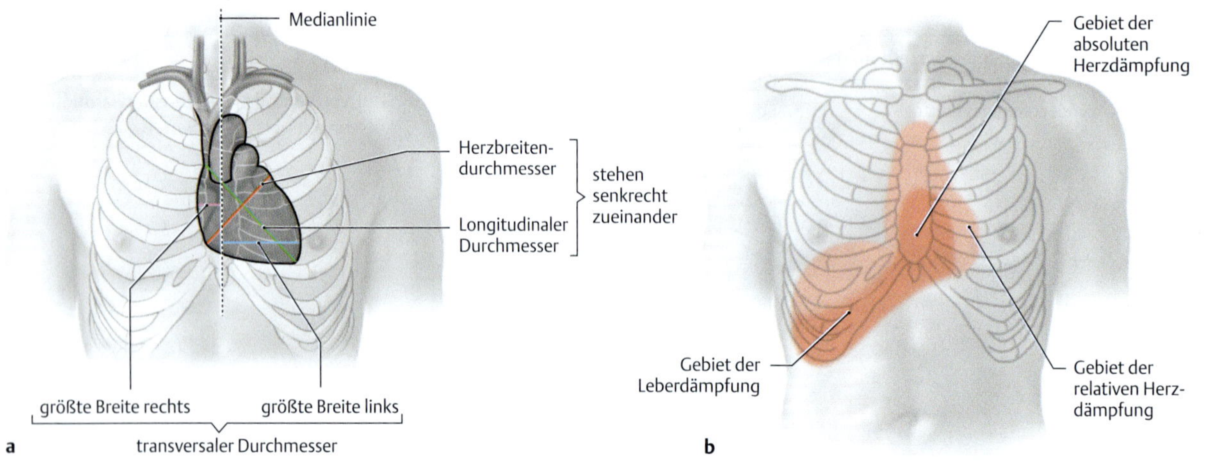

a Die schemenhafte Projektion des Herzens auf die Thoraxwand, wie sie auch im Röntgenbild zur Darstellung (S. 609) kommt, ist entsprechend seiner physiologischen Lage im Thorax asymmetrisch. Durch virtuelle Linien in dieser zweidimensionalen Projektion lassen sich Rückschlüsse auf Lage und Form des Herzens ziehen.

b Absolute und relative Herzdämpfung, die rechts in das Feld der Leberdämpfung übergeht.

Herzdämpfung: Zur Orientierung der Herzgröße diente insbesondere vor der Einführung bildgebender Verfahren die Perkussion des Herzens, bei der man eine **absolute** von einer **relativen Herzdämpfung** unterschied (Abb. **21.34b**): Erstere lässt sich durch Perkussion über dem Bereich perkutieren, in dem das Herz der Thoraxwand anliegt (dumpfer Klopfschall), während dort, wo sich Lungengewebe zwischen Herz und Thoraxwand schiebt (kleiner Bereich der Recessus costomediastinales), der sonore Klopfschall hinzukommt. Somit erlaubt die relative Herzdämpfung grobe Rückschlüsse auf die Größe des Herzens, jedoch hat die Herzperkussion stark an praktischer Bedeutung verloren und ist weitgehend durch die sehr viel genaueren Methoden der Bildgebung (s. u.) ersetzt worden.

Herzdämpfung: Bei der nur noch selten durchgeführten Herzperkussion unterscheidet man die **absolute Herzdämpfung** (wo das Herz der Thoraxwand anliegt) von der **relativen** (wo sich „zwischengeschobenes" Lungengewebe addiert). Letztere lässt grobe Rückschlüsse auf die Herzgröße zu (Abb. **21.34b**).

Herzklappen: Hier muss die topografische **Projektion** der Herzklappen auf die Thoraxwand unterschieden werden von ihren **Auskultationsstellen**, d. h. der Lokalisation, an der Herztöne und -geräusche am besten auskultiert werden können (Tab. **21.3** u. Abb. **21.35**).

Herzklappen: Es müssen die **Projektions-** von den **Auskultationsstellen** unterschieden werden (Tab. **21.3** u. Abb. **21.35**).

⊙ 21.35 Projektion der Herzklappen und ihrer Auskultationsstellen auf die Thoraxwand

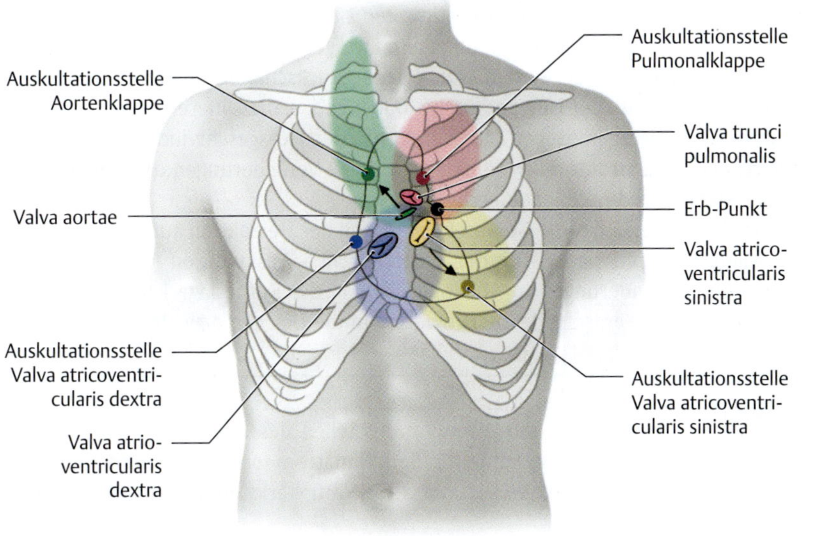

Die 4 Herzklappen lassen sich in der Ansicht von vorne auf typische **knöcherne Punkte am Thorax** projizieren (Projektionsstellen). Bei der **Auskultation** wird das Stethoskop jedoch **an anderen Stellen** aufgesetzt (Auskultationsstellen), da die Klappenschlusstöne (= die physiologischen Herztöne (S. 600)) mit dem Blutstrom weitergeleitet werden und dort am besten zu hören sind (sog. Punctum maximum), wo die entsprechenden Gefäße der Brustwand am nächsten sind. Für die Pulmonalklappe und die rechte Atrioventrikularklappe liegen die Auskultationsstellen nahe der anatomischen Klappenlage, für die Aortenklappe und die linke Atrioventrikularklappe dagegen deutlich entfernt davon. Am sog. **Erb-Punkt** können alle vier Klappen gemeinsam auskultiert werden. Auch pathologische Herzgeräusche (S. 600) werden mit dem Blutstrom weitergeleitet, weisen aber aufgrund ihrer komplexen Akustik oft kein spezifisches Punctum maximum auf, sondern sind diffus in einem größeren Feld wahrnehmbar (hier farbig in Bezug auf die betroffenen Klappen markiert). Beachte: Die zum linken Herzen gehörende **Aortenklappe** wird **rechts** am Thorax auskultiert, die zum rechten Herzen gehörende **Pulmonalklappe links** am Thorax. Der Grund ist die oben beschriebene Fortleitung der Klappenschlusstöne im Aortenbogen und im Truncus pulmonalis.

Quelle: Schünke M, Schulte E, Schumacher U. PROMETHEUS LernAtlas der Anatomie, Innere Organe. Illustrationen von Voll M u. Wesker K. 6. Aufl. Stuttgart: Thieme; 2022

⊙ 21.35

21.3 Projektions- und Auskultationsstellen der Herzklappen

Herzklappe	Projektionsstelle	Auskultationsstelle*
Taschenklappen (Gefäßklappen)		
Pulmonalklappe (Valva trunci pulmonalis)	Sternalansatz 3. Rippe, 2 cm parasternal links	2. Interkostalraum (ICR), parasternal links
Aortenklappe (Valva aortae)	Sternalansatz 4. Rippe (bis angrenzende Rückfläche Sternum), parasternal links	2. ICR, parasternal rechts
Segelklappen (AV-Klappen)		
Trikuspidalklappe (Valva atrioventricularis dextra)	Sternalansatz 6. Rippe, parasternal rechts	5. ICR, parasternal rechts
Mitralklappe (Valva atrioventricularis sinistra)	Sternalansatz 4. Rippe, 1 cm parasternal links	5. ICR, 2 cm medial der linken Medioklavikularlinie

* Über dem Erb-Punkt, der sich im 3. ICR parasternal links befindet (Abb. **21.35**), können alle Herzklappen auskultiert werden.

► Klinik.

► Klinik. Neben den Herztönen (S. 600), die als kurzzeitige Schallphänomene physiologischerweise während der Herzaktion generiert werden, gibt es sog. **Extratöne**, die auf bestimmte Erkrankungen hinweisen können.
Von den Herztönen zu unterscheiden sind die **Herzgeräusche** als länger anhaltende Schallphänomene, die nur unter bestimmten Umständen infolge von ausgeprägteren Turbulenzen des Blutstroms auftreten. Ihre genaue Interpretation in Kombination mit den klinischen Symptomen erlaubt Rückschlüsse auf mögliche Entstehungsmechanismen der Herzgeräusche. Dabei ist v. a. die Differenzierung zwischen **funktionellen** Herzgeräuschen (aufgrund erhöhter Flussgeschwindigkeit des Blutes entstehend) und **strukturellen** (durch organische Veränderungen des Herzens bzw. seiner Klappen bedingt) bedeutend.
Neben der Phase, in der die Geräusche während der Herzaktion auftreten, Lautstärke, Klangcharakter, Dauer, Ort der bestmöglichen Auskultation (Punctum maximum) und Veränderungen in Abhängigkeit von der Körperlage kann ihre **Fortleitung** (Abb. **21.35**) entscheidende Hinweise auf die Ursache bzw. den Ort ihrer Entstehung geben.

► Merke.

► Merke. Die Projektions- und Auskultationsstellen des Herzens sind nicht identisch, weil die Klappenschlusstöne mit dem Blutstrom fortgeleitet werden und am besten dort zu hören sind, wo sich die Gefäße am stärksten der Brustwand annähern.

► Merke.

► Merke. Die Klappen projizieren sich etwa auf einer Verbindungslinie vom Sternalansatz der 3. Rippe links zum Sternalansatz der 6. Rippe rechts.

21.5 Darstellung des Herzens mit bildgebenden Verfahren

Verschiedene Verfahren kommen zusammen mit der klinischen Untersuchung und Elektrokardiografie in der kardiologischen Diagnostik zum Einsatz.

21.5 Darstellung des Herzens mit bildgebenden Verfahren

Zur Darstellung des Herzens werden verschiedene bildgebende Verfahren genutzt, die – in Kombination mit der körperlichen Untersuchung und der Elektrokardiografie (EKG) – ein breites Spektrum an Möglichkeiten zur Abklärung von Herzerkrankungen bieten. Neben der **konventionellen Röntgendiagnostik**, die Hinweise auf kardiopulmonale Erkrankungen liefern kann, aber selten für eine spezifische Diagnosestellung ausreicht, kommen Verfahren wie die **Echokardiografie**, **CT** und **MRT** zum Einsatz. Die invasive Diagnostik des Herzens, z. B. durch **Angiokardiografie** (S. 612), wird häufig gleichzeitig für therapeutische Maßnahmen (S. 595) genutzt. Der gezielte Einsatz von **nuklearmedizinischen Methoden** ermöglicht eine zunehmend differenzierte Aussage über Strukturveränderungen und auch Funktionseinschränkungen des Herzens.
Insgesamt unterliegt die bildgebende Darstellung des Herzens einer rasch fortschreitenden Entwicklung.

21.36 Herz im Röntgenbild

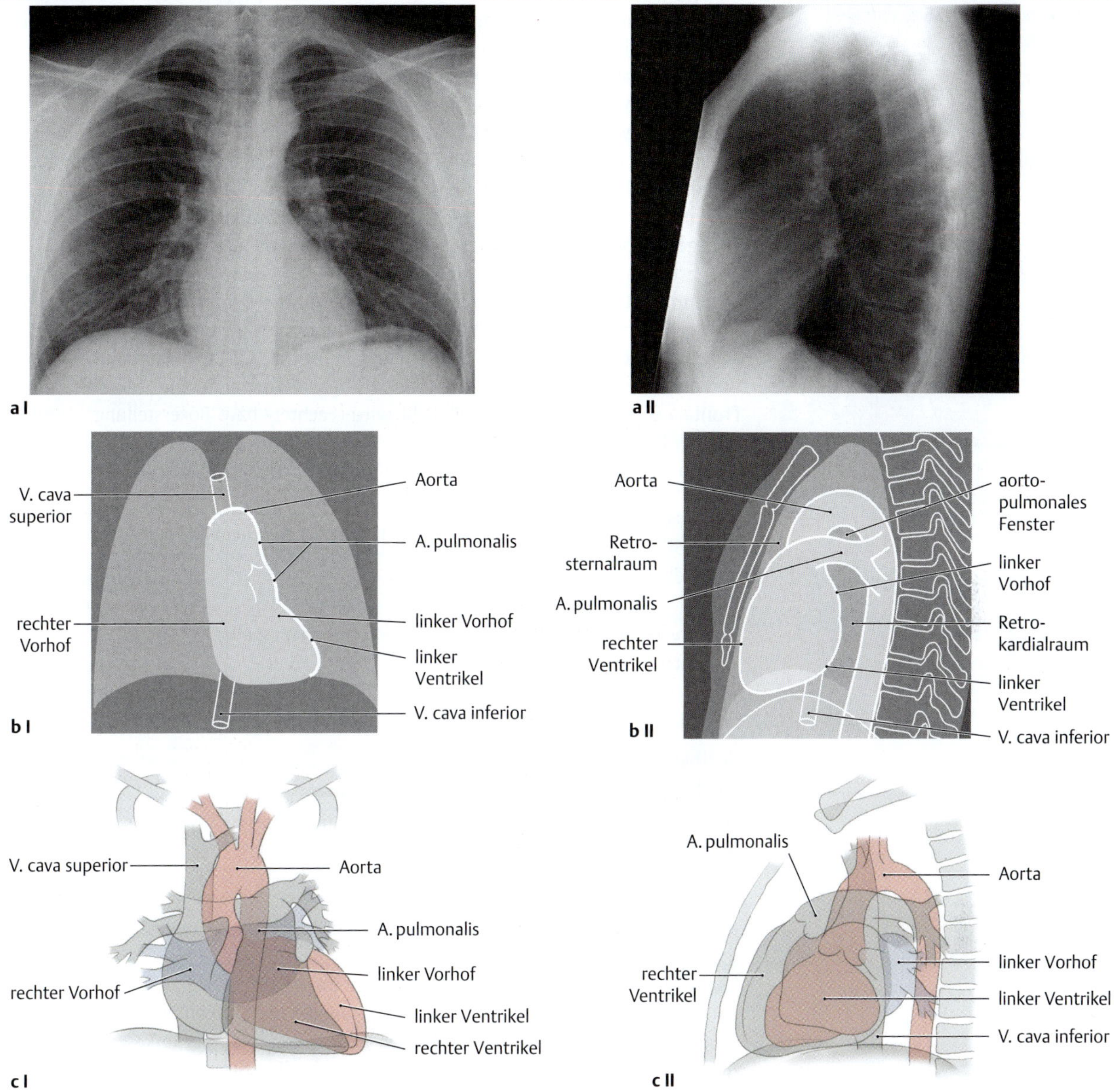

Darstellung des Herzens jeweils in p.-a.-Aufnahme (**I**) und seitlich (**II**).
RSR = Retrosternalraum;
RCR = Retrokardialraum;
APF = aortopulmonales Fenster.

a Im Röntgenbild, *Quelle: Reiser M, Kuhn F, Debus J. Hrsg. Duale Reihe Radiologie. 4. Aufl. Stuttgart: Thieme; 2017*

b Herzkonturen und *Quelle: Schünke M, Schulte E, Schumacher U. PROMETHEUS LernAtlas der Anatomie, Innere Organe. Illustrationen von Voll M u. Wesker K. 6. Aufl. Stuttgart: Thieme; 2022*

c die zugrunde liegenden entsprechenden Strukturen. *Quelle: Schünke M, Schulte E, Schumacher U. PROMETHEUS LernAtlas der Anatomie, Innere Organe. Illustrationen von Voll M u. Wesker K. 6. Aufl. Stuttgart: Thieme; 2022*

21.5.1 Herzdarstellung im Röntgenthorax

Das **konventionelle Röntgenbild** als eine einfache und weit verbreitete Standardmethode kommt sehr häufig zum Einsatz (z. B. präoperativ oder bei stationärer Aufnahme), da es einen Anhalt für kardiopulmonale Störungen geben kann. Hier lassen sich Formanomalien des blutgefüllten Herzens erkennen, die z. B. durch Hypertrophie einzelner Wandabschnitte bei Klappenvitien (S. 579) zustande kommen.
Die Basisdiagnostik erfolgt mit der Thoraxübersichtsaufnahme in 2 Ebenen (S. 121):

21.5.1 Herzdarstellung im Röntgenthorax

Das häufig angeforderte konventionelle Röntgenthoraxbild wird standardmäßig in 2 Ebenen angefertigt.

Randbildende Konturen des Herzens im Röntgenbild (**p.-a.** und **seitlicher Strahlengang**) sind Tab. **21.4** und Abb. **21.36** zu entnehmen.

- Ein im **posterior-anterioren** (**p.-a.**) **Strahlengang** aufgenommenes Röntgenbild zeigt, wie sich das Herz auf den knöchernen Thorax projiziert. Das Herz bildet sich mit verschiedenen Randbögen ab, auf der linken Seite mit 4 Randbögen, auf der rechten Seite im Normalfall mit 2 Randbögen (Tab. **21.4** und Abb. **21.36**).
- In der **Seitaufnahme** ist die Bestimmung des Herztiefendurchmessers möglich, der 2 cm oberhalb der Kreuzungsstelle zwischen V. cava inferior und linkem Ventrikel gemessen wird. Seine Vergrößerung kann sowohl durch eine Größenzunahme des rechten Ventrikels und damit einhergehender Einengung des Retrosternalraums bedingt sein, als auch durch Vergrößerung des linken Vorhofs und/oder des linken Ventrikels. Hierdurch wird nicht nur der Retrokardialraum (**Holzknecht-Raum**) insgesamt verkleinert, sondern auch die dort verlaufende Speiseröhre (S. 666) verlagert. Aus diesem Grund kann bei kardiologischen Fragestellungen die Seitaufnahme mit einem Ösophagogramm (Darstellung des Ösophagus durch bariumhaltiges Kontrastmittel – Bariumbreischluck) kombiniert werden.

Daneben gibt es für besondere Fragestellungen ergänzende **Schrägaufnahmen**, bei denen die Lage der Herzlängsachse berücksichtigt und dadurch eine „echte" Seit- bzw. Frontalansicht des Herzens ermöglicht wird (Fechter- bzw. Boxerstellung, abgeleitet von der Körperposition bei der Aufnahme). Durch die Einführung der Echokardiografie (s. u.) ist die Häufigkeit dieser Spezialaufnahmen deutlich zurückgegangen.

21.4

21.4 Randbildende Strukturen des Herzens im Röntgenbild

p.-a.-Bild	
links*	**rechts***
▪ Aortenbogen ▪ Truncus pulmonalis, A. pulmonalis ▪ Auricula sinistra ▪ Ventriculus sinister	▪ V. cava superior ▪ Atrium dextrum ▪ (Bei tiefer Exspiration erscheint noch der Schatten der V. cava inferior)
Seitbild	
ventral*	**dorsal***
▪ Aorta ascendens ▪ Truncus pulmonalis ▪ Ventriculus dexter	▪ Atrium sinistrum ▪ Ventriculus sinister ▪ V. cava inf.

* Auflistung jeweils in kraniokaudaler Reihenfolge

▶ Klinik.

▶ **Klinik.** Bei pathologischen Veränderungen innerhalb des Herzens kann es zu Veränderungen der äußeren Herzgestalt kommen, die im Röntgenbild sichtbar werden. Liegt z. B. eine **Stenose der Aortenklappe** (S. 584) vor, muss der linke Ventrikel mehr Arbeit leisten, um die notwendige Menge Blut in die Körperperipherie zu pumpen. Das linke Ventrikelmyokard hypertrophiert und der linke Ventrikel vergrößert sich. Eine solche Hypertrophie des linken Ventrikels führt im Röntgenbild zu einer **Linksverbreiterung** des Herzens. Eine Hypertrophie des rechten Ventrikels (z. B. bei einer **Pulmonal[klappen]stenose** oder einem erhöhten Widerstand im Lungenkreislauf) führt zu einer **Rechtsverbreiterung** des Herzens. Das Gleiche gilt für Vitien der Segelklappen.

21.37 Veränderungen der Herzsilhouette im Röntgenbild

Beim rechtsventrikulär hypertrophierten Herzen kann es – wie in **b** dargestellt – zu einem vergrößerten Bifurkationswinkel der Trachea kommen.

a Vergrößerung des linken Ventrikels,
b des rechten Ventrikels,
c des linken Vorhofs und
d des rechten Vorhofs.

Quelle: Reiser M, Kuhn F, Debus J, Hrsg. Duale Reihe Radiologie. 4. Aufl. Stuttgart: Thieme; 2017

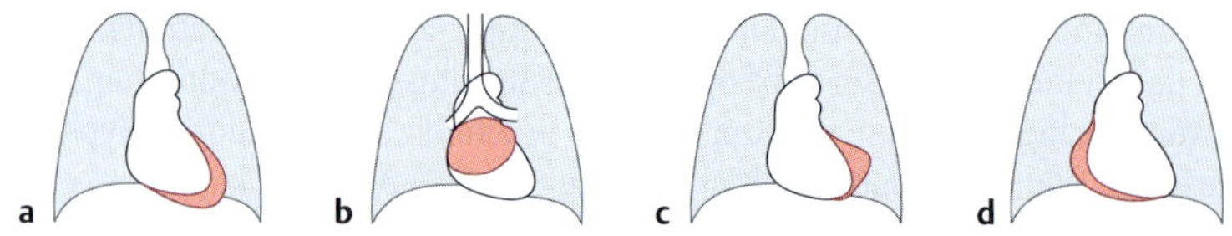

► Exkurs: Herzmaße im Röntgenbild. Änderungen der **Herzmaße** können im Röntgenbild quantifiziert werden. Einige wichtige Maße sind (Abb. **21.34a**):

- Transversaler Herzdurchmesser: 12–15 cm.
- Longitudinaler Herzdurchmesser: 14–16 cm.
- Kardiothorakaler Quotient (Herz-Thorax-Index = Verhältnis des Herzdurchmessers zum Lungendurchmesser, gemessen an der breitesten Stelle): < 0,5. Eine globale Herzvergrößerung zeigt sich in einer Vergrößerung des kardiothorakalen Quotienten.

► Exkurs: Herzmaße im Röntgenbild.

21.5.2 Weitere bildgebende Verfahren zur Darstellung des Herzens

Schnittbildverfahren: Im Vergleich zur Ultraschalluntersuchung des Herzens (Echokardiografie, s. u.) kommen die gängigen **Schnittbildverfahren** (S. 124) CT und MRT in der Abklärung von kardiologischen Erkrankungen seltener zum Einsatz, spielen jedoch eine Rolle bei lebensgefährlichen Mehrfachverletzungen in der Unfallchirurgie. Relativ gut kann die Dicke des Myokards im Schnittbild und damit das Ausmaß der Hypertrophie (z. B. infolge von Herzklappenfehlern oder Bluthochdruck) bestimmt werden.

- Die ebenfalls auf Röntgenstrahlen basierende **Computertomografie** dient v. a. der Erfassung von Verkalkungen der Koronararterien, Herzklappen, des Peri- und Myokards nach Entzündungen sowie der Beurteilung einzelner Herzbinnenräume und der großen Gefäße.
- Durch die gute bildliche Darstellung von Weichteilstrukturen ermöglicht die **Magnetresonanztomografie** (Abb. **21.38**) eine aussagekräftige Form- und Größenbestimmung der Herzbinnenräume, ihrer Lage zueinander und Beurteilung der Herzwand. Neben dieser **Morphologiediagnostik** erlaubt sie weiterhin auch eine

21.5.2 Weitere bildgebende Verfahren zur Darstellung des Herzens

Schnittbildverfahren (S. 124)**: CT** und **MRT** (Abb. **21.38**) werden im Rahmen der kardiologischen Diagnostik seltener als die Echokardiografie eingesetzt.

21.38 Axiales MRT des Herzens (SSFP-Sequenz)

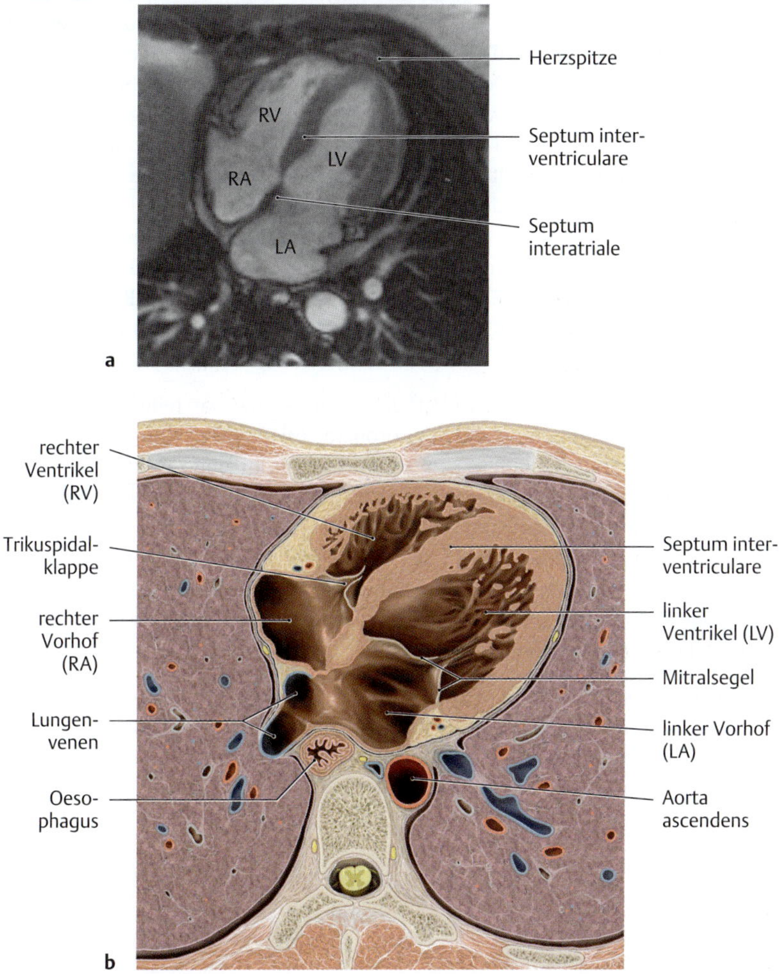

a Darstellung der atrioventrikulären Einheit des rechten und linken Herzens in der Diastole (sog. Vierkammerblick). RV/LV = rechter/linker Ventrikel, RA/LA = rechter/linker Vorhof (Atrium). *Quelle: Krombach G, Mahnken A, Hrsg. Radiologische Diagnostik Abdomen und Thorax. 1. Auflage. Stuttgart: Thieme; 2015*

b Entsprechendes transversales anatomisches Schnittbild des Herzens in der Ansicht von kaudal. *Quelle: Schünke M, Schulte E, Schumacher U. PROMETHEUS LernAtlas der Anatomie, Innere Organe. Illustrationen von Voll M u. Wesker K. 6. Aufl. Stuttgart: Thieme; 2022*

21.39 Echokardiografie: „Vierkammerblick“

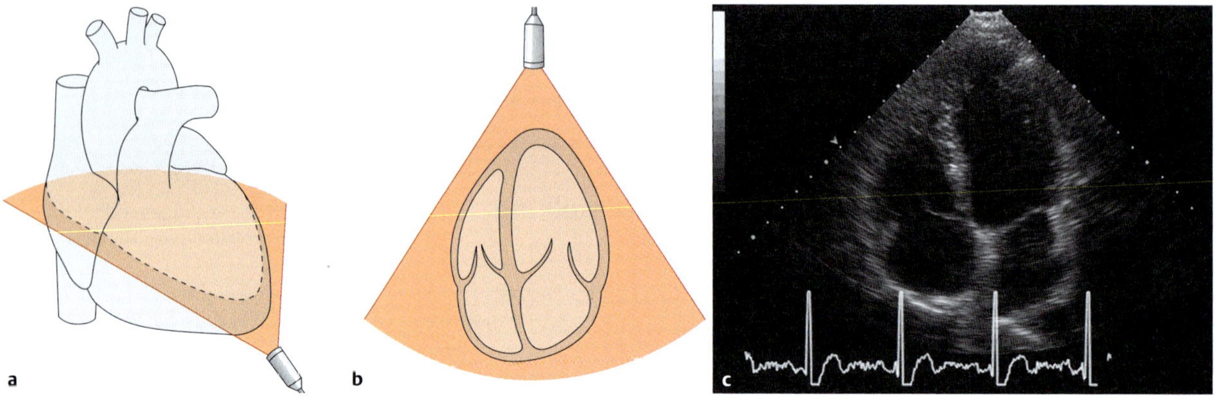

Zu beachten ist, dass die linken Herzhöhlen im Bild rechts erscheinen.

a Durch Ausrichtung des der Thoraxwand aufliegenden Schallkopfes von der Herzspitze auf den rechten Ventrikel, verläuft die zentrale Schallkeule etwa in der Richtung der anatomischen Herzachse. *Quelle: Schünke M, Schulte E, Schumacher U. PROMETHEUS LernAtlas der Anatomie, Innere Organe. Illustrationen von Voll M u. Wesker K. 6. Aufl. Stuttgart: Thieme; 2022*

b Dadurch ist das Herz so im Schallfeld positioniert, dass alle Binnenräume dargestellt sind, wobei die Ventrikel näher zur Thoraxwand und damit auch näher dem Schallkopf liegen (schematisch). *Quelle: Schünke M, Schulte E, Schumacher U. PROMETHEUS LernAtlas der Anatomie, Innere Organe. Illustrationen von Voll M u. Wesker K. 6. Aufl. Stuttgart: Thieme; 2022*

c b als Echobild. *Quelle: Flachskampf F, Hrsg. Kursbuch Echokardiografie. 7. Aufl. Stuttgart: Thieme; 2021*

Funktionsdiagnostik, durch die eine Aussage über Perfusion und Vitalität des Myokards sowie seine Pumpfunktion getroffen werden können.

Echokardiografie: Die sonografische Darstellung des Herzens (Abb. **21.39**) bietet viele Möglichkeiten zur Funktionsdiagnostik des Herzens. Sie kann transthorakal (**TTE**) oder – aufgrund der topografischen Nähe zum Herzen – transösophageal (**TEE**) durchgeführt werden.

Echokardiografie: Die Echokardiografie als sonografische Untersuchung des Herzens (Abb. **21.39**) zählt zu den Standardverfahren in der bildgebenden Diagnostik kardiologischer Erkrankungen. Je nach klinischer Fragestellung bietet sie den Einsatz unterschiedlicher Methoden, die stets die Darstellung dynamischer Prozesse ermöglichen. So können nicht nur Strukturveränderungen, sondern auch Wandbewegungsstörungen oder mit Hilfe der Dopplersonografie Abweichungen des physiologischen Blutflusses im Herzen erfasst werden. Bei der normalerweise durchgeführten **transthorakalen Echokardiografie** (**TTE**), bei der man den Schallkopf direkt auf den Brustkorb aufsetzt, müssen die Ultraschallwellen verschiedene Gewebe durchdringen. Dadurch kann es zu verschiedenen Störeffekten kommen, die die Beurteilung der Herzmorphologie erschweren. Zur genaueren Diagnostik ist auch die sonografische Darstellung des Herzens über eine in die Speiseröhre eingeführte Ultraschallsonde möglich (**transösophageal**, **TEE**). Dies nutzt man insbesondere zur Beurteilung der dorsal gelegenen Herzabschnitte, wie z. B. zum Nachweis von Thromben im linken Vorhof bei Vorhofflimmern (zu schneller, unregelmäßiger Herzschlag).

Angiokardiografie: Bei diesem invasiven Verfahren unterscheidet man die **Linksherzkatheter-** von der **Rechtsherzkatheteruntersuchung** (Abb. **21.40**). Das häufigste Einsatzgebiet ist die **Koronarangiografie** zur Abklärung einer koronaren Herzerkrankung, **KHK** (S. 591).

Angiokardiografie: Dieses invasive Verfahren umfasst die Darstellung der Herzbinnenräume, der großen Gefäße und der Koronararterien mittels Kontrastmittelinjektion, dessen Verteilung dynamisch auf einem Spezialfilm aufgezeichnet wird. Dabei unterscheidet man die **Linksherzkatheter-** von der **Rechtsherzkatheteruntersuchung** (Abb. **21.40**). Häufigste Indikation für einen Linksherzkatheter ist die Abklärung einer koronaren Herzerkrankung (S. 591) = KHK (Verkalkung der Herzkranzarterien als Manifestation der Arteriosklerose). Dabei wird neben den Aa. coronariae (**Koronarangiografie**) im Sinne einer Myokardfunktionsanalyse auch der linke Ventrikel dargestellt (**Ventrikulografie**).

Nuklearmedizinische Verfahren: Szintigrafien sind Spezialuntersuchungen mit der Möglichkeit einer Aussage über Herzfunktion und -durchblutung.

Nuklearmedizinische Verfahren: Die Szintigrafie des Herzens erlaubt eine relativ subtile Aussage über Funktion und Durchblutung des Herzmuskelgewebes. Die **Myokardperfusionsszintigrafie** gewinnt zunehmend an Bedeutung im Rahmen der Diagnostik bei koronarer Herzerkrankung.

21.40 Links- und Rechtsherzkatheter

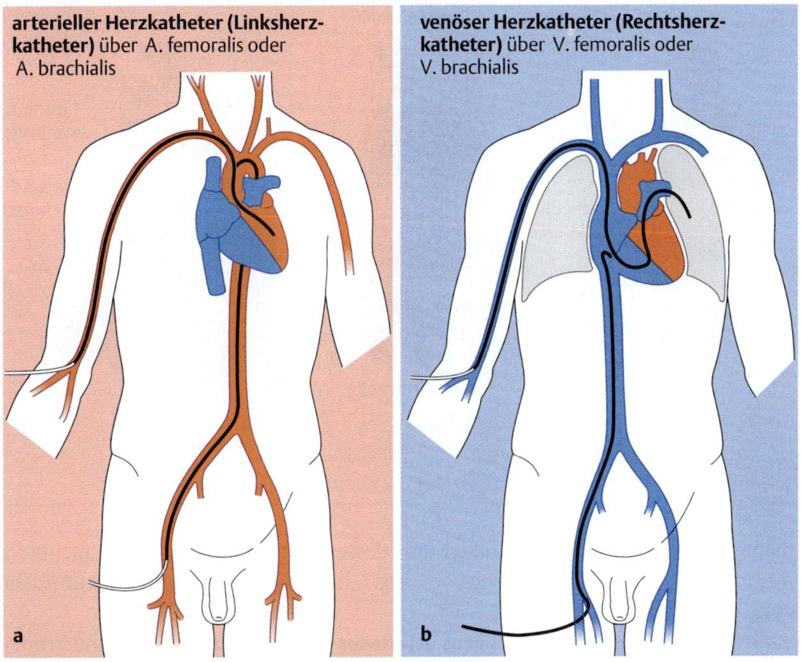

a Beim Linksherzkatheter wird der Katheter nach Punktion der A. femoralis oder der A. brachialis bis in den linken Ventrikel (Ventrikulografie) bzw. die Abgänge der Koronararterien (Koronarangiografie) vorgeschoben.

b Durch Punktion der V. femoralis oder V. brachialis und Einführen des Katheters über das venöse System gelingt die Darstellung des rechten Herzens sowie die Pulmonalisangiografie.

Quelle: Reiser M, Kuhn F, Debus J, Hrsg. Duale Reihe Radiologie. 4. Aufl. Stuttgart: Thieme; 2017

21.6 Entwicklung des Herzens

Das **Herz-Kreislauf-System** ist das **erste funktionsfähige System des Embryos** und arbeitet bereits in der **3. Entwicklungswoche**.

21.6 Entwicklung des Herzens

Das Herz-Kreislauf-System arbeitet bereits in der **3. Entwicklungswoche**.

► Klinik. Im Ultraschall kann man bei einer Schwangeren etwa ab der 6. Schwangerschaftswoche post menstruationem = p. m. (S. 93) embryonale Herztätigkeit nachweisen.

► Klinik.

Die Herzentwicklung beginnt in der Halsregion vor der Prächordalplatte in der sog. **kardiogenen Zone**, am Boden der intraembryonalen Leibeshöhle (S. 106), der **Zölomhöhle**, hufeisenförmig vor dem Neuralrohr. In der kardiogenen Zone entstehen die zunächst paarigen Herzschläuche, die während der lateralen Abfaltung des Embryos miteinander verschmelzen und dadurch den **unpaaren primitiven Herzschlauch** bilden. Die Binnenräume des Herzens gehen während der Organentwicklung durch Schleifen- und **Septumbildung** aus dem unpaaren **Herzschlauch** hervor und entwickeln sich in die umliegende Zölomhöhle, die spätere Perikardhöhle, hinein. Das den Herzschlauch umgebende Mesoderm bildet das Myokard.

Die Herzentwicklung beginnt in der **kardiogenen Zone**, wo sich durch Verschmelzung von zunächst zwei Anlagen ein **unpaarer primitiver Herzschlauch** bildet.

21.6.1 Bildung der Herzschleife

Während der 4. Entwicklungswoche verlängert und krümmt sich der Herzschlauch zur **Herzschleife** (Abb. **21.41**).
Durch lokale Erweiterungen bilden sich von kaudal nach kranial folgende Abschnitte:

- **Sinus venosus**,
- **Atrium primitivum** oder **commune** (primitiver Vorhof),
- **Ventriculus primitivus** oder **communis** (primitive Kammer),
- **Bulbus cordis** (syn. **Conus arteriosus**) und
- **Truncus arteriosus**.

21.6.1 Bildung der Herzschleife

Während der 4. Entwicklungswoche krümmt sich der Herzschlauch zur **Herzschleife** (Abb. **21.41**) mit lokalen Erweiterungen:

- **Sinus venosus**,
- **Atrium primitivum**,
- **Ventriculus primitivus**,
- **Bulbus cordis** und
- **Truncus arteriosus**.

► Merke. Während der Herzentwicklung existiert zunächst nur jeweils ein Vorhof und eine Kammer, bevor durch komplizierte Septierungsvorgänge eine Trennung stattfindet.

► Merke.

Aufgrund der Drehungen der Herzschleife liegen der **Vorhof** und **Sinus venosus** mit den einströmenden Venen, die man in ihrer Gesamtheit als **Porta venosa** bezeichnet, **dorsal**. Der Sinus venosus wird im Lauf der Herzentwicklung primär in den

Die Einstrombahn der Herzschleife (**Porta venosa**) liegt dorsal, die Ausstrombahn der Herzschleife (**Porta arteriosa**) liegt ventral.

21.41

21.41 Entwicklung der Herzschleife

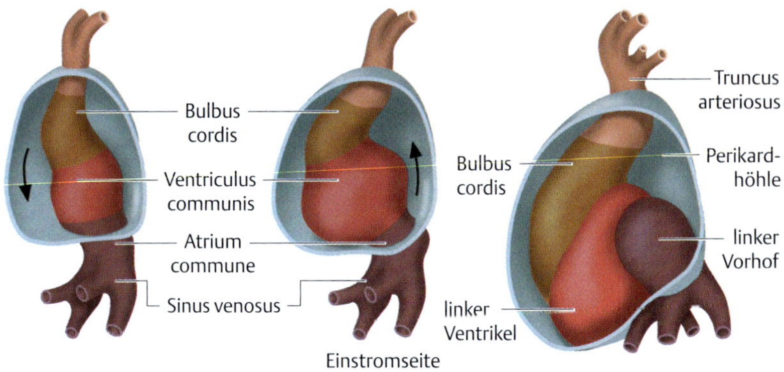

Quelle: Brand-Saberi B, Ulfig N, Hrsg. Kurzlehrbuch Embryologie. 4. Aufl. Stuttgart: Thieme; 2023

rechten Vorhof eingebaut und bildet dort dessen glattwandigen Anteil („rechtes Sinushorn"). Weitere Teile des Sinus venosus („linkes Sinushorn") führen zur Ausbildung des Sinus coronarius.

Ventrikel, **Bulbus cordis** und **Truncus arteriosus**, von dem später Aorta und Truncus pulmonalis entstammen (**Porta arteriosa**) liegen **ventral**.

Zusätzlich zu der U-förmigen Verlagerung in der sagittalen Ebene erfolgt auch eine seitliche Verlagerung der verschiedenen Herzabschnitte, sodass die Herzschleife einen **S-förmigen Verlauf** erhält.

Die ursprüngliche Ventrikelanlage bildet den Hauptteil des späteren linken Ventrikels, der **proximale Abschnitt** des Bulbus cordis bildet den **rauwandigen Abschnitt** des rechten Ventrikels. Aus dem **distalen Abschnitt** des Bulbus cordis, den man auch als **Conus cordis** bezeichnet, wird die gemeinsame, **glattwandige Ausstrombahn** von linkem und rechtem Vetrikel.

Auf der ventralen Seite kommt die Anlage des linken Ventrikels zur linken Seite; Bulbus cordis und Truncus arteriosus gelangen nach rechts. Der **proximale Abschnitt des Bulbus cordis** bildet später den **rauwandigen Anteil des rechten Ventrikels** (S. 576). Aus dem distalen Abschnitt des Bulbus cordis, den man auch als **Conus cordis** bezeichnet, wird die gemeinsame, **glattwandige Ausstrombahn** (S. 577) von linkem und rechtem Vetrikel. Der **Truncus arteriosus** bildet schließlich die Pars ascendens des Arcus aortae und den Truncus pulmonalis. Die verschiedenen Abschnitte des Herzens werden durch Septen untergliedert.

21.6.2 Entstehung der Herzbinnenräume

21.6.2 Entstehung der Herzbinnenräume

Trennung des einheitlichen Atrioventrikularkanals

Trennung des einheitlichen Atrioventrikularkanals: Miteinander verschmelzende **Endokardkissen** unterteilen den Atrioventrikularkanal in einen linken und rechten Abschnitt.

Zwischen dorsaler und ventraler Wand des Atrioventrikularkanals, dem verengten Übergang zwischen Vorhof- und Kammerbereich, bilden sich Verdickungen (**„Endokardkissen"**), die miteinander verschmelzen und den AV-Kanal in einen linken und einen rechten Abschnitt (Canalis atrioventricularis dexter und sinister) untergliedern. Das Septum primum der sich entwickelnden Vorhofscheidewand gewinnt später Anschluss an das fusionierte Endokardkissen und wird dadurch verankert. Aus den fusionierten Endokardkissen entwickeln sich später die AV-Klappen, die die Vorhöfe von den Kammern trennen.

Trennung und Bildung der Ventrikel mit ihren Ausstrombahnen

Trennung und Bildung der Ventrikel mit ihren Ausstrombahnen: Vom Truncus arteriosus entsteht die Pars ascendens des Arcus aortae und der Truncus pulmonalis. Der sich entwickelnde linke und rechte Ventrikel werden durch die Ausbildung eines Muskelseptums (**Septum interventriculare, Pars muscularis**) zunächst unvollständig voneinander getrennt. Kranial bleibt zunächst eine Lücke bestehen (**Foramen interventriculare**), die jedoch später durch Material aus den Konuswülsten und dem Endokardkissen des AV-Kanals aufgefüllt wird (Septum interventriculare, **Pars membranacea**).

Die Teilung der Ventrikel beginnt am Ende der 4. Entwicklungswoche mit der Ausbildung einer Muskelleiste, die von kaudal nach kranial wächst und so die **Pars muscularis** des **Septum interventriculare** bildet.

Kranial bleibt zunächst eine Lücke zwischen linkem und rechtem Ventrikel bestehen (**Foramen interventriculare**). Das Foramen interventriculare wird später primär durch die sog. Konuswülste (Teile des Septum aorticopulmonale) und Material aus dem **Endokardkissen** des Atrioventrikularkanals (s. o.) bindegewebig verschlossen (**Septum interventriculare, Pars membranacea**).

Conus cordis und **Truncus arteriosus** werden in einem komplizierten Prozess durch ein spiralig verlaufendes **Septum aorticopulmonale** (**Konus-Trunkus-Septum**) unterteilt, das die zunächst gemeinsam verlaufende Ausflussbahn der Ventrikel in den

21.42 Ventrikelseptierung mit Bildung der Ausstrombahnen

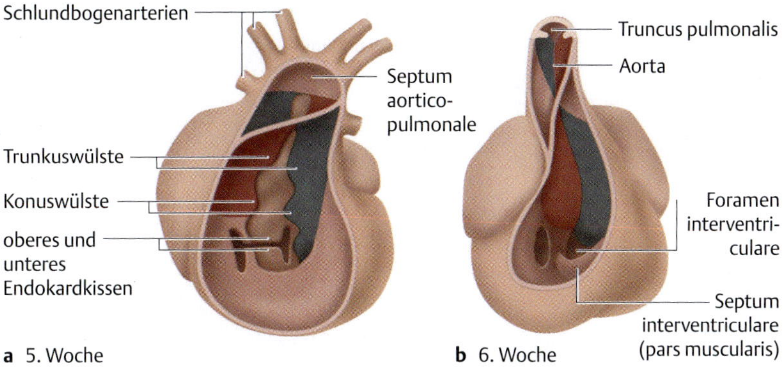

Quelle: nach Ulfig, N.: Kurzlehrbuch Embryologie. Thieme, 2009

Truncus pulmonalis (aus dem rechten Ventrikel) und die **Pars ascendens aortae** (aus dem linken Ventrikel) unterteilt (Abb. **21.42**).
Dabei verwachsen proximal die **Konuswülste** (Endokardkissen im Bereich des Conus cordis, „Konusseptum") und distal die **Trunkuswülste** (Endokardkissen im Bereich des Truncus arteriosus, „Trunkusseptum") – wahrscheinlich bedingt durch den Blutfluss – spiralig gedreht miteinander. Die Spiralform des Septum aorticopulmonale bedingt den später gewundenen Verlauf des Truncus pulmonalis um die Aorta.

▶ Klinik. Aufgrund der komplizierten Entwicklung des Herzens kann es im Laufe dieser Prozesse zu zahlreichen Fehlbildungen kommen. Neben isolierten Ventrikelseptumdefekten (S. 578) können auch kombinierte Defekte auftreten, wie z. B. das Krankheitsbild der **Fallot-Tetralogie**: Hierbei liegt ein **hoher Ventrikelseptumdefekt**, eine über dem Ventrikelseptum **„reitende" Aorta**, eine **Pulmonalstenose** und eine **Rechtsherzhypertrophie** vor. Diese Kinder sind zyanotisch (blaue Lippen, Finger und Schleimhäute), weil desoxygeniertes Blut in den Körperkreislauf und zu wenig Blut zur Oxygenierung in den Lungenkreislauf gelangt.
Erfolgt die Unterteilung durch das Septum aorticopulmonale nicht spiralig, kommt es zur **Transposition der großen Gefäße**, bei der die Aorta aus dem rechten, der Truncus pulmonalis aus dem linken Ventrikel entspringt. Diese Konstellation ist nur mit dem Leben vereinbar, wenn weitere Fehlbildungen des Herzens vorliegen, über die ein Blutaustausch zwischen großem und kleinem Kreislauf möglich ist.

Trennung und Bildung der Vorhöfe

Vom Dach des noch ungeteilten Vorhofs wächst gegen Ende der 4. Entwicklungswoche das **Septum primum** herab (Abb. **21.43**). Die Separierung des Vorhofs durch das Septum primum ist unvollständig: Am Boden des Vorhofs, oberhalb der Grenze zur Kammer, bleibt zunächst eine offene Verbindung, das **Foramen primum**, bestehen. Kurz vor dem Verschluss des Foramen primum reißt das Septum primum kranial ein, wodurch das Foramen secundum entsteht.
Gegen Ende der 5. Entwicklungswoche wächst rechts des Septum primum vom Boden und Dach des Vorhofes zum Zentrum hin das **Septum secundum** aus und bedeckt das Foramen secundum.
Zentral im Septum secundum verbleibt das **Foramen ovale**, das durch das **Septum primum** abgedeckt wird (Abb. **21.43**).
Nach der Geburt verwachsen in der Regel Septum primum und secundum fest miteinander, sodass das Foramen ovale physikalisch verschlossen wird (S. 142). Ist die Verwachsung unvollständig, kann ein Spalt im Septum interatriale auffindbar sein. Funktionell hat dies jedoch meist keine Bedeutung, da er normalerweise durch den im Vergleich zum rechten Vorhof leicht höheren Druck im linken Vorhof verschlossen wird.

21.42

▶ Klinik.

Trennung und Bildung der Vorhöfe

Gegen Ende der 4. Entwicklungswoche wird die unpaare Vorhofanlage unvollständig durch das **Septum primum** getrennt (Abb. **21.43**). Kaudal verbleibt eine Öffnung (**Foramen primum**). Am Ende der 5. Entwicklungswoche wird es durch das vom Vorhofdach und -boden auswachsende **Septum secundum** von rechts verschlossen. Zentral verbleibt das **Foramen ovale**, das durch das Septum primum abgedeckt wird.

21.43

21.43 Vorhofseptierung mit Bildung des Foramen ovale

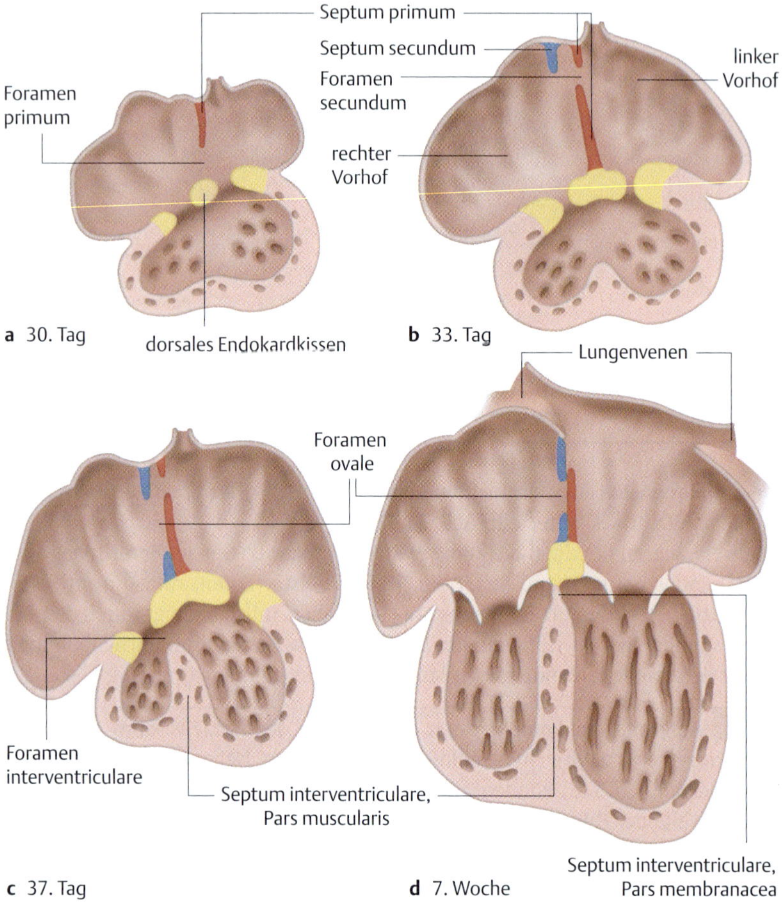

Quelle: Brand-Saberi B, Ulfig N, Hrsg. Kurzlehrbuch Embryologie. 4. Aufl. Stuttgart: Thieme; 2023

▶ Klinik.

▶ Klinik. Persistiert die Öffnung des **Foramen ovale** nach der Geburt, kann dies dazu führen, dass z. B. kleine Blutgerinnsel (Thromben) aus der Körperperipherie über das Foramen ovale (S. 1276) direkt in den linken Vorhof und damit in den Körperkreislauf gelangen. Wenn der Thrombus in die A. carotis interna geschwemmt wird, kann es zu einem **Hirninfarkt** kommen. Ein offenes Foramen ovale, das sich meist echokardiografisch diagnostizieren lässt, ist eine häufige Ursache von **Schlaganfällen** bei jungen Menschen.

Klinischer Fall: Plötzliche Schmerzen „auf der Brust“ *

* Fallbeispiel fiktiv, Namen und Daten frei erfunden

13:20

Nach dem Mittagessen in der Kantine bekommt Ludwig M., 54 Jahre, auf dem Weg zum Zigarettenautomaten plötzlich sehr starke Schmerzen „auf der Brust“. Sein Team alarmiert sofort den Notarzt.

13:30

L.M.: Beim Treppensteigen bekomme ich oft schlecht Luft und es wird auch ab und an mal eng in der Brust. Aber so wie vorhin, dieser starke Schmerz ist neu, das hatt' ich noch nie! Ich hab gedacht, es geht zu Ende...

Der Notarzt verabreicht Herrn M. Sauerstoff und ein Schmerzmittel. Außerdem verabreicht er bei der Verdachtsdiagnose „Myokardinfarkt“ 500 mg ASS i.v., einen Thrombozytenaggregationshemmer (Ticagrelor) und einen Betablocker.

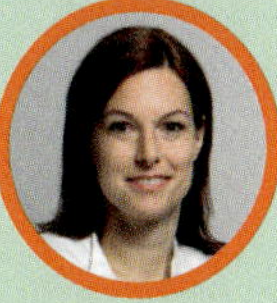

13:50

Anamnese in der Notaufnahme

Herr M. schildert mir erneut seine Beschwerden. Auf mein Nachfragen beteuert der Patient, Blutdruck und Cholesterin seien immer OK gewesen, ein Diabetes liege nicht vor. Jedoch rauche er seit seinem 18. Lebensjahr etwa eine Schachtel am Tag. Sein Vater sei mit 49 Jahren an einem Herzinfarkt plötzlich gestorben.

14:05

12-Kanal-EKG

Ich veranlasse sofort ein EKG, auf dem ich eine absolute Arrhythmie (Vorhofflimmern) erkenne. Außerdem sind ST-Hebungen in den Hinterwandableitungen II, III und aVF vorhanden. Dieser Befund passt zu einem Hinterwandinfarkt.

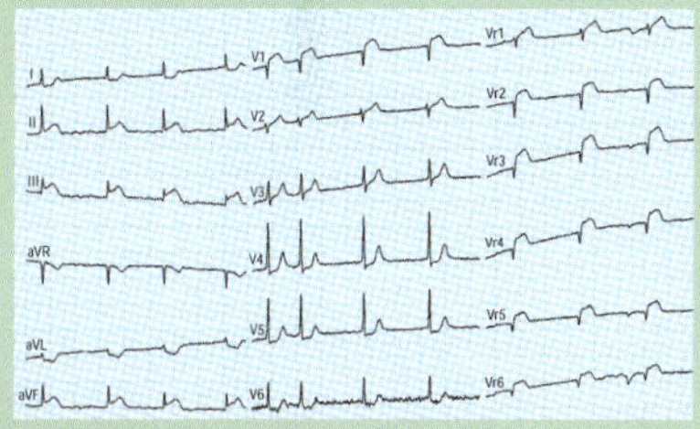

EKG-Befund bei Hinterwandinfarkt (aus Hamm, C.W., Willems, S.: Checkliste EKG. 2. Aufl., Thieme, 2001)

14:15

Blutabnahme und Benachrichtigung des Oberarztes

Ich nehme sofort Blut ab zur Bestimmung der „Herzenzyme“. Ich benachrichtige den Oberarzt der Kardiologie, dass ich einen Patienten mit dringendem Verdacht auf „Myokardinfarkt“ habe.

14:30

Transthorakale Echokardiografie (TTE)

Hypo- bis Akinesie (eingeschränkte/aufgehobene Beweglichkeit) des Herzmuskels inferior, mittelgradig eingeschränkte linksventrikuläre Funktion, keine Vitien (Herzklappenfehler) nachweisbar.

14:35

Laborbefund trifft ein

(Normwerte in Klammern)

- Kardiales Troponin T 0,02 µg/l (< 0,03 µg/l)
- CK-MB-Aktivität 21 U/l (< 24 U/l)

Die „Herzenzyme“ Troponin T und CK-MB sind erwartungsgemäß noch negativ: sie steigen frühestens 3 Stunden nach Beginn der Beschwerden an. Die Diagnose Herzinfarkt ist aber durch Symptomatik, EKG-Befund und Echokardiografie gesichert.

14:40

Oberarzt trifft ein

Ich berichte dem Oberarzt der Kardiologie alle Befunde und wir entscheiden uns für eine notfallmäßige Koronarangiografie. Herr M. ist mit der Untersuchung einverstanden.

15:15

Koronarangiografie

Über die Leiste wird unter Röntgenkontrolle ein Katheter bis in die Herzkranzgefäße vorgeschoben. Als Ursache für den Infarkt finden wir einen Verschluss der A. coronaria dextra. Dieser wird aufgedehnt (Ballondilatation) und mit einem Stent versorgt. Im Anschluss zeigt sich ein vollständig aufgeweitetes Gefäß. Der Patient wird nach der Koronarangiografie auf die Überwachungsstation verlegt.

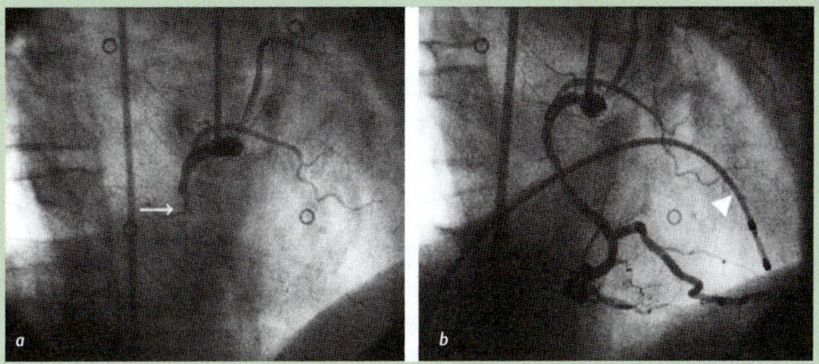

a) Die A. coronaria dextra ist proximal verschlossen (Kontrastmittelabbruch). b) Nach Ballondilatation ist das Gefäß wieder durchflossen. (aus Arastéh, K., Baenkler, H., Bieber, C. et al., Duale Reihe Innere Medizin. Thieme, 2018)

16:15

Aufenthalt auf der IMC (intermediate care)

Das Personal der IMC überwacht Herrn M., da in den ersten 48 Stunden nach Infarkt die meisten Komplikationen (wie Rhythmusstörungen, Linksherzinsuffizienz) auftreten. Nach 3 Tagen ohne Komplikationen kann Herr M. auf die Normalstation verlegt werden.

Nach 3 Tagen

Aufenthalt auf der Normalstation

Herrn M. wird erklärt, dass er zwei wichtige Risikofaktoren für Arteriosklerose hat: das Rauchen und erhöhte Blutfettwerte. Wegen des Stents benötigt er zukünftig Thrombozytenaggregationshemmer: ASS lebenslang und einen weiteren (Ticagrelor oder Clopidogrel) für 12 Monate. Das Vorhofflimmern wird mit einem Betablocker behandelt.

Nach 8 Tagen wird Herr M. in eine Rehabilitationsklinik zur Anschlussheilbehandlung verlegt. Dort bekommt er Anregungen für eine gesündere Lebensweise. Er ist nun fest entschlossen, das Rauchen aufzugeben.

Fragen mit anatomischem Schwerpunkt

1. In welchem Wandabschnitt erwartet man eine Schädigung des Myokards, wenn – wie bei Herrn M. – die A. coronaria dextra verschlossen ist?
2. Warum sind Herzrhythmusstörungen bei dem vorliegenden Infarkttyp besonders häufig?
3. Welche Bedeutung kann der Bestimmung des Gefäßversorgungstyps in der Herzkatheteruntersuchung beigemessen werden?

Antwortkommentare im Anhang

22 Leitungsbahnen und topografische Beziehungen im Mediastinum

*E. Schulte, vormals beteiligt: F. Schmitz**

22.1 Einführung

Im Mediastinum gibt es **„Leitungsstrukturen"** in kranio-kaudaler (z. B. Ösophagus, Aorta) und latero-lateraler Ausrichtung (z. B. Pulmonalgefäße) sowie **„ortsständige Strukturen"** (z. B. Herz). Die Orientierung erfolgt anhand der Leitungsbahnen.

22.1 Einführung

Die topografischen Verhältnisse im Mediastinum sind durch zwei Aspekte geprägt: Einerseits handelt es sich um einen Transitraum für **„Leitungsstrukturen"**, die mit dem Hals und dem Abdomen oder mit den Pleurahöhlen verbunden sind – entsprechend erkennt man eine kranio-kaudale (z. B. Ösophagus, Aorta) und eine latero-laterale Ausrichtung (z. B. Pulmonalgefäße). Andererseits gibt es **„ortsständige Strukturen"** wie Herz oder Thymus. Die räumliche Übersicht orientiert sich am Verlauf der Leitungsbahnen.

22.2 Gefäße im Mediastinum

22.2.1 Arterien im Mediastinum

Der Truncus pulmonalis liegt von den großen Gefäßstämmen in der transthorakalen Ebene (S. 632) am weitesten ventral. Die Aorta liegt zwischen ihm und der Trachea mit ihrer Aufteilung in die Hauptbronchien.

22.2 Gefäße im Mediastinum

22.2.1 Arterien im Mediastinum

Von den großen Gefäßstämmen liegt der Truncus pulmonalis am weitesten ventral. In Höhe des Sternalansatzes der 2. linken Rippe teilt er sich in die linke und rechte Pulmonalarterie. Dort befindet sich, ebenfalls auf Höhe der transthorakalen Ebene (S. 632), das Lig. arteriosum (Botalli), das entwicklungsgeschichtliche Rudiment des Ductus arteriosus (Botalli) (S. 141) als bindegewebige Verbindung zwischen Truncus pulmonalis und Aorta. Dorsal der Aorta folgt die Trachea mit ihrer Aufteilung in die Hauptbronchien.

Aorta und ihre Abgänge

Sie ist der zentrale Arterienstamm des Körpers und gliedert sich im Brustbereich in (Abb. **22.2**):

- **Aorta ascendens** = Pars ascendens aortae,
- **Arcus aortae** und
- **Aorta descendens** = Pars descendens aortae.

Aorta und ihre Abgänge

Die Körperschlagader, **Aorta**, ist der zentrale Arterienstamm des gesamten Körpers und gliedert sich im Brustbereich in folgende Abschnitte (Abb. **22.2**):

- **Aorta ascendens = Pars ascendens aortae:** Dieser aufsteigende Teil erstreckt sich von der Aortenklappe (S. 584) bis zum Abgang des Truncus brachiocephalicus (s. u.).
- **Arcus aortae** (**Aortenbogen**) zwischen den Abgängen des Truncus brachiocephalicus und der linken A. subclavia.
- **Aorta descendens = Pars descendens aortae:** Sie verläuft als **Pars thoracica aortae** in der Brusthöhle (**Brustaorta**, **Aorta thoracica**) bis zum Durchtritt durch das Zwerchfell. Ihre kaudale Fortsetzung wird als Pars abdominalis aortae (Bauchaorta, Aorta abdominalis) bezeichnet (S. 853).

▸ Klinik.

▸ Klinik. Kommt es auf dem Boden einer angeborenen oder erworbenen Schwäche der Gefäßwand zu einer lokal begrenzten Erweiterung der Aorta, spricht man von einem **Aortenaneurysma**. Eine insbesondere während ihres thorakalen Verlaufs auftretende Form ist das **Aneurysma dissecans**, bei dem nicht alle Wandschichten erweitert sind, sondern es infolge eines Einrisses der Intima (S. 143) zur Einblutung in die Gefäßwand mit Trennung der Wandschichten (lat. dissecare = zerschneiden, zertrennen) kommt. Dadurch entsteht ein zweites „falsches" Lumen, das sich ausweiten kann. Unter diesen Umständen ist durch die lediglich dünne verbleibende Gefäßwandschicht eine hohe Gefahr zur **Ruptur** (Riss) mit lebensbedrohlicher Einblutung in das Mediastinum oder den Herzbeutel gegeben. Eine akute **Aortendissektion** äußert sich typischerweise durch einen reißenden Thoraxschmerz, der in den Rücken ausstrahlen und „wandern" kann. Wichtig ist eine schnelle Diagnostik (CT) und neben Senkung des Blutdrucks der operative Ersatz des betroffenen Wandabschnitts durch eine Gefäßprothese.

22.1 Aortenaneurysma
Querschnitt eines Aneurysma dissecans mit falschem Lumen (FL) und echtem Restlumen (RL).
Quelle: Schünke M, Schulte E, Schumacher U. PROMETHEUS LernAtlas der Anatomie, Innere Organe. Illustrationen von Voll M u. Wesker K. 6. Aufl. Stuttgart: Thieme; 2022

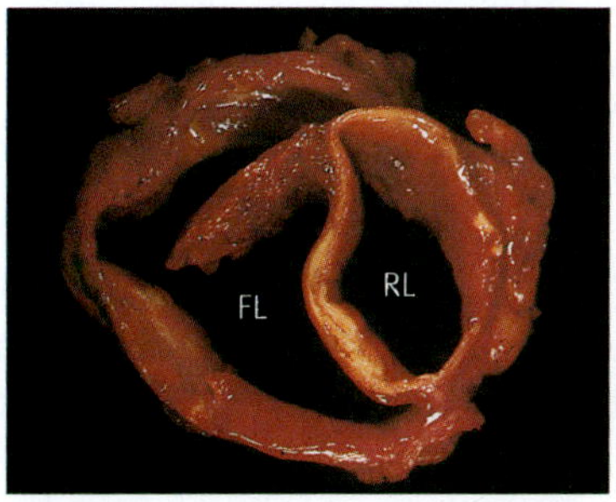

Die genannten Aortenabschnitte sind **Arterien vom elastischen Typ** (S. 144), die durch ihre Nähe zum Herzen großen pulsatorischen Volumenbeanspruchungen ausgesetzt sind. Durch ihren elastischen Aufbau können sie starke Blutdruckschwankungen ausgleichen und dämpfen, sog. „Windkesselfunktion" (S. 145); s. auch Lehrbücher der Physiologie.

22.2 Abschnitte und Lage der Aorta in der Brusthöhle

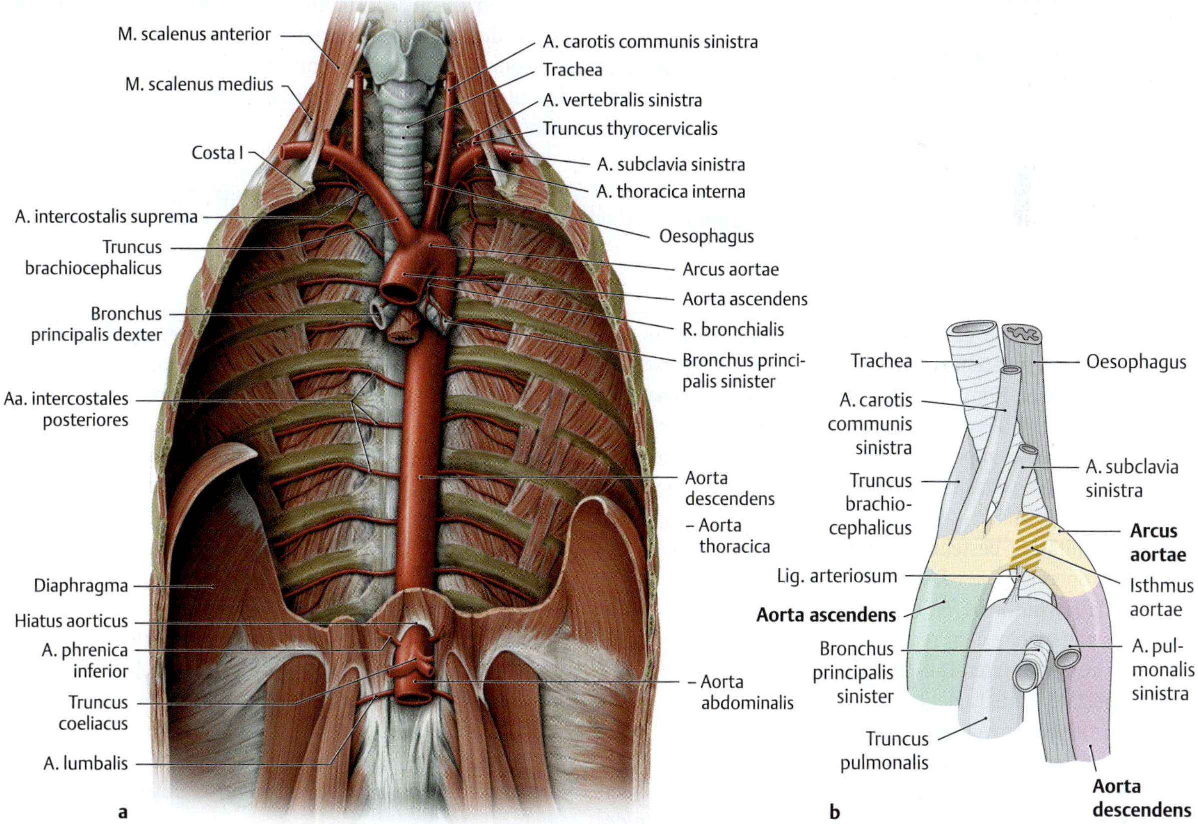

a Intrathorakaler Verlauf der Aorta in der Ansicht von ventral.
b Obere Abschnitte der Aorta in der Ansicht von links-lateral. Die Aorta kann hier als embryonales Relikt eine Einengung zeigen, den Isthmus aortae (schraffierte Fläche).

Quelle: Schünke M, Schulte E, Schumacher U. PROMETHEUS LernAtlas der Anatomie, Innere Organe. Illustrationen von Voll M u. Wesker K. 6. Aufl. Stuttgart: Thieme; 2022

Aorta ascendens

Dieser erste Aortenabschnitt verläuft größtenteils intraperikardial.

Noch im **Sinus aortae** unmittelbar nach dem Ostium aortae verlassen die **linke** und **rechte Herzkranzarterie** (**Aa. coronariae sinistra** und **dextra**) die Pars ascendens der Aorta.

Arcus aortae

Verlauf und Äste: Der Aortenbogen verläuft von ventral nach links-dorsal.
Von seiner Konvexität gehen in folgender Reihenfolge ab:
- **Truncus brachiocephalicus** der sich rasch in die
  - **A. subclavia dextra** und
  - **A. carotis communis dextra** aufteilt.
- **A. carotis communis sinistra** und die
- **A. subclavia sinistra**.

Die **A. thoracica interna** ist ein Ast der jeweiligen A. subclavia und verläuft parasternal an der Rückseite der vorderen Thoraxwand bis zur Fortsetzung als **A. epigastrica superior** (S. 312) im Trig. sternocostale. Aus ihr entspringt auch die **A. pericardiacophrenica**, die zwischen Pleura mediastinalis und Perikard verläuft.

Am Übergang zur Pars descendens verjüngt sich der Aortenbogen zum **Isthmus aortae**.

Aorta ascendens

Die Aorta ascendens (Pars ascendens aortae) bildet den ersten, etwa 5–6 cm langen Abschnitt der Aorta und beginnt unmittelbar nach der Aortenklappe (S. 584) und erstreckt sich bis zum Abgang des Truncus brachiocephalicus. Er verläuft größtenteils intraperikardial (innerhalb des Herzbeutels) nahezu senkrecht (in der anteroposterioren Projektion leicht nach rechts verschoben).
Noch im jeweiligen **Sinus aortae** unmittelbar nach dem Ostium aortae (S. 577) verlassen die
- **A. coronaria dextra** (im rechten Sinus aortae) und die
- **A. coronaria sinistra** (im linken Sinus aortae) die Pars ascendens der Aorta.

Diese Sinus aortae führen insgesamt zu einer Auftreibung des Aortenursprungs, dem sog. **Bulbus aortae.**

Arcus aortae

Verlauf und Äste: Der nach der Pars ascendens folgende Arcus aortae trägt seinen Namen aufgrund seines nach links und dorsal gerichteten bogenförmigen Verlaufs.
Von der Konvexseite des Aortenbogens entspringen die großen Arterien für Kopf und Arm (in der Reihenfolge des Abgangs):
- **Truncus brachiocephalicus**, der sich nachfolgend in die
  - **A. subclavia dextra** und
  - **A. carotis communis dextra** aufteilt.

Nach dem Truncus brachiocephalicus folgt die Abzweigung der
- **A. carotis communis sinistra** und danach die
- **A. subclavia sinistra**.

Aus der A. subclavia jeder Seite geht als einer der ersten Äste die **A. thoracica interna** hervor. Sie verläuft mit der gleichnamigen Vene (S. 291) etwa 2 cm vom Seitenrand des Sternums entfernt an der Rückfläche der vorderen Thoraxwand und damit erst im oberen, dann im unteren vorderen Mediastinum (Tab. **19.1**). Einer ihrer Äste ist die **A. pericardiacophrenica**, die in einer Verschiebeschicht aus lockerem faserigem Bindegewebe zwischen Pleura mediastinalis und Perikard verläuft. Nach kaudal setzt sich die A. thoracica interna im Trigonum sternocostale des Zwerchfells (S. 529) als **A. epigastrica superior** (S. 312) fort.
Vor dem Übergang in die Pars descendens aortae ist das Ende des Aortenbogens **häufig** leicht verjüngt. Dieser **Aortenisthmus** (**Isthmus aortae**) zwischen dem Abgang der A. subclavia sinistra und dem Ansatz des Lig. arteriosum (S. 618) entspricht entwicklungsgeschichtlich dem Übergang der 4. Kiemenbogenarterie (S. 633) in die dorsale Aorta.

► Klinik. Eine angeborene Verengung im Bereich des Isthmus aortae (**Aortenisthmusstenose**) führt je nach Schweregrad zur charakteristischen Kombination einer **Blutdruckdifferenz** zwischen den vor der Stenose abgehenden Gefäßen für die obere Körperhälfte und den poststenotischen Gefäßen. Diagnostisch fällt daher oft ein schwacher Puls der Femoralarterien (S. 374), palpabel in der Leiste, auf. Misst man den Blutdruck an allen vier Extremitäten, besteht ein meist auffälliger Unterschied zwischen oberer (hoher Blutdruck = **Hypertonie**) und unterer Extremität (**Hypotonie**). Ist der messbare Druck auch am linken Arm gegenüber dem rechten erniedrigt, ist dies ein Hinweis auf den selteneren Fall, dass die Stenose vor dem Abgang der A. subclavia sinistra liegt.
Auch die mehr oder weniger ausgeprägte Symptomatik ist durch die unterschiedlichen Druckverhältnisse in der oberen gegenüber der unteren Körperhälfte geprägt: Aufgrund der **Minderversorgung der unteren Körperhälfte** klagen die Betroffenen des Öfteren über kalte Füße oder Wadenschmerzen, die insbesondere unter körperlicher Belastung auftreten. Auch wichtige Organe wie z. B. die Nieren sind von der Minderperfusion betroffen. In den **Gefäßen der Kopfregion** und der oberen Extremität kann dagegen ein zu hoher Blutdruck zu Kopfschmerzen oder Nasenbluten, im Ernstfall auch zu Hirnblutungen und damit dem frühen Auftreten von Schlaganfällen führen.
Entscheidend für den Verlauf und die Therapie ist die Lage der Verengung in Bezug auf den im fetalen Kreislauf offenen Ductus arteriosus (Botalli): Bei der vor seiner Mündung in die Aorta liegenden (**präduktalen**) Form kann durch medikamentöses Offenhalten des Ductus arteriosus nach der Geburt die pränatale Situation (S. 141) vorübergehend erhalten werden. Ist dies nicht der Fall, droht mit dem Verschluss des Ductus arteriosus eine akute Dekompensation des linken Ventrikels mit lebensbedrohlichen Symptomen der **Herzinsuffizienz**.

Die kaudal des Ductus arteriosus gelegene (**postduktale**) Form wird oft erst zu einem späteren Zeitpunkt diagnostiziert, da die Kinder meist nicht, wie bei der zuvor beschriebenen Form, im Säuglingsalter Symptome zeigen. Je nach Schweregrad bildet sich ein mehr oder weniger ausgeprägter **Kollateralkreislauf** (A. thoracica interna → R. intercostalis anterior/A. intercostalis posterior → Aorta descendens), der aufgrund des Verlaufs der Aa. intercostales im Sulcus costae zu im Röntgenbild sichtbaren **Rippenusuren** führen kann. Typisch für die postduktale Aortenisthmusstenose ist eine Blutdruck- und Pulsdifferenz zwischen oberer und unterer Körperhälfte.

Zur Vermeidung der langfristigen Folgen (Komplikationen der Hypertonie, Linksherzinsuffizienz durch die Mehrbelastung des linken Ventrikels infolge seiner Auswurfbehinderung) sollte eine Beseitigung der Stenose angestrebt werden.

22.3 Aortenisthmusstenose

a Präduktale Aortenisthmusstenose: die Stenose liegt proximal eines in der Regel offen gebliebenen Ductus arteriosus.

b Postduktale Aortenisthmusstenose: die Stenose liegt distal eines in der Regel obliterierten Ductus arteriosus (= Lig. arteriosum).

c Postduktale Aortenisthmusstenose: ein ausgeprägter Kollateralkreislauf von der A. subclavia über A. thoracica int./Aa. intercostales in die Aorta descendens.

Quelle: Schünke M, Schulte E, Schumacher U. PROMETHEUS LernAtlas der Anatomie, Innere Organe. Illustrationen von Voll M u. Wesker K. 6. Aufl. Stuttgart: Thieme; 2022

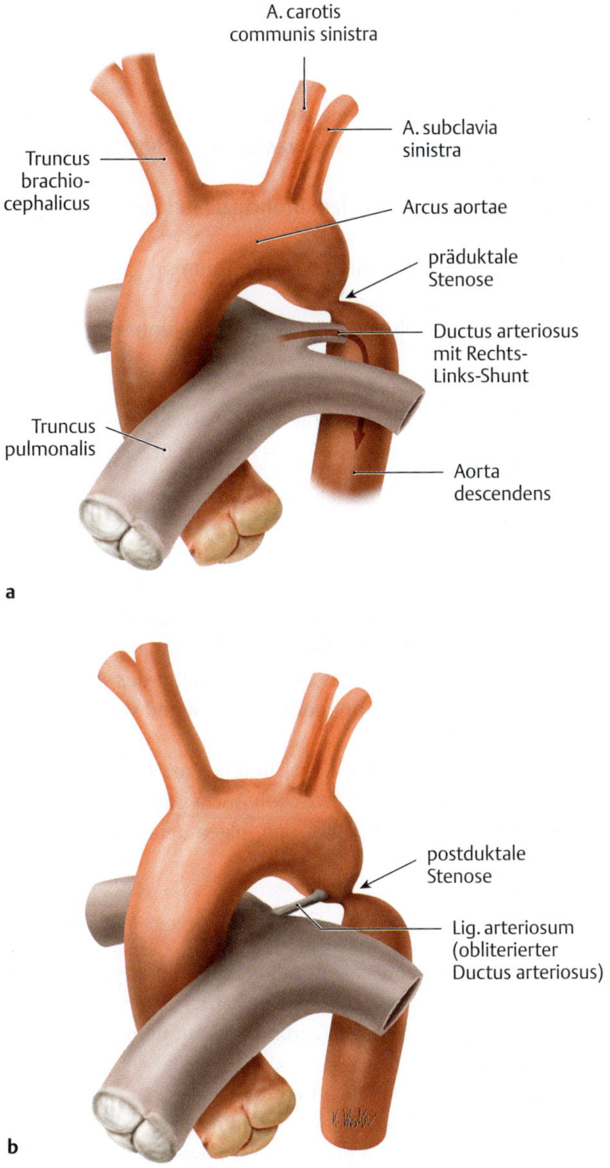

Lagebeziehung und Projektion: Der Aortenbogen steht in engem Kontakt zur linken Lungenwurzel, Ösophagus (S. 631), Trachea (Abb. **22.2a**) und Wirbelsäule. Er projiziert sich zwischen einer horizontalen Linie durch die beiden Artt. sternoclaviculares und der transthorakalen Ebene.

Lagebeziehung und Projektion: Er krümmt sich um die linke Lungenwurzel, hinterlässt auf der linken mediastinalen Lungenfläche einen „Abdruck" (S. 539) und steht außerdem in enger topografischer Beziehung zur Speiseröhre (S. 631), zur Trachea (Abb. **22.2a**) mit ihrer Bifurkation und zu den Hauptbronchien (S. 631). Auf Höhe des 4. Brustwirbels gelangt er an die linke Seite der Wirbelsäule.

Weil der Aortenbogen durch seinen Verlauf nahezu in der Sagittalebene eingestellt ist, erscheint er mit den abzweigenden großen Arterienästen (s. u.) im p.-a.-Röntgenbild verkürzt.

Der Aortenbogen **projiziert** sich zwischen einer horizontalen Linie durch die beiden Sternoklavikulargelenke und der transthorakalen Ebene (Abb. **19.2**). Sein **oberer Rand** zwischen den Abgängen des Truncus brachiocephalicus (rechts) und der A. carotis communis (links) liegt in Höhe einer Verbindungslinie des Sternalansatzes der beiden ersten Rippen (etwa 1–2 Finger breit unterhalb der Incisura jugularis des Manubrium sterni).

▶ Exkurs: Presso- und Chemorezeptoren.

▶ Exkurs: Presso- und Chemorezeptoren. Im Arcus aortae sind Rezeptoren eingelagert, die sensorische Informationen über den Blutdruck (**Pressorezeptoren**) oder Veränderungen des Sauerstoffpartialdrucks und des pH-Wertes im Blut (**Chemorezeptoren** als **Glomera aortica**) wahrnehmen können.

Aorta descendens

Von diesem Aortenabschnitt, der innerhalb der Brusthöhle als Aorta thoracica bezeichnet wird, entspringen folgende **viszerale Äste**:
- Rr. bronchiales,
- Rr. oesophageales,
- Rr. mediastinales,
- Rr. pericardiaci und
- Aa. phrenicae supp.

Parietale Äste sind die Aa. intercostales posteriores (S. 268).

Der innerhalb der Brusthöhle verlaufende Anteil der Aorta descendens (Pars descendens aortae) wird auch als **Brustaorta** (**Aorta thoracica**) bezeichnet. Von ihr entspringen folgende **viszerale Äste**:
- **Rr. bronchiales** (S. 550), die als Vasa privata dem Bronchialbaum der Lunge folgen,
- **Rr. oesophageales** (3–6 Äste zur Speiseröhre),
- **Rr. mediastinales** (zu Lymphknoten des hinteren Mediastinums),
- **Rr. pericardiaci** (Äste zum Perikard),
- **Aa. phrenicae superiores** (in der Anzahl variable Äste zu den hinteren Zwerchfellabschnitten).

Parietale Äste (S. 268) der Brustaorta sind die
- **Aa. intercostales posteriores**, die im Sulcus costae nach ventral verlaufen und sich dort mit den Rr. intercostales anteriores (S. 290) aus der A. thoracica interna (Ast aus der A. subclavia, Verlauf Tab. **34.2**) vereinigen.

Lungenarterien (Arteriae pulmonales)

Die **Aa. pulmonales dextra** und **sinistra** entstehen aus der Aufteilung des ventral gelegenen **Truncus pulmonalis** unter dem Aortenbogen. Die rechte Pulmonalarterie ist länger als die linke und läuft zwischen Aorta und Bronchus principalis dexter zur rechten Lunge.

Der **Truncus pulmonalis** liegt von den großen Gefäßstämmen des Herzens zunächst am weitesten ventral und projiziert sich links parasternal etwa auf den 2. Interkostalraum. Er beginnt auf Höhe des Ansatzes der linken 3. Rippe, umgreift die aufsteigende Aorta und teilt sich unterhalb des Arcus aortae auf Höhe des Ansatzes der 2. Rippe in die beiden Pumonalarterien (**Aa. pulmonales dextra** und **sinistra**) auf, vgl. Vasa publica der Lunge (S. 549).

Die rechte Pulmonalarterie ist länger als die linke, unterkreuzt den Aortenbogen und verläuft auf dem Weg zur rechten Lunge zwischen Aorta und Bronchus principalis dexter. Die Verzweigungen der Pulmonalarterien folgen denen des Bronchialbaums.

22.2.2 Venen im Mediastinum

Fast das gesamte venöse Blut aus dem Körperkreislauf strömt über die **Vv. cavae sup.** und **inf.** zurück in das Herz (Abb. **22.4a**).

Die Hauptverlaufsrichtung der Hohlvenen steht senkrecht zu der der Pulmonalvenen (**Venenkreuz**, Abb. **22.4b**).

Aus dem Körperkreislauf gelangt nahezu das gesamte venöse Blut aus den Organen über die obere und untere Hohlvene (**V. cava superior** und **V. cava inferior**) zum Herzen. Das Hohlvenensystem steht dabei in enger Verbindung mit dem Azygossystem der Körperwand (Abb. **22.4a**).

Die Hauptverlaufsrichtung der Vv. cavae steht in etwa senkrecht zur Verlaufsrichtung der Vv. pulmonales. Die beschriebenen Venen bilden deshalb in ihrer Gesamtheit das sog. **„Venenkreuz"** (Abb. **22.4b**). Die herznahen venösen Gefäße haben aufgrund ihres großen Durchmessers und der großen Saugwirkung des Herzens keine Venenklappen.

22.4 **Venenstämme im Mediastinum**

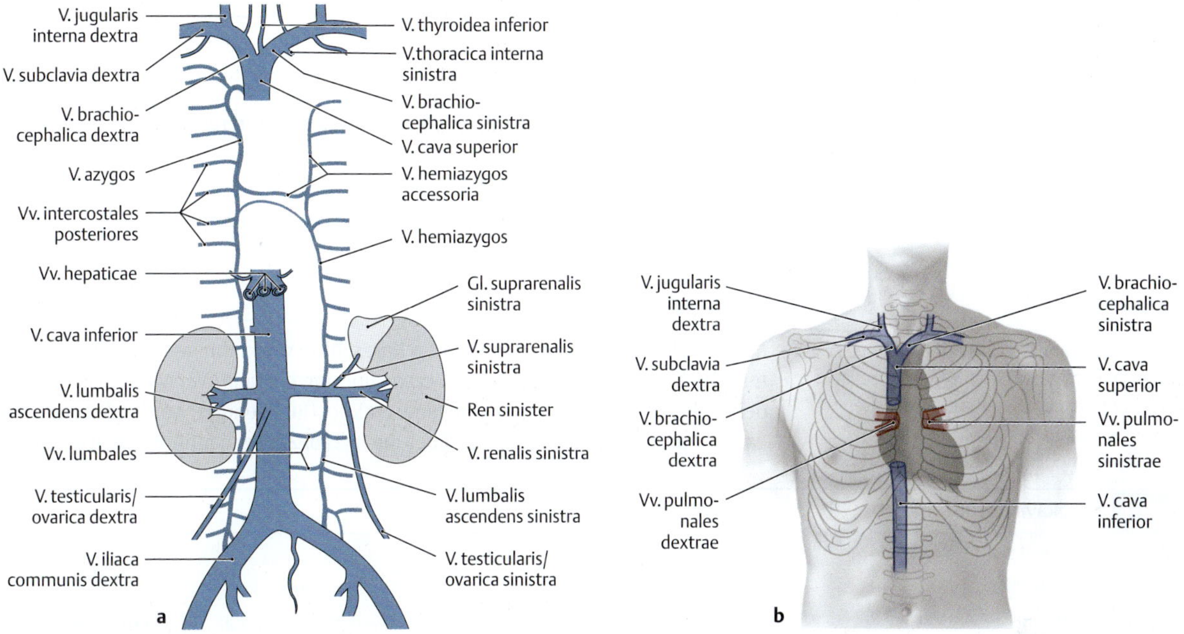

a Schematische Darstellung der großen Venen des Körperkreislaufs.
b Venenkreuz, gebildet durch die in das Herz einmündenden Venen: Vv. cavae superior und inferior als Venen des Körperkreislaufs mit sauerstoffarmem Blut (blau) und Vv. pulmonales aus dem Lungenkreislauf, die als einzige Venen des menschlichen Körpers sauerstoffreiches Blut führen (rot).

Quelle: Schünke M, Schulte E, Schumacher U. PROMETHEUS LernAtlas der Anatomie, Innere Organe. Illustrationen von Voll M u. Wesker K. 6. Aufl. Stuttgart: Thieme; 2022

Hohlvenen (Venae cavae)

Vena cava superior und ihre Zuflüsse

Die **5–6 cm** lange obere Hohlvene sammelt Blut aus Kopf, Hals, Arm und Brustwand. Sie entsteht im oberen Mediastinum aus dem **Zusammenfluss** der **linken und rechten V. brachiocephalica** (s. u.) in der Projektion auf den Brustkorb etwas unterhalb des Sternalansatzes der 1. Rippe rechts.

Hinter dem Sternum liegt die V. cava superior rechts neben der Pars ascendens aortae und bildet im Röntgenbild den oberen rechten Randschatten des Mediastinums (S. 609). Etwa am Sternalansatz der 3. Rippe rechts mündet sie in den rechten Vorhof des Herzens. Die V. cava superior steht in enger topografischer Beziehung mit dem Aortenbogen, der rechten Lunge mit der sie überziehenden Pleura sowie der rechten Lungenwurzel.

Die beiden **Vv. brachiocephalicae** entstehen jeweils durch Zusammenfluss aus V. subclavia (S. 886) und V. jugularis interna (S. 886) im sog. **Venenwinkel** (**Angulus venosus**). Der Venenwinkel projiziert sich beiderseits auf das Sternoklavikulargelenk (Articulatio sternoclavicularis).

- Die relativ **kurze V. brachiocephalica dextra** verläuft fast senkrecht nach kaudal,
- die **V. brachiocephalica sinistra** ist **beinahe doppelt so lang** und verläuft fast horizontal zum Vereinigungspunkt mit der V. brachiocephalica dextra.

Die **Vv. brachiocephalicae** nehmen einerseits Venen aus dem Mediastinum und den dort liegenden Organen auf (Vv. thymicae, mediastinales, tracheales, bronchiales, pericardiacae, pericardiacophrenicae), andererseits auch Venen der Rumpfwand (Vv. vertebrales, intercostalis suprema und superior sinistra).

Die mit der gleichnamigen Arterie (S. 620) parasternal an der Thoraxrückwand verlaufende **V. thoracica interna**, die mit der V. epigastrica superior (S. 313) anastomosiert, mündet ebenfalls jeweils in die gleichseitige V. brachiocephalica. In die V. thoracica interna fließt Blut aus den **Vv. intercostales anteriores** (Drainage der vorderen Zwischenrippenräume) und der **V. musculophrenica** (Drainage von Herzbeutel und Thoraxseite des Zwerchfells) ab.

Hohlvenen (Venae cavae)

Vena cava superior und ihre Zuflüsse

Sie ist **5–6 cm** lang und entsteht aus dem **Zusammenfluss** der beiden **Vv. brachiocephalicae** unterhalb des Sternalansatzes der 1. rechten Rippe.

Die V. cava superior liegt hinter dem Sternum rechts neben der Pars ascendens aortae.

Die V. cava sup. hat enge topografische Beziehungen mit dem Aortenbogen, der rechten Lunge und ihrer Wurzel.

Der **Venenwinkel**, d. h. Zusammenfluss d. V. subclavia (S. 886) und V. jugularis int. (S. 886), projiziert sich ventral auf die Sternoklavikulargelenke.

Die relativ **kurze V. brachiocephalica dextra** verläuft fast senkrecht nach kaudal und vereinigt sich mit der relativ **langen V. brachiocephalica sinistra**.

In die **Vv. brachiocephalicae** münden Venen aus den im Mediastinum liegenden Organen sowie von der Rumpfwand (u. a. Vv. pericardiacophrenicae).

Die in die Vv. brachiocephalicae einmündende **V. thoracica interna** führt Blut aus den vorderen Interkostalräumen (Vv. intercostales antt.), von der thorakalen Zwerchfellseite und vom Herzbeutel (V. musculophrenica).

► Merke.

► Merke. Die A. thoracica interna entspringt aus der A. subclavia, aber die gleichnamige Vene mündet in die V. brachiocephalica.

Vena cava inferior

Sie tritt durch das **Foramen venae cavae** (S. 529) des Zwerchfells hindurch und mündet nach wenigen Zentimetern in den rechten Vorhof des Herzens.

Vena cava inferior

Die untere Hohlvene sammelt venöses Blut aus den unteren Extremitäten, dem Becken und dem Bauchraum.
Sie tritt durch das **Foramen venae cavae** (S. 529) des Zwerchfells hindurch in die Thoraxhöhle ein und mündet nach wenigen Zentimetern in den rechten Vorhof des Herzens.

Kavokavale Anastomosen

Kavokavale Anastomosen sind Kurzschlussverbindungen zwischen dem System der V. cava inferior und der V. cava superior, die als alternative venöse Rückflusswege dienen können. Es gibt mehrere mögliche Wege (Tab. **22.1**).

Kavokavale Anastomosen

Kavokavale Anastomosen bezeichnen Kurzschlussverbindungen zwischen dem System der V. cava inferior und der V. cava superior, die beim Verschluss einer der beiden Hohlvenen zum alternativen venösen Rückfluss genutzt werden können. Kavokavale Anastomosen können sich über die in Tab. **22.1** genannten Venen ausbilden.

22.1 Kavokavale Anastomosen

Kollaterales Venensystem	Blutfluss zwischen beiden Hohlvenen
dorsale Abflussstraßen	
Azygos-System	V. cava inf. – Vv. lumbales oder V. iliaca communis – V. lumbalis ascendens – V. azygos/hemiazygos – V. cava sup.
	Bei Verbindungen zwischen V. hemiazygos accessoria und V. brachiocephalica sinistra, ergibt sich neben o. g. Hauptweg folgende zusätzliche Umgehungsstraße: V. cava inf. – V. iliaca comm. – V. lumbalis asc. sin. – V. hemiazygos – V. hemiazygos accessoria – V. brachiocephalica sinistra – V. cava sup.
vertebrale Venenplexus	V. cava inf. – Vv. lumbales – Plexus venosus vertebralis ext./int. – V. azygos/hemiazygos – V. cava sup.
ventrale Abflussstraßen	
tief: subfasziale Venen	V. cava inf. – V. iliaca externa – V. epigastrica inf./sup. – V. thoracica int. – V. brachiocephalica – V. cava sup.
oberflächlich: epifasziale Venen	V. cava inf. – V. iliaca communis – V. femoralis – V. epigastrica superficialis – V. thoracoepigastrica – V. axillaris – V. subclavia – V. cava sup.

Azygos-System

Vena azygos und ihre Zuflüsse

Die **V. azygos** des Brustsitus ist eine Fortsetzung der **V. lumbalis ascendens dextra** (S. 857) aus dem Bauchsitus. Sie gelangt aus dem Bauchraum zwischen den Zwerchfellschenkeln der Pars lumbalis (S. 529) in die Brusthöhle.

Sie drainiert rechts die **Vv. intercostales posteriores** (S. 291) und mündet nach bogenförmigem Verlauf über das rechte Lungenhilum in die V. cava sup.

Azygos-System

Vena azygos und ihre Zuflüsse

Die **V. azygos** (gr.: unpaar) gibt es nur auf der rechten Seite. Sie ist eine Fortsetzung der rechten **V. lumbalis ascendens dextra** (S. 857) aus dem Bauchsitus.
Die V. azygos verläuft, bedeckt von **Pleura parietalis** und **Fascia endothoracica**, an der dorsalen Thoraxwand rechts paravertebral oder häufig auch direkt an der Seitenfläche der Brustwirbel. Sie gelangt meist durch Lücken in den medialen Anteilen der Pars lumbalis (S. 529) des Zwerchfells aus dem Bauchraum in den Brustsitus.
Im Brustkorb drainiert sie rechts die **Vv. intercostales posteriores** (S. 291), die venöses Blut aus den dorsalen Zwischenrippenräumen sammeln. Die V. azygos mündet nach bogenförmigem Verlauf über das rechte Lungenhilum nach ventral (etwa in Höhe der Brustwirbelkörper IV/V) in die **V. cava superior** (s. o.).
In die V. azygos mündet kranial die **V. intercostalis superior dextra** (Drainage der oberen Interkostalräume). Die V. intercostalis suprema dextra (Drainage des 1. Interkostalraumes) mündet i. d. R. direkt in die V. brachiocephalica dextra; es können auch Verbindungen zur V. vertebralis bestehen.

Vena hemiazygos und Vena hemiazygos accessoria mit Zuflüssen

► Merke.

Die **V. hemiazygos** ist eine Fortsetzung der linken **V. lumbalis ascendens**.
Die **V. hemiazygos accessoria** entsteht aus der Vereinigung der 4.–8. Vv. intercostales postt. und drainiert die entsprechenden Interkostalräume.

Vena hemiazygos und Vena hemiazygos accessoria mit Zuflüssen

► Merke. Die links verlaufenden **V. hemiazygos** und **V. hemiazygos accessoria** entsprechen der V. azygos der rechten Seite.

V. hemiazygos: Sie ist eine Fortsetzung der linken V. lumbalis ascendens (S. 857) und endet meist auf Höhe des 8. Brustwirbelkörpers (BWK VIII). Hier kreuzt sie die Wirbelsäule und mündet in die V. azygos. Zufluss erhält sie aus den

- **Vv. intercostales posteriores**: Drainage der unteren, hinteren Interkostalräume (9–11), aus der

- **V. subcostalis sinistra** als Vene des 12. Thorakalsegmentes, die das entsprechende Gebiet drainiert sowie ggf. aus der
- **V. hemiazygos accessoria** (s. u.).

V. hemiazygos accessoria: Sie entsteht aus der Vereinigung der 4.–8. V. intercostalis posterior. In die V. hemiazygos accessoria mündet die **V. intercostalis superior sinistra**, welche die obersten Interkostalräume drainiert (2.–3. Interkostalraum).
Die V. intercostalis suprema sinistra besitzt häufig eine direkte Verbindung mit der V. brachiocephalica sinistra. Die V. hemiazygos accessoria mündet entweder selbstständig in die V. azygos (auf der Höhe des siebten Brustwirbels) oder anastomosiert mit der V. hemiazygos (s. o.), um mit ihr in die V. azygos zu münden. Häufig bestehen Verbindungen der V. hemiazygos accessoria mit der V. brachiocephalica sinistra.

Lungenvenen (Venae pulmonales)

Die Vv. pulmonales (Pulmonalvenen) sind Vasa publica der Lunge und führen oxygeniertes Blut von den Lungen in den linken Vorhof. In der Lunge trennen sich die Aufzweigungen der Vv. pulmonales von denen des Bronchialbaumes und denen der Pulmonalarterien: Die Vv. pulmonales verlaufen intersegmental und können Blut aus benachbarten Segmenten sammeln. Normalerweise finden sich links und rechts jeweils 2 Vv. pulmonales. Sie projizieren sich mit ihrem Verlauf parasternal fast horizontal etwa auf den 3. Interkostalraum.

Lungenvenen (Venae pulmonales)

Die Vv. pulmonales (Vasa publica der Lunge) projizieren sich fast horizontal auf den 3. Interkostalraum parasternal.

22.2.3 Lymphgefäße im Mediastinum

Die Lymphdrainage der verschiedenen Thoraxorgane ist von großer klinischer Bedeutung. Die großen Lymphabflusswege sind in Abb. **22.5** zusammenfassend dargestellt.

22.2.3 Lymphgefäße im Mediastinum

Zusammenfassend sind in Abb. **22.5** die großen mediastinalen Lymphgefäße dargestellt.

Ductus thoracicus

Funktion: Der Ductus thoracicus ist das größte lymphatische Gefäß des Körpers und sammelt die Lymphe der gesamten unteren Körperhälfte (einschließlich der Bauchorgane), der linksseitigen Brustorgane, des linken Armes und der linken Kopfhälfte (Abb. **22.5** und Abb. **11.23**). Bezugnehmend auf die milchige Konsistenz der Lymphe nach Nahrungsaufnahme (Transport von Lipoproteinen) nennt man das Gefäß auch „Milchbrustgang".

Lage und Verlauf: Der Ductus thoracicus liegt in der Brusthöhle unmittelbar vor der Wirbelsäule im Mediastinum superius bzw. Mediastinum posterius.
Er beginnt im Bauchraum an der sog. **Cisterna chyli**, die kaudal vom **Hiatus aorticus** des Zwerchfells direkt auf der Wirbelsäule in Höhe des ersten Lendenwirbelkörpers liegt.
In die **Cisterna chyli** münden der **Truncus lumbalis dexter** und **sinister** mit Lymphflüssigkeit von Becken, Retroperitoneum und Bein, sowie der **Truncus intestinalis** (S. 862) mit Lymphflüssigkeit von Baucheingeweiden.
Der Ductus thoracicus tritt durch den **Hiatus aorticus** des Zwerchfells etwas rechts von der Aorta unmittelbar vor der Wirbelsäule in den Brustraum ein. Auf Höhe von ThV wendet er sich allmählich nach links. Er verläuft dorsal vom Ösophagus zwischen Aorta thoracica und Wirbelsäule. Dicht vor der A. vertebralis mündet er dann in den **linken Venenwinkel** (**Angulus venosus**), dem Zusammenschluss von V. jugularis interna und V. subclavia (s. o.). Hier nimmt er folgende Lymphstämme auf:
- **Truncus jugularis sinister** (Lymphe der linken Kopf- und Halshälfte),
- **Truncus subclavius sinister** (Lymphe des linken Armes) und
- **Truncus bronchomediastinalis sinister** (Lymphe der linken Brusthöhle und -wand).

Ductus thoracicus

Funktion: Er sammelt Lymphe aus der unteren Körperhälfte (inkl. Bauchorgane), linksseitigen Brustorganen, linkem Arm und linker Körperhälfte (Abb. **22.5** u. Abb. **11.23**).

Lage und Verlauf: Er beginnt an der sog. **Cisterna chyli**, liegt unmittelbar vor der Wirbelsäule, dorsal des Ösophagus und mündet am **linken Venenwinkel** (s. o.) in den Blutkreislauf. Vorher nimmt er noch den **Truncus jugularis** von linker Kopf- und Halshälfte, den **Truncus subclavius sinister** vom linken Arm und den **Truncus bronchomediastinalis sinister** von linker Brusthöhle und -wand auf.

► Klinik. Kurz vor der Einmündung des Ductus thoracicus in den linken Venenwinkel befindet sich der **Virchow-Lymphknoten**, der bei über das Lymphsystem metastasierenden Tumoren des Magen-Darm-Traktes (insbesondere bei Magenkarzinomen) supraklavikulär sicht- und v. a. tastbar sein kann.

► Klinik.

22.5 Lymphabflusswege im Thorax

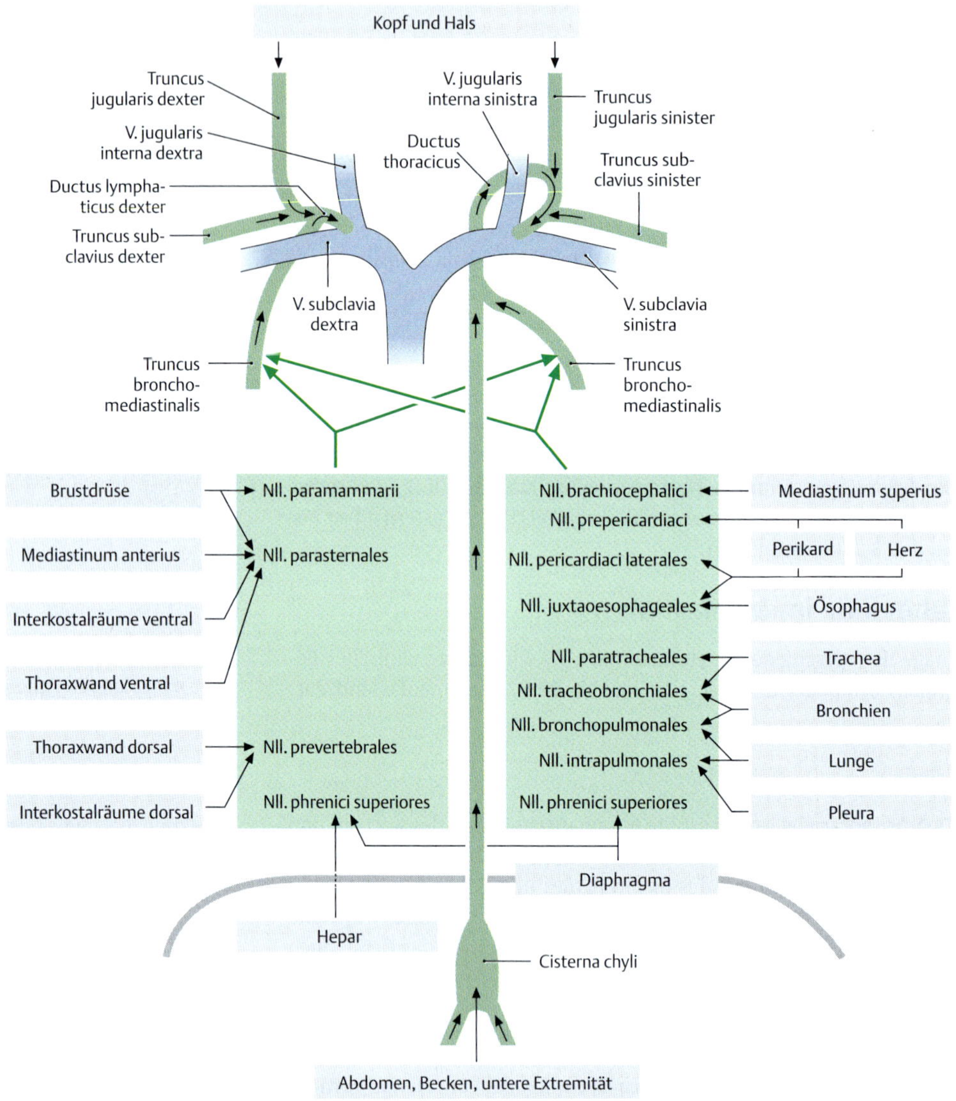

Quelle: Schünke M, Schulte E, Schumacher U. PROMETHEUS LernAtlas der Anatomie, Innere Organe. Illustrationen von Voll M u. Wesker K. 6. Aufl. Stuttgart: Thieme; 2022

Ductus lymphaticus dexter

In den Ductus lymphaticus dexter münden:
- **Truncus jugularis dexter**,
- **Truncus subclavius dexter** und
- **Truncus bronchomediastinalis dexter**.

Ductus lymphaticus dexter

Der etwa 1 cm lange Ductus lymphaticus dexter mündet in den rechten Venenwinkel. Er sammelt Lymphe aus den Gebieten des „rechten oberen Quadranten“ des Körpers (Abb. **11.23**) über folgende Lymphstämme:
- **Truncus jugularis dexter** (Lymphe der rechten Kopf- und Halshälfte),
- **Truncus subclavius dexter** (Lymphe der rechten oberen Extremität),
- **Truncus bronchomediastinalis dexter** (Lymphe der rechten Brusthöhle und -wand).

Trunci bronchomediastinales

Truncus bronchomediastinalis dexter und sinister drainieren Lymphe im Bereich der vorderen und hinteren mediastinalen Lymphknoten.

Trunci bronchomediastinales

Truncus bronchomediastinalis sinister und dexter sammeln Lymphe aus dem Brustraum und führen ihn in der Regel dem Ductus thoracicus (links) bzw. Ductus lymphaticus dexter zu.
Dabei sammelt der Truncus bronchomediastinalis Lymphe sowohl aus den vorderen mediastinalen Lymphknoten („Nll. mediastinales anteriores“: Sammelbezeichnung für Nll. phrenici superiores, Nll. prepericardiaci, Nll. pericardiaci laterales) als auch aus den hinteren mediastinalen Lymphknoten („Nll. mediastinales posteriores“:

Sammelbezeichnung für Nll. tracheobronchiales superiores und inferiores, Nll. paratracheales, bronchopulmonales).

Über den **Truncus bronchomediastinalis sinister** fließt Lymphe aus der linken Brustwand, der linken Lunge und dem Herzen ab, über den **Truncus bronchomediastinalis dexter** werden die entsprechenden Gebiete der rechten Körperhälfte drainiert. Zwischen beiden Systemen bestehen in der Brusthöhle Anastomosen.

Der Truncus bronchomediastinalis kann entweder eigenständig in die V. brachiocephalica oder gemeinsam mit dem Ductus thoracicus (links) bzw. mit dem Ductus lymphaticus dexter (rechts) in den Venenwinkel (s. o.) einmünden.

► Merke. Lymphgefäße des Mediastinums leiten sowohl die Lymphe der Mediastinalorgane als auch die Lymphe der Lungen!

► Merke.

22.3 Nerven und Nervengeflechte im Mediastinum

22.3 Nerven und Nervengeflechte im Mediastinum

Zur Innervation der Organe in der Brusthöhle finden sich im Mediastinum überwiegend vegetative Fasern, die hier Plexus bilden. Der Hauptnerv des somatischen Nervensystems ist der N. phrenicus mit Ästen zum Perikard und zum Diaphragma (Abb. **22.6**).

Hauptsächlich finden sich im Mediastinum vegetative Fasern mit Plexusbildung. Daneben verläuft der N. phrenicus als somatischer Nerv (Abb. **22.6**).

22.6 Übersicht der Nerven und Plexus im Mediastinum

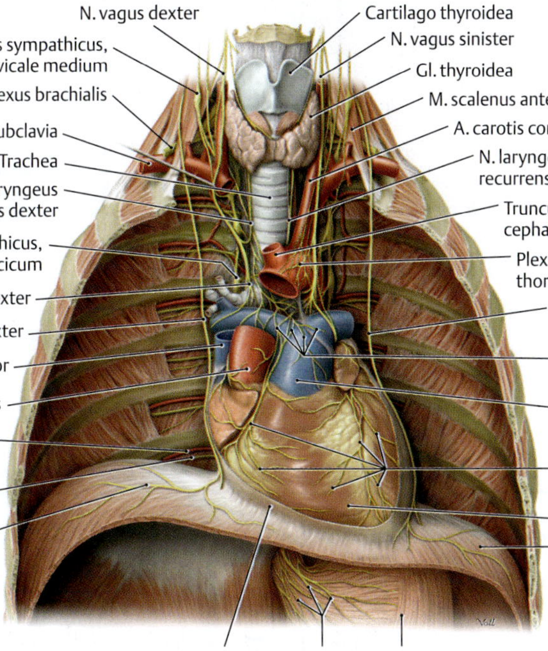

Mediastinale Nerven und Nervengeflechte am eröffneten Thorax in der Ansicht von ventral.

Quelle: Schünke M, Schulte E, Schumacher U. PROMETHEUS LernAtlas der Anatomie, Innere Organe. Illustrationen von Voll M u. Wesker K. 6. Aufl. Stuttgart: Thieme; 2022

22.3.1 Anteile des vegetativen Nervensystems

22.3.1 Anteile des vegetativen Nervensystems

In der Brusthöhle entstammen

- die **sympathischen** Nerven dem **Grenzstrang** (**Truncus sympathicus**),
- die **parasympathischen Fasern** dem **N. vagus**, der ebenfalls im Mediastinum verläuft (Abb. **22.7**).

Die thorakalen vegetativen Nerven (Abb. **22.7**) entstammen dem **Grenzstrang** (**Sympathikus**) oder dem **N. vagus** (**Parasympathikus**).

22.7 Organisation von Sympathikus und Parasympathikus in der Brusthöhle

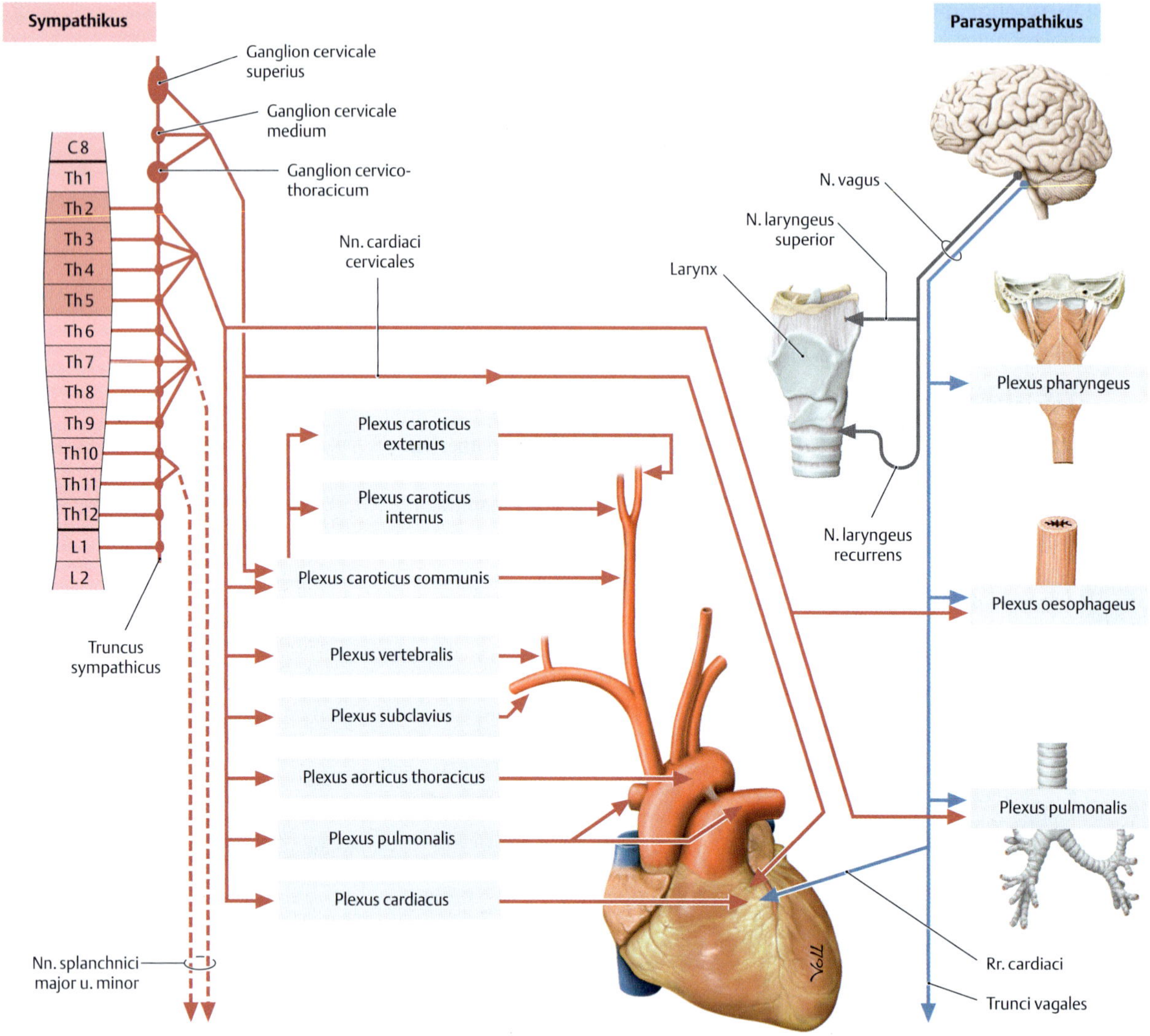

Quelle: Schünke M, Schulte E, Schumacher U. PROMETHEUS LernAtlas der Anatomie, Innere Organe. Illustrationen von Voll M u. Wesker K. 6. Aufl. Stuttgart: Thieme; 2022

Grenzstrang (Truncus sympathicus)

Funktion: Anpassung der „Thoraxfunktionen" an erhöhte Leistungsanforderungen.

Lage und Verlauf: Der Grenzstrang (s. a. Tab. **7.7**) zieht im Brustbereich vor den Rippenköpfchen beiderseits der Wirbelsäule nach unten und bildet in jedem Segment ein vegetatives **Grenzstrangganglion**. Mit den Spinalnerven ist jedes Grenzstrangganglion durch die **Rr. communicantes albus** (S. 206) und **griseus** verbunden.

Äste: Der Grenzstrang speist vorwiegend präganglionäre Fasern in vegetative Plexus des Brustsitus ein (**Plexus cardiacus**, **Plexus aorticus**, **Plexus pulmonalis**).

Grenzstrang (Truncus sympathicus)

Funktion: Die Wirkung der Sympathikusaktivität auf die Organe der Brusthöhle ist bei ihrer jeweiligen Innervation beschrieben. Insgesamt erfolgt durch die sympathische Aktivierung eine Anpassung der „Thoraxfunktionen" an erhöhte Leistungsanforderungen.

Lage und Verlauf: Der **Grenzstrang** (s. a. Tab. **7.7**) zieht im Brustbereich, bedeckt von der Pleura parietalis und eingebettet in der Fascia endothoracica, vor den Rippenköpfchen beiderseits der Wirbelsäule senkrecht abwärts und bildet in jedem Segment ein vegetatives **Grenzstrangganglion**.
Die Grenzstrangganglien sind durch **Rr. interganglionares** miteinander verbunden. Verbindungen zu den Interkostalnerven erfolgen über die **Rr. communicantes** der Spinalnerven, den **R. communicans albus** (S. 206) und **R. communicans griseus**, welche die entsprechenden prä- und postganglionären Fasern enthalten.

Äste: Es gehen folgende Äste aus ihm hervor:
- Vom 2.–4. Brustgrenzstrangganglion spalten sich die **Nn. cardiaci thoracici** zum **Plexus cardiacus** (S. 598) sowie Fasern zum **Plexus aorticus** ab, die um die Aorta einen vegetativen Plexus bilden, der mit der Aorta in den Bauchraum eintritt.

- **Rr. pulmonales thoracici** aus dem 2.–4. Brustgrenzstrangganglion verlaufen zum **Plexus pulmonalis** (S. 551) am Lungenstiel und beinhalten sympathische Fasern, die für die Einstellung der Lumenweite der Bronchioli durch glatte Muskulatur zusammen mit entsprechenden Fasern aus dem N. vagus (s. u.) wichtig sind.

Nach medial zweigen sich vom Truncus sympathicus die **Nn. splanchnici** ab:

- Der **N. splanchnicus major** kommt aus den Grenzstrangganglien **Th 5–Th 9**,
- der **N. splanchnicus minor** aus **Th 9–Th 11**.

Beide durchsetzen die Pars lumbalis des Zwerchfells und enden größtenteils im **Plexus coeliacus** (früher Plexus solaris genannt), der verschiedene Einzelganglien enthält, z. B. die Ggll. coeliaca und das Ggl. mesentericum superius (S. 865). Die **Nn. splanchnici** führen größtenteils präganglionäre efferente Fasern für den Bauchraum.

Der **N. splanchnicus major** führt präganglionäre Äste aus den Segmenten **Th 6–Th 9** und strahlt in den **Plexus coeliacus** des Bauchraums mit den Ggll. coeliaca und dem Ggl. mesentericum superius (S. 865) ein.
Der **N. splanchnicus minor** bezieht seine Zuflüsse aus den Segmenten **Th 9–Th 11**.

Nervus vagus

Funktion: Insgesamt erfolgt durch die parasympathische Aktivierung eine Adaptation der „Thoraxfunktionen“ an reduzierte Leistungsanforderungen (Erholung, Regeneration).
Organspezifische Effekte einer Aktivierung des N. vagus sind bei den jeweiligen Organen beschrieben.

Funktion: Parasympathikusaktivierung führt zur Adaptation der Thoraxfunktionen an reduzierte Leistungsanforderungen.

Lage und Verlauf: Der **N. vagus** ist der X. Hirnnerv (S. 985). Er tritt in die Apertura thoracis superior (S. 279)

- **rechts** zwischen V. brachiocephalica und Truncus brachiocephalicus,
- **links** zwischen V. brachiocephalica und A. subclavia ein.

Hinter dem Lungenstiel wendet sich der N. vagus nach dorsal ins hintere Mediastinum und bildet an der Speiseröhre den **Plexus oesophageus** (S. 676).
Beim Durchtritt durch den Hiatus oesophageus des Zwerchfells bilden sich aus dem **Plexus oesophageus** auf der Vorder- bzw. Rückseite der Speiseröhre der **Truncus vagalis anterior** und **posterior**. Der N. vagus verläuft dorsal von der V. brachiocephalica sinistra.

Lage und Verlauf: Der X. Hirnnerv (S. 985) tritt in die Apertura thoracis superior (S. 279)

- **rechts** zwischen V. brachiocephalica und Truncus brachiocephalicus,
- **links** zwischen V. brachiocephalica und A. subclavia ein.

Er wendet sich hinter dem Lungenstiel nach dorsal zur Speiseröhre ins hintere Mediastinum und bildet dort den **Plexus oesophageus** (S. 676).

Äste: Der N. vagus gibt im Mediastinum folgende Äste ab:

- **N. laryngeus recurrens**:
  - **Rechts** gibt der N. vagus bereits in der **Apertura thoracis superior** den N. laryngeus recurrens dexter ab, der sich dann um die **A. subclavia** schlingt und retrograd, in einer Furche zwischen Ösophagus und Trachea, zum Larynx verläuft.
  - **Links** wird der N. laryngeus recurrens sinister erst im **oberen Mediastinum** abgegeben. Der N. laryngeus recurrens sinister umschlingt den **Arcus aortae** medial vom **Lig. arteriosum (Botalli)** (S. 618), bevor er ebenfalls in der Furche zwischen Trachea und Ösophagus retrograd zum Larynx verläuft.
- Efferente parasympathische Äste schließen sich den Bronchien an und verlaufen mit entsprechenden sympathischen Ästen aus dem Grenzstrang (s. o.) zum **Plexus pulmonalis**.
- Zum **Plexus cardiacus** auf dem Arcus aortae und um den Truncus pulmonalis entsendet der N. vagus die
  - Rr. cardiaci cervicales superiores,
  - Rr. cardiaci cervicales inferiores und die
  - Rr. cardiaci thoracici.

Äste:

- Der **N. laryngeus recurrens** schlingt sich
  - links um den Aortenbogen,
  - rechts um die A. subclavia.
- Efferente Fasern laufen zum **Plexus pulmonalis** und zum **Plexus cardiacus**.

▸ Merke. Der N. laryngeus recurrens umschlingt **rechts die A. subclavia** und **links den Aortenbogen.**

▸ Merke.

22.3.2 Anteile des somatischen Nervensystems

Nervus phrenicus

Funktion: Der N. phrenicus ist ein gemischter Nerv und enthält motorische und sensorische Fasern (Abb. **22.8**).

- Motorisch innerviert der N. phrenicus das **Zwerchfell** (S. 287),
- **sensorisch** versorgt er **Perikard**, **Pleura parietalis** und durch die beiden **Rr. phrenicoabdominales** verschiedene Abschnitte des **Peritoneum parietale** und Anteile des Peritoneum viscerale von Leber und Gallenblase.

22.3.2 Anteile des somatischen Nervensystems
Nervus phrenicus

Funktion: Seine Hauptaufgabe ist die motorische Innervation des **Zwerchfells.**
Sensorisch versorgt er **Perikard**, **Pleura parietalis** und Abschnitte des **Peritoneum parietale** (Abb. **22.8**).

22.8 Innervationsgebiete des N. phrenicus

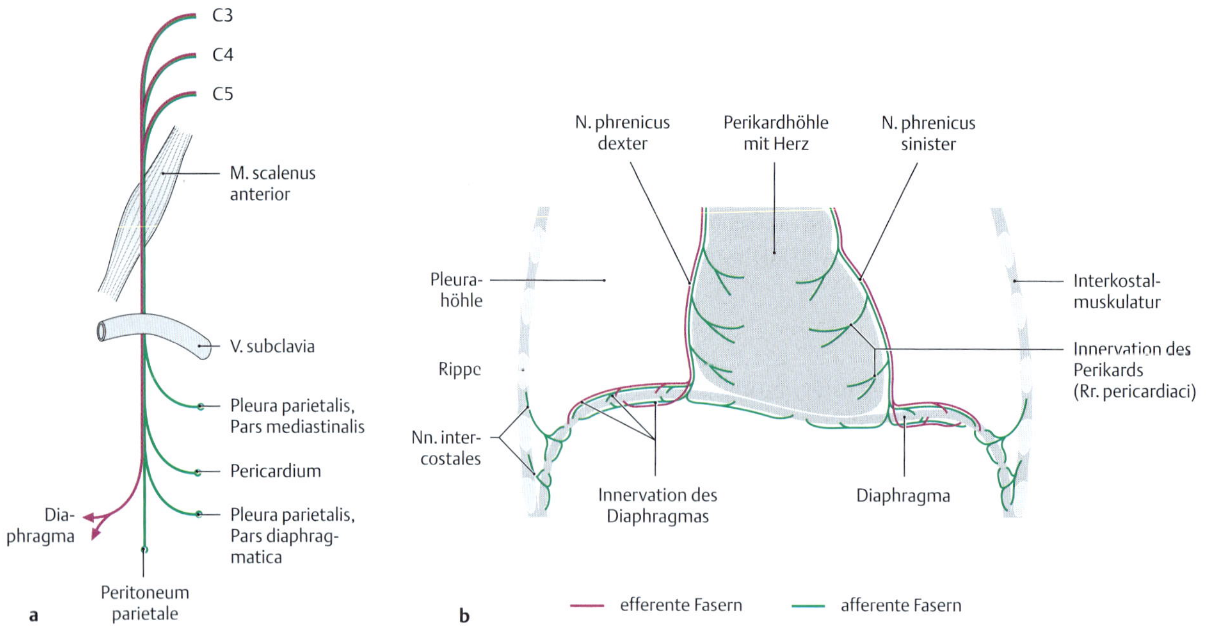

a Schematische Darstellung des N. phrenicus mit Ästen zu den durch ihn innervierten Strukturen.
b Innervation des Perikards und des Diaphragmas durch den N. phrenicus.

Quelle: Schünke M, Schulte E, Schumacher U. PROMETHEUS LernAtlas der Anatomie, Innere Organe. Illustrationen von Voll M u. Wesker K. 6. Aufl. Stuttgart: Thieme; 2022

Lage und Verlauf: Entwicklungsgeschichtlich ist er ein Halsnerv und erhält Fasern aus den zervikalen Rückenmarkssegmenten **C 3–C 5**, v. a. aus C 4 (S. 889). Auf dem **M. scalenus ant.** (Abb. **34.4**) zieht er ventral vom N. vagus in die **Apertura thoracis superior** und verläuft **ventral vom Lungenstiel** nach kaudal.

Lage und Verlauf: Der N. phrenicus ist entwicklungsgeschichtlich ein **Halsnerv** und erhält Fasern aus den **Halssegmenten C 3–C 5**, hauptsächlich aus dem Segment C 4 (S. 889). Auf seinem **Kennmuskel**, dem **M. scalenus anterior** (Abb. **34.4**), tritt er ventral vom N. vagus in die **Apertura thoracis superior** ein und verläuft in der Brusthöhle **ventral vom Lungenstiel** nach kaudal. Im Mediastinum verläuft er zusammen mit den Vasa pericardiacophrenica in einer dünnen Schicht aus lockerem fasrigem Bindegewebe **zwischen Perikard** und **Pleura parietalis**.

Äste:
- **Rr. pericardiaci** zum Herzbeutel und zur Pleura mediastinalis
- auf dem Zwerchfell **motorische Endäste** für verschiedene Abschnitte des Zwerchfells
- Die sensiblen **Rr. phrenicoabdominales** innervieren nach Durchtritt durch das Zwerchfell (S. 529) das Peritoneum im Oberbauch.

Äste: Im Mediastinum gibt der N. phrenicus
- **Rr. pericardiaci** zum Herzbeutel und zur Pleura mediastinalis ab.

Auf dem Zwerchfell verteilt sich der N. phrenicus in seine
- **motorischen Endäste**, welche die verschiedenen Abschnitte des Zwerchfells innervieren.
- Die beiden rein **sensiblen Rr. phrenicoabdominales** treten durch das Zwerchfell, rechts durch das Foramen venae cavae, links weiter ventral am linken Herzrand vorbei durch eine unbenannte Durchtrittsstelle in der Nähe des Hiatus oesophageus (S. 529), in den Bauchraum über. Dort innervieren sie das Peritoneum des Oberbauchs.

► Klinik.

► Klinik. Eine **Reizung** des N. phrenicus führt zum „Schluckauf" (**Singultus**). Bei einer **Läsion** des N. phrenicus kommt es zu einem **Zwerchfellhochstand** auf der betroffenen Seite (vgl. Abb. **20.11b**) und damit zur Behinderung der Atmung. Fasern, die den N. phrenicus bilden, können nicht nur während ihres peripheren Verlaufs, sondern auch im Bereich der Nervenwurzel(n) (radikuläre Schädigung) und im Rückenmark (segmentale Schädigung) verletzt werden. Ursachen können Unfälle (HWS-Schleudertrauma), Tumoren bzw. deren Metastasen und krankhafte Prozesse an Organen im Mediastinum sein. Bei **beidseitigem Ausfall** mit kompletter Parese (Lähmung) des Zwerchfells kommt es zu **lebensbedrohlichen Atemstörungen**.

22.4 Beziehungen von Leitungsbahnen zu Organen im Mediastinum

22.4.1 Topografische Beziehungen zu Trachea und Hauptbronchien

Trachea: Die im Mediastinum superius verlaufende Pars thoracica der Trachea steht **ventral** in topografischer Beziehung zur V. thyroidea inferior, der V. brachiocephalica dextra und sinistra, dem Aortenbogen, Truncus brachiocephalicus, A. carotis communis, dem Plexus pulmonalis, dem tiefen Anteil des Plexus cardiacus sowie verschiedenen Lymphknoten.

Auf der **rechten Seite** hat die Trachea topografische Beziehung zum N. laryngeus recurrens dexter (s. u.), in ihrem distalen Abschnitt zum rechten N. vagus sowie der V. azygos, die den rechten Hauptbronchus überkreuzt.

Auf der **linken Seite** bestehen topografische Beziehungen der Trachea mit dem Aortenbogen, der A. carotis communis sinistra, der A. subclavia sinistra und dem linken N. laryngeus recurrens.

Durch seinen Verlauf um den Aortenbogen liegt der N. vagus hier – anders als auf der rechten Seite – weiter von der Trachea entfernt.

Der Aortenbogen schwingt sich auf Höhe der Bifurcatio tracheae, etwas oberhalb der transthorakalen Ebene (S. 632), über den linken Hauptbronchus und überkreuzt ihn.

Die aus dem Aortenbogen austretenden Arterien (Truncus brachiocephalicus, A. carotis communis sinistra) begleiten die Trachea ventrolateral.

Dorsal wird die Trachea vom Ösophagus begleitet.

Topografische Nachbarschaftsbeziehungen der Pars cervicalis tracheae sind im Kap. Trachea (S. 918) erläutert.

Hauptbronchien: Die Aa. pulmonales treten ventral an die **Hauptbronchien** heran und begleiten sie zur Lunge. Kaudal der A. pulmonalis haben die Vv. pulmonales sinistrae links häufig noch Kontakt mit der Ventralfläche des linken Hauptbronchus.

22.4.2 Topografische Beziehungen zum Ösophagus

Der Ösophagus (Speiseröhre) als Teil des Rumpfdarms ähnelt in seinem Wandbau den anderen Abschnitten des muskulären Verdauungstrakts. Daher wird er zusammen mit dem Magen-Darm-Trakt als funktionelle Einheit besprochen (S. 666), obwohl er topografisch größtenteils in der Brusthöhle liegt.

Aufgrund seiner Lagebeziehungen zu anderen intrathorakalen Organen wird sein Verlauf jedoch an dieser Stelle beschrieben.

Der Ösophagus verläuft zunächst im oberen, dann im unteren hinteren Mediastinum in einem leicht geschwungenen Bogen zunächst links und dann etwas rechts der Medianebene nach unten und entfernt sich dabei zunehmend von der Wirbelsäule (vgl. Abb. **25.4c**).

Unmittelbar über dem Zwerchfell liegt der Ösophagus 1–1,5 cm von der Wirbelsäule entfernt.

Er **kreuzt den Aortenbogen**, der links am Ösophagus zusammen mit dem **linken Hauptbronchus** eine „Delle", die mittlere Ösophagusenge (S. 669), auf Höhe der transthorakalen Ebene (Projektion BWK IV/V) hervorruft, und zieht **dorsal des linken Hauptbronchus, ventral-rechts der Aorta thoracica** nach kaudal.

Auf Höhe der transthorakalen Ebene wird der Ösophagus von folgenden Strukturen begleitet:

- **ventral** von der Bifurcatio tracheae,
- **links** vom Arcus aortae,
- **rechts** von dem Bogen der V. azygos auf ihrem Weg zur V. cava superior und
- **dorsal** von Ductus thoracicus und Truncus sympathicus.

Weiter kaudal verläuft der Ösophagus an der **Hinterwand des linken Vorhofs** (S. 573) vorbei. Dorsal schiebt sich die Aorta zwischen Ösophagus und Wirbelsäule, bevor die Speiseröhre durch den Hiatus oesophageus (S. 529) des Zwerchfells in die Bauchhöhle eintritt.

22.4 Beziehungen von Leitungsbahnen zu Organen im Mediastinum

22.4.1 Topografische Beziehungen zu Trachea und Hauptbronchien

Trachea: Die Pars thoracica der Trachea besitzt folgende topografische Beziehungen:

- **Ventral** zur V. thyroidea inf., Vv. brachiocephalicae, Arcus aortae, A. carotis comm. sin., Plexus pulmonalis und Plexus cardiacus.
- **Rechts** zum jeweils rechten N. vagus, N. laryngeus recurrens, Hauptbronchus und zur V. azygos.
- **Links** zum Aortenbogen, linker A. carotis comm., A. subclavia. und N. laryngeus sin.
- **Dorsal** von der Trachea verläuft der Ösophagus.

Hauptbronchien: Ventral bestehen Beziehungen zu den Pulmonalarterien (links auch -venen).

22.4.2 Topografische Beziehungen zum Ösophagus

Funktionelle Aspekte und Wandbau des Ösophagus sind aufgrund der Einheit mit dem Magen-Darm-Trakt im Kap. Speiseröhre (S. 666) beschrieben, der intrathorakale Verlauf und Beziehungen zu anderen Organen der Brusthöhle jedoch an dieser Stelle.

Der Ösophagus zeigt im hinteren Mediastinum einen geschwungenen Verlauf zunächst links und dann rechts von der Medianabene (Abb. **25.4c**).

Er **kreuzt den Aortenbogen** (S. 618) und zieht dorsal des linken Hauptbronchus, ventral-rechts der Aorta nach kaudal.

In Höhe der transthorakalen Ebene hat er folgende Lagebeziehungen:

- **ventral:** Trachealbifurkation,
- **links:** Aortenbogen,
- **rechts:** V. azygos,
- **dorsal:** Ductus thoracicus und Truncus sympathicus.
- Weiter kaudal besteht Kontakt zum **linken Vorhof** (S. 573) und die Aorta schiebt sich zwischen Ösophagus und Wirbelsäule.

22.5 Topografische Orientierungspunkte zur Projektion

Zur Projektion von inneren Organen auf die Körperoberfläche nutzt man **knöcherne „Landmarken"** und **Orientierungslinien**.

Für die Lage von Strukturen im Thorax sind neben den in Tab. **10.1** genannten folgende wichtig:

- **Interspinallinie:** Verbindung beider **Spinae scapulae**, schneidet BWK IV und den **Dornfortsatz** von Th III. Leicht kaudal dieser Linie projiziert sich die **Grenze zwischen oberem und unterem Mediastinum**.
- **Transthorakale Ebene:** horizontale Ebene durch Angulus sterni in Höhe von BWK IV/V (Abb. **19.2b**). Etwas oberhalb dieser Ebene liegt z. B. die **Bifurcatio tracheae**.
- Das **Centrum tendineum** (S. 287) liegt auf gleicher Höhe mit der **Synchondrosis xiphosternalis** und der **Bandscheibe zwischen BWK VIII und IX** (Atemruhelage).

22.5 Topografische Orientierungspunkte zur Projektion

Zur Beschreibung der Projektion von inneren Organen auf die Körperoberfläche nutzt man **knöcherne „Landmarken"**, die von außen sicht- oder tastbar sind und anhand derer sich **Orientierungslinien** ableiten lassen. Dies ermöglicht eine Höhenlokalisation, die beispielsweise bei operativen Eingriffen eine Rolle spielt.
Für die Lage von Strukturen im Thorax spielen neben den in Tab. **10.1** genannten Orientierungslinien folgende eine Rolle:

- Die **Interspinallinie** verbindet die beiden **Spinae scapulae** miteinander und schneidet die Wirbelsäule beim **Dornfortsatz Th III** (vgl. Abb. **9.10**). Da die Dornfortsätze im Bereich der oberen Brustwirbelsäule schräg abwärts verlaufen (S. 245), liegt ventral des Dornfortsatzes von Th III der **Wirbelkörper von Th IV**. Die **Grenze zwischen oberem und unterem Mediastinum** projiziert sich dorsal leicht unterhalb der Interspinallinie.
- Die insbesondere im angloamerikanischen Raum als **„transthorakale" Ebene** (Abb. **19.2b**) bezeichnete Orientierungsebene, verläuft horizontal durch den Angulus sterni. Sie trifft dorsal etwa die Bandscheibe zwischen 4. und 5. Brustwirbelkörper (BWK IV und BWK V). Etwas oberhalb dieser Ebene projiziert sich beispielsweise die Aufteilungsstelle der Trachea (**Bifurcatio tracheae**).

Das **Centrum tendineum** (S. 287) des Zwerchfells liegt in Atemruhelage auf Höhe der Synchondrose zwischen Corpus sterni und Proc. xiphoideus sterni (**Synchondrosis xiphosternalis**) und projiziert sich dorsal auf die **Bandscheibe zwischen BWK VIII und IX**.

22.6 Entwicklung der großen Gefäße

Abb. **22.9** soll zum Verständnis der Anlage großer embryonaler Gefäße beitragen.

22.6 Entwicklung der großen Gefäße

Zum Verständnis nachfolgend beschriebener Vorgänge der sich im Embryonalkreislauf entwickelnden großen Gefäße dient die Darstellung des Herz-Kreislauf-Systems eines ca. 4 Wochen alten Embryos in Abb. **22.9**.

22.9 Frühembryonales Herz-Kreislauf-System

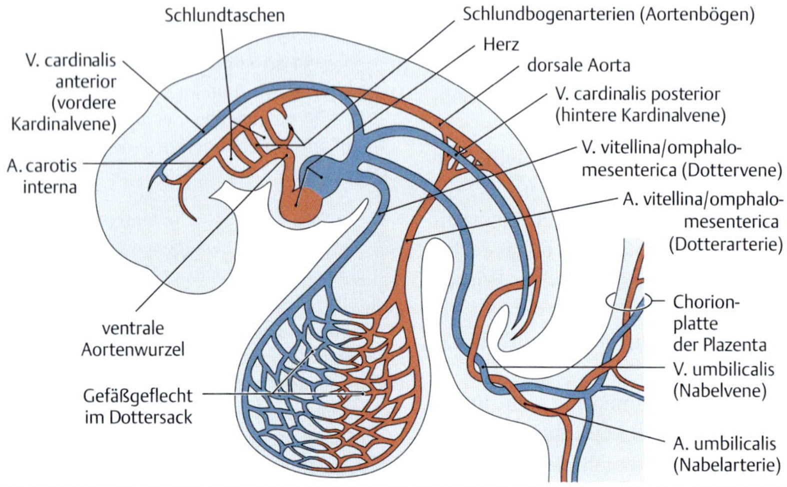

In der 4. Entwicklungswoche ist im menschlichen Embryo ein System aus einem zweikammerigen Herzen sowie drei miteinander kommunizierenden und zum größten Teil symmetrisch angelegten Gefäßsystemen ausgebildet: Neben dem intraembryonalen Kreislauf gibt es einen Dottersack- und Plazentakreislauf (S. 867).

Quelle: Schünke M, Schulte E, Schumacher U. PROMETHEUS LernAtlas der Anatomie. Innere Organe. Illustrationen von Voll M u. Wesker K. 6. Aufl. Stuttgart: Thieme; 2022

22.6.1 Arterielle Gefäße – Differenzierung der Aortenbögen

Die großen herznahen Gefäße entwickeln sich aus den **Aortenbögen** (Tab. **22.2** u. Abb. **22.10**).

22.6.1 Arterielle Gefäße – Differenzierung der Aortenbögen

Der Herzschlauch pumpt das Blut über den Truncus arteriosus in einen nachfolgenden erweiterten Abschnitt, den **Saccus aorticus**. Vom Saccus aorticus entspringen die paarigen **Aortenbögen** (Tab. **22.2** u. Abb. **22.10**).
Sie bilden die großen herznahen Gefäße. Während der Entwicklung werden 6 Aortenbögen angelegt, die vom **Truncus arteriosus** und dem nachfolgenden Saccus aorticus abgehen und in die beiden zunächst **paarigen dorsalen Aorten** münden.
In der 5. Entwicklungswoche vereinigen sich die beiden dorsalen Aorten zur unpaaren **Aorta descendens** (**communis**).

22.10 Differenzierung der Aortenbögen

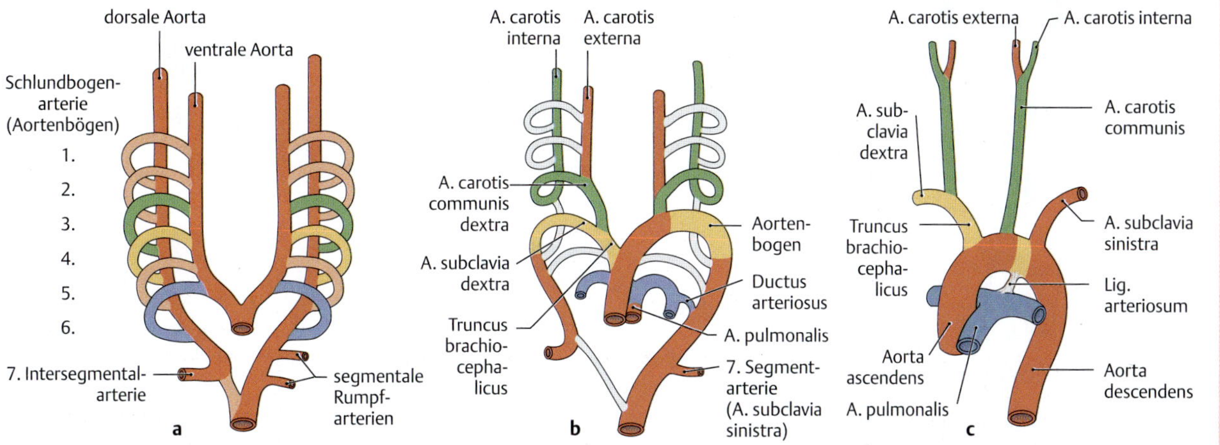

Die 1., 2. und 5. Schlundbogenarterien (syn. Kiemenbogenarterien, Branchialarterien) werden überwiegend zurückgebildet. Die 3., 4. und 6. Schlundbogenarterien bleiben erhalten und bilden die großen herznahen Arterien. Die 3. Schlundbogenarterie liefert Teile der A. carotis communis und distal zusammen mit der Aorta dorsalis die A. carotis interna. Die 4. Schlundbogenarterie stellt links einen Teil des Aortenbogens, rechts den proximalen Abschnitt der A. subclavia dextra. Die 6. Schlundbogenarterie bildet schließlich proximal die A. pulmonalis. Der distale Abschnitt bildet sich rechts zurück, links bildet er den Ductus arteriosus (Botalli (S. 141)) und verbindet die A. pulmonalis mit dem Aortenbogen.

22.2 Embryonale Aortenbögen und ihre Abkömmlinge

embryonaler Aortenbogen	Adultes Gefäß	
I	(Rückbildung)	
II		
III	▪ proximal:	Teile der A. carotis communis (Rest durch ventrale Aorta)
	▪ distal:	A. carotis interna
IV	▪ links:	Teil des definitiven Aortenbogens (Arcus aortae)
	▪ rechts:	proximale A. subclavia
V	(wenn angelegt:	Rückbildung)
VI	▪ proximal bds.:	proximaler Teil der A. pulmonalis
	▪ distal links:	Ductus arteriosus (Botalli) (S. 141)
	▪ (distal rechts:	Rückbildung)

22.2

▸ Merke. Die Aortenbögen bestehen nie alle gleichzeitig: Die ersten beiden haben sich bei Entstehung des sechsten Aortenbogens bereits zurückgebildet.

▸ Merke.

22.6.2 Venöse Gefäße – Differenzierung des Kardinalvenensystems

Die großen mediastinalen Venen gehen aus den **Kardinalvenen** (**Vv. cardinales**) hervor, die in der 3. bis 4. Entwicklungswoche neben Dotter- und Nabelvenen (Vv. vitelinae und Vv. umbilicales) als eines der drei großen Venenpaare angelegt sind.
Das System der **Kardinalvenen** besteht aus den jeweils paarigen **vorderen** und **hinteren Kardinalvenen** (**Vv. cardinales anteriores** und **posteriores**), die venöses Blut aus den kranialen bzw. kaudalen Teilen des Embryos in den Sinus venosus zurückleiten (Abb. **22.11**). Die vordere und hintere Kardinalvene einer Seite vereinigen sich vor ihrem Eintritt in den Sinus venosus und bilden ein gemeinsames Endstück, die

22.6.2 Venöse Gefäße – Differenzierung des Kardinalvenensystems

Die großen mediastinalen Venen gehen aus den Kardinalvenen (Vv. cardinales) hervor (Abb. **22.11**).

22.11 Entwicklung der großen Körpervenen aus den Kardinalvenen

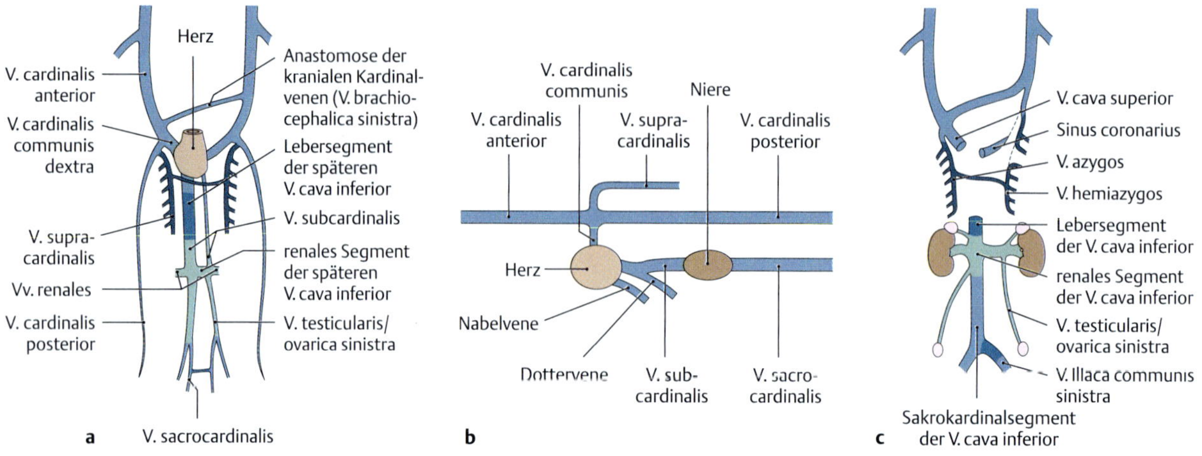

a Kardinalvenensystem während der Embryonalentwicklung zwischen der 5. und 7. Entwicklungswoche in der Ansicht von ventral
b und von lateral
c sowie zum Zeitpunkt der Geburt in der Ansicht von ventral.

Quelle: Schünke M, Schulte E, Schumacher U. PROMETHEUS LernAtlas der Anatomie. Allgemeine Anatomie und Bewegungssystem. Illustrationen von Voll M u. Wesker K. 6. Aufl. Stuttgart: Thieme; 2022

V. cardinalis communis sinistra bzw. **dextra** (Ductus Cuvieri sin./dext.). Zwischen den Kardinalvenen bilden sich verschiedene Queranastomosen aus. So entsteht die V. brachiocephalica sinistra aus einer Queranastomose zwischen linker und rechter V. cardinalis anterior (Abb. **22.11a** und Abb. **22.11b**).
In der 5. bis 7. Woche der Embryonalentwicklung bilden sich zusätzlich drei weitere Venensysteme aus: **Supra-**, **Sub-** und **Sakrokardinalvenen**. Die Suprakardinalvenen (**Vv. supracardinales**) ersetzen die vorderen Kardinalvenen und entwickeln sich zum Azygos-System.

Bauch- und Beckenraum – Gliederung

H

23 Peritoneal- und Lageverhältnisse der Organe im Bauch- und Beckenraum

J. Kirsch

23.1 Einführung

23.1 Einführung

Bauch- und **Beckenhöhle** werden auch als **Bauch-** und **Beckenraum** bezeichnet. Der Begriff Peritonealhöhle bezeichnet den von Peritoneum begrenzten kapillaren Spalt.

Bauch- (**Cavitas abdominis**) und Beckenhöhle (**Cavitas pelvis**) bilden eine funktionelle Einheit: Die Linea terminalis (S. 320) bildet die topografische Grenze zwischen beiden Höhlen.

Anders als bei der Brusthöhle (S. 524) haben sich für die **Bauch-** und **Beckenhöhle** auch die Bezeichnungen **Bauch-** und **Beckenraum** eingebürgert, sodass im Folgenden für diese topografischen Körperhöhlen (S. 512) die Begriffe synonym verwendet werden. Im Unterschied hierzu bezeichnet der Begriff **Peritonealhöhle** den von Peritoneum begrenzten kapillaren Spalt (s. u.).

Während die Bauchhöhle (**Cavitas abdominalis**) gegen die Brusthöhle (**Cavitas thoracis**) durch das Zwerchfell (Diaphragma) klar abgegrenzt ist, geht sie ohne Trennung durch anatomische Strukturen in die Beckenhöhle (**Cavitas pelvis**) über. Eine Unterteilung erfolgt lediglich nach topografischen Gesichtspunkten, nach denen die Linea terminalis (S. 320) die Grenze zwischen der kranialen Bauch- und der kaudal gelegenen Beckenhöhle darstellt.

► Klinik.

► Klinik. Das klinische Bild des „akuten Abdomens“ verdeutlicht, dass der Bauch als Körperabschnitt zwischen Thorax und Becken nicht streng von Letzterem zu trennen ist. Man versteht unter dem **akuten Abdomen** einen typischen Symptomkomplex, der durch unterschiedliche akute Prozesse innerhalb der als Einheit anzusehenden Bauch-Becken-Höhle verursacht wird: Starke abdominelle Schmerzen sind gepaart mit „Abwehrspannung“, d. h. bereits bei vorsichtiger Palpation der Bauchdecke ist diese durch Verkrampfung der Bauchmuskulatur „bretthart“. Die Störung der Darmfunktion/-entleerung kann bis zur vollständigen Lähmung der Peristaltik reichen und ist als Veränderung gegenüber physiologischen Darmgeräuschen mit dem Stethoskop auskultierbar. Betroffene zeigen sich stets in schlechtem Allgemeinzustand, evtl. mit Fieber. Zugrunde liegen können **Entzündungen**, z. B. Appendizitis (S. 700), akute Cholezystitis (S. 732), Divertikulitis (S. 701), akute Pankreatitis (S. 737), **Perforation**, z. B. Wanddurchbruch, häufig auf dem Boden eines Magen- (S. 685) oder Zwölffingerdarmgeschwürs sowie **Verschluss** eines Hohlorgans, z. B. Darmverschluss = Ileus, Verlegung der Gallenwege (S. 730) oder des Harnleiters (S. 766). Häufig gibt bereits die Schmerzcharakteristik einen Hinweis auf mögliche Ursachen, bei denen neben o. g. auch Störungen der viszeralen Durchblutung und gynäkologische Erkrankungen in Betracht gezogen werden sollten. Aufgrund der drohenden Gefahr von Kreislaufstörungen und Schock erfordert das akute Abdomen immer eine zügige Abklärung.

23.2 Gliederung des Bauch-Becken-Raums

23.2 Gliederung des Bauch-Becken-Raums

Der als Einheit anzusehende Raum kann untergliedert werden:

- anhand des Peritoneums,
- in transversale Stockwerke,
- in frontale Schichten.

Eine weitere Zuordnung wird durch die Einteilung der Bauchwand in Quadranten erreicht.

Eine Untergliederung dieser als Einheit anzusehenden Räume erfolgt nach verschiedenen Gesichtspunkten:

- Durch den Verlauf des **Bauchfells** (**Peritoneum**) kann anatomisch ein intraperitonealer von einem extraperitonealen Anteil unterschieden werden.
- Die Unterteilung in **transversale Stockwerke** oder
- **frontale Schichten** ist hinsichtlich der Lagebeschreibung einzelner Organe innerhalb des Bauch-Becken-Raumes und ihrer Beziehung zueinander hilfreich.

Eine weitere Zuordnung ist mit Hilfe der Organprojektion auf Regionen der Bauchwand (S. 315) bzw. deren Einteilung in Quadranten möglich.

23.1 Peritonealhöhle im Bauch- und Beckenraum

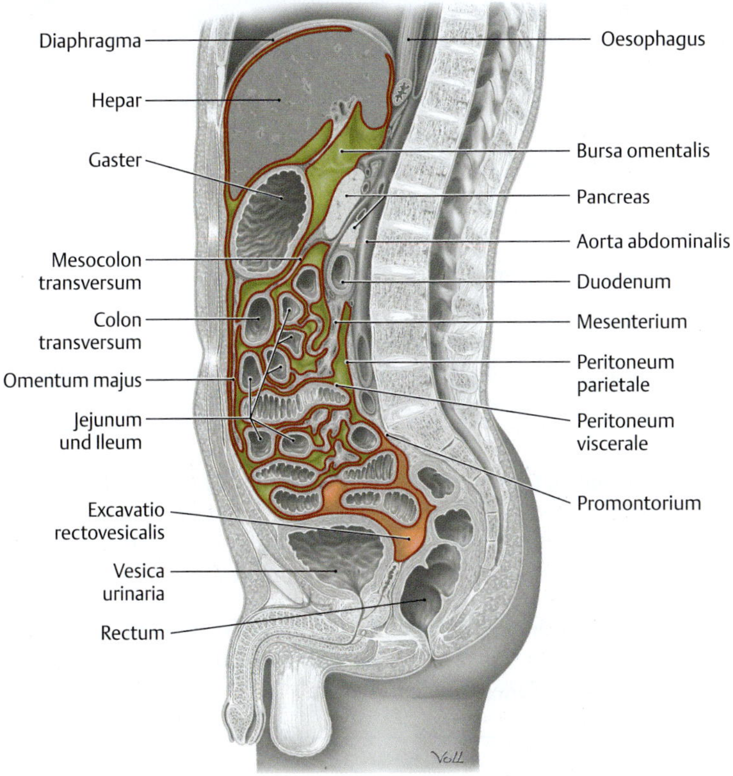

Mediansagittalschnitt: Die Cavitas peritonealis ist lediglich topografisch in einen Bauch- und einen Beckenanteil untergliedert (farblich unterschiedlich markiert). Dorsal und kaudal der Peritonealhöhle erstreckt sich das Spatium extraperitoneale.

Quelle: Schünke M, Schulte E, Schumacher U. PROMETHEUS LernAtlas der Anatomie, Innere Organe. Illustrationen von Voll M u. Wesker K. 6. Aufl. Stuttgart: Thieme; 2022

23.1

Einteilung durch das Peritoneum: Durch den Verlauf des Bauchfells unterscheidet man folgende Anteile (Abb. **23.1**):

- **Cavitas peritonealis** (**abdominis** bzw. **pelvis** je nach Lage kranial oder kaudal der Linea terminalis), die **Peritonealhöhle**. Sie ist wie die Perikard- und Pleurahöhle keine Höhle im eigentlichen Wortsinn, sondern vielmehr ein Komplex aus sich dauernd verändernden, kapillaren Verschiebespalten zwischen den intraperitoneal gelegenen Organen (Tab. **23.3**) und den von Peritoneum parietale ausgekleideten Wänden der Peritonealhöhle.
- Spatium extraperitoneale (abdominis bzw. pelvis), ein Bindegewebsraum der sich als **Spatium retroperitoneale** (S. 752) zwischen der dorsalen Leibeswand und dem ventral angrenzenden parietalen Peritoneum (s. u.) befindet und kaudal in das **Spatium retroinguinale** (S. 651) und das **Spatium retropubicum** übergeht. Früher wurden beide Spatia zum Spatium subperitoneale zusammengefasst. Im Spatium extraperitoneale liegen die primär und sekundär retroperitonealen sowie die subperitonealen Organe (Tab. **23.3**).

Einteilung durch das Peritoneum: in folgende Anteile (Abb. **23.1**):

- Die **Peritonealhöhle** ist ein kapillarer Verschiebespalt zwischen den intraperitonealen Organen (Tab. **23.3**) und der von parietalem Peritoneum ausgekleideten Wand.
- Das **Spatium extraperitoneale** wird unterteilt in das dorsal gelegene **Spatium retroperitoneale** und die kaudal gelegenen **Spatia retropubicum** und **retroinguinale** (früher zusammengefasst als **Spatium subperitoneale**). Hier liegen die extraperitonealen Organe (Tab. **23.3**).

Einteilung in transversale Stockwerke: Abhängig von ihrer Lage zu einer horizontal durch den Nabel gezogenen Linie können die Organe in der Bauchhöhle dem **Ober-** bzw. dem **Unterbauch** zugeordnet werden. Hierbei ist allerdings zu beachten, dass das Colon transversum trotz seiner Lokalisation im Oberbauch funktionell dem Unterbauch zuzurechnen ist. Oft wird auch das Querkolon als Grenze zwischen Ober- und Unterbauch angesehen. Da es sich jedoch in unterschiedlicher Höhe befinden kann und darüber hinaus von außen nicht sichtbar ist, eignet sich die Orientierung anhand der Nabellinie in der Praxis besser.

Zusammen mit der Beckenhöhle (Beginn: Linea terminalis) ergibt sich so eine Einteilung in drei transversale „Stockwerke" (Tab. **23.1**). Letztere stehen in keinem Zusammenhang mit den gelegentlich auch als „Beckenstockwerke" bezeichneten Etagen des kleinen Beckens (S. 650).

Einteilung in transversale Stockwerke: Die Bauchorgane werden durch ihre Lage zu einer horizontal durch den Nabel gezogenen Linie dem Ober- oder Unterbauch zugeordnet. Trotz seiner Lage im Oberbauch ist das Querkolon funktionell dem Unterbauch zuzuordnen.

Mit den Beckenorganen ergeben sich 3 Stockwerke (Tab. **23.1**).

23.1

23.1 Einteilung der Bauch- und Beckenhöhle in transversale Stockwerke

Stockwerk	Organe
Oberbauch	▪ Magen (S. 680) ▪ Duodenum (S. 691) ▪ Leber (S. 721), Gallenwege (S. 729) und Gallenblase (S. 731) ▪ Pankreas (S. 735) ▪ Milz (S. 178)
Unterbauch	▪ Jejunum und Ileum (S. 694) ▪ Zäkum und Teile des Kolons (S. 698)
kleines Becken	▪ Rektum (S. 705) ▪ Harnblase (S. 768) ▪ Endabschnitte der Ureteren ▪ ♀ Uterus (S. 787), Tuben (S. 785), Ovarien (S. 782), Vagina (S. 792) ▪ ♂ Ductus deferens (S. 821), Prostata (S. 823), Gl. vesiculosa (S. 822)

▸ Merke.

▸ **Merke.** Die Einteilung in Ober- und Unterbauch wird im klinischen Alltag häufig benutzt. Sie bezieht sich lediglich auf die Lage eines Organs oder das Auftreten von Schmerzen in Bezug zur horizontalen Linie durch den Nabel und nicht auf die Zugehörigkeit eines Organs zum oberen oder unteren Gastrointestinaltrakt.

Einteilung in frontale Schichten: Von ventral nach dorsal unterscheidet man 3 Schichten (Tab. **23.2**).

Einteilung in frontale Schichten: Man unterscheidet drei von ventral nach dorsal aufeinander folgende Schichten (Tab. **23.2**), die z. B. bei der Planung und Durchführung chirurgischer Eingriffe von Bedeutung sein können.

23.2 Einteilung der Bauchhöhle in frontale Schichten

Schicht	Organsystem	Organe	Ansicht in Projektion auf die ventrale Bauchwand*
ventrale Schicht	Verdauungssystem	hepatobiliäres System: ▪ Leber ▪ Gallenwege ▪ Gallenblase Gastrointestinaltrakt: ▪ Magen ▪ Jejunum ▪ Ileum ▪ Colon transversum	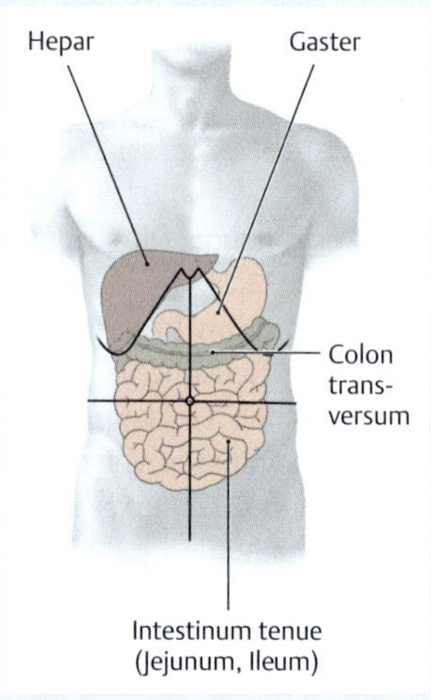
	Urogenitalsystem	▪ Harnblase	

Quelle: Schünke M, Schulte E, Schumacher U. PROMETHEUS LernAtlas der Anatomie, Innere Organe. Illustrationen von Voll M u. Wesker K. 6. Aufl. Stuttgart: Thieme; 2022

23.2 Einteilung der Bauchhöhle in frontale Schichten (Fortsetzung)

Schicht	Organsystem	Organe	Ansicht in Projektion auf die ventrale Bauchwand*
mittlere Schicht	Verdauungssystem	▪ Pankreas ▪ Duodenum ▪ Colon ascendens und descendens	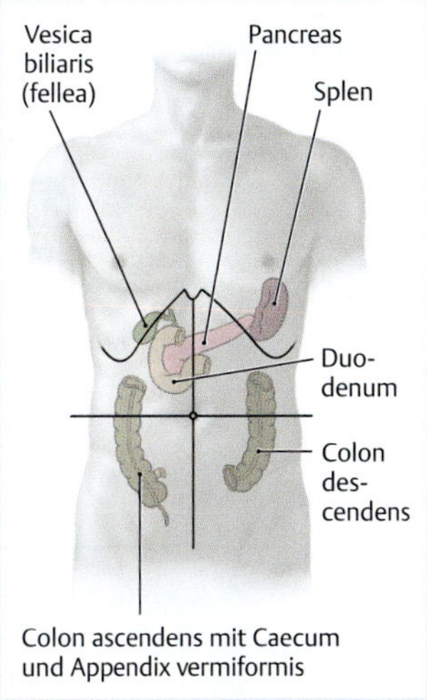 *Quelle: Schünke M, Schulte E, Schumacher U. PROMETHEUS LernAtlas der Anatomie, Innere Organe. Illustrationen von Voll M u. Wesker K. 6. Aufl. Stuttgart: Thieme; 2022*
	Lymphatisches System	▪ Milz	
	Urogenitalsystem	▪ Uterus ▪ Tuben ▪ Ovarien	
dorsale Schicht	Herz-Kreislauf-System	▪ große Gefäße	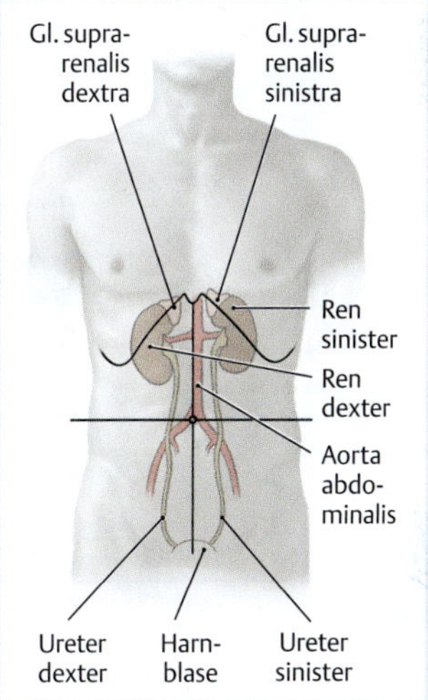 *Quelle: Schünke M, Schulte E, Schumacher U. PROMETHEUS LernAtlas der Anatomie, Innere Organe. Illustrationen von Voll M u. Wesker K. 6. Aufl. Stuttgart: Thieme; 2022*
	Urogenitalsystem	▪ Nieren ▪ Ureteren	
	Endokrines System	▪ Nebennieren	

* Zur Einteilung der ventralen Bauchwand in Quadranten und andere klinisch gebräuchliche Regionen (S. 315). Die Harnblase gehört zur ventralen Schicht, ist hier aber im Zusammenhang mit den Harnorganen dargestellt und fehlt in a.

23.3 Peritoneum und seine Beziehung zu Organen

23.3.1 Peritoneum (Bauchfell)

Das Peritoneum (gr.: das Herum- oder Ausgespannte) ist die **seröse Haut** der innerhalb von Bauch- und Beckenraum gelegenen Peritonealhöhle.

Funktion und Aufbau: Es entspricht in Funktion und Feinbau anderen serösen Häuten (S. 514). Man unterscheidet auch hier zwischen einem die intraperitonealen Organe (s. u.) überziehenden Blatt (**Peritoneum viscerale**) und dem Wand auskleidenden **Peritoneum parietale**. Die als Transsudat entstehende **Peritonealflüssigkeit** (50–70 ml) dient der besseren Verschieblichkeit der intraperitoneal gelegenen Organe untereinander und gegenüber den Wänden der Peritonealhöhle. Dies ist hier besonders wichtig, da, anders als bei Herz und Lunge, nicht nur ein Organ von der Serosa umhüllt wird. Die von Peritoneum überzogenen Organe unterliegen zwar nicht so schnellen Volumenänderungen wie die beiden Organe der Brusthöhle mit Serosa-

23.3 Peritoneum und seine Beziehung zu Organen

23.3.1 Peritoneum (Bauchfell)

Peritoneum bezeichnet die **seröse Haut** der im Bauch- und Beckenraum gelegenen Peritonealhöhle.
Funktion und Aufbau des Bauchfells, bei dem man **Peritoneum viscerale** und **parietale** unterscheidet, entsprechen denen anderer seröser Häute (S. 514). Durch die besondere Anordnung vieler Organe mit wechselndem Füllungszustand in der Bauchhöhle ist deren Verschieblichkeit gegeneinander besonders wichtig. Sie wird durch die **Peritonealflüssigkeit** gewährleistet, vgl. Aszites (S. 517).

überzug, jedoch liegen viele Organe mit wechselnden Füllungszuständen dicht beieinander. Auch in der Peritonealhöhle genügen wenige Milliliter Peritonealflüssigkeit, um ein Gleiten der Organe gegeneinander zu ermöglichen; gesteigerte Flüssigkeitsansammlungen = **Aszites** (S. 517).

Die Oberfläche des Peritoneums entspricht etwa der des Körpers.

Die Oberfläche des Peritoneums beträgt beim Erwachsenen ca. 2 m^2 und entspricht damit in etwa der Körperoberfläche. Lymphkapillaren im Peritoneum stehen über spezielle Öffnungen (**Stomata**) direkt mit der Peritonealhöhle in Verbindung.

▸ Klinik.

▸ Klinik. Die große Oberfläche in Verbindung mit den außerordentlich guten resorptiven Eigenschaften des Peritoneums hat zur Folge, dass jede bakterielle Infektion der Bauchhöhle (**Peritonitis**) sehr gefährlich ist: Bakterielle Toxine (z. B. Lipopolysaccharide in der Wand bestimmter Bakterien = Endotoxine) können rasch in den Kreislauf gelangen und dort zu einem **Kreislaufversagen** (Endotoxinschock) führen.
Als Folge einer Peritonitis oder nach chirurgischen Eingriffen in die Bauchhöhle kann es zu **Verwachsungen** und zu Verklebungen der Peritonealblätter kommen, die zu Schmerzen und sogar zu einem **Darmverschluss** (**Ileus**) führen können.

Die als Maculae lacteae (S. 517) bezeichneten Ansammlungen von Makrophagen und anderen Abwehrzellen sind im Omentum majus (S. 646) besonders zahlreich, wodurch es besonders effektiv auf lokale entzündliche Prozesse reagieren kann.

Innervation: Das Peritoneum parietale ist im Gegensatz zum viszeralen Peritoneum sensibel innerviert: Nn. spinales (S. 198) und N. phrenicus (S. 629).

Innervation: Das Peritoneum parietale ist im Gegensatz zum viszeralen Peritoneum sensibel innerviert. Mit Ausnahme der Unterseite des Zwerchfells, wo das Peritoneum parietale über den **N. phrenicus** (S. 629) sensibel innerviert wird, verlaufen die sensiblen Fasern in den segmentalen Nerven, den **Nn. spinales** (S. 198). Im viszeralen Peritoneum finden sich neben efferenten autonomen Nervenfasern relativ viele freie Nervenendigungen, Mechanorezeptoren sowie viszeroafferente Nervenfasern. Dennoch ist unklar, warum das viszerale Peritoneum nahezu schmerzunempfindlich ist.

▸ Klinik.

▸ Klinik. Lokal entzündliche Prozesse, z. B. Magen- (S. 685) oder Zwölffingerdarmgeschwür, Appendizitis (S. 700) oder Cholezystitis (S. 732), greifen, sobald sie das Peritoneum viscerale erreichen, leicht auf das Peritoneum parietale über. Wegen der guten sensiblen Innervation des parietalen Peritoneums ist eine Peritonitis daher immer äußerst schmerzhaft und geht mit einer Erhöhung der Abwehrspannung der Bauchdecken einher.

23.2 Mesos des Darms

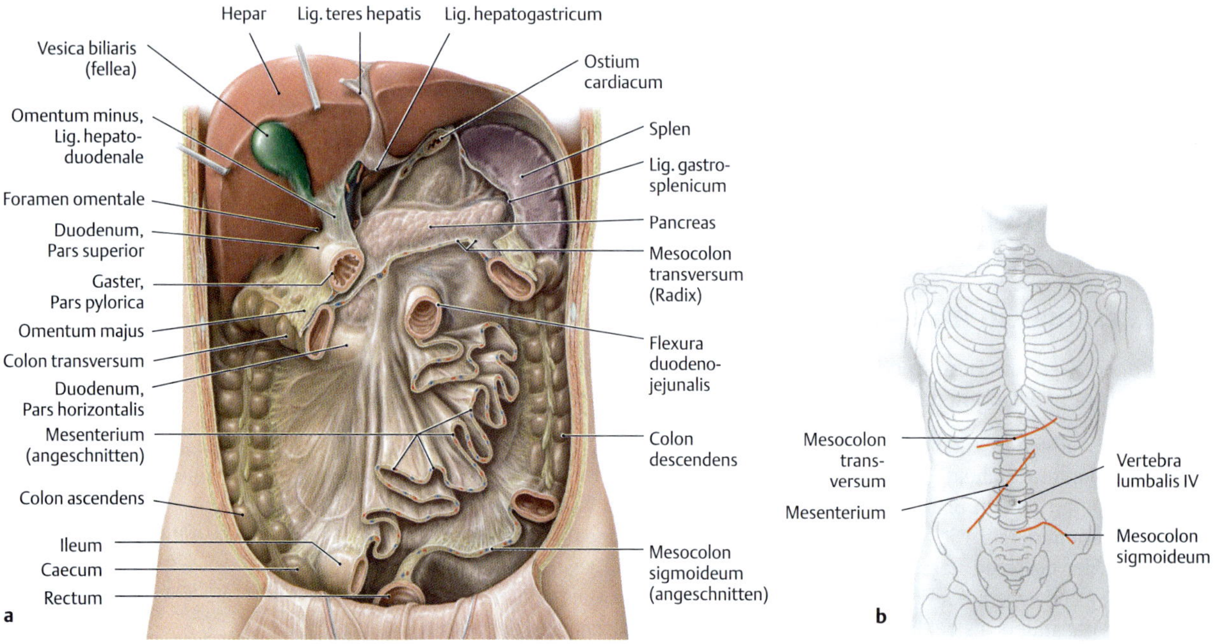

a Ansicht von ventral nach Entfernung von Omentum majus und intraperitoneal gelegenen Darmabschnitten.
b Projektion der Mesenterialwurzeln auf das Skelett.

Quelle: Schünke M, Schulte E, Schumacher U. PROMETHEUS LernAtlas der Anatomie, Innere Organe. Illustrationen von Voll M u. Wesker K. 6. Aufl. Stuttgart: Thieme; 2022

23.3.2 Lagebeziehung der Organe zum Peritoneum

Die Lage der Organe im Bauch- und Beckenraum wird in Bezug zum Peritoneum unterschieden (Tab. **23.3**).

23.3.2 Lagebeziehung der Organe zum Peritoneum

Die Lage wird hinsichtlich der Peritonealbeziehung charakterisiert (Tab. **23.3**).

Tab. 23.3 Lagebeziehung der Bauch- und Beckenorgane zum Peritoneum

Lage	Peritonealbezug	Organe	schematische Darstellung
intraperitoneal = innerhalb der Peritonealhöhle gelegen (①)	Das jeweilige Organ ▪ ist allseits vom Peritoneum viscerale überzogen ▪ mit dem Spatium extraperitoneale über ein „Meso" verbunden	▪ **Cavitas peritonealis abdominis:** Magen, Jejunum, Ileum, Colon transversum, Colon sigmoideum, Leber, Milz ▪ **Cavitas peritonealis pelvis:** Uterus, Tuben, Ovarien	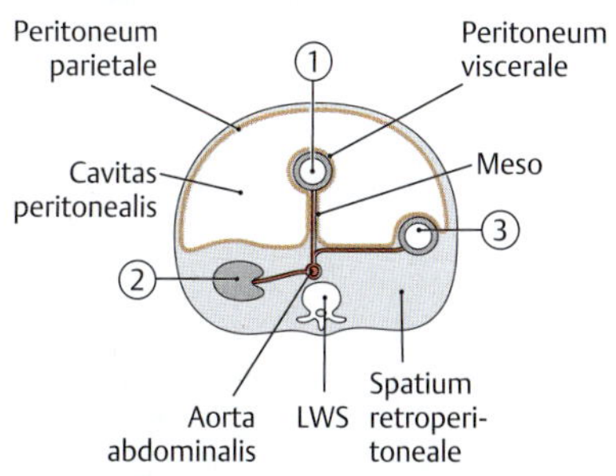
extraperitoneal* = außerhalb der Peritonealhöhle gelegen	Das jeweilige Organ		
▪ **retroperitoneal** = im Retroperitonealraum (Spatium retroperitoneale) → „hinter" dem Peritoneum parietale	▪ ist ventral (meist nur teilweise) von Peritoneum parietale überzogen	▪ **primär retroperitoneal** (②): Niere, Nebenniere, Ureter ▪ **sekundär retroperitoneal** (③)**: Pankreas, Duodenum, Colon ascendens und descendens	
▪ **subperitoneal** = im Subperitonealraum (Spatia retroinguinale und retropubicum)→ „unter" dem Peritoneum parietale	▪ ist auf seiner Oberseite von Peritoneum parietale überzogen	▪ Harnblase, Rektum ▪ ♂: Prostata, Gl. vesiculosa ▪ ♀: Cervix uteri	

Horizontalschnitt auf der Höhe der LWS in der Ansicht von kranial. Die Peritonealhöhle ist hier lediglich zur Verdeutlichung als weiter Hohlraum dargestellt, entspricht jedoch in situ vielmehr einem kapillaren Spalt.

*Manchmal wird der Begriff „extraperitoneal" auch im Sinne von „ohne Kontakt zum Peritoneum" verwendet.
Da manche Organe durch Umlagerungen während der Embryonalentwicklung von einer ursprünglich intraperitonealen in eine retroperitoneale Lage kommen, spricht man in diesem Fall von einer **sekundär retroperitonealen Lage. Meist ist die ventrale Seite dieser Organe von Peritoneum viscerale überzogen.

23.4 Peritonealverhältnisse in der Cavitas peritonealis

23.4.1 Mesos intraperitonealer Organe

Die besondere Anordnung der intraperitonealen Organe, die gemeinsam in einer serösen Höhle liegen und über bindegewebige, von Peritoneum überzogenen Platten mit der rückseitigen Wand der Abdominalhöhle verbunden sind, ermöglicht ihnen zum einen **Halt**, zum anderen aber auch eine gewisse **Beweglichkeit** gegeneinander. Die von Peritoneum überzogenen Bindegewebsplatten werden nach dem jeweiligen Organ bzw. Organabschnitt benannt, dem die Silbe **„Mes"** oder **„Meso"** vorangestellt ist, oder (nach Abschluss der Umlagerungen während der Embryonalperiode) als **Lig.** (**Band**) bezeichnet.

Mesenterium bezeichnet also z. B. die Befestigung des Dünndarms, Mesocolon transversum die des Querkolons in der Abdominalhöhle. Da beide Seiten der Bindegewebsplatten von Peritoneum überzogen sind, werden sie auch als Duplikaturen bezeichnet. Der Übergang vom viszeralen zum parietalen Peritoneum erfolgt an der Stelle, wo das Meso auf die rückwärtige Wand der Abdominalhöhle trifft. Diese Stelle wird bei Jejunum und Ileum als **Radix mesenterii** (**Mesenterialwurzel**) bezeichnet. Durch die Radix treten die Leitungsbahnen zur Versorgung des Mesos und des entsprechenden Organs bzw. Organabschnitts ein.

In der Beckenhöhle entstehen die Mesos durch das Einwachsen ursprünglich extraperitoneal angelegter Organe (Uterus und Adnexe), die sich beim Einwachsen in die Beckenhöhle vorwölben und das sie umgebende Bindegewebe zu Mesos ausziehen.

23.4 Peritonealverhältnisse in der Cavitas peritonealis

23.4.1 Mesos intraperitonealer Organe

Von Peritoneum überzogene bindegewebige Platten verbinden die intraperitonealen Organe mit der dorsalen Abdominalwand. Sie werden nach dem jeweiligen Organ benannt, dem die Vorsilbe **„Mes"** oder **„Meso"** vorangestellt wird, oder als **Ligament** bezeichnet. Am Übergang vom viszeralen zum parietalen Peritoneum liegt die **Mesenterialwurzel** (**Radix**), über die Leitungsbahnen an die jeweiligen Organe herantreten.

23.4.2 Recessus der Peritonealhöhle

Ein **Recessus** ist i. A. die **Ausbuchtung eines Hohlraums**.

Man unterscheidet folgende Recessus:
- Ausbuchtungen des Peritoneums am Übergang eines Darmabschnitts von retro- zu intraperitonealer Lage (Abb. **23.3**)

▸ Klinik.

- Drainageräume zwischen Anheftungsstellen der Organe und den Mesenterialwurzeln werden als Recessus oder Sulci bezeichnet. Sie sind mit Peritonealflüssigkeit gefüllt.

23.4.2 Recessus der Peritonealhöhle

Unter einem **Recessus** versteht man im Allgemeinen die **Ausbuchtung eines Hohlraums**, wobei diese Ausbuchtungen im Falle der Peritonealhöhle recht vielgestaltig sind.

Man unterscheidet hier folgende Recessus:
- Ausbuchtungen an der Hinterwand der Peritonealhöhle, die durch den Übergang eines Darmabschnitts von retro- nach intraperitoneal (oder umgekehrt) entstehen (z. B. Recessus duodenojejunalis superior und inferior, Abb. **23.3**).

▸ Klinik. Wenn die relativ frei beweglichen Darmschlingen in diesen Recessus eingeklemmt werden (sog. **„innere Hernie"**, bei Einklemmung in einen der Recessus duodenalis als **Treitz-Hernie** bezeichnet), kommt es zu einer beeinträchtigten Passage des Darminhalts. In schweren Fällen kann es zu einem lebensbedrohlichen **Darmverschluss** (**mechanischer Ileus**) kommen. Werden dabei auch die Leitungsbahnen des eingeklemmten Darmsegments abgeklemmt, spricht man von einem **Strangulationsileus**. Bei einer Abklemmung der Blutzufuhr kommt es durch Sauerstoffmangel im Versorgungsbereich des entsprechenden Blutgefäßes zu einer **Nekrose** des betroffenen Darmabschnitts: Durch diesen pathologischen Untergang des Gewebes werden zahlreiche Mediatoren für Entzündungsprozesse und ggf. auch Toxine und Bakterien freigesetzt, die zu einer Peritonitis (S. 640) führen können.

- Drainageräume, die als unvollständig gegeneinander abgegrenzte Räume zwischen den Anheftungsstellen der Organe und Organen bzw. Organabschnitten anzusehen sind (z. B. Recessus hepatorenalis, Recessus intersigmoideus) werden ebenfalls als Recessus oder Sulci bezeichnet. Sie sind mit Peritonealflüssigkeit gefüllt, die in diesen kapillaren Spalten frei zirkulieren kann.
- Weiterhin können auch weitgehend abgegrenzte Nebenräume der Peritonealhöhle (wie z. B. die Bursa omentalis, s. u.) sowie die Excavatio rectouterina = Douglas-Raum (S. 647) und die Excavatio rectovesicalis als Recessus angesehen werden.

23.3 Recessus der Peritonealhöhle

Bezeichnung		Lage	
Recessus der Hinterwand der Peritonealhöhle			
Recessus duodenalis	superior	kranial	der Flexura duodenojejunalis
	inferior	kaudal	
Recessus ileocaecalis	superior	kranial	am ileozäkalen Übergang
	inferior	kaudal	
Recessus retrocaecalis		von kaudal hinter dem Zäkum	
Recessus als „Drainageräume"			
parietokolischer Spalt	links	links des Colon descendens	
	rechts	rechts von Caecum und Colon ascendens	
mesenterokolischer Spalt	links	zwischen Radix mesenterii und Colon descendens und sigmoideum	
	rechts	zwischen Radix mesenterii und Colon ascendens	
Recessus intersigmoideus		von kaudal hinter dem Mittelteil des Sigmoids	
Recessus hepatorenalis		zwischen Leber und rechter Niere/Nebenniere	
Recessus subhepaticus		zwischen Leber und Colon transversum	
Recessus subphrenici		paarig unter dem Zwerchfell	

Recessus der Peritonealhöhle siehe Abb. **23.5a**, Recessus als „Drainageräume" siehe Abb. **23.5b**.

▶ Klinik. Bei vermehrter Produktion von Peritonealflüssigkeit, sog. **Aszites** (S. 517), oder **intraabdominellen Blutungen** (z. B. nach stumpfem Bauchtrauma) sammeln sich diese Flüssigkeiten im Liegen(!) bevorzugt im Recessus hepatorenalis (dem beim auf dem Rücken liegenden Menschen tiefsten Punkt der Bauchhöhle), wo sie sonografisch nachgewiesen werden können. Auf der linken Seite sammelt sich die Flüssigkeit im **Recessus splenorenalis**, der klinisch als **„Koller Pouch"** bezeichnet wird. Der **Recessus hepatorenalis** wird in der Klinik als **„Morrison Pouch"** bezeichnet (s. Abb. **23.4**).

23.4 Flüssigkeit im Morrison Pouch

Quelle: Delorme S, Debus J, Jenderka K, Hrsg. Duale Reihe Sonografie. 3. Aufl. Stuttgart: Thieme; 2012

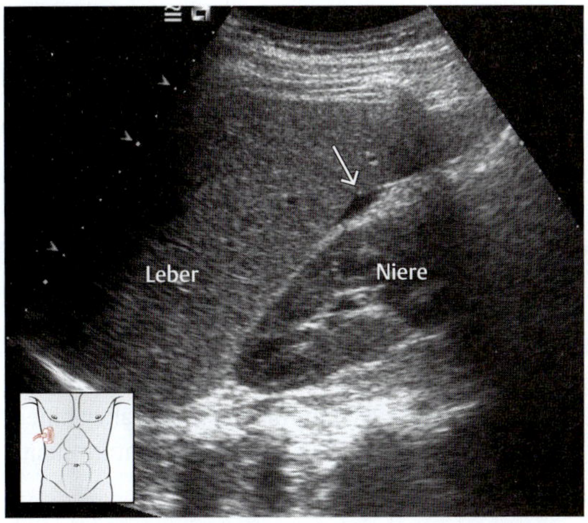

◀ Klinik.

23.5 Recessus der Peritonealhöhle

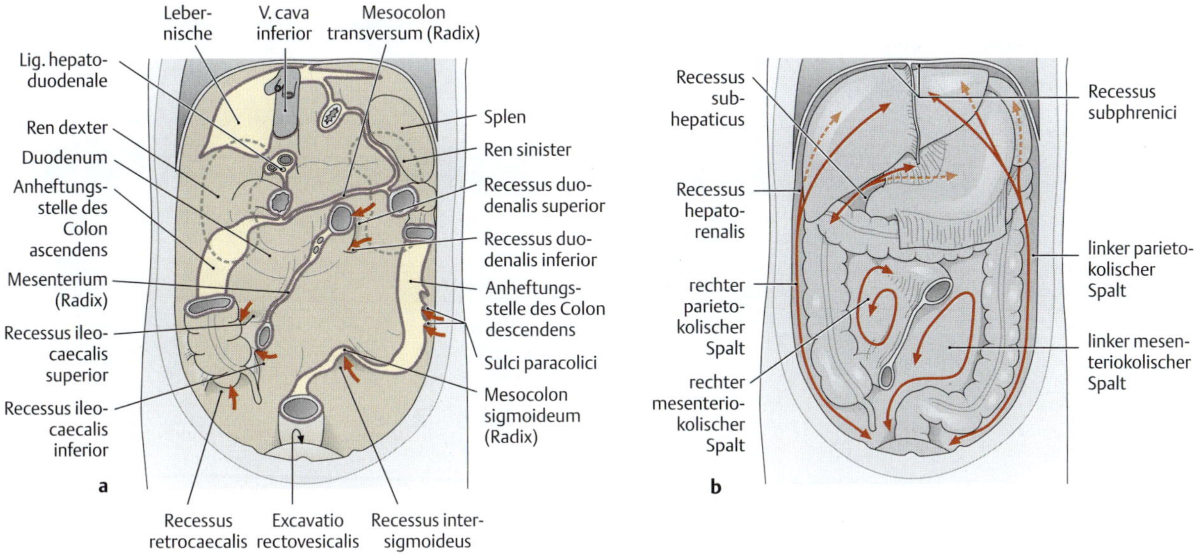

a Recessus an der dorsalen Wand der Peritonealhöhle.
b Drainageräume innerhalb der Peritonealhöhle.

Quelle: Schünke M, Schulte E, Schumacher U. PROMETHEUS LernAtlas der Anatomie, Innere Organe. Illustrationen von Voll M u. Wesker K. 6. Aufl. Stuttgart: Thieme; 2022

23.4.3 Peritonealverhältnisse in der Cavitas peritonealis abdominis

Im Folgenden sind die topografischen Bezüge beschrieben, die sich aus den entwicklungsbedingten Umlagerungen ergeben (S. 655).

Bursa omentalis

Die Bursa omentalis (Tab. **23.4** und Abb. **23.6**) ist ein Nebenraum der Peritonealhöhle. Ihre Vorderwand bildet das Omentum minus (s. u.) zusammen mit der Magenrückwand. Einziger natürlicher Zugang ist das **Foramen omentale**. Dieses liegt zwischen dem Unterrand des Lig. hepatogastricum und der Pars superior duodeni. Die Bursa omentalis gliedert sich in **Vestibulum** und einen Hauptraum mit **drei Recessus**.

23.4.3 Peritonealverhältnisse in der Cavitas peritonealis abdominis

Da sich die Peritonealverhältnisse beim Erwachsenen aus den zahlreichen entwicklungsbedingten Drehungen und Umlagerungen herleiten, ist die Kenntnis dieser Vorgänge für das Verständnis sehr hilfreich, s. Kap. Entwicklung des Oberbauchsitus (S. 655). Im Folgenden werden die topografischen Bezüge, die sich aus diesen Prozessen ergeben, beschrieben. Details zu den Peritonealbezügen der einzelnen Organe der Bauchhöhle sind in den entsprechenden Kapiteln zu finden.

Bursa omentalis

Die Bursa omentalis (Tab. **23.4** und Abb. **23.6**) kann als der größte intraperitoneale Recessus aufgefasst werden. Sie stellt einen kapillaren Nebenraum der Cavitas peritonealis dar, der durch die Umlagerung ursprünglich intraperitonealer Bauchorgane entstanden ist. Einziger natürlicher Zugang (2–3 cm Ø) zur Bursa omentalis ist das **Foramen omentale** zwischen dem rechten Rand des Lig. hepatoduodenale und der Pars superior duodeni. Von hier aus gelangt man in das **Vestibulum bursae omentalis** und weiter in den **Hauptraum**, der zwischen dem Lig. hepatogastricum bzw. der Magenhinterwand und dem Peritoneum parietale über der linken Nebenniere und dem Pankreas liegt.

Der Hauptraum vergrößert sich zu **drei Recessus**, nach links zu dem **Recessus splenicus**, nach kranial zum **Recessus superior** und nach kaudal zum **Recessus inferior** bursae omentalis zwischen Magen und Colon transversum. Bis ins Kindesalter hinein kann dieser Recessus noch weit zwischen die beiden Blätter des Omentum majus (s. u.) nach kaudal reichen.

23.6 Bursa omentalis im Oberbauchsitus

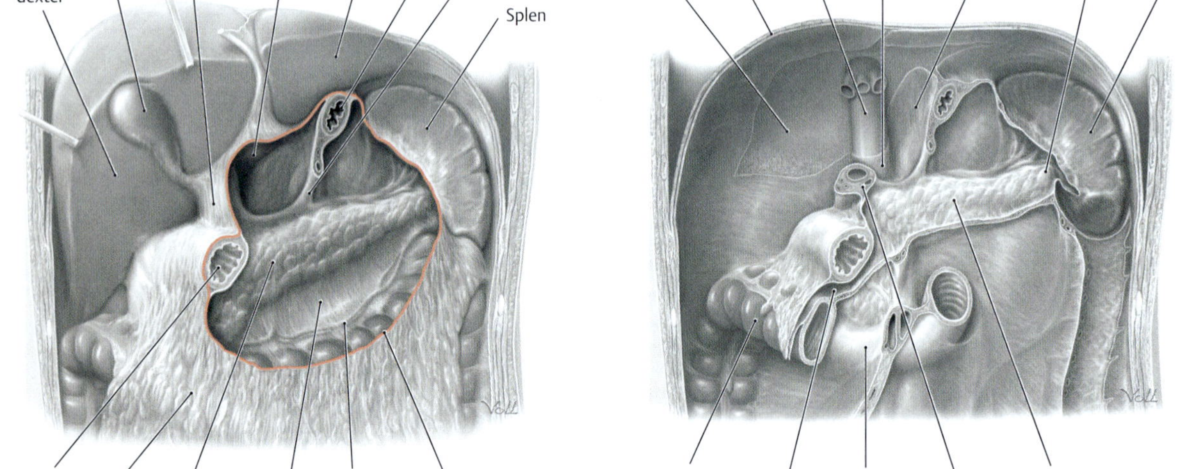

a Begrenzungen der Bursa omentalis in der Ansicht von ventral nach Durchtrennung des Lig. gastrocolicum und Entfernung des Magens mit den Gefäßen an der großen Kurvatur (nicht dargestellt) Schnittrand rot.
b Recessus der Bursa omentalis nach zusätzlicher Entfernung von Leber, Jejunum und Teilen des Kolons.

Quelle: Schünke M, Schulte E, Schumacher U. PROMETHEUS LernAtlas der Anatomie, Innere Organe. Illustrationen von Voll M u. Wesker K. 6. Aufl. Stuttgart: Thieme; 2022

23.4 Begrenzungen der Bursa omentalis

Seite	den Hauptraum der Bursa begrenzende Strukturen		
	Fortsetzung	**Organ**	**Bindegewebsstrukturen und Gefäße**
ventral	–	▪ Magen (Hinterwand)	▪ Omentum minus ▪ Lig. gastrocolicum
dorsal	–	▪ Pankreas ▪ linke Niere (oberer Pol) ▪ linke Nebenniere	▪ Aorta abdominalis ▪ Truncus coeliacus: – A. splenica – A. hepatica propria im Lig. hepatoduodenale – A. gastrica sinistra in der Plica gastropancreatica
kranial	Recessus superior bursae omentalis	▪ Leber (Lobus caudatus)	–
kaudal	Recessus inferior bursae omentalis	▪ Colon transversum	▪ Mesocolon transversum
links	Recessus splenicus bursae omentalis	▪ Milz	▪ Lig. gastrosplenicum
rechts	Vestibulum bursae omentalis	▪ Leber ▪ Duodenum (Bulbus duodeni)	–

Da das Pankreas unmittelbar dorsal des Hauptraumes der Bursa omentalis liegt, spielen die operativen Zugangswege zur Bursa (Tab. **23.5**) eine Rolle bei der Pankreaschirurgie.

Operative Zugangswege zur Bursa omentalis (Tab. **23.5**) spielen eine Rolle für die Pankreaschirurgie.

23.5 Zugangswege zur Bursa omentalis

Zugangsweg	Lage	Ansicht
von rechts lateral durch das Foramen omentale (einziger natürlicher Zugang) (①)	zwischen rechtem Rand des Lig. hepatoduodenale und der Pars superior duodeni	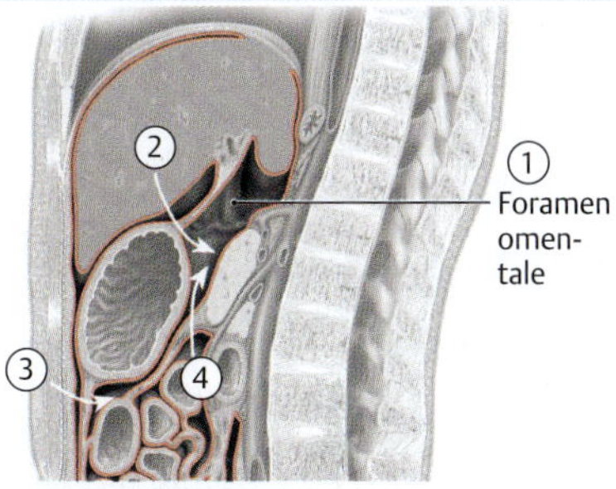 **Bursa omentalis** Mediansagittalschnitt von links lateral.*
von ventral nach Durchtrennung des Omentum minus (②)	zwischen kleiner Kurvatur des Magens und Leber	
von ventral nach Durchtrennung des Lig. gastrocolicum (③)	zwischen großer Kurvatur des Magens und Colon transversum	
von kaudal nach Durchtrennung des Mesocolon transversum (④)	zwischen Colon transversum und hinterer Bauchwand	

Quelle: Schünke M, Schulte E, Schumacher U. PROMETHEUS LernAtlas der Anatomie, Innere Organe. Illustrationen von Voll M u. Wesker K. 6. Aufl. Stuttgart: Thieme; 2022

* zur Kennzeichnung einzelner Strukturen vgl. Abb. **23.1**

Omentum minus (kleines Netz)

Das Omentum minus (Abb. **23.7**) ist eine Peritonealduplikatur zwischen Leber und kleiner Magenkurvatur sowie dem Anfangsteil des Duodenums, das sich in unterschiedliche Anteile gliedert (Ligg. hepatoduodenale und hepatogastricum).

Das entwicklungsgeschichtlich aus dem Mesogastrium ventrale (S. 655) hervorgehende Omentum minus spannt sich zwischen der den Bauchorganen zugewandten Leberfläche, der Facies visceralis (S. 722), und der kleinen Kurvatur, sog. Curvatura minor des Magens (S. 681), sowie dem Anfangsteil des Duodenums (S. 691) aus.

Der kraniale Teil des Omentum minus wird **Lig. hepatogastricum** genannt. Er setzt sich aus einer **Pars densa** (kranial) und einer **Pars flaccida** (kaudal) zusammen. Im magennahen Teil verlaufen die Aa. gastrica dextra und sinistra.

Der untere Teil des Omentum minus wird **Lig. hepatoduodenale** genannt. In diesem verlaufen der Ductus choledochus, die V. portae und die A. hepatica propria (s. a. Tab. **24.1**).

Omentum minus (kleines Netz)

Das Omentum minus (Abb. **23.7**) ist eine Peritonealduplikatur zwischen Leber und kleiner Magenkurvatur sowie dem Anfangsteil des Duodenums.

Das Omentum minus reicht von der Facies visceralis der Leber (S. 722) bis zur kleinen Kurvatur des Magens (S. 681). Es gliedert sich in das kraniale **Lig. hepatogastricum** und das kaudale **Lig. hepatoduodenale**, in dem der Ductus choledochus, die V. portae und die A. hepatica propria verlaufen (s. a. Tab. **24.1**).

23.7 Kleines und großes Netz

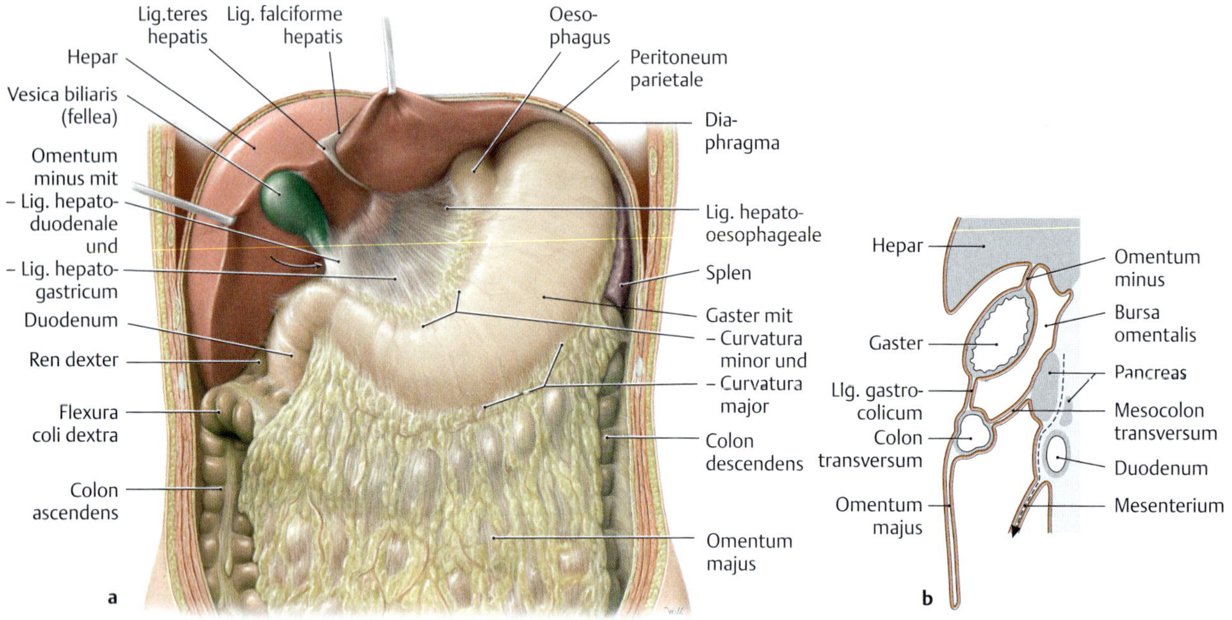

a Oberbauchsitus in der Ansicht von ventral mit Darstellung von Omentum minus, Magen und Omentum majus bei angehobener Leber. **Pfeil** im Foramen omentale (S. 644).

b Schematische Darstellung der Peritonealverhältnisse im Sagittalschnitt von links: Omentum minus und das Lig. gastrocolicum als oberer Anteil des Omentum majus sind an der Bildung der ventralen Wand der Bursa omentalis beteiligt. Die gestrichelte Linie deutet den Verlauf der A. mesenterica superior (S. 854) an.

Quelle: Schünke M, Schulte E, Schumacher U. PROMETHEUS LernAtlas der Anatomie, Innere Organe. Illustrationen von Voll M u. Wesker K. 6. Aufl. Stuttgart: Thieme; 2022

Omentum majus (großes Netz)

Das Omentum majus (Abb. **23.7**) ist eine mit Fettgewebe durchsetzte Serosaduplikatur, die von der großen Magenkurvatur aus wie eine Schürze zwischen der Hinterseite der vorderen Bauchwand und den Dünndarmschlingen liegt.

Der Abschnitt des Omentum majus zwischen Magen und Querkolon wird **Lig. gastrocolicum** genannt. Im Bereich der Taenia omentalis ist das Omentum majus mit dem Colon transversum verwachsen. Die Teile des Omentum majus zwischen Magenfundus und Zwerchfell bzw. großer Kurvatur und Milzhilum werden **Lig. gastrophrenicum** bzw. **gastrosplenicum** genannt.

▸ Merke.

Omentum majus (großes Netz)

Das Omentum majus (Abb. **23.7**) ist eine mit Fettgewebe durchsetzte Serosaduplikatur, die ausgehend von der großen Magenkurvatur wie eine Schürze zwischen der Hinterseite der vorderen Bauchwand und den Dünndarmschlingen liegt. In Abhängigkeit von ihren topografischen Beziehungen haben die kranialen Anteile unterschiedliche Eigennamen.

Der Abschnitt des Omentum majus zwischen der großen Kurvatur des Magens und dem Colon transversum wird **Lig. gastrocolicum** genannt. Bei einer Durchtrennung des Lig. gastrocolicum links der Wirbelsäule gelangt man in den Recessus inferior der Bursa omentalis (s. o.). Im Bereich der Taenia omentalis (S. 701) ist das Omentum majus mit dem Colon transversum verwachsen.

Der Anteil des Omentum majus zwischen Magenfundus und Zwerchfell wird **Lig. gastrophrenicum** genannt, der Teil zwischen großer Kurvatur und Milzhilum heißt **Lig. gastrosplenicum**.

Die Fortsetzung dieser peritonealen Ligg. bis zur Rückwand der Peritonealhöhle wird **Lig. splenorenale** genannt (obwohl dieses Ligament nur zur Bauchhöhlenwand ventral der Niere zieht).

▸ Merke. Das Omentum majus ist aktiv an der Begrenzung und Isolierung entzündlicher Prozesse in der Bauchhöhle beteiligt. Meist kommt es dabei zu flächenhaften Verklebungen des Omentum majus mit dem Peritoneum viscerale oder parietale.

23.4.4 Peritonealverhältnisse in der Cavitas peritonealis pelvis

Die von Peritoneum ausgekleidete Cavitas peritonealis der Bauchhöhle geht kontinuierlich von kranial in die Peritonealhöhle des Beckens über und schafft somit eine Grenze zum kaudal gelegenen Spatium extraperitoneale pelvis (S. 637).
Das Peritoneum parietale der Bauchhöhle überzieht zu einem geringen Teil auch die Wände des kleinen Beckens und setzt sich als Peritonealüberzug auf die Beckenorgane fort, welche sich in die Cavitas peritonealis pelvis vorwölben. Das organständige Beckenbauchfell bezeichnet man als **Peritoneum urogenitale**. Allerdings unterscheiden sich die Peritonealverhältnisse von männlichem und weiblichem Organismus im kleinen Becken durch die hier liegenden Genitalorgane (Abb. **23.8**).

▶ Merke. Die geschlechtsspezifischen Unterschiede sowohl in der Peritonealhöhle des Beckens als auch im pelvinen Extraperitonealraum (S. 637) sind durch den Uterus und seine Adnexe, z. B. Tuba uterina (S. 785) und Ovar (S. 782), bedingt, die sich in einer gemeinsamen, frontal eingestellten Bindegewebsplatte zwischen Harnblase und Rektum befinden.

Männliches Becken: Beim Mann geht das Peritoneum zunächst von der Rückseite der vorderen Bauchwand auf den Scheitel (Apex) der Harnblase über. Von dort zieht das Peritoneum unter Bildung einer Bauchfelltasche von der Hinterwand der Harnblase auf die Vorderseite des Rektums. Dadurch entsteht die **Excavatio rectovesicalis**, der tiefste Punkt der Peritonealhöhle beim Mann.

Weibliches Becken: Durch die zwischen Harnblase und Rektum liegende frontal eingestellte Peritonealplatte mit Uterus und seinen Adnexen entstehen zwei mit Peritoneum ausgeschlagene Taschen:

- die **Excavatio vesicouterina** zwischen Harnblasenrück- und Uterusvorderwand sowie
- die **Excavatio rectouterina** zwischen Uterusrück- und Rektumvorderwand.

Tube und Ovar sind ebenfalls von Peritoneum überzogen. Einzelheiten zu den Peritonealbezügen der Beckenorgane sind im Abschnitt zur Harnblase (S. 768), zum Rektum (S. 705) und zum männlichen (S. 816) bzw. weiblichen Genitale (S. 782) beschrieben.

23.4.4 Peritonealverhältnisse in der Cavitas peritonealis pelvis

Sie stellt eine Fortsetzung der abdominalen Peritonealhöhle dar. Das Peritoneum parietale überzieht Beckenwände und teilweise Beckenorgane (Harnblase und Uterus mit Adnexen), wo es als **Peritoneum urogenitale** bezeichnet wird. Die Peritonealverhältnisse im kleinen Becken unterscheiden sich zwischen männlichem und weiblichem Organismus (Abb. **23.8**).

▶ Merke.

Männliches Becken: Durch den Peritonealumschlag von der Harnblase auf das Rektum entsteht die **Excavatio rectovesicalis** (= tiefster Punkt der männlichen Peritonealhöhle).

Weibliches Becken: Bei der **Frau** entstehen durch den Uterus und seine Adnexe (Ovar und Tuben) mit Peritonealüberzug:

- **Excavatio vesicouterina** zwischen Harnblase und Uterus und
- **Excavatio rectouterina** (= tiefster Punkt der weiblichen Peritonealhöhle) zwischen Uterus und Rektum.

23.8 Peritonealverhältnisse im männlichen und weiblichen Becken

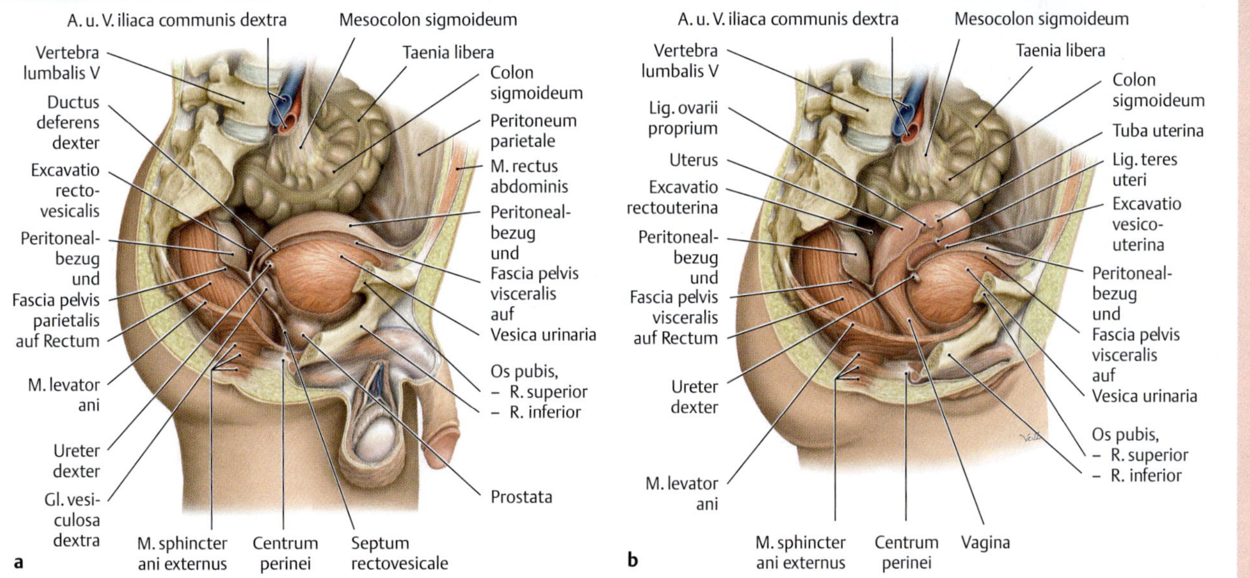

a Peritonealverhältnisse im männlichen
b und weiblichen Becken von rechts-lateral nach Entfernung des Bindegewebes im Extraperitonealraum.

Quelle: Schünke M, Schulte E, Schumacher U. PROMETHEUS LernAtlas der Anatomie, Innere Organe. Illustrationen von Voll M u. Wesker K. 6. Aufl. Stuttgart: Thieme; 2022

► Klinik.

► Klinik. Bei Erkrankungen innerhalb der Cavitas peritonealis können sich Flüssigkeiten (Aszites, Blut, Eiter) in der **Excavatio rectouterina** (klinisch als **Douglas-Raum** bezeichnet) absetzen. Bei malignen Erkrankungen kann die „Douglas-Flüssigkeit" Zellen enthalten, die zu diagnostischen Zwecken durch **Punktion des hinteren Scheidengewölbes** gewonnen werden können (Abb. **23.9**). Der Inhalt des Douglas-Raums kann durch **transvaginalen Ultraschall** dargestellt werden.

23.9 Flüssigkeit in der Excavatio rectouterina (Douglas-Raum)

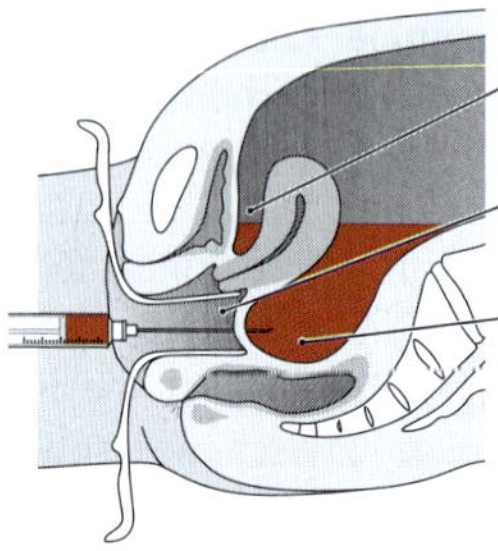

Blut im Bauch

> „Bitte Schockraum besetzen!“, kräht es während meiner kurzen Frühstückspause blechern aus dem kleinen abgegriffenen Kästchen in meiner Brusttasche. Für mein chirurgisches PJ-Tertial hatte ich ganz bewusst die Unfallchirurgie und Orthopädie des regionalen Lehrkrankenhauses gewählt, weil sie unter den Studierenden unserer Uni einen guten Ruf wegen guter Dienstzeiten und ebenso guter Ausbildung genießt.

Zu meiner Ausbildung gehört neben der OP-Assistenz seit einer Woche auch die Tätigkeit in der Ambulanz, was mir nicht so gut von der Hand geht. Viele ungeduldige Patientinnen und Patienten, wenig Spannendes und viel Zuschauen – nicht gerade mein Lieblingsarbeitsplatz. Aber man wird eben auch „mit“ in den Schockraum alarmiert ..., wenn denn ein Alarm kommt – so wie jetzt.

Ich lasse meinen Kaffee stehen und laufe aufgeregten Schritts in Richtung des besagten Raums, der gerade von der Anästhesistin aufgeschlossen wird. Die Oberärztin unserer Abteilung kommt um die Ecke, als mir siedend heiß einfällt, dass ich noch unser Sono-Gerät für die FAST-Sonografie (FAST = focused Assessment with Sonography for Trauma) aus der Ambulanz hätte mitbringen sollen! Aber sie hat es bereits selbst im Schlepptau und lächelt mich an: „Gestresst? Das geht gleich vorbei, wenn's ans Arbeiten geht, junger Kollege.“ Sie begrüßt die Anästhesie und fragt: „Wisst Ihr was Genaueres?“

„Naja ..., der Meldung nach ist es ein junger Bauarbeiter, der irgendwie gefallen und mit kochendem Teer in Kontakt gekommen sein muss“, erklärt die Anästhesistin. „Anscheinend aber nicht intubiert und beatmet ... Mal sehen, wer den wieder bringt!“ Kurz erklärt man mir noch, was ich tun kann und wo ich nicht im Weg bin, und dann geht auch schon die Tür auf und der Rettungsdienst bringt den Patienten herein.

Er liegt mit halb geschlossenen Augen flach atmend auf der Trage und ist im Brustbereich auffällig dick mit feuchten sterilen Kompressen bedeckt. Die Oberärztin beginnt gleich mit dem Body-Check (orientierende klinische Untersuchung von Kopf, Wirbelsäule, Thorax, Abdomen, Becken und Extremitäten). Sie blickt noch nicht einmal auf, als sie den Unfallhergang hört: Der junge Mann hat wohl beim Teeren eines Industriedachs den Deckel des Teertopfs angehoben und dabei ist ihm heißer Teer entgegengespritzt. Rückwärts taumelnd ist er vom Dach ca. 4 Meter in die Tiefe auf einen relativ weichen Sandhaufen gefallen. Anfangs habe er wohl noch adäquat geantwortet, sei auf der Fahrt aber zunehmend eingetrübt, als er „ein bisschen was gegen die Schmerzen“ bekommen habe.

Die Anästhesistin beschwert sich noch kurz, warum dann nicht gleich intubiert wurde – aber der Notarzt dreht sich einfach um und verlässt den Raum.

Schnell wird der Patient in Narkose gelegt, während meine Oberärztin den Schallkopf auf Oberbauch, rechte und linke Flanke und den Bereich oberhalb der Symphyse hält – die Stellen am Rumpf also, die ihr erlauben, die entscheidenden Strukturen zu beurteilen. „Wir müssen sofort in den OP!“, adressiert die Oberärztin ihre anästhesiologische Kollegin. „Da steht 'ne Menge Blut im Bauch!“ – „Geht klar“, anwortet diese. „Wir sind in 3 Minuten soweit. Ich geb OP 2 Bescheid, während Ihr Euch wascht!“

Auf dem Weg in die Umkleide fragt mich meine Oberärztin, was ich denn erkannt hätte beim FAST: „Naja ..., Oberbauch gehört ja laut Lehrbuch nicht so dazu, aber linke und rechte Flanke mit Leber, Nieren, Milzloge und den parakolischen Rinnen hab ich erkannt ...“, lege ich los. „Und eine volle Blase. Aber wo war eigentlich das viele Blut?“ Die Oberärztin schaut kurz irritiert. „Na, zwischen Blase und Rektum natürlich“, gibt sie mir zur Antwort. Natürlich! Ich nicke eifrig und versuche rasch das Thema zu wechseln: „Hatte der Patient eigentlich so wenig Schmerzen, weil die Haut so tief verbrannt war?“ – „Na, wie tief muss sie denn verbrannt sein, bis Analgesie eintritt?“, kommt prompt die Gegenfrage. Klassisches Eigentor! Hätte ich doch jetzt nur den Aufbau der Haut parat ... Aber da rettet mich die Tür zur Herrenumkleide ...

* Fallbeispiel fiktiv, Namen und Daten frei erfunden

Text: Arne Conrad Foto: © WoGi / stock.adobe.com

23.5 Kleines Becken

Das kleine Becken wird von Os pubis, Os ischii sowie einem Teil des Os sacrum und dem Os coccygis begrenzt.

23.5 Kleines Becken

Als kleines Becken bezeichnet man nicht nur den Teil des knöchernen Beckenrings, der kaudal der Linea terminalis liegt und somit vom Os pubis, Os ischii sowie einem Teil des Os sacrum und dem Os coccygis begrenzt wird (S. 318), sondern auch den davon umschlossenen Raum.

23.5.1 Etagengliederung des kleinen Beckens

Durch das Peritoneum und den M. levator ani wird das kleine Becken in drei Etagen geteilt (Tab. **23.6**).

23.5.1 Etagengliederung des kleinen Beckens

Durch den besonderen Verlauf des Peritoneums und den Beckenboden (S. 326) bzw. den dazugehörigen M. levator ani lässt sich das gesamte kleine Becken in drei Etagen unterteilen (Tab. **23.6**):

- Die **oberste** entspricht der Cavitas peritonealis pelvis (s. o.),
- die **mittlere** liegt subperitoneal im Spatium extraperitoneale pelvis oberhalb des M. levator ani und
- die **unterste** Etage befindet sich zwischen M. levator ani und M. transversus perinei profundus, womit sie der Fossa ischioanalis (S. 333) entspricht.

23.6 Etagen des kleinen Beckens

Beckenetage	Begrenzungen	Inhalt*	Ansicht von ventral
Peritoneale Etage (①, obere Etage)	▪ Linea terminalis ▪ Peritoneum	▪ Ileumschlingen ▪ Caecum mit Appendix vermiformis ▪ Colon sigmoideum	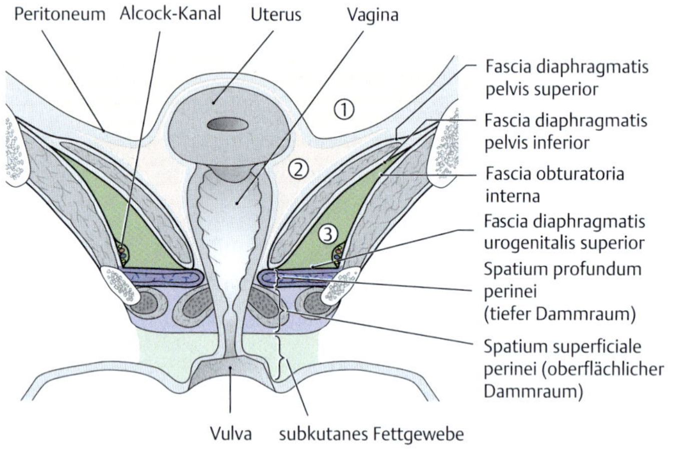
Subperitoneale Etage (②, mittlere Etage)	▪ Peritoneum ▪ Fascia diaphragmatis pelvis superior (kranial des M. levator ani)	▪ A. und V. iliaca interna mit Ästen ▪ A. und V. obturatoria ▪ Plexus sacralis ▪ N. obturatorius ▪ Plexus hypogastricus inferior	
Subfasziale Etage (③, untere Etage, Teil des Beckenbodens)	▪ Fascia diaphragmatis pelvis inferior (kaudal des M. levator ani) ▪ Fascia obturatoria ▪ Fascia diaphragmatis urogenitalis superior (nur im ventralen Bereich)	▪ A. und V. pudenda interna ▪ N. pudendus	

Frontalschnitt durch den ventralen Bereich des kleinen Beckens**

Quelle: Schünke M, Schulte E, Schumacher U. PROMETHEUS LernAtlas der Anatomie, Innere Organe. Illustrationen von Voll M u. Wesker K. 6. Aufl. Stuttgart: Thieme; 2022

* Mit Ausnahme der peritonealen Etage sind nur die innerhalb der Bindegewebsräume (d. h. zwischen den Organen) verlaufenden Strukturen genannt, da sich die einzelnen Organe meist über mehrere Etagen erstrecken.
** vgl. Abb. **12.19b**.

Im ventralen Teil schließen sich nach kaudal das Spatium profundum perinei und das Spatium superficiale perinei (S. 331) an.

Im ventralen Anteil schließen sich nach kaudal dann das Spatium profundum perinei zwischen Fascia urogenitalis superior und inferior und das Spatium superficiale perinei (S. 331) zwischen Fascia urogenitalis inferior und Fascia perinei superficialis an.

23.5.2 Spatium extraperitoneale pelvis

Das Spatium extraperitoneale pelvis wird auch als Subperitonealraum bezeichnet und liegt zwischen Peritonealhöhle und M. levator ani. Er ist mit Bindegewebe gefüllt, das zu **Faszien** und **Ligg.** verstärkt ist, die eine Untergliederung des Raumes in **Spatien** ermöglichen.

23.5.2 Spatium extraperitoneale pelvis

Der extraperitoneale Raum der Beckenhöhle zwischen Peritonealhöhle (kranial) und dem M. levator ani (kaudal) wird **Spatium extraperitoneale pelvis** oder **Subperitonealraum** genannt. Er ist von lockerem Bindegewebe ausgefüllt, das an einigen Stellen zu sog. **Faszien** (eher flächige Verdichtungen des Bindegewebes) oder **Ligg.** (im Allgemeinen bindegewebige Stränge) verstärkt ist.
Durch diese bindegewebigen Strukturen ist eine Unterteilung des Subperitonealraums in weitere „Räume" (**Spatien**) möglich.

Man unterscheidet die

- **Fascia pelvis parietalis**, die kontinuierlich die Wand des kleinen Beckens überzieht und damit über den Subperitonealraum hinausreicht von der
- **Fascia pelvis visceralis** (organständig), die nicht kontinuierlich ausgebildet ist.

Die Adventitia der muskulären Hohlorgane und die bindegewebigen Organkapseln sind in unterschiedlichem Ausmaß mit dem um die Organe liegenden Bindegewebe verbunden. Dieses Bindegewebe, das die Organe und Leitungsbahnen umgibt, wird anatomisch nur teilweise weiter unterteilt.

Im klinischen Sprachgebrauch haben sich aber mehrere Begriffe durchgesetzt, die aufgrund ihrer Unterschiede zwischen männlichem und weiblichem Becken im Folgenden gesondert beschrieben werden.

Männliches Becken (Abb. 23.10): In dem kleinen Raum („Spatium presacrale") zwischen der Ventralfläche von Kreuz- und Steißbein und der **Fascia presacralis** befindet sich der Plexus venosus sacralis.

Um das Rektum herum – und vor allem an dessen Seiten – verdichtet sich das Bindegewebe zu kräftig ausgebildeten Pfeilern, in denen die Gefäße und Nerven des Rektums verlaufen. Dieses perirektale Bindegewebe wird in der Klinik als **„Paraproktium"** und wegen der darin enthaltenen Leitungsbahnen auch als **„Mesorektum"** bezeichnet, obwohl es sich im anatomischen Sinne dabei nicht um ein echtes Meso handelt.

Auch die Harnblase wird ventral und vor allem seitlich von einem Bindegewebskörper umfasst, dem **„Parazystium"**, welches die Leitungsbahnen der Harnblase führt. Bei Füllung der Harnblase wird dieses paravesikale Binde- und Fettgewebe mit angehoben und gelangt dabei auf die Höhe des Anulus inguinalis profundus (Tab. **11.3**), wo es das paarige **Spatium retroinguinale** ausfüllt.

Kaudal der Harnblase gelangt die Prostata (S. 823), die unterhalb des Blasengrundes die Urethra masculina, d. h. die männliche Harnröhre (S. 828), umgibt, nahe an die Vorderwand des Rektums. Dazwischen liegt jedoch als Trennung die **Fascia rectoprostatica**, eine Verstärkung der Fascia pelvis.

Man unterscheidet die

- **Fascia pelvis parietalis** (kontinuierlicher Wandüberzug) und
- **Fascia pelvis visceralis** (diskontinuierlicher Organüberzug).

Letztere ist mit der Adventitia der Beckenorgane verbunden und führt die Leitungsbahnen an die Organe heran. Das Bindegewebe wird insbesondere im klinischen Sprachgebrauch unterteilt.

Männliches Becken (Abb. 23.10): Perirektales Bindegewebe, das vor allem seitlich des Rektums verstärkt ist, wird **„Paraproktium"** (wegen der Leitungsbahnen auch **„Mesorektum"**) genannt.

Der um die Harnblase liegende Bindegewebskörper wird **„Parazystium"** genannt. Bei Blasenfüllung steigt er hoch bis zum Anulus inguinalis profundus (Tab. **11.3**) in das paarige **Spatium retroinguinale**.

Die Prostata wird von der nahegelegenen Vorderwand des Rektums durch die **Fascia rectoprostatica** getrennt.

23.10 Faszien und Räume im männlichen Becken

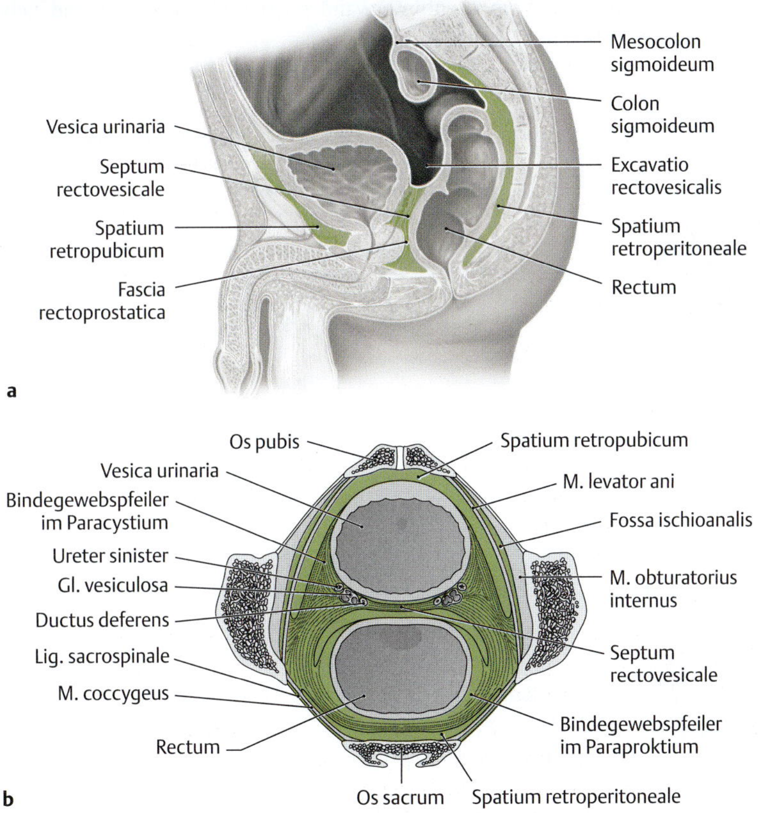

Die unterschiedlichen Anteile des extraperitonealen Bindegewebes sind farblich abgehoben.

a Männliches Becken im Mediansagittalschnitt von links *Quelle: Schünke M, Schulte E, Schumacher U. PROMETHEUS LernAtlas der Anatomie, Innere Organe. Illustrationen von Voll M u. Wesker K. 6. Aufl. Stuttgart: Thieme; 2022*

b und im Transversalschnitt von kranial.

▶ Klinik.

▶ Klinik. Aufgrund der topografischen Nachbarschaft von Rektum und Prostata kann die Oberfläche der Prostatarückseite bei einer **rektalen Untersuchung** ertastet werden. Der **Tastbefund** gibt Aufschluss über die Größe und Konsistenz der **Prostata** (S. 823), was im Rahmen einer **Vorsorgeuntersuchung** Rückschlüsse auf eine Hypertrophie oder maligne Entartung des Organs erlaubt. Die Wertigkeit der rektalen Untersuchung wurde allerdings in neueren Studien in Frage gestellt.

Der Raum zwischen Symphyse und Harnblase (**Spatium retropubicum**), wird vom Lig. puboprostaticum in 2 Etagen geteilt: Obere Etage = „Spatium prevesicale"; in der unteren Etage liegt die V. dorsalis penis.

Das **Spatium retropubicum** zwischen Symphyse und Harnblase wird von einem bindegewebigen Verstärkungszug (**Lig. puboprostaticum**), der auch glatte Muskulatur (M. puboprostaticus) enthält, unvollständig in zwei Etagen unterteilt: Die obere Etage („Spatium prevesicale"), wird vom Bindegewebe des Parazystiums erreicht. Die untere Etage enthält die V. dorsalis penis.

Weibliches Becken (Abb. 23.11): Gegenüber dem männlichen Extraperitonealraum finden sich wesentliche Unterschiede v. a. zwischen Blase und Rektum.

Das Corpus uteri hat einen Peritonealbezug (Perimetrium). Das Bindegewebe neben Uterus, Zervix und Vagina wird „Parametrium", „Parazervix" und „Parakolpium" genannt. Das **Lig. rectouterinum** ist ein Verstärkungszug dieses Bindegewebes zwischen Zervix und Rektum.

Weibliches Becken (Abb. 23.11): Während die Räume und Faszienverhältnisse im weiblichen Extraperitonealraum prä- und paravesikal sowie para- und retrorektal denen beim Mann ähneln, finden sich zwischen Harnblase und Rektum (um den Uterus mit seinen Adnexen herum) wesentliche Unterschiede.
Der größte Teil des Corpus uteri ist von Peritoneum bedeckt, das hier Perimetrium (S. 792) genannt wird. Während Cervix uteri und Vagina (S. 792) keine eigene begrenzende Bindegewebsstruktur haben, wird das dichtere Beckenbindegewebe, das seitlich von Uterus, Zervix und Vagina liegt und die Leitungsbahnen enthält, im klinischen Sprachgebrauch als **„Parametrium"**, **„Parazervix"** bzw. **„Parakolpium"** bezeichnet. Diese Bindegewebsplatten verbinden die Organe mit der seitlichen Beckenwand. Eine vom Gebärmutterhals im Bogen nach dorsal zum Rektum ziehende Verstärkung des Bindegewebes ist das **Lig. rectouterinum**.

▶ Klinik.

▶ Klinik. Bei einer Operation wegen eines bösartigen Tumors des Uterus ist auch die chirurgische Entfernung der Parametrien erforderlich, da sich in Parametrium und Parazervix Lymphknoten und Lymphgefäße befinden, über die sich Tochtertumoren (Metastasen) absiedeln können.

Das **Lig. pubovesicale** (mit M. pubovesicalis) unterteilt das **Spatium retropubicum** in zwei Etagen. Die untere Etage enthält die V. dorsalis clitoridis.

Wie beim Mann wird auch bei der Frau das **Spatium retropubicum** in zwei Etagen unterteilt, von der die untere die V. dorsalis clitoridis enthält. Diese Unterteilung erfolgt durch das von der Symphysenhinterwand zur Harnblasenvorderwand ziehende **Lig. pubovesicale** (mit M. pubovesicalis).

23.11 Faszien und Räume im weiblichen Becken

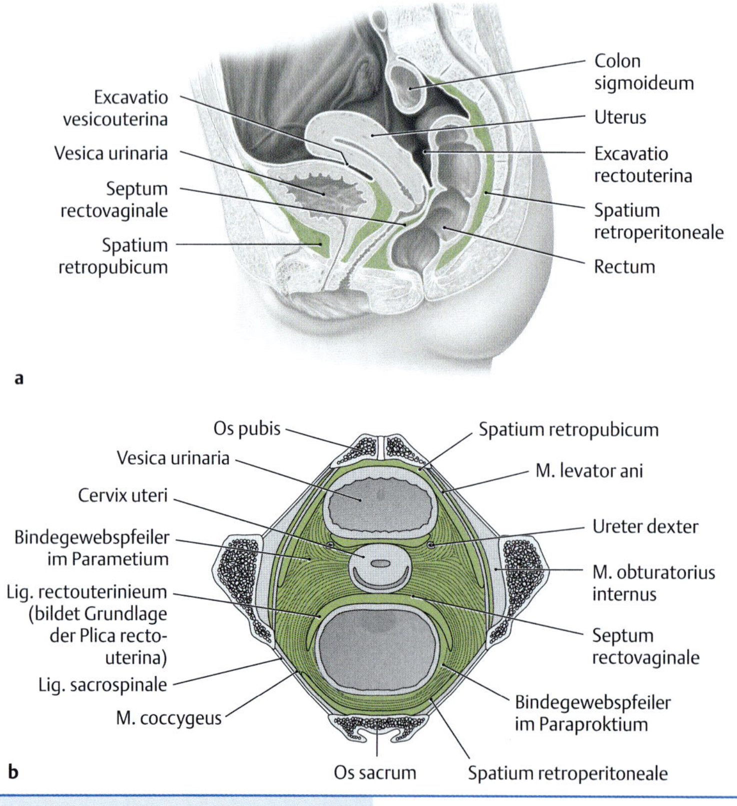

Weibliches Becken im Mediansagittalschnitt von links (**a**) und im Transversalschnitt von kranial (**b**). Die unterschiedlichen Anteile der extraperitonealen Bindegewebsräume sind farblich abgehoben.

Quelle zu a: Schünke M, Schulte E, Schumacher U. PROMETHEUS Lern-Atlas der Anatomie, Innere Organe. Illustrationen von Voll M u. Wesker K. 6. Aufl. Stuttgart: Thieme; 2022

24 Entwicklung der Peritonealverhältnisse

J. Kirsch

24.1 Einführung

Die relativ komplizierten Peritonealverhältnisse lassen sich leichter verstehen, wenn man ihre Veränderungen während der vorgeburtlichen Entwicklung betrachtet. Ausgehend von einer relativ einfachen Anordnung, bei der das Endodermrohr an der dorsalen und z. T. auch ventralen Leibeswand befestigt ist, kommt es durch Wachstumsprozesse mit Verlagerungen und Drehungen zur Ausbildung von Mesos, Ligamenten und Netzen, die den menschlichen Bauchraum untergliedern. In diesem Kapitel wird nur die Entwicklung der Peritonealverhältnisse ursprünglich intraperitoneal angelegter Organe besprochen.

24.1 Einführung

Die Peritonealverhältnisse entstehen durch Wachstumsprozesse, Verlagerungen und Drehungen des Endodermrohres und seiner dorsalen bzw. ventralen Mesos.

24.2 Entwicklung der Peritonealhöhle, des Darmrohrs und zugehöriger „Mesos"

Entwicklung der Peritonealhöhle: Durch Spaltenbildung im Seitenplattenmesoderm entsteht etwa am 28. Entwicklungstag die **Zölomhöhle** bzw. die Körperhöhle (S. 105). Sie ist lateral von einer parietalen Mesodermschicht (**Somatopleura**) ausgekleidet. Medial wird das Endodermrohr von einer viszeralen Mesodermschicht (**Splanchnopleura**) überzogen.

Aus diesen die Zölomhöhle auskleidenden Schichten entstehen das **viszerale** und das **primär parietale Peritoneum**.

Bereits innerhalb der 4. Entwicklungswoche beginnen mesodermale Strukturen (S. 106) die zunächst einheitliche Zölomhöhle in eine kranial gelegene Pleura- und ein kaudal gelegene Peritonealhöhle zu unterteilen.

Entwicklung des Darmrohrs: Im Alter von etwa 4 Wochen p. c. = post conceptionem (S. 93) entwickelt sich aus dem Dach des Dottersacks zwischen der kranialen und kaudalen Darmpforte der Mitteldarm (Abb. **24.1**).

Dieser steht über eine zunächst noch weite Verbindung mit dem Dottersack in Kontakt. Durch zunehmende Verengung bleibt schließlich nur noch ein Gang, der **Ductus omphaloentericus** (**Ductus vitellinus**) zurück, der den Dottersack mit dem Endodermrohr verbindet. Dieses Rohr wird zu beiden Seiten vom Seitenplattenmesoderm (S. 104) umgeben.

Das Darmrohr entwickelt sich jedoch nicht in allen Abschnitten gleich. Vielmehr differenzieren sich die einzelnen Abschnitte des Gastrointestinaltrakts innerhalb der Peritonealhöhle mit unterschiedlichen Wachstumsgeschwindigkeiten.

24.2 Entwicklung der Peritonealhöhle, des Darmrohrs und zugehöriger „Mesos"

Entwicklung der Peritonealhöhle: Durch Spaltenbildung entsteht im Mesoderm die Zölomhöhle (S. 105). Aus den sie auskleidenden Schichten (lateral **Somatopleura**, medial über dem Endodermrohr **Splanchnopleura**) entstehen **parietales** und **viszerales Peritoneum**.

Durch Einwachsen mesodermaler Strukturen (S. 106) wird die Zölomhöhle in Pleura- und Peritonealhöhle unterteilt.

Entwicklung des Darmrohrs: Die ursprünglich weite Verbindung zwischen Endodermrohr und Dottersack verengt sich zum **Ductus omphaloentericus** (**Ductus vitellinus**). Das Darmrohr (Abb. **24.1**) ist von beiden Seiten vom Seitenplattenmesoderm (S. 104) umgeben.

24.1 Anlage des Darmrohrs

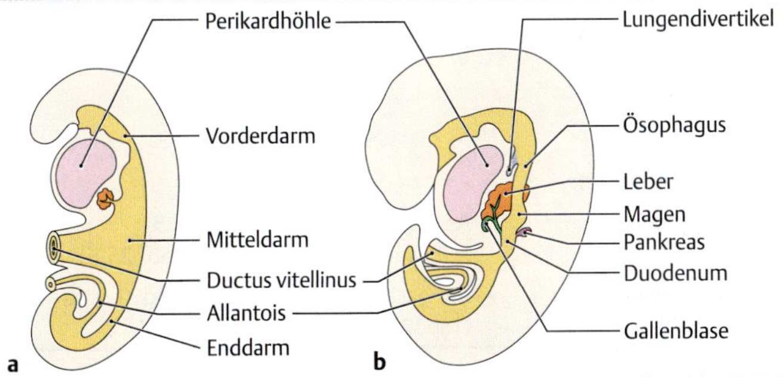

a Mediansagittalschnitt durch einen Embryo am Beginn der 4. Entwicklungswoche: Ansicht von links mit schematischer Darstellung der Darmrohrabschnitte.
b Mediansagittalschnitt durch einen Embryo am Beginn der 6. Entwicklungswoche: Ansicht von links mit schematischer Darstellung des Darmrohrs und des hepatopankreatischen Rings.

Quelle: Brand-Saberi B, Ulfig N, Hrsg. Kurzlehrbuch Embryologie. 4. Aufl. Stuttgart: Thieme; 2023

Entwicklung der „Mesos“: Durch Verbindung des mittig liegenden Endodermrohrs durch zwei sagittal ausgerichtete Mesodermplatten ist die **Zölomhöhle im kranialen Bereich zweigeteilt**. Aus den Bindegewebsplatten entwickeln sich die **Mesos** der Peritonealhöhle.

Entwicklung der „Mesos“: Das mittig in der Körperhöhle liegende Endodermrohr ist kranial durch zwei sagittal ausgerichtete Mesodermplatten mit Vorder- und Hinterwand der **Zölomhöhle** verbunden, sodass letztere **im kranialen Bereich zweigeteilt** ist. Aus diesen Mesodermplatten entwickeln sich die **Mesos** der Peritonealhöhle, die von Peritoneum viscerale überzogen sind und in denen die Leitungsbahnen verlaufen. Bis zur weiteren Untergliederung des Darmrohrs können diese Mesos auch als **Mesenterium primitivumdorsale** bzw. **ventrale** bezeichnet werden. Um jedoch eine Verwechslung mit dem Mesenterium (= Meso des Dünndarms) zu vermeiden, wird bei der Darstellung der Entwicklung durchgängig der Begriff „Meso“ verwendet.

▸ Merke.

▸ Merke. Während im **kaudalen Bereich** durchgängig nur ein dorsales Meso vorhanden ist, erfolgt die Teilung der Zölomhöhle **kranial** durch ein dorsales und ventrales „Meso“, die nach den jeweiligen Abschnitten des Verdauungstrakts benannt sind.
Im **ventralen Mesogastrium** (S. 657) entwickelt sich die Leber, im **dorsalen** Milz und Pankreas.

Durch Wachstums- und Umlagerungsvorgänge gelangen die Mesos von einer **sagittalen** in eine **frontale** Stellung (Abb. **24.2**).

Einen Überblick über die Entwicklung der Peritonealduplikaturen gibt Tab. **24.1**. Die einzelnen Schritte werden anschließend für Ober- und Unterbauchsitus getrennt dargestellt.

Durch die Wachstums- und Umlagerungsvorgänge (Magendrehung) während der Embryonalentwicklung gelangen diese Mesos von einer **sagittalen** in eine **frontale Stellung** und werden dann z. T. als **Ligamente** bezeichnet (Abb. **24.2**).
Tab. **24.1** gibt einen Überblick über die Entwicklung der embryonalen zu den definitiven Peritonealduplikaturen mit den darin verlaufenden Leitungsbahnen. Die einzelnen Schritte werden anschließend getrennt für Ober- und Unterbauchsitus anhand der für ihre Lageveränderung entscheidenden Drehungen der Darmrohranteile dargestellt.

24.2 Ausbildung der embryonalen und adulten Mesos bzw. Ligamente

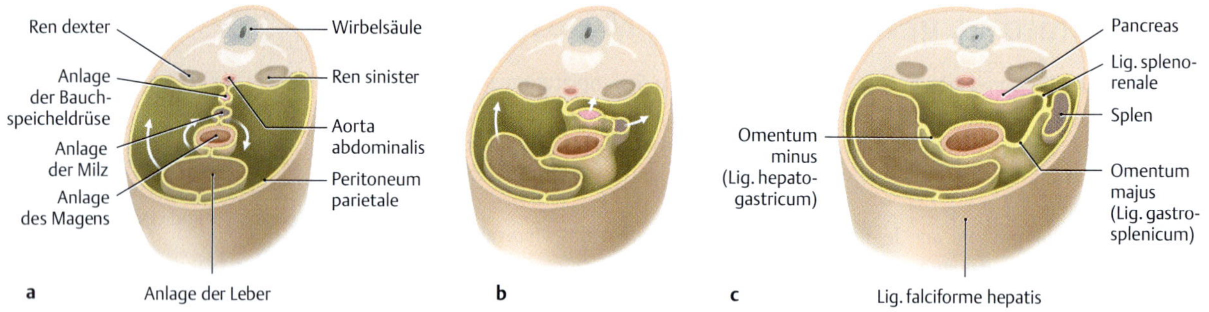

Horizontalschnitt durch das Abdomen in der Ansicht von kranial.
a Ende der 5. Entwicklungswoche: Leber, Magen Milz und Pankreas sind durch Mesos verbunden und liegen auf einer Achse.
b Ende der 8. Entwicklungswoche: Durch die Magendrehung werden die Leber nach rechts, Milz und Pankreas nach links verlagert.
c Ende der 11. Entwicklungswoche: Durch Fortsetzung der in **b** dargestellten Entwicklungsprozesse gelangt das Pankreas in eine retroperitoneale Lage.

Quelle: Schünke M, Schulte E, Schumacher U. PROMETHEUS LernAtlas der Anatomie, Innere Organe. Illustrationen von Voll M u. Wesker K. 6. Aufl. Stuttgart: Thieme; 2022

24.1 Peritonealduplikaturen des Verdauungssystems mit darin verlaufenden Leitungsbahnen

Embryonales „Meso“	Meso/Ligament		Inhalt
Mesogastrium ventrale			
▪ ventral der Leber: Mesohepaticum ventrale	Lig. falciforme hepatis**		am Unterrand: Lig. teres hepatis, obliterierte V. umbilicalis (S. 141)
▪ dorsal der Leber: Mesohepaticum dorsale	Omentum minus, bestehend aus:	Lig. hepatogastricum	Aa. gastricae dextra und sinistra (Tab. **25.5**)
		Lig. hepatoduodenale	Ductus choledochus (S. 730) A. hepatica propria (Abb. **32.4**) V. portae hepatis (S. 728), s. auch Abb. **32.8**
Mesogastrium dorsale			
	Lig. splenorenale		A. splenica (S. 854)
	Omentum majus mit:	Lig. gastrophrenicum	–
		Lig. gastrosplenicum	Aa. gastricae breves (Tab. **25.5**) A. gastroomentalis sinistra (Tab. **25.5**)
		Lig. gastrocolicum	Aa. gastroomentales dextra und sinistra (Tab. **25.5**)

24.1 Peritonealduplikaturen des Verdauungssystems mit darin verlaufenden Leitungsbahnen (Fortsetzung)

Embryonales „Meso“	Meso/Ligament	Inhalt
„Mesojejunum“*, „Mesoileum“*		
	Mesenterium	A. mesenterica superior (S. 854) und Äste
Mesocolon		
	Mesoappendix	A. appendicularis (Abb. **32.4**)
	Mesocolon transversum	A. colica media (Abb. **32.4**)
	Mesosigmoideum	Aa. sigmoideae (Abb. **32.4**)

* Diese Bezeichnungen sind hier aus rein systematischen Gründen gewählt. Der Begriff „Mesenterium“ wird i. d. R. sprachlich nicht weiter differenziert.
** Lediglich das Lig. falciforme hepatis verbleibt in einer sagittalen Orientierung.

24.3 Entwicklung des Oberbauchsitus

Die Entwicklungen der Peritonealverhältnisse im Oberbauch werden maßgeblich durch die **Magendrehung** geprägt. Die Anlagen der weiteren Oberbauchorgane (Duodenum, Leber, Pankreas und Milz) entstehen aus dem endodermalen **hepatopankreatischen Ring** und tragen ihrerseits durch Auswachsen in das ventrale sowie dorsale **Mesogastrium** zu weiteren Veränderungen der Peritonealverhältnisse bei.

24.3 Entwicklung des Oberbauchsitus

Sie wird maßgeblich durch die **Magendrehung** sowie Aussprossung der Oberbauchorgananlagen aus dem **hepatopankreatischen Ring** in das ventrale und dorsale **Mesogastrium** bestimmt.

24.3.1 Magendrehung

Das Endodermrohr steht ursprünglich in der Mediansagittalebene. Im Bereich des Magens kommt es zunächst zu einer spindelförmigen Aussackung des Rohres und über mehrere Phasen ungleichmäßigen Wachstums schließlich zu einer **Verlagerung des Magens auf die linke Körperseite**. Die Magendrehung kann als eine Kombination von **zwei Drehbewegungen** aufgefasst werden:

1. Die erste Drehung erfolgt **um die Längsachse** des spindelförmig erweiterten Darmrohres um 90° im Uhrzeigersinn (von oben betrachtet): Die ursprünglich dorsale Magenwand gelangt nach links, die ursprünglich ventrale Magenwand nach rechts.
2. Die zweite Drehung erfolgt ebenfalls um 90° im Uhrzeigersinn (von vorne betrachtet), diesmal jedoch **um eine Sagittalachse**. Hierdurch wird die Kardia auf die linke Körperseite, der Pylorus jedoch auf die rechte verlagert.

24.3.1 Magendrehung

Im Bereich des Magens weitet sich das Endodermrohr spindelförmig aus. Die Magendrehung ist eine Kombination zweier Drehbewegungen um jeweils 90° im Uhrzeigersinn:

1. um die **Längsachse** (mit Verlagerung der ursprünglich dorsalen Magenwand nach links, der ursprünglich ventralen nach rechts),
2. um eine **Sagittalachse** (mit Verlagerung der Kardia nach links und des Pylorus nach rechts).

24.3 Entwicklung und Drehung des Magens

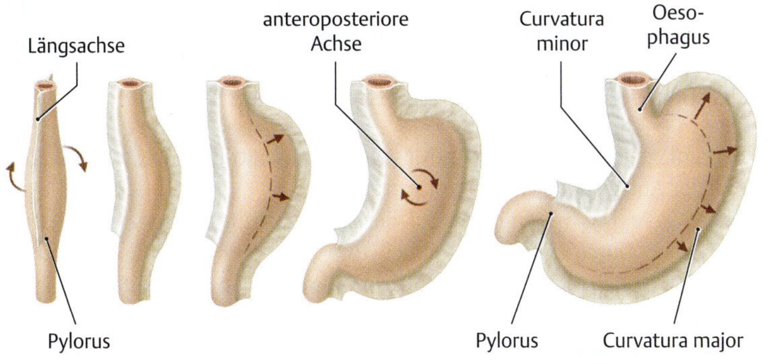

Ansicht von ventral (zur Sicht im Horizontalschnitt vgl. Abb. **24.2**). Der Magen dreht sich (jeweils etwa 90° im Uhrzeigersinn) sowohl um seine Längsachse als auch um eine sagittale Achse. Die Kurvaturen entstehen durch ungleichmäßige Wachstumsvorgänge. (Lageänderung des Magens im Zuge seiner Drehung und damit einhergehende Verlagerung des ventralen und dorsalen Mesogastriums in der Ansicht von kranial s. Abb. **24.2**.)

Quelle: Schünke M, Schulte E, Schumacher U. PROMETHEUS LernAtlas der Anatomie, Innere Organe. Illustrationen von Voll M u. Wesker K. 6. Aufl. Stuttgart: Thieme; 2022

24.3.2 Entwicklungen im Mesogastrium ventrale

Das **Mesogastrium ventrale** bezeichnet den im Bereich des sich entwickelnden Magens befindlichen Abschnitt des ventralen embryonalen **Mesos** (**Mesenterium ventrale**).

Aus dem als **hepatopankreatischer Ring** bezeichneten Darmabschnitt, aus dem später das Duodenum hervorgehen wird, bilden sich zwischen dem 22. und 24. Entwicklungstag nach ventral zwei Endodermaussprossungen: das Leberdivertikel, aus dem Leber und Gallenblase hervorgehen, sowie die ventrale Pankreasanlage aus der der Proc. uncinatus des Pankreas (S. 735) wird.

24.3.2 Entwicklungen im Mesogastrium ventrale

Das **Mesogastrium ventrale** bezeichnet den Abschnitt des ventralen embryonalen **Mesos** (**Mesenterium ventrale**) im Bereich des Magens. Aus dem **hepatopankreatischen Ring** (späteres Duodenum) bilden sich zwischen dem 22. und 24. Tag ventrale Endodermaussprossungen (für Leber und einen Pankreasanteil). Die Leberanlage wächst in das Septum transversum (kranial) und in das Mesogastrium ventrale ein.

24.4 Entwicklung der Leber und ihrer Peritonealverhältnisse im Oberbauchsitus

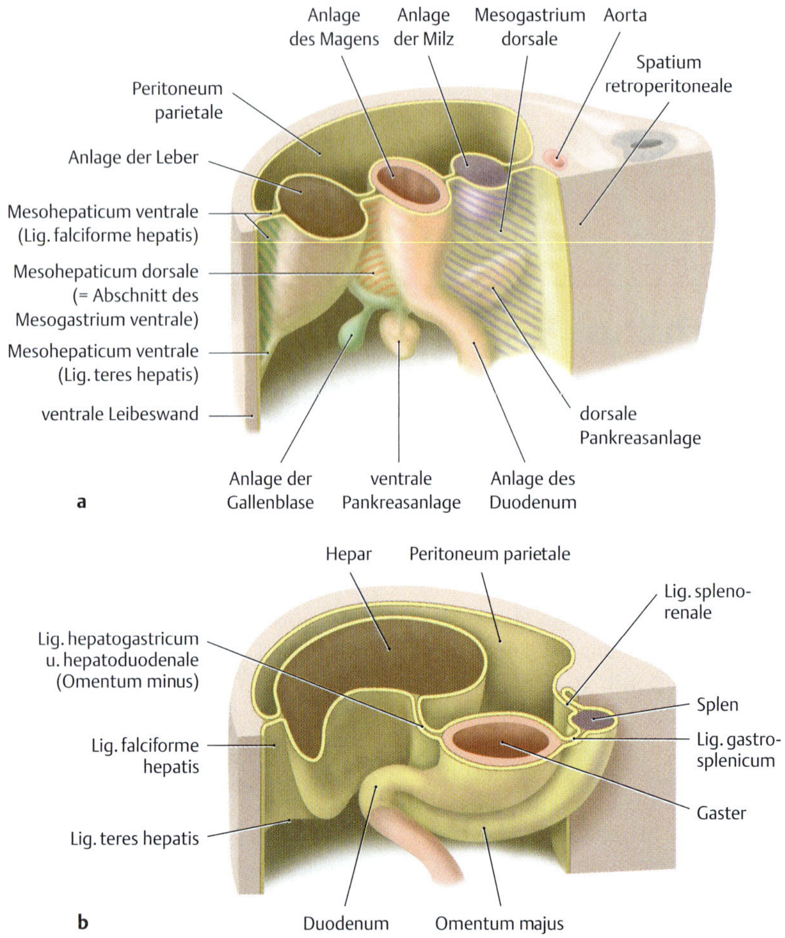

Horizontalschnitt durch das Abdomen in der 5. (**a**) und 11. Entwicklungswoche (**b**). Ansicht von kranial und links.

a Im ventralen Mesogastrium entwickeln sich Leber, Gallenblase und ventrale Pankreasanlage. Im dorsalen Mesogastrium bilden sich die Milz- und die dorsale Pankreasanlage.
Quelle: Schünke M, Schulte E, Schumacher U. PROMETHEUS LernAtlas der Anatomie, Innere Organe. Illustrationen von Voll M u. Wesker K. 6. Aufl. Stuttgart: Thieme; 2022

b Durch die Magendrehung wird der dorsale Anteil des ventralen Mesogastriums (Mesohepaticum dorsale) zum Omentum minus. Das Mesohepaticum ventrale entwickelt sich zu den Ligg. falciforme und teres hepatis. Aus dem dorsalen Mesogastrium entstehen das Omentum majus sowie die Ligg. gastrosplenicum und splenorenale.

Das Leberdivertikel wächst nach ventral in das **Mesogastrium ventrale** und nach kranial in das Septum transversum hinein, während die ventrale Pankreasknospe durch die Drehung des Duodenums nach dorsal gelangt.

Entwicklung der Peritonealverhältnisse der Leber

Die Leberanlage entwickelt sich im Mesogastrium ventrale, doch schon bald wachsen Teile der Anlage in das Septum transversum ein.

Aus diesen geht im weiteren Verlauf der Entwicklung die Area nuda der Leber (S. 723) hervor. Durch das enorme Wachstum der Leber wird die Verbindung mit der vorderen Bauchwand (**Mesohepaticum ventrale**) immer weiter reduziert, bis schließlich nur noch die **Ligg. triangularia** übrig bleiben, die sich nach ventral zum **Lig. falciforme hepatis** zusammenschließen. Im Mesohepaticum ventrale verläuft der **Ductus venosus Arantii** (S. 141), der nach seiner Obliteration (nach der Geburt) zum **Lig. venosum** wird.

Der als **Mesohepaticum dorsale** bezeichnete Anteil des Mesogastrium ventrale (zwischen Leber und Magen) wird zum Omentum minus (s. u.).

Entwicklung des Omentum minus

Durch die Drehbewegungen des Magens (S. 655) wird der dorsale Anteil des Mesogastrium ventrale (Mesohepaticum dorsale; hier entwickelt sich die Leber, Tab. **24.1**) nach rechts ausgezogen und in die Frontalebene verlagert.

Aus diesem Teil geht das **Omentum minus** hervor, das mit seinem unteren (**Lig. hepatoduodenale**) und oberen (**Lig. hepatogastricum**) Anteil die **Vorderwand der Bursa omentalis** (S. 644) bildet.

Entwicklung der Peritonealverhältnisse der Leber

Die Leberanlage entwickelt sich im Mesogastrium ventrale. Teile der Anlage wachsen jedoch in das Septum transversum und in das dorsale Mesogastrium ein. Hieraus entsteht die Area nuda. Durch das enorme Wachstum der Leber wird die Verbindung zur vorderen Bauchwand (**Mesohepaticum ventrale**) auf die **Ligg. triangularia** eingeschränkt, die sich ventral zum **Lig. falciforme** zusammenschließen.
Das **Mesohepaticum dorsale** wird zum Omentum minus (s. u.).

Entwicklung des Omentum minus

Durch die Drehbewegungen des Magens wird das Mesohepaticum dorsale (Tab. **24.1**) nach rechts ausgezogen und in die Frontalebene verlagert. Aus ihm geht das **Omentum minus** (s. o.) hervor.

24.3.3 Entwicklungen im Mesogastrium dorsale

Das **Mesogastrium dorsale** bezeichnet den im Bereich des Magens befindlichen Abschnitt des dorsalen embryonalen **Mesos** (**Mesenterium dorsale**).
In dem breitbasigen Mesogastrium dorsale entstehen die Anlage für die Milz sowie die dorsale Pankreasknospe, die zu Caput und Cauda des Pankreas (S. 742) wird.
Das Mesogastrium dorsale wird durch die Magendrehungen auf die linke Körperseite ausgezogen, wo ein Teil mit der dorsalen Bauchwand verwächst. Die nicht verwachsenden Teile bestehen als Lig. gastrosplenicum, dessen kranialem Anteil (Lig. gastrophrenicum) und dem Lig. splenorenale weiter. Der größte Teil des Mesogastrium dorsale dehnt sich zum Omentum majus (s. u.) aus, wobei der kurze Anteil zwischen großer Kurvatur und Taenia omentalis des Colon transversum als Lig. gastrocolicum bezeichnet wird.

24.3.3 Entwicklungen im Mesogastrium dorsale

Das **Mesogastrium dorsale** ist der Abschnitt des dorsalen embryonalen **Mesos** (**Mesenterium dorsale**) im Bereich des Magens. Im dorsalen Mesogastrium entstehen die Anlage der Milz und die dorsale Pankreasanlage.
Die nicht verwachsenden Teile des nach links ausgezogenen Mesogastrium dorsale bestehen als Lig. gastrosplenicum bzw. Lig. splenorenale weiter. Der größte Teil wird zum Omentum majus.

Entwicklung der Peritonealverhältnisse von Pankreas, Milz und Duodenum

Im Mesogastrium dorsale hat sich durch Aussprossung aus dem **hepatopankreatischen Ring** des Duodenums nach dorsal die **dorsale Pankreasanlage** gebildet, aus der schließlich der Kopf und Schwanz (**Caput und Cauda pancreatis**) des Pankreas (S. 742) hervorgehen werden. Sie dehnt sich im weiteren Verlauf der Entwicklung nach kranial und dorsal aus.
Aus dem Mesenchym und der Serosa des Mesogastrium dorsale entsteht auch die **Milzanlage**.
Durch die Auslenkung des Mesogastrium dorsale nach links gelangt auch die ursprünglich median und sagittal gestellte Pankreasanlage in eine Frontalstellung auf der linken Körperseite. Sie liegt dort parallel zur Hinterwand der Peritonealhöhle. Dort, wo sich die Milzanlage befindet, wendet sich das Mesogastrium dorsale in spitzem Winkel nach ventral. Dadurch werden das viszerale Peritoneum des Pankreas und das parietale Peritoneum der Hinterwand der Bauchhöhle aneinander gelagert, sodass sie schließlich miteinander verschmelzen. Das **Pankreas** gelangt damit in eine **sekundär retroperitoneale Lage**, während die **Milz**, die sich im ventralen Teil des Mesogastrium dorsale, dem späteren Lig. gastrosplenicum, entwickelt, **intraperitoneal** bleibt.
Während der Magen nach links verlagert wird, gelangt das **Duodenum** durch verstärktes Längenwachstum auf die **rechte Körperseite**. Als „Drehachse" dieser Verlagerung können die **A. vitellina superior** und die **V. vitellina** betrachtet werden, aus denen später die **A.** (S. 854) und **V. mesenterica superior** (Abb. **32.7**) werden.
Wie beim Pankreas verschmilzt auch hier schließlich das Mesogastrium dorsale mit der hinteren Bauchwand, sodass auch das Duodenum nun sekundär retroperitoneal zu liegen kommt (Abb. **24.5** und Abb. **24.2c**).

Entwicklung der Peritonealverhältnisse von Pankreas, Milz und Duodenum

Durch Aussprossung nach dorsal hat sich im Mesogastrium dorsale die **dorsale Pankreasanlage** gebildet, aus der Caput und Cauda hervorgehen werden. Hier entsteht auch die **Milzanlage**.

Die Frontalstellung des Magens und seine Linksverlagerung führen zu einer Verlängerung des Mesogastrium dorsale und zu seiner Auslenkung nach links. Dadurch entsteht eine Ausbuchtung, die spätere Bursa omentalis.

Auch die Pankreasanlage gelangt dadurch in eine Frontalstellung auf der linken Körperseite. Das viszerale Peritoneum der Pankreasanlage verschmilzt mit dem parietalen Peritoneum der hinteren Bauchhöhle. Analog hierzu gelangt das **Duodenum** auf der rechten Körperseite in eine **sekundär retroperitoneale Lage** (Abb. **24.5**).

24.5 Retroperitonealisierung von Pankreas und Duodenum

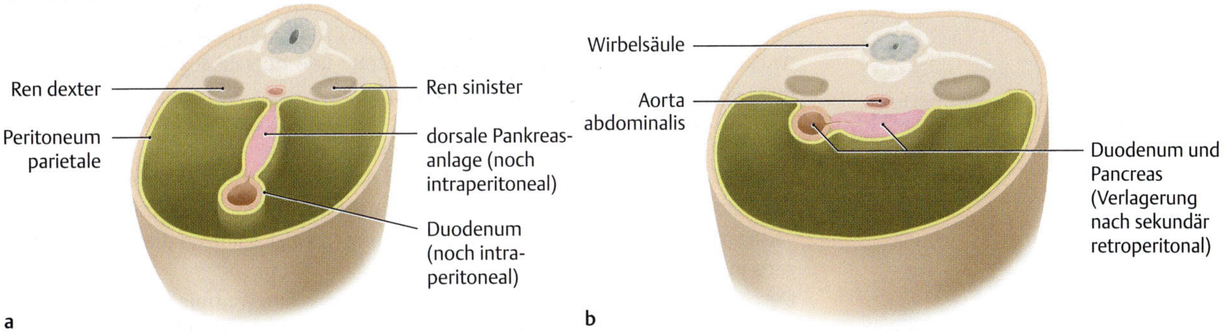

Horizontalschnitte durch das Abdomen in der 5. (**a**) und 11. (**b**) Entwicklungswoche. In der stark vereinfachten Ansicht von kranial sind Leber, Magen und Milz nicht dargestellt.
a Duodenum und Pankreas liegen noch intraperitoneal.
b Als Folge der Magendrehung gelangen Duodenum und Pankreas nach rechts bzw. mittig dorsal.

24.6

24.6 Entwicklung des Omentum majus

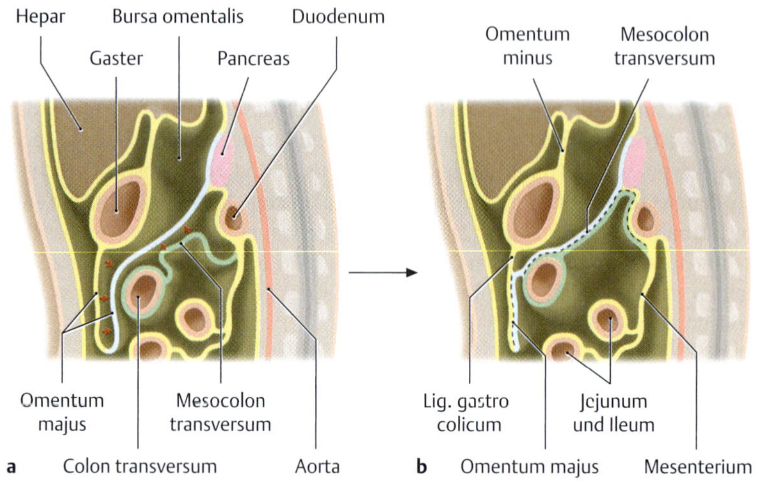

a Sagittalschnitt in der Ansicht von links. Das Mesogastrium dorsale wächst über das Colon transversum. Beachte, dass der Raum zwischen den beiden Blättern mit der Bursa omentalis kommuniziert. Die Pfeile markieren die verschmelzenden Anteile.
b Die beiden Blätter des Mesogastrium dorsale sind miteinander verschmolzen und das „aufsteigende" Blatt hat sich dem Mesocolon transversum angelegt.

Quelle: Schünke M, Schulte E, Schumacher U. PROMETHEUS LernAtlas der Anatomie. Innere Organe. Illustrationen von Voll M u. Wesker K. 6. Aufl. Stuttgart: Thieme; 2022

Entwicklung des Omentum majus

Das Mesogastrium dorsale an der großen Kurvatur wächst wie eine Tasche vor die Dünndarmschlingen. Das „absteigende" Blatt legt sich an das Colon transversum an und bildet so das Lig. gastrocolicum, das „aufsteigende" Blatt verbindet sich mit dem Mesocolon transversum (Abb. **24.6**).

Die beiden Blätter verschmelzen unter Einlagerung von Fett und Bindegewebe miteinander.

Entwicklung des Omentum majus

Der Anteil des Mesogastrium dorsale, der von der großen Kurvatur ausgeht, verlängert sich und schiebt sich als **großes Netz**, sog. Omentum majus (S. 646), zunächst in Form einer Tasche über das Colon transversum und die Dünndarmschlingen. Im weiteren Verlauf der Entwicklung heftet sich das ventrale („absteigende") Blatt im Bereich der Taenia omentalis (S. 701) an das Colon transversum und bildet so das **Lig. gastrocolicum**. Die Rückseite des dorsalen („aufsteigenden") Blatts verbindet sich mit dem Oberrand von Colon und Mesocolon transversum (Abb. **24.6**).
Der Spaltraum zwischen dem ventralen absteigenden und dorsalen aufsteigenden Blatt kommuniziert während der Entwicklung oder manchmal bis ins Jugendalter mit der Bursa omentalis (s. u.), bis er sich schließlich durch Verschmelzung der beiden Blätter unter Einlagerung von Fett und Bindegewebe verschließt.

24.3.4 Entwicklung der Bursa omentalis

▶ Merke.

24.3.4 Entwicklung der Bursa omentalis

▶ Merke. Die Bursa omentalis entsteht aus dem Zusammenwirken verschiedener im Oberbauch ablaufender Wachstumsprozesse und den daraus resultierenden Verlagerungen. Die Entstehung der Bursa ist nur mit Kenntnis der oben beschriebenen Entwicklungen im Mesogastrium ventrale und dorsale sowie der Magendrehung als zentrales Geschehen zu verstehen.

Die Bursa omentalis entsteht durch folgende Vorgänge:
- Spaltbildung im wachsenden Mesogastrium dorsale,
- Verlagerung des Magens und seinem dorsalen sowie ventralen Mesogastrium in eine frontale Lage.

Im dorsalen Mesogastrium entstehen Spalten, die sich zu einem Hohlraum zusammenschließen. Gleichzeitig verlängert sich das Mesogastrium dorsale und wird infolge der Magendrehung mit seinen magennahen Anteilen auf die linke Körperseite verlagert. Als weitere Folge der Magendrehung (S. 655) gelangen die Mesos des Magens in Frontalstellung.
Durch diese Vorgänge entsteht dorsal des Mesogastrium ventrale (Omentum minus) und somit „hinter" dem Magen ein Hohlraum mit einer nach links gerichteten Ausbuchtung, die spätere **Bursa omentalis**. Ihr Recessus inferior, der mit dem Spaltraum zwischen beiden Blättern des Omentum majus kommuniziert, verkleinert sich mit deren Verwachsung.

24.7 Entwicklung der Bursa omentalis

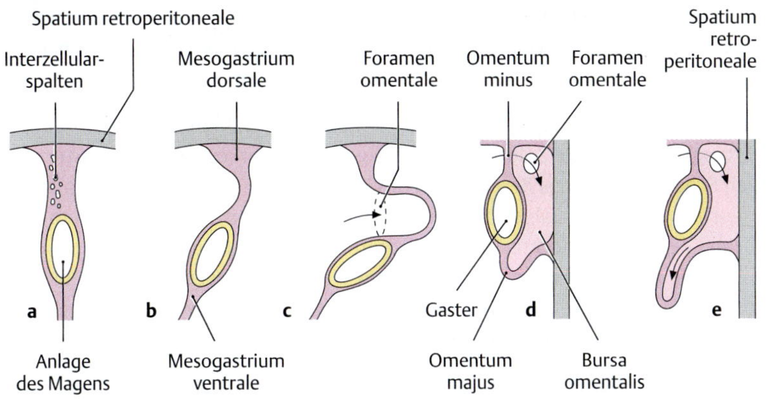

a–c Horizontalschnitte durch das Abdomen in der Ansicht von kranial: Durch Spaltenbildung im Mesogastrium dorsale und die gleichzeitige Magendrehung kommt es zur Auslenkung des Mesogastrium dorsale nach links. Hinter dem Magen entsteht eine Höhle, die Bursa omentalis.
d–e Sagittalschnitte in der Ansicht von links: Als Ausstülpung des Bodens der Bursa omentalis entsteht das Omentum majus (s. o.).

Quelle: Schünke M, Schulte E, Schumacher U. PROMETHEUS LernAtlas der Anatomie, Innere Organe. Illustrationen von Voll M u. Wesker K. 6. Aufl. Stuttgart: Thieme; 2022

24.4 Entwicklung des Unterbauchsitus

24.4.1 Bildung, Wachstum und Drehung der Nabelschleife

Bildung der Nabelschleife: Unterhalb des Duodenums wird das Darmrohr von einem dorsalen Mesenterium in einer medianen Sagittalstellung gehalten. Dort, wo die A. vitellina superior (spätere A. mesenterica superior) von der Aorta abzweigt und zum Dottersack zieht, kommt es zu einem verstärkten Längenwachstum des Darmrohrs mit dem zugehörigen Mesenterium. Die dadurch entstehende Darmschlinge wird **Nabelschleife** genannt (Abb. **24.8**a).

24.4 Entwicklung des Unterbauchsitus

24.4.1 Bildung, Wachstum und Drehung der Nabelschleife

Bildung der Nabelschleife: Dort, wo die A. vitellina sup. aus der Aorta abzweigt, kommt es zu einem verstärkten Längenwachstum des Darmrohrs und seines Mesenteriums, sodass die **Nabelschleife** entsteht (Abb. **24.8**a).

24.8 Darmdrehung

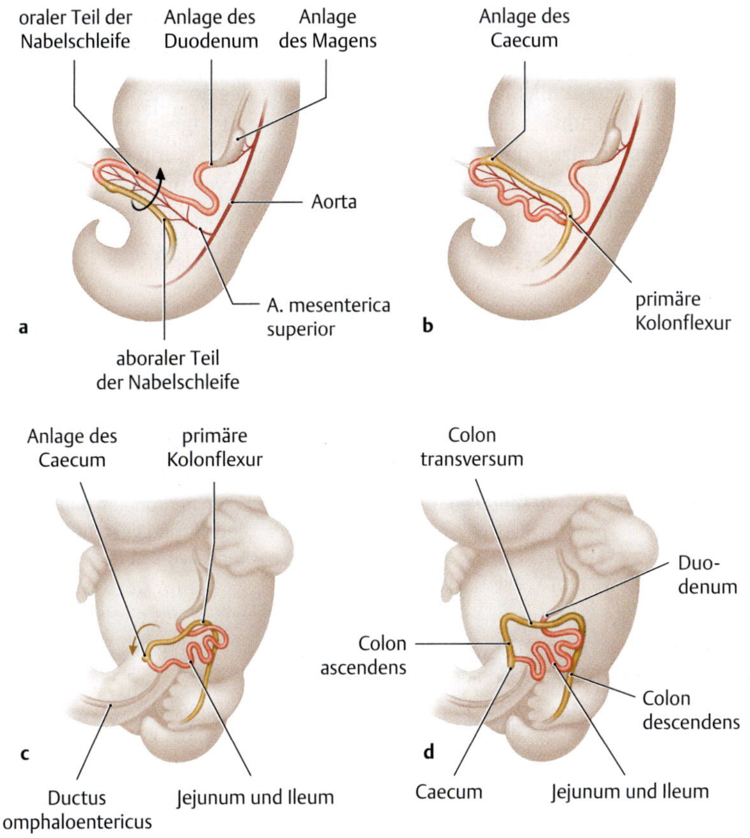

Die in der Ansicht von links ventral (**a** und **b**) und ventral (**c** und **d**) dargestellte Entwicklung umfasst den Zeitraum zwischen 5. und 11. Entwicklungswoche:
Drehung der Nabelschleife (**a** und **b**) bis zunächst das Zäkum im rechten Oberbauch liegt. Während das Zäkum im rechten Oberbauch liegt, bilden sich zahlreiche weitere Darmschlingen (**c**) und die Drehung setzt sich fort, bis schließlich die einzelnen Abschnitte des Darmrohres ihre typischen Positionen eingenommen haben (**d**).

Quelle: Schünke M, Schulte E, Schumacher U. PROMETHEUS LernAtlas der Anatomie, Innere Organe. Illustrationen von Voll M u. Wesker K. 6. Aufl. Stuttgart: Thieme; 2022

Sie ist mit dem Dottersack über den Ductus vitellinus verbunden. Bildet sich dieser unvollständig zurück, entsteht oral des Ostium ileale eine Aussackung der Darmwand, sog. **Meckel-Divertikel** (S. 109).

Physiologischer Nabelbruch: Durch das starke Wachstum des Darmrohrs wird die Nabelschleife mit den sich aus ihr entwickelnden Darmschlingen vorübergehend in das extraembryonale Zölom verlagert (**physiologischer Nabelbruch**). Unterbleibt die Rückverlagerung, kommt es zur **Omphalozele** (S. 109).

Darmdrehung (Abb. 24.8): Die Verlagerung von Magen und Duodenum führt dazu, dass der orale Schenkel der Nabelschleife rechts der A. vitellina zu liegen kommt, der aborale Schenkel dagegen links.

In einer als **primäre Kolonflexur** bezeichneten Biegung geht die Nabelschleife in den unteren Kolonabschnitt über. Mit der Rückverlagerung von Darmschlingen in die Peritonealhöhle kommt es zur Anhebung und Rechtsverlagerung des aboralen Schenkels, aus dem sich unter zunehmendem Längenwachstum die unterschiedlichen Kolonabschnitte entwickeln.

24.4.2 Verlagerung einzelner Kolonabschnitte nach retroperitoneal

Caecum, Colon ascendens und descendens lagern sich der dorsalen Bauchwand an und gelangen so in eine sekundär retroperitoneale Lage (Abb. **24.9**). Das intraperitoneale Colon transversum kommt somit vor dem sekundär retroperitonealen Duodenum zu liegen.

An ihrem Scheitelpunkt ist die Nabelschleife über den dünnen Ductus omphaloentericus (vitellinus) mit dem Dottersack verbunden, der normalerweise obliteriert. Bei unvollständiger Rückbildung entsteht jedoch (50–100 cm oral des Ostium ileale) eine Aussackung der Dünndarmwand, sog. **Meckel-Divertikel** (S. 109), die über einen bindegewebigen Strang mit dem Nabel verbunden bleiben kann.

Physiologischer Nabelbruch: Bereits die Nabelschleife reicht aus der Peritonealhöhle in das extraembryonale Zölom (S. 99) hinaus. Durch starkes Längenwachstum ihres oralen Schenkels und des Bereichs um die Einmündung des Ductus omphaloentericus herum entstehen zahlreiche weitere Darmschlingen, die ebenfalls im extraembryonalen Zölom liegen. Diese Verlagerung von Darmschlingen in das extraembryonale Zölom wird als **physiologischer Nabelbruch** bezeichnet und bleibt bis zu einer Scheitel-Steiß-Länge von ca. 40 mm bestehen. Bei unvollständiger Rückverlagerung entsteht eine **Omphalozele** (S. 109).

Darmdrehung (Abb. 24.8): Die Verlagerung des Magens nach links und des Duodenums nach rechts führen dazu, dass der orale Schenkel der Nabelschleife (zwischen Duodenum und Ductus omphaloentericus) rechts der A. vitellina zu liegen kommt, während der aborale Schenkel auf der linken Seite steht und bis zur Hinterwand der Peritonealhöhle reicht.
In einer als **primäre Kolonflexur** bezeichneten Biegung geht die Nabelschleife in den unteren, median gelegenen Kolonabschnitt über.
Mit der Rückverlagerung der Darmschlingen in die Peritonealhöhle kommt es zu einer Anhebung und Drehung gegen den Uhrzeigersinn (von ventral betrachtet) des aboralen Schenkels der Nabelschleife, während der Kolonabschnitt aboral der primären Kolonflexur unter zunehmendem Längenwachstum nach links verlagert wird.
Der größte Teil der vormals abführenden Nabelschleife, der zu den unterschiedlichen Kolonabschnitten wird, „umrahmt" nun die Dünndarmschlingen.

24.4.2 Verlagerung einzelner Kolonabschnitte nach retroperitoneal

Caecum, Colon ascendens und Colon descendens lagern sich der dorsalen Bauchwand an, wo sie schließlich durch Verschmelzung des dorsalen viszeralen und parietalen Peritoneums in eine sekundär retroperitoneale Lage kommen (Abb. **24.9**). Ebenso verschmelzen die dorsalen Mesenterien breitbasig mit der dorsalen Wand der Peritonealhöhle. Das Mesenterium des Colon transversum heftet sich kaudal der großen Kurvatur des Magens und dem Boden der Bursa omentalis an, sodass das Colon transversum vor dem sekundär retroperitonealen Duodenum und Pankreas liegt.

24.9 Retroperitonealisierung von Colon ascendens und descendens

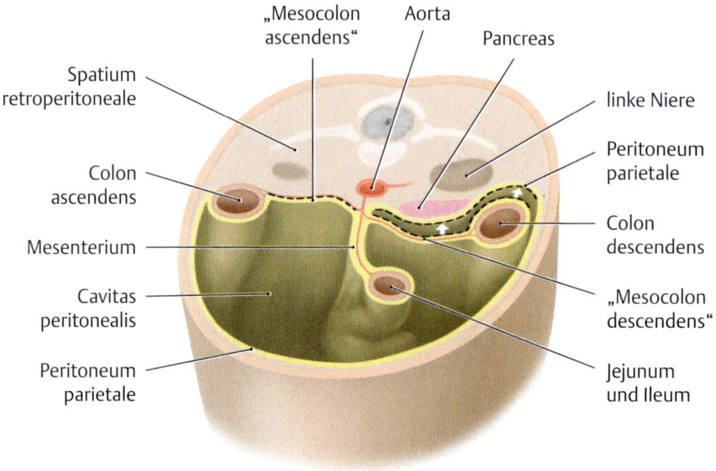

Horizontalschnitt, Ansicht von kranial. Nach Erreichen der endgültigen Position innerhalb der Peritonealhöhle werden Mesocolon ascendens und descendens gegen die Hinterwand der Peritonealhöhle gedrückt (Pfeile). Durch Verkleben der Mesos mit dem Peritoneum parietale werden Colon ascendens und descendens sekundär nach retroperitoneal verlagert.

Quelle: Schünke M, Schulte E, Schumacher U. PROMETHEUS LernAtlas der Anatomie, Innere Organe. Illustrationen von Voll M u. Wesker K. 6. Aufl. Stuttgart: Thieme; 2022

Verdauungssystem

25 Rumpfdarm – Ösophagus und Gastrointestinaltrakt

*J. Kirsch, E. Schulte, vormals beteiligt: F. Schmitz**

25.1 Funktion und Einteilung des Verdauungssystems

J. Kirsch

Um Nährstoffe aus der Umgebung aufzunehmen und nach Bedarf zu assimilieren, benötigen mehrzellige Organismen ein **Verdauungssystem**, das beim Menschen folgende Einheiten umfasst:

- Der vorwiegend muskuläre **Verdauungskanal**, den die Nahrung passiert, lässt sich topografisch untergliedern in
  - **Kopfdarm** und
  - **Rumpfdarm** (Abb. **25.1**).
- Als **Drüsen**, deren Sekret in den Verdauungskanal abgegeben wird und dort dem Aufschluss der Nahrung dient, fasst man folgende zusammen:
  - **Speicheldrüsen**, z. B. **Kopf-** bzw. **Mundspeicheldrüsen** (S. 1005) und **Pankreas** = Bauchspeicheldrüse (S. 735), deren Sekrete enzymhaltig sind, und die
  - **Leber** (S. 721), die neben der Produktion von Gallenflüssigkeit vielfältige weitere Aufgaben im Organismus übernimmt und damit nicht nur im Dienste der Verdauung steht.

Nach **Aufnahme** der Nahrung in den Mund wird sie dort **zerkleinert** und **eingespeichelt**. Letzteres dient einerseits der Verbesserung der Gleitfähigkeit, andererseits enthält der **Mundspeichel** bereits ein Enzym zur Spaltung von Kohlenhydraten (**Amylase**).

Der Speisebrei gelangt über die Zunge in den **Oropharynx**, der mittleren Etage des **Rachens,** und wird von dort durch den Schluckvorgang Richtung **Hypopharynx** (untere Etage des Rachens) und Ösophagus befördert.

Der **Ösophagus**, eine reine **Transportstrecke**, zählt bereits zum Rumpfdarm.

In den darauf folgenden Abschnitten des Rumpfdarms findet die enzymatische **Aufspaltung der Nahrung** in Nährstoffe (Aminosäuren, Zucker, Lipide) statt, die dann zusammen mit Ionen und Wasser resorbiert werden. Die Endstrecke des Rumpfdarmes, **Rektum** und **Analkanal**, dienen der Zwischenlagerung unverdaulicher Nahrungsbestandteile (Ballaststoffe) und deren kontrollierter Ausscheidung (Defäkation).

25.1 Funktion und Einteilung des Verdauungssystems

Das Verdauungssystem dient der Versorgung des Organismus mit Nährstoffen.
Man unterscheidet den

- **Verdauungskanal** mit
  - Kopf- und
  - Rumpfdarm (Abb. **25.1**) sowie
- die mit ihm assoziierten **Drüsen**: Kopf-/Mundspeicheldrüsen (S. 1005), Pankreas (S. 735) und Leber (S. 721).

Die unterschiedlichen Teile des **Kopfdarms** dienen der **Aufnahme und Zerkleinerung** der Nahrung und deren Weiterbeförderung in den Rumpfdarm.
Im **Rumpfdarm** erfolgen der wesentliche Anteil des **enzymatischen Nahrungsaufschlusses** sowie die **Resorption** von Nährstoffen, Ionen und Wasser. Ösophagus, Rektum und Analkanal sind reine Transportstrecken bzw. dienen der Zwischenlagerung unverdaulicher Nahrungsbestandteile und der Defäkation.

25.1 Einteilung des Verdauungskanals

Abschnitte	Anteile	Funktion
Kopfdarm		
Mundhöhle (Cavitas oris)	▪ Vestibulum oris (Mundvorhof)	Durchmischung mit Speichel durch Mündung der kleinen Speicheldrüsen der Wangen- und Lippenschleimhaut sowie des Ductus parotideus
	▪ Cavitas oris propria (Mundhaupthöhle)	Nahrungsaufnahme, Zerkleinerung der Nahrung, Durchmischung mit Speichel durch Mündung der Gll. sublingualis und submandibularis
	▪ Fauces (Gaumenbögen und -segel)	Abschluss der Mundhöhle gegen den Nasopharynx
Rachen (Pharynx)	▪ Pars nasalis pharyngis (Epipharynx)	Luftleitung
	▪ Pars oralis pharyngis (Oropharynx)	Schluckvorgang (zusammen mit der Zunge)
	▪ Pars laryngea pharyngis (Hypopharynx)	Transportstrecke
Rumpfdarm		
Speiseröhre (Oesophagus)	▪ Pars cervicalis ▪ Pars thoracica ▪ Pars abdominalis	Transportstrecke, geringfügige Schleimproduktion
Magen (Gaster, Ventriculus)	▪ Pars cardiaca ▪ Fundus gastricus ▪ Corpus gastricum ▪ Pars pylorica mit Antrum gastricum und Canalis pyloricus	Beginn des enzymatischen Nahrungsaufschlusses Reservoir Portionierung des Chymus
Dünndarm (Intestinum tenue)	Duodenum (Zwölffingerdarm) mit ▪ Pars descendens ▪ Pars horizontalis ▪ Pars ascendens	Neutralisierung des sauren Chymus enzymatischer Nahrungsaufschluss
	Jejunum (Leerdarm)	} Resorption von Nährstoffen (Pars ascendens, Jejunum, Ileum)
	Ileum (Krummdarm)	
Dickdarm (Intestinum crassum)	Caecum (Blinddarm) mit Appendix vermiformis (Wurmfortsatz)	} Rückresorption von Wasser Produktion von Schleim (Caecum und Colon)
	Colon (Grimmdarm) mit ▪ Colon ascendens ▪ Colon transversum ▪ Colon descendens ▪ Colon sigmoideum	
	Rectum (Mastdarm)	Reservoir Rückresorption von Wasser
	Canalis analis (Analkanal)	Transportstrecke Kontinenzorgan

Details zum Ductus parotideus siehe Kapitel Ohrspeicheldrüse (S. 1006).

25.2 Allgemeiner Aufbau des Rumpfdarms

J. Kirsch

25.2.1 Wandschichten

Der Wandbau der unterschiedlichen Abschnitte des Rumpfdarms (Abb. **25.2**) folgt einem gemeinsamen Bauplan: In allen Abschnitten findet man (von „innen“ (= luminal) nach „außen“) die in Tab. **25.1** genannten Schichten.

25.2 Allgemeiner Aufbau des Rumpfdarms

25.2.1 Wandschichten

Die unterschiedlichen Anteile des Rumpfdarms haben den gleichen Wandbau (Tab. **25.1**).

25.2 Wandschichten des Rumpfdarms

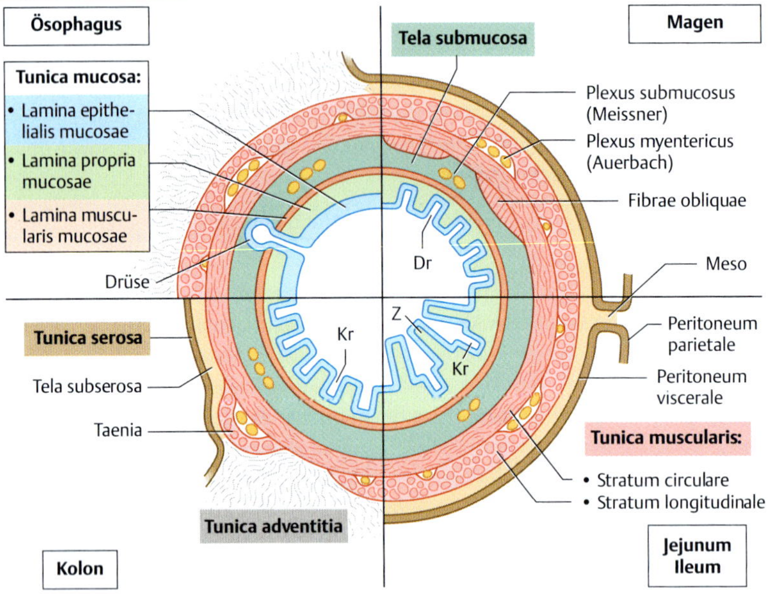

Schematische Querschnitte durch Ösophagus, Magen sowie Teilen des Dünn- und Dickdarms. Zu beachten ist, dass einzelne Abschnitte von Dünn- und Dickdarm sowohl von Serosa als auch von Adventitia umgeben sein können. Dr = Drüse, Kr = Krypte, Z = Zotte.

Quelle: Lüllmann-Rauch R, Asan E, Hrsg. Taschenlehrbuch Histologie. 6. Aufl. Stuttgart: Thieme; 2019

25.1

25.1 Wandbau des Rumpfdarms*

Schicht	Untergliederung
Tunica mucosa (Mukosa)	Lamina epithelialis mucosae (Epithelium mucosae; Schleimhautepithel)
	Lamina propria mucosae (Schleimhautbindegewebe)
	Lamina muscularis mucosae (Schleimhautmuskelschicht)
Tela submucosa (Submukosa)	
Tunica muscularis (Muskularis)	Stratum circulare (Ringmuskelschicht)
	Stratum longitudinale (Längsmuskelschicht)
Tela subserosa (Subserosa)	
Tunica serosa (Serosa)	Lamina propria serosae (Serosabindegewebe)
	Lamina mesothelialis (Mesothel; Serosaepithel)

* Die Schichten sind von luminal (innen) nach außen genannt. Da die drei luminalen Schichten in allen Darmabschnitten vorkommen, wird oft von Dreischichtigkeit gesprochen, obwohl es mindestens vier Schichten sind.

► Merke.

► Merke. Bei den Abschnitten des Rumpfdarms ohne Peritonealüberzug ist anstelle von **Tela subserosa** und **Tunica serosa** eine bindegewebige **Tunica adventitia** ausgebildet. Sie entspricht dem submesothelialen Bindegewebe.

Tunica mucosa

Lamina epithelialis mucosae: Mit Ausnahme der Transportstrecken handelt es sich um hochprismatisches **Oberflächenepithel**. Die Sekretion erfolgt aus **tubulösen Drüsen** (im Darm als Krypten bezeichnet), die teilweise bis in die Tela submucosa hinab reichen.
Wie für Epithelien typisch, erfolgt die Abgrenzung gegenüber der nächsten Schicht durch eine Basallamina (S. 58).

Tunica mucosa

Lamina epithelialis mucosae: In Abhängigkeit von der vorherrschenden Funktion (Transport, Sekretion, Resorption) des betreffenden Rumpfdarmabschnitts variiert der Feinbau des Epithels: Während Abschnitte, die vorwiegend dem **Transport** dienen (Ösophagus und Analkanal), mit mehrschichtigem, **unverhorntem Plattenepithel** ausgekleidet sind, findet sich in den übrigen Darmabschnitten ein einschichtiges, **hochprismatisches Oberflächenepithel**.
Sekrete werden aus **tubulösen Drüsen** abgegeben, die im Bereich des Dünn- und Dickdarms als Krypten (Gll. intestinales), im Magen als Gll. gastricae bezeichnet werden. In Ösophagus und Duodenum reichen diese Drüsen bis in die Tela submucosa und werden Gll. oesophageae bzw. Gll. duodenales Brunner-Drüsen genannt.
Wie alle Epithelien ist die Lamina epithelialis mucosae durch eine elektronenmikroskopisch sichtbare Basallamina (S. 58) von der folgenden Schicht getrennt.

Lamina propria mucosae: Sie besteht aus lockerem Bindegewebe mit den für dieses Gewebe typischen fixen und freien Zellen (S. 55) sowie einzelne glatte Muskelzellen. In dieser Schicht befinden sich die Endaufzweigungen von Blutgefäßen (Kapillarnetz) und Nerven. Die für die Fettverdauung wichtigen Lymphbahnen des Abdominalbereichs nehmen als Lymphkapillaren hier ihren Ursprung.

Lamina propria mucosae: Im lockeren Bindegewebe befindet sich ein dichtes Netz aus Blut- und Lymphkapillaren sowie Nerven.

Lamina muscularis mucosae: Die dünne Schicht spiralig angeordneter glatter Muskelzellen verleiht der Schleimhaut eine gewisse Eigenbeweglichkeit und verbessert dadurch den Abtransport der Lymphe. Als **„Zottenpumpe"** werden einzelne glatte Muskelzellen in den Dünndarmzotten bezeichnet.

Lamina muscularis mucosae: Die glatte Muskulatur verleiht der Schleimhaut eine gewisse Eigenbeweglichkeit (**„Zottenpumpe"**).

▸ Merke. Die Lamina muscularis mucosae ist ein charakteristisches Merkmal des Rumpfdarms.

▸ Merke.

Tela submucosa (Submukosa)

Wie die Lamina propria mucosae besteht die Tela submucosa aus lockerem Bindegewebe mit zum Teil zahlreichen elastischen Fasern. In dieser Schicht verzweigen sich die Arterien bzw. Venen, die durch die Darmwand eingedrungen sind. Die Äste dieser **Blutgefäße** (kleine Arterien oder Arteriolen, bzw. kleine Venen und Venulen) sind mit den Kapillaren in der Lamina propria mucosae verbunden.
Die **Lymphgefäße** der Tela submucosa sind bereits mit Klappen ausgestattet und führen die Lymphe aus der Lamina propria mucosae größeren Lymphgefäßen zu. Letztere durchbrechen die Tunica muscularis (s. u.) und vereinigen sich zu den mesenteriellen Lymphbahnen.
Schließlich befinden sich in der Tela submucosa die unregelmäßig angeordneten Ganglien und Nervenfasern des **Plexus submucosus** bzw. **Meissner-Plexus** (S. 666), einem Teil des enterischen Nervensystems. Dieser Plexus reguliert die Bewegung der Schleimhaut und die Abgabe der Sekrete aus den Darmdrüsen. Nervenfasern, die von hier in die Mukosa ziehen, sind chemorezeptiv.

Tela submucosa (Submukosa)

In dieser lockeren Bindegewebsschicht verzweigen sich Arterien und Venen.
Die **Lymphgefäße** sind mit Klappen ausgestattet.
Auch ein Teil des enterischen Nervensystems liegt hier: der **Plexus submucosus** bzw. **Meissner-Plexus** (S. 666), der aus unregelmäßig angeordneten Ganglien und Nervenfasern besteht.

Tunica muscularis (Muskularis)

▸ Merke. Die glatte Muskulatur des Verdauungskanals ist in einer **inneren Ring-** und einer **äußeren Längsmuskelschicht** angeordnet (**Stratum circulare** und **Stratum longitudinale**).

Im **Zäkum** und **Kolon** ist diese Längsmuskelschicht zu drei Strängen, den **Tänien** (S. 701), zusammengefasst.
Zwischen zirkulärer und Längsmuskelschicht sind im **Ösophagus** noch **schräg verlaufende Fasern** zu finden, die an der Bildung des Verschlussmechanismus beteiligt sind. In der **Magenwand** bilden die schräg verlaufenden **Fibrae obliquae** die **innerste** Muskelschicht.
Zwischen Stratum circulare und Stratum longitudinale befindet sich eine dünne Bindegewebsschicht, in der die Ganglien des **Plexus myentericus** (**Auerbach-Plexus**, s. u.) eingelagert sind. Diese Komponente des enterischen Nervensystems reguliert die Darmmotilität.

Tunica muscularis (Muskularis)

▸ Merke.

Letztere ist über große Teile des **Dickdarms** in 3 **Tänien** (S. 701) angeordnet.
In **Ösophagus** und **Magen** gibt es noch **schräg verlaufende Fasern**, wobei die Fibrae obliquae des Magens die innerste Muskelschicht bilden.
Zwischen den beiden Schichten liegen die Ganglien der zweiten Komponente des enterischen Nervensystems, des **Plexus myentericus** (**Auerbach-Plexus**, s. u.).

Tunica adventitia, Tela subserosa und Tunica serosa (Adventitia, Subserosa, Serosa)

Die Tunica muscularis wird nach außen von einer Schicht aus lockerem **Bindegewebe** mit elastischen Fasern umgeben. Ist der entsprechende Abschnitt des Rumpfdarms nicht von Peritoneum überzogen, also bei Ösophagus, Rektum und Anteilen der sekundär retroperitonealen Organe (S. 641), wird diese Schicht **Tunica adventitia** genannt. Bei den übrigen Abschnitten, d. h. den außen von Tunica serosa (bestehend aus einschichtigem Plattenepithel = Mesothel und Bindegewebe = Lamina propria) bedeckten Anteilen spricht man von der **Tela subserosa**.
Im Bindegewebe befinden sich arterielle und venöse Gefäßnetze (Plexus subserosus) sowie Lymphgefäße.

Tunica adventitia, Tela subserosa und Tunica serosa (Adventitia, Subserosa, Serosa)

Außen wird die Muskelschicht von Bindegewebe umgeben. Ist der entsprechende Rumpfdarmabschnitt von Peritoneum bedeckt, wird die Bindegewebsschicht **Tela subserosa** genannt und von **Serosa** überzogen. Bei Organen ohne Peritonealüberzug spricht man von **Tunica adventitia**.

25.2.2 Enterisches Nervensystem (Plexus entericus)

Das **intramurale Nervensystem** in der Darmwand wird in seiner Gesamtheit als Plexus entericus bezeichnet und in 2 untereinander verbundene Plexus unterteilt (Tab. **25.2**).

25.2.2 Enterisches Nervensystem (Plexus entericus)

In der Darmwand befindet sich ein **intramurales** (**intrinsisches**) **Nervensystem**, das in seiner Gesamtheit als **Plexus entericus** bezeichnet wird.
Durch unterschiedliche Lage gliedert er sich in zwei einzelne Plexus (Tab. **25.2**), die untereinander in Verbindung stehen.

25.2

25.2 Plexus des enterischen Nervensystems

Plexus	Lage	innervierte Strukturen	Effekt
Plexus submucosus (Meissner)	in Tela submucosa	Lamina muscularis mucosae	Schleimhautfältelung
		Drüsen	Sekretion
Plexus myentericus (Auerbach)	zwischen Stratum circulare und Stratum longitudinale der Tunica muscularis	Tunica muscularis	Darmmotilität

Es besteht aus mindestens zehn funktionell unterschiedlichen Nervenzelltypen, welche die Motilität des Darmes regeln bzw. als Dehnungs- und Chemorezeptoren dienen.
Die **interstitiellen Zellen von Cajal** (**ICC**) sind wahrscheinlich die **Schrittmacher** der Darmmotilität.

Es lassen sich mehr als zehn unterschiedliche Nervenzelltypen nachweisen, darunter auch solche, die Stickoxid (NO) bilden können. NO wirkt relaxierend auf die glatte Muskulatur der Darmwand.
Andere Nervenzellen wirken als Dehnungs- oder Chemorezeptoren oder sind in unterschiedlich lange Reflexbögen integriert, welche die lokale Motilität kleinerer bzw. größerer Darmabschnitte koordinieren.
Zwischen Tunica muscularis und Tela submucosa liegen die spindel- bis sternförmigen **interstitiellen Zellen von Cajal** (Interstitial Cells of Cajal; Abk. **ICC**). Hierbei handelt es sich um spezialisierte Fibroblasten, die ähnlich wie die Schrittmacherzellen des Herzens spontane rhythmische Depolarisationen aufweisen. Sie stehen im engen, wahrscheinlich synaptischen Kontakt mit den Nervenzellen des Plexus myentericus und bilden Nexus mit den glatten Muskelzellen der Tunica muscularis. Man nimmt daher an, dass es sich bei den ICC um die **Schrittmacherzellen** der Darmmotilität handelt.

► Klinik.

► Klinik. Beim **Megacolon congenitum** (**Morbus Hirschsprung**) fehlen aufgrund eines genetischen Defekts die Ganglienzellen des enterischen Nervensystems und die ICC im Dickdarm (meist Kolon oder Rektum). Die glatte Muskulatur kann daher in dem betroffenen Darmabschnitt nicht mehr relaxieren. Als Folge hiervon wird der Kot nicht mehr weitertransportiert und es kommt sekundär zu einer starken Erweiterung des oral davon gelegenen Darmabschnitts (**Megakolon**). Die Betroffenen leiden unter Erbrechen und Verstopfung. Die Therapie besteht in einer Entfernung des aganglionären Darmabschnitts.

Das enterische Nervensystem funktioniert weitgehend **autonom**, wird jedoch über Äste des N. vagus und die Nn. splanchnici major und minor **parasympathisch** und **sympathisch beeinflusst**.

Obwohl das enterische Nervensystem weitgehend **autonom** funktioniert, ist es über parasympathische Fasern des N. vagus und der Nn. splanchnici pelvici mit dem parasympathischen (S. 208) sowie über die Nn. splanchnici major und minor mit dem sympathischen Anteil (S. 206) des vegetativen Nervensystems verbunden.
Dadurch wird ein modulierender Einfluss auf das intramurale Nervensystem ermöglicht, wobei die **sympathischen** Zuflüsse **hemmend**, die **parasympathischen fördernd** auf Sekretion der Drüsen und die Motilität der Darmmuskulatur wirken.

25.3 Speiseröhre (Ösophagus)

25.3 Speiseröhre (Ösophagus)

*E. Schulte, vormals beteiligt: F. Schmitz**

25.3.1 Funktion des Ösophagus

Die Speiseröhre dient dem Transport der Nahrung vom Rachen in den Magen.

25.3.1 Funktion des Ösophagus

Als elastisch-verformbares muskuläres Hohlorgan dient der Ösophagus dem Transport der Nahrung vom Rachen, dem Pharynx (S. 902), in den Magen. Damit erfolgt hier quasi die Fortsetzung des Schluckprozesses nach den durch die Mundboden-, Zungengrund-, Gaumensegel- und Pharynxmuskulatur bewirkten Vorgängen.

▶ Klinik. Typisches Leitsymptom von Krankheiten des Ösophagus ist die Schluckstörung (**Dysphagie**). Geht sie mit **Schmerzen** einher, spricht man von **Odynophagie** (**„schmerzhaftes Schlucken“**). Diese Schmerzen sind retrosternal im Verlauf der Speiseröhre lokalisiert oder werden in ein Hautareal im Bereich des distalen Sternums projiziert (Head-Zone des Ösophagus in Höhe Th 4/5).

25.3 Head-Zone des Ösophagus

Quelle: Schünke M, Schulte E, Schumacher U. PROMETHEUS LernAtlas der Anatomie, Innere Organe. Illustrationen von Voll M u. Wesker K. 6. Aufl. Stuttgart: Thieme; 2022

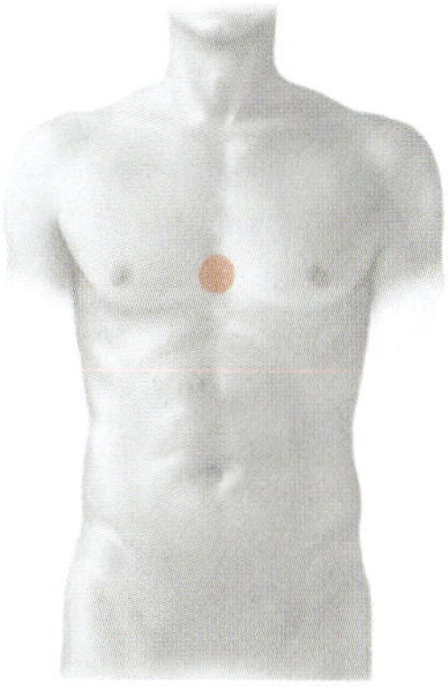

25.3.2 Abschnitte, Lage und Form des Ösophagus

Der schlauchförmige Ösophagus hat beim Erwachsenen eine Länge von ca. **25 cm**. Er wird innerhalb seines relativ langen, leicht gekrümmten Verlaufs in drei lagebedingte Abschnitte eingeteilt (Abb. **25.4**). Durch seine Beziehungen zu benachbarten Strukturen erhält er drei physiologische Engstellen (Abb. **25.4b** und Abb. **25.5**), die seine Form prägen.

Lage und Abschnitte: Der **Ösophagus** beginnt am unteren Rand des Ringknorpels des Larynx (S. 910) auf Höhe von **HWK VI–VII** und endet auf **Höhe von BWK XI** mit seiner Einmündung in die **Kardia** (S. 680) des Magens.

- **Pars cervicalis** (Halsteil): Dieser direkt der ventralen Halswirbelsäule anliegende Anfangsabschnitt ist kurz (beim Erwachsenen ca. 8 cm lang), da der Ösophagus kurz nach seinem Beginn als
- **Pars thoracica** (Brustteil) in die Brusthöhle übertritt. Hier verläuft er zunächst im oberen und dann im unteren hinteren Mediastinum (Tab. **19.1**). Sie bildet den längsten Teil der Speiseröhre (ca. 16 cm beim Erwachsenen) und verlässt mit dem Zwerchfelldurchtritt (S. 530) die Brusthöhle.

25.3.2 Abschnitte, Lage und Form des Ösophagus

Beim Erwachsenen ist der leicht gekrümmt verlaufende Ösophagus **ca. 25 cm** lang, in 3 Abschnitte eingeteilt (Abb. **25.4a**) und durch 3 physiologische Engstellen geprägt (Abb. **25.4b** und Abb. **25.5**).

Lage und Abschnitte: Der Beginn am unteren Rand des Ringknorpels (S. 910) liegt in Höhe von HWK VI–VII, das Ende in Höhe von BWK XI mit Einmündung in die Kardia des Magens. Man unterscheidet:

- **Pars cervicalis,**
- **Pars thoracica** als längsten Abschnitt und
- **Pars abdominalis.**

25.4 Abschnitte, Lage und Krümmungen des Ösophagus

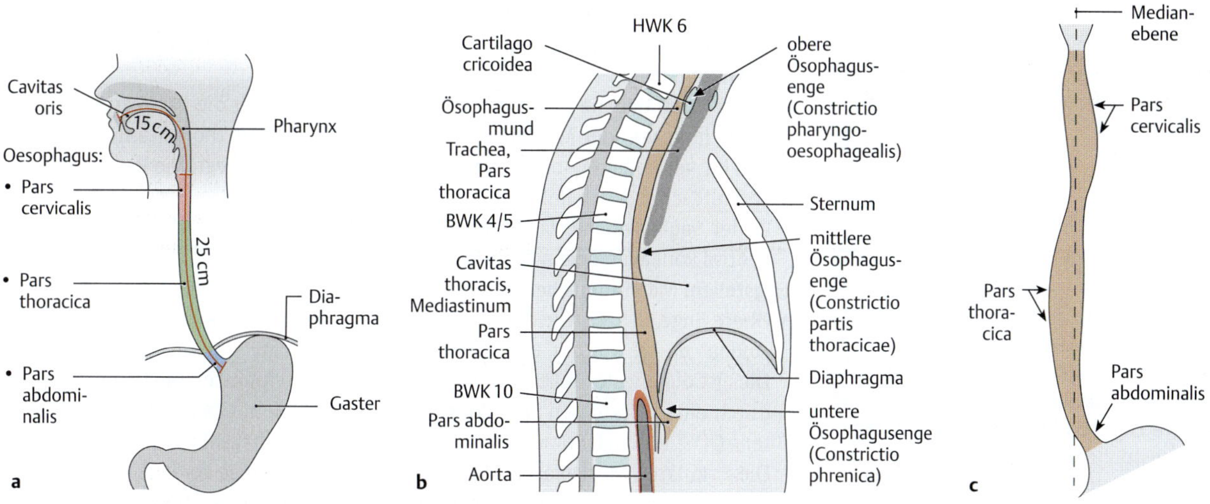

a Schematische Darstellung der Speiseröhre und ihrer Abschnitte mit Kennzeichnung der für die Endoskopie wichtigen Entfernungen von der vorderen Zahnreihe in der Ansicht von ventral bei nach rechts gedrehtem Kopf.
b Schematische Seitansicht des Ösophagus von rechts.
c Krümmungen des Ösophagus in der Frontalebene.

Quelle: Schünke M, Schulte E, Schumacher U. PROMETHEUS LernAtlas der Anatomie, Innere Organe. Illustrationen von Voll M u. Wesker K. 6. Aufl. Stuttgart: Thieme; 2022

25.5 Ösophagusengen

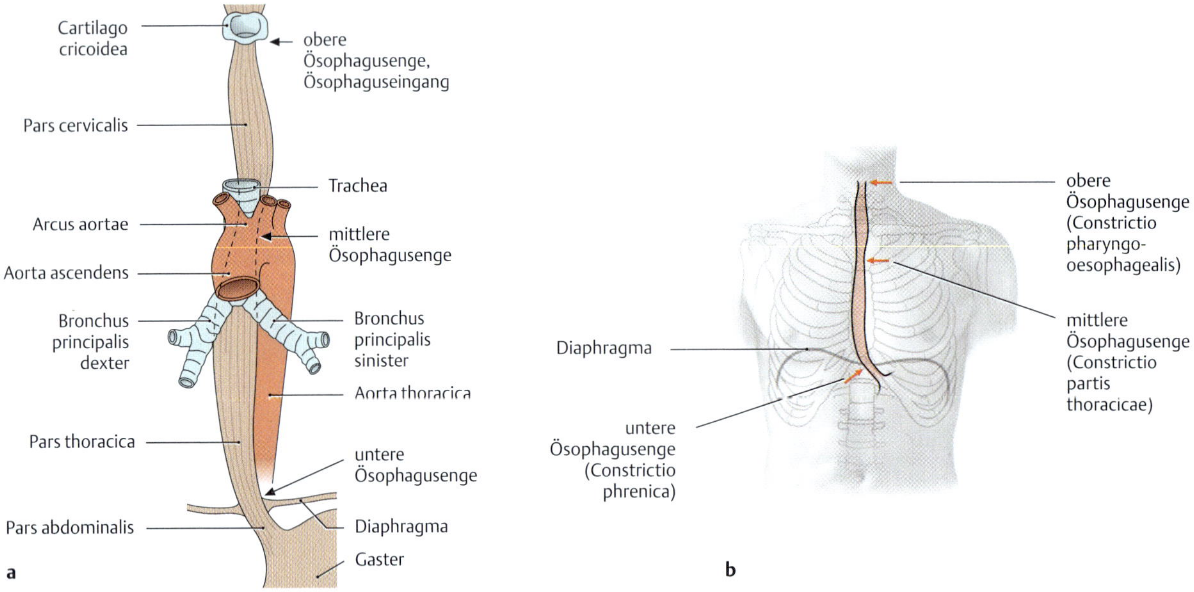

a Darstellung der Strukturen, die den einzelnen Engstellen des Ösophagus zugrunde liegen.
b Darstellung der 3 Ösophagusengen in Projektion auf den Thorax in der Ansicht von ventral.

Quelle: Schünke M, Schulte E, Schumacher U. PROMETHEUS LernAtlas der Anatomie. Innere Organe. Illustrationen von Voll M u. Wesker K. 6. Aufl. Stuttgart: Thieme; 2022

- **Pars abdominalis** (Bauchteil): Dieser sehr kurze Abschnitt (durchschnittlich 1–3 cm) läuft im Vergleich zum epiphrenischen Teil schräg bis zu seiner Mündung in die Kardia des Magens. Die Pars abdominalis ist in Ruhe geschlossen und öffnet sich lediglich beim Schluckakt (S. 908).

▶ Klinik.

▶ Klinik. Für die endoskopische Untersuchung der Speiseröhre, die meist zusammen mit der von Magen und Duodenum erfolgt (**Ösophagogastroduodenoskopie = ÖGD**) ist wichtig, dass der Ösophagus etwa 15 cm nach der vorderen Zahnreihe beginnt und die Entfernung von der Zahnreihe bis in die Magenmündung beim Erwachsenen etwa 40 cm beträgt. Ein Endoskop, das über die Speiseröhre in den Magen eingeführt werden soll, befindet sich somit im Normalfall nach 40 cm Vorschub im Magen (Abb. **25.4a**).

Krümmungen: Während seines Verlaufs krümmt sich der Ösophagus in der **Frontal-** sowie in der **Sagittalebene**.

Krümmungen: Während seines Verlaufs weist der Ösophagus charakteristische Krümmungen auf:
- In der **Frontalebene** (Sicht von vorne) (Abb. **25.4c**) liegt die Pars cervicalis häufig leicht links von der Medianebene, wohingegen die Pars thoracica durch die links von ihr verlaufende Aorta rechts von der Medianebene liegt. Die Pars abdominalis verläuft schräg nach links.
- In der **Sagittalebene** (Sicht von der Seite) beschreibt der Ösophagus einen nach ventral konkaven Bogen (Abb. **25.4b**).

Engstellen: Man unterscheidet folgende Engstellen (Abb. **25.5**):
- **Obere Enge (Constrictio pharyngooesophagealis, „Constrictio cricoidea")**: auf der Höhe des Ringknorpels.
- **Mittlere Enge (Constrictio partis thoracicae, Constrictio bronchoaortica)**: auf Höhe des Aortenbogens und des linken Hauptbronchus.
- **Untere Enge (Constrictio diaphragmatica, Constrictio phrenica)**: im Bereich des Hiatus oesophageus.

Engstellen: Man unterscheidet folgende physiologische Engstellen (Abb. **25.5**):
- Obere Enge, d. h. Constrictio pharyngooesophagealis (S. 904) bzw. „Constrictio cricoidea" da sie auf der Höhe des Ringknorpels liegt; klinisch: Ösophagusmund: Dies ist die engste Stelle des Ösophagus (Innendurchmesser 14–15 mm) und wird durch einen zirkulären Sphinktermuskel verschlossen (Oberer Ösophagussphinkter = OÖS; im engl. Sprachraum als UES = upper esophageal sphincter bezeichnet). Die zirkulären Muskelfasern des OÖS entstammen primär der Pars cricopharyngea des M. constrictor pharyngis inferior (Stratum circulare). Der muskuläre Verschluss wird durch einen submukösen Venenplexus (S. 670) ergänzt, der diesen Verschluss „gasdicht" macht. Beim „Aufstoßen" wird dieser gasdichte Verschluss hörbar geöffnet. Die obere Ösophagusenge ist in Ruhe zu einem quergestellten Spalt geschlossen. Die obere Ösophagusenge liegt auf Höhe von HWK VI/VII und wird, gemessen von der vorderen Zahnreihe, nach etwa 15 cm erreicht.

- **Mittlere Enge** (**Constrictio partis thoracicae**): Sie entspricht der Stelle, an welcher der Ösophagus durch den Arcus aortae und den linken Hauptbronchus eingedellt wird (daher auch **Constrictio bronchoaortica** oder **Aortenenge** bezeichnet) und liegt auf Höhe von **BWK IV**, d. h. ungefähr **10 cm kaudal** der oberen Enge.
- **Untere Enge** (**Constrictio diaphragmatica** = Zwerchfellenge, syn. **Constrictio phrenica**): Sie liegt auf Höhe von **BWK X/XI** im Bereich des Hiatus oesophageus des Diaphragmas kurz vor dem ösophagogastralen Übergang. In der Constrictio diaphragmatica wird der Ösophagus durch das **Lig. phrenicooesophageale** (s. u.) elastisch fixiert. Die untere Ösophagusenge wird etwa **40 cm** nach der vorderen Zahnreihe erreicht. Zum Einbau des Ösophagus bei seinem Durchtritt durch das Zwerchfell (S. 530).

Als Merkhilfe für die Abstände der Engen zur Zahnreihe kann man an folgende Rechnung denken: 15 + 25 = 40.

▸ Klinik. Verschluckte Gegenstände bleiben präferenziell an den genannten Engstellen im Ösophagus hängen.

▸ Klinik.

▸ Klinik. Insbesondere bei den bildgebenden klinischen Disziplinen hat sich für den kaudalen Abschnitt der Ausdruck **„terminaler Ösophagus"** eingebürgert, der von kranial nach kaudal folgende Abschnitte umfasst:

- Der **supradiaphragmale Abschnitt** zwischen mittlerer und unterer Ösophagusenge ist relativ dehnbar. Da er den intrathorakalen Druckänderungen ausgesetzt ist, weist er besonders bei kräftiger Inspiration eine röntgenologisch beobachtbare ampullenartige Erweiterung auf, die klinisch als **epiphrenische Ampulle** (**Ampulla epiphrenica**) bezeichnet wird.
- Der **transdiaphragmale Abschnitt** entspricht der unteren Ösophagusenge.
- Der **infradiaphragmale Abschnitt**, also die Pars abdominalis des Ösophagus, wird in den bildgebenden Disziplinen auch als **Vestibulum cardiacum** oder **Antrum cardiacum** (nicht mit dem anatomischen Antrum pyloricum des Magens verwechseln!) bezeichnet. Dieser Bereich entspricht dem „unteren Ösophagussphinkter" (UÖS, s. u.) und ist in Ruhe geschlossen. Eine röntgenologisch beobachtbare Füllung des Vestibulum cardiacum mit Röntgenkontrastmittel erfolgt lediglich in der Schluckphase, wenn sich der untere Ösophagussphinkter öffnet. Dieses Areal wird auch als „ösophagokardiofundale Übergangszone" oder als „Kardiasphinkter" bezeichnet.

25.6 Regelrechte Kontrastmitteldarstellung des Ösophagus

Quelle: Möller T, Hrsg. Röntgennormalbefunde. 6., unveränderte Auflage. Stuttgart: Thieme; 2019

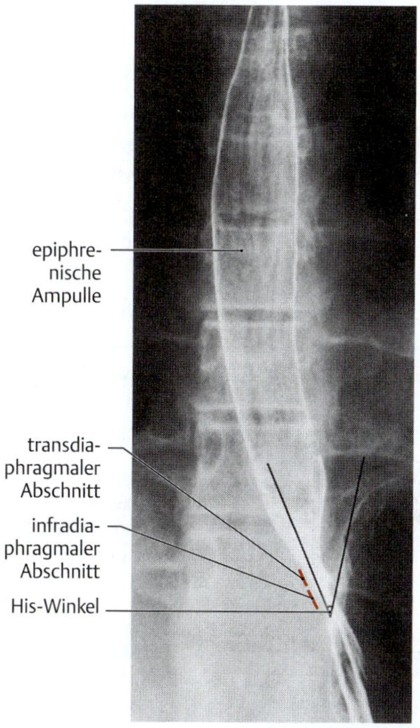

Verschlussmechanismus des kaudalen Ösophagus: Einen eigentlichen Sphinktermuskel wie z. B. am Magenausgang (S. 680) gibt es am kaudalen Ende der Speiseröhre nicht. Der Verschluss der Ösophagusmündung in die Kardia des Magens wird durch mehrere Mechanismen gewährleistet, die man in ihrer Gesamtheit als **U**nteren **Ö**sophagus **s**phinkter (**UÖS**; im angloamerikanischen Sprachgebrauch **„LES"** für **l**ower **e**sophageal **s**phincter) bezeichnet:

- Hauptsächlich wird er durch einen muskulären **„Wringmechanismus"** nach dem Prinzip einer „chinesischen Fingerfalle" gewährleistet. Anatomische Grundlage dafür sind die am UÖS **spiralig angeordneten Muskelzüge** in der Tunica muscularis, die schraubenförmig am kaudalen Ende des Ösophagus nach innen einstrahlen (Abb. **25.7a**). Wenn der Ösophagus – wie in der normalen physiologischen Situation – unter einer elastischen Längsverspannung steht, ist das Lumen des UÖS verschlossen, weil die Dehnung der dort schraubig verlaufenden Muskelfasern zu einer Lumeneinengung führt. Erst wenn die Längsspannung durch eine einlaufende Peristaltikwelle lokal reduziert wird, erfolgt die Öffnung des Lumens im Bereich des UÖS.
- Der **Druckgradient** zwischen **Brust- und Bauchraum** (in der Bauchhöhle herrscht ein größerer Druck als in der Brusthöhle) führt zu einem Zusammendrücken des

Verschlussmechanismus: Der Verschluss der unteren Ösophagusmündung wird durch mehrere Mechanismen gewährleistet, die zusammen als Unterer Ösophagussphinkter (**UÖS**) bezeichnet werden:

- Spiralförmiger Verlauf der **glatten Muskulatur** (**„Wringmechanismus"** ohne Vorliegen eines echten Sphinktermuskels, Abb. **25.7a**),
- **Druckgradient** zwischen Brust- und Bauchraum,
- schräge Einmündung in die Incisura cardialis (**His-Winkel**, Abb. **25.7b**),
- **Venenpolster** (Abb. **25.7c**),
- „Zwingeneffekt" des **Zwerchfellschenkels** und die
- elastische Fixierung durch das **Lig. phrenicooesophageale** (s. o.).

25.7 Verschlussmechanismen am ösophagokardialen Übergang als Teilmechanismen des unteren Ösophagussphinkters (UÖS)

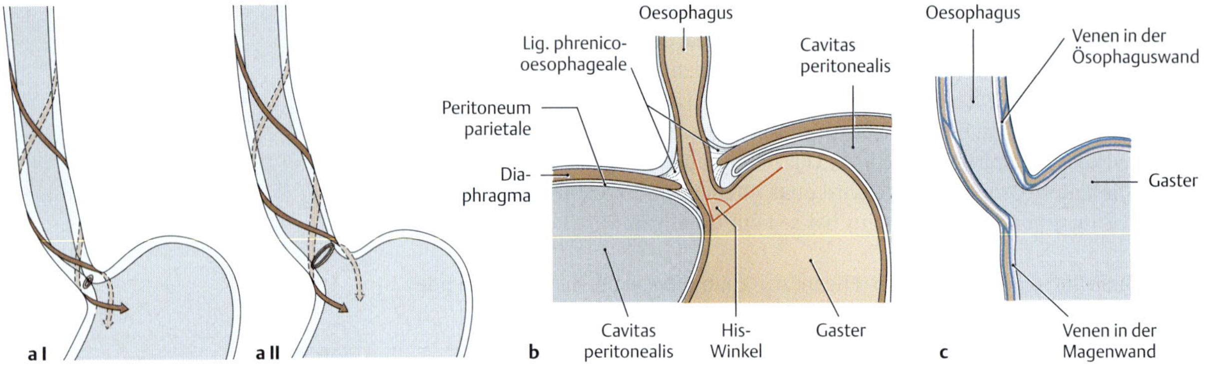

a Anordnung von Muskelzügen als Hauptmechanismus des kaudalen Ösophagusverschlusses: Während die Speiseröhre im Ruhezustand unter Längsspannung steht und der UÖS durch den Wringmechanismus verschlossen ist (**I**), erfolgt durch eine einlaufende Peristaltikwelle im Rahmen des Schluckvorgangs eine lokale Relaxation mit Öffnung des UÖS (**II**).
b His-Winkel am ösophagokardialen Übergang.
c Venenplexus in der Ösophaguswand.

Quelle: Schünke M, Schulte E, Schumacher U. PROMETHEUS LernAtlas der Anatomie, Innere Organe. Illustrationen von Voll M u. Wesker K. 6. Aufl. Stuttgart: Thieme; 2022

UÖS und verstärkt bei intaktem UÖS dessen Verschluss. Der beschriebene Druckgradient ist dabei besonders groß während der Inspiration.

- Die spitzwinklige Einmündung des Ösophagus in die Kardia des Magens (**Incisura cardialis = His-Winkel**, beim Erwachsenen **65–60°**, Abb. **25.7b**) dient insbesondere der Verhinderung eines Refluxes von Magenflüssigkeit in den Ösophagus (s. u.).

Weitere Komponenten des UÖS sind:

- der **Venenplexus** in der Lamina propria und Tela submucosa des Ösophagus (Abb. **25.7c**),
- der „Zwingeneffekt“ des **Zwerchfellschenkels** um den Hiatus oesophageus sowie die
- elastische Fixierung des kaudalen Ösophagus durch das **Lig. phrenicooesophageale**.

Der UÖS baut einen **Ruhedruck** von 10–30 mmHg auf. Der Plexus myentericus (S. 666) steuert über lokale Reflexmechanismen die Öffnung des UÖS.

▶ Merke.

▶ Merke. Der sog. untere Ösophagussphinkter (UÖS) ist **kein echter Sphinktermuskel**, sondern bildet durch verschiedene Mechanismen ein funktionelles Sphinktersystem aus.

▶ Klinik.

▶ Klinik. Im Rahmen einer **Insuffizienz des UÖS** kommt es zu einem Rückfluss (**Reflux**) von Magensaft (S. 680) in den Ösophagus. Dies kann durch die aggressive Salzsäure des Magensafts zu einer Entzündung des Ösophagus (**Ösophagitis**) führen. Eine solche **Refluxösophagitis** kann zu retrosternalen, postprandialen Schmerzen (**Sodbrennen**) führen, die häufig **lageabhängig** sind und besonders im Liegen auftreten (u. U. klagen Betroffene über v. a. nächtliche Beschwerden).

Alle Situationen, die einen negativen Einfluss auf die am Verschluss des kaudalen Ösophagus beteiligten Mechanismen haben, können einen gastroösophagealen Reflux erleichtern: Dazu zählt insbesondere die Erhöhung des intraabdominellen Drucks (durch Bücken, Pressen, Übergewicht oder Schwangerschaft mit Zwerchfellhochstand), die Erhöhung des Mageninnendrucks oder auch die Einnahme muskelrelaxierender Medikamente oder Vorliegen einer Hiatushernie. Bestimmte Nahrungsmittel wie Kaffee, Alkohol, säurehaltige Getränke oder fettige Speisen können ebenfalls begünstigend wirken.

Therapeutisch sind bei leichten Refluxbeschwerden zunächst Allgemeinmaßnahmen wie Verzicht auf Auslöser und Gewichtsreduktion zu ergreifen. Bei Refluxösophagitis sind säurehemmende Medikamente erforderlich oder bei Nichtansprechen auf die Therapie ggf. eine Antirefluxoperation wie z. B. die sog. Fundoplicatio nach Nissen, bei der der Magenfundus manschettenartig um den infradiaphragmalen Abschnitt des Ösophagus geschlungen wird.

25.3.3 Wandbau des Ösophagus

Die Wand des Ösophagus zeigt einen für den Magen-Darm-Trakt typischen Aufbau. Besonderheiten der einzelnen Schichten sind nachfolgend genannt (vgl. Abb. **25.2**).

Tunica mucosa: Aufgrund der starken mechanischen Beanspruchung ist die Speiseröhre von innen mit

- mehrschichtigem, **unverhornten Plattenepithel** ausgekleidet, das gegenüber größeren Speisestücken einen mechanischen Schutz vor Verletzungen bildet. Zur weiteren Erhöhung der mechanischen Stabilität ist das Epithel intensiv mit Bindegewebspapillen der darunterliegenden Lamina propria verzahnt.

► Merke. Das Epithel der Ösophagusschleimhaut bietet einen **guten Schutz vor mechanischen Beanspruchungen**, die z. B. beim Schlucken von festen Nahrungsbestandteilen auftreten, **nicht jedoch vor chemischen Einwirkungen** wie z. B. der Salzsäure des Magens bei gastroösophagealem Reflux (S. 671) und ösophagealer Refluxkrankheit (S. 670).

Der Übergang des Epithels an der Grenze vom Ösophagus in den Magen erfolgt nicht allmählich, sondern ist scharf abgrenzbar (Abb. **25.8**). Allerdings finden sich manchmal einzelne „Inseln" von Magenepithel im distalen Ösophagus.

25.3.3 Wandbau des Ösophagus

Die Wand des Ösophagus zeigt die o. g. typische Schichtung (vgl. Abb. **25.2**).

Tunica mucosa: Sie besteht aus folgenden Schichten:

- Die luminale Auskleidung erfolgt durch mehrschichtig **unverhorntes Plattenepithel** (Schutzepithel).

► Merke.

Die Grenze zwischen Ösophagusschleimhaut und Magenschleimhaut ist scharf (Abb. **25.8**).

25.8 Schleimhaut am ösophagokardialen Übergang

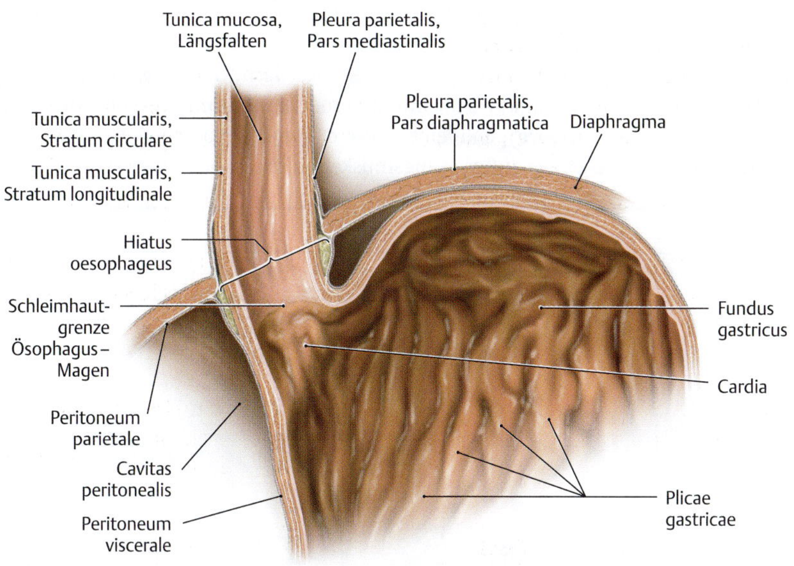

Zur Darstellung der Schleimhaut sind unterer Ösophagus und oberer Magen aufgeschnitten.

Quelle: Schünke M, Schulte E, Schumacher U. PROMETHEUS Lern-Atlas der Anatomie, Innere Organe. Illustrationen von Voll M u. Wesker K. 6. Aufl. Stuttgart: Thieme; 2022

► Klinik. Bei lang anhaltender Refluxkrankheit kann es zu einer Umwandlung (**Metaplasie**) des normalen mehrschichtigen, unverhornten Ösophagus-Epithels in Zylinderepithel kommen. Bei einer solchen **Epithelmetaplasie** des Ösophagus spricht man von einem **Barrett-Ösophagus**, auf dessen Boden sich **Epitheldysplasien** als Vorstufe eines **Karzinoms** entwickeln können.

25.9 Barrett-Ösophagus

Im unteren Abschnitt der Speiseröhre ist endoskopisch das metaplastische, lachsfarbene Epithel deutlich von dem „normalen", weißlich erscheinenden mehrschichtig unverhornten Plattenepithel zu unterscheiden.

Quelle: Battegay E, Hrsg. Differenzialdiagnose Innerer Krankheiten. 21., vollständig überarbeitete und erweiterte Auflage. Stuttgart: Thieme; 2017

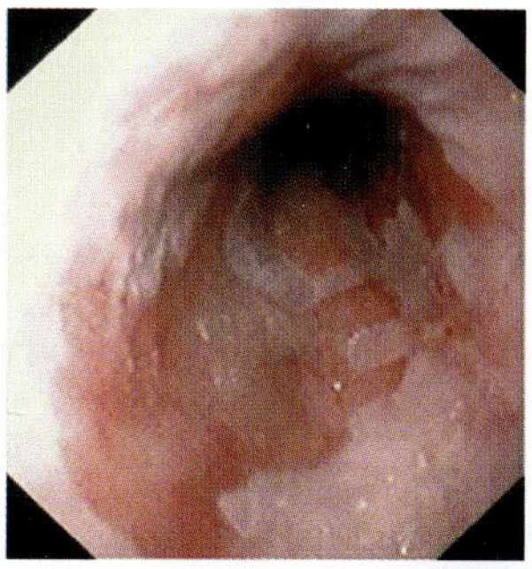

- In der dünnen **Lamina propria** aus lockerem faserigem Bindegewebe liegt ein ausgedehnter Venenplexus (besonders im unteren Abschnitt des Ösophagus, Abb. **25.7c**).

- Die **Lamina muscularis mucosae** besteht aus vorwiegend längsgerichteten **glatten Muskelzellen**.

Die **Tela submucosa** enthält muköse Gll. oesophageales, den Plexus submucosus (S. 666) und ausgedehnte Venenplexus, wichtig im Rahmen portokavaler Anastomosen (S. 860).

Die **Tunica muscularis** enthält
- im oberen Viertel quergestreifte,
- im 2. Viertel quergestreifte und glatte,
- in der unteren Hälfte ausschließlich glatte Muskulatur.

Auch in der Speiseröhre findet sich eine innere zirkuläre und eine äußere längsverlaufende Muskelschicht (Abb. **25.10**).
Die Längsmuskelschicht ist nicht überall gleich dick und fehlt häufig in einem dorsokranialen Bereich des Ösophagus (**Laimer-Dreieck**).

- In der subepithelialen dünnen **Lamina propria** liegen im unteren Ösophagusabschnitt ausgedehnte **Venenplexus** (Abb. **25.7c**) sowie vereinzelte **Schleimdrüsen**, die den **Kardiadrüsen** des Magens (Abb. **25.24**) entsprechen („kardiale Ösophagusdrüsen"). Der Venenplexus in der Lamina propria, der mit demjenigen der Tela submucosa in Verbindung steht, bildet einen Teil des Verschlussmechanismus am UÖS (S. 669).
  Die zellreiche Lamina propria enthält die terminalen Verzweigungen von Blutgefäßen und Nervenfasern sowie vereinzelt Lymphfollikel.
- Die **Lamina muscularis mucosae** mit vorwiegend längsgerichteten **glatten Muskelzellen** zeigt keine besonderen Unterschiede gegenüber den anderen Hohlorganen des Verdauungstrakts.

Tela submucosa: In der relativ dicken Tela submucosa des Ösophagus findet man rein muköse **Gll. oesophageae**, deren schleimiges Sekret der Verbesserung des Nahrungstransports dient. Weiterhin liegt in dieser Bindegewebsschicht der **Plexus submucosus**, sog. Meissner-Plexus (S. 666), des enterischen Nervensystems. In der Tela submucosa liegen entlang des gesamten Ösophagus ausgedehnte Venenplexus, die eine Rolle im Rahmen der portokavalen Anastomosen (S. 860) spielen.

Tunica muscularis: Im Ösophagus findet sich in der Tunica muscularis nicht nur glatte, sondern auch quergestreifte Muskulatur. Die Verteilung ändert sich je nach Abschnitt:
- oberes Viertel: nur quergestreifte Muskulatur,
- zweites Viertel: quergestreifte und glatte Muskulatur,
- untere Hälfte: ausschließlich glatte Muskulatur.

Die Muskulatur zeigt, ähnlich wie auch im Rest des Darmrohres, zwei Vorzugsrichtungen (Abb. **25.10**): eine **innere Schicht** mit zumeist **ringförmig** verlaufenden Muskelzellen (**Stratum circulare**) und eine **äußere längs** verlaufende Muskelschicht (**Stratum longitudinale**). Die äußere Längsmuskelschicht ist nicht überall gleich dick.

25.10 Ösophagusmuskulatur

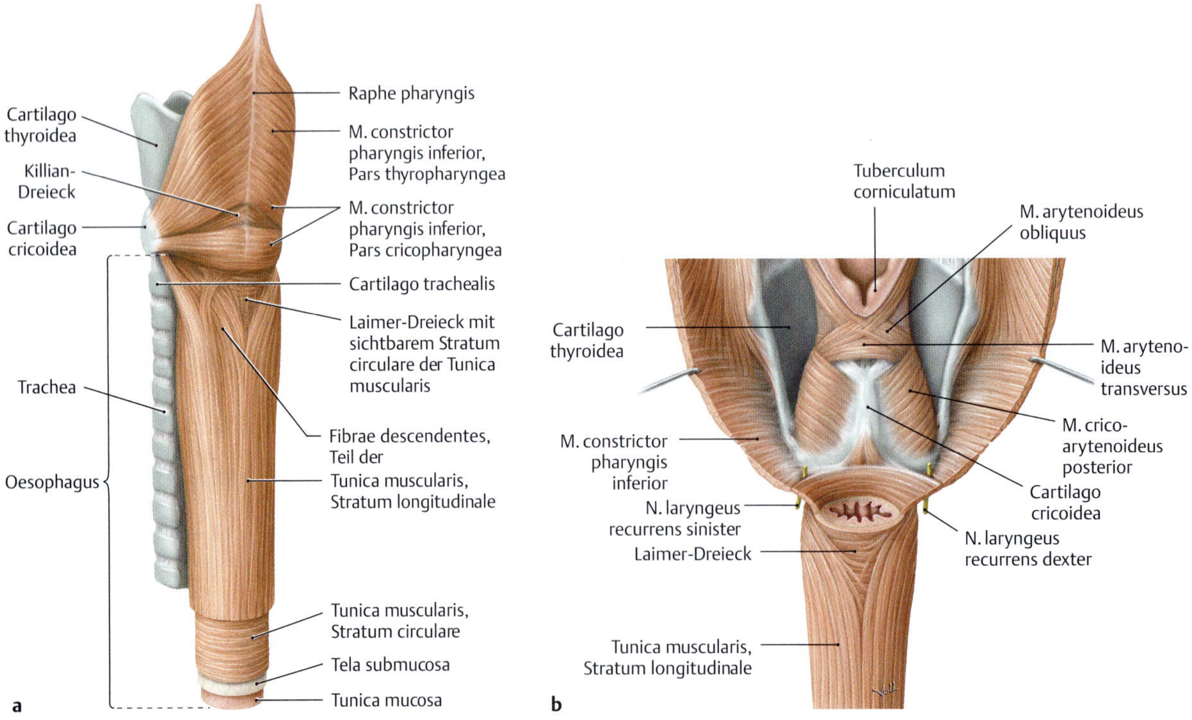

a Muskelschichten des Ösophagus in der Ansicht von schräg links-dorsal mit Anteilen von Pharynx (S. 902), Larynx (S. 908) und Trachea (S. 534). Im unteren Bildabschnitt sind zur Verdeutlichung der Wandschichten die jeweils außen liegenden abgetrennt, sodass ein teleskopartiger Aspekt entsteht.
b Von dorsal dargestellter Anschnitt des oberen Ösophagus in kontrahiertem Zustand während des Schluckaktes (S. 908), was durch das sternförmige Lumen erkennbar ist; vgl. Bedeutung der Ösophagusperistaltik für den Schluckakt (S. 677). Die muskuläre Hinterwand des Pharynx ist durchtrennt und seitlich aufgeklappt.

Quelle: Schünke M, Schulte E, Schumacher U. PROMETHEUS LernAtlas der Anatomie. Innere Organe. Illustrationen von Voll M u. Wesker K. 6. Aufl. Stuttgart: Thieme; 2022

25.11 Histologischer Bau der Ösophaguswand

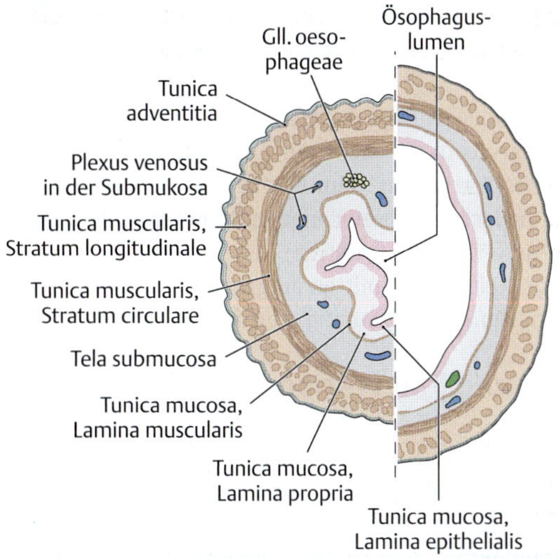

Querschnitt durch einen Ösophagus im kontrahierten (links) und erschlafften (rechts) Zustand. Die Wandschichten des Ösophagus sind typisch für ein Hohlorgan des Verdauungstraktes.

Quelle: Schünke M, Schulte E, Schumacher U. PROMETHEUS LernAtlas der Anatomie, Innere Organe. Illustrationen von Voll M u. Wesker K. 6. Aufl. Stuttgart: Thieme; 2022

25.11

Dorsal fehlt sie häufig in einem Feld im kranialen Abschnitt des Ösophagus. Dieses muskelschwache Dreieck zwischen quer verlaufenden Muskelfasern der Pars cricopharyngea des M. constrictor pharyngis inferior (syn. **Pars fundiformis**, **Killian-Schleudermuskel** oder **Fibrae transversae** des unteren Schlundschnürers) und den **Fibrae descendentes** (Muskelfasern des Stratum longitudinale der Ösophagusmuskulatur) bezeichnet man auch als **Laimer-Dreieck** (Abb. **25.10**).

▸ Klinik. An dieser muskelschwachen Stelle können sich bei erhöhtem intraluminalem Druck Schleimhautausstülpungen (sog. **Pulsionsdivertikel**) bilden, bei denen die Mukosa und Submukosa durch die Muskelschicht nach außen gedrückt werden (sog. **„unechte"** oder Pseudodivertikel). Auch finden sich solche Divertikel gelegentlich dicht oberhalb des Zwerchfells (epiphrenisch), die häufig als asymptomatischer Zusatzbefund beim Röntgen auffallen. Die „unechten" Pulsionsdivertikel im Bereich des Killian-Dreiecks, z. B. Zenker-Divertikel (S. 906), werden zwar häufig als Ösophagusdivertikel bezeichnet, jedoch ist dies nicht korrekt, da sie ihrer Lokalisation nach Hypopharynxdivertikel sind.
Bei **„echten" Divertikeln** umfasst die Ausstülpung alle Wandschichten. Solche sog. **Traktionsdivertikel** entstehen unabhängig von muskulären Schwachstellen des Ösophagus meist durch Prozesse, die sich in der Nachbarschaft des Organs abspielen (z. B. als Folge von Entzündungen). Die präferenzielle Lokalisation an der Bifurcatio tracheae oder in deren Nachbarschaft, daher auch als Bifurkations- (S. 551) oder parabronchiale Divertikel bezeichnet, lässt sich durch die dortige enge Beziehung zu den großen Lymphknotenpaketen begründen.

25.12 Ösophagusdivertikel

Quelle: Schünke M, Schulte E, Schumacher U. PROMETHEUS LernAtlas der Anatomie, Innere Organe. Illustrationen von Voll M u. Wesker K. 6. Aufl. Stuttgart: Thieme; 2022

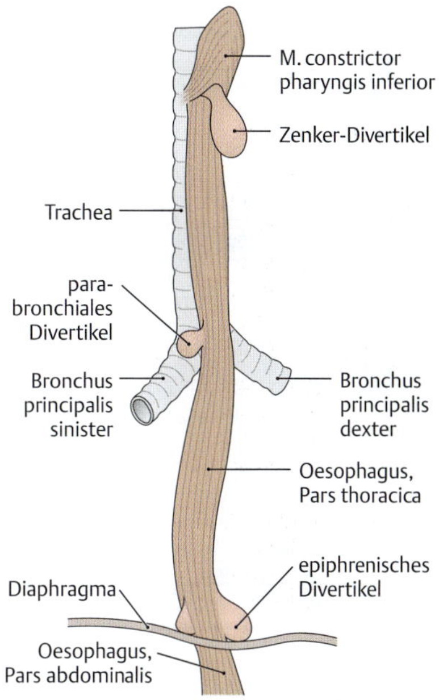

Zwischen Stratum circulare und Stratum longitudinale befinden sich Nervenzellen des **Plexus myentericus** (S. 666), d. h. dem Auerbach-Plexus als Teil des enterischen Nervensystems.
Die Tunica muscularis ist wichtig für die Ösophagusperistaltik (s. u.). Der besondere schraubenförmige Verlauf der Muskelfasern in der Pars abdominalis des Ösophagus bildet einen wichtigen Teil des Verschlussmechanismus des UÖS (S. 669).

Zwischen Stratum circulare und Stratum longitudinale befinden sich Nervenzellen des **Plexus myentericus** (S. 666).

Tunica adventitia: In dieser äußeren Bindegewebsschicht verlaufen Leitungsbahnen: die größeren den Ösophagus versorgenden Gefäße (s. u.), Nervenfaserbündel, z. B. Trunci vagales (S. 677), Plexus oesophagealis (S. 676) sowie Lymphgefäße. Der locke-

Tunica adventitia: mit Leitungsbahnen des Ösophagus.

re durch die Adventitia vermittelte Einbau des Ösophagus in seine Umgebung ermöglicht die starke Beweglichkeit des Ösophagus während des Schluckaktes (S. 908). In die Adventitia strahlen auch verschiedene, kleinere Bündel aus glatten Muskelfasern ein, die ebenfalls der Organverankerung dienen sollen (M. bronchooesophageus, M. pleurooesophageus).

Im Bereich des OÖS erfolgt eine bindegewebige Anheftung der äußeren Längsmuskulatur an den Ringknorpel des Larynx durch das in der Adventitia befindliche verstärkte Bindegewebe („Tendo cricopharyngeus"). Im Bereich der Pars abdominalis, wo der Ösophagus von Serosa bedeckt ist, bezeichnet man die darunterliegende Bindegewebsschicht als Tela subserosa (statt Adventitia).

Das Lumen des Ösophagus ist in weiten Abschnitten aufgrund der Längsspannung des Ösophagus und der Spannung der Ringmuskulatur sternförmig eingeengt.

25.3.4 Gefäßversorgung und Innervation

Gefäßversorgung des Ösophagus

Arterien (Abb. 25.13a):
- Pars cervicalis: **A. thyroidea inf.** (Tab. **34.2**),
- Pars thoracica: **Aorta** und **rechte Aa. intercostales**,
- Pars abdominalis: **A. gastrica sinistra**.

Venen: Die Vv. oesophageales (Abb. **25.13b**) fließen in die V. azygos und V. hemiazygos ab. Sie gehören zu den **portokavalen Anastomosen**.

25.3.4 Gefäßversorgung und Innervation

Gefäßversorgung des Ösophagus

Arterielle Versorgung: Jeder der drei Ösophagusabschnitte wird durch Äste (Rr. oesophageales) aus unterschiedlichen Ursprungsgefäßen versorgt (Abb. **25.13a**):
- **Pars cervicalis: A. thyroidea inferior** (aus dem Truncus thyrocervicalis, Tab. **34.2**).
- **Pars thoracica: Aorta** und **rechte Aa. intercostales.**
- **Pars abdominalis: A. gastrica sinistra** aus dem Truncus coeliacus (S. 854).

Venöser Abfluss: Die **Vv. oesophageales** (Abb. **25.13b**) fließen in die **V. azygos** und **V. hemiazygos** ab und von dort in die **V. cava superior**. In den oberen Thoraxbereichen existieren auch Abflüsse zur V. brachiocephalica. Über die V. gastrica dextra bestehen Verbindungen zur V. portae hepatis (**portokavale Anastomosen** = Verbindungen zwischen dem Pfortader- und V.-cava-System).

25.13 Blutversorgung des Ösophagus

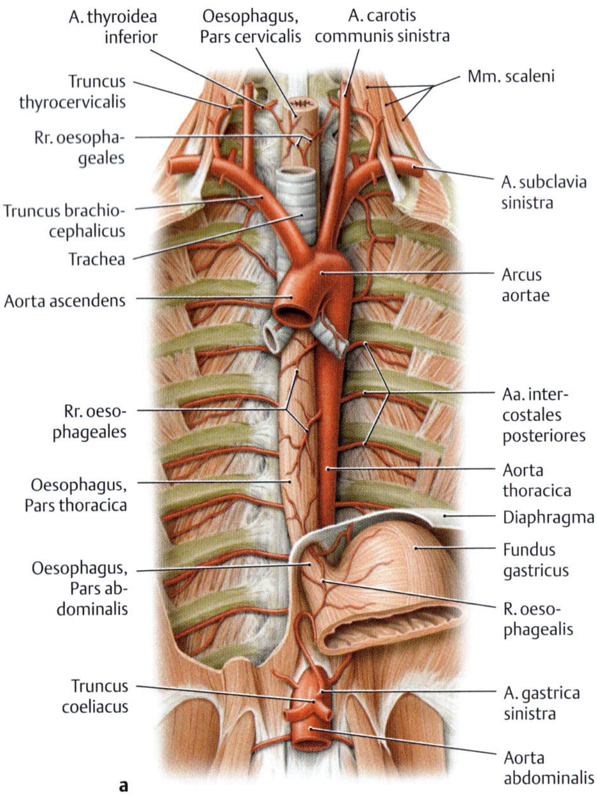

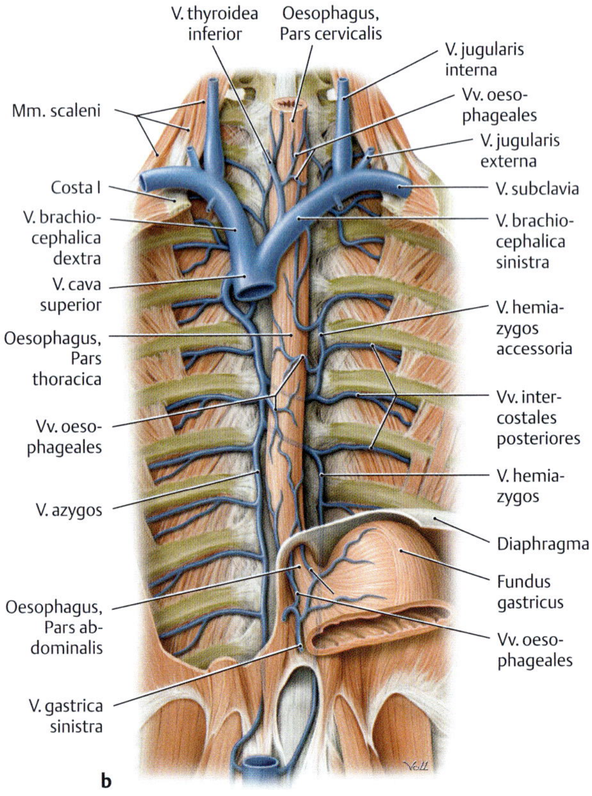

a Arterien des Ösophagus in der Ansicht von ventral.
b Venen des Ösophagus in der Ansicht von ventral.

Quelle: Schünke M, Schulte E, Schumacher U. PROMETHEUS LernAtlas der Anatomie, Innere Organe. Illustrationen von Voll M u. Wesker K. 6. Aufl. Stuttgart: Thieme; 2022

▶ Klinik. Bei einer Störung des Blutflusses durch die Leber hindurch (z. B. bei **Leberzirrhose**) sucht sich das Blut in der V. portae hepatis Ausweichmöglichkeiten, um an der „Engstelle Leber“ vorbeifließen zu können. Diese **portokavalen Anastomosen** (S. 860) können zu einer Anschwellung der Vv. oesophageales in der Lamina propria und der Tela submucosa des Ösophagus führen (sog. **Ösophagusvarizen** = „Krampfadern“ des Ösophagus). Die Varizen können plötzlich platzen und zu u. U. tödlich verlaufenden Blutungen führen, weil sie nur schwierig zu stillen sind, s. a. Leberzirrhose (S. 860).

25.14 Ösophagusvarizen

Endoskopische Sicht auf ausgeprägte Ösophagusvarizen. Die erweiterten Venen wölben sich eindrücklich und schlauchartig in das Lumen des Ösophagus vor.

Quelle: Baenkler H, Bals R, Goldschmidt H, Hahn J, Hinterseer M, Knez A, Möhlig M, Pfeiffer A, Schäfer J et al., Hrsg. Kurzlehrbuch Innere Medizin. 4. Aufl. Stuttgart: Thieme; 2021

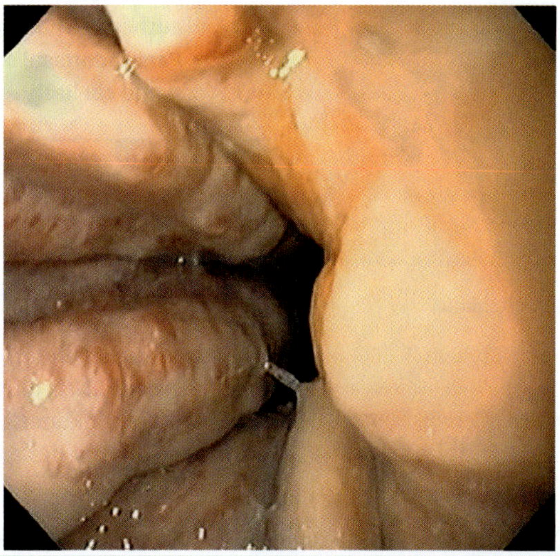

25.15 Lymphabfluss des Ösophagus

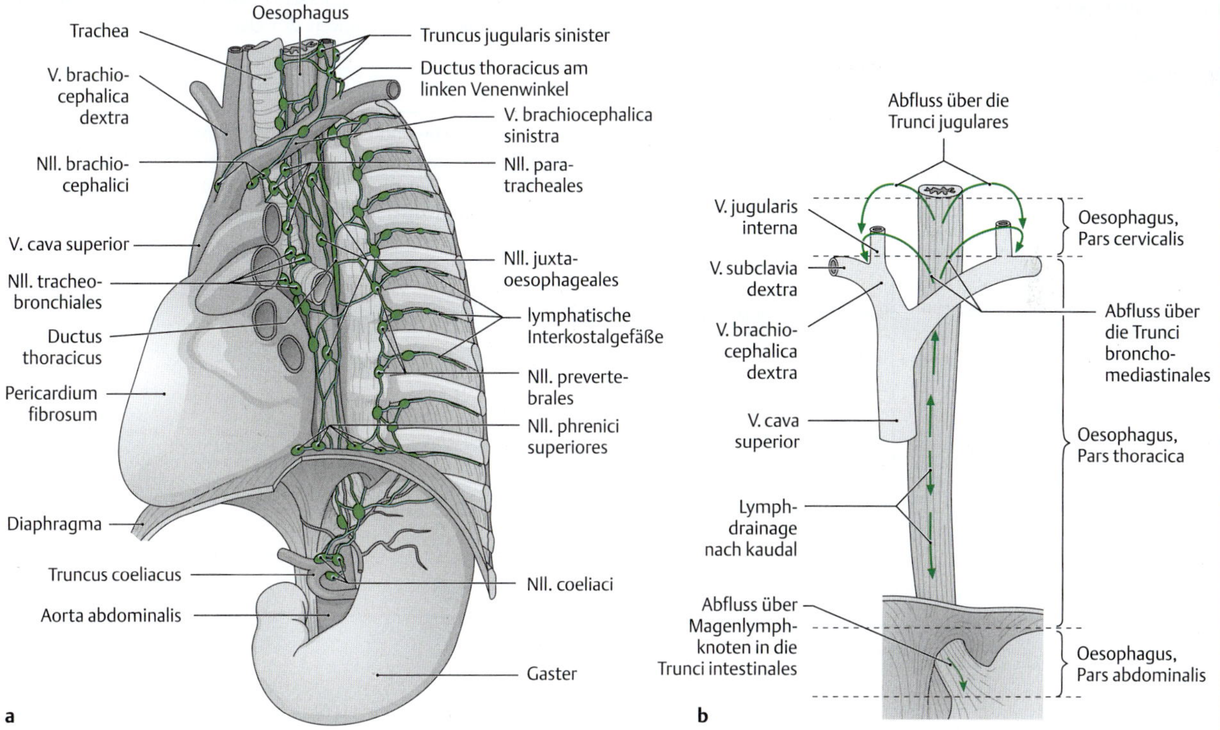

a Thorakale Lymphknoten in der Ansicht von links-lateral.

b Je nach Abschnitt des Ösophagus erfolgt die Lymphdrainage des Ösophagus in unterschiedliche Lymphgefäße: Die Pars cervicalis leitet die Lymphe über die tiefen Halslymphknoten in den Truncus jugularis. Der obere Abschnitt der Pars thoracica drainiert nach kranial in den Truncus bronchomediastinalis, der untere thorakale Abschnitt genau wie die Pars abdominalis über die Lymphknoten des Magens im Bereich der A. gastrica sinistra und des Truncus coeliacus in den Truncus intestinalis.

Quelle: Schünke M, Schulte E, Schumacher U. PROMETHEUS LernAtlas der Anatomie, Innere Organe. Illustrationen von Voll M u. Wesker K. 6. Aufl. Stuttgart: Thieme; 2022

Lymphabfluss (Abb. 25.15):
- **Pars cervicalis:** Nll. cervicales laterales profundi,
- **Pars thoracica:** Nll. paratracheales und tracheobronchiales sowie über Anastomosen im Hiatus oesophageus zu den u. g. gastralen Lymphknoten,
- **Pars abdominalis:** Nll. gastrici sinistri und coeliaci.

Lymphabfluss: Auch der Lymphabfluss (Abb. **25.15**) erfolgt je nach Abschnitt der Speiseröhre über unterschiedliche Lymphknoten:
- **Pars cervicalis:** tiefe zervikale Lymphknoten (**Nll. cervicales laterales profundi**).
- **Pars thoracica:** superiore und posteriore mediastinale Lymphknoten (**Nll. paratracheales**, **Nll. tracheobronchiales superiores** und **inferiores**) sowie **Nll. juxtaoesophageales**. Über Anastomosen im Hiatus oesophageus fließt ein Teil der Lymphe auch in die nachfolgend genannten Lymphknoten im Bereich des Magens ab.
- **Pars abdominalis:** Lymphknoten entlang der A. gastrica sinistra (**Nll. gastrici sinistri** und **coeliaci**).

► Klinik.

► Klinik. Tumoren des kaudalen Ösophagus können über Anastomosen der Lymphbahnen im Hiatus oesophageus in Lymphknoten der Brust- und Bauchhöhle metastasieren.

Innervation des Ösophagus

Das enterische Nervensystem (S. 666) wird wie in anderen Abschnitten des Verdauungskanals durch Sympathikus und Parasympathikus beeinflusst (Abb. **25.16**).

Innervation des Ösophagus

Wie auch andere Teile des Darmrohrs besitzt der Ösophagus ein autonom funktionierendes Nervensystem, das enterische Nervensystem (S. 666). Dies ist beim Ösophagus funktionell für die Koordination des Schluckaktes (S. 908) von Bedeutung. Die Tätigkeit des autonomen Darmnervensystems wird durch Sympathikus und Parasympathikus modifiziert (Abb. **25.16**).

Sympathische Innervation: Postganglionäre Fasern aus dem **Ggl. cervicothoracicum** sowie kranialen **thorakalen Grenzstrangganglien** über den **Plexus oesophageus**. Über sie werden sowohl **Peristaltik** als auch die **Drüsensekretion gehemmt**.

Sympathische Innervation: Sie erfolgt über postganglionäre **sympathische Fasern** aus dem **Ggl. cervicothoracicum** (= Ggl. stellatum) des Brustgrenzstrangs und kranialen thorakalen Grenzstrangganglien (**Ggll. thoracica II-V**, Tab. **7.7**), deren postganglionäre Fasern in den **Plexus oesophageus** einstrahlen.
Eine Aktivierung des Sympathikus führt zu einer **Hemmung der Ösophagusperistaltik** und zu einer **Hemmung der Sekretionstätigkeit** der Ösophagusdrüsen.

25.16 Innervation des Ösophagus

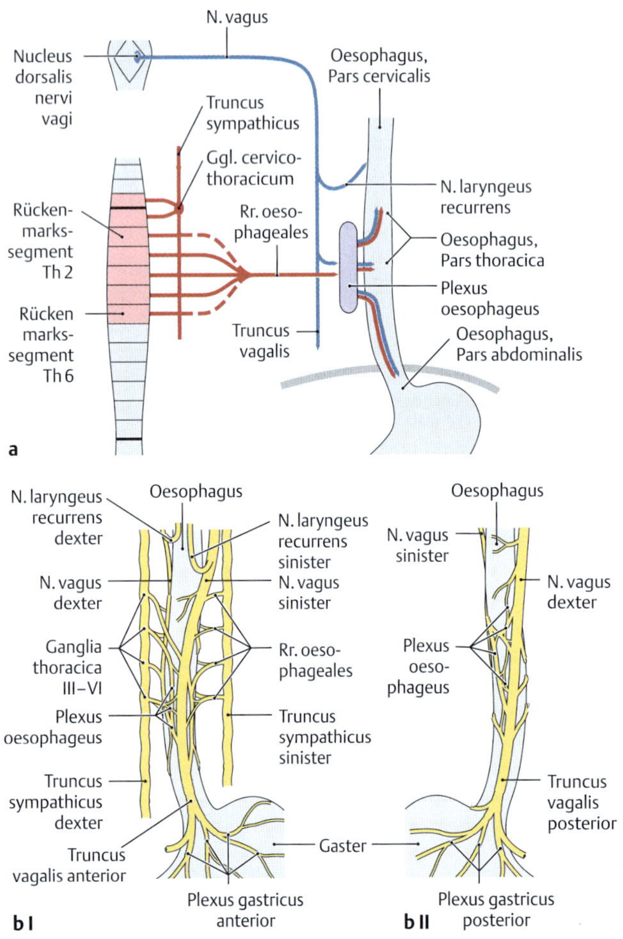

a Sympathische und parasympathische Innervation der Speiseröhre.
b Vegetative Plexusbildung auf dem Ösophagus in der Ansicht von ventral (**I**) und von dorsal (**II**).

Quelle: Schünke M, Schulte E, Schumacher U. PROMETHEUS LernAtlas der Anatomie, Innere Organe. Illustrationen von Voll M u. Wesker K. 6. Aufl. Stuttgart: Thieme; 2022

Parasympathische Innervation:
- oberer Teil des Ösophagus: **N. laryngeus recurrens** (S. 629),
- unterer Teil des Ösophagus: **N. vagus** (S. 629).

Unterhalb der **Bifurcatio tracheae** (S. 535) legt sich der **Stamm des linken** und **rechten N. vagus** dem Ösophagus an und bildet in der Adventitia den **Plexus oesophageus**. Aus diesem gehen im distalen Abschnitt die **Trunci vagales** hervor und ziehen mit dem Ösophagus durch den **Hiatus oesophageus** des Zwerchfells (S. 530) hindurch. Bedingt durch die Magendrehung (S. 655) liegt der **linke** N. vagus auf der Vorderseite des Ösophagus und bildet den **Truncus vagalis anterior**, wohingegen der **rechte** N. vagus auf der Dorsalseite des Ösophagus den **Truncus vagalis posterior** bildet.
Eine Aktivierung des Parasympathikus führt zu einer **Verstärkung** der **Ösophagusperistaltik** und zu einer gesteigerten **Drüsensekretion**.

Parasympathische Innervation:
- **N. laryngeus recurrens** (S. 629) oberer Teil
- **N. vagus** (unterer Teil), der um die Speiseröhre den Plexus oesophageus bildet.

Kaudal bildet sich aus dem **linken** N. vagus der **Truncus vagalis anterior**, aus dem **rechten** N. vagus der **Truncus vagalis posterior**, die beide durch den Hiatus oesophageus in die Bauchhöhle ziehen.

Sensible Innervation: Der N. vagus (bzw. N. laryngeus recurrens) enthält auch aus dem Ösophagus kommende **afferente Fasern**, die **viszerosensible Informationen** (Dehnung, Schmerz) aus dem Ösophagus nach zentral weiterleiten.

Sensible Innervation: Afferente Fasern des Ösophagus verlaufen ebenfalls im N. vagus.

25.3.5 Bedeutung der Ösophagusperistaltik für den Schluckakt

Nach den oropharyngealen Abläufen im Rahmen des Schluckakts (S. 908) wird Letzterer im Ösophagus mit dem Transport zum Magen fortgesetzt. Daher wird dieser Prozess unter funktionellen Aspekten häufig als **ösophageale Phase** des Schluckakts bezeichnet.
Beim Transport in der Speiseröhre muss zwischen flüssigen und festen Nahrungsbestandteilen unterschieden werden:
- **Flüssigkeiten** passieren den Ösophagus im sogenannten **„Spritzschluck"**, bei dem es zu keiner ausgeprägten Ösophagusperistaltik im Abschnitt zwischen den beiden Ösophagussphinktern kommt. Beim Spritzschluck werden Flüssigkeiten durch die Stempelwirkung von Zunge und Mundboden bei sekundenlang geöffnetem oberen und unteren Östphagussphinkter (OÖS und UÖS) in den Magen gedrückt.
- Für eine reguläre Passage **fester Nahrungsbestandteile** ist dagegen eine ausgeprägt aktive und koordinierte Ösophagusmotilität Voraussetzung. Dabei müssen sowohl die Funktion des OÖS und UÖS als auch die Motilität zwischen beiden Sphinkteren koordiniert aktiviert werden. Wichtig für die Steuerung der Ösophagusmotorik ist das intramurale autonome Nervensystem des Ösophagus, insbesondere der **Plexus myentericus** (S. 666), sowie der **N. vagus**: Der Transport fester Nahrungsbestandteile erfordert zunächst die Öffnung des OÖS, die durch den N. vagus eingeleitet wird. Der kurzzeitigen, durch den Schluckakt initiierten Öffnung und Dehnung des oberen Ösophagussphinkters folgen Kontraktionswellen (Peristaltikwellen), die sich nach kaudal zum UÖS ausbreiten.

Die durch den Schluckakt ausgelösten Kontraktionswellen bezeichnet man als **primäre Ösophagusperistaltik**. Sie läuft reflexartig zentral programmiert ab. Die übergeordnete Steuerung des Schluckens (**Schluckreflex**) erfolgt im kaudalen Hirnstamm, dem **Schluckzentrum** (S. 1250); s. auch Lehrbücher der Physiologie. Eine Aktivierung des N. vagus sorgt für die Initiierung der primären Ösophagusperistaltik im oberen Ösophagus. Die Kontraktionswellen verlaufen dort mit einer wesentlich höheren Geschwindigkeit (quergestreifte Skelettmuskulatur) als im verbleibenden unteren Ösophagus (glatte Muskulatur). Aufgesetzt auf diese primäre Ösophagusperistaltik werden **sekundäre Peristaltikwellen** durch lokale mechanische Dehnung der Ösophaguswand (durch den Nahrungsbolus) generiert. Dabei spielt das enterische Nervensystem (Plexus myentericus) eine entscheidende Rolle. Die sekundäre Ösophagusperistaltik hält so lange an, bis der Nahrungsbissen mit Eintritt in den Magen den Ösophagus verlassen hat. Die Passage eines festen Bissens durch die Speiseröhre dauert i. d. R. zwischen 5 und 25 Sekunden.

25.3.5 Bedeutung der Ösophagusperistaltik für den Schluckakt

Die den oropharyngealen Vorgängen des Schluckakts (S. 908) folgende **ösophageale Phase** wird durch das enterische Nervensystem des Ösophagus sowie durch den N. vagus gesteuert.
- Der Transport von **Flüssigkeiten** erfolgt im **„Spritzschluck"**.
- Beim Transport von **fester Nahrung** kommt es im Rahmen des **Schluckreflexes** zunächst zu einer kurzfristigen Öffnung des OÖS und einer Initiierung von Kontraktionswellen, die feste Nahrung vom OÖS zum UÖS treiben (**primäre Ösophagusperistaltik**). Zusätzlich zu dieser reflexhaft ablaufenden primären Peristaltik induziert der Speisebolus selber durch lokale Wanddehnungen sogenannte **sekundäre Peristaltikwellen**, die den Nahrungstransport zum UÖS weiter unterstützen.

Der Plexus myentericus steuert über lokale Reflexmechanismen die Öffnung des UÖS.

Eine unzureichende Erschlaffung des UÖS, häufig kombiniert mit einer gestörten Ösophagusperistaltik, bezeichnet man als **Achalasie**. Verantwortlich dafür sind meist geschädigte Neurone des Plexus myentericus.

Die Betroffenen klagen über Schluckbeschwerden ohne Schmerzen (Dysphagie), die sie zum häufigen „Nachtrinken" zwingen sowie über Regurgitation von Speisen und retrosternales Völlegefühl.

Das Röntgenbild zeigt beim Ösophagus-Breischluck typischerweise einen verengten UÖS und eine vor der Stenose liegende (prästenotische) Dilatation (**Megaösophagus**) mit dem Aspekt einer typischen **„Sektglasform"** (Abb. **25.17**).

Eine Aussage über die Motilität des Ösophagus kann mittels **Ösophagus-Manometrie** unter Verwendung von flexiblen Kathetern, die an mehreren Punkten mit Mikrotransduktoren ausgestattet sind, gemacht werden.

Therapeutisch schafft meist nur eine Aufweitung (Ballondilatation) oder die operative Durchtrennung des UÖS (Myotomie) dauerhafte Abhilfe. Beide Methoden können jedoch zur unerwünschten Insuffizienz mit Reflux (S. 670) und seinen möglichen Folgeerkrankungen (S. 671) führen.

25.17 Megaösophagus bei Achalasie

Quelle: Krombach G, Mahnken A, Hrsg. Radiologische Diagnostik Abdomen und Thorax. 1. Auflage. Stuttgart: Thieme; 2015

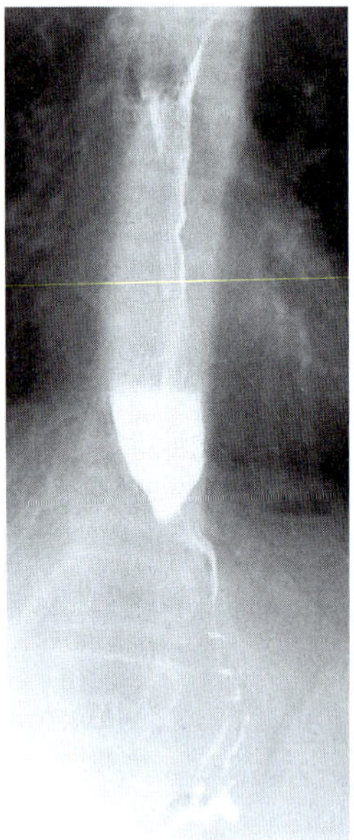

25.3.6 Entwicklung des Ösophagus

Der Ösophagus entwickelt sich aus dem Vorderdarm zwischen Abgang des **Tracheobronchialdivertikels** und Magenanlage. Die zunächst offene Verbindung zwischen Luft- und Speisewegen wird bis auf den proximalen Abschnitt durch das **Septum oesophagotracheale** voneinander getrennt.

25.3.6 Entwicklung des Ösophagus

Der Ösophagus entwickelt sich aus dem mittleren Abschnitt des **Vorderdarms** zwischen Abgang des Tracheobronchialdivertikels und Magenanlage. Das **Tracheobronchialdivertikel** kennzeichnet die Stelle, an der sich auch der spätere Larynx (S. 917) entwickelt und Atem- und Speisewege voneinander separiert werden. Die zunächst breite Verbindung zwischen Luft- und Speisewegen wird bis auf den proximalen Abschnitt (Kehlkopfanlage) durch das **Septum oesophagotracheale** voneinander getrennt. Der Ösophagus ist zunächst verhältnismäßig kurz und verlängert sich mit den Abfaltungsvorgängen während der frühen Embryonalentwicklung. Im 2. Entwicklungsmonat proliferiert typischerweise das den Ösophagus auskleidende Endoderm so stark, dass das Ösophaguslumen temporär verschlossen wird. Normalerweise kommt es kurz danach zu einer Wiedereröffnung des Lumens.

► Klinik. Störungen bei der „Aufteilung" von Luft- und Speisewegen durch das Septum oesophagotracheale können zu einer **Ösophagusatresie** führen, bei der häufig der proximale Ösophagusabschnitt blind endet und der distale Abschnitt über eine Fistel mit dem Bronchialbaum verbunden ist (**Ösophagotrachealfistel**).

Betroffene Kinder fallen häufig durch Hustenattacken („Überlaufen" von Ösophagusinhalt in die Trachea), ungewöhnlich viel Sekret in Mund- und Nasenhöhle sowie Schaumbläschen nach dem Trinken, rasselnde Atmung und verschiedene Atemstörungen mit deren Konsequenzen (Zyanose) auf.

Eine **intrauterine** Komplikation bei Ösophagusatresie ist eine vermehrte Ansammlung von Amnionflüssigkeit (**Polyhydramnion**), die zwar noch geschluckt aber anschließend nicht mehr durch den Magen-Darm-Trakt resorbiert werden kann. Ein Polyhydramnion kann Ursache für vorzeitige Wehentätigkeit und eine Frühgeburt sein.

25.18 Ösophagusatresie mit unterer ösophagotrachealer Fistel (Typ IIIb)

Der Typ IIIb ist mit ca. 87 % der häufigste Typ.

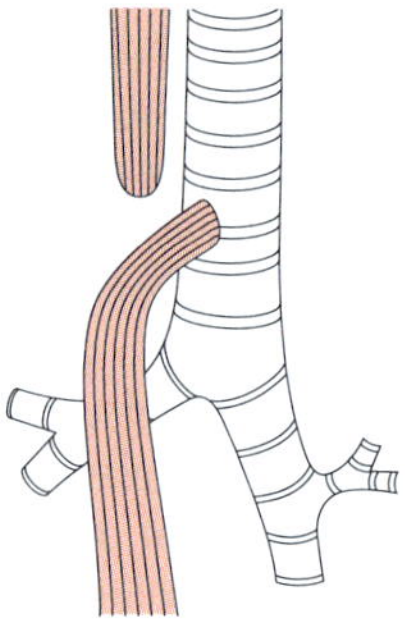

Wolkig mit Aussicht auf ...

Das Blaulicht taucht die nächtliche Straße in ein „Notfallgewitter". Nur den „Martinsdonner" haben wir ausgelassen – in Anbetracht der Uhrzeit (der Alarm kam um 23:34 Uhr) und der infolgedessen leeren Straßen unserer Kleinstadt.

Die Meldung lautet: „87-jährige Patientin mit akuter Atemnot". Mit akuter Atemnot verhält es sich wie mit einer Schachtel Pralinen: Man weiß nie, was man bekommt! Das Ursachenspektrum reicht von Linksherzinsuffizienz (Blutstau im kleinen Kreislauf) über Lungenembolie (Verschluss einer Lungenarterie) bis zur ausgebrannten COPD (obstruktive Bronchitis). Meine Rettungsassistentin sieht auch nicht gerade glücklich aus, bringt unser Notarzt-Einsatzfahrzeug aber mit sicherer Hand zum Einsatzort. Die Rettungswagen-Besatzung, die uns alarmiert hat, ist schon in dem kleinen Einfamilienhaus. Als wir uns bemerkbar machen, rufen sie uns in die Küche.

Dort sitzt eine zierliche Patientin im Nachthemd, mit tiefblauem Gesicht nach Luft ringend, die Arme auf den Tisch gestützt. Sie würgt immer wieder, ohne aber etwas zu erbrechen. Sie kann kein Wort sagen, so sehr japst sie. Die Sauerstoffmaske, die ihr der Rettungssanitäter immer wieder vorhält, schlägt sie blitzartig weg – er probiert es daher mit einer Art „Sauerstoffdusche" mit hohem Flow. Die Kollegin meint, sie hätten die Patientin so gefunden und es gäbe keine Hinweise auf eine Grunderkrankung. Das am Ohrläppchen platzierte Pulsoxymeter zeigt eine Sauerstoffsättigung im Blut von knapp 60 % an. So stelle ich mich fix vor und frage eilig: „Nehmen Sie irgendwelche Medikamente?" – Kopfschütteln. „Brauchen Sie regelmäßig Sauerstoff?" – wieder energisches Kopfschütteln, das von einem massiven Würgereiz unterbrochen wird. Anschließend zeigt sie auf ihren Hals und dann in einem großen Kreisbogen auf die gesamte Küche. „Hals – Küche" – mein Hirn rotiert, aber zu dieser Kombination fällt mir nichts ein. Auf einmal hält mir die Rettungsassistentin ein taubeneigroßes Fleischbällchen vor die Nase, von denen einige in der Küche verteilt liegen. Der Finger der Patientin weist erst auf das Bällchen dann auf ihren Hals. Jetzt geht mir ein Licht auf! Ich erkläre ihr, dass wir eine Kurznarkose machen müssen, um das Ding aus ihrem Hals zu bekommen. Da flattern schon ihre Lider und alles weitere Reden hat sich aufgrund der Bewusstlosigkeit erledigt.

Das Team funktioniert nun wie geschmiert. Wir legen die Patientin schnell auf den Boden, ich knie mich neben ihren Kopf und versuche sie so gut wie möglich zu beatmen. Die Rettungsassistentin bereitet die Medikamente vor, die beiden anderen versorgen die Patientin mit EKG-Elektroden, Blutdruckmanschette und i.v.-Zugang und bereiten die Intubation vor.

Innerhalb von 2 Minuten ist alles bereit und die Sauerstoffsättigung auf 22 % gefallen, was meine Hände beim Einführen des Laryngoskops nicht ruhiger werden lässt. Doch glücklicherweise habe ich ein Videolaryngoskop. So kann ich das Corpus delicti in der Speiseröhre prima erkennen. Es ist so groß, dass es die weiche Hinterwand der Trachea, die ja zugleich die Vorderwand des Ösophagus ist, stark nach ventral verlagert. Ich platziere den Tubus in der Luftröhre und ziehe das unzerkaute Fleischbällchen mit der Magill-Zange aus der Speiseröhre.

Nach 15 Minuten ist die Narkose so weit abgeklungen, dass die Patientin erwacht. Sie atmet spontan und kann extubiert werden. Wir nehmen sie zur Überwachung mit in die Innere. Und zum Abschied verspricht sie uns, nie wieder ohne ihre dritten Zähne Fleischbällchen zu essen …

* Fallbeispiel fiktiv, Namen und Daten frei erfunden

Text: *Arne Conrad* Foto: © *K.Oborny / Thieme*

25.4 Magen (Gaster)

25.4.1 Funktion des Magens

Im Magen werden die Speisen gespeichert (**Reservoirfunktion**) und der Speisebrei (**Chymus**) gebildet. Täglich werden etwa 1–3 Liter **Magensaft** produziert (Abb. **25.24**).

25.4.2 Abschnitte, Form und Lage des Magens

Abschnitte: Man unterteilt den Magen in (Abb. **25.19**):

- **Pars cardiaca** (**Kardia**, Mageneingang): Bereich der Einmündung (Ostium cardiacum) des Ösophagus in den Magen ohne eigenen Schließmuskel, sondern lediglich mit funktionellem Sphinkter (S. 669) zur Verhinderung des Rückflusses von saurem Mageninhalt.
- **Fundus gastricus** (Magenfundus, Magenkuppel), von der Kardia durch die Incisura cardialis getrennt. Verschluckte Luft im Fundus ist im Röntgenbild als **Magenblase** sichtbar (Abb. **25.58**).
- **Corpus gastricum** (Magenkörper) ist der Hauptabschnitt des Magens.
- **Pars pylorica:** Bestehend aus Antrum pyloricum, Canalis pyloricus, Pylorus („Magenpförtner"). Letzterer bildet den kräftigen Schließmuskel (**M. sphincter pylori**) am Magenausgang.

25.4 Magen (Gaster)

J. Kirsch

25.4.1 Funktion des Magens

Im Magen (syn. Ventriculus) wird die zerkleinerte und mit Speichel vermischte Nahrung in kleinere Partikel zerlegt, homogenisiert und bis zum Weitertransport gespeichert (**Reservoirfunktion**).

Durch den Zusatz von Magensaft entsteht der Speisebrei (**Chymus**), der portionsweise in das Duodenum entleert wird.

Die Magendrüsen sezernieren etwa 1–3 l/Tag **Magensaft**. Er besteht aus Salzsäure, die für den sauren pH von 1–1.5 verantwortlich ist, Wasser, Elektrolyten (v. a. HCO_3^-, K^+, Na^+, Ca^{2+}, Mg^{2+}), gelösten oder in Suspension befindlichen Schleimsubstanzen (Glykosaminoglykane, sialinsäurereiche Sialomucine), Serumproteinen (Albumin, Globuline, darunter auch Immunglobuline, Blutgruppensubstanzen), Intrinsic factor und anderen Vitamin B_{12} bindenden Substanzen sowie Enzymen (Pepsinogen, Magenlipase, Abb. **25.24**).

25.4.2 Abschnitte, Form und Lage des Magens

Abschnitte: Unabhängig von einer hohen Variationsbreite der äußeren Form (S. 681) werden am Magen folgende Abschnitte unterschieden (Abb. **25.19**):

- **Pars cardiaca** (**Kardia**, Mageneingang): Bereich der Einmündung (Ostium cardiacum) des Ösophagus in den Magen. Am Mageneingang gibt es keinen eigenen Schließmuskel, jedoch eine funktionell als Sphinkter wirksame Einrichtung der unteren Ösophagusmuskulatur (S. 669). Durch diesen rein funktionellen Sphinkter wird gewährleistet, dass saurer Mageninhalt nicht mit der säureempfindlichen Ösophagusschleimhaut in Kontakt kommt.
- **Fundus gastricus** (Magenfundus, Magenkuppel): Links von der Kardia lokalisierte kuppelförmige Vorwölbung und von dieser durch die **Incisura cardialis** getrennt (von innen **Plica cardiaca**, z. B. bei Magenspiegelungen = Gastroskopien zu sehen). Im Stehen ist der Fundus die höchste Stelle des Magens, er liegt direkt unter der linken Zwerchfellkuppel. Im Fundus sammelt sich verschluckte Luft, die als sog. **Magenblase** im Röntgenbild sichtbar wird (Abb. **25.58**).
- Das **Corpus gastricum** (Magenkörper) liegt zwischen Fundus gastricus und dem Antrum pyloricum (s. u.) und bildet den Hauptabschnitt des Magens.
- Die trichterförmige **Pars pylorica** gliedert sich in das (weite) **Antrum pyloricum** sowie in den (engen) etwa 3 cm langen **Canalis pyloricus**. Die Wand des aboralen En-

25.19 Abschnitte des Magens

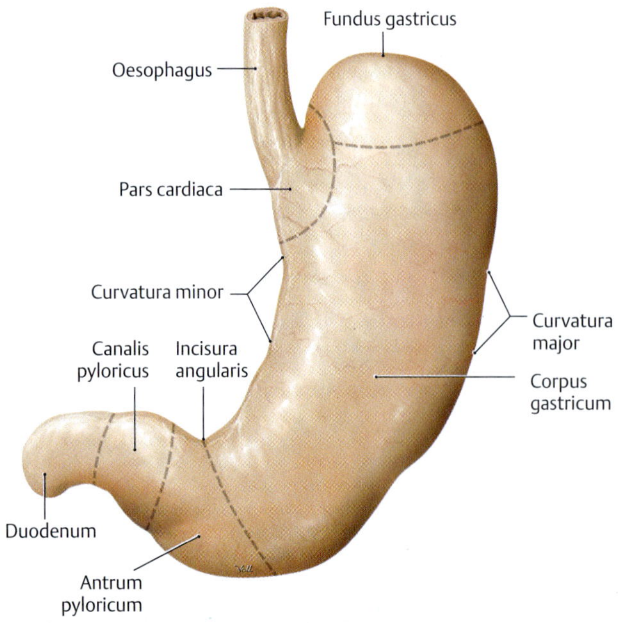

Ansicht von ventral auf die Vorderwand des Magens.

Quelle: Schünke M, Schulte E, Schumacher U. PROMETHEUS LernAtlas der Anatomie, Innere Organe. Illustrationen von Voll M u. Wesker K. 6. Aufl. Stuttgart: Thieme; 2022

des des Canalis pyloricus wird von verdickter Ringmuskulatur, dem **Pylorus** („Magenpförtner"), gebildet, die in Form eines Schließmuskels (**M. sphincter pylori**) den Magen am **Ostium pyloricum** zum Duodenum (S. 691) hin abschließt.

Krümmungen und Wände: Man unterscheidet am Magen zwei Krümmungen und zwei Flächen bzw. Wände:

- Die **Curvatura gastrica major** (große Kurvatur) beschreibt den größeren, konvex geformten Rand des Magenkörpers zwischen Fundus und Antrum pyloricum.
- Die **Curvatura gastrica minor** (kleine Kurvatur) beschreibt den kleineren, konkav geformten Rand des Magenkörpers; der Knick (**Incisura angularis**) im unteren Drittel ist am Übergang des Corpus gastricum in die Pars pylorica lokalisiert.
- **Paries anterior** und **Paries posterior** (Vorder- und Hinterwand des Magens): Die Außenwand des Magens ist glatt. Die Grenze zwischen Vorder- und Hinterwand wird an der kleinen Kurvatur durch den Ansatz des Omentum minus (S. 645), an der großen Kurvatur durch den Ansatz des Lig. gastrosplenicum (S. 646) und Lig. gastrocolicum (S. 646) dargestellt. Bei leerem Magen liegen Vorder- und Hinterwand aneinander.

Krümmungen und Wände: Man unterscheidet:

- **Curvatura gastrica major** (große Kurvatur) ist der größere, konvex geformte Rand des Magenkörpers,
- **Curvatura gastrica minor** (kleine Kurvatur); am Übergang zur Pars pylorica befindet sich die **Incisura angularis**,
- **Paries anterior** und **Paries posterior** (Vorder- und Hinterwand) liegen bei leerem Magen aneinander.

Form: Die **äußere Form** des Magens variiert in Abhängigkeit von Körperlage, Magenfüllung, Konstitutionstyp, Muskeltonus, Lebensalter, Atemphase und dem Einfluss der benachbarten Organe. Durchschnittlich ist er 25–30 cm lang und hat beim Erwachsenen eine Füllungskapazität von 1200–1600 ml (bei Neugeborenen ca. 30–35 ml).

Trotz dieser hohen Variabilität werden bei Röntgenuntersuchungen mit Kontrastmittel **3 Haupttypen** unterschieden:

- **Hakenmagen:** Häufigste Form ähnlich einem „J".
- **Langmagen:** Weit nach kaudal reichender Magen mit spitz-winkeliger Incisura angularis, häufig bei großen, schlanken Personen = „Asthenikern" (S. 33).
- **Stierhornmagen:** Hoch, nahezu horizontal liegender Magen ohne eine „echte" Incisura angularis, häufig bei kleinen, untersetzten Personen = „Pyknikern" (S. 33).

Form: Die äußere Form des Magens ist sehr variabel. Durchschnittlich ist er 25–30 cm lang und hat beim Erwachsenen ein Volumen von 1200–1600 ml (bei Neugeborenen ca. 30–35 ml). Typische Formen sind

- **Hakenmagen**,
- **Langmagen** und
- **Stierhornmagen**.

Lage und Lagebeziehungen (Abb. 25.20): Der Magen liegt **intraperitoneal** im oberen Bereich des Abdomens (im Bereich der Regio epigastrica und der Regio hypochondriaca sinistra, Abb. **11.24**) und ist darin an zwei Stellen aufgehängt und damit fixiert:

- **oral** mit der Kardia am Ösophagus (etwa in Höhe von BWK XI–XII),
- **aboral** mit dem Pylorus am Duodenum (im Stehen etwa in Höhe von LWK I–III, im Liegen etwa in Höhe von BWK XII–LWK I).

Die Lagebeziehungen des Magens zu umliegenden Organen sind Tab. **25.3** und Abb. **25.21** zu entnehmen.

Lage und Lagebeziehungen (Abb. 25.20): Der Magen liegt **intraperitoneal** und ist an zwei Stellen fixiert:

- **oral** am Ösophagus (ca. in Höhe von BWK XI–XII),
- **aboral** am Duodenum (ca. auf der Höhe von LWK I–III im Stehen bzw. von BWK XII–LWK I im Liegen).

Zu Lagebeziehungen s. Tab. **25.3** u. Abb. **25.21**.

25.3 Beziehungen des Magens zu Nachbarorganen

Richtung	Magenabschnitt	Nachbarorgan
kranial	Fundus	Zwerchfell (Diaphragma); dadurch Trennung von Mediastinum und der Pleurahöhle
ventral	Vorderwand (kann auch der Bauchwand direkt anliegen) Teile des Fundus Kardia	linker Leberlappen linker Rippenbogen
links	Fundus	Milz
rechts	Korpus Kardia Teile des Fundus	linker Leberlappen
dorsal	Korpus, z. T. Antrum	teilweise Bildung der Vorderwand der Bursa omentalis (S. 644) → dadurch enge topografische Beziehung zum Pankreasschwanz linke Nebenniere oberer Pol der linken Niere
kaudal	Antrum pyloricum: Pars pylorica Curvatura major	Colon transversum bzw. Mesocolon transversum

Die **Peritonealbezüge** des Magens sind in Tab. **25.4** zusammengefasst.

Peritonealbezüge des Magens s. Tab. **25.4**.

25.4 Peritonealbezüge des Magens

Lig. gastrosplenicum	peritoneale Verbindung zwischen der großen Kurvatur des Magens und dem Milzhilum
Lig. gastrophrenicum	obere Fortsetzung des Lig. gastrosplenicum zwischen Magen und Zwerchfell
Lig. gastrocolicum	untere Fortsetzung des Lig. gastrosplenicum zwischen der großen Kurvatur des Magens und der Taenia omentalis des Colon transversum
Lig. hepatogastricum	Teil des Omentum minus zwischen der kleinen Kurvatur des Magens und der Leberpforte
Omentum majus	Peritonealschürze an der großen Kurvatur

25.20 Lage des Magens

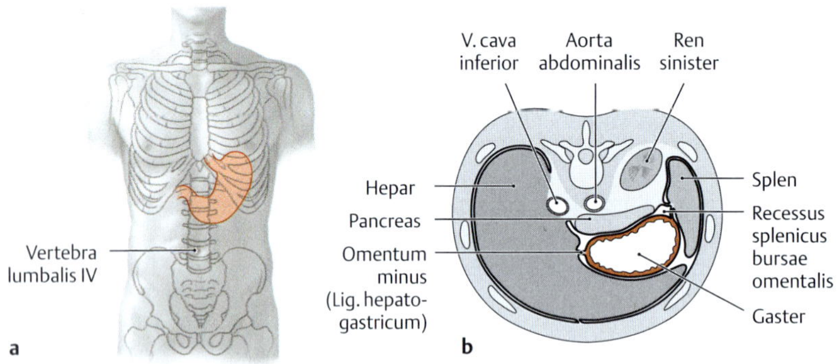

a Projektion des Magens auf die vordere Rumpfwand.
b Horizontalschnitt durch den Körper auf der Höhe von Th XII/LI in der Ansicht von kranial (dorsal ist oben).

Quelle: Schünke M, Schulte E, Schumacher U. PROMETHEUS LernAtlas der Anatomie, Innere Organe. Illustrationen von Voll M u. Wesker K. 6. Aufl. Stuttgart: Thieme; 2022

25.21 Berührungsfelder des Magens mit Nachbarorganen

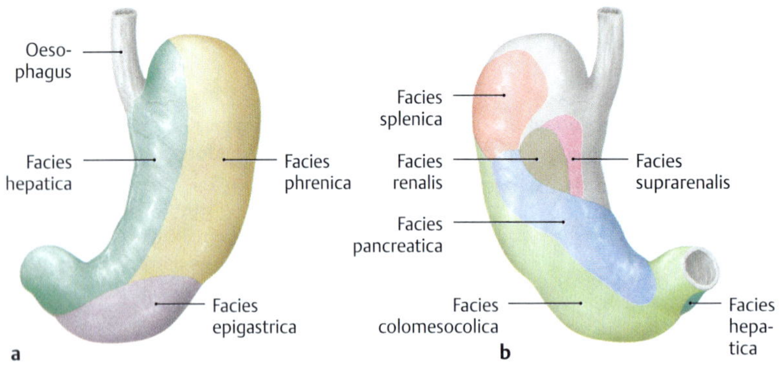

Die Berührungsfelder sind farblich hervorgehoben.
a Ansicht des Magens von ventral
b und dorsal.

Quelle: Schünke M, Schulte E, Schumacher U. PROMETHEUS LernAtlas der Anatomie, Innere Organe. Illustrationen von Voll M u. Wesker K. 6. Aufl. Stuttgart: Thieme; 2022

25.4.3 Wandbau des Magens

Die einzelnen Schichten entsprechen dem für den gesamten Rumpfdarm geltenden Aufbau (S. 663).

Magenschleimhaut

Der Übergang von ösophagealem Plattenepithel in das Zylinderepithel des Magens ist am eröffneten Magen gut erkennbar. Im Corpus gastricum sieht man zahlreiche grobe Falten (**Plicae gastricae**, Abb. **25.22**, Abb. **25.8** und Abb. **25.28**), deren longitudinale Ausrichtung besonders an der kleinen Kurvatur überwiegt (sog. **Magenstraße**). Bei Magenfüllung verstreichen die Falten. Im Antrum sind die Falten flacher (Abb. **25.22b**).

Die Schleimhautoberfläche (Abb. **25.23a**) ist in Felder (**Areae gastricae**) strukturiert. In diese münden **Foveolae gastricae** als Mündungsstelle von Magendrüsen (**Gll. gastricae**).

25.4.3 Wandbau des Magens

Die Magenwand ist nach dem für muskuläre Hohlorgane des Rumpfdarms typischen Muster aufgebaut (S. 663). Im Folgenden werden wiederum lediglich die magenspezifischen Besonderheiten der einzelnen Schichten dargestellt.

Magenschleimhaut

Am eröffneten Magen sind Charakteristika der Magenschleimhaut bereits makroskopisch zu erkennen: Man sieht den Übergang des ösophagealen mehrschichtigen Plattenepithels in das einschichtige hochprismatische Epithel des Magens (klinisch: **Ora serrata** oder **Z-Linie**). Im Bereich des **Corpus gastricum** finden sich zahlreiche vorwiegend längs, aber auch quer und schräg verlaufende grobe Schleimhautfalten (**Plicae gastricae**, Abb. **25.22**, Abb. **25.8** und Abb. **25.28**). Sie bilden das **Hochrelief** der inneren Magenoberfläche. Im Bereich der kleinen Kurvatur sind die Falten so gut wie nur longitudinal ausgerichtet. Diese Strecke zwischen Kardia und Pylorus an der kleinen Kurvatur wird **Magenstraße** genannt. Bei zunehmender Magenfüllung und konsekutiver Dehnung der Magenwand verstreichen die Falten der Schleimhaut. Die Falten der **Antrumschleimhaut** sind weniger stark ausgeprägt und flacher (Abb. **25.22b**).
Die Schleimhautoberfläche (Abb. **25.23a**) ist weiter strukturiert in 1–5 mm große, pflastersteinartige Felder (**Areae gastricae**), die das **Flachrelief** der Magenschleimhaut bilden. In diese Felder münden Magengrübchen (**Foveolae gastricae**), die wie-

25.22 Magenschleimhaut

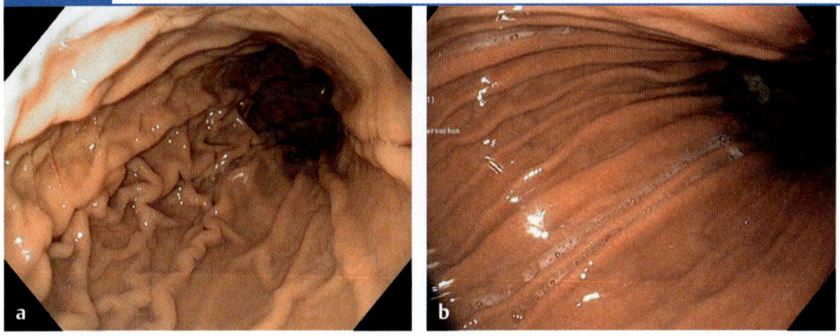

a Endoskopische Ansicht der Magenschleimhaut: „Rückblick" nach oral in Corpus und Fundus. Die Plicae gastricae werden von der Tela submucosa aufgeworfen (Magenstraße). Diese Ansicht wird in der Klinik „in Inversion" genannt. *Quelle: Schünke M, Schulte E, Schumacher U. PROMETHEUS LernAtlas der Anatomie, Innere Organe. Illustrationen von Voll M u. Wesker K. 6. Aufl. Stuttgart: Thieme; 2022, Originalabbildung: Dr. med. Johannes-Martin Hahn, Tübingen*

b Plicae gastricae im Bereich der kleinen Kurvatur. Bei den hellen Punkten handelt es sich um Reflexe der Endoskopbeleuchtung. *Quelle: P. Sauer, IEZ Heidelberg*

derum die Mündungsstelle jeweils mehrerer Magendrüsen (**Gll. gastricae**) darstellen. Die Gesamtdicke der Schleimhaut beträgt ca. 1–2 mm.

Feinbau: Die Tunica mucosa des Magens besteht wie in anderen Abschnitten des Verdauungskanals aus drei Anteilen:

- Das einschichtige Oberflächenepithel der **Lamina epithelialis mucosae** besteht aus hochprismatischen Epithelzellen (**Zylinderepithel**). Diese Zellen sezernieren einen **zähen**, **neutralen** bzw. **leicht sauren Schleim**, dessen Hauptbestandteil das Muzin MUC 5AC ist. Er überzieht die gesamte Innenwand des Magens. Außerdem sezernieren die Oberflächenepithelzellen Bicarbonat, das mit den Protonen der Salzsäure unter Bildung von Kohlendioxid für einen neutralen pH an der Schleimhautoberfläche sorgt. Phospholipide („Magensurfactant") sorgen für eine hydrophobe Barriere. Außerdem befinden sich im Hals der Magendrüsen Stammzellen zur Regeneration der Magenschleimhaut. Am Grund der Magendrüsen findet man außerdem enteroendokrine Zellen zur hormonellen Steuerung des Verdauungsvorgangs.
- In der **Lamina propria mucosae** liegen die Magendrüsen (Abb. **25.23**). Abhängig von ihrer Lokalisation haben diese unterschiedliche Charakteristika und Aufgaben, die in Abb. **25.24** als Übersicht dargestellt sind.
- Durch Kontraktionen der Muskelzellen in der **Lamina muscularis mucosae** kann das Schleimhautrelief verändert werden.

Feinbau: Die Tunica mucosa setzt sich wie folgt zusammen:

- Die Zellen des **Zylinderepithels** sezernieren einen zähen, neutralen **Schleim** sowie **Bicarbonat**. Zusammen mit den Phospholipiden des Magensurfactant entsteht so eine säureresistente, hydrophobe Schutzschicht.
- **Lamina propria mucosae:** Hier liegen die Magendrüsen (Abb. **25.23** u. Abb. **25.24**).
- **Lamina muscularis mucosae:** Sie kann das Faltenrelief der Schleimhaut verändern.

25.23 Wandbau des Magens und Zelltypen der Magendrüsen

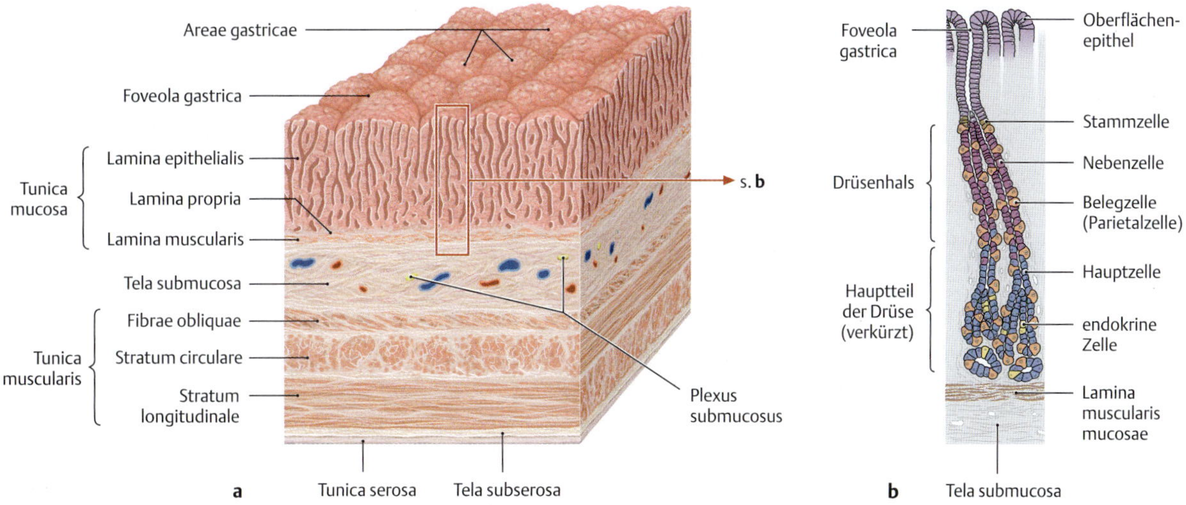

a Der Aufbau der Magenwand entspricht im Wesentlichen dem Schichtaufbau der Hohlorgane des Gastrointestinaltrakts. Beachte die drei Lagen glatter Muskulatur der Tunica muscularis! *Quelle: Schünke M, Schulte E, Schumacher U. PROMETHEUS LernAtlas der Anatomie, Innere Organe. Illustrationen von Voll M u. Wesker K. 6. Aufl. Stuttgart: Thieme; 2022*

b Magendrüse aus dem Korpusbereich stark vergrößert (vgl. Abb. **25.24**). *Quelle: nach Lüllmann-Rauch R, Asan E, Hrsg. Taschenlehrbuch Histologie. 6., Aufl. Stuttgart: Thieme; 2019*

25.24 Magendrüsen

Lokalisation	Drüsenart	histologische Charakteristika	Produktion (Funktion)	Stimulation durch
Kardia	**Kardiadrüsen** (Gll. cardiacae), mukös aus Nebenzellen	Tubuli sind stark verzweigt, weitlumig, haben größere Abstände	Schleim Lysozym (bakteriostatisch) Bikarbonat	
Fundus und Korpus	**Hauptdrüsen** (Gll. gastricae)	Tubuli sind lang gestreckt, wenig verzweigt und dicht gedrängt, englumig		
	▪ Hauptzellen	▪ lokalisiert an der Drüsenbasis ▪ basophil ▪ reich an RER (raues retikuloendoplasmatisches Retikulum) zur Proteinsynthese ▪ apikale Sekretgranula (enthalten Pepsinogen)	▪ Pepsinogen (zur Eiweißverdauung) ▪ Magenlipase (Spaltung von Triglyzeriden)	▪ Acetylcholin (Vagusreiz) ▪ Gastrin ▪ H^+
	▪ Beleg-/Parietalzellen	▪ lokalisiert im Bereich der Drüsenmitte ▪ eosinophil ▪ zahlreiche Mitochondrien ▪ intrazelluläre Sekretkanälchen	▪ H^+-Ionen (→ Salzsäure; zur Bekämpfung von Mikroorganismen, Aktivierung von Pepsinogen sowie Denaturierung von Nahrungsproteinen) ▪ Intrinsic factor (zur Vitamin-B_{12}-Resorption)	▪ Acetylcholin (Vagusreiz) ▪ Gastrin ▪ Histamin
	▪ Nebenzellen	▪ lokalisiert im Bereich des Drüsenhalses ▪ PAS-positiv	▪ Bikarbonat ▪ Schleim (Hauptmuzin MUC6)	
	▪ ECL-Zellen	▪ basale Hälfte der Hauptdrüsen	▪ Histamin (stimuliert die Säureproduktion)	
Pars pylorica	**Pylorusdrüsen** (Gll. pyloricae)	Tubuli stärker gewunden, dichter gepackt		
	▪ Nebenzellen		▪ Schleim (schwach sauer) ▪ Bikarbonat	▪ Antrumdehnung ▪ Vagusreiz ▪ chemische Reize (v. a. Aminosäuren, Alkohol, Acetylcholin, Gallensäuren)
	▪ Enteroendokrine Zellen: – G-Zellen – D-Zellen – EC-Zellen		▪ Gastrin ▪ Somatostatin ▪ Serotonin } (regeln die Sekretionsrate)	

▸ Exkurs: Säurebildung im Magen und ihre Neutralisation. Die von Belegzellen gebildete Magensäure wird durch einen Schutzmechanismus der Oberflächenepithelzellen in Zusammenwirkung mit dem von den Nebenzellen gebildeten Schleim neutralisiert.

Säurebildung (Parietal-/Belegzellen):
In den Parietalzellen des Magens werden die H^+-Ionen (Protonen aus dem Wasser = H^+ OH^-) durch eine apikale Protonenpume (H^+-K^+-ATPase) unter ATP-Verbrauch in den Magensaft sezerniert. Die Kaliumionen gelangen durch einen apikal gelegenen Kanal (nicht dargestellt) ebenfalls in den Magensaft. Gleichzeitig wird unter Beteiligung des Enzyms Carboanhydrase (CA) aus Kohlendioxid und den verbleibenden OH^--Ionen Bikarbonat gebildet, das an der basolateralen Seite der Zellmembran (S. 40) von einem Antiporter im Austausch gegen Chlorid ins Blut abgegeben wird. Die Chloridionen gelangen durch einen Chloridkanal auf der apikalen Seite der Parietalzellmembran (passiv) in den Magensaft (Abb. **25.25a**).

Die Salzsäureproduktion in den Parietalzellen kann durch das Hormon Gastrin (endokrine Zellen der Duodenalschleimhaut) sowie durch Acetylcholin (N. vagus) und Histamin (ECL-Zellen der Magenschleimhaut) gesteigert werden.

Neutralisation (Oberflächenepithelzellen):
Die von den Parietalzellen abgegebenen Bikarbonationen gelangen auf dem Blutweg zu den Zellen des Oberflächenepithels, werden von diesen aufgenommen und im Austausch gegen Chlorid sezerniert. Die Bikarbonatsekretion der Oberflächenepithelzellen neutralisiert den pH-Wert auf der Epitheloberfläche (Abb. **25.25b**).

pH-Gradient:
Zusammen mit dem Schleim der Nebenzellen entsteht so ein pH-Gradient von etwa 2 im Magensaft (Flüssigkeit im Magen) nach etwa 7 an der Oberfläche der Magenepithelzellen (Mukosabarriere).

25.25 Säurebildung und Neutralisation

a Darstellung einer HCl-produzierenden Belegzelle
b und einer Oberflächenepithelzelle mit Sekretion von Bikarbonat.

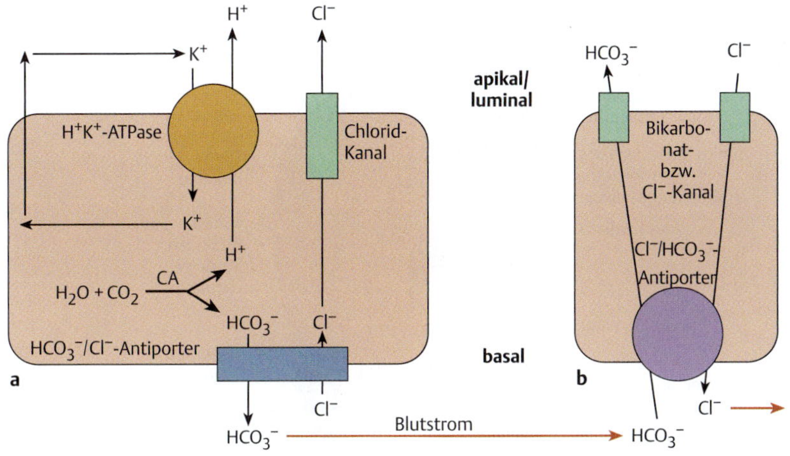

▸ Klinik. Die beiden häufigsten Erkrankungen des Magens gehen mit einer **Erhöhung der Säureproduktion** einher. Daher steht deren pharmakologische Beeinflussung im Zentrum der therapeutischen Bemühungen, die bei Nachweis einer bakteriellen Beteiligung mit einer antibiotischen Behandlung (Eradikationstherapie) kombiniert wird.

Unter **Gastritis** versteht man eine Entzündung der Magenschleimhaut mit unterschiedlichen Ursachen (Autoimmunerkrankungen, Infektion mit dem Bakterium Helicobacter pylori oder chemisch, d. h. durch Medikamente oder Alkohol induziert). Kommt es durch konzentrierten Alkohol oder durch die chronische Einnahme von Cyclooxygenasehemmern (z. B. Acetylsalicylsäure, „Aspirin“) zu einer Beeinträchtigung der schützenden Schleimhautbarriere, kann es zu einer Andauung des Epithels durch den Magensaft und zu einem Verlust des Oberflächenepithels (Erosion) kommen. Die daraus resultierende Entzündung wird **erosive Gastritis** genannt. Eine akute Gastritis macht sich durch Appetitlosigkeit, Übelkeit, Erbrechen sowie Druckschmerz im Epigastrium und unangenehmen Geschmack im Mund bemerkbar.

Aus einer Gastritis kann sich ein **Magengeschwür** (**Ulcus ventriculi**) oder **Zwölffingerdarmgeschwür** (**Ulcus duodeni**) entwickeln. In diesen Fällen treten oft bohrende, schneidende oder stechende Schmerzen zwischen Nabel und Mitte des Rippenbogens auf, die beim Magengeschwür häufig sofort nach Nahrungsaufnahme einsetzen, beim Ulcus duodeni eher im nüchternen Zustand auftreten. Es kann sogar zu einer **Blutung** kommen, die man daran erkennt, dass Erbrochenes dunkelbraun bis schwarz („kaffeesatzartig“) oder der Stuhl schwarz („Teerstuhl“) gefärbt ist.

25.26 Gastritis Gastroskopischer Befund.
Quelle: Messmann H, Hrsg. Klinische Gastroenterologie. 2. Aufl. Stuttgart: Thieme; 2021

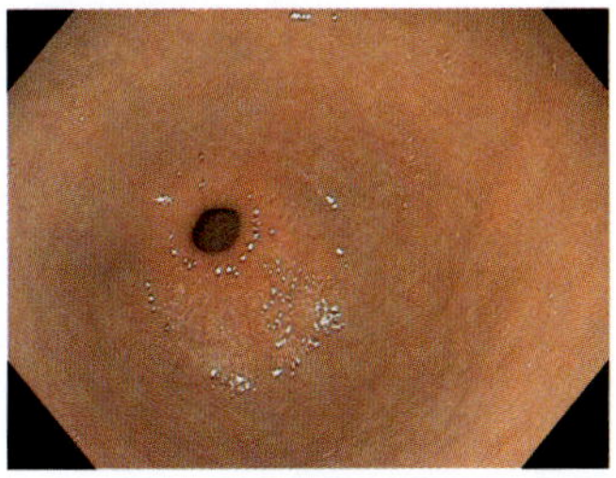

25.27 Ulcus ventriculi Gastroskopischer Befund.
Quelle: Arastéh K, Baenkler H, Bieber C, Brandt R, Chatterjee T, Dill T, Ditting T, Duckert M, Eich W et al., Hrsg. Duale Reihe Innere Medizin. 4., Aufl. Stuttgart: Thieme; 2018

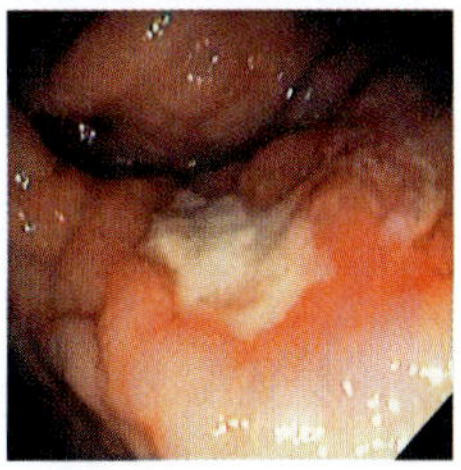

Magenmuskulatur

Die Tunica muscularis des Magens weist im Bereich von Fundus und Korpus zwischen Stratum circulare und Tela submucosa als innerste Schicht die **Fibrae obliquae** auf. Die Fasern der mittleren Ringschicht bilden im Bereich der Pars pylorica den **M. sphincter pylori** aus.
Insgesamt erreicht die Magenmuskulatur eine Dicke von 2–6 mm.

Magenmuskulatur

Im Gegensatz zur Tunica muscularis anderer Abschnitte des Rumpfdarms liegt zwischen Stratum circulare und Tela submucosa im Bereich von Fundus und Korpus des Magens eine dritte (innerste) Muskelschicht, die **Fibrae obliquae**.

- **Stratum longitudinale** (äußere Schicht): Die **Längsfasern** sind vor allem entlang der Kurvaturen ausgeprägt.
- **Stratum circulare** (mittlere Schicht): Die **Ringfasern** im Bereich des Magenkörpers und vor allem aber in der Pars pylorica (S. 680) bilden dort den Schließmuskel (**M. sphincter pylori**) des Magens aus.
- **Fibrae obliquae** (**schräge Fasern**) finden sich im Bereich des Fundus, der Vorder- und Hinterwand und parallel zur kleinen Kurvatur. Hier bilden sie zwischen Stratum circulare und Tela submucosa eine dritte (innerste) Schicht der Tunica muscularis.

Die **Dicke** der Muskelschicht schwankt zwischen 2 mm (Kardia) und 6 mm (Pylorus).

25.28

25.28 Muskelschichten des Magens

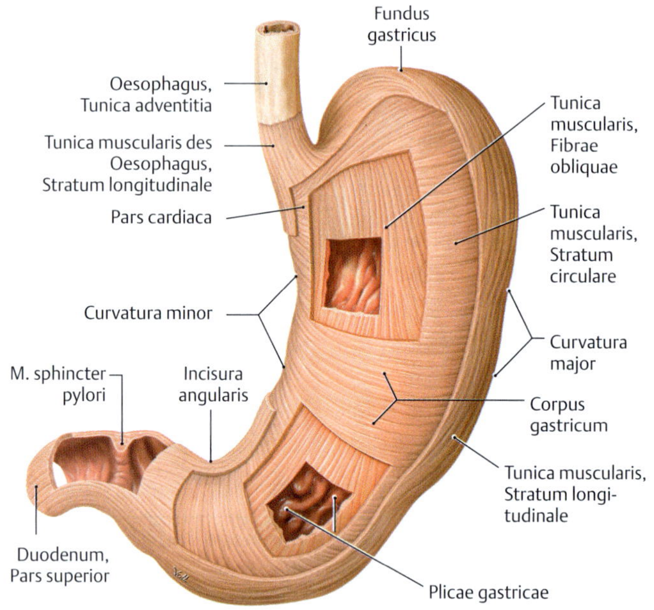

Ansicht von ventral auf die an mehreren Stellen gefensterten Muskelschichten des Magens nach Entfernung von Tunica serosa und Tela subserosa.

Quelle: Schünke M, Schulte E, Schumacher U. PROMETHEUS LernAtlas der Anatomie, Innere Organe. Illustrationen von Voll M u. Wesker K. 6. Aufl. Stuttgart: Thieme; 2022

25.4.4 Gefäßversorgung und Innervation

Gefäßversorgung des Magens

Arterielle Versorgung: Eine Übersicht über die arterielle Blutversorgung des Magens, die meist komplett über den **Truncus coeliacus** (S. 854) erfolgt, liefern Tab. **25.5** und Abb. **25.29a**.

25.4.4 Gefäßversorgung und Innervation

Gefäßversorgung des Magens

Arterielle Versorgung: Der Magen wird arteriell meist komplett aus dem **Truncus coeliacus** (S. 854) versorgt. Der Truncus coeliacus bildet zur arteriellen Versorgung des Magens mit mehreren Ästen an der großen und kleinen Kurvatur jeweils einen Gefäßbogen (sog. **Magenarkade**) aus insgesamt vier Arterien. Die Gefäße innerhalb der jeweiligen Arkade bilden dabei eine Anastomose.
Eine Übersicht über die arterielle Blutversorgung des Magens liefern Tab. **25.5** und Abb. **25.29b**.

25.29 Gefäßversorgung des Magens

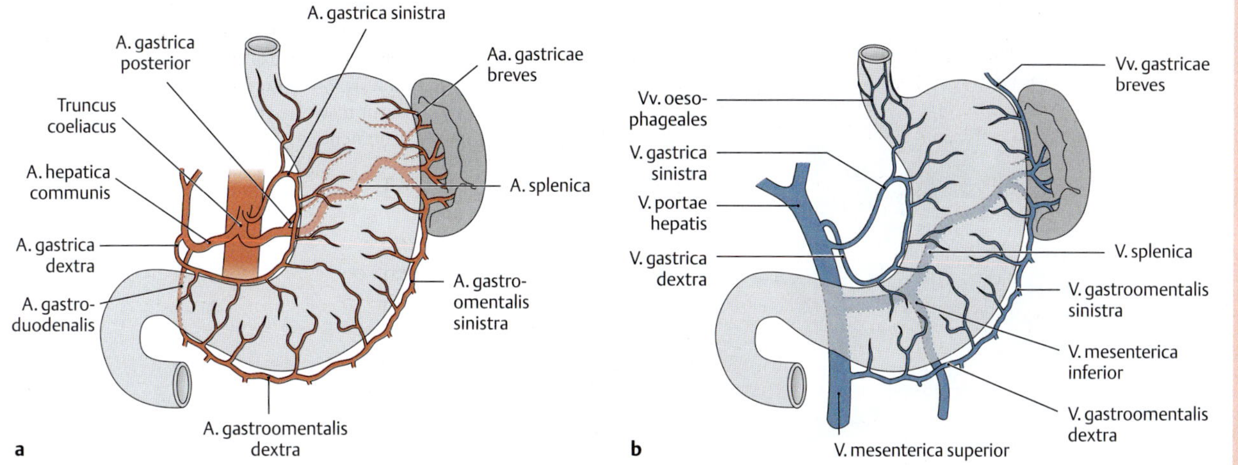

Variationen der hier dargestellten Normalsituation sind möglich.
a Arterien des Magens.
b Venen des Magens.

Quelle: Schünke M, Schulte E, Schumacher U. PROMETHEUS LernAtlas der Anatomie, Innere Organe. Illustrationen von Voll M u. Wesker K. 6. Aufl. Stuttgart: Thieme; 2022

25.5 Arterielle Blutversorgung des Magens

versorgtes Gebiet	Arterie	Ursprung
kleine Kurvatur	Arterienbogen der kleinen Kurvatur aus	
	▪ A. gastrica sinistra (in der Plica gastropancreatica)	▪ Truncus coeliacus
	▪ A. gastrica dextra	▪ A. hepatica propria
große Kurvatur	Arterienbogen der großen Kurvatur aus	
	▪ A. gastroomentalis sinistra	▪ A. splenica (← Truncus coeliacus)
	▪ A. gastroomentalis dextra	▪ A. gastroduodenalis (← A. hepatica communis ← Truncus coeliacus)
Fundus	▪ Aa. gastricae breves	▪ A. splenica (← Truncus coeliacus)
Hinterwand	▪ A. gastrica posterior	▪ A. splenica (← Truncus coeliacus)

← bedeutet „Ast von"

Venöser Abfluss: Das venöse Blut fließt in die V. portae hepatis (S. 858), d. h. in das **Pfortadersystem** ab, wobei die Venen parallel zu den gleichnamigen Arterien verlaufen und auch entsprechend bezeichnet werden (Abb. **25.29b**). Dabei münden

- die **V. gastrica dextra** und **V. gastrica sinistra** direkt in die **V. portae hepatis**,
- die **Vv. gastricae breves** und **V. gastroomentalis sinistra** in die **V. splenica** und
- die **V. gastroomentalis dextra** in die **V. mesenterica superior**.

Venen im Bereich der Kardia können sowohl Anschluss an die V. portae hepatis als auch an Vv. oesophageae gewinnen, die ihrerseits über die V. azygos und hemiazygos in die V. cava superior abfließen. Hier besteht somit ein venöser Kurzschluss (veno-venöse Anastomose) zwischen dem Pfortadersystem und dem Kavasystem, vgl. **portokavale Anastomose** (S. 860).

Lymphabfluss: Auch die Lymphgefäße und Lymphknoten orientieren sich in ihrem Verlauf an der arteriellen Gefäßversorgung des Magens (Abb. **25.30**):

- Die Pars cardiaca, große Bereiche der Vorder- und Hinterwand des Magens und der kleinen Kurvatur drainieren in die **Nll. gastrici dextri** und **sinistri**.
- Fundusanteile und milznahe Bereiche der großen Kurvatur drainieren in die **Nll. splenici**.
- Die Lymphe der weiter aboralen Anteile der großen Kurvatur fließt ab zu den **Nll. gastroomentales dextri** und **sinistri** und dann rechts weiter zu den **Nll. hepatici**, links zu den **Nll. pancreatici**.
- Die Lymphe aus der Pars pylorica und dem Pylorus fließt ab in die **Nll. pylorici**.

Venöser Abfluss: Das venöse Blut fließt in die V. portae hepatis (S. 858), d. h. in das **Pfortadersystem** ab, wobei die Venen parallel zu den Arterien verlaufen (Abb. **25.29b**):

- **Vv. gastrica dextra** und **sinistra**,
- **Vv. gastricae breves** und
- **Vv. gastroomentalis dextra** und **sinistra**.

Venen im Bereich der Kardia stehen über die V. azygos und V. hemiazygos in Verbindung mit der V. cava superior (**portokavale Anastomose**).

Lymphabfluss: Auch die Lymphgefäße und Lymphknoten orientieren sich an der arteriellen Gefäßversorgung des Magens (Abb. **25.30**):

- **Nll. gastrici** dextri und sinistri,
- **Nll. splenici**,
- **Nll. gastroomentales** dextri und sinistri sowie
- **Nll. pylorici**.

25.30 Lymphabfluss des Magens

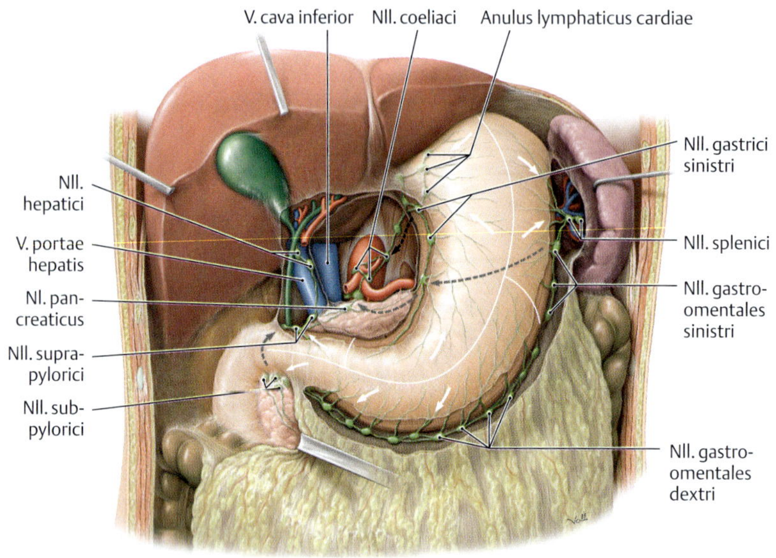

Zur besseren Darstellung der chirurgisch wichtigen Lymphabflusswege in der Ansicht von ventral wurde das Omentum minus entfernt und das Omentum majus an der großen Kurvatur teilweise eröffnet, sodass die Nll. gastroomentales dextri sichtbar sind.

Quelle: Schünke M, Schulte E, Schumacher U. PROMETHEUS LernAtlas der Anatomie, Innere Organe. Illustrationen von Voll M u. Wesker K. 6. Aufl. Stuttgart: Thieme; 2022

Die Lymphe fließt ab zu den **Nll. coeliaci**, um dann in die **Trunci intestinales** und schließlich in den Ductus thoracicus (S. 625) zu gelangen. Darüber hinaus bestehen Verbindungen zu paraaortalen, mesenterialen und mediastinalen Lymphknotenstationen.

Innervation des Magens

Das enterische Nervensystem (S. 666) wird wie folgt moduliert:

Die **parasympathische Versorgung** des Magens erfolgt über die aus den Nn. vagi gebildeten Plexus gastrici ant. und post. **Rr. pylorici** verlassen die beiden Trunci vagales (S. 677)

Die Lymphe dieser Lymphknotenstationen fließt ab zu den **Nodi coeliaci** als weitere Filterstation, um dann in die **Trunci intestinales** und schließlich in den Ductus thoracicus (S. 625) zu gelangen. Darüber hinaus bestehen enge Verbindungen zu paraaortalen, mesenterialen und mediastinalen Lymphknotenstationen.

Innervation des Magens

Die autonome Tätigkeit des enterischen Nervensystems (S. 666) wird im Magen durch folgende Efferenzen moduliert:

Parasympathische Fasern entstammen den beiden Nn. vagi: Aus den beiden auf dem Ösophagus gebildeten Trunci vagales (S. 677) gehen am Magen der **Plexus gastricus anterior** und **posterior** hervor, welche die Vorder- und Hinterwand des Magens versorgen. Äste zum Pylorus (**Rr. pylorici**) verlassen die beiden Trunci vagales häufig

25.31 Innervation des Magens

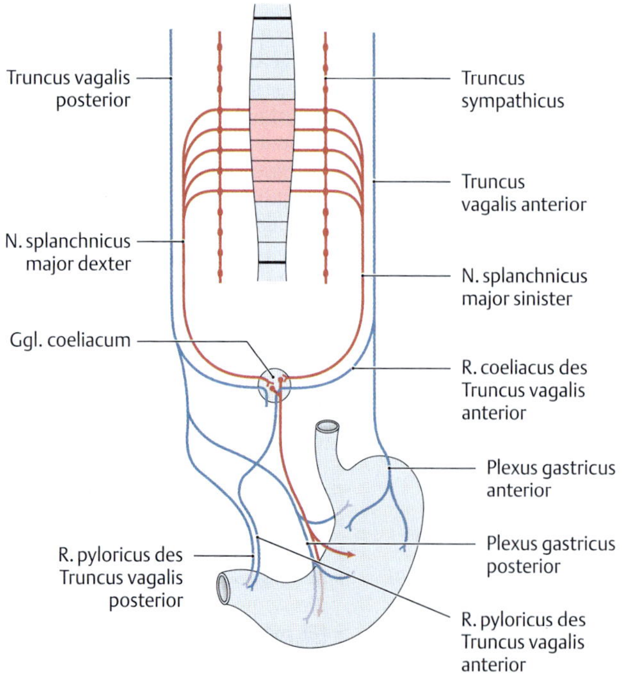

Schematische Darstellung der sympathischen (rot) und parasympathischen (blau) Fasern zum Magen.

Quelle: nach Schünke M, Schulte E, Schumacher U. PROMETHEUS LernAtlas der Anatomie, Innere Organe. Illustrationen von Voll M u. Wesker K. 6. Aufl. Stuttgart: Thieme; 2022

schon direkt nach dem Durchtritt durch das Zwerchfell und ziehen zunächst mit den Rr. hepatici in Richtung der Leberpforte, um dann im Omentum minus nach kaudal verlaufend den Pylorus zu erreichen. Die Aktivierung des Parasympathikus führt zu einer **Steigerung der Magenmotorik und -sekretion** sowie zu einer **Erweiterung der Gefäße**.

Die **sympathische Innervation** erfolgt durch postganglionäre Nervenfasern aus dem Ggl. coeliacum (S. 207), die mit den Arterien zum Magen ziehen. Die präganglionären Fasern kommen vor allem vom **N. splanchnicus major** (Abb. **25.30**).

Die Aktivierung des Sympathikus führt zu einer **Hemmung der Magenmotorik** und -sekretion sowie zu einer **Verengung der Gefäße**.

Die **Schmerzleitung** erfolgt wahrscheinlich durch afferente Fasern (Th 5–9), die zusammen mit den efferenten sympathischen Fasern ziehen. Die Head-Zone des Magens ist im Wesentlichen die Regio epigastrica.

häufig schon direkt nach dem Zwerchfelldurchtritt. Parasympathikus-Aktivierung führt zur **Steigerung der Magenmotorik und -sekretion** sowie zur **Gefäßerweiterung**.

Sympathische Fasern, die v. a. dem **N. splanchnicus major** entstammen, im Ggl. coeliacum umgeschaltet werden und periarteriell zum Magen ziehen, vermitteln die Hemmung von **Magenmotorik und -sekretion** sowie die **Gefäßverengung** (Abb. **25.30**). **Afferente** Fasern ziehen mit den sympathischen. Die Head-Zone des Magens entspricht weitgehend der Regio epigastrica.

25.4.5 Chymusbildung

Magenmotorik: Für die Bildung des Nahrungsbreis (Chymus) ist die Magenmotorik von besonderer Bedeutung. Im proximalen Bereich des Magens findet die Speicherung der aufgenommenen Nahrung bei konstanter Wandspannung statt. Durch ein **Schrittmacherzentrum** im Bereich der großen Kurvatur an der Grenze zwischen Fundus und Korpus werden – ausgelöst durch die Aufnahme von Speisen – periodische peristaltische Wellen ausgelöst, die zur Bildung eines homogenen Nahrungsbreis (Chymus) aus Speisen und Magensaft beitragen. Feste Nahrung wird dabei durch Schaukelbewegungen auf eine Partikelgröße von ca. 1–2 mm zerkleinert.

Erreicht eine peristaltische Welle den üblicherweise tonisch kontrahierten und damit verschlossenen Pylorus-Schließmuskel, wird der Pyloruskanal wenige Millimeter geöffnet. Kleine Mengen des aufbereiteten Speisebreis können so in das Duodenum gelangen. Noch nicht ausreichend aufbereitete Nahrungsbestandteile werden erneut dem Durchmischungsprozess zugeführt. Größere Partikel, die in dieser digestiven Phase nicht den Pylorus passieren können, werden durch besondere frontartig verlaufende Kontraktionen bei entspanntem Pylorus in der interdigestiven Pause aus dem Magen in das Duodenum getrieben.

Die durchschnittliche Verweildauer fester Speisen im Magen liegt bei ca. 1–3 Stunden. Flüssigkeiten verlassen den Magen wesentlich schneller.

Magensaft-Sekretion: Die Sekretion des Magensafts unterliegt komplexen endokrinen und nervösen Regulationsmechanismen und kann in unterschiedliche Phasen unterteilt werden (Tab. **25.6**).

25.4.5 Chymusbildung

Magenmotorik: Proximal wird die aufgenommene Nahrung gespeichert. Ein Schrittmacherzentrum an der großen Kurvatur löst peristaltische Wellen aus zur Durchmischung und Homogenisierung des Nahrungsbreis.

Der tonisch kontrahierte und damit verschlossene Pylorus-Schließmuskel erschlafft, wenn ihn die peristaltische Welle erreicht. Kleine Mengen des Speisebreis gelangen so in das Duodenum.

Magensaft-Sekretion: Sie kann in verschiedene Phasen unterteilt werden (Tab. **25.6**).

25.6 Sekretionsphasen der Magensaftproduktion

Phase	Auslöser	Mechanismus	Wirkung
interdigestive Phase		Anzahl der Belegzellen	kontinuierliche basale Sekretion
kephale Phase	Erwartung einer Mahlzeit Vorstellung Geruch	Acetylcholin aus dem N. vagus stimuliert:	
		▪ Parietalzellen	→ Sekretion von H^+-Ionen und Intrinsic Factor
		▪ Hauptzellen	→ Sekretion von Pepsinogen und Magenlipase
		▪ G-Zellen (indirekt über Plexus submucosus)	→ Gastrinsekretion
gastrale Phase	Wanddehnung stimuliert Mechanorezeptoren	Acetylcholin aus dem Plexus submucosus stimuliert:	
		▪ G-Zellen	→ Sekretion von Gastrin → Stimulation der Pepsinogensekretion und Sekretion von Intrinsic Factor
		▪ ECL-Zellen	→ Sekretion von Histamin → Stimulation der Säureproduktion
intestinale Phase	saurer Mageninhalt im Duodenum löst neuronale Reflexbögen aus	komplexe Signale stimulieren folgende Zellen des Duodenums:	
		▪ S-Zellen	→ Sekretion von Sekretin → Stimulation der Bikarbonatproduktion im Pankreas und Reduktion der Magenperistaltik
		▪ I-Zellen	→ Sekretion von Cholezystokinin → Hemmung der Säureproduktion

25.5 Dünndarm (Intestinum tenue)

Der Dünndarm reicht vom Pylorus bis zum Ostium ileale und besteht aus:
- **Duodenum** (Zwölffingerdarm),
- **Jejunum** (Leerdarm),
- **Ileum** (Krummdarm).

25.5 Dünndarm (Intestinum tenue)

J. Kirsch

Der insgesamt 3–5 m lange Dünndarm, der vom Pylorus (S. 680) bis zum Ostium ileale (S. 695) in der Fossa iliaca dextra reicht, umfasst folgende Anteile:
- **Duodenum** (Zwölffingerdarm),
- **Jejunum** (Leerdarm) und
- **Ileum** (Krummdarm).

25.5.1 Charakteristika des gesamten Dünndarms

Funktion des Dünndarms

Wichtige Aufgaben des Dünndarms sind **Nahrungsaufschluss**, **Nährstoffresorption** und Bildung eines **„Wasserreservoirs"**.

25.5.1 Charakteristika des gesamten Dünndarms

Funktion des Dünndarms

Im Dünndarm findet der größte Anteil des **enzymatischen Nahrungsaufschlusses** und der **Resorption von Nährstoffen** statt. Weiterhin ist der Dünndarm das größte **„Wasserreservoir"** des menschlichen Körpers, weshalb Durchfallerkrankungen rasch zu einer Austrocknung führen können.

Wandbau des Dünndarms

Das Bauprinzip entspricht dem in Tab. **25.1** beschriebenen.

Wandbau des Dünndarms

Der Wandbau des Dünndarms folgt den generellen Bauprinzipien der Rumpfdarmwand mit den in Tab. **25.1** erwähnten Schichten. Von ihnen zeigt insbesondere die Dünndarmschleimhaut (**Tunica mucosa**) mit verschiedenen Epithelzellen (s. u.) eine charakteristische Verteilung bestimmter Dünndarmmerkmale in den einzelnen Abschnitten.

Die Schichten der **Tunica muscularis** sind stärker ausgeprägt als in anderen Darmanteilen. Neben dem Transport ist die Tunica muscularis auch für die Durchmengung des noch relativ flüssigen Chymus über die gesamte Länge des Dünndarms zuständig.

Dünndarmschleimhaut

Der Aufbau aller Dünndarmabschnitte folgt dem gleichen Grundbauplan. Abweichungen hiervon werden in den entsprechenden Unterkapiteln erwähnt.

Den Aspekt bestimmen zahlreiche quergestellte **Plicae circulares** (**Kerckring-Falten**).

Feinbau: Die **Plicae circulares** werden von der Tela submucosa aufgeworfen. Von den Plicae gehen zahlreiche Darmzotten, **Villi intestinales**, aus. Deren Gerüst besteht aus dem Bindegewebe der Lamina propria mucosae, in der regelmäßig Arteriolen, Venulen und Lymphkapillaren (zum Transport für Chylomikronen) zu finden sind.

An der Zottenbasis münden schlauchförmige Darmdrüsen, **Gll. intestinales** (im Dünndarm als **Lieberkühn-Krypten** bezeichnet).

Dünndarmschleimhaut

Der Aufbau der Tunica mucosa von Duodenum, Jejunum und Ileum folgt dem gleichen Grundbauplan, weshalb er an dieser Stelle ausführlich besprochen wird. Lediglich Besonderheiten der einzelnen Dünndarmabschnitte werden in den entsprechenden Unterkapiteln erwähnt.

Mit bloßem Auge sind zahlreiche quergestellte Schleimhautfalten, **Plicae circulares** (**Kerckring-Falten**) sichtbar, die etwa zwei Drittel des Umfangs der Duodenalwand ausmachen und zum Ileum hin flacher werden.

Feinbau: Den **Plicae circulares** (Kerckring Falten), die von der Tela submucosa aufgeworfen werden, sitzen pro mm^2 etwa 10–40, blatt- bzw. zungenförmige Zotten (**Villi intestinales**) auf. Die Zotten dienen der Resorption von Nährstoffen aus dem Darmlumen. Sie sind 0,2–1 mm hoch und 0,15 mm dick. Das Gerüst einer Zotte besteht aus dem Bindegewebe der Lamina propria mucosae, in der sich einzelne glatte Muskelzellen (Zottenpumpe), eine oder mehrere Arteriolen, eine zentrale Venule sowie Lymphkapillaren befinden. In diesen Lymphkapillaren werden vorwiegend die während der Fettverdauung gebildeten Chylomikronen transportiert (s. Lehrbücher der Biochemie).

An der Basis der Zotten münden kurze, schlauchförmige Darmdrüsen, die **Gll. intestinales** (synonym: Cryptae, Krypten, im Dünndarm als **Lieberkühn-Krypten** bezeichnet), deren Durchmesser etwas geringer ist, als der der Zotten. Auf eine Zotte kommen daher mehrere Krypten. Krypten dienen vorwiegend der Sekretion und der Regeneration des Darmepithels.

► Merke.

► Merke. Die Oberfläche des Dünndarms wird durch Zotten und Krypten 7–14fach vergrößert und ist mit 4 m^2 etwa doppelt so groß wie die Körperoberfläche (unter Einbeziehung des Bürstensaums erreicht sie eine Fläche von ca. 60 m^2, s. u.).

Zelltypen: Das Dünndarmepithel wird innerhalb von 24–72 h vollständig erneuert. Es handelt sich um ein einschichtig hochprismatisches Epithel, in dem folgende Zelltypen vorkommen:

Zelltypen: Die Zellen des Dünndarmepithels sind sehr teilungsaktiv. So wird das Epithel in 24–72 Stunden vollständig erneuert. Die Lamina epithelialis mucosae wird von einem hochprismatischen Epithel gebildet, in dem verschiedene Zelltypen vorkommen, deren prozentuale Verteilung in den unterschiedlichen Darmabschnitten variiert:

- **Enterozyten** sind hochprismatische Epithelzellen (15–30 µm hoch, 5–10 µm dick), deren apikale (lumenwärts gerichtete) Zelloberfläche mit einem Mikrovillisaum versehen ist. An diesem **Bürstensaum** befinden sich zahlreiche membranständige Enzyme für den Abbau von Kohlenhydraten (Disacchariden) und Peptiden sowie eine membranständige Enterokinase für die Aktivierung von Trypsin (Abb. **26.11**). Der Bürstensaum führt zu einer **weiteren 15fachen Vergrößerung** der Oberfläche, die unter Einbeziehung des Bürstensaums ca. 60 m^2 beträgt. Die Barrierefunktion wird durch einen ausgeprägten Schlussleistenkomplex (S. 46) aufrechterhalten.
- **Becherzellen** kommen verstreut in Zotten und Krypten vor. Sie sind im Duodenum nur spärlich, in Jejunum und Ileum kommen auf eine Becherzelle 3–5 Enterozyten. Becherzellen **sezernieren Muzine**, die als Gleitfilm für den Speisebrei wirken. Überdies schützen sie das Darmepithel vor der Wirkung der Verdauungsenzyme aus dem Pankreas (Abb. **26.11**).
- **Bürstenzellen** liegen verstreut im gesamten Darmepithel. An ihrer apikalen Oberfläche tragen sie einzelne Mikrovillibüschel (aber keinen Bürstensaum!), die Dehnungs- und Chemorezeptoren enthalten.
- **Napfzellen** sind apikal eingedellt und machen nur etwa 6 % der Zottenepithelzellen aus. Ihre Funktion ist unbekannt.
- **Paneth-Zellen**, die im Fundus der Krypten liegen (20–40 pro Krypte), können durch die zahlreichen, apikal gelegenen eosinophilen Granula leicht identifiziert werden.
  Das Vorkommen von Paneth-Zellen nimmt zum Ileum hin kontinuierlich zu. Die eosinophilen Granula enthalten sowohl Lysozym (ein Enzym das die Wand von Bakterien angreift und dadurch deren Wachstum hemmt) als auch Enzyme für den Fett- und Proteinabbau. In der Umgebung der Paneth-Zellen befindet sich auch die **„Stammzellnische"** der Dünndarmschleimhaut.
- **Enteroendokrine Zellen** regeln durch Sekretion der Peptidhormone Gastrin, Sekretin und Cholezystokinin die Sekretionsraten von Magen und Pankreas sowie die Kontraktion der Gallenblase. Außerdem setzen sie biogene Amine frei, v. a. Serotonin, das relaxierend auf glatte Muskulatur und damit vasodilatatorisch wirkt. In ihrer Gesamtheit bezeichnet man diese, auch in anderen Rumpfdarmabschnitten sowie extraintestinal vorkommenden, **disseminierten endokrinen Zellen** (S. 547) als diffuses neuroendokrines System (DNES). Aufgrund einer funktionellen Gemeinsamkeit (Aufnahme und Dekarboxylierung von Aminen bzw. deren Vorläufern; s. Lehrbücher der Biochemie) wurden sie auch APUD (amine precursor uptake and decarboxylation)-Zellen genannt. Aus ihnen kann sich ein endokrin aktiver Tumor (S. 720) entwickeln (Karzinoid).

- **Enterozyten** tragen an ihrer apikalen Oberfläche membranständige Enzyme für die Spaltung von Kohlehydraten und Peptiden sowie einen Mikrovillisaum (**Bürstensaum**) zur Vergrößerung der resorbierenden Oberfläche. Ein ausgeprägtes Schlussleistennetz (S. 46) bildet die Barriere zum Darmlumen.
- **Becherzellen** liegen vereinzelt zwischen den Enterozyten. Sie sezernieren **Muzine** mit Gleitfunktion für den Speisebrei und Schutzfunktion für die Schleimhaut.
- **Bürstenzellen** tragen einzelne apikale Mikrovillibüschel mit Dehnungs- und Chemorezeptoren.
- Die Funktion der **Napfzellen** (apikal eingedellt) ist unbekannt.
- Am Grund der Gll. intestinales finden sich **Paneth-Zellen**. Die eosinophilen Granula enthalten Lysozym sowie Enzyme für den Abbau von Fetten und Proteinen.
- **Enteroendokrine Zellen** regeln hormonell (Gastrin, Sekretin und Cholezystokinin) die Sekretion von Magen und Pankreas sowie die Kontraktion der Gallenblase und setzen u. a. Serotonin frei, das auf glatte Muskulatur einen relaxierenden Effekt hat. Die enteroendokrinen Zellen werden auch als diffuses neuroendokrines System, **disseminierte endokrine Zellen** oder APUD-Zellen bezeichnet.

Dünndarmmuskulatur und -motorik

In der **Tunica muscularis** des Dünndarms ist die innere Ringmuskelschicht (**Stratum circulare**) stärker ausgeprägt als die äußere Längsmuskelschicht (**Stratum longitudinale**). Zwischen diesen Schichten liegen die oft zu Paketen zusammengefassten Ganglienzellen des **Plexus myentericus** (S. 666), der an der Steuerung der Darmmotorik beteiligt ist. Beide Muskelschichten zusammen bedingen die peristaltische Bewegung des Darmes, bei der Kontraktionswellen mit einer mittleren Geschwindigkeit von 2–15 cm/sec den Darminhalt nach aboral transportieren.
Überlagert werden diese Wellen von rhythmischen Pendel- und Segmentationsbewegungen (Einschnürungen) zur Durchmischung des Darminhalts.

Dünndarmmuskulatur und -motorik

Die Tunica muscularis besteht aus einem innen liegenden **Stratum circulare** und einem äußeren **Stratum longitudinale**. Dazwischen liegen die Ganglienzellen des **Plexus myentericus** (S. 666).
Die Peristaltik setzt sich aus Kontraktionen (Transport) und Segmentationsbewegungen (Durchmischung) zusammen.

25.5.2 Duodenum (Zwölffingerdarm)

Funktion des Duodenums

Der Speisebrei gelangt nach dem Durchtritt durch den Pylorus in das Duodenum. Dort wird der saure **Chymus** durch das alkalische Sekret von Pankreas (S. 735) und Leber (S. 721), deren Ausführungsgänge gemeinsam in der Duodenalwand münden, mit dem beigemengten Sekret aus den duodenalen Brunner-Drüsen (s. u.) **neutralisiert**. Im neutralen Milieu beginnen die aktivierten Verdauungsenzyme mit dem Aufschluss der Nahrung. Bereits im Duodenum werden Hexosen (Glukose und Galaktose), Aminosäuren, wasserlösliche Vitamine, Lipide und Fettsäuren sowie Elektrolyte (Kalzium, Eisen, Sulfat, Phosphat) resorbiert.

25.5.2 Duodenum (Zwölffingerdarm)

Funktion des Duodenums

Im Duodenum wird der **Speisebrei neutralisiert** und die Verdauungsenzyme des Pankreas aktiviert. Zahlreiche Stoffe (Kohlehydrate, Aminosäuren, Fettsäuren) werden bereits hier resorbiert.

Form, Abschnitte und Lage des Duodenums

Form und Abschnitte: Das C-förmige Duodenum ist ca. 25–30 cm lang und wird in 4 Abschnitte unterteilt (Abb. **25.32a** und Abb. **25.33b**):

- **Pars superior:** Dieser Anfangsteil ist zur **Ampulla duodeni** (klinisch: **Bulbus duodeni**) erweitert. An der Flexura duodeni sup. geht aus ihr
- die **Pars descendens** hervor. In ihrem Verlauf mündet auf der Plica longitudinalis der gemeinsame Ausführungsgang von Ductus choledochus und Ductus pancreaticus major in der **Papilla duodeni major** (**Vateri**).
- Die **Pars horizontalis** ist ein kurzer quer verlaufender Abschnitt mit Übergang in die
- **Pars ascendens**. Diese steigt langsam nach kranial und geht an der **Flexura duodenojejunalis** in das intraperitoneal gelegene Jejunum über. Hier endet der obere Verdauungstrakt.

Form, Abschnitte und Lage des Duodenums

Form und Abschnitte: Die Form des 25–30 cm langen Duodenums entspricht in etwa der eines C. Man unterscheidet vier Abschnitte (Abb. **25.32a** und Abb. **25.33b**), in deren Verlauf sich das Lumen von etwa 4,7 cm auf etwa 2,7 cm verjüngt:

- Die **Pars superior** ist ca. 5 cm lang. Ihr erweiterter Anfangsteil, die **Ampulla duodeni**, wird im klinischen Sprachgebrauch als **Bulbus duodeni** bezeichnet. An der **Flexura duodeni superior** erfolgt der Übergang in die
- **Pars descendens**. In diesen Abschnitt mündet der gemeinsame Ausführungsgang von Leber (Ductus choledochus) und Pankreas (Ductus pancreaticus). Der von kranial nach kaudal verlaufende Ductus choledochus wirft dabei die **Plica longitudinalis duodeni** auf, an deren unterem Ende er gemeinsam mit dem Ductus pancreaticus in der **Papilla duodeni major** (**Vateri**) mündet. Gelegentlich befindet sich etwas oberhalb davon eine kleinere **Papilla duodeni minor** (**Santorini**), auf der ein akzessorischer Pankreasgang münden kann. An der **Flexura duodeni inferior** erfolgt der Übergang in die
- **Pars horizontalis** (= **Pars inferior**), aus der nach kurzem queren bzw. horizontalen Verlauf die
- **Pars ascendens** hervorgeht. Diese steigt bis zum Beginn des intraperitoneal gelegenen Jejunums an der **Flexura duodenojejunalis** wieder an. Am Übergang in das Jejunum entstehen die **Recessus duodenalis superior** und **inferior**, in denen sich Dünndarmschlingen verfangen können (Treitz-Hernie, s. u.).

An dieser Stelle endet der obere Gastrointestinaltrakt.

25.32 Form, Abschnitte und Wandbau des Duodenums mit einmündenden Gangsystemen

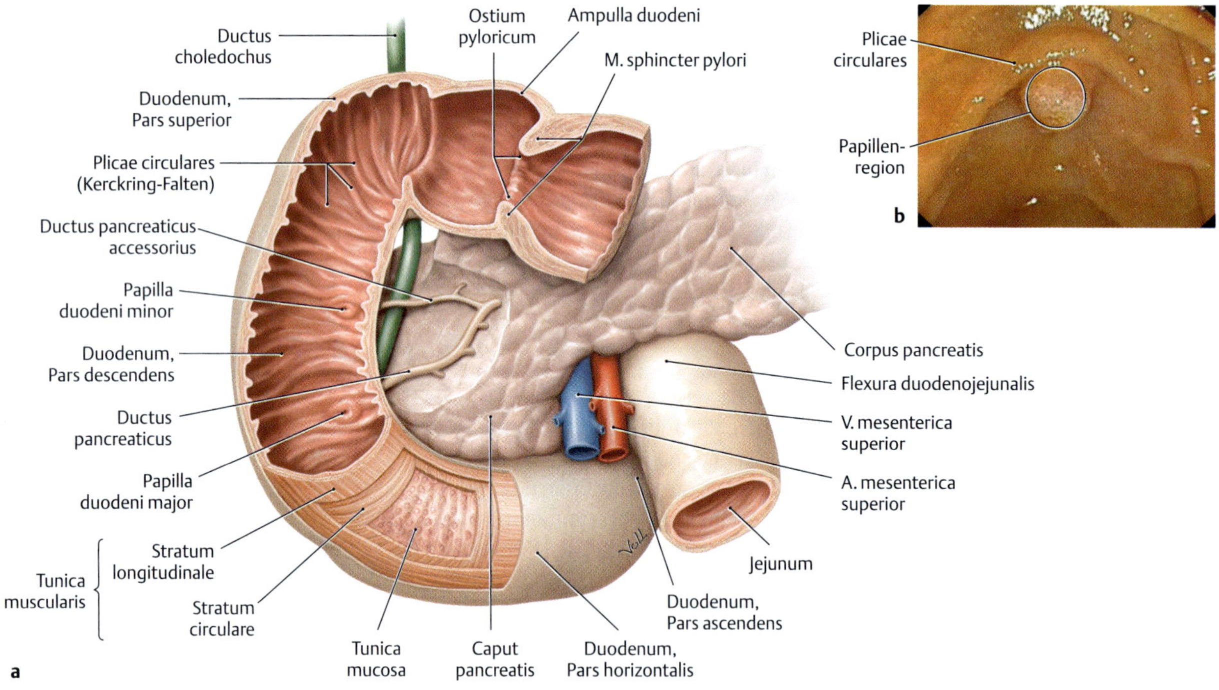

a Ansicht von ventral, bei der die Pars ascendens vom Anfangsteil des Jejunums verdeckt wird. Gut sichtbar sind die Mündung der aus Leber und Pankreas kommenden Gangsysteme in die Pars descendens duodeni, über die Gallenflüssigkeit und Bauchspeichel in den obersten Darmabschnitt gelangen. Im unteren Bildanteil ist der Wandbau dargestellt, der grundsätzlich dem Bauprinzip des Rumpfdarms (Tab. **25.1**) entspricht. Besonderheiten (S. 694). *Quelle: nach Schünke M, Schulte E, Schumacher U. PROMETHEUS LernAtlas der Anatomie, Innere Organe. Illustrationen von Voll M u. Wesker K. 6. Aufl. Stuttgart: Thieme; 2022*

b Endoskopische Sicht von oral in die Pars descendens duodeni. Erkennbar sind die typischen Kerckring-Falten (Plicae circulares), die Plica longitudinalis duodeni und die Papilla duodeni major. *Quelle: P. Sauer, IEZ Heidelberg*

25.33 Lage des Duodenums in Situ

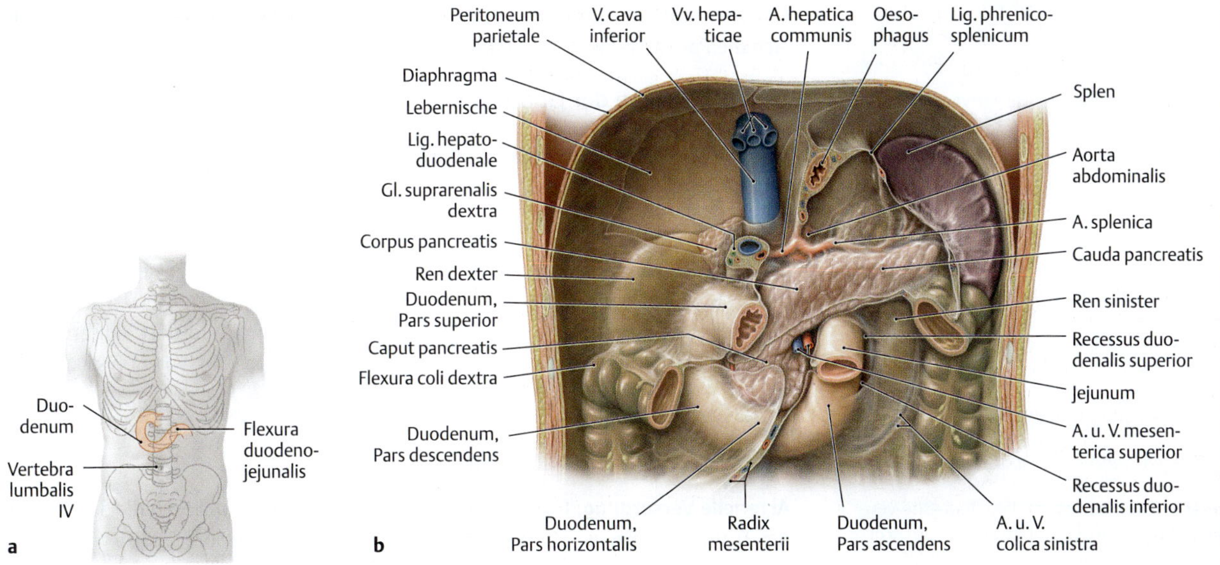

a Ansicht von ventral in Projektion auf die Wirbelsäule
b und in Beziehung zu Nachbarorganen sowie zum Peritoneum.

Quelle: Schünke M, Schulte E, Schumacher U. PROMETHEUS LernAtlas der Anatomie, Innere Organe. Illustrationen von Voll M u. Wesker K. 6. Aufl. Stuttgart: Thieme; 2022

▸ **Klinik.** Werden Teile des Darmes (meist Teile des Dünndarms) in einem der Recessus duodenales eingeschlossen, sog. **Treitz-Hernie** (S. 642), kommt es zu einem (hohen) **Darmverschluss** (**Ileus**). Es besteht eine mechanische Abflussbehinderung des Darminhalts und der eingeschlossene (inkarzerierte) Darmabschnitt wird nicht mehr ausreichend durchblutet. Die Symptome sind schwere akute abdominelle Schmerzen, sog. akutes Abdomen (S. 636), und Erbrechen. Bei der notwendigen chirurgischen Versorgung einer Treitz-Hernie ist besonders auf die A. mesenterica superior (S. 854) zu achten, die hier von dorsal kommend zum Meso von Jejunum und Ileum (Mesenterium) zieht.

▸ Klinik.

Lage und Lagebeziehungen: Mit Ausnahme des Anfangsteils (Pars superior mit Ampulla duodeni) liegt das Duodenum **sekundär retroperitoneal**.
Die **Pars superior** liegt auf der Höhe von LWK I **intraperitoneal** und ist ventral über das Lig. hepatoduodenale (Teil des Omentum minus) mit der Leber und dorsal über eine kurze Peritonealduplikatur mit dem Lig. gastrocolicum verbunden.
Sie wird vom **Lobus dexter** der Leber überlagert und berührt deren **Lobus quadratus** sowie den Hals der **Gallenblase**. Unmittelbar dorsal der Ampulla duodeni (Bulbus duodeni) liegt die A. pancreaticoduodenalis (S. 740).

Lage und Lagebeziehungen: Mit Ausnahme des Anfangsteils liegt das Duodenum **sekundär retroperitoneal** zwischen LWK I und LWK III. Die als einziger Teil des Duodenums **intraperitoneal** gelegene **Pars superior** steht in topografischer Nachbarschaft zu Lobus dexter und Lobus quadratus der Leber sowie der Gallenblase. Dorsal der Ampulle liegt die A. pancreaticoduodenalis.

▸ **Klinik.** Durchbricht ein in diesem Teil häufig vorkommendes Ulcus duodeni die Darmwand, kann auch die A. pancreaticoduodenalis arrodiert werden, was zu einer schweren intraabdominellen Blutung u. U. mit hämorrhagischem Schock führen kann.

▸ Klinik.

Nach Verlassen des Lig. hepatoduodenale zieht der **Ductus choledochus** (S. 730) auf der Hinterseite der Pars superior abwärts und wirft im Bereich der **Pars descendens** die Plica longitudinalis auf.
Die **Pars descendens** liegt wie alle folgenden Abschnitte **sekundär retroperitoneal**. Sie zieht rechts der Wirbelsäule bis auf die Höhe von LWK III hinab und liegt damit vor der rechten **Nebenniere** sowie den medialen Teilen der rechten **Niere** mit Nierenbecken und Ureter. Auf der linken Seite ragt das **Pankreas** (S. 735) in die konkave Rundung der Pars descendens.
Die **Pars horizontalis** lagert sich von kaudal dem **Pankreaskopf** an, zieht über die Wirbelsäule nach links und wird dabei von der Mesenterialwurzel und den dort verlaufenden **A. und V. mesenterica superior** überkreuzt.

Die rechte **Nebenniere** und **Niere** liegen hinter der rechts der Wirbelsäule absteigenden **Pars descendens**, an deren Hinterwand der Ductus choledochus verläuft.
Das **Pankreas** ragt in die Konkavität des Duodenums.
Die **Pars horizontalis** zieht quer über die Wirbelsäule und unterkreuzt dabei die **Mesenterialgefäße**.

Die **Pars ascendens** liegt vor der **Aorta abdominalis** und legt sich dem Pankreasschwanz an.

Die **Pars ascendens** steigt bis zur Flexura duodenojejunalis auf die Höhe von LWK II an. Sie ist durch den **M. suspensorius duodeni** (Treitz-Muskel) am Abgang der A. mesenterica aus der dorsal gelegenen **Aorta abdominalis** befestigt. Nach kranial legt sich die Pars ascendens dem **Pankreasschwanz** an.

Besonderheiten der Duodenalwand

Besonderheiten der Duodenalwand

► Merke.

► Merke. Eine histologische Besonderheit des Duodenums sind die **Gll. duodenales** (**Brunner-Drüsen**).

Die zahlreichen verzweigten tubulo-alveolären Drüsenpakete in der **Tela submucosa** sezernieren Bikarbonat, Muzine, einen Trypsin-Aktivator, Epidermal Growth Factor und polysaccharidspaltende Enzyme.

Es handelt sich dabei um vielfach verzweigte tubulo-alveoläre Drüsenpakete in der **Tela submucosa** der Duodenalwand. Die kubischen Drüsenzellen sezernieren Bicarbonat, Muzine sowie Epidermal Growth Factor, der proliferativ auf Darmepithelzellen wirkt und damit die Regeneration der Darmschleimhaut fördert. Außerdem enthält das Sekret die Enzyme Amylase und Maltase zur Spaltung von Polysacchariden.

Gefäßversorgung und Innervation

Gefäßversorgung des Duodenums

Gefäßversorgung und Innervation

Gefäßversorgung des Duodenums

Arterien: Das Duodenum wird über eine ventrale und eine dorsale Gefäßschleife versorgt (s. Abb. **26.16**), deren Ursprungsgefäße aus dem **Truncus coeliacus** und der **A. mesenterica superior** stammen:

- **Aa. pancreaticoduodenalis superior posterior** und **anterior** sowie
- **Aa. retroduodenales** (über A. hepatica communis und A. gastroduodenalis aus dem Stromgebiet des Truncus coeliacus).
- **A. pancreaticoduodenalis inferior**.

Arterielle Versorgung: Im Bereich des Duodenums anastomosieren die Stromgebiete des **Truncus coeliacus** (S. 854) und der **A. mesenterica superior** (S. 854).
Die aus der A. hepatica communis des Truncus coeliacus stammende A. gastroduodenalis steuert hierzu die beiden

- **A. pancreaticoduodenalis superior posterior** und **anterior** bei, deren **Rr. duodenales** die Partes superior und descendens versorgen.
- Die **Aa. retroduodenales** der A. gastroduodenalis ziehen zu den dorsalen Anteilen des Duodenums.

Die aus der A. mesenterica superior stammende

- **A. pancreaticoduodenalis inferior** verzweigt sich in einen
  - **R. anterior** und einen
  - **R. posterior**, deren **Rr. duodenales** die unteren Abschnitte des Duodenums versorgen.

Beide Aa. pancreaticoduodenales superiores anastomosieren im Bereich des Pankreaskopfes mit dem R. anterior bzw. posterior der A. pancreaticoduodenalis inferior und bilden so eine **doppelte Gefäßschlinge** aus (s. Abb. **26.16**).

Venen: Verlauf und Benennung wie Arterien.

Venöser Abfluss: Die Venen des Duodenums folgen den Arterien und werden wie diese benannt.

Lymphabfluss: Über die Nll. pancreaticoduodenales superiores und inferiores in den Truncus intestinalis.

Lymphabfluss: Der Lymphabfluss erfolgt im oberen Abschnitt ausgehend von den Nll. pylorici über die Nll. pankreaticoduodenales superiores zu den Nll. hepatici oder Nll. preaortici in den Truncus intestinalis. Im unteren Abschnitt drainiert die Lymphe in die Nll. pankreaticoduodenales inferiores über die Trunci intestinales zur Cisterna chyli.

Innervation des Duodenums

Innervation des Duodenums

Sympathisch: Ggl. coeliacum.
Parasympathisch: Truncus vagalis posterior.

Die **präganglionären sympathischen** Nervenfasern erreichen das **Ggl. coeliacum** (S. 207) über den **N. splanchnicus major** und gelangen nach Umschaltung über periarterielle Geflechte zum Duodenum.
Die präganglionären **parasympathischen** Nervenfasern verlaufen im **Truncus vagalis posterior**. Die Umschaltung auf das 2. Neuron erfolgt in der Darmwand.

25.5.3 Jejunum und Ileum

25.5.3 Jejunum und Ileum

Jejunum und Illeum werden klinisch häufig auch als Dünndarmkonvolut bezeichnet.

Im klinischen Sprachgebrauch werden die Schlingen von Jejunum und Ileum häufig unter dem Begriff **Dünndarmkonvolut** zusammengefasst.

Funktion von Jejunum und Ileum

Funktion von Jejunum und Ileum

Hier wird die **enzymatische Aufspaltung** und **Durchmischung** der Nahrungsbestandteile fortgesetzt und vermehrt **Muzine sezerniert**. Wasser und wasserlösliche Substanzen (Aminosäuren, Kohlehydrate, wasserlösliche Vitamine), Fettsäuren und Lipide werden resorbiert.

In diesen Darmabschnitten werden die **enzymatische Aufspaltung** der Nahrungsbestandteile und deren **Durchmischung** fortgesetzt. Die **Sekretion von Muzinen** ist im Vergleich zum Duodenum erhöht. Im Jejunum werden Wasser, Aminosäuren, Hexosen, wasserlösliche Vitamine, Fettsäuren, Lipide (Micellen) und Elektrolyte resorbiert. Die Resorptionskapazität für Hexosen und Aminosäuren ist im Ileum etwas geringer als im Jejunum. Dagegen werden im Ileum an den Intrinsic Factor gebundenes Vitamin B_{12}, Vitamin C und Gallensäuren (**enterohepatischer Kreislauf**) verstärkt resorbiert. Im Ileum findet zusätzlich die immunologische Abwehr von Schadstoffen und Keimen statt.

Abschnitte, Form und Lage von Jejunum und Ileum

Diese beiden Dünndarmabschnitte haben zusammen eine Länge von 3–5 m, von denen ⅖ dem Jejunum zugerechnet werden.
Das **Jejunum** geht an der **Flexura duodenojejunalis** in Höhe des zweiten Lendenwirbelkörpers aus dem Duodenum hervor. Hier beginnt der untere Gastrointestinaltrakt. Der Übergang in das Ileum erfolgt ohne klare Begrenzung.
Das **Ileum**, und damit auch der Dünndarm, endet am **Ostium ileale** (**Bauhin-Klappe**) mit der Einmündung in das Colon caecum (Blinddarm, Zaekum).

Abschnitte, Form und Lage von Jejunum und Ileum
Jejunum und Ileum sind zusammen 3–5 m lang, wovon etwa ⅖ auf das Jejunum entfallen. Letzteres beginnt an der Flexura duodenojejunalis und geht fließend in das Ileum über, das am **Ostium ileale** (**Bauhin-Klappe**) endet.

▸ Klinik. Der **Morbus Crohn** ist eine häufige **chronisch entzündliche Darmerkrankung**, die sämtliche Schichten der Darmwand befällt und grundsätzlich in jedem Abschnitt des Verdauungstraktes auftreten kann. Bei 30 % der Betroffenen ist die Endstrecke des Ileum (das **„terminale Ileum"**) befallen, weshalb die Erkrankung auch unter der Bezeichnung **Ileitis terminalis** bekannt ist.
Die Beschwerden ähneln mit akuten Schmerzen im rechten Unterbauch, Übelkeit und Erbrechen sowie leichtem Fieber einer akuten Appendizitis (S. 700). Auch kommt es zu Durchfällen (3–6/Tag), die aber in der Regel nicht blutig sind. Als Komplikationen treten **Darmstenosen**, **Abszesse** und **Fistelbildungen** im Analbereich auf (S. 707), die z. T. erst dann zur richtigen Diagnose führen. Die genaue Ursache der Erkrankung ist unbekannt, die Therapie konzentriert sich auf eine Hemmung der Entzündung. Bei kurzen Verengungen des Dünndarms kommt eine darmerhaltende Strikturoplastik zum Einsatz. Bei diesem operativen Verfahren wird der Darm im Bereich der Stenose längs eingeschnitten und dann wieder quer vernäht. Nur bei größeren Komplikationen wie z. B. langstreckigen Verwachsungen oder drohender Perforation wird der entsprechende Darmabschnitt entfernt, jedoch kann durch chirurgische Maßnahmen keine Heilung der Erkrankung erreicht werden.

25.34 Morbus Crohn
In der Kontrastmitteluntersuchung des Dünndarms (S. 717) kann der Fistelgang dargestellt werden (→).
Quelle: Reiser, M., Kuhn, F.P., Debus, J.: Duale Reihe Radiologie. Thieme, 2011

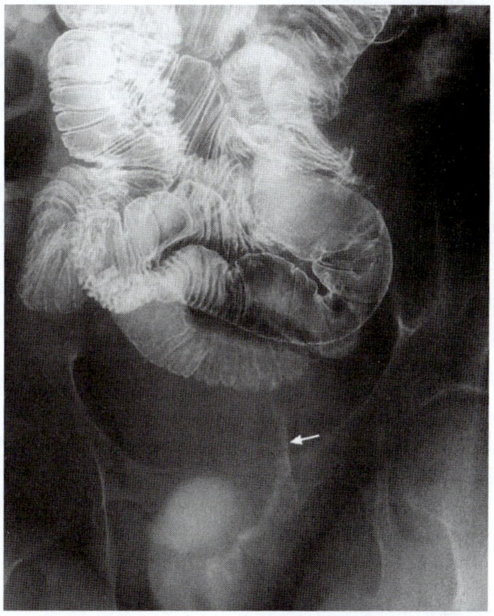

Der gesamte Darmabschnitt liegt **intraperitoneal** und ist in zahlreiche Schlingen gelegt. Diese Schlingen sind am **Mesenterium** befestigt, dessen darmseitiger Rand wesentlich länger ist als seine Wurzel an der dorsalen Leibeswand (**Radix mesenterii**, in Höhe von LWK III–IV). Durch diese Verhältnisse sind die einzelnen Dünndarmschlingen gegeneinander verschiebbar. Dünndarmschlingen mit langem Meso reichen nach ventral bis zur Bauchwand.

Die **intraperitoneal** liegenden Darmschlingen sind über die **Radix mesenterii** in Höhe von LWK III–IV an der dorsalen Bauchwand befestigt.

Besonderheiten des Wandbaus von Jejunum und Ileum

Der allgemeine Aufbau der Dünndarmwand (S. 663) ist im Kap. Wandbau des Dünndarms (S. 690) beschrieben, sodass im Folgenden lediglich auf die für Jejunum und Ileum typischen Charakteristika eingegangen wird.
Im Verlauf des Jejunums werden die **Plicae circulares flacher** und stehen nach aboral **weiter auseinander** bis sie im Ileum schließlich nur noch vereinzelt zu finden sind (Abb. **25.35**).
Mit Abnahme der Plicae circulares kann man eine **Zunahme lymphatischer Solitärfollikel** beobachten. Während sie im Jejunum vereinzelt liegen, finden sich im Ileum an der dem Mesenterium gegenüberliegenden Seite dicht gepackte Ansammlungen lymphatischen Gewebes, die **Peyer-Plaques** (S. 184), (**Noduli lymphoidei aggregati** bzw. **Folliculi lymphatici aggregati**).
Makroskopisch sind sie als 2 cm große und 0,8 cm breite Vorwölbungen der Darmwand sichtbar und beginnen meist dort, wo die Plicae circulares enden.

Besonderheiten des Wandbaus von Jejunum und Ileum
Zum allgemeinen Aufbau (S. 663) siehe auch Wandbau des Dünndarms (S. 690). Charakteristisch in diesem Bereich sind folgende Merkmale:
Die **Plicae circulares** werden nach aboral **flacher** und stehen weiter **auseinander** (Abb. **25.35**).
Im Ileum liegen auf der dem Mesenterium abgewandten Seite Ansammlungen lymphatischen Gewebes, **Noduli lymphoidei aggregati** bzw. **Folliculi lymphatici aggregati** = **Peyer-Plaques** (S. 184), die sich in das Darmlumen vorwölben.

25.35 Dünndarmschleimhaut

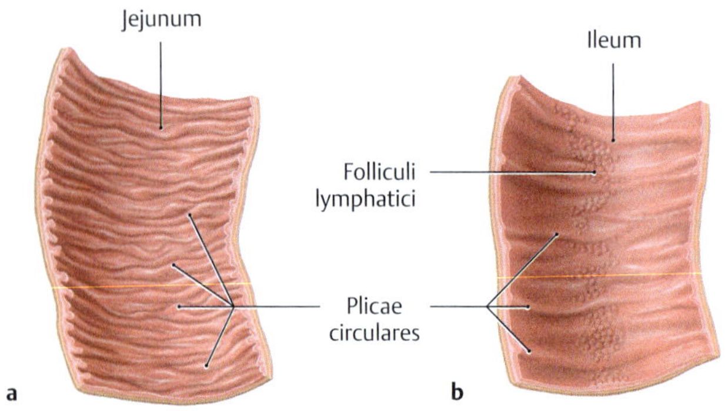

Das Darmrohr wurde längs eröffnet, um die Sicht auf die Schleimhaut zu ermöglichen. Beachte die unterschiedliche Dichte und Höhe der Plicae circulares. Im Ileum sind zusätzlich Folliculi lymphatici sichtbar.
a Makroskopische Ansicht der Schleimhaut von Jejunum
b und Ileum.

Quelle: Schünke M, Schulte E, Schumacher U. PROMETHEUS LernAtlas der Anatomie, Innere Organe. Illustrationen von Voll M u. Wesker K. 6. Aufl. Stuttgart: Thieme; 2022

Feinbau: Die den Plicae circulares aufsitzenden **Zotten** werden Richtung Ileum **kürzer**, dagegen **vertiefen** sich die **Krypten**. Sowohl im Jejunum als auch im Ileum fehlen Brunner-Drüsen. In der Lamina propria und Tela submucosa des Ileums treten **Peyer-Plaques** (s. o.) auf. In diesem Bereich fehlen Zotten und Becherzellen im Epithel. Stattdessen kommen **M-Zellen** vor, die Antigene durch Transzytose an immunkompetente Zellen abgeben können.

Gefäßversorgung und Innervation von Jejunum und Ileum

Arterien: Aus der **A. mesenterica superior** stammen die **Aa. jejunales** und **ileales** (Abb. **25.36**). Diese bilden im Mesenterium drei **Gefäßarkaden** aus. Von den tertiären Arkaden treten die **Aa. rectae** als Endarterien zur Darmwand.

Venen: Die **V. mesenterica superior** vereinigt sich mit der V. splenica zur V. portae hepatis (Abb. **32.7**, Abb. **32.8**).

Lymphabfluss: Im Mesenterium sammeln die **Nll. juxtaintestinales** die Lymphe, die von dort über die **Nll. mesenterici superiores** und den **Truncus intestinalis** in die Cisterna chyli gelangt.

Innervation: Sympathisch über das Ggl. mesentericum sup., **parasympathisch** durch Vagusfasern.

25.6 Dickdarm (Intestinum crassum)

Zum Dickdarm gehören:
- **Caecum** (Blinddarm) mit der **Appendix vermiformis** (Wurmfortsatz)
- **Colon** (Grimmdarm)
- **Rectum** (Mastdarm)
- **Canalis analis** (Analkanal).

Feinbau: Die den Plicae circulares aufsitzenden **Zotten des Jejunums sind fingerförmig** und 0,2–1 mm hoch, Richtung Ileum werden sie kürzer, wohingegen sich die **Krypten im Ileum vertiefen**. In beiden Dünndarmabschnitten fehlen Brunner-Drüsen, wodurch sie sich vom Duodenum unterscheiden.
Bereits in der **Tela submucosa** des Jejunums treten vereinzelt lymphatische **Solitärfollikel** auf, die bis in die Lamina epithelialis reichen. In der **Lamina propria** und Tela submucosa des Ileums liegen die **Peyer-Plaques** (s. o.), in deren Bereich die Schleimhaut einige Besonderheiten aufweist:
Dort fehlen die Zotten. Es befinden sich nur wenige Becherzellen im Epithel, dafür findet man hier **M-Zellen**, die Antigene endozytotisch aufnehmen und durch Transzytose an die darunterliegenden immunkompetenten Zellen abgeben können.

Gefäßversorgung und Innervation von Jejunum und Ileum

Arterielle Versorgung: Die **Aa. jejunales** und **ileales** stammen aus der **A. mesenterica superior**, welche in der Radix mesenterii verläuft (Abb. **25.36**). Im Bereich des Mesenteriums bilden sie drei übereinanderliegende **Gefäßarkaden** aus, welche die kontinuierliche Durchblutung des beweglichen Dünndarms in jeder Lage gewährleisten. Von den tertiären Arkaden entspringen die **Aa. rectae**, die in geradem Verlauf zur Darmwand ziehen, vgl. Endarterien (S. 139).

Venöser Abfluss: Er erfolgt über die **V. mesenterica superior**, die zunächst dem Verlauf der Arterie folgt und sich hinter dem Pankreas mit der V. splenica zur V. portae hepatis (Abb. **32.7**, Abb. **32.8**) vereinigt.

Lymphabfluss: Die aus den Zotten kommenden Lymphkapillaren vereinigen sich zu zahlreichen Lymphgefäßen, die mit den Blutgefäßen durch das Mesenterium ziehen und in Höhe der primären Arkaden 100–200 Lymphknoten (**Nll. juxtaintestinales**) speisen. Diese stellen die größte Lymphknotengruppe des menschlichen Körpers dar. Von dort gelangt die Lymphe über die **Nll. mesenterici superiores** und den **Truncus intestinalis** in die **Cisterna chyli**.

Innervation: Die **sympathischen** Fasern des N. splanchnicus minor werden im **Ggl. mesentericum superius** umgeschaltet. Die **parasympathischen** Fasern ziehen im **Truncus vagalis posterior**.

25.6 Dickdarm (Intestinum crassum)

J. Kirsch, E. Schulte

Zum Dickdarm gehören (Abb. **25.37**):
- **Caecum** (Blinddarm) mit der **Appendix vermiformis** (Wurmfortsatz),
- **Colon** (Grimmdarm) mit seinen vier Abschnitten (s. u.),
- **Rectum** (Mastdarm) und
- **Canalis analis** (Analkanal).

25.36 Arterielle Versorgung des Dünndarms durch Äste der A. mesenterica superior

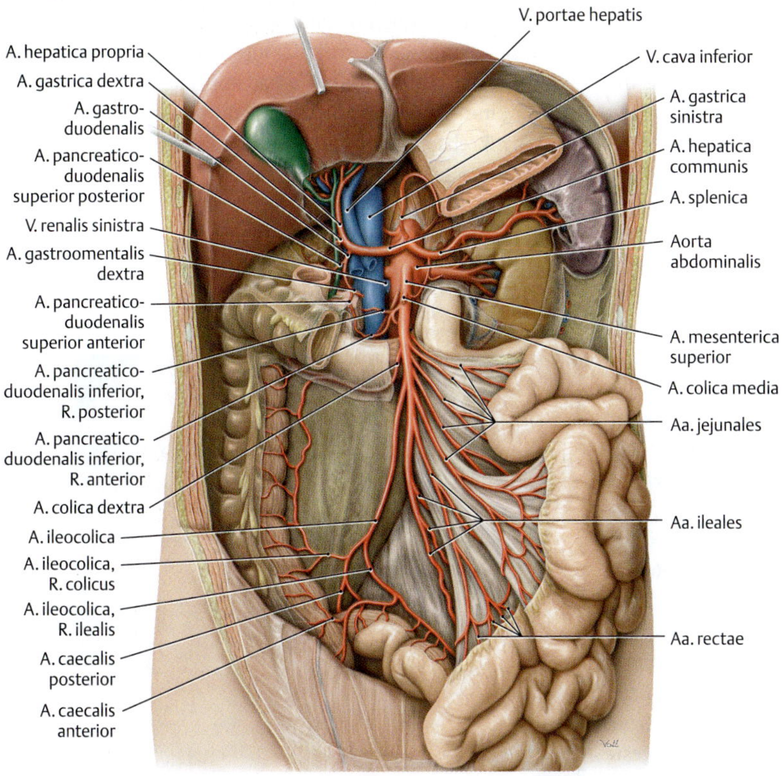

Ansicht von ventral, in der zur besseren Übersicht Magen und Peritoneum teilweise entfernt bzw. gefenstert sind.

Quelle: Schünke M, Schulte E, Schumacher U. PROMETHEUS LernAtlas der Anatomie, Innere Organe. Illustrationen von Voll M u. Wesker K. 6. Aufl. Stuttgart: Thieme; 2022

25.37 Abschnitte, Form und Lage des Dickdarms

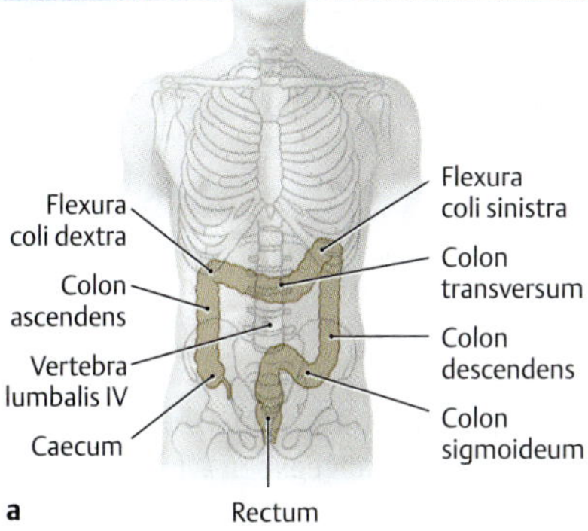

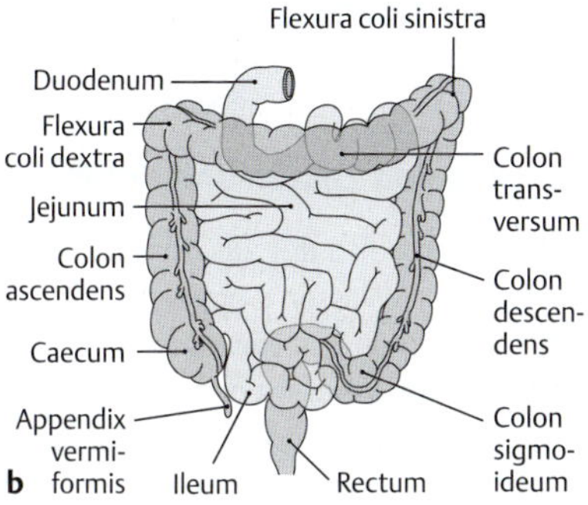

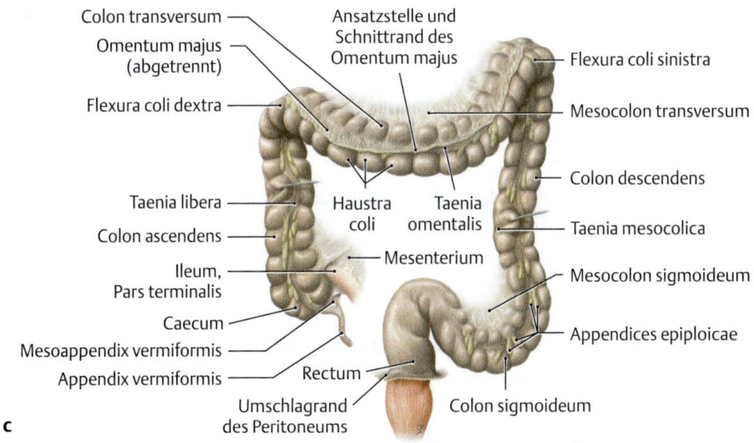

a Projektion des Dickdarms auf die vordere Rumpfwand. Zur besseren Orientierung ist das Achsenskelett ebenfalls eingezeichnet.

b Das Kolon als längster Abschnitt des Dickdarms bildet eine Art Rahmen um das Dünndarmkonvolut.

c Ansicht von ventral auf die Abschnitte des Dickdarms mit zäkumnahem Teil des Ileums.

Quelle: Schünke M, Schulte E, Schumacher U. PROMETHEUS LernAtlas der Anatomie, Innere Organe. Illustrationen von Voll M u. Wesker K. 6. Aufl. Stuttgart: Thieme; 2022

▸ Klinik. Neoplasien im Bereich von Kolon und Rektum (**kolorektales Karzinom**) gehören in Deutschland zu den zweithäufigsten bösartigen Tumorneuerkrankungen bei Frauen bzw. zu den dritthäufigsten bei Männern. Aus zunächst gutartigen Neubildungen (**Adenomen**) entwickeln sich schließlich Karzinome, die häufig lange Zeit **asymptomatisch** bleiben. Hinweisend können unspezifische Anzeichen wie Leistungsminderung, Müdigkeit oder Gewichtsverlust sein. Änderungen der Stuhlgewohnheit sollten aufmerken lassen: Neben **„Bleistiftstühlen"** können sowohl Verstopfung als auch Durchfälle oder beides im Wechsel auftreten. Auch ungewollter Stuhlabgang oder übelriechende, aus dem Darm entweichende Luft sind verdächtig. Beimengungen von frischem **Blut** sollten keineswegs nur an Hämorrhoiden (S. 712) denken lassen, sondern können auch von einem nahe dem Darmausgang sitzenden Tumor herrühren. Nicht sichtbares (okkultes) Blut ist mit dem sog. **iFOBT** (immunologischer fäkaler Okkultbluttest) nachweisbar. Dieser sollte zusammen mit der **Austastung des Enddarms** ab dem 50. Lebensjahr (> 90 % der kolorektalen Karzinome treten bei über 50jährigen auf) im Rahmen der jährlichen Früherkennungsuntersuchung durchgeführt werden. Zum Nachweis höher liegender Veränderungen (**Kolonkarzinom**) wird Männern ab dem 50. und Frauen ab dem 55. Lebensjahr von den gesetzlichen Krankenkassen auch die Möglichkeit einer Darmspiegelung zur Krebsfrüherkennung angeboten.
Bei Tumorverdacht wird die Diagnose durch eine **Rekto-** bzw. **Koloskopie** (endoskopische Untersuchung von Mast- bzw. Grimmdarm) mit Gewebeentnahmen auffälliger Areale gesichert. Bei der Suche nach Metastasen und der Beurteilung der Tumorausbreitung helfen Röntgen- und Ultraschalluntersuchung oder ggf. eine Computertomografie.
Zur Behandlung wird der erkrankte Darmabschnitt mit den angrenzenden Lymphknoten **operativ entfernt** und nachfolgend meist eine **Chemo-** und/oder **Strahlentherapie** eingeleitet. Neben genetischen Risikofaktoren wird u. a. einer einseitigen, ballaststoffarmen und schadstoffreichen (insbesondere Nitrosamine) Ernährung eine Bedeutung bei der Entstehung von Darmkrebs zugemessen. Ein Zusammenhang mit dem Tabakrauchen ist ebenfalls nachgewiesen.

25.38 Kolonkarzinom
Im koloskopischen Befund ist die beginnende Verengung des Darmlumens sichtbar.
Quelle: Fried M, Bauerfeind P, Müllhaupt B, Rogler G. Kolorektale Karzinome. In: Battegay E, Hrsg. Differenzialdiagnose Innerer Krankheiten. 21. Aufl. Stuttgart: Thieme; 2017

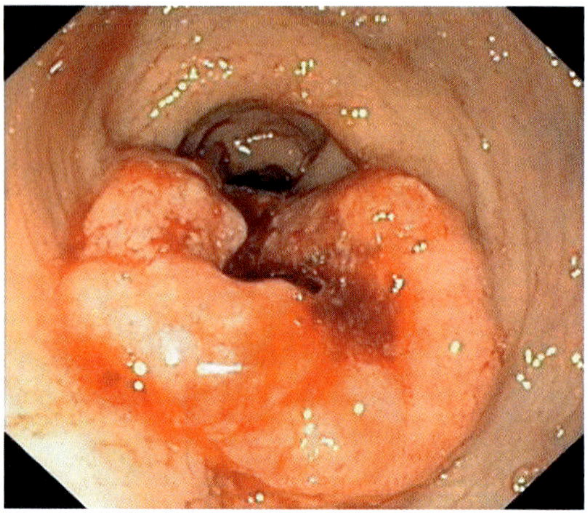

25.6.1 Zäkum und Kolon

Funktion von Zäkum und Kolon

Durch den Austausch von Natrium gegen Kalium erfolgt die **Rückresorption von Wasser** und damit die Eindickung des Chymus. Zur Verbesserung der Gleitfähigkeit werden zunehmend **Muzine** sezerniert. Die im Kolon ansässigen **Bakterien** schließen die Nahrung weiter auf und produzieren u. a. **Vitamin K**. **Immunologische Funktion** übernimmt die Appendix vermiformis (S. 185), eine Ausstülpung des Zäkums.

25.6.1 Zäkum und Kolon

J. Kirsch

Funktion von Zäkum und Kolon

Im Dickdarm wird der aus dem Ileum übertretende dünnflüssige Chymus **durch Resorption von Wasser eingedickt**. Mit der nachfolgenden Besiedelung durch Bakterien spricht man von **Faeces**.
Die Wasserresorption wird durch die Rückresorption von Natrium über einen Na^+-K^+-Austausch, bei dem gleichzeitig Kalium in das Lumen abgegeben wird, betrieben. Während der Speisebrei im rechten Kolon noch dünnflüssig ist, wird er durch zunehmende Wasserresorption im weiteren Verlauf eingedickt und sein Transport verlangsamt. Die Sekretion von Muzinen durch die Schleimhaut sorgt für bessere Gleitfähigkeit.
Der Dickdarm ist vorwiegend von anaeroben, d. h. keinen freien Sauerstoff benötigenden **Bakterien** (Bacteroides, Lactobacillus, Clostridium) besiedelt. Aerobe (freien Sauerstoff benötigende) Kolibakterien machen nur 1/100–1/1000 der Besiedelung aus.
Diese Darmbakterien können die Nahrungsbestandteile weiter aufschließen, wobei Gase (Kohlendioxid, Methan und Wasserstoff aus dem Kohlenhydratabbau sowie Schwefelwasserstoff und Ammoniak aus dem Eiweißabbau) und erneut kurzkettige freie Fettsäuren entstehen.
Dabei anfallende toxische Substanzen müssen in der Leber entgiftet werden. Die Darmbakterien produzieren außerdem das **Vitamin K**, das für die Blutgerinnung von Bedeutung ist. Die Zusammensetzung der Gesamtheit aller Bakterien im Dickdarm (Mikrobiom) hat sich als wichtiges Merkmal für Dispositionen für bestimmte Erkrankungen (z. B. Diabetes mellitus, Multiple Sklerose etc.) herausgestellt.
Die **Appendix vermiformis** (S. 185) als Ausstülpung des Zäkums übernimmt wichtige lokale **immunologische Funktionen**.

Abschnitte, Form und Lage von Zäkum und Kolon

Die Länge des Dickdarms beträgt etwa 1,5 m. Das **Kolon** bildet durch seinen Verlauf eine Art **Rahmen** (für das Dünndarmkonvolut) an der hinteren Wand der Peritonealhöhle, mit der es teilweise verwachsen ist. Dadurch liegen einige seiner Abschnitte **intra-**, andere **sekundär retroperitoneal**.

Blinddarm (Caecum) mit Wurmfortsatz (Appendix vermiformis)

Das Zäkum schließt sich aboral an das Ileum an. Am Übergang von Ileum und Zäkum entsteht aus zwei Schleimhautfalten, dem Labrum ileocolicum bzw. superius und dem Labrum ileocaecale bzw. inferius, ein Ventil (Abb. **25.39**). Die Lippen des Ventils entstehen durch die lokale Verstärkung der Ringmuskulatur, die das schlitzförmige **Ostium ileale** umschließt. Durch die Falten wird der Rückfluss von Darminhalt aus dem Zäkum in das Ileum verhindert. Früher ging man davon aus, dass dieses Ventil analog einer Rückschlagklappe („Katzenklappe") funktioniert, weshalb man in der Klinik von der **Bauhin-Klappe** spricht.

Unterhalb des Ostium ileale beginnt das etwa 7 cm lange **Zäkum**, der **Blinddarm**. Sein weites Lumen verengt sich nach kaudal zum kleinen Lumen der **Appendix vermiformis** (**Wurmfortsatz**). Dort vereinigt sich die zu drei Tänien (s. u.) gebündelte Längsmuskulatur von Kolon und Zäkum zu einer einheitlichen Muskelschicht. Zäkum und Appendix liegen normalerweise **intraperitoneal** in der rechten Fossa iliaca. Die Appendix kann bis in das kleine Becken hinabreichen.

Abschnitte, Form und Lage von Zäkum und Kolon

Die Länge des Dickdarms beträgt ca. 1,5 m. Der **Kolonrahmen** liegt an der hinteren Wand der Peritonealhöhle, z. T. **intra-**, z. T. **sekundär retroperitoneal**.

Blinddarm (Caecum) mit Wurmfortsatz (Appendix vermiformis)

Am **Ostium ileale** (klin. **Bauhin-Klappe**) mündet das Ileum in das Zäkum (Abb. **25.39**). Durch die Anordnung der Labrum ileocolicum und Labrum ileocaecalis genannten Schleimhautfalten wird ein Reflux des Koloninhalts in das Ileum verhindert.

Zäkum und Appendix vermiformis liegen **intraperitoneal** in der rechten Fossa iliaca. Auf der Appendix vereinigen sich die drei Tänien (s. u.) zu einer einheitlichen Muskelschicht.

25.39 Zäkum mit Appendix vermiformis und Bau des Ostium ileale

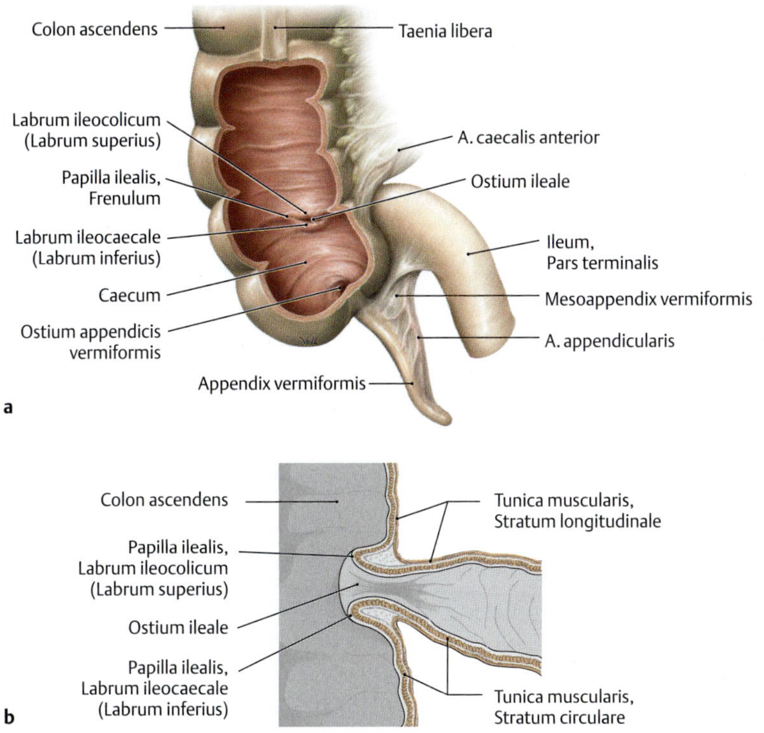

a Ansicht von ventral auf den ileozäkalen Übergang. Das Zäkum ist ventral gefenstert, um die Binnenstrukturen sichtbar zu machen.

b Zäkum und Ileum sind frontal in Längsrichtung eröffnet, um die Strukturen des Ostium ileale sichtbar zu machen.

Quelle: Schünke M, Schulte E, Schumacher U. PROMETHEUS LernAtlas der Anatomie, Innere Organe. Illustrationen von Voll M u. Wesker K. 6. Aufl. Stuttgart: Thieme; 2022

25.39

▸ Klinik. Eine akute Entzündung der Appendix (**Appendizitis** – umgangssprachlich, jedoch streng gesehen anatomisch nicht korrekt – als **Blinddarmentzündung** bezeichnet) kann sich entwickeln, wenn ihre Entleerung behindert wird. Dies geschieht meistens durch Kotsteine, in selteneren Fällen auch durch Fremdkörper (z. B. Obstkerne), Parasiten (Band- oder Spulwürmer) oder durch eine akute Lageveränderung, welche die Blutversorgung der Appendix beeinträchtigt.

Appendizitiden treten meistens zwischen Kindheit und früher Adoleszenz (vor Beginn des Erwachsenenalters) auf und weisen in diesen Fällen eine typische Symptomatik auf, die sich meist innerhalb von 12 bis 24 Stunden entwickelt: Zunächst werden Schmerzen im Nabelbereich oder Epigastrium angegeben, die sich innerhalb weniger Stunden in den rechten Unterbauch verlagern (wandernder Schmerz) und oft durch Anheben des rechten Beines gelindert werden können. Begleitend kommt es häufig zu Übelkeit und Erbrechen.

Es gibt zahlreiche diagnostische **Schmerzpunkte** und **-zeichen** einer Appendizitis (Abb. **25.40b**). Die Schmerzangaben der Erkrankten variieren in Abhängigkeit von der **Lage der Appendix**. Diese kann sowohl parazäkal liegen als auch retrozäkal nach oben geschlagen sein (Abb. **25.40a**).

25.40 Lagemöglichkeiten der Appendix und Schmerzpunkte bei ihrer Entzündung

a Durch hohe Variabilität der Appendixlage kann das lokale Schmerzmaximum von Individuum zu Individuum variieren. *Quelle: Schünke M, Schulte E, Schumacher U. PROMETHEUS LernAtlas der Anatomie, Innere Organe. Illustrationen von Voll M u. Wesker K. 6. Aufl. Stuttgart: Thieme; 2022*

b Typische Schmerzpunkte sowie sog. Appendizitis-Zeichen: Der Schmerz wird verstärkt durch Druck auf den **Lanz-Punkt** (Übergang von rechts-lateralem zu mittlerem Drittel auf einer Linie zwischen beiden Spinae iliacae anteriores superiores) oder **Mc-Burney-Punkt** (Übergang von lateralem zu medialem Drittel einer Linie zwischen rechter Spina iliaca anterior superior und Bauchnabel). Drückt man auf einen ungefähr entsprechenden Bereich auf der linken Seite führt dies oft zu rechtsseitigen Schmerzen beim Loslassen (**kontralateraler Loslass-Schmerz** = **Blumberg-Zeichen**). Auch das retrograde Ausstreichen des Kolons (gegen den Uhrzeigersinn) kann den Schmerz im Zäkalbereich provozieren (= **Rovsing-Zeichen**). Bittet man auf dem Rücken liegende untersuchte Personen, das rechte Bein gegen Widerstand von der Unterlage zu heben, verursacht dies insbesondere bei retrozäkaler Lage der Appendix Schmerzen im Bereich des **M. psoas.** *Quelle: Hirner A, Weise K, Chirurgie. Hrsg. 2. Aufl. Stuttgart: Thieme; 2008*

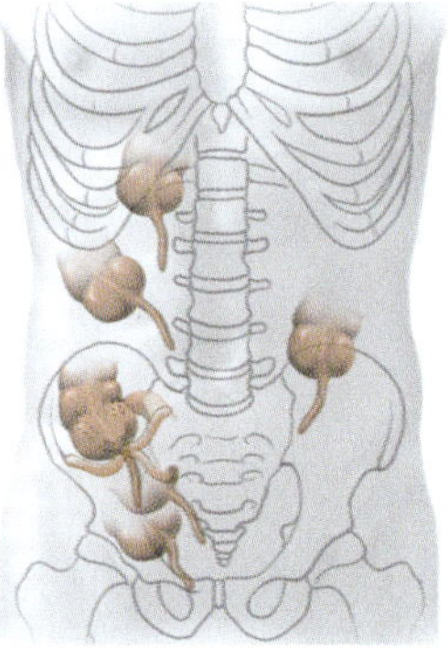

a

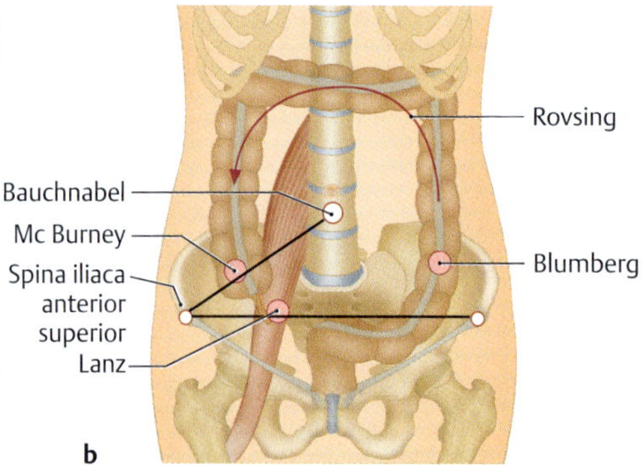

b

Dazu kommt Fieber mit einer Temperaturdifferenz von mehr als 0,8 °C zwischen Achselbeuge und After. Das Blutbild zeigt häufig Entzündungszeichen (beschleunigte Blutsenkung, Vermehrung von Leukozyten).

Kann eine komplizierte Appendizitis nicht sicher ausgeschlossen werden, muss zur Vermeidung eines **Durchbruchs** (Entleerung eitrigen Sekrets in den Peritonealraum) eine operative Entfernung der Appendix (**Appendektomie**) durchgeführt werden.

25.41 OP-Präparat nach Appendektomie

Die entzündlich veränderte Appendix ist bereits makroskopisch an ihrer hochroten Farbe erkennbar (→). Links im Bild sieht man das Zäkum mit Taenia libera.
Quelle: Hirner A, Weise K, Chirurgie. Hrsg. 2. Aufl. Stuttgart: Thieme; 2008

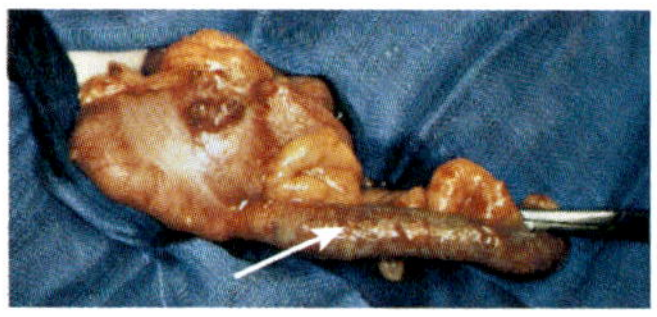

Eine Abkapselung des entzündlichen Prozesses durch das Omentum majus und Dünndarmschlingen ist auch nach einem Durchbruch möglich. In diesem Fall bildet sich ein **perityphlitischer Abszess** (von griechisch: peri = um, herum und typhlos = blind; wörtlich: Abszess um den Blinddarm herum).

Bei Kleinkindern und alten Menschen ist die Symptomatik oft nicht eindeutig, weshalb das Risiko eines Durchbruchs in diesen Fällen am größten ist.

Grimmdarm (Colon)

Das Kolon wird in vier Abschnitte unterteilt (Abb. **25.37**), die in unterschiedlicher Beziehung zur Peritonealhöhle stehen:

- Das **Colon ascendens** beginnt aboral der Valva ileocaecalis und zieht **sekundär retroperitoneal** auf der rechten Seite der Abdominalhöhle von kaudal ventral nach kranial dorsal. An der **Flexura coli dextra** unterhalb des rechten Leberlappens, an dem sie die Impressio colica hervorruft (Tab. **26.2**), erfolgt der Übergang in
- das **Colon transversum**. Dieser Abschnitt des Dickdarms liegt **intraperitoneal** und zieht zunächst nach ventral und dann im Oberbauch von rechts, wo er die Gallenblase berührt, nach links-kranial. Die Lage des mittleren Teiles des Colon transversum hängt von der Länge seines Mesos und vom Füllungszustand des Magens ab und kann von Nabelhöhe bis zur Symphyse reichen. Die **Flexura coli sinistra** steht stets höher als die rechte Flexur. Sie ist über das **Lig. phrenicocolicum**, das den Boden der **Milznische** bildet, mit dem Zwerchfell verbunden. Hier erfolgt der Übergang in
- das **Colon descendens**, das wiederum **sekundär retroperitoneal** liegt und lateral der linken Niere nach kaudal zieht. In der linken Fossa iliaca geht es in
- das **Colon sigmoideum** über. Dieser S-förmige Abschnitt des Dickdarms liegt **intraperitoneal** und ist am **Mesocolon sigmoideum** in der Fossa iliaca sinistra befestigt. Die Ansatzlinie des Mesocolon sigmoideum überkreuzt den Ureter und die Vasa iliaca und endet am 2.–3. Sakralwirbel. Hier geht das Colon sigmoideum in das außerhalb der Peritonealhöhle liegende **Rektum** (S. 705) über.

Grimmdarm (Colon)

Man unterscheidet folgende Abschnitte (Abb. **25.37**):

- Das **Colon ascendens** zieht **sekundär retroperitoneal** auf der rechten Seite der Bauchhöhle nach kranial. Unterhalb des rechten Leberlappens liegt die **Flexura coli dextra**, wo der Übergang zum
- **Colon transversum** erfolgt. Dieser Abschnitt zieht **intraperitoneal** von rechts, dann schräg nach links kranial zur **Flexura coli sinistra**. Sie wird durch das Lig. phrenicocolicum am Zwerchfell angeheftet.
- Das **Colon descendens** zieht **sekundär retroperitoneal** nach kaudal und geht in der linken Fossa iliaca in das
- **intraperitoneale Colon sigmoideum** über. Dieses überkreuzt die Vasa iliaca und den linken Ureter.
- Das anschließende **Rektum** (S. 705) liegt außerhalb der Peritonealhöhle.

▸ Klinik. Im Colon sigmoideum finden sich besonders häufig kleine Ausstülpungen der Darmschleimhaut durch die angrenzenden Wandschichten des Dickdarms hindurch. Bestehen mehrere solcher **Divertikel** nebeneinander, spricht man von einer **Divertikulose**. Da die Divertikel bei normaler Darmperistaltik nicht effektiv entleert werden, kann sich in diesen Ausstülpungen Stuhl anstauen. Durch die über Tage festgehaltenen Stuhlreste kommt es zu einer massiven Vermehrung von Darmbakterien und schließlich zu einer Entzündung der Darmwand im Bereich des Divertikels. Es entwickelt sich eine **Divertikulitis**. Während die Divertikulose eine schmerzlose Erkrankung gerade des höheren Alters ist, handelt es sich bei einer Divertikulitis um eine teilweise rasch progrediente, sehr schmerzhafte Erkrankung. Es können sich Eiteransammlungen bilden, Betroffene entwickeln subfebrile Temperaturen. Als schwerwiegendste Komplikation kann es unter dem Bild eines akuten Abdomens (S. 636) zur Darmperforation und damit zu einer lebensbedrohlichen Situation kommen. Bei dem besonders häufigen Befall des Sigmoids ähnelt die Symptomatik einer Appendizitis mit dem Unterschied, dass die Schmerzen nicht rechts, sondern links lokalisiert sind (**„linksseitige Appendizitis“**).

25.42 Sigmadivertikulitis
Die Röntgenaufnahme nach Kolonkontrasteinlauf zeigt die kontrastmittelgefüllten Divertikel (Pfeile) sowie eine entzündungsbedingte langstreckige Einengung (Stenose, gekennzeichnet durch die Klammer).
Quelle: Greten, H.: Innere Medizin. Thieme, 2010

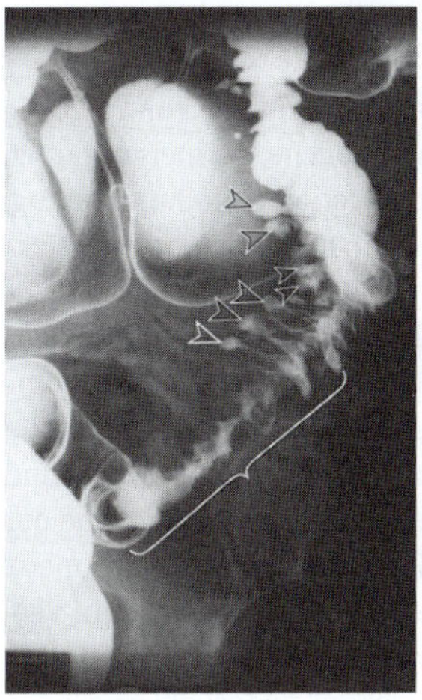

Besonderheiten des Wandbaus von Zäkum und Kolon

Zäkum und Kolon weisen folgende gemeinsame Charakteristika auf:

- **Tänien** stellen die zu etwa 1 cm breiten Bündeln zusammengefasste Längsmuskelschicht der Dickdarmwand dar, deren Kontraktion zu einer Verkürzung des Kolons führt. Nach ihrer Lage unterscheidet man drei Tänien:
  - **Taenia libera** als frei liegende und dadurch unmittelbar sichtbare Tänie,
  - **Taenia mesocolica**, die dem Mesocolon (S. 641) zugewandt ist, sowie die
  - **Taenia omentalis** am Ansatz des Omentum majus.
- **Haustren** (**Haustrae coli**), bei denen es sich um scheinbare Aussackungen der Kolonwand handelt, entstehen durch lokale Einschnürungen der Ringmuskulatur, denen auf der Schleimhautseite des Dickdarms die sichelförmigen **Plicae semilunares** (s. u.) entsprechen. **Plicae semilunares** sind im Gegensatz zu den beständigen Plicae circulares des Dünndarms beweglich.

Besonderheiten des Wandbaus von Zäkum und Kolon

Allen Abschnitten von Zäkum und Kolon gemeinsam sind

- **Tänien** = zu drei Bündeln zusammengefasste Längsmuskelschicht,
- **Haustren** = durch lokale Einschnürungen entstandene, scheinbare Aussackungen der Kolonwand und
- **Appendices epiploicae** = mit Fettgewebe gefüllte Aussackungen des subserösen Bindegewebes.

Die durch Einschnürungen der Schleimhautoberfläche entstehenden **Plicae semilunares** sind – im Unterschied zu den Plicae circulares des Dünndarms – beweglich.

25.43 Charakteristika von Zäkum und Kolon

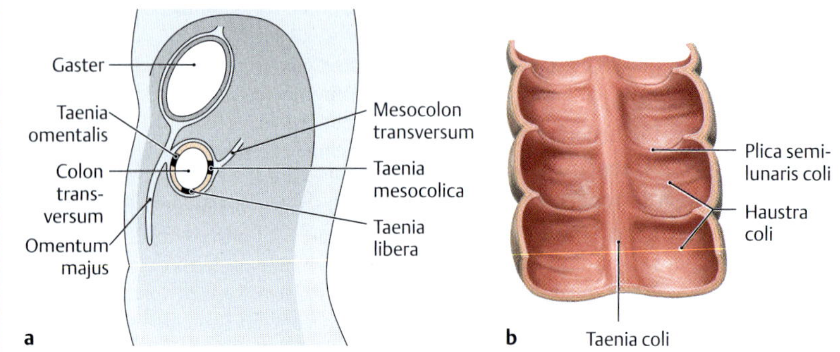

a Anordnung der drei Tänien des Kolons als schematischer Sagittalschnitt in der Ansicht von links.
b Innenrelief des von ventral eröffneten Kolons.

Quelle: Schünke M, Schulte E, Schumacher U. PROMETHEUS LernAtlas der Anatomie, Innere Organe. Illustrationen von Voll M u. Wesker K. 6. Aufl. Stuttgart: Thieme; 2022

- **Appendices epiploicae** (= Appendices omentales) sind kleine Aussackungen des subserösen Bindegewebes (bevorzugt an der Taenia libera), in das reichlich (univakuoläre) Fettzellen eingelagert sind.

▸ Merke.

▸ Merke. Charakteristisch für Zäkum und Kolon sind die von außen sichtbaren **Tänien**, **Haustren** und **Appendices epiploicae** (Abb. **25.43** und Abb. **25.37c**).

Feinbau: Die Dickdarmschleimhaut ist in allen Abschnitten gleichartig gebaut (Ausnahme: Appendix vermiformis). Die Krypten sind regelmäßig angeordnet (**„Reagenzglasdrüsen“**), Zotten fehlen. Im Epithel kommen **Enterozyten** (S. 691), PAS-positive **Becherzellen**, **enteroendokrine Zellen** sowie vereinzelte **Paneth-Zellen** vor.

Feinbau: Mit Ausnahme der Appendix ist die Schleimhaut in allen Dickdarmabschnitten gleichartig gebaut. Plicae circulares und Zotten fehlen, die **Krypten** haben eine Länge von 0,4–0,5 mm und sind regelmäßig angeordnet (**„Reagenzglasdrüsen“**).

In der **Lamina epithelialis mucosae** finden sich **Enterozyten** (S. 691), zahlreiche, Schleim produzierende und daher mit der Perjodsäure-Schiff-Reaktion darzustellende (PAS-positive) **Becherzellen**, **enteroendokrine Zellen** und vereinzelte **Paneth-Zellen**. Der Aufbau der übrigen Schichten der Schleimhaut entspricht dem oben beschriebenen allgemeinen Muster.

▸ Klinik. Die **Colitis ulcerosa** ist neben dem Morbus Crohn (S. 695) die zweite wichtige chronisch entzündliche Darmerkrankung. Es handelt sich um eine in Schüben verlaufende Entzündung, die oft vom Rektum ausgeht und sich auf den gesamten Dickdarm ausbreiten kann. Betroffen sind vor allem die oberflächlichen Schleimhautschichten, in denen Ulzerationen („Kragenknopf“-Ulzera) entstehen, die leicht bluten. Typische Symptome sind **Durchfälle mit Schleim- und Blutbeimengungen** sowie Bauchschmerzen. Daneben kann es zu Gewichtsverlust und Entzündungen in anderen Organen kommen. Die Ätiologie der Erkrankung ist unbekannt, der Krankheitsbeginn liegt meist zwischen dem 20. und 40. Lebensjahr. Nach langjährigem Verlauf ist das **Risiko der Entwicklung eines kolorektalen Karzinoms** (S. 698) erhöht, was regelmäßige endoskopische Kontrollen erfordert.

25.44 Colitis ulcerosa In der Koloskopie sind bei dieser schweren Form multiple tiefe Ulzera sichtbar (weiße Pfeile).
Quelle: Battegay E, Hrsg. Differenzialdiagnose Innerer Krankheiten. 21., Aufl. Stuttgart: Thieme; 2017

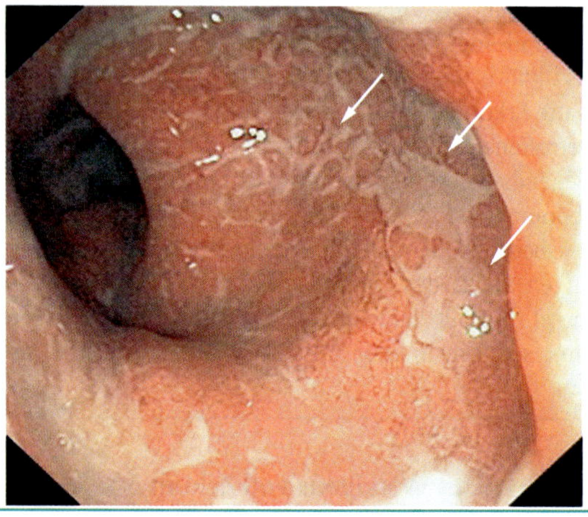

Plicae semilunares entstehen durch lokale Kontraktionen der **Tunica muscularis**.

Lokale Kontraktionen des Stratum circulare der **Tunica muscularis** sind für das Aufwerfen der beweglichen **Plicae semilunares** verantwortlich. Das Stratum longitudinale ist zu drei Tänien zusammengefasst, deren Kontraktion zu einer Verkürzung des Dickdarms führt.

In der Schleimhaut der **Appendix vermiformis** finden sich kurze unregelmäßige Krypten und massive Ansammlungen von Lymphozyten.

Die Schleimhaut der **Appendix vermiformis** (S. 185) ist charakterisiert durch kurze unregelmäßige Krypten und massive Ansammlungen von Lymphozyten, die die Lamina muscularis mucosae durchbrechen und die gesamte Tela submucosa durchdringen können.

Gefäßversorgung und Innervation

Gefäßversorgung von Zäkum und Kolon

Arterielle Versorgung (Abb. 25.45): Der **„ileokolische Winkel"** wird von der **A. ileocolica**, einem Ast der A. mesenterica superior mit Blut versorgt. Sie hat folgende Äste:

- **A. appendicularis**, die im Mesoappendix zur Appendix zieht. Die Zweige der A. appendicularis bilden keine Arkaden aus. Daher handelt es sich um eine Endarterie.
- **Aa. caecales anterior** und **posterior** zur Vorder- bzw. Rückseite des Zäkums.
- **Aa. ileales** zum terminalen Ileum.

Die Versorgung des **Colon ascendens** und **Colon transversum** erfolgt aus der

- **A. colica dextra**, die in der Regel ein Ast der A. mesenterica superior ist, aber auch als Ast der A. colica media vorkommen kann und der
- **A. colica media**. Auch dieses Gefäß kommt aus der A. mesenterica superior und verläuft im Mesocolon transversum. Sie bildet nach rechts eine Anastomose mit der A. colica dextra und nach links mit der A. ascendens der A. colica sinistra aus. Diese Anastomose verbindet die Stromgebiete von Aa. mesenterica superior und inferior, der die A. colica sinistra entspingt, und wird in der Klinik **Riolan-Anastomose** genannt.

Colon descendens und **Colon sigmoideum** werden aus der **A. mesenterica inferior** versorgt. Diese entlässt folgende Äste zu den beiden Darmabschnitten:

- **A. colica sinistra**, die sowohl mit der A. colica media (s. o.) als auch mit einer A. sigmoidea (s. u.) anastomosiert,
- zwei oder mehrere **Aa. sigmoideae**,
- **A. rectalis superior**, der Endast der A. mesenterica inferior für den unteren Abschnitt des Sigmoids. Die A. rectalis superior anastomosiert hinter dem Rektum mit der A. rectalis media: Stromgebiet der A. iliaca interna (S. 373).

Venöser Abfluss: Die Venen verlaufen in der Peripherie wie die Arterien und tragen die gleichen Namen. Die **Vv. mesenterica superior** und **inferior** vereinigen sich mit der V. splenica zur V. portae hepatis (S. 858), s. auch Abb. **25.46**. Es kann aber auch vorkommen, dass sich zunächst die beiden Mesenterialvenen zu einem gemeinsamen Mesenterialvenenstamm zusammenschließen, der sich dann mit der V. splenica vereinigt.

Gefäßversorgung und Innervation

Gefäßversorgung von Zäkum und Kolon

Arterien (Abb. 25.45): Die **A. iliocolica**, **A. colica dextra** und **media** stammen aus der A. mesenterica superior und versorgen Appendix, Zäkum, Colon ascendens und das Colon transversum bis zur Flexura coli sinistra. Ein Ast der **A. colica media** anastomosiert mit einem Ast der A. colica sinistra aus der A. mesenterica inferior (**Riolan-Anastomose**).
Weitere Äste der A. mesenterica inferior zur Versorgung des Kolons sind die **Aa. sigmoideae** sowie die **A. rectalis superior** (Endast der A. mesenterica inf.).

Venöser Abfluss: Die Venen verlaufen wie die Arterien und tragen die gleichen Namen (Abb. **25.46**).

25.45 Arterielle Versorgung von Zäkum und Kolon

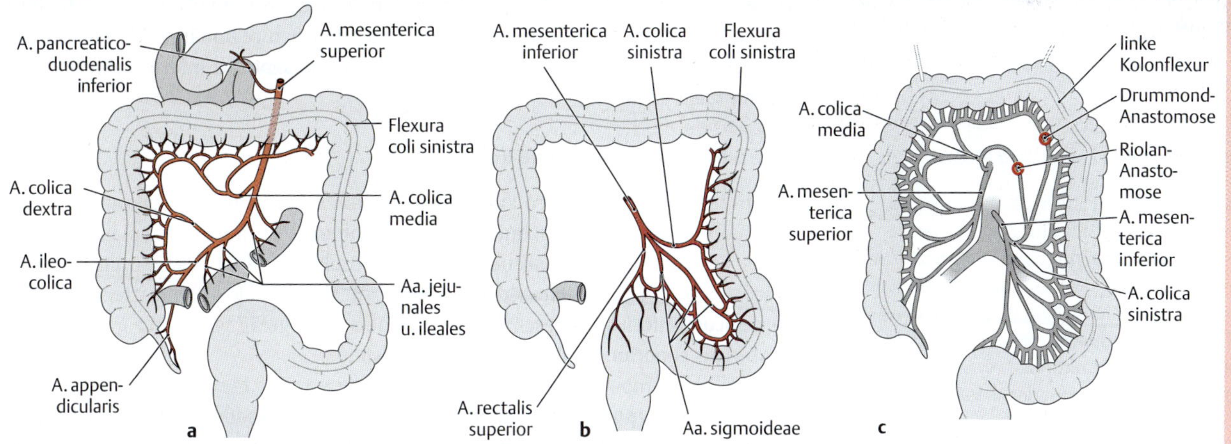

a Versorgungsgebiet und Äste der Aa. mesenterica superior
b Versorgungsgebiet und Äste der Aa. mesenterica inferior
c Die Verbindung der beiden Stromgebiete erfolgt über Anastomosen zwischen den Aa. colica media und sinistra; vgl. Riolan- und Drummond-Anastomose (S. 855).

Quelle: Schünke M, Schulte E, Schumacher U. PROMETHEUS LernAtlas der Anatomie, Innere Organe. Illustrationen von Voll M u. Wesker K. 6. Aufl. Stuttgart: Thieme; 2022

25.46

25.46 Venöser Abfluss von Zäkum und Kolon

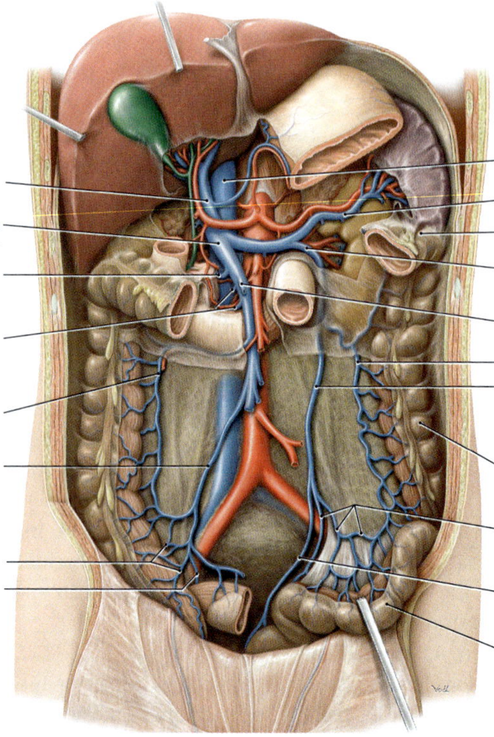

Zuflüsse (teilweise abgetrennt) zu den Vv. mesenterica inferior und superior in der Ansicht von ventral. Magen, Pankreas, Dünndarmkonvolut und Peritoneum sind zur besseren Übersicht größtenteils entfernt.

Quelle: Schünke M, Schulte E, Schumacher U. PROMETHEUS LernAtlas der Anatomie, Innere Organe. Illustrationen von Voll M u. Wesker K. 6. Aufl. Stuttgart: Thieme; 2022

Lymphabfluss: Er erfolgt über regionäre Lymphknoten in den **Truncus intestinalis**; (aus Colon ascendens und transversum) bzw. in den **Truncus lumbalis sinister** (aus Colon descendens und sigmoideum).

Lymphabfluss: Die Lymphe aus Zäkum und Appendix fließt über lokale Lymphknoten zu den **Nll. ileocolici**. Aus dem Colon ascendens und transversum erfolgt er über die **Nll. colici dextri** und **medii** sowie den Nll. mesocolici in die **Nll. mesenterici superiores**. Von dort gelangt die Lymphe in den **Truncus intestinalis**. Die Lymphbahnen der linken Seite sind schwächer ausgebildet: Von den regionären **Nll. colici sinistri** und **sigmoidei** gelangt die Lymphe über die **Nll. mesenterici inferiores** in den **Truncus lumbalis sinister**.

Innervation von Zäkum und Kolon

Die **sympathische** Innervation von Zäkum und Kolon erfolgt aus postganglionären Fasern des **Ggl. mesentericum superius** (orale ⅔) bzw. **inferius**, die im Plexus mesentericus superior bzw. inferior zum Darm ziehen.
Die **parasympathische** Innvervation bis zum **Cannon-Böhm-Punkt** (kurz vor der Flexura coli sinistra) übernimmt der **N. vagus**, danach die **Nn. splanchnici pelvici** (S 2–S 4).

Innervation von Zäkum und Kolon

Die präganglionären Fasern zur **sympathischen Innervation** von Zäkum und Kolon verlaufen in den Nn. splanchnici major und minor bzw. in den Nn. splanchnici lumbales. Für Zäkum, Colon ascendens und den oralen Großteil des Colon transversum werden sie im **Ggl. mesentericum superius**, für das aborale Kolondrittel im **Ggl. mesentericum inferius** umgeschaltet und ziehen dann gefäßbegleitend im **Plexus mesentericus superior** bzw. **inferior** zur Darmwand.
Für die **parasympathische Innervation** bis kurz vor der Flexura coli sinistra ist der **Truncus vagalis posterior** zuständig. Ab diesem sog. **Cannon-Böhm-Punkt** übernehmen die **Nn. splanchnici pelvici** (aus S 2–S 4) die parasympathische Versorgung von Colon descendens und sigmoideum (Abb. **25.47**).

25.47 Vegetative Innervation von Zäkum und Kolon

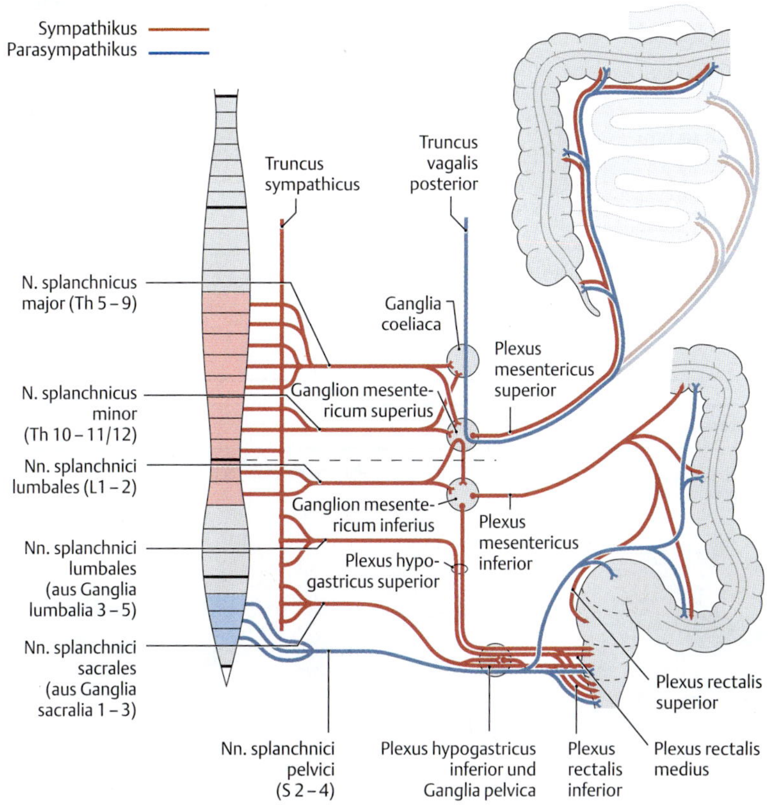

Die sympathischen Fasern (rot) kommen aus den Ggll. mesentericum superius, von dem auch Fasern zum Dünndarm ziehen (abgeblasst), und mesentericum inferius. Die parasympathischen Fasern (blau) entstammen dem N. vagus (kranialer Parasympathikus) und aboral des Cannon-Böhm-Punktes den Nn. splanchnici pelvici. Die vorwiegend organnahen Umschaltstellen des Parasympathikus sind nicht dargestellt.

Quelle: Schünke M, Schulte E, Schumacher U. PROMETHEUS Lern-Atlas der Anatomie, Innere Organe. Illustrationen von Voll M u. Wesker K. 6. Aufl. Stuttgart: Thieme; 2022

25.6.2 Rektum und Analkanal

E. Schulte

Funktion von Rektum und Analkanal

Die beiden letzten Abschnitte des Dickdarms, **Mastdarm** (**Rectum**) und **Analkanal** (**Canalis analis**), dienen funktionell gemeinsam der **Stuhlausscheidung** (**Defäkation**). Aufgrund dieser funktionellen Einheit kann der Analkanal auch als der unterste Abschnitt des Rektums aufgefasst werden. Die beiden Abschnitte unterscheiden sich jedoch in ihrem Aufbau und ihrer embryonalen Herkunft und werden daher anatomisch als morphologisch getrennte Einheiten gesehen. Beiden Aspekten wird nachfolgend Rechnung getragen.

Abschnitte und Form von Rektum und Analkanal

Mastdarm (Rectum)

Das ca. 12–18 cm lange Rektum folgt unmittelbar auf das Colon sigmoideum und geht kurz vor Durchtritt durch das Perineum (S. 333) in den Analkanal über. Entgegen seinem Namen ist das Rektum keineswegs gerade, sondern in der Sagittal- und der Frontalebene gekrümmt:

In der **Sagittalebene** zeigt das Rektum durch engen Kontakt zur Vorderfläche des Os sacrum zunächst eine nach ventral konkave **Flexura sacralis**. Im weiteren Verlauf biegt das Rektum direkt oberhalb des Perineums nach hinten um und weist die nach ventral konvexe **Flexura perinealis** auf, an deren Ende es in den Analkanal (s. u.) übergeht (Abb. **25.48**).

In der **Frontalebene** (Abb. **25.49**) verläuft das Rektum typischerweise in **drei Biegungen** (**Flexurae laterales**) und besitzt entsprechend innen an der Schleimhautseite drei konstante halbmondförmige Querfalten (**Plicae transversae recti**). Die **Plica transversa media** (**Kohlrausch-Falte**) ist am stärksten ausgebildet und ragt ca. 6–7 cm oberhalb der Analöffnung von rechts und dorsal in das Rektumlumen, während die kleinere obere und untere Falte jeweils von links einstrahlen. Aboral der Kohlrausch-Falte, die

25.6.2 Rektum und Analkanal

Funktion von Rektum und Analkanal

Mastdarm (**Rectum**) und **Analkanal** (**Canalis analis**) als letzte Dickdarmabschnitte dienen gemeinsam der Stuhlausscheidung (**Defäkation**).

Abschnitte und Form von Rektum und Analkanal
Mastdarm (Rectum)

Das auf das Sigmoid folgende Rektum ist ca. 15 cm lang und ist nach ventral konkav gekrümmt (**Flexura sacralis**). Eine konvexe Biegung oberhalb des Dammes (**Flexura perinealis**) markiert den Beginn des Analkanals (Abb. **25.48**). In der Frontalebene (Abb. **25.49**) hat das Rektum 3 seitliche Biegungen (**Flexurae laterales**) und innen 3 Querfalten (**Plicae transversae**). Am größten ist die mittlere Falte (**Kohlrausch-Falte**), die ca. 6 cm oberhalb der Analöffnung liegt. Auf ihrer Höhe hat das Rektum außen eine Einziehung. Unterhalb der Falte liegt die **Ampulla recti**, die Speicherfunktion hat.

25.48 Krümmungen des Rektums und Lagebeziehung zum Os sacrum

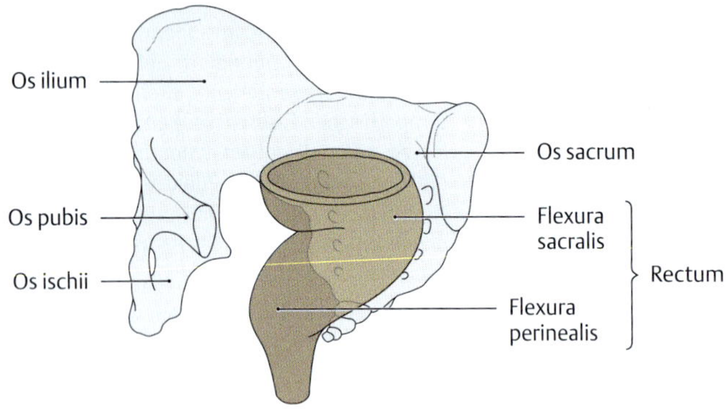

Ansicht von links und ventral. Das linke Os coxae ist zur besseren Übersicht entfernt.

Quelle: Schünke M, Schulte E, Schumacher U. PROMETHEUS LernAtlas der Anatomie, Innere Organe. Illustrationen von Voll M u. Wesker K. 6. Aufl. Stuttgart: Thieme; 2022

25.49 Form und Aufbau von Rektum und Analkanal

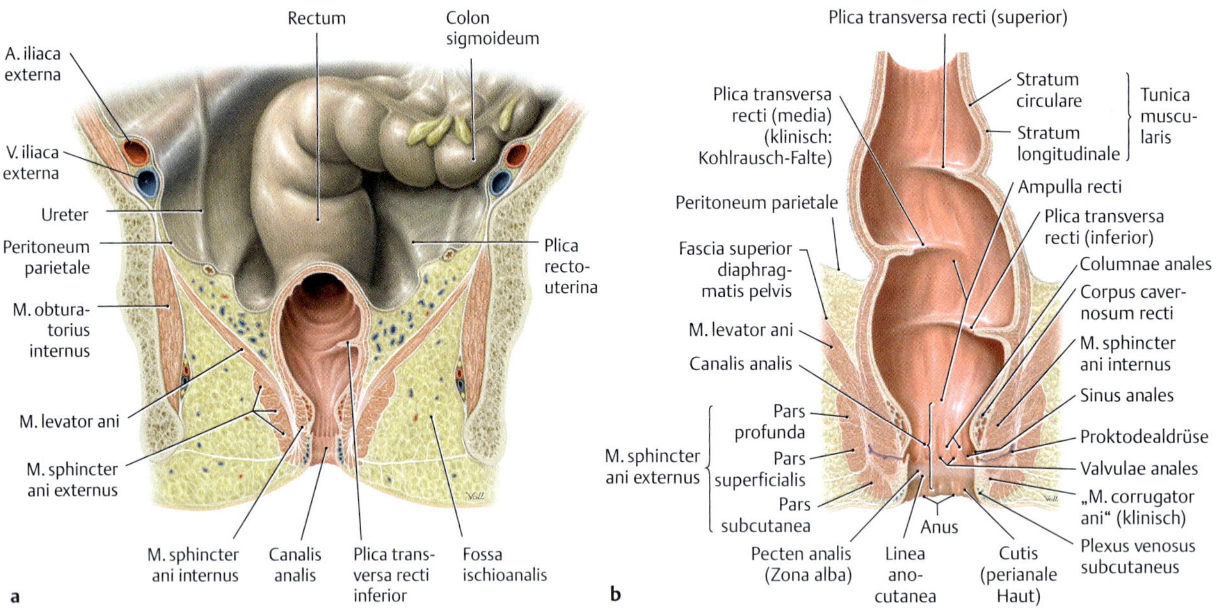

Der Kohlrausch-Falte im Rektuminneren entspricht an der Außenwand eine Einziehung.

a Ansicht von ventral

b und Darstellung des Innenreliefs nach Entfernung der Rektum-Vorderwand.

Quelle: Schünke M, Schulte E, Schumacher U. PROMETHEUS LernAtlas der Anatomie, Innere Organe. Illustrationen von Voll M u. Wesker K. 6. Aufl. Stuttgart: Thieme; 2022

an der Außenseite durch eine deutliche Einziehung gekennzeichnet ist, liegt die aufgrund ihrer Dehnbarkeit als Reservoir dienende Ampulle (**Ampulla recti**).

▸ Klinik.

▸ Klinik. Tumoren (meist Karzinome), die unterhalb der Kohlrausch-Falte wachsen, sind bei der klinischen Untersuchung mit dem Finger zu tasten (oft als Wandverhärtung).

Analkanal (Canalis analis)

Der 3–4 cm lange Canalis analis beginnt an der Flexura perinealis, an der Innenseite gekennzeichnet durch die **Junctio anorectalis**. Diese liegt oberhalb von ca. 10 säulenförmigen Schleimhautfalten (**Columnae anales**). Querfalten (**Valvulae anales**) verbinden die Säulenbasen. So entstehen Krypten (**Sinus anales**), die **Gll. anales** (Proktodealdrüsen) enthalten können.

Analkanal (Canalis analis)

Der 3–4 cm lange Canalis analis geht am Ende der Flexura perinealis aus dem Rektum hervor und durchzieht den muskulären Beckenboden (S. 326). Am anorektalen Übergang befindet sich auf der Innenseite eine zarte, leicht gewellte Grenzlinie, die **Junctio anorectalis** (früher: Linea anorectalis). Die Innenseite des Analkanals ist in den oberen zwei Dritteln durch ca. 8–10 in Längsrichtung ausgerichtete säulenförmige Schleimhautfalten (**Columnae anales**) gekennzeichnet. Diese konstanten Falten werden durch Züge glatter Muskulatur in der Wand des Analkanals gebildet und sind an ihrem unteren Ende durch kleine Querfalten (**Valvulae anales**) miteinander verbunden. Dadurch entstehen wandwärts hinter den Querfalten unterschiedlich tiefe **Krypten** (**Morgagni-Taschen**, **Sinus anales**). An deren Boden können individuell unterschiedlich Schleimdrüsen (**Gll. anales**, **Proktodealdrüsen**) ausgebildet sein.

▸ Klinik. Entzündungen der **Proktodealdrüsen** (**Analabszesse**) können sich entlang der Ausführungsgänge dammwärts ausbreiten und zu sog. **Analfisteln** entwickeln. Diese stellen eine Verbindung zwischen Perianalhaut und Analkanal bzw. Rektum dar und äußern sich durch perianalen Juckreiz und der Entleerung von Sekret bzw. Eiter. Weitverzweigte Fisteln („Fuchsbaufisteln") können die Fähigkeit, den Stuhl zu halten (Kontinenz) beeinträchtigen. Die Therapie erfolgt operativ.

▸ Klinik.

25.50 Subkutane Analfistel und ihre Darstellung in der Steinschnittlage

a In die Fistel ist zur Darstellung ihres Verlaufs (von 8 Uhr nach 6 Uhr in Steinschnittlage) eine Sonde eingelegt. *Quelle: Hirner A, Weise K, Chirurgie. Hrsg. 2. Aufl. Stuttgart: Thieme; 2008*

b Zur Inspektion von Befunden im Analbereich eignet sich die Steinschnittlage (Rückenlagerung der untersuchten Person mit gespreizten Beinen) besonders gut. Die in dieser Position gewählte Orientierung am fiktiven Zifferblatt einer Uhr nutzt man auch zur Lokalisationsbeschreibung anderer erhobener Befunde in diesem Bereich (z. B. bei Austastung des Enddarms). *Quelle: Schünke M, Schulte E, Schumacher U. PROMETHEUS LernAtlas der Anatomie, Innere Organe. Illustrationen von Voll M u. Wesker K. 6. Aufl. Stuttgart: Thieme; 2022*

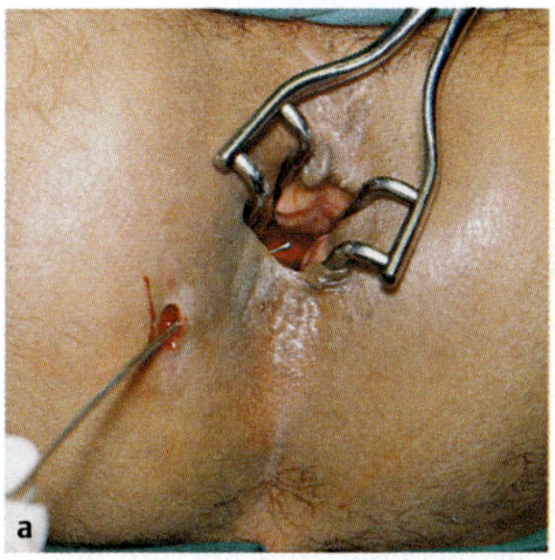

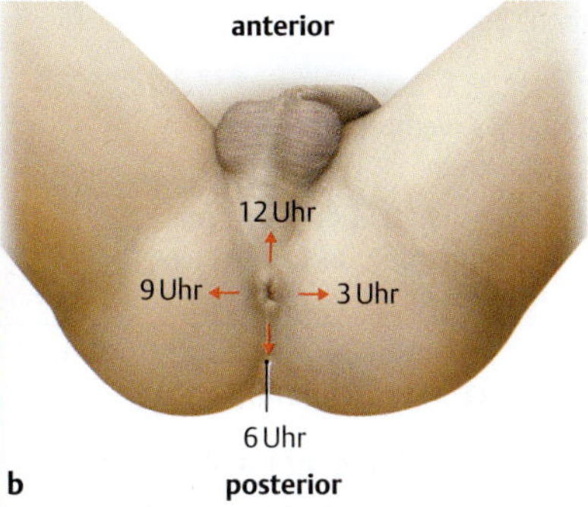

Im Bereich der Columnae anales findet man in der Wand des Analkanals einen ausgeprägten, arteriell versorgten Schwellkörper, das **Corpus cavernosum recti**. Aboral der Columnae anales folgt der **Pecten analis** (auch **Zona alba** genannt), welcher ca. 1 cm breit ist und verglichen mit der übrigen Schleimhaut durch die feste Verwachsung mit der Unterlage weißlich erscheint. Er grenzt sich durch die gezackte **Linea pectinata** (im klinischen Sprachgebrauch häufig auch **Linea dentata** genannt) gegen die Columnae anales nach oben ab und durch die **Linea anocutanea** gegen die äußere Haut des Anus (Abfolge der einzelnen Analabschnitte mit Epithelarten der Schleimhaut s. Tab. **25.7**). Der Pecten analis ist stark dehnbar und gestattet somit den Durchtritt der Kotsäule. Durch seine dichte Innervation ist er äußerst berührungs- und schmerzempfindlich.

In der Wand des Analkanals liegt in Höhe der Columnae ein arteriell versorgter Schwellkörper (**Corpus cavernosum recti**). Aboral der Columnae folgt der **Pecten analis** (auch **Zona alba** genannt). Er grenzt sich durch die **Linea pectinata** nach oben, durch die **Linea anocutanea** (syn. Linea dentata) gegen die Haut ab. Der dehnbare Pecten analis ist sehr schmerzempfindlich.

▸ Merke. Der **Pecten analis** stellt eine Zone histologischen Übergangs (Transition) dar. Das Epithel in diesem Bereich wird deshalb auch als Zona transitionalis analis bezeichnet.

▸ Merke.

▸ Klinik. Selbst kleine Einrisse im dicht innervierten Pecten analis (sog. Analfissuren) sind äußerst schmerzhaft. Die **Analfissur** ist eine häufige proktologische Erkrankung und kommt meist durch eine Überdehnung des Analkanals beim Stuhlgang in Verbindung mit chronischer Verstopfung (Obstipation) zustande.

25.51 Analfissur

Die akute Läsion bei 6 Uhr in Steinschnittlage (vgl. Abb. **25.50b**) reicht nach oral bis zur Linea dentata.
Quelle: Winkler R, Otto P, Schiedeck T, Hrsg. Proktologie. 2. Aufl. Stuttgart: Thieme; 2011

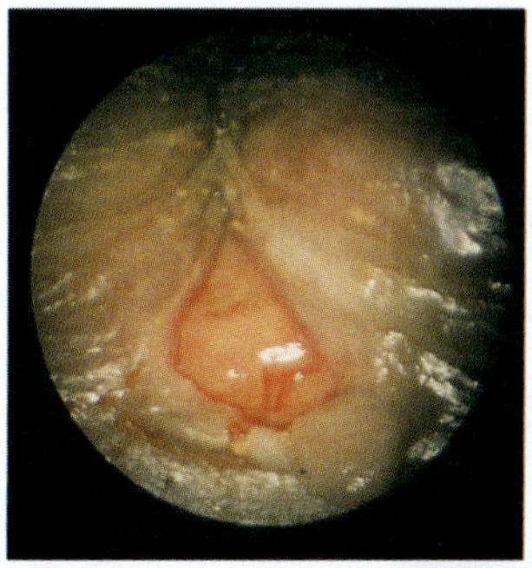

≡ 25.7 Epithelarten der Rektum- und Analschleimhaut mit angrenzender perianaler Haut

Region	Grenze	Epithelart	schematische Darstellung*
(1) Rektum		Zylinderepithel (dickdarmtypisch mit Becherzellen und Krypten)	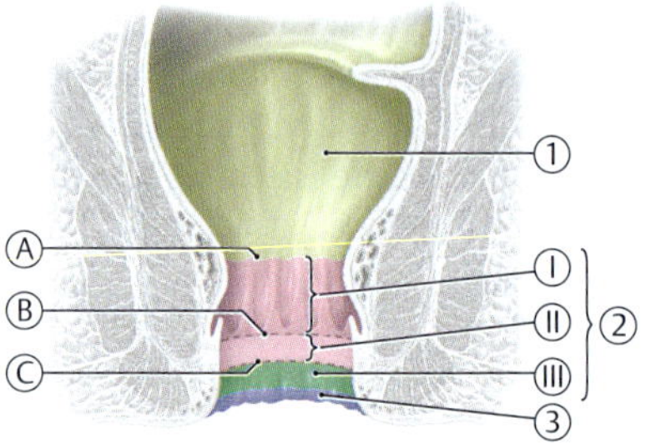
	(A) Junctio anorectalis (gewellt)	die Zone aboral der Junctio anorectalis bis zur Linea supratransitionalis wird histologisch als Zona colorectalis bezeichnet.	
(2) Analkanal mit 3 „Stockwerken":			
I. Zona columnalis (Columnae anales + Sinus anales)		unregelmäßig abwechselnd Zylinderepithel und mehrschichtiges unverhorntes Plattenepithel histologisch: Zona transitionalis; nach oral abgegrenzt durch die Linea supratransitionalis	*Quelle: Schünke M, Schulte E, Schumacher U. PROMETHEUS LernAtlas der Anatomie, Innere Organe. Illustrationen von Voll M u. Wesker K. Stuttgart: Thieme; 2005; dort nach Lüllmann-Rauch R. Histologie. Stuttgart: Thieme; 2003*
	(B) Linea pectinata (= Linea dentata; gezackt)		
II. Zona alba (Pecten analis)		mehrschichtiges unverhorntes Plattenepithel (trocken), unverschieblich verbunden mit dem M. sphincter ani int. histologisch: Zona squamosa	
	(C) Linea anocutanea		
III. Zona cutanea		mehrschichtiges, verhorntes Plattenepithel mit Talgdrüsen	
(3) Perianale Haut		verhorntes Plattenepithel der Haut mit stärkerer Pigmentierung und apokrinen Drüsen	

Lage von Rektum und Analkanal

Lage und Lagebeziehungen: Der Übergang vom Kolon zum **Rektum** liegt auf Höhe des 2. Sakralwirbels. Ventral grenzt es an Uterus (♀) bzw. akzessorische Geschlechtsdrüsen, Ductus deferens und Harnblase (♂). Dorsal liegen Leitungsbahnen.
Der **Analkanal** liegt kaudal der Ampulle umschlossen vom M. sphincter ani externus (S. 710) im Diaphragma pelvis (S. 327).

Faszien- und Peritonealbeziehungen: Das Rektum liegt mit seinem oberen Abschnitt retro-, selten intraperitoneal (**Rectum mobile**), der größere Anteil jedoch hat genau wie der Analkanal eine extraperitoneale Lage und wird klinisch als **Rectum fixum** bezeichnet. An der Flexura perinealis schlägt das Peritoneum vom Rektum auf Uterus bzw. Harnblase um. Dadurch entstehen die **Excavatio rectouterina** (♀) bzw. **rectovesicalis** (♂).

Bauchfellfreie Rektumanteile sind von der Fascia pelvis visceralis bedeckt. Sie ist mit der Tunica adventitia des Organs verwachsen.

Lage von Rektum und Analkanal

Lage und Lagebeziehungen: Das **Rektum** liegt im kleinen Becken dicht vor dem Os sacrum (Abb. **25.48**). Der Übergang vom Colon sigmoideum zum Rektum liegt in Höhe des 2. oder 3. Sakralwirbels. Im weiblichen Becken grenzt das Rektum nach ventral an Uterus und Vagina, beim Mann an die akzessorischen Geschlechtsdrüsen (Prostata und Gll. vesiculosae), den Ductus deferens und die Harnblase. Dorsal des Rektums liegen Leitungsbahnen des Beckens.
Der **Analkanal** schließt sich der Ampulla recti nach kaudal direkt an und liegt umschlossen vom M. sphincter ani externus (S. 710) im Gefüge des Diaphragma pelvis (S. 327). Er erreicht am Anus die äußere Haut.

Faszien- und Bauchfellbeziehungen: Die Peritonealbezüge des Rektums sind sehr variabel. Nur der obere Teil wird vorne und seitlich vom Bauchfell bedeckt und liegt damit retroperitoneal. Gelegentlich kann dieser Abschnitt sogar zu einem kleinen Teil intraperitoneal liegen, wodurch dann ein kleines „Mesorektum" als Fortsetzung des Mesosigmoids existiert. Die Ampulla recti und der Analkanal liegen hingegen extraperitoneal. Klinisch wird somit ein **„Rectum mobile"** (retro- oder noch intraperitoneal) von einem **Rectum fixum** (extraperitoneal) unterschieden. Der „Wechsel" von retro-/intraperitonealer Lage zum extraperitoneal gelegenen Abschnitt ergibt sich dadurch, dass das Peritoneum in Höhe der Flexura perinealis von der Rektumvorderwand auf die Hinterwand des vor dem Rektum liegenden Organs umschlägt: bei der Frau auf den Uterus, beim Mann auf die Harnblase. So entsteht bei beiden Geschlechtern eine Bauchfellgrube, bei der Frau die **Excavatio rectouterina** (klinisch: Douglas-Raum), beim Mann die **Excavatio rectovesicalis** (S. 647), die jeweils den tiefsten Punkt der Peritonealhöhle darstellt.
Bauchfellfreie Rektumanteile sind von der **Fascia pelvis visceralis** bedeckt, die beim Durchtritt durch das Diaphragma pelvis in die Fascia pelvis parietalis bzw. die Fascia superior diaphragmatis pelvis übergeht. Die viszerale Faszie des Canalis analis steht mit dem Bindegewebe des infradiaphragmalen Raumes in Verbindung. Die viszeralen Faszienanteile sind organwärts mit der Tunica adventitia verwachsen.

Verschiebliches Beckenbindegewebe, das „Paraproktium" (S.651), umgibt das Rektum in den peritonealfreien Bezirken vollständig und gewährleistet den Einbau und die Fixation des Rektums im Becken mit der Möglichkeit der Ausdehnung bei stuhlgefüllter Ampulle.
Dieses Bindegewebe ist seitlich des Rektums besonders stark ausgeprägt, verbindet aber auch die peritonealfreien Rektumabschnitte mit den vor dem Rektum gelegenen Organen. Zwischen Rektum und Vagina bzw. Rektum und Harnblase (Prostata) ist das den Organen aufliegende Beckenbindegewebe häufig etwas dichter: **Fascia rectovaginalis** bzw. **Septum rectovesicale**.

Verschiebliches Bindegewebe, das „Paraproktium" (S.651), verankert das Rektum im Becken.

Wandbau und Sphinktersystem von Rektum und Analkanal

Wandbau

Wandbau und Sphinktersystem von Rektum und Analkanal
Wandbau

▸ Merke. Rektum und Analkanal unterscheiden sich von den vorangehenden Darmabschnitten durch das **Fehlen ansonsten typischer Dickdarmmerkmale** (Tänien, Haustren und Appendices epiploicae), wodurch sich makroskopisch auch der Übergang vom Sigmoid zum Rektum erkennen lässt: am Übergang Sigmoid-Rektum enden die drei Tänien des Sigmoids „schlagartig". Bei chirurgischen Eingriffen ist so der Anfangsteil des Rektums klar erkennbar.

▸ Merke.

Ansonsten entspricht ihr Wandaufbau grundsätzlich dem der Hohlorgane des Magen-Darm-Trakts:

Der übrige Aufbau gleicht dem anderer Verdauungsorgane:

Tunica serosa bzw. adventitia: Der Überzug von Rektum und Analkanal durch Peritoneum bzw. viszerale Faszien als äußerste Wandschicht ist variabel (s. o.).

Tunica serosa/adventitia: Sie ist variabel ausgeprägt (s. o.).

Tunica muscularis: Anstelle der Tänien findet man am Rektum eine die ganze Zirkumferenz umfassende äußere **Längsmuskulatur** (**Stratum longitudinale**), die an Vorder- und Hinterwand verstärkt sein kann. Die innere **Ringmuskulatur** (**Stratum circulare**) ist im Bereich der Plicae transversae besonders ausgeprägt.
Im Bereich der oberen zwei Drittel des Canalis analis ist die Ringmuskelschicht des Rektums zum glattmuskeligen **M. sphincter ani internus** verstärkt (s. u.), der außen von der Verlängerung der rektalen Längsmuskelschicht bedeckt wird. Fasern dieser Längsmuskelschicht ziehen – teilweise unter Durchbrechung des M. sphincter ani externus – bis in die Kutis der perianalen Haut, welche sie runzeln (**„M. corrugator ani"**).
Fasern des Stratum longitudinale können als **Mm. rectourethralis**, **rectovesicalis** und **rectococcygeus** zu Urethra, Harnblase und Os coccygis ausstrahlen.

Tunica muscularis: Äußeres **Stratum longitudinale** (umfasst Rektum rundum, daher keine Tänien!) und inneres **Stratum circulare** (im Bereich der Plicae transversae besonders kräftig).
An den oberen ⅔ des Analkanals wird die Ringmuskulatur zum glattmuskeligen **M. sphincter ani int.** verstärkt. Fasern des Stratum longitudinale durchziehen den M. sphincter ani ext. bis zur Kutis (**„M. corrugator ani"**) und ziehen als M. rectourethralis, rectovesicalis und rectococcygeus zu Urethra, Harnblase und Os coccygis.

Tunica mucosa: Während das Epithel der Rektumschleimhaut dem des Kolons entspricht (S.701), ändert sich der Aufbau mit Übergang zum Canalis analis (an der sog. Junctio anorectalis).
Die Lamina muscularis mucosae bedeckt lumenwärts das Corpus cavernosum recti und wird im Analkanal als **M. canalis ani** bezeichnet.

Tunica mucosa: Der dickdarmtypische Aufbau im Rektum ändert sich an der Junctio anorectalis.

Die Lamina muscularis mucosae heißt im Analkanal **M. canalis ani**.

▶ Klinik. Rektum und Analkanal können sich teilweise aus der Analöffnung vorstülpen, eine Erkrankung, die als **Prolaps** (**Vorfall**) bezeichnet wird. Man unterscheidet den Rektumprolaps vom Analprolaps.

25.52 Rektumprolaps

Alle Wandschichten des Rektums fallen unter die Sphinkterebene. Meist liegt beim Erwachsenen eine Sphinkter- und Beckenbodenschwäche zugrunde. Typisch ist, dass der vorgefallene Darmabschnitt die **zirkuläre Fältelung des Rektums** aufweist.

Quelle: Henne-Bruns D, Hrsg. Duale Reihe Chirurgie. 4., aktualisierte Auflage. Stuttgart: Thieme; 2012

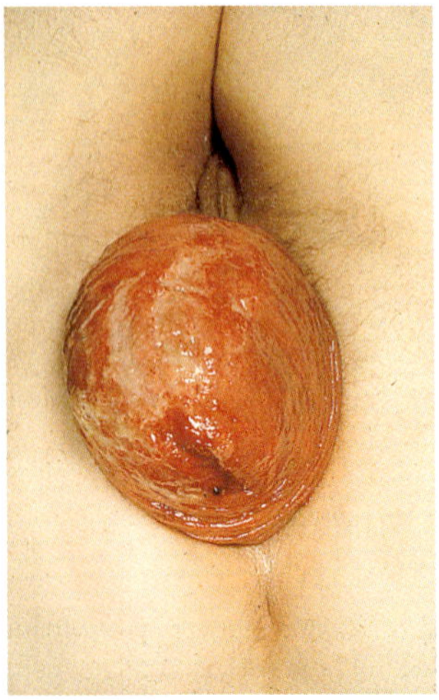

25.53 Analprolaps

Hier stülpt sich nur das Anoderm (klinisch oft verwendet als „Einheit" von Pecten analis und Zona cutanea) vor die Linea anocutanea. Ursächlich sind meist ausgeprägte Hämorrhoiden (S. 712). Typisch ist, dass der vorgefallene Abschnitt ein **radiäres Faltenmuster** (wie der Canalis analis) aufweist.

Quelle: Winkler R, Otto P, Schiedeck T, Hrsg. Proktologie. 2. Aufl. Stuttgart: Thieme; 2011

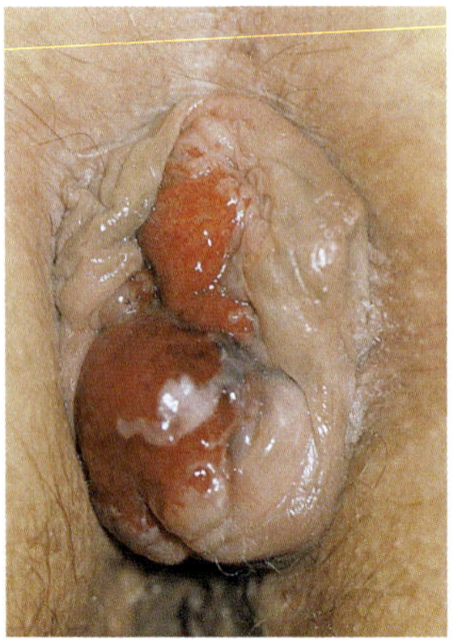

▶ Merke.

▶ Merke.
- Rektumprolaps: *zirkuläre* Fältelung
- Analprolaps: *radiäre* Fältelung

Sphinktersystem

Drei Muskelsysteme bilden das Sphinktersystem:

M. sphincter ani internus: Er entsteht als Verstärkung der glatten Ringmuskulatur in den oberen ⅔ des Analkanals, verwächst unterhalb der Linea pectinata mit der Haut und ist – außer bei Defäkation – in Dauerkontraktion.

M. sphincter ani externus: Er ist quergestreift, umgibt den Analkanal von beiden Seiten und klemmt ihn dadurch zu einem längseingestellten Schlitz ein.
Man unterscheidet drei Abschnitte (Abb. **25.49b**):
- **Pars profunda**,
- **Pars superficialis** und
- **Pars subcutanea**.

Wie der innere, zeigt auch der äußere Analsphinkter eine Dauerkontraktion, ist jedoch zusätzlich willkürlich kontrollierbar, vgl. Innervation (S. 714).

Sphinktersystem

Rektum und Analkanal sind von einem komplexen Sphinktersystem umgeben, welches gemeinsam mit anderen Mechanismen den Verschluss des Rektums garantiert, vgl. Kontinenz (S. 715). Drei Systeme sowohl glatter als auch quergestreifter Muskulatur bilden gemeinsam das Sphinktersystem:

M. sphincter ani internus: Der **glatte** M. sphincter ani internus geht unmittelbar aus einer Verstärkung der Ringmuskulatur des Rektums hervor. Er umgibt die oberen ⅔ des Analkanals. Unterhalb der Linea pectinata ist er fest mit der Haut verwachsen. Der M. sphincter ani internus befindet sich in Dauerkontraktion und erschlafft nur während der Defäkation.

M. sphincter ani externus: Der M. sphincter ani externus ist **quergestreift** und umgibt den Analkanal nicht einfach kreisförmig, sondern durch seinen z. T. vom Lig. anococcygeum nach ventral zum Centrum perinei ziehenden Verlauf klemmenartig von beiden Seiten. Dadurch wird der Analkanal in diesem Bereich zu einem längseingestellten Schlitz geformt. Der Muskel lässt drei Abschnitte erkennen (Abb. **25.49b**), die sich von kranial in der Tiefe liegend nach kaudal oberflächlich wie folgt unterscheiden lassen:
- **Pars profunda**,
- **Pars superficialis**,
- **Pars subcutanea**, vergleichbar mit einem Hautmuskel.

Wie der innere, steht auch der äußere Sphinkter unter Dauerkontraktion, jedoch unterliegt er zusätzlich der **willkürlichen Kontrolle**, vgl. Innervation (S. 714).

25.54 Umschlingung des Rektums durch den M. puborectalis („puborektale Schleife")

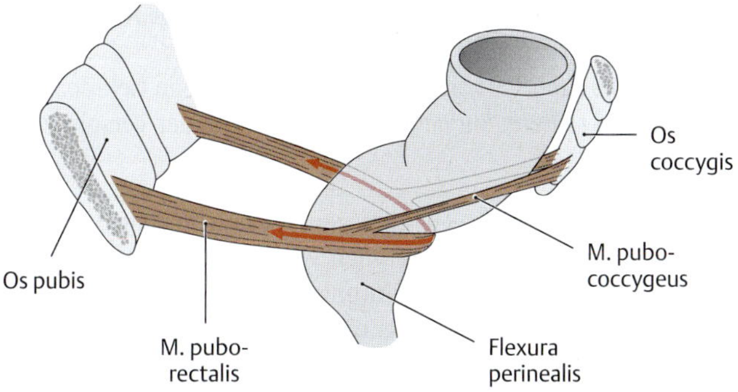

Quelle: Schünke M, Schulte E, Schumacher U. PROMETHEUS LernAtlas der Anatomie,Innere Organe. Illustrationen von Voll M u. Wesker K. Stuttgart: Thieme; 2005

M. puborectalis: Der quergestreifte M. puborectalis ist der direkt unten dem Rektum anliegende Teil des zum Beckenboden gehörigen **M. levator ani** (S. 327) und liegt damit kranial des M. sphincter ani externus. Vom Os pubis entspringend umgibt er das Rektum von ventral wie eine nach vorne offene Schlinge und zieht das Rektum nach ventral. Dadurch wird die Biegung im Bereich der Flexura perinealis noch verstärkt und die Bildung eines hier quer eingestellten Schlitzes trägt zum Verschluss des Rektums bei („Puborectalis-Schleife") (Abb. **25.54**).

M. puborectalis: Als Schenkel des **M. levator ani** (S. 327) entspringt er am Os pubis, liegt dem Rektum unten direkt an und zieht es nach ventral. Eine Kontraktion führt durch Verstärkung der Flexura perinealis zum Verschluss des Rektums (Abb. **25.54**).

Gefäßversorgung und Innervation

Gefäßversorgung von Rektum und Analkanal

Arterielle Versorgung: Die Versorgung von Rektum und Analkanal wird in unterschiedlichem Ausmaß durch drei Arterien gewährleistet (Abb. **25.55**):

- **A. rectalis superior:** Sie ist der unterste Ast der **A. mesenterica inferior** (Abb. **32.4**) und zieht von dorsal an das Rektum, wo sie sich in zwei Äste teilt. Diese verlaufen unter Abgabe weiterer Äste dorsal und seitlich am Rektum nach kaudal. Die A. rectalis superior versorgt den größten Teil des Rektums, v. a. auch das **Corpus cavernosum** (S. 707), s. auch Tab. **25.8**.

Gefäßversorgung und Innervation

Gefäßversorgung von Rektum und Analkanal

Arterien: Drei Arterien versorgen das Rektum (Abb. **25.55**):

- Die **A. rectalis sup.** (aus A. mesenterica inf) teilt sich in 2 Äste und versorgt den größten Teil des Rektums und das **Corpus cavernosum**.

25.55 Arterielle Gefäßversorgung des Rektums

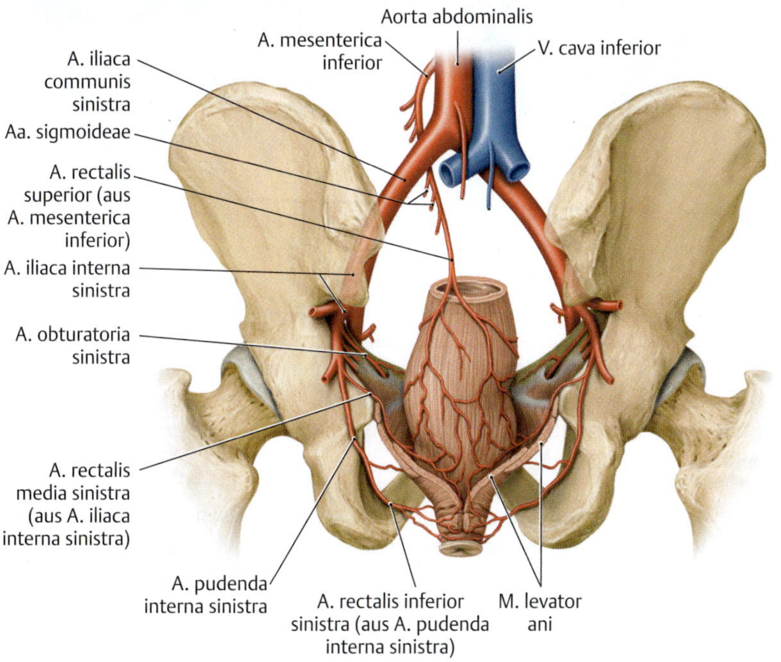

Ansicht von dorsal; 3 Wege werden unterschieden:

- 1. peritonealer Zufluss: **A. rectalis superior** (aus der A. mesenterica inferior)
- 2. supradiaphragmaler Weg: **Aa. rectales mediae** (viszerale Äste der A. iliaca interna oberhalb des M. levator ani)
- 3. infradiaphragmaler Weg: **Aa. rectales inferiores** (aus den Aa. pudendae internae) über den Canalis pudendalis unterhalb des M. levator ani.

Quelle: Schünke M, Schulte E, Schumacher U. PROMETHEUS LernAtlas der Anatomie, Innere Organe. Illustrationen von Voll M u. Wesker K. 6. Aufl. Stuttgart: Thieme; 2022

- Die **A. rectalis med.** (bds. als viszeraler Ast der A. iliaca int.) versorgt die Ampulle.
- **A. rectalis inf.** (bds. aus A. pudenda int.) versorgt Analkanal und Sphinkteren.

Bei Verschluss der A. rectalis sup. können die beiden anderen Arterien die Blutversorgung des Rektums gewährleisten. Die A. rectalis media ist inkonstant.

- **A. rectalis media:** Dieses Gefäß entspringt beidseits als viszeraler Ast aus der **A. iliaca interna** (S. 373) und versorgt den unteren Teil der Ampulle. Es kann fehlen.
- **A. rectalis inferior:** Sie entspringt beidseits aus der **A. pudenda interna** – also mittelbar auch dem Stromgebiet der A. iliaca interna – und versorgt Analkanal und Sphinktermuskulatur.

Bei Verschluss der A. rectalis superior können die beiden restlichen Gefäßpaare die Blutversorgung des Rektums sichern. Sie nehmen aber nicht an der Versorgung des Corpus cavernosum recti teil.

▸ Klinik. Knotige Erweiterungen des Corpus cavernosum recti bezeichnet man als **Hämorrhoiden**. Sie können unterschiedlich stark ausgeprägt sein:

- **Grad I:** Die nur leicht vergrößerten Hämorrhoiden sind von außen nicht sichtbar.
- **Grad II:** Stärker vergrößerte Hämorrhoiden können bei der Bauchpresse, insbesondere beim Stuhlgang, aus dem After heraustreten. Sie ziehen sich aber spontan wieder zurück.
- **Grad III:** Die Hämorrhoiden treten bei der Bauchpresse aus dem After heraus. Sie ziehen sich nicht mehr spontan zurück, können aber mit dem Finger zurückgeschoben werden.
- **Grad IV:** Die Hämorrhoiden sind dauerhaft aus dem After ausgetreten, eine Reposition mit dem Finger ist nicht mehr möglich. Häufig ragt auch ein kleines Stück der Analschleimhaut aus dem After heraus. Ein solcher Befund wird als Analprolaps bezeichnet (Abb. **25.56b**).

Von einem therapiebedürftigen **Hämorrhoidalleiden** spricht man, wenn es zu Symptomen wie Juckreiz, Schmerzen oder Blutungen kommt. Die Blutungen sind hellrot und z. T. stark ausgeprägt, da das Corpus cavernosum recti arteriell gespeist wird. In seltenen Fällen kann eine chirurgische Notfallintervention erforderlich werden. Ursache des Hämorrhoidalleidens ist meist zu starkes Pressen bei der Defäkation, v. a. bei chronischer Verstopfung (Obstipation), aber auch eine Schwangerschaft, Adipositas oder überwiegend sitzende Tätigkeit können eine venöse Abflussstörung und damit Hämorrhoiden begünstigen. Bei Hämorrhoiden Grad IV ist eine Operation anzuraten, bei geringerer Ausprägung genügt eine Verödung (Sklerosierung) oder Gummibandligatur.

25.56 Hämorrhoiden

a Schematische Darstellung von Hämorrhoiden unterschiedlicher Ausprägung. *Quelle: Schünke M, Schulte E, Schumacher U. PROMETHEUS LernAtlas der Anatomie, Innere Organe. Illustrationen von Voll M u. Wesker K. 6. Aufl. Stuttgart: Thieme: 2022*

b Typisches Bild eines viertgradigen Hämorrhoidalprolapses (Patientin liegt in Steinschnittlage). *Quelle: Riemann J, Fischbach W, Galle P, Mössner J, Hrsg. Referenz Gastroenterologie. Stuttgart: Thieme; 2019*

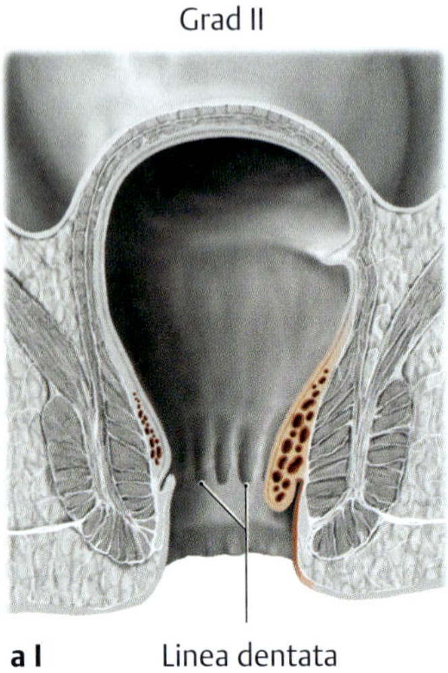

a I

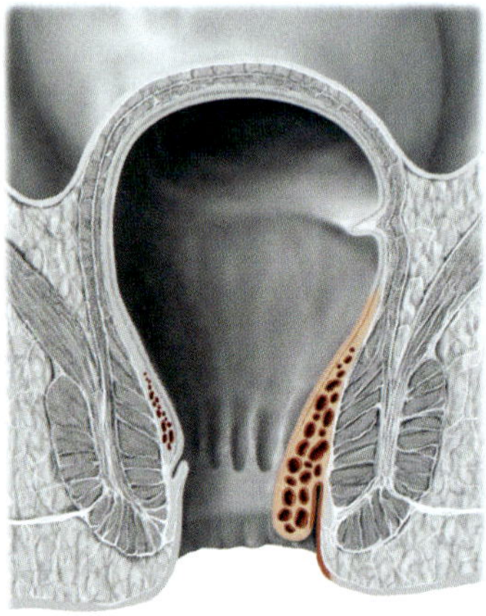

a II

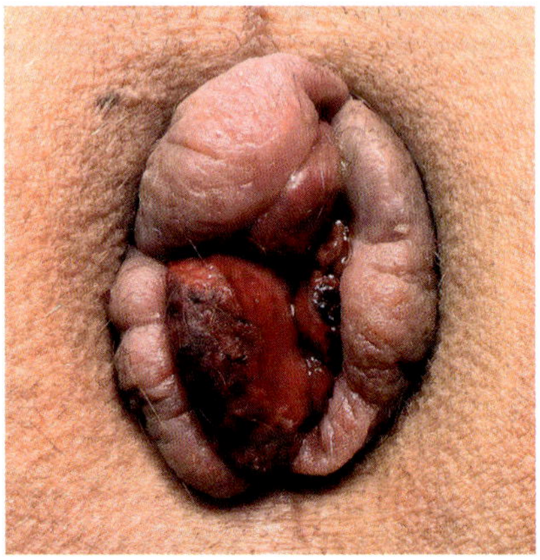

b

▸ Merke. Wichtig ist, dass man eine Blutbeimengung im Stuhl nicht voreilig auf Hämorrhoiden schiebt, sondern immer eine andere mögliche Ursache der Blutung, wie z. B. häufige Darmtumoren durch eine endoskopische Untersuchung ausschließt!

Venen: Sie entsprechen den Arterien.
Die **Vv. rectales mediae** (direkter Abfluss) und **inf.** (über die V. pudenda int.) leiten Blut zur V. iliaca int. (→ V. cava inf.), die **Vv. rectales sup.** zur V. mesenterica inf. (→ V. portae hepatis).

Venöser Abfluss: Die Venen entsprechen den Arterien. Besonders zu beachten ist, dass die **Vv. rectales mediae** und **inferiores** über die Vv. iliacae Anschluss an das Stromgebiet der V. cava inferior finden.

Die **V. rectalis superior** dagegen leitet ihr Blut über die V. mesenterica inferior zur V. portae hepatis und somit zur Leber. Die Venen sind untereinander sowohl innerhalb der Rektumwand als auch durch den außen um das Rektum liegenden **Plexus venosus rectalis** in unterschiedlichem Ausmaß anastomotisch miteinander verbunden.

▸ Klinik. In das Rektum applizierte Medikamente (Zäpfchen) werden über das Stromgebiet der mittleren und unteren Rektalvene resorbiert und gelangen so ohne Leberpassage in den großen Kreislauf. Wegen des Abflusses sowohl in das Portalsystem als auch in das V.-cava-System sind die Rektumvenen Stromgebiet bei portokavalen Anastomosen.

▸ Klinik. Bösartige Tumoren des Rektums, z. B. **Rektumkarzinome** (S. 698), können auf dem Blutweg Tochterzellen abgeben (Metastasen). Die Ausbreitung dieser Tochterzellen erfolgt dabei aus dem oberen Rektum über das Stromgebiet der **V. rectalis superior** letztlich in die Leber, aus dem unteren Rektum über das Iliakalvenensystem in die Lunge. In den Kapillargebieten dieser beiden Organe können die Tochterzellen dann neue Geschwülste bilden.

Lymphabfluss: Die Lymphe von Rektum und Analkanal fließt auf mehreren Wegen ab (Abb. **25.57**):

- **Nll. iliaci interni** und **rectales superiores:** Der Lymphabfluss von Rektum und oberem Abschnitt des Canalis analis erfolgt zunächst meist über organnah gelegene **Nll. pararectales.** Von hier führt der Abfluss in Nll. rectales superiores (weiter zu Nll. mesenterici inferiores) oder in Nll. iliaci interni. Vor allem dorsale Wandabschnitte des Rektums können ihre Lymphe auch über die Nll. sacrales in iliakale Lymphknoten leiten.
- **Nll. inguinales superficiales:** Die Lymphe des unteren Abschnitts des Canalis analis fließt über die Nll. inguinales superficiales zu den **Nll. iliaci externi.**

Lymphabfluss (Abb. 25.57):
- Rektum und oberer Analkanal: Über **Nll. pararectales** und **Nll. rectales supp.** zu den Nll. mesenterici inff. oder über Nll. rectales medii in Nll. iliaci interni.
- Unterer Abschnitt des Analkanals: über **Nll. inguinales superficiales** zu Nll. iliaci externi.

25.57 Lymphdrainage des Rektums

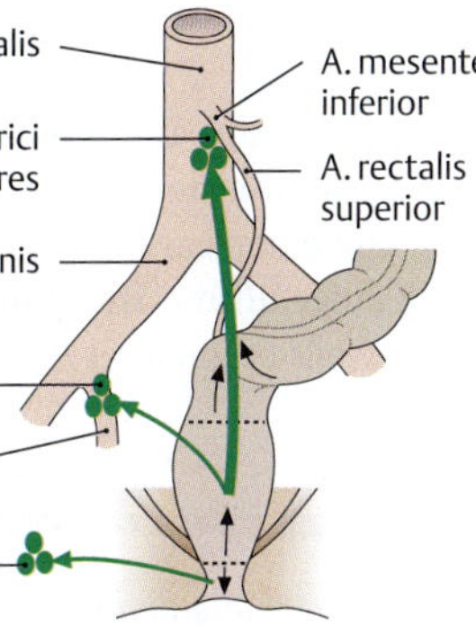

Ansicht von ventral. Die Lymphdrainage erfolgt vorzugsweise in „Etagen“:
- Anus: Nll. inguinales superficiales über die Fossa ischioanalis (S. 333),
- Canalis analis und untere Ampulle: Nll. iliaci interni mit Anschluss an die Trunci lumbales,
- obere Ampulle und restliches Rektum: Über die Nll. sacrales und Nll. rectales superiores zu den Nll. mesenterici inferiores.

Quelle: Schünke M, Schulte E, Schumacher U. PROMETHEUS LernAtlas der Anatomie, Innere Organe. Illustrationen von Voll M u. Wesker K. 6. Aufl. Stuttgart: Thieme; 2022

▸ Klinik. Ein bösartiger Tumor, der auf dem Lymphweg Metastasen ausstreut, hat durch die zahlreichen Lymphknotenstationen einen langen Metastasierungsweg, bevor letztlich der Blutkreislauf erreicht wird. Dies begünstigt die Heilungschancen.

Innervation von Rektum und Analkanal

Innervation von Rektum und Analkanal

Rektum und Analkanal werden **vegetativ** über Sympathikus und Parasympathikus innerviert. Die **somatische** Innervation für die quergestreifte Muskulatur des M. sphincter ani externus sowie die Somatosensibilität erfolgt über den N. pudendus, die des M. puborectalis typischerweise über direkte Äste des Plexus sacralis.

Viszeromotorik: Zu unterscheiden sind sympathische und parasympathische Effekte:
- **Sympathische** Fasern aus dem Plexus hypogastricus inf. sowie über Nn. splanchnici lumbales und sacrales. Der Sympathikus bewirkt die Dauerkontraktion des inneren Analsphinkters während der Kontinenz (s. u.).
- **Parasympathische** Nn. splanchnici pelvici aus den Segmenten S 2–S 4 steuern die Defäkation (s. u.).

Viszeromotorik: Sympathische und parasympathische Fasern haben unterschiedlichen Einfluss auf die Funktion von Rektum und Analkanal:
- **Sympathikus:** Die sympathische Innervation erfolgt durch Fasern, die den **Plexus hypogastricus superior** und **inferior** durchziehen sowie durch die **Nn. splanchnici lumbales** und **sacrales** über die **Plexus rectales**. Der Sympathikus ist verantwortlich für die Erhaltung des Dauertonus des M. sphincter ani internus während der Kontinenz (s. u.).
- **Parasympathikus:** Die **Nn. splanchnici pelvici** aus den Rückenmarksegmenten S 2–S 4 werden im **Plexus hypogastricus inferior** auf das postganglionäre Neuron umgeschaltet. Der Parasympathikus steuert die Defäkation (s. u.).

► Merke.

► Merke. In der Wand des Analkanals im Bereich des M. sphincter ani internus findet man – anders als im gesamten übrigen Magen-Darm-Trakt – keine Ganglienzellen in den intramuralen Plexus (enterisches NS).

Parasympathische und sympathische Fasern erreichen den inneren Sphinkter auf direktem Weg nur durch die Darmwand von außen (sog. **„aganglionäre Zone"**).

Viszerosensibilität: Viszeroafferente Fasern verlaufen mit o. g. vegetativen Geflechten.

Viszerosensibilität: Informationen von Dehnungsrezeptoren der Ampulle und auch Schmerz werden über Afferenzen geleitet, die peripher zusammen mit den sympathischen und parasympathischen Geflechten verlaufen.

Somatomotorik: M. sphincter ani externus: N. pudendus; M. puborectalis: direkte Äste des Plexus sacralis.

Somatomotorik: Die willkürliche Innervation des M. sphincter ani externus erfolgt durch den **N. pudendus** aus dem Plexus sacralis (S. 873); der M. puborectalis wird über direkte Äste des **Plexus sacralis** innerviert.

Somatosensibilität (Analhaut): N. pudendus.

Somatosensibilität: Somatoafferenzen für Berührung und Schmerz der Analhaut verlaufen ebenfalls im **N. pudendus**.

► Merke.

► Merke. Die höchste Berührungs- und Schmerzempfindlichkeit liegt im Bereich des Pecten analis (S. 707).

Kontinenz und Defäkation

Kontinenz, Defäkation und gasdichter Verschluss werden durch Strukturen garantiert, die man zusammen als **Kontinenzorgan** bezeichnet (Tab. **25.8**).

Kontinenz und Defäkation

Der physiologische Mechanismus von Kontinenz und Defäkation wird über anatomisch unterschiedliche Strukturen gewährleistet, die in ihrer Gesamtheit als **„Kontinenzorgan"** bezeichnet werden und einen gasdichten Abschluss des Rektums bewirken. Dazu zählen die in Tab. **25.8** aufgeführten Strukturen, die bei der Regulation von Kontinenz und Defäkation in jeweils besonderer Art beteiligt sind.

25.8 Das Kontinenzorgan: beteiligte Strukturen mit ihrer Funktion

Struktur	Funktion	
	Kontinenz/Füllungsphase	**Defäkation/Entleerungsphase**
Rektum (vor allem **Ampulle**) und **Analkanal** (insbesondere Analhaut)	Dehnungs- und Berührungsrezeptoren	Dehnungs- und Berührungsrezeptoren
M. sphincter ani internus (glatte Ringmuskulatur als Fortsetzung der Tunica muscularis)	Dauertonus (Sympathikuseffekt)	Nachlassen des Dauertonus (Parasympathikuseffekt)
M. sphincter ani externus (quergestreifte Muskulatur mit 3 Anteilen)	Verschluss des Analkanals von beiden Seiten → **Längsspalt** als einzig bleibende Öffnung	Erschlaffung mit folgender Öffnung des Analkanals
M. puborectalis (als Teil des M. levator ani quergestreifte Beckenbodenmuskulatur)	Zug von ventral mit Verstärkung der Flexura perinealis → **Querspalt** als einzig bleibende Öffnung	Erschlaffung mit folgender „Begradigung" der Flexura perinealis
Corpus cavernosum recti arteriell gespeister Schwellkörper im Bereich der Columnae anales mit arteriovenösen Anastomosen	Bei Füllung durch venösen Rückstau infolge Dauerkontraktion der o. g. Sphinkteren → gasdichte Abdichtung	Entleerung des Gefäßnetzes über venösen Abfluss durch Druckabnahme in o. g. Sphinkteren
rekto-sigmoidale (Längs-)Muskulatur	–	Entleerung der Ampulle und Austreiben der Kotsäule
Spezialisierte Zentren im ZNS, v. a. im **Rückenmark**	Vegetative und somatomotorische/-sensible Nerven im Sakralmark	

Kontinenz

Der „gekreuzte" Verschluss von Rektum und Analkanal durch die beiden somatomotorisch innervierten Muskeln wird durch den autonomen Dauertonus des M. sphincter ani internus mit der infolgedessen konstant aufrecht erhaltenen Schwellkörperfüllung unterstützt.

Der Rektumverschluss erfolgt durch den Dauertonus der Sphinkteren, den Zug des Rektums nach ventral (M. puborectalis) und das gefüllte Corpus cavernosum recti.

► Klinik. Bei Operationen am Rektum oder im Bereich des Beckenbodens ist es wichtig, die Strukturen des Kontinenzorgans – vor allem die Muskeln und die zu ihnen ziehenden Nerven – zu schonen, um die Kontinenz zu erhalten. Gelingt dies z. B. bei der Operation eines weit unten im Rektum wachsenden bösartigen Tumors nicht, muss ein künstlicher Darmausgang (**Anus praeter**) geschaffen werden. Auch Dammrisse bei Geburten können zur Verletzung der muskulären Anteile des Kontinenzorgans führen.

► Klinik.

Defäkation

Eine Dehnung der Ampulle durch die einwandernde Kotsäule führt zu Stuhldrang. Ab etwa dem dritten Lebensjahr unterliegt der über das Sakralmark ablaufende Defäkationsreflex einer zerebralen Kontrolle. Die Füllung der Ampulle wird über in der Rektumwand vorhandene Dehnungsrezeptoren an das Sakralmark gemeldet, und nach „Freigabe" der Defäkation durch übergeordnete kortikale Zentren erfolgt eine Aktivierung des Parasympathikus. Diese bewirkt über ein hemmendes intramurales Motoneuron die Relaxation des vom Sympathikus innervierten M. sphincter ani internus. Gleichzeitig kommt es über den spinalen Reflex zu einer Relaxation des willkürlich innervierten M. sphincter ani externus sowie des M. puborectalis. Durch die Erschlaffung der Sphinkteren erweitert sich der Analkanal, das Corpus cavernosum kann sich durch die nun lockere Schicht des M. sphincter ani internus entleeren. Die Erschlaffung des M. puborectalis führt zu einer Dorsalverlagerung des Analkanals und somit zu einer „Begradigung" der Flexura perinealis. Durch den Parasympathikus ausgelöste peristaltische Kontraktionen der Rektum- und Sigmoidmuskulatur bewirken die Austreibung der Kotsäule, welche durch den Einsatz der Bauchpresse unterstützt wird.

Ampullendehnung führt zu Stuhldrang: die Sphinkteren erschlaffen; das Corpus cavernosum leert sich; durch Erschlaffung des M. puborectalis wird das Rektum „begradigt".

Entwicklung von Rektum und Analkanal

Das Rektum und der obere (proximale) Anteil des Analkanals entstehen aus dem terminalen Abschnitt des (**endodermalen**) Enddarms; der untere (distale) Anteil des Analkanals entsteht aus einer „Einstülpung" des **Ektoderms** (sog. Proctodeum, s. u.).
Der primitive Darm zeigt während seiner Entwicklung eine deutliche Erweiterung seines Endabschnitts, die **Kloake**. Diese ist von Endoderm ausgekleidet, welches im kaudalen Teil der Kloake direkt dem Ektoderm der äußeren Körperoberfläche anliegt. Diese Berührungszone, die als **Kloakenmembran** bezeichnet wird, bildet die Grenze zwischen Amnionhöhle und Darm.
Zwischen der 4. und 7. Embryonalwoche bildet sich über der Kloake eine transversale, mit embryonalem Bindegewebe gefüllte Falte, das **Septum urorectale**, die von kranial auf die Kloakenmembran zuwächst und die Kloake in einen ventral gelegenen **Sinus urogenitalis** und einen dorsal gelegenen **Anorektalkanal** unterteilt. Aus der Verwachsungsstelle von Kloakenmembran und Septum urorectale entsteht der primitive Damm (Perineum). Die Kloakenmembran selbst wird nun unterteilt in eine **ventrale Urogenitalmembran** und eine **dorsale Analmembran**.
Mesenchymal unterfütterte Auffaltungen der Analmembran, die sog. **Analfalten**, bilden zwischen sich eine (ektodermale) Grube, das **Proctodeum**. Reißt im weiteren Verlauf der Entwicklung die in der Tiefe des Proctodeums gelegene Analmembran schließlich ein, erhält das Rektum eine offene Verbindung in die Fruchtwasserhöhle.

Rektum und proximaler Analkanal entstammen dem Enddarm (**Endoderm**), der distale Analkanal dem **Ektoderm** (**Proctodeum**).

Der Endabschnitt des primitiven Darms ist zur **Kloake** erweitert, deren Endoderm kaudal zum Oberflächenektoderm direkten Kontakt hat (**Kloakenmembran** als Grenze zwischen Darm und Amnionhöhle).

Das transversale **Septum urorectale** teilt die Kloake in einen ventralen **Sinus urogenitalis** und einen dorsalen Canalis analis. Die Kloakenmembran wird in die **ventrale Urogenital-** und die **dorsale Analmembran** unterteilt.

Zwei Aufwerfungen (**Analfalten**) bilden zwischen sich eine ektodermale Grube (**Proctodeum**). Reißt die Analmembran im Proctodeum auf, ist der Anus eröffnet.

► Klinik. Bei ca. 0,02 % der Neugeborenen reißt die Analmembran nicht ein (**Atresia ani**). Dann ist eine operative Eröffnung erforderlich, um die Kontinuität des Lumens herzustellen. Jungen sind häufiger betroffen als Mädchen.

► Klinik.

25.7 Darstellung des Verdauungskanals mit bildgebenden Verfahren

Abhängig von der jeweiligen Fragestellung kann der Verdauungskanal mit konventionellen Röntgenaufnahmen, CT, MRT und Sonografie dargestellt werden. Darüber hinaus ist in diesem Bereich die Endoskopie von hoher Bedeutung.

25.7.1 Radiologische Verfahren ohne und mit Kontrastmittel

Abdomenübersichtsaufnahme

Bei der Perforation eines Hohlorgans gelangt **Luft** in die Bauchhöhle, die ebenso wie **Flüssigkeitsspiegel** bei einem Darmverschluss (**Ileus**) durch eine Abdomenübersichtsaufnahme (Abb. **25.58**) dargestellt werden können. Sie gibt auch Auskunft über den Verbleib **röntgendichter Fremdkörper** und kann Hinweise auf **Gallensteine** (S. 732) geben.

25.7 Darstellung des Verdauungskanals mit bildgebenden Verfahren

J. Kirsch

Für die Darstellung des Verdauungskanals kommen je nach Fragestellung unterschiedliche Methoden zur Anwendung: Neben konventionellen Röntgenaufnahmen ohne oder mit Kontrastmittelgabe werden computergestützte Schnittbildverfahren (CT und MRT) und die Sonografie eingesetzt.
Darüber hinaus kommt im Rahmen der Diagnostik von Erkrankungen des Verdauungskanals der Endoskopie besondere Bedeutung zu.

25.7.1 Radiologische Verfahren ohne und mit Kontrastmittel

Abdomenübersichtsaufnahme

Eine sog. **Abdomenübersichtsaufnahme** wird beispielsweise zur Abklärung **freier Luft** innerhalb der Peritonealhöhle angefertigt, die als Hinweis auf die Perforation eines Hohlorgans dienen kann. Um die stets nach oben steigende freie Luft optimal sichtbar zu machen, sollte die Röntgenaufnahme im **Stehen** oder in **Linksseitenlage** (→ guter Kontrast gegen Zwerchfellkuppen bzw. Leber) erfolgen.
Bildung von **Flüssigkeitsspiegeln** im Darmlumen, die sich ebenfalls in der Abdomenübersichtsaufnahme zeigen (Abb. **25.58**), deuten auf einen **Darmverschluss** (**Ileus**) hin und geben je nach deren Anzahl und Lokalisation einen Anhalt für den Ort des Verschlusses (**Dünndarm- oder Dickdarmileus**). Außerdem sind in einer solchen Aufnahme **röntgendichte Fremdkörper** (z B. verschluckte Gegenstände) und **Konkremente**, z. B. **Gallensteine** (S. 732), erkennbar.

25.58 Abdomenübersichtsaufnahme im Stehen

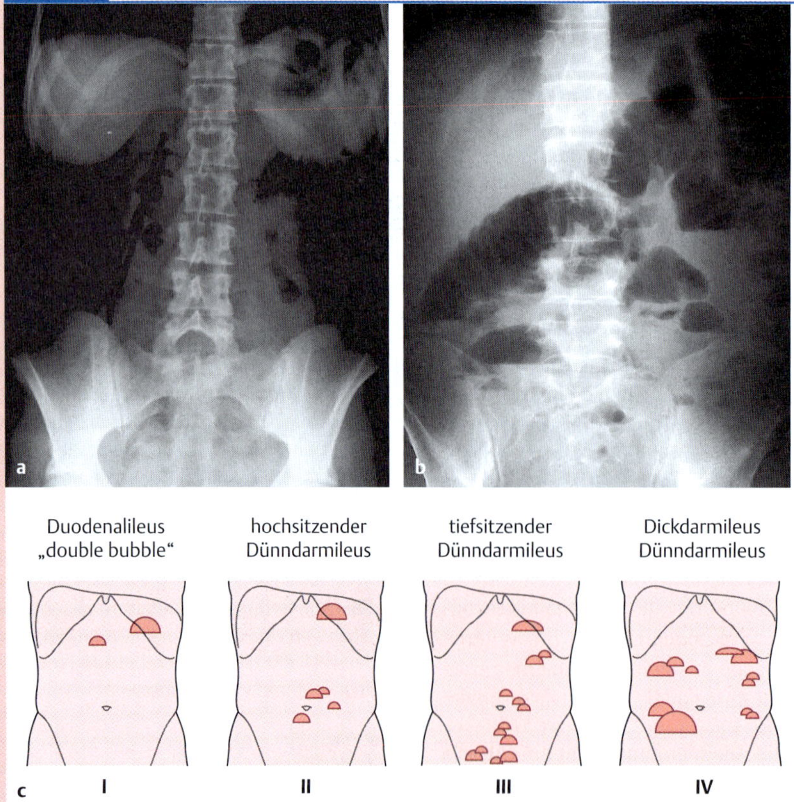

a Normalbefund: Scharf abgegrenztes Diaphragma (Pfeile) ohne Nachweis freier Luft unter den Zwerchfellkuppen. Einige Teile des Gastrointestinaltraktes sind mit Gasen gefüllt (physiologisch). Kein Hinweis auf geblähte Darmanteile oder Spiegelbildung. *Quelle: Möller T, Hrsg. Röntgennormalbefunde. 6., unveränderte Auflage. Stuttgart: Thieme; 2019*

b Bildung von Flüssigkeitsspiegeln in stark erweiterter Ileumschlinge sowie im Kolon bei Ileus nach operativer Entfernung eines großen Dickdarmanteils (rechtsseitige Hemikolektomie). *Quelle: Thurn, P., Bücheler, E., Lackner, K. J., Thelen, M.: Einführung in die Radiologie. 11. Aufl., Thieme, Stuttgart 2005*

c Schematische Darstellung charakteristischer radiologischer Befunde bei mechanischem Ileus. Je nach Lokalisation des Darmverschlusses sind die sich oral davon bildenden Flüssigkeitsspiegel, die gegen die darüberliegenden gasgefüllten Blasen im Röntgenbild gut sichtbar sind, unterschiedlich angeordnet: Beim Duodenalileus (**I**) ist neben der (physiologischen) Magenblase lediglich eine kleinere im Duodenum zu sehen („double bubble“) während sich bei einem Verschluss im Verlauf des Dünndarmkonvoluts (**II** = hoch-, **III** = tiefsitzend) zahlreiche Blasen im mittleren Abdomen finden. Die Spiegelbildung bei einem Dickdarmileus (**IV**) lässt eine rahmenartige Anordnung der insgesamt größeren Gasblasen erkennen und spiegelt damit die Kolonform (S. 699) wider. *Quelle: Reiser M, Kuhn F, Debus J, Hrsg. Duale Reihe Radiologie. 4., vollständig überarbeitete Auflage. Stuttgart: Thieme; 2017*

Kontrastmitteluntersuchungen und Schnittbildverfahren

Durch die orale Gabe eines **röntgendichten Kontrastmittels** (Bariumsulfat), das im Darm nicht resorbiert wird, können konsekutiv die einzelnen Abschnitte des Verdauungskanals, insbesondere dessen Konturen und das Schleimhautrelief, radiologisch dargestellt werden (Abb. **25.59**). Diese Kontrastmittelverfahren haben bei der Diagnostik chronisch entzündlicher Darmerkrankungen wie Colitis ulcerosa (S. 702) und M. Crohn (S. 695) einen besonderen Stellenwert. In den Darmabschnitten, die mit Hilfe endoskopischer Verfahren (s. u.) nicht einsehbar sind, z. B. dem Dünndarmkonvolut, bleibt eine Kontrastmittelaufnahme die einzige Möglichkeit zur Beurteilung der Schleimhaut.

Durch den kombinierten Einsatz eines röntgendichten Kontrastmittels und einem Gasbildner (Kohlendioxid) als negatives Kontrastmittel wird das Verfahren zu einer **Doppelkontrastaufnahme** erweitert. Diese verbessert die Beurteilung des Faltenreliefs und damit verbunden die Darstellung von **Füllungsdefekten** und **Konturunterbrechungen** (Hinweis auf Ulzerationen, Tumoren) oder **Divertikeln** (S. 701). Bei einer **Durchleuchtung** kann zusätzlich die Wandmotilität des Verdauungskanals beurteilt werden.

Kontrastmitteluntersuchungen und Schnittbildverfahren

Durch die orale Gabe eines **röntgendichten Kontrastmittels** können Konturen und Schleimhautrelief der einzelnen Abschnitte des Verdauungskanals konsekutiv dargestellt werden (Abb. **25.59**). Kontrastmittelverfahren haben bei der Diagnostik chronisch entzündlicher Darmerkrankungen wie Morbus Crohn (S. 695) und Colitis ulcerosa (S. 702) v. a. bei Darmabschnitten, die endoskopisch nicht einsehbar sind (s. u.), eine besondere Bedeutung. **Doppelkontrastaufnahmen** verbessern die Darstellung des Faltenreliefs und damit die Identifikation von Füllungsdefekten (Ulzera, Tumoren) und Divertikeln (S. 701). Bei einer Durchleuchtung kann die Motilität des Darmes beurteilt werden.

25.59 Kontrastmitteldarstellung von Dünndarm und Kolon

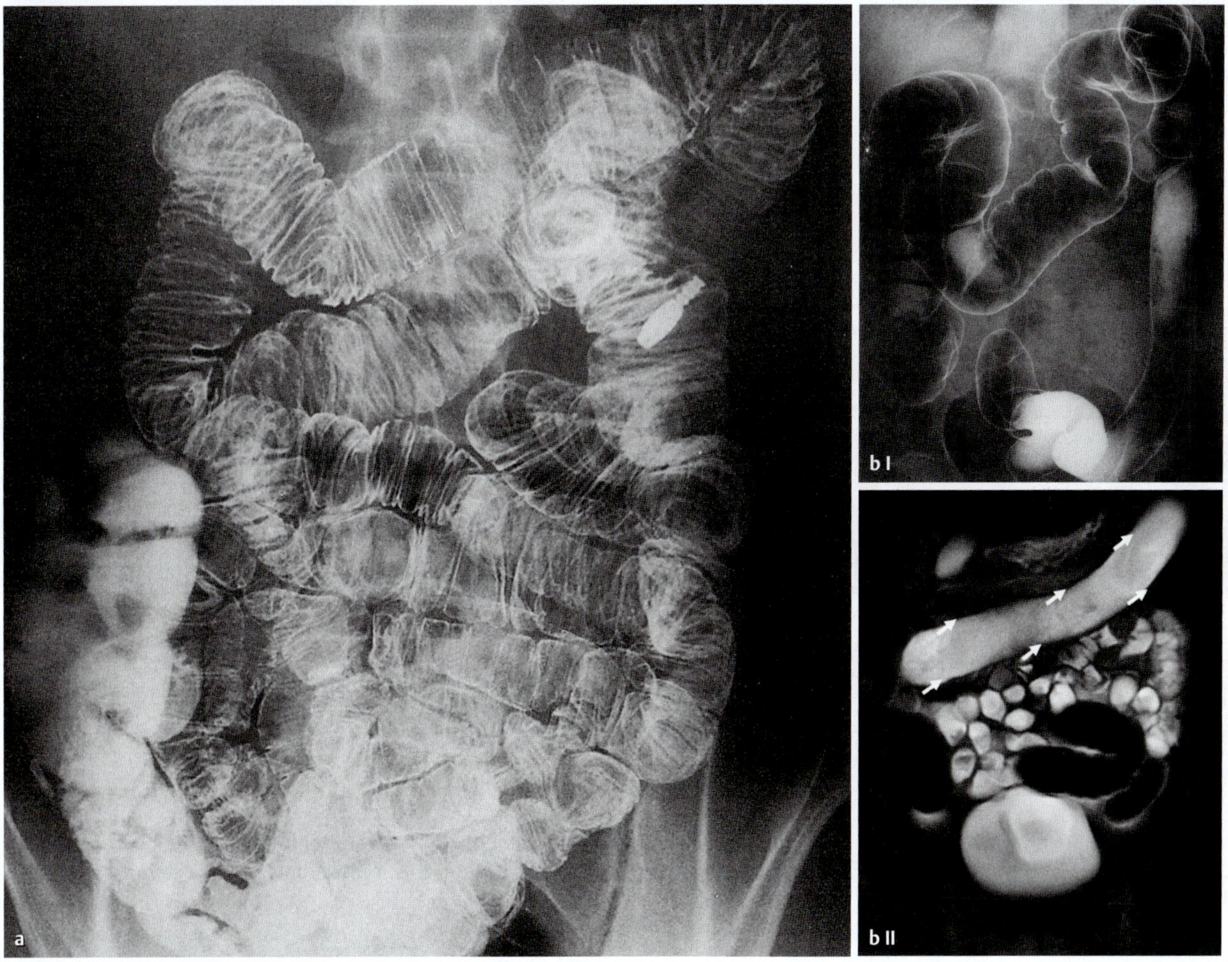

a In der Kontrastmittelaufnahme des Dünndarms sind die für Jejunum und Ileum typischen Kerckring-Falten deutlich sichtbar (Röntgennormalbefund). *Quelle: Möller T, Hrsg. Röntgennormalbefunde. 6., unveränderte Auflage. Stuttgart: Thieme; 2019*

b Im Kolonkontrasteinlauf kommt normalerweise die Haustrierung gut zur Darstellung (**I**), die jedoch bei den entzündlichen Darmerkrankungen (S. 695), hier Colitis ulcerosa (S. 702) (**II**) aufgehoben sein kann. I zeigt einen Röntgennormalbefund, II zeigt eine MR-Enterografie in Anwesenheit eines intraluminalen MR-Kontrastmittels bei einem Patienten mit langjähriger Colitis ulcerosa. Die Pfeile weisen auf die glatt begrenzte Wandstruktur im Kolon (= Fehlen der Plicae semilunares) hin („Fahrradschlauchphänomen"). *Quelle: I: Möller T, Hrsg. Röntgennormalbefunde. 6., unveränderte Auflage. Stuttgart: Thieme; 2019, II: Reiser M, Kuhn F, Debus J, Hrsg. Duale Reihe Radiologie. 4., vollständig überarbeitete Auflage. Stuttgart: Thieme; 2017*

Bei einer **Magen-Darm-Passage (MDP, „Breischluck")** wird der Weg des Kontrastmittels durch den Verdauungskanal verfolgt (Ösophagus-Breischluck s. Abb. **25.6**).

Bei einer **Magen-Darm-Passage** (MDP, **„Breischluck"**) wird zu unterschiedlichen Zeitpunkten der Weg des Kontrastmittels durch den Verdauungskanal verfolgt. Als MDP bezeichnet man die Darstellung des Kontrastmittelweges durch den Ösophagus (Abb. **25.6**) und den Magen. Nach einigen Stunden können dann im weiteren Verlauf auch Dünndarm und Kolon sichtbar gemacht werden, was Informationen zur Passagezeit bringt und unter Umständen zur Diagnose eines teilweisen Darmverschlusses (Subileus) beitragen kann.

Schnittbildverfahren: CT und MRT werden v. a. für die Tumordiagnostik eingesetzt, wobei die Ausdehnung der Prozesse und die Infiltration von Lymphknoten im Vordergrund stehen.

Schnittbildverfahren: Bei den Schnittbildverfahren CT und MRT steht im Bereich des Verdauungskanals die **Tumordiagnostik** im Vordergrund. Beide Verfahren sind insbesondere zur Beurteilung der Ausdehnung tumoröser oder entzündlicher Prozesse von Bedeutung. Auch vergrößerte Lymphknotenpakete können hiermit lokalisiert werden.

25.7.2 Sonografie

25.7.2 Sonografie

Sonografie: Mit dieser Methode können besonders gut Flüssigkeitsansammlungen in der Bauchhöhle aufgespürt werden, die sich bei Stehenden in der Excavatio rectovesicalis bzw. rectouterina und beim Liegenden im Recessus hepatorenalis oder perilienalen Raum nachweisen lassen (Abb. **23.10** und Abb. **23.5**). Für die Tumordiagnostik erlaubt die Methode Aussagen über die Ausdehnung der Tumoren und deren topografischen Beziehungen zu Nachbarorganen sowie den Befall von Lymphknoten. Auch Hinweise auf eine Appendizitis lassen sich sonografisch erfassen (Abb. **25.60**).

Sonografie: Bei der sonografischen Untersuchung der Bauchhöhle und ihrer Eingeweide achtet man insbesondere auf Ansammlungen freier Flüssigkeiten (Blut, Aszites, oder durch einen Abszess hervorgerufene Eiteransammlung in der Peritonealhöhle).
Diese sammeln sich beim Stehenden in der Excavatio rectovesicalis bzw. rectouterina und beim Liegenden (je nach Seitenlage) im Recessus hepatorenalis oder perilienalen Raum (vgl. Abb. **23.10** und Abb. **23.5**).
Bei der Darstellung der intraperitonealen Organe beurteilt man Peristaltik und Wanddicke und achtet auf Adhäsionen. Die Sonografie spielt eine große Rolle bei der Beurteilung von Tumoren. Die Methode erlaubt eine Einschätzung der Ausdehnung von Tumoren und Metastasen und ihrer topografischen Beziehungen zu den Nachbarorganen. Vergrößerte Lymphknoten entlang der intra- und vor allem retroperitonealen Gefäße können ebenfalls identifiziert werden. Weiterhin kann die sonografische Darstellung einer Wandverdickung der Appendix (Abb. **25.60**) die klinische Diagnose einer Appendizitis stützen.

25.60 Sonografische Darstellung der Appendix

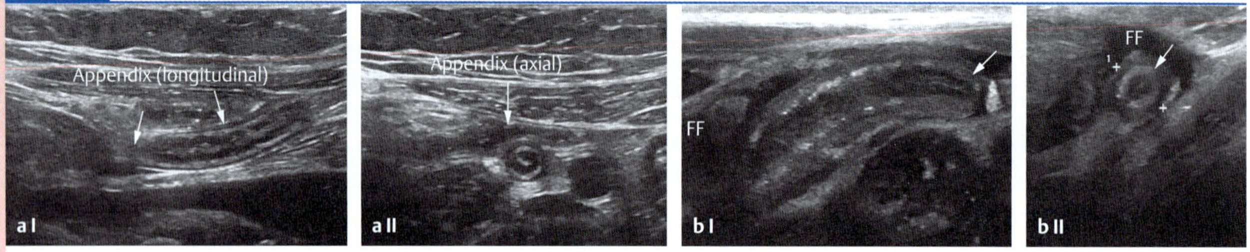

a Normalbefund in Längs- (**I**) und Querschnitt (**II**).
b Bei einer Appendizitis ist sowohl im Längs- (**I**) als auch im Querschnitt (**II**) eine verdickte Appendixwand (Pfeil) mit eitrigem Inhalt sichtbar. Die Doppelkontur der Appendix in **II** wird auch „Kokardenzeichen" genannt.

Quelle: Deeg K, Hofmann V, Hoyer P: Ultraschalldiagnostik in Pädiatrie und Kinderchirurgie. 5. Aufl. Stuttgart: Thieme; 2018

25.7.3 Endoskopie

25.7.3 Endoskopie

Sie erlaubt eine **direkte Inspektion** der inneren Oberflächen des Verdauungskanals: von oral: Ösophagogastroduodenoskopie (S. 668) = **ÖGD**, von anal: **Rekto-/Koloskopie** (S. 698).

Flexible Faseroptiken (Endoskope), die durch den Mund, sog. **Ösophagogastroduodenoskopie** (S. 668) (**ÖGD**) bzw. Anus, z. B. **Rektoskopie** (S. 698), **Koloskopie** (S. 698), in den Körper eingeführt werden, erlauben eine **direkte Inspektion** der inneren Oberflächen des Verdauungskanals. Von oral aus ist das ganze Duodenum erreichbar. Von anal aus gelingt in der Routineendoskopie dem geübten Untersuchenden i. d. R. noch die Darstellung des terminalen Ileums. Mit speziellen endoskopischen Techniken ist es möglich, auch große Abschnitte von Jejunum und Ileum zu inspizieren.

► Merke.

► Merke. Große Teile des Dünndarms (Pars ascendens duodeni und Dünndarmkonvolut bis auf das terminale Ileum) sind mit konventionellen Endoskopen nicht darstellbar.

25.61 Kolonpolyp in der endoskopischen Darstellung

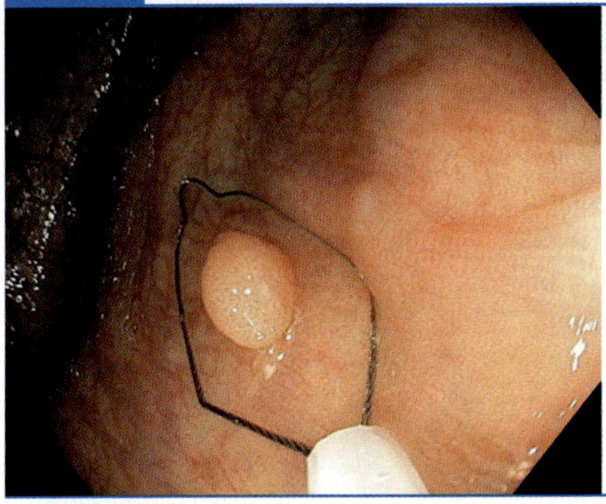

Endoskopische Entfernung eines kleinen Kolonpolypen.

Quelle: Messmann H, Hrsg. Lehratlas der Koloskopie. 2. Aufl. Stuttgart: Thieme; 2014

25.61

Die Geräte sind zusätzlich mit einem Instrumentierungskanal ausgestattet, durch den mikrochirurgische Instrumente in das Lumen des Verdauungskanals eingebracht werden können, um Biopsien zu entnehmen oder kleinere Eingriffe durchzuführen. So sind z. B. Ösophagusvarizen endoskopisch besser identifizierbar als durch den „Breischluck" und können zugleich durch Umspritzen verödet werden. Ebenso können Gallensteine, die nahe der Papilla duodeni major im gemeinsamen Mündungsteil von Ductus choledochus und Ductus pancreaticus stecken, durch die mechanische Erweiterung der Papilla duodeni bzw. Schlitzung des Sphinkters (Papillotomie) mobilisiert und entfernt werden. Bei der Koloskopie können kleine Polypen (Abb. **25.61**) direkt abgetragen werden. Eine besondere endoskopische Methode stellt die endoskopische retrograde Cholangio-Pankreatikografie = ERCP (S. 746) dar.

Mit Hilfe mikrochirurgischer Instrumente können gleichzeitig Biopsien entnommen und kleinere Eingriffe durchgeführt werden. Letzteres spielt insbesondere bei der Verödung von Ösophagusvarizen und bei der Entfernung von Gallensteinen aus den papillennahen Anteilen des gemeinsamen Ausführungsgangs von Ductus choledochus und Ductus pancreaticus eine Rolle. Bei der Koloskopie können kleine Polypen (Abb. **25.61**) direkt abgetragen werden.

▸ Merke. Generell bietet die Endoskopie folgende Vorteile: Zusätzlich zur makroskopischen Inspektion erlaubt sie die gleichzeitige Entnahme von Gewebeproben (Biopsien) aus verdächtigen Arealen für die histopathologische Diagnostik. Daneben ist – abhängig vom Krankheitsbild – u. U. eine therapeutische Intervention ohne erneuten Eingriff möglich.

▸ Merke.

Klinischer Fall: Bluthochdruck und „flush“ *

* Fallbeispiel fiktiv, Namen und Daten frei erfunden

09:45

Herr Karl P. 49 Jahre, kommt zu seiner Hausärztin. Diese stellt fest, dass sich sein bisher gut eingestellter Bluthochdruck trotz erhöhter Medikamente nicht normalisiert. Sie weist den Patienten zur Blutdruckeinstellung ins Krankenhaus ein.

4 Tage später

12:30

Anamnese

K.P.: Mein Blutdruck geht einfach nicht runter, egal wie viele Tabletten ich nehme. In letzter Zeit ist es auch öfters passiert, dass mir das ganze Blut in den Kopf schießt, dann werde ich im Gesicht knallerot. Seit etwa vier Monaten habe ich außerdem irgendwie Durchfall. Insgesamt hab ich nun schon 7 Kilo abgenommen. Ab und zu rumort mein Bauch ganz komisch und manchmal hab ich ganz schöne Bauchschmerzen.

12:40

Medikamentenanamnese

K.P.: Gegen den Bluthochdruck nehme ich 25 mg Hydrochlorothiazid und 2x100 mg Metoprolol am Tag. Sonst nehme ich keine Tabletten.

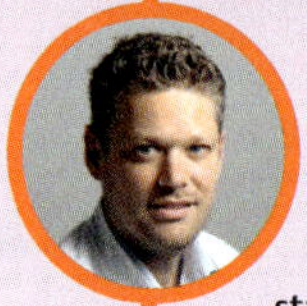

12:44

Körperliche Untersuchung

Der schlanke Patient ist in einem guten Allgemeinzustand. Der Blutdruck ist mit 160/95 mmHg deutlich erhöht. Die Darmgeräusche sind lebhaft. Beim Abtasten des Abdomens klagt Herr P. über einen leichten Druckschmerz im rechten Unterbauch. Die Leber ist vergrößert tastbar (in der Medioklavikularlinie 4 cm unter dem Rippenbogen). Ansonsten finde ich keine pathologischen Befunde.

13:00

Blutabnahme und Sammelurin

Ich nehme Herrn P. Blut ab. Außerdem erkläre ich ihm, dass er für 24 Stunden seinen Urin sammeln soll. Für den nächsten Morgen ordne ich aufgrund der vergrößerten Leber und des Druckschmerzes eine Sonografie des Abdomens an.

Am nächsten Morgen, 08:00

Die Laborwerte sind da

(Normwerte in Klammern)

- Hämoglobin 11,8 g/dl (13–18 g/dl)
- Gesamtprotein 56 g/l (60–80 g/l), Albumin 32 g/l (normal 35–55 g/l)

09:45

Sonografie Abdomen

Verteilt über die ganze Leber erkennt die Kollegin viele echoreiche und echoarme Raumforderungen. Der Befund passt zu Lebermetastasen.

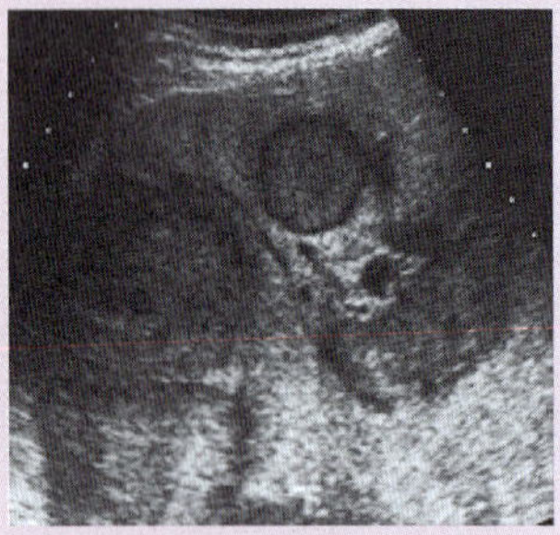

Lebermetastasen (aus Seitz, K., Braun, B. Sonografie kompetent. Thieme; 2016)

14:00

Röntgenaufnahme des Thorax in zwei Ebenen

Unauffälliger Befund. Kein Hinweis auf Lungenmetastasen.

Am nächsten Morgen

Ergebnis Sammelurin

Die Menge an 5-Hydroxyindolessigsäure im 24-Stunden-Urin beträgt 127 mg. Normal sind unter 10 mg.

14:00

Besprechung mit der Oberärztin

Aufgrund des Ergebnisses der Urinuntersuchung und der Symptome des Patienten besteht der dringende Verdacht auf ein serotoninproduzierendes Karzinoid. Da diese meist im Darm liegen, soll Herr P. morgen eine Koloskopie erhalten. Der Patient wird darüber aufgeklärt und erklärt sich einverstanden.

Am nächsten Tag, 10:00

Koloskopie

Im terminalen Ileum, etwa 7 cm von der Ileozäkalklappe entfernt, werden multiple tumoröse Schleimhautveränderungen gefunden. Diese sind 1–1,5 cm groß. Es werden mehrere Gewebeproben entnommen, die feingeweblich untersucht werden sollen.

3 Tage später

Das Ergebnis der Histologie ist da

Die feingewebliche Untersuchung ergibt ein bösartiges Karzinoid – ein Tumor, der aus den Zellen des disseminierten endokrinen Systems hervorgeht.

Am nächsten Tag

Planung der Tumortherapie

Die Kolleginnen und Kollegen der Onkologie, Chirurgie und Strahlentherapie beschließen gemeinsam das weitere Vorgehen. Da der Tumor bereits in die Leber metastasiert hat, kommt eine Operation nicht in Frage. Herr P. wird stattdessen mit dem Depot-Somatostatin-Analogon Octreotid s. c. behandelt. Das lindert den „Flush“ (plötzliches Erröten), den Durchfall und normalisiert auch seinen Blutdruck. Die Grunderkrankung ist durch das Medikament aber nicht heilbar.

Eineinhalb Jahre später

Herr P. lebt noch einige Zeit beschwerdefrei zu Hause. Schließlich verschlechtert sich sein Zustand zusehends und er stirbt eineinhalb Jahre nach Diagnose an einem Leberversagen und einer Tumorkachexie im Hospiz.

Fragen mit anatomischem Schwerpunkt

1 Wo können Karzinoide im Körper entstehen?

2 Welche Folgen hätte eine chirurgische Teilresektion des Ileums mit Entfernung der Ileozäkalklappe?

Antwortkommentare im Anhang

26 Hepatobiliäres System und Pankreas

J. Kirsch

26.1 Einführung

Leber und **Pankreas** sind die beiden wichtigsten Drüsen des Gastrointestinaltraktes. In ihnen werden Sekrete (in der Leber Gallenflüssigkeit, im Pankreas Bauchspeichel) für den enzymatischen Aufschluss der Nahrungsbestandteile gebildet.
Beide Drüsen verfügen über ein ausgefeiltes System von Ausführungsgängen, deren gemeinsame Endstrecke im Duodenum (S. 692) endet.

26.1 Einführung

Die Sekrete von **Leber** und **Pankreas** ermöglichen den enzymatischen Nahrungsaufschluss. Die gemeinsame Endstrecke der Ausführungsgänge beider Drüsen endet im Duodenum.

26.2 Hepatobiliäres System

In der Klinik werden **Leber**, die **ableitenden Gallenwege** und die Gallenflüssigkeit speichernde **Gallenblase** als **hepatobiliäres System** bezeichnet. Diese Zusammenfassung leitet sich neben den topografischen insbesondere auch von den funktionellen Beziehungen der entsprechenden Organe her.

26.2 Hepatobiliäres System

Leber, Gallenblase und -wege werden als hepatobiliäres System bezeichnet.

26.2.1 Leber (Hepar)

Funktion der Leber

Als zentrales **Stoffwechselorgan** nimmt die Leber die Nährstoffe auf, die ihr über die V. portae hepatis aus dem Verdauungstrakt zur „Weiterverarbeitung" zugeführt werden.
Durch ihre **Synthese- und Metabolisierungsfunktion** spielt die Leber zum einen eine große Rolle im Kohlenhydrat-, Protein und Lipidstoffwechsel: Sie bildet z. B. die Speicherform der Glukose, das Glykogen als Energiereserve, Plasmaproteine (Albumin, Gerinnungsfaktoren) sowie Fettsäuren und Cholesterol (s. Lehrbücher der Biochemie).
Zum anderen ist die Leber das wesentliche Organ für die **Entgiftung** körpereigener (z. B. Ammoniak) und körperfremder Substanzen (z. B. Medikamente). Manche Medikamente werden auch erst durch die Metabolisierung in der Leber zu therapeutisch wirksamen Substanzen.
Die in der Leber entstehenden Produkte können auf zwei Wegen abgegeben werden:

- Neben der (direkten) Abgabe in die **Blutbahn** (z. B. Albumin, Gerinnungsfaktoren und der anschließend über die Niere auszuscheidende Harnstoff) steht die
- **Gallenflüssigkeit**, kurz: **Galle** (S. 731), zur Verfügung. Davon produziert die Leber als **exokrine Drüse** (S. 50) etwa 600–800 ml pro Tag und gibt so z. B. Cholesterin, Gallenfarbstoffe und -säuren über die Gallenwege (S. 729) in den **Darm** ab.

Während der **Fetalperiode** steht die Leber auch im Dienste der **Blutbildung** (S. 159).

26.2.1 Leber (Hepar)

Funktion der Leber

Die Leber ist das zentrale **Stoffwechselorgan** (Kohlenhydrat-, Protein- und Lipidstoffwechsel).
Sie nimmt Stoffe auf, die ihr aus dem Portalkreislauf zugeführt werden und **synthetisiert** wichtige Verbindungen (z. B. Speicherformen, Plasmaproteine). Weiterhin spielt sie durch ihre **metabolische Funktion** eine entscheidende Rolle bei der **Entgiftung** körpereigener und -fremder Stoffe.

Die Abgabe der in der Leber entstehenden Produkte ist über zwei Wege möglich:

- Direkt in die **Blutbahn** oder über die
- **Gallenflüssigkeit** (**Galle**) in den **Darm**. Die Galle (S. 731) wird ebenfalls von der Leber produziert; vgl. **exokrine Drüse** (S. 50).

Pränatal findet in der Leber auch **Blutbildung** (S. 159) statt.

▸ Klinik. Kommt es durch eine akute oder chronische Schädigung der Leberzellen zu einem **Leberversagen**, macht sich dies durch eine generell **verminderte Syntheseleistung** der Leber (Erniedrigung von Albumin und Gerinnungsfaktoren im Blut), durch eine **Gallesekretionsstörung** und v. a. durch den **Wegfall der Entgiftungsfunktion** der Leber bemerkbar. Der im Proteinstoffwechsel anfallende Ammoniak kann nicht mehr zu Harnstoff metabolisiert werden und schädigt das Zentralnervensystem (**hepatische Enzephalopathie**). Erkrankte haben einen charakteristischen Geruch (**Foetor hepaticus**) und gelblich verfärbte Haut (**Ikterus**, s. a. prähepatischer Ikterus (S. 731)).

▸ Klinik.

Form, Abschnitte und Lage der Leber

Form und Abschnitte

Mit einem Gewicht von 1,4–1,8 kg ist die Leber die größte Drüse des menschlichen Körpers. Sie hat eine dunkel-rotbraune Farbe und ist von weicher Konsistenz, so dass sie sich den Formen der Nachbarorgane anpassen kann.

▶ Klinik. Aufgrund ihrer weichen Konsistenz kann es bei Unfällen (stumpfes Bauchtrauma) zur **Ruptur der Leber** und damit zu starken intraabdominellen Blutungen kommen.

Man unterscheidet an der Leber zwei Flächen:

- Die **Facies diaphragmatica** (Abb. **26.1a**) ist mit ihrer konvexen Wölbung dem Zwerchfell zugewandt und geht ventral in einem spitzen Winkel in
- die **Facies visceralis** über (Abb. **26.1b** und Abb. **26.1c**). Diese komplex strukturierte Leberseite ist den Baucheingeweiden zugewandt.

Der Übergang zwischen beiden Leberflächen bildet die **Margo inferior**, die im Bereich der rechten Medioklavikularlinie unter dem Rippenbogen bei Inspiration gerade eben tastbar ist, während man die Leber medial davon im Epigastrium (S. 315) gut durch die Bauchdecke palpieren kann.

Weiterhin wird die Leber durch Bindegewebssepten, die von der umgebenden Tunica fibrosa ausgehen, in **vier** sichtbare **Lappen** gegliedert, welche die von außen erkennbare Form des Organs mitbedingen, aber keine funktionelle Bedeutung haben.

Form, Abschnitte und Lage der Leber

Form und Abschnitte

▶ Klinik.

Man unterscheidet 2 Flächen (Abb. **26.1**):

- Die **Facies diaphragmatica** ist dem Zwerchfell zugewandt,
- die **Facies visceralis** dagegen den Baucheingeweiden.

Auf der ventralen Seite geht die Facies diaphragmatica im spitzen Winkel an der **Margo inferior** in die Facies visceralis über.

Von der umgebenden Tunica fibrosa ausgehende Bindegewebssepten gliedern die Leber in **vier Lappen**:

26.1 Form und Flächen der Leber

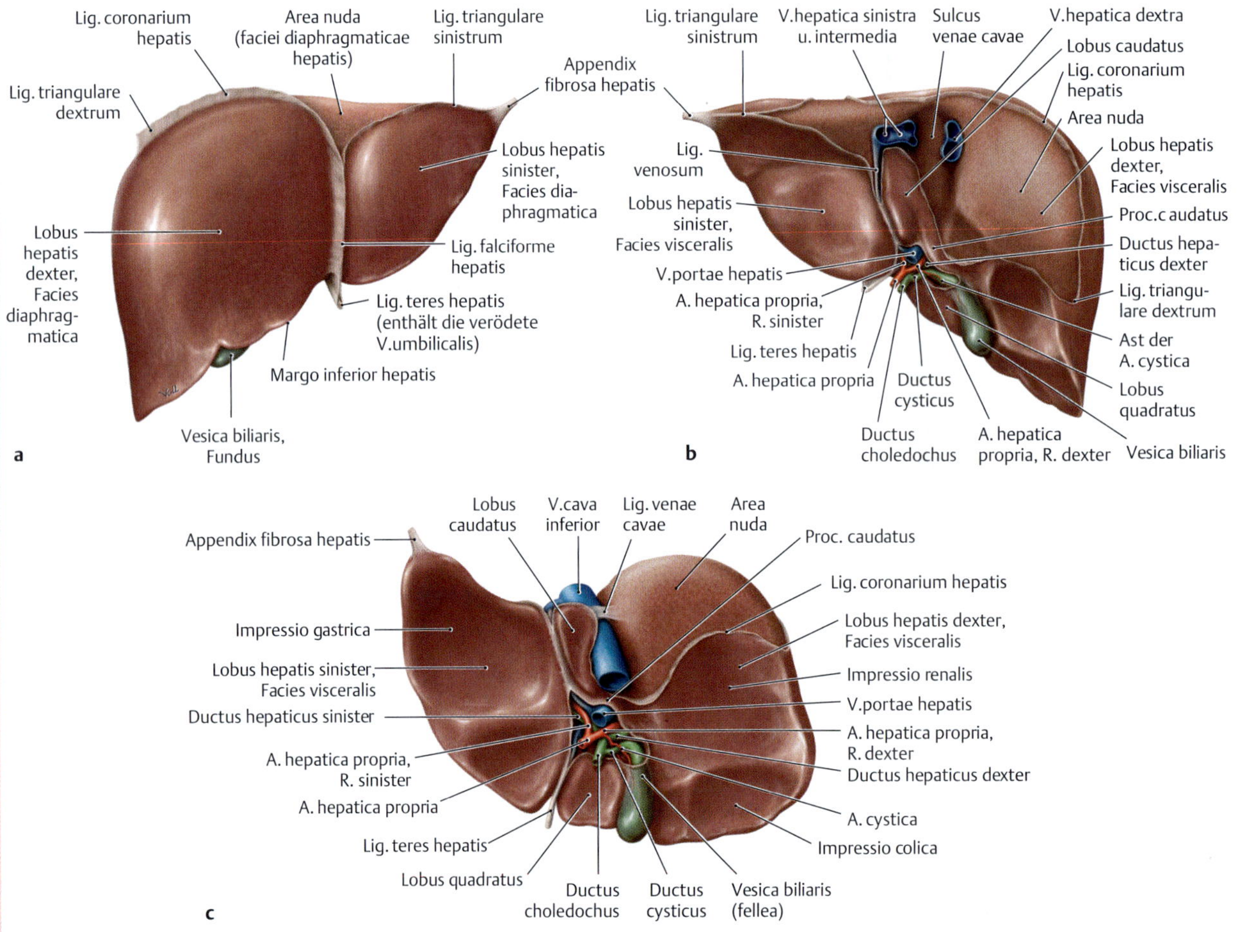

a Ansicht von ventral auf die Facies diaphragmatica
b sowie von dorsal
c und kaudal auf die Facies visceralis.

Quelle: Schünke M, Schulte E, Schumacher U. PROMETHEUS LernAtlas der Anatomie. Innere Organe. Illustrationen von Voll M u. Wesker K. 6. Aufl. Stuttgart: Thieme; 2022

- Der **Lobus hepatis dexter** (rechter Leberlappen) als größter der vier Lappen und der
- **Lobus hepatis sinister** (linker Leberlappen) sind sowohl von der Facies diaphragmatica als auch von der viszeralen Leberseite aus zu unterscheiden, während die beiden kleineren Leberlappen
- **Lobus quadratus** (ventral) und
- **Lobus caudatus** (dorsal des Lobus quadratus) nur von der viszeralen Leberfläche aus sichtbar sind.

Facies diaphragmatica: In einem dorsokranial gelegenen dreieckigen Bereich um die V. cava inferior ist die nicht vom Peritoneum überzogene sog. **Area nuda** („nackte Fläche") mit dem Zwerchfell verwachsen. Sie wird von den **Ligg. triangularia dextra** und **sinistra** begrenzt, deren Umschlagfalten an der Area nuda in ihrer Gesamtheit als **Lig. coronarium hepatis** bezeichnet werden. Das Lig. triangulare sinister läuft in einer **Appendix fibrosa hepatis** aus.
Im vorderen Anteil der Pars diaphragmatica werden rechter und linker Leberlappen durch das **Lig. falciforme hepatis** als Teil des ehemaligen Mesogastricum ventrale (S. 656) getrennt. Das Lig. falciforme hepatis setzt sich nach rechts und links in das Lig. coronarium (s. o.) fort.

Facies visceralis: Blickt man von hinten-unten auf die Facies visceralis, liegen zwischen Lobus dexter und sinister die beiden kleineren Leberlappen: ventral der Lobus quadratus und dorsal von ihm der Lobus caudatus. Sie werden von zwei sagittal verlaufenden Einschnitten „eingerahmt", die zusammen mit der einem Querbalken gleichenden Leberpforte, sog. **Porta hepatis** (S. 725), ein „H" ergeben (Abb. **26.1c**):
- Der rechte H-Schenkel wird unten (in situ ventral) von Einbuchtungen der Gallenblase (**Fossa vesicae biliaris**), der obere (in situ dorsal) von der V. cava (**Sulcus venae cavae inferioris**) gebildet und trennt den rechten Leberlappen vom Lobus quadratus bzw. caudatus.
- Der linke H-Schenkel wird durch zwei tiefere Einschnitte gebildet, die den linken Leberlappen von Lobus quadratus bzw. caudatus trennen und nach den in ihnen verlaufenden Bändern benannt sind: In der unteren Fissur (in situ ventral) verläuft das Lig. teres hepatis (**Fissura ligamenti teretis**), oben (in situ dorsal) das Lig. venosum (**Fissura ligamenti venosi**).

Im Bereich der senkrecht zu den beschriebenen sagittalen Einschnitten verlaufenden **Porta hepatis** (Querbalken des H) sind die beiden Anteile des **Omentum minus** (**Ligg. hepatoduodenale** und **hepatogastricum**) an der Leber befestigt.

Lage und Lagebeziehungen

Die Leber liegt im rechten Oberbauch und ist aufgrund ihrer Verwachsung mit dem Zwerchfell im Bereich der Area nuda **atemverschieblich**. Indem sie den Zwerchfellbewegungen folgt, tritt sie bei Inspiration weiter nach kaudal.

▶ Klinik. Die Atemverschieblichkeit der Leber macht man sich für die Palpation des unteren Leberrandes zunutze. Die linke Hand tastet unter dem rechten Rippenbogen, während die rechte im epigastrischen Winkel liegt. Nun bittet man die untersuchte Person tief einzuatmen. Dabei gleitet der untere Leberrand nach kaudal und die Leberoberfläche kann auf ihre Konsistenz und Struktur hin abgetastet werden.

26.2 Palpation der Leber
Quelle zu a: Füeßl, F.S., Middeke, M.: Duale Reihe Anamnese und Klinische Untersuchung. Thieme, 2022

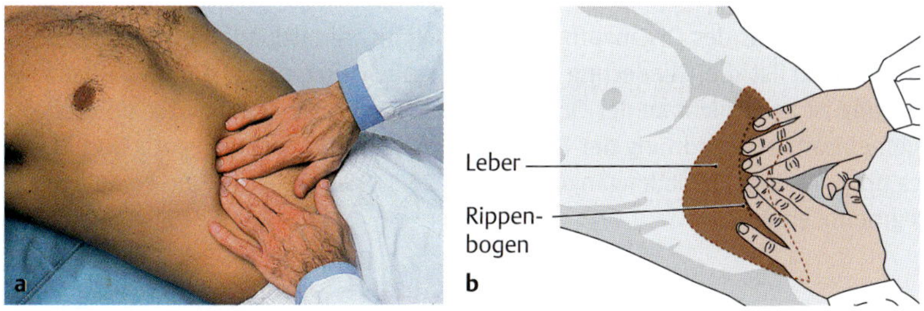

- **Lobus dexter** (größter Leberlappen),
- **Lobus sinister**,
- **Lobus quadratus** (ventral) und
- **Lobus caudatus** (dorsal).

Die beiden Letzteren sind nur von der viszeralen Leberfläche aus zu unterscheiden.

Facies diaphragmatica: Die mit dem Zwerchfell verwachsene **Area nuda** wird von den **Ligg. triangularia dextra und sinistra** begrenzt, die zusammen auch als **Lig. coronarium hepatis** bezeichnet werden. Das linke Lig. triangularium läuft in einer **Appendix fibrosa** aus.
Das **Lig. falciforme hepatis** trennt auf der Facies diaphragmatica den rechten und linken Leberlappen und setzt sich in das Lig. coronarium (s. o.) fort.

Facies visceralis: Zwischen Lobus dexter und sinister liegen die beiden kleineren Leberlappen, die von zwei sagittalen Einschnitten „eingerahmt" werden (Abb. **26.1c**):
- rechts: unten (ventral) **Fossa vesicae biliaris** und oben (dorsal) **Sulcus venae cavae inferioris**,
- links: unten (ventral) die **Fissura ligamenti teretis** und oben (dorsal) die **Fissura ligamenti venosi**.

Die beiden sagittalen Furchen können durch einen Querbalken zu einem H ergänzt werden. Hier, wo auch das **Omentum minus** an der Leber befestigt ist, befindet sich die **Porta hepatis** (S. 725).

Lage und Lagebeziehungen

Aufgrund ihrer Verwachsung mit dem Zwerchfell im Bereich der Area nuda ist die Leber **atemverschieblich**.

▶ Klinik.

Der nicht verwachsene Anteil liegt **intraperitoneal**. Ligamente der Leber s. Tab. **26.1**.

Die umgebenden Organe hinterlassen auf der Leber charakteristische Eindrücke (**Impressionen**, Tab. **26.2**).

Die nicht verwachsene Oberfläche ist von Peritoneum viscerale überzogen und liegt daher **intraperitoneal**. Ihre vielfältigen ligamentären Verbindungen sind in Tab. **26.1** dargestellt.
Aufgrund ihrer weichen Konsistenz zeichnen sich die umgebenden Organe, mit denen die Leber in Kontakt tritt, durch charakteristische Eindellungen (**Impressionen**) an der Leberoberfläche ab (Tab. **26.2**).

26.1 Ligamenta der Leber

Ligament	topografische Bedeutung	Verbindung mit
Lig. falciforme hepatis	trennt rechten und linken Leberlappen und geht am oberen Ende in das Lig coronarium über	ventraler Bauchwand (ehemaliges Mesogastrium ventrale)
Lig teres hepatis (obliterierte V. umbilicalis*)	trennt linken Leberlappen und Lobus quadratus	Nabel
Lig. venosum (obliterierter Ductus venosus)	trennt linken Leberlappen und Lobus caudatus	V. umbilicalis und V. cava
Lig. triangulare dextrum	begrenzt die Area nuda des Lobus dexter	Diaphragma
Lig. triangulare sinistrum	begrenzt die Area nuda des Lobus sinister	Diaphragma
Lig. coronarium hepatis	Umschlagfalten der Ligg. triangularia an der Area nuda	Diaphragma
Lig. hepatoduodenale	Teil des Omentum minus; enthält V. portae hepatis, A. hepatica propria und Ductus choledochus	Duodenum
Lig. hepatogastricum	Teil des Omentum minus; begrenzt die Bursa omentalis nach ventral	Magen

* führt während der Entwicklung sauerstoff- und nährstoffreiches Blut aus der Plazenta

26.2 Nachbarschaftsbeziehungen der Leber

Leberlappen	Impression auf der Leberoberfläche	benachbartes Organ bzw. Organabschnitt	Ansicht der Facies visceralis
Lobus hepatis dexter	Impressio colica	Kolon (Flexura coli dextra)	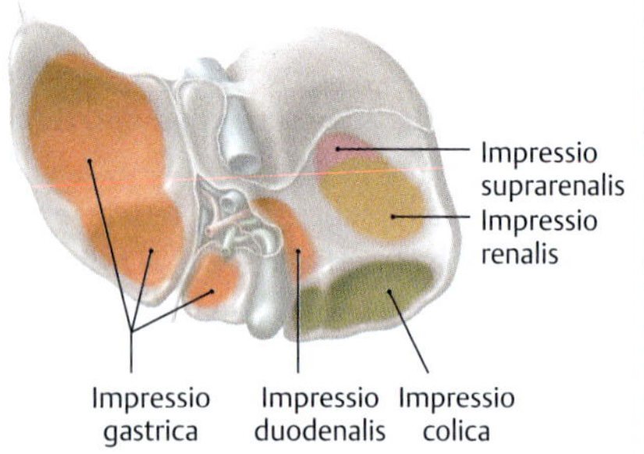
	Impressio duodenalis	Duodenum (Pars superior)	
	Impressio renalis Impressio suprarenalis	rechte Niere (oberer Pol) rechte Nebenniere	
Lobus hepatis sinister	Impressio gastrica	Magen (Antrum)	
	Impressio oesophagea (nicht dargestellt)	Ösophagus (Vestibulum cardiacum)	

Quelle: Schünke M, Schulte E, Schumacher U. PROMETHEUS LernAtlas der Anatomie, Innere Organe. Illustrationen von Voll M u. Wesker K. 6. Aufl. Stuttgart: Thieme; 2022

Aufbau und funktionelle Gliederung der Leber
Die Leber ist von einer **Tunica fibrosa** (**Glisson-Kapsel**) umgeben, von der bindegewebige Septen ausgehen und die Leber in o. g. morphologische Lappen unterteilen.

Aufbau und funktionelle Gliederung der Leber

Die Leber ist von einer Organkapsel aus Bindegewebe umgeben (**Tunica fibrosa** oder **Glisson-Kapsel**), die über eine Tela subserosa mit dem ihr aufliegenden Peritoneum verbunden ist. Durch die von ihr ausgehenden Bindegewebssepten wird die Leber in die oben beschriebenen rein morphologisch definierten Lappen eingeteilt.

Lebersegmente und portale Trias

Die Gliederung der Leber in **8** makroskopisch nicht unterscheidbare **Segmente** erfolgt anhand der Blutgefäße und Gallengänge (Abb. **26.3**). Diese Einteilung ist von klinischer Bedeutung, da die Segmente einzeln reseziert werden können.

Lebersegmente und portale Trias

Für das Verständnis des Organaufbaus und auch im Hinblick auf die klinische Relevanz sinnvoller ist die Gliederung der Leber in **acht Segmente**. Diese segmentale Gliederung ist zwar nicht an der Organoberfläche sichtbar, jedoch leitet sie sich von der gemeinsamen Anordnung der Blutgefäße (Äste der V. portae hepatis und A. hepatica propria) und der Gallengänge her (Abb. **26.3**), was die Resektion einzelner Lebersegmente erlaubt.

26.3 Lebersegmente

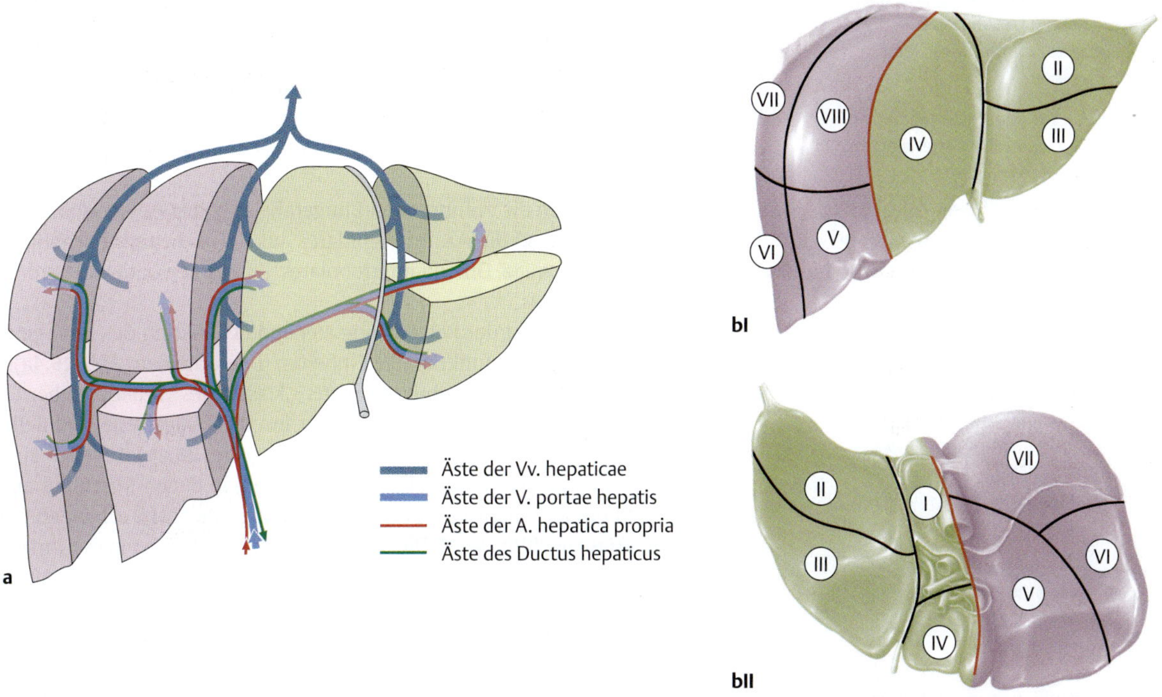

a Unterteilung der Leber in Segmente in der Ansicht von ventral. Die Unterscheidung von Pars dextra (hell violett) und Pars sinistra (gelb) erfolgt nach der Aufteilung der „portalen Trias" (Ductus hepaticus, V. portae hepatis und A. hepatica propria) in zunächst jeweils zwei große Äste.
b Projektion der Segmentgrenzen auf die Leberoberfläche in der Ansicht von ventral (**I**) und von kaudal (**II**). Zu beachten ist, dass zwischen Pars dextra und sinistra auf der ventralen Seite (**b I**) keine äußerlich sichtbaren Begrenzungen liegen, d. h. sie entsprechen nicht dem rechten und linken Leberlappen. Auf der dorsalen Seite (**b II**) hingegen, werden die Pars dextra und sinistra durch das Bett der V. cava inf. und die Gallenblase äußerlich sichtbar getrennt. Segment I ist identisch mit dem Lobus caudatus.

Quelle: Schünke M, Schulte E, Schumacher U. PROMETHEUS LernAtlas der Anatomie, Innere Organe. Illustrationen von Voll M u. Wesker K. 4. Aufl. Stuttgart: Thieme; 2015

Nicht nur für die Unterscheidung der acht Segmente, sondern für den gesamten Organaufbau von der makroskopisch dominanten Leberpforte (Porta hepatis) bis hin zum mikroskopisch sichtbaren Feinbau der Leber spielt der **gemeinsame Verlauf** von folgenden Strukturen eine bedeutende Rolle:

- Gallengänge (S. 729), die in den Leberzellen produzierte Gallenflüssigkeit ableiten, als **Ductus hepatici dexter** und **sinister** an der Leberpforte das Organ verlassen, um sich noch hier zum **Ductus hepaticus communis** zu vereinigen,
- **portalvenöse Gefäße**, d. h. die **V. portae hepatis** und ihre Äste (Abb. **32.7**), die als Vasa publica nährstoffreiches Blut aus den Verdauungsorganen sowie Blut der Milz führen, und
- **arterielle Gefäße**, d. h. die **A. hepatica propria** und ihre Äste (Abb. **32.4**), die aus dem Stromgebiet des Truncus coeliacus kommend als Vasa privata die Versorgung der Leberzellen mit Sauerstoff sichern.

Von dieser **Trias** unabhängig verlaufen die Äste der **Vv. hepaticae** (S. 858) als abführende Blutgefäße.

Folgende Strukturen verlaufen innerhalb der Leber gemeinsam (**Trias**):

- Gallengänge (S. 729): (Ductus hepatici dexter und sinister mit ihren Ästen),
- **portalvenöse Gefäße** (V. portae hepatis mit ihren Ästen, nährstoffreich, Abb. **32.7**) und
- **arterielle Gefäße** (A. hepatica propria mit ihren Ästen, sauerstoffreich, Abb. **32.4**).

Von dieser **Trias** unabhängig verlaufen die Äste der **Vv. hepaticae** als abführende Blutgefäße (Abb. **32.4**).

▸ Merke. An der **Leberpforte** (Porta hepatis) treten die beiden Gallengänge (Ductus hepaticus dexter und sinister) aus der Leber und vereinigen sich hier zum **Ductus hepaticus communis**. Medial davon liegen die in die Leber ziehenden Gefäße (**A. hepatica propria** und **V. portae hepatis**). In ihrer Gesamtheit bezeichnet man diese drei Strukturen als **„portale Trias"**.

▸ Merke.

Die Aufteilung der „portalen Trias" (Ductus hepaticus, V. portae hepatis und A. hepatica propria) in zunächst jeweils zwei große Äste bestimmt die Unterscheidung von **Pars dextra** und **Pars sinistra** der Leber (Abb. **26.3**).

Die Aufteilung der „portalen Trias" in zunächst 2 Hauptäste liegt den **Partes dextra** und **sinistra** zugrunde (Abb. **26.3**).

Feinbau der Leber

Baueinheiten: Bindegwebsfasern unterteilen das Leberparenchym in **Lobuli hepatis**, die sich um ein zentrales, abführendes Gefäß, **V. centralis**, gruppieren.

Wo mehrere Lobuli zusammentreffen, bilden sich bindegewebige Zwickel aus (**periportale Felder**).

In diesen befindet sich die **Glisson-Trias:** die Blutgefäße aus der **V. portae hepatis** und der **A. hepatica propria** sowie die **Gallenwege**.

Man unterscheidet je nach Betrachtungsweise drei funktionelle Einheiten (Abb. **26.4a**):

- **Zentralvenenläppchen** (Lobulus hepatis, „klassisches" Leberläppchen). Hier steht die **V. centralis** (S. 728) im Mittelpunkt der Betrachtung (Abb. **26.4b**).

- Beim **Portalvenenläppchen** steht das periportale Feld im Mittelpunkt.

26.4

Feinbau der Leber

Baueinheiten: Das Leberparenchym wird durch beim Menschen nur spärlich vorhandenes kollagenes Bindegewebe in einzelne polyedrische **Lobuli hepatis** (Leberläppchen; Höhe 2 mm, Durchmesser 1–1,3 mm) unterteilt, die sich in der Längsachse um das abführende Gefäß, eine zentrale Vene (**V. centralis**) gruppieren.
Die Leber besteht aus 1–1,5 Millionen solcher, etwa 2 mm^3 großen Baueinheiten. Wo mehrere Läppchen aneinander stoßen, bilden sich bindegewebige Zwickel aus, die **periportalen Felder**.
In diesen Feldern liegen die zuführenden Blutgefäße, d. h. die Vv. interlobulares aus der **V. portae hepatis** und die Aa. interlobulares aus der **A. hepatica propria** sowie die ableitenden **Gallenwege**, Ductuli interlobulares. Zusammen bilden diese drei Gefäßtypen die **Glisson-Trias**.
Je nach der im Mittelpunkt der Betrachtung stehenden Funktion des Lebergewebes kann man drei verschiedene funktionelle Einheiten unterscheiden (Abb. **26.4a**):

- Beim Zentralvenenläppchen (Lobulus hepatis, „klassisches" Leberläppchen) steht die V. centralis (S. 728) im Mittelpunkt. Radiär um die Zentralvene sind Bälkchen von Hepatozyten und Lebersinusoide angeordnet (Abb. **26.4b**). Letztere sind erweiterte Kapillaren zwischen den Leberzellbälkchen, in denen Mischblut aus der Pfortader und der A. hepatica propria fließt, das über die entsprechenden Gefäße der Glisson-Trias zugeführt wird. Die Sauerstoffkonzentration ist in der Umgebung der Aa. interlobulares (S. 728) am höchsten und nimmt in Richtung Zentralvene kontinuierlich ab. Neuere Untersuchungen bestätigen, dass es sich bei dem klassischen Leberläppchen um die eigentliche funktionelle Parenchymgliederung der Leber handelt.
- Beim **Portalvenenläppchen** (= **Periportal-** oder **Portalläppchen**) rückt die **Galleproduktion** ins Zentrum der Betrachtung. Hier steht das periportale Feld im Mittelpunkt, während die Zentralvenen die Ecken bilden. Die Galle fließt in den zentral

26.4 Baueinheiten der Leber

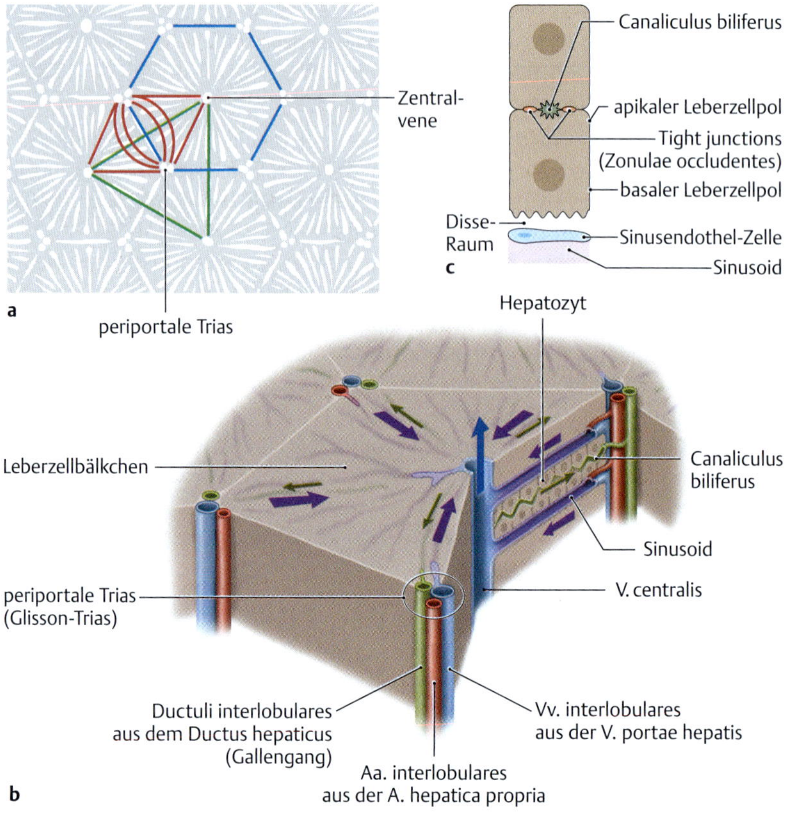

a Zentralvenenläppchen (blau), Portalvenenläppchen (grün) und Leberazinus (rot).
b Strukturmodell eines Zentralvenenläppchens (Lobulus hepatis). *nach Schünke M, Schulte E, Schumacher U. PROMETHEUS LernAtlas der Anatomie, Allg. Anat. u. Bewegungssystem. Illustrationen von Voll M u. Wesker K. 6. Aufl. Stuttgart: Thieme; 2022*
c Strukturmodell eines Leberzellbälkchens.

gelegenen Ausführungsgang. An einem Portalvenenläppchen sind drei oder mehr Zentralvenenläppchen beteiligt.

- Der **Leberazinus** berücksichtigt die Tatsache, dass innerhalb eines Leberläppchens unterschiedliche **Stoffwechselzonen** (mit unterschiedlicher Anfälligkeit für Schädigungen) vorkommen. Ein Acinus ist rhombisch mit jeweils zwei gegenüber liegenden Vv. centrales und zwei periportalen Feldern (mit A. und V. interlobularis) an den Ecken. Damit kann ein Acinus als das Versorgungsgebiet zweier Aa. und Vv. interlobulares aufgefasst werden.

- Beim **Leberazinus** bilden jeweils zwei periportale Felder und zwei Vv. centrales die Ecken einer Raute. Diese Betrachtung gründet sich auf die innerhalb eines Leberläppchens unterschiedlichen **Stoffwechselzonen**.

Lebersinusoide: Hierbei handelt es sich um zwischen den Leberzellbälkchen liegende erweiterte Kapillaren (9–12 µm Durchmesser), die mit einem **gefensterten Endothel** ausgekleidet sind. In ihnen fließt nährstoffreiches Blut aus den Endästen der V. portae hepatis und sauerstoffreiches Blut aus den Aa. interlobulares der A. hepatica propria.
Sie sind 0,5 mm lang und ziehen radiär Richtung V. centralis. Auf dieser (erstaunlich kurzen) Strecke erfolgt der gesamte Stoffaustausch zwischen Blut und Hepatozyten. Das **diskontinuierliche Endothel** ruht nicht auf einer Basalmembran und ist von dem angrenzenden Leberparenchym durch einen 0,3 µm breiten, mit Blutplasma gefüllten Raum, dem **Spatium perisinusoideum** oder **Disse-Raum**, getrennt, in den die unregelmäßigen Mikrovilli der Hepatozyten ragen.

Lebersinusoide: Dies sind mit **gefenstertem Endothel** ausgekleidete erweiterte Kapillaren zwischen den Leberzellbälkchen. Sie führen nährstoffreiches Blut aus der V. portae hepatis und sauerstoffreiches Blut aus der A. hepatica propria und verbinden die periportalen Felder mit den Vv. centrales.

Das Endothel der Sinusoide ist vom Leberparenchym durch das Spatium perisinusoideum (**Disse-Raum**) getrennt.

Zelltypen: In der Leber finden sich verschiedene Typen von Zellen mit unterschiedlichen Funktionen:

- **Hepatozyten:** Die eigentlichen Parenchymzellen sind polyedrische Zellen von 20–30 µm Durchmesser, von denen etwa 20–25 % **zwei** große, euchromatische Zellkerne mit deutlichem Nukleolus besitzen. Die Hälfte der Zellkerne ist tetraploid. Das hepatozytäre Zytoplasma ist außerordentlich reich an Organellen (Tab. **26.3**). Die Hepatozyten bilden ein-, gelegentlich auch mehrschichtige Zellplatten aus, die radiär auf die Zentralvene zulaufen. Die Hepatozyten sind polarisiert: Man unterscheidet einen **apikalen** oder **peribiliären Zellpol**, der die Wand der Gallenkapillaren (Canaliculi biliferi) bildet, und eine große **basolaterale Oberfläche**. Bei dieser unterscheidet man wiederum die den anderen Hepatozyten zugewandte Zelloberfläche und eine dem Disse-Raum zugewandte **perisinusoidale Oberfläche**, die mit unregelmäßigen Mikrovilli besetzt ist. Anders als bei den meisten Epithelzellen befinden sich die Mikrovilli der Hepatozyten nicht nur am apikalen Zellpol, sondern auch auf der basolateralen Seite bzw. der perisinusoidalen Oberfläche. Die apikale Membran zweier gegenüberliegender Hepatozyten begrenzt das Lumen der **Canaliculi biliferi** (**Gallenkanälchen**, Abb. **26.4c**) und ist mit einem ausgeprägten Schlussleistenkomplex (S. 46) gegen die basolaterale Seite abgegrenzt.

Zelltypen: Man unterscheidet:

- **Hepatozyten:** Sie besitzen oft mehrere Kerne. Ihr Zytoplasma ist reich an Organellen (Tab. **26.3**). Sie bilden ein- bis mehrschichtige Epithelzellplatten aus, die radiär auf eine Zentralvene zulaufen. Die dem Disse-Raum zugewandte **basolaterale Oberfläche** ist unregelmäßig mit Mikrovilli besetzt. Ihr gegenüber liegt der **apikale** oder **biliäre** Zellpol. Die apikale Membran zweier gegenüberliegender Hepatozyten begrenzt das Lumen der **Canaliculi biliferi** und ist durch einen ausgeprägten Schlussleistenkomplex (S. 46) von der übrigen Membran abgetrennt.

26.3 Organellen der Hepatozyten und Stoffwechselleistungen

Organelle	Stoffwechselleistung
Mitochondrien (200/Hepatozyt)	Synthese von Harnstoff, ATP
Peroxisomen (500/Hepatozyt)	Synthese von Cholesterin, Gallensäuren
raues endoplasmatisches Retikulum	Synthese von Serumproteinen, Gerinnungsfaktoren, Apo-Lipoproteinen
glattes endoplasmatisches Retikulum	Cholesterinsynthese Oxidation von Xenobiotika (Medikamente, Pestizide) Konjugation von Bilirubin (Abbauprodukt des Häms) mit Glukuronsäure Konjugation anderer Substanzen/Metabolite mit Taurin, Glyzin, Glukuronsäure oder Sulfat
Golgi-Apparate (zahlreiche)	Synthese der peribiliären Plasmamembranen Glykosilierung der Proteine der Galle
Lysosomen	Abbau von Lipoproteinen und Serumproteinen

- **Kupffer-Zellen:** Sie stehen im Verband mit den Sinusendothelzellen (s. o.) und sind antigenpräsentierende Makrophagen, deren Zellkörper sich in das Sinusoidlumen vorwölben. Kupffer-Zellen sind zur **Phagozytose** befähigt und können Zelltrümmer, Bakterien sowie andere Fremdkörper aufnehmen und speichern. Wie auch die Makrophagen der Milz (S. 179) sind die Kupffer-Zellen an der Phagozytose überalterter Erythrozyten beteiligt. Sie werden dem mononukleären Phagozytensystem = MPS (S. 167) zugeordnet.

- **Kupffer-Zellen:** Sie sind zur **Phagozytose** befähigt und stehen im Verband mit den Sinusoidendothelzellen (s. o.).

- **Pit-Zellen:** Sie haften als leberspezifische Lymphozyten an den Endothelzellen.
- **Ito-Zellen:** Die Vitamin A speichernden **Sternzellen** befinden sich im Disse-Raum und spielen bei der Pathogenese der Leberzirrhose eine Rolle.
- Ovalzellen (S. 729).

- **Pit-Zellen:** Diese leberspezifischen Lymphozyten, sog. natural killer cells = NK-Zellen (S. 169), haften an den Endothelzellen.
- **Stern(Ito)-Zellen:** Hierbei handelt es sich um **fettspeichernde Sternzellen** im Disse-Raum, in deren Zytoplasma sich Vitamin A anreichert. Sie sind oft von Kollagenfasern umgeben, die sich als **retikuläre Fasern** (S. 58) darstellen lassen. Nach erhöhter Vitamin-A-Zufuhr proliferieren diese Zellen. Sie werden für die erhöhte Kollagenproduktion bei Leberzirrhose verantwortlich gemacht.
- Ovalzellen (S. 729) kommen im Epithelverband der Hering-Kanälchen (Anfangsteil der intrahepatischen Gallenwege) vor und werden dort besprochen.

Gefäße und Innervation der Leber

Lebergefäße

► Merke.

Gefäße und Innervation der Leber

Lebergefäße

► Merke. Für das Blut stellt die Leber nach einem ersten Kapillarbett in Darm und Milz ein **zweites Kapillarbett** dar, in dem nährstoffreiches Blut aus der V. portae hepatis und sauerstoffreiches Blut aus der A. hepatica propria fließt, sog. **Pfortaderkreislauf** (S. 858)! Sie unterscheidet sich damit von anderen Organen mit einem „gewöhnlichen" arteriovenösen Kapillarbett.

Die Leber erhält nährstoffreiches Blut aus der **V. portae hepatis** (Vas publicum) und sauerstoffreiches Blut aus der **A. hepatica propria** (Vas privatum); vgl. Vasa privata (S. 140). Beide zweigen sich in **Aa.** bzw. **Vv. interlobulares** auf (Abb. **26.3**).
Das Blut aus den Vv. centrales wird über die Vv. sublobulares den **Vv. hepaticae** zugeführt, die es in die V. cava inferior ableiten.

Die Leber erhält Blut aus der **V. portae hepatis** (Vas publicum, Abb. **32.7**) und der **A. hepatica propria** (Vas privatum, Abb. **32.4**), die aus der A. hepatica communis, einem der drei Hauptäste des Truncus coeliacus stammt; vgl. auch Vasa publica und Vasa privata (S. 140). Zusammen mit dem Ductus hepaticus communis bilden sie die **portale Trias**. Jede Struktur dieser Trias verzweigt sich in der Leber zunächst in jeweils zwei Hauptäste, wodurch die Leber in eine Pars dextra und sinistra unterteilt wird (Abb. **26.3**). Die weitere Verzweigung liegt den funktionell voneinander weitgehend unabhängigen acht Lebersegmenten (S. 724) zugrunde. Diese segmentalen Gefäße/Gallengänge teilen sich in die **Aa.** bzw. **Vv.** und **Ductuli interlobulares**. Das arteriovenöse Mischblut, das durch die Sinusoide der Leber fließt, stammt aus den Vasa interlobularia und wird in den **Vv. centrales** der Leberläppchen (S. 726) gesammelt. Diese führen das venöse Blut über die **Vv. sublobulares** den ableitenden **Vv. hepaticae dextra**, **sinistra** und **intermedia** zu, die in die V. cava inferior münden.

Die **Lymphe** wird sowohl über **Nll. hepatici** und **coeliaci** als auch über die **Nll. phrenici inferiores** abgeleitet (Abb. **26.5**).

Die **Lymphsysteme** (subperitoneales und intraparenchymatöses Lymphsystem) der Leber haben nach kaudal Anschluss an die **Nll. hepatici** und **Nll. coeliaci**. Nach kranial drainiert die Lymphe über die **Nll. phrenici inferiores** und z. T. auch **superiores** an mediastinale Lymphknoten (Abb. **26.5**).

26.5

26.5 Lymphabflusswege von Leber und Gallenwegen

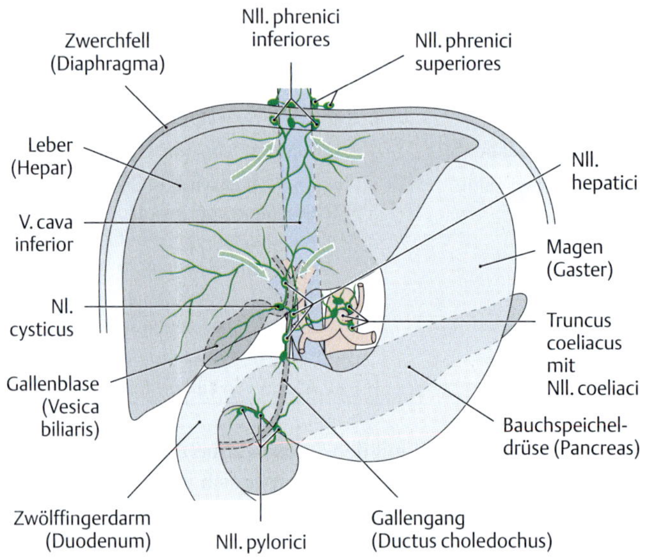

Ansicht von ventral.

Quelle: Schünke M, Schulte E, Schumacher U. PROMETHEUS LernAtlas der Anatomie, Innere Organe. Illustrationen von Voll M u. Wesker K. 6. Aufl. Stuttgart: Thieme; 2022

Innervation der Leber

Sympathische Innervation: Die präganglionären Fasern verlaufen mit dem N. splanchnicus major und werden im **Ggl. coeliacum** (S. 865) umgeschaltet. Die postganglionären, die **Gallesekretion hemmenden Fasern** gelangen als **Plexus hepaticus**, der die A. hepatica propria umgibt, zur Leberpforte. Eine Steigerung der sympathischen Innervation führt zum Abbau von Glykogen und nachfolgendem **Anstieg des Blutzuckerspiegels**.

Parasympathische Innervation: Die parasympathischen Fasern stammen aus dem **N. vagus**, der einen **R. hepaticus** entlang der A. hepatica propria zur Leber entsendet. Eine parasympathische Innervation führt zu **gesteigertem Gallefluss**.

Sensible Innervation: Anders als bei anderen intraperitonealen Organen, wo eine sensible Innervation des Peritoneum viscerale fehlt, innervieren sensible Fasern des rechten **N. phrenicus** den Peritonealüberzug und die Glisson-Kapsel der Leber.

26.2.2 Gallenwege

Die in der Leber gebildete **Primär-** bzw. **Kanalikulärgalle** (ca. 600 ml/Tag) wird über die Gallenwege abgeleitet, die ein System bilden, das nach seinem Verlauf in der Leber (**intrahepatisch**), bis zur Mündung in das Duodenum eine **extrahepatische** Strecke zurücklegt (Abb. **26.6**).

Intrahepatische Gallenwege

Die intrahepatischen Gallenwege beginnen als epithellose **Canaliculi biliferi** an den apikalen (biliären) Zellpolen gegenüberliegender Hepatozyten. Sie ziehen durch das Läppchen und gehen an deren Rand in kurze **Schalt- oder Zwischenstücke** (**Hering-Kanälchen**) von 10–15 µm Durchmesser über, die von einem einschichtigen flachen Epithel gesäumt werden. Im Epithelverband kommen außerdem **Ovalzellen** genannte Stammzellen vor, durch deren Proliferation sich das Leberparenchym und die in-

Innervation der Leber

Sympathische Innervation: Die postganglionären sympathischen Fasern aus dem **Ggl. coeliacum** (S. 865) hemmen die Gallesekretion und fördern den Glykogenabbau (→ Anstieg des Blutzuckerspiegels).

Parasympathische Innervation: Die **parasympathischen** Fasern, die eine Steigerung des Galleflusses vermitteln, kommen aus dem **N. vagus**.
Sensible Innervation: Sensible Fasern erreichen die Leber über den **N. phrenicus**.

26.2.2 Gallenwege

Über zunächst **intra-**, dann **extrahepatische** Gallenwege (Abb. **26.6**) wird die in der Leber gebildete Galle in das Duodenum geleitet.

Intrahepatische Gallenwege

Die **Canaliculi biliferi** entspringen am apikalen Zellpol gegenüberliegender Hepatozyten und ziehen zur Läppchenperipherie, an deren Rand sie in kurze **Schalt- oder Zwischenstücke** (**Hering-Kanäle**) übergehen.

26.6 Lage der intra- und extrahepatischen Gallenwege mit Gallenblase

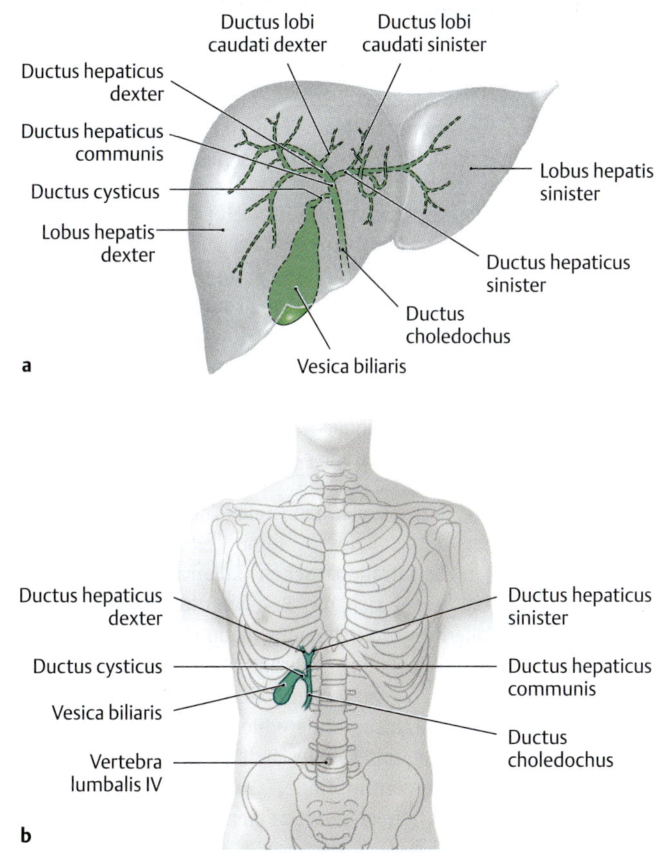

a Projektion der intra- und extrahepatischen Gallenwege sowie der Gallenblase auf die Leberoberfläche in der Ansicht von ventral.
b Projektion der extrahepatischen Gallenwege mit der Gallenblase auf das Skelett.

Quelle: Schünke M, Schulte E, Schumacher U. PROMETHEUS LernAtlas der Anatomie, Innere Organe. Illustrationen von Voll M u. Wesker K. 6. Aufl. Stuttgart: Thieme; 2022

Diese sind von einem einschichtigen, flachen Epithel gesäumt und gehen an den Periportalfeldern in die **Ductuli biliferi interlobulares** über, die ein isoprismatisches Epithel tragen und zur Glisson-Trias (S. 726) gehören. Sie vereinigen sich zu den **Ductus hepatici dexter** und **sinister**.

trahepatischen Gallenwege nach starken, toxischen Schädigungen oder Hemihepatektomien (Entfernung einer Leberhälfte) regenerieren können.
In den Periportalfeldern gehen die Hering-Kanälchen in die **Ductuli biliferi interlobulares** über, deren Durchmesser 30–40 µm beträgt. Diese Gefäße gehören zur **Glisson-Trias** (S. 726) und sind mit einem einschichtigen isoprismatischen Epithel ausgestattet (Abb. **26.4b**). Dieses Epithel sezerniert im Austausch mit Chlorid Bikarbonat in die Galle. Der daraus resultierende (parazelluläre) Nachstrom von Wasser und Na^+ erhöht das Volumen der Primärgalle um 30 %, die dadurch zur **Lebergalle** wird. Die interlobulären Gallenkanäle folgen in ihrem Verlauf den beiden anderen Gefäßen der Glisson-Trias und vereinigen sich schließlich zu den **Ductus hepatici dexter** und **sinister**.

Extrahepatische Gallenwege

Mit dem Zusammenschluss der Ductus hepatici dexter und sinister zum **Ductus hepaticus communis** beginnen die **extrahepatischen** Gallenwege. Von Letzterem zweigt der **Ductus cysticus** zur Gallenblase (S. 731) ab. Dessen Innenwand ist schraubenförmig mit spiraliger Verschlussfalte (**Heister-Klappe** zur Verhinderung einer Gallenblasenentleerung bei intraabdominellem Druckanstieg).

Als **Ductus choledochus** zieht der Gallengang im Lig. hepatoduodenale (Tab. **26.1**) und tritt in den Pankreaskopf ein. Hier erfolgt die Vereinigung mit dem Ductus pancreaticus (S. 736).

Beide Gänge münden zusammen auf der **Papilla duodeni major**, sog. **Papilla Vateri** (S. 692), in das Duodenum. Der Verschluss des gemeinsamen Ausführungsganges erfolgt durch einen Sphinktermuskel (**Oddi**).

Extrahepatische Gallenwege

Im Bereich der Leberpforte vereinigen sich Ductus hepaticus dexter und sinister zum **Ductus hepaticus communis**, der bereits den **extrahepatischen** Gallenwegen zugerechnet wird. Vom etwa 4 cm langen Ductus hepaticus communis fließt die Lebergalle durch den **Ductus cysticus** zur Gallenblase (S. 731) ab, wo die Gallenflüssigkeit gespeichert und eingedickt wird.
Während der Ductus hepaticus und der unten beschriebene Ductus choledochus ein glatt begrenztes Lumen aufweisen, ist die aus Schleimhaut bestehende Innenwand des Ductus cysticus schraubenförmig angeordnet, so dass eine spiralige Verschlussfalte entsteht. Diese **Heister-Klappe** verhindert wahrscheinlich eine Entleerung der Gallenblase bei Anstieg des intrabdominellen Drucks, z. B. bei Defäkation (S. 715).
Der Ductus hepaticus setzt danach seinen Weg als **Ductus choledochus** (etwa 6 cm lang, 0,4–0,9 cm dick) unter dem freien Rand des Lig. hepatoduodenale (Tab. **26.1**) auf die Rückseite des Duodenums fort. Dort wirft er die **Plica longitudinalis duodeni** auf. Er tritt danach in den Pankreaskopf ein, wo er sich mit dem Ductus pancreaticus (S. 736) vereinigt.
Noch vor dem Vereinigungspunkt befindet sich ein eigener Verschlussapparat aus verstärkter Ringmuskulatur (**M. sphincter ductus choledochi**). Der gemeinsame Ausführungsgang ist zu einer Ampulle erweitert und kann durch den **M. sphincter ampullae hepatopancreaticae** (**Oddi**) verschlossen werden. Er mündet auf der **Papilla duodeni major**, sog. **Papilla Vateri** (S. 692).

Abfluss der Galle

▸ Merke.

Bei Einsetzen des Verdauungsvorgangs kommt es neben einer Sekretionssteigerung der Leber zur Kontraktion der Gallenblasenmuskulatur und Erschlaffung des M. sphincter ductus choledochi. Die Galle fließt über den Ductus cysticus und den Ductus choledochus in das Duodenum ab.

▸ Klinik.

Abfluss der Galle

▸ Merke. Etwa die Hälfte der in der **Leber** gebildeten Galle fließt zunächst über den **Ductus hepaticus communis** und den **Ductus cysticus** in die **Gallenblase** (S. 731).

Dort wird die Gallenflüssigkeit durch Entzug von NaCl, $NaHCO_3$ und Wasser eingedickt. Setzt nun der Verdauungsvorgang ein (oft reicht auch der Anblick oder Geruch von Speisen), kommt es neben einer Sekretionssteigerung der Leber (durch das Hormon Sekretin) zur Kontraktion der glatten Gallenblasenmuskulatur sowie zu einer Erschlaffung des M. sphincter ductus choledochi (durch das gleichzeitig im Dünndarm freigesetzte Hormon Cholezystokinin). Die Kontraktion der Gallenblase drückt die Gallenflüssigkeit zurück in den Ductus cysticus. Da der Abflusswiderstand im Ductus choledochus wesentlich geringer ist als im Ductus hepaticus communis, kann die Galle in das Duodenum abfließen.

▸ Klinik. Ist dieser Weg jedoch durch einen **Gallengangstein** (**Cholangiolithiasis**) oder einen die Gallenwege einengenden **Tumor** versperrt, kommt es zu einem **Rückstau der Gallenflüssigkeit** (**Cholestase**) in die intrahepatischen Gallenwege und damit zu deren Erweiterung. Klinisch unterscheidet sich das Beschwerdebild dadurch, dass eine plötzliche Verlegung der Gallenwege durch einen Stein aus der Gallenblase (S. 732) meist sehr schmerzhaft ist (**Gallenkolik**), während ein kontinuierlich wachsender Tumor (vom Epithel der Gallengänge ausgehend oder Pankreaskopfkarzinom) oft zunächst keine Schmerzen verursacht. Insbesondere hierbei kann man häufig die vergrößerte, prall-elastische Gallenblase unter dem rechten Rippenbogen tasten, ohne dass die untersuchte Person Schmerzen empfindet (**Courvoisier-Zeichen**).
In beiden Fällen der Gallengangsobstruktion kann es zu einem (posthepatischen) **Verschlussikterus** (s. u.) kommen.

▸ Exkurs: Zusammensetzung der Galle. Die von der Leber produzierte Galle wird auf ihrem Weg über die Gallenwege zum Darm lediglich in ihrer Konzentration verändert, Eindickung in der Gallenblase (S. 731). Prinzipiell enthält sie die fettemulgierenden **Gallensäuren**, **Gallenfarbstoffe**, die aus dem Abbau des Häms (Bestandteil des Blutfarbstoffs Hämoglobin, s. u.) entstehen, sowie **Cholesterin** und **Phospholipide** (vgl. Lehrbücher der Biochemie). Weitere Bestandteile sind **Bicarbonationen**, die in den Gallengängen einen passiven Einstrom von Wasser und Natriumionen bewirken, sowie geringe Mengen von **Immunglobulin A** („Schleimhautimmunität“). Letzteres wird nicht in der Leber synthetisiert, sondern gelangt durch Transzytose in die Gallenflüssigkeit.
Eine große klinische Bedeutung spielt das beim Hämabbau entstehende **Bilirubin**, das (zunächst in **unkonjugierter** Form) an Albumin gebunden zur Leber transportiert und dort zur besseren Ausscheidung über die Galle mit Glukuronsäure konjugiert wird (**konjugiertes** Bilirubin).

▸ Exkurs: Zusammensetzung der Galle.

▸ Klinik. Als **Ikterus** bezeichnet man eine Gelbfärbung der Skleren des Auges (Abb. **26.7**) und später auch der Haut, die durch eine erhöhte Konzentration von Bilirubin im Blut hervorgerufen wird.
Zu einem Ikterus kommt es, wenn mehr Bilirubin entsteht als durch die Leber konjugiert und/oder mit der Gallenflüssigkeit ausgeschieden werden kann. Je nach Ursache unterscheidet man einen prä-, intra- und posthepatischen Ikterus. Ein **prähepatischer Ikterus** entsteht z. B. durch vermehrten Abbau von Erythrozyten bei einer hämolytischen Anämie (S. 160). Ursache eines **intrahepatischen Ikterus** können schwere Leberfunktionsstörungen und eine damit verbundene eingeschränkte Konjugationsleistung sein. Ein **posthepatischer Ikterus** entsteht meist durch eine Abflussbehinderung in den Gallenwegen (z. B. bei Gallensteinen oder Tumor, s. o.).

26.7 Ikterus bei einem Patienten mit alkoholtoxischer Hepatitis
Die Gelbfärbung der Konjunktiven (Bindehaut) über den weißen Skleren ist durch ein erhöhtes Bilirubin im Serum bedingt.
Quelle: Füeßl H, Middeke M, Hrsg. Duale Reihe Anamnese und klinische Untersuchung. 7. Aufl. Stuttgart: Thieme; 2022

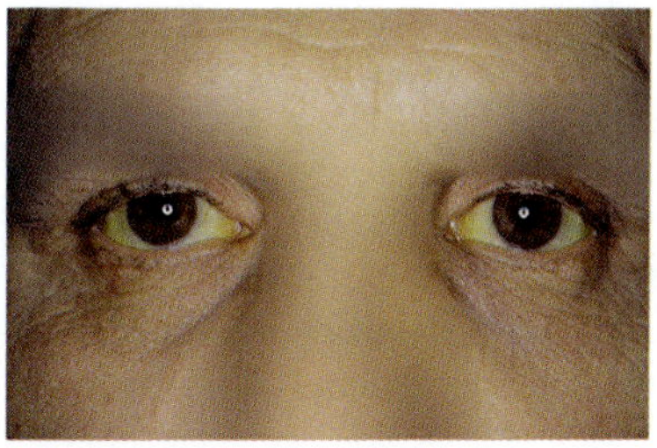

▸ Klinik.

Gefäßversorgung und Innervation der Gallenwege

Während die **intrahepatischen** Gallenwege als Strukturen der Leber durch die **Lebergefäße** (S. 728) versorgt werden, entsprechen die Leitungsbahnen der **extrahepatischen** Gallenwege denen der Gallenblase.

Gefäßversorgung und Innervation der Gallenwege
Sie entsprechen denen der Leber (S. 728) bzw. der Gallenblase.

26.2.3 Gallenblase (Vesica biliaris)

Funktion der Gallenblase

Die Gallenblase (syn. Vesica fellea) dient zunächst als **Reservoir** für Gallenflüssigkeit. Durch die Resorption von Na^+ und Wasser wird die Lebergalle hier zur Blasengalle **konzentriert**.
Die Blasengalle kann 5–10-mal konzentrierter sein als die Lebergalle: In der Regel entsprechen 50 ml Blasengalle 1–1,5 l Lebergalle.

26.2.3 Gallenblase (Vesica biliaris)

Funktion der Gallenblase

Sie hat **Reservoirfunktion** für die Galle, die hier durch Resorption von Wasser und Na^+ **konzentriert** wird.

► Klinik. Bei der Konzentration (Wasserentzug) der Gallenflüssigkeit kann es passieren, dass manche gelösten Substanzen auskristallisieren. Da Cholesterin in der Gallenflüssigkeit als Mizellen mit Gallensäuren und Phospholipiden vorliegt und allein nur wenig wasserlöslich ist, können bereits geringe Veränderungen der Gallenzusammensetzung zu einer Übersättigung von Cholesterin und zum Ausfallen führen. Das präzipitierte Cholesterin wirkt oft als Kristallisationskern und es entstehen Gallengries oder -steine (**Cholezystolithiasis**).

26.8 **Cholezystolitihiasis**
Sonografisch lässt sich hier innerhalb der Gallenblase ein Gallenstein nachweisen. Aufgrund seiner Echodichte führt er zu einem dorsalen Schallschatten.
Quelle: Reiser, M., Kuhn, F. P., Debus, J.: Duale Reihe Radiologie. 4. Aufl., Thieme, Stuttgart 2017

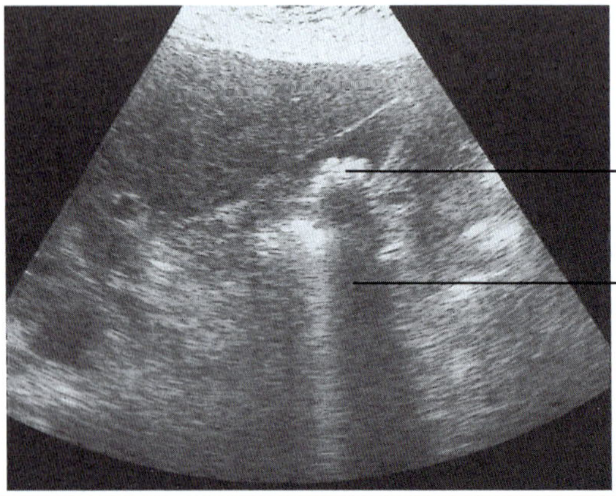

Diese Gallensteine sind meist asymptomatisch, können aber ab einer bestimmten Größe den Ductus cysticus oder den Ductus choledochus verschließen, sog. Cholangiolithiasis (S. 730). Wird die Gallenblasenwand über längere Zeit durch Gallensteine gereizt, entsteht eine Entzündung (**Cholezystitis**), die im weiteren Verlauf von Bakterien besiedelt werden kann, was durch den speziellen Bau der Gallenblasenschleimhaut (S. 732) unterstützt wird.

Form, Abschnitte und Lage

Form: Das birnenförmige Hohlorgan fasst ca. 40–50 ml Flüssigkeit.

Abschnitte: Die Gallenblase gliedert sich in **Collum**, **Corpus** und **Fundus** (Abb. **26.9a**) und ist über den Ductus cysticus mit dem Ductus choledochus (S. 730) verbunden.

Sie liegt in der **Fossa vesicae biliaris** der Facies visceralis der Leber (Abb. **26.9b**) und ist auf der dem Bauchraum zugewandten Seite mit Peritoneum überzogen.

Der Hals liegt ventral der **Pars superior duodeni**. Das Corpus steht in Kontakt zur **Flexura coli dextra**, ihr Fundus reicht knapp unter die Margo inferior der Leber.

Form, Abschnitte und Lage

Form: Die Gallenblase ist ein 8–12 cm langes und 4–5 cm breites etwa birnenförmiges Hohlorgan, das unter physiologischen Bedingungen 40–50 ml Flüssigkeit fasst. Aufgrund der außerordentlich dehnbaren Wand der Gallenblase, die im Normalzustand nur 0,3–0,4 mm dick ist, kann das Organ bei steigendem Füllungsdruck bis zu 200 ml aufnehmen.

Abschnitte: Man unterscheidet den Hals (**Collum**), in den der Ductus cysticus mündet, den Körper (**Corpus**) und den Grund (**Fundus**) der Gallenblase (Abb. **26.9a**).
Über den Ductus cysticus ist die Gallenblase mit dem Ductus choledochus (S. 730) verbunden.

Lage und Lagebeziehungen: Die Gallenblase liegt in der **Fossa vesicae biliaris** der Facies visceralis der Leber (Abb. **26.9b**) und ist mit dieser durch feste Bindegewebszüge, d. h. durch Teile der Glisson-Kapsel (S. 724), verbunden. Auf der dem Darm zugewandten Seite ist die Gallenblase mit Peritoneum überzogen.
Der Fundus reicht rechts des Lig. falciforme hepatis in Höhe der 9. Rippe wenige Zentimeter unter die Margo inferior der Leber. Das Corpus steht damit in Kontakt zur **Flexura coli dextra**.
Der Gallenblasenhals liegt unmittelbar ventral der **Pars superior duodeni**.

Wandbau der Gallenblase

Er entspricht dem Grundbauplan muskulärer Hohlorgane (S. 521) mit folgenden Schichten:
- Die **Tunica mucosa** besteht aus einem einschichtigen hochprismatischen Epithel mit apikalem Mikrovillisaum und gut ausgebildetem Schlussleistennetz. An manchen Stellen kommen tiefe Krypten vor (**Rokitansky-Aschoff-Krypten**).

Wandbau der Gallenblase

Die Wand der Gallenblase entspricht dem Grundbauplan muskulärer Hohlorgane (S. 521) und besteht somit aus folgenden Schichten:
- Die **Tunica mucosa** ist durch netzartige Bindegewebsleisten der Lamina propria zu hohen, unregelmäßigen Schleimhautfalten aufgeworfen. Ihre Höhe hängt vom Füllungszustand der Gallenblase ab. An manchen Stellen kommen tiefe Krypten (**Rokitansky-Aschoff-Krypten**) vor, in die sich Bakterien festsetzen und Entzündungen hervorrufen können. Das einschichtige Epithel besteht wie in den anderen extrahepatischen Gallewegen aus **hochprismatischen Zellen** mit einem apikalen Mikrovillisaum und gut ausgebildeten Schlussleistenkomplex (S. 46). Die Epithelzel-

26.9 Gallenblase mit extrahepatischen Gallenwegen

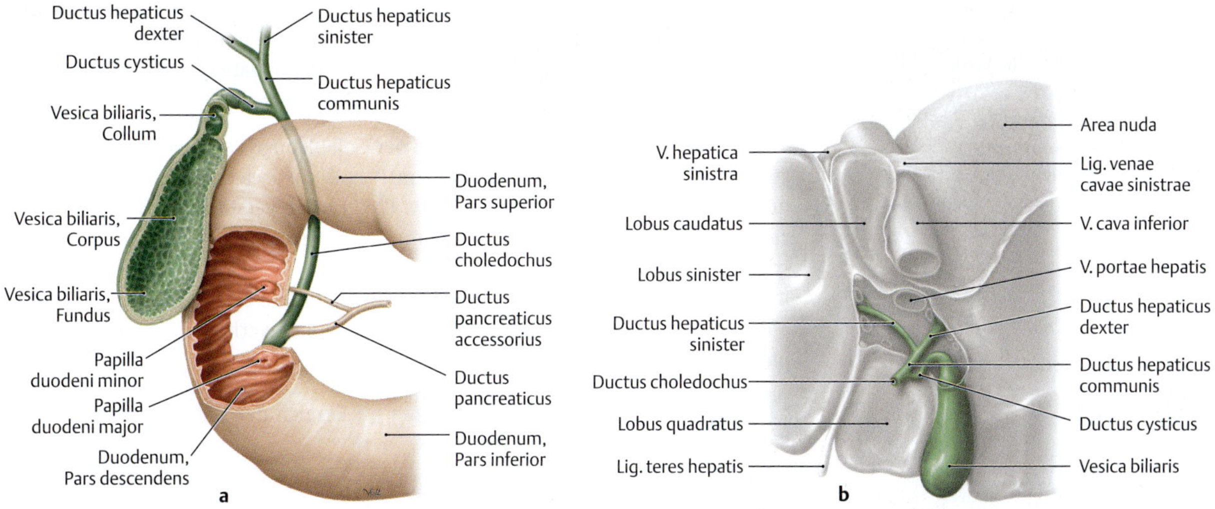

a Form, Abschnitte und Lage der Gallenblase in Bezug zum Duodenum in der Ansicht von ventral: Gallenblase und Duodenum sind ventral eröffnet und gefenstert.

b Lage der Gallenblase mit extrahepatischen Gallenwegen an der Leberpforte.

Quelle: Schünke M, Schulte E, Schumacher U. PROMETHEUS LernAtlas der Anatomie, Innere Organe. Illustrationen von Voll M u. Wesker K. 6. Aufl. Stuttgart: Thieme; 2022

len **sezernieren Muzine**, die wahrscheinlich dem Schutz des Epithels vor der Galle dienen. Im Kollum kommen auch **Becherzellen** und **muköse Drüsen** vor.

▶ Klinik. Bei längerfristiger Reizung der Gallenblasenschleimhaut durch Gallensteine (S. 732) kann es zu einer entzündlichen Reaktion mit möglicher Folge einer bakteriellen Besiedlung kommen. Letztere wird durch den zerklüfteten Bau der Schleimhaut (Rokitansky-Aschoff-Krypten!) zusätzlich begünstigt.

Einen klinischen Hinweis auf eine solche Entzündung der Gallenblase (**Cholezystitis**) kann folgende Untersuchung geben: Bei einer im Sitzen untersuchten Person drückt man etwas medial von der Medioklavikularlinie knapp unterhalb des Rippenbogens die Bauchdecke mit mehreren Fingern etwas ein und bittet sie tief einzuatmen. Gibt sie bei der Inspiration einen plötzlichen, umschriebenen Druckschmerz an, spricht man vom **Murphy-Zeichen**, das charakteristisch für eine Cholezystitis ist. Der Verdacht kann in der Oberbauchsonografie gesichert werden, die charakteristischerweise eine Wandverdickung der Gallenblase zeigt.

26.10 Akute Cholezystitis.
Der typische sonografische Befund zeigt eine Verdickung der Gallenblasenwand mit einer Dreischichtung: Die echoarme Zone (kurzer Pfeil) wird gesäumt von je einem inneren und äußeren echoreichen Saum (lange Pfeile).
Quelle: Reiser, M., Kuhn, F. P., Debus, J.: Duale Reihe Radiologie. 4. Aufl., Thieme, Stuttgart 2017

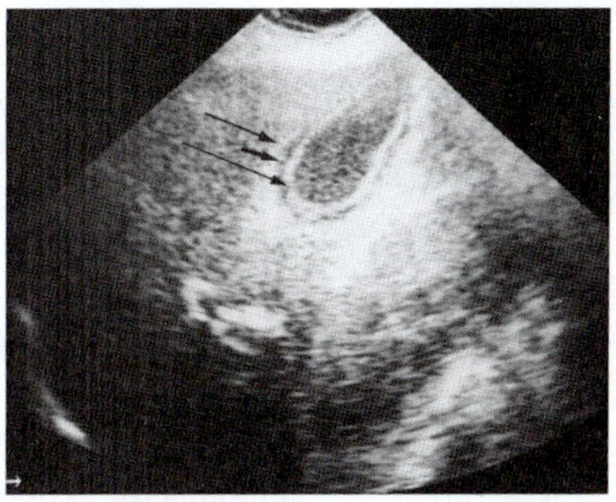

- Das Bindegewebe der **Lamina propria** besteht aus fein verteilten kollagenen und elastischen Fasern und enthält neben Fibrozyten zahlreiche freie Zellen (Lymphozyten, Histiozyten, Mastzellen).
- Die glatte Muskulatur der **Tunica muscularis** ist scherengitterartig angeordnet. Durch **Cholezystokinin** (S. 730), einem Hormon der Dünndarmschleimhaut, wird die Kontraktion der glatten Muskulatur ausgelöst und Galle in die extrahepatischen Gallenwege gedrückt.
- Eine bindegewebige **Lamina subserosa** bildet den Übergang zur Capsula fibrosa (Glisson-Kapsel) der Leber.
- Auf der dem Darm zugewandten Seite ist die Gallenblase von einer **Tunica serosa** aus Peritonealepithel überzogen.

- Die **Lamina propria** besteht aus kollagenem und elastischem Bindegewebe.
- Die scherengitterartige **Tunica muscularis** kontrahiert sich durch das Hormon **Cholezystokinin** (aus dem Dünndarm).
- Die **Lamina subserosa** geht in die Capsula fibrosa über.
- **Tunica serosa** aus Peritonealepithel überzieht die Wand der Gallenblase außen.

Gefäßversorgung und Innervation der Gallenblase

Gefäßversorgung: Die **A. cystica** stammt aus der **A. hepatica propria**. Die **Vv. cysticae** münden in die **Pfortader**. Die **Lymphgefäße** haben Anschluss an die Nll. coeliaci.

Innervation: Die vegetative Innervation erfolgt aus dem **Plexus hepaticus**. Zusätzliche sensible Afferenzen verlaufen mit dem rechten **N. phrenicus**.

Gefäßversorgung und Innervation der Gallenblase

Gefäßversorgung: Die **A. cystica** stammt aus dem R. dexter der **A. hepatica propria**. Die **Vv. cysticae** münden im Lig. hepatoduodenale in die **Pfortader**.
Die **Lymphgefäße** der Gallenblase ziehen zu den **Nll. hepatici** an der Leberpforte und den Lymphknoten um den Truncus coeliacus (**Nll. coeliaci**).

Innervation: Die vegetative Innervation der Gallengänge und der Gallenblase erfolgt aus dem **Plexus hepaticus**, der aus dem Plexus coeliacus gespeist wird. Die autonome Stimulation der Gallenblase bzw. Gallenwege verstärkt die hormonell induzierte Kontraktion der Gallenblasenmuskulatur und die Erschlaffung des Verschlussapparats.
Im Plexus hepaticus verlaufen auch afferente Schmerzfasern. Zusätzliche Schmerzafferenzen aus dem Peritoneum über der Gallenblase verlaufen im rechten **N. phrenicus** aus dem Plexus cervicalis.

► Klinik.

► Klinik. Dadurch projizieren Schmerzen im Bereich der Gallenblase in die rechte Schulter = Dermatom C 4, vgl. Abb. **7.13**.

26.2.4 Entwicklung des hepatobiliären Systems

Entwicklung des Parenchyms von Leber, Gallenwegen und Gallenblase

Die Leberanlage entwickelt sich als Aussprossung von **Endodermzellen** des Darmrohrs in das **Mesogastrium ventrale**.

- Aus ihrem **unteren Abschnitt** gehen **Gallenblase** und die **extrahepatischen Gallenwege** hervor,
- aus dem **oberen Abschnitt** entwickeln sich das **Leberparenchym** und die **intrahepatischen Gallenwege**.
- Die Zellen ordnen sich zu Platten und Bälkchen, die von blutgefüllten Sinus gesäumt werden.
  Sowohl die **Sinusendothelzellen** als auch die **hämatopoetisch aktiven Zellen** der embryonalen Leber stammen von Zellen des **Septum transversum** ab.

26.2.4 Entwicklung des hepatobiliären Systems

Entwicklung des Parenchyms von Leber, Gallenwegen und Gallenblase

Die Leberanlage entsteht ab einem Embryonalstadium mit 7 Somiten durch Aussprossung von **zwei endodermalen Leberdivertikeln** aus dem Darmrohr im Bereich des späteren Duodenums. Dieser Bereich wird als **hepatopankreatischer Ring** bezeichnet.
Die Leberanlage teilt sich in **zwei Abschnitte**:

- Aus dem **unteren Abschnitt** gehen (durch Abschnürung) **Gallenblase** und **Ductus cysticus** und die **übrigen extrahepatischen Gallenwege** hervor,
- aus dem **oberen Abschnitt** entwickeln sich das **Leberparenchym** und die **intrahepatischen Gallenwege**.

Die Zellen aus denen sich das Leberparenchym entwickelt, wachsen in das **Mesogastrium ventrale** (S. 655) und das **Septum transversum** (eine der Zwerchfellanlagen) hinein und ordnen sich zu Bälkchen und Platten an, die von weitläufigen blutgefüllten Sinus gesäumt werden; vgl. auch Entwicklung des Zwerchfells (S. 106).
Die Zellen, deren Wände die Sinus bilden (**Sinusendothelzellen**), stammen aus dem Bindegewebe des **Septum transversum**. Aus diesem gehen auch Zellinseln von hämatopoetisch aktivem Gewebe und die Kupffer-Zellen hervor. Die **Blutbildung in der Leber** (S. 159) erreicht im 6.–7. Monat p. c. ihren Höhepunkt und wird danach bis zur Geburt fast vollständig zurückgebildet.

Entwicklung des intrahepatischen Gefäßsystems

Aus den **Vv. vitellinae** und ihren Anastomosen entwickeln sich die Blutsinus, das intrahepatische Stück der **V. cava inferior** und die **Vv. efferentes** (spätere **Vv. hepaticae**).
Durch Obliteration der linken V. vitellina entsteht links vom Duodenum ein einheitlicher zuführender Venenstamm, die spätere **V. portae hepatis** bzw. **V. mesenterica superior**.
Die linke V. umbilicalis, die arterialisiertes Blut aus der Plazenta führt, erlangt ebenfalls Anschluss an das Sinussystem der Leber. Durch Umbau des intrahepatischen Gefäßsystems gelangt dieses Blut unmittelbar in die **rechten Vv. efferentes hepatis** und von dort zur V. cava inferior. Der Kurzschluss zwischen V. umbilicalis und Vv. efferentes wird **Ductus venosus (Arantii)** genannt. Er obliteriert nach der Geburt zum Lig. teres hepatis bzw. venosum (Tab. **26.4**).

Entwicklung des intrahepatischen Gefäßsystems

Für die Entwicklung des intrahepatischen Gefäßsystems spielen vor allem die Vv. vitellinae eine große Rolle. Die beiden **Vv. vitellinae** (Dottervenen) verlaufen in unmittelbarer Nachbarschaft des Darmrohres und bilden dabei Anastomosen vor und hinter dem Darmrohr aus.
Aus den Vv. vitellinae und ihren Anastomosen entwickeln sich durch Umbauvorschläge die zu- und abführenden Venen der Leber sowie die intrahepatischen Blutsinus. Das aussprossende Leberparenchym umwächst die Dottervenen mit ihren Anastomosen, so dass Sinusoide mit Anschluss an das venöse System entstehen. Aus dem kranialen Anteil des Gefäßnetzes entwickelt sich das intrahepatische Stück der **V. cava inferior** und die **Vv. efferentes**. Letztere werden im Laufe der Entwicklung zu den **Vv. hepaticae**. Nach Obliteration der linken V. vitellina entsteht schließlich ein einheitlicher zuführender Venenstamm links vom Duodenum: die spätere **V. portae hepatis** bzw. eines der Quellgefäße, die **V. mesenterica superior**.
Das mesenchymale Bindegewebe entlang der sich entwickelnden V. portae hepatis proliferiert (ab der 7. Woche) und breitet sich entlang der intrahepatischen Verzweigungen aus. Von außen kommend dringen die Äste der A. hepatica in dieses Bindegewebslager ein und verzweigen sich entsprechend dem Verlauf der bindege-

webigen Septen. Ausgehend von der Leberpforte schreitet dieser Prozess ins Innere der Leber fort. So entsteht bereits zu einem frühen Entwicklungszeitpunkt die charakteristische Trias von Arterien, Venen und intrahepatischen Gallenwegen.
In den beiden **Vv. umbilicales**, die rechts und links der Leberanlage verlaufen, fließt Blut, das in der Plazenta arterialisiert wurde. Im weiteren Verlauf erlangt die **linke V. umbilicalis** Anschluss an das Sinussystem der Leber, während die **rechte zurückgebildet** wird. Dies führt dazu, dass das gesamte arterialisierte Blut aus der Plazenta in die Leber geführt wird. Durch Umbau des intrahepatischen Gefäßsystems gelangt dieses Blut unmittelbar in die rechten Vv. efferentes hepatis und von dort über die V. cava in das Herz. Dieser „Kurzschluss" wird **Ductus venosus** genannt. V. umbilicalis und Ductus venosus obliterieren nach der Geburt zum Lig. teres hepatis bzw. zum Lig. venosum (Tab. **26.4**).

26.4 Entwicklung des intrahepatischen Gefäßsystems

embryonale Gefäße	adulte Strukturen (Gefäß, Band)
Vv. vitellinae	
▪ kranialer Anteil ▪ Mitte ▪ kaudaler Anteil	▪ V. cava inferior (intrahepatischer Anteil) ▪ Lebersinusoide ▪ V. mesenterica superior, V. portae hepatis
Vv. efferentes hepatis*	Vv. hepaticae
V. umbilicalis	Lig. teres hepatis
Ductus venosus (Arantii)	Lig. venosum (Arantii)

*gehen aus den Vv. vitellinae hervor

≡ 26.4

26.3 Bauchspeicheldrüse (Pankreas)

26.3.1 Funktion des Pankreas

Das Pankreas ist sowohl eine exokrine als auch eine endokrine Drüse:

- Der **exokrine** Teil des Pankreas produziert pro Tag 1,5–2 l eines **Verdauungssekrets**, das **Bikarbonat** (pH etwa 8) und Enzyme für die Aufspaltung von Proteinen, Lipiden, Kohlehydraten und Nukleinsäuren enthält. Die meisten der Enzyme werden als inaktive Vorläuferproteine sezerniert. Die Enteropeptidase der Bürstensaummembran und der Brunner-Drüsen im Duodenum (S. 694) spaltet Trypsinogen und erst das entstandene Trypsin aktiviert daraufhin die anderen Vorläuferenzyme durch limitierte Proteolyse (Abb. **26.11**).
- Der **endokrine** Anteil des Pankreas besteht aus den **Langerhans-Inseln**, die in ihrer Gesamtheit als **Inselorgan** bezeichnet werden. Die Hauptfunktion des Inselorgans besteht in der endokrinen **Regulation des Glukosestoffwechsels**.

26.3.2 Abschnitte, Form und Lage des Pankreas

Die Bauchspeicheldrüse ist 13–18 cm lang und wiegt 70–80 g. Das leicht S-förmige Organ verjüngt sich während seines **sekundär retroperitonealen** Verlaufs an der hinteren Bauchwand (vgl. Abb. **25.33b**). Es zieht von der konkaven Seite des Duodenums nach links aufsteigend bis zur Milz, wobei man folgende Abschnitte unterscheidet (Abb. **26.12**):

- Das **Caput pancreatis** (**Pankreaskopf**) liegt im Duodenalbogen. Sein hakenförmiger Fortsatz (**Proc. uncinatus**) umgreift dabei die Vasa mesenterica superiora, die an dieser Stelle (**Incisura pancreatis**) von dorsal auf die Vorderseite des Pankreas treten.
- Das **Corpus pancreatis** (**Pankreaskörper**) liegt auf Höhe von LWK I–II. Während seine hintere Seite mit der dorsalen Bauchwand verwachsen ist, wird die ventrale Seite von Peritoneum überzogen und bildet die dorsale Wand der Bursa omentalis (S. 644). Der vor der Aorta abdominalis liegende Teil des Corpus wölbt sich in die Bursa omentalis vor und wird **Tuber omentale** genannt.
- Die **Cauda pancreatis** (**Pankreasschwanz**) verjüngt sich, während sie leicht nach kranial-links bis zum Lig. splenorenale zieht.

26.3 Bauchspeicheldrüse (Pankreas)

26.3.1 Funktion des Pankreas

Das Pankreas hat einen exokrinen und einen endokrinen Anteil.

- Der **exokrine** Teil produziert **Bikarbonat** und **Verdauungsenzyme** für die Spaltung von Lipiden, Kohlenhydraten und Proteinen. Nach Sekretion inaktiver Vorläuferproteine werden sie durch Enteropeptidase im Darm aktiviert.
- Der **endokrine** Teil, die **Langerhans-Inseln** (Inselorgan), reguliert den **Glukosestoffwechsel**.

26.3.2 Abschnitte, Form und Lage des Pankreas

Das Pankreas (Länge: 13–18 cm, Gewicht: 70–80 g) liegt sekundär retroperitoneal an der hinteren Bauchwand. Die Vorderseite ist von Peritoneum überzogen. Folgende Abschnitte werden unterschieden (Abb. **26.12**):

- Der **Pankreaskopf** liegt mit dem die Vasa mesenterica superiora umfassenden **Proc. uncinatus** in der konkaven Seite des Duodenums.
- Der **Pankreaskörper**, dessen Vorderseite die Hinterwand der Bursa omentalis bildet, zieht von hier aus aufsteigend in Höhe LWK I–II nach links lateral und geht über in
- den **Pankreasschwanz**, der bis zur Milz reicht.

26.11

26.11 Enzyme des exokrinen Pankreas

aktiviertes Enzym	Funktion und Spezifität
Proteasen	Spaltung von Proteinen
▪ Trypsin ▪ Chymotrypsin ▪ Elastase	→ nach basischen, aromatischen bzw. hydrophoben Aminosäuren (**Endopeptidasen**)
▪ Carboxypeptidase A ▪ Carboxypeptidase B ▪ Aminopeptidasen	→ nach carboxy- bzw. aminoterminalen Aminosäuren (**Exopeptidasen**)
Glykosidasen	Spaltung von Kohlenhydraten
▪ α-Amylase	→ 1,4-α-Glykosidbindungen (Endoglykosidase)
Nukleasen	Spaltung von Nukleinsäuren
▪ Ribonuklease	→ Phosphodiesterbindungen von RNA
▪ Desoxyribonuklease	→ Phosphodiesterbindungen von DNA
Lipasen	Spaltung von Lipiden
▪ Cholesterolesterase	→ Cholesterolester
▪ Phospholipase A	→ Fettsäureester in Position 2
▪ Lipase	→ Fettsäureester in Position 1, 3

Der Hauptausführungsgang, **Ductus pancreaticus** (**Wirsung**), durchzieht das Pankreas der Länge nach (Abb. **26.12**) und mündet zusammen mit dem Ductus choledochus (S. 730) auf der **Papilla duodeni major** (**Vater**). Der **Ductus pancreaticus minor** mündet oberhalb davon auf der **Papilla duodeni minor** (**Santorini**).

Der Hauptausführungsgang des Pankreas, **Ductus pancreaticus** (**Wirsung-Gang**) hat einen Durchmesser von 2 mm und durchzieht das gesamte Organ (Abb. **26.12**), wobei er etwas näher an der dorsalen Oberfläche bleibt. Er mündet zusammen mit dem von dorsal eintretenden Ductus choledochus (S. 730) auf der **Papilla duodeni major** (**Vater-Papille**) in der Pars descendens duodeni.

In etwa 40 % existiert noch ein zusätzlicher Pankreasgang (**Ductus pancreaticus accessorius**), der auf der **Papilla duodeni minor** (**Santorini-Papille**) in das Duodenum mündet.

▸ Klinik.

▸ Klinik. Durch die gemeinsame Mündung des Pankreashauptgangs mit dem Ductus choledochus kann ein aus der Gallenblase stammender Stein, der das Gangsystem verlegt, nicht nur zu einem Rückstau von Gallenflüssigkeit in die Leber mit Ikterus (S. 731) führen: Liegt er im gemeinsamen Endstück des Ganges kurz vor der Mündung in das Duodenum, kommt es auch zum Stau des Pankreassekrets bzw. zu einer Druckerhöhung im Pankreasgang, was eine ggf. lebensbedrohliche Entzündung der Bauchspeicheldrüse, sog. Pankreatitis (S. 737) nach sich ziehen kann.

26.3.3 Aufbau des Pankreas

Schon makroskopisch erkennt man die **Läppchengliederung** durch Bindegewebssepten der **Capsula fibrosa**.

Das Organ ist von einer dünnen Bindegewebskapsel (**Capsula fibrosa**) umgeben, von der **Septen** ausgehen, die das Parenchym bereits makroskopisch sichtbar in zahlreiche rundliche **Läppchen** von 1–3 mm Durchmesser untergliedern.

Feinbau des exokrinen Teils

Die Septen führen Gefäße und Nerven mit sich.

Endstücke: Jedes Drüsenläppchen besteht aus zahlreichen runden **Acini**, deren keilförmige **Zellen** im apikalen Zytoplasma sekretorische Granula enthalten. Diese enthalten inaktive Vorstufen zahlreicher Enzyme (Abb. **26.11**), die außerhalb des Pankreas aktiviert werden.

In den **Septen** verlaufen Blut- und Lymphgefäße sowie Nerven.

Endstücke: Jedes Drüsenläppchen besteht aus mehreren hundert Drüsenendstücken (**Acini**) die aus etwa 70 prismatischen bzw. pyramidenförmigen Zellen aufgebaut sind. Die **Azinuszellen** sitzen breitbasig einer Basallamina auf und sind 10–20 µm hoch. Der apikale Zellpol ragt in das Lumen und trägt einzelne Mikrovilli. Ihr großer runder Zellkern liegt basal. Im apikalen Zytoplasma finden sich zahlreiche sekretorische Granula, welche die inaktiven Vorstufen von Enzymen (Abb. **26.11**) enthalten.

26.12 Form und Abschnitte des Pankreas mit Lage und Verlauf seines Gangsystems

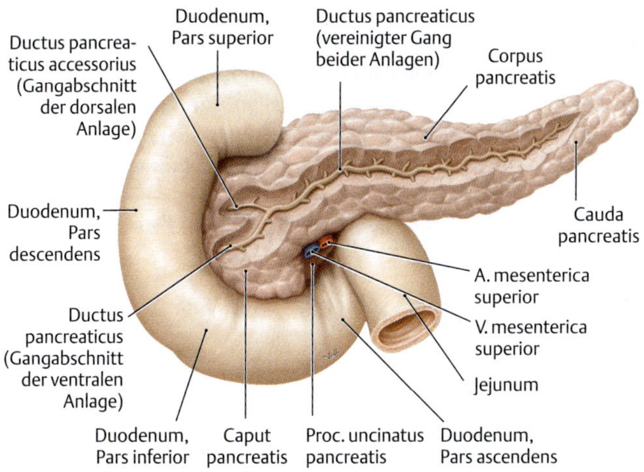

Zur Darstellung des Gangsystems ist die Vorderseite des Pankreas in der Ansicht von ventral teilweise aufgeschnitten. Zu Lagebeziehungen des Pankreas in situ vgl. Abb. **25.33b**.

Quelle: Schünke M, Schulte E, Schumacher U. PROMETHEUS LernAtlas der Anatomie, Innere Organe. Illustrationen von Voll M u. Wesker K. 6. Aufl. Stuttgart: Thieme; 2022

Die Aktivierung der Enzyme erfolgt unter physiologischen Bedingungen außerhalb des Pankreas. Die Reaktionskaskade beginnt mit der Aktivierung von Trypsin durch die Wirkung der Enteropeptidase (aus den Brunner-Drüsen des Duodenums und in der Bürstensaummembran), das dann weitere Enzyme durch limitierte Proteolyse aktiviert.

▶ **Klinik.** Werden die Pankreasenzyme bereits im Organ selbst aktiviert, was bei Schädigung der Azinuszellen durch verschiedene Mechanismen möglich ist (am häufigsten durch Verengung der Papille, s. o., oder durch chronischen Alkoholabusus), kann es zum Bild einer **akuten Pankreatitis** kommen. Es handelt sich um eine lebensbedrohliche Erkrankung, bei der die im Pankreas aktivierten Enzyme das Parenchym angreifen und bei Übertritt in das Blut auch andere Organe (z. B. Lungen und Nieren) schädigen können. Durch die Freisetzung von Entzündungsmediatoren kommt es zu einem erhöhten Austritt von Flüssigkeit aus dem Gefäßsystem mit der Gefahr eines **hypovolämischen Schocks**.

Charakteristisch für dieses Krankheitsbild sind starke („bohrende") Schmerzen, die sich wie ein Gürtel um den Körper legen (Projektion auf die Körperoberfläche). Außerdem treten Übelkeit, Erbrechen und Meteorismus (Blähbauch) auf. Im Serum sind eine Erhöhung der Lipase und α-Amylase (Abb. **26.11**) nachweisbar.

Die Behandlung erfolgt symptomatisch u. a. durch Gabe von Flüssigkeit und Schmerzmitteln. Eine enterale Ernährung sollte insbesondere bei schweren Verläufen frühzeitig angestrebt werden, um die Integrität des Darmes zu verbessern.

Ausführungsgangsystem: Jeweils 2–4 Acini sind über **Schaltstücke** an ein gemeinsames Ausführungssystem angeschlossen.
Die Schaltstücke sind von einem einschichtigen, platten bis isoprismatischen Epithel ausgekleidet und wölben sich in das Lumen eines Acinus vor, so dass im histologischen Präparat der Eindruck **zentroazinärer Schaltstückzellen** entsteht (Abb. **26.13**).

Ausführungsgangsystem: Die Acini sind über Schaltstücke an **Ausführungsgänge** angeschlossen. Da sich die **Schaltstücke** in die Acini vorwölben, entsteht der Eindruck **zentroazinärer Zellen** (Abb. **26.13**).

26.13 Azinus und Schaltstück des exokrinen Pankreas

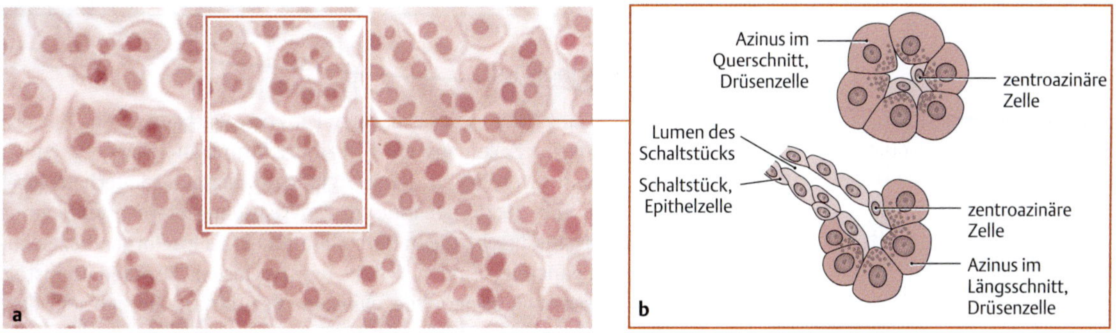

Schematische Darstellung des histologischen Aufbaus im exokrinen Pankreas-Anteil. Beachte in der Ausschnittsvergrößerung die Einstülpung des Schaltstücks in den Azinus.

Quelle: Schünke M, Schulte E, Schumacher U. PROMETHEUS LernAtlas der Anatomie, Innere Organe. Illustrationen von Voll M u. Wesker K. 6. Aufl. Stuttgart: Thieme; 2022

Mehrere Schaltstücke vereinigen sich innerhalb eines Läppchens zu **intralobulären** Ausführungsgängen, in denen Bikarbonat sezerniert wird. Diese schließen sich in den Bindegewebssepten zu **interlobulären** Ausführungsergänzungen und schließlich zu den **Ductus pancreaticus** major und minor zusammen.

Innerhalb eines Läppchens vereinigen sich mehrere Schaltstücke zu intralobulären **Ausführungsgängen**. Die Epithelzellen der Schaltstücke und intralobulären Ausführungsgänge geben über einen gekoppelten Austausch- und Transportmechanismus **Bikarbonat** in das Drüsensekret ab. In den bindegewebigen Septen werden die **intralobulären** Ausführungsgänge zu **interlobulären** Ausführungsgängen, die von einem hochprismatischen Epithel mit vereinzelten Becherzellen und enterochromaffinen Zellen ausgekleidet sind, zusammengeführt. Diese vereinigen sich zu größeren Gängen, die rechtwinklig in den **Ductus pancreaticus major** oder **minor** eintreten.

▸ Exkurs: Transportprozesse im exokrinen Pankreas. Bikarbonat ist ein wesentlicher Bestandteil des Verdauungssekrets: Ohne die Neutralisierung des sauren Chymus könnten die Pankreasenzyme die Nahrungsbestandteile nicht effizient aufspalten. Bikarbonat wird von den Epithelzellen der intralobulären Ausführungsgänge im Austausch gegen Chlorid sezerniert. Damit dieser Austauschprozess funktioniert, müssen die Azinuszellen in ausreichendem Maße Chlorid abgeben. Das Chlorid gelangt zusammen mit Kalium- und Natriumionen unter ATP-Verbrauch (Na^+-K^+-$2Cl^-$-Cotransporter) von der basolateralen Seite in die Azinuszellen und durch einen apikalen Chloridkanal (CaCC) in das Drüsenlumen. Wasser und Natriumionen folgen dem Chlorid auf parazellulärem Weg. Ein weiterer Kanal, der Cl^- sezerniert, sitzt in der apikalen Membran der Gangzellen. Bei diesem Kanal, dessen Leitfähigkeit u. a. von ATP abhängig ist und durch cAMP reguliert wird, handelt es sich um den sog. „Cystic fibrosis transmembrane conductance regulator" (CFTR, benannt nach der Erkrankung, die durch seine Fehlfunktion bedingt ist), s. auch nachfolgende Klinik-Box und zystische Fibrose (S. 53).

26.14 Transportprozesse im exokrinen Pankreas

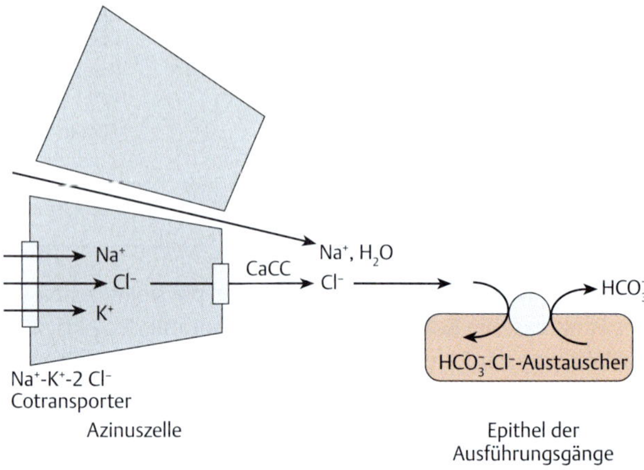

▸ Klinik.

▸ Klinik. Mutationen in dem CFTR (Cystic Fibrosis Transmembrane Conductance Regulator)-kodierenden Gen, wie sie bei Erkrankten mit **zystischer Fibrose** (= **Mukoviszidose**, engl. Cystic Fibrosis) vorkommen, verringern die Leitfähigkeit von CFTR, einem ATP-abhängigen Chloridkanal, so dass wesentlich weniger Chlorid und damit auch weniger Wasser in das Drüsenlumen gelangt. Folglich kann in den anschließenden Ausführungsgängen Chlorid nicht in ausreichendem Maße gegen Bikarbonat ausgetauscht werden, das für eine Neutralisierung des Duodenalinhalts notwendig wäre. Da insbesondere die Pankreaslipase bei einem $pH < 5$ inaktiv ist, können Neutralfette nicht mehr gespalten werden und bei den Betroffenen tritt eine **Steatorrhö** (übelriechende Fettstühle) auf. Da dem Pankreassekret auch Wasser fehlt, kommt es zu einer fortschreitenden **Verstopfung der Ausführungsgänge mit zystischer Erweiterung** und dadurch zu chronischen Entzündungen und Vernarbungen. Infolge dieser Prozesse kann sich eine **Pankreasinsuffizienz** entwickeln, die bei den betroffenen Kindern durch die nicht ausreichenden Verdauungsenzyme zu einer **Malnutrition** (Fehl- bzw. Mangelernährung) und letztlich zu einer „Gedeihstörung" führt.
Analoge Veränderungen finden sich auch in anderen Organen (insbesondere im **Bronchialbaum**), in denen der apikale Chloridtransport durch den CFTR gestört ist. Mukoviszidose/zystische Fibrose (S. 53) ist eine der häufigsten autosomal rezessiv vererbten Erkrankungen.

Feinbau des endokrinen Teils

Endokriner Teil: Aus den Epithelzellen der Ausführungsgänge wachsen ab der 7. Entwicklungswoche Epithelzellen aus und schließen sich zu Aggregaten, den **Langerhans-Inseln**, zusammen (Abb. **26.15**). Beim Erwachsenen gibt es etwa 1 Million Inseln.

Zelltypen: 4 Typen lassen sich immunhistochemisch unterschieden (Tab. **26.5**).

Feinbau des endokrinen Teils

Aus dem Epithel des Gangsystems des exokrinen Pankreas wachsen ab der 7. Woche der Entwicklung endokrine Zellen aus, die sich zu inselförmigen Zellaggregaten von 0,1–0,4 mm Durchmesser vereinigen. Diese Aggregate werden **Langerhans-Inseln** (Insulae pancreaticae, Abb. **26.15**) genannt. Im Pankreas eines Erwachsenen gibt es etwa 1 Million Langerhans-Inseln, die in ihrer Gesamtheit als **Inselorgan** bezeichnet werden. In der Cauda pancreatis finden sich die meisten Inseln. Sie fallen im histologischen Präparat als schwach eosinophile, ellipsoide Bezirke auf, die sich sehr deutlich von der Färbung der Acini abheben.

Zelltypen: Mit Hilfe immunhistochemischer Methoden kann man in den Inseln vier verschiedene endokrine Zelltypen unterscheiden, die unterschiedliche Hormone in die Blutbahn abgeben (Tab. **26.5**). Die hormonproduzierenden Inselzellen weisen ein leicht granuliertes Zytoplasma und einen rundlichen euchromatischen Zellkern auf.

26.15 Langerhans-Insel des Pankreas

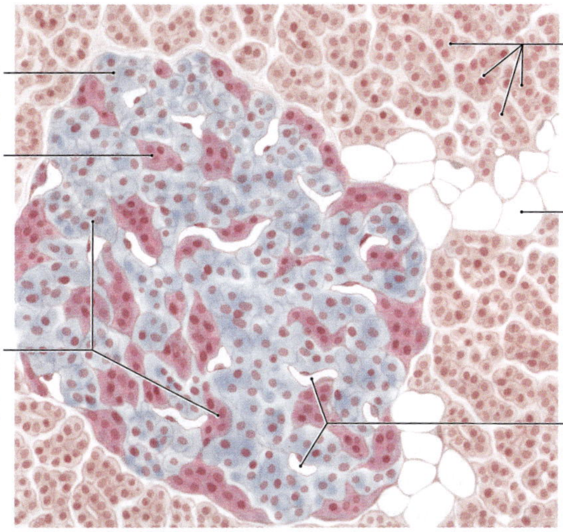

Histologische Darstellung: Die Langerhans-Insel ist von Azini des exokrinen Pankreasgewebes umgeben.

Quelle: Schünke M, Schulte E, Schumacher U. PROMETHEUS Lern-Atlas der Anatomie, Innere Organe. Illustrationen von Voll M u. Wesker K. 6. Aufl. Stuttgart: Thieme; 2022

26.5 Zelltypen des endokrinen Pankreas und ihre Sekretionsprodukte

Zelltyp	Lage	Hormon	Effekt
B-Zellen (70 %)	gleichmäßige Verteilung über eine Insel	**Insulin**	Durch Bindung an spezifischen Rezeptor (u. a. in Muskulatur und Fettgewebe) Auslösung des Einbaus von Glukosetransportproteinen in die Plasmamembran → Steigerung der Glukoseaufnahme in die Zellen mit einhergehender **Senkung des BZ*-Spiegels**
A-Zellen (20 %)	v. a. in der Inselperipherie	**Glukagon**	Freisetzung von Glukose aus dem in der Leber gespeicherten Glykogen und Neusynthese von Glukose aus Aminosäuren **→ Erhöhung des BZ*-Spiegels**
D-Zellen (5 %)	Inselperipherie	**Somatostatin**	Hemmung der Ausschüttung von Glukagon (in hoher Konzentration auch von Insulin)
PP-Zellen (bis 5 %)	gleichmäßige Verteilung	**pankreatisches Peptid****	Steigerung der Dünndarmmotilität

* BZ = Blutzucker
** wird auch von enteroendokrinen Zellen des Darmes produziert

► Klinik. Bei Menschen mit **Diabetes mellitus** (Zuckerkrankheit) ist der Blutzucker erhöht, da im Verhältnis zur benötigten Menge zu wenig Insulin von den B-Zellen des endokrinen Pankreas ausgeschüttet wird. Dies liegt meist an einer herabgesetzten Insulinempfindlichkeit peripherer Zellen und damit einhergehender relativer Insuffizienz der B-Zellen (sog. **Typ-2-Diabetes**, der häufig in fortgeschrittenerem Alter auftritt und daher auch als **„Altersdiabetes"** bekannt ist). Bei Jüngeren handelt es sich i. d. R. um einen absoluten Insulinmangel (**Typ-1-Diabetes**), für den in den meisten Fällen eine Zerstörung der pankreatischen B-Zellen durch Autoantikörper verantwortlich ist. Weitere Ursachen sind alle Erkrankungen, durch die das Pankreas und damit auch die Inselzellen zerstört werden (sog. **sekundäre Formen** des Diabetes mellitus). Jedoch ist erst bei einer Schädigung von > 80 % der Inselzellen eine Manifestation der Erkrankung zu erwarten, da vorher die restlichen Zellen den Ausfall kompensieren können. Typische, durch den erhöhten Blutzuckerspiegel (**Hyperglykämie**) hervorgerufene Symptome sind ein gesteigertes Durstgefühl (**Polydipsie**), häufiger Harndrang (**Polyurie**), der durch die pathologische Ausscheidung von Glukose über den Urin (**Glukosurie**) mit einhergehender osmotisch bedingter Diurese hervorgerufen wird, und Gewichtsabnahme. Weiterhin berichten Betroffene häufig über Müdigkeit und Leistungsminderung.

Während beim Typ-1-Diabetes immer eine **Substitution von Insulin** erforderlich ist, ergeben sich für Menschen mit Typ-2-Diabetes, bei denen die Erkrankung häufig im Rahmen des sog. **metabolischen Syndroms** gemeinsam mit Erhöhung des Blutdrucks, der Blutfettwerte und arteriosklerotischen Veränderungen auftritt, zunächst meist andere Therapieoptionen (regelmäßige Bewegung, Ernährungsumstellung, orale Antidiabetika).

► Klinik.

26.3.4 Gefäßversorgung und Innervation des Pankreas

Gefäßversorgung

Arterien: Folgende Arterien bilden die sog. **„Pankreasarkade"** (Abb. **26.16**):

- Die **Aa. pancreaticoduodenales superior ant.** und **post.** aus der A. gastroduodenalis (Abb. **32.4**) und die
- **A. pancreaticoduodenalis inf.** aus der **A. mesenterica sup.** (S. 854) bilden durch Anastomosen im Bereich des Pankreaskopfes eine **anteriore** und eine **posteriore Gefäßschlinge** aus.

Aus der

- **A. splenica** stammen
  - **Rr. pancreatici**,
  - **A. pancreatica dorsalis** sowie die
  - **A. pancreatica magna**.
- Letztere vereinigen sich am Unterrand des Pankreas zur **A. pancreatica inferior**.

Innerhalb der **Inseln** erweitern sich die pankreatischen Kapillarnetze zu **Sinusoiden**. Die Hormone gelangen über die Pfortader zunächst in die Leber.

Venen: Der venöse Abfluss erfolgt über **Vv. pancreaticae** → **V. splenica** sowie über **Vv. pancreaticoduodenales** → **V. mesenterica sup.** in die **Pfortader** (Abb. **32.7**, Abb. **26.17**).

▸ Merke.

26.3.4 Gefäßversorgung und Innervation des Pankreas

Gefäßversorgung

Arterielle Versorgung: Die Bauchspeicheldrüse wird aus folgenden Arterien versorgt, welche die so genannte **„Pankreasarkade"** bilden (Abb. **26.16**):

- **Aa. pancreaticoduodenales superiores anterior** und **posterior** aus der A. gastroduodenalis (Abb. **32.4**).
- **A. pancreaticoduodenalis inferior** aus der A. mesenterica superior (S. 854). Diese teilt sich in einen
  - R. anterior und einen
  - R. posterior.

Beide Aa. pancreaticoduodenales superiores anastomosieren im Bereich des Pankreaskopfes mit dem R. anterior bzw. posterior der A. pancreaticoduodenalis inferior und bilden so eine **doppelte Gefäßschlinge** aus.

- Die **A. splenica** gibt in ihrem Verlauf mehrere **Rr. pancreatici** ab. Sie entsendet zwei stärkere Äste, die
  - **A. pancreatica dorsalis** zur Incisura pancreatis, wo ihr Endast eine Anastomose mit der A. pancreaticoduodenalis superior anterior ausbilden kann und die
  - **A. pancreatica magna** im Bereich der Cauda, die sich am Unterrand des Pankreas zur **A. pancreatica inferior** vereinigen.

Wie jedes endokrin aktive Gewebe sind auch die **Inseln** von **dichten Kapillarnetzen** umgeben. Innerhalb der Inseln erweitern sich diese Kapillaren zu **Sinusoiden**, die nahe an die endokrinen Zellen herantreten. Über die Pfortader gelangen die Hormone zunächst in die Leber und von dort in den Kreislauf.

Venöser Abfluss: Das Blut aus dem Corpus und der Cauda pancreatis wird über kleine Venen, **Vv. pancreaticae**, in die **V. splenica** (Abb. **32.7**) und von dort in die Pfortader geleitet. Das venöse Blut des Caput pancreatis gelangt über die **Vv. pancreaticoduodenales** in die **V. mesenterica superior** (Abb. **32.7**) und anschließend ebenfalls in die Pfortader (Abb. **26.17**).

▸ Merke. Während die **A. splenica** geschlängelt am Oberrand von Corpus und Cauda pancreatis verläuft, liegt die **V. splenica** in einer Rinne an der Dorsalseite des Pankreas und vereinigt sich hinter dem Pankreaskopf mit der V. mesenterica superior zur V. portae hepatis.

26.16 Arterielle Versorgung des Pankreas

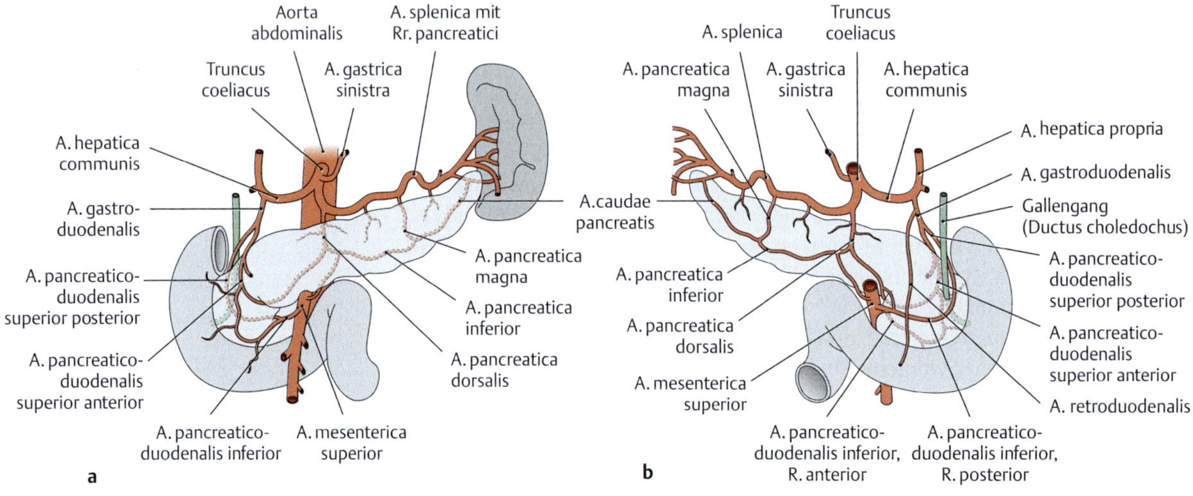

a Ansicht von ventral
b und dorsal.

Quelle: Schünke M, Schulte E, Schumacher U. PROMETHEUS LernAtlas der Anatomie, Innere Organe. Illustrationen von Voll M u. Wesker K. 6. Aufl. Stuttgart: Thieme; 2022

26.17 **Venöser Abfluss des Pankreas**

26.17

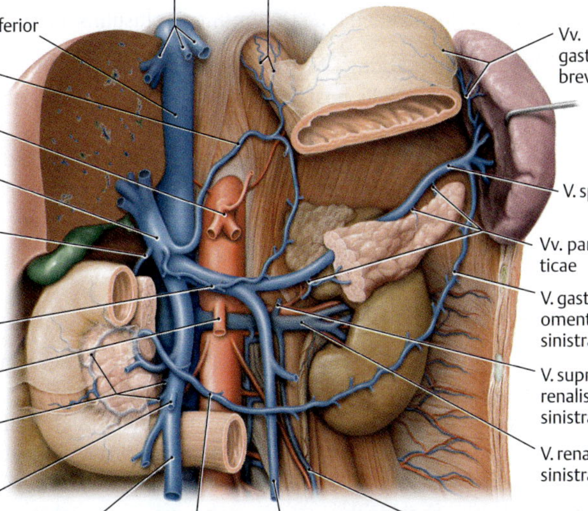

In der Ansicht von ventral ist der Magen teilweise, das Peritoneum größtenteils entfernt.

Quelle: Schünke M, Schulte E, Schumacher U. PROMETHEUS LernAtlas der Anatomie, Innere Organe. Illustrationen von Voll M u. Wesker K. 6. Aufl. Stuttgart: Thieme; 2022

26.18 **Lymphabfluss des Pankreas**

26.18

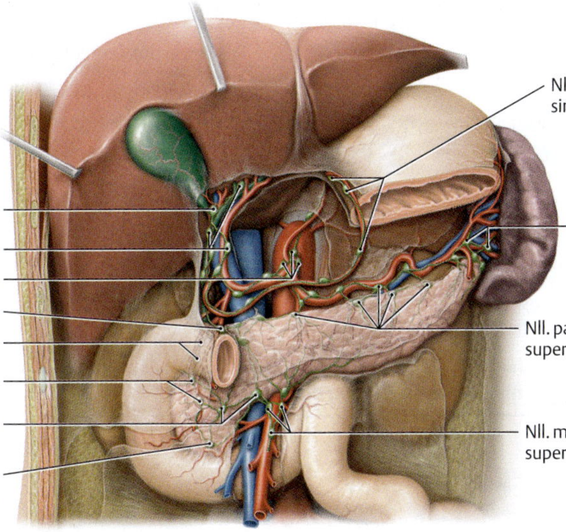

In der Ansicht von ventral ist der Magen größtenteils entfernt, das Kolon abgetrennt und die Leber angehoben.

Quelle: Schünke M, Schulte E, Schumacher U. PROMETHEUS LernAtlas der Anatomie, Innere Organe. Illustrationen von Voll M u. Wesker K. 6. Aufl. Stuttgart: Thieme; 2022

Lymphabfluss: Aus dem Korpus- und Kaudabereich gelangt die Lymphe über **Nll. pancreatici superiores** (entlang der A. splenica) und **inferiores** (entlang der A. pancreatica inferior) in die **Nll. coeliaci**. Die Lymphe aus dem Bereich des Pankreaskopfes wird über die **Nll. pancreaticoduodenales superiores** und **inferiores** den **Nll. hepatici** und den **Nll. mesenterici superiores** bzw. den **Nll. coeliaci** zugeleitet (Abb. **26.18**).

Lymphabfluss: Aus dem Kopf erfolgt er über die **Nll. hepatici** und **Nll. mesenterici supp**. Aus dem Korpus- und Kaudabereich fließt die Lymphe in die **Nll. coeliaci** (Abb. **26.18**).

Innervation des Pankreas

Sympathikus: Fasern aus dem **Ggl. coeliacum** hemmen die Insulinsekretion.

Parasympathikus: Fasern aus den **Rr. coeliaci** des **N. vagus** stimulieren die Insulinsekretion.

Die autonome Innervation durch den N. vagus steigert auch die Sekretion des exokrinen Pankreas.

Innervation des Pankreas

Sympathische Innervation: Die **sympathischen** Fasern stammen aus dem **Ggl. coeliacum** und treten über die Gefäßwände an das Pankreas heran. Noradrenalin bewirkt dabei an den endokrinen Zellen eine Hemmung der Insulinsekretion.

Parasympathische Innervation: Die parasympathischen Fasern stammen aus den **Rr. coeliaci** des **Truncus vagalis posterior**. Sie verlaufen gefäßbegleitend und stimulieren über den Transmitter Acetylcholin die Insulinsekretion.
Die autonome Innervation beeinflusst auch die sekretorische Leistung des exokrinen Pankreas. Zwischen den Mahlzeiten (**interdigestive Periode**) wird die Enzym- und Bikarbonatsekretion des Pankreas weitgehend gedrosselt. In der postprandialen Periode sorgt der N. vagus für eine Steigerung der Sekretionsrate.

26.3.5 Entwicklung des Pankreas

Die **ventrale Pankreasanlage** entsteht in der Nähe des Ductus choledochus, während die **dorsale Pankreasanlage** in das Mesogastrium dorsale einwächst (Tab. **26.6**).
Im weiteren Verlauf wandert die ventrale Anlage hinter dem Duodenum nach dorsal, bis sie etwas kaudal der ursprünglich dorsalen liegt und teilweise mit ihr verschmilzt (Abb. **26.19**).

26.3.5 Entwicklung des Pankreas

Wie auch die Leber entsteht das Pankreas aus Zellen, die im Bereich des **hepatopankreatischen Rings** (S. 655) aus dem **Endodermrohr** aussprießen.
Die **Pankreasanlage** gliedert sich in einen kleineren ventralen und einen größeren dorsalen Abschnitt (Tab. **26.6**). Während Letzterer in das Mesogastrium dorsale hineinwächst, entsteht die **ventrale Anlage** in der Nähe des aus der Leberanlage hervorgehenden Ductus choledochus und besteht aus einer rechten und einer linken Knospe.
Im weiteren Verlauf der Entwicklung bildet sich die linke Knospe zurück, während die rechte Knospe das Duodenum von dorsal umschlingt. Die Wanderung der ventralen Anlage endet etwas kaudal der dorsalen Anlage, so dass beide Organanlagen teilweise miteinander verschmelzen (Abb. **26.19**).

≡ 26.6

≡ 26.6 Entwicklungsgeschichtliche Herkunft des Pankreasgewebes

embryonale Pankreasanlage	adulte Pankreasstruktur
ventrale Anlage	
▪ Parenchym	Pankreaskopf (unterer Teil)
	Proc. uncinatus
▪ Ausführungsgang	Ductus pancreaticus major
dorsale Anlage	
▪ Parenchym	Pankreaskopf (oberer Teil)
	Cauda pancreatis
▪ Ausführungsgang lateraler Anteil	Ductus pancreaticus major
▪ Ausführungsgang medialer Anteil	Ductus pancreaticus minor

⊙ 26.19

⊙ 26.19 Embryonalentwicklung des Pankreas

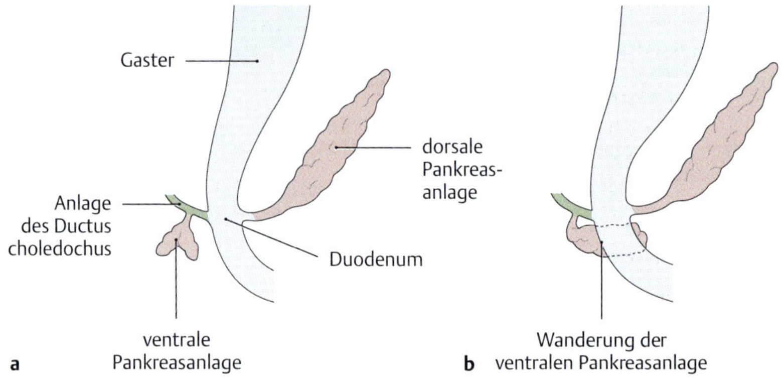

a Die zweiknospige ventrale Pankreasanlage entwickelt sich aus der Anlage des Ductus choledochus, die dorsale geht aus dem Duodenum hervor.
b Die rechte Knospe der ventralen Pankreasanlage umwandert das Duodenum von dorsal und gewinnt etwas kaudal Anschluss an die dorsale Anlage.

► Klinik. Unterbleibt die Rückbildung der linken ventralen Knospe, umwandert die linke Knospe das Duodenum von ventral. Linke und rechte Knospe bilden dann einen Ring um das Duodenum (**Pancreas anulare**) der zu einem Passagehindernis (**Duodenalstenose**) werden kann.

26.20 Pancreas anulare

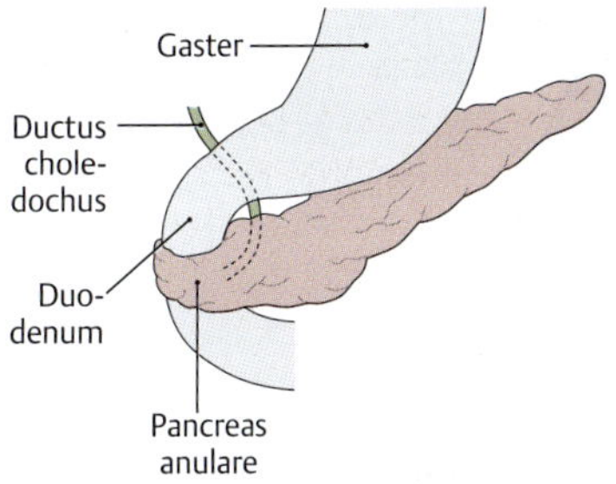

► Klinik.

Beide Anlagen münden zunächst unabhängig voneinander in das Duodenum. Mit ihrer Verwachsung bildet sich ein einheitlicher Ausführungsgang, der spätere **Ductus pancreaticus**. Dieser besteht aus dem Ausführungsgang der ventralen Anlage und dem lateralen Teil des Ausführungsgangs der dorsalen Anlage. Der kleinere **Ductus pancreaticus accessorius** stellt den medialen Überrest des Ausführungsgangs der dorsalen Anlage dar.
Die **Zellen** des Pankreas leiten sich unmittelbar von den Epithelzellen des Darmes ab. Ab der 12. Woche lässt sich das Epithel der **Ausführungsgänge** differenzieren. Die späteren **Inselzellen** der Langerhans-Inseln stammen von den Epithelien der Gänge bzw. der Drüsenendstücke ab. Sie bilden zunächst Gewebezapfen, die zu Inseln konfluieren, in denen die unterschiedlichen endokrinen Zelltypen (A-, B-, D-Zellen) früh unterschieden werden können. Im embryonalen Pankreas sind endo- und exokrine Anteile in etwa gleich vertreten.

Mit dem Verwachsen der beiden Anlagen wird ein einheitlicher Ausführungsgang (**Ductus pancreaticus**) ausgebildet, der sich aus Teilen der zunächst getrennt mündenden Ausführungsgänge beider Anlagen zusammensetzt.

Das **Drüsenepithel** des Pankreas leitet sich direkt aus dem Epithel des Darmrohrs ab.
Die späteren **Inselzellen** der Langerhans-Inseln stammen von den Epithelien der Ausführungsgänge ab.

26.4 Darstellung von hepatobiliärem System und Pankreas mit bildgebenden Verfahren

Die konventionelle Röntgenaufnahme spielt bei der Darstellung des hepatobiliären Systems und Pankreas nur eine untergeordnete Rolle. Allenfalls können bei Abdomenübersichtsaufnahmen röntgendichte Konkremente in den Gallenwegen als Zufallsbefund diagnostiziert werden. Dagegen werden die großen Verdauungsdrüsen und das biliäre System bevorzugt sonografisch, mit Schnittbildverfahren (CT und MRT) und kombinierten Methoden wie der perkutanen transhepatischen Cholangiografie (PTC) und der endoskopisch retrograden Cholangio-Pankreatografie (ERCP) dargestellt. Als erstes bildgebendes Verfahren wird in der Regel die Sonografie eingesetzt.

26.4 Darstellung von hepatobiliärem System und Pankreas mit bildgebenden Verfahren

In diesem Bereich spielen Sonografie, konventionelle Röntgendiagnostik, CT und MRT sowie kombinierte Methoden zur Darstellung der Gallenwege eine Rolle. In der Regel wird zuerst die Sonografie eingesetzt.

26.4.1 Sonografie

Leber: Das Leberparenchym ist arm an reflektierenden Grenzflächen, so dass die intrahepatischen Gefäße gut dargestellt werden können. Die Echostruktur des Leberparenchyms wirkt homogen (Abb. **26.21a**).
Herdbefunde wie Lebertumoren oder Metastasen können ab einer Größe von etwa 1 cm Durchmesser dargestellt werden, sofern sich ihre Reflexionseigenschaften von der des umgebenden Parenchyms unterscheiden (Abb. **26.21b**).

Extrahepatisches biliäres System: Die **extrahepatischen Gallengänge** ohne den Ductus cysticus, der sonografisch nicht sicher darstellbar ist, werden – abweichend von der anatomischen Nomenklatur – in ihrer Gesamtheit des Öfteren als **Ductus hepatocholedochus** bezeichnet. Er ist in der Regel leer, sonografisch können jedoch auch Choledochussteine als helle Reflexe bzw. anhand des Schallschattens nachgewiesen werden.

26.4.1 Sonografie

Leber: Die intrahepatischen Gefäße heben sich deutlich vom Leberparenchym ab. Herdbefunde sind darin ab etwa 1 cm Durchmesser sichtbar, sofern sich die Reflexionseigenschaften vom umgebenden Leberparenchym unterscheiden (Abb. **26.21**).

Extrahepatisches biliäres System: In den **extrahepatischen Gallengängen** kann z. B. ein Choledochusstein (u. U. mit Schallschatten) nachweisbar sein.

26.21

26.21 Lebersonografie

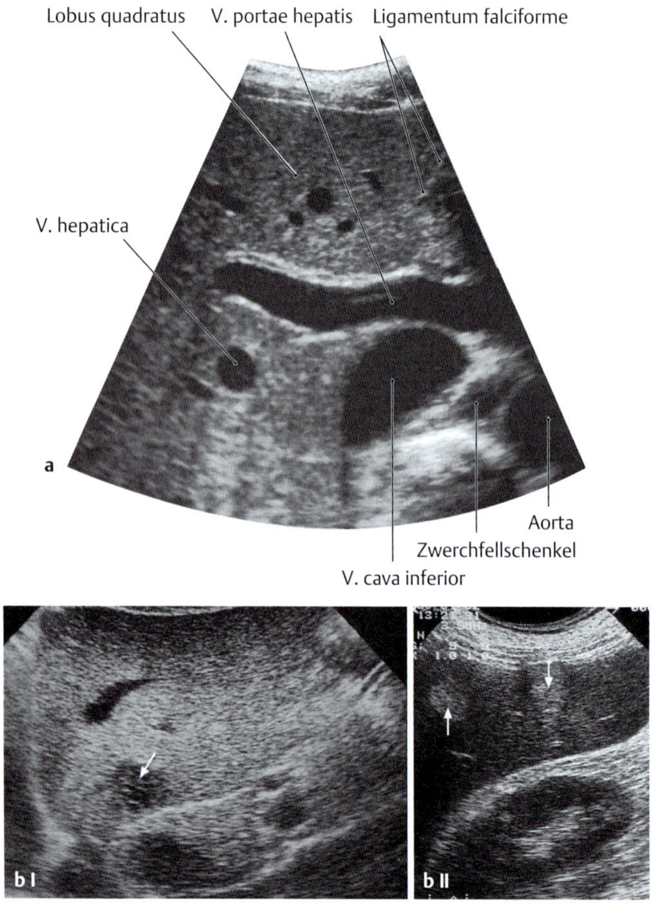

a Sonografischer Querschnitt durch den linken Leberlappen. Da die Pfortaderäste von Bindegewebe (S. 734) umgeben sind, haben sie eine helle Begrenzung, während die im Querschnitt getroffenen Lebervenen „wie ausgestanzt" erscheinen. *Quelle: Delorme S, Debus J, Jenderka K, Hrsg. Duale Reihe Sonografie. 3. Aufl. Stuttgart: Thieme; 2012*

b Sonografische Darstellung von Lebermetastasen, die sich echoarm (**I**) oder echoreich (**II**) darstellen, ohne dass man hieraus auf den Primärtumor schließen kann. *Quelle: Reiser M, Kuhn F, Debus J, Hrsg. Duale Reihe Radiologie. 4. Aufl. Stuttgart: Thieme; 2017*

Bei der Untersuchung der **Gallenblase** spielt die Sonografie eine besondere Rolle. Zur Darstellung kommen Gallensteine und Gallenblasenkarzinome.

Bei der Untersuchung der **Gallenblase** stellt die Sonografie neben CT und MRT oft die einzige Methode dar.
Die Diagnostik konzentriert sich dabei auf die Darstellung echoreicher Gallensteine bzw. echoreichem sludge (engl. Schlamm) und Gallenblasenkarzinomen. Bei Gallensteinen ist oft ein ausgeprägter Schallschatten sichtbar.

Pankreas: Auch im Pankreas sind Parenchymveränderungen (Zysten, Entzündungen, Tumoren) sichtbar, sofern unterschiedliche Reflexionseigenschaften vorliegen. Durch einen unauffälligen Befund (Abb. **26.22**) kann daher weder eine Entzündung noch ein Karzinom ausgeschlossen werden.

Pankreas: Parenchymveränderungen im Bereich des Pankreas wie Zystenbildung, Entzündungen oder Tumoren können ebenfalls sonografisch dargestellt werden. Auch hier ist jedoch zu beachten, dass sich Pankreasparenchym und Tumor durch ihre Reflexionseigenschaften unterscheiden müssen, wenn die sonografische Darstellung erfolgreich sein soll. Daher gilt auch hier, dass durch einen unauffälligen Ultraschallbefund (Abb. **26.22**) weder eine Pankreatitis noch ein Karzinom ausgeschlossen werden kann. Dies gilt insbesondere bei Menschen mit Adipositas, bei denen das Pankreas sonografisch oft schwer darstellbar ist.

26.22 Sonografie des Pankreas

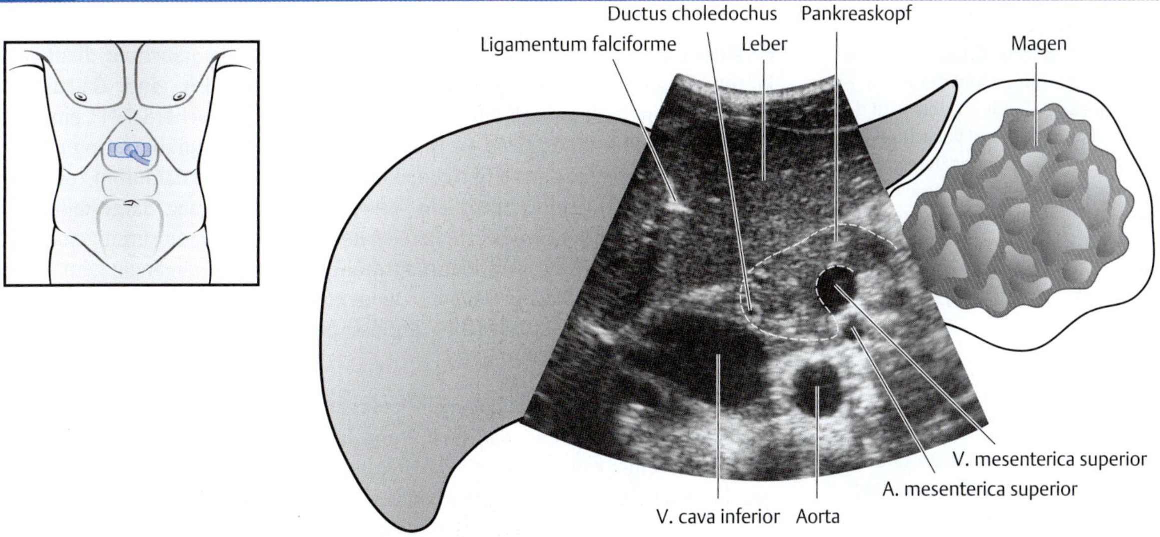

Regelrechte Darstellung des Pankreaskopfes.

Quelle: Delorme S, Debus J, Jenderka K, Hrsg. Duale Reihe Sonografie. 3. Aufl. Stuttgart: Thieme; 2012

26.4.2 Schnittbildverfahren

Die computergestützten Schichtbildverfahren (CT und MRT) haben die klassische radiologische Diagnostik in diesem Bereich abgelöst.

Computertomografie: Mit Hilfe der CT gelingt die Differenzierung normaler Organstrukturen von pathologischen Veränderungen, wobei die Abgrenzung der unterschiedlichen Gewebekomponenten durch Kontrastmittelgabe noch verstärkt werden kann.
Sie wird häufig in der Diagnostik akuter Pankreatitiden eingesetzt (Abb. **26.23**).

Magnetresonanztomografie: MRT-Untersuchungen werden vorwiegend zur Abklärung unklarer Befunde herangezogen. Der Gewebekontrast lässt sich durch die Verwendung von intravaskulären Kontrastmitteln (Gadolinium-Chelaten) und organspezifischer Kontrastmittel (z. B. Mangan-Chelate oder Eisenoxidpartikel mit hoher Affinität zu Kupffer-Zellen) steigern.

26.4.2 Schnittbildverfahren

Computergestützte Verfahren haben die klassische Diagnostik in diesem Bereich abgelöst.

Computertomografie: Nativ (Abb. **26.23**) und insbesondere nach Kontrastmittelgabe können physiologische von pathologischen Organstrukturen unterschieden werden.

Magnetresonanztomografie: Sie dient oft zur Abklärung unklarer Befunde. Durch organspezifische Kontrastmittel mit hoher Affinität zu Kupffer-Zellen kann der Gewebekontrast noch gesteigert werden.

26.23 CT-Aufnahme einer akuten Pankreatitis

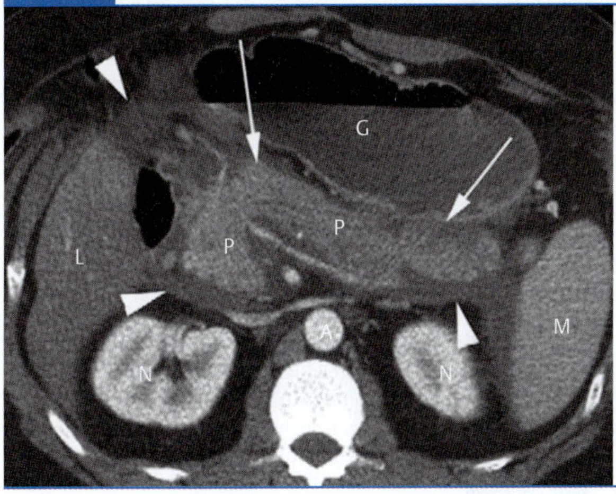

Das Pankreas (P) ist ödematös aufgetrieben (Pfeile). Peripankreatisch sind Exsudate nachweisbar (Pfeilspitzen) (G = Magen, L = Leber, N = Niere, M = Milz, A = Aorta abdominalis).

Quelle: Krombach G, Mahnken A, Hrsg. Radiologische Diagnostik Abdomen und Thorax. 1. Aufl. Stuttgart: Thieme; 2015

26.4.3 Spezifische Verfahren zur Darstellung von Gallen- und Pankreasgängen

Perkutane transhepatische Cholangiografie (PTC): Diese Untersuchung dient der Abklärung einer intra- oder extrahepatischen **Cholestase**, d. h. einer Gallenstauung (S. 730), die in der Regel mit einem Ikterus, d. h. einer Gelbsucht (S. 731), einhergeht. Dabei wird in Lokalanästhesie die Leber von rechts lateral punktiert. Unter Aspiration bzw. vorsichtiger Kontrastmittelinjektion wird die Kanüle daraufhin zurückgezogen, bis in der Durchleuchtung ein (erweiterter) Gallengang dargestellt werden kann (Abb. **26.24**). Der stenosierte Bereich der Gallenwege kann somit genau identifiziert und ggf. mit Hilfe eines Führungsdrahtes wieder durchgängig gemacht werden. In diesem Fall kann die Galle ins Duodenum abfließen. Gelingt die interne Gallengangsdrainage nicht, kann der Abfluss perkutan (perkutane transhepatische Cholangiodrainage, PTCD) erfolgen.

Endoskopisch retrograde Cholangio-Pankreatografie (ERCP): Diese Untersuchung wird durchgeführt, wenn die Vermutung besteht, dass die primär diagnostische Maßnahme einer radiologischen Darstellung der Gallenwege und des Pankreasganges mit einer therapeutischen Intervention wie Schlitzung der Papille (Papillotomie) und Steinextraktion verbunden werden kann.
Bei der ERCP wird mit Hilfe eines Endoskops die Papilla duodeni major sondiert und unter Durchleuchtung Kontrastmittel injiziert (Abb. **26.25**). Da bei etwa 75 % der Untersuchten eine gemeinsame Mündung von Ductus choledochus und Ductus pancreaticus anzutreffen ist, lassen sich häufig beide Gänge in der Durchleuchtung darstellen. Bei der Darstellung achtet man auf Stenosen, Erweiterungen sowie auf Obstruktionen und Füllungsdefekte. Bei einer Obstruktion im Bereich der Papille kann mit Hilfe der mikrochirurgischen Instrumente eine endoskopische Papillotomie mit gleichzeitiger Extraktion des Steines versucht werden.

26.4.3 Spezifische Verfahren zur Darstellung von Gallen- und Pankreasgängen

Perkutane transhepatische Cholangiografie (PTC): Diese Untersuchung dient der Abklärung einer **Cholestase** (S. 730). Dabei wird die Leber von lateral punktiert und vorsichtig Kontrastmittel injiziert, bis in der Durchleuchtung ein erweiterter Gallengang dargestellt werden kann (Abb. **26.24**). Der stenosierte Bereich kann u. U. durch den Führungsdraht durchgängig gemacht werden. Ansonsten kann die Galle perkutan abfließen.

Endoskopisch retrograde Cholangio-Pankreatografie (ERCP): Diese Untersuchung wird durchgeführt, wenn eine Darstellung der Gallenwege mit einer Papillotomie oder Steinextraktion verbunden werden soll.

Hierbei wird Kontrastmittel in die Papilla duodeni major injiziert und so der Ductus choledochus (Abb. **26.25**, bei ca. 75 % der Untersuchten auch der Ductus pancreaticus) dargestellt. Man achtet dabei auf Stenosen, Erweiterungen, Obstruktionen und Füllungsdefekte. Mikrochirurgische Instrumente ermöglichen eine endoskopische Papillotomie mit Steinextraktion.

⊙ 26.24

⊙ 26.24 Perkutane transhepatische Cholangiografie (PTC)

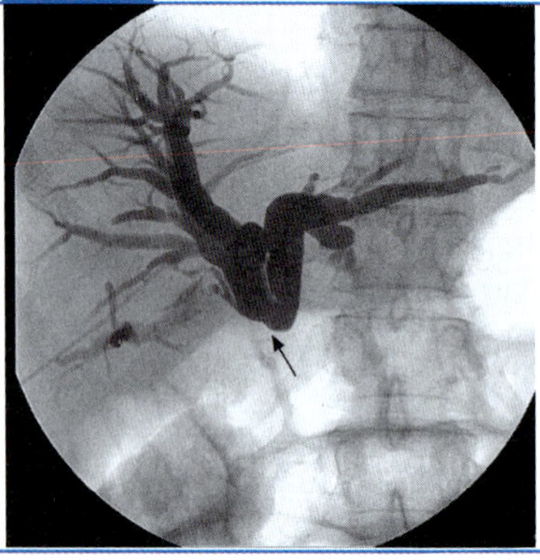

Die stark erweiterten Gallenwege sind mit Kontrastmittel gefüllt. Der Ductus „hepatocholedochus" ist durch einen Tumor verschlossen (Pfeil).

Quelle: Reiser M, Kuhn F, Debus J, Hrsg. Duale Reihe Radiologie. 4. Aufl. Stuttgart: Thieme; 2017

⊙ 26.25 Kontrastmitteldarstellung der extrahepatischen Gallengänge

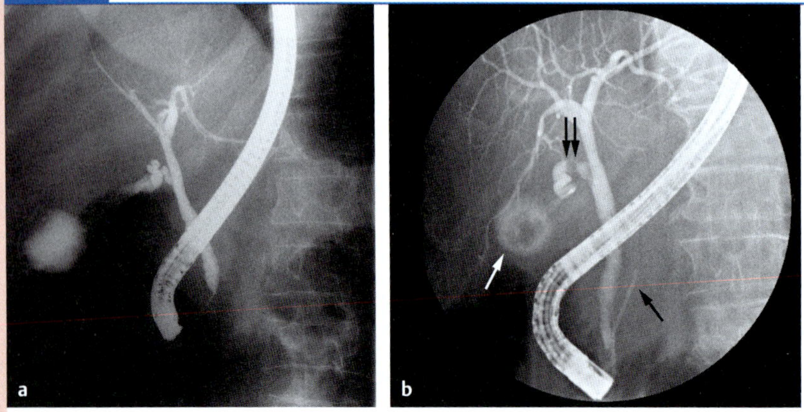

Darstellung des Ductus „hepatocholedochus" und der Gallenblase durch ERC(P). Da hier der Ductus pancreaticus nicht mit Kontrastmittel gefüllt ist, mündet er möglicherweise separat ins Duodenum. Man würde daher richtiger Weise von einer „ERC" sprechen.

- **a** Normalbefund. *Quelle: Möller T, Reif E, Hrsg. Taschenatlas der Röntgenanatomie. 7. Aufl. Stuttgart: Thieme; 2020*
- **b** Cholezystolithiasis (S. 732): Regelrechte Darstellung der extra- und intrahepatischen Gallenwege, jedoch Nachweis von Konkrementen im Ductus cysticus (Doppelpfeil) und einer Cholezystolithiasis (weißer Pfeil). Der schwarze Pfeil markiert einen einliegenden Pankreasstent zur Pankreatitis-Prophylaxe nach der ERCP. *Quelle: Helck A. Endoskopisch retrograde Cholangiografie (ERC). In: Reiser M, Kuhn F, Debus J, Hrsg. Duale Reihe Radiologie. 4. Aufl. Stuttgart: Thieme; 2017*

Klinischer Fall: Leistungsabfall und Polyurie *

* Fallbeispiel fiktiv, Namen und Daten frei erfunden

17:45

Herr Julius N., ein 29-jähriger Sportreporter, sucht seine Hausärztin auf.

J.N.: Seit mehreren Wochen bin ich nur noch schlapp und müde. So kenn ich mich gar nicht! Ich kann mich auch nur noch schlecht konzentrieren, besonders bei der Arbeit fällt mir das auf.

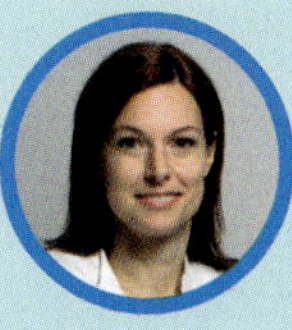

18:00

Anamnese

Auf mein Nachfragen berichtet Herr N. außerdem über einen Gewichtsverlust von 4 kg im letzten halben Jahr. Fieber und Nachtschweiß werden verneint. Jedoch müsse er öfter als früher Wasser lassen und leide unter nahezu unstillbarem Durst.

18:10

Körperliche Untersuchung

Auffällig ist ein etwas fruchtiger Geruch der Ausatemluft, ansonsten kann ich bei Herrn N. keine pathologischen Befunde feststellen. Für den nächsten Morgen bestelle ich Herrn N. zur Blutabnahme ein.

08:00

Blutabnahme und Urinuntersuchung

Außer dem normalen Blutbild lasse ich den Nüchtern-Blutzucker und den HbA_{1c} bestimmen. Auch Urin muss Herr N. abgeben.

2 Tage später

Die Laborergebnisse sind da

(Normwerte in Klammern)

- HbA_{1c} (glykosyliertes Hämoglobin): 7,9% (4,0–6,0%)
- Blutzucker 354 mg/dl (46–99 mg/dl)
- Glukose und Ketonkörper im Urin +++ (negativ)

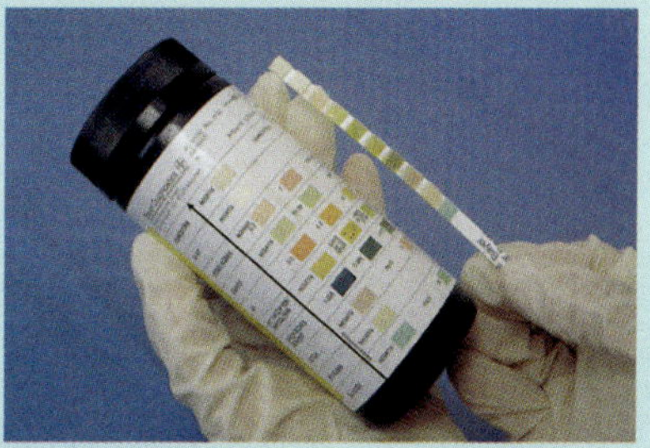

Mit solchen Harnteststreifen werden unter anderem Glukose und Ketonkörper im Urin nachgewiesen. (©T. Stephan – Thieme Gruppe)

Einweisung in die Klinik

Ich diagnostiziere anhand der Symptome und Laborergebnisse einen Diabetes mellitus. Zur Einleitung einer Insulintherapie weise ich Herrn N. ins Krankenhaus ein.

3 Tage später

Beginn der Insulintherapie

Bei Herrn N. wird eine Insulintherapie nach dem Basis-Bolus-Konzept begonnen. Dabei spritzt sich Herr N. zusätzlich zum 24 h wirkenden Basalinsulin individuell zu jeder Mahlzeit ein kurz wirksames Insulin.

Begleitend nimmt er an einer Diabetesberatung und -schulung teil. So lernt er anhand der Höhe des Blutzuckers und der aufgenommenen Nahrungsmenge, die notwendige Dosis des kurz wirksamen Insulins selbst zu bestimmen.

Die internistische Abteilung erklärt Herrn N. genau, welche Langzeitrisiken der Diabetes mellitus birgt und welche Kontrolluntersuchungen notwendig sind.

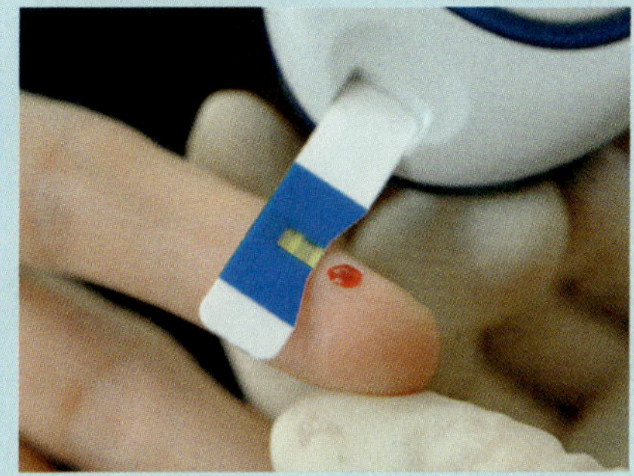

Solch Blutzuckermessgeräte werden vom Fachpersonal und von Betroffenen selbst genutzt. (aus Hengesbach, S. et al.: Checkliste Medical Skills. Thieme, 2019; Foto: Paavo Bläfield)

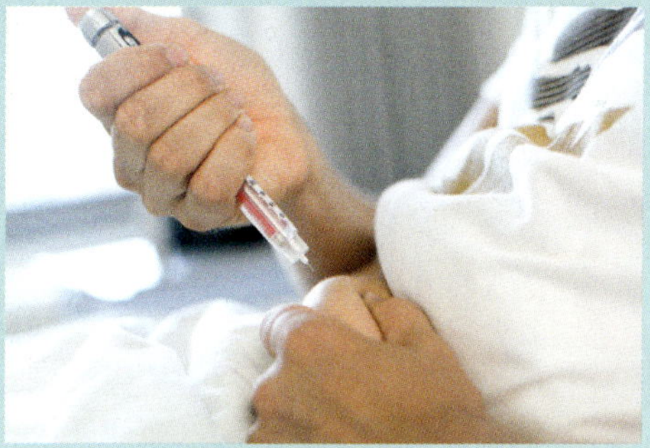

Die Pens zur Insulininjektion sind relativ leicht zu handhaben. So können auch ältere Betroffene die Insulingaben selbst durchführen.

Nach 10 Tagen kann Herr N. gut informiert und in einem guten Allgemeinzustand nach Hause entlassen werden. Er ist motiviert, seinen Diabetes gut unter Kontrolle zu behalten.

Fragen mit anatomischem Schwerpunkt

1 — Warum kommt es bei den meisten Pankreaserkrankungen erst im Spätstadium zur Entwicklung eines Diabetes mellitus?

2 — Welche Funktionen hat das Pankreas neben der Produktion von Insulin, und was ist entsprechend nach Pankreasresektionen zu beachten?

Antwortkommentare im Anhang

Urogenitalsystem und Nebenniere

J

27 Der Harnapparat: Niere und ableitende Harnwege

E. Schulte

27.1 Einführung

Der Harnapparat umfasst die Nieren und die ableitenden Harnwege (Harnleiter, Harnblase, Harnröhre). Die **Niere** ist Produktionsort des Harns. Die sich anschließenden **ableitenden Harnwege** (S. 764) haben keinen Einfluss mehr auf seine Zusammensetzung.

27.1 Einführung

Der Harnapparat umfasst die Nieren und die ableitenden Harnwege (Harnleiter, Harnblase, Harnröhre). In den beiden **Nieren**, die neben vielfältigen anderen Aufgaben (s.u) als Ausscheidungsorgane dienen, erfolgt die Produktion des Harns. Dieser wird über „Transportwege“ abgeleitet, die im Gegensatz zum Nierenparenchym keinen Einfluss mehr auf seine Zusammensetzung haben, und daher als **ableitende Harnwege** (S. 764) zusammengefasst werden.

27.2 Niere (Ren, Nephros)

27.2.1 Funktion der Niere

Die Nieren regulieren den **Wasser-, Säure-Basen- und Salzhaushalt** und **scheiden harnpflichtige Stoffe aus.**
In einem Kapillarknäuel werden durch Filtration des Blutes pro Tag 200 l **Primärharn** erzeugt. Der Primärharn wird in hintereinander geschalteten Kanälchen der Niere durch Wasserentzug konzentriert und durch Resorptions- sowie Sekretionsvorgänge modifiziert, sodass 1,5–2,0 l **Endharn** entstehen.
Daneben produzieren die Nieren das Hormon **Erythropoetin**, sind über Vitamin D am **Kalziumstoffwechsel** beteiligt und beeinflussen den **Blutdruck**.

27.2 Niere (Ren, Nephros)

27.2.1 Funktion der Niere

Die Nieren dienen der **Regulation des Wasser-, Säure-Basen-** und **Salzhaushalts** des menschlichen Körpers und der **Ausscheidung** harnpflichtiger Stoffwechselprodukte. Die Harnbereitung und -ableitung ist ein komplexer Vorgang, der auf der exakt abgestimmten Funktion verschiedener struktureller Bestandteile der Niere beruht (S. 756). Grundsätzlich wird zunächst durch Filtration des Blutes in einem Kapillarknäuel pro Tag eine Menge von fast 200 Litern an sog. **Primärharn** hergestellt. Dieser Primärharn wird anschließend in einem System aus hintereinander geschalteten Kanälchen (Tubulussystem der Niere) durch Wasserentzug konzentriert und in seiner Zusammensetzung durch Sekretions- und Resorptionsvorgänge so verändert, dass schließlich über ein System von sog. Sammelrohren pro Tag insgesamt 1,5–2,0 Liter **Endharn** von der Niere abgegeben werden.
Darüber hinaus produzieren die Nieren ein Hormon (**Erythropoetin** mit Wirkung auf die Bildung von Erythrozyten) und sind am Stoffwechsel von Vitamin D und somit an der **Regulation des Kalziumhaushalts** beteiligt. Im Rahmen der renalen Autoregulation beeinflussen die Nieren auch den systemischen **Blutdruck**.

27.2.2 Form, Abschnitte und Lage der Niere

Form und Abschnitte

Form, Größe und Gewicht: Die paarigen Nieren haben **Bohnenform**. Sie sind 120–180 g schwer und ca. 12 cm lang, 6 cm breit und 3 cm dick. Die rechte Niere ist kleiner als die linke.
Abschnitte: Man unterscheidet Vorder- und Rückfläche (**Facies anterior** und **posterior**), lateralen und medialen Rand (**Margo lateralis** und **medialis**) sowie oberen und unteren Pol (**Extremitas superior** und **inferior**). Das **Hilum renale** setzt sich in den **Sinus renalis** mit dem Nierenbecken (**Pelvis renalis**) fort. Am Hilum treten alle Leitungsbahnen der Niere ein oder aus (Abb. **27.1**).

27.2.2 Form, Abschnitte und Lage der Niere

Form und Abschnitte

Form, Größe und Gewicht: Die paarig angelegten Nieren haben eine **Bohnenform** bzw. die typische „Nierenform“.
Bei einer Masse von 120–180 g sind sie durchschnittlich ca. 12 cm lang, 6 cm breit und 3 cm dick, wobei die rechte Niere meist kleiner und leichter ist als die linke.

Abschnitte: Die Niere hat eine Vorder- und eine Rückfläche (**Facies anterior** und **posterior**), die sich in einem lateralen und einem medialen Rand (**Margo lateralis** und **medialis**) vereinen. Der konvexe laterale Rand geht nach oben und nach unten in einen oberen und unteren Pol (**Extremitas superior** und **inferior**) über.
Der konkave mediale Rand zeigt eine von den Polen kommende Einziehung, das **Hilum renale**, welches in den **Sinus renalis** führt. Am Hilum treten alle Leitungsbahnen der Niere ein oder aus (Abb. **27.1**). Im Sinus renalis liegt das von Baufett umgebene Nierenbecken, sog. **Pelvis renalis** (S. 764).

27.1 Form und Abschnitte der Niere

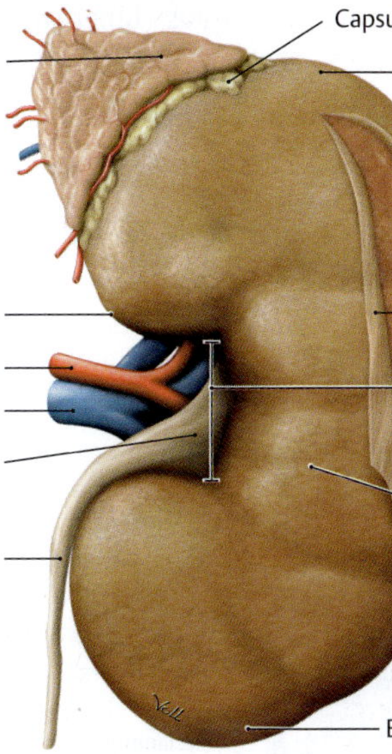

Rechte Niere in der Ansicht von dorsal mit eröffneter Capsula fibrosa. Die ihr aufsitzende Nebenniere samt zahlreicher sie versorgender Gefäße (unbeschriftet) ist mit dargestellt. Bei der Seitenzuordnung der Niere hilft die Betrachtung der Lage des Ureters: In der Ansicht von dorsal blickt man stets direkt auf den Ureter, da der Ureter am Hilum am weitesten hinten von allen Strukturen abgeht.

Quelle: Schünke M, Schulte E, Schumacher U. PROMETHEUS LernAtlas der Anatomie, Innere Organe. Illustrationen von Voll M u. Wesker K. 6. Aufl. Stuttgart: Thieme; 2022

27.1

Lage und Lagebeziehungen der Niere

Beide Nieren liegen innerhalb des **Spatium retroperitoneale abdominis** (S. 641) in den **Fossae lumbales** zwischen M. psoas und M. quadratus lumborum, vgl. Nierenlager (S. 302). Ihre Längsachsen konvergieren nach hinten und oben.
Die Position der Nieren hängt ab von Atmung und Körperlage: Bei Einatmung und im Stehen senken sich die Nieren; bei sehr tiefer Atmung können sie um insgesamt bis zu 3 cm in Richtung ihrer Längsachse bewegt werden.

Lage zur Wirbelsäule: In Atemmittellage reicht der obere Nierenpol **links** bis zum Oberrand des Brustwirbelkörpers XII.
Das Hilum renale links steht in Höhe des Lendenwirbelkörpers II.

▸ Merke. Wegen der Größe der Leber liegt die **rechte** Niere im Mittel eine halbe Wirbelkörperhöhe tiefer (Höhendifferenz bis 2 cm).

Lage zu den Rippen: Die 12. Rippe **links** zieht über die Niere an der Grenze vom oberen zum mittleren Nierendrittel; die 11. Rippe links läuft in Höhe des oberen Nierenpols.
Die **rechte** Niere wird nur in ihrem oberen Drittel von der 12. Rippe überzogen und hat keinen Bezug mehr zur 11. Rippe.
Die unteren Pole der Nieren liegen in Höhe des Lendenwirbelkörpers II–III.
Zwischen der hinteren Fläche der Nieren und der dorsalen Leibeswand verlaufen drei Nerven schräg nach lateral und kaudal: die Nn. subcostalis, iliohypogastricus und ilioinguinalis (Äste des Plexus lumbalis).

Lage und Lagebeziehungen der Niere

Die Nieren liegen im **Spatium retroperitoneale abdominis** (S. 641) zwischen M. psoas und M. quadratus lumborum, vgl. Nierenlager (S. 302).
Die Position der Nieren ist abhängig von Atmung und Körperlage (Atemschwankung bis 3 cm).

Lage zur Wirbelsäule: In Atemmittellage reicht die **linke** Niere bis zum Oberrand des BWK XII.

▸ Merke.

Lage zu den Rippen: Die **linke** Niere wird von der 11. und 12. Rippe gekreuzt, die **rechte** Niere nur von der 12. Rippe.

Die unteren Pole liegen in Höhe LWK II–III.
Dorsal von den Nieren verlaufen die Nn. subcostalis, iliohypogastricus und ilioinguinalis.

▶ Klinik.

▶ Klinik. Drückt eine krankhaft vergrößerte Niere auf diese Nerven, insbesondere auf die Nn. iliohypogastricus und ilioinguinalis, strahlen die dadurch verursachten Schmerzen nach ventral (!) in die Leistenregion aus (Innervationsgebiete dieser Nerven).

27.2 Topografische Nähe der Niere zu Rumpfwandnerven

a Sicht auf die Nieren in der Ansicht von dorsal, auf der rechten Seite nach Durchtrennung aller Rumpfwandschichten und Entfernung der Capsula adiposa.
b Schmerzhafte Region in der Leistengegend bei Affektion der Nn. iliohypogastricus und ilioinguinalis durch Vergrößerung der rechten Niere.

Quelle: Schünke M, Schulte E, Schumacher U. PROMETHEUS LernAtlas der Anatomie, Innere Organe. Illustrationen von Voll M u. Wesker K. 6. Aufl. Stuttgart: Thieme; 2022

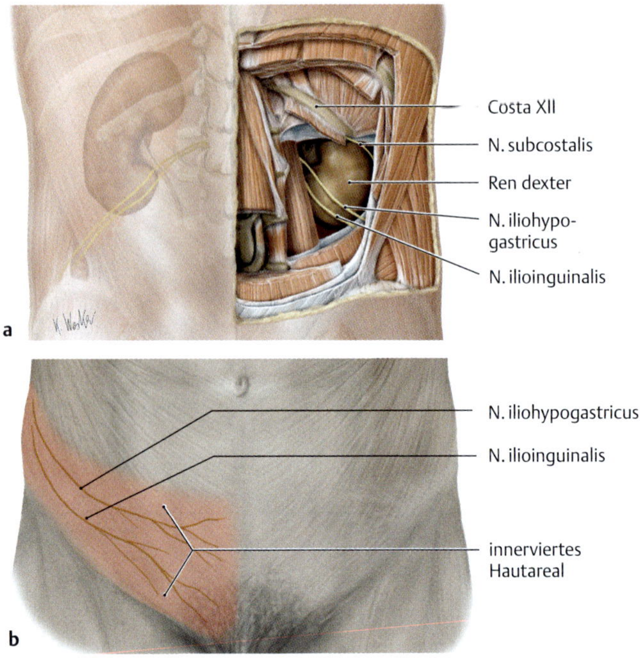

Topografische Beziehungen zu Nachbarorganen und Leitungsbahnen: Auf den beiden oberen Nierenpolen sitzen die **Gll. suprarenales**. Das linke Nierenhilum wird von den Vasa splenica gekreuzt. Beide Nieren werden vom **Recessus costodiaphragmaticus** (S. 555) überlagert. Weitere Beziehungen s. Abb. **27.3**.

Topografische Beziehungen zu Organen und Leitungsbahnen: Die Beziehungen zu Nachbarorganen sind Abb. **27.3** zu entnehmen:

- **Rechte Niere:** Leber, Duodenum, rechte Kolonflexur.
- **Linke Niere:** Magen, Milz, Pankreasschwanz, Colon descendens. A. und V. splenica kreuzen das linke Nierenhilum.

Den beiden oberen Nierenpolen sitzt jeweils eine Nebenniere, **Gl. suprarenalis dextra** und **sinistra**, auf.
In sagittaler Projektion werden beide Nieren vom **Recessus costodiaphragmaticus** (S. 555) überlagert.

Einbau in das Spatium retroperitoneale

Nieren und Nebennieren werden in ihrer Lage durch die **Capsula adiposa** und die **Fascia renalis** stabilisiert (Abb. **27.4**).

Einbau in das Spatium retroperitoneale

Jede Niere wird zusammen mit der ihr aufsitzenden Nebenniere von einer **Fettkapsel** (**Capsula adiposa**) sowie der **Nierenfaszie** (**Fascia renalis**) umschlossen (Abb. **27.4**). Fettkapsel und Faszie gewährleisten zusammen mit den Blutgefäßen die Lage von Niere und Nebenniere im Retroperitonealraum.

Capsula adiposa

Retroperitoneales **Baufett** (S. 60) ist an der Rückfläche und an den Seitenrändern der Niere stark entwickelt. Ventral ist es nur spärlich angelegt.

Capsula adiposa

Das retroperitoneale Fettgewebe ist hinter den Nieren und entlang ihrer Seitenränder stark entwickelt und stabilisiert die Nieren in ihrer Position. An der Facies anterior ist es nur sehr spärlich vorhanden. An der Margo medialis füllt das Fettgewebe im Hilum renale die Lücken zwischen dem Ureter und den Blutgefäßen aus. Bei dem Fettgewebe handelt es sich nicht um Speicherfett, sondern um **Baufett** (S. 60), welches jedoch bei starker Unterernährung ebenfalls abgebaut werden kann.

27.3 Lage und Lagebeziehungen der Nieren

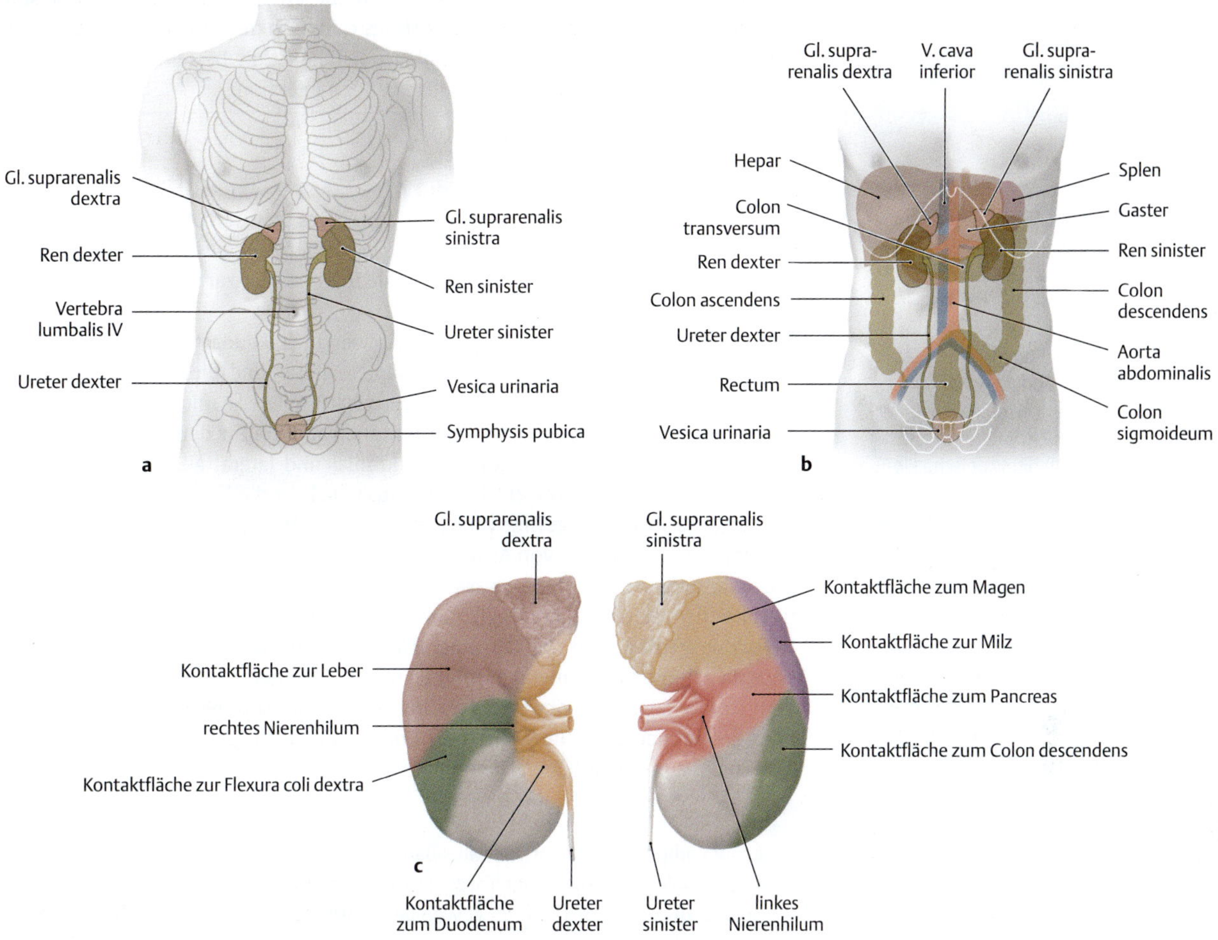

a Projektion der Nieren mit ableitenden Harnwegen auf das Skelett in der Ansicht von ventral.
b Lagebeziehungen der Nieren und ableitenden Harnwege zu Organen des Bauch- und Beckenraums in der Ansicht von ventral.
c Berührungsflächen der Nieren mit Nachbarorganen von ventral.

Quelle: Schünke M, Schulte E, Schumacher U. PROMETHEUS LernAtlas der Anatomie, Innere Organe. Illustrationen von Voll M u. Wesker K. 6. Aufl. Stuttgart: Thieme; 2022

27.4 Einbau der Nieren in das Spatium retroperitoneale

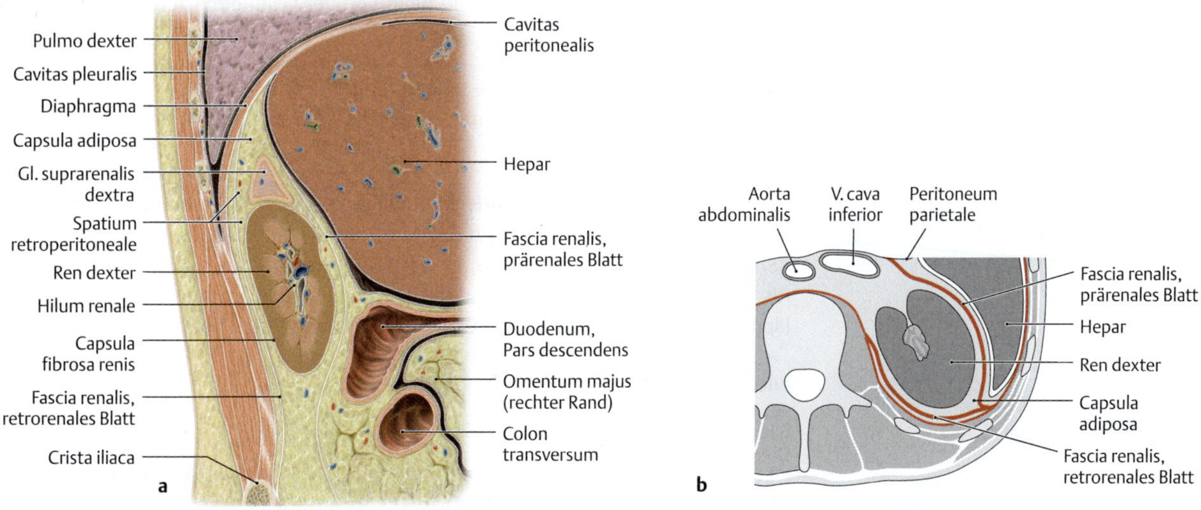

a Rechtes Nierenlager im Sagittalschnitt durch das Hilum renale (Ansicht von rechts)
b und im Horizontalschnitt etwa auf Höhe von LWK I/II (Ansicht von kranial).

Quelle: Schünke M, Schulte E, Schumacher U. PROMETHEUS LernAtlas der Anatomie, Innere Organe. Illustrationen von Voll M u. Wesker K. 6. Aufl. Stuttgart: Thieme; 2022

► Klinik.

► Klinik. Wird die Nierenfettkapsel abgebaut, sind die Gefäße allein nicht mehr in der Lage, die Niere zu stabilisieren. Wenn die Niere dann nach kaudal sinkt (sog. **Senkniere**), wird der Abfluss des Harns durch Abknickung des Harnleiters als Verbindung zwischen Niere und Harnblase behindert. Es besteht das Risiko eines Harnstaus und einer im Harnleiter aufsteigenden Infektion.

Fascia renalis

Vor und hinter der Niere liegen ein zartes prä- und ein derbes retrorenales Blatt der bindegewebigen Fascia renalis. Die Faszienblätter ziehen kranial bis zum Zwerchfell, medial zur Wirbelsäule, kaudal bis zum Beckenkamm. Der Fasziensack ist lateral und kranial geschlossen, medial und kaudal aber geöffnet. Der **Fasziensack** ist atemverschieblich; innerhalb der Capsula adiposa ist die Niere selbst gering beweglich. Die architektonische Einheit aus Niere, Capsula adiposa und Fascia renalis wird häufig unter dem Begriff **„Nierenlager"** zusammengefasst.

Fascia renalis

Vor und hinter der Niere findet man ein prärenales bzw. retrorenales Blatt der sog. **Nierenfaszie** (**Fascia renalis**), welche aus einer Verdichtung des retroperitoneal gelegenen Bindegewebes entsteht. Das prärenale Blatt ist sehr zart, das retrorenale Blatt dagegen kräftig ausgeprägt.

Beide Faszienblätter erreichen kranial das Zwerchfell, kaudal ziehen sie bis an den Darmbeinkamm, medial bis zur Wirbelsäule. Lateral sind die beiden Blätter miteinander verwachsen; das dorsale Blatt verwächst teilweise mit der Psoasfaszie. Der so entstehende **Fasziensack** ist kaudal und medial offen für den Zutritt von Ureter, Gefäßen und Nerven am **Hilum renale**, kranial und lateral aber geschlossen. Der ganze Fasziensack ist atemverschieblich, zusätzlich ist die Niere innerhalb der Capsula adiposa ihrerseits gering verschieblich. Diese Verhältnisse bedingen, dass die Nierenposition abhängig von Atmung und Körperlage ist.

Die architektonische Einheit aus Niere, Capsula adiposa und Fascia renalis wird häufig unter dem Begriff „Nierenlager" zusammengefasst.

Die Capsula adiposa liegt definitionsgemäß innerhalb des Fasziensacks. Zwischen dem retrorenalen Nierenfaszienblatt und der Fascia transversalis liegt das Corpus adiposum pararenale.

Definitionsgemäß wird nur der *innerhalb* des Fasziensacks liegende Fettkörper als Capsula adiposa bezeichnet. Ein zweiter, deutlich kleinerer Fettkörper, der zwischen dem retrorenalen Blatt der Fascia renalis und der Fascia transversalis (somit außerhalb des Fasziensacks) liegt, wird als Corpus adiposum pararenale bezeichnet. Er zählt nicht zum eigentlichen Nierenlager.

► Merke.

► Merke.

- **Capsula adiposa**: retroperitoneales Baufett um Niere und Nebenniere.
- **Fascia renalis**: zweiblätterige Faszie zur Begrenzung der Capsula adiposa.
- **Capsula fibrosa** (**renis**): bindegewebige Kapsel als äußerste „Schicht" der Niere (siehe nächster Abschnitt).

27.2.3 Aufbau und morphologische Gliederung der Niere

Eine derbe **Capsula fibrosa** umgibt die Niere.

27.2.3 Aufbau und morphologische Gliederung der Niere

Die Niere wird vollständig von einer festen bindegewebigen Kapsel, der **Capsula fibrosa** (**renis**), überzogen. Diese Kapsel lässt sich von der Niere leicht abziehen. Unter der Capsula fibrosa liegt eine zarte **Capsula subfibrosa**, die sich in das Fasergerüst des Nierenparenchyms fortsetzt und nicht von der gesunden Niere abgezogen werden kann.

► Klinik.

► Klinik. Die Capsula fibrosa ist schmerzempfindlich. Krankheitsbedingte Nierenschwellungen (z. B. bei Entzündung = **Nephritis**) führen in der kaum dehnbaren Kapsel zu starken Schmerzen.

Die Niere besteht aus **Nierenmark** und **Nierenrinde** (Abb. **27.5**). Darin integrierte morphologische Einheiten sind **Nierenlappen** und **-läppchen**.

Die Niere besteht aus **Nierenmark** (Medulla renalis) und **Nierenrinde** (Cortex renalis, Abb. **27.5**). Diesen makroskopisch deutlich unterscheidbaren Zonen liegt die Anordnung der funktionellen Baueinheiten der Niere, das sog. Nephron (S. 756), zugrunde. Als morphologische Einheiten finden sich **Nierenlappen** (Lobus renalis) und **Nierenläppchen** (Lobulus renalis), die jeweils aus Mark und Rinde bestehen.

Nierenmark und -rinde

Nierenmark (Medulla renalis)

Es besteht aus ca. 14 **Pyramides renales**, welche parallele Kanälchen (S. 757) enthalten. Man unterscheidet **Innen-** und **Außenzone** sowie bei letzterer **Außen-** und **Innenstreifen**.

Nierenmark und -rinde

Nierenmark (Medulla renalis)

Das Nierenmark besteht aus ca. 14 kegelförmigen Pyramiden, **Pyramides renales**. Da Pyramiden annähernd parallel verlaufende Kanälchen (S. 757) enthalten, weisen sie eine feine Längsstreifung auf. Auch die im Längsschnitt erkennbaren Zonen und Streifen jeder Pyramide sind durch die Anordnung verschiedener Abschnitte der Nierenkanälchen bedingt: Man unterscheidet eine **hellere Innen-** von einer **dunk-**

27.5 Innenstruktur der Niere

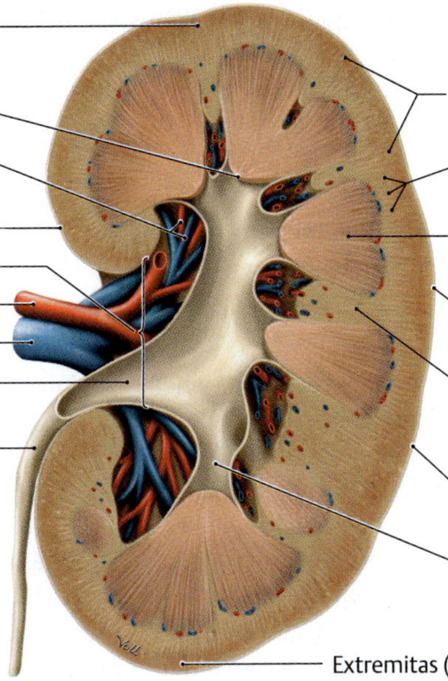

Frontal halbierte rechte Niere in der Ansicht von dorsal.

Quelle: Schünke M, Schulte E, Schumacher U. PROMETHEUS LernAtlas der Anatomie, Innere Organe. Illustrationen von Voll M u. Wesker K. 6. Aufl. Stuttgart: Thieme; 2022

leren Außenzone, wobei Letztere nochmals in **Außen-** und **Innenstreifen** unterteilt wird.

Die Pyramiden weisen mit ihrer konvexen Basis zur Nierenkapsel, während ihre Spitzen (**Papillae renales**) in das Nierenbecken hineinragen.

Die Papille ist kegelförmig und trägt zahlreiche Öffnungen, die sog. **Foramina papillaria**. Diese stellen die Mündungen kleiner Gänge, der **Ductus papillares**, dar, durch die der Harn in das Nierenbecken abfließt. Aufgrund der zahlreichen Foramina ist die Papilla renalis wie ein Sieb gelocht, weshalb sie auch **Area cribrosa** genannt wird.

Die Pyramidenbasis weist kapselwärts. Die Pyramidenspitzen (**Papillae renales**) ragen in das Nierenbecken und tragen Öffnungen. Durch diese **Foramina papillaria** leiten die **Ductus papillares** den Harn in das Nierenbecken.

Nierenrinde (Cortex renalis)

Die Rindensubstanz umgibt die Pyramiden bis auf die Papille nahezu vollständig: Sie liegt sowohl zwischen der Pyramidenbasis und der Capsula fibrosa als auch zwischen den Seitenflächen der Markpyramiden, wo sie bis an das Hilum renale reicht. Daher hat die zwischen den Pyramiden liegende Rindensubstanz auf einem Längsschnitt durch eine Niere die Form von Säulen, **Columnae renales**.

Von der Basis der Pyramiden ziehen Ausläufer des Nierenmarks, die sog. **Markstrahlen** (**Radii medullares**), kapselwärts in die Rinde hinein.

Rindenbereiche zwischen den Markstrahlen bilden das sog. **Rindenlabyrinth** (**Labyrinthus corticis**).

Nierenrinde (Cortex renalis)

Sie umgibt die Pyramiden mit Ausnahme der Papille. Die zwischen den Pyramiden liegenden Rindenabschnitte ähneln im Nierenlängsschnitt Säulen (**Columnae renales**).

Markstrahlen (**Radii medullares**) ziehen als Ausläufer der Pyramidenbasis kapselwärts in die Rinde. Rinde zwischen den Markstrahlen wird als Rindenlabyrinth (**Labyrinthus corticis**) bezeichnet.

Nierenlappen und -läppchen

Unter morphologischen Gesichtspunkten betrachtet man die Markpyramide und ihren Rindenmantel als eine Einheit, den sog. **Nierenlappen** (**Lobus renalis** oder **Renculus**). Alle Lobi renales umgeben als keilförmige Bausteine den Sinus renalis.

Als **Nierenläppchen** (**Lobulus corticalis**) bezeichnet man die morphologische Einheit aus Markstrahl und umgebendem Rindenlabyrinth. Das Läppchen ist morphologisch schwer abgrenzbar. Die Grenze liegt an gedachten Linien zwischen den Aa. interlobares.

Nierenlappen und -läppchen

Der Nierenlappen (**Lobus renalis**) besteht aus Markpyramide und Rindenmantel und stellt eine größere morphologische Einheit dar. Das Nierenläppchen (**Lobulus corticalis**) ist die morphologische Einheit aus Markstrahl und umgebendem Rindenlabyrinth.

► Merke.

- **Lobus renalis** (Nierenlappen; syn. Renculus) = Markpyramide + Rindenmantel
- **Lobulus corticalis** (Nierenläppchen) = Markstrahl + Rindenlabyrinth

► Merke.

27.2.4 Feinbau und funktionelle Gliederung der Niere

Drei Strukturkomplexe gewährleisten die Nierenfunktion (S. 750):
- **Nephron** (s. u.) zusammen mit den
- **intrarenalen Blutgefäßen** (S. 762) sichern Harnproduktion und -konzentration,
- der **juxtaglomeruläre Apparat** (S. 759) die Autoregulation.

27.2.4 Feinbau und funktionelle Gliederung der Niere

Die Hauptfunktionen der Niere (S. 750) werden durch drei Strukturkomplexe gewährleistet:
- Das **Nephron** (s. u.) ist die kleinste Funktionseinheit der Niere – hier finden Produktion und Konzentrierung des Harns statt. An diesen Prozessen sind die
- **intrarenalen Blutgefäße** (S. 762) durch ihre spezielle Anordnung maßgeblich beteiligt.
- Der **juxtaglomeruläre Apparat** (S. 759) steht im Dienste der Autoregulation des Blutdrucks innerhalb der Niere.

Nephron

Funktionelle Baueinheit der Niere ist das Nephron (pro Niere 1–1,4 Millionen Nephrone). Es besteht aus:
- Nierenkörperchen (**Corpusculum renale**) und
- Nierenkanälchen (**Tubulus renalis**) mit mehreren Abschnitten.

Nach Lage der Anfangs- und Endabschnitte unterscheidet man **juxtamedulläre** (in den Columnae renales) von **oberflächennah** gelegenen Nephronen (S. 759).

Nephron

Das Nephron ist die grundlegende funktionelle Baueinheit der Niere. Jede Niere enthält ca. 1–1,4 Millionen Nephrone.
Ein Nephron hat folgende Bestandteile:
- Nierenkörperchen (**Corpusculum renale**) und
- Nierenkanälchen (**Tubulus renalis**). Dieser Tubulus („Schlauch") wird in mehrere sich funktionell und morphologisch voneinander unterscheidende Abschnitte unterteilt, von denen jeder wiederum als Tubulus bezeichnet wird (S. 757).

Je nach Lage des Anfangs- und Endabschnitts eines Nephrons unterscheidet man zwei Populationen: Als **juxtamedulläre Nephrone** bezeichnet man die in den Columnae renales zwischen den Markpyramiden liegenden Nephrone, während die anderen **näher der Organoberfläche** (kapselwärts) liegen. Diese Unterscheidung ist für die Anordnung einzelner Tubulusabschnitte von Bedeutung, s. Exkurs Henle-Schleife (S. 759).

Nierenkörperchen (Corpusculum renale)

Es besteht aus Kapillarknäuel (**Glomerulus**) und Bowman-Kapsel (**Capsula glomerularis**, Abb. **27.6**).
Glomerulus: Er besteht aus parallelen Kapillarschlingen. Eine **Arteriola glomerularis afferens** (Blutzufuhr) und eine **Arteriola glomerularis efferens** (Abfluss) liegen dicht zusammen und bilden den Gefäßpol.

Nierenkörperchen (Corpusculum renale)

Das Nierenkörperchen (Abb. **27.6**) besteht aus einem Kapillarknäuel (**Glomerulus**) und einer zarten Kapsel (**Capsula glomerularis = Bowman-Kapsel**).
Glomerulus: Der Glomerulus ist ein komplexes Knäuel aus 30–40 parallel geschalteten **kapillären Schlingen**. Die **Blutzufuhr** in den Glomerulus erfolgt über eine **Arteriola glomerularis afferens**. Das Blut verlässt das Kapillarknäuel mit fast unverändertem Sauerstoffgehalt über eine **Arteriola glomerularis efferens**. Die beiden Arteriolen liegen am Glomerulus dicht zusammen und bilden den Gefäßpol des Nierenkörperchens.

27.6 Nierenkörperchen (Corpusculum renale)

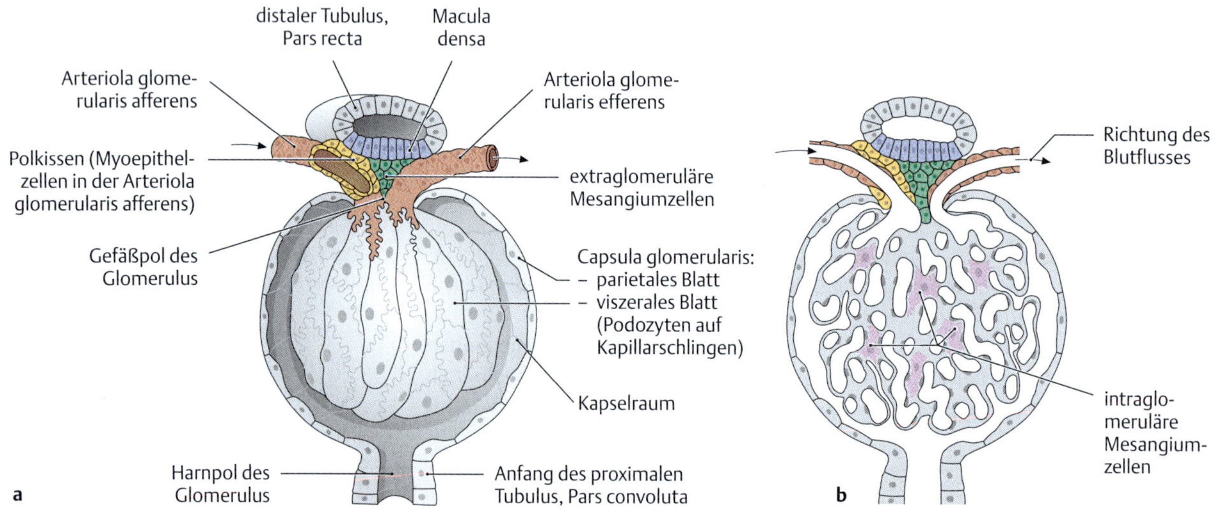

a Darstellung nach Auftrennung der Bowman-Kapsel
b und Schnitt durch das Kapillarknäuel.

Quelle: Schünke M, Schulte E, Schumacher U. PROMETHEUS LernAtlas der Anatomie, Innere Organe. Illustrationen von Voll M u. Wesker K. 6. Aufl. Stuttgart: Thieme; 2022

Capsula glomerularis (Bowman-Kapsel): Diese zarte Kapsel umhüllt den Glomerulus mit je einem viszeralen und parietalen Blatt. Das viszerale Blatt liegt den glomerulären Kapillarschlingen direkt auf, das parietale Blatt grenzt das Nierenkörperchen gegen das umgebende Gewebe ab. Zwischen den beiden Blättern der Kapsel liegt ein Spalt, in welchen der **Primärharn als Ultrafiltrat des Blutplasmas** abgegeben wird. Die Kapsel ist am Harnpol, der dem Gefäßpol gegenüberliegt, in das System der Nierenkanälchen geöffnet.

Die Wand der glomerulären Kapillarschlingen besteht aus einem **fenestrierten Endothel** (ohne Diaphragmen!) und einer dicken **Basalmembran**, welche den Durchtritt von Plasmabestandteilen mit einem Molekulargewicht über 70 000 Da verhindert („größenselektiver Filter“).

Die **Basalmembran** (S. 58) lässt ultrastrukturell drei Schichten erkennen und enthält neben Kollagen Typ IV vor allem Laminin, Fibronektin und Heparansulfat.

Capsula glomerularis (Bowman-Kapsel): Sie umhüllt den Glomerulus. Ein viszerales Blatt liegt auf den Kapillaren, ein parietales Blatt grenzt zur Umgebung ab. Zwischen den Blättern liegt ein Spalt. Die Kapsel ist am Harnpol in das System der Nierenkanälchen geöffnet. Die glomerulären Kapillarschlingen zeigen ein **fenestriertes Endothel** (ohne Diaphragmen!) und eine dicke **Basalmembran** (S. 58) mit Kollagen Typ IV.

► Klinik. Bei einer bestimmten Art von entzündlichen Nierenerkrankungen, den **Glomerulonephritiden**, bildet der Organismus Antikörper gegen Bestandteile der glomerulären Basalmembran. Dies kann zu einem Versagen der Filtrationsfunktion führen, das u. a. mit Blut- und Eiweißverlusten über die Niere einhergeht und bei starker Ausprägung klinisch durch Ödembildung gekennzeichnet ist. Ein seltenes, aber interessantes Beispiel ist das **Goodpasture-Syndrom**, bei dem neben der renalen auch die alveoläre Basalmembran betroffen ist und es daher neben den genannten Symptomen auch zu pulmonalen Problemen (Hämoptysen = „Bluthusten“) kommt.

► Klinik.

Die Basalmembran ist kapselwärts von verzweigten Deckzellen überzogen, die das viszerale Blatt der Capsula glomerularis bilden.

Diese als **Podozyten** (= Füßchenzellen) bezeichneten Zellen tragen zahlreiche Fortsätze, welche einen lückenhaften Überzug der Basalmembran bilden. Zwischen den Fortsätzen liegen unterschiedlich weite Schlitze, die durch eine dünne **Schlitzmembran** verschlossen sind. Diesen Schlitzen und ihren Membranen wird eine Filterfunktion zugeschrieben. Podozyten bilden laufend neues Basalmembranmaterial nach. Zum Harnraum hin trägt die Podozytenmembran eine Glykokalyx.

Die Basalmembran wird von **Podozyten** (= viszerales Blatt der Kapsel) bedeckt. Zwischen den Fortsätzen der Podozyten sind membranbedeckte **Schlitze** (Filterfunktion). Podozyten bilden Basalmembranmaterial nach und tragen harnraumwärts eine Glykokalyx.

► Merke. Das Harnfiltersystem der Niere wird gebildet durch
- fenestriertes Endothel der Kapillarschlingen,
- Basalmembran der Kapillarschlingen und
- Podozyten als Deckzellen der Basalmembran.

► Merke.

Zwischen benachbarten Kapillarschlingen eines Glomerulus liegen – von der Basalmembran mit eingeschlossen – sog. **Mesangiumzellen**. Diese ebenfalls fortsatzreichen Zellen sind phagozytosefähig und können Basalmembranmaterial abbauen. Die innerhalb des Glomerulus liegenden Mesangiumzellen werden als intraglomeruläres Mesangium dem extraglomerulären Mesangium gegenübergestellt.

Zwischen den Kapillarschlingen liegen intraglomeruläre Mesangiumzellen, die durch Phagozytose Basalmembran abbauen.

Das parietale Blatt der Capsula glomerulosa besteht aus einem einschichtigen Plattenepithel, welches am Harnpol in das anschließende Tubulusepithel übergeht.

Das parietale Kapselblatt hat ein einschichtiges Plattenepithel.

Nierenkanälchen (Tubulus renalis)

Das Nierenkanälchen (Tubulussystem) übernimmt am Harnpol des Glomerulus den Primärharn, konzentriert ihn auf ca. 1 % seines Volumens und ändert seine chemische Zusammensetzung.

Das Nierenkanälchen ist von einem einschichtigen Epithel ausgekleidet, welches zu umfangreichen Transportleistungen in der Lage ist. Aufgrund morphologischer Kriterien lässt sich jedes Nierenkanälchen in mehrere Abschnitte unterteilen (Abb. **27.7**):

proximaler Tubulus – Intermediärtubulus – distaler Tubulus – Verbindungstubulus.

Deren Länge und Anordnung differiert zwischen juxtamedullären (s. o.) und weiter kapselwärts gelegenen Nephronen, s. Exkurs Henle-Schleife (S. 759).

Am Harnpol beginnt der **proximale Tubulus** (**Hauptstück**), der einen gewundenen Teil (**Pars convoluta proximalis**) und einen gestreckten Teil (**Pars recta proximalis**) aufweist.

Nierenkanälchen (Tubulus renalis)

Das Nierenkanälchen übernimmt am Harnpol den Primärharn, konzentriert und modifiziert ihn.

Das Nierenkanälchen trägt ein einschichtiges Epithel. Man unterscheidet morphologisch (Abb. **27.7**): **proximaler Tubulus – Intermediärtubulus – distaler Tubulus – Verbindungstubulus**. Die jeweilige Länge hängt von der Lage des einzelnen Nephrons ab (S. 759).

Proximaler Tubulus mit Pars convoluta (beginnt am Harnpol) und Pars recta.

27.7

27.7 **Bau des Nephrons**

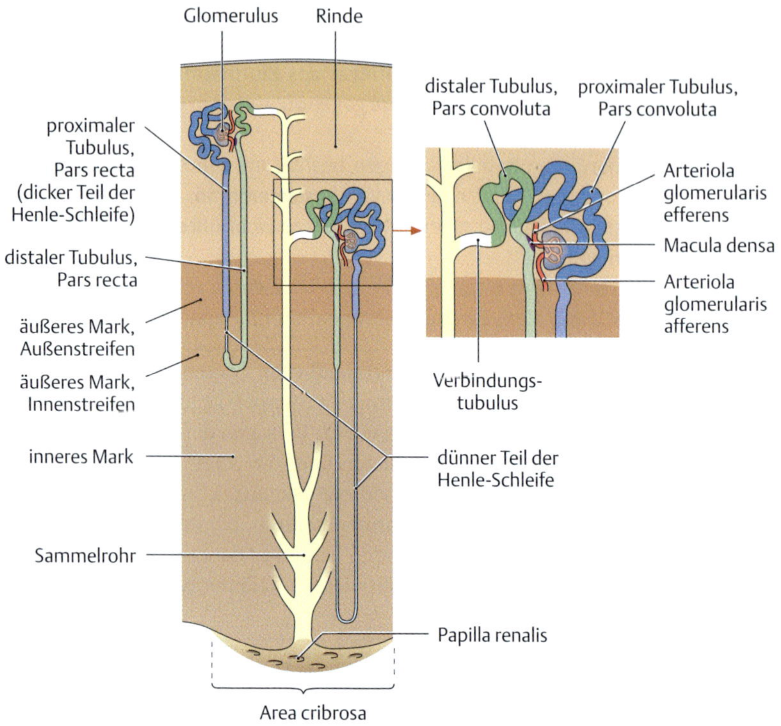

Dargestellt ist jeweils ein juxtamedulläres Nephron (rechts im Bild) sowie ein weiter kapselwärts gelegenes Nephron (links). Sie unterscheiden sich in der Länge ihrer Henle-Schleife (S. 759).

Quelle: Schünke M, Schulte E, Schumacher U. PROMETHEUS LernAtlas der Anatomie, Innere Organe. Illustrationen von Voll M u. Wesker K. 6. Aufl. Stuttgart: Thieme; 2022

Intermediärtubulus (mit Pars ascendens und Pars descendens außer bei den kapselwärts gelegenen Nephronen.
Distaler Tubulus mit Pars recta und Pars convoluta mündet in den **Verbindungstubulus**. Mehrere Verbindungstubuli münden in ein **Sammelrohr**.

Der folgende **intermediäre Tubulus** (**Überleitungsstück**) zeigt – außer bei den kapselwärts gelegenen Nephronen – eine **Pars descendens** und eine **Pars ascendens** und geht dann in den **distalen Tubulus** über.
Letzterer besitzt wiederum einen gestreckten (**Pars recta distalis**) und einen gewundenen Teil (**Pars convoluta distalis**).
Der distale Tubulus mündet in den **Tubulus reuniens** (**Verbindungstubulus**). Mehrere Verbindungstubuli münden schließlich in ein **Sammelrohr**.
In der Physiologie werden die gewundenen Abschnitte häufig als proximales und distales Konvolut bezeichnet. In Anlehnung an die offizielle Terminologie in der Histologie wird im Intermediärtubulus die ***Pars*** (ascendens bzw. descendens) oft auch als ***Crus*** (ascendens bzw. descendens) bezeichnet.

► Merke.

► Merke. Alle gewundenen Tubulusabschnitte und die Nierenkörperchen liegen im Rindenlabyrinth, die geraden Abschnitte (inkl. Sammelrohre) dagegen im Nierenmark und in den Markstrahlen. Die Markstrahlen gehören zwar „topografisch" innerhalb der Niere zur Rinde; der histologische Aufbau entspricht aber dem des Marks.

Funktionelle Charakteristika der Tubulusabschnitte:

- **Proximaler Tubulus:** azidophiles isoprismatisches Epithel mit Tight Junctions (S. 43), Bürstensaum (S. 41) und **basalem Labyrinth** (Einfaltungen der Zellmembran mit säulenartig angeordneten Mitochondrien). Hier findet Resorption von Wasser (⅔ des Primärharns), Glukose, Aminosäuren und Salzen sowie die Sekretion harnpflichtiger Stoffe statt.

Die **einzelnen Tubulusabschnitte** haben neben morphologischen auch funktionelle Charakteristika:

- **Proximaler Tubulus:** Ausgekleidet ist der proximale Tubulus mit einem azidophilen isoprismatischen Epithel mit Tight Junctions (S. 43), welches lumenwärts einen hohen Bürstensaum (S. 41) und an der Basis ein sog. basales Labyrinth erkennen lässt. Beim **basalen Labyrinth** handelt es sich um Einfaltungen der Zellmembran mit säulenartig angeordneten Mitochondrien. Der Bürstensaum trägt eine PAS-positive Glykokalix.
  Im proximalen Tubulus werden zahlreiche Substanzen des Primärharns rückresorbiert (Glukose, Aminosäuren, Natrium-/Kalium-/Phosphat- und Chlorid-Ionen, Harnsäure, Wasser). Ebenso ist eine aktive Sekretion harnpflichtiger Stoffe mög-

lich. Bei hoher Wasserpermeabilität werden hier ⅔ des Primärharns rückresorbiert.

- Der **intermediäre Tubulus** – das Überleitungsstück – weist ein sehr flaches Epithel ohne Bürstensaum auf. Das Überleitungsstück bildet den **dünnen Teil der sog. Henle-Schleife** (s. u.).
- **Distaler Tubulus:** Morphologisch ist das Epithel (mit Tight Junctions) dem des proximalen Tubulus ähnlich, trägt zwar keinen Bürstensaum, aber ebenfalls ein basales Labyrinth. Die Pars convoluta des distalen Tubulus ist zur Resorption von Natrium- und Chlorid-Ionen befähigt. Die Wasserpermeabilität ist geringer als im proximalen Tubulus. In der Pars recta befindet sich in der apikalen Membran ein Na^+-K^+-$2Cl^-$-Kotransporter (hemmbar durch das Diuretikum Furosemid).
- **Verbindungstubulus:** Der Verbindungstubulus ist der Endabschnitt eines Nephrons. Sein Epithel ähnelt dem Epithel des Sammelrohres, in das er übergeht.
- **Sammelrohr:** Sammelrohre entstehen aus der Ureterknospe und liegen hauptsächlich in den Markpyramiden (S. 754). Ihr einschichtiges Epithel besteht aus hellen **Hauptzellen** und dunkleren **Schaltzellen** (**aktiver Transport von H^+-Ionen**). Sammelrohre münden in die Ductus papillares, wo das Epithel in das der Nierenpapille übergeht. In den Sammelrohren erfolgt nochmals eine Wasserresorption und somit Harnkonzentrierung. Die Wasserrückresorption wird durch das hypothalamische Hormon ADH (antidiuretisches Hormon = Vasopressin) gefördert (ADH-sensible Wasserpermeabilität der Hauptzellen). Ein Sammelrohr erfasst ca. 10 Nephrone.

- **Intermediärtubulus:** Dieser **dünne Teil der Henle-Schleife** (s. u.) weist ein flaches Epithel ohne Bürstensaum auf.
- **Distaler Tubulus:** Das Epithel (mit Tight Junctions) zeigt keinen Bürstensaum, aber ein basales Labyrinth.
  Bei geringerer Wasserpermeabilität findet hier die Resorption von Na^+- und Cl^--Ionen statt.
- **Verbindungstubulus:** Endabschnitt des Nephrons.
- **Sammelrohre:** Sie liegen vor allem in den Markpyramiden (S. 754), haben ein einschichtiges Epithel (**Haupt-** und **Schaltzellen**) und münden in die Ductus papillares. Sammelrohre leisten eine ADH-gesteuerte Wasserrückresorption (über Hauptzellen).

▸ Klinik. Beim **Diabetes insipidus** (= „unstillbarer Wasserdurchfluss") kommt es zu einer erhöhten Urinausscheidung (**Polyurie**) mangels Wasserrückresorption im Sammelrohr. Betroffene verspüren u. a. nächtlichen Harndrang (**Nykturie**).
Von der zentralen Form, sog. **Diabetes insipidus centralis** (S. 1245), bei der nicht genügend funktionell wirksames ADH im Hypothalamus gebildet wird, unterscheidet man die renale Form (Diabetes insipidus **renalis**), die angeboren oder sekundär durch eine Nierenerkrankung hervorgerufen ist. Hier trägt das Sammelrohrepithel keinen oder einen funktionell unwirksamen ADH-Rezeptor bei hypothalamisch normaler ADH-Produktion. Ein Therapieversuch kann mit bestimmten diuresefördernden Medikamenten (Thiazid-Diuretika) unternommen werden, wobei der Mechanismus dieser scheinbar paradoxen Wirkung bisher ungeklärt ist.

▸ Klinik.

▸ Exkurs: Henle-Schleife (Ansa nephroni). Die Henle-Schleife ist ein gestreckter, **haarnadelförmiger Tubulusabschnitt**, der grundsätzlich einen zum Mark absteigenden und dann wieder zur Rinde aufsteigenden Schenkel hat. Sie besteht aus einem dicken und einem dünnen Teil. Der dünne Teil wird durch den intermediären Tubulus dargestellt, der dicke Teil besteht aus den geraden Abschnitten des proximalen und distalen Tubulus. Durch die parallele Lagerung von ab- und aufsteigendem Schenkel kann die Henle-Schleife einen **osmotischen Gradienten** aufbauen (**Gegenstromprinzip**; s. Lehrbücher der Physiologie). Sie ist deshalb von zentraler Bedeutung für die **Rückresorption von Wasser und somit für die Harnkonzentrierung**.
Morphologisch unterscheidet man zwei Typen von Henle-Schleifen:

- **Lange Schleifen** gehören zu juxtamedullären Nephronen; der Schleifenpol wird vom Intermediärtubulus gebildet.
- **Kurze Schleifen** gehören zu weiter kapselwärts gelegenen Nephronen; die Pars recta des Tubulus distalis bildet den Schleifenpol. Bei einer kleineren Nephronpopulation biegen die kurzen Schleifen schon in den Markstrahlen um.

▸ Exkurs: Henle-Schleife (Ansa nephroni).

Juxtaglomerulärer Apparat

Unter dem Begriff „juxtaglomerulärer Apparat" werden mehrere Strukturen zusammengefasst, deren einheitliches Funktionsmerkmal die **Autoregulation** des Blutdrucks in der Niere ist. Die Niere kann selbst auf Schwankungen des systemischen Blutdrucks kompensatorisch reagieren und so innerhalb gewisser Grenzen eine „niereninterne" Blutdruckkonstanz garantieren. Der juxtaglomeruläre Apparat (Abb. **27.6**) umfasst:

- **Polkissen**,
- **Macula densa** und
- **extraglomeruläre Mesangiumzellen**.

Juxtaglomerulärer Apparat

Er dient der **Autoregulation** der Niere und besteht aus (Abb. **27.6**):

- **Polkissen**,
- **Macula densa** und
- **extraglomerulären Mesangiumzellen**.

Polkissen

Epitheloide **Myoepithelzellen** in der Media der **Arteriola glomerularis afferens** (S. 762) bilden das Polkissen.

Das Myoepithel enthält das Enzym **Renin**, das über das Angiotensin-Aldosteron-System auf Blutdruck und Natriumhaushalt wirkt.

▶ Exkurs: Renin-Angiotensin-Aldosteron-System (RAAS).

Polkissen

In der **Arteriola glomerularis afferens** (S. 762), dicht vor der Aufzweigung in die glomerulären Schlingen, ersetzen große basophile Zellen – die **epitheloiden glatten Muskelzellen** – die eigentlichen Muskelzellen der Tunica media. Sie bilden das Polkissen.
Diese Myoepithelzellen enthalten Sekretgranula mit dem Enzym (Protease) **Renin**. Renin beeinflusst über das sog. Renin-Angiotensin-Aldosteron-System den systemischen Blutdruck und den Natriumhaushalt der Niere.

▶ Exkurs: Renin-Angiotensin-Aldosteron-System (RAAS). Als Protease kann Renin nach Sekretion aus den Myoepithelzellen das in der Leber produzierte und im Blut zirkulierende **Angiotensinogen** zu Angiotensin I spalten. **Angiotensin I** seinerseits wird durch das **Angiotensin-Converting-Enzyme** (**ACE**, lokalisiert auf der luminalen Oberfläche von Gefäßendothelzellen) zu Angiotensin II gespalten. **Angiotensin II** wirkt vasokonstriktorisch (gefäßverengend) und steigert die **Aldosteron-Sekretion** der Nebennierenrinde (S. 779), was zu verstärkter Na^+-(und in der Konsequenz Wasser-)Rückresorption führt. Beide Mechanismen **erhöhen den systemischen Blutdruck**. Klinisch kann das Enzym durch ACE-Hemmer wie Captopril in seiner Wirkung blockiert werden, was man therapeutisch zur Behandlung des erhöhten Blutdrucks nutzt.

Macula densa

Die besonders dicht gelagerten Epithelzellen in der Pars recta des Tubulus distalis grenzen direkt an das extraglomeruläre Mesangium und dienen der **Bestimmung** der intratubulären **Natriumkonzentration**.

Macula densa

Die Pars recta des Tubulus distalis legt sich zwischen Arteriola glomerularis afferens und efferens unmittelbar dem Nierenkörperchen an. An der „Macula densa" genannten Berührungsstelle sind die Epithelzellen schlanker, die Kerne liegen dichter beieinander.
Die Macula densa, die direkt an das extraglomeruläre Mesangium grenzt, dient der **Bestimmung der Natriumkonzentration** im tubulären Harn.

Extraglomeruläre Mesangiumzellen

Zwischen Macula densa und Arteriolengabel liegen modifizierte glatte Muskelzellen in direkter Verbindung mit der Arteriola glomerularis afferens zur **Regulation der Nierendurchblutung**.

Extraglomeruläre Mesangiumzellen

Zwischen der Macula densa und der Arteriolengabel liegen modifizierte glatte Muskelzellen, die mit der Arteriola glomerularis afferens in direkter Verbindung stehen. Sie dienen der **Regulation der Nierendurchblutung**. Diese modifizierten Muskelzellen werden auch als **Goormaghtigh-Zellen** bezeichnet.

Interstitium

Im spärlichen Interstitium findet man Fibroblasten, Makrophagen und präkollagene und retikuläre Fasern.

Interstitium

Das interstitielle Bindegewebe der Niere ist sehr spärlich ausgebildet, da zwischen den Tubuli und den Kapillaren nur wenig Raum bleibt. Fibroblasten und Makrophagen bilden die größte interstitielle Zellpopulation, in den interstitiellen Räumen findet man zarte präkollagene und retikuläre Fasern.

27.2.5 Gefäße und Innervation der Niere

Nierengefäße

▶ Merke.

27.2.5 Gefäße und Innervation der Niere

Nierengefäße

▶ Merke. Mit einem mittleren Blutfluss von insgesamt 1200 ml pro Minute gehören die Nieren zu den am stärksten durchbluteten Organen des Körpers. Dem zugrunde liegt die spezielle **„Doppelfunktion" der Nierenarterien** als **Vasa privata** und **Vasa publica** (S. 140), s. auch Nierenarterien (S. 760).

Die mittlere Durchblutung beider Nieren zusammen beträgt ca. 1200 ml pro Minute (ca. 25 % des Herzminutenvolumens).

Zu- und abführende Gefäße sind die Vasa renalia (Abb. **27.8**). Die intrarenale Gefäßanordnung bestimmt maßgeblich die Organfunktion.

Obwohl sie mit einem Gesamtgewicht von 300 g nur ca. 0,4 % des durchschnittlichen Körpergewichts eines Erwachsenen von 70 kg erreichen, haben sie einen Anteil von fast 25 % am Herzminutenvolumen in Ruhe (5 l/min).
Das arterielle Blut fließt jeder der beiden Nieren über eine A. renalis zu und über eine gleichnamige Vene wieder ab (Abb. **27.8**). Die intrarenale Anordnung der Gefäße spielt für die Organfunktion eine wesentliche Rolle.

Nierenarterien

Nierenarterien sind gleichzeitig **Vasa privata** (Nierenstoffwechsel) und **Vasa publica** (Klär- und Regulationsfunktion). Je eine **A. renalis sinistra** und **dextra** entspringen **in Höhe LWK II** aus der Aorta abdominalis.

Nierenarterien

Die Nierenarterien sichern einerseits als **Vasa privata** die für den Nierenstoffwechsel erforderliche Substrat- und Sauerstoffzufuhr. Sie stellen aber andererseits als **Vasa publica** auch das Blut für die Klär- und Regulationsfunktion der Nieren zur Verfügung. Während bei Lunge und Leber auf der Zuflussseite Vas privatum und Vas publicum als getrennte Gefäße verlaufen, sind die Nierenarterien gleichzeitig Vasa publica und Vasa privata (Ähnliches trifft auf Hypophysenarterien zu).

27.8 Blutgefäße der Nieren

27.8

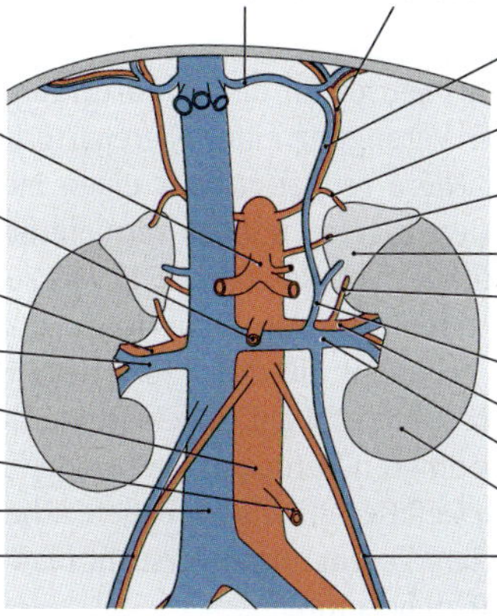

In der schematischen Ansicht von ventral ist der Abstand der rechten Niere mit Nebenniere zur V. cava inferior gegenüber der physiologischen Situation etwas vergrößert, um die Gefäßsituation übersichtlicher darzustellen.

Quelle: Schünke M, Schulte E, Schumacher U. PROMETHEUS LernAtlas der Anatomie, Innere Organe. Illustrationen von Voll M u. Wesker K. 6. Aufl. Stuttgart: Thieme; 2022

Die Nieren erhalten ihren Blutzufluss durch eine **A. renalis sinistra** bzw. **dextra**. Beide Nierenarterien entspringen **in Höhe LWK II** aus der Aorta abdominalis (die rechte oft etwas tiefer).
Die **A. renalis dextra** ist ca. 3–5 cm lang und zieht **dorsal der V. cava inferior** zur rechten Niere. Die **A. renalis sinistra** ist mit 1–3 cm **deutlich kürzer**.

Äste der Nierenarterien: Die beiden Nierenarterien geben während ihres Verlaufs zur Niere die folgenden Gefäße ab:

- zur Nebenniere: **A. suprarenalis inferior**,
- zur Nierenkapsel: **Rr. capsulares** und
- zum kranialen Ureter: **Rr. ureterici**.
- Auch in die Capsula adiposa werden kleine Äste abgegeben.

Die **A. renalis dextra** kreuzt die V. cava inferior an deren Rückseite und ist mit 3–5 cm länger als die **A. renalis sinistra**.
Äste der Nierenarterien:

- **A. suprarenalis inferior** (zur Nebenniere),
- **Rr. capsulares** (zur Nierenkapsel) und
- **Rr. ureterici** (zum Ureter).

Am Hilum teilt sich die A. renalis in

- **5 Segmentarterien** (Abb. **27.9**).

27.9 Aufzweigung der A. renalis am Hilum und in der Niere

27.9

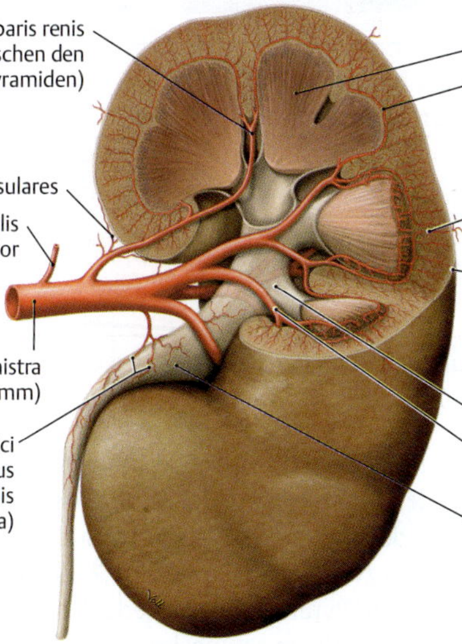

Sicht auf eine linke, teilweise aufgeschnittene Niere von ventral.

Quelle: Schünke M, Schulte E, Schumacher U. PROMETHEUS LernAtlas der Anatomie, Innere Organe. Illustrationen von Voll M u. Wesker K. 6. Aufl. Stuttgart: Thieme; 2022

Vor oder bei dem Eintritt in das Hilum renale teilt sich die Nierenarterie im Allgemeinen in

- **fünf Segmentarterien** (Abb. **27.9**), was zu einer Unterteilung der Niere in fünf Segmente führt.

▸ Klinik.

▸ Klinik. Die Niere wirkt als Sensor für den Blutdruck und hat großen Einfluss auf seine Regulation. Bei einer Verengung einer Nierenarterie (**Nierenarterienstenose**) ist die Durchblutung der Niere reduziert, was einen lediglich lokal erniedrigten Druck zur Folge hat. Die Niere reagiert auf den vermeintlich insgesamt zu niedrigen Blutdruck mit der Ausschüttung von Renin (S. 760), was zu einer systemischen Blutdruckerhöhung führt. Diese **renovaskuläre Hypertonie** ist zwar selten (1–2 % der Fälle) die Ursache für einen erhöhten Blutdruck (**arterielle Hypertonie**), muss jedoch bei der Diagnosestellung bedacht und ggf. abgeklärt werden. Therapeutisch kommt bei einer fibromuskulär bedingten Verengung neben der operativen Korrektur eine Aufweitung des verengten Gefäßes mit einem Ballonkatheter in Frage (**Ballondilatation**). Bei arteriosklerotischen Verengungen versucht man zunächst, die Hypertonie medikamentös in den Griff zu bekommen.

27.10 Rechtsseitige Nierenarterienstenose

a Eine häufige Ursache für eine Nierenarterienstenose ist die Arteriosklerose. Das Schema zeigt nahe am Abgang der Nierenarterie eine Verengung mit einer poststenotischen Aufweitung (1) bei Arteriosklerose. Außerdem kann es zur Verengung der Segmentartieren (2) oder gar zum Verschluss der Segmentarterien durch einen Embolus (3) kommen. Aufgrund der unzureichenden Versorgung der Niere ist die Ausbildung von Kollateralgefäßen (4) möglich.

b Digitale Subtraktionsangiografie: Die Verengung der rechten Nierenarterie ist deutlich sichtbar (→).

Quelle: Engelbrecht V. Nierenarterienstenose. In: Reiser M, Kuhn F, Debus J, Hrsg. Duale Reihe Radiologie. 4. Aufl. Stuttgart: Thieme; 2017

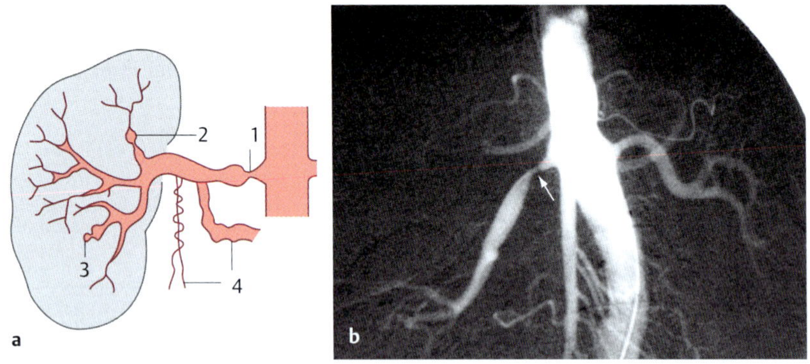

Varianten der Nierenarterien:
- Ursprung einer oder beider Arterien aus dem Truncus coeliacus,
- akzessorische (= zusätzliche) Arterien oder
- aberrante (= nicht am Hilum eintretende) Arterien.

Varianten der Nierenarterien (recht häufig):
- Ursprung einer oder beider Arterien aus dem Truncus coeliacus (S. 854).
- Akzessorische Nierenarterien: ein oder mehrere zusätzliche Gefäße.
- Aberrante Nierenarterien: die Arterie zieht nicht am Hilum in die Niere, sondern an einem Pol.

Intrarenale Nierengefäße

Intrarenale Nierengefäße

▸ Merke.

▸ Merke. Die Architektur der intrarenalen Nierengefäße ist die Grundlage für das Funktionsprinzip der Harnkonzentrierung.

Die am Hilum eintretenden Segmentarterien (s. o.) geben **Aa. interlobares** ab, die zwischen zwei Pyramiden kapselwärts laufen. Die A. interlobaris gibt zwei **Aa. arcuatae** ab, die jeweils an der **Pyramidenbasis** laufen (Abb. **27.9** u. Abb. **27.11**). Aus der A. arcuata gehen radiär kapselwärts **Aa. corticales radiatae** ab; diese speisen die **Arteriolae afferentes** des Glomerulus.

Die in die Niere eintretenden Segmentarterien (s. o.) geben **Aa. interlobares** ab. Eine A. interlobaris verläuft in den Rindensäulen etwa in der Mitte zwischen zwei Markpyramiden kapselwärts. Auf Höhe der Pyramidenbasis, d. h. an der Rinden-Mark-Grenze, teilt sich die A. interlobaris in zwei **Aa. arcuatae** (Abb. **27.9** und Abb. **27.11**), welche jeweils etwa bis zur Mitte der Pyramidenbasis verlaufen, wo sie mit der A. arcuata der benachbarten A. interlobaris anastomosieren. Aus den Aa. arcuatae gehen radiär kapselwärts **Aa. corticales radiatae** hervor, aus denen die **Arteriolae afferentes** des Nierenkörperchens entspringen.

Die aus dem Glomerulus austretende **Arteriola glomerularis efferens** enthält immer noch arterielles Blut.

Dieses wird im Falle der **oberflächennahen** Glomeruli zur **Versorgung der Rinde** genutzt: Das Blut fließt zunächst über ein Kapillarsystem, dann in eine **V. corticalis radiata** und darin zurück in die **V. arcuata**.
Gelegentlich werden A./V. corticalis radiata und A./V. inter*lobula*ris synonym verwendet.
Die aus den **marknah** gelegenen Glomeruli entspringenden Arteriolae glomerulares efferentes ziehen lang gestreckt als **Arteriolae rectae** in das **Mark**, wo sie über ein Kapillarsystem ihr Blut in die **Venulae rectae** abgeben.
Von den Venulae rectae fließt das Blut in eine **V. arcuata** zurück, die ihr Blut über eine **V. interlobaris** dann in die **V. renalis** abgibt.
Das **System der Vasa recta im Nierenmark** dient nicht nur über ein Kapillarsystem der Ernährung des Marks: Durch parallele Lagerung jeweils eines arteriellen und eines venösen Gefäßes gemeinsam mit der Pars recta im Tubulussystem (Abb. **27.11**) wird über einen **Gegenstrom** des Blutes ein Gradient für zahlreiche diffusible Stoffe aufgebaut, durch den die Harnkonzentrierung in der Niere gewährleistet wird (siehe Lehrbücher der Physiologie).

In der den Glomerulus verlassenden **Arteriola glomerularis efferens** fließt arterielles Blut. In der **Rinde** wird es über Kapillaren in die **V. corticalis radiata** und **V. arcuata** geleitet. Marknahe Glomeruli speisen über **Arteriolae rectae** das **Mark**, über **Venulae rectae** wird die **V. arcuata** erreicht.
Vasa recta dienen über das **Gegenstromprinzip** durch Parallellagerung von arteriellem und venösem Schenkel mit der Pars recta des Tubulussystems (Abb. **27.11**) über Gradienten für diffusible Stoffe auch der Konzentrierungsarbeit der Niere.

27.11 Architektur der intrarenalen Nierengefäße und ihre Anordnung in Bezug zum Tubulussystem

27.11

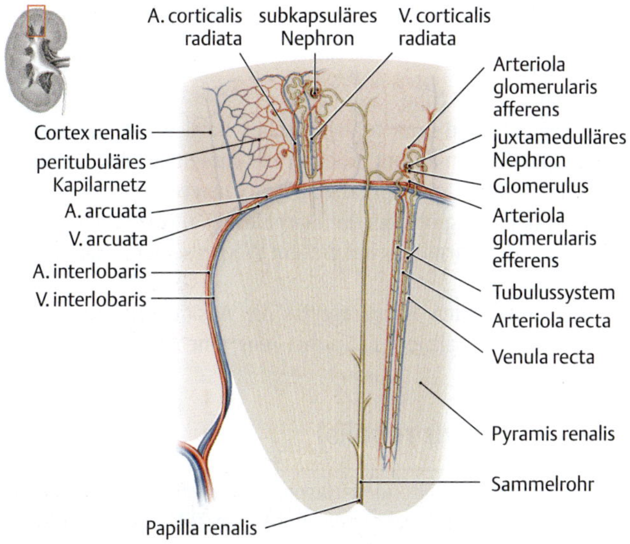

Durch den Gegenstrom der intravasalen Flüssigkeiten wird ein permanenter osmotischer Gradient aufrechterhalten, der der Harnkonzentrierung im Tubulus durch Wasserresorption dient.

Quelle: Schünke M, Schulte E, Schumacher U. PROMETHEUS LernAtlas der Anatomie, Innere Organe. Illustrationen von Voll M u. Wesker K. 6. Aufl. Stuttgart: Thieme; 2022

Nierenvenen

Die venöse Entsorgung der Nieren erfolgt über die **Vv. renales sinistra** und **dextra**, die jeweils am Hilum renale austreten und in die V. cava inferior münden.
Die 6–7 cm lange **V. renalis sinistra** zieht **vor der Aorta abdominalis** (Abb. **27.8**) – direkt unterhalb des Ursprungs der A. mesenterica superior – zur V. cava inferior. Dabei liegt die Vene **zwischen Aorta und der A. mesenterica superior „eingeklemmt"**, eine Situation, die als „Nussknacker" bezeichnet wird.
Die V. renalis sinistra erhält außerhalb der Niere zwei weitere venöse Zuflüsse:

- **V. suprarenalis sinistra** von der linken Nebenniere.
- **V. testicularis/ovarica sinistra** vom linken Hoden/Ovar.

Die entsprechenden Venen münden rechts direkt in die V. cava inferior.
Die **V. renalis dextra** ist nur ca. 1–2 cm lang; sie liegt meist vor und unterhalb der rechten Nierenarterie.
Auch bei den Nierenvenen kommen zahlreiche Varianten vor.

Nierenvenen

Blutabfluss über **V. renalis sinistra** (6–7 cm lang) und **dextra**. Sie treten am Hilum aus und münden in die V. cava inferior. Die V. renalis sinistra liegt vor der Aorta abdominalis (Abb. **27.8**).
Zuflüsse zur V. renalis sinistra:

- **V. suprarenalis sinistra**.
- **V. testicularis/ovarica sinistra**.
- Die entsprechenden Venen münden rechts direkt in die V. cava inferior.

Die **V. renalis dextra** ist nur 1–2 cm lang.
Auch bei den Venen gibt es zahlreiche Varianten.

Lymphabfluss

Er erfolgt über die **Nll. lumbales** um Aorta und V. cava inferior in die **Trunci lumbales** (S. 862).

Lymphabfluss

Die Lymphe der Nieren fließt in die **Nll. lumbales**, die sich links um die Aorta abdominalis, rechts um die V. cava inferior gruppieren (Nll. aortici/cavales laterales). So gewinnen die Nieren Anschluss an die **Trunci lumbales** (S. 862). Auffällig ist, dass intrarenale Lymphkapillaren in der Nähe der Tubuli selten sind, um nicht durch einen Lymphtransport das Gegenstromprinzip zwischen Blutgefäßen und Tubuli zu stören. In der Rinde dagegen sind sie deutlich zahlreicher.

Innervation der Niere

Sympathisch: über die **Ggll. aorticorenalia** (S. 865), vasokonstriktorisch. Parasympathisch: umstritten. Das Nierenbecken wird durch Fasern, die mit dem Ureter aufsteigen innerviert.

Innervation der Niere

Der Sympathikus erreicht die Niere über die **Ggll. aorticorenalia** (S. 865). Er wirkt überwiegend vasokonstriktorisch.

Eine Innervation der Niere selbst durch den Parasympathikus ist umstritten. Das Nierenbecken, das wie der Ureter aus dem Wolffschen Gang entsteht, wird über Fasern innerviert, die mit dem Ureter zur Niere aufsteigen, vgl. Kap. Ableitende Harnwege (S. 764).

27.3 Ableitende Harnwege

Hierzu zählen:

- **Nierenbecken** (Pelvis renalis, s. u.),
- **Harnleiter** = Ureter (S. 765),
- **Harnblase** = Vesica urinaria (S. 768) und
- **Harnröhre** (Urethra), die bei den männlichen (S. 828) bzw. weiblichen (S. 797) äußeren Geschlechtsorganen beschrieben wird.

Funktion ist der Transport bzw. Sammlung und temporäre Speicherung des Harns ohne ihn weiter zu verändern.

Typisch für die ableitenden Harnwege ist die Auskleidung mit **Urothel** (S. 50).

27.3 Ableitende Harnwege

Als ableitende Harnwege werden folgende Anteile des Urogenitalsystems zusammengefasst:

- **Nierenbecken** (Pelvis renalis, s. u.),
- **Harnleiter** = Ureter (S. 765),
- **Harnblase** = Vesica urinaria (S. 768) und
- **Harnröhre** (Urethra), die aufgrund ihrer topografischen Bezüge zum äußeren Genitale und geschlechtsspezifischen Besonderheiten zusammen mit den weiblichen (S. 797) und männlichen (S. 828) Genitalorganen besprochen wird.

Gemeinsame **Funktion** ist der Transport, bei der Harnblase v. a. auch die Sammlung und temporäre Speicherung des Harns, der auf diesem Weg in seiner Zusammensetzung nicht mehr verändert wird.

Charakteristisch für die ableitenden Harnwege ist die Auskleidung mit **Urothel** (= **Übergangsepithel**), einem spezialisierten Epithel, das eine Barriere gegenüber dem Harn darstellt (S. 50).

27.3.1 Nierenbecken (Pelvis renalis)

▶ Merke.

Lage, Aufbau und Funktion: Es liegt im Sinus renalis und besteht aus 7–12 Kelchen (**Calices renales**), die die Papillae renales umfassen und den Endharn auffangen (Abb. **27.5**).

Form: Man unterscheidet nach Anordnung der Kelche (Abb. **27.12**):

- **Dendritischer Typ:** eng, lange Kelche.
- **Ampullärer Typ:** weit, kurze Kelche.

Die Nierenbeckenweite wird durch glatte Muskulatur aktiv verändert.

27.3.1 Nierenbecken (Pelvis renalis)

▶ Merke. Das funktionell zu den ableitenden Harnwegen zählende Nierenbecken ist entwicklungsgeschichtlich ein Teil der Ureterknospe (S. 841) aus dem Wolffschen Gang. Topografisch wird es der Niere zugerechnet.

Lage, Aufbau und Funktion: Das Nierenbecken liegt im Sinus renalis und besitzt 7–12 Nierenkelche (**Calices renales**).

Die trichterförmigen Nierenkelche umfassen dicht abschließend einzeln die Papillae renales und fangen den Endharn auf (vgl. Abb. **27.5**).

Form: Sie hängt ab von der Anordnung der Kelche (Abb. **27.12**):

- Ein **dendritischer Beckentyp** ist eng, die Kelche sind lang, evtl. verzweigt.
- Beim **ampullären Beckentyp** findet man ein weites Becken mit kurzen Kelchen.

Kelche und Nierenbecken sind von Bindegewebe umgeben. Glatte Muskulatur, die in das Bindegewebe eingefügt ist, kann die Weite des Hohlraumsystems aktiv beeinflussen.

27.12 Formen des Nierenbeckens

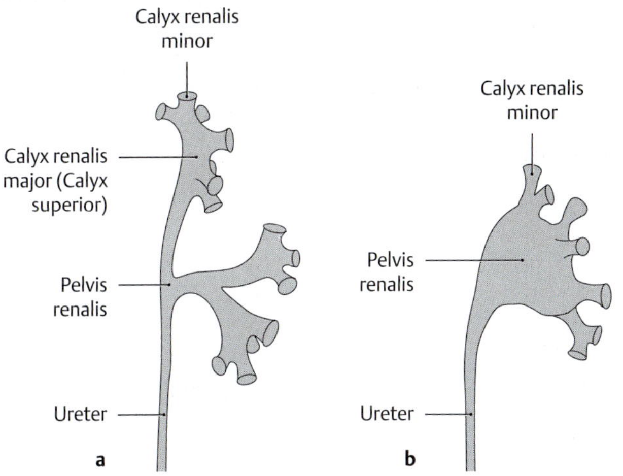

a Dendritischer
b und ampullärer Typ.

Quelle: Schünke M, Schulte E, Schumacher U. PROMETHEUS LernAtlas der Anatomie, Innere Organe. Illustrationen von Voll M u. Wesker K. 6. Aufl. Stuttgart: Thieme; 2022

27.3.2 Harnleiter (Ureter)

Funktion, Abschnitte, Lage und Verlauf des Ureters

Der Ureter leitet den Harn in die Harnblase = Vesica urinaria (S. 768) und liegt im ganzen Verlauf **außerhalb der Peritonealhöhle**.

Bei einer Gesamtlänge von 24–31 cm unterscheidet man topografisch drei unterschiedlich lange Ureterabschnitte:

- **Pars abdominalis** (kranial),
- **Pars pelvica** (kaudal) und
- **Pars intramuralis** (sehr kurzer Verlauf innerhalb der Harnblasenwand).

Die **Pars abdominalis** beginnt am Nierenbecken. Sie **liegt auf der Faszie des M. psoas** und wird von parietalem Peritoneum bedeckt (retroperitonealer Verlauf des Ureters). Beidseits liegt der Ureter dorsal der **Vasa testicularia/ovarica**.

Die **Pars pelvica** beginnt an der Grenze zum kleinen Becken in Höhe der Linea terminalis. Hier folgt der Ureterverlauf der Wand des kleinen Beckens. Die Ureteren liegen ventral der **Vasa iliaca**, und zwar **rechts** i. A. vor der **A. iliaca externa** (die Vene liegt weiter dorsal), **links** vor der **A. iliaca communis** in Höhe ihrer Teilung.

Bei der **Frau unterkreuzen die Ureteren** im Lig. latum uteri die **A. uterina** und laufen in geringem Abstand (1–2 cm) zur Cervix uteri; beim **Mann** wird hinter der Harnblase der **Ductus deferens** an der Ampulla ductus deferentis **unterkreuzt**.

▶ Merke. Der Ureter

- **unterkreuzt:** Vasa testicularia/ovarica + A. uterina (Frauen) bzw. Ductus deferens (Männer).
- **überkreuzt:** rechts A. iliaca externa, links A. iliaca communis.
- **Überkreuzung und Unterkreuzung sind aus der Sicht des Beobachters von ventral gesehen.**

Die Ureteren ziehen von oben an die Harnblase heran und durchtreten schräg deren Wand (**Pars intramuralis**). Dieser Abschnitt durchläuft die Harnblasenwand von kranial, lateral und dorsal nach kaudal, medial und ventral und ist innig mit der Blasenwand verbunden. Er ist besonders eng und an seiner Mündung aktiv durch Muskulatur verschlossen, was den Rückfluss von Harn aus der Blase in die Ureteren verhindert.

▶ Klinik. Versagt der funktionelle Verschluss der Uretermündung in die Harnblase, kann es zu einem Rückfluss von Harn mit einer aufsteigenden bakteriellen Infektion des Nierenbeckens kommen (sog. **Pyelitis**), die mit Schmerzen und oft hohem Fieber einhergeht. Ist auch das Nierenparenchym beteiligt, spricht man von **Pyelonephritis**.

27.12

27.3.2 Harnleiter (Ureter)

Funktion, Abschnitte, Lage und Verlauf des Ureters

Er übernimmt die Harnleitung vom Nierenbecken zur Harnblase (S. 768), verläuft hinter (Abdomen) und unter (Becken) der Peritonealhöhle und wird bei einer Länge von 24–31 cm in drei Abschnitte eingeteilt:

- Kranial: **Pars abdominalis.**
- Kaudal: **Pars pelvica.**
- Innerhalb der Harnblasenwand: **Pars intramuralis.**

Die **Pars abdominalis** beginnt am Nierenbecken, liegt **auf dem M. psoas** und läuft dorsal der **Vasa testicularia/ovarica**. Sie liegt im Spatium retroperitoneale abdominis.

Die **Pars pelvica** beginnt an der Linea terminalis und läuft ventral der **Aa. iliacae**.

Unterkreuzung der **A. uterina** (im Lig. latum) bzw. des **Ductus deferens**.

▶ Merke.

Die **Pars intramuralis** durchtritt die Harnblasenwand und ist Teil des Verschlussmechanismus des Ureters. Die Ureteren durchtreten von dorsal die Harnblasenwand. Zur Vermeidung von Harnreflux ist ihre Mündung muskulär verschlossen.

▶ Klinik.

Die drei Ureterengen sind Tab. **27.1** zu entnehmen.

Während seines Verlaufs zeigt der Ureter drei physiologische Engstellen (**Ureterengen**, Tab. **27.1**).

27.1 Physiologische Engstellen des Ureters (Ureterengen)

Ureterenge	Lokalisation	Ansicht von ventral
① **obere Enge**	Übergang Nierenbecken – Ureter	
② **mittlere Enge**	Überkreuzung der A. iliaca externa bzw. communis Ureter liegt ventral der Vasa iliaca	
③ **untere Enge**	Durchtritt durch die Wand der Harnblase	
④ **Enge bei der Unterkreuzung der Vasa testicularia/ ovarica**	Ureter liegt dorsal der Vasa ovarica/testicularia (wird in der Literatur allerdings nicht einheitlich als Engstelle aufgefasst)	

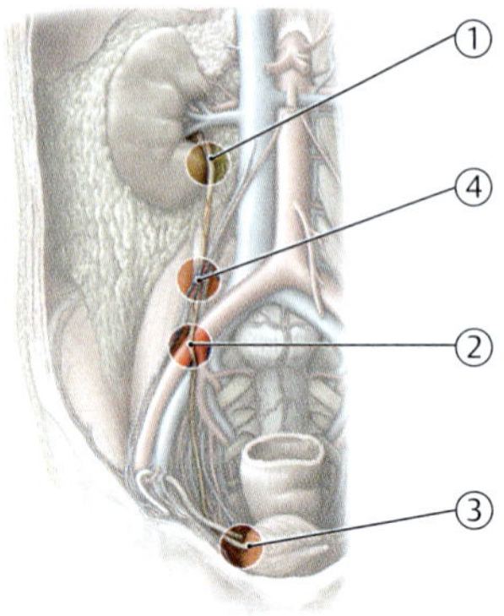

Quelle: Schünke M, Schulte E, Schumacher U. PROMETHEUS LernAtlas der Anatomie, Innere Organe. Illustrationen von Voll M u. Wesker K. 6. Aufl. Stuttgart: Thieme; 2022

▶ Klinik. In den Nierenkelchen oder im Nierenbecken entstandene Steine können im Ureter stecken bleiben, bevorzugt an einer der Engstellen: Aus dem Kelch- oder Nierenbeckenstein wird ein **Ureterstein**. Der Versuch des Ureters, durch aktive Kontraktion seiner Wand den Stein in Richtung der Harnblase zu treiben, kann von sehr heftigen Schmerzen (**Nierenkolik**) begleitet sein. Der Nachweis gelingt meist durch bildgebende Verfahren (Sonografie; ggf. CT oder Urografie). Die Therapie besteht neben der Linderung der Beschwerden in dem Versuch, den Stein „auszuspülen" oder mechanisch (Schlinge, Stoßwellenzertrümmerung) zu entfernen. Verlegt der Stein das ganze Ureterlumen, kann es zu einem **Harnstau** kommen, der ein rasches therapeutisches Eingreifen erforderlich macht.

27.13 Ureterstein (→) mit dadurch bedingter Harnstauung

a Schematische

b und Kontrastmitteldarstellung.

Quelle: Sökeland, J., Schulze, H., Rübben, H.: Urologie. 13. Aufl. Stuttgart: Thieme; 2004

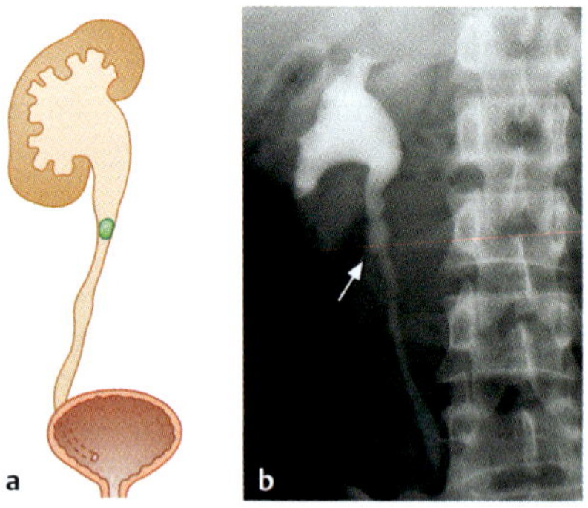

Wandbau des Ureters

Das **sternförmige Lumen** (Abb. **27.14**) wird umschlossen von Tunica mucosa, Tunica muscularis und Tunica adventitia.

Wandbau des Ureters

Ein Querschnitt durch den Ureter zeigt ein **sternförmiges Lumen** (Abb. **27.14**) und den für muskuläre Hohlorgane (S. 520) charakteristischen Wandbau (von innen nach außen) mit Tunica mucosa, Tunica muscularis und Tunica adventitia.

27.14

27.14 Wandbau des Ureters

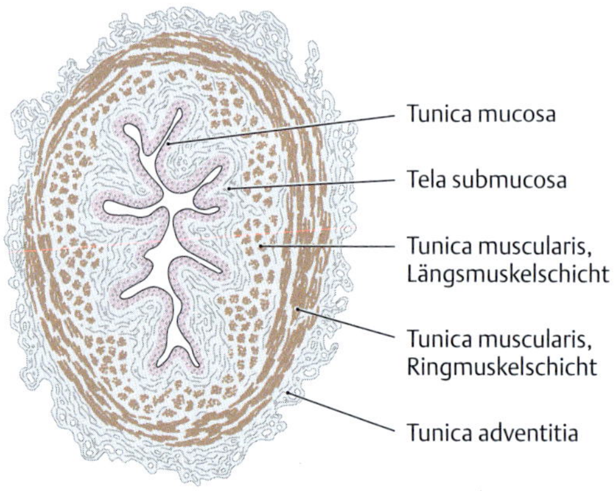

Querschnitt durch den Harnleiter mit charakteristischem sternförmigem Lumen.

Quelle: Schünke M, Schulte E, Schumacher U. PROMETHEUS LernAtlas der Anatomie, Innere Organe. Illustrationen von Voll M u. Wesker K. 6. Aufl. Stuttgart: Thieme; 2022

Tunica mucosa: Die Mukosa besteht aus einem besonderen Epithel, dem Urothel, und einer Lamina propria.

- Das **Urothel** wird durch ca. 6 Zellreihen gebildet. Bei Dehnung des Ureters nehmen Höhe und Zahl der Schichten ab (**Übergangsepithel**). Eine ausgeprägte Glykokalix schützt das Epithel vor den Einflüssen des Harns. Die Zellen der obersten Schicht haben unter der lumenwärts gelegenen Plasmamembran dichte Filamentbündel, die zusammen mit der Membran die lichtmikroskopisch sichtbare **Crusta** ergeben, die man nur im Urothel findet. Die Deckzellen sind untereinander durch zahlreiche Tight Junctions (S. 43) verbunden, um einen dichten Abschluss des Interzellularraums zu gewährleisten.
- Die breite **Lamina propria** ist als subepitheliales Bindegewebe der Ureterwand lamellär aufgebaut und zeigt Längsfalten, welche zur **Sternform** des Ureterlumens führen. Direkt subepithelial liegt ein dichtes Kapillarnetz; in einer äußeren Lamelle liegen größere Gefäße.
- Eine Lamina muscularis mucosae fehlt (im Gegensatz zu Organen des Magen-Darm-Traktes). Eine **Tela submucosa** ist typischerweise nur schwach ausgeprägt.

Tunica mucosa: Sie umfasst Urothel und Lamina propria.

- Das **Urothel** (Übergangsepithel) besteht aus ca. 6 Zellschichten wechselnder Höhe mit Glykokalix und **Crusta**. Zum dichten Abschluss enthält es Tight Junctions (S. 43).
- Die **Lamina propria** ist eine breite, längs gefaltete Bindegewebsschicht (bedingt **Sternform** des Ureterlumens). Eine Lamina muscularis mucosae fehlt.

Tunica muscularis: Die kräftige glatte Muskulatur des Ureters erzeugt die peristaltischen Wellen für den aktiven Transport des Harns in die Blase.
Sie zeigt ein innen gelegenes **Stratum longitudinale internum** und ein äußeres **Stratum circulare**.
Die **Pars pelvica** zeigt noch weiter außen eine dritte Schicht, das **Stratum longitudinale externum**.

Tunica muscularis: Durch sie erfolgt der peristaltische Harntransport. In beiden Ureterabschnitten finden sich **Stratum longitudinale internum** und **Stratum circulare**, in der Pars pelvica zusätzlich ein **Stratum longitudinale externum**.

Tunica adventitia: Sie baut den Ureter in das umgebende Bindegewebe des Spatium retroperitoneale ein.

Tunica adventitia: zum Einbau des Ureters in das Spatium retroperitoneale.

Gefäßversorgung und Innervation des Ureters

Gefäßversorgung

Arterielle Versorgung: Der Ureter wird aus **Rr. ureterici** versorgt, die den **Arterien** seiner Nachbarschaft entspringen:

- Pars abdominalis: **A. renalis** (S. 761), **A. testicularis** (S. 818)/ **ovarica** (S. 784).
- Pars pelvica: **A. iliaca communis** (S. 869) und **A. iliaca interna** mit ihren viszeralen Ästen, v. a. A. uterina bzw. ductus deferentis sowie **A. vesicalis inferior** (S. 771).

Venöser Abfluss: Er erfolgt über Venen, die mit den Arterien verlaufen und wie sie benannt sind.

Lymphabfluss: Die Lymphdrainage erfolgt in Lymphknoten, die den benachbarten Gefäßen zugeordnet sind und die Lymphe in die **Trunci lumbales** ableiten.

- Pars abdominalis: **Nll. lumbales** (**Nll. cavales laterales** und **aortici laterales**).
- Pars pelvica: **Nll. iliaci communes** und **iliaci interni**.

Gefäßversorgung und Innervation des Ureters

Gefäßversorgung

Arterielle Versorgung: **Rr. ureterici** aus den Nachbararterien:

- Pars abdominalis: **A. renalis** (S. 761), **A. testicularis** (S. 818)/**ovarica** (S. 784).
- Pars pelvica: **A. iliaca communis** (S. 869) und viszerale Äste der A. iliaca int.

Venöser Abfluss: Über gleichnamige, arterienbegleitende Venen.

Lymphabfluss: Über folgende Lymphknoten in die Trunci lumbales:

- Pars abdominalis: **Nll lumbales**.
- Pars pelvica: **Nll. iliaci** (**communes** und **interni**).

Innervation

Der **Sympathikus** erreicht den Ureter über **Ggll. aorticorenalia** und über den **Plexus hypogastricus inferior**.
Die **parasympathische Versorgung** erfolgt über die **Nn. splanchnici pelvici** aus den Segmenten S 2–S 4, teilweise auch über den **N. vagus**. Der Sympathikus hemmt, der Parasympathikus fördert die Ureterperistaltik.

Innervation

Sympathikus: Ggll. aorticorenalia und Plexus hypogastricus inferior.
Parasympathikus: Nn. splanchnici pelvici (S 2–S 4), teilweise N. vagus.

Embryonalentwicklung von Niere und Ureter

Beachte: Ureter, Nierenbecken, Sammelrohre und (wahrscheinlich!) die Verbindungstubuli entwickeln sich aus der sog. „Ureterknospe“, einem Derivat des Urnierengangs (Wolffscher Gang = Ductus mesonephricus). Die Urniere selbst (Mesonephros) bildet sich zurück. Die „eigentliche“ Niere (Nachniere = Metanephros) entwickelt sich aus dem sog. „metanephrogenen Blastem“ nach Induktion durch die Ureterknospe. Einzelheiten s. Kap. 31.

Embryonalentwicklung von Niere und Ureter

Beachte: Ureter, Nierenbecken, Sammelrohre und (wahrscheinlich!) die Verbindungstubuli entwickeln sich aus einem Derivat des Urnierengangs („Ureterknospe“). Die „eigentliche“ Niere entwickelt sich aus dem sog. „metanephrogenen Blastem“. Einzelheiten s. Kap. 31.

27.3.3 Harnblase (Vesica urinaria)

Funktion der Harnblase

Die Harnblase ist ein Hohlorgan mit **Reservoirfunktion**. Die Blase fasst max. 500–2000 ml. Harndrang entsteht bei 150–300 ml.

27.3.3 Harnblase (Vesica urinaria)

Funktion der Harnblase

Die Harnblase ist ein muskuläres Hohlorgan mit **Reservoirfunktion** für den kontinuierlich in der Niere produzierten Harn. Die Angaben zur physiologischen Maximalfüllung der Harnblase schwanken stark (von 500 ml bis zu 2000 ml), Harndrang (S. 772) tritt jedoch schon bei einer Füllung von ca. 150–300 ml auf.

Abschnitte, Form und Lage der Harnblase

▸ Merke.

Abschnitte, Form und Lage der Harnblase

▸ Merke. Form, Größe und Lagebeziehungen der Harnblase im Becken ändern sich mit ihrem Füllungszustand.

Abschnitte und Form

Die Blase hat **Birnenform**. Man unterscheidet:

- **Apex vesicae** (Blasenspitze): kranial gelegen, Fortsetzung in das **Lig. umbilicale medianum**
- **Corpus vesicae** (Blasenkörper)
- **Cervix vesicae** (Blasenhals): Fortsetzung in die Urethra
- **Fundus vesicae** (Blasengrund): hinterer unterer Anteil mit Blasendreieck (**Trigonum vesicae**). Das Trigonum vesicae verbindet das **Ostium urethrae internum** mit den **Ostia ureterum** und ist durch eine weißliche Schleimhaut gekennzeichnet. Die **Plica interureterica** verbindet die Ureterostien. Die **Uvula vesicae** liegt als Wulst im Trigonum an der Urethramündung.

Abschnitte und Form

Die Harnblase hat im leicht gefüllten Zustand **Birnenform**, wobei der Stiel der Birne nach ventral und kranial gerichtet ist. Man unterscheidet die folgenden Abschnitte:

- **Apex vesicae (Blasenspitze):** Der Apex vesicae sitzt der Blase vorne-oben auf und setzt sich als **Lig. umbilicale medianum** nach kranial in den obliterierten Urachus fort.
- **Corpus vesicae (Blasenkörper):** Das Corpus vesicae ist der größte Abschnitt der Blase.
- **Cervix vesicae (Collum vesicae, Blasenhals):** Die Cervix vesicae geht in die Harnröhre (Urethra) über.
- **Fundus vesicae (Blasengrund):** Als Fundus vesicae wird der hintere untere Blasenteil bezeichnet. Hier liegt das Blasendreieck (**Trigonum vesicae**), welches das Gebiet zwischen den beiden Mündungen der Ureteren (**Ostia ureterum**) und der inneren Harnröhrenmündung (**Ostium urethrae internum**) umfasst. Es erscheint im Gegensatz zur sonst rötlichen Innenwand der Blase weißlich, da in diesem Bereich die Schleimhaut unverschieblich mit der Blasenmuskulatur verbunden ist (S. 770). Begrenzt wird das Trigonum vesicae durch die **Plica interureterica**, eine Schleimhautfalte, welche die beiden Uretermündungen verbindet. Hinter dem Ostium urethrae internum liegt im Trigonum ein kleiner, Venengeflechte enthaltender Wulst (**Uvula vesicae**), der beim Mann durch die direkt unterhalb der Blase liegenden Prostata betont wird.

▸ Klinik.

▸ Klinik. Bei der endoskopischen Untersuchung der Harnblase (**Zystoskopie**) dienen das Trigonum vesicae mit seiner charakteristischen Färbung und die Plica interureterica als Orientierungshilfe beim Aufsuchen der Uretermündungen.

Lage

Die Blase liegt **retropubisch** im Subperitonealraum des kleinen Beckens auf den Levatorschenkeln, von der Symphyse durch das Spatium retropubicum (S. 652) getrennt.

Beim **Mann** bestehen Lagebeziehungen zu Prostata, Ampulle des Ductus deferens, Gl. vesiculosa und Rektum (Abb. **27.15**).

Bei der **Frau** legt sich der Uterus von hinten und oben auf die Blase.

An ihrer Vorderwand ist die Blase von der Fascia pelvis visceralis (**Fascia vesicalis**) überzogen, an der Oberseite vom **Peritoneum**. Dieses schlägt auf Uterus oder Rektum um, wodurch die **Excavatio vesicouterina** (S. 647) bzw. **rectovesicalis** (S. 647) entstehen. Auf der Blase bildet das Peritoneum die **Plica transversa vesicae**. Seitlich der Blase liegt die seichte **Fossa paravesicalis**. Vorderwand und Blasenfundus tragen keinen Bauchfellüberzug.

Lage

Lage und Lagebeziehungen: Die Harnblase liegt im subperitonealen Bindegewebe des kleinen Beckens **hinter der Symphyse** und ruht teilweise auf den Schenkeln (S. 327) des M. levator ani (Levatorschenkel), wobei der Blasenhals in den Hiatus urogenitalis (Levatorspalt) hineinragt. Zwischen der Symphysenhinterwand und der Vorderseite der Harnblase liegt das bindegewebige Spatium retropubicum (S. 652), sog. „Retzius-Raum".
Beim **Mann** grenzt der Fundus vesicae an die Prostata, an der Blasenrückwand liegen die Ampulle des Ductus deferens und die Gl. vesiculosa. Ein Abschnitt der Blasenrückwand tritt nahe an die Rektumvorderwand (Abb. **27.15**).
Bei der **Frau** legt sich die Vorderwand des Uterus von hinten und oben auf die Harnblase, bei Blasenfüllung wird der Uterus angehoben.

Faszien- und Bauchfellbeziehungen: Die Vorderwand der Harnblase ist von der **Fascia pelvis visceralis** (S. 708) überzogen, die hier **Fascia vesicalis** heißt. Von oben legt sich das **Peritoneum parietale** von der ventralen Bauchwand auf die Blase, zieht zu ihrer Rückwand bis oberhalb der Uretereneinmündung und schlägt dann auf die Vorderwand des dorsal der Blase liegenden Organs unter Bildung einer Peritonealhöhle um. So entsteht bei der Frau die **Excavatio vesicouterina** (S. 647), beim Mann die **Excavatio rectovesicalis** (S. 647). Auf der Oberseite der leeren Blase bildet das Peritoneum eine Querfalte (**Plica transversa vesicae**), die seitlich in die **Plica rectovesicalis** übergeht und bei Blasenfüllung verstreicht. Beidseits der Harnblase senkt sich das Peritoneum in der seichten **Fossa paravesicalis** ein. Blasenvorderwand und Fundus tragen keinen Bauchfellüberzug.

27.15 Form, Abschnitte und Lage der Harnblase beim Mann

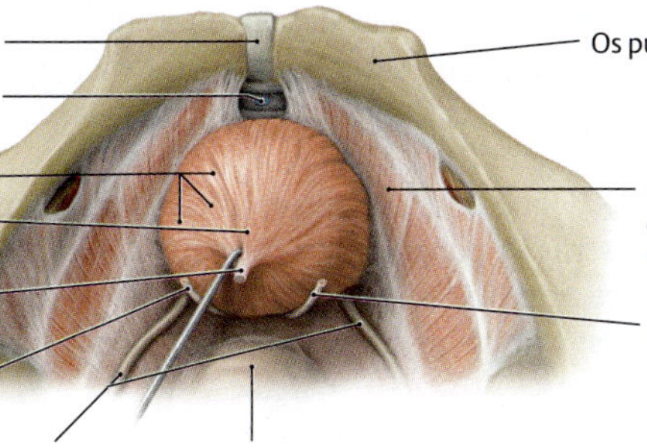

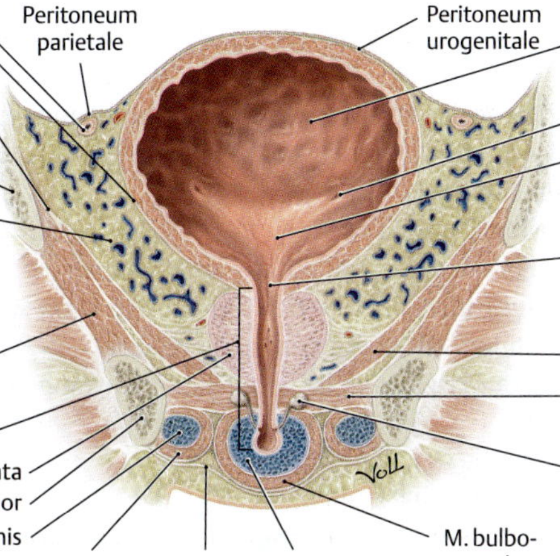

Zu Lagebeziehungen der Harnblase im männlichen und weiblichen Becken s. Abb. **23.10** und Abb. **23.11**.

a Ansicht von kranial auf die leicht nach dorsal gezogene Harnblase, von der hier das Peritoneum urogenitale entfernt ist.

b Frontalschnitt (leicht nach dorsal geneigt) durch Harnblase, Urethra und Prostata. Die Harnblase ist eröffnet, um das Schleimhautrelief und die Lage der Mündungen der beiden Ureteren und der Urethra im Trigonum vesicae darzustellen.

Quelle: Schünke M, Schulte E, Schumacher U. PROMETHEUS LernAtlas der Anatomie, Innere Organe. Illustrationen von Voll M u. Wesker K. 6. Aufl. Stuttgart: Thieme; 2022

► Klinik. Bei starker Blasenfüllung wird das Peritoneum parietale von der vorderen Bauchwand abgehoben, und oberhalb der Symphyse erscheint ein peritonealfreier Abschnitt der Vorderwand der Blase, die hier ohne Verletzung des Bauchfells punktiert werden kann.

27.16 Suprapubische Blasenpunktion

Quelle: Schünke M, Schulte E, Schumacher U. PROMETHEUS LernAtlas der Anatomie, Innere Organe. Illustrationen von Voll M u. Wesker K. 6. Aufl. Stuttgart: Thieme; 2022

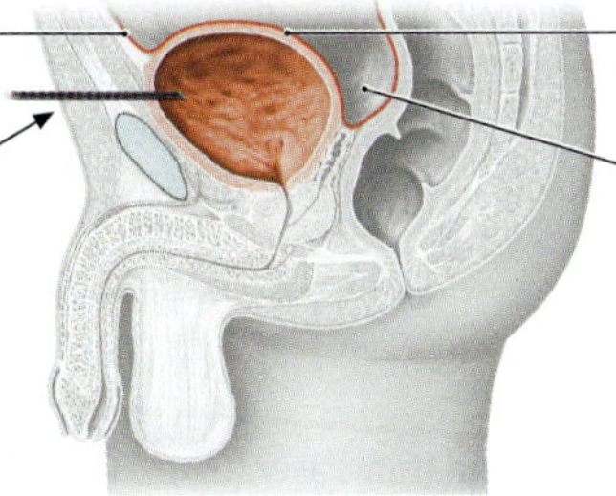

Dieses Vorgehen (**suprapubische Punktion**) nutzt man, um bei Blasenentleerungsstörungen die Harnableitung zu sichern. Bei akutem Harnverhalt ist dies notwendig, wenn aufgrund von Hindernissen (Harnröhrenverengung) eine transurethrale Ableitung des Urins mittels Harnröhrenkatheter nicht möglich ist. Kommt es zu einer dauerhaften Blasenstörung (z. B. Querschnittlähmung), legt man häufig einen **suprapubischen Katheter**, da hier die Gefahr einer Harnwegsinfektion viel geringer ist als bei einem Harnröhrenkatheter (transurethraler Blasenkatheter).
Suprapubisch gewonnener Urin sollte immer keimfrei sein (physiologisch) – daher muss bei der Interpretation einer angelegten Urinkultur zur Diagnostik eines Harnwegsinfekts immer die Methode der Uringewinnung berücksichtigt werden!

► Klinik.

Um bei Anpassung an den Füllungszustand eine stabile Lage der Blase zu gewährleisten, ist die ansonsten gut bewegliche Blase über Bindegewebszüge des Spatium subperitoneale an Fundus und Cervix vesicae fixiert:
- **Lig. pubovesicale** und **puboprostaticum** mit eingelagerten, gleichnamigen Muskeln
- **M. rectourethralis** und **rectovesicalis** (Längsmuskel des Rektums zur Urethra und Blase)
- **M. vesicoprostaticus** (Fixation über die Prostata beim Mann)
- **M. vesicovaginalis** (glatter Muskelzug zwischen Blase und Vagina)

Befestigung der Harnblase: Die füllungsbedingten Größen- und Lageveränderungen der Harnblase erfordern eine flexible Befestigung. Diese erfolgt über teilweise bandartig verstärkte, bindegewebige Züge des Spatium subperitoneale (**Parazystium**) sowie durch Muskelzüge, die von benachbarten Organen an die Blase herantreten.
Sie setzen an Fundus und Cervix vesicae an, sodass das Corpus vesicae beweglich bleibt. Im Einzelnen sind es (Abb. **27.17**):
- **Lig. pubovesicale** (Frau) bzw. **Lig. puboprostaticum** (Mann): Diese durch eingelagerte Muskelfasern (**M. pubovesicalis**/puboprostaticus) ergänzten Bänder ziehen von der Symphyse zum Blasenhals.
- **M. rectourethralis**: Längszüge der Rektummuskulatur ziehen zu Blasenhals und blasennaher Urethra.
- **M. vesicoprostaticus**: Beim Mann erfolgt die Befestigung der Blase zusätzlich über die Prostata.
- Bei der Frau zieht zwischen Harnblase und Vagina der glatte **M. vesicovaginalis**.

Wandbau der Harnblase

Die Blasenwand hat von innen nach außen 3 Schichten:
- **Tunica mucosa**,
- **Tunica muscularis** und
- **Tunica adventitia.**

Eine **Serosa** findet sich auf der Harnblase nur **abschnittsweise**.

Wandbau der Harnblase

Die Wand der Harnblase ist entsprechend dem Grundbauplan muskulärer Hohlorgane (S. 520) dreischichtig von innen nach außen aufgebaut aus:
- **Tunica mucosa** (Schleimhaut),
- **Tunica muscularis** (Muskelwand) und
- **Tunica adventitia** (Einbau der Harnblase in die Umgebung).

Eine **Serosa** (äußerste Schicht) findet sich nur an der Blasenober- und -rückseite vom Apex bis zum Fundus (als Peritoneum urogenitale).
Die Dicke der gesamten Blasenwand ist vom Füllungszustand abhängig, überschreitet aber selten 3 mm.

Tunica mucosa

Die Höhe des **Urothels** (S. 50), ein Übergangsepithel, wechselt mit der Blasenfüllung. Die unter der Tunica mucosa liegende **Tela submucosa** gestattet – außer im Trigonum vesicae – die Verschieblichkeit und Faltenbildung der Schleimhaut und damit die Dehnbarkeit der Blase. Im Bereich der Urethramündung finden sich Schleimdrüsen.

Tunica mucosa

Die Höhe des **Urothels** (S. 50), ein Übergangsepithel, nimmt aufgrund der Wanddehnung bei vermehrter Füllung der Harnblase ab.
Mit Ausnahme des Trigonum vesicae, wo die Schleimhaut unverschieblich mit der darunter gelegenen Tunica muscularis (s. u.) verwachsen und somit immer glatt ist, ermöglicht die der Tunica mucosa untergelagerte lockere Bindegewebsschicht (**Tela submucosa**) eine gute Verschieblichkeit der Schleimhaut. Letztere bildet daher bei entleerter Blase starke Falten. Im Bereich des Ostium internum urethrae kommen vereinzelt Schleimdrüsen vor. Eine Lamina muscularis mucosae ist, ebenso wie beim Ureter, nicht vorhanden.

▸ Klinik.

▸ Klinik. Der bösartige Tumor der Harnblase, das **Harnblasenkarzinom**, tritt überwiegend bei Männern in einem Altersbereich zwischen 60 und 80 Jahren auf. Als Risikofaktoren gelten v. a. Exposition gegenüber Anilinderivaten (Industriefarben) und Tabakrauchen. Symptome sind evtl. starke Blutbeimengungen im Harn (**Hämaturie**), aber auch Schmerzen bei der Miktion und ggf. Harnstau (durch Verlegung der Ureterostien). Die Therapie besteht je nach Ausdehnung des Tumors in Operation, Strahlen- und Chemotherapie.

Tunica muscularis

Die Tunica muscularis ist – außer im Trigonum vesicae – **dreischichtig** (2 Längsschichten umgeben die zirkuläre mittlere Schicht):
- **Stratum longitudinale ext.**, aus dem Fasern in umliegende Muskelzüge einstrahlen (Abb. **27.17**),
- **Stratum circulare** und
- **Stratum longitudinale int.**

Alle Schichten zusammen bilden den **M. detrusor vesicae.**

Tunica muscularis

Die Tunica muscularis besteht aus glattmuskulären Faserzügen, welche – außer im Trigonum vesicae – **dreischichtig** angeordnet sind:
- **Stratum longitudinale externum** (äußere Längsschicht),
- **Stratum circulare** (mittlere, zirkuläre Schicht) und
- **Stratum longitudinale internum** (innere Längsschicht).

Diese Schichten sind durch den Austausch von Muskelfasern miteinander vernetzt und bilden in ihrer Gesamtheit den **M. detrusor vesicae**. Muskelfasern, die die Uvula nach dorsal ziehen, werden oft als **„M. retractor uvulae"** bezeichnet. Die Aktivierung des M. detrusor vesicae bewirkt eine Kontraktion und somit die Entleerung der Harnblase (S. 773).
Die äußere Längsschicht gibt außerdem Muskelzüge ab, die dorsal in den **M. vesicoprostaticus** bzw. den **M. vesicovaginalis** übergehen und ventral in den **M. pubovesicalis** (bzw. **puboprostaticus**). Diese sind an der Bildung des funktionellen Sphinktersystems der Harnblase beteiligt (Abb. **27.17**).

Im Bereich des ganzen Trigonum vesicae verliert die Muskulatur ihre typische Dreischichtung. Elliptische Faserbündel aus der inneren Längsmuskelschicht umschließen Ureterostien und Urethramündung. Durch Unterlagerung von zirkulären Fasern, die sich im Bereich der blasennahen Urethra von der äußeren Längsmuskelschicht abspalten, bildet sich ein anatomisch nicht streng abgrenzbarer funktioneller Sphinkter aus, der **M. sphincter urethrae internus**. An der Mündung der Ureteren strahlen Fasern der Uretermuskulatur in die Blasenmuskulatur ein.

Im Trigonum vesicae verliert die Muskulatur ihre typische Dreischichtigkeit. Elliptische Züge umfassen die Mündungen von Ureteren und Urethra. Zirkuläre Züge um die blasennahe Urethra bilden einen **funktionellen Sphinkter**. An der Uretermündung verflechten sich Blasen- und Uretermuskulatur.

Tunica serosa, Tunica adventitia

Das **Peritoneum parietale** legt sich als Tunica serosa (Peritoneum urogenitale) oben und hinten auf die Harnblase und gewährleistet hier die gute Verschieblichkeit gegen die Nachbarorgane. Die nicht von Peritoneum bedeckten Anteile der Harnblase zeigen eine Tunica adventitia und sind von der Fascia pelvis visceralis überzogen.

Tunica serosa, Tunica adventitia

Parietales Bauchfell legt sich (als Peritoneum urogenitale) von oben auf die Blase; ansonsten bildet die Tunica adventitia in Verbindung mit der Fascia pelvis visceralis die äußerste Wand.

▶ **Klinik.** Eine der häufigsten Erkrankungen der Harnblase ist die bakterielle Entzündung (**Zystitis**). Sie betrifft meist Mukosa und Muskularis, selten sind alle drei Wandschichten betroffen. Ursache sind meist aufsteigende Infektionen, d. h. Keime, die durch die Urethra zur Blase gelangen. Die wesentlich kürzere weibliche Harnröhre ist schneller überwindbar als die Urethra masculina und erklärt, warum Frauen sehr viel häufiger unter **Harnwegsinfekten** leiden. Symptome sind Schmerzen bzw. „Brennen" bei der Miktion (**Dysurie**) und häufiger Harndrang (**Pollakisurie**). Mit Hilfe eines **Urin-Stix** kann man neben anderen Informationen einen Anhalt für Bakterien im Urin bekommen. In einer **Urinkultur** ist ein Nachweis des Keims und seiner Empfindlichkeit gegenüber verschiedenen zur Therapie verwendbaren **Antibiotika** (**Antibiogramm**) nachweisbar.

▶ **Klinik.**

Gefäßversorgung und Innervation der Harnblase

Gefäßversorgung

Arterielle Versorgung: Die paarige **A. vesicalis superior** (Versorgungsgebiet: ca. ⅔ der Blasenwand mit Ausnahme von Blasenhals und unterer Rückwand) entspringt aus dem noch durchgängigen Teil (Pars patens) der A. umbilicalis und zieht von oben an die Blase. Die **A. vesicalis inferior** (Versorgungsgebiet: vorwiegend Blasenhals und untere Rückwand; beim Mann auch akzessorische Genitaldrüsen) entspringt ebenfalls paarig als viszeraler Ast direkt aus der A. iliaca interna, bei der Frau auch häufig aus der A. vaginalis (S. 794). Zusätzliche kleinere Arterien kommen aus der A. rectalis media (S. 870) und der A. pudenda interna (S. 870).

Venöser Abfluss: Das venöse Blut sammelt sich in einem ausgedehnten Geflecht (**Plexus venosus vesicalis**) und fließt über **Vv. vesicales** meist direkt in die Vv. iliacae internae. Der Plexus venosus vesicalis nimmt beim Mann noch zusätzlich Blut aus dem Abflussgebiet von Penis und Prostata auf, wodurch ein **Plexus venosus vesicoprostaticus** entsteht.

Lymphabfluss: Die Lymphknoten der Harnblase (**Nll. pre-** und **retrovesicales** und **Nll. vesicales laterales**) gewinnen Anschluss an die iliakalen Lymphknoten (Nll. iliaci interni und externi) und somit an die Trunci lumbales.

Gefäßversorgung und Innervation der Harnblase

Gefäßversorgung

Arterien: Die paarige **A. vesicalis sup.** entstammt der Pars patens der A. umbilicalis. Die paarige **A. vesicalis inf.** ist ein viszeraler Ast der A. iliaca int. oder ein Ast der A. vaginalis.

Venen: Der **Plexus venosus vesicalis** fließt über **Vv. vesicales** in die Vv. iliacae int. Beim Mann findet sich ein gemeinsamer **Plexus venosus vesicoprostaticus**.

Lymphabfluss: Er erfolgt von **Nll. pre-** und **retrovesicales** und **Nll. vesicales laterales** über die Nll. iliaci intt. und extt. in die Trunci lumbales.

Innervation

Viszeroefferenzen: Man unterscheidet ein innerhalb (intrinsisch) und ein außerhalb (extrinsisch) der Blasenwand gelegenes System:

- Das **intrinsische System** besteht aus verschiedenen Nervenplexus, die den Tonus des M. detrusor vesicae an den Füllungszustand der Blase anpassen. Die vernetzten autonomen Ganglienzellen liegen überwiegend in der Adventitia und können durch das vegetative Nervensystem moduliert werden.
- Das **extrinsische System** steuert die Harnblasenmuskulatur über parasympathische und sympathische Nervenfasern:
  - **Parasympathikus:** Die aus den Rückenmarksegmenten S 2–S 4 stammenden Fasern (**Nn. splanchnici pelvici**) schalten in organnahen Ganglien auf das 2. Neuron um. Ihre Aktivierung bewirkt eine **Kontraktion des M. detrusor vesicae** – mit Ausnahme der Muskelzüge im Bereich des Trigonum vesicae – und somit die Entleerung der Blase, sog. Miktion (S. 773).

Innervation

Viszeroefferenzen: Ein **intrinsischer Nervenplexus** in der Blasenwand passt den Tonus des M. detrusor vesicae an die Blasenfüllung an. **Extrinsisch** findet man den **Parasympathikus** (aus S 2–S 4, Umschaltung auf das 2. Neuron in organnahen Ganglien) und den **Sympathikus** (Th 11–L 2, Umschaltung im Plexus hypogastricus inf.). Nach einem von mehreren möglichen „Arbeitsmodellen" führt der Parasympathikus zur Kontraktion des M. detrusor vesicae (mit Ausnahme der Muskelzüge des Trigonum vesicae), wohingegen die Muskulatur von Trigonum und Collum vesicae durch den Sympathikus erregt wird.

- **Sympathikus**: Die Fasern aus Th 11–L 2 erreichen die Harnblase nach Umschaltung im **Plexus hypogastricus inferior**. Sie erregen die Muskulatur des Blasendreiecks und -halses und sind daher mitbeteiligt am Blasenverschluss (Kontinenz).

Das Zusammenspiel dieser Systeme regelt den physiologischen Ablauf von Kontinenz und Miktion. Dabei ist das hier dargestellte Innervations- und Funktionsmuster der Harnblase lediglich eines von mehreren „Arbeitsmodellen“. Keines der existierenden Modelle kann bisher alle Fragen der Blasenfunktion abschließend erklären.

Viszeroafferenzen: Sie vermitteln sowohl Blasenwandspannung als auch Organschmerz und laufen mit den **Nn. splanchnici pelvici**.

Viszeroafferenzen: Viszeroafferente Fasern, die sowohl die Druckverhältnisse (über die Blasenwandspannung) im Rahmen des Wechsels von Kontinenz und Miktion an das ZNS melden als auch Organschmerz leiten, laufen mit den **Nn. splanchnici pelvici**.

Embryonalentwicklung der Harnblase

Embryonalentwicklung der Harnblase

Beachte: Die Harnblase entsteht aus dem sog. „Sinus urogenitalis“, der weitestgehend ein Abkömmling der Kloake ist. Damit ist die Harnblase entwicklungsgeschichtlich mit dem Hinterdarm „verwandt“ und nicht etwa mit dem mesodermalen Urnierengang.

Harnblasenaktivität

Einer Füllungsphase (**Kontinenzphase**) folgt eine Entleerungsphase (**Miktionsphase**).

Harnblasenaktivität

Die Harnblasenaktivität zeigt zwei gegenläufige Phasen: die lange Füllungsphase (**Kontinenzphase**) und die kurze Entleerungsphase (**Miktionsphase**).

Blasenfüllung und Kontinenz

Ureterlängsmuskulatur öffnet bei einer peristaltischen Welle die Uretermündungen für den Harnabfluss in die Blase.
Die stetige Harnblasenfüllung dehnt die Wand und führt so zu **Harndrang**, der die zentralnervös (Hirnstamm) kontrollierte Miktion (S. 773) auslöst.

Blasenfüllung und Kontinenz

Die Ureteren = Harnleiter (S. 765) transportieren den Harn durch peristaltische Kontraktionen in Richtung Blase. Längsmuskulatur im blasennahen Ureterabschnitt hebt bei Kontraktion die Uretermündungen und öffnet sie somit, um den herangeführten Harn in die Blase zu leiten. Durch die kontinuierliche Harnproduktion wird die Harnblase stetig gefüllt, wobei sie sich zunächst in Quer-, später in Längsrichtung ausdehnt. Die Wanddehnung führt zu **Harndrang**, der über das Sakralmark (S 2-S 4) unter zentralnervöser Kontrolle (sog. „Pontines Miktionszentrum“ im Hirnstamm) die Miktion (S. 773) auslöst.

Folgende Strukturen gewährleisten zusammen die Kontinenz (Abb. **27.17**):

- **M. sphincter urethrae int.** (S. 771), glatte Muskulatur.
- **Uvula vesicae** (S. 768) durch Schwellung aufgrund gefüllter Venenplexus.
- **M. sphincter urethrae ext.**, quergestreifte Muskulatur mit willkürlicher Innervation durch N. pudendus, s. a. M. transversus perinei profundus (S. 328).

Die Kontinenz wird durch mehrere zusammenwirkende Mechanismen, die dem Verschluss der Harnröhre dienen, gewährleistet (Abb. **27.17**):

- **M. sphincter urethrae internus** (S. 771)**:** innerer Sphinkter der Harnröhre aus glatter Muskulatur.
- **Uvula vesicae** (S. 768)**:** längsgestellter Wulst an der Spitze des Trigonum vesicae, der sich durch gefüllte Venenplexus vorwölbt.
- **M. sphincter urethrae externus:** Der vom N. pudendus willkürlich innervierte quergestreifte Muskel wird durch zirkuläre Fasern gebildet, welche dem sonst hauptsächlich transversal verlaufenden M. transversus perinei profundus (S. 328) entstammen und die Urethra bei ihrem Durchtritt durch den Beckenboden umfassen.

27.17 Muskuläre Strukturen an der Harnblase für Blasenverschluss und -entleerung

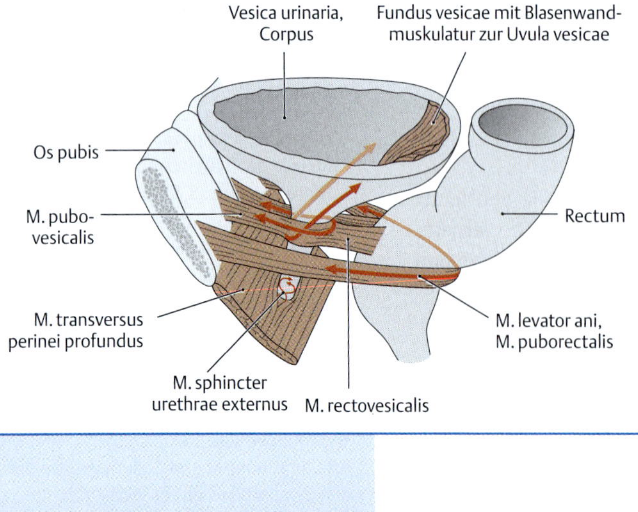

Ein anatomisch abgrenzbarer Blasensphinkter existiert nicht. Glatte Muskulatur der Harnblasenwand, Muskelzüge zu Os pubis und Rektum und der M. sphincter urethrae externus als Abzweigung aus dem quergestreiften M. transversus perinei profundus bilden ein gemeinsames funktionelles Sphinktersystem, welches durch nicht muskuläre Strukturen (z. B. Uvula vesicae, hier nicht dargestellt) unterstützt wird.

▸ Klinik. Bei Senkungen des Beckenbodens (oft bei Frauen nach vaginalen Geburten) kann die damit einhergehende Senkung der Harnblase deren Verschlussmechanismen stören. Die Folge ist eine **Harninkontinenz**. Zunächst besteht meist eine sog. **„Belastungsinkontinenz"**, d. h. mechanische Auslöser wie Husten, Pressen und Lachen führen zu einem Urinabgang. Im weiteren Verlauf kann die Inkontinenz unabhängig von Auslösern werden. Die Therapie besteht aus konservativen Maßnahmen wie z. B. dem Training der Beckenbodenmuskulatur oder der Gabe eines selektiven Serotonin-Noradrenalin-Wiederaufnahmehemmers zur Tonuserhöhung des Blasensphinkters. Ggf. kann auch ein operativer Eingriff zur Stabilisierung der Urethra etwa mittels Tapes oder bei schwerer Harninkontinenz der Einsatz eines künstlichen Sphinkters erforderlich werden.

▸ Klinik.

Ein unphysiologischer Rückstrom (**Reflux**) des Harns in die Ureteren wird sowohl durch deren schrägen Wanddurchtritt (S. 765) als auch durch interuretere Muskelzüge in der Plica interureterica (S. 768) verhindert. Diese bewirken einen Zug nach unten und dadurch den Verschluss der Uretermündungen.

Die Uretermündungen werden verschlossen durch ihren schrägen Wanddurchtritt und die Blasenwandmuskulatur in der Plica interureterica (S. 768).

Miktion

Die Miktion (Entleerung der Harnblase) erfolgt zunächst reflektorisch über das Sakralmark als **spinaler Reflex** (Miktionsreflex), wird aber mit Eintritt ins Kleinkindalter zunehmend supraspinal kontrolliert. Diese **supraspinale Kontrolle** wird durch im Hirnstamm gelegene Miktionszentren („Pontines Miktionszentrum") gewährleistet, die ihrerseits unter Kontrolle der Großhirnrinde stehen. Dies erklärt, warum die Miktion willkürlich eingeleitet oder unterbrochen werden kann.

Ein Druckanstieg in der sich füllenden Harnblase wird über die in den **Nn. splanchnici pelvici** verlaufenden Viszeroafferenzen erfasst und führt zu einer Aktivitätssteigerung der parasympathischen Innervation des M. detrusor vesicae, der sich dadurch kontrahiert und somit den Blaseninnendruck erhöht.

Gleichzeitig erschlafft der sympathisch kontrollierte M. sphincter urethrae internus. Durch den Zug des Trigonum vesicae nach dorsal und oben werden nicht nur die Uretermündungen verschlossen und damit ein Reflux verhindert (s. o.), sondern auch durch Wirkung des „M. retractor uvulae" die Öffnung der Urethra erweitert: Er zieht die Uvula aus dem Ostium urethrae internum, das Venengeflecht wird entleert und damit der Blasenhals geöffnet. Die vordere Harnröhrenwand wird durch den M. pubovesicalis nach vorne, die hintere Wand durch den M. rectovesicalis nach hinten gezogen, wodurch das Ostium urethrae internum zusätzlich erweitert wird. Kommt es zu einem willkürlich eingeleiteten Erschlaffen des M. sphincter urethrae externus, ist eine physiologische vollständige Entleerung der Harnblase möglich.

Miktion

Der Miktionsreflex wird spinal ausgelöst. Kortikale Kontrolle kann die Miktion einleiten oder stoppen.

Ein Druckanstieg wird in den Nn. splanchnici pelvici erfasst. Die dadurch ausgelöste erhöhte Parasympathikusaktivierung führt zur Kontraktion des Detrusors, hebt das Trigonum und zieht die Uvula aus dem Ostium internum urethrae. Dies führt zu einem Schließen der Ureter- und Öffnen der Urethramündung. Die Harnröhrenwände werden nach ventral und dorsal gezogen. Der M. sphincter urethrae ext. und der sympathisch innervierte innere Sphinkter erschlaffen. Die Blase entleert sich nun vollständig.

▸ Klinik. Vergrößerungen der Prostata (S. 823) können über eine Einengung der Urethra masculina (S. 828) zu einem mechanischen Abflusshindernis führen. Das kompensatorisch überschießende Wachstum der Harnblasenmuskulatur führt zur sog. **Balkenblase**: Muskelbalken legen die Blasenschleimhaut in sichtbare Falten. Trotz der „muskelstarken" Wand ist die physiologische Kontraktionsfähigkeit der vergrößerten Blase herabgesetzt. Das Abflusshindernis kann immer weniger überwunden werden, häufig bleiben daher sonografisch nachweisbare **„Restharnmengen"** in der Harnblase, was zu rezidivierenden Entzündungen führen kann. Die Therapie besteht in der (operativen) Entfernung des Abflusshindernisses (operative Verkleinerung der Prostata).

27.18 **Balkenblase**
Quelle: U. N. Riede, Freiburg

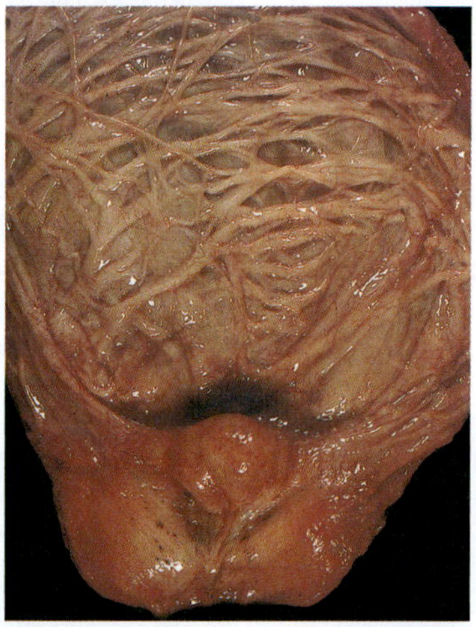

27.4 Darstellung der Harnwege mit bildgebenden Verfahren

27.4 Darstellung der Harnwege mit bildgebenden Verfahren

Wie bei anderen Organen auch werden die Harnwege mit unterschiedlichen bildgebenden Verfahren untersucht, die jeweils spezifische Vorteile bieten und sich so in der Anwendung gegenseitig ergänzen. Im Wesentlichen sind dies das konventionelle Röntgenbild (ohne Kontrastmittel), Röntgenverfahren mit Kontrastmittel, Schnittbildtechniken (CT und MRT) und die Sonografie.

27.4.1 Konventionelle radiologische Verfahren ohne und mit Kontrastmittel

Konventionelles Röntgenbild ohne Kontrastmittel

Aufgrund ihrer Kontrastarmut können die Harnwege selbst in Abdomenübersichtsaufnahmen (S. 716) schlecht beurteilt werden. Hier stellen sich nur strahlendichte Konkremente oder Fremdkörper dar.

27.4.1 Konventionelle radiologische Verfahren ohne und mit Kontrastmittel

Konventionelles Röntgenbild ohne Kontrastmittel

Die Harnwege kann man in einem konventionellen Röntgenbild, z. B. Abdomenübersichtsaufnahme (S. 716), aufgrund der Kontrastarmut der Gewebe nur sehr schlecht beurteilen. Übersichtsaufnahmen dienen daher nicht in erster Linie der Beschreibung der Harnwege selbst, sondern vor allem dem Nachweis strahlendichter Konkremente (Nierenstein, Ureterstein, Blasenstein, Fremdkörper) in den Harnwegen.

Kontrastmitteluntersuchungen

Die Kontrastmittelverteilung innerhalb des Hohlraumsystems der Harnwege kann über verschiedene Wege erreicht werden.

Kontrastmitteluntersuchungen

Hierbei wird ein flüssiges, strahlendichtes Kontrastmittel in das Hohlraumsystem der Harnwege gebracht. Auch hier wird nicht in erster Linie das Organsystem selbst sichtbar, sondern die Verteilung des Kontrastmittels innerhalb der Hohlräume.
Die Applikation des Kontrastmittels kann auf verschiedenen Wegen erfolgen. Daher unterscheidet man folgende Verfahren:

Ausscheidungsurografie (Abb. 27.19): Das intravenös verabreichte Kontrastmittel wird wie harnpflichtige Substanzen über die Nieren und ableitenden Harnwege ausgeschieden.

Ausscheidungsurografie (Abb. 27.19): Bei dieser auch als **i. v.-Pyelografie** oder **i. v.-Urografie** bezeichneten Untersuchung wird ein (jodhaltiges) Kontrastmittel intravenös verabreicht. Über das Blut gelangt es in die Nieren, wo es wie eine harnpflichtige Substanz ausgeschieden wird und über Nierenbecken und Ureter zur Harnblase abgeleitet wird. Dabei werden die Hohlräume nacheinander kontrastreich dargestellt und in mehreren nach standardisierten Zeiten angefertigten Röntgenbildern bezüglich Form, Größe und Lage und somit ggf. krankhafte Veränderung (z. B. durch Tumoren, Steine, angeborene Fehlbildungen) beurteilt.

Retrograde Ureteropyelografie: Hierbei erfolgt die Kontrastmittelgabe retrograd über einen transurethralen Katheter in den Ureter und stellt die ableitenden Harnwege dar (Abb. **27.20a**).

Retrograde Ureteropyelografie: Mittels eines Katheters, der retrograd in einen Ureter eingeführt und ggf. bis zum Nierenbecken vorgeschoben wird, appliziert man das Kontrastmittel direkt in das Hohlraumsystem (Abb. **27.20a**). Dieses wird dann wie bei der Ausscheidungsurografie (s. o.) morphologisch beurteilt.

27.19

27.19 Ausscheidungsurogramm

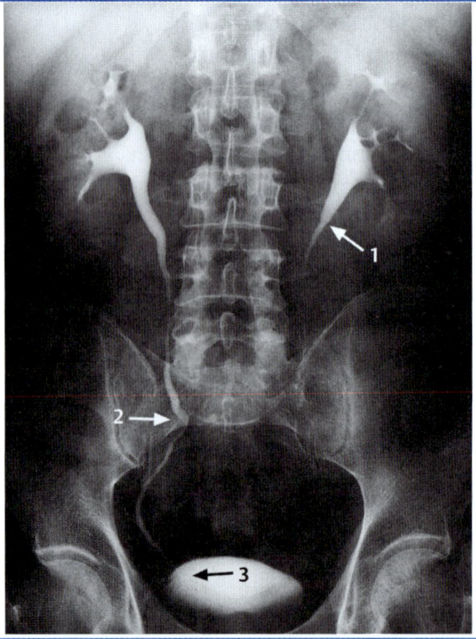

In der a.-p.-Aufnahme ist die gute Füllung des Nierenbeckenkelchsystems deutlich erkennbar. Die Pfeile 1–3 verweisen auf die 3 physiologischen Ureterengen mit einem (normalen) vorübergehenden Kontrastmittelstau.

Quelle: Reiser M, Kuhn F, Debus J, Hrsg. Duale Reihe Radiologie. 4. Aufl. Stuttgart: Thieme; 2017

27.20 **Darstellung der ableitenden Harnwege durch retrograde Kontrastmittelgabe**

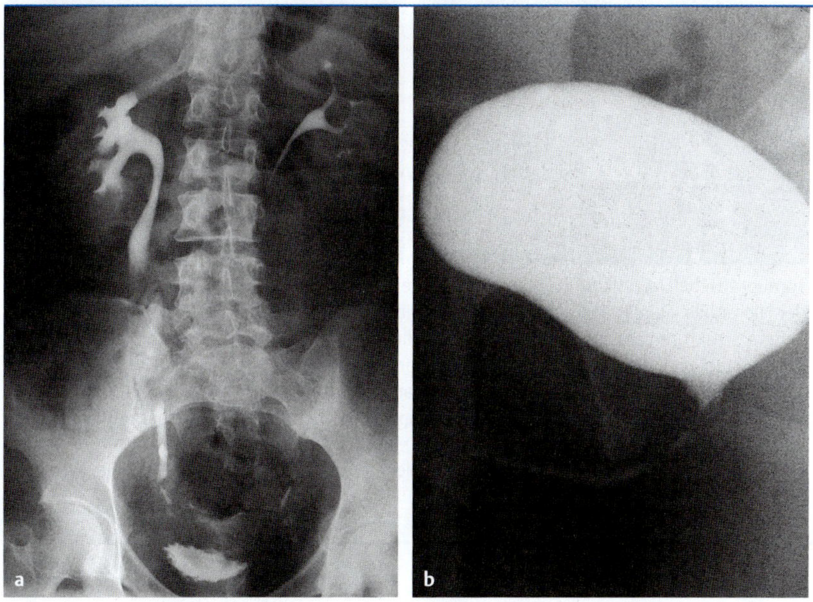

a Retrograde Pyelografie mit Grad-II-Stauung des oberen Harntraktes rechts.
b Miktionszystourethrogramm bei unauffälligen Harnröhrenverhältnissen.
Quelle: Jocham, D., Miller, K. Praxis der Urologie II. 3. Aufl. Stuttgart: Thieme; 2007

Retrograde Ureteropyelografien werden hauptsächlich dann verwendet, wenn eine Ausscheidungsurografie nicht durchgeführt werden kann.

Miktionszystourethrografie: Bei dieser speziellen Technik wird die vollständig entleerte Harnblase retrograd mit einem Kontrastmittel gefüllt. Die Anfertigung von Röntgenaufnahmen vor und während der Miktion gestattet eine Beurteilung von Harnblase und Urethra (Abb. **27.20b**).
Mit diesem Verfahren kann auch ein pathologischer Kontrastmittelrückfluss in die Ureteren (**vesikoureteraler Reflux**) während der Miktion erkannt werden.

Angiografie: Die Applikation von Kontrastmittel in die Nierengefäße gestattet die Beurteilung von Form, Größe, Durchgängigkeit und Verlauf der Gefäße (z. B. bei Verdacht auf eine Einengung der Nierenarterien als Ursache erhöhten Blutdrucks), s. Nierenarterienstenose (S. 762).

27.4.2 Schnittbildverfahren und Sonografie

Schnittbildverfahren

Tomografische Verfahren (Computertomografie mit und ohne Kontrastmittel und Magnetresonanztomografie) geben eine hochauflösende Darstellung der Harnwege und ihrer Umgebung (Abb. **27.21**). Selbst kleinere strukturelle Veränderungen der Organe sind damit gut darstellbar. Zur Anwendung kommen diese Verfahren z. B. bei Verdacht auf das Vorliegen von Tumoren oder von Nierenzysten.

Sonografie: Die sonografische Darstellung und Beurteilung ist insbesondere bei den Nieren (große Organe, oberflächennah gelegen, Abb. **27.22**) und der Harnblase (oberflächennah, ggf. flüssigkeitsgefüllt) gut möglich. Sie gibt Aufschluss über Größe, Form und Lage des jeweiligen Organs und erlaubt das Erkennen von Tumoren, Zysten und ggf. Steinen bei entsprechender Größe.

27.20

Miktionszystourethrografie: Die ebenfalls retrograde Kontrastmittelapplikation in die vollständig entleerte Harnblase erlaubt ihre Darstellung und – während der Miktion – die der Urethra (Abb. **27.20b**) sowie ggf. einen pathologischen **vesikoureteralen Reflux**.

Angiografie: Durch Kontrastmittelinjektion kann z. B. eine Nierenarterienstenose (S. 762) diagnostiziert werden.

27.4.2 Schnittbildverfahren und Sonografie
Schnittbildverfahren

CT und MRT (Abb. **27.21**) werden z. B. bei Verdacht auf Tumoren oder Nierenzysten eingesetzt.

Sonografie: Sie bietet sich v. a. zur Darstellung von Nieren (Abb. **27.22**) und Harnblase an.

27.21

27.21 Darstellung der Nieren mit Schnittbildverfahren

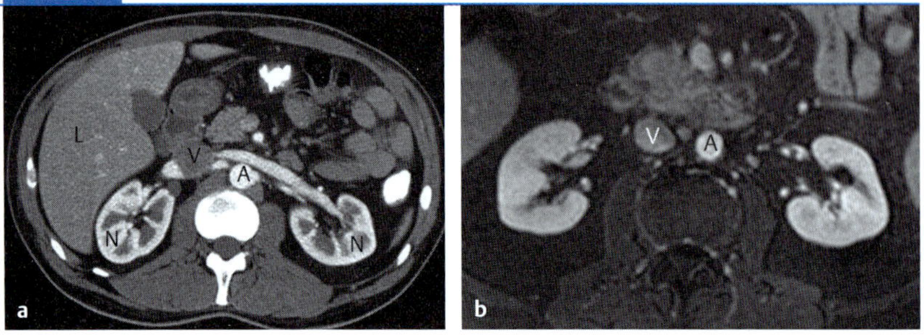

Tomografische Darstellung (CT, MRT) der Nieren (N) in der Transversalebene (S. 125) in Höhe der Nierenhila. Durch die Gabe von Kontrastmittel (KM) lassen sich Gefäße deutlicher gegen andere Strukturen abgrenzen. Beide Bilder stellen Normalbefunde dar. Beachte: Aufgrund der unterschiedlichen Höhenlage beider Nieren sind auf einem Transversalschnitt nicht immer alle Nierengefäße auf beiden Seiten klar abgrenzbar.

a CT-Bild in der arteriellen KM-Phase. Die Markpyramiden erscheinen hypodens im Vergleich zur Nierenrinde. L = Leber, V = V. cava inferior, A = Aorta abdominalis.

b MRT-Bild. Nierenrinde und -mark sind in gleichem Ausmaß kontrastiert und daher kaum unterscheidbar.

Quelle: Reiser M, Kuhn F, Debus J, Hrsg. Duale Reihe Radiologie. 4. Aufl. Stuttgart: Thieme; 2017

27.22

27.22 Sonogramm der rechten Niere

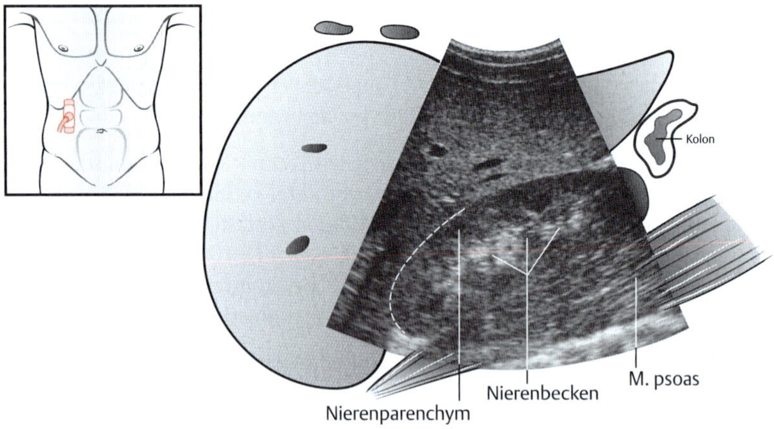

Die Niere (Normalbefund) ist längs dargestellt, die unterschiedliche Schallreflexion gestattet die Abgrenzung von Parenchym und Nierenbeckenregion.

Quelle: Delorme S, Debus J, Jenderka K, Hrsg. Duale Reihe Sonografie. 3. Aufl. Stuttgart: Thieme; 2012

Klinischer Fall: Akute Verwirrtheit *

* Fallbeispiel fiktiv, Namen und Daten frei erfunden

11:00

Frau Frieda S., 88 Jahre, wird an einem heißen Vormittag von ihren Verwandten ins Krankenhaus gebracht.
Tochter: Frau Doktor, so kenn ich meine Mutter gar nicht. Bisher war sie immer ganz klar im Kopf und nun sitzt sie vorhin auf der Terrasse und ruft immer nach dem Vati. Dabei ist der doch schon seit 15 Jahren tot. Sie ließ sich gar nicht beruhigen, deshalb sind wir hier hergekommen.

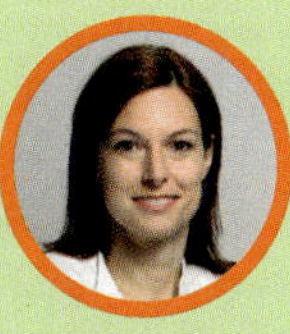

11:05

Was hat Ihre Mutter denn für Erkrankungen und welche Medikamente nimmt sie ein?
Tochter: Früher hatte sie mal eine Hepatitis A und eine schwere Lungenentzündung, aber das ist alles ausgestanden. Im Moment nimmt sie bloß das Diclofenac 75 mg gegen ihre Gelenkschmerzen – in den letzten 2 Wochen fast täglich...

11:15

Anamnese und körperliche Untersuchung
Ich merke, dass die Patientin tatsächlich verwirrt ist: Sie weiß nicht, welcher Tag heute ist und warum sie in der Klinik ist. Ihr Mann soll sie abholen kommen.
Bei der körperlichen Untersuchung fallen mir eine trockene Zunge und stehende Hautfalten als Zeichen einer Exsikkose (Austrocknung) auf. Wahrscheinlich hat Frau S. schon länger nichts mehr getrunken und das, wo es heute so heiß ist...
Der übrige körperliche Untersuchungsbefund ist unauffällig. Der Blutdruck ist leicht erniedrigt (90/60 mmHg).

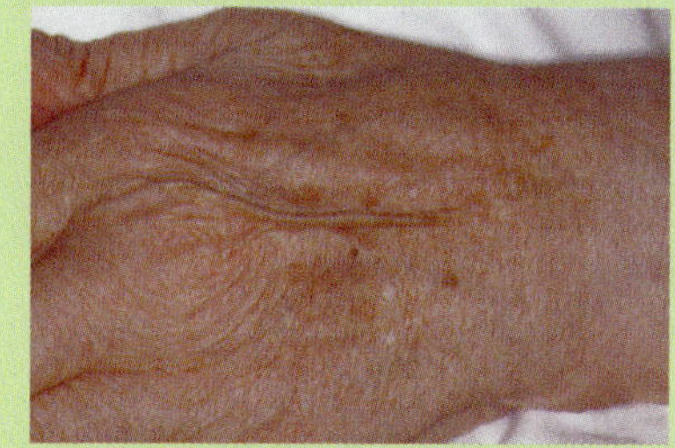

Stehende Hautfalte bei Exsikkose (aus Füeßl, F.S., Middeke, M.: Duale Reihe Anamnese und Klinische Untersuchung. 3. Aufl., Thieme, 2005)

11:25

Blutabnahme und EKG
Ich nehme der Patientin Blut ab und schreibe ein EKG, welches einen unauffälligen Befund zeigt.

12:00

Röntgen-Thorax
Im Wesentlichen zeigt sich auch hier ein unauffälliger Befund.

12:10

Laborbefund trifft ein
(Normwerte in Klammern)

- Kalium 5,8 mmol/l (3,5–5 mmol/l)
- Harnstoff 128 mg/dl (10–55 mg/dl)
- Kreatinin 3,4 mg/dl (0,5–1,4 mg/dl)

Die anderen Laborparameter liegen im Normbereich.

12:30

Verlegung auf die Normalstation Innere
Aufgrund der Symptome (akute Verwirrtheit) und des körperlichen Untersuchungsbefundes (Zeichen einer Deydratation/Exsikkose) stelle ich die Diagnose einer beginnenden prärenalen Niereninsuffizienz. Dazu passt auch der Laborbefund mit erhöhtem Harnstoff und Kreatinin.

Infusionstherapie
Frau S. erhält Infusionen mit 0,9%NaCl. Trotzdem scheidet sie zunächst nur 125 ml Urin aus. Die Patientin ist sehr müde und schläft viel.

21:00

Atemnot tritt auf, erneutes Röntgen Thorax
Am Abend atmet Frau S. schwer. Der diensthabende Kollege ordnet ein Röntgenbild des Thorax an. Dies zeigt ein Lungenödem, also eine Überwässerung der Lunge.

21:30

Behandlung mit Furosemid i.v.
Nachdem Frau S. 500 mg Furosemid (Diuretikum) erhalten hat, kommt endlich die Ausscheidung in Gang: In den nächsten 24 Stunden produzieren die Nieren 2,5 l Urin.

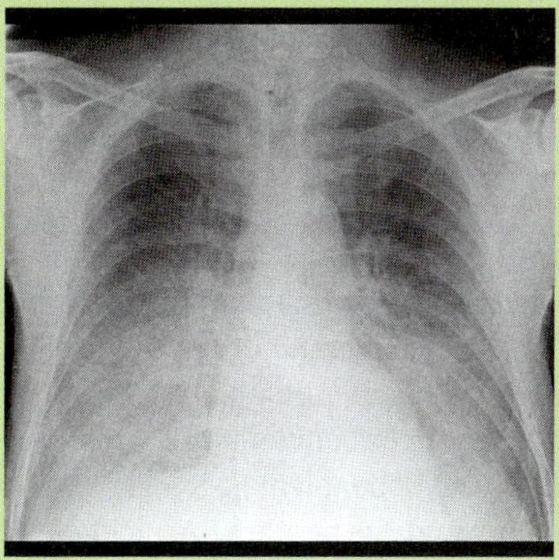

Zeichen eines Lungenödems mit diffuser Verschattung beider Lungen und gestauten Gefäßen. (aus Galanski M. et al: Pareto-Reihe Radiologie, Thorax: Thieme, 2010)

Nach 4 Tagen

Besserung der Symptome und der Laborwerte, Rückbildung des Lungenödems
Die Elektrolyte und die Ein- und Ausfuhr werden gut überwacht. Am 4. Tag ist Frau S. wieder vollständig orientiert, die Laborwerte liegen fast im Normbereich. Das Lungenödem hat sich zurückgebildet (Kontrollröntgen des Thorax).

1 Woche nach Aufnahme

Nach 1 Woche kann Frau S. nach Hause entlassen werden. Statt des nierenschädigenden Diclofenac erhält sie nun Paracetamol als Schmerzmittel, mit dem sie meist gut zurechtkommt. Bei Bedarf nimmt sie zusätzlich Tramadol, ein Opioid.

Fragen mit anatomischem Schwerpunkt

1. Wie lässt sich der Zusammenhang zwischen Volumenmangel (z. B. infolge fehlender Flüssigkeitszufuhr) und dem Ausfall der Nierenfunktion erklären?
2. Wie kommt es bei Frau S. zur Entwicklung der im Röntgenbild sichtbaren pulmonalen Stauung mit Lungenödem?
3. Im Gegensatz zur reversiblen prärenalen akuten Niereninsuffizienz können strukturelle Schädigungen des Organs zu einem fortschreitenden Funktionsverlust bis hin zur terminalen Niereninsuffizienz führen. Welche Therapieoptionen gibt es in dieser Situation, um dem Organismus die lebenswichtige Ausscheidung der harnpflichtigen Substanzen zu ermöglichen?
4. Können Sie sich vorstellen, warum die Niere bei einer Nierentransplantation nicht in ihre anatomisch korrekte Position verpflanzt wird?

Antwortkommentare im Anhang

28 Nebenniere (Glandula suprarenalis)

E. Schulte

28.1 Funktion der Nebenniere

Jede der paarig angelegten Nebennieren stellt ein aus zwei verschiedenen Anteilen zusammengesetztes Organ dar, die unterschiedliche Funktionen erfüllen:

- Die **Rinde** (**Cortex**) sezerniert als **inkretorische Drüse** die sog. Nebennierenrindenhormone in die Blutbahn. Die Nebennierenrindenhormone, die chemisch zu den Steroidhormonen gehören, kann man anhand ihrer Funktion weiter unterteilen:
  - **Glukokortikoide** (u. a. Kortison, Kortisol) wirken auf den Glukose-, Protein- und Fettstoffwechsel.
  - **Mineralokortikoide** (v. a. Aldosteron) regulieren den Wasser- und Salzhaushalt (Natrium und Kalium).
  - **Androgene** (männliche Geschlechtshormone) beeinflussen Sexualfunktionen.
- Das **Mark** (**Medulla**) lässt sich dem sympathischen Nervensystem zurechnen: es sezerniert die Hormone **Adrenalin** und **Noradrenalin** in das Blut, zwei Katecholamine, die in ihrer Wirkung einer Aktivierung des Sympathikus entsprechen.

28.1 Funktion der Nebenniere

Die paarigen Nebennieren bestehen aus zwei Anteilen mit unterschiedlichen Funktionen:

- Die **Rinde** (**Cortex**) sezerniert Steroidhormone:
  - **Glukokortikoide** (Glukose-, Protein- und Fettstoffwechsel),
  - **Mineralokortikoide** (Wasser- und Salzhaushalt),
  - **Androgene** (Sexualfunktion).
- Das **Mark** (**Medulla**) gibt als funktioneller Teil des Sympathikus **Katecholamine** (die Hormone Adrenalin und Noradrenalin) in das Blut ab, deren Wirkung einer Sympathikusaktivierung entspricht.

28.2 Größe, Form und Lage der Nebenniere

Größe und Form: Beide Nebennieren sind recht kleine Organe: Ihre Länge und Dicke beträgt ca. 4–6 cm, die Breite 1–2 cm. Während die rechte Nebenniere dreieckig ist (Abb. **28.1**), hat die linke Nebenniere die Form eines Halbmondes. Man unterscheidet eine **Facies posterior**, die der Pars lumbalis des Zwerchfells anliegt, von einer **Facies anterior**. Die Unterseite bezeichnet man durch ihre Lage zur Niere als **Facies renalis**.

Lage und Lagebeziehungen: Die Nebennieren liegen im Retroperitonealraum jeweils auf dem oberen Nierenpol (Abb. **28.1b**) innerhalb der Capsula adiposa der Niere. Sie sind von einer zarten Bindegewebskapsel umgeben, die mit dem retikulären Bindegewebe im Organ verbunden ist. Neben ihrer Nachbarschaft zum Zwerchfell (s. o.), liegt die rechte Nebenniere zusätzlich nahe der Leber und berührt die V. cava inferior. Die linke Nebenniere liegt – getrennt durch die Bursa omentalis – nahe der Magenhinterwand. Sie berührt i. A. nicht die Aorta.

28.2 Größe, Form und Lage der Nebenniere

Größe und Form: Länge:Dicke:Breite ≈ 4 : 4:2 cm. Die rechte Nebenniere ist dreieckig (Abb. **28.1**), die linke halbmondförmig. Man unterscheidet drei Flächen (**Facies anterior**, **posterior** und **renalis**).

Lage und Lagebeziehungen: Durch die Position im Retroperitoneum auf dem oberen Nierenpol (Abb. **28.1a**) innerhalb der Capsula adiposa kommen beide Nebennieren in direkte Nachbarschaft zum Diaphragma, die rechte zusätzlich zur Leber. Die linke Nebenniere liegt dorsal der Bursa omentalis nahe der Magenhinterwand.

28.1 Lage, Form und Aufbau der Nebenniere

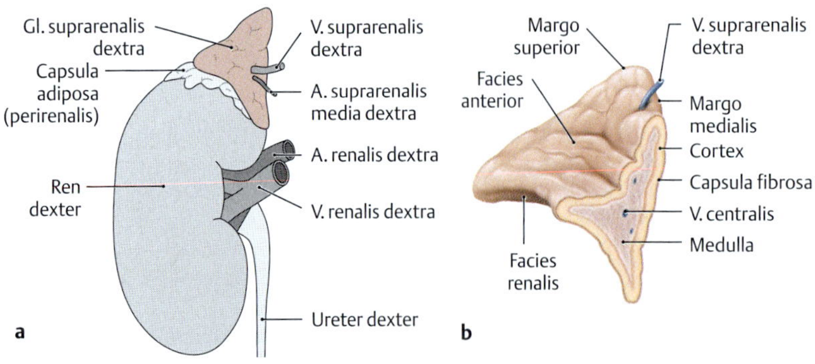

a Rechte Nebenniere in ihrer natürlichen Lage, in der sie i. d. R. durch das Fettgewebe der Capsula adiposa von der Capsula fibrosa der Nieren getrennt ist,
b und im Anschnitt zur Darstellung von Mark und Rinde.

Quelle: Schünke M, Schulte E, Schumacher U. PROMETHEUS LernAtlas der Anatomie, Innere Organe. Illustrationen von Voll M u. Wesker K. 6. Aufl. Stuttgart: Thieme; 2022

28.3 Aufbau der Nebenniere

Jede der beiden Nebennieren besteht aus der äußeren **Rinde** (**Cortex**) und dem innen gelegenen **Mark** (**Medulla**, Abb. **28.1b**). Die beiden Anteile unterscheiden sich in Herkunft, Aufbau und Funktion sehr stark.

28.3 Aufbau der Nebenniere

Die äußere **Rinde** (Cortex) und das innere **Mark** (Medulla, Abb. **28.1b**) zeigen Unterschiede in Aufbau und Funktion.

28.3.1 Nebennierenrinde

Die aufgrund eines hohen Lipidgehalts gelbliche Rinde entwickelt sich aus dem mesodermalen Zölomepithel. Dabei entsteht ein dreischichtiger Aufbau (Tab. **28.1**).

28.3.1 Nebennierenrinde

Die gelbliche Rinde hat einen dreischichtigen Aufbau (Tab. **28.1**).

28.1 Aufbau der Nebennierenrinde mit den von ihr gebildeten Hormonen

Schicht	histologischer Aspekt	gebildete Hormone	Hauptfunktion
Zona glomerulosa (Außenschicht, ①)	▪ azidophile Zellen ▪ Anordnung ballenartig ▪ keine Sekretstapelung in Sekretgranula	**Mineralokortikoide** (v. a. Aldosteron)	▪ Regulation von Natrium-, Kalium- und Wasserhaushalt
Zona fasciculata (Mittelschicht, ②)	▪ große, lipidhaltige Zellen ▪ Anordnung in parallelen Säulen (senkrecht zur Organoberfläche) ▪ breiteste Schicht	**Glukokortikoide** (Kortison, Kortisol)	▪ Beeinflussung des Kohlenhydratstoffwechsels (Erhöhung des Blutzuckerspiegels), Protein- und Fettstoffwechsels ▪ Immunsuppression
Zona reticularis (Innenschicht, ③)	▪ pigmenthaltige Zellstränge ▪ Anordnung netzartig	**Androgene** (v. a. DHEAS = Dehydroepiandrosteron; hauptsächliche Produktion in der Zona reticularis)	▪ anabole Wirkung durch Steigerung der Proteinsynthese ▪ Ausbildung männlicher Geschlechtsmerkmale

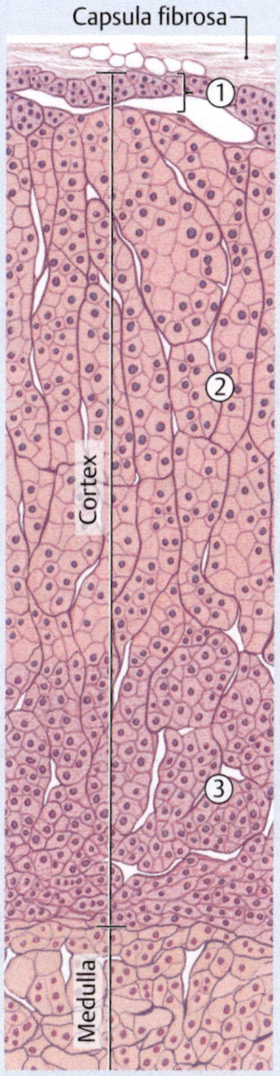

Quelle: Schünke M, Schulte E, Schumacher U. PROMETHEUS LernAtlas der Anatomie, Innere Organe. Illustrationen von Voll M u. Wesker K. 6. Aufl. Stuttgart: Thieme; 2022

Zona fasciculata und reticularis stehen über das adrenokortikotrope Hormon (ACTH) unter der Kontrolle des Hypophysenvorderlappens und bilden mit diesem eine funktionelle Einheit.
ACTH fördert die Sekretion von Nebennierenrindenhormonen, die ihrerseits über eine negative Rückkopplung über den Hypothalamus die ACTH-Ausschüttung hemmen.

Zona fasciculata und reticularis bilden eine funktionelle Einheit mit dem Hypophysenvorderlappen. ACTH fördert die Hormonsekretion. Die Nebennierenrindenhormone hemmen die Sekretion von ACTH (negative Rückkopplung).

► Klinik. Aufgrund der Vielzahl von Stoffwechselvorgängen, die durch die unterschiedlichen Nebennierenrindenhormone reguliert werden, kann es bei einer **Nebennierenrindenunterfunktion** bzw. **-insuffizienz** (**Morbus Addison**) zu lebensbedrohlichen Krisen mit Blutdruckabfall, Unterzuckerung und Elektrolytstörungen kommen. Betroffene müssen die fehlenden Steroide lebenslang medikamentös ersetzen (Substitutionstherapie).
Eine **Überfunktion** (**Cushing-Syndrom**) führt u. a. zu Umverteilung des Körperfetts (stammbetonte Fetteinlagerung, Stiernacken und sog. Vollmondgesicht), erhöhtem Blutzucker (Diabetes mellitus), Osteoporose und Bluthochdruck. Diese Veränderungen können auch infolge langjähriger Therapie mit Kortikosteroiden auftreten (iatrogen).

28.2 **Patientin mit Cushing-Syndrom**
Quelle: Arastéh K. et al. Duale Reihe Innere Medizin. 4. Aufl. Stuttgart: Thieme; 2018

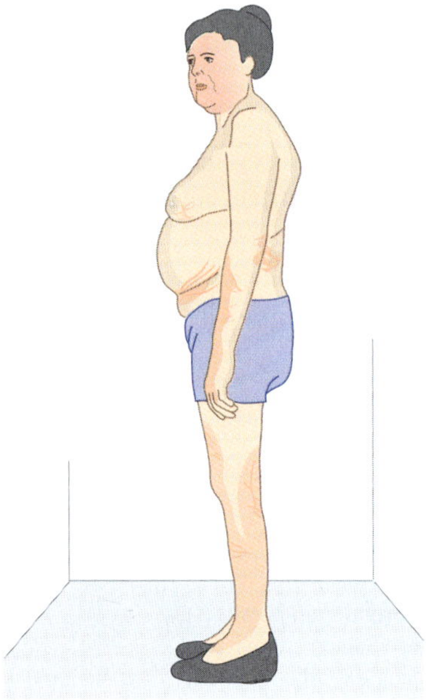

28.3.2 Nebennierenmark

Im Mark, einem Derivat der Neuralleiste (Sympathikusanlage) findet man verschiedene Zellen:
Spezifische Markzellen: Sie sind chromaffin und funktionell modifizierte sympathische Neurone, bei denen man zwei Typen unterscheidet:
- **A-Zellen** (80 %) produzieren Adrenalin,
- **N-Zellen** (20 %) Noradrenalin.

► Klinik.

Multipolare Ganglienzellen gehören zum Sympathikus und werden, wie die Markzellen, von präganglionären Ästen der Nn. splanchnici erreicht.

28.4 Gefäßversorgung und Innervation der Nebenniere

28.4.1 Gefäßversorgung

Arterien:
- **A. suprarenalis superior** (aus A. phrenica inf.),
- **A. suprarenalis media** (aus Aorta abdominalis) und
- **A. suprarenalis inferior** (aus A. renalis).

Nach Durchtritt durch die Organkapsel gehen die Arterien in sinusoide Kapillaren über, die radiär bis in das Mark ziehen.

28.3.2 Nebennierenmark

Im Nebennierenmark, das sich als Derivat der Neuralleisten aus der neuroektodermalen Sympathikusanlage entwickelt, unterscheidet man spezifische Markzellen von multipolaren Ganglienzellen.
Spezifische Markzellen zeigen eine Affinität gegenüber bestimmten Farbstoffen und werden deshalb auch als **„chromaffin“** oder **„phäochrom“** bezeichnet. Funktionell sind die Markzellen modifizierte sympathische Neurone. Es lassen sich zwei Typen von Markzellen unterscheiden:
- **A-Zellen** machen fast 80 % der Markzellen aus und enthalten **Adrenalin** in kleinen Sekretgranula.
- **N-Zellen** bilden mit ca. 20 % die kleinere Zellpopulation und enthalten intragranulär **Noradrenalin**.

► Klinik. Eine sehr seltene Ursache für einen zu hohen Blutdruck (arterielle Hypertonie) ist ein Tumor des Nebennierenmarks (**Phäochromozytom**). Hierbei kann es über die überhöhte Freisetzung von Adrenalin und Noradrenalin zu bedrohlichen Blutdruckkrisen kommen.

Multipolare Ganglienzellen gehören ebenfalls zum sympathischen Nervensystem. An ihnen enden, wie auch an den Markzellen, präganglionäre Axone der Nn. splanchnici major und minor. In diesem Sinne kann das Nebennierenmark als ein sympathisches Ganglion aufgefasst werden.

28.4 Gefäßversorgung und Innervation der Nebenniere

28.4.1 Gefäßversorgung

Arterielle Versorgung: Drei Arterien versorgen die Nebennieren mit Blut:
- **A. suprarenalis superior** (aus der A. phrenica inferior),
- **A. suprarenalis media** (direkt aus der Aorta abdominalis) und
- **A. suprarenalis inferior** (aus der A. renalis).

Insbesondere die A. suprarenalis superior teilt sich vor dem Eintritt in das Organ in viele Äste auf. Die Arterien treten an der Kapsel in die Nebenniere ein und verlaufen dann radiär von der äußeren Rinde zum innen gelegenen Mark. Von den Arterien strömt Blut in sinusoide Kapillaren, die von der Rinde zum Mark verlaufen. Das gesamte Blut wird dann in Markvenen gesammelt. Mark wird somit von Rindenblut (mit hoher Hormonkonzentration) durchströmt. Alle Kapillaren der Nebenniere haben ein fenestriertes Epithel. Kleine Äste der A. suprarenalis inferior erreichen unter Umgehung der sinusoiden Kapillaren direkt das Mark, um dort für einen hohen Blutstrom zu sorgen: das Blut dient hier als Transportweg für Adrenalin und Noradrenalin.

► Merke. Die A. suprarenalis media läuft rechts dorsal der V. cava inferior.

► Merke.

Venöser Abfluss: Aus sinusoiden Kapillaren des Nebennierenmarks sammeln Venen das Blut von Mark und Rinde und vereinigen sich zu jeweils einer **V. suprarenalis**, die am Hilum der Nebenniere durch die Kapsel wieder austritt.

Venen: Beidseits tritt eine **V. suprarenalis** am Hilum der Nebenniere durch die Kapsel aus.

► Merke. Die V. suprarenalis **dextra** mündet direkt in die V. cava inferior, die V. suprarenalis **sinistra** dagegen mündet in die V. renalis sinistra (S. 857).

► Merke.

Lymphabfluss: Die Lymphe der Nebennieren fließt in die Nll. lumbales (links v. a. **Nll. aortici laterales**, rechts **Nll. cavales laterales**) ab.

Lymphabfluss: Regionäre Lymphknoten sind die **Nll. aortici** und **cavales laterales**.

28.3 **Blutgefäße der Nebenniere**

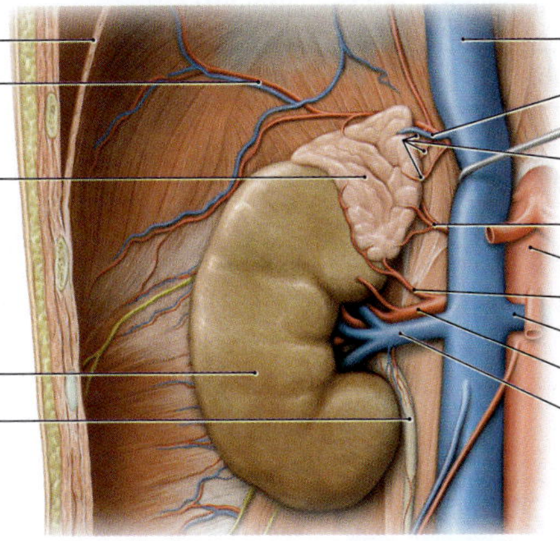

Rechte Nebenniere in der Ansicht von ventral nach Entfernung der Capsula adiposa zwischen Nebenniere und Niere. Zur besseren Darstellung der sie versorgenden Blutgefäße ist die V. cava inferior etwas nach links gezogen.

Quelle: Schünke M, Schulte E, Schumacher U. PROMETHEUS LernAtlas der Anatomie, Innere Organe. Illustrationen von Voll M u. Wesker K. 6. Aufl. Stuttgart: Thieme; 2022

28.4.2 Innervation

Die vegetative Innervation der Nebennieren erfolgt über die **Ggll. coeliaca** mittels **Plexus renalis** und **suprarenalis**.
Das **Nebennierenmark** wird nur von präganglionären sympathischen Ästen (cholinerg!) erreicht, die eine **Freisetzung von Adrenalin** und Noradrenalin ins Blut bewirken.
An der **Nebennierenrinde** wirkt der Sympathikus vasokonstriktorisch auf die Gefäße. Die sehr spärliche parasympathische Innervation entstammt dem **Truncus vagalis posterior** (S. 866), jedoch ist ihr Effekt noch nicht geklärt.

28.4.2 Innervation

Sie erfolgt vegetativ über die Ggl. coeliaca (Plexus renalis und suprarenalis). Zum Mark ziehen nur **präganglionäre sympathische Fasern** (cholinerg), die eine **Freisetzung von Adrenalin und Noradrenalin** ins Blut bewirken.

28.5 Entwicklung der Nebenniere

Die beiden Anteile des makroskopisch einheitlichen Organs Nebenniere haben eine unterschiedliche embryonale Herkunft:
- Die **Nebennierenrinde** entsteht aus dem mesodermalen Zölomepithel.
- Das **Nebennierenmark** entsteht aus der neuroektodermalen Neuralleiste (aus Sympathikoblasten).

28.5 Entwicklung der Nebenniere

29 Weibliches Genitale

E. Schulte

29.1 Übersicht

Man unterscheidet ein **inneres** und ein **äußeres Genitale** (Abb. **29.1**). Das äußere Genitale, die Vulva (S. 795), reicht von außen bis zum Hymen. Die Genitalorgane haben **Fortpflanzungs-** und **Sexualfunktion**.

⊙ 29.1

29.1 Übersicht

Die weiblichen Genitalorgane lassen sich in die inneren und äußeren Genitalorgane (**Organa genitalia feminina interna** bzw. **externa**) unterteilen (Abb. **29.1**). Das äußere Genitale (S. 795) wird auch als Vulva bezeichnet; es reicht von außen bis zum Hymen, wo die inneren Genitalien mit der Scheide beginnen. Innere und äußere Genitalorgane haben **Fortpflanzungs-** und **Sexualfunktion**.

⊙ 29.1 Übersicht über die inneren und äußeren weiblichen Geschlechtsorgane

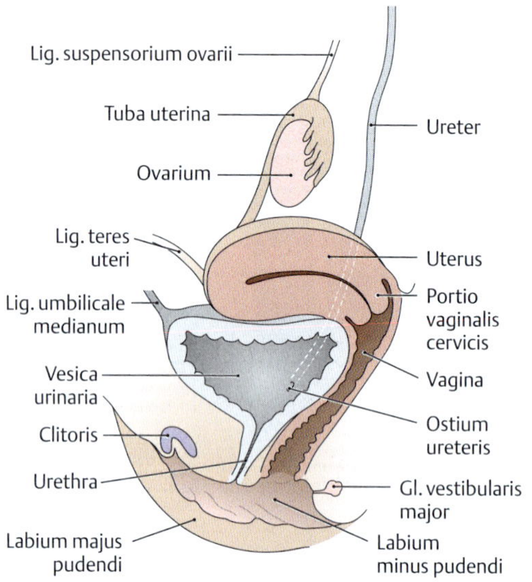

Weibliches Genitale im schematischen Mediansagittalschnitt. Anders als beim männlichen Organismus (vgl. Abb. **30.1**) sind die Genitalorgane funktionell von den ableitenden Harnwegen (hier grau dargestellt) getrennt, jedoch bestehen enge topografische Beziehungen.

Quelle: Schünke M, Schulte E, Schumacher U. PROMETHEUS LernAtlas der Anatomie, Innere Organe. Illustrationen von Voll M u. Wesker K. 6. Aufl. Stuttgart: Thieme; 2022

29.2 Innere weibliche Genitalorgane

Zum inneren weiblichen Genitale gehören: **Eierstock** (**Ovarium**) und **Eileiter** (**Tuba uterina**) (**Adnexe**), **Gebärmutter** (**Uterus**) und **Scheide** (**Vagina**).

Die Reihenfolge der Darstellung entspricht dem Weg der befruchteten Eizelle.

29.2 Innere weibliche Genitalorgane

Zum inneren weiblichen Genitale gehören:
- **Eierstock** (**Ovarium**), paarig
- **Eileiter** (**Tuba uterina**), paarig
- **Gebärmutter** (**Uterus**) und
- **Scheide** (**Vagina**).

Eileiter und Eierstock werden zusammen auch als die **Adnexe** (Anhangsgebilde) des Uterus bezeichnet.
Die Organe werden hier in der Reihenfolge dargestellt, wie sie von der befruchteten Eizelle auf ihrem physiologischen Weg passiert werden.

29.2.1 Eierstock (Ovarium)

Funktion des Ovars

Das Ovar stellt die Eizelle (**Ovum**) bereit und produziert **Östrogene** und **Gestagene**, die den Zyklus bestimmen.

29.2.1 Eierstock (Ovarium)

Funktion des Ovars

Der Eierstock dient der **Bereitstellung der weiblichen Keimzellen** (Eizelle, **Ovum**) und der **Produktion von Sexualhormonen** (**Östrogene** und **Gestagene**). Die Blutkonzentration der Sexualhormone unterliegt in einem definierten Lebensabschnitt der Frau periodischen Schwankungen, welche die wesentliche Grundlage für den weiblichen Zyklus bilden.

29.2 Übersicht über die inneren weiblichen Geschlechtsorgane

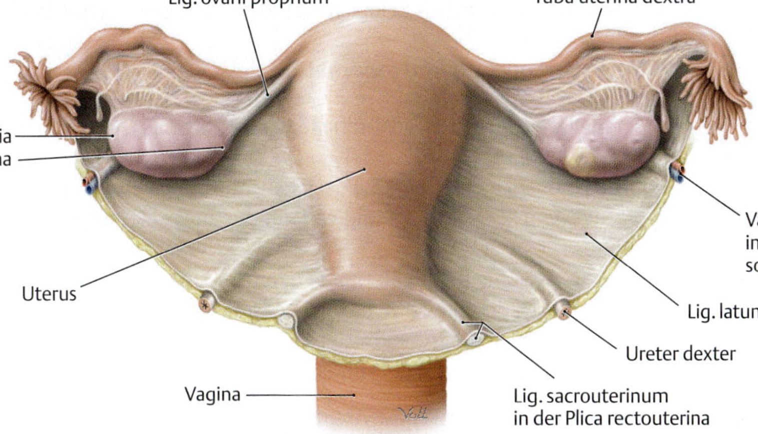

Ansicht von dorsal auf Uterus mit Lig. latum uteri (S. 789), Tuben, Ovarien und den oberen Anteil der Vagina. Der Uterus ist zur besseren Übersicht etwas aufgerichtet.

Quelle: Schünke M, Schulte E, Schumacher U. PROMETHEUS LernAtlas der Anatomie, Innere Organe. Illustrationen von Voll M u. Wesker K. 6. Aufl. Stuttgart: Thieme; 2022

Abschnitte, Form und Lage des Ovars

Abschnitte und Form: Das paarig angelegte Ovar hat bei der geschlechtsreifen Frau eine Größe von etwa 3,5 × 1,5 × 1 cm und eine Masse von ca. 10 g. Die mediale und die laterale Fläche des Ovars (**Facies medialis** bzw. **lateralis**) treffen am vorderen (**Margo mesovaricus**) und am hinteren Rand (**Margo liber**) aufeinander. Ein unterer Pol (**Extremitas uterina**) weist nach medial und unten, ein oberer Pol (**Extremitas tubaria**) nach lateral und oben (Abb. **29.2**).

Lage und Lagebeziehungen: Das Ovar liegt **intraperitoneal** im kleinen Becken in der linken und rechten **Fossa ovarica**, etwas unterhalb der Aufteilung der Vasa iliaca. Die Position des Ovars und die Richtung seiner Längsachse sind abhängig von der Körperlage. Dorsal vom Ovar verlaufen der **Ureter** und der **N. obturatorius**.

Befestigung des Ovars: Das Ovar ist mit mehreren bindegewebigen Zügen an benachbarten Strukturen befestigt. Diese Bänder enthalten neben Gefäßen und Nerven auch glatte Muskulatur, welche eine gewisse Beweglichkeit des Ovars gewährleistet (Abb. **29.2**).

- Das **Lig. ovarii proprium** (Gebärmutter-Eierstock-Band) zieht von der Extremitas uterina zum Uteruskörper.
- Das **Lig. suspensorium ovarii** (Aufhängeband) zieht von der Extremitas tubaria zur seitlichen Beckenwand.
- Das **Mesovarium** (Eierstockgekröse) zieht vom Margo mesovaricus nach vorne zum Lig. latum uteri (S. 789). Der Margo liber bleibt frei.

▶ Klinik. Um die „Achse" des Lig. suspensorium ovarii ist eine gewisse Drehbewegung möglich. Exzentrische Verformungen des Ovars z. B. durch einen großen Graaf-Follikel (S. 800) oder eine Zyste können eine solche Drehung begünstigen. Diese sog. **Stieldrehung** führt zur Abklemmung der im Ligament befindlichen Blutgefäße, was die Versorgung des Ovars gefährdet. Die Stieldrehung äußert sich in akut auftretenden massiven Unterbauchschmerzen und macht ein sofortiges operatives Vorgehen notwendig.

Aufbau des Ovars

Am bindegewebigen Grundgerüst des Ovars (**Stroma ovarii**) unterscheidet man zwei Anteile, die unscharf ineinander übergehen:

- **Cortex ovarii:** Die Rinde ist ca. 1–3 mm dick und enthält zahlreiche Follikel (S. 799) in unterschiedlichen Entwicklungsstadien (**Folliculi ovarii**).
- **Medulla ovarii:** Das Mark ist sehr **gefäßreich**, Follikel finden sich hier nicht. Es erstreckt sich bis zum Eintrittsort der versorgenden Gefäße und Leitungsbahnen (**Hilum ovarii**) an der lateralen Ovarseite.

Abschnitte, Form und Lage des Ovars

Abschnitte und Form: An den paarigen Ovarien (Größe 3,5 × 1,5 × 1 cm, Masse 10 g) unterscheidet man: **Facies medialis** und **lateralis**, **Margo mesovaricus** und **liber** sowie **Extremitas uterina** und **tubaria** (Abb. **29.2**).

Lage und Lagebeziehungen: Das Ovar liegt **intraperitoneal** in der **Fossa ovarica** unterhalb der Aufteilung der Vasa iliaca. Dorsal verlaufen der **Ureter** und der **N. obturatorius**.

Befestigung des Ovars: Muskelhaltige Peritonealstränge befestigen das Ovar beweglich an benachbarten Strukturen (Abb. **29.2**):

- **Lig. ovarii proprium** zum Uterus,
- **Lig. suspensorium ovarii** zur seitlichen Beckenwand,
- **Mesovarium** zum Lig. latum uteri (S. 789).

Der hintere Rand des Ovars ist frei (Margo liber).

▶ Klinik.

Aufbau des Ovars

Am Ovar unterscheidet man zwei Anteile:

- Die Rinde (**Cortex ovarii**) enthält Follikel (S. 799).
- Das vaskularisierte Mark (**Medulla ovarii**) enthält keine Follikel und setzt sich in das **Hilum ovarii** fort.

Das Ovar ist von einer Organkapsel (**Tunica albuginea**) überzogen und außen von Peritoneum (Oberflächenepithel; früher unzutreffend als **Keimepithel** bezeichnet) bedeckt.

Das Ovar ist von einer bindegewebigen Organkapsel (**Tunica albuginea**) überzogen. Dieser liegt außen das Peritoneum auf, welches hier als sog. Oberflächenepithel (früher unzutreffend als **Keimepithel** bezeichnet) einschichtig kubisch ist.

Gefäßversorgung und Innervation des Ovars

Arterien (Abb. 29.3a):
- Die **A. ovarica** zieht durch das Lig. suspensorium ovarii zum Hilum ovarii.
- Der **R. ovaricus** der A. uterina (im Lig. latum) bildet Anastomosen mit der A. ovarica.

Gefäßversorgung und Innervation des Ovars

Arterielle Versorgung: Die arterielle Versorgung des Ovars erfolgt durch zwei Gefäße (Abb. **29.3a**):
- Die **A. ovarica** entspringt beidseits aus der Aorta abdominalis unterhalb des Abgangs der Nierenarterien und verläuft durch das Lig. suspensorium ovarii zum Hilum.
- Der **R. ovaricus** der A. uterina verläuft im Lig. ovarii proprium nach lateral zum Ovar und bildet mit der A. ovarica Anastomosen (**Rete arteriosum ovarii**).
- Bei operativen Eingriffen mit Entfernung des Ovars müssen beide arteriellen Zuflüsse („Eierstocksarkade") unterbunden werden.

Venen: Die **V. ovarica** mündet rechts in die V. cava inf., links in die V. renalis sin. Weiterhin besteht ein möglicher Abfluss über die **V. uterina** (Abb. **29.3b**).

Venöser Abfluss: Der venöse Abfluss erfolgt hauptsächlich in die **V. ovarica**, die links in die V. renalis, rechts direkt in die V. cava inferior münden. Beim Vorliegen eines ausgedehnten Plexus venosus ovaricus kann ein zusätzlicher Abfluss zur **V. uterina** existieren (Abb. **29.3b**).

29.3 Blutgefäße des inneren weiblichen Genitales

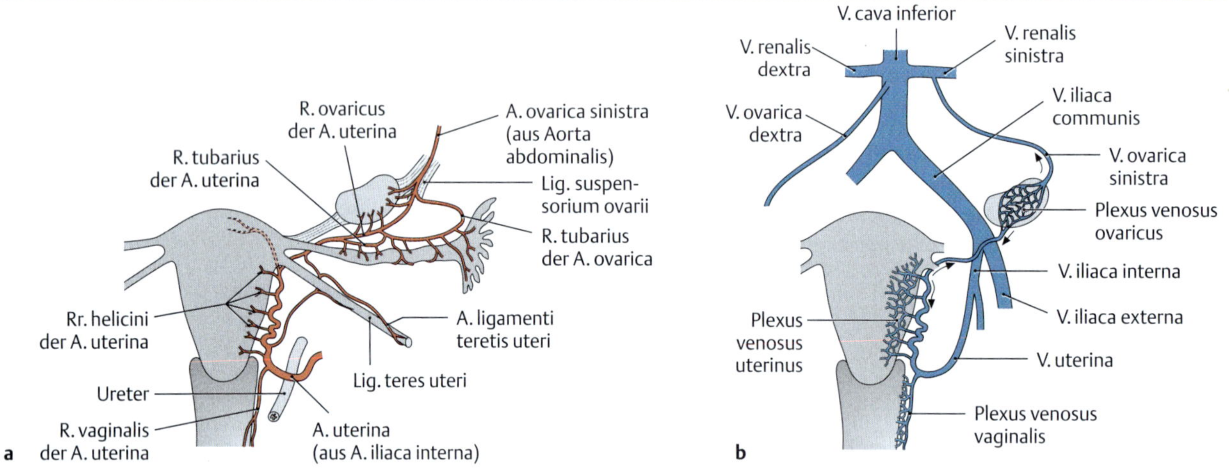

a Die arterielle Versorgung
b und venöse Drainage sind gemeinsam für Ovar, Tuba uterina und Uterus (S. 792) in der Ansicht von ventral dargestellt. Die Pfeile in b kennzeichnen den in jeweils zwei Richtungen möglichen Blutabfluss des Ovars und des Uterus.

Quelle: Schünke M, Schulte E, Schumacher U. PROMETHEUS LernAtlas der Anatomie, Innere Organe. Illustrationen von Voll M u. Wesker K. 6. Aufl. Stuttgart: Thieme; 2022

Lymphabfluss: Er erfolgt über die **Nll. lumbales**.

Lymphabfluss: Er erfolgt über die **Nll. lumbales** links um die Aorta abdominalis, rechts um die V. cava inferior.

Innervation: Die vegetativen Fasern stammen aus den **Plexus mesentericus sup.** und **renalis**, teilweise auch dem **Plexus hypogastricus inf.** und werden z. T. organnah (im **Plexus ovaricus** und **Plexus uterovaginalis**) umgeschaltet.

Innervation: Die vegetative Innervation erfolgt aufgrund des Deszensus des Ovars (S. 844) teilweise über den **Plexus mesentericus superior** und den **Plexus renalis**, teilweise über den **Plexus hypogastricus inferior**. Ein großer Teil der Fasern zieht aber durch die zuvor genannten Plexus lediglich hindurch und schaltet in organnah gelegenen Plexus auf das 2. efferente Neuron um: Fasern aus dem Plexus renalis im **Plexus ovaricus**, solche aus dem Plexus hypogastricus inferior im **Plexus uterovaginalis**, einem seiner weiter peripher gelegenen Anteile. Der meist kräftig ausgebildete Plexus uterovaginalis enthält neben Fasern sehr zahlreiche Ganglienzellen und wird deshalb auch oft als **„Frankenhäuser-Ganglion"** bezeichnet.

Eine spezifische Wirkung des vegetativen Nervensystems auf das Ovar ist nicht bekannt; die o. g. Fasern ziehen zu Gefäßen.

Die mehrheitlich sympathischen Fasern innervieren hauptsächlich die Gefäße am Ovar, regulieren also – wie bei anderen Organen auch – die Durchblutung. Eine spezifische Wirkung des vegetativen Nervensystems auf das Ovar ist nicht bekannt.

29.2.2 Eileiter (Tuba uterina), Salpinx

Funktion des Eileiters

Der Eileiter dient dem **Auffangen der Eizelle** nach erfolgtem Eisprung = Ovulation (S. 800) und deren **Transport** zum Uterus.
In der Tuba uterina findet auch die Befruchtung der Eizelle (**Konzeption**) statt.

► Klinik. Sind die Eileiter nicht durchgängig, wie es z. B. bei Verklebungen infolge von Entzündungen (sog. **Salpingitis** oder – bei mitbetroffenem Ovar – **Adnexitis**) vorkommt, oder liegen sonstige Transportstörungen der Tube vor, kann dies verschiedene Folgen haben:
Zum einen kann es zu einer pathologischen Einnistung der befruchteten Eizelle kommen (**Extrauteringravidität**), zum anderen kann dadurch eine **Unfruchtbarkeit** bedingt sein. Ob eine fehlende Durchgängigkeit der Tuben die Ursache für unerfüllten Kinderwunsch ist, kann durch verschiedene diagnostische Methoden dargestellt werden, indem man die Ausbreitung von Kontrastmittel, einer Farblösung oder eines Gases von der Gebärmutter bis in die freie Bauchhöhle beobachtet (meist pelviskopisch, d. h. im Rahmen einer Beckenspiegelung).
Gezielt macht man sich die Unterbrechung der Tubendurchgängigkeit bei der **Sterilisation** zunutze, indem man die Eileiter entweder durchtrennt oder sie verschließt (durch Ligatur = Abbinden oder thermische Koagulation).

Abschnitte, Form und Lage des Eileiters

Abschnitte und Form: Die paarig angelegte Tuba uterina ist ein mit Schleimhaut ausgekleideter Muskelschlauch. Bei einer Länge von 10–16 cm reicht sie vom Ovar bis zum Uterus am Übergang vom Corpus zum Fundus uteri (S. 788).
Es lassen sich vier Abschnitte unterscheiden, die in Abb. **29.4** zusammen mit dem Uterus, in den der Eileiter einmündet, dargestellt sind:

- **Infundibulum tubae uterinae** (Tubentrichter): Der dem Ovar oben-hinten benachbarte Abschnitt des Eileiters ist ca. 1,5 cm lang und öffnet sich mit dem **Ostium abdominale tubae uterinae** frei in die Peritonealhöhle. Der Rand des Infundibulums trägt Fransen (**Fimbriae tubae**) mit bis zu 1,5 cm Länge. Die längste Fimbrie (bis zu 3 cm) heißt **Fimbria ovarica** und berührt das Ovar. Sie hat beim „Einfangen" der gesprungenen Eizelle eine zentrale Bedeutung.
- **Ampulla tubae uterinae:** Der mit 7–8 cm Länge und einem Durchmesser von 4–10 mm größte Abschnitt der Tube verläuft bogenförmig um das Ovar.
- **Isthmus tubae uterinae:** Der Isthmus besitzt bei einer Länge von ca. 4 cm und einem Kaliber von 2–3 mm eine ausgeprägte Wandmuskulatur.
- **Pars uterina tubae uterinae:** Dieser in der Wand des Uterusfundus (s. u.) gelegene Teil hat mit weniger als 1 mm den geringsten Durchmesser. Er mündet über das **Ostium uterinum** in den Uterus.

► Merke. Das Ostium abdominale tubae uterinae ist die einzige Stelle, an der das Peritoneum „unterbrochen" ist und somit eine Verbindung der Bauchhöhle zu dem Innenraum eines Hohlorgans besteht!

Lage und Befestigung: Die Tube liegt wie das Ovar intraperitoneal im kleinen Becken. Sie ist an Ampulle und Isthmus mittels einer Duplikatur des Peritoneums (**Mesosalpinx**) am oberen Rand des Lig. latum uteri befestigt. Muskelzüge erlauben auch hier eine gewisse Beweglichkeit.
Die unmittelbar benachbarten Organe sind medial der Uterus (gemeinsame Embryonalentwicklung aus den Müller-Gängen) (S. 845) und lateral das Ovar. Kranial liegen oft Dünndarmschlingen (v. a. Ileum) eng benachbart. Insbesondere diese enge Nachbarschaft ist bei der diagnostischen Abgrenzung von entzündlich bedingten Schmerzen zu berücksichtigen.

29.2.2 Eileiter (Tuba uterina), Salpinx

Funktion des Eileiters

Der Eileiter **fängt** nach dem Eisprung die **Eizelle auf**, transportiert sie zum Uterus und ist Ort der Befruchtung (**Konzeption**).

► Klinik.

Abschnitte, Form und Lage des Eileiters

Abschnitte und Form: Der Eileiter ist 10–16 cm lang und erstreckt sich vom Ovar zum Uterus. Er hat 4 Abschnitte (Abb. **29.4**):

- Das **Infundibulum tubae uterinae** (Tubentrichter) endet ovarwärts mit dem **Ostium abdominale.** Dieses besitzt an seinem Rand Fimbriae tubae uterinae, die längste Fimbrie (**Fimbria ovarica**) berührt das Ovar.
- Die **Ampulla tubae uterinae** ist der größte Abschnitt.
- Der **Isthmus tubae uterinae** besitzt ausgeprägte Wandmuskulatur.
- Die **Pars uterina tubae uterinae** liegt intramural im Fundus uteri und endet dort mit dem **Ostium uterinum.**

► Merke.

Lage und Befestigung: Die Eileiter liegen intraperitoneal. Eine Duplikatur des Peritoneums (**Mesosalpinx**) befestigt Ampulle und Isthmus am Lig. latum uteri.

Aufbau des Eileiters

Er ist für Hohlorgane typisch dreischichtig:

Tunica mucosa: Das einschichtige Zylinderepithel bildet Längsfalten (**Plicae tubariae**) mit Sekundär- und Tertiärfalten. Es besteht aus **Drüsenzellen**, **Flimmerzellen** (mit Kinozilien) und **Stiftchenzellen** (entleerte Drüsenzellen). Drüsensekret und Kinozilienschlag erzeugen einen Sekretstrom uteruswärts. Dieser dient mechanisch dem Zygotentransport und den Spermien als Wegweiser (positive Rheotaxis). Drüsen- und Flimmeraktivität sind um die Ovulation besonders stark.

► Merke.

Tunica muscularis: Sie besteht aus **zirkulären**, **longitudinalen** und **spiraligen** Anteilen, die eine funktionelle Einheit bilden. Man unterscheidet **autochthone** (tubeneigene), **perivaskuläre** (tritt mit Gefäßen an die Tube heran) und **subperitoneale** (s. o.) Muskulatur. Die Muskulatur ermöglicht Bewegungen der Tube zum Auffangen der gesprungenen Eizelle und deren uteruswärts gerichteten Transport.

Tunica serosa: Das einschichtige Peritonealepithel besitzt eine dünne **Lamina propria**, die in die **Tela subserosa** mit Leitungsbahnen und glatter **subperitonealer Muskulatur** übergeht.

Gefäßversorgung und Innervation des Eileiters

Arterien: Je ein **R. tubarius** aus der A. ovarica und der A. uterina versorgt die Tuben.

Venen: Das venöse Blut fließt v. a. in die **V. uterina**, teilweise auch in die **V. ovarica**.

Lymphabfluss: Nll. iliaci interni oder Nll. lumbales.

Innervation: Sie erfolgt **sympathisch** über den Plexus renalis und hypogastricus inf., **parasympathisch** über Nn. splanchnici pelvici aus S 2–S 4.

Aufbau des Eileiters

Die Wand der Tuba uterina zeigt den für Hohlorgane typischen dreischichtigen Aufbau:

Tunica mucosa: Bei der Tubenschleimhaut handelt es sich um ein einschichtiges zylindrisches Epithel mit einer darunterliegenden bindegewebigen **Lamina propria**. Sie bildet Längsfalten (**Plicae tubariae**), von welchen wiederum Sekundär- und Tertiärfalten ausgehen. Man unterscheidet drei Zelltypen:

- **Drüsenzellen:** Die v. a. im Isthmus vorhandenen Drüsenzellen sezernieren ein Sekret, welches u. a. der Ernährung der Zygote = befruchtete Eizelle (S. 95) dient. Sie sind daher um die Ovulation besonders aktiv.
- **Flimmerzellen:** Sie kommen hauptsächlich im Infundibulum vor und erzeugen mit ihren Kinozilien durch einen metachronen Flimmerschlag einen uteruswärts gerichteten Sekretstrom. Dieser unterstützt mechanisch den Transport der Eizellen und dient den Spermien als „Wegweiser": Die Spermien richten sich gegen den Sekretstrom aus („positive Rheotaxis") und bewegen sich durch ihren Schwanzschlag aktiv „stromaufwärts" der Eizelle entgegen in Richtung auf das abdominale Tubenende.
- **Stiftchenzellen:** Diese vereinzelt vorliegenden kräftig angefärbten Zellen werden als entleerte Drüsenzellen angesehen. Besonders gegen das Zyklusende sind sie zu beobachten.

► Merke. Die Lamina propria der Tunica mucosa ist außerordentlich zellreich. Die hier gelegenen Fibroblasten können sich im Rahmen einer Eileiterschwangerschaft (S. 807), sog. Tubargravidität, in Deziduazellen (S. 803) umwandeln.

Tunica muscularis: Sie besteht aus **zirkulär**, **längs** und **spiralig** angeordneten Schichten glatter Muskelfasern, welche ineinander übergehen und eine funktionelle Einheit bilden. Je nach Ursprung der Muskelfasern unterscheidet man die **autochthone** (tubeneigene), die **subperitoneale** und die **perivaskuläre** Muskulatur. Letztere tritt mit den größeren Blutgefäßen an die Eileiter heran. Die autochthone Muskulatur ist besonders am Isthmus ausgeprägt. Die koordinierte Aktivität der verschiedenen Muskeln ermöglicht eine aktive Beweglichkeit der Tube, die einerseits das Infundibulum in eine geeignete Position für das Auffangen der gesprungenen Eizelle bringt und die – wenigstens zum Teil – für den uteruswärts gerichteten Transport der Eizelle verantwortlich ist.

Tunica serosa: Das einschichtige Peritonealepithel sitzt einer dünnen **Lamina propria** auf, die ohne scharfe Abgrenzung in das Bindegewebe der **Tela subserosa** übergeht. Hier verlaufen Blut- und Lymphgefäße sowie Nerven, zudem finden sich – insbesondere am Ansatz der Mesosalpinx – vereinzelt Züge glatter Muskulatur (**subperitoneale Muskulatur**).

Gefäßversorgung und Innervation des Eileiters

Arterielle Versorgung: Die arterielle Versorgung erfolgt über je einen **R. tubarius** aus der A. ovarica und der A. uterina. Beide Gefäße treten über die Mesosalpinx an den Eileiter heran

Venöser Abfluss: Das venöse Blut fließt direkt oder indirekt über den **Plexus venosus uterinus** in die **V. uterina**, zum kleineren Teil auch in die V. ovarica.

Lymphabfluss: Der Lymphabfluss erfolgt über die **Nll. iliaci interni** oder mit den Ovarialgefäßen zu den **Nll. lumbales**.

Innervation: Wie beim Ovar erfolgt die **sympathische Innervation** sowohl über den **Plexus renalis** als auch über den **Plexus hypogastricus inferior**.
Die **parasympathische Innervation** erfolgt über die **Nn. splanchnici pelvici** aus den Rückenmarkssegmenten S 2–S 4.
Das vegetative Nervensystem moduliert – allerdings in Abhängigkeit vom hormonellen Status, d. h. der Zyklusphase (S. 803), – die Tubenmotilität und die Sekretionstätigkeit der Mukosa.

29.2.3 Gebärmutter (Uterus)

Funktion des Uterus

Die Gebärmutter (gr. Metra) dient als Ort der **Embryonal- und Fetalentwicklung** der Versorgung und dem Schutz des Embryos bzw. Fetus („Fruchthalter"). Unter der Geburt ist sie durch ihre ausgeprägte Muskelschicht maßgeblich an der **Austreibung des Kindes** beteiligt.

Abschnitte, Form und Lage des Uterus

Abschnitte und Form: Der Uterus ist ein birnenförmiges Hohlorgan mit einer Länge von ca. 7 cm, einer Breite von etwa 5 cm und einem Gewicht von 30–120 g. Größe und Gewicht können, z. B. in Abhängigkeit von vorausgegangenen Schwangerschaften, erheblich schwanken. Die Wanddicke beträgt 2–3 cm.

Am Uterus unterscheidet man verschiedene Abschnitte (Abb. **29.4**):

- **Cervix uteri** (Gebärmutterhals)**:** Als Cervix uteri wird das distale Drittel der Gebärmutter bezeichnet. Ihr unterer Anteil ragt als **Portio vaginalis uteri** in die Scheide. Der oberhalb der Scheide liegende Abschnitt wird als **Portio supravaginalis uteri** bezeichnet. Die Zervix ist mit dem Korpus (s. u.) durch eine sehr enge Übergangszone (**Isthmus uteri**, s. u.) verbunden. Die Zervix umgibt den **Canalis cervicis**, der an der Portio vaginalis uteri in die Scheide mündet und dort den äußeren Muttermund (**Ostium uteri externum**) mit einem vorderen und einem hinteren Anteil (**Labium anterius** und **posterius**) bildet. Korpuswärts endet der Zervikalkanal am Übergang zum Isthmus als innerer Muttermund (**Ostium anatomicum uteri internum**). Der innere Muttermund ist mit einem Durchmesser von 2–3 mm die engste Stelle im Zervikalkanal.

► Klinik. Kommt es im Laufe der Schwangerschaft zu einer frühzeitigen Erweiterung, Verkürzung oder Erweichung des Muttermunds, spricht man von einer **Zervixinsuffizienz**. Zur Vorbeugung eines drohenden Blasensprungs (Eröffnung der Fruchtblase) und Frühgeburt, ist neben einer medikamentösen Wehenhemmung (**Tokolyse**) eine sog. **Cerclage** (Verschluss durch Umschlingung der Zervix) zu erwägen.

29.2.3 Gebärmutter (Uterus)

Funktion des Uterus

Der Uterus gewährleistet den Schutz und die Versorgung des ungeborenen Kindes während der Schwangerschaft und seine Austreibung unter der Geburt.

Abschnitte, Form und Lage des Uterus

Abschnitte und Form: Der Uterus ist ein birnenförmiges Hohlorgan (Länge 7–8 cm, Breite 5 cm, Gewicht 30–120 g, Wanddicke 2–3 cm).

Man unterscheidet (Abb. **29.4**):

- **Cervix uteri** (Hals, unteres Drittel): Der untere Zervixteil (**Portio vaginalis**) ragt in die Vagina und öffnet sich dort mit dem **Ostium uteri externum** (äußerer Muttermund) mit **Labium anterius** und **posterius**. Die **Portio supravaginalis** liegt oberhalb der Scheide. Die Zervix umschließt den **Canalis cervicis**, der am **Ostium anatomicum uteri internum** (innerer Muttermund) in den Canalis isthmi übergeht.

► Klinik.

29.4 Abschnitte und Aufbau des Uterus sowie der in ihn mündenden Tuba uterina

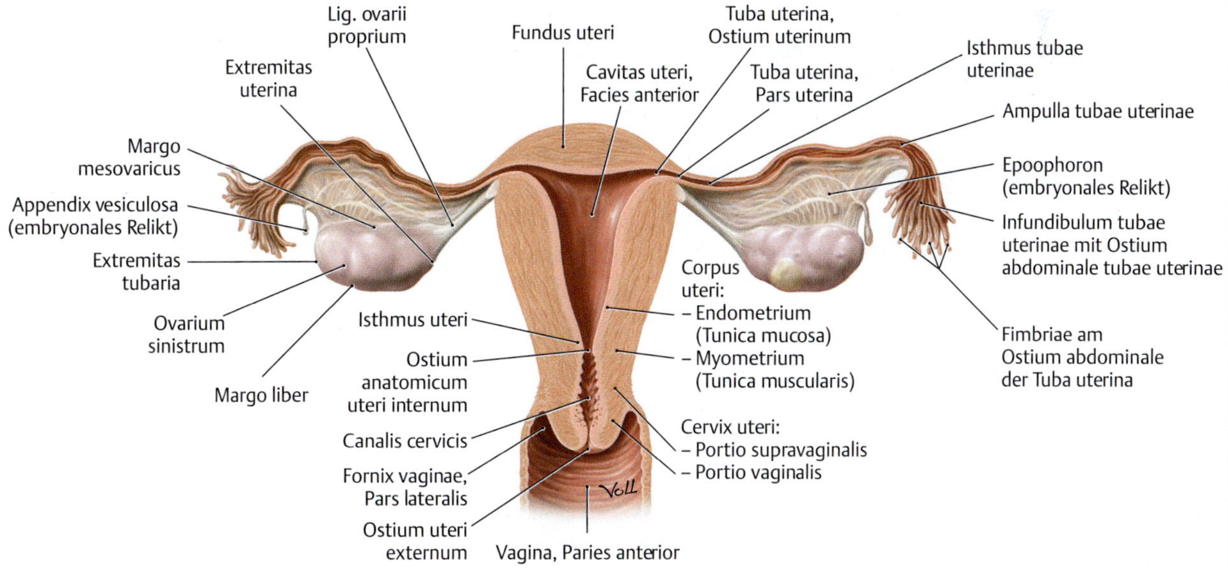

Ansicht von dorsal auf Uterus, Vagina und Tuben, die in der Frontalebene aufgeschnitten sind. Zur besseren Übersicht ist der Uterus aufgerichtet.

Quelle: Schünke M, Schulte E, Schumacher U. PROMETHEUS LernAtlas der Anatomie, Innere Organe. Illustrationen von Voll M u. Wesker K. 6. Aufl. Stuttgart: Thieme; 2022

- **Isthmus uteri**: Er verbindet die Zervix mit dem Uteruskörper. Das sehr enge Lumen des Isthmus wird als **Canalis isthmi** bezeichnet. Makroskopisch gehört der Isthmus zur Zervix, trägt aber Korpusschleimhaut.
- **Corpus uteri** (Uteruskörper, obere zwei Drittel): Das Korpus besteht aus einer Vorder- und Hinterfläche (**Facies anterior** und **posterior uteri**) mit seitlichen Rändern (**Margo uteri**) und umfasst die Gebärmutterhöhle (**Cavitas uteri**). Es endet in einer Kuppe (**Fundus uteri**). Die **Sondenlänge** der Cavitas uteri beträgt 7–8 cm.

► Merke.

Lage: Drei Begriffe beschreiben die Lage des Uterus im kleinen Becken (Abb. **29.5**):
- **Flexio** (Winkelung des Korpus gegenüber der Zervix): Das Korpus ist gegen die Zervix ventral geknickt (**Anteflexio**).
- **Versio** (Winkelung der Achse des Zervikalkanals gegenüber der Körperachse): Die Zervixachse ist gegen die Körperlängsachse nach ventral geneigt (**Anteversio**).
- **Positio** (Lage der Portio): Normal **median** in der Interspinalebene (zwischen beiden Spinae ischiadicae).

- **Isthmus uteri:** Der Isthmus uteri hat eine Länge von 5–10 mm und wird als Bauelement des Uterus noch zur Zervix gerechnet, obwohl er innen schon die Schleimhaut des Korpus trägt. Sein sehr enges Lumen wird als **Canalis isthmi** bezeichnet. Dieser beginnt am Ostium anatomicum uteri internum und geht ins Uteruslumen über.
- **Corpus uteri** (Gebärmutterkörper)**:** Das Corpus uteri umfasst die oberen zwei Drittel des Uterus. Man unterscheidet eine Vorder- und eine Hinterwand (**Facies anterior** bzw. **posterior**) und die beiden seitlichen Ränder (**Margo uteri**). Oberhalb der Einmündungen der Eileiter endet der Uteruskörper mit einer Kuppe, dem **Fundus uteri**. Das Uteruslumen (**Cavitas uteri**) erscheint mit seinen Eckpunkten (Zervix und Tubenmündungen) in der Ventralansicht dreieckig. In der Ansicht von lateral ist die Gebärmutterhöhle ein schmaler Spalt, da sich Vorder- und Hinterwand des Uterus aneinanderlegen. Die Cavitas uteri hat inklusive des Canalis isthmi eine Gesamtlänge von 7–8 cm (sog. **Sondenlänge**).

► Merke. In der Schwangerschaft wird der Isthmus ab dem 4. Monat in das Korpus einbezogen, indem sich die Eihäute (S. 115) in diesen Abschnitt ausdehnen und ihn so erweitern. Er wird dann als sog. **unteres Uterinsegment** bezeichnet.

Lage: Die Lage des Uterus im kleinen Becken ist u. a. vom Füllungszustand der Nachbarorgane (Harnblase, Rektum) abhängig und wird durch drei Begriffe beschrieben (Abb. **29.5**):
- **Flexio:** Unter Flexio versteht man die Winkelung des Corpus uteri gegenüber der Zervix.
- **Versio:** Die Versio beschreibt den Winkel zwischen der Achse des Zervikalkanals und der vertikalen Körperachse (klinisch auch gegenüber der Scheidenlängsachse).
- **Positio:** Die Positio beschreibt die Lage der Portio vaginalis uteri im Becken.

Im **Normalfall** ist der Uterus im Korpus gegen die Zervix nach ventral abgeknickt (sog. Anteflexio) und die Zervixachse gegen die longitudinale Körperachse nach ventral geneigt (sog. Anteversio). Der Uterus befindet sich somit normalerweise in **Anteflexions**- und **Anteversionsstellung**. Die Portio befindet sich in der Interspinalebene (zwischen den beiden Spinae ischiadicae) in **Beckenmitte**.

29.5 Lage des Uterus

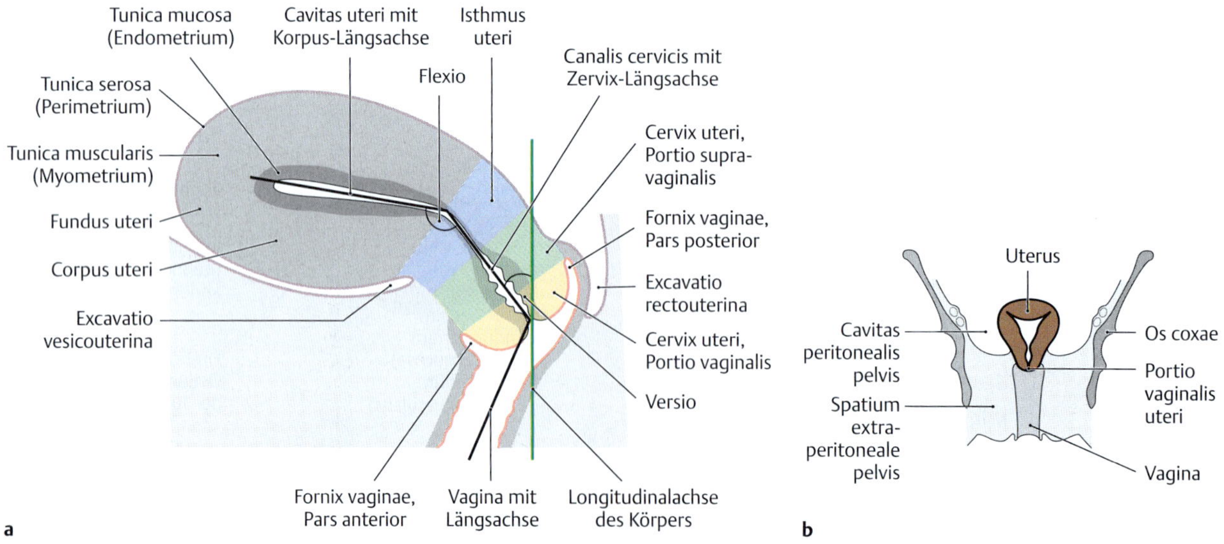

a Darstellung der beiden Winkel (Flexio und Versio) im Mediansagittalschnitt von links.
b Höhe der Portio (Positio) im Frontalschnitt, hier zur besseren Übersicht mit leicht angehobenem Uterus.

Quelle: Schünke M, Schulte E, Schumacher U. PROMETHEUS LernAtlas der Anatomie, Innere Organe. Illustrationen von Voll M u. Wesker K. 6. Aufl. Stuttgart: Thieme; 2022

▶ Klinik. Liegt eine **Retroversio uteri** bzw. ggf. zusätzlich eine **Retroflexio uteri** vor, kann – je nach Ausmaß der Lageveränderung – der Fundus uteri nach dorsal gegen das Os sacrum gerichtet sein und somit im Rahmen einer Schwangerschaft unter dem Promontorium „hängen bleiben“. Da hierdurch die normalerweise mit einer Aufrichtung einhergehende Uterusvergrößerung (Abb. **29.18**) verhindert wird, bedeutet diese Situation u. U. eine Gefährdung der Schwangerschaft. Um zu diesem Zeitpunkt eine (prinzipiell noch mögliche) manuelle oder operative Aufrichtung des Uterus zu vermeiden, sollte die Gebärmutterlage vor Schwangerschaftseintritt untersucht und ggf. korrigiert werden.

29.6 Lageveränderungen des Uterus

a Retroversio
b und Retroflexio uteri.

Quelle: Breckwoldt M et al. Hrsg. Gynäkologie und Geburtshilfe. 5. Auflage. Stuttgart: Thieme; 2008

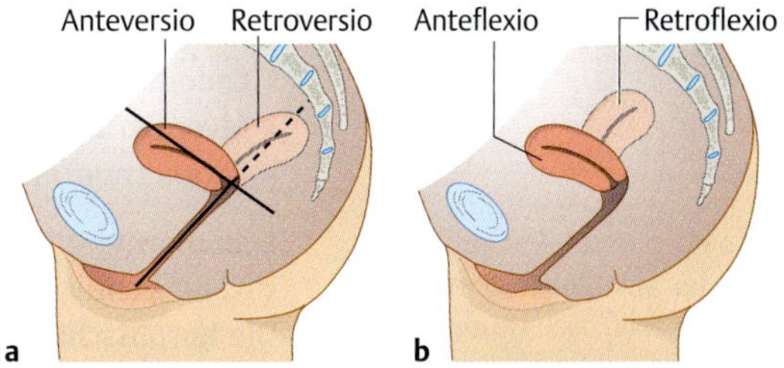

Lage- und Peritonealbeziehungen: Ventral ruht die Uterusvorderwand auf der **Harnblase**, der Fundus weist nach vorne. Die Rückwand des Uterus zeigt zum **Rektum**. Das Peritoneum schlägt von der Harnblase auf die Vorderwand des Uterus um, überzieht diesen größtenteils und schlägt von der Hinterwand des Uterus auf das Rektum um. Zwischen diesen drei Organen bilden sich somit zwei Bauchfellgruben, die vor dem Uterus gelegene **Excavatio vesicouterina** und die dorsal vom Uterus befindliche **Excavatio rectouterina** (S. 647). Letztere ist der tiefste Punkt der weiblichen Peritonealhöhle (Douglas-Raum) und ragt bis unmittelbar über das hintere Scheidengewölbe, welches die Portio vaginalis uteri mit der Scheide bildet (s. u.). Die Portio vaginalis ist bauchfellfrei.

Lage und Peritonealbeziehungen: Die Facies anterior uteri ruht auf der Harnblase; die Facies posterior weist zum Rektum. Das Peritoneum überzieht von der Harnblase aus erst den Uterus, dann das Rektum. Dadurch bilden sich zwei Peritonealgruben: **Excavatio vesico-** und **rectouterina** (S. 647).

Befestigung des Uterus: Eine breite und hohe, frontal eingestellte Bindegewebsplatte, verankert den Uterus an seinen beiden Seitenrändern mit der seitlichen Beckenwand. Diese Bindegewebsplatte reicht von der Portio supravaginalis cervicis bis fast zum Fundus uteri und ist wie das Corpus uteri nach ventral gekrümmt. Diese Bindegewebsplatte setzt sich nach kaudal als **Parametrium** (= „das neben dem Uterus Liegende“) über das um die Cervix uteri liegende Bindegewebe (**Parazervix**) in das Bindegewebe seitlich (und vor und hinter) der Scheide (**Parakolpium**) fort.
Große Teile der Bindegewebsplatte (von ihrem oberen „freien“ Rand bis fast hinunter zum parazervikalen Bindegewebe) sind wie der Uterus selbst von Peritoneum (urogenitale) überzogen. Den von Peritoneum bedeckten Abschnitt der Bindegewebsplatte bezeichnet man als **Lig. latum uteri**.

Befestigung des Uterus: Eine hohe Bindegewebsplatte, die von der Cervix bis an den Fundus uteri reicht, verankert den Uterus an den Beckenwänden. Der (größere) von Peritoneum überzogene Teil dieser Bindegewebsplatte heißt **Lig. latum uteri**. Das Bindegewebe setzt sich nach kaudal als **Parametrium** in Bindegewebe um Zervix und Scheide fort (**Parazervix, Parakolpium**).

▶ Merke. Das Peritoneum urogenitale des Lig. latum befindet sich weder auf einem Organ noch auf einer Körperhöhlenwand, sondern es liegt gleichsam im „Niemandsland“. Darum wird es je nach Quelle entweder dem viszeralen (organständigen) oder dem parietalen Peritoneum (wandständig) zugerechnet.

▶ Merke.

Das para*zervikale* Bindegewebe ist nicht „homogen“, sondern weist abschnittsweise kollagenfaserige Verstärkungszüge auf. Die Summe aller dieser Verstärkungszüge wird als **Lig. transversum cervicis** oder **Lig. cardinale** bezeichnet.
In den unteren Abschnitten des Para*metriums* – unter Einbeziehung von Teilen der Parazervix – laufen Gefäße und Nerven zum Uterus. In Analogie zu den Mesenterien am Darm (S. 641) wird der peritonealbedeckte Abschnitt des parametranen Bindegewebes auch oft als **Mesometrium** (= das „Meso“ des Uterus) bezeichnet; vgl. Entwicklung der Peritonealhöhle (S. 653).
Vom oberen Rand des Parametriums ziehen zarte Bindegewebsausläufer nach kranial zur Tube und nach dorsal zum Ovar. Auch diese gefäß- und nervenfaserhaltigen Bindegewebsausläufer sind – wie Tube und Ovar – von Peritoneum urogenitale bedeckt. Man bezeichnet sie deshalb in Analogie zum Mesometrium als **Mesosalpinx** und **Mesovarium**.
Ein kleines paariges Band, das **Lig. teres uteri**, läuft beidseits vom Fundus uteri durch den Leistenkanal in das subkutane Bindegewebe der ventralen Bauchwand und der großen Vulvalippen (S. 796). Dieses Band ist ein Überbleibsel des unteren Keimdrüsenbandes (Gubernaculum) und hat keine mechanische Funktion.
Von der Dorsalseite des Uterus zieht links und rechts eine von Peritoneum bedeckte Falte, die **Plica rectouterina**, nach dorsal zum Rektum. Die beiden Plicae rectouteri-

Parazervikales Bindegewebe ist abschnittsweise zum **Lig. transversum cervicis** = **Lig. cardinale** verstärkt. Im unteren Abschnitt des Parametriums laufen Gefäße und Nerven zum Uterus (deshalb auch **„Mesometrium“** genannt). Vom oberen freien Rand des Parametriums ziehen zarte peritonealbedeckte Bindegewebsplatten zu Tube und Ovar (**Mesosalpinx**, **Mesovarium**). Das paarige **Lig. teres uteri** läuft vom Fundus uteri durch den Canalis inguinalis zur vorderen Bauchwand und in die großen Vulvalippen.

nae sind die seitlichen Grenzen der Excavatio rectouterina. Ihre strukturelle Grundlage bilden strangartig verstärktes Bindegewebe (**Lig. rectouterinum**) und glatte Muskulatur (**M. rectouterinus**).

Wandbau des Uterus

Die Wand zeigt drei Schichten (Abb. **29.4**):
- **Endometrium**,
- **Myometrium** und
- **Perimetrium**.

Endometrium: Die **Korpusschleimhaut** besteht aus einem hochprismatischen einschichtigen Epithel mit tiefen tubulösen Drüsen (**Gll. uterinae**), welches von einer Bindegewebsschicht unterlagert ist (**Stroma uteri**). Man unterscheidet ein zyklisch abgestoßenes **Stratum functionale** (**Funktionalis**) und ein konstantes **Stratum basale** (**Basalis**).

Wandbau des Uterus

Von innen nach außen unterscheidet man drei Wandschichten (Abb. **29.4**):
- **Endometrium** (Tunica mucosa; Schleimhaut),
- **Myometrium** (Tunica muscularis; Muskelschicht) und
- **Perimetrium** (Tunica serosa; Peritonealüberzug).

Endometrium: Die Schleimhaut der verschiedenen Uterusabschnitte unterscheidet sich hinsichtlich ihres Aufbaus:
Die **Korpusschleimhaut** unterliegt ausgeprägten zyklischen Schwankungen (S. 803). Man unterteilt sie deshalb in ein **Stratum functionale** (im klinischen Sprachgebrauch als **Funktionalis** bezeichnet), welches während der Menstruation abgestoßen wird, und in ein konstant vorhandenes **Stratum basale** (klinisch: **Basalis**). Von Letzterem geht die anschließende Schleimhautregeneration aus. Das Endometrium besteht aus einem hochprismatischen einschichtigen Epithel mit teilweise tiefen tubulösen Drüsen (**Gll. uterinae**), die von einem als **Stroma uteri** bezeichneten Bindegewebe unterlagert werden.

► Klinik.

► Klinik. Unter **Endometriose** versteht man das Vorkommen von Uterusschleimhaut außerhalb der zusammenhängenden physiologischen Endometriumschicht (**ektopes Gewebe**), welche ebenso zyklischen Einflüssen unterliegt. Häufige Lokalisationen sind die Ovarien und retrozervikal im Douglas-Raum. Die Symptomatik kann von weitgehender Beschwerdefreiheit bis zu zyklisch auftretenden und z. T. sehr stark ausgeprägten Unterbauchschmerzen oder zu Sterilität führen.

Die **Zervixschleimhaut** bleibt während der Menstruation erhalten. Das in Falten (**Plicae palmatae**) gelegte hochprismatische Zervixepithel setzt sich scharf gegen das vaginale Plattenepithel ab (Abb. **29.7**). **Gll. cervicales** produzieren einen viskösen Schleimpfropf, der periovulatorisch zum Spermiendurchtritt dünnflüssig wird.

Die **Zervixschleimhaut** zeigt nur geringe zyklische Schwankungen. Sie ist in palmenblattartige Falten (**Plicae palmatae**) gelegt und bleibt auch während der Menstruation erhalten. Ihr hochprismatisches Epithel setzt sich im Bereich des äußeren Muttermundes scharf gegen das mehrschichtig unverhornte Plattenepithel der Scheide ab (Abb. **29.7**), welches Glykogenablagerungen aufweist.
Die Drüsen der Zervix (**Gll. cervicales uteri**) sind verzweigt und sondern einen zu einem Pfropf gerinnenden Schleim in den Zervikalkanal ab. Dieser Pfropf schützt das Genitale vor aufsteigenden Infektionen.

29.7 Epithelgrenze an der Portio vaginalis uteri

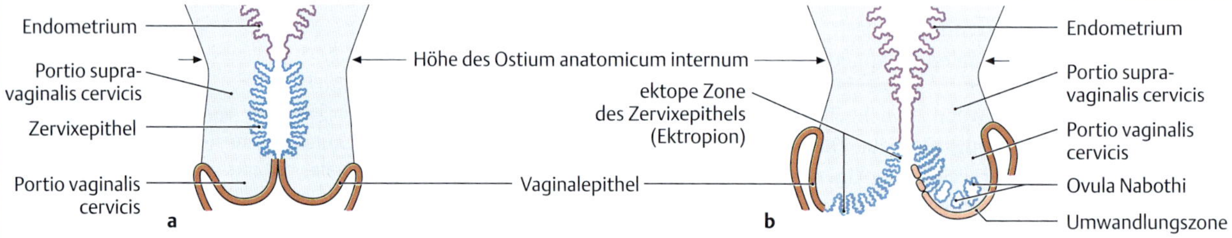

a Dargestellt ist der scharfe Übergang vom zylindrischen Epithel der Zervix in das mehrschichtige unverhornte Plattenepithel der Vagina. Diese Grenze ist abhängig von der Hormonsituation und damit vom Lebensalter der Patientin: Vor der Pubertät und nach der Menopause (S. 809) ist die Portio von Vaginalepithel bedeckt und der Übergang zum Zervixepithel liegt oberhalb des äußeren Muttermundes (endozervikal), sodass er von vaginal aus nicht sichtbar ist.

b Unter dem hormonellen Einfluss während der Reproduktionsphase ist dieser Epithelübergang aus dem Zervikalkanal nach außen verlagert und damit auf der Portio vaginalis uteri auch im Rahmen der gynäkologischen Untersuchung von vaginal aus sichtbar.

▸ Klinik. Die Epithelgrenze kann z. B. durch Braunfärbung des glykogenhaltigen Plattenepithels nach Auftragen von Jod-Lösung sichtbar gemacht werden. Auch Zellveränderungen im Bereich des Plattenepithels lassen sich durch Ausbleiben der Glykogen-Jod-Verbindung und folglich fehlender Braunfärbung erkennen (sog. positive **Iodprobe nach Schiller**), da ein Areal mit ungeordneter Proliferation und fehlender Differenzierung (**Dysplasie**) kein Glykogen bildet.
Wichtiger und sicherer zur Identifikation veränderter Zellen sind ab dem 20. Lebensjahr regelmäßig durchzuführende **Abstriche** von der Portio vaginalis und des Canalis cervicis. Dies dient der **Früherkennung des Zervixkarzinoms**, indem durch mikroskopische Untersuchung der zytologischen Präparate Zellatypien als Zeichen maligner Entartung erkannt werden können, die sich besonders gut in der sog. **Papanicolaou-Färbung** darstellen. Wichtig ist, dass die Abstriche nicht nur aus makroskopisch auffälligen Herden, sondern immer auch aus der sog. **Transformations-** oder **Umwandlungzone** (Übergang von Platten- zu Zylinderepithel) entnommen werden, da hier aufgrund starker Proliferation das Risiko der Entartung am höchsten ist. Dabei ist das Lebensalter der Patientin zu berücksichtigen, weil die Lokalisation der Transformationszone von der hormonellen Situation abhängig ist: Während der Geschlechtsreife liegt sie im Bereich der Ektozervix, postmenopausal (nach der letzten spontanen Menstruation) hoch im Zervikalkanal (Abb. **29.7**).
Die Verschiebung der Grenzzone zwischen Zervix- und Scheidenepithel kann auch zu gutartigen Veränderungen in diesem Bereich führen: Kommt es zu einer metaplastischen Umwandlung des Zervixepithels in das vaginale Plattenepithel (v. a. im Bereich der Umwandlungszone, s. o.), können Drüsenausführungsgänge des Zervixepithels „überwachsen" und verschlossen werden. Wenn das Drüsensekret dann nicht mehr abfließen kann, bilden sich sog. Retentionszysten (**Ovula Nabothi**, Abb. **29.7b** und Abb. **29.8**), die aber aufgrund fehlender Beschwerden meist von der Frau nicht bemerkt werden und wegen ihrer Harmlosigkeit keine Therapie erfordern.

29.8 Ovula Nabothi
Quelle: Schünke M, Schulte E, Schumacher U. PROMETHEUS LernAtlas der Anatomie, Innere Organe. Illustrationen von Voll M u. Wesker K. 6. Aufl. Stuttgart: Thieme; 2022

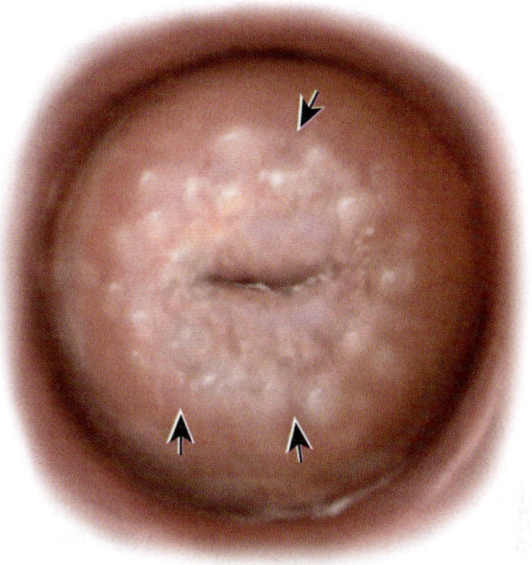

Myometrium: Das Myometrium hat am Aufbau der Uteruswand den größten Anteil. Es besteht aus mehreren verschieden starken Schichten glatter Muskulatur mit unterschiedlicher Verlaufsrichtung (**Stratum submucosum**, **vasculosum**, **supravasculosum** und **subserosum**). Das Stratum vasculosum ist als dickste Schicht sehr gefäßreich. Im Corpus uteri verlaufen die Muskelzüge innen und außen hauptsächlich longitudinal. Diese Längszüge können die Zervix in Richtung Fundus ziehen und sind somit hauptverantwortlich für die Austreibung des Kindes unter der Geburt. Im Bereich von Isthmus und Zervix herrschen zirkuläre Fasern vor, die das Ungeborene vor der Geburt sichern. Das Myometrium ist hier insgesamt dünner, dagegen überwiegen kollagene und elastische Fasern. Die Muskelzüge der einzelnen Schichten können in die Muskelzüge der Tuba uterina übergehen bzw. an deren Einmündung zirkuläre sphinkterartige Verläufe zeigen.

Myometrium: Es bildet die breiteste Wandschicht des Uterus aus mehreren Schichten glatter Muskulatur (**Stratum submucosum**, **vasculosum**, **supravasculosum**, **subserosum**). Am Korpus herrschen Längszüge vor, an Isthmus und Zervix in einer dünneren Muskelschichtung zirkuläre Züge. Längszüge pressen das Ungeborene aus dem Uterus, zirkuläre Züge sichern es in der Schwangerschaft. Uterine Muskelzüge können in die Tubenmuskulatur einstrahlen.

▸ Klinik. Gutartige Tumoren der Tunica muscularis, sog. **Myome**, sind sehr häufig. Sie können je nach Lage und Größe, die z. T. beachtliche Ausmaße annehmen kann, unterschiedliche Auswirkungen haben: Druck auf die umliegenden Organe (Rektum und Harnblase), Störung des Menstruationszyklus oder Minderung der Fruchtbarkeit. Zur Diagnosestellung reicht meist die Anamnese und die Ultraschalluntersuchung. Therapiert werden muss ein Myom nur bei Beschwerden und bei sehr schnellem Wachstum.

29.9 Submuköses Myom
Pathologisches Präparat eines Uterus.
Quelle: Stauber, M., Weyerstahl, Th.: Duale Reihe Gynäkologie und Geburtshilfe. Thieme, 2013

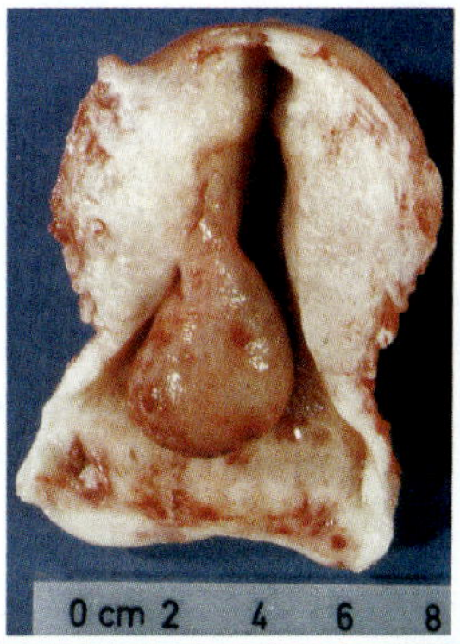

Perimetrium: Die Serosa ist über die **Tela subserosa** mit der Muskularis verwachsen. Die Portio vaginalis und die Seitenränder sind bauchfellfrei.

Perimetrium: Das Perimetrium ist über eine **Tela subserosa** unterschiedlich fest mit der Tunica muscularis verwachsen. Die Portio vaginalis uteri ist ebenso wie die Seitenränder des Uterus, an welchen das Lig. latum befestigt ist, bauchfellfrei. An den bauchfellfreien Abschnitten des Uterus ist das Peritoneum durch Adventitia ersetzt.

Gefäßversorgung und Innervation des Uterus

Arterien: Die **A. uterina** (viszeraler Ast der A. iliaca int.) zieht im Lig. latum zum Uterus und läuft unter Abgabe geschlängelter Äste (**Aa. helicinae**) funduswärts. Sie gibt je einen R. tubarius bzw. ovaricus zu Tube und Ovar ab (Abb. **29.3a**), wobei Letzterer eine Anastomose zur A. ovarica bildet. Die Schlängelung der Arterien erlaubt Anpassung an Größenänderung.

Arterielle Versorgung: Die arterielle Versorgung erfolgt über die **A. uterina**, einen viszeralen Ast der A. iliaca interna. Sie zieht im Lig. latum in Höhe der Zervix an den Uterus heran, gibt hier Äste zur Scheide (S. 794) ab (Rr. vaginales) und läuft am seitlichen Uterusrand unter starker Schlängelung und unter Abgabe zahlreicher ihrerseits geschlängelter Äste (**Aa. helicinae**) nach oben zum Fundus (Abb. **29.3a**). Dort gibt sie beidseits je einen R. tubarius zur Tuba uterina und einen R. ovaricus zum Ovar ab. Über Letzteren gibt es eine arterielle Anastomose zwischen den Aa. uterina und ovarica. Die Schlängelung der A. uterina ermöglicht deren Anpassung an Größenänderungen des Uterus in der Schwangerschaft.

▸ Merke.

▸ Merke. Die A. uterina überkreuzt im Lig. latum den Ureter.

▸ Klinik.

▸ Klinik. Bei Operationen am Uterus ist diese topografische Nähe zu beachten: Der Ureter muss beim Abklemmen oder Unterbinden der A. uterina unbedingt geschont werden.

Venen: Ein mächtiger **Plexus venosus uterinus** (Abb. **29.3b**) mündet über die Vv. uterinae in die Vv. iliacae int., das Blut kann zusätzlich über den Plexus ovaricus abfließen.

Venöser Abfluss: Der venöse Abfluss erfolgt über den stark ausgeprägten **Plexus venosus uterinus** (Abb. **29.3b**). Dieser nimmt häufig auch noch das Blut der Scheide auf und mündet dann über die **Vv. uterinae** in die V. iliaca interna. Zusätzlich kann Blut in den Plexus ovaricus abfließen.

Lymphabfluss:
- Zervix: Nll. iliaci int. und sacrales,
- Korpus: Nll. lumbales,
- Fundus: Nll. inguinales superficiales (via Lig. teres uteri).
- Zervix, Korpus: meist durch organnahe **Nll. parauterini** im parametranen Bindegewebe.

Lymphabfluss: Lymphe der Zervix fließt in die **Nll. iliaci interni** sowie die **Nll. sacrales**. Das Korpus leitet seine Lymphe in Nll. iliaci interni oder auch direkt in die **Nll. lumbales**. Der Fundus gewinnt über das Lig. teres uteri auch Anschluss an die **Nll. inguinales superficiales**. Die Lymphe von Zervix und Korpus wird meist zuerst durch die organnahen **Nll. parauterini** geleitet, die zum größten Teil im parametranen Bindegewebe liegen.

▸ Klinik.

▸ Klinik. Frühe Tochterabsiedelungen (Metastasen) von bösartigen Tumoren des Uterus finden sich daher häufig in den parauterinen Lymphknoten. Deren Entfernung mitsamt dem parametranen Bindegewebe ist die Grundlage der **radikalen Operationen** bei einem invasiv wachsenden bösartigen Tumor der Zervix.

Innervation: Sympathisch: **Plexus mesentericus inf.** und **hypogastricus inf.** Parasympathisch: Nerven aus S 2–S 4. Die vegetativen Fasern ziehen durch den **Plexus uterovaginalis**.

Die **parasympathische** Wirkung ist am Uterus kontrahierend, die **sympathische** ist von der Hormonlage abhängig.

Innervation: Die sympathische Versorgung erfolgt aus dem **Plexus mesentericus inferior** und über den **Plexus hypogastricus inferior**. Die Fasern ziehen über den mächtigen paarigen **Plexus uterovaginalis** (Frankenhäuser-Plexus, Ggl. pelvicum) zum Organ. Parasympathische Fasern kommen aus S 2–S 4 und ziehen ebenfalls über den Plexus uterovaginalis.
Der **Parasympathikus** bewirkt am Uterus eine **Kontraktion** und wirkt **gefäßdilatierend**.
Der **Sympathikus** führt je nach Hormonlage zur Kontraktion oder Relaxation; auf die Gefäße des Uterus wirkt er konstriktorisch.

29.2.4 Scheide (Vagina)

Funktion der Vagina

Die Scheide ist **Kohabitationsorgan** und **Geburtsweg**. Ihr saures Milieu bietet **Schutz vor aufsteigenden Infektionen**, z. B. Kolpitis (S. 804) und Kindbettfieber (S. 810).

Die Scheide (gr. Kolpos) ist das weibliche **Kohabitationsorgan** und der **Geburtsweg**. Außerdem dient das durch laktatbildende Bakterien (sog. Döderlein-Stäbchen; gehören zur normalen Vaginalflora) bedingte saure Milieu der Scheide dem **Schutz vor lokalen und aufsteigenden Infektionen**, da sich die meisten pathogenen Keime im sauren Milieu nicht gut vermehren können, z. B. Kolpitis (S. 804) und Kindbettfieber (S. 810).

Abschnitte, Form und Lage der Vagina

Abschnitte, Form und Lage: Die Scheide (Abb. **29.10**) hat eine Länge von 6–8 cm und beginnt auf der Höhe der **Portio vaginalis cervicis** (S. 787), wobei ihre Längsachse nach dorsal gerichtet ist und mit der Zervixachse einen nahezu rechten Winkel bildet. Sie endet distal an dem **Ostium vaginae** (Introitus vaginae) am Scheidenvorhof (s. u.), welcher bereits zum äußeren Genitale zählt. Am Ostium vaginae findet sich ein vaginaler Schleimhautkranz, das sog. **Hymen**, der die Scheidenöffnung unvollständig verschließt.
An der Portio vaginalis cervicis bildet die Vagina das Scheidengewölbe (**Fornix vaginae**) mit seinen vorderen, seitlichen und hinteren Anteilen (**Partes anterior**, **laterales** und **posterior**). Die Pars posterior erreicht dabei die größte Ausdehnung. Die Scheide durchzieht im Beckenboden den Levatorspalt (S. 327). Distal davon legen sich Vorder- und Hinterwand (**Paries anterior** und **posterior**) aneinander und verengen so das Lumen zu einem im Querschnitt H-förmigen Spalt.
Die Vorder- und Hinterwand zeigen zahlreiche quer verlaufende Falten (**Rugae vaginales**) und je einen mit Venengeflechten unterbauten Längswulst (**Columna rugarum anterior** bzw. **posterior**). Diese Wülste stellen Schwellpolster dar. Der vordere Längswulst geht vulvawärts in eine durch die Urethra hervorgerufene längsverlaufende Leiste, die **Carina urethralis vaginae**, über.

Lagebeziehungen und Befestigung: Die Scheide ist über Bindegewebe, das sog. **Parakolpium** (S. 789), fest mit den umgebenden Strukturen verbunden: nach ventral mit der Harnröhre und -blase (**Septum vesicovaginale**), nach dorsal über das **Septum rectovaginale** mit dem Rektum. Die Pars posterior des Scheidengewölbes erreicht die **Excavatio rectouterina**. Seitliche Bindegewebszüge verbinden die Scheide mit der Beckenwand.

Abschnitte, Form und Lage der Vagina

Abschnitte, Form und Lage: Die Scheide (Länge 6–8 cm) beginnt in Höhe der **Portio vaginalis cervicis** (Abb. **29.10**) und endet distal mit dem **Ostium vaginae** (Introitus vaginae) am Scheidenvorhof. Der Scheideneingang ist zunächst unvollständig durch das sog. Hymen (S. 795) verschlossen. Sie umgibt die Portio vaginalis cervicis und bildet so das Scheidengewölbe (**Fornix vaginae**) mit verschiedenen Anteilen (**Pars posterior, anterior und lateralis**). Nach Durchtritt durch den Levatorspalt legen sich Vorder- und Rückwand (**Paries anterior** und **posterior**) aneinander und verengen so das Lumen. Die Wände zeigen Querfalten (**Rugae vaginales**) und venös unterbaute Längswülste (**Columna rugarum ant./post.**).

Lagebeziehungen und Befestigung: Bindegewebszüge (**Parakolpium**) verbinden die Scheide mit Urethra und Beckenwand. Über das **Septum vesicovaginale** und **rectovaginale** steht sie mit Harnblase und Rektum in Kontakt.

29.10 Lage und Aufbau der Vagina

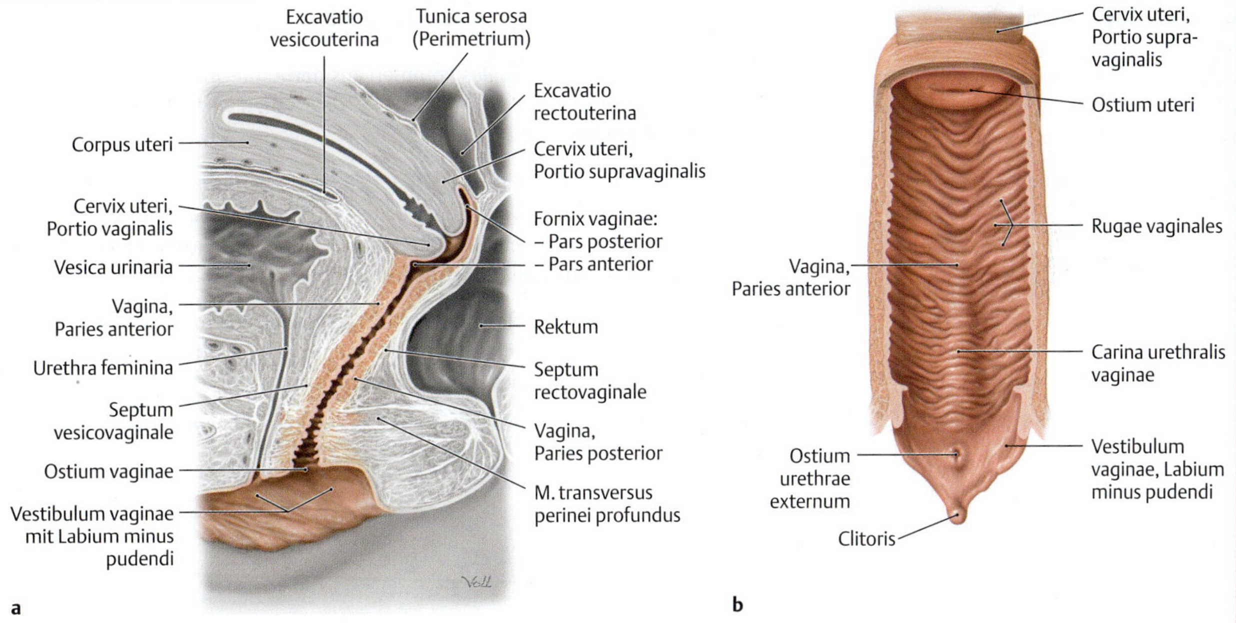

a Abschnitte von Scheide und Scheidenvorhof (S. 795) im Mediansagittalschnitt zur Verdeutlichung der Lagebezeichnung zu Uterus und Beckenboden
b sowie im Frontalschnitt mit Darstellung des Innenreliefs.

Quelle: Schünke M, Schulte E, Schumacher U. PROMETHEUS LernAtlas der Anatomie, Innere Organe. Illustrationen von Voll M u. Wesker K. 6. Aufl. Stuttgart: Thieme; 2022

Wandbau der Vagina

Tunica mucosa: Das Vaginalepithel ist ein mehrschichtig unverhorntes Plattenepithel, das auf die Portio vaginalis cervicis übergeht und sich scharf gegen die Zervixschleimhaut abgrenzt (Abb. **29.7**). Man unterscheidet mehrere Schichten, die durch Gestaltänderung der Zellen während ihrer Reifung und „Wanderung" von basal zur Oberfläche zustande kommen (Abb. **29.16**):

Wandbau der Vagina

Tunica mucosa: Das Vaginalepithel geht als drüsenloses unverhorntes mehrschichtiges Plattenepithel auf die Portio über (Abb. **29.7**). Sein Aufbau ist zyklusabhängig (Abb. **29.16**).

Man unterscheidet die folgenden vier Schichten (S. 804):
- **Stratum basale**,
- **Stratum parabasale** und
- **Stratum intermedium**,
- **Stratum superficiale** mit charakteristischem Glykogengehalt. Das Glykogen wird durch **Döderlein-Bakterien** der physiologischen Vaginalflora zu Laktat abgebaut. Dadurch kommt es zur Ansäuerung des Vaginalsekrets, was als Schutzmechanismus dient.

- **Stratum basale = Basalschicht**: kubische oder zylindrische Basalzellen,
- **Stratum parabasale = Parabasalschicht**: Parabasalzellen,
- **Stratum intermedium = Intermediärschicht**: Intermediärzellen und
- **Stratum superficiale = Superfizialschicht**: Die Superfizialzellen haben einen kleinen pyknotischen Kern und lagern im an Größe zunehmenden Zytoplasma **Glykogen** ein. Die zur physiologischen Keimflora der Vagina gehörenden **Döderlein-Bakterien** (Lactobacillus acidophilus) bauen das Glykogen zu Laktat (Milchsäure) ab, welche durch Ansäuerung des Vaginalsekrets einen wichtigen Schutz gegen das Eindringen von pathogenen Keimen leistet. Mit einer speziellen Färbetechnik nach Papanicolaou kann man die azidophilen Zellen im histologischen Präparat rot darstellen.

Diese ständige Regeneration mit Abschilferung der oberflächlichen Zellen ist abhängig von hormonellen Einflüssen (S. 804), sodass man von der in einem Vaginalabstrich vorherrschenden Zellmorphologie Rückschlüsse auf die Zyklusphase ziehen kann.

▸ Merke.

▸ Merke. Die Vagina enthält **keine Drüsen**. Das Vaginalsekret besteht aus abgeschilferten Zellen, Transsudat der Vaginalwand und Zervikalsekret.

Tunica muscularis: Die Vaginalwand besteht aus Geflechten glatter Muskulatur und Bindegewebe. Die Muskulatur geht in Zervix- und Dammmuskulatur über. Das Bindegewebe enthält kollagene und dehnbare elastische Fasern.

Tunica muscularis: Die Wand der Vagina besteht aus glatter Muskulatur und Bindegewebe. Die Muskelzüge sind maschen- oder gitterartig angeordnet und zeigen teilweise einen zirkulären, an der Vorderwand auch längsgerichteten Verlauf. Die Muskulatur geht in Muskeln der Zervix und des Dammes über. Das Bindegewebe enthält scherengitterartig angeordnete kollagene und zahlreiche elastische Fasern. Dies erlaubt die Dehnung der Vagina.

Tunica adventitia: Die Tunica adventitia ist reich an elastischen Fasern.

Tunica adventitia: Da die Vagina keinen Peritonealüberzug besitzt, stellt die bindegewebige Tunica adventitia ihre äußerste Wandschicht dar. Auch sie enthält reichlich elastische Fasern.

Gefäßversorgung und Innervation der Vagina

Arterien: Rr. vaginales aus A. uterina, pudenda interna und vesicalis inf. (Abb. **29.11**).

Gefäßversorgung und Innervation der Vagina

Arterielle Versorgung: Rr. vaginales kommen aus der A. uterina, der A. pudenda interna und der A. vesicalis inferior (Abb. **29.11**). Nicht selten wird eine eigene **A. vaginalis** aus der A. iliaca interna beobachtet.

Venen: Über den **Plexus venosus vaginalis** fließt das Blut (teilweise zusammen mit dem aus dem Plexus venosus vesicalis) in die **V. iliaca interna** (Abb. **29.11**).

Venöser Abfluss: Das venöse Blut wird über den **Plexus venosus vaginalis** abgeleitet, der häufig auch noch das Blut aus dem Plexus venosus vesicalis aufnimmt. Der Plexus venosus vaginalis leitet sein Blut direkt oder indirekt über den **Plexus venosus uterinus** in das Stromgebiet der **V. iliaca interna** (Abb. **29.11**).

Lymphabfluss: Von Parakolpium und Parametrium zu Nll. iliaci int. und in die Nll. inguinales superficiales.

Lymphabfluss: Der Lymphabfluss erfolgt über Lymphkollektoren in Parakolpium und Parametrium zu den **Nll. iliaci interni**. Die unteren Abschnitte der Vagina drainieren auch in die **Nll. inguinales superficiales**.

29.11

29.11 Gefäßversorgung und Innervation der Vagina

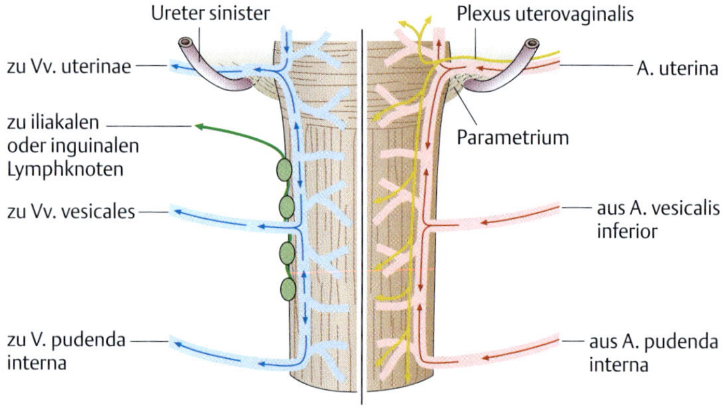

Schematische Darstellung von Blutgefäßen, Lymphknoten und Nerven der Vagina in der Ansicht von dorsal.

Innervation: Vegetativ erfolgt die Innervation über den **Plexus uterovaginalis**. Die somatosensible Innervation der Scheide erfolgt über den **N. pudendus** (v. a. Scheideneingang) und über direkte Äste des **Plexus sacralis**.

Innervation: Sie erfolgt vegetativ über den **Plexus uterovaginalis**, sensibel v. a. über den **N. pudendus**.

29.3 Äußere weibliche Genitalorgane

Zum äußeren weiblichen Genitale (syn. Vulva) gehören (Abb. **29.12**):

- **Scheidenvorhof** (**Vestibulum vaginae**),
- **Vulvalippen**, bei denen man große und kleine unterscheidet (**Labia majora** und **minora vulvae**),
- **Kitzler** (**Clitoris**) und
- **Schamhügel** (**Mons pubis**).

29.3 Äußere weibliche Genitalorgane

Zum äußeren weiblichen Genitale zählen **Scheidenvorhof (Vestibulum vaginae)**, **Vulvalippen**, **Kitzler** (**Clitoris**) und **Schamhügel** (**Mons pubis**).

29.12 Äußere weibliche Geschlechtsorgane

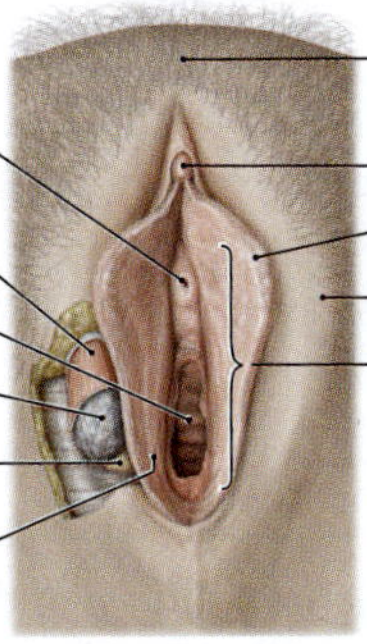

Ansicht von kaudal in sog. Steinschnittlage (Abb. **25.50**) mit auseinandergespreizten Vulvalippen und Darstellung der Vorhofdrüsen.

Quelle: Schünke M, Schulte E, Schumacher U. PROMETHEUS LernAtlas der Anatomie, Innere Organe. Illustrationen von Voll M u. Wesker K. 6. Aufl. Stuttgart: Thieme; 2022

29.12

29.3.1 Aufbau des äußeren weiblichen Genitales

Vestibulum vaginae: Der Scheidenvorhof schließt sich am **Ostium vaginae** an die Vagina an und wird distal durch die kleinen Vulvalippen begrenzt. Der Übergang von Scheide zu Vestibulum wird durch den am dorsalen Rand befestigten, unterschiedlich ausgebildeten **Hymen** teilweise verschlossen. Je nach anatomischer Ausprägung kann es bei unterschiedlichen Aktivitäten, z. B. beim Sport oder gegebenenfalls beim ersten Koitus (sog. **Kohabitarche** mit **Defloration**), zum Riss des Hymens kommen. Seine Reste verbleiben als **Carunculae hymenales** am Ostium vaginae. In das Vestibulum vaginae münden neben der Urethra mit dem **Ostium urethrae externum** (S. 797) auch die Ausführungsgänge der kleinen Vorhofdrüsen (**Gll. vestibulares minores**), die als Schleimdrüsen mit ihrem alkalischen Sekret das Vestibulum befeuchten.

29.3.1 Aufbau des äußeren weiblichen Genitales

Vestibulum vaginae: Der Vorhof wird distal durch die kleinen Vulvalippen und proximal durch das Ostium vaginae mit dem **Hymen** begrenzt. Reißt der Hymen, verbleiben dessen Reste als **Carunculae hymenales**. In das Vestibulum münden die Urethra mit dem **Ostium urethrae externum** und kleine Vorhofdrüsen (**Gll. vestibulares minores**).

Labia minora vulvae: Die kleinen Vulvalippen umfassen den Scheidenvorhof, an ihrem vorderen Ende liegt die Klitoris (s. u.). Den dorsal der Klitoris liegenden Ansatz der kleinen Vulvalippen nennt man **Frenulum clitoridis**. Die kleinen Vulvalippen sind Hautlappen mit einem lockeren Bindegewebe, das viele elastische Fasern und Venen enthält. Innen tragen sie ein unverhorntes, außen ein sehr schwach verhorntes mehrschichtiges Plattenepithel. An der Innenseite der kleinen Vulvalippen münden beidseits die großen Vorhofdrüsen (**Gll. vestibulares majores**, **Bartholin-Drüsen**). Sie liegen als paarige, erbsengroße, tubuloalveoläre Drüsen am hinteren Ende des Bulbus vestibuli (s. u.) unterhalb des M. transversus perinei profundus lateral der kleinen Vulvalippen. Ihr schleimiges Sekret ist alkalisch.

Labia minora vulvae: Die kleinen Vulvalippen umfassen das Vestibulum vaginae und gehen über ihren ventralen Ansatz (**Frenulum clitoridis**) in die Klitoris über. Sie enthalten viele elastische Fasern und Venen, das Epithel ist innenseitig unverhornt. Dort münden die großen Vorhofdrüsen (**Gll. vestibulares majores**), zwei tubuloalveoläre Drüsen unterhalb des M. transversus perinei prof.

▶ Klinik.

▶ Klinik. Entzündet sich der Ausführungsgang einer der Gll. vestibulares majores, nennt man dies **Bartholinitis**. Sie ist die häufigste Ursache für eine Schwellung im Vulvabereich.

29.13 Akute Bartholinitis

Sichtbar ist eine Rötung und Schwellung im Bereich der rechten kleinen Vulvalippe.

Quelle: Breckwoldt, Kaufmann, Pfleiderer: Gynäkologie und Geburtshilfe, Thieme, 2008.

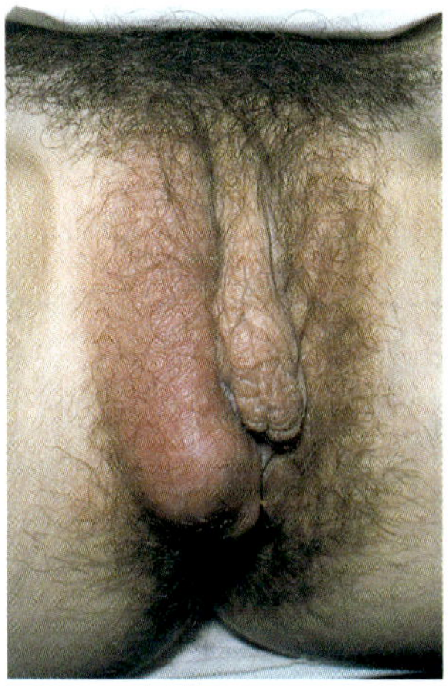

Labia majora vulvae: Die großen Vulvalippen bedecken die Labia minora und umfassen die Vulvaspalte (**Rima vulvae**). Sie werden aus zwei Hautfalten gebildet, die sich in je einer **Commissura labiorum anterior** bzw. **posterior** treffen. (Letztere mit dem **Frenulum labiorum vulvae**). Die Haut ist pigmentiert mit Talg- und Schweißdrüsen, die Behaarung setzt sich auf den Mons pubis fort. Das Epithel an der Innenseite ist nur gering verhornt. Bedeckt von den Labia majora liegt ein Venengeflecht (**Bulbus vestibuli**).

Labia majora vulvae: Die großen Vulvalippen umfassen die Vulvaspalte (**Rima vulvae**) und bedecken die kleinen Vulvalippen. Es handelt sich um zwei Hautfalten, die embryonal aus den Genitalwülsten (S. 848) entstehen, also dem Skrotum des Mannes entsprechen. Die deutlich pigmentierte Haut trägt eine Behaarung, die sich auf den Schamhügel (s. u.) fortsetzt. Das Epithel der Außenseite entspricht der Körperhaut, auf der Innenseite ist die Verhornung nur sehr gering. Auf die Außenfläche münden Talgdrüsen sowie ekkrine und apokrine Schweißdrüsen. Die Vulvalippen treffen sich ventral und dorsal in je einer **Commissura labiorum anterior** und **posterior**. Letztere trägt ein zartes Verbindungshäutchen, das **Frenulum labiorum vulvae**. Bedeckt von den großen Vulvalippen und lateral der kleinen Vulvalippen liegt ein dickes, faszienbedecktes Venengeflecht (**Bulbus vestibuli**), das dem Harnröhrenschwellkörper des Mannes entspricht und vom M. bulbospongiosus (S. 330) bedeckt wird. Der Bulbus vestibuli liegt nach medial dem Vestibulum vaginae an.

Klitoris: Sie ist über zwei Pfeiler (Crura clitoridis) und das Lig. suspensorium am Schambein befestigt. Durch Zusammenschluss der Pfeiler bildet sich ein Schwellkörper (**Corpus cavernosum**), der von der **Fascia clitoridis** umhüllt wird. Das freie Ende des Corpus cavernosum (**Glans clitoridis**) wird vom **Preputium** bedeckt und von den Labia minora umschlossen. Die Glans enthält ein Venengeflecht. Abgeschilfertes Epithel und Talgdrüsensekret bilden das **Smegma**. Die Klitoris hat eine starke sensible Innervation.

Klitoris: Der Kitzler ist ein paariger Schwellkörper (**Corpus cavernosum clitoridis**) von 3–4 cm Länge, der von einer kräftigen **Fascia clitoridis** umgeben ist und durch ein unvollständiges Septum geteilt wird. Der Schwellkörper entspricht dem Corpus cavernosum penis des Mannes und wird durch den Zusammenschluss von zwei Pfeilern (**Crura clitoridis**) gebildet, welche zusammen mit dem **Lig. suspensorium clitoridis** die Klitoris am unteren Schambeinast befestigen. Die den Schwellkörper umhüllenden Mm. ischiocavernosi (S. 330) sorgen für eine zusätzliche Befestigung an Schambein und Beckenboden. Das abgerundete Ende der Klitoris, die **Glans clitoridis**, ist mit einer sehr dünnen Haut überzogen. Die Glans ist von den kleinen Vulvalippen umschlossen und vorn von einer Hautfalte bedeckt (**Preputium clitoridis**).
Sie enthält Venengeflechte mit Verbindung zum Bulbus vestibuli. Abschilferndes Epithel von Glans und Preputium sowie Sekret aus Talgdrüsen der kleinen Vulvalippen bilden das **Smegma clitoridis**. Die Klitoris enthält sehr zahlreiche sensible Nervenendigungen.

▶ Merke.

▶ Merke. Aus funktioneller und klinischer Sicht ist der Begriff des „Bulboklitoralorgans" (Abb. **29.14**) wichtig, der die am intakten Organismus nicht sichtbaren ausgeprägten Schwellkörperstrukturen in ihrer Bedeutung für das Sexualempfinden der Frau hervorhebt.

Mons pubis: Der Schamhügel liegt oberhalb der Symphyse.

Mons pubis: Als Schamhügel bezeichnet man die durch subkutane Fettpolster hervorgerufene Erhebung oberhalb der Symphyse.

29.3.2 Gefäßversorgung und Innervation des äußeren weiblichen Genitales

Arterielle Versorgung: Die arterielle Versorgung des äußeren Genitale erfolgt hauptsächlich über Äste dreier Arterien:

- **A. pudenda interna** (aus der A. iliaca interna) mit ihren Ästen A. bulbi vestibuli, A. dorsalis clitoridis und A. profunda clitoridis,
- **A. perinealis**, ebenfalls Ast der A. pudenda interna, mit den Rr. labiales posteriores und
- **A. femoralis** (aus A. iliaca externa) mit den Rr. labiales anteriores.

Venöser Abfluss: Er erfolgt

- zur **V. pudenda interna** über die Vv. labiales posteriores, Vv. profundae clitoridis und Vv. bulbi vestibuli,
- zum **Plexus venosus vesicalis** über die V. dorsalis clitoridis profunda und
- zur **V. femoralis** über die Vv. pudendae externae.

Lymphabfluss: Die Lymphe wird über die **Nll. inguinales superficiales** und **profundi** in die Nll. iliaci externi abgeführt.

Innervation: Die Innervation wird gewährleistet durch den

- **N. pudendus** (S. 873) mit den Nn. perineales, den Nn. labiales posteriores und dem N. dorsalis clitoridis,
- **N. ilioinguinalis** mit den Nn. labiales anteriores und
- **N. genitofemoralis** (S. 335) mit seinem R. genitalis.

▶ Klinik. Weltweit sind ca. 200 Millionen Frauen von der aus rituellen Gründen durchgeführten Praxis der weiblichen Beschneidung (FGM = Female Genital Mutilation) betroffen, u. a. in einigen Ländern Afrikas und des Nahen Ostens. Dabei werden Teile des äußeren weiblichen Genitales in unterschiedlichem Ausmaß entfernt und/oder miteinander vernäht. Nach der Weltgesundheitsorganisation (WHO) unterscheidet man 4 Formen:

- FGM Typ I: Teilweise oder vollständige Entfernung der Glans clitoridis mit oder ohne Entfernung der Klitorisvorhaut.
- FGM Typ II: Zusätzlich zu Typ I Entfernung der kleinen Vulvalippen mit oder ohne Entfernung der großen Vulvalippen.
- FGM Typ III: Verengung der Vaginalöffnung durch Vernähen von Hautlappen oder der kleinen und/oder großen Vulvalippen.
- FGM Typ IV: Alle Eingriffe, die nicht in die Typen I–III eingeordnet werden können und dem Zweck dienen, das weibliche Genitale rituell zu verletzen.

Für die weibliche Beschneidung, die in Deutschland strafbar ist, gibt es keine medizinische Indikation. Für die betroffenen Frauen hat der Eingriff schwerste körperliche und seelische Folgen: Während bzw. nach dem Eingriff besteht die Gefahr des Verblutens, der Infektion und der Narben- und Zystenbildung. Langfristige Folgen sind chronische Schmerzen und massive Störungen des sexuellen Empfindens.

29.4 Urethra feminina (weibliche Harnröhre)

Funktion: Die Harnröhre leitet den Urin aus der Harnblase nach außen. Wegen ihrer topografischen Nähe zum äußeren weiblichen Genitale wird die Urethra feminina hier besprochen.

Abschnitte, Form und Lage: Die weibliche Harnröhre ist 3–5 cm lang und zeigt durch Falten ein sternförmiges Lumen. Man unterscheidet eine in der Harnblasenwand gelegene **Pars intramuralis** von einer **Pars cavernosa**, die unter dem Os pubis zwischen den Crura clitoridis hindurchzieht und im Vestibulum vaginae mündet. Dort liegt das **Ostium urethrae externum** 2–3 cm hinter der Glans clitoridis am vorderen Rand des Ostium vaginae. Eine konstante Schleimhautfalte an der Harnröhrenrückseite, die **Crista urethralis**, ist eine Fortsetzung der Uvula vesicae (S. 768).

29.3.2 Gefäßversorgung und Innervation des äußeren weiblichen Genitales

Arterien: Die Versorgung erfolgt über die **A. pudenda int.** (A. bulbi vestibuli, A. dorsalis und profunda clitoridis), die **A. perinealis** (Rr. labiales postt.) und die **A. femoralis** (Rr. labiales antt.).

Venen: Das Blut fließt ab über die **V. pudenda int.** (Vv. labiales post., Vv. profundae clit., Vv. bulbi vestibuli), den **Plexus venosus vesicalis** (V. dorsalis clit. prof.) und die **V. femoralis** (Vv. pudendae extt.).

Lymphabfluss: Nll. inguinales superficiales und **profundi** (zu Nll. iliaci extt.).

Innervation: Sie erfolgt über den **N. pudendus** (Nn. perineales und labiales post; N. dorsalis clit.), **N. ilioinguinalis** (Nn. labiales antt.) und **N. genitofemoralis** (R. genitalis).

▶ Klinik.

29.4 Urethra feminina (weibliche Harnröhre)

Funktion: Die Urethra leitet den Harn aus der Blase nach außen.

Abschnitte, Form und Lage: Die Urethra feminina ist etwa 3–5 cm lang. Die **Pars intramuralis** liegt in der Harnblasenwand, die **Pars cavernosa** zieht zum Vestibulum vaginae und endet dort mit dem **Ostium urethrae externum**. Die **Crista urethralis** setzt sich in die Uvula vesicae (S. 768) fort.

29.14 Bau und Lage des Bulboklitoralorgans

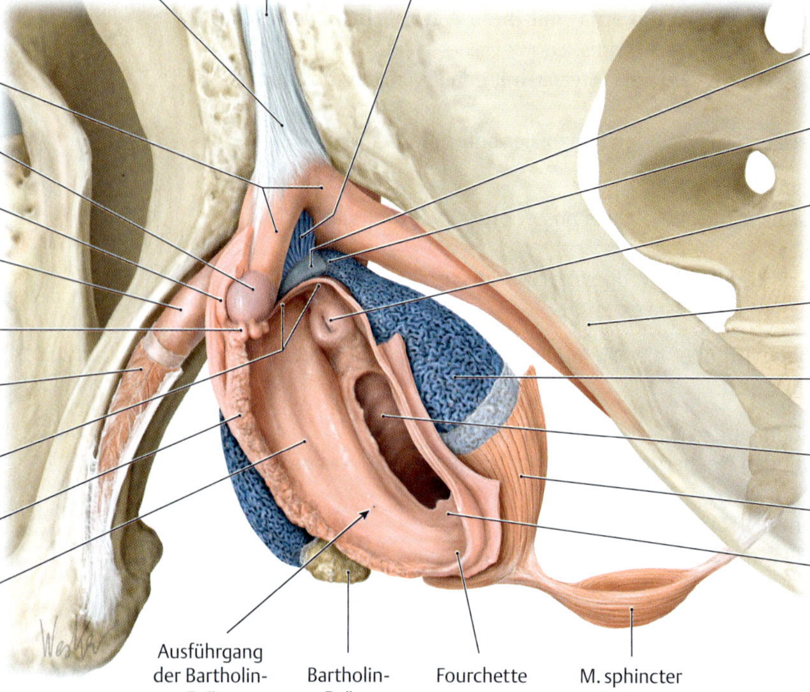

a

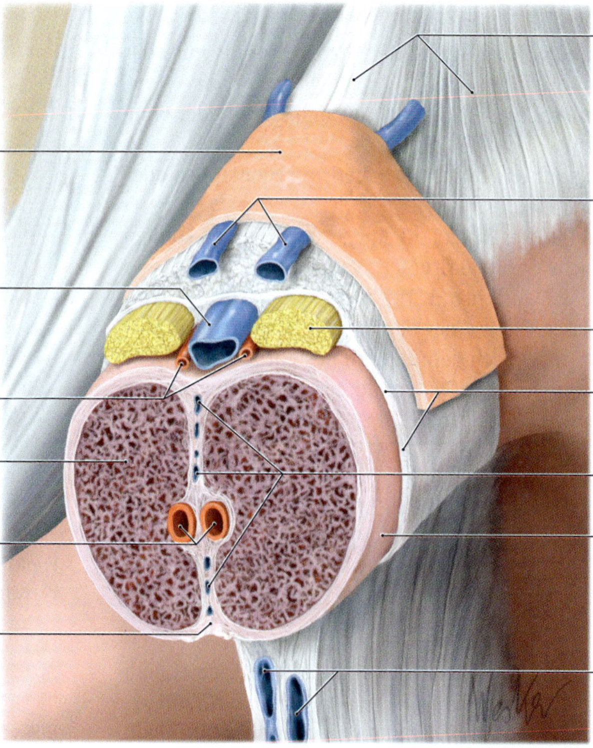

b

a Bulboklitoralorgan in situ, Ansicht von vorne links. Fensterung einiger Strukturen zur Sicht auf in der Tiefe liegende Anteile. Die am intakten Organismus vergleichsweise geringe äußere Auffälligkeit einiger Klitorisstrukturen (Glans clitoridis und ein kleiner Abschnitt des Corpus clitoridis) täuscht über die tatsächliche Ausdehnung der ganzen Klitoris, insbesondere im Bereich der Crura (mit Befestigung am Os pubis) und über die starke Ausprägung der Schwellkörper hinweg.

b Innervation des Bulboklitoralorgans. Die ausgeprägte Kaliberstärke des N. dorsalis clitoridis beruht auf der Zusammensetzung aus sehr zahlreichen, hier nicht dargestellten Nervenfasern und ist Ausdruck der besonders hohen sensiblen Innervationsdichte der Klitoris.

Quelle: Schünke M, Schulte E, Schumacher U. PROMETHEUS LernAtlas der Anatomie. Allgemeine Anatomie und Bewegungssystem. Illustrationen von Voll M u. Wesker K. 6. Aufl. Stuttgart: Thieme; 2022

Wandbau: Der Aufbau der Harnröhrenwand ist dreischichtig:
- **Tunica mucosa**: Der kraniale Urethraabschnitt ist mit **Urothel** (S. 50) ausgekleidet, welches im mittleren Teil in ein mehrreihiges **hochprismatisches Epithel** übergeht. Im kaudalen Abschnitt findet man ein **unverhorntes Plattenepithel**. Die **Lamina propria** enthält Venennetze und zahlreiche elastische Fasern. Kaudal finden sich hier zahlreiche tubuläre Schleimdrüsen (**Gll. urethrales**), die gruppenweise über beidseits je einen gemeinsamen Ausführungsgang (**Ductus paraurethralis**, klinisch oft auch als **Paraurethraldrüsen** bezeichnet) am Ostium urethrae externum münden.
- **Tunica muscularis:** Die Muskularis umfasst in glattmuskulären Schraubenzügen die Harnröhre und steht mit der Blasenmuskulatur in Verbindung. Kaudal findet sich quergestreifte Muskulatur aus Anteilen des M. transversus perinei profundus als **M. sphincter urethrae externus**.
- **Tunica adventitia.**

Wandbau:
- **Tunica mucosa:** Das Epithel besteht blasennah aus Urothel (S. 50) und geht über ein hochprismatisches Epithel nahe der Mündung in ein mehrschichtig unverhorntes Plattenepithel über. Die Lamina propria enthält Venen, elastische Fasern und Drüsen (**Gll. urethrales**).
- **Tunica muscularis:** Sie besteht aus glattmuskulären Schraubzügen, kaudal liegt der quergestreifte **M. sphincter urethrae ext.**
- **Tunica adventitia.**

Gefäßversorgung und Innervation: Die arteriellen Zuflüsse und die venösen Abflüsse, die Lymphdrainage und die Innervation entsprechen in blasennahen Abschnitten den Verhältnissen an der Harnblase (S. 771). Mündungsnah entsprechen sie den Verhältnissen am äußeren Genitale (s. o.).

Gefäßversorgung und Innervation: entsprechen blasennah der Harnblase (S. 771), mündungsnah dem äußeren Genitale (s. o.).

29.5 Zyklusbedingte Veränderungen – hormonelle Steuerung

29.5 Zyklusbedingte Veränderungen – hormonelle Steuerung

▸ Merke. Ein Menstruationszyklus dauert etwa 28 Tage (24–32 Tage). Als erster Tag wird aus praktischen Gründen der Zeitpunkt des Blutungseintritts angesehen, der Eisprung erfolgt in der Zyklusmitte (ca. 14. Tag, s. u.).

▸ Merke.

29.5.1 Zyklische Reifung der Follikel

Die Follikel durchlaufen im Rahmen der Follikelreifung unterschiedliche Entwicklungsstadien. Dabei ist zu beachten, dass Oogenese und Follikelbildung bereits pränatal beginnen und sich nach der Geburt fortsetzen:
- Erste Wachstumsperiode (pränatal)
- Erste Ruheperiode (von der Geburt bis zur Pubertät)
- Zweite Wachstumsperiode (Follikelreifung)
- Zweite Ruheperiode (vom Tertiärfollikel bis zur Befruchtung)

29.5.1 Zyklische Reifung der Follikel

Die Follikelreifung beginnt pränatal und durchläuft jeweils zwei Ruhe- und Wachstumsperioden.

Follikelreifung

Prinzipiell besteht ein Follikel aus der **Eizelle** (Oozyte I. Ordnung) und einem **Follikelepithel**. Der Follikelaufbau ist allerdings von dem jeweiligen Entwicklungsstadium abhängig (Tab. **29.1**). Es werden folgende Entwicklungsstadien unterschieden (Abb. **29.15**):
Um den 4. Embryonalmonat beginnen die sog. **Oogonien** die 1. Reifeteilung, stoppen diese in der Prophase und treten als sog. **primäre Oozyten** in ein Ruhestadium ein (Diktyotän). Primäre Oozyten gehen entweder zugrunde oder entwickeln sich nach mehrjähriger (!) Ruhephase zu einem sprungreifen Follikel. Kurz vor der Ovulation wird die unterbrochene Prophase fortgesetzt, es entsteht die **sekundäre Oozyte**. Während der Ovulation beginnt die 2. Reifeteilung, welche erst nach Eindringen eines Spermiums abgeschlossen wird.

Follikelreifung

Der Follikelaufbau ist vom jeweiligen Entwicklungsstadium abhängig (Tab. **29.1**). Man unterscheidet folgende Entwicklungsstadien (Abb. **29.15**):
Ab dem 4. Embryonalmonat Beginn der 1. Reifeteilung, die aber arretiert wird (primäre Oozyte). Kurz vor der Ovulation Abschluss der 1. Reifeteilung (sekundäre Oozyte), mit der Ovulation Beginn der 2. Reifeteilung, die erst mit dem Eindringen eines Spermiums endet.

▸ Klinik. Beim sog. **polyzystischen Ovarialsyndrom** (PCOS, ehem. Stein-Leventhal-Syndrom), das mit Zyklusstörungen und verminderter Fertilität verbunden ist, beobachtet man eine Verdickung der Zona pellucida, was zu einer verminderten FSH-Sensibilität der Granulosazellen führt.

▸ Klinik.

- **Primordialfollikel** entstehen in der 1. Wachstumsperiode. Die Oozyte verharrt dabei in der meiotischen Prophase.

- **Primordialfollikel:** Sie entstehen pränatal.

29.1 Aufbau des Follikels während der einzelnen Entwicklungsstadien

Entwicklungsstadium	Basalmembran	Follikelepithel	äußere Follikelhülle	sonstiges
Primordialfollikel	lichtmikroskopisch nicht sichtbar	einschichtig, platt	nicht vorhanden	
Primärfollikel	**Zona pellucida** (zwischen Eizelle und Follikelepithel)	einschichtig, kubisch bis hochprismatisch	nicht vorhanden	
Sekundärfollikel	**Zona pellucida**	mehrschichtig, **Granulosazellen*** (granulierte Epithelzellen)	zarte, stark vaskularisierte **Theca folliculi***	Zwischen den Granulosazellen entstehen mit Flüssigkeit (**Liquor folliculi**) gefüllte Spalten.
Tertiärfollikel	**Zona pellucida**	**Corona radiata** (die Zona pellucida direkt umgebende Granulosazellen**) **Stratum granulosum** (das Antrum umgebende Granulosazellen**)	**Theca interna**** mit spindelförmigen, u. a. **östrogenbildenden** Zellen **Theca externa** mit Myofibroblasten	Durch Vereinigung der Spalten bildet sich ein zentraler Hohlraum (**Antrum folliculi**) mit hineinragendem Eihügel (**Cumulus oophorus**) aus Eizelle und Corona radiata.

* Diese Verteilung von Gefäßen findet sich auch beim Tertiärfollikel: Während die Granulosazellen (inkl. Cumulus oophorus) gefäßfrei sind, enthält die Theca interna Gefäße.
** Theca interna bildet unter dem Einfluss von LH Androgene, die von den Granulosazellen zu Östrogen umgewandelt werden.

▸ Merke.

▸ Merke. Bei Geburt sind pro Ovar etwa 500 000 solcher Primordialfollikel vorhanden, in der 1. Ruheperiode degenerieren davon mehr als 90 %. Gegen Ende der Pubertät sind somit noch ca. 50 000 Primordialfollikel vorhanden.

- **Primärfollikel:** Sie entwickeln sich unter hormonellen Einflüssen (S. 802).
- **Sekundärfollikel:** Sie stellen die Übergangsform zu den Tertiärfollikeln dar.
- **Tertiärfollikel:** Findet keine Weiterentwicklung zum Graaf-Follikel (s. u.) statt, kommt es zur **Follikelatresie**.
- **Graaf-Follikel:** Aus diesem letzten Entwicklungsstadium werden am 14. Zyklustag Eizelle und Corona radiata herausgespült (Eisprung = **Ovulation**) und von der Tube aufgefangen.

- **Primärfollikel** entwickeln sich unter hormonellem Einfluss (S. 802) in der 2. Wachstumsperiode aus den Primordialfollikeln.
- **Sekundärfollikel** stellen bei einem Durchmesser von 50–200 µm die Übergangsform zum Tertiärfollikel dar. Es reifen stets mehrere Sekundärfollikel zu Tertiärfollikeln heran.
- **Tertiärfollikel** haben einen Durchmesser von ca. 0,6 cm. Reift der Tertiärfollikel nicht zum Graaf-Follikel (s. u.) heran, kommt es zum Absterben der Eizelle und zur **Follikelatresie**. Hierbei lagern die Theca-interna-Zellen (Tab. **29.1**) Lipide ein, es kommt zur Bildung des **Thekaorgans**. Dieses löst sich auf und der zunehmend homogen werdende atretische Follikel verschwindet ganz.
- **Graaf-Follikel** stellen das letzte Follikelstadium dar. Mit einem Durchmesser von ca. 2,5 cm wölben sie die Tunica albuginea stark vor. Beim um den 13.–14. Zyklustag erfolgenden Eisprung (**Ovulation**) rupturiert der Follikel, die Eizelle wird mit der Corona radiata ausgeschwemmt und meist von der Tuba uterina aufgefangen.

▸ Merke.

▸ Merke. Im Normalfall entwickelt sich pro Zyklus nur **ein** Graaf-Follikel aus dem sog. **dominanten Tertiärfollikel**. Die übrigen Tertiärfollikel gehen zugrunde (**Atresie**).

▸ Klinik.

▸ Klinik. Kommt es ausnahmsweise zur Ausbildung zweier Graaf-Follikel mit anschließender Ovulation und Befruchtung, entstehen **zweieiige Zwillinge**. Dies tritt vermehrt unter einer **hormonellen Stimulationsbehandlung** bei bisher unerfülltem Kinderwunsch auf.

Postovulatorische Phase

Corpus rubrum: Gefäßrisse führen zur Einblutung mit Bildung eines Thrombus (Corpus rubrum).
Corpus luteum: Die Theca-interna- und die Granulosazellen vermehren sich unter dem Einfluss von LH und lagern innerhalb von ca. 8 Std. Lipide ein. Sie erscheinen nun gelblich (luteus = gelb) und werden als **Thekalutein-** bzw. **Granulosaluteinzellen** bezeichnet.

Postovulatorische Phase

Corpus rubrum: Aus dem Bereich der Rissstelle blutet es in die jetzt leere Follikelhöhle ein. Der so entstehende Thrombus wird als **Corpus rubrum** bezeichnet.

Corpus luteum: Innerhalb von 6–8 Stunden nach erfolgter Ovulation beginnen die Theca-interna- und die Granulosazellen unter dem Einfluss von LH an Größe zuzunehmen und verfärben sich durch die Einlagerung von Lipiden gelblich, wodurch die sog. **Thekalutein-** und **Granulosaluteinzellen** (luteus = gelb) entstehen.

29.15 Follikelreifung im Ovar

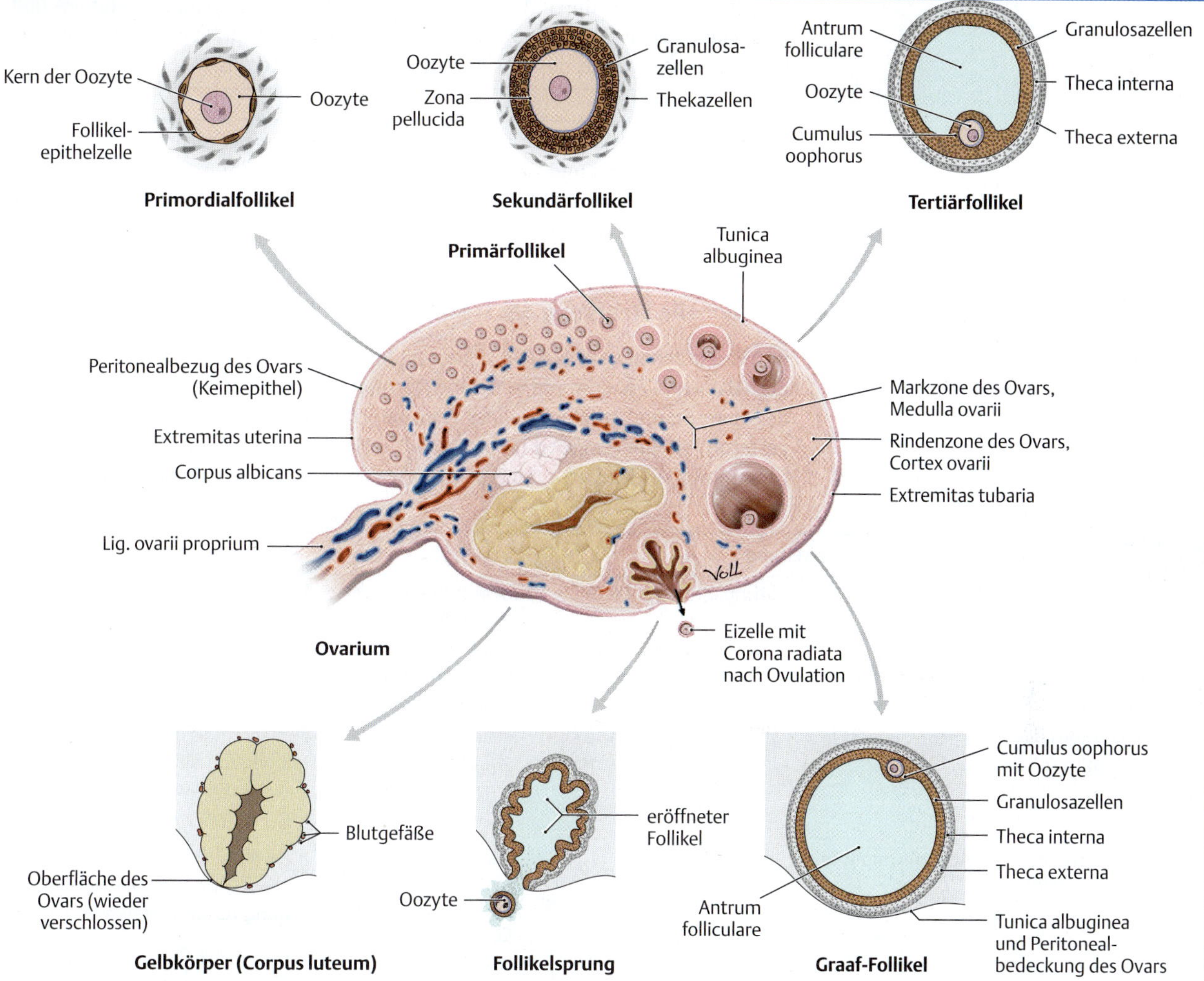

Im Schnitt durch ein schematisiertes Ovar sind mehrere Follikel in unterschiedlichen Entwicklungsstadien sowie der postovulatorisch entstehende Gelbkörper sichtbar. Einzelne Stadien sind im Uhrzeigersinn um das Organ herum vergrößert dargestellt. Die Verhältnisse sind nicht maßstabsgetreu wiedergegeben.

Quelle: Schünke M, Schulte E, Schumacher U. PROMETHEUS LernAtlas der Anatomie, Innere Organe. Illustrationen von Voll M u. Wesker K. 6. Aufl. Stuttgart: Thieme; 2022

Insbesondere die Granulosaluteinzellen sind für die Produktion des Gestagens **Progesteron** (sog. Gelbkörperhormon, s. u.) während der Gelbkörperphase verantwortlich. Das im Corpus luteum gebildete Progesteron entsteht aus Cholesterin, das hauptsächlich von der Leber abgegeben wird und zum Corpus luteum gelangt.

Aus der Theca interna wachsen Kapillaren in die Zone der Granulosazellen ein, über welche die gebildeten Hormone den Blutkreislauf erreichen. Innerhalb von ca. 3 Tagen entsteht so das **Corpus luteum**, welches 8–10 Tage nach der Ovulation seine maximale Größe erreicht (Abb. **29.15**). Für seine weitere Entwicklung gibt es zwei Möglichkeiten:

- **Corpus luteum menstruationis** oder **cyclicum:** Bei ausbleibender Schwangerschaft bildet sich der Gelbkörper ab dem 24. Zyklustag wieder zurück (**Luteolyse**). Der Progesteronabfall führt wenige Tage später zum Abbau der Uterusschleimhaut und zum Eintritt der Blutung (sog. Abbruchs- oder Entzugsblutung). Das schrumpfende Corpus luteum wird innerhalb von ca. 6 Wochen durch weißliches Narbengewebe ersetzt (**Corpus albicans**).
- **Corpus luteum graviditatis:** Nach Eintritt einer Schwangerschaft bleibt das Corpus luteum v. a. unter dem Einfluss des vom implantierten Keim produzierten **HCG** = Humanes Choriongonadotropin (S. 97) erhalten, bis seine hormonelle Funktion nach dem 4. Schwangerschaftsmonat weitgehend von der Plazenta übernommen wird. Danach degeneriert es ebenfalls zum Corpus albicans.

Letztere beginnen nun mit der Produktion von Progesteron (ausgehend von v. a. der Leber entstammendem Cholesterin). Kapillaren wachsen in das Stratum granulosum. Das so entstandene Corpus luteum ist etwa am 9. Tag post ovulationem voll entwickelt (Abb. **29.15**). Nun gibt es zwei Möglichkeiten:

- **Corpus luteum menstruationis:** Ohne Konzeption bildet sich das Corpus luteum ab dem 24. Zyklustag zurück (**Luteolyse**). Es bildet sich Narbengewebe (**Corpus albicans**).
- **Corpus luteum graviditatis:** Bei Gravidität stimuliert vom Keim gebildetes HCG (Humanchoriongonadotropin) das Corpus luteum bis etwa zum 4. Schwangerschaftsmonat.

▸ Merke.

▸ Merke. **Follikuläre** Granulosazellen wandeln die in den Theca-interna-Zellen gebildeten Androgene durch Aromatisierung in **Östrogene** um. Granulosa**lutein**- und Theka**lutein**zellen bilden Progesteron. Daher überwiegen präovulatorisch die Wirkungen der Östrogene, postovulatorisch die des Progesterons.

▸ Klinik.

▸ Klinik. Störungen im Ablauf der Follikelreifung führen zu Störungen in der Sekretion von Östrogenen und Gestagenen. Da diese Hormone u.a. den zyklischen Auf- und Abbau der Uterusschleimhaut steuern (s.u.), führen ovarielle Störungen häufig zu Veränderungen der Menstruation.

Hormonelle Steuerung der Follikelreifung

Die zyklische Follikelreifung wird im Wesentlichen über fünf Hormone gesteuert (Tab. **29.2**).

Hormonelle Steuerung der Follikelreifung

Im Wesentlichen wird die Follikelreifung über **fünf Hormone** gesteuert, die im Hypothalamus (Gonadotropin Releasing Hormon), der Hypophyse (Follikelstimulierndes Hormon und Luteinisierendes Hormon) bzw. dem Ovar selbst (Östrogene, Progesteron) gebildet werden (Tab. **29.2**). Die Hormone der Hypophyse werden aufgrund ihrer Wirkungen auf die Keimdrüsen (Gonaden) auch als **Gonadotropine** bezeichnet.

29.2 Hormonelle Steuerung der Follikelreifung

Hormon	Bildungsort	Stimulation der Freisetzung	Hemmung der Freisetzung	Wirkung
GnRH = Gonadotropin releasing hormone (= Gonadoliberin)	**Hypothalamus** (S. 1116)	zentral (pulsatile Freisetzung)	durch hohe FSH/LH-Spiegel (negative Rückkopplung)	**Freisetzung der Gonadotropine** FSH und LH
FSH = Follikelstimulierendes Hormon (= Follitropin)	**Adenohypophyse** (S. 1245)	über GnRH (maximale Konzentration in Zyklusmitte)	▪ (siehe LH) ▪ durch Inhibin (Hormon der Granulosazellen)	Förderung der **Reifung** und **Östrogenbildung** der Follikel (bis zu Sekundärfollikeln zusammen mit LH)
LH = Luteinisierendes Hormon (= Lutropin)	**Adenohypophyse**	▪ über GnRH ▪ durch hohe Östrogenkonzentration (positive Rückkopplung) in der **Follikelphase**	durch hohe Progesteronspiegel (negative Rückkopplung) in der **Corpus-luteum-Phase**; dadurch temporäre Unterdrückung der Reifung weiterer Follikel	▪ (siehe FSH) ▪ Förderung der **Progesteronbildung** (Corpus-luteum-Phase) ▪ **Auslösung der Ovulation** am etwa 14. Zyklustag durch steilen Konzentrationsanstieg (LH-Peak)
Östrogen	**Follikel** (Theca-interna- und Granulosazellen)	FSH	Östrogen (negatives Feedback)	u.a. **Regulation der zyklischen Veränderungen** an den Organen (s.u.)
Progesteron (= Gelbkörperhormon)	**Corpus luteum** (Thekalutein- und Granulosaluteinzellen)	LH	Progesteron (negatives Feedback)	**„schwangerschaftserhaltendes Hormon"** (Vorbereitung der Uterusschleimhaut, Ruhigstellung der Uterusmuskulatur)

▸ Klinik.

▸ Klinik. Es existieren verschiedene Methoden zur **hormonellen Verhütung**, die auf die individuelle Situation und die Bedürfnisse der Patientin abgestimmt werden sollten. Ihre Wirkung beruht auf synergistischer Hemmung der Ovulation durch **Östrogene** und/oder **Gestagene** (Hormone mit progesteronähnlichen Effekten). Neben der Einnahme oraler hormonaler Kontrazeptiva, die allgemein als „die Pille" bekannt sind, gibt es z.B. die Möglichkeit der Anwendung von Depotpräparaten, subdermalen Hormonimplantaten, Kontrazeptionspflastern oder hormonhaltigen Vaginalringen. Reine Gestagenpräparate kennt man als „Minipille". Den Gestagenen schreibt man die Hauptwirkung im Rahmen der **Ovulationshemmung** zu, die Östrogene werden v.a. zur Zykluskontrolle, d.h. Verhinderung von Zwischenblutungen eingesetzt. Durch kombinierte orale Einnahme in der ersten Zyklushälfte wird die Freisetzung von FSH und LH aus der Hypophyse vermindert und der ovulationsauslösende LH-Peak unterdrückt. Neben der Ovulationshemmung sind weitere Effekte an den weiblichen Genitalorganen (Viskositätserhöhung des Zervixschleims, Endometriumatrophie und Tubenmotilitätsänderung) für die kontrazeptive Sicherheit verantwortlich.

29.5.2 Zyklische Veränderungen an den Organen

Östrogene und **Progesteron** haben nicht nur Einfluss auf die Follikelreifung im Ovar, sondern steuern auch als lokale Faktoren die zyklischen Vorgänge in Tuben, Uterus und Vagina. Zudem haben Östrogene eine systemische Wirkung etwa auf die Blutgerinnung. Durch Progesteron wird das Endometrium auf die Einnistung (Nidation) der Blastozyste vorbereitet und die Frühschwangerschaft erhalten. Im Ovar gebildete **Androgene** werden ganz überwiegend zu Östrogenen metabolisiert.

29.5.2 Zyklische Veränderungen an den Organen

Im Ovar werden **Östrogene** und **Progesteron** gebildet, die die zyklischen Veränderungen in Tube, Uterus und Vagina bewirken.

Tubae uterinae

Um den Zeitpunkt der Ovulation ist unter Östrogeneinfluss die **Motilität** der Tubenmuskulatur **erhöht**, um nach erfolgter Ovulation die Eizelle einzufangen. Die Sekretion der Tubenschleimhaut ist verstärkt, und die Kinozilien erzeugen einen uteruswärts gerichteten Sekretstrom.

Tubae uterinae

Die Tube zeigt um die Ovulation neben erhöhtem Sekretstrom auch eine gesteigerte Motilität.

Uterus

Korpus-Endometrium: Während eines Menstruationszyklus werden vom Endometrium **vier funktionelle Phasen** durchlaufen:

- **Proliferationsphase** (11 Tage): Unter dem Einfluss von follikulär gebildeten **Östrogenen** wird aus der Basalis die im vorangegangenen Zyklus abgestoßene Funktionalis wieder aufgebaut. Diese Phase dauert bis zur Ovulation und wird nach der Herkunft der Östrogene auch **Follikelphase** genannt. Epitheliale Drüsenreste im Stratum basale bilden die Ausgangsbasis für das neue Oberflächenepithel. Zeitgleich kommt es zur Proliferation von Bindegewebszellen in der sich neu bildenden Funktionalis, und Blutgefäße sprossen ein. Die Gll. uterinae wachsen und strecken sich in die Länge.
- **Sekretionsphase** (14 Tage): Diese postovulatorische Phase ist durch zusätzlich **hohe Progesteronspiegel** (Gestagen) gekennzeichnet, die durch den Gelbkörper aufrechterhalten werden (**Lutealphase**). In der frühen Sekretionsphase kommt es im basalen Teil der Funktionalis (S. 790) zu zahlreichen Zellteilungen, wodurch eine Unterscheidung von zwei Funktionalis-Schichten möglich wird:
  - Im oberen **Stratum compactum** überwiegen Stromazellen, die in hohem Maße Glykogen, Proteine und Lipide einlagern und zu sog. **Prädeziduazellen** werden. Im Falle der Implantation eines Keimes entwickeln sich diese zu **Deziduazellen** (maternaler Plazentateil). Die Drüsenlumina erscheinen im histologischen Schnitt eng.
  - Im unteren **Stratum spongiosum** schlängeln sich die durch starkes Wachstum erheblich verlängerten Drüsenschläuche, was im histologischen Schnitt als **„Sägeblattstruktur"** mit weiten Drüsenlumina erscheint.

  Die Arterien in der Uterusschleimhaut verlaufen nun in Spiralen (**Spiralarterien**).
- **Ischämische Phase** (Stunden): Bleibt die Befruchtung aus und bildet sich das Corpus luteum zurück, sinken die Spiegel an Östrogenen und v. a. Progesteron stark ab und lösen die **Hormonentzugsblutung** aus. Spasmen der Schleimhautarterien führen zu einer Minderdurchblutung der Funktionalis, die dadurch schrumpft und zugrunde geht.
- **Desquamationsphase** (3 Tage): Die abgestorbenen (nekrotischen) Schleimhautbezirke werden durch Blutung aus den Gefäßen abgehoben und das Gewebe wird zusammen mit dem Blut über das Uteruslumen nach außen abgegeben. Der Blutverlust beträgt bei einer normalen **Menstruation** ca. 50 ml.

Uterus

Endometrium: Der weibliche Zyklus hat **4 funktionelle Phasen**:

- **Proliferationsphase (Follikelphase):** Durch Östrogene wird aus der Basalis eine Funktionalis aufgebaut. Aus Epithel in Drüsenresten wird neues Oberflächenepithel; Blutgefäße wachsen in das Stroma ein. Die Gll. uterinae strecken sich in die Länge.
- **Sekretionsphase** (**Lutealphase**): Unter dem postovulatorisch hohen Progesteronspiegel (Aufrechterhaltung durch den Gelbkörper) unterscheidet man in der Funktionalis (S. 790) zwei Schichten:
  - oberflächlich: **Stratum compactum** mit Stromazellen, die durch Einlagerung von u. a. Glykogen zu sog. **Prädeziduazellen** werden;
  - unten (basal): **Stratum spongiosum** mit Schlängelung der wachsenden Drüsen (histologisch **„Sägeblatt"**).

  Zusätzliches Kennzeichen sind sog. **Spiralarterien.**
- **Ischämiephase:** Ohne Konzeption führt der Abfall der Corpus-luteum-Hormone zur Entzugsblutung. Die Funktionalis geht durch Vasokonstriktion zugrunde.
- **Desquamationsphase:** Die nekrotische Funktionalis wird durch Blutungen abgehoben und ausgestoßen (**Menstruation**).

Zervix: Das Epithel der Zervix unterliegt nur wenig ausgeprägten zyklischen Schwankungen und wird bei der Menstruation nicht abgestoßen. Deutlichere Änderungen werden bei der Weite des Zervikalkanals (**präovulatorische Öffnung**) und bei der **Viskosität des Zervixschleims** beschrieben. Zum Zeitpunkt der Ovulation, unter maximalem Östrogeneinfluss, ist der Schleim dünnflüssig und klar, ansonsten hochviskös.

Zervix: Schleimhaut wird bei der Menstruation nicht abgestoßen. Östrogene führen zur präovulatorischen Zervixöffnung und zur Vermehrung und Verflüssigung des Zervikalschleims.

▶ Klinik.

▶ Klinik. Die **Veränderungen des Zervixschleims** nutzt man bei der natürlichen Kontrazeption durch die sog. **Billings-Methode**, d. h. Beobachtung des Zervixschleims: Lassen sich zwischen Daumen und Zeigefinger 10–12 cm lange Fäden ziehen (**gute Spinnbarkeit**), sollte auf sexuelle Aktivität während der fruchtbaren Tage verzichtet werden.
Streicht man zu diesem Zeitpunkt das Zervikalsekret auf einem Objektträger aus, ergibt sich nach Trocknung eine Kristallisation, die unter dem Mikroskop betrachtet einem **„Farnkraut-Muster“** ähnelt.

Vagina

Das **Vaginalepithel** (S. 793) ist in den einzelnen Zyklusphasen unterschiedlich aufgebaut (Abb. **29.16**). Präovulatorisch (unter Östrogeneinfluss): Reifung bis zum Stratum superficiale. Postovulatorisch (unter Gestageneinfluss): Reifung bis zum Stratum intermedium.

Vagina

Der oben beschriebene Aufbau des **Vaginalepithels** (S. 793) ändert sich in Abhängigkeit von den Hormonspiegeln: Unter dem Einfluss von **Östrogenen** reifen die Epithelzellen bis zur obersten Schicht aus, während postovulatorisch – bei sinkenden Östrogenspiegeln und hoher Konzentration von Gestagenen im Blut – der Reifungsprozess des Vaginalepitels nur bis zu den Intermediärzellen stattfindet. Folglich lässt sich anhand der im Vaginalabstrich dominierenden Zellen die Zyklusphase bestimmen (Abb. **29.16**).

29.16 Einfluss des Östrogens auf die Ausreifung des Vaginalepithels

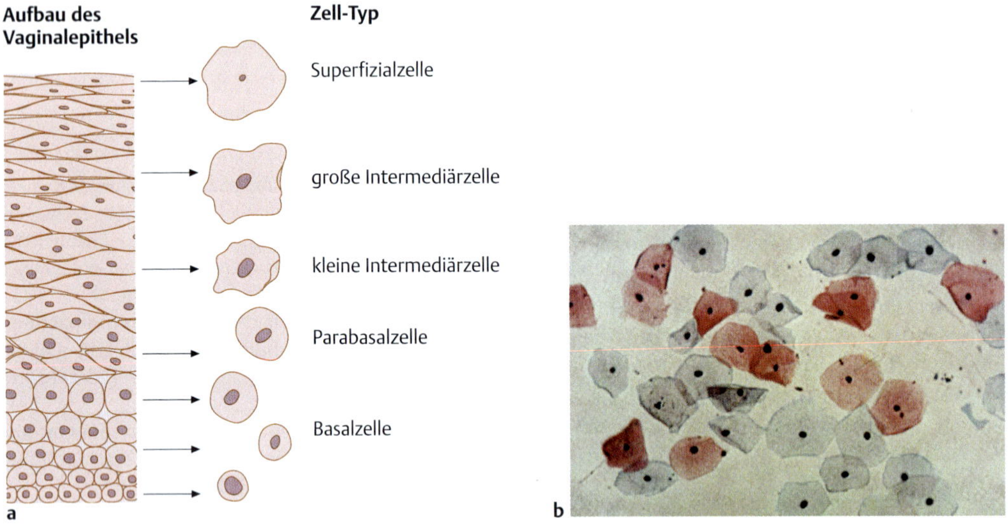

a Änderung des Aussehens während Reifung und Wanderung der Zellen in Richtung Epitheloberfläche. *Quelle: Breckwoldt M et al. Hrsg. Gynäkologie und Geburtshilfe. 5. Auflage. Stuttgart: Thieme; 2008*
b Ausstrich der abgeschilferten Zellen während der Proliferationsphase: Unter Östrogeneinwirkung sieht man überwiegend Superfizial- und große Intermediärzellen. *Quelle: Weyerstahl T, Stauber M, Hrsg. Duale Reihe Gynäkologie und Geburtshilfe. 4. Aufl. Stuttgart: Thieme; 2013*

▶ Klinik.

▶ Klinik. Der Einfluss von Östrogenen auf das Vaginalepithel wird deutlich an den Auswirkungen der physiologischen Östrogenmangelsituation vor der Pubertät und nach der Menopause: Durch den negativen Einfluss auf den Glykogengehalt und damit verringerte Milchsäureproduktion in der Vagina (s. o.) wird das ansonsten saure vaginale Milieu alkalischer. Die Folge des höheren pH-Werts ist ein schlechterer Infektionsschutz, sichtbar an den deutlich häufiger beobachteten Kolpitiden (**Kolpitis** = Entzündung der Vagina) in der Kindheit und postmenopausal.

Körpertemperatur

Progesteronbedingt kommt es postovulatorisch zu einem Anstieg der Basaltemperatur um 0,5 °C.

Körpertemperatur

Nach der Ovulation steigt progesteronvermittelt die in Ruhe gemessene Körpertemperatur (Basaltemperatur) um ca. 0,5 °C an und verbleibt bis zur Menstruation auf diesem erhöhten Niveau.

► Klinik. Dieser Temperaturanstieg bildet die Grundlage der Methode der **Basaltemperaturmessung** zur **Empfängnisverhütung**. Durch tägliche Messung der Körpertemperatur vor dem morgendlichen Aufstehen wird über die Temperaturerhöhung der Zeitpunkt der Ovulation bestimmt. Bei einer Befruchtungsfähigkeit der Eizelle von bis zu 24 Stunden und Lebensdauer der Spermatozoen im weiblichen Genitaltrakt von ca. 24–72 Stunden kann das Zeitintervall vom 3. Tag post ovulationem bis zum Wiederabsinken der Temperatur (Rückgang der Progesteronproduktion) als sicher unfruchtbar angesehen werden. Dauert eine hypertherme Phase länger als 16 Tage, muss mit einer Schwangerschaft gerechnet werden.

29.17 Veränderungen der Hormonspiegel und deren Auswirkungen auf die weiblichen Genitalorgane im Verlauf eines Zyklus

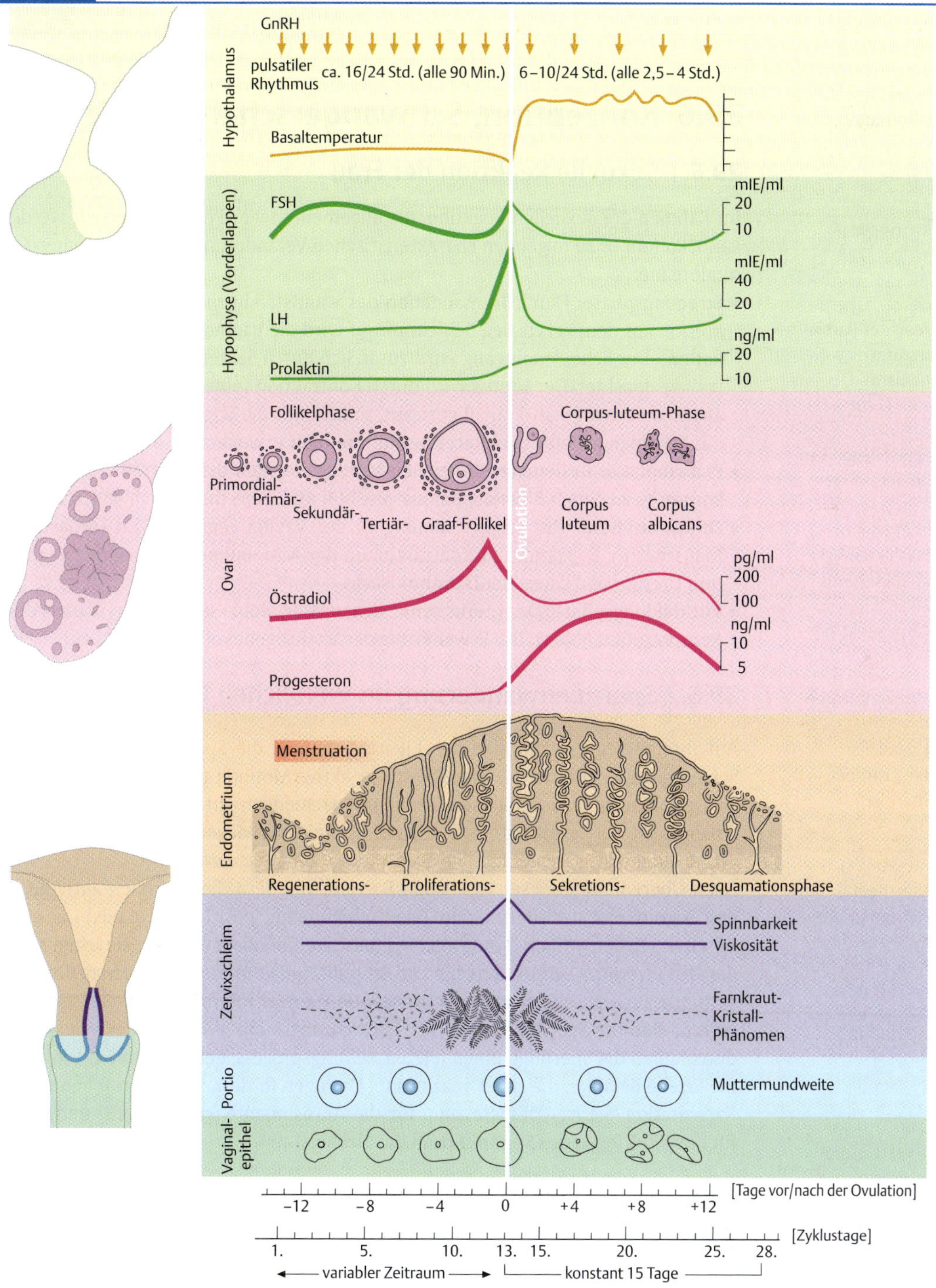

Quelle: Breckwoldt M et al. Hrsg. Gynäkologie und Geburtshilfe. 5. Auflage. Stuttgart: Thieme; 2008

► Merke.

► Merke. Die einzelnen Phasen des weiblichen Zyklus werden je nach Bezugspunkt unterschiedlich benannt! Die Follikelphase des Ovars entspricht zeitlich etwa der Desquamations- mit anschließender Proliferationsphase des Endometriums, während die Luteal- oder Gelbkörperphase des Ovars durch das von dieser „passageren Drüse" produzierte Progesteron am Endometrium zur Sekretionsphase führt. Die kurze Ischämiephase des Endometriums korrespondiert zeitlich mit dem Untergang des Gelbkörpers am Ende der Lutealphase.

Ovar	Endometrium
Follikelphase (Dauer variabel, Östrogen ↑)	Desquamationsphase Proliferationsphase
Luteal-/Gelbkörperphase (konstant ~14 d, Gestagen)	Sekretionsphase Ischämiephase

29.6 Konzeption, Schwangerschaft und Geburt

29.6.1 Sexuelle Reaktion der Frau

Man unterscheidet vier Phasen:

- **Erregungsphase:** Durch kapilläre Transsudation wird die Vagina befeuchtet (**Lubrikation**), der Introitus vaginae zusätzlich durch Sekretion der Gll. vestibulares. Der Uterus wird angehoben und der Fornix vaginae vergrößert.
- **Plateauphase:** Neben angeschwollenen Labien staut sich venöses Blut in der unteren Vaginalhälfte.
- **Orgasmusphase:** Neben Bildung der **orgastischen Manschette** kontrahieren sich Mm. bulbospongiosi, Vaginal- und Uteruswand sowie der Beckenboden.
- **Rückbildungsphase:** Der Uterus senkt sich und die Vaginalweite nimmt ab.

29.6.2 Spermienwanderung im weiblichen Genitaltrakt

Die Spermien penetrieren den zervikalen Schleimpfropf, was unter hohem Östrogenspiegel periovulatorisch erleichtert ist.

Anschließend wandern sie positiv rheotaktisch (S. 786) gegen den Sekretstrom in Uterus und Tube zur Tubenampulle, wo die Konzeption stattfindet. Sie bleiben ca. 2 Tage befruchtungsfähig und durchlaufen bei ihrer Wanderung den Reifungsprozess der Kapazitation. Östrogen fördert die Kapazitation.

29.6.3 Schwangerschaft (Graviditas)

Hormonelle Einflüsse führen zu Veränderungen am weiblichen Organismus. Das Endometrium wird auf Nidation und Plazentation vorbereitet. Der Trophoblast sezerniert HCG, das Corpus luteum wird hormonell aktiv (Östrogen, Progesteron!).

29.6 Konzeption, Schwangerschaft und Geburt

29.6.1 Sexuelle Reaktion der Frau

Im Rahmen der sexuellen Reaktion, die allgemein in vier Phasen unterteilt werden kann, kommt es zu folgenden charakteristischen Veränderungen der weiblichen Genitalorgane:

- **Erregungsphase:** Durch **Transsudation** des wandständigen Kapillarnetzes und Sekretion aus dem zervikalen Schleimpfropf wird die Vaginalwand gleitfähig (**Lubrikation**). Der Scheideneingang wird zusätzlich durch Sekret aus den Gll. vestibulares angefeuchtet. Der Uterus wird durch Kontraktion seines muskelhaltigen Bandapparates nach dorso-kranial gezogen, sodass sich die Vagina verlängert und sich das Scheidengewölbe zum **Receptaculum seminis** erweitert.
- **Plateauphase:** In den subepithelialen Venengeflechten der unteren Vaginalhälfte kommt es zu einem Blutstau. Bulbus vestibuli und Labia minora schwellen an.
- **Orgasmusphase:** Die venöse Stauung in der Vagina verstärkt sich (**orgastische Manschette**). Es kommt zu Kontraktionen der Mm. bulbospongiosi, der Vaginal- und Uteruswand sowie der Dammmuskeln.
- **Rückbildungsphase:** Der Uterus senkt sich wieder, wobei sich die Cervix uteri dem Receptaculum nähert. Die Erweiterung der Vagina geht vollständig zurück.

29.6.2 Spermienwanderung im weiblichen Genitaltrakt

Auf ihrem Weg zur Ampulle des Eileiters müssen die Spermien den zervikalen Schleimpfropf penetrieren, was eine starke aktive Motilität erfordert. Die Penetration ist abhängig vom weiblichen Zyklus unterschiedlich gut möglich (unter hohem Östrogenspiegel periovulatorisch leichter als bei Überwiegen des Progesterons aufgrund einer östrogenbedingt niedrigen Viskosität des Schleims).

Nach Überwindung dieser zervikalen Barriere wandern die Spermien aktiv gegen den Sekretstrom der Uterus- und Tubenschleimhaut (positive Rheotaxis) mit einer Geschwindigkeit von ca. 3 mm/min, vgl. positive Rheotaxis (S. 786); sie legen somit die Distanz vom Ostium uteri bis zur Ampulla tubae uterinae (12–15 cm) in etwa 1 Stunde zurück. Die **Befruchtung** (**Konzeption**) findet i. A. in der Ampulle statt. Insgesamt sind die Spermien ca. 2 Tage befruchtungsfähig. Während der Wanderung durchlaufen die Spermien einen letzten Reifungsprozess, der sie zum Eindringen in die Eizelle befähigt, die sog. Kapazitation. Östrogen fördert, Progesteron hemmt die Kapazitation. Sie ist Voraussetzung für die Akrosomenreaktion (S. 838) und damit für das Eindringen des Spermiums in die Eizelle.

29.6.3 Schwangerschaft (Graviditas)

Die hormonellen Einflüsse nach der Konzeption führen während der Schwangerschaft zu umfassenden Veränderungen am weiblichen Organismus: Das Endometrium wird auf die Nidation (S. 96) und die Plazentation (S. 110) vorbereitet. Der Trophoblast sezerniert Human Chorionic Gonadotropin = HCG (S. 97). Dieses bewirkt die Umwandlung des Corpus luteum menstruationis in ein Corpus luteum graviditatis mit einer verstärkten Östrogen- und Progesteronproduktion.

Unter funktionellen und klinischen Aspekten lässt sich die Schwangerschaft, die im Mittel **280 Tage** post menstruationem (S.93) dauert, grob in drei Dreimonatsabschnitte (**1.–3. Trimenon**) unterteilen.

Die Gravidität, deren **Dauer 280 Tage** p. m. (S. 93) beträgt, hat 3 Abschnitte: **1.– 3. Trimenon**.

1. Trimenon (Frühschwangerschaft)

Die sich stark entwickelnde Plazenta, sog. Mutterkuchen (S.110), produziert große Mengen an Östrogen, Progesteron und HCG. Etwa ab der 6. Schwangerschaftswoche (SSW) muss daher das Ovar keine erhöhte Hormonproduktion mehr übernehmen. HCG unterdrückt die Reifung weiterer Follikel. Unter HCG-Einfluss in der fetalen Nebennierenrinde gebildete Steroide werden im mütterlichen Organismus zu Östrogen und Progesteron umgewandelt. Dabei wird das Wachstum der Uteruswand mit allen Gewebeanteilen stimuliert. Das Vaginalepithel zeigt ein prämenstruelles Zellbild. Die Basaltemperatur bleibt zunächst um etwa 0,5° C erhöht.

Die Plazenta sezerniert Östrogen, Progesteron und HCG. Die ovarielle Steroidproduktion nimmt ab der 6. SSW stark ab. HCG unterdrückt die Reifung weiterer Follikel. Östrogen und Progesteron stimulieren das Uteruswachstum. Die Basaltemperatur bleibt vorerst um 0,5 °C erhöht.

2. Trimenon

Die plazentare Östrogen- und Progesteronproduktion steigt weiter, HCG nimmt ab. Ab dem 4. Monat wird die Rückbildung des Corpus luteum graviditatis deutlich sichtbar. Der Uterus wächst weiter, der Isthmus uteri wird als sog. unteres Uterinsegment in die Uterushöhle einbezogen. Der Dehnungsreiz der wachsenden Fruchtblase verstärkt das hormonell ausgelöste Uteruswachstum zusätzlich. Der Einfluss von Progesteron verhindert aber, dass der Dehnungsreiz zu vorzeitigen Wehen führt. Der hohe Östrogenspiegel hemmt nun die hypophysäre Follitropinsekretion und so die weitere Follikelreifung.

Östrogen- und Gestagenspiegel sind weiter hoch, HCG sinkt. Ab dem 4. Monat bildet sich das Corpus luteum graviditatis zurück. Das Uteruswachstum wird durch hormonelle Stimulation und Dehnungsreiz der Fruchtblase angetrieben. Der Isthmus wird Teil der Bruthöhle. Progesteron verhindert Wehen.

3. Trimenon (Spätschwangerschaft)

Die HCG-Sekretion bleibt jetzt stabil. Zusätzlich wird nun **Human Placental Lactogen** (**HPL**) gebildet, welches zusammen mit hypophysärem Prolaktin das Wachstum der Brustdrüse stimuliert. Die hohen Östrogen- und Progesteronspiegel verhindern aber die Laktation.
Der im Becken durch seine Bänder fixierte Uterus kann sich nur nach oben in den Bauchraum hinein ausdehnen. Die Zervix, die den Uterus verschließt, nimmt an der Ausdehnung nicht teil. Das Uteruswachstum ist im 1. und 2. Monat nur gering. Seinen Höchststand erreicht der Uterus im 9. Monat. Im letzten Schwangerschaftsmonat neigt sich der Fundus uteri nach ventral und der kindliche Kopf tritt im Becken tiefer: Der Uterus hat nun wieder einen Stand wie im 8. Monat (Abb. **29.18**). Insgesamt nimmt die Uterusmasse von ca. 50 g auf fast 1000 g zu.

Bei stabilem HCG-Spiegel wird **HPL** zur Wachstumsstimulation der Brustdrüse gebildet, deren Laktation aber noch verhindert wird.

Während die Zervix fixiert bleibt, dehnt sich der Uterus nach oben aus, bis er im 9. Monat seinen Höchststand erreicht. Durch anschließende Neigung des Fundus nach ventral und Tiefertreten des Kindskopfs entspricht der Uterusstand anschließend dem im 8. Monat (Abb. **29.18**), seine Masse beträgt dann ca. 1000 g.

29.18 Uterusstand in der Schwangerschaft

29.18

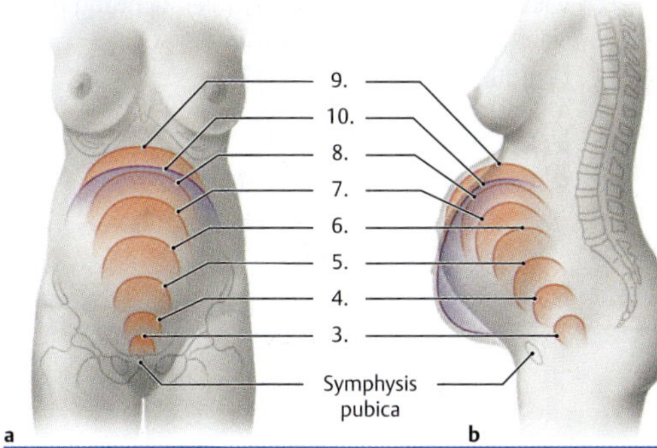

Die Zahlenangaben beziehen sich auf Lunarmonate (= 28 Tage) und weichen daher von den Kalendermonaten ab.
a Höhe des Fundus uteri während der Schwangerschaft in der Ansicht von ventral
b und von links.

Quelle: Schünke M, Schulte E, Schumacher U. PROMETHEUS LernAtlas der Anatomie, Innere Organe. Illustrationen von Voll M u. Wesker K. 6. Aufl. Stuttgart: Thieme; 2022

► Klinik. Wird die Wanderung der Zygote durch die Tube in Richtung auf den Uterus behindert, kann eine Nidation der Zygote schon in der Tube erfolgen, deren Epithel eine gewisse „deziduale“ Umwandlung erfahren kann. Eine solche Eileiterschwangerschaft (im klinischen Sprachgebrauch **Tubargravidität**) kann sich durch die räumliche Enge in der Tube einerseits nicht regelrecht entwickeln, andererseits die Tube durch die Raumforderung zum Reißen bringen, was durch den hohen Blutverlust für die Schwangere zur akuten Gefahr werden kann. Die Tubargravidität ist die häufigste Form einer Schwangerschaft außerhalb des Uterus (**Extrauteringravidität**). Weitere extrauterine Lokalisationen sind die unterschiedlichen Anteile des Peritoneums. Gelegentlich wird über eine solche normal entwickelte und zum Termin durch Operation beendete Bauchhöhlenschwangerschaft berichtet, die von Mutter und Kind gut überstanden wurden.

29.6.4 Geburt

Neben ausreichender Wehentätigkeit ist eine physiologische Beckenform (S. 322) wichtig.

Einfluss des weiblichen Beckens auf den Durchtritt des Kindes im Geburtskanal

Der physiologische Geburtsablauf ist der Anatomie des mütterlichen Beckens angepasst: Nach Eintritt des kindlichen Kopfes in den **querovalen Beckeneingang** vollziehen erst Kopf, dann Thorax in der Beckenhöhle eine Drehung, die den Austritt aus dem **längsovalen Beckenausgang** ermöglicht.
Das Kind folgt bei der Geburt der sog. **Führungslinie** (Abb. **29.19**).

▶ Klinik.

29.6.4 Geburt

Eine regelrechte Geburt setzt neben einer ausreichenden Wehentätigkeit auch eine physiologische Gestalt des Beckens (S. 322) voraus.

Einfluss des weiblichen Beckens auf den Durchtritt des Kindes im Geburtskanal

Durch die anatomischen Gegebenheiten des weiblichen Beckens ist der physiologische Geburtsablauf bereits vorgegeben: Der **querovale Beckeneingang** erlaubt den Eintritt des querstehenden kindlichen Kopfes in das kleine Becken. Der **längsovale Beckenausgang** dagegen erfordert, dass der Kopf beim Austritt in sagittaler Richtung steht. Beim Durchtritt des Beckenbodens wird die kindliche HWS nach vorheriger Beugehaltung zunehmend gestreckt (s. u.), und passt sich somit dem Canalis pelvis (S. 320) an, der um den Hinterrand der Symphyse nach ventral konkav gebogen ist. Unter der Geburt folgt also das Kind der sog. **Führungslinie** des Geburtskanals (Abb. **29.19**). Dabei können die notwendigen Drehbewegungen des Kindes aus Platzgründen nur in der Beckenhöhle stattfinden.
Näheres zu geburtshilflich relevanten Beckenmaßen (S. 322).

▶ **Klinik.** Liegt ein Missverhältnis zwischen mütterlichem Becken und Kopf des Kindes vor, kann es zur **Geburtsunmöglichkeit** auf normalem Wege kommen. Mögliche Ursachen sind zum einen angeborene oder erworbene (traumatisch, d. h. durch Verletzung/Unfall oder früher häufiger durch Rachitis bei Vitamin-D-Mangel) Verformungen des Beckens. Von Seiten des Kindes kann ein zu großer Kopf, z. B. beim Hydrozephalus (S. 1145) (umgangssprachlich manchmal auch „Wasserkopf" genannt) infolge von Liquorzirkulationsstörungen, zugrunde liegen. Ist eine Geburt auf vaginalem Weg nicht möglich, muss durch die **Sectio caesarea** (Kaiserschnitt) entbunden werden. Hierbei wird das Kind nach Eröffnung zunächst des Bauchraums (Laparotomie) und anschließend des Uterus (Uterotomie) geboren.

29.19 Durchtritt des kindlichen Kopfes durch das mütterliche Becken bei der Geburt

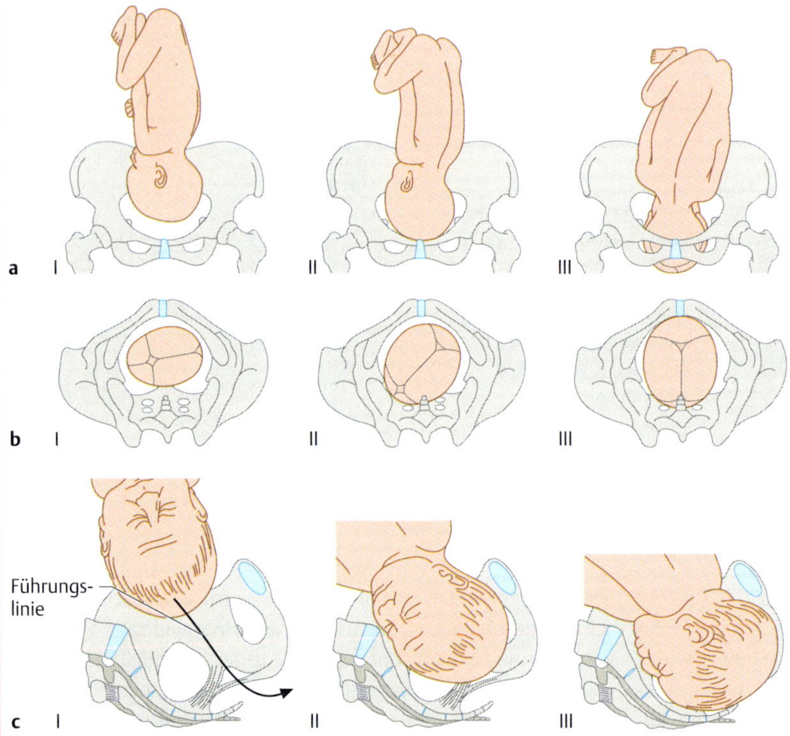

Darstellung verschiedener Phasen einer Geburt aus der vorderen Hinterhauptslage (häufigste Geburtslage): Der zunächst quer in das Becken eintretende kindliche Kopf (**I**) passt sich mit seinem größten (sagittalen) Durchmesser dem Geburtskanal an, sodass er nach allmählicher Drehung während des Tiefertretens (**II**) den längsovalen Beckenausgang in sagittaler Richtung passieren kann (**III**). Dabei folgt er der sog. Führungslinie (angedeutet **cI**).

a Ansicht von ventral,
b kaudal und
c rechts lateral.

Quelle: Breckwoldt M et al. Hrsg. Gynäkologie und Geburtshilfe. 5. Auflage. Stuttgart: Thieme; 2008

Geburtsverlauf

Der Geburtsbeginn ist durch das Einsetzen regelmäßiger Wehentätigkeit gekennzeichnet. Zu diesem Zeitpunkt am Ende der Schwangerschaft ist die Muskulatur von Corpus und Fundus uteri maximal entwickelt. Die Wand der Cervix uteri dagegen besteht hauptsächlich noch aus Bindegewebe, welches zur Geburt weich und verformbar werden muss.
Im Ablauf der Geburt unterscheidet man die drei Phasen:

- **Eröffnungsperiode:** Die ersten regelmäßigen Wehen kennzeichnen die Eröffnungsperiode. Der Geburtskanal wird nun schlauchförmig, der Canalis cervicis wird von innen nach außen eröffnet. Dies geschieht durch das wehengesteuerte langsame Vorschieben der Fruchtblase. Die zirkulären Muskelbündel der Cervix uteri verlagern sich unter dem Zug der Korpusmuskulatur in Längsrichtung, der äußere Muttermund (S. 787) wird gleichsam über die Fruchtblase hinweg gezogen. Erfolgt bei **vollständig erweitertem Muttermund** (Durchmesser von ca. 10 cm) der Sprung der Fruchtblase, spricht man von einem **rechtzeitigen Blasensprung**. Unter der Dehnung durch den kindlichen Kopf werden die Muskeln des Beckenbodens gedehnt und rohrartig umgeformt.
- **Austreibungsperiode:** Die Zeitspanne von der vollständigen Eröffnung des Muttermunds (s. o.) bis zur Geburt des Kindes bezeichnet man als Austreibungsperiode. Hierbei verkürzt sich die Uterusmuskulatur am stärksten. Durch die funduswärts verlaufenden Kontraktionen des am Beckenboden fixierten Uterus wird das Kind – unterstützt durch die Bauchpresse – ausgetrieben. Das Kind bildet die sog. „Fruchtwalze", indem durch die Wehentätigkeit seine Form der des Geburtskanals angepasst wird: Nachdem der Kopf des Kindes in der Beckeneingangsebene quer steht, findet in der Beckenhöhle eine Drehung um 90° statt, sodass er anschließend den Beckenausgang in sagittaler Richtung passieren kann. Bei der überwiegenden Anzahl der Geburten wird das Kind in sog. **vorderer Hinterhauptslage** geboren: Der kindliche Hinterkopf weist zum Hinterrand der Symphyse. In dieser Lage kann das Kind der nach ventral konkaven Krümmung der Führungslinie (s. o.) leichter folgen.
- **Nachgeburtsperiode:** Nach Austreibung des Kindes und dem Verlust des Fruchtwassers verliert die Uteruswand ihre innere Stütze. Die Uterushöhle verkleinert sich, während die Muskulatur sich weiter kontrahiert. Beide Vorgänge begünstigen nun die Ablösung der Plazenta (S. 110). An der Ablösungsstelle der Plazenta in der Uteruswand kommt es zu einer Blutung, dem sog. **retroplazentaren Hämatom**. Zusammen mit weiteren Uteruskontraktionen führt es zur Ausstoßung der Plazenta und der Eihäute. Die Nachgeburt erfolgt **ca. 30 Minuten nach der Geburt des Kindes**.

Geburtsverlauf

Die Geburt beginnt mit regelmäßigen Wehen. Die Muskulatur in Fundus und Corpus uteri ist voll entwickelt, die Zervixwand hingegen vorwiegend bindegewebig.
Man unterscheidet drei Phasen der Geburt:

- **Eröffnungsperiode:** Unter ersten regelmäßigen Wehen wird der Canalis cervicis durch Vorschieben der Fruchtblase von innen nach außen eröffnet. Der äußere Muttermund (S. 787) wird über die Fruchtblase gezogen und auf 10 cm Durchmesser erweitert. Springt jetzt die Fruchtblase, bezeichnet man dies als **rechtzeitigen Blasensprung**. Der kindliche Kopf dehnt die Beckenbodenmuskeln auf.
- **Austreibungsperiode:** Nach vollständiger Eröffnung des Muttermunds wird das Kind mit Unterstützung der Bauchpresse durch starke Verkürzung der Uterusmuskulatur ausgetrieben. Dabei bildet es die sog. „Fruchtwalze", indem es sich durch Drehung um 90° und späterer Streckung der HWS dem Geburtskanal anpasst. Letzteres wird durch die regelhafte vordere Hinterhauptslage (Hinterkopf am Symphysenhinterrand) bei regelrechter Geburt erreicht.
- **Nachgeburtsperiode:** Aktive Kontraktion und passive Verkleinerung des Uterus begünstigen zusammen mit dem sog. **retroplazentären Hämatom** die Plazentalösung. Ca. **30 Minuten** nach der Geburt des Kindes erfolgt die Ausstoßung von Plazenta und Eihäuten.

▸ Klinik. Die Plazenta muss immer auf Vollständigkeit überprüft werden. Verbleiben Plazentareste im Uterus besteht die Gefahr einer Nachblutung und damit eines Kreislaufschocks aufgrund des damit einhergehenden Blutverlusts.

▸ Klinik.

29.20 **Plazenta**
Ansicht der mütterlichen Seite mit teilweise entfernter Decidua basalis (S. 110).
Quelle: Schünke M, Schulte E, Schumacher U. PROMETHEUS LernAtlas der Anatomie, Innere Organe. Illustrationen von Voll M u. Wesker K. 6. Aufl. Stuttgart: Thieme; 2022

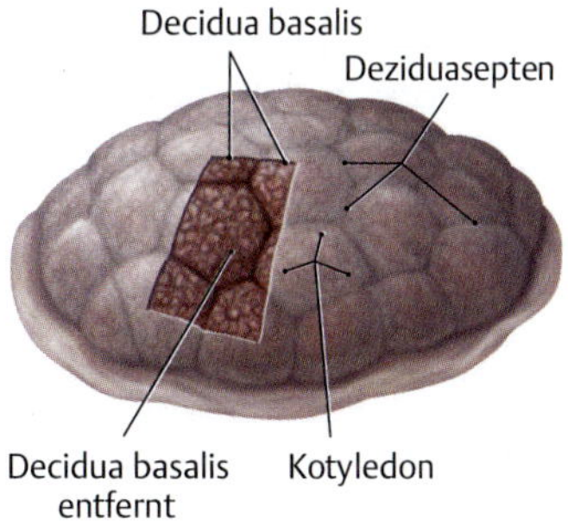

29.6.5 Wochenbett (Puerperium)

In der ca. 6–8 Wochen andauernden Phase nach der Geburt kommt es zur Rückbildung der Uterusmuskulatur und Regeneration des Endometriums.

Die Regeneration des bis auf die Basalis abgestoßenen Endometriums geht ähnlich wie in der Proliferationsphase des Zyklus vom Drüsenepithel aus und ist ca. 14 Tage post partum abgeschlossen.

Auch die nicht an der Dezidualisierung beteiligte Zervixschleimhaut ist regeneriert. Innerer sowie äußerer Muttermund sind ca. 11. Tage post partum verschlossen. Letzterer zeigt meist einen bleibenden Querspalt (Abb. **29.21**).

Im Wochenbett kommt es für ca. 6 Wochen zum sog. **Wochenfluss** (**Lochien**), bestehend aus Endometrium und Blut.

29.6.5 Wochenbett (Puerperium)

Die ca. 6–8 Wochen dauernde Phase, die sich an die Geburt anschließt, ist allgemein von Rückbildungsvorgängen gekennzeichnet: Der Uterus verkleinert sich, die Muskelmasse nimmt ab und das Endometrium wird allmählich wieder aufgebaut. Menstruationszyklen finden meistens aber noch nicht statt.

Nach Abstoßung von Plazenta und Eihäuten sind vom Endometrium nur das Stratum basale und vereinzelte Reste des Stratum spongiosum vorhanden, woraus eine große Wundfläche resultiert. Das Endometrium regeneriert sich nun ähnlich wie in der Proliferationsphase eines Menstruationszyklus aus dem Epithel der Drüsen. Ca. 14 Tage post partum (nach der Geburt) ist diese Regeneration weitgehend abgeschlossen.

Die Schleimhaut der Cervix uteri, die an der Dezidualisierung während der Gravidität nicht beteiligt war, ist ebenfalls vollständig regeneriert. Das Ostium internum cervicis ist etwa ab dem 11. Tag post partum wieder verschlossen, der Isthmus nicht mehr Bestandteil des unteren Uterinsegments. Der äußere Muttermund, der ebenfalls wieder geschlossen ist, zeigt nach der ersten Geburt meist einen bleibenden Querspalt (Abb. **29.21**).

Während des Wochenbettes kommt es zu Absonderungen aus dem Uterus, dem sog. **Wochenfluss** (**Lochien**). Die Lochien bestehen aus Endometriumresten, Blut und ggf. zahlreichen Leukozyten. Ca. 2 Wochen post partum werden die Lochien spärlicher, nach etwa 6 Wochen versiegen sie im Allgemeinen ganz.

► Klinik.

► Klinik. In dieser Phase des Wochenbetts können Keime von der Vagina in den Uterus aufsteigen. Gründe dafür sind der anfangs noch geöffnete Muttermund, vorerst Fehlen eines zervikalen Schleimpropfs und Störung des sauren Scheidenmilieus durch alkalischen Wochenfluss (Lochien). Unter diesen Umständen kann es dann zu einer Entzündung im Uterus kommen, dem **Puerperalfieber** (sog. Wochen- oder Kindbettfieber), das antibiotisch behandelt werden muss.

Wegfall der Plazenta führt zu schnellem Absinken von Östrogen, Progesteron, HCG und HPL. Die Ovarien sind zunächst hormonell kaum aktiv. Ein niedriger Östrogenspiegel stimuliert die hypophysäre Prolaktinsekretion. Diese führt zum Einsetzen der Milchsekretion, die durch den kindlichen Saugreiz gefördert wird.

Mit dem Ausstoßen der Plazenta entfällt deren Hormonproduktion, ohne dass die in der Schwangerschaft wenig aktiven Ovarien sie abrupt wieder aufnehmen können. Daher sinken die Spiegel von Östrogen, Progesteron, HCG und HPL sehr schnell stark ab. Der außerordentlich niedrige Östrogenspiegel bewirkt eine verstärkte Freisetzung von **Prolaktin** aus der Adenohypophyse, wodurch die Muttermilchproduktion und -sekretion einsetzen kann. Die Entleerung der Brust wird durch das Hypophysenhinterlappenhormon **Oxytozin** gefördert, indem es die Kontraktion der Myoepithelzellen in der Brustdrüse anregt. Die Ausschüttung beider Hormone wird durch den Saugreiz des trinkenden Kindes gefördert.

► Klinik.

► Klinik. **Muttermilch** ist die beste Säuglingsnahrung: Sie hat die optimale Nährstoffzusammensetzung, bietet dem Säugling durch darin enthaltene Antikörper Immunschutz, hat die richtige Temperatur und ist jederzeit verfügbar. Zudem fördert Stillen die Mutter-Kind-Beziehung. Diese zahlreichen Vorteile überwiegen bei weitem die eventuelle Gefährdung durch enthaltene Schadstoffe.

29.21 Veränderung des äußeren Muttermundes durch die vaginale Entbindung

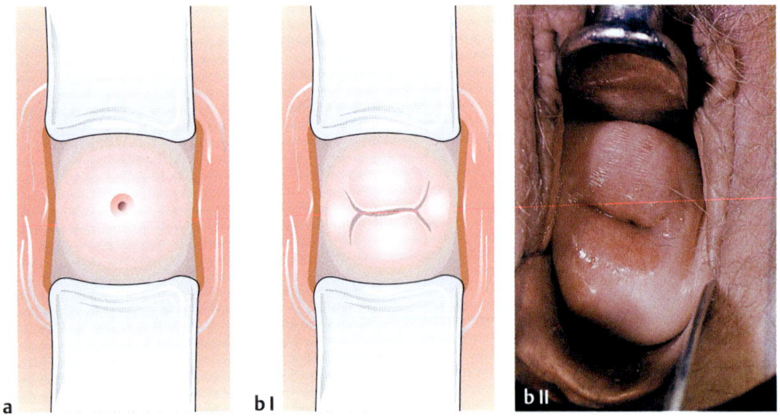

a Äußerer Muttermund vor
b sowie nach der ersten vaginalen Geburt in der Ansicht von vaginal (**I** und **II**).

Quelle: Weyerstahl T, Stauber M, Hrsg. Duale Reihe Gynäkologie und Geburtshilfe. 4. Aufl. Stuttgart: Thieme; 2013

Die hohen Prolaktinspiegel verhindern ihrerseits wiederum ein Einsetzen neuer ovarieller Zyklen. Diese treten deshalb im Allgemeinen erst einige Zeit nach dem Ende der Stillperiode auf. Generell gilt, dass eine längere Stillzeit auch diese zyklusfreie Phase verlängert, während Frauen, die nur kurz stillen meist auch kürzere zyklusfreie Phasen nach dem Abstillen haben.

Bei abfallendem Prolaktin nach dem Abstillen kommt, ausgelöst durch den andauernden Östrogenmangel, der Regelmechanismus Hypothalamus – Hypophyse – Ovar (S. 802) allmählich erneut in Gang. Die erste nun wieder auftretende Blutung ist aber nicht notwendigerweise eine echte Menstruation, da noch nicht unbedingt eine Ovulation erfolgt sein muss.

Ein hohes Prolaktin verhindert das Einsetzen neuer ovarieller Zyklen. Längere Stillperioden begünstigen auch eine längere anovulatorische Phase nach dem Abstillen.

Der andauernde Östrogenmangel bei fallendem Prolaktin (nach dem Abstillen) führt zu einem Wiedereinsetzen der zyklischen Mechanismen zwischen Hypothalamus, Hypophyse und Ovar.

Alles fließt? Schön wär‘s!

Es ist der letzte Tag meiner Praxisfamulatur. Die Sprechstunde ist schon fast zu Ende – da betritt eine junge Frau, sichtlich verzweifelt, mit Säugling auf dem Arm die in ländlichem Gebiet gelegene Praxis. Ursprünglich hatte ich die verpflichtende Famulatur in der Allgemeinmedizin nur widerwillig angetreten, aber im Laufe der letzten vier Wochen habe ich immer wieder festgestellt, dass es von großem Vorteil ist, die eigenen Patientinnen und Patienten zu kennen – und so ist es auch hier.

Vor zwei Tagen sind die beiden zur U2-Untersuchung (am 3.–10. Lebenstag) hier gewesen. Die lässt man hier auf dem Land schon auch mal vom „Allgemeini" machen. Daher weiß ich, dass der Säugling die zweite, bisher völlig gesunde Tochter der Patientin ist. Die Praxisinhaberin nimmt die wirklich sehr besorgte Mutter mit dem Säugling sofort mit in das Behandlungszimmer. Dort bricht diese erst mal in Tränen aus: „Ich weiß nicht, was los ist! Ich kann sie nicht stillen. Es kommt einfach nichts! Ich dachte am Anfang, es ginge nur etwas schwerer, aber es kommt wirklich NICHTS!"

Die Ärztin beruhigt die Frau erst einmal und fragt sehr strukturiert, aber einfühlsam, was seit der letzten Untersuchung passiert sei. Das Mädchen habe normalen Hunger, keinen Infekt und gedeihe mit der Flaschenmilch gut – allein der Milcheinschuss bei der Mutter bleibe aus.

Mittlerweile kapiere auch ich, dass das Problem bei der Mutter liegt. Die Ärztin scheint eine Idee zu haben und bereitet die Mutter darauf vor, dass sie um eine Untersuchung des Schädels nicht herumkommt. Sie werde jetzt mit der Radiologie telefonieren, damit die Untersuchung möglichst schnell stattfindet. Sie deutet mir an, ihr zu folgen. Doch mir kommt ein Gedanke und kurz vor Verlassen des Zimmers drehe ich mich nochmals um und frage: „Sie müssen aber nicht öfter Wasser lassen als vor der Entbindung?" Die Mutter schüttelt den Kopf und ich schließe die Tür des Behandlungsraumes.

Bei einem kurzen Telefonat mit einem Kollegen der Radiologie macht die Ärztin einen Notfall-Termin für morgen klar. Dann wendet sie sich mir zu und fragt, was mein Verdacht sei. „Diabetes insipidus (vermehrte Urinausscheidung) bei Hypophysennekrose!" deklamiere ich stolz. „Aha", lächelt die Ärztin. „Schon nah dran, aber wo wird antidiuretisches Hormon (ADH) nochmal synthetisiert?" – „Äh ...", versuche ich Zeit zu gewinnen. „Im Hypophysenvorderlappen...?" Die Allgemeinmedizinerin schüttelt den Kopf. „Im Hypothalamus! Und sie hat keinen Insipidus – wohl aber eine Hypophysennekrose. Weißt Du, wie das passieren kann?" Angesichts meines Fehlers bin ich froh wenigstens mit meinen Gyn-Kenntnissen glänzen zu können: „Bei der postpartalen Hypophysennekrose, dem Sheehan-Syndrom. Das ist ein seltener nach einer Entbindung auftretender Funktionsausfall des mütterlichen Hypophysenvorderlappens. Die häufigste Ursache ist die schlechte Durchblutung der Hypophyse durch Blutverluste unter oder nach der Geburt." – „Gut gelernt!", kontert meine Mentorin. „Und warum bleibt dabei die Lakatation aus?" – „Äh ..." – zweite Denkpause – und dann ein Geistesblitz! „Prolaktin wird im Hypophysenvorderlappen synthetisiert! Und wenn das fehlt, fehlt auch die Milch!" – „Gut, gut ... Aber solange die Diagnose nicht gesichert ist, behalten wir für uns, dass wahrscheinlich auch die übrigen Hypophysenhormone fehlen und ersetzt werden müssen, o. k.?"

Ich nicke eifrig, während mein Gehirn fieberhaft arbeitet. Ach, könnte ich mich doch noch an alle Hypophysenhormone erinnern ...

* Fallbeispiel fiktiv, Namen und Daten frei erfunden

29.7 Das weibliche Genitale in verschiedenen Lebensphasen

In den verschiedenen Lebensabschnitten ist der weibliche Organismus in unterschiedlichem Ausmaß durch die hormonelle Situation geprägt. Dabei ist zu beachten, dass die generative Funktion des Ovars, also die Produktion befruchtungsfähiger Eizellen nur in einem bestimmten Lebensabschnitt besteht. Zusätzlich hat das Ovar jedoch, wenn auch teilweise eingeschränkt, eine vegetative Funktion: Auch in anovulatorischen Phasen werden Östrogene produziert, die den hormonellen Status der Frau beeinflussen.
Grob lassen sich beim weiblichen Körper daher fünf größere **Lebensabschnitte** unterscheiden:
- Postnatale Entwicklung und Kindheit,
- Pubertät,
- Phase der körperlichen Reife,
- Klimakterium,
- Senium.

29.7 Das weibliche Genitale in verschiedenen Lebensphasen

Hormone prägen den weiblichen Körper in den verschiedenen Lebensabschnitten. Nur in einem bestimmten Abschnitt hat das Ovar eine generative Funktion. Zusätzlich hat das Ovar aber eine konstantere vegetative Funktion, indem auch während anovulatorischer Zyklen Östrogen produziert wird. Man unterscheidet 5 **Lebensabschnitte**:
- Postnatale Entwicklung und Kindheit,
- Pubertät,
- Reifephase,
- Klimakterium,
- Senium.

29.7.1 Postnatale Entwicklung und Kindheit

Postnatale Entwicklung: Der Organismus des Neugeborenen scheidet in den ersten Lebenstagen die verbliebenen Plazenta-Hormone aus. Der drastische Abfall der Hormonspiegel kann geschlechtsunabhängig zu einer **Brustdrüsenschwellung** (ggf. mit Sekretion einer sog. **„Hexenmilch“**) führen, beim kleinen Mädchen kann es u. U. sogar zu einer kurzen **Blutung** aus dem Uterus kommen.

Kindheit: Während der Kindheitsphase sind die hormonellen Unterschiede zwischen den beiden Geschlechtern sehr gering. Ein Wachstum der inneren und äußeren Genitalien findet nur in geringem Umfang statt. Beim kleinen Mädchen tritt das innere Genitale nun tiefer und verlagert sich in das kleine Becken.
Die Kindheit endet mit dem Einsetzen der vegetativen Funktion des Ovars. Aufgrund der Gonadotropin-Stimulation durch das allmählich anlaufende hypothalamo-hypophysäre System kommt es zur Reifung von Sekundär- und Tertiärfollikeln, die jedoch atretisch (S. 800) werden (wie die nicht dominanten Follikel der geschlechtsreifen Frau). So beginnt die Hormonproduktion im Ovar, ohne dass eine Ovulation stattfindet. Damit besteht auch keine generative Funktion. Da die atretischen Follikel kein Corpus luteum bilden, wird kein Progesteron sezerniert, sondern nur Östrogene.

29.7.1 Postnatale Entwicklung und Kindheit

Postnatale Entwicklung: Durch schnellen Abfall der Plazenta-Hormone kommt es geschlechtsunabhängig zur **Brustdrüsenschwellung** (ggf. **„Hexenmilch“**), beim Mädchen u. U. auch zur uterinen **Blutung**.

Kindheit: In dieser Phase bestehen nur geringe hormonelle Geschlechtsunterschiede mit geringem Wachstum des Genitales. Der Uterus tritt in das kleine Becken. Die Kindheit endet mit dem Einsetzen der vegetativen Funktion des Ovars. Stimuliert durch Gonadotropine reifen Sekundär- und Tertiärfollikel. Eine Ovulation findet noch nicht statt und aufgrund fehlender Corpus-luteum-Bildung wird auch kein Progesteron sezerniert.

29.7.2 Pubertät

Die Pubertät umfasst einen Zeitraum von ca. 4 Jahren, in dem es zum Wachstum der inneren und äußeren Genitalorgane sowie zur Differenzierung der Körperformen kommt. Physiologisch beginnt die Pubertät mit dem Auftreten der ersten sekundären Geschlechtsmerkmale, sie endet mit dem Erlangen der vollen Geschlechtsreife. Die Pubertät ist hormonell gekennzeichnet durch das Ingangkommen der ovariellen Hormonproduktion im Rahmen des ovariellen Zyklus unter Einfluss des hypothalamo-hypophysären Regelkreises: Der Hypothalamus bewirkt vermehrt die Freisetzung gonadotroper Hormone aus der Adenohypophyse (FSH und LH). Dadurch wird die zyklische Reifung der Follikel bis hin zum Graaf-Follikel weiter stimuliert. In den nun zunehmend ovulatorisch ablaufenden Zyklen werden im Ovar zusätzlich zu den Östrogenen auch Gestagene sezerniert, die in Rückkopplungsschleifen auf das hypothalamo-hypophysäre System (S. 802) wirken. Mit dem Einsetzen regelmäßiger ovulatorischer Zyklen ist nun auch die generative Funktion des Ovars in Gang gekommen.
Die hormonellen Veränderungen zeigen sich einerseits in Änderungen der Blutkonzentrationen der Hormone, andererseits in der Ausprägung äußerlich sichtbarer Merkmale. Dabei unterscheidet man:

Adrenarche: Um das 10.–11. Lebensjahr werden in der Nebennierenrinde (NNR) vermehrt Androgene sezerniert, die ihrerseits die zyklischen Vorgänge im Hypothalamus anstoßen.

29.7.2 Pubertät

In diesem Zeitraum (Dauer ca. 4 Jahre) kommt es zum Wachstum der Genitalien und zur Differenzierung der Körperformen. Die ovarielle Hormonproduktion und ovulatorische Zyklen spielen sich ein.
Der Hypothalamus bewirkt nun die Freisetzung von Follitropin und Lutropin mit Entstehung des Graaf-Follikel. Neben Östrogen wird nun (über das Corpus luteum) auch Progesteron sezerniert mit Rückkopplung zu Hypothalamus und Hypophyse (S. 802). Mit dem Auftreten der Ovulationen beginnt nun die generative Funktion des Ovars.

Die hormonellen Veränderungen führen zu äußerlich sichtbaren Merkmalen. Man unterscheidet:

Adrenarche: (ca. 11. Lj.): Androgene aus der NNR beeinflussen die zyklischen hypothalamischen Vorgänge.

Thelarche: (ca. 11. Lj.): Das Wachstum der Brustknospe beginnt unter Einfluss der ovariellen Hormonproduktion.

Pubarche: (ca. 12. Lj.): Intimhaarbildung mit geschlechtsspezifischem Muster.

Menarche: Auftreten der 1. Menstruation (meist noch anovulatorisch) um das 12. Lebensjahr.

Mit dem Ende der Pubertät endet meist die körperliche Wachstumsphase durch hormonell bedingten Epiphysenfugenschluss.

Thelarche: Unter dem Einfluss der vegetativen Funktion des Ovars (v. a. Östrogensekretion) beginnt ebenfalls um das 11. Lebensjahr das Wachstum der Brustdrüse mit der **Brustknospenbildung**.

Pubarche: Ebenfalls unter hormonellem Einfluss (Östrogen) beginnt die **Intimhaarbildung** mit dem geschlechtsspezifischen Muster der Frau (um das 12. Lebensjahr).

Menarche: Als Menarche wird das Auftreten der **ersten Menstruation** (Regelblutung) bezeichnet, die meistens auf einem noch anovulatorischen „Zyklus" beruht. Sie tritt im Mittel um das 12. Lebensjahr auf.
Das Ende der Pubertät fällt zeitlich eng zusammen mit dem Ende der körperlichen Wachstumsphase. Der Schluss der Epiphysenfugen wird vermutlich durch die nun im Ovar regelmäßig gebildeten Östrogene hervorgerufen.

29.7.3 Phase der körperlichen Reife (Reproduktionsphase, Geschlechtsreife)

Dauer vom Ende der Pubertät bis zum Klimakterium. Ausgeprägte zyklische vegetative und generative Funktion des Ovars mit entsprechenden Veränderungen am weiblichen Körper.

29.7.3 Phase der körperlichen Reife (Reproduktionsphase, Geschlechtsreife)

Dieser Abschnitt dauert vom Ende der Pubertät bis zum Klimakterium. Er ist durch eine zyklische generative und vegetative Funktion des Ovars sowie durch die entsprechenden Veränderungen des weiblichen Körpers während des Menstruationszyklus gekennzeichnet. Über das Klimakterium geht diese Phase allmählich in das Senium über.

29.7.4 Klimakterium

Die sog. Wechseljahre beginnen meist um das 45. Lj. Zunächst erlöschen die generativen, dann die vegetativen Funktionen des Ovars. Nach vorübergehenden anovulatorischen Blutungen setzen auch diese aus (**Menopause** = letzte zyklische Blutung).

In der **Prämenopause** kommt es bereits zu unregelmäßigen Zyklen. Ohne Ovulation werden keine Corpora lutea gebildet, sodass die Progesteronsekretion erlischt. Infolgedessen wird das Endometrium nicht mehr sekretorisch umgewandelt. Es kommt zu Blutungen wechselnder Stärke, die schließlich ganz versiegen.

Nach Verlust der sekretorisch aktiven Follikel besteht das Ovar histologisch nur aus Stromazellen. Bei hoher hypophysärer Gonadotropinsekretion besteht ein gleichzeitiger Mangel an Östrogen und Progesteron. In der sog. **Postmenopause** bestehen im Gegensatz zum **Postklimakterium** vegetative Allgemeinbeschwerden.

29.7.4 Klimakterium

Diese Phase (sog. „Wechseljahre") beginnt meist um das 45. Lebensjahr, wobei allerdings erhebliche individuelle Unterschiede beobachtet werden. Das Klimakterium ist gekennzeichnet durch ein allmähliches Erlöschen zunächst der generativen, dann auch der vegetativen Funktion des Ovars.
Bei Ausbleiben der Ovulation folgen vermehrt anovulatorische Blutungen. Die letzte zyklische Blutung wird als **Menopause** der Menarche, der 1. Zyklusblutung, gegenübergestellt.
Bereits vor der Menopause, in der sog. **Prämenopause**, wird das Zyklusgeschehen zunehmend unregelmäßig. Da Ovulationen ausbleiben, ist die generative Funktion des Ovars erloschen, Corpora lutea und damit Progesteron werden im Ovar nicht mehr gebildet. Das Endometrium erfährt keine zyklische (sekretorische) Umwandlung mehr, Blutungen von wechselnder Stärke und Dauer beruhen auf dem Entzug des in unterschiedlicher Menge weiterhin gebildeten Östrogens. Nimmt die Östrogenbildung allmählich weiter ab, versiegt auch diese letzte Stimulation des Endometriums, die Menstruationsblutungen versiegen völlig.
Schließlich existieren keine sekretorisch aktiven Follikel mehr: Histologisch besteht das Ovar fast nur noch aus Stromazellen, und Östrogen wird nicht mehr gebildet. Aufgrund der fehlenden Rückkopplung schüttet das hypothalamo-hypophysäre System vermehrt Gonadotropine aus. Diese als **Postmenopause** bezeichnete Phase ist somit durch einen relativ starken Hormonmangel gekennzeichnet, der häufig zu erheblichen vegetativen Beschwerden führt. Im **Postklimakterium** findet man immer noch eine erhebliche Gonadotropinsekretion, doch sind die subjektiven Beschwerden nun weitestgehend verschwunden.

▶ Klinik. Der klimakterische Übergang in das Senium wird von den Frauen in ganz unterschiedlicher Weise erlebt. Das Spektrum reicht von nur ganz vage wahrgenommenen Beschwerden bis hin zu massivem Krankheitsgefühl mit Therapiebedürftigkeit (z. B. Hitzewallungen, depressive Verstimmung). Noch vor einigen Jahren wurden relativ großzügig Östrogen- oder Kombinationspräparate mit Progesteron verordnet, um Wechseljahresbeschwerden zu minimieren und den Alterungsprozess hinauszuzögern (sog. **Hormonersatztherapie**, HET oder HRT [das R steht für replacement]). Nachdem aber Studienergebnisse **deutliche Risiken**, wie z. B. eine erhöhte Rate von Mammakarzinomen (Brustkrebs), einer solchen Hormonsubstitutionstherapie gezeigt haben, ist hier eine kritischere Sichtweise geboten. Die zunächst hoch eingeschätzten protektiven Wirkungen einer solchen Therapie (geringeres Risiko für einen Herzinfarkt oder Osteoporose) müssen z. T. in Frage gestellt werden. Allerdings kann sie unter bestimmten Voraussetzungen wie z. B. massiven klimakterischen Beschwerden, frühzeitiger operativer Entfernung der Eierstöcke oder schweren atrophischen Veränderungen im Genitalbereich nach individueller Nutzen-Risiko-Abwägung immer noch sinnvoll sein.

29.7.5 Senium

Der Übergang vom Postklimakterium zum Senium erfolgt allmählich. Auch hier werden erhebliche individuelle Unterschiede im Alterungsprozess beobachtet. Unabhängig vom Geschlecht führen die Stoffwechselveränderungen und Abbauvorgänge in vielen Organen und Geweben zur **Altersatrophie**, von der das weibliche Genitale besonders betroffen ist.

29.7.5 Senium

Allmähliche Atrophie der Organe und Gewebe, besonders am weiblichen Genitale. Geschlechtsunabhängige Stoffwechselveränderungen und Abbauvorgänge führen zur Altersatrophie.

30 Männliches Genitale

E. Schulte

30.1 Übersicht

30.1 Übersicht

Man unterscheidet innere und äußere Genitalien (**Organa genitalia masculina interna** und **externa**, Abb. **30.1**).

Analog zum weiblichen Geschlecht lassen sich auch beim Mann die inneren und die äußeren Genitalorgane unterscheiden (**Organa genitalia masculina interna** und **externa**, Abb. **30.1**).

Diese Einteilung wird durch die Entwicklungsgeschichte (S. 842) verständlich, die aufzeigt, dass äußere und innere Genitalorgane aus unterschiedlichen embryonalen Strukturen entstehen (äußere aus Genitalfalten, höcker und -wulst, innere aus der Keimdrüsenanlage sowie zum überwiegenden Teil aus dem Urnierengang = Wolff-Gang). Aus diesem Grund wird der Hoden auch nach seinem Deszensus (S. 316) in das Skrotum, wodurch er die Körperhöhlen verlässt, weiterhin zu den inneren Genitalien gerechnet. Die Urethra masculina (Harnsamenröhre) wird aufgrund ihres Verlaufs im Penis zu den äußeren Genitalien gezählt.

30.2 Innere männliche Genitalorgane

30.2 Innere männliche Genitalorgane

Zum inneren männlichen Genitale gehören **Hoden (Testis/Orchis/Didymis)**, **Nebenhoden (Epididymis)**, **Samenleiter (Ductus deferens)** und **akzessorische Geschlechtsdrüsen** (Gl. vesiculosa, Prostata, Gl. bulbourethralis).

Zum inneren männlichen Genitale rechnet man:

- **Hoden** (**Testis/Orchis/Didymis**), paarig
- **Nebenhoden** (**Epididymis**), paarig
- **Samenleiter** (**Ductus deferens**), paarig
- **Akzessorische Geschlechtsdrüsen:**
  - Bläschendrüse (Gl. vesiculosa; früher: Samenbläschen = Vesicula seminalis), paarig
  - Vorsteherdrüse (Prostata)
  - Cowper-Drüse (Gl. bulbourethralis), paarig.

30.1 Übersicht über die inneren und äußeren männlichen Geschlechtsorgane

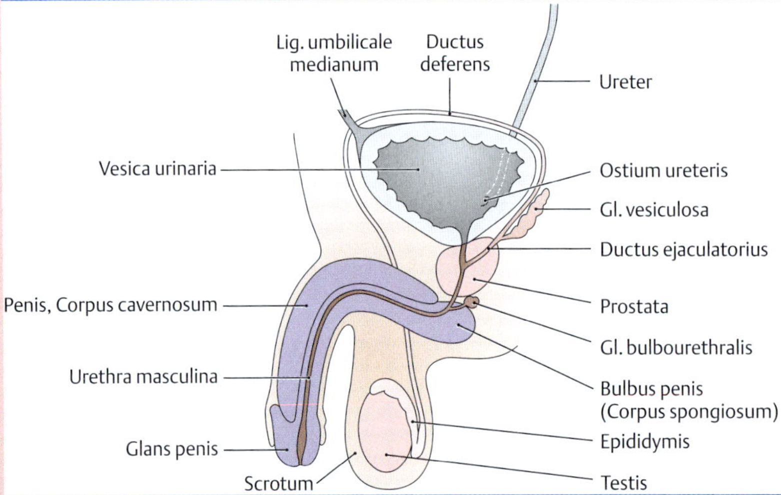

Männliches Genitale im schematischen Mediansagittalschnitt. Im Gegensatz zum weiblichen Organismus (vgl. Abb. **29.1**) steht die Urethra nicht nur topografisch (Verlauf im Penis), sondern auch funktionell eng mit den übrigen männlichen Geschlechtsorganen in Verbindung: Sie ist sowohl Endstrecke im Rahmen der Harnausscheidung als auch (in ihrem größten Anteil) ein Transportorgan für die männlichen Keimzellen und Sekret aus den akzessorischen Geschlechtsdrüsen. Die nicht zu den Genitalorganen zählenden übrigen ableitenden Harnwege des Urogenitalsystems sind grau dargestellt.

Quelle: Schünke M, Schulte E, Schumacher U. PROMETHEUS LernAtlas der Anatomie. Innere Organe. Illustrationen von Voll M u. Wesker K. 6. Aufl. Stuttgart: Thieme; 2022

30.2.1 Hoden (Testis, Didymis)

Funktion des Hodens

Der Hoden (gr. Orchis) ist das **Produktionsorgan** für die männlichen Keimzellen (**Spermien**) und für die männlichen Geschlechtshormone (**Androgene**). Biochemisch handelt es sich um Steroidhormone (v. a. Testosteron und Dihydrotestosteron), die aus Azetat und Cholesterin als Vorstufe synthetisiert werden. Androgene werden vorübergehend schon während der Embryonalphase gebildet. Kurz nach der Geburt versiegt die Androgenproduktion vorläufig und wird erst mit der Pubertät wieder aufgenommen. Die Produktion von Androgenen und Spermien dauert bis ins hohe Alter an. Androgene werden in sehr geringem Umfang auch in der Nebennierenrinde gebildet.

Form, Abschnitte und Lage des Hodens

Form und Abschnitte: Die paarigen Hoden haben Pflaumenform und sind 4–5 cm lang, 3 cm breit und gut 2 cm dick. Die Konsistenz ist prall-elastisch und kann, genau wie die Größe, im Laufe des Tages gewissen Schwankungen unterliegen. Aufgrund der leichten seitlichen Abplattung ergeben sich neben oberem und unterem Pol (**Extremitas superior** und **inferior**) die Bezeichnungen der seitlichen Flächen (**Facies lateralis** und **medialis**) sowie vorderem und hinterem Rand (**Margo anterior** und **posterior**). Bei einer Masse von ca. 15–20 g beträgt das Volumen des Hodens ca. 20 ml.

Lage und Lagebeziehungen: Die Hoden liegen außerhalb der Abdominalhöhle in einem Hautsack, dem **Skrotum** = Hodensack (S. 830). Jeder Hoden ist von einer festen bindegewebigen „Kapsel", der **Tunica albuginea**, umgeben. Dorsomedial und teilweise kranial liegt dem Hoden außerhalb der Tunica albuginea der Nebenhoden auf. An der freien, nicht durch den Nebenhoden bedeckten Hodenoberfläche ist der Hoden umgeben von einer Ausstülpung des Peritoneums, der **Tunica vaginalis testis**. Diese unterteilt sich in eine Lamina visceralis (**Epiorchium**), die dem Hoden direkt aufliegt, und eine „wandständige" Lamina parietalis (**Periorchium**). Zwischen sich schließen die beiden Serosablätter einen serösen Spaltraum (**„Cavitas peritonealis scroti"**, manchmal auch als „Cavum serosum testis" oder „Cavitas vaginalis testis" bezeichnet) als „Exklave" der Peritonealhöhle ein, die im Rahmen des Descensus testis (S. 316) ihren Anschluss an die Cavitas peritonealis verloren hat. Am dorsomedial gelegenen **Mediastinum testis** (von der Tunica albuginea in das Hodeninnere hineinragendes Bindegewebe) sind Ein- und Austrittspforte für die Leitungsbahnen (s. u.) lokalisiert. Ein Bandzug am unteren Hodenpol – Rest des sog. Gubernaculum testis – zieht in die Skrotalhaut hinein.

30.2.1 Hoden (Testis, Didymis)

Funktion des Hodens

Produktionsorgan für Spermien und Androgene. Androgene werden zunächst in der Embryonalphase gebildet, dann nach einer Unterbrechung (Kindheit) wieder ab der Pubertät.

Form, Abschnitte und Lage des Hodens

Form und Abschnitte: Die paarigen Hoden haben Pflaumenform und die Maße: 5 × 3 × 2 cm (L × B × D). Die Konsistenz ist prall-elastisch. Aus der seitlich abgeplatteten Form ergeben sich die Bezeichnungen für 2 seitliche Flächen, vorderen und hinteren Rand sowie oberen/unteren Pol.

Lage und Lagebeziehungen: im Skrotum außerhalb der Abdominalhöhle. Die Hoden sind umgeben von der bindegewebigen Tunica albuginea. Dorsomedial liegt der Nebenhoden auf. Beide Hoden sind umgeben von Peritonealausstülpung mit Lamina visceralis und parietalis (Epi- und Periorchium). Zwischen den 2 serösen Blättern liegt die **„Cavitas peritonealis scroti"**. Dorsomedial am **Mediastinum testis** treten Leitungsbahnen ein und aus. Das Gubernaculum testis fixiert den Hoden im Skrotum an der Skrotalhaut.

30.2 Lage des Hodens und seiner Hüllen im Hodensack

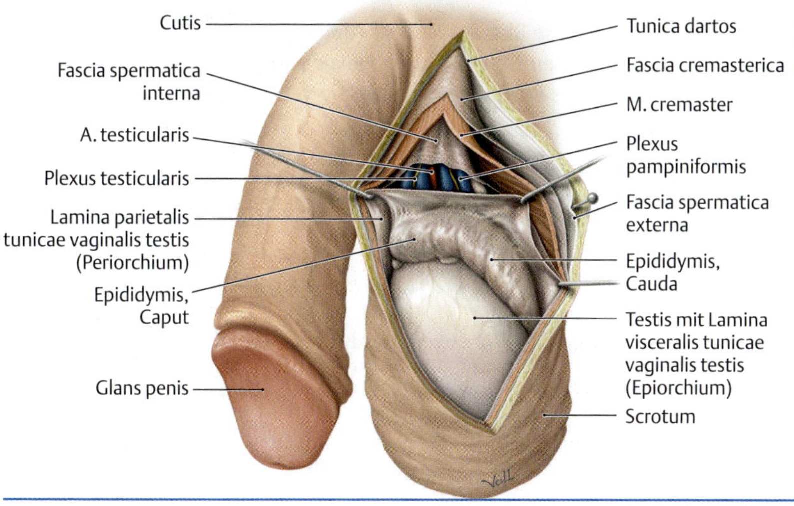

Die Hodenhüllen leiten sich infolge des Descensus testis (S. 316) von den Schichten der ventralen Bauchwand ab.

Quelle: Schünke M, Schulte E, Schumacher U. PROMETHEUS LernAtlas der Anatomie, Innere Organe. Illustrationen von Voll M u. Wesker K. 6. Aufl. Stuttgart: Thieme; 2022

► Klinik.

► Klinik. Gelegentlich kommt es zwischen den beiden Serosablättern zu einer Flüssigkeitsansammlung: Die „Cavitas peritonealis scroti" füllt sich mit der von der Serosa produzierten wasserklaren Flüssigkeit (**Hydrozele**). Die Patienten können Druckbeschwerden haben. Die Therapie besteht dann in der operativen Eröffnung der Cavitas peritonealis scroti und Ablassen der Flüssigkeit.

Aufbau des Hodens

Bindegewebige Septen (**Septula testis**, mit Leitungsbahnen) unterteilen den Hoden in **Lobuli testis**. Die Lobuli enthalten gewundene Samenkanälchen (**Tubuli seminiferi contorti**), die über **Tubuli seminiferi recti** an das im Mediastinum testis liegende Kanälchennetzwerk (**Rete testis**) angeschlossen sind. Das Rete testis ist über **Ductuli efferentes testis** mit dem Nebenhoden verbunden (Abb. **30.3**).
Der Wandaufbau der spermienproduzierenden Tubuli ist zweischichtig:
- **außen:** Kollagenfasern und Myofibroblasten
- **innen:** Keimepithel mit Sertoli-Zellen neben verschiedenen Stadien von Keimzellen (S. 833).

Aufbau des Hodens

Zarte bindegewebige Septen (**Septula testis**) unterteilen den Hoden in zahlreiche kleine Läppchen (**Lobuli testis**). In diesen Septen, die vom Mediastinum testis radspeichenartig zur Tunica albuginea ziehen, verlaufen Blut- und Lymphgefäße sowie Nerven. Die Lobuli testis enthalten Samenkanäle, die aufgrund ihrer starken Windung als **Tubuli seminiferi contorti** bezeichnet werden. Diese von Bindegewebe umgebenen Samenkanäle sind an ihren Enden über die (geraden) **Tubuli seminiferi recti** an das Röhrchensystem des **Rete testis** angeschlossen. Letzteres ist ein Netzwerk sehr kleiner Kanälchen, das im Mediastinum testis liegt und seinerseits über die **Ductuli efferentes testis** an den Nebenhoden angeschlossen ist (Abb. **30.3**).
Die Wand der **Tubuli seminiferi contorti** als Ort der Spermienproduktion ist aus zwei funktionell unterschiedlichen Schichten aufgebaut, die durch eine Basalmembran voneinander getrennt sind:
- In der **äußeren Schicht** finden sich zahlreiche Kollagenfasern und Myofibroblasten.
- Die **innere Schicht** ist das Keimepithel, in dem die Spermatogenese stattfindet. Neben den **Keimzellen** in verschiedenen Differenzierungsstadien (S. 833) finden sich hier auch somatische Zellen, die sog. **Sertoli-Stützzellen**.

► Merke.

► Merke. Der Begriff **„Keimepithel"** wird bei der männlichen und der weiblichen Keimdrüse unterschiedlich benutzt. Beim Hoden ist das Keimepithel die Zellschicht, die der Spermatogenese dient. Am Ovar bezeichnet man als Keimepithel nur die Peritonealbedeckung (Lamina visceralis).

Die Tubulusfunktion wird durch interstitielle Zellen (S. 834) unterstützt.

Die Funktion der Tubuli im Rahmen der Spermatogenese wird durch Zellen des zwischen den Tubuli gelegenen Interstitiums unterstützt, z. B. hormonproduzierende **Leydig-Zellen** (S. 834) und **Myofibroblasten**.

Gefäßversorgung und Innervation des Hodens

Arterien: Äste der **A. testicularis dextra** und **sinistra** (beide aus der Aorta abdominalis in Höhe der Nierenarterien) versorgen Hoden und Nebenhoden.

Venen: Der Abfluss von Hoden und Nebenhoden erfolgt über den **Plexus pampiniformis** in die **V. testicularis**, die rechts in die V. cava inf., links in die V. renalis sin. mündet.

Gefäßversorgung und Innervation des Hodens

Arterielle Versorgung: Sie erfolgt über die **A. testicularis dextra** und **sinistra**, die aus der Aorta abdominalis dicht unterhalb der Abgänge der Aa. renales entspringen und im Samenstrang (S. 821) zum Hoden ziehen. Die A. testicularis tritt am Mediastinum testis ein, ihre kleinen Verzweigungen laufen teilweise in den Septula testis. Kleine Äste der A. testicularis versorgen auch den Nebenhoden.

Venöser Abfluss: Das venöse Blut des Hodens (und des Nebenhodens) sammelt sich beidseitig in einem venösen Geflecht, dem **Plexus pampiniformis**, der rankenartig zunächst die A. testicularis umgibt und dann in die **V. testicularis dextra** und **sinistra**

30.3

30.3 Aufbau von Hoden und Nebenhoden

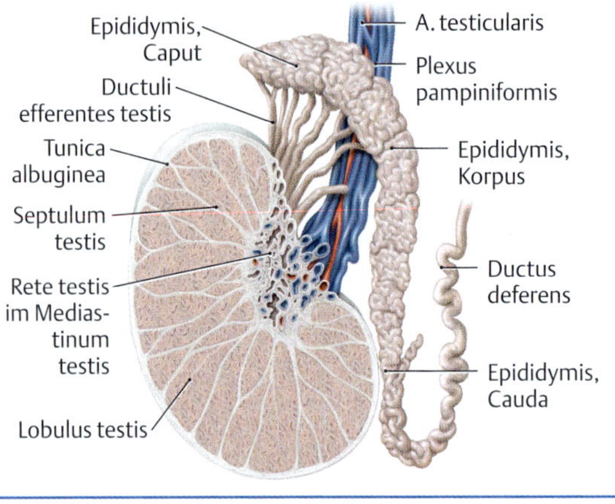

Aufbau der samenbildenden und samenableitenden Anteile im Sagittalschnitt durch linken Hoden und Nebenhoden in der Ansicht von links.

Quelle: Schünke M, Schulte E, Schumacher U. PROMETHEUS LernAtlas der Anatomie, Innere Organe. Illustrationen von Voll M u. Wesker K. 6. Aufl. Stuttgart: Thieme; 2022

abfließt. Die V. testicularis mündet rechts spitzwinklig direkt in die V. cava inferior, links rechtwinklig in die V. renalis sinistra.

▸ Klinik. Die krampfaderartige Erweiterung des Plexus pampiniformis nennt man **Varikozele**. Aufgrund der linksseitig ungünstigeren Abflussverhältnisse bildet sie sich in ca. 90 % links aus. Da eine Varikozele auch Ausdruck eines Tumors (durch Einwachsen in das Gefäß bzw. seiner Verlegung) sein kann, muss eine solche Ursache ausgeschlossen werden. Liegt keine schwerwiegende Erkrankung zugrunde und leidet der Patient weder unter Schmerzen noch unter Unfruchtbarkeit, muss nicht operiert werden.

30.4 **Linksseitige Varikozele**
Quelle: Moll I, Hrsg. Duale Reihe Dermatologie. 8. Aufl. Stuttgart: Thieme; 2016

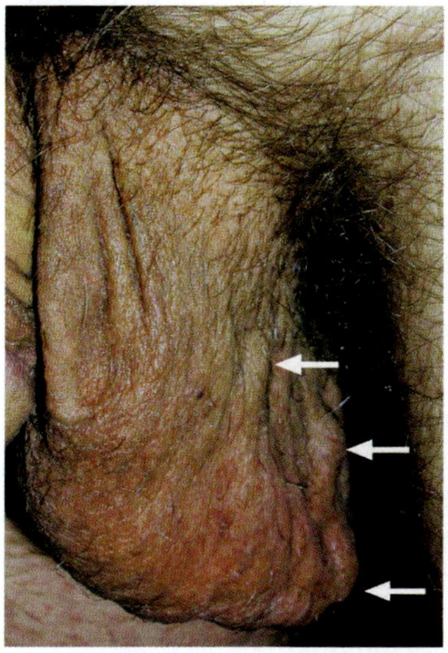

▸ Klinik.

Lymphabfluss: Bedingt durch den embryonalen Descensus testis (S. 316) fließt die Lymphe des Hodens in die **Nll. lumbales dextri** und **sinistri** ab und nicht in die Beckenlymphknoten.

Lymphabfluss: Er erfolgt aufgrund des embryonalen Deszensus in die **Nll. lumbales**.

▸ Klinik. Bei bösartigen Hodentumoren werden daher evtl. Tochtergeschwülste (Metastasen) in den Lymphknoten um Aorta abdominalis und V. cava inf. gefunden. Diese Lymphknotengruppen (die Nll. lumbales) müssen daher ggf. operativ vom Becken bis in das obere Abdomen hinauf entfernt werden.

▸ Klinik.

Innervation: Die vegetativen Fasern stammen aus den **Ggll. coeliaca** und **aorticorenalia**. Sie erreichen den Hoden über den **Plexus renalis** und **Plexus testicularis** (entlang der A. testicularis), teilweise auch über den Plexus hypogastricus inferior. Die überwiegend sympathischen Fasern regulieren die Hodendurchblutung und innervieren die glatten Muskelzellen der Tunica albuginea.

Innervation: Die vegetativen Fasern stammen aus den **Ggll. coeliaca** und **aorticorenalia** sowie aus dem **Plexus hypogastricus inf.**

30.2.2 Nebenhoden (Epididymis)

Funktion des Nebenhodens

Der zu den samenableitenden Wegen gehörende Nebenhoden ist **Speicher-** und **Reifungsorgan** für die Samenzellen.

30.2.2 Nebenhoden (Epididymis)

Funktion des Nebenhodens

Speicher- und **Reifungsorgan** für Spermien und Samenableitung.

Form, Abschnitte und Lage des Nebenhodens

Form und Abschnitte: Der Nebenhoden (= **die** Epididymis) ist ein längliches Organ und wird makroskopisch in Caput, Corpus und Cauda epididymidis unterteilt. Grundsätzlich besteht der Nebenhoden aus einem stark gewundenen langen Gang, dem Nebenhodengang, den man aber hauptsächlich in **Corpus** und **Cauda epididymidis** findet. Das **Caput epididymidis** dagegen wird überwiegend von den Ductuli efferentes testis (also eigentlich Hodenstrukturen als Residuen der Urnierenkanälchen) gebildet, die am unteren Ende des Caput End-zu-Seit in den Nebenhodengang münden.

Form, Abschnitte und Lage des Nebenhodens

Form und Abschnitte: Der Nebenhoden gliedert sich in **Caput**, **Corpus** und **Cauda epididymidis** und besteht aus einem langen, stark gewundenen Gang.

Lage: Er liegt dem Hoden dorsomedial (auf der Tunica albuginea) auf.

Aufbau des Nebenhodens

Ductuli efferentes testis: Die ca. 12 jeweils etwa 12 cm langen Kanälchen im Nebenhodenkopf stehen hodenseitig in Verbindung mit dem Rete testis. Sie münden in den Nebenhodengang (s. u.).

Feinbau: Durch die schwankende Epithelhöhe (1–2-reihig) entsteht ein **wellenförmiges Lumen** (Abb. **30.5a**). Epithel und die darunterliegende Muskulatur dienen dem Spermientransport (Kinozilien- und Mikrovilli-Besatz der Oberflächenzellen, Sekretion).

Ductus epididymidis: Der Speicherort für Samenzellen ist ca. 6 m lang, gewunden und erstreckt sich vom Corpus bis zur Cauda, wo er in den Samenleiter (S. 821) übergeht.

Feinbau: Das 2-reihige Epithel trägt Stereozilien (Abb. **30.5b**). Resorption und Sekretion dienen der Spermatozoenreifung (S. 833), die starke zirkuläre Muskulatur ihrem raschen Transport (Ejakulation).

Gefäßversorgung und Innervation des Nebenhodens

Arterien: Äste der **A. testicularis** und der **A. ductus deferentis**.

Venen: Venöses Blut fließt in den **Plexus pampiniformis**.
Lymphabfluss: Er erfolgt über **Nll. lumbales** und **Nll. iliaci interni**.

Lage: Jedem Hoden liegt ein Nebenhoden dorsomedial außerhalb der Tunica albuginea mit seinem Kopf am oberen Hodenpol auf.

Aufbau des Nebenhodens

Ductuli efferentes testis: Der Kopf (**Caput epididymidis**) enthält die insgesamt etwa 10–12 **Ductuli efferentes testis**. Jeder dieser stark gewundenen Gänge ist ca. 12 cm lang, aber auf eine Länge von 1 cm geknäuelt, und steht hodenseitig in Verbindung mit dem Rete testis. Der am weitesten kranial gelegene Ductulus efferens geht End-zu-End in den Nebenhodengang (s. u.) über, alle anderen Ductuli efferentes münden End-zu-Seit in ihn ein.

Feinbau: Die Höhe der einzelnen Zellen des 1–2-reihigen Epithels schwankt, wodurch im Querschnitt der Eindruck eines **gewellten Lumens** entsteht (Abb. **30.5a**). Das Epithel selbst und die darunterliegende dünne Schicht glatter Muskulatur stehen im Dienst des Spermientransports: Die bis zur Oberfläche reichenden hochprismatischen Zellen tragen einen Kinozilienbesatz, zudem finden sich auch Zellen mit Mikrovilli. Das Epithel soll die Fähigkeit zur Resorption und Sekretion haben.

Ductus epididymidis (Nebenhodengang): Dieser ebenfalls stark gewundene Gang erstreckt sich mit einer Gesamtlänge von ca. 5–6 m im Corpus epididymidis und in der Cauda epididymidis. Er geht an seinem erweiterten distalen Ende in den Samenleiter (S. 821) über. Im erweiterten Endabschnitt des Nebenhodengangs können Samenzellen gespeichert werden.

Feinbau: Das hochprismatische Epithel des Nebenhodengangs ist zweireihig, seine Oberflächenzellen tragen Stereozilien (Abb. **30.5b**). Lysosomen einerseits und Sekretvakuolen andererseits deuten auf Resorptions- und Sekretionstätigkeit im Rahmen der Spermatozoenreifung (S. 833) hin. Eine vorwiegend zirkuläre Schicht glatter Muskulatur dient dem Transport der Spermatozoen bei der Ejakulation.

Gefäßversorgung und Innervation des Nebenhodens

Arterielle Versorgung: Äste der **A. testicularis** (aus der Aorta abdominalis) und der **A. ductus deferentis** (S. 821) versorgen den Nebenhoden.

Venöser Abfluss: Das venöse Blut fließt in den **Plexus pampiniformis** (s. o.).

Lymphabfluss: Er erfolgt über **Nll. lumbales** (wie die Lymphe des Hodens) und **Nll. iliaci interni** (wie beim Ductus deferens).

30.5 Wandbau der samenableitenden Wege

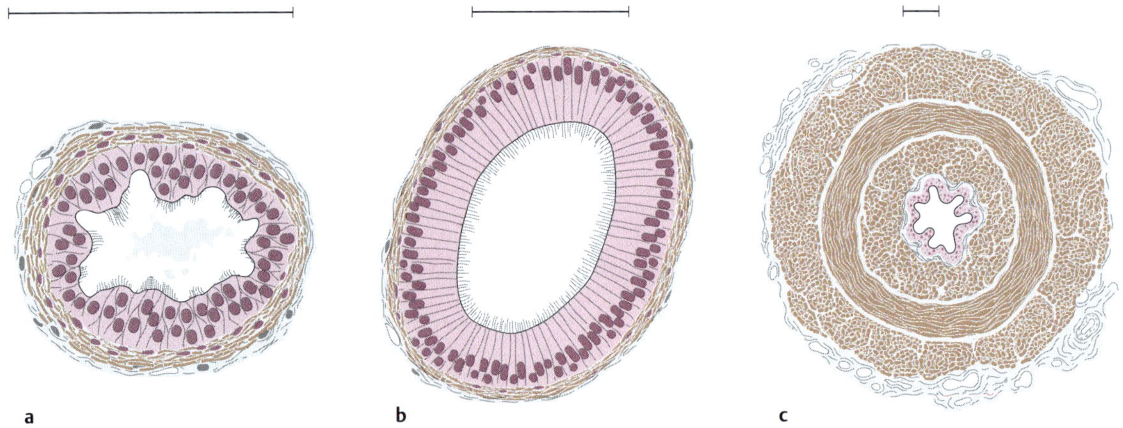

Zu beachten sind die Stereozilien als charakteristische Bestandteile des Epithels in Ductulus efferens und Ductus epididymidis sowie die sehr kräftige Muskelschicht in der Wand des Ductus deferens.

a Querschnitte durch Ductulus efferens,
b Ductus epididymidis
c und Ductus deferens.

Quelle: Schünke M, Schulte E, Schumacher U. PROMETHEUS LernAtlas der Anatomie, Innere Organe. Illustrationen von Voll M u. Wesker K. 6. Aufl. Stuttgart: Thieme; 2022

Innervation: Die vegetativen Fasern entstammen den **Ggll. coeliaca** (wie die zum Hoden) und dem **Plexus hypogastricus inferior** (wie die zum Ductus deferens). Die überwiegend sympathischen Fasern regulieren die Durchblutung des Nebenhodens und bewirken eine Kontraktion der glatten Muskulatur im Nebenhoden.

Innervation: Vegetative Fasern entstammen den **Ggll. coeliaca** sowie dem **Plexus hypogastricus inf.**

30.2.3 Samenleiter (Ductus deferens)

Funktion des Ductus deferens

Der Ductus deferens hat als samenableitender Weg **Transportfunktion bei der Ejakulation**. Er verbindet den Nebenhodengang mit der männlichen Harnsamenröhre (S. 828).

Der Samenleiter dient dem **Spermientransport** vom Nebenhodengang zur Urethra (S. 828).

Form und Lage des Ductus deferens

Der Ductus deferens ist bei einer Dicke von ca. 3–4 mm etwa 40 cm lang. Er geht an der Cauda epididymidis aus dem Nebenhodengang (s. o.) hervor und zieht **im Funiculus spermaticus** durch den Leistenkanal (S. 307). Von Peritoneum urogenitale bedeckt läuft er seitlich an der Harnblase entlang und tritt von dorsal an ihren Fundus heran. Dort erweitert er sich zur **Ampulla ductus deferentis**, die sich in den **Ductus ejaculatorius** (S. 823) fortsetzt. Letzterer mündet in die Urethra.

Als Fortsetzung des Ductus epididymidis zieht er mit einer Länge von 40 cm im Funiculus spermaticus durch den Leistenkanal (S. 307). Nahe dem Blasenfundus erweitert sich der Ductus deferens zur **Ampulle**, die über den **Ductus ejaculatorius** (S. 823) in die Urethra einmündet.

▶ Klinik. Aufgrund seiner leicht zugänglichen Lage vor Eintritt in den Leistenkanal kann zur Sterilisation der Ductus deferens beidseitig in Lokalanästhesie operativ unterbrochen werden (sog. **Vasektomie**). Es muss jedoch beachtet werden, dass die ersten Ejakulate nach dem Eingriff aufgrund vorheriger Speicherung noch Samen enthalten können. Daher kann erst nach Kontrolle des Spermiogramms (S. 837) auf andere Verhütungsmaßnahmen verzichtet werden.

▶ Klinik.

Aufbau des Ductus deferens

Wie der Ductus epididymidis trägt der Ductus deferens ein zwei- oder mehrreihiges hochprismatisches Epithel (Abb. **30.5c**), das proximal, d. h. in der Nähe des Nebenhodens, noch Stereozilien trägt. Die Schleimhaut, die von elastischem Bindegewebe unterlegt ist, legt sich in Längsfalten. Besonders auffällig ist die ausgeprägte glatte **Muskulatur** des Samenleiters. Sie besteht aus **drei Lagen** mit Längs- und Spiralanordnung und dient dem raschen Transport der Samenzellen bei der Ejakulation.

Das hochprismatische Epithel ist 2- oder mehrreihig und trägt proximal Stereozilien (Abb. **30.5c**). Die sehr starke dreilagige Muskulatur in Längs- und Spiralanordnung dient dem raschen Spermientransport bei der Ejakulation.

Gefäßversorgung und Innervation des Ductus deferens

Arterielle Versorgung: Die **A. ductus deferentis** geht variabel von der A. umbilicalis (Pars patens), der A. vesicalis superior, A. vesicalis inferior oder direkt aus der A. iliaca interna ab.

Venöser Abfluss: Das venöse Blut fließt über den **Plexus pampiniformis** in die Vv. testiculares und über die **Plexus venosi vesicalis** und **prostaticus** in die Vv. vesicales.

Lymphabfluss: Die lymphatische Drainage erfolgt in die **Nll. iliaci interni** und teilweise direkt in die **Nll. lumbales**.

Innervation: Die vegetativen Fasern kommen überwiegend aus dem **Plexus hypogastricus inferior**. Die vorwiegend sympathischen Fasern regulieren die Durchblutung und bewirken eine Kontraktion der glatten Muskulatur des Ductus deferens bei der Ejakulation.

Arterien: Die A. ductus deferentis entspringt variabel (aus: A. umbilicalis, A. vesicalis sup./inf. oder A. iliaca int.)

Venen: Plexus pampiniformis (V. testicularis) sowie Pll. venosi vesicalis und prostaticus (Vv. vesicales).

Lymphabfluss: Nll. iliaci intt. und direkt Nll. lumbales.

Innervation: Vorwiegend aus Plexus hypogastricus inf.

▶ Merke. Der Ductus deferens und begleitende Leitungsbahnen (Aa. ductus deferentis, testicularis und die aus der A. epigastrica inf. stammende A. cremasterica, Plexus pampiniformis, vegetative Nerven und R. genitalis n. genitofemoralis) bilden mit den sie umgebenden Hüllen (Tab. **11.4**) den Samenstrang (**Funiculus spermaticus**).

▶ Merke.

30.2.4 Akzessorische Geschlechtsdrüsen

Zu den akzessorischen Geschlechtsdrüsen zählen **Bläschendrüse (Gl. vesiculosa)**, **Vorsteherdrüse (Prostata)** und **Cowper-Drüse (Gl. bulbourethralis)**.

30.2.4 Akzessorische Geschlechtsdrüsen

Zu den akzessorischen Geschlechtsdrüsen (Abb. **30.6**) rechnet man:

- **Bläschendrüse** (**Gl. vesiculosa**; veraltet: Samenbläschen = Vesicula seminalis), paarig,
- **Vorsteherdrüse** (**Prostata**) und
- **Cowper-Drüse** (**Gl. bulbourethralis**), paarig.

Glandula vesiculosa (Bläschendrüse)

Funktion der Glandula vesiculosa

Produktion eines **alkalischen viskösen Sekrets** mit **hohem Fruktoseanteil** zur Anregung der Spermienmotilität. Die Drüse produziert androgengesteuert **70 %** des Ejakulatvolumens (S. 837).

Glandula vesiculosa (Bläschendrüse)

Funktion der Glandula vesiculosa

Die veraltete Bezeichnung Vesicula seminalis (Gl. seminalis, Samenbläschen) ist nicht korrekt, da die Bläschendrüse kein Speicherort für Samenzellen ist, sondern Produktionsort für ein **alkalisches, visköses Sekret** mit **hohem Fruktoseanteil**. Die Fruktose ist Energiequelle für die Spermatozoen (S. 837), das alkalische Milieu regt die Spermatozoenbeweglichkeit an. Ca. **70 % des Ejakulats** (S. 837) bestehen aus dem Sekret der Gl. vesiculosa, deren Funktion durch Androgene gesteuert wird.

Form, Abschnitte und Lage der Glandula vesiculosa

Die 5 cm lange Drüse besteht aus einem ca. 20 cm langen gewundenen Gang. Der **Ductus excretorius** mündet in der Prostata in den **Ductus ejaculatorius**.

Zwischen Ductus deferens und Ureter liegt die paarige Drüse an der Blasenhinterwand, verwachsen mit dem Fundus (Abb. **30.6**). Nur die dorsal gelegene Kuppe ist oft von Peritoneum bedeckt.

Form, Abschnitte und Lage der Glandula vesiculosa

Die Bläschendrüse ist ein Gang, der mit dem umgebenden Bindegewebe verwachsen ist. Durch die starke Windung nimmt er trotz seiner Gesamtlänge von 16–20 cm in situ nur 4–5 cm ein. Der Ausführungsgang des Samenbläschens (**Ductus excretorius**) mündet innerhalb der Prostata in den **Ductus ejaculatorius** (zusammen mit dem Ductus deferens).

Die paarige Drüse liegt lateral der Ampullen des Ductus deferens, aber medial der Ureteren (Harnleiter) direkt an der Hinterwand der Harnblase, mit deren Fundus sie verwachsen sind (Abb. **30.6**). Die nach kranial und dorsal weisende Kuppe des Samenbläschens ist oft noch von Peritoneum urogenitale bedeckt, die größten Drüsenanteile haben jedoch keinen Bauchfellbezug.

⊙ 30.6

⊙ 30.6 Akzessorische Geschlechtsdrüsen

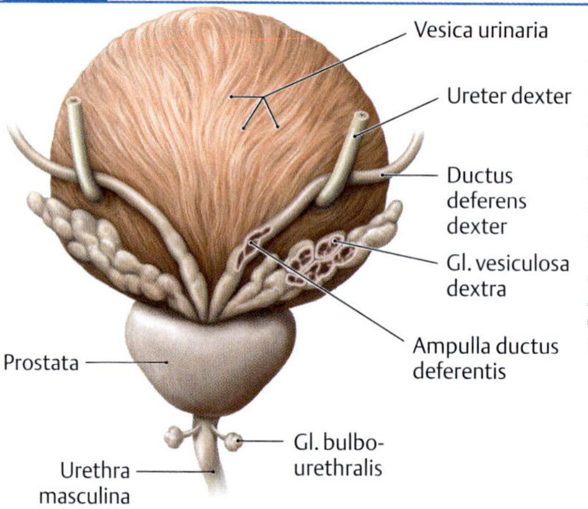

Ansicht der Gll. vesiculosae und der Prostata von dorsal. Zu beachten ist, dass die Ductus deferentes an der Blasenhinterwand medial der Gll. vesiculosae liegen und der Ureter (Harnleiter) den Ductus deferens (S. 765) an dessen Dorsalseite kreuzt.

Quelle: Schünke M, Schulte E, Schumacher U. PROMETHEUS LernAtlas der Anatomie, Innere Organe. Illustrationen von Voll M u. Wesker K. 6. Aufl. Stuttgart: Thieme; 2022

Aufbau der Glandula vesiculosa

Das Lumen erscheint durch die Gangwindung im Schnitt gekammert. Das Epithel ist einschichtig bis zweireihig und zu ekkriner und apokriner Sekretion fähig. Die kräftige glatte Muskulatur bewirkt eine schnelle Sekretausstoßung.

Aufbau der Glandula vesiculosa

Das Lumen des gewundenen Gangs ist durch viele Schleimhautfalten unregelmäßig gekammert, was in einem histologischen Schnitt recht charakteristisch zu erkennen ist. Das Epithel ist allgemein einschichtig, gelegentlich aber auch zweireihig (Tab. **2.5**) und zu ekkriner und apokriner Sekretion fähig. Durch die kräftige glatte Muskulatur des Drüsengangs kann das Sekret bei der Ejakulation sehr schnell ausgestoßen werden.

Gefäßversorgung und Innervation der Glandula vesiculosa

Arterien: Äste der A. vesicalis inf. und der A. ductus deferentis.

Gefäßversorgung und Innervation der Glandula vesiculosa

Arterielle Versorgung: Kleine Äste, die **variabel** aus der A. vesicalis inferior und der A. ductus deferentis entspringen.

Venöser Abfluss: Er erfolgt über die **Plexus venosi vesicalis** und **prostaticus** in die **Vv. vesicales.**

Lymphabfluss: Die Lymphe erreicht größtenteils die **Nll. iliaci interni**, ein kleinerer Teil kann in präsakrale Lymphknoten abfließen.

Innervation: Die überwiegend sympathischen Fasern aus dem **Plexus hypogastricus inferior** bewirken eine Kontraktion der glatten Drüsenmuskulatur bei der Ejakulation. Parasympathische Fasern aus dem gleichen Plexus steigern die Sekretproduktion.

Venen: Pll. venosi vesicalis und prostaticus.

Lymphabfluss: Nll. iliaci intt. und teilweise präsakrale Lymphknoten.

Innervation: Fasern aus dem Plexus hypogastricus inferior.

Ductus ejaculatorius

Als Ductus ejaculatorius bezeichnet man das **gemeinsame Endstück** des Ductus deferens (S. 821) und des Ductus excretorius der Gl. vesiculosa (s. o.).
Gemäß der paarigen Anordnung von Ductus deferens und Ductus excretorius ist der Ductus ejaculatorius ebenfalls paarig. Er durchzieht als knapp 2 cm langer Gang die Prostata und mündet in die Pars prostatica der Urethra (S. 828) auf dem Samenhügelchen (Colliculus seminalis).
Die in zarte Längsfalten gelegte Schleimhaut des Ductus ejaculatorius trägt ein einschichtiges hochprismatisches Epithel. An der urethralen Öffnung des Ductus ejaculatorius findet man einen **Sphinktermechanismus**, der das retrograde Eindringen von Harn in die Gl. vesiculosa verhindert: Ein venöses Geflecht, elastische Fasern und glatte Muskelzellen bewirken den Verschluss. Die Öffnung des Ductus wird durch besondere Längsmuskelfasern der Urethra geweitet, durch den Zug des M. vesicoprostaticus (S. 770) dagegen geschlossen. Durch Sympathikuseinfluss erschlafft der Sphinktermechanismus bei der Ejakulation; die parasympathische Innervation führt zu einem Sphinkterverschluss.

Ductus ejaculatorius

Der Ductus ejaculatorius ist das **gemeinsame Endstück** des Ductus deferens (S. 821) und des Ductus excretorius der Gl. vesiculosa. Er durchzieht die Prostata und mündet in die Pars prostatica der Urethra (S. 828) auf dem Colliculus seminalis.

Das Epithel ist einschichtig hochprismatisch. Ein **Sphinktermechanismus** (venöses Geflecht, elastische Fasern, glatte Muskulatur) an der urethralen Öffnung und der Zug des M. vesicoprostaticus (S. 770) verhindern das retrograde Eindringen von Harn.

Prostata (Vorsteherdrüse)

Funktion der Prostata

Die Prostata produziert als **exokrine Drüse** ein **schwach saures** (pH 6,4) Sekret, das **zahlreiche Proteasen** enthält, vor allem **saure Phosphatase. Spermin** beeinflusst die Spermatozoenbeweglichkeit (S. 837) und verflüssigt das Ejakulat.
Mit fast 30 % hat es nach dem Sekret der Bläschendrüse den größten Volumenanteil am Ejakulat.

Prostata (Vorsteherdrüse)

Funktion der Prostata

Das saure Sekret der **exokrinen Drüse** (pH 6,4) bildet den zweitgrößten Volumenanteil des Ejakulats. Die Konsistenz und die Spermienmotilität werden durch Enzyme (v. a. **saure Phosphatase**) beeinflusst.

Form, Abschnitte und Lage der Prostata

Form und Abschnitte: Die Prostata ist dorsal abgeplattet und hat die Größe einer Esskastanie. Ein **Lobus dexter** und **sinister** werden vor der Urethra durch den **Isthmus prostatae**, hinter der Urethra durch den **Lobus medius** miteinander verbunden.

Lage: Ohne Kontakt zum Peritoneum urogenitale liegt die Vorsteherdrüse direkt an der Basis der Harnblase und umgibt dort die Urethra (Abb. **30.6**). Am Beckenboden liegt sie dem M. levator ani auf und ragt teilweise nach kaudal durch den Hiatus urogenitalis, wo sie dem M. transversus perinei profundus, einem Teil des sog. „Diaphragma urogenitale“ (S. 328), aufliegt. Nach dorsal grenzt die Prostata an das Rektum, durch welches sie ca. 4 cm oberhalb des Afters als derbes Gebilde tastbar ist. Nach ventral ist sie durch eine Bindegewebsverstärkung im Spatium retropubicum, das Lig. puboprostaticum (mit dem M. puboprostaticus) am Hinterrand der Symphyse befestigt.

Form, Abschnitte und Lage der Prostata

Form und Abschnitte: Lobus dexter und sinister der esskastaniengroßen Drüse sind vor (Isthmus) und hinter (Lobus medius) der Urethra verbunden.
Lage: Sie liegt **extraperitoneal** an der Basis der Blase und umfasst die Urethra (Abb. **30.6**). Am Beckenboden ragt die Prostata durch den Hiatus urogenitalis. Nach dorsal grenzt sie an das Rektum, nach ventral ist sie bindegewebig an der Symphyse fixiert.

Aufbau der Prostata

Die Prostata ist von einer sehr kräftigen fibrösen Kapsel umgeben, die innen glatte Muskulatur enthält. Die inzwischen gebräuchliche Einteilung der Drüse in fünf Zonen (Abb. **30.7**) erfolgt nach McNeal.

Feinbau: Um die Urethra angeordnet, unterscheidet man:
- **Periphere Zone:** Sie bildet den größten Organanteil (70 %) und liegt dorsolateral und kaudal.

Aufbau der Prostata

Die Prostata ist von einer derben fibromuskulären Kapsel umgeben und lässt sich nach McNeal in 5 Zonen einteilen (Abb. **30.7**).

Feinbau:
- **Periphere Zone:** 70 % der Masse; dorsaler, lateraler und kaudaler Bereich.

- **Zentrale Zone:** 25 % der Masse; kranialer keilförmiger Bereich, durchzogen von den Ductus ejaculatorii.
- **Periurethralzone:** schmaler Bereich urethraeigener Drüsen.
- **Transitionszone**: zwei Bereiche seitlich der proximalen Urethra; zwischen Periurethral- und peripherer Zone.
- **Anteriore Zone** als drüsenfreier vorderer Sektor.

- **Zentrale Zone**: der zweitgrößte Teil mit ca. 25 % der Organmasse als kranialer keilförmiger Bereich. In der zentralen Zone liegen die Ductus ejaculatorii und der Utriculus prostaticus.
- **Periurethralzone:** schmale Manschette aus urethraeigenen Drüsen in der Wand der proximalen Urethra. Die Drüsen sind aus sog. „Urethradivertikeln" entstanden.
- **Transitionszone:** zwei Bereiche seitlich der proximalen Urethra. Liegt zwischen der Periurethralzone und der peripheren Zone.
- **Anteriore Zone**: Ein schmaler ventraler Sektor von Innenzone und periurethraler Zone bleibt frei von Drüsengewebe.

▸ Klinik.

▸ Klinik. Bei älteren Männern findet man häufig eine **Hyperplasie** (Zellvermehrung) von periurethraler Zone und/oder zentraler Zone. Die daraus folgende Einengung der Urethra führt zu einem Abflusshindernis des Harns aus der Blase. Die Folgen sind unvollständige Blasenentleerung, die man über den sonografischen Nachweis von sog. **Restharn** nachweisen kann, und ein starkes balkenartiges kompensatorisches Wachstum der Blasenmuskulatur, sog. **Balkenblase** (S. 773).
Der bösartige Tumor, das **Prostatakarzinom**, entsteht häufig subkapsulär in der peripheren Zone. In diesem Zusammenhang ist ein von den Prostatazellen physiologischerweise produziertes prostataspezifisches Antigen (**PSA**) von Bedeutung, das sich v. a. nach operativer Entfernung eines Prostatakarzinoms als **Verlaufsparameter** in der Tumornachsorge eignet (sog. **Tumormarker**). Auch bei der Diagnosestellung kann es hilfreich sein, wobei man bedenken muss, dass es auch bei gutartigen Prostataerkrankungen und bei Manipulation des Organs zu erhöhten Serumspiegeln kommen kann. Daher sollte eine rektale Untersuchung auch immer erst nach Blutentnahme zur PSA-Bestimmung erfolgen!

Im Drüsenlumen ggf. **Prostatasteine** (eingedicktes Sekret).

15–20 Drüsenmündungen liegen seitlich des Colliculus seminalis.

Im Drüsenlumen der Prostata werden nicht selten klinisch asymptomatische sog. **Prostatasteine** gefunden (eingedicktes Sekret).
Die Drüse mündet über 15–20 kleine Ausführungsgänge (**Ductuli prostatici**) in die Urethra seitlich des Colliculus seminalis.

30.7 Form, Lage und Aufbau Prostata

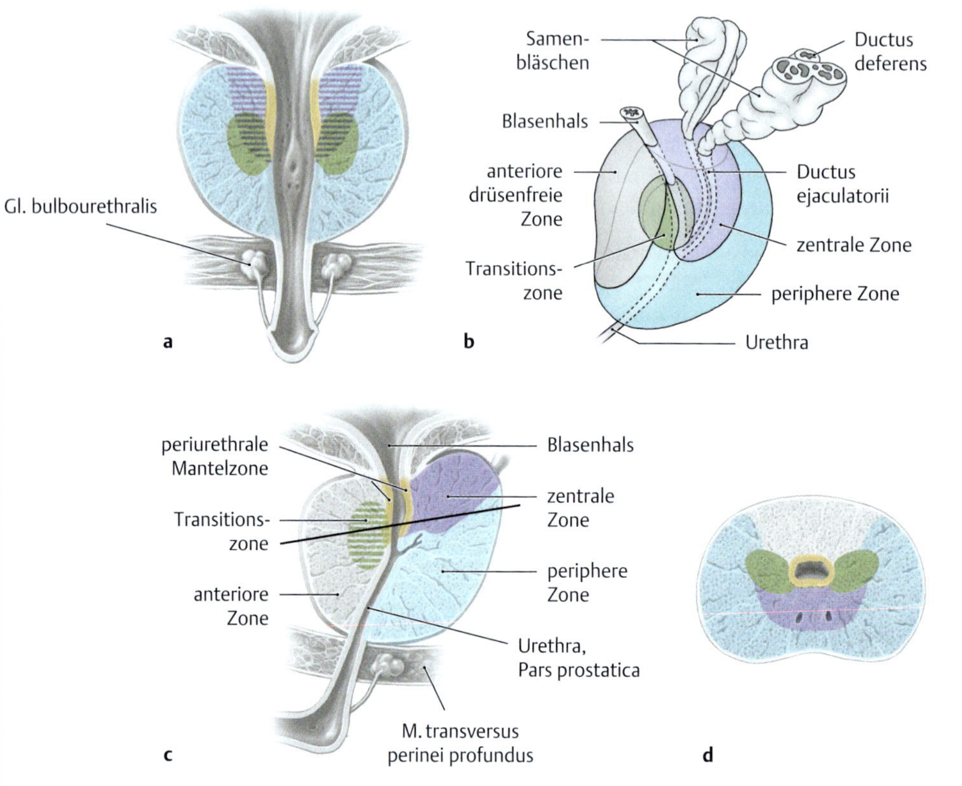

Frontalschnitt durch die Prostata in der Ansicht von ventral (**a**), der Drüsenkörper umgibt die hier eröffnete Urethra. Kaudal sind die Gll. bulbourethrales (S. 825) sichtbar.
Schematische Darstellung der klinisch relevanten Zonenunterteilung in der Ansicht von ventral (**a**), von links in räumlicher Darstellung (**b**), von links als Mediansagittalschnitt (**c**) und von kranial (Horizontalschnitt, **d**).

Quelle: Schünke M, Schulte E, Schumacher U. PROMETHEUS LernAtlas der Anatomie, Innere Organe. Illustrationen von Voll M u. Wesker K. 6. Aufl. Stuttgart: Thieme; 2022

Gefäßversorgung und Innervation der Prostata

Arterielle Versorgung: Arterielle **Rr. prostatici** stammen aus der A. vesicalis inferior und der A. rectalis media.

Venöser Abfluss: Das venöse Blut fließt über die **Plexus venosi vesicalis** und **prostaticus** in die Vv. vesicales ab.

Lymphabfluss: Grundsätzlich fließt der größte Teil der Lymphe zu den **Nll. iliaci interni** ab. Dies kann direkt oder über vorgeschaltete Lymphknotengruppen erfolgen (z. B. sog. pararektaler Abfluss zu den Nll. sacrales).

Innervation: Die vegetativen Fasern stammen vor allem aus dem **Plexus hypogastricus inferior**.

Gefäßversorgung und Innervation der Prostata

Arterien: Rr. prostatici (aus Aa. vesicalis inf. und rectalis med.).

Venen: Venöses Blut fließt über lokale Plexus in die Vv. vesicales.

Lymphabfluss: Hauptabfluss zu den Nll. iliaci intt. (direkt oder über vorgeschaltete Lymphknoten).

Innervation: Fasern aus dem Plexus hypogastricus inferior.

Glandulae bulbourethrales (Cowper-Drüsen)

Funktion, Lage und Aufbau der Glandulae bulbourethrales

Funktion: Die paarigen Drüsen produzieren ein klares, visköses Sekret, welches die Urethra gleitfähig für das Ejakulat macht.

Lage und Aufbau: Die knapp erbsengroßen, rundlichen Drüsen liegen im Beckenboden im Bereich des M. transversus perinei profundus (S. 328) am hinteren Ende des Bulbus penis.
Sie leiten ihr Sekret durch einen relativ langen (5 cm) Ausführungsgang in die Pars spongiosa urethrae.
Die Gll. bulbourethrales sind tubuloazinöse Drüsen und tragen ein einschichtiges Epithel.

Glandulae bulbourethrales (Cowper-Drüsen)

Funktion, Lage und Aufbau der Glandulae bulbourethrales

Funktion: Produktion eines viskösen Sekrets (Gleitfähigkeit der Urethra für das Ejakulat).

Lage und Aufbau: Die erbsengroßen Drüsen liegen im Beckenboden (M. transversus perinei profundus) mit langem (5 cm) Ausführungsgang in die Pars spongiosa urethrae. Es handelt sich um tubuloazinöse Drüsen mit einschichtigem Epithel.

Gefäßversorgung und Innervation der Glandulae bulbourethrales

Gefäßversorgung: Die versorgenden kleinen arteriellen und venösen Gefäße entstammen der A. pudenda interna bzw. münden in die gleichnamige Vene.
Der Lymphabfluss erfolgt über die Nll. inguinales superficiales/profundi.

Innervation: Überwiegend sympathische Fasern aus dem Plexus hypogastricus inferior führen zur Kontraktion der glatten Drüsenmuskulatur bei der Ejakulation.

Gefäßversorgung und Innervation der Glandulae bulbourethrales

Gefäße: Arteriell und venös erfolgt die Versorgung über kleine Äste der A. bzw. V. pudenda interna. Die Lymphe fließt über Nll. inguinales superficiales/profundi ab.
Innervation: V. a. sympathische Fasern aus dem Plexus hypogastricus inferior.

30.3 Äußere männliche Genitalorgane

Zum äußeren männlichen Genitale rechnet man:

- **Glied** (**Penis**),
- **Harnsamenröhre** (**Urethra masculina**) und
- **Hodensack** (**Skrotum**).

30.3 Äußere männliche Genitalorgane

Zum äußeren männlichen Genitale zählen **Glied** (**Penis**), **Harnsamenröhre** (**Urethra masculina**) und **Hodensack** (**Skotum**).

30.3.1 Penis (Glied)

Funktion, Abschnitte und Lage des Penis

Am Penis, der das **männliche Kohabitationsorgan** ist, werden zwei Abschnitte unterschieden:

- **Peniswurzel** (**Radix penis**) proximal, die aufgrund ihrer Befestigung an Bauchwand, Symphyse und Schambein auch als **Pars affixa** bezeichnet wird.
- **Penisschaft** (**Corpus penis**), der wegen seiner freien Beweglichkeit auch **Pars pendulans** genannt wird.

30.3.1 Penis (Glied)

Funktion, Abschnitte und Lage des Penis

Am **männlichen Kopulationsorgan** unterscheidet man

- die proximale Peniswurzel (**Radix penis**), auch als Pars affixa bezeichnet, vom
- distalen Penisschaft (**Corpus penis**), der Pars pendulans.

Form und Aufbau des Penis

Die Form von Peniswurzel und Penisschaft wird vor allem durch die **Schwellkörper**, Corpus cavernosum und spongiosum penis, bestimmt. Diese sind von Bindegewebe und Haut umhüllt (Penisfaszien, s. u.) und im Bereich der Peniswurzel am Rumpf befestigt.

Form und Aufbau des Penis

Die Form des Penis wird durch Schwellkörper bestimmt, die von Bindegewebe und Haut umhüllt sind.

Radix penis: Sie ist am Os pubis und der Bauchwand durch Bänder befestigt:
- **Lig. fundiforme penis** (Teil der Bauchwandfaszie) und
- **Lig. suspensorium penis** (von der Symphyse zum Penis).

Radix penis: Die Peniswurzel ist an den unteren Schambeinästen, an der Symphyse und an der Bauchwand durch elastische Bänder aufgehängt. Dabei fallen zwei Züge besonders auf:
- Das **Lig. fundiforme penis** geht in der Linea alba aus der Bauchwandfaszie hervor und zieht bis in das Corpus penis, das es umschließt.
- Das **Lig. suspensorium penis** zieht vom Unterrand der Symphyse und von den Schambeinästen zum Penisrücken (Dorsum penis).

Corpus penis: Es hängt frei und endet mit der Eichel (**Glans penis**), die vom Schaft durch die Corona glandis abgegrenzt ist.

Die leicht verschiebliche Penishaut bildet an der Glans das **Preputium penis**, das durch das Frenulum preputii fixiert wird. In diesem Bereich münden **Gll. preputiales** (Talgdrüsen). Von den Schwellkörpern erreicht nur das Corpus spongiosum die Glans penis.

Corpus penis: Der frei hängende Peniskörper endet distal mit der Eichel (**Glans penis**). Die Eichel setzt sich durch einen vorspringenden Rand (Corona glandis) mittels einer Furche (Collum glandis) vom Schaft ab.
Das Corpus penis wird von einer zarten und leicht verschieblichen Haut umhüllt, die auf der Glans eine Reservefalte bildet. Diese sog. **Vorhaut** (**Preputium penis**) verstreicht bei der Erektion, sodass die Glans dann frei liegt. Ein dünnes Bändchen (Frenulum preputii) zieht von der Haut zur Unterseite der Glans und verhindert ein zu starkes Zurückschieben der Vorhaut. Die Haut der Glans selbst ist unverschieblich. Im Bereich des Frenulum münden Talgdrüsen auf die Glans (**Gll. preputiales**). Von den Schwellkörpern erreicht nur das Corpus spongiosum die Glans.

▶ Klinik.

▶ Klinik. Kann die Vorhaut nicht über die Glans zurückgestreift werden, spricht man von einer Vorhautverengung (**Phimose**). Bei einer **Paraphimose** kann die enge Vorhaut zwar gerade noch über die Glans zurückgestreift, jedoch dann nicht mehr über die Corona glandis nach vorne geschoben werden: Sie bleibt am Collum glandis hängen und schnürt ggf. die Blutversorgung der Glans penis ab. Dann ist ein sofortiges operatives Vorgehen erforderlich. Dabei wird der verengte vordere Abschnitt der Vorhaut operativ entfernt.

Schwellkörper des Penis

Man unterscheidet (Abb. **30.8**):
- Corpus cavernosum penis und
- Corpus spongiosum penis.

Schwellkörper des Penis

Zwei Schwellkörper (Abb. **30.8**) werden unterschieden:
- Corpus cavernosum penis und
- Corpus spongiosum penis,

deren funktionelle Bedeutung im Rahmen der Erektion (S. 836) beschrieben ist.

Corpus cavernosum penis: Der größere der beiden Schwellkörper wird durch ein medianes, nach distal inkomplettes Septum unterteilt und von einer derben **Tunica albuginea** umgeben.
Proximal setzt sich das Corpus cavernosum in die Crura penis bedeckt von den Mm. ischiocavernosi (S. 330) fort.
Das Corpus cavernosum besteht aus Kavernen mit Endothelauskleidung und einem starken Muskelmantel.

Corpus cavernosum penis: Das Corpus cavernosum ist der größere der beiden Schwellkörper. Ein medianes **Septum penis**, das nach distal allerdings unvollständig wird, teilt das Corpus cavernosum in zwei Teile. Sie werden gemeinsam von einer sehr kräftigen Faszie, der **Tunica albuginea corporum cavernosorum**, umgeben.
Nach proximal setzen sich die beiden Anteile des Corpus cavernosum in die **Crura penis** fort, die an den unteren Schambeinästen angeheftet sind und von den Mm. ischiocavernosi (S. 330) umhüllt werden.
Das Corpus cavernosum besteht vollständig aus Hohlräumen (Kavernen), die mit Endothel ausgekleidet und von einer dicken Schicht glatter Muskulatur umgeben sind. Zwischen den Kavernen, die von innen nach außen enger werden, liegen elastisches Bindegewebe und glatte Muskulatur.

⊙ 30.8

⊙ 30.8 **Aufbau des Penis**

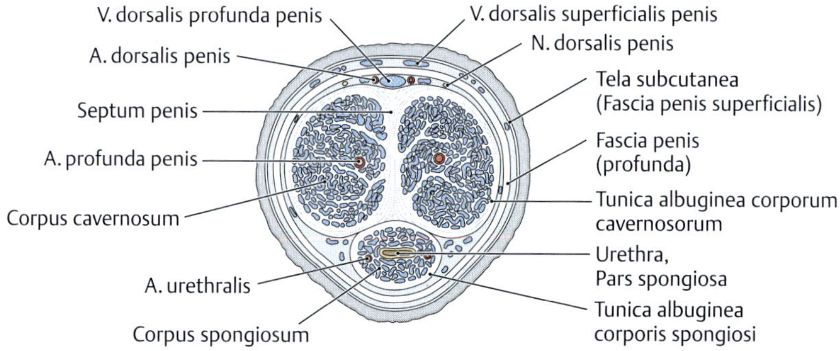

Querschnitt durch das Corpus penis in der Ansicht von ventral.

Quelle: Schünke M, Schulte E, Schumacher U. PROMETHEUS LernAtlas der Anatomie, Innere Organe. Illustrationen von Voll M u. Wesker K. 6. Aufl. Stuttgart: Thieme; 2022

Corpus spongiosum penis: Das Corpus spongiosum verläuft an der Unterseite des Penis unterhalb des Corpus cavernosum und umgibt die Urethra (S. 828).
Proximal ist das Corpus spongiosum zum **Bulbus penis** verdickt, der am Perineum befestigt ist und von den beiden Mm. bulbospongiosi (Abb. **12.14**) umgeben wird. Nach distal geht das Corpus spongiosum in die Glans penis über. Auch das Corpus spongiosum ist von einer **Tunica albuginea** (**corporis spongiosi**) umgeben, die allerdings erheblich dünner ist als die des Corpus cavernosum.
Das Corpus spongiosum besteht aus unterschiedlich weiten und miteinander im Kurzschluss verbundenen venösen Gefäßen, die über die A. dorsalis penis und über die A. bulbi penis (s. u.) gespeist werden.

Corpus spongiosum penis: Es umgibt die Urethra (S. 828) unterhalb des Corpus cavernosum.
Proximal Verdickung zum Bulbus penis und Befestigung am Perineum, bedeckt von den Mm. bulbospongiosi. Distal Übergang in die Glans. Umfassung von einer zarten **Tunica albuginea**.
Das Corpus spongiosum besteht aus anastomosierenden weiten Venen.

Faszien des Penis

Der Penisschaft (Abb. **30.8**) wird von einer zarten Faszie, der **Tela subcutanea penis** (**Fascia penis superficialis**), umhüllt. Diese Faszie liegt direkt unter der fettfreien Subkutis, entspricht der Tunica dartos des Skrotums (S. 830) und enthält glatte Muskulatur. So kann sich die Faszie den wechselnden Größenverhältnissen des Penis anpassen.
Eine deutlich kräftigere **Fascia penis** (**profunda**) umschließt die drei Schwellkörper gemeinsam. Die Faszien sind wichtig für die topografische Unterteilung der Versorgungsstraßen des Penis. Die Tunica albuginea, eine Hülle aus verstärktem Bindegewebe, umfasst dann die Schwellkörper des Penis.

Faszien des Penis

Die zarte **Tela subcutanea penis** umhüllt den Penisschaft (Abb. **30.8**). Die fettfreie Subkutis enthält glatte Muskulatur.

Die derbe **Fascia penis (profunda)** umschließt die Schwellkörper. Eine bindegewebige Tunica albuginea umhüllt jeweils die Schwellkörper.

► Merke. Während die **Tunica albuginea** (s. o.) jeweils einen Schwellkörper umhüllt, werden alle drei Schwellkörper gemeinsam von der **Fascia penis** (**profunda**) umgeben. Die **Tela subcutanea penis** (= **Fascia penis superficialis**) ist subkutanes Bindegewebe mit Zügen glatter Muskulatur.

► Merke.

Gefäßversorgung und Innervation des Penis

Gefäßversorgung und Innervation des Penis

► Merke. Neben der nutritiven Versorgung für den Stoffwechsel des Penis als **Vasa privata** dienen die arteriellen und venösen Gefäße des Penis als **Vasa publica** der Gewährleistung der Erektion (S. 836).

► Merke.

Arterielle Versorgung: Stammgefäß ist die **A. pudenda interna**, ein viszeraler Ast der A. iliaca interna, der über den Canalis pudendalis, den sog. Alcock-Kanal (S. 334), das Spatium perinei superficiale erreicht. Ihre Äste zum Penis sind:

- **A. profunda penis**: Sie zieht beidseits an der medialen Seite der Crura penis durch die Tunica albuginea hindurch in das jeweilige Corpus cavernosum und gelangt so bis zur Penisspitze. Aus den beiden Aa. profundae penis entspringen die **Aa. helicinae**, durch die die Kavernen der Corpora cavernosa gespeist werden. Besonderheit im Rahmen der Erektion (S. 836).
- **A. dorsalis penis**: Sie zieht bis zur Glans penis, die
- **A. bulbi penis** zum Bulbus penis und die
- **A. urethralis** zur Urethra (s. u.).

Arterien: Die **A. pudenda int.** aus der A. iliaca int. zieht über den Canalis pudendalis (S. 334) in das Spatium perinei superficiale und gibt Äste zum Penis ab:

- **A. profunda penis**: Sie zieht bds. medial in die Crura bis fast zur Penisspitze und gibt **Aa. helicinae** zur Speisung der Kavernen (s. o.) ab.
- **A. dorsalis penis**,
- **A. bulbi penis** und
- **A. urethralis** (s. u.) sind weitere Äste.

Venöser Abfluss: Der Penis wird über ein tiefes und ein oberflächliches Venensystem drainiert:

- Die **V. dorsalis profunda penis**, die in die Plexus venosi vesicalis und prostaticus und in die **V. pudenda interna** abfließt, nimmt Blut auf aus
  - **Vv. profundae penis** (Drainage der Schwellkörper) und der
  - **V. bulbi penis** (Bulbus penis).
- Die **Vv. dorsales superficiales penis** liegen zwischen der Tela subcutanea penis und der Fascia penis (profunda). Sie nehmen das Blut der Penishaut auf und fließen in die **Vv. pudendae externae** oder direkt in die **V. femoralis** ab.

Venen: Es existiert ein tiefes und ein oberflächliches System:

- **Vv. profundae penis** (Schwellkörper) und **V. bulbi penis** fließen über die **V. dorsalis prof. penis** und Venenplexus in die **V. pudenda interna** ab.
- Zwischen Tela subcutanea penis und Fascia penis (profunda) liegen die **Vv. dorsales superficiales penis** (Abfluss in die **Vv. pudendae ext.** oder direkt in die **V. femoralis**).

Lymphabfluss: Große Anteile des frei hängenden Penis werden über die **Nll. inguinales superficiales** drainiert, die fixierten Anteile des Penis über **Nll. iliaci interni**.

Lymphabfluss: Nll. inguinales superff. (Pars pendulans) bzw. Nll. iliaci interni (Pars affixa).

Innervation: Der Penis wird sowohl somatosensibel als auch vegetativ gut innerviert:

- Somatosensible Innervation: **N. dorsalis penis** (Ast des N. pudendus).
- Vegetative Innervation (über Plexus hypogastricus inferior):
  - Parasympathisch über **Nn. splanchnici pelvici** (aus S 1–S¾), vgl. Auslösen der Erektion (S. 836).
  - Sympathisch aus den **Nn. splanchnici sacrales**, vgl. Ejakulation (S. 837).

Innervation:

- Somatosensibel: **N. dorsalis penis** (vom N. pudendus).
- Vegetativ (über Plexus hypogastricus inferior): Parasympathisch (Erektion) von **Nn. splanchnici pelvici**; sympathisch: **Nn. splanchnici sacrales**.

30.3.2 Urethra masculina (männliche Harnröhre)

Funktion der Urethra masculina

Die Urethra masculina ist im Gegensatz zur Urethra feminina (S. 797) Harn- und Geschlechtsweg (**Harnsamenröhre**, zusätzlich für den Transport des Ejakulats). Nur ein ganz blasennaher Abschnitt ist ausschließlich Harnröhre.

30.3.2 Urethra masculina (männliche Harnröhre)

Funktion der Urethra masculina

Im Gegensatz zur Urethra feminina (S. 797), die ausschließlich Harnweg ist, sind bei der Urethra masculina Harn- und Geschlechtsweg (Letzteres durch den Transport des Ejakulats) vereint, weshalb man auch von der **Harnsamenröhre** spricht. Lediglich ein ganz blasennah gelegenes ca. 2 cm langes Stück ist reiner Harnweg, bevor innerhalb der Prostata die beiden Ductus ejaculatorii in die Harnröhre münden.
Wegen dieser Doppelfunktion und wegen des Einbaus in den Penis wird die Urethra masculina an dieser Stelle beim Genitalapparat beschrieben.

Abschnitte, Lage und Form der Urethra masculina

► Merke.

Abschnitte, Lage und Form der Urethra masculina

► Merke. Die Urethra masculina lässt sich bei einer Gesamtlänge von ca. 20 cm in **drei längere Abschnitte** unterteilen, weist **2 Krümmungen** auf und zeigt in ihrem Verlauf jeweils **3 Engstellen** und **Weiten**.

Abschnitte und Lage

Folgende Abschnitte werden unterschieden (Abb. **30.9**):

- Pars intramuralis,
- Pars prostatica,
- Pars membranacea und
- Pars spongiosa.

Abschnitte und Lage

Von proximal nach distal unterteilt sich die männliche Harnröhre in folgende Abschnitte (Abb. **30.9**):

- **Pars intramuralis** (innerhalb der Blasenwand),
- **Pars prostatica** (innerhalb der Prostata),
- **Pars membranacea** durchzieht den Levatorspalt (S. 327) und
- **Pars spongiosa** (liegt im Corpus spongiosum penis).
  Gelegentlich werden der Verlauf in der Blasenwand und in der Prostata gemeinsam als Pars intramuralis bezeichnet.

Pars intramuralis: Sehr kurzer Abschnitt ab dem **Ostium urethrae internum**, umgeben vom M. sphincter urethrae int.

Pars intramuralis: Sie durchzieht vom **Ostium urethrae internum** als sehr kurzer Abschnitt die Muskelwand der Harnblase und ist vom M. sphincter urethrae internus umgeben.

Pars prostatica: Sie durchläuft die Prostata bis zu deren unterem Pol. Von den zahlreichen Längsfalten bleibt nur die dorsale **Crista urethralis** konstant und bildet in der Prostata den **Colliculus seminalis** (Mündung der Ductus ejaculatorii). Er ist beidseits flankiert von je einem **Sinus prostaticus** (Mündung der Prostatagänge).

Pars prostatica: Sie zieht durch die Prostata bis zu deren unterem Pol und ist ca. 3 cm lang. Die zahlreichen Längsfalten verstreichen bei Durchströmung bis auf eine konstante Falte an der Dorsalseite (**Crista urethralis**). Dies ist eine vor allem blasennah ausgebildete Fortsetzung der Uvula vesicae am Blasengrund. Innerhalb der Prostata bildet die Crista urethralis den **Colliculus seminalis** (**Samenhügel**), auf dem beidseits eines kleinen Blindsacks (Utriculus prostaticus) die beiden Ductus ejaculatorii münden. Flankiert wird der Samenhügel auf jeder Seite von einem **Sinus prostaticus**, in den die Ausführungsgänge der Prostata münden.

30.9

30.9 Abschnitte der Urethra masculina

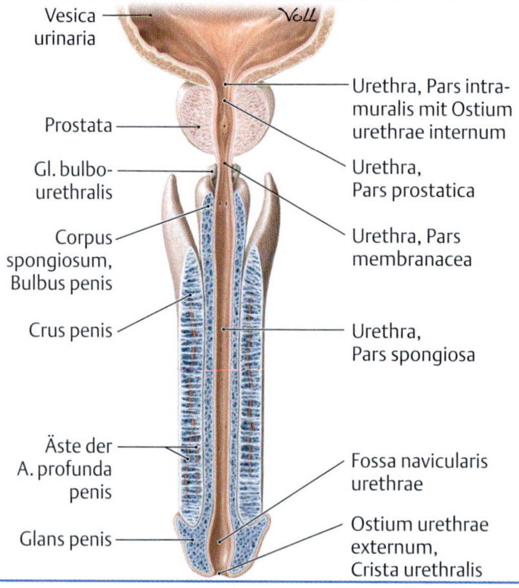

Schematisierter Längsschnitt durch die gesamte Urethra (ohne Berücksichtigung ihrer Krümmungen gestreckt dargestellt). Die Prostata ist sektorenförmig eröffnet und die Schwellkörper sind angeschnitten.

Quelle: Schünke M, Schulte E, Schumacher U. PROMETHEUS LernAtlas der Anatomie, Innere Organe. Illustrationen von Voll M u. Wesker K. 6. Aufl. Stuttgart: Thieme; 2022

Pars membranacea: Dies ist mit 1–2 cm Länge ein ebenfalls sehr kurzer und gleichzeitig der engste Abschnitt der Urethra.
Er beginnt am unteren Prostatapol und endet am Bulbus penis mit dem Eintritt der Urethra in das Corpus spongiosum. Beim Durchtritt durch den M. transversus perinei profundus unterhalb des Levatorspalts wird die Urethra von einer Abspaltung des Muskels, dem **M. sphincter urethrae externus**, umgeben. Die Urethra ist in diesem Bereich relativ fest in das Bindegewebe des Beckens eingebaut.
Der distale Abschnitt der Pars membranacea ist dehnbar (**Ampulla urethrae**) und biegt unterhalb des kaudalen Symphysenrandes nach ventral um, um dann im Bereich des Bulbus penis von kranial in das Corpus spongiosum penis einzutreten. In die Ampulla urethrae münden die Gll. bulbourethrales (S. 825).

Pars membranacea: Der 1–2 cm lange Abschnitt ist der engste und verläuft vom unteren Prostatapol zum Bulbus penis.
Beim Durchtreten des M. transversus perinei prof. bilden Abspaltungen dieses Muskels den **M. sphincter urethrae ext.** Der distale Abschnitt ist dehnbar (**Ampulla urethrae** mit Mündung der Gll. bulbourethrales), biegt unterhalb der Symphyse nach ventral und tritt in das Corpus spongiosum ein.

Pars spongiosa: Die Pars spongiosa urethrae ist ca. 15 cm lang und endet mit dem **Ostium urethrae externum** an der Glans penis. Der proximale Teil der Pars spongiosa ist an den Strukturen des Beckenbodens fixiert und vorwiegend nach ventral gerichtet. Der distale Teil ist weniger fixiert und folgt der Lage des Penis. Das enge Lumen der Pars spongiosa, in der Ober- und Unterwand aneinander liegen, ist nur bei Durchtritt von Harn oder Ejakulat geöffnet. Unmittelbar vor dem Ostium urethrae externum ist die Pars spongiosa zur **Fossa navicularis urethrae** erweitert.

Pars spongiosa: Die Pars spongiosa ist ca. 15 cm lang und endet an der Glans mit dem **Ostium urethrae ext.** Der proximale Abschnitt ist stärker fixiert. Im engen Lumen liegen Ober- und Unterwand aneinander.
Vor dem Ostium Erweiterung zur **Fossa navicularis**.

Krümmungen, Engstellen und Weiten

Krümmungen: Im Gegensatz zur fast vollständig geraden weiblichen Urethra weist die männliche Urethra durch den Einbau in den Penis **zwei Krümmungen** auf:
- **Curvatura infrapubica** proximal am Übergang der Pars membranacea in die Pars spongiosa,
- **Curvatura prepubica** distal am Übergang vom fixierten proximalen in den nicht fixierten distalen Teil der Pars spongiosa.

Krümmungen, Engstellen und Weiten

Krümmungen: Die Urethra masculina zeigt 2 Krümmungen:
- **Curvatura infrapubica** (Pars membranacea – Pars spongiosa)
- **Curvatura prepubica** (Pars spongiosa: fixierter Teil – nicht fixierter Teil).

▶ Klinik. Die deutlich längere Urethra des Mannes schützt zwar das Harnsystem besser vor aufsteigenden Infektionen, doch sind Länge und Krümmungen der Urethra ein Problem beim Legen eines **transurethralen Blasenkatheters**. Die Curvatura prepubica versucht man auszugleichen, indem man den Penis anhebt und leicht überstreckt (Abb. **30.10**).

30.10 Transurethraler Blasenkatheter beim Mann

Quelle: Schünke M, Schulte E, Schumacher U. PROMETHEUS LernAtlas der Anatomie, Innere Organe. Illustrationen von Voll M u. Wesker K. 6. Aufl. Stuttgart: Thieme; 2022

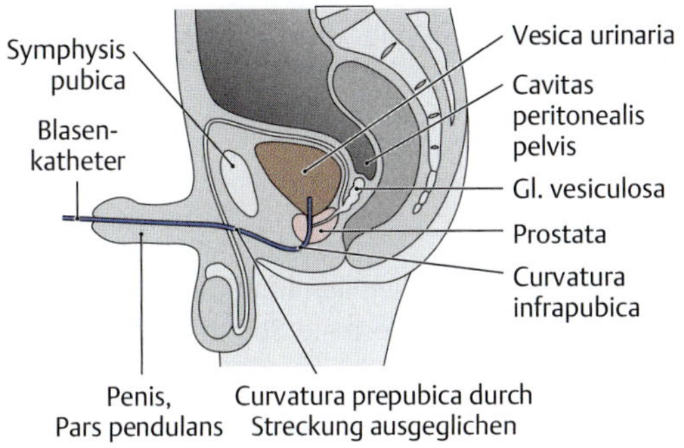

▶ Klinik.

Engstellen:
- Pars intramuralis mit dem Ostium urethrae internum,
- Pars membranacea und
- Ostium urethrae externum.

Engstellen:
- Pars intramuralis mit dem Ostium urethrae internum,
- Pars membranacea und
- Ostium urethrae externum.

▶ Klinik. Auch die Engen der männlichen Urethra spielen beim Legen eines transurethralen Blasenkatheters eine große Rolle, da sie dem Vorschieben des Katheters einen Widerstand entgegensetzen, der nur mit äußerster Vorsicht überwunden werden darf.

▶ Klinik.

Weiten:
- Pars prostatica,
- Ampulla urethrae und
- Fossa navicularis.

Weiten:
- Pars prostatica,
- Ampulla urethrae und
- Fossa navicularis.

Schleimhautaufbau der Urethra masculina

Die Schleimhaut verändert sich im Verlauf der Urethra masculina wie folgt: proximal Urothel, dann mehrschichtig hochprismatisch (Pars prostatica), in der Fossa navicularis mehrschichtig unverhorntes Plattenepithel.

Neben mündenden Ausführungsgängen von Prostata und Gll. bulbourethrales kommen urethraeigene Drüsen vor:
- **Gll. urethrales** liegen als muköse Drüsen in der Wand der Pars spongiosa,
- **Lacunae urethrales** sind sekretorisch aktive Epithelbuchten.

Schleimhautaufbau der Urethra masculina

Während der übrige Wandbau weitestgehend dem der weiblichen Harnröhre (S. 797) ähnelt, ist die Schleimhaut der Urethra masculina in ihren unterschiedlichen Abschnitten verschieden aufgebaut: Der Anfangsteil trägt noch Urothel, das etwa ab der Mitte der Pars prostatica durch mehrschichtig hochprismatisches Epithel abgelöst wird. Die Fossa navicularis zeigt mehrschichtig unverhorntes Plattenepithel.
Neben den in die Urethra masculina mündenden Ausführungsgängen der Prostata (S. 823) und der Gll. bulbourethrales (S. 825) liegen auch Drüsen direkt in der Schleimhaut der männlichen Harnsamenröhre:
- **Gll. urethrales:** Diese zahlreichen mukösen Drüsen umgeben die Wand hauptsächlich in der Pars spongiosa.
- **Lacunae urethrales:** Dies sind Schleimhautbuchten der Pars spongiosa urethrae, die mit einem sekretorischen Epithel ausgekleidet sind.

Gefäßversorgung und Innervation der Urethra masculina

Arterien: A. urethralis (aus der A. pudenda int.) und Äste der Rr. prostatici.

Venen: Die Pars prostatica drainiert in den Plexus venosus prostaticus, der Rest (S. 827) drainiert in die Venen des Penis (S. 827).

Lymphabfluss: Nll. iliaci interni und evtl. Nll. sacrales für die proximalen Urethra-Abschnitte.
Distale Abschnitte drainieren auch in die Nll. inguinales superficiales.

Innervation: Sie erfolgt über den N. pudendus. Ganz blasennahe Abschnitte werden wie die Harnblase über Fasern aus dem Plexus hypogastricus inf. innerviert.

Gefäßversorgung und Innervation der Urethra masculina

Arterielle Versorgung: Die **A. urethralis** als Ast der A. pudenda int. versorgt den Hauptteil der Urethra, v. a. die Pars spongiosa. Die Pars prostatica urethrae wird aus Ästen der Rr. prostatici (aus der A. vesicalis inf. und der A. rectalis media) versorgt.

Venöser Abfluss: Das venöse Blut der Pars prostatica urethrae fließt in die Plexus venosi vesicalis und prostaticus, der weitere venöse Abfluss erfolgt über die Venen des Penis (S. 827).

Lymphabfluss: Neben den fixierten Anteilen des Penis werden auch die proximalen Anteile der Urethra über die Nll. iliaci interni drainiert. Lymphe der Pars prostatica urethrae kann auch mit der Lymphe der Prostata in die Nll. sacrales abfließen.
Distale Abschnitte der Urethra masculina leiten ihre Lymphe in die Nll. inguinales superficiales.

Innervation: Die sensible Innervation der Urethra erfolgt über den N. pudendus. Ganz blasennahe Abschnitte erhalten die Innervation wie die Harnblase über den Plexus hypogastricus inferior. Die Urethrawand ist schmerzempfindlich (brennender Schmerz bei Entzündungen = Urethritis), weshalb auch beim Katheterisieren (S. 829) behutsam vorgegangen werden muss.

30.3.3 Skrotum (Hodensack)

Funktion und Aufbau des Skrotums

Funktion: Das Skrotum dient als Hautsack zur Lagerung der Hoden außerhalb der Körperhöhlen.

Aufbau: 2 Hautlappen aus den Genitalwülsten (S. 848) mit einer Raphe scroti und dem Septum scroti.
Die pigmentierte Haut und Subcutis liegen oberhalb der **Tunica dartos**. Nach innen folgen die rumpfwandanalogen Schichten (Abb. **30.3** und Tab. **11.4**).

30.3.3 Skrotum (Hodensack)

Funktion und Aufbau des Skrotums

Funktion: Das Skrotum ist ein Hautsack, der die Hoden aufnimmt, um durch deren Lagerung außerhalb der Körperhöhle eine für die normale Spermatogenese optimierte geringere Körpertemperatur zu garantieren.

Aufbau: Die beiden aus den Genitalwülsten (S. 848) hervorgehenden Hautlappen vereinigen sich in einer medianen **Raphe scroti** und fassen zwischen sich eine bindegewebige Trennschicht, das **Septum scroti**.
Die fettfreie, dunkel pigmentierte Haut des Skrotums sitzt auf einer Subcutis, die von einer Schicht glatter Muskulatur, der **Tunica dartos**, unterbaut ist. Nach innen folgen die einzelnen Schichten (Abb. **30.3**) des Funiculus spermaticus bzw. der Rumpfwand (Tab. **11.4**).

Gefäßversorgung und Innervation des Skrotums

Arterien: Rr. scrotales postt. (A. pudenda int.) und antt. (A. pudenda ext.).

Venen: Vv. scrotales post. (V. pudenda int.) und ant. (V. pudenda ext. oder V. femoralis).

Gefäßversorgung und Innervation des Skrotums

Arterielle Versorgung: Rr. scrotales posteriores stammen aus der A. pudenda interna, **Rr. scrotales anteriores** aus der A. pudenda externa.

Venöser Abfluss: Über **Vv. scrotales posteriores** erfolgt der Abfluss in die V. pudenda interna, während die **Vv. scrotales anteriores** ihr Blut der V. pudenda externa oder direkt der V. femoralis zuführen.

Lymphabfluss: Dieser erfolgt größtenteils in die **Nll. inguinales superficiales**.

Innervation: Die sensible Innervation wird von **Nn. scrotales posteriores** aus den **Nn. perineales** (aus N. pudendus) und **Nn. scrotales anteriores** aus dem N. ilioinguinalis (S. 335) sowie vom R. genitalis des N. genitofemoralis übernommen.
Der M. cremaster wird motorisch vom R. genitalis des N. genitofemoralis innerviert. Auch der N. ilioinguinalis aus dem Plexus lumbalis innerviert motorisch den sich aus dem M. obliquus internus abdominis abspaltenden M. cremaster (S. 300). Beachte: Die Nn. scrotales anteriores (L 1/L 2) entstammen somit dem Plexus lumbalis, die Nn. scrotales posteriores (S 2/S 3) dem Plexus sacralis. An der Haut des Scrotums gibt es somit einen „Dermatomsprung" (L 2–S 2).

Lymphknoten: Nll. inguinales superficales.

Innervation: Die sensible Innervation erfolgt durch **Nn. scrotales postt.** (N. pudendus), **antt.** (N. ilioinguinalis) sowie den **R. genitalis** des N. genitofemoralis.
Motorisch wird der M. cremaster vom R. genitalis des N. genitofemoralis und vom N. ilioingiunalis (S. 335) innerviert.

Nichts geht mehr

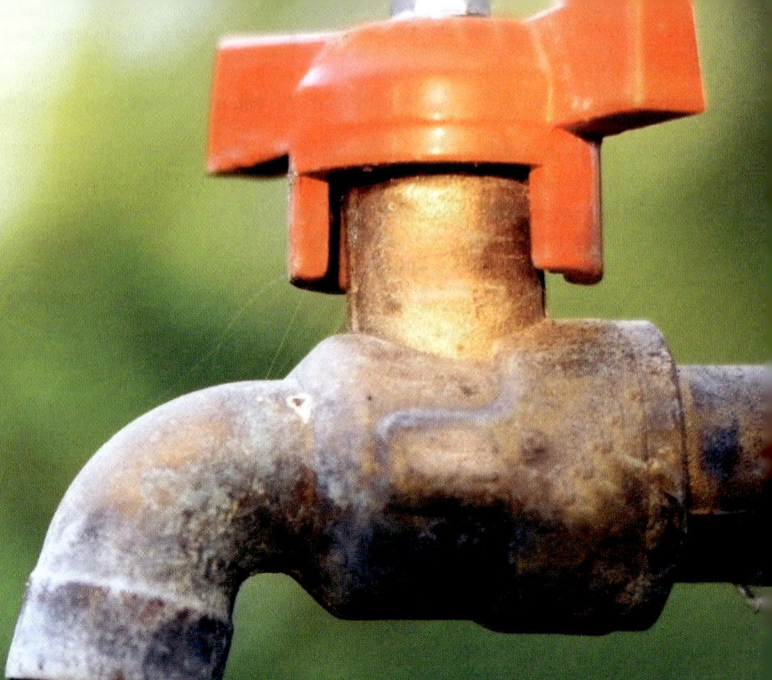

Wieder ein Tag auf Intensiv – und wieder kaum Aussicht darauf, dass eine Patientin oder ein Patient von der künstlichen Beatmung entwöhnt werden kann. Am Anfang war das für mich alles echt spannend, aber nach drei Monaten frage ich mich schon manchmal, wie weit man es noch treiben will in der modernen Medizin.

Gleich auf dem ersten Platz liegt schon seit über vier Wochen ein älterer Herr, der aus heiterem Himmel eine Hirnblutung erlitten hat. Kreislauf und Stoffwechsel sind stabil, die Ausscheidung ist gut ... Doch er ist komatös und selbstständig atmen tut er einfach nicht – all unseren Anstrengungen zum Trotz.

Ich stehe an seinem Bett und durchforste die dicke Akte nach Anhaltspunkten, wie man ihn vielleicht doch nochmals aufwecken könnte. Da tritt die zuständige Pflegekraft neben mich: „Du, der geht seit zwei Stunden mit Blutdruck und Herzfrequenz hoch“, sagt sie. „Und die Urinausscheidung ist runter.“

Wie konnte ich das auf der Kurve nur übersehen? Peinlich! Schnell schaue ich auf die aktuellen Nierenwerte. Harnstoff und Kreatinin sind noch nicht gestiegen – also könnten wir vielleicht noch was gegen die akute Nierenfunktionseinschränkung tun. „Gib ihm 40 mg Furosemid (wirkt in der aufsteigenden Henle-Schleife)!“, weise ich an. „Aber er bekommt doch schon Hydrochlorothiazid (wirkt im frühdistalen Tubulus)!“, gibt die Pflegekraft zu bedenken. Ich sehe in der Akte nach: Tatsächlich! Und er erhält bei Leberzirrhose und Aszites regelmäßig Spironolacton, einen Aldosteron-Antagonist, der am spätdistalen Tubulus und im Sammelrohr wirkt. Mit dieser Furosemid-Dosis hätten wir vermutlich einen kompletten „Schleifenblock“ der Niere ausgelöst, d. h. die Wasserresorption im gesamten Nierentubulus wäre blockiert. „O.K., dann gib ihm bitte nur 20 mg Furosemid. Wenn dann nix kommt, muss er an die Dialyse“, sage ich zur Pflegekraft und denke „Tun wir ihm damit wirklich einen Gefallen?“

Nach einer Stunde kommt immer noch kein Urin. Blutdruck und Herzfrequenz sind weiter gestiegen: systolischer Blutdruck 180 mmHg, Herzfrequenz 120/min. Mein Herz ist schwer, denn die Dialyse scheint unausweichlich.

Da fällt mir eine Regel aus dem Pflegepraktikum auf der Uro ein: „Bei Störungen der Ausscheidung zuerst die Leitungen kontrollieren“. Einen Versuch ist es allemal wert! Ich hole mir eine Blasenspritze aus der Kammer, und die Pflegekraft schaut mir interessiert zu: „Meinst Du echt, dass es daran liegt?“ Ich zucke mit den Schultern und sage: „Was haben wir schon zu verlieren?“. Dann klemme ich den Katheterbeutel ab und setze die Spritze am Katheter an. Zuerst geht nichts. Dann überwinde ich den Widerstand und kann frei spülen. Beim Ablassen der Spülflüssigkeit findet sich „des Pudels Kern“ ... ein kleiner, brauner Pfropf.

Nun füllt sich der Urinbeutel in dem Maße, wie sich auch der Kreislauf normalisiert, nachdem die Blase nicht mehr wegen Überfüllung schmerzt. Jetzt nur nicht vergessen, diesen vermaledeiten Katheter zu wechseln und das Dialysegerät vor der Oberarztvisite ins Lager zurückzuschieben ...

* Fallbeispiel fiktiv, Namen und Daten frei erfunden

30.4 Fertilität und sexuelle Reaktion des Mannes

30.4.1 Spermatogenese (Samenzellbildung)

Die **Spermatogenese** umfasst alle Schritte von der Spermatogonie bis zum reifen Spermatozoon, während die **Spermiogenese** (als letzter Teilschritt der Spermatogenese) lediglich die Differenzierung der Spermatide zum Spermatozoon bezeichnet.

Funktion und Ablauf der Spermatogenese

Die Samenzellbildung dient der Bereitstellung befruchtungsfähiger Samenzellen (Spermien, Spermatozoen) aus Spermatogonien. Dabei lassen sich grundsätzlich drei Teilvorgänge unterscheiden:

1. **Vermehrung** (durch **mitotische** Teilungen)
2. **Reifung** (mit **meiotischen** Teilungen)
3. **Differenzierung** (auch als **Spermiogenese** bezeichnet).

Diese drei Vorgänge finden in den **Tubuli seminiferi contorti** des Hodens von basal nach luminal statt (Abb. **30.11**). Anschließend folgt während der Lagerung im Nebenhoden eine Phase funktioneller Ausreifung.

Vermehrung: Ausgangszelle für die Spermatogenese ist die **Spermatogonie**, die im Keimepithel der Basalmembran anliegt. Die Spermatogonien, die sich durch mitotische Zellteilung vermehren, werden wie folgt in zwei Typen unterteilt:

- **A-Spermatogonien:** Sie gelten als das (im Prinzip unerschöpfliche) Reservoir an Stammzellen. Nach mitotischer Teilung der Typ-A-Zelle verbleibt die eine Tochterzelle im Stammzellreservoir, während sich die andere Tochterzelle mitotisch weiter teilt. Aus Letzteren gehen die Zellen vom Typ B hervor.
- **B-Spermatogonien:** Sie bleiben durch unvollständige Teilung des Zellleibs zunächst mittels feiner Zytoplasmabrücke verbunden. Die Geschwisterzellen eines solchen Klons durchlaufen alle folgenden Entwicklungsschritte synchron.

Reifung: Spermatogonien vom Typ B treten in die Reifungs- und Differenzierungsphase ein. Dabei nimmt zunächst das **Zellvolumen** stark zu. Die dadurch größte Zelle im Keimepithel wird nun als **Spermatozyte I** (**primäre Spermatozyte**) bezeichnet und tritt in die meiotische Prophase ein. Nach erfolgter Zellteilung (der **1. meiotischen Teilung**) ist die **Spermatozyte II** (**sekundäre Spermatozyte**) entstanden.
Die **2. meiotische Teilung** folgt direkt und es entsteht die **Spermatide**. Da in der 2. meiotischen Teilung keine Verdoppelung des Chromosomensatzes mehr erfolgt, ist die Spermatide **haploid**. Die Spermatide ist die kleinste Zelle des Keimepithels und liegt am weitesten luminal.

30.11 Spermatogenese: Aufbau des Keimepithels

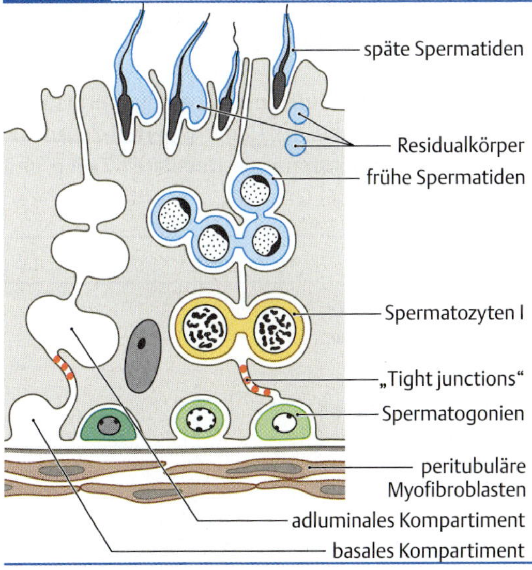

Schematisierte Darstellung eines Wandabschnitts in einem Tubulus seminifer contortus.

Quelle: Lüllmann-Rauch R, Asan E, Hrsg. Taschenlehrbuch Histologie. 6. Aufl. Stuttgart: Thieme; 2019

30.4 Fertilität und sexuelle Reaktion des Mannes

30.4.1 Spermatogenese (Samenzellbildung)

Spermatogenese ist die Reifung der Spermatogonie bis zum Spermatozoon. **Spermiogenese** ist der letzte Schritt der Spermatogenese (Differenzierung der Spermatide zum Spermatozoon).

Funktion und Ablauf der Spermatogenese

Die Entwicklung reifer Spermatozoen aus Spermatogonien erfolgt in den Tubuli seminiferi contorti des Hodens (Abb. **30.11**) in 3 Teilvorgängen:

1. **Vermehrung** (**Mitose**)
2. **Reifung** (**Meiose**)
3. **Differenzierung** (**Spermiogenese**)

Im Nebenhoden erfolgen nur noch Lagerung und Ausreifung.

Vermehrung: Die Spermatogenese beginnt mit den basal liegenden Spermatogonien:

- **A-Spermatogonien** bilden das Stammzellreservoir. Durch fortlaufende mitotische Teilungen entsteht je eine Tochterzelle vom Typ A und Typ B.
- **B-Spermatogonien** teilen sich auch mitotisch und bleiben verbunden (Klon gleicher Differenzierung).

Reifung: Typ-B-Zellen werden durch starke Vergrößerung zur **Spermatozyte I**. Durch die 1. meiotische Teilung entsteht die **Spermatozyte II**.

Nach Abschluss der Meiose ist die **Spermatide** (haploid) entstanden.
Sie liegt als kleinste Zelle ganz luminal.

30.11

▸ Merke.

▸ Merke. Durch die meiotische Zellteilung entstehen somit aus einer primären Spermatozyte über zwei sekundäre Spermatozyten vier jeweils haploide (!) Spermatiden.

Differenzierung: Durch die nachfolgende **Spermiogenese** (Kernkondensation, Ausbildung der Geißel und des Akrosoms) erfolgt die Umwandlung zum Spermatozoon (= Spermium).

Reife Spermatozoen sind 60 µm lang, selbstständig beweglich und bestehen aus Kopf und Schwanz, umhüllt von einer Plasmamembran (Abb. **30.12**).
Caput (**Kopf**)**:** Er ist paddelförmig und besteht v. a. aus kondensierter Kernsubstanz. Ein Akrosom enthält Enzyme zur Penetration der Zona pellucida (S. 96).

Cauda (**Schwanz**)**:** Er enthält das Axonema (zentraler Schwanzfaden) und wird unterteilt in:
- **Pars conjugens** (Hals) mit 2 Zentriolen,
- **Pars intermedia** (Mittelstück) mit zahlreichen Mitochondrien und Außenfibrillen,
- **Pars principalis** (Hauptstück), wo die Ringfaserscheide neu hinzutritt,
- **Pars terminalis** (Endstück), wo nach Ende der Ringfaserscheide die Mikrotubuli ungeordnet liegen.
- Die **Geißel** (**Flagellum**) ist ein besonders langes Kinozilium (S. 41) im Spermienschwanz.

Gesamtdauer der Spermatogenese beträgt ca. 11 Wochen. 2 Wochen davon benötigen der Transport zum Nebenhoden und die endgültige Reifung. Nachdem die bei der **Spermiation** in die Tubuluslichtung freigesetzten Spermatozyten noch unbeweglich sind (**Säurestarre**), erfolgt der Transport zum Nebenhoden durch Tubuluskontraktion und Sekretstrom.

Differenzierung: Die Spermatide tritt nun in die sog. **Spermiogenese** ein, bei der die Spermatide ohne weitere Teilungsvorgänge zu einem **Spermatozoon** (= **Spermium**) umgewandelt wird. Während der Spermiogenese kommt es zur Kernkondensation, zur Ausbildung des Spermienschwanzes und des Akrosoms. Während der Spermiogenese werden auch die Zytoplasmabrücken zwischen den Zellen unterbrochen.
Das **reife Spermatozoon** ist ca. 60 µm lang und prinzipiell selbstständig beweglich. Es besteht aus Kopf (Caput) und Schwanz (Cauda), die vollständig von einer Plasmamembran umkleidet werden (Abb. **30.12**).
Caput (**Kopf**)**:** Er ist im Mittel 4,5 µm lang und 2,5 µm dick und sieht dadurch in seiner abgeplatteten Form in der Seitenansicht paddelförmig aus. Hauptsächlich besteht er aus kondensierter Kernsubstanz. Ein sog. **Akrosom**, welches hydrolytische Enzyme (u. a. Akrosin) zur Durchdringung der Zona pellucida (S. 96) enthält, umfasst den größeren Teil des Spermienkopfes vorne kappenförmig. Das Akrosom geht aus dem Golgi-Apparat hervor.
Cauda (**Schwanz**)**:** Er enthält den zentralen Schwanzfaden (das Axonema mit Mikrotubuli) und lässt sich in mehrere Abschnitte unterteilen, welche sich in ihrem spezifischen Aufbau unterscheiden:
- **Pars conjugens** (Hals)**:** Er verbindet den Schwanz beweglich mit dem Kopf. Der Hals enthält den Anfangsteil des Axonema und das proximale und distale Zentriol, die senkrecht zueinander angeordnet sind.
- **Pars intermedia** (Mittelstück)**:** Hier finden sich zahlreiche Mitochondrien, und das Axonema ist von 9 dickeren Außenfibrillen umgeben.
- **Pars principalis** (Hauptstück)**:** Axonema und Außenfibrillen werden zusätzlich von einer Ringfaserscheide (ringförmige Fibrillen) umgeben.
- **Pars terminalis** (Endstück): Hier endet die Ringfaserscheide, und die Mikrotubuli liegen ungeordnet.
- Als **Geißel** (**Flagellum**) bezeichnet man das einzelne, besonders lange Kinozilium (S. 41) im Schwanz des Spermiums. Mit ihrer undulierenden Bewegung dient die Geißel der Spermienmotilität im Ejakulat.

Die Gesamtdauer der Spermatogenese, also die Zeit, die für die Entwicklung eines reifen Spermatozoons aus einer Spermatogonie benötigt wird, beträgt ca. **11 Wochen**. Die Zeitspanne von der Spermatogonienteilung bis zur Freisetzung des Spermatozoons aus dem Hoden dauert ca. 9 Wochen, der Transport zum Nebenhoden und die endgültige Reifung beanspruchen ca. 2 Wochen.
Die im Prozess der sog. **Spermiation** aus dem Hodenepithel in die Lichtung der Tubuli freigesetzten Spermatozoen sind durch das leicht saure Milieu (pH 6,5) noch unbeweglich (**Säurestarre** zur Energieersparnis). Ihr Transport in den Nebenhoden erfolgt durch Muskeltätigkeit der Tubuluswand und durch einen nebenhodenwärts gerichteten Sekretstrom.

Umgebungsbedingungen der Spermatogenese

Die Entwicklung der Samenzellen werden unterstützt durch **Sertoli-Zellen** des Keimepithels sowie **Myofibroblasten** und **Leydig-Zellen** des Interstitiums.

Maßgeblich unterstützt werden Vermehrung und Differenzierung der Spermatogonien sowohl durch somatische Zellen im Keimepithel des Hodens (**Sertoli-Zellen**) als auch durch Zellen des Interstitiums (Myofibroblasten = **„peritubuläre" Zellen** und sog. **Leydig-Zellen**)

30.12

30.12 **Aufbau eines Spermatozoons**

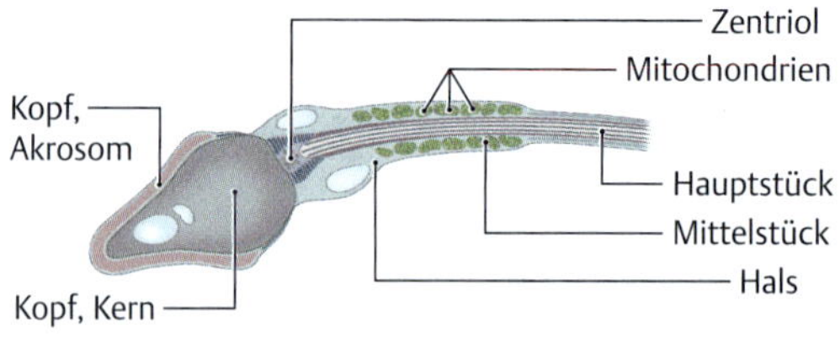

Quelle: Schünke M, Schulte E, Schumacher U. PROMETHEUS LernAtlas der Anatomie, Innere Organe. Illustrationen von Voll M u. Wesker K. 6. Aufl. Stuttgart: Thieme; 2022

Sertoli-Zellen: Sie sitzen der Basalmembran auf, bilden eine zusammenhängende Schicht und sind untereinander abschnittsweise durch Tight Junctions (S. 43) verbunden. Diese enge Verbindung der Sertoli-Zellen ist die Grundlage der sog. Blut-Hoden-Schranke. Die **Blut-Hoden-Schranke** verhindert die Bildung von Autoantikörpern gegen Spermien und ermöglicht es den Sertoli-Zellen, durch Kompartimentbildung ein eigenes biochemisches Mikromilieu zu schaffen.
Durch die Tight Junctions entstehen **zwei Kompartimente**, in denen die einzelnen Differenzierungsstufen der Keimzellen zwischen den Sertoli-Zellen in lokal erweiterten Interzellularräumen liegen.
Im **basalen Kompartiment** (basalwärts der Tight Junctions) finden sich die Spermatogonien und frühe primäre Spermatozyten.
Im **adluminalen Kompartiment** (lumenwärts der Tight Junctions) liegen „reifere" Spermatozyten und alle folgenden Stadien.

Sertoli-Zellen: Direkt der Basalmembran aufsitzend, bilden sie durch Tight Junctions (S. 43) die sog. **Blut-Hoden-Schranke**. Diese muss von primären Spermatozyten passiert werden, und verhindert die Bildung von Autoantikörpern gegen Spermien durch Kompartimentbildung.

30.1 Aufgaben der Sertoli-Zellen

Funktion	Auswirkung
Ernährung der Keimzellen	
Phagozytose abgestorbener Spermatozyten	
Produktion von	
▪ Flüssigkeit	Transport der Spermatozoen in den Nebenhoden
▪ androgenbindendem Protein (ABP)	Testosterontransport zu Nebenhodenzellen
▪ Inhibin	supprimiert FSH-Freisetzung aus Hypophyse
▪ Anti-Müller-Hormon	Rückentwicklung der Müller-Gänge beim männlichen Genotypus in der Embryonalzeit

30.1

Die Wirkung der Sertoli-Zellen wird durch Androgene (S. 778) in komplexer Weise gesteuert.
Zwei im Rahmen der Spermatogenese wichtige Zelltypen fallen im zwischen den Tubuli gelegenen Interstitium auf:

Sertoli-Zellen werden durch Androgene (S. 778) gesteuert.
Tubulusfunktion wird durch interstitielle Zellen unterstützt.

Myofibroblasten oder **„peritubuläre" Zellen:** Sie liegen in mehreren Schichten außerhalb der Basalmembran. Durch ihre Kontraktilität gewährleisten sie den Transport der selbst noch unbeweglichen Spermatozyten in den Nebenhoden. Ihre Aktivität ist testosteronabhängig.

Myofibroblasten („peritubuläre" Zellen): Sie unterstützen testosteronabhängig den Spermatozoentransport.

Leydig-Zellen: Oft liegen diese besonders großen Zellen in unmittelbarer Nähe zu kleinen Blutgefäßen, in die sie **Androgene** sezernieren; vgl. endokrine Sekretion (S. 50). Auch eine parakrine Sekretion der Androgene wird ihnen zugeschrieben.

Leydig-Zellen: produzieren **Androgene**. Ihre Nähe zu kleinen Blutgefäßen gewährleistet die endokrine Sekretion (S. 50).

Regulation der Spermatogenese

Die Spermatogenese wird durch zahlreiche hormonelle Faktoren beeinflusst. Im Wesentlichen sind dafür zentrale Regelmechanismen erforderlich, die auf lokale Steuerungsmechanismen wirken und selbst durch Rückkopplung wieder beeinflusst werden (Abb. **30.13**).

Regulation der Spermatogenese

Hormonelle Steuerung der Spermatogenese erfolgt durch zentrale und lokale Mechanismen und deren Rückkopplung (Abb. **30.13**).

Zentrale Regelmechanismen: Vom Hypothalamus sezerniertes Gonadotropin releasing hormone (**GnRH**) bewirkt die Freisetzung von Lutropin (**LH**) aus der Adenohypophyse. Durch LH werden die Leydig-Zellen im Hoden zu Produktion und Sekretion von Testosteron angeregt. Letzteres hemmt über einen negativen Rückkopplungsmechanismus die Sekretion von GnRH und LH.
Follitropin (**FSH**) aus der Adenohypophyse stimuliert die Sertoli-Zellen, welche ihrerseits die hypophysäre FSH-Sekretion durch das Hormon **Inhibin** bremsen.

Zentrale Regelmechanismen: Hypothalamisches **GnRH** stimuliert die **LH**-Freisetzung (Adenohypophyse). Letzteres regt die **Testosteronabgabe** an → Sekretion von GnRH und LH wird gehemmt (**negative Rückkopplung**). **FSH** stimuliert Sertoli-Zellen, die durch **Inhibin** die FSH-Abgabe senken.

Lokale Regelmechanismen: Stimuliert durch Lutropin produzieren Leydig-Zellen **Androgene**. Diese wirken systemisch (s. Exkurs) und direkt parakrin u. a. auf die peritubulären Zellen. **Plasminogen-Aktivator** (aus den Sertoli-Zellen) und **Plasminogen-Inhibitor** (aus den peritubulären Zellen) regulieren den Auf- und Abbau der Basalmembran.

Lokale Regelmechanismen: Leydig-Zellen produzieren Androgene, die auch parakrin auf Myofibroblasten wirken. **Plasminogen-Aktivator** und **-Inhibitor** regulieren Auf- und Abbau der Basalmembran.

30.13

30.13 Hormonelle Steuerung der Spermatogenese

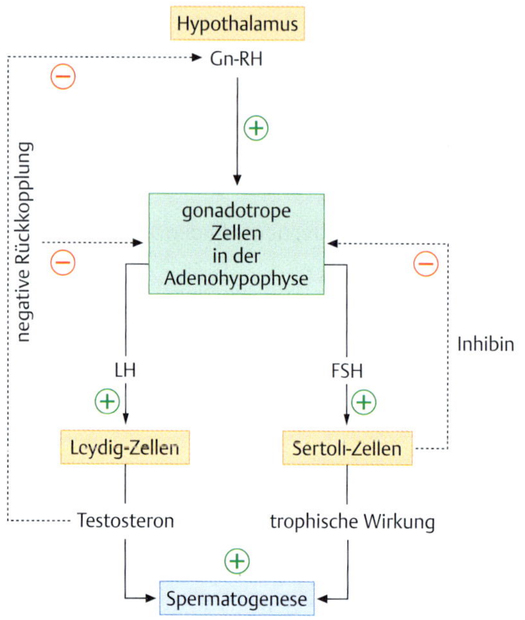

Die hormonelle Regulation unterliegt der Steuerung durch den Hypothalamus und den Hypophysenvorderlappen. Letzterer steuert die Funktion der Leydig-Zellen und der Sertoli-Zellen direkt über Follitropin (FSH) und Lutropin (LH). Eine negative Rückkopplung der FSH-Sekretion erfolgt über das Inhibin der Sertoli-Zellen sowie auf hypothalamischer und hypophysärer Ebene durch Testosteron der Leydig-Zellen.

► Exkurs: Systemische Wirkungen der Androgene.

► **Exkurs: Systemische Wirkungen der Androgene.** Androgene beeinflussen zahlreiche Funktionen im männlichen Organismus.

Intraembryonal garantiert die Androgenproduktion durch die 1. Generation der Leydig-Zellen den Erhalt sowie die Differenzierung der Urnierengänge (S. 840).

Mit der **Pubertät** bewirken sie eine Vielzahl von Veränderungen:

Die samenableitenden Wege (Epididymis und Ductus deferens) wachsen, im Nebenhoden nimmt das Epithel seine sekretorische Aktivität auf.

Die akzessorischen Genitaldrüsen, Gll. vesiculosae, Prostata, Gll. bulbourethrales (S. 825), nehmen an Größe zu und werden sekretorisch aktiv.

Beim äußeren Genitale kommt es zum Wachstum von Penis und Skrotum und zu einer Pigmentierung des Skrotums.

Androgene beeinflussen auch die Ausbildung der männlichen Körperformen (mehr Muskulatur, weniger Körperfett, größere Körperhöhe, breitere Schultern, schmalere Hüften) und wirken im Proteinstoffwechsel stark anabol.

Schließlich wird der **männliche Behaarungstyp** durch die Androgene geprägt:

- Brustbehaarung,
- typische Form der Genitalbehaarung mit Fortsetzung der Behaarung auf den Bauch,
- im späteren Alter Ausfall der Kopfbehaarung mit Glatzenbildung, meist beginnend mit der Ausbildung von an den Schläfen liegenden keilförmigen Zonen mit abnehmender Behaarung (Geheimratsecken).

Die Androgenproduktion lässt allgemein zwischen dem 50. und 60. Lebensjahr im sog. **Climacterium virile** (den männlichen Wechseljahren) nach. Die Produktion von Spermien erfolgt jedoch bis weit in das Senium.

30.4.2 Sexuelle Reaktion

30.4.2 Sexuelle Reaktion

Sie ist auch beim Mann durch 4 Phasen gekennzeichnet:

- **Erregungsphase:** Über die Nn. splanchnici pelvici (S 2–S 4) wird die **Erektion** ausgelöst: Erweiterung der Aa. helicinae führt zur Füllung der Kavernen, die ihren Abfluss durch Druck der Venen gegen die Tunica albuginea drosseln. Die gefüllten Kavernen versteifen den Penis.

Wie bei der Frau (S. 806) wird auch die sexuelle Reaktion des Mannes in 4 Phasen eingeteilt, die wie folgt charakterisiert sind:

- **Erregungsphase:** Über die Nn. splanchnici pelvici (S 2–S 4) wird eine Vergrößerung und Versteifung des Penis ausgelöst (**Erektion**). Diese kommt durch eine NO-(= Stickstoffmonoxid-)vermittelte Verminderung des zuvor sympathisch aufrechterhaltenen Wandtonus der Aa. helicinae sowie der Schwellkörper (S. 825) und damit deren Erweiterung zustande. Folge ist ein verstärkter Blutfluss in die Kavernen der Corpora cavernosa. Die sich füllenden Kavernen drücken sich von innen gegen die kaum dehnbare Tunica albuginea, die drainierenden Venen werden komprimiert und so der Blutabfluss gedrosselt. Auch das Corpus spongiosum penis erfährt im Rahmen der Erektion eine Füllung und Streckung. Die deutlich schwächere Tunica albuginea verhindert jedoch eine sehr starke Drosselung des venösen Abflusses. Die geringere Versteifung und Härte des Corpus spongiosum bei der Erektion garantiert die permanente Durchgängigkeit der Urethra bei der Ejakulation (s. u.).

▶ Klinik. Das durch die erhöhte Parasympathikus-Aktivität freigesetzte NO bewirkt intrazellulär einen Anstieg des vasodilatatorischen cGMP. Erektionsfördernde Substanzen wie etwa **Sildenafil** (**Viagra**) hemmen den enzymatischen Abbau von cGMP, dessen intrazellulärer Spiegel somit „künstlich" erhöht bleibt (Erektionsförderung).

▶ Klinik.

- **Plateauphase:** Die Corona glandis schwillt an, das Skrotum wird durch die Kontraktion des M. cremaster angehoben und dadurch der Funiculus spermaticus verkürzt. Bei längerer Plateauphase wird Sekret der Gll. bulbourethrales und paraurethrales abgegeben.
- **Orgasmusphase:** Der Hoden wird ganz an den Damm gehoben. Zur Ausstoßung des Samens (**Ejakulation**) kommt es durch Kontraktion der samenableitenden Wege. Diese Kontraktion (Sympathikus-Effekt) beginnt an den Ductuli efferentes testis und setzt sich in den Ductus deferens fort, begleitet von Kontraktionen der Muskulatur von Urethra, Gl. vesiculosa und Prostata. Gleichzeitig kommt es zu unwillkürlichen Kontraktionen der Mm. bulbospongiosi, ischiocavernosi und des Beckenbodens. Die Kontraktion der Muskulatur am Blasengrund verhindert einerseits eine retrograde Ejakulation in die Harnblase, andererseits eine Beimengung von Harn zum Ejakulat.
- **Rückbildungsphase:** Eine Erhöhung des Wandtonus in den Aa. helicinae und in den Schwellkörpern durch Nachlassen der parasympathischen Aktivität führt zu einer Minderung des arteriellen Zuflusses. Dadurch verringert sich der Druck in den Kavernen und sie entleeren sich allmählich durch verbesserten Blutabfluss über die V. dorsalis penis. Die Erektion lässt nach und der Hoden kehrt in die Ruhelage zurück.

- **Plateauphase:** Es kommt zur Schwellung der Corona glandis, Anhebung des Skrotums und Sekretabgabe der Gll. bulbourethrales.
- **Orgasmusphase:** Der Hoden wird weiter angehoben. Durch Muskelkontraktionen an Ductuli efferentes testis, Ductus deferens, Genitaldrüsen sowie der Mm. bulbospongiosi und ischiocavernosi kommt es zur **Ejakulation** ohne Beimengung von Harn.
- **Rückbildungsphase:** Die Verengung der Aa. helicinae drosselt den arteriellen Zufluss. Durch den über nachlassende Venenkompression verbesserten Abfluss geht die Erektion zurück. Der Hoden senkt sich.

▶ Merke. Die **Erektion** ist ein Effekt der Parasympathikuswirkung, die **Ejakulation** wird über den Sympathikus vermittelt.

▶ Merke.

30.4.3 Befruchtung

Für eine Konzeption müssen ausreichend gesunde Spermien um den Zeitpunkt der Ovulation (S. 800) in den weiblichen Genitaltrakt eindringen.

30.4.3 Befruchtung

Voraussetzungen für die Konzeption sind neben dem Ovulationszeitpunkt Anzahl und Funktion der Spermien.

Zusammensetzung des Ejakulats

Das leicht visköse, weißlich-trübe Ejakulat mit kastanienartigem Geruch besteht aus Samenzellen, die dem Hoden entstammen, und Samenflüssigkeit aus den akzessorischen Genitaldrüsen.

Die ca. 40 Millionen **Samenzellen** pro Milliliter bilden nur einen sehr geringen Volumenanteil am Ejakulat. Den Hauptanteil macht die Samenflüssigkeit aus, die größtenteils der Gl. vesiculosa (70 %) und der Prostata (25 %) entstammt.

Die Normwerte für die Zahl der Samenzellen pro Milliliter Ejakulat schwanken in der Literatur stark. Die WHO gibt als Normwert > 15 Millionen pro Milliliter an.

Die **Samenflüssigkeit** ist schwach **alkalisch** (pH 7,3), um die im Nebenhoden ausgelöste Säurestarre (s. o.) der Spermien aufzuheben. Der hohe **Fruktosegehalt** liefert die Energie für den Geißelschlag, der die aktive Spermienbewegung entgegen dem Flüssigkeitsstrom in den Tuben des weiblichen Genitaltrakts (positiv rheotaktische Fortbewegung) ermöglicht.

Vor der Ejakulation, die meist in 3–4 Wellen erfolgt, geben die Gll. urethrales (S. 830) und Gll. bulbourethrales (S. 825) in geringer Menge ein klares und ebenfalls leicht alkalisches Sekret ab.

Innerhalb von ca. 10 Min nach der Ejakulation, bei der durchschnittlich 2–5 ml abgegeben werden, verflüssigt sich das Ejakulat durch die Wirkung von darin enthaltenen Proteasen der Prostata.

Zusammensetzung des Ejakulats

Ejakulat besteht aus Samenzellen und Samenflüssigkeit.

Die **Spermien** bilden mit ca. 40 Mio/ml einen geringen Volumenanteil am Ejakulat.

Die **Samenflüssigkeit** (70 % aus der Gl. vesiculosa, 25 % aus der Prostata) ist leicht **alkalisch** und reich an **Fruktose** (Energielieferant für die Spermien).

Auch das präejakulatorisch abgegebene Sekret der Gll. (bulbo-)urethrales ist alkalisch.

Postejakulatorisch verflüssigt sich das Ejakulat durch darin enthaltene Proteasen der Prostata.

▶ Klinik. Aussagen über die Befruchtungsfähigkeit lassen sich durch biochemische Analyse der flüssigen Anteile des Ejakulats sowie durch die mikroskopische Beobachtung der Spermien machen (**Spermiogramm**). Zahl, normale Form und Beweglichkeit der Spermien sind dabei wesentliche Kriterien.

▶ Klinik.

Akrosomenreaktion

Beim Zusammentreffen von Spermium und Eizelle verschmelzen Teile der äußeren Akrosommembran mit der Zytoplasmamembran. Die Membranen lösen sich anschließend auf. Akrosomale Enzyme (u. a. Akrosin) gelangen nach außen und ermöglichen die Spermienpenetration in die Eizelle (S. 94).

Akrosomenreaktion

Trifft ein Spermium auf seinem Weg in Richtung Ostium tubae abdominale auf eine Eizelle, findet die sog. Akrosomenreaktion statt: Teile der äußeren Akrosommembran verschmelzen mit der Zytoplasmamembran des Spermienkopfs. In dieser durch Verschmelzung entstandenen Schicht entstehen zunächst Öffnungen, bevor sie ganz abgebaut wird. So bildet nur noch die ehemals innere Akrosommembran einen Teil der Oberfläche des Spermienkopfes. Dabei freigesetzte akrosomale Enzyme ermöglichen zusammen mit der Akrosom-Protease Akrosin ein Eindringen des Spermiums in die Eizelle (S. 94). Funktionell ist das Akrosom ein Lysosomenäquivalent.

► Klinik.

► Klinik. Die sexuelle Reaktion und die Konzeption sind komplexe Funktionen, die durch zahlreiche Faktoren gestört werden können. Solche Störungen werden unterteilt in **Impotentia coeundi** (Unfähigkeit zum Geschlechtsverkehr) und **Impotentia generandi** (Unfähigkeit der Zeugung).

31 Entwicklung des Urogenitalsystems

E. Schulte

31.1 Übersicht

Der Harnapparat und die Genitalorgane beeinflussen sich im Rahmen ihrer jeweiligen Embryonalentwicklung gegenseitig. Kaudale Anteile des Harnapparats sind während ihrer Entwicklung zusätzlich mit der des Anus (S. 715) verknüpft.

31.1 Übersicht

Harnapparat, Genitalorgane und teilweise auch der Anus (S. 715) weisen im Rahmen ihrer jeweiligen Embryonalentwicklung enge Zusammenhänge auf.

31.2 Entwicklung des Harnapparats

Beim Harnapparat muss zwischen folgenden Prozessen unterschieden werden:
- Entwicklung der **harnbereitenden Anteile** der Niere (S. 750) und
- Entwicklung der **harnableitenden Anteile**, z. B. Ureter und seine renalen Verzweigungen (S. 765), Harnblase (S. 768), weibliche (S. 797) und männliche Urethra (S. 828).

Das harnableitende System ist dabei für die Induktion der Entwicklung des harnbereitenden Systems von großer Bedeutung.

31.2 Entwicklung des Harnapparats

Man unterscheidet die Entwicklung der
- **harnbereitenden Anteile:** Niere (S. 750) und der
- **harnableitenden Anteile:** Ureter (S. 765) mit Verzweigungen, Harnblase (S. 768), weibliche (S. 797) und männliche Urethra (S. 828). Der Ureter induziert die Entwicklung der Niere.

31.2.1 Entwicklung der harnbereitenden Anteile – Nierenentwicklung

Die Embryonalentwicklung der **Niere** verläuft über **drei Nierengenerationen** (Abb. **31.1**), die zeitlich überlappend von kranial nach kaudal im intermediären Mesoderm entstehen:
- **Vorniere** (**Pronephros**),
- **Urniere** (**Mesonephros**) und
- **Nachniere** (**Metanephros**).

Zu keinem Zeitpunkt jedoch bestehen zwei vollständig entwickelte Anlagen gleichzeitig nebeneinander.

31.2.1 Entwicklung der harnbereitenden Anteile – Nierenentwicklung

Die Embryonalentwicklung der Nieren erfolgt über **drei** zeitlich teilweise überlappende **Nierengenerationen** (Abb. **31.1**) im intermediären Mesoderm von kranial nach kaudal:
- **Vorniere** (**Pronephros**),
- **Urniere** (**Mesonephros**),
- **Nachniere** (**Metanephros**).

31.1 Entwicklung der Niere

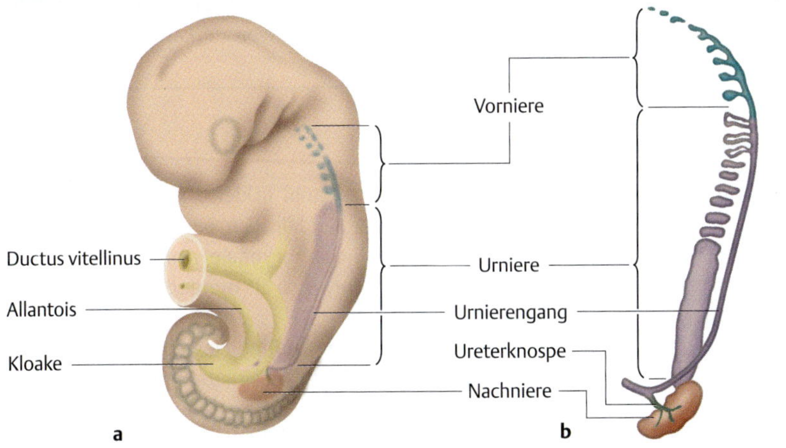

Entstehung der drei Nierengenerationen in der Ansicht von schräg links-vorne: Nacheinander und teilweise überlappend bilden sich Vor-, Ur- und Nachniere im intermediären Mesoderm. Die Vorniere bildet sich völlig zurück, die Urniere bildet mit dem Urnierengang das Ausführungsgangsystem des männlichen Genitales, die Nachniere wird zur bleibenden Niere. Die Nachnierenbildung wird wesentlich durch die dem Urnierengang entstammende Ureterknospe induziert.

Quelle: nach Brand-Saberi B, Ulfig N, Hrsg. Kurzlehrbuch Embryologie. 4. Aufl. Stuttgart: Thieme; 2023

Das intermediäre Mesoderm ist im Zervikothorakalbereich segmentiert, im Thorakolumbalbereich ein kontinuierlicher **nephrogener Strang**, der das Zölomepithel als **Nierenleiste** vorwölbt. Diese bildet zusammen mit der benachbarten Genitalleiste die **Urogenitalfalte** mit **Mesenterium urogenitale**.

Das intermediäre Mesoderm ist im oberen Thorakal- und Zervikalbereich in einzelne Abschnitte unterteilt, im unteren Thorakal- und Lumbalbereich besteht es aus einem zusammenhängenden **nephrogenen Strang**.
Dieser wölbt das Epithel der Leibeshöhle in Form der **Nierenleiste** vor. Zusammen mit der benachbarten durch die Keimdrüsenanlage vorgewölbten **Genitalleiste** bildet sie die **Urogenitalfalte**.
Nieren- und Genitalleiste sind über ein „Meso" (S. 653) an der dorsalen Leibeswand befestigt (**Mesenterium urogenitale**).

Vorniere (Pronephros)

Sie entsteht nur **zervikal**, bleibt funktionslos und bildet sich ab der 4. Embryonalwoche zurück. Der **Vornierengang** setzt sich in den Urnierengang (s. u.) fort.

Die Vorniere entsteht nur im **Zervikalbereich**, bleibt beim Menschen funktionslos und wird schon ab der 4. Embryonalwoche wieder zurückgebildet. Nur ein Gang mit epithelialisiertem Lumen (**Vornierengang**) bleibt erhalten und setzt sich in den später entstehenden Urnierengang (s. u.) fort.

Urniere (Mesonephros)

Das **mesonephrogene Blastem** (Gewebe des intermediären Mesoderms) bildet die Nephrone (S. 756) als harnbereitende Anteile der für kurze Zeit funktionell aktiven Urniere. Der **Urnierengang** (**Wolff-Gang**) mündet kaudal in die Kloake. Nephrone erhalten Anschluss an den Urnierengang. Dieser ist außer im Urnierensystem für die männliche Genitalentwicklung wichtig.

Ab der 6. Embryonalwoche beginnt die Rückbildung der Urniere. Kaudale Urnierenreste und der Wolff-Gang (S. 845) sind beim **Mann** für die Nebenhodenentwicklung von Bedeutung.

Bestandteile der für kurze Zeit funktionell aktiven Urniere sind die Differenzierungsprodukte des **mesonephrogenen Blastems** (Gewebe des intermediären Mesoderms). Dazu zählt auch der Urnierengang (**Wolff-Gang**).
Das **mesonephrogene Blastem** bildet die Nephrone (S. 756) als harnbereitende Anteile der Urniere. Sie gewinnen Anschluss an den **Urnierengang**, der eine Fortsetzung des Vornierengangs (s. o.) ist. Auch er hat ein epithelialisiertes Lumen und mündet kaudal in die Kloake (S. 715). Zusätzlich zu seiner Funktion als harnableitender Weg der Urniere ist der Urnierengang von großer Bedeutung für die Entwicklung der Genitalorgane.
Ab ca. der 6. Embryonalwoche beginnt die Rückbildung der Urniere in kraniokaudaler Richtung. Während beim **Mann** kaudale Urnierenkanälchen und der Wolff-Gang (S. 845) für die Entwicklung des Nebenhodens von Bedeutung sind, verbleiben bei der **Frau** von der Urnierenanlage nur funktionslose Reste im Bereich des Ovars (S. 847).

► Merke.

► Merke. Bei beiden Geschlechtern entsteht zudem aus dem Urnierengang die **Ureterknospe**, die für die Differenzierung innerhalb der Nachniere von ausschlaggebender Bedeutung ist.

► Klinik.

► Klinik. Fehlende Ausbildung oder Degeneration der Ureterknospe hat das Ausbleiben der Nierenentwicklung zur Folge. Man unterscheidet die fehlende Anlage (= **Nierenagenesie**) von der fehlenden Entwicklung einer vorhandenen Anlage (= **Nierenaplasie**).
Die einseitige Nierenagenesie bleibt oft symptomlos, da die andere Niere kompensatorisch die Funktion übernimmt. Eine beidseitige Nierenagenesie wird intrauterin durch die Plazenta kompensiert, was aber zu verminderter Fruchtwasserbildung führt (**Oligohydramnion**), die im Ultraschall erkannt werden kann. Postnatal ist die Sterblichkeit deutlich erhöht.

Nachniere (Metanephros)

Sie entsteht in kaudalen Anteilen des nephrogenen Strangs (im **metanephrogenen Blastem**) unter dem Einfluss der Ureterknospe.
Das metanephrogene Blastem bildet v. a. das Tubulussystem aus und induziert zudem die Bildung glomerulärer Kapillarschlingen im intermediären Mesoderm.

Unter dem Einfluss der Ureterknospe (s. o.) entsteht in der dritten und somit endgültigen Nierengeneration die Nachniere. Der kaudale, d. h. beckennah gelegene Bereich des nephrogenen Strangs, aus dem die embryonale Anlage der Nachniere (hauptsächlich des Tubulussystems) hervorgeht, wird als **metanephrogenes Blastem** bezeichnet.
Die Glomeruli entstehen aus sekundär kanalisierten Bindegewebsverdichtungen im intermediären Mesoderm, ihrerseits induziert durch das metanephrogene Blastem.

► Merke.

► Merke. Die Tubulusabschnitte des definitiven Nierenparenchyms entstehen aus dem metanephrogenen Blastem.

Obwohl der Ureter und das Nierenbecken mit seinen Verzweigungen im funktionellen Sinne zu den harnableitenden Anteilen des Harnapparats gehören, werden sie aufgrund der Induktionswirkung der Ureterknospe auf das Blastem an dieser Stelle im Zusammenhang mit der Nachniere erklärt.

Die **Ureterknospe** als Aussprossung des Urnierengangs (s. o.) wächst von ventrokaudal in das metanephrogene Blastem und teilt sich zunächst dichotom. So entstehen aus der Ureterknospe von kaudal nach kranial der Ureter, das Nierenbecken, die Nierenkelche (Calices majores und minores) und die etwa 1–3 Millionen Sammelrohre.

Jede Endaussprossung der Ureterknospe erhält eine kappenartige Bedeckung aus nephrogenem Blastem (**Nierenbläschen**). Aus jedem dieser Nierenbläschen wächst ein zarter Gang, dessen **distales Ende** über ein **Verbindungsstück** in ein **Sammelrohr** (beide Abkömmlinge der Ureterknospe) mündet.

Funktionell ist der Ureter ein Teil der harnableitenden Wege. Aufgrund seiner Induktionswirkung auf das metanephrogene Blastem wird er im Rahmen der Nachniere erklärt.

Aus der **Ureterknospe** entstehen der Ureter, das Nierenbecken sowie die Nierenkelche und Sammelrohre.

Jede Knospenendverzweigung erhält eine Blastemkappe (**Nierenbläschen**). Der daraus wachsende Gang verbindet sich am **distalen Ende** mit einem **Sammelrohr**.

▸ Klinik. Finden die harnableitenden Sammelrohre keinen Anschluss an die harnbereitenden Nephrone, kann es zur Ausbildung einer **Zystenniere** kommen.

Zwei Formen der Erkrankung werden beobachtet: Bei der **infantilen Form** kommen die Kinder mit zystisch veränderten Nieren zur Welt. Totgeburten sind bei diesem Krankheitsbild häufig.

Bei der **adulten Form** kommt es zur zunehmenden zystischen Zerstörung des Nierengewebes. Im Vollbild der Erkrankung stehen der Ausfall der Nierenfunktion (Urämie) und die Erhöhung des arteriellen Blutdrucks im Vordergrund. Die Therapie besteht in der Dialyse (Behandlungsverfahren zur Elimination harnpflichtiger Substanzen, auch als „Blutwäsche" bekannt) und ggf. Nierentransplantation.

▸ Klinik.

Durch Längenwachstum und Differenzierung des zunächst sehr kurzen Ganges entstehen die verschiedenen **Tubulusabschnitte** (S. 757). Das proximale **Gangende** formt sich konkav um und nimmt Kontakt zu einer glomerulären Kapillarschlinge (S. 756) auf (Glomerulus). Diese bilden sich aus Strängen des intermediären Mesoderms, die ab dem 2.–3. Embryonalmonat Anschluss an Äste der großen Beckenarterien bzw. letztlich der Aorta abdominalis gewinnen (der Gefäßursprung „wandert" im Rahmen des Nierenaszensus, s. u., immer weiter nach oben bis in Höhe der A. renalis). Funktionell aktiv wird die Nachniere etwa in der 13. Schwangerschaftswoche.

Durch Aufhebung der Rumpfkrümmung und durch das Längenwachstum der Ureterknospe steigen die Nieren schließlich im Rahmen des sog. **Aszensus** aus ihrer Position am lumbosakralen Übergang in ihre endgültige Lage auf, sodass sich das Hilum renale (S. 750) schließlich auf Höhe des LWK I–II befindet.

Proximal nimmt der Gang Kontakt zu einer Kapillarschlinge (Glomerulus) auf. Durch Längenwachstum und Differenzierung entstehen die verschiedenen **Tubulusabschnitte** (S. 757).

Die Aufhebung der Rumpfkrümmung und Wachstum der Ureterknospe führen zum **Nierenaszensus** (endgültige Lage Höhe LWK I–II).

▸ Klinik. Wird der Aszensus der Nieren behindert, können die unteren Nierenpole zusammenwachsen (**Hufeisenniere**). Aufgrund der Verschmelzung der unteren Nierenpole geht bei einer Hufeisenniere der Ureter sehr hoch aus der Niere ab. Zudem muss er das verschmolzene Nierenparenchym überkreuzen. Dies kann zu Abflusshindernissen im Ureter und damit zu Komplikation wie aufsteigender Infektion auf dem Boden des Harnstaus führen. Abhilfe schafft in diesen Fällen eine operative Therapie.

▸ Klinik.

31.2.2 Entwicklung der harnableitenden Wege

Da mit Nierenbecken und Ureter als Abkömmlinge der Ureterknospe die proximalen Anteile der ableitenden Harnwege (S. 764) bereits im Zusammenhang mit der Nachniere besprochen wurden, erfolgt hier lediglich die Darstellung der Entwicklung von Harnblase und Urethra.

Der größte Teil der **Harnblase** und die **Urethra** entstehen aus dem **Sinus urogenitalis**, dem ventralen Abschnitt der Kloake (S. 715). Der Sinus urogenitalis wird in drei übereinander liegende Etagen untergliedert:

- **Obere Etage:** Sie wird bei beiden Geschlechtern zur **Harnblase** und setzt sich zunächst in die **Allantois** fort, die im Laufe der Entwicklung zu einem fibrösen Strang, dem **Urachus** (S. 105), verödet.
- **Mittlere Etage:** Während sich beim **Mann** daraus lediglich der proximale Abschnitt der **Urethra bis zum Colliculus seminalis** entwickelt, entsteht bei der **Frau** die **gesamte Harnröhre** aus der mittleren Etage des Sinus urogenitalis.
- **Untere Etage:** Beim **Mann** entwickelt sich diese zum **distalen Harnröhrenabschnitt** (Partes prostatica und diaphragmatica), bei der **Frau** zum **Vestibulum vaginae**.

31.2.2 Entwicklung der harnableitenden Wege

Da die Entwicklung von Ureter und Nierenbecken bereits oben besprochen wurde, wird hier nur diejenige der distalen ableitenden Harnwege (S. 764) dargestellt.

Die **Harnblase** (größtenteils) und die ganze **Urethra** entstehen aus dem Sinus urogenitalis, der 3 Etagen erkennen lässt:

- **Obere Etage:** Sie wird zur Harnblase und zur Allantois, die zum Urachus (S. 105) verödet.
- **Mittlere Etage:** Daraus entsteht die proximale (♂) bzw. die gesamte (♀) Urethra.
- **Untere Etage:** Sie entwickelt sich zur distalen Urethra (♂) bzw. zum Vestibulum vaginae (♀).

  Seitliche Falten des Sinus werden zum äußeren Genitale (S. 848).

Bei beiden Geschlechtern entwickeln sich aus den seitlich begrenzenden Falten des Sinus urogenitalis die **äußeren Genitalien** (S. 848).

Anfangs hat die Ureterknospe nur über die Urnierengänge indirekt Anschluss an die Kloake. Erst mit Einbeziehung der Urnierengänge in die durch das **Septum urorectale** (S. 715) unterteilte Kloake mündet der Ureter direkt in die spätere Harnblase.

Die Ureterknospe (s. o.) hat zunächst nur indirekten Anschluss (über die Urnierengänge) an die Kloake.
Erst bei der Unterteilung der Kloake durch das **Septum urorectale** (S. 715) werden die Urnierengänge in die Hinterwand der späteren Harnblase so weit einbezogen, dass dadurch eine eigene direkte Mündung für die Ureteren entsteht.
Dies hat eine wichtige Konsequenz für die embryologische Unterteilung der Harnblase.

▸ Merke.

▸ Merke. Der größte Teil der Harnblase entsteht direkt aus dem **endodermalen** Sinus urogenitalis. Durch Einbau der mesodermalen Urnierengänge im Bereich von Blasenhinterwand und Blasengrund ist das sich daraus ergebende **Trigonum vesicae mesodermaler Herkunft**. Damit entsteht die Harnblase aus zwei Keimblättern.

Die anfangs kaudal liegenden Ureteren werden durch Blasenwachstum nach kranial verlagert, die Urnierengänge nach kaudal. Der Wolff-Gang bildet beim Mann die ableitenden Samenwege.

Die getrennten Mündungen von Urnierengängen und Ureteren in der Blasenwand wechseln während der weiteren Entwicklung ihre Position: Durch die wachsende Harnblase verlagern sich die zunächst kaudal der Urnierengänge liegenden Ureteren nach kranial und die Urnierengänge, aus denen sich beim männlichen Embryo die ableitenden Samenwege (S. 845) entwickeln, münden weiter kaudal.

31.3 Entwicklung des Genitales

Die Anlage der Genitalorgane ist zunächst geschlechtsindifferent. Die Entwicklung der einzelnen Organanlagen lässt sich unterteilen in:
- Entwicklung des inneren Genitales mit
  - Keimdrüsen,
  - Genitalwegen und
  - Geschlechtsdrüsen.
- Entwicklung des äußeren Genitales.

31.3 Entwicklung des Genitales

Obwohl das chromosomale Geschlecht bereits bei der Konzeption festgelegt wird, ist die frühe Anlage der Geschlechtsorgane noch indifferent. Auch wenn die einzelnen Organanlagen der Genitalien sich in der Entwicklung teilweise gegenseitig beeinflussen, ist aus Gründen der Übersicht die folgende Unterteilung sinnvoll:
- Entwicklung des inneren Genitales, bei der unterschieden werden kann zwischen der Entwicklung von
  - Keimdrüsen,
  - Genitalwegen und
  - akzessorischen Geschlechtsdrüsen.
- Entwicklung des äußeren Genitales.

31.3.1 Entwicklung des inneren Genitales

Entwicklung der Keimdrüsen

Aus Zölomepithel und Mesenchym entstehen in der 5. Embryonalwoche paarige Genitalleisten medial der Urnierenanlage. Keimzellen sind zunächst noch nicht vorhanden, sondern wachsen als Urkeimzellen aus dem Endoderm des Dottersacks (Abb. **3.6**) in der 6. Woche ein und induzieren die Gonadenentwicklung (Abb. **31.2**).

31.3.1 Entwicklung des inneren Genitales

Entwicklung der Keimdrüsen

Zwischen der Urnierenleiste und der Mesenterialwurzel des Darmes (S. 641) entwickeln sich ab der 5. Embryonalwoche aus einer Verdichtung des Mesenchyms und aus Zölomepithelzellen die paarigen Genitalleisten. Keimzellen sind zunächst noch nicht vorhanden, sondern wandern als Urkeimzellen über das dorsale Mesenterium des Enddarms aus dem Endoderm des Dottersacks (Abb. **3.6**) in die Genitalleisten ein (6. Embryonalwoche, Abb. **31.2**).
Da es ohne sie nicht zur Entwicklung von Hoden und Ovar kommt, stoßen die Urkeimzellen offenbar die Gonadenentwicklung an.

⊙ 31.2

⊙ 31.2 Gonadenanlage und Wanderung der Urkeimzellen

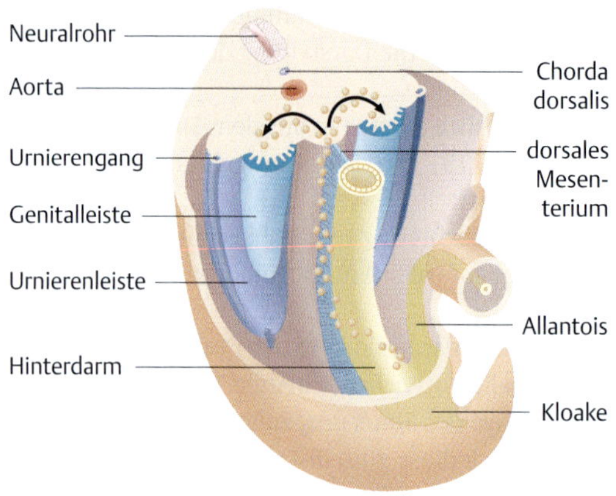

Die noch keimzellfreie Gonadenanlage entsteht medial der Nierenleiste (S. 840) als Genitalleiste aus Zölomepithel und einer lokalen Mesenchymverdichtung. Urkeimzellen wandern in der 6. Embryonalwoche sekundär aus dem Endoderm über das dorsale Mesenterium des Darms ein und fördern die weitere Entwicklung der Gonadenanlage.

Quelle: nach Brand-Saberi B, Ulfig N, Hrsg. Kurzlehrbuch Embryologie. 4. Aufl. Stuttgart: Thieme; 2023

Während der Einwanderung der Urkeimzellen bildet das Zölomepithel innerhalb des Genitalleistenmesenchyms sog. **primäre Keimstränge**, die zunächst ihre Verbindung zum restlichen Zölomepithel behalten. Die Urkeimzellen werden in diese primären Keimstränge eingegliedert.

Das Zölomepithel bildet in der Genitalleiste **primäre Keimstränge**, die noch mit dem Epithel verbunden sind. In die Keimstränge wandern die Urkeimzellen ein.

Entwicklung des Hodens

Um die 7. Embryonalwoche wachsen die primären Keimstränge in das Mark der Gonadenanlage ein. Sie werden jetzt **Hodenstränge** genannt und lösen sich allmählich vom Zölomepithel ab. Unterhalb des Zölomepithels entsteht dichtes Bindegewebe, aus dem sich die spätere **Tunica albuginea** (S. 827), die Hodenkapsel, entwickelt.
Gleichzeitig bildet sich aus dem Mark der Gonadenanlage ein Netz dünner Kanälchen in Richtung auf die Tubuli des Urnierengangs hin aus. Dieses Netz differenziert sich zum **Rete testis** (S. 818).
Im 4. Entwicklungsmonat bilden sich die Hodenstränge zu Schlingen um, die mit dem Kanälchennetz des Rete testis verbunden werden (Abb. **31.3**).
Erst nach der Geburt beginnt die Kanalisierung der Hodenstränge, die dadurch zu den **Tubuli seminiferi** (S. 818) umgebildet werden.
Im Hodenstrang lassen sich zwei Zellarten unterschiedlicher Funktion und Herkunft unterscheiden:

- **Prospermatogonien** (primordiale Geschlechtszellen), die aus den Urkeimzellen entstanden sind.
- **Sertoli-Zellen**, die am Rand des Hodenstrangs liegen und dem Zölomepithel entstammen.

Im gonadalen Mesenchym treten ab der 8. Embryonalwoche große Zellen in Erscheinung, die an Zahl zunächst sehr stark zunehmen. Es handelt sich um testosteronbildende Zellen, die aufgrund ihrer Lage zwischen den Hodensträngen **Leydig-Zwischenzellen** (S. 835) genannt werden.
Das Testosteron fördert die weitere Entwicklung des männlichen Genitales.
Etwa ab dem 5. Monat nehmen Zahl und Aktivität der Leydig-Zellen stark ab, beim neugeborenen kleinen Jungen ist eine Androgenproduktion (wohl durch Wegfall der mütterlichen Choriongonadotropin-Stimulation) nicht mehr nachweisbar. Erst mit der Pubertät nehmen Zahl und Hormonproduktion der Leydig-Zellen wieder stark zu, sodass man von **zwei Generationen** der Leydig-Zellen spricht:

- Die **1. Generation** wird **im embryonalen Hoden** vorübergehend aktiv.
- Die **2. Generation** nimmt mit der **Pubertät** ihre Funktion auf, die bis ins hohe Alter erhalten bleibt.

Wie auch die Urnierenanlage ist der embryonale Hoden durch ein dorsales Mesenterium (**Mesenterium urogenitale**) mit der hinteren Wand der Leibeshöhle verbunden. Aus diesem entstehen die Keimdrüsenbänder, im Falle des Hodens das **Mesorchium**. Der untere Teil des Keimdrüsenbandes wird zu einem fibrösen Strang, der durch den Leistenkanal bis in den Skrotalwulst reicht und als **Gubernaculum testis** (S. 316) beim Deszensus des Hodens von großer Bedeutung ist.

Um die 7. Embryonalwoche wachsen die primären Keimstränge in das Mark. Sie werden jetzt als Hodenstränge bezeichnet und lösen sich vom Zölomepithel ab, unter dem die bindegewebige **Tunica albuginea** entsteht.
Zum Urnierengang bilden sich dünne Kanälchen (**Rete testis**), die sich mit den noch soliden Hodensträngen verbinden. Durch Kanalisierung werden die Hodenstränge zu **Tubuli seminiferi** (Abb. **31.3**).
Im Hodenstrang liegen zwei Zelltypen:

- **Prospermatogonien** = primordiale Geschlechtszellen (aus Urkeimzellen) und
- **Sertoli-Zellen** (aus Zölomepithel).

Im gonadalen Mesenchym treten ab der 8. Woche sog. **Leydig-Zwischenzellen** (S. 835) auf, die Testosteron bilden. Dieses fördert die weitere männliche Genitalentwicklung.

Im 5. Embryonalmonat nimmt die Zahl der Leydig-Zellen ab, der neugeborene Junge hat kaum Androgene. Mit der Pubertät nehmen die Leydig-Zellen wieder stark zu. Man definiert **2 Generationen** der Leydig-Zellen:

- **1. Generation** im embryonalen Hoden,
- **2. Generation** ab der Pubertät bis zum Senium.

Der Hoden ist mit der Leibeswand durch ein Mesenterium urogenitale verbunden, das zum **Mesorchium** wird. Der untere Mesorchiumanteil entspricht dem **Gubernaculum testis** (S. 316), das für den Descensus testis wichtig ist.

31.3 Entwicklung des Hodens

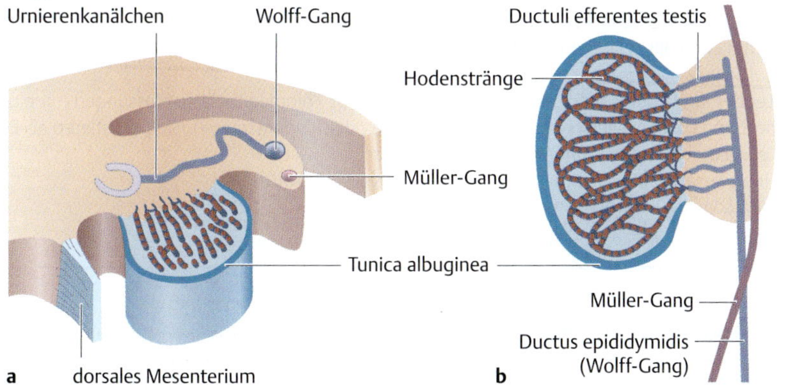

Zölomepithelaussprossungen in die Gonadenanlage hinein bilden zunächst solide Stränge (primäre Keimstränge), in die die Urkeimzellen eingebettet werden. Die primären Stränge verlieren ihren Kontakt zur Epitheloberfläche und werden nach späterer Kanalisation zu den Tubuli seminiferi testis. Der Wolff-Gang differenziert sich u. a. zum Ductus epididymidis.
a Transversalschnitt durch den Hoden in der 8. Entwicklungswoche,
b Longitudinalschnitt im 4. Entwicklungsmonat.

Quelle: nach Brand-Saberi B, Ulfig N, Hrsg. Kurzlehrbuch Embryologie. 4. Aufl. Stuttgart: Thieme; 2023

Entwicklung des Ovars

In der weiblichen Gonade bilden die Keimstränge im Mark Zellhaufen mit eingewanderten Urkeimzellen (**Markstränge**). Die Markstränge bilden sich wieder zurück und werden durch Bindegewebe ersetzt (**Medulla ovarii**).

Sekundäre Keimstränge sprossen vom Zölomepithel unter die Gonadenrinde ein (**Rindenstränge**) und bilden Zellhaufen mit Urkeimzellen (**Eiballen**). Die Urkeimzellen werden zu **Oogonien**, die Zölomepithelderivate zum **Follikelepithel**. Oogonien treten noch intraembryonal in die Meiose ein und verharren bis zur Entwicklung der Primordialfollikel (S. 799) im Diktyotän (**Oozyten 1. Ordnung**).

Das Ovar hat durch Rückbildung der Markstränge kein Kanälchensystem. Abgabe der Keimzellen erfolgt durch Follikelsprung. Aus dem **Mesenterium urogenitale** werden die **Ligg. suspensorium ovarii** (S. 783), **ovarii proprium** und teres uteri (S. 316). Auch das Ovar zeigt einen Deszensus.

31.4

Entwicklung des Ovars

In der weiblichen Gonadenanlage bilden die **primären Keimstränge** durch mesenchymale Unterteilung unregelmäßig geformte Zellanhäufungen, in denen sich Urkeimzellen finden. Da sie überwiegend im Mark des Ovars liegen, werden sie **Markstränge** genannt. Im Laufe der weiteren Entwicklung gehen die Markstränge einschließlich der Urkeimzellen wieder zugrunde und werden durch ein gefäßhaltiges Bindegewebe ersetzt, die spätere **Medulla ovarii**.
Durch weitere Proliferation bilden sich vom Zölomepithel ausgehend neue, **sekundäre Keimstränge**, die aufgrund ihrer oberflächennahen Lage im Ovar als **Rindenstränge** bezeichnet werden. Auch sie werden in Zellhaufen unterteilt und werden mit den in sie eingelagerten Urkeimzellen **Eiballen** genannt.
Während die Urkeimzellen der Eiballen sich zu **Oogonien** (S. 799) entwickeln, werden die sie umgebenden Abkömmlinge des Zölomepithels zu den **Follikelepithelzellen** (Tab. **29.1**).
Die Oogonien treten noch während der Embryonalentwicklung in die Meiose ein und verweilen während des Diktyotänstadiums als sog. **Oozyten 1. Ordnung** in einer mehrjährigen Ruhephase, um sich zusammen mit den Follikelzellen später zu einem Primordialfollikel (S. 799) zu entwickeln.
Anders als bei der männlichen Gonadenanlage entsteht aufgrund der Rückbildung der Markstränge im Ovar kein Kanälchensystem. Die Abgabe der Keimzellen erfolgt beim weiblichen Organismus daher über die Oberfläche des Ovars mittels des Follikelsprungs (S. 800).
Bei der Frau entwickeln sich aus den Keimdrüsenbändern (Reste des **Mesenterium urogenitale**) die **Ligg. suspensorium ovarii** (S. 783), **ovarii proprium** und teres uteri (S. 316).
Auch das Ovar beginnt einen Deszensus (**Descensus ovarii**), der allerdings im kleinen Becken in der Fossa ovarica (S. 783) endet.

31.4 Entwicklung des Ovars

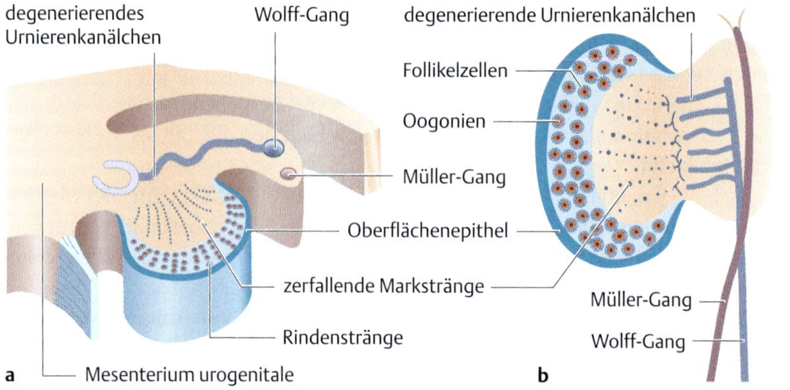

Im Ovar bilden sich aus Zölomepithelaussprossungen primäre Keimstränge im Mark (Markstränge), in die – wie beim Hoden – Urkeimzellen einwandern. Diese primären Keimstränge bilden sich wieder zurück. Demzufolge bleiben die Urnierenkanälchen funktionslos und degenerieren ebenfalls (während sie sich beim männlichen Embryo zu den Ductuli efferentes testis entwickeln).
Unter der Rinde der Gonadenanlage bilden sich erneut Zölomepithelaussprossungen mit eingebetteten Urkeimzellen (sekundäre Keimstränge oder Rindenstränge). Sie persistieren als Eiballen, die sich zu den Primordialfollikeln umbilden.
a Transversalschnitt durch das Ovar in der 7. Entwicklungswoche
b und Longitudinalschnitt im 5. Entwicklungsmonat.

Quelle: nach Brand-Saberi B, Ulfig N, Hrsg. Kurzlehrbuch Embryologie. 4. Aufl. Stuttgart: Thieme; 2023

Entwicklung der Genitalwege

Auf ein indifferentes Stadium folgt die geschlechtsspezifische Entwicklung.

Entwicklung der Genitalwege

Wie die Keimdrüsenanlage zeigt auch die Entwicklung der Genitalwege zunächst ein geschlechtsindifferentes Stadium, dem die jeweilige geschlechtsspezifische Entwicklung folgt.

Geschlechtsindifferente Anlage

Bei beiden Geschlechtern sind bis etwa zur 6. Embryonalwoche zwei paarige, nebeneinanderliegende Gänge angelegt:
- **Wolff-Gang** (Ductus mesonephricus = Urnierengang) und
- **Müller-Gang** (Ductus paramesonephricus).

Wolff-Gang: Er entsteht als Ausführungsgang der Urniere (S. 840) und gewinnt Anschluss an den Sinus urogenitalis (S. 841) nach dessen Abschnürung aus der Kloake.

Müller-Gang: Durch den Wolff-Gang induziert, entsteht der Müller-Gang als Einfaltung des Zölomepithels. Sein kraniales Ende ist trichterförmig in die Zölomhöhle geöffnet. Bevor sich die Müller-Gänge beider Seiten kaudal vereinigen, verlaufen sie paarig lateral des jeweiligen Wolff-Ganges, der ventral überkreuzt wird. Am Sinus urogenitalis induziert die kaudal unpaare Müller-Gang-Spitze die Entwicklung des **Müller-Hügels**, aus dem sich der Colliculus seminalis (♂) bzw. der Hymen (♀) bildet.

Geschlechtsindifferente Anlage

Bis zur 6. Embryonalwoche sind bei beiden Geschlechtern 2 paarige Gänge angelegt:
- **Wolff-Gang** (Urnierengang) und
- **Müller-Gang**.

Wolff-Gang: Er entsteht als Ausführungsgang der Urniere (S. 840) mit Anschluss an den Sinus urogenitalis (S. 841).
Müller-Gang: Er entsteht als Einfaltung des Zölomepithels, induziert durch den Wolff-Gang. Beide Müller-Gänge bleiben kranial offen und vereinigen sich ventral und medial des Wolff-Gangs. Aus dem Müller-Gang entsteht das Ausführungsgangsystem des weiblichen Genitalapparats.

Geschlechtspezifische Entwicklung des Gangsystems

Bei regelrechtem Ablauf entwickelt sich je nach Geschlecht nur ein Gangsystem weiter, während das jeweils andere bis auf (meist unauffällige) Residuen (S. 847) zurückgebildet wird. Letztere können in seltenen Fällen zu Krankheitserscheinungen führen.

Geschlechtspezifische Entwicklung des Gangsystems

Bei normalem Ablauf wird nur ein Gangsystem entwickelt, während sich das andere bis auf wenige Residuen zurückbildet.

► Merke. Beide Gangsysteme differenzieren sich geschlechtsspezifisch zu den männlichen (Wolff-Gang) bzw. weiblichen (Müller-Gang) Genitalwegen.
Eselsbrücke: Wolf(f)gang = männlich!

► Merke.

31.5 Geschlechtsspezifische Differenzierung der zunächst indifferenten Genitalwege

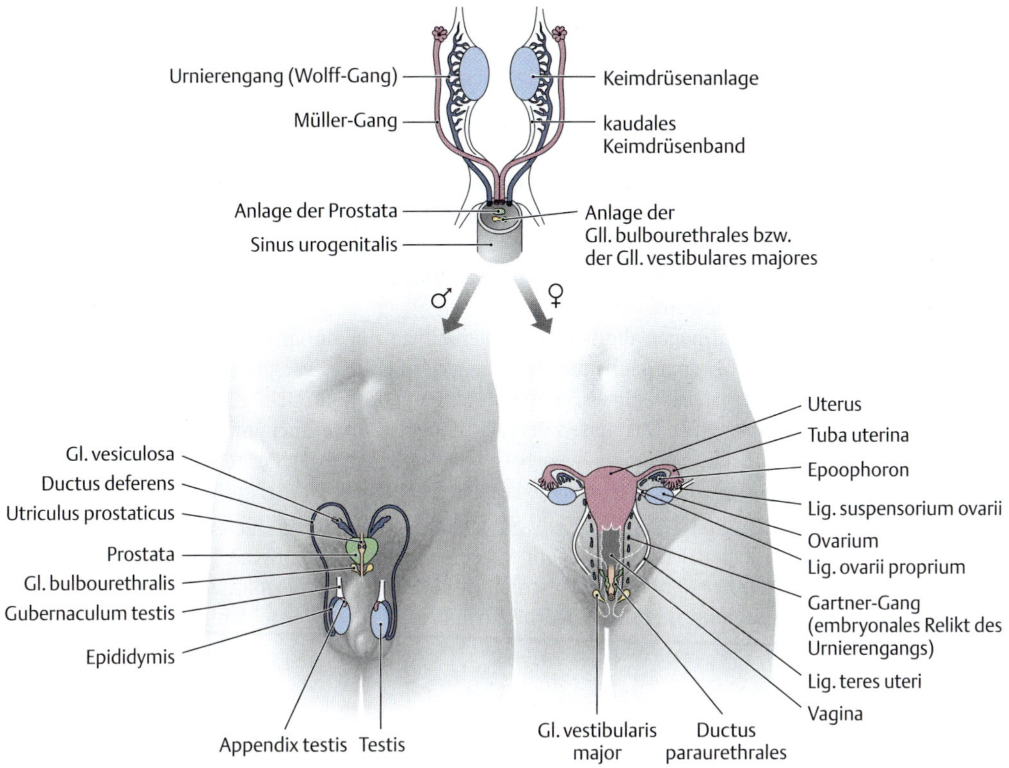

Neben der Differenzierung des Wolff-Gangs beim männlichen und des Müller-Gangs beim weiblichen Keim sind auch die sich aus den Keimdrüsenanlagen entwickelnden Hoden bzw. Ovarien dargestellt.

Quelle: Schünke M, Schulte E, Schumacher U. PROMETHEUS LernAtlas der Anatomie, Innere Organe. Illustrationen von Voll M u. Wesker K. 6. Aufl. Stuttgart: Thieme; 2022

Entwicklung des Gangsystems beim männlichen Keim: Für die regelrechte Ausbildung des Gangsystems im männlichen Organismus müssen zwei Voraussetzungen erfüllt sein:
- Eine ausreichende **Androgenproduktion** durch die 1. Generation der **Leydig-Zwischenzellen** im embryonalen Hoden für die Umbildung des Wolff-Gangs zu den aus ihm hervorgehenden männlichen Genitalwegen.
- Die Rückbildung des Müller-Gangs, ausgelöst durch das **Anti-Müller-Hormon** der testikulären **Sertoli-Zellen**.

Entwicklung beim männlichen Keim: Die regelrechte Ausbildung des Gangsystems hat 2 Voraussetzungen:
- Normale **Androgenproduktion** (Leydig-Zellen) für die Differenzierung des Wolff-Gangs sowie die
- Müller-Gang-Rückbildung durch das **Anti-Müller-Hormon** (Sertoli-Zellen).

Kaudale **Urnierennephrone** gewinnen Anschluss an das Rete testis und werden zu **Ductuli efferentes**. Weitere Abschnitte des Wolff-Gangs werden durch Längenwachstum und Differenzierung zu den Gangabschnitten des inneren männlichen Genitales.

Einhergehend mit dem Längenwachstum und der Differenzierung des Wolff-Gangs gewinnen die kaudalen, von der Rückbildung ausgenommenen, **Nephrone der Urniere** als spätere **Ductuli efferentes testis** Anschluss an das Rete testis.
Der auf die Ductuli efferentes nach distal folgende Abschnitt des Wolff-Gangs differenziert sich zum **Ductus epididymidis**.
Die über den Leistenkanal (S. 307) zur Beckenhöhle führenden Abschnitte differenzieren sich zum **Ductus deferens** (S. 765) und zum **Ductus ejaculatorius** (S. 823). Eine Epithelaussprossung aus dem Wolff-Gang bildet nahe der Harnblase die **Gl. vesiculosa** (S. 822).

▸ Merke.

▸ Merke. Aus dem **Wolff-Gang** entstehen somit: Ductus epididymidis, Ductus ejaculatorius, Ductus deferens und die Gl. vesiculosa. Die Ductuli efferentes testis dagegen liegen topografisch zwar im Nebenhoden(kopf), sind entwicklungsgeschichtlich aber Abkömmlinge der Urnierenkanälchen und somit des nephrogenen Blastems.

▸ Klinik.

▸ Klinik. Durch die kombinierte Wirkung zweier testikulärer Hormone sind verschiedene Entwicklungsstörungen denkbar:

- **Anti-Müller-Hormon fehlt**, Androgene werden normal produziert → Das männliche Gangsystem entwickelt sich normal, die Müller-Gänge werden aber nicht zurückgebildet: beide Gangsysteme sind parallel vorhanden.
- **Androgene fehlen**, Anti-Müller-Hormon wird normal produziert → Das männliche Gangsystem entwickelt sich nicht, das weibliche Gangsystem wird zurückgebildet.
- **Anti-Müller-Hormon und Androgene fehlen** → Das männliche Gangsystem entwickelt sich nicht, das weibliche Gangsystem wird aber nicht zurückgebildet: es entsteht ein normales weibliches Gangsystem trotz männlichen Genotyps.

Residuen beim männlichen Keim: Der blind endende Urnierengangabschnitt wird zur **Appendix epididymidis**. Teil des Müller-Gangs wird zur **Appendix testis**.

Residuen embryonaler Gangsysteme beim männlichen Keim: Der blind endende Urnierengangabschnitt aus dem Bereich der kranialen (vollständig zurückgebildeten) Urnierenkanälchen wird zur **Appendix epididymidis**.
Ein kleiner persistierender Teil des Müller-Gangs wird zur **Appendix testis**.

Entwicklung beim weiblichen Keim:

- **Entstehung von Tube und Uterus:** Kraniale Abschnitte der Müller-Gänge werden zu den **Tubae uterinae**. Am abdominalen Tubenende bilden sich an der Pars ampullaris Fimbrien aus.
  Kaudal werden die eng benachbarten Müller-Gänge nur durch ein Septum getrennt. Nach dessen Auflösung entsteht der **Canalis uterovaginalis**, der kranial zum Uterus wird (Abb. **31.7**). Parauterines Bindegewebe wird zum peritoneal bedeckten Lig. latum uteri.

Entwicklung des Gangsystems beim weiblichen Keim: Diese gliedert sich in zwei Prozesse:

- **Entstehung von Tube und Uterus:** Die zunächst noch vollständig getrennt verlaufenden Müller-Gänge zeigen im 4. Embryonalmonat ein starkes Wachstum. Die oberen Anteile differenzieren sich zu den Eileitern, sog. **Tubae uterinae** (S. 785). Am abdominalen freien Ende der Tuben bilden sich am Rand der Pars ampullaris Fimbrien aus.
  Kaudal liegen die beiden Müller-Gänge nur durch ein dünnes Septum getrennt eng beieinander. Unter Auflösung des Septums verschmelzen die Gänge zum **Canalis uterovaginalis**, dessen kranialer Anteil sich zum Uterus differenziert (Abb. **31.7**). Das diesen Bereich umgebende Mesenchym verschmilzt ebenfalls: Es entsteht die bindegewebige Genitalplatte, die einen Peritonealbezug erhält (Lig. latum uteri) (S. 789) und die Leitungsbahnen des Uterus enthält.

▸ Klinik. Eine unvollständige Verschmelzung der beiden Müller-Gänge mit der Persistenz des Septums kann zu einer Kammerung des Uterus führen. Je nach Ausmaß der Kammerung bleibt diese Entwicklungsstörung symptomlos oder es treten folgende Probleme auf: Dysmenorrhö (pathologisch verstärkte Menstruationsbeschwerden), verminderte Fertilität bis Sterilität, erhöhte Abortrate sowie Komplikationen bei der Geburt.

31.6 Uterusfehlbildungen

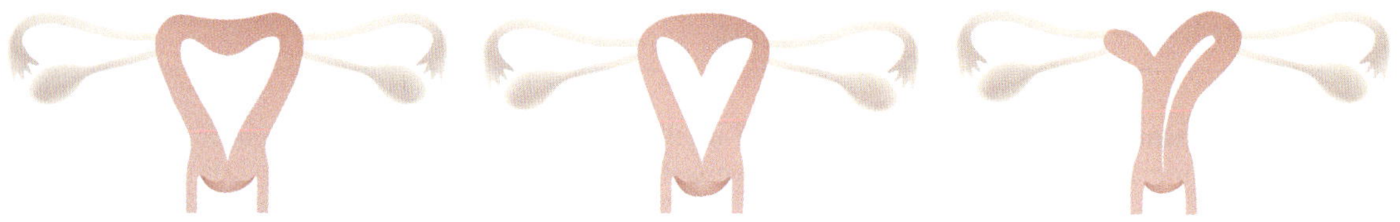

a Uterus arcuatus **b** Uterus subseptus **c** Uterus bicornis

- **Entstehung der Vagina**: Die Spitzen der Müller-Gänge wachsen auf den Sinus urogenitalis zu. Aus dem Sinus wachsen den Müller-Gängen zwei Ausstülpungen entgegen, die **Sinovaginalhöcker**, die kranial die kompakte **Vaginalplatte** bilden. Diese gewinnt Anschluss an den Uterus und wird bis zum 5. Embryonalmonat – von kaudal nach kranial aufsteigend – vollständig kanalisiert (Abb. **31.7**). Das Lumen der Vagina ist kaudal zum Sinus urogenitalis hin zunächst durch eine dünne Gewebsplatte, das **Hymen**, verschlossen, die perinatal meist schon eine kleine Öffnung zeigt, jedoch oft erst bei der Kohabitarche (1. Geschlechtsverkehr) vollständig eröffnet wird.

- **Entstehung der Vagina:** Die Müller-Gänge wachsen auf den Sinus urogenitalis zu, von wo ihnen die **Sinovaginalhöcker** (verschmolzen zur **Vaginalplatte**) entgegenwachsen. Nach Anschluss der noch soliden Vaginalplatte an den Uterus erfolgt bis zum 5. Monat eine Kanalisierung bis auf den Bereich des **Hymens** (Abb. **31.7**), s. Hymen (S. 795).

► Merke. Aus den **Müller-Gängen** entstehen somit die paarige Tuba uterina, der unpaare Uterus und der oberste Teil der Vagina. Die restlichen Abschnitte der Vagina entwickeln sich aus dem Sinus urogenitalis (S. 841).

► Merke.

Residuen embryonaler Gangsysteme beim weiblichen Keim: Aus den Urnierentubuli entstehen das **Epoophoron** und das **Paroophoron**. Vom Urnierengang verbleibt gelegentlich neben der Vagina der sog. **Gartner-Gang**.

Residuen beim weiblichen Keim: Epo- und Paroophoron aus den Urnierentubuli, der paravaginale **Gartner-Gang** aus dem Wolff-Gang.

31.7 Entwicklung von Uterus und Vagina

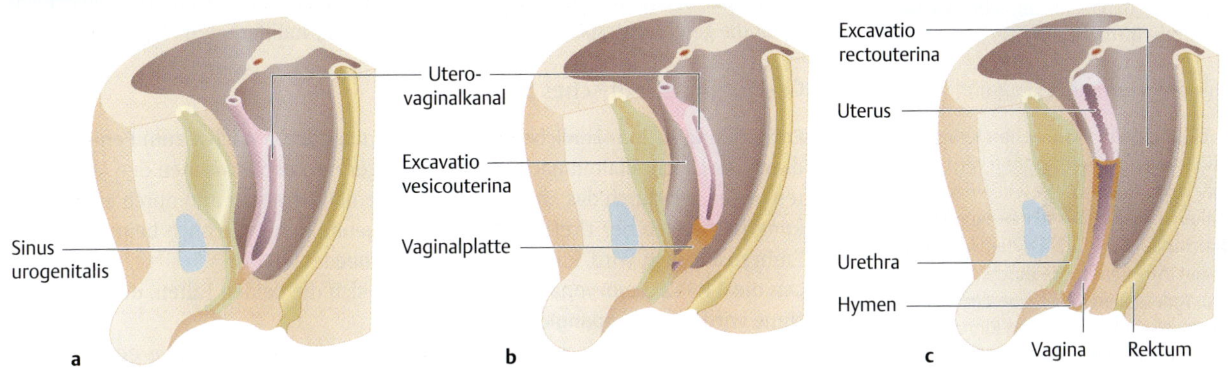

Die paarigen Müller-Gänge differenzieren sich kranial zu den Tubae uterinae (freie Öffnung zur Abdominalhöhle, **a**) und verschmelzen kaudal zum Uterus. Aus dem Sinus urogenitalis wächst die zunächst noch solide Anlage der Vagina (Vaginalplatte, **b**) auf das Ostium uteri zu und gewinnt unter sekundärer Kanalisierung der Vagina (**c**) Anschluss an den Uterus.

a Mediansagittalschnitt in der 10. Entwicklungswoche,
b in der 12. Woche,
c zum Zeitpunkt der Geburt.

Quelle: nach Brand-Saberi B, Ulfig N, Hrsg. Kurzlehrbuch Embryologie. 4. Aufl. Stuttgart: Thieme; 2023

► Klinik. Der **Gartner-Gang** kann Zysten (flüssigkeitsgefüllte Bläschen) bilden, die zu Druckbeschwerden führen oder sich entzünden können. In seltenen Fällen kann sich in diesem Gangresiduum ein bösartiger Tumor (Gartner-Gang-Karzinom) entwickeln.
Gelegentlich findet sich beim neugeborenen kleinen Mädchen ein vollständig verschlossenes Hymen. Tritt bis zur 1. Regelblutung (Menarche) keine Eröffnung ein, muss es operativ eröffnet werden, um einen Abfluss des Menstruationsblutes zu gewährleisten.

► Klinik.

Entwicklung der akzessorischen Geschlechtsdrüsen

Akzessorische Geschlechtsdrüsen beim Mann: Epithelzellen der aus dem Sinus urogenitalis entstandenen Urethra sprossen in das umgebende Bindegewebe und bilden die **Prostata**.
Somit ist die Prostata – genau wie die Urethra – als Abkömmling des Sinus urogenitalis ebenfalls **endodermalen** Ursprungs.
Auch die **Gll. bulbourethrales** entstehen aus einer Epithelaussprossung der Urethra.
Die **Gl. vesiculosa** entsteht aus einer Aussprossung des Ductus deferens, der ein Abkömmling des (mesodermalen) Wolff-Ganges und somit mesodermalen Ursprungs ist.

Entwicklung der akzessorischen Geschlechtsdrüsen

Genitaldrüsen beim Mann: Epithelaussprossungen der Urethra in das umliegende Bindegewebe bilden die **Prostata**, die wie der Sinus urogenitalis endodermal angelegt ist. Auch die **Gll. bulbourethrales** entstehen als Epithelaussprossung der Urethra.
Die **Gl. vesiculosa** als ein Derivat des mesodermalen Wolff-Gangs ist mesodermal angelegt.

Genitaldrüsen bei der Frau: Urethrale Epithelaussprossungen bilden die **(Para-)Urethraldrüsen** (S. 799) und **Gll. vestibulares majores**.

31.3.2 Entwicklung des äußeren Genitales

Auch hier besteht vor der geschlechtsabhängigen Differenzierung ein indifferentes Stadium.

Geschlechtsindifferentes Stadium

Seitlich der Kloake wachsen 2 **Kloakenfalten**, die in vordere **Urethral-** und hintere **Analfalten** (S. 715) unterteilt werden.
Die Urethralfalten vereinigen sich vorne zum **Genitalhöcker**, in den aus dem Sinus urogenitalis die endodermale **Urethralplatte** vorwächst.
Lateral der Urethralfalten entstehen die beiden **Genitalwülste** (Abb. **31.8**).

Geschlechtsspezifisches Stadium

Entwicklung beim männlichen Keim: Durch Verlängerung der Urethralfalten wird der Genitalhöcker zum **Penis**. Zwischen den Urethralfalten entsteht durch Einsenkung die **Urogenitalrinne**. Durch Schluss der Urogenitalfalten um die Rinne sowie durch Vorwachsen eines ektodermalen Kanals von der Glans penis bis zur nun verschlossenen Rinne entsteht die Urethra mit ihrer definitiven Mündung.

31.8

Akzessorische Geschlechtsdrüsen bei der Frau: Epithelzellen der Urethra sprossen in das umgebende Bindegewebe und bilden die **Urethral-** und **Paraurethraldrüsen** (S. 799).
Auch die **Gll. vestibulares majores** entstehen aus einer Epithelaussprossung der Urethra.

31.3.2 Entwicklung des äußeren Genitales

Wie die inneren Genitalorgane zeigt auch das äußere Genitale während der Embryonalentwicklung ein geschlechtsindifferentes Stadium, bevor die anschließenden Entwicklungsschritte geschlechtsspezifisch verlaufen.

Geschlechtsindifferentes Stadium

Dieses Stadium ist durch ein Wachstum von Falten in der seitlichen Umgebung der Kloake gekennzeichnet (**Kloakenfalten**). Entsprechend der Unterteilung der Kloakenmembran in die Urogenitalmembran und die Analmembran werden die Kloakenfalten in die vorderen **Urethral-** und die hinteren **Analfalten** (S. 715) unterteilt.
Die Spitzen der Urethralfalten vereinigen sich zum sog. **Genitalhöcker**. In diese wächst aus dem Sinus urogenitalis die endodermale **Urethralplatte** ein.
Lateral der Urethralfalten entstehen die **Genitalwülste**. Ab der 9. Embryonalwoche beginnt die geschlechtsspezifische Differenzierung der indifferenten Anlage (Abb. **31.8**).

Geschlechtsspezifisches Stadium

Entwicklung beim männlichen Keim: Der Genitalhöcker wächst zum **Penis** aus, wodurch die Urethralfalten nach ventral verlängert werden. Zwischen den Urethralfalten bildet sich durch das Einreißen der Urogenitalmembran und durch eine Einsenkung im Bereich der Urethralplatte die **Urogenitalrinne**, die auch beim weiblichen Embryo angelegt wird, klinisch jedoch dort unbedeutend ist.
Um die 11.–12. Embryonalwoche vereinigen sich die beiden Falten, die Urogenitalrinne wird zur **Pars spongiosa** der Urethra.
Die Urethramündung erreicht aber zunächst noch nicht die Spitze des Penis. Von der Spitze der Glans penis wächst ein Gewebsstrang (Ektoderm) in die Tiefe Richtung Urethraanlage. Durch Anschluss dieses später kanalisierten Strangs an die Urethra und durch vollständige Vereinigung der Urethralfalten mit Verschluss der Urogenitalrinne wird die äußere Urethramündung auf die Glans verlagert.

31.8 Entwicklung des äußeren Genitales

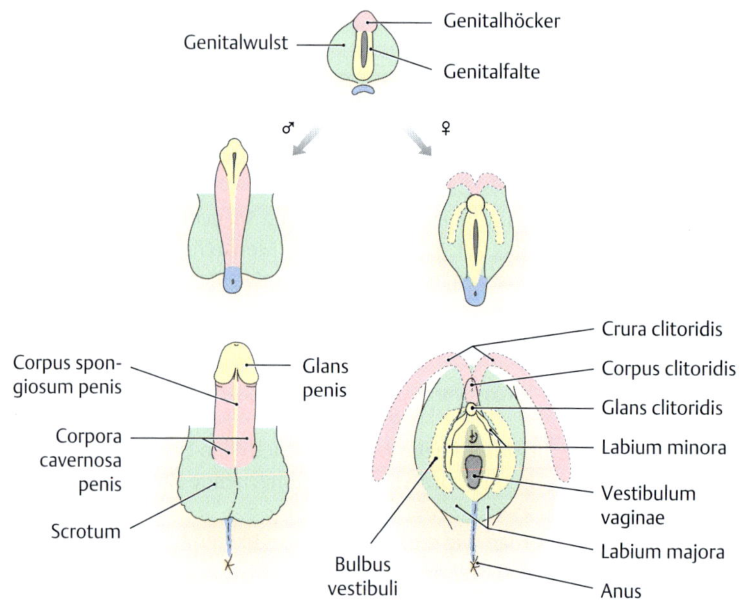

Quelle: Schünke M, Schulte E, Schumacher U. PROMETHEUS LernAtlas der Anatomie, Innere Organe. Illustrationen von Voll M u. Wesker K. 6. Aufl. Stuttgart: Thieme; 2022

▶ Klinik. Unterbleibt der vollständige Urogenitalrinnenverschluss, verbleibt die Urethramündung auf der Unterseite des Penis (**Hypospadie**). Aufgrund der Länge der männlichen Urethra kann diese Verschlussstörung an verschiedenen Stellen auftreten (s. Abb. **31.9**). Die Therapie besteht meist in einer operativen Korrektur.

31.9 Hypospadie

Quelle: Sökeland J, Rübben H, Hrsg. Taschenlehrbuch Urologie. 14. Aufl. Stuttgart: Thieme; 2007

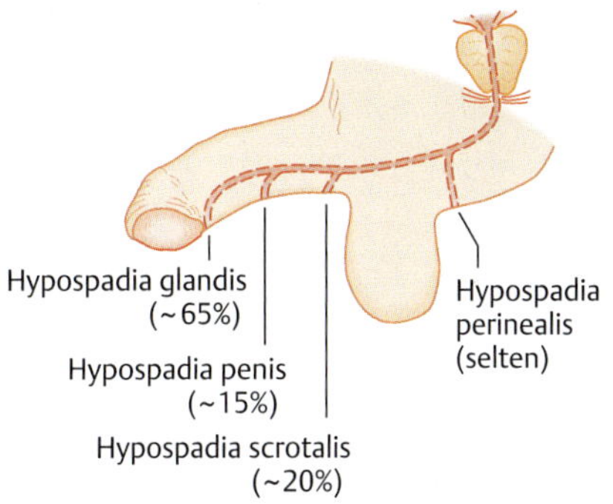

Die Genitalwülste (**Skrotalwülste**) vergrößern sich und vereinigen sich unter Bildung einer medianen Raphe. In das so entstandene **Skrotum** wandert im Rahmen des Deszensus (S. 316) der Hoden ein.

Die Genitalwülste (**Skrotalwülste**) vereinigen sich in einer medianen Raphe zum **Skrotum**.

Entwicklung beim weiblichen Keim: Der **Genitalhöcker** wächst zur **Klitoris** aus. Die **Urethralfalten** bleiben im Gegensatz zum männlichen Keim getrennt und entwickeln sich zu den kleinen Vulvalippen (**Labia minora**). Die ebenfalls im Gegensatz zum männlichen Keim offen bleibende **Urogenitalrinne** wird Teil des **Vestibulum vaginae**.
Die **Genitalwülste** wachsen zu den großen Vulvalippen (**Labia majora**) aus.
Die Tab. **31.1** fasst nochmals die indifferente und die geschlechtsspezifische Entwicklung der Keimdrüsen, des Gangsystems und des Sinus urogenitalis zusammen.

Entwicklung beim weiblichen Keim: Der Genitalhöcker wächst zur **Klitoris** aus. Während die **Labia majora** aus den Genitalwülsten entstehen, bilden sich die **Labia minora** aus den weiterhin getrennten Urethralfalten. Auch die Urogenitalrinne bleibt offen und wird Teil des **Vestibulum vaginae**.

31.1 Entwicklung homologer Organe des Urogenitalsystems beim männlichen und weiblichen Organismus

Embryonalanlage	definitive Struktur ♂	definitive Struktur ♀
indifferente Gonade: ▪ **Rinde** ▪ **Mark**	Testis: ▪ Tubuli seminiferi ▪ Rete testis	Ovar: ▪ Follikel ▪ Stroma ovarii
Urnierenkanälchen	Ductuli efferentes testis	–
Wolff-Gang (Urnierengang)	▪ Ductus epididymidis ▪ Ductus deferens ▪ Ductus ejaculatorius ▪ Gl. vesiculosa ▪ Ureter ▪ Pelvis renalis mit Calices renales, Sammelrohre	▪ Ureter ▪ Pelvis renalis mit Calices renales, Sammelrohre
Müller-Gang	–	▪ Tuba uterina ▪ Uterus ▪ fibromuskuläre Anlage der Vagina
Sinus urogenitalis	▪ Prostata ▪ Gl. Bulbourethralis ▪ Vesica urinaria ▪ Urethra masculina	▪ Vaginalepithel ▪ Gll. vestibulares majores/minores ▪ Vesica urinaria ▪ Urethra feminina
Genitalhöcker (Phallus)	Corpus cavernosum penis	▪ Corpus clitoridis mit auf- und absteigendem Teil ▪ Angulus clitoridis ▪ Crura clitoridis
Genitalfalten	▪ Corpus spongiosum penis ▪ Glans penis	▪ Labia minora vulvae ▪ Bulbus vestibuli ▪ Glans clitoridis ▪ RSP (infra-corporeal Residual Spongy Part)
Genitalwülste	Skrotum	Labia majora vulvae
Gubernaculum	–	▪ Lig. ovarii proprium ▪ Lig. teres uteri

Quelle: Schünke M, Schulte E, Schumacher U. PROMETHEUS LernAtlas der Anatomie, Innere Organe. Illustrationen von Voll M u. Wesker K. 6. Aufl. Stuttgart: Thieme; 2022

Leitungsbahnen im Bauch- und Beckenraum

K

32 Leitungsbahnen im Bauchraum

E. Schulte

32.1 Einführung

Die großen Gefäße und Nerven zur Versorgung des Bauchraums sowie der kaudalen Rumpfwandabschnitte verlaufen hauptsächlich im **retroperitonealen Bindegewebe** und setzen sich nach kaudal in die im Bindegewebsraum des Beckens gelegenen Leitungsbahnen (S. 334) fort. Die im Retroperitoneum gelegenen Organe (z. B. Niere oder retroperitonealisierte Abschnitte des Magen-Darm-Traktes) werden über Leitungsbahnen versorgt, die direkt durch das Bindegewebe zum Organ ziehen. Die Leitungsbahnen zur Versorgung intraperitonealer Organe dagegen treten in eine bewegliche Peritonealduplikatur („Meso") ein, um ihr jeweiliges Zielorgan zu erreichen (so z. B. über das Mesogastrium den Magen).

Somit stellt das Retroperitoneum den Anteil des Bauchraums dar, in dem die kaliberstärksten Leitungsbahnen verlaufen. Dies gilt ebenso für den sich nach kaudal anschließenden Bindegewebsraum des Beckens (S. 326), also für den gesamten Extraperitonealraum.

32.1 Einführung

Gefäße und Nerven zur Versorgung des Abdomens liegen im **retroperitonealen Bindegewebe** und setzen sich nach kaudal in die Leitungsbahnen des Beckens (S. 334) fort. Zu den retroperitoneal gelegenen Organen ziehen die Leitungsbahnen direkt durch das Bindegewebe. Intraperitoneale Organe werden über ihre Peritonealduplikatur („Meso") erreicht.

► Merke. Die kaliberstärksten Leitungsbahnen des Bauch-Becken-Raums verlaufen im extraperitonealen Bindegewebe.

► Merke.

32.2 Gefäße im Bauchraum

Im Retroperitonealraum bestimmen zwei sehr kaliberstarke Stammgefäße das Bild: auf der arteriellen Seite die **Aorta abdominalis** mit ihren Ästen, im Becken repräsentiert durch die Iliakalarterien (S. 869), und die **V. cava inferior** mit ihren Zuflüssen, im Becken repräsentiert durch die Iliakalvenen (S. 871). Die Bauchorgane werden je nach ihrer intra- oder retroperitonealen Lage über o. g. „Zugangswege" erreicht.

Dabei zeigt der venöse Abfluss im Bereich der Hohlorgane des Magen-Darm-Traktes eine funktionell begründete Besonderheit: Die Venen von Magen, Dünndarm, Dickdarm und (bis auf kleine Abschnitte) Mastdarm erreichen nicht direkt die V. cava inferior oder Iliakalvenen, sondern leiten ihr Blut zu einer großen unpaaren Vene, welche zur Leber zieht: die **V. portae hepatis**. So wird das nährstoffreiche Blut des Magen-Darm-Traktes über die Portalvene der Leber zur Verstoffwechselung zugeführt. Die Leber leitet das Blut dann über Lebervenen weiter in die V. cava inferior.

Das Pankreas, das sich als Epithelspross aus der Duodenalanlage mit ventraler und dorsaler Pankreasanlage (S. 742) entwickelt, und die Milz (S. 182), die in die Nähe der dorsalen Pankreasanlage wandert, erhalten aufgrund ihrer Lage im Mesogastrium dorsale (S. 657) ebenfalls Anschluss an die V. portae hepatis. Dieser Abfluss bleibt für das Pankreas auch nach dessen sekundärer Retroperitonealisierung erhalten.

32.2 Gefäße im Bauchraum

Aorta abdominalis und **V. cava inferior** sind mit ihren Aufzweigungen die großen Gefäße im Retroperitonealraum. Ihre Äste bzw. Zuflüsse erreichen die Bauchorgane über o. g. „Zugangswege".

Für die Venen des Magen-Darm-Traktes gilt eine Besonderheit: Sie leiten das nährstoffreiche Blut über ein venöses Sammelgefäß, die **V. portae hepatis**, zunächst zur Verstoffwechselung in die Leber, die das Blut über Lebervenen der V. cava inferior zuleitet.

Entwicklungsgeschichtlich bedingt leiten auch Milz und Pankreas ihr venöses Blut über die Portalvene.

► Merke. Das venöse Blut aus dem Magen-Darm-Trakt sowie aus Pankreas und Milz fließt über die „Leberschleife" (S. 858) ab, während die paarigen Organe im Extraperitonealraum ihr Blut direkt in die V. cava inferior leiten (Abb. **32.1**).

► Merke.

32.1 Prinzip der Blutgefäßversorgung von Organen im Bauch- und Beckenraum durch retroperitoneale Gefäße und den hepatischen Portalkreislauf

32.1

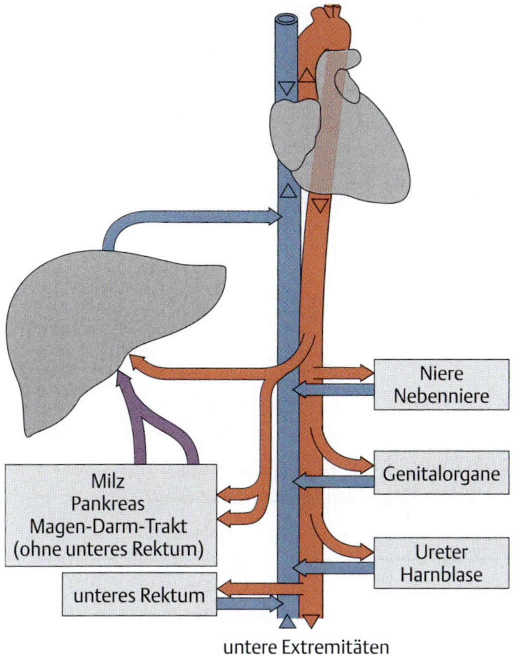

Quelle: Schünke M, Schulte E, Schumacher U. PROMETHEUS LernAtlas der Anatomie, Innere Organe. Illustrationen von Voll M u. Wesker K. 6. Aufl. Stuttgart: Thieme; 2022

32.2.1 Arterien des Bauchraums – Aorta abdominalis und ihre Äste

Die Arterien des Bauchraums sind ausnahmslos Äste der **Aorta abdominalis**, die nach Durchtritt durch das Zwerchfell im Hiatus aorticus (S. 529) in Höhe des BWK XII aus der Aorta thoracica hervorgeht.

Verlauf der Aorta abdominalis: Die Aorta abdominalis verläuft im Retroperitonealraum etwas links der Medianebene vor der Wirbelsäule.
Auf Höhe des LWK IV teilt sie sich in die beiden **Aa. iliacae communes** (S. 869) zur Versorgung von Becken und unterer Extremität auf. Vor dem Os sacrum setzt sie sich in die unpaare **A. sacralis mediana** fort.

▸ Merke. Der LWK IV und damit die Aortenteilung liegen in Höhe des Bauchnabels (Umbilicus).

Äste der Aorta abdominalis: Die Bauchaorta gibt folgende Arterien ab (Abb. **32.2**):
- **Paarige Äste** nach lateral zur Versorgung der Wand des Abdomens, der paarigen retroperitonealen Organe und der Keimdrüsen.
- **Unpaare Äste** nach ventral, die – teils über die „Mesos“ (S. 641) bzw. Ligamente – zur Milz und zu den unpaaren Verdauungsorganen im Bauch- und Beckenraum ziehen.

Paarige Aortenäste

Äste zur Wand des Abdomens: Beidseits entspringen der Aorta abdominalis
- je eine **A. phrenica inferior**, die die Unterseite des Zwerchfells versorgt und die **A. suprarenalis superior** zur Nebenniere abgibt, sowie
- je vier **Aa. lumbales** zur Versorgung der Bauchwand (S. 311), der Rückenmuskulatur (S. 268) und des Wirbelkanals. Sie entsprechen den Aa. intercostales posteriores (S. 622) und anastomosieren mit Arterien der vorderen Bauchwand, z. B. Aa. epigastricae superior und inferior (S. 312), A. iliolumbalis (S. 870), A. circumflexa ilium profunda (S. 375).

32.2.1 Arterien des Bauchraums – Aorta abdominalis und ihre Äste

Die **Aorta abdominalis** beginnt bei BWK XII nach Durchtritt durch das Zwerchfell (S. 529) und gibt Äste zu den Bauchorganen ab.

Verlauf der Aorta abdominalis: Sie liegt im Retroperitoneum links der Medianebene und teilt sich bei LWK IV in die beiden **Aa. iliacae communes** (S. 869) für Becken und Bein. Unpaare Fortsetzung ist die **A. sacralis mediana**.

▸ Merke.

Äste der Aorta abdominalis (Abb. 32.2):
- **paarige** zu Rumpfwand, den paarigen im Retroperitoneum gelegenen Organen und den Keimdrüsen sowie
- **unpaare** zu Milz und Verdauungstrakt.

Paarige Aortenäste

Zur Wand des Abdomens: Beidseits
- je 1 **A. phrenica inferior** (Zwerchfellunterseite) mit A. suprarenalis superior sowie
- 4 **Aa. lumbales** (Bauchwand und Wirbelkanal), die den Aa. intercostales posteriores entsprechen und Anastomosen zu Arterien der vorderen Bauchwand ausbilden.

32.2 Astfolge der Aorta abdominalis und ihre Projektion auf das Skelett

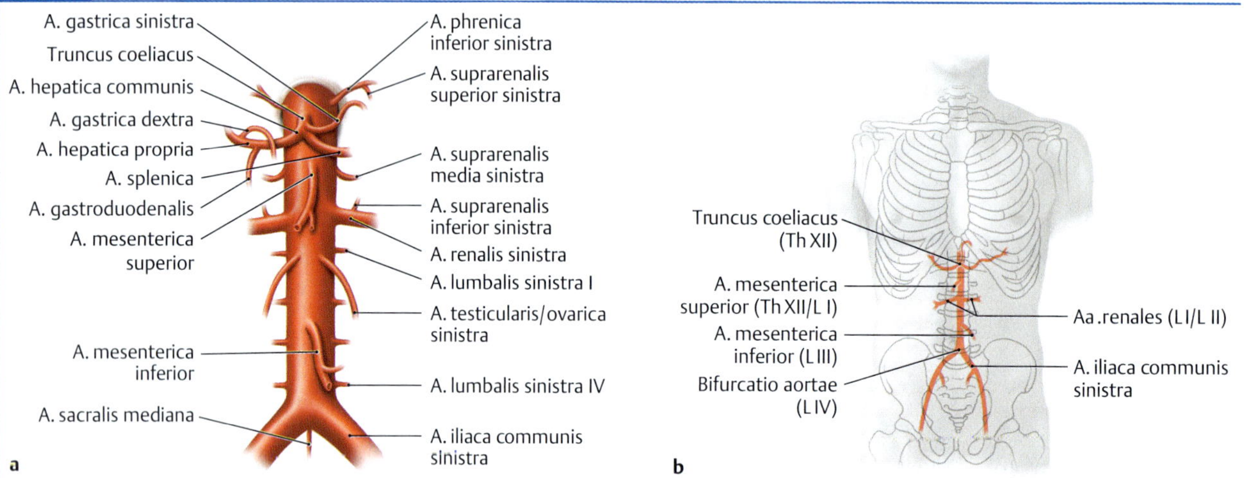

a Aorta abdominalis mit ihren unpaaren (Beschriftung linke Bildhälfte) und paarigen (Beschriftung rechte Bildhälfte) Ästen.
b In der Projektion der großen Äste der Bauchaorta auf das Skelett sind in Klammern die jeweiligen Wirbelhöhen angegeben.

Quelle: Schünke M, Schulte E, Schumacher U. PROMETHEUS LernAtlas der Anatomie, Innere Organe. Illustrationen von Voll M u. Wesker K. 6. Aufl. Stuttgart: Thieme; 2022

Äste zu den Organen: Beidseits entspringen je eine:
- **A. suprarenalis media**,
- **A. renalis** in Höhe LWK I/II, die jeweils eine A. suprarenalis inf. abgibt,
- **A. ovarica/testicularis**. Die A. ovarica läuft im Lig. suspensorium ovarii, die A. testicularis zieht durch den Canalis inguinalis im Funiculus spermaticus zum Hoden.

Äste zu den Organen: Die paarigen viszeralen Äste der abdominalen Aorta sind:
- Je eine **A. suprarenalis media** als direkter Ast zur Nebenniere,
- Je eine **A. renalis** zur Niere, von denen die rechte dorsal der V. cava inferior verläuft. Die Nierenarterien entspringen in Höhe des LWK I/II und geben eine **A. suprarenalis inferior** zur Nebenniere ab.
- Die **A. ovarica** bzw. **testicularis** zieht auf dem M. psoas nach kaudal zu Ovar bzw. Testis und überkreuzt dabei den Ureter (S. 765). Zusammen mit der gleichnamigen Vene läuft die A. ovarica im Lig. suspensorium ovarii. Die A. testicularis betritt durch den Anulus inguinalis profundus den Canalis inguinalis (S. 307) und zieht als Bestandteil des Funiculus spermaticus zu Hoden und (mit Rr. epididymales) Nebenhoden.

Unpaare Aortenäste

Ventral entspringen **3 viszerale Stämme**:
- Truncus coeliacus,
- A. mesenterica superior,
- A. mesenterica inferior.

Unpaare Aortenäste

Drei große viszerale Stämme entspringen ventral aus der Aorta abdominalis (Abb. **32.4**):
- Truncus coeliacus,
- A. mesenterica superior und
- A. mesenterica inferior.

Truncus coeliacus: Er entspringt bei BWK XII und versorgt Milz, Leber, Gallenblase sowie teilweise Pankreas und Duodenum mit drei Ästen (Abb. **32.3** u. Abb. **32.4**):
- Die **A. splenica/lienalis** läuft am Pankreasoberrand zur Milz und gibt Äste zum Pankreas und Magen ab,
- Die **A. gastrica sinistra** läuft links zur Curvatura minor,
- Die **A. hepatica communis** zieht nach Abgabe der A. gastroduodenalis als **A. hepatica propria** zur Leber.

Truncus coeliacus: Der nur 1–2 cm lange Stamm entspringt knapp unterhalb des Hiatus aorticus (Höhe BWK XII) aus der Aorta und versorgt Milz, Leber, Gallenblase und Magen sowie teilweise das Pankreas und das Duodenum (Abb. **32.3** und Abb. **32.4**).
Er gibt drei Äste ab (deshalb auch **Tripus Halleri** = Haller-Dreifuß genannt):
- Die **A. splenica** (= **A. lienalis**) läuft oft geschlängelt am Pankreasoberrand unter Astabgabe durch das Lig. splenorenale zur Milz. Vier ihrer Äste ziehen zum Pankreas, die weiteren zum Magen.
- Die **A. gastrica sinistra** zieht von links zur kleinen Magenkurvatur und gibt kleine Äste zum Ösophagus ab.
- Die **A. hepatica communis** setzt sich nach Abgabe der A. gastroduodenalis in die **A. hepatica propria** fort, die Leber, Gallenblase und einen Teil des Magens versorgt.

A. mesenterica superior: Sie entspringt kaudal des Truncus coeliacus (LWK I), tritt mit der gleichnamigen Vene in das Mesenterium ein und gibt Äste zum Pankreas und Gastrointestinaltrakt (bis etwa zur linken Kolonflexur) ab (Abb. **32.4** u. Abb. **25.45**).

A. mesenterica superior: Sie entspringt etwas kaudal des Truncus coeliacus in Höhe LWK I und versorgt Teile von Pankreas und Duodenum, das Jejunum und Ileum sowie den Dickdarm bis etwa zur Flexura coli sinistra (Abb. **32.4** und Abb. **25.45**).
Sie verläuft mit der gleichnamigen Vene zunächst hinter dem Pankreas nach kaudal und rechts und tritt zwischen Pankreasunterrand und der Pars horizontalis duodeni in das Mesenterium ein.

32.3 Truncus coeliacus und aus ihm hervorgehende Arterien

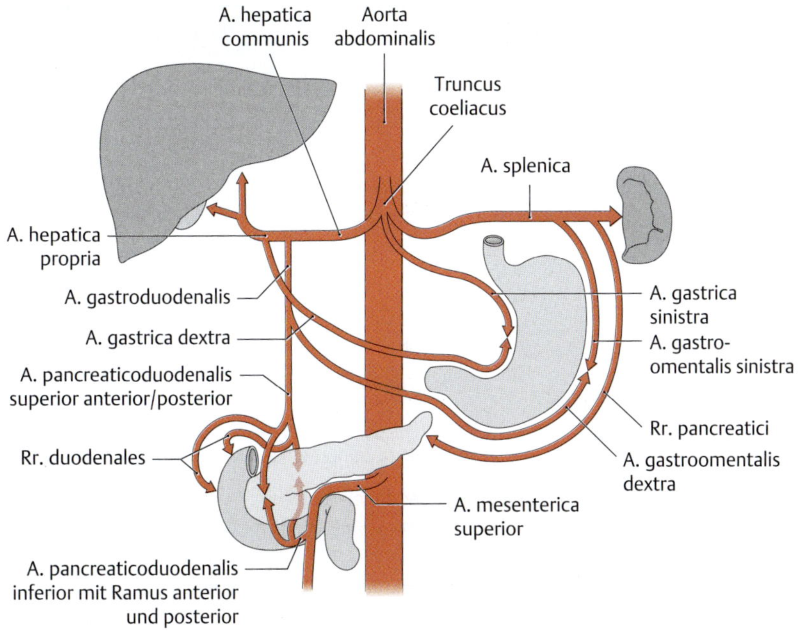

Schematische Übersicht über Äste und arterielles Versorgungsgebiet des Truncus coeliacus. Zu beachten ist die Mitversorgung des Pankreas durch Äste der A. mesenterica superior.

Quelle: Schünke M, Schulte E, Schumacher U. PROMETHEUS LernAtlas der Anatomie, Innere Organe. Illustrationen von Voll M u. Wesker K. 6. Aufl. Stuttgart: Thieme; 2022

A. mesenterica inferior: Sie entspringt nach links-kaudal in Höhe des LWK III und versorgt Colon descendens und sigmoideum sowie die oberen Rektumanteile (Abb. **32.4** und Abb. **25.45**).

Arterielle Anastomosen: Die Äste der Mesenterialarterien verlaufen zunächst „radiär" zum Organ, bilden dann aber organnah untereinander oft mehrstufig angelegte bogenförmige Anastomosen (**„Arkaden"**). Dabei stehen nicht nur Äste eines Stammgefäßes miteinander in Verbindung, sondern es existieren auch arterielle Kurzschlüsse zwischen den Stromgebieten der drei großen unpaaren arteriellen Stämme (Abb. **32.4** und Abb. **32.5**):

1. zwischen **Truncus coeliacus** und **A. mesenterica superior** über Aa. pancreaticoduodenales,
2. zwischen den **beiden Mesenterialarterien** über die Aa. colicae media und sinistra (Riolan- und Drummond-Anastomose, Abb. **25.45**).
3. Die **A. mesenterica inferior** ist außerdem mit der die Beckenorgane versorgenden **A. iliaca interna** verbunden, indem die A. rectalis superior eine Anastomose mit der A. rectalis media (S. 869) bzw. inferior eingeht.

Die arterielle Versorgung des Beckens (S. 334) und seiner Organe erfolgt über die Aa. iliacae communes als paarige Fortsetzungen der Aorta abdominalis.

32.3

A. mesenterica inferior: Sie entspringt bei LWK III und versorgt Colon descendens und sigmoidum sowie Teile des Rektums (Abb. **32.4** u. Abb. **25.45**).

Arterielle Anastomosen: Durch **Arkadenbildung** nahe am Organ bilden die Äste der 3 großen unpaaren Gefäßstämme untereinander Anastomosen aus (Abb. **32.4** u. Abb. **32.5**):

1. Truncus coeliacus mit der A. mesenterica sup. über Aa. pancreaticoduodenales,
2. Aa. mesenterica sup. und inf. über die Aa. colica med. und sin. (Riolan- und Drummond-Anastomose, Abb. **25.45**) sowie
3. die A. mesenterica inf. und A. iliaca int. über Aa. rectales sup. und media bzw. inf. (S. 869).

Zur arteriellen Versorgung des Beckens durch die Aa. iliacae communes (S. 334).

32.4 Unpaare Äste der Aorta abdominalis und ihre Verzweigungen zur arteriellen Versorgung der unpaaren Verdauungsorgane im Bauch- und Beckenraum

Hauptgefäße	Äste	Versorgungsgebiet		Anastomosen
Truncus coeliacus				
▪ **A. splenica**				
	Rr. pancreatici	Pankreas		
	A. pancreatica dorsalis	Pankreas		
	A. pancreatica magna	Pankreas		
	A. caudae pancreatis	Pankreas		
	Aa. gastricae breves	Magen	Fundus	
	A. gastroomentalis sinistra (im Omentum majus)	Magen	Curvatura major, links	
▪ **A. gastrica sinistra**		Magen	Curvatura minor, links	
	Rr. oesophageales	Ösophagus	(magennaher Teil)	
▪ **A. hepatica communis**				
	A. gastroduodenalis	Teile des Magens, Pankreas und Duodenums		
	→ A. pancreaticoduodenalis superior posterior mit Rami pancreatici und Rami duodenales	Pankreas (oberer Teil der sog. „Pankreasarkade") und Duodenum		
	→A. pancreaticoduodenalis superior anterior			
	→ Aa. retroduodenales (inkonstant)	Duodenum		
	→ A. gastroomentalis dextra (im Omentum majus)	Magen	Curvatura major, rechts	
	A. gastrica dextra	Magen	Curvatura minor, rechts	
→ Fortsetzung als:				
A. hepatica propria				
→ Aufteilung in:				
– Ramus dexter		Leber	Pars dextra	
	A. cystica	Gallenblase		
– Ramus sinister		Leber	Pars sinistra	
– Ramus intermedius		Leber	Lobus quadratus	
A. mesenterica superior				
	A. pancreaticoduodenalis inferior mit R. anterior und posterior	Pankreas (unterer Teil der „Pankreasarkade") und Duodenum		
	Aa. jejunales und ileales (im Mesenterium)	gesamter Dünndarm außer Duodenum		
	A. ileocolica			
	→ Aa. caecales anterior und posterior	Dickdarm	Caecum	
	→ A. appendicularis	Dickdarm	Appendix vermiformis	
	A. colica dextra	Dickdarm	Colon ascendens	
	A. colica media (im Mesocolon transversum)	Dickdarm	Colon transversum	
A. mesenterica inferior				
	A. colica sinistra	Dickdarm	Colon descendens	
	Aa. sigmoideae 3–4 (im Mesocolon sigmoideum)	Dickdarm	Colon sigmoideum	
	A. rectalis superior	Mastdarm	Rectum, oberer Anteil	

Details zur Pankreasarkade (S. 740), Details zum oberen Rektum (S. 711).

32.5 Arterielle Anastomosen zwischen den großen unpaaren Gefäßstämmen im Bauch- und Beckenraum

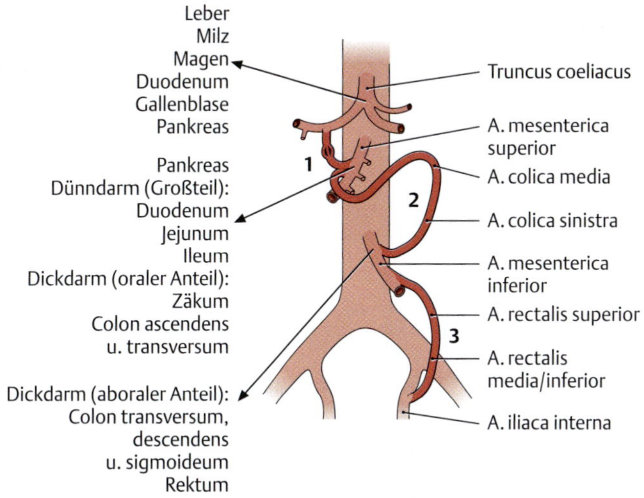

Anastomosen zwischen Truncus coeliacus und A. mesenterica superior (**1**), zwischen beiden Mesenterialarterien (**2**) und zwischen A. mesenterica inferior und A. iliaca interna (**3**). Während die Anastomosen zwischen Truncus coeliacus und A. mesenterica superior (am Pankreas) bzw. zwischen A. mesenterica inferior und A. iliaca interna (im Becken) retro- bzw. extraperitoneal sind, liegt die Anastomose zwischen den Mesenterialarterien organnah im Mesenterium (also intraperitoneal).

Quelle: Schünke M, Schulte E, Schumacher U. PROMETHEUS LernAtlas der Anatomie, Innere Organe. Illustrationen von Voll M u. Wesker K. 6. Aufl. Stuttgart: Thieme; 2022

32.2.2 Venen des Bauchraums

Im Gegensatz zur arteriellen Versorgung, die ausschließlich dem Stromgebiet der Aorta abdominalis entstammt, sind für die venöse Drainage **zwei zunächst getrennte Systeme** vorhanden, die sich erst kurz vor dem venösen Einstrom in das Herz vereinigen:

- die lange, retroperitoneal gelegene **V. cava inferior** und
- die sehr kurze, intraperitoneal gelegene **V. portae hepatis**.

Vena cava inferior und ihre Zuflüsse

Stromgebiet und Verlauf: Die V. cava inferior sammelt das Blut der unteren Extremität, der Wand von Abdomen und Becken, der Beckenorgane mit Ausnahme der oberen Rektumabschnitte und der paarigen Organe des Retroperitoneums. Somit entspricht ihr venöses Stromgebiet dem arteriellen Versorgungsgebiet der paarigen Äste der Aorta abdominalis. Die V. cava inferior entsteht in Höhe des LWK V aus dem Zusammenfluss der beiden Vv. iliacae communes (S. 871) und zieht rechts der Aorta nach kranial. Nach Durchtritt durch das Zwerchfell im Foramen venae cavae (Höhe BWK VIII) mündet sie im Thorax in den rechten Herzvorhof.

Zuflüsse von der Wand des Abdomens: Beidseits münden:

- **eine V. phrenica inferior** zur Drainage der Zwerchfellunterseite. Beide Vv. phrenicae inferiores können mit den Vv. suprarenales Kurzschlüsse bilden.
- **vier Vv. lumbales** (entsprechen den Vv. intercostales posteriores), die untereinander und mit den Vv. iliacae communes über je eine V. lumbalis ascendens verbunden sind.
  Die **Vv. lumbales ascendentes** durchziehen das Zwerchfell und münden im Thorax rechts in die V. azygos, links in die V. hemiazygos (S. 624), die ihrerseits in die V. cava superior abfließen. Über dieses Venensystem besteht ein (venovenöser) Kurzschluss zwischen den Vv. cavae (S. 624).
  Darüber hinaus können bei der Retroperitonealisierung des Kolons venöse Blutgefäße (hauptsächlich) des Colon descendens Anschluss an die retroperitonealen Vv. lumbales ascendentes erhalten und somit eine (allerdings eher geringe) Rolle bei den sog. portokavalen Anastomosen spielen (Tab. **32.1**).

Zuflüsse aus den Organen: Das Blut aus folgenden die **paarigen Bauch- und Beckenorgane** drainierenden Venen fließt in die V. cava inferior:

- Beidseits mündet je eine **V. renalis**, wobei die linke V. renalis vor der Aorta abdominalis, aber hinter der A. mesenterica superior liegt (also zwischen den Arterien eingeklemmt ist wie eine Nuss im Nussknacker).
- Die **V. ovarica** bzw. **testicularis dextra** mündet direkt in die untere Hohlvene, während das Blut aus der V. ovarica/testicularis **sinistra** indirekt über die V. renalis sinistra in die V. cava inferior fließt.

32.2.2 Venen des Bauchraums

Anders als für die arterielle Versorgung existieren für die venöse Drainage **2 Systeme**:

- **V. cava inferior** und
- **V. portae hepatis**.

Vena cava inferior und ihre Zuflüsse

Stromgebiet und Verlauf: Sie leitet das Blut vom Bein, von der Abdomen- und Beckenwand, vom Retroperitoneum sowie von den Urogenitalorganen. Bei LWK V vereinigen sich die beiden Vv. iliacae communes (S. 871) zur V. cava inf., die rechts der Aorta zum Foramen venae cavae des Zwerchfells zieht.

Zuflüsse von der Wand des Abdomens: Es münden beidseits:

- **1 V. phrenica inf.** und
- **4 Vv. lumbales** (entsprechen den Vv. intercostales posteriores), die untereinander und mit der V. iliaca communis durch jeweils eine **V. lumbalis ascendens** verbunden sind. Letztere hat Anschluss an das Azygos-/Hemiazygos-System und somit an die V. cava superior.
  Auch Venen des Kolons können in Ausnahmefällen Anschluss an die Vv. lumbales ascendentes gewinnen (vgl. Tab. **32.1**).

Zuflüsse aus den Organen: Aus den paarigen Bauchorganen fließt das Blut ab über:

- je eine **V. renalis**, von denen die linke zwischen Aorta abdominalis und A. mesenterica sup. liegt,
- **V. ovarica/testicularis dextra** und **sinistra** (die linke mündet in die V. renalis sinistra).
- **V. suprarenalis dextra** und **sinistra** (die linke mündet in die V. renalis sinistra).

32.6 V. cava inferior mit ihren Zuflüssen und ihre Projektion auf das Skelett

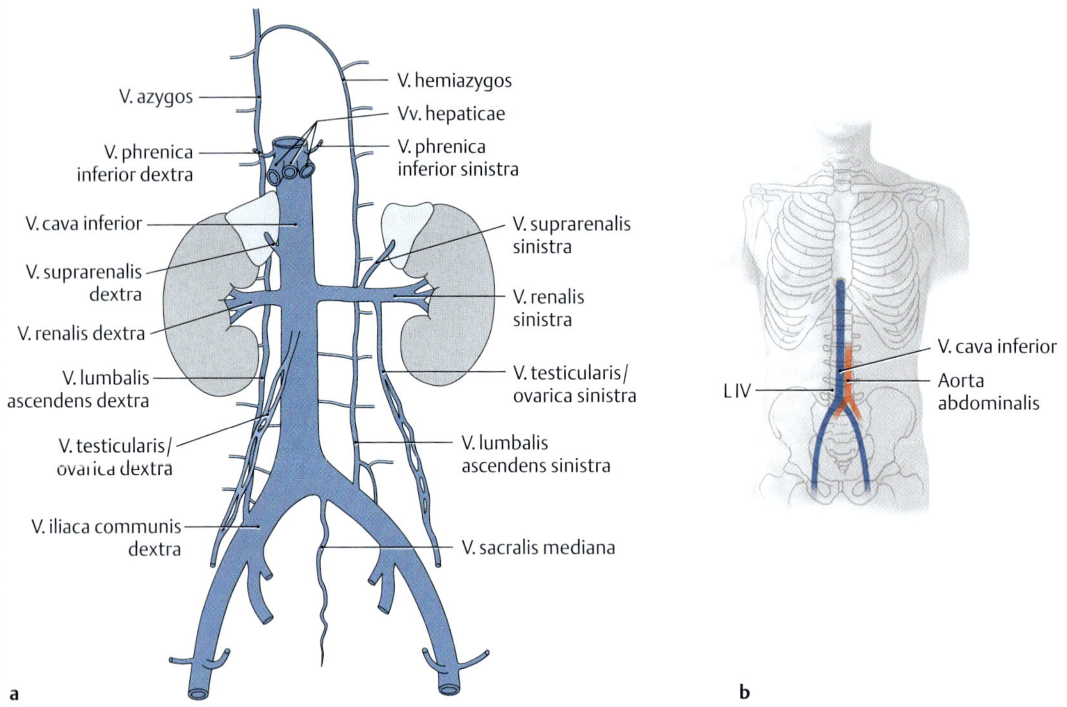

a Die Seitenunterschiede der in die V. cava inferior abfließenden Venen
b sind durch ihre Lage rechts der Aorta erklärbar.

Quelle: Schünke M, Schulte E, Schumacher U. PROMETHEUS LernAtlas der Anatomie, Innere Organe. Illustrationen von Voll M u. Wesker K. 6. Aufl. Stuttgart: Thieme; 2022

- Auch mündet lediglich die **V. suprarenalis dextra** direkt in die untere Hohlvene, die V. suprarenalis **sinistra** dagegen über die V. renalis sinistra.

► Merke.

► Merke. Die **Seitenunterschiede** bezüglich Mündung und Verlauf der Venen zur Drainage der paarigen Bauch- und Beckenorgane ist durch die **rechtsseitige Lage** der V. cava inferior bedingt: Die Zuflüsse von den rechts liegenden Organen münden direkt in die untere Hohlvene, während das Blut aus den Vv. suprarenalis und ovarica/testicularis der linken Seite über die linke Nierenvene abfließt (Abb. **32.6**).

Über die
- 3 **Vv. hepaticae** fließt das Blut des Portalkreislaufs (s. u.) in die untere Hohlvene ab.

Das Blut aus den – im Gegensatz zu den paarigen Organen – **„unpaaren" Organen des Magen-Darmtrakts in Bauch und Becken** sowie der Milz gelangt nicht direkt, sondern erst nach dem Durchfluss der Leber (Portalkreislauf, s. u.) über die
- drei **Vv. hepaticae** in die V. cava inferior. Ihre Mündungsstelle liegt direkt unterhalb des Zwerchfells.

Portalkreislauf – Vena portae hepatis und ihre Zuflüsse

Funktion: Die **Pfortader** (V. portae hepatis) führt das Blut der Milz und der Organe des Verdauungstraktes dem Leberstoffwechsel (S. 721) zu. Über drei Vv. hepaticae fließt das Leberblut in die V. cava inf.

Verlauf und Zuflüsse: Die V. portae hepatis verläuft im Lig. hepatoduodenale (Tab. **26.1**).

Portalkreislauf – Vena portae hepatis und ihre Zuflüsse

Funktion: Die V. portae hepatis (**Pfortader**) sammelt das Blut der Milz sowie der Verdauungsorgane im Bauch- und Beckenraum mit Ausnahme der unteren Rektumetagen (S. 711), um es zur Leber weiterzuleiten. Dadurch erreicht nährstoffreiches venöses Blut den Leberstoffwechsel (S. 721), bevor es über Vv. hepaticae (s. o.) in die V. cava inferior abfließt.

Verlauf und Zuflüsse: Die V. portae hepatis ist nur 4–7 cm lang und verläuft im Lig. hepatoduodenale (einem Teil des Omentum minus) (Tab. **26.1**) zur Leberpforte.

► Merke.

► Merke. Die **V. portae hepatis** entsteht in Höhe des LWK II aus dem Zusammenfluss der **V. splenica** und der **V. mesenterica superior** (Abb. **32.7**). Die **V. mesenterica inferior** mündet hinter dem Magen in die V. splenica. Damit entspricht das Zustromgebiet der V. portae hepatis (Abb. **32.8**) weitgehend dem der unpaaren viszeralen Äste der Aorta abdominalis.

32.7 Portalkreislauf: Pfortader der Leber und ihre Zuflüsse

Hauptgefäße	Zuflüsse	Drainagegebiet	
Vena portae hepatis (führt Blut aus nebenstehenden kleinen direkten Zuflüssen sowie aus den drei nachfolgend genannten großen Gefäßen zur Leber)	V. prepylorica	Magen	Pylorus
	Vv. gastricae dextra und sinistra		Curvatura minor
	V. cystica	Gallenblase	
	Vv. paraumbilicales (kleine Begleitvenen der verödeten V. umbilicalis im Ligamentum teres hepatis)*	–	
	V. pancreaticoduodenalis superior posterior	Pankreas	
▪ **V. splenica** (nimmt vor Vereinigung mit der V. mesenterica sup. zur V. portae hepatis die V. mesenterica inf. auf)	Vv. pancreaticae		
	Vv. gastricae breves	Magen	Fundus
	V. gastroomentalis sinistra		Curvatura major (links)
▪ **V. mesenterica superior** (vereinigt sich mit der V. splenica zur V. portae hepatis)	V. gastroomentalis dextra		Curvatura major (rechts)
	Vv. pancreaticae	Pankreas	
	Vv. pancreaticoduodenales	Duodenum und Pankreas	
	Vv. jejunales et ileales	Jejunum und Ileum	
	V. ileocolica	Teile von Dünn- und Dickdarm: ileozäkaler Übergang	
	← Vv. caecales	Dickdarm	Caecum
	← V. appendicularis		Appendix vermiformis
	V. colica dextra		Colon ascendens
	V. colica media		Colon transversum
▪ **V. mesenterica inferior** (mündet in die V. splenica)	V. colica sinistra		Colon descendens
	Vv. sigmoidae		Colon sigmoideum
	V. rectalis superior	Mastdarm	Rectum, oberer Anteil

** Sie stellen eine Verbindung zu Venen der ventralen Bauchwand her und spielen eine Rolle bei venösen Kurzschlüssen zwischen V. portae hepatis und V. cava inferior (portokavale Anastomosen).*

Zum Lig. teres hepatis siehe auch Tab. **26.1**, vergleiche auch portokavale Anastomosen (S. 859).

Venöse Anastomosen

Die beiden **Vv. cavae** haben **untereinander und mit der V. portae** Kurzschlussverbindungen, die als Umgehungskreisläufe bei Durchflussstörungen durch eines der Gefäße bedeutsam werden können. Dabei unterscheidet man:
- kavokavale (interkavale) Anastomosen von
- portokavalen Anastomosen.

Kavokavale (interkavale) Anastomosen

Bei Durchflussstörungen in einer der beiden Vv. cavae erreicht das Blut über Umgehungsstraßen die jeweils andere Hohlvene und damit das rechte Herz (s. Tab. **22.1**). Dabei unterscheidet man:
- zwei **dorsale**, nahe der Wirbelsäule verlaufende Abflussstraßen (über das Azygos-/Hemiazygossystem sowie über die vertebralen Venenplexus) von den
- beiden **ventralen** Abflusswegen an der vorderen Rumpfwand (Thorax- bzw. Bauchwandvenen mit jeweils einer Straße ventral und dorsal des knöchernen Thorax bzw. des M. rectus abdominis).

Venöse Anastomosen

Über Kurzschlüsse existieren Verbindungen zwischen beiden Vv. cavae (kavokavale Anastomosen) und mit der V. portae hepatis (portokavale Anastomosen).

Kavokavale (interkavale) Anastomosen

Die Stromgebiete der beiden Vv. cavae werden verbunden durch:
- Venen an der **hinteren** (Azygossystem, vertebrale Venenplexus) oder
- **vorderen** Rumpfwand (Bauchwandvenen mit oberflächlichem und tiefem Anteil, s. Tab. **22.1**).

32.8

32.8 V. portae hepatis mit Zuflüssen

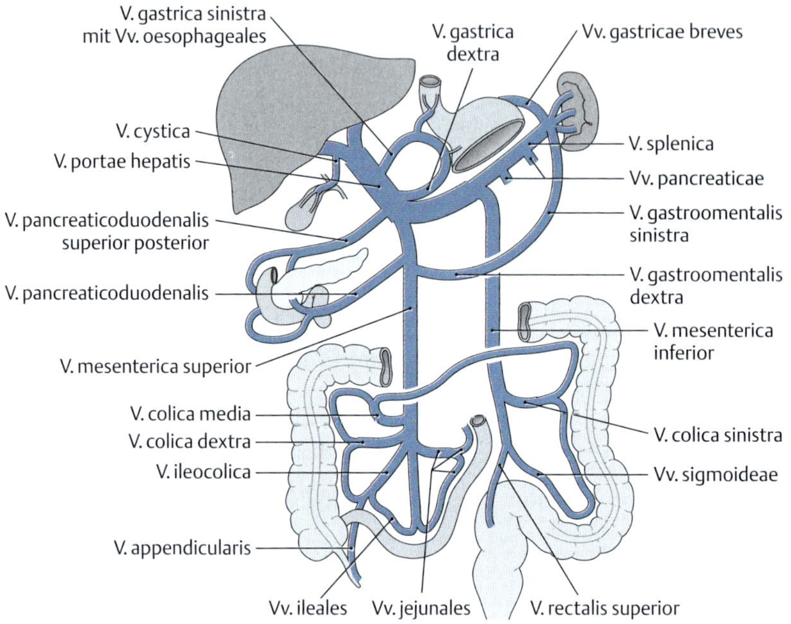

Quelle: Schünke M, Schulte E, Schumacher U. PROMETHEUS LernAtlas der Anatomie, Innere Organe. Illustrationen von Voll M u. Wesker K. 6. Aufl. Stuttgart: Thieme; 2022

Portokavale Anastomosen

An den „Grenzen" des Magen-Darm-Traktes (ösophagogastrischer Übergang, Rektumausgang, retroperitoneale Kolonabschnitte, embryonal an der Mündung der V. umbilicalis) liegen im/am Organ Venen, die ihr Blut physiologischerweise je nach Strömungsrichtung sowohl in die V. portae hepatis als auch in die Vv. cavae leiten können.

▶ Klinik.

Portokavale Anastomosen

Das Blut der Hohlorgane des Magen-Darm-Traktes fließt zum größten Teil in die V. portae hepatis und somit zur Leber. An den „Grenzen" des Magen-Darm-Traktes (ösophagogastrischer Übergang, Rektumausgang, Kontaktstellen von Colon ascendens und descendens mit dem Retroperitoneum und – embryonal bedingt – an der Mündung der V. umbilicalis) existieren im oder direkt am Organ Venen, die ihr Blut physiologischerweise über das Kapillarsystem in **zwei Strömungsrichtungen** leiten können: entweder in die V. portae hepatis oder in das System der Vv. cavae (Tab. **32.1**).

▶ Klinik. Bei **Durchflussstörungen durch die Leber** (z. B. im Rahmen einer **Leberzirrhose**) kommt es „vor der Leber" zu einem Blutrückstau in die V. portae hepatis und über die zuführenden Venen zurück bis in die Organe, denen das Blut entstammt. Aus den o. g. „Venen mit zwei Abflussrichtungen" fließt das „eigentlich für die Leber bestimmte Blut" nun aufgrund des umgekehrten Druckgradienten in das Hohlvenensystem: Die Venen dienen somit als „Umgehungskreisläufe", die aufgrund der Grenzlage der Organe physiologisch angelegt sind, ihre Bedeutung jedoch erst bei einem (pathologischen) Blutrückstau vor der Leber erhalten. Lokal können durch den erhöhten Durchfluss dieser Venen und ihre damit einhergehende **Erweiterung** charakteristische Veränderungen auftreten (Tab. **32.1**), die z. T. schwerwiegende Komplikationen nach sich ziehen, z. B. Ösophagusvarizenblutung (S. 675).

☰ 32.1 Portokavale Anastomosen

Umgehungskreislauf	Blutfluss zwischen Portalkreislauf und Hohlvenen	klinisches Bild
① **Submuköse Ösophagusvenen**	V. portae hepatis ← Vv. gastricae ← **Vv. oesophageales** → V. azygos/hemiazygos → V. cava superior	**Ösophagusvarizen** (Krampfadern der Speiseröhre) mit Blutungsgefahr
② **Bauchwandvenen**	V. portae hepatis ← **Vv. paraumbilicales** → V. epigastrica superior → V. thoracica interna → V. subclavia → V. cava superior oder: V. portae hepatis ← **Vv. paraumbilicales** → V. epigastrica inferior → V. iliaca externa → V. cava inferior Auch die Vv. thoracoepigastrica, thoracica lateralis und epigastrica superficialis an der ventralen Rumpfwand können beteiligt sein.	**Caput medusae** (s. Abb. **11.22**; selten!)
③ **Venen retroperitonealer Kolonabschnitte**	V. portae hepatis ← V. mesenterica sup./inf. ← **Vv. colicae** → Vv. lumbales ascendentes → V. azygos/hemiazygos → V. cava superior	–*
④ **Rektaler Venenplexus**	V. portae hepatis ← V. mesenterica inferior ← V. rectalis superior ← **Vv. rectales media/inferior** → V. iliaca interna → V. cava inferior	**venöse** (= unechte) „Hämorrhoiden"; echte Hämorrhoiden (S. 712) gehen vom arteriell gespeisten Corpus cavernosum recti aus

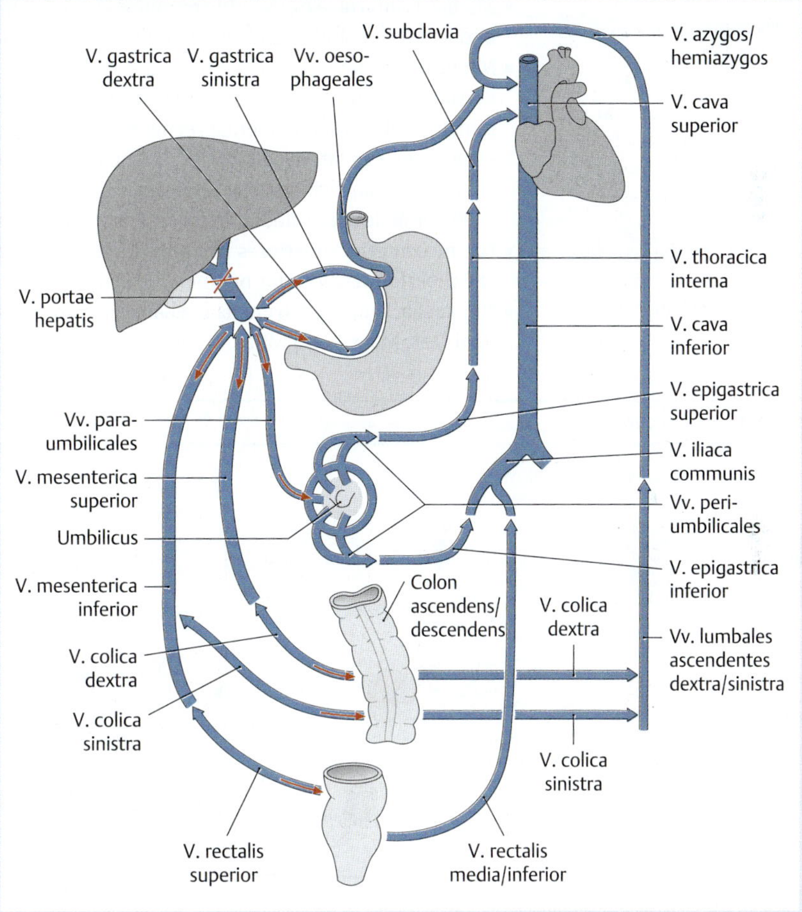

Quelle: Schünke M, Schulte E, Schumacher U. PROMETHEUS LernAtlas der Anatomie, Innere Organe. Illustrationen von Voll M u. Wesker K. 6. Aufl. Stuttgart: Thieme; 2022

Die im Zentrum des jeweiligen Umgehungskreislaufes stehenden Venen mit zwei möglichen Abflussrichtungen (1. Portalvene, 2. Hohlvenensystem) sind **fett** hervorgehoben.

* Ein einheitliches klinisches Bild dieses Umgehungskreislaufes ist nicht beschrieben.

32.2.3 Lymphgefäße und -knoten des Bauchraums

Die **paarigen Trunci lumbales** (dexter und sinister) sammeln Lymphe des Beins, aus dem Retroperitoneum, von der Rumpfwand und von den Beckenorganen.

Der **Truncus intestinalis** sammelt Lymphe aus Milz und Verdauungstrakt. Lymphe retroperitonealisierter Colonabschnitte kann zusätzlich die Trunci lumbales erreichen. Die drei Trunci (Abb. **32.9**) vereinigen sich zur Cisterna chyli, von der der Ductus thoracicus dorsal der Aorta durch den Thorax zum linken Venenwinkel (S. 623) zieht. Klappen bestimmen die Flussrichtung der Lymphe.

Organe leiten Lymphe direkt oder über **Organlymphknoten** in **Sammellymphknoten** (Abb. **32.9**a), von dort in einen der drei Trunci.

Sammellymphknoten liegen entlang der großen Gefäße:

- **Nll. iliaci** (um A./V. iliaca) für Lymphe aus Bein und Becken (vgl. Abb. **13.47**).
- **Nll. lumbales laterales** (um Aorta abdominalis und V. cava inf.) und **intermedii** (zwischen Aorta und V. cava). Lumbale Knoten erhalten die Lymphe der iliakalen Knoten, der Keimdrüsen und des Retroperitonealraums.
- **Nll. mesenterici supp.** und **inff.** für Lymphe aus dem Darm.
- **Nll. coeliaci** mit Lymphe aus Leber, Pankreas, Magen und Milz.

32.2.3 Lymphgefäße und -knoten des Bauchraums

Die Lymphe der unteren Extremität, der Wand von Abdomen und Becken, der Beckenorgane und des Retroperitoneums sammelt sich in den **paarigen Trunci lumbales** (dexter et sinister), die die Aorta abdominalis begleiten.

Die Lymphe der Verdauungsorgane (mit Ausnahme der unteren Rektumabschnitte) im Bauch- und Beckenraum sowie der Milz sammelt sich im **unpaaren Truncus intestinalis**. Colon ascendens und descendens finden aufgrund ihrer sekundären Retroperitonealisierung gelegentlich einen zusätzlichen Anschluss an die Trunci lumbales.

Der Truncus intestinalis und die beiden Trunci lumbales (Abb. **32.9**b) vereinigen sich in Höhe des Hiatus aorticus mit einer Auftreibung, der **Cisterna chyli**, zum sog. Milchbrustgang, **Ductus thoracicus**. Dieser ca. 40 cm lange unpaare Hauptstamm des Lymphsystems läuft dorsal der Aorta durch das hintere Mediastinum bis zum linken Venenwinkel (S. 623). Klappen garantieren die Flussrichtung der Lymphe.

Die Lymphe der einzelnen Organe strömt entweder direkt oder viel häufiger über **Organlymphknoten**, die direkt bei den jeweiligen Organen erwähnt werden, in sog. **Sammellymphknoten** weiter (Abb. **32.9**a), von wo sie letztlich in einen der drei Trunci geleitet wird.

Wichtige Sammellymphknoten, die entlang der großen Gefäße liegen, sind:

- **Nll. iliaci** (**interni**, **externi** und **communes**), die Lymphe aus der unteren Extremität und von den Wänden und Organen des Beckens erhalten (vgl. Abb. **13.47**).
- **Nll. lumbales** nehmen die Lymphe der iliakalen Knoten, der Keimdrüsen und des Retroperitoneums auf. Sie gruppieren sich um V. cava inferior sowie Aorta abdominalis und werden dementsprechend unterteilt in:
  - **Nll. lumbales laterales** mit Nll. preaortici bzw. precavales, retroaortici (retrocavales) und aortici (cavales) laterales.
  - **Nll. lumbales intermedii** zwischen Aorta und V. cava inferior.
- **Nll. mesenterici superiores** und **inferiores** an den Ursprüngen der Aa. mesentericae superior bzw inferior nehmen die Lymphe aus dem Darm auf.
- **Nll. coeliaci** um den Truncus coeliacus sammeln Lymphe von Leber, Gallenblase, Pankreas, Magen und Milz.

32.9 Lymphabfluss im Bauchraum

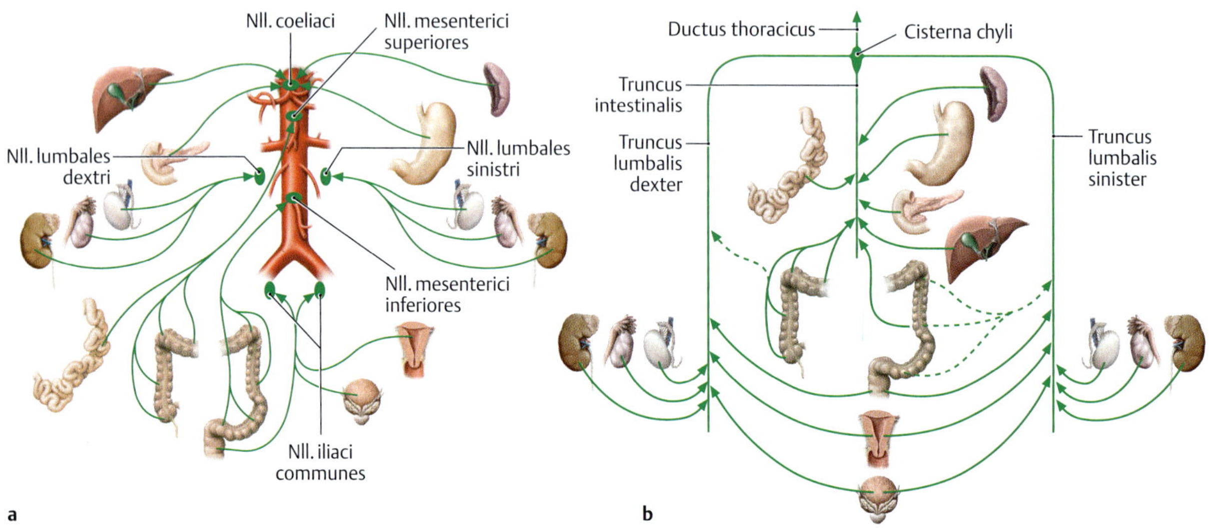

Die Organlymphe wird nach Passage der organbezogenen (regionären) Lymphknoten in Sammellymphknotenstationen (**a**) zusammengefasst und dann großen Lymphstämmen (**b**) zugeleitet. Diese leiten die Lymphe über die Cisterna chyli in den Ductus thoracicus (S. 625) ab. Die gestrichelten Pfeile im rechten Teilbild (**b**) kennzeichnen lymphatische Nebenabflusswege aufgrund der sekundären Retroperitonealisierung der beiden Kolonabschnitte.

Quelle: Schünke M, Schulte E, Schumacher U. PROMETHEUS LernAtlas der Anatomie, Innere Organe. Illustrationen von Voll M u. Wesker K. 6. Aufl. Stuttgart: Thieme; 2022

32.3 Nerven und Nervengeflechte im Bauchraum

Grundsätzlich kann man im Bauchraum zwei Systeme unterscheiden:
- **vegetative** Nerven und ihre Plexus sowie den
- durch Spinalnerven gebildeten Anteil des **somatischen** Nervensystems.

32.3.1 Anteile des vegetativen Nervensystems

Vegetative Nerven (Abb. **32.10**) lassen sich dem sympathischen oder dem parasympathischen Anteil zuordnen.

32.3 Nerven und Nervengeflechte im Bauchraum

Man unterscheidet **vegetative** Nerven mit Plexus und den durch Spinalnerven gebildeten Anteil des **somatischen** Nervensystems.

32.3.1 Anteile des vegetativen Nervensystems

Siehe Abb. **32.10**.

32.10 Vegetative Plexus und Ganglien im Extraperitonealraum

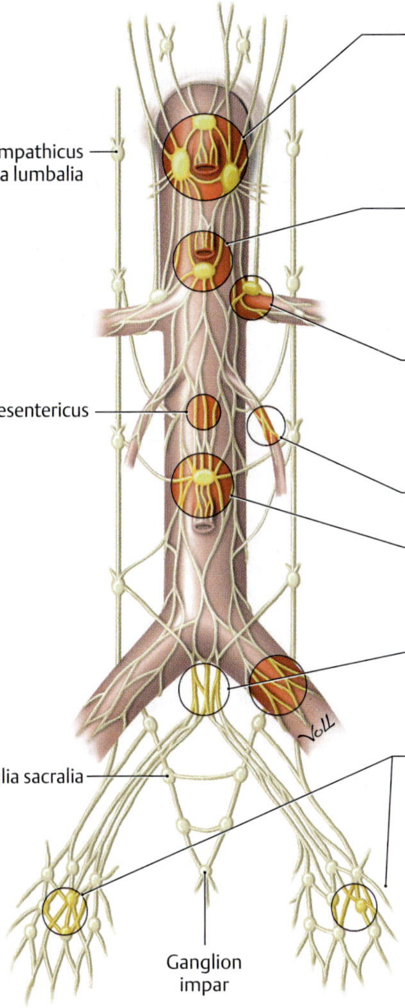

Plexus coeliacus mit Ganglia coeliaca	
• Plexus hepaticus	→ Leber, Gallenblase
• Plexus gastrici	→ Magen
• Plexus splenicus	→ Milz
• Plexus pancreaticus	→ Pankreas, Duodenum
Plexus mesentericus superior mit Ganglion mesentericum superius	
• keine Unterplexus	→ Pankreas (nur Caput), Duodenum, Jejunum, Ileum, Zäkum, Kolon (oral der Flexura coli sinistra), Ovar
Plexus suprarenalis und renalis mit Ganglion aorticorenale	
• Plexus uretericus	→ Nebenniere, Niere, Ureter (nierennaher Abschnitt)
Plexus ovaricus/testicularis	→ Ovar, Testis
Plexus mesentericus inferior	
• Plexus rectalis superior	→ Kolon (aboral der Flexura coli sinistra), Rektum (obere Etage)
Plexus hypogastricus superior	
• Äste zu Ureter und Genitalorganen	→ Ureter, Epididymis, Testis, Ovar
Plexus hypogastrici inferiores mit Ganglia pelvica*	
• Plexus rectales medius und inferior	→ Rektum (mittlere und untere Etage)
• Plexus prostaticus	→ Prostata, Gll. vesiculosa und bulbourethralis, Ductus ejaculatorius, Penis, Urethra
• Plexus deferentialis	→ Ductus deferens, Epididymis
• Plexus uterovaginalis*	→ Uterus, Tuba, Uterina, Vagina, Ovar
• Plexus vesicalis	→ Vesica urinaria
• Plexus uretericus	→ Ureter (aufsteigend vom Becken)

Neben den Geflechten und Ganglien im Bauchraum, sind hier auch die weiter kaudal im Becken liegenden dargestellt (S. 873).
* Die kleinen Ggll. pelvica, die in den Plexus hypogastricus (S. 873) eingelagert sind, dürfen nicht verwechselt werden mit dem Plexus uterovaginalis, der wegen seiner zahlreichen Ganglien klinisch als Frankenhäuser-Plexus oder auch Ggl. pelvicum (Frankenhäuser-Ganglion) bezeichnet wird.

Quelle: Schünke M, Schulte E, Schumacher U. PROMETHEUS LernAtlas der Anatomie, Innere Organe. Illustrationen von Voll M u. Wesker K. 6. Aufl. Stuttgart: Thieme; 2022

32.11

32.11 **Organisation des Sympathikus zur Innervation von Bauch- und Beckenorganen***

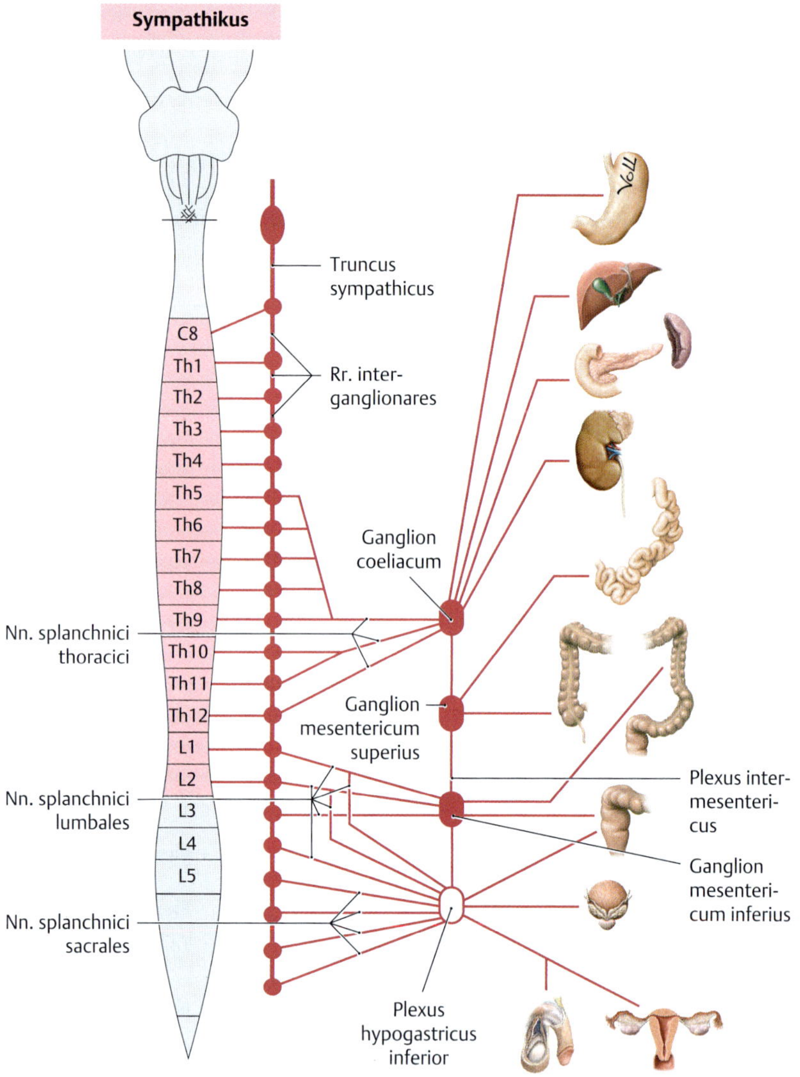

* Die Ggll. aorticorenalia sowie der (unpaare) Plexus hypogastricus superior, der mittels der (paarigen) Nn. hypogastrici das Ggl. mesentericum inferius mit dem (paarigen) Plexus hypogastricus inferior (S. 873) verbindet, sind aus Gründen der Übersicht nicht dargestellt.

Quelle: Schünke M, Schulte E, Schumacher U. PROMETHEUS LernAtlas der Anatomie, Innere Organe. Illustrationen von Voll M u. Wesker K. 6. Aufl. Stuttgart: Thieme; 2022

Sympathikus im Bauchraum

Der Sympathikus ist im Bauchraum in **Ganglien** organisiert, die zum einen durch die Verbindung über vegetative Fasern einen linken und rechten Grenzstrang (Truncus sympathicus) bilden. Beidseits liegen je 4 Ggll. lumbalia, die über Rr. interganglionares verbunden sind. Zum anderen gibt es im Bauchraum zusätzlich **prävertebrale Ganglienkomplexe** zur Innervation der inneren Organe.

Sympathikus im Bauchraum

Das **sympathische Nervensystem** (Abb. **32.11**) verläuft zum einen als **Grenzstrang** (Truncus sympathicus) aus dem Thorax nach Durchtritt durch das Diaphragma (zwischen medialem und lateralem Zwerchfellpfeiler) im Retroperitoneum direkt neben der Wirbelsäule.

Der Grenzstrang besteht beidseits aus **vier paravertebralen Ggll. lumbalia** und setzt sich in das Becken mit Ggll. sacralia fort.

Diese Ganglien, in denen Fasern zu sympathisch innervierten Strukturen der Rumpfwand auf das zweite Neuron umgeschaltet werden, sind untereinander über **Rr. interganglionares** verbunden.

Zum anderen gibt es im Bauchraum zusätzlich **prävertebrale** (= präaortale) **Ganglienkomplexe** zur Innervation der inneren Organe.

32.12 Organisation des Parasympathikus zur Innervation von Bauch- und Beckenorganen

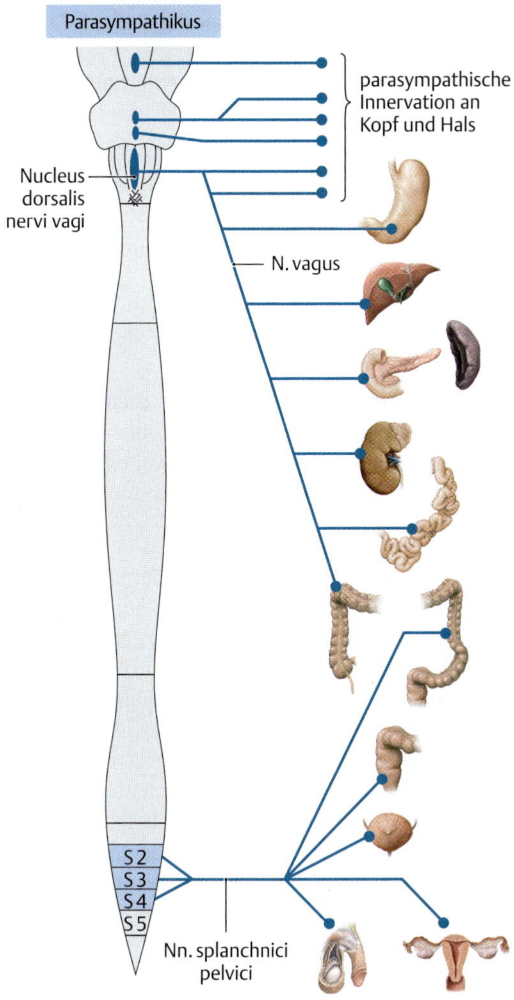

Quelle: Schünke M, Schulte E, Schumacher U. PROMETHEUS LernAtlas der Anatomie, Innere Organe. Illustrationen von Voll M u. Wesker K. 6. Aufl. Stuttgart: Thieme; 2022

► Merke. Während in den paravertebralen Ganglien des Hals- und Thoraxbereichs sympathische Fasern auf das 2. Neuron umgeschaltet werden, die sowohl zur Rumpfwand (v. a. Gefäße und Hautdrüsen) als auch zu den Thoraxorganen und zum Kopf ziehen, laufen im Bauch- und Beckenraum die Sympathikusfasern für die hier liegenden Organe meist ohne Umschaltung durch die **para**vertebralen Ganglien hindurch und werden erst in (ausschließlich abdominal vorkommenden) **prä**vertebralen (= präaortalen) Ganglien umgeschaltet.

Vier große **prävertebrale** (= präaortale) **Ganglien** liegen an der Vorderfläche der Aorta an den Abgängen der großen Arterien, verbunden durch den **Plexus aorticus abdominalis**, der sich weiter unterteilen lässt in:

- **Ggll. coeliaca** mit **Plexus coeliacus** um den Truncus coeliacus,
- **Ggl. mesentericum superius** mit **Plexus mesentericus superior**,
- **Ggl. mesentericum inferius** mit **Plexus mesentericus inferior** und
- **Ggll. aorticorenalia** an den Abgängen der Aa. renales.

Diese Ganglien erhalten präganglionäre Zuflüsse über die sympathischen **Nn. splanchnici major** und **minor** (ggf. imus) aus den Rückenmarksegmenten Th 5–11(12) nach deren Durchtritt durch das Zwerchfell sowie über **Nn. splanchnici lumbales** aus L 1/2. Dabei erreichen Fasern des **N. splanchnicus major** vorwiegend das Ggl. coeliacum, Fasern des **N. splanchnicus minor** ziehen meist durch dieses hindurch, um erst im Ggl. mesentericum superius umzuschalten. Die **Nn. splanchnici lumbales** ziehen i. d. R. direkt zum Ggl. mesentericum inferius oder zum Plexus hypogastricus inferior (S. 873), können je-

32.12

► Merke.

Vier große **prävertebrale Ganglien** liegen ventral der Aorta an den Abgängen der großen Gefäße, verbunden durch den **Plexus aorticus abdominalis**. Sie dienen der Versorgung von Organen in Bauch und Becken:

- **Ggll. coeliaca**,
- **Ggl. mesentericum sup.** und **inf.** sowie
- **Ggll. aorticorenalia**.

Diese Ganglien erhalten **präganglionäre** Zuflüsse über die Nn. splanchnici major und minor aus dem Segmenten Th 5–12 sowie über die Nn. splanchnici lumbales (L 1/2).

doch auch die beiden anderen Ganglien ohne Umschaltung durchziehen. Sympathische Fasern zu den Ggll. aorticorenalia ziehen im N. splanchnicus minor bzw. einer manchmal ausgebildeten Abspaltung davon, dem **N. splanchnicus imus**.
Nach Umschaltung in den Ganglien ziehen die postganglionären Axone i. Allg. als periarterieller Plexus zu den Erfolgsorganen.

Der Plexus **aorticus abdominalis** geht kaudal in den unpaaren Plexus hypogastricus sup. und den paarigen Plexus iliacus über.

Der **Plexus aorticus abdominalis** geht nach kaudal in den unpaaren Plexus hypogastricus sup. (S. 208) und den paarigen Plexus iliacus (auf den Aa. iliacae communes) über. Nn. hypogastrici verbinden Plexus hypogastricus sup. und inferior (S. 873).

Parasympathikus im Bauchraum

Parasympathische Nerven (Abb. **32.12**) erreichen als **Trunci vagales ant./post.** das Abdomen und werden erst **organnah** in kleinen parasympathischen Ganglien umgeschaltet. Der vordere Truncus endet am Magen, der hintere versorgt Abdominalorgane bis zur Flexura coli sinistra.

Parasympathikus im Bauchraum

Parasympathische Nerven (Abb. **32.12**) ziehen als Truncus vagalis anterior und posterior in das Abdomen:

- Der **Truncus vagalis anterior** endet am Magen im Plexus gastricus,
- der **Truncus vagalis posterior** versorgt die Organe des Abdomens bis oral der Flexura coli sinistra.

Die aus den Nn. vagi hervorgehenden Fasern durchziehen die Ggll. coeliaca, mesentericum superius und inferius **ohne Umschaltung** und werden erst ganz dicht am jeweiligen Organ in kleinen parasympathischen Ganglien auf das zweite Neuron umgeschaltet.

▸ Merke.

▸ Merke. Das Innervationsgebiet des N. vagus reicht bis zu einem Punkt (besser „Feld") oral der Flexura coli sinistra. Aboral von hier übernimmt der sakrale Parasympathikus die Innervation. Diese Stelle der scharfen Trennung beider Innervationsgebiete wird **Cannon-Böhm-Punkt** (besser „Cannon-Böhm-Feld") genannt.
Die parasympathischen Fasern erreichen wie die sympathischen ihr Innervationsgebiet über den Verlauf entlang von Blutgefäßen. Im Bereich der linken Kolonflexur sind dies die A. colica media (aus der A. mesenterica superior; hiermit ziehen die Äste des N. vagus von oral heran) und die A. colica sinistra (aus der A. mesenterica inferior; hiermit ziehen die Äste des sakralen Parasympathikus von aboral heran). Im Gegensatz zur Innervation ist aber die Durchblutung im Bereich der linken Kolonflexur nicht so scharf getrennt, sondern die Stromgebiete der beiden Mesenterialarterien sind durch Anastomosen verbunden, z. B. Riolan- und Drummond-Anastomose (S. 855).

32.3.2 Anteile des somatischen Nervensystems

Viszeroafferente Fasern übernehmen unterschiedliche Funktionen (z. B. Rückmeldung über die Wandspannung oder Wahrnehmung von „Organschmerz").
Im Gegensatz zu Viszeroefferenzen sind sie dem somatischen Nervensystem zuzurechnen, lagern sich jedoch topografisch häufig den sympathischen Viszeroefferenzen der Nn. splanchnici an.

32.3.2 Anteile des somatischen Nervensystems

Die **viszeroafferenten Fasern** dienen unterschiedlichen Funktionen wie der Rückmeldung über die Wandspannung (z. B. bei den Hohlorganen des Magen-Darm-Traktes und im Harnsystem) oder der Wahrnehmung von „Organschmerz" bei Erkrankungen.
Anders als die efferenten Fasern zur Innervation der Organe im Bauchraum, sind die Viszeroafferenzen systematisch kein Bestandteil des vegetativen Nervensystems, sondern exakterweise dem somatischen Nervensystem zuzurechnen. Allerdings schließen sie sich für ihren Weg zum ZNS häufig topografisch den Nn. splanchnici, in denen die sympathischen Viszeroefferenzen verlaufen (s. o.), gleichsam als „Trittbrettfahrer" an. Aufgrund dieser topografischen Nähe werden sie manchmal im Zusammenhang mit dem vegetativen Nervensystem beschrieben.

Nur die Afferenzen des viszeralen Peritoneums von Teilen der Leber, Gallenblase, Duodenum und Pankreas werden wie die aus dem parietalen Peritoneum am Zwerchfell über **Rr. phrenicoabdominales** (Endast des N. phrenicus, C 2–C 4) geleitet.

Eine gewisse Ausnahme bilden die Afferenzen des viszeralen Peritoneums einiger Oberbauchorgane, das über **Rr. phrenicoabdominales** innerviert wird. Diese sensiblen Endäste der **Nn. phrenici** (S. 629) (C 2–C 4, Tab. **34.3**) aus dem **Plexus cervicalis** (S. 888) ziehen vom Thorax durch das Zwerchfell in das Abdomen. Sie versorgen sensibel nicht nur das Peritoneum an der Unterseite des Zwerchfells (Peritoneum parietale), sondern auch auf Teilen der Leber, der Gallenblase, des Duodenums und des Pankreas (Peritoneum viscerale). Die Afferenzen des viszeralen Peritoneums dieser Organe laufen somit hier nicht überwiegend mit den (vegetativen) Nn. splanchnici (major und minor) zum ZNS, sondern mit einem somatischen Nerv.

Nn. spinales entstammen dem Plexus lumbosacralis, Th 12–S 4 (S. 378) und dienen der motorischen sowie sensiblen Innervation von Bein und Rumpfwand.

Weiterhin ziehen im Bauchraum Spinalnerven = **Nn. spinales** (S. 198) bzw. deren Rr. ventrales, die größtenteils dem **Plexus lumbosacralis** (S. 378) entstammen (Segmente Th 12 bis S 4). Sie dienen der motorischen und sensiblen Versorgung der Wände von Abdomen und Becken und der unteren Extremität.

► Merke. So, wie die Viszeroafferenzen die eigentlich sympathischen Nn. splanchnici nutzen, um von ihrem Innervationsgebiet (Organ) zum ZNS zu gelangen, werden die somatischen Spinalnerven von sympathischen efferenten Fasern genutzt, um die von ihnen innervierten, in der Haut liegenden Drüsen und Mm. arrectores pilorum zu erreichen. Beide Fasertypen lagern sich also wie „Trittbrettfahrer" Nerven des jeweils „anderen Systems" an, um ihr Zielgebiet zu erreichen.

► Merke.

32.4 Entwicklung der großen Blutgefäße im Bauch- und Beckenraum

Die Entwicklung des Blutkreislaufs verläuft in zeitlich überlappenden Abschnitten, die dem jeweiligen Entwicklungsstadium des Keims entsprechen. Man unterscheidet (vgl. Abb. **22.9**):

- Dottersackkreislauf,
- Plazentakreislauf,
- intraembryonaler Kreislauf und
- fetaler Kreislauf.

Im Rahmen der Embryonalentwicklung werden in den ersten drei Abschnitten Gefäße angelegt, die sich teilweise wieder zurückbilden, teilweise zu den definitiven Gefäßen umbilden. Im fetalen Kreislauf ist der definitive Kreislauf dann schon grundsätzlich angelegt und zeigt als Besonderheit lediglich die beschriebenen Kurzschlüsse (S. 141). Die folgende Tabelle stellt die embryonalen und definitiven Gefäße für Abdomen und Becken einander gegenüber (Tab. **32.2**).

32.4 Entwicklung der großen Blutgefäße im Bauch- und Beckenraum

Der Kreislauf entsteht in der Embryonalentwicklung über vier teilweise zeitlich überlappende Stadien (vgl. Abb. **22.9**):

- Dottersackkreislauf,
- Plazentakreislauf,
- intraembryonaler Kreislauf,
- fetaler Kreislauf.

Dabei werden (in den ersten drei Abschnitten) Gefäße angelegt und teilweise wieder zurückgebildet, teilweise zu den definitiven Gefäßen umgebildet (Tab. **32.2**).

32.2 Entwicklung der großen Blutgefäße im Bauch- und Beckenraum

embryonales Gefäß	definitive Struktur
Arterien	
Aortae dorsales	Aorta abdominalis (nach Verschmelzung der paarigen Anlage)
Aa. vitellinae	Truncus coeliacus Aa. mesentericae superior und inferior
Aa. segmentales laterales	Aa. testiculares/ovaricae Aa. renales Aa. suprarenales
Aa. umbilicales	Aa. iliacae internae A. vesicalis superior
Venen	
Vv. vitellinae	V. portae hepatis und V. mesenterica superior Vv. hepaticae Leberteilstück der V. cava inferior
V. umbilicalis und Ductus venosus	Lig. teres hepatis und Lig. venosum
Vv. subcardinales	Mittelstück der V. cava inferior Vv. renales Vv. testiculares/ovaricae
Vv. supracardinales	unterer Abschnitt der V. cava inferior
Vv. cardinales posteriores	Vv. iliacae unterster Abschnitt der V. cava inferior

32.2

Klinischer Fall: Kaffeesatzerbrechen *

* Fallbeispiel fiktiv, Namen und Daten frei erfunden

16:15
Frau T. ruft den Notarzt. Ihr Mann, Herr Johannes T., 56 Jahre, ist im Badezimmer zusammengebrochen. Er konnte sich aus eigener Kraft kaum wieder aufrichten.

16:30
J.T.: Puuh. Plötzlich wurde mir so übel und schwindelig. Da bin ich ins Bad und musste mich übergeben. Bin kaum wieder hochgekommen danach...

16:35
Fremdanamnese
Frau T.: Zuerst dachte ich, es ist nur, weil er wieder mal einen „über den Durst“ getrunken hat. Aber als ich dann das Erbrochene gesehen hab, ist mir schon mulmig geworden. Schauen Sie mal, das ist ganz schwarz...
Der Notarzt vermutet eine Blutung des oberen Gastrointestinaltrakts und weist Herrn T. sofort in die Klinik ein.

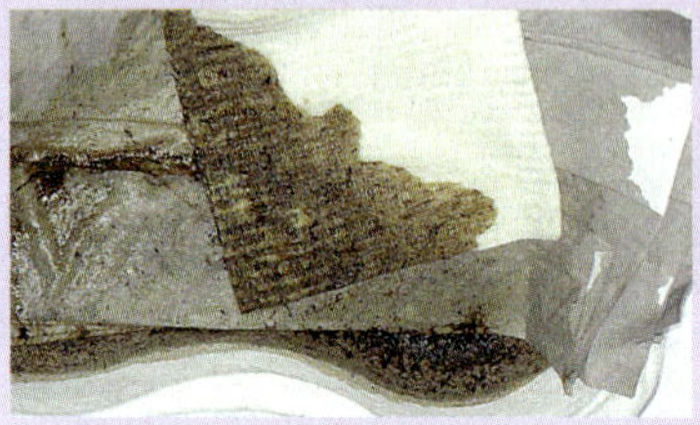

Typischer Aspekt bei „Kaffeesatz-Erbrechen“ (aus Füeßl, F.S., Middeke, M.: Duale Reihe Anamnese und Klinische Untersuchung. 5. Aufl., Thieme, 2014)

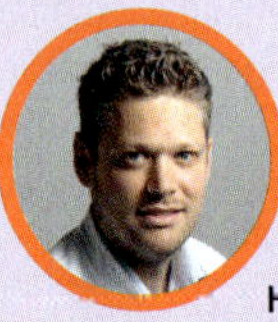

17:00
Anamnese
Herr T., Ihre Frau sagte, seit Sie Ihre Arbeit verloren haben, trinken Sie recht viel Alkohol. Wie viel ist es denn in etwa?
J.T.: Naja, stimmt schon. Vor 7 Jahren ist das mit der Arbeit passiert, seither, also, eine Flasche Wein ist' s schon am Tag. Kann aber auch mal mehr werden...

17:10
Medikamentenanamnese
J.T.: Tabletten? Nö, nicht dass ich wüsste...

17:11
Körperliche Untersuchung
Der systolische Blutdruck beträgt 80 mmHg (normal 90–130 mmHg). Puls der Arteria radialis schwach tastbar, Frequenz 112/min (normal 50–100/min). Um den Bauchnabel herum sind einige dicke, geschlängelte Krampfadern zu sehen, auf der Brust mehrere kleine rötliche „Gefäßsternchen“ (Spider-Nävi).

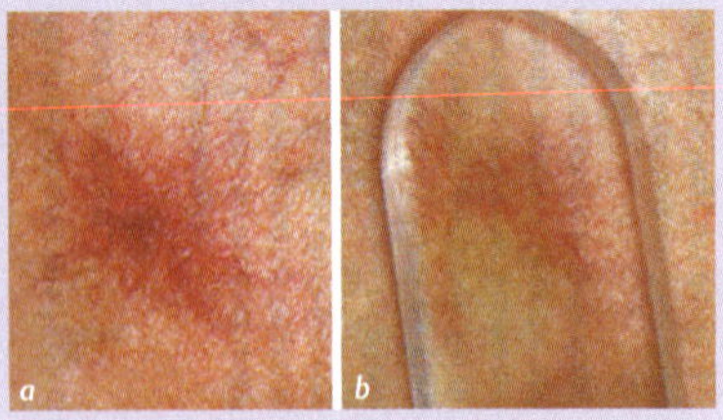

Spider-Nävus (a). Bei Druck mit dem Glasspatel lässt sich das zentrale Gefäß ausdrücken (b). Bei nachlassendem Druck füllt es sich wieder. (aus Füeßl, F.S., Middeke, M.: Duale Reihe Anamnese und Klinische Untersuchung. 5. Aufl., Thieme, 2014)

17:30
Blutabnahme und notfallmäßige Magenspiegelung
Am Ende der Blutabnahme erbricht Herr T. frisches Blut. Ich verständige sofort den Oberarzt und wir entschließen uns zur notfallmäßigen Magenspiegelung (Ösophagogastroduodenoskopie).

17:40
Ligatur der Ösophagusvarizenblutung
In der Speiseröhre erkennt man mehrere rundliche Vorwölbungen, aus denen es blutet. Es wird die Diagnose „akute Ösophagusvarizenblutung“ gestellt und die Blutung mit Hilfe von Gummibändern (Ligaturen) gestoppt.
Herr T. wird zur Überwachung auf die Intensivstation verlegt.

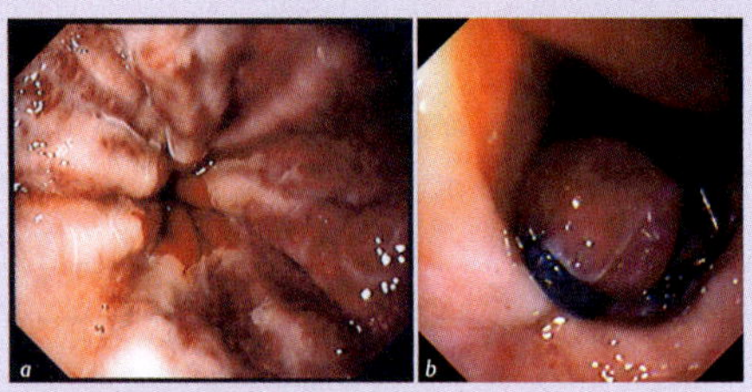

Endoskopischer Befund einer akuten Varizenblutung (a). Nach Gummibandligatur (b). (aus Schumpelick V, Bleese N, Mommsen P: Kurzlehrbuch Chirurgie, Thieme; 2010)

18:15
Laborbefund trifft ein (Normwerte in Klammern)

- Hämoglobin 10,3 g/dl (14–18 g/dl)
- GOT 178 U/l (< 35 U/l), GPT 123 U/l (< 45 U/l)
- γ-GT 459 U/l (< 55 U/l)
- spontane Thromboplastinzeit nach Quick 33 % (70–130 %)
- Albumin 3,2 g/dl (3,5–5,3 g/dl)

Die Befunde mit erhöhten Leberwerten (GOT, GPT, γ-GT) und verminderter Syntheseleistung (Albumin und Quick) sprechen für eine deutliche Leberschädigung. Ursache der Anämie (Hämoglobin erniedrigt) sind wahrscheinlich rezidivierende Blutungen.

18:40
Überwachung und Stabilisierung
Herr T. wird überwacht und erhält wegen der stattgehabten Blutung 2 Erythrozytenkonzentrate und 2 Einheiten Frischplasma.

Verlegung auf Normalstation
Nachdem sich sein Zustand stabilisiert hat, wird Herr T. am nächsten Tag verlegt.

10:00
Sonografie des Abdomens
Reichlich Aszites nachweisbar. Leber inhomogen (Zeichen eines zirrhotischen Umbaus), Pfortader erweitert (Zeichen einer portalen Hypertension). Splenomegalie (Vergrößerung der Milz).

Weiterer stationärer Aufenthalt
Im weiteren Verlauf kontrollieren wir den Hb und bestimmen das Ausmaß der Leberschädigung. Leider können wir Herrn T. nicht von der Notwendigkeit einer Alkoholabstinenz überzeugen.

7 Monate später
Herr T. erleidet eine akute Ösophagusvarizenblutung und stirbt noch vor Eintreffen des Notarztes zu Hause.

Fragen mit anatomischem Schwerpunkt

1 Gibt es einen Zusammenhang zwischen der Grunderkrankung (Leberzirrhose) von Herrn T. und der akuten lebensbedrohlichen Blutung?
2 Welches Anzeichen in der körperlichen Untersuchung ist durch die gleiche Ursache bedingt wie die Ösophagusvarizen?
3 Wo lassen sich bei Herrn T. ähnliche, nur unter pathologischen Bedingungen stark ausgebildete Gefäße bzw. Abflusswege des venösen Bluts aus dem Magen-Darm-Trakt vermuten?
4 Wie ist das „Kaffeesatz-Erbrechen„ von Herrn T. zu erklären?
5 Welche Ursachen kommen noch für eine Blutung aus dem oberen Gastrointestinaltrakt in Betracht?

! Antwortkommentare im Anhang

33 Leitungsbahnen im Beckenraum

E. Schulte

33.1 Einführung

Die Leitungsbahnen im Beckenraum verlaufen leicht verschieblich infraperitoneal (Beachte: INFRA) im lockeren Bindegewebe des Spatium infraperitoneale pelvis und passen sich den variablen Füllungszuständen der Organe an.
Man unterscheidet:

- **viszerale** Gefäße zur Versorgung der **Beckenorgane** und
- **parietale** Gefäße zur Versorgung der **Beckenwände**.

Die parietalen Gefäße verlassen das Becken durch den Canalis obturatorius (S. 875), das Foramen ischiadicum majus (S. 875) mit seinen beiden Anteilen oberhalb, der Pars suprapiriformis (S. 875) und unterhalb, der Pars infrapiriformis (S. 875) des M. piriformis oder ziehen nach kranial zum Beckeneingang. Weiterhin verlassen den Beckenraum Leitungsbahnen zum Bein.

33.1 Einführung

Sie verlaufen leicht verschieblich infraperitoneal (Beachte: INFRA).

- **Viszerale** Gefäße versorgen die Beckenorgane,
- **parietale** die Beckenwand und verlassen das Becken durch den Canalis obturatorius (S. 875), das Foramen ischiadicum majus (S. 875) oder zum Beckeneingang nach kranial.

33.2 Gefäße im Beckenraum

33.2.1 Beckenarterien

Die beiden aus der Aorta abdominalis hervorgehenden **Aa. iliacae communes** teilen sich ventral des Iliosakralgelenks in jeweils eine **A. iliaca externa** und **interna**.

33.2 Gefäße im Beckenraum

33.2.1 Beckenarterien

Die beiden **Aa. iliacae communes** teilen sich jeweils in **A. iliaca interna** und **externa**.

► Merke. Während die **A. iliaca externa** nach Abgabe von nur 2 Ästen durch das Becken hindurchzieht, um die untere Extremität zu versorgen, gehen aus der **A. iliaca interna** innerhalb des Beckens zahlreiche viszerale und parietale Gefäße zu Organen und Wänden des Beckens hervor.

► Merke.

Arteria iliaca externa

Sie zieht medial des M. psoas zur Lacuna vasorum (S. 306), wo sie nach Unterkreuzung des Lig. inguinale zur A. femoralis (S. 374) wird und hauptsächlich die untere Extremität versorgt. Innerhalb des Beckens gibt sie lediglich zwei Äste ab:

- **A. circumflexa ilium profunda** (S. 374) zur Versorgung der Mm. iliacus und psoas major sowie
- **A. epigastrica inferior** (S. 312) zur Versorgung der ventralen Bauchwand.

Arteria iliaca externa

Sie zieht durch die Lacuna vasorum (S. 306), wird am Lig. inguinale zur A. femoralis und versorgt das Bein. Im Becken gibt sie folgende Äste ab:

- **A. circumflexa ilium prof.** (S. 374) (→ Hüftmuskeln),
- **A. epigastrica inferior** (→ ventrale Bauchwand).

Arteria iliaca interna

Sie ist das arterielle Hauptgefäß des Beckens, läuft entlang der Articulatio sacroiliaca ins kleine Becken und gibt dabei neben viszeralen Ästen zu den Organen auch parietale zum Beckenboden (S. 334) und zur Hüfte (S. 373) ab (Abb. **33.1**).

Arteria iliaca interna

Arterielles Hauptgefäß des Beckens mit viszeralen und parietalen Ästen (Abb. **33.1**).

Viszerale Äste

- **A. umbilicalis:** Die beim Ungeborenen zur Plazenta ziehende Arterie verödet teilweise. Während die verödete **Pars occlusa** an der ventralen Bauchwand in der Plica umbilicalis medialis (S. 309) liegt, gibt die weiterhin offene **Pars patens** zwei organversorgende Gefäße ab:
  - **A. ductus deferentis** zur Versorgung des Ductus deferens und
  - **A. vesicalis superior** (oft mehrere Gefäße) von kranial zur Harnblase.

Viszerale Äste

- **A. umbilicalis:** Während die verödete Pars occlusa in der Plica umbilicalis medialis (S. 309) verläuft, gibt die Pars patens zwei Äste ab:
  - **A. ductus deferentis** → Ductus deferens und
  - **A. vesicalis superior** → Harnblase.

33.1 Äste der A. iliaca interna

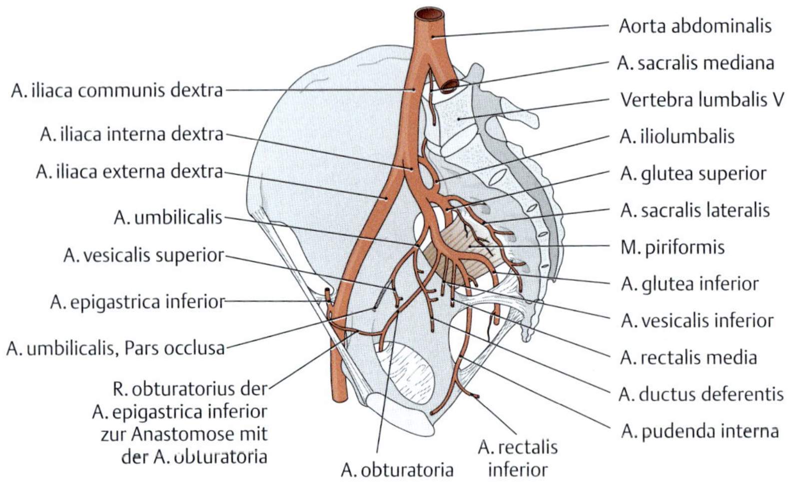

Siehe „Corona mortis“ (S. 373).
Schematische Darstellung der rechten A. iliaca interna im männlichen Becken.

Quelle: Schünke M, Schulte E, Schumacher U. PROMETHEUS LernAtlas der Anatomie, Innere Organe. Illustrationen von Voll M u. Wesker K. 6. Aufl. Stuttgart: Thieme; 2022

- **A. vesicalis inf.** zur Harnblase mit Ästen zu Genitalorganen.
- **A. rectalis media** (mit Ästen zum Genitale) anastomosiert am Rektum mit den Aa. rectales sup. und inf.
- **A. uterina:** Als direkter Ast der A. iliaca int. (Unterschied zur A. ductus deferentis) überkreuzt sie im Lig. latum den Ureter. Während ihres geschlängelten Verlaufs am Uterus gibt sie folgende Äste ab:
  - **Rr. vaginales**,
  - **R. ovaricus** und
  - **R. tubarius**.
- **A. vaginalis** (ggf. Ast der A. uterina).
- **A. pudenda interna** (S. 334)**:** Sie zieht über die Pars infrapiriformis des Foramen ischiadicum majus und durch das Foramen ischiadicum minus in den Canalis pudendalis der Fossa ischioanalis und gibt folgende Äste ab:
  - **A. rectalis inf.** zum Analkanal,
  - **A. perinealis** zum Damm sowie
  - Äste zum **äußeren Genitale** und zur **Urethra**.

Parietale Äste

Nach dorsal ziehen:

- **A. iliolumbalis** zur muskulären und knöchernen Beckenwand mit Rr. lumbalis, spinalis und iliacus,
- **A. sacralis lateralis** zum Os sacrum,
- **Aa. gluteae sup.** und **inf.**, die zur Versorgung von kranialer bzw. kaudaler Gesäßmuskulatur durch die Pars supra- bzw. infrapiriformis des Foramen ischiadicum majus treten.

- **A. vesicalis inferior:** Sie zieht zum Harnblasengrund und gibt **Äste** zur Prostata und Gl. vesiculosa bzw. zur Vagina ab.
- **A. rectalis media:** Auf dem Weg zum Rektum gibt auch sie **Äste** zum Genitale ab. Am Rektum bildet sie **Anastomosen** mit der A. rectalis superior (S. 703) aus der A. mesenterica inferior und der A. rectalis inferior aus der A. pudenda interna (s. u.).
- **A. uterina:** Diese entwicklungsgeschichtlich der A. ductus deferentis (s.o) entsprechende Arterie ist meist ein direkter Ast der A. iliaca interna. Sie zieht durch das Lig. latum von lateral zur Cervix uteri, überkreuzt dabei den Ureter (S. 765) und läuft geschlängelt am Corpus uteri empor.
  Folgende Äste gehen von ihr ab:
  - **Rr. vaginales** ziehen zur Scheide, der
  - **R. ovaricus** zum Ovar, wo er mit der A. ovarica anastomosiert.
  - Der **R. tubarius** versorgt die Tuba uterina.
- **A. vaginalis:** Sie zieht zur Scheide und kann auch als größerer Ast aus der A. uterina entspringen (dann als R. vaginalis bezeichnet).
- **A. pudenda interna** (S. 334)**:** Sie verlässt das Becken durch die Pars infrapiriformis des Foramen ischiadicum majus und zieht durch das Foramen ischiadicum minus in die Fossa ischioanalis (S. 333).

Dort läuft sie im Canalis pudendalis nach ventral.
Von ihr gehen nachfolgende Arterien ab:

- **A. rectalis inferior** zum Canalis analis,
- **A. perinealis** zur Versorgung der Muskulatur am Damm sowie folgende Äste zum äußeren Genitale:
- **A. bulbi penis** bzw. **vestibuli,**
- **A. dorsalis penis** bzw. **clitoridis**,
- **A. profunda penis** bzw. **clitoridis** und
- **A. urethralis**.

Aufgrund ihres Versorgungsgebiets, das neben Organen auch einen Teil der Rumpfwand umfasst, wird sie in der Literatur manchmal auch als parietaler Ast der A. iliaca interna beschrieben.

Parietale Äste

Nach dorsal ziehen:

- **A. iliolumbalis:** Sie zieht zur Fossa iliaca und gibt ab:
  - R. lumbalis für die Mm. psoas und quadratus lumborum sowie den
  - R. iliacus für die knöcherne Beckenwand und den
  - R. spinalis zur Wirbelsäule.
- Die **A. sacralis lateralis** (oft mehrere Gefäße) zieht zum Os sacrum.
- Die **A. glutea superior** (S. 373) verlässt das Becken durch die Pars suprapiriformis des Foramen ischiadicum majus und versorgt die kraniale Gesäßmuskulatur.

- Die **A. glutea inferior** (S. 373) zieht durch die Pars infrapiriformis (S. 875) des Foramen ischiadicum majus und versorgt die kaudale Gesäßmuskulatur.

Nach ventral zieht die **A. obturatoria** zum Canalis obturatorius. Ihre wichtigsten Äste sind:

- **R. acetabularis** zum Caput femoris (im Lig. capitis femoris, Abb. **13.4**) und
- **R. pubicus**, der mit dem gleichnamigen Ast der A. epigastrica inferior anastomosiert.
- Jeweils ein **R. anterior** und **posterior** versorgen Adduktoren und tiefe Hüftmuskeln.

Nach ventral zieht die **A. obturatoria** durch den Canalis obturatorius und gibt ihre Äste ab:

- R. acetabularis zum Caput femoris,
- R. pubicus, der mit dem R. pubicus der A. epigastrica inferior anastomosiert.
- Rr. ant. und post.

33.2.2 Beckenvenen

Die parietalen und viszeralen Venen schließen sich den gleichnamigen Arterien an. Die viszeralen Venen bilden dabei oft ausgedehnte **Plexus venosi** um die Organe (Abb. **33.2**): Plexus venosus sacralis, rectalis, vesicalis, prostaticus, uterinus und vaginalis.

Alle parietalen und viszeralen Venen, die häufig auf jeder Seite doppelt angelegt sind, fließen schließlich in die **V. iliaca interna** ab. Letztere liegt dorsal der entsprechenden Arterie und vereinigt sich mit der V. iliaca externa zur paarigen **V. iliaca communis**. Im Becken nimmt die V. iliaca externa von der Rumpfwand die V. circumflexa ilium profunda und die V. epigastrica inferior auf; hauptsächlich dient sie aber der venösen Drainage der unteren Extremität.

33.2.2 Beckenvenen

Die parietalen und viszeralen Venen laufen mit den gleichnamigen Arterien. Viszerale Venen bilden Geflechte (Abb. **33.2**): **Plexus venosus** sacralis, rectalis, vesicalis, prostaticus, uterinus und vaginalis. Der Abfluss erfolgt wie für die parietalen Venen über die **V. iliaca int.** zur **V. iliaca communis**. Die V. iliaca externa drainiert die untere Extremität und nimmt von der Rumpfwand die V. circumflexa ilium profunda und die V. epigastrica inferior auf.

▸ Klinik. Bei einer pathologischen Gerinnung in den Beckenvenen (**Beckenvenenthrombose**) ist die Gefahr einer Lungenembolie (S. 550) durch Ablösung einzelner Gerinnsel besonders hoch, vgl. tiefe Venenthrombose (S. 151).

▸ Klinik.

Der venöse Abfluss des Damms und des äußeren Genitales zeigt im Vergleich zur arteriellen Versorgung eine **Besonderheit**:

Venöses Blut der Dammregion kann in die **V. pudenda interna** und/oder die **V. pudenda externa** (und somit in die V. femoralis) abfließen.

Die Vv. dorsales superficiales penis bzw. clitoridis gewinnen ebenfalls Anschluss an die Vv. pudendae externae.

Die **Besonderheit** des venösen Abflusses von Damm und äußerem Genitale liegt darin, dass er – anders als der arterielle Zustrom (nur aus der A. pudenda int.) – in die **Vv. pudendae int.** *und* **externa** (somit in die V. femoralis) erfolgt.

33.2 V. iliaca interna und Venenplexus des Beckens

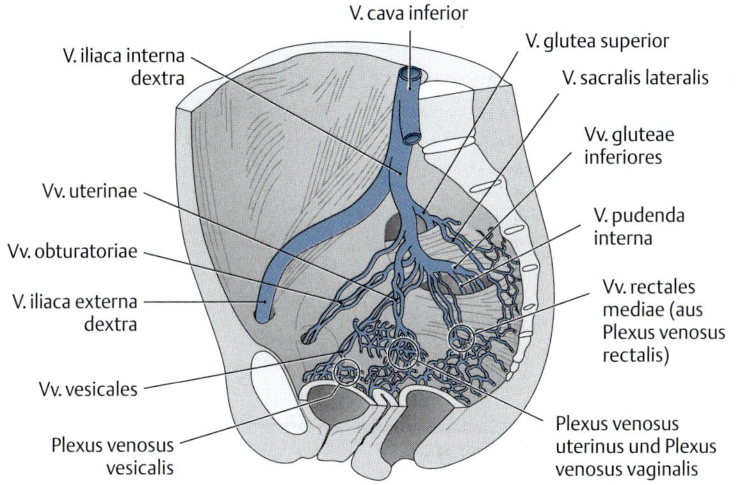

Schematische Darstellung am weiblichen Becken in der Ansicht von links.

Quelle: Schünke M, Schulte E, Schumacher U. PROMETHEUS LernAtlas der Anatomie, Innere Organe. Illustrationen von Voll M u. Wesker K. 6. Aufl. Stuttgart: Thieme; 2022

33.2.3 Lymphgefäße und -knoten im Beckenraum

Die Lymphknoten orientieren sich an der Lage der großen Blutgefäße (Abb. **33.3**, vgl. auch Abb. **13.47**): **Nll. iliaci interni** und **externi** leiten ihre Lymphe ebenso wie **Nll. sacrales** in die **Nll. iliaci communes**, die Anschluss an die **Trunci lumbales** finden. Fast alle **Beckenorgane** leiten direkt oder über Organlymphknoten ihre Lymphe in diese Knoten ab.

Eine Ausnahme bilden **Hoden** bzw. **Ovar** mit **direktem** Abfluss in die **Nll. lumbales**.

33.2.3 Lymphgefäße und -knoten im Beckenraum

Lymphknoten liegen um die Blutgefäße (Abb. **33.3**, vgl. Abb. **13.47**). Beckenorgane und Beckenwände drainieren über **Nll. iliaci intt.**, **extt.** und **sacrales** in **Nll. iliaci communes** mit Abfluss in die **Trunci lumbales**.

Eine Ausnahme bilden Hoden bzw. Ovar mit **direktem** Abfluss in die **Nll. lumbales**.

33.3 Übersicht über die Beckenlymphknoten und ihre Einbindung in die Lymphabflusswege des Becken- und Retroperitonealraums

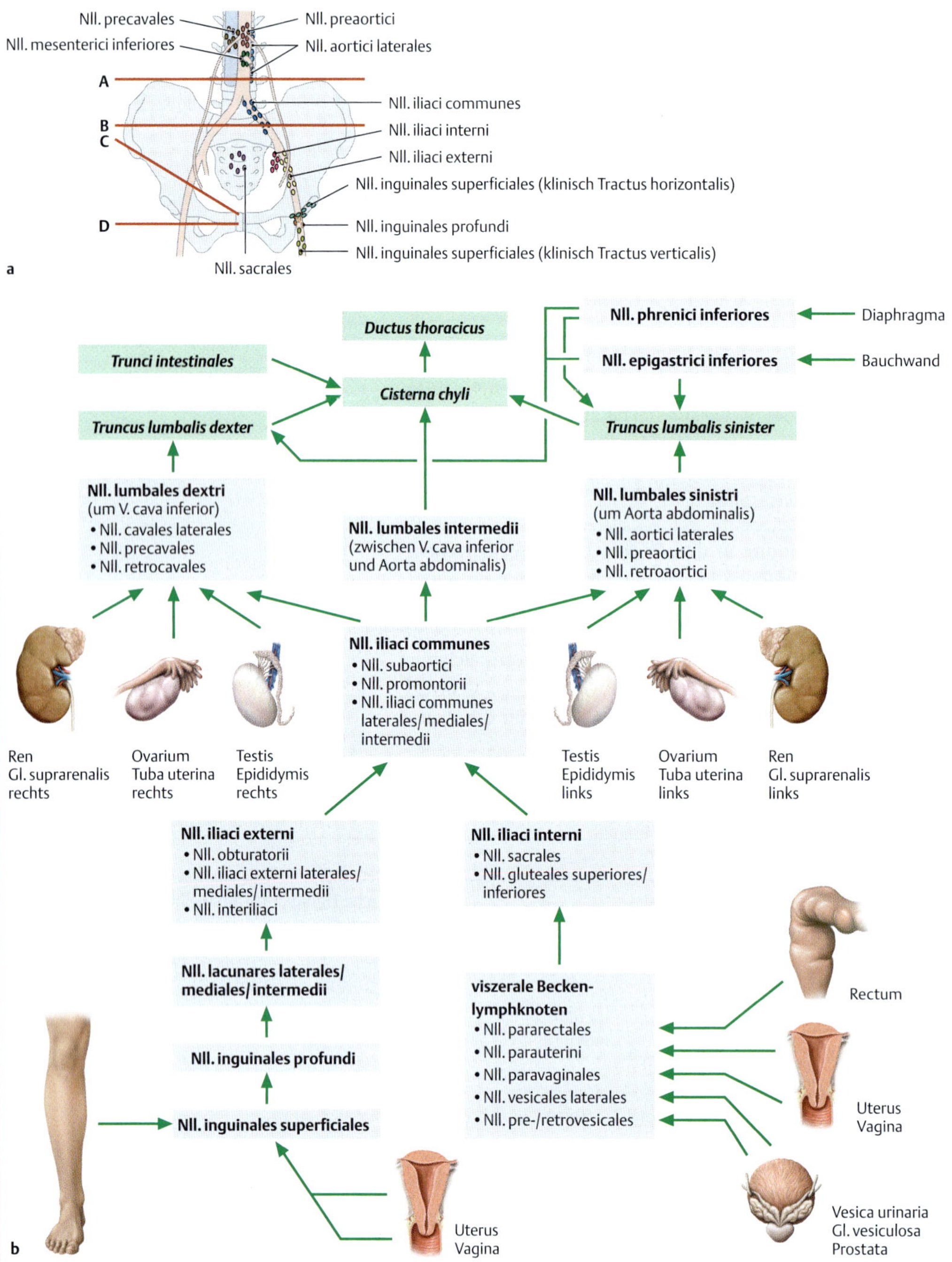

Die Beckenorgane (Uterus und Vagina; Rektumanteile; Harnblase und akzessorische Genitaldrüsen) leiten ihre Lymphe zunächst in organbezogene (viszerale) Lymphknoten, von da über die Nll. iliaci interni und die Nll. iliaci communes weiter in die Nll. lumbales.

Merke: Beckenbodennahe Anteile des Urogenitalsystems (Teile der Cervix uteri; Teile der Vagina; äußeres Genitale; Urethra) leiten ihre Lymphe (zusätzlich) in die Nll. inguinales, die aber auch die Drainagestation für die untere Extremität darstellen (Reaktion der inguinalen Lymphknoten bei Erkrankungen der unteren Extremität ebenso wie bei Erkrankungen in unteren Abschnitten des Urogenitalsystems).

a Die Beckenlymphknoten sind entlang der großen Blutgefäße sowie vor dem Os sacrum lokalisiert. Bei der radiologischen Beschreibung der Lymphknotenstationen bedient man sich virtueller Linien, die sich anhand von Knochenstrukturen definieren lassen: Iliolumballinie (A), Iliosakrallinie (B), Inguinallinie (C), Obturatorlinie (D).

b Lymphabflusswege von Retroperitoneum und Becken: Der Abfluss erfolgt in die Trunci lumbales über die Nll. lumbales dextri und sinistri. Diese werden von den Nieren, Nebennieren (primär Lage im Spatium retroperitoneale) sowie von den Keimdrüsen direkt erreicht. Letztere liegen zwar beim Erwachsenen im Becken, d. h. im Ovar (S. 784) bzw. extrakorporal im Hoden (S. 818), behalten aber neben der Blutgefäßversorgung auch die Lymphdrainagewege nach dem embryonalen Deszensus aus dem Spatium retroperitoneale bei.

Quelle: Schünke M, Schulte E, Schumacher U. PROMETHEUS LernAtlas der Anatomie, Innere Organe. Illustrationen von Voll M u. Wesker K. 6. Aufl. Stuttgart: Thieme; 2022

Nll. inguinales superficiales und **profundi** (Abb. **13.47**) nehmen Lymphe einerseits aus der unteren Extremität, andererseits aber auch Lymphe aus dem Beckenboden, dem äußeren Genitale (und Teilen des inneren Genitales) sowie aus der Urethra auf.

Nll. inguinales superficiales und **profundi** (Abb. **13.47**) erhalten Lymphe von Bein, Beckenboden, äußerem Genitale und Urethra.

33.3 Nerven und Nervengeflechte im Beckenraum

Auch im Beckenraum verlaufen vegetative sowie somatische Nerven.

33.3.1 Anteile des vegetativen Nervensystems

Die vegetativen Fasern des sympathischen und parasympathischen Nervensystems bilden im Becken den **Plexus hypogastricus inferior** zur Versorgung der Beckenorgane. Der Plexus hypogastricus inferior besteht aus topografisch unterscheidbaren gemischten **Einzelplexus** (z. B. Plexus rectales medius und inferior, Plexus vesicalis, vgl. Abb. **32.10**), in denen die vegetativen Fasern – teilweise erst nach Umschaltung im jeweiligen Unterplexus (auch als Organplexus bezeichnet) – an das Erfolgsorgan herantreten. Die sehr kleinen Ganglien des Plexus hypogastricus inferior bezeichnet man als **Ggll. pelvica**, die nicht zu verwechseln sind mit dem klinisch noch gängigen Begriff „Ggl. pelvicum“ oder „Frankenhäuser-Ganglion“, der ein Synonym für den Plexus uterovaginalis (S. 784) ist.

Vegetative Nerven (sympathisch/parasympathisch) bilden den **Plexus hypogastricus inf.**, der aus mehreren **Einzelplexus** (Organplexus) besteht (vgl. Abb. **32.10**). Darin befinden sich zahlreiche kleine **Ggll. pelvica**.

Sympathikus: Die sympathischen Fasern ziehen entweder in Form der paarigen **Nn. hypogastrici** (dexter und sinister) vom Plexus hypogastricus superior (lockeres Geflecht von vegetativen Fasern) kommend, oder als **Nn. splanchnici sacrales** (aus den meist vier **Ggll. sacralia**) zum Plexus hypogastricus inferior (s. o.).

Sympathikus: Sympathische Fasern ziehen als paarige **Nn. hypogastrici** vom Plexus hypogastricus sup. oder als **Nn. splanchnici sacrales** zum Plexus hypogastricus inf. (s. o.).

Parasympathikus: Die parasympathischen **Nn. splanchnici pelvici** enthalten Fasern aus den Rückenmarkssegmenten **S 2–S 4** und erreichen ebenfalls den Plexus hypogastricus inferior.

Parasympathikus: Die Fasern aus **S 2–S 4** erreichen den Plexus hypogastricus inf. als **Nn. splanchnici pelvici**.

▸ Merke. Die **Nn. splanchnici pelvici** sind die einzigen **para**sympathischen Nn. splanchnici. Sie haben ihr Ursprungsneuron (1. Neuron) im Seitenhorn der Rückenmarkssegmente S 2–S 4 und enthalten ausschließlich **prä**ganglionäre Fasern, die in den vegetativen parasympathischen Ganglien des Plexus hypogastricus inferior mit seinen Unterplexus auf das 2. Neuron umgeschaltet werden. **Alle anderen Nn. splanchnici** (major, minor, lumbales und sacrales) sind **sym**pathisch, d. h. enthalten Fasern aus dem thorakalen bzw. lumbalen Seitenhorn des Rückenmarks. Während die Fasern in den Nn. splanchnici major und minor überwiegend den Grenzstrang (Truncus sympathicus) ohne Umschaltung passieren und in den prävertebralen Ganglien des Plexus aorticus abdominalis umgeschaltet werden, sind Fasern der Nn. splanchnici lumbales und sacrales (nach Umschaltung in den Ggll. lumbalia) teilweise bereits postganglionär. Die noch präganglionären sympathischen Fasern werden wie die parasympathischen Fasern im Plexus hypogastricus inferior umgeschaltet.

▸ Merke.

33.3.2 Anteile des somatischen Nervensystems

Die somatischen Nerven entstammen drei großen Plexus (s. a. Plexus lumbosacralis (S. 378):

- **Plexus lumbalis** (Segmente L 1–L 4): Die aus ihm hervorgehenden Nerven verlaufen vor allem an der Rumpfwand. Lediglich der N. obturatorius zieht medial am M. psoas zum Canalis obturatorius.
- **Plexus sacralis** (Segmente L 4–S 4): Seine Nerven verlassen größtenteils das Becken (Abb. **33.4**) durch die beiden Anteile des Foramen ischiadicum majus:
  - durch das **Foramen ischiadicum majus, Pars suprapiriformis** zieht der **N. gluteus superior** zu den Mm. glutei medius und minimus,
  - durch das **Foramen ischiadicum majus, Pars infrapiriformis** verlaufen die **Nn. gluteus inferior** (zum M. gluteus maximus), **cutaneus femoris posterior, ischiadicus** und **pudendus.**
    Der **N. pudendus** zieht über das Foramen ischiadicum minus in die Fossa ischioanalis, dort durch den Canalis pudendalis (Abb. **33.4**) nach ventral und innerviert Damm sowie äußeres Genitale.

Die somatischen Nerven entstammen 3 Nervenplexus, s. a. Plexus lumbosacralis (S. 378):

- **Plexus lumbalis**, (L 1–L 4): Seine Äste verlaufen mit Ausnahme des N. obturatorius (auf dem M. psoas) v. a. an der Rumpfwand.
- **Plexus sacralis** (L 4–S 4, Abb. **33.4**), dessen Äste das Becken verlassen über:
  - **Foramen ischiadicum majus, Pars suprapiriformis: N. gluteus sup.** (→ Mm. glutei medius u. minimus),
  - **Foramen ischiadicum majus, Pars infrapiriformis: N. gluteus inf.** (→ M. gluteus maximus), Nn. cutaneus femoris post., ischiadicus und pudendus. Letzterer läuft durch den Canalis pudendalis (Abb. **33.4**) zum Damm.

- Im Becken verbleiben nur Rr. musculares für die Mm. levator ani und coccygeus sowie viszerale Äste für die Beckeneingeweide.

- **Plexus coccygeus** (S. 378), S 4–Co1.

- **Plexus coccygeus** (S. 378), Segmente S 4–Co1.

33.4 Lage des Plexus sacralis im Beckenraum mit Verlauf seiner Nerven

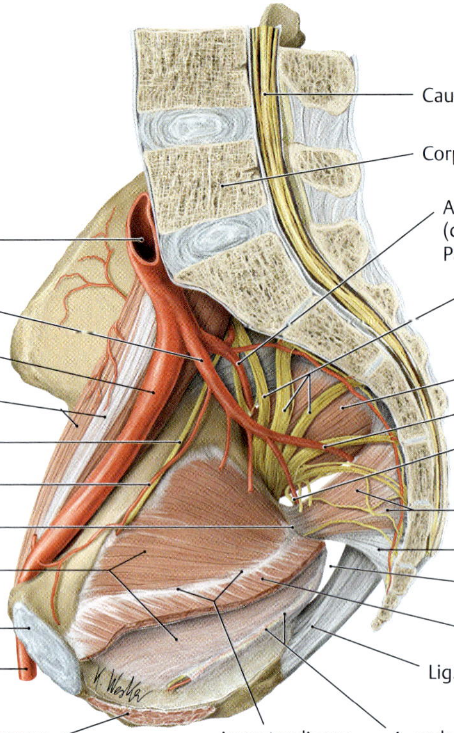

Sicht auf die Innenseite einer rechten Beckenhälfte von links. Während die meisten Nerven des Plexus sacralis den Beckenraum verlassen, zieht der N. pudendus zusammen mit den Vasa pudenda interna (Venen hier der Übersicht halber nicht dargestellt) zwar auch zunächst durch das Foramen ischiadicum majus, Pars infrapiriformis aus dem Becken heraus, dann jedoch durch das Foramen ischiadicum minus in die Fossa ischioanalis. Hier läuft er im Canalis pudendalis (Alcock-Kanal), der durch eine Faszienduplikatur des M. obturatorius internus entsteht; s. a. Tab. **33.1** und Plexus sacralis (S. 335).

Quelle: Schünke M, Schulte E, Schumacher U. PROMETHEUS LernAtlas der Anatomie. Allgemeine Anatomie und Bewegungssystem. Illustrationen von Voll M u. Wesker K. 6. Aufl. Stuttgart: Thieme; 2022

33.4 Durchtrittsstellen der Leitungsbahnen aus dem Beckenraum

Viele Leitungsbahnen treten gemeinsam aus dem Becken zu den von ihnen versorgten Strukturen über (Tab. **33.1**).

33.4 Durchtrittsstellen der Leitungsbahnen aus dem Beckenraum

Viele Leitungsbahnen des Beckenraums ziehen gemeinsam an der Beckenwand entlang oder treten zusammen durch ihre Öffnungen, um die von ihnen versorgten Strukturen außerhalb des Beckens zu erreichen. Dadurch entstehen verschiedene Gefäß-Nerven-Straßen (Tab. **33.1**).

33.1 Durchtrittsstellen und Leitungsbahnen von parietalen Gefäß-Nerven-Straßen des Beckens

Öffnung/Kanal		Leitungsbahnen	Übersicht
dorsal	Foramen ischiadicum majus mit 2 Anteilen:		(siehe Abbildung)
	▪ Pars suprapiriformis (S. 351)	▪ Vasa glutea superiora ▪ N. gluteus superior	
	▪ Pars infrapiriformis (S. 351)	▪ Vasa glutea inferiora ▪ N. gluteus inferior ▪ Vasa pudenda interna ▪ N. pudendus ▪ N. ischiadicus ▪ N. cutaneus femoris posterior	
	Foramen ischiadicum minus	▪ Vasa pudenda interna ▪ N. pudendus	
am Beckenboden	Canalis pudendalis = Alcock-Kanal (S. 334)	▪ Vasa pudenda interna ▪ N. pudendus	
lateral	Canalis obturatorius (S. 324)	▪ Vasa obturatoria ▪ N. obturatorius	
ventral	Lacuna vasorum (S. 306)	▪ Vasa femoralia ▪ Lymphgefäße des Beins ▪ R. femoralis nervi genito-femoralis	
	Lacuna musculorum (S. 306)	▪ N. femoralis ▪ N. cutaneus femoris lateralis	

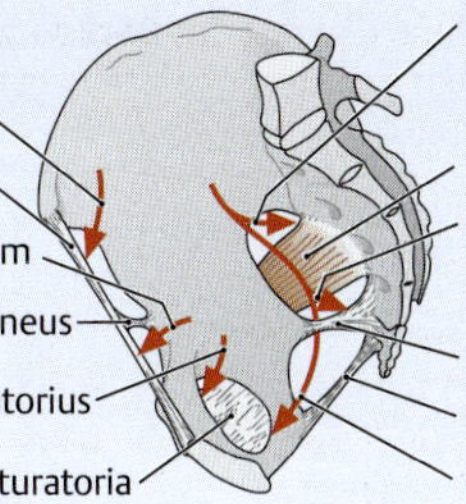

Quelle: Schünke M, Schulte E, Schumacher U. PROMETHEUS LernAtlas der Anatomie, Innere Organe. Illustrationen von Voll M u. Wesker K. 6. Aufl. Stuttgart: Thieme; 2022

Hals

L

34 Hals – Gliederung, Muskulatur und Leitungsbahnen

*G. Wennemuth, vormals beteiligt: G. Aumüller**

34.1 Funktionelle Bedeutung und Bauprinzip

34.1.1 Funktionelle Bedeutung des Halses

Bedingt durch seine Lage als Verbindung zwischen Kopf (Caput) und Rumpf (Truncus) ist der Hals (**Collum**, **Cervix**) eine wichtige **Durchgangsstraße** sowohl für die Speise- und Atemwege als auch für lebenswichtige Leitungsbahnen.

Darüber hinaus ermöglicht die **Beweglichkeit** des Halses z. B. durch Drehung des Kopfes gegenüber dem Rumpf eine Ausweitung des Aktionsradius für die visuelle und akustische Wahrnehmung. Grundlage dafür bilden zum einen die Halswirbelsäule und Kopfgelenke, die zusammen mit der übrigen Wirbelsäule als funktionelle Einheit im Kap. Beweglichkeit der einzelnen Wirbelsäulenabschnitte (S. 259) und im Kap. Kopfgelenke (S. 255) abgehandelt sind. Zum anderen ist deshalb auch die Muskulatur, die den Hauptanteil des Halses bildet, von großer Bedeutung (S. 880).

Die im Bereich des Halses liegenden Organe, zu denen neben Anteilen der Speise- und Atemwege (Pharynx = Rachen, Larynx = Kehlkopf sowie Beginn der Trachea = Luftröhre) auch die Schilddrüse mit Nebenschilddrüsen zählen, werden im Kap. Halsorgane (S. 902) besprochen.

34.1.2 Begrenzung und Gliederung des Halses

Begrenzungen

Kraniale Begrenzung: Der Hals wird vom Kopf durch eine Verbindungslinie getrennt (Abb. **34.1**), die vom Unterrand der Mandibula zum Proc. mastoideus und längs der Linea nuchalis superior zur Protuberantia occipitalis externa des Os occipitale (S. 929) verläuft.

Kaudale Begrenzung: Vom Rumpf wird der Hals durch eine Verbindungslinie getrennt, die vom Oberrand des Sternums durch das Schlüsselbein (Clavicula) und das Acromion des Schulterblattes bis dorsal zum Proc. spinosus des 7. Halswirbels zieht.

34.1 Funktionelle Bedeutung und Bauprinzip

34.1.1 Funktionelle Bedeutung des Halses

Durch seine Lage zwischen Kopf und Rumpf, die er verbindet, dient der Hals (**Collum**, **Cervix**) als **Durchgangsstraße** für Speise- und Atemwege sowie für Leitungsbahnen. Durch seine **Beweglichkeit**, deren Grundlage Halswirbelsäule (S. 259), Kopfgelenke (S. 255) und seine ausgeprägte Muskulatur (S. 880) bilden, wird der Wahrnehmungsradius der Sinnesorgane erweitert.

Näheres zu den Halsorganen (Pharynx, Larynx, obere Trachea, Schilddrüse und Nebenschilddrüsen) s. im Kap. Halsorgane (S. 902).

34.1.2 Begrenzung und Gliederung des Halses

Begrenzungen

Die **kraniale Grenze** (Abb. **34.1**) verläuft zwischen Mandibula, Proc. mastoideus und der Protuberantia occipitalis externa (S. 929).

Die **kaudale Grenzlinie** verbindet die Clavicula mit dem Proc. spinosus des 7. Halswirbels bzw. dem Manubrium sterni.

34.1 Begrenzungen des Halses

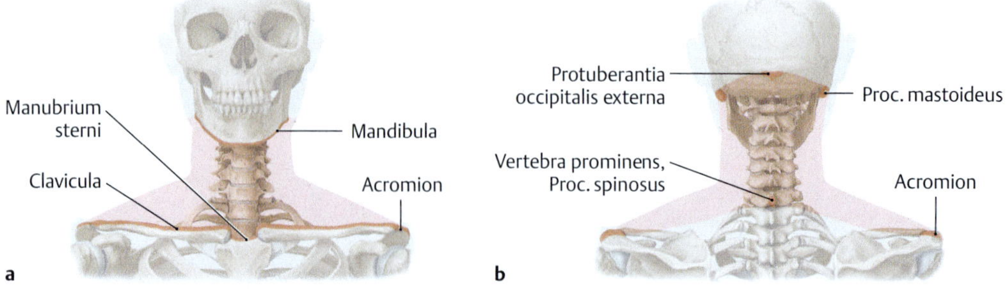

a Ansicht des Halses (schattiert) von ventral
b und dorsal. Die entlang der Begrenzungslinie liegenden tastbaren Knochenpunkte sind rot hervorgehoben (weitere sind innerhalb des Abschnitts zur topografischen Anatomie zu finden; s. Abb. **34.17**).

Quelle: nach Schünke M, Schulte E, Schumacher U. PROMETHEUS LernAtlas der Anatomie, Kopf, Hals und Neuroanatomie. Illustrationen von Voll M u. Wesker K. 6. Aufl. Stuttgart: Thieme; 2022

Gliederung durch die Halsfaszie

Der Hals wird durch die aus drei Lagen (sog. „Blätter“) bestehende Halsfaszie (**Fascia cervicalis** bzw. **colli**, Tab. **34.1**) in mehrere Tiefenbereiche gegliedert und umfasst außer verschiedenen Muskelgruppen auch Eingeweide und Leitungsbahnen, die jeweils von eigenen Bindegewebshüllen („Eingeweidefaszie“ und Vagina carotica, Abb. **34.23**) umgeben sind (Abb. **34.2**).
Zwischen Haut und Halsfaszie liegt das **Platysma** (S. 882), ein Hautmuskel, der die Halshaut zwischen Gesicht und Brust spannt.

Gliederung durch die Halsfaszie

Die Halsfaszie **Fascia cervicalis** bzw. **colli** (Tab. **34.1** und Abb. **34.2**) unterteilt den Hals in mehrere Tiefenbereiche mit verschiedenen Muskelgruppen sowie von Bindegewebe umgebenen Leitungsbahnen und Eingeweiden. Zwischen Haut und Halsfaszie liegt das **Platysma** (S. 882) (Hautmuskel).

34.1 Blätter der Halsfaszie (Fascia cervicalis)

Blatt	Ursprung/Ansatz	Ausdehnung/Lage	bedeckte Strukturen	sonstiges
Lamina superficialis (oberflächliches Blatt)	▪ Mandibula (aus der am Unterkieferrand endenden Fascia parotideomasseterica hervorgehend) ▪ Claviculae ▪ Manubrium sterni	▪ hinter dem Platysma (S. 882) ▪ kaudal in die Brustfaszie (Fascia pectoralis) übergehend ▪ verschmilzt dorsal mit der Nackenfaszie (Fascia nuchae)	▪ gesamter Hals ▪ Gl. submandibularis am Mundboden ▪ M. sternocleidomastoideus und M. trapezius (mit eigenen Muskellogen in dem Faszienblatt)	▪ kräftige Faszie ▪ Teil der oberflächlichen Körperfaszie ▪ auf ihr verzweigen sich die Hautäste des Halsgeflechts und verlaufen die oberflächlichen Hautvenen
Lamina pretrachealis (mittleres Blatt)	▪ oberer Anteil: Körper des Os hyoideum ▪ unterer Anteil: Manubrium sterni und Claviculae	▪ vor der Trachea ▪ seitlich mit den Zwischensehnen der Mm. omohyoidei und der Vagina carotica verwachsen	▪ infrahyoidale Muskulatur ▪ Kehlkopf, Trachea, Schilddrüse ▪ Pharynx und Oesophagus ▪ Vagina carotica mit A. carotis communis bzw. interna, V. jugularis interna und N. vagus	▪ von kranial nach kaudal breiter werdend ▪ im Bereich der infrahyoidalen Muskulatur von besonders fester Konsistenz
Lamina prevertebralis (tiefes Blatt)	▪ von der Schädelbasis bis zur Höhe des 3. Brustwirbels (Übergang in die Fascia endothoracica)	▪ direkt vor der Wirbelsäule (am Lig. longitudinale anterius) mit kaudaler Aufspaltung ▪ seitlich verbunden mit der Lamina superficialis	▪ tiefe Halsmuskeln, Mm. scaleni, M. levator scapulae, autochthone Nackenmuskeln ▪ Truncus sympathicus mit den 3 Halsganglien (Ggl. cervicale superius, medium und inferius), Plexus brachialis, A. subclavia, N. phrenicus	▪ reicht bis in das hintere Mediastinum

34.2 Faszienverhältnisse am Hals

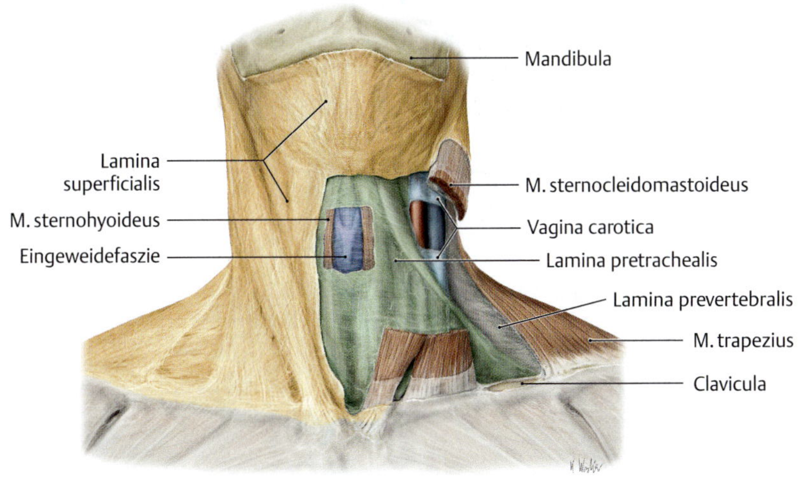

Nach Entfernung des epifaszialen Hautmuskels, sog. Platysma (S. 882), sind in der Ventralansicht die Blätter der Halsfaszie sowie weitere Bindegewebshüllen im Bereich des Halses dargestellt. Auf der rechten Seite ist das oberflächliche Blatt der Lamina superficialis (beige) dargestellt, auf der linken Seite wurde es entfernt und der M. sternocleidomastoideus mit seiner umhüllenden Faszie durchtrennt, um die darunter gelegenen Bindegewebsschichten sichtbar zu machen: Medial ist die hellgrün gefärbte Lamina pretrachealis nochmals gefenstert, sodass die Mm. sternohyoidei (Abb. **34.4**) und die darunter gelegene Eingeweidefaszie (dunkelgrün) freigelegt sind.
Lateral ist die Vagina carotica (Faszienhülle der Leitungsbahnen) blau und die sich seitlich anschließende Lamina prevertebralis (tiefes Blatt der Halsfaszie) violett hervorgehoben (vgl. auch Abb. **34.23**).

Quelle: nach Schünke M, Schulte E, Schumacher U. PROMETHEUS LernAtlas der Anatomie, Kopf, Hals und Neuroanatomie. Illustrationen von Voll M u. Wesker K. 6. Aufl. Stuttgart: Thieme; 2022

► Merke.

► Merke. Die drei Blätter der Halsfaszie (Lamina superficialis, Lamina pretrachealis und Lamina prevertebralis) gliedern den Hals in unterschiedliche Tiefenbereiche, wobei oberflächlich und in der Tiefe Muskulatur vorherrschen, dazwischen Eingeweide und Gefäß-Nerven-Straßen.

34.2 Muskulatur des Halses mit Zungenbein

In den Kap. Halswirbelsäule (S. 243) und kurze Nackenmuskeln (S. 266) erfolgt ihre Besprechung, die der knorpeligen und muskulären Strukturen des Kehlkopfs bei den Halsorganen (S. 908). Hier wird daher zusammen mit der Halsmuskulatur auf das entwicklungsgeschichtlich dem Schlundbogenmaterial (S. 956) entstammende Zungenbein eingegangen.

34.2 Muskulatur des Halses mit Zungenbein

Die Halswirbel (S. 243) und kurzen Nackenmuskeln (S. 266) sind im Zusammenhang mit der gesamten Wirbelsäule und autochthoner Muskulatur besprochen worden. Knorpel und Muskulatur des Kehlkopfs (Larynx) finden sich im Kapitel zu den Halsorganen (S. 908), sodass an dieser Stelle zusammen mit der Muskulatur als einzige knöcherne Struktur das im ventralen Halsbereich muskulär „aufgehängte" Zungenbein abgehandelt wird. Es wird auf Grund seiner entwicklungsgeschichtlichen Herkunft aus dem Schlundbogenmaterial (S. 956) zwar häufig auch als Schädelknochen gerechnet, liegt aber topografisch im Bereich des Halses und ist für dessen Muskulatur in diesem Zusammenhang von Bedeutung.

34.2.1 Zungenbein (Os hyoideum) und Zungenbeinmuskulatur

Zungenbein (Os hyoideum): Es besteht aus einem Körper (Corpus) mit zwei vorderen kleinen und zwei hinteren großen Hörnern (**Cornua minora** bzw. **majora**, Abb. **34.3a**). Es ist über die **Membrana thyrohyoidea** mit dem Schildknorpel verbunden.

Zungenbeinmuskulatur: Sie wird unterteilt in (Abb. **34.3b**, Abb. **34.3c**, Abb. **34.4**):

- **infrahyoidale Muskulatur**, die zu den Halsmuskeln i. e. S. gehört, und
- **suprahyoidale Muskulatur**, die größtenteils durch Kopfnerven versorgt werden (s. a. Abb. **34.4**) und an der Bildung des Mundbodens (S. 1002) beteiligt sind.

34.2.1 Zungenbein (Os hyoideum) und Zungenbeinmuskulatur

Zungenbein (Os hyoideum): Das Zungenbein ist ein kleiner unpaarer Knochen von spangenförmiger Gestalt (Abb. **34.3a**). Es besteht aus einem medialen Körper (**Corpus**), dem vorn zwei kleine Hörner (**Cornua minora**) und hinten seitlich zwei große Hörner (**Cornua majora**) aufsitzen. Zwischen dem Oberrand des Schildknorpels und dem Zungenbein ist die zugfeste **Membrana thyrohyoidea** befestigt, die den maximalen Abstand zwischen Kehlkopf und Zungenbein limitiert.

Zungenbeinmuskulatur: Sie wird nach ihrer Lage in folgende zwei Gruppen unterteilt (Abb. **34.3b**, Abb. **34.3c**, Abb. **34.4**):

- Die **infrahyoidale Muskulatur** (**Mm. infrahyoidei**) gehört zu den Halsmuskeln im engeren Sinne. Ihre Hauptfunktion ist – entsprechend ihrer Position kaudal des Zungenbeins – die Senkung des Os hyoideum während des Schluckaktes.
- Die **suprahyoidale Muskulatur** (**Mm. suprahyoidei**), kranial des Zungenbeins gelegen, bildet beim Schluckvorgang den „Gegenpart" der infrahyoidalen Muskeln, in-

34.3 Zungenbein und Zungenbeinmuskulatur

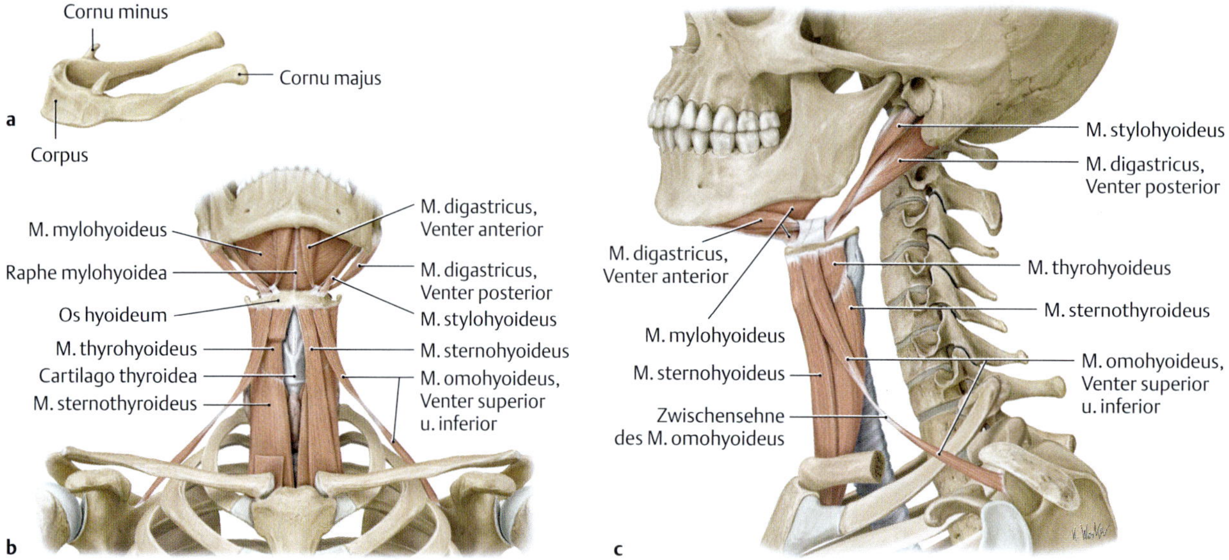

Das Zungenbein projiziert sich in Ruhelage des Sprechapparats etwa auf den 3. (bei Männern bis 4.) Halswirbel.
a Darstellung des Os hyoideum,
b im Verbund mit der supra- und infrahyoidalen Muskulatur in der Ansicht ventral (mit Fensterung des rechtsseitigen M. sternohyoideus) und
c von links lateral.

Quelle: Schünke M, Schulte E, Schumacher U. PROMETHEUS LernAtlas der Anatomie, Kopf, Hals und Neuroanatomie. Illustrationen von Voll M u. Wesker K. 6. Aufl. Stuttgart: Thieme; 2022

34.4 Übersicht über die Halsmuskulatur

Muskel	Ursprung	Ansatz	Innervation	Funktion
oberflächliche Schicht				
Platysma (Hautmuskel)	Basis mandibulae Fascia parotidea	Fascia pectoralis	R. colli nervi facialis (VII)	▪ spannt die Haut des Halses ▪ zieht die Mandibula herab (Kieferöffner) ▪ als mimischer Muskel Breitziehen des Mundes (Zähnefletschen)
M. sternocleido-mastoideus ▪ **Caput mediale** ▪ **Caput laterale**	Manubrium sterni Extremitas sternalis claviculae	Processus mastoideus lateraler Anteil der Linea nuchalis superior	N. accessorius (XI)	▪ doppelseitig: Kaudalbewegung des Hinterhaupts ▪ einseitig: Neigung des Kopfes zur gleichen Seite, Drehung des Gesichts zur Gegenseite ▪ Atemhilfsmuskel bei fixiertem Kopf und Hals
mittlere Schicht → infrahyoidale Muskulatur				
M. sterno-hyoideus	Dorsalfläche des Manubrium sterni	Corpus ossis hyoidei	Ansa cervicalis profunda (Nervenschlinge C1-C3)	▪ Zungenbeinsenker
M. sterno-thyroideus	Manubrium sterni, 1. Rippe	Linea obliqua der Cartilago thyroidea		▪ Kehlkopfsenker
M. thyrohyoideus	Linea obliqua der Cartilago thyroidea	Corpus und Cornua majora ossis hyoidei		▪ Zungenbeinsenker ▪ Kehlkopfheber
M. omohyoideus ▪ **Venter superior** ▪ **Venter inferior**	Margo superior scapulae (V. inferior) (Verbindung beide Bäuche über eine Zwischensehne)	Corpus ossis hyoidei (V. superior)		▪ Zungenbeinsenker ▪ Anspannen der Lamina pretrachealis
→ suprahyoidale Muskulatur				
M. geniohyoideus	Spina mentalis der Mandibula	Os hyoideum	Plexus cervicalis	▪ Zug des Zungenbeins nach vorne ▪ Verstärkung des Mundbodens
M. mylohyoideus (Diaphragma oris)	Linea mylohyoidea der Mandibula	Os hyoideum, Raphe m. mylohyoidei	N. mylohyoideus (aus V_3)	▪ Hebung des Zungenbeins ▪ Kieferöffnung ▪ M. stylohyoideus zusätzlich: Fixation der Zwischensehne des M. digastricus
M. digastricus ▪ **Venter anterior**	Fossa digastrica der Mandibula (Venter anterior)	Zwischensehne (= Ansatz des M. digastricus, Venter anterior)		
▪ **Venter posterior**	Incisura mastoidea, medial vom Warzenfortsatz (V. posterior)	(über Zwischensehne mit Os hyoideum verbunden)	R. colli des N. facialis (VII)	
M. stylohyoideus	Processus styloideus	Os hyoideum		
tiefe Schicht → Skalenusgruppe				
M. scalenus anterior	Proc. transversus 3.–6. HW	Tuberculum m. scaleni anterioris der 1. Rippe	Rr. anteriores (aus unteren Zervikalsegmenten)	▪ Atemhilfsmuskeln (Hebung der 1. bzw. 2. Rippe) ▪ M. scalenus anterior zusätzlich Neigung der HWS nach lateral
M. scalenus medius	Tubercula anteriora 1.–7. HW	1. Rippe hinter dem Sulcus a. subclaviae		
M. scalenus posterior	Tubercula posteriora 5.–6. HW	oberer Rand der 2. Rippe		

34.4 **Übersicht über die Halsmuskulatur (Fortsetzung)**

Muskel	Ursprung	Ansatz	Innervation	Funktion
→ prävertebrale Muskulatur*				
M. longus colli ▪ **Pars recta**	Körper der unteren Hals- u. oberen Brustwirbel	Körper der oberen Halswirbel	Rr. anteriores (aus den jeweils benachbarten Zervikalsegmenten)	▪ beidseitig: Beugen der Halswirbelsäule bzw. des Kopfes nach vorne ▪ einseitig: Neigen u. Drehen des Kopfes zur gleichen Seite
▪ **Pars obliqua superior**	Tubercula anteriora der Proc. transversi der oberen Halswirbel	Tuberculum anterius des Atlas		
▪ **Pars obliqua inferior**	Körper der oberen Brustwirbel	Querfortsätze des 5. und 6. HW		
M. longus capitis	Tubercula anteriora der Proc. transversi des 3.–6. HW	Pars basilaris des Os occipitale		

* Zu Mm. rectus capitis anterior und lateralis siehe Abb. **9.36**

dem sie das Zungenbein hebt. Zwar sind die Muskeln wegen dieser Funktion und ihrer Lage hier aufgeführt, die (überwiegende) Innervation durch Kopfnerven (s. a. Abb. **34.4**) weist jedoch auf ihre embryonale Herkunft aus Schlundbögen (Branchialbögen) hin. Neben der funktionellen Bedeutung als Zungenbeinheber bilden sie auch den Mundboden (S. 1002).

34.2.2 Oberflächliche und tiefe Halsmuskulatur

Die Halsmuskulatur bildet verschiedene Gruppen (Abb. **34.4**). Prägend ist der **M. sternocleidomastoideus** (Abb. **34.6**).

34.2.2 Oberflächliche und tiefe Halsmuskulatur

Die Halsmuskulatur setzt sich aus verschiedenen Muskelgruppen zusammen (Abb. **34.4**). Der wegen seiner Ausdehnung bedeutendste Muskel ist der **M. sternocleidomastoideus** (SCM, Abb. **34.6**). Er prägt das Relief des Halses und ist damit auch für die topografische Gliederung von Bedeutung (Abb. **34.4**).

▸ Klinik. Die einseitige Verkürzung (Kontraktur) des M. sternocleidomastoideus führt zum **muskulären Schiefhals** (**Torticollis muscularis**) mit einer typischen Neigung des Kopfes zur erkrankten Seite und Drehung des Kinns zur gesunden Seite. Im späteren Verlauf kann es zu einer Schädelasymmetrie und Verbiegung der Halswirbelsäule in der Frontalebene, d. h. zu einer Skoliose (S. 240), kommen.

34.5 **Torticollis**
Durch Verkürzung des linken M. sternocleidomastoideus ist der Kopf nach links geneigt und das Kinn nach rechts gedreht.
Quelle: Schünke M, Schulte E, Schumacher U. PROMETHEUS LernAtlas der Anatomie, Kopf, Hals und Neuroanatomie. Illustrationen von Voll M u. Wesker K. 6. Aufl. Stuttgart: Thieme; 2022

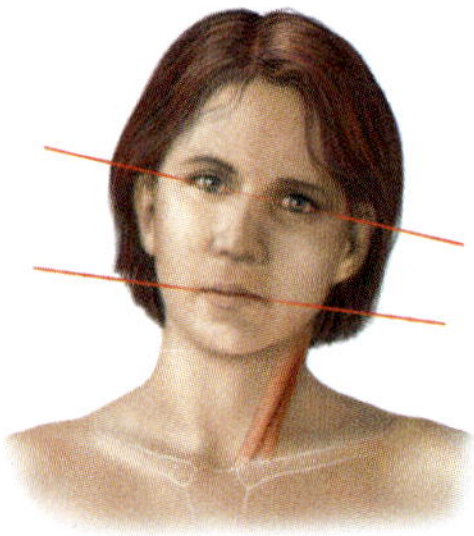

Das vom Unterkiefer in Richtung Thorax verlaufende **Platysma** (Hautmuskel, Abb. **34.6a**) bedeckt die oberflächlichen Halsvenen.

Subkutan verläuft vom Unterkiefer bis zum oberen Thoraxbereich das **Platysma** (Abb. **34.6a**), ein flacher, breiter mimischer Hautmuskel, der bei Menschen nur noch rudimentär vorhanden und sehr unterschiedlich ausgeprägt ist. Bei Tieren (z. B. Rindern) sind diese Muskeln als Panniculus carnosus weit über den ganzen Körper verbreitet und dienen der Bewegung der Haut (sichtbares „Fellzucken" zum Vertreiben von Insekten). Das Platysma bedeckt die oberflächlichen Halsvenen (V. jugularis externa, V. jugularis anterior).

▸ Merke.

▸ Merke. Der M. sternocleidomastoideus und das Platysma werden – genau wie der M. trapezius und die meisten der suprahyoidalen Muskeln – nicht von zervikalen, sondern von Hirnnerven innerviert.

34.6 Oberflächliche Halsmuskulatur

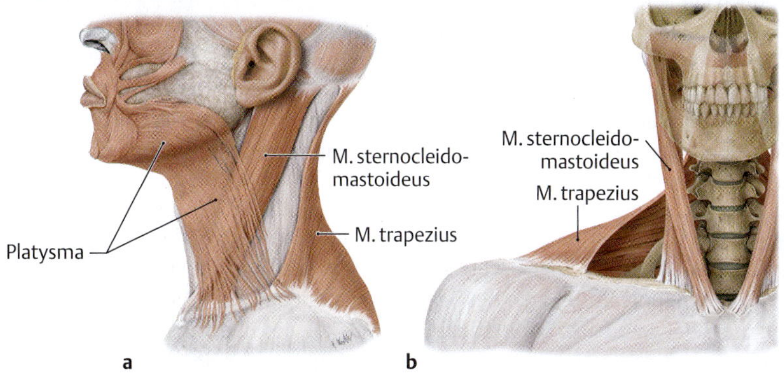

a Ansicht der oberflächlichen Halsmuskeln von links lateral: Während das Platysma als Hautmuskel epifaszial gelegen ist, wird der M. sternocleidomastoideus von der hier abpräparierten Lamina superficialis der Halsfaszie umhüllt, sein aus dem gleichen Anlagematerial stammender „Brudermuskel" (M. trapezius, s. Abb. **15.9**) von ihr bedeckt.
b M. sternocleidomastoideus und M. trapezius (oberer Anteil) in der Ansicht von ventral (teilweise durch die Schädelknochen durchscheinend dargestellt).

Quelle: Schünke M, Schulte E, Schumacher U. PROMETHEUS LernAtlas der Anatomie, Kopf, Hals und Neuroanatomie. Illustrationen von Voll M u. Wesker K. 6. Aufl. Stuttgart: Thieme; 2022

34.7 Tiefe Halsmuskulatur

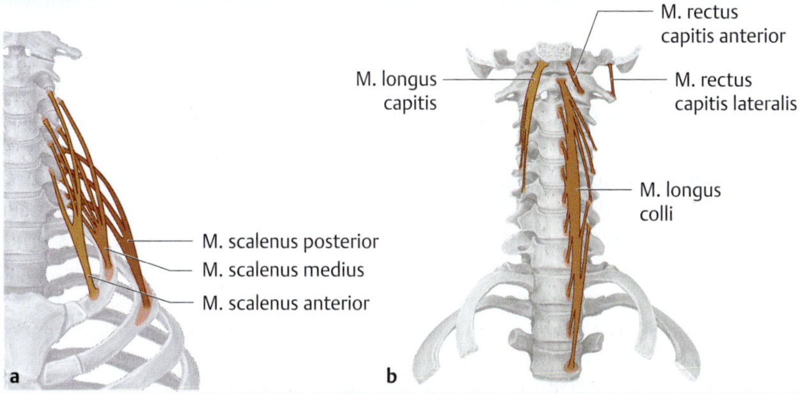

a Schematische Darstellung der Skalenus-
b und langen prävertebralen Muskeln. Zu Mm. rectus capitis anterior und lateralis siehe (Abb. **9.37**).

Quelle: Schünke M, Schulte E, Schumacher U. PROMETHEUS LernAtlas der Anatomie, Kopf, Hals und Neuroanatomie. Illustrationen von Voll M u. Wesker K. 6. Aufl. Stuttgart: Thieme; 2022

In der Tiefe des Halses (unterhalb der Zungenbeinmuskulatur) liegen zum einen die **Skalenusmuskeln** (Abb. **34.7a**), die als Atemhilfsmuskulatur dienen und eine Lateralflexion der HWS bewirken können. Die zweite tiefliegende Muskelgruppe ist die **prävertebrale Muskulatur** (Abb. **34.7b**), die bei verschiedenen Bewegungen der Halswirbelsäule beteiligt ist.

In der Tiefe des Halses liegen die **Skalenusmuskeln** und die **prävertebrale Muskulatur** (Abb. **34.7**).

34.3 Leitungsbahnen im Halsbereich

Durch die Lage des Halses als „Bindeglied" zwischen Kopf und Thorax stellt er eine Art Durchgangsstraße für Leitungsbahnen dar. Von diesen sind viele – wie z. B. die nach kranial ziehenden arteriellen Gefäße zur Versorgung des Gehirns – von lebenswichtiger Bedeutung.
Da im Halsbereich zum einen bereits Äste zum Kopf oder Thorax von den jeweiligen Hauptstämmen abzweigen, zum anderen auch solche für Strukturen des Halses selbst, liegen hier auf engstem Raum zahlreiche Gefäße und Nerven mit sehr unterschiedlichen Versorgungsgebieten und -funktionen; vgl. Topografie (S. 893).
Aus diesen Gründen werden im folgenden Abschnitt neben den im Vordergrund stehenden Leitungsbahnen zu Halsstrukturen auch solche erwähnt, deren topografische Verhältnisse im Bereich des Halses von Bedeutung sind, obwohl das jeweilige Versorgungsgebiet z. T. in anderen Körperregionen liegt.

34.3 Leitungsbahnen im Halsbereich

Der Hals enthält als Verbindungsglied von Rumpf und Kopf auf engstem Raum besonders viele Leitungsbahnen, die größtenteils von lebenswichtiger Bedeutung sind; vgl. Topografie (S. 893).

34.3.1 Gefäße

Arterien im Halsbereich

Im Halsbereich teilt sich die **A. carotis communis** in die **A. carotis interna** (S. 963), die den Hals nur als „Durchgangsstrecke" (S. 1146) benutzt und die **A. carotis externa** (s. Tab. **37.1**). Letztere ist zusammen mit der **A. subclavia** (bzw. v. a. den aus ihr hervorgehenden Trunci thyrocervicalis und costocervicalis, s. u.) zuständig für die arterielle Versorgung der Halsmuskulatur und -organe.

34.3.1 Gefäße

Arterien im Halsbereich

Hierzu zählen Äste der **A. subclavia** (s. u.) sowie das Aufzweigungsgebiet der **A. carotis externa** (s. Tab. **37.1**), die neben der **A. carotis interna** (S. 963) aus der Teilung der **A. carotis communis** hervorgeht; vgl. auch Gefäßversorgung Gehirn (S. 1146).

▸ Merke.

▸ Merke. Die A. carotis interna gibt im Gegensatz zur A. carotis externa im Halsbereich **keine** Äste ab.

An der Teilungsstelle liegen das **Glomus caroticum** und der **Sinus caroticus**.

An der Teilungsstelle der A. carotis communis liegen das **Glomus caroticum** (mit Chemorezeptoren) und der **Sinus caroticus** (mit Pressorezeptoren). Das Glomus caroticum spricht auf niedrigen O_2-Partialdruck bzw. hohen CO_2-Partialdruck und pH-Abweichungen an; die Pressorezeptoren im Sinus caroticus senken bei intravaskulärem Druckanstieg reflektorisch den Blutdruck.

▸ Klinik.

▸ Klinik. Über die in der Wand des Bulbus und Sinus caroticus gelegenen Pressorezeptoren kann der sog. **Karotissinusreflex** ausgelöst werden. Hierzu tastet man den Arterienpuls im Bereich des Trigonum caroticum (Abb. **34.21b**) und übt Druck auf die Gefäßwand aus. Dadurch wird ein Anstieg des Blutdrucks simuliert, auf welchen das vegetative Nervensystem mit einer Senkung der Herzfrequenz und Schlagkraft bei gleichzeitiger Weitstellung der peripheren Gefäße reagiert. Es kommt zu einem **Blutdruckabfall** und u. U. zu kurzzeitiger Bewusstlosigkeit. Dieser Effekt kann auch z. B. durch Überstrecken des Halses beim Rasieren o. ä. auftreten, weshalb man diese Möglichkeit bei einer plötzlich auftretenden Bewusstlosigkeit immer erfragen sollte.

Das Versorgungsgebiet der A. carotis externa betrifft den Kopf. Am Hals sind folgende Äste wichtig (Abb. **34.8a**):

- **A. thyroidea superior** mit ihrem Ast, A. laryngea superior, für die oberen Abschnitte von Kehlkopf und Schilddrüse. Kleinere Äste ziehen zum M. sternocleidomastoideus bzw. M. cricothyroideus, nach denen sie benannt sind.
- Aus der **A. facialis** entspringen für den Hals die A. palatina ascendens (S. 906) zum Pharynx und A. submentalis für die Gl. submandibularis (S. 1008).

Während das Hauptversorgungsgebiet der A. carotis externa im Bereich des Kopfes liegt, versorgen ihre folgenden Äste mit deren Aufzweigungen Strukturen im Hals (Abb. **34.8a**):

- **A. thyroidea superior** (S. 922)**:** Sie entspringt im Trigonum caroticum und versorgt den oberen Schilddrüsenabschnitt sowie mit ihrem obersten Ast, der **A. laryngea superior**, den kranialen Kehlkopfabschnitt (S. 914). Ein kleiner Ast, der **R. sternocleidomastoideus**, kreuzt den N. hypoglossus und zieht zum M. sternocleidomastoideus. Der **R. cricothyroideus**, versorgt den gleichnamigen Muskel (Abb. **35.11**); der **R. infrahyoideus** (Versorgung des Zungenbeinbereichs) anastomosiert mit der Gegenseite.
- **A. facialis:** Sie entlässt im Hals die **A. palatina ascendens** (S. 906) für die Seitenwand des Pharynx und den M. stylopharyngeus, ferner die **A. submentalis** (im Trigonum submandibulare, Tab. **34.5**) für die suprahyoidale Muskulatur und v. a. die Gl. submandibularis (S. 1008).

34.8 Äste der Halsarterien

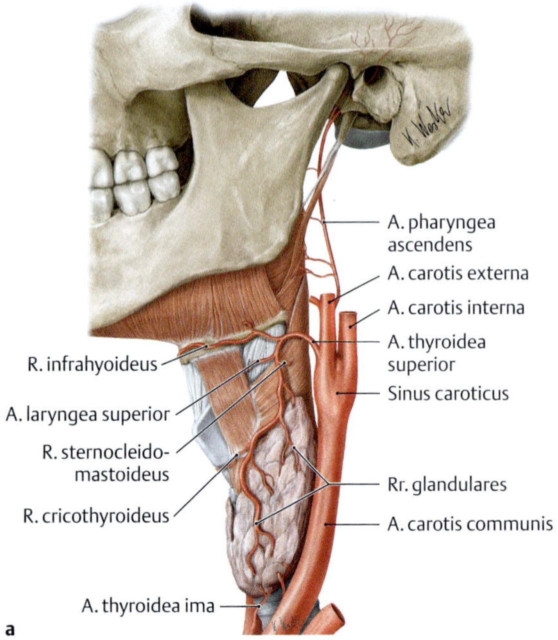

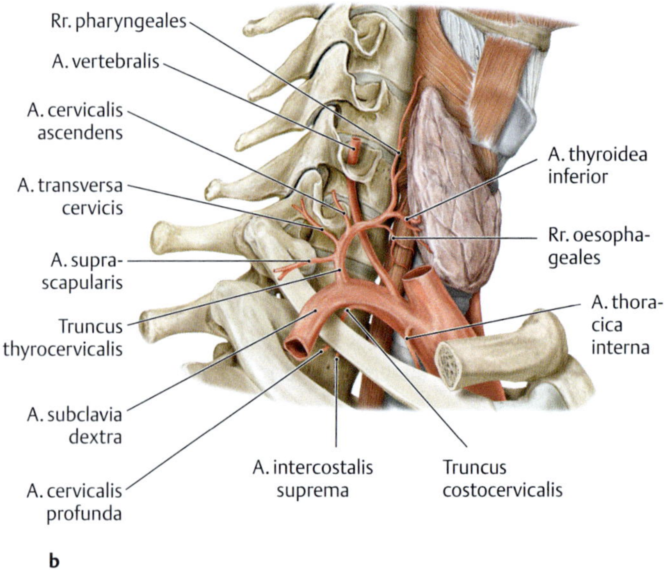

a Verlauf der A. carotis externa und ihrer Äste im Halsbereich.
b A. subclavia mit ihren Ästen.

Quelle: Schünke M, Schulte E, Schumacher U. PROMETHEUS LernAtlas der Anatomie, Kopf, Hals und Neuroanatomie. Illustrationen von Voll M u. Wesker K. 6. Aufl. Stuttgart: Thieme; 2022

Die übrigen Äste der A. carotis externa werden im Kapitel Kopf aufgeführt.
Die **A. subclavia** geht

- links aus dem Arcus aortae (S. 618),
- rechts aus dem Truncus brachiocephalicus (S. 620) hervor

und gibt im Halsbereich die in Tab. **34.2** genannten Äste ab (Abb. **34.8b**).

Die **A. subclavia** (Tab. **34.2**, u. Abb. **34.8b**) zweigt links von der Aorta (S. 618), rechts vom Truncus brachiocephalicus (S. 620) ab.

34.2 Haupt- und Nebenäste der A. subclavia im Halsbereich

Aufzweigungen		Versorgungsgebiete
▪ **A. thoracica interna**	s. Gefäßversorgung Thoraxwand (S. 290) und A. thoracica interna (S. 620)	vordere Brustwand, obere Bauchwand, Mediastinum, Perikard, Zwerchfell
▪ **A. vertebralis**	s. Gefäßversorgung Rücken (S. 268) und Gefäßversorgung Gehirn (S. 1146)	v. a. Gehirn und Rückenmark
▪ **Truncus thyrocervicalis**	▪ **A. thyroidea inferior** – A. laryngea inferior	Schilddrüse, Kehlkopf, Trachea, Ösophagus
	▪ **A. cervicalis ascendens**	Halsmuskulatur
	▪ **A. suprascapularis**	anastomosiert mit Ästen der A. axillaris
	▪ **A. transversa cervicis** bzw. **colli** (kann auch eigenständig aus A. subclavia entspringen) – R. superficialis (A. cervicalis superficialis) – R. profundus (A. dorsalis scapulae)	Hals-, Nacken- und Schultermuskulatur
▪ **Truncus costocervicalis**	▪ **A. cervicalis profunda**	tiefe Nackenmuskulatur
	▪ **A. intercostalis suprema**	obere Interkostalmuskulatur

Venen im Halsbereich

Es wird ein oberflächliches bzw. subkutanes von einem tiefen Venensystem unterschieden (Abb. **34.9**), welche sich im sog. Venenwinkel (S. 623) bzw. **Angulus venosus**, hinter dem sternalen Ende des Schlüsselbeins vor dem M. scalenus anterior vereinigen. Sie ziehen zum Stromgebiet der **V. cava superior** (S. 623) und leiten das Blut sämtlicher Strukturen von Kopf und Hals ab.

Venen im Halsbereich

Die Venen des Halsbereichs (Abb. **34.9**) vereinigen sich im **Angulus venosus**, dem Venenwinkel (S. 623), vor dem M. scalenus anterior und leiten das Blut aus Kopf und Hals in die **V. cava superior** (S. 623).

34.9 Venen im Halsbereich

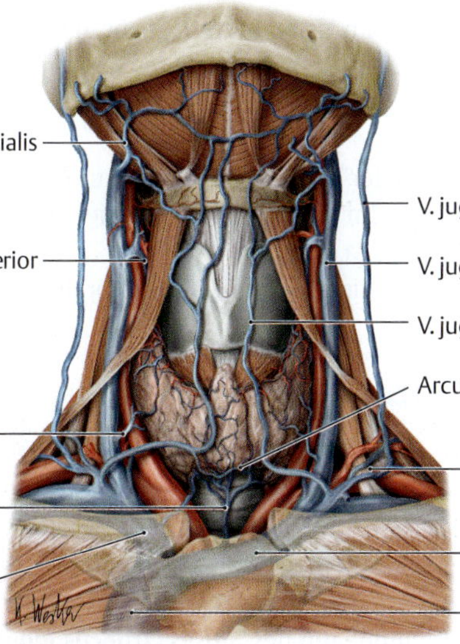

Oberflächliche und tiefe Halsvenen in der Ansicht von ventral.

Quelle: nach Schünke M, Schulte E, Schumacher U. PROMETHEUS LernAtlas der Anatomie, Kopf, Hals und Neuroanatomie. Illustrationen von Voll M u. Wesker K. 6. Aufl. Stuttgart: Thieme; 2022

34.9

Oberflächliche Halsvenen:

- **V. jugularis externa:** Die äußere Drosselvene verläuft nur vom Platysma bedeckt als größere (oft sichtbare) Vene im seitlichen Halsbereich und entsteht aus der V. occipitalis (Abb. **37.4a**) und anderen kleinen variablen Ästen. Sie durchbohrt die oberflächliche Halsfaszie und mündet meist im Venenwinkel in die V. subclavia, seltener auch in die V. jugularis interna (s. u.).

Oberflächliche Venen

- **V. jugularis externa**: Als größere Halsvene verläuft sie oberflächlich im seitlichen Halsbereich.

- **V. jugularis anterior**: Die Venen beider Seiten verbinden sich im Spatium suprasternale zum **Arcus venosus jugularis**.

- **V. jugularis anterior:** Die meist paarig oberflächlich vor den Mm. sternocleidomastoidei verlaufenden Venen verbinden sich im Spatium suprasternale zum **Arcus venosus jugularis** und münden in die V. jugularis externa oder V. subclavia.

▸ Klinik. Bei einer „Einflussstauung“ des Herzens, z. B. durch Rechtsherzinsuffizienz oder Prozesse im Mediastinum, die den Blutstrom über die V. cava superior behindern, treten die oberflächlichen Halsvenen (insbesondere die V. jugularis externa) häufig deutlich hervor.

34.10 Halsvenenstauung

a Aufgrund ihrer oberflächlichen Lage

Quelle: nach Schünke M, Schulte E, Schumacher U. PROMETHEUS LernAtlas der Anatomie. Kopf, Hals und Neuroanatomie. Illustrationen von Voll M u. Wesker K. 6. Aufl. Stuttgart. Thieme; 2022

b ist ein Rückstau des Blutes v. a. in der größeren V. jugularis externa gut sichtbar.

Quelle: Neurath M, Lohse A, Hrsg. Checkliste Anamnese und klinische Untersuchung. 5. Aufl. Stuttgart: Thieme; 2018

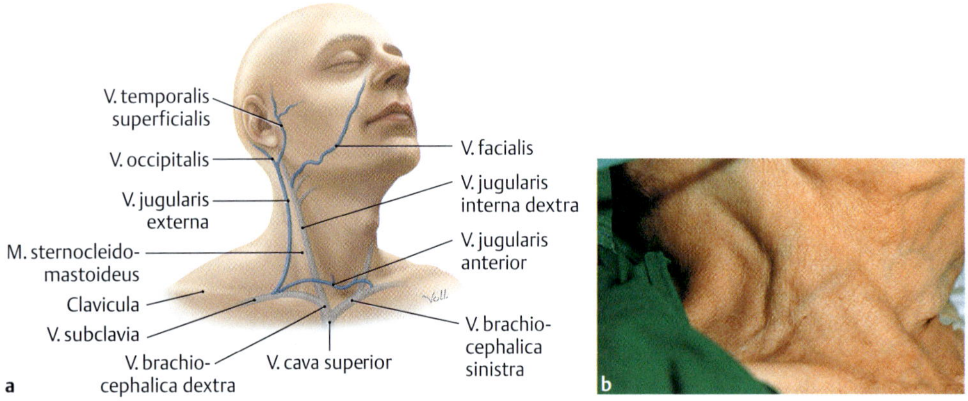

Tiefe Halsvenen:

- **V. jugularis interna**: Sie nimmt das Blut aus großen Bereichen von Kopf (u. a. des Gehirns) und Hals auf und verläuft in der Tiefe.
- **V. subclavia**: Sie zieht durch die vordere Skalenuslücke.
- Die **Vv. vertebralis** und **cervicalis profunda** (S. 269) leiten das Blut der Nackengegend ab.

Tiefe Halsvenen:

- **V. jugularis interna:** In die zum tiefen System gehörende innere Drosselvene, über die das gesamte Blut aus dem Gehirn abgeleitet wird, münden als wichtige Äste aus dem Kopf-Hals-Bereich die Vv. facialis, retromandibularis, lingualis und thyroideae mediae.
- **V. subclavia:** Sie verläuft in der Tiefe im Gegensatz zur A. subclavia in der vorderen Skalenuslücke (Abb. **34.20**). Im Venenwinkel vereinigt sie sich mit der V. jugularis interna zur V. brachiocephalica (S. 291).
- Das Blut der Nackengegend fließt über die **V. vertebralis** und die **V. cervicalis profunda** (S. 269) ab.

Lymphabflusswege im Halsbereich

Etwa ein Drittel aller Lymphknoten des Körpers konzentriert sich im Halsbereich. Sie gliedern sich in **oberflächliche** und **tiefe Lymphknoten** (Abb. **34.11**). Von den tiefen Lymphknoten erfolgt der Abfluss über den **Truncus jugularis** und Ductus thoracicus bzw. Ductus lymphaticus dexter (S. 625) in die V. brachiocephalica (S. 623).

Lymphabflusswege im Halsbereich

Weil der Halsbereich durch die Luft- und Speisewege besonders exponiert für Krankheitserreger ist und dort die Lymphe aus Kopf, Hals, Rumpf und den oberen Extremitäten und somit großen Teilen des Körpers zusammenfließt, befindet sich dort rund ein Drittel sämtlicher (600–700) Lymphknoten des Körpers. Der Abfluss erfolgt über die **tiefen Halslymphknoten** der vorderen und der seitlichen Halsregion (Abb. **34.11**) in die Hauptlymphbahn des Halses (**Truncus jugularis**), welche sich mit dem Truncus subclavius und dem Truncus bronchomediastinalis zum Ductus thoracicus (links) bzw. dem Ductus lymphaticus dexter (rechts) vereinigt (S. 625). Diese münden jeweils im „Venenwinkel“ in die V. brachiocephalica sinistra bzw. dextra (S. 623).

► Klinik. Da in der Halsregion eine Vielzahl an Lymphknoten relativ oberflächlich, d. h. gut sicht- und tastbar liegt, werden nicht nur lokale, sondern auch systemische Erkrankungen der lymphatischen Organe wie maligne **Lymphome** (z. B. der **Morbus Hodgkin**) häufig durch Größenzunahme der Halslymphknoten festgestellt.
Dabei muss sorgfältig zwischen einer tumorbedingten Lymphknotenschwellung (meist nicht schmerzhaft, derb, gegenüber der Umgebung nicht verschieblich) und entzündlichen (häufig schmerzhaft, eher weich und verschieblich) unterschieden werden.
Klinisch werden die (tiefen) Halslymphknoten in 6 Stationen (I–VI, Abb. **34.11** und Abb. **34.12a**) eingeteilt, die je nach Befall bei lokalen Tumoren im Kopf-Hals-Bereich operativ entfernt oder bestrahlt werden.

► Klinik.

34.11 Übersicht über die Lymphknoten des Halses*

Lymphknoten		Lokalisation	Zuflussgebiet	Abfluss
Nll. submentales ** (I)		Kinnunterseite	Gesicht, Zunge, Tonsillen, Zahnfleisch, Zähne	zu den Nll. cervicales anteriores profundi
Nll. submandibulares ** (I)		an der Glandula submandibularis		
Nodi lymphoidei cervicales anteriores				
Nll. cervicales anteriores superficiales		entlang der V. jugularis anterior	Regio cervicalis anterior, Parotis	zu den Nll. cervicales anteriores profundi
Nll. cervicales anteriores profundi (VI)	Nll. infrahyoidei Nll. thyroidei Nll. pretracheales Nll. paratracheales Nll. retropharyngeales	regionale Lymphknoten der betreffenden Organe	Ösophagus, Pharynx, Schilddrüse, Kehlkopf, Trachea und Zunge	über den **Truncus jugularis**
Nodi lymphoidei cervicales laterales				
Nll. cervicales laterales superficiales		entlang der V. jugularis externa auf dem M. sternocleidomastoideus	Regio cervicalis lateralis und posterior	zu den Nll. cervicales laterales profundi inff.
Nll. cervicales laterales profundi ▪ **superiores (II)**	**Nl. jugulodigastricus** Nl. lateralis Nl. anterior	entlang der V. jugularis interna (kaudal des M. digastricus)	Tonsillen, hinteres Zungendrittel, Pharynx	
▪ **inferiores (III, IV)**	**Nl. juguloomohyoideus** Nl. lateralis Nl. anterior	entlang der V. jugularis interna (im Bereich der Kreuzung mit dem M. omohyoideus)	Zunge (Zuflüsse aus anderen Lymphknoten)	über den **Truncus jugularis** und z. T. den **Truncus subclavius**
Nll. supraclaviculares (gehören streng genommen nicht mehr zu den lateralen Lymphknoten, stehen jedoch nach kranial eng mit ihnen in Verbindung, **IV**)		Fossa supraclavicularis	Brust, Achsel, Arm	
Nll. trigoni cervicalis posterioris (klinischer Begriff, **V**)		Bereich des M. trapezius, der Mm. scaleni und der tiefen Halsmuskeln	Regio cervicalis lateralis und posterior	zu den Nll. cervicales laterales profundi

* *Die Zugehörigkeit zu den klinischen Lymphknoten-Stationen ist durch römische Ziffern angegeben.*
** *Die submentalen und submandibulären Lymphknoten liegen zwar topografisch im Bereich des Halses, ihre Zuflussgebiete jedoch im Kopfbereich.*

Lymphknoten im Halsbereich siehe auch Abb. **34.12**. Für submentale und submandibuläre Lymphknoten vergleiche Lymphknoten im Kopfbereich (S. 966).

34.12 **Lymphknoten im Halsbereich**

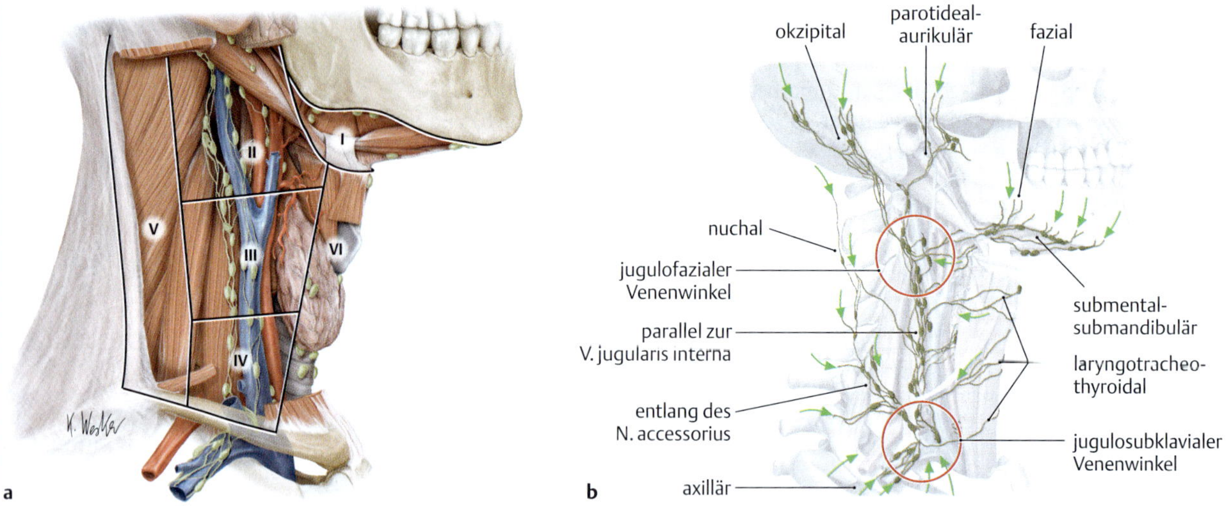

a Tiefe Halslymphknoten und ihre klinische Gruppierung, die nicht streng mit der gültigen anatomischen Nomenklatur korreliert: I = vordere obere Gruppe (Nll. submentales und submandibulares), II–IV = tiefe Begleitlymphknoten der V. jugularis interna (Nll. cervicales laterales profundi, wobei deren am weitesten kaudal gelegenen Lymphknoten zusammen mit den Nll. supraclaviculares die Gruppe IV bilden), V = laterale hintere Gruppe (Nll. trigoni cervicalis posterioris), VI = vordere untere Gruppe (Nll. cervicales anteriores).

b Flussrichtung der Lymphströme am Hals (Ansicht von rechts). Wichtige Kreuzungspunkte der Hals-Lymphbahnen sind:
1. der jugulofaziale Venenwinkel, in dem die eher horizontal verlaufenden Wege am Übergang vom Kopf in den Hals in die vertikalen Hals-Lymphbahnen umgeleitet werden und
2. der jugulosubklaviale Venenwinkel am Übergang des Halses in die obere Thoraxapertur, in dem die Lymphe aus dem Kopf-Hals-Bereich mit der des übrigen Körpers zusammengeführt wird.

Quelle: Schünke M, Schulte E, Schumacher U. PROMETHEUS LernAtlas der Anatomie, Kopf, Hals und Neuroanatomie. Illustrationen von Voll M u. Wesker K. 6. Aufl. Stuttgart: Thieme; 2022

34.3.2 Nerven

Im Hals verlaufen
- Äste der zervikalen Spinalnerven,
- Hirnnervenäste und
- Halsteil des Truncus sympathicus (im tiefen Blatt der Halsfaszie).

Die im Halsbereich verlaufenden Nerven lassen sich verschiedenen Systemen bzw. Ursprüngen zuordnen:
- Von den Ästen der **zervikalen Spinalnerven** bilden die **ventralen** den Plexus cervicalis (s. u.) sowie große Teile des Plexus brachialis (S. 462).
- Weiterhin durchziehen den Hals Äste von **Hirnnerven** und
- der im tiefen Blatt der Fascia cervicalis liegende **Halsteil des Grenzstrangs** mit den drei sympathischen Ganglien (s. u.).

Zervikale Spinalnerven

Wie alle Spinalnerven besitzen auch die zervikalen vordere und hintere Äste (**Rr. anteriores** und **posteriores**).

Ventrale Spinalnervenäste der Zervikalsegmente: Sie bilden folgende Plexus:
- Der **Plexus cervicalis** wird von den Rr. anteriores aus C 1–C 4 gebildet (Tab. **34.3** u. Abb. **34.13**). Seine sensiblen Äste treten am **Punctum nervosum** an die Oberfläche.

Ventrale Spinalnervenäste der Zervikalsegmente: Sie bilden neben Abgabe einiger direkter Muskeläste folgende im Halsbereich liegenden bzw. beginnenden Plexus:
- Der **Plexus cervicalis** wird von den **Rr. anteriores** (S. 203) aus C 1–C 4 gebildet und besitzt sowohl motorische als auch sensible Anteile (Tab. **34.3** u. Abb. **34.13**). Seine sensiblen Äste treten am Hinterrand des M. sternocleidomastoideus an die Oberfläche (**Punctum nervosum**). Eine Ausnahme bilden die sensiblen Anteile im N. phrenicus (S. 629) vorwiegend aus C 4, die das Perikard, die Pleura mediastinalis und diaphragmatica sowie das Peritoneum an Zwerchfell, Leber und Gallenblase innervieren.

34.13 **Ventrale Äste zervikaler Spinalnerven mit Bildung des Plexus cervicalis**

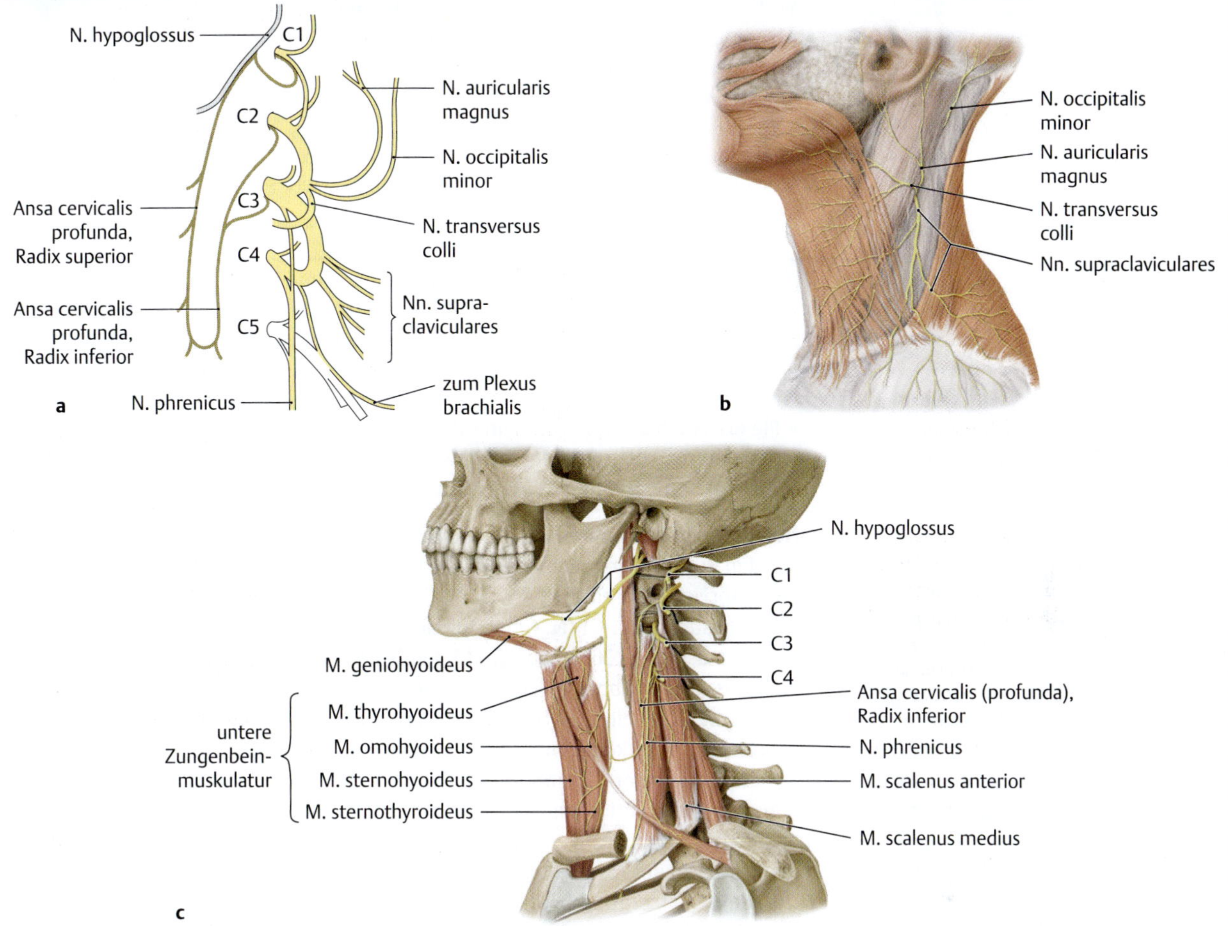

a Schematische Darstellung des Plexus cervicalis.
b Austritt sensibler Äste des Plexus cervicalis am Punctum nervosum.
c Motorische Äste des Plexus cervicalis mit den von ihnen innervierten Muskeln.

Quelle: Schünke M, Schulte E, Schumacher U. PROMETHEUS LernAtlas der Anatomie, Kopf, Hals und Neuroanatomie. Illustrationen von Voll M u. Wesker K. 6. Aufl. Stuttgart: Thieme; 2022

34.3 **Ventrale Äste der oberen zervikalen Spinalnerven (C1–4)**

Nerv	Besonderheiten/Verlauf	Innervationsgebiet
motorisch		
kurze Äste von C1–4	(nicht an Plexusbildung beteiligt)	prävertebrale Muskulatur (C1–4), Mm. scaleni (C3, 4) und M. levator scapulae (C3)
Rr. trapezius und **sternocleidomastoideus**	bilden Geflecht mit Ästen des N. accessorius	Mm. sternocleidomastoideus und trapezius
Radix superior (C1) und **Radix inferior** (C2, 3)	Anteile aus C1 (Radix superior) lagern sich dem N. hypoglossus (XII) an und verbinden sich mit C2–3 (Radix inferior) zur **Ansa cervicalis** (**profunda** bzw. **n. hypoglossi**)	M. geniohyoideus, infrahyoidale Muskulatur (M. sternohyoideus, M. sternothyroideus, M. thyrohyoideus, M. omohyoideus)
N. phrenicus (C4) mit sensiblen Ästen (**R. pericardiacus** und **Rr. phrenicoabdominales**)	lateral vom Gefäß-Nerven-Stamm auf dem M. scalenus anterior; begleitet die A. pericardiacophrenica im Mediastinum	motorisch: Zwerchfell sensibel: Pleura mediastinalis u. diaphragmatica; Perikard; Peritoneum
sensibel (Austritt am Punctum nervosum)		
N. occipitalis minor (C2, 3)	zieht am Hinterrand des M. sternocleidomastoideus nach dorsal-kranial und hat Verbindungen zum N. occipitalis major u. auricularis magnus	untere seitliche Hinterhauptsregion (etwa im Ansatzbereich des M. sternocleidomastoideus am Proc. mastoideus und darüber)
N. auricularis magnus (C2, 3)	zieht nach oben, teilt sich in einen **R. anterior** und einen **R. posterior**	Haut der unteren Ohrregion (bis zur Rückseite der Ohrmuschel)

34.3 Ventrale Äste der oberen zervikalen Spinalnerven (C1–4) (Fortsetzung)

Nerv	Besonderheiten/Verlauf	Innervationsgebiet
N. transversus colli (C2, 3)	verläuft nach vorne, teilt sich in **einen R. superior** und **R. inferior** (der R. superior verbindet sich mit dem R. colli des N. facialis zur **Ansa cervicalis superficialis**)	sensibel: Halshaut
Nn. supraclaviculares (C3, 4)	verlaufen nach unten, Auffächerung in drei Hauptäste (**Nn. supraclaviculares mediales, intermedii** und **laterales**)	Haut der oberen Brust- und Schulterregion („**Décolleté-Nerven**"), untere seitliche Halsgegend

▸ Klinik.

▸ Klinik. Am Punctum nervosum lässt sich relativ leicht die gesamte Haut einschließlich des Nackens der betreffenden Seite anästhesieren. Man sticht dazu mit der Hohlnadel etwa in der Mitte des Hinterrandes des M. sternocleidomastoideus ein und führt sie 1–2 cm nach oben und unten.

- Der **Plexus brachialis** (S. 462) verläuft von der hinteren Skalenuslücke zum Schlüsselbein.

- **Plexus brachialis** (S. 462): Seine Pars supraclavicularis mit dem Truncus superior (C5 und C6), dem Truncus medius (C7) und dem Truncus inferior (C8 und Th1) verläuft von der hinteren Skalenuslücke zum Schlüsselbein.

Dorsale Spinalnervenäste der Zervikalsegmente: Mit Ausnahme des rein motorischen **N. suboccipitalis** (für die kurzen Nackenmuskeln) aus C1 und dem sensiblen **N. occipitalis tertius** (C3) sind die Rr. posteriores der zervikalen Spinalnerven motorisch und sensibel. Das größte Versorgungsgebiet hat der **N. occipitalis major** (C2, Austritt zwischen Axis und M. obliquus capitis inferior; mot. Äste zum M. semispinalis capitis), der ab dem Ansatz des M. trapezius die Haut des Hinterhaupts sensibel innerviert.
Seitlich schließt sich das Versorgungsgebiet der aus dem Plexus cervicalis stammenden Nerven (s. o.) an (Abb. **34.14**).

Dorsale Spinalnervenäste der Zervikalsegmente: Die dorsalen Äste der Spinalnerven aus den Rückenmarkssegmenten C1–C3 versorgen zum größten Teil die Nackenregion motorisch und sensibel:
Der R. posterior aus C1 (**N. suboccipitalis**) ist rein **motorisch** und versorgt die kurzen Nackenmuskeln (S. 266), Teile des M. semispinalis capitis (Abb. **9.30**) und des M. longissimus capitis (Abb. **9.33**), d. h. es fehlt ein C1-Dermatom.
Das an die Scheitelregion bis etwa zur Linea nuchalis superior anschließende Hautgebiet des Hinterkopfes und oberen medialen Nackenbereichs wird **sensibel** vom **N. occipitalis major** (C2) innerviert. Der Nerv (S. 270) tritt zwischen Axis und M. obliquus capitis inferior aus, gibt Äste an den M. semispinalis capitis ab und durchbohrt den M. trapezius. Seine Aufzweigungen liegen epifaszial etwa im Versorgungsbereich der A. occipitalis.
Der kleine Versorgungsbereich des (sensiblen) dorsalen Astes aus C3 (**N. occipitalis tertius**) schließt sich nahe der Medianlinie nach kaudal an das des N. occipitalis major an. Mit Letzterem geht er Faserverbindungen ein.
Dem Innervationsgebiet des N. occipitalis major schließen sich nach lateral die Versorgungsbereiche der sensiblen Äste aus dem Plexus cervicalis (s. o.) an (Abb. **34.14**).

Die Rr. posteriores (S. 270) aus dem unteren Zervikalmark innervieren die autochthonen Rückenmuskeln und Nackenhaut segmental.

Die Rr. posteriores aus den unteren Zervikalsegmenten innervieren motorisch die autochthone Rückenmuskulatur (S. 270) und sensibel die Haut im Bereich des Nackens und angrenzender dorsaler Rumpfwand unterhalb des N. occipitalis major (S. 271), vgl. segmentale Innervation (S. 270).

34.14

34.14 Sensible Innervation im Hals- und Kopfbereich

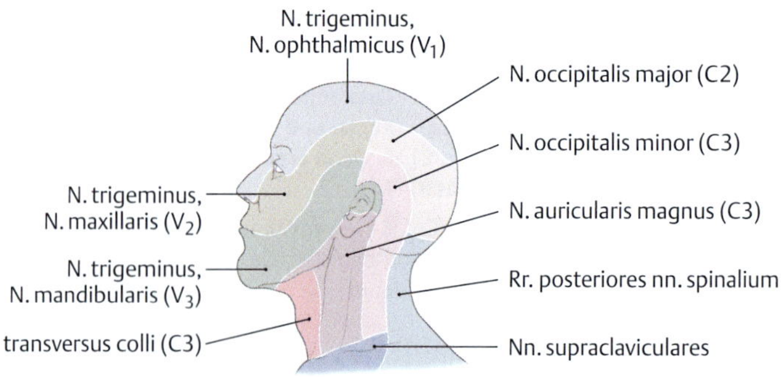

Quelle: Schünke M, Schulte E, Schumacher U. PROMETHEUS LernAtlas der Anatomie, Kopf, Hals und Neuroanatomie. Illustrationen von Voll M u. Wesker K. 6. Aufl. Stuttgart: Thieme; 2022

Halsäste von Hirnnerven

Im Halsbereich verlaufen Äste der Hirnnerven VII, IX, X, XI und XII. Die Nerven IX–XII liegen im Spatium lateropharyngeum (S. 901) in enger Nachbarschaft zur A. carotis interna.

Tab. **34.4** führt nur die zu Halsstrukturen ziehenden Äste der Hirnnerven auf. Die für den Kopf bedeutsamen Äste aus IX (N. tympanicus, Rr. tonsillares, linguales) und X (R. auricularis) sowie aus X die Rr. cardiaci cervicales sind in Kapitel 37 dargestellt.

Halsäste von Hirnnerven

Im Halsbereich verlaufen Äste der **Hirnnerven VII-XII**. In Tab. **34.4** sind die zu Strukturen des Halses ziehenden Äste zusammengestellt.

34.4 Hirnnerven mit Halsästen

Nerv/Äste (Qualität)	Verlauf	Innervationsgebiet im Halsbereich
N. facialis (**VII**, gemischt; hier jedoch rein motorische Funktion)	zieht vom hinteren Unterkieferrand nach kaudal zum N. transversus colli (sog. **Ansa cervicalis superficialis**)	Platysma
N. glossopharyngeus (**IX**, gemischt)	zieht lateral der A. carotis externa und des Pharynx zum Zungengrund	
→ **R. sinus carotici** (sensibel)	zieht zur Teilungsstelle der A. carotis communis (leitet die Impulse der Mechano- und Chemorezeptoren)	Sinus caroticus und Glomus caroticum
→ **Rr. pharyngei** (motorisch, sensibel)	bilden zusammen mit den Rr. pharyngei des N. vagus (s. u.) den **Plexus pharyngeus**	M. constrictor pharyngis superior (motorisch), Pharynx (sensibel über Plexus)
→ **R. musculi stylopharyngei** (motorisch)		M. stylopharyngeus
N. vagus (**X**, gemischt)	der Halsteil des N. vagus verläuft in der Vagina carotica zur oberen Thoraxapertur	
→ **Rr. pharyngei** (motorisch)	verlassen den N. vagus am Ggl. inferius, (bilden im Pharynx zusammen mit Fasern des N. glossopharyngeus und des Sympathikus den **Plexus pharyngeus**	Mm. constrictores pharyngis, M. levator veli palatini
→ **N. laryngeus superior** (motorisch, sensibel)	entspringt am Ggl. inferius, Aufteilung in einen **R. externus** (motorisch) und einen **R. internus** (sensibel) in Höhe des Zungenbeins	M. cricothyroideus (motorisch), Larynxschleimhaut **oberhalb** der Rima glottidis (sensibel)
→ **N. laryngeus recurrens** (motorisch, sensibel)	verläuft rechts unter der A. subclavia und links unter dem Arcus aortae und zwischen Ösophagus und Trachea (**Rr. oesophagei** bzw. **tracheales**) zum Kehlkopf	Kehlkopfmuskeln außer M. cricothyroideus (motorisch), Larynxschleimhaut **unterhalb** der Rima glottidis (sensibel)
N. accessorius (**XI**, motorisch, Abb. **34.15**)	zieht unter Abgabe von Ästen durch den M. sternocleidomastoideus zum M. trapezius	M. sternocleidomastoideus, Teile des M. trapezius
N. hypoglossus (**XII**, motorisch)	zieht vom Canalis n. hypoglossi zwischen dem M. hyoglossus und M. mylohyoideus zur Zungenwurzel	Zungenmuskulatur, M. styloglossus

34.15 Verlauf des N. accessorius im Halsbereich

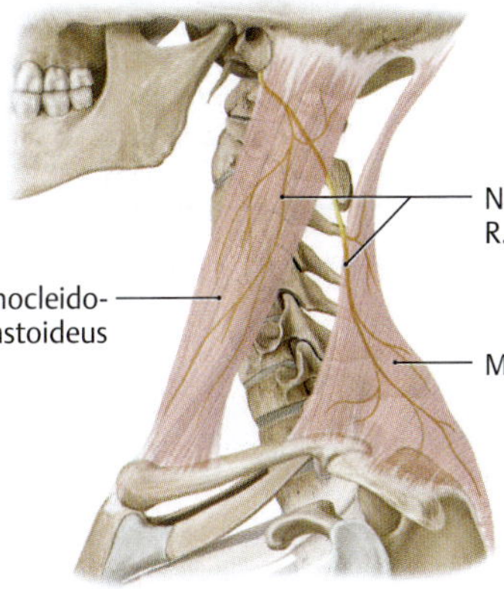

Darstellung des N. accessorius mit den von ihm innervierten Muskeln am Hals in der Ansicht von links lateral.

Quelle: Schünke M, Schulte E, Schumacher U. PROMETHEUS LernAtlas der Anatomie, Kopf, Hals und Neuroanatomie. Illustrationen von Voll M u. Wesker K. 6. Aufl. Stuttgart: Thieme; 2022

34.15

Truncus sympathicus im Halsbereich

Die **sympathischen** Fasern treten nach Umschaltung in den drei Halsganglien des Grenzstrangs (Abb. **34.16**) getrennt aus.

- Aus dem **Ggl. cervicale superius** (in Höhe HWK II/III): **N. jugularis** (postganglionäre Fasern für Nn. IX und X); **N. caroticus internus** (Geflecht um die A. carotis interna); Endstrecke ist der N. petrosus profundus. **Nn. carotici externi** (versorgen Speicheldrüsen und Mundschleimhaut); **Rr. laryngopharyngei** (zum Plexus pharyngeus); **N. cardiacus cervicalis superior** mit prä- und postganglionären Fasern zum Plexus cardiacus (S. 598).

Truncus sympathicus im Halsbereich

Die Umschaltung der sympathischen Fasern erfolgt in den drei Halsganglien des Grenzstranges (Abb. **34.16**; s. a. Abb. **34.15**):

- **Ggl. cervicale superius:** Das oberste der drei Ganglien enthält präganglionäre Fasern aus den Segmenten C 8–Th 3. Es liegt etwa in Höhe der Halswirbel II/III und gibt folgende efferente Nerven ab:
  - **N. jugularis**: führt dem N. glossopharyngeus und dem N. vagus postganglionäre sympathische Fasern zu,
  - **N. caroticus internus**: Geflecht um die A. carotis interna und ihre Äste (z. B. A. ophthalmica → Ggl. ciliare), endet als N. petrosus profundus (S. 1069),
  - **Nn. carotici externi**: Sie erreichen über die A. carotis externa die Speicheldrüsen und Mundschleimhaut,
  - **Rr. laryngopharyngei** zum Plexus pharyngeus und der
  - **N. cardiacus cervicalis superior** mit prä- und postganglionären Fasern zum Plexus cardiacus (S. 598).

Damit sind diese Nervenfasern nicht nur an der Innervation von Hals- und Thoraxorganen beteiligt, sondern sind auch von großer Bedeutung für die sympathische Innervation der Kopforgane. Ihr postganglionärer Verlauf ist **periarteriell**. Sie ziehen zwar durch die vier Kopfganglien (Tab. **7.8** und Tab. **37.4**) hindurch, werden aber dort nicht umgeschaltet.

34.16 Truncus sympathicus am Hals (a) und Stellatumblockade (b)

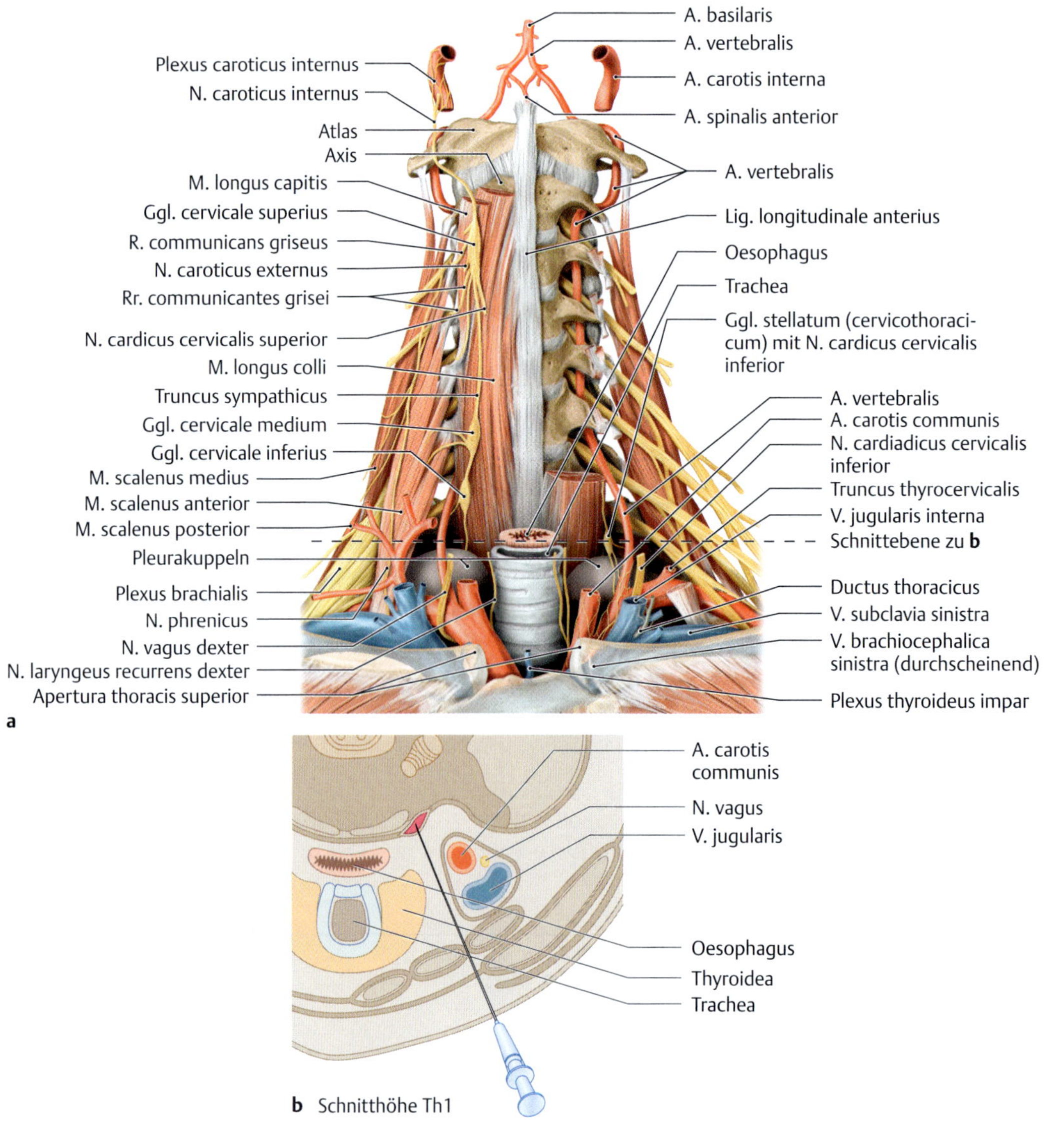

Quelle: Schünke M, Schulte E, Schumacher U. PROMETHEUS LernAtlas der Anatomie, Innere Organe. Illustrationen von Voll M u. Wesker K. 6. Aufl. Stuttgart: Thieme; 2022

▸ Klinik. Fasern, die nach Umschaltung im Ggl. cervicale superius zum Ggl. ciliare (S. 1038) ziehen, passieren während ihres präganglionären Verlaufs auch das Ggl. stellatum und das Ggl. cervicale medium (s. u.). Daher kann es bei Schädigung aller zervikalen Grenzstrangganglien zum Ausfall von sympathischen Signalen aus dem Ggl. cervicale superius kommen; vgl. Horner-Syndrom (S. 208) mit typischer Trias.

▸ Klinik.

- **Ggl. cervicale medium:** Es gibt den **N. cardiacus cervicalis medius** ab, der zum Plexus cardiacus zieht. Anstatt eines Ganglions kann es in mehrere kleinere Ganglienzellgruppen aufgeteilt sein oder sogar gänzlich fehlen.
- **Ggl. cervicale inferius:** Das unterste Halsganglion des Grenzstranges ist oft mit dem ersten Ganglion des Brustgrenzstranges zum **Ggl. cervicothoracicum** = Ggl. stellatum verschmolzen, von dem die viszeromotorischen Fasern für die Schweißdrüsen und Hautgefäße auch der oberen Extremität ausgehen. Das Ggl. stellatum erhält Fasern aus den Segmenten Th 2–7. Dieses hat durch seine Lage auf dem ersten Rippenköpfchen Kontakt zur Pleurakuppel. Aus ihm entspringen:
  - die **Ansa subclavia** mit ihren Ästen (Plexus subclavius),
  - **N. cardiacus cervicalis inferior** (zum tiefen Abschnitt des Plexus cardiacus),
  - **N. vertebralis**, der den Plexus vertebralis um die A. vertebralis bildet.

- Aus dem (inkonstanten) **Ggl. cervicale medium** ziehen ebenfalls Äste zum Plexus cardiacus.
- Das **Ggl. cervicale inferius** bildet häufig zusammen mit dem obersten Ganglion des Brustgrenzstrangs ein **Ggl. cervicothoracicum** oder **stellatum** (mit Fasern aus Th 2–7), das Hals, Arm, Herz und Lungen mit sympathischen Fasern versorgt. Die perivaskulären Fasern werden entsprechend den Gefäßen bezeichnet.

▸ Klinik. Bei funktionellen Störungen wie abnormer Schweißsekretion (**Hyperhidrosis**) der Axilla oder der Hand kann das Ggl. stellatum durch Injektionen von Lokalanästhetika therapeutisch „blockiert“ werden (**Stellatumblockade**, Abb. **34.16**b).

▸ Klinik.

34.4 Topografische Anatomie des Halses

34.4.1 Konturen und tastbare Knochenpunkte

Beim Mann wird das Halsrelief besonders vom „Adamsapfel“ bzw. **Prominentia laryngea** (S. 909) des Kehlkopfs geprägt, dessen Knorpelplatten durch die Haut gut tastbar sind. Darüber liegt – beim Schlucken sichtbar – das Zungenbein (**Os hyoideum**). Kaudal vom Kehlkopf zieht die Luftröhre, sog. **Trachea** (S. 534), mit der angelagerten Schilddrüse, sog. **Gl. thyroidea** (S. 919), in Richtung obere Thoraxapertur. Sie wird vorne von der mit Fettgewebe ausgefüllten Drosselgrube (**Fossa jugularis**) überdeckt. Weitere tastbare Knochenpunkte sind diejenigen, die zur kranialen und kaudalen Grenzlinie des Halses (S. 878) verbunden werden (Abb. **34.17**).

34.4 Topografische Anatomie des Halses

34.4.1 Konturen und tastbare Knochenpunkte

Konturbildend sind der „Adamsapfel“ (**Protuberantia laryngea**), das Zungenbein (**Os hyoideum**) und der **Eingeweidestrang** (Kehlkopf, Luftröhre und Schilddrüse). Am Eintritt der Trachea in den Thorax befindet sich die Drosselgrube (**Fossa jugularis**). Zu weiteren tastbaren Knochenpunkten s. Abb. **34.17** und Kap. Begrenzung und Gliederung des Halses (S. 878).

34.17 Konturgebende Strukturen am Hals

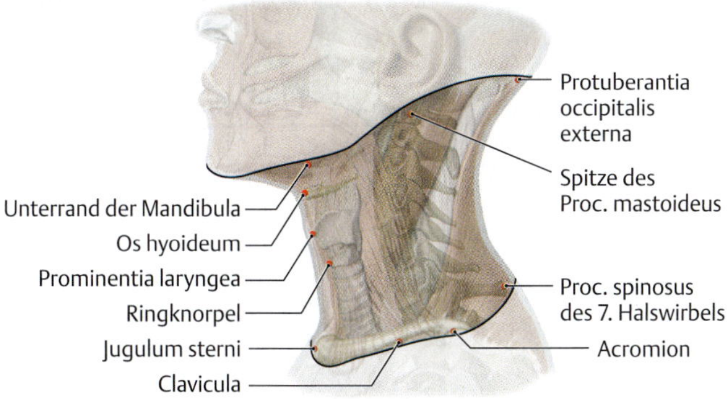

In der Ansicht von lateral sind die konturgebenden Muskeln (Mm. sternocleidomastoideus und trapezius) sowie das bedeckende Platysma durchscheinend dargestellt. Neben den Knochenpunkten entlang der Grenzlinien (s. a. Abb. **34.1**) sind Zungenbein, Schild- und Ringknorpel zu tasten. Rot hervorgehoben sind beispielhaft prominente Punkte der überwiegend in ihrem Verlauf tastbaren knöchernen bzw. knorpeligen Strukturen im Halsbereich.

Quelle: Schünke M, Schulte E, Schumacher U. PROMETHEUS LernAtlas der Anatomie, Kopf, Hals und Neuroanatomie. Illustrationen von Voll M u. Wesker K. 6. Aufl. Stuttgart: Thieme; 2022

34.17

▸ Klinik.

▸ Klinik. Veränderungen der Halskontur („dicker Hals“) kommen häufig durch Raumforderungen wie z. B. vergrößerte Lymphknoten, Zysten oder Wucherungen der Schilddrüse (**Struma = Kropf**) zustande. Sie müssen sorgfältig differenzialdiagnostisch abgeklärt werden (Labor, Sonografie, ggf. Biopsie), um ein Schilddrüsenkarzinom auszuschließen.

34.18 Umfangszunahme des Halses durch Struma
Durch ausgeprägtes Wachstum (u. U. bis in die obere Thoraxapertur als sog. retrosternale Struma) kann es zu Verdrängungserscheinungen mit Schädigung umliegender Organe kommen, s. a. Tracheomalazie (S. 920) und Fallbeispiel (S. 925).
Quelle: Schünke M, Schulte E, Schumacher U. PROMETHEUS LernAtlas der Anatomie, Kopf, Hals und Neuroanatomie. Illustrationen von Voll M u. Wesker K. 6. Aufl. Stuttgart: Thieme; 2022

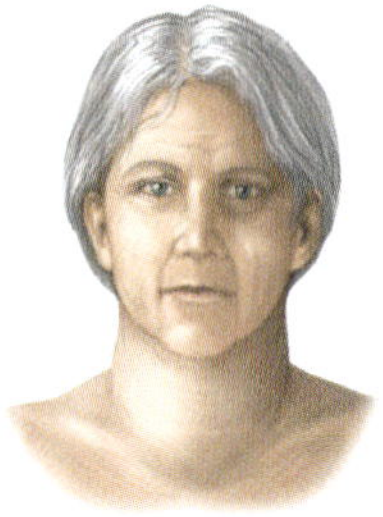

34.4.2 Regionen des Halses mit Halsdreiecken und Skalenuslücken

Durch die Mm. sternocleidomastoideus und trapezius wird der Hals oberflächlich in **4 Regionen** eingeteilt. Tiefer liegende Strukturen grenzen die sog. **Halsdreiecke** ab (Abb. **34.19**, Tab. **34.5** und Abb. **34.20**).

34.4.2 Regionen des Halses mit Halsdreiecken und Skalenuslücken

Der M. sternocleidomastoideus und der M. trapezius gliedern den Hals oberflächlich in **vier Regionen** (Regiones cervicales anterior, lateralis und posterior sowie Regio sternocleidomastoidea), während durch tiefer liegende Strukturen eine Unterteilung in die sog. **Halsdreiecke** (Trigonum submandibulare, submentale, caroticum, musculare und omoclaviculare erfolgt (Abb. **34.19**, Tab. **34.5** und Abb. **34.20**)).

34.19 Regionen des Halses

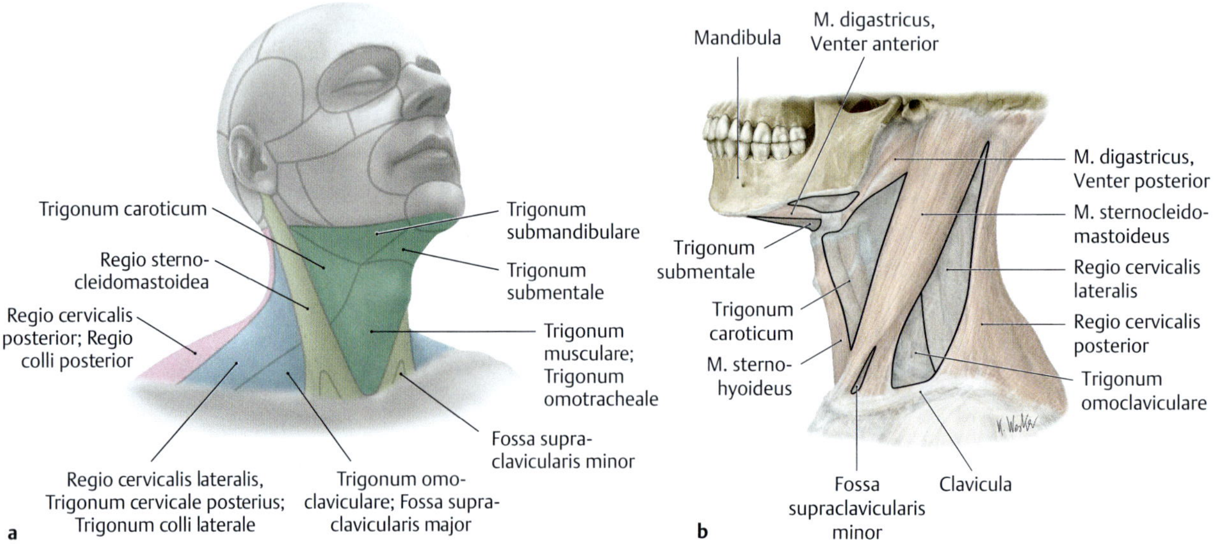

a Halsregionen in der Ansicht von rechts schräg lateral.
b Sicht- oder tastbare Muskelkonturen grenzen das mediale und laterale Halsdreieck mit seinen Untergliederungen ab und sind in **b** von lateral dargestellt.

Quelle: Schünke M, Schulte E, Schumacher U. PROMETHEUS LernAtlas der Anatomie, Kopf, Hals und Neuroanatomie. Illustrationen von Voll M u. Wesker K. 6. Aufl. Stuttgart: Thieme; 2022

34.5 Regio cervicalis anterior mit den in ihrer Tiefe gelegenen Halsdreiecken

Begrenzung	Inhalt	Lage/Verlauf
Trigonum submandibulare (Unterkieferdreieck)		
▪ unter der Lamina superficialis der Fascia cervicalis ▪ **kranial**: Corpus mandibulae ▪ **kaudal**: Os hyoideum ▪ **ventral**: Venter anterior des M. digastricus ▪ **dorsal**: M. stylohyoideus und der Venter posterior des M. digastricus ▪ **medial**: Diaphragma oris = M. mylohyoideus	**A.** u. **V. facialis**	treten unter bzw. über dem Venter posterior des M. digastricus in das Dreieck ein und ziehen zum Vorderrand des M. masseter
	A. lingualis	entspringt unterhalb der A. facialis aus der A. carotis externa und zieht unter dem M. hyoglossus in die Zunge.
	A. palatina ascendens	entspringt aus der A. facialis und zieht zum weichen Gaumen und zur Gaumentonsille
	A. submentalis	entspringt aus der A. facialis und verläuft parallel zum M. mylohyoideus zum Kinn
	R. marginalis mandibulae und **R. colli** des **N. facialis**	ziehen oberflächlich zur mimischen Muskulatur
	N. hypoglossus	tritt unter dem M. stylohyoideus und dem hinteren Digastricus-Bauch in das Trigonum ein und zieht unter dem Ausführungsgang der Gl. submandibularis oberhalb des M. mylohyoideus zur Zunge
	N. mylohyoideus	zieht an der Innenfläche des Unterkiefers zum M. mylohyoideus u. dem Venter anterior des M. digastricus
	N. glossopharyngeus	im hinteren oberen Bereich, seinem Leitmuskel (M. stylopharyngeus) angelagert
	Nll. submandibulares	am Unterkieferrand
	Gl. submandibularis (S. 1008)	ihr Ausführungsgang zieht um das freie Ende des M. mylohyoideus in die Regio sublingualis
Trigonum submentale (Kinndreieck)		
▪ **kranial**: Vorderer Teil der Mandibula (Kinn) ▪ **kaudal**: Zungenbein ▪ **lateral**: Venter anterior des M. digastricus	**Nll. submentales**	für die Lymphe aus der Zungenspitze, den unteren Schneidezähnen und dem medialen Unterlippenbereich
Trigonum caroticum (Karotisdreieck)		
▪ **kranial**: Venter posterior des M. digastricus ▪ **dorsal**: vorderer Rand des M. sternocleidomastoideus ▪ **ventral**: Venter superior des M. omohyoideus ▪ **Bedeckung**: Fascia cervicalis superficialis, Platysma	**Gefäß-Nerven-Strang** des Halses	tritt am Vorderrand des M. sternocleidomastoideus in das Dreieck ein, die **Teilungsstelle der A. carotis communis** liegt etwa in Höhe des 5. Halswirbels (mit ihr ziehen in der Vagina carotica die V. jugularis interna und der N. vagus, s. u.)
	A. carotis interna	verläuft hinten lateral (keine Äste im Halsbereich)
	A. carotis externa	verläuft unter Abgabe von Seitenästen (s. u.) vorne medial
	A. thyroidea superior	entspringt unterhalb des Zungenbeins aus der A. carotis externa
	A. lingualis	verlässt die A. carotis externa über dem Zungenbein
	A. facialis	entspringt oberhalb der A. lingualis aus der A. carotis externa
	A. pharyngea ascendens	zieht als Seitenast der A. carotis externa in das Spatium lateropharyngeum
	A. occipitalis	zieht als Seitenast der A. carotis externa Richtung Hinterhaupt
	V. jugularis externa und **anterior**	verlaufen oberflächlich
	V. jugularis interna	in der Vagina carotica
	V. retromandibularis, facialis, lingualis und **thyroidea superior**	verlaufen vor der Vagina carotica und münden in die V. jugularis interna
	N. glossopharyngeus	entsendet einen langen dünnen Ast (**R. sinus carotici**) zum Karotissinus
	N. hypoglossus	zieht unter dem Venter posterior des M. digastricus über dem M. hyoglossus zur Zunge
	Ansa cervicalis	ihre Radix superior ist dem N. hypoglossus angelagert und versorgt den M. geniohyoideus und M. thyrohyoideus
	N. vagus	in der Vagina carotica, entlässt den **N. laryngeus superior** (zum Kehlkopf) und die **Rr. cardiaci cervicales superiores**
	N. accessorius	durchziehender Nerv
	Nl. jugulodigastricus	nimmt als wichtigster Lymphknoten in diesem Bereich die Lymphe von Zungengrund, Tonsillen und Epipharynxbereich auf

34.5 Regio cervicalis anterior mit den in ihrer Tiefe gelegenen Halsdreiecken (Fortsetzung)

Begrenzung	Inhalt	Lage/Verlauf
Trigonum musculare = Trigonum omotracheale		
▪ **kranial**: oberer Bauch des M. omohyoideus ▪ **kaudal/dorsal**: Vorderrand des M. sternocleidomastoideus ▪ **medial**: Medianlinie ▪ **Bedeckung**: Laminae superficialis und pretrachealis (mit infrahyoidaler Muskulatur) der Fascia cervicalis	**A. thyroidea superior**	zur Vorder- und Oberseite der Schilddrüse. Die von ihr abgehende **A. laryngea superior** tritt mit dem gleichnamigen Nerv durch die Membrana thyrohyoidea in das Innere des Kehlkopfs; Muskeläste sind: R. sternocleidomastoideus, R. cricothyroideus
	A. thyroidea inferior	Ast des Truncus thyrocervicalis für die Unter- u. Hinterfläche der Schilddrüse u. Nebenschilddrüsen
	A. carotis communis (V. jugularis interna, N. vagus)	rechts aus dem Truncus brachiocephalicus, links aus dem Aortenbogen; verläuft medial der V. jugularis interna und dem N. vagus eingescheidet mit ihnen zusammen in der Vagina carotica in Richtung Trigonum caroticum
	A. pharyngea ascendens	zur Seitenwand des Pharynx im Spatium lateropharyngeum
	N. laryngeus superior	zweigt unterhalb des Ggl. inferius n. vagi ab und läuft medial der A. carotis interna. Teilung in R. externus (zum M. cricothyroideus) und R. internus (tritt mit der A. laryngea superior durch die Membrana thyrohyoidea in das Kehlkopfinnere ein)
	N. laryngeus recurrens	umschlingt links den Aortenbogen, rechts die A. subclavia und verläuft zwischen Trachea und Ösophagus (die er innerviert) aufwärts zur Schilddrüse, kreuzt die A. thyroidea inferior und zieht mit motorischen und sensiblen Ästen ins Kehlkopfinnere
	Pharynx (kaudal Übergang in den Ösophagus)	dorsal von Kehlkopf und Trachea im Medianbereich und von einer „Eingeweidefaszie“ umgeben
	Larynx/Trachea	im Medialbereich, in die Trachea übergehend
	Gl. thyroidea u. Gll. parathyroideae	der Trachea angelagert und mit Organkapsel umgeben

► Merke.

► Merke. Die oberflächliche Abgrenzung der Regionen lässt sich nicht streng bis in die Tiefe des Halses fortsetzen. Abhängig von der Präparation lassen sich die zahlreichen hier liegenden Strukturen unterschiedlich darstellen und projizieren sich durch ihre Kontinuität oft in verschiedene (sich z. T. auch überschneidende) Gebiete.

Regio cervicalis anterior und Regio sternocleidomastoidea

Regio cervicalis anterior: Sie liegt zwischen den beiden **Mm. sternocleidomastoidei, Unterkieferrand** und **Manubrium sterni** und enthält die Halseingeweide und den Anfangsteil der Speiseröhre. Hier befinden sich das **Trigonum submandibulare, submentale, caroticum** und **musculare/omotracheale** (Tab. **34.5**).

Regio sternocleidomastoidea: Sie entspricht der Ausdehnung des gleichnamigen Muskels, der kaudal den Gefäß-Nerven-Strang des Halses (S. 899) bedeckt.

Regio cervicalis anterior und Regio sternocleidomastoidea

Regio cervicalis anterior: Sie wird nach lateral begrenzt von den Sternalansätzen beider **Mm. sternocleidomastoidei**, nach kranial durch den **Unterkieferrand** und kaudal vom **Manubrium sterni**. Sie enthält die unter den infrahyoidalen Muskeln und der mittleren Halsfaszie gelegenen **Halseingeweide** (Kehlkopf, Luftröhre, Schilddrüse und Epithelkörperchen) sowie die vor der Lamina prevertebralis gelegene Speiseröhre.
In der Regio cervicalis anterior befinden sich das **Trigonum submandibulare**, **submentale**, **caroticum** und **musculare** bzw. **omotracheale** (Tab. **34.5**).

Regio sternocleidomastoidea: Diese Region entspricht der Ausdehnung des in seiner Muskelloge eingehüllten **M. sternocleidomastoideus**.
Seine untere Hälfte bedeckt den innerhalb der Vagina carotica (S. 899) verlaufenden Gefäß-Nerven-Strang des Halses.

Regiones cervicalis lateralis und posterior

Regio cervicalis lateralis: Sie wird ventral und kranial vom Hinterrand des **M. sternocleidomastoideus**, dorsal vom Vorderrand des **M. trapezius** und kaudal vom unteren Bauch des **M. omohyoideus** begrenzt. Sie umfasst die Austrittsstelle der Radix sensibilis des Plexus cervicalis (**Punctum nervosum**, Tab. **34.3**) und in ihrem unteren Abschnitt das **Trigonum omoclaviculare** (Abb. **34.20**).

Regiones cervicalis lateralis und posterior

Regio cervicalis lateralis: Ihre Grenzen sind ventral und kranial der Hinterrand des **M. sternocleidomastoideus**, dorsal der Vorderrand des **M. trapezius** und kaudal die sternale Hälfte des **Schlüsselbeins**. Im oberen Abschnitt befindet sich neben Aufzweigungen der A. und V. cervicalis superficialis auf halber Höhe des Hinterrandes des M. sternocleidomastoideus das **Punctum nervosum**. Hier treten die Hautnerven (Radix sensibilis) des Plexus cervicalis an die Oberfläche und verteilen sich sternförmig (Tab. **34.3**). In der Tiefe zieht von hinten medial der **N. accessorius** über dem M. levator scapulae zum M. sternocleidomastoideus und zum M. trapezius, die er innerviert. Zwischen den tiefen Halsmuskeln tritt die Radix inferior der Ansa cervi-

34.20 Regio cervicalis lateralis mit den in ihrer Tiefe gelegenen Halsdreiecken

Begrenzung	Inhalt	Lage/Verlauf
Trigonum omoclaviculare (Schulterschlüsselbeindreieck = Fossa supraclavicularis major)		
▪ **laterokranial**: Venter inferior des M. omohyoideus ▪ **kaudal**: sternale Hälfte der Clavicula ▪ **medial**: Hinterrand des M. sternocleidomastoideus ▪ Die Lamina pretrachealis der Fascia cervicalis trennt einen **oberflächlichen** von einem **tiefen Bereich** des Dreiecks.	**A. subclavia**	in der Tiefe zwischen mittlerem und tiefem Blatt der Halsfaszie, tritt in der hinteren Skalenuslücke hervor und gibt dort die **A. transversa cervicis** ab
	Truncus subclavius	in der Tiefe gelegen, vereinigt sich kaudal mit dem Truncus jugularis bzw. rechts mit dem Truncus bronchomediastinalis und links mit dem Ductus thoracicus und mündet in den Venenwinkel zwischen V. subclavia und V. jugularis interna
	A. u. **V. cervicalis superficialis**	in der Tiefe ventral vom M. scalenus anterior gelegen
	V. jugularis externa	liegt oberflächlich
	V. jugularis interna	zieht in der Tiefe durch die vordere Skalenuslücke
	Plexus brachialis	liegt in der hinteren Skalenuslücke oberhalb der A. subclavia
	Nn. supraclaviculares	oberflächlich verlaufend
	N. phrenicus	in der Tiefe lateral auf dem M. scalenus anterior
	Nll. supraclaviculares	in der Tiefe zwischen mittlerem und tiefem Blatt der Halsfaszie
weiterer Bereich in der Tiefe der Regio cervicalis lateralis		
Raum zwischen Hinterrand des M. sternocleidomastoideus und Vorderrand des M. trapezius	**N. phrenicus** **A. cervicalis ascendens** (meist aus dem Truncus thryocervicalis)	} ziehen auf dem **M. scalenus anterior** nach kaudal bzw. kranial
▪ **hintere Skalenuslücke**	**Plexus brachialis** **A. subclavia**	zwischen den Mm. scalenus anterior und medius
▪ **vordere Skalenuslücke**	**V. subclavia**	vor dem M. scalenus anterior nach medial → Vereinigung mit der V. jugularis interna dextra und sinistra am „Venenwinkel" zur V. brachiocephalica dextra und sinistra (hinter dem Sternoklavikulargelenk), dort links die Mündungsstelle des Ductus thoracicus u. rechts des Ductus lymphaticus dexter

Zu Plexus brachialis siehe Nerven im Halsbereich (S. 890).

calis hervor. Der untere Teil der Regio cervicalis lateralis wird vom **Trigonum omoclaviculare** (Abb. **34.20**) eingenommen.

In der Tiefe des Raumes zwischen Hinterrand des M. sternocleidomastoideus und Vorderrand des M. trapezius ziehen die Mm. scaleni nach kaudal und bilden die sog. **„Skalenuslücken"** (Abb. **34.20**), wobei streng genommen nur die als „hintere Skalenuslücke" bezeichnete zwischen den Muskeln liegt (Abb. **34.22**). Als Durchtrittsstellen für die Leitungsbahnen zum Arm gilt ihnen besondere Beachtung. Von ventral sind die Skalenuslücken nach Entfernung des M. sternocleidomastoideus sichtbar (Abb. **34.21a**).

In der Tiefe des Raumes zwischen Hinterrand des M. sternocleidomastoideus und Vorderrand des M. trapezius ziehen die Mm. scaleni nach kaudal und bilden zwischen bzw. vor sich die sog. **„Skalenuslücken"** (Abb. **34.20**, Abb. **34.21a** u. Abb. **34.22**).

▸ Klinik. Eine Einengung der hinteren Skalenuslücke durch abnorm breite Mm. scaleni, aberrierende Muskelfaserbündel oder eine weit nach ventral reichende Halsrippe (S. 276) kann zu einer Kompression des Plexus brachialis oder/und der A. subclavia führen. Die klinischen Symptome dieser als **Skalenussyndrom** bezeichneten Erkrankung sind neurologische Ausfälle wie z. B. Schmerzen in Schulter und Arm der betroffenen Seite bzw. Empfindungsstörungen der Hand oder Durchblutungsstörungen.

▸ Klinik.

Regio cervicalis posterior: Sie umfasst das Gebiet zwischen den Vorderrändern des M. trapezius und entspricht somit der **Nackengegend**.

Regio cervicalis posterior: Sie entspricht der **Nackengegend**.

34.21 Strukturen in der Tiefe der Regiones cervicalis anterior, sternocleidomastoidea und lateralis

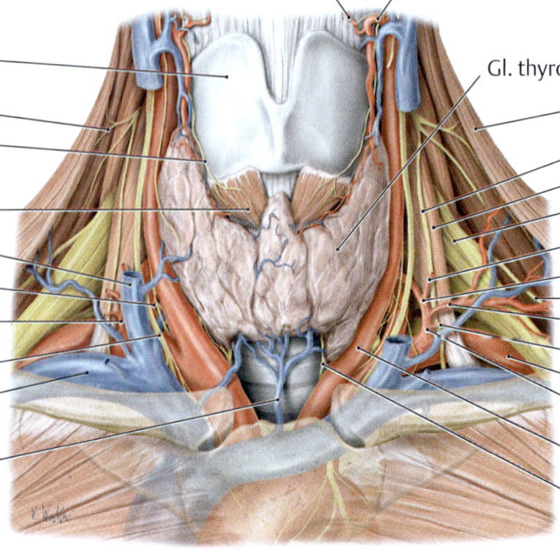

a

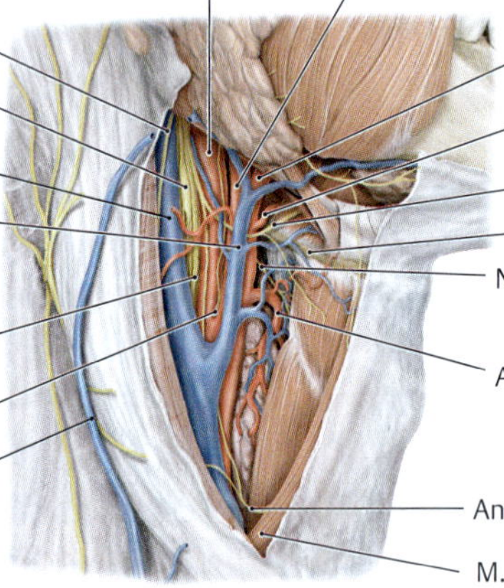

b

a Tiefe Halsregion von ventral nach Entfernung der infrahyoidalen Muskeln und des M. sternocleidomastoideus mit Darstellung des Gefäß-Nerven- und Eingeweideraums. Durch die tiefe Präparation sind auch die sog. „Skalenuslücken“ (Abb. **34.20**) sichtbar.

b Trigonum caroticum mit den hier verlaufenden Leitungsbahnen in der Ansicht von rechts. Der sie teilweise bedeckende M. sternocleidomastoideus ist nach dorsolateral gezogen.

Quelle: Schünke M, Schulte E, Schumacher U. PROMETHEUS LernAtlas der Anatomie, Kopf, Hals und Neuroanatomie. Illustrationen von Voll M u. Wesker K. 6. Aufl. Stuttgart: Thieme; 2022

34.22 Regio cervicalis lateralis

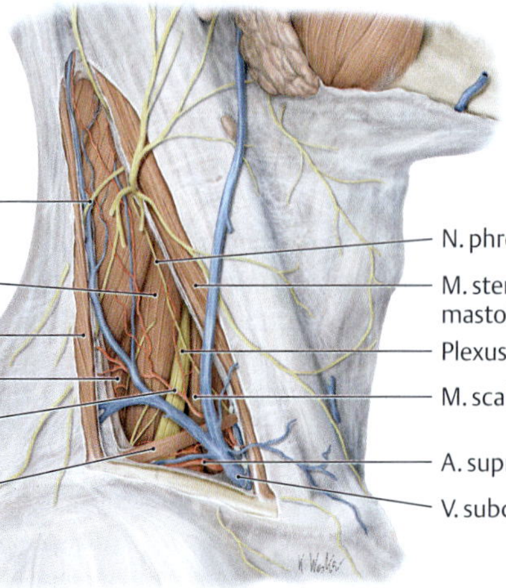

Tiefe Schicht im lateralen Halsdreieck nach Entfernung der Lamina prevertebralis der Halsfaszie. Hier sieht man den Plexus brachialis im kranialen Anteil der „hinteren“ Skalenuslücke.

Quelle: Schünke M, Schulte E, Schumacher U. PROMETHEUS LernAtlas der Anatomie, Kopf, Hals und Neuroanatomie. Illustrationen von Voll M u. Wesker K. 6. Aufl. Stuttgart: Thieme; 2022

34.23 Durch Faszien gebildete Räume im Halsbereich

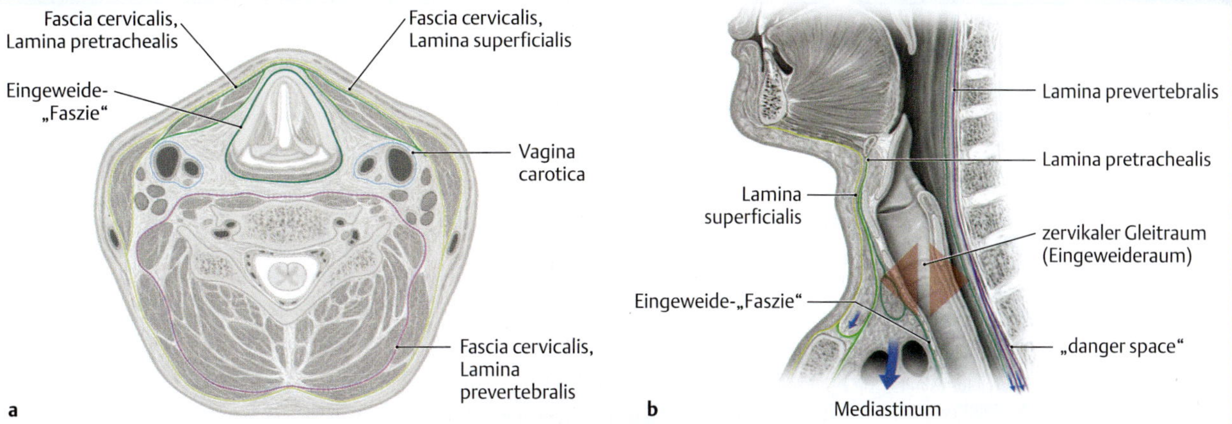

a Querschnitt durch den Hals in Höhe des 5. Halswirbels: Die drei Blätter der Halsfaszie (Lamina superficialis = beige, Lamina pretrachealis = hellgrün und Lamina prevertebralis = violett, s. a. Abb. **34.2**) grenzen überwiegend die Muskulatur von umliegenden Strukturen ab. Eigens umhüllt sind der Gefäß-Nerven-Strang des Halses von der Vagina carotica (hellblau) und die Halsorgane (S. 902) vom lockeren Bindegewebe der Eingeweide-„Faszie" (dunkelgrün).

b Mediansagittalschnitt durch den Hals mit Einfärbung der Faszien wie in **a** und Kennzeichnung der Ausbreitung von Entzündungsprozessen innerhalb der Bindegewebsräume. Besonders gefährlich sind die Verbindungswege zum Mediastinum über das Spatium peripharyngeum ventral der Lamina prevertebralis oder innerhalb dieses gespaltenen Faszienblattes (sog. „danger space"; früher häufiger bei Knochentuberkulose der Wirbelsäule).

Quelle: Schünke M, Schulte E, Schumacher U. PROMETHEUS LernAtlas der Anatomie, Kopf, Hals und Neuroanatomie. Illustrationen von Voll M u. Wesker K. 6. Aufl. Stuttgart: Thieme; 2022

34.4.3 Faszienräume im Halsbereich

Durch die bindegewebigen Faszien im Halsbereich werden nicht nur die Muskeln bedeckt, sondern es lassen sich verschiedene Räume unterscheiden, die z. T. Leitungsbahnen oder die Halseingeweide umschließen (Abb. **34.23**). Die Bindegewebsräume zwischen den einzelnen Faszien bzw. ihren Faszienblättern sind bezüglich der möglichen Ausbreitung von Entzündungsprozessen von klinischem Interesse, s. a. Klinik (S. 901).

34.4.3 Faszienräume im Halsbereich

Durch die bindegewebigen Faszien im Halsbereich werden nicht nur die Muskeln bedeckt, sondern es lassen sich verschiedene Räume unterscheiden, die z. T. Leitungsbahnen oder die Halseingeweide umschließen (Abb. **34.23**).

Spatium suprasternale und Vagina carotica

Spatium suprasternale: Das Spatium suprasternale, ein mit Fett, lockerem Bindegewebe und Venen (Arcus venosus jugularis) ausgefüllter Raum, liegt vor der infrahyoidalen Muskulatur zwischen der **Lamina pretrachealis** und **Lamina superficialis** der Halsfaszie (S. 879).

Vagina carotica: Die Vagina carotica umgibt als bindegewebige Hülle den **Gefäß-Nerven-Strang** des Halses. In diesem Strang verlaufen die **A. carotis communis** bzw. die **A. carotis interna**, die **V. jugularis interna** und der **N. vagus**. Die Radix superior ansae cervicalis (Tab. **34.3**) kann ebenfalls in diesem Strang verlaufen. Seitlich ist die Lamina pretrachealis mit der Zwischensehne des rechten bzw. linken M. omohyoideus verwachsen, sodass diese beiden Muskeln als Spanner der Lamina pretrachealis dienen. Dadurch wird über die Vagina carotica ein Zug auf die V. jugularis interna ausgeübt, der die Vene offen hält (in der V. jugularis interna herrscht ein Unterdruck).
Die Vagina carotica steht mit der Lamina pretrachealis in Verbindung, grenzt dorsal an die **Wirbelsäule** und medial an den **Eingeweidestrang** des Halses. Kaudal reicht sie bis zur **oberen Thoraxapertur** medial der Pleurakuppel.

Spatium suprasternale und Vagina carotica

Spatium suprasternale: Es liegt zwischen Lamina pretrachealis und superficialis und enthält Fett, Bindegewebe und Venen.

Vagina carotica: Sie umgibt bindegewebig den **Gefäß-Nerven-Strang** des Halses (A. carotis communis bzw. interna, V. jugularis interna und N. vagus) und ist mit der Lamina pretrachealis verbunden.
Sie grenzt dorsal an die **Wirbelsäule**, medial an den **Eingeweidestrang** des Halses und kaudal reicht sie bis zur **oberen Thoraxapertur** medial der Pleurakuppel.

Spatium peripharyngeum

Der Parapharyngealraum (Spatium peripharyngeum) ist die wichtigste „Durchgangsstraße" von der Schädelbasis zum Mediastinum und liegt als „Verschiebe-raum" für die Halseingeweide vor der **Lamina prevertebralis fasciae cervicalis** (Tab. **34.1**). Nach ventrokranial wird es von der **Fascia buccopharyngea** und nach ventrolateral vom tiefen Blatt der **Fascia masseterica** begrenzt. Eine weitere Untergliederung ergibt sich durch beiderseits am seitlichen Pharynxrand gelegene sagittale Bindegewebszüge (**Septum sagittale**) und die **Aponeurosis stylopharyngea** (s. u.). Man unterscheidet deshalb ein Spatium retropharyngeum und ein Spatium lateropharyngeum.

Spatium peripharyngeum

Dieser den Eingeweidestrang des Halses umgebende „Verschieberaum" vor der tiefen Halsfaszie wird ventral von der **Fascia buccopharyngea** und seitlich von der **Fascia parotideomasseterica** begrenzt und durch das **Septum sagittale** in ein paariges Spatium lateropharyngeum und ein Spatium retropharyngeum unterteilt.

34.24 Spatium peripharyngeum

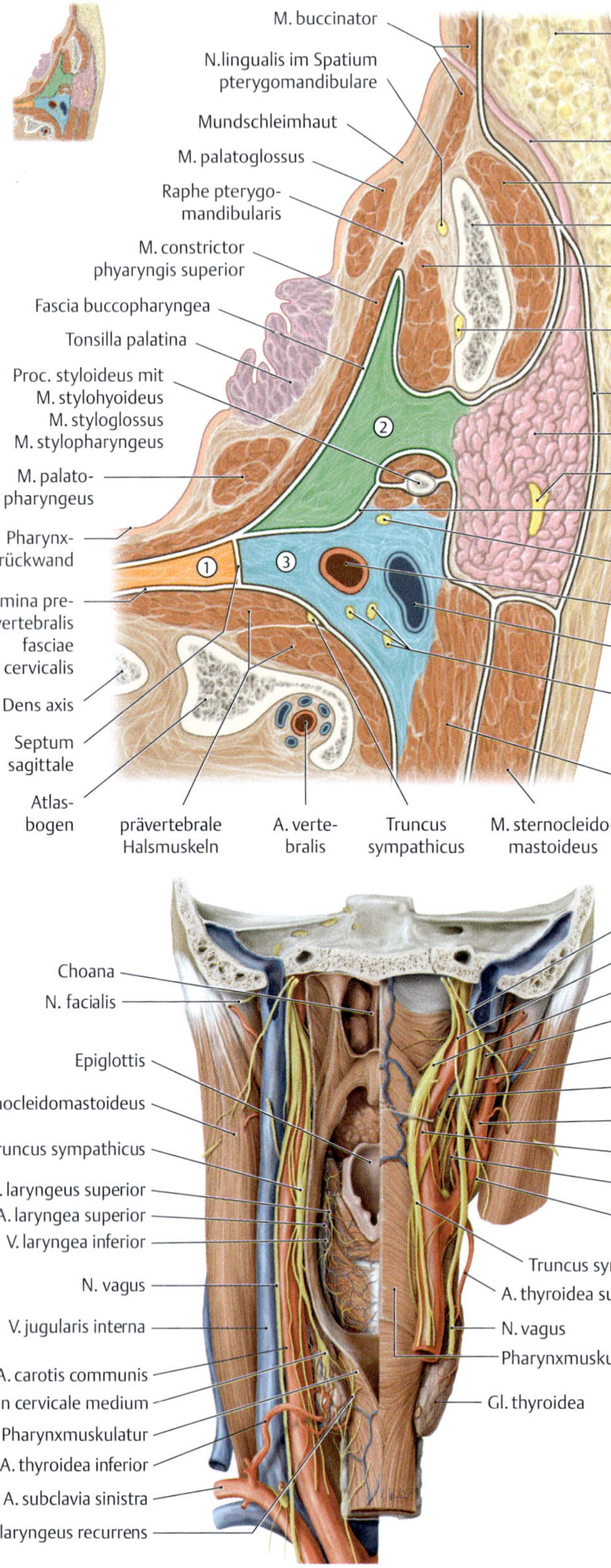

a Gliederung des Spatium peripharyngeum in das spaltförmige Spatium retropharyngeum (1), welches die prävertebralen Halsmuskeln bedeckt, und das Spatium lateropharyngeum (2 + 3), bei dem man eine Pars anterior (2) und eine Pars posterior (3) unterscheidet. Die Pars anterior steht mit der Parotisloge in Verbindung und enthält die Fortsetzung der Strukturen aus der Fossa infratemporalis. Die Pars posterior des Spatium lateropharyngeum wird von der A. carotis interna, der V. jugularis interna, den Hirnnerven IX-XII und dem Truncus sympathicus durchzogen.

b Leitungsbahnen des Spatium peripharyngeum in der Ansicht von dorsal nach Entfernung der Halswirbelsäule, ihrer Begleitstrukturen und des hinteren Teils der Schädelbasis. In der linken Bildhälfte ist die Pharynx-Muskulatur gespalten und seine Schleimhaut weitgehend abpräpariert. Rechts wurde die V. jugularis interna weitgehend entfernt, sodass man die ventral von ihr liegenden Leitungsbahnen erkennt: A. carotis interna, N. vagus und Sympathikus sind etwas nach medial gezogen, um die feinen Äste zum Glomus caroticum darzustellen.

Quelle: Schünke M, Schulte E, Schumacher U. PROMETHEUS LernAtlas der Anatomie, Kopf, Hals und Neuroanatomie. Illustrationen von Voll M u. Wesker K. 6. Aufl. Stuttgart: Thieme; 2022

Spatium lateropharyngeum: Das paarige Spatium lateropharyngeum erstreckt sich beidseits des Pharynx von der Schädelbasis bis zur oberen Thoraxapertur. Seine Begrenzungen sind:

- ventral die **Raphe pterygomandibularis** (sehnige Verbindung des M. constrictor pharyngis superior, Abb. **35.2** mit dem M. buccinator, Abb. **36.15**),
- ventrolateral der **R. mandibulae** mit dem innen angelagerten M. pterygoideus medialis umgeben vom tiefen Blatt der Fascia masseterica (S. 1025),
- dorsomedial die **Lamina prevertebralis fasciae cervicalis** mit dem darin gelegenen Truncus sympathicus und
- dorsolateral die **Gl. parotidea** (S. 1006) mit der sie umhüllenden **Fascia parotidea**.

Die Fascia parotidea zieht mit einem tiefen Blatt (Lamina profunda) zum Proc. styloideus und umhüllt dabei die drei „Stylomuskeln" (M. stylohyoideus, M. styloglossus, M. stylopharyngeus; „Bouquet de Riolan"). Vom Griffelfortsatz zieht sie dann als **Aponeurosis stylopharyngea** weiter nach medial und verschmilzt dort mit der **Fascia buccopharyngea**. Durch diese beiden Faszienblätter wird das Spatium lateropharyngeum in einen vorderen (ventralen) und einen hinteren (dorsalen) Abschnitt unterteilt:

- Im **dorsalen** Abschnitt liegen die **A. carotis interna**, die **V. jugularis interna** und die **vier unteren Hirnnerven** (IX–XII) aus den entsprechenden Öffnungen in der Schädelbasis (Foramen jugulare, Canalis caroticus, Canalis hypoglossalis, s. Abb. **36.7**).
- Im **ventralen** Abschnitt befindet sich die Pars profunda der **Gl. parotidea** (S. 1006), kranial verlaufen die Äste des **N. mandibularis** (Abb. **37.13**), dem medial das **Ggl. oticum** (S. 982) angelagert ist (N. lingualis, N. alveolaris inferior, der N. auriculotemporalis) und die Chorda tympani als Ast des N. intermediofacialis.

Spatium retropharyngeum: Dieser lange unpaare Gleitspalt ermöglicht die Bewegungen des Pharynx (z. B. beim Schlucken) bzw. Ösophagus gegen die Wirbelsäule und reicht bis in das hintere Mediastinum. Die Grenzen des Spatium retropharyngeum sind:

- dorsal die **Lamina prevertebralis fasciae cervicalis**,
- ventral die **Fascia buccopharyngea** und
- lateral das **Septum sagittale**.

► Klinik. Entzündungen im Kopf- und Halsbereich – wie z. B. ein Abszess der Tonsillen (= Gaumenmandeln) oder ausgehend von Zähnen bzw. Kiefer – können entlang des Spatium peripharyngeum als sog. **Senkungsabszesse** bis in das Mediastinum (S. 525) gelangen (Abb. **34.23b**).
Der Spaltraum zwischen der Lamina prevertebralis der Halsfaszie und dem Periost der Wirbelsäule (Spatium prevertebrale) kann zum Ausbreitungsweg von Krankheitsprozessen werden, die von den Wirbelkörpern ausgehen (z. B. bei tuberkulösen Prozessen).

Spatium lateropharyngeum: Es zieht von der Schädelbasis zur oberen Thoraxapertur und wird begrenzt durch:

- die **Raphe pterygomandibularis** nach ventral,
- den **R. mandibulae** nach ventrolateral,
- die **Lamina prevertebralis** nach dorsomedial,
- die **Gl. parotidea** nach dorsolateral.

Die **Aponeurosis stylopharyngea** des M. stylopharyngeus grenzt einen vorderen von einem hinteren Teil ab.

- Im **dorsalen** Abschnitt liegen die A. carotis interna, die V. jugularis interna und die Hirnnerven IX–XII.
- **Ventral** liegen die Pars profunda der **Gl. parotidea** (S. 1006) und Äste des **N. mandibularis** (Abb. **37.13**) mit medial angelagertem **Ggl. oticum** (S. 982).

Spatium retropharyngeum: Die Grenzen dieses unpaaren Verschiebespaltes sind:

- **Lamina prevertebralis** (dorsal),
- **Fascia buccopharyngea** (ventral) und
- **Septum sagittale** (lateral).

► Klinik.

35 Halsorgane

*G. Wennemuth, vormals beteiligt: G. Aumüller**

35.1 Übersicht

Im Hals liegt der Rachen bzw. Schlund (Pharynx) als Kreuzungsstelle der Luft- und Speisewege, die sich dorsal in die Speiseröhre (Oesophagus) und ventral in den Kehlkopf (Larynx) mit der anschließenden Luftröhre (Trachea) fortsetzen.
Der Trachea sind die Schilddrüse (Gl. thyroidea) mit den Nebenschilddrüsen (Gll. parathyroideae) als wichtige endokrine Drüsen angelagert.

35.1 Übersicht

Im Hals geht der Rachen/Schlund (Pharynx) einerseits in die Speiseröhre (Oesophagus), andererseits den Kehlkopf (Larynx) und die anschließende Trachea über. Dieser sind die endokrine Schilddrüse mit den Nebenschilddrüsen angelagert.

35.2 Pharynx (Rachen, Schlund)

35.2.1 Funktion des Pharynx

Der Rachen (**Pharynx**) bildet den gemeinsamen Anfangsbereich von Atem- und Speisewegen. Er hat damit die Doppelfunktion der **Weiterleitung der Atemluft** aus der Nasen- oder Mundhöhle in die **Trachea** bzw. der **Nahrung/Flüssigkeit** aus dem Mund in den **Ösophagus**. Hilfsstrukturen wie das Gaumensegel, sog. **Velum palatinum** (S. 993), oder der Kehldeckel (**Epiglottis**) sorgen für die entsprechende Weichenstellung. Durch eine Konzentration von lymphatischem Gewebe in seinem Eingangsbereich hat der Pharynx eine wichtige Aufgabe im Rahmen der **Immunabwehr**.

35.2 Pharynx (Rachen, Schlund)

35.2.1 Funktion des Pharynx

Der Rachen ist die muskuläre **Kreuzungsstelle der Atem- und Speisewege**. Er enthält unter der Schleimhaut eine große Menge an lymphatischem Gewebe, das der **immunologischen Abwehr** dient.

35.2.2 Abschnitte, Lage und Aufbau des Pharynx

Der Pharynx ist ein ca. 12–15 cm langer Muskelschlauch, der sich von der Schädelbasis bis zur Höhe des Ringknorpels des Kehlkopfes erstreckt. Seine muskuläre Hinter- und Seitenwand besitzt keine Öffnungen, während die Vorderwand drei große Öffnungen aufweist, durch die der Pharynx in drei „Stockwerke" gegliedert wird (Abb. **35.1**):

- Die **Pars nasalis pharyngis** (Nasopharynx, Epipharynx) steht als oberer Abschnitt in Verbindung mit der Nasenhöhle.
- Die **Pars oralis pharyngis** (Oropharynx, Mesopharynx) geht als mittlerer Abschnitt in die Mundhöhle über.
- Die **Pars laryngea pharyngis** (Laryngopharynx, Hypopharynx) bildet als unterer Abschnitt den Übergang in Kehlkopf und Speiseröhre.

35.2.2 Abschnitte, Lage und Aufbau des Pharynx

Die Hinter- und Seitenwand des Pharynx stellt einen Muskelschlauch dar, der sich durch seine Beziehungen zur Mund- und Nasenhöhle und zum Kehlkopf in drei „Stockwerke" aufgliedert (Abb. **35.1**):

- **Pars nasalis pharyngis**, (Naso-/Epipharynx),
- **Pars oralis pharyngis** (Oro-/Mesopharynx),
- **Pars laryngea pharyngis** (Laryngo-/Hypopharynx).

▸ Merke.

▸ Merke. Der gesamte Pharynxbereich ist durch diffus verteiltes subepitheliales lymphatisches Gewebe ein Teil des sog. MALT (S. 182) = **m**ucosa **a**ssociated **l**ymphatic **t**issue. In Verbindung mit den benachbarten Tonsillen spricht man vom **lymphatischen** oder **Waldeyer-Rachenring**.

Pars nasalis pharyngis

Die Pars nasalis pharyngis (Nasopharynx, Epipharynx) wird durch folgende Strukturen begrenzt:

- Die **Choanen** (Choanae) stellen als ventrale Öffnungen die Verbindung zur Nasenhöhle her.
- Der **Fornix pharyngis** (obere Pharynxwand) bildet die kraniale Begrenzung an der Schädelbasis. Hier liegt die unpaare **Tonsilla pharyngealis** (s. u.).

Pars nasalis pharyngis

Lagebeziehungen:

- ventral: Verbindung zur Nasenhöhle über die **Choanen**.
- kranial: Kontakt mit dem **Fornix pharyngis** zur Schädelbasis, hier liegt die **Tonsilla pharyngealis**.

35.1 Gliederung des Pharynx und Innenrelief seiner verschiedenen Abschnitte

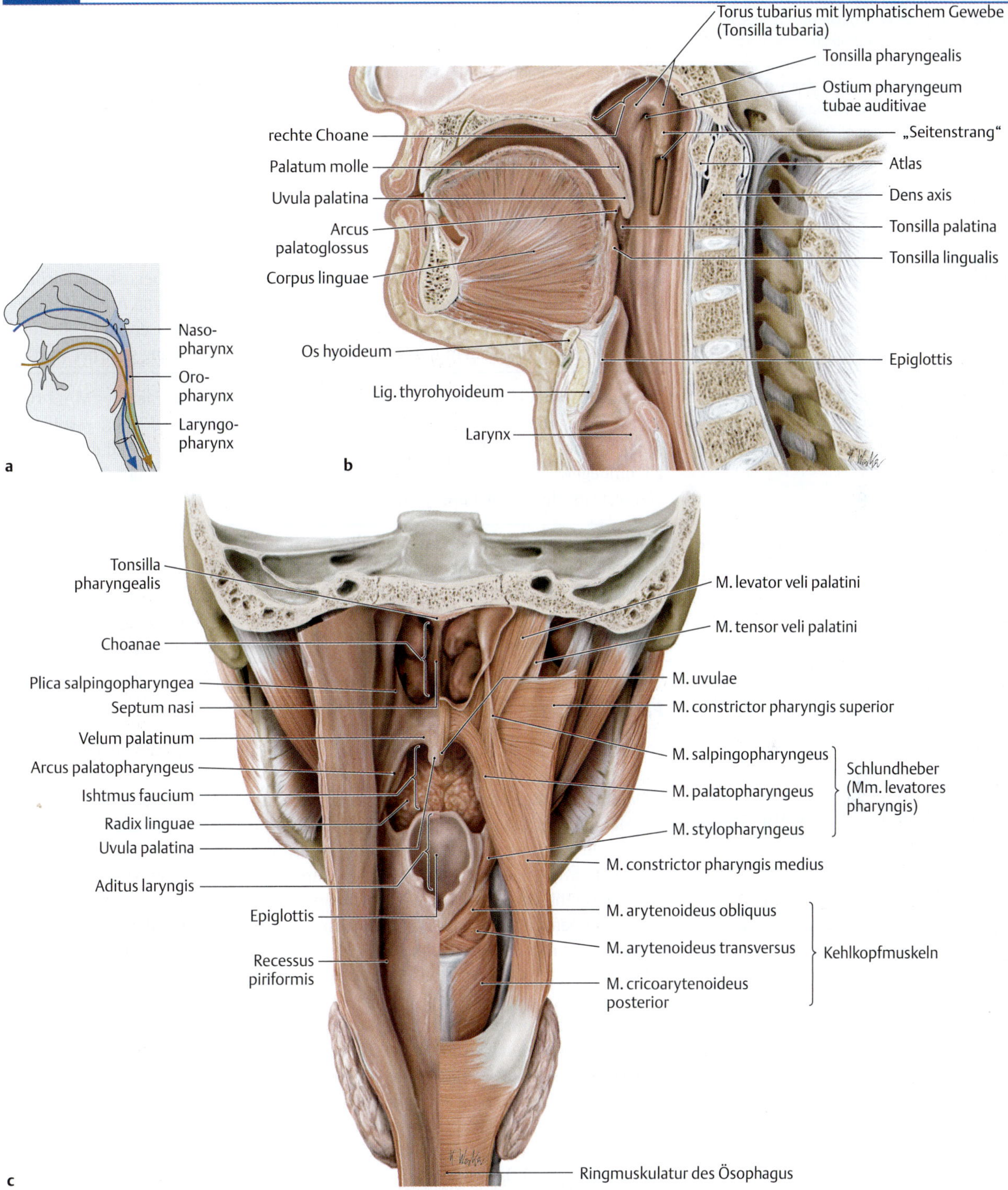

a Schematische Darstellung des Pharynx von links-lateral mit seiner Untergliederung in drei Etagen. In der Pars oralis pharyngis (Oropharynx) kreuzen sich der oben gelegene Luft- und der unten folgende Speiseweg.

b Mediansagittalschnitt durch den Pharynx mit angrenzender Mund- und Nasenhöhle in der Ansicht von links-lateral. Die Schleimhaut am Torus tubarius ist teilweise entfernt, um den M. salpingopharyngeus darzustellen. Außer der rechten Tonsilla palatina sieht man die an der Schädelbasis liegende angeschnittene Tonsilla pharyngea.

c Schleimhautrelief des Pharynx (linke Bildhälfte) und Korrelation mit der darunter liegenden Muskulatur (linke Bildhälfte; Details s. Abb. **35.2**). Der Einblick von dorsal wurde durch Spaltung der Pharynxmuskulatur erreicht, die hier zur Seite geklappt ist.

Quelle: Schünke M, Schulte E, Schumacher U. PROMETHEUS LernAtlas der Anatomie, Kopf, Hals und Neuroanatomie. Illustrationen von Voll M u. Wesker K. 6. Aufl. Stuttgart: Thieme; 2022

- lateral liegen die **Ostia pharyngea tubae** vor dem **Torus tubarius** (durch den Tubenknorpel erzeugter Wulst). Darüber und seitlich liegt der **Recessus pharyngeus**. Vom Torus tubarius ziehen Schleimhautfalten fort als Plica salpingopalatina (vorn, unten) bzw. **Plica salpingopharyngea** (hinten unten, darin enthalten der gleichnamige Muskel). Dazwischen wölbt der M. levator veli palatini den „Levatorwulst" (Torus levatorius) auf.

- Die **Ostia pharyngea tubae auditivae** sind die Mündungen der Tuba auditiva (S. 1070) und liegen beiderseits lateral. Sie verbinden den Nasopharynx mit der Paukenhöhle und sorgen so für deren Belüftung.
  In Höhe etwa der unteren Nasenmuschel wölben seitlich beiderseits die Tubenknorpel die Rachenschleimhaut als **Torus tubarius** vor, der die Tubenöffnungen von hinten oben bogenförmig umfasst. Darüber liegt in Richtung Fornix pharyngis (s. o.) und seitlich flach verstreichend ein **Recessus pharyngeus**. Der Torus tubarius setzt sich nach unten vorne in eine Plica salpingopalatina, hinten in eine **Plica salpingopharyngea** fort; Letztere wird durch den M. salpingopharyngeus aufgeworfen. Dazwischen wölbt sich unter dem Tubenostium der Levatorwulst vor, bedingt durch den M. levator veli palatini (S. 993).

▶ Klinik.

▶ Klinik. Bei Entzündungen in diesem Bereich schwillt das Tubenostium leicht zu und kann entweder durch das **„Valsalva-Manöver"** (Einpressen von Atemluft in den Kopf bei verschlossenem Mund und Nase) oder durch Einpressen von Luft durch eine Spritze mit passendem Aufsatz durch den unteren Nasengang geöffnet werden.

Tonsilla pharyngealis: Die von einer bindegewebigen Kapsel umgebene Tonsilla pharyngealis (S. 183) ist aus respiratorischem Epithel, Lymphfollikeln und Drüsen aufgebaut.

Tonsilla pharyngealis: Sie weist die für Tonsillen und andere Formen des MALT typische Kombination von stark gekammertem Oberflächenepithel (hier: **respiratorisches** Epithel), subepithelialen **Lymphfollikeln**, gemischten **Drüsen** und einer **Kapsel** als bindegewebige Abgrenzung gegen die Muskulatur auf. Nach der Pubertät verkleinert sich die Tonsilla pharyngealis (S. 183).

▶ Klinik.

▶ Klinik. Bei Kleinkindern kann sich die Tonsilla pharyngealis so stark vergrößern (sog. **adenoide Vegetationen**, im Volksmund „Polypen" genannt), dass sie die Choanen verlegt und damit eine kontinuierliche Mundatmung erzwingt. Die Vergrößerung (Hyperplasie) bildet sich meist bis zur Pubertät zurück. Bei starker Ausprägung kommt therapeutisch eine Entfernung der Rachenmandel in Frage (**Adenotomie**).

Pars oralis pharyngis

Lagebeziehungen:
- ventral: Die **Gaumenbögen** (Arcus palatoglossus und Arcus palatopharyngeus mit gleichnamigen Muskeln, Abb. **38.4**) grenzen die Mundhöhle vom Schlund ab.
- kranial: Die Grenze liegt in der Ebene des **Gaumensegels**.
- kaudal: Die Grenze liegt in Höhe der **Epiglottis**. Durch **Plicae glossoepiglotticae mediana** bzw. **laterales** werden hier zwei Grübchen (**Valleculae epiglotticae**) abgegrenzt.

Pars oralis pharyngis

Folgende Strukturen bilden die Grenzen der Pars oralis pharyngis (Oropharynx, Mesopharynx):
- Die **Gaumenbögen** stellen den ventralen Übergang des Oropharynx zur Mundhöhle dar und werden vom **Arcus palatoglossus** (vorne gelegener Muskelfaserzug vom Gaumen zur Zungenwurzel: M. palatoglossus, Abb. **38.4**) und **Arcus palatopharyngeus** (hinten gelegener Muskelfaserzug vom Gaumen zum Schlund: M. palatopharyngeus, Abb. **38.4**) gebildet. Die durch den Zungengrund, die Gaumenmuskulatur und die benachbarte Schlundmuskulatur (s. u.) gebildete Engstelle wird als **Isthmus faucium** (S. 993) bezeichnet.
- Die Ebene des **Gaumensegels** (**Velum palatinum**) bildet die kraniale Grenze des Oropharynx.
- Die kaudale Grenze liegt am Oberrand der **Epiglottis** im Bereich des Zungengrundes. Hier befinden sich zwischen Zungengrund und Epiglottis paarige Grübchen (**Valleculae epiglotticae**), die medial durch eine **Plica glossoepiglottica mediana** und lateral durch je eine **Plica glossoepiglottica lateralis** begrenzt werden.

Das hier gelegene lymphatische Gewebe wird dem **Waldeyer-Rachenring** (S. 182) zugerechnet.

Das unter dem mehrschichtigen unverhornten Plattenepithel in diesem Bereich gelegene lymphoretikuläre Gewebe ist ein Teil des sog. **Waldeyer-** oder **lymphatischen Rachenrings** (S. 182).

Pars laryngea pharyngis

Lagebeziehungen:
- kranial: Oberrand der **Epiglottis**,
- ventral: **Aditus laryngis** und
- dorsal: **Constrictio pharyngooesophagealis**.

Pars laryngea pharyngis

Als Grenzen der Pars laryngea pharyngis (Laryngopharynx, Hypopharynx) sind anzusehen:
- **Epiglottis** = Kehldeckel (S. 909): Sie stellt mit ihrem Oberrand die kraniale Grenze der Pars laryngea pharyngis dar.
- **Aditus laryngis** = Kehlkopfeingang (S. 911): Er bildet ventral den Eingang in den Kehlkopf.
- **Constrictio pharyngooesophagealis** = Ösophagusmund (S. 668): Der Eingang in den Ösophagus liegt dorsal im Bereich der Rückfläche des Ringknorpels des Kehlkopfs.

Seitlich liegen zwischen Schildknorpel und der zur Epiglottis ziehenden **Plica aryepiglottica** (S. 911) die beiden **Recessus piriformes**. Diese Rinnen leiten die Speisen in Richtung Ösophagusmund. Der R. internus des N. laryngeus superior kann hier eine kleine Falte (**Plica nervi laryngei superioris**) aufwerfen.

Seitlich von der **Plica aryepiglottica** (S. 911) liegt die Rinne für die Speisen in Richtung Ösophagusmund (**Recessus piriformis**). Der N. laryngeus superior wirft die **Plica nervi laryngei** auf.

► Klinik. Wegen der versteckten Lage der Pars laryngea pharyngis werden hier auftretende **Tumoren** (Plattenepithelkarzinome) erst spät entdeckt und haben deshalb meist eine **schlechte Prognose**.

► Klinik.

Muskulatur des Pharynx

Die Muskulatur des Pharynx (Abb. **35.2** u. Abb. **35.3**) wird funktionell unterteilt in **Schlundschnürer** mit ringförmigem Verlauf (Mm. constrictores pharyngis) und **Schlundheber** mit längsverlaufenden Fasern (Mm. levatores pharyngis).
Das Muskelrohr der Schlundschnürer ist über eine **Fascia pharyngobasilaris** an der Pars basilaris des Hinterhauptbeins (S. 929) angeheftet (Abb. **35.3a**). Dort beginnt am sog. Tuberculum pharyngeum dorsal eine sehnige Naht (**Raphe pharyngis**), die über alle drei Abschnitte des Pharynx nach kaudal zieht und an der die Schlundschnürer dachziegelartig übereinandergreifend inserieren. Die Schlundheber strahlen in die seitliche Pharynxwand ein und heben den gesamten Eingeweidestrang an.

Muskulatur des Pharynx

Die Pharynxmuskulatur gliedert sich in **Schlundschnürer** und **-heber** (Abb. **35.2** u. Abb. **35.3**).

Die Schlundschnürer sind über die **Fascia pharyngobasilaris** an der Schädelbasis fixiert (Abb. **35.3a**) und inserieren an der **Raphe pharyngis**, einer am Tuberculum pharyngeum beginnenden dorsalen sehnigen Naht. Die Schlundheber strahlen seitlich in die Pharynxwand ein.

35.2 Übersicht über die Pharynxmuskulatur

Muskel		Ursprung	Ansatz	Innervation	Funktion
Mm. constrictores pharyngis (Schlundschnürer)					
M. constrictor pharyngis superior	▪ **Pars pterygopharyngea**	Processus pterygoideus; Lamina medialis u. Hamulus pterygoideus			
	▪ **Pars buccopharyngea**	Raphe pterygomandibularis			Verengung des Pharynx beim Schlucken durch Bildung des sog. **Passavant-Wulstes**
	▪ **Pars mylopharyngea**	Linea mylohyoidea mandibulae			
	▪ **Pars glossopharyngea**	Muskulatur der Radix linguae	Raphe pharyngis	Plexus pharyngeus	
M. constrictor pharyngis medius	▪ **Pars chondropharyngea**	Cornu minus ossis hyoidei			
	▪ **Pars ceratopharyngea**	Cornu majus ossis hyoidei			Verengung des Pharynx beim Schlucken
M. constrictor pharyngis inferior	▪ **Pars thyropharyngea**	Seitenfläche der Cartilago thyroidea			
	▪ **Pars cricopharyngea**	Cartilago cricoidea			
Mm. levatores pharyngis (Schlundheber)					
M. palatopharyngeus		Aponeurosis palatina, Hamulus pterygoideus	Cartilago thyroidea, Raphe pharyngis		
M. stylopharyngeus		Proc. styloideus	Cartilago thyroidea, Tunica submucosa pharyngis	N. glossopharyngeus	Heben des Pharynx
M. salpingopharyngeus		Tuba auditiva	Raphe pharyngis		

35.3 Pharynxmuskulatur

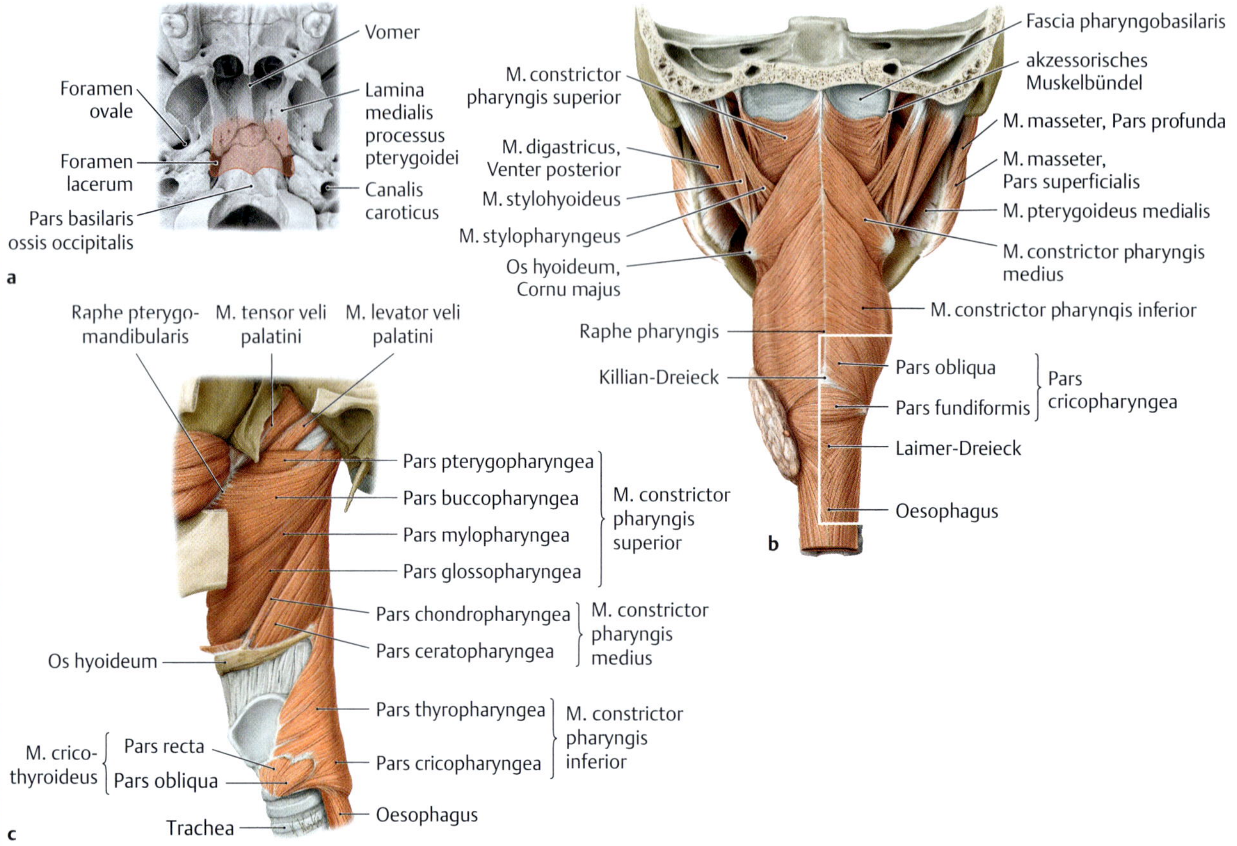

a Anheftungsstelle der Fascia pharyngobasilaris (rot hervorgehoben) an der knöchernen äußeren Schädelbasis in der Ansicht von kaudal.
b Pharynxmuskulatur in der Ansicht von dorsal. Man beachte das dachziegelartige Überlappen der Mm. constrictores pharyngis und die sehnige Raphe pharyngis. Durch Abtragen der oberflächlichen Muskelschicht im kaudalen Pharynxabschnitt in der rechten Bildhälfte (weiß eingerahmt) wird ein Teil des muskelschwachen Killian-Dreiecks sichtbar. Das Laimer-Dreieck (S. 673) liegt bereits im Bereich des Ösophagus.
c Schlundschnürer mit ihren Anteilen in der Ansicht von links.

Quelle: Schünke M, Schulte E, Schumacher U. PROMETHEUS LernAtlas der Anatomie. Kopf, Hals und Neuroanatomie. Illustrationen von Voll M u. Wesker K. 6. Aufl. Stuttgart: Thieme; 2022

► Klinik.

► Klinik. Im kaudalen Bereich teilt sich die Pars cricopharyngea des unteren Schlundschnürers in zwei Anteile (Pars obliqua und Pars fundiformis oder Killian-Schleudermuskel), zwischen denen ein dreieckiger muskelschwacher Bezirk liegt (sog. **Killian-Dreieck**, Abb. **35.3b**). Stülpt sich durch diese Muskellücke die Schleimhaut von innen sackartig hindurch, spricht man von einem sog. **Zenker-Divertikel**. Die Betroffenen leiden meist zunächst unter Schluckbeschwerden (**Dysphagie**). Zudem können sich im Divertikel Speisereste ansammeln, deren Zersetzung nicht nur zu unangenehmem Geruch aus dem Mund (**Foetor ex ore**) führt, sondern auch die Gefahr bergen, wieder im Pharynx aufzusteigen (**Regurgitation**) und in die Atemwege zu gelangen (**Aspiration** mit Folge einer Lungenentzündung = Pneumonie). Aufgrund dieser Komplikation wird in der Regel eine endoskopische oder operative Resektion mit Spaltung der Pars fundiformis angeraten.

35.2.3 Gefäßversorgung und Innervation des Pharynx
Gefäßversorgung des Pharynx

Arterien: Die arterielle Versorgung des Pharynx erfolgt hauptsächlich über die **A. pharyngea ascendens** und Äste der **A. thyroidea superior** und **inferior**.

35.2.3 Gefäßversorgung und Innervation des Pharynx

Gefäßversorgung des Pharynx

Arterielle Versorgung: Der Pharynx wird von den folgenden Arterien versorgt:

- **A. palatina ascendens** und **descendens** (aus der A. facialis bzw. A. maxillaris: Rr. pharyngei).
- **A. pharyngea ascendens** aus der A. carotis externa (S. 961) mit ihren Rr. pharyngei,

- **A. thyroidea superior** (aus der A. carotis externa) bzw. **inferior** (aus der A. subclavia/Truncus thyrocervicalis, Tab. **34.2**) mit den Rr. pharyngei.

Venöser Abfluss: Das venöse Blut des Pharynx fließt über den dorsal gelegenen **Plexus pharyngeus** direkt oder indirekt in die V. jugularis interna.

Lymphabfluss: Der Lymphabfluss erfolgt über kleine **Nll. retropharyngeales** im Bereich des Plexus venosus laryngeus in die Nll. cervicales anteriores und laterales profundi (Abb. **34.11**) und weiter in den Truncus jugularis.

Innervation des Pharynx

Die motorische, sensible und vegetative Innervation der Partes nasalis und oralis pharyngis erfolgt durch Äste des **N. glossopharyngeus**, die der Pars laryngea im Wesentlichen durch **Vagusäste** mit Fasern aus der Pars cranialis n. accessorii (XI). Ab dem Oropharynx bilden die Äste des N. glossopharyngeus und des N. vagus den **Plexus pharyngeus**, der motorische, sensible, sekretomotorische und sympathische Fasern enthält. Er versorgt im Bereich des **Isthmus faucium** an der Hinterwand des Pharynx auch ein sensibles, rezeptives Feld, das bei Berührung **Schluck-** oder **Würgereflexe** auslöst.

▸ Klinik. Bei Manipulationen im hinteren Pharynxbereich (z. B. Kehlkopfspiegelung, Einführen eines Gastroskops) sollte dieser Bereich mit einem Lokalanästhetikum behandelt werden, um den Würgereflex auszuschalten bzw. zu reduzieren.

Venen: Der **Plexus pharyngeus** mündet in die V. jugularis interna.

Lymphabfluss: Der Lymphabfluss erfolgt über die **Nll. retropharyngeales** in die Nll. cervicales antt. und latt. profundi (Abb. **34.11**).

Innervation des Pharynx

Pars nasalis und oralis werden von Ästen des **N. glossopharyngeus**, die Pars laryngea durch **Vagusäste** mit Fasern aus der Pars cranialis n. accessorii innerviert. Der **Plexus pharyngeus** versorgt ein rezeptives Feld an der Pharynxhinterwand, dessen Berührung einen **Schluck-** bzw. **Würgereflex** auslöst.

▸ Klinik.

35.4 Motorische und sensible Innervation des Pharynx

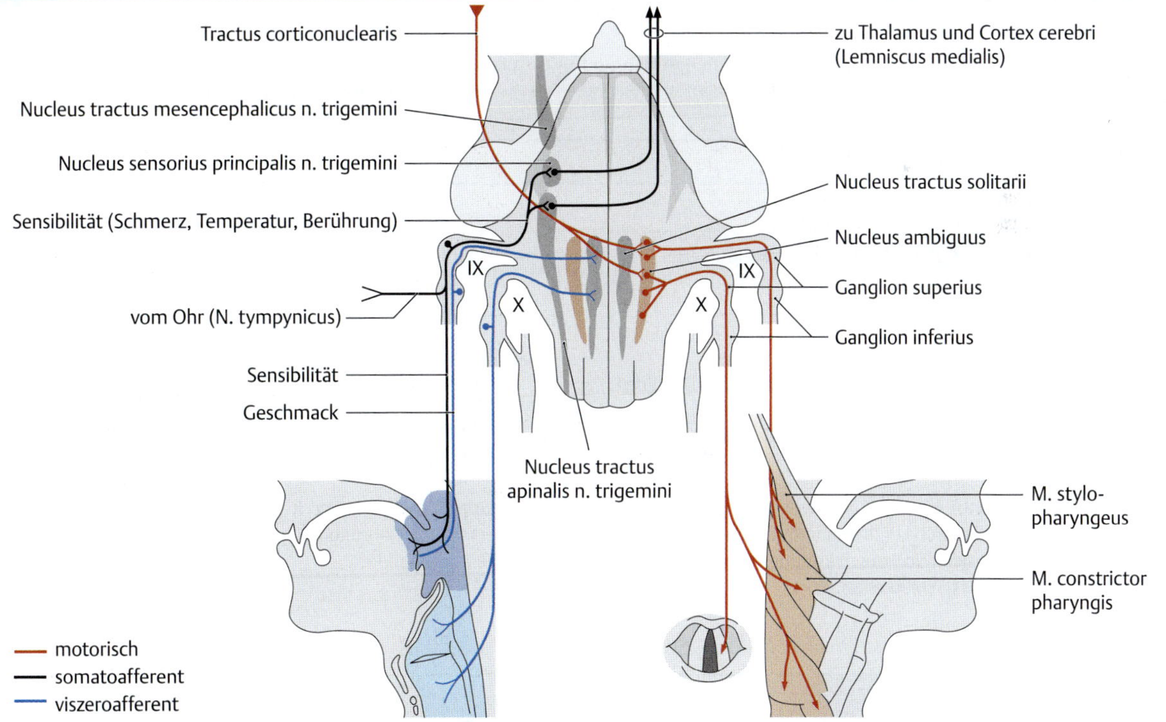

Die beiden Hirnnerven IX (N. glossopharyngeus) und X (N. vagus) führen sowohl sensible (linke Bildhälfte) als auch motorische (rechte Bildhälfte) Fasern und bilden zusammen mit sympathischen und parasympathischen Fasern (hier nicht dargestellt) den Plexus pharyngeus. Da der N. vagus auch den Kehlkopf innerviert (S. 916), ist dieser Bereich auf der linken Seite ebenfalls hellblau eingefärbt (ohne Darstellung der Geschmacksfasern) und rechts die motorischen Fasern zu inneren und äußeren Kehlkopfmuskeln angedeutet.

Quelle: Schünke M, Schulte E, Schumacher U. PROMETHEUS LernAtlas der Anatomie, Kopf, Hals und Neuroanatomie. Illustrationen von Voll M u. Wesker K. 6. Aufl. Stuttgart: Thieme; 2022, nach Duus

35.2.4 Schluckakt

Siehe Tab. **35.1** und Abb. **35.5**.

35.2.4 Schluckakt

Der Schluckvorgang lässt sich in drei aufeinander folgende Abläufe unterteilen (Tab. **35.1** und Abb. **35.5**).

35.1 Schluckakt

beteiligte Strukturen	verantwortliche Mechanismen	Effekt
Phase 1: Zusammenspiel von oberem Schlundschnürer und Gaumensegel		
Schlundschnürer	▪ als Halbringe ausgebildet ▪ dachziegelartige Anordnung ▪ nach kaudal gerichtete Anheftung an der Raphe pharyngis Kontraktion: → Verkürzung, Erweiterung und Anhebung des Pharynx	vorderer Bereich des Muskelschlauchs wird über den Nahrungsbrei gezogen
M. constrictor pharyngis superior	Kontraktion: → Bildung des sog. **Passavant-Wulstes**	Verhinderung des Übertritts von Nahrungsbrei in den Nasopharynx bzw. die Nasenhöhle
Gaumensegel	Kontraktion: → Hebung	Öffnung des Tubenostiums
Phase 2: Kontraktion des Mundbodens und der Zungenmuskulatur		
suprahyoidale Muskulatur	Kontraktion: → Anheben des Kehlkopfs → Aufstauchen des Zungengrunds	Anpressen der Epiglottis auf den Kehlkopfeingang und damit Verhinderung des Übertritts von Nahrungsbrei in die Luftwege
Mm. styloglossus und hyoglossus	Kontraktion: → Verlagerung der Zunge nach hinten oben (Druck wie ein Stempel gegen den Gaumen)	Ausweichen des Nahrungsbreis (Bolus) in die tieferen Pharynxteile (Pars oralis und laryngea)
Phase 3: Kontraktion der unteren Schlundschnürer		
untere Schlundschnürer	Kontraktion	Schiebung des Bolus durch Muskelschlauch
rezeptives Feld an der Hinterwand des Pharynx	Reizung durch ankommende Nahrung → Einsetzen unwillkürlicher Peristaltik	Weiterleitung des Bolus in Richtung Ösophagusmund (obere Speiseröhrenöffnung)

35.5 Schluckakt

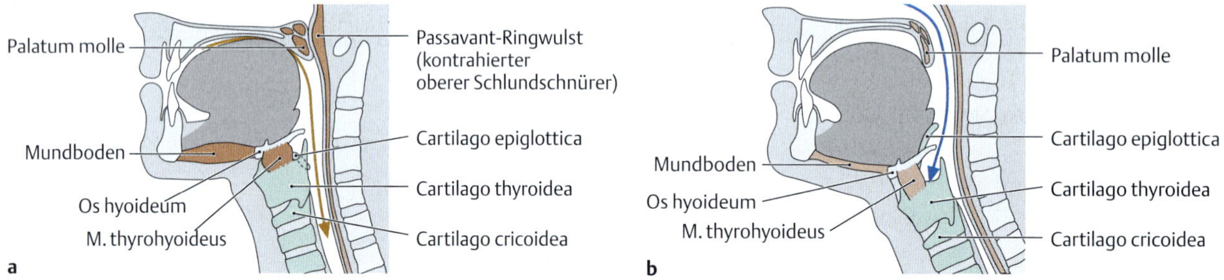

Während des Schluckaktes wird der Speiseweg (orangefarbener Pfeil in **a**) gegenüber Nasenhöhle und Kehlkopf abgeschlossen und der Atemweg (blauer Pfeil in **b**) dadurch kurzfristig unterbrochen. Dies verhindert den Übertritt von Nahrung in die Luftwege. Die während des Schluckens kontrahierten Muskeln sind durch kräftigere Anfärbung in **a** gegenüber **b** hervorgehoben.

a Speiseweg während des Schluckaktes.

b Atemweg.

Quelle: Schünke M, Schulte E, Schumacher U. PROMETHEUS LernAtlas der Anatomie, Kopf, Hals und Neuroanatomie. Illustrationen von Voll M u. Wesker K. 6. Aufl. Stuttgart: Thieme: 2022

35.3 Larynx (Kehlkopf)

35.3.1 Funktion und Lage des Larynx

Der Kehlkopf ist ein knorpelig-muskuläres Verschlusssystem an der Grenze der Speise- und Atemwege und dient der:

- Regulation der Lungenbelüftung (**Atemfunktion**),
- Stimmbildung (**Phonation**),
- Schutzfunktion beim Schlucken (S. 908) (**Protektion**).

35.3 Larynx (Kehlkopf)

35.3.1 Funktion und Lage des Larynx

Der Kehlkopf ist am Zungenbein beweglich „aufgehängt" und liegt am Übergang der Luftröhre zum Pharynx. An dieser Grenze der Speise- und Atemwege erfüllt er als **knorplig-muskuläres Verschluss-System** folgende Funktionen:

- **Atemfunktion** durch Regulierung der Ventilation der Lungen,
- **Phonationsfunktion** durch die Stimmbildung und
- **Protektionsfunktion** durch den Verschluss der unteren Atemwege beim Schlucken (S. 908).

35.6 Lage des Kehlkopfs im Hals

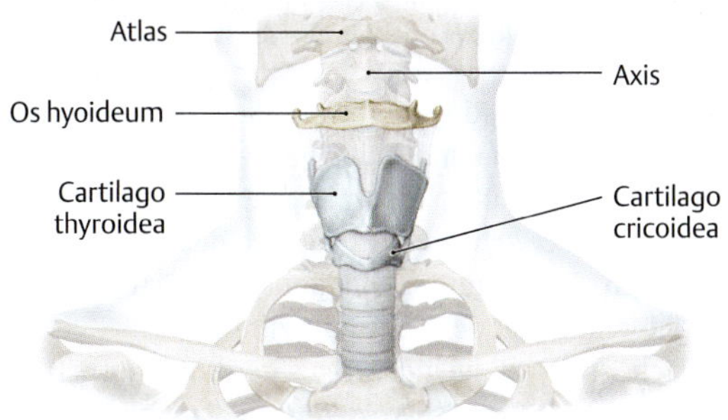

Ansicht des am Zungenbein befestigten Kehlkopfs von ventral.

Quelle: Schünke M, Schulte E, Schumacher U. PROMETHEUS LernAtlas der Anatomie, Kopf, Hals und Neuroanatomie. Illustrationen von Voll M u. Wesker K. 6. Aufl. Stuttgart: Thieme; 2022

Nachbarschaftsbeziehungen: Der Kehlkopf liegt zwischen der tiefen und der mittleren **Halsfaszie**, sog. Lamina prevertebralis und pretrachealis fasciae cervicalis (Tab. **34.1**). Er grenzt mit der dorsal anliegenden Pars laryngea des Pharynx und dem Anfangsteil des Ösophagus an den **prävertebralen Gleitraum**. Der obere Kehlkopfrand projiziert sich in Ruhelage auf den 4. Halswirbel, die Stimmritze auf den 5. Halswirbel. An der Ventralseite ziehen die infrahyoidalen Muskeln (S. 880) nach unten.
Seitlich liegt die **Vagina carotica** mit der A. carotis communis, der V. jugularis interna und dem N. vagus. Kranial hängt der Kehlkopf über die Membrana thyrohyoidea mit dem Zungenbein (S. 880), kaudal über Bindegewebszüge („Lig. cricotracheale") mit der Trachea (S. 534) zusammen; vgl. auch Trachea (S. 918).

35.3.2 Aufbau des Larynx

Kehlkopfskelett, Gelenke und Bänder

Grundlage des Kehlkopfes ist ein formstabiles System von gelenkig verbundenen **Knorpelplatten**. Sie umgeben ein **Schleimhautrohr**, das über vorwiegend innen gelegene **Muskelzüge** eng oder weit gestellt werden kann.
Das **Kehlkopfskelett** (Abb. **35.7**) besteht neben drei kleineren aus vier großen, funktionell bedeutsamen Knorpeln:

- **Epiglottis** (Kehldeckel), unpaar
- **Cartilago thyroidea** (Schildknorpel), unpaar
- **Cartilago cricoidea** (Ringknorpel), unpaar, und
- **Cartilago arytenoidea** (Stellknorpel, abgekürzt: Ary-Knorpel), paarig.

Es gibt 2 **Gelenke**:

- **Articulatio cricothyroidea** (zwischen Ring- und Schildknorpel) und
- **Articulatio cricoarytenoidea** (zwischen Ring- und Stellknorpel).

Epiglottis (Kehldeckel): Die aus elastischem Knorpel bestehende Epiglottis hat etwa die Form eines Rennradsattels. Die Spitze (**Petiolus**) ist mit einem Band (**Lig. thyroepiglotticum)** unten in der Mitte der Innenfläche des Schildknorpels befestigt. Die Platte ist seitlich durch eine Vielzahl von Löchern perforiert, in denen Drüsen eingelagert sind. Das Perichondrium setzt sich in eine dünne Bindegewebslamelle (**Plica aryepiglottica**) mit spärlichen Muskelbündeln (**M. aryepiglotticus**) fort. Vor der Epiglottis liegt ein dicker Fettkörper, der beim Heben des Kehlkopfs während des Schluckens (S. 908) die Epiglottis nach hinten abknickt, sodass sie sich über den Kehlkopfeingang (**Aditus laryngis**) legt.

Cartilago thyroidea (Schildknorpel): Die Cartilago thyroidea besteht aus einer etwa viereckigen schiffsbugartig gebogenen Platte aus hyalinem Knorpel, die sich beiderseits hinten nach oben und unten in je ein **Cornu superius** bzw. **inferius** fortsetzt. Der Winkel zwischen den Plattenflächen beträgt beim Mann etwa 90°, bei der Frau und beim Kind 110°. Der Oberrand mit der **Incisura superior**, der vorspringenden **Prominentia laryngea** und dem Cornu superius setzt sich in die **Membrana thyrohyoidea** fort, die den Kehlkopf am Zungenbein fixiert. Sie enthält eine Öffnung für den Durchtritt der oberen Leitungsbahnen in das Kehlkopfinnere. Die Winkelung der Knorpelplatte in Verbindung mit der Prominentia laryngea ist insbesondere beim Mann an der äußeren Halskontur deutlich als sog. **Adamsapfel** (S. 893) nicht nur tastbar, sondern auch zu sehen.

35.6

Nachbarschaftsbeziehungen: Der Kehlkopf ist in Höhe des 3. bis 5. Halswirbels zwischen Lamina prevertebralis und pretrachealis fasciae cervicalis (Tab. **34.1**) in den **prävertebralen Gleitraum** eingelassen. Er wird ventral von den infrahyoidalen Muskeln (S. 880) bedeckt und grenzt dorsal an Übergang von Pharynx zu Ösophagus. Kranial steht er mit dem Zungenbein (S. 880) in Verbindung (Membrana thyrohyoidea), kaudal mit der Trachea (S. 534); vgl. auch Trachea (S. 918).

35.3.2 Aufbau des Larynx

Kehlkopfskelett, Gelenke und Bänder

Das Kehlkopfskelett (Abb. **35.7**) besteht aus insgesamt **sieben Knorpelplatten**, von denen vier eine funktionelle Bedeutung haben (s. u.).

Sie sind über die **Articulatio cricothyroidea** und die **Articulatio cricoarytenoidea** miteinander verbunden.

Epiglottis (Kehldeckel): Die aus elastischem Knorpel bestehende **Epiglottis** hat die Form eines Rennradsattels und ist mit dem dünnen Stiel (**Petiolus**) kaudal im Schildknorpel über das **Lig. thyroepiglotticum** fixiert. Sie wird beim Schlucken (S. 908) über den **Aditus laryngis** gepresst. Letzterer wird durch die **Plica aryepiglottica** (mit **M. aryepiglotticus**) begrenzt.

Cartilago thyroidea (Schildknorpel): Die hyaline Knorpelplatte mit der vorspringenden **Prominentia laryngea**, sog. Adamsapfel (S. 893), ist schiffsbugartig gewinkelt und hat beiderseits dorsal ein **Cornu superius** und **inferius**. Sie ist über die **Membrana thyrohyoidea** mit dem Zungenbein verbunden. Durch diese Membran gelangen die A., V. und der N. laryngeus superior in das Kehlkopfinnere.

▸ Merke.

Cartilago cricoidea (Ringknorpel): Die hyaline **Cartilago cricoidea** besteht aus **Arcus** und **Lamina**. Ihrem Oberrand sitzen die Ary-Knorpel auf. Die Cornua inferiora des Schildknorpels ermöglichen eine Kippbewegung in der **Articulatio cricothyroidea** (Abb. **35.7d**). Der Arcus ist mit dem Schildknorpel durch das **Lig. cricothyroideum medianum** (**Lig. conicum**) verbunden und ebenfalls tastbar; wichtig für Koniotomie (S. 912).

Cartilago arytenoidea (Stellknorpel, Ary-Knorpel): Die teils hyalinen teils elastischen Cartilagines arytenoideae haben einen nach oben gerichteten **Apex**, einen nach lateral gerichteten **Proc. muscularis** und einen ventral gerichteten **Proc. vocalis** für das Stimmband. An der Medialfläche setzen die gleichnamigen Muskeln an. Die Unterkante gleitet in der **Articulatio cricoarytenoidea** gehalten durch das **Lig. cricoarytenoideum** auf dem

▸ Merke. **Hyaliner Knorpel** ist die Grundlage von **Schild-** und **Ringknorpel** und des hinteren Bereichs der Ary-Knorpel. Sie können bei älteren Menschen verkalken bzw. stellenweise auch verknöchern. Die **Epiglottis** enthält **elastischen Knorpel**.

Cartilago cricoidea (Ringknorpel): Der hyaline Ringknorpel verdankt seinen Namen der Siegelringform mit hinten gelegener **Lamina** und einem vorderen **Arcus**. Er steht mit beiden Unterhörnern des Schildknorpels über Scharniergelenke an seinen Seitenflächen in Verbindung. Die Kapsel dieser **Articulatio cricothyroidea** ist schlaff, sie lässt eine Kippbewegung zwischen Ring- und Schildknorpel nach vorn zu (Abb. **35.7d**), wodurch der Sagittaldurchmesser des Kehlkopfs zunimmt.
Neben der Schildknorpelvorderfläche (s. o.) ist auch der Arcus des Ringknorpels mit dem die beiden Knorpel verbindenden **Lig. cricothyroideum medianum** (klinisch: **Lig. conicum**) zwischen den infrahyoidalen Muskeln (S. 880) zu tasten; wichtig für die Durchführung einer Koniotomie (S. 912).

Cartilago arytenoidea (Stellknorpel, Ary-Knorpel): Jeder der beiden vorwiegend hyalinen **Stellknorpel** hat etwa die Form einer dreiseitigen Pyramide mit drei längeren Fortsätzen. Dadurch kann der Ary-Knorpel als Winkelhebel arbeiten, was viele seiner Funktionen besser verstehen lässt. Die Spitze (**Apex**) ist nach dorsal leicht angewinkelt. Ihr liegt die Cartilago corniculata (s. u.) an. Nach ventral geht von der **Basis** ein kurzer plumper Fortsatz aus elastischem Knorpel als Ansatz für den M. vocalis bzw. das Stimmband ab (**Proc. vocalis**). Am seitlich gelegenen **Proc. muscularis** inserieren die vom Ringknorpel her kommenden Muskeln. Die mediale Gegenfläche ist nicht benannt und dient den „Ary"-Muskeln als Ansatzfläche. Die leicht gekehlte

35.7 Knorpel, Gelenke und Bandapparat des Kehlkopfs

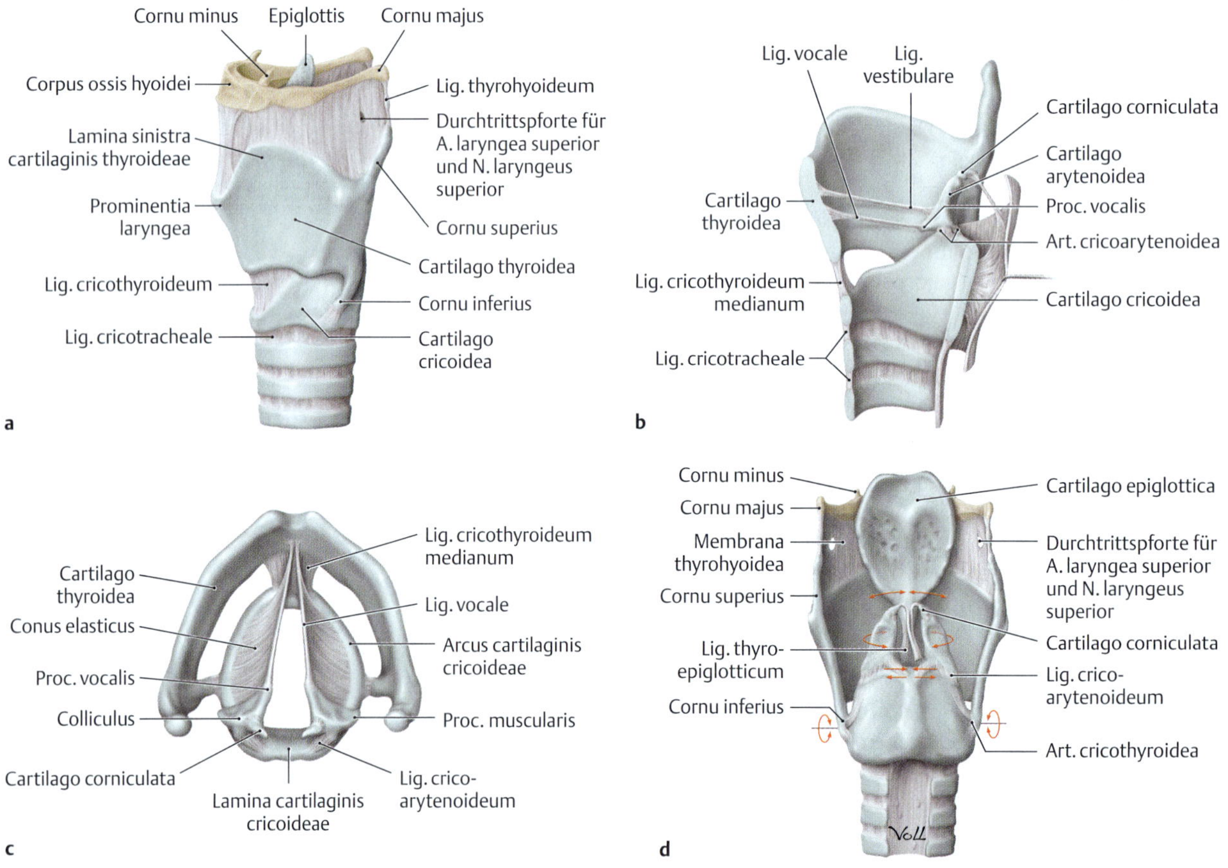

a Kehlkopf im Verbund mit dem Zungenbein und kranialer Trachea in der Schrägansicht von links-ventral. Die innen gelegenen Ary-Knorpel sind in dieser Darstellung verdeckt.
b Verbindung der Kehlkopfknorpel durch Bänder am Sagittalschnitt in der Ansicht von links-medial.
c Position und Verbindung der Ary-Knorpel und des Stimmbandes in der Ansicht von kranial.
d Darstellung der Bewegungsrichtung (rote Pfeile) in den einzelnen Kehlkopfgelenken von dorsal.

Quelle: Schünke M, Schulte E, Schumacher U. PROMETHEUS LernAtlas der Anatomie. Kopf, Hals und Neuroanatomie. Illustrationen von Voll M u. Wesker K. 6. Aufl. Stuttgart: Thieme; 2022

Basis „reitet" auf dem Oberrand der Ringknorpelplatte. Das **Lig. cricoarytenoideum** bildet als lockere elastische Membran die Gelenkkapsel der **Articulatio cricoarytenoidea** und lässt folgende Bewegungen zu (Abb. **35.7d**):

- **Translationsbewegungen** von medial nach lateral und zurück auf der Oberkante der Lamina des Ringknorpels ermöglichen eine Eng- und Weitstellung der Pars intercartilaginea der Stimmritze (s. u.) bei der Flüsterstimme.
- **Kipp-Bewegungen** der Spitze nach innen und außen führen zu einer An- oder Entspannung bzw. Verlängerung oder Verkürzung der Stimmbänder.
- **Rotationsbewegung** um die Longitudinalachse bewirken eine Eng- oder Weitstellung der Pars intermembranacea der Stimmritze.

Oberrand des Ringknorpels (Translations- und Kippbewegungen). Die Ary-Knorpel können zusätzlich um die Längsachse rotiert werden und wirken dabei als Winkelhebel (Abb. **35.7d**): Zug des Proc. muscularis nach dorsolateral → Öffnung der Stimmritze; Zug des Proc. muscularis nach ventromedial → Verschluss der Stimmritze.

Zusätzliche kleinere Knorpel:

- **Cartilago corniculata:** auf der Spitze des Ary-Knorpels (paarig),
- **Cartilago cuneiformis:** seitlich vom vorigen in der Plica aryepiglottica (paarig) und
- **Cartilago triticea**: sesambeinähnliches Knorpelstückchen im Lig. thyrohyoideum (paarig).

Alle drei bestehen aus elastischem Knorpel.

Zusätzliche kleinere Knorpel:

- **Cartilago corniculata**, am Apex der Ary-Knorpel
- **Cartilago cuneiformis** in Plica aryepiglottica
- **Cartilago triticea**, im Lig. thyrohyoideum.

Etagengliederung und Innenrelief

Etagen des Larynx

Innerhalb des Kehlkopfes lassen sich drei „Stockwerke" unterscheiden (Abb. **35.8**):

- **Vestibulum laryngis:** Der Kehlkopfeingang (**Aditus laryngis**) wird von der **Epiglottis** und den **Plicae aryepiglotticae** begrenzt und führt von ventral kranial nach dorsal abfallend zur Pars laryngea pharyngis (Hypopharynx) bzw. oberen Ösophagusmund in den Kehlkopfvorhof (Vestibulum laryngis), der bis zu den beiderseitig gelegenen Taschenfalten (**Plicae vestibulares**, s. u.) reicht. Klinisch wird der Raum oberhalb der Taschenfalten als Supraglottis oder **supraglottischer Raum** bezeichnet.
- **Ventriculus laryngis:** Der Ventriculus laryngis (**transglottischer Raum**) ist der schmale, keilförmige Raum zwischen den Taschenfalten (**Plicae vestibulares**) und den Stimmfalten (**Plicae vocales**). Der Spalt zwischen den beiden Falten ist die **Rima vestibularis** bzw. **Rima glottidis.**
  Eine variabel große Ausbuchtung im Vorderabschnitt des Ventriculus ist der **Sacculus laryngis**, in den zahlreiche Drüsen münden. Als **Glottis** wird der aus beiden Plicae vocales bestehende, stimmbildende Teil des Kehlkopfs (Kontaktstelle beider Stimmbänder, **Ligg. vocalia**) bezeichnet.
- **Cavitas infraglottica:** Raum unterhalb der Stimmfalten bis zur Verbindung zwischen Ringknorpel und erster Trachealspange. Er wird im klinischen Sprachgebrauch als Subglottis (**subglottischer Raum**) bezeichnet.

Etagengliederung und Innenrelief

Etagen des Larynx

Man unterscheidet (Abb. **35.8**):

- **Vestibulum laryngis (supraglottischer** Raum): Der Kehlkopfeingang (**Aditus laryngis**) ist schräg ventrodorsal gestellt und wird durch die **Epiglottis** mit den **Plicae aryepiglotticae** begrenzt. Die untere Grenze bilden die Taschenfalten (**Plicae vestibulares**).
- **Ventriculus laryngis (transglottischer** Raum): Er wird durch die oberen **Plicae vestibulares** und die unten gelegenen **Plicae vocales** begrenzt, zwischen denen sich jeweils eine **Rima vestibularis** bzw. **Rima glottidis** (vocalis) befindet. Die **Glottis** ist der aus beiden Plicae vocales bestehende, stimmbildende Teil des Kehlkopfs (Kontaktstelle beider Stimmbänder, **Ligg. vocalia**).
- **Cavitas infraglottica (subglottischer** Raum): liegt unterhalb der Stimmbänder und geht kontinuierlich in die Trachea über.

35.8 Etagen und Innenrelief des Kehlkopfs

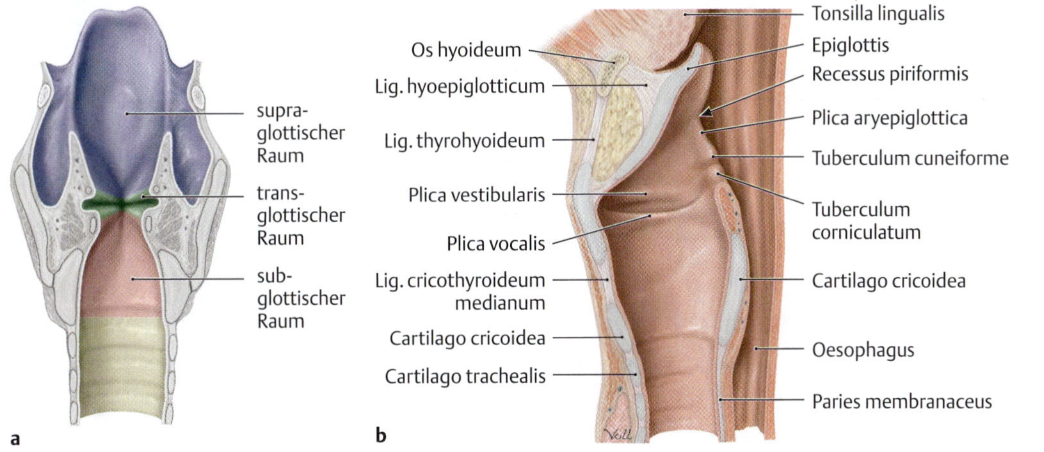

a Etagengliederung des Kehlkopfs in der Ansicht eines Frontalschnitts von dorsal. Kaudal der eingefärbten Kehlkopfetagen ist der angrenzende Trachealraum gelb dargestellt. Im transglottischen Raum (grün) liegt die klinisch relevante Wasserscheide des Lymphabflusses.

b Innenrelief des Kehlkopfs am Mediansagittalschnitt in der Ansicht von links. Der Zungengrund und der Übergang des Hypopharynx in die Speiseröhre sind mit angeschnitten.

Quelle: Schünke M, Schulte E, Schumacher U. PROMETHEUS LernAtlas der Anatomie, Kopf, Hals und Neuroanatomie. Illustrationen von Voll M u. Wesker K. 6. Aufl. Stuttgart: Thieme; 2022

▶ **Klinik.** Entwicklungsstörungen, bei denen die Kanalisierung der Glottis nur mangelhaft abläuft, aber auch Insektenstiche im Kehlkopfbereich, Verschlucken von Münzen (bei Kleinkindern), Entzündungen (Diphtherie) oder Intubationsfehler können zu einer Einengung im Glottisbereich (mit **Glottisödem**) führen, die mehr oder minder schwere Atemwegsstörungen bewirken. Wenn bei akuter Erstickungsgefahr alle Maßnahmen der Atemwegssicherung versagen, kann als Ultima Ratio eine **Koniotomie** (senkrechter Hautschnitt, Querschnitt durch das Lig. conicum, s. Abb. **35.14**) unterhalb der Glottisebene vorgenommen werden. Durch die Öffnung wird eine Beatmungskanüle eingeführt.

Schleimhautfalten des Larynx

Die Taschenfalten (**Plicae vestibulares**) sind aus lockerem Bindegewebe mit reichlich Drüsen aufgebaut, die die darunter gelegenen Stimmbänder ständig befeuchten.
Die Stimmfalten (**Plicae vocales**) begrenzen die Stimmritze (**Rima glottidis**) als engste Stelle im Kehlkopf. Ihr vorderer Teil (**Pars intermembranacea**) ist für die Phonation entscheidend (Stimmband = Lig. vocale, oberer Abschnitt des Conus elasticus, s. u.), die hinteren ⅖ bilden die für die Flüsterstimme wichtige **Pars intercartilaginea**.

Schleimhautfalten des Larynx

Die Unterteilung in drei Stockwerke geschieht demnach durch zwei Schleimhautfalten:

- Die **Plicae vestibulares** (**Taschenfalten**) sind locker aufgebaut und drüsenreich und befeuchten mit ihrem Sekretfilm ständig die darunter gelegenen Stimmfalten.
- Die **Plicae vocales** (**Stimmfalten**) stellen die entscheidende verstellbare Barriere des Kehlkopfinneren dar. Der Spalt zwischen ihnen ist die **Rima glottidis** (**Stimmritze**). Die Stimmfalten sind bei Männern etwa 27 bis max. 29 mm, bei Frauen 14 bis max. 20 mm lang und haben einen hakenförmigen Querschnitt. Der glottisnahe Abschnitt (mit dem oberen Abschnitt des Conus elasticus, s. u.) wird oft als Stimmband (**Lig. vocale**) bezeichnet. Ihr spezieller konstruktiver Bau und die sehr dichte Innervation des darin enthaltenen **M. vocalis** (Abb. **35.11**) verleiht ihnen eine einzigartige neuromuskuläre Qualität als Voraussetzung für die **Phonationsfunktion**. Die vorderen, knorpelfreien ⅗ der Stimmritze bilden die **Pars intermembranacea**, die hinteren, den Stellknorpeln anliegenden ⅖ bilden die **Pars intercartilaginea**. Unterschiede im Bewegungsspielraum beider Abschnitte beeinflussen die Lautheit der Stimme (Normalsprache). Die Flüstersprache entsteht, wenn nur die **Pars intercartilaginea geöffnet** ist.

▶ **Klinik.** Die sog. **indirekte Laryngoskopie** mit einem **Kehlkopfspiegel** und einem entsprechenden Beleuchtungssystem bietet die Möglichkeit, bei weit geöffnetem Mund und leicht nach vorne gezogener Zunge die **Epiglottis** (oben), das **Vestibulum**, die **Plicae vestibulares** (seitlich, rosa) und die **Plicae vocales** (mittig, grau-weißlich wegen des Überzugs des Conus elasticus mit Plattenepithel) sowie die Konturen der **Ary-Knorpel** mit ihren Nebenknorpelchen (unten) zu betrachten. So kann man Form, Farbe und Beweglichkeit der Stimmfalten mit möglichen krankhaften Veränderungen feststellen.

35.9 Indirekte Laryngoskopie

a Sicht des Untersuchenden (**I**) und Strahlengang (**II**) bei der Kehlkopfspiegelung: Der Larynx kann nur indirekt über einen bis an das Gaumensegel herangeführten, schräg gehaltenen Spiegel sichtbar gemacht werden. Der schräg gehaltene Kehlkopfspiegel leitet dabei den vom (gelochten) Kopfreflektor ausgehenden Lichtstrahl nach unten auf den Kehlkopf.

b Durch die Spiegelung erscheinen der Zungengrund und die Epiglottis oben und die Schleimhaut über den Cartilagines corniculatae unten im Bild. Rechte und linke Seite sind anatomisch korrekt wiedergegeben (hier bei geöffneter Stimmritze in normaler Respirationsstellung, siehe c3).

c Unterschiedliche Stellungen der Stimmritze: In Phonations- oder Medianstellung ist die Stimmritze komplett geschlossen → der Luftstrom bringt dann die Stimmbänder zum Schwingen und erzeugt so den Schall (1). Beim Flüstern ist die Stimmritze etwas weiter geöffnet (2), bei normaler (3, vgl. **b**) und forcierter (4) Atmung klafft sie unterschiedlich weit auseinander.

Quelle: Schünke M, Schulte E, Schumacher U. PROMETHEUS LernAtlas der Anatomie, Kopf, Hals und Neuroanatomie. Illustrationen von Voll M u. Wesker K. 6. Aufl. Stuttgart: Thieme; 2022

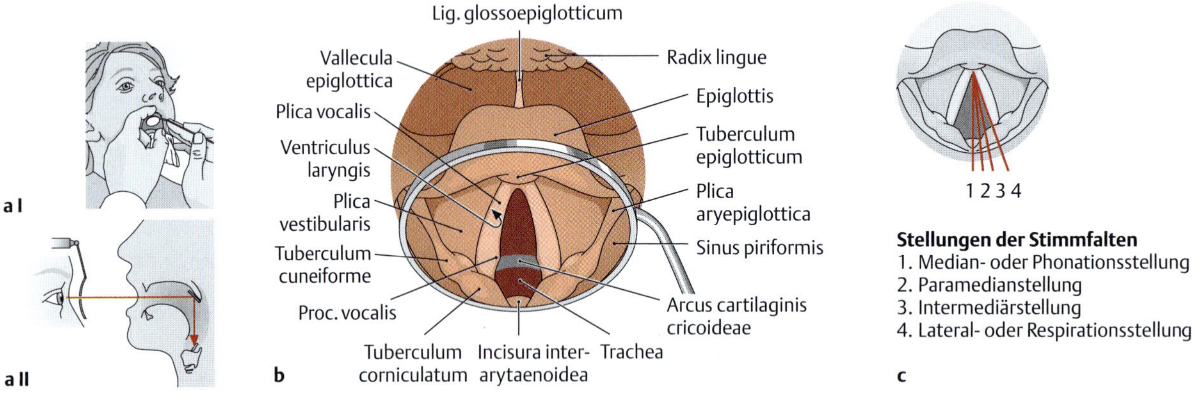

Feinbau des Larynx

Mehrschichtiges unverhorntes Plattenepithel kommt nur an Stellen mit besonders hoher mechanischer Belastung vor (Stimmbänder, Vorderseite und oberes Drittel der Hinterseite der Epiglottis, Übergang zum Hypopharynx).

Respirationsepithel mit Flimmer-, Becher- und Basalzellen sowie intraepithelialen Lymphozyten kleidet die überwiegenden Anteile des Kehlkopfs aus. Bei Kindern sollen **Geschmacksknospen** zusätzlich zu denen auf der Zunge auch in der Schleimhaut im Eingangsbereich des Kehlkopfs auftreten und über den N. vagus sensorisch innerviert werden.

Muköse Drüsen finden sich in größeren Ansammlungen besonders im Bereich der Epiglottis (in Knorpellücken) und in den Taschenbändern. Sie sind oft durchsetzt mit Lymphozytenhaufen, Mastzellen und eosinophilen Granulozyten.

Für die grau-weißlich erscheinenden **Stimmbänder** ist eine dichte Vernetzung von **Plattenepithel**, **elastischem Bindegewebe** und **quergestreifter Muskulatur** typisch. Sie bedingt die besonderen mechanischen Qualitäten der Stimmbänder.

Feinbau des Larynx

Mehrschichtiges unverhorntes Plattenepithel bedeckt die Bereiche mit hoher mechanischer Belastung, insbesondere die medialen Abschnitte der Stimmbänder und die hypopharynxnahen Bereiche der Epiglottis.

Respirationsepithel mit zahlreichen **mukösen Drüsen** und einzelnen **Geschmacksknospen** findet sich von der Rückseite der Epiglottis an bis an den Unterrand der Taschenfalten und unterhalb der Stimmfalten.

► **Klinik.** In der Folge von Nikotinabusus (auch in Kombination mit erhöhtem Alkoholkonsum) tritt gehäuft das **Larynxkarzinom** auf, das 50 % aller bösartigen Tumoren im Kopf-Hals-Bereich ausmacht (in ca. 95 % der Fälle Plattenepithelkarzinome). Es macht sich zunächst durch **Heiserkeit**, später durch **Schluckbeschwerden**, **Atemnot** mit verstärktem Atemgeräusch („Stridor") und schließlich auch **Schmerzen** im Kehlkopfbereich bemerkbar. Je nach Ausbreitungsgrad (Absiedelung von Tochtergeschwülsten in die Halslymphknoten, Zerstörung der Kehlkopf-Knorpel) müssen unterschiedlich ausgedehnte Operationen (**Teilresektionen** bis zur **totalen Laryngektomie** mit **„neck dissection"**, d. h. Entfernung der Hals-Lymphknoten, Abb. **34.11**) durchgeführt werden.

► **Klinik.**

Das submuköse Bindegewebe besteht aus kollagenen und reichlich elastischen Fasern und bildet ein stellenweise verdichtetes fibroelastisches System, das vom Ringknorpelbogen ausgeht (**Conus elasticus**). Der Conus elasticus ist der Abschnitt zwischen Lig. vocale und Ringknorpel und damit Teil der **Membrana fibroelastica laryngis**. Sie umfasst die Gesamtheit der fibroelastischen Systeme im Kehlkopf bis zum Cavum infraglotticum.

Besonders markant ist dabei das **Lig. conicum**, ein dickerer elastischer Strang in der Mitte des **Lig. cricothyroideum medianum**. Davon ausgehend umgreifen die elastischen Fasermatten fächerartig von unten die Stimmbänder, wo die elastischen Fasern besonders reichlich sind. Ausgehend von den Taschenbändern liegt weiter oberhalb und zur Epiglottis ziehend die **Membrana quadrangularis** (Abb. **35.10**).

Das fibroelastische Bindegewebe ist im Stimmlippenbereich durch dicke elastische Faserbündel als sog. **Conus elasticus** ausgebildet, der nach ventral bis an das **Lig. cricothyroideum medianum** reicht und sich kaudal in das **Lig. conicum** fortsetzt. In den Taschenbändern (**Ligg. vestibularia**) bilden die elastischen Fasern eine **Membrana quadrangularis** (Abb. **35.10**).

35.10 Feinbau des Kehlkopfs

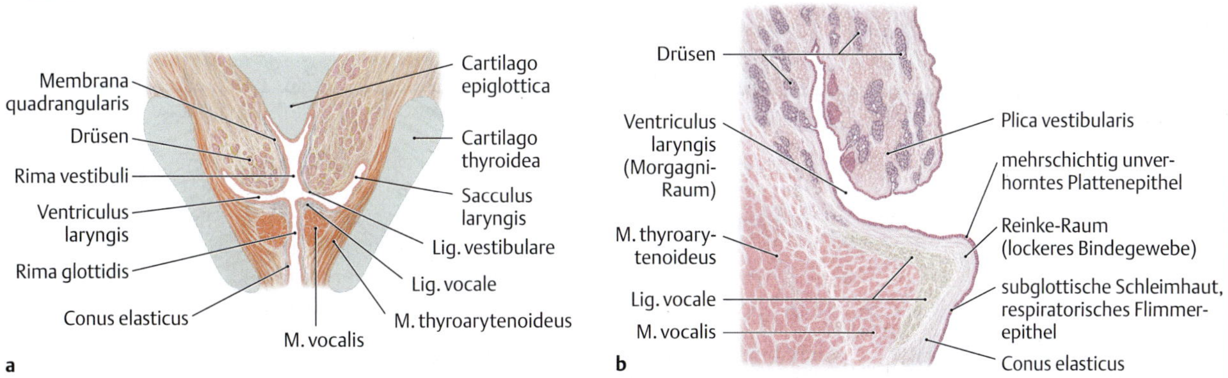

a Frontalschnitt durch den Kehlkopf nahe der Befestigungsstelle der Epiglottis am Schildknorpel
b und schematische Vergrößerung der linken Seite: Die drüsenreichen Taschenfalten mit der Membrana quadrangularis und die Stimmfalten mit ihrer Muskulatur sind quer angeschnitten.

Quelle: Schünke M, Schulte E, Schumacher U. PROMETHEUS LernAtlas der Anatomie, Kopf, Hals und Neuroanatomie. Illustrationen von Voll M u. Wesker K. 6. Aufl. Stuttgart: Thieme; 2022

Kehlkopfmuskulatur

Man unterscheidet am Larynx:
- **Außen**- und **Binnenmuskeln** (Abb. **35.11**, Abb. **35.12** und Abb. **35.3b**) von
- **supra**- und **infrahyoidaler Muskulatur** (S. 880).

Kehlkopfmuskulatur

Die Kehlkopfmuskulatur wird in zwei Gruppen unterteilt:
- Eigentliche Kehlkopfmuskeln (**Außenmuskel** und **Binnenmuskeln**, Abb. **35.11**, Abb. **35.12** und Abb. **35.3b**) sowie
- **supra**- und **infrahyoidale Muskeln**. Dies sind Muskeln, die den Kehlkopf durch ihre Wirkung auf das Zungenbein (S. 880) als Ganzes bewegen.

35.11 Eigentliche Kehlkopfmuskulatur

Muskel	Ursprung	Ansatz	Innervation	Mechanismus	Funktion
Außenmuskel					
M. cricothyroideus ▪ Pars recta ▪ Pars obliqua klin. Bezeichnung: **„Antikus"** oder **„Externus"**	Arcus der Cartilago cricoidea	Unterrand und Cornu inferius der Cartilago thyroidea	R. externus des N. laryngeus superior (Ast des N. vagus)	nähert die Schildknorpelunterkante der vorderen Oberkante des Ringknorpels (kippt den Schildknorpel nach vorn bzw. den Ringknorpel nach hinten)	Grobvorspannung der Stimmbänder (äußerer Spanner des Stimmbandes)
Binnenmuskeln					
M. cricoarytenoideus posterior klin. Bezeichnung: **„Postikus"**	Dorsalfläche der Lamina der Cartilago cricoidea	Proc. muscularis der Cartilago arytenoidea	N. laryngeus recurrens (Ast des N. vagus)	Auswärtsschwenken des Proc. vocalis des Ary-Knorpels	öffnet die Pars intermembranacea → einziger Öffner der Stimmritze („Abduktor")
M. cricoarytenoideus lateralis klin. Bezeichnung: **„Lateralis"**	seitlicher Arcusbereich der Cartilago cricoidea	Proc. muscularis der Cartilago arytenoidea	N. laryngeus recurrens (Ast des N. vagus)	Einwärtsschwenken des Proc. vocalis des Ary-Knorpels	schließt die Pars intermembranacea der Stimmritze („Adduktor"); Gegenspieler zum vorigen Abduktion der Pars intercartilaginea der Plica vocalis
M. thyroarytenoideus	Innenfläche der Schildknorpelplatten	Proc. vocalis der Cartilago arytenoidea	N. laryngeus recurrens (Ast des N. vagus)	zieht die Ary-Knorpel nach vorn	verkürzt und verdickt die Stimmfalten und erzeugt dadurch den Glottisverschluss; Gegenspieler zum M. cricothyroideus
M. vocalis = innerster Faseranteil des vorigen Muskels	Innenfläche der Cartilago thyroidea	Proc. vocalis der Cartilago arytenoidea	N. laryngeus recurrens (Ast des N. vagus)	ändert Spannung und Dicke der Stimmbänder	innerer Spanner des Stimmbandes (entscheidend für die Stimm-Charakteristik)
M. arytenoideus obliquus	Proc. muscularis eines Ary-Knorpels	Apex des kontralateralen Ary-Knorpels	N. laryngeus recurrens (Ast des N. vagus)	Muskeln beider Seiten überkreuzen sich dorsal des M. arytenoideus transversus und nähern die Ary-Knorpel einander (Adduktion)	Verengung der Pars intercartilaginea der Stimmritze
M. arytenoideus transversus	Seiten- und Hinterfläche einer Cartilago arytenoidea	Seiten- und Hinterfläche der kontralateralen Cartilago arytenoidea	N. laryngeus recurrens (Ast des N. vagus)	Adduktion beider Ary-Knorpel	Verengung der Pars intercartilaginea der Stimmritze
M. aryepiglotticus	Proc. muscularis der Cartilago arytenoidea	Unterer Seitenrand der Epiglottis	N. laryngeus recurrens (Ast des N. vagus)	spannt die Plica aryepiglottica	Verengung des Aditus laryngis (Schutzfunktion beim Schlucken)

35.12 Kehlkopfmuskulatur und ihre Wirkung auf die Stellung der Stimmfalten

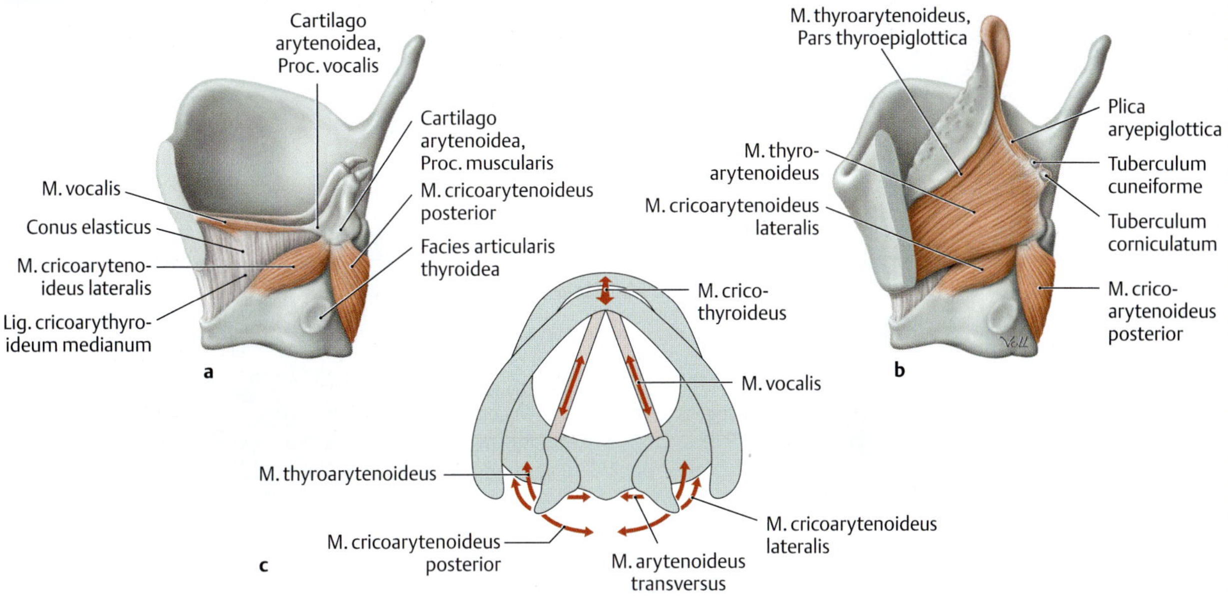

a Darstellung der am Stellknorpel ansetzenden M. cricoarytenoideus lateralis, M. cricoarytenoideus posterior und M. vocalis in der Ansicht von links-lateral nach Entfernung der linken Schildknorpelhälfte. Diese Stellmuskeln können entsprechend ihrer Bezeichnung die Stellung der Stimmfalten verändern. Der M. cricoarytenoideus posterior ist der einzige Öffner der Stimmritze. Der M. cricoarytenoideus lateralis nähert die Stimmfalten einander und wirkt daher als Phonationsmuskel.
b In der gleichen Ansicht wie in **a** mit Darstellung der Epiglottis wird die gegensinnige Verlaufsrichtung von M. thyroarytenoideus und M. cricoarytenoideus lateralis gegenüber dem M. cricoarytenoideus posterior deutlich.
c Schema zur Verdeutlichung der Zugrichtung der verschiedenen Kehlkopfmuskeln in der Projektion auf die Knorpel von kranial:
→ Glottisöffnung: M. cricoarytenoideus posterior.
→ Adduktion der Pars intermembranacea der Plica vocalis; Abduktion der Pars intercartilaginea der Plica vocalis: M. cricoarytenoideus lateralis.
→ Glottisverschluss: M. arytenoideus transversus, M. thyroarytenoideus.
→ Stimmbandspannung: M. cricothyroideus, M. vocalis.

Quelle: Schünke M, Schulte E, Schumacher U. PROMETHEUS LernAtlas der Anatomie, Kopf, Hals und Neuroanatomie. Illustrationen von Voll M u. Wesker K. 6. Aufl. Stuttgart: Thieme; 2022

▸ Merke. Die Muskeln sind durch die Kurzform der drei wichtigsten durch sie verbundenen Knorpel (crico-, ary-, thyro-) benannt.
Der **M. cricoarytenoideus posterior** (**„Postikus“**) ist der einzige Öffner der Stimmritze!

▸ Merke.

35.3.3 Gefäßversorgung und Innervation des Larynx

Gefäßversorgung des Larynx

Arterielle Versorgung: Die arterielle Versorgung des Kehlkopfs ist **zweigeteilt**, wobei die Grenze auf Höhe der Stimmritze liegt (Abb. **35.13**):

- **Obere Hälfte: A. laryngea superior**, ein Ast der A. thyroidea superior (erster Ast der A. carotis externa). Sie tritt durch die Öffnung in der Membrana thyrohyoidea in das Kehlkopfinnere ein, nachdem sie zuvor einen kleinen Zweig für den M. cricothyroideus abgegeben hat.
- **Untere Hälfte: A. laryngea inferior**, ein Ast der A. thyroidea inferior, die aus dem Truncus thyrocervicalis (aus der A. subclavia) entspringt. Die A. laryngea inferior verläuft an der Seitenwand des unteren Pharynxabschnitts und tritt hinter dem Unterhorn des Schildknorpels in den Kehlkopf ein. Sie versorgt hauptsächlich die hinteren unteren Anteile.

Venöser Abfluss: Die Venen verlaufen meist parallel zu den Arterien und bilden an der Hinterwand des Kehlkopfs ein Geflecht ähnlich dem Plexus pharyngeus, mit dem sie in Verbindung stehen. Ihr Abflussgebiet ist die **V. jugularis interna**.

Lymphabfluss: Er unterscheidet sich zwischen oberem und unterem Abschnitt des Kehlkopfes:

- Die Lymphbahnen des oberen Kehlkopfabschnitts ziehen zu den **Nll. infrahyoidei** der Nll. cervicales anteriores (Abb. **34.11**) und weiter zu den oberen neben der

35.3.3 Gefäßversorgung und Innervation des Larynx
Gefäßversorgung des Larynx

Arterien: Oberer und unterer Kehlkopfabschnitt (Grenze: Stimmritze) werden getrennt versorgt (Abb. **35.13**):
- Die **A. laryngea superior** (aus der A. thyroidea superior) tritt durch die Membrana thyrohyoidea in das Innere des Kehlkopfs ein.
- Die **A. laryngea inferior** (aus der A. thyroidea inferior) versorgt die untere Kehlkopfhälfte.

Venen: Die Venen verlaufen mit den Arterien und münden in die **V. jugularis interna**.

Lymphabfluss: Der **obere** Kehlkopfabschnitt wird über die **Nll. infrahyoidei**, der **untere** über die **Nll. tracheales** und **prelaryngeales** in die tiefen seitlichen Halslymphknoten (Abb. **34.11**) entsorgt.

35.13 Arterielle Versorgung und Innervation des Kehlkopfs

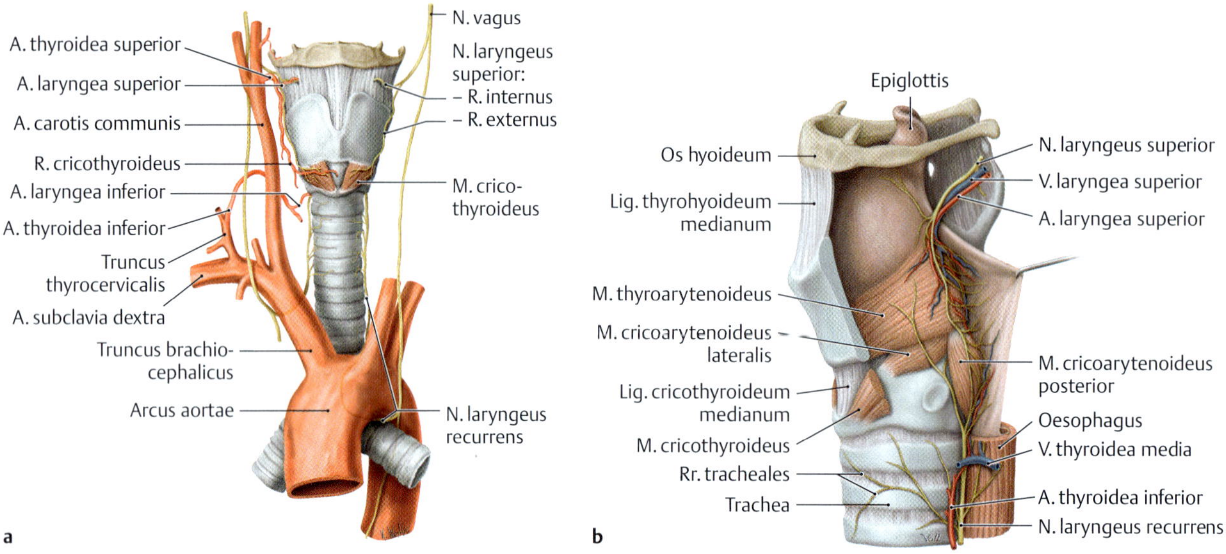

a Arterielle Versorgung des Larynx (linke Bildhälfte) aus den Stromgebieten der A. carotis externa und A. subclavia in der Ansicht von ventral. Die Innervation durch den N. vagus ist beidseitig dargestellt, um den Unterschied im Verlauf des N. laryngeus recurrens deutlich zu machen. Klinisch bedeutsam ist die enge (und variable) Beziehung des N. laryngeus recurrens zur A. thyroidea inferior.

b Verlauf der Gefäße und Nerven im Kehlkopfinneren unter der Schleimhaut in der Ansicht von links nach Entfernung der linken Schildknorpelplatte und Ablösung der Schleimhaut. Die Lagebeziehungen zwischen A. thyroidea inferior und N. laryngeus recurrens sind sehr variabel (Varianten des Abgangs und Verlaufs der A. thyroidea inferior).

Quelle: Schünke M, Schulte E, Schumacher U. PROMETHEUS LernAtlas der Anatomie, Kopf, Hals und Neuroanatomie. Illustrationen von Voll M u. Wesker K. 6. Aufl. Stuttgart: Thieme; 2022

V. jugularis interna liegenden tiefen Halslymphknoten (**Nodi profundi inferiores** der **Nll. cervicales laterales**).

- Die Lymphbahnen des unteren Kehlkopfabschnitts ziehen zu den **Nll.** (**para**)**tracheales** und **prelaryngeales** der Nll. cervicales anteriores und weiter zu den mittleren und unteren tiefen Halslymphknoten (**Nll. cervicales laterales profundi**, Abb. **34.11**).

▶ Merke.

▶ Merke. Der Lymphabfluss aus dem Larynx unterscheidet sich v. a. bezüglich der primären Lymphknotenstationen. Sie drainieren anschließend beide in die tiefen seitlichen Halslymphknoten (in unterschiedlicher Höhe).

▶ Klinik.

▶ Klinik. Die getrennte Entsorgung beim Lymphabfluss von oberem und unterem Kehlkopfabschnitt ist besonders wichtig, weil Tumoren je nach Lage im Kehlkopf in verschiedene Lymphknotengruppen metastasieren können. Im Bereich der Stimmlippen existieren nur wenige Lymphgefäße. Lokal begrenzte Karzinome in diesem Bereich metastasieren deshalb erst spät und haben eine gute Prognose.

Innervation des Larynx

Innervation des Larynx

▶ Merke.

▶ Merke. Die sensible, motorische und parasympathische (sekretomotorische) Innervation des Kehlkopfs leitet sich vollständig vom **N. vagus** her (Tab. **35.2**).

≡ 35.2

≡ 35.2 Innervation des Kehlkopfes über Äste des N. vagus

Nerv	Funktion
N. laryngeus superior	▪ motorisch (R. externus): M. cricothyroideus ▪ sensibel (R. internus): Schleimhaut oberhalb der Stimmritze ▪ parasympathisch: Drüsen der Taschenfalten
N. laryngeus recurrens	▪ motorisch: sämtliche Binnenmuskeln ▪ sensibel: Schleimhaut unterhalb der Stimmritze ▪ parasympathisch: obere Trachealdrüsen

Der N. vagus versorgt den Kehlkopf mit **zwei großen Ästen** (Abb. **35.13**):

- Der **N. laryngeus superior** teilt sich in einen dünnen **R. externus** zum M. cricothyroideus und einen sensiblen **R. internus**, der mit der A. laryngea superior durch die Membrana thyrohyoidea in das Kehlkopfinnere zieht, wo er sich unter der Schleimhaut vom Recessus piriformis zum Vestibulum und der Ventriculus laryngis bis hin zum Stimmband verzweigt. Der parasympathische Anteil versorgt die Drüsen in den Taschenfalten.
- Der **N. laryngeus recurrens** ist der rückläufige Ast aus dem N. vagus (klinisch meist nur als „Rekurrens" bezeichnet), der sich unterhalb der großen Arterien im Bereich der oberen Thoraxapertur aus dem Hauptstamm des Nervs (S. 629) abzweigt. In der Nachbarschaft der A. thyroidea inferior liegt der N. laryngeus recurrens sehr eng neben der Arterie und kann sie auch mit einer Schlinge umfassen. Er tritt zwischen Ring- und Schildknorpel in den Kehlkopf ein und versorgt dort sämtliche Binnenmuskeln motorisch. Ein dorsaler Ast zieht meist zum M. cricoarytenoideus posterior, die übrigen Muskeln werden von kleinen ventralen Ästen versorgt. Mit dünnen Aufzweigungen versorgt der Nerv den infraglottischen Kehlkopfabschnitt sensibel und parasympathisch.

Vagusäste zum Larynx (Abb. **35.13**):

- Der **N. laryngeus superior** gibt einen **R. externus** (motorisch) für den M. cricothyroideus ab und verläuft mit der gleichnamigen Arterie als **R. internus** in das Kehlkopfinnere, das er bis zur Stimmritze sensibel versorgt.
- Der untere Ast des N. vagus (S. 629), der **N. laryngeus recurrens** („Rekurrens"), entspringt in Höhe der oberen Thoraxapertur. In den Kehlkopf tritt er zwischen Ring- und Schildknorpel ein. Motorisch versorgt er sämtliche Kehlkopfbinnenmuskeln, sensibel und sekretorisch die Schleimhaut unterhalb der Stimmritze.

► Klinik. Bei **Läsion des N. laryngeus recurrens** kommt es zu einem Ausfall aller inneren Kehlkopfmuskeln (Stimmritzenöffner und -schließer). Durch die Spannfunktion des intakten äußeren Kehlkopfmuskels wird die gelähmte Stimmlippe (klinischer Ausdruck für Stimmband) in die Mittellinie gezogen. Daher kann bei **beidseitiger Rekurrensparese** eine schwere Atemnot auftreten, die eine Tracheotomie (s. u.) erfordert. Bei **einseitiger** Lähmung hingegen (z. B. durch Verletzung des Nervs während einer Schilddrüsen-Operation, s. u.) steht eine mehr oder weniger ausgeprägte Heiserkeit im Vordergrund.

► Klinik.

► Merke.

- Nur der (einzige!) äußere Larynxmuskel = M. cricothyroideus wird vom oberen Kehlkopfnerv innerviert.
- Die Grenze für die sensible Innervation ist die Stimmritze.

► Merke.

Die **sympathische Innervation** (der Blutgefäße) erfolgt über periarterielle Fasern der Kehlkopfarterien aus dem Halsgrenzstrang.

Sympathische Innervation (Blutgefäße): Fasern aus dem Halsgrenzstrang.

35.3.4 Entwicklung des Larynx

Die Atemwege entstehen vom Kehlkopf an als ventrale Ausbuchtung des Vorderdarms (**Laryngotrachealrinne**). Die Anlagen von **Zungenbein** und **Kehlkopf** leiten sich vom **2.** und. **3.** bzw. **4.** und **6. Schlundbogenknorpel** ab (Tab. **36.8**). Im umgebenden Mesenchym differenzieren sich die zur Schlundbogen-Muskulatur gehörigen **Binnenmuskeln** des Kehlkopfs, die entsprechend ihrer Herkunft aus dem 4.–6. Schlundbogen vom N. vagus innerviert werden. Das Mesenchym verdichtet sich zu einem **Septum oesophagotracheale** (S. 678) und grenzt damit die Ösophagusanlage von der Anlage des Kehlkopfes und der Trachea ab.

35.3.4 Entwicklung des Larynx

Der Kehlkopf entsteht wie die gesamten unteren Atemwege aus einer Ausbuchtung des Vorderdarms (**Laryngotrachealrinne**). Seine Knorpel leiten sich vom **4. bis 6. Schlundbogenknorpel** ab (Tab. **36.8**). Ein **Septum oesophagotracheale** (S. 678) trennt die Kehlkopf-, Tracheal- und Ösophagusanlagen.

► Klinik. Bei einer unvollständigen Ausbildung des Septums können **Ösophagotrachealfisteln** oder **Ösophagus-** bzw. **Larynxatresien** entstehen, die einer operativen Korrektur bedürfen.

► Klinik.

Beim Neugeborenen steht der **Kehlkopfeingang** noch in Höhe des 4. Halswirbels, und der Kehldeckel reicht bis an das Gaumensegel. Daher kann das Neugeborene gleichzeitig trinken und atmen.

Bei männlichen Individuen kommt es mit der **Pubertät** zu einem weiteren **Wachstumsschub**, der zu einer Vergrößerung des Kehlkopfs und damit zu einer Verlängerung und Verdickung der Stimmbänder führt, die dann die Absenkung der Stimmhöhe um etwa 1 Oktave bedingt. Unsicherheiten in der Innervation der größer werdenden Muskulatur bedingen den „Stimmbruch".

Beim Neugeborenen steht der Kehlkopfeingang in Höhe des Gaumens und ermöglicht so gleichzeitiges Atmen und Trinken.

In der Pubertät wächst der Kehlkopf bei Jungen weiter und führt damit zum „Stimmbruch".

35.4 Trachea (Luftröhre)

35.4.1 Funktion der Trachea

- Anwärmung und Befeuchtung der Atemluft,
- Regulation des Luftstroms und
- Reinigungsfunktion.

35.4 Trachea (Luftröhre)

35.4.1 Funktion der Trachea

Als Verbindung zwischen Kehlkopf (s. o.) und den Hauptbronchien (S. 535) erfüllt die Trachea folgende Funktionen:

- Anwärmung und Anfeuchtung der Atemluft,
- Regulation des Luftstroms und
- Reinigungsfunktion der unteren Atemwege (Husten).

35.4.2 Abschnitte, Form und Lage der Trachea

Die Trachea verbindet als biegsames Rohr den Kehlkopf mit den Hauptbronchien. Sie ist ca. 12 cm lang und besteht aus:

- **Pars cervicalis**: Die Pars cervicalis reicht vom Cricoid bis zur oberen Thoraxapertur.
- **Pars thoracica**: Die Pars thoracica von dort bis zur Bifurcatio tracheae in Höhe des 4. Brustwirbels (Verbindungslinie der Ansätze der 3. Rippe am Sternum).

Details (S. 534).

Seitlich der Trachea liegen in der **Vagina carotica** die **A. carotis communis**, die **V. jugularis** und der **N. vagus**. Eng anliegend finden sich die **Schilddrüsenlappen** an beiden Seiten und ventral der **Isthmus**. Er wird von den infrahyoidalen Muskeln im **Spatium pretracheale** überdeckt. Dorsal liegen **Ösophagus** und der **N. laryngeus recurrens**.

35.4.2 Abschnitte, Form und Lage der Trachea

Abschnitte und Form: Die Luftröhre ist ein knorpelversteiftes, biegsames Rohr, das den Kehlkopf mit den beiden Hauptbronchien verbindet. Sie ist etwa 10 bis 12 cm lang und besteht aus zwei Abschnitten:

- **Pars cervicalis** (Halsabschnitt): Die Pars cervicalis reicht vom Unterrand des Ringknorpels des Larynx in Höhe etwa des 6. Halswirbels bis zur oberen Thoraxapertur.
- **Pars thoracica** (Brustabschnitt): Die Pars thoracica beginnt in der oberen Thoraxapertur und reicht bis zur Teilungsstelle in die beiden Stammbronchien (**Bifurcatio tracheae**) etwa in Höhe 4. Brustwirbels (Verbindungslinie der Ansätze der 3. Rippe am Sternum).

Da der weitaus größte Anteil der Trachea (S. 534) in der Brusthöhle verläuft, wird sie dort ausführlich besprochen (inkl. Gefäßversorgung, Innervation und Entwicklung).

Lage und Nachbarschaftsbeziehungen: Im oberen Abschnitt der Pars cervicalis verlaufen seitlich der Trachea in der **Vagina carotica** die **A. carotis communis**, die **V. jugularis** und der **N. vagus**. Im mittleren Drittel liegen ihr von ventral und lateral der Isthmus bzw. die beiden Seitenlappen der **Schilddrüse** eng an. Ventral ist durch die Lamina pretrachealis der Halsfaszie und die infrahyoidalen Muskeln das **Spatium pretracheale** mit Gefäßen und Fettgewebe abgegrenzt. Dorsal grenzt der **Ösophagus** an die Trachea. In einer Rinne (Sulcus oesophageotrachealis) zwischen Luft- und Speiseröhre läuft der **N. laryngeus recurrens** von kaudal nach kranial.

35.4.3 Aufbau der Trachealwand

Siehe Abb. **20.1** und Tab. **20.1**.

35.4.3 Aufbau der Trachealwand

Die Wand der Trachea besteht aus folgenden Schichten, die im Kap. Luftröhre (S. 534) näher beschrieben sind (Abb. **20.1**, Tab. **20.1**):

- **Tunica mucosa** (innere Schicht) mit Respirationsepithel,
- **Tunica fibromusculocartilaginea** (mittlere Schicht), bestehend aus 16–20 hufeisenförmigen Knorpelspangen, die jeweils dorsal durch glatte Muskulatur und Bindegewebe sowie untereinander durch sog. Ligg. anularia verbunden sind, sowie
- **Tunica adventitia** (äußere Schicht).

▸ **Klinik.** Die Langzeitbeatmung in der Intensivmedizin mit Hilfe eines translaryngealen Tubus birgt die Gefahr einer druckbedingten Schädigung der Ary-Knorpel des Kehlkopfes und der Stimmbänder (Nekrosen, Ulzerationen). Als Alternative wird deshalb häufig eine **Tracheotomie** (Luftröhrenschnitt) durchgeführt. Dabei wird unter bronchoskopischer Kontrolle nach Anlegen eines Hautschnittes der Tubus zwischen dem 2. bis 4. Trachealknorpel durch das dazwischenliegende Bindegewebe direkt in der Trachea platziert. Möglich ist auch das Einführen der Trachealkanüle zwischen Ring- und erstem Trachealknorpel, wobei die Cartilago cricoidea verletzt werden kann.

35.14 Transkutane Zugangsmöglichkeiten zu den oberen Atemwegen

Neben den beiden möglichen Lokalisationen der Tracheotomie ist auch der Zugangsweg über den Kehlkopf dargestellt, vgl. Koniotomie (S. 912).

Quelle: Schünke M, Schulte E, Schumacher U. PROMETHEUS LernAtlas der Anatomie, Kopf, Hals und Neuroanatomie. Illustrationen von Voll M u. Wesker K. 6. Aufl. Stuttgart: Thieme; 2022

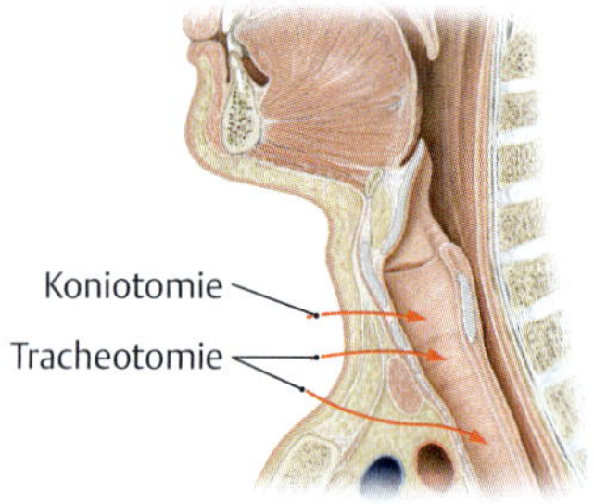

35.5 Schilddrüse und Nebenschilddrüsen

35.5.1 Schilddrüse (Glandula thyroidea)

Funktion der Schilddrüse

Die Gl. thyroidea ist eine **endokrine Drüse** (S. 50) mit Hormonspeicher- und Steuerungsfunktion. Über die von ihr produzierten Hormone

- **Trijodthyronin** (T_3),
- **Thyroxin** bzw. **Tetrajodthyronin** (T_4) und
- **Kalzitonin**

ist sie an der Regulation von Jod-, Kalzium- und Gesamtstoffwechsel beteiligt. T_3 und T_4 steigern den Grundumsatz sowie die Schlagkraft und Frequenz des Herzens, während Kalzitonin den Blutkalziumspiegel senkt (s. u.).

35.5 Schilddrüse und Nebenschilddrüsen

35.5.1 Schilddrüse (Glandula thyroidea)

Funktion der Schilddrüse

Die Gl. thyroidea produziert als endokrine Drüse (S. 50) die Hormone T_3 und T_4, die den Grundumsatz steigern, und **Kalzitonin**, das den Blutkalziumspiegel senkt.

Abschnitte, Form und Lage der Schilddrüse

Abschnitte, Form und Gewicht: Die rötlich-braun gefärbte Schilddrüse hat eine H-Form: Zwei Seitenlappen (**Lobus dexter** und **sinister**) von meist unterschiedlicher Größe werden durch einen queren **Isthmus** verbunden. Zusätzlich kann ein vom Isthmus ausgehender **Lobus pyramidalis** vorhanden sein, der sich teilweise bis zum Zungenbein und höher erstreckt. Die Schilddrüse wiegt beim Erwachsenen etwa 18–30 g. Bei Frauen ist sie meist etwas schwerer als bei Männern und ändert ihr Gewicht geringfügig mit dem Zyklus.

Lage und Nachbarschaftsbeziehungen: Die Schilddrüse liegt an der Vorder- und Seitenfläche der **Trachea** (Abb. **35.15a**) hinter dem mittleren Blatt der Halsfaszie (**Lamina pretrachealis**). Vor ihr ziehen die Mm. sternohyoidei und sternothyroidei nach kaudal.
Ihr Isthmus befindet sich in Höhe des 2.–3. Trachealknorpels, während die beiden Seitenlappen kranial bis zum Unterrand des **Kehlkopfs** und kaudal bis in Höhe der oberen **Thoraxapertur** reichen. Dorsal erstrecken sie sich bis an das tiefe Blatt der Halsfaszie (**Lamina prevertebralis**) und stehen mit dem **Ösophagus** und der **A. carotis communis** in Kontakt.
Da die Schilddrüse über ihre Capsula fibrosa (s. u.) mit den Eingeweidefaszien von Trachea, Ösophagus und Gefäß-Nerven-Strang des Halses verbunden ist, folgt sie beim Schlucken den Bewegungen der Trachea und des Kehlkopfs im Gleitraum zwischen prävertebraler und prätrachealer Halsfaszie, was man sich bei ihrer Palpation im Rahmen der klinischen Untersuchung zunutze macht.

Abschnitte, Form und Lage der Schilddrüse

Abschnitte, Form und Gewicht: Die 18–30 g schwere bräunliche Schilddrüse besteht aus dem **Lobus dexter** und **sinister**, die über einen queren **Isthmus** verbunden sind.

Lage und Nachbarschaftsbeziehungen: Die Drüse erstreckt sich hinter den Mm. sternohyoidei und -thyroidei und dem mittleren Blatt der Halsfaszie seitlich vom **Kehlkopfunterrand** bis an die obere **Thoraxapertur**. Der Isthmus liegt vor dem 2.–3. Trachealknorpel (Abb. **35.15a**). Enge Lagebeziehungen bestehen zur **Trachea**, dem **Ösophagus** und der **A. carotis communis** vor dem tiefen Blatt der Halsfaszie. Durch Verbindungen der Capsula fibrosa (s. u.) mit umliegenden Bindegewebshüllen gleitet sie beim Schlucken nach oben.

Aufbau der Schilddrüse

Die Schilddrüse ist außen von einer **Capsula fibrosa** (Capsula externa, „chirurgische Kapsel") umgeben, die sich nach innen als **Organkapsel** (Capsula interna) fortsetzt. Zwischen den beiden Kapseln liegen die größeren Blutgefäße und als weitere endokrine Drüsen die **Epithelkörperchen** (**Gll. parathyroideae**, s. u.).

Feinbau: Die **Organkapsel** setzt sich als bindegewebiges, gefäß- und nervenführendes Stützgerüst (**Stroma**) in das Innere des Organs fort. Sie untergliedert das Drüsengewebe (**Parenchym**) in Läppchen (**Lobuli**), die sich aus bläschenförmigen Gebilden (**Follikeln**) zusammensetzen. Es werden zwei Zelltypen unterschieden:

- Die **Thyrozyten** sitzen als Follikelepithel einer zarten, kapillarhaltigen Basalmembran auf und geben in das Follikellumen eine gallertige Masse (**Kolloid**) ab. Das Kolloid besteht hauptsächlich aus einem großen, PAS-positiven (S. 91) Glykoprotein, dem **Thyreoglobulin** (s. u.). Je nach Funktionszustand (Speicherung, Kolloidfreisetzung) ist das Epithel unterschiedlich hoch: Bei Speicherung kommt es zu einer Abplattung, die Entleerung führt zu einer Aufstauchung (Abb. **35.15b**).
- Die **parafollikulären** oder **C-Zellen** kommen in der Follikelwand oder ihr angelagert vor. Sie erreichen nie das Lumen und enthalten immunhistochemisch nachweisbare **Kalzitonin**-, Serotonin-, Motilin-, Somatostatin- und ggf. Dopamingranula.

Vorformen des von den Follikelzellen synthetisierten Kolloids sind als PAS-positive Vakuolen im luminalen Zytoplasma der Thyrozyten nachweisbar. Die **apikale Plasmamembran** enthält kurze plumpe **Mikrovilli** (S. 41) mit zahlreichen hydrolysekatalysierenden Enzymen (Hydrolasen, s. u.). In der Kernmembran und den Plasma-

Aufbau der Schilddrüse

Außen besitzt sie eine **Capsula fibrosa**/externa („chirurgische Kapsel") die innen in eine **Organkapsel** (Capsula interna) übergeht. Dazwischen liegen dorsal die **Epithelkörperchen** (s. u.).
Feinbau: Die Organkapsel führt als Stützgerüst (**Stroma**) Gefäße und Nerven und gliedert das Drüsengewebe (**Parenchym**) in Läppchen (**Lobuli**). Diese bestehen aus den zystenartigen **Follikeln** und zwei verschiedenen Zelltypen:

- Die **Thyrozyten** umschließen die Follikel und sezernieren das **Kolloid** (Abb. **35.15b**). Dieses Speichermaterial besteht im Wesentlichen aus dem Glykoprotein **Thyreoglobulin** (s. u.).
- Die **parafollikulären** oder **C-Zellen** sezernieren u. a. das Peptidhormon Kalzitonin. Sie erreichen das Lumen nicht.

Die Mikrovilli der apikalen Zellmembran (S. 41) enthalten Hydrolasen, die Kern- und Vesikelmembranen eine Jod-Peroxidase. Beide Enzyme werden für die Synthese der aktiven Hormone T_3 und T_4 benötigt (s. u.).

35.15 Lage und Aufbau der Schilddrüse

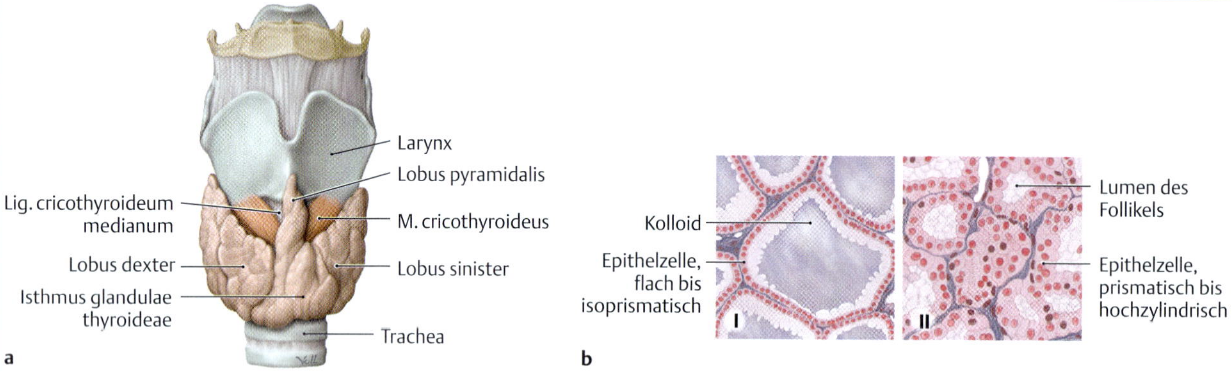

a Lage der Schilddrüse vor dem Kehlkopf und der Trachea in der Ventralansicht. Von dem die beiden Seitenlappen verbindenden Isthmus geht ein Lobus pyramidalis ab.

b Feinbau der Schilddrüse mit Darstellung der Unterschiede zwischen ihren beiden Funktionszuständen: während der Speicherung (**I**) und nach Freisetzung (**II**) des Kolloids.

Quelle: Schünke M, Schulte E, Schumacher U. PROMETHEUS LernAtlas der Anatomie. Kopf, Hals und Neuroanatomie. Illustrationen von Voll M u. Wesker K. 6. Aufl. Stuttgart: Thieme; 2022

membranen der Exozytosevesikel kommt eine **Jod-Peroxidase** vor, die für die Oxidation des Jodids zum Jod (I_2) von Bedeutung ist. Dieses wiederum wird zur Synthese des aktiven T_3 bzw. T_4 benötigt (s. u.).

► Exkurs: Sekretion und Wirkung von T_3 und T_4. **Trijodthyronin (T_3)** und **Thyroxin (T_4):** Die **Thyrozyten** synthetisieren unter dem Einfluss des hypothalamischen Thyrotropin-releasing Hormons (TRH) bzw. des hypophysären Thyroidea-stimulierenden Hormons (TSH) das **Thyreoglobulin**, welches Tyrosinreste enthält. Das Thyreoglobulin wird ins Lumen freigesetzt, wo die Tyrosinreste durch Jodierung in die – noch immer an das Thyreoglobulin gebundenen – Hormone **T_3** und **T_4** umgewandelt werden. Diese werden bei Bedarf resorbiert, durch Hydrolyse vom Thyreoglobulin abgespalten und basal als aktive Hormone an das Kapillarsystem abgegeben. Im Blut binden sie ganz überwiegend an Transportproteine. Nur der geringfügige frei vorliegende Rest, vor allem T_3, ist hormonaktiv. In peripheren Organen wird T_4 zum T_3 dejodiert, welches in den Zielzellen an einen nukleären Rezeptor bindet. Die anschließende Signaltransduktion führt in verschiedenen Organen zu einer Steigerung der Thermogenese, der Lipolyse, der Glykogenolyse und der Glukoneogenese, woraus eine **Steigerung des Grundumsatzes** resultiert. Während der Embryonalentwicklung und noch postnatal beeinflussen die Schilddrüsenhormone die Hirn- und Knochenentwicklung sowie die Blutbildung.
Die Sekretion der Schilddrüsenhormone wird durch **negative Rückkopplung** gesteuert, d. h. ein Anstieg von T_3 bzw. T_4 drosselt die hypothalamische TRH-Freisetzung. Dies führt zu einer reduzierten TSH-Synthese im Hypophysenvorderlappen, was wiederum eine verminderte Ausschüttung der Schilddrüsenhormone zur Folge hat.

► Klinik. Erkrankungen der Schilddrüse gehen häufig mit einer knotigen oder diffusen Organvergrößerung (**Struma**, **Kropf**) einher. Sie können durch Jodmangel, entzündliche Prozesse und/oder Autoimmunerkrankungen entstehen. Die Struma kann so groß werden, dass sie die Konturen des Halses völlig verändert und durch ihre Raumforderung benachbarte Organe, wie z. B. die Trachea, verlagert oder durch Kompression beschädigt (z. B. **Tracheomalazie** = Erweichung der Trachealknorpel).
Aufgrund der vielfältigen Effekte der Schilddrüsenhormone können Funktionsstörungen zu zahlreichen Symptomen unterschiedlicher Ausprägung führen.
Eine Funktionsminderung (**Hypothyreose**) äußert sich u. a. durch verminderten Grundumsatz mit Gewichtszunahme trotz Appetitlosigkeit und gesteigerter Kälteempfindlichkeit, Neigung zu Obstipation (Verstopfung), reduzierte geistige Aktivität sowie Verdickung des subkutanen Binde- und Fettgewebes (Myxödem). Während der embryonalen Entwicklung führt eine Unterversorgung mit Jod bzw. Schilddrüsenhormonen im Extremfall zum Krankheitsbild des **Kretinismus** (S. 30).
Bei einer Überfunktion (**Hyperthyreose**) sind dagegen oft Grundumsatz und Stuhlfrequenz gesteigert. Charakteristisch ist daneben eine psychomotorische Unruhe, Ruhetremor der Gliedmaßen und eine erhöhte Herzfrequenz (Tachykardie). Beim **Morbus Basedow**, einer autoimmun bedingten Hyperthyreose (Besetzung der TSH-Rezeptoren durch aktivierende Antikörper) kann es durch Veränderungen des periorbitalen Gewebes zu Augensymptomen (Exophthalmus = Hervortreten des Augapfels mit Bewegungseinschränkungen) kommen. Ähnliche Einlagerungen in das Bindegewebe finden sich hier zuweilen auch an anderen Stellen des Körpers und verursachen z. B. ein prätibiales Myxödem.

► Exkurs: Sekretion und Wirkung von Kalzitonin.

► Exkurs: Sekretion und Wirkung von Kalzitonin. Das durch die C-Zellen produzierte Hormon Kalzitonin ist an der Aufrechterhaltung der Kalziumhomöostase beteiligt. Kalzitonin **senkt** den **Blutkalziumspiegel** durch vermehrten Einbau in den Knochen und Hemmung der enteralen Resorption. Es wird bei hohem Blutkalziumspiegel freigesetzt.

35.5.2 Nebenschilddrüsen (Glandulae parathyroideae)

Funktion der Nebenschilddrüsen

Die Nebenschilddrüsen (Epithelkörperchen) sind **endokrine Drüsen**, die der Dorsalfläche der Schilddrüse angelagert sind. Sie produzieren das **Parathormon** (**PTH**, **Parathyrin**). PTH ist durch Erhöhung der Kalziumkonzentration im Blut für die Aufrechterhaltung eines physiologischen Kalziumspiegels (**Kalzium-Homöostase**) mitverantwortlich.

Form, Lage und Feinbau der Nebenschilddrüsen

Form und Lage: Die zumeist **vier Nebenschilddrüsen** sind reiskorn- bis linsengroße, etwas gelblich-bräunlich gefärbte Gebilde an der Dorsalseite der Schilddrüsenlappen (Abb. **35.16a**). Sie liegen innerhalb der Capsula fibrosa dem Schilddrüsengewebe in der Nachbarschaft der Gefäße direkt an. Je nach Lage unterscheidet man die dem Ringknorpel benachbarten **Gll. parathyroideae superiores** von den auf Höhe des 3.–4. Trachealringes liegenden **Gll. parathyroideae inferiores**. Ektopische Lage und Lagevariabilitäten sind allerdings häufig.

Feinbau: Die von einer zarten Bindegewebskapsel umgebenen Epithelstränge und Zellnester sind von einem dichten Kapillarnetz durchzogen. Mit zunehmendem Alter erfolgt eine Durchsetzung mit Fettgewebe. Bei den Epithelzellen unterscheidet man zwei Zelltypen (Abb. **35.16b**):

- Die **Hauptzellen** stellen sich im histologischen Präparat je nach Funktionszustand unterschiedlich dar. Die weniger aktiven **wasserklaren** Zellen sind stark glykogenhaltig, während die hormonaktiven **dunklen** Hauptzellen neben Glykogen reichlich ER und Sekretgranula enthalten. Die Hauptzellen produzieren das **Parathormon** (**PTH**).
- Die **oxyphilen Zellen** sind reich an Mitochondrien und stark mit Eosin anfärbbar. Sie werden als Vorläufer von sog. **Onkozyten**, d. h. untergehenden Zellen, oder als Vorstufen der Hauptzellen angesehen. Ihre Funktion ist unbekannt. Sie enthalten kein Parathormon.

▸ Exkurs: Sekretion und Wirkung von PTH. Das Parathormon (PTH) der Nebenschilddrüsen ist ein Polypeptid, das durch Prozessierung aus einem Prohormon entsteht. Es wird bei niedrigen Kalziumspiegeln im Blut freigesetzt. Über verschiedene Mechanismen bewirkt es eine **Erhöhung des Blutkalziumspiegels**:

- Zusammen mit 1,25-Dihydroxycholecalciferol (Kalzitriol, „Vitamin-D-Hormon“) führt es durch indirekte Osteoklasten-Aktivierung zu einer Mobilisierung von Kalzium aus dem Knochen.
- Es vermindert die Kalziumausscheidung über die Nieren.
- Die Kalziumresorption im Darm und die Vitamin-D-Hormon-Synthese in der Niere wird gesteigert.

▸ Merke. Kalzitonin (s. o.) wirkt als Gegenspieler (**Antagonist**) von PTH und Vitamin-D-Hormon.

35.16 Lage und Feinbau der Nebenschilddrüsen

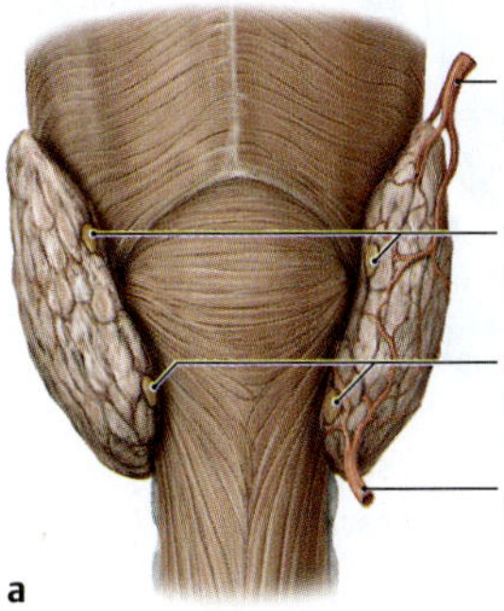

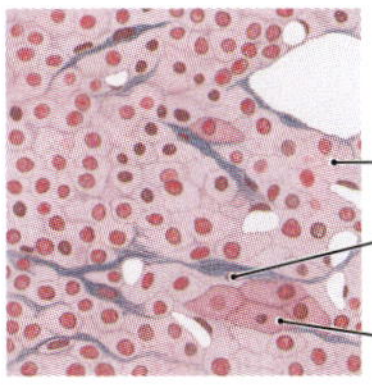

a Nebenschilddrüsen an der Rückseite des rechten und linken Schilddrüsenlappens in der Ansicht von dorsal. Rechts sind die obere und untere Schilddrüsenarterie (S. 922) dargestellt.
b Feinbau der Nebenschildrüsen mit Hauptzellen und oxyphilen Zellen.

Quelle: Schünke M, Schulte E, Schumacher U. PROMETHEUS LernAtlas der Anatomie, Kopf, Hals und Neuroanatomie. Illustrationen von Voll M u. Wesker K. 6. Aufl. Stuttgart: Thieme; 2022

35.5.2 Nebenschilddrüsen (Glandulae parathyroideae)

Funktion der Nebenschilddrüsen

Die der Schilddrüse angelagerten Nebenschilddrüsen (Epithelkörperchen) produzieren **Parathormon** (PTH, Parathyrin), das den Blutkalziumspiegel bei Bedarf erhöht.

Form, Lage und Feinbau der Nebenschilddrüsen

Form und Lage: Die meist vier Epithelkörperchen sind etwa linsengroß und liegen unterhalb des Ringknorpels (**Gll. parathyroideae supp.**) bzw. auf Höhe des 3.–4. Trachealrings (**Gll. parathyroideae inff.**) dorsal der Schilddrüse an (Abb. **35.16a**). Es bestehen erhebliche Lagevariabilitäten.

Feinbau: Die Nebenschilddrüsen bestehen aus Epithelsträngen, die dicht von Kapillaren umsponnen sind. Sie werden von zwei unterschiedlichen Zelltypen gebildet (Abb. **35.16b**):

- **Hauptzellen** produzieren **PTH** (abhängig von der Ca^{++}-Konzentration im Blut, s. u.). Man unterscheidet aktive dunkle von den weniger aktiven wasserklaren Hauptzellen.
- **Oxyphile Zellen** sind stark eosinophil. Ihre Funktion ist noch unbekannt.

▸ Exkurs: Sekretion und Wirkung von PTH.

▸ Merke.

▸ Klinik.

▸ Klinik. Eine **Überfunktion** der Nebenschilddrüsen (**primärer Hyperparathyreoidismus**) führt daher zu verstärktem Knochenabbau und ggf. Nierensteinen. Sie ist häufig bedingt durch einen gutartigen Tumor (sog. Adenom) innerhalb des Nebenschilddrüsengewebes, der autonom PTH produziert.
Eine **Unterfunktion** der Nebenschilddrüsen (**Hypoparathyreoidismus**) kann z. B. bei Entfernung der Drüsen im Zusammenhang mit Schilddrüsen-Operationen entstehen. Der niedrige Blutkalziumspiegel bedingt eine sog. **Tetanie** (Muskelkrämpfe), die ohne ausreichende Substitution tödlich sein kann.

35.5.3 Gefäßversorgung und Innervation von Schilddrüse und Nebenschilddrüsen

Die versorgenden Leitungsbahnen von Schilddrüsen und Nebenschilddrüsen entsprechen sich weitestgehend.

35.5.3 Gefäßversorgung und Innervation von Schilddrüse und Nebenschilddrüsen

Bis auf die überwiegende arterielle Versorgung der Nebenschilddrüsen über die A. thyroidea inferior, entsprechen die Leitungsbahnen von Schilddrüse und Nebenschilddrüsen sich weitestgehend, sodass sie hier gemeinsam abgehandelt werden.

Gefäßversorgung von Schilddrüse und Nebenschilddrüsen

Arterien: Unter ausgedehnter Anastomosierung und Kollateralbildung (Abb. **35.17a**) sind für die arterielle Versorgung der **Schilddrüse** hauptsächlich verantwortlich die
- **A. thyroidea superior** aus der A. carotis externa und
- **A. thyroidea inferior** (aus Truncus thyrocervicalis, aus der A. subclavia). Sie verläuft vor dem medialen M. scalenus anterior und der A. vertebralis, aber hinter der Vagina carotica (mit N. vagus) und kreuzt meist dorsal den Halssympathicus.

Die arterielle Versorgung der **Nebenschilddrüsen** erfolgt über die A. thyroidea inferior.

Gefäßversorgung von Schilddrüse und Nebenschilddrüsen

Arterielle Versorgung: Die **Schilddrüse** wird über zwei Arterien versorgt, die innerhalb der Drüse anastomosieren und zahlreiche Kollateralen mit Nachbargefäßen ausbilden (Abb. **35.17a**):
- Die **A. thyroidea superior** aus der **A. carotis externa** (S. 961) versorgt den oberen vorderen Teil des jeweiligen Seitenlappens und den Isthmus.
- Die **A. thyroidea inferior** entspringt aus dem **Truncus thyrocervicalis** (aus der A. subclavia) und verläuft vor dem medialen Rand des M. scalenus anterior und der A. vertebralis nach oben medial. Dabei liegt sie hinter der Vagina carotica bzw. dem N. vagus und meist dorsal vom Ggl. cervicale medium des Halsgrenzstrangs und zieht von dort zum Unterrand des Seitenlappens der Schilddrüse. Dort kreuzt sie teils von ventral, teils von dorsal den N. laryngeus recurrens oder bildet eine Schlinge um ihn. Auf der linken Seite wird die Arterie ventral vom Ductus thoracicus überkreuzt.

Die arterielle Versorgung der **Nebenschilddrüsen** erfolgt im Wesentlichen über Äste der **A. thyroidea inferior**.

Venen: Außer den gleichnamigen Venen, die in die V. jugularis interna münden, wird die Schilddrüse noch über den weitmaschigen **Plexus thyroideus impar** entsorgt, der in die linke V. brachiocephalica mündet (Abb. **35.17b**).

Venöser Abfluss: Die Venen bilden ähnlich wie die Arterien ein weitmaschiges Netz an der Organoberfläche (Abb. **35.17b**). Sie sind sehr dünnwandig und weitlumig und können große Blutmengen aufnehmen. Sie führen Blut aus drei Bereichen der Schilddrüse ab:
- Die **V. thyroidea superior** entspricht der jeweiligen Arterie und zieht zur **V. jugularis interna**.

35.17 Blutgefäße und Nerven in der Schilddrüsenregion

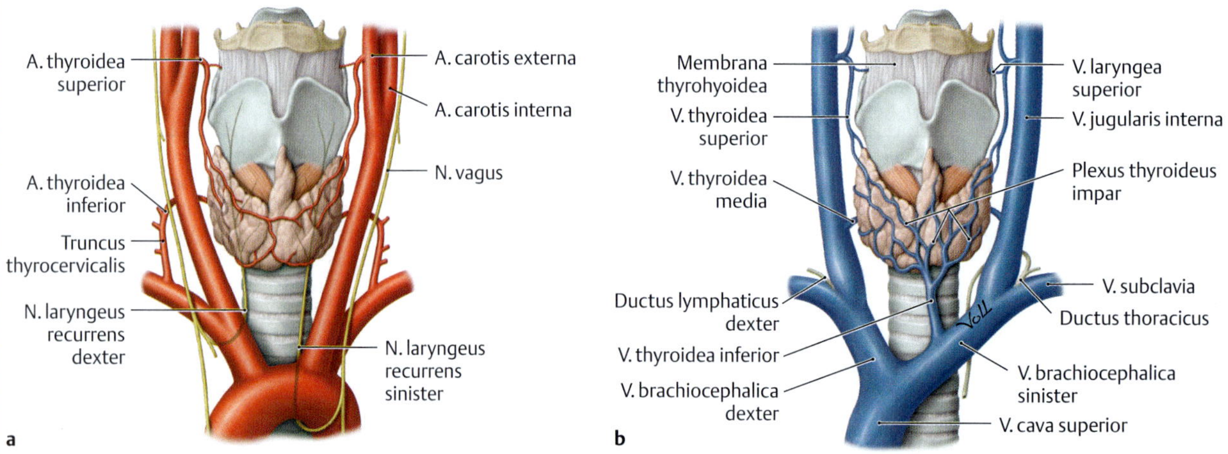

a Ansicht der Schilddrüse und ihrer Nachbarorgane mit Arterien und Nerven
b sowie Venen von ventral.

Quelle: Schünke M, Schulte E, Schumacher U. PROMETHEUS LernAtlas der Anatomie. Kopf, Hals und Neuroanatomie. Illustrationen von Voll M u. Wesker K. 6. Aufl. Stuttgart: Thieme; 2022

- Die **Vv. thyroideae mediae** entsorgen Blut aus den dorsalen Isthmus- und benachbarten Seitenlappenbereichen und ziehen ebenfalls zur **V. jugularis interna**.
- Der **Plexus thyroideus impar** entspringt im ventralen Isthmus- und kaudalen Seitenlappenbereich und zieht (ggf. einschließlich einer V. thyroidea inferior) zur **V. brachiocephalica sinistra**.

Lymphabfluss: Der Lymphabfluss erfolgt über die regionalen **Nll. thyroidei** in die **Nll. cervicales anteriores profundi** (Abb. **34.11**).

Lymphabfluss: Über regionäre Lymphknoten in die **Nll. cervicales antt. profundi** (Abb. **34.11**).

▸ Klinik. Bei **Operationen im Gebiet der Schilddrüse** muss mit großer Sorgfalt vorgegangen werden. Bei der Unterbindung der A. thyroidea inferior besteht wegen der räumlichen Nähe die Gefahr der Verletzung des N. laryngeus recurrens mit der Folge einer **Rekurrensparese** (S. 917). Verletzungen der dünnwandigen Venen in diesem Bereich können zu größeren intraoperativen **Blutverlusten** führen. Zudem besteht bei ihrer Eröffnung die Gefahr einer **Luftembolie** (Gefäßverschluss durch Luftblasen) durch Ansaugen von Luft auf Grund des thorakalen Unterdrucks.

▸ Klinik.

Innervation von Schilddrüse und Nebenschilddrüsen

Die **parasympathische** und **sensible** Versorgung der Schilddrüse und Nebenschilddrüsen wird von Ästen des **N. laryngeus superior** und des **N. laryngeus recurrens** gewährleistet, die beide vom **N. vagus** stammen (Abb. **35.17a**).
Die **sympathische** Innervation übernimmt ein periarterieller Plexus aus dem **Halssympathikus**.
Die vegetative Innervation ist rein vasomotorisch (nicht sekretomotorisch).

Innervation von Schilddrüse und Nebenschilddrüsen

Der **N. vagus** versorgt über den **N. laryngeus superior** und **recurrens** die Schilddrüse sensibel und parasympathisch (Abb. **35.17a**). Sympathisch sind die perivaskulären Plexus aus dem Halssympathikus. Die vegetative Innervation ist rein vasomotorisch.

35.5.4 Entwicklung von Schilddrüse und Nebenschilddrüsen

Schilddrüse: Die Schilddrüsenanlage entsteht am embryonalen Mundboden und wächst als **Ductus thyroglossalis** nach kaudal in den Halsbereich bis in Höhe des 3. Trachealknorpels (Abb. **35.18a**). Dort teilt sich der Strang in zwei solide Epithelsprossen, die zu den Schilddrüsenlappen werden (**mediale Schilddrüsenanlage**). Von lateral sprosst Zellmaterial der 5. Schlundtasche (**Ultimobranchialkörper**, **laterale Schilddrüsenanlage**) in den Verbindungsteil (**Isthmus**) und die medialen Lappenanteile ein und verteilt sich dort **parafollikulär** als **C-Zellen**. Während normalerweise Abkömmlinge der Schlundtaschen endodermaler Herkunft sind, wird beim Ultimobranchialkörper vermutet, dass er Material aus der Neuralleiste (S. 102) enthält.
Der kraniale Abschnitt des Ductus thyroglossalis verödet bis auf die Ursprungsstelle am Zungengrund, die als **Foramen caecum** erhalten bleibt. Reste der Anlage können als **Lobus pyramidalis** erhalten bleiben. Akzessorisches Schilddrüsenmaterial kann auch an anderen Stellen des Halses liegen bleiben.

35.5.4 Entwicklung von Schilddrüse und Nebenschilddrüsen

Schilddrüse: Eine **mediale Schilddrüsenanlage** entsteht aus dem **Ductus thyroglossalis** (Abb. **35.18a**), der in der Zungenanlage enspringt. Ihr lagern sich Zellen aus der **lateralen Schilddrüsenanlage** (**Ultimobranchialkörper**) an, die der Neuralleiste (S. 102) entstammen sollen. Als **Lobus pyramidalis** wird ein strangartiger Rest des Ductus thyroglossalis bezeichnet.

▸ Klinik. Verbliebene Anlagereste der Schilddrüse im Zungengrund bzw. Halsbereich haben eine Entartungstendenz und können sog. **ektope** gut- oder bösartige **Schilddrüsentumoren** bedingen.

▸ Klinik.

35.18 Entwicklung der Schilddrüse und Nebenschilddrüse

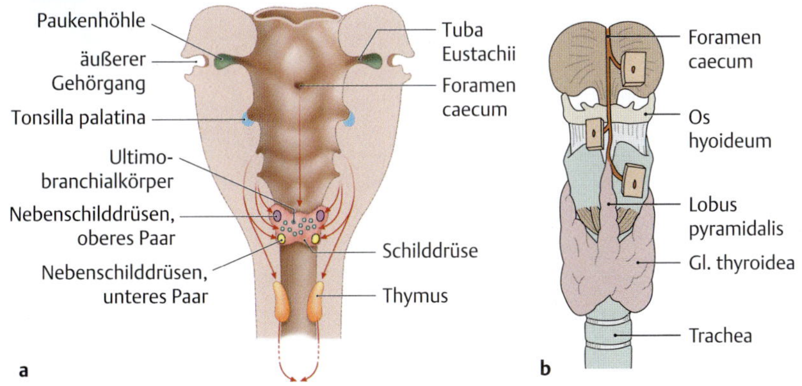

a Wanderungsbewegungen des Anlagematerials für die Schilddrüse aus dem Zungengrund und für die Nebenschilddrüsen aus den Schlundtaschen 3 und 4.
b Mediane Halsfisteln (an der Halsoberfläche mündende Gänge) als Reste des Ductus thyroglossalis.

Quelle: Schünke M, Schulte E, Schumacher U. PROMETHEUS LernAtlas der Anatomie, Kopf, Hals und Neuroanatomie. Illustrationen von Voll M u. Wesker K. 6. Aufl. Stuttgart: Thieme; 2022

Nebenschilddrüsen: Aus dem dorsalen Teil der **4. Schlundtasche** entstehen die beiden oberen, aus der **3. Schlundtasche** die beiden unteren Epithelkörperchen (Abb. **35.18a** und Tab. **36.8**).

► Klinik.

Nebenschilddrüsen: Die dem oberen Pol der Seitenlappen der Schilddrüse angelagerten Nebenschilddrüsen entstammen in der Regel dem dorsalen Abschnitt der **4. Schlundtasche**, die unteren aus dem entsprechenden Bereich der **3. Schlundtasche** (Abb. **35.18a** und Tab. **36.8**). Sie begleiten den Deszensus des Thymus aus den ventralen Abschnitten der 3. Schlundtasche.

► Klinik. Die vom Foramen caecum ausgehenden Epithelstränge des Ductus thyroglossalis können unvollständig rückgebildet werden („persistieren") und als **mediane Halsfisteln** ober- oder unterhalb des Zungenbeins bzw. benachbart zum Lobus pyramidalis (ebenfalls einem Rest des Ductus thyroglossalis) nahe der Mittellinie des Halses austreten (Abb. **35.18b**). Schließen sich die Fisteln, so können daraus **mediane Halszysten** (prall elastisch mit Flüssigkeit gefüllte Hohlräume) entstehen.
Im Foramen caecum persistierendes Schilddrüsengewebe kann sich zur **„Zungengrundstruma"** entwickeln und sogar maligne entarten.
Von den medianen Halsfisteln und -zysten müssen die sich von den Schlundfurchen bzw. dem Sinus cervicalis ableitenden **„lateralen" Halsfisteln und -zysten** unterschieden werden, die häufig am Vorderrand des M. sternocleidomastoideus münden (s. Abb. **34.4**).

Klinischer Fall: Gewichtsabnahme und Nervosität *

* Fallbeispiel fiktiv, Namen und Daten frei erfunden

Frau Mia S., 32 Jahre, kommt in die Praxis ihrer Hausärztin.
M.S.: Frau Doktor. Mir geht es gar nicht gut. Seit einigen Wochen kann ich ganz schlecht schlafen. Ich bin immer so unruhig und nervös. Manchmal schlägt mein Herz wie wild, da bekomme ich richtig Angst und werde ganz zittrig. Und diese Wärme: Mein Mann beschwert sich schon, dass ich ständig die Fenster aufreiße. Was ist bloß los mit mir?

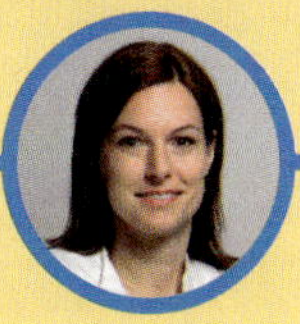

09:45

Anamnese
Nachdem die Patientin sich etwas beruhigt hat, berichtet sie mir außerdem, dass sie in letzter Zeit trotz ständigen Heißhungers 3 kg Gewicht verloren habe. Sie hat etwa 4mal am Tag Stuhlgang. Die Medikamenten- und Familienanamnese ergibt keine Auffälligkeiten.

09:55

Körperliche Untersuchung
Ich untersuche die normalgewichtige Patientin. Blutdruck und Puls sind leicht erhöht.
Die Haut ist warm und etwas schweißig. Frau S. zittert an beiden Händen leicht.
Die Schilddrüse lässt sich vergrößert tasten.
Bei der Auskultation hört man über der Schilddrüse ein leises Schwirren. Mit der Verdachtsdiagnose Hyperthyreose überweise ich die Patientin zur niedergelassenen Endokrinologin.

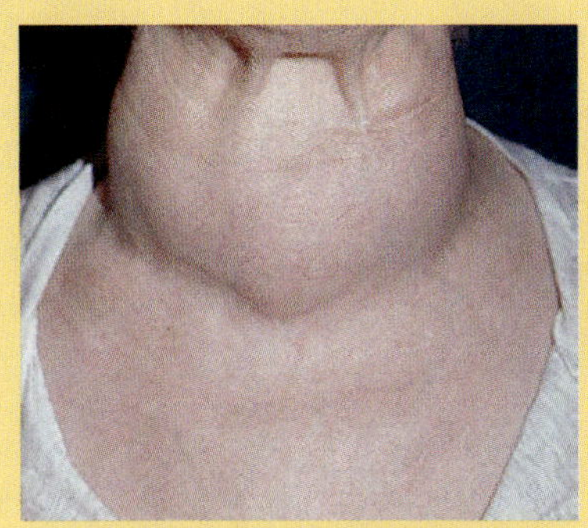

Deutlich erkennbare Struma (aus Henne-Bruns, D., Düring, M., Kremer, B.: Duale Reihe Chirurgie. 2. Aufl., Thieme, 2012)

2 Wochen später

Blutabnahme
(Normwerte in Klammern)

- TSH < 0,02 mU/l (0,4–4 mU/l).
- freies Thyroxin (fT3 und fT4) erhöht.

Alle anderen Laborparameter sind im Normbereich. Autoantikörper gegen TSH-Rezeptoren und gegen Schilddrüsenperoxidase sind nicht nachweisbar.

12-Kanal-EKG
Das EKG zeigt eine Sinustachykardie von 103/min. Vereinzelt kann man supraventrikuläre Extrasystolen erkennen.

Sonografie der Schilddrüse
Die Schilddrüse ist insgesamt vergrößert. Im Parenchym verteilt erkennt die Ärztin mehrere Knoten, die meist echoarm, also dunkel, zur Darstellung kommen.
Die Ärztin vermutet eine funktionelle Schilddrüsenautonomie als Ursache für die Hyperthyreose und überweist Frau S. zu einem Nuklearmediziner.

1 Woche später

Technetium-Schilddrüsenszintigrafie
Hier zeigt sich eine fokale Mehrbelegung der Schilddrüse bei ansonsten supprimiertem Schilddrüsengewebe. Der Befund passt zu einem autonomen Adenom.

5 Tage später

Beginn der medikamentösen Behandlung
Aufgrund der Laborwerte und der Szintigrafie wird die Diagnose „Struma multinodosa mit funktioneller Autonomie" gestellt. Die Patientin wird mit Carbimazol (20 mg/d) behandelt. Unter dieser Therapie liegen die Schilddrüsenwerte dann im Normbereich.

1 Jahr später

Frau S. entschließt sich zur Operation
Die Nebenwirkungen des Thyreostatikums (Haarausfall, Hautreaktionen) belasten Frau S. so sehr, dass sie sich zu einer operativen Entfernung der Schilddrüse entschließt.

Subtotale Thyreoidektomie
Die Operation verläuft ohne Komplikationen.

Nach 1 Woche

Frau S. wird nach Hause entlassen. Unter einer Hormonsubstitution mit 75µg Levothyroxin ist sie vollkommen beschwerdefrei.

Fragen mit anatomischem Schwerpunkt

1. Zu welchen Komplikationen kann es bei einer sehr großen Struma kommen?
2. Zu welcher Komplikation hätte es bei Frau S. im Rahmen der subtotalen Schilddrüsenresektion kommen können?
3. Warum ist vor einer Operation an der Schilddrüse eine HNO-ärztliche konsiliarische Untersuchung nötig?
4. Welche Symptome treten bei ein- bzw. beidseitiger Lähmung des N. recurrens auf?
5. Wieso ist es bei der körperlichen Untersuchung so wichtig, auf die Schluckverschieblichkeit der Schilddrüse zu achten?

Antwortkommentare im Anhang

Kopf

M

36 Kopf – Schädel und mimische Muskulatur

*G. Wennemuth, vormals beteiligt: G. Aumüller**

36.1 Schädel (Cranium)

36.1.1 Funktion und Gliederung des Schädels

Funktion: Für die im Bereich des Kopfes (**Caput**) gelegenen entscheidenden Zentren des Organismus (Gehirn und Sinnesorgane einerseits, Eingänge in die Speise- und Atemwege andererseits) spielt der Schädel (**Cranium**) eine entscheidende Rolle:
Seine insgesamt 17 Einzelknochen bilden zum einen die schützende Hülle für das Gehirn, zum anderen Hohlräume, die mit der Umgebung in Verbindung stehen und darüber nicht nur die Aufnahme lebenswichtiger Substrate über Atemluft und Nahrung, sondern auch die der Sinnesreize ermöglichen.
Der Schädel bildet im Hinblick auf die Orientierung des Kopfes (mit den Sinnesorganen) im Raum sowie z. T. auch entwicklungsgeschichtlich eine funktionelle Einheit mit der Halswirbelsäule (S. 245). Ihre Verbindung über die Kopfgelenke wird im gleichlautenden Kapitel (S. 255) dargestellt.

Gliederung: Man unterscheidet am knöchernen Schädel zwei Anteile (Abb. **36.1**), die nach den entscheidenden dort gelegenen Strukturen benannt sind:
- Hirnschädel (**Neurocranium**) und
- Gesichtsschädel (**Splanchno**- oder **Viscerocranium**).

36.1 Gliederung des Schädels

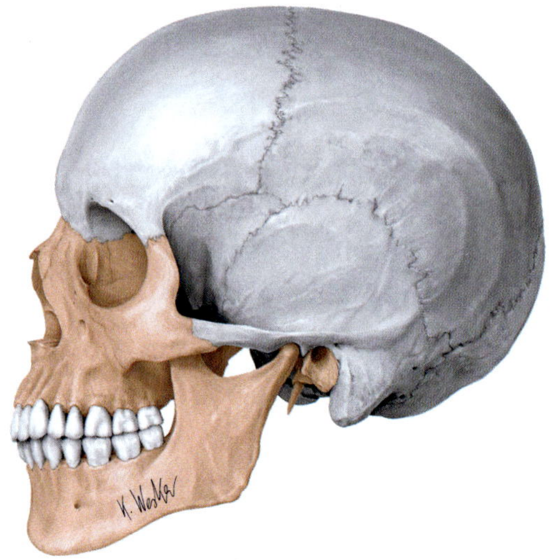

Knochen des Hirn- (grau) und Gesichtsschädels (orange) in der Ansicht von links-lateral.

Quelle: Schünke M, Schulte E, Schumacher U. PROMETHEUS LernAtlas der Anatomie, Kopf, Hals und Neuroanatomie. Illustrationen von Voll M u. Wesker K. 6. Aufl. Stuttgart: Thieme; 2022

36.1 Schädel (Cranium)

36.1.1 Funktion und Gliederung des Schädels

Funktion: Die insgesamt 17 Einzelknochen des Schädels bilden eine Hülle für das Gehirn und mit der Umgebung in Verbindung stehende Hohlräume für Sinnesorgane und Eingänge von Speise- und Atemwegen. Somit spielt er eine bedeutende Rolle für die im Kopf (**Caput**) gelegenen entscheidenden Zentren des Organismus.
Schädel und Halswirbelsäule bilden eine funktionelle Einheit. Vergleiche Halswirbelsäule (S. 245) und Kopfgelenke (S. 255).

Gliederung: Man unterscheidet (Abb. **36.1**):
- Hirnschädel (**Neurocranium**) und
- Gesichtsschädel (**Splanchno**- oder **Viscerocranium**).

36.1

▸ Exkurs: Phylogenetische Aspekte zum Schädel.

▸ Exkurs: Phylogenetische Aspekte zum Schädel. In der Entwicklung der Wirbeltierreihe hat sich mit dem aufrechten Gang bei den höheren Primaten das Lage-, Proportions- und Funktionsverhältnis von Hirn- und Gesichtsschädel verändert:

- Abknickung der Schädelbasis,
- Winkelung der Hirnachsen,
- Frontalstellung der Augen,
- Reduktion von Kauapparat und Riechorgan sowie
- Zunahme des Hirnvolumens.

Stammesgeschichtlich altes Anlagematerial (Schlundbögen, Schlundfurchen und Schlundtaschen) wurde für Neuentwicklungen (S. 956) genutzt (z. B. das primäre Kiefergelenk zur Entwicklung der Gehörknöchelchen). Damit wurde Anlagematerial aus dem Hals- in den Kopfbereich verlagert und macht daher die Abgrenzung von Kopf und Hals fließend; z. B. wird der Mundboden oft dem Hals zugerechnet.

Zum Lernen der Anteile, Öffnungen und Oberflächenstrukturen der einzelnen Schädelknochen eignet sich neben einem Modell am besten die Kombination von Abbildungen, die sie in ihrem Verbund (Abb. **36.2**) darstellen, mit solchen, auf denen die kompliziert aufgebauten Knochen einzeln sichtbar sind (integriert in Tab. **36.1** und Tab. **36.4**). Auf eine ausführliche Beschreibung wurde daher zugunsten der Tab. **36.1** und Tab. **36.4** bewusst verzichtet.

Die zahlreichen Einzelheiten der Schädelknochen lassen sich am besten anhand der Tab. **36.1** und Tab. **36.4** zusammen mit Abb. **36.2** und eines Modells erlernen.

36.2 Schädel mit seinen einzelnen Knochen

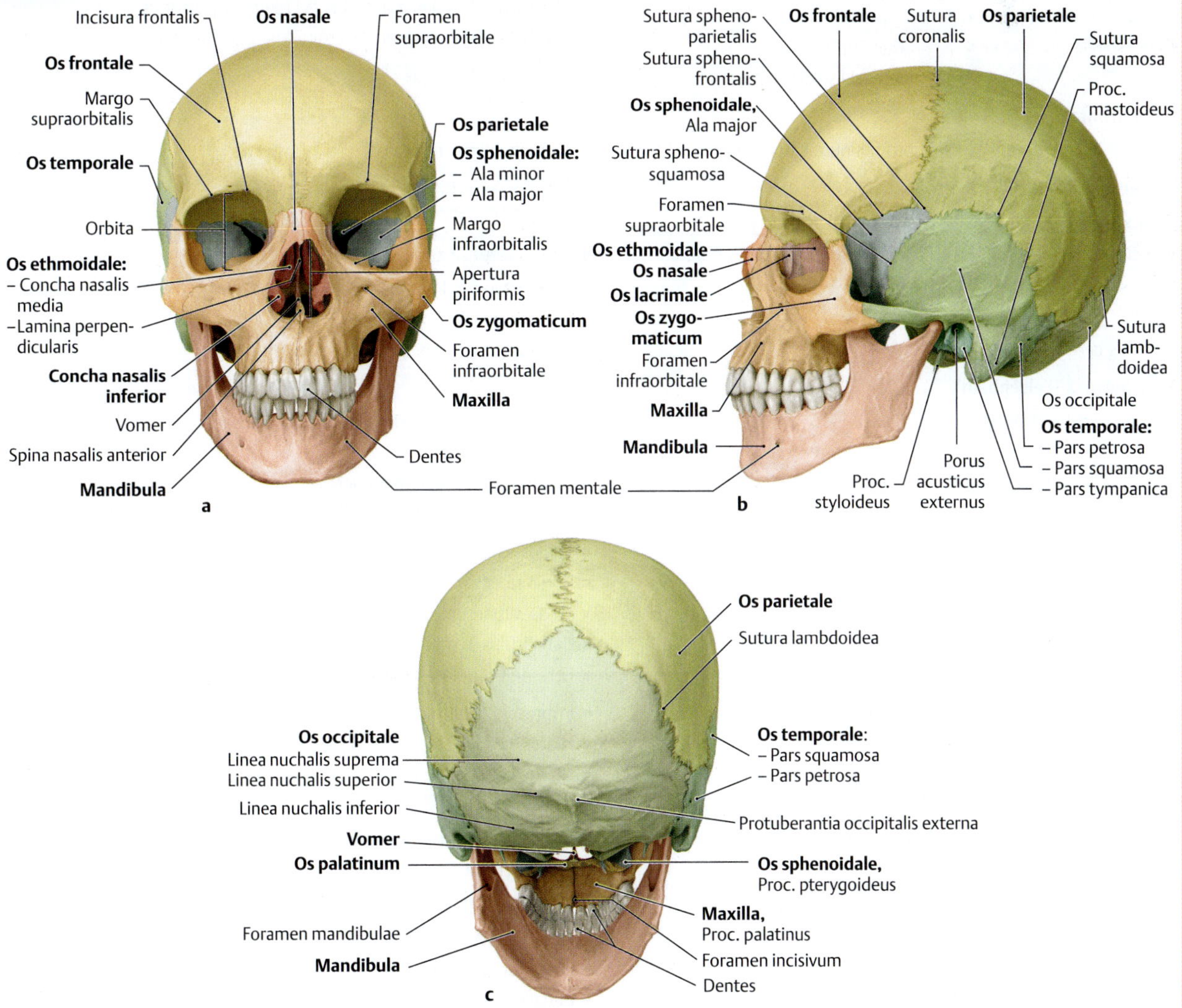

a Ansicht von frontal,
b lateral
c und dorsal mit farblicher Hervorhebung der einzelnen Schädelknochen.

Quelle: Schünke M, Schulte E, Schumacher U. PROMETHEUS LernAtlas der Anatomie, Kopf, Hals und Neuroanatomie. Illustrationen von Voll M u. Wesker K. 6. Aufl. Stuttgart: Thieme; 2022

36.1 Knochen des Neurokraniums

Abschnitte	Fortsätze/Erhebungen	Einsenkungen/Öffnungen
Os frontale (Stirnbein)		
Squama frontalis		
▪ Facies externa	▪ Tuber frontale ▪ Arcus superciliaris ▪ Glabella ▪ Margo supraorbitalis	▪ Foramen supraorbitale/Incisura supraorbitalis ▪ Foramen frontale/Incisura frontalis
▪ Facies temporalis	▪ Proc. zygomaticus, (angrenzend an die Sutura frontozygomatica) ▪ Margo parietalis ▪ Linea temporalis	
▪ Facies interna	▪ Crista frontalis	▪ Foramen caecum ▪ Sulcus sinus sagittalis superioris ▪ Impressiones gyrorum
Partes orbitales		
	▪ Facies orbitalis ▪ Margo sphenoidalis (dorsal)	▪ Incisura ethmoidalis ▪ Fossa glandulae lacrimalis ▪ Fovea trochlearis ▪ Foramen ethmoidale anterius (S. 1037) u. posterius
Pars nasalis		
	▪ Spina nasalis ossis frontalis	▪ Incisura ethmoidalis (dorsal)
Sinus frontalis		
	▪ Septum sinuum frontalium	▪ Apertura sinus frontalis
Os temporale (Schläfenbein)		
Pars squamosa		
▪ Facies temporalis	▪ Proc. zygomaticus mit Tuberculum articulare	▪ Sulcus arteriae temporalis mediae ▪ Fossa mandibularis mit Facies articularis (unterhalb des Proc. zygomaticus gelegen und daher hier mit aufgeführt)
▪ Facies cerebralis		▪ Sulci arteriae meningeae mediae
Pars petrosa (Felsenbein)		
▪ Apex partis petrosae (Spitze)		▪ Foramen lacerum*/Fissura sphenopetrosa ▪ Canalis caroticus* ▪ Canaliculi caroticotympanici ▪ Canalis musculotubarius*
▪ Innenfläche: – Facies posterior (Hinterfläche)	▪ Proc. intrajugularis	▪ Sulcus sinus petrosi inferioris ▪ Porus u. Meatus acusticus internus* mit Canalis nervi facialis* ▪ Fossa subarcuata ▪ Canaliculus vestibuli mit seiner Öffnung (Apertura canaliculi vestibuli)* ▪ Foramen jugulare* mit Incisura jugularis
▪ Innenfläche: – Facies anterior (Vorderfläche)	▪ Eminentia arcuata ▪ Tegmen tympani ▪ Margo superior mit Sulcus sinus petrosi superioris	▪ Impressio trigeminalis ▪ Hiatus canalis/Sulcus nervi petrosi majoris ▪ Hiatus canalis/Sulcus nervi petrosi minoris
▪ Außenfläche	▪ Proc. mastoideus (Warzenfortsatz)	▪ Sulcus arteriae occipitalis ▪ Incisura mastoidea ▪ Foramen mastoideum
▪ Facies inferior (Unterfläche)	▪ Proc. styloideus (Griffelfortsatz; entwicklungsgeschichtlich: Viszerokranium)	▪ Foramen stylomastoideum* ▪ Fossa jugularis ▪ Canaliculus mastoideus* ▪ Foramen jugulare* ▪ Fossula petrosa ▪ Canaliculus tympanicus* ▪ Canaliculus cochleae mit Öffnung (Apertura canaliculi cochleae)* ▪ Cavitas tympani = Paukenhöhle (S. 1066)

36.1 Knochen des Neurokraniums (Fortsetzung)

Abschnitte	Fortsätze/Erhebungen	Einsenkungen/Öffnungen
Pars tympanica (entwicklungsgeschichtlich: Viszerokranium)		
	▪ Spinae tympanicae major und minor	▪ Porus u. Meatus acusticus externus (S. 1064) ▪ Vagina processus styloidei ▪ Sulcus tympanicus
zwischen verschiedenen Anteilen gelegene Strukturen		
		▪ Fissura petrotympanica* ▪ Fissura petrosquamosa ▪ Fissura tympanosquamosa ▪ Fissura tympanomastoidea

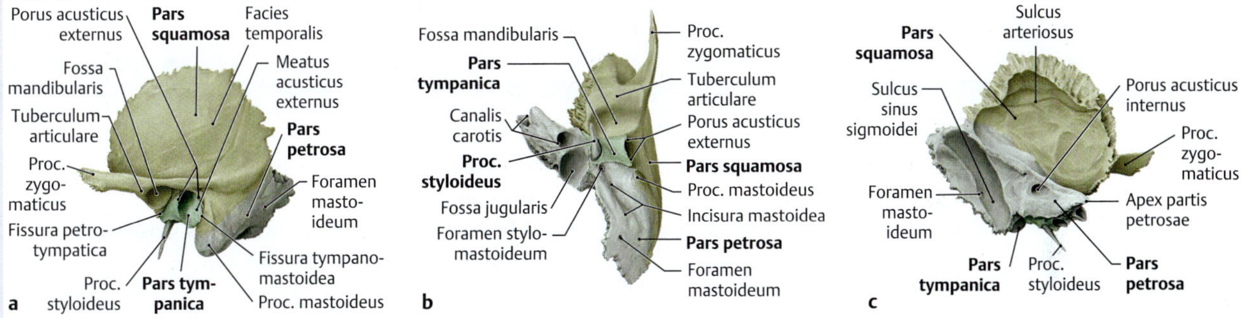

Os temporale
Ansicht des Schläfenbeins von links-lateral (**a**), kaudal (**b**) und medial (**c**) mit Einfärbung seiner drei Anteile, deren Herkunft sich entwicklungsgeschichtlich unterscheidet.

Quelle: Schünke M, Schulte E, Schumacher U. PROMETHEUS LernAtlas der Anatomie, Kopf, Hals und Neuroanatomie. Illustrationen von Voll M u. Wesker K. 6. Aufl. Stuttgart: Thieme; 2022

Os parietale (Scheitelbein)		
▪ Facies externa (Außenseite)	▪ Linea temporalis superior u. inferior ▪ Tuber parietale	▪ Foramen parietale
▪ Facies interna (Innenseite)		▪ Sulcus sinus sagittalis superioris ▪ Sulcus sinus sigmoidei ▪ Foveolae granulares
▪ Grenzflächen zu angrenzenden Schädelknochen	▪ Margo sagittalis (zur Sutura sagittalis) ▪ Margo frontalis (zur Sutura coronalis) ▪ Margo occipitalis (zur Sutura lambdoidea) ▪ Margo squamosa (zur Sutura squamosa)	
Os occipitale (Hinterhauptsbein)		
Pars basilaris	▪ Clivus (okzipitaler Anteil) ▪ Tuberculum pharyngeum (außen)	▪ Foramen magnum*
Partes laterales	▪ Condyli occipitales ▪ Tuberculum jugulare ▪ Proc. jugularis	▪ Foramen magnum* ▪ Fossa condylaris mit Canalis condylaris (inkonstant) ▪ Canalis nervi hypoglossi*
Squama occipitalis		
▪ Facies externa	▪ Protuberantia occipitalis externa ▪ Linea nuchalis inferior, superior und suprema	▪ Foramen magnum*
▪ Facies interna	▪ Protuberantia occipitalis interna ▪ Crista occipitalis interna	▪ Sulcus sinus sagittalis superioris ▪ Sulcus sinus transversi ▪ Sulcus sinus occipitalis ▪ Sulcus sinus marginalis ▪ Fossae cerebralis und cerebellaris

36.1 Knochen des Neurokraniums (Fortsetzung)

Abschnitte	Fortsätze/Erhebungen	Einsenkungen/Öffnungen

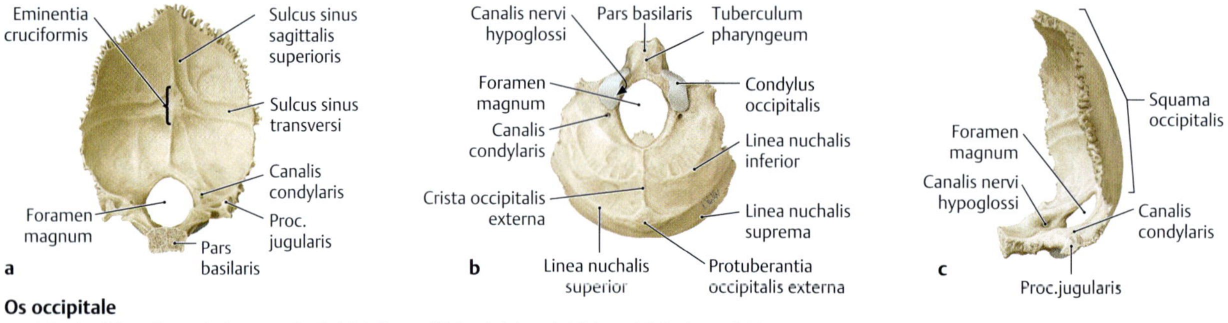

Os occipitale
Ansicht des Hinterhauptbeins von der Schädelinnenfläche (**a**), kaudal (**b**) und links-lateral (**c**).

Quelle: Schünke M, Schulte E, Schumacher U. PROMETHEUS LernAtlas der Anatomie, Kopf, Hals und Neuroanatomie. Illustrationen von Voll M u. Wesker K. 6. Aufl. Stuttgart: Thieme; 2022

Os sphenoidale (Keilbein)

Abschnitte	Fortsätze/Erhebungen	Einsenkungen/Öffnungen
Corpus		
	▪ Crista sphenoidalis mit Rostrum sphenoidale ▪ Jugum sphenoidale ▪ Sella turcica („türkischer Sattel") ▪ Tuberculum sellae (Sattelknopf) (mit Procc. clinoidei medii) ▪ Dorsum sellae (Sattellehne) mit Procc. clinoidei posteriores ▪ Clivus (sphenoidaler Anteil)	▪ Sulcus caroticus mit Lingula sphenoidalis ▪ Fossa hypophysialis ▪ Sinus sphenoidales mit Apertura sinus sphenoidalis und Septum sinuum sphenoidalium
Alae minores		
	▪ Sutura sphenofrontalis ▪ Procc. clinoidei anteriores	▪ Canalis opticus* ▪ Fissura orbitalis superior*
Alae majores		
▪ Facies cerebralis		▪ Foramen rotundum* ▪ Foramen ovale* ▪ Foramen spinosum* mit Spina ossis sphenoidalis
▪ Facies temporalis	▪ Crista infratemporalis ▪ Margo squamosa	▪ Foramen lacerum*
▪ Facies maxillaris		▪ Fossa pterygopalatina ▪ Fissura pterygomaxillaris
▪ Facies orbitalis		▪ Fissura orbitalis inferior*
Procc. pterygoidei		
	▪ Lamina lateralis ▪ Lamina medialis mit Hamulus pterygoideus	▪ Canalis pterygoideus* ▪ Fossa pterygoidea ▪ Fossa scaphoidea (an Lamina medialis) ▪ Incisura pterygoidea

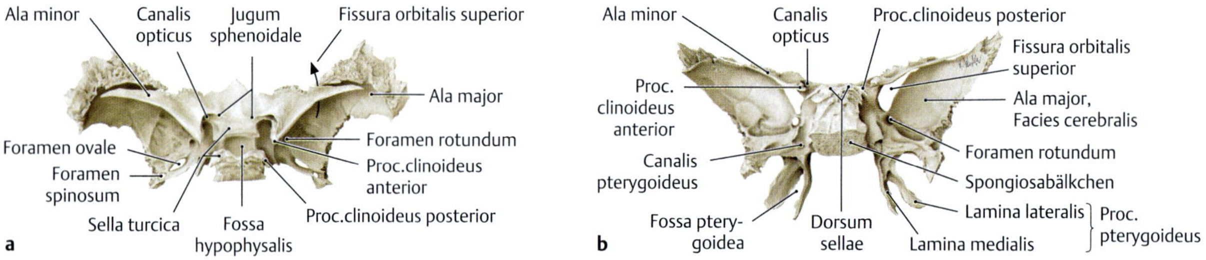

Os sphenoidale
Ansicht des Keilbeins von oben (**a**) und hinten (**b**).

Quelle: Schünke M, Schulte E, Schumacher U. PROMETHEUS LernAtlas der Anatomie, Kopf, Hals und Neuroanatomie. Illustrationen von Voll M u. Wesker K. 6. Aufl. Stuttgart: Thieme; 2022

36.1 Knochen des Neurokraniums (Fortsetzung)

Abschnitte	Fortsätze/Erhebungen	Einsenkungen/Öffnungen
Os ethmoidale (Siebbein)		
Lamina cribrosa		▪ Foramina cibrosa
Die zum Gesichtsschädel zählenden Anteile des Os ethmoidale sind in Tab. **36.1** aufgeführt.		

* Die Strukturen, die diese Öffnungen durchziehen, werden in Abb. **36.6**, Abb. **36.7** und Abb. **36.8** beschrieben. Foramina und Fissuren, die zwischen angrenzenden Knochen liegen, sind ebenfalls nicht hier, sondern in den angegebenen Abbildungen mit den hindurchtretenden Strukturen aufgeführt.

36.1.2 Hirnschädel (Neurocranium)

Das Neurokranium setzt sich zusammen aus der **Schädelkalotte** (**Calvaria**, Schädeldach) und der **Schädelbasis** (**Basis cranii**), die gemeinsam die **Schädelhöhle** (**Cavitas cranii**) umschließen. An seiner Bildung sind folgende z. T. paarig angelegte Knochen beteiligt (Tab. **36.1**):

- Stirnbein (**Os frontale**), unpaar,
- Schläfenbein (**Os temporale**), paarig,
- Scheitelbein (**Os parietale**), paarig,
- Hinterhauptsbein (**Os occipitale**), unpaar,
- Keilbein (**Os sphenoidale**), unpaar, und
- Lamina cribrosa vom Siebbein (Os ethmoidale (S. 942)), unpaar.

Funktionell und topografisch sind auch die Gehörknöchelchen (**Ossicula auditoria**) hier zu nennen, die entwicklungsgeschichtlich dem Gesichtsschädel zuzurechnen sind. Sie umfassen Hammer (**Malleus**), Amboss (**Incus**) und Steigbügel (**Stapes**) und werden bei der Beschreibung des Ohres besprochen (Tab. **36.2**).

36.1.2 Hirnschädel (Neurocranium)

Das Neurokranium wird aus den in Tab. **36.1** genannten Knochen sowie den Ossicula auditoria (Tab. **36.2**) gebildet. Es besteht aus der **Schädelkalotte** (**Calvaria**, Schädeldach) und der **Schädelbasis** (**Basis cranii**), die die **Schädelhöhle** (**Cavitas cranii**) umschließen.

Schädeldach (Calvaria)

Abschnitte: Das Schädeldach (Abb. **36.3**), auch als Schädelkalotte bezeichnet, setzt sich zusammen aus

- **Ossa parietalia**,
- **Squama ossis frontalis**,
- **Squama ossis occipitalis** und
- **Pars squamosa** des **Os temporale**.

Gelegentlich kommen Zusatzknochen (Ossa suturalia) vor.

Schädeldach (Calvaria)

Abschnitte: Die Ossa parietalia, Squamae ossis frontalis und occipitalis und die Pars squamosa des Os temporale bilden die Schädelkalotte (Abb. **36.3**).

36.3 Schädeldach

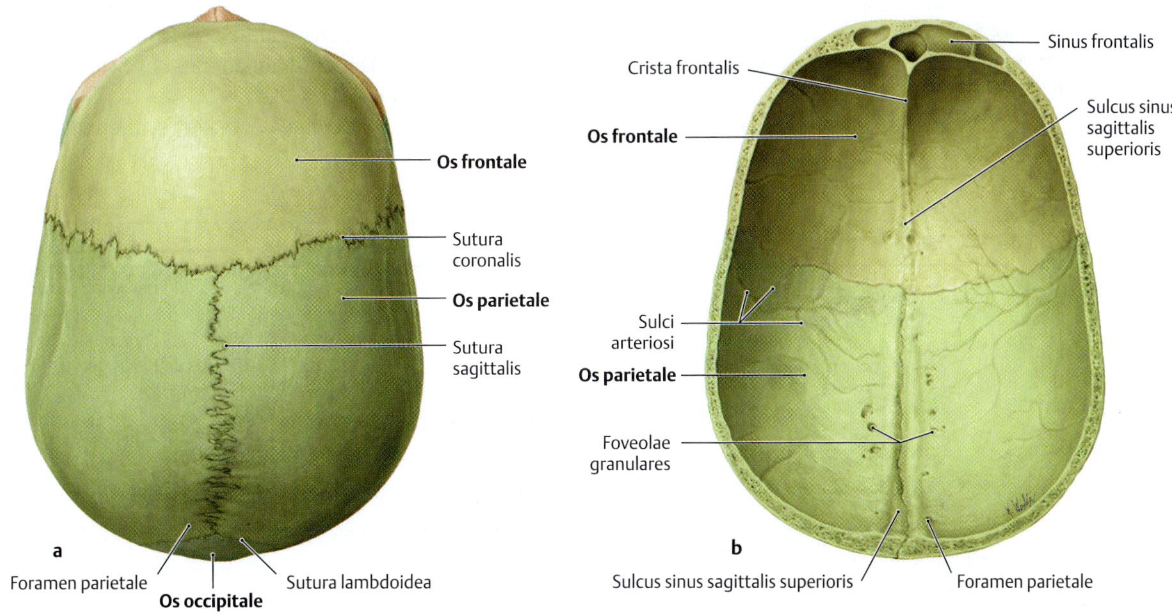

Die Pars squamosa ossis temporalis ist durch ihre tiefere seitliche Lage in diesen Darstellungen nicht sichtbar.
a Knochen des Schädeldachs in der Ansicht von außen oben
b und innen.

Quelle: Schünke M, Schulte E, Schumacher U. PROMETHEUS LernAtlas der Anatomie, Kopf, Hals und Neuroanatomie. Illustrationen von Voll M u. Wesker K. 6. Aufl. Stuttgart: Thieme; 2022

Wichtige Schädelnähte (**Suturae**) sind in Tab. **36.2** dargestellt.

Wichtige Schädelnähte: Wie die übrigen Schädelknochen auch, sind die des Schädeldachs durch Schädelnähte (**Suturae**) verbunden. Diese Nahtverbindungen sind nach den jeweils benachbarten Knochen benannt und verknöchern z. T. erst lange nach der Geburt (Tab. **36.2**).

36.2 Lage und Verknöcherungszeitpunkte wichtiger Schädelnähte (Suturae)

Schädelnaht	Lage	Verknöcherungszeitpunkt
Sutura sagittalis (Pfeilnaht)	zwischen beiden Ossa parietalia	zwischen 20. und 30. Lebensjahr
Sutura coronalis (Kranznaht)	zwischen Os frontale und den Ossa parietalia	zwischen 30. und 40. Lebensjahr
Sutura lambdoidea (Lambdanaht)	zwischen Os occipitale und beiden Ossa parietalia	zwischen 40. und 50. Lebensjahr

Impressionen und Öffnungen: Gefäße bedingen **Sulci arteriosi** bzw. einen **Sulcus sinus sagittalis superioris** und **transversi**. Venöse Durchlässe durch die platten Schädelknochen heißen Emissarien. Zu weiteren Strukturen s. Tab. **36.1**.

Feinbau: Die Kompakta besteht aus einer **Lamina externa** bzw. **interna**. Zwischen beiden liegt die Spongiosa (**Diploe**) mit den Vv. diploicae (Tab. **37.3**). Das Periost bildet den äußeren, das innere Blatt der Dura mater encephali den inneren Überzug.

Impressionen und Öffnungen: An der Innenfläche der Calvaria hinterlassen die Blutgefäße Einkerbungen als **Sulci arteriosi** durch die Aa. meningeae (S. 1153) bzw. als **Sulcus sinus sagittalis superioris** und transversi durch einen Sinus durae matris (S. 1156). Dort finden sich auch venenführende Öffnungen (**Emissarien**), die alle drei Schichten (s. u.) der Kalotte durchbrechen. Zu weiteren Strukturen s. Tab. **36.1**.

Feinbau: Die platten Knochen der Calvaria bestehen aus einer als **Lamina interna** bzw. **Lamina externa** bezeichneten inneren und äußeren Kompakta. Dazwischen liegt die hier **Diploe** genannte Spongiosa mit blutbildendem Knochenmark und weiten Venen (Vv. diploicae, Tab. **37.3** mit Anschluss an die Emissarienvenen; Abb. **36.4a**).
Die Lamina externa ist von **Periost**, die Lamina interna von **Dura mater encephali** bedeckt.

▶ Klinik.

▶ Klinik. Lokale **kleinflächige Gewalteinwirkungen** auf die Kalotte (z. B. durch Hammerschlag) führen häufig zu **Impressionsfrakturen** der platten Knochen, oft nur mit Splitterung der Lamina interna (Abb. **36.4b**), in schweren Formen auch mit begleitendem Hirnödem (S. 1103) oder epiduralen Blutungen.
Bei **breitflächiger Gewalteinwirkung** auf die Kalotte (z. B. Sturz auf den Kopf) kann es zu **Berstungsbrüchen** kommen, die durch Kraftübertragung v. a. die Schädelbasis (S. 945) betreffen und je nach dortiger Lokalisation sehr unterschiedliche Symptome hervorrufen können.

Schädelbasis (Basis cranii)

Man unterscheidet eine innere und äußere Schädelbasis (**Basis cranii interna** und **externa**), die durch zahlreiche Öffnungen für Leitungsbahnen in Verbindung stehen (Abb. **36.8**).
Die Knochen der Schädelbasis sind teilweise pneumatisiert.

Schädelbasis (Basis cranii)

An der Schädelbasis unterscheidet man eine innere (**Basis cranii interna**) und eine äußere (**Basis cranii externa**) Fläche, die durch zahlreiche Öffnungen verbunden sind. Hierdurch zieht eine Vielzahl von Leitungsbahnen, um das Schädelinnere zu erreichen bzw. zu verlassen (Abb. **36.8**).
Die Knochen der Schädelbasis sind teilweise pneumatisiert, d. h. durch ein Hohlraumsystem innen ausgehöhlt.

36.4 Feinbau der Knochen des Schädeldachs

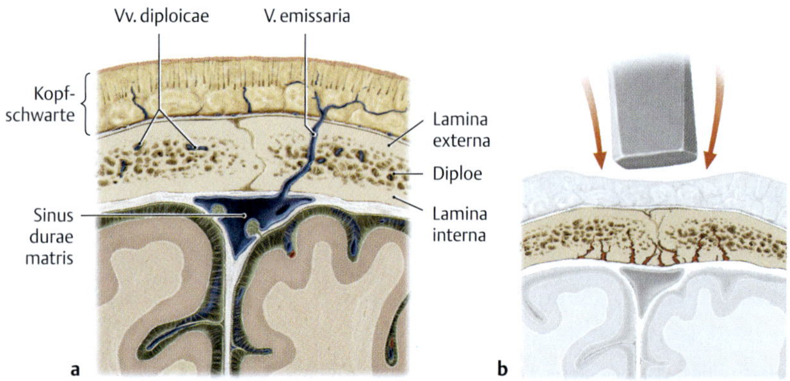

a Schnitt durch das von der Kopfschwarte bedeckte Schädeldach.
b Bei kleinflächiger Gewalteinwirkung ist die dünne Lamina interna besonders gefährdet.

Quelle: Schünke M, Schulte E, Schumacher U. PROMETHEUS LernAtlas der Anatomie, Kopf, Hals und Neuroanatomie. Illustrationen von Voll M u. Wesker K. 6. Aufl. Stuttgart: Thieme; 2022

Basis cranii interna

Die Innenfläche der Schädelbasis ist in eine vordere, mittlere und hintere Schädelgrube (**Fossa cranii anterior**, **media** und **posterior**) gegliedert, die stufenförmig von vorn nach hinten abfallend angeordnet sind (Tab. **36.3**).

Basis cranii interna

In der inneren Schädelbasis liegen treppenartig hintereinander die **Fossa cranii anterior, media** und **posterior** (Tab. **36.3**).

36.5 Basis cranii interna

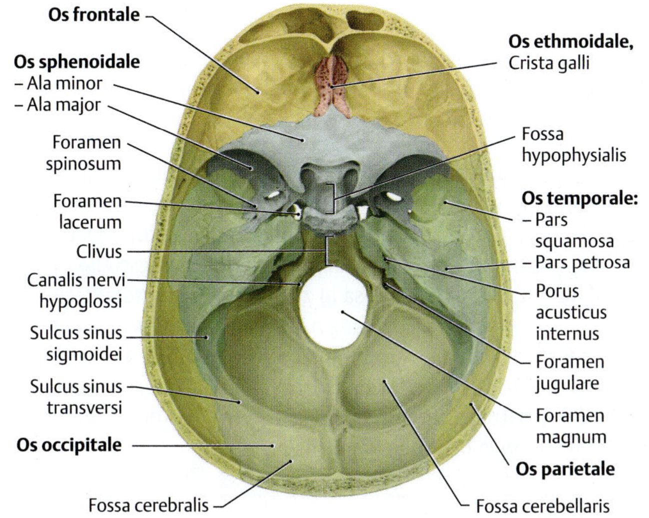

Knochen der Basis cranii interna in der Ansicht von oben.

Quelle: Schünke M, Schulte E, Schumacher U. PROMETHEUS LernAtlas der Anatomie, Kopf, Hals und Neuroanatomie. Illustrationen von Voll M u. Wesker K. 6. Aufl. Stuttgart: Thieme; 2022

36.5

36.3 Knochen mit Grenzen der Schädelgruben

Schädelgrube	Knochen	Anteil
Fossa cranii anterior (A)	Os frontale	Partes orbitales
	Os ethmoidale	Lamina cribrosa
	Os sphenoidale	Alae minores
		Rostrum u. Jugum
Grenze: Os sphenoidale: Alae minores (1) + Jugum sphenoidale (2)		
Fossa cranii media (B)	Os sphenoidale	Alae majores
	Os temporale	Pars squamosa
		Pars petrosa (Felsenbein), Facies anterior
Grenze: Os sphenoidale: Dorsum sellae (3) + Os temporale: Margo superior partis petrosae (4)		
Fossa cranii posterior (C)	Os sphenoidale	Clivus (sphenoidaler Anteil)
	Os temporale	Pars petrosa (Felsenbein), Facies posterior
	Os occipitale	Pars basilaris
		Partes laterales

Ansicht

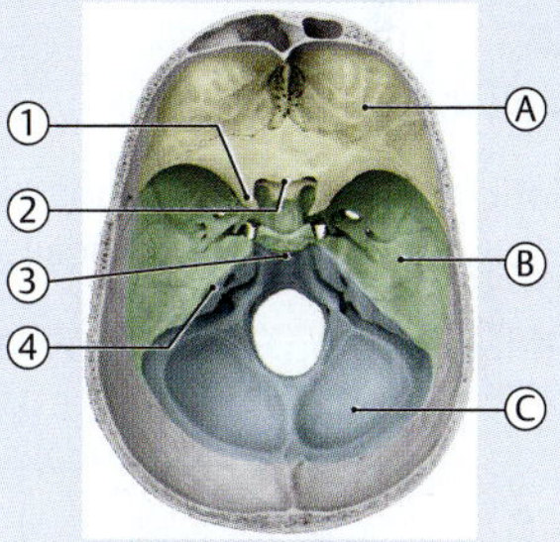

a Ansicht von innen

Quelle: Schünke M, Schulte E, Schumacher U. PROMETHEUS LernAtlas der Anatomie, Kopf, Hals und Neuroanatomie. Illustrationen von Voll M u. Wesker K. 6. Aufl. Stuttgart: Thieme; 2022

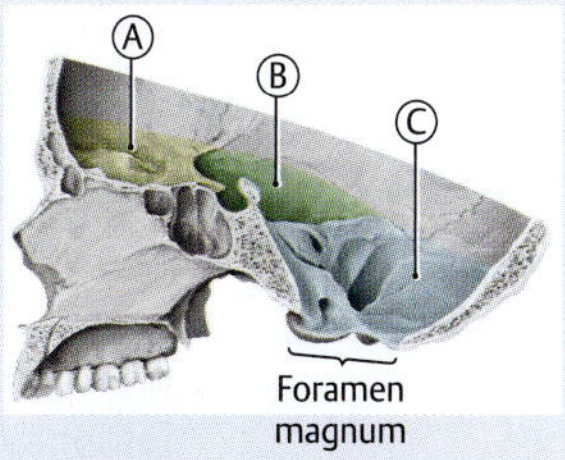

b Mediansagittalschnitt

Quelle: Schünke M, Schulte E, Schumacher U. PROMETHEUS LernAtlas der Anatomie, Kopf, Hals und Neuroanatomie. Illustrationen von Voll M u. Wesker K. 6. Aufl. Stuttgart: Thieme; 2022

Fossa cranii anterior: Die vordere Schädelgrube wird von den **Partes orbitales** des Stirnbeins, der **Lamina cribrosa** des Siebbeins und dem **Corpus ossis sphenoidalis** gebildet. Die **Alae minores ossis sphenoidalis** trennt die vordere von der mittleren Schädelgrube.

Fossa cranii anterior: Die vordere Schädelgrube wird aus folgenden Knochen bzw. deren Anteilen gebildet:

- Die **Partes orbitales** des Os frontale stellen die vorderen und seitlichen Anteile dar,
- die **Lamina cribrosa** des Os ethmoidale bildet zusammen mit den Partes orbitales ossis frontalis den Boden und
- das Rostrum und Jugum sphenoidale an der Vorderfläche des **Corpus ossis sphenoidalis** stellen zusammen mit den **Alae minores** des gleichen Knochens die Grenze zur mittleren Schädelgrube dar.

▸ Merke.

▸ Merke. Die **vordere** Schädelgrube bildet das Dach von Nasen- (S. 1027) und Augenhöhle (S. 1036). Außerdem liegen in ihr die Bulbi olfactorii (S. 1232) und die Frontallappen des Gehirns (S. 1121).

Die Oberfläche der vorderen Schädelgrube zeigt komplementär zur Hirnoberfläche **Impressiones gyrorum**. Medial liegt, getrennt durch die **Crista galli**, der Anheftungsstelle der Falx cerebri (S. 1139), die **Lamina cribrosa** des Siebbeins mit den Bulbi olfactorii und den Fila olfactoria. Vor der Crista galli liegt das **Foramen caecum**.

In der Mitte der vorderen Schädelgrube liegt die **Lamina cribrosa** des Os ethmoidale. Durch ihre **Foramina cribrosa** ziehen die A. ethmoidalis anterior und die Fila olfactoria von der Nasenhöhle zu den der Siebbeinplatte anliegenden Bulbi olfactorii. Ein sagittal gelegener Knochenkamm, die **Crista galli**, die als Anheftungsstelle der Falx cerebri (S. 1139) dient, teilt die Lamina cribrosa in zwei Hälften und setzt sich in die **Crista frontalis** des Os frontale fort. Am Übergang der Crista galli in die Crista frontalis liegt beim Kind ein Emissarium als Verbindung zur Nasenhöhle, das sich später zum **Foramen caecum** schließt. Die Oberfläche der Fossa cranii anterior zeigt durch flache Leisten getrennte Eindrücke (**Impressiones gyrorum**), die durch den Druck der Frontallappen auf die dünnen Knochenlamellen entstehen.

36.6 Öffnungen der Schädelbasis mit durchtretenden Strukturen* (Teil I)

Öffnung/Kanal	Lokalisation	verbundene Räume	durchtretende Strukturen
Basis cranii interna			
Fossa cranii anterior:			
Lamina cribrosa mit Foramina cribrosa	Os ethmoidale	Fossa cranii anterior – Cavitas nasi	▪ Fila olfactoria (in der Summe N. olfactorius = I. Hirnnerv) ▪ N. ethmoidalis anterior ▪ A. ethmoidalis anterior
Fossa cranii media:			
Canalis opticus	Ala minor ossis sphenoidalis		▪ N. opticus (II) ▪ A. ophthalmica (Ast der A. carotis interna)
Fissura orbitalis superior	zwischen Ala major und Ala minor ossis sphenoidalis	Fossa cranii media – Orbita	▪ N. oculomotorius (III) ▪ N. trochlearis (IV) ▪ N. ophthalmicus (V_1) ▪ N. abducens (VI) ▪ V. ophthalmica superior
Foramen rotundum		Fossa cranii media – Fossa pterygopalatina	▪ N. maxillaris (V_2, dorsal vom anhängenden Ganglion pterygopalatinum)
Foramen ovale	Ala major ossis sphenoidalis		▪ N. mandibularis (V_3) ▪ Plexus venosus foraminis ovalis
Foramen spinosum		Fossa cranii media – Fossa infratemporalis	▪ R. meningeus des N. mandibularis (V_3) ▪ A. meningea media (Ast der A. maxillaris)
Fissura sphenopetrosa	zwischen Os sphenoidale und Pars petrosa ossis temporalis am dorsalen Rand des Foramen lacerum		▪ N. petrosus minor

** Die Öffnungen, die sowohl von der Innen- als auch von der Außenseite der Schädelbasis aus sichtbar sind, werden hier lediglich bei der Basis cranii interna aufgeführt.*

36.7 Öffnungen der Schädelbasis mit durchtretenden Strukturen* (Teil II)

Öffnung/Kanal	Lokalisation	verbundene Räume	durchtretende Strukturen
Foramen lacerum	zwischen Ala major ossis sphenoidalis und Pars petrosa ossis temporalis (mit Faserknorpel ausgefüllt)	Fossa cranii media – Öffnung des Canalis pterygoideus	▪ Nn. petrosus major und profundus (weiterer Verlauf im Canalis pterygoideus)
Canalis caroticus	Os temporale: – vor Fossa jugularis (Apertura externa) – Apex partis petrosae ossis temporalis (Apertura interna)	Basis cranii externa – Fossa cranii media	▪ A. carotis interna ▪ Plexus caroticus internus
mit Canaliculi caroticotympanici	Pars petrosa ossis temporalis (Abzweigung des Canalis caroticus)	Canalis caroticus – Cavitas tympani	▪ Nn. caroticotympanici (sympathisch)
Hiatus canalis nervi petrosi majoris	Os temporale: Facies anterior partis petrosae	Cavitas tympani – Fossa cranii media	▪ N. petrosus major (präganglionärer parasympathischer Ast des N. facialis)
Hiatus canalis nervi petrosi minoris	Os temporale: Facies anterior partis petrosae	Canalis nervi facialis – Fossa cranii media	▪ N. petrosus minor (präganglionärer parasympathischer Ast des N. glossopharyngeus) ▪ A. tympanica superior (Ast der A. meningea media)
Fossa cranii posterior:			
Porus acusticus internus	Facies posterior partis petrosae ossis temporalis	Fossa cranii posterior 1. → Auris interna (Meatus acusticus internus)	▪ N. vestibulocochlearis (VIII) ▪ A. und V. labyrinthi
		2. → Foramen stylomastoideum (Canalis nervi facialis)	▪ N. facialis (VII)
Apertura canaliculi vestibuli	Os temporale zwischen Porus acusticus internus und Sulcus sinus sigmoidei	Fossa cranii posterior – Auris interna	▪ Saccus endolymphaticus (subdural)
Foramen jugulare	zwischen Pars petrosa ossis temporalis und Pars lateralis ossis occipitalis	Fossa cranii posterior – Basis cranii externa (Fossa jugularis)	im vorderen, kleineren Abschnitt: ▪ N. glossopharyngeus (IX) ▪ Sinus petrosus inferior im hinteren, größeren Abschnitt: ▪ N. vagus (X) ▪ N. accessorius (XI) ▪ V. jugularis interna ▪ A. meningea posterior
Canalis nervi hypoglossi	Öffnung an der Basis der Condyli occipitales	Fossa cranii posterior – Basis cranii externa	▪ N. hypoglossus (XII) ▪ Plexus venosus canalis nervi hypoglossi
Foramen magnum	Os occipitale	Fossa cranii posterior – Rückenmarkskanal	▪ Medulla spinalis mit Rückenmarkshäuten ▪ aufsteigende Radix spinalis des N. accessorius (XI) ▪ Aa. vertebrales (mit Rr. meningei), A. spinalis anterior und posterior

** Die Öffnungen, die sowohl von der Innen- als auch von der Außenseite der Schädelbasis aus sichtbar sind, werden hier lediglich bei der Basis cranii interna aufgeführt.*

Zur A. tympanica superior siehe auch Gefäßversorgung des Mittelohrs (S. 1071).

Fossa cranii media: Os temporale und **Os sphenoidale** bilden die knöcherne Grundlage. Die **Pars petrosa ossis temporalis** grenzt die mittlere von der hinteren Schädelgrube ab.

Fossa cranii media: Die mittlere Schädelgrube setzt sich aus folgenden Anteilen zusammen:

- Die **Alae majores** des Os sphenoidale bilden zusammen mit der
- **Pars squamosa** des Os temporale den Boden.
- Die Margo superior der **Pars petrosa ossis temporalis** stellt die Grenze zur hinteren Schädelgrube dar (s. Tab. **36.3**).

▶ Merke.

▶ Merke. In der **mittleren** Schädelgrube liegen die Temporallappen des Gehirns und in ihrer Fossa hypophysialis die Hypophyse.

Mittig liegt die **Sella turcica** des Keilbeinkörpers mit der **Fossa hypophysialis**. Sie wird flankiert von der Ala major des Keilbeins und der Pars squamosa des Schläfenbeins. Der Boden enthält zahlreiche Öffnungen (Abb. **36.6**).

Die Fossa cranii media wird durch das Corpus ossis sphenoidalis mit der **Sella turcica** („türkischer Sattel") in zwei Hälften geteilt. In diesem Bereich befinden sich mehrere Öffnungen: Canalis opticus, Fissura orbitalis superior und die Foramina rotundum, ovale und spinosum (Abb. **36.6**). Die Sella turcica enthält mit der **Fossa hypophysialis** (Hypophysengrube) eine Vertiefung für die gleichnamige Hirnanhangsdrüse. Sie wird flankiert von der Ala major des Keilbeins und der Pars squamosa des Schläfenbeins.

Fossa cranii posterior: Sie wird von der **Pars petrosa** des Schläfenbeins und dem **Corpus** des Keilbeins sowie dem **Os occipitale** gebildet.

Fossa cranii posterior: Folgende Knochen bilden die Fossa cranii posterior:

- Das **Corpus** des Os sphenoidale bildet den vorderen Abschnitt.
- Die **Facies posterior** der **Pars petrosa** ossis temporalis begrenzt die Fossa cranii posterior nach vorne-seitlich.
- Das **Os occipitale** bildet den Boden.

▶ Merke.

▶ Merke. In der **hinteren** Schädelgrube liegen Kleinhirn (S. 1103), Pons (S. 1099) und Medulla oblongata (S. 1098).

Die Verbindung des hinteren Keilbeinkörpers mit der **Pars basalis** des Os occipitale wird als **Clivus** bezeichnet. Öffnungen der hinteren Schädelgrube s. Abb. **36.7**.

Vom vorderen Rand des Foramen magnum zieht die **Pars basalis** des Os occipitale zum hinteren Abschnitt des Keilbeinkörpers (**Dorsum sellae**) und bildet so den Abhang (**Clivus**). Mit der äußeren Schädelbasis steht die Fossa cranii posterior über das Foramen jugulare und dem Canalis nervi hypoglossi in Verbindung, mit dem Innenohr über den Porus acusticus internus und die Apertura externus aquaeductus vestibuli (Abb. **36.7**). Sie endet am Sulcus sinus transversi und der Protuberantia occipitalis interna.

Basis cranii externa

Basis cranii externa

Die Basis cranii externa (Abb. **36.9**) wird ebenfalls in einen vorderen, mittleren und hinteren Abschnitt gegliedert.

Auch die äußere Schädelbasis (Basis cranii externa, Abb. **36.9**) wird in einen vorderen, einen mittleren und einen hinteren Abschnitt aufgegliedert, wobei der vordere Abschnitt strenggenommen dem Viszerokranium zuzurechnen ist.

Vorderer Abschnitt: Er besteht aus dem **Palatum durum** (aus dem Proc. palatinus maxillae und der Lamina horizontalis ossis palatini) mit dem **Foramen palatinum majus**, den **Foramina palatina minora** und der **Fossa incisiva** und dem Foramen incisivum.

Vorderer Abschnitt: Er wird vom harten Gaumen (**Palatum durum**) gebildet, der zu ¾ aus dem **Proc. palatinus** der Maxilla (inkl. Os incisivum) und zu ¼ aus der **Lamina horizontalis** des Gaumenbeins besteht. Die Verschmelzungsstelle des Os incisivum mit der Maxilla wird durch die **Fossa incisiva** (mit Foramen incisivum) markiert. An der Kontaktstelle von Maxilla und Os palatinum liegen das **Foramen palatinum majus** und kleinere **Foramina palatina minora** (Tab. **36.4**). Der Gaumen endet dorsal an den **Choanen**, die die Verbindung zur Nasenhöhle darstellen.

▶ Merke.

▶ Merke. Der vordere Abschnitt der Basis cranii externa bildet den Boden der Nasen- und das Dach der Mundhöhle.

Mittlerer Abschnitt: Der **Proc. pterygoideus** des Keilbeins mit der die **Fossa pterygoidea** begrenzenden **Lamina medialis** und **lateralis** schließt dorsal an das Gaumenbein an. Kranial liegen Ala major und Corpus ossis sphenoidalis und die Unterfläche der Pars petrosa ossis temporalis sowie seitlich die Pars squamosa und tympanica. Die **Fossa articularis** des Kiefergelenks weist vorne das Tuberculum articulare und hinten die **Fissura petrotympanica** (Glaser-Spalte) auf (Abb. **36.8**).

Mittlerer Abschnitt: Der mittlere Abschnitt schließt sich dorsal an das Os palatinum an. Die auffälligste Struktur ist der die Choanen flankierende **Proc. pterygoideus** des Os sphenoidale. Er geht in zwei dünne Platten über (**Lamina medialis** und **lateralis**), die die flache **Fossa pterygoidea** begrenzen. Seitlich bzw. oberhalb der beiden Procc. pterygoidei liegen Corpus und die paarige Ala major ossis sphenoidalis sowie die Unterfläche des **Os temporale** mit der Basis der Pars petrosa, dem Proc. mastoideus, dem Proc. styloideus und seitlich der Pars squamosa und der Pars tympanica. Medial des Proc. styloideus ist die **Fossa jugularis** ausgeprägt.
Eine wichtige Nahtstelle zwischen der Pars tympanica und der Pars squamosa ossis temporalis ist die **Fissura petrotympanica** (Glaser-Spalte) hinter der **Fossa articularis** des Kiefergelenks, durch die die Chorda tympani in Richtung N. lingualis zieht (Abb. **37.18**).

Die zahlreichen Öffnungen mit den durchtretenden Leitungsbahnen sind in Abb. **36.8** aufgelistet.

▸ Klinik. Die perlschnurartig aufgereihten Öffnungen des Mittelbereichs der Schädelbasis bedingen eine gewisse Instabilität bei mechanischen Belastungen und geben damit den Verlauf von Frakturlinien (und ggf. Verletzungen der durchtretenden Leitungsbahnen) vor.

▸ Klinik.

36.8 Öffnungen der Schädelbasis mit durchtretenden Strukturen* (Teil III)

Öffnung/Kanal	Lokalisation	verbundene Räume	durchtretende Strukturen
Basis cranii externa			
vorderer Abschnitt:			
Fossa incisiva, Foramen palatinum majus, Foramina palatina minora			
mittlerer Abschnitt:			
Fissura orbitalis inferior	zwischen Ala major ossis sphenoidalis und Pars orbitalis maxillae	Fossa pterygopalatina – Orbita	▪ N. infraorbitalis, N. zygomaticus, (Äste aus V_2) ▪ A. infraorbitalis (Ast der A. maxillaris), V. ophthalmica inferior
Canalis pterygoideus	zieht durch die Wurzel des Processus pterygoideus	Foramen lacerum – Fossa pterygopalatina	▪ N. petrosus major (parasympathischer Ast des N. facialis) ▪ N. petrosus profundus (sympathische Fasern aus dem Plexus caroticus)
Fissura petrotympanica (Glaser-Spalte)	Os temporale zwischen Pars petrosa und Pars tympanica, dorsomedial der Fossa mandibularis	Canalis nervi facialis – Fossa infratemporalis	▪ Chorda tympani ▪ A. tympanica anterior
Canaliculus mastoideus	Fossa jugularis (Pars petrosa ossis temporalis)	Basis cranii externa – Meatus acusticus externus	▪ R. auricularis n. vagi (sensibler Ast des N. vagus, X)
Canaliculus tympanicus	Fossula petrosa (Os temporale zwischen Fossa jugularis und Apertura externa canalis carotici)	Basis cranii externa – Cavitas tympanica	▪ N. tympanicus (parasympathischer Ast des N. glossopharyngeus, IX)
Apertura externa canaliculi cochleae	Os temporale nahe der Fossula petrosa	Basis cranii externa – Auris interna	▪ Aqueductus cochleae
Foramen stylomastoideum	Os temporale zwischen Proc. mastoideus und Proc. styloideus	Öffnung des Canalis n. facialis (s. o.)	▪ N. facialis (VII) ▪ A. stylomastoidea
Canalis musculotubarius	Os temporale: Eingang vor der Apertura externa canalis carotici	Basis cranii externa – Cavitas tympanica	▪ M. tensor tympani im kranial gelegenen Semicanalis m. tensoris tympani ▪ Tuba auditiva im kaudal gelegenen Semicanalis tubae auditivae
hinterer Abschnitt:			
Canalis condylaris	Condyli occipitales	Fossa condylaris – Diploe	V. emissaria condylaris
Foramen mastoideum	Os temporale; dorsal von Proc. mastoideus	Basis cranii externa – Sulcus sinus sigmoidei	V. emissaria

** Die Öffnungen, die sowohl von der Innen- als auch von der Außenseite der Schädelbasis aus sichtbar sind, werden hier lediglich bei der Basis cranii interna aufgeführt.*

Für Strukturen des vorderen Abschnittes siehe auch Tab. **36.5**.

36.9

36.9 Basis cranii externa

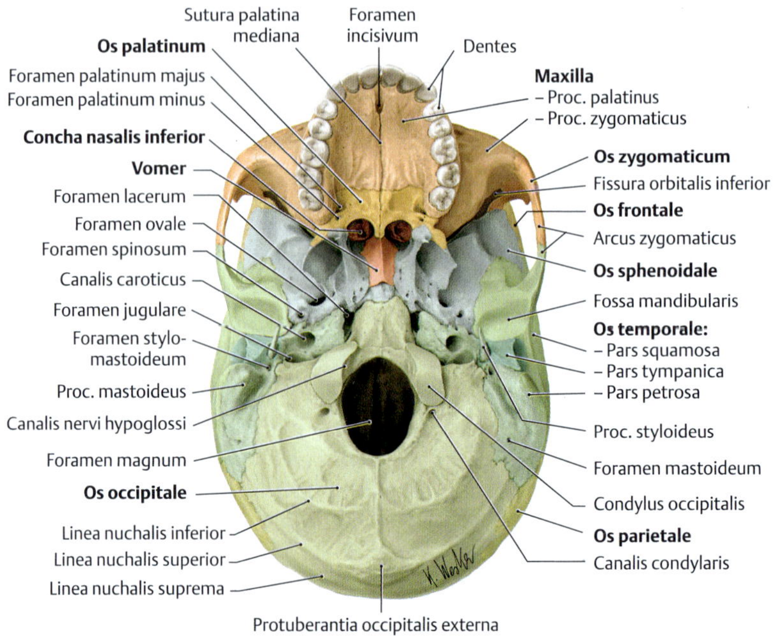

Knochen der Basis cranii externa von unten.

Quelle: Schünke M, Schulte E, Schumacher U. PROMETHEUS LernAtlas der Anatomie, Kopf, Hals und Neuroanatomie. Illustrationen von Voll M u. Wesker K. 6. Aufl. Stuttgart: Thieme; 2022

Hinterer Abschnitt: Um das **Foramen magnum** liegen Abschnitte des **Os occipitale**. Die Condyli occipitales enthalten den **Canalis nervi hypoglossi** und je einen **Canalis condylaris** (Tab. **36.1** und Abb. **36.8**).

Hinterer Abschnitt: Er wird vom **Os occipitale** mit der Pars basilaris, den paarigen Partes laterales mit den Condyli occipitales und der Squama occipitalis mit der Protuberantia occipitalis externa gebildet, die das **Foramen magnum** umfassen. Weitere Öffnungen in diesem Bereich sind die in den Condyli occipitales liegenden **Canalis condylaris** (Emissarium) und **Canalis nervi hypoglossi** (Tab. **36.1** und Abb. **36.8**).

► Klinik.

► Klinik. Wie in anderen Bereichen der Schädelbasis sind durch Einwirkung großer Kräfte auf die Kalotte (s. o.) auch Impressionsfrakturen der Umrandung des Foramen magnum möglich (z. B. beim **Sturz auf den Kopf** aus großer Höhe).
Bei einem **Sturz auf Beine** oder **Gesäß** kann es zur Einrammung von Wirbelsäule und Umgebung des Foramen magnum in die hintere Schädelhöhle kommen.

36.1.3 Gesichtsschädel (Viscerocranium)

Das Viszerokranium setzt sich aus den in Tab. **36.4** aufgeführten Knochen zusammen.

36.1.3 Gesichtsschädel (Viscerocranium)

Das Viszerokranium setzt sich aus folgenden Knochen zusammen (Tab. **36.4**):

- Jochbein (**Os zygomaticum**), paarig,
- Tränenbein (**Os lacrimale**), paarig,
- Nasenbein (**Os nasale**), paarig,
- untere Nasenmuschel (**Concha nasalis inferior**), paarig,
- Pflugscharbein (**Vomer**), unpaar,
- Oberkiefer (**Maxilla**), unpaar,
- Gaumenbein (**Os palatinum**), paarig
- Unterkiefer (**Mandibula**), unpaar und
- Siebbein (**Os ethmoidale** (S. 942)), alle Anteile bis auf Lamina cribrosa (s. Tab. **36.1**), unpaar.

► Klinik.

► Klinik. Impressionsfrakturen im Bereich des Viszerokraniums können z. B. auftreten bei einem Sturz auf die **Nase** (Einrammung der Crista galli in die vordere Schädelgrube) oder einem Sturz auf den **Unterkiefer** (Unterkieferkopf dringt in die Schädelhöhle ein).

36.10 Schädelbasis mit Durchtrittsstellen für Leitungsbahnen und durchtretende Strukturen

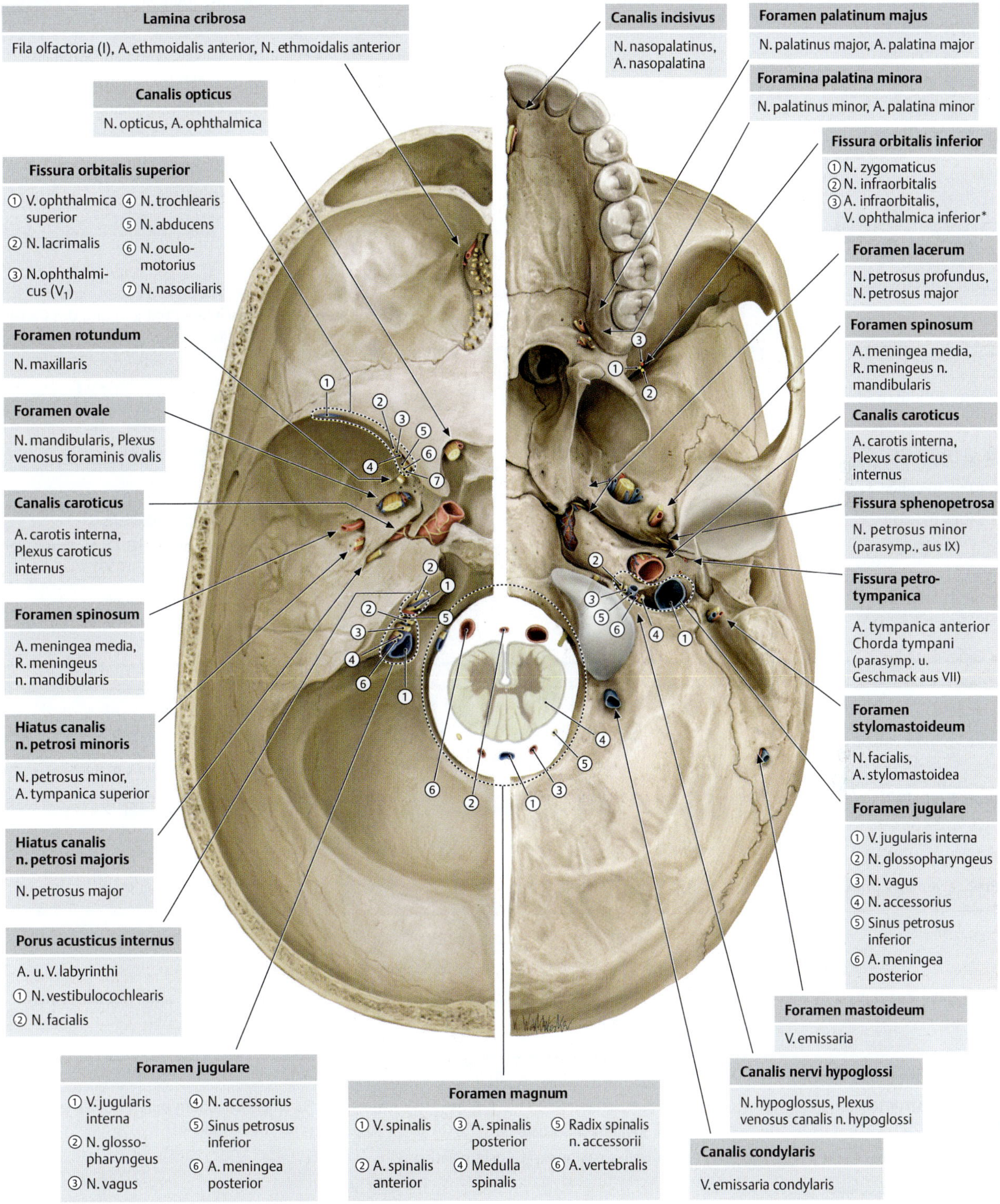

Schädelbasis in der Ansicht von innen (linke Bildhälfte) und außen (rechte Bildhälfte) mit wichtigen Durchtrittsstellen für Leitungsbahnen.
* Die V. ophthalmica inferior ist bei dieser Darstellung verdeckt.

Quelle: Schünke M, Schulte E, Schumacher U. PROMETHEUS LernAtlas der Anatomie, Kopf, Hals und Neuroanatomie. Illustrationen von Voll M u. Wesker K. 6. Aufl. Stuttgart: Thieme; 2022

36.4 Knochen des Viszerokraniums

Abschnitte	Fortsätze/Erhebungen	Einsenkungen/Öffnungen
Os zygomaticum (Jochbein)		
▪ Facies orbitalis ▪ Facies temporalis ▪ Facies lateralis	▪ Proc. frontalis ▪ Proc. temporalis	▪ Foramen u. Canalis zygomaticoorbitalis ▪ Foramen u. Canalis zygomaticotemporalis ▪ Foramen u. Canalis zygomaticofacialis
Os lacrimale (Tränenbein)		
	▪ Crista lacrimalis posterior mit Hamulus lacrimalis	▪ Fossa sacci lacrimalis ▪ Canalis nasolacrimalis
Os nasale (Nasenbein)		
	▪ Sutura nasomaxillaris u. nasofrontalis	
Concha nasalis inferior (untere Nasenmuschel)		
	▪ Proc. lacrimalis ▪ Proc. maxillaris ▪ Proc. ethmoidalis	▪ Meatus nasi inferior mit Öffnung des Canalis nasolacrimalis
Vomer (Pflugscharbein)		
	▪ Alae vomeris	▪ Sulcus vomeris
Maxilla (Oberkiefer)		
Corpus maxillae		▪ Sinus maxillaris
▪ Facies nasalis	▪ Crista conchalis	▪ Hiatus (semilunaris) maxillaris ▪ Sulcus lacrimalis bildet mit Os lacrimale den Canalis nasolacrimalis (S. 1037)
▪ Facies orbitalis	▪ Margo infraorbitalis	▪ Sulcus u. Canalis infraorbitalis ▪ Fissura orbitalis inferior
▪ Facies anterior	▪ Spina nasalis anterior	▪ Incisura nasalis ▪ Fossa canina ▪ Foramen infraorbitale*
▪ Facies infratemporalis	▪ Tuber maxillae	▪ Foramina alveolaria u. Canales alveolares ▪ Sulcus u. Canalis palatinus major*
Proc. frontalis	▪ Crista lacrimalis ▪ Crista ethmoidalis	▪ Incisura lacrimalis
Proc. zygomaticus		
Proc. alveolaris (maxillae)	▪ Arcus alveolaris ▪ Alveoli dentales ▪ Septa interalveolaria bzw. interradicularia ▪ Juga alveolaria	▪ Foramen palatinum majus*
Proc. palatinus mit Os incisivum	▪ Sutura palatina mediana u. transversa ▪ Crista nasalis	▪ Fossa incisiva mit paarigem Canalis incisivus* ▪ Sulci palatini
Os palatinum (Gaumenbein)		
Lamina horizontalis	▪ Crista nasalis ▪ Spina nasalis posterior ▪ Facies palatina mit Crista palatina	▪ Foramen palatinum minus* u. Canalis palatinus minor (paarig)
Lamina perpendicularis		
▪ Facies nasalis	▪ Crista conchalis u. Crista ethmoidalis ▪ Proc. orbitalis u. sphenoidalis mit Incisura sphenopalatina	▪ Incisura sphenopalatina*
▪ Facies maxillaris	▪ Proc. pyramidalis	▪ Sulcus palatinus major*
Mandibula (Unterkiefer)		
Corpus mandibulae	▪ Angulus mandibulae ▪ Symphysis mentalis ▪ Protuberantia mentalis ▪ Tuberculum mentale	

36.4 Knochen des Viszerokraniums (Fortsetzung)

Abschnitte	Fortsätze/Erhebungen	Einsenkungen/Öffnungen
▪ Basis mandibulae	außen: ▪ Linea obliqua innen: ▪ Spinae mentales ▪ Linea mylohyoidea	außen: ▪ Foramen mentale innen: ▪ Fossa digastrica ▪ Fovea sublingualis u. submandibularis
▪ Pars alveolaris	▪ Arcus alveolaris ▪ Septa interalveolaria	▪ Alveoli dentales
R. mandibulae		
▪ Innenfläche	▪ Lingula mandibulae ▪ Tuberositas pterygoidea	▪ Foramen mandibulae* ▪ Canalis mandibulae* ▪ Sulcus mylohyoideus
▪ Außenfläche	▪ Tuberositas masseterica	
▪ Proc. coronoideus		
▪ Incisura mandibulae		
▪ Proc. condylaris	▪ Caput mandibulae ▪ Collum mandibulae	▪ Fovea pterygoidea

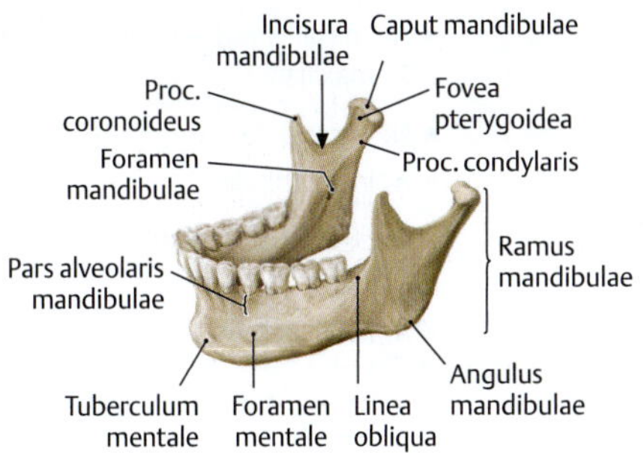

Mandibula
Ansicht des Unterkieferknochens von schräg links.

Quelle: Schünke M, Schulte E, Schumacher U. PROMETHEUS LernAtlas der Anatomie, Kopf, Hals und Neuroanatomie. Illustrationen von Voll M u. Wesker K. 6. Aufl. Stuttgart: Thieme; 2022

Abschnitte	Fortsätze/Erhebungen	Einsenkungen/Öffnungen
Os ethmoidale (Siebbein)**		
Lamina perpendicularis	▪ Crista galli	
Labyrinthus ethmoidalis	▪ Cellulae ethmoidales anteriores (mit Bulla ethmoidalis), mediae, posteriores	
Lamina orbitalis		▪ Foramen ethmoidale anterius (S. 1037) u. posterius
mediale Wand	▪ Conchae nasales superior u. media mit Meatus nasi superior u. medius ▪ Proc. uncinatus ▪ Infundibulum ethmoidale	▪ Hiatus semilunaris

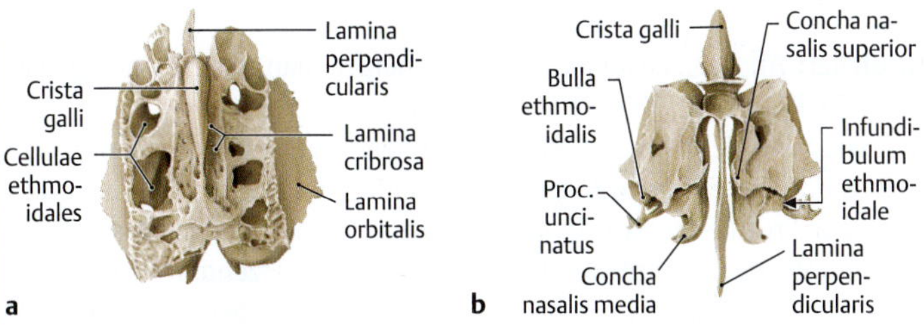

Os ethmoidale
Ansicht des Siebbeins von kranial (**a**) und dorsal (**b**)

Quelle: Schünke M, Schulte E, Schumacher U. PROMETHEUS LernAtlas der Anatomie, Kopf, Hals und Neuroanatomie. Illustrationen von Voll M u. Wesker K. 6. Aufl. Stuttgart: Thieme; 2022

* Die Strukturen, die diese Öffnungen durchziehenden, werden in Tab. **36.5** beschrieben.
** Die Lamina cribrosa ossis ethmoidalis als Teil des Neurokraniums ist in Tab. **36.1** aufgeführt.

36.5 Öffnungen im Viszerokranium mit durchtretenden Leitungsbahnen

Öffnung/Kanal	Lokalisation	verbundene Räume/Flächen	durchtretende Leitungsbahnen
Canalis mandibulae	zwischen Foramen mandibulae und Foramen mentale	Innenseite des R. – Außenfläche des Corpus mandibulae	▪ N. alveolaris inferior (Ast des N. mandibularis = V_3) ▪ A. und V. alveolaris inferior
Foramen mentale	Mandibula	Canalis mandibulae – Außenfläche des Corpus mandibulae	▪ N. mentalis (Endast des N. alveolaris inferior) ▪ R. mentalis (aus A. alveolaris inferior)
Fossa incisiva und Canales incisivi über Foramina incisiva	zwischen Os incisivum und Proc. palatinus maxillae	Cavitas nasi – Cavitas oris	▪ N. nasopalatinus (Ast des N. maxillaris = V_2)
Foramen palatinum majus und minus mit Canalis palatinus major bzw. Canales palatini minores	zwischen Proc. palatinus maxillae und Lamina horizontalis ossis palatini	Fossa pterygopalatina – Cavitas oris	▪ N. palatinus major und Nn. palatini minores (aus N. maxillaris, V_2), ▪ gleichnamige Gefäße ▪ A. palatina descendens
Foramen sphenopalatinum	zwischen Lamina perpendicularis ossis palatini und Corpus ossis sphenoidale	Fossa pterygopalatina – Cavitas nasi	▪ Rr. nasales posteriores superiores u. inferiores (aus V_2), begleitende Fasern aus dem Ggl. pterygopalatinum ▪ A. sphenopalatina ▪ Aa. nasales posteriores (Äste der A. maxillaris)
Foramen (Canalis) infraorbitale (-is)	Corpus maxillae	Maxilla (Außenfläche) – Orbita	▪ N. infraorbitalis ▪ A. infraorbitalis
Sulcus lacrimalis (Canalis nasolacrimalis)	Os lacrimale	Orbita – Meatus nasi inferior	▪ Ductus nasolacrimalis
Fissura pterygomaxillaris	zwischen Tuber maxillae und Lamina lateralis des Proc. pterygoideus	Fossa pterygopalatina – Fossa infratemporalis	▪ A. maxillaris

36.1.4 Funktionelle Anatomie des Schädels

Der Schädel stellt eine **Pfeiler-Kuppel-Konstruktion** dar. Der Kaudruck wird in vertikale und horizontale Komponenten aufgegliedert (Pfeiler), an denen der Knochen entsprechend den Spannungslinien verstärkt ist. An weniger druckbelasteten Stellen wird z. B. durch Pneumatisation oder Abplattung seine Masse reduziert. Die Knochenverbindungen, -form und der Wechsel zwischen Verstärkungs- und Abschwächungszonen verleiht dem Schädel eine beträchtliche Druckelastizität.

Verstärkungspfeiler und Schwachstellen der Schädelbasis

Verstärkungspfeiler: Die Schädelbasis ist als Rahmenkonstruktion angelegt:
- **Längsverstrebungen** des Rahmens sind die kleinen Keilbeinflügel, der Keilbeinkörper, der Clivus und die Pars basilaris sowie die Squama des Os occipitale.
- **Querverstrebungen** liegen in der Ala minor des Keilbeins und der Pars petrosa des Schläfenbeins.

36.1.4 Funktionelle Anatomie des Schädels

Der Schädel stellt biomechanisch eine **Pfeiler-Kuppel-Konstruktion** mit innerer Zuggurtung durch die Durasepten dar, vgl. Falx cerebri bwz. Tentorium cerebelli (S. 1139): Die Drücke, die z. B. beim Kauen entstehen, werden durch senkrechte und horizontale Verstrebungen in Vektoren aufgegliedert und in die (kuppelförmige) Kalotte übergeleitet. Mit bestimmten biomechanischen Verfahren sind die Verstärkungspfeiler direkt am Knochen nachweisbar; sie sind dort auch durch besondere Dicke und druckangepasste Form ausgezeichnet.
Durch die Leichtbauweise, erzielt durch Pneumatisation (Abb. **39.9**) und platte Knochen der Kalotte (S. 933), besitzt der Schädel bei relativ geringer Knochenmasse eine hohe Stabilität und Verformbarkeit. Von außen einwirkende mechanische Gewalt wird sehr viel schlechter abgefangen als physiologische Belastungsformen (z. B. Kaudruck).

Verstärkungspfeiler und Schwachstellen der Schädelbasis

Verstärkungspfeiler: An der Schädelbasis unterscheidet man Längs- und Querverstrebungen, die die Kuppel der Kalotte unterfangen:
- Die **Längsverstrebung** zieht von den kleinen Keilbeinflügeln und dem Keilbeinkörper zum Clivus und das Foramen magnum umrandend in die Pars basilaris des Os occipitale bis zur Protuberantia occipitalis interna. Von dort erreicht sie entlang der Sutura sagittalis den Stirnpfeiler. Durch die innen ansetzenden Faserzüge der Dura mater encephali, vgl. Falx cerebri bzw. Tentorium cerebelli (S. 1139), erhält diese Längsverstrebung eine zusätzliche Stabilisierung durch Zuggurtung.
- Die **Querverstrebungen** beider Seiten liegen in der Ala minor des Keilbeins und der Pars petrosa des Os temporale vor. Ein **vorderer Querbalken** befindet sich an der Grenze von vorderer zu mittlerer Schädelgrube, ein **hinterer Querbalken** entlang des Felsenbeinfirsts.

36.11 Verstärkungspfeiler und Schwachstellen der Schädelbasis

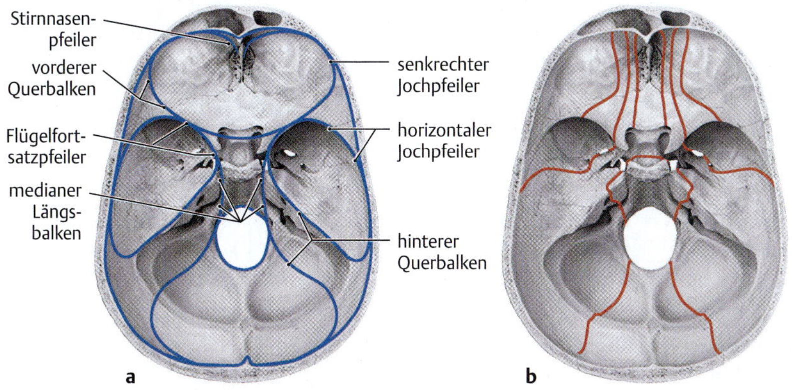

a Ansicht der Schädelbasis von innen mit Darstellung der Verstärkungspfeiler
b und Schwachstellen.

Quelle: Schünke M, Schulte E, Schumacher U. PROMETHEUS LernAtlas der Anatomie, Kopf, Hals und Neuroanatomie. Illustrationen von Voll M u. Wesker K. 6. Aufl. Stuttgart: Thieme; 2022

Schwachstellen: Die vor allem im Bereich der vorderen und mittleren Schädelgrube perlschnurartig hintereinander gereihten Öffnungen und Durchtrittstellen in der Schädelbasis stellen biomechanische Schwachpunkte dar, die den Verlauf von Frakturlinien bei Schädelbasisbrüchen vorgeben. Weitere bruchgefährdete Strukturen der Schädelbasis sind in Tab. **36.6** aufgeführt.

Schwachstellen: Schwachstellen wie die zahlreichen Öffnungen in der mittleren Schädelgrube geben den Verlauf von Frakturlinien vor (Tab. **36.6**).

36.6 Schwachstellen der Schädelbasis

Schädelgrube	bruchgefährdeter Bereich
Vordere Schädelgrube	▪ Orbita-Dach (teils papierdünn) ▪ Lamina cribrosa
Mittlere Schädelgrube	▪ Foramina! ▪ Boden der Fossa hypophysialis ▪ Keilbeinhöhlen
Hintere Schädelgrube	▪ dünne Bereiche der Squama occipitalis

36.6

▸ Klinik. **Schädelbasisbrüche**, die häufig als **Berstungsbrüche** durch breitflächige Gewalteinwirkung auf die Kalotte (s. o.) hervorgerufen werden, führen je nach Lokalisation zu sehr unterschiedlichen Symptomen (S. 934):

- Bei einer Fraktur im Bereich der Lamina cribrosa kommt es leicht zu Duraeinrissen mit Eröffnung des Subarachnoidalraums (S. 1139), die sich durch Liquoraustritt aus der Nase (**Rhinoliquorrhoe**) äußern.
- Ein **Brillen-** oder **Monokelhämatom** tritt bei Verletzungen der V. opthalmica superior in der Fissura orbitalis superior oder der Orbitawände (S. 1036) auf.
- Frakturen des Felsenbeins im Medialbereich (z. B. bei seitlicher Gewalteinwirkung) können zu Blutungen in die Paukenhöhle (**Hämatotympanon**) führen.

▸ Klinik.

Verstärkungspfeiler des Gesichtsschädels

Im Gesichtsschädel unterscheidet man 3 Pfeiler:

- einen **Stirnnasenpfeiler** für die Aufnahme des Kaudrucks der Frontal- und Eckzähne und Weiterleitung über den Proc. frontalis maxillae in die Stirnbeinschuppe,
- beiderseits einen **vertikalen Jochpfeiler** für die Ableitung des Kaudrucks der Prämolaren über den Proc. zygomaticus des Os frontale in die seitliche Stirn- und Schläfenregion und
- beiderseits einen **horizontalen Jochpfeiler** für die Aufnahme des Kaudrucks aus den Molaren und Weiterleitung über den Proc. zygomaticus maxillae in die Überaugenregion.

Entsprechend den niedrigeren Kaudrücken ist bei Frauen die Überaugenregion sehr viel graziler als bei Männern (Robustizitätsmerkmal).

Verstärkungspfeiler des Gesichtsschädels

Die Pfeiler des Gesichtsschädels sind:

- ein Stirnnasenpfeiler,
- die vertikalen Jochpfeiler und
- der horizontale Jochpfeiler.

36.12

36.12 Verstärkungspfeiler des Gesichtsschädels

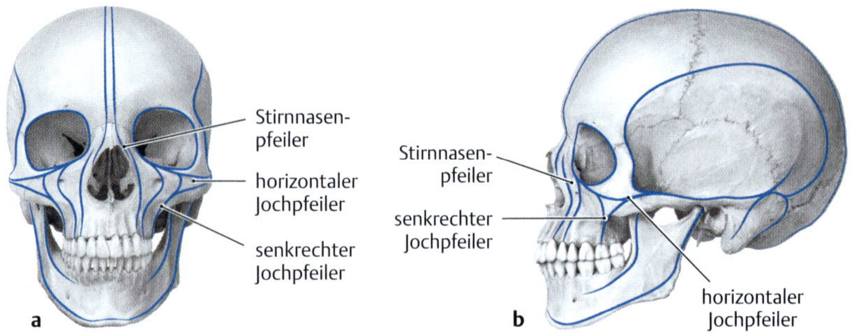

a Ansicht des Schädels von frontal
b und lateral.

Quelle: Schünke M, Schulte E, Schumacher U. PROMETHEUS LernAtlas der Anatomie, Kopf, Hals und Neuroanatomie. Illustrationen von Voll M u. Wesker K. 6. Aufl. Stuttgart: Thieme; 2022

▸ Klinik.

▸ Klinik. Schädelfrakturen im Bereich des Gesichts können in Form von **Impressionsfrakturen** (z. B. der Stirn, der Siebbeinzellen, des Jochbogens) vorkommen, die oft direkt oder indirekt zu einer Verlagerung des Augapfels führen. Die Versetzung der Sehachsen führt dann zu Doppelbildern. Schädelfrakturen (Gesichtsschädel) werden entsprechend ihrem Ausmaß nach LeFort I-III eingeteilt.

Schwachstellen im Pfeilersystem des Schädels geben die typischen Frakturlinien bei Gesichtsfrakturen (Einteilung nach **Le Fort**, Abb. **36.13**) vor.

Bei einem Bruch **Le Fort I** zieht sich die Bruchlinie quer durch die Maxilla oberhalb des harten Gaumens, d. h. es kommt zum Abriss des Oberkiefers mit Verletzung der Kieferhöhle (sog. unterer Querbruch).

Bei **Le Fort II** geht die Bruchlinie durch die Nasenwurzel, beiderseits durch das Siebbein, Oberkiefer und Jochbein, d. h. der mediale Orbitabereich ist mit beteiligt. Verläuft die Bruchlinie bei einer Mittelgesichtsfraktur durch das Foramen infraorbitale (S. 944), kann der dort austretende N. infraorbitalis verletzt werden und sich klinisch als Hypästhesie in seinem Versorgungsgebiet äußern.

Bei schwersten Formen (**Le Fort III**) wird das gesamte Viszerokranium von der Schädelbasis abgesprengt; die Bruchlinie zieht dann durch die Orbitae, oft bis hin zur Stirn- und Keilbeinhöhle und den benachbarten Knochen.

36.13 Mittelgesichtsfrakturen (Einteilung nach Le Fort)

Quelle: Schünke M, Schulte E, Schumacher U. PROMETHEUS LernAtlas der Anatomie, Kopf, Hals und Neuroanatomie. Illustrationen von Voll M u. Wesker K. 6. Aufl. Stuttgart: Thieme; 2022

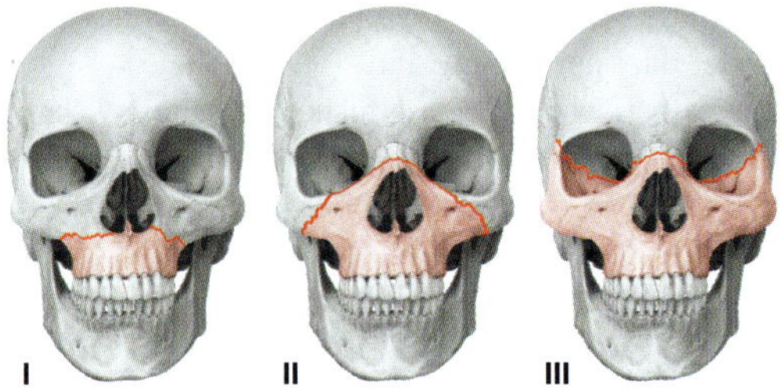

36.1.5 Topografische Anatomie des Schädels

Vorderansicht (Norma frontalis)

Die Vorderansicht des Schädels wird durch folgende Knochen aufgebaut, die damit die **Grundlage des Gesichts** bilden (s. auch Abb. **36.2a**):

- Os frontale,
- Os nasale,
- Os zygomaticum,
- Maxilla und
- Mandibula.

In dieser Ebene liegen der Zugang zur Augenhöhle, sog. **Aditus orbitae** (S. 1037) und die **Apertura piriformis** (S. 1027), der Zugang zur Nasenhöhle (Cavitas nasi).

In den Knochen befinden sich kleinere **Öffnungen**: Incisura supraorbitalis/Foramen supraorbitale, Incisura infraorbitalis/Foramen infraorbitale und Foramen mentale, die Durchtrittsstellen von gleichnamigen Nerven aus dem 1., 2. u. 3. Hauptast des N. trigeminus, sog. Valleix-Druckpunkte (S. 977).

Ausgehend vom oberen Rand des Os nasale zieht der Augenbrauenbogen (**Arcus superciliaris**) parallel zur Margo supraorbitalis nach lateral. Die zwischen den Ansätzen der Augenbrauenbögen gelegene ebene Fläche wird als Stirnglatze (**Glabella**) bezeichnet.

Seitenansicht (Norma lateralis)

An der Seitenansicht des Schädels (Abb. **36.2b**) tritt im Bereich des Gesichtsschädels der Jochbogen (**Arcus zygomaticus**) prominent hervor (Frakturgefährdung!). Er besteht aus dem

- **Proc. frontalis** und **temporalis** des Os zygomaticum und den
- **Procc. zygomatici** des Os temporale, Os frontale und der Maxilla.

Der Jochbogen überspannt drei nach medial gelegene Vertiefungen, in denen Kaumuskeln und Leitungsbahnen liegen, zu Details (S. 1022):

- **Fossa temporalis** (Schläfengrube): Sie liegt zwischen Linea temporalis (oben) und Crista infratemporalis (unten) und geht nach unten in die Fossa infratemporalis über.
- **Fossa infratemporalis** (Unterschläfengrube): Der Raum unterhalb der Crista infratemporalis zwischen dem R. mandibulae (lateral) und dem Proc. pterygoideus (medial) steht sowohl mit der Fossa temporalis als auch mit der Fossa pterygopalatina in Verbindung.
- **Fossa pterygopalatina** (Flügelgaumengrube): Sie liegt unterhalb des Corpus ossis sphenoidalis zwischen Lamina perpendicularis des Gaumenbeins (medial), Proc. pterygoideus und Facies maxillaris der Ala major des Keilbeins (hinten) sowie Corpus maxillae und Proc. orbitalis ossis palatini (vorn). Nach seitlich öffnet sie sich durch die enge **Fissura pterygomaxillaris** zur Fossa infratemporalis und besitzt zahlreiche weitere Öffnungen, durch die Leitungsbahnen in verschiedene Richtungen ziehen (S. 1022).

36.2 Mimische Muskulatur

36.2.1 Funktion, Lage und Anordnung

Funktion: Das Gesicht, dessen äußere Form v. a. durch knöcherne Grundlagen (s. o.) bedingt wird, erhält seinen individuellen Charakter wesentlich durch den Tonus bzw. die Aktivität der **mimischen Muskulatur** (Öffnung und Stellung der Lid- und Mundspalte).

Weiterhin spielen **Augenausdruck**, Ausprägung der **Falten**, wie z. B. der Nasenwangenfurche (Sulcus nasolabialis) oder der Kinnlippenfurche (Sulcus mentolabialis und Philtrum) sowie die **Beschaffenheit der Gesichtshaut** eine Rolle.

36.1.5 Topografische Anatomie des Schädels

Vorderansicht (Norma frontalis)

Die Vorderansicht des Schädels und damit die **Grundlage des Gesichts** wird durch folgende Knochen gebildet (s. Abb. **36.2a**):

- Os frontale,
- Os nasale,
- Os zygomaticum,
- Maxilla und
- Mandibula.

Ihre **Öffnungen** sind:

- **Aditus orbitae** (S. 1037) (Eingang der Augenhöhle),
- **Apertura piriformis** (S. 1027) (Zugang zur Nasenhöhle),
- Incisura supraorbitalis/Foramen supraorbitale,
- Incisura infraorbitalis/Foramen infraorbitale und
- Foramen mentale.

Seitenansicht (Norma lateralis)

In der Seitenprojektion (Abb. **36.2b**) tritt der **Arcus zygomaticus** hervor.

Unter dem Arcus zygomaticus liegen drei Vertiefungen, Details (S. 1022):

- **Fossa temporalis** (Schläfengrube),
- **Fossa infratemporalis** (Unterschläfengrube) und
- **Fossa pterygopalatina** (Flügelgaumengrube).

36.2 Mimische Muskulatur

36.2.1 Funktion, Lage und Anordnung

Funktion: Form und vor allem Ausdruck des Gesichts werden im Wesentlichen vom Tonus bzw. der Aktivität der mimischen Muskulatur (vor allem des Augen- und Mundbereichs) bestimmt.

36.14 Übersicht über die Gesichtsmuskulatur (Teil I)

Muskel	Ursprung	Ansatz	Funktion
Muskeln des Schädeldachs (Mm. epicranii)			
M. occipitofrontalis			
▪ Venter frontalis	Haut über Margo supraorbitalis	Galea aponeurotica (flächenhafte Sehne, die mit der Kopfhaut zur Kopfschwarte verbunden ist)	Hochziehen der Augenbrauen, Stirnrunzeln
▪ Venter occipitalis	Linea nuchae suprema des Os occipitalis		Glättung der Stirnfalten
M. temporoparietalis	seitlich, variierend		(keine mimische Funktion)
Muskeln der Lidspalte			
M. corrugator supercilii	Os frontale (oberhalb Radix nasi)	Augenbrauenhaut	Zusammenziehen der Stirnhaut (Bildung senkrechter Falten auf Glabella)
M. orbicularis oculi			
▪ Pars palpebralis	medialer Augenwinkel	Lidhaut	Lidschlag
▪ Pars orbitalis		umfasst das Auge entlang des Orbitalrandes	„Zukneifen" der Augen
▪ Pars lacrimalis		Lidränder	Kontakt der Lidränder mit dem Augapfel
M. depressor supercilii	mediale Abspaltung der Pars orbitalis des M. orbicularis oculi	med. Drittel der Haut der Augenbraue	erzeugt durch Herabziehen der Augenbraue eine Querfalte auf der Nasenwurzel
Muskeln der Nase			
M. procerus	Dorsum nasi	Stirnhaut	Bildung von Querfalten an der Radix nasi
M. nasalis			
▪ Pars transversa	oberhalb des Eckzahns	Nasenrücken	Herabziehen der Nasenspitze Verengung des Nasenlochs
▪ Pars alaris	oberhalb des seitlichen Schneidezahns	Nasenflügel	Erweiterung des Nasenlochs
M. depressor septi nasi	Alveolarknochen des mittleren Oberkiefer-Schneidezahns	Cartilago alaris major, Haut der medialen und hinteren Umrandung des Nasenlochs	Senkung der Nasenspitze
Muskeln des Mundes			
M. orbicularis oris	Ringmuskel mit tiefen Anteilen zu Maxilla, Mandibula und Nasenscheidewand	Mundspalte	Mundschluss, die Pars labialis bildet die Lippen
▪ Pars marginalis			
▪ Pars labialis			
M. levator labii superioris	Geht aus der Muskelmasse des M. orbicularis oculi hervor (Margo infraorbitalis)	Oberlippe	Heben der Oberlippe
M. levator labii superioris alaeque nasi	Geht aus der Muskelmasse des M. orbicularis oculi hervor (Maxilla, Proc. frontalis)	Nasenflügel und Oberlippe	Heben von Oberlippe und Nasenflügel

36.15 Übersicht über die Gesichtsmuskulatur (Teil II)

Muskel	Ursprung	Ansatz	Funktion
M. zygomaticus major	Os zygomaticum, Facies lateralis	Mundwinkel	Heraufziehen der Mundwinkel (nach kranial-lateral: „Lachmuskel")
M. zygomaticus minor	Geht aus dem M. orbicularis oculi hervor (Os zygomaticum, Facies lateralis)		
M. levator anguli oris	Maxilla, Fossa canina	Muskulatur der Oberlippe und Mundwinkel	Heraufziehen der Mundwinkel (nach kranial-medial)
M. risorius	Mundwinkel	Wangenhaut	Breitziehen des Mundes
M. buccinator	Corpus mandibulae, Maxilla, hinteres Ende des Proc. alveolaris, Fascia buccopharyngea	Mundwinkel, Mundhöhle, Verbindung zum M. orbicularis oris	Antagonist bzw. Agonist des M. orbicularis oris, bildet die Grundlage der Wangen, presst Luft aus, wichtig beim Kauen; „Trompeter-Muskel"
M. depressor anguli oris	Basis mandibulae	Mundwinkel und Unterlippe	Herabziehen der Mundwinkel
M. depressor labii inferioris	Basis mandibulae	Unterlippe	Herabziehen der Unterlippe
M. mentalis	Jugum alveolare des unteren lateralen Schneidezahns	Haut des Kinns	Heraufziehen der Kinnhaut
M. transversus mentis	Vorderer und seitlicher Unterkiefer	Mundwinkel	Raffung der Kinnhaut
Muskeln des äußeren Ohres			
M. auricularis anterior	Galea aponeurotica	Ohrmuschel (vorn)	nur schwach ausgeprägte Stellmuskeln, Beweglichkeit des menschlichen Ohres ist gering
M. auricularis superior		Ohrknorpel	
M. auricularis posterior		Hinterwand der Ohrmuschel	

Lage und Anordnung: Die mimischen Muskeln liegen **ohne Faszien** im subkutanen Fettgewebe. Bedeckt werden sie von der gut vaskularisierten Gesichtshaut, deren Elastizität altersabhängig ist. Die mimischen Muskeln inserieren über elastische Endsehnen in der Subkutis.

Zentrale Gebilde der mimischen Muskulatur sind die konzentrisch angeordneten oder zirkulär durchflochtenen **Ringmuskeln** um die Orbita- und Mundöffnung:

- **M. orbicularis oris** und
- **M. orbicularis oculi.**

Die meisten der übrigen mimischen Muskeln ändern von oben, unten und seitlich kommend die Zugrichtung dieser Ringmuskeln (Abb. **36.14**, Abb. **36.15** und Abb. **36.16**). Zu den mimischen Muskeln gehört auch das Platysma (S. 882).

▸ **Exkurs: SMAS – superfizielles muskuloaponeurotisches System.** Klinisch-anatomische Untersuchungen in der plastischen Chirurgie weisen auf das Vorhandensein eines sog. „superfiziellen muskuloaponeurotischen Systems" (**SMAS**) hin, das aus Faserzügen der Fascia temporalis superficialis (S. 1025), Fascia masseterica (S. 1025), Fascia parotidea (S. 1006) und den mimischen Muskeln sowie dem Platysma bestehen soll und das durch Raffung nach außen oben dem Gesicht jugendliche Straffheit verleiht. Anatomisch ist ein solches System schlecht definierbar, auch wenn kosmetisch-operative Eingriffe auf der Basis dieses Konzepts durchaus erfolgreich sein können.

Lage und Anordnung: Die mimischen Muskeln liegen **ohne Faszien** im subkutanen Fettgewebe.
Die an der Formung und Zugrichtung der beiden wesentlichen mimischen Ringmuskeln

- **M. orbicularis oculi** und
- **M. orbicularis oris**

beteiligten Muskeln sind in Abb. **36.14**, Abb. **36.15** und Abb. **36.16** zum Platysma (S. 882) dargestellt.

▸ Exkurs: SMAS – superfizielles muskuloaponeurotisches System.

36.16 Mimische Muskulatur

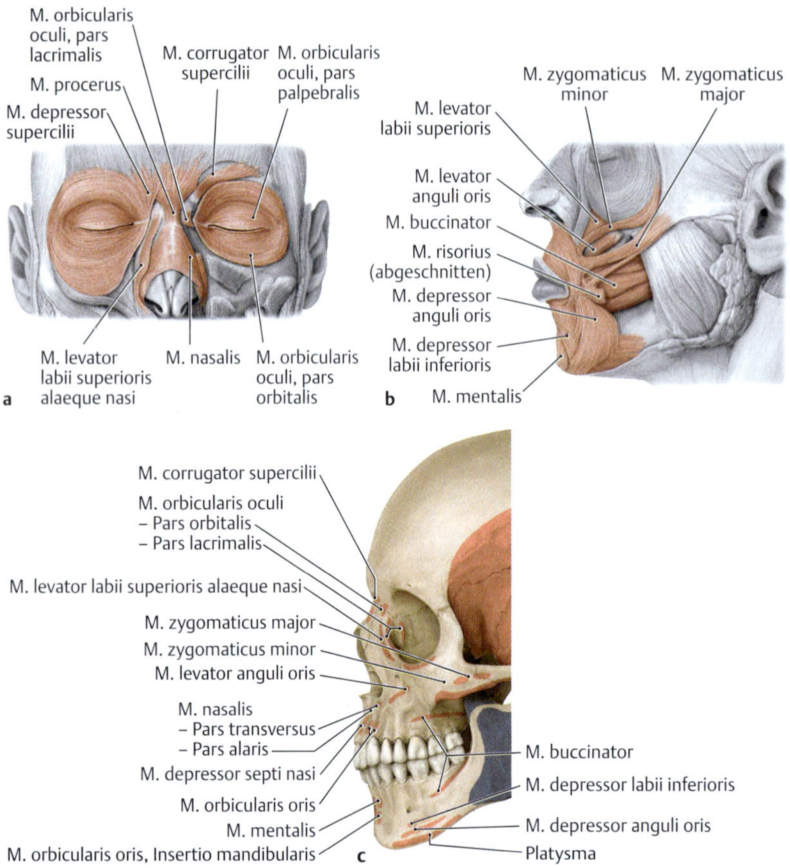

a Mimische Muskeln im Bereich der Lidspalte und der Nase in der Ansicht von ventral.
b Mimische Muskeln im Mund- und Wangenbereich in der Ansicht von links-lateral.
c Ursprung der mimischen Muskeln am Schädel in der Ansicht von lateral.

Quelle: Schünke M, Schulte E, Schumacher U. PROMETHEUS LernAtlas der Anatomie, Kopf, Hals und Neuroanatomie. Illustrationen von Voll M u. Wesker K. 6. Aufl. Stuttgart: Thieme; 2022

36.2.2 Gefäßversorgung und Innervation

Gefäßversorgung

Arterien: Die mimische Muskulatur als Teil des Gesichts wird vorwiegend aus Ästen der **A. facialis** aus der A. carotis externa (Tab. **37.1**) versorgt.

Die **A. temporalis superficialis** gibt ab:
- A. transversa faciei
- A. zygomaticoorbitalis

Weitere arterielle Gefäße entstammen der **A. ophthalmica**, **infraorbitalis** und **mentalis**.

Venen: Sie begleiten die gleichnamigen Arterien und münden über die **V. facialis** im Bereich des Trigonum submandibulare in die V. jugularis interna.

36.2.2 Gefäßversorgung und Innervation

Gefäßversorgung

Arterielle Versorgung: Die mimische Muskulatur wird wie die darunter gelegenen Strukturen und somit das Gesicht vorwiegend von Ästen der **A. facialis** aus der A. carotis externa versorgt (Tab. **37.1**). Die A. facialis läuft, vom Trigonum submandibulare kommend, am Vorderrand des M. masseter über den Rand des Unterkiefers und zieht meist stark geschlängelt nach medial kranial zum Augenwinkel, wo sie als **A. angularis** (S. 963) mit Endästen der A. ophthalmica (A. dorsalis nasi) in Verbindung steht. Zu den Lippen gibt sie je eine **A. labialis inferior** und **superior** ab, die einen arteriellen Gefäßkranz bilden (doppelseitige Unterbindung bei Lippenverletzungen erforderlich!). Weitere, nicht zum Gesicht ziehende Äste der A. facialis sind die A. palatina ascendens, Rr. tonsillares und die A. submentalis (in Trigonum submandibulare).
Von der **A. temporalis superficialis** (S. 962) geht unterhalb des Jochbogens die kleine **A. transversa faciei**, oberhalb des Jochbogens die **A. zygomaticoorbitalis** ab, die die seitliche Gesichtsregion versorgen. Die **Rr. frontalis** und **parietalis** versorgen die Kopfschwarte. Weitere Äste für den Gesichtsbereich entstammen den **Aa. ophthalmica** (aus der A. carotis interna), **infraorbitalis** und **mentalis** (aus der A. maxillaris, Tab. **37.1**).

Venöser Abfluss: Die **V. facialis** begleitet dorsal die Gesichtsarterie und mündet im Trigonum submandibulare (Tab. **34.5**) in die V. jugularis interna. Sie nimmt kleinere Äste auf: **Vv. palpebrales superiores** und **inferiores** aus den Augenlidern, **Vv. nasales externae** der Nasenflügel sowie **Vv. labiales superiores** und **inferiores** der Lippen.
Die **Vv. temporales superficiales**, **V. transversa faciei** und **Vv. maxillares** ziehen zur **V. retromandibularis**, die durch die Gl. parotidea nach kaudal Richtung Kieferwinkel und dort mit der V. facialis in die V. jugularis interna zieht.

36.17 Gefäßversorgung und Innervation des Gesichts

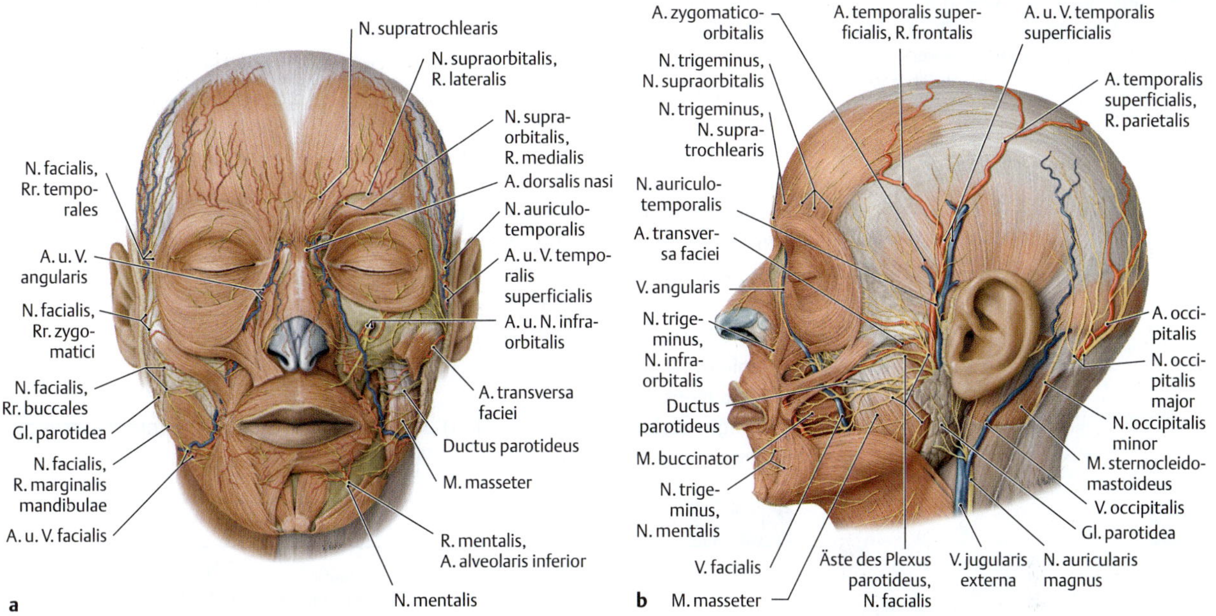

Neben den die mimische Muskulatur innervierenden Fazialisästen sind auch sensible Nerven zur Haut des Gesichts und zum Hinterhaupt dargestellt.

a Oberflächliche Leitungsbahnen des Kopfes in der Ansicht von ventral

b und links lateral.

Quelle: Schünke M, Schulte E, Schumacher U. PROMETHEUS LernAtlas der Anatomie, Kopf, Hals und Neuroanatomie. Illustrationen von Voll M u. Wesker K. 6. Aufl. Stuttgart: Thieme; 2022

Lymphabfluss: Die Lymphgefäße sammeln sich in variabel ausgeprägten Nll. buccales, parotidei superficiales und profundi, submandibulares und submentales, die mit den oberflächlichen und tiefen Halslymphknoten bzw. den Nll. retromandibulares in Verbindung stehen (Abb. **37.5**).

Lymphabfluss: Zum Lymphabfluss s. Abb. **37.5**.

Innervation

▸ Merke. Die gesamte mimische Muskulatur wird vom N. facialis, VII (S. 977) motorisch innerviert.

Der N. facialis tritt am Foramen stylomastoideum aus seinem Kanal im Os temporale aus und schwenkt bogenförmig nach ventral, wo er in der Gl. parotidea einen **Plexus parotideus** bildet. Zwischen oberflächlicher und tiefer Portion der Drüse treten diese Aufzweigungen am ventralen Rand aus und bilden die sog. **Gesichtsstrahlung**: Rr. temporales, zygomatici, buccales, R. marginalis mandibulae (und R. colli, Abb. **37.18**).

Der N. facialis bildet nach Austritt zwischen oberflächlicher und tiefer Parotisportion die sog. **Gesichtsstrahlung** (Rr. temporales, zygomatici, buccales, R. marginalis mandibulae und R. colli).

▸ Klinik. Im Rahmen von operativen Eingriffen im Gesichtsbereich, bei denen die Schnittführung entsprechend den Spaltlinien der Haut (zumeist dem Verlauf der Falten folgend) erfolgt, muss der vom Ohrbereich ausgehende radiäre Verlauf der Fazialisäste berücksichtigt werden.

36.3 Topografische Anatomie des oberflächlichen Kopfbereichs

Aufgrund der geringen Weichteilbedeckung des Schädels werden die wesentlichen Konturen im Kopfbereich durch die Form der Schädelknochen bestimmt. Die Darstellung topografisch interessanter tiefer gelegener Regionen im Kopfbereich erfolgt jeweils im Zusammenhang mit den besprochenen Strukturen.

Aufgrund der geringen Weichteilbedeckung des Schädels werden die Konturen des Kopfes wesentlich durch ihn geprägt.

36.3.1 Regionen und Proportionen

Regionen (Abb. 36.18): Das **Gesicht** reicht vom Haaransatz der Stirn bis zum Unterkiefer. Topografisch unterscheidet man die Regio frontalis, orbitalis, temporalis, parotideomasseterica, zygomatica, infraorbitalis, nasalis, buccalis, oralis und mentalis.
Der Kopf besitzt zudem noch die Regio parietalis und occipalis.

36.3.1 Regionen und Proportionen

Regionen (Abb. 36.18): Das **Gesicht** reicht oben von den Augenbrauen seitlich über die Schläfen bis zum Ohr und Hinter- und Unterrand der Mandibula. Wird die Stirn – wie allgemein üblich – mit einbezogen, reicht es bis zur Haargrenze. Topografisch unterscheidet man:

- **Regio frontalis** (Stirnregion),
- **Regio temporalis** (Schläfenregion),
- **Regio orbitalis** (Augenregion),
- **Regio infraorbitalis** (Unteraugenregion),
- **Regio zygomatica** (Jochbeinregion),
- **Regio parotideomasseterica**,
- **Regio nasalis** (Nasenregion),
- **Regio buccalis** (Wangenregion),
- **Regio oralis** (Mundregion) und
- **Regio mentalis** (Kinnregion).

Die **Regio parietalis** (Scheitelregion) und die **Regio occipitalis** (Hinterhauptsregion) bilden den oberen und rückwärtigen Bereich des Kopfes.

36.18

36.18 Regionen des Kopfes*

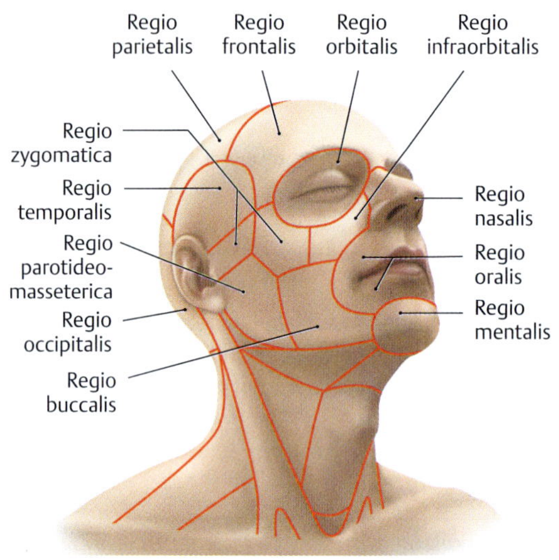

* Näheres zu den hier nicht beschrifteten Halsregionen (S. 894).

Quelle: Schünke M, Schulte E, Schumacher U. PROMETHEUS LernAtlas der Anatomie, Kopf, Hals und Neuroanatomie. Illustrationen von Voll M u. Wesker K. 6. Aufl. Stuttgart: Thieme; 2022

Proportionen: Beim kindlichen Kopf überwiegen Hirnschädel und Augenregion relativ, während Nasen- und Kieferpartie einen kleineren Raum einnehmen. Geschlechts- und populationstypische Merkmale finden sich beim Erwachsenen vorwiegend im Gesicht.

Die **Gesichtsproportionen** wirken bei annähernd gleichen Abständen von Ober-, Mittel- und Untergesicht bzw. Nasen- und Augenregionen harmonisch.

Proportionen: Die Kopf- und Gesichtsform ist bei Kindern und Erwachsenen durch Unterschiede in den Proportionen von Viszero- und Neurokranium sehr unterschiedlich. Der kindliche Kopf unterscheidet sich von dem des Erwachsenen durch das relative Überwiegen des Hirnschädels samt der Augenregion bei einer kleineren Nasen- und Kieferpartie.
Beim Kopf des Erwachsenen sind geschlechts- und altersabhängige sowie populationstypische Merkmale zu beachten.
Als Faustregel für harmonische **Gesichtsproportionen** gilt beim Erwachsenen die Drittelregel: Ober-, Mittel- und Untergesicht, d. h. die Bereiche Haaransatz–Glabella, Glabella–Nasenspitze, Nasenspitze–Kinnspitze sind etwa je gleich groß.
Der Nasofazialwinkel beträgt etwa 35°, der Nasolabialwinkel rund 100°. In der Ansicht von vorn sollten idealer Weise die Abstände der Vertikalen durch den medialen und lateralen Lidwinkel etwa gleich sein.

36.3.2 Tastbare Knochenpunkte im Kopfbereich

Tastbare Knochenpunkte (vgl. auch Abb. **1.4b**) im **Gesicht** sind:

- Tubera frontalia,
- Arcus superciliares,
- Foramen (Incisura) supra- und infraorbitale,
- Aditus orbitae,
- Ossa nasalia und Apertura piriformis,

36.3.2 Tastbare Knochenpunkte im Kopfbereich

Wegen der teilweise nur sehr dünnen Bedeckung durch Weichteile sind viele Knochenpunkte im Bereich des Kopfes tastbar (vgl. auch Abb. **1.4b**). Im **Gesicht** sind dies die nachfolgend genannten:
Die Squama frontalis kann unterschiedlich stark ausgeprägte **Tubera frontalia** (Stirnhöcker) und **Arcus superciliares** (Überaugenbögen) sowie eine verschieden breite **Glabella** (schwach behaarter Bereich zwischen den Margines supraorbitales) besitzen. Im

medialen Drittel der Margo supraorbitalis kann entweder eine **Incisura** oder ein **Foramen supraorbitale** ausgebildet sein; der N. supraorbitalis (aus N. frontalis, V_1) tritt hier an die Stirn. Auch die Form und Stellung des knöchernen **Aditus orbitae** (Orbitaöffnung) mit seinen gut tastbaren Rändern (Margo supraorbitalis des Os frontale, Margo infraorbitalis des Os zygomaticum u. der Maxilla, Os zygomaticum, Proc. frontalis der Maxilla) unterscheiden sich individuell (auch alters- und geschlechtsabhängig). Die **Nasenwurzel** (aus den Ossa nasalia und den Proc. frontales der Maxilla) ist ebenfalls unterschiedlich breit und hoch. Seitlich davon liegt auf der Facies anterior der Maxilla das **Foramen infraorbitale**, darunter die **Fossa canina**, eine seichte Grube, die eine operative Zugangsstelle zum Sinus maxillaris bietet. Die knöcherne Umrandung der Nasenhöhle (durch die Procc. frontales der Maxilla) ist als **Apertura piriformis** zu tasten, unten medial besitzt sie eine **Spina nasalis anterior** als Fixpunkt für das knorpelige Nasenseptum.

- Fossa canina,
- Arcus zygomaticus,
- Protuberantia mentalis,
- Foramen mentale,
- Angulus mandibulae und
- bei älteren Menschen das Caput mandibulae (Proc. condylaris).

Die Form des Untergesichts wird durch die Stellung der Kinnspitze (**Protuberantia mentalis** mit außen gelegenen **Tubercula mentalia**), der **Mandibula**, mit dem **Angulus mandibulae** und die Höhe der **Pars alveoralis** beider Kiefer beeinflusst. Alle diese Merkmale sind stark altersabhängig. Bei älteren Menschen ist durch Änderung der Mandibulaform und Abnahme des M. masseter häufig das Gelenkköpfchen des Kiefergelenks zu sehen bzw. bei Bewegungen zu tasten. Die Lage des **Foramen mentale** im vorderen Drittel des Corpus mandibulare variiert mit der Ausprägung der Pars alveolaris bzw. dem Zahnbesatz des Unterkiefers.

Die **Protuberantia mentalis** mit den Tubercula mentalia, die Mandibula, der **Angulus mandibulae** und die Höhe der Pars alveolaris bestimmen die Form des Untergesichts.

Die seitlichen Konturen des Gesichts werden durch das **Os zygomaticum**, den **Arcus zygomaticus** und – als nicht knöcherne Strukturen – die Ausprägung des M. masseter und M. temporalis (Tab. **38.6**) bestimmt. Die Ausladung der Jochbögen ist ebenfalls stark unterschiedlich.

An der **Dorsalseite des Kopfes** lassen sich die Scheitelhöcker (**Tubera parietalia**), die **Protuberantia occipitalis externa** und lateral die **Procc. mastoidei** tasten.

Die seitlichen Gesichtskonturen werden v. a. durch den Jochbogen sowie die Mm. masseter und temporalis bestimmt.
Dorsal tastet man am Kopf die Ossa parietalia, die Protuberantia occipitalis externa und die Procc. mastoidei.

36.4 Entwicklung des Kopfbereichs

Grundelemente der embryonalen Anlage von Kopf und z. T. auch Hals sind die prä- und parachordalen Knorpel, das Material der 4½ obersten Somiten sowie das System der Schlundbögen.

Die für die Realisierung der Schädelentwicklung entscheidenden Gene (z. B. **s**onic **h**edge **h**og = **shh**) sind funktionell eng mit den sog. Homeobox-Genen gekoppelt.

36.4 Entwicklung des Kopfbereichs

An der Bildung der embryonalen Kopf- und Halsanlage beteiligen sich prä- und parachordale Knorpel, die 4½ obersten Somiten und die Schlundbögen. Ein System von Regulationsgenen steuert die Entwicklung.

36.4.1 Entwicklung des Schädels

Anlagematerial für die Schädelentwicklung

Das Anlagematerial des Schädels entstammt

- der Neuralleiste (S. 102),
- dem paraxialen Mesoderm (S. 104),
- den Okzipitalsomiten und
- den beiden oberen Schlundbögen (Tab. **36.8**).

Die Entwicklung der Schädelkapsel steht auch in enger Beziehung zu den Hirnhäuten. Bereits in der 5.–6. Woche ist die Hirnanlage von einer Mesenchymverdichtung (**Meninx primitiva**) umgeben. Deren äußeres Blatt (**Ektomeninx**) verdichtet sich zur Dura mater encephali, aus dem inneren (**Endomeninx**) entwickelt sich die Leptomeninx (Pia mater encephali und Arachnoidea).

Die Meninx primitiva liefert im Bereich der Hirnbasis die Vorknorpelzellen für das Chondrokranium (s. u.) und Osteoblasten für das Desmokranium (s. u.).

36.4.1 Entwicklung des Schädels

Anlagematerial für die Schädelentwicklung

Es entstammt Neuralleiste (S. 102), paraxialem Mesoderm (S. 104), Okzipitalsomiten und den oberen 2 Schlundbögen (Tab. **36.8**).

Die Hirnanlage ist ab der 5. Woche von einer Mesenchymverdichtung (Meninx primitiva) umgeben (Ektomeninx → Dura mater encephali und Endomeninx → Leptomeninx). Die Meninx primitiva liefert die Vorknorpelzellen für das Chondrokranium und Osteoblasten für das Desmokranium.

Chondro- und Desmokranium

Als **Chondrokranium** bezeichnet man den knorpelig vorgebildeten Teil des Schädels, der nach Verknöcherung im Wesentlichen die Schädelbasis bildet.

Als **Desmokranium** wird der mesenchymal angelegte Teil des Schädels bezeichnet, der nach Verknöcherung das Schädeldach und die meisten Knochen des Viszerokraniums bildet.

Chondro- und Desmokranium

Das **Chondrokranium** ist der knorpelig vorgebildete Teil des Schädels, der nach Verknöcherung hauptsächlich die Schädelbasis bildet. Das **Desmokranium** ist der mesenchymal angelegte Teil, der nach Verknöcherung Schädeldach und die meisten viszerokranialen Knochen bildet.

▶ Merke.

▶ Merke. Die **Schädelbasis** entsteht im Wesentlichen durch chondrale Ossifikation des **Chondrokraniums**, die **Schädelkalotte**, und der überwiegende Anteil des **Viszerokraniums** entsteht durch desmale Ossifikation (Bildung von **Deckknochen**) aus dem **Desmokranium**.

Gemischt chondral/desmal entstehen die Pars squamosa des Schläfenbeins und die Squama occipitalis.

Gemischter Herkunft sind insbesondere die Pars squamosa des Schläfenbeins und die Squama occipitalis, deren oberer Abschnitt jeweils desmal und der untere chondral angelegt werden.

Entwicklung des Chondrokraniums

Die Grundlage der knorpeligen Schädelbasis liefern die paarigen prächordalen Knorpel mit den seitlichen Alae orbitales und Alae temporales und dahinter die unpaare Basal- oder Parachordalplatte.

Entwicklung des Chondrokraniums

Das der Chorda dorsalis zugeordnete Anlagematerial bildet die knorpelige Schädelbasis. Deren Grundlage sind die prächordalen paarigen mittig gelegenen Knorpel (**Cartilago trabecularis** und **Cartilago hypophysealis**) mit den seitlich angefügten Knorpelpaaren der Alae orbitales und Alae temporales. Um das Vorderende der Chorda dorsalis entwickelt sich die unpaare Basalplatte (**Cartilago parachordalis**), in der Chordareste „liegen bleiben" können.

▶ Klinik.

▶ Klinik. Persistierende („liegen gebliebene") Organkeime, wie z. B. Reste der Chorda dorsalis im Körper des Hinterhauptsbeins, haben die Tendenz, bösartig zu entarten. Im Os occipitale können sich daher sog. **Chordome** entwickeln, die wegen ihrer versteckten Lage spät diagnostiziert werden und besonders bösartig sind.

Seitlich der Basalplatte entsteht die paarige **Capsula otica** für das Innenohr (Abb. **36.19**).

Seitlich entwickelt sich dort die paarige Ohrkapsel (**Capsula otica**) für die Aufnahme des Innenohrs. Die Basalplatte erhält mit zwei dorsalen Fortsätzen Anschluss an die okzipitalen Somiten, die an der Ausbildung des Foramen magnum des Hinterhauptsbeins beteiligt werden (Abb. **36.19**).

36.19 Entwicklung der Schädelbasis aus dem Chondrokranium

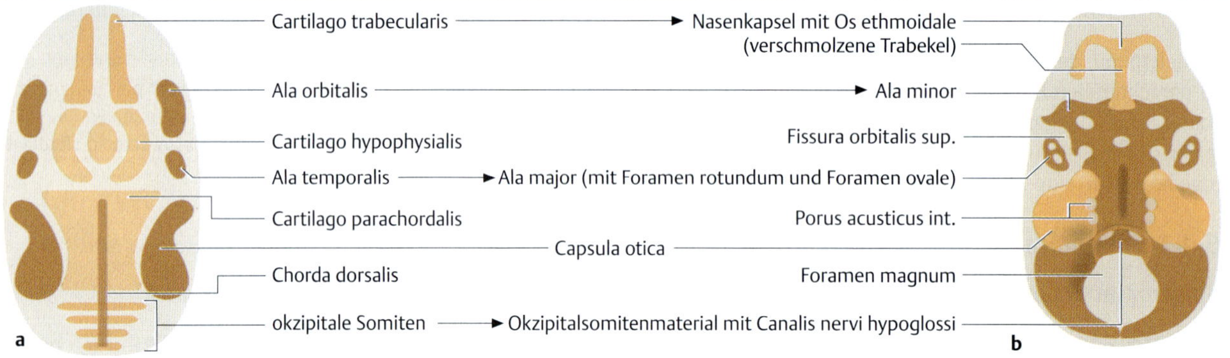

a Das Anlagematerial der knorpeligen Schädelbasis mit seiner Herkunft
b und während der späteren Fetalentwicklung.

Reste des Chondrokraniums bleiben zeitlebens im knorpeligen Nasenseptum und im Foramen lacerum (Synchondrosis sphenopetrosa) erhalten.

Knorpelreste des durch zahlreiche Ossifikationszentren schwindenden Chondrokraniums bleiben bis zur Pubertät in der Synchondrosis sphenooccipitalis im Clivus (Streckung der Schädelbasis) erhalten. Zeitlebens knorpelig bleibt der knorpelige Anteil des Nasenseptums und der Faserknorpel im Foramen lacerum (Synchondrosis sphenopetrosa).

Entwicklung des Desmokraniums

Das Desmokranium entwickelt sich durch desmale Osteogenese (S. 67), d. h. An- und Abbauflächen des sich bildenden Knochens ermöglichen eine optimale Formbildung.

Suturen: Die platten Knochen wachsen aufeinander zu und bilden Syndesmosen, die später in verknöchernde Suturen (S. 219) übergehen (Abb. **36.20**).

Entwicklung des Desmokraniums

Im Bereich des Desmokraniums ermöglicht die gegenläufige Interaktion von Osteoblasten (Knochenaufbau) und Osteoklasten (Knochenabbau) die große Formbildungskapazität (desmale Osteogenese), die für die Ausbildung der komplizierten Form- und Lageverhältnisse der Schädelknochen erforderlich ist.

Suturen: Dabei wachsen die einzelnen Knochenplatten aufeinander zu und bilden an den Kontaktstellen Syndesmosen oder Knochennähte, sog. **Suturae** (S. 219), die zu großen Teilen erst postnatal verknöchern und die formgerechte Ausdehnung der Kalotte ermöglichen (Sutura frontalis, Sutura sagittalis, Sutura coronalis, Sutura lambdoidea; Abb. **36.20**).

36.20 Entwicklung des Schädeldachs aus dem Desmokranium

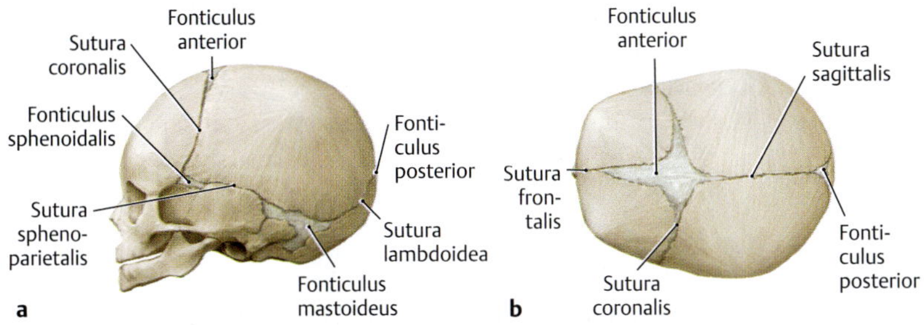

a Am Schädeldach eines Neugeborenen in der Ansicht von links-lateral
b und oben sind die aus dem Desmokranium hervorgehenden platten Knochen noch nicht verwachsen. Gut erkennbar sind die Suturen und Fontanellen.

Quelle: Schünke M, Schulte E, Schumacher U. PROMETHEUS LernAtlas der Anatomie, Kopf, Hals und Neuroanatomie. Illustrationen von Voll M u. Wesker K. 6. Aufl. Stuttgart: Thieme; 2022

► Klinik. Tritt die Verknöcherung der Suturen zu früh ein (**Kraniosynostose**), entstehen charakteristische Schädeldeformitäten (Abb. **36.21**):

- **Turricephalus („Turmschädel")** oder **Oxycephalus („Spitzschädel")** durch vorzeitige Verknöcherung der Sutura coronalis, Abb. **36.21a**,
- **Scaphocephalus** (**„Kahnschäde"l**, Abb. **36.21b**) bei vorzeitigem Verschluss der Sutura sagittalis,
- **Trigonocephalus** (**„Dreiecksschädel"**, Abb. **36.21c**) bei vorzeitiger Verknöcherung der Sutura frontalis und
- **Plagiocephalus** (**„Schiefschädel**", 029Abb. **36.21d**) durch einseitige Kraniosynostose der Sutura coronalis.

Die seltene Persistenz der Sutura frontalis wird als **Metopismus** bezeichnet.

36.21 Schädeldeformitäten

Quelle: Schünke M, Schulte E, Schumacher U. PROMETHEUS LernAtlas der Anatomie, Innere Organe. Illustrationen von Voll M u. Wesker K. 6. Aufl. Stuttgart: Thieme; 2022

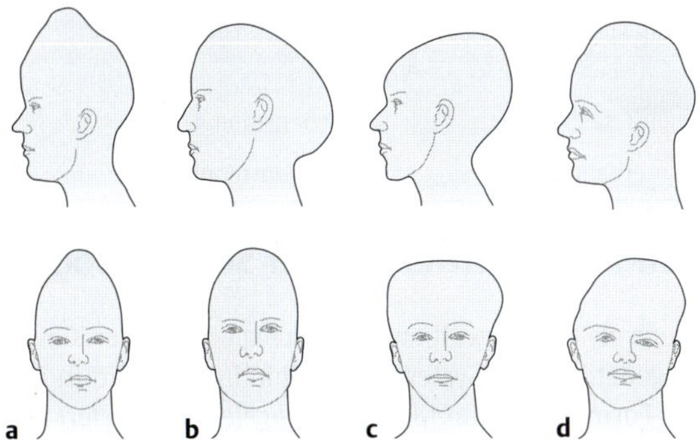

► Klinik.

Fontanellen: An den Berührungsstellen mehrer großer Deckknochenplatten finden sich bei Neugeborenen und Kleinkindern größere bindegewebige Lücken oder **Fontanellen** (Fonticuli, Tab. **36.7** und Abb. **36.20**).

Fontanellen: sind bindegewebig verschlossene Kontaktstelle der Deckknochenplatten (Tab. **36.7** und Abb. **36.20**).

► Klinik. Die Fontanellen sind unter der Geburt wichtige Orientierungspunkte: Sie können bei vaginaler Untersuchung getastet werden und erlauben Rückschlüsse auf die Lage des Kopfes als umfangreichstem und damit unter der Geburt wichtigstem Teil des Kindes. Wenn die am **Hinterkopf befindliche kleine Fontanelle** (dreieckig) zu tasten ist, hat sich das Kind mit gebeugtem Kopf richtig im Geburtskanal eingestellt, da der mit dem Kinn auf den Brustkorb gebeugte Kopf den kleinsten Umfang hat und somit den Geburtskanal am besten passieren kann.
Beim Neugeborenen kann über die **große Fontanelle** der Sinus sagittalis superior leicht zur Blutentnahme oder zur intravenösen Injektion punktiert werden.

► Klinik.

36.22 Schlundbögen

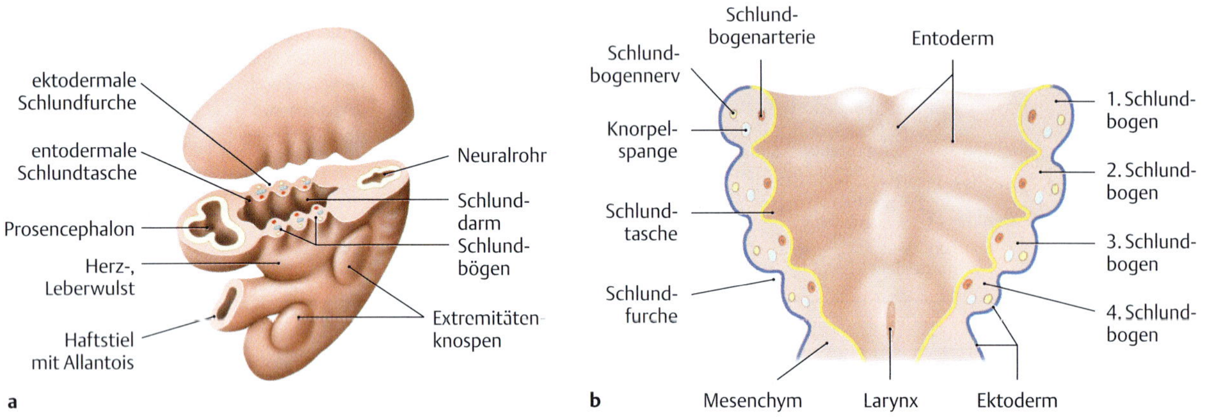

a Anlage der Schlundbögen am Querschnitt durch einen menschlichen Embryo auf Höhe des Schlunddarms in der Ansicht von schräg links oben.
b Erkennbar sind die Einsenkungen von außen (Schlundfurchen) und innen (Schlundtaschen), die den mesodermalen Kern der Schlundbögen mit Ekto- und Endoderm bedecken. Die Anlagen für Schlundbogenderivate (Arterie, Nerv und Knorpelspange) liegen im Mesenchym der Schlundbögen, aus dem auch die Muskulatur hervorgeht.

Quelle: Schünke M, Schulte E, Schumacher U. PROMETHEUS LernAtlas der Anatomie, Kopf, Hals und Neuroanatomie. Illustrationen von Voll M u. Wesker K. 6. Aufl. Stuttgart: Thieme; 2022

36.7 Fontanellen

Fontanelle	Lage und Form	Verschluss
Fonticulus anterior (= große Fontanelle)	▪ unpaar zwischen beiden Ossa frontalia und beiden Ossa parietalia ▪ viereckig	36. Monat
Fonticulus posterior (= kleine Fontanelle)	▪ zwischen beiden Ossa parietalia und dem unpaaren Os occipitale ▪ dreieckig	etwa im 3. Lebensmonat
Fonticulus sphenoidalis	▪ paarig zwischen Stirn-, Scheitel-, Schläfen- und Keilbein	6. Lebensmonat
Fonticulus mastoideus	▪ paarig zwischen Schläfen-, Scheitel- und Hinterhauptsbein	18. Lebensmonat

36.4.2 Entwicklung und Differenzierung der Schlundbögen

Die **Schlundbögen** sind phylogenetisch alte Anlagesysteme für Kauapparat, Gehörknöchelchen, mimische und Kaumuskulatur, Zungenbein, Kehlkopf und große Arterien.

Sie werden durch ektodermale Einsenkungen (**Schlundfurchen**) und endodermale Ausstülpungen (**Schlundtaschen**) begrenzt. Jeder Schlundbogen besitzt je ein Knorpel-, Muskel-, Arterien- und Nervenelement. Sie nehmen sehr unterschiedliche Entwicklungsverläufe (Tab. **36.8**).

36.4.2 Entwicklung und Differenzierung der Schlundbögen

Die **Schlundbögen** werden auch als Pharyngealbögen, Branchialbögen oder Kiemenbögen bezeichnet. Das phylogenetisch alte System der Schlundbögen wird in reduzierter und vorübergehender Form auch beim Menschen angelegt und liefert Anlagematerial für den Kauapparat, die Gehörknöchelchen, die mimische Muskulatur, Zungenbein und Kehlkopf sowie Abschnitte der großen Arterien. Aufgrund der Bedeutung der oberen Schlundbögen für die Kopfentwicklung wird ihre Anlage und Differenzierung hier im Überblick dargestellt, auch wenn Anteile der sich aus dem Schlundbogensystem entwickelnden Strukturen später im Halsbereich liegen.
Im Alter von 4 bis 5 Wochen werden im ventrolateralen Kopf-Nackenbereich 4 Einsenkungen des Ektoderms (**Schlundfurchen**) von außen sichtbar. Von innen wachsen ihnen aus dem Endoderm 4 **Schlundtaschen** entgegen. Das mesodermale Gewebe zwischen Ekto- und Endoderm wird beim menschlichen Embryo hierdurch in 4 einzelne Schlundbögen unterteilt. Kaudal davon liegt ein rudimentärer, schlecht abgrenzbarer Schlundbogen (der 5. Schlundbogen wird frühzeitig zurückgebildet). Die sich aus dem Schlundbogenmaterial entwickelnden Strukturen sind in Tab. **36.8** aufgeführt.

36.8 Derivate der Schlundbögen und -taschen

Schlundbögen:			Schlundtaschen:
Skelettelement	**Muskulatur**	**Nerv und Arterie***	**Derivate**
1. Schlundbogen (Mandibularbogen)			**1. Schlundtasche**
Meckel-Knorpel (liegt in der Mandibula, bildet sich jedoch größtenteils zurück. Aus seinen dorsalen Anteilen bilden sich die beiden nachfolgend genannten Gehörknöchelchen) ▪ Malleus ▪ Incus ▪ Mandibula ▪ Maxilla ▪ Os palatinum ▪ (Dentin und Zement aller Zähne)	▪ Kaumuskulatur ▪ Venter anterior d. M. digastricus ▪ M. mylohyoideus ▪ M. tensor tympani ▪ M. tensor veli palatini	**Nerv:** ▪ N. mandibularis des N. trigeminus (V_3) **Arterie:** ▪ Rückbildung	▪ Paukenhöhle ▪ Tuba auditiva
2. Schlundbogen (Hyalbogen)			**2. Schlundtasche**
Reichert-Knorpel ▪ Stapes ▪ Proc. styloideus ossis temporalis ▪ Lig. stylohyoideum ▪ Cornu minus und Corpus ossis hyoidei	▪ Mimische Muskulatur ▪ Venter posterior des M. digastricus ▪ M. stylohyoideus ▪ M. stapedius	**Nerv:** ▪ N. facialis (VII) mit Chorda tympani **Arterie:** ▪ Rückbildung	▪ Tonsillarbucht der beiden Tonsillen
3. Schlundbogen			**3. Schlundtasche**
▪ Cornu majus ossis hyoidei	▪ M. constrictor pharyngis superior und medius (teilweise) ▪ M. salpingopharyngeus ▪ M. palatoglossus ▪ M. palatopharyngeus (teilweise)	**Nerv:** ▪ N. glossopharyngeus (IX) mit N. tympanicus **Arterie:** ▪ Beteiligung an der A. carotis communis und interna	▪ untere Epithelkörperchen ▪ Thymus
4. Schlundbogen			**4. Schlundtasche**
▪ Cartilago thyroidea (oberer Abschnitt) ▪ Cartilago cuneiformis	▪ M. constrictor pharyngis medius u. inferior (teilweise) ▪ M. levator veli palatini ▪ M. cricothyroideus	**Nerv:** ▪ N. laryngeus superior des N. vagus (X) **Arterie:** ▪ rechts: Beteiligung an der A. subclavia dextra ▪ links: Beteiligung am Aortenbogen	▪ obere Epithelkörperchen
(5.)/6. Schlundbogen			**4./5./6. Schlundtasche****
▪ Cartilago thyroidea (unterer Teil) ▪ Cartilgo arytenoidea, corniculata u. cricoidea	▪ Anteile des M. constrictor pharyngis inferior ▪ sämtliche inneren Kehlkopfmuskeln	**Nerv:** ▪ N. vagus (N. laryngeus recurrens) **Arterie:** ▪ 5. Arterie: fehlt! ▪ rechts: bis auf Teil der A. pulmonalis dextra (proximal) Rückbildung ▪ links: Truncus pulmonalis und Beginn der A. pulmonalis sinistra (proximaler Teil), Ductus arteriosus (distaler Teil)	▪ Ultimobranchialkörper** (laterale Schilddrüsenanlage); evtl. mit Anteilen aus der Neuralleiste

* Zu den Abkömmlingen der auch als Aortenbögen bezeichneten Schlundbogenarterien s. a. Tab. **22.2**.

** Die genaue Herkunft des Ultimobranchialkörpers ist umstritten.

36.24 **Aus dem Schlundbogenmaterial abstammende Nerven, Skelettelemente und Muskulatur**

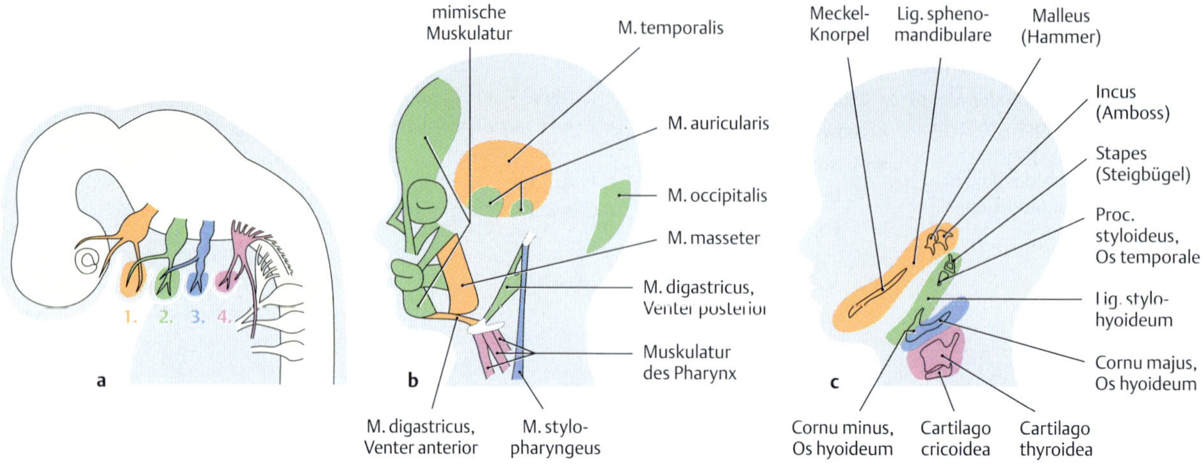

a Bereits früh sind die Anlagen der Schlundbögen sowie die dazugehörigen Nerven sichtbar.
b Diese späteren Hirnnerven V, VII, IX und X innervieren die dem jeweils gleichen Schlundbogen entstammenden Muskeln.
c Aus den Knorpelspangen entwickeln sich Knochen des Schädels sowie im Halsbereich liegende Skelettelemente.

Quelle: Schünke M, Schulte E, Schumacher U. PROMETHEUS LernAtlas der Anatomie. Allgemeine Anatomie und Bewegungssystem. Illustrationen von Voll M u. Wesker K. 6. Aufl. Stuttgart: Thieme; 2022

▸ Merke.

▸ Merke. Jeder Schlundbogen entwickelt ein **Knorpelelement** und **Muskelanlagen**, denen jeweils ein Nerv (**Schlundbogennerv**) und eine Arterie (**Schlundbogenarterie**) zugeordnet sind (Tab. **36.8**). Aus den endodermalen inneren Einbuchtungen (**Schlundtaschen**) gehen verschiedene Organe der Kopf-, Hals- und oberen Brustregion hervor (Tab. **36.8**), während von den äußeren ektodermalen **Schlundfurchen** lediglich die erste eine Organanlage bildet (→ äußerer Gehörgang und äußerer Anteil des Trommelfells).

Der **Sinus cervicalis** nimmt die Öffnungen der 2. bis 4. Schlundfurche auf und wird durch kaudale Wanderungsbewegungen des 2. Schlundbogens zu einem Hohlraum am seitlichen Hals (Vesicula cervicalis) geschlossen.

▸ Klinik. Aus Resten des Sinus cervicalis können sich **laterale Halsfisteln** entwickeln, die ihre Öffnung typischerweise am Vorderrand des M. sternocleidomastoideus (zwischen mittlerem und oberem Drittel) haben. Sie können entweder bis in den Rachenraum reichen oder blind enden. Durch Persistenz der Vesicula cervicalis oder durch sekundären Verschluss einer Halsfistel können **laterale** (branchiogene) **Halszysten** entstehen, die eine sorgfältige differenzialdiagnostische Abklärung gegenüber entzündlich oder durch Tumormetastasen bedingten Lymphknotenvergrößerungen (S. 887) oder Strumaknoten (S. 920) erfordern.

Laterale Halsfisteln bzw. -zysten haben somit einen anderen entwicklungsgeschichtlichen Ursprung als mediane Halsfisteln oder -zysten aus Epithelsträngen des Ductus thyreoglossalis (S. 923).

36.23 **Laterale Halsfisteln und -zysten**

Quelle: Schünke M, Schulte E, Schumacher U. PROMETHEUS LernAtlas der Anatomie. Kopf, Hals und Neuroanatomie. Illustrationen von Voll M u. Wesker K. 6. Aufl. Stuttgart: Thieme; 2022

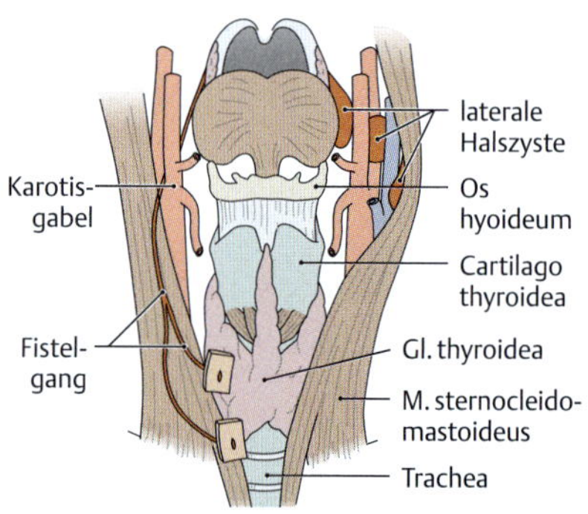

▸ Klinik.

▸ Klinik. Kombinierte Anomalien des 1. und 2. Schlundbogens sind die Grundlage des **Goldenhar-Syndroms** (okulo-aurikulo-vertebrale Dysplasie) mit Hypoplasie der Kiefer und der Ohrregion (Mikrotie) und Fehlbildungen (Halbwirbel) der Halswirbelsäule.

36.4.3 Entwicklung des kraniofazialen Systems

Da die Entwicklung der zum Gesicht zählenden Strukturen (Abb. **36.25**) aus den **drei Gesichtswülsten** eng miteinander verbunden ist, wird an dieser Stelle kurz auf den gesamten Prozess eingegangen, während Details zur Entwicklung von Gaumen, Zunge, Nasen- und Nasennebenhöhlen sowie Auge und Ohr in den jeweiligen Kapiteln zu finden sind, in denen die ausgebildeten Strukturen abgehandelt werden.

36.4.3 Entwicklung des kraniofazialen Systems
Die Entwicklung der zum Gesicht zählenden Strukturen aus **3 Gesichtswülsten** ist eng miteinander verknüpft (Abb. **36.25**).

36.25 Entwicklung des Gesichts

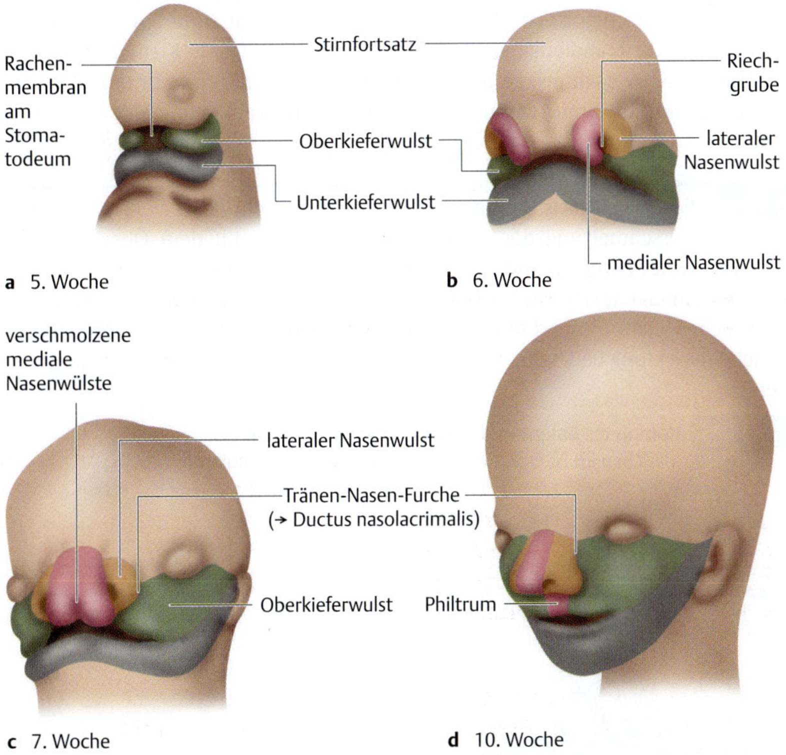

Beitrag der Gesichtswülste zur Gesichtsoberfläche während der Entwicklung in der Ansicht von rechts ventrolateral.

Quelle: nach Brand-Saberi B, Ulfig N, Hrsg. Kurzlehrbuch Embryologie. 4. Aufl. Stuttgart: Thieme; 2023

Anlage der Gesichtswülste

Mit der Ausdehnung des Vorderhirnbläschens, des 1. Schlundbogens und des sich kaudal anschließenden Herzwulstes wird im Kopfbereich des Embryos das **Stomatodeum** (Mundbucht) umgrenzt, das zunächst von der **Membrana oropharyngea** (Mundrachenmembran) verschlossen ist. Es reißt später ein und verbindet den Vorderdarm mit der Amnionhöhle.
Um das Stomatodeum entwickeln sich ab der 4. Woche von Ektoderm überzogene Mesenchympolster: der medio-kranial gelegene unpaare **Stirn-Nasen-Wulst** und kaudal davon die sich von 1. Schlund- oder Mandibularbogen ableitenden **Ober-** und **Unterkieferwülste**.

Anlage der Gesichtswülste

Die zunächst von einer Membrana oropharyngea verschlossene Mundbucht (**Stomatodeum**) liegt im vom Vorderhirnbläschen und Herzwulst begrenzten Vorderbereich des Embryos.

Ab der 4. Woche bilden sich um das Stomatodeum von Ektoderm überzogene Mesenchympolster (**Stirn-Nasen-Wulst**, **Ober-** und **Unterkieferwülste**).

Differenzierung der Gesichtswülste

An den Enden der Stirn-Nasen-Wülste verdickt sich das Ektoderm zur **Riechplakode**. Diese wird durch Proliferation des Mesoderms zum **Riechgrübchen** und **Riechsäckchen** eingesenkt. Es gliedert dadurch beiderseits einen medialen von einem lateralen Nasenwulst ab. Aus den verschiedenen Wülsten entstehen im Laufe der weiteren Entwicklung die Gesichtsstrukturen:

- Der **laterale Nasenwulst** ist durch die Tränen-Nasen-Furche vom seitlich anschließenden Oberkieferwulst getrennt. Durch einsprossendes Oberflächenepithel entwickelt sich hier der Tränensack bzw. der Tränen-Nasen-Gang, der **Ductus nasolacrimalis** (S. 1046). Aus den lateralen Nasenwülsten werden die **Nasenflügel**.

Differenzierung der Gesichtswülste

Am Unterrand der Stirn-Nasen-Wülste senkt sich beiderseits das Ektoderm (**Riechplakode**) zum Riechgrübchen, später Riechsäckchen ein. Es gliedert damit einen **medialen** von einem **lateralen Nasenwulst** ab. Letzterer ist zunächst vom seitlich angrenzenden **Oberkieferwulst** getrennt. In ihm entwickelt sich aus einem Epithelzapfen der **Ductus nasolacrimalis** (S. 1046).

Die medialen Nasenwülste verschmelzen, bilden den späteren Nasenrücken und sind an der Bildung des sog. **Zwischenkiefersegments** beteiligt.
Medialer Nasenwulst und Oberkieferwulst verbinden sich und bilden die **Oberlippe**.
Aus dem lateralen Nasenwulst werden die **Nasenflügel**. Am Oberkieferwulst wachsen innen die **sekundären Gaumenanlagen** heraus.

Durch die Verbindung der seitlichen **Ober- und Unterkieferwülste** entsteht der **Mund**. Mit diesen Wachstumsvorgängen ist eine Frontalisierung der Augen (S. 1060) verbunden.

- Die beiden **medialen Nasenwülste**, die aufeinander zuwachsen, bilden mit ihrem Mesenchymkern das sog. **Zwischenkiefersegment**, das ventral in die paarigen Oberkiefer- und Gaumenanlagen eingefügt wird. Die Nahtstelle bleibt als **Canalis incisivus** offen. Durch das Zusammenwachsen der medialen Nasenwülste entsteht der **Nasenrücken**; gleichzeitig werden die **Augenanlagen** (S. 1060) frontalisiert. Die im Halsbereich gelegenen Anlagen des **äußeren Ohrs** (Ohrhöcker) wandern nach kranial.
- Der **Oberkieferwulst** schiebt sich am lateralen Nasenwulst vorbei und verschmilzt mit dem medialen Nasenwulst. Der Oberkieferwulst bildet die seitlichen Teile der **Oberlippe** und des **Oberkiefers** sowie die paarigen **sekundären Gaumenanlagen**.
- Die medial verschmolzenen **Unterkieferwülste** bilden die **Unterlippe** und die desmal angelegte **Mandibula**, die den Meckel-Knorpel des 1. Kiemenbogens verdrängt. Durch Verschmelzen der seitlichen paarigen Ober- und Unterkieferwülste wird die zunächst breite Öffnung des Stomatodeums zum definitiven **Mund** eingeengt.

▸ Klinik.

▸ Klinik. Die **Cheiloschisis** (laterale Lippenspalte) entsteht bei unvollständiger bzw. fehlender Verschmelzung des medialen Nasenwulstes mit dem Oberkieferwulst. Weitergehende Defekte sind die Lippenkiefer- bzw. Lippenkiefergaumenspalte (**Cheilognathopalatoschisis**), die ein- oder doppelseitig vorkommen können und dann neben Trink- und entsprechenden Gedeihstörungen auch Störungen der Sprachentwicklung bedingen. Sie sind durch frühzeitige plastische Operationen vermeidbar.

36.26 **Komplette linksseitige Lippenkiefergaumenspalte**
Mädchen im Alter von 3 Monaten vor Operationsbeginn.
Quelle: Henne-Bruns, D., Düring, M., Kremer, B.: Duale Reihe Chirurgie. Thieme, 2012

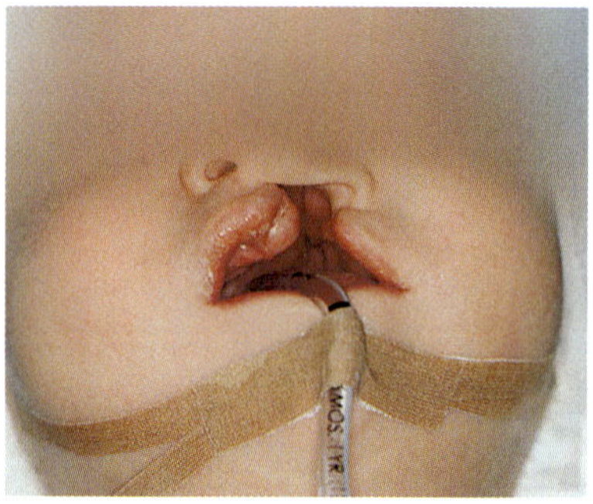

Weitere Spaltbildungen können als sog. quere Gesichtsspalte (unvollständige Verschmelzung von Ober- und Unterkieferwülsten) oder mediane Unterkiefer bzw. Lippenspalte (unvollständige Vereinigung der Unterkieferanlagen bzw. der medialen Nasenwülste) auftreten.

37 Leitungsbahnen im Kopfbereich

*G. Wennemuth, vormals beteiligt: G. Aumüller**

37.1 Einführung

Die Leitungsbahnen im Kopfbereich nehmen wegen der komplizierten funktionellen und topografischen Gegebenheiten des Schädels mit hier gelegenen Räumen für den Beginn von Speise- und Atemwegen sowie für die spezialisierten Sinnesorgane und das Gehirn mit seinen Hilfsstrukturen eine Sonderstellung ein.
Um eine Übersicht über die wichtigsten Besonderheiten zu geben, werden nachfolgend zunächst die allgemeinen Merkmale der Leitungsbahnen des Kopfes dargestellt sowie eine Zusammenstellung der wichtigsten Aufzweigungen der Gefäße und Nerven mit ihren Verläufen gegeben. Details zu den einzelnen Ästen finden sich bei Besprechung der jeweils von ihnen versorgten Strukturen im oberflächlichen (S. 950) und tiefen (S. 1021) Gesichtsbereich, Mund- (S. 990) und Nasenhöhle (S. 1033) sowie Auge (S. 1036) und Ohr (S. 1062).

37.1 Einführung

Die Leitungsbahnen im Kopfbereich weisen eine Reihe von topografischen und funktionellen Besonderheiten auf, die hier zusammenfassend dargestellt werden. Details einzelner Äste sind bei den jeweils von ihnen versorgten Strukturen im oberflächlichen (S. 950) und tiefen (S. 1021) Gesichtsbereich, Mund- (S. 990) und Nasenhöhle (S. 1033) sowie Auge (S. 1036) und Ohr (S. 1062) zu finden.

37.2 Gefäße im Kopfbereich

37.2.1 Arterien des Kopfes

Die zum Kopf ziehenden Arterien entstammen der **A. carotis communis** mit ihren Hauptästen (A. carotis interna und A. carotis externa) und der **A. vertebralis** als Ast der A. subclavia (S. 885). Sie bilden größere Gefäßprovinzen, die untereinander in Verbindung stehen (arterielle Anastomosen).
Dabei ist die Sicherstellung der Blutversorgung des Gehirns (S. 1146) durch die **A. carotis interna** und die **A. vertebralis** von der Versorgung des übrigen Kopfes durch eine **vordere**, eine **mediale**, eine **hintere** und eine **Endastgruppe** (A. temporalis superficialis, A. maxillaris) der A. carotis externa zu trennen.
Die Verzweigungsmuster der Kopfarterien sind nicht konstant; Varianten in Abgang und Verlauf der Gefäße sind durch die komplizierte Entwicklung bedingt.

37.2 Gefäße im Kopfbereich

37.2.1 Arterien des Kopfes

Die Arterien im Kopfbereich entstammen der **A. carotis communis** und der **A. vertebralis** aus der A. subclavia und bilden durch Anastomosen verbundene Gefäßprovinzen.
Das Gehirn und das Auge werden über die A. vertebralis und **A. carotis interna**, der übrige Kopf durch Äste der **A. carotis externa** versorgt. Diese bilden vier größere Gruppen: vordere, mediale, hintere und Endäste.

▸ Klinik. Bei Verdacht auf Durchblutungsstörungen des Gehirns (z. B. durch eine Karotisstenose) werden die arteriellen Gefäßprovinzen des Kopfes und ihre Kollateralkreisläufe getrennt (Doppler-)sonografisch untersucht („geschallt").

▸ Klinik.

Arteria carotis externa und ihre Äste

Die Gruppierung der aus der A. carotis externa abgehenden Äste sowie deren Versorgungsgebiete sind Tab. **37.1** zu entnehmen. Die A. maxillaris ist der stärkere ihrer beiden Endäste, die nach ihrer Verlaufstrecke in drei Anteile untergliedert wird und ebenfalls eine Vielzahl an Ästen abgibt.

Arteria carotis externa und ihre Äste

37.1 Äste der A. carotis externa

Aufzweigungen		Versorgungsgebiete
Vordere Äste:		
A. thyroidea superior	→ R. infrahyoideus	
	→ R. sternocleidomastoideus	M. sternocleidomastoideus
	→ **A. laryngea superior**	Larynx
	→ R. cricothyroideus	
	→ Rr. glandulares	Gl. thyroidea
A. lingualis	→ R. suprahyoideus	Zungenbeinregion
	→ **A. sublingualis**	Zunge, Gl. sublingualis
	→ **Rr. dorsales linguae**	Schleimhaut der Radix linguae
	→ **A. profunda linguae**	Apex linguae
A. facialis	→ A. palatina ascendens → Rr. tonsillares	Palatum molle, Pharynx Tonsillen
	→ A. submentalis	Gl. submandibularis, suprahyoidale Muskulatur
	→ **Aa. labiales inferior** und **superior** → R. septi nasi	Lippen Nasenseptum
	→ **A. angularis**	medialer Augenwinkel, äußere Nase
Medialer Ast:		
A. pharyngea ascendens	→ Rr. pharyngeales	Pharynx
	→ A. tympanica inferior	Paukenhöhle
	→ **A. meningea posterior**	Dura mater, hintere Schädelgrube (S. 1153)
Hintere Äste:		
A. occipitalis	→ R. auricularis	Auris externa
	→ Rr. occipitales	Regio occipitalis
	→ R. mastoideus	Cavitas tympani, Cellulae mastoideae
	→ R. meningeus	Hirnhäute (S. 1153)
A. auricularis posterior	→ R. auricularis	Auris externa
	→ R. occipitalis	Regio occipitalis
	→ A. stylomastoidea	Cavitas tympani, Cellulae mastoideae
	→ A. tympanica posterior	Cavitas tympani, Cellulae mastoideae
	→ Rr. pharyngeales	Pharynx
Endäste:		
A. maxillaris		
▪ **Pars mandibularis**	→ A. auricularis profunda	Kiefergelenk, Trommelfell, Meatus acusticus externus
	→ A. tympanica anterior	Schleimhaut des Cavum tympani
	→ **A. alveolaris inferior** → **R. mylohyoideus** → **R. mentalis**	Mandibula, Zähne, Mundboden, Kinnbereich
	→ **A. meningea media**	Hirnhäute (S. 1153)
▪ **Pars pterygoidea**	→ **A. masseterica**	M. masseter
	→ **Rr. pterygoidei**	Mm. pterygoidei
	→ **Aa. temporales profundae**	M. temporalis
	→ A. buccalis	M. buccinator
▪ **Pars pterygopalatina**	→ **A. alveolaris superior posterior**	Maxilla, hintere Zähne
	→ **A. palatina descendens**	Palatum molle, Tonsille
	→ **A. infraorbitalis** → **Aa. alveolares superiores anteriores**	Maxilla, vordere Zähne des Oberkiefers
	→ A. canalis pterygoidei	Pharynx, Cavitas tympani
	→ **A. sphenopalatina**	Cavitas nasi, Septum nasi
A. temporalis superficialis	→ **A. transversa faciei**	Gesicht
	→ Rr. parotidei	Gl. parotidea
	→ A. zygomaticoorbitalis	lateraler Augenwinkel
	→ Rr. auriculares anteriores	Vorderfläche der Ohrmuschel, Meatus acusticus externus
	→ **A. temporalis media**	M. temporalis
	→ **R. frontalis**	Kopfschwarte
	→ R. parietalis	

Wichtige Äste sind fett hervorgehoben. Kleinere Äste wurden nicht mit in die Tabelle aufgenommen.

37.1 Verzweigung der A. carotis externa und der A. maxillaris als ihrem Endast

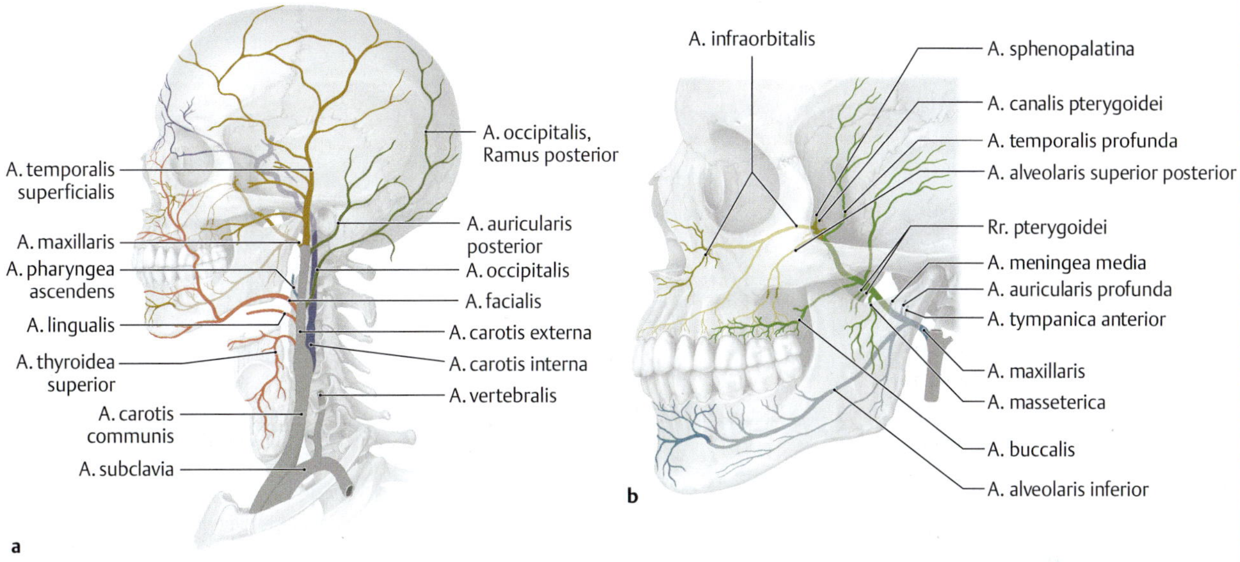

a Äste der A. carotis externa in der Ansicht von links-lateral mit unterschiedlicher Einfärbung nach Astgruppen: vordere Äste (rot), medialer Ast (blau), hintere Äste (grün) und Endäste (ocker).
b Die Äste der A. maxillaris sind farblich nach Ort ihres Abgangs aus den drei Abschnitten unterschieden: Pars mandibularis (blau), Pars pterygoidea (grün) und Pars pterygopalatina (gelb).

Quelle: Schünke M, Schulte E, Schumacher U. PROMETHEUS LernAtlas der Anatomie, Kopf, Hals und Neuroanatomie. Illustrationen von Voll M u. Wesker K. 6. Aufl. Stuttgart: Thieme; 2022

Arteria carotis interna – Abschnitte und extrazerebrale Äste

Während die A. carotis interna (ACI) im Halsbereich ohne Abgabe von Ästen verläuft (**Pars cervicalis**), gibt sie nach Eintritt in die Schädelbasis (**Pars petrosa**) und die Schädelhöhle (**Pars cavernosa**, **Pars cerebralis**) mehrere Äste ab. Vorwiegend versorgen diese das Gehirn. Die weiteren sind in Abb. **37.2** dargestellt.

Arteria carotis interna – Abschnitte und extrazerebrale Äste
Siehe Abb. **37.2**.

Arterielle Anastomosen

Über die **A. angularis** (Endast der A. facialis) und die A. supraorbitalis bzw. dorsalis nasi (Endäste der A. ophthalmica) steht das Stromgebiet der A. carotis externa mit dem der A. carotis interna in Verbindung.

Arterielle Anastomosen

Die Stromgebiete der Aa. carotis externa und interna stehen über die **A. angularis** (aus A. facialis) und die A. supraorbitalis bzw. dorsalis nasi (aus A. ophthalmica) in Verbindung.

37.2 Abschnitte der A. carotis interna mit Ästen zu extrazerebralen Strukturen

37.2

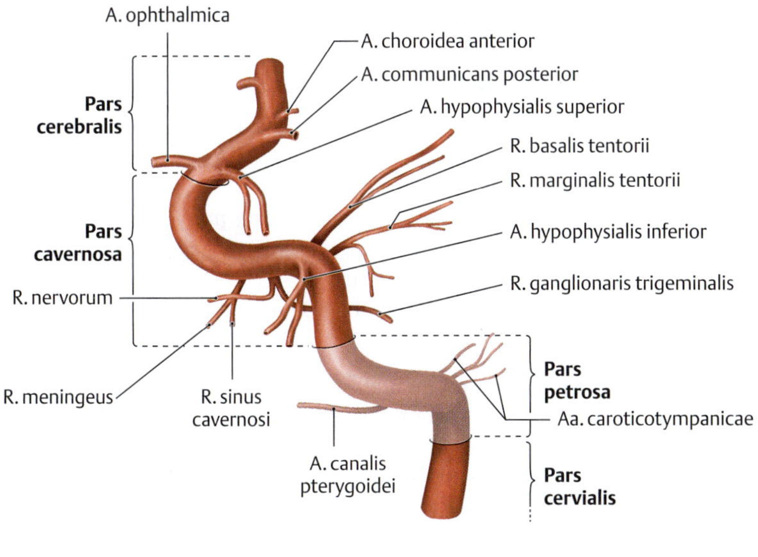

Quelle: Schünke M, Schulte E, Schumacher U. PROMETHEUS LernAtlas der Anatomie, Kopf, Hals und Neuroanatomie. Illustrationen von Voll M u. Wesker K. 6. Aufl. Stuttgart: Thieme; 2022

37.3

37.3 Verbindungen zwischen den Versorgungsgebieten der Aa. carotis externa und interna

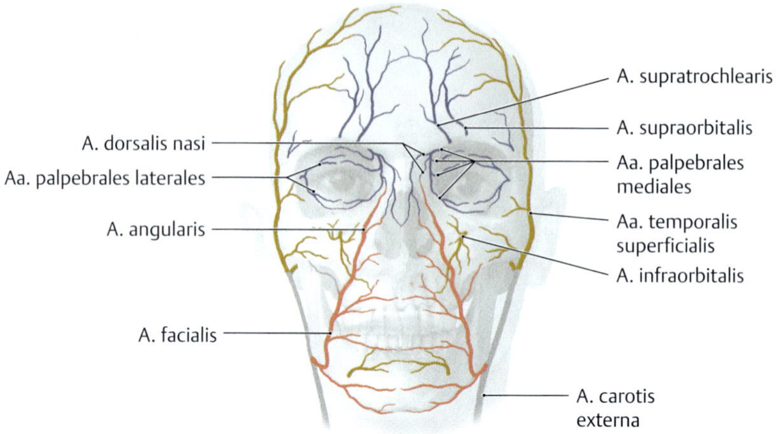

Die Äste der A. carotis externa sind wie in Abb. **37.1** eingefärbt, die der A. carotis interna bläulich.

Quelle: Schünke M, Schulte E, Schumacher U. PROMETHEUS LernAtlas der Anatomie, Kopf, Hals und Neuroanatomie. Illustrationen von Voll M u. Wesker K. 6. Aufl. Stuttgart: Thieme; 2022

Auch im Bereich der A. carotis externa finden sich arterielle Kollateralen, z. B. der Aa. labiales superiores und inferiores, die einen Gefäßring um den Mund bilden.

37.2.2 Venen des Kopfes

Abfluss über die Jugularvenen

Der venöse Abstrom aus dem Kopfbereich (S. 885) erfolgt hauptsächlich über die Vv. jugulares int. und ext. (Tab. **37.2**).

37.2.2 Venen des Kopfes

Abfluss über die Jugularvenen

Der venöse Abfluss des Blutes aus dem Kopfbereich erfolgt hauptsächlich über die Vv. jugulares interna und externa (Tab. **37.2**), deren Verlauf im Halsbereich (S. 885) beschrieben ist. Die V. jugularis anterior (S. 886) nimmt neben ihren hauptsächlichen Zustromgebieten aus dem Halsbereich auch Blut aus der Kinnregion auf.

37.2 Abfluss des Blutes über die Jugularvenen

Jugularvene	venöse Zuflüsse aus dem Kopfbereich	Abflussgebiet
V. jugularis interna	←V. facialis ← Plexus pterygoideus ← V. temporalis superficialis ← V. retromandibularis ← Plexus pterygoideus	oberflächliche (vordere) und tiefe seitliche Gesichtsregion mit Kopfhaut dieser Bereiche
	←Sinus durae matris, die auch Blut aus oberflächlichen und tiefen Hirnvenen aufnehmen	Schädelinneres (mit Gehirn)
V. jugularis externa	←V. occipitalis (+ Verbindungsvenen zur V. retromandibularis)	oberflächliche (hintere) Kopfanteile

Venöse Verbindungen im Kopfbereich

Die Venen des Gesichts und der Kopfhaut haben Verbindungen
- untereinander,
- zum venösen Plexus pterygoideus der tiefen seitlichen Gesichtsregion sowie
- über Venen in der Orbita und im Schädeldach zu den Sinus durae matris.

Verbindungen zum Sinus cavernosus: bestehen über die V. angularis als Endast der V. facialis zur V. ophthalmica superior und über die Tonsillarvenen zur V. ophthalmica inferior („Warndreieck" des Gesichts).

Venöse Verbindungen im Kopfbereich

Ähnlich den arteriellen Kollateralen haben die (klappenlosen) Venen im oberflächlichen Kopfbereich Verbindungen nicht nur
- untereinander, sondern auch
- zu den Venen der tiefen seitlichen Gesichtsregion (Plexus pterygoideus) und
- über Venen der Orbita sowie über Verbindungsvenen im Schädeldach zu den Blutleitern der harten Hirnhaut (Sinus durae matris).

Letztere sind als Eintrittspforten für Erreger in die Sinus durae matris von klinischer Bedeutung (s. u.).

Verbindungen zum Sinus cavernosus: Besonders wichtig sind die Verbindungen der **V. angularis** (Endast der V. facialis) über die **V. ophthalmica superior** (innerhalb der Orbita) und die der Tonsillarvenen (**Rr. tonsillae palatinae**) über die **V. ophthalmica inferior**, die beide in den Sinus cavernosus drainieren. Auch der **Plexus pterygoideus** hat Verbindungen zum Sinus cavernosus. Projiziert man dieses venöse Verbindungssystem auf die Gesichtsoberfläche, so nimmt sein Gebiet annähernd die Form eines gleichseitigen Dreiecks um die Gesichtsmitte ein („Warndreieck" des Gesichts).

37.4 Venen und ihre Verbindungen im Kopfbereich

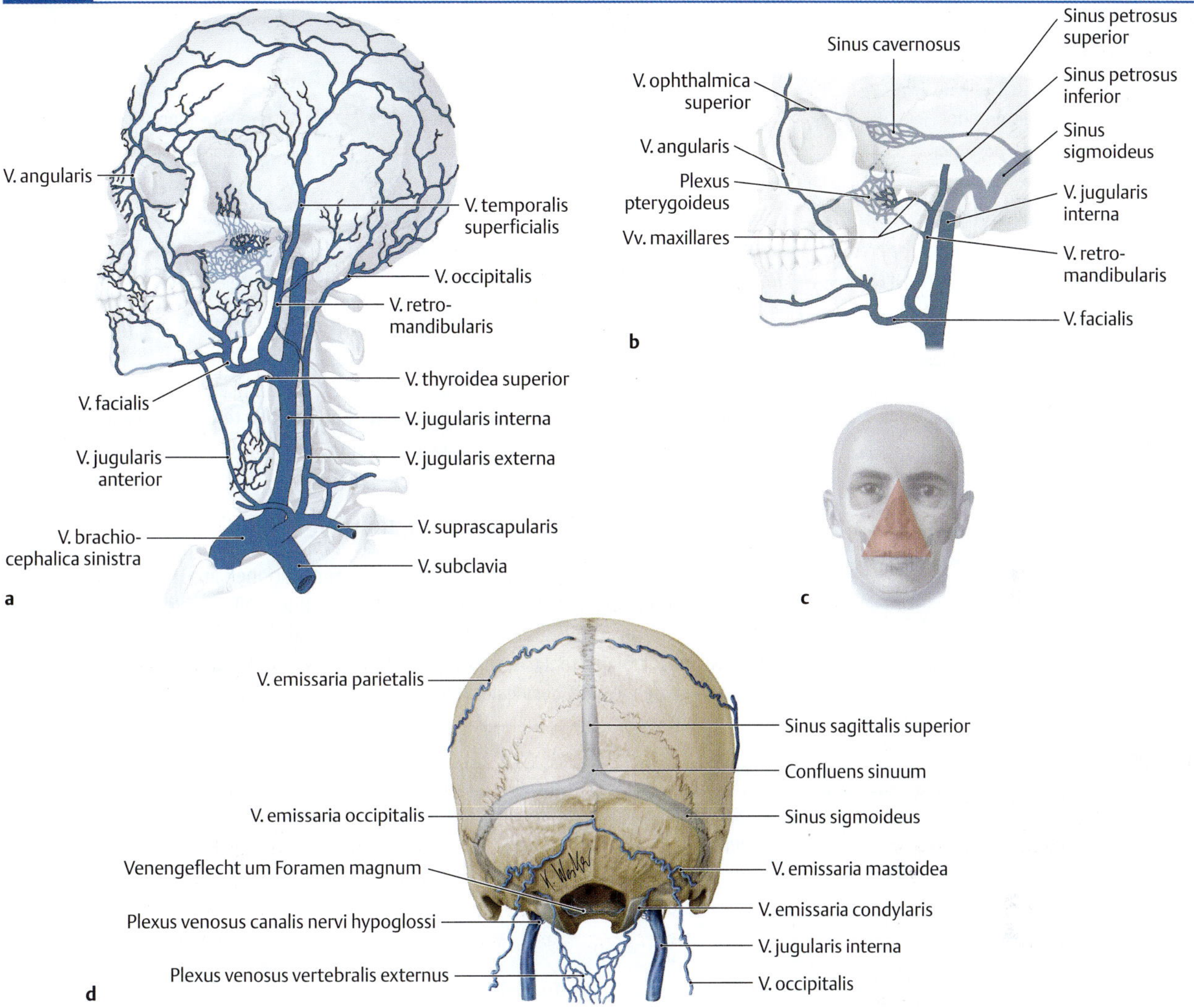

a Oberflächliche Kopfvenen und Venenplexus der tiefen seitlichen Gesichtsregion mit ihrem Abfluss über die Jugularvenen.
b Verbindungen der oberflächlichen Kopfvenen und des Plexus pterygoideus zum Sinus cavernosus.
c Durch die in **b** dargestellten venösen Verbindungen zum System der Sinus durae matris sind Entzündungen innerhalb des dargestellten dreieckigen Bereichs im Gesicht besonders gefährlich (Warndreieck): Von hier aus können Keime nach intrakraniell gelangen und damit die Entzündung auf Meningen und Gehirn übergreifen.
d Auch die Vv. emissariae (hier in der Ansicht von dorsal auf das Hinterhaupt) stellen eine Verbindung zwischen extrakraniellen Kopfvenen und Sinus durae matris her.

Quelle: Schünke M, Schulte E, Schumacher U. PROMETHEUS LernAtlas der Anatomie, Kopf, Hals und Neuroanatomie. Illustrationen von Voll M u. Wesker K. 6. Aufl. Stuttgart: Thieme; 2022

▸ **Klinik.** Insbesondere die Anastomose zwischen der V. facialis und der in den Sinus cavernosus drainierenden V. ophthalmica superior (über die V. angularis) stellt eine wichtige Eintrittspforte für Keime aus dem Gesichtsbereich nach intrakraniell dar: Bei eitrigen Entzündungen der Gesichtshaut oder des Mittelohrs kann durch das Eindringen von Bakterien in das System der Sinus durae matris die Infektion auf die Hirnhaut übergreifen und somit zur **Meningitis** führen. Eine andere mögliche Folge ist eine bakteriell bedingte **Sinus-cavernosus-Thrombose**.

▸ **Klinik.**

Vv. diploicae und emissariae (Tab. 37.3): Die **Vv. diploicae** liegen in der Diploe des Schädeldachs, nehmen hieraus sowie aus der Dura mater Blut auf und haben Verbindungen sowohl zu den Sinus durae matris (Sinus sphenoparietalis bzw. transversus) als auch zu den oberflächlichen Kopfvenen (V. supraorbitalis, V. temporalis profunda anterior, V. occipitalis).
Vv. emissariae sind venöse Verbindungen zwischen Sinus durae matris, Vv. diploicae und Venen der Kopfhaut, die durch Emissarien (z. B. das Emissarium mastoideum u. parietale) und weitere Kanäle (z. B. Canalis condylaris, Canalis hypoglossi, Foramen ovale, Canalis caroticus, Foramen magnum) der Schädelknochen hindurchtreten.

Vv. diploicae und emissariae: Sie stehen beide sowohl mit den oberflächlichen Kopfvenen als auch mit den Sinus durae matris in Verbindung (Tab. **37.3**).
Die Vv. diploicae liegen im Schädeldach, die Vv. emissariae treten durch die Schädelknochen hindurch.

37.3 Verbindungen der Diploevenen und der Emissarienvenen zu intra- und extrakraniellen Abflüssen

Gefäß		Verbindung nach innen zum	Verbindung nach außen zur
Diploevenen			
V. diploica frontalis		Sinus sagittalis superior	V. supraorbitalis
V. diploica temporalis anterior		Sinus sphenoparietalis	V. temporalis profunda
V. diploica temporalis posterior		Sinus transversus	V. auricularis posterior
V. diploica occipitalis		Sinus transversus	V. occipitalis
Emissarienvenen mit Durchtritt			
V. emissaria parietalis	Foramen parietale	Sinus sagittalis superior	V. temporalis superficialis
V. emissaria mastoidea	Foramen mastoideum	Sinus sigmoideus	V. occipitalis
V. emissaria occipitalis	Squama occipitalis	Confluens sinuum	V. occipitalis
V. emissaria condylaris	Canalis condylaris	Sinus sigmoideus	Plexus venosi vertebrales externi

▸ Klinik.

▸ Klinik. Auch die Vv. emissariae können als Eintrittspforten von Erregern aus der Kopfhaut in die venösen Blutleiter der Dura dienen.

37.2.3 Lymphabfluss aus dem Kopfbereich

Zum Lymphabfluss s. Abb. **37.5**.

37.2.3 Lymphabfluss aus dem Kopfbereich

Die Lymphgefäße des Kopfes ziehen zu drei größeren Stationen am Hinterhaupt (Nll. occipitales), hinter und vor dem Ohr bzw. der Gl. parotidea (Nll. mastoidei, parotidei superficiales und profundi) und im Wangenbereich um die Gefäßstraße der A. und V. facialis (Nll. nasolabialis, malaris, mandibularis) (Abb. **37.5**). Die nächste Station bilden die halswärts gelegenen Nll. cervicales laterales superficiales und profundi (Abb. **34.11**).

37.5 Lymphknoten im Kopfbereich

Lymphknotengruppe	Lokalisation	Zuflussregion	Abfluss
Nll. occipitales (2–4)	Nacken, unterhalb Linea nuchalis inferior	Kopfschwarte	Nll. cervicales laterales profundi superiores
Nll. mastoidei/ retroauriculares (1–2)	neben Proc. mastoideus	Kopfschwarte	Nll. cervicales laterales profundi superiores
Nll. faciales	entlang der V. facialis	Wange, Unterkieferbereich	Nll. cervicales laterales profundi superiores
Nll. parotidei superficiales und profundi	vor dem äußeren Gehörgang	Ohrbereich, Schläfenregion, Kinn, Paukenhöhle, Gehörgang, Augenlider, Nasenhöhle und Sinus paranasales	Nll. cervicales laterales profundi superiores
Nll. linguales	auf dem M. hyoglossus	Vordere ⅔ des Zungenrückens, Zungenrand u. -unterseite	Nll. cervicales laterales profundi superiores (Nl. jugulodigastricus)
Nll. buccales	auf dem M. buccinator	Regio faciei	über Nll. submandibulares
Nll. submentales	Kinnunterseite	Mundboden, Kinn, Unterlippe, Zunge, Tonsillen, Zahnfleisch, Zähne	über Nll. submandibulares
Nll. submandibulares	an der Glandula submandibularis	Mundboden, Kinn, Unterlippe, Zunge, Tonsillen, Zahnfleisch, Zähne	zu den Nll. cervicales anteriores profundi

Zum Abfluss siehe auch Abb. **34.11**.

37.3 Nerven im Kopfbereich – Hirnnerven (Nervi craniales)

Die **12 Hirnnervenpaare** werden von I–XII durchnummeriert (wobei I und II eigentlich Hirnabschnitte sind).

37.3 Nerven im Kopfbereich – Hirnnerven (Nervi craniales)

Die **Hirnnerven** bilden **12 Paare**, die mit römischen Ziffern von I–XII durchnummeriert werden. Bis auf die ersten beiden Hirnnerven, die als transformierte Hirnteile zentrale Neurone bzw. Nervenfasern enthalten, sind die übrigen (III–XII) Teile peripheren Nervensystems. Dabei weichen sie jedoch in einigen entscheidenden Merkmalen von den Spinalnerven ab. So sind sie z. B. weder segmental angeordnet, noch besitzen sie getrennte Wurzeln für den Eintritt afferenter Fasern und Austritt efferenter Neurone und unterscheiden in ihrer Zusammensetzung und Funktion z. T. erheblich.

Faserqualitäten: Die verschiedenen in einem Hirnnerv ziehenden Faserqualitäten bedingen seine jeweilige funktionelle Spezialisierung als rein afferente, efferente oder gemischte Nerven. Dabei ist für die Hirnnerven zu beachten, dass durch die spezialisierten Sinnesorgane des Kopfes und die entwicklungsgeschichtlich aus den Kiemenbögen (S.956) hervorgegangenen Muskeln (Branchialmotorik) die möglichen Faserqualitäten „erweitert" sind.

Faserqualitäten: Die Hirnnerven können somato- bzw. viszeroafferente, somato- bzw. viszeroefferente oder gemischte Faseranteile enthalten.

▸ Merke. Zusätzlich zu den auch in Spinalnerven verlaufenden **allgemeinen** Somato- oder Viszeroafferenzen bzw. -efferenzen können Hirnnerven auch **speziell** somatoafferente, viszeroafferente und viszeroefferente Fasern enthalten (Abb. **37.6**).

▸ Merke.

Je nach Vielfalt der in ihnen verlaufenden Faserqualitäten haben die Hirnnerven oft mehrere Kerngebiete, die aus entwicklungsgeschichtlichen Gründen entsprechend ihrer funktionellen Qualität in charakteristischer Weise topografisch angeordnet sind (Endkerne = Ncll. terminationis und Ursprungskerne = Ncll. originis, Abb. **42.10**).

Topografische Zuordnung: Jeder Hirnnerv kann topografisch einem der im Kapitel N1 beschriebenen Hirnabschnitten zugeordnet werden, wobei – wie bereits erwähnt – die ersten beiden als „Ausstülpungen" des Prosencephalon angesehen werden können. Die weiteren, manchmal auch als „echte" Hirnnerven bezeichneten Nn. III–XII besitzen Kerngebiete, die sich im Bereich des Hirnstamms befinden (angeordnet in einer medialen und einer lateralen Reihe). Während sich die Kerngebiete über mehrere Anteile des Hirnstamms ausdehnen können, ist die Ein- bzw. Austrittswurzel (im Gegensatz zu den Spinalnerven beiderseits immer nur eine!) jeweils dem

Topografische Zuordnung: Mit Ausnahme der beiden Hirnnerven I und II als Abkömmlingen des Vorderhirns besitzen die Hirnnerven III–XII umschriebene Kerngebiete unterschiedlicher Ausdehnung im Hirnstamm in einer medialen und lateralen Reihe. Die Ein- bzw. Austrittswurzeln finden sich (mit Ausnahme des dorsal austretenden N. IV) auf der Ventralseite von Mittelhirn, Pons und Medulla oblongata.

37.6 Faserqualitäten der Hirnnerven

	allgemein	speziell
Afferenzen		
– somatisch	**allgemeine Somatoafferenzen** → Vermittlung von Reizen aus Rezeptoren der Haut und z. B. der Mund-/Rachenschleimhaut (Mechano-, Thermo-, Nozizeption) sowie der (nicht branchiogenen) quergestreiften Muskulatur (Propriozeption)	**spezielle Somatoafferenzen** * → Vermittlung von Reizen aus retinalen Sinneszellen und denen des Innenohrs
	(Hirnnerv V)	(Hirnnerven II und VIII)
– viszeral	**allgemeine Viszeroafferenzen** → Vermittlung von Reizen aus Rezeptoren in Eingeweiden und Blutgefäßen	**spezielle Viszeroafferenzen** * → Vermittlung von Reizen aus den Sinneszellen der Riech- und Geschmacksorgane
	(Hirnnerven IX, X)	(Hirnnerven I, VII, IX, X)
Efferenzen		
– somatisch	**allgemeine Somatoefferenzen** → Efferente Innervation der quergestreiften (nicht branchiogenen) Skelettmuskulatur	–
	(Hirnnerven III, IV, VI, XI, XII)	
– viszeral	**allgemeine Viszeroefferenzen** ** → Efferente Innervation glatter Muskulatur (innere Augenmuskeln, Hohlorgane inkl. Gefäßen), Herzmuskulatur und Drüsen	**spezielle Viszeroefferenzen** → Efferente Innervation der branchiogenen Muskulatur (entwicklungsgeschichtlich den Kiemenbögen entstammend)
	(Hirnnerven III, VII, IX, X)	(Hirnnerven V_3, VII, IX, X mit Fasern der Radix cranialis von XI)

* *Den speziellen Somato- und Viszeroafferenzen der spezifischen „fünf Sinne" im Kopfbereich (Riechen, Sehen, Hören, Gleichgewichtssinn und Schmecken) war lange Zeit der Begriff „Sensorik" vorbehalten. Auch wenn er mittlerweile zunehmend auf alle afferenten Sinnesqualitäten ausgedehnt wird, ist er bei Besprechung der afferenten Fasern im Kopfbereich zuweilen nützlich, um den Unterschied zu den allgemeinen Afferenzen zu verdeutlichen und wird in diesem Sinne an einigen Stellen der Kopf-Kapitel genutzt.*

** *Anders als bei den Spinalnerven führen die Hirnnerven lediglich parasympathische Viszeroefferenzen (kranialer Parasympathikus). Sympathische Viszeroefferenzen aus dem Ggl. cervicale superius erreichen den Kopf über periarterielle Geflechte. So können sich zwar Hirnnervenästen während ihres peripheren Verlaufs anlagern, haben jedoch kein Kerngebiet im Gehirn!*

Vergleiche auch Somatosensorik und Viszerosensorik (S. 1185). Details zum Ggl. cervicale superius siehe Truncus sympathicus im Halsbereich (S. 892).

37.7 Überblick über die einzelnen Hirnnerven mit ihren Hauptversorgungsgebieten

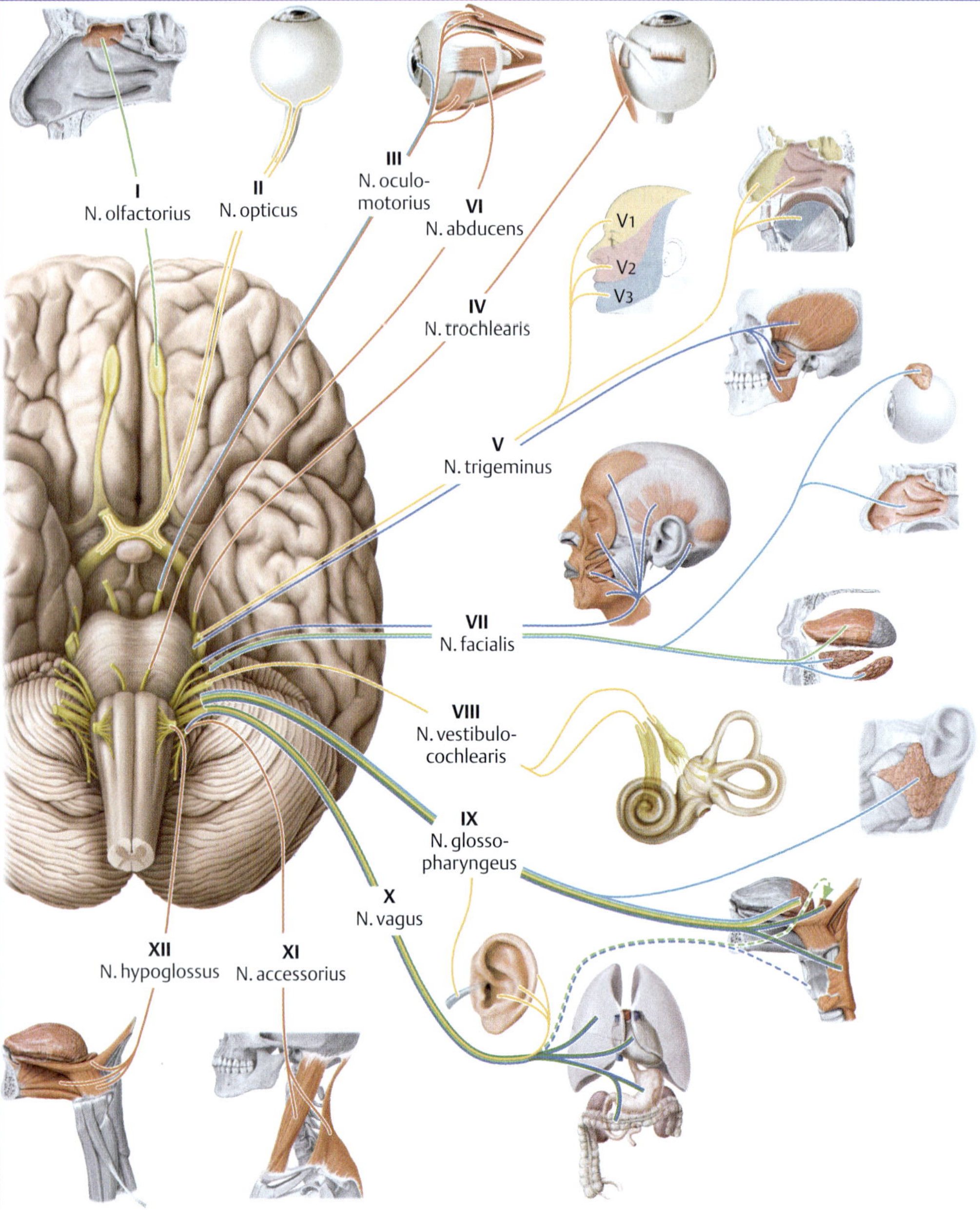

Die einzelnen Hirnnerven besitzen unterschiedlich viele Faserqualitäten, die hier farblich voneinander abgegrenzt sind (vgl. Abb. **37.6**): allgemein und speziell somatoafferent (gelb), allgemein (dunkelgrün) und speziell (hellgrün) viszeroafferent, allgemein (hellblau) und speziell (dunkelblau) viszeroefferent sowie allgemein somatoefferent (rot).

Quelle: nach Schünke M, Schulte E, Schumacher U. PROMETHEUS LernAtlas der Anatomie, Kopf, Hals und Neuroanatomie. Illustrationen von Voll M u. Wesker K. 6. Aufl. Stuttgart: Thieme; 2022

Mesencephalon, Pons oder der Medulla oblongata zuzuordnen. Mit Ausnahme des dorsal austretenden N. trochlearis (IV) liegen diese Wurzeln ventral.

Extrazerebraler Verlauf: In unterschiedlicher Entfernung vom Austritt aus dem Gehirn treten die im Subarachnoidalraum liegenden Hirnnerven in oder durch die Dura mater. Der Durchtritt durch die Schädelbasis erfolgt teils mit Gefäßen, teils isoliert. Innerhalb und außerhalb der Schädelbasis komplizieren Faseraustausch und Anastomosenbildungen den Verlauf im Kopf-Hals-Bereich.

Extrazerebraler Verlauf: Außerhalb des Gehirns haben die Hirnnerven einen unterschiedlich langen **intrakraniellen** Verlauf

- im Subarachnoidalraum und
- in Duraaussackungen.

Der **Durchtritt des Schädels** erfolgt isoliert oder in Verbindung mit Gefäßen (Abb. **36.6**–Abb. **36.8**). Innerhalb und außerhalb der Schädelbasis bilden sie teilweise ausgedehnte Anastomosen mit Faseraustausch.

Ihr **Versorgungsgebiet** liegt vorwiegend im Kopf-Hals-Bereich, reicht jedoch mit dem N. vagus bis in den Bauchraum zum Cannon-Böhm-Punkt (S. 866).

37.8 Hirnnerven zu Augenmuskeln

N. oculomotorius (III)		
Kerngebiet	Mesencephalon	**Ncl. nervi oculomotorii**
		Ncl. accessorius nervi oculomotorii (Edinger-Westphal)
Verlauf	intrazerebral	Die Wurzelfasern ziehen teils gekreuzt teils ungekreuzt durch bzw. neben dem Nucleus ruber nach anterior und treten in der Fossa interpeduncularis am **Vorderrand der Brücke** aus.
	intrakraniell	Zwischen der A. cerebri posterior und der A. cerebelli superior hindurchtretend gelangt der Nerv medial vom **Tentorium cerebelli** in den Bereich des **Sinus cavernosus**, an dessen lateraler Wand er entlang zieht.
	Durchtritt durch die Schädelbasis	Über die **Fissura orbitalis superior** gelangt er in die Augenhöhle.
Äste und Versorgungsgebiet	Orbita	**R. superior** → M. levator palpebrae superioris → M. rectus superior **R. inferior** → M. rectus medialis → M. rectus inferior → M. obliquus inferior
		Ramus ad ganglion ciliare → Ganglion ciliare* In den **Nn. ciliares breves** verlaufen die postganglionären parasympathischen (allgemein viszeroefferenten) Fasern zu folgenden inneren Augenmuskeln, die sie innervieren: → M. ciliaris → M. sphincter pupillae
N. trochlearis (IV)		
Kerngebiet	Mesencephalon	**Ncl. nervi trochlearis**
Verlauf und Versorgungsgebiet	intrazerebral	Seine Fasern **kreuzen vollständig** und ziehen nach **dorsal**, wo sie unterhalb der unteren Vierhügel als dünner Nerv hervortreten.
	intrakraniell	Er zieht seitlich der Hirnschenkel nach vorn Richtung Tentorium cerebelli und tritt dort in die Dura ein (**langer intraduraler Verlauf**). Er verläuft, wie der N. oculomotorius, der N. ophthalmicus und der N. maxillaris in der lateralen Seitenwand des **Sinus cavernosus.**
	Durchtritt durch die Schädelbasis	Zusammen mit N. III und N. VI sowie dem 1. Trigeminusast (N. ophthalmicus) tritt er durch die **Fissura orbitalis superior** , jedoch als einziger der genannten Nerven verläuft er nicht im Anulus tendineus communis, sondern über diesen hinweg in die **Orbita**.
	Orbita	→ M. obliquus superior
N. abducens (VI)		
Kerngebiet	Pons	**Ncl. nervi abducentis** (umschlungen vom sog. inneren Fazialisknie)
Verlauf und Versorgungsgebiet	intrazerebral	Die ungekreuzten Fasern treten ventral zwischen Pons und Medulla (Sulcus bulbopontinus) aus.
	intrakraniell	Er läuft neben der A. basilaris an der basalen Oberfläche der Brücke nach vorn (**langer extraduraler Verlauf**) und tritt im Bereich des Clivus in die Dura ein, wo er wie die A. carotis interna mittig durch den **Sinus cavernosus** zieht.
	Durchtritt durch die Schädelbasis	Durch die **Fissura orbitalis superior** und den Anulus tendineus communis Eintritt in die Orbita
	Orbita	→ M. rectus lateralis

* *Das Ganglion ciliare liegt in der Orbita lateral von N. opticus unmittelbar hinter dem Bulbus. Neben der parasympathischen Wurzel aus dem N. III und der sensiblen Wurzel (Nn. ciliares longi) aus dem N. nasociliaris (V1) erhält es aus dem Ganglion cervicale superius stammende periarterielle Fasern der A. carotis interna u. A. ophthalmica als Radix sympathica. Sie versorgen den M. dilatator pupillae. Die Gesamtheit der vom Ganglion in den Bulbus ziehenden Fasern fasst man als Nn. ciliares breves zusammen.*

= allgemein somatoefferent; = allgemein viszeroefferent

Zum Fazialisknie siehe auch Abb. **37.17**, zu Nn. ciliares longi vergleiche durch die Orbita laufende Nerven (S. 1039).

▸ Klinik.

▸ Klinik. Die Kenntnis des z.T. komplizierten Verlaufs einzelner Hirnnerven bzw. deren Faseranteilen kann es ermöglichen, vom Ausfallsmuster auf den Ort der Schädigung zu schließen, vgl. z.B. zentrale und periphere Fazialisparese (S.980). Auch wenn die Ausfälle durch Manifestation im Kopf-Hals-Bereich bereits von Betroffenen beschrieben werden und augenscheinlich nicht zu übersehen sind, ist eine sorgfältige neurologische Prüfung (Seitenvergleich!) unerlässlich.

Hirnnervenassoziierte Ganglien: Die afferenten Hirnnerven besitzen sensible Ganglien. Doch nur in den parasympathischen Ganglien der Hirnnerven III, VII, IX und X findet eine Umschaltung von prä- auf postganglionäre Neurone statt.

Hirnnervenassoziierte Ganglien: Im peripheren Verlauf einiger Hirnnerven bzw. ihrer Äste sind sensible und/oder parasympathische Ganglien eingeschaltet, die sorgfältig unterschieden werden müssen, weil eine **Umschaltung** (von prä- auf postganglionäre Neurone) nur in den **parasympathischen Ganglien** erfolgt.
Die **sensiblen bzw. sensorischen Ganglien** hingegen entsprechen in ihrem Aufbau und ihrer Funktion den Spinalganglien mit pseudounipolaren Nervenzellen, in denen **keine Umschaltung** stattfindet.

≡ 37.4

≡ 37.4 Sensorische und parasympathische Ganglien im Verlauf von Hirnnerven

Hirnnerv		sensible Ganglien	parasympathische Ganglien
III	**N. oculomotorius**	–	Ggl. ciliare*
V	**N. trigeminus**	Ggl. trigeminale (Gasseri)	–
VII	**N. facialis**	Ggl. geniculi	Ggl. pterygopalatinum* Ggl. submandibulare*
VIII	**N. vestibulocochlearis**	Ggl. spirale cochleae Ggl. vestibulare	–
IX	**N. glossopharyngeus**	Ggl. superius Ggl. inferius (petrosum) Ggl. tympanicum	Ggl. oticum*
X	**N. vagus**	Ggl. superius (jugulare) Ggl. inferius (nodosum)	Ganglien außerhalb des Kopfbereichs (Abb. **37.26**, Abb. **37.27**)

* Die sog. „Kopfganglien“ enthalten z.T. neben den hier umgeschalteten parasympathischen Effernzen sympathische und sensible Fasern, die jedoch ohne Umschaltung lediglich hindurchziehen.

▸ Merke.

▸ Merke. Das Verständnis der Symptomatik bei Ausfällen einzelner oder mehrerer Hirnnerven setzt die Kenntnis der Topografie bzw. der Funktionen 1. der **Kerngebiete** der Hirnnerven, 2. des **intrazerebralen Faserverlaufs**, 3. der Lokalisation der **Hirnnervenaustritte** an der Hirnoberfläche, 4. der **Durchtritte** durch die **Schädelbasis** und 5. des **peripheren Nervenverlaufs** voraus. Diese sind deshalb in zahlreichen Abbildungen (Abb. **37.8**, Abb. **37.12**–Abb. **37.14**, Abb. **37.17**, Abb. **37.18**, Abb. **37.22**–Abb. **37.24**, Abb. **37.26**, Abb. **37.27** und Abb. **37.29**) getrennt aufgeführt.

37.3.1 Nervus olfactorius (I) und Nervus opticus (II)

Diese beiden Hirnnerven sind „ausgelagerte“ Teile des Gehirns, siehe Stationen der Sehbahn (S.1213) und Stationen der Riechbahn (S.1232).

- Die Sinneszellen der Riechschleimhaut gehen in **Fila olfactoria** (zusammen als **N. olfactorius** bezeichnet) über, die durch die Lamina cribrosa in den **Bulbus olfactorius** ziehen. Sie werden dort auf das 2. Neuron umgeschaltet.

37.3.1 Nervus olfactorius (I) und Nervus opticus (II)

Hirnnerv I und Hirnnerv II sind streng genommen „ausgelagerte“ Hirnanteile und werden im Rahmen der Riech- (S.1232) und Sehbahn (S.1213) ausführlich besprochen. Der Vollständigkeit halber sind sie hier kurz zusammengestellt:

- Die als **N. olfactorius** (speziell viszeroafferent) zusammengefassten **Fila olfactoria** (dünne markarme Axone der Riechzellen) ziehen von der **Regio olfactoria** (S.1032) durch die Lamina cribrosa des Os ethmoidale in die Fossa cranii anterior, wo sie in den **Bulbus olfactorius** als Teil des Telencephalon eintreten. Dort erfolgt in komplexen Synapsen (Glomeruli olfactorii) die Umschaltung auf das 2. Neuron, auf sog. „Mitralzellen“ (S.1232).

▸ Klinik.

▸ Klinik. **Läsionen des N. olfactorius** können durch **Schädelbasisfrakturen** (Lamina cribrosa) mit Abriss aller oder mehrerer Fila olfactoria bedingt sein. Sie gehen oft (z.B. bei beidseitigen Frakturen) mit „Liquorrhö“ (Abtropfen von Liquor durch die Nasenhöhle) einher. Andere Faktoren sind **Entzündungen** oder **Tumoren** (basale Meningeome). Je nach Ausdehnung der Zerstörung der Fila olfactoria kommt es zur Minderung oder zum Totalausfall des Geruchssinns (Hyp- oder Anosmie) bei erhaltener Wahrnehmung reizender Agenzien (über Trigeminusfasern).

- Der **N. opticus** (speziell somatoafferent) ist Teil des Diencephalon, führt Afferenzen der retinalen Ganglienzellen (S. 1055) und verlässt das Auge im Bereich des Discus nervi optici. Extrabulbär ist er von den Hirnhäuten umgeben und zieht in leichtem Bogen durch den Anulus tendineus communis in den **Canalis opticus**. Nach dem Durchtritt bilden die Nn. optici beider Seiten in der Fossa cranii media das **Chiasma opticum**. Hier kreuzen Fasern der nasalen Retinahälfte auf die Gegenseite, während die der temporalen Retinahälfte ungekreuzt gleichseitig in den anschließenden **Tractus opticus** weiterziehen. Letzterer endet größtenteils im ipsilateralen Corpus geniculatum laterale (S. 1214). Einige Faserbündel aus dem Bereich des Chiasma opticum treten direkt in den Hypothalamus ein und greifen über den Ncl. suprachiasmaticus (S. 1221) in die Zirkadianrhythmik ein.

- Der **N. opticus** verlässt den Bulbus oculi an der Papille und wird extrabulbär von Hirnhäuten umgeben. Er zieht durch den **Canalis opticus** zum **Chiasma opticum**, wo die Fasern der nasalen Retinahälften kreuzen und die temporalen ipsilateral weiterziehen. Der Großteil der Fasern des anschließenden **Tractus opticus** endet jeweils im Corpus geniculatum laterale (S. 1214).

▸ Klinik. Da der **N. opticus** ein Teil der Sehbahn ist, werden die Folgen von **Läsionen** (z. B. bei **Multipler Sklerose**) im Zusammenhang mit dem optischen sensomotorischen System (S. 1213) besprochen. Sie äußern sich in 1. Visusstörungen, 2. Gesichtsfelddefekten und 3. Pupillenstörungen (s. unten, Ggl. ciliare).

▸ Klinik.

37.3.2 Hirnnerven zu Augenmuskeln (III, IV und VI)

Die Hirnnerven IV und VI sind für die Bewegungen des Augapfels (Bulbus oculi) durch die äußeren Augenmuskeln zuständig, der N. oculomotorius (III) innerviert zusätzlich zwei innere Augenmuskeln (Abb. **37.8**).

37.3.2 Hirnnerven zu Augenmuskeln (III, IV und VI)

Siehe Abb. **37.8**.

37.9 Augenmuskelnerven

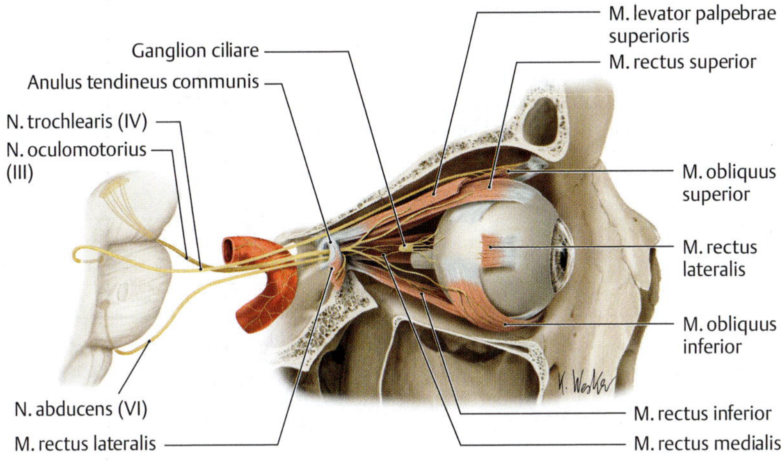

Verlauf der Augenmuskelnerven innerhalb der eröffneten rechten Orbita. Ansicht von lateral.

Quelle: Schünke M, Schulte E, Schumacher U. PROMETHEUS LernAtlas der Anatomie, Kopf, Hals und Neuroanatomie. Illustrationen von Voll M u. Wesker K. 6. Aufl. Stuttgart: Thieme; 2022

37.9

▶ Klinik.

▶ Klinik. **Läsionen des Ggl. ciliare** (Abb. **37.10**) bedingen eine Weit- oder Engstellung der Pupille (Mydriasis, Miosis). Durch Untersuchung der Konvergenzreaktion, der Akkommodation, der Reaktion auf Lichteinfall und des Kornealreflexes kann eine weitere Differenzierung der Lokalisation der Läsion (peripher oder zentral) vorgenommen werden.

37.10 Leitungsbahnen des Ggl. ciliare und des Ggl. pterygopalatinum

1 Ggl. ciliare, 2 N. oculomotorius, 3 Radix oculomotoria (parasympathische Wurzel), 4 Centrum ciliospinale, 5 Ggl. cervicale superius, 6 Plexus caroticus, 7 Radix sympathica, 8 N. nasociliaris (sensible Wurzel), 9 Nn. ciliares breves, 10 Ggl. pterygopalatinum, 11 N. maxillaris (sensible Wurzel), 12 Rr. ganglionares (Nn. pterygopalatini), 13 Intermediusanteil des N. facialis, 14 N. petrosus major (parasympathische Wurzel), 15 N. petrosus profundus (sympathische Wurzel), 16 N. canalis pterygoidei, 17 parasympathische Fasern, 18 Tränendrüse, 19 N. zygomaticus, 20 parasympath. Rr. orbitales, 21 Rr. nasales posteriores laterales (parasympath.), 22 Nn. palatini (parasympath.), 23 Nn. palatini (Geschmacksfasern, zum N. petrosus major), 24 Ggl. trigeminale.

Quelle: Kahle, W., Frotscher, M.: Taschenatlas Anatomie Nervensystem und Sinnesorgane. Thieme, 2013

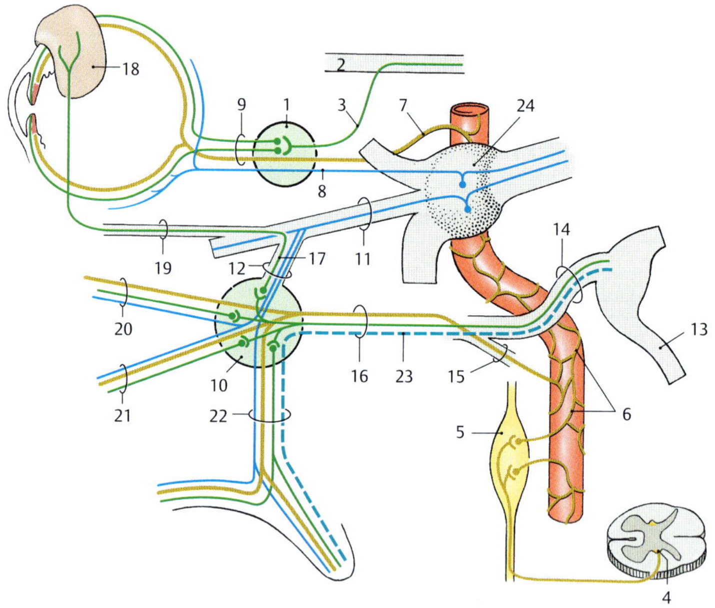

▶ Klinik. **Augenmuskelparesen** (Abb. **37.11**): Läsionen der Augenmuskelnerven führen zu Bewegungsstörungen und Fehlstellungen des Bulbus, die sich häufig zunächst in Doppelbildern (Diplopie) äußern.

37.11 Astfolge und Verbindungen der Augenmuskelnerven

1 N. trochlearis, 2–4 N. oculomotorius, 3 R. inferior, 4 R. superior, 5 Ggl. ciliare, 6 Nn. ciliares breves, 7 parasympathische Wurzel, 8 sympathische Wurzel, 9 sensible Wurzel, 10 N. abducens, 11 afferente Fasern aus den drei Augenmuskelnerven zum Ggl. trigeminale, 12 Ggl. trigeminale.

Quelle: Kirsch, J. et al.: Taschenlehrbuch Anatomie. Thieme, 2011

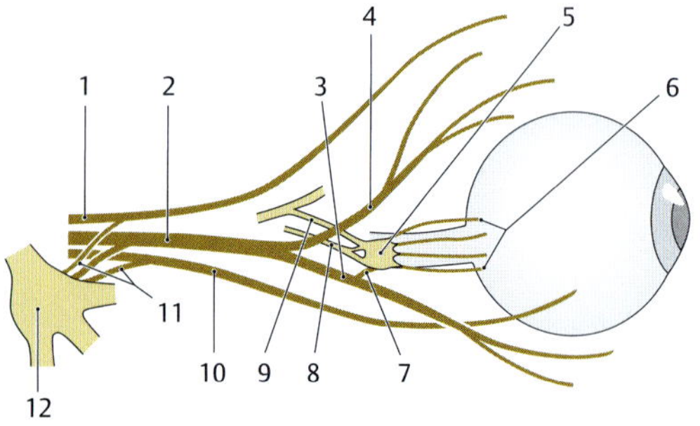

Ausfälle des N. oculomotorius (III) sind erkennbar an einer Ptosis (schlaffes Augenlid durch Lähmung des M. levator palpebrae), Blickrichtung des Bulbus nach außen unten durch den erhaltenen Zug des M. obliquus superior (IV) und des M. rectus lateralis (VI). Die Betroffenen sehen schräg stehende Doppelbilder. Durch Ausfall der parasympathischen Innervation über das Ggl. ciliare überwiegt der M. dilatator pupillae und führt zur Pupillenerweiterung (Mydriasis) mit fehlender Akkommodation des betroffenen Auges (Unscharfsehen).

Bei **Ausfall des N. trochlearis (IV)** wird der M. obliquus superior gelähmt, d. h. der Bulbus steht etwas höher als auf der Gegenseite und ist leicht adduziert (Blickrichtung nach medial oben). Betroffene versuchen die entstehenden Doppelbilder durch Neigung und Drehung des Kopfes zur gesunden Seite auszugleichen („okulärer Schiefhals"). Bei Neigung des Kopfes zur erkrankten Seite weicht der Bulbus weiter nach oben innen ab (sog. Bielschowsky-Zeichen).

Die **Abduzensparese** ist die häufigste nerval bedingte Augenmotilitätsstörung, die auf einem Ausfall des N. abducens (VI) beruht. Durch Lähmung des M. rectus lateralis ist der Bulbus beim Geradeaussehen leicht adduziert, d. h. Blickrichtung nach nasal. Doppelbilder werden durch kompensatorische Drehung des Kopfes zur Seite der Lähmung ausgeglichen. Durch die synergistische Verschaltung der Abduzenskerne für beide Augen kommt es oft zu einer kompletten Blicklähmung zur Seite der Schädigung.

37.3.3 Nervus trigeminus (V)

Der N. trigeminus (Abb. **37.12**–Abb. **37.14**) führt hauptsächlich somatoafferente Fasern (Radix sensoria) zur **Innervation des Gesichts**. Aus den verschiedenen Regionen erreichen die Fasern über folgende drei Hauptstämme das sensible Ggl. trigeminale

- **N. ophthalmicus** (V_1),
- **N. maxillaris** (V_2) und
- **N. mandibularis** (V_3).

▸ Merke. Jedem der drei sensiblen Hauptabschnitte des N. trigeminus ist ein **Ganglion angelagert**, in welchem parasympathische Fasern (aus den Hirnnerven III, VII sowie IX) umgeschaltet werden, während die **sympathischen Fasern** (aus dem Plexus caroticus internus des Ggl. superius) und die **sensiblen Trigeminusfasern nicht umgeschaltet** hindurchziehen.

37.3.3 Nervus trigeminus (V)

Der N. trigeminus (Abb. **37.12**–Abb. **37.14**) führt über seine drei Hauptstämme (V_1, V_2 und V_3) v. a. somatoafferente Fasern zur **Innervation des Gesichts**.

▸ Merke.

37.12 N. trigeminus (V) (Teil I)

Kerngebiet	gesamter Hirnstamm (Ncl. spinalis bis in das Rückenmark)	**Ncl. mesencephalicus nervi trigemini** (propriozeptiv)
		Ncl. principalis nervi trigemini (mechanorezeptiv)
		Ncl. spinalis nervi trigemini (nozizeptiv, thermorezeptiv, mechanorezeptiv) somatotopische Anordung: am weitesten kranial Neurone für den perioralen Bereich, darunter für die Wangen-Lid-Region und am weitesten kaudal die für Kinn-, Jochbein- und Schläfenbereich (Schädigung führt zu Ausfällen entlang der zwiebelschalenförmigen Sölder-Linien)
	Pons	**Ncl. motorius nervi trigemini**
Verlauf und Hauptstämme	intrazerebral	Die Fasern der ausgedehnten Kerngebiete bündeln sich im ipsilateralen **Pons**-Bereich, wo der auffällig dicke N. trigeminus seitlich austritt.
	intrakraniell	**Radix sensoria** (= **Portio major** aus vielen afferenten Fasern) und **Radix motoria** (= **Portio minor** aus wenigen motorischen Fasern) laufen als auffällig dicker Nerv nach vorn über die Kante der Felsenbeinpyramide: An deren Vorderfläche tritt er über dem Foramen lacerum in eine Duraduplikatur (**Cavum trigeminale**) ein. Die Somata der sensiblen Fasern bilden hier das große, halbmondförmige sensible **Ganglion trigeminale** (**Gasseri**), aus dem die **drei Hauptstämme** des N. trigeminus heraustreten: – N. ophthalmicus (V_1) mit Aufzweigung in der Orbita (s. u.) – N. maxillaris (V_2) mit Aufzweigung in der Fossa pterygopalatina (s. u.) sowie – N. mandibularis (V_3) mit Aufzweigung in der Fossa infratemporalis. Ihm schließen sich auch die Fasern der Radix motoria für die Kaumuskulatur an.
N. ophthalmicus (V_1)		
Verlauf, Äste und Versorgungsgebiet	intrakraniell	Aus dem Ganglion trigeminale tritt der Nerv in den **Sinus cavernosus** ein und zieht in dessen Wand nach ventral. Vor Verlassen der Schädelhöhle zweigt ein rückläufiger Ast zu den Hirnhäuten ab: **R. meningeus recurrens/tentorii** → Falx cerebri, Tentorium cerebelli
	Durchtritt durch die Schädelbasis	Der Nerv tritt durch die **Fissura orbitalis superior** in die Orbita und teilt sich in drei Äste auf: – N. frontalis, – N. nasociliaris und – N. lacrimalis
	Orbita, Zielgebiete der Unteräste	Der **N. frontalis** zieht unter dem Orbitadach nach vorne medial und entlässt folgende Äste: – **N. supraorbitalis**, der mit einem medialen (durch die Incisura frontalis) und einem lateralen (durch die Incisura supraorbitalis) Ast die Haut der Brauen- und Stirnregion versorgt. – **N. supratrochlearis** (unterer Endast) → Bereich der Nasenwurzel, medialer Augenwinkel

Zum N. ophthalmicus vergleiche durch die Orbita laufende Nerven (S. 1038), Details zur Fossa pterygopalatina siehe Flügelgaumengrube (S. 1023).

37.13 N. trigeminus (V) (Teil II)

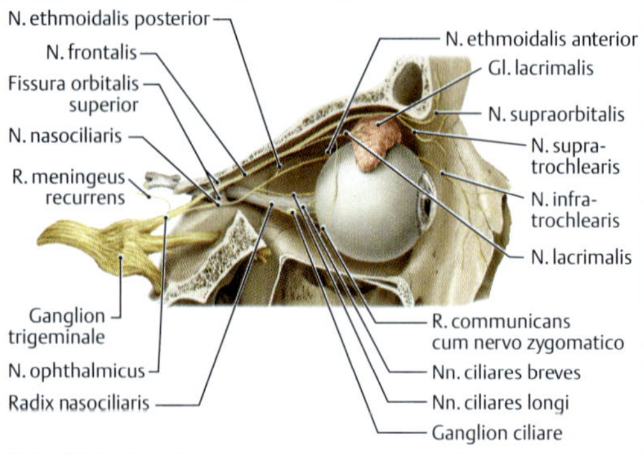

N. opththalmicus
Aufzweigung im Bereich der Orbita.

Der **N. nasociliaris** überkreuzt den N. opticus in Richtung mediale Orbitawand, gibt folgende Äste ab:

- **Ramus communicans cum ganglio ciliari** : sensible Fasern aus dem Ganglion ciliare → sensible Innervation der Hornhaut (afferenter Schenkel des Kornealreflexes!)
- **N. ethmoidalis posterior** tritt durch das Foramen ethmoidale posterius → Schleimhaut der Keilbeinhöhle und hinterer Siebbeinzellen sowie Dura der vorderen Schädelgrube (**R. meningeus anterior**)
- **N. ethmoidalis anterior** tritt durch das Foramen ethmoidale anterius in die Schädelbasis ein und von dort über die Siebbeinplatte in die Nasenhöhle und gibt folgende Äste ab:
- Rr. nasales interni → Nasenhöhle mit Nasenscheidewand
- R. nasalis externus (Endast) → Haut des Nasenrückens bis zur Nasenspitze; außerdem versorgt er die vorderen Siebbeinzellen.
- **N. infratrochlearis** (Endast) verläuft zum medialen Augenwinkel und innerviert dort die Haut und die Konjunktiven.

Am weitesten nach lateral zweigt sich der **N. lacrimalis** aus dem N. ophthalmicus ab, der über dem M. rectus lateralis in den Bereich der Tränendrüse und weiter zum lateralen Augenwinkel zieht (→ sensibles Innervationsgebiet bis etwa zur Braue).
Er erhält über einen Verbindungsast zum N. zygomaticus aus V_2 (**R. communicans cum nervo zygomatico**) aus dem Ganglion pterygopalatinum parasympathische (Fazialis-!)Fasern, die diesen Weg nutzen, um die Tränendrüse sekretorisch zu innervieren.

N. maxillaris (V_2)

Verlauf, Äste und Versorgungsgebiet	intrakraniell	Der N. maxillaris tritt aus dem Ganglion trigeminale in die basolaterale Wand des Sinus cavernosus. Noch intrakraniell gibt er einen **R. meningeus medius** zur Dura mater der mittleren Schädelgrube ab.
	Durchtritt durch die Schädelbasis	Er zieht nach vorn durch das **Foramen rotundum** in die Fossa pterygopalatina
	Fossa pterygopalatina, Zielgebiete der Unteräste	Dort teilt er sich in folgende Äste auf: – **Rr. ganglionares** (als „sensible Wurzel" des Ganglion pterygopalatinum). Ihre Äste innervieren die Schleimhaut der Nasenmuscheln, der hinteren Siebbeinzellen und des Nasenseptums als – Rr. nasales posteriores superiores laterales u. mediales – Rr. nasales posteriores inferiores – N. nasopalatinus sowie des harten und weichen Gaumens als – N. palatinus major und Nn. palatini minores. – **N. zygomaticus**: Er nimmt aus dem Ganglion pterygopalatinum parasympathische Fasern auf und tritt durch die **Fissura orbitalis inferior** in die Orbita, wo er den Verbindungsast mit den parasympathischen Fasern zum N. lacrimalis (aus V1, s. o.) entlässt. Seine Endäste erreichen durch das **Foramen zygomaticoorbitale** in der lateralen Orbitawand die Haut in u. g. Zielgebieten: – R. zygomaticofacialis → Haut über dem Jochbein – R. zygomaticotemporalis → Haut über vorderem Schläfenbereich – **N. infraorbitalis**: Auch er tritt durch die **Fissura orbitalis inferior** in den Boden der Augenhöhle ein und von dort aus in den **Canalis infraorbitalis**, den er am **Foramen infraorbitale** unterhalb des unteren Orbitarandes als kräftiger Nerv verlässt und die Haut zwischen Unterlid, Oberlippe und Wange versorgt. In seinem Verlauf gibt er sensible Äste zum Sinus maxillaris und zu den Zähnen ab: Plexus dentalis superior mit – Rr. alveolares superiores anteriores (für die Schneidezähne und den Eckzahn), – R. alveolaris superior medius (Prämolaren) und – Rr. alveolares superiores posteriores (Molaren)

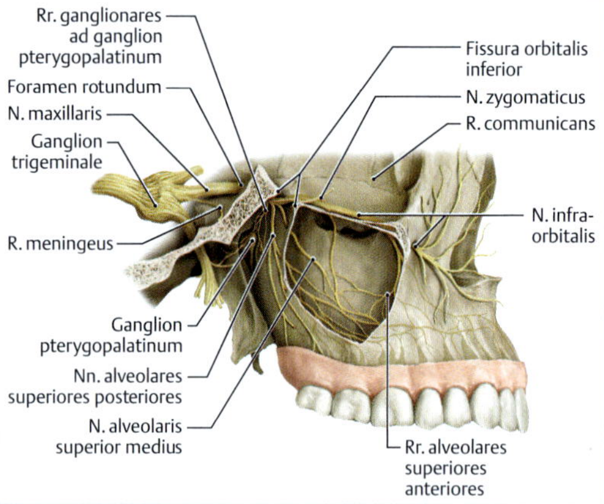

N. maxillaris
Aufzweigung im Bereich des Oberkiefers.

Details zur Fossa pterygopalatina siehe Flügelgaumengrube (S. 1023).

Abbildungen Quelle: Schünke M, Schulte E, Schumacher U. PROMETHEUS LernAtlas der Anatomie, Kopf, Hals und Neuroanatomie. Illustrationen von Voll M u. Wesker K. 6. Aufl. Stuttgart: Thieme; 2022

37.14 N. trigeminus (V) (Teil III)

N. mandibularis (V_3)

Verlauf, Äste und Versorgungsgebiet

intrakraniell	kräftigster Trigeminusast, da er neben den sensiblen Fasern des Ganglion trigeminale auch die motorische Portio minor mit sich führt
Durchtritt durch die Schädelbasis	Durch das **Foramen ovale** tritt er in die Fossa infratemporalis ein
Fossa infratemporalis, Zielgebiete der Unteräste	In der Fossa infratemporalis gibt er einen dünnen

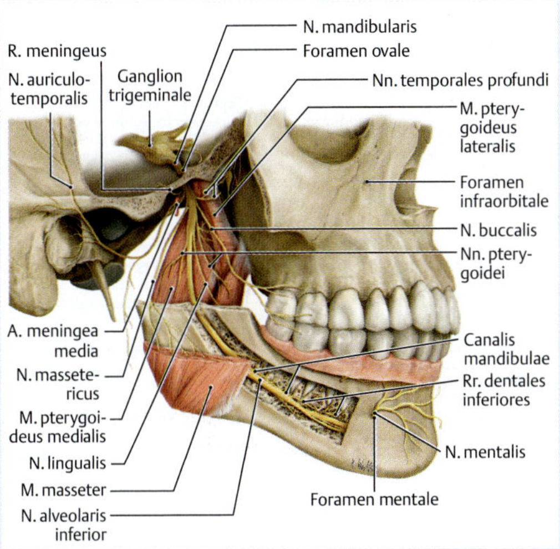

N. mandibularis
Aufzweigung im Bereich des Unterkiefers.

- **R. meningeus** ab, der mit der A. meningea media durch das **Foramen spinosum** wieder in die Schädelhöhle eintritt, um die vorderen Bereiche der Meningen und einen Teil der Keilbeinhöhle zu innervieren. Dem N. mandibularis medial angelagert ist das große Ganglion oticum, dem er sensible Fasern zuführt und das parasympathische (aus dem N. glossopharyngeus) und sympathische Fasern (aus dem Plexus caroticus) an die folgenden Aufzweigungen des N. mandibularis abgibt:
- **N. buccalis**: Dieser sehr dünne sensible Nerv verläuft nach vorne (oft zusammen mit den motorischen Fasern der Portio minor, s. u.) und durchbohrt den M. buccinator, um zur Wangenschleimhaut zugelangen, die er wie die benachbarte Gingiva innerviert
- **N. auriculotemporalis**: nach lateral hinten und oben ziehend bildet er in der Regel eine Schlinge um die A. meningea media kurz nach ihrem Abgang aus der A. maxillaris. Er nimmt parasympathische Fasern des N. glossopharyngeus aus dem Ggl. oticum auf, die er auf seinem Weg durch die Glandula parotidea an die dort verlaufenden Fazialisäste abgibt (Verbindung zum N. glossopharyngeus: Jacobson-Anastomose). Seine sensiblen Endäste verlaufen benachbart zur A. und V. temporalis superficialis und versorgen die Haut der Schläfen- und vorderen Ohrmuschelgegend sowie Kiefergelenk und Trommelfell
- **N. lingualis**: Er nimmt durch die Chorda tympani (aus N. VII) außer viszeroafferenten (gustatorischen) ebenfalls parasympathische Fasern auf, zieht zwischen M. pterygoideus medialis und lateralis nach vorn unten und medial zum Zungengrund. An ihm hängt das kleine Ganglion submandibulare mit seiner Radix sensibilis und parasympathica (für die Gl. submandibularis und sublingualis). Seine sensiblen Endäste innervieren die vorderen zwei Drittel der Zungenschleimhaut, die angrenzende Gingiva, den weichen Gaumen (**Rr. isthmi faucium**) und Teile der Mundschleimhaut (**N. sublingualis**)
- **N. alveolaris inferior**: Der kräftige Nerv verläuft lateral vom N. lingualis nach kaudal und tritt durch das **Foramen mandibulae** in den Unterkieferkanal ein. Hier bildet er mit seinen sensiblen Fasern den
- Plexus dentalis inferior mit Ästen zu Alveolen bzw. Zähnen, bevor der
- **N. mentalis** als Endast am Foramen mentale wieder hervortritt und Lippen- sowie Kinnhaut innerviert
  Neben den genannten sensiblen Fasern führt der N. alveolaris inferior auch motorische:
- **N. mylohyoideus** → M. mylohyoideus und Venter anterior des M. digastricus
  Die weiteren, der Portio minor bzw. Radix motoria des N. trigeminus entstammenden Äste des N. mandibularis sind ebenfalls nach den von ihnen innervierten Muskeln benannt:
- **N. massetericus** (durch die **Incisura mandibulae**) → M. masseter, daneben führt der primär motorische N. massetericus auch afferente Fasern für das Kiefergelenk
- **Nn. temporales profundi** → M. temporalis
- **N. pterygoideus medialis** → M. pterygoideus medialis, M. tensor veli palatini, M. tensor tympani
- **N. pterygoideus lateralis** → M. pterygoideus lateralis

= allgemein somatoafferent *= speziell viszeroefferent*

Vergleiche auch: Fossa infratemporalis (S. 1022), Jacobsen-Anastomose (S. 1008), N. lingualis (Abb. **37.17**), M. mylohyoideus (S. 1002).

Quelle der Abbildung: Schünke M, Schulte E, Schumacher U. PROMETHEUS LernAtlas der Anatomie, Kopf, Hals und Neuroanatomie. Illustrationen von Voll M u. Wesker K. 6. Aufl. Stuttgart: Thieme; 2022

37.15 Faserverlauf des N. trigeminus (V)

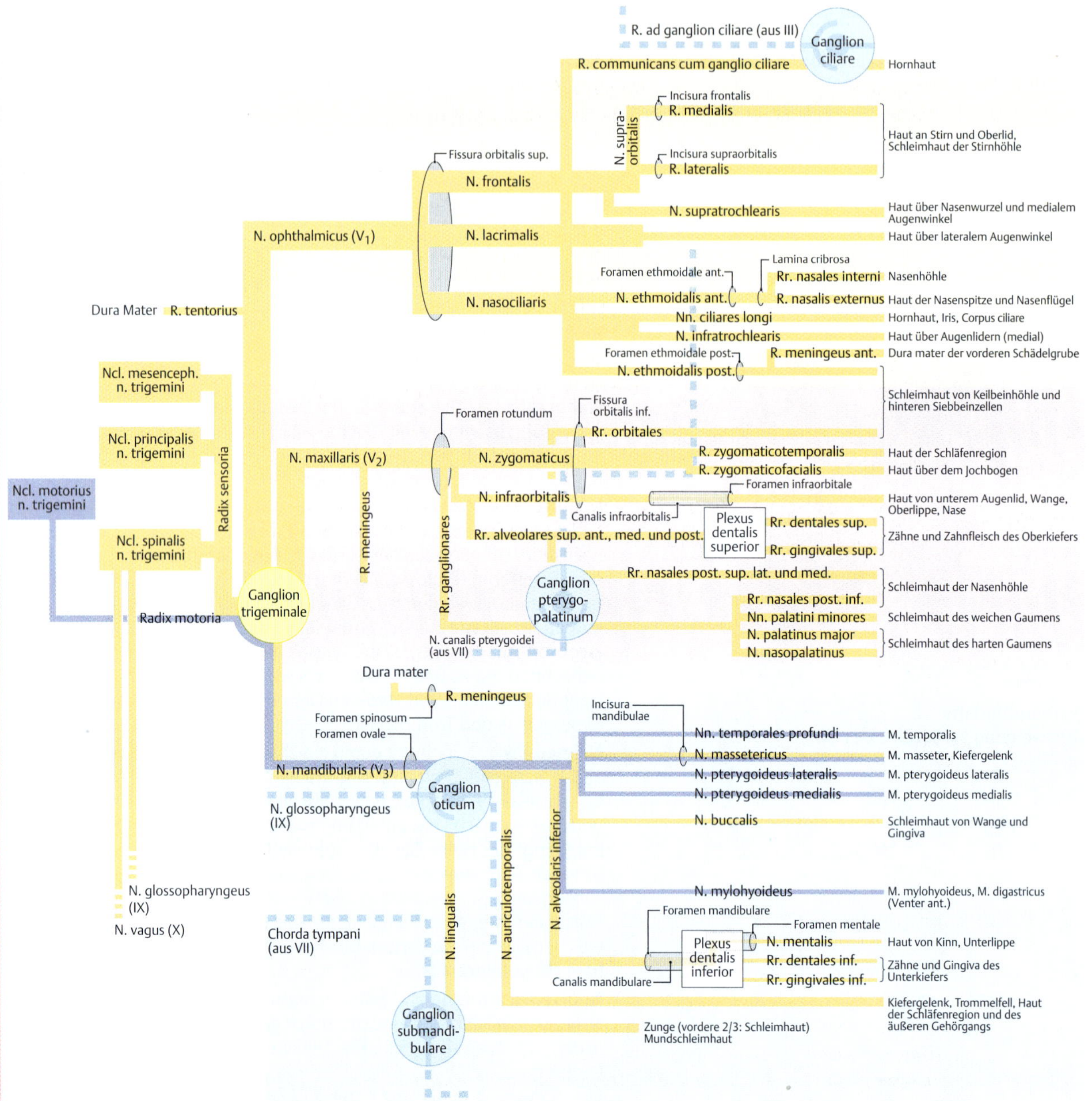

Die Aufzweigungen der drei Hauptstämme sind farblich so hinterlegt, wie ihr sensibles Innervationsgebiet in Abb. **37.7** gekennzeichnet ist. Lediglich der N. mandibularis (V_3) führt neben allgemein somatoafferenten Fasern (gelb) auch speziell viszeroefferente (dunkelblau) zur Innervation der aus dem 1. Schlundbogen abstammenden Kaumuskeln.

Die sensiblen Kerngebiete des N. trigeminus entsprechen nicht dem Innervationsbereich der Hauptäste. Es finden sich konzentrisch angeordnete Innervationsbereiche von der Gesichtsmitte bis zum Gesichtsrand. Sind Innervationsstörungen der Gesichtshaut mit Ausfällen der Kaumuskulatur verbunden, spricht dies für eine periphere Schädigung im Bereich des N. mandibularis. Denn lediglich V_3 führt auch efferente Fasern, die v. a. die Kaumuskulatur innervieren.

Wichtig zu beachten ist, dass die sensiblen Kerngebiete des N. trigeminus nicht dem Innervationsbereich seiner drei Hauptäste entsprechen. Aufgrund der Anordnung der Kerngebiete im Ncl. spinalis nervi trigemini (kranial: perioraler Bereich, mittig: Wangen-Lid-Region, kaudal: Schläfen-, Jochbein-, Kinnbereich) lassen sich im Gesicht konzentrische oder „zwiebelschalenförmige" Bereiche bei Sensibilitätsstörungen unterscheiden. Die Bereiche sind durch die sog. Sölder-Linien getrennt. Gleichzeitige Innervationsstörungen der Kaumuskulatur deuten auf einen peripheren Prozess im Bereich des N. mandibularis (V_3) hin. Denn lediglich in diesem unteren Hauptast des N. trigeminus verlaufen die efferenten Fasern der Radix motoria (oder Radix minor) nervi trigemini, die v. a. die Kaumuskulatur versorgen. Da der N. trigeminus sich entwicklungsgeschichtlich aus dem 1. Schlundbogen ableitet (Tab. **36.8**), handelt es sich hierbei um spezielle Viszeroefferenzen.

Bei den **Kernkomplexen** werden der **motorische** von **verschiedenen sensiblen** unterschieden. Letztere sind Verschaltungszentren für Afferenzen je unterschiedlicher sensibler Qualität und stehen in keinem Bezug zu den drei peripheren Hauptstämmen!

Für **unterschiedliche sensible** Qualitäten existieren verschiedene **Kernkomplexe** (kein Bezug zu den peripheren Hauptstämmen!).

▸ Klinik. Klinisch bedeutsam für die Diagnostik von Reizzuständen im Innervationsgebiet der drei Hauptstämme sind die **Trigeminus-Druckpunkte** (= Valleix-Druckpunkte), die bei Erkrankung des betreffenden Astes druckschmerzhaft sind:

- **Foramen supraorbitale** (bzw. die gleichnamige Incisura) für N. supraorbitalis (**V_1**),
- **Foramen infraorbitale** für N. infraorbitalis (**V_2**) und
- **Foramen mentale** für N. mentalis (aus N. alveolaris inferior, **V_3**).

Besonders empfindlich sind die betreffenden Druckpunkte bei der **Trigeminusneuralgie** (S. 1096) mit anfallsweise auftretenden, plötzlich einschießenden starken Schmerzen („blitzartig"), die meist einseitig im Gesicht auftreten. Spricht die medikamentöse Therapie in besonders hartnäckigen Fällen der Trigeminusneuralgie nicht an, können invasive Methoden (wie thermische oder chemische Verfahren) zum Einsatz kommen, bei denen man über das Foramen ovale den Zugang zum Ggl. trigeminale nutzt. Eine vom Ggl. trigeminale ausgehende selektive Reaktivierung von Varizellen-Viren („Windpocken") im Versorgungsbereich des N. ophthalmicus (V_1) führt zu sehr schmerzhaften entzündlichen Reaktionen am Auge und der umgebenden Haut, sog. **(Herpes) Zoster ophthalmicus.**

▸ Klinik.

37.16 Nervenaustrittspunkte (NAP) der Trigeminusäste

Quelle: Schünke M, Schulte E, Schumacher U. PROMETHEUS LernAtlas der Anatomie, Kopf, Hals und Neuroanatomie. Illustrationen von Voll M u. Wesker K. 6. Aufl. Stuttgart: Thieme; 2022

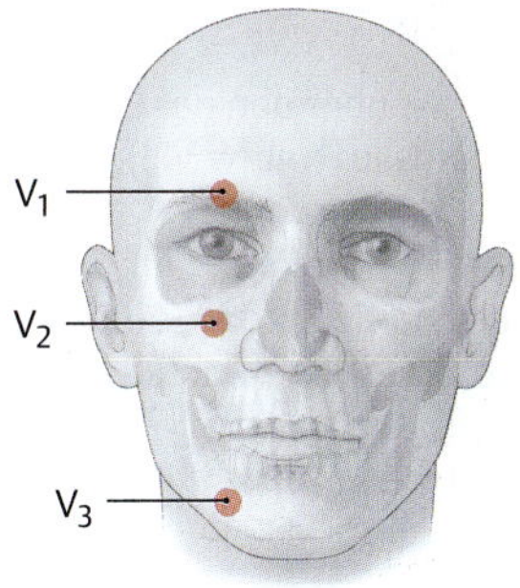

37.3.4 Nervus facialis (VII)

37.3.4 Nervus facialis (VII)

▸ Merke. Der N. facialis übernimmt mit seinen speziell viszeroefferenten (**branchiogenen**) Fasern (Nerv des 2. Schlundbogens) hauptsächlich die Innervation der **mimischen Muskulatur**. In seinem Intermediusanteil verlaufen zum einen speziell viszeroafferente **Geschmacksfasern** (vordere ⅔ der Zunge), zum anderen allgemein viszeroefferente (**parasympathische**) Fasern. Letztere erreichen die durch sie innervierten Drüsen über zwei unterschiedliche Ganglien: **Ggl. pterygopalatinum** (→ v. a. Gl. lacrimalis) und **Ggl. submandibulare** (→ v. a. Gl. submandibularis und Gl. sublingualis). Die einzige große Kopfspeicheldrüse, die trotz ihrer topografischen Nähe zum N. facialis **nicht** von ihm, sondern durch den N. glossopharyngeus (S. 982) innerviert wird, ist die Gl. parotidea (S. 1006).

▸ Merke.

▸ Merke. Das Kardinalsymptom einer **Fazialisschädigung** ist die schlaffe Lähmung der Gesichtsmuskulatur: der **Mundwinkel** der betroffenen Seite **hängt herab** (Pfeifen ist nicht mehr möglich), die **Stirnfalten verstreichen** (Stirn kann nicht mehr gerunzelt werden) und der **Lidschluss** ist **unvollständig** (Zukneifen des Auges nicht mehr möglich). Weitere Symptome wie Mundtrockenheit und Geschmacksstörungen (durch Schädigung der Fasern für die Chorda tympani), Hyperakusis (Schallüberempfindlichkeit durch Schädigung der Fasern des N. stapedius) und Hör- und Gleichgewichtsstörungen (durch Schädigung der benachbarten Anteile des N. vestibulocochlearis) lassen eine genauere Lokalisation der Schädigung des Nerven in seiner komplizierten Verlaufsstrecke zu, s. Abb. **37.20** und Klinik (S. 980).

▸ Merke.

Außerdem verlaufen wenige somatosensible Fasern aus dem sensiblen Trigeminuskern im N. facialis.

37.17 N. facialis (VII) (Teil I)

Kerngebiet	Pons (seitlich)	**Ncl. nervi facialis** 2 Zellgruppen, die über Fibrae corticonucleares Afferenzen aus dem Gyrus precentralis erhalten: – **obere Zellgruppe** mit Neuronen, die die Stirn- und Lidmuskulatur innervieren: wird von der ipsi- und kontralateralen Präzentralregion (**bilateral**) angesteuert – **untere Zellgruppe** mit Neuronen für die Innervation der übrigen Gesichtsmuskulatur: wird nur vom kontralateralen Gyrus precentralis (**unilateral**) angesteuert **Ncl. salivatorius superior**
	Pons, Medulla oblongata	**Ncl. tractus solitarii**, Pars superior
Verlauf, Äste und Versorgungsgebiet	intrazerebral	– **Fazialisanteil**: Motorische Fasern aus dem Ncl. nervi facialis ziehen zunächst nach medial, umschlingen nach oben aufsteigend den Abduzenskern und wölben am Boden der **Rautengrube** als **„inneres Fazialisknie"** den **Colliculus facialis** auf. Ihnen sind einige Trigeminusfasern angelagert. – **Intermediusanteil**: Nichtmotorische Fasern aus dem Ncl. salivatorius superior und Ncl. tractus solitarii bilden den **N. intermedius**, der sich den o. g. motorischen Fasern anlagert. Gemeinsam verlassen die beiden Anteile den Hirnstamm am **Kleinhirnbrückenwinkel**.
	intrakraniell mit Verlauf im Felsenbein	Beide Anteile ziehen zum **Porus acusticus internus**, über den der Eintritt in den **Meatus acusticus internus** erfolgt (gemeinsam mit N. VIII).

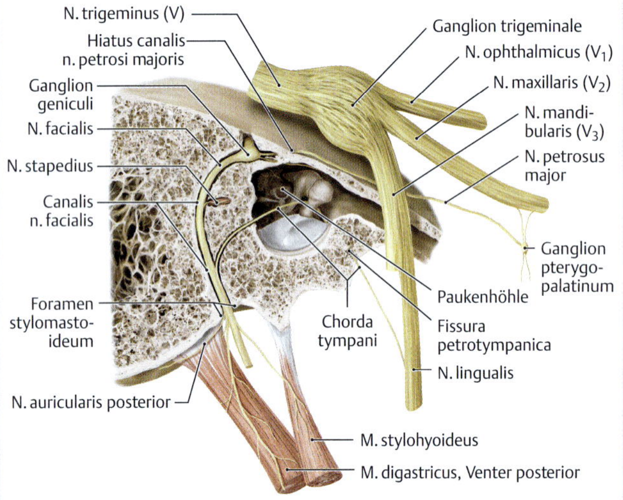

N. facialis
Verlauf und Äste innerhalb des Felsenbeins.

Innerhalb des Felsenbeins ist der Verlauf kompliziert: Durch Änderung der Verlaufsrichtung (von anterior-lateral nach posterior-lateral) bildet der Nerv das **„äußere Fazialisknie"**. Hier liegt das kleine **Ganglion geniculi** mit Perikaryen der afferenten Fasern aus der Chorda tympani (unipolare Neurone). Er schwenkt dann in seinem Knochenkanal (**Canalis nervi facialis**) nach kaudal und entlässt innerhalb des Felsenbeins 3 Nerven:

– Der parasympathische **N. petrosus major** (Abgang in Höhe des Ggl. geniculi) tritt durch den **Hiatus canalis nervi petrosi majoris** nochmals in die Schädelhöhle ein und verläuft unter der Dura an der Vorderfläche der Felsenbeinpyramide (zusammen mit dem sympathischen N. petrosus profundus) zum Foramen lacerum.
– Der sehr dünne **N. stapedius** verlässt das Felsenbein nicht, sondern zieht im Knochen zum gleichnamigen Muskel.
– Aus dem absteigenden Stamm zweigt weiterhin die **Chorda tympani** ab und zieht durch die Paukenhöhle hindurch (an der Innenseite der Pars flaccida des Trommelfells zwischen Hammer und Amboss).

N. VIII siehe Abb. **37.22**, Details zum Verlauf der Chorda tympani siehe Pars flaccida des Trommelfells (S. 1066).

Quelle der Abbildung: Schünke M, Schulte E, Schumacher U. PROMETHEUS LernAtlas der Anatomie, Kopf, Hals und Neuroanatomie. Illustrationen von Voll M u. Wesker K. 6. Aufl. Stuttgart: Thieme; 2022

37.18	N. facialis (VII) (Teil II)	
Verlauf, Äste und Versorgungsgebiet	Durchtritt durch die Schädelbasis und Zielgebiete nach Verlassen des Felsenbeins	– **N. petrosus major:** Nach Durchtritt durch den Faserknorpel im **Foramen lacerum** ziehen die präganglionären parasympathischen Fasern (mit den postganglionären sympathischen Fasern aus dem N. petrosus profundus zum N. canalis pterygoidei vereinigt) durch den **Canalis pterygoideus** zum **Ganglion pterygopalatinum**, werden dort umgeschaltet und innervieren die → Gl. lacrimalis (über Anlagerung an Trigeminusäste), → Gll. nasales sowie die → Gll. palatinae. – Die **Chorda tympani** tritt von der Paukenhöhle durch die **Fissura petrotympanica** und lagert sich dem N. lingualis (aus V_3) an. Sie führt zwei unterschiedliche Faserqualitäten: 1. Nach Umschaltung der **parasympathischen Fasern** im **Ganglion submandibulare** ziehen die postganglionären Efferenzen zu folgenden Drüsen: → Gl. submandibularis → Gl. sublingualis und → Gl. lingualis anterior 2. Die in der Chorda tympani verlaufenden gustatorischen Fasern aus den Geschmacksknospen in den vorderen ⅔ des Zungenrückens ziehen nach zentral (Perikarya im Ggl. geniculi). – Der **Hauptstamm** des N. facialis verlässt seinen Knochenkanal im Felsenbein durch das **Foramen stylomastoideum**. Unmittelbar darunter verzweigt er sich in 3–4 motorische Äste, die sich zwischen tiefer und oberflächlicher Schicht der Glandula parotidea in die Gesichtsstrahlung, den – **Plexus intraparotideus**, aufteilen. Dessen Ausläufer ziehen radiär zur mimischen Muskulatur in den Stirn-, Joch-, Wangen-, Mund- und Halsbereich (Platysma): Rr. temporales, Rr. zygomatici, Rr. buccales, R. marginalis mandibulae und Ramus colli. Weitere Äste: Wenige Fasern aus **N. auricularis posterior**, deren motorischer Anteil den Venter occipitalis des M. occipitofrontalis versorgt, innervieren sensibel Teile der Ohrmuschel; sie stellen im N. facialis verlaufende Trigeminusfasern dar (Perikaryen im Ganglion geniculi!). Ein **R. digastricus** zieht zum Venter posterior des M. digastricus und ein **R. stylohyoideus** zum gleichnamigen Muskel.

= speziell viszeroefferent; = allgemein viszeroefferent; = speziell viszeroafferent

Vergleiche Paukenhöhle (S. 1066), N. trigeminus siehe Abb. **37.13**.

37.19 Faserverlauf des N. facialis (VII)

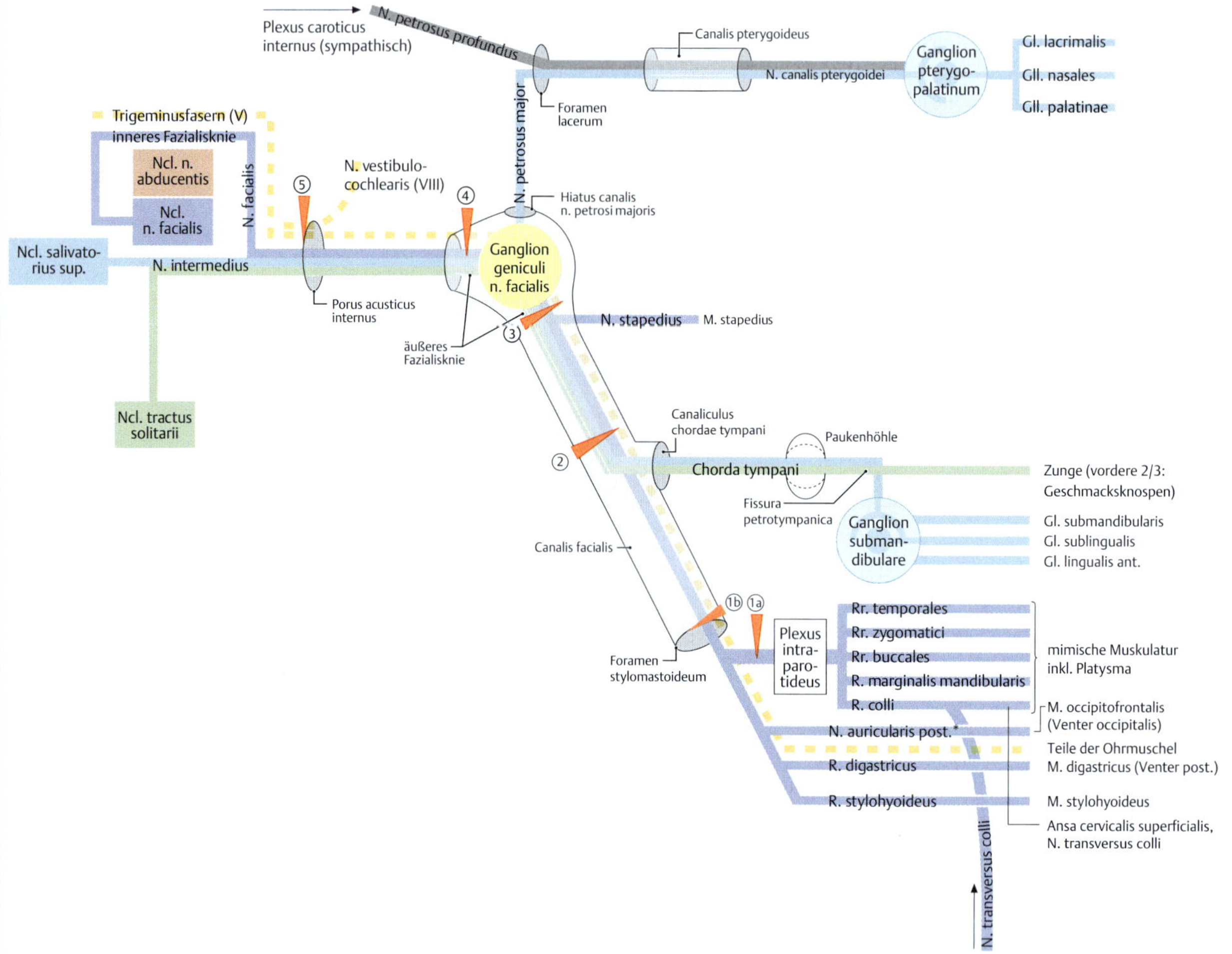

Als Nerv des 2. Schlundbogens führt der N. facialis speziell viszeroefferente Fasern (dunkelblau) zur Innervation der mimischen Muskulatur. Aus seinem Intermediusanteil stammen daneben allgemein viszeroefferente (hellblau) sowie speziell viszeroafferente (hellgrün) Fasern. Entsprechend seines komplizierten Verlaufs kann der N. facialis an verschiedenen Stellen geschädigt werden. Je nach Läsionsort kommt es aufgrund der unterschiedlichen beteiligten Faseranteile zu charakteristischen Kombinationen von Ausfällen (s. Klinik). Die Symptomatik ist umso schwerwiegender, je „höher“ bzw. weiter zentral der Schädigungsort liegt.
*enthält auch allgemein somatoafferente Trigeminusfasern für Teile der Ohrmuschel.

▸ Klinik. Da die einzelnen peripheren Abschnitte des N. facialis unterschiedliche Faseranteile enthalten, kommt es bei einseitigen Unterbrechungen des Nervs (Folge: **periphere Fazialisparese**) in den verschiedenen Abschnitten zu typischen Ausfallsmustern (Kennzeichnung der Läsionsorte in Abb. **37.19**); vgl. periphere Fazialisparese (S. 1175):

1. Durchtrennung eines (1a) oder mehrerer (1b) peripherer Äste (z. B. des Plexus intraparotideus): periphere motorische Lähmung der mimischen Muskulatur.
2. Schädigung in der Nachbarschaft des Foramen stylomastoideum (+ Ausfall der Chorda tympani): periphere motorische Lähmung der mimischen Muskulatur, Geschmacksstörung und Störung der Speichelsekretion.
3. Schädigung im proximalen Fazialiskanal (+ Ausfall des N. stapedius): periphere motorische Lähmung der mimischen Muskulatur, Geschmacksstörung und Störung der Speichelsekretion sowie Hyperakusis.
4. Schädigung vor dem Ggl. geniculi (+ Ausfall des N. petrosus major): periphere motorische Lähmung der mimischen Muskulatur, Geschmacksstörung und Störung der Tränen- und der Speichelsekretion.
5. Schädigung im Bereich des Meatus acusticus internus (+ Ausfall des N. vestibulocochlearis): periphere motorische Lähmung der mimischen Muskulatur, Schwerhörigkeit bzw. Taubheit und Herabsetzung der vestibulären Erregbarkeit.

Klinisch lassen sich genauere Lokalisationen der Schädigung des Nerven vornehmen, wenn man zusätzlich zum Hauptsymptom der peripheren Fazialislähmung nach weiteren Störungen sucht. Das **Kardinalsymptom** der Fazialisschädigung ist die schlaffe Lähmung der betroffenen Seite der Gesichtsmuskulatur: der **Mundwinkel hängt herab** (Pfeifen ist nicht mehr möglich), die **Stirnfalten verstreichen** (Stirn kann nicht mehr gerunzelt werden) und der **Lidschluss** ist **unvollständig** (Zukneifen des Auges nicht mehr möglich). Weitere Symptome wie Mundtrockenheit und Geschmacksstörungen (durch Schädigung der Fasern der Chorda tympani), Hyperakusis (Schallüberempfindlichkeit durch Schädigung der Fasern des N. stapedius) und Hör- und Gleichgewichtsstörungen (durch Schädigung benachbarter Anteile des N. vestibulocochlearis) lassen daher eine genauere Lokalisation der Schädigung des Nerven auf seiner komplizierten Verlaufsstrecke zu.

37.20 Leitungsbahnen des Ggl. oticum und Ggl. submandibulare

1 Ggl. oticum, 2 sensibel-motorische Wurzel, 3 N. petrosus minor mit parasympath. Fasern aus dem N. glossopharnygeus (IX), 4 sympathische Wurzel aus dem Plexus caroticus über die A. meningea media, 5 motorische Fasern im N. tensoris veli palatini, 6 motorische Fasern im N. tensoris tympani, 7 motorische Fasern aus dem N. facialis (VII) für den M. levator veli palatini, 8 Chorda tympani, 9 R. communicans cum Chorcia tympani, 10 N. auriculotemporalis mit Jacobson- Anastomose, 11 N. facalis, 12 Gl. parotidea, 13 Ggl. submandibulare, 14 Gl. submandibularis, 15 N. lingualis mit Rr. ganglionares, 16 parasympathische Fasern, 17 Geschmacksfasern aus der Chorda tympani, 18 sympathische Wurzel aus dem Plexus caroticus über die A. facialis, 19 Gl. sublingualis.

Quelle: Frotscher M, Kahle W, Schmitz F, Hrsg. Taschenatlas Anatomie, Band 3: Nervensystem und Sinnesorgane. 12. Aufl. Stuttgart: Thieme; 2018

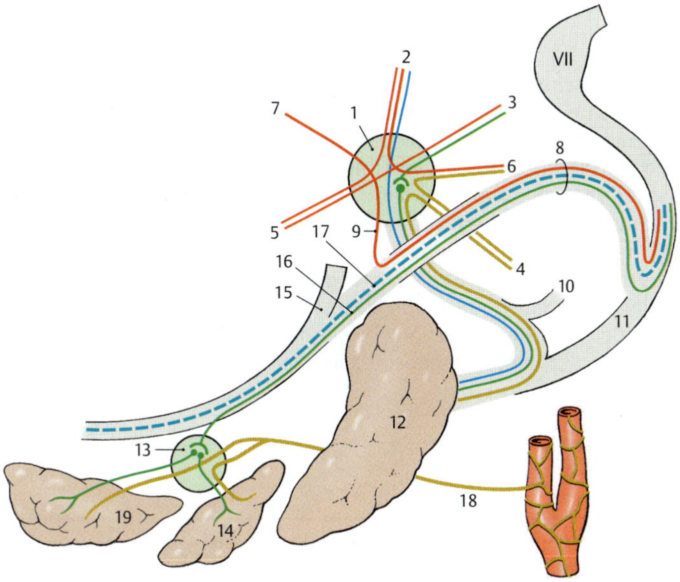

37.21 Parasympathische und Geschmacksfasern des N. facialis

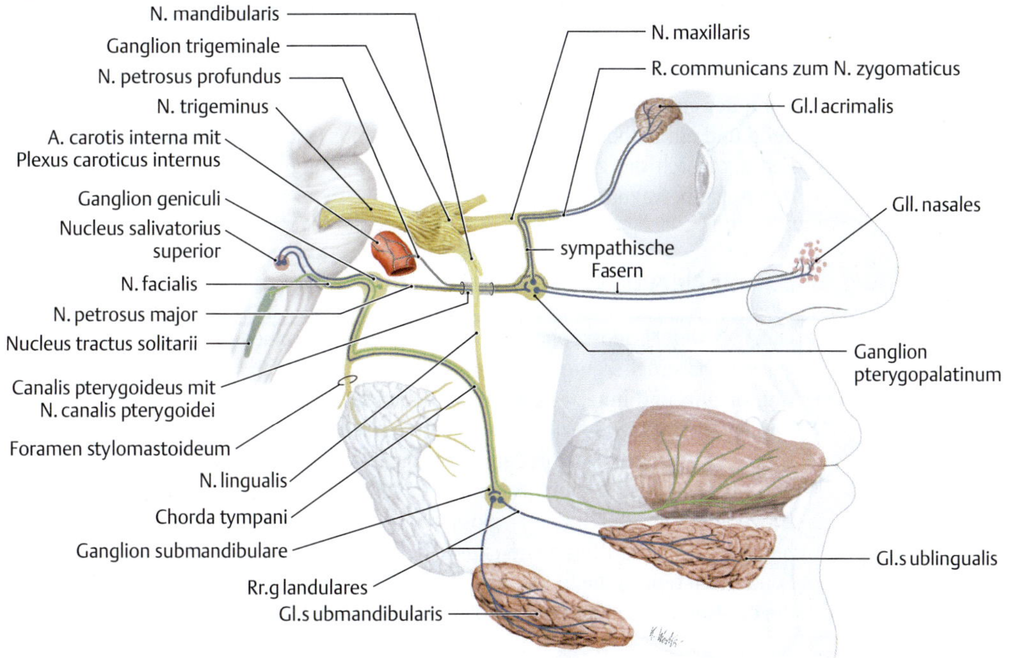

Während im sensiblen Ggl. geniculi die Somata der speziell viszeroafferenten Fasern (hellgrün) liegen, findet in den beiden parasympathischen Ganglien die Umschaltung der allgemein viszeroefferenten Fasern (hellblau) statt. Neben den hier sichtbaren großen Drüsen (Gl. lacrimalis: Umschaltung im Ggl. pterygopalatinum; Gll. submandibularis und sublingualis: Umschaltung im Ggl. submandibulare) werden auch die hier nicht dargestellten Gll. palatinae und lingualis anterior durch Äste des N. facialis innerviert.

Quelle: Schünke M, Schulte E, Schumacher U. PROMETHEUS LernAtlas der Anatomie, Kopf, Hals und Neuroanatomie. Illustrationen von Voll M u. Wesker K. 6. Aufl. Stuttgart: Thieme; 2022

37.22 N. vestibulocochlearis (VIII)

Kerngebiet	Medulla oblongata – medial	**Nuclei vestibulares** (Verarbeitung der Information über das Gleichgewicht) – superior (Bechterew) – inferior (Roller) – medialis (Schwalbe) – lateralis (Deiters)
	– lateral	**Nuclei cochleares** (Verarbeitung der Hörinformation) – anterior – posterior
Verlauf und Versorgungsgebiet	intrazerebral	Nach Eintritt der afferenten Fasern am **Kleinhirnbrückenwinkel** ziehen sie zu den unmittelbar benachbart gelegenen Kernen.
	intrakraniell	Die von den Gleichgewichtsorganen (Sacculus, Utriculus, Bogengängen) kommenden Nervenfasern haben ihre Perikaryen im **Ganglion vestibulare** (mit einer Pars superior und Pars inferior) innerhalb des **Meatus acusticus internus**. Ihre zentralen Fortsätze lagern sich im Felsenbein zum **N. vestibularis** (Gleichgewichtsnerv) zusammen, der sich mit dem Hörnerv zusammenschließt. Das entsprechende **Ganglion cochleare** oder **spirale cochleae** mit peripheren Kontakten zu den Sinneszellen (Haarzellen) ist eigentlich ein Ganglienzellband entlang des Modiolus (Schneckenspindel). Seine Fasern sammeln sich zum **N. cochlearis** (Hörnerv), der gemeinsam mit dem N. vestibularis, dem N. facialis und der A. labyrinthi in den Meatus acusticus internus eintritt. Am **Porus acusticus internus** erreicht der N. vestibulocochlearis die hintere Schädelgrube und verläuft von der Hinterfläche des Felsenbeins zum Kleinhirnbrückenwinkel am Hinterende der Brücke.

= speziell somatoafferent

Zu Gleichgewichtsorganen siehe auch Abb. **41.14**.

37.3.5 Nervus vestibulocochlearis (VIII)

Er vermittelt die Information aus Gleichgewichts- und Hörorgan (S. 1074).

► Klinik.

37.3.5 Nervus vestibulocochlearis (VIII)

Über den N. vestibulocochlearis (syn. N. statoacusticus) werden die Informationen aus dem Gleichgewichts- und Hörorgan des Innenohrs (S. 1074) übermittelt.

► Klinik. Bei **Schädigung des kochleären Anteils** des N. vestibulocochlearis tritt je nach Ausprägung ein- oder beidseitige Taubheit oder Schwerhörigkeit (Schallempfindungsstörung, Hypakusis) auf. Die Kardinalsymptome einer Reizung oder **Schädigung des vestibulären Anteils** sind Schwindel, Übelkeit, Fallneigung zur erkrankten Seite und ein pathologischer Spontannystagmus (meist horizontales Augenzucken), bedingt durch die zentral gekoppelte Verschaltung des Gleichgewichtssinnes mit den Augenbewegungen.

37.3.6 Nervus glossopharyngeus (IX)

► Merke.

37.3.6 Nervus glossopharyngeus (IX)

► Merke. Der N. glossopharyngeus führt viele verschiedene Faserqualitäten. Allgemein viszeroefferente (**parasympathische**) Fasern haben ihre Umschaltstelle im **Ggl. oticum** und innervieren neben kleineren Drüsen die **Gl. parotidea** als größte Kopfspeicheldrüse. Spezielle Viszeroefferenzen (Nerv des 3. Schlundbogens) versorgen (z. T. zusammen mit dem N. vagus über den Plexus pharyngeus) hauptsächlich Muskeln des Pharynx. Auch die Schleimhaut im oberen **Pharynxbereich** und Umgebung wird durch den N. glossopharyngeus innerviert – aus dem Bereich des hinteren Zungendrittels ziehen zusätzlich **Geschmacksfasern** im IX. Hirnnerv. Eine Sonderfunktion ist die Innervation des Glomus caroticum und Sinus caroticus, über die der Nerv in die **Blutdruckregulation** mit eingebunden ist.

► Klinik.

► Klinik. Isolierte (ggf. einseitige) **Schädigung des N. glossopharyngeus** (IX) führt zur Minderung der Geschmacksempfindung (bitter) im hinteren Zungendrittel, Ausfall des Würgereflexes, Abweichung der Uvula (Gaumenzäpfchen) zur gesunden Seite, auch Schluckbeschwerden mit Reflux in die Nasenhöhle und u. U. eine näselnde Sprache.

37.23 N. glossopharyngeus (IX) (Teil I)

Kerngebiet	Medulla oblongata	**Ncl. salivatorius inferior**
		Ncl. ambiguus
		Ncl. spinalis nervi trigemini
		Ncl. tractus solitarii – Pars superior – Pars inferior
Verlauf	intrazerebral	Die Faserbündel zu den einzelnen Kerngebieten konvergieren zur Austrittsstelle am Kleinhirnbrückenwinkel, wo der Nerv ein schmales plattes Band bildet. Austritt aus der Medulla oblongata kranial der Nn. vagus und accessorius im **Sulcus retroolivaris** (kraniale Fortsetzung des Sulcus posterolateralis).
	intrakraniell	Nach dem Austritt aus der Medulla oblongata zieht der Nerv, bedeckt von Flocculus des Kleinhirns, nach ventral und lateral in Richtung der unteren Hinterfläche des Felsenbeins und tritt dort in den zentralen Abschnitt des Foramen jugulare ein.
	Durchtritt durch die Schädelbasis	Durchtritt durch das **Foramen jugulare** (darin bildet er das **Ganglion superius**, darunter **Ganglion inferius**, die als sensible Ganglien beide hauptsächlich aus den Perikaryen der pseudounipolaren afferenten Nervenzellen bestehen).
	extrakraniell	Zwischen A. carotis interna und V. jugularis interna, dann hinter dem M. stylopharyngeus, zieht der Nerv nach kaudal in Richtung Zunge und Rachenwand.
Äste mit Verlauf und Versorgungsgebieten		– **N. tympanicus** : Als erster, in Höhe des Ggl. inferius abgehender Ast tritt er durch den **Canaliculus tympanicus** in die Paukenhöhle ein. Dort bildet er gemeinsam mit den sympathischen Fasern des Plexus carotideus internus (Nn. caroticotympanici) den **Plexus tympanicus** mit darin gelegenen Ganglienzellen (**Ggl. tympanicum**). Seine sensiblen Anteile innervieren die Schleimhaut des Mittelohrs und mittels des **R. tubarius** die Tuba auditiva. Die parasympathischen Fasern treten als **N. petrosus minor** durch den **Hiatus canalis nervi petrosi minoris** nochmals in die Schädelhöhle ein. Unter der Dura verläuft dieser Nerv auf der Vorderfläche des Felsenbeins bis zur **Fissura sphenopetrosa** (am hinteren Rand des Foramen lacerum), durch die er in die Fossa infratemporalis eintritt. Im hier gelegenen **Ggl. oticum** werden die parasympathischen Fasern umgeschaltet und erreichen über die Jacobson-Anastomose die **Glandula parotidea**. Neben dieser großen Kopfspeicheldrüse innervieren diese Fasern auch kleine **Gll. buccales** und **labiales**. Weitere Äste des N. glossopharyngeus sind: – **R. sinus carotici** für allgemeine Viszeroafferenzen von den Pressorezeptoren des **Sinus caroticus** und den Chemorezeptoren des **Glomus caroticum**. Sie ziehen zum unteren Abschnitt des Nucleus tractus solitarii der Medulla oblongata und sind in die Regulation des Blutdrucks bzw. die Kontrolle des O_2- und CO_2-Partialdrucks des Blutes eingebunden. – **R. musculi stylopharyngei** → M. stylopharyngeus. – **Rr. pharyngei** , die zusammen mit gleichnamigen Ästen aus dem N. vagus (X) den **Plexus pharyngeus** bilden, in dem sie umgeschaltet werden. → Pharynxmuskulatur sowie M. palatopharyngeus und palatoglossus, Teile der Gaumenmuskeln und M. salpingopharyngeus → Pharynxschleimhaut – **Rr. tonsillares** (Umschaltung im Ggl. oticum) → Tonsilla palatina mit Schleimhaut – **Rr. linguales** (Umschaltung in kleinen Ganglien der Zunge) → hinteres Zungendrittel; Papillae vallatae und foliatae

Vergleiche auch Jacobsen-Anastomose (S. 1008).

37.24 N. glossopharyngeus (IX) (Teil II)

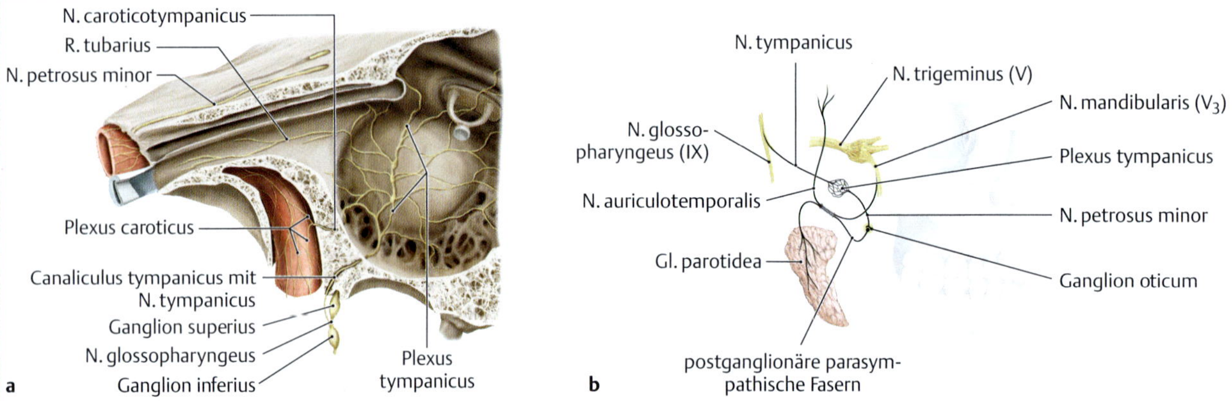

N. glossopharyngeus
a Aufzweigung in der Paukenhöhle.
b Parasympathische (allgemein viszeroefferente) Fasern zur Innervation der Gl. parotidea.

= allgemein somatoafferent; = allgemein viszeroafferent; = speziell viszeroafferent; = allgemein viszeroefferent; = speziell viszeroefferent

Quelle der Abbildungen: Schünke M, Schulte E, Schumacher U. PROMETHEUS LernAtlas der Anatomie. Kopf, Hals und Neuroanatomie. Illustrationen von Voll M u. Wesker K. 6. Aufl. Stuttgart: Thieme; 2022

37.25 Faserverlauf des N. glossopharyngeus

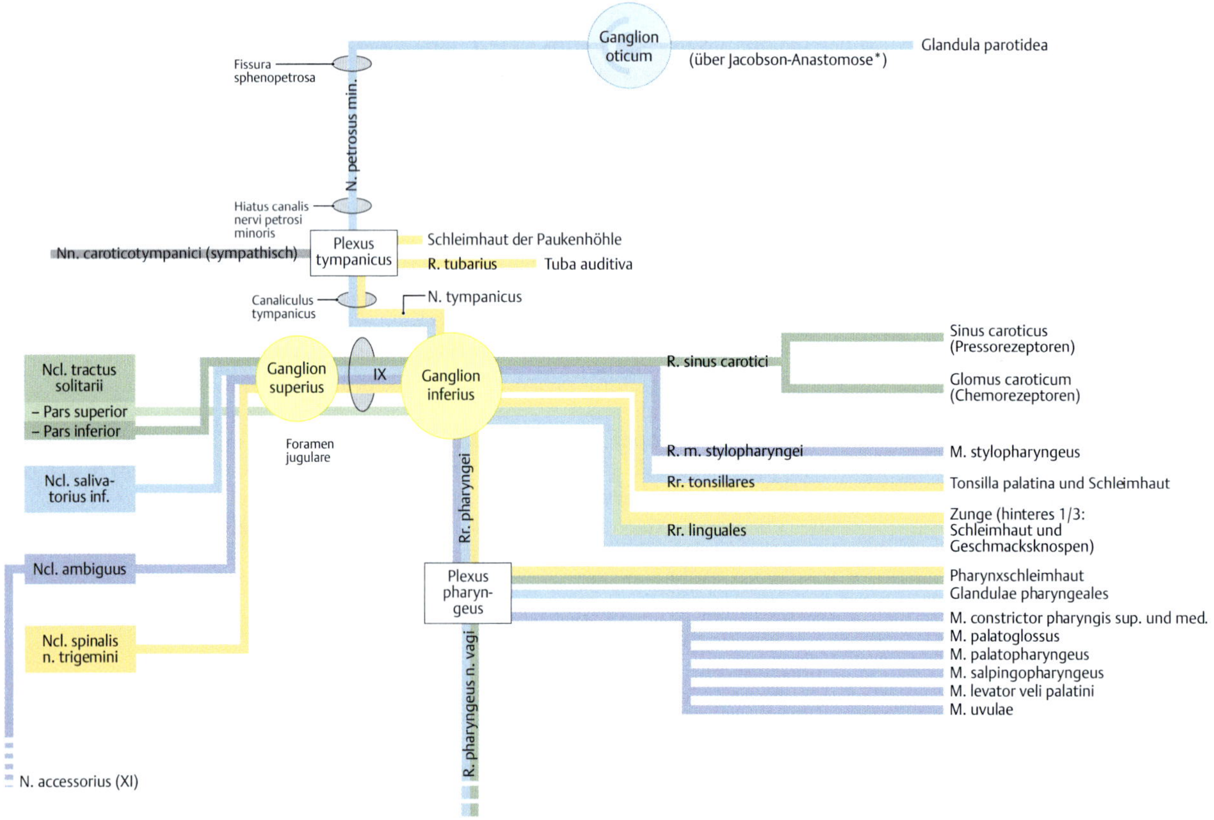

Der N. glossopharyngeus führt eine Vielzahl unterschiedlicher Faserqualitäten: Allgemeine (hellblau) und spezielle (dunkelblau) Viszeroefferenzen, allgemeine (dunkelgrün) und spezielle (hellgrün) Viszeroafferenzen sowie allgemeine Somatoafferenzen (gelb).
* Jacobson-Anastomose (S. 1008).

37.26 N. vagus (X) (Teil I)

Kerngebiet	Medulla oblongata	**Ncl. dorsalis nervi vagi**
		Ncl. ambiguus
		Ncl. spinalis nervi trigemini
		Ncl. tractus solitarii – Pars superior – Pars inferior
Verlauf, Äste und Versorgungsgebiet	intrazerebral	Die Faserbündel aus den Kerngebieten konvergieren zu einem flachen platten Bündel, das aus der Medulla oblongata im **Sulcus retroolivaris** kranial des Sulcus posterolateralis austritt.
	intrakraniell	Gemeinsam mit dem N. accessorius, von dem er durch ein Bindegewebsblatt getrennt ist, zieht der Nerv unterhalb des Flocculus nach ventral-lateral und senkt sich in den Vorderabschnitt („Pars nervosa") des Foramen jugulare ein.
	Durchtritt durch die Schädelbasis	Durchtritt durch das **Foramen jugulare**, an dessen inneren Öffnung das **Ganglion superius** (oder jugulare, vorwiegend somatoafferente Neurone) liegt. Direkt in Höhe des Ganglion superius ziehen sensible Fasern der beiden folgenden Äste zu ihren dort gelegenen Perikaryen: – Der **R. meningeus** innerviert die Dura der hinteren Schädelgrube im Bereich der Sinus transversus und occipitalis, – der **R. auricularis** den äußeren Gehörgang. Dorthin gelangt er über den Canaliculus mastoideus und die Fissura tympanomastoidea.

37.3.7 Nervus vagus (X)

37.3.7 Nervus vagus (X)

▸ Merke. Der N. vagus ist der **bedeutendste Nerv des kranialen Parasympathikussystems**. Er übernimmt – abgesehen von der Innervation der inneren Augenmuskeln, III (S. 971) und der Drüsen im Kopfbereich (VII und IX) – die gesamte parasympathische Versorgung des Körpers vom Hals über die Brust- und Bauchorgane bis in den Bereich der linken Kolonflexur zum Cannon-Böhm-Punkt (S. 866). Das Ausbreitungsgebiet der **allgemein viszeroafferenten Vagusfasern** entspricht dem weitgehend. Zusammen mit dem N. glossopharyngeus innerviert er auch das Glomus caroticum sowie zusätzlich Druckrezeptoren im Aortenbogen und Herzvorhöfen, sodass dem N. vagus noch stärkere Bedeutung im Rahmen der **Blutdruckregulation** zukommt. Seine **Geschmacksfasern** kommen aus einem kleinen Gebiet kaudal der Zungenwurzel.

▸ Merke.

▸ Klinik. Eine **Läsion des N. vagus** (X) bedingt durch die Rekurrensparese Heiserkeit, Funktionsstörung des Gaumensegels und bei beidseitiger Läsion Schlucklähmung und oft auch massive Atemstörungen (Engstellung der Stimmritze durch „Postikus-Lähmung"). Wegen des Ausfalls der vagalen Innervation des Erregungsleitungssystems des Herzens kann es zu Arrhythmien und Tachykardien kommen.

▸ Klinik.

37.27 N. vagus (X) (Teil II)

extrakraniell

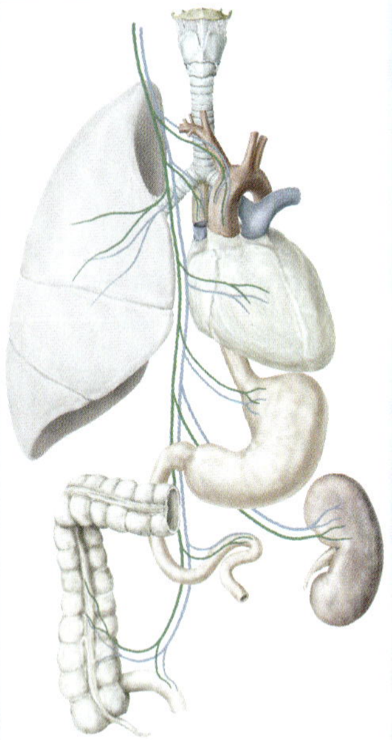

N. vagus
Zu seinen Innervationsgebieten zählen Hals-, Brust-, und Bauchorgane bis zum Cannon-Böhm-Punkt nahe der linken Kolonflexur.

Direkt unter dem Foramen jugulare liegt das größere sensible **Ganglion inferius** (oder nodosum, vorwiegend viszeroafferente Neurone). Auf dieser Höhe erhält der Nerv einen Ast (R. internus) aus der Radix cranialis des benachbart verlaufenden N. accessorius mit Fasern für den N. laryngeus recurrens und den Plexus pharyngeus.

Vom Ggl. inferius gehen zwei gemischte (allgemein und speziell viszeroafferente und viszeroefferente) Äste ab:

- Aus dem **R. pharyngeus** (der im Wesentlichen Fasern aus der Radix cranialis des N. accessorius enthält) strahlen mehrere Äste in den mit kleinsten Ganglien durchsetzten **Plexus pharyngeus** ein (zur Muskulatur und Schleimhaut des Pharynx: Grundlage des Schluck- und Würgereflexes!). Die allgemein viszeroafferenten Fasern stammen von der Schleimhaut im Hypopharynxbereich und die speziell viszeroafferenten Fasern von den Geschmacksknospen im Bereich der Valleculae und der Epiglottis. Viszeroefferente Fasern ziehen zu den Pharynxdrüsen.
- Der **N. laryngeus superior** läuft zum Kehlkopf und innerviert hier den M. cricothyroideus (**R. externus**) sowie die Larynxschleimhaut oberhalb der Stimmritze (**R. internus**).

Der N. vagus verläuft weiter im Gefäß-Nerven-Strang des Halses zwischen A. carotis interna und V. jugularis interna bis zur oberen Thoraxapertur. Auf dieser Strecke gibt er

- **Rr. cardiaci cervicales superiores** und **inferiores** zum Plexus cardiacus ab und zieht dann in das Mediastinum.

Wichtige im Mediastinum abgehende Äste sind:

- **N. laryngeus recurrens** zum Larynx mit Innervation aller Kehlkopfmuskeln bis auf den M. cricothyroideus und der Schleimhaut unterhalb der Rima glottidis. Die motorischen (speziell viszeroefferenten) Fasern stammen aus der Radix cranialis nervi accessorii. Von ihm zweigen sich kleine Rr. tracheales, oesophagei und pharyngei ab.
- **Rr. cardiaci thoracici** zum Plexus cardiacus und
- **Rr. bronchiales** zum Plexus pulmonalis werden abgegeben, bevor die Nn. vagi beider Seiten auf dem Ösophagus den **Plexus oesophageus** bilden, aus denen beim Durchtritt durch das Zwerchfell die **Trunci vagales anterior** (v. a. aus dem linken N. vagus) und **posterior** (vorwiegend aus dem rechten N. vagus; Merke: **d**exter → **d**orsal!) hervorgehen.

Im Bauchraum gehen aus diesen Trunci vagales Äste zu den Oberbauchorganen (u. a. **Rr. gastrici** und **hepatici**) und den großen Nervenplexus (**Rr. coeliaci** und **renales**) ab. Durch Letztere ziehen die Fasern des N. vagus meist hindurch und werden nahe der durch sie innervierten Organe umgeschaltet.

= allgemein somatoafferent; = allgemein viszeroafferent; = speziell viszeroafferent; = allgemein viszeroefferent; = speziell viszeroefferent

Unterschiede im Verlauf zwischen rechter und linker Körperseite sowie im Mediastinum abgehende Äste werden auch im Kapitel topografische Beziehungen im Mediastinum (S. 629) behandelt. Vergleiche auch: Kehlkopfinnervation (S. 916), N. laryngeus reccurens (S. 917) und vom N. vagus innervierte Organe (Abb. **32.12**).

Quelle der Abbildung: Schünke M, Schulte E, Schumacher U. PROMETHEUS LernAtlas der Anatomie, Kopf, Hals und Neuroanatomie. Illustrationen von Voll M u. Wesker K. 6. Aufl. Stuttgart: Thieme; 2022

▸ Klinik. Läsionen der „Vagusgruppe" und des N. hypoglossus (**„Syndrome kaudaler Hirnnerven"**, s. Abb. **37.28**) lassen sich aufgrund der (isolierten) Funktionsausfälle den einzelnen Nerven zuordnen. Wegen der engen räumlichen Beziehungen der betroffenen zentralen Kerngebiete und der Nerven zwischen Hirnaustrittsstelle und der Schädelbasis ist die Abgrenzung bei Kombination verschiedener Symptome u. U. schwierig.

37.28 Astfolge und Verbindungen des N. vagus

1 R. meningeus, **2** Ggl. superius nervi vagi, **3** R. auricularis, **4** Ggl. inferius nervi vagi, **5** N. jugularis, Verbindungsast aus dem Ggl. cervicale superius zum Ggl. superius des N. vagus und zum Ggl. inferius des N. glossopharyngeus, **6** Ggl. cervicale superius, **7** Ggl. superius des N. glossopharyngeus, **8** R. communicans (zum Ggl. inferius des N. glossopharyngeus), **9** Ggl. inferius des N. glossopharyngeus, **10** Rr. pharyngei, **11–14** N. laryngeus superior, **12** R. externus, **13** R. internus, **14** Verbindungsast zum N. laryngeus recurrens **15** N. laryngeus inferior, **16** Rr. tracheales und oesophagei des N. laryngeus recurrens, **17** N. laryngeus recurrens, **18** Rr. cardiaci cervicales superiores, **19** Rr. cardiaci cervicales inferiores, **20** Rr. cardiaci thoracici, **21** Rr. bronchiales, **22** Rr. gastrici und Rr. hepatici, **23** Rr. coeliaci, **24** Ggl. coeliacum, **25** Plexus coeliacus, **26** N. splanchnicus major.

Quelle: Kirsch J et al. Hrsg. Taschenlehrbuch Anatomie. 2. Aufl. Stuttgart: Thieme; 2017

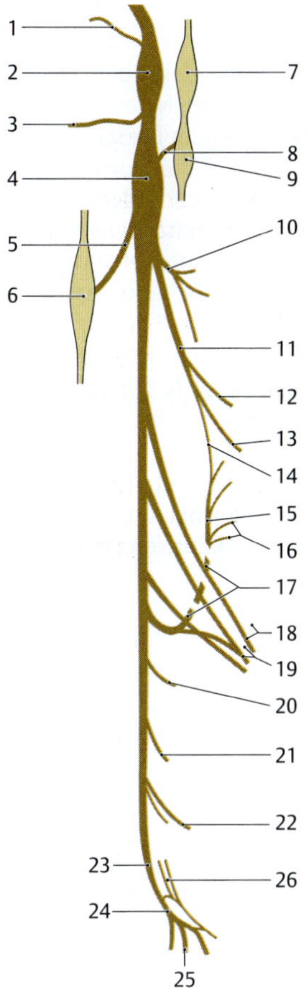

37.3.8 Nervus accessorius (XI) und Nervus hypoglossus (XII)

Der N. accessorius ist genau wie der N. hypoglossus ein „zerebralisierter" Spinalnerv. Während Letzterer rein somatomotorische Fasern führt, hat der XI. Hirnnerv zusätzlich eine Wurzel (Radix cranialis) mit speziell viszeroefferenten Fasern aus dem Ncl. ambiguus, die sich nach kurzer Zusammenlagerung mit den somatomotorischen der spinalen Wurzel dem N. vagus anschließen (Abb. **37.29**).

▸ Klinik.

37.3.8 Nervus accessorius (XI) und Nervus hypoglossus (XII)

Siehe Abb. **37.29**.

37.29 Nn. accessorius (XI) und hypoglossus (XII)

N. accessorius (XI)

Kerngebiet	Medulla oblongata	– **Ncl. ambiguus** (unterer Teil)
	Vorderhorn des Halsmarks (bis etwa C_5)	– **Ncl. nervi accessorii**
Verlauf, Äste und Versorgungsgebiet	intrazerebral	Intrazerebral verlaufen nur die Fasern aus dem Ncl. ambiguus vor ihrem Austritt als Radix cranialis im **Sulcus posterolateralis**, kaudal der Nn. vagus und glossopharyngeus.
	intrakraniell	Der Nervenstamm (Truncus nervi accessorii) entsteht durch Zusammenlagerung der **Radix cranialis** (Fasern aus dem Ncl. ambiguus) und der Radix spinalis (Fasern aus dem Ncl. nervi accessorii) nach deren Eintritt in die Schädelhöhle.
	Durchtritt durch die Schädelbasis	Bedingt durch ihren spinalen Ursprung steigen die Fasern der **Radix spinalis** zunächst im Subarachnoidalraum des Wirbelkanals auf, um durch das **Foramen magnum** in den Schädel zugelangen. Nach Zusammenlagerung mit der Radix cranialis verlässt der **Truncus nervi accessorii** durch das **Foramen jugulare** die Schädelhöhle.
	extrakraniell	Die Fasern aus der kranialen Wurzel lagern sich als **R. internus** dem ebenfalls durch das Foramen jugulare ziehenden N. vagus (X) an und ziehen im N. laryngeus recurrens in Richtung innere Kehlkopfmuskeln und sollen an der Bildung des Plexus pharyngeus beteiligt sein. Der **R. externus** aus den spinalen Wurzelfasern läuft nach lateral und vor dem Querfortsatz des Atlas nach kaudal auf dem M. levator scapulae bis unter den M. trapezius, an dessen Unterseite er sich verzweigt. Neben den **Trapeziusanteilen** innerviert er über einen starken, nach ventral ziehenden Ast den **M. sternocleidomastoideus**.

N. hypoglossus (XII)

Kerngebiet	Medulla oblongata (unteres Drittel)	**Ncl. nervi hypoglossi** am Boden der Rautengrube im Bereich des motorischen Vorderhorns
Verlauf, Äste und Versorgungsgebiet	intrazerebral	Die Fasern ziehen nach unten durch die Medulla oblongata und treten zwischen Oliva inferior und Pyramide (Sulcus preolivaris) aus dem Hirnstamm aus. Die Kerne werden jeweils über Fibrae corticonucleares aus der kontralateralen Hemisphäre innerviert.
	intrakraniell	Der Nerv nimmt ventrale Fasern aus C1 und C2 auf und zieht in den Canalis hypoglossi.
	Durchtritt durch die Schädelbasis	Durchtritt durch den **Canalis nervi hypoglossi** in das Spatium lateropharyngeum.
	extrakraniell	Zwischen A. carotis interna und V. jugularis interna verläuft der Nerv im Bogen von dorsal nach ventral. Dabei sind ihm Äste der beiden oberen Zervikalnerven als **Ansa hypoglossi** angelagert. Den Venter posterior des M. digastricus unterkreuzend gelangt der N. hypoglossus in einen Spalt zwischen dem M. mylohyoideus und dem M. hyoglossus, von wo aus er über **Rr. linguales** die Binnenmuskulatur der Zunge sowie die äußeren Zungenmuskeln innerviert: → M. styloglossus, → M. hyoglossus und → M. genioglossus. Die dem N. hypoglossus angelagerten Fasern aus C_1 und C_2 ziehen zum M. geniohyoideus und thyrohyoideus.

= allgemein somatoefferent; = speziell viszeroefferent

N. vagus siehe Abb. **37.26**, N. glossopharyngeus Abb. **37.23**.

37.30 Nn. accessorius und hypoglossus

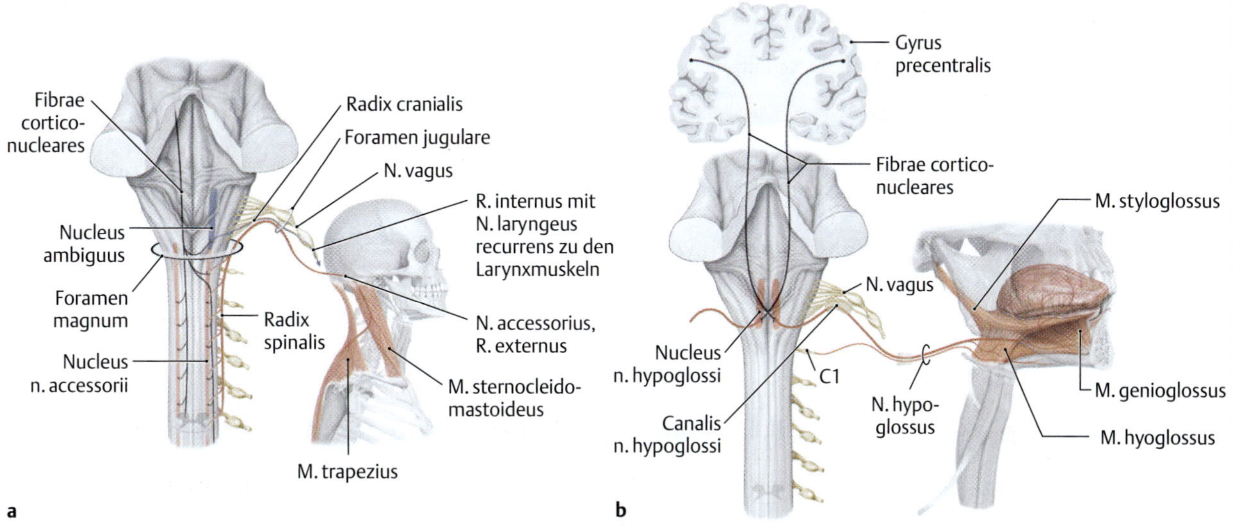

a Aus den beiden Kerngebieten des N. accessorius zweigen die speziell viszeroefferenten Fasern (dunkelblau) der Radix cranialis frühzeitig ab und verlaufen im N. vagus.

b Peripherer Verlauf des N. hypoglossus zur Zungenmuskulatur und Ansteuerung seines Kerngebiets durch die jeweils kontralateralen Fibrae corticonucleares.

Quelle: Schünke M, Schulte E, Schumacher U. PROMETHEUS LernAtlas der Anatomie, Kopf, Hals und Neuroanatomie. Illustrationen von Voll M u. Wesker K. 6. Aufl. Stuttgart: Thieme; 2022

38 Mundhöhle und Kauapparat

G. Wennemuth, vormals beteiligt: G. Aumüller*, A. Doll* (38.1.7)

38.1 Mundhöhle (Cavitas oris)

38.1.1 Funktionelle Bedeutung der Mundhöhle

Die Mundhöhle (Abb. **38.2**) ist Eingangsbereich der Speise- und Atemwege. In ihr werden die Speisen sensorisch kontrolliert, grob zerkleinert, eingespeichelt und zum Schlucken portioniert. Beim **Sprechvorgang** sind die Zunge, Lippen, Zähne und der Gaumen maßgeblich beteiligt.

38.1 Mundhöhle (Cavitas oris)

38.1.1 Funktionelle Bedeutung der Mundhöhle

Die Mundhöhle (Abb. **38.2**) ist der **Eingangsbereich in den Verdauungstrakt**: Hier werden die Nahrungsbestandteile **sensorisch kontrolliert**, mit Hilfe der **Zähne** grob zerkleinert und zum Schlucken portioniert, nachdem durch das Sekret der **Mundspeicheldrüsen** der Nahrungsaufschluss begonnen hat.

Als Teil der Atemwege ermöglicht sie die **Zuführung größerer Luftvolumina**.

Weiterhin bildet die Mundhöhle mit ihren vielfältigen Einrichtungen (**Lippe**, **Zunge**, **Zähne**, **Gaumen**) auch ein wesentliches Element der **Sprachbildung** und der **Kommunikation**. Diese Funktion wird durch die äußere Mundform und die Begleitmimik verstärkt.

▶ Klinik. Die Inspektion der Mundhöhle ist ein wichtiger Bestandteil der ärztlichen Untersuchung, da sich hier teilweise charakteristische Veränderungen zeigen, die nicht nur Ausdruck lokaler, sondern auch systemischer Erkrankungen sein können. Beispiele sind die sog. **„Himbeerzunge"** bei Scharlach, weißliche Beläge bei **Pilzerkrankungen**, Geschwüre bei **Virusinfektionen** oder bei **Karzinomen** sowie verfärbte Zahnfleischsäume bei **Metallvergiftungen**. Zahnverfärbungen oder Defekte sind ein häufiges Problem bei **fehlender Mundhygiene** und können einen **Hinweis auf Ernährungsgewohnheiten** (auch auf häufiges Erbrechen, das bei Essstörungen oft künstlich herbeigeführt wird) geben.

38.1 Typische Veränderungen im Bereich der Mundhöhle

a Ein charakteristischer Befund bei Scharlach ist die sog. „Himbeerzunge". *Quelle: Gortner L, Meyer S, Hrsg. Duale Reihe Pädiatrie. 5. Aufl. Stuttgart: Thieme; 2018*

b Weißliche Beläge bei einer Pilzinfektion sind typischer Weise abwischbar. *Quelle: Arnold W, Ganzer U, Hrsg. Checkliste Hals-Nasen-Ohren-Heilkunde. 5. Aufl. Stuttgart: Thieme; 2011*

c Die Beurteilung der im Übergangsbereich zum Rachen liegenden Tonsillen (S. 182) lässt oft bereits klinisch die Diagnose einer Angina tonsillaris zu, die durch einen Rachenabstrich bestätigt werden kann. *Quelle: Arnold W, Ganzer U, Hrsg. Checkliste Hals-Nasen-Ohren-Heilkunde. 5. Aufl. Stuttgart: Thieme; 2011*

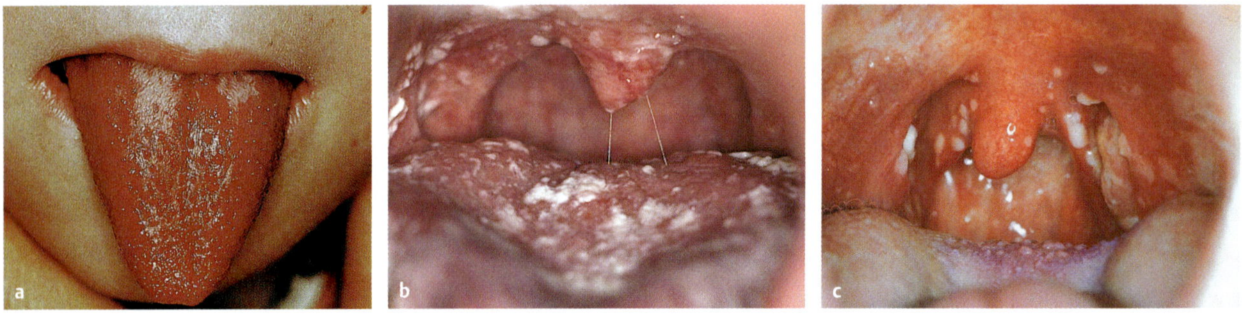

38.2 Mundhöhle

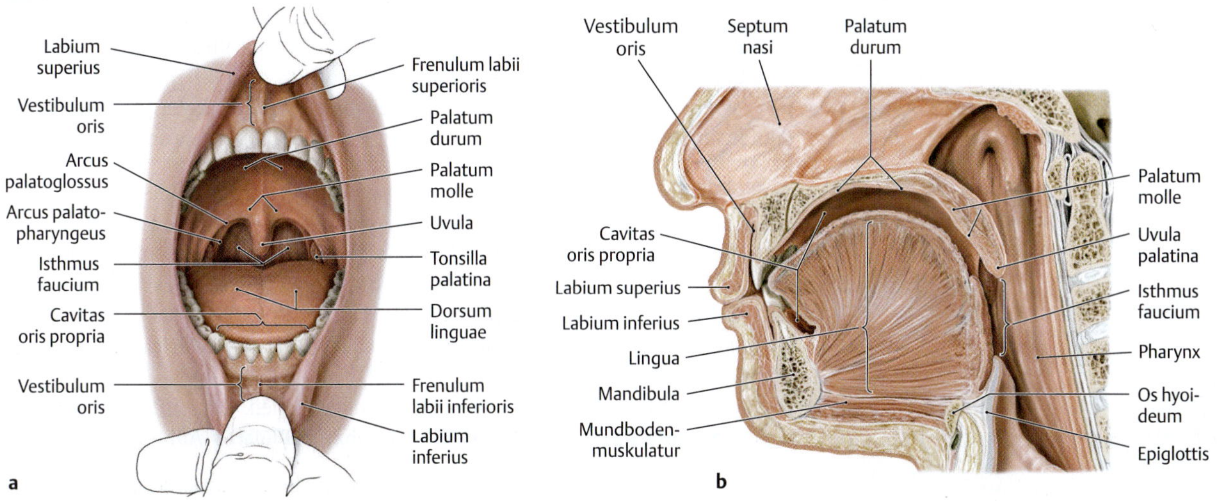

a Gliederung und Begrenzung der Mundhöhle in der Ansicht von ventral
b und links-lateral (Mediansagittalschnitt).

Quelle: Schünke M, Schulte E, Schumacher U. PROMETHEUS LernAtlas der Anatomie, Kopf, Hals und Neuroanatomie. Illustrationen von Voll M u. Wesker K. 6. Aufl. Stuttgart: Thieme; 2022

38.1.2 Gliederung der Mundhöhle

Der umgangssprachlich als „Mund" bezeichnete Eingangsbereich in den Verdauungstrakt wird anatomisch unterteilt in

- **Vestibulum oris** (Mundvorhof) zwischen Lippen, Wangen und Zähnen mit dem Zahnfleisch und die
- **Cavitas oris propria** als eigentliche Mundhöhle, die von den Zähnen bis zur Schlundenge (Isthmus faucium) reicht.

Vestibulum oris

Begrenzung und Aufbau: Die das Vestibulum oris vorn abschließenden Lippen sind die Begrenzung der Mundöffnung (**Rima oris**). Ihre Grundlage bildet der nahe der Mundspalte nach außen gekrempelte M. orbicularis oris (Abb. **36.14**). Während die Unterlippe (**Labium inferius**) glatt ist, findet sich an der Oberlippe (**Labium superius**) ein paariger Hautsteg, der eine Einsenkung umfasst (**Philtrum**). Am Lippenrot geht sie in eine leichte Vorwölbung über, diese Kontur wird auch als „Amorbogen" bezeichnet.

Die muskuläre Grundlage der Wangen (**Buccae**) ist der **M. buccinator** (Abb. **36.15**), der sich über eine sehnige **Raphe pterygomandibularis** mit der Pharynxmuskulatur verbindet. Die Muskeln sind für die unterschiedliche Eng- und Weitstellung der Mundhöhle, ihre Wandspannung und die Bewegung des Inhalts (Speisen, Flüssigkeit, Luft) beim Kauen, Schlucken, Pfeifen, Spiel von Blasinstrumenten (sog. „Ansatz") von grundlegender Bedeutung.

Die auskleidende Schleimhaut (s. u.) bildet zwischen den mittleren Frontzähnen eine sagittal stehende Falte (**Frenulum labii superioris** bzw. **inferioris**), die jeweils in der Umschlagstelle der Schleimhaut auf die Alveolarfortsätze von Ober- und Unterkiefer (**Fornix vestibuli**) liegt. Von dort setzt sie sich nahtlos auf das Zahnfleisch (**Gingiva**) fort. Gegenüber dem 2. Molaren des Oberkiefers befindet sich auf der Wangenschleimhaut die wärzchenförmige Öffnung des Ohrspeicheldrüsenausführungsgangs (**Ductus parotideus**) auf einer kleinen Papille.

Feinbau: Lippen und Wangen werden außen von Haut mit Talg- und Schweißdrüsen (beim Mann mit Barthaaren), innen von drüsenhaltiger Schleimhaut (gemischte **Gll. labiales** und **buccales**) bedeckt.

Die Rima oris wird durch das **Lippenrot** markiert, eine schwach verhornte Übergangszone zwischen äußerer Haut und Schleimhaut. Sie enthält keine Haare, Schweißdrüsen und Pigmentzellen und nur wenige freie Talgdrüsen am Rand. Die

38.1.2 Gliederung der Mundhöhle

Der Eingangsbereich in den Verdauungstrakt gliedert sich in das **Vestibulum oris** (Mundvorhof, zwischen Lippen und Zähnen) und die **Cavitas oris propria** (Mundhöhle, hinter den Zähnen bis zur Schlundenge).

Vestibulum oris

Begrenzung und Aufbau: Die Mundöffnung (**Rima oris**) wird von Ober- und Unterlippe (**Labium superius** und **inferius**) begrenzt, deren Grundlage der M. orbicularis oris (Abb. **36.14**) ist.

Seitlich schließen sich die Wangen (**Buccae** mit M. buccinator als Grundlage) an.
Vor den Schneidezähnen bildet die Schleimhaut eine sagittal stehende Falte (**Frenulum labii superioris** bzw. **inferioris**) aus. Die Umschlagstelle auf die Alveolarfortsätze ist der **Fornix vestibuli**. Gegenüber dem 2. Oberkiefermolaren mündet dort der Ausführungsgang der Parotis (**Ductus parotideus**).

Feinbau: Lippen und Wangen sind außen von Epidermis mit Hautanhängen, innen von Schleimhaut mit eingelagerten gemischten **Gll. labiales** und **buccales** überzogen.
Das **Lippenrot** entspricht einer schwach verhornten, reichlich kapillarisierten Übergangszone zwischen äußerer Haut und innerer Schleimhaut.

dicht gelagerten langen Kapillaren in schlanken Bindegewebspapillen lassen die Farbe des Blutes durchschimmern.

▶ Klinik.

▶ Klinik. Die durch das Blut geprägte Lippenfarbe erlaubt Rückschlüsse auf den Hämoglobingehalt des Blutes sowie seine Sauerstoff- bzw. CO_2-Beladung: **„Blasse Lippen"** können somit den Hinweis auf eine **Anämie** (S. 160) liefern, **„blaue Lippen"** deuten auf eine verminderte Oxygenierung des Blutes hin (**Zyanose**).

Gefäßversorgung: Die zuführenden Blutgefäße sind für die **Lippen** die **Aa. labialis sup.** und **inf.** sowie Äste der **A. infraorbitalis** und **mentalis**, für die **Wangen** ebenfalls Äste der **A. facialis** (vgl. Tab. **37.1**).

Der **Abfluss** erfolgt über die **V. jugularis** (Tab. **37.2**) und die **Nll. submandibulares** (Abb. **37.5**).
Innervation: Sensibel durch Äste von V_2 und V_3.

Gefäßversorgung: Die **arterielle Versorgung** der **Lippen** erfolgt über die **Aa. labialis superior** und **inferior** (s. Tab. **37.1**), die miteinander anastomosieren und einen Gefäßkranz um die Lippen bilden (doppelseitige Unterbindung bei klaffenden Verletzungen der Lippen erforderlich!). Zusätzliche Äste stammen aus der **A. infraorbitalis** und der **A. mentalis** (aus der A. alveolaris inferior, Tab. **37.1**). Die Wangen werden ebenfalls von Ästen der **A. facialis** sowie von der **A. transversa faciei** (aus der A. temporalis superficialis) versorgt.
Die **Venen** und die **Lymphgefäße** begleiten die Arterien. Der Abfluss erfolgt in die **V. jugularis interna** (Tab. **37.2**) bzw. die **Nll. submandibulares** (Abb. **37.5**).

Innervation: Die sensible Innervation liefern Äste des **N. infraorbitalis** (aus V_2) und **N. mentalis** (aus dem N. alveolaris inferior, einem Ast aus V_3).

Cavitas oris propria

Die hinter den Zahnreihen gelegene Cavitas oris propria ist
- oben durch den harten und den weichen Gaumen (**Palatum durum**, **Palatum molle**),
- unten durch den Mundboden (**Diaphragma oris**) mit ihm aufliegender Zunge (**Lingua**) und
- hinten durch die Gaumenbögen (**Arcus palatoglossus** und **palatopharyngeus**) begrenzt.

Hinter der Zahnreihe und den Alveolarfortsätzen von Ober- und Unterkiefer beginnt die Cavitas oris propria. Bei geschlossenen Zahnreihen steht sie hinter den 3. Molaren (S. 1009) mit dem Vestibulum oris in Verbindung. Die eigentliche Mundhöhle umfasst folgende Anteile, die gleichzeitig ihre Begrenzungen sind:
- Das **Dach** bilden der harte und der weiche Gaumen (**Palatum durum** und **molle**),
- der **Boden** wird durch die Zunge (**Lingua**) und den darunter liegenden M. mylohyoideus (**Diaphragma oris**) gebildet, und den
- **Hinterrand** stellen der Gaumen-Zungen-Bogen (**Arcus palatoglossus**) und der Gaumen-Schlund-Bogen (**Arcus palatopharyngeus**) mit der **Fossa tonsillaris** (S. 183) dar.
  Daran schließt sich der Isthmus faucium (S. 993) als Übergang in den Rachen an.

38.1.3 Gaumen (Palatum)

Abschnitte, Lage und Aufbau

Der Gaumen (Abb. **38.3**) ist das Dach der Mundhöhle und besteht aus 2 Anteilen:
- **Palatum durum** (harter Gaumen) und
- **Palatum molle** (weicher Gaumen).

Der Gaumen (Palatum, Abb. **38.3**) bildet als Dach der Mundhöhle das Widerlager für die Zunge und zugleich den Boden der Nasenhöhle. Er besteht aus
- **Palatum durum** (harter Gaumen) und
- **Palatum molle** (weicher Gaumen).

38.3 Gaumen

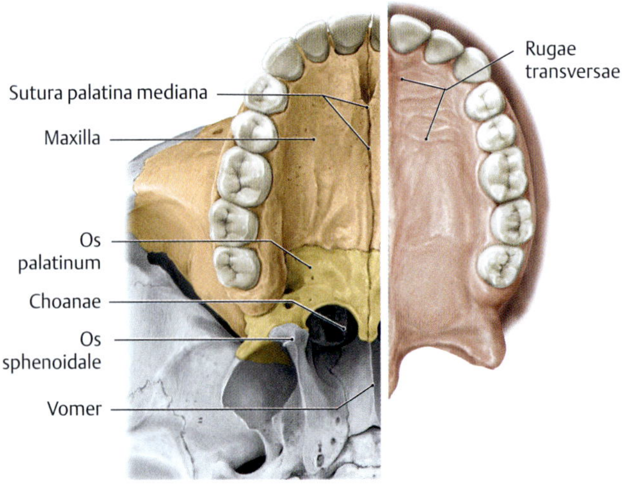

In der linken Bildhälfte sind die den harten Gaumen bildenden Knochen dargestellt, in der rechten das Schleimhautrelief des Gaumens. Im hinteren Bereich der rechten Bildhälfte liegt unter der Schleimhaut die sich dem harten Gaumen anschließende Muskulatur des weichen Gaumens, was die sichtbare Längendifferenz erklärt.

Quelle: Schünke M, Schulte E, Schumacher U. PROMETHEUS LernAtlas der Anatomie, Kopf, Hals und Neuroanatomie. Illustrationen von Voll M u. Wesker K. 6. Aufl. Stuttgart: Thieme; 2022

Harter Gaumen (Palatum durum)

Der knöcherne Anteil des Gaumens wird gebildet aus dem Os incisivum, der Maxilla und dem Os palatinum und reicht bis etwa in Höhe des 3. Molaren, wo er in den weichen Gaumen übergeht.

Die mit kleinen mukösen Drüsen (**Gll. palatinae**) dicht unterfütterte Schleimhaut des harten Gaumens ist in quere Leisten (**Rugae transversae**) untergliedert und über kräftige Bindegewebszüge fest mit dem Knochen verwachsen. Im Bereich der **Sutura palatina mediana** ist die Schleimhaut besonders fixiert. Sie setzt sich in der **Aponeurosis palatina** fort, die sich vom harten Gaumen bis zu den Hamuli pterygoidei erstreckt.

Harter Gaumen (Palatum durum)

Er wird von Os incisivum, Maxilla und Os palatinum gebildet und reicht bis etwa zum 3. Molaren. Die Schleimhaut ist in Quer- und Längsstreifen (**Rugae transversae** und im Bereich der **Sutura palatina mediana**) unterteilt, von mukösen Drüsen (**Gll. palatinae**) unterfüttert und über die **Aponeurosis palatina** am Knochen fixiert.

Weicher Gaumen (Palatum molle)

Er schließt sich dorsal an den harten Gaumen an und umfasst das Gaumensegel (**Velum palatinum**), dem dorsal das Zäpfchen (**Uvula**) angehört.

Diese bewegliche Muskelplatte hat eine Ventilfunktion zwischen Luft- und Speisewegen an der Grenze zwischen Naso- und Oropharynx (S.902).

Die Muskulatur des Gaumens besteht aus (Abb. **38.4**):

- **M. tensor veli palatini:** Er spannt das Gaumensegel an und senkt es dabei. Gleichzeitig öffnet er (z. B. beim Gähnen) die Tuba auditiva (S. 1070). Er entspringt paarig seitlich des Tubenostiums und von der Fossa scaphoidea des Proc. pterygoideus, umschlingt mit einer Zwischensehne von unten den Hamulus pterygoideus, der als Hypomochlion (S.229) dient und verflicht sich in der Gaumenaponeurose mit den übrigen Muskeln.
- **M. levator veli palatini:** Von der Basis des Felsenbeins ausgehend strahlt er in das Gaumensegel ein und dient als Heber des Velum palatinum. Er bildet mit Fasern des M. tensor veli palatini den M. uvulae.
- **M. uvulae:** Er bildet und verformt als unpaarer Muskel das Zäpfchen.

In die Muskelplatte des Velum palatinum strahlen von unten kommend zusätzlich Faserzüge aus den Mm. palatoglossus und palatopharyngeus ein (Abb. **38.4** und Abb. **35.2**).

Das Gaumensegel ist durch Fetteinlagerungen zwischen Drüsen und Muskulatur weich und verformbar.

Die **Schlundenge** (**Isthmus faucium**) wird von der Zungenwurzel mit den Zungenbälgen (s. u.), dem Velum palatinum mit der Uvula, dem Arcus palatoglossus und dem Arcus palatopharyngeus, der dazwischenliegenden Fossa tonsillaris (S.183) und dem sich beim Schlucken vorwölbenden Teil des M. constrictor pharyngis superior („Passavant-Ringwulst", Abb. **35.2**) gebildet.

Weicher Gaumen (Palatum molle)

Er besteht aus Gaumensegel (**Velum palatinum**) und Zäpfchen (**Uvula**). Die Muskeln sind (Abb. **38.4**):

- **M. tensor veli palatini:** Er spannt und senkt das Gaumensegel und öffnet die Tuba auditiva (S. 1070). Er entspringt seitlich des Tubenostiums und der Fossa scaphoidea, eine Zwischensehne umschlingt den Hamulus pterygoideus. An der Aponeurosis palatina verbindet er sich mit Fasern der Gegenseite.
- **M. levator veli palatini:** Er hebt das Gaumensegel an. Sein Ursprung ist an der Basis des Felsenbeins, der Ansatz das Velum palatinum.
- **M. uvulae:** Er besteht aus Fasern der Mm. levator und tensor veli palatini. Zusätzlich strahlen Faserzüge aus den Mm. palatoglossus und palatopharyngeus (Abb. **38.4** u. Abb. **35.2**) in das Gaumensegel ein.

Die **Schlundenge** (**Isthmus faucium**) wird gebildet von: Zungenwurzel, Gaumensegel, Gaumenbögen samt Fossa tonsillaris und M. constrictor pharyngis superior.

38.4 Muskulatur des Gaumens

Muskel	Ursprung	Ansatz	Innervation	Funktion
M. tensor veli palatini*	Fossa scaphoidea ossis sphenoidalis (Proc. pterygoideus) und Tuba auditiva (Pars cartilaginea)	Aponeurosis palatina	N. musculi tensoris veli palatini des N. mandibularis (V_3)	Anspannung des Velum palatinum; Öffnung der Tuba auditiva
M. levator veli palatini	Pars petrosa ossis temporalis (Facies inf.); Unterrand der Cartilago tubae auditivae	Aponeurosis palatina	Plexus pharyngeus aus Nn. glossopharyngeus und vagus (IX und X)	Anheben des Velum palatinum
M. uvulae	Aponeurosis palatina	Bindegewebe der Uvula		Verformung der Uvula
M. palatoglossus	Aponeurosis palatina	seitliche Zungenwurzel (Radix linguae)	N. glossopharyngeus (IX)	Verengung der Schlundenge (Isthmus faucium)
M. palatopharyngeus	Aponeurosis palatina	Raphe pharyngis, Seitenfläche des Schildknorpels	N. glossopharyngeus (IX)	zusätzlich: Schlundheber

* *nutzt den Hamulus pterygoideus als Hypomochlion*

Vergleiche: Tuba auditiva (S. 1070), Plexus pharyngeus (Abb. **37.23**), Zungenwurzel (S. 996), Raphe pharyngis (S. 905), Schildknorpel (S. 909), Schlundheber (S. 905).

38.5 Gaumenmuskeln

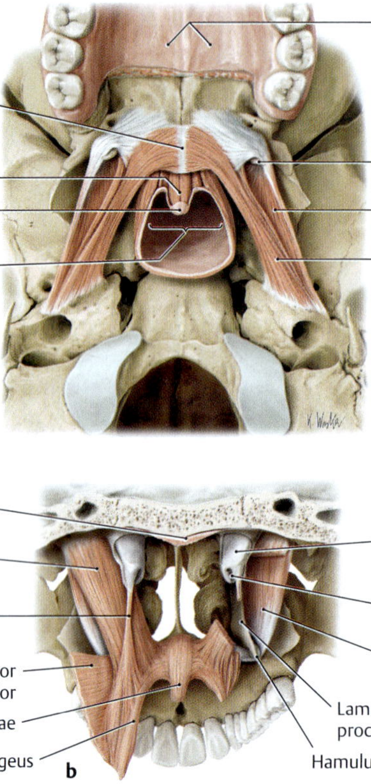

a Muskulatur des weichen Gaumens in der Ansicht von kaudal **b** und dorsal, in der auch der ebenfalls in das Velum palatinum einstrahlende M. palatoglossus und die enge Beziehung zur Pharynxmuskulatur (S. 905) sichtbar ist.

Quelle: Schünke M, Schulte E, Schumacher U. PROMETHEUS LernAtlas der Anatomie, Kopf, Hals und Neuroanatomie. Illustrationen von Voll M u. Wesker K. 6. Aufl. Stuttgart: Thieme; 2022

Gefäßversorgung und Innervation des Gaumens

Gefäßversorgung: Den Gaumen versorgen die **Aa. palatinae ascendens** und **descendens** sowie die **A. pharyngea ascendens**. Der Blutabfluss erfolgt über den **Plexus venosus pterygoideus** in die V. jugularis interna. Die regionären Lymphknoten sind die **Nll. submandibulares**.

Innervation: Sensibel und vegetativ erfolgt die Innervation über **Nn. palatini major und minores** (Äste aus dem Ggl. pterygopalatinum als Umschaltstelle der parasympathischen Fasern, Abb. **37.18**).

Gefäßversorgung und Innervation des Gaumens

Gefäßversorgung: Die Arterien des Gaumens sind:

- **A. palatina ascendens** (Ast der A. facialis),
- **A. palatina descendens** (Ast der A. maxillaris) und
- **A. pharyngea ascendens**, direkter Ast der A. carotis externa (S. 961).

Das venöse Blut wird über den **Plexus pterygoideus** in die **V. jugularis interna** abgeleitet.

Die regionären Lymphknoten sind die **Nll. submandibulares**.

Innervation: Die **sensible** Innervation der Schleimhaut sowie die **parasympathische** sowie **sympathische** Innervation der Gaumendrüsen erfolgt durch die aus dem **Ggl. pterygopalatinum** (Umschaltung der parasympathischen Fasern, Abb. **37.18**) abgehenden **Nn. palatini major** und **minores** und dem N. nasopalatinus (rein sensibel). Durch Parasympathikusaktivierung wird die Sekretion der Gaumendrüsen ge-

38.6 Innervation des Gaumens

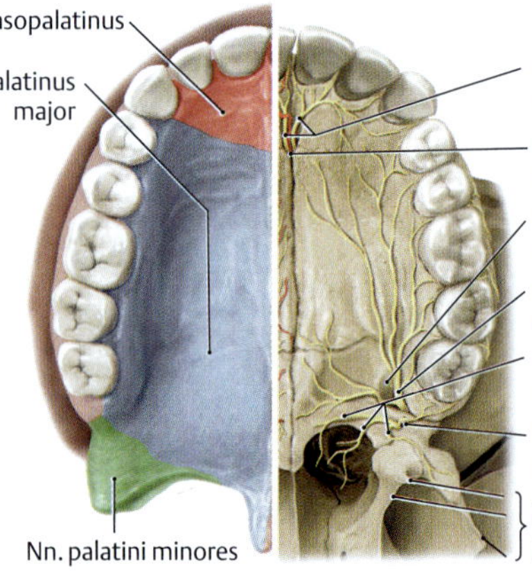

In der rechten Bildhälfte ist der Durchtritt der Nerven zum Gaumen durch seine verschiedenen Foramina (vgl. Tab. **38.8**) dargestellt, in der linken ihr Innervationsgebiet.

Quelle: Schünke M, Schulte E, Schumacher U. PROMETHEUS LernAtlas der Anatomie, Kopf, Hals und Neuroanatomie. Illustrationen von Voll M u. Wesker K. 6. Aufl. Stuttgart: Thieme; 2022

steigert. Hemmung der sekretomotorischen Fasern bei Sympathikusreizung führt zum trockenen Mund („Zunge klebt am Gaumen").
Die **motorische** Innervation des M. levator veli palatini und des M. uvulae übernehmen Äste des **N. glossopharyngeus**, IX (S. 982) und des **N. vagus**, X (S. 985). Der M. tensor veli palatini wird – wie der M. tensor tympani – über einen Ast des **N. pterygoideus medialis** aus dem **N. mandibularis** (V_3, Portio minor) innerviert.

Die **motorische** Innervation des M. levator veli palatini und des M. uvulae erfolgt über den **N. glossopharyngeus** und den **N. vagus**. Der M. tensor veli palatini wird von Ästen des **N. mandibularis** versorgt.

Entwicklung des Gaumens

Die primäre Mundhöhle wird durch die Entwicklung des Gaumens von der Nasenhöhle abgegrenzt. Aus den paarigen Oberkieferwülsten wachsen zwei **Gaumenwülste** in das Innere der Mundhöhle vor. Zunächst sind sie nach unten in die Ebene der Zungenanlage (s. u.) orientiert. Sie richten sich dann auf und wachsen in horizontaler Richtung nach medial aufeinander zu. Von ventral schiebt sich eine dreieckige Mesenchymplatte des **Zwischenkiefersegments** der **medialen Nasenwülste** als **primärer Gaumen** zwischen die beiden Gaumenwülste. Vom **Stirn-Nasen-Wulst** wächst eine mediale **senkrechte Lamelle** nach unten. Die beteiligten Strukturen verschmelzen nach Untergang des Epithels und trennen die unpaare Mundhöhle von den beiden paarigen Nasenhöhlen.
Die vorderen zwei Drittel des nun fertigen sekundären Gaumens verknöchern zum **Palatum durum**; im hinteren Abschnitt entwickelt sich das muskuläre Gaumensegel (**Velum palatinum**) des weichen Gaumens (**Palatum molle**) mit dem Zäpfchen (**Uvula**).

Entwicklung des Gaumens

Mit der Entwicklung des Gaumens erfolgt die Trennung von Mund- und Nasenhöhle. Die Verwachsung der aus den Oberkieferwülsten innen herauswachsenden **Gaumenwülste**, des **Zwischenkiefersegments** und einer **Lamelle des Stirn-Nasen-Wulstes** führt zur Teilung der Nasenhöhle und ihrer Abtrennung von der Mundhöhle. Die vorderen zwei Drittel des definitiven Gaumens verknöchern (**Palatum durum**). Im hinteren Drittel entwickelt sich das Gaumensegel (**Velum palatinum**) des weichen Gaumens (**Palatum molle**) mit dem Zäpfchen (**Uvula**).

▸ Klinik. Fehlende Vereinigung beider Gaumenfortsätze ist in der Regel mit einem Defekt des Nasenseptums verbunden: **Gaumenspalte** (S. 960), **Urano-** oder **Palatoschisis** (s. Abb. **36.26**). Im einfachsten Fall kann nur das Zäpfchen gespalten sein: **Uvula bifida** (Abb. **38.7**). Während der letztere Fall nur kosmetische Bedeutung hat, müssen Gaumenspalten wegen der Behinderung bei der Nahrungsaufnahme mit Gefahr des „Verschluckens" operativ geschlossen werden.

▸ Klinik.

38.7 Uvula bifida

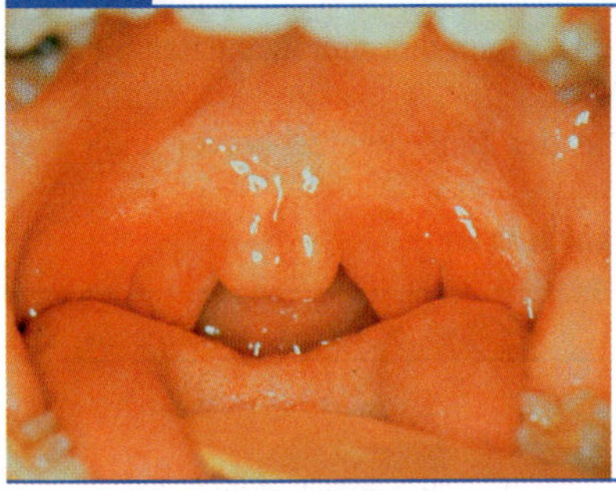

Uvula bifida als Minimalform einer Spaltbildung.

Quelle: Henne-Bruns D, Hrsg. Duale Reihe Chirurgie. 4. Aufl. Stuttgart: Thieme; 2012

38.7

38.1.4 Zunge (Lingua)

Funktion der Zunge

Die Funktionen der Zunge sind durch ihren Aufbau aus Muskeln und spezialisierter Schleimhaut geprägt: Motorisch spielt sie eine wichtige Rolle bei der **Artikulation** sowie der **Nahrungsaufnahme** (Kau- und Schluckvorgang). Sensorisch ist sie Ort des **Geschmacksorgans** und dient gleichzeitig der Aufnahme **mechanischer Reize**.

38.1.4 Zunge (Lingua)

Funktion der Zunge

Ihre Motorik ist wichtig im Rahmen der **Artikulation** und **Nahrungsaufnahme**, sensorisch vermittelt sie neben **mechanischen Sinnesreizen** auch **Geschmack**.

▶ Klinik.

▶ Klinik. Als **Makroglossie** wird eine übermäßige Vergrößerung der Zunge bezeichnet, die z. B. für die **Trisomie 21** charakteristisch ist und zu einer „kloßigen" Sprache führt.

Tritt eine Makroglossie in höherem Lebensalter auf, kann sie Hinweis auf einen Tumor des Hypophysenvorderlappens mit vermehrter Produktion von Wachstumshormon sein. Nach Abschluss der Wachstumsphase (Schluss der Epiphysenfugen) führt dies zur **Akromegalie** (S. 1247) (Vergrößerung der Akren = „Endteile" des Körpers). Diese Diagnose wird aufgrund der schleichenden Größenzunahme von Nase, Kinn, Finger- und Zehen(end)gliedern, die von den Erkrankten und Angehörigen zunächst nicht bemerkt wird, oft erst spät gestellt. Eine Hormonanalyse und bildgebende Darstellung des Hypophysentumors sichern die Diagnose. Zur Behandlung kommen die operative transsphenoidale Tumorentfernung (S. 1029), Strahlentherapie oder Gabe von Medikamenten zur Hemmung der Wachstumshormonsekretion infrage.

38.8 Makroglossie bei Akromegalie

Quelle: Spinas G., Fischli S.: Endokrinologie und Stoffwechsel kompakt. Stuttgart: Thieme; 2011

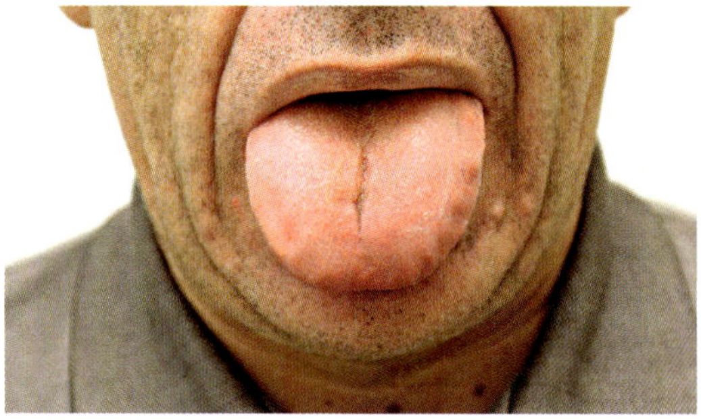

Abschnitte und Form

An der Zunge unterscheidet man (Abb. **38.9**):
- **Radix linguae** (Zungenwurzel/-grund), die die Verbindung zu den benachbarten Skeletteilen herstellt,
- **Corpus linguae** und
- **Apex linguae**.

Abschnitte und Form

Man unterscheidet an der Zunge folgende Abschnitte (Abb. **38.9**):
- **Zungenwurzel** (**Radix linguae**) oder Zungengrund: Die Abschnitte oberhalb des Kehldeckels bis zum Sulcus terminalis (s. u.), die mit den suprahyoidalen Muskeln (Abb. **34.4**) verbunden sind.
- **Zungenkörper** (**Corpus linguae**): Er geht aus der Zungenwurzel hervor und endet in der
- **Zungenspitze** (**Apex linguae**) als frei beweglichem Ende.

38.9

38.9 Abschnitte der Zunge

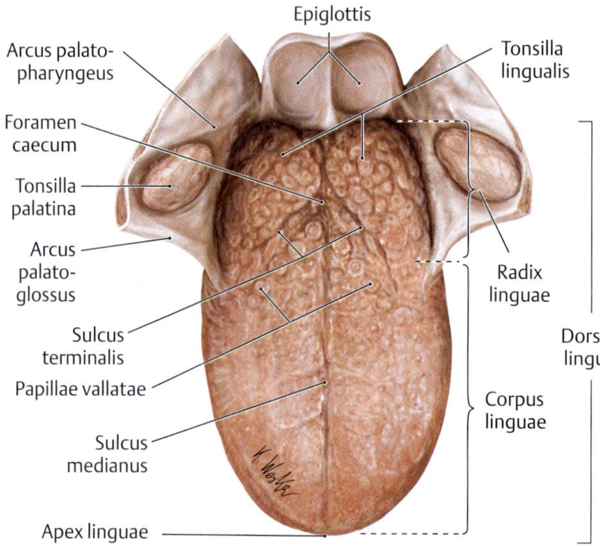

Ansicht der Zunge von kranial.

Quelle: Schünke M, Schulte E, Schumacher U. PROMETHEUS LernAtlas der Anatomie. Kopf, Hals und Neuroanatomie. Illustrationen von Voll M u. Wesker K. 6. Aufl. Stuttgart: Thieme; 2022

Der Zungenkörper hat eine glatte Unterfläche (**Facies inferior**), die mit einem Zungenbändchen (**Frenulum linguae**) mit der Schleimhaut des Mundbodens verbunden ist. Eine geschlängelte Falte (**Plica fimbriata**) und die durchscheinende **V. lingualis** sind die auffälligsten Strukturen der Zungenunterseite, die seitlich in den Zungenrand (**Margo linguae**) übergeht. Die freie Oberfläche (**Dorsum linguae**, Zungenrücken) ist durch einen flachen **Sulcus medianus** in rechte und linke Hälfte unterteilt. Sie reicht bis zum V-förmigen **Sulcus terminalis**, der eine entwicklungsgeschichtlich bedeutsame Grenzlinie zur Zungenwurzel (S. 1002) darstellt. Am Wendepunkt des Sulcus terminalis liegt das **Foramen caecum**, das die Abgangsstelle des Ductus thyroglossalis, das Ausgangsmaterial für die Schilddrüsenanlage, markiert.

Die glatte Schleimhaut der **Facies inferior** des Zungenkörpers ist mittig über das Zungenbändchen (**Frenulum linguae**) mit dem Mundboden verbunden. Seitlich davon liegen die **Plica fimbriata** und die **V. lingualis**. Der Zungenrand (**Margo linguae**) geht in den Zungenrücken (**Dorsum linguae**) über. Dieser wird durch den **Sulcus medianus** geteilt und gegen die Radix linguae durch den **Sulcus terminalis** mit dem **Foramen caecum** abgegrenzt.

▸ Klinik. Eine **Zungengrundstruma**, d. h. die Entwicklung von pathologisch vergrößertem Schilddrüsengewebe im Bereich des Foramen caecum, geht auf „liegen gebliebene" Zellen der Schilddrüsenanlage (Ductus thyroglossalis) zurück. Wegen der Entartungsgefahr in ein Karzinom ist die operative Entfernung angezeigt.

▸ Klinik.

Aufbau der Zunge

Die Zunge ist ein von Schleimhaut bedeckter Muskelkörper, der über Muskelzüge („Außenmuskulatur") mit dem Schädel verbunden ist (Abb. **38.10**).

Die Zunge ist ein schleimhautbedeckter Muskelkörper mit Verbindung zum Schädel (Abb. **38.10**).

Zungenmuskulatur (Musculi linguae)

Man unterscheidet **innere Zungenmuskeln**, die für die enorme Verformbarkeit der Zunge hauptsächlich verantwortlich sind, von den in die inneren einstrahlenden **äußeren Zungenmuskeln**, die den Bewegungs99spielraum der Zunge weiter erhöhen.

Die **inneren Zungenmuskeln** bedingen ihre Verformbarkeit, die **äußeren** erweitern ihren Bewegungsspielraum.

Innere Zungenmuskulatur: Hierbei handelt es sich um sich durchkreuzende Züge von vier Muskeln, die in die oberflächlich gelegene **Aponeurosis linguae** einstrahlen:

- **M. verticalis:** Die nahezu senkrecht von der Zungenunterseite zur Aponeurose verlaufenden Fasern, ihre Kontraktion bewirkt eine Abflachung der Zunge.
- **M. longitudinalis superior:** Er zieht unter der Aponeurose von der Radix linguae zum Apex linguae.
- **M. longitudinalis inferior:** Durch seinen Faserverlauf an der Facies inferior bewirkt er zusammen mit dem M. longitudinalis superior eine Verkürzung der Zunge.
- **M. transversus linguae:** Er verläuft von einer sagittal gestellten, den Zungenkörper mittig unvollständig unterteilenden Bindegewebsplatte (**Septum linguae**) zur Margo lingualis und bewirkt so bei Kontraktion eine Streckung der Zunge.

Innere Zungenmuskulatur: Vier Muskeln mit sich durchkreuzenden Faserzügen strahlen in die oberflächliche **Aponeurosis linguae** ein:

- **M. verticalis** → Abflachung der Zunge,
- **Mm. longitudinalis superior** und **inferior** → Verkürzung der Zunge,
- **M. transversus linguae** → Streckung der Zunge. Dieser Muskel entspringt am **Septum linguae**, das den Zungenkörper in mediosagittaler Richtung unvollständig unterteilt.

38.10 Zungenmuskulatur

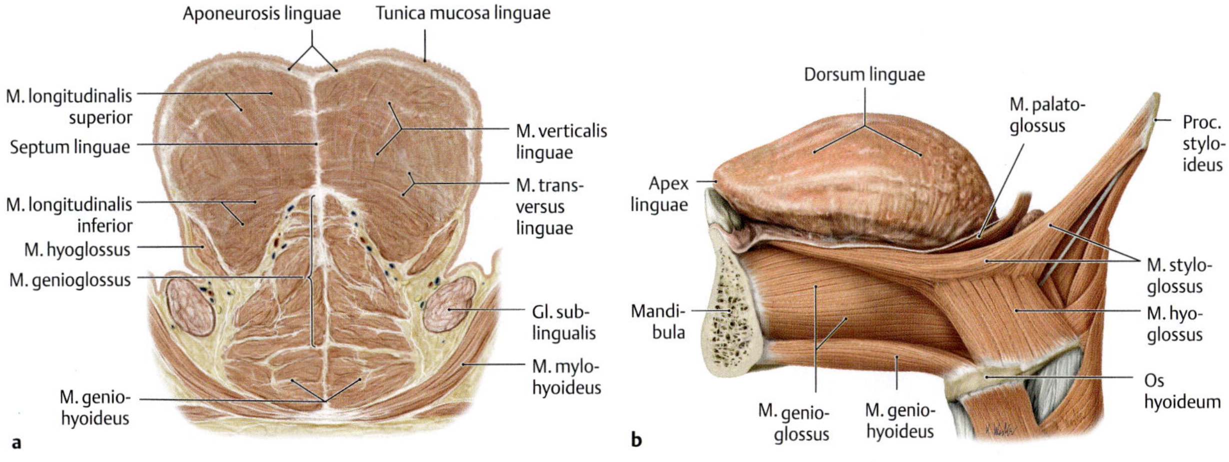

a Innere
b und äußere (z. T. auch in **a** mit angeschnitten) Zungenmuskeln.

Quelle: Schünke M, Schulte E, Schumacher U. PROMETHEUS LernAtlas der Anatomie, Kopf, Hals und Neuroanatomie. Illustrationen von Voll M u. Wesker K. 6. Aufl. Stuttgart: Thieme; 2022

38.11 Äußere Zungenmuskulatur

Muskel	Ursprung	Ansatz	Innervation	Funktion
M. genioglossus	Mandibula: Spina mentalis	Zungenkörper	**N. hypoglossus (XII)**: Rr. linguales	Zug der Zunge nach unten vorne
M. hyoglossus	Os hyoideum: Corpus und Cornu majus	seitlicher Unterrand der Zunge		beidseitige Kontraktion: Zug der Zunge nach unten hinten einseitige Kontraktion: Senken der Zunge zur gleichen Seite
M. styloglossus	Proc. styloideus	von dorsal in den Zungenkörper einstrahlend		beidseitige Kontraktion: Zug der Zunge nach oben hinten einseitige Kontraktion: Bewegung der Zunge zur gleichen Seite

Äußere Zungenmuskulatur: Ihre Fasern strahlen in die Binnenmuskeln ein und können den Zungenkörper nach vorn, unten oder hinten bewegen (Abb. **38.11**).

Äußere Zungenmuskulatur: Sie strahlt von außen in die Binnenmuskulatur ein und kann den Zungenkörper nach vorn, unten oder hinten bewegen (Abb. **38.11**):

- **M. genioglossus:** fächerförmig von der Spina mentalis mandibulae in den Zungenkörper einstrahlend.
- **M. hyoglossus:** am Seitenrand der Zunge zum Os hyoideum ziehende Muskelplatte (ein schmaler Streifen zieht als M. chondroglossus zum kleinen Zungenbeinhorn).
- **M. styloglossus:** ein schlanker, vom Proc. styloideus seitlich in die Zunge einstrahlender Muskelzug.

Zungenschleimhaut

Papillen: Die Schleimhautoberfläche des Zungenrückens ist mit vier Formen von Papillen besetzt (Tab. **38.1**).

Zungenschleimhaut

Papillen: Die Schleimhaut des Zungenrückens ist durch das Vorkommen unterschiedlicher Formen von **Zungenpapillen** (**Papillae linguales**) gekennzeichnet. Dabei handelt es sich um Bindegewebszapfen, die von einem spezialisierten Epithel überzogen sind. Man unterscheidet vier Typen, die sich in Aufbau, Lokalisation und Funktion unterscheiden (Tab. **38.1**).

38.1 Zungenpapillen

Papillentyp	Lokalisation	Aufbau	Funktion
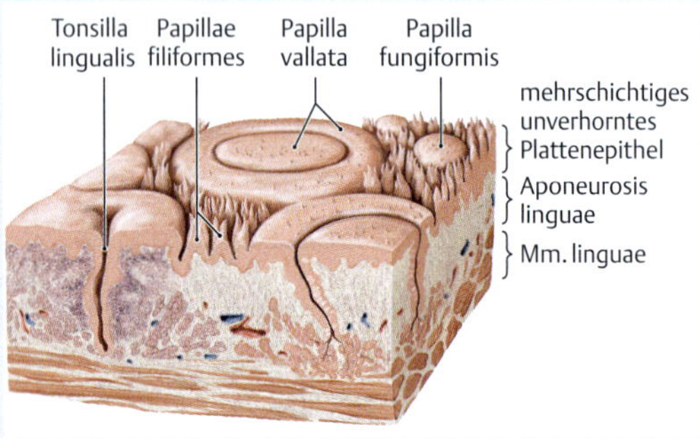 *Quelle: Schünke M, Schulte E, Schumacher U. PROMETHEUS LernAtlas der Anatomie. Kopf, Hals und Neuroanatomie. Illustrationen von Voll M u. Wesker K. 6. Aufl. Stuttgart: Thieme; 2022*	**Übersicht der verschiedenen Papillentypen** Blockförmiger Ausschnitt der Zungenschleimhaut mit angrenzender Zungenmuskulatur		
Papillae filiformes (Fadenpapillen) 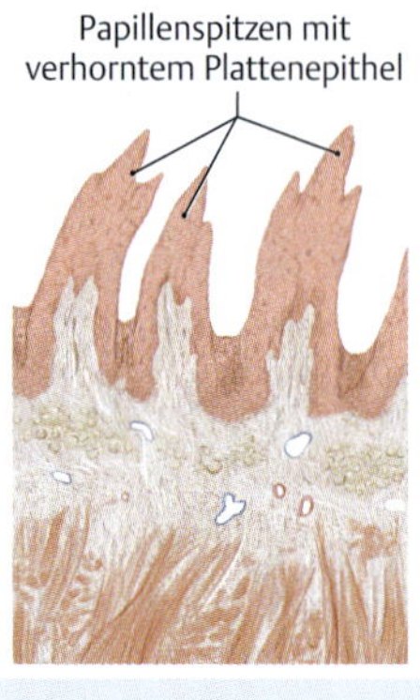 *Quelle: Schünke M, Schulte E, Schumacher U. PROMETHEUS LernAtlas der Anatomie, Kopf, Hals und Neuroanatomie. Illustrationen von Voll M u. Wesker K. 6. Aufl. Stuttgart: Thieme; 2022*	in unregelmäßigen Reihen über den gesamten Zungenrücken verteilt	▪ primäre Bindegewebsstöcke mit Aufzweigung in schlanke Sekundärpapillen ▪ dichtes Kapillar- und Nervennetz ▪ überzogen von teilverhorntem („parakeratinisiertem“) Epithel	▪ mechanisch (Zerkleinerung von Gewebsfasern) ▪ Mechanorezeption (Vergrößerungseffekt der Zunge beim Abtasten von Strukturen im Mundbereich!)

38.1 Zungenpapillen (Fortsetzung)

Papillentyp	Lokalisation	Aufbau	Funktion
Papillae fungiformes (pilzförmige Papillen) 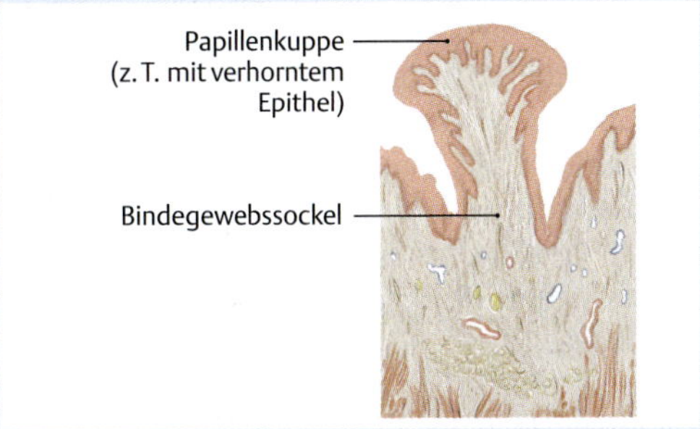 *Quelle: Schünke M, Schulte E, Schumacher U. PROMETHEUS LernAtlas der Anatomie, Kopf, Hals und Neuroanatomie. Illustrationen von Voll M u. Wesker K. 6. Aufl. Stuttgart: Thieme; 2022*	v. a. Zungenseiten- und Zungenspitzenbereich (dort als rote Pünktchen sichtbar)	▪ Primär- und Sekundärpapillen ▪ schwach verhornt ▪ gefäßreich ▪ Geschmacksknospen, werden im Alter weniger	▪ Mechanorezeption ▪ Thermorezeption ▪ Geschmack
Papillae foliatae (Blattpapillen) 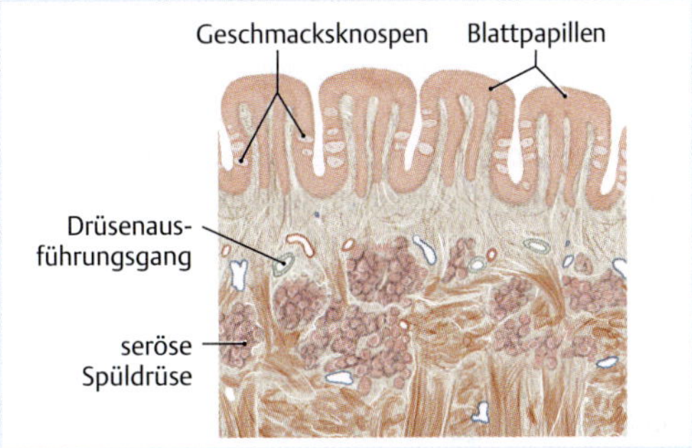 *Quelle: Schünke M, Schulte E, Schumacher U. PROMETHEUS LernAtlas der Anatomie, Kopf, Hals und Neuroanatomie. Illustrationen von Voll M u. Wesker K. 6. Aufl. Stuttgart: Thieme; 2022*	hinterer Seitenrand der Zunge	▪ parallelstehende Schleimhautfalten ▪ mit Geschmacksknospen ▪ in den Vertiefungen Mündung seröser Spüldrüsen (s. u.)	▪ Geschmack
Papillae vallatae (Wallpapillen) 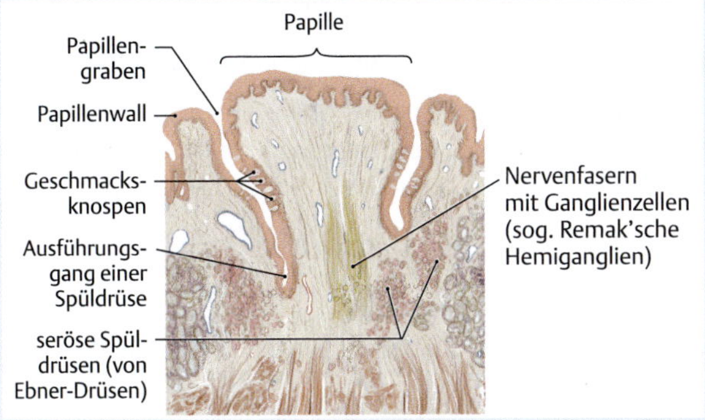 *Quelle: Schünke M, Schulte E, Schumacher U. PROMETHEUS LernAtlas der Anatomie, Kopf, Hals und Neuroanatomie. Illustrationen von Voll M u. Wesker K. 6. Aufl. Stuttgart: Thieme; 2022*	in einer Reihe vor dem Sulcus terminalis (7–12)	▪ „Druckknopfaspekt" durch sockelartige Bindegewebsstöcke mit umgebendem zirkulären Graben ▪ 2–5 Reihen Geschmacksknospen am Papillenrand gestaffelt (in der Wand des Wallgrabens meist und auf der Oberfläche fast immer fehlend) ▪ am Grund des Wallgrabens Mündung der serösen Ebner-Spüldrüsen ▪ kompliziertes Gefäß- und Nervennetz, z. T. mit Ganglienzellen	▪ Geschmack

▸ Klinik. Die als **Parakeratinisierung** bezeichnete Teilverhornung der Zungenoberfläche (Papillae filiformes) kann sich bei Entzündungen im Mundbereich (pathologisch) verstärken und als „belegte Zunge" auftreten.

Drüsen: Die Zungenschleimhaut enthält zahlreiche seröse bzw. muköse Drüsen:

- Die **Gll. gustatoriae** (Ebner-Spüldrüsen) der Papillae vallatae und foliatae (s. o.) sind rein serös. Ihre Läppchen erstrecken sich unter der Zungenaponeurose bis in die Muskulatur.
- Die **Gl. lingualis anterior** (Nuhn-Drüse) liegt als vorwiegend seröse Drüse an der Zungenspitze.
- Die **Gll. radicis linguae** liegen im Bereich der Zungenwurzel (Tonsilla lingualis) als muköse Drüsen, die in die Krypten der Zungentonsille (S. 183) münden.

▸ Klinik.

Drüsen: Die Zungenschleimhaut enthält

- seröse (**Gll. gustatoriae**, um die Papillae vallatae),
- gemischte (**Gl. lingualis anterior**, Zungenspitze) und
- muköse (**Gll. radicis linguae**, Zungenwurzel) Drüsen.

Geschmacksorgan (Organum gustus)

Die auf der Zunge lokalisierten **Geschmacksknospen (Caliculi gustatorii)** können (vor allem bei Kindern) auch im Gaumen, im Hypopharynx und an der Epiglottisrückseite vorkommen. Die tönnchenförmigen Zellverbände bestehen aus **Sinnes-, Stütz-** und **Basalzellen**, die apikal einen engen **Porus gustatorius** bilden, in den Mikrovilli mit Rezeptorproteinen hineinragen.
Die **Geschmacksqualitäten** verteilen sich auf der Zungenoberfläche: vorn – süß, seitlich – sauer und salzig, hinten – bitter.
Subepithelial gelegene Ebner-Spüldrüsen (S. 999) reinigen die Oberfläche der Geschmackszellen.

Gefäßversorgung und Innervation der Zunge

Gefäßversorgung

Arterien: Die **A. lingualis** (aus der A. carotis externa) teilt sich in der Zunge in die paarige **A. profunda linguae** und **Rr. dorsales linguae** auf. Die Unterzungenregion versorgt die **A. sublingualis**.

Venen: Die **V. lingualis** führt das Blut der Zunge in die V. jugularis interna.

Lymphabfluss: Über die **Nll. submandibulares** und **submentales** in die Nll. cervicales profundi (Abb. **34.11**).

Innervation

Efferente Fasern:

- Die **motorische Innervation** der Zunge übernimmt der N. hypoglossus (**XII**);
- die **parasympathische** Innervation erfolgt durch die **Chorda tympani** des N. intermediofacialis (**VII** → vordere ⅔), den N. glossopharyngeus (**IX** → hinteres ⅓) und den N. vagus (**X** → Valleculae und Vorderfläche der Epiglottis).

Geschmacksorgan (Organum gustus)

Zusammen mit freien Nervenendigungen bilden die in den Papillae vallatae und foliatae der Zunge, bei Kindern auch in den Papillae fungiformes, an Gaumen, Hypopharynx und Rückseite der Epiglottis vorkommenden **Geschmacksknospen** (**Caliculi gustatorii**) das Geschmacksorgan.
Die Geschmacksknospen fallen als hellere tönnchenähnliche Gebilde im Niveau des Oberflächenepithels auf, d. h. ihr Durchmesser ist basal und apikal geringer als in der Mitte. Sie sind aus **Sinnes-**, **Stütz-** und **Basalzellen** aufgebaut, die zwiebelschalenartig aneinander liegen. Apikal schließen sich die Sinneszellen zu einem Grübchen (**Porus gustatorius**) zusammen, in das Mikrovilli hineinragen. Die ihrer Plasmamembran zugeordneten Signaltransduktionssysteme (S. 1235) sind für die unterschiedlichen Geschmacksempfindungen zuständig.
Die vier **Hauptgeschmacksqualitäten** sind nicht an einzelne Papillen gebunden, jedoch bestehen (subjektiv) lokale Unterschiede in der Empfindlichkeit der Zunge für bestimmte Qualitäten:

- Zungenspitze – **süß**
- Seitenrand – **sauer** und **salzig**
- Zungenwurzel und Bereich der Papillae vallatae – **bitter**
- Zungenmitte – **umami** (fleischig, herzhaft). Bei Nagern ist noch die Geschmacksqualität **„fettig“** nachgewiesen.

Subepithelial gelegene Drüsen, d. h. seröse Ebner-Spüldrüsen (S. 999), reinigen mit speziellen Bindungsproteinen die Oberfläche der Geschmackszellen.

Gefäßversorgung und Innervation der Zunge

Gefäßversorgung

Arterielle Versorgung: Sie erfolgt über die **A. lingualis** (S. 962) aus der A. carotis externa. Sie tritt medial unter dem M. hyoglossus in die Zunge ein und verläuft dort als paarige **A. profunda linguae** bis zur Zungenspitze. Kleinere Äste ziehen als **Rr. dorsales linguae** bis zu den Gaumenmandeln (S. 183). Die **A. sublingualis**, die ebenfalls ein Ast der A. lingualis ist, versorgt die Unterzungenregion.

Venöser Abfluss: Das venöse Blut wird über die lateral des M. hyoglossus liegende **V. lingualis** zur **V. jugularis interna** geleitet.

Lymphabfluss: Die regionalen Lymphknoten der Zunge sind die **Nll. submandibulares** und die **Nll. submentales**, die in die Nll. cervicales profundi (Abb. **34.11**) drainieren.

Innervation

Die Innervation der Zunge ist entsprechend ihren vielfältigen Funktionen komplex, da vier Faserqualitäten beteiligt sind.

Efferente Fasern: Hier muss zwischen motorischen Fasern des somatischen Nervensystems für die Zungenmuskeln und den parasympathischen Efferenzen zu den Zungendrüsen unterschieden werden:

- Die **motorische Innervation** der Zungenmuskulatur erfolgt (entsprechend ihrer Herkunft aus dem kopfnahen Rumpfbereich) aus dem **N. hypoglossus** (**XII**).
- **Parasympathisch** werden die vorderen ⅔ der Zunge über die **Chorda tympani** (Fasern des **N. facialis**, **VII**) das hintere Drittel durch den **N. glossopharyngeus** (**IX**) innerviert. Der sich der Zungenwurzel anschließende Bereich der Valleculae (S. 904) und die Vorderseite der Epiglottis wird vom **N. vagus** (**X**) innerviert.

► Klinik. Eine **Läsion des N. hypoglossus** (z. B. durch Operationen an der A. carotis interna), der die gesamte Zungenmuskulatur innerviert, fällt auf, wenn man die Betroffenen die Zunge herausstrecken lässt: Insbesondere durch den gleichseitigen Ausfall des M. genioglossus, der die Zunge nach vorne-unten zieht und damit maßgeblich für ihr Vorstrecken verantwortlich ist, überwiegt die Muskelkraft der gesunden Gegenseite, sodass die **Zunge zur Seite der Lähmung abweicht**. Dieser Effekt wird durch die Verkürzung der Muskulatur (Atrophie) auf der betroffenen Seite noch verstärkt.

38.12 Linksseitige Hypoglossusparese

a Wirkung des M. genioglossus beim Herausstrecken der Zunge
b und Abweichen der Zunge zur erkrankten Seite bei Läsion des hier linken N. hypoglossus.

Quelle: Schünke M, Schulte E, Schumacher U. PROMETHEUS LernAtlas der Anatomie. Kopf, Hals und Neuroanatomie. Illustrationen von Voll M u. Wesker K. 6. Aufl. Stuttgart: Thieme; 2022

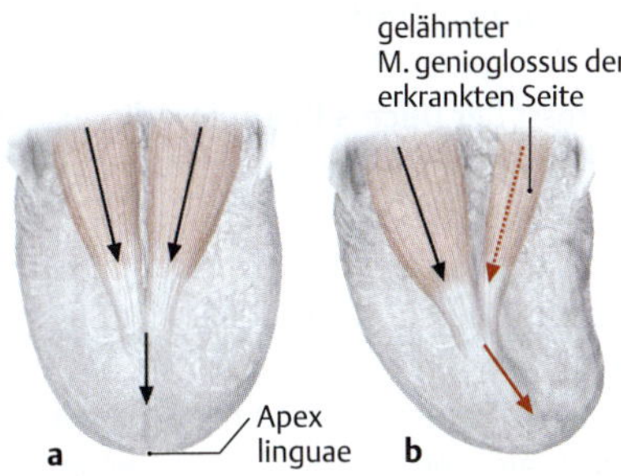

► Klinik.

Afferente Fasern: Bei den Afferenzen sind die sensiblen Fasern zur Leitung von mechanorezeptiven Informationen von den Geschmacksfasern zu unterscheiden. Wichtig ist, dass sie zwar z. T. durch Anlagerung über gleiche Nerven verlaufen, jedoch unterschiedliche Informationen leiten: Die **sensible Innervation** der vorderen ⅔ der Zunge erfolgt über den **N. lingualis** (aus V_3; Perikaryen im Ggl. trigeminale), der durch die **Chorda tympani** (des N. facialis, VII; Perikaryen im Ggl. geniculi) auch **Geschmacksfasern** (aus den Papillae fungiformes des gleichen Bereichs) erhält.
Aus dem **hinteren Drittel** der Zunge mit Papillae vallatae und foliatae werden sowohl somatosensible als auch gustatorische Fasern im **N. glossopharyngeus** (IX, Perikaryen im Ggl. inferius) geleitet.
Die Innervation des Hypopharynxbereichs und der Epiglottis erfolgt durch den **N. vagus** (X, Perikaryen im Ggl. inferius), der ebenfalls beide Faserqualitäten führt (Abb. **38.13**).

Afferente Fasern: Die sensible Innervation der Zunge erfolgt über den **N. lingualis** (V_3; vordere ⅔), dem sich auch Geschmacksfasern der Chorda tympani (aus N. VII) anlagern.
Der **N. glossopharyngeus** (IX) führt sensible und Geschmacksfasern aus dem hinteren Zungendrittel bzw. Papillae vallatae und foliatae.
Die Valleculae und die Vorderfläche der Epiglottis werden vom **N. vagus** (X.) innerviert (Abb. **38.13**).

38.13 Afferente Innervation der Zunge

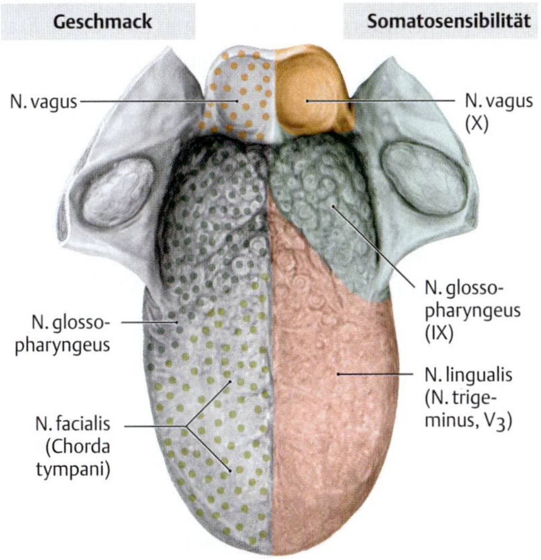

Ansicht der Zungenoberseite mit Darstellung der Innervation durch Geschmacksfasern (rechte Zungenhälfte) und somatosensible Fasern (linke Zungenhälfte).

Quelle: Schünke M, Schulte E, Schumacher U. PROMETHEUS LernAtlas der Anatomie, Kopf, Hals und Neuroanatomie. Illustrationen von Voll M u. Wesker K. 6. Aufl. Stuttgart: Thieme; 2022

38.13

▶ Merke. Im **hinteren Zungendrittel** und **Zungengrund** erfolgt die Innervation über den N. glossopharyngeus (**IX**), die Innervation für die Valleculae und Epiglottis liefert der N. vagus (**X**), die beide **parasympathische, sensible** und **Geschmacksfasern** leiten. Im **vorderen Drittel** entstammen nur **parasympathische** und **Geschmacksfasern** dem gleichen Hirnnerv (**VII**) und bilden zusammen die **Chorda tympani**, während für die Leitung **sensibler Informationen** Fasern aus dem N. mandibulars (**V**$_3$) zuständig sind. Letztere verlaufen im **N. lingualis**, dem sich die Chorda tympani anlagert.

Entwicklung der Zunge

Die Zunge entwickelt sich am Mundboden aus den paarigen **Tubercula lingualia lateralia** und einem **Tuberculum impar**, die zu den **vorderen** ⅔ der Zunge verschmelzen. Hinter dem Tuberculum impar senkt sich ein Epithelspross nach kaudal, der zum **Ductus thyroglossalis**, der ersten Anlage der Schilddrüse wird. Das Verbindungsstück der anschließenden Schlundbögen (**Copula**) wächst zur Zungenwurzel heran. Die **Zungenmuskulatur** stammt aus den 4 Okzipitalsomiten.

Die Zungenentwicklung beginnt in der 4. Woche mit einer Proliferation von Mesenchym und Ektoderm auf dem Boden der Mundhöhle. Aus dem Mandibularbogen sprossen zwei paarige seitliche Zungenwülste (**Tubercula lingualia lateralia**) und dahinter ein **Tuberculum impar**, die zu den **vorderen zwei Dritteln** der späteren Zunge verschmelzen.
Unmittelbar kaudal von Tuberculum impar sprosst der **Ductus thyroglossalis** als mediale Schilddrüsenanlage in den Halsbereich hinein. Seine Ursprungsstelle kann als Foramen caecum erhalten bleiben.
Das **hintere Drittel**, die Zungenwurzel, entwickelt sich aus dem Verbindungsstück der beiden 2. Schlundbögen, der **Copula**. Sie wird durch Material aus dem 3. und 4. Schlundbogen ergänzt.
Die **Zungenmuskulatur** stammt aus den 4 Okzipitalsomiten, die in die Schädelbasis integriert werden und dabei den N. hypoglossus als motorischen Zungennerven mit in den Schädel verlagern.
Die vielfältige Innervation der Zunge lässt sich aufgrund ihrer komplexen Entwicklungsgeschichte besser verstehen.

38.1.5 Mundboden mit Unterzungenregion

Der **Mundboden** wird von einer Muskelplatte gebildet. Zwischen Zunge, Mundschleimhaut und muskulärem Mundboden befindet sich die **Unterzungenregion.**

Als **Mundboden** bezeichnet man die Gesamtheit der dem sog. Diaphragma oris (M. mylohyoideus) oben und unten angelagerten Muskeln und die von ihnen begrenzten Räume.
Der Bereich zwischen Zunge, Mundschleimhaut und muskulärem Mundboden ist die **Unterzungenregion**, die seitlich von der Mandibula begrenzt wird.

Muskulatur des Mundbodens

- Der **M. mylohyoideus** ist eine Muskelplatte (Diaphragma oris), die – durch eine Raphe median unterteilt – von der Linea mylohyoidea mandibulae zum Zungenbein zieht. Sie bildet so zwei Etagen, die am Hinterrand des Muskels miteinander in Verbindung stehen.

Der Mundboden wird von folgenden Muskeln der suprahyoidalen Gruppe (Abb. **34.4**) verspannt (Abb. **38.14**):
- **M. mylohyoideus** (sog. **Diaphragma oris**): Die durch eine mediane Raphe zusammengehaltene Muskelplatte mit freiem Hinterrand zieht von der Linea mylohyoidea der Mandibula zum Zungenbein. Sie unterteilt den Bereich in eine obere Etage mit der Unterzungendrüse = Gl. sublingualis (S. 1008) und eine untere Etage für die Unterkieferdrüse = Gl. submandibularis (S. 1008), die am Hinterrand des Muskels miteinander in Verbindung stehen. Ein Teil der Gl. submandibularis biegt hakenförmig von unten nach oben um diesen Rand.

▶ Klinik. Durch die Verbindung der beiden Etagen am Hinterrand des M. mylohyoideus ist der Ausbreitungsweg einer bei Absenkung in den Hals- und Mediastinalbereich u. U. lebensgefährlichen **Mundbodenphlegmone** vorgegeben. Klinisch äußert sich eine solche, meist durch Streptokokken verursachte Entzündung durch die palpatorisch feststellbare bretharte und schmerzhafte Schwellung des Mundbodens in Verbindung mit einem reduzierten Allgemeinzustand und erfordert eine antibiotische Therapie.

Oberhalb des Diaphragma oris liegen der M. genioglossos (Abb. **38.11**) und -hyoideus, unterhalb der Venter ant. des M. digastricus. Dessen Zwischensehne wird vom M. stylohyoideus fixiert.

Dem Diaphragma oris liegt neben dem M. genioglossus (Abb. **38.11**) der M. geniohyoideus innen auf. Unter dem Diaphragma oris verläuft der Venter anterior des M. digastricus, der sich nach dorsal hinter einer Zwischensehne in einen Venter posterior fortsetzt. Die Zwischensehne wird vom M. stylohyoideus gabelartig umfasst.

38.14 Muskulatur des Mundbodens

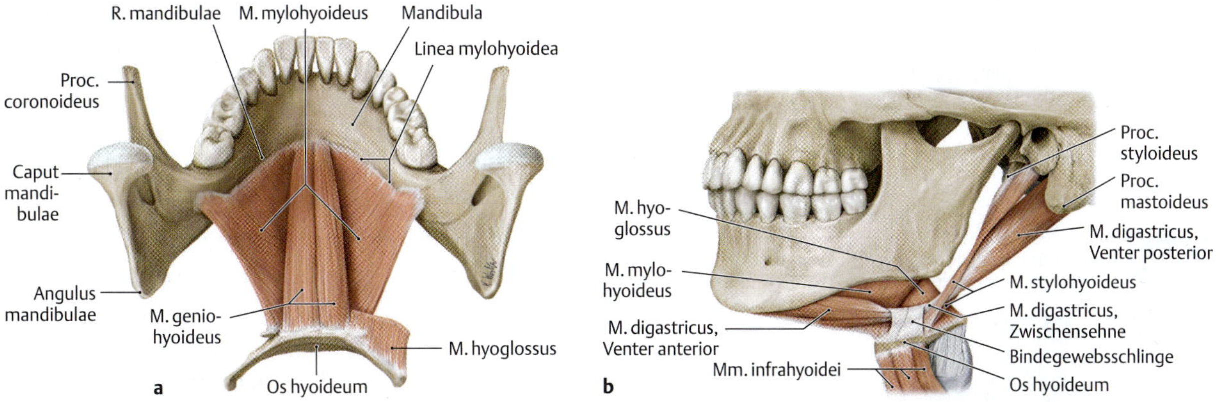

a Mundbodenmuskulatur in der Ansicht von kranial
b und links-lateral.

Quelle: Schünke M, Schulte E, Schumacher U. PROMETHEUS LernAtlas der Anatomie, Kopf, Hals und Neuroanatomie. Illustrationen von Voll M u. Wesker K. 6. Aufl. Stuttgart: Thieme; 2022

- **M. geniohyoideus:** Er entspringt oberhalb des M. mylohyoideus an der Spina mentalis und zieht ebenfalls zum Zungenbein.
- **M. digastricus:** Der zweibäuchige Muskel zieht über eine am Zungenbein fixierte Zwischensehne mit seinem vorderen Bauch (**Venter anterior**) unterhalb des Diaphragma oris zur Fossa digastrica. Der hintere Bauch (**Venter posterior**) setzt sich bis zur Incisura mastoidea an die Schädelbasis fort.
- **M. stylohyoideus:** Er entspringt am Proc. styloideus und setzt am Zungenbein an, wo er die Zwischensehne des M. digastricus übergreift und fixiert.

Gefäßversorgung und Innervation des Mundbodens

Gefäßversorgung

Arterielle Versorgung: Der Mundboden wird arteriell durch die **A. sublingualis** (Ast der A. lingualis) und die **A. submentalis** (Ast der A. facialis) versorgt, die miteinander anastomosieren.

Venöser Abfluss: Das venöse Blut fließt über die **V. comitans nervi hypoglossi** sowie die **Vv. sublingualis** und **submentalis** in die V. jugularis interna.

Lymphabfluss: Die regionalen Lymphknoten sind die **Nll. submandibulares** und **submentales**.

Innervation

Motorische Innervation (Abb. 38.15): Die unterschiedliche Herkunft bestimmt die uneinheitliche Innervation der Mundbodenmuskulatur:

- Der **N. mylohyoideus** (aus V_3) ist teilweise dem N. alveolaris inferior angelagert und versorgt den M. mylohyoideus und Venter anterior des M. digastricus.
- Der **R. colli** des **N. facialis** (VII) versorgt den M. stylohyoideus und den Venter posterior des M. digastricus.
- **Äste des 1. Zervikalsegments**, die mit dem N. hypoglossus verlaufen, innervieren den M. geniohyoideus.

Sensible Innervation: Die Schleimhaut der Unterzungenregion wird sensibel vom **N. sublingualis** (Ast des N. lingualis, V_3) versorgt.

Topografische Beziehungen in der Unterzungenregion

Die Unterseite der Zunge setzt sich mit ihrer Schleimhaut auf den Mundboden fort. Dort findet sich die **Plica sublingualis** mit den Mündungen der kleinen Ausführungsgänge (Ductus sublinguales minores) der Unterzungendrüse (Gl. sublingualis). Vorne geht die Plica sublingualis in die gemeinsame Mündungsstelle (**Caruncula sublingua-**

- Der **M. geniohyoideus** erstreckt sich von der Spina mentalis zum Zungenbein.
- Der **M. digastricus** zieht mit seinem **Venter anterior** zur Fossa digastrica und dem **Venter posterior** zur Incisura mastoidea.
- Der **M. stylohyoideus** entspringt am Proc. styloideus und setzt am Zungenbein an.

Gefäßversorgung und Innervation des Mundbodens

Gefäßversorgung

Arterien: Die **A. sublingualis** und die **A. submentalis** versorgen anastomosierend den Mundboden.

Venen: Begleitvenen der Arterien ziehen in die V. jugularis interna.

Lymphabfluss: Er erfolgt über die **Nll. submandibulares** und **submentales**.

Innervation

Motorisch: innerviert der **N. mylohyoideus** (V_3) den gleichnamigen Muskel und den vorderen Bauch des M. digastricus. Der hintere Bauch des M. digastricus wird wie der M. stylohyoideus vom **R. colli** des **N. facialis** innerviert. **Äste aus C 1** (am N. hypoglossus) versorgen den M. geniohyoideus (Abb. **38.15**).

Die **sensible Innervation** liefert der **N. lingualis** (V_3).

Topografische Beziehungen in der Unterzungenregion

Auf dem Mundboden liegt als Schleimhautfalte die **Plica sublingualis**, unter der der **Ductus submandibularis** und die **Gl. sublingualis** mit ihren zahlreichen Ausführungsgängen verläuft. Der größte ihrer Ausführungsgänge mündet mit dem Ductus submandibularis auf der **Caruncula sublingualis**. Der Gang wird von der A. sublingualis und dem N. sublingualis begleitet sowie vom N. lingualis unterkreuzt. Weiter unterhalb liegt der N. hypoglossus (Abb. **38.15**).

lis) der Ausführungsgänge von Unterkiefer- und Unterzungendrüse über (S. 1008). Aufgeworfen wird die Plica sublingualis durch den **Ductus submandibularis** (Ausführungsgang der Unterkieferdrüse), der teilweise von Drüsenläppchen umgeben ist, die bis zur Gl. sublingualis reichen. Begleitet wird er von der **A. sublingualis** und dem **N. sublingualis**, der **N. lingualis** unterkreuzt ihn. Noch tiefer liegt der **N. hypoglossus** mit einer Begleitvene (Abb. **38.15**).

Lateral des Ductus submandibularis liegt die **Gl. sublingualis** (S. 1008), die seitlich an die Mandibula grenzt. Sie ist mit einer Faszie umhüllt, die nach dorsal eine offene Verbindung zum Trigonum submandibulare (Tab. **34.5**) besitzt.

38.15 Innervation der Mundbodenmuskulatur

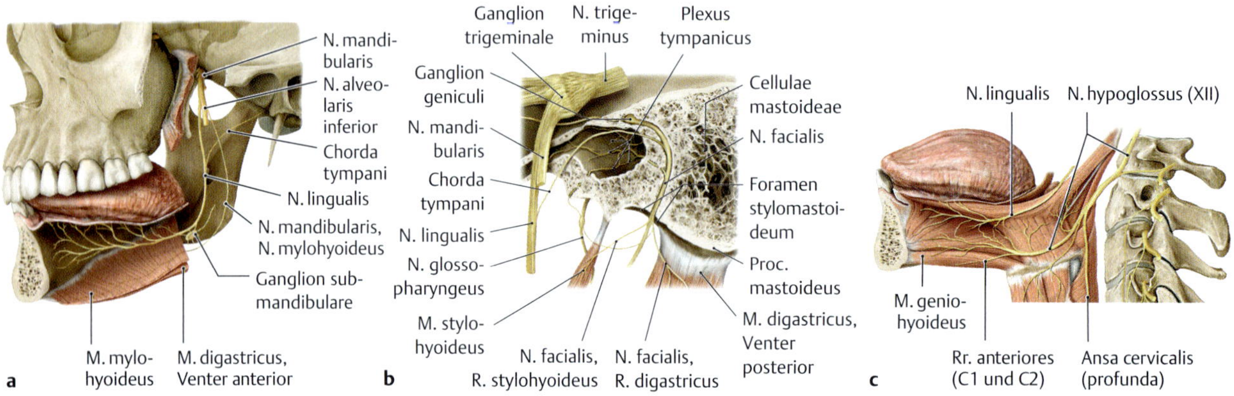

a Innervation des M. mylohyoideus und Venter anterior musculi digastrici über den N. mylohyoideus (aus V_3) in der Ansicht von links-lateral nach Entfernung der linken Mandibulahälfte und Durchtrennung des M. mylohyoideus.

b Der hintere Digastrikusbauch wird wie der M. stylohyoideus von Ästen des N. facialis (VII) versorgt. Darstellung ihres Abgangs nach Austritt der Nerven aus dem rechten Felsenbein (Sagittalschnitt in Höhe des Proc. mastoideus).

c Anders als die anderen Muskeln des Mundbodens ist der M. geniohyoideus kein Schlundbogenderivat und wird daher nicht von branchiogenen Fasern aus Hirnnerven, sondern durch Rr. anteriores der Spinalnerven aus C 1 und C 2 (Plexus cervicalis) innerviert. Sie erreichen den Muskel, indem sie sich dem N. hypoglossus anlagern.

Quelle: Schünke M, Schulte E, Schumacher U. PROMETHEUS LernAtlas der Anatomie, Kopf, Hals und Neuroanatomie. Illustrationen von Voll M u. Wesker K. 6. Aufl. Stuttgart: Thieme; 2022

38.16 Unterzungenregion

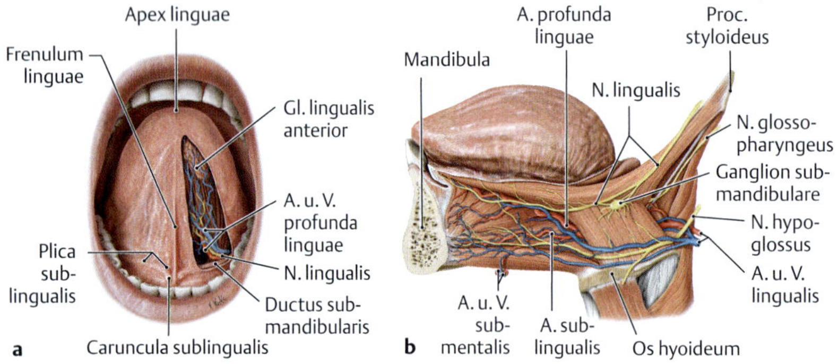

a Ansicht der Unterzungenregion von ventral bei angehobener Zunge mit z. T. gefensterter Schleimhaut

b sowie nach Abtrennung der linken Mandibulahälfte samt Teilen der Muskulatur von links-lateral.

Quelle: Schünke M, Schulte E, Schumacher U. PROMETHEUS LernAtlas der Anatomie, Kopf, Hals und Neuroanatomie. Illustrationen von Voll M u. Wesker K. 6. Aufl. Stuttgart: Thieme; 2022

▸ Klinik.

▸ Klinik. Die dünne Schleimhaut des Unterzungenbereichs ist besonders für die Resorption von Medikamenten geeignet (**sublinguale Applikation**). Durch die Resorption im Mundraum wird die Leberpassage umgangen und das Medikament kann schnell wirken. Diesen Vorteil macht man sich z. B. bei einem akuten Angina-pectoris-Anfall (S. 591) zu Nutze, indem man Nitrate sublingual als Kapsel oder Spray verabreicht.

38.17 Große Kopfspeicheldrüsen mit Mündung ihrer Ausführungsgänge in die Mundhöhle

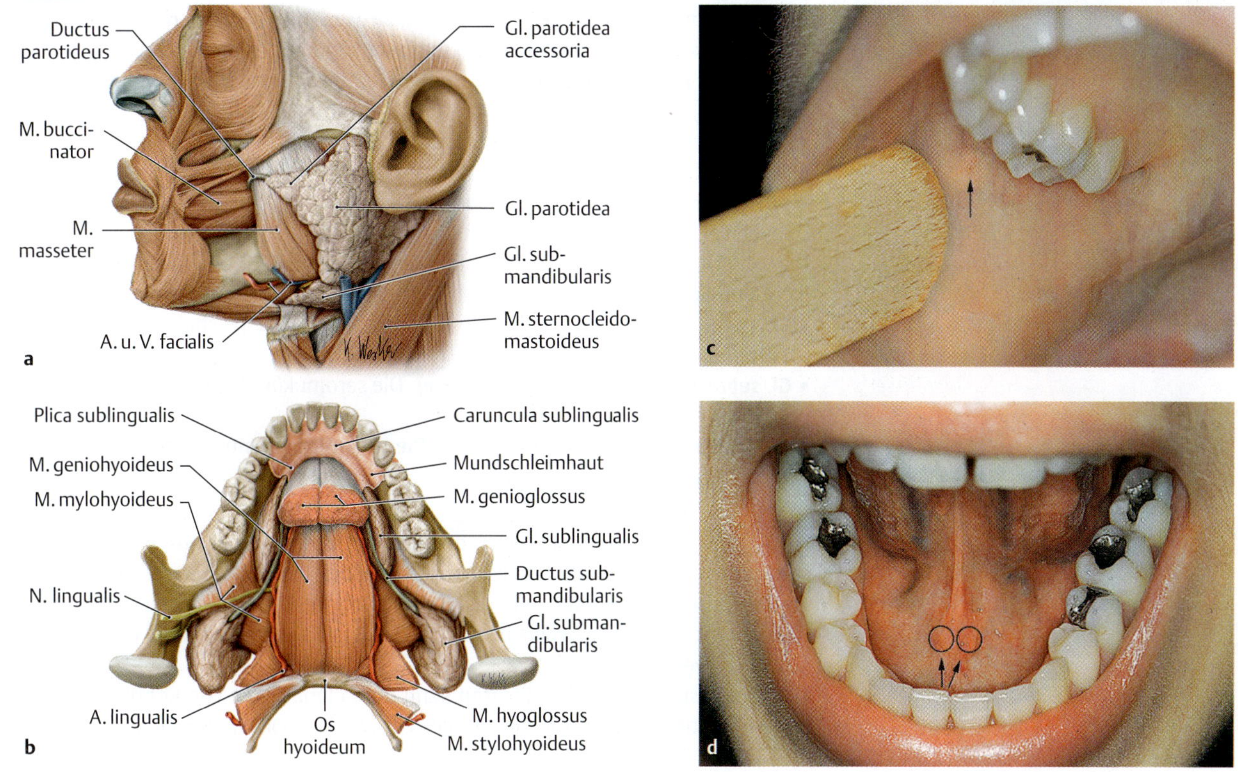

a In der Ansicht von lateral ist neben der prominenten Gl. parotidea auch ein Teil der Gl. submandibularis sichtbar. *Quelle: Schünke M, Schulte E, Schumacher U. PROMETHEUS LernAtlas der Anatomie, Kopf, Hals und Neuroanatomie. Illustrationen von Voll M u. Wesker K. 6. Aufl. Stuttgart: Thieme; 2022*

b Ihr oberhalb des Diaphragma oris gelegener Anteil ist zusammen mit der Gl. sublingualis in der Ansicht des Mundbodens von kranial dargestellt. *Quelle: Schünke M, Schulte E, Schumacher U. PROMETHEUS LernAtlas der Anatomie, Kopf, Hals und Neuroanatomie. Illustrationen von Voll M u. Wesker K. 6. Aufl. Stuttgart: Thieme; 2022*

c Die Ausführungsgänge der großen Kopfspeicheldrüsen münden teils in das Vestibulum oris (Ductus parotideus), *Quelle: Füeßl H, Middeke M, Hrsg. Duale Reihe Anamnese und klinische Untersuchung. 7., überarbeitete Auflage. Stuttgart: Thieme; 2022*

d teils in die Cavitas oris propria (Ductus submandibularis und sublingualis). *Quelle: Füeßl H, Middeke M, Hrsg. Duale Reihe Anamnese und klinische Untersuchung. 7., überarbeitete Auflage. Stuttgart: Thieme; 2022*

38.1.6 Speicheldrüsen (Glandulae salivariae)

Funktion, Bauprinzip und Einteilung der Speicheldrüsen

Funktion: Der von den im Mundbereich lokalisierten Drüsen sezernierte sog. **„Mundspeichel“** dient nicht nur der **Mischung trockener Nahrung**, um sie besser schlucken zu können, sondern beginnt durch das in ihm enthaltene Enzym α-Amylase bereits mit dem **Nahrungsaufschluss**, der im Darm durch Zugabe des „Bauchspeichels“ aus dem Pankreas (S. 735) fortgesetzt wird. Darüber hinaus ist die ausreichende Speichelproduktion für den **Schutz** (Befeuchtung, Reinigung, Wundheilung) **der Mundschleimhaut** und für den **Erhalt der Zahnsubstanz** wichtig.

► Klinik. Eine verminderte Produktion von Speichel, wie sie z. B. als Folge von Bestrahlungen des Kopfbereichs oder als Nebenwirkung einer Reihe von Medikamenten auftreten kann, erhöht das Risiko für die Entstehung von Karies (S. 1012).

Die im Mundspeichel enthaltenen Immunglobuline dienen der **Abwehr pathologischer Keime** im Mundhöhlenbereich.

Bauprinzip: Allen Speicheldrüsen gemeinsam ist ein Läppchenbau mit Trennung durch gefäß- und nervenführende Bindegewebssepten und die Anlage als **tubuloazinöse Drüsen** (S. 52), d. h. ein Ausführungsgangsystem mit spezialisierten Abschnitten zur Modifikation des Sekrets geht in einen sekretorischen Azinusbereich über. Je nach Innervation (sympathisch, parasympathisch) wird ein eher zäher oder eher dünnflüssiger Speichel produziert. Der Bau der Acini und des Ausführungsgangsystems variiert in den einzelnen Drüsen.

38.1.6 Speicheldrüsen (Glandulae salivariae)

Funktion, Bauprinzip und Einteilung der Speicheldrüsen

Funktion: Mit der **Einspeichelung** der Nahrung wird sie besser schluckbar und es beginnt bereits ihr **enzymatischer Aufschluss.** Daneben **schützt** der „Mundspeichel“ Zähne und Mundschleimhaut.

► Klinik.

Immunglobuline dienen der **Keimabwehr.**

Bauprinzip: Alle Speicheldrüsen sind **tubuloazinöse Drüsen**, die durch gefäß- und nervenführende Bindegewebssepten in Lappen und Läppchen gegliedert sind. Die serösen Acini der Drüsen sind ebenso wie die Gangabschnitte in den einzelnen Drüsen unterschiedlich ausgebildet.

Einteilung: Man unterscheidet mehrere kleine (**Gll. salivariae minores**) von den 3 großen Speicheldrüsen (**Gll. salivariae majores**).

Es gibt mehrere nach ihrer Lokalisation benannte kleine Speicheldrüsen in der Schleimhaut der Mundhöhle, z. B. Gll. labiales, buccales, palatinae, gustatoriae sowie die verschiedenen Gll. linguales (S. 999).

Im Vestibulum oris mündet die **Gl. parotidea**, im Cavum oris die **Gl. submandibularis** und die **Gl. sublingualis**.

▸ Klinik.

Einteilung: Man unterscheidet mehrere kleine, in der Schleimhaut der Mundhöhle gelegene Speicheldrüsen (**Gll. salivariae minores**) und drei große, außerhalb der Mundhöhlenschleimhaut gelegene Speicheldrüsen (**Gll. salivariae majores**).

Zu den **Gll. salivariae minores** zählen mehrere kleine Drüsen, wobei die zum Mundeingang hin gelegenen Drüsen eher serös, die zum Schlund hin gelegenen eher mukös sind:

- **Gll. labiales** (seromukös) in den Lippen,
- **Gll. buccales** (seromukös) in den Wangen und die
- **Gll. palatinae** (überwiegend mukös) im Gaumen.

Daneben gibt es verschiedene Gll. linguales (S. 999).

Die außerhalb der Mundhöhlenschleimhaut gelegenen **Gll. salivariae majores** entleeren ihr Sekret über längere Ausführungsgänge in den Mundbereich:

- **Gl. parotidea (Ohrspeicheldrüse):** Die rein seröse Ohrspeicheldrüse mündet im Vestibulum oris.
- **Gl. submandibularis (Unterkieferdrüse):** Die seromuköse Unterkieferdrüse hat ihre Mündung in der Cavitas oris propria.
- **Gl. sublingualis (Unterzungendrüse):** Die mukoseröse Unterzungendrüse mündet ebenfalls in der Cavitas oris propria.

▸ Klinik. An den Mündungsstellen der Ausführungsgänge der großen Speicheldrüsen können sich ausgefällte Kalksalze des Speichels als **Konkremente** (sog. **Speichelsteine**) festsetzen, die dann den Ausführungsgang verlegen und einen sehr schmerzhaften Rückstau des Speichels bedingen. Der Ausführungsgang muss dann operativ geschlitzt werden.

Das Gangsystem der Speicheldrüsen kann durch Einbringen von Kontrastmitteln in den Mündungsteil auf der Papille dargestellt werden (sog. **Sialografie**).

Große Kopfspeicheldrüsen

Ohrspeicheldrüse (Glandula parotidea)

Abschnitte, Form und Lage: Die Parotis schmiegt sich den Außen- und Innenbereichen des R. mandibulae an und ist über die **Fascia parotidea** fest an den M. masseter angeheftet. Außen lässt sich ein tiefer Abschnitt von einem oberflächlichen Teil abgrenzen; zwischen beiden treten die Äste des N. facialis aus. Dessen Stamm liegt wie der N. auriculotemporalis und die V. retromandibularis im Drüsenparenchym. Auch teilt sich hier die A. carotis externa in die Aa. maxillaris und temporalis superficialis auf. Im retromandibulären Bereich erstreckt sich die Drüse bis zum Proc. styloideus und M. sternocleidomastoideus.

Im Vestibulum oris mündet die Gl. parotidea über ihren unterhalb des Jochbogens verlaufenden, den M. buccinator durchbohrenden **Ductus parotideus** gegenüber dem 2. Oberkiefermolaren auf der **Papilla parotidea**.

Abschnitte, Form und Lage: Die Ohrspeicheldrüse (Parotis) erstreckt sich vom Angulus mandibulae bis zum Arcus zygomaticus und vorn bis zum Vorderrand des M. masseter. Sie zieht dorsal um den R. mandibulae herum in die Innenseite des Unterkieferastes (früher **Fossa retromandibularis**), wo sie sich bis zum Proc. styloideus mit den drei „Stylo-Muskeln“ erstreckt. Sie wird größtenteils von der **Fascia parotidea** (S. 1025) überzogen.

In dem durch Bindegewebssepten in zwei Portionen (Pars superficialis, Pars profunda) und Läppchen gegliederten Drüsenparenchym treten die Aufzweigungen des N. facialis für das Gesicht („Pes anserinus“) an die Oberfläche. Die tiefe Portion reicht in den retromandibulären Bereich und dorsal bis an den M. sternocleidomastoideus; in ihr teilt sich die A. carotis externa in die A. temporalis superficialis und A. maxillaris auf. Außer dem N. facialis ziehen auch der mit ihm über dünne Fasern verbundene N. auriculotemporalis und die V. retromandibularis durch das Drüsengewebe der Ohrspeicheldrüse.

Durch die Kontraktionen des M. masseter beim Kauen wird die Drüse gleichsam ausgequetscht. Das Sekret fließt über den ca. 3–5 cm langen dünnen **Ductus parotideus** ab. Er überkreuzt den M. masseter und verläuft etwa parallel zum Jochbogen bzw. der A. transversa faciei, wird manchmal von Nebendrüsen (Gl. parotidea accessoria) begleitet und mündet, nachdem er den M. buccinator (Abb. **36.15**) durchbohrt hat, auf der (**Papilla parotidea**) gegenüber dem 2. Oberkiefermolaren (S. 1009) in das Vestibulum oris.

Nahe der Mündungsstelle des Ausführungsgangs liegt das vermutlich sensorische sog. **juxtaorale Organ** als dicht innervierter Epithelstrang am M. buccinator.

▸ Klinik. Bei Infektion mit dem Mumpsvirus kommt es meist zu einer Entzündung der Gl. parotidea mit starkem, meist zunächst einseitigem Anschwellen der Drüse (**Mumps** bzw. **Parotitis epidemica**, „Ziegenpeter"). Durch die Schwellung wird die Fascia parotidea angespannt und damit ein (starker) Kapselschmerz erzeugt. Neben der Parotis können auch andere Mundspeicheldrüsen sowie das Pankreas (**Pankreatitis**) befallen sein. Gefürchtete Komplikationen sind u. a. die Beteiligung des Hodens (**Orchitis** mit Gefahr der Infertilität) und des ZNS (**Meningoenzephalitis**), weshalb eine Impfung allgemein empfohlen wird.

38.18 **Parotisschwellung bei Mumps**

Quelle: Gortner L, Meyer S, Hrsg. Duale Reihe Pädiatrie. 5., vollständig überarbeitete Auflage. Stuttgart: Thieme; 2018

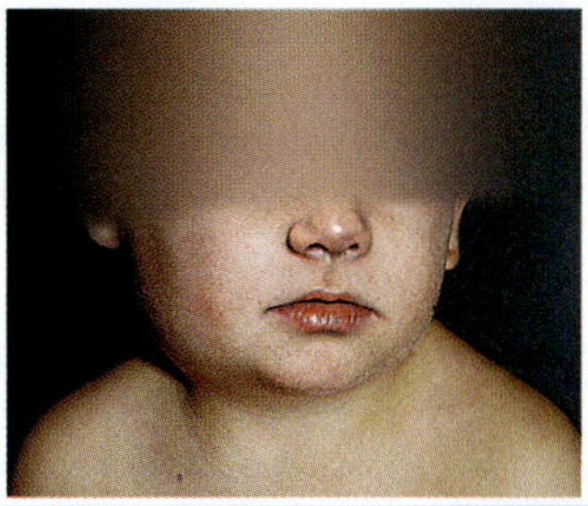

Feinbau: Die Drüsenläppchen der Parotis sind häufig (bei älteren Menschen) stark mit Fettgewebe durchsetzt. Sie bestehen aus typischen **serösen Endstücken**. Ihnen sitzen Myoepithelzellen (S. 53) auf, die sich bis auf die Schaltstücke fortsetzen. Eine unterschiedliche Ausstattung mit Kotransportern und Ionenpumpen bzw. -kanälen an der apikalen und basalen Plasmamembran der Azinuszellen und die teilweise durchlässigen apikalen Junktionskomplexe sorgen für einen unterschiedlichen Wassergehalt des Drüsensekrets, das vorwiegend aus Glykoproteinen mit Enzymcharakter (z. B. Amylase) besteht (**isoosmotischer Primärspeichel**).
Die Acini gehen in relativ lange, **sehr dünne Schaltstücke** mit einschichtigem flachem Epithel, dichten Junktionskomplexen und engen Lumen über, die durch ihren Gehalt an Carboanhydrasen Bikarbonat-Ionen bereitstellen und damit den pH-Wert des Sekrets verändern können. Mehrere Schaltstücke münden dann in auffällige, **weitlumige Streifenstücke** aus einschichtigem kubischem bis hochprismatischem Epithel, deren basale Membraneinfaltungen Mitochondrienaggregate enthalten. Sie verursachen das basale Streifungsmuster der auch als „Sekretrohre" bezeichneten Gangabschnitte. Die Mitochondrien liefern die Energie für die in der Basalmembran liegenden Ionenpumpen (Na^+, K^+-ATPasen), die über einen elektrochemischen Gradienten der Wasserrückresorption und damit der Viskositätssteuerung/Proteinkonzentrierung des Sekrets dienen.
Intra- und interlobuläre **Ausführungsgänge** mit einem mehrreihigen Platten- bis kubischen Epithel leiten das Sekret in den Ductus parotideus.

Feinbau: Die Drüse ist rein serös, d. h. ihre Acini bestehen aus **serösen Drüsenzellen**, die außen von Myoepithelzellen umgeben sind, welche sich bis auf die anschließenden schlanken **dünnen Schaltzellen** fortsetzen. Der isoosmotische Primärspeichel mit enzymatischen Glykoproteinen wird in den Schaltstücken pH-reguliert und in den mit Mitochondrienaggregaten versehenen NaCl-resorptiven **Streifenstücken** hypoton gehalten. Mehrere Streifenstücke mit ihrer typischen Basalstreifung schließen sich zu intralobulären **Ausführungsgängen** zusammen, die nach Vereinigung den mit einem mehrreihigen prismatischen Epithel ausgekleideten Ductus parotideus bilden.

▸ Klinik. In der Parotis treten gelegentlich **„Mischtumoren"** (so genannt wegen ihres heterogenen histologischen Aufbaus) auf, die wegen ihres invasiven Wachstums besonders gefürchtet sind. Ihre chirurgische Entfernung erfordert wegen der zahlreichen durch das Drüsenparenchym ziehenden Äste des N. facialis eine besondere operative Sorgfalt. Es besteht die Gefahr der peripheren Fazialislähmung (S. 980) beim Durchtrennen von Ästen.

▸ Klinik.

Die seröse Gl. parotis unterscheidet sich von der ebenfalls serösen Tränendrüse (Gl. lacrimalis (S. 1044)) insbesondere durch die Enge ihrer Acini, das Vorkommen von Streifenstücken und die von Fettzellen durchsetzten Drüsenläppchen; die Tränendrüse dagegen besitzt weite Acini, ein zellreiches Stroma und keine Streifenstücke.
Auch das seröse exokrine Pankreas (S. 736) besitzt keine typischen Streifenstücke und nur zu zentroazinären Zellen modifizierte Schaltstücke. Das Vorkommen der endokrinen Langerhans-Inseln im Pankreas erleichtert die Differenzialdiagnose.

Durch Vorkommen von Streifenstücken und Enge der Acini unterscheidet sich die Parotis eindeutig von der ebenfalls rein serösen Tränendrüse (die weite Acini und zellreiches Stroma besitzt) und dem Pankreas (mit zentroazinären Zellen anstelle der Schaltstücke und Langerhans-Inseln als endokrinem Anteil).

Gefäßversorgung: Die arterielle Versorgung der Gl. parotidea erfolgt über direkte kleine Äste aus der **A. carotis externa**, der **A. maxillaris**, der **A. temporalis superficialis** und **A. transversa faciei**.
Der **venöse Abfluss** gelangt über die **V. retromandibularis** in die V. jugularis interna.
Lymphkollektoren des Drüsenparenchyms münden in kleine Lymphknoten innerhalb der Drüse (**Nll. parotidei superficiales** und **profundi**). Deren Drainage läuft über die oberflächlichen und tiefen Halslymphknoten (Abb. **34.11**).

Gefäßversorgung: Die **Arterien** entstammen der A. carotis externa, maxillaris, temporalis superficialis und transversa faciei.

Der venöse Abfluss erfolgt über die **V. retromandibularis**.
In der Drüse liegen **Nll. parotidei superficiales** und **profundi** mit Ableitung zu den Halslymphknoten (Abb. **34.11**).

Innervation: Die sekretorische Innervation übernehmen **parasympathische** Fasern aus dem Ncl. salivatorius inf. des **N. glossopharyngeus (IX)** nach Umschaltung im Ggl. oticum. Sie erreichen die Drüse über den N. auriculotemporalis und benachbarte Fazialisäste (**Jacobson-Anastomose**).

Innervation: Die sekretorische Innervation liefern **parasympathische** Anteile des **N. glossopharyngeus** (**IX**), dessen präganglionäre Fasern dem Ncl. salivatorius inferior (S. 1094) entstammen und im Ggl. oticum (S. 982) umgeschaltet werden. Die postganglionären Fasern **lagern sich dem N. auriculotemporalis an** und gelangen durch dünne Verbindungsäste zum N. facialis (**Jacobson-Anastomose**), mit dessen sich radiär in der Ohrspeicheldrüse ausbreitenden Ästen die parasympathischen Fasern des N. glossopharyngeus die Drüsenläppchen erreichen.

► Merke.

► Merke. Die parasympathische Innervation der Ohrspeicheldrüse (Parotis) erfolgt über Fasern des N. glossopharyngeus (IX), die im Ggl. oticum umgeschaltet werden. Die sich innerhalb der Drüse aufzweigenden motorischen Äste des N. facialis (VII) sind – wie der N. auriculotemporalis – lediglich topografisch von Bedeutung, indem sich die Fasern des N. glossopharyngeus anlagern und über sie „verteilt" werden können.

Auch die sympathischen Fasern aus dem Halssympathikus nutzten die Anlagerung an den N. auriculotemporalis.

Die vasokonstriktorischen **sympathischen** Fasern entstammen dem Ggl. cervicale superius des Halssympathikus und lagern sich nach Verlauf in den Plexus um die Aa. carotis externa, maxillaris und meningea media ebenfalls dem N. auriculotemporalis an.

Unterkieferdrüse (Glandula submandibularis)

Abschnitte, Form und Lage: Sie liegt im **Trigonum submandibulare** zwischen den Digastrikusbäuchen mit enger Lagebeziehung zu A., V. und einem Ast des N. facialis. Mit einem hakenartigen Fortsatz erstreckt sie sich um das Hinterende des M. mylohyoideus bis in den Unterzungenbereich. Der **Ductus submandibularis** mündet auf der **Caruncula sublingualis**.

Unterkieferdrüse (Glandula submandibularis)

Abschnitte, Form und Lage: Die gut abgegrenzte Unterkieferdrüse liegt unter dem Mundboden im **Trigonum submandibulare** (zwischen beiden Bäuchen des M. digastricus) in unmittelbarer Nachbarschaft zu A. und V. facialis sowie dem R. marginalis mandibulae des N. facialis. Dorsal setzt sie sich mit einem hakenförmig den M. mylohyoideus umschlingenden Fortsatz und ihrem Ausführungsgang (**Ductus submandibularis**) in die Etage oberhalb des Diaphragma oris gelegenen Sublingualraums fort. Dort kann sie sich mit der Gl. sublingualis (s. u.) verbinden.
Der Ductus submandibularis mündet gemeinsam mit dem Ductus sublingualis major auf der **Caruncula sublingualis**.

► Merke.

► Merke. Die Gl. submandibularis liefert die größte Speichelmenge von allen drei großen Speicheldrüsen.

Feinbau: Vorwiegend seröse Abschnitte mit wenigen mukösen Tubuli wechseln mit überwiegend mukösen Tubuli und spärlichen serösen „Halbmonden" ab. Die Streifenstücke sind gut ausgebildet und weitlumig.

Feinbau: Die einzelnen Abschnitte der Drüse sind etwas unterschiedlich gebaut. Ihr überwiegender Anteil ist gemischt, d. h. Abschnitte mit einem typisch serösen Azinussystem, Schalt- und Streifenstücken wechseln mit mukösen Arealen ab, in denen Azinusreste als „seröse Halbmonde" den mukösen Tubuli aufsitzen und Schaltstücke eher spärlich sind. Die Streifenstücke sind hingegen gut ausgebildet und relativ weitlumig. In den der Gl. sublingualis zugewandten Drüsenabschnitten herrschen die mukösen Elemente mit wenigen serösen Halbmonden, Schalt- und Streifenstücken vor.

Gefäßversorgung: Die arterielle Versorgung übernehmen Äste der **A. facialis**, der venöse Abstrom verläuft über die **V. submentalis**. Der Lymphabfluss erfolgt über **Nll. submandibulares**.

Gefäßversorgung: Die Drüse wird von direkten Ästen (**Rr. glandulares**) aus der **A. facialis** versorgt.
Der venöse Abfluss erfolgt über die **V. submentalis** in die V. facialis und weiter in die V. jugularis interna.
Die regionären Lymphknoten sind die vor der Drüse gelegenen **Nll. submandibulares**.

Innervation: Parasympathische Fasern der **Chorda tympani** stammen aus dem Ncl. salivatorius sup. des N. VII und werden im Ggl. submandibulare umgeschaltet.

Innervation: Die parasympathische Innervation erfolgt über sekretomotorische Fasern aus der **Chorda tympani** des **N. facialis** (**VII**).
Sie entspringen im Ncl. salivatorius superior und werden im **Ggl. submandibulare** umgeschaltet.

Unterzungendrüse (Glandula sublingualis)

Abschnitte, Form und Lage: Sie liegt auf dem M. mylohyoideus, medial von ihr verlaufen der **Ductus submandibularis** und der **N. lingualis**. Neben zahlreichen **Ductus sublinguales minores** zur Plica sublingualis mündet sie mit dem **Ductus sublingualis major** auf der **Caruncula sublingualis**.

Unterzungendrüse (Glandula sublingualis)

Abschnitte, Form und Lage: Die Gl. sublingualis liegt als länglicher gut abgrenzbarer Drüsenkörper auf der Faszie des M. mylohyoideus. Seitlich wird sie vom Unterkiefer begrenzt, medial von ihr verlaufen der **Ductus submandibularis** und der **N. lingualis**. Ihr größerer Ausführungsgang (**Ductus sublingualis major**, **Bartholin-Gang**) mündet zusammen mit dem Ductus submandibularis auf der entsprechenden **Caruncula sublingualis** im Unterzungenbereich. Die kleineren Ausführungsgänge der bis zu 50 Einzeldrüschen münden als **Ductus sublinguales minores** einzeln auf der durch die Drüse aufgeworfene Plica sublingualis.

Feinbau: Die Drüsenläppchen der Gl. sublingualis sind durch das Vorherrschen **muköser Zellen** im Bereich der (modifizierten „verschleimten") Schaltstücke gekennzeichnet, denen spärlich verteilte seröse Azinuselemente als „Halbmonde" aufsitzen.
Die Myoepithelzellen um die mukösen Tubulusbereiche sind schraubig und oft parallel angeordnet (gerichteter Transport des zähflüssigen Sekrets). Die Streifenstücke sind weit und nicht sehr zahlreich.

Feinbau: Neben wenigen, meist zu sog. „Halbmonden" reduzierten, serösen Acini finden sich zahlreiche **muköse Tubuli**. Sie gehen aus Schaltstücken hervor, deren Zellen mukös modifiziert sind und von Myoepithelzellen überzogen werden. Die Streifenstücke sind spärlich.

Gefäßversorgung: Die Blutversorgung erfolgt über die **A. sublingualis** (Ast der A. lingualis) und wird über die **V. sublingualis** in die V. jugularis interna abgeleitet.
Die regionären Lymphknoten sind die **Nll. submandibulares**, die zu den oberflächlichen und tiefen Halslymphknoten führen.

Gefäßversorgung: Die Blutversorgung erfolgt über die **A.** und **V. sublingualis**. Regionäre Lymphknoten sind die **Nll. submandibulares** (zu den Halslymphknoten ableitend).

Innervation: Die Innervation erfolgt wie bei der Gl. submandibularis über parasympathische Fasern (Chorda tympani, VII) aus dem Ggl. submandibulare.

Innervation: Die Innervation entspricht der der Gl. submandibularis.

38.1.7 Zähne (Dentes)

38.1.7 Zähne (Dentes)

*G. Wennemuth, vormals beteiligt: A. Doll**

Die in der Mundhöhle lokalisierten Zähne, die durch Bewegungen im Kiefergelenk zum Einsatz kommen, dienen der Zerkleinerung fester Nahrung. In ihrer Gesamtheit werden sie als **Gebiss** bezeichnet, das beim Menschen durch drei Charakteristika gekennzeichnet ist:

- **Heterodontie** oder **Anisodontie** (unterschiedliche Form der Zähne je nach ihrer Aufgabe und Stellung im Gebiss),
- **Thekodontie** (Verankerung der Zähne in Zahngruben: **Gomphosis**) und
- **Diphydontie** (doppelte Zahnung), was bedeutet, dass man durch den einmaligen Zahnwechsel zwei Zahngenerationen unterscheiden kann: Das vorübergehende Milchgebiss besteht aus **Dentes decidui**, das bleibende Gebiss aus **Dentes permanentes**.

Die Zähne dienen der Zerkleinerung fester Nahrung und werden in ihrer Gesamtheit als **Gebiss** bezeichnet. Beim Menschen weist es 3 Charakteristika auf:

- **Heterodontie**,
- **Thekodontie** und
- **Diphydontie**, die 2 Zahngenerationen bedingen (**Dentes decidui** und **Dentes permanentes**).

Einteilung, Abschnitte, Form und Lage der Zähne

Die Zähne des bleibenden menschlichen Gebisses lassen sich in vier, die des Milchgebisses in drei verschiedene Zahnformen einteilen (Tab. **38.2**).

Einteilung, Abschnitte, Form und Lage der Zähne

Zähne des bleibenden menschlichen Gebisses: 4 Zahnformen, im Milchgebiss: 3 Zahnformen (Tab. **38.2**).

38.2 Form und Funktion der einzelnen Zahntypen

Zahntyp	Corona dentis	Radix dentis	Funktion	Anzahl
Dens incisivus (Schneidezahn)	meißelförmig	1 einfache Wurzel	Abbeißen	8
Dens caninus (Eckzahn)	spitz	1 einfache lange Wurzel	Abbeißen und Halten, Abreißen zäher Bissen	4
Dens premolaris (Backenzahn)	zylindrisch	1 Wurzel (linker oberer 2) mit 2 Wurzelkanälen	Kauen und Zermahlen	8
Dens molaris (Mahlzahn)	platt mit mehreren Kauhöckern	die oberen Molaren haben stets 3 Wurzeln, die unteren 2	Kauen und Zermahlen	12 (nur im bleibenden Gebiss)

Bei allen unterscheidet man folgende Abschnitte (Abb. **38.19**):

- Zahnkrone (**Corona dentis**),
- Zahnhals (**Cervix dentis**) und
- Zahnwurzel (**Radix dentis**).

Innerhalb der von außen sichtbaren Hartsubstanz liegt die Zahn- oder Pulpahöhle, die **Cavitas dentis** (S. 1012).
Zur Orientierung am Zahn werden die in Tab. **38.3** aufgeführten Bezeichnungen verwendet.

Alle bestehen aus (Abb. **38.19**):

- Zahnkrone (**Corona dentis**),
- Zahnhals (**Cervix dentis**) und
- Zahnwurzel (**Radix dentis**).

Begriffe zur Orientierung am Zahn s. Tab. **38.3**.

Anordnung der Zähne: Das Gebiss wird in **vier Quadranten** eingeteilt, wobei die Grenze jeweils zwischen den Schneidezähnen verläuft. Jeder Quadrant setzt sich beim bleibenden Gebiss des Menschen zusammen aus:

- 2 Schneidezähnen (Dentes incisivi),
- 1 Eckzahn (Dens caninus),
- 2 Backenzähnen (Dentes premolares) und
- 3 Mahlzähnen (Dentes molares).

Anordnung der Zähne: Das Gebiss wird in **4 Quadranten** mit jeweils gleich vielen Zähnen eingeteilt:

- 2 Schneidezähne,
- 1 Eckzahn,
- 2 Prämolaren und
- 3 Molaren, von denen der 3. als sog. **Weisheitszahn** (Dens serotinus) oft nicht voll durchbricht.

Der 3. Molar ist der so genannte **Weisheitszahn** (Dens serotinus), der oft nicht voll ausgebildet ist oder wegen Platzmangels nur fehlerhaft durchbricht.

Die sog. **Zahnformel** gibt – ausgehend von den Schneidezähnen – den Aufbau jeweils eines Quadranten aus Ober- und Unterkiefer wieder.

38.19 Abschnitte und Einteilung der Zähne

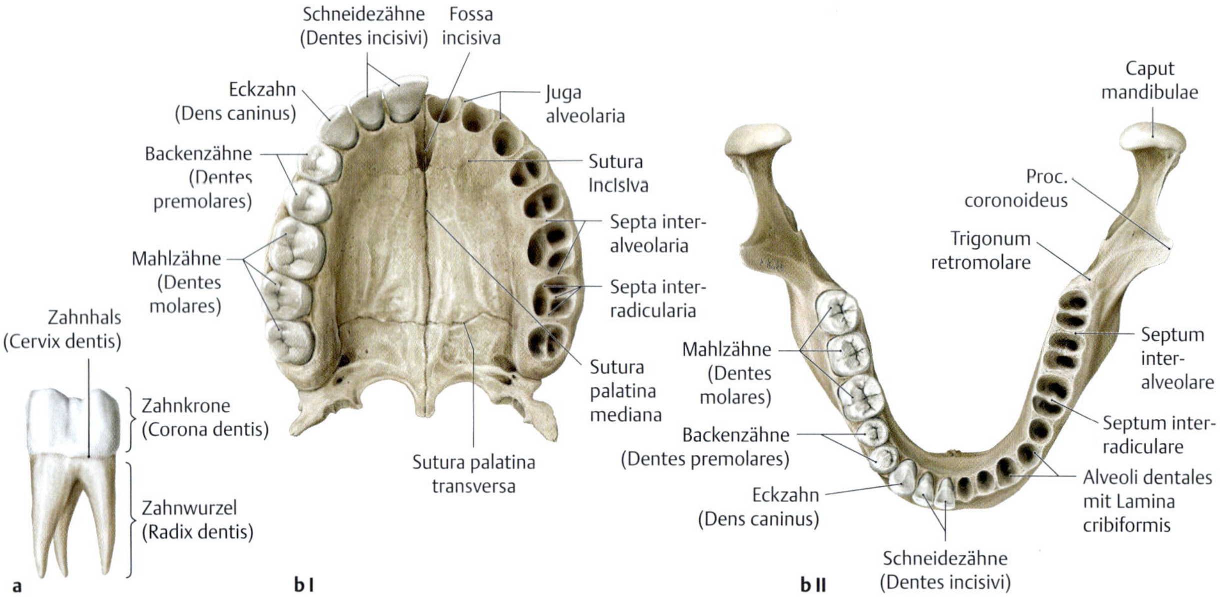

a Zahnkrone, -hals und -wurzel, dargestellt an einem Dens molaris.
b Zähne des Ober- (**I**) und Unterkiefers (**II**) eines Erwachsenen.

Quelle: Schünke M, Schulte E, Schumacher U. PROMETHEUS LernAtlas der Anatomie, Kopf, Hals und Neuroanatomie. Illustrationen von Voll M u. Wesker K. 6. Aufl. Stuttgart: Thieme; 2022

38.3 Lagebezeichnung an den Zähnen

Lagebezeichnung an den Zähnen	Lage
vestibulär ▪ bukkal ▪ labial	dem Mundvorhof zugewandt der Wange zugewandt den Lippen zugewandt
oral ▪ lingual ▪ palatinal	der Mundhöhle zugewandt der Zunge zugewandt (am Unterkiefer) dem Gaumen zugekehrt (am Oberkiefer)
mesial	dem Scheitelpunkt des Zahnbogens zugekehrt
distal	dem hinteren Ende des Zahnbogens zugekehrt
apikal	auf die Wurzelspitze bezogen
zervikal	am Zahnhals
okklusal	an der Kaufläche

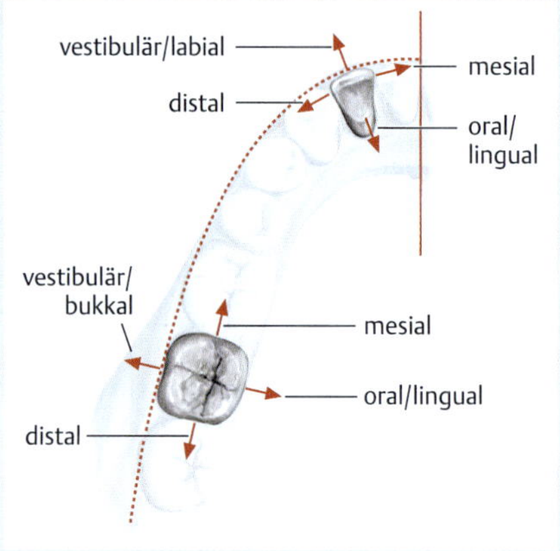

Quelle: Schünke M, Schulte E, Schumacher U. PROMETHEUS LernAtlas der Anatomie, Kopf, Hals und Neuroanatomie. Illustrationen von Voll M u. Wesker K. 6. Aufl. Stuttgart: Thieme; 2022

Quelle der Abbildung: Schünke M, Schulte E, Schumacher U. PROMETHEUS LernAtlas der Anatomie, Kopf, Hals und Neuroanatomie. Illustrationen von Voll M u. Wesker K. 6. Aufl. Stuttgart: Thieme; 2022

► Merke.

► Merke. Die Zahnformel für das Milchgebiss unterscheidet sich von der des bleibenden Gebisses des Menschen durch das Fehlen der Prämolaren und ergibt daher nur 20 statt 32 Zähne:
Zahnformel für das **bleibende Gebiss**: 2–1–2–3/2–1–2–3 (× 2) = 32
Zahnformel für das **Milchgebiss**: 2–1–2/2–1–2 (× 2) = 20

38.20 Bezeichnung der Zähne

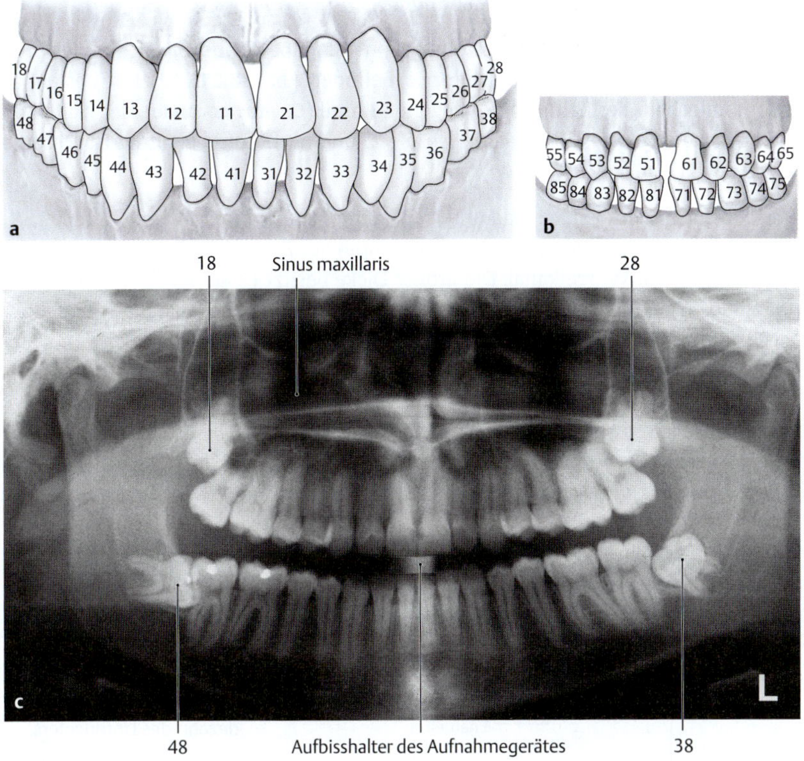

Bezeichnung der Zähne am bleibenden (**a**) und Milchgebiss (**b**). Die genaue Kennzeichnung einzelner Zähne mit Hilfe festgelegter Ziffern erleichtert die Dokumentation bei Erhebung des Zahnstatus, Sanierung einzelner Zähne und Befundbeschreibung im Röntgenbild (**c**). Bei dem in **c** dargestellten Gebiss sind drei (18, 28 und 31) der vier Weisheitszähne nicht vollständig durchgebrochen und einer querverlagert (48), weshalb ihre Entfernung angezeigt ist.
Gelesen 18 = eins acht etc.

Quelle zu a und b: Schünke M, Schulte E, Schumacher U. PROMETHEUS LernAtlas der Anatomie, Kopf, Hals und Neuroanatomie. Illustrationen von Voll M u. Wesker K. 6. Aufl. Stuttgart: Thieme; 2022
Quelle zu c: Prof. Dr. med. dent. U. J. Rother, Poliklinik für Röntgendiagnostik, Zentrum für Zahn-, Mund- und Kieferheilkunde, Universitätsklinikum Hamburg-Eppendorf

Bezeichnung der Zähne: Zur Bezeichnung der einzelnen Zähne erhält jeder Quadrant eine Kennziffer (1–4), die Zähne des jeweiligen Quadranten werden, ausgehend vom ersten Schneidezahn (1) bis zum 3. Molaren (8), durchnummeriert. Daraus ergeben sich die in Abb. **38.20** dargestellten Bezeichnungen, bei denen nicht die Zahl insgesamt, sondern jede Ziffer einzeln ausgesprochen wird (eins-eins, eins-zwei usw.). Die Zähne des Milchgebisses sind durch die Kennziffern 5–8 der Quadranten gekennzeichnet.

Bezeichnung der Zähne: Die Zähne werden wie in Abb. **38.20** dargestellt benannt. Jeder Quadrant erhält eine Kennziffer (1–4 beim bleibenden, 5–8 beim Milchgebiss). Innerhalb der Quadranten werden die einzelnen Zähne, ausgehend von den Schneidezähnen, beziffert.

▸ Klinik. Bei **Zahnstein** (**Calculus**) handelt es sich um eine verkalkte Ablagerung, die durch Mineralisierung des Zahnbelags entsteht. Supragingivaler Zahnstein ist oberhalb des Zahnfleischs zur Zahnkrone hin sichtbar, subgingivaler Zahnstein ist auf der Zahnwurzel (in der Zahnfleischtasche) nicht sichtbar.

▸ Klinik.

▸ Exkurs: Okklusion. Die Stellung der Zähne in einem Zahnbogen ist in Ober- und Unterkiefer verschieden und bewirkt die Verzahnung beim Schlussbiss (**Okklusion**): Der Zahnbogen des **Oberkiefers** hat die ungefähre Gestalt einer **halben Ellipse**, die des **Unterkiefers** die einer **Parabel** (2. Grades). Deshalb greift in Okklusionsstellung die Kaukante der oberen Frontzähne vor die der unteren (die Kontaktstelle ist der sog. Inzisalpunkt). Gleichzeitig überdeckt die Außenhöckerreihe der oberen Seitenzähne die entsprechende untere Höckerreihe, d. h. es liegt maximale Interkuspidation, eine allseitige und gleichmäßige **Höcker-Fissuren-Verzahnung** vor.
Eine Regelverzahnung der Seitenzähne, so genannte **Neutralbisslage**, liegt vor, wenn die Spitze des oberen Eckzahns zwischen den unteren Eckzahn und den folgenden unteren Prämolaren gerichtet ist. Damit trifft jeweils ein Zahn auf zwei Antagonisten der Gegenseite: einer wirkt als Haupt-, der andere als Nebenantagonist (Ausnahmen: 1. Schneidezahn oben und 3. Molar oben). Die Kontaktfläche bei Okklusion bildet die sagittale Okklusionsebene, die nicht plan, sondern von mesial nach distal einen nach unten konvexen Bogen bildet (**Spee-Kurve**). Die Höckerverbindungslinie der Unterkieferseitenzähne in transversaler Richtung ist die transversale Okklusionskurve (**Wilson-Kurve**).
Als **Kauebene** schließlich bezeichnet man die vom Inzisalpunkt zum disto-bukkalen Höcker des zweiten Unterkiefermolaren beiderseits verlaufende Ebene; sie entspricht etwa der Höhe der **Lippenschlusslinie**.
Der **Bewegungsbiss** der Zähne ergibt sich durch die Artikulation im Kiefergelenk: Das Gleiten der Gelenkflächen im Kiefergelenk bedingt einen Schleifkontakt der Kauflächen der Zähne.
Fehlfunktionen des Kiefergelenks (bei Arthrose bzw. muskulärer Fehlfunktionen) einerseits oder der Zahnstellung bzw. Zahnbesatz (Zahnausfall bzw. schlecht angepasster Zahnersatz) andererseits führen damit immer zu Beeinträchtigungen des jeweiligen Funktionspartners und damit zu einer Beeinträchtigung der gesamten Kaufunktion.

Aufbau der Zähne und des Zahnhalteapparats
Hartsubstanzen des Zahns und Zahnpulpa

Jeder Zahn besteht aus **Pulpa dentis** in der Zahn- oder Pulpahöhle und den sie umgebenden **Hartsubstanzen** (Abb. **38.21**).

Aufbau der Zähne und des Zahnhalteapparats

Hartsubstanzen des Zahns und Zahnpulpa

Die verschiedenen **Hartsubstanzen** umgeben die **Pulpa dentis**, die sich in der Zahn- oder Pulpahöhle (**Cavitas dentis/pulparis**) befindet (Abb. **38.21**). Letztere besteht aus einem innerhalb der Zahnkrone gelegenen Anteil (**Cavitas coronae**), der sich in den Wurzelkanal (**Canalis radicis dentis**) fortsetzt und nach unten geöffnet ist (**Foramen apicis dentis**).

Hartsubstanzen des Zahns:
- Das **Zahnbein** (**Dentin**) ist der Hauptanteil des Zahns. Es umgibt die Pulpahöhle und den Wurzelkanal. Dentin besteht u. a. aus anorganischem Hydroxylapatit und Kollagenfasern.
- Der **Schmelz** (**Enamelum**) überzieht die Zahnkrone, stellt die härteste Substanz des Körpers dar (Tab. **38.4**) und ergibt die **Zahnfarbe**.
- Das **Zement** (**Cementum**) bedeckt das Dentin der Zahnwurzel und ist eine dem Geflechtknochen (S. 65) ähnliche Substanz.

Hartsubstanzen des Zahns: Man unterscheidet folgende mineralisierte Anteile:
- Das **Zahnbein** (**Dentin**) macht den **Hauptanteil** des Zahns aus. Es umgibt die Pulpahöhle und den Wurzelkanal. Die größte Dicke besitzt es an der Krone. Dentin besteht u. a. aus anorganischen Substanzen (Hydroxylapatit Kristallen) und Kollagenfasern.
- Der **Schmelz** (**Enamelum**) überzieht die Zahnkrone mantelartig und ist für die **Farbe** der Zähne verantwortlich. Die nur ca. 0,16 cm dicke Schmelzschicht ist die **härteste Substanz** im menschlichen Körper.
- Das **Zement** (**Cementum**) bedeckt als eine dem Geflechtknochen (S. 65) ähnliche Substanz das Dentin der Wurzelkanals und ist nur an der Wurzelspitze (Apex radicis) stärker ausgebildet.

Tab. **38.4** zeigt einen Vergleich der Zusammensetzung verschiedener Hartsubstanzen des menschlichen Körpers.

38.21

38.21 Aufbau der Zähne

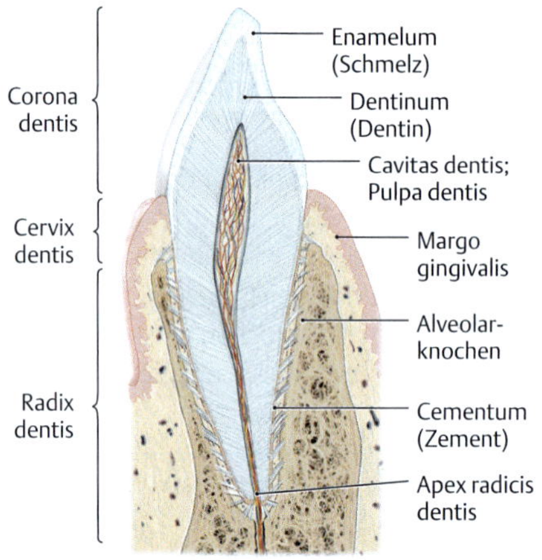

Schnitt durch einen Schneidezahn des Unterkiefers.

Quelle: Schünke M, Schulte E, Schumacher U. PROMETHEUS LernAtlas der Anatomie, Kopf, Hals und Neuroanatomie. Illustrationen von Voll M u. Wesker K. 6. Aufl. Stuttgart: Thieme; 2022

38.4 Substanzverteilung in den harten Körpersubstanzen

In %	Zahnschmelz	Dentin	Zement	Knochen
anorganisch	95	70	61	55
organisch	1	20	27	30
Wasser	4	10	12	15

▶ Klinik.

▶ Klinik. Eine der häufigsten Zahnerkrankungen ist die **Karies** (Zahnfäule). Sie entsteht auf der Basis von Speiseresten (fehlende Mundhygiene), die zur Ansiedelung von Bakterien führt, deren Stoffwechselprodukte den **Schmelz zersetzen.**

Die **Pulpa** besteht aus gallertigem **Bindegewebe** (S. 58) und enthält dünne Gefäße und marklose Nerven. Sie dient der Ernährung des Zahnes, der Abwehr von Erregern, der Innervation des Zahnes und der Dentinbildung.

Pulpa (Zahnmark): Die Pulpa füllt die Pulpahöhle aus und besteht hauptsächlich aus gallertigem **Bindegewebe** (S. 58).

Sie enthält dünne Gefäße und marklose Nerven. Die Aufgaben der Pulpa sind:
- Ernährung des Zahnes,
- Abwehr von Erregern,
- Innervation des Zahnes und
- Dentinbildung.

Zahnhalteapparat (Periodontium)

Das Periodontium (Abb. **38.22**), auch Parodontium (üblich in der Zahnmedizin), ist eine strukturelle und funktionelle Einheit zur Verankerung der Zähne im Kiefer. Seine Bestandteile sind:

- **Cementum** (Zement, s. o.) als Teil des Zahnhalteapparats,
- **Alveoli dentales** (Alveolarknochen),
- **Desmodontium** (Wurzelhaut oder Lig. periodontale als Summe der kollagenen Sharpey-Fasern) und
- sog. **Saumepithel der Gingiva** (Zahnfleisch; Periodontium protectionis).

Das Periodontium erfüllt unterschiedliche **Aufgaben**:

- Durch seine Kollagenfasern (Sharpey-Fasern, s. u.) dient es der **Verzapfung des Zahnes im Kieferknochen** (Gomphosis (S. 220)),
- über afferente Nervenfasern fungiert es als sensorisches Organ zur **Regulation des Kaudrucks** und
- durch die zahlreichen immunkompetenten Zellen steht es im Dienste der **Infektionsabwehr**.
- Zudem ist es beteiligt am belastungsabhängig kontinuierlichen **Umbau des Kieferknochens**.

Zahnhalteapparat (Periodontium)

Seine Bestandteile sind **Cementum** (s. o.), Alveoli dentales, **Desmodontium** (Wurzelhaut oder Lig. periodontale als Summe der kollagenen **Sharpey-Fasern**) und **Saumepithel der Gingiva.**

Aufgaben des Periodontiums:

- Gomphosis (**Verzapfung**) durch Sharpey-Fasern,
- sensorisches Organ (**Regulation des Kaudrucks**),
- **Abwehr** von Keimen und
- kontinuierlicher **Umbau** des Kieferknochens.

▶ Klinik. Unter **Parodontitis** versteht man eine primär nicht entzündliche Erkrankung des marginalen Zahnhalteapparats, der zu einer schlechteren Verankerung des Zahnes im Kiefer und damit zu Zahnausfall führen kann. Vom Aspekt her gewinnt man den Eindruck, dass das Zahnfleisch sich zurückzieht, so dass die Zähne länger erscheinen. Therapeutisch kann eine sog. Parodontoseschiene zum Einsatz kommen.

▶ Klinik.

Wurzelhaut (Desmodontium): Die auch als **Lig. periodontale** bezeichnete Wurzelhaut liegt zwischen Zement und Alveolarwand. Sie verankert den Zahn mittels Kollagenfasern (**Sharpey-Fasern**) federnd im Alveolarknochen. Hiermit wird der Kaudruck aufgefangen, so dass der Alveolarknochen nicht langsam resorbiert wird. Man unterscheidet zahnmedizinisch nach dem Verlauf: Fibrae dentoalveolares, dentogingivales, alveologingivales und circulares. Die von der Alveolenwand schräg zur Wurzelspitze verlaufenden Fasern werden beim Kauen vorwiegend **zugbelastet**.

Wurzelhaut (Desmodontium): Das **Lig. periodontale** verankert Zahn mittels Kollagenfasern (**Sharpey-Fasern**) federnd im Alveolarknochen. Die von der Alveolenwand schräg zur Wurzelspitze verlaufenden Fasern werden beim Kauen vorwiegend **zugbelastet**.

▶ Klinik. Die Kollagenfasern des Periodontiums unterliegen einem ständigen Auf- und Abbau, der die Gegenwart von **Vitamin C** (S. 57) erfordert. Aufgrund der hohen Umsatzrate äußert sich ein Mangel an diesem Vitamin charakteristischerweise durch Zahnausfall. Daneben sind im Rahmen dieser als **Skorbut** bekannten Erkrankung meist andere Symptome vorhanden, die zum Großteil ebenfalls auf die gestörte Kollagensynthese zurückzuführen sind: Infolge der Brüchigkeit der Gefäßwand kommt es allgemein zu Blutungen, die sich auch am Zahnfleisch äußern, sowie zur schlechten Wundheilung. Daneben besteht eine generell erhöhte Infektanfälligkeit. Diese in früheren Zeiten gefürchtete Krankheit tritt heute in der westlichen Welt kaum noch auf. Dazu müsste die Vitamin-C-Aufnahme über einen längeren Zeitraum unter 10 mg pro Tag sinken.

▶ Klinik.

38.22 Zahnhalteapparat

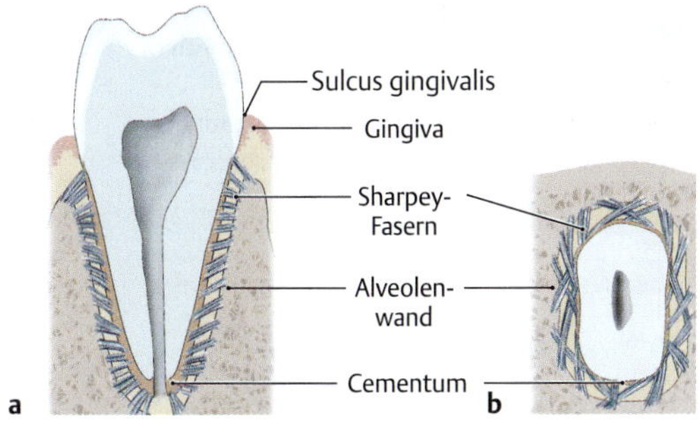

Einbau eines Zahnes in den Kieferknochen im Längs- (**a**) und Querschnitt (**b**).

Quelle: Schünke M, Schulte E, Schumacher U. PROMETHEUS LernAtlas der Anatomie, Kopf, Hals und Neuroanatomie. Illustrationen von Voll M u. Wesker K. 6. Aufl. Stuttgart: Thieme; 2022

38.22

Das **Zahnfleisch (Gingiva)** überzieht als Teil der Mundschleimhaut die Alveolarfortsätze der Kiefer und besteht aus mehrschichtigem Plattenepithel. Die Kontaktschicht mit dem Zahnhals ist das **„Saumepithel"**. Wird es reduziert, bilden sich „Zahntaschen".

Zahnfleisch (Gingiva): Die Gingiva bedeckt als Teil der Mundschleimhaut die Alveolarfortsätze der Kieferknochen und die Zahnhälse. Sie besteht aus einem **mehrschichtigen Plattenepithel** und ist durch straffe Kollagenfaserzüge in der Lamina propria fest mit dem Zement und dem Periost des Alveolarknochens verwachsen (syndesmotische Zahnverankerung, **Gomphosis**). Die Kontaktschicht mit dem Zahnhals ist das **„Saumepithel"**. Wird es reduziert, bilden sich „Zahntaschen".

Gefäßversorgung und Innervation von Zähnen und Zahnfleisch
Gefäßversorgung

Gefäßversorgung und Innervation von Zähnen und Zahnfleisch

Gefäßversorgung

▸ Merke.

▸ Merke. Nur der innere Teil des Zahns, die Pulpa, wird mit Blutgefäßen versorgt. Zahnbein, Zahnschmelz und Zahnzement sind nicht durchblutet.

Arterien (Abb. 38.23): Sie entstammen alle der **A. maxillaris** (S. 962) (Endast der A. carotis externa).

Arterielle Versorgung (Abb. 38.23): Die zum Ober- und Unterkiefer führenden Arterien stammen aus der **A. maxillaris** (S. 962), dem stärkeren Endast der A. carotis externa, der in der Fossa retromandibularis aus seinem Ursprungsgefäß hervorgeht und über die Fossa infratemporalis (S. 1022) zur Fossa pterygopalatina (S. 1023) zieht. Rr. dentales versorgen das Zahninnere, Rr. peridentales den Zahnhalteapparat und den Kieferknochen.

- Die **A. alveolaris inferior** dient der Gefäßversorgung des Unterkiefers.
- **Aa. alveolares superiores** aus der A. maxillaris bzw. infraorbitalis dienen der arteriellen Gefäßversorgung des Oberkiefers. Sie bilden den **Plexus dentalis superior**.

- **Zähne des Unterkiefers:** Die **A. alveolaris inferior** entspringt in der Fossa infratemporalis aus der A. maxillaris, tritt mit dem N. alveolaris inferior und einer Begleitvene durch das Foramen mandibulae in den Canalis mandibulae ein und zweigt sich in **Rr. dentales** zu allen Zähnen des Unterkiefers auf. Ihr Endast verlässt den Unterkiefer am Foramen mentale und versorgt als **R. mentalis** (S. 962) Kinn und Unterlippe.
- **Zähne des Oberkiefers:** Nach Abgabe der A. alveolaris inferior setzt sich die A. maxillaris in der Fossa infratemporalis fort. Kurz vor der Fossa pterygopalatina entspringt die **A. alveolaris superior posterior**, die über das Tuber maxillae nach unten zieht. In der Wand des Sinus maxillaris (S. 1029) gibt sie **Rr. dentales** an die hinteren oberen Molaren ab. In der Fossa pterygopalatina (S. 1023) gibt die A. maxillaris dann noch die A. infraorbitalis ab, aus der mehrere **Aa. alveolares superiores anteriores** entspringen, die über feine Knochenkanälchen in den Sinus maxillaris eindringen und die vorderen Zähne des Oberkiefers versorgen. Die A. alveolaris superior posterior und die Aa. alveolares superiores anteriores bilden im Sinus maxillaris arkadenförmige Verbindungen, den **Plexus dentalis superior**.

Venen: Sammelgefäß des venösen Blutes ist die **V. jugularis interna**.

- Der venöse Abfluss des Blutes erfolgt im Bereich des **Unterkiefers** über die **V. alveolaris inferior**.

Venöser Abfluss: Die Venen verlaufen parallel zu den Arterien und leiten das Blut in die **V. jugularis interna**.

- **Zähne des Unterkiefers:** Der venöse Abfluss des Blutes erfolgt im Bereich des Unterkiefers über die **V. alveolaris inferior**, die mit der gleichnamigen Arterie verläuft. Sie zieht durch das Foramen mandibulae in den **Plexus venosus pterygoideus**.

⊙ 38.23

⊙ 38.23 Arterielle Versorgung der Zähne

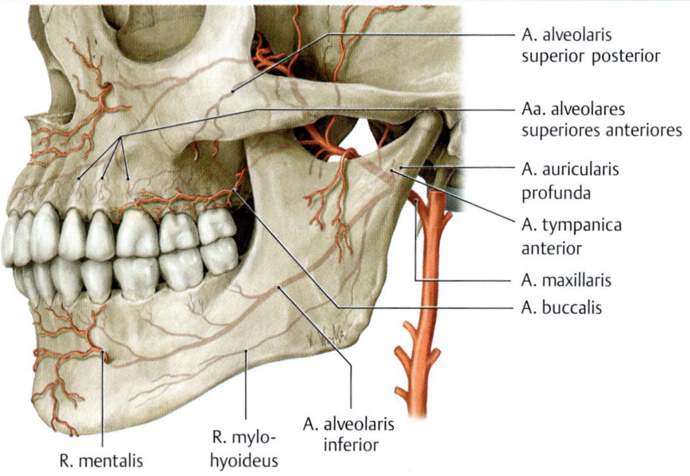

Die versorgenden Arterien entstammen der A. maxillaris und ihren Ästen.

Quelle: Schünke M, Schulte E, Schumacher U. PROMETHEUS LernAtlas der Anatomie, Kopf, Hals und Neuroanatomie. Illustrationen von Voll M u. Wesker K. 6. Aufl. Stuttgart: Thieme; 2022

- **Zähne des Oberkiefers:** Im Bereich des Oberkiefers erfolgt der venöse Abfluss über feine Venen in den **Plexus venosus pterygoideus**. Über die **V. infraorbitalis** besteht aber auch eine venöse Verbindung zur **V. facialis** und damit zur **V. angularis**.

Lymphabfluss: Die Zahnpulpa enthält Lymphgefäße. Lymphknoten liegen im Mundboden am Unterrand der Mandibula (**Nll. submentales** und **Nll. submandibulares**).

- **Zähne des Oberkiefers:** Die Lymphe aus dem Bereich des Oberkiefers fließt in den Canales alveolares superiores über den Canalis infraorbitalis zu den **Nll. submandibulares**.
- **Zähne des Unterkiefers:** Die Lymphe aus dem Bereich des Unterkiefers fließt über den Canalis mandibulae zu den **Nll. submentales** und **submandibulares**.

Alle Lymphknoten haben ihren Hauptabfluss in die tiefen seitlichen Lymphknoten des Halses (**Nll. cervicales laterales profundi**) und von dort in den **Truncus jugularis** (S. 886).

- Am **Oberkiefer** erfolgt der venöse Abfluss über kleine Venen in den **Plexus pterygoideus**.

Lymphabfluss: Lymphknoten liegen im Mundboden am Unterrand der Mandibula.

- Die Lymphe aus dem Bereich des **Oberkiefers** fließt zu den **Nll. submandibulares**,
- die aus dem Bereich des Unterkiefers zu den **Nll. submentales** u. **mandibulares**.
- Alle drainieren in die **Nll. cervicales laterales profundi**.

Innervation

▸ Merke. Zähne und Zahnfleisch werden vom **N. trigeminus** (V) sensibel innerviert (Abb. **37.12**): im **Unterkiefer** vom N. alveolaris inferior (aus **V_3 = N. mandibularis**, im **Oberkiefer** durch Nn. alveolares superiores (aus **V_2 = N. maxillaris**).

Zähne des Unterkiefers: Der **N. alveolaris inferior** zur Innervation im Unterkieferbereich verläuft im **Canalis mandibulae** gemeinsam mit A. und V. alveolaris inferior und gibt über die **Rr. dentales inferiores** sensible Fasern zu den Zähnen und dem Desmodont ab (**Plexus dentalis inferior**). Sein Endast, der **N. mentalis**, verlässt den Unterkiefer durch das Foramen mentale und innerviert sensibel die Haut am Kinn.

Die **Zähne im Unterkiefer** werden von Rr. dentales inferiores aus dem **N. alveolaris inferior** innerviert.

▸ Klinik. Zur **Leitungsanästhesie** der Zähne des **Unterkiefers** sticht man die Kanüle oberhalb des 3. Molaren (Weisheitszahn) in die Schleimhaut vor dem R. mandibulae ein und schiebt sie medial ca. 2 cm in Richtung Lingula mandibulae vor, die man mit dem Zeigefinger ertastet. Dabei wird der **N. alveolaris inferior** kurz vor seinem Eintritt in den Alveolarkanal durch das Foramen mandibulae betäubt. Zusätzlich wird dabei auch der benachbarte N. lingualis anästhesiert, der das Zahnfleisch innerviert.

Zähne des Oberkiefers: Der **N. maxillaris** setzt sich nach seinem Durchtritt durch das Foramen rotundum (Abb. **36.6**) als **N. infraorbitalis** fort. Er gibt vor seinem Eintritt in die Fissura orbitalis inferior die **Nn. alveolares superiores posteriores** zur Versorgung der oberen Molaren und in seinem weiteren Verlauf den **R. alveolaris superior medius** sowie **Rr. alveolares superiores anteriores** für die Prämolaren bzw. für die Eck- und Schneidezähne ab. Diese können Fasern (Nn. nasales laterales) aus dem N. ethmoidalis anterior (aus dem N. nasociliaris, V_1) enthalten.

Die **Rr. dentales** aller Rr. alveolares superiores stehen über den **Plexus dentalis superior** miteinander in Verbindung.

Der **N. maxillaris** gibt in seinem Verlauf die **Nn. alveolares superiores** zur Innervation der Zähne des Oberkiefers ab.

Die Rr. dentales der Nn. alveolares superiores sind über den **Plexus dentalis superior** verbunden.

▸ Klinik. Bei der **Lokalanästhesie** der Zähne des **Oberkiefers** wird der Bereich des zu betäubenden Zahns umspritzt, weil die Zähne mit der Gingiva und dem Desmodont meist von mehreren Nerven versorgt werden (s. u.).

Zahnfleisch: Alle Nerven der Zahnversorgung beteiligen sich an der Innervation des Zahnfleischs, sind jedoch nicht alleine dafür zuständig. Die **Gingiva** wird überwiegend nicht vom Plexus dentalis, sondern von Nerven der Nachbarbereiche der Mundschleimhaut (z. B. N. palatinus major, N. lingualis, N. buccalis) innerviert.

- Das **Zahnfleisch des Unterkiefers** wird an der zur Mundhöhle gewandten Innenseite der Zähne von **N. lingualis**, an der Außenseite im Bereich des Eckzahns und der Schneidezähne vom **N. mentalis**, im Bereich des 2. Prämolaren und 1. Molaren vom **N. buccalis** und im Bereich des 2.–3. Molaren vom **N. alveolaris inferior** innerviert.
- Das **Zahnfleisch des Oberkiefers** wird im Bereich der Prämolaren und Molaren vom **N. palatinus major** und **N. buccalis**, im Bereich des Eckzahns und der oberen Schneidezähne vom **N. nasopalatinus** innerviert.

Der Verlauf der Nerven entspricht dem Verlauf der gleichnamigen Arterien.

Zahnfleisch: Alle Nerven zur Innervation der Zähne beteiligen sich an der des Zahnfleischs, jedoch sind auch Nerven aus dem Nachbarbereich beteiligt.

- Das Zahnfleisch im **Unterkiefer** wird von **N. lingualis**, **N. mentalis**, **N. buccalis** und vom **N. alveolaris inferior** innerviert.
- Das **Zahnfleisch des Oberkiefers** wird vom **N. palatinus major**, **N. buccalis** und vom **N. nasopalatinus** innerviert.

Zahnentwicklung

Typisch für das menschliche Gebiss ist der einmalige Zahnwechsel:
Milchzähne → bleibende Zähne.

Zahnentwicklung

Typisch für das menschliche Gebiss ist die Diphyodontie, der einmalige Zahnwechsel, bei dem die Milchzähne (**Dentes decidui**, s. u.) von den bleibenden Zähnen, den **Dentes permanentes** (S. 1017), abgelöst werden (vgl. Abb. **38.20a** und **b**).

1. Dentition – Entwicklung der Dentes decidui

Sie beginnt in der 5.–6. Entwicklungswoche. Das **Mundbuchtepithel** liefert den Zahnschmelz, das **Kopfmesenchym** aus der Neuralleiste bildet alle übrigen Strukturen (Tab. **38.5**).

1. Dentition – Entwicklung der Dentes decidui

Die Entwicklung der Milchzähne beginnt in der 5.–6. Entwicklungswoche als Interaktion zwischen dem ektodermalen Epithel der **Mundbucht** (liefert den Zahnschmelz) und dem **Kopfmesenchym** aus der Neuralleiste (bildet alle übrigen Strukturen, Tab. **38.5**). Sie stellt einen kontinuierlichen Prozess dar, bei dem mehrere Stadien unterschieden werden können. Die Vorgänge in den Geweben verschiedener Herkunft beeinflussen sich dabei gegenseitig, werden jedoch hier zum besseren Verständnis getrennt dargestellt.

≡ 38.5 Zahnentwicklung

Ursprungsgewebe	Zahnsubstanz	Zelle	Fasern	Gefäße/Nerven
ektodermales Epithel der Mundbucht	Schmelz	Adamantoblasten	fehlen	fehlen
Mesenchym aus der Neuralleiste	Dentin	Odontoblasten	kollagene Fasern	Nervenfasern
	Zement	Zementoblasten	kollagene Fasern	fehlen
	Zahnpulpa	Mesenchymzellen	Gitterfasern	Gefäße und Nervenfasern

Entwicklung des Schmelzorgans: Etwa in der **6. Embryonalwoche** bildet sich die **Zahnleiste** (dentogingivale Leiste). Daraus entwickeln sich etwa in der 8. **Embryonalwoche** die **Zahnknospen**, die im Verlauf erst eine **Kappen-**, dann **Glockenform** annehmen. An der äußeren Wand der Glocke bildet sich das **äußere**, an der inneren das **innere Schmelzepithel**, aus dem die schmelzbildenden **Amelo-** oder **Adamantoblasten** hervorgehen. Dazwischen liegt die **Schmelzpulpa**. Die **Adamantoblasten** bilden – induziert durch das anliegende Dentin (s. u.) – den **Zahnschmelz** und das **Schmelzoberhäutchen** (**Cuticula dentis**).

Entwicklung des Schmelzorgans: Etwa in der **6. Embryonalwoche** proliferiert das Stratum basale des **ektodermalen Mundhöhlenepithels** in das umliegende Mesenchym und bildet über dem Ober- und Unterkiefer eine bandförmige **Zahnleiste** (dentogingivale Leiste). Von dieser sondern sich etwa in der **8. Embryonalwoche** in jedem Kiefer 10 **Zahnknospen** ab. Durch Vergrößerung der Zellen und ihre Einstülpung von unten, die durch das umliegende Mesenchym (s. u.) mitbedingt werden, entsteht zunächst das sog. **Kappenstadium**, bevor im weiteren Verlauf der Entwicklung eine Glockenform erreicht wird (**Glockenstadium**).
An der Außenwand der Glocke bildet sich das isoprismatische **äußere Schmelzepithel**, die innere Wand wird zum hochprismatischen **inneren Schmelzepithel**, aus dem die schmelzbildenden **Amelo-** oder **Adamantoblasten** hervorgehen.
Zwischen den beiden Epithelschichten liegt die **Schmelzpulpa** (**Schmelzretikulum**), ein mesenchymähnliches Gewebe epithelialer Herkunft.
Die **Schmelzbildung** der **Adamantoblasten** wird durch die Dentinbildung (s. u.) induziert. Sie erzeugen über dem Dentin Schmelzprismen, die aus **Kalziumapatitkristallen** ($Ca_{10}[PO_4]6[OH]_2$) bestehen, und abschließend bilden sie dann noch ein besonders hartes **Schmelzoberhäutchen** (**Cuticula dentis**).

Entwicklung der Zahnpapille: Das vom inneren Schmelzepithel umgebene Mesenchym wird erst als **Zahnpapille**, später nach Umhüllung durch das Dentin als **Zahnpulpa** bezeichnet. Im 4. Embryonalmonat entstehen **Prädentin** und **Kollagenfasern** durch die **Odontoblasten**, die sich dann aus der Prädentinschicht unter Zurücklassung eines Zytoplasmafortsatzes (**Tomes-Faser**) wieder in die Zahnpapille zurückziehen. Das Prädentin verkalkt zu **Dentin**.

Entwicklung der Zahnpapille: Das vom inneren Schmelzepithel der Zahnglocke (s. o.) umgebene, aus der Neuralleiste stammende Mesenchym verdichtet sich und wird als **Zahnpapille**, später (nach Umhüllung durch das Dentin und Einwachsen von Blutgefäßen und Nerven) als **Zahnpulpa** bezeichnet.
Aus diesem kondensierten mesenchymalen Gewebe bilden sich nahe dem inneren Schmelzepithel (s. o.) die **Odontoblasten** (**Dentinbildner**), die etwa im **4. Embryonalmonat** mit der Bildung von **Kollagenfasern** und **Prädentin** beginnen. Mit der Zeit verkalkt das Prädentin und wird zu **Dentin**. Die Odontoblasten ziehen sich dabei aus der dicker werdenden Dentinschicht zurück. Sie lassen nur einen Zytoplasmafortsatz, die sog. **Tomes-Faser**, zur Versorgung des Prädentins mit Mineralstoffen zurück.

Entwicklung des Zahnsäckchens: Schmelzglocke und Zahnpulpa werden vom **Zahnsäckchen** umgeben. Seine äußeren Zellen differenzieren sich zu **Zementoblasten**. Über der von ihnen gebildeten **Zementschicht** entwickelt sich das bindegewebige **Desmodont**.

Entwicklung des Zahnsäckchens: Schmelzglocke und Zahnpulpa werden von einem zellreichen Bindegewebe, dem **Zahnsäckchen** umgeben.
Die an der Außenseite gelegenen Mesenchymzellen des Zahnsäckchens differenzieren zu **Zementoblasten**, die im Zahnwurzelbereich das **Zement** bilden. Darüber entwickelt sich das bindegewebige **Desmodont**. Seine Fasern sind auf der einen Seite im Zement und auf der anderen Seite im Alveolarknochen verankert.

38.24 Zahnentwicklung

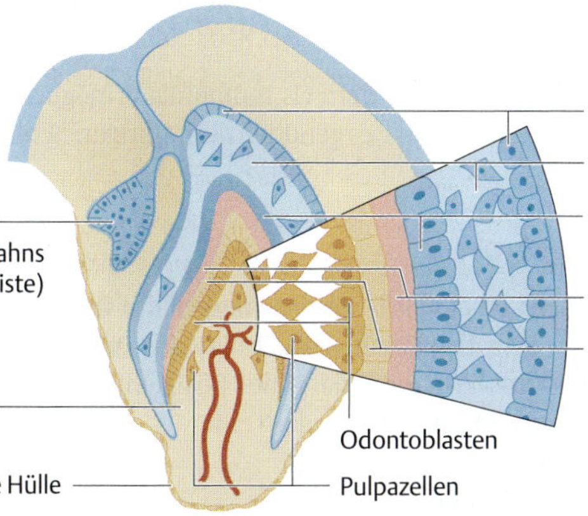

Quelle: Drews, U.: Taschenatlas Embryologie. Thieme, 2006

Bildung einzelner Zahnabschnitte und Zahndurchbruch: Durch gegenseitige Beeinflussung der von Ameloblasten und Odontoblasten gebildeten Substanzen (Schmelz und Dentin) bildet sich zunächst die **Zahnkrone**.
Erst anschließend setzt die Bildung der Zahnwurzel ein. Der Rand der Schmelzglocke mit dem äußeren und inneren Schmelzepithel senkt sich ein und bildet die **epitheliale Wurzelscheide** (Hertwig-Wurzelscheide). Sie bewirkt, dass sich die benachbarten Zellen zu **Odontoblasten** umwandeln und das **Wurzeldentin** bilden und löst sich danach wieder auf.
Dem Wurzeldentin lagert sich die oben beschriebene durch Zementoblasten gebildete dünne Zementschicht auf.
Die Verlängerung der Wurzel führt durch Druck gegen den Kieferknochen zum **Zahndurchbruch** im **ersten** oder **zweiten Jahr** nach der Geburt.

▶ Merke. Während die Odontoblasten zeitlebens neues Dentin bilden können, werden die über der Zahnkrone liegenden Adamantoblasten nach dem Zahndurchbruch durch Kauen abgerieben. Daher ist der **Zahnschmelz nicht regenerierbar**.

▶ Klinik. Antibiotika aus der Gruppe der **Tetracycline** werden in sich entwickelnden Zähnen in Form von Kalziumkomplexen gespeichert und die Zahnhartsubstanz, vor allem den Schmelz, eingebaut. Sie sollten daher **nicht nach der 16. Schwangerschaftswoche** oder während der Kindheit eingenommen werden, weil dies zu einer irreversiblen **bräunlich-gelben Verfärbung** der Zähne und zu einer erhöhten Kariesanfälligkeit führen kann.

2. Dentition – Entwicklung der Dentes permanentes

▶ Merke. Die ersten bleibenden Zähne, die in die Mundhöhle durchbrechen, sind die 1. Molaren.

Die Anlagen der bleibenden Zähne gehen ca. in der **10. Entwicklungswoche** als Zahnknospen aus der rückgebildeten Zahnleiste hervor, die jetzt **Ersatzzahnleiste** genannt wird. Ihre Entstehung verläuft genauso wie die der Milchzähne, nur über einen längeren Zeitraum hinweg. Nach Durchbruch der ersten Molaren hinter den Prämolaren werden im Laufe der nächsten sechs Jahre die Milchzähne nach und nach durch bleibende Zähne ersetzt. Mit 18–25 Jahren kann noch ein Weisheitszahn (Dens serotinus) hinzukommen.

▶ Klinik. Reste der Zahnleiste können als **Serres-Epithelkörper** („**Perlen**") im Paradontium erhalten bleiben, aus denen sich dann radikuläre **Kieferzysten** bilden können. Dies sind mit Epithel ausgekleidete Hohlräume, aus denen sich ein invasiv wachsender Kiefertumor, ein **Ameloblastom**, entwickeln kann.

38.24

Bildung einzelner Zahnabschnitte und Zahndurchbruch: Nach der Bildung der **Zahnkrone** durch Schmelz- und Dentinproduktion entsteht die **Zahnwurzel**. Sie besteht aus **Dentin** und wird ebenfalls von den **Odontoblasten** gebildet. Ihr ist die oben beschriebene dünne Schmelzschicht aufgelagert. Durch Verlängerung der Wurzel kommt es im 1.–2. Lebensjahr zum **Zahndurchbruch**.

▶ Merke.

▶ Klinik.

2. Dentition – Entwicklung der Dentes permanentes

▶ Merke.

Die Anlagen der bleibenden Zähne gehen etwa in der **10. Entwicklungswoche** als Zahnknospen aus der rückgebildeten Zahnleiste (S. 1016) hervor, die jetzt **Ersatzzahnleiste** genannt wird. Ihre Entstehung verläuft genauso wie die der Milchzähne, nur über einen längeren Zeitraum hinweg.

▶ Klinik.

38.2 Kiefergelenk und Kaumuskulatur

38.2.1 Kiefergelenk (Articulatio temporomandibularis)

Die Artikulation von Mandibula und Os temporale dient den Bewegungen des Unterkiefers.

38.2 Kiefergelenk und Kaumuskulatur

38.2.1 Kiefergelenk (Articulatio temporomandibularis)

Durch Artikulation der Mandibula mit dem Os temporale ermöglicht das Kiefergelenk die Bewegungen des Unterkiefers gegenüber dem übrigen Schädel (z. B. beim Kauen und Sprechen).

Gelenktyp und Gelenkkörper

Gelenktyp: Durch einen **Discus articularis** wird das als Drehscharniergelenk (**Trochoginglymus**) wirkende Kiefergelenk in eine
- diskotemporale und eine
- diskomandibuläre Kammer unterteilt.

Gelenkkörper: Gelenkpfanne (Facies articularis fossae mandibularis des Os temporale) und **Gelenkkopf** (Caput mandibulae des Proc. condylaris mandibulae) sind mit Faserknorpel überzogen.
Der aus Faserknorpel bestehende **Diskus** ist mit der weiten Kapsel, dem Vorderrand und besonders dem bindegewebigen Hinterbereich der Fossa mandibularis verwachsen. Dort spaltet er sich bindegewebig auf (sog. „bilaminäre Zone").

Gelenktyp und Gelenkkörper

Gelenktyp: Das Kiefergelenk ist ein als Drehscharniergelenk (**Trochoginglymus**) wirkendes **Doppelgelenk**, in dem das Caput mandibulae des Proc. condylaris (S. 943) und die Facies articularis fossae mandibularis des Schläfenbeins (S. 930) artikulieren. Ein **Discus articularis** unterteilt das Gelenk in eine
- obere **diskotemporale** und eine
- untere **diskomandibuläre Kammer**.

Gelenkkörper: Die Strukturen des Kiefergelenks sind im einzelnen folgendermaßen beschaffen:
- **Gelenkkopf:** Das walzenförmige **Caput mandibulae** besitzt eine stark gekrümmte anterior-posteriore und eine leicht gebogene medio-laterale Fläche (ca. 7 × 20 mm), die mit Faserknorpel bedeckt ist.
- **Gelenkpfanne:** Die **Fossa mandibularis** ist mit ca. 11 × 21 mm deutlich größer als der Condylus und in beiden Ebenen weniger gekrümmt. Sie ist ventral mit Faserknorpel überzogen, der dorsal in Bindegewebe (zur Fixierung des Diskus) übergeht. Vor der Dentition (S. 1016) ist die Pfanne sehr flach, da das Tuberculum articulare noch nicht ausgebildet ist.
- **Diskus:** Der Diskus besteht ebenfalls aus Faserknorpel; seine Oberfläche ist je nach Stellung gebogen oder S-förmig gewellt, seine Unterfläche ausgekehlt. Er ist mit der weiten Kapsel, dem Vorderrand und besonders dem bindgewebigen Hinterbereich der Fossa mandibularis verwachsen. Dort spaltet er sich bindegewebig auf (sog. „bilaminäre Zone").

▶ Klinik.

▶ Klinik. Bei **Gewalteinwirkung auf das Kinn** kann durch die Winkelhebelwirkung der Mandibula entweder das Gelenkköpfchen abbrechen oder es wird durch die dünne Hinterwand in den äußeren Gehörgang gepresst. Folge davon können Verletzungen der Chorda tympani (parasympathischer und sensorischer Ast des N. facialis, Abb. **37.18**) und u. U. das Zerreißen von Ästen der A. maxillaris (S. 962) bzw. des N. auriculotemporalis (Abb. **37.14**) sein.

Gelenkkapsel und Bänder im Bereich des Kiefergelenks

Gelenkkapsel: Die kräftige Kapsel besitzt Reservefalten.

Bänder: Eine direkte Bandsicherung (Abb. **38.25**) des Gelenks erfolgt durch das
- **Lig. laterale**, eine seitliche Kapselverstärkung.

Ohne direkten Gelenkbezug verlaufen:
- das **Lig. stylomandibulare** vom Proc. styloideus des Schläfenbeins zum Hinterrand des R. mandibulae,
- das **Lig. sphenomandibulare** von der Unterseite des Keilbeins zur Lingula des R. mandibulae und
- die **Raphe pterygomandibularis** zwischen M. buccinator (Abb. **36.15**) und M. constrictor pharyngis sup. (Abb. **35.2**).

Gelenkkapsel und Bänder im Bereich des Kiefergelenks

Gelenkkapsel: Die Kapsel ist mit dem Diskus verwachsen; sie ist kräftig und besitzt Reservefalten, die je nach Bewegung ausgeglichen werden. In der Pfanne entspringt sie dorsal vor der Fissura petrotympanica und setzt vor dem Tuberculum articulare an. Sie umschließt das Köpfchen oberhalb der Fovea pterygoidea.

Bänder: Dem Kiefergelenk werden funktionell vier Bandstrukturen zugeordnet (Abb. **38.25**):
- **Lig. laterale:** Verbindet seitlich als Kapselverstärkung den Arcus zygomaticus mit dem Collum mandibulae und hemmt so die Seitwärtsbewegung.

Nur indirekten Bezug zum Kiefergelenk haben die extrakapsulär gelegenen Bänder:
- **Lig. stylomandibulare:** Streifenförmiger Faserzug vom Proc. styloideus zum Hinterrand des Angulus mandibulae.
- **Lig. sphenomandibulare:** Dieses Band verläuft von der Spina des Keilbeins (neben dem Foramen spinosum) zur Lingula an der Innenfläche des R. mandibulae und markiert so den Eingang des Alveolarkanals.
- **Raphe pterygomandibularis:** Dies ist ein Sehnenstreifen vom Proc. pterygoideus zum R. mandibulae, der die Ansatzstelle des M. buccinator (Abb. **36.15**) und der M. constrictor pharyngis superior (Abb. **35.2**) trennt. Hinter ihr beginnt das Spatium lateropharyngeum (S. 899).

38.25 **Kiefergelenk**

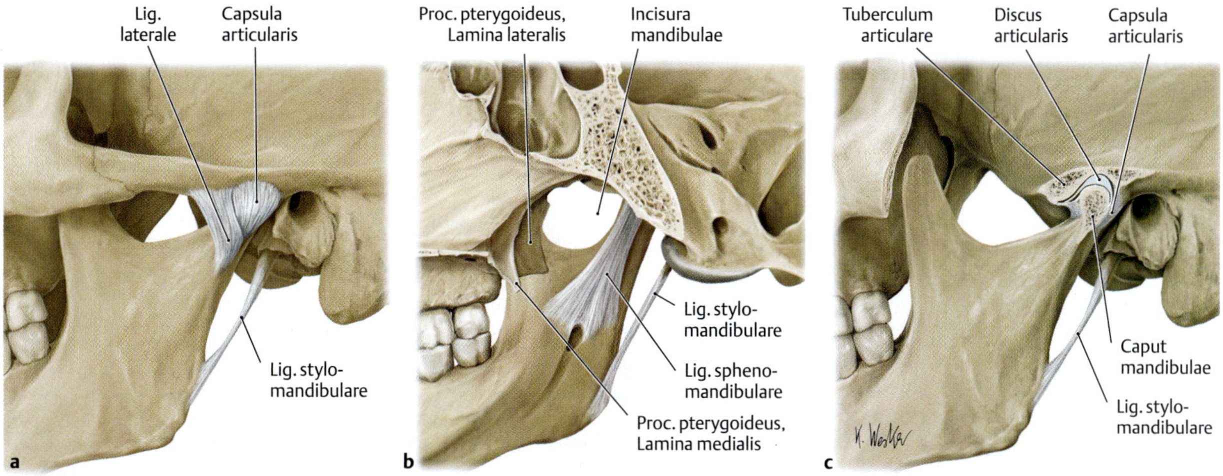

a Linkes Kiefergelenk in der Ansicht von lateral
b und rechtes Kiefergelenk von medial.
c Nach Eröffnung des (hier linken) Kiefergelenks wird der Discus articularis sichtbar.

Quelle: Schünke M, Schulte E, Schumacher U. PROMETHEUS LernAtlas der Anatomie, Kopf, Hals und Neuroanatomie. Illustrationen von Voll M u. Wesker K. 6. Aufl. Stuttgart: Thieme; 2022

Mechanik des Kiefergelenks

Die **diskotemporale Kammer** kann entweder isoliert als **Schiebe**- oder **Translationsgelenk** benutzt werden oder in Verbindung mit der **diskomandibulären Kammer**, die ein **Scharniergelenk** darstellt.
Die Längsachsen der Gelenkköpfchen konvergieren in Richtung Vorderrand des Foramen magnum. Als **Interkondylarachse** wird die Verbindungslinie beider Kondylenmittelpunkte bezeichnet; funktionell bilden die Kondylen, ähnlich wie beim oberen Kopfgelenk (S. 258), eine mechanisch gekoppelte Einheit und machen das Kiefergelenk zu einem **Drehscharniergelenk** (**Trochoginglymus**).
Außerdem besteht ein enger funktioneller Zusammenhang zwischen Gelenkstellung und Okklusion der Zähne (kondylo-okklusales System).
Man unterscheidet **freie Unterkieferbewegungen** und dynamische **Okklusionsbewegungen** (Bewegungen des Unterkiefers in Zahnkontakt von einer Okklusionsstellung in die andere). Zumeist handelt es sich um **kombinierte Bewegungen**. Als Trochoginglymus ermöglicht das Kiefergelenk:

- **Scharnierbewegungen**, d. h. Kieferöffnung und -schluss durch Senken (Abduktion) und Heben (Adduktion) der Mandibula. Bei der Öffnungsbewegung gleiten beide Kondylen mit dem Diskus durch Zug des M. pterygoideus lateralis (s. u.) nach ventrokaudal zum Tuberculum articulare. Anfangs überwiegt die Rotation der Köpfchen um die quer durch das Caput mandibulae verlaufende und damit annähernd transversale Rotationsachse, gegen Ende die Gleitbewegung.
- **Translations- oder Schiebebewegungen** geschehen nur in der diskotemporalen Kammer bei erhaltenem Zahnkontakt durch Vorwärts- oder Rückwärtsverlagerung des Diskus („Protrusion", „Retrusion"). Dabei steht das Gelenkköpfchen etwas tiefer als in Ruhestellung.
- **Mahlbewegungen** führen zu einer Verlagerung der Köpfchen nach lateral auf der Seite, zu der der Kiefer bewegt wird (Arbeitsseite) und entsprechend nach medial-ventral auf der Gegenseite (Balanceseite). Das nach seitlich ausgelenkte Köpfchen macht dabei eine leichte Rotation (senkrecht zur transversalen Rotationsachse) aus der Pfanne heraus.

Die diskotemporale Kammer ist ventral durch das **Tuberculum articulare** (S. 930) des Os temporale verriegelt.

Mechanik des Kiefergelenks

Die **diskotemporale Kammer** wirkt isoliert als **Schiebegelenk**. Die diskomandibuläre Kammer ist aufgrund der leicht schräg gestellten walzenförmigen Kondylen ein **Scharniergelenk**, in dem durch das Zusammenspiel beider Seiten und beider Gelenkabschnitte auch Drehbewegungen (Drehscharniergelenk, **Trochoginglymus**) möglich sind.

Man unterscheidet dynamische **Okklusionsbewegungen** (der Kiefer bei Zahnkontakt) von **freien Unterkieferbewegungen**. Sie können ablaufen als

- reine **Scharnierbewegungen** (Öffnen und Schließen der Kiefer, Ab- und Adduktion der Zahnreihen) durch Gleiten der Kondylen mit dem Diskus ventrokaudal in Richtung Tuberculum articulare,
- **Translations**- bzw. **Schiebebewegungen** (nur in der diskotemporalen Kammer) und
- **Mahlbewegungen** mit gleichzeitiger seitlicher Verlagerung und Kippung der Köpfchen.

Zumeist handelt es sich um **kombinierte Bewegungen**.

Das **Tuberculum articulare** (S. 930) grenzt die diskotemporale Kammer nach vorn ab.

38.26 Bewegungen im Kiefergelenk

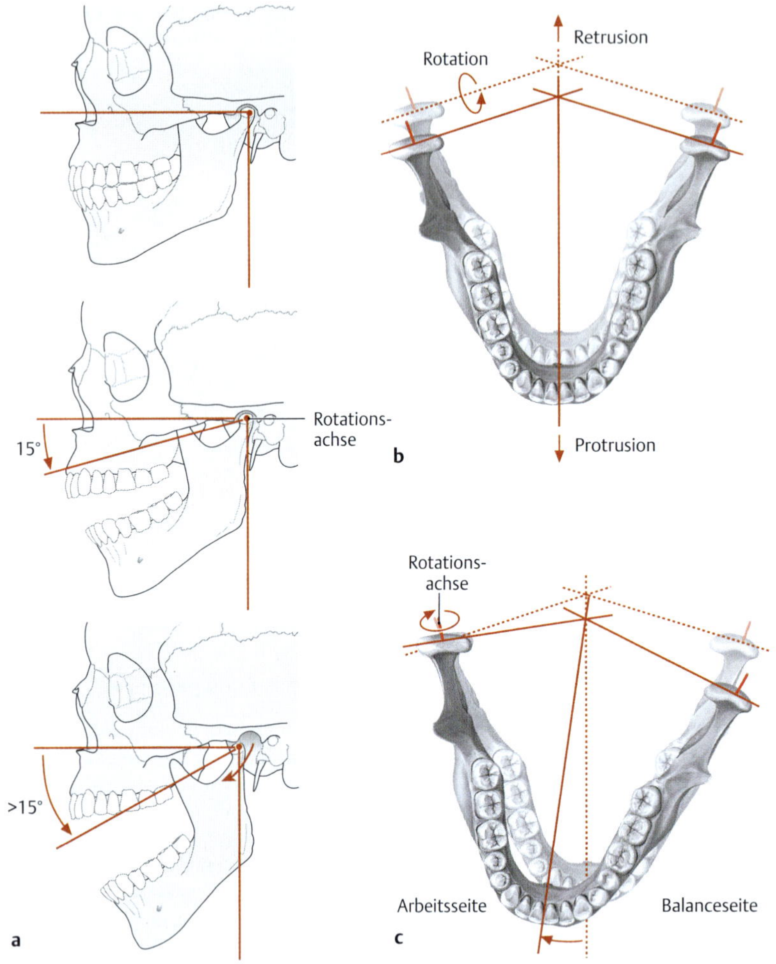

a Die Scharnierbewegung im Kiefergelenk (hier von links-lateral dargestellt) ist Voraussetzung für die Mundöffnung (Abduktion der Mandibula). Zunächst überwiegt die Rotation um eine quer durch das Caput mandibulae laufende, annähernd transversale Achse (von kranial sichtbar in **b**). Bei stärkerer Mundöffnung verlagert sich das Caput mandibulae und damit auch die quer hindurchlaufende Achse nach ventral, sodass eine Gleitbewegung vorherrscht.

b In der Aufsicht von kranial ist die Translations- oder Schiebebewegung der Mandibula bei Protrusion und Retrusion eingezeichnet. Dabei verschiebt sich die o. g. im Rahmen der Scharnierbewegung bedeutsame Rotationsachse nach ventral oder dorsal.

c Bei der Mahlbewegung im rechten Kiefergelenk rotiert das Caput mandibulae der Arbeitsseite aus seiner Pfanne heraus. Diese Bewegung erfolgt um eine zweite Rotationsachse, die senkrecht zu der für die Scharnierbewegung steht.

Quelle: Schünke M, Schulte E, Schumacher U. PROMETHEUS LernAtlas der Anatomie, Kopf, Hals und Neuroanatomie. Illustrationen von Voll M u. Wesker K. 6. Aufl. Stuttgart: Thieme; 2022

▸ Klinik.

▸ Klinik. Eine zu schwache Ausbildung des Tuberculum articulare kann der Grund für eine sog. **habituelle Kiefergelenksluxation** mit auftretender „Maulsperre" sein (Überspringen beider Gelenkköpfchen über das Tuberculum articulare und Einrasten in dieser Stellung). Durch einen einfachen Handgriff (Umfassen der Mandibula mit beiden Händen, Druck mit dem Daumen auf die Molarenregion nach hinten unten) kann der luxierte Kiefer wieder reponiert werden.

38.2.2 Kaumuskulatur (Musculi masticatorii)

Von den **vier Kaumuskeln** (Abb. **38.27**, Tab. **38.6**) sind die **Mm. masseter**, **temporalis** und **pterygoideus** Adduktoren (Schließer des Gelenks). Nur der **M. pterygoideus lateralis** ist im funktionellen Zusammenspiel mit der suprahyoidalen Muskulatur (Abb. **34.4**) ein Abduktor (Öffner des Gelenks).
Die komplizierte Binnenstruktur der Muskeln ermöglicht eine große Kraftentfaltung und sehr unterschiedliche Zugrichtungen.

38.2.2 Kaumuskulatur (Musculi masticatorii)

Der Mensch besitzt **vier Kaumuskeln** (Abb. **38.27**, Tab. **38.6**):

- Der fächerförmig verlaufende **M. temporalis** hat einen kräftigen retroorbitalen Faserzug, der nahezu senkrecht orientiert ist und teilweise in das Ansatzgebiet des M. masseter einstrahlt. Der breitflächige Ursprung des Muskels gibt ihm einen besonders großen physiologischen Querschnitt (S. 235).
- Der **M. masseter** besitzt eine oberflächliche schräge und eine tiefe vertikale Portion und ist durch Binnensehnen kompliziert aufgebaut.
- Der **M. pterygoideus medialis** setzt innen am R. mandibulae an und bildet mit dem M. masseter eine Muskelschlinge, die bei den Seitwärtsbewegungen der Mandibula wirksam wird.
- Der **M. pterygoideus lateralis** wird aufgrund seiner versteckten Lage oft bezüglich seiner Größe unterschätzt. Es ist im funktionellen Zusammenspiel mit der suprahyoidalen Muskulatur (Abb. **34.4**) der **einzige Kaumuskel für die Öffnungsbewegung in den Kiefergelenken** (Abduktion) und muss schon deshalb besonders kräftig sein. Sein oberer Kopf setzt am Diskus an, der untere in der Fossa pterygoidea. Beide Anteile haben daher etwas unterschiedliche Funktionen. Nervale Fehlsteuerungen in der Kaumuskulatur können zu schmerzhaften Kontrakturen dieses Muskels führen.

38.27 Kaumuskulatur

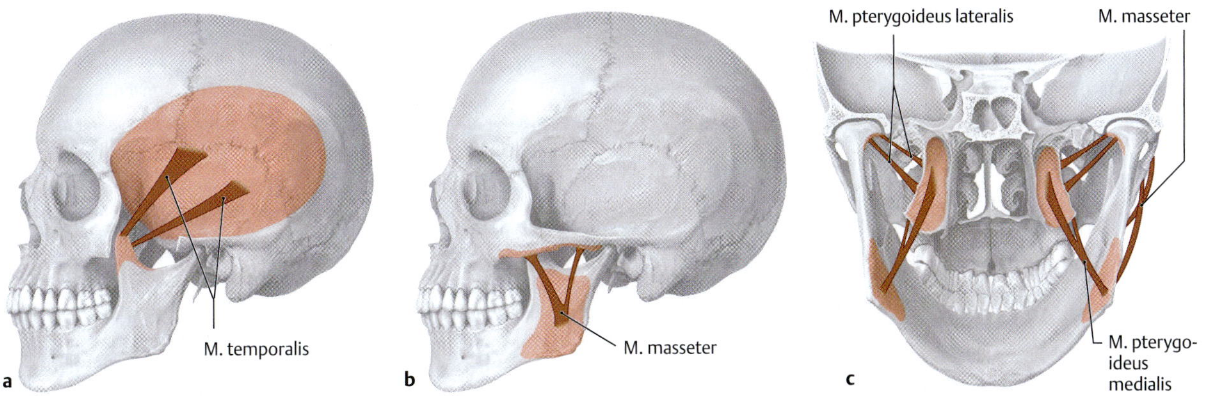

Schematischer Verlauf des M. temporalis (**a**) und M. masseter (**b**) in der Ansicht von links-lateral. In der Darstellung von dorsal (**c**) sieht man die Mm. pterygoidei, von denen der mediale mit dem M. masseter eine Muskelschlinge für die Mandibula bildet (hier nur rechtsseitig eingezeichnet). Zur Ausdehnung der Kaumuskeln vgl. auch Abb. **38.28**, Abb. **38.29** und Abb. **38.31**.

Quelle: Schünke M, Schulte E, Schumacher U. PROMETHEUS LernAtlas der Anatomie, Kopf, Hals und Neuroanatomie. Illustrationen von Voll M u. Wesker K. 6. Aufl. Stuttgart: Thieme; 2022

▸ Merke. Bis auf den M. pterygoideus lateralis dienen alle Kaumuskeln dem Kieferschluss.

▸ Merke.

38.6 Kaumuskulatur

Muskel	Ursprung	Ansatz	Innervation	Funktion
M. temporalis	Linea temporalis der Squama ossis temporalis u. des Os parietale	Proc. coronoideus mandibulae	Nn. temporales profundi (aus V_3)	Kieferschluss (Heben des Unterkiefers, Adduktion), Zug der Mandibula nach dorsal (durch hintere Fasern)
M. masseter	Arcus zygomaticus	Tuberositas masseterica des Angulus mandibulae	N. massetericus (aus V_3)	Kieferschluss (Heben des Unterkiefers, Adduktion); beide Muskeln sind Synergisten u. bilden eine Muskelschlinge für die Seitwärtsbewegung der Mandibula.
M. pterygoideus medialis	Fossa pterygoidea	Tuberositas pterygoidea am Angulus mandibulae	N. pterygoideus medialis (aus V_3)	
M. pterygoideus lateralis				
▪ **Caput superius**	Crista infratemporalis des Os sphenoidale	Discus articularis	N. pterygoideus lateralis (aus V_3)	Einleitung der Kieferöffnung durch Zug des Discus articularis nach vorn
▪ **Caput inferius**	Lamina lateralis des Proc. pterygoideus	Proc. condylaris mandibulae	N. pterygoideus lateralis (aus V_3)	Einseitig: Verschieben des Unterkiefers zur Gegenseite Doppelseitig: Vorschieben (Protrusion) des Unterkiefers

38.2.3 Gefäßversorgung und Innervation von Kiefergelenk und Kaumuskulatur

Arterielle Versorgung: Kiefergelenk und Kaumuskulatur werden durch Äste der **A. maxillaris** versorgt (Tab. **37.1**): Die zum Kiefergelenk ziehende **A. auricularis profunda** geht als erster Ast aus ihr hervor, die nach den Kaumuskeln benannten **Muskeläste** (A. masseterica, Aa. temporales profundae, Rr. pterygoidei) entstammen der Pars pterygoidea der A. maxillaris.

Venöser Abfluss: Gleichnamige Begleitvenen zu den Muskelarterien ziehen zur **V. retromandibularis** und weiter zur V. jugularis interna.

Lymphabfluss: Die benachbarten Lymphknoten (**Nll. parotidei superficiales** und **profundi**, **buccales** sowie **jugulodigastricus**) drainieren in die **Nll. submandibulares** bzw. **cervicales profundi**.

Innervation: Die Bezeichnungen der Nerven entsprechen denen der Muskeln, die sie innervieren (Tab. **38.6**).
Das Kiefergelenk wird von drei Ästen des **N. mandibularis** (V_3) versorgt: **N. auriculotemporalis**, **N. temporalis profundus** und **N. massetericus** (Abb. **38.28**).

38.2.3 Gefäßversorgung und Innervation von Kiefergelenk und Kaumuskulatur

Arterien: Die nach den zu versorgenden Muskeln benannten Arterien und kleine Zweige zum Kiefergelenk sind Äste der **A. maxillaris** (Tab. **37.1**).

Venen: Abfluss der Begleitvenen über die **V. retromandibularis**.

Lymphabfluss: Regionale **Nll. parotidei**, **buccales** und **jugulodigastricus** mit Abfluss in Richtung **Nll. cervicales profundi**.

Innervation: Zur Innervation der Kaumuskulatur s. Tab. **38.6**. Das Kiefergelenk wird von **Nn. auriculotemporalis**, **temporalis prof.** und **massetericus** (aus V_3) versorgt (Abb. **38.28**).

38.28 Innervation von Kaumuskulatur und Kiefergelenk

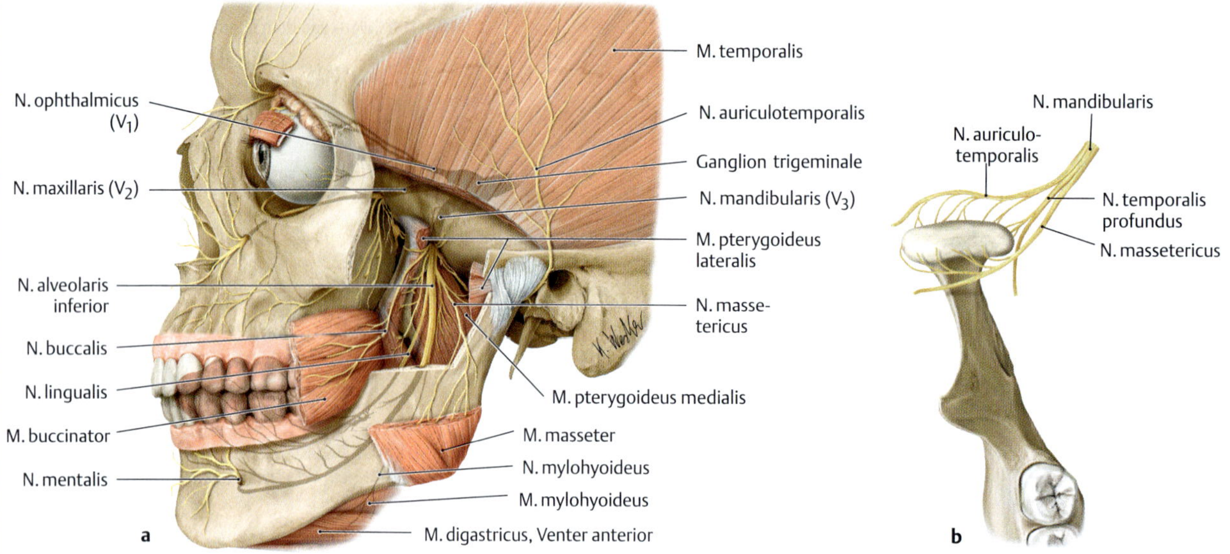

a Sowohl die Kaumuskulatur
b als auch das Kiefergelenk werden durch Äste des N. mandibularis (V_3) versorgt.
In **a** sind einige rein sensible Äste des N. mandibularis mit dargestellt: Nn. auriculotemporalis, lingualis und buccalis, von denen Letzterer den zur mimischen Muskulatur zählenden und somit vom N. facialis innervierten M. buccinator lediglich durchzieht, um zur Schleimhaut der Wange und bukkalem Zahnfleisch zu gelangen.

Quelle: Schünke M, Schulte E, Schumacher U. PROMETHEUS LernAtlas der Anatomie. Kopf, Hals und Neuroanatomie. Illustrationen von Voll M u. Wesker K. 6. Aufl. Stuttgart: Thieme; 2022

► Merke.

► Merke. Die motorische Innervation aller Kaumuskeln erfolgt durch die Äste der Radix motoria (Portio minor) nervi trigemini; sie verlaufen wie die sensiblen Äste zum Kiefergelenk im **N. mandibularis** (**V_3**, Abb. **37.14**).

38.2.4 Topografische Anatomie des Bereichs um Kiefergelenk und Kaumuskulatur

In diesem Bereich liegt die topografisch bedeutsame tiefe seitliche Gesichtsregion mit wichtigen Leitungsbahnen.
Eine Untergliederung erfolgt u. a. durch Faszien der Kaumuskeln und der Ohrspeicheldrüse.

38.2.4 Topografische Anatomie des Bereichs um Kiefergelenk und Kaumuskulatur

Im Bereich des Kiefergelenks und seiner Muskeln liegt die topografisch bedeutsame **tiefe seitliche Gesichtsregion**, in der Leitungsbahnen verlaufen und von hier aus Zugang zu verschiedenen „Höhlen" des Schädels haben. Sie werden vom Arcus zygomaticus überspannt.
Zusätzlich wird diese Region durch die Faszien der Kaumuskeln und der ebenfalls hier liegenden Ohrspeicheldrüse untergliedert. Die hierdurch gebildeten Räume stehen untereinander und z. T. mit den Bindegewebsspatien des Halses in Verbindung (S. 899).

Schläfen- und Unterschläfengrube (Fossae temporalis und infratemporalis)

Fossa temporalis: In ihr liegt der M. temporalis.

Fossa infratemporalis (Abb. 38.29): Dieser Raum ist mit den Mm. pterygoidei ausgefüllt und enthält die A. maxillaris, den Plexus pterygoideus, die Aufzweigungsstelle des N. mandibularis und das **Ggl. oticum** (S. 982). Er steht mit den Fossae temporalis und pterygopalatina sowie über Letztere mit Orbita und direkt mit der Schädelhöhle in Verbindung (Abb. **36.7**).

Schläfen- und Unterschläfengrube (Fossae temporalis und infratemporalis)

Fossa temporalis (Schläfengrube): Sie liegt zwischen Linea temporalis (oben) und Crista infratemporalis (unten), nimmt den M. temporalis auf und geht nach unten in die Fossa infratemporalis über.

Fossa infratemporalis (Unterschläfengrube, Abb. 38.29): Raum unterhalb der Crista infratemporalis zwischen dem R. mandibulae (lateral) und dem Proc. pterygoideus (medial). Er steht sowohl mit der Fossa temporalis (s. o.) als auch – über die Fissura pterygomaxillaris – mit der Fossa pterygopalatina (s. u.) in Verbindung. Daneben existieren Zugangswege bzw. Öffnungen zur Orbita (Fissura orbitalis inferior, über die Fossa pterygopalatina) sowie zur Schädelhöhle (Foramina ovale und spinosum, Abb. **36.7**).
Hier liegen neben den Mm. pterygoideus lateralis und medialis (Tab. **38.6**) einige wichtige Leitungsbahnen:

- **A. maxillaris** mit ihren Ästen vor Eintritt in die Fossa pterygopalatina,
- der größte Anteil des venösen **Plexus pterygoideus**, der sich bis in die Fossa pterygopalatina erstreckt und zahlreiche Zuflüsse erhält (u. a. Vv. meningeae mediae,

38.29 Fossa infratemporalis

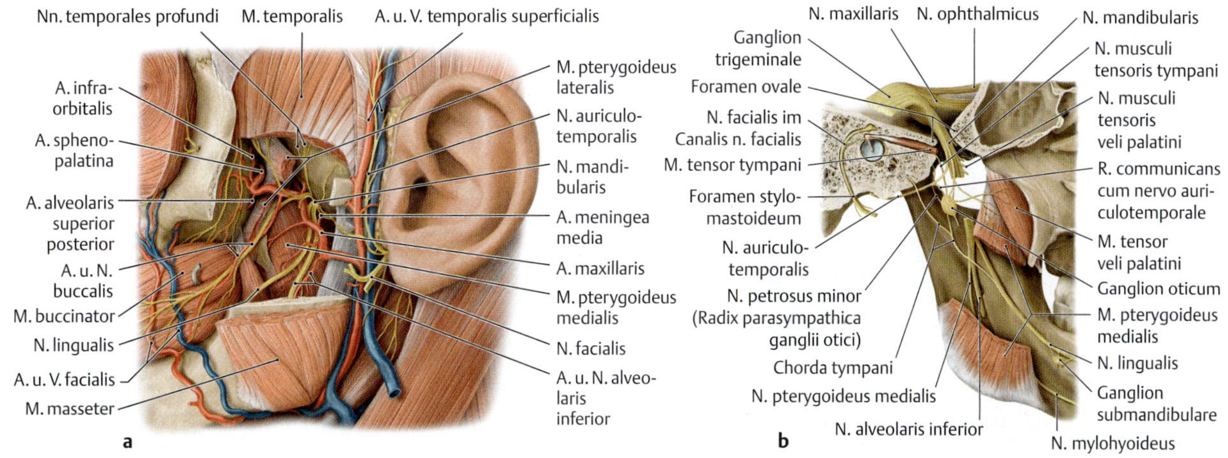

a Linke Fossa infratemporalis in der Ansicht von lateral nach Entfernen des Arcus zygomaticus und Teilen des R. mandibulae sowie Durchtrennung beider Köpfe des M. pterygoideus lateralis. Der venöse Plexus pterygoideus ist nicht mit dargestellt, um die Verzweigung der A. maxillaris und des N. mandibularis besser sichtbar zu machen.

b In der Ansicht von medial ist das in der Tiefe der Fossa infratemporalis gelegene Ggl. oticum unter dem Foramen ovale sichtbar. Nur die parasympathischen Fasern des N. glossopharyngeus zur Innervation der Gl. parotidea werden hier umgeschaltet, während sympathische und sensible Fasern lediglich hindurchziehen. Lateral des Ggl. oticum verläuft der N. mandibularis (V_3), der sich ebenfalls in der Fossa infratemporalis in seine Äste aufteilt (Abb. **38.28a**).

Quelle: Schünke M, Schulte E, Schumacher U. PROMETHEUS LernAtlas der Anatomie, Kopf, Hals und Neuroanatomie. Illustrationen von Voll M u. Wesker K. 6. Aufl. Stuttgart: Thieme; 2022

Vv. temporales profundae, Vv. auriculares anteriores, Vv. tympanicae, Vv. parotideae, V. stylomastoidea),

- die Aufzweigungsstelle des **N. mandibularis** (V_3, Abb. **37.14**) und
- das **Ggl. oticum** (S. 982).

Flügelgaumengrube (Fossa pterygopalatina)

Flügelgaumengrube (Fossa pterygopalatina)

► Merke. Die Fossa pterygopalatina ist eine besonders wichtige topografische Region („Knotenpunkt für Leitungsbahnen") mit zahlreichen Verbindungen zu verschiedenen Räumen/Regionen des Kopfes: Hier liegt zum einen das **Ggl. pterygopalatinum** als Umschaltstelle für parasympathische Fasern des N. facialis, VII (S. 977), denen sich postganglionäre sympathische Fasern anlagern. Weiterhin teilen sich hier der durch das Foramen rotundum aus dem Schädel tretenden **N. maxillaris** (V_2, Abb. **37.13**) sowie die aus der Fossa infratemporalis über die Fissura pterygomaxillaris eintretende **A. maxillaris** (S. 962) auf. Die meisten der in Tab. **38.8** aufgeführten Leitungsbahnen haben daher eine dieser wichtigen Strukturen als „Ziel- oder Herkunftsort".

► Merke.

Weiterhin liegen hier Anteile des Plexus pterygoideus, die sich von seiner größten Ausdehnung in der Fossa infratemporalis z. T. bis in die Flügelgaumengrube erstrecken.

Weiterhin erstrecken sich Anteile des Plexus pterygoideus bis hierher.

38.7 Begrenzungen der Fossa pterygopalatina

38.7

Wand	angrenzender Knochen bzw. Raum
kranial	Os sphenoidale (Corpus)
ventral	Maxilla (Corpus) Os palatinum (Proc. orbitalis)
dorsal	Os sphenoidale ▪ Ala major (Facies maxillaris) ▪ Proc. pterygoideus
medial	Os palatinum (Lamina perpendicularis)
lateral	Verbindung zur Fossa infratemporalis
kaudal	Übergang zum Spatium retropharyngeum (S. 901)

38.30 Begrenzungen, Verbindungen und Leitungsbahnen der Fossa pterygopalatina

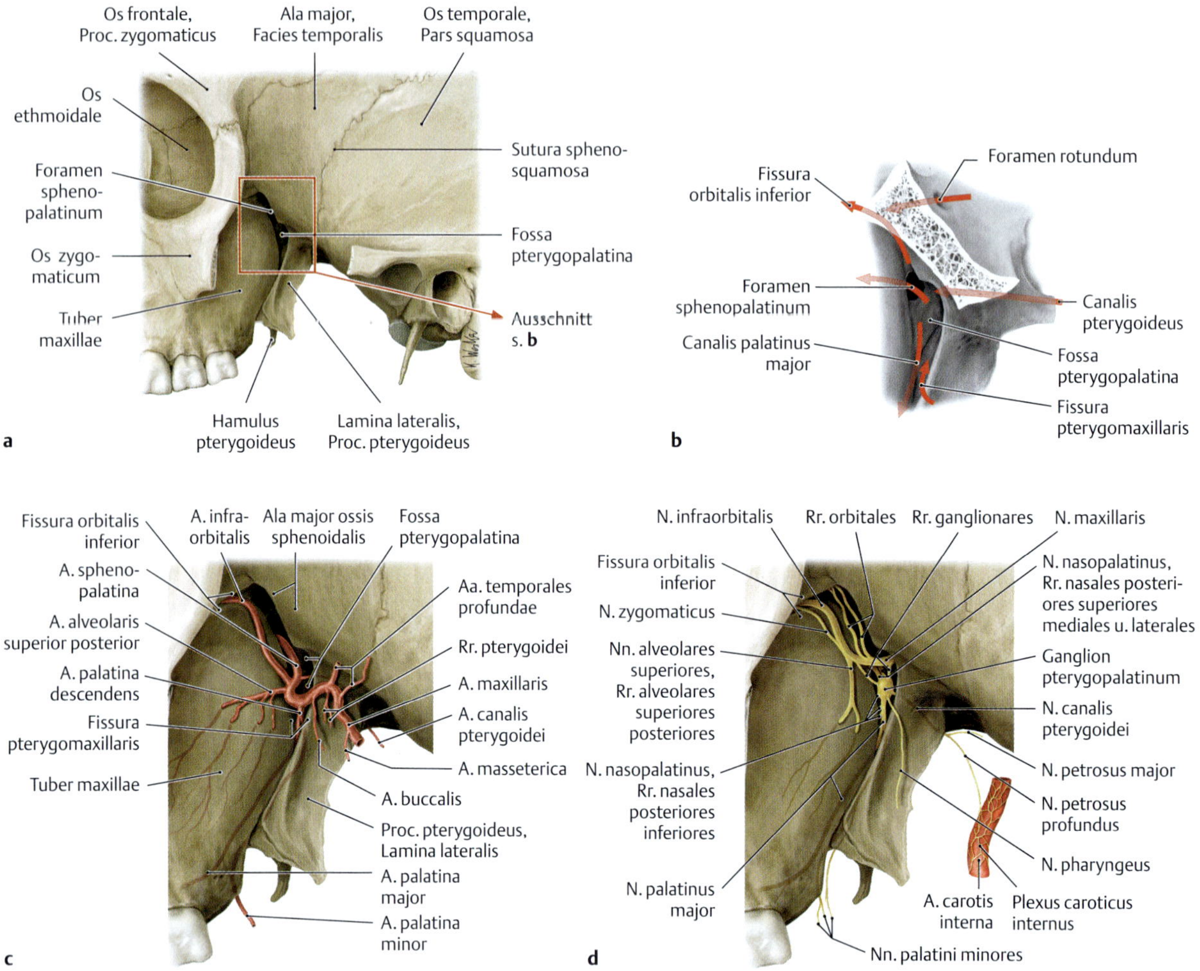

a Lage der linken Fossa pterygopalatina mit umgebenden Knochen in der Ansicht von lateral.
b Öffnungen in den knöchernen Wänden der Flügelgaumengrube in der Ansicht von lateral bei angeschnittenem Keilbeinkörper.
c Aufzweigung der über die Fissura pterygomaxillaris eintretenden A. maxillaris in ihre Äste.
d Aufzweigung des über das Foramen rotundum eintretenden sensiblen N. maxillaris (V_2) in seine Äste. Das vegetative Ggl. pterygopalatinum ist Umschaltstelle für parasympathische Fasern des N. facialis zur Tränendrüse, Drüsen der Nase und des Gaumens, das auch von postganglionären sympathischen Fasern aus dem Plexus caroticus internus durchzogen wird. Durch seine Anlagerung an den N. maxillaris können die vegetativen Fasern zusammen mit dessen sensiblen Ästen zur Augen-, Nasen- und Mundhöhle ziehen.

Quelle: Schünke M, Schulte E, Schumacher U. PROMETHEUS LernAtlas der Anatomie, Kopf, Hals und Neuroanatomie. Illustrationen von Voll M u. Wesker K. 6. Aufl. Stuttgart: Thieme; 2022

38.8 Verbindungen der Fossa pterygopalatina

Kommunikation mit	über	ein-/austretende Leitungsbahnen
Fossa infratemporalis	Fissura pterygomaxillaris	▪ A. maxillaris
Schädelbasis:		
▪ innen (mittlere) Schädelgrube	Foramen rotundum	▪ N. maxillaris (V_2)
▪ außen	Canalis pterygoideus	▪ N. canalis pterygoidei mit: – parasympathischen Fasern ← N. petrosus major und – sympathischen Fasern ← N. petrosus profundus ▪ A. canalis pterygoidei
Augenhöhle	Fissura orbitalis inferior	▪ N. zygomaticus (aus V_2) mit R. communicans zum N. lacrimalis ▪ N. infraorbitalis (aus V_2) ▪ A. infraorbitalis ▪ V. ophthalmica inferior

38.8 Verbindungen der Fossa pterygopalatina (Fortsetzung)

Kommunikation mit	über	ein-/austretende Leitungsbahnen
Nasenhöhle	Foramen sphenopalatinum	▪ Rr. nasales posteriores superiores (aus V_2) ▪ A. sphenopalatina (aus A. maxillaris)
Mundhöhle	Canalis palatinus und Foramen palatinum majus	▪ N. palatinus major ▪ A. palatina descendens ▪ A. palatina major
	Canales palatini minores und Foramina palatina minora	▪ Nn. palatini minores ▪ Aa. palatinae minores (aus A. palatina descendens)

Faszienverhältnisse in der seitlichen Gesichtsregion

In der Schläfenregion ist der M. temporalis oberflächlich von der kräftigen **Fascia temporalis** überdeckt, die sich oberhalb des Jochbogens in zwei Blätter (Lamina superficialis und profunda) aufspaltet und so eine fettgefüllte Tasche bildet. Darin verzweigen sich die A. und V. temporalis media. Medial der Lamina profunda und mit ihr über faszienartige Züge verbunden liegt das **Corpus adiposum buccae** (sog. **Bichat-Fettpfropf**), das ein Widerlager zur Wangenmuskulatur (M. buccinator, Abb. **36.14**) bildet. Vom M. buccinator über die **Raphe pterygomandibularis** verlaufende Faserzüge ziehen als **Fascia buccopharyngea** nach medial und dorsal bis auf den Pharynx.

Unterhalb des Jochbogens findet sich ebenfalls eine in mehrere Schichten aufgespaltene Faszie: Ihr oberflächlicher Anteil überdeckt kapselartig den größten Teil der Gl. parotidea als **Fascia parotidea** und setzt sich nach kaudal in die Lamina superficialis der Fascia cervicalis (S. 878) fort. Die tiefere Faszienschicht umhüllt den M. masseter als Lamina superficialis der **Fascia masseterica**. Sie setzt sich um den dorsalen Rand des R. mandibulae bzw. den unteren Rand des Angulus mandibulae nach medial als Lamina profunda fort und überdeckt die mediale Fläche des M. pterygoideus medialis. Sie zieht nach kranial bis an die Schädelbasis (Abb. **38.31**).

Faszienverhältnisse in der seitlichen Gesichtsregion

Die oberflächliche seitliche Gesichtsregion wird von zweilagigen Faszien bedeckt, die an der Innen- und Außenfläche des Jochbogens befestigt sind. Die obere ist die **Fascia temporalis**, zwischen deren **Lamina superficialis** und **profunda** sich die A. temporalis media verzweigt. Unter dem tiefen Blatt liegt zum M. buccinator hin der Wangenfettkörper, **Corpus adiposum buccae** (**Bichat-Fettpfropf**). Die Faszienblätter vom Unterrand des Jochbogens bilden eine oberflächliche **Fascia parotidea** (S. 1006) und ein oberflächliches und tiefes Blatt der **Fascia masseterica**. Letztere setzt sich an die Innenfläche des R. mandibulae bis zum M. pterygoideus medialis fort (Abb. **38.31**).

38.31 Faszien der seitlichen Gesichtsregion

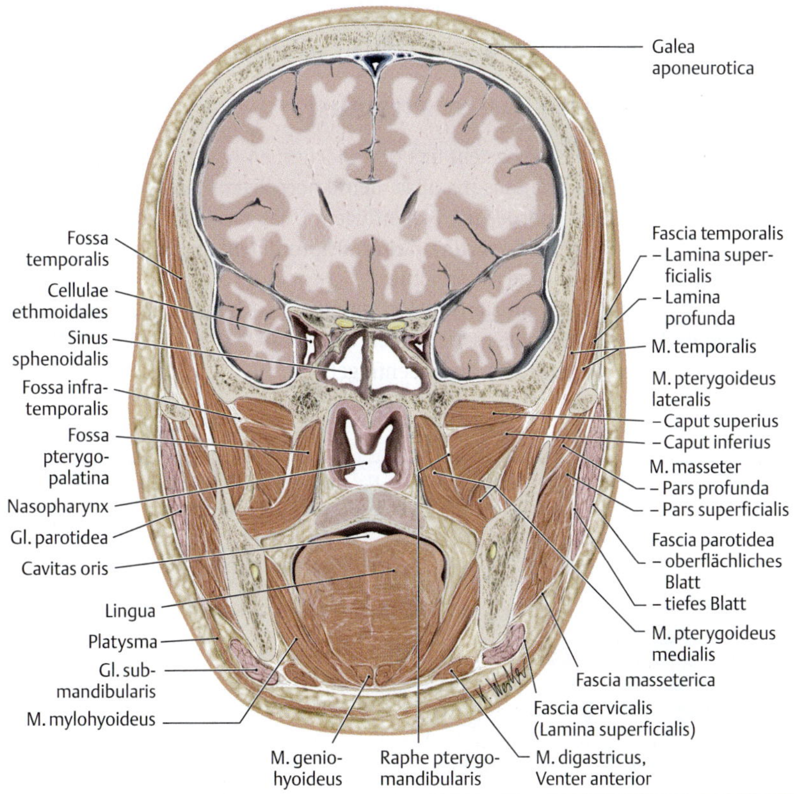

Frontalschnitt durch den Kopf in Höhe der Keilbeinhöhle in der Ansicht von dorsal. Gut sichtbar sind die Faszien der Kaumuskulatur und der Gl. parotidea.

Quelle: Schünke M, Schulte E, Schumacher U. PROMETHEUS LernAtlas der Anatomie. Kopf, Hals und Neuroanatomie. Illustrationen von Voll M u. Wesker K. 6. Aufl. Stuttgart: Thieme; 2022

39 Nase und Nasennebenhöhlen

*G. Wennemuth, vormals beteiligt: G. Aumüller**

39.1 Funktion der Nase und der Nasennebenhöhlen

Nase mit Nasenhöhle und Nasennebenhöhlen gehören zu den **oberen Atemwegen**. Sie **reinigen**, **befeuchten** und **erwärmen** die Atemluft. Darüber hinaus wird Letztere über den **Geruch** chemisch sowie über **antibakterielle** Komponenten des Schleims an ihrer Oberfläche biologisch kontrolliert.
Nasenhöhle und Nasennebenhöhlen sind an der Sprachbildung durch die Bildung der Nasale (z. B. „m", „n") und durch das rudimentäre **Vomeronasalorgan** auch übergeordnet an der zwischenmenschlichen Kommunikation beteiligt.

39.1 Funktion der Nase und der Nasennebenhöhlen

Die Nase mit der Nasenhöhle gehört wie die Nasennebenhöhlen zu den **oberen** (luftleitenden) **Atemwegen**.
Ihr Eingangsbereich mit den Nasenlöchern (**Nares**) hält durch den Besatz mit borstenartigen Terminalhaaren (**Vibrissae**) reusenartig gröbere Partikel zurück. Durch die Abgabe von Drüsensekreten und Schleimprodukten mit **antibakteriellen Komponenten** an der Oberfläche der Nasenhöhle, die subepithelial reichlich vorhandenen Immunzellen und die polsterartig verdichteten Gefäßplexus wird die verwirbelte **Atemluft** nicht nur **angewärmt** und **angefeuchtet**, sondern es werden auch **Schadstoffe** und **Bakterien gebunden**, um sie **unschädlich** zu machen.
In Verbindung mit den Resonanzräumen der Nebenhöhlen ist die Nasenhöhle an der **Sprachbildung** (Nasale, wie z. B. „m" und „n") beteiligt.
Die relativ eng umgrenzte **Riechschleimhaut** (Regio olfactoria) hat zudem die Aufgabe der chemischen Kontrolle der Atemluft. Das auch beim Menschen im Bereich des Nasenseptums vorhandene **Vomeronasalorgan** nimmt **Pheromone** (Duftstoffe) wahr.
Damit ist die Riechfunktion der Nase auch in die nonverbale Kommunikation bzw. Situationsbewertung integriert.

39.2 Aufbau von Nase und Nasennebenhöhlen
39.2.1 Äußere Nase (Nasus externus)

Abschnitte: Die äußere Nase (Abb. **39.1**) besteht aus den Nasenknorpeln: **Cartilago alaris major** mit Crus mediale und laterale und **Cartilagines alares minores** in den Nasenflügeln. Die **Cartilago septi nasi** mit einem Proc. lateralis bildet das knorpelige Nasenseptum, das sich nach innen an das knöcherne Nasenseptum anschließt.

39.2 Aufbau von Nase und Nasennebenhöhlen

39.2.1 Äußere Nase (Nasus externus)

Die äußere Nase (Abb. **39.1**) besteht aus der knöchernen Nasenwurzel (**Radix nasi**) aus Os nasale und Proc. frontalis maxillae, dem knorpeligen Nasenrücken (**Dorsum nasi**) und den ebenfalls knorpeligen Nasenflügeln (**Alae nasi**). Die hyalinen Nasenknorpel sind der knöchernen **Apertura piriformis** prominent angefügt und umgrenzen den Eingang in die paarige Nasenhöhle:

- Außen umfasst die **Cartilago alaris major** mit einem nach innen gewendeten **Crus mediale** und einem nach außen ziehenden **Crus laterale** die Nasenlöcher (**Nares**) und bildet so die Grundlage für die Nasenflügel.

39.1 Äußere Nase

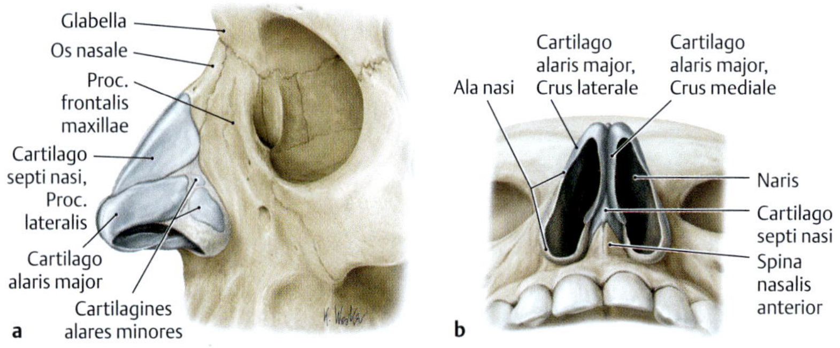

a Nasenskelett in der Ansicht von links-lateral
b und Ansicht der Nasenknorpel von unten.

Quelle: Schünke M, Schulte E, Schumacher U. PROMETHEUS LernAtlas der Anatomie. Kopf, Hals und Neuroanatomie. Illustrationen von Voll M u. Wesker K. 6. Aufl. Stuttgart: Thieme; 2022

- Zwischen beiden Nasenhöhlen befindet sich eine **Cartilago septi nasi** mit einem nach außen weisenden **Proc. lateralis**; dieses knorpelige Nasenseptum steht mit dem knöchernen Nasenseptum (s. u.) in Verbindung.
- Kleinere **Cartilagines alares minores** sind in die Nasenflügel eingelassen.

39.2.2 Nasen- und Nasennebenhöhlen

Nasenhöhle (Cavitas nasi)

Zugänge zur Nasenhöhle

Den äußeren Zugang zu den Nasenhöhlen bildet die äußere Nase mit den Nasenlöchern (**Nares**), die beiderseits in den Nasenvorhof (**Vestibulum nasi**) führen. Er setzt sich durch einen bogenförmigen Rand (**Limen nasi**) gegen die eigentliche Nasenhöhle (**Cavitas nasi propria**) ab.
Die paarigen Nasenhöhlen haben in der **Apertura piriformis** einen gemeinsamen Zugang, der durch die Maxilla und die Ossa nasalia lateral und medial durch das Septum nasi begrenzt wird. Die hinteren Öffnungen (**Choanae**), die zum Epipharynx führen (**Meatus nasopharyngeus**), sind ebenfalls durch das Nasenseptum getrennt.

39.2.2 Nasen- und Nasennebenhöhlen

Nasenhöhle (Cavitas nasi)

Zugänge zur Nasenhöhle

Die Nasenlöcher (**Nares**) führen in den Nasenvorhof (**Vestibulum nasi**), der durch einen Rand (**Limen nasi**) vom eigentlichen Nasenraum (**Cavitas nasi propria**) abgegrenzt ist. Zugang zu den Nasenhöhlen ist die **Apertura piriformis**. Beide Höhlen sind bis zu den hinteren Öffnungen (**Choanen**) durch das Nasenseptum getrennt.

▸ Klinik. Die **Nasenhöhle** kann durch Einführen einer schnabelförmig geformten Zange von ventral eingesehen werden (sog. **Rhinoscopia anterior**). Als **Rhinoscopia posterior** wird die Untersuchung der Choanen durch einen hinter das Gaumensegel eingeführten, nach kranial gerichteten, abgewinkelten kleinen Spiegel bezeichnet. Dabei muss der Kontakt mit der Pharynxwand sorgsam vermieden werden (Würgereflex)!

▸ Klinik.

Wände und Verbindungen der Nasenhöhle

Die knöchernen Wände der Nasenhöhle (Cavitas nasi) sind in Abb. **39.2** sichtbar und in Tab. **39.1** aufgeführt.

Wände und Verbindungen der Nasenhöhle

Zu den knöchernen Wänden s. Abb. **39.2** und Tab. **39.1**.

39.1 Wände und Öffnungen der Nasenhöhle

Wände	Bestandteile	Öffnungen/Kanäle	
Dach	▪ Lamina cribrosa des Os ethmoidale ▪ Corpus ossis sphenoidalis ▪ Os nasale ▪ Pars nasalis des Os frontale	am Recessus sphenoethmoidalis 2 Öffnungen: ▪ Foramen sphenopalatinum ▪ Öffnung des Sinus sphenoidalis	
Boden	▪ Proc. palatinus maxillae ▪ Os incisivum ▪ Lamina horizontalis ossis palatini	▪ Canalis incisivus	
laterale Wand	▪ Os ethmoidale mit Concha nasalis superior und media und Proc. uncinatus ▪ Proc. frontalis und Facies nasalis der Maxilla ▪ Lamina perpendicularis des Os palatinum ▪ Concha nasalis inferior ▪ Os lacrimale	▪ im **Meatus nasi superior** (unter Concha nasalis sup.)	→ Öffnungen der ▪ Cellulae ethmoidales posteriores
		▪ im **Meatus nasi medius** (unter Concha nasalis media) mit Hiatus semilunaris (zwischen Proc. uncinatus und Bulla ethmoidalis)	→ Öffnungen von ▪ Sinus frontalis ▪ Sinus maxillaris ▪ Cellulae ethmoidales anteriores und mediae
		▪ im **Meatus nasi inferior** (unter Concha nasalis inferior)	→ Mündung des ▪ Canalis nasolacrimalis
mediale Wand (Septum nasi)	▪ Crista nasalis des Proc. palatinus der Maxilla ▪ Crista nasalis der Lamina horizontalis des Os palatinum ▪ Lamina perpendicularis des Os ethmoidale ▪ Vomer	–	

39.2 Wände der Nasenhöhle

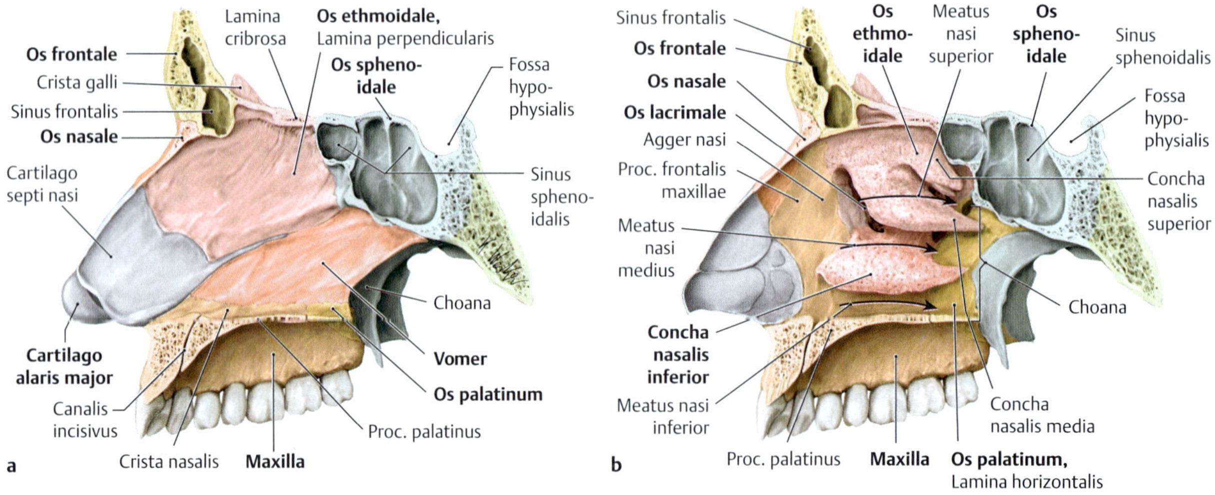

a Das Nasenseptum bildet die mediale Wand und ist hier am Paramedianschnitt in der Ansicht von links-lateral dargestellt.
b In der Sicht auf die laterale Wand der rechten Nasenhöhle sind die Nasenmuscheln sichtbar, unter denen jeweils einer der drei Nasengänge (Pfeile) liegt.

Quelle: Schünke M, Schulte E, Schumacher U. PROMETHEUS LernAtlas der Anatomie, Kopf, Hals und Neuroanatomie. Illustrationen von Voll M u. Wesker K. 6. Aufl. Stuttgart: Thieme; 2022

Nasenscheidewand: Die Nasenhöhle wird durch die Nasenscheidewand (**Septum nasi**) unterteilt.
Das Septum nasi besitzt vorne einen **knorpeligen** und hinten einen **knöchernen** (Vomer, Pflugscharbein, Lamina perpendicularis ossis ethmoidalis) Anteil (Abb. **39.2a**).

Nasenscheidewand: Die Nasenhöhle wird durch die Nasenscheidewand (**Septum nasi**) in einen rechten und linken Abschnitt unterteilt. Je nach Ausbiegung des Septum nasi (Septumdeviation) bestehen Größenunterschiede zwischen beiden Seiten.
Das Septum nasi besteht **vorne aus Knorpel** und **hinten aus Knochen** (Vomer, Lamina perpendicularis ossis ethmoidalis). Der Vomer steht unten mit der Crista nasalis des Proc. palatinus der Maxilla bzw. der Lamina horizontalis des Os palatinum in Verbindung (Abb. **39.2a**).

► Klinik.

► Klinik. Durch Abweichung des knöchernen Nasenseptums (**Septumdeviation**) kann eine Hälfte der Nasenhöhle so stark eingeengt sein, dass die Atmung bzw. Luftzirkulation behindert wird. Dies führt häufig zu Entzündungen der Nebenhöhlen der betroffenen Seite (**Sinusitiden**). Sie können chronisch werden und müssen dann meist operativ behandelt werden.

Nasenmuscheln und -gänge: An der lateralen Wand befinden sich versetzt untereinander die Nasenmuscheln (**Conchae nasalis inferior**, **media** und **superior**) mit den darunter gelegenen Nasengängen (**Meatus nasi inferior**, **medius** und **superior**). Sie münden in die Choanen.
Vor der Concha nasalis media wölbt sich der Agger nasi vor. Im mittleren Nasengang bilden der **Proc. uncinatus** (verkümmerte Nasenmuschel) und die **Bulla ethmoidalis** (eine große Siebbeinzelle) den **Hiatus semilunaris**.

Nasenmuscheln und -gänge: Die laterale Nasenwand ist durch die mit einem schwellkörperartigen Gewebe überzogenen Nasenmuscheln (**Conchae nasalis inferior**, **media** und **superior**) aufgegliedert, die von unten nach oben jeweils um etwa 1 cm nach dorsal versetzt sind. Unter ihnen befindet sich jeweils ein Nasengang (**Meatus nasi inferior**, **medius** und **superior**). Sie münden dorsal im Bereich des Meatus nasopharyngeus durch zwei trichterförmige Choanae in den Pharynx.
Vor der mittleren Nasenmuschel liegt ein Knochenwulst (Agger nasi), das Überbleibsel einer weiteren Muschel („Nasoturbinale"). Im Bereich des mittleren Nasengangs wird lateral durch einen vorne gelegenen hakenförmigen Knochenfortsatz (**Proc. uncinatus** als verkümmerte Nasenmuschel) und eine dahinter gelegene große Siebbeinzelle (**Bulla ethmoidalis**) ein halbmondförmiger Spalt abgegrenzt (**Hiatus semilunaris**).

► Klinik.

► Klinik. Bei starkem **Nasenbluten** (Epistaxis) aus verletztem Schwellkörpergewebe auf den Muscheln kann es notwendig werden, durch „Ausstopfen" (Tamponade) des Nasenlochs und der gleichseitigen Choane z. B. mit Mullbinden einen zu großen Blutverlust zu verhindern.

Verbindungen zu Nasennebenhöhlen und Ductus nasolacrimalis:
- Im obersten Kuppelraum (**Recessus sphenoethmoidalis**) münden dorsal die Keilbeinhöhlen (**Sinus sphenoidales**).

Verbindungen zu Nasennebenhöhlen und Ductus nasolacrimalis: Die Nasenhöhle steht in Verbindung zu den Nasennebenhöhlen (s. u.), die sich in die unterschiedlichen Nasengänge bzw. den Recessus sphenoethmoidalis öffnen (s. a. Tab. **39.1**):
- Der aus der Siebbeinplatte und dem Vorderteil des Keilbeinkörpers gebildete **Recessus sphenoethmoidalis** bildet die Kuppel der Nasenhöhle. Vorne schließt sich die Regio olfactoria auf der oberen Muschel und einer kleinen Fläche auf dem Septum (S. 1028) an. Hinten münden in ihn die beiden Hälften der Keilbeinhöhle (**Sinus sphenoidalis**).

- In den flachen **oberen Nasengang** münden die hinteren Siebbeinzellen (**Cellulae ethmoidales posteriores**).
- Im mittleren Nasengang liegt im oberen Abschnitt des Hiatus semilunaris das **Infundibulum ethmoidale** des Sinus maxillaris, die Öffnung der Kieferhöhle. Etwas weiter dorsal schließt sich die Öffnung der Stirnhöhle (**Sinus frontalis**) und der vorderen und mittleren Siebbeinzellen (**Cellulae ethmoidales anteriores** und **mediae**) an.
- Unter der unteren Nasenmuschel (im unteren Nasengang) mündet der **Ductus nasolacrimalis**, der Tränennasengang (S. 1046), mit einer zarten Schleimhautfalte (Hasner-Klappe).

- Unter der oberen Muschel münden die **Cellulae ethmoidales posteriores**.
- Unter der mittleren Muschel öffnen sich der **Sinus maxillaris**, **frontalis** und die **Cellulae ethmoidales anteriores** im Hiatus semilunaris.
- Unter der Concha nasalis inferior mündet der **Ductus nasolacrimalis** mit der Hasner-Klappe.

► Klinik. Durch ihre topografische Nähe zu den Nasennebenhöhlen und Schädelgruben dient die Nasenhöhle auch als **operativer Zugangsweg** zu extranasalen Strukturen. Dies kommt z. B. zum Einsatz bei der operativen Eröffnung/Ausräumung entzündeter Nebenhöhlen (chronische Sinusitis mit Proliferation der Schleimhaut) oder chirurgischer Deckung von Duradefekten im Bereich der vorderen Schädelgrube. Ein transnasaler (oder transpalatinaler), transsphenoidaler Zugang wird in der Neurochirurgie bei sonst schwer zugänglichen Tumoren im Keilbeinbereich angewendet.

► Klinik.

► Exkurs: Ostiomeataler Komplex. Die Mündungsstellen insbesondere der Kiefer- und der Stirnhöhle im Bereich des Infundibulum ethmoidale können je nach Stellung des Proc. uncinatus, der Enge der Stirnhöhlenöffnung (sog. Stirnnasengang, Meatus frontonasalis), der Lage der Öffnung der Kieferhöhle und dem Vorhandensein von Knochenzellen in diesem Bereich sehr unterschiedlich gestaltet sein und damit anatomische Hindernisse bei der Belüftung und dem Sekretabstrom der Nasennebenhöhlen darstellen. Diesen klinisch wichtigen Bereich bezeichnet man daher als **ostiomeatalen Komplex**.

► Exkurs: Ostiomeataler Komplex.

Nasennebenhöhlen (Sinus paranasales)

Die Nasennebenhöhlen (Sinus paranasales) sind seitliche und dorsale Aussackungen beider Nasenhöhlen, die sich erst postnatal bis zum Jugendalter durch Einwachsen der Nasenhöhlenschleimhaut in die benachbarten Knochen ausbilden. Entsprechend variabel ist ihre Form und Größe.

Nasennebenhöhlen (Sinus paranasales)

Sie entstehen erst postnatal als seitliche Aussackungen der Schleimhaut der Nasenhöhle, die in die benachbarten Knochen einwächst.

► Merke. Die Nasennebenhöhlen vermindern das Gewicht der beteiligten Knochen und damit des gesamten Kopfes. Zudem bilden sie Resonanzräume.

► Merke.

Nach dem sie umgebenden Knochen unterscheidet man (Abb. **39.4** und Tab. **39.2**):

- **Sinus maxillaris (Kieferhöhle):** Der Sinus maxillaris ist die größte Nebenhöhle. Oft ist der Maxillarknochen durch kleine Defekte durchlöchert (**Fonticuli maxillares**). Die Öffnungsstelle liegt weit kranial (Abb. **39.4b**) im Hiatus semilunaris (S. 1028), sodass Ergüsse oft erst in Seitenlage abfließen können. Der tiefste Punkt liegt noch unter der Ebene des Nasenbodens über dem 2. Prämolaren bzw. 1. Molaren (S. 1009).

Man unterscheidet nach den umgebenden Knochen (Abb. **39.4** und Tab. **39.2**):

- Der **Sinus maxillaris** (Kieferhöhle) ist die größte Nebenhöhle. Seine Öffnung liegt relativ weit oben (Abb. **39.4b**) am Hiatus semilunaris. Der tiefste Punkt liegt über dem 2. Prämolaren bzw. 1. Molaren.

39.3 Verbindungen der Nasenhöhle zu Nasennebenhöhlen und Tränenwegen

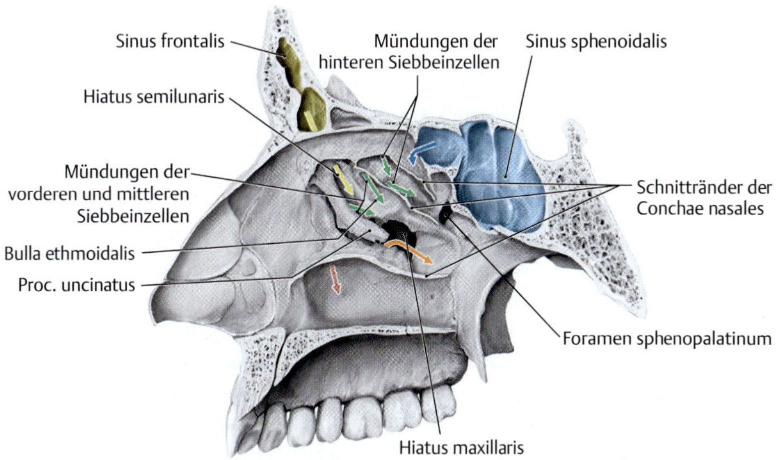

Ansicht von links auf die laterale Wand der rechten Nasenhöhle nach Entfernung der Nasenmuscheln. Durch farbige Pfeile sind die Mündungen der Nasennebenhöhlen (gelb: Sinus frontalis, blau: Sinus sphenoidalis, grün: Cellulae ethmoidales, orange: Sinus maxilaris) und des Ductus nasolacrimalis (rot) verdeutlicht (vgl. Abb. **39.4**).

Quelle: Schünke M, Schulte E, Schumacher U. PROMETHEUS LernAtlas der Anatomie, Kopf, Hals und Neuroanatomie. Illustrationen von Voll M u. Wesker K. 6. Aufl. Stuttgart: Thieme; 2022

39.4 Nasennebenhöhlen

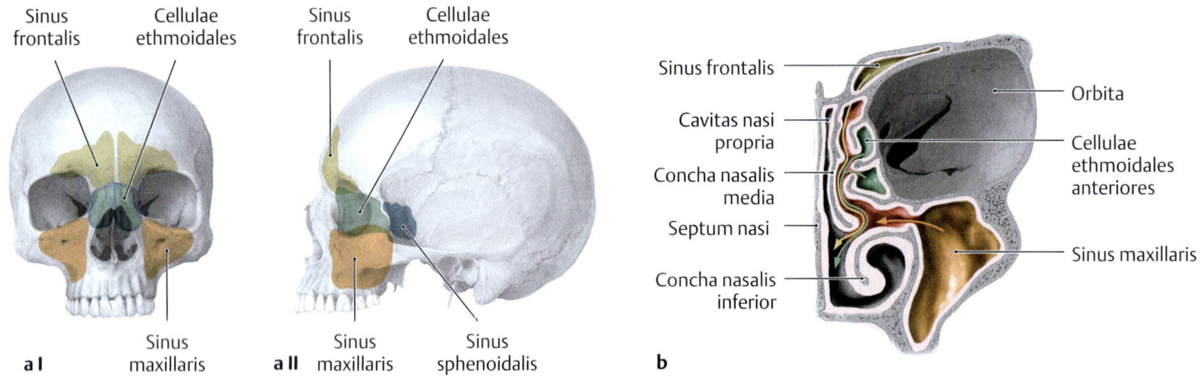

a Lage der Nasennebenhöhlen in Projektion auf den Schädel in der Ansicht von frontal (**I**) und links-lateral (**II**).
b Sekretabfluss aus den Nasennebenhöhlen in die Nasenhöhle im Frontalschnitt. Der Sinus sphenoidalis ist in dieser Ebene nicht sichtbar.

Quelle: Schünke M, Schulte E, Schumacher U. PROMETHEUS LernAtlas der Anatomie, Kopf, Hals und Neuroanatomie. Illustrationen von Voll M u. Wesker K. 6. Aufl. Stuttgart: Thieme; 2022

▸ Klinik.

▸ Klinik. Die **ungünstig hoch gelegene Öffnung des Sinus maxillaris** im Bereich des Hiatus semilunaris kann zum **Aufstau von Entzündungsmaterial** (eitrigen Ergüssen) führen, die u. U. auch von den Zahnwurzeln ausgehen können. Fließt beim Schlaf in Seitenlage dann der Erguss ab, kann er bis in die Bronchien aspiriert werden und zu einer Bronchosinusitis führen.

39.2 Kontaktfelder der Nasennebenhöhlen

Nasenneben-höhle	oben	vorn	unten	seitlich
Sinus maxillaris	Orbita	Facies anterior maxillae	Palatum durum bzw. die Wurzeln der Oberkieferzähne	medial: Nasenhöhlenwand
Sinus sphenoidalis	Fossa hypophysialis	Meatus nasopharyngeus im Epipharynx, hintere Siebbeinzellen, Canalis opticus (den er ggf. durch eine Knochenzelle einscheiden kann)	Meatus nasopharyngeus bzw. Epipharynx,hintere Siebbeinzellen, Fissura orbitalis superior, Canalis opticus	Sinus cavernosus mit den darin gelegenen Hirnnerven (III, IV, V_1, VI), Canalis caroticus
Sinus frontalis	Fossa cranii anterior	Margo supraorbitalis	Orbita	medial liegt das enge Ostium, das in den oberen Abschnitt des Hiatus semilunaris mündet (vgl. oben: „ostiomeataler Komplex“)
Sinus ethmoidales	Fossa cranii anterior	Canalis nasolacrimalis	Sinus maxillaris	medial: Nasenhöhle bzw. Recessus sphenoethmoidalis, lateral: Orbita (mit je einer Öffnung: Foramen ethmoidale anterius und posterius)

- Der paarige **Sinus frontalis** (Stirnhöhle) ist besonders seitenvariabel und weist häufig ein nicht mittig gelegenes Septum auf.
- Der **Sinus sphenoidalis** ist ebenfalls paarig, meist ungleichseitig unterteilt und führt mit seinen Öffnungen in den Recessus sphenoethmoidalis (Tab. **39.1**).
- Die **Cellulae ethmoidales** (Siebbeinzellen) werden in eine vor der mittleren Nasenmuschel mündende und eine hintere, unter der oberen Nasenmuschel mündende Gruppe unterteilt (s. a. Tab. **39.1**). Sie sind durch sehr dünne Wände voneinander getrennt und können sich bis zur Stirnhöhle hinziehen.

- **Sinus frontalis (Stirnhöhle):** Der Sinus frontalis ist besonders variabel in seiner Ausdehnung und kann einen knöchernen Arcus supericiliaris (Überaugenwulst) bedingen. Die Trennwand beider Seiten liegt meist paramedian.
- **Sinus sphenoidalis (Keilbeinhöhle):** Der Sinus sphenoidalis ist ebenfalls durch ein oft paramedian orientiertes Septum in zwei ungleiche Abschnitte unterteilt, die sich in den Recessus sphenoethmoidalis öffnen (Tab. **39.1**). Gelegentlich kann eine Knochenzelle den Sehnerv einscheiden (sog. Onodi-Zelle). Die Keilbeinhöhle hat besonders neurochirurgisch wichtige Lagebeziehungen (S. 1029).
- **Sinus ethmoidales** mit **Cellulae ethmoidales anteriores, mediae** und **posteriores:** Die Siebbeinzellen (Cellulae ethmoidales) sind in zahlreiche, unterschiedlich große Knochenzellen mit teilweise papierdünnen Wänden gekammert, die sich bis zum Keilbein ausdehnen können. Man unterscheidet eine vordere Gruppe (Cellulae ethmoidales anteriores und mediae), die sich vor dem Ansatz der mittleren Nasenmuschel öffnen und eine hintere Gruppe, die unter der oberen Nasenmuschel münden (s. a. Tab. **39.1**). Wenn sich eine Siebbeinzelle in die mittlere Nasenmuschel fortsetzt, spricht man von **Concha bullosa**.

Feinbau der Nasen- und Nasennebenhöhlen

Innerhalb der **Nasenhöhle** lassen sich topografisch-histologisch drei Bereiche unterscheiden:

- Das **Vestibulum nasi** (Eingangsbereich) ist durch die Auskleidung mit Epidermis der Außenfläche der Nasenflügel sehr ähnlich und wird daher zuweilen als **Regio cutanea** der Nasenhöhle bezeichnet.

Die beiden anderen Regionen sind mit **Schleimhaut** (**Tunica mucosa**) überzogen, die entsprechend ihrer unterschiedlichen Funktion grundsätzlich verschieden aufgebaut sind:

- Die **Pars respiratoria tunicae mucosae** ist durch ein Flimmerepithel gekennzeichnet und kleidet den größten Anteil der Nasenhöhle aus, den man auch als **Regio respiratoria** bezeichnet. Auch die **Nasennebenhöhlen** sind durch ein solches Flimmerepithel bedeckt.
- Die **Pars olfactoria tunicae mucosae** ist die Riechschleimhaut zur Auskleidung der **Regio olfactoria**.

Feinbau der Nasen- und Nasennebenhöhlen

Topografisch-histologisch lassen sich 3 Bereiche unterscheiden:

- **Vestibulum nasi** als **Regio cutanea** der Nasenhöhle,
- von der sich die anderen beiden Gebiete durch ihre Auskleidung mit **Schleimhaut** (**Tunica mucosa**) abheben. Deren
- **Pars respiratoria** ist durch ein Flimmerepithel gekennzeichnet (im größten Teil der Nasenhöhle und in den Nasennebenhöhlen), während ihre
- **Pars olfactoria** die Riechschleimhaut ist (**Regio olfactoria**).

Regio cutanea im Vestibulum nasi

Das Vestibulum nasi hat im Bereich der Nasenflügel und des knorpeligen Nasenseptums eine **hyaline Knorpelplatte** als Grundlage. Die **talg- und schweißdrüsenreiche Epidermis**, die an der Außenfläche der Nasenflügel über ein **sehr dünnes Corium** fest mit dem **Perichondrium** verwachsen ist, setzt sich in gleicher Weise auf die Innenseite fort. Dort finden sich zahlreiche borstenartige Haare (**Vibrissae**). Zum Limen nasi hin wird die Verhornung der Epidermis deutlich dünner, die Haare fehlen und es treten **weitlumige Venen** nahe an die Subkutis. Sie können leicht verletzt werden und sind häufig die Quelle für das Nasenbluten (sog. **Locus Kiesselbachi**). Zur Nasenhöhle hin geht dieser Bereich in die Regio respiratoria über.

Regio cutanea im Vestibulum nasi

Vestibulum nasi: Dem hyalinen Knorpel des Nasenseptums bzw. Nasenflügels sitzt im Vestibulum nasi eine an Talg- und Schweißdrüsen reiche Epidermis auf, in der sich Borstenhaare (Vibrissae) finden. Sie geht in die äußere Haut über. Zur Nasenhöhle hin nimmt die Verhornung ab.

Regio respiratoria der Nasenhöhle (mit Nasennebenhöhlen)

Die Regio respiratoria besitzt eine charakteristische **Tunica mucosa**, die einer kräftigen **Lamina propria** aufsitzt. Die Mucosa besteht aus sog. **respiratorischem Epithel** (Abb. **39.5**), das für den überwiegenden Teil der Atemleitungswege typisch ist.
Es enthält **Flimmerzellen** (die Schlagrichtung der Kinozilien ist dabei rachenwärts gerichtet), **Becherzellen**, **Intermediär**- und **Basalzellen** sowie in wechselnder Zahl **intraepitheliale Lymphozyten**.

Regio respiratoria der Nasenhöhle (mit Nasennebenhöhlen)

In der Cavitas nasi findet sich typisches **Respirationsepithel** (Becher-, Flimmer- und Basalzellen, Abb. **39.5**), das meist von Lymphozyten durchsetzt ist. Es sitzt einer dicken Lamina propria mit darunter gelegenen tubuloazinösen gemischten Drüsen auf. Vorwiegend im Bereich der Muscheln sind subepitheliale schwellkörperartige Venenpolster vorhanden.

39.5 Nasenschleimhaut in der Regio respiratoria

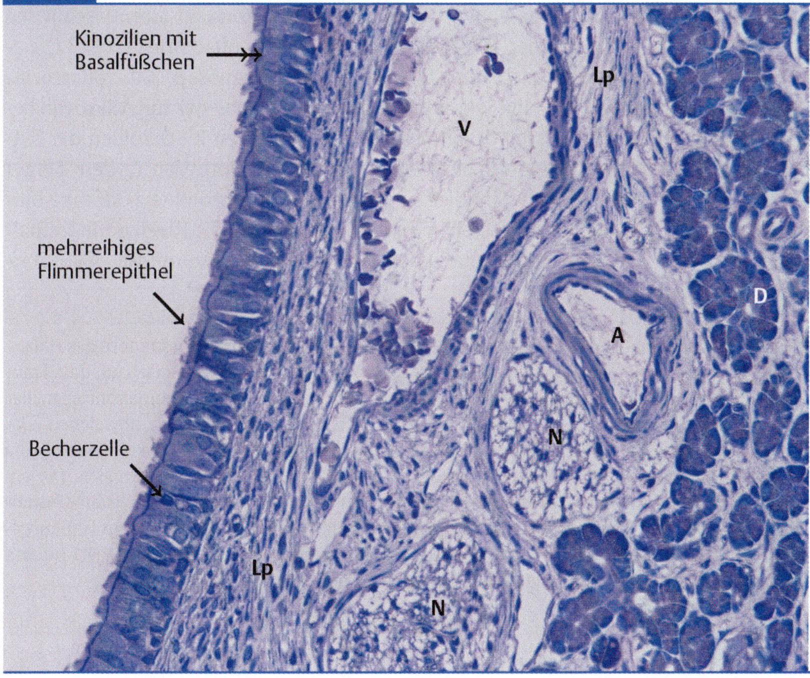

Das Respirationsepithel, das den Großteil der Nasenschleimhaut bedeckt, besitzt Flimmerzellen mit Kinozilien, die durch Basalfüßchen in der Zelle verankert sind und daneben auch Becherzellen. Nahe der Basalmembran finden sich Intermediär- und Basalzellen, die dem Zellersatz dienen. In der bindegewebigen Lamina propria (Lp) liegen weitlumige Venen (V), Arterien (A), markarme Nervenfasern (N) und gemischte, hier rein seröse Drüsenazini (D). (Nasenhöhle einer neugeborenen Ratte, Semidünnschnitt, Methylenblau-Fuchsin-Färbung)

Subepithelial sind tubuloazinöse gemischte, überwiegend **muköse Drüsen** eingelagert, die von einem weiten **Venenplexus** umgeben sind. Im Bereich der unteren und mittleren Muschel ist dieser Venenplexus zu (pseudo)kavernösem Gewebe erweitert, d. h. die weitlumigen Venen sind nicht nur über Kapillaren, sondern auch direkt über lange Arteriolen mit der arteriellen Strombahn verbunden. Die Blutfüllung der Venen wird über glattmuskelige Sphinkteren reguliert.

▸ Klinik. Entzündungen der Nasenschleimhaut (**Rhinitis** oder „Schnupfen") bedingen vermehrte Schleimabsonderung und Drüsensekretion mit Anschwellen der Venenplexus. Dadurch wird meist die Nasenatmung behindert („verstopfte Nase"). Durch lokale Applikation von vasokonstriktorisch („sympathomimetisch") wirkenden Nasentropfen kann die Nasenatmung wieder erleichtert werden. Hierbei ist zu beachten, dass solche Präparate nicht längerfristig eingesetzt werden sollten, da sonst die Gefahr einer Schädigung der Schleimhaut sowie der Gewöhnung mit reaktiv stärkerer Anschwellung nach Absetzen besteht.

39.6 Schwellung der Nasenschleimhaut

In der Ansicht eines Frontalschnitts von vorne ist in der linken Nasenhöhle die Schleimhaut in geschwollenem, in der rechten zum Vergleich in abgeschwollenem Zustand dargestellt. Die starke Einengung der Nasenhöhle bei Anschwellung der Schleimhaut führt zur Behinderung der Nasenatmung.

Quelle: Schünke M, Schulte E, Schumacher U. PROMETHEUS LernAtlas der Anatomie. Kopf, Hals und Neuroanatomie. Illustrationen von Voll M u. Wesker K. 6. Aufl. Stuttgart: Thieme; 2022

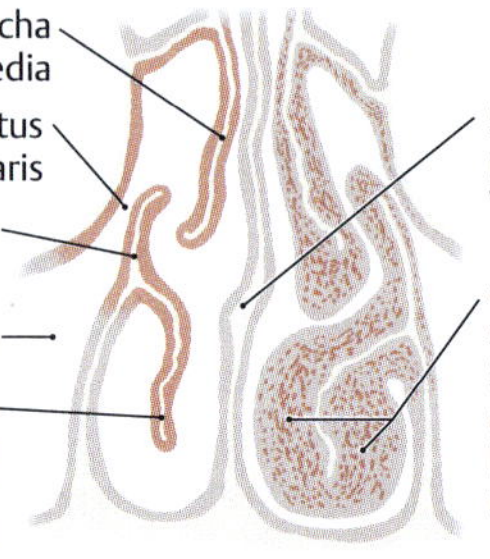

In den **Nebenhöhlen** fehlen diese Polster, sie sind von einem dünnen respiratorischen Epithel ausgekleidet, das dem Knochen eng anliegt.

Die Schleimhaut der **Nasennebenhöhlen** ist ganz ähnlich aufgebaut; es fehlen allerdings die Venenplexus, die subepithelialen Drüsen sind deutlich geringer ausgeprägt und die Lamina propria ist eng mit der Knochenoberfläche verbunden (sog. „Mukendost").

Regio olfactoria – Riechorgan

Das Epithel der Regio olfactoria (auf der oberen Nasenmuschel, am Nasendach und einer kleinen Fläche am Nasenseptum) besteht aus hohen flaschenartig ausgebauchten Zylinderzellen (**Riechzellen**) mit einem charakteristischen kolbenartigen Fortsatz, aus dem 10 lange Kinozilien herausragen. Daneben gibt es zylindrische **Stützzellen** und kegelförmige **basale Ersatzzellen**. Subepithelial liegen die tubuloazinösen **Bowman**- oder **Spüldrüsen** (**Gll. olfactoriae**). Die Sinneszellen durchsetzen mit ihrem basalen Neuriten die Basalmembran und bilden die **Fila olfactoria**, die durch die Lamina cribrosa des Siebbeins zum Bulbus olfactorius (S. 1232) ziehen.

Regio olfactoria – Riechorgan

Einen völlig abweichenden Bau weist die gut daumennagelgroße Regio olfactoria auf der oberen Nasenmuschel, am Nasendach und einer kleinen Fläche am Nasenseptum auf (s. Abb. **39.8** und Abb. **37.7**), die aufgrund des Lipofuszingehalts des Epithels stärker bräunlich gefärbt ist als die Umgebung.

Das Epithel ist wesentlich dicker als das Respirationsepithel und besteht aus flaschenförmig gebauchten **Riechzellen** (primären bipolaren Sinneszellen), zylindrischen **Stützzellen** und kegelförmigen **Basalzellen** (S. 1231), die als Vorläufer der Stützzellen und der Sinneszellen angesehen werden. In der **Lamina propria** liegen die **dünnen Neuriten** der Sinneszellen, die sich zu **Fila olfactoria** zusammenschließen und durch die Lamina cribrosa des Siebbeins zum Bulbus olfactorius (S. 1232) ziehen. Dazwischen finden sich die verzweigt tubuloazinösen **Gll. olfactoriae** (**Bowman-** oder **Spüldrüsen**). Ihr Sekret benetzt die Oberfläche der mit **Mikrovilli** besetzten Stützzellen und der mit 10 Sinnesgeißeln versehenen Riechkolben der Sinneszellen, die sich dort emporwölben. Die Sinnesgeißeln flottieren in dem Sekret der Bowman-Drüsen, die als Spüldrüsen durch Bindungsproteine (Odorant-Bindungsprotein, OBP) die Bindungsstellen an den Membranen für Riechstoffe freihalten. Sinnes- und Stützzellen sind durch apikale Schlussleistenkomplexe (S. 46) miteinander verbunden.

▸ Exkurs: Jacobson-Organ (Organum vomeronasale). Das Vomeronasalorgan (VNO) wird als „soziales Rezeptororgan" angesehen, da es auf individualtypische Duftstoffe anspricht. Es ist ein Rudiment im Bereich des knorpeligen Nasenseptums unmittelbar hinter dem Eingang zum Canalis incisivus und hat seine größte Ausdehnung bei Amphibien. Es besteht aus einem von einem hohen Epithel ausgekleideten Blindsack, der von Drüsen umgeben und von einem Ast (N. terminalis) des Olfaktoriussytems innerviert wird. Beim Menschen wird ihm die Wahrnehmung bestimmter Steroidhormone und verwandter „Pheromone" zugeschrieben, wie sie z. T. in Parfüms angereichert werden. So hat man kürzlich die psychologische Wirkung von (Körper-)Gerüchen in Bezug auf bestimmte Merkmale des Immunsystems, insbesondere des Haupthistokompatibilitätskomplexes (MHC) untersucht. Dabei fiel auf, dass Frauen normalerweise Gerüche von Männern als angenehm empfinden, deren Immunmerkmale möglichst von ihren eigenen abweichen. Dagegen bevorzugen Frauen, die steroidale Kontrazeptiva einnehmen, die Gerüche von Duftspendern mit ähnlichen Immunmerkmalen. Die am VNO beteiligten Neuronen gehören zu den empfindlichsten Chemorezeptoren bei Säugern, die Wahrnehmungsgrenze liegt im Femtomol-Bereich (d. h. bis zu 10^{-11} M Pheromon kann ein einzelnes VNO-Neuron noch erkennen und auch verarbeiten)!

39.3 Gefäßversorgung und Innervation von Nase und Nasennebenhöhlen

Mediale und laterale Wand der **Nasenhöhle** lassen sich grundsätzlich in jeweils eine kleinere vordere und eine größere hintere Versorgungszone einteilen.

39.3.1 Gefäßversorgung

Arterielle Versorgung: Die Blutversorgung der **äußeren Nase** wird im Bereich des unteren Nasenseptums sowie der Nasenflügel durch die **A. facialis**, ein Ast der A. carotis externa (S. 961), im Gebiet von seitlicher Nasenwand und Nasenrücken durch die **A. infraorbitalis** (aus der A. maxillaris) und über dem Nasenrücken durch die **A. dorsalis nasi** als Ast der A. ophthalmica gewährleistet.
Der vordere Teil der **Nasenhöhle** mit den benachbarten **Siebbeinzellen** und dem **Sinus frontalis** wird oben von der **A. ethmoidalis anterior** (Ast der A. ophthalmica aus der A. carotis interna), unten von Ästen der A. carotis externa versorgt. Der hintere Nasenhöhlenabschnitt mit dem Sinus maxillaris und den hinteren Siebbeinzellen erhält unten Blut über die **Aa. nasales posteriores laterales** und **septi** der A. sphenopalatina (Ast der A. maxillaris) sowie oben aus der **A. ethmoidalis posterior** (Ast der A. ophthalmica). Im gefäßreichen „Locus Kiesselbachi" am vorderen knorpeligen Nasenseptum sind somit Endäste aus dem Stromgebiet der A. carotis interna (A. ethmoidalis anterior) und der A. carotis externa (A. sphenopalatina, A. facialis) beteiligt (Abb. **39.7**).

Venöser Abfluss: Der Blutabfluss erfolgt aus dem Gebiet der **äußeren Nase** über die **V. facialis**.
Die Venen der **Nasenhöhlen** bilden ein Geflecht, das mit dem **Plexus pterygoideus**, den Gesichtsvenen (und beim Kind über ein Emissarium mit dem Sinus sagittalis superior) in Verbindung steht.

Lymphabfluss: Die Lymphe der äußeren Nase und des Vorderabschnitts der Nasenhöhle fließt in die **Nll. submandibulares** ab.
Aus dem Hinterabschnitt erfolgt der Abfluss in die **Nll. retropharyngeales** und die **tiefen Halslymphknoten**.

39.3 Gefäßversorgung und Innervation von Nase und Nasennebenhöhlen

Vorderer und hinterer Nasenabschnitt haben getrennte Versorgungsbereiche.

39.3.1 Gefäßversorgung

Arterien: Die äußere Nase wird über die **A. facialis**, **A. infraorbitalis** und **A. dorsalis nasi** (Ast der A. ophthalmica) versorgt.

Die **A. ethmoidalis anterior** (aus der A. ophthalmica) versorgt den Vorderabschnitt der Nasenhöhle; der Hinterabschnitt wird über **Aa. posteriores laterales** und **septi** der A. sphenopalatina und von der **A. ethmoidalis posterior** versorgt (Abb. **39.7**).

Venen: Der Blutabfluss der **äußeren Nase** erfolgt über die **V. facialis**. In den **Nasenhöhlen** führen die geflechtartigen Venen das Blut in den **Plexus venosus pterygoideus** ab.

Lymphabfluss: Die regionären Lymphknoten sind die **Nll. submandibulares** und die **tiefen Halslymphknoten** einschließlich der **Nll. retropharyngeales**.

39.7 Arterielle Versorgung der Nasenhöhle

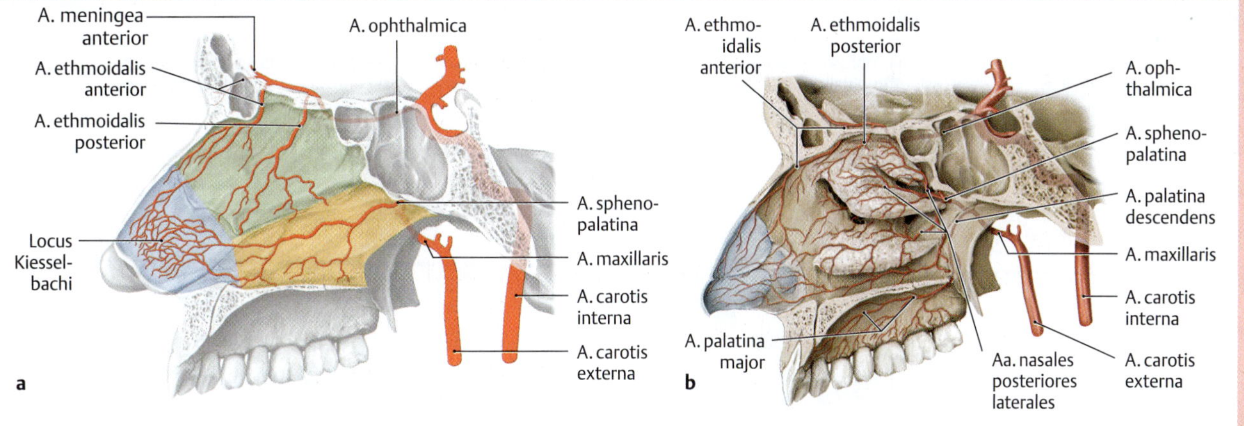

Die unterschiedliche Herkunft aus dem Stromgebiet der A. carotis interna (grün) und A. carotis externa (gelb) ist in **a** angedeutet. Der Locus Kiesselbachi wird aus Ästen beider Hauptarterien gespeist (blau).
a Arterien zur Versorgung der Nasenscheidewand und
b der lateralen Wand der Nasenhöhle.

Quelle: Schünke M, Schulte E, Schumacher U. PROMETHEUS LernAtlas der Anatomie, Kopf, Hals und Neuroanatomie. Illustrationen von Voll M u. Wesker K. 6. Aufl. Stuttgart: Thieme; 2022

39.3.2 Innervation

Äußere Nase: Sie wird vom **R. nasalis externus** (N. ethmoidalis anterior), **N. infraorbitalis** (aus V_2), **N. infratrochlearis** und **N. nasociliaris** (beide aus V_1) innerviert (vgl. Abb. **37.12**).
Nasenhöhle: Den somatoafferenten **Trigeminusästen** lagern sich parasympathische Fasern (über den **N. petrosus major** aus N. VII nach Umschaltung im Ggl. pterygopalatinum) für die Gll. nasales und sympathische Anteile aus dem Plexus caroticus internus (über **N. petrosus prof.**) an.

- Der **vordere Abschnitt** der **Nasenhöhle** wird innerviert vom **N. ethmoidalis anterior** (Ast des N. nasociliaris aus V_1) mit Rr. nasales mediales und laterales.
- Der **hintere Nasenabschnitt** erhält Äste aus dem **Ggl. pterygopalatinum** (Umschaltung der parasympath. Fasern, Abb. **37.18**): **Rr. nasales posteriores superiores** laterales und mediales, **Rr. nasales posteriores inferiores** sowie dem **N. nasopalatinus**, der durch den Canalis incisivus zur Gaumenschleimhaut zieht (Abb. **39.8**).

Die Weiterleitung der Geruchsinformation aus der Regio olfactoria erfolgt über **Fila olfactoria** (gemeinsam als N. olfactorius bezeichnet). Sie treten durch die Lamina cribrosa zum Bulbus olfactorius. Näheres s. Kap. Fila olfactoria, N., Bulbus und Tractus olfactorius (S. 1232).

39.3.2 Innervation

Äußere Nase: Die sensible Innervation der Haut im Bereich der äußeren Nase erfolgt über den **R. nasalis externus** aus dem **N. ethmoidalis anterior** und weitere Äste, die teils dem **N. infraorbitalis** des N. maxillaris (V_2), und teils den **Nn. infratrochlearis** und **nasociliaris** (beide aus dem N. ophthalmicus, V_1) entstammen (vgl. Abb. **37.12**).

Nasenhöhle: Während die **Somatoafferenzen** aus dem Bereich der Nasenhöhle über Fasern der **Trigeminusäste** geleitet werden, lagern sich die vegetativen Fasern ihnen lediglich an, um darüber ihr Zielgebiet zu erreichen. Die **parasympathische Innervation** für die Gll. nasales erfolgt über Fasern des **N. petrosus major** aus dem **N. facialis** (VII) nach Umschaltung im Ggl. pterygopalatinum. Die **sympathischen**, durch das Ganglion hindurchziehenden Fasern (aus dem Plexus caroticus internus über den **N. petrosus profundus**) versorgen die Gefäße des Nasenraums.
Im Bereich der Nasenhöhle gibt es wieder zwei Versorgungsbereiche:

- Der **Vorderbereich** wird vom **N. ethmoidalis anterior** (Ast des N. nasociliaris aus V_1) versorgt, der zusammen mit der gleichnamigen Arterie durch das Foramen ethmoidale anterius des Siebbeins in die vordere Schädelgrube tritt und von hier extradural durch die Siebbeinplatte zur Nasenhöhle gelangt. Er entlässt **Rr. nasales mediales** bzw. **laterales** für den Vorderbereich.
- Der **Hinterbereich** wird von Ästen des N. maxillaris mit angelagerten parasympathischen Fasern aus dem Ggl. pterygopalatinum (Umschaltungsstelle für die parasympathischen Fasern, Abb. **37.18**) versorgt, die durch das Foramen sphenopalatinum in die Nasenhöhle eintreten: **Rr. nasales posteriores superiores laterales** (ca. 10 dünne Ästchen) ziehen zur oberen und mittleren Nasenmuschel und die hinteren Siebbeinzellen, **Rr. nasales posteriores inferiores** zum hinteren Teil der unteren Nasenmuschel und **Rr. nasales posteriores mediales** zum Nasenseptum. Als besonders langer Nerv zieht der **N. nasopalatinus** (incisivus) mit der A. nasalis posterior septi durch den Canalis incisivus zur Gaumenschleimhaut (Abb. **39.8**).

Die **Geruchsinformation** aus der Regio olfactoria wird über die ca. **20 Fila olfactoria** weitergeleitet. Dies sind Bündel von marklosen Neuriten der Sinneszellen („Riechzellen") in der olfaktorischen Schleimhaut (S. 1032), die in ihrer Gesamtheit als **N. olfactorius** (**I**) bezeichnet werden und durch die Lamina cribrosa in den Bulbus olfactorius eintreten. Näheres s. Kap. Fila olfactoria, N., Bulbus und Tractus olfactorius (S. 1232).

39.8 Innervation der Nasenhöhle

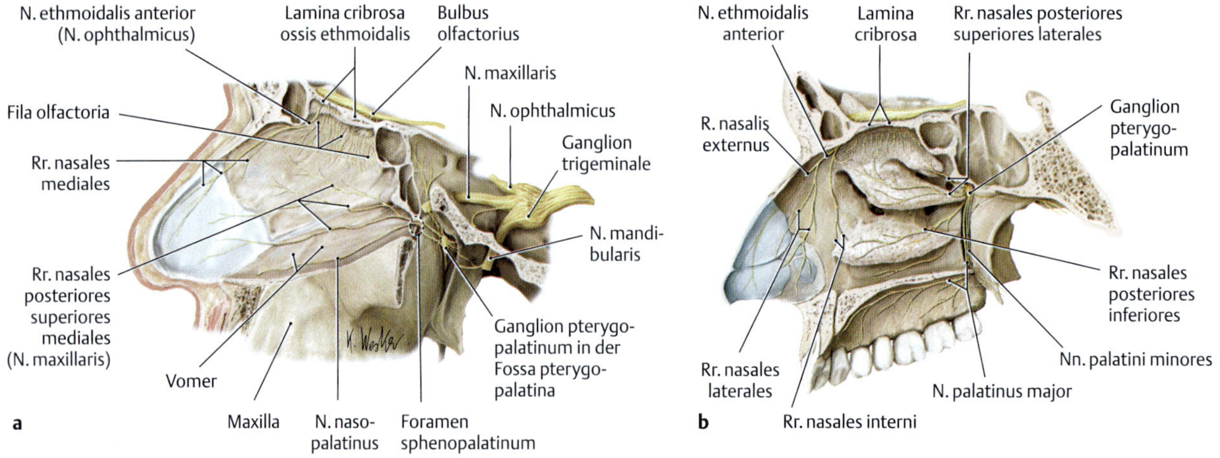

Das Gebiet der Fila olfactoria entspricht der Ausdehnung der Regio olfactoria (vgl. Abb. **37.7**).
a Nerven des Nasenseptums
b und der lateralen Nasenwand.

Quelle: Schünke M, Schulte E, Schumacher U. PROMETHEUS LernAtlas der Anatomie. Kopf, Hals und Neuroanatomie. Illustrationen von Voll M u. Wesker K. 6. Aufl. Stuttgart: Thieme; 2022

Nasennebenhöhlen: Die Schleimhaut der Nasennebenhöhlen wird sensibel aus jeweils benachbarten Ästen des N. trigeminus sowie ihnen angelagerten parasympathischen Fasern aus dem Ggl. pterygopalatinum versorgt: Der Sinus frontalis über den N. supraorbitalis, die Cellulae ethmoidales über den N. ethmoidalis anterior und posterior, der Sinus sphenoidalis über den N. ethmoidalis posterior und der Sinus maxillaris über den N. infraorbitalis bzw. Plexus dentalis superior.

Nasennebenhöhlen: Die Schleimhaut der Nasennebenhöhlen wird sensibel aus jeweils benachbarten Ästen des N. trigeminus und parasympathisch durch Fasern aus dem Ggl. pterygopalatinum versorgt.

39.4 Entwicklung von Nase und Nasennebenhöhlen

Zur Ausbildung der Nase aus medialem und lateralem Nasenwulst (S. 959).

Entwicklung der Nasenhöhle: Die Nasenhöhle entsteht durch eine Tiefenverlagerung der Riechsäckchen bis an das Dach der primären Mundhöhle.
Das Epithel des medialen und lateralen Nasenwulstes (S. 959) verklebt und bildet eine Abgrenzung zur Mundhöhle (**Membrana oronasalis**), die später einreißt. Diese hinten oberhalb des primären Gaumens (S. 995) gelegenen Bereiche des Riechsäckchens sind damit zu **primären Choanen** geworden. Mit der Entwicklung des sekundären Gaumens wird der Bereich weiter nach dorsal und kaudal verlagert und bildet die hintere Öffnung (**Choana**) der nunmehr paarigen Nasenhöhle.
Der kranialste Teil des Riechsäckchens differenziert sich zur **Regio olfactoria**. An den darunter gelegenen Seitenflächen beider Nasenhöhlen treten drei Verdickungen auf, deren unterste bald verknorpelt und damit zur **unteren Nasenmuschel** wird.

Entwicklung der Nasennebenhöhlen: Die Nasennebenhöhlen entwickeln sich erst **postnatal** (Abb. **39.9**) durch Schleimhautdivertikel, die in die Maxilla, das Stirnbein, das Siebbein und das Keilbein einsprossen. Postpubertär entstehen daraus die Nebenhöhlen.

39.4 Entwicklung von Nase und Nasennebenhöhlen

Zur Bildung der Nase aus den Nasenwülsten (S. 959).
Nasenhöhle: Das Riechsäckchen wandert nach kranial und wird zur **Regio olfactoria**. Das Epithel beider Nasenwülste verklebt zunächst zu einer **Membrana oronasalis**, die später einreißt und so die **primäre Choane** bildet. Durch die Gaumenentwicklung (S. 995) und Einwachsen des Nasenseptums entstehen die **sekundären Choanen**. Seitlich bilden sich in der Nasenhöhle kleine Verdickungen, die verknorpeln und als Nasenmuscheln verknöchern.

Nasennebenhöhlen: Sie entwickeln sich **postnatal** (Abb. **39.9**) durch in die benachbarten Knochen einwachsenden Schleimhauttaschen.

39.9 Pneumatisation der Kiefer- und Stirnhöhle

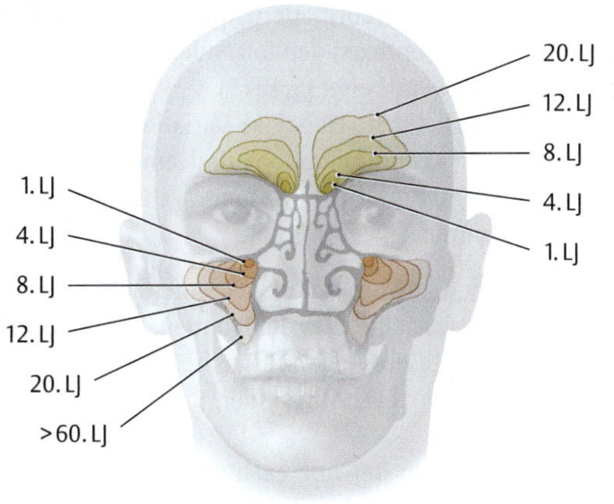

Quelle: Schünke M, Schulte E, Schumacher U. PROMETHEUS LernAtlas der Anatomie, Kopf, Hals und Neuroanatomie. Illustrationen von Voll M u. Wesker K. 6. Aufl. Stuttgart: Thieme; 2022

39.9

40 Auge – Sehorgan

J. Kirsch

40.1 Funktion und Einteilung des Auges

Das Sehorgan setzt sich aus dem **optischen Apparat** und dem **Hilfsapparat** zusammen.

Optischer Apparat: Am Säugetierauge kann man einen lichtbrechenden und einen informationsverarbeitenden Teil unterscheiden. Der **lichtbrechende (dioptrische) Teil** funktioniert wie eine Filmkamera. Im **informationsverarbeitenden Teil** werden die Signale analysiert. Die voranalysierten Informationen werden im N. opticus den folgenden Stationen der Sehbahn zugeleitet.
Nah- und Ferneinstellung (**Akkommodation**) sowie eine Anpassung an sich ändernde Beleuchtungsverhältnisse (**Adaption**) durch die inneren Augenmuskeln optimieren die Abbildung.

Hilfsapparat: Zu den Hilfseinrichtungen des Auges zählen die äußeren Augenmuskeln, die der genauen Ausrichtung des lichtbrechenden Apparates dienen, sowie Augenlider, Bindehaut und Tränenapparat mit vorwiegender Schutzfunktion.

40.1 Funktion und Einteilung des Auges

Das Auge als Sehorgan setzt sich zusammen aus
- einem **optischen Apparat**, der ein reelles Bild auf die Netzhaut projiziert, und
- einem **Hilfsapparat**, der Schutzfunktionen hat und der Ausrichtung der Augen dient.

Optischer Apparat: Elektromagnetische Strahlung von etwa 350–750 nm Wellenlänge generiert in den Sinneszellen des Auges elektrische Impulse, die im Gehirn verarbeitet und bewusst als Hell-Dunkel bzw. Farberscheinungen wahrgenommen werden. Am Wirbeltierauge unterscheidet man einen **lichtbrechenden (dioptrischen)** und einen **informationsverarbeitenden** Teil. Der lichtbrechende Teil des Auges funktioniert wie eine Filmkamera. Er produziert auf einer lichtempfindlichen Projektionsfläche, der **Retina** (Netzhaut), ein reelles Bild, das durch die entsprechenden Sinneszellen (Photorezeptoren) in elektrische Signale umgesetzt (kodiert) wird. Während ein Film jedoch das Abgebildete statisch (Pixel für Pixel) wiedergibt, findet in den Nervenzellschichten der Retina, dem informationsverarbeitenden Teil, bereits eine Analyse der optischen Informationen statt. Diese voranalysierten Informationen werden dann in Form von Nervenimpulsen über den Sehnerven (N. opticus) den folgenden Umschaltstationen der Sehbahn zugeleitet und dort weiter verarbeitet (S. 1213).
Eine gute Abbildungsqualität erfordert zusätzlich stufenlose Variationsmöglichkeiten zwischen Nah- und Ferneinstellung (**Akkommodation**) und eine dynamische Anpassung an sich ändernde Beleuchtungsverhältnisse (**Adaption**). Diese Funktionen werden durch die sog. **inneren Augenmuskeln** vermittelt.

Hilfsapparat: Um „sinnvolle“ Informationen aus der Außenwelt aufzunehmen, muss das Auge auf „interessierende“ Objekte ausgerichtet werden können. Hierzu verfügt es über einen eigenen Bewegungsapparat (äußere Augenmuskeln). Weitere Hilfseinrichtungen mit vorwiegender Schutzfunktion sind Augenlider, Bindehaut und Tränenapparat.
Große Teile des Sehapparates befinden sich in der nur nach vorne geöffneten Augenhöhle (**Orbita**). Sie enthält zahlreiche wichtige Leitungsbahnen und beherbergt einen Großteil der Hilfseinrichtungen. Nach deren Besprechung wird der Schichtenbau des Augapfels (**Bulbus oculi**) behandelt. Die innerste Schicht des Augapfels entspricht dem ersten Teil des informationsverarbeitenden Systems, Teile der äußeren Schicht (**Hornhaut**) bilden einen wesentlichen Anteil der lichtbrechenden Komponente des Sehapparates. Der Bulbusinnenraum kann in drei Kammern untergliedert werden, die weitere lichtbrechende Anteile des Sehapparates beinhalten.

40.2 Orbita (Augenhöhle)

40.2.1 Form und Aufbau der Orbita

Die Basis der kegelförmigen Orbita (Tab. **40.1** und Abb. **40.1**) bildet der **Aditus orbitalis**, während an der Spitze der **Anulus tendineus communis** (Tab. **40.2**) liegt, durch den der N. nasociliaris, der N. opticus (II), Nerven zur Augenmuskulatur (III, VI) und die A. ophthalmica verlaufen.

40.2 Orbita (Augenhöhle)

40.2.1 Form und Aufbau der Orbita

Die Orbita ist ein etwa kegelförmiger, knöchern begrenzter Raum. Zum Aufbau der Wände dieses Kegels s. Tab. **40.1** und Abb. **40.1**.

40.1 Wände der Orbita

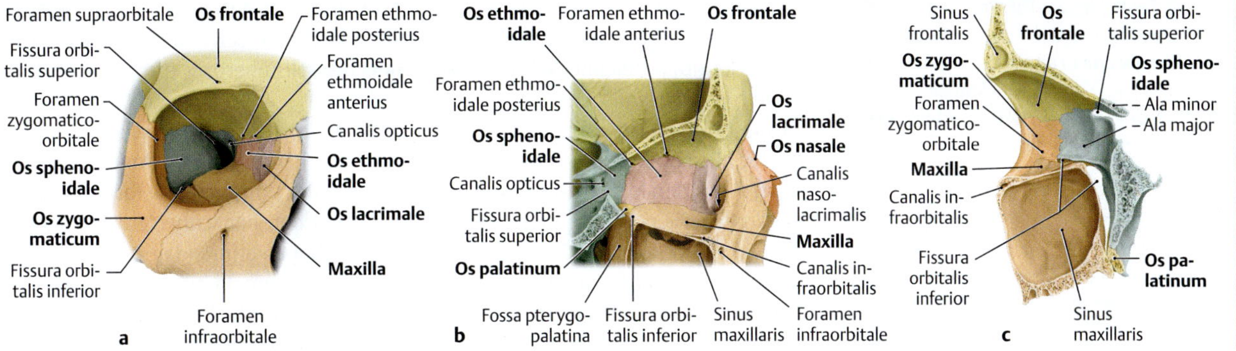

a Ansicht der rechten Orbita von frontal,
b lateral
c und medial mit farblicher Hervorhebung der sieben an ihrer Bildung beteiligten Knochen.

Quelle: Schünke M, Schulte E, Schumacher U. PROMETHEUS LernAtlas der Anatomie, Kopf, Hals und Neuroanatomie. Illustrationen von Voll M u. Wesker K. 6. Aufl. Stuttgart: Thieme; 2022

40.1 Knöcherne Wände und Öffnungen der Orbita

Orbitawand mit beteiligten Knochen	Öffnung	Inhalt
Dach ▪ Os frontale	Incisura frontalis → Gesicht	▪ N. supraorbitalis, R. medialis
	Foramen supraorbitale → Gesicht	▪ N. supraorbitalis, R. lateralis
Boden ▪ Maxilla ▪ Os zygomaticum ▪ Os palatinum	Canalis infraorbitalis und Foramen infraorbitale → Gesicht	▪ N. infraorbitalis ▪ A. infraorbitalis
laterale Wand ▪ Os zygomaticum ▪ Ala major des Os sphenoidale (Facies orbitalis)	Fissura orbitalis superior → mittlere Schädelgrube	▪ N. oculomotorius (III) ▪ N. trochlearis (IV) ▪ N. abducens (VI) ▪ N. ophthalmicus (V_1), der in der Orbita drei Äste bildet – N. lacrimalis – N. frontalis – N. nasociliaris ▪ V. ophthalmica superior
	Fissura orbitalis inferior → Fossa pterygopalatina	▪ N. zygomaticus (aus V_2) ▪ N. infraorbitalis (aus V_2) ▪ A. infraorbitalis ▪ V. ophthalmica inferior Über der Fissura orbitalis inferior liegt der M. orbitalis (Müller), der den venösen Rückfluss reguliert
	Foramen zygomaticoorbitale	▪ N. zygomaticus (aus V_2) mit Aufteilung in
	→ über Foramen zygomaticotemporale zum Gesicht	– R. zygomaticotemporalis des N. zygomaticus (aus V_2)
	→ über Foramen zygomaticofaciale zum Gesicht	– R. zygomaticofacialis des N. zygomaticus (aus V_2)
mediale Wand ▪ Ala minor des Os sphenoidale ▪ Proc. frontalis der Maxilla ▪ Os lacrimale ▪ Os ethmoidale ▪ Os frontale	Canalis opticus → mittlere Schädelgrube	▪ N. opticus ▪ A. ophthalmica
	Foramen ethmoidale anterius → vordere Siebbeinzellen	▪ A. und N. ethmoidalis anterior (aus V_1)
	Foramen ethmoidale posterius → hintere Siebbeinzellen	▪ A. und N. ethmoidalis posterior (aus V_1) ▪ Vv. ethmoidales
	Canalis nasolacrimalis → Nasenhöhle	▪ Ductus nasolacrimalis

Die Basis des Kegels bildet die vordere Öffnung, den **Aditus orbitalis**. An der Spitze des Orbitakegels befindet sich der **Anulus tendineus communis**, ein Sehnenring, der den Ursprung der meisten äußeren Augenmuskeln (Tab. **40.2**) bildet. Durch seine

Das Periost der Orbita wird als Periorbita bezeichnet. Sie wird über der Fissura orbitalis inferior als **Membrana orbitalis** bezeichnet. Zur Regulation des venösen Rückflusses enthält die Membran glatte Muskelfasern (**M. orbitalis**), die vom N. petrosus profundus innerviert werden.

Da die Wände zwischen der Orbita und den benachbarten Nasennebenhöhlen sehr dünn sind, können leicht Frakturen auftreten oder entzündliche Prozesse übergreifen.

Die Orbitawände enthalten zahlreiche Öffnungen (Tab. **40.1**).

zentrale Öffnung laufen der N. opticus (II), N. oculomotorius (III), N. abducens (VI), N. nasociliaris (aus V_1) sowie die A. ophthalmica.
Der knöcherne Orbitakegel wird von Periost überzogen, das wegen seiner besonderen Zusammensetzung aus kollagenen und elastischen Fasern im Bereich der Orbita als **Periorbita** bezeichnet wird. Als **Membrana orbitalis** überbrückt die Periorbita die Fissura orbitalis inferior.
In diese Membran sind die glatten Muskelfaserzüge des **M. orbitalis** eingelassen. Dieser Muskel reguliert den venösen Blutrückfluss in der V. ophthalmica inferior. Er wird durch den N. petrosus profundus innerviert, der sympathische Fasern führt.
Die knöchernen Wände zwischen der Orbita und den benachbarten Nasennebenhöhlen (insbesondere Sinus maxillaris und Cellulae ethmoidales) sind nur ca. 0,5 mm dick. Daher können nach entsprechenden Traumata an diesen Stellen sehr leicht Frakturen auftreten oder bei Infektionen entzündliche Prozesse übertreten.
Die Orbita ist durch zahlreiche Öffnungen und Kanäle mit unmittelbar und mittelbar benachbarten Strukturen und Räumen verbunden (Tab. **40.1**).

40.2.2 Inhalt der Orbita mit Leitungsbahnen

- Augapfel (**Bulbus oculi**),
- **Muskeln** (6 äußere Augenmuskeln, s. u. und M. levator palpebrae superioris),
- Fettgewebe (Corpus adiposum orbitae; um den Bulbus oculi als **Vagina bulbi** = **Tenon-Kapsel** bezeichnet) und
- **Leitungsbahnen** (Abb. **40.2**).

40.2.2 Inhalt der Orbita mit Leitungsbahnen

Die Orbita enthält

- den Augapfel, sog. **Bulbus oculi** (S. 1056),
- Muskeln (6 äußere Augenmuskeln, s. u., sowie den **M. levator palpebrae superioris** (S. 1042)) und
- umgebendes Fettgewebe (**Corpus adiposum orbitae**), das um den Bulbus oculi herum als derbe bindegewebige Kapsel (**Vagina bulbi**, **Tenon-Kapsel**) ausgebildet ist.
- Zahlreiche **Leitungsbahnen** zur Versorgung des Augapfels und seiner Hilfsstrukturen ziehen durch die Orbita (Abb. **40.2**). Sie werden hier kurz im Zusammenhang dargestellt, damit ihre Herkunft bei Besprechung der von ihnen versorgten Strukturen bereits bekannt ist.

Blutgefäße: A. und V. ophthalmica und deren Äste. Über die Vv. ophthalmicae superior und inferior besteht ein Anschluss an die Gesichtsvenen (S. 964).

Arterien: Die **A. ophthalmica** (aus der A. carotis interna) bildet im Bereich der Orbita zahlreiche Äste, deren Versorgungsgebiet teilweise auch außerhalb der Orbita liegt: **A. lacrimalis** (Tränendrüse und über Aa. palpebrales laterales auch den lateralen Lidbereich), **Aa. ciliares posteriores longae** und **breves** (Bulbus hinter dem Äquator bzw. N. opticus im Bereich des Discus), **A. centralis retinae**, die im N. opticus zur Retina zieht, **Aa. ethmoidales anterior** und **posterior** (Hirnhaut vordere Schädelgrube und mediale Nasenschleimhaut), **A. supraorbitalis** (Bulbus vor dem Äquator, Endast zur Stirn), **Aa. palpebrales mediales** (mediales Augenlid). Ihre Endäste (A. supratrochlearis und A. dorsalis nasi) enden in der Gegend des medialen Augenwinkels bzw. Nasenrückens, wo sie eine Anastomose zum Stromgebiet der A. carotis externa (A. angularis) bilden. Ein R. anastomoticus mit der A. meningea media (ebenfalls Stromgebiet der A. carotis externa) kann ausgebildet sein.

Venen: Die **V. ophthalmica** nimmt das Blut aus den **Vv. ophthalmicae superiores** und **inferiores**, der **V. lacrimalis**, der **V. supratrochlearis** und den **Vv. ethmoidales** auf und leitet es dem Sinus cavernosus zu. Über die Vv. ophthalmicae superior und inferior besteht ein Anschluss an die Gesichtsvenen (S. 964) V. angularis und V. facialis.

Nerven: Neben dem N. opticus (**II**) zur Weiterleitung der visuellen Information verlaufen die Augenmuskelnerven (**III**, **IV** und **VI**) durch die Orbita.
Der N. ophthalmicus (**V_1**) verzweigt sich in die Nn. nasociliaris, lacrimalis und frontalis. Aus dem N. nasociliaris stammen die sensorischen Fasern für die **Nn. ciliares longi** und **breves**.
Im **Ggl. ciliare** werden die parasympathischen Okulomotoriusfasern umgeschaltet und ziehen zusammen mit sensiblen (aus dem N. ophthalmicus) und sympathischen Fasern zu den inneren Augenmuskeln (M. ciliaris und Mm. sphincter und dilatator pupillae).

Nerven: Neben dem die optische Information leitenden **N. opticus** (**II**) verlaufen die Nerven zu den Augenmuskeln durch die Orbita:

- **N. oculomotorius** (**III**),
- **N. trochlearis** (**IV**) und
- **N. abducens** (**VI**).

Ebenfalls verzweigen sich die Äste des ersten Trigeminushauptstamms (**N. ophthalmicus**, **V_1**) innerhalb der Augenhöhle: **N. nasociliaris**, **N. lacrimalis** und **N. frontalis**.
Das **Ggl. ciliare** liegt lateral des N. opticus. Es hat drei Wurzeln, jedoch werden wie in den anderen Kopfganglien (S. 970) nur die aus dem R. inferior nervi oculomotorii stammenden parasympathischen Fasern (**Radix parasympathica** oder **oculomotoria**) hier umgeschaltet. Die Fasern der **Radix sensoria** (aus dem N. nasociliaris) und **Radix sympathica** aus dem periarteriellen Plexus um die A. ophthalmica ziehen ohne Umschaltung durch das Ggl. ciliare hindurch und schließen sich mit den postganglionären parasympathischen Fasern zu **Nn. ciliares breves** zusammen. Die parasympathischen und sympathischen Fasern der Nn. ciliares breves innervieren die inneren Au-

40.2 Leitungsbahnen der Orbita

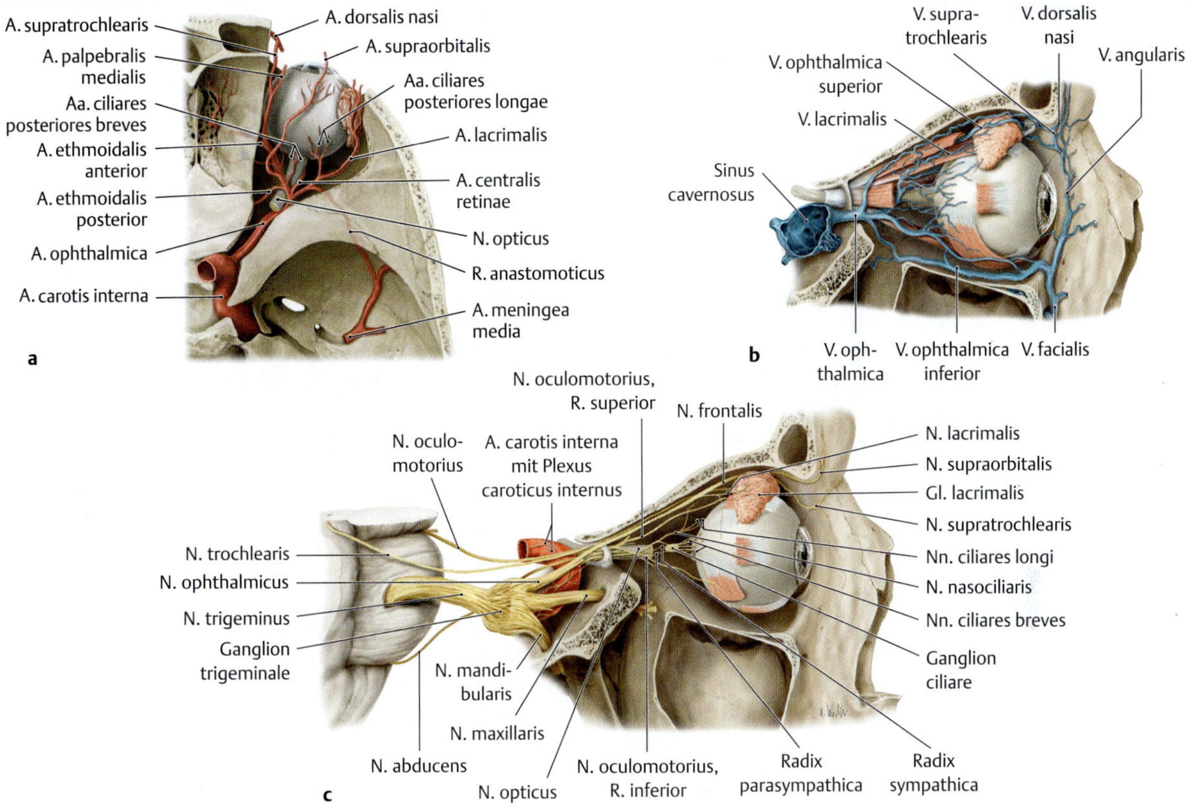

Rechtes Auge in der Orbita, **a** Ansicht von kranial, **b** und **c** Ansicht von lateral
Zur Verdeutlichung wurden die jeweils umliegenden Strukturen weitgehend entfernt.
a Äste der A. ophthalmica in der rechten Orbita nach Entfernung des Orbitadachs und Fensterung des Canalis opticus
b Venen in der rechten Orbita nach Entfernung ihrer lateralen Wand und Fensterung des Sinus maxillaris.
c Nerven in der rechten Orbita in der gleichen Darstellung wie in b.

Quelle: Schünke M, Schulte E, Schumacher U. PROMETHEUS LernAtlas der Anatomie, Kopf, Hals und Neuroanatomie. Illustrationen von Voll M u. Wesker K. 6. Aufl. Stuttgart: Thieme; 2022

genmuskeln. Der M. ciliaris und der M. sphincter pupillae werden dabei von parasympathischen, der M. dilatator pupillae von sympathischen Fasern innerviert.
Vom N. nasociliaris kommt auch die sensorische Komponente der **Nn. ciliares longi**, denen sich sympathische Fasern aus dem periarteriellen Plexus um die A. ophthalmica anschließen.

40.3 Hilfsapparat des Auges

40.3.1 Bewegungen des Augapfels durch äußere Augenmuskeln

Die Bewegungen des Augapfels vollziehen sich im Spaltraum zwischen Capsula bulbi und Sclera (S. 1047), dem **Spatium circumbulbare**. Die Beweglichkeit beider Bulbi ist Voraussetzung für die Einstellung einer einheitlichen Blickrichtung. Beide Bulbi sind zu einem System zusammengeschlossen, das konjugierte Augenbewegungen ermöglicht. Die Schaltzentrale dieses Systems liegt in den Kerngebieten der Augenmuskelnerven im Mittelhirn (Tab. **42.1**) und im Colliculus superior (S. 1219). Stellglieder dieses Regelsystems sind die äußeren Augenmuskeln.

► Merke. An jedem Auge gibt es **vier gerade** (Mm. rectus lateralis, medialis, superior, inferior) sowie **2 schräge** Augenmuskeln (Mm. obliquus superior und inferior), die jeweils eine **Hauptfunktion** mit Ausnahme der Mm. rectus lateralis und medialis sowie **Nebenfunktionen** aufweisen (Tab. **40.2**).

40.3 Hilfsapparat des Auges

40.3.1 Bewegungen des Augapfels durch äußere Augenmuskeln

Der Augapfel bewegt sich im **Spatium circumbulbare**. Um konjugierte Augenbewegungen zu ermöglichen, sind beide Bulbi zu einem System zusammengeschlossen, dessen Schaltzentrale in den Kerngebieten der Augenmuskelnerven im Mittelhirn liegt (Tab. **42.1**).

► Merke.

40.2 Augenmuskeln

Muskel	Ursprung	Ansatz	Innervation	Funktion*	
M. rectus superior	Anulus tendineus communis	Bulbusäquator	N. oculomotorius (III)	**Elevation** (Hebung) geringe Adduktion und Innenrotation	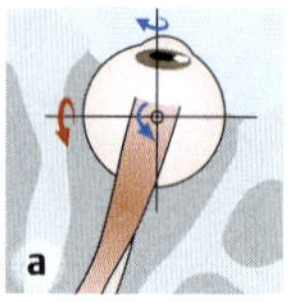 Quelle: Schünke M, Schulte E, Schumacher U. PROMETHEUS LernAtlas der Anatomie, Kopf, Hals und Neuroanatomie. Illustrationen von Voll M u. Wesker K. 6. Aufl. Stuttgart: Thieme; 2022
M. rectus inferior	Anulus tendineus communis	Bulbusäquator	N. oculomotorius (III)	**Depression** (Senkung) geringe Adduktion und Außenrotation	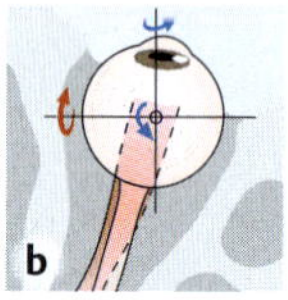 Quelle: Schünke M, Schulte E, Schumacher U. PROMETHEUS LernAtlas der Anatomie, Kopf, Hals und Neuroanatomie. Illustrationen von Voll M u. Wesker K. 6. Aufl. Stuttgart: Thieme; 2022
M. rectus lateralis	Anulus tendineus communis	Bulbusäquator	N. abducens (VI)	**Abduktion**	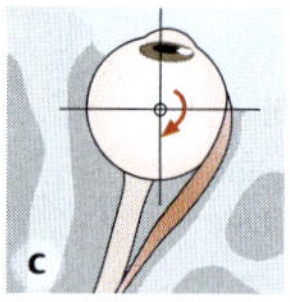 Quelle: Schünke M, Schulte E, Schumacher U. PROMETHEUS LernAtlas der Anatomie, Kopf, Hals und Neuroanatomie. Illustrationen von Voll M u. Wesker K. 6. Aufl. Stuttgart: Thieme; 2022
M. rectus medialis	Anulus tendineus communis	Bulbusäquator	N. oculomotorius (III)	**Adduktion**	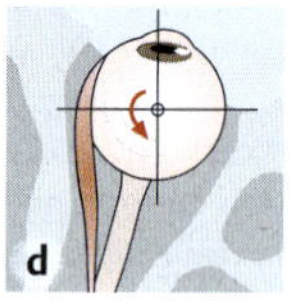 Quelle: Schünke M, Schulte E, Schumacher U. PROMETHEUS LernAtlas der Anatomie, Kopf, Hals und Neuroanatomie. Illustrationen von Voll M u. Wesker K. 6. Aufl. Stuttgart: Thieme; 2022
M. obliquus superior	Corpus ossis sphenoidalis Verlauf durch Trochlea (Hypomochlion am medialen Orbitarand)	hinter dem Bulbusäquator	N. trochlearis (IV)	**Innenrotation** Abduktion und geringe Depression	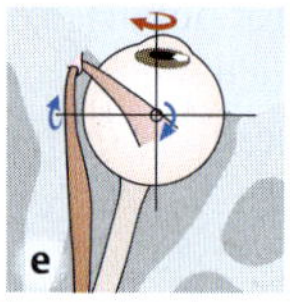 Quelle: Schünke M, Schulte E, Schumacher U. PROMETHEUS LernAtlas der Anatomie, Kopf, Hals und Neuroanatomie. Illustrationen von Voll M u. Wesker K. 6. Aufl. Stuttgart: Thieme; 2022
M. obliquus inferior	Crista lacrimalis posterior der Maxilla	hinter dem Bulbusäquator	N. oculomotorius (III)	**Außenrotation** Abduktion und geringe Elevation	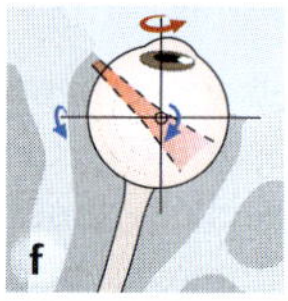 Quelle: Schünke M, Schulte E, Schumacher U. PROMETHEUS LernAtlas der Anatomie, Kopf, Hals und Neuroanatomie. Illustrationen von Voll M u. Wesker K. 6. Aufl. Stuttgart: Thieme; 2022

* Die jeweilige Hauptfunktion ist durch Fettdruck und roten Pfeil in der zugehörigen Abbildung gekennzeichnet.

Die jeweilige Muskelfunktion hängt von der Abweichung der aktuellen Blickstellung von der Normalstellung ab (Abb. **40.3**).

Welche Funktion ein Augenmuskel ausführt, hängt von der Abweichung der aktuellen Blickstellung von der Normalstellung ab, bei der die Sehachse um etwa 23° von der Orbitaachse abweicht (Abb. **40.3**).

40.3 Seh- und Orbitaachse

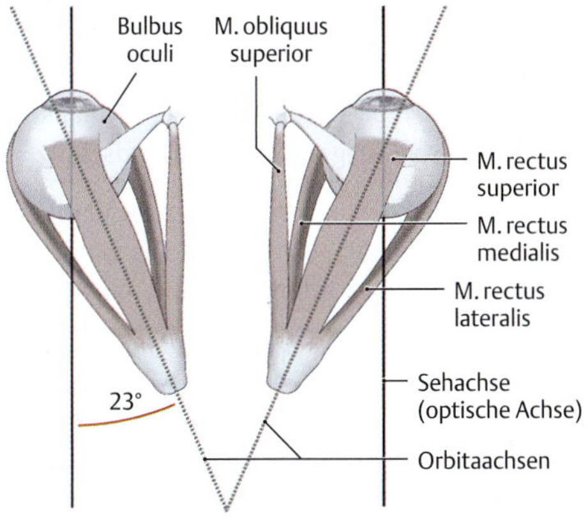

Ansicht von kranial auf beide Augen. Die optische Achse (durchgezogene Linie) differiert von der Orbitaachse (gestrichelte Linie längs des M. rectus superior) um 23°.

Quelle: Schünke M, Schulte E, Schumacher U. PROMETHEUS LernAtlas der Anatomie, Kopf, Hals und Neuroanatomie. Illustrationen von Voll M u. Wesker K. 6. Aufl. Stuttgart: Thieme; 2022

Die Bewegungen des Bulbus können dabei als **Drehbewegungen um drei Achsen** aufgefasst werden, deren gemeinsamer Drehpunkt etwa 14 mm hinter der Hornhaut liegt. Die sagittale Achse entspricht der Blickachse und ermöglicht Innenrotation und Außenrotation des Bulbus. Um die vertikale Achse erfolgen Abduktion (Blick nach außen) und Adduktion (Blick nach innen). Elevation (Blick nach oben) und Depression (Blick nach unten) erfolgen um die transversale Achse.
Zu Details bezüglich Ursprung, Ansatz, Innervation s. Tab. **40.2**.

Die Bewegungen des Bulbus sind Drehungen um eine sagittale, vertikale und transversale Achse, die einen gemeinsamen Drehpunkt etwa 14 mm hinter der Hornhaut haben.

► Klinik. Störungen der konjugierten Blickmotorik (z. B. **Schielen = Strabismus**) können zu **Doppelbildern** führen (**Diplopie**). Man untersucht die Betroffenen, indem man sie nach rechts, links und in beide Richtungen diagonal schräg blicken lässt und verfolgt dabei die Bewegungen beider Bulbi. Die Stellung des zurückbleibenden Bulbus gibt Aufschluss über die gelähmten Augenmuskeln und damit u. U. auch über die Funktion der betroffenen Augenmuskelnerven bzw. deren Kerne.

40.4 Hauptblickrichtungen

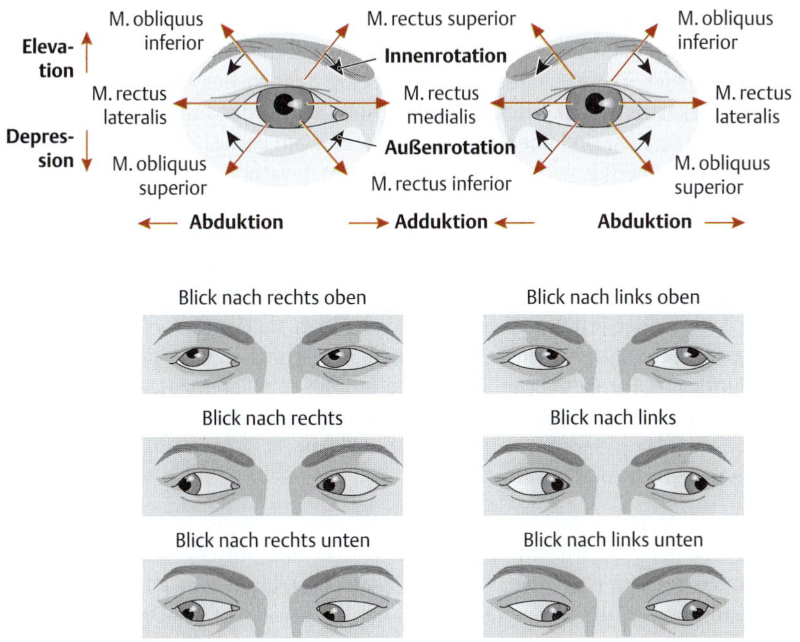

Beachte, dass bei einer Blickrichtung an jedem Auge unterschiedliche Muskeln aktiviert werden können.

Quelle: Schünke M, Schulte E, Schumacher U. PROMETHEUS LernAtlas der Anatomie, Kopf, Hals und Neuroanatomie. Illustrationen von Voll M u. Wesker K. 6. Aufl. Stuttgart: Thieme; 2022

40.3.2 Augenlider und Bindehaut

Augenlider (Palpebrae)

Funktion: Die Augenlider (Abb. **40.5**) schützen die Hornhaut vor mechanischen Schäden und bilden einen inkompletten Blendschutz.

Aufbau: Sie bestehen aus einer oberflächlichen (M. orbicularis oculi, Septum orbitalis) und einer tiefen Schicht (Lidheber, Tarsus).

40.3.2 Augenlider und Bindehaut

Augenlider (Palpebrae)

Funktion: Aufgrund ihrer mechanischen Festigkeit schützen die Lider die darunter liegende empfindliche Hornhaut vor mechanischen Schäden. Darüber hinaus sind sie ein relativer (weil nicht komplett lichtundurchlässig) Licht- und Blendschutz.

Aufbau: Man unterscheidet eine oberflächliche Schicht, zu der der M. orbicularis oculi und das bindegewebige Septum orbitalis zu rechnen ist, von einer tiefen Schicht, der die Lidheber und der Tarsus mit Begleitstrukturen zugeordnet werden (Abb. **40.5**).

40.5 Augenlid

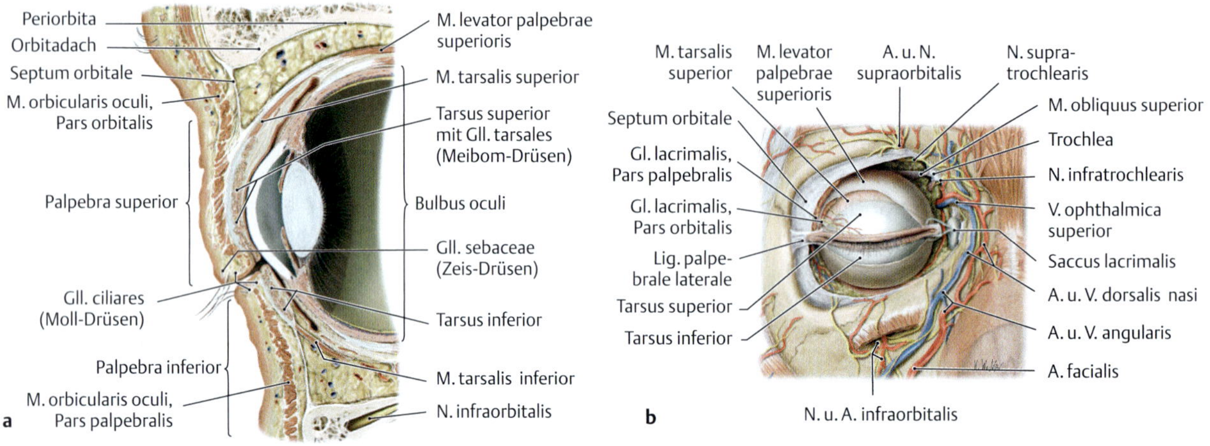

a Augenlid im Sagittalschnitt
b und tiefe Schicht nach Entfernung eines Großteils des Septum orbitale in der Ansicht von ventral.

Quelle: Schünke M, Schulte E, Schumacher U. PROMETHEUS LernAtlas der Anatomie, Kopf, Hals und Neuroanatomie. Illustrationen von Voll M u. Wesker K. 6. Aufl. Stuttgart: Thieme; 2022

Tarsus

Der Kern der Lider besteht aus den bindegewebigen **Tarsus superior** und **inferior**. Am Orbitarand ist der Tarsus durch die **Ligg. palpebrale mediale** und **laterale** befestigt, die gleichzeitig Sehnen des **M. orbicularis oculi** sind. Dieser Muskel ist für den Lidschluss zuständig. Das Oberlid wird durch den **M. levator palpebrae superioris** gehoben. Die aus glatten Muskelzellen bestehenden **Mm. tarsalis superior** und **inferior** regulieren die Weite der Lidspalte. In der Klinik wird der M. tarsalis superior als Müller-Lidheber bezeichnet.

Tarsus

Form und Festigkeit der Lider werden durch halbovale bindegewebige Platten, **Tarsus superior** und **Tarsus inferior**, hergestellt. Diese Tarsi werden durch bindegewebige Bänder, **Ligg. palpebralia mediale** und **laterale**, am medialen bzw. lateralen Orbitarand befestigt. Diese Bänder sind gleichzeitig Sehnen des **M. orbicularis oculi**, einem quergestreiften mimischen Muskel (Abb. **36.14**), der für den Lidschluss zuständig ist. Die Tarsi sind über das Septum orbitale am Periost der Orbita verankert. Als Heber des Oberlids wirkt der quergestreifte **M. levator palpebrae superioris**, der von der Ala minor des Os sphenoidale entspringt, über dem M. rectus superior durch die Orbita zieht und über eine Aponeurose im Bindegewebe des Tarsus superior inseriert. Dieser Aponeurose liegen die glatten Muskelzellen des **M. tarsalis superior** (in der Klinik Müller-Lidheber genannt und nicht zu verwechseln mit dem Müller-Muskel, der Teil des M. ciliaris ist) von innen an. Der **M. tarsalis inferior** besteht ebenfalls aus glatten Muskelzellen und befindet sich im Unterlid zwischen Tarsus inferior und Fornix inferior. Beide Mm. tarsales regulieren zusammen mit dem M. orbicularis oculi die Weite der Lidspalte (**Rima palpebrarum**).

Limbus palpebrae mit Drüsen

Der vordere Lidrand (**Limbus anterior palpebrae**) ist stumpf und mit Wimpern besetzt. In die Haartrichter münden die **Zeis-Drüsen** (Talgdrüsen). In der Nähe der Haarwurzeln liegen die apokrinen **Moll-Drüsen** (Gll. ciliares). Der hintere Lidrand ist scharfrandig. Hier münden die Ausführungsgänge der Talg produzierenden **Meibom-Drüsen** (Gll. tarsales). Ihr Inhalt wird durch einzelne Fasern des M. orbicularis oculi (**Riolan-Muskel**) ausgepresst und bildet eine Schicht des Tränenfilms (S. 1044).

Limbus palpebrae mit Drüsen

Der Lidrand (Limbus palpebrae) weist einen stumpfen vorderen (**Limbus anterior palpebrae**) und einen scharfkantigen hinteren Rand (**Limbus posterior palpebrae**) auf.
Der Limbus anterior palpebrae ist mit **Wimpern** (Cilia) besetzt, in deren Haartrichter die Ausführungsgänge großer Talgdrüsen, der **Gll. sebaceae** (**Zeis-Drüsen**) münden. In der Nähe der Haarwurzeln liegen einzelne Schweißdrüsen, **Gll. ciliares** (**Moll-Drüsen**), die apokrin sezernieren.
In den Limbus palpebrae posterior münden die Ausführungsgänge der großen holokrinen, Talg produzierenden **Gll. tarsales** (**Meibom-Drüsen**), deren Drüsenbäumchen in der Tunica propria tarsi liegen und deren Inhalt durch Kontraktion einzelner Fasern des M. orbicularis oculi ausgepresst wird. Diese Muskelfasern werden als **Rio-**

lan-Muskel bezeichnet. Der Talg der Gll. tarsales bildet die äußere von drei Schichten des präkornealen Flüssigkeitsfilms (S. 1044).

▸ Klinik. Eine bakterielle Infektion (Staphylokokken) der Lidranddrüsen (Zeis- oder Moll-Drüsen) nennt man **Hordeolum externum** (**Gerstenkorn**). Sind die Gll. tarsales betroffen, spricht man von einem **Hordeolum internum**. Es handelt sich um eine schmerzhafte Entzündung mit Rötung des Lidrandes, Ödem und ggf. Eiteransammlung.
Hiervon zu unterscheiden ist die schmerzfreie Schwellung eines **Chalazions** (**Hagelkorn**), das durch einen Sekretstau der Meibom-Drüsen mit nachfolgender nicht bakterieller Entzündung hervorgerufen wird. Beide Erkrankungen werden normalerweise durch lauwarme Kompressen behandelt und heilen dann nach wenigen Tagen ab.

40.6 Liddrüsenentzündungen

a Hordeolum internum
b und Chalazion.

Quelle: Wagner P, Lang G. Chalazion (Hagelkorn). In: Lang G, Esser J, Gareis O, Lang G, Lang S, Spraul C, Wagner P, Hrsg. Augenheilkunde. 6. Aufl. Stuttgart: Thieme; 2019

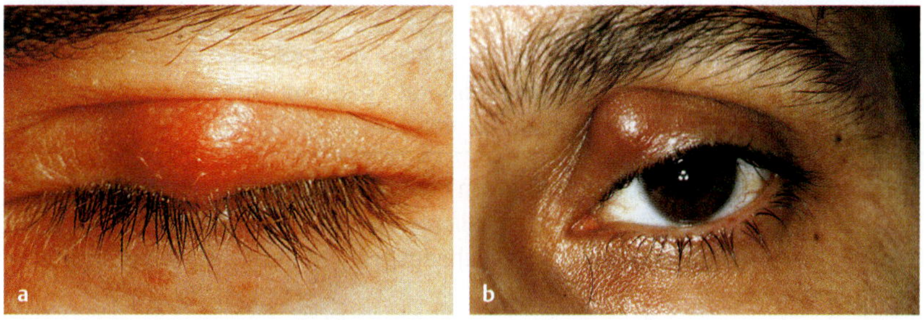

▸ Klinik.

Gefäßversorgung: In dieser Region überschneiden sich die Versorgungsgebiete von A. carotis interna und externa. Aus der A. carotis interna stammen die **A. supraorbitalis** und von lateral Äste der **A. lacrimalis** (beides Äste der A. ophthalmica). Aus dem Stromgebiet der A. carotis externa kommen von lateral Äste der **A. temporalis superficialis**. Die mediale Versorgung stammt von Ästen der **A. angularis** (aus der A. facialis) bzw. der **A. dorsalis nasi**, die mit der A. supratrochlearis (aus der A. ophthalmica) anastomosiert.
Die Venen tragen den gleichen Namen und begleiten die Arterien (Abb. **40.5b**).

Innervation:

- **Motorisch:** Der **M. levator palpebrae superioris** wird vom **N. oculomotorius** (**III**) innerviert, die glatte Muskulatur des **M. tarsalis superior** (Müller-Lidheber) und der **M. tarsalis inferior** aus postganglionären Fasern aus dem Ggl. cervicale superius des **Sympathikus**, die sich dem N. oculomotorius anlagern.
- **Sensibel:** Die sensible Innervation erfolgt über **Rr. palpebrales nervi supraorbitalis** des N. ophthalmicus (V_1) bzw. über **Rr. palpebrales nervi infraorbitalis** des N. maxillaris (V_2).

Gefäßversorgung: Sie erfolgt aus dem
- Stromgebiet der A. carotis interna über die A. supraorbitalis und A. lacrimalis (beide aus A. ophthalmica), aus dem
- Stromgebiet der A. carotis externa über die A. temporalis superficialis, A. angularis, A. dorsalis nasi.

Sie werden von gleichnamigen Venen begleitet (Abb. **40.5b**).

Innervation:
- **Motorisch**: N. oculomotorius (M. levator palpebrae superioris) und sympathisch (Mm. tarsales superior und inferior).
- **Sensibel:** über Rr. palpebrales des N. supraorbitalis (aus V_1) und des N. infraorbitalis (aus V_2).

Bindehaut (Tunica conjunctiva)

Eine gefäßreiche Schleimhaut, die **Tunica conjunctiva** (Bindehaut), kleidet als **Conjunctiva tarsi** die Rückfläche der Lider und als **Conjunciva bulbi** die vorderen Anteile der Sclera aus (Abb. **40.7**). Somit bildet sie eine Tasche, die in der Klinik als **Konjunktivalsack** bezeichnet wird. Charakteristischerweise weist die Bindehaut ein mehrschichtiges hochprismatisches Epithel auf, in das Becherzellen eingelagert sind. Das Sekret der Becherzellen bildet die innere Schicht des präkornealen Flüssigkeitsfilms (S. 1044).
Am oberen und unteren Übergang von Lid und Bulbus befindet sich die **Fornix conjunctivae superior** bzw. **inferior** mit zahlreichen Reservefalten (Conjunctiva fornicis) zur Kompensation extremer Augenbewegungen. Im medialen Augenwinkel bildet die Bindehaut eine äußerlich sichtbare **Plica semilunaris conjunctivae**.

Bindehaut (Tunica conjunctiva)

Sie kleidet die Rückseite der Lider und die vorderen Teile der Sclera aus (Abb. **40.7**) und bildet eine Tasche, die in der Klinik **Konjunktivalsack** genannt wird. Es handelt sich um eine Schleimhaut, deren Sekret die innere Schicht des präkornealen Flüssigkeitsfilm (S. 1044) ausmacht. Am Übergang von Lidern und Bulbus bildet die **Fornix conjunctivae** eine Reservefalte. Im medialen Augenwinkel ist die Plica semilunaris conjunctivae sichtbar.

40.7

40.7 **Bindehaut**

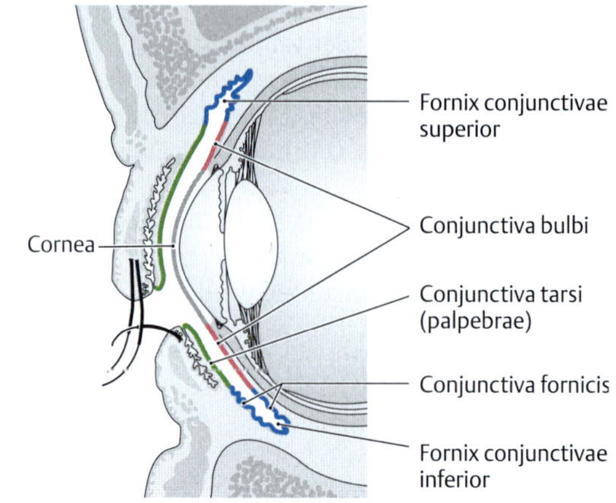

Ausdehnung der Bindehaut an einem schematischen Sagittalschnitt.

Quelle: Schünke M, Schulte E, Schumacher U. PROMETHEUS LernAtlas der Anatomie, Kopf, Hals und Neuroanatomie. Illustrationen von Voll M u. Wesker K. 6. Aufl. Stuttgart: Thieme; 2022

▸ Klinik.

▸ **Klinik.** Durch leichtes Ziehen am Unterlid kann die Bindehaut inspiziert werden. Aufgrund ihrer guten Kapillarisierung kann mit Erfahrung am Grad der Rötung der Hämoglobingehalt des Blutes abgeschätzt werden.

Gefäßversorgung: Sie erfolgt über die Aa. palpebrales und ciliares anteriores, der venöse Abfluss über die gleichnamigen Venen in die Vv. ophthalmicae superior und inferior.

Gefäßversorgung: Die Bindehaut wird von den **Aa. palpebrales laterales** und **mediales** und den vorderen Ziliararterien (**Aa. ciliares anteriores**) versorgt.
Der venöse Abfluss erfolgt über die gleichnamigen Venen in die **Vv. ophthalmicae superior** und **inferior**.

Innervation: Nn. ciliares longi aus dem N. nasociliaris, einem Ast des N. ophthalmicus (V_1).

Innervation: Die Bindehaut ist reich innerviert von sensiblen Ästen der Nn. ciliares longi aus dem N. nasociliaris, der seinerseits aus dem **N. ophthalmicus** (V_1) stammt.

40.3.3 Tränenapparat

Tränendrüse (Glandula lacrimalis)

40.3.3 Tränenapparat
Tränendrüse (Glandula lacrimalis)

Funktion: Sie dient v. a. der Sekretion der **Tränenflüssigkeit**. Diese bildet die mittlere Schicht des **präkornealen Flüssigkeitsfilms** (Abb. **40.8b**), der Unebenheiten der Hornhaut ausgleicht und deren Austrocknung verhindert. Die beiden anderen Schichten werden von den Becherzellen der Konjunktiven bzw. den Meibom-Drüsen gebildet.

Funktion: Die Hauptfunktion der Gl. lacrimalis besteht in der **Sekretion der Tränenflüssigkeit**. Diese bildet die mittlere von drei Schichten des **präkornealen Flüssigkeitsfilms** (Abb. **40.8b**). Dieser Flüssigkeitsfilm gleicht geringfügige Unebenheiten der Hornhaut aus und verhindert deren Austrocknung. Die innere Schicht des präkornealen Flüssigkeitsfilms ist viskös und wirkt dadurch stabilisierend auf den Film. Sie wird von den Becherzellen des Konjunktivalepithels gebildet. Die äußere Schicht ist lipophil und verhindert das rasche Verdunsten. Sie stammt vom Talg der Gll. tarsales, sog. Meibom-Drüsen (S. 1042).

▸ Exkurs: Zusammensetzung und Funktionen der Tränenflüssigkeit.

▸ **Exkurs: Zusammensetzung und Funktionen der Tränenflüssigkeit.** Täglich werden unter Normalbedingungen, d. h. wenn ein Mensch nicht weint, etwa 5–10 ml Tränenflüssigkeit (lat. lacrima) gebildet, die Sekretion sistiert während des Schlafes. Die Tränenflüssigkeit besteht aus einer isotonen Salzlösung (Na^+, K^+, Cl^-, Bikarbonat) und enthält sezernierte Proteine (Lysozym, Lactoferrin, α- und β-Defensine) mit antibakterieller (bakteriozider und bakeriostatischer) Wirkung. Weitere Komponenten sind Epidermal Growth Factor (EGF) zur Förderung der Heilung kleiner Wunden und IgA, das durch Transzytose in die Tränenflüssigkeit gelangt.

Aufbau und Lage: Die Gl. lacrimalis ist eine seröse, tubuloalveoläre Drüse. Sie liegt oberhalb des temporalen Lidwinkels. Die 8–12 Ausführungsgänge münden lateral oben in der Fornix conjunctivae superior. Die Sehne des M. levator palpebrae superioris teilt die Drüse in **Partes palpebralis** und **orbitalis** (Abb. **40.8a**).

Aufbau und Lage: Die Gl. lacrimalis ist eine seröse, tubuloalveoläre Drüse ähnlich wie die Gl. parotis (S. 1006) bzw. der exokrine Teil des Pankreas (S. 736). Schalt- und Streifenstücke fehlen.
Sie liegt oberhalb des temporalen Lidwinkels in der Fossa glandulae lacrimalis des Os frontale. Die 8–12 Ausführungsgänge münden lateral in der Fornix conjunctivae superior.
Die aponeurotische Sehne des M. levator palpebrae superioris teilt die Drüse in eine **Pars palpebralis** und eine **Pars orbitalis** (Abb. **40.8a**). Beide Teile sind jedoch über eine Parenchymbrücke miteinander verbunden.

Gefäßversorgung: A. lacrimalis; V. ophthalmica superior.

Gefäßversorgung: Sie erfolgt über die **A. lacrimalis** aus A. ophthalmica. Über die **V. ophthalmica superior** fließt das Blut ab.

Innervation: Die Tränensekretion wird durch **parasympathische** Fasern angeregt, deren 1. Neuron im Ncl. salivatorius superior im Hirnstamm liegt. Diese präganglionären Fasern gelangen über den Intermediusanteil des **N. facialis** (VII) als **N. petrosus major** zum **Ggl. pterygopalatinum**, wo sie auf das **2. Neuron** umgeschaltet werden. Mit dem **N. zygomaticus** (aus N. maxillaris = V_2) gelangen die postganglionären Fasern über eine Anastomose (R. communicans cum nervo lacrimale) mit dem **N. lacrimalis** (aus N. ophthalmicus = V_1) zur Drüse.
Die **sympathischen** Nervenfasern aus dem Halsgrenzstrang erreichen die Drüse über die Nervengeflechte um die A. lacrimalis.

Innervation: parasympathische Fasern aus Intermediusanteil des **N. facialis** (VII), die mit dem **N. petrosus major** zum **Ggl. pterygopalatinum** verlaufen. Die postganglionären Fasern gelangen über eine Anastomose zwischen N. zygomaticus und N. lacrimalis zur Drüse.
Die **sympathische** Innervation aus dem Halsgrenzstrang erreicht die Drüse über periarterielle Plexus um die A. lacrimalis.

Tränenwege

Durch den Lidschlag gelangt die Tränenflüssigkeit in den medialen Augenwinkel und reinigt dabei den Konjunktivalsack von kleineren Fremdkörpern.
Die Flüssigkeit sammelt sich im Tränensee (**Lacus lacrimalis**) und wird durch die beiden Tränenpunkte (**Puncta lacrimalia**) im Ober- und Unterlid über die jeweiligen Tränenkanälchen (**Canaliculi lacrimales**) dem Tränensack (**Saccus lacrimalis**) zugeleitet (Abb. **40.8a**). Dieser liegt, bedeckt von der medialen Periorbita, in der Fossa lacrimalis des Os lacrimale. Durch die Verwachsung der dünnen Wand des Saccus lacrimalis mit dem Periost des Os lacrimale und der Periorbita bleibt das Lumen stets geöffnet.

Tränenwege

Die Tränenflüssigkeit sammelt sich im **Lacus lacrimalis** und gelangt über den oberen und unteren Tränenpunkt am medialen Augenwinkel in den **Saccus lacrimalis** (Abb. **40.8a**). Dieser setzt sich in den **Ductus nasolacrimalis** fort, der mit einem mehrreihigen Zylinderepithel ausgekleidet ist.

► Merke. Der Tränenfluss wird durch den Lidschluss (M. orbicularis oculi) von temporal nach nasal in Richtung der ableitenden Tränenwege gesteuert.

► Merke.

► Klinik. Da eine Läsion des **N. facialis**, d. h. eine **Fazialisparese** (S. 1175), zu einer Lähmung des M. orbicularis oculi führt, funktioniert der Lidschluss nicht mehr. Es ist nur ein unvollständiger Augenschluss möglich (**Lagophthalmus**). Wegen des fehlenden Lidschlusses wird die Tränendrüse nicht mehr „ausgedrückt" und kann die Tränenflüssigkeit nicht mehr über Cornea und Sclera verteilt werden, sodass in dieser Situation die Gefahr einer Hornhautschädigung durch Austrocknung besteht. Versuchen Betroffene mit Fazialisparese, die Augen zu schließen, kann die physiologische konjugierte Bulbusbewegung nach oben (Schutzstellung) durch die offene Lidspalte beobachtet werden. Dies wird als **Bell-Phänomen** bezeichnet.

► Klinik.

40.8 Tränenapparat und Aufbau des präkornealen Flüssigkeitsfilms

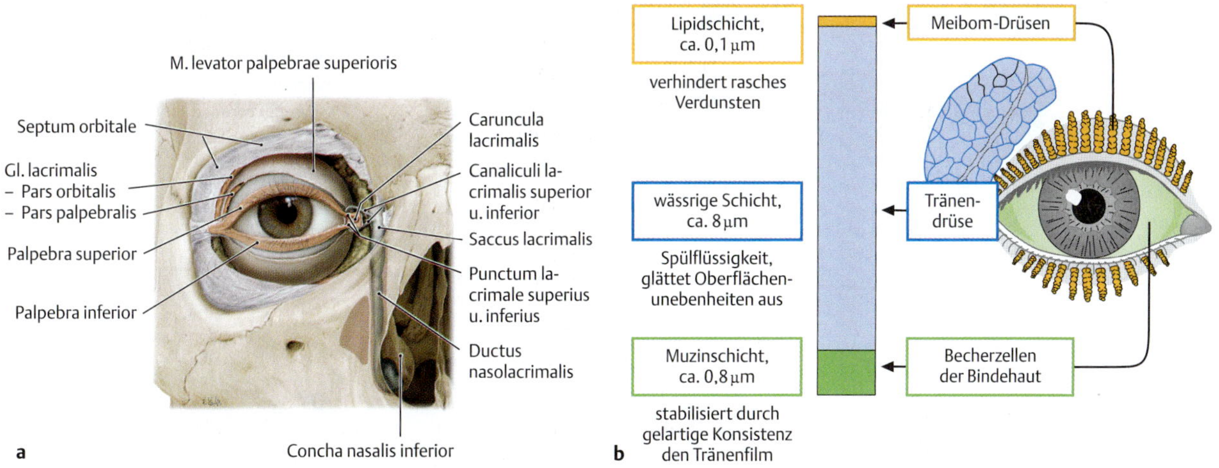

a Rechtes Auge von frontal, Septum orbitale teilweise entfernt. Die Ansatzsehne des M. levator palpebrae superioris wurde teilweise durchtrennt, um die beiden Teile der Tränendrüse sichtbar zu machen.
b Der präkorneale Flüssigkeitsfilm besteht aus drei definierten Schichten mit unterschiedlichen Eigenschaften.

Quelle: Schünke M, Schulte E, Schumacher U. PROMETHEUS LernAtlas der Anatomie, Kopf, Hals und Neuroanatomie. Illustrationen von Voll M u. Wesker K. 6. Aufl. Stuttgart: Thieme; 2022

Der **Ductus nasolacrimalis** mündet im **Meatus nasalis inferior** (S. 1028). Hier befindet sich eine Schleimhautklappe (**Plica lacrimalis**, Hasner-Klappe), die Ventilfunktion hat. Der Tränenabfluss wird durch Kapillarkräfte unterstützt. Die Lidöffnung verstärkt die Sogwirkung.

Der **Saccus lacrimalis** (Tränensack) setzt sich in den **Ductus nasolacrimalis** fort, der mit einem hohen, mehrreihigen **Zylinderpithel** mit **Becherzellen** ausgekleidet und über eine kräftige Lamina propria in den Knochenkanal eingebaut ist. Er mündet im **Meatus nasalis inferior** (S. 1028), dem unteren Nasengang. An dieser Mündung befindet sich eine Schleimhautfalte (**Plica lacrimalis**, Hasner-Klappe), die wie ein Ventil funktioniert, sodass etwa beim Niesen keine Luft in den Ductus nasolacrimalis gepresst werden kann.
Dabei wird der Tränenabfluss durch die Kapillarkräfte in den Canaliculi lacrimales unterstützt. Darüber hinaus führt die Lidöffnung zu einer Erweiterung der vertikalen Abschnitte und verstärkt die **Sogwirkung**. Nur im letzten Abschnitt der Tränenwege erfolgt der Flüssigkeitstransport passiv.

40.4 Augapfel (Bulbus oculi) – Orientierungslinien und Schichtenfolge

Der Augapfel ist lateral stärker gekrümmt als dorsal. Der **Äquator** teilt den Bulbus in eine vordere und eine hintere Hälfte. Die **Augenachse** zieht vom Zentrum der Cornea (**vorderer Augenpol**) zum Ansatzpunkt des Sehnervs (**hinterer Augenpol**).
Die **Sehachse** verläuft senkrecht durch die Krümmungsmittelpunkte des lichtbrechenden Systems.

▸ Merke.

Der Bulbus besteht aus drei Schichten (Abb. **40.10**–Abb. **40.12**):
- **Tunica fibrosa**,
- **Tunica vasculosa (Uvea)** und
- **Tunica interna bulbi** = **Retina** (Netzhaut).

40.4 Augapfel (Bulbus oculi) – Orientierungslinien und Schichtenfolge

Der Durchmesser des Bulbus oculi beträgt etwa 24 mm, er ist jedoch lateral stärker gekrümmt als dorsal. In den vorderen Pol ist die stark gekrümmte Cornea eingelassen. Die Linie des größten Umfangs nennt man **Äquator**. Er teilt den Bulbus in eine annähernd gleich große vordere und hintere Hälfte. Senkrecht hierzu verlaufen die **Meridiane**. Die **Augenachse** (**Axis bulbi**) zieht vom Zentrum der Cornea (**vorderer Augenpol**) zum Ansatzpunkt des Sehnervs am **hinteren Augenpol**.
Die **Sehachse** (**Axis opticus**) verläuft senkrecht durch die Krümmungsmittelpunkte des dioptrischen Systems zur Fovea centralis.

▸ Merke. Augen- und Sehachse sind nicht identisch.

Am **Bulbus oculi** (Augapfel) können drei Schichten unterschieden werden (Abb. **40.10**–Abb. **40.12**):
- eine mechanisch stabile, äußere Schicht (**Tunica fibrosa bulbi**),
- eine gefäßführende mittlere (**Tunica vasculosa bulbi, Uvea**) und
- eine innere Schicht aus Nervenzellen, d. h. **Tunica interna bulbi** = **Retina**, Netzhaut (S. 1052).

Die drei Schichten des Bulbus lassen sich sowohl dem lichtbrechenden als auch dem informationsverarbeitenden Teil des Auges zuordnen. Im Anschluss an die Beschreibung der Schichten werden die Augenkammern mit den weiteren an der Lichtbrechung beteiligten Strukturen separat besprochen.

40.9

40.9 Bulbus oculi

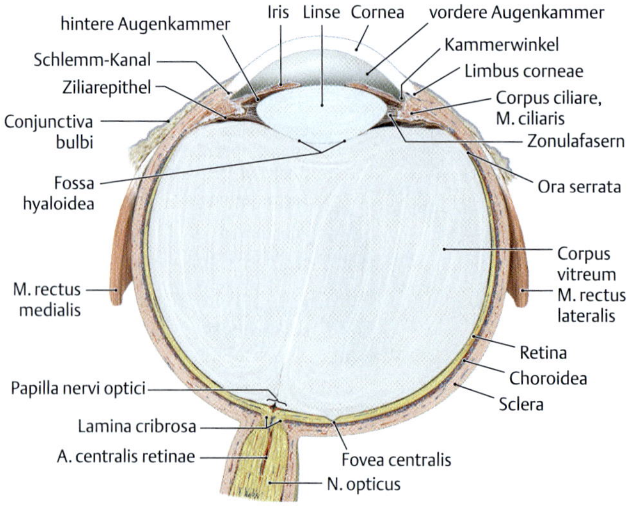

Quelle: Schünke M, Schulte E, Schumacher U. PROMETHEUS LernAtlas der Anatomie. Kopf, Hals und Neuroanatomie. Illustrationen von Voll M u. Wesker K. 6. Aufl. Stuttgart: Thieme; 2022

40.10 Schichten des Bulbus oculi (Teil I)

Anteile/Schichten	Aufbau	Gefäße und Nerven
Tunica fibrosa bulbi		
Cornea (Hornhaut)		
▪ Lamina epithelialis	5–6-schichtiges unverhorntes Plattenepithel (Dicke 70 µm) mitotisch aktive zylindrische Basalzellen (Erneuerung etwa alle 7 Tage) Korneaepithelzellen können sich amöboid bewegen und damit Defekte in der Schicht aktiv abdecken.	**keine Gefäße** (Ernährung beruht auf der Versorgung über ein Randschlingennetz skleraler und episkleraler Blutgefäße im Bereich des Limbus sowie auf aerober Glykolyse. Das Epithel ist zur Sauerstoffaufnahme aus dem **Tränenfilm** und das Endothel zur Glukoseaufnahme aus dem Kammerwasser befähigt). **Nerven:** Nn. ciliares longi (aus N. nasociliaris aus N. V1) ziehen durch die Sclera und treten am Limbus in die Cornea über
▪ Lamina limitans anterior (Bowman-Membran)	Schicht (8–14 µm) ungewöhnlich dünner (140–270 Å) Kollagenfibrillen (Kollagen Typ I und V)	
▪ Substantia propria	Schicht (500 µm) aus dicht gepackten, parallel angeordneten Kollagenfasern (Typ I, III, V und VII, 200–250 Lamellen), Keratozyten (Fibroblasten)	
▪ Lamina limitans posterior (Descemet-Membran)	2 Schichten, deren Komponenten von den Endothelzellen gebildet werden: – Kollagen(VIII-)fasern und – Glykoproteine	
▪ Endothel	eine Lage platter, hexagonaler, durch Zonulae occludentes (Diffusionsbarriere) miteinander verbundener Zellen	
Sclera (Lederhaut)		
▪ Lamina episcleralis	Schicht aus lockerem Bindegewebe, in das Gefäße und Nerven eingebettet sind	**Gefäße:** Aa. ciliares anteriores (aus den Aa. musculares der A. ophthalmica), 4 Venae vorticosae (Austritt aus der Sclera durch vier Kanäle) mit Zufluss aus: – Vv. ciliares anteriores (vor dem Äquator) – Vv. ciliares posteriores longae und breves (hinter dem Äquator) **Nerven:** wie Cornea (s. o.)
▪ Lamina propria (Stroma sclerale)	Schicht aus straffem kollagenen Bindegewebe (hoher Anteil von Hydroxyprolin im Kollagen, 45 % Dermatansulfat als Proteoglykan)	
▪ Lamina fusca	pigmentierte (Melanozyten) Schicht aus lockerem Bindegewebe an der Grenze zur Uvea	

40.4.1 Tunica fibrosa bulbi (äußere Augenhaut)

Die Tunica fibrosa bulbi verleiht dem Auge die mechanische Stabilität, die unter Berücksichtigung des Augeninnendrucks von 15 mmHg und dem Zug der äußeren Augenmuskeln erforderlich ist, damit auf der Netzhaut ein reelles Bild erzeugt werden kann. Sie ist annähernd kugelförmig mit einem Radius von ca. 12 mm und besteht aus zwei Anteilen:

- Die **Sclera** (**Lederhaut**) ist der undurchsichtige, weißlich durch die Bindehaut des Auges durchschimmernde Teil der Tunica fibrosa bulbi. Am Übergang der Sclera zur Cornea befindet sich der **Sulcus sclerae**, der durch die unterschiedliche Krümmung von Sclera und Cornea zustande kommt. Diese Region, an der Sclera und Cornea miteinander verbunden sind, wird **Limbus** genannt. Hier ist mit 0,8 mm die dickste Stelle der Sclera, während ihre dünnste Stelle mit nur 0,3 mm im Bereich der Ansatzsehnen der äußeren Augenmuskeln liegt.
- Der vordere durchsichtige, lichtbrechende Teil der Tunica fibrosa bulbi wird **Cornea** (**Hornhaut**) genannt und hat die Form eines Uhrglases. Mit einer **Brechkraft von 40 Dioptrien** stellt die Cornea den Hauptanteil am lichtbrechenden Apparat des Auges (65 Dioptrien) dar. Sie ist äußerst widerstandsfähig gegen mechanische Deformationen und (bakterielle) Infektionen. Ihre Transparenz verdankt sie dem regelmäßigen Aufbau des (dünnen) Epithels, dem Fehlen von Blutgefäßen und der regelmäßigen Anordnung der Komponenten des Stroma corneae. Die Cornea ist

40.4.1 Tunica fibrosa bulbi (äußere Augenhaut)

Die Tunica fibrosa besteht aus zwei Anteilen:

- Die **Sclera** (**Lederhaut**) ist undurchsichtig weiß. Durch die unterschiedliche Krümmung gegenüber der Cornea entsteht der **Sulcus sclerae**. Diese dickste Stelle der Sclera wird **Limbus** genannt.
- Die **Cornea** (**Hornhaut**) ist der durchsichtige, lichtbrechende Teil und hat die Form eines Uhrglases. Mit einer Brechkraft von 40 dpt stellt sie den Hauptanteil am lichtbrechenden System dar. Ihre Transparenz verdankt sie dem regelmäßigen Aufbau des (dünnen) Epithels und des Stroma corneae sowie dem Fehlen von Blutgefäßen. Die Cornea ist stärker gekrümmt als die Sclera.

mit einem Krümmungsradius von 7–8 mm stärker gekrümmt als die Sclera. Ihre Dicke variiert von 0,7 mm am Rand bis zu 0,5 mm in der Mitte. In der vertikal verlaufenden Ebene ist die Hornhaut stärker gekrümmt als in der horizontal verlaufenden.

40.4.2 Tunica vasculosa bulbi (Uvea, Gefäßhaut)

Die **Uvea** fasst **Iris** (Regenbogenhaut), **Corpus ciliare** (Strahlenkörper) und **Choroidea** (Aderhaut) zusammen.

Iris (Regenbogenhaut, Abb. 40.13): Die Iris regelt den Lichteinfall durch die Pupille, deren Weite zwischen 1,5 mm (**Miosis**) und 12 mm (**Mydriasis**) schwankt und durch die im Stroma iridis gelegenen Muskeln (Tab. **40.3**) reguliert wird.

40.4.2 Tunica vasculosa bulbi (Uvea, Gefäßhaut)

Unter dem vor allem in der Klinik für die mittlere Bulbus-Schicht gebräuchlichen Begriff **Uvea** werden **Iris** (Regenbogenhaut), **Corpus ciliare** (Strahlenkörper) und **Choroidea** (Aderhaut) zusammengefasst.

Iris (Regenbogenhaut, Abb. 40.13): Die Iris regelt den Lichtdurchtritt durch die **Pupille** (normalerweise kreisförmige Öffnung in der Mitte der Iris) und optimiert dadurch auch die Abbildungseigenschaften (Tiefenschärfe!) des lichtbrechenden Apparates.

Die Pupillenweite schwankt abhängig vom Lichteinfall und der autonomen Innervation zwischen 1,5 mm (enge Pupille = **Miosis**) und 12 mm (weite Pupille = **Mydriasis**). Der Öffnungsgrad wird durch den Antagonismus der beiden im Stroma iridis gelegenen Muskeln (Mm. sphincter und dilatator pupillae, Tab. **40.3**) reguliert.

40.3 M. sphincter pupillae und M. dilatator pupillae

Muskel	Aufbau	Innervation	Funktion
M. sphincter pupillae	Einige glatte Muskelzellen sind über Gap Junctions miteinander verbunden und von einer Basalmembran umhüllt.	Parasympathische Fasern aus dem Ncl. oculomotorius accessorius (Edinger-Westphal) verlaufen mit dem N. oculomotorius. Als **Radix brevis** erreichen sie das **Ggl. ciliare**, wo sie auf das 2. Neuron umgeschaltet werden. In den **Nn. ciliares breves** gelangen die postganglionären parasympathischen Fasern zum Bulbus.	Verengung der Pupillen (**Miosis**)
M. dilatator pupillae	Eine Lage glatter Muskelzellen ist mit den darunterliegenden Zellen des Pigmentepithels durch Desmosomen und untereinander durch Gap Junctions verbunden.	Sympathische Fasern aus dem Ggl. cervicale superius des Grenzstrangs gelangen als **Radix sympathica** zum **Ggl. ciliare** und ziehen ohne Umschaltung in den **Nn. ciliares breves** zum Bulbus.	Erweiterung der Pupille (**Mydriasis**)

Durch Anordnung und Anzahl der Melanozyten in der Iris wird die **Augenfarbe** bestimmt: Während eine braune Augenfarbe durch die Einlagerung zahlreicher Melanozyten unmittelbar unter der Epithelschicht zustande kommt, ist deren Zahl bei helläugigen stark reduziert.

Corpus ciliare (Strahlenkörper): Der von der Ora serrata bis zur Irisbasis reichende Ziliarkörper besteht aus dem posterioren **Orbiculus ciliaris** (Pars plana) und der anterioren **Corona ciliaris** (Pars plicata). Die faltenförmigen Fortsätze der Corona werden als **Procc. ciliares** bezeichnet, denen kleine **Plicae ciliares** aufsitzen.

Das **Ziliarepithel** produziert **Kammerwasser**, seine elastische Bruch-Membran dient der **Desakkommodation**; der **M. ciliaris** (Tab. **40.4**) ist wichtig für die **Akkommodation** der Linse sowie für den **Kammerwasserabfluss**.

Durch Anordnung und Anzahl der Melanozyten in der Iris wird auch die **Augenfarbe** bestimmt: Während eine braune Augenfarbe durch die Einlagerung zahlreicher Melanozyten unmittelbar unter der Epithelschicht zustande kommt, ist deren Zahl bei helläugigen stark reduziert. Eine blaue bzw. graue Augenfarbe entsteht dadurch, dass nur die längerwelligen Lichtanteile das Pigmentepithel durchdringen können, während die blauen Lichtanteile reflektiert werden. Bei einer grünen Farbe der Iris sind die eingelagerten Melanozyten etwas zahlreicher.

Corpus ciliare (Strahlenkörper): Der Ziliarkörper reicht von der Ora serrata (S. 1052) bis zur Irisbasis und besteht aus dem posterior gelegenen **Orbiculus ciliaris** sowie der sich nach anterior anschließenden **Corona ciliaris**. Während der Orbiculus in Fortsetzung der Ora serrata nur geringe Falten aufweist und daher auch als **Pars plana** bezeichnet wird, wird die Corona infolge der starken meridionalen (senkrecht zum Äquator verlaufenden) Fältelung auch als **Pars plicata** bezeichnet. Diese faltenförmigen Fortsätze werden als **Procc. ciliares** bezeichnet, die ihrerseits nochmals kleinere Falten (**Plicae ciliares**) aufweisen.

Auf seiner Innenseite ist das Corpus ciliare von der Pars ciliaris retinae, einem Teil der Pars caeca retinae, bedeckt.

Das charakteristische **Ziliarepithel** (Abb. **40.11**) produziert **Kammerwasser**, seine elastische Bruch-Membran dient der **Desakkommodation** der Linse.

Der **M. ciliaris** (Tab. **40.4**) ermöglicht die **Akkommodation** der Linse über die ebenfalls durch das Ziliarepithel gebildeten Zonulafasern (S. 1057) und unterstützt den **Kammerwasserabfluss**.

40.11 Schichten des Bulbus oculi (Teil II)

Anteile/Schichten	Aufbau	Gefäße und Nerven
Tunica vasculosa bulbi (Uvea)		
Iris (Regenbogenhaut)		
▪ Lamina epithelialis iridis an der Vorderfläche	unregelmäßiges, lückenhaftes Netz von platten Epithelzellen gebildet, die wegen ihrer Fortsätze eher Fibroblasten ähnlich sehen.	**Gefäße:** Circulus arteriosus iridis major (an der Irisbasis) und minor (am Pupillenrand) im Stroma iridis Beide werden aus Aa. ciliares posteriores longae und Aa. ciliares anteriores gespeist. **Nerven:** Nn. ciliares breves aus dem Ganglion ciliare mit sensiblen, parasympathischen und sympathischen Faserqualitäten. Zusätzlich sensible Innervation aus den Nn. ciliares longi
▪ Stroma iridis	Netze aus radiär angeordneten Kollagenfasern (gebildet von eingelagerten Fibroblasten), weitere Zellen: Melanozyten (Augenfarbe), Mastzellen und sog. „clump cells" (Typ 1: Makrophagen; Typ 2: pigmentierte Zellen neuroektodermaler Herkunft), Muskeln: – **M. sphincter pupillae** (zirkulär) – **M. dilatator pupillae** (radiär)	
▪ Myoepithelium pigmentosum (Pigmentepithel) an der Rückfläche	zweischichtiges Zylinderepithel mit Verbindung der einzelnen Zellen durch Zonulae occludentes → Verhinderung des Übertritts von Kammerwasser in das Stroma iridis – Myoepithel (auf der dem Stroma zugewandten Facies posterior) **M. dilatator pupillae**; in der Nähe der Pupille **M. sphincter pupillae** – kubisches Epithel (in Richtung der hinteren Augenkammer von Basallamina umgeben). Diese Schicht weist zahlreiche radiale und (in Abhängigkeit vom Öffnungsgrad der Pupille) zirkuläre Falten auf.	
Corpus ciliare (Strahlenkörper)		
▪ Ziliarepithel	zweischichtige Epithelschicht (auf **beiden** Seiten von einer Basallamina umgeben!): – **unpigmentierte** Ziliarepithelzellen → Sekretion von Kammerwasser und Hyaluronsäure zur Erhaltung des Glaskörpers – **pigmentierte** Zellen	**Gefäße:** – Aa. ciliares posteriores longae – Aa. ciliares anteriores **Nerven:** – parasympathische Fasern der Nn. ciliares breves
▪ Stroma corporis ciliaris (Stratum vasculosum)	lockeres kollagenes Bindegewebe mit den hierfür charakteristischen Zellen (Fibroblasten, Melanozyten, Mastzellen, Makrophagen); Blutkapillaren in dieser Schicht besitzen ein fenestriertes Endothel zur Erleichterung des Stoffaustauschs zwischen Blut, Epithel und Kammerwasser.	
▪ M. ciliaris	glatter Muskel mit 3 Anteilen	
Choroidea (Aderhaut)		
▪ Lamina suprachoroidea (Haller-Schicht)	scherengitterartig angeordnete Bindegewebsschicht mit nebenstehend genannten aus der A. ophthalmica kommenden Arterien und den in die Vv. orbitales abfließenden Venen	**Gefäße:** – Aa. ciliares post. longae und breves, Aa. ciliares anteriores (Äste der A. ophthalmica) – Vv. vorticosae mit Abfluss in die Vv. orbitalis sup. und inf. **Nerven:** Nn. ciliares longi und breves (Letztere enthalten u. a. parasympathische Fasern aus dem Ggl. ciliare, die z. T. in etwa 2000 nicht zu einem Ganglion zusammengefassten multipolaren Nervenzellen umgeschaltet werden).
▪ Lamina vasculosa	Übergang der nebenstehend genannten Gefäße in weitlumige Arteriolen Umschaltung parasympathischer Fasern	
▪ Lamina choroidocapillaris	Kapillarläppchen, die aus jeweils einer Arteriole der Lamina vasculosa gespeist werden Basallamina des stark fenestrierten Endothels steht in Kontakt mit der Bruch-Membran	

Vergleiche auch Glaskörper (S. 1059). Details zu M. ciliaris siehe Tab. **40.4**.

40.12 Schichten des Bulbus oculi (Teil III)

Anteile/Schichten	Aufbau	Gefäße und Nerven
▪ Bruch-Membran (Complexus basalis, Lamina vitrea)	dreischichtig (2 μm) – Stratum elasticum (vorwiegend elastische Fasern, außen) → wichtig für die **Desakkommodation** – Stratum fibrosum (vorwiegend kollagene Fasern) – Basallamina der pigmentierten Schicht des Ziliarepithels Netz aus elastischen Fasern (→ Desakkommodation = Abflachung der Linse) zwischen Lamina choroidocapillaris und Retina, das außen und innen von Kollagenfibrillen begrenzt wird. Zu ihr gehören die Basallaminae der choroidalen Kapillaren und des retinalen Pigmentepithels.	**keine Blutgefäße und Nerven**
Tunica interna bulbi – Retina (Netzhaut)		
Pars optica retinae		
▪ Stratum pigmentosum	einschichtiges isoprismatisches Epithel Pigmentepitelzellen: – im oberen Teil der lateralen Plasmamembran durch Zonulae occludentes und adhaerentes miteinander verbunden – basal (der Bruch-Membran zugewandt): zahlreiche Mitochondrien sowie glattes endoplasmatisches Retikulum (ER) mit stark gefalteter Plasmamembran – apikalen (den Photorezeptoren zugewandt): zahlreiche Mikrovilli und Taschen, die bis zu 7 μm lang werden können und sich zwischen die Außensegmente der Stäbchenzellen drängen.	A. und V. centralis retinae nicht sensibel bzw. autonom innerviert
▪ Stratum nervosum	Photorezeptoren, Nerven- und Gliazellen	
Pars caeca retinae		
▪ Stratum pigmentosum	prinzipiell ähnlich wie in der Pars optica retinae	Aa. ciliares anteriores nicht sensibel bzw. autonom innerviert
▪ Stratum epitheliale	einschichtiges Epithel ausgebildet, das im Bereich des Corpus ciliare nicht, über der Iris jedoch stärker pigmentiert ist. Die Pars caeca besteht demnach aus einem zweischichtigen pigmentierten Epithel.	

Details zum Stratum nervosum siehe auch Tab. **40.5**.

40.13 Iris und Corpus ciliare

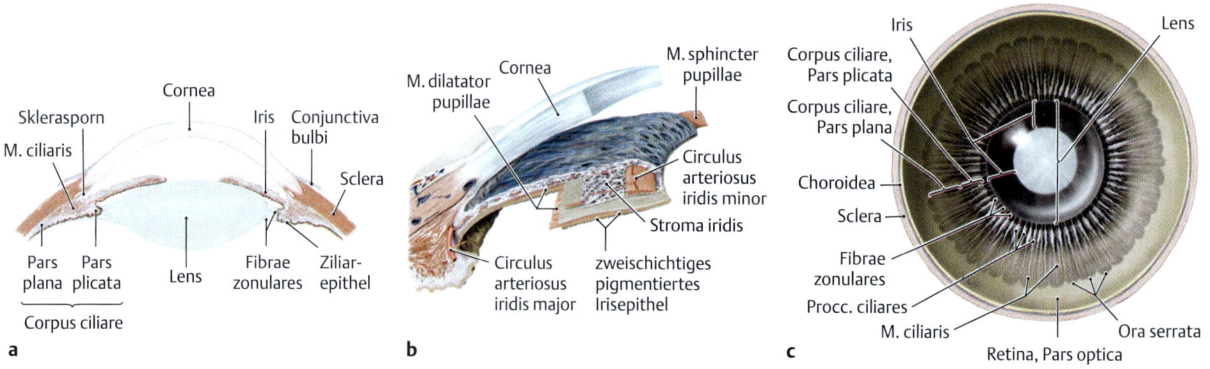

a Übersicht über den anterioren Teil des Bulbus im Horizontalschnitt. Neben Iris und Corpus ciliare als Anteile der Uvea sind auch Hornhaut und Linse mit den in das Corpus ciliare einstrahlenden Zonulafasern dargestellt. Details zu den ebenfalls sichtbaren Augenkammern (S. 1058).
b Aufbau der Iris mit den Mm. sphincter und dilatator puillae an einem Ausschnitt des vorderen Augenabschnitts.
c Ziliarkörper in der Ansicht von dorsal.

Quelle: Schünke M, Schulte E, Schumacher U. PROMETHEUS LernAtlas der Anatomie, Kopf, Hals und Neuroanatomie. Illustrationen von Voll M u. Wesker K. 6. Aufl. Stuttgart: Thieme; 2022

40.14 Blutgefäße des Bulbus oculi und ihre Verzweigung in der Choroidea

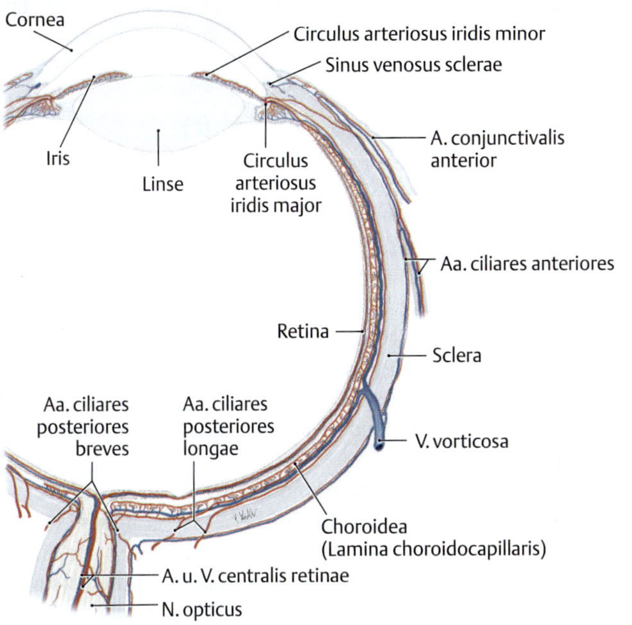

Horizontalschnitt durch das rechte Auge in Höhe des Sehnervs. Ansicht von kranial.

Quelle: Schünke M, Schulte E, Schumacher U. PROMETHEUS LernAtlas der Anatomie, Kopf, Hals und Neuroanatomie. Illustrationen von Voll M u. Wesker K. 6. Aufl. Stuttgart: Thieme; 2022

40.4 M. ciliaris

Anteil	Funktion	Innervation
äußerer, meridionaler Muskel (Brücke-Muskel, Fibrae meridionales)	verhindert das Kollabieren des Schlemm-Kanals → **Abfluss des Kammerwassers** möglich	über parasympathische Fasern aus dem N. oculomotorius, die nach Umschaltung im Ggl. ciliare als **Nn. ciliares breves** zum Bulbus gelangen (Abb. **37.8**)
mittlere, radiale Pars obliqua (Fibrae radiales)	beide Muskeln wirken als Funktionseinheit zur Verkleinerung des Umfangs des Ziliarmuskels und Verlagerung des Ziliarkörpers nach außen → Erschlaffung der Zonulafasern → **Naheinstellung der Linse** (**Akkommodation**)	
innerer, zirkulär angeordneter Muskel (Müller-Muskel, Fibrae circulares)		

▶ Merke. Sowohl die kammerwärtige Seite dieses Ziliarepithels (unpigmentierten Zellen) als auch die dem Stroma zugewandte Seite (pigmentierten Zellen) sind von einer Basallamina umgeben.

Daher sind bei diesem Epithel die apikalen Zellpole einander zugewandt und durch Desmosomen und Nexus miteinander verbunden. Die Basallamina des pigmentierten Epithels setzt sich mit einer fibroretikulären Schicht und elastischen Fasern in die Bruch-Membran fort. In die Basallamina des unpigmentierten Epithels strahlen die Zonulafasern (elastische Fibrillin-Mikrofibrillen) ein, die wie auch Bestandteile des Glaskörpers (S. 1059) vom Ziliarepithel synthetisiert werden.
Den durch die unpigmentierten Zellen des Ziliarepithels aktiv sezernierten Na^+- und Cl^--Ionen folgt isoosmotisch Wasser nach (Kammerwasserproduktion).

▶ Klinik. Wie in anderen Epithelien wird auch im Ziliarepithel Cl^- gegen Bikarbonat ausgetauscht, das intrazellulär durch die Carboanhydrase erzeugt wurde. Daher werden bei erhöhtem Augeninnendruck (**Glaukom**) Carboanhydrasehemmer therapeutisch eingesetzt.

Choroidea (Aderhaut): Die Choroidea liegt zwischen der Lamina fusca der Sclera und der Pars optica der Retina (Netzhaut). Sie ist hinten am Canalis nervi optici und vorne am Skleralsporn angeheftet.
Durch die Aderhaut fließen 85 % der das Auge erreichenden Blutmenge. Sie ist verantwortlich für die **Ernährung des Pigmentepithels und der Photorezeptoren** der Retina.

▶ Merke.

Die Basallamina des pigmentierten Epithels setzt sich mit einer fibroretikulären Schicht und elastischen Fasern in die Bruch-Membran fort. In die Basallamina des unpigmentierten Epithels strahlen die (durch Ziliarepithelzellen produzierte) Zonulafasern ein. Der Kammerwasserproduktion liegt die Sekretion von Na^+ und Cl^- durch Ziliarepithelzellen zugrunde.

▶ Klinik.

Choroidea (Aderhaut): Sie liegt zwischen der Lamina fusca sclerae und der Pars optica retinae.

Die Choroidea ist für die **Ernährung** des Pigmentepithels und der Photorezeptoren verantwortlich.

Die Bruch-Membran (Abb. **40.11**) ist Teil der **Blut-Retina-Schranke** und an der Aufrechterhaltung des **intraokulären Drucks** beteiligt. Zudem wirkt sie der Akommodation entgegen (**Desakkommodation**).

40.4.3 Tunica interna bulbi (Retina, Netzhaut)

Man unterscheidet eine lichtempfindliche **Pars optica** von einer nicht lichtempfindlichen **Pars caeca** retinae. Die Pars caeca wird weiter unterteilt in eine **Pars ciliaris** und eine **Pars iridica** (Abb. **40.15**).

Pars optica und Pars caeca sind aus je zwei Blättern aufgebaut. Das **äußere Blatt** besteht jeweils aus einer Lage von Pigmentzellen (**Stratum pigmentosum retinae**).

Der abrupte Übergang von Pars optica und Pars caeca im vorderen Bulbusbereich (nach anterior bis an den Ziliarkörper reichend) wird **Ora serrata** genannt. Die Pars optica ist nur an der Ora serrata und am Discus nervi optici befestigt, sodass es leicht zu einer Netzhautablösung kommen kann.

40.15

▸ Klinik.

Die zum Pigmentepithel der Retina hin gelegene Bruch-Membran (Abb. **40.11**) ist an der **Aufrechterhaltung des intraokulären Drucks** beteiligt. Zusammen mit den Basalmembranen von Lamina choroidocapillaris und Pigmentepithel bildet sie die **Blut-Retina-Schranke**. Ihre elastischen Fasern wirken der Akkommodation entgegen (**Desakkommodation**).

40.4.3 Tunica interna bulbi (Retina, Netzhaut)

Man unterscheidet

- die lichtempfindliche **Pars optica retinae**, die den Augenhintergrund (Fundus oculi) auskleidet und von innen der Choroidea anliegt, sowie
- die nicht lichtempfindliche („blinde") **Pars caeca retinae**. Die Pars caeca retinae kann in eine **Pars ciliaris retinae** an der Rückseite des Corpus ciliare und eine **Pars iridica retinae** an der Hinterfläche der Iris unterteilt werden (Abb. **40.15**).

Pars optica und Pars caeca retinae sind aus je zwei Blättern aufgebaut. In beiden Teilen besteht das **äußere Blatt** aus einer einschichtigen Lage von Pigmentzellen, dem **Stratum pigmentosum retinae** (S. 1053). Beide Teile der Retina unterscheiden sich also vorwiegend durch das innere Blatt.

Der abrupte Übergang von lichtempfindlichem und blindem Teil der Retina wird wegen ihres gezackten Randes als **Ora serrata** bezeichnet. Sie liegt in der vorderen Hälfte des Bulbus und reicht nach anterior bis an das Corpus cilliare. An der Ora serrata und im Bereich des Sehnervenaustritts (Discus nervi optici) ist die Pars optica retinae mit dem Pigmentepithel verwachsen, während der gesamte übrige Teil nur lose mit dem Pigmentepithel verbunden bleibt. Daher kann es relativ leicht zu partiellen Netzhautablösungen kommen.

40.15 Retina

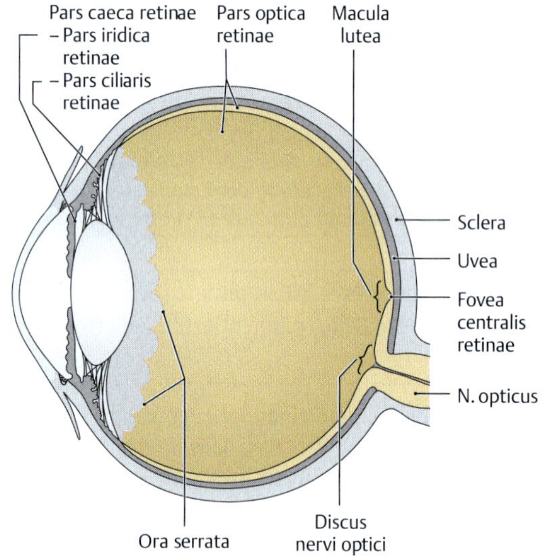

An der Ora serrata geht die Pars optica retinae (gelb) in die Pars caeca retinae (grau) über. Letztere wird nach ihrer Lage an der Rückseite des Corpus ciliare bzw. der Iris nochmal in eine Pars ciliaris und Pars iridica retinae unterteilt.

Quelle: Schünke M, Schulte E, Schumacher U. PROMETHEUS LernAtlas der Anatomie, Kopf, Hals und Neuroanatomie. Illustrationen von Voll M u. Wesker K. 6. Aufl. Stuttgart: Thieme; 2022

▸ Klinik. Eine lokale **Netzhautablösung** (z. B. durch mechanischen Stoß oder Blutung bei Menschen mit Diabetes) erfolgt zwischen der Schicht der Photorezeptoren und dem Pigmentepithel. Symptome sind die Wahrnehmung von monokulären Lichtblitzen, schwarzen Punkten, Vorhang und Schatten. Während der Entwicklung befand sich zwischen beiden Schichten das Lumen des Sehventrikel also ein Hohlraum zwischen innerem und äußerem Blatt des Augenbechers und im weiteren Verlauf der Entwicklung gelangen beide Schichten in näheren Kontakt zueinander, werden aber nicht mechanisch miteinander verzahnt. Da auch die geringste Vergrößerung der Diffusionsstrecke für O_2 zwischen Photorezeptoren und Kapillaren der Choroidea zu Funktionsausfällen der energieabhängigen Rezeptoren führt, ist die Ablösung mit einem kompletten Funktionsausfall an dieser Stelle verbunden. Die lokale Erblindung wird oft nicht wahrgenommen, da die fehlende Information durch neuronale Mechanismen höherer Zentren der Sehbahn „ergänzt" wird. Die Behandlung erfolgt operativ, wobei unterschiedliche Verfahren zum Einsatz kommen.

Stratum pigmentosum retinae

Das Stratum pigmentosum retinae (**Pigmentepithel**) umschließt sowohl die Pars optica als auch die Pars caeca der Retina von außen. Im Bereich der Pars optica reicht das Pigmentepithel interdigitierend bis zwischen die Außensegmente der Photorezeptoren.

Funktionen: Die Pigmentepithelzellen im Bereich der Pars optica retinae haben folgende Aufgaben:
- Stoffaustausch zwischen der reich durchbluteten Choroidea und den Photorezeptoren und Nervenzellen des Stratum nervosum.
- Regeneration des Lichtsensors 11-cis-Retinal (S. 1055), vgl. Photorezeptorzellen (S. 1209).
- Abschirmung der Außensegmente der Photorezeptoren gegen Photooxidation.
- Phagozytose der kontinuierlich anfallenden Membranteile der Außensegmente der Photorezeptoren (vor allem der Stäbchen).

Stratum pigmentosum retinae

Das **Pigmentepithel** bildet das äußere Blatt der Retina. Es ragt im Bereich der Pars optica zwischen die Außensegmente der Photorezeptoren.
Funktionen:
- Stoffaustausch zwischen Choroidea und Stratum nervosum.
- Regeneration von 11-cis-Retinal (Lichtsensor).
- Abschirmung der Außensegmente gegen Photooxidation.
- Phagozytose der kontinuierlich anfallenden Membranfragmente der Außensegmente.

Stratum nervosum retinae

Funktion: Die Pars nervosa retinae ist zunächst eine Projektionsfläche für das von den lichtbrechenden Teilen des Auges produzierte reelle Bild. Die optischen Signale werden dort von den Photorezeptoren in elektrische und dann chemische Signale umgewandelt und bereits an der ersten nachfolgenden wie auch an allen weiteren Synapsen verarbeitet.

Aufbau: In der Pars nervosa retinae liegen die ersten drei Neurone der Sehbahn (Abb. **40.16a**):
- Photorezeptoren,
- Bipolarzellen und
- Ganglienzellen.

Horizontal- und amakrine Zellen modulieren die Informationsweitergabe in der Retina. Außerdem kommt hier ein Sonderform der Glia, die Müller-Glia oder Müller-Stützzellen, vor. Lichtmikroskopisch lassen sich im Stratum nervosum der Pars optica retinae 9 Schichten unterscheiden (Tab. **40.5** und Abb. **40.16b**).

Stratum nervosum retinae

Funktion: Umwandlung von Licht in elektrische Signale. Bereits in den Nervenzellen der Retina wird die Information verarbeitet.

Aufbau: Das Stratum nervosum beherbergt die ersten drei Neurone der Sehbahn und besteht aus 9 Schichten (Tab. **40.5** und Abb. **40.16**).

40.16 Aufbau des Stratum nervosum retinae

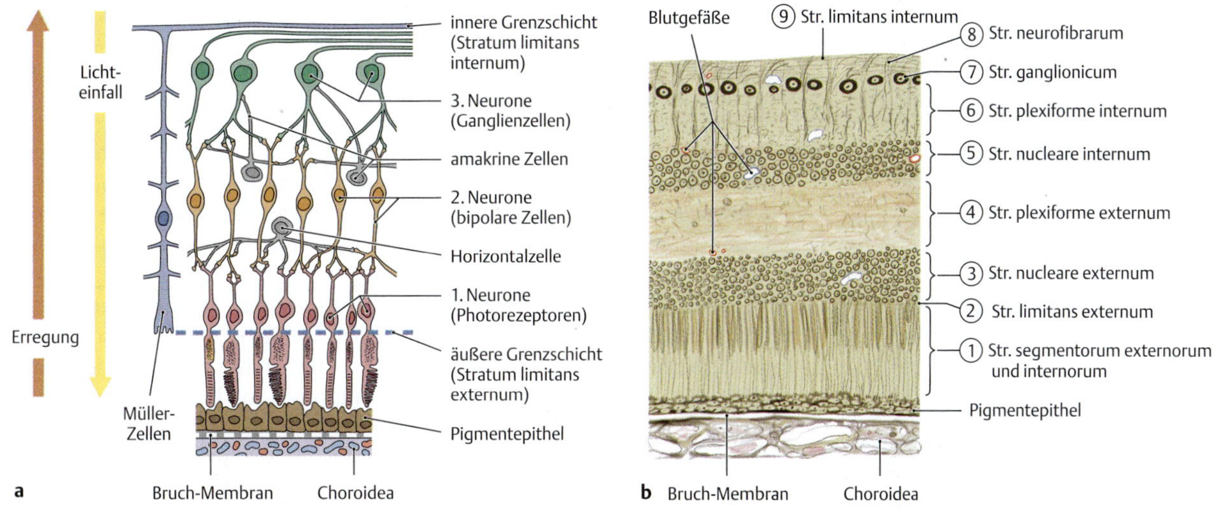

a Schematische Darstellung der retinalen Zellen: Neben den ersten 3 Neuronen der Sehbahn (Photorezeptoren, Bipolarzellen und Ganglienzellen) sind amakrine, Horizontal- und Müller-Zellen von Bedeutung.
b Schichten des Stratum nervosum retinae. Gelegentlich wird das der Bruch-Membran anliegende Pigmentepithel als zehnte Schicht angesehen.

Quelle: Schünke M, Schulte E, Schumacher U. PROMETHEUS LernAtlas der Anatomie, Kopf, Hals und Neuroanatomie. Illustrationen von Voll M u. Wesker K. 6. Aufl. Stuttgart: Thieme; 2022

40.5 Aufbau des Stratum nervosum der Pars optica der Retina

Schicht	Aufbau
Stratum segmentorum externorum et internorum (Schicht der Photorezeptorfortsätze)	▪ enthält die **innerern und äußeren Segmente der Photorezeptorzellen**, die teils in die Zellen des Pigmentepithels hineinragen
Stratum limitans externum (äußere Grenzmembran)	▪ wird von Fortsätzen der retinalen Gliazellen (**Müller-Stützzellen**) gebildet ▪ siebartig durchbrochen von den Photorezeptorzellen
Stratum nucleare externum (äußere Körnerschicht)	▪ enthält die **Somata der Photorezeptorzellen** (erkennbar an den Zellkernen) ▪ zwischen den Rezeptorzellen bestehen teilweise elektrische Synapsen
Stratum plexiforme externum (äußere plexiforme Schicht)	▪ enthält die **Synapsen** und Gap Junctions zwischen Bipolarzellen, Horizontalzellen und Photorezeptorzellen
Stratum nucleare internum (innere Körnerschicht)	▪ enthält die **Kerne** der **Bipolarzellen** (diese stellen den Kontakt zwischen Ganglienzellen und Photorezeptoren her) ▪ außerdem auch die **Somata** der **Horizontalzellen** und **amakrinen Zellen** (Nervenzellen mit stark verzweigten Fortsätzen ohne Axon, dienen über dendro-dendritische Synapsen der Modifikation der visuellen Information)
Stratum plexiforme internum (innere plexiforme Schicht)	▪ enthält viele **Zellfortsätze** und **Synapsen** zwischen Bipolarzellen, Horizontalzellen und Amakrinzellen und Ganglienzellen ▪ Region mit außerordentlich hoher Synapsendichte ($4 \times 10^8/mm^3$)
Stratum ganglionicum (retinale Ganglienzellschicht)	▪ enthält die **Somata der Ganglienzellen** des dritten Neurons
Stratum neurofibrarum (Nervenfaserschicht)	▪ enthält die markhaltigen **Axonen der Ganglienzellen** des dritten Neurons (ziehen im weiteren Verlauf radial zum Discus nervi optici und von dort als myelinisierte Axone im N. opticus zum Corpus geniculatum laterale)
Stratum limitans internum (innere Grenzmembran)	▪ bildet die Grenze zum Corpus vitreum ▪ besteht aus den Endfortsätzen der **Müller-Stützzellen** und einer 0,5 µm dicken Basalmembran

Photorezeptoren

Photorezeptoren sind bipolare, längliche Nervenzellen, deren Dendriten Lichtquanten absorbieren.

Lage: Die Photorezeptoren erstrecken sich über mehrere Schichten des Stratum nervosum.

► Merke.

Morphologie: Beim Menschen unterscheidet man die helligkeitsempfindlichen Stäbchen und die farbempfindlichen Zapfen.

Die **Außensegmente** der Stäbchen sind zylindrisch, die der Zapfen etwas kürzer und kegelförmig. Sie enthalten den Lichtsensor (**Sehpigment**), der bei den Stäbchen in intrazelluläre Membranstapel eingelassenen ist, während er bei den Zapfen in regelmäßige Invaginationen der Plasmamembran eingelassen ist.

Die **Verbindung** zwischen Außen- und Innensegment erfolgt über ein **Zilium**.

Das **Innensegement** gliedert sich in ein distales **Ellipsoid** und ein proximales **Myoid**. Hier erfolgt die Proteinbiosynthese. Die folgende Einschnürung des Zytoplasmas heißt bei Stäbchen **Außenfaser**.

Photorezeptoren

Die Photorezeptoren sind bipolare, lang gestreckte Nervenzellen, deren reizaufnehmender Anteil (Dendriten) zur Absorption von Lichtquanten spezialisiert ist.

Lage: Sie erstrecken sich von außen nach innen über das Stratum segmentorum externorum und internorum, das Stratum nucleare externum und das Stratum plexiforme externum, wobei sie durch das Stratum limitans externum ziehen (vgl. Tab. **40.5**).

► Merke. Die lichtempfindlichen Abschnitte der Photorezeptoren liegen außen und sind damit dem Lichteinfall abgewandt!

Morphologie: Beim Menschen kommen zwei Arten von Photorezeptoren vor: die **helligkeitsempfindlichen Stäbchen**, die das skotopische Sehen (Nachtsehen) vermitteln sowie drei Arten von **farbempfindlichen Zapfen** für das photopische Sehen (Tages- und Farbensehen). Beim Dämmerungssehen (mesopisches Sehen) sind beide Systeme aktiv.

Der Grundbauplan von Zapfen und Stäbchen ist identisch. Das **Außensegment** enthält den **Lichtsensor** (**Sehpigment**) und ist bei den Stäbchen zylindrisch, bei den Zapfen etwas kürzer und kegelförmig. Bei den Stäbchen ist der Lichtsensor in intrazelluläre Membranstapel eingelassen, die ähnlich wie die Münzen einer Geldrolle übereinander gestapelt sind. Bei den Zapfen sind die Lichtsensoren in regelmäßige Einstülpungen der Plasmamembran eingelassen, die sich in Richtung auf das Pigmentepithel verjüngen. Die Außensegmente werden durchschnittlich alle 10 Tage erneuert, die abgestoßenen Anteile werden vom Pigmentepithel phagozytiert.

Die **Verbindung** von Außen- und Innensegment erfolgt über eine Einschnürung des Zellkörpers, die ein unbewegliches **Zilium** („9 + 0-Muster", d. h. ohne die beiden zentralen Mikrotubuli!) enthält.

Das **Innensegment** gliedert sich in ein distales **Ellipsoid** (Mitochondrien) und ein proximales **Myoid** (ER, freie Ribosomen, Golgi-Apparat). Hier finden die Proteinbiosynthese unter anderem der Opsine (Rezeptorprotein für den Lichtsensor) und die Bildung der photosensiblen Membranen statt. Auf das Innensegment folgt eine Einschnürung des Zytoplamas, die bei den Stäbchen **Außenfaser** genannt wird.

In Höhe des Übergangs von Stäbchenmyoid und Außenfaser bzw. Zapfenmyoid und -soma liegt das **Stratum limitans externum**. In diesem Bereich bilden die Müller-Gliazellen (Stützzellen) sowohl untereinander als auch mit den Innensegmenten von Zapfen und Stäbchen Zonulae adhaerentes aus.
Die **Perikaryen** von Zapfen und Stäbchen bilden das **Stratum nucleare externum**. Beide Zelltypen bilden ein kurzes Axon aus, dessen Endknöpfchen (Terminalien) im **Stratum plexiforme externum** liegen, wo sie Synapsen mit Bipolar- und Horizontalzellen bilden. Manche Terminalien der Stäbchen sind zusätzlich über Gap Junctions elektrisch gekoppelt.

Sie (bzw. der Übergang von Zapfenmyoid und -soma) liegt auf Höhe des **Stratum limitans externum**. Hier bilden die Müller-Gliazellen untereinander und mit den Innensegmenten von Zapfen und Stäbchen Zonulae adhaerentes aus. Die **Perikaryen** der Photorezeptoren bilden das **Stratum nucleare externum**. Ihre Axone enden mit Synapsen (an Bipolar- und Horizontalzellen) im **Stratum plexiforme externum**.

Signaltransfer in der Retina – ein Überblick

1. Neuron – Phototransduktion: Der eigentliche **Lichtsensor** (**Chromophor**) ist in allen Fällen das **11-cis-Retinal**, das an Rezeptorproteine (**Opsine**) gebunden wird. Unterschiede in der (spektralen) Empfindlichkeit der Zapfen bzw. Stäbchen sind auf unterschiedliche Opsine zurückzuführen. Trifft ein Photon auf das 11-cis-Retinal, kommt es zu einer Isomerisierung des Sensors und über eine Signalkaskade zum Schließen von Na^+-Kanälen; die Photorezeptoren hyperpolarisieren, d. h. die Neurotransmitterfreisetzung und der Dunkelstrom werden beendet.

2. Neuron – Bipolarzellen: Die Hyperpolarisation von Zapfen und Stäbchen führt zum Sistieren der Neurotransmitterfreisetzung. Diese Signale werden im Stratum plexifome externum über **Synapsen und Gap Junctions** an die nachfolgenden Nervenzellen weitergegeben, deren Zellkörper im **Stratum nucleare internum** liegen. Dabei handelt es sich um **Bipolarzellen**. Zusätzlich wird die Erregung auch an **Horizontalzellen** und **amakrine Zellen** weitergegeben, deren Synapsen sich zusammen mit denen von Ganglienzellen im **Stratum plexiforme internum** befinden (vgl. Tab. **40.5**). Horizontal- und amakrine Zellen sind bereits modulierend an der Informationsverarbeitung im optischen System, aber nicht hauptsächlich an der Signalweitergabe beteiligt.

3. Neuron – Ganglienzellen: Das 3. Neuron der Sehbahn wird durch die Ganglienzellen im **Stratum ganglionicum** repräsentiert. Es besteht aus zahlreichen, zum Teil übereinander liegenden, großen, multipolaren Ganglienzellen, deren noch unmyelinisierte Axone im **Stratum neurofibrarum** radial zum Discus nervi optici und von dort als myelinisierte Axone im **N. opticus** zum Corpus geniculatum laterale ziehen. Die weitere, abschließende Verarbeitung der Information findet im visuellen Kortex statt. Zur detaillierten Beschreibung der Sehbahn (S. 1213).

Signaltransfer in der Retina – ein Überblick

1. Neuron – Phototransduktion: Die Isomerisierung des Lichtsensors führt über eine Signalkaskade zur Hyperpolarisation der Zelle.

2. Neuron – Bipolarzellen: Über Synapsen und Gap Junctions im Stratum plexiforme externum werden die Signale an Bipolar-, Horizontal- und amakrine Zellen weitergegeben, deren Somata im Stratum nucleare internum liegen. Letztere modulieren die Signale lediglich. Bipolarzellen bilden im Stratum plexiforme externum Synapsen mit den Ganglienzellen aus.

3. Neuron – Ganglienzellen: Die Ganglienzellen im **Stratum ganglionicum** senden noch unmyelinisierte Axone im **Stratum neurofibrarum** radial zum Discus nervi optici. Von dort gelangen sie als myelinisierte Axone im N. opticus zum Gehirn (S. 1213).

40.4.4 Fundus oculi (Augenhintergrund)

Die menschliche Retina erscheint aufgrund ihrer guten Durchblutung durch die **Vasa centralis retinae** und wegen der rötlichen Farbe des Chromophor 11-cis-Retinal nahezu gleichmäßig rötlich, sie ist aber nicht an allen Stellen gleichmäßig strukturiert.
Bei einer Augenspiegelung (Fundoskopie, Ophthalmoskopie) erkennt man den **Discus nervi optici** (klinisch: **Papilla nervi optici = „Sehnervenpapille"**) mit einem Durchmesser von 1,6 mm. Bei einer Gesichtsfeldprüfung projiziert sich der Discus auf eine als **„blinder Fleck"** bezeichnete Stelle.
Da sich am Discus die Axone der Ganglienzellen sammeln und als myelinisierter **N. opticus** (II) den Bulbus verlassen, gibt es hier keine Photorezeptoren. Informationen aus dem entsprechenden Bereich des Gesichtsfeldes werden nicht wahrgenommen, daher der Name „blinder Fleck". Durch den Discus nervi optici tritt die **A. centralis retinae** (Ast der A. ophthalmica) zur Versorgung der Pars optica retinae, in die Netzhaut ein bzw. die **V. centralis retinae** aus. Zahlreiche kleine Endäste der A. centralis retinae konvergieren an der **Macula lutea** (**gelber Fleck**, 3 mm Durchmesser), die selbst aber frei von Blutgefäßen ist. In ihrem Zentrum befindet sich die **Fovea centralis** (S. 1211), die Stelle des schärfsten Sehens, eine trichterförmige Einsenkung von etwa 1,5 mm Durchmesser. Am Grund der Fovea befinden sich ausschließlich Zapfen in dichter Anordnung die 1 : 1 mit Ganglienzellen verschaltet sind.

40.4.4 Fundus oculi (Augenhintergrund)

Die menschliche Retina ist gleichmäßig rötlich gefärbt (11-cis-Retinal, Vasa centralis retinae).

Bei der Augenspiegelung (Fundoskopie) erkennt man den **Discus n. optici** (**Papilla n. optici = Sehnervenpapille**), an dem sich die Axone der Ganglienzellen zum N. opticus sammeln. Da es hier keine Photorezeptoren gibt, entsteht an dieser Stelle des Gesichtsfeldes der **blinde Fleck**. Die A. und V. centralis retinae treten durch den Discus ein bzw. aus. Zahlreiche Endäste der A. centralis retinae konvergieren am gelben Fleck (**Macula lutea**), der selbst jedoch frei ist von Blutgefäßen. Hier befindet sich die **Fovea centralis**, die Stelle des schärfsten Sehens. Am Grund der trichterförmigen Einsenkung befinden sich ausschließlich dicht gestellte Zapfen.

▸ **Klinik.** Eine **Fundoskopie** ist auch bei nicht medikamentös geweiteter Pupille möglich und gehört zu jeder körperlichen Untersuchung. Sie ist der einzige Ort des menschlichen Körpers, an dem das Kapillarbett direkt inspiziert werden kann und somit Veränderungen, die z. B. auf eine **Hypertonie** zurückzuführen sind, direkt beobachtet werden können. An der Papille können mit etwas Erfahrung außerdem Zeichen **erhöhten Hirndrucks** abgelesen werden (**Stauungspapille**). Bei **Multipler Sklerose** (S. 1213) kommt es häufig zu einer temporalen Abblassung der Papille.

40.17 Fundoskopie

a Normalbefund des Augenhintergrunds in der Übersicht *Quelle: Füeßl H, Middeke M, Hrsg. Duale Reihe Anamnese und klinische Untersuchung. 7. Aufl. Stuttgart: Thieme; 2022*

b und im Bereich des scharf abgegrenzten Discus nervi optici, der zentral leicht eingebuchtet ist (Exkavation). *Quelle: Lang G, Esser J, Gareis O, Lang G, Lang S, Spraul C, Wagner P, Hrsg. Augenheilkunde. 6. Aufl. Stuttgart: Thieme; 2019*

c Bei einer Stauungspapille infolge erhöhten Hirndrucks erscheint die Begrenzung des Discus unscharf. *Quelle: Burk A, Burk R, Hrsg. Checkliste Augenheilkunde. 6. Aufl. Stuttgart: Thieme; 2018*

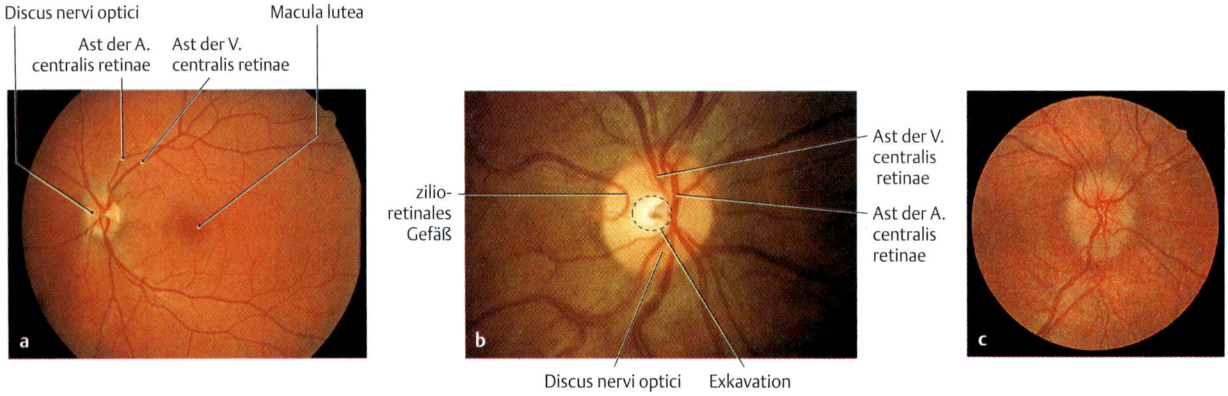

40.5 Augapfel (Bulbus oculi) – Linse und Augenkammern

Der **lichtbrechende (dioprische) Apparat** besteht aus Cornea, Kammerwasser, Linse und Glaskörper. Die Brechkraft wird einzig durch eine Änderung der Krümmungsradien der Linse variiert.

40.5 Augapfel (Bulbus oculi) – Linse und Augenkammern

Linse und Augenkammern mit ihrem Inhalt sind zentrale Bestandteile des **lichtbrechenden (dioptrischen) Apparates**. Er besteht aus der Cornea mit Tränenfilm, Kammerwasser, Linse und Glaskörper. Die Brechkraft des dioptrischen Systems wird einzig durch eine Änderung der Krümmungsradien der Linse variiert, wodurch eine stufenlose Scharfeinstellung naher und ferner Objekte (**Akkommodation**) möglich wird. Ziliarmuskel, Zonulafasern und die elastischen Eigenschaften der Linse spielen bei diesem Vorgang zusammen.

40.5.1 Linse (Lens)

Form und Lage: Die Hinterfläche der bikonvexen Linse ist stärker gekrümmt als die Vorderfläche. Der Rand wird **Linsenäquator** genannt. Der **vordere Linsenpol** liegt direkt hinter der Pupille, der **hintere Linsenpol** ruht in der **Fossa hyaloidea**, einer Vertiefung des Glaskörpers.

Aufbau: Die Linse setzt sich aus Linsenkapsel, Linsenepithel und Linsenfasern zusammen. Bei der Linsenkapsel (**Capsula lentis**) handelt es sich um eine kohlenhydratreiche Basalmembran, die auf der Vorderseite dicker ist als auf der Hinterseite.

40.5.1 Linse (Lens)

Form und Lage: Die Linse ist bikonvex, ihre Hinterfläche ist stärker gekrümmt (Radius: 6 mm) als die Vorderfläche (Radius: 10–11 mm). An ihrem Rand (**Linsenäquator**) hat sie einen Durchmesser von etwa 9 mm. Die Verbindungslinie zwischen zwei gegenüber liegenden Punkten des Linsenäquators durch den Linsenmittelpunkt wird **Axis** genannt. Der vordere Linsenpol (**Polus anterior**) liegt direkt hinter der Pupille (S. 1048). Der hintere Linsenpol (**Polus posterior**) ruht in einer Vertiefung des Glaskörpers (**Fossa hyaloidea**), bleibt von diesem aber durch einen mit Kammerwasser gefüllten Spalt (Berger-Raum) getrennt. Die Linse ist somit allseits von Kammerwasser umgeben.

Aufbau: Die Linse besteht aus drei Komponenten:
- Capsula lentis (Linsenkapsel),
- Epithelium lentis (Linsenepithel) und
- Fibrae lentis (Linsenfasern).

Die **Linsenkapsel** (**Capsula lentis**) ist eine mechanisch sehr robuste Basalmembran mit kohlenhydratreicher, amorpher Grundsubstanz. Sie ist an der Vorderseite 10–19 μm, an der Hinterseite jedoch nur 5 μm dick.

40.18 Wachstum und Zonierung der Linse

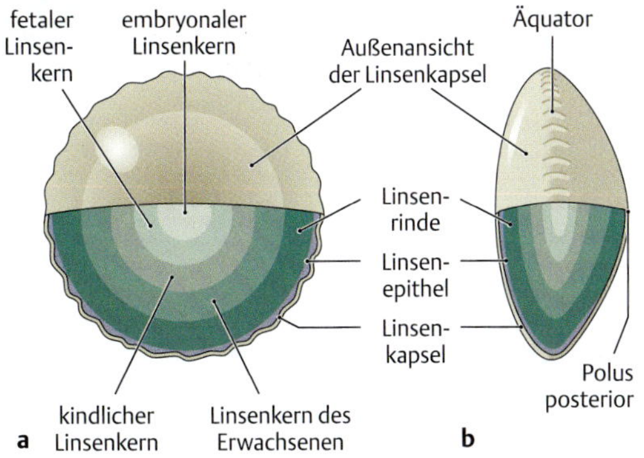

Die Linse wächst zeitlebens von außen nach innen, sodass sich die ältesten Anteile in der Mitte der Linse (Linsenkern) befinden.
a Frontalschnitt
b und Sagittalschnitt durch die Linse eines Erwachsenen.

Quelle: Schünke M, Schulte E, Schumacher U. PROMETHEUS LernAtlas der Anatomie, Kopf, Hals und Neuroanatomie. Illustrationen von Voll M u. Wesker K. 6. Aufl. Stuttgart: Thieme; 2022, nach Lang

40.18

Das einschichtige **Linsenepithel** (Epithelium lentis) der **Vorderfläche** der Linse ist isoprismatisch. Bei den Epithelzellen der **Hinterfläche** wird zwischen einer polnahen, ruhenden Zone und einer äquatornahen, germinativen Zone unterschieden. Dort geht das Linsenepithel durch bipolares Wachstum der Epithelzellen in 7–10 mm lange **Linsenfasern** über, deren Zellkerne zunächst bogenförmig nach vorne aufgereiht sind. Ältere, mehr zentral liegende Fasern haben keinen Zellkern mehr. Die zentral gelegenen Fasern werden mit der Zeit durch Wasserverlust dünner und bilden den **Linsenkern**, an den sich von außen jüngere Fasern anlagern (Abb. **40.18**).

Unter der Kapsel liegt auf der **Vorderseite** ein einschichtiges, isoprismatisches **Linsenepithel**. Bei dem **rückseitigen** Epithel unterscheidet man eine polnahe ruhende von einer äquatornahen, germinativen Zone, wo die Epithelzellen in **Linsenfasern** übergehen (Abb. **40.18**).

▶ **Klinik.** Durch den fortlaufenden Wasserverlust verliert der Linsenkern im Laufe des Lebens seine Elastizität. Dies hat verminderte Krümmungsradien der Linse und damit eine erniedrigte Brechkraft zur Folge. Es resultiert eine „Altersweitsichtigkeit" (**Presbyopie**). Schreitet der Wasserverlust weiter fort, kann eine **Katarakt** (Linsentrübung, auch als „grauer Star" bekannt) entstehen.

▶ Klinik.

40.19 Katarakt

a Längs- und Querschnitt durch eine Linse mit einer Kernkatarakt.
b Auge mit deutlich sichtbarer Katarakt im Zentrum der Linse.

Quelle: Sachsenweger M, Hrsg. Duale Reihe Augenheilkunde. 2. Aufl. Stuttgart: Thieme; 2003

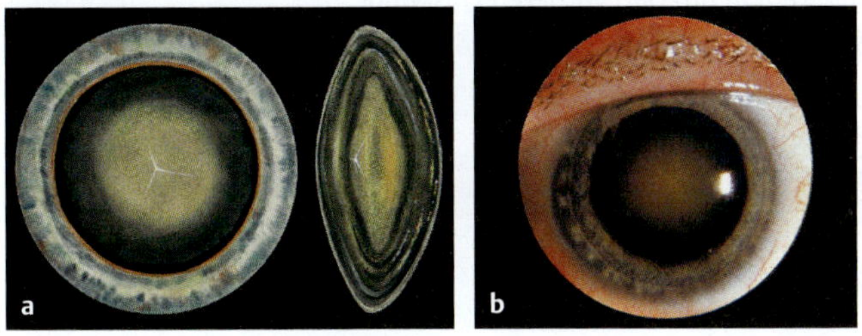

Die vorderen und hinteren Enden der Fasern stoßen beim Neugeborenen in je einer dreistrahligen Naht, dem **Linsenstern**, zusammen. Die Strahlen der Linsensterne sind um 60° gegeneinander verdreht. Da die Linse zeitlebens wächst, entstehen im Laufe des Lebens fortlaufend weitere komplexere Nahtfiguren.

Die vorderen und hinteren Enden der Fasern stoßen in **Linsensternen** zusammen, deren Strahlen um 60° gegeneinander verdreht sind.

Blutversorgung und Innervation: Die Linse ist nicht innerviert und frei von Blutgefäßen. Sie wird vom Kammerwasser (S. 1058) ernährt.

Blutversorgung und Innervation: Die Linse besitzt weder Nerven noch Blutgefäße.

Aufhängeapparat: Der Halteapparat der Linse wird von den **Fibrae zonulares** (Zonulafasern) gebildet, die am Ziliarepithel entspringen, durch die hintere Augenkammer ziehen und dann nahe dem Linsenäquator auf der Vorder- und Rückseite der Linsenkapsel inserieren. Die Zonulafasern bestehen aus Mikrofibrillen mit einem Durchmesser von 8–12 nm.

Aufhängeapparat: Die **Fibrae zonulares** (Zonulafasern) bilden den Halteapparat der Linse. Sie entspringen am Ziliarepithel und inserieren nahe dem Linsenäquator auf der Vorder- und Rückseite der Linsenkapsel.

Akkommodation: Beim **Blick in die Nähe** (**Akkommodation**) **kontrahieren** sich die meridionalen Fasern des **M. ciliaris** (Tab. **40.4**) und verschieben die Procc. ciliares in Richtung Linsenäquator. Dadurch erschlaffen die Zonulafasern und dank ihrer **Eigenelastizität** nimmt die Linse eine mehr kugelförmige Gestalt an → ihre **Brechkraft nimmt zu** (Abb. **40.20**).

Akkommodation: Beim Nahblick kontrahiert sich der M. ciliaris (Tab. **40.4**). Dadurch erschlaffen die Zonulafasern und die Linse nimmt aufgrund ihrer Eigenelastizität eine mehr kugelförmige Gestalt an → ihre Brechkraft nimmt zu (Abb. **40.20**).

40.20

40.20 Lichtbrechung und Dynamik der Linse

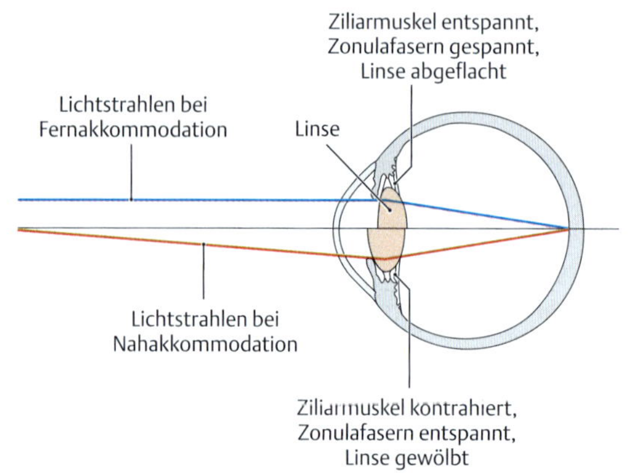

Einstellung des Auges bei Fernsicht (obere Bildhälfte) und bei Nahsicht (untere Bildhälfte).

Quelle: Schünke M, Schulte E, Schumacher U. PROMETHEUS LernAtlas der Anatomie, Kopf, Hals und Neuroanatomie. Illustrationen von Voll M u. Wesker K. 6. Aufl. Stuttgart: Thieme; 2022

Beim Fernblick erschlafft der M. ciliaris. Hierdurch werden die Zonulafasern angespannt, die ihrerseits an der Linse ziehen und diese abflachen → ihre **Brechkraft nimmt ab** (Abb. **40.1**).

Desakkommodation: Beim **Blick in die Ferne** (**Desakkommodation**) **erschlafft** der **M. ciliaris** (Tab. **40.4**), wodurch die passiv gespannten Anteile der **Bruch-Membran** (Abb. **40.11**) sich wieder zusammenziehen. Dadurch bewegen sich die Ziliarfortsätze vom Linsenäquator weg. Dies spannt die Zonulafasern an, die ihrerseits an der Linse ziehen und diese abflachen → ihre **Brechkraft nimmt ab** (Abb. **40.20**).

40.5.2 Augenkammern – Begrenzungen und Inhalt

Siehe Abb. **40.21**.

40.5.2 Augenkammern – Begrenzungen und Inhalt

Man unterscheidet drei Räume (Kammern) des Auges (Abb. **40.21**). Sie gliedern sich von ventral nach dorsal in: vordere Augenkammer (Camera anterior), hintere Augenkammer (Camera posterior) und Glaskörperraum (Camera postrema, Camera vitrea).

40.21 Begrenzungen und Inhalt der Augenkammern

Kammer (Volumen)	Begrenzungen	Inhalt
Camera anterior – vordere Augenkammer (200 µl)	▪ ventral: Cornea ▪ dorsal: Vorderseite der Iris und Region um den vorderen Linsenpol ▪ peripher: Angulus iridocornealis	Kammerwasser (Humor aquosus)
Camera posterior – hintere Augenkammer (100 µl)	▪ ventral: Rückseite der Iris ▪ medial: seitliche Ränder der Linse (Äquatorregion) ▪ dorsal: Glaskörpergrenzmembran ▪ peripher: Corpus ciliare	Kammerwasser (Humor aquosus)
Camera vitrea/postrema – Glaskörperraum (4 ml)	▪ ventral: Region um den hinteren Linsenpol, Corpus ciliare ▪ peripher und dorsal: Retina	Glaskörper (Corpus vitreum)

Kammerwasser mit Abfluss über den Kammerwinkel

Kammerwasser (Humor aquosus)

Produktion: Das nichtpigmentierte Epithel der Procc. ciliares sezerniert das Kammerwasser, das den Innendruck des Auges bestimmt. Der Inhalt der Augenkammern wird etwa alle 2–3 h ausgetauscht.

Funktion und Zusammensetzung: Das Kammerwasser (Zusammensetzung ähnlich wie Blutplasma) ernährt die Linse und Teile der Cornea und erhält den **intraokulären Druck** von etwa 2 kPa (15 mmHg) aufrecht.

Kammerwasser mit Abfluss über den Kammerwinkel

Kammerwasser (Humor aquosus)

Produktion und Menge: Das Kammerwasser wird vom nichtpigmentierten Epithel der Procc. ciliares des Corpus ciliare im Bereich der hinteren Augenkammer sezerniert und bestimmt den Innendruck des Auges. Die Gesamtmenge beträgt etwa 300 µl. Zufluss (2 µl/min) und Abfluss stehen normalerweise im Gleichgewicht, sodass etwa alle 2–3 h der Inhalt der Augenkammern ausgetauscht wird.

Funktion und Zusammensetzung: Aufgaben des Kammerwassers sind
- die **Ernährung** von Linse und von Teilen der Cornea sowie
- die Aufrechterhaltung des **intraokulären Drucks** von etwa 2 kPa (15 mmHg).

Die Zusammensetzung des Kammerwassers ist ähnlich der des Blutplasmas.

Kammerwinkel (Angulus iridocornealis)

Funktion: Über den Kammerwinkel in der vorderen Augenkammer fließt das Kammerwasser durch ein Trabekelwerk, den Schlemm-Kanal und die Kammerwasservenen in die episkleralen und von dort in die subkonjunktivalen Venen ab.
Der Abfluss erfolgt entlang eines Druckgradienten (15 mmHg = Augeninnendruck; 8 mmHg in den episkleralen Venen).

Lage und Aufbau: Der Kammerwinkel ist ein Teil der vorderen Augenkammer, der im spitzen Winkel begrenzt wird von der Cornea (am Übergang zur Sclera) sowie von der Iris (am Übergang zum Ziliarkörper).
Hinter der Winkelspitze liegt der **Schlemm-Kanal** (**Sinus venosus sclerae**), der ringförmig um den Kornearand in der Sclera verläuft und über zahlreiche Kanälchen mit den Kammerwasservenen und den Vv. ciliares breves in Verbindung steht (jedoch kein Blut führt!). Vor dem Schlemm-Kanal liegt das **korneosklerale** Trabekelwerk (**Trabeculum corneosclerale**). Der Raum zwischen den Trabekeln wird als **Fontana-Raum** bezeichnet (Abb. **40.22**).

Funktionsweise: Die Kontraktion des M. ciliaris (Tab. **40.4**) führt zu einer Erweiterung des Fontana-Raums – evtl. auch des Schlemm-Kanals – und damit zu einer Erleichterung des Kammerwasser-Abflusses.

Kammerwinkel (Angulus iridocornealis)

Funktion: Über den Kammerwinkel fließt das Kammerwasser über den Schlemm-Kanal und die Kammerwasservenen in die episkleralen und von dort in die subkonjunktivalen Venen ab.

Lage und Aufbau: Der Kammerwinkel liegt zwischen Cornea und Iris in der vorderen Augenkammer. Hinter der Spitze des Winkels liegt der ringförmige **Schlemm-Kanal**, der mit den Kammerwasservenen und den Vv. ciliares breves in Verbindung steht. Vor dem Schlemm-Kanal liegt das **korneosklerale Trabekelwerk**. Zwischen den Trabekeln befindet sich der **Fontana-Raum** (Abb. **40.22**).

Funktionsweise: Die Kontraktion des M. ciliaris erweitert den Fontana-Raum und erleichtert so den Abfluss.

40.22 Kammerwinkel und Abfluss des Kammerwassers

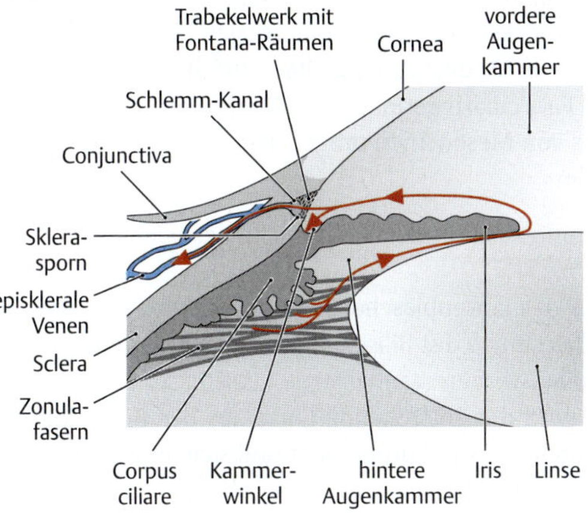

Horizontalschnitt durch den vorderen Teil des Auges mit Ansicht von kranial auf die vordere und hintere Augenkammer. Der Abflussweg des Kammerwassers ist durch rote Pfeile dargestellt.

Quelle: Schünke M, Schulte E, Schumacher U. PROMETHEUS LernAtlas der Anatomie, Kopf, Hals und Neuroanatomie. Illustrationen von Voll M u. Wesker K. 6. Aufl. Stuttgart: Thieme; 2022

40.22

► Klinik. Eine Verminderung der Abflussrate des Kammerwassers führt zu einer **Erhöhung des Augeninnendrucks**. Dieser pathologische Zustand kann sich über Jahre nahezu unbemerkt entwickeln und zu einer Schädigung des Sehnervs an der Papille (Optikusneuropathie) und daraus resultierenden Gesichtsfeldausfällen führen (sog. **Glaukom** oder **„grüner Star"**). Die Therapie zielt darauf ab, den Augeninnendruck medikamentös zu senken, entweder durch Verringerung der Kammerwasserproduktion oder einen verbesserten trabekulären Abfluss.
Eine akute Drucksteigerung auf über 50 mmHg (sog. **Glaukomanfall**) ist ein Notfallereignis, das umgehend behandelt werden muss, um eine Erblindung zu vermeiden. Typische Symptome sind ein steinharter Augapfel, starke Augen- und Kopfschmerzen, Übelkeit, ein hochrotes Auge (durch Stauung der episkleralen Venen) und Sehstörungen.

► Klinik.

Glaskörper (Corpus vitreum)

Der Glaskörper besteht zu 99 % aus Wasser, das durch den hohen Gehalt an Hyaluronsäure gebunden wird. Hierdurch erhält die Masse ihre hohe Viskosität. Diese wässrige Phase (**Humor vitrei**) wird von einem Netz aus kollagenen Mikrofibrillen durchzogen, welche an der Außenseite zur Glaskörpergrenzmembran (**Membrana vitrea**) verdichtet sind. Von der Linsenrückfläche bis zum Discus nervi optici wird das Corpus vitreum vom **Canalis hyaloideus** (Cloquet-Kanal) durchzogen, durch den in der Embryonalzeit bis zum Abschluss der Linsenentwicklung die A. hyaloidea zog.

Glaskörper (Corpus vitreum)

Der Glaskörper besteht aus Wasser, das durch Hyaluronsäure gebunden wird (**Humor vitrei**). Die wässrige Phase wird von kollagenen Mikrofibrillen durchzogen, die an der Außenseite zu einer Grenzmembran (**Membrana vitrea**) verdichtet sind. Zwischen Linse und Discus nervi optici wird der Glaskörper vom **Canalis hyaloideus** durchzogen.

Da sich diese Arterie jedoch vollständig zurückbildet, ist der Kanal später optisch leer.

40.6 Entwicklung des Auges

40.6 Entwicklung des Auges

Die Augenentwicklung vollzieht sich unter der Kontrolle des Master-Kontrollgens Pax 6. Beim 22 Tage alten Embryo treten am seitlichen Vorderhirn zwei **Augenfurchen** auf. Die sich zu **Augenbläschen** ausweiten, deren Innenraum den **Sehventrikel** (**Cavitas optica**) bildet. Der **Augenbecherstiel** verbindet die Augenbläschen mit dem Diencephalon. Das Augenbläschen induziert die **Linsenplakode**. Beide Strukturen stülpen sich ein und werden zu **Augenbecher** und **Linsenbläschen**. Der Sehventrikel verkleinert sich daraufhin zu einem Kapillarspalt zwischen der sich einwickelnden Retina und dem Pigmentepithel.

Die Entwicklung der Augen vollzieht sich (auch bei Invertebraten) unter der Kontrolle des Master-Kontrollgens Pax 6. Das Protein bleibt auch nach der Augenentwicklung in der Linse und bestimmten Nervenzellen der Retina sowie in regenerierenden Korneaepithelzellen exprimiert.
Beim 22 Tage alten Embryo treten auf beiden Seiten des noch nicht geschlossenen Vorderhirns zwei **Augenfurchen** auf. Diese weiten sich mit dem Schluss des Neuralrohrs zu **Augenbläschen** aus, deren Wände dem Oberflächenektoderm anliegen und deren Innenraum vom **Sehventrikel** (**Cavitas optica**) gebildet werden. Über den **Augenbecherstiel** bleiben die Augen mit dem sich entwickelnden Diencephalon verbunden. Durch den engen Kontakt mit dem Oberflächenektoderm induziert das Augenbläschen eine Verdickung des Oberflächenektoderms, die **Linsenplakode** genannt wird. Beide, Augenbläschen und Linsenplakode, stülpen sich daraufhin ein und werden zu **Augenbecher** und **Linsenbläschen**. Durch die Einstülpung verkleinert sich der Sehventrikel zu einem kapillaren Spalt zwischen der sich einwickelnden Retina und dem Pigmentepithel.

Die **Mm. sphincter** und **dilatator pupillae** entwickeln sich aus den ektodermalen Zellen des Augenbechers. Über der Pars ciliaris retinae bildet sich der **Ziliarmuskel**. Zur Linse hin differenzieren sich die Zonulafasern aus Mesenchym.

Mm. sphincter und dilatator pupillae, M. ciliaris: Der Raum zwischen der äußeren Augenbecherwand und dem Oberflächenepithel ist mit lockerem Mesenchym angefüllt. In diesem Mesenchym entwickeln sich aus ektodermalen Epithelzellen des Augenbechers der **M. sphincter** und **M. dilatator pupillae**. Auf ähnliche Weise bildet sich im Mesenchym über der Pars ciliaris retinae der **Ziliarmuskel** aus. Zur Linse hin wird die Pars ciliaris ebenfalls von Mesenchym umgeben, in dem sich die Zonulafasern differenzieren.

Linse: Das Linsenbläschen schnürt sich in der 5. Entwicklungswoche vom Oberflächenektoderm ab. Aus den Zellen der Hinterwand werden **Linsenfasern**, die ständig aus den Linsenzellen der Äquatorialzone ergänzt werden. Die wachsende Linse wird von der **A. hyaloidea** ernährt. Sie bildet sich später vollständig zurück.

Linse: Das Linsenbläschen schnürt sich in der 5. Entwicklungswoche vom Oberflächenektoderm ab.
Die Zellen an der Hinterwand des Linsenbläschens verlängern sich und werden zu **Linsenfasern**, die schließlich das Lumen des Bläschens ausfüllen. Ausgehend von den **Epithelzellen der Äquatorialzone** werden ständig neue Linsenfasern an diesen Linsenkern angelagert. Ernährt wird die entstehende Linse aus der **A. hyaloidea**, die von der Papilla nervi optici durch den Glaskörper zieht und sich im weiteren Verlauf der Entwicklung vollständig zurückbildet.

Choroidea, Sclera und Cornea: In dem lockeren **Mesenchym** um die Augenanlage lassen sich eine **innere** und eine **äußere Schicht** unterscheiden. Die **innere Schicht** wird zur **pigmentierten Choroidea**, aus dem hinteren Anteil der **äußeren Schicht** wird die **Sclera**, die sich als Dura mater auf dem N. opticus fortsetzt. Die vordere Augenkammer entsteht aus einem Spaltraum im Mesenchym des vorderen Anteils. Die hintere Mesenchymschicht vor der Iris bzw. der Linse bildet die **Membrana iridopupillaris**, während die vordere Schicht zum **Stroma corneae** wird.

Choroidea, Sclera und Cornea: Die Augenanlage ist gegen Ende der 5. Woche von allen Seiten von lockerem **Mesenchym** umgeben, in dem bald eine **innere** (vergleichbar der Pia mater) und eine **äußere Schicht** (vergleichbar der Dura mater) unterschieden werden können. Die **innere Schicht** entwickelt sich zur **pigmentierten Choroidea**, aus dem hinteren Anteil der **äußeren Schicht** wird die **Sclera**, die sich als Dura mater auf dem N. opticus fortsetzt.
Im Mesenchym des vorderen Anteils entsteht ein **Spaltraum**, die spätere **vordere Augenkammer**. Die dünne Mesenchymschicht, die unmittelbar vor der Iris bzw. der Linse liegt, wird **Membrana iridopupillaris** genannt, die vordere, dickere Schicht wird zum **Stroma corneae** (Substantia propria) und geht am Rand in die Sclera über. Die vordere Augenkammer wird ihrerseits von abgeflachten Mesenchymzellen ausgekleidet. Diese bilden somit den hinteren Überzug der Cornea und die vordere Schicht der Membrana iridopupillaris, die bis zur Geburt normalerweise vollständig zurückgebildet wird.

Glaskörper: Durch die **Augenbecherspalte** dringt Mesenchym in die Augenanlage und beteiligt sich an der Bildung der **Vasa hyaloidea**. Diese ernähren die Linse und bilden ein oberflächliches Gefäßnetz an der inneren Oberfläche der Retina. Während sich die A. hyaloidea zurückbildet, persistiert das retinale Gefäßnetz als **A. centralis retinae**.

Glaskörper: Durch die **Augenbecherspalte** dringt von außen Mesenchym ins innere der Augenanlage ein und beteiligt sich an der Bildung der **Vasa hyaloidea**. Diese ernähren einerseits die sich entwickelnde Linse, bilden aber auch ein oberflächliches Gefäßnetz an der inneren Oberfläche der Retina. Während sich die A. hyaloidea vollständig zurückbildet, persistiert das retinale Gefäßnetz als **A. centralis retinae** weiter. Die eingewanderten Mesenchymzellen bilden ein zartes Fasernetz aus, in das später Hyaluronsäure und Wasser eingelagert wird. Als Überbleibsel der Vasa hyaloidea ist in dieser gallertigen Substanz **Canalis hyaloideus** (**Cloquet-Kanal**) zu finden.

N. opticus: Die Augenbecherspalte an der Ventralseite des Augenbecherstiels schließt sich in der 7. Woche, wodurch ein zentral liegender Kanal entsteht. Dieser beherbergt die **Vasa hyaloidea** bzw. nach Rückbildung der peripheren, den Glaskörper durchziehenden Anteile die **Vasa centralis retinae**. Durch die wachsende Anzahl von Axonen in der Innenschicht kommt es schließlich zu einer Verschmelzung von Innen- und Außenschicht des Augenbecherstiels, sodass der spätere N. opticus von den aus der Außenschicht hervorgehenden Teilen von Choroidea und Sclera (entsprechend Pia und Dura mater) umhüllt ist.

Lider: Vor der 7. Woche erscheint die embryonale Augenanlage zunächst weit geöffnet. Dann beginnen von oben und unten Hautfalten über die Augenanlage zu wachsen. Mit der 10. Woche verkleben diese beiden Hautfalten miteinander, sodass das Auge ab diesem Zeitpunkt vollständig geschlossen ist. Bei vielen Säugetieren bleiben die Augen auch nach der Geburt noch geschlossen. Beim Menschen löst sich die Verklebung im 7. Monat der Schwangerschaft.

N. opticus: Die Augenbecherspalte schließt sich in der 7. Woche unter Bildung eines zentralen Kanals, der die **Vasa hyaloidea** bzw. die **Vasa centralis retinae** beherbergt. Nach der Verschmelzung von Innen- und Außenschicht des Augenbecherstiels ist der spätere **N. opticus** von Anteilen der Außenschicht umhüllt.

Lider: Die embryonale Augenanlage ist zunächst unverschlossen. Dann beginnen Hautfalten über die Augenanlage zu wachsen, die mit der 10. Woche verkleben. Beim Menschen löst sich die Verklebung im 7. Monat der Schwangerschaft.

41 Ohr – Hör- und Gleichgewichtsorgan

J. Kirsch

41.1 Funktion und Einteilung des Ohres

Hör- und **Gleichgewichtsorgan** leiten sich von einem Organ zur **Detektion** und **Umwandlung mechanischer Reize in elektrische Signale** her. Beide Organe bilden zusammen mit den Hilfseinrichtungen das **Ohr** (**Auris**).
Man unterscheidet drei Abschnitte (Abb. **41.1**):

- **äußeres Ohr**,
- **Mittelohr** und
- **Innenohr**.

41.1 Funktion und Einteilung des Ohres

Hör- und Gleichgewichtsorgan leiten sich von einem stammesgeschichtlich „alten“ Organ zur Detektion und Umwandlung mechanischer Reize in elektrische Signale her, das sich im Laufe der Zeit weiter spezialisiert hat. Das **Hörorgan** dient der Aufnahme und Analyse akustischer Reize, das **Gleichgewichtsorgan** der Aufnahme von Reizen, die über die Bewegung und Lage des Kopfes im Raum informieren.
Die Strukturen von Hör- und Gleichgewichtsorgan zusammen mit den Hilfseinrichtungen zur Verbesserung der Schallleitung und Transformation bilden zusammen das **Ohr** (**Auris**).
Das Ohr wird in drei verschiedene Abschnitte unterteilt (Abb. **41.1**):

- **äußeres Ohr**,
- **Mittelohr** und
- **Innenohr**.

Die Beteiligung der einzelnen Abschnitte am jeweiligen Organsystem ist in Abb. **41.2** dargestellt.

41.1 Abschnitte des Ohres

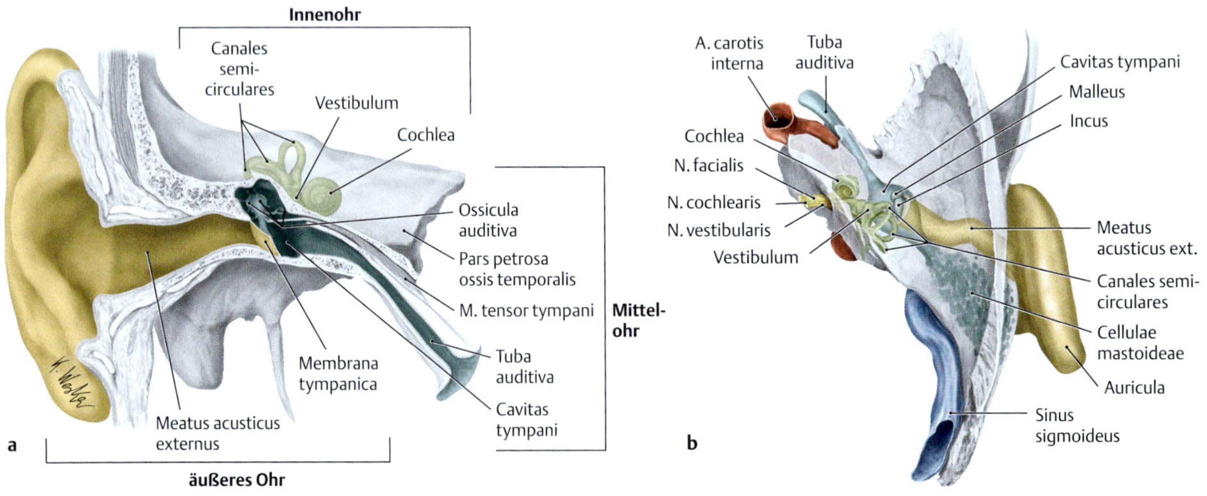

Darstellung der drei Abschnitte eines rechten Ohres: äußeres Ohr = gelb, Mittelohr = türkis und Innenohr = hellgrün.
a Ansicht von ventral (Frontalschnitt) und
b von kranial.

Quelle: Schünke M, Schulte E, Schumacher U. PROMETHEUS LernAtlas der Anatomie, Kopf, Hals und Neuroanatomie. Illustrationen von Voll M u. Wesker K. 6. Aufl. Stuttgart: Thieme; 2022

41.2 Übersicht Hör- und Gleichgewichtsorgan

Organ	Funktion	beteiligter Ohrabschnitt
Hörorgan	▪ Schallleitung und Verbesserung der Richtungsortung	äußeres Ohr
	▪ Schallumwandlung, Impedanzanpassung	Mittelohr
	▪ Erregung von Sinneszellen	Innenohr
Gleichgewichtsorgan	▪ Sensoren zur Detektion der Lage des Kopfes	Innenohr
	▪ Sensoren zur Detektion von Bewegungen des Kopfes	Innenohr

41.2 Äußeres Ohr (Auris externa)

In erster Linie dient das äußere Ohr der Schallleitung und der Verbesserung der Richtungsortung. Es besteht aus
- **Ohrmuschel** (**Auricula**) und
- **äußerem Gehörgang** (**Meatus acusticus externus**).

Das **Trommelfell** (**Membrana tympanica**) bildet die Grenze zum Mittelohr (S. 1066).

41.2.1 Ohrmuschel (Auricula)

Form: Regelmäßig anzutreffende Strukturen sind **Helix** und **Antihelix**, zwei bogenförmige Wülste, die oberhalb des Porus acusticus externus eine Art Trichter bilden sowie der **Tragus**, ein Höcker ventral des Porus acusticus externus. Die Ohrmuschel steht in einem Winkel von 25°–45° vom Schädel ab. Ihre Form ist genetisch bestimmt und unterliegt großen Variationsmöglichkeiten, z. B. kann das Ohrläppchen (Lobulus) fehlen oder am oberen Helixrand ein Tuberculum auriculae (Darwin-Höckerchen) ausgebildet sein.

Aufbau: Die Ohrmuschel besitzt ein Skelett aus **elastischem Knorpel**, der von Haut überzogen ist. Die Haut ist auf der Innenseite der Ohrmuschel locker, auf der Außenseite jedoch straff mit der Knorpelunterlage verbunden.
Die **Stellmuskeln** der Ohrmuschel gehören zur mimischen Muskulatur. Sie sind beim Menschen nur schwach ausgeprägt, daher ist die Beweglichkeit der menschlichen Ohrmuschel verglichen mit anderen Säugetieren gering (vgl. Abb. **36.14**).

Gefäßversorgung: An der Blutversorgung sind Äste der A. temporalis superficialis und meist mehrere **Rr. auriculares anteriores** sowie die **A. auricularis posterior** aus der A. carotis externa beteiligt.

Innervation: Sensibel (Abb. **41.3**) wird der
- vordere Teil der Ohrmuschelvorderseite vom **N. auriculotemporalis** (aus dem N. mandibularis, V_3),
- der hintere Teil der Vorderseite sowie die Hinterseite werden von den **Nn. auricularis magnus** und **occipitalis minor** des Plexus cervicalis (S. 888) sensibel innerviert.

41.2 Äußeres Ohr (Auris externa)

Das äußere Ohr dient der Schallleitung und der Verbesserung der Richtungsortung. Es besteht aus **Ohrmuschel** und **äußerem Gehörgang**. Das **Trommelfell** bildet die Grenze zum Mittelohr.

41.2.1 Ohrmuschel (Auricula)

Form: An der Ohrmuschel lassen sich **Helix** und **Antihelix** sowie der **Tragus**, ein Höcker vor dem Porus acusticus externus, unterscheiden.

Aufbau: Das Skelett der Ohrmuschel besteht aus **elastischem Knorpel**, der von Haut überzogen ist.
Beim Menschen sind die **Stellmuskeln** der Ohrmuschel, die zur mimischen Muskulatur (Abb. **36.14**) gehören, nur schwach ausgeprägt.

Gefäßversorgung: Aa. auriculares postt. aus der A. carotis ext. und **Rr. auriculares antt.** aus der A. temporalis superficialis.

Innervation: Sie erfolgt **sensibel** durch verschiedene Nerven (Abb. **41.3**):
- Vorderseite: **N. auriculotemporalis** (aus V_3),
- Rückseite: **N. auricularis magnus** und **N. occipitalis minor** aus Plexus cervicalis (S. 888).

41.3 Sensible Innervation der Ohrmuschel

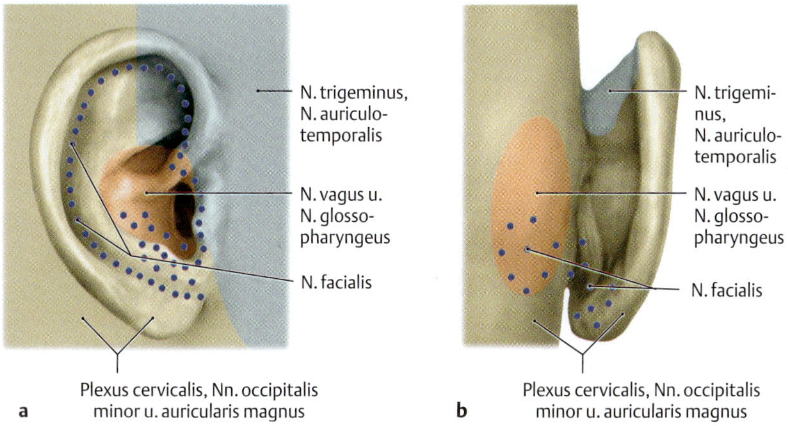

a Rechtes Ohr in der Ansicht von lateral und **b** dorsal mit farblicher Unterscheidung der einzelnen Innervationsgebiete.

Quelle: Schünke M, Schulte E, Schumacher U. PROMETHEUS LernAtlas der Anatomie, Kopf, Hals und Neuroanatomie. Illustrationen von Voll M u. Wesker K. 6. Aufl. Stuttgart: Thieme; 2022

- Meatus acusticus externus: **N. vagus, N. glossopharyngeus.**
- Das Hautareal des N. facialis, der sensible Trigeminusfasern mitführt, ist unklar.

Motorisch: Äste des N. facialis.

- Im Bereich um den Meatus acusticus externus (Concha auriculae) sind mit dem **R. auricularis** auch der **N. vagus** sowie der **N. glossopharyngeus** beteiligt.
- Im N. facialis verlaufen sensible Trigeminusfasern, die sich an der sensiblen Versorgung der Ohrmuschel (Hautareal nicht klar) beteiligen.

Die **motorische** Innervation der Ohrmuskeln erfolgt wie die der gesamten mimischen Muskeln durch den **N. facialis.**

► Klinik.

► Klinik. Bei einer Spülung des äußeren Gehörganges mit körperwarmem Wasser (z. B. wegen eines Zerumenpfropfes, s. u.) kann es zu einer Vagusreizung kommen, die sich dann in Husten und/oder Brechreiz äußert.

41.2.2 Äußerer Gehörgang und Trommelfell

Äußerer Gehörgang (Meatus acusticus externus)

Abschnitte, Form und Lage: Der Gang verläuft horizontal vom **Porus acusticus externus** bis zum **Trommelfell**. Man unterscheidet einen

- äußeren **knorpeligen** (etwa ⅔ des Ganges) und einen
- inneren, **knöchernen** Anteil,

an deren Übergang sich die engste Stelle befindet (Abb. **41.4a**). Beide Teile bilden einen nach unten gerichteten stumpfen Winkel.

41.2.2 Äußerer Gehörgang und Trommelfell

Äußerer Gehörgang (Meatus acusticus externus)

Abschnitte, Form und Lage: Der äußere Gehörgang ist ein mit Haut ausgekleidetes Rohr, dessen Wände durch elastischen Knorpel bzw. Knochen verstärkt sind (Abb. **41.4a**). Er beginnt am **Porus acusticus externus** und endet am **Trommelfell.** Der Gang verläuft annähernd horizontal, seine Länge beträgt 3–4 cm, seine Weite etwa 5–10 mm. Je nach Wandbeschaffenheit werden zwei Abschnitte unterschieden:

- **äußerer, knorpeliger Anteil** und
- **innerer, knöcherner Anteil.**

Der knorpelige Anteil macht ⅔ des Ganges aus und bildet mit dem knöchernen Anteil einen nach unten gerichteten stumpfen Winkel. Die engste Stelle des Meatus acusticus externus befindet sich am Übergang vom knorpeligen zum knöchernen Anteil.

41.4 Äußerer Gehörgang und Trommelfell als Grenze zur Paukenhöhle

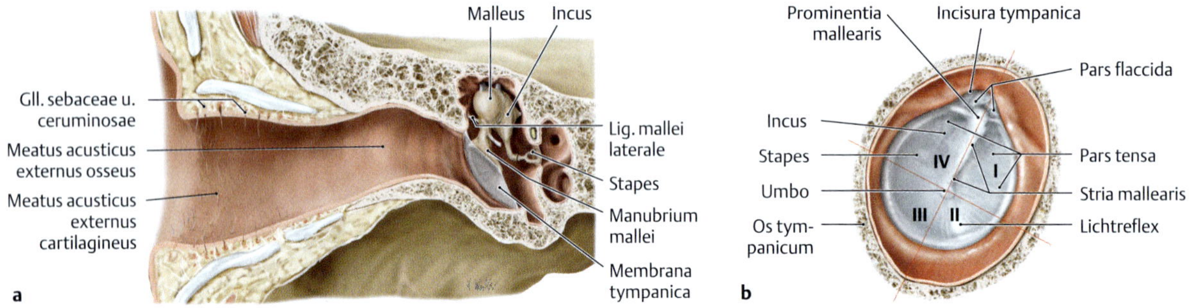

a Frontalschnitt durch das rechte Ohr in der Ansicht von ventral mit Darstellung des knorpeligen und knöchernen Anteils des Meatus acusticus externus.
b Rechtes Trommelfell in der Ansicht von außen mit Einteilung in Quadranten.

Quelle: Schünke M, Schulte E, Schumacher U. PROMETHEUS LernAtlas der Anatomie, Kopf, Hals und Neuroanatomie. Illustrationen von Voll M u. Wesker K. 6. Aufl. Stuttgart: Thieme; 2022

► Klinik. Bei einer Inspektion des Trommelfells mit Hilfe eines Otoskops versucht man die Biegung des Meatus acusticus externus durch nach oben und hinten gerichteten Zug an der Auricula auszugleichen.

41.5 Krümmung des äußeren Gehörgangs und Ausgleich bei der Otoskopie

a Rechtes Ohr in der Ansicht von frontal mit Andeutung der Zugrichtung durch Pfeile
b beim Einführen des Otoskoptrichters.

Quelle: Schünke M, Schulte E, Schumacher U. PROMETHEUS LernAtlas der Anatomie, Kopf, Hals und Neuroanatomie. Illustrationen von Voll M u. Wesker K. 6. Aufl. Stuttgart: Thieme; 2022

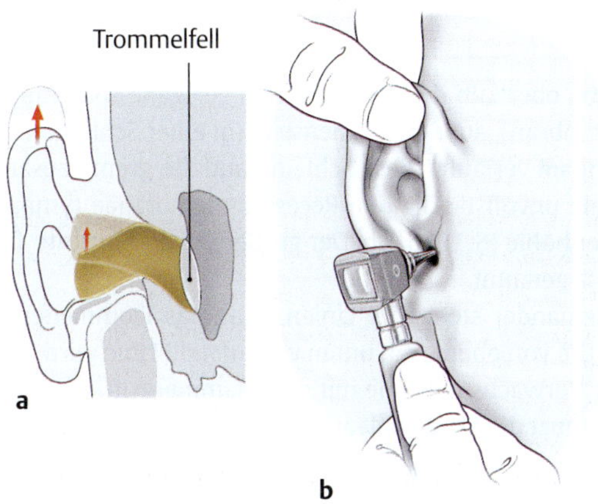

► Klinik.

Aufbau: Der knorpelige Anteil des Meatus acusticus externus erhält seine Form durch die U-förmige **Cartilago meatus acustici**. Den Abschluss zum vollständigen Rohr bildet eine bindegewebige Platte. Der knöcherne Anteil verläuft in der Pars tympanica des Os temporale, dessen Pars squamosa auch das Dach bildet.
Die Lederhaut ist unverschieblich mit dem Knorpel bzw. Knochen verbunden, eine Subkutis fehlt.
Am Porus acusticus externus befinden sich Terminalhaare (**Tragi**). Eingelassen in die Haut sind **Talgdrüsen** und apokrin sezernierende, tubulös geknäuelte **Gll. ceruminosae**. Während der abgesonderte Talg und abgeschilferte Epithelzellen den Hauptanteil des Ohrenschmalzes (**Cerumen**) ausmachen, sorgt das Sekret der Gll. ceruminosae für dessen weiche Konsistenz und gelbliche Farbe. Cerumen wirkt antibakteriell sowie antimykotisch und soll durch seinen ranzigen Geruch das Eindringen von Insekten in den Meatus acusticus externus verhindern.

Aufbau: Der knorpelige Anteil wird durch die U-förmige **Cartilago meatus acustici** und eine bindegewebige Platte zu einem vollständigen Rohr. Der knöcherne Teil liegt in der Pars tympanica des Os temporale. In die unverschiebliche Haut sind im Bereich des Porus acusticus externus Terminalhaare (**Tragi**), **Talgdrüsen** und apokrine **Gll. ceruminosae** eingelassen. Das antibakteriell wirkende Ohrenschmalz (**Cerumen**) besteht aus dem Sekret dieser Drüsen sowie abgeschilferten Epithelzellen.

► Klinik. Zerumen ist zunächst dickflüssig und kann innerhalb einiger Tage deutlich härter (und dunkler) werden. Die täglich produzierte Menge variiert stark. Durch falsche Reinigungsmethoden (z. B. mit Wattestäbchen) ist die Entstehung eines **Zerumenpfropfes** möglich, der den Meatus acusticus externus komplett verlegt und die Schallleitung empfindlich behindert. Nach Einweichen sind solche Pfropfen durch eine Spülung unter otoskopischer Kontrolle in der Regel leicht entfernbar.

► Klinik.

Gefäßversorgung: An der Blutversorgung des äußeren Gehörganges ist neben den die Ohrmuschel versorgenden Gefäßen (S. 1063) noch die **A. auricularis profunda** (Ast der A. maxillaris) beteiligt.

Gefäßversorgung: Neben den Gefäßen zur Versorgung der Ohrmuschel ist auch die **A. auricularis profunda** beteiligt.

Innervation: Wie auch die Ohrmuschel wird der Meatus acusticus externus vom **N. auriculotemporalis** und dem **N. auricularis magnus** sensibel innerviert. Für die Unter- und Hinterwand tritt noch der **R. auricularis** des **N. vagus** (X) sowie Fasern aus dem **N. glossopharyngeus** (IX) hinzu.

Innervation: N. auriculotemporalis, N. auricularis magnus, R. auricularis des N. vagus und Fasern des N. glossopharyngeus.

Trommelfell (Membrana tympanica)

Funktion: Die durch den Meatus acusticus externus eintreffenden Schallwellen (periodische Luftdruckschwankungen) bringen das Trommelfell zum Schwingen. Diese Schwingungen werden auf die nachfolgende Gehörknöchelchenkette übertragen.

Trommelfell (Membrana tympanica)

Funktion: Das Trommelfell wird durch Schallwellen zum Schwingen gebracht und überträgt diese auf die Gehörknöchelchenkette.

Form und Lage: Es bildet die Grenze zum Mittelohr und ist im **Sulcus tympanicus** des Os temporale über einen Ring aus Faserknorpel, den **Anulus fibrocartilagineus** befestigt. Durch die Befestigung am Hammergriff entsteht eine trichterförmige Struktur, deren Spitze **Umbo** genannt wird.

Form und Lage: Das Trommelfell (Durchmesser von 8–10 mm) bildet die Grenze des Meatus acusticus externus zur Paukenhöhle des Mittelohrs. Es ist im **Sulcus tympanicus** des Os tympanicum bzw. der Pars squamosa des Os temporale über einen Faserknorpelring, **Anulus fibrocartilagineus**, befestigt. Durch den in das Trommelfell eingelassenen Anteil des ersten Gehörknöchelchens, dem Hammergriff = Manubrium mallei (S. 1068), entsteht eine nach innen gerichtete, trichterförmige Struktur, deren Spitze **Umbo** genannt wird.

▶ Merke.

▶ Merke. Die Membran ist etwa 45° von außen-oben-hinten nach innen-unten-vorne geneigt, wodurch das Dach des Meatus acusticus externus kürzer als sein Boden ist (Abb. **41.4a**).

Man unterschiedet die oberhalb des Hammergriffs gelegene spannungslose **Pars flaccida** (Shrapnell-Membran) von der gespannten **Pars tensa**.
Mit Hilfe zweier senkrecht aufeinander stehender Linien, kann das Trommelfell in **Quadranten** eingeteilt werden. Beide Linien kreuzen sich im Umbo (Abb. **41.4b**).

Man unterscheidet eine kleinere, oberhalb des Hammergriffs gelegene spannungslose **Pars flaccida** (Shrapnell-Membran), auf deren Innenseite (in einer Schleimhautfalte geschützt) die **Chorda tympani** verläuft. Diese Schleimhautfalte grenzt zusammen mit dem Lig. mallei laterale unvollständig den Recessus membranae tympani superior als Subraum der Paukenhöhle (S. 1066) ab. Der größere und gespannte Teil des Trommelfells wird **Pars tensa** genannt.
Mit Hilfe zweier senkrecht aufeinander stehender Linien, kann das Trommelfell in **Quadranten** eingeteilt werden. Die von oben nach unten verlaufende Linie wird Stria mallearis genannt und folgt der Verwachsungslinie mit dem Hammergriff. Die senkrecht hierzu verlaufende Linie kreuzt die **Stria mallearis** im Umbo (Abb. **41.4b**).

Aufbau: Das Trommelfell setzt sich aus dem äußeren **Stratum cutaneum**, einer vaskularisierten **Lamina propria** (fehlend in der Pars flaccida) und einem zur Paukenhöhle gerichteten **Stratum mucosum** zusammen.

Aufbau: Das Trommelfell ist perlmuttfarben und etwa 0,1 mm dick. Es setzt sich aus einem äußeren **Stratum cutaneum**, das von der Haut des Meatus acusticus externus gebildet wird, einer vaskularisierten **Lamina propria** aus Kollagenfasern und einem zur Paukenhöhle gerichteten **Stratum mucosum** zusammen. Letzteres wird von der die Paukenhöhle auskleidenden Schleimhaut gebildet. In der Pars flaccida fehlt die Lamina propria.

Gefäßversorgung: Sie erfolgt aus Ästen der Aa. auricularis profunda, temporalis superficialis und auricularis posterior.
Innervation: Außenseite:
N. auriculotemporalis, N. vagus;
Innenseite: N. glossopharyngeus.

Gefäßversorgung: Die arterielle Versorgung erfolgt aus Ästen der **Aa. auricularis profunda**, **temporalis superficialis** und **auricularis posterior**.

Innervation: Die Außenseite des Trommelfells wird vom **N. auriculotemporalis** (aus dem N. mandibularis, V_3) und dem **R. auricularis** des N. vagus (X), die zur Paukenhöhle gerichtete Seite aus dem **Plexus tympanicus** des N. glossopharyngeus (IX) sensibel innerviert.

41.3 Mittelohr (Auris media)

Zum Mittelohr zählen **Paukenhöhle** (**Cavitas tympani**) mit Gehörknöchelchenkette, **Antrum mastoideum**, **Cellulae mastoideae** (Paukennebenhöhlen) und **Tuba auditiva** (Eustachi-Röhre).

41.3 Mittelohr (Auris media)

Unter dem Begriff Mittelohr versteht man mit Schleimhaut ausgekleidete, Luft gefüllte (pneumatisierte) Räume im Os temporale, welche sich medial an das Trommelfell anschließen. Hierzu zählen
- die **Paukenhöhle** (**Cavitas tympani**) mit der Gehörknöchelchenkette,
- das **Antrum mastoideum** und die **Cellulae mastoideae** (Paukennebenhöhlen) sowie
- die **Tuba auditiva** (Eustachi-Röhre).

41.3.1 Paukenhöhle (Cavitas tympani)

Wände und Etagen: s. Tab. **41.1** und Abb. **41.6**.

41.3.1 Paukenhöhle (Cavitas tympani)

Wände und Etagen: Der etwa 20 mm hohe Raum der Cavitas tympani zwischen Trommelfell und Labyrinth ist nur etwa 2 mm schmal und wird von **sechs Wänden** (Paries) begrenzt und in **drei Etagen** eingeteilt (Tab. **41.1** und Abb. **41.6**).

Aufbau: Die Paukenhöhle und ihre Nebenräume werden von zahlreichen Schleimhautfalten weiter unterteilt. Der **Recessus membranae tympani superior** liegt unmittelbar hinter der Pars flaccida des Trommelfells.
Das Epithel entspricht dem der Nasennebenhöhlen.

Aufbau: Die Paukenhöhle und ihre Nebenräume sowie die darin befindlichen Strukturen sind mit einer dünnen drüsenfreien Schleimhaut (**Mukoperiost**) überzogen, die zahlreiche Falten und Einbuchtungen aufweist und so die Paukenhöhle weiter unterteilt. Der **Recessus membranae tympani superior** liegt unmittelbar hinter der Pars flaccida des Trommelfells.
Das Epithel ist ähnlich aufgebaut, wie das der Nasennebenhöhlen. Die unter dem Epithel liegende dünne Bindegewebsschicht liegt dem Periost unmittelbar auf.

41.6 Wände und Etagen der Paukenhöhle

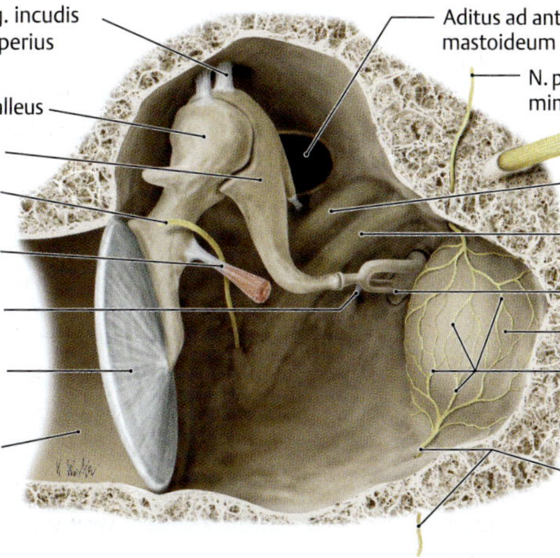

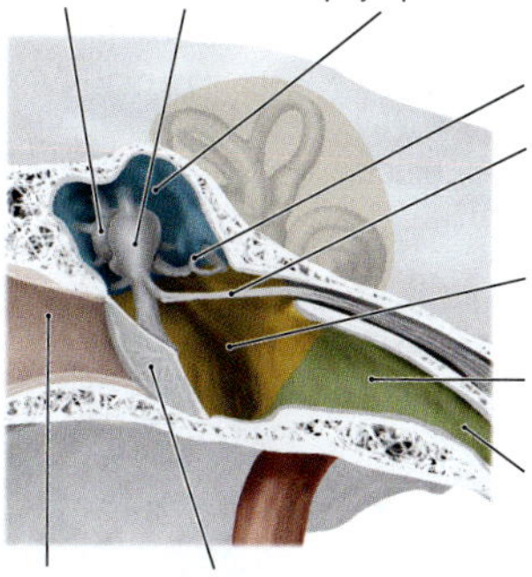

a Paukenhöhle in der Ansicht von ventral nach Entfernung der Vorderwand (Paries caroticus).
b Die drei Etagen der Paukenhöhle sind mit unterschiedlichen Farben unterlegt.

Quelle: Schünke M, Schulte E, Schumacher U. PROMETHEUS LernAtlas der Anatomie, Kopf, Hals und Neuroanatomie. Illustrationen von Voll M u. Wesker K. 6. Aufl. Stuttgart: Thieme; 2022

41.1 Wände und Etagen der Paukenhöhle

Wand bzw. Etage	Lage	Besonderheiten
Wände:		
Paries membranaceus	lateral (Seitenwand)	Innenseite des **Trommelfells**
Paries labyrinthicus	medial (Innenwand)	**Fenestrae vestibuli** und **cochleae**, **Promontorium** (basale Windung der Helix), **Prominentia nervi facialis** mit N. facialis im **Canalis facialis**, **Prominentia canalis semicircularis lateralis** mit lateralem Bogengang
Paries mastoideus	dorsal (Hinterwand)	Zugang zum **Antrum mastoideum** (S. 1070) und den Mastoidzellen
Paries caroticus	ventral (Vorderwand)	grenzt an den **Canalis caroticus** der A. carotis interna, Eingangsöffnung der **Tuba auditiva**, Eintritt des **M. tensor tympani** in die Paukenhöhle
Paries jugularis	kaudal (Boden)	durch eine dünne Knochenplatte in der gleichnamigen Fossa vom **Bulbus sup. v. jugularis internae** getrennt
Paries tegmentalis	kranial (Decke)	gebildet vom **Tegmen tympani** (dünne Knochenlamelle der mittleren Schädelgrube)
Etagen:		
Epitympanon (Kuppelraum)	oberhalb des Trommelfells	**Hammerkopf** und das **Corpus incudis** liegen hier. Vom Aditus ad antrum mastoideum gelangt man ins **Antrum mastoideum** und die **Cellulae mastoideae**.
Mesotympanon (Hauptraum)	zwischen Trommelfell und Promontorium, rundem und ovalem Fenster	ventral: Öffnung zur **Tuba auditiva**, die eine Verbindung zum Pharynx herstellt
Hypotympanon (Paukenkeller)	unterhalb des Trommelfells	im Bereich der Öffnung zur Tuba auditiva

Inhalt: Die Paukenhöhle beinhaltet (Abb. **41.7**)
- die **drei Gehörknöchelchen** Malleus (Hammer), Incus (Amboss) und Stapes (Steigbügel),
- die beiden **Mittelohrmuskeln** (M. stapedius und M. tensor tympani),
- die **Chorda tympani** und den **Plexus tympanicus** des N. glossopharyngeus (IX) sowie
- vier **Aa. tympanicae**.

Inhalt: Die Paukenhöhle beinhaltet (Abb. **41.7**):
- **drei Gehörknöchelchen**,
- **zwei Mittelohrmuskeln** (M. stapedius und M. tensor tympani),
- **Chorda tympani**, **Plexus tympanicus**,
- **vier Aa. tympanicae**.

41.7 Inhalt und Schleimhautüberzug der Paukenhöhle

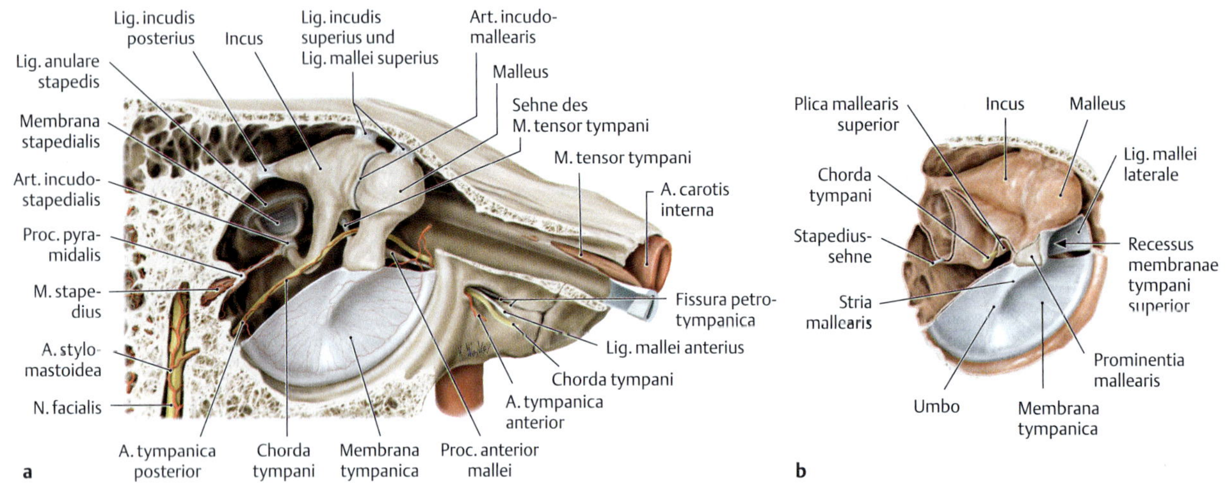

Ansicht von hinten außen bei teilweiser Entfernung des Trommelfells.
a Die gesamte Paukenhöhle mit den darin enthaltenen Strukturen
b ist von Schleimhaut überzogen.

Quelle: Schünke M, Schulte E, Schumacher U. PROMETHEUS LernAtlas der Anatomie, Kopf, Hals und Neuroanatomie. Illustrationen von Voll M u. Wesker K. 6. Aufl. Stuttgart: Thieme; 2022

Gehörknöchelchen (Ossicula auditoria)

Funktion: Die Gehörknöchelchen (Abb. **41.8**) dienen der Weitergabe und Verstärkung von Trommelfellauslenkungen auf das ovale Fenster.

Abschnitte, Form und Lage:

- **Malleus:** Er gliedert sich in **Manubrium**, **Collum** und **Caput mallei** sowie die **Procc. lateralis** und **anterior**. Das Manubrium mallei ist mit der Innenseite des Trommelfells (S. 1065) verwachsen. Das Caput mallei bildet mit dem Ambosskörper die **Art. incudomallearis**. Der Malleus ist durch **drei Bänder** in der Paukenhöhle befestigt.
- **Incus:** Der Ambosskörper (**Corpus incudis**) setzt sich in die **Crura breve** und **longum incudis** fort. Letzteres bildet über den **Proc. lenticularis** mit dem Steigbügelkopf die **Art. incudostapedialis**. Das Crus breve ist an zwei Bändern mit den Wänden der Paukenhöhle befestigt.

41.8

Gehörknöchelchen (Ossicula auditoria)

Funktion: Die drei Gehörknöchelchen (Abb. **41.8**) dienen der Weitergabe und Verstärkung (Hebelwirkung) von Auslenkungen des Trommelfells auf das ovale Fenster und somit auf den Perilymphraum des Innenohrs (S. 1073).

Abschnitte, Form und Lage:

- **Malleus (Hammer):** Der Malleus gliedert sich in den Hammergriff (**Manubrium mallei**), Hammerhals (**Collum mallei**), Hammerkopf (**Caput mallei**) und zwei Fortsätze (**Proc. lateralis** und **Proc. anterior**). Das Manubrium mallei ist mit der Innenseite des Trommelfells (S. 1065) verwachsen, während das Caput mallei mit dem ebenfalls im Epitympanon gelegenen Ambosskörper (Corpus incudis) ein Sattelgelenk, die **Articulatio incudomallearis**, bildet. Der Malleus ist durch **drei Bänder** in der Paukenhöhle befestigt: vom Collum mallei aus zieht das **Lig. mallei laterale** zur lateralen Wand der Paukenhöhle. Am Proc. anterior ist die Ansatzstelle des **Lig. mallei anterius** zur Vorderwand. Vom Hammerkopf aus zieht das **Lig. mallei superius** zum Dach der Paukenhöhle.
- **Incus (Amboss):** Der Ambosskörper (**Corpus incudis**) setzt sich in zwei Schenkeln (Crura) fort. Das kurze **Crus breve incudis** zieht nahezu horizontal nach hinten, während das längere **Crus longum incudis** senkrecht nach hinten unten verläuft.

41.8 Gehörknöchelchenkette

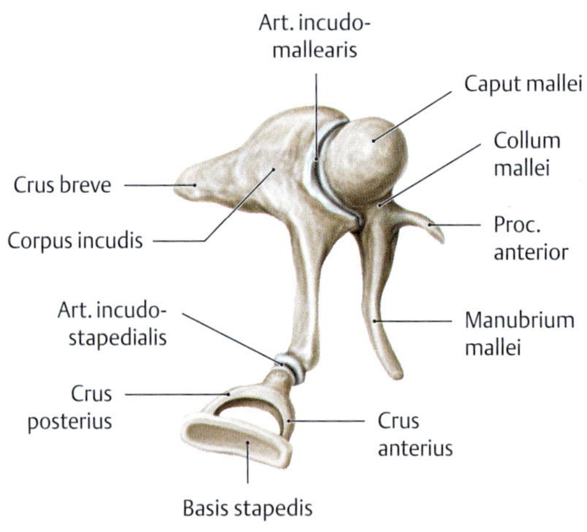

Ansicht der Gehörknöchelchen des linken Ohres von medial.

Quelle: Schünke M, Schulte E, Schumacher U. PROMETHEUS LernAtlas der Anatomie, Kopf, Hals und Neuroanatomie. Illustrationen von Voll M u. Wesker K. 6. Aufl. Stuttgart: Thieme; 2022

Es bildet über einen kleinen Fortsatz (**Proc. lenticularis**) mit dem Steigbügelkopf ein Gelenk, die **Articulatio incudostapedialis**. Das Crus breve ist über das **Lig. incudis posterius** in der obersten Etage der Paukenhöhle – dem Epitympanon – mit der dorsolateralen Wand und über das **Lig. incudis superius** mit dem Dach der Paukenhöhle verbunden.

- **Stapes (Steigbügel):** Der Steigbügelkopf (**Caput stapedis**) ist über zwei Schenkel (**Crus anterius** und **posterius**) mit der Steigbügelplatte (**Basis stapedis**) verbunden. Die Basis stapedis ist mit dem **Lig. anulare stapediale** beweglich im Fenestra vestibuli (S. 1072) aufgehängt. Zwischen den beiden Schenkeln des Steigbügels spannt sich die Membrana stapedialis.

- **Stapes:** Das **Caput stapedis** ist über die **Crura ant.** und **post.** mit der Steigbügelplatte (**Basis stapedis**) verbunden. Letztere ist mit dem **Lig. anulare stapediale** beweglich im Fenestra vestibuli (S. 1072) aufgehängt.

Mittelohrmuskeln

Funktion: Zusammen dienen die beiden quergestreiften Mittelohrmuskeln **M. tensor tympani** und **M. stapedius** (Tab. **41.2**) einer **Reduktion** hoher Schallintensitäten, einer dynamischen Anpassung des Lautstärkebereichs und einer **Abschwächung** der Übertragung der eigenen Stimme.

Mittelohrmuskeln

Funktion: Die Mittelohrmuskeln (Tab. **41.2**) dienen der Reduktion hoher Schallintensitäten und einer **Abschwächung** der Übertragung der eigenen Stimme.

41.2 Mittelohrmuskeln

Muskel	Ursprung	Verlauf	Ansatz	Innervation	Funktion
M. tensor tympani	Semicanalis musculi tensoris tympani der Pars petrosa ossis temporale	Umlenkung am Proc. cochleariformis nach lateral	Manubrium mallei	Ast des N. pterygoideus aus dem N. mandibularis (V_3)	**Spannung des Trommelfells** durch Zug am Hammergriff und **Versteifung** der Gehörknöchelchenkette
M. stapedius	Cavum musculi stapedii	In gerader Linie zum Caput stapedis	Caput stapedis	N. stapedius aus dem N. facialis (VII)	**Reduzierung der Kraftübertragung** durch Verkantung der Basis stapedis im ovalen Fenster

▸ Klinik. Bei einer peripheren Fazialisparese (S. 980) kann der N. stapedius betroffen sein. Dies führt dann zu einer Lähmung des M. stapedius, die sich in einer gesteigerten Empfindlichkeit für laute Geräusche (**Hyperakusis**) manifestiert. Neben einer Fazialisparese kommt auch eine akustische Überlastung des auditorischen Systems als Ursache für eine Hyperakusis infrage.

▸ Klinik.

Nerven mit Bezug zur Paukenhöhle

Neben dem **Plexus tympanicus** (S. 1072), der die Schleimhaut der Paukenhöhle innerviert, haben v. a. Äste des N. facialis topografischen Bezug zur Paukenhöhle.
Der **N. facialis** verläuft innerhalb des **Canalis nervi facialis** in der medialen Wand der Paukenhöhle, wo er eine Wölbung hervorruft (Prominentia canalis facialis). Am **Geniculum canalis facialis**, im Bereich des äußeren Fazialisknies, liegt das sensible (analog zu einem Spinalganglion gebaute) **Ggl. geniculi**.
Dort trennen sich präganglionäre parasympathische Fasern aus dem Intermediusanteil des N. facialis als **N. petrosus major** in der Fossa infratemporalis vom Hauptstamm (Abb. **37.18**). Als nächster Nerv spaltet sich der motorische **N. stapedius** im Fazialiskanal vom Nervenstamm ab. Kurz vor dem Ende des Fazialiskanals trennt sich ein weiterer Intermediusanteil als **Chorda tympani** vom Fazialistamm und zieht rückläufig zwischen Hammer und Amboss durch die Paukenhöhle (Abb. **41.9**).
Der **N. petrosus major** führt präganglionäre parasympathische Fasern. Er zieht durch den Hiatus nervi petrosi majoris zur Vorderseite der Felsenbeinpyraminde und von dort durch das Foramen lacerum. Nach Zusammenlagerung mit dem **N. petrosus profundus**, der sympathische Fasern führt, zieht der Verbund beider Nerven als **N. canalis pterygoidei** durch den Canalis pterygoideus ossis sphenoidalis in die Fossa pterygopalatina. Im hier gelegenen **Ggl. pterygopalatinum** erfolgt die Umschaltung der parasympathischen Fasern auf das zweite Neuron.
Die Fasern erreichen mit Ästen des N. maxillaris (V_2) ihre Zielorgane (Tränendrüse, Drüsen im Nasen- und Rachenraum).
Der **N. stapedius** führt motorische Fasern zur Innervation des M. stapedius und verlässt den Fazialisstamm im Bereich des (äußeren) Fazialisknies.

Nerven mit Bezug zur Paukenhöhle

Neben dem **Plexus tympanicus** (S. 1072) sind Äste des N. facialis topografisch wichtig. In der medialen Wand der Paukenhöhle verläuft der **N. facialis**. Am Ggl. geniculi trennen sich präganglionäre parasympathische Fasern aus dem Intermediusanteil des N. facialis als **N. petrosus major** ab. Als nächstes spaltet sich der **N. stapedius** ab. Ein weiterer Intermediusanteil zweigt vor dem Ende des Fazialiskanals als **Chorda tympani** ab und zieht zwischen Hammer und Amboss zur Paukenhöhle (Abb. **41.9**).

Der **N. petrosus major** führt präganglionäre parasympathische Fasern. Er verbindet sich mit dem sympathischen **N. petrosus profundus** zum N. canalis pterygoidei und zieht zum **Ggl. pterygoideum**. Hier erfolgt die Umschaltung auf das zweite Neuron. Die autonomen Fasern erreichen mit Ästen des N. maxillaris ihre Zielorgane.

Der **N. stapedius** führt motorische Fasern zu Innervation des gleichnamigen Muskels.

41.9 Verlauf des N. facialis durch die Wand der Paukenhöhle

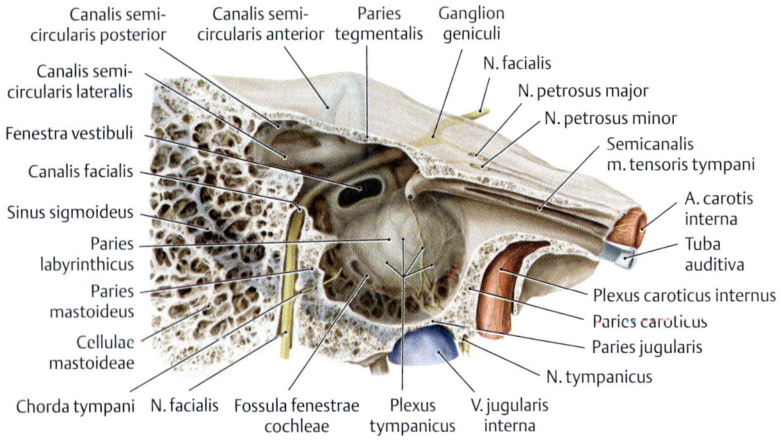

Ansicht von lateral auf die Innenwand (Paries labyrinthicus) der Paukenhöhle im Sagittalschnitt.

Quelle: Schünke M, Schulte E, Schumacher U. PROMETHEUS LernAtlas der Anatomie, Kopf, Hals und Neuroanatomie. Illustrationen von Voll M u. Wesker K. 6. Aufl. Stuttgart: Thieme; 2022

Die **Chorda tympani** führt sensible Fasern aus dem Ggl. geniculi und sensorische Fasern. Sie verlässt den Fazialiskanal und zieht zur Paukenhöhle, wo sie in der Plica mallearis superior verläuft. Durch die Fissura sphenopetrosa verlässt sie die Paukenhöhle und legt sich dem N. lingualis an. Sie führt Geschmacksfasern und sensible Fasern für die vorderen ⅔ der Zunge.

Die **Chorda tympani** führt sensorische und präganglionäre parasympathische Fasern aus dem Intermediusanteil des N. facialis.
Sie verlässt den Fazialiskanal kurz vor dem Foramen stylomastoideum und läuft zurück zur Paukenhöhle, wo sie sich durch eine Schleimhautfalte (Plica mallearis superior) geschützt zusammen mit der A. tympanica posterior um das Collum mallei schlingt. Durch die Fissura sphenopetrosa verlässt sie die Paukenhöhle und legt sich dann in der Fossa infratemporalis dem N. lingualis (aus V_3) an. Sie führt Geschmacksfasern für die vorderen zwei Drittel der Zunge.
Ihre präganglionären parasympathischen Fasern werden im Ggl. submandibulare umgeschaltet und innervieren dann die Gll. sublingualis und submandibularis (S. 1008).

41.3.2 Antrum mastoideum, Cellulae mastoideae und Tuba auditiva

Antrum mastoideum und Cellulae mastoideae

Im Proc. mastoideus entstehen innerhalb der ersten 6 Lebenjahre luftgefüllte und mit Schleimhaut ausgekleidete Räume (**Antrum mastoideum** und zahlreiche kleinere **Celullae mastoideae**). Der Zugang zum Antrum liegt in der Paries mastoideus. Die Mastoidzellen stehen in enger topografischer Nachbarschaft zum Sinus sigmoideus und N. facialis.

41.3.2 Antrum mastoideum, Cellulae mastoideae und Tuba auditiva

Antrum mastoideum und Cellulae mastoideae

Durch Pneumatisierung des Proc. mastoideus innerhalb der ersten 6 Lebensjahre entsteht ein großer mit Schleimhaut ausgekleideter und luftgefüllter Raum (**Antrum mastoideum**) und zahlreiche kleinere, ebenfalls mit Schleimhaut ausgekleidete **Cellulae mastoideae**.
Von der Paukenhöhle aus liegt der Zugang zum Antrum mastoideum im Paries mastoideus (Hinterwand). Die Cellulae mastoideae sind untereinander und mit dem Antrum verbunden (Abb. **41.1b**) und stehen in enger topografischer Nachbarschaft zum Sinus sigmoideus und N. facialis.

Ohrtrompete (Tuba auditiva)

Funktion: Die Tuba auditiva (Abb. **41.10**) dient dem **Druckausgleich** zwischen Nasenrachenraum und Paukenhöhle.

▸ Klinik.

Ohrtrompete (Tuba auditiva)

Funktion: Die Tuba auditiva (Abb. **41.10**) dient dem **Druckausgleich** zwischen dem Nasenrachenraum und der Paukenhöhle. Unter Normalbedingungen wird dieser Druckausgleich durch Schlucken erzielt.

▸ Klinik. Entzündungen des Nasen- und Rachenraumes können sich über die Tuba auditiva leicht bis in die Paukenhöhle fortpflanzen und zu einer kompletten Verlegung der Tube (**Tubenkatarrh**) oder einer Entzündung der Schleimhaut des Mittelohres (**Otitis media**, Mittelohrentzündung) führen. Beide Krankheitsbilder kann man durch eine Otoskopie leicht unterscheiden.
Bei einem Tubenkatarrh kann kein Druckausgleich zwischen Mittelohr und Nasenrachenraum erfolgen. In der Paukenhöhle entsteht ein Unterdruck, der das Trommelfell nach innen drückt und seine Schwingungsfähigkeit dadurch stark einschränkt.
Bei einer Otitis media ist das Trommelfell stark gerötet und in Richtung Meatus acusticus externus vorgewölbt. Auch hierdurch wird seine Schwingungsfähigkeit stark eingeschränkt.
In beiden Fällen entsteht also eine (reversible) **Schallleitungsschwerhörigkeit**.

41.10 **Tuba auditiva**

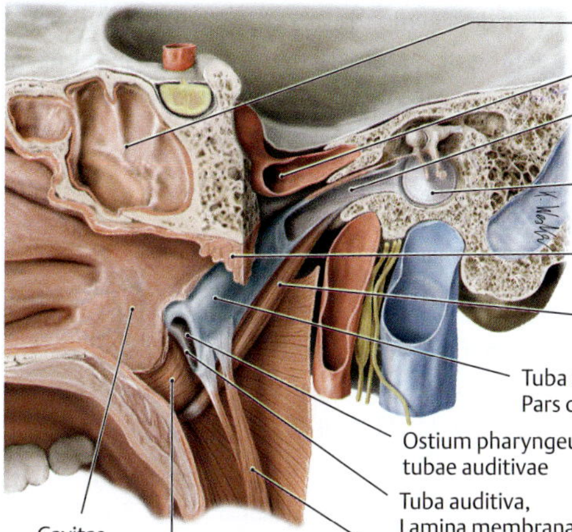

Ansicht von medial auf einen Sagittalschnitt. Vgl. auch Abb. **41.1**.

Quelle: Schünke M, Schulte E, Schumacher U. PROMETHEUS LernAtlas der Anatomie, Kopf, Hals und Neuroanatomie. Illustrationen von Voll M u. Wesker K. 6. Aufl. Stuttgart: Thieme; 2022

41.10

Form und Lage: Das Verbindungsrohr zwischen Paukenhöhle und Nasopharynx ist etwa 4 cm lang und verläuft von oben-außen-hinten nach unten-innen-vorn. Seine Eingangsöffnung (**Ostium tympanicum tubae auditivae**) liegt in der Vorderwand der Paukenhöhle, die Mündung (**Ostium pharyngeum tubae auditivae**) in der Seitenwand des Nasopharynx (Pars nasalis des Rachens) etwa 4 cm hinter der unteren Nasenmuschel (S. 1028). Das der Paukenhöhle nahe Drittel der Wand ist knöchern (**Canalis musculotubarius** der Pars petrosa ossis temporalis), die rachennahen ⅔ sind knorpelig-membranös (**Cartilago tubae auditivae**) ausgebildet. Dieser Teil erweitert sich trichterförmig in Richtung Rachen. Am Übergang der beiden Teile befindet sich die engste Stelle (**Isthmus tubae auditivae**). Der Canalis musculotubarius wird durch eine Knochenlamelle in den **Semicanalis musculi tensoris tympani** für den gleichnamigen Muskel und den **Semicanalis tubae auditivae** getrennt.
Die Cartilago tubae auditivae bildet die mediale und kraniale Wand des rachennahen Teils der Tube, während die laterale und kaudale Begrenzung von der bindegewebigen **Lamina membranacea** gebildet wird. Von ihr entspringen die Mm. levator und tensor veli palatini sowie der M. salpingopharyngeus, durch deren Kontraktion das Lumen der Tuba auditiva erweitert werden kann.

Form und Lage: Sie verläuft von ihrem **Ostium tympanicum** in der Paukenhöhle nach unten-innen-vorn zum **Ostium pharyngeum** im Nasopharynx. Sie setzt sich aus einem knöchernen **Canalis musculotubarius** und einem knorpelig-membranösen Teil (**Cartilago tubae auditivae**) zusammen. Am Übergang der beiden Teile befindet sich die engste Stelle (**Isthmus**). Der Canalis musculotubarius wird durch eine Knochenlamelle in die **Semicanales musculi tensoris tympani** und **tubae auditivae** unterteilt. Die Cartilago tubae auditivae wird durch eine bindegewebige **Lamina membranacea**, von der die Mm. levator und tensor veli palatini sowie der M. salpingopharyngeus entspringen, zu einem Rohr ergänzt.

► Merke. Beim Schlucken (S. 908) wird das Gaumensegel durch den **M. tensor veli palatini** gespannt. Hierdurch wird zugleich ein Zug auf die Lamina membranacea ausgeübt und so das Lumen der Tuba auditiva erweitert.

► Merke.

Feinbau: Die Tuba auditiva ist mit einer Schleimhaut ausgekleidet, die in den oberen Abschnitten der Paukenhöhle ähnelt und Richtung Rachen in ein respiratorisches Epithel (Flimmerepithel mit Becherzellen) übergeht.

Feinbau: Das Schleimhautepithel ähnelt oben dem der Paukenhöhle und unten einem respiratorischen Epithel.

Gefäßversorgung und Innervation des Mittelohres

Gefäßversorgung und Innervation des Mittelohres

► Merke. Mit **Ausnahme der Aa. caroticotympanicae**, die aus der A. carotis interna stammen, wird das Mittelohr aus dem Stromgebiet der **A. carotis externa** versorgt.

► Merke.

Gefäßversorgung: Im Einzelnen ziehen folgende Arterien aus den in Klammern angegebenen Ästen der A. carotis externa zum Mittelohr: **A. tympanica anterior** (A. maxillaris), **A. tympanica superior** (A. meningea media), **A. tympanica posterior** (A. stylomastoidea), **A. tympanica inferior** (A. pharyngea ascendens) sowie die **A. stylomastoidea** (A. auricularis posterior).
Das venöse Blut fließt über den **Plexus pterygoideus** bzw. den **Plexus pharyngeus** ab. Auch Verbindungen zu den **Sinus durae matris** können bestehen.

Gefäßversorgung: Aus dem Stromgebiet der A. carotis externa stammen die **Aa. tympanica anterior**, **superior**, **posterior**, **inferior** sowie die **A. stylomastoidea**.
Das venöse Blut fließt über den **Plexus pterygoideus** bzw. den **Plexus pharyngeus** ab.

Innervation: Die Schleimhaut des Mittelohres wird vom **N. tympanicus** (aus IX) sensibel innerviert. Er bildet mit den sympathischen Nn. caroticotympanici den **Plexus tympanicus** für die Vasomotorik.

Innervation: Die Schleimhaut von Paukenhöhle, Tuba auditiva und Cellulae mastoideae wird durch den **N. tympanicus**, einem Ast des N. glossopharyngeus (IX), sensibel innerviert. Er bildet zusammen mit den sympathischen Nn. caroticotympanici den **Plexus tympanicus**, der die Blutgefäße vasomotorisch innerviert. Die **parasympathischen Anteile** des N. tympanicus verlassen als **N. petrosus minor** durch einen kleinen Kanal (Hiatus canalis nervi petrosi minoris) die Paukenhöhle.

41.4 Innenohr (Labyrinth)

Das komplexe Kanalsystem in der Pars petrosa (Abb. **41.11**) wird **knöchernes Labyrinth** genannt. Zusammen mit dem analog geformten **häutigen** (membranösen) **Labyrinth** bildet es ein „Gehäuse" für das Hör- und Gleichgewichtsorgan (Tab. **41.3**). Dazwischen befindet sich der **perilymphatische Raum**, der mit dem Subarachnoidalraum kommuniziert.

41.4 Innenohr (Labyrinth)

Wegen des komplexen Kanalsystems im Innern des Felsenbeins (Pars petrosa ossis temporalis, Abb. **41.11**) bezeichnet man das Innenohr auch als **knöchernes Labyrinth** (**Labyrinthus osseus**). Das knöcherne Labyrinth bildet zusammen mit dem analog geformten **häutigen** oder **membranösen Labyrinth** (**Labyrinthus membranaceus**) ein „Gehäuse" für das Hör- und Gleichgewichtsorgan (Tab. **41.3**).

41.3 Knöchernes und häutiges Labyrinth

knöchernes Labyrinth	häutiges Labyrinth
„Gehäuse" des Hörorgans	
Die knöcherne Schnecke (**Cochlea**) bildet den vorderen Abschnitt des Labyrinths und besteht aus folgenden Strukturen ▪ Die **Basis cochleae** (**Schneckenbasis**) ist zum inneren Gehörgang gerichtet. Hier liegt das runde Fenster (Fenestra cochleae) als Verbindung zur Paukenhöhle. ▪ Die Spitze der Schnecke zeigt nach vorne, seitlich und unten. Sie wird als **Schneckenkuppel** (**Cupula cochleae**) bezeichnet. ▪ Der spiralige **Schneckenkanal** (**Canalis spiralis cochleae**) weist auf 35 mm Länge 2,5 Windungen auf (Durchmesser an der Basis ca. 9 mm, Höhe ca. 5 mm) und beginnt am Vorhof. ▪ Der **Modiolus** dient als knöcherne Achse der Schnecke, von der aus zwei Knochenlamellen, die Lamina spiralis ossea und das Septum cochleae entspringen. Die **Lamina spiralis ossea** springt wie die Lamellen einer Schraube in den Canalis spiralis cochleae vor. Das **Septum cochleae** dient als dünne Trennwand zwischen den Kanalgängen. ▪ Von der Lamina spiralis ossea entspringt die Basilarmembran (s. häutiges Labyrinth) und zieht zur seitlichen Wand des Schneckengangs. Dadurch wird der Canalis spiralis cochlea in eine obere Etage = **Scala vestibuli** und eine untere Etage = **Scala tympani** unterteilt, die an der Schneckenspitze über das **Helicotrema** miteinander verbunden sind. Beide Scalae sind mit **Perilymphe** gefüllt. ▪ Die Scala vestibuli steht mit dem Vestibulum über das **ovale Fenster** (**Fenestra vestibuli**) in Verbindung. ▪ Die Scala tympani beginnt/endet am **runden Fenster** (**Fenestra cochleae**), das von der Membrana tympanica secundaria verschlossen ist. ▪ Über den **Ductus perilymphaticus**, der durch den **Canaliculus cochleae** verläuft, kommunizieren Scala tympani und Subarachnoidalraum.	Der häutige Schneckengang (**Ductus cochlearis**) beinhaltet das **Sinnesepithel** des auditorischen Systems und liegt im Canalis spiralis cochleae. Er schiebt sich im Querschnitt keilförmig zwischen Scala vestibuli und Scala tympani und ist mit **Endolymphe** gefüllt. Dadurch ist sein Querschnitt dreieckig: ▪ **Paries externus**: äußerer Wandabschnitt ▪ **Paries vestibularis**: der Scala vestibuli benachbarter Wandabschnitt = **Reissner-Membran** ▪ **Paries tympanicus**: der Scala tympani benachbarter Wandabschnitt mit Lamina spiralis ossea und **Basilarmembran** (Lamina basilaris). Auf Letzterer liegt das auditorische Sinnesorgan, s. Corti-Organ (S. 1074). An seinem basalen Ende ist der Ductus cochlearis durch den **Ductus reuniens** mit dem Sacculus verbunden. Er endet blind in der Schneckenkuppel.
„Gehäuse" des Gleichgewichtsorgans	
Canales semicirculares anterior, **posterior** und **lateralis** (knöcherne Bogengänge), die senkrecht zueinander stehen ▪ Durchmesser ca. 1 mm, Länge ca. 20 mm ▪ vorderer und hinterer Bogengang weichen von der Median- bzw. der Frontalebene um 45° ab, der laterale Bogengang ist gegen die Horizontalebene um 30° nach hinten gekippt (Abb. **41.11**). ▪ Nahe dem Vorhof (s. u.) ist jeweils ein Schenkel der Gänge zu Ampullen (**Ampullae osseae**) erweitert. Die nicht erweiterten Schenkel des vorderen und hinteren Bogenganges vereinigen sich zu einem kurzen gemeinsamen Schenkel (**Crus osseum commune**).	**Ductus semicirculares** anterior, **posterior** und **lateralis** (häutige Bogengänge) mit **Ampullae membranaceae**: Sie stehen über ihre Schenkel mit dem Utriculus in Verbindung und sind mit **Endolymphe** gefüllt.
Vestibulum (Vorhof): Mit **Perilymphe** gefüllter Hohlraum von ca. 5 mm Durchmesser, der mit folgenden Räumen in Verbindung steht: ▪ nach vorne mit der Schnecke, ▪ nach hinten mit den drei Bogengängen, ▪ über die Basis stapedis im **ovalen Fenster** mit der Paukenhöhle.	**Sacculus** und **Utriculus**: vorderes und hinteres Vorhofsäckchen stehen über den **Ductus utriculosaccularis** miteinander in Verbindung **Ductus endolymphaticus**: zweigt vom Ductus utricosaccularis ab und endet an einer epiduralen Aussackung (**Saccus endolymphaticus**) an der Hinterfläche des Felsenbeins

41.11 Lage des Innenohrs

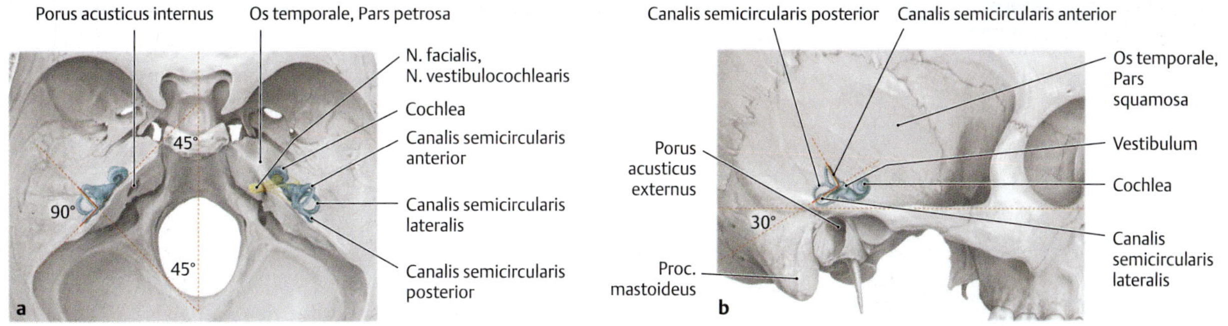

a Projektion des Innenohrs auf die Felsenbeinpyramide (Ansicht von kranial)
b und die Pars squamosa des Os temporale (Ansicht von lateral).

Quelle: Schünke M, Schulte E, Schumacher U. PROMETHEUS LernAtlas der Anatomie, Kopf, Hals und Neuroanatomie. Illustrationen von Voll M u. Wesker K. 6. Aufl. Stuttgart: Thieme; 2022

Durch die unterschiedliche Größe von knöchernem und häutigem Labyrinth bedingt, befindet sich zwischen beiden ein Spalt. Dieser **perilymphatische Raum** ist mit Perilymphe gefüllt und kommuniziert über den Ductus perilymphaticus mit dem Subarachnoidalraum.

Das häutige Labyrinth gliedert sich wie folgt:

- **Labyrinthus cochlearis:** Er bildet mit seinem Sinnesepithel im **Ductus cochlearis** den **akustischen Teil** des Innenohres.
- **Labyrinthus vestibularis:** Er enthält das **Gleichgewichtsorgan** (**Vestibularorgan**) und besteht aus **Sacculus**, **Utriculus** und den Ampullae membranaceae der **drei Bogengänge** (**Ductus semicirculares**).
  Während die Bogengänge in den jeweiligen knöchernen Canales semicirculares (posterior, lateralis und anterior) liegen, teilen sich Sacculus und Utriculus eine knöcherne Kapsel, die als Vestibulum bezeichnet wird.
  Die drei Bogengänge sind in einem Winkel von 45° zur Sagittalebene angeordnet. Der laterale (horizontale) Bogengang ist um 30° nach ventral und kranial gekippt. Die beiden anderen Bogengänge stehen senkrecht dazu (Abb. **41.11**).

Im häutigen Labyrinth unterscheidet man den

- **Labyrinthus cochlearis** für den akustischen Teil des Innenohres und den
- **Labyrinthus vestibularis.** Er enthält das Gleichgewichtsorgan (Vestibularorgan), das aus Sacculus, Utriculus (im knöchernen Vestibulum) und den drei Bogengängen (Ductus semicirculares) besteht. Sie sind in einem Winkel von 45° zur Sagittalebene angeordnet (Abb. **41.11**).

Das membranöse Labyrinth ist von einem platten bis isoprismatischen Epithel ausgekleidet, das an den jeweiligen Rezeptorarealen verdickt ist. Es ist mit **Endolymphe** gefüllt und über spärliche Bindegewebsfasern im Bereich der Sinnesepithelien des Vestibularapparats mit dem knöchernen Labyrinth verbunden.

Das membranöse Labyrinth ist im Bereich der Sinnesepithelien des Vestibularapparates verdickt und mit dem knöchernen Labyrinth verbunden. Es enthält **Endolymphe**.

▸ Merke. **Sacculus**, **Utriculus**, die drei **Ductus semicirculares** (anterior, posterior und lateralis) sowie **Ductus** und **Saccus endolymphaticus** werden zum **Vestibularorgan** gezählt, während der **Ductus cochlearis** Bestandteil des **Hörorgans** ist.

▸ Merke.

Gefäße und Nerven erreichen beide Organe über den **Meatus acusticus internus**. Dieser etwa 10 mm lange und 5 mm weite Gang verläuft in der Felsenbeinpyramide und nimmt den N. vestibulocochlearis (VIII) mit dem Ggl. vestibulare sowie die A. und V. labyrinthi auf.

Auch der N. facialis (VII) mit seinem Intermediusanteil tritt hier in das Felsenbein ein.

Tab. **41.3** gibt eine Übersicht über die einzelnen Strukturen von knöchernem und häutigem Labyrinth.

Leitungsbahnen erreichen das Labyrinth über den **Meatus acusticus internus**. Er enthält den N. vestibulocochlearis (VIII) mit dem Ggl. vestibulare, A. und V. labyrinthi sowie den N. facialis (VII).

Perilymphe: Die im **perilymphatischen Raum** zwischen knöchernem und häutigem Labyrinth befindliche Perilymphe ist eine **extrazelluläre Flüssigkeit**, deren Zusammensetzung bis auf den etwas höheren Proteingehalt in etwa der des Liquor cerebrospinalis entspricht.

Verbindungen zu den Liquorräumen bestehen über das Perineurium des N. vestibulocochlearis und über den Ductus perilymphaticus mit dem Subarachnoidalraum.

Perilymphe: Ihre Zusammensetzung entspricht in etwa dem des Liquor cerebrospinalis. Der perilymphatische Raum ist über das Perineurium des N. vestibulocochlearis und den Ductus perilymphaticus mit den Liquorräumen verbunden.

Endolymphe: Die kaliumreiche und natriumarme Endolymphe hat eine ähnliche Zusammensetzung wie die **Intrazellularflüssigkeit** und füllt die Hohlräume (ca. 70 µl/Seite) des **häutigen** Labyrinths. Sie wird von spezialisierten Epithelzellen der Stria vascularis cochleae (S. 1076), der Cristae ampullares und Epithelanteilen von Sacculus und Utriculus gebildet. Die Resorption der Endolymphe erfolgt im **Saccus endolymphaticus**.

Endolymphe: Sie füllt die Hohlräume des **häutigen** Labyrinths. In ihrer Zusammensetzung ähnelt sie der intrazellulären Flüssigkeit, wird von spezialisierten Epithelzellen produziert und im **Saccus endolymphaticus** resorbiert.

41.12 Knöchernes und membranöses Labyrinth

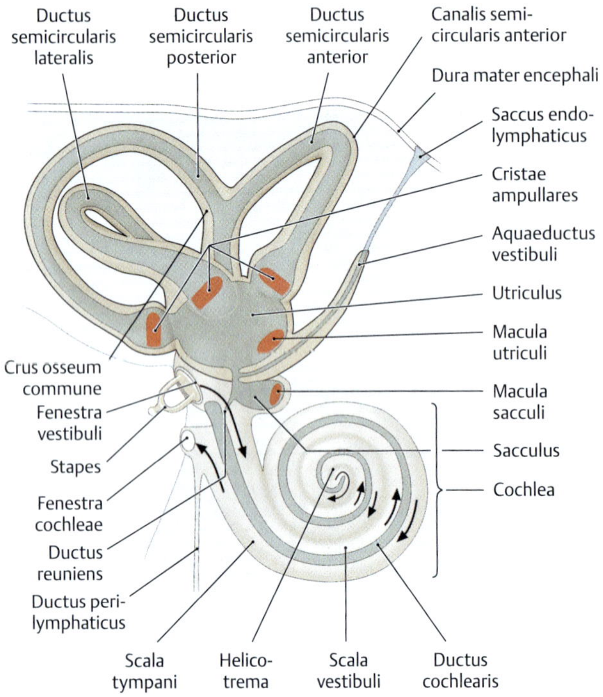

Schematische Darstellung von knöchernem und häutigem Labyrinth mit perilymphathischem (beige) und endolymphatischem (grau-grün) Raum.

Quelle: Schünke M, Schulte E, Schumacher U. PROMETHEUS LernAtlas der Anatomie, Kopf, Hals und Neuroanatomie. Illustrationen von Voll M u. Wesker K. 6. Aufl. Stuttgart: Thieme; 2022

41.4.1 Labyrinthus cochlearis mit Hörorgan

Ductus cochlearis

Der **Ductus cochlearis** hat drei Wände (Abb. **41.13**):

- **Paries vestibularis:** Diese Wand wird von der **Membrana vestibularis** gebildet und stellt die Abgrenzung zur Scala vestibuli dar.
- **Paries externus:** Die seitliche Begrenzung bildet das **Lig. spirale**. Es wird zur Endolymphe hin durch die **Stria vascularis** abgegrenzt, deren Epithelzellen **nicht** auf einer Basallamina ruhen. Die Stria vascularis produziert die Endolymphe und ist als einziges Epithel des Körpers gut kapillarisiert.
- **Paries tympanicus:** Er wird von der **Membrana basilaris** gebildet und stellt die Abgrenzung des Ductus cochlearis zur Scala tympani dar. Auf der Basilarmembran sitzt das Hörorgan (Corti-Organ, Organum spirale).

Corti-Organ

Funktion: Die Sinneszellen des Corti-Organs wandeln mechanische Reize in elektrische Signale um.
Aufbau: Die Epithelzellen sitzen der Basilarmembran auf. Zwischen ihnen liegen **drei** mit Corti-Lymphe gefüllte **Hohlräume**. Über ihrem zentralen Teil wölbt sich die gallertige Membrana tectoria.

41.4.1 Labyrinthus cochlearis mit Hörorgan

Ductus cochlearis

Der **Ductus cochlearis** innerhalb des Canalis spiralis cochleae ist im Querschnitt dreieckig (Abb. **41.13**). Die drei ihn begrenzenden Strukturen sind:

- **Paries vestibularis:** Die **Membrana vestibularis** bildet sein Dach und somit die Abgrenzung zur Scala vestibuli. Die Membran besteht aus einer Basallamina mit einem beidseitigen Plattenepithel.
- **Paries externus:** Das **Lig. spirale** begrenzt den Ductus cochlearis zur Seite hin. Es besteht aus einem lockeren Netz aus Bindegewebszellen und Fasern, seine extrazellulären Räume stehen mit den perilymphatischen Räumen in Verbindung. Zur Endolymphe des Ductus cochlearis hin wird das Lig. spirale von der **Stria vascularis** abgegrenzt, deren Epithelzellen **nicht** von einer Basallamina getragen werden. Als einziges Epithel des Körpers ist die Stria vascularis reich kapillarisiert. Wichtigste Aufgabe dieses Epithels ist die Produktion der Endolymphe (wahrscheinlich aus Perilymphe). Hierzu müssen Kaliumionen unter Energieverbrauch in die Endolymphe transportiert werden.
- **Paries tympanicus:** Die **Membrana basilaris** bildet den Boden des Ductus cochlearis und grenzt ihn zur Scala tympani hin ab. Sie ist der für die Erregung der Sinneszellen wichtigste Teil des Ductus, da auf ihr das eigentliche Hörorgan (Corti-Organ, Organum spirale) sitzt. Die Membrana basilaris ist ca. 34 mm lang und an der Basis der Cochlea ca. 200 µm, an der Kuppel ca. 360 µm breit.

Corti-Organ

Funktion: Das Corti-Organ enthält die Sinneszellen zur Umwandlung mechanischer Reize in elektrische Signale und ist somit als eigentliches Hörorgan zu betrachten.

Aufbau: Das Corti-Organ besteht aus wallartig der Membrana basilaris aufsitzenden Epithelzellen. Über seinem zentralen Anteil wölbt sich die gallertige **Membrana tectoria** (**Tektorialmembran**). Innerhalb des Epithelhügels bestehen drei mit Perilymphe (hier Corti-Lymphe genannt) gefüllte Hohlräume, der **innere Corti-Tunnel**, der **mittlere Nuel-Raum** und der **äußere Tunnel**.

Das Epithel enthält eine Vielzahl unterschiedlich benannter **Stützzellen** sowie **Grenzzellen** und Stereozilien tragende **Haarzellen** (S. 1223). Die Haarzellen sind die eigentlichen Sinneszellen. Sie sind in zwei Reihen angeordnet. Man unterscheidet **eine** Reihe **innerer Haarzellen** (insgesamt etwa 3500), von denen jede einzelne mit einer Nervenfaser verbunden ist und **drei** (basal) **bis fünf** Reihen (Spitze der Cochlea) von **äußeren Haarzellen** (insgesamt ca. 15 000), die jeweils als Gruppe synaptisch mit einer Nervenfaser verbunden sind. Im Bereich der Schneckenbasis sind die Stereozilien der Haarzellen kurz (4 µm) und nehmen in Richtung Cupula cochleae an Länge (8 µm) zu. Sie haben an der Spitze einen Durchmesser von 0,5 µm und verjüngen sich Richtung Basis auf 0,1–0,2 µm. Eine Haarzelle trägt durchschnittlich 75 Stereozilien, die bei den inneren Haarzellen C-förmig, bei den äußeren Haarzellen W-förmig angeordnet sind. Mit ihren Spitzen ragen die Stereozilien der äußeren Haarzellen in die Membrana tectoria. Von dem ursprünglich angelegten Kinozilium bleibt oft nur das Basalkörperchen zurück.

Die **inneren Haarzellen** werden von **inneren Phalangenzellen** gestützt. Die **äußeren Haarzellen** sitzen den **äußeren Phalangenzellen** (Deiters-Stützzellen) auf. Zwischen inneren und äußeren Haarzellen liegen die **Pfeilerzellen**, die den inneren Tunnel bilden. Durch die verbreiterten apikalen Enden der Deiters-Zellen stoßen die Stereozilien der Sinneszellen in den Endolymphraum der Scala media vor. Tight Junctions zwischen Stereozilien und Deiters-Zellen schließen den Endolymphraum komplett gegen die Corti-Lymphe ab. Die inneren und äußeren Grenzzellen begrenzen den Sulcus spiralis medialis bzw. lateralis.

Innervation: Das **Ggl. spirale cochleae** (Abb. **41.13c**) liegt innerhalb der Cochlea (Canalis spiralis modioli). Von den 30 000–40 000 bipolaren Ganglienzellen sind etwa 95 % den inneren Haarzellen zugeordnet, die verbleibenden 5 % erhalten Signale von den äußeren Haarzellen. Die afferenten Schenkel der bipolaren Neurone bilden mehrfache Synapsen mit den inneren Haarzellen, während eine periphere Faser mit einer Gruppe von äußeren Haarzellen Synapsen bildet. Die zentralen Fortsätze der bipolaren Ganglienzellen bilden am Grund des Meatus acusticus internus den **N. cochlearis** (S. 982).

Das Epithel besteht aus verschiedenen **Stützzellen**, **Grenzzellen** und Stereozilien tragenden **Haarzellen**, den eigentlichen Sinneszellen. Da sie in zwei Reihen angeordnet sind, unterscheidet man **innere** und **äußere Haarzellen**. Die Stereozilien haben in den unterschiedlichen Abschnitten des Ductus cochlearis unterschiedliche Dimensionen, reichen aber mit ihren Spitzen immer in die Membrana tectoria.

Die Stützzellen der inneren bzw. äußeren Haarzellen werden innere bzw. äußere **Phalangenzellen** genannt. Dazwischen liegen die inneren bzw. äußeren **Pfeilerzellen**. Die inneren bzw. äußeren Grenzzellen bilden den Abschluss zum Sulcus spiralis medialis bzw. lateralis.

Innervation: Das **Ggl. spirale cochleae** (Abb. **41.13c**) liegt innerhalb des Canalis spiralis modioli. 95 % der bipolaren Ganglienzellen sind mit den inneren Haarzellen, 5 % mit den äußeren Haarzellen verschaltet. Die efferenten Fortsätze der bipolaren Ganglienzellen bilden den **N. cochlearis**.

41.13 Lage und Aufbau des Ductus cochlearis in der knöchernen Schnecke

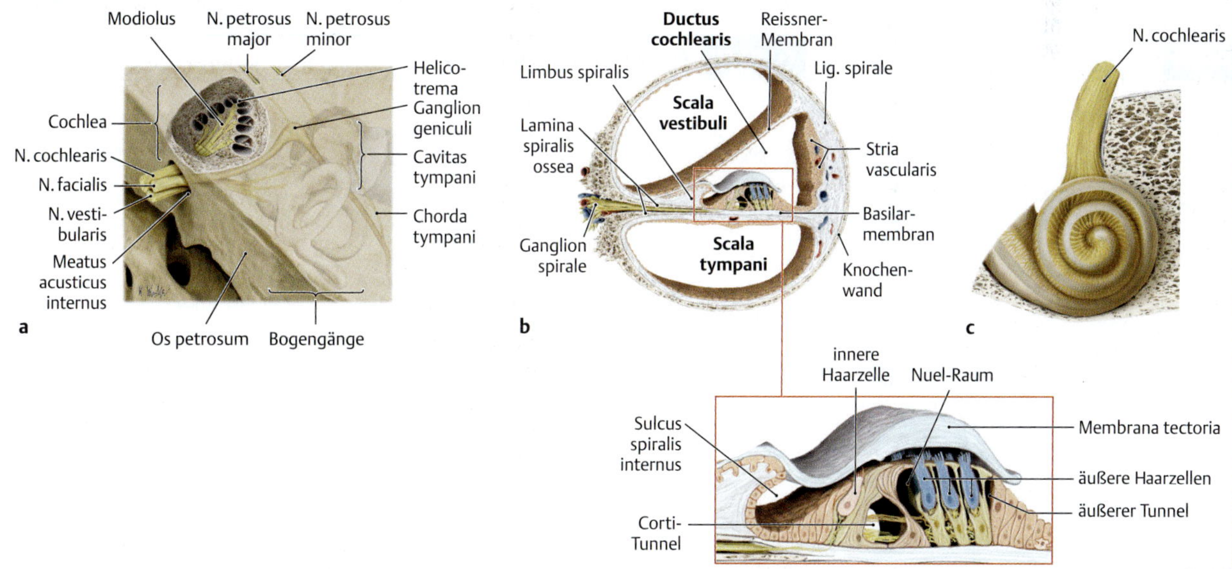

a Querschnitt durch die Cochlea im Felsenbein.
b Lage und Aufbau des Ductus cochlearis im Canalis spiralis cochleae. Der Basilarmembran liegt das von drei tunnelartigen Hohlräumen durchzogene Corti-Organ auf.
c Ansicht der Cochlea von oben. Zu sehen sind der N. cochlearis und das Helicotrema.

Quelle: Schünke M, Schulte E, Schumacher U. PROMETHEUS LernAtlas der Anatomie, Kopf, Hals und Neuroanatomie. Illustrationen von Voll M u. Wesker K. 6. Aufl. Stuttgart: Thieme; 2022

Gefäßversorgung: Die **A. labyrinthi** (S. 1148) bildet drei Äste (**A. vestibularis anterior**, **A. cochlearis propria**, **A. vestibulocochlearis**) zur Versorgung von Cochlea und Vestibularorgan.
Das **Vas spirale** (aus der A. cochlearis propria) versorgt die Stria vascularis.
Der venöse Abfluss erfolgt über die **Vv. labyrinthi**.

Gefäßversorgung: Die **A. labyrinthi** (S. 1148) gibt die **A. vestibularis anterior** und die **A. cochlearis communis** ab. Letztere teilt sich in die **A. cochlearis propria** zur Versorgung der Cochlea und die **A. vestibulocochlearis** zum Vestibularapparat. Die **A. cochlearis propria** steigt im Canalis spiralis modioli aufwärts. Ihre Äste bilden in der Lamina spiralis ossea in Höhe der Scala vestibuli das **Vas spirale** in der Basilarmembran und ein dichtes Kapillarbett in der **Stria vascularis**.
Der venöse Abfluss erfolgt im Bereich der Scala tympani über die Vv. canaliculi cochleae bzw. vestibuli in die **Vv. labyrinthi**.

41.4.2 Labyrinthus vestibularis mit Gleichgewichtsorgan

Funktion: Das im Labyrinthus vestibularis liegende Organ detektiert lineare und radiale Beschleunigungen.

41.4.2 Labyrinthus vestibularis mit Gleichgewichtsorgan

Funktion: Über das im Labyrinthus vestibularis liegende Gleichgewichts- oder Vestibularorgan werden sowohl lineare als auch radiale Beschleunigungen und Lageveranderungen des Kopfes wahrgenommen. Es dient somit der Orientierung im Raum.

▸ Merke.

▸ Merke. Der Wahrnehmung **linearer Beschleunigungen bzw. Verzögerungen** dienen die nahezu senkrecht bzw. horizontal angeordneten Sinneszellen des **Sacculus** bzw. **Utriculus**, die Wahrnehmung von **Winkelbeschleunigung** erfolgt über die **drei Bogengänge**. Der **Ductus endolymphaticus** verbindet die Ductus des Vestibularorgans mit dem Saccus endolymphaticus in der Dura mater und dient als „Überlaufgefäß".

Aufbau: Die sekundären Sinneszellen sitzen in den **Maculae** von Sacculus und Utriculus (zusammen **Macula statica**). Die Sinneszellen der Bogengänge sitzen in den **Cristae ampullares** (Abb. **41.14**).
Das Sinnesepithel besteht aus zwei unterschiedlich gebauten Haar- und dazwischen liegenden Stützzellen. Beide Typen tragen an ihrer apikalen Seite 80–100 **Stereozilien** und eine **Kinozilie**, die in eine **gallertige Deckschicht** ragen. Letztere ist in den Maculae und Cristae unterschiedlich aufgebaut (Tab. **41.4**).

Aufbau: Die sekundären Sinneszellen (Mechanorezeptoren) befinden sich zusammen mit Stützzellen im Epithel der **Maculae** des Sacculus und Utriculus. Zusammen werden die beiden Maculae auch **Macula statica** genannt. Bei den Bogengängen befindet sich das Sinnesepithel in Erweiterungen, die **Cristae ampullares** genannt werden. Die Sinnesfelder sind jeweils 2–3 mm^2 groß (Abb. **41.14**).
Das Sinnesepithel besteht aus flaschenförmigen („bauchigen") Haarzellen (Typ I) und zylindrischen („schlanken") Haarzellen (Typ II) mit dazwischen liegenden Stützzellen. Beide Typen von Sinneszellen tragen an ihrer apikalen Seite 80–100 **Stereozilien** und eine **Kinozilie**. Letztere scheint für die Erregbarkeit der Sinneszelle nicht erforderlich zu sein. Die Zilien ragen in eine **gallertige Deckschicht**, welche den Zellen an ihrer apikalen Seite aufgelagert ist. Die Deckschichten von Maculae und Cristae sind unterschiedlich aufgebaut (Tab. **41.4**).

⊙ 41.14

⊙ 41.14 Aufbau des Vestibularorgans

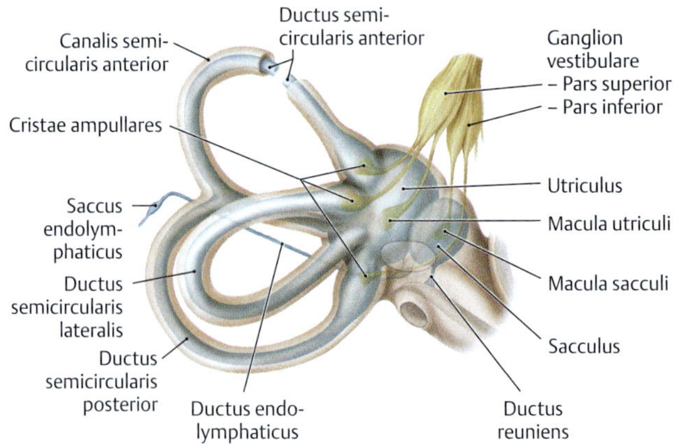

Halbtransparente Ansicht der Sinnesfelder des Vestibularorgans im Labyrinthus vestibularis, das von den entsprechenden Anteilen des knöchernen Labyrinths umgeben ist.

Quelle: Schünke M, Schulte E, Schumacher U. PROMETHEUS LernAtlas der Anatomie, Kopf, Hals und Neuroanatomie. Illustrationen von Voll M u. Wesker K. 6. Aufl. Stuttgart: Thieme; 2022

41.4 Aufbau der Sinnesfelder von Sacculus, Utriculus und der Bogengänge

Anteil des Vestibularsystems	Lokalisation und Lage der Sinneszellen	Aufbau der gallertigen Deckschicht	Mechanismus der Reizübertragung	registrierte Bewegung
Sacculus	Macula sacculi (vertikal zur Körperachse)	**Statokonien-/Otolithenmembran** ▪ flach ▪ enthält **Kalziumkarbonat-Kristalle** (Statokonien, Otolithen) ▪ Dichte höher als die der Endolymphe	Kopfbewegung ↓ Otolithenmembran bleibt aufgrund ihrer Trägheit zurück ↓ Abscherung der Stereozilien	**lineare Beschleunigungen** ▪ nach Größe und Richtung ▪ Abweichungen der Kopfhaltung von der Senkrechten
Utriculus	Macula utriculi (horizontal zur Körperachse)			
Bogengänge	Cristae ampullares	**Cupula** ▪ kuppelförmig ▪ enthält **keine Kristalle** ▪ Dichte gleich der der Endolymphe ▪ von feinen Kanälchen durchzogen	Kopfdrehung ↓ Endolymphe bleibt aufgrund ihrer Trägheit gegenüber den Bogengängen zurück ↓ Auslenkung der beweglichen Cupula ↓ Abscherung der Stereozilien	**radiale Beschleunigungen** ▪ entsprechend dem Ausmaß der Ablenkung der Cupula ▪ die Drehrichtung wird aus der Auslenkung aller sechs Cupulae im Gehirn („errechnet“

Gefäßversorgung und Innervation: Der Vestibularapparat wird von der **A. vestibularis anterior** und der **A. vestibulocochlearis** versorgt. Sie entstammen beide der **A. labyrinthi** (S. 1148).
Der venöse Abfluss erfolgt über die **Vv. labyrinthi** als Sammelgefäße.
Das Gleichgewichtsorgan wird vom **N. vestibularis** innerviert.

Gefäßversorgung und Innervation: Aa. vestibularis anterior und vestibulocochlearis aus der **A. labyrinthi** (S. 1148).
Der venöse Abfluss erfolgt über die **Vv. labyrinthi**, die Innervation durch den **N. vestibularis**.

► Klinik. **Schwindelgefühl** entspricht einer räumlichen Orientierungsstörung. Es entsteht, wenn es zu einer Diskrepanz der Raumwahrnehmungen der verschiedenen hierzu beitragenden Sinnessysteme (Auge, Vestibularapparat, Propriozeption) kommt. Man unterscheidet einen unspezifischen **Schwankschwindel**, der bei zahlreichen Erkrankungen als Begleitsymptom auftreten kann, von einem spezifischen **Drehschwindel**, bei dem Betroffene oft sogar die Drehrichtung angeben können. Anfälle von Drehschwindel ist eines der Kardinalsymptome des **Morbus Menière**, bei dem zusätzlich noch ein Hörverlust im tiefen Frequenzbereich, Ohrgeräusche (Tinnitus) und Druckgefühl im Ohr auftreten. Die Ursache der Erkrankung ist unklar, jedoch führt etwa eine Anästhesie des Labyrinths oder eine Entfernung der knöchernen Begrenzung des Saccus endolymphaticus („Überlaufgefäß“) zu einer Verbesserung der Symptomatik. Die Anfallshäufigkeit nimmt auch ohne Behandlung im Verlauf mehrerer Jahre ab, die Schwerhörigkeit für tiefe Töne bleibt jedoch weiterhin bestehen.

► Klinik.

41.5 Hörvorgang und Gleichgewicht

41.5.1 Umwandlung akustischer Reize in elektrische Signale

Die über den äußeren Gehörgang gelangten periodischen Luftdruckschwankungen (Schall) versetzen das Trommelfell in (mechanische) Schwingungen. Diese werden über die Gehörknöchelchenkette und das ovale Fenster auf die Perilymphe der Scala vestibuli übertragen. Da Scala vestibuli und Scala tympani am Helicotrema miteinander verbunden sind, gelangen die Schwingungen bis zum Fenestra cochleae.

41.5 Hörvorgang und Gleichgewicht

41.5.1 Umwandlung akustischer Reize in elektrische Signale

Schallwellen versetzen das Trommelfell in Schwingungen, die von der Gehörknöchelchenkette verstärkt auf das ovale Fenster und damit auf die Scala vestibuli übertragen werden. Über das Helicotrema gelangen die Schwingungen bis zum runden Fenster.

► Merke. Die Transformation des Schalls in elektrische Impulse erfolgt über mehrere „Stationen“:
- **äußeres Ohr** (Meatus acusticus externus → Trommelfell)
- **Mittelohr** (Malleus → Incus → Stapes)
- **Innenohr/Cochlea** (Fenestra vestibuli = ovales Fenster → Perilymphe über Scala vestibuli → Helicotrema → Scala tympani → Fenestra cochleae = rundes Fenster; Übertragung auf Basilarmembran → Entstehung einer Wanderwelle → Reizung der Haarzellen).

► Merke.

41.15

Impedanzanpassung: Um eine Reflektion der Schallwellen beim Übergang von Luft auf Flüssigkeit zu vermindern, erfolgt eine Anpassung des Eingangswiderstands (Impedanzwandlung) durch zwei Mechanismen:
- **Verkleinerung der Fläche** im Vergleich zum Trommelfell;
- **Hebelmechanismus** der Gehörknöchelchen.

Beides zusammen führt zu einer 22-fachen Verstärkung der eingehenden Schallsignale, die im Bereich von 1000–2000 Hz am besten funktioniert.

Hydraulische Wellen: Die Druckstöße des Stapes führen in der Scala vestibuli zu periodischen Schwankungen des hydraulischen Drucks, der über die Membrana tympanica secundaria des runden Fensters ausgeglichen wird.

Wanderwelle: Diese Druckschwankungen bringen die Basilarmembran in Form einer Wanderwelle zum Schwingen. Die maximale Amplitude wird in Abhängigkeit von der Frequenz an unterschiedlichen Stellen der Basilarmembran erreicht. Durch die Auslenkung der Basilarmembran kommt es zu einer Abscherung der Stereozilien und damit zu einer Erregung der Haarzellen (Abb. **41.16**).

41.15 Schallübertragung vom Mittel- zum Innenohr

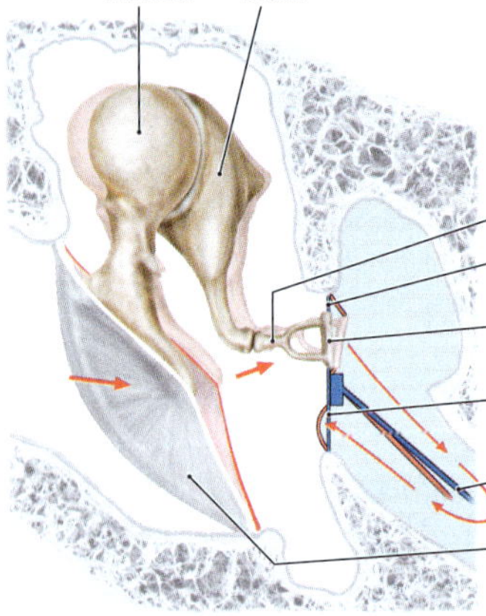

Die Auslenkungen des Trommelfells werden durch die Gehörknöchelchenkette auf das Fenestra vestibuli übertragen (rote Pfeile). Da Flüssigkeiten nicht komprimiert werden können, werden die Schwingungen auf die Perilymphe übertragen. Das runde Fenster dient dem Druckausgleich.

Quelle: Schünke M, Schulte E, Schumacher U. PROMETHEUS LernAtlas der Anatomie, Kopf, Hals und Neuroanatomie. Illustrationen von Voll M u. Wesker K. 6. Aufl. Stuttgart: Thieme; 2022

▶ Klinik. Bei der **Otosklerose** kommt es zu einer Knochenbildung im Bereich des ovalen Fensters, was zu einer zunehmenden Fixation der Steigbügelplatte führt. Die durch die Schallwellen am Trommelfell erzeugten Druckstöße können dadurch nur noch eingeschränkt auf die Perilymphe übertragen werden, es resultiert eine durch diese **Schallleitungsstörung** bedingte **Schwerhörigkeit**.

Impedanzanpassung: Da der Wellenwiderstand (Impedanz) von Flüssigkeit wesentlich größer als der von Luft ist, würde eine direkte Übertragung von Schall auf die Perilymphe zu einer nahezu vollständigen (ca. 98 %) Reflexion der Schallenergie führen. Dies wird im Ohr durch zwei Mechanismen verhindert:
- Die „Schall-Sammelfläche" des Trommelfells ist mit 55 mm^2 etwa 17-mal größer als die Fläche des ovalen Fensters an der Basis stapedis mit 3 mm^2.
- Durch die unterschiedlich langen Hebelarme von Hammer und Amboss wird nochmals eine Kraftverstärkung im Verhältnis von etwa 1 : 3 erreicht.

Beides zusammen führt zu einer etwa 22-fachen Verstärkung der eingehenden Schallsignale, nur etwa 40 % der Schallenergie werden reflektiert. Die Anpassung des Eingangswiderstandes wird auch als **Impedanzanpassung** bezeichnet. Dieser Mechanismus ist abhängig von der Tonfrequenz und funktioniert am besten im Bereich der Resonanzfrequenz des Trommelfells zwischen 1000 und 2000 Hz.

▶ Klinik. Der komplette Ausfall von Trommelfell und Gehörknöchelchenkette führt nicht zur völligen Taubheit, da auch ohne Impedanzanpassung der Schall nicht vollständig reflektiert wird. Außerdem kann der Schall auch über die Knochen weitergeleitet werden (Knochenleitung).
Eine solche **Schallleitungsschwerhörigkeit** kann durch Erhöhung des Schalldrucks (u. U. für spezielle Frequenzen) durch ein Hörgerät zumindest teilweise kompensiert werden.

Hydraulische Wellen: Die durch die Gehörknöchelchenkette am ovalen Fenster erzeugten hydraulischen Druckstöße werden auf die Perilymphe der Scala vestibuli (und über das Helicotrema auch auf die Scala tympani) übertragen. Da Flüssigkeiten jedoch nicht komprimiert werden können, wird der dadurch bedingte periodische Anstieg des hydraulischen Drucks im perilymphatischen Raum über die Membrana tympanica secundaria des runden Fensters ausgeglichen.

Wanderwelle: Die Druckwellen werden auf den Endolymphraum übertragen und führen zu einer Auslenkung der Basilarmembran. Diese Auslenkung nimmt die Form einer Wanderwelle an. In Abhängigkeit von der Frequenz der Stapesoszillation (äquivalent zur Schallfrequenz) wird die maximale Amplitude der Wanderwelle an jeweils unterschiedlichen Stellen der Basilarmembran erreicht, nämlich bei hohen Frequenzen in der Nähe der Basis und bei tiefen Frequenzen in der Nähe der Cupola. Durch die Auslenkung der Basilarmembran kommt es infolge einer Verschiebung der äußeren Haarzellen des Corti-Organs gegenüber der Tektorialmembran zu einer Abscherung der Stereozilien und damit zu einer Erregung dieser Sinneszellen (Abb. **41.16**).

41.16 Wanderwelle und ihre Auswirkung

41.16

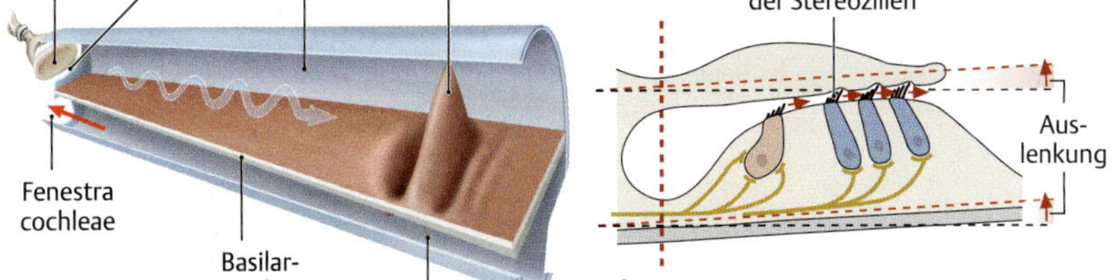

a Entstehung einer Wanderwelle in der Cochlea. Zum besseren Verständnis wurde die Cochlea entrollt. Die durch die Bewegung des Stapes am ovalen Fenster erzeugte perilymphatische Druckwelle läuft Richtung Helicotrema und führt zu einer Auslenkung der Basilarmembran. In Abhängigkeit von der Frequenz der Stapesoszillation (äquivalent zur Schallfrequenz) wird die maximale Auslenkung an unterschiedlichen Stellen der Basilarmembran erreicht.

b Abscherung der Stereozilien während des Ausschlags der Wanderwelle. Durch die Wanderwelle kommt es zu einer Scherbewegung zwischen Basilar- und Tektorialmebran, durch welche die Stereozilien nach außen gebogen werden und die Stereozilien in der inneren Haarzelle in Kontakt mit der Tektorialmembran kommen.

Quelle: Schünke M, Schulte E, Schumacher U. PROMETHEUS LernAtlas der Anatomie, Kopf, Hals und Neuroanatomie. Illustrationen von Voll M u. Wesker K. 6. Aufl. Stuttgart: Thieme; 2022

▶ Merke. In der Cochlea erfolgt demnach eine mechanische Frequenzanalyse der eintreffenden Schallinformation. Diese Frequenzanalyse setzt sich auch in den darauf folgenden Bereichen des auditorischen Systems fort.

▶ Merke.

▶ Klinik. Eine **Innenohrschwerhörigkeit** entsteht z. B. dann, wenn die Sinneszellen des Corti-Organs geschädigt werden. Dies kann insbesondere durch laute Geräusche (z. B. Feuerwerkskörper, laute Musik, Maschinenlärm) geschehen. Abhängig vom Grad der Innenohrschwerhörigkeit kann ein Hörgerät ggf. nicht mehr helfen. Bei vollständiger Ertaubung kann mittels Kochleaimplantat versucht werden, die Hörfähigkeit wiederherzustellen.

▶ Klinik.

▶ Exkurs: Signalverstärkung durch äußere Haarzellen. Schon geringfügige Auslenkungen (10^{-10}–10^{-12} m) der Stereozilien führen zur Öffnung von dehnungsabhängigen Kationen-(K^+)kanälen. Bei den zusätzlich efferent innervierten **äußeren Haarzellen** kommt es bei der Erregung zu einer Verkürzung. Für die Frequenz abhängigen Längenveränderungen der äußeren Haarzellen ist das (ATP-unabhängige) „Motorprotein" **Prestin** in der lateralen Zellmembran verantwortlich, das die elektrische Aktivität der äußeren Haarzelle direkt mit einer hochfrequenten mechanischen Kontraktion der gesamten Zelle koppelt. Die Längenveränderungen der äußeren Haarzellen verstärken die Bewegungen der Endolymphe und erst hierdurch kommen die Stereozilien der **inneren Haarzellen** in Kontakt mit der Tektorialmembran, was zu ihrer Abscherung mit nachfolgender Erregung führt. Die **äußeren Haarzellen** sind daher als **Signalverstärker** aufzufassen.
Die Erregung infolge des Abscherens der Stereozilien der inneren Haarzellen führt zur Ausschüttung des Neurotransmitters Glutamat und zur Erregung des afferenten Schenkels der Nervenzellen der Pars cochlearis des N. vestibulocochlearis. Zum genauen Mechanismus der Reizumwandlung und zu den Stationen der Hörbahn (S. 1223).

41.5.2 Umwandlung von Beschleunigungen in elektrische Signale

Wie Lageveränderungen des Kopfes zu einer Abscherung der Stereozilien führen, ist in Tab. **41.4** für die einzelnen Sinnesfelder detailliert erklärt. Entscheidend ist, in welcher Richtung die Stereozilien relativ zum Zellkörper abgeschert werden. Erfolgt diese Abscherung zum Kinozilium hin, wird die Zellmembran erregt, die Abscherung vom Kinozilium weg führt zu einer Inhibition (Hemmung).
Die jeweils resultierende Potenzialänderung der Sinneszelle führt zur Freisetzung von mehr oder weniger Glutamat aus dem basalen Pol der Sinneszellen. Über elektrische und chemische Synapsen (Typ I) oder ausschließlich über chemische Synapsen (Typ II), wird die Erregung an die afferenten Nervenendigungen der bipolaren Nervenzellen des **Ggl. vestibulare** weitergegeben. Dieses Ganglion liegt im Fundus des Meatus acusticus internus. Zu den weiteren Stationen der Gleichgewichtsbahn (S. 1228).

41.5.2 Umwandlung von Beschleunigungen in elektrische Signale

Details sind Tab. **41.4** zu entnehmen. Erfolgt die Scherung der Stereozilien zum Kinozilium hin, wird die Zellmembran erregt. Die Scherung vom Kinozilium weg führt dagegen zu einer Inhibition (Hemmung). In Abhängigkeit von der jeweiligen Potenzialänderung wird am basalen Pol der Sinneszellen mehr oder weniger Glutamat ausgeschüttet. Dieser Neurotransmitter führt zu einer Erregung der bipolaren Nervenzellen des **Ggl. vestibulare**, das sich im Fundus des Meatus acusticus internus befindet.

41.17 Orientierung der Stereozilien im Vestibularapparat und Zusammenwirken kontralateraler Bogengänge bei der Kopfdrehung

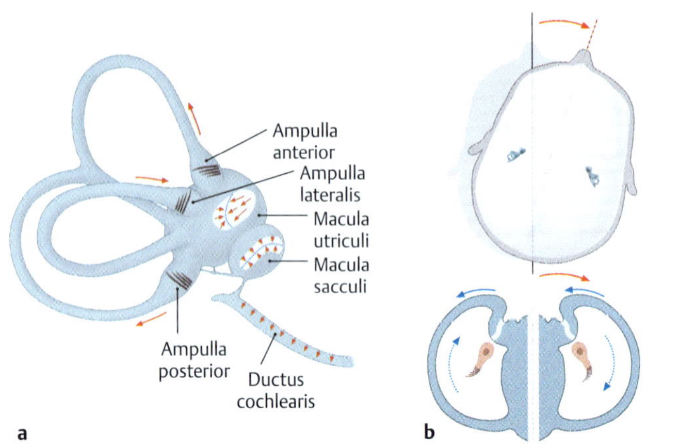

a Die Anordnung der Stereozilien gewährleistet die Zuordnung der unterschiedlichen Raumrichtungen zu maximal empfindlichen Rezeptorfeldern.

b Bei einer Kopfdrehung wirken die kontralateralen Bogengänge synergistisch.

Quelle: Schünke M, Schulte E, Schumacher U. PROMETHEUS LernAtlas der Anatomie, Kopf, Hals und Neuroanatomie. Illustrationen von Voll M u. Wesker K. 6. Aufl. Stuttgart: Thieme; 2022

Die bilateral symmetrische Anlage des Gleichgewichtsorgans verbessert die Möglichkeit einer Diskriminierung von Rotationsbewegungen („Kontrastverstärkung“).

Da das Gleichgewichtsorgan bilateral symmetrisch angelegt ist, werden die entsprechenden Bogengänge bei einer Kopfdrehung gegensätzlich stimuliert. Durch diesen Mechanismus wird die Möglichkeit einer Diskriminierung von Rotationsbewegungen („Kontrastverstärkung“) verbessert.

41.6 Entwicklung des Ohres

41.6.1 Entwicklung des äußeren Ohres

41.6 Entwicklung des Ohres

41.6.1 Entwicklung des äußeren Ohres

Meatus acuticus externus: Die **1. Schlundfurche** (S. 956) wächst trichterförmig nach innen, bis sie die primitive Paukenhöhle erreicht. Proliferierende Epithelzellen bilden die sich wieder zurückbildende **Gehörgangsplatte.**

Meatus acusticus externus: Die **1. Schlundfurche** (S. 956) wächst als trichterförmige Röhre nach innen, bis sie die endodermale Auskleidung der primitiven Paukenhöhle (1. Schlundtasche) erreicht. Ab dem 3. Monat beginnen die Epithelzellen am Boden der Schlundtasche zu proliferieren. Sie bilden die **Gehörgangsplatte**, die sich im 7. Monat jedoch wieder auflöst.

► Klinik.

► **Klinik.** Ein Persistieren der Gehörgangsplatte führt zu angeborener Taubheit.

Trommelfell: An der Entwicklung des Trommelfells sind beteiligt: das **Bodenepithel der 1. Schlundfurche** und das **Epithel der 1. Schlundtasche.**

Trommelfell: Die 1. Schlundfurche (S. 956) und 1. Schlundtasche wachsen im Verlauf der Entwicklung aufeinander zu. An der Entwicklung des Trommelfells wirken das Bodenepithel der **1. Schlundfurche** (Ektoderm) sowie das Epithel (Endoderm) der **1. Schlundtasche** (**primitive Paukenhöhle**) mit. Zwischen beiden bildet sich eine Schicht aus lockerem Bindegewebe aus.

41.6.2 Entwicklung des Mittelohres

41.6.2 Entwicklung des Mittelohres

Paukenhöhle und Tuba auditiva: Beide entstehen aus der 1. Schlundtasche (S. 956), die in ihrem distalen Anteil den **Recessus tubotympanicus** ausbildet.

Paukenhöhle und Tuba auditiva: Beide entstehen aus dem Endoderm der 1. Schlundtasche (S. 956), einer Ausstülpung des Schlunddarmes. Sie wächst auf das Ektoderm der 1. Schlundfurche zu und bildet dann mit ihrem distalen Anteil den **Recessus tubotympanicus**. Dessen distaler Teil erweitert sich zur primitiven Paukenhöhle, während der proximale Teil zur Tuba auditiva wird.

Antrum mastoideum: Gegen Ende der Schwangerschaft entsteht dorsal das Antrum mastoideum.

Antrum mastoideum: Gegen Ende der Schwangerschaft dehnt sich die Paukenhöhle auch nach dorsal aus und bildet das Antrum mastoideum. Erst nach der Geburt bildet sich der Proc. mastoideus, der in den folgenden Monaten pneumatisiert wird. Diese Hohlräume kleidet ebenfalls ein Epithel endodermaler Herkunft aus.

Gehörknöchelchen: Malleus und **Incus** entstehen aus dem Knorpel des **1. Schlundbogens**, der **Stapes** aus dem Knorpel des **2. Schlundbogens**. Sie werden bereits in der ersten Schwangerschaftshälfte angelegt und im 9. Monat von Schleimhaut der Paukenhöhle überzogen.

Gehörknöchelchen: Malleus und **Incus** entstehen eingebettet in lockeres Mesenchym aus dem Knorpel des **1. Schlundbogens**. Der **Stapes** leitet sich aus dem Knorpel des **2. Schlundbogens** ab. Sie werden bereits in der ersten Schwangerschaftshälfte angelegt, bleiben jedoch bis zum 8. Monat in Mesenchym eingebettet. Mit der Rückbildung dieses Mesenchyms geht die Ausweitung der primitiven Paukenhöhle einher, deren Epithel endodermaler Herkunft die Gehörknöchelchen später als Schleimhaut überzieht und in einer Art „Meso“ (S. 516) mit der Wand der Paukenhöhle verbindet.

41.6.3 Entwicklung des Innenohres

Übersicht: Am 22. Entwicklungstag lässt sich eine Verdickung des Oberflächenektoderms auf der Höhe des Rautenhirns beobachten. Diese Verdickungen werden **Ohrplakoden** genannt. Sie stülpen sich ein und bilden zunächst ein **Ohrgrübchen**, das nach Abschnürung von der Oberfläche zum **Ohrbläschen** wird.
Im weiteren Verlauf der Entwicklung teilt sich das Ohrbläschen in einen ventralen Anteil, aus dem sich der Sacculus und die Cochlea entwickeln. Aus den dorsalen Anteilen werden der Utriculus, die Bogengänge und der Ductus endolymphaticus.

Sacculus, Cochlea und Corti-Organ: Cochlea: In der 6. Woche bildet sich am unteren Pol des Sacculus-Anteils des Ohrbläschens eine Ausstülpung. Diese dringt spiralig in das umgebende Bindegewebe ein und bildet bis zum 8. Monat 2,5 Windungen. Mit dem Sacculus bleibt der Ductus cochlearis durch den Ductus reuniens verbunden. Das den Ductus cochlearis umgebende Mesenchym wird zu einer Knorpelkapsel, in der in der 10. Entwicklungswoche die Hohlräume der Scala vestibuli und Scala tympani sichtbar werden. Sie bleiben durch die Reissner-Membran bzw. die Basilarmembran vom Ductus cochlearis getrennt. An der Seitenwand bildet sich das Lig. spirale. Die spitzwinkelige mediale „Wand" ist der knorpelige Vorläufer des Mediolus. Aus den ursprünglich gleichartigen Epithelzellen des Ductus cochlearis entwickelt sich eine innere Leiste (**Limbus spiralis**). Aus der äußeren Leiste entwickeln sich die inneren und äußeren Haarzellen, die Sinneszellen des Corti-Organs.

Utriculus und Bogengänge: Die Bogengänge treten in der 6. Entwicklungswoche als abgeflachte, kreisförmige Ausstülpungen des Utriculus-Anteils des Ohrbläschen auf. Die zentralen Wandabschnitte legen sich aneinander, verschmelzen und verschwinden. An jedem der so entstandenen Bögen erweitert sich ein Ende zum Crus ampullare. Von den nicht erweiterterten Crura nonampullaria verschmelzen zwei und münden mit dem dritten in den Utriculus. In den Ampullae bilden sich die Maculae staticae mit den Sinneszellen.

Ggl. vestibulare und Ggl. spirale cochleae: Bereits während der Bildung des Ohrbläschens wandern Zellen aus der Plakode nach medial und bilden das Ggl. vestibulocochleare.
In diesem lassen sich topografisch der Vorläufer des Ggl. spirale cochlea (Gehör) und des Ggl. vestibulare (Gleichgewicht) unterscheiden. Die bipolaren Neurone senden einen peripheren Fortsatz zu den Sinneszellen im häutigen Labyrinth. Der zentrale Fortsatz wächst zum Rautenhirn.

41.6.3 Entwicklung des Innenohres

Übersicht: Am 22. Entwicklungstag sind die **Ohrplakoden** als Verdickung des Oberflächenektoderms zu sehen. Sie stülpen sich ein und bilden das **Ohrbläschen**. Aus dessen ventralem Anteil entwickeln sich Sacculus und Cochlea. Aus den dorsalen Anteilen werden Utriculus, Bogengänge und Ductus endolymphaticus.

Sacculus, Cochlea und Corti-Organ: Am unteren Pol des Sacculus-Anteils des Ohrbläschens dringt eine Ausstülpung spiralig in das umgebende Bindegewebe ein. Das umgebende Mesenchym bildet eine Knorpelkapsel, in der Scala vestibuli und tympani sichtbar werden. Die spitzwinkelige mediale „Wand" ist der knorpelige Vorläufer des Mediolus. Aus den Epithelzellen des Ductus cochlearis bildet sich eine innere und eine äußere Leiste. Aus letzterer leiten sich die inneren und äußeren Haarzellen ab.

Utriculus und Bogengänge: Die Bogengänge werden als flache kreisförmige Ausstülpungen des Utriculus-Anteils der Ohrbläschen sichtbar, deren zentralen Anteile verschmelzen. Ein Ende der Bögen erweitert sich zum Crus ampullare, in dem die Sinneszellen entstehen.

Ggl. vestibulare und Ggl. spirale cochleae: Während der Bildung des Ohrbläschens wandern Zellen aus der Plakode nach medial und bilden das Ggl. vestibulocochleare, in dem sich dann die Ggll. spirale und vestibulare differenzieren.

ZNS

N

42 ZNS – Aufbau und Organisation

S. Mense, C. Schultz

42.1 Einführung

Das zentrale Nervensystem (S. 194) (ZNS) besteht aus **Gehirn** (Encephalon, Cerebrum) und **Rückenmark** (Medulla spinalis).

42.1 Einführung

Das ZNS umfasst **Gehirn** (Encephalon, Cerebrum) und **Rückenmark** (Medulla spinalis).

42.2 Rückenmark (Medulla spinalis)

42.2.1 Lage, Form und Abschnitte des Rückenmarks

Lage des Rückenmarks: Das Rückenmark (Medulla spinalis) und die Cauda equina liegen dorsal von den Wirbelkörpern und ventral von den Wirbelbögen im **Spinalkanal** (Canalis spinalis) bzw. im Canalis sacralis des Os sacrum (S. 242). Das Rückenmark ist an Bändern (**Ligg. denticulata**) in der Mitte des Spinalkanals aufgehängt und wird von Rückenmarkflüssigkeit, dem **Liquor cerebrospinalis** (S. 1140), umspült. Ein weiterer Schutz gegenüber mechanischen Belastungen wird durch **Venenpolster** im Epiduralraum des Spinalkanals erreicht (Plexus venosus vertebralis internus, Abb. **9.38**). Das Ende des Rückenmarks wird vom **Conus medullaris** gebildet, der sich über das bindegewebige Filum terminale bis ins Os coccygis fortsetzt, wo das Filum befestigt ist.

Das Rückenmark beginnt am **Foramen magnum** des Os occipitale und reicht je nach Alter unterschiedlich weit nach kaudal. Beim Fetus füllt es den Spinalkanal vollständig aus und ist deshalb noch im Os sacrum vorhanden. Mit zunehmendem Alter bleibt das Wachstum des Rückenmarks immer mehr hinter dem des Spinalkanals zurück und reicht beim Erwachsenen nur noch bis zur Höhe der Lendenwirbelkörper I/II. Kaudal davon schließt sich die **Cauda equina** an, die aus Hinter- und Vorderwurzeln besteht. Die Cauda equina ist ebenfalls von Liquor cerebrospinalis umgeben.

42.2 Rückenmark (Medulla spinalis)

42.2.1 Lage, Form und Abschnitte des Rückenmarks

Lage: Beim Fetus füllt das Rückenmark den **Spinalkanal** vollständig aus. Beim Erwachsenen ist es im Wachstum zurückgeblieben und endet mit dem **Conus medullaris** in Höhe von LWK I/II. Kaudal davon ziehen die Hinter- und Vorderwurzeln als **Cauda equina** bis zum sakralen Ende des Spinalkanals bzw. bis zu ihrem Austrittsort. Das Rückenmark ist gegen mechanische Kompression geschützt durch:

- den knöchernen und ligamentären Spinalkanal,
- Venenpolster (Abb. **9.38**) und
- den Liquor cerebrospinalis.

► Merke. Das eigentliche Rückenmark endet mit dem **Conus medullaris** etwa in Höhe von **LWK I/II** (Abb. **42.1**).

► Klinik. Die unterschiedliche Länge von Rückenmark und Spinalkanal sind für die Wahl des Ortes für eine **Lumbalpunktion** (S. 1142) zur Entnahme von Liquor cerebrospinalis bedeutsam. Die Punktion erfolgt üblicherweise zwischen LWK IV und V bzw. zwischen LWK III und IV, wo kein Rückenmark mehr vorhanden ist. Die Wurzelfasern der Cauda equina weichen der Punktionsnadel aus.

Intumeszenzien: In Abb. **42.1** fällt auf, dass das Rückenmark zwei sog. Intumeszenzien (Anschwellungen) besitzt:

- **Intumescentia cervicalis** (Höhe HWK IV bis BWK I) am Abgang der Nerven für die obere Extremität und
- **Intumescentia lumbosacralis** (Höhe BWK X–XII) am Abgang der Nerven zum Bein.

Intumeszenzien: Am Abgang der Nerven für die Extremitäten liegen 2 Anschwellungen (Abb. **42.1**): **Intumescentia cervicalis** (Höhe HWK IV bis BWK I) und **lumbosacralis** (Höhe BWK X–XII).

42.1 Lage des Rückenmarks

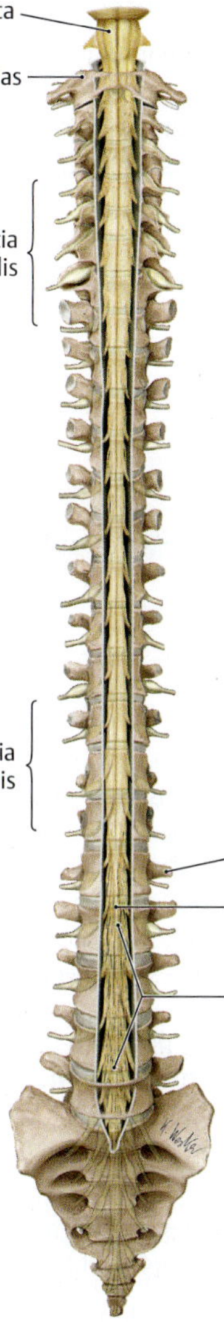

Um in der Ansicht von ventral die Lage des Rückenmarks darzustellen, wurden der umgebende Durasack und die Wirbelkörper gefenstert.

Quelle: Schünke M, Schulte E, Schumacher U. PROMETHEUS LernAtlas der Anatomie, Kopf, Hals und Neuroanatomie. Illustrationen von Voll M u. Wesker K. 6. Aufl. Stuttgart: Thieme; 2022

42.1

▸ Exkurs: Grundlage der Intumeszenzien. Eigentlich ist der Begriff „Anschwellung" nicht richtig gewählt, denn es handelt sich im Gegenteil um die ursprüngliche Dicke des Rückenmarks, während die anderen Teile während der Embryonalentwicklung geschrumpft sind. Der Grund dafür ist, dass Nervenzellen zunächst im Überschuss angelegt werden, aber nur diejenigen erhalten bleiben, die Gewebe als Innervationsziel finden. Neurone, deren aussprossenden Axone kein oder nur bereits innerviertes Gewebe finden, gehen durch **Apoptose** zugrunde, d. h. sie aktivieren ein zelleigenes Programm, das zur Auflösung der Zelle führt (der Vorgang der Apoptose wird auch als **programmierter Zelltod** bezeichnet). Bei den Nervenzellen, die Gewebe als Innervationspartner finden, werden Substanzen aus dem Gewebe über die Axone an das Soma zurücktransportiert (u. a. Nerve growth factor = NGF), die die Apoptose verhindern.

▸ Exkurs: Grundlage der Intumeszenzien.

Rückenmarksegmente: In Längsrichtung wird das Rückenmark in **Segmente** eingeteilt, wobei ein Segment der Rückenmarkabschnitt ist, der zu einem Spinalnerv (S. 198) gehört. Insgesamt besitzt das Rückenmark 31–33 Segmente (s. a. Abb. **7.9**):

- 8 Zervikalsegmente,
- 12 Thorakalsegmente,
- 5 Lumbalsegmente,
- 5 Sakralsegmente und
- 1–3 (teils rudimentäre) Kokzygealsegmente.

Die Höhenzuordnung der Rückenmarkssegmente und austretenden Spinalnerven in Bezug zur Wirbelsäule ist in Abb. **7.9** (Kapitel 7: Nervensystem – Grundlagen) dargestellt. Prinzipiell treten die Spinalnerven kaudal des zugehörigen WK aus (z. B. Spinalnerv L 3 kaudal vom WK LIII). Eine Ausnahme ist das Halsmark: C 1 tritt zwischen Okziput und Atlas aus, C 8 kaudal von WK CVII.

Segmente: Das Rückenmark besitzt 31–33 Segmente (Abb. **7.9**):

- 8 Zervikalsegmente,
- 12 Thorakalsegmente,
- 5 Lumbalsegmente,
- 5 Sakralsegmente und
- 1–3 (teils rudimentäre) Kokzygealsegmente.

Zur Höhenzuordnung der Rückenmarkssegmente mit den austretenden Spinalnerven relativ zur Wirbelsäule s. Abb. **7.9**. Prinzipiell gilt, dass die Spinalnerven kaudal des zugehörigen WK austreten. Die Ausnahme von dieser Regel ist das Halsmark.

42.2.2 Aufbau des Rückenmarks – graue und weiße Substanz

Bereits makroskopisch lassen sich im Querschnitt **Substantia grisea** (innen liegend, schmetterlingsförmig) und **Substantia alba** (außen die Substantia grisea umgebend) unterscheiden (Abb. **42.2a**).

42.2.2 Aufbau des Rückenmarks – graue und weiße Substanz

An einem Querschnitt durch das ungefärbte Rückenmark kann man schon makroskopisch in der Mitte die

- schmetterlingsförmige **graue Substanz** (**Substantia grisea**) erkennen, die von
- einem Saum **weißer Substanz** (**Substantia alba**) umgeben ist (Abb. **42.2a**).

42.2 Aufbau des Rückenmarks aus grauer und weißer Substanz

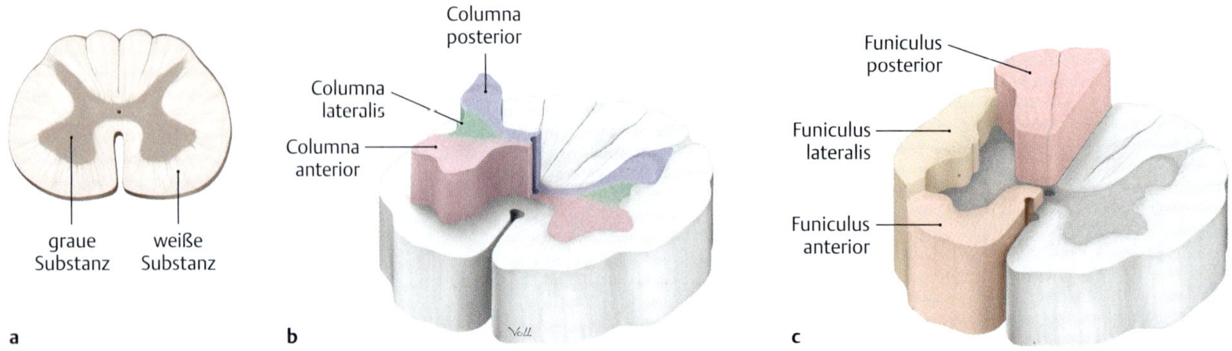

a Grundsätzliche Verteilung von grauer und weißer Substanz des Rückenmarks in der Ansicht eines Rückenmarkquerschnitts von kranial.
b Dreidimensionale Darstellung in der Ansicht von schräg links kranial und ventral: Die graue Substanz (Substantia grisea) ordnet sich in hier farbig hervorgehobenen Säulen (Columnae) an, die im zweidimensionalen Querschnitt als Hörner (Cornua) imponieren (vgl. Abb. **42.5**).
c In der weißen Substanz (Substantia alba) dominieren die zu Strängen (Funiculi) angeordneten Nervenfasern (farbig hervorgehoben in einer mit b vergleichbaren Ansicht).

Quelle: Schünke M, Schulte E, Schumacher U. PROMETHEUS LernAtlas der Anatomie, Kopf, Hals und Neuroanatomie. Illustrationen von Voll M u. Wesker K. 6. Aufl. Stuttgart: Thieme; 2022

▸ Merke.

▸ Merke. Die **graue Substanz** (vorwiegend aus Zellkörpern von Neuronen und Gliazellen bestehend) liegt innerhalb des **Gehirns** in Form von **Kernen** sowie im Groß- und Kleinhirn zusätzlich als äußere **Rinde** vor. Im **Rückenmark** bildet sie dagegen eine innenliegende Schmetterlingsform mit **Vorder-**, **Hinter-** und (thorakal) **Seitenhorn**.
Die **weiße Substanz** (bestehend aus gebündelten Nervenfasern) liegt im **Rückenmark außen**, wohingegen sie im **Groß- und Kleinhirn** als **Marklager** innen liegt und von der grauen (Rinden-)Substanz umgeben wird.

Graue Substanz (Substantia grisea) des Rückenmarks

Bestandteile: Somata von Nerven- und Gliazellen sowie Neuropil und Gefäße.

Graue Substanz im Rückenmarkquerschnitt: Die graue Substanz des Rückenmarks hat folgende Hauptbestandteile (Abb. **42.2b**):

- **Hinterhorn (Cornu posterius):** Umschaltstation für sensorische Information
- **Vorderhorn (Cornu anterius):** Ursprung der motorischen Fasern
- **Seitenhorn (Cornu laterale):** Ein Seitenhorn kommt nur in den Segmenten **C 8 bis L 1–3** vor; hier liegen die präganglionären Neurone des **Sympathikus** (S. 206).

Graue Substanz (Substantia grisea) des Rückenmarks

Bestandteile: In der **grauen Substanz** befinden sich die Somata von Nerven- und Gliazellen zusammen mit dem Neuropil, das sind Fortsätze von Nerven und Gliazellen, sowie Gefäße.

Graue Substanz im Rückenmarkquerschnitt: Ein Rückenmarkquerschnitt lässt in der grauen Substanz folgende Strukturen erkennen (Abb. **42.2b**):

- Im **Hinterhorn** (**Cornu posterius** oder Columna posterior) werden viele über die Hinterwurzel einlaufende sensorische Fasern synaptisch umgeschaltet. **Glutamat** ist hier der häufigste Neurotransmitter. Ein wichtiger **Kern** oder **Nucleus** – eine Ansammlung von funktionell zusammengehörenden Neuronen – im Hinterhorn ist der **Ncl. proprius** (Abb. **42.3b**). Hier wird vorwiegend Information von den Mechanorezeptoren der Haut verarbeitet.
- Das **Vorderhorn** (**Cornu anterius** oder Columna anterior) enthält die Motoneurone für die quergestreifte Muskulatur. Hier entspringen die motorischen Fasern der Vorderwurzel. Die Motoneurone benutzen **Acetylcholin** als Transmitter zur Aktivierung der Skelettmuskeln.
- In den Segmenten **C 8 bis L 1–3** findet sich zwischen Hinter- und Vorderhorn noch ein **Seitenhorn** (**Cornu laterale** oder Columna lateralis), in dem die präganglionären autonomen Neurone des **Sympathikus** (S. 206) liegen. Sie bilden den **Ncl. intermediolateralis.** Anmerkung: Der **Ncl. intermediomedialis** findet sich in der Substantia intermedia (s. u.) zwischen Hinter- und Vorderhorn im Sakralmark und ist

der Ursprung von parasympathischen Efferenzen. Bei beiden autonomen Systemen ist der Transmitter an der ersten Synapse (Übergang vom präganglionären auf das postganglionäre Neuron) **Acetylcholin**.

► Merke. Im **Hinterhorn** (**Cornu posterius**) erfolgt die Umschaltung vieler sensorischer Nervenfasern, die aus der Körperperipherie über die **Hinterwurzel = Radix posterior** (S. 196) dorsal in das Rückenmark eintreten.
Im **Vorderhorn** (**Cornu anterius**) liegen die Motoneurone für die quergestreifte Muskulatur, deren Fasern als **Vorderwurzel = Radix anterior** (S. 196) ventral aus dem Rückenmark austreten.
Da sich die Hörner der grauen Substanz über große Teile des Rückenmarks erstrecken, werden sie oft auch „Säulen" (**Columnae**) genannt. Ein **Seitenhorn** (**Cornu laterale**) als Ursprung von sympathischen Efferenzen kommt nur in den Segmenten C 8 bis L 1–3 vor.

► Merke.

Mit dem Austritt aus dem Spinalkanal vereinigen sich beide Wurzeln, direkt distal vom **Spinalganglion**, das im **Foramen intervertebrale** liegt. Das Spinalganglion enthält die Somata (Zellkörper) der afferenten Fasern der Hinterwurzel. Die Nervenfasern beider Wurzeln zusammen bilden den **Spinalnerv** (S. 198), der sich nach dem Austritt aus dem Foramen intervertebrale in die beiden Hauptäste R. posterior und anterior teilt.

Hinter- und Vorderwurzeln zusammen bilden direkt distal vom **Spinalganglion** den Spinalnerv. Das Spinalganglion liegt im **Foramen intervertebrale**.

Feinbau der grauen Substanz: Die innere Einteilung der grauen **Substanz** erfolgt nach zwei Systemen (Abb. **42.3**):

- **Rexed-Laminierung:** Die Rexed-Laminierung ist eine **zytoarchitektonische** Einteilung, bei der vorwiegend Unterschiede in der Größe und Dichte der Neurone verwendet werden. So ergeben sich von dorsal nach ventral **10 Laminae** (Schichten), wobei im Hinterhorn die Schichten I–VI vorhanden sind, im Vorderhorn die Laminae VII und VIII, in denen sich die von den Motoneuronen gebildeten Kerne (Lamina IX) befinden. Lamina X ist die Region um den Zentralkanal. Seitlich der Lamina X erstreckt sich die Lamina VII, die bis ins anterolaterale Vorderhorn reicht.
- **Lateinische Bezeichnung:** Einigen Rexed-Laminae lassen sich direkt lateinisch bezeichnete Schichten oder Kerne zuordnen: Lamina 1 entspricht der **Zona marginalis** oder Nucleus marginalis, Lamina II der **Substantia gelatinosa**, und Lamina III und IV dem **Ncl. proprius**. Der Name Substantia gelatinosa rührt daher, dass diese Schicht praktisch keine großen Zellen oder markhaltige Fasern enthält. Die Schicht hat daher ein glasiges Aussehen. Die Lamina VII heißt auch **Substantia intermedia lateralis** (Zona intermedia); sie läuft lateral in das Seitenhorn aus (falls vorhanden). Hier liegt der Ncl. intermediolateralis.

Feinbau der grauen Substanz: Für die **innere Einteilung** der grauen Substanz des Rückenmarks sind zwei Systeme gebräuchlich (Abb. **42.3**), nämlich 1. die **Rexed-Laminierung**, gekennzeichnet mit **römischen Zahlen**, und 2. die Einteilung in Schichten und Kerne, gekennzeichnet mit **lateinischen Wörtern**. Beide Systeme stimmen nur teilweise überein.

42.3 Feinbau der grauen Substanz

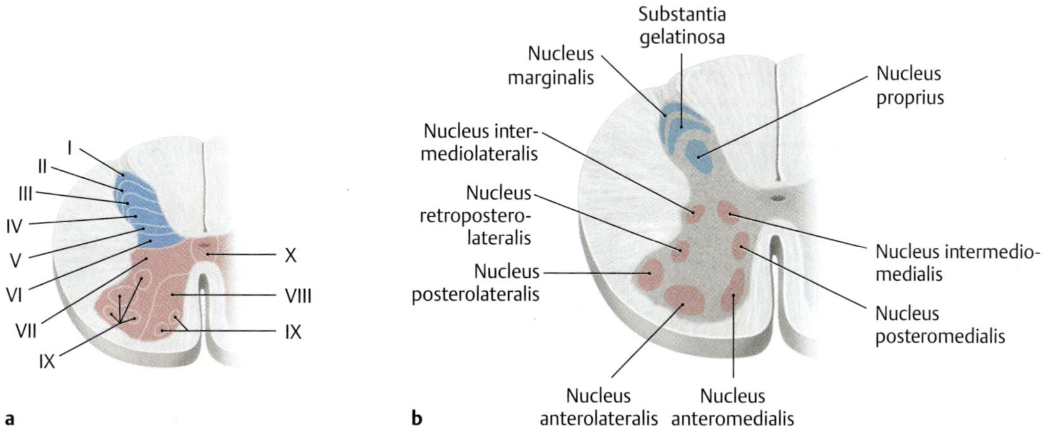

a Laminierung nach Rexed
b und schematische Darstellung von Zellgruppen an Querschnitten durch das Lumbalmark.

Quelle: Schünke M, Schulte E, Schumacher U. PROMETHEUS LernAtlas der Anatomie, Kopf, Hals und Neuroanatomie. Illustrationen von Voll M u. Wesker K. 6. Aufl. Stuttgart: Thieme; 2022

Weiße Substanz (Substantia alba) des Rückenmarks

Bestandteile: In der weißen Substanz liegen funktionell zusammengehörende **Nervenfaserbündel** (**Funiculi, Fasciculi** und **Tractus**) mit auf- oder absteigendem Verlauf sowie **Gliazellen** (S. 82).

Weiße Substanz im Rückenmarkquerschnitt: Zwischen den Vorderhörnern liegt die **Fissura mediana anterior**, an der Dorsalseite entsprechend der **Sulcus medianus posterior** (Abb. **42.4a**). Die Hauptstrukturen sind (Abb. **42.2c**):

- Der **Hinterstrang** (**Funiculus posterior**) zwischen den Hinterhörnern beider Seiten mit aszendierenden Fasern und
- der **Vorderseitenstrang** (**Funiculus anterolateralis**) zwischen Hinterhorn und Fissura mediana anterior mit auf- und absteigenden Fasern. Besonders wichtig ist der **Tractus corticospinalis** als Hauptteil der **Pyramidenbahn** (S. 1173).
- Die direkt der grauen Substanz anliegenden **Grundbündel** (**Fasciculi proprii**) verknüpfen Segmente miteinander. Diese propriospinalen Bahnen bilden den sog. Eigenapparat des Rückenmarks. Ventral der Substantia intermedia befindet sich die **Commissura alba anterior**, in der Fasern zur anderen Seite des Rückenmarks wechseln.

Weiße Substanz (Substantia alba) des Rückenmarks

Bestandteile: In der weißen Substanz liegen markhaltige und marklose **Nervenfasern** (S. 83), die zu Strängen (**Funiculi**), Bündeln (**Fasciculi**) oder Trakten (**Tractus**) zusammengelagert sind und teils einen **aszendierenden** (aufsteigenden), teils einen **deszendierenden** (absteigenden) Verlauf haben.
Auch in der weißen Substanz kommen **Gliazellen** (S. 82) vor (vorwiegend faserige Astrozyten und Oligodendrogliazellen).

Weiße Substanz im Rückenmarkquerschnitt: In der Mitte zwischen beiden Vorderhörnern (s. o.) liegt als tiefer Einschnitt ventral die **Fissura mediana anterior**, der dorsal ein flacher **Sulcus medianus posterior** entspricht (Abb. **42.4a**). Der Sulcus setzt sich als dünnes bindegewebiges Septum in Richtung auf den Zentralkanal fort. Eine Übersicht über die Teile der weißen Substanz findet sich in Abb. **42.2c** (s. o.). Die einzelnen aszendierenden (aufsteigenden) und deszendierenden (absteigenden) Trakte werden später im Rahmen ihrer funktionellen Bedeutung detailliert besprochen; hier sollen nur einige Hauptstrukturen erwähnt werden:

- Als **Hinterstrang** (**Funiculus posterior**) wird die weiße Substanz zwischen beiden Hinterhörnern bezeichnet. Sie besteht zum größten Teil aus **aszendierenden** Fasern.
- Der **Vorderseitenstrang** (**Funiculus anterolateralis**), unter dem man häufig **Funiculus anterior** und **Funiculus lateralis** zusammenfasst, befindet sich zwischen Hinterhorn auf der einen und Fissura mediana anterior auf der anderen Seite und enthält eine Vielzahl von **aszendierenden und deszendierenden** Trakten. Besonders wichtig ist hier der **Tractus corticospinalis lateralis**, der Hauptteil der **Pyramidenbahn** (S. 1173), die die Motoneurone im Vorderhorn ansteuert.
  Die Trennlinie zwischen Seiten- und Vorderstrang wird durch die austretenden Vorderwurzeln gebildet.
- Die **Grundbündel** (**Fasciculi proprii**) liegen als dünne Faserschicht vorwiegend direkt an der grauen Substanz. Im Gegensatz zu den Hinter- und Vorderseitensträngen, die eine Verbindung mit dem Gehirn herstellen, ziehen in den Grundbündeln Fasern, die benachbarte und weiter auseinander liegende Rückenmarksegmente miteinander verknüpfen. Diese auch als **propriospinale Bahnen** bezeichneten Bahnen sind Teil des sog. **Eigenapparats des Rückenmarks**. Hierüber werden **intersegmentale motorische Reflexe** vermittelt (u. a. die Synchronisierung von Arm- und Beinbewegungen wie z. B. Armpendeln beim Gehen oder der sich ausbreitende Flexorreflex bei starken Schmerzreizen). Zu diesem Eigenapparat des Rückenmarks werden auch die deszendierenden Kollateralen (Seitenäste) der primär af-

42.4 Strukturen der weißen Substanz

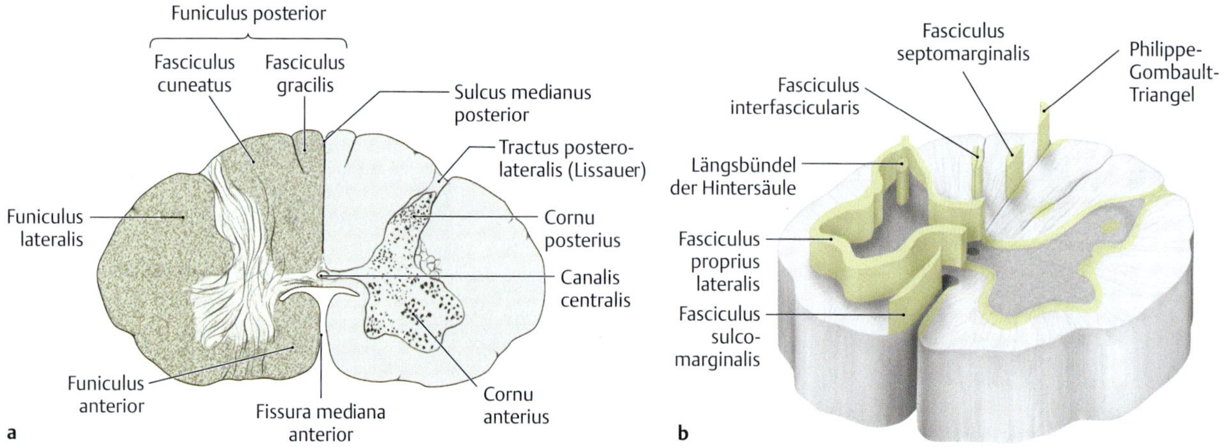

a Die in Abb. **42.2** dreidimensional dargestellten Funiculi sind hier in einem Querschnitt durch das Zervikalmark sichtbar, wo der Funiculus posterior aus zwei Anteilen besteht (Fasciculus gracilis und cuneatus).
b Grundbündel des Rückenmarks in der Schrägansicht von links kranial und ventral. Sie gehören zum sog. Eigenapparat des Rückenmarks und werden von Axonen gebildet, die vorwiegend von Interneuronen stammen. Axonkollateralen der im Hinter- oder Vorderseitenstrang verlaufenden Fasern bilden ebenfalls einen Teil des propriospinalen Systems.

Quelle: Schünke M, Schulte E, Schumacher U. PROMETHEUS LernAtlas der Anatomie, Kopf, Hals und Neuroanatomie. Illustrationen von Voll M u. Wesker K. 6. Aufl. Stuttgart: Thieme; 2022

ferenten Axone im Hinterstrang gerechnet: Fasciculus interfascicularis, Fasciculus septomarginalis und Philippe-Gombault-Triangel (Abb. **42.4b**). Direkt ventral der Zona intermedia und Lamina X anliegend befindet sich die **Commissura alba anterior**, die z.T. von Fasern gebildet wird, die zur anderen Seite des Rückenmarks wechseln, z.B. Axone des Tractus spinothalamicus (S. 1191). Zwischen Lamina I des Hinterhorns und Oberfläche des Rückenmarks befindet sich der **Tractus posterolateralis** (Lissauer), in dem Kollateralen der dünnen Hinterwurzelfasern nach kranial und kaudal laufen (Abb. **42.4a**).

▸ Exkurs: Mengenverhältnis von grauer zu weißer Substanz im Rückenmarkquerschnitt. An dem Mengenverhältnis von grauer zu weißer Substanz (vgl. Abb. **42.5**) kann man die Entnahmestelle eines Rückenmarkschnitts erkennen:

- Ein Schnitt aus dem **Zervikalmark** hat – besonders im kaudalen Bereich – eine **querovale Form**. Die Vorderhörner sind wegen der großen Zahl von Motoneuronen für die obere Extremität deutlich ausgeprägt und die weiße Substanz nimmt eine große Fläche ein, weil alle zwischen Gehirn und Rückenmark deszendierenden und aszendierenden Fasern das Zervikalmark passieren müssen.
- Das **Thorakalmark** ist durch ein **Seitenhorn** gekennzeichnet; dafür ist das Vorderhorn relativ klein, da die Muskulatur des Thorax nicht viele Motoneurone benötigt.
- Das kaudale **Lumbalmark** ähnelt wegen des ausgeprägten Vorderhorns mit vielen Motoneuronen für die untere Extremität auf den ersten Blick dem Zervikalmark, aber die Masse der weißen Substanz ist deutlich geringer, da viele aszendierende Fasern erst weiter kranial in das Rückenmark einlaufen und viele deszendierende Fasern das Rückenmark bereits verlassen haben.
- Im **Sakralmark** setzt sich aus demselben Grund die Abnahme der weißen Substanz weiter fort.

▸ Exkurs: Mengenverhältnis von grauer zu weißer Substanz im Rückenmarkquerschnitt.

42.5 Unterschiede von Rückenmarkquerschnitten in Abhängigkeit von der jeweiligen Höhe

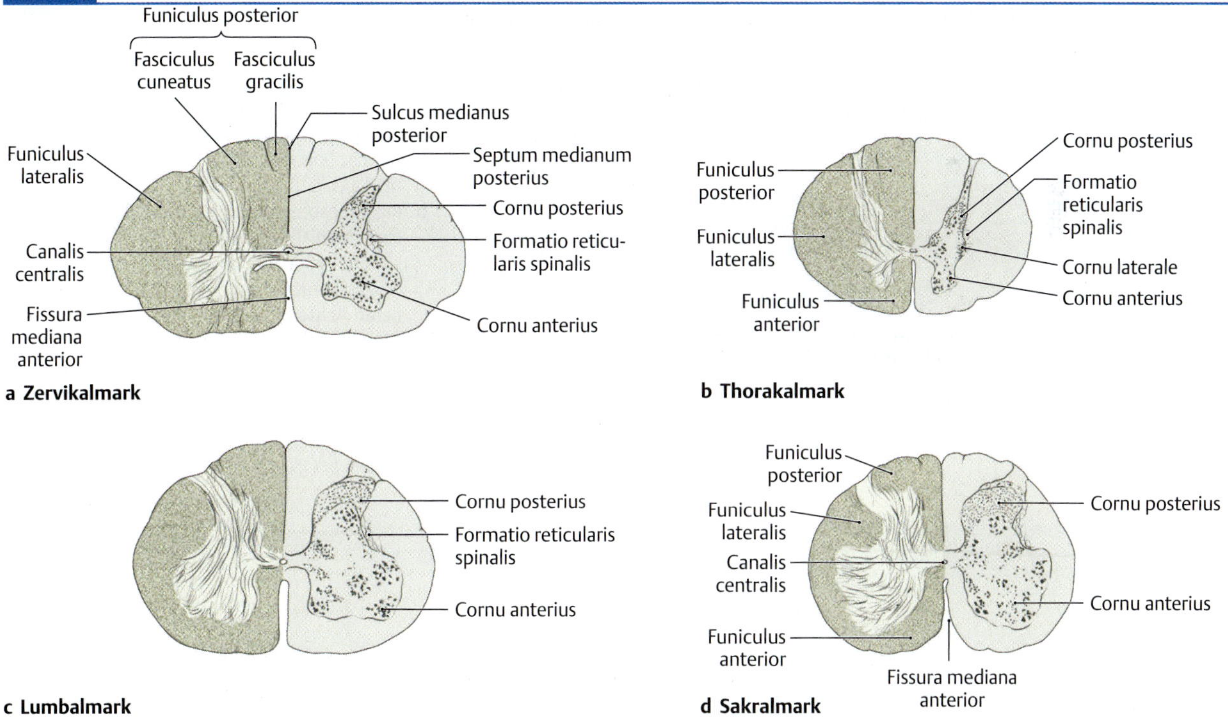

Querschnitte auf verschiedenen Höhen des Rückenmarks mit histologischer Darstellung der Nervenzellkörper (jeweils rechts im Bild) und nach Markscheidenfärbung (jeweils links). Die in allen Schnitten sichtbare Formatio reticularis spinalis erstreckt sich praktisch über die gesamte Länge des Rückenmarks.

a Zervikalmark,
b Thorakalmark,
c Lumbalmark und
d Sakralmark

Quelle: Schünke M, Schulte E, Schumacher U. PROMETHEUS LernAtlas der Anatomie, Kopf, Hals und Neuroanatomie. Illustrationen von Voll M u. Wesker K. 6. Aufl. Stuttgart: Thieme; 2022

42.3 Gehirn (Encephalon)

42.3 Gehirn (Encephalon)

Das Gehirn gliedert sich in 3 Teile (Abb. **42.6a**):
- **Rhombencephalon:** besteht aus Metencephalon und Myelencephalon (= Medulla oblongata),
- **Mesencephalon**,
- **Prosencephalon:** besteht aus Telencephalon und Diencephalon.

Das menschliche Gehirn umfasst 3 große Teile (Abb. **42.6a**). Die Teile werden von kaudal nach rostral besprochen:

1. **Rhombencephalon** (Rautenhirn) bestehend aus
   - **Metencephalon** (Hinterhirn) = **Pons** (Brücke) und **Cerebellum** (Kleinhirn) sowie
   - **Myelencephalon** = **Medulla oblongata** (verlängertes Mark, Nachhirn),
2. **Mesencephalon** (Mittelhirn),
3. **Prosencephalon** (Vorderhirn) bestehend aus
   - **Telencephalon** (Endhirn, Großhirn) sowie
   - **Diencephalon** (Zwischenhirn).

Zum Hirnstamm (**Truncus encephali**) werden Medulla oblongata, Pons und Mesencephalon zusammengefasst.

Die zahlreichen Überschneidungen von Begriffen erklären sich meist durch die komplizierte Entwicklungsgeschichte des ZNS (S. 1162). Die hier gewählte Einteilung richtet sich nach der Terminologia anatomica, jedoch stößt man oft noch auf eine andere Verwendung derselben Begriffe.

Die zur Lagebeschreibung von Hirnstrukturen verwendeten Richtungsbezeichnungen sind Abb. **42.6b** zu entnehmen.

Das Gewicht des menschlichen Gehirns beträgt 1200–1500 g, bei Frauen ist es signifikant leichter als bei Männern. Bei gleich hohem Intelligenzquotienten beider Geschlechter verteilt sich die Intelligenz unterschiedlich auf verschiedene Teilgebiete der Intelligenz.

Das Gewicht des menschlichen Gehirns beträgt 1200–1500 g, wobei das Gehirn von Frauen signifikant leichter ist als das der Männer. Der Intelligenzquotient ist bei beiden Geschlechtern gleich hoch, aber auf Teilgebiete der Intelligenz unterschiedlich verteilt. Der Unterschied in der Gehirngröße wird mit dem etwa gleich großen mittleren Unterschied im Körpergewicht erklärt, sodass relativ zum Körpergewicht beide Geschlechter gleich große Gehirne haben.

▸ Exkurs: Unterschiede in der Gehirngröße.

▸ **Exkurs: Unterschiede in der Gehirngröße.** Die absolute Gehirngröße ist aber nicht allein für die Entwicklung von höheren integrativen Leistungen entscheidend, denn Elefanten und Wale besitzen ein größeres Gehirn (5 000–7 000 g).

42.6 Gliederung und Richtungsbezeichnungen des Gehirns

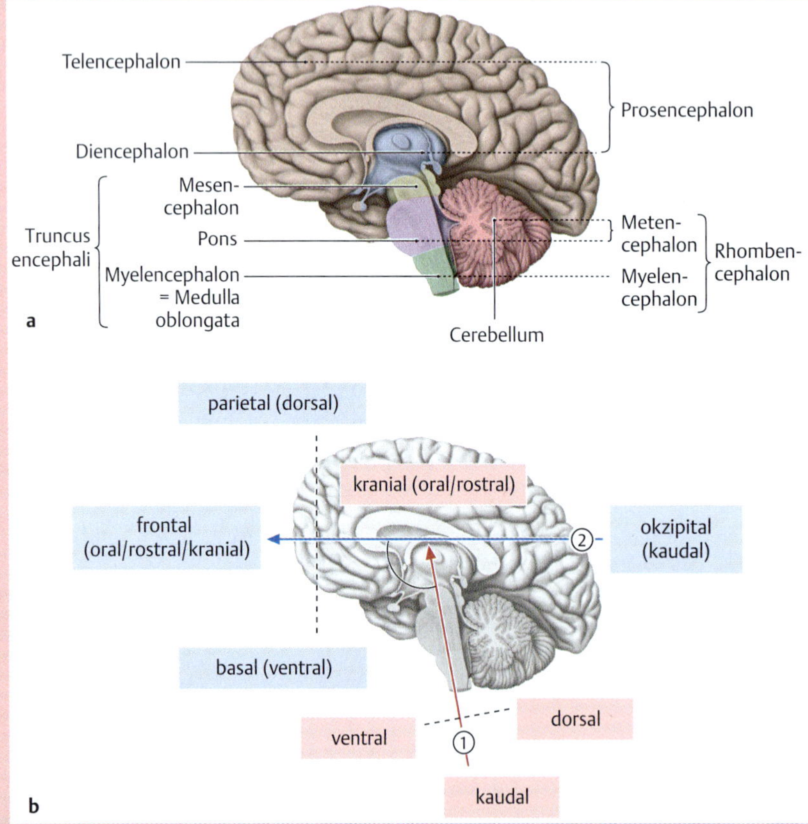

a Ansicht von medial auf die rechte Hälfte eines mediansagittal geschnittenen Gehirns.
b Richtungsbezeichnungen des Gehirns anhand eines Mediansagittalschnitts mit gleicher Ansicht wie in **a**. Zur Lagebeschreibung von Hirnstrukturen dienen die beiden eingezeichneten Achsen (① = Meynert-Achse durch den Hirnstamm; ② = Forel-Achse mit etwa horizontalem Verlauf durch Groß- und Zwischenhirn).

Quelle: Schünke M, Schulte E, Schumacher U. PROMETHEUS LernAtlas der Anatomie. Kopf, Hals und Neuroanatomie. Illustrationen von Voll M u. Wesker K. 6. Aufl. Stuttgart: Thieme; 2022

42.3.1 Hirnstamm (Truncus encephali)

Zum Hirnstamm (Truncus encephali) zählen folgende Hirnabschnitte (Abb. **42.7**)

- **Medulla oblongata**,
- **Pons** und
- **Mesencephalon** (Abb. **42.7**).

Die Ventralfläche des Hirnstamms liegt auf dem **Clivus** des Os occipitale (Abb. **36.5**).

42.7 Hirnstamm

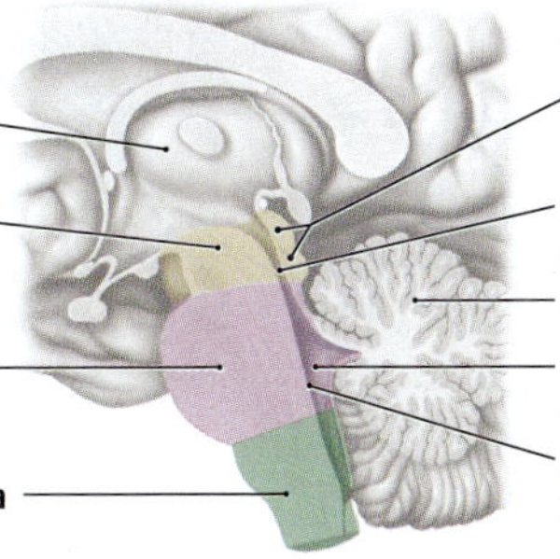

Anteile des Hirnstamms (farblich unterschiedlich hervorgehoben) an einem Mediansagittalschnitt in der Ansicht von links. Die nicht zum Hirnstamm zählenden, sondern ihn lediglich umgebenden Strukturen sind grau dargestellt.

Quelle: Schünke M, Schulte E, Schumacher U. PROMETHEUS LernAtlas der Anatomie, Kopf, Hals und Neuroanatomie. Illustrationen von Voll M u. Wesker K. 6. Aufl. Stuttgart: Thieme; 2022

▸ Merke. Sämtliche Teile des Hirnstamms liegen innerhalb des Schädels, auch die Medulla oblongata.

In der **Ventralansicht** (Abb. **42.8a**) befindet sich der Übergang zwischen Rückenmark und dem kaudalsten Abschnitt des Hirnstamms (Medulla oblongata) in Höhe der **Pyramidenkreuzung** (**Decussatio pyramidum**). Hier kreuzen die meisten deszendierenden Fasern der Pyramidenbahn (S. 1173) auf die Gegenseite. Die Kreuzung ist allerdings makroskopisch meist nicht gut sichtbar. In Richtung Diencephalon erstreckt sich der Hirnstamm mit seinem rostralen Abschnitt (Mesencephalon) bis zu den **Corpora mammillaria** (S. 1117), die aber bereits zum Hypothalamus gehören (Abb. **42.7**).

In der **Dorsalansicht** (Abb. **42.8b**) liegt der Übergang zwischen Rückenmark und Hirnstamm am Kaudalrand des **Tuberculum cuneatum** und **gracile** der Medulla oblongata, die lateral der unteren „Ecke" der **Rautengrube** (Fossa rhomboidea) angeordnet sind. Letztere ist der rhombusförmige Boden des IV. Ventrikels. Der größte Teil des Ventrikeldachs wird vom Kleinhirn mit seinen Stielen gebildet. Das Kleinhirn zählt nicht zum Hirnstamm, wird aber zusammen mit Pons und Medulla oblongata als Rautenhirn (Rhombencephalon) zusammengefasst. Die größte Masse des Rhombencephalon liegt ventral vom IV. Ventrikel als **Haube** (**Tegmentum**), die sich in das Mesencephalon fortsetzt.

Der Hirnstamm endet rostral am oberen Rand der Vierhügelplatte.

▸ Merke. Die Dorsalfläche des Hirnstamms wird in ganzer Ausdehnung erst nach Abtrennung des Kleinhirns sichtbar.

Da innerhalb des Hirnstamms die Kerngebiete der meisten Hirnnerven liegen (s. u.), sind an seiner Oberfläche die hier ein- und austretenden Hirnnerven sichtbar. Sie sind mit den römischen Ziffern I–XII gekennzeichnet.

42.3.1 Hirnstamm (Truncus encephali)

Zum Hirnstamm zählen Medulla oblongata, Pons und Mesencephalon (Abb. **42.7**).

Die Ventralfläche liegt auf dem **Clivus** des Os occipitale (Abb. **36.5**).

▸ Merke.

Der Übergang vom Rückenmark zum Hirnstamm liegt **ventral** in Höhe der **Pyramidenkreuzung** (**Decussatio pyramidum**). Der Hirnstamm endet ventral-kranial an den zum Hypothalamus gehörenden **Corpora mammillaria** (Abb. **42.7**).

Dorsal beginnt der Hirnstamm kaudal am **Tuberculum gracile** und **cuneatum** (Abb. **42.8b**). Oberhalb der Tubercula liegt die **Rautengrube** (Boden des IV. Ventrikels, der sich im Rhombencephalon befindet). Den größten Teil des Rhombencephalons (bestehend aus Pons, Medulla oblongata und dem nicht zum Hinstamm zählenden Kleinhirn) bildet die **Haube** (**Tegmentum**), die direkt unterhalb des Bodens des IV. Ventrikels liegt.

▸ Merke.

Ebenfalls an der Oberfläche sichtbar sind die hier ein- und austretenden Hirnnerven (s. u.).

42.8 Oberflächenstrukturen des Hirnstamms

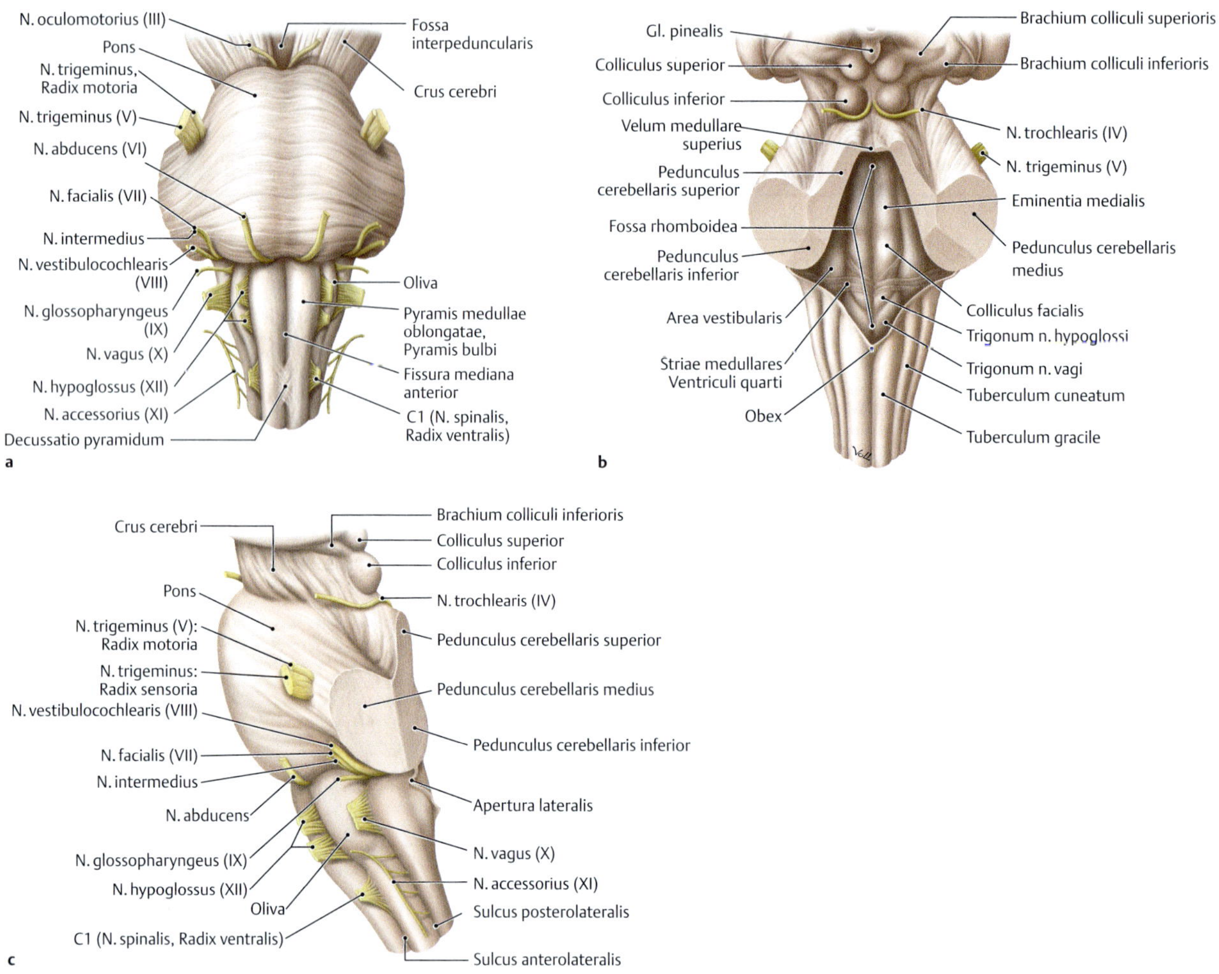

Von den im Bereich des Hirnstamms ein- und austretenden Hirnnerven ist der N. trochlearis (IV) der einzige, der den Hirnstamm dorsal verlässt. Kerngebiete s. u., intrakranieller Verlauf (S. 971).

a Ansicht von ventral,
b dorsal und
c lateral.

Quelle: Schünke M, Schulte E, Schumacher U. PROMETHEUS LernAtlas der Anatomie, Kopf, Hals und Neuroanatomie. Illustrationen von Voll M u. Wesker K. 6. Aufl. Stuttgart: Thieme; 2022

Hirnnervenkerne des Hirnstamms

▸ Merke. Bis auf die Hirnnerven I und II, die streng genommen Teile des Telencephalon (Bulbus olfactorius) bzw. Diencephalon (N. opticus) sind, haben alle ihre(n) Ursprungs- oder Endkern(e) im Hirnstamm bzw. Zervikalmark.

Anordnung und Faserqualitäten: Die mediolaterale Anordnung der Hirnnervenkerne folgt weitgehend einem System, das man sich aus dem entwicklungsgeschichtlich bedingten Aufbau eines Rückenmarkquerschnitts ableiten kann.
Wenn man das Rückenmark durch einen Medianschnitt von dorsal bis zum Zentralkanal auftrennt und aufklappt, so liegen die Motoneurone des Vorderhorns am weitesten medial, nach lateral folgen dann die Ursprungsneurone des autonomen viszeroefferenten Nervensystems (im Thorakalmark im Seitenhorn) und am weitesten lateral liegen die sensorischen Neurone des Hinterhorns. Abb. **42.9** zeigt die Übertragung dieses entwicklungsgeschichtlich bedingten Prinzips auf die Anordnung der Hirnnervenkerne im Hirnstamm. Zu beachten ist, dass die viszeroefferenten Neurone im Hirnstamm und sakralen Rückenmark **parasympathisch** sind, während sie im thorakalen Rückenmark zum **Sympathikus** gehören.

Hirnnervenkerne des Hirnstamms

▸ Merke.

Anordnung und Faserqualitäten: Die Anordnung der Kerne unter dem Boden der Rautengrube folgt weitgehend dem Aufbau eines von dorsal bis zum Zentralkanal aufgeschnittenen und dann aufgeklappten Rückenmarks: Die motorischen Kerne liegen am weitesten medial, die sensorischen am weitesten lateral und die viszeroefferenten dazwischen (Abb. **42.9**).

42.9 Anordnungsprinzip der Hirnnervenkerne im Hirnstamm

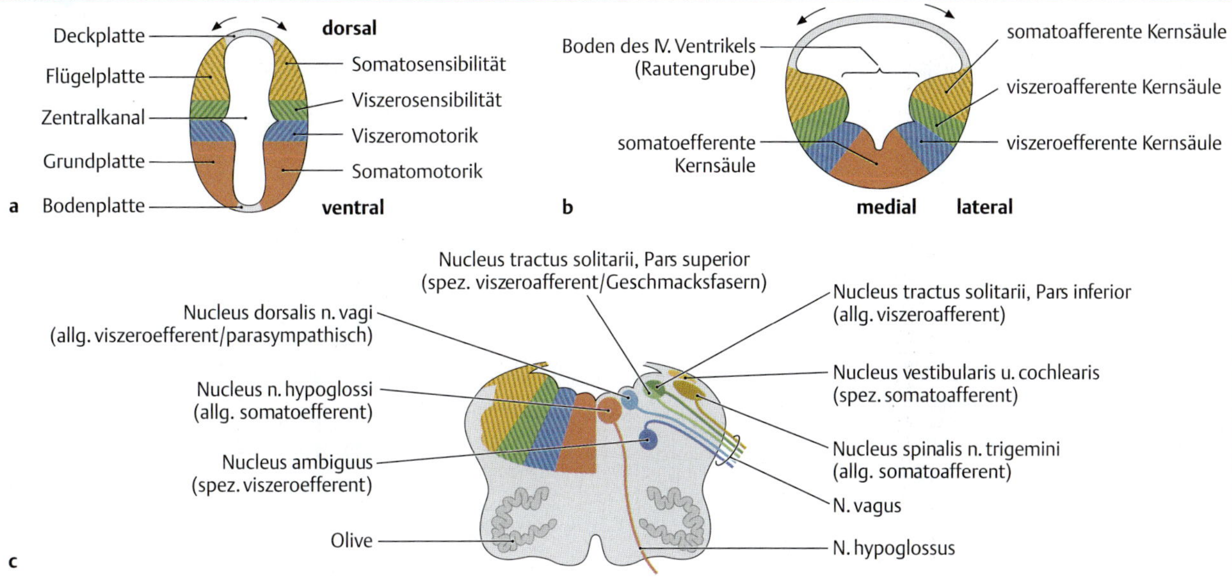

Darstellung des entwicklungsgeschichtlich bedingten Prinzips mit Hilfe der beschriebenen Situation im Rückenmark (S. 1161), die sich auf das kraniale Neuralrohr übertragen lässt. Bedingt durch die Wanderungsbewegung von Neuronenpopulationen (angedeutet durch Pfeile) ändert sich die vormals dorso-ventrale (**a**) Ausrichtung der Faserqualitäten im frühembryonalen Stadium der Hirnstammentwicklung zu einer latero-medialen (**b**), die bereits die Anordung wie im adulten Gehirn (**c**) zeigt.

Quelle: Schünke M, Schulte E, Schumacher U. PROMETHEUS LernAtlas der Anatomie, Kopf, Hals und Neuroanatomie. Illustrationen von Voll M u. Wesker K. 6. Aufl. Stuttgart: Thieme; 2022

▸ Merke. Die **Anordnung** der Hirnnervenkerne im Hirnstamm folgt einem einfachen entwicklungsgeschichtlich bedingten Prinzip. Würde das Rückenmark nach einem Medianschnitt von dorsal bis zum Zentralkanal – ähnlich wie ein Buch – „aufgeklappt", wird die dorsoventrale Ausrichtung zu einer latero-medialen: Die **afferenten** Anteile verlagern sich von dorsal nach **lateral**, die **efferenten** von ventral nach **medial**.
Es kommen jedoch zusätzliche Typen von Kerngebieten vor, die sich durch die höhere Anzahl an möglichen **Faserqualitäten** der Hirnnerven erklärt: Neben den vier Faserqualitäten, die in einem Spinalnerv verlaufen, kommen bei den Hirnnerven drei spezielle Qualitäten hinzu, die durch die spezifischen Sinnesorgane und die Schlundbogenmotorik (**Branchialmotorik**) im Kopfbereich bedingt sind.

▸ Merke.

Es werden folgende funktionelle Kerntypen unterschieden, in denen Hirnnerven entspringen (**Ncll. originis**) oder enden (**Ncll. terminationis**, Tab. **42.1** und Abb. **42.10**):

- Am weitesten medial liegen **allgemein somatoefferente Kerne,** d. h. Kerne zur motorischen Versorgung von Skelettmuskulatur.
- Nach lateral schließen sich **allgemein viszeroefferente Kerne** an, d. h. Kerne zur parasympathischen Versorgung von glatter Muskulatur und Drüsen.
- Etwas ventrolateral von den allgemein viszeroefferenten Kernen liegen **speziell viszeroefferente Kerne**, d.h. motorische Kerne, deren Fasern die ehemaligen Kopfdarmmuskeln im Kopf-Hals-Bereich innervieren, die sich zu quergestreiften Muskeln entwickelt haben (z. B. mimische Muskeln, Kaumuskeln, Pharynx, Ösophagus).
- Noch weiter lateral folgen sensorische Kerne. Zunächst mit dem **Ncl. tractus solitarii** der wichtigste **speziell viszeroafferente Kern**, dessen kranialer Teil Informationen von gustatorischen Rezeptoren der Geschmacksknospen erhält.
- Der kaudale Ncl. tractus solitarii verarbeitet auch Signale von Eingeweiderezeptoren, erfüllt also neben der speziell viszeroafferenten (s. o.) auch eine **allgemein viszeroafferente** Funktion.
- Am weitesten lateral unter dem Boden der Rautengrube befinden sich **allgemein somatoafferente** (besonders als Endkerne von Mechanorezeptoren des Gesichts) und
- **speziell somatoafferente Kerne**, d. h. Kerne, die Informationen von den spezialisierten Sinnesorganen des Vestibularapparats (Gleichgewicht) und der Cochlea (Hören) verarbeiten.

Man unterscheidet folgende funktionellen Kerntypen (Tab. **42.1** und Abb. **42.10**):

- **allgemein somatoefferente** Kerne für die motorische Versorgung der Skelettmuskeln,
- **allgemein viszeroefferente** Kerne für die parasympathische Innervation glatter Muskeln und Drüsen,
- **speziell viszeroefferente** Kerne für die Schlundbogenmotorik,
- **speziell viszeroafferente** Kerne als Endkerne für die Information von Rezeptoren der Geschmacksknospen,
- **allgemein viszeroafferente** Kerne, die Information von Eingeweiderezeptoren erhalten,
- **allgemein somatoafferente** Kerne, bes. als Endkerne von Mechanorezeptoren des Gesichts, und
- **speziell somatoafferente** Kerne als Endkerne für auditorische und vestibuläre Information.

42.10 Hirnnervenkerne des Hirnstamms*

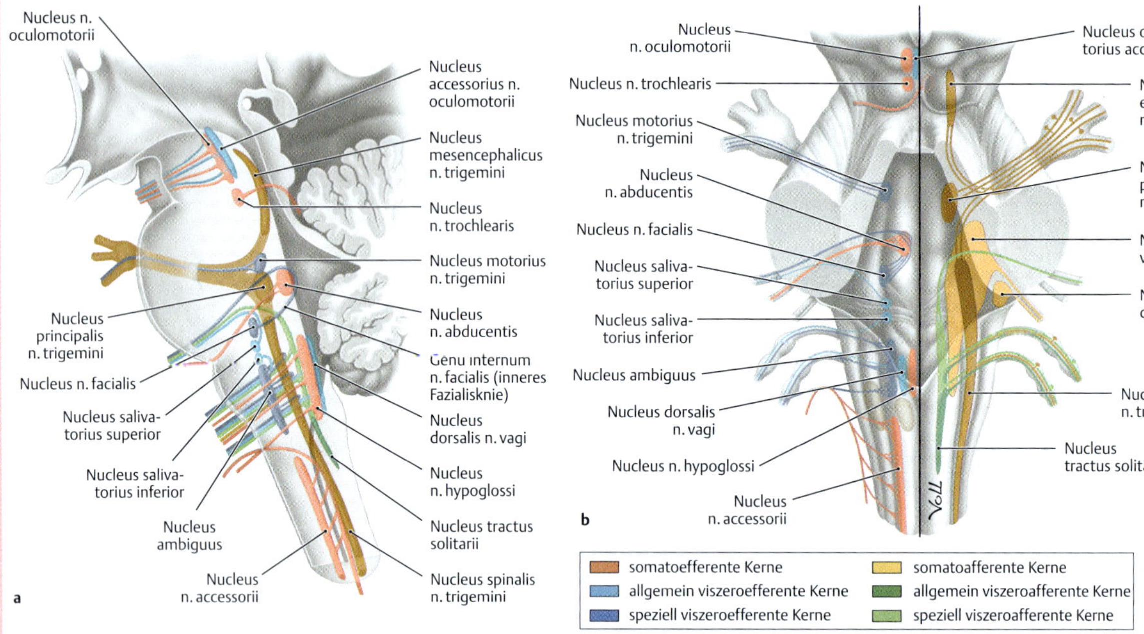

Schematische Darstellung der Kerngebiete mit Ausnahme der Ncll. vestibularis und cochlearis (S. 1095), die in **a** der Übersichtlichkeit halber weggelassen wurden und der Verlauf der Bahnen von bzw. zu diesen Kerngebieten. Sichtbar ist hier das sog. **innere Knie (Genu internum) des N. facialis (VII)**: Es wird dadurch gebildet, dass die Fasern des N. facialis eine Schleife um den Ursprungskern des N. abducens beschreiben. Es ist nicht zu verwechseln mit dem äußeren Knie (Genu externum) des N. facialis in der Pars petrosa des Os temporale, d. h. im Verlauf des N. facialis (S. 977) nach dem Austritt aus dem Hirnstamm.

* Ein Teil der Kerne reicht bis in das Zervikalmark.

a Blick von links auf die Hirnnervenkerne der rechten Seite.

b Blick von dorsal auf die Rautengrube nach Entfernung des Kleinhirns mit getrennter Darstellung von Ursprungskernen (links), in denen die efferenten Hirnnervenfasern entspringen und Endkernen (rechts), zu denen die afferenten Fasern der Hirnnerven ziehen.

Quelle: Schünke M, Schulte E, Schumacher U. PROMETHEUS LernAtlas der Anatomie, Kopf, Hals und Neuroanatomie. Illustrationen von Voll M u. Wesker K. 6. Aufl. Stuttgart: Thieme; 2022

42.1 Hirnnervenkerne des Hirnstamms*

Funktionelle Kategorie	Kern	Lokalisation	zugehörige Nerven**	Funktion/Innervationsgebiet der Fasern
Ncll. originis (Ursprungskerne)				
allgemein somato-efferente (somatomotorische) Kerne	**Ncl. nervi accessorii**	Zervikalmark	N. accessorius (XI, **Radix spinalis**)	→ M. sternocleidomastoideus (Abb. **34.4**) → M. trapezius (Abb. **15.9**)
	Ncl. nervi hypoglossi	Medulla oblongata	N. hypoglossus (XII)	→ innere und äußere Zungenmuskulatur (S. 997)
	Ncl. nervi abducentis	Pons	N. abducens (VI)	→ M. rectus lateralis des Auges (Tab. **40.2**)
	Ncl. nervi trochlearis	kaudales Mesencephalon (Höhe der Colliculi inferiores)	N. trochlearis (IV)	→ M. obliquus superior des Auges (Tab. **40.2**)
	Ncl. nervi oculomotorii	Substantia grisea des Mesencephalon	N. oculomotorius (III)	→ M. rectus medialis → M. rectus sup. → M. rectus inf. → M. obliquus inferior des Auges (äußere Augenmuskeln, Tab. **40.2**)
allgemein viszero-efferente (viszeromotorische) Kerne	**Ncl. dorsalis nervi vagi**	Trigonum nervi vagi, Rautengrube, Medulla oblongata	N. vagus (X)	→ parasympathische Innervation der Brust- und Bauchorgane bis zum Cannon-Böhm-Punkt
	Ncl. salivatorius inferior	kraniale Medulla oblongata	N. glossopharyngeus (IX)	→ Gl. parotidea
	Ncl. salivatorius superior	kaudaler Pons	N. facialis (VII)	→ Gl. lacrimalis → Gll. nasales → Gll. palatinae → Gl. submandibularis → Gl. sublingualis → Gll. linguales antt.

42.1 Hirnnervenkerne des Hirnstamms* (Fortsetzung)

Funktionelle Kategorie	Kern	Lokalisation	zugehörige Nerven**	Funktion/Innervationsgebiet der Fasern
Ncl. accessorius nervi oculomotorii (Edinger-Westphal)	Substantia grisea des Mesencephalon	N. oculomotorius (III)	→ M. ciliaris (S. 1048) → M. sphincter pupillae (Tab. **40.3**)	
speziell viszero-efferente (viszeromotorische) Kerne	**Ncl. ambiguus**	Medulla oblongata	N. accessorius (XI, **Radix cranialis**; Fasern ziehen mit dem N. vagus)	→ innere Kehlkopf- (Abb. **35.11**) und teilweise Schlundmuskulatur
			N. vagus (X) = Nerv des 4.–6. Schlundbogens	→ Kehlkopf- und teilweise Schlundmuskulatur (z. T. über Fasern aus der Radix cranialis n. accessorii, s. o.)
			N. glossopharyngeus (IX) = Nerv des 3. Schlundbogens	→ Schlundmuskulatur (Abb. **35.2**)
	Ncl. nervi facialis	Pons	N. facialis (VII) = Nerv des 2. Schlundbogens	→ mimische Muskulatur (S. 947)
	Ncl. motorius nervi trigemini	Pons	N. mandibularis n. trigemini (V_3) = Nerv des 1. Schlundbogens	→ Kaumuskulatur (Tab. **38.6**)
Ncll. terminationis (Endkerne)				
speziell viszero-afferenter (viszerosensibler) Kern (rostralerTeil) Dieser Kern erhält über die gleichen Nerven auch **allgemein viszero-(viszerosensible) afferente** Informationen von viszeralen Rezeptoren (kaudaler Teil).	**Ncl. tractus solitarii**	Medulla oblongata	N. vagus (X) N. glossopharyngeus (IX) N. facialis (VII)	← gustatorische Informationen (Geschmack)
allgemein somato-afferente (somatosensible) Kerne	**Ncl. spinalis nervi trigemini** ▪ Pars caudalis	Zervikalmark, Medulla oblongata	N. trigeminus (V)	← Gesichtshaut: ▪ nozizeptive und thermorezeptive Infomationen
	▪ Pars interpolaris	Medulla oblongata		▪ Informationen von Mechanorezeptoren und Nozizeptoren (Mechanosensible und nozizeptive Afferenzen von der Zunge erreichen ebenfalls den Ncl. spinalis, allerdings über den N. IX!)
	▪ Subnucleus oralis	Pons		
	Ncl. principalis nervi trigemini	mittlerer Pons		Information von Mechanorezeptoren
	Ncl. mesencephalicus nervi trigemini (Der Kern enthält Somata der Muskelspindelafferenzen, d. h. entspricht einem Spinalganglion, **ohne Synapsen!**)	Pons, Mesencephalon		← Information aus Muskelspindeln der Kaumuskeln Anmerkung: **Der Kern ist kein Endkern, sondern ein in das ZNS verlagertes Spinalganglion.**
speziell somato-afferente (somatosensible) Kerne	**Ncll. vestibulares** mit 4 Unterkernen	medial der Ncll. cochleares an der breitesten Stelle der Rautengrube	N. vestibulocochlearis (VIII), N. vestibularis	← vestibuläre Informationen, Gleichgewicht (S. 1228)
	Ncll. cochleares anterior und **posterior**	am weitesten lateral in der Rautengrube an der Grenze zwischen Medulla oblongata und Pons	N. vestibulocochlearis (VIII), N. cochlearis	← auditorische Informationen, Gehör (S. 1223)

* Ein Teil der Kerne reicht bis in das Zervikalmark. Die Aufzählung der Kerne erfolgt in jeder funktionellen Kategorie von kaudal nach rostral/kranial (s. auch Abb. **42.10**). **N. olfactorius (I)** und **N. opticus (II)** sind oben nicht aufgeführt, da die Liste nur Hirnstammkerne mit ihren Nerven enthält. Die obige Einteilung und Zuordnung zu Faserqualitäten wird in der Literatur unterschiedlich gehandhabt.
** s. Hirnnerven (S. 966).

Schlundbogennerven: Sie versorgen Muskeln der Schlundbögen, die während der frühen Entwicklung glattmuskulär waren und sich später zur Skelettmuskulatur des Kopfes und Halses differenzierten. Zu den Schlundbogennerven gehören die Hirnnerven **V** (motorischer Teil) **VII**, **IX**, **X** und **XI** (Radix cranialis).

Schlundbogennerven: Die neben anderen Hirnnerven im Hirnstamm entspringenden Schlundbogennerven versorgen Strukturen, die ursprünglich als sog. **Schlundbögen** zum Kopfdarm gehörten (also Eingeweideabschnitte darstellten), aber später in den Kopf-Hals-Bereich einbezogen wurden. Sie sind beim Menschen frühembryonal angelegte Mesenchymwülste, die initial glattmuskulär sind und sich später zur Skelettmuskulatur von Hals und Kopf differenzieren. Ein Beispiel ist die motorische Versorgung der Kaumuskulatur durch den **N. trigeminus** (sog. **Branchialmotorik**, von lat. branchialis = die Schlundbögen betreffend). Neben dem N. trigeminus werden zu den Schlundbogennerven **N. facialis** (**VII**), **glossopharyngeus** (**IX**), **vagus** (**X**) und **accessorius** (**XI**, nur Radix cranialis) gerechnet.

► Klinik.

► Klinik. Neben einer Kompression des N. trigeminus durch Blutgefäße kann einer **Trigeminusneuralgie** (anfallsweise auftretende, plötzlich einschießende Schmerzen im Versorgungsgebiet eines Trigeminusastes) auch eine Übererregbarkeit der Neurone im Ncl. spinalis nervi trigemini zugrunde liegen; vgl. Klinik (S. 977).

Formatio reticularis und Fasciculus longitudinalis medialis

Beide Strukturen kommen im gesamten Hirnstamm vor. Die Hauptmerkmale werden hier kurz dargestellt.

Formatio reticularis und Fasciculus longitudinalis medialis

Die Formatio reticularis und der Fasciculus longitudinalis medialis liegen mit ihren Hauptbestandteilen im gesamten Hirnstamm und Teilen des Rückenmarks. Ihre Merkmale werden an dieser Stelle kurz im Überblick dargestellt.

Formatio reticularis (FR)

Es handelt sich um ein netzartiges System von Neuronen und Faserbündeln mit nur wenigen abgrenzbaren Kernen.

Formatio reticularis (FR)

Der Name deutet an, dass es sich um ein netzartig strukturiertes System von Neuronen und Faserbündeln handelt. Innerhalb des Netzwerkes können einzelne Kerne abgegrenzt werden, aber im Allgemeinen überwiegt die netzartige Natur des Systems.

Funktionelle Bedeutung: Die FR ist an vielen basalen Funktionen des Organismus beteiligt, besonders an der Steuerung des Wachheitszustandes; zu ihren Funktionskreisen (S. 1249).

Funktionelle Bedeutung: Die Formatio reticularis ist an vielen basalen Funktionen des Organismus beteiligt, besonders an der Steuerung der Aufmerksamkeit und des Wachheitszustandes. Sie erhält Informationen aus praktisch allen Sinneskanälen (z. B. visuell, auditorisch, somatosensorisch und olfaktorisch) und projiziert auf den gesamten Kortex. Auch Atmung und Kreislauf werden von der Formatio reticularis kontrolliert. Details zu den Funktionskreisen der FR (S. 1249).

Lage: Sie erstreckt sich über den gesamten Hirnstamm, vom Mesencephalon, wo sie im Tegmentum liegt, bis zur Medulla oblongata (Abb. **42.11**). Auch im Thalamus und Rückenmark ist die FR vorhanden.

Lage: Die Formatio reticularis erstreckt sich über den gesamten Hirnstamm, vom Mesencephalon bis zur Medulla oblongata (Abb. **42.11**): Im Mesencephalon liegt sie im Tegmentum dorsolateral vom Ncl. ruber (S. 1102). Der Ncl. caeruleus liegt dicht unter dem Boden der Rautengrube und ist als bläulicher Fleck, sog. **Locus caeruleus** (S. 1100) = „himmelblauer Ort", makroskopisch zu erkennen.
Auch über diese Grenzen hinaus werden noch Gebiete zur Formatio reticularis gerechnet, so z. B. der Ncl. reticularis des Thalamus (S. 1112) und der netzartige Bereich im Rückenmark lateral des Halses des Hinterhorns (Lamina IV–VI; Abb. **42.5a–c**).

Abschnitte: Man unterscheidet eine **mediale großzellige** (Ursprung langer des- und aszendierender Bahnen) von einer **lateralen kleinzelligen** Zone für lokale integrierende Funktionen.

Abschnitte: Man kann zwei retikuläre Zonen unterscheiden:
- **Mediale großzellige** retikuläre Zone: Die großen Zellen sind der Ursprung von langen deszendierenden und aszendierenden Bahnen.
- **Laterale kleinzellige** retikuläre Zone: Die kleinen Zellen nehmen wohl eher lokale integrierende Funktionen wahr.

Afferenzen: Die FR erhält Afferenzen aus N. X und XI von Dehnungsrezeptoren des Herzvorhofs und Chemorezeptoren des Glomus caroticum. Absteigende Verbindungen vom Kortex (z. B. bei psychischer Erregung) und dem Hypothalamus erreichen über den Fasciculus longitudinalis dorsalis die FR.
Efferenzen: Sie ziehen vom Ncl. dorsalis nervi vagi über den N. X zum Herzen und zur Lunge (parasympathische Innervation), von Kernen der FR über den Tractus reticulospinalis zu den sympathischen Ganglien im Thorakalmark (sympathische Innervation des Herzens) und der Gefäße.

Afferenzen: Die Formatio reticularis erhält Afferenzen von den Hirnnerven X und XI zum Ncl. solitarius. Zu ihnen gehören Fasern von Dehnungsrezeptoren aus dem Herzvorhof und von Chemorezeptoren aus dem Glomus caroticum. Auch absteigende Verbindungen von Kortex (z. B. bei psychischer Erregung) und Hypothalamus erreichen die FR über den Fasciculus longitudinalis dorsalis.

Efferenzen: Sie ziehen vom Ncl. dorsalis nervi vagi über den N. vagus (X) zum Herzen und zur Lunge (parasympathische Innervation) sowie von Kernen der FR über den Tractus reticulospinalis zu den sympathischen Ganglien im Thorakalmark (sympathische Innervation des Herzens) und der Gefäße.

42.11 **Lage der Formatio reticularis mit Darstellung einiger funktionell bedeutsamer Gebiete ihrer medialen Zone**

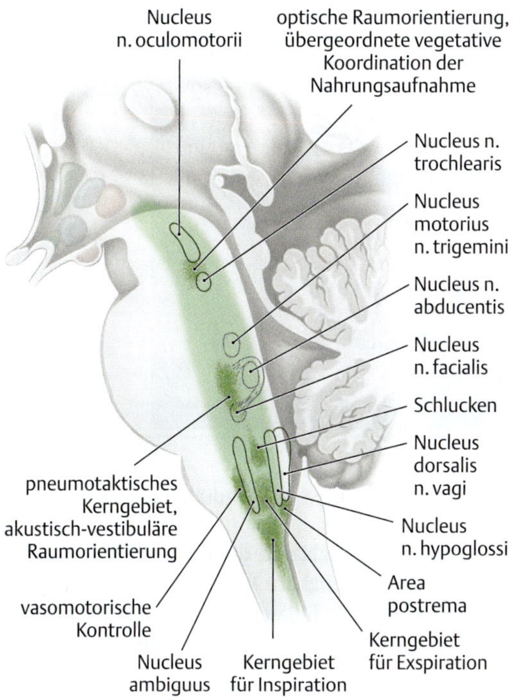

Blick von links auf den Hirnstamm der rechten Seite. Durch ihre diffuse Verteilung, von denen nur einzelne Kerngebiete abgrenzbar sind, unterscheidet sich die Formatio reticularis (hier grün hervorgehoben) von den scharf abgegrenzten Hirnnervenkernen. Unter „pneumotaktischem Zentrum" (Kerngebiet) wird eine Neuronenpopulation verstanden, die das Atemzentrum der Medulla oblongata moduliert.

Quelle: Schünke M, Schulte E, Schumacher U. PROMETHEUS LernAtlas der Anatomie. Kopf, Hals und Neuroanatomie. Illustrationen von Voll M u. Wesker K. 6. Aufl. Stuttgart: Thieme; 2022

42.11

Fasciculus longitudinalis medialis

Funktionelle Bedeutung: Der Fasciculus longitudinalis medialis verknüpft die motorischen Hirnnervenkerne III, IV und VI untereinander und sorgt so für eine Synchronisation der Hals-, Kopf- und Augenmuskelbewegungen. Die Vestibulariskerne sind ebenfalls in diese Steuerung eingebunden. Ein Beispiel für eine solche Synchronisation sind die Kopfbewegungen beim Betrachten eines Tennisspiels: Theoretisch könnte man dem Ball auf seinem Weg über das Netz allein durch Augenbewegungen folgen. Sobald aber eine relativ starke Abduktion der Sehachse nach temporal oder nasal erfolgt, wird automatisch der Kopf in Richtung der Augen mitbewegt. Dies führt zu der ständigen Hin- und Herbewegung der Köpfe.

▸ Merke. Besonders wichtig ist der Fasciculus longitudinalis medialis für die **vestibulookulären Reflexe**: Bei Kopfbewegungen werden über diesen Weg die äußeren Augenmuskeln von den Vestibulariskernen reflektorisch (S. 1218) so angesteuert, dass der Fixationspunkt konstant bleibt (S. 1231).

Lage: Der Faszikel ist im gesamten Hirnstamm bis etwas weiter kaudal davon zu finden: Kranial beginnt er im Mesencephalon in Höhe der Commissura posterior bei zwei Kernen, die Fasern in den Faszikel schicken: Ncl. commissurae posterioris (Darkschewitsch) und Ncl. interstitialis (Cajal). Er endet im oberen Thorakalmark, besteht aus zwei Strängen nahe der Mittellinie (Abb. **43.44**) und verbindet die wichtigsten Augenmuskelkerne untereinander und mit den Kernen der Halsmuskeln. Darüber hinaus bestehen Verbindungen zwischen dem Faszikel und dem Tractus vestibulospinalis medialis und lateralis, die von den gleichnamigen Vestibulariskernen ausgehen.

Fasciculus longitudinalis medialis

Funktionelle Bedeutung: Er verbindet die motorischen Hirnnervenkerne III, IV und VI untereinander und sorgt so unter Einbindung der Vestibulariskerne für eine sinnvolle Synchronisation der äußeren Augenmuskeln bei Kopfbewegungen.

▸ Merke.

Lage: Der Faszikel reicht vom Mesencephalon (Ncl. interstitialis) bis zum oberen Thorakalmark (Abb. **43.44**).

Verlängertes Mark (Medulla oblongata)

Verlängertes Mark (Medulla oblongata)

Die Medulla oblongata wird auch als Myelencephalon oder Bulbus bezeichnet.

▶ Klinik. In der Neurologie stößt man auf den Begriff „Bulbus" bei dem Krankheitsbild **„Bulbärparalyse"**, unter dem man eine Störung (durch Blutung, Degeneration, amyotrophe Lateralsklerose u. ä.) **motorischer Hirnnervenkerne** in der Medulla oblongata versteht (N. IX, X, XII). Durch Paresen (Lähmungen) der Zungen-, Kehlkopf-, Schluck- und Kaumuskulatur leiden die Betroffenen unter Schluck- und Sprachstörungen. Charakteristische Hinweise bei der klinischen Untersuchung sind an der Zunge zu sehen: Dort kommt es zu einer **Atrophie** (Abb. **42.12**) und zu **Fibrillationen** (Zuckungen von Muskelfasern durch spontane Entladung von motorischen Einheiten).

42.12 Zungenatrophie rechts bei Bulbärparalyse

Quelle: Masuhr K, Neumann M, Hrsg. Duale Reihe Neurologie. 7. Auflage. Stuttgart: Thieme; 2013

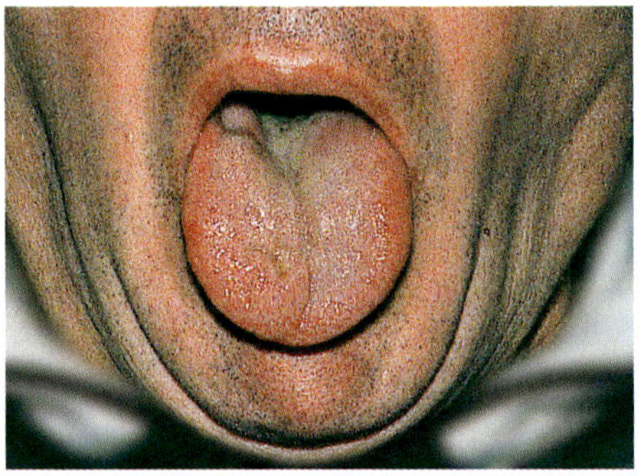

Funktionelle Bedeutung, Kerngebiete und Bahnen der Medulla oblongata

Die Medulla oblongata ist Ort der Kontrolle von **Kreislauf und Atmung**. Weiterhin liegt hier (in der kaudalen Rautengrube) die **Area postrema** (**Brechzentrum**).

Funktionelle Bedeutung, Kerngebiete und Bahnen der Medulla oblongata

Eine eigenständige Funktion der Medulla oblongata ist die Kontrolle von Kreislauf und Atmung; hier befinden sich schlecht abgrenzbare **Kreislauf- und Atmungszentren**. In der kaudalen Rautengrube ist in der Medulla oblongata die **Area postrema** lokalisiert. Diese Kerngruppe wird auch als **Brechzentrum** bezeichnet, weil sie Übelkeit und Erbrechen steuert.

▶ Klinik.

▶ Klinik. Die Funktion der Area postrema ist u. a. bei der Krebstherapie mit **Zytostatika** von Bedeutung. Über dieses Areal versucht man die Zytostatika-induzierte Brechneigung durch die Zugabe von Medikamenten zu reduzieren, die die Erregbarkeit der Area postrema hemmen.

Die Medulla oblongata ist Ursprung und Endpunkt von mehreren **Hirnnerven** (Abb. **42.13** und Tab. **42.1**) und enthält zusätzlich weitere Kerngebiete (Abb. **42.14**).

Sie ist **Durchgangsort** verschiedener aszendierender (z. B. Lemniscus med.) und deszendierender (z. B. Pyramidenbahn) Trakte.

Weiterhin besitzt die Medulla oblongata funktionelle Bedeutung durch die zahlreichen dort gelegenen Hirnnervenkerne (Abb. **42.13** und Tab. **42.1**) und weitere Kerngebiete, die an der Verarbeitung auditorischer und propriozeptiver Information beteiligt sind (Abb. **42.14**).

Die Medulla oblongata ist auch Durchgangsort für mehrere **aszendierende Bahnen** (z. B. **Lemniscus medialis** und **Tractus spinothalamici**) sowie **deszendierende Trakte**, z. B. **Pyramidenbahn** (S. 1173) und **Tractus rubrospinalis** (S. 1181).

42.13 Kerne und Bahnen der Medulla oblongata

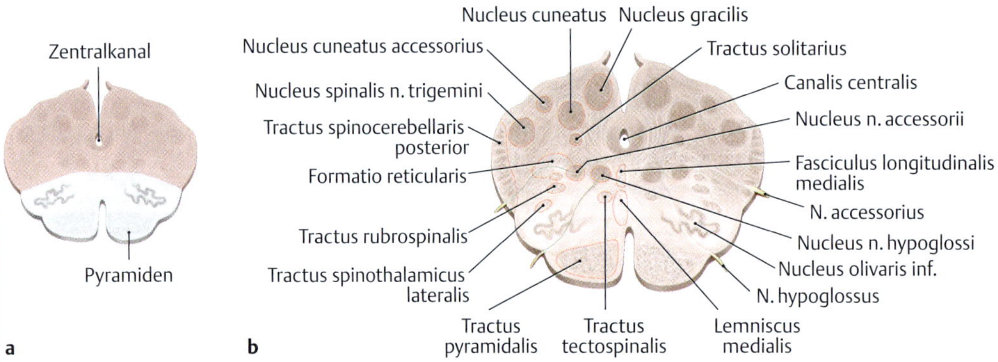

Querschnitt knapp unterhalb der Mitte der Medulla oblongata.

a Das medulläre Tegmentum, welches sich nach kranial in das pontine Tegmentum fortsetzt, ist rosa eingefärbt. Hier liegt ein Großteil der Kerne der Medulla oblongata, während

b im ventralen Bereich vorwiegend die durchziehenden Bahnen liegen (detaillierte Darstellung). Von diesen ist der Tractus pyramidalis der dominanteste und bildet die an der Oberfläche sichtbare Pyramide. Dorsal davon ist in dieser Schnitthöhe der Ncl. olivaris inferior sichtbar. Näheres zu den durchlaufenden Bahnen s. Kap. 43.

Quelle: Schünke M, Schulte E, Schumacher U. PROMETHEUS LernAtlas der Anatomie, Kopf, Hals und Neuroanatomie. Illustrationen von Voll M u. Wesker K. 6. Aufl. Stuttgart: Thieme; 2022

42.14 Wichtige Kerne der Medulla oblongata – ohne Hirnnervenkerne*

Kern	Funktion
Ncl. olivaris superior	Schaltkern der Hörbahn, wichtig u.a für das Richtungshören und für die efferente Innervation der Cochlea (äußere Haarzellen)
Ncl. olivaris inferior	Verarbeitung propriozeptiver Information für das Kleinhirn Ursprung der Kletterfasern zum Kleinhirn
Ncl. gracilis **Ncl. cuneatus**	Umschaltung der mechanorezeptiven Axone der Funiculi posteriores (Fasciculus gracilis von der unteren Körperhälfte und Fasciculus cuneatus von der oberen Körperhälfte) auf die Lemnisci mediales (sensorische Informationen zum Thalamus)

* Die Hirnnervenkerne der Medulla oblongata sind gemeinsam mit den anderen Hirnnervenkernen des Hirnstamms in Tab. **42.1** aufgeführt. Details zum Corti-Organ siehe Abb. **43.39**, Kletterfasern (S. 1108), Fasciculus gracilis und cuneatus (S. 1190).

▸ Merke. Der **Lemniscus medialis** (S. 1190) ist die Fortsetzung der Hinterstrangbahn des Rückenmarks nach Umschaltung im Ncl. cuneatus bzw. gracilis. Der **Tractus spinothalamicus lateralis** ist die direkte Fortsetzung des nozizeptiven Teils der Vorderseitenstrangbahn (S. 1202).

▸ Merke.

Oberflächenstrukturen der Medulla oblongata

Dorsalansicht: Von dorsal (Abb. **42.8b**) fallen direkt unterhalb und neben dem kaudalen Ende der Rautengrube die **Tubercula gracilia** und **cuneata** auf, die von den gleichnamigen Hinterstrangkernen (**Ncl. gracilis und Ncl. cuneatus**) vorgewölbt werden und die Grenze zum Rückenmark darstellen (s. o.). Sie erhalten synaptischen Antrieb vom **Fasciculus gracilis** und **cuneatus**. Innerhalb der Rautengrube befindet sich am weitesten kaudal das **Trigonum nervi vagi**, unter dem der **Ncl. dorsalis nervi vagi** (Tab. **42.1**) liegt. Nach kranial schließt sich das durch den motorischen Kern des N. hypoglossus (**Ncl. nervi hypoglossi**) verursachte **Trigonum nervi hypoglossi** an. Ein wichtiger topografischer Bezugspunkt ist der **Riegel** (**Obex**) am kaudalen Ende der Rautengrube. Der Obex markiert den engen Übergang von der Rautengrube in den Canalis centralis. Unmittelbar rostral des Obex liegt die **Area postrema** (S. 1098) (Brechzentrum).

Ventralansicht: Hier sind die auffallendsten Strukturen beidseits der Mittellinie die **Pyramiden** (Abb. **42.8a**). Zwar verlaufen unter den Pyramiden die Pyramidenbahnen, aber der Name ist älter als die Entdeckung der Bahnen und rührt von dem etwa dreieckigen Querschnitt der Fasermassen her. Direkt lateral der Pyramiden entspringt der N. hypoglossus (**XII**); noch weiter lateral – bereits an der Seitenfläche der Medulla oblongata – bildet die **Olive** eine deutliche von den Ncll. olivares verursachte Vorwölbung. Sie trennt den medial gelegenen N. hypoglossus von den lateralen Nn. glossopharyngeus (**IX**) und vagus (**X**). Kaudal der Nn. hypoglossus und vagus befinden sich die Radices craniales und spinales des N. accessorius (**XI**).

Oberflächenstrukturen der Medulla oblongata
Dorsalansicht: In der kaudalen Spitze der Rautengrube befinden sich das **Trigonum nervi vagi** und **Trigonum nervi hypoglossi**, die von den zugehörigen Hirnnervenkernen aufgeworfen werden. Die **Ncll. gracilis** und **cuneatus** werfen kaudal davon die gleichnamigen Tubercula (s. o.) auf (Abb. **42.8b**). Den kaudalen Rand der Rautengrube bildet der **Riegel** (**Obex**).

Ventralansicht: An der ventralen Oberfläche der Medulla oblongata (Abb. **42.8a**) fallen medial die beiden Wülste der **Pyramiden** und lateral von ihnen die **Olive** als von den Ncll. olivares verursachte Vorwölbung auf.

Brücke (Pons)

Funktionelle Bedeutung, Kerne und Bahnen des Pons

Die Brücke ist wie die Medulla oblongata **Ursprung** bzw. **Endpunkt von Hirnnerven** (Abb. **42.15**): N. trigeminus (**V**), abducens (**VI**), facialis (**VII**) und N. vestibularis des N. vestibulocochlearis (**VIII**).
Eine Besonderheit sind die über den Brückenfuß verstreuten **Ncll. pontis**, die motorische Information von den kortikopontinen Bahnen erhalten und über die **Fibrae pontis transversae** an das Zerebellum weitergeben.
Weiterhin ist der Pons **Durchgangsstation** für deszendierende und aszendierende Bahnen. In Bezug auf durchlaufende Trakte gilt für die **Pyramidenbahn** (S. 1173), dass sie im Brückenfuß in viele Faserbündel aufgesplittert ist. Dies ist die einzige Stelle im ZNS, wo die Pyramidenbahn kein massives Faserbündel bildet. Der **Lemnis-**

Brücke (Pons)

Funktionelle Bedeutung, Kerne und Bahnen des Pons
Die Brücke enthält wie die Medulla oblongata viele **Kerne von Hirnnerven** (Nn. V, VI, VII, z. T. VIII, Abb. **42.15**).
Eine Besonderheit des Pons sind die **Ncll. pontis**, an denen Fasern der kortikopontinen Trakte enden und die mit ihren Axonen (**Fibrae pontis transversae**) in das Zerebellum projizieren.
Die **Pyramidenbahn** (S. 1173) ist im Brückenfuß in viele Einzelbündel aufgesplittert. Auch für weitere deszendierende und aszendierende Bahnen ist der Pons **Durchgangsstation**.

42.15 Kerne und Bahnen des Pons

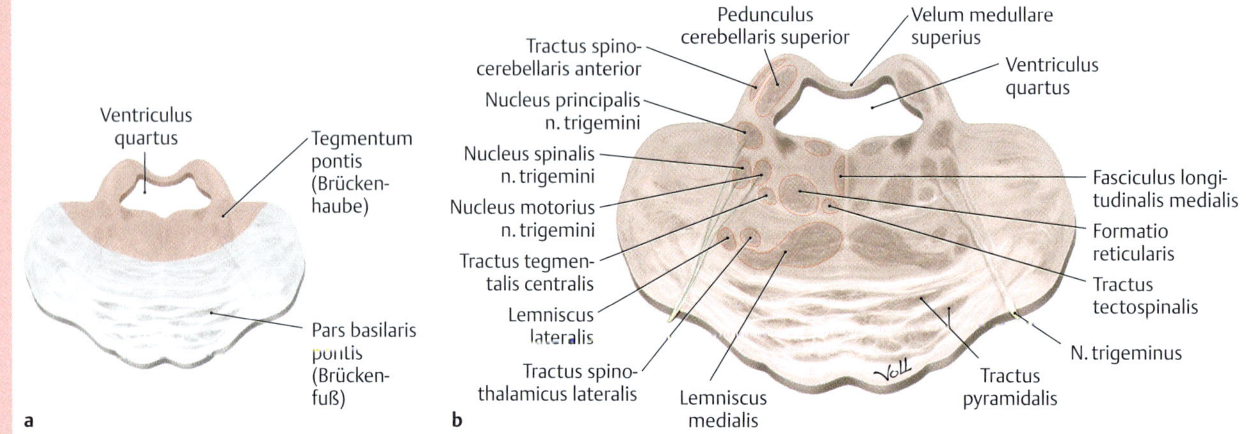

Querschnitt durch den mittleren Abschnitt des Pars basilaris pontis. Wie in Abb. **42.13** ist das Tegmentum rosa eingefärbt (**a**). In Höhe dieses Schnittes (Details in **b**) dominieren innerhalb des pontinen Tegmentums die verschiedenen Kerngebiete des N. trigeminus (V); die weiter kaudal liegenden Kerne der Hirnnerven VI, VII und VIII sind nicht angeschnitten. Durch den ventral gelegenen Brückenfuß (Pars basilaris pontis) ziehen Fasern, in die – als Besonderheit des Pons – kleine (daher hier nicht sichtbare) Gruppen der Ncll. pontis „eingestreut" sind. Die Verbindungen der Ncll. pontis mit dem dorsal aufliegenden, hier jedoch nicht dargestellten Kleinhirn werden von Fasern in den Kleinhirnstielen, den Pedunculi cerebellares (S. 1107) gebildet.
Näheres zu den durchlaufenden Bahnen s. Kap. 43.

Quelle: Schünke M, Schulte E, Schumacher U. PROMETHEUS LernAtlas der Anatomie, Kopf, Hals und Neuroanatomie. Illustrationen von Voll M u. Wesker K. 6. Aufl. Stuttgart: Thieme; 2022

cus medialis (S. 1190) hat seine größte Ausdehnung nicht mehr in dorsoventraler Richtung wie in der Medulla oblongata, sondern ist quer (mediolateral) orientiert.

Oberflächenstrukturen des Pons

Ventralansicht: Für die Ventralfläche des Pons (Abb. **42.8a**) sind quer verlaufende Faserbündel (**Fibrae pontis transversae**) typisch, deren Fasern von den Ncll. pontis kommen und zum Zerebellum ziehen. An der Grenze zur Medulla oblongata tritt der **N. abducens** aus.

Seitlich treten die Fasern des **N. trigeminus** (Radix sensoria und motoria) ein bzw. aus (Abb. **42.15**).

Dorsalansicht: Von dorsal gesehen nimmt der Pons die obere Hälfte der Rautengrube ein (Abb. **42.8b**). Er erstreckt sich von den Striae medullares ventriculi quarti bis zum Kaudalrand der Vierhügelplatte des Mesencephalon, wo der N. trochlearis austritt. Im Boden der Rautengrube liegen der **Colliculus facialis** (der vom inneren Knie des N. facialis vorgewölbt wird) und der **Locus caeruleus**, der die größte Ansammlung noradrenerger Neurone im ZNS enthält.

Lateralansicht: Besonders gut erkennbar ist hier der Austritt der Nn. VII und VIII im sog. **Kleinhirnbrückenwinkel**.

Oberflächenstrukturen des Pons

Ventralansicht: Die Grenze zwischen Medulla oblongata und Pons ist ventral klar durch den kaudalen Rand des queren Wulstes der Brücke und den Austritt des **N. abducens** (**VI**) markiert. Ventral (Abb. **42.8a**) ist der Pons durch die typischen **querverlaufenden Rillen** gekennzeichnet, die durch Faserbündel (**Fibrae pontis transversae**) verursacht werden, die von den **Brückenkernen** (**Ncll. pontis**) kommen und über den mittleren Kleinhirnstiel (S. 1107) in die kontralaterale Hemisphäre des Kleinhirns kreuzen. In rostrokaudaler Richtung verläuft in der Medianebene eine leichte Senke über die Brücke, die durch die A. basilaris verursacht ist.
Am seitlichen Rand der Brücke ist der Eintritt der sensorischen Fasern des **N. trigeminus** (**Radix sensoria**) bzw. der Austritt der motorischen Trigeminusfasern (**Radix motoria**) nicht zu übersehen (s. a. Abb. **42.8a**).

Dorsalansicht: Wie für andere Teile des Hirnstamms gilt auch für den Pons, dass seine Dorsalfläche erst nach Entfernung des Zerebellums sichtbar ist. In der Dorsalansicht (Abb. **42.8b**) erstreckt sich der Pons von den querverlaufenden Fasersträngen des IV. Ventrikels an seiner größten Breite (**Striae medullares ventriculi quarti**) bis zum kaudalen Ende der mesenzephalen Vierhügelplatte (Tectum, s. u.) bzw. bis zum Austritt des **N. trochlearis**.
In diesem Abschnitt der Rautengrube lassen sich der Colliculus facialis und der Locus caeruleus erkennen. Der **Colliculus facialis** wird von dem schleifenförmigen Verlauf der Fazialisfasern um den Kern des N. abducens (Ncl. nervi abducentis) – dem sog. inneren Knie des N. facialis – verursacht. Der **Locus caeruleus** (himmelblauer Ort) hat seinen Namen von den hier liegenden neuromelaninhaltigen Zellen der **Formatio reticularis** (S. 1096), die zusammen einen wichtigen Kern des **noradrenergen (monaminergen) Systems** (S. 1252) bilden und bläulich durch den Boden der Rautengrube schimmern. Hier befindet sich die größte Ansammlung noradrenerger Zellen im ZNS.

Lateralansicht: In der Lateralansicht besonders gut zu erkennen ist der Austritt der Nn. intermedius und facialis (**VII**), die zusammen auch als **N. intermediofacialis** bezeichnet werden, und vestibulocochlearis (**VIII**) im sog. **Kleinhirnbrückenwinkel**. Hier, direkt kaudal des mittleren Kleinhirnstiels (S. 1107), stoßen dieser Kleinhirnstiel, Pons und Medulla oblongata aneinander.

Mittelhirn (Mesencephalon)

Funktionelle Bedeutung, Kerne und Bahnen des Mittelhirns

Gliederung: Das Mittelhirn besteht aus

- dem dorsal gelegenen **Tectum mesencephali** mit der **Lamina tecti** oder **quadrigemina** (Vierhügelplatte), die von den Colliculi superiores und inferiores gebildet wird,
- dem in der Mitte (ventral vom Tectum) gelegenen **Tegmentum mesencephali** (der Haube, die als rostrokaudal über weite Strecken ausgedehnte Struktur auch in Pons und Medulla oblongata anzutreffen ist), und den
- am weitesten ventral liegenden **Hirnschenkeln** (**Crura cerebri**) mit motorischen Bahnen, die vom Kortex nach kaudal ziehen.

Zusammen mit der sich auf dem Querschnitt dorsal anschließenden **Haube** (**Tegmentum**) bilden die Hirnschenkel die **Hirnstiele** (**Pedunculi cerebri**).

Wenn man auf einem Querschnitt (Abb. **42.16**) eine Linie etwa in der Frontalebene durch den **Aqueductus mesencephali** zieht, so liegen **dorsal** von der Linie das **Tectum** mit der Vierhügelplatte und **ventral** die **Pedunculi cerebri**.

Der **Aqueductus mesencephali** (Aqueductus cerebri) stellt die dünne kanalartige Verbindung zwischen III. und IV. Ventrikel her. Zusammen mit der ihn umgebenden grauen Substanz, der **Substantia grisea centralis** (sog. **periaquäduktales Grau** = PAG) befindet er sich an der Grenze zwischen Tectum und Tegmentum.

Im dorsalen Anteil der Hirnschenkel (Crura cerebri) ist an der Grenze zum Tegmentum die **Substantia nigra** erkennbar, die durch Melaninpigment schwarz gefärbt ist. Ein großes Gebiet des Tegmentums wird von dem runden **Ncl. ruber** eingenommen, dessen rötliche Farbe von Eiseneinlagerungen herrührt.

Mittelhirn (Mesencephalon)

Funktionelle Bedeutung, Kerne und Bahnen des Mittelhirns

Gliederung: An einem Querschnitt durch das Mittelhirn erkennt man

- **Tectum mesencephali** (dorsal) mit der Vierhügelplatte,
- **Tegmentum mesencephali** (Haube, in der Mitte gelegen) und den
- **Crura cerebri** (Hirnschenkel, ventral), in denen motorische Bahnen nach kaudal ziehen.

  Letztere bilden zusammen mit dem Tegmentum die Hirnstiele (**Pedunculi cerebri**).

  Der von **Substantia grisea centralis** umgebene **Aqueductus mesencephali** liegt zwischen Tectum und Tegmentum.

  Neben den oben erwähnten Strukturen sieht man wichtige Kerngebiete (Abb. **42.16**):

  An der dorsalen Grenze der Hirnschenkel ist die **Substantia nigra** erkennbar. Ein großes Gebiet des Tegmentums wird von dem runden **Ncl. ruber** eingenommen.

► Merke. Das Querschnittsbild des Mesencephalon ist durch Substantia nigra, Ncl. ruber, Substantia grisea centralis und Aqueductus cerebri charakterisiert.

► Merke.

Graue Substanz und Kerne: Das Relief der Vierhügelplatte wird durch die Kerne der Colliculi superiores und inferiores (s. u.) aufgeworfen. Ihre Bezeichnung als **Strata grisea colliculi superioris** und **inferioris** rührt von ihrem schichtartigen Aufbau her (Abb. **42.16**).

Graue Substanz und Kerne: Unter der Vierhügelplatte liegen die schichtartig aufgebauten **Strata grisea colliculi sup.** u. **inf.** der Ncll. colliculi sup. und inf.

► Merke. Die **oberen** Colliculi sind Teil des **visuellen**, die **unteren** Teil des **auditorischen** Systems.

► Merke.

42.16 Mittelhirn

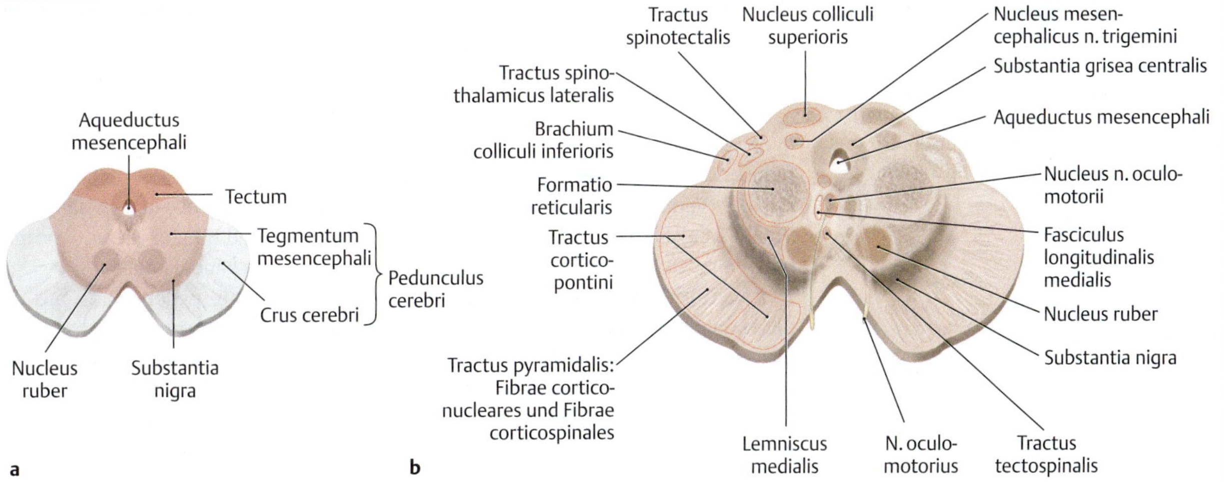

Querschnitt durch das Mesencephalon. Näheres zu den durchlaufenden Bahnen s. Kap. 43.

a In der schematischen Übersicht sind die einzelnen Anteile farblich gegeneinander abgehoben: Anders als im Pons und in der Medulla oblongata, wo dem Tegmentum dorsal das Kleinhirn aufliegt, ist die mesenzephale Haube vom Tectum bedeckt.

b In der Detaildarstellung sind neben den auf dieser Höhe liegenden Hirnnervenkernen der Ncl. ruber und die Substantia nigra unverkennbar.

Quelle: Schünke M, Schulte E, Schumacher U. PROMETHEUS LernAtlas der Anatomie, Kopf, Hals und Neuroanatomie. Illustrationen von Voll M u. Wesker K. 6. Aufl. Stuttgart: Thieme; 2022

Die periaquäduktale graue Substanz (**Substantia grisea centralis mesencephali**) beeinflusst u. a. über deszendierende Bahnen Schmerzempfindungen. Ventral von ihr befindet sich auf beiden Seiten je ein **Ncl. nervi oculomotorii** und die **Ncll. accessorii nervi oculomotorii (Edinger-Westphal)**. Weiter kaudal liegt der **Ncl. nervi trochlearis**.

Die **Substantia grisea centralis mesencephali** umgibt den Aquädukt, sie enthält Zellen des monoaminergen Systems (S. 1252) und ist Ursprung von aszendierenden und deszendierenden Bahnen. Die deszendierenden Bahnen können Schmerzempfindungen modulieren (abschwächen oder verstärken).
Ventral der grauen Substanz liegt der Kern des N. oculomotorius (**Ncl. nervi oculomotorii**), der einige der äußeren Augenmuskeln motorisch versorgt, sowie die **Ncll. accessorii nervi oculomotorii** (**Edinger-Westphal**), die für die parasympathische Innervation des M. ciliaris und M. sphincter pupillae verantwortlich sind. Diese Kerne steuern die Akkommodation und Adaptation (Pupillomotorik) des Auges.
Im kaudalen Mesencephalon liegt auch der **Ncl. nervi trochlearis**, der den M. obliquus superior, einen der äußeren Augenmuskeln (Tab. **40.2**), versorgt. Seine Fasern kreuzen als einzige Hirnnervenfasern vor ihrem Austritt und treten als einzige dorsal an der Grenze zwischen Mesencephalon und Pons aus.

► Merke.

► Merke. Im Mesencephalon entspringen die Hirnnerven **III** und **IV**, wobei der **N. trochlearis** (**IV**) als einziger Hirnnerv **dorsal** aus dem Hirnstamm austritt.

Der **Ncl. ruber** erhält Information vom Zerebellum und ist Ursprung deszendierender motorischer Bahnen (S. 1181).

Ein weiterer wichtiger Kern des Mesencephalon ist der im Tegmentum gelegene **Ncl. ruber**.
Er erhält Informationen vom Zerebellum über den oberen Kleinhirnstiel und ist der Ursprung des deszendierenden motorischen Tractus rubrospinalis (S. 1181).

Die **Substantia nigra** enthält dopaminerge Zellen, die das Corpus striatum des Telencephalon (S. 1132) kontrollieren. Sie besteht aus einer dorsalen **Pars compacta** und einer ventralen **Pars reticularis**.

Die makroskopisch gut sichtbare **Substantia nigra** enthält dopaminerge Zellen, die Verbindungen zum Corpus striatum des Telencephalon (S. 1132) besitzen. Die Substantia nigra besteht aus zwei Anteilen, nämlich der dem Tegmentum benachbarten (dorsalen) **Pars compacta** und der den Crura cerebri zugewandten (ventralen) **Pars reticularis**. Die massive Pars compacta enthält Zellen mit schwarzem Neuromelaninpigment, während die netzartigen Zellen der Pars reticularis wegen ihres Eisengehalts eher rötlich sind.

Bahnen: Der **Lemniscus medialis** liegt im Querschnitt dorsolateral auf dem Ncl. ruber.

In den Hirnschenkeln laufen:
- **Pyramidenbahn** mit **Fibrae corticonucleares** (Letztere enden an den motorischen Hirnnervenkernen).
- **Kortikopontine Bahnen** (Tractus frontopontinus sowie Tractus parieto-occipito-temporo-pontinus) liefern über die Ncll. pontis motorische Information an das Zerebellum.

Bahnen: Die Faserbündel des **Lemniscus medialis** sind im Mesencephalon – wie auch im Pons – eher quer orientiert. Ihre Lage dorsolateral vom Ncl. ruber im Querschnittsbild wird oft mit einem „Stierhorn" verglichen, das dem Ncl. ruber aufsitzt.
In kompakter Form finden sich absteigende motorische Fasern in den Crura cerebri:
- Die **Pyramidenbahn** mit dem Untersystem der **Fibrae corticonucleares** (S. 1175) ist in der Mitte der Hirnschenkel angeordnet. Die Pyramidenbahnfasern ziehen zu den Motoneuronen des Rückenmarks, während die Fibrae corticonucleares an den motorischen Hirnnervenkernen in Pons und Medulla oblongata enden.
- Die **kortikopontinen Bahnen** (S. 1176) werden in den Ncll. pontis umgeschaltet und liefern motorische Information an das Zerebellum. Der relativ kompakte **Tractus frontopontinus** verläuft medial in den Hirnschenkeln, der diffus im Kortex entspringende **Tractus parieto-occipito-temporo-pontinus** lateral von der Pyramidenbahn.

Oberflächenstrukturen des Mesencephalon

Dorsal (Abb. **42.8b**) liegt die Vierhügelplatte mit je zwei **Colliculi superiores** und **inferiores**.
Zwischen den **ventral** gelegenen **Hirnschenkeln** (Abb. **42.8a**), in denen motorische Bahnen nach kaudal ziehen, liegt die **Fossa interpeduncularis**. Aus der Fossa tritt der **N. oculomotorius** aus.

Das Mesencephalon reicht ventral vom Oberrand des Pons bis zu den Corpora mammillaria (S. 1117), dorsal vom Kaudalrand der Colliculi inff. bis zur Epiphyse (S. 1115).

Oberflächenstrukturen des Mesencephalon

In der **Dorsalansicht** (Abb. **42.8b**) ist die Vierhügelplatte mit jeweils zwei **Colliculi inferiores** und **superiores** die beherrschende Struktur.
Auf der **Ventralseite** sind die **Hirnschenkel** (**Crura cerebri**) besonders auffallend (Abb. **42.8a**). Sie zeigen rostrokaudal verlaufende Rillen und Bündel, die von **motorischen Bahnen** herrühren, die durch die Hirnschenkel nach kaudal laufen.
Zwischen beiden Hirnschenkeln befindet sich die **Fossa interpeduncularis**, aus der der **N. oculomotorius** austritt. Genau genommen verläuft der Nerv zunächst in der **Cisterna interpeduncularis**, die durch Überbrückung der gleichnamigen Fossa durch Arachnoidea entsteht und mit Liquor cerebrospinalis (S. 1140) gefüllt ist. In der Tiefe der Fossa sind viele punktförmige Öffnungen (**Substantia perforata posterior**) als Durchtrittsorte für Hirngefäße, z. B. Aa. centrales posteromediales, Äste der A. cerebri posterior (S. 1146), sichtbar.
In der **Seitansicht** wird die geringe rostrokaudale Ausdehnung des Mesencephalon deutlich: Die **kaudale Grenze** wird ventral vom Oberrand des Pons, dorsal vom Kaudalrand der Colliculi inferiores gebildet. Die **rostrale Grenze** liegt dorsal bei der Zirbeldrüse bzw. Epiphyse, lat. Gl. pinealis oder Epiphysis cerebri (S. 1115), die bereits zum Diencephalon gehört und ventral bei den Corpora mammillaria (S. 1117).

42.3.2 Kleinhirn (Cerebellum)

Funktionelle Bedeutung des Kleinhirns

Das Kleinhirn spielt eine zentrale Rolle bei der **Feinabstimmung von Bewegungen** und wirkt koordinierend bei der **Aufrechterhaltung des Gleichgewichts sowie des Muskeltonus** in Ruhe und Bewegung. Für die Erfüllung dieser Funktionen muss es Informationen über die derzeitige Lage des Körpers im Schwerefeld der Erde, die Stellung der Gelenke und die Planung von Bewegungen im Motorkortex erhalten. Gleichzeitig muss das Kleinhirn in Bewegungsabläufe eingreifen können, um Willkürbewegungen zu beeinflussen und bei plötzlichen Lageänderungen den Kontraktionszustand der Muskulatur anzupassen. Die afferenten und efferenten Verbindungen des Kleinhirns dienen diesen Zwecken. Unter **Muskeltonus** wird in der Klinik der unwillkürliche basale Kontraktionszustand der Muskeln verstanden, der u. a. für die aufrechte Körperhaltung notwendig ist.

42.3.2 Kleinhirn (Cerebellum)

Funktionelle Bedeutung des Kleinhirns

Das Kleinhirn ist wichtig für die **Feinabstimmung von Bewegungen** und für die **Aufrechterhaltung** von **Gleichgewicht** und **Muskeltonus**.

Lage, Abschnitte und Oberflächenstrukturen des Kleinhirns

Lage: Das Zerebellum bildet zusammen mit dem Pons das **Metencephalon**. Es liegt dorsal vom IV. Hirnventrikel, dessen Dach größtenteils aus dem Kleinhirn und den Kleinhirnstielen besteht.

Lage, Abschnitte und Oberflächenstrukturen des Kleinhirns

Lage: Das Kleinhirn bildet große Teile des Dachs vom IV. Ventrikel.

Abschnitte und Oberflächenstrukturen: Beim Blick von **kaudal** (Abb. **42.17a**) kann man **zwei Kleinhirnhemisphären** (**Hemispheria cerebelli**) und zwischen ihnen den **Kleinhirnwurm** (**Vermis cerebelli**) erkennen. Der Vermis wird in verschiedene Abschnitte unterteilt (z. B. Culmen, Folium, Uvula, s. Abb. **42.17**).
Die Oberfläche des Kleinhirns ist durch annähernd parallel verlaufende Windungen, sog. **Blätter** (**Folia cerebelli**, s. u.), horizontal strukturiert.

Abschnitte und Oberfläche: Die Gliederung erfolgt in **2 Hemisphären** und den dazwischenliegenden **Wurm** (**Vermis**, Abb. **42.17**). Die Oberfläche ist durch schmale Blätter (sog. **Folia cerebelli**, s. u.) horizontal strukturiert.

► Merke. Die den Gyri des Großhirns entsprechenden Oberflächenstrukturen heißen beim Kleinhirn **Folia** (**Blätter**), die gerade verlaufen und eng aneinander liegen.

► Merke.

Die deutlichste Furche (Fissura) an der dorsalen Oberfläche ist die **Fissura horizontalis**. Die **Fissura prima** ist meist weniger deutlich, sie trennt den **Lobus anterior** vom **Lobus posterior**. Der kaudalste Teil des Lobus posterior ist die **Kleinhirntonsille** (Abb. **42.17c**). Die Unterteilung der Lobi ergibt kleinere **Lobuli**. So bildet die Fissura horizontalis innerhalb des Lobus posterior die Grenze zwischen Lobulus semilunaris superior und Lobulus semilunaris inferior.

Die deutlichste Furche ist die **Fissura horizontalis**. Die **Fissura prima** trennt den Lobus anterior vom Lobus posterior, dessen kaudalster Teil **Kleinhirntonsille** genannt wird.

► Klinik. Die Kleinhirntonsille wird bei einem starken **Hirnödem** – das relativ häufig präfinal auftritt – in das Foramen occipitale magnum gepresst (untere Hirneinklemmung). Der Druck der Kleinhirntonsille auf die ventral von ihr liegende Medulla oblongata führt zu Funktionsstörungen des dort liegenden Kreislauf- und Atemzentrums.

► Klinik.

Nach Abtrennen des Kleinhirns vom Hirnstamm sieht man in der Ansicht von **ventral** (Abb. **42.17c**) als weitere Strukturen die durchtrennten Kleinhirnstiele (s. u.) und den **Lobus flocculonodularis**, der aus dem **Nodulus** (**Knötchen**) und dem **Flocculus** (**Flöckchen**) besteht. Der Lobus flocculonodularis gehört entwicklungsgeschichtlich zu den ältesten Kleinhirnteilen (Archizerebellum). Insgesamt sind der Vermis und die anliegenden Hemisphärengebiete wie der Buchstabe C gekrümmt, wobei Lobus anterior und Lobus flocculonodularis ventral dicht am Dach des IV. Ventrikels liegen. Erst wenn man sich das „C" in der Ebene ausgebreitet vorstellt, werden alle Teile des Wurms und der Hemisphären von dorsal sichtbar.

Der **Lobus flocculonodularis** ist nur von ventral nach Abtrennung des Kleinhirns vom Hirnstamm sichtbar (Abb. **42.17c**).

42.17 Oberflächenstrukturen des Kleinhirns

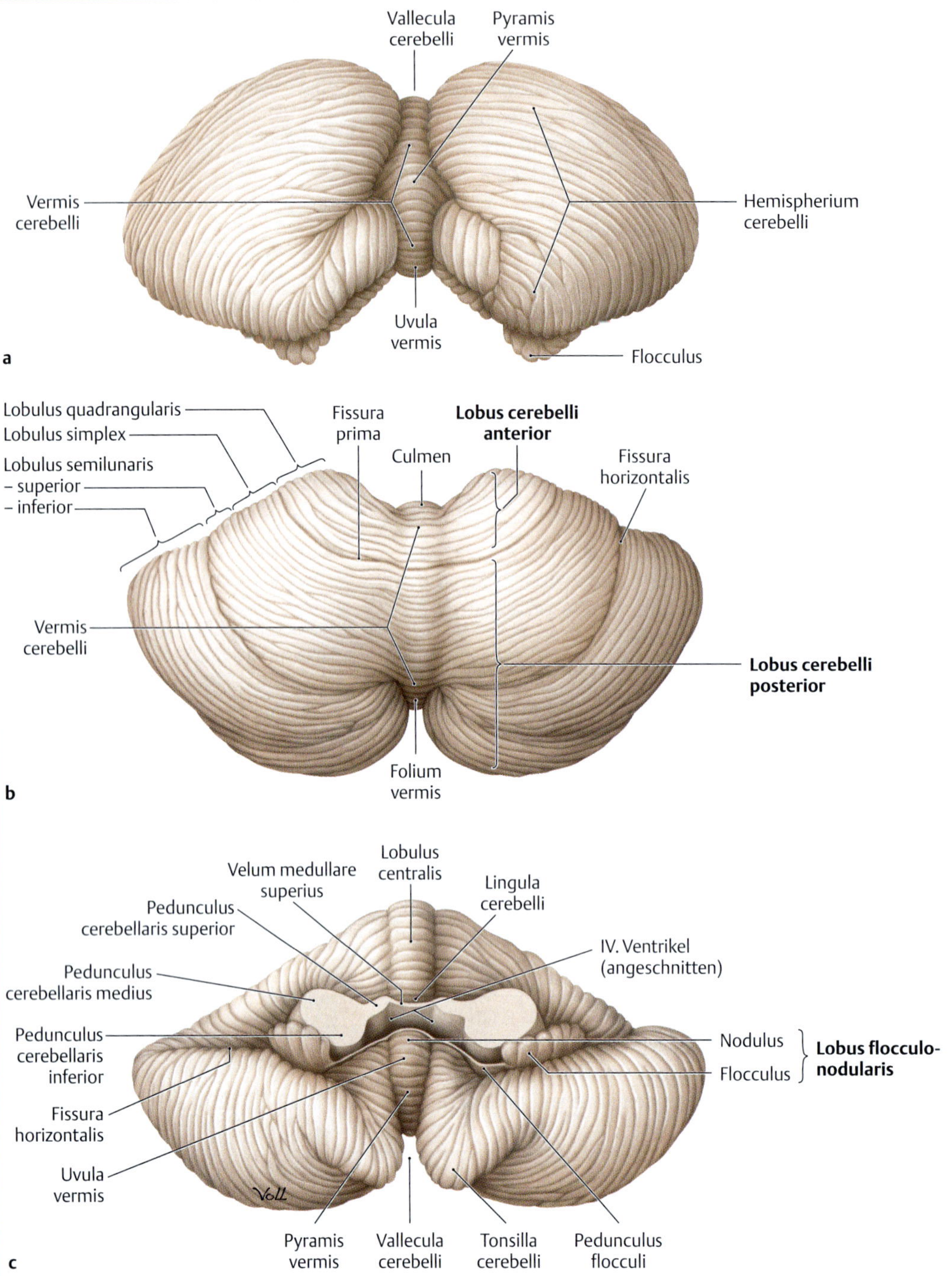

a Ansicht des vom Hirnstamm abgetrennten Kleinhirns von kaudal,
b rostral
c und ventral.

Quelle: Schünke M, Schulte E, Schumacher U. PROMETHEUS LernAtlas der Anatomie, Kopf, Hals und Neuroanatomie. Illustrationen von Voll M u. Wesker K. 6. Aufl. Stuttgart: Thieme; 2022

Innerer Aufbau des Kleinhirns

Das **Marklager** ist gegenüber der **Rinde** nur gering ausgeprägt (Abb. **42.18** und Abb. **42.21a**). Innerhalb des Marklagers liegen die Kleinhirnkerne (S. 1106).

Innerer Aufbau des Kleinhirns

Im Sagittalschnitt (Abb. **42.18**) ist die sog. **Lebensbaumstruktur** (Arbor vitae) sichtbar, die durch weitere Einsenkungen der Foliae cerebelli (s. o.) zustande kommen. Weiterhin fällt auf, dass das Kleinhirn nur ein relativ gering ausgeprägtes **Marklager** aus weißer Fasersubstanz besitzt, das von einer deutlichen **Rinde** (**Cortex cerebelli**) aus grauer Substanz umgeben ist (s. a. Abb. **42.21a**).
In das Marklager eingebettet liegen die Kleinhirnkerne (S. 1106).

42.18 **Innerer Aufbau des Kleinhirns**

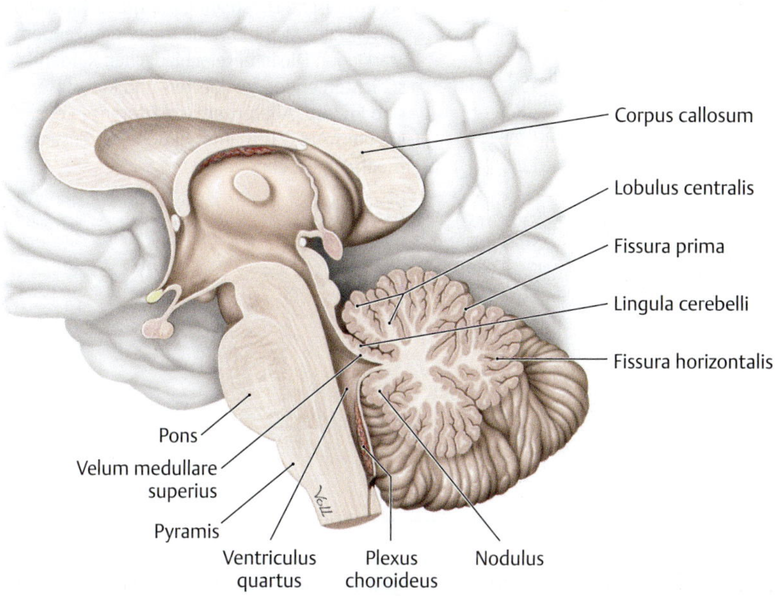

Sagittalschnitt durch das Kleinhirn, das hier zusammen mit dem Hirnstamm, Zwischenhirn und angrenzenden Teilen des Großhirns dargestellt ist.

Quelle: Schünke M, Schulte E, Schumacher U. PROMETHEUS LernAtlas der Anatomie, Kopf, Hals und Neuroanatomie. Illustrationen von Voll M u. Wesker K. 6. Aufl. Stuttgart: Thieme; 2022

Feinbau der Kleinhirnrinde (Cortex cerebelli)

Der neuronale Bau der Folia cerebelli der Hemisphären ist sehr gleichförmig, d. h. im Gegensatz zum Großhirn lassen sich keine morphologischen Unterschiede zwischen verschiedenen Regionen des Kleinhirns definieren. Die drei Schichten des zerebellären Kortex sind Stratum moleculare, Stratum ganglionare und Stratum granulosum (Abb. **42.19**).

Das **Stratum moleculare** (Molekularschicht) ist die oberflächlichste zellkörperarme Schicht. In die Molekularschicht ragen Fortsätze von in tieferen Schichten gelegenen Zellkörpern:

- Die **Dendriten der Purkinje-(P-)Zellen** (s. u.) liegen alle in einer Ebene **quer** zur Längsrichtung der Kleinhirnblätter (Folia cerebelli), d. h. der Dendritenbaum ist praktisch 2-dimensional.
- Die **Axone der Körnerzellen** steigen bis zum Stratum moleculare auf, verzweigen sich hier T-förmig, und beide Äste verlaufen danach als **Parallelfasern** in Längsrichtung der Blätter. Die Parallelfasern durchsetzen die Dendriten der P-Zellen und bilden hier erregende (glutamaterge) Synapsen.

Weiterhin enthält das Stratum moleculare Korb- und Sternzellen:

- Die **Korbzellen** liegen in der Nähe der P-Zellen und haben ihren Namen aufgrund der hemmenden axonalen Geflechte (Körbe), die sie um die Somata der P-Zellen legen.
- Die **Sternzellen** bleiben mit ihren Fortsätzen im Stratum moleculare. Sie bilden Synapsen auf den Dendriten der P-Zellen und fassen mit ihren Axonen mehrere P-Zellen zusammen.

Im **Stratum ganglionare** oder **purkinjense** liegen die für das Kleinhirn typischen **Purkinje-(P-)Zellen**, die eine einschichtige Zelllage zwischen Stratum moleculare und granulosum bilden. Ihre Axone ziehen zu den Kleinhirnkernen (s. u.) und bilden den **einzigen Ausgang** des Kleinhirnkortex.

Das **Stratum granulosum** (**Körnerschicht**) liegt innen (an der Grenze zum Marklager) und enthält eine riesige Zahl (wahrscheinlich mehrere Milliarden) von dichtgepackten Körnerzellen. Die sog. **Kleinhirn-Glomerula** sind synaptische Komplexe, in deren Zentrum sich die verbreiterten präsynaptischen Boutons der Moosfasern (s. u.) befinden, die Synapsen mit den Dendriten der Körnerzellen sowie mit den Dendriten und Axonen der Golgi-Zellen ausbilden. Die **Körnerzellen** bilden erregende Synapsen auf den Dendriten der P-Zellen, während die **Golgi-Zellen** hemmende Interneurone darstellen (näheres zur Funktion der Neurone, s. u.). Die Axone der Körnerzellen steigen senkrecht zur Oberfläche auf und verzweigen sich im Stratum moleculare, um die Parallelfasern zu bilden.

Feinbau der Kleinhirnrinde (Cortex cerebelli)

Der Kleinhirnkortex besitzt **3 Schichten** (Abb. **42.19**):

- **Stratum moleculare** (außen) mit **Korb-** und **Sternzellen**, Dendriten von **Purkinje-(P-)Zellen** und Axonen von Körnerzellen (s. u.), die **Parallelfasern bilden,**
- **Stratum ganglionare** mit den **P-Zellen** (einschichtig), deren Axone den einzigen Ausgang des Kleinhirnkortex darstellen, und
- **Stratum granulosum** (an das Marklager grenzend) mit einer massiven Schicht von Körnerzellen.

42.19 Aufbau der Kleinhirnrinde

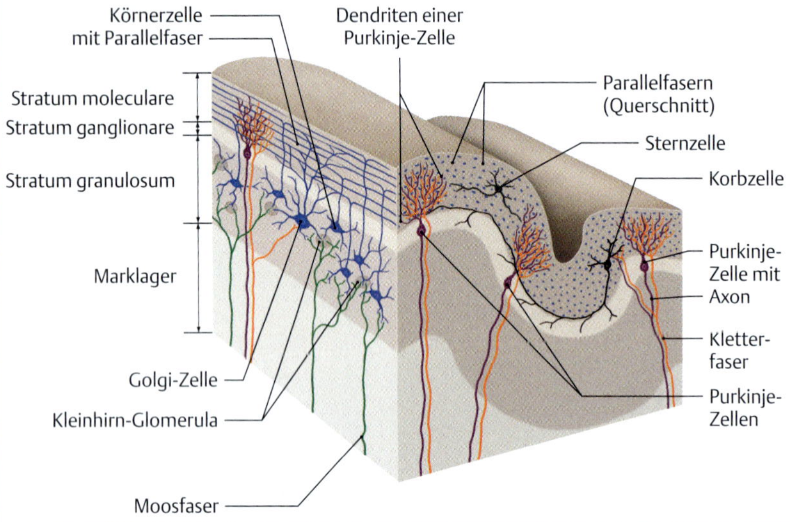

Schematische Darstellung der drei Schichten innerhalb der Kleinhirnrinde mit angrenzendem Marklager. Die in unterschiedlichen Rindenschichten endenden Kletter- und Moosfasern sind im Kap. Afferenzen und Efferenzen des Kleinhirns (S. 1108) im funktionellen Zusammenhang beschrieben.

Quelle: Schünke M, Schulte E, Schumacher U. PROMETHEUS LernAtlas der Anatomie, Kopf, Hals und Neuroanatomie. Illustrationen von Voll M u. Wesker K. 6. Aufl. Stuttgart: Thieme; 2022

► Merke.

► Merke. Die **Körnerzellen** sind die **einzigen erregenden Zellen des Kleinhirnkortex**, alle anderen Neurone haben eine hemmende Wirkung. Die Körnerzellen und Kletterfasern verwenden Glutamat als Transmitter. Bei den hemmenden Neuronen ist γ-Aminobuttersäure (GABA) der Transmitter (Abb. **42.23**).

Kleinhirnkerne (Nuclei cerebelli)

Die Kleinhirnkerne sind (Abb. **42.20a** und Abb. **42.23**):
- **Ncl. dentatus**,
- **Ncl. interpositus** mit 2 Anteilen (**Ncll. emboliformis** und **globosi**) und
- **Ncl. fastigii**.

Sie liegen in Bezug auf die Informationsverarbeitung im **Ausgang des Kleinhirns** (S. 1110).

Kleinhirnkerne (Nuclei cerebelli)

In den in das Marklager eingebetteten Kleinhirnkernen (Ncll. cerebelli) werden die das Zerebellum verlassenden Efferenzen (Axone der P-Zellen) umgeschaltet (Abb. **42.20a** und Abb. **42.23**):
- **Ncl. dentatus:** Der gezähnelte Kern besitzt eine stark gefaltete Oberfläche, wobei seine Öffnung nach medial zeigt (seine dreidimensionale Form wird oft mit einem faltigen Tabaksbeutel verglichen).
- **Ncl. interpositus:** Er hat zwei Anteile (**Ncl. emboliformis** = Pfropfkern und auf jeder Seite ein oder zwei **Ncll. globosi** = Kugelkerne). Diese Kerne liegen quasi vor der Öffnung des Ncl. dentatus.
- **Ncl. fastigii**: Der First- oder Giebelkern hat seinen Namen von der Lage im First des Daches des IV. Ventrikels.

Sie liegen in Bezug auf die Informationsverarbeitung im **Ausgang des Kleinhirns** (S. 1110).

42.20 Kleinhirnkerne

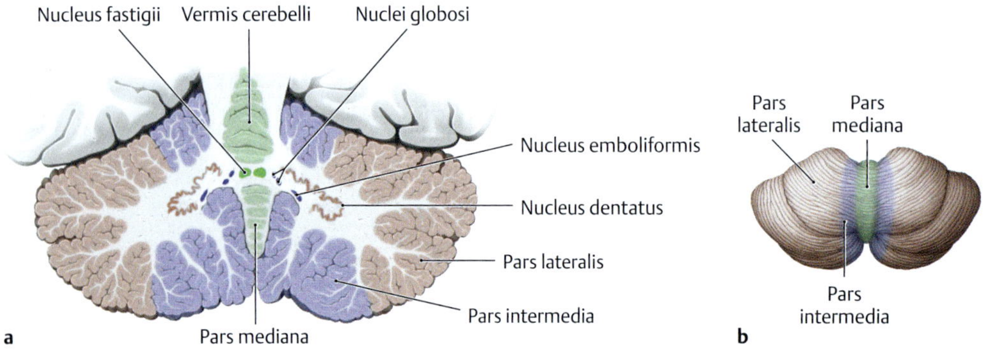

a Auf dem Schnitt entlang der oberen Kleinhirnstiele in der Ansicht von kranial-dorsal sind die Kleinhirnkerne erkennbar. An den Kernen enden die Axone von Purkinjefasern aus unterschiedlichen Rindenregionen, die funktionelle Teile des Kleinhirns bilden (Partes mediana, intermedia und lateralis).

b Diese Partes decken sich nicht mit den morphologischen Lappengrenzen in Abb. **42.17**.

Quelle: Schünke M, Schulte E, Schumacher U. PROMETHEUS LernAtlas der Anatomie, Kopf, Hals und Neuroanatomie. Illustrationen von Voll M u. Wesker K. 6. Aufl. Stuttgart: Thieme; 2022

Verbindungen des Kleinhirns

Um eine modulierende Wirkung bei Bewegungsprozessen ausüben zu können, ist das Kleinhirn auf einen hohen „Informationsfluss“ angewiesen und muss mit vielen anderen Teilen des ZNS sowohl afferent als auch efferent verbunden sein. Das Kleinhirn weist eine funktionelle Dreiteilung auf:

1. **Cerebrocerebellum** (größter Teil der Kleinhirnhemisphären, auch **Pontocerebellum** genannt) mit Efferenzen zum Ncl. ruber. Die Information erreicht danach den Thalamus und schließlich den motorischen Kortex. Auf diesem Weg beeinflusst das Kleinhirn Willkürbewegungen (Thalamus) und extrapyramidale unwillkürliche Bewegungen (Ncl. ruber).
2. **Spinocerebellum** (ein schmaler Streifen in den Hemisphären parallel zum Wurm) mit Verbindungen zum Rückenmark (afferent über die Trr. spinocerebellares, efferent über Vestibulariskerne zu den Trr. vestibulospinales). Diese Verbindung dient der Kontrolle von proximalen Arm- und Beinbewegungen.
3. **Vestibulocerebellum** (bestehend aus Lobus flocculonodularis und hirnstammnahen Teilen des Wurms) mit Afferenzen vom Innenohr und den Ncll. vestibulares sowie Efferenzen zu den Vestibulariskernen. Auf diesem Weg steuert das Kleinhirn reflektorisch die Aufrechterhaltung des Gleichgewichts. Alle Verbindungen ziehen durch die **Kleinhirnstiele**.

Verbindungen des Kleinhirns

Seine Funktion erfordert vielfache sensorische und motorische Verbindungen mit anderen Teilen des ZNS. Am besten macht man sich die Verbindungen über die **drei funktionellen Abschnitte** des Kleinhirns klar: **Cerebrocerebellum** (oder **Pontocerebellum**) mit Verbindungen zum motorischen Kortex, **Spinocerebellum** mit motorischen Verbindungen zum Rückenmark und **Vestibulocerebellum** mit Verbindungen zum Innenohr und den Ncll. vestibulares.

Kleinhirnstiele

Das Cerebellum ist über die drei **Kleinhirnstiele** (**Pedunculi cerebellares**, Abb. **42.21a**) mit anderen Gehirnteilen verbunden:

- Der **Pedunculus cerebellaris superior** stellt eine hauptsächlich efferente Verbindung zum Ncl. ruber im Mesencephalon und zum Thalamus im Diencephalon her. Darüber hinaus enthält er Afferenzen des Tractus spinocerebellaris anterior und superior.
- Der **Pedunculus cerebellaris medius** enthält **nur afferente Verbindungen**, und zwar von den Ncll. pontis als Fortsetzung der kortikopontinen Trakte. Besonders wichtig sind der Tractus frontopontinus und temporopontinus.

Kleinhirnstiele

Es sind drei **Pedunculi cerebellares** (**Kleinhirnstiele**; Abb. **42.21a**) vorhanden:

- Der **Pedunculus superior** verbindet das Kleinhirn mit dem Ncl. ruber und Thalamus und enthält hauptsächlich Efferenzen (Ausnahme: Afferenzen aus dem Tractus spinocerebellaris **ant.**).
- Der **Pedunculus medius** enthält **nur Afferenzen**, und zwar von den Ncll. pontis.

42.21 Kleinhirnstiele

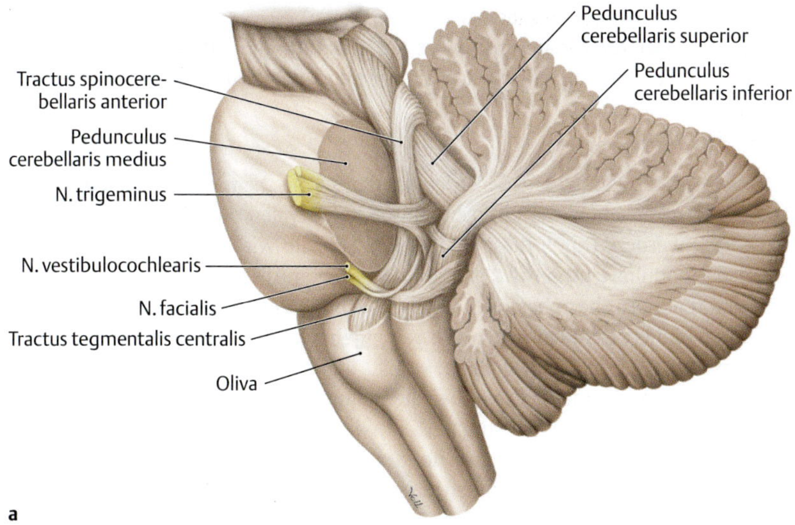

a

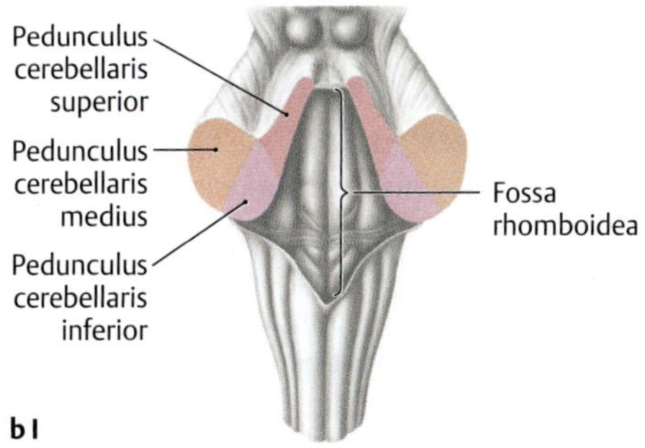

b I

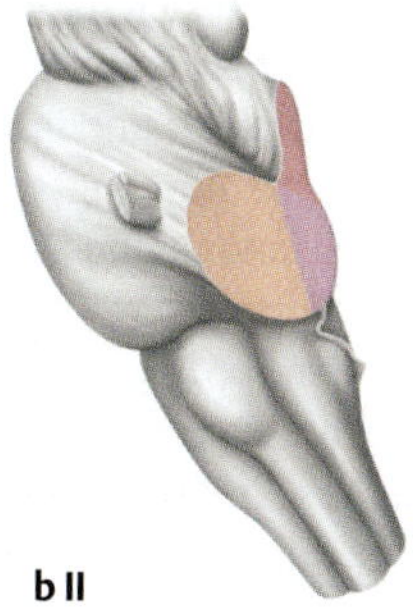

b II

Die im Bereich des Hirnstamms austretenden Hirnnerven sind hier der Übersichtlichkeit halber nicht alle dargestellt.

a In dieser Darstellung, bei der Teile des rostralen Kleinhirns sowie laterale Teile der Brücke entfernt sind, wird der Faserverlauf in den Pedunculi cerebellares deutlich. Der Tractus tegmentalis centralis (zentrale Haubenbahn) verläuft longitudinal durch den Hirnstamm und ist hier freigelegt.

b Nach Abtrennung des Kleinhirns sind in der Ansicht von dorsal (**I**) bzw. von links (**II**) die Schnittflächen der Kleinhirnstiele am Hirnstamm (farblich hervorgehoben) sichtbar.

Quelle: Schünke M, Schulte E, Schumacher U. PROMETHEUS LernAtlas der Anatomie. Kopf, Hals und Neuroanatomie. Illustrationen von Voll M u. Wesker K. 6. Aufl. Stuttgart: Thieme; 2022

- Der **Pedunculus inferior** leitet v. a. Afferenzen aus dem Tractus spinocerebellaris post. (S. 1193) und cuneocerebellaris (S. 1194) sowie aus der unteren Olive und den Vestibulariskernen.

- Über den **Pedunculus cerebellaris inferior** erreichen u. a. die afferenten Fasern des Tractus spinocerebellaris posterior (S. 1193) und cuneocerebellaris (S. 1194) sowie die **Kletterfasern** aus der unteren Olive das Kleinhirn.
  Eine der wichtigsten Informationsquellen für das Kleinhirn – die Afferenzen aus den Vestibulariskernen – erreicht ebenfalls über den unteren Kleinhirnstiel das Zerebellum.

▸ Merke.

▸ Merke. Die Verbindungen der Kleinhirnstiele lassen sich nach folgender Faustregel einteilen:
- Der **mittlere** enthält nur Afferenzen aus dem Pons,
- der **obere** entlässt vorwiegend Efferenzen zu Strukturen, die rostral des Metencephalon gelegen sind (Ncl. ruber und Thalamus),
- der **untere** stellt die Verbindungen zu kaudal gelegenen Strukturen (Rückenmark, untere Olive) und zu den Vestibulariskernen her.

Ausnahme von diesem Schema ist der **Tractus spinocerebellaris anterior** (S. 1193), dessen Fasern nicht über den unteren, sondern über den oberen Kleinhirnstiel zum Zerebellum ziehen. Es wird angenommen, dass die Fasern des **Tractus spinocerebellaris superior** das Zerebellum über den oberen und unteren Kleinhirnstiel erreichen. Die Afferenzen aus der unteren Olive heißen **Kletterfasern**, alle anderen Afferenzen werden **Moosfasern** genannt.

Afferenzen und Efferenzen des Kleinhirns

Verbindungen des Kleinhirns:
siehe Abb. **42.22**, Abb. **42.23** und Abb. **42.24**.
- **Afferenzen:** Das Kleinhirn besitzt zwei Eingänge:
  - **Kletterfasern** mit Ursprung in der unteren Olive, die sich an den Dendriten der P-Zellen emporranken, und
  - **Moosfasern**, die unterschiedliche Ursprünge haben und an den Körnerzellen enden.
- **Efferenzen:** Den einzigen Ausgang bilden die Axone der P-Zellen mit Kontakten zu den Kleinhirnkernen (s. o.).

Afferenzen und Efferenzen des Kleinhirns

Einen Überblick über die Hauptverbindungen des Kleinhirns geben Abb. **42.22**, Abb. **42.23** und Abb. **42.24**.

Man unterscheidet Ein- und Ausgänge (bzw. Afferenzen und Efferenzen):
- **Afferenzen:** Zwei Fasersysteme bilden die Eingänge zum Kleinhirnkortex:
  - die **Kletterfasern**, die aus der unteren Olive (Ncl. olivaris inferior) kommen und sich an den Dendriten der P-Zellen (s. o.) emporranken, und
  - die **Moosfasern** (alle anderen Eingänge), die an den Körnerzellen enden und unterschiedliche Ursprünge haben (z. B. in der Brücke und den verschiedenen spinozerebellären Trakten).
  - Vor Erreichen der P- bzw. Körnerzellen geben die Afferenzen erregende Kollateralen zu den Kleinhirnkernen ab (Afferenzkopie).
- **Efferenzen:** Der zerebelläre Kortex hat nur **einen Ausgang**, nämlich die Axone der Purkinje-Zellen, die synaptische Kontakte mit den **Kleinhirnkernen** (s. o.) eingehen.

Informationsfluss

Der Kleinhirnkortex bildet – stark vereinfacht – eine **hemmende Schleife** für die Kleinhirnkerne (Abb. **42.23**). Die Hauptfunktionen des Zerebellums sind die **Aufrechterhaltung des Gleichgewichts** und die Beteiligung an der **Planung und Durchführung von Bewegungen**. Um diese Aufgaben erfüllen zu können, benötigt das Kleinhirn Informationen von drei Quellen:
- vom **Vestibularapparat** (Information über die Stellung des Kopfes im Schwerefeld der Erde),
- von den **Rezeptoren der Muskeln und Gelenke** (Information über die Stellung des Restkörpers zum Kopf und der Körperteile zueinander) und
- vom zerebralen **Kortex** (Information über ablaufende und geplante Bewegungen).

Informationsfluss

Stark vereinfacht kann man den Kleinhirnkortex als **hemmende Schleife für die Kleinhirnkerne** ansehen, die ihrerseits durch Kollateralen der Moos- und Kletterfasern erregt werden. Durch diese hemmende Schleife wird die Aktivität der Kleinhirnkerne moduliert (Abb. **42.23**). Damit das Kleinhirn seine Funktionen erfüllen kann, die u. a. darin bestehen, das **Gleichgewicht in Ruhe und Bewegung** aufrechtzuerhalten und bei der **Planung von Bewegungen** mitzuwirken, benötigt es Informationen aus unterschiedlichen Quellen:
- **Vestibularapparat:** Information über die Stellung des Kopfes im Raum erhält das Kleinhirn vom Gleichgewichtsorgan.
- **Muskel- und Gelenkrezeptoren:** Da der Kopf seine Stellung relativ zum Rumpf verändern kann, werden der Winkel zwischen Kopf- und Rumpfwirbelsäule sowie die Stellung der Extremitäten zum Rumpf benötigt. Diese Information wird von den Muskel- und Gelenkrezeptoren geliefert und erreicht das Kleinhirn über die **spino-** und **kuneozerebellären Trakte** (S. 1192). Erst jetzt kann das Kleinhirn die Anordnung des Gesamtkörpers im Raum berechnen. Diese Information ist erforderlich, um die Ausgangssituation für die Aufrechterhaltung des Gleichgewichts und für die Planung und Durchführung von Bewegungen zu „erkennen".
- **Zerebraler Kortex:** Das Kleinhirn muss wissen, welche Bewegungen derzeit ablaufen und/oder vom Motorkortex des Endhirns (S. 1172) geplant sind, um notfalls zur Aufrechterhaltung des Gleichgewichts in den Bewegungsablauf eingreifen zu können. Diese Informationen laufen über die **kortikopontinen Trakte** und die **Brückenkerne** durch den **mittleren Kleinhirnstiel** zum Kleinhirn.

42.22 Wichtige Verbindungen des Kleinhirns (Auswahl)

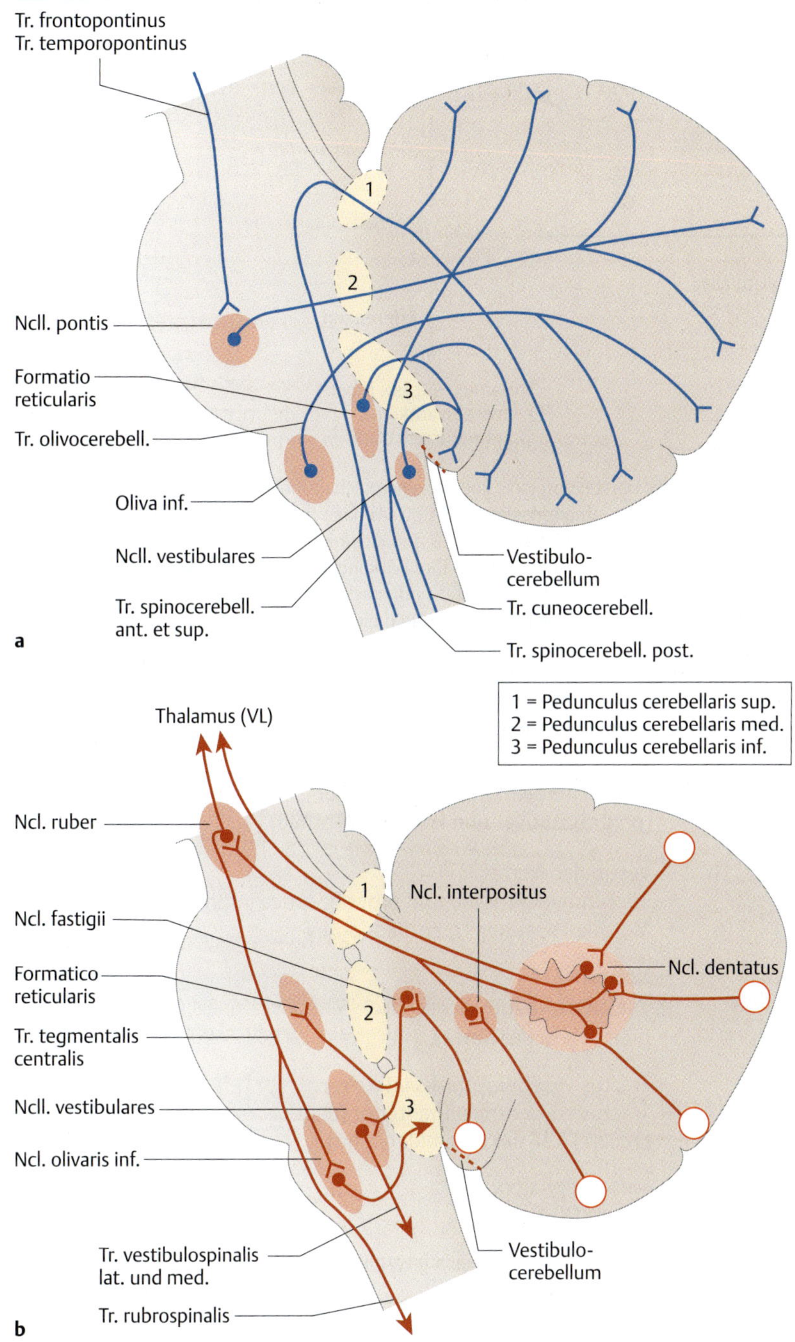

a Afferenzen des Kleinhirns und ihr Verlauf in den Hirnstielen. Oberer Kleinhirnstiel (1): Tractus spinocerebellaris ant. und sup. mit propriozeptiven Afferenzen (unbewusste Propriozeption aus unterer und oberer Körperhälfte). Mittlerer Kleinhirnstiel (2): Enthält nur Afferenzen. Durch ihn ziehen Fasern von den Ncll. pontis als Fortsetzung der Trr. corticopontini. Unterer Kleinhirnstiel (3): Tractus spinocerebellaris post. (unbewusste Propriozeption aus unterer Körperhälfte), Tractus cuneocerebellaris (unbewusste Propriozeption aus oberer Körperhälfte), Tractus vestibulocerebellaris mit direkten Afferenzen vom vestibulären Innenohr und Tractus olivocerebellaris mit Afferenzen aus unterer Olive, die Kletterfasern heißen. Alle anderen Afferenzen werden Moosfasern genannt. Nicht dargestellt ist der Tractus trigeminocerebellaris von den taktilen Rezeptoren des Gesichts.

b Efferenzen des Kleinhirns. Die Fasern vom Ncl. dentatus verlassen das Kleinhirn über den Pedunculus cerebellaris sup. und enden entweder gekreuzt im Ncl. ventralis lateralis (VL) des Thalamus oder im kontralateralen Ncl. ruber. Vom Ncl. interpositus zieht eine wichtige Efferenz ebenfalls über den oberen Kleinhirnstiel zum Ncl. ruber. Hier besteht eine Verbindung zum Tractus rubrospinalis und damit zum unwillkürlichen extrapyramidalen motorischen System (EPMS). Der Ncl. fastigii schickt Efferenzen zu den Vestibulariskernen, in denen über die Trr. estibulospinales ebenfalls eine Verbindung zum EPMS besteht. Die Efferenz zur Formatio reticularis kann reflektorisch motorische Ausgleichsreaktionen bei plötzlicher Lageveränderung des Körpers einleiten (über die Trr. reticulospinales, nicht gezeigt). Bitte beachten: Der Tractus tegmentalis centralis (die zentrale Haubenbahn) als Verbindung zwischen Ncl. ruber und unterer Olive ist die Basis für den folgenden Rückkopplungskreis: Ncl. ruber – Ncl. olivaris inf. – Cortex cerebelli – Kleinhirnkerne (Ncl. dentatus und Ncl. interpositus) – Ncl. ruber. Über diesen Kreis kann die motorische Aktivität des zerebralen Kortex (über den Thalamus) und die des Rückenmarks (Tractus rubrospinalis) kontrolliert werden.

Die **Verarbeitung** dieser von drei Informationsquellen kommenden Signale erfolgt im Kleinhirn in **drei verschiedenen Regionen**, die teilweise in Streifen parallel zum Wurm angelegt sind (Abb. **42.25**) und die funktionelle Gliederung in Vestibulo-, Spino- und Pontozerebellum erklären:

- Der Antrieb vom **Vestibularapparat** erreicht die phylogenetisch alten Teile des Kleinhirns, nämlich den kaudalen und kranialen Vermis (in geringem Ausmaß auch den mittleren Teil) und den Lobus flocculonodularis (sog. **Vestibulozerebellum**).
- Die Information von den **spinozerebellären Trakten** wird im gesamten Wurm und zusätzlich in einem streifenförmigen Gebiet der Hemisphären nahe dem Vermis verarbeitet (sog. **Spinozerebellum**).
- Die restlichen Anteile der Hemisphären verarbeiten die **kortikopontinen Signale** (sog. **Ponto-, Cerebro-** oder **Neozerebellum**).

Die **Informationsverarbeitung** (Abb. **42.25**) erfolgt in folgenden Strukturen:

- **Vestibulozerebellum** (kaudaler und rostraler Vermis, Lobus flocculonodularis): Information vom Vestibularapparat,
- **Spinozerebellum** (Vermis, Hemisphärenstreifen parallel zum und nahe am Vermis): Information von den Muskel- und Gelenkrezeptoren und
- **Pontozerebellum** (restliche Hemisphärengebiete) Information vom zerebralen Kortex.

42.23 Verschaltung innerhalb des Zerebellums

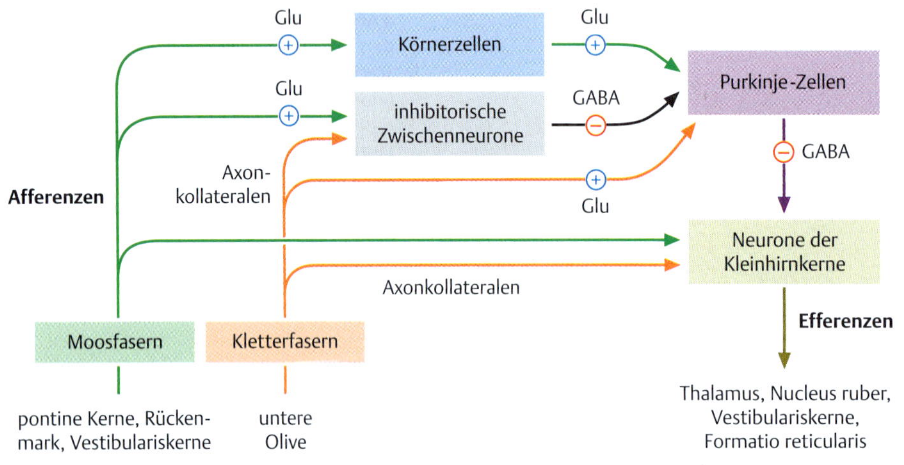

Ein- (links) und Ausgänge (rechts) des Kleinhirns mit schematischer Darstellung ihrer komplexen Verschaltungen. Die erregenden und hemmenden Wirkungen werden durch exzitatorische (Glu = Glutamat) oder inhibitorische (GABA = Gammaaminobuttersäure) Transmitter (S. 1171) erreicht. Während die Afferenzen (aus anderen Teilen des ZNS) und Efferenzen (aus den Kleinhirnkernen) erregende Transmitter freisetzen, wirkt das von den Purkinje-Zellen der Kleinhirnrinde freigesetzte GABA hemmend. Ihre Wirkung auf die Kleinhirnkerne wird jedoch wiederum durch andere Zellen der Kleinhirnrinde, von denen nur die Körnerzellen erregend sind, moduliert. Die Axonkollateralen von den Moos- und Kletterfasern erregen ebenfalls die Kleinhirnkerne und können so die Hemmung durch die P-Zellen dämpfen.

Quelle: nach Schünke M, Schulte E, Schumacher U. PROMETHEUS LernAtlas der Anatomie. Kopf, Hals und Neuroanatomie. Illustrationen von Voll M u. Wesker K. 6. Aufl. Stuttgart: Thieme; 2022

42.24 Zerebellum – Verbindungen

Eingänge	**Kletterfasern**		← kontralateraler Ncl. olivaris inferior (propriozeptiver und kortikaler Antrieb)	
	Moosfasern (alle Eingänge außer den Kletterfasern)		← Vestibulariskerne ← Rückenmark (kutane und propriozeptive Information) ← Motorkortex über Tr. corticopontini	
Ausgänge	**Axone der Purkinje-Zellen**	**Ncl. dentatus**	→ Ncl. ruber → Thalamus - hauptsächlich Ncl. ventralis lateralis (VL) → prämotorischer Kortex	
		Ncl. fastigii	→ Tractus vestibulospinalis lateralis → Tractus corticospinalis anterior (ungekreuzter Teil der Pyramidenbahn)	(mediales System)
			→ Mesencephalon → untere Olive	
		Ncl. interpositus	→ Tractus corticospinalis lateralis → Tractus rubrospinalis	(laterales System)

Die **Kleinhirnkerne** sind an der **Kontrolle** der motorischen spinalen Bahnen für die Durchführung von Bewegungen (Ncl. fastigii und Ncl. interpositus) bzw. an der **Planung und Durchführung von Willkürbewegungen** (Ncl. dentatus) beteiligt (Abb. **42.25**). Neben der Stützmotorik, die zum großen Teil über Afferenzen vom Vestibularapparat gesteuert wird, läuft noch die **Zielmotorik** ab, die vorwiegend von den Ncll. dentatus und interpositus kontrolliert wird.

Der **Ausgang** über die Kerne des Zerebellums ist wiederum dreigeteilt (Abb. **42.25**):

- Über den **Ncl. fastigii** wird die Information aus dem Vermis an die **deszendierenden motorischen Bahnen** des Rückenmarks weitergegeben (u. a. Tractus vestibulospinalis lateralis vom Ncl. vestibularis lateralis sowie Tractus corticospinalis anterior; sog. **mediales System**). Der Kern hat vorwiegend eine Funktion bei der Durchführung von Bewegungen der Rumpf- und proximalen Extremitätenmuskulatur.
- Der **Ncl. interpositus** vermittelt die Informationen aus den vermisnahen Hemisphären ebenfalls an die **deszendierenden motorischen Bahnen** (u. a. Tractus rubrospinalis und corticospinalis lateralis; sog. **laterales System**). Er steuert hauptsächlich Bewegungen der distalen Extremitätenmuskeln.
- Über den **Ncl. dentatus** läuft die Information vom Pontozerebellum zurück zu den motorischen und prämotorischen kortikalen Arealen. Der Kern ist an der Planung von Bewegungen beteiligt und **kontrolliert den Motorkortex** (S. 1172). Dieser Weg ist zusammen mit dem Ncl. interpositus für die **Zielmotorik** von Bedeutung.

42.25 Vereinfachte funktionelle Anatomie des Kleinhirns

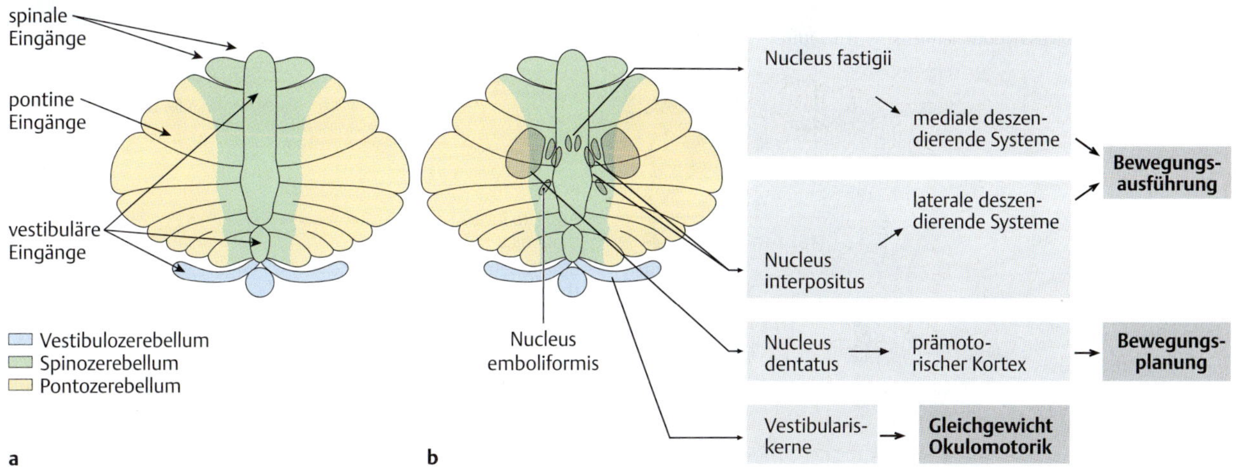

a Wichtige Eingänge zu den verschiedenen Teilen des Zerebellums.
b Ausgänge des Zerebellums über die Kleinhirnkerne zu den verschiedenen motorischen Funktionskreisen. Die funktionelle Dreiteilung des Zerebellums spiegelt sich in beiden Abbildungen wider.

Quelle: Schünke M, Schulte E, Schumacher U. PROMETHEUS LernAtlas der Anatomie, Kopf, Hals und Neuroanatomie. Illustrationen von Voll M u. Wesker K. 6. Aufl. Stuttgart: Thieme; 2022

Der **Lobus flocculonodularis** und Teile des Wurms haben Verbindungen mit den vestibulären Kernen und steuern **Ausgleichsbewegungen** des Gesamtorganismus zur **Aufrechterhaltung des Gleichgewichts** (**Stützmotorik**) sowie **Augenbewegungen**. Für die erstere Funktion erhält der Lobus Afferenzen aus dem Vestibularapparat, für die letztere Fasern u. a. aus den Ncll. pretectales (ventral von den Colliculi superiores).

▸ Klinik. Bei **Kleinhirnstörungen** treten je nach befallenem Gebiet oder Kern ganz bestimmte Ausfälle auf:

- Bei Störungen des **Ncl. dentatus** bzw. des **Pontozerebellums** können keine schnell aufeinanderfolgenden Pro- und Supinationsbewegungen der Hand mehr durchgeführt werden (sog. **Adiadochokinese** als Zeichen einer Störung der schnellen Zielmotorik). Man testet dies, indem man die Betroffenen bittet, die Bewegungen beim schnellen Eindrehen einer Glühbirne zu imitieren.
- Ist der **Ncl. interpositus** bzw. das **Spinozerebellum** gestört, tritt oft eine **Ataxie** auf, d. h. ein „abgehackter", unkoordinierter Gang.
- Ausfälle im Bereich des **Ncl. fastigii** bzw. des **Vestibulozerebellums** können wegen der gestörten Stützmotorik zu einer **Fallneigung** führen. Ein weiteres Symptom ist der **vestibuläre Nystagmus** (schnelle unwillkürliche Augenbewegungen). Dem Nystagmus liegen Verbindungen zwischen Ncl. fastigii, Vestibulariskernen und den Augenmuskelkernen zugrunde.

Für Kleinhirnstörungen ist auch der sog. **Intentionstremor** kennzeichnend, der darin besteht, dass in der Endphase der Bewegung ein deutliches Zittern auftritt (z. B. beim Finger-Nase-Versuch, s. Abb. **42.26**). Hier besteht ein Unterschied zum Ruhetremor der Parkinson-Erkrankten (S. 1178), der meist mit Beginn einer Bewegung aufhört.

42.26 Finger-Nase-Versuch

Man bittet die untersuchte Person, bei geschlossenen Augen den Zeigefinger in einer weit ausholenden Bewegung auf die Nasenspitze zu setzen. Während die Bewegung normalerweise ohne große Probleme möglich ist, kann man bei einer Kleinhirnläsion den zunehmenden Tremor beobachten, je näher der Finger der Nase kommt (**Intentionstremor**). Aufgrund der gestörten Zielmotorik landet der Finger meist schließlich deutlich neben der Nasenspitze (**Dysmetrie**).

Quelle: Schünke M, Schulte E, Schumacher U. PROMETHEUS LernAtlas der Anatomie, Kopf, Hals und Neuroanatomie. Illustrationen von Voll M u. Wesker K. 6. Aufl. Stuttgart: Thieme; 2022

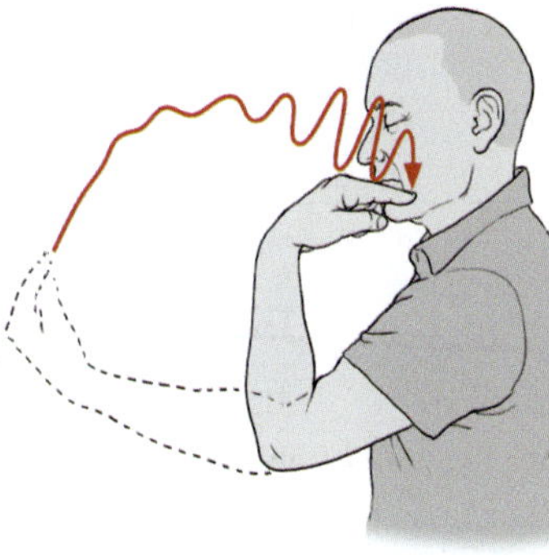

42.3.3 Zwischenhirn (Diencephalon)

Zum Zwischenhirn (Diencephalon) gehören folgende Anteile (s. Tab. **42.2** und Abb. **42.27**):

- **Thalamus** (incl. Metathalamus, Epithalamus, Subthalamus) und
- **Hypothalamus**.

42.3.3 Zwischenhirn (Diencephalon)

Hauptbestandteile des Zwischenhirns sind **Thalamus** und **Hypothalamus** (s. Tab. **42.2** und Abb. **42.27**).

42.27 Zwischenhirn

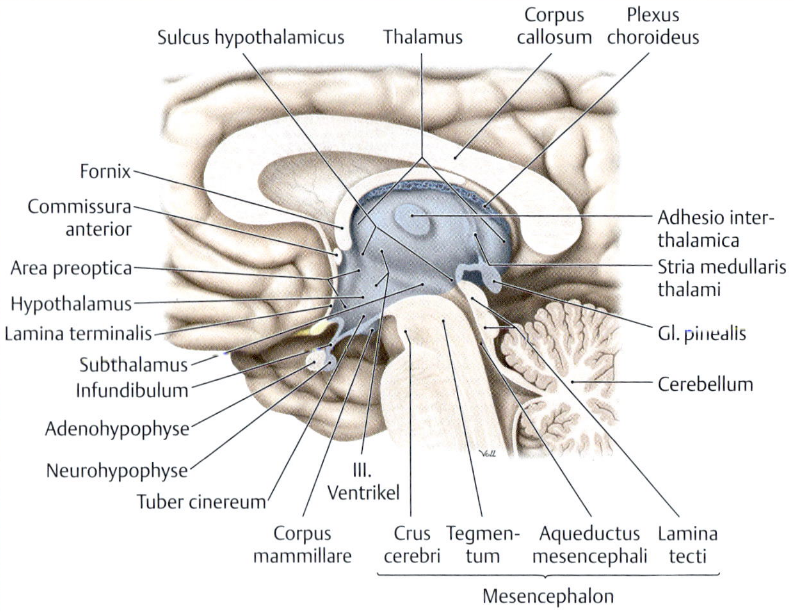

Mediansagittalschnitt durch das Diencephalon (blau hervorgehoben) mit umgebenden Strukturen.

Quelle: Schünke M, Schulte E, Schumacher U. PROMETHEUS LernAtlas der Anatomie, Kopf, Hals und Neuroanatomie. Illustrationen von Voll M u. Wesker K. 6. Aufl. Stuttgart: Thieme; 2022

Der Globus pallidus gehört zwar entwicklungsgeschichtlich zum Diencephalon, wird später aber ins Telencephalon verlagert.

Hypothalamus und Thalamus zusammen begrenzen den vertikalen Spalt des **III. Hirnventrikels**.

42.2 Teile des Diencephalon

Abschnitt	zugehörige Strukturen (Auswahl)
Thalamus (dorsalis)	Hauptkerngruppen: Ncll. ventrolaterales, mediales und anteriores.
Metathalamus	Corpora geniculata: Corpus geniculatum mediale (CGM) und Corpus geniculatum laterale (CGL)
Epithalamus	Gl. pinealis (Epiphyse bzw. Zirbeldrüse) Habenula (Zügel)
Hypothalamus	markarmer Hypothalamus: besteht vorwiegend aus Kernen (S. 1117), z. B. Ncll. preopticus, paraventricularis, supraopticus, dorso- und ventromedialis
	markreicher Hypothalamus: besteht vorwiegend aus Trakten (S. 1120), z. B. Fornix, Fasciculi mamillothalamicus und mamillotegmentalis
	Neurohypophyse
Subthalamus	Ncl. subthalamicus

Thalamus

Der Thalamus ist Teil des Diencephalon und entspringt aus dessen dorsaler Anlage (S. 1163).

Funktionelle Bedeutung und Lage des Thalamus

Funktionelle Bedeutung: Der Thalamus ist in 3 wichtige Funktionskreise eingebunden:
- sensorisches,
- motorisches und
- limbisches System.

Thalamus

Als Thalamus (Thalamus dorsalis) wird der Teil des Diencephalon bezeichnet, der aus der dorsalen Dienzephalon-Anlage hervorgegangen ist (S. 1163). Er entspricht dem, was meist allgemein nur mit Thalamus benannt wird.

Funktionelle Bedeutung und Lage des Thalamus

Funktionelle Bedeutung: Die drei wichtigsten Aufgaben, die der Thalamus – eingebunden in Funktionssysteme – übernimmt, sind folgende:
- Er bildet die letzte Station vor Erreichen des Kortex für somatosensorische Informationen und – wenn man den Metathalamus mit einbezieht – auch für das visuelle und auditorische System. Das Riechsystem scheint dagegen im Thalamus keine Schaltstationen zu besitzen.
- Er kontrolliert den Motorkortex und ist
- Teil des limbischen Systems.

Lage: Der Thalamus grenzt medial von beiden Seiten an den **III. Ventrikel** und lateral an die **Capsula interna** (S. 1134), einem Fasersystem des Großhirnmarks. Auf Frontalschnitten sind lateral von ihm oft der zum Großhirn zählende Globus pallidus und das ebenfalls zum Telencephalon gehörende Putamen – zusammen Ncl. lentiformis genannt – zu erkennen (Abb. **42.28a**).

Lage: Er grenzt mit seinen Medialflächen an den III. Ventrikel (Abb. **42.28a**).

► Merke. Für das Auffinden des Thalamus auf Hirnschnitten ist zu beachten, dass der Thalamus relativ weit okzipital liegt. Dies bedeutet, dass auf Frontalschnitten des Gehirns (von rostral beginnend) zunächst nur der **Ncl. caudatus** und evtl. das **Putamen** (S. 1132) lateral der Seitenventrikel zu sehen sind. Beide Kerne werden in Prüfungen oft als Thalamus fehldiagnostiziert.

► Merke.

Thalamuskerne und ihre Verbindungen

Kerngruppen: Die Kerne des Thalamus werden durch die aus einer Marklamelle, d. h. aus einer Schicht markhaltiger Fasern bestehende **Lamina medullaris** (**medialis**) **interna** in drei große Gruppen (s. u.) unterteilt. In diese Marklamelle sind die **intralaminären Kerne** eingelassen; einer der wichtigsten von ihnen ist der **Ncl. centromedianus** (Abb. **42.28**).
Wenn man die Ncll. intralaminares, mediani und reticularis nicht berücksichtigt, bleiben **3 große thalamische Kerngruppen**:

- ventrolaterale Gruppe (**Ncll. ventrolaterales**),
- mediale Gruppe (**Ncll. mediales**) und
- anteriore Gruppe (**Ncll. anteriores**).

Hinzu kommt noch das okzipital gelegene **Pulvinar**.
Schon aus der bereits vereinfachten Abb. **42.28** ist ersichtlich, dass die verschiedenen Gruppen noch in einzelne Kerngebiete unterteilt werden können; insgesamt werden mehr als 50 Thalamuskerne unterschieden.
Die **Adhesio interthalamica** (Abb. **42.28a** und Abb. **42.27**) ist keine echte Kommissur, d. h. hier kreuzen keine Fasern die Mittellinie, sondern während der Entwicklung haben sich die Thalami beider Seiten an dieser Stelle aneinandergelegt.

Thalamuskerne und ihre Verbindungen

Kerngruppen: Durch die **Lamina medullaris (medialis) interna**, in der sich die intralaminären Kerne befinden (z. B. der **Ncl. centromedianus**), werden die 3 großen Kerngruppen des Thalamus (Abb. **42.28**) voneinander getrennt:

- **Ncll. ventrolaterales,**
- **Ncll. mediales** und
- **Ncll. anteriores.**

Zu diesen Gruppen kommen noch die Ncll. mediani, der Ncl. reticularis und das okzipitale **Pulvinar** hinzu.

Verbindungen des Thalamus: Nach den wichtigsten Verbindungen der Kerngebiete im Einzelnen (s. u.) lassen sich zwei funktionelle Anteile des Thalamus unterscheiden:

- **Palliothalamus** (von Pallium für Hirnmantel): Dieser Teil des Thalamus hat Verbindungen mit dem **Kortex**. Die palliothalamischen Kerne entsprechen weitgehend der früheren Bezeichnung **„spezifische" Kerne**, in dem Sinne, dass sie gut organisierte direkte (oligosynaptische und somatotopische) Afferenzen erhalten und mit spezialisierten Kortexarealen kommunizieren. Zu diesen spezifischen Kernen gehören u. a. Kerne der ventrolateralen Gruppe und die Ncll. anteriores.
- **Trunkothalamus:** Dieser Anteil kommuniziert mit den **Basalganglien** und dem **Hirnstamm**. „Trunkothalamisch" entspräche dann der Bedeutung **„unspezifisch"** im Sinne von Kernen mit diffusen polysynaptischen afferenten Verbindungen und Projektionen in Richtung auf Basalganglien und Hirnstamm. Zu den unspezifischen Kernen werden u. a. der Ncl. centromedianus und einige andere intralaminäre Kerne gerechnet.

Die Nomenklatur ist in den verschiedenen Quellen allerdings nicht einheitlich.
Die wichtigsten **somatosensorischen** (spezifischen) Kerne sind der **Ncl. ventralis posterolateralis** (**VPL**) und der **Ncl. ventralis posteromedialis** (**VPM**):

- **VPL** (S. 1190): Hier enden die spinothalamischen und bulbothalamischen somatosensorischen Bahnen des Körpers (unter bulbothalamisch versteht man die Fortsetzung des aszendierenden Hinterstrangsystems im medialen Lemniscus).
- **VPM** (S. 1196): Er ist der entsprechende Endkern für die Fasern aus dem Kopfbereich (hauptsächlich Trigeminusafferenzen).

Beide Kerne projizieren auf den **primären somatosensorischen Kortex** (S 1, Brodmann-Areae 1, 3, 2), wobei die aufsteigenden Fasern den Thalamus nach lateral verlassen und in die **Capsula interna** (S. 1134) eintreten, um dann ihren Weg zwischen den Basalganglien Putamen und Ncl. caudatus in Richtung Kortex fortzusetzen. Sie bilden den sog. oberen Thalamusstiel oder die **obere** (**zentrale**) **Thalamusstrahlung**.

Verbindungen des Thalamus: Über seine Verbindungen lässt sich der Thalamus funktionell in 2 Anteile gliedern:

- Einige Thalamuskerne haben Verbindungen mit dem **Kortex** und werden zusammen als **Palliothalamus** bezeichnet.
- Andere Kerne kommunizieren vorwiegend mit dem **Hirnstamm** und werden als **Trunkothalamus** zusammengefasst.

Die Bezeichnungen „spezifische und unspezifische Kerne" werden nicht einheitlich gehandhabt.

Zu den wichtigsten **somatosensorischen** Thalamuskernen gehören:

- **Ncl. ventralis posterolateralis (VPL)** als Endgebiet für die spino- und bulbothalamischen somatosensorischen Bahnen des Körpers (S. 1190) sowie
- **Ncl. ventralis posteromedialis (VPM)** als entsprechender Endkern für die Fasern aus dem Kopfbereich (S. 1196).

Ihre aszendierenden Efferenzen ziehen durch die **Capsula int.**, bilden die **obere Thalamusstrahlung** und enden im **primären somatosensorischen Kortex**.

42.28 Kerngruppen des Thalamus

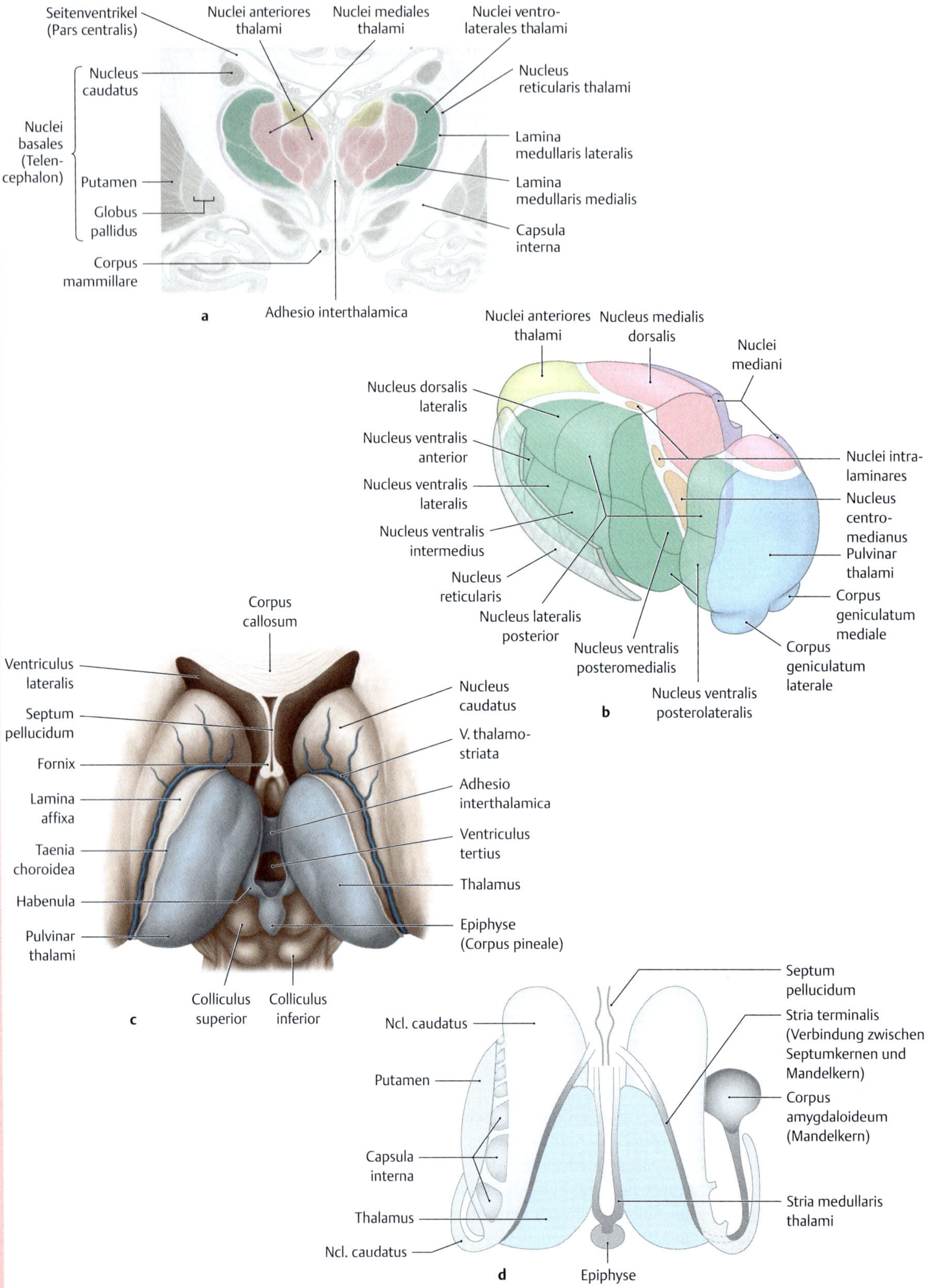

a Im Frontalschnitt auf Höhe der Corpora mammillaria ist die Gliederung in drei Hauptkerngruppen erkennbar. *Quelle: Schünke M, Schulte E, Schumacher U. PROMETHEUS LernAtlas der Anatomie, Kopf, Hals und Neuroanatomie. Illustrationen von Voll M u. Wesker K. 6. Aufl. Stuttgart: Thieme; 2022*

b Räumliche Anordnung der Kerngruppen des Thalamus mit Ansicht von lateral und okzipital. *Quelle: Schünke M, Schulte E, Schumacher U. PROMETHEUS LernAtlas der Anatomie, Kopf, Hals und Neuroanatomie. Illustrationen von Voll M u. Wesker K. 6. Aufl. Stuttgart: Thieme; 2022*

c Blick von parietal auf den Thalamus und den eröffneten III. Ventrikel. Die Taenia choroidea entsteht als Abrisskante der Tela choroidea, die gemeinsam mit dem Plexus choroideus das Dach des III. Ventrikels bildet (beide Strukturen hier entfernt). Lateral der Taenia choroidea liegt der dünne Boden des Seitenventrikels dem Thalamus direkt auf (Lamina affixa). Die V. thalamostriata verläuft entlang der Grenze zwischen Di- und Telencephalon. *Quelle: Schünke M, Schulte E, Schumacher U. PROMETHEUS LernAtlas der Anatomie, Kopf, Hals und Neuroanatomie. Illustrationen von Voll M u. Wesker K. 6. Aufl. Stuttgart: Thieme; 2022*

d Blick von parietal auf den Thalamus und umgebende Strukturen.

Zu den wichtigsten **somatomotorischen** Thalamuskernen gehören der **Ncl. ventralis lateralis** (**VL**) und der **Ncl. ventralis anterior** (**VA**). Der okzipitale Teil des VL wird oft auch als **VI** (ventralis intermedius) bezeichnet.
Die motorischen Kerne des Thalamus erhalten Informationen von den Basalganglien und aus dem Zerebellum und projizieren auf den **primären motorischen Kortex** (M1, Tab. **43.2**) sowie den prämotorischen Kortex.
Die **Ncll. anteriores** erhalten einen Großteil der Afferenzen aus dem Tractus (Fasciculus) mamillothalamicus (Tab. **43.7**) des **limbischen Systems** und haben ihrerseits wichtige Verbindungen mit dem Cingulum im Gyrus cinguli, der ebenfalls zum limbischen System gehört.
Die **Ncll. mediales** (**M**) der medialen Kerngruppe projizieren auf den **präfrontalen Kortex** des Lobus frontalis. Es wird angenommen, dass sie eine Funktion bei der affektiven Bewertung von Sinneseindrücken haben (z. B. „unangenehm schrille" Töne, „schreiende" Farben usw.).
Das **Pulvinar**, das viele indirekte (polysynaptische) Informationen aus dem visuellen System erhält und verarbeitet, projiziert auf die assoziativen visuellen Kortexareale V2 (S. 1129) und AV. Die spezifische Funktion des Pulvinars ist jedoch weitgehend unerforscht.

Die wichtigsten **somatomotorischen** Thalamuskerne sind die **Ncll. ventralis lat.** (**VL**) und **ventralis ant.** (**VA**). Sie erhalten Afferenzen aus Basalganglien und Zerebellum und projizieren auf den **primären motorischen Kortex** und den prämotorischen Kortex.

Die **Ncll. anteriores** haben reziproke Verbindungen mit dem **limbischen System**, dem sie auch zugerechnet werden.

Die Kerne der **medialen Gruppe** projizieren auf den Lobus frontalis und sind evtl. an der Vermittlung der affektiven Färbung von Sinneseindrücken beteiligt.

Das **Pulvinar** spielt eine Rolle bei der Verarbeitung von visuellen Informationen.

Meta- und Epithalamus

Metathalamus: Er liegt an der Unterseite des Pulvinars und besteht aus den beiden Corpora geniculata, die eine charakteristische Lage am dienzephalen Teil der Hirnbasis einnehmen (Abb. **42.29**):
- Das **Corpus geniculatum mediale** (**CGM**) ist ein Teil der Hörbahn (S. 1225),
- das **Corpus geniculatum laterale** (**CGL**) ein Teil der Sehbahn (S. 1214).

Epithalamus: Der Epithalamus schließt sich am okzipital-medialen Ende dem Thalamus an (Abb. **42.27** und Abb. **42.29**). Zum Epithalamus werden u. a. die **Epiphyse** (**Gl. pinealis** oder **Corpus pineale**), die sog. Zügelkerne (**Ncll. habenulares**) und zwei Markstreifen, die Zügel (**Habenula**), gerechnet. Die Zügel setzen sich nach rostral in die **Striae medullares thalami** fort. Letztere Striae leiten olfaktorische Information aus den Septumkernen und der Regio preoptica zur Habenula, die wiederum Efferenzen an das Mesencephalon und an salivatorische und motorische Kerne des Hirnstamms sendet (z. B. Auslösung von Speichelsekretion durch Geruch).

Meta- und Epithalamus

Metathalamus: Er besteht aus **Corpus geniculatum mediale**, CGM als Teil der Hörbahn (S. 1225) und **laterale**, CGL als Teil der Sehbahn (S. 1214).

Epithalamus: Der **Epithalamus** befindet sich dorsal am medialen Thalamus (Abb. **42.27** und Abb. **42.29**). Zu ihm zählen die **Epiphyse**, Zügel (**Habenula**) und Zügelkerne (**Ncll. habenulares**).

▸ **Klinik.** Die Epiphyse (Zirbeldrüse) lagert mit fortlaufendem Alter Kalkkonkremente ein, die auch als Hirnsand (Acervulus) bezeichnet werden. Bei einer intrakranialen Raumforderung kann u. U. im Röntgenbild eine Verlagerung des entsprechenden Kalkschattens der Epiphyse auffallen.

▸ **Klinik.**

42.29 Lage von Meta- und Epithalamus im Diencephalon

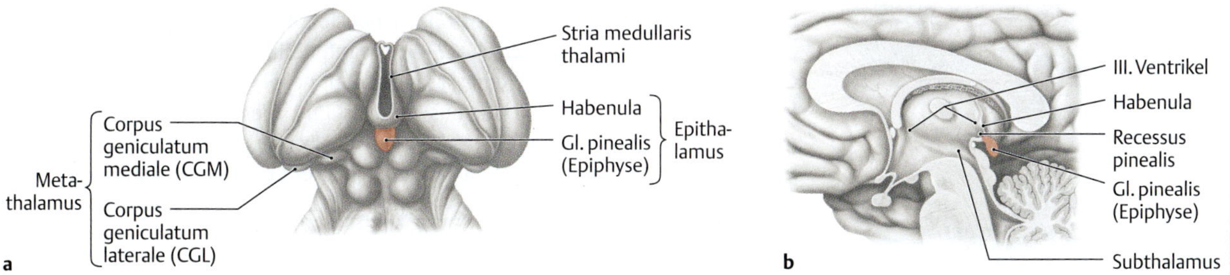

a Strukturen von Meta- und Epithalamus in der Ansicht von dorsal
b und im Mediansagittalschnitt mit Ansicht der rechten Hemisphäre. Die Epiphyse (Gl. pinealis) als wichtiger Teil des Epithalamus ist rot hervorgehoben.

Quelle: Schünke M, Schulte E, Schumacher U. PROMETHEUS LernAtlas der Anatomie, Kopf, Hals und Neuroanatomie. Illustrationen von Voll M u. Wesker K. 6. Aufl. Stuttgart: Thieme; 2022

Hypothalamus

Funktionelle Bedeutung des Hypothalamus

Der **Hypothalamus** ist ein Steuerzentrum, das die Voraussetzungen für ein normales Funktionieren des Gesamtorganismus schafft. Zu diesen Voraussetzungen gehören (Tab. **42.3**):
- **Homöostase**,
- Steuerung von **Sympathikus** und **Parasympathikus**, teils um die Homöostase zu erreichen, und
- die Kontrolle des **Sozialverhaltens** (Emotionen und Sexualverhalten).

Hypothalamus

Funktionelle Bedeutung des Hypothalamus

Der Hypothalamus (Thalamus ventralis) ist ein Steuer- und Integrationszentrum, das dem **hormonellen** und **autonomen System** übergeordnet ist. Er benutzt beide Untersysteme als Werkzeuge zur **Steuerung des Gesamtorganismus**. Die Einzelaufgaben können drei Funktionskreisen zugeordnet werden (Tab. **42.3**):
- **Homöostase:** Hierunter versteht man die Konstanthaltung aller Aspekte des inneren Milieus des Körpers (z. B. Ionen- und Glukosekonzentration des Blutes, Hormonhaushalt, Körpergewicht, Wärmehaushalt).
- **Sympathikus und Parasympathikus:** Der Sympathikus wird z. B. eingesetzt, um durch Vasokonstriktion der Hautgefäße in einer kalten Umgebung die Wärmeabgabe zu drosseln und so die Kerntemperatur konstant zu halten.
- **Sozialverhalten:** Hierzu gehören u. a. die Kontrolle der **Emotionen** (das Zeigen von Affekten wie Freude, Aggression und Angst gegenüber der Umwelt) und das **Sexualverhalten**. Diese Funktion wird manchmal auch als „soziale Homöostase“ bezeichnet.

Die in Tab. **42.3** erfolgte Zuordnung einzelner Funktionen zu bestimmten Kerngebieten ist für viele Kerne noch nicht gesichert bzw. sind wahrscheinlich immer mehrere der genannten Kerne zusammen aktiv.

42.3 Allgemeine Funktionen des Hypothalamus

Funktion		Kerne/Bahnen
Homöostase	Steuerung von: ▪ Körperkerntemperatur ▪ osmotischem Druck der intra- und extravasalen Flüssigkeiten ▪ Hormonhaushalt ▪ Nahrungsaufnahme	z. B. Ncll. preoptici, Ncl. paraventricularis, Ncl. supraopticus, Ncl. ventromedialis
vegetatives Zentrum	Steuerung von: ▪ Sympathikus und ▪ Parasympathikus	über deszendierende Bahnen wie z. B. den Fasciculus longitudinalis posterior (dorsalis, Schütz)
Sozialverhalten	Entstehung von: ▪ Affekten (Aggression, Furcht) ▪ Sexualverhalten	z. B. Ncl. ventromedialis, Ncl. dorsomedialis

Lage und Anteile des Hypothalamus

Lage: Der Hypothalamus grenzt dorsal-parietal an den Thalamus (dorsalis), kaudal an Chiasma opticum, Hypophysenstiel und Corpora mammillaria, medial an den III. Hirnventrikel, lateral an Capsula interna, rostral an die Lamina terminalis und okzipital-kaudal an den Subthalamus (Abb. **42.30** und Abb. **42.31**).

Lage und Anteile des Hypothalamus

Lage: Der Hypothalamus befindet sich als zweiter großer Teil des Diencephalon kaudal des Thalamus (dorsalis). Auf einem Frontalschnitt (Abb. **42.30**) ist zu erkennen, dass er medial an den **III. Hirnventrikel** grenzt, lateral befindet sich die **Capsula interna** und parietal der **Thalamus**.

Die kaudalen Grenzen sind von rostral nach okzipital (Abb. **42.31**) die Sehnervkreuzung, das sog. **Chiasma opticum** (S. 1214), das Infundibulum der **Hypophyse** und die **Corpora mammillaria** (s. u.). Okzipital-kaudal geht der Hypothalamus in den **Subthalamus** über, der zwischen Thalamus dorsalis und Mesencephalon liegt. Rostral grenzt der Hypothalamus an die **Lamina terminalis** (der entwicklungsgeschichtlich rostralste Teil des Prosenzephalonbläschens) mit der **Commissura anterior** (S. 1134).

42.30

42.30 Lage des Hypothalamus

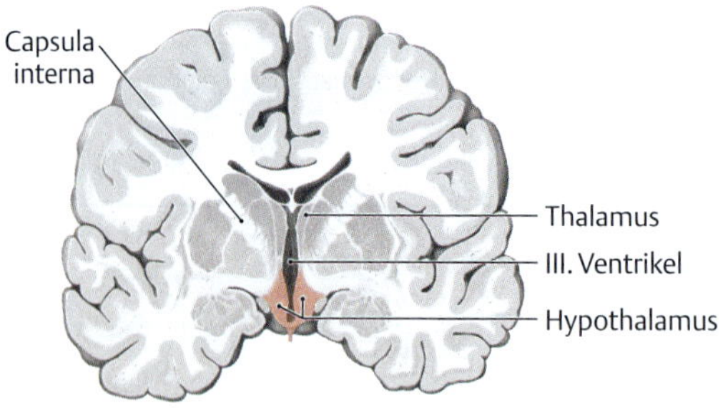

Auf dem Frontalschnitt ist der unterhalb des Thalamus gelegene Hypothalamus farblich hervorgehoben.

Quelle: Schünke M, Schulte E, Schumacher U. PROMETHEUS LernAtlas der Anatomie, Kopf, Hals und Neuroanatomie. Illustrationen von Voll M u. Wesker K. 6. Aufl. Stuttgart: Thieme; 2022

42.31 Kerngebiete des Hypothalamus

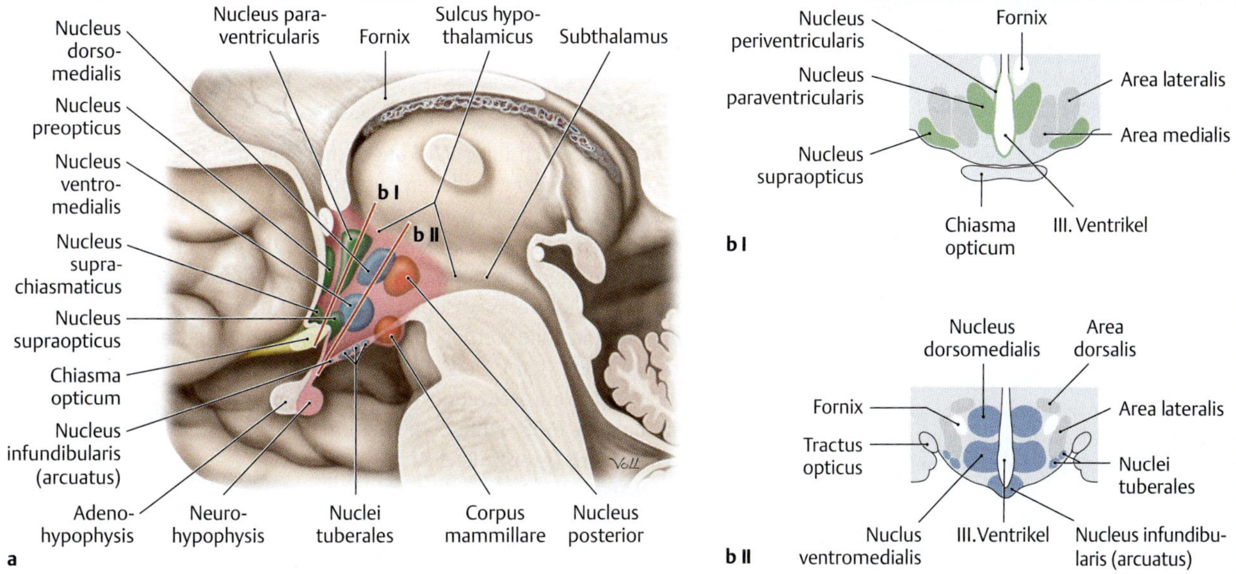

a Einteilung der hypothalamischen Kerngebiete in rostrokaudaler Richtung auf einem Mediansagittalschnitt mit Ansicht einer rechten Hirnhälfte: Die Kerne der anterioren Region (grün) liegen nahe des Chiasma opticum („chiasmatisch"), die der intermediären („tuberalen") Region (blau) direkt dahinter und am weitesten kaudal die posteriore Kerngruppe (rot).

b Auf den beiden Frontalschnitten (**b I**, **b II**) durch den Hypothalamus (Schnittebenen siehe a) sind die Farben aus a beibehalten, jedoch wird sichtbar, dass die einzelnen o. g. Kerne unterschiedlich weit vom III. Ventrikel entfernt liegen.

Quelle: Schünke M, Schulte E, Schumacher U. PROMETHEUS LernAtlas der Anatomie, Kopf, Hals und Neuroanatomie. Illustrationen von Voll M u. Wesker K. 6. Aufl. Stuttgart: Thieme; 2022

Anteile: Allgemein wird ein rostral der Corpora mammillaria gelegener **markarmer Hypothalamus** – in dem die meisten Kerne liegen – von einem kaudal gelegenen **markreichen Hypothalamus** mit relativ großen, stark myelinisierten Faseranteilen unterschieden. **Hypophysiotrop** werden solche Bereiche genannt, die entweder neuronal-hormonell oder rein neuronal mit der Hypophyse in Verbindung stehen.

Kerne und Areale des Hypothalamus

Als **Areale** (**Areae**) werden Ansammlungen funktionell zusammengehörender Neurone bezeichnet, die im Vergleich zu Kernen weniger gut abgegrenzt sind (z. B. Area hypothalamica post.).

Topografische Einteilung: Die Kerne können in der **rostro-okzipitalen** Richtung auf einem Sagittalschnitt in drei Gruppen eingeteilt werden (Abb. **42.31a**):

- **Chiasmatische** (**anteriore**) **Region** mit (u. a.) Ncl. preopticus, Ncl. paraventricularis, Ncl. supraopticus und Ncl. suprachiasmaticus.
- **Intermediäre** (**tuberale**) **Region** mit Ncl. arcuatus (infundibularis), Ncl. ventromedialis und Ncl. dorsomedialis („tuberal" kommt von Tuber cinereum (grauer Höcker, eine Verdickung in der Wand des Bodens des III. Ventrikels), Abb. **42.27**).
- **Posteriore Region** mit Area hypothalamica posterior (Ncl. posterior) und Ncll. mammillares. Letztere werfen die **Corpora mammillaria** auf, die oft auch zum limbischen System (Abb. **43.50**) gerechnet werden.

Auf einem **Frontalschnitt** des Hypothalamus (Abb. **42.31b**) lassen sich die Hypothalamus-Kerne in drei Gruppen **von medial nach lateral** anordnen (wegen ihrer geringen rostro-okzipitalen Ausdehnung sind auf dem Frontalschnitt nicht alle oben erwähnten Kerne enthalten):

- **Mediale** Gruppe: Am weitesten **medial** liegt der Ncl. **peri**ventricularis (nicht mit dem Ncl. **para**ventricularis zu verwechseln), der die Auskleidung des 3. Hirnventrikels mit grauer Substanz darstellt. Er setzt sich nach kaudal ins Mesencephalon als **Substantia grisea centralis** fort, sog. periaquäduktales Grau (S. 1101). Nach lateral schließt sich der Ncl. paraventricularis an.
- Die **mittlere** Gruppe (Area medialis) wird von den Ncll. ventromedialis und dorsomedialis gebildet.

Anteile: Als **markarmer Hypothalamus** wird der rostrale Hypothalamus mit zahlreichen Kernen dem kaudalen **markreichen Hypothalamus** mit vielen Faserbündeln gegenübergestellt.

Kerne und Areale des Hypothalamus

Areale (**Areae**) sind Ansammlungen funktionell zusammengehörender Neurone, die weniger gut abgegrenzt sind als Kerne.

Topografische Einteilung: In rostro-okzipitaler Richtung (Abb. **42.31a**) unterscheidet man 3 Gruppen:

- **Chiasmatische (anteriore) Region** (Ncl. preopticus, paraventricularis, supraopticus und suprachiasmaticus),
- **Intermediäre (tuberale) Region** (Ncl. arcuatus, ventro- und dorsomedialis) und
- **Posteriore Region** (Ncl. post. und mammillares).

Auf einem **Frontalschnitt** lassen sich die Hypothalamuskerne in **medio-lateraler** Richtung (Abb. **42.31b**) in 3 Gruppen einteilen, von denen die Ncll. **peri-** und **para**ventricularis am weitesten **medial** liegen (**mediale Gruppe**). Der Ncl. periventricularis bildet die innere Auskleidung der Wand des 3. Ventrikels. Die **mittlere Gruppe** besteht u. a. aus den Ncll. ventro- und dorsomedialis. Als **laterale Gruppe** schließen sich die Area lateralis und der Ncl. supraopticus an.

- In der **lateralen** Gruppe liegen u. a. der Ncl. lateralis (oder Area lateralis), der Ncl. supraopticus und die Ncll. tuberales.

Es folgt lediglich die Beschreibung einiger Kerne, deren Funktion gut bekannt und/oder besonders wichtig ist.

Neuroendokrine Kerne

Funktionelle Einteilung: Die Kerne werden 2 Systemen zugeordnet:

- Die Kerne des **magnozellulären neuroendokrinen Systems** (S. 1244) synthetisieren **Adiuretin** und **Oxytozin**, die durch neuronalen Transport in den **Hypophysenhinterlappen** (HHL) gelangen und dort freigesetzt werden. Zu ihnen zählen die großzelligen Anteile vom **Ncl. paraventricularis** und der gesamte **Ncl. supraopticus**. Ihre Efferenzen bilden den **Tractus hypothalamohypophysialis** (Abb. **42.33b**).
  Durch „Hormonpakete" hervorgerufene Verdickungen der Axone bezeichnet man als **Herring-Körperchen**, Abb. **42.32**.
- Die Kerne des **parvozellulären endokrinen Systems** setzen Hormone zur Steuerung des **Hypophysenvorderlappens** (HVL) frei. Diese erreichen die Hypophyse über den hypophysären Portalkreislauf (S. 1245) und bewirken dort eine Freisetzung der HVL-Hormone (Liberine) oder eine Hemmung der Freisetzung (Statine). Zu diesen Kernen zählen u. a. der **Ncl. periventricularis**, der **Ncl. arcuatus** und Anteile der **Ncll. paraventricularis** und **suprachiasmaticus**.

Funktionelle Einteilung: Nach ihrer Wirkung in hormonellen Regelkreisen, werden die einzelnen Kerne zwei verschiedenen Systemen zugeordnet, die sich in Zellart bzw. -größe und Zielorgan unterscheiden:

- Zum **magnozellulären neuroendokrinen System** (S. 1244) zählen die Kerne, die im Hypothalamus liegen und Hormone des **Hypophysenhinterlappens** (HHL) synthetisieren, nämlich das **Adiuretin** (Vasopressin oder antidiuretisches Hormon [ADH]) und **Oxytozin**. Die Hormone werden über die Axone der magnozellulären Neurone zum HHL transportiert (s. u.). Dort werden sie erst gespeichert und dann in das Blut freigesetzt, vgl. Neurosekretion (S. 193). Dies ist möglich, da im HHL eine Blut-Hirn-Schranke (S. 1158) fehlt. Zum magnozellulären System zählen u. a.:
  - **Ncl. paraventricularis** (großzelliger Anteil) und
  - **Ncl. supraopticus**.

Die efferenten Axone dieser Kerne bilden einen Trakt, der durch den Hypothalamus zieht (**Tractus hypothalamohypophysialis**, (Abb. **42.33b**) und im **Hypophysenhinterlappen** (Abb. **43.56**) endet.
Während des Transports der Hormone sind kleine „Hormonpakete" als Verdickungen der Axone des Trakts zu erkennen (sog. **Herring-Körperchen**, Abb. **42.32**).

- Das **parvozelluläre neuroendokrine System** setzt sich aus Kernen zusammen, die Steuerungshormone (releasing oder inhibiting hormones = **Liberine** oder **Statine**) für die Sekretion des **Hypophysenvorderlappens**, HVL (S. 1245), synthetisieren. Die hypothalamischen Hormone werden über die Axone der Kerne im Beginn des Hypophysenstiels (Infundibulum und Eminentia mediana) in den **Portalkreislauf** (S. 1245) der Hypophyse freigesetzt; hier fehlt ebenfalls eine Blut-Hirn-Schranke. Die Hormone erreichen den HVL über hypophysäre Venen und bewirken dort die **Freisetzung der HVL-Hormone** ins Blut (Liberine) oder eine verminderte Freisetzung (Statine). Zum parvozellulären System zählen u. a.:
  - **Ncl. periventricularis**,
  - **Ncl. paraventricularis** (kleinzelliger Anteil),
  - **Ncl. infundibularis** (arcuatus),
  - **Ncl. suprachiasmaticus**,
  - **Ncl. ventromedialis** und
  - **Ncl. dorsomedialis**.

42.32

42.32 Neurosekretorisches Neuron des magnozellulären endokrinen Systems

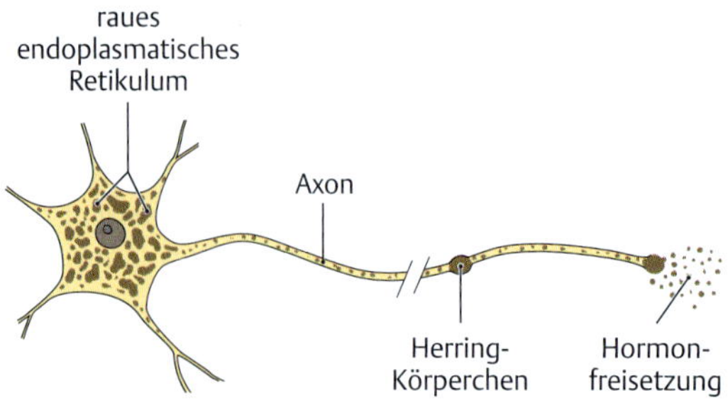

Exemplarische Darstellung eines neurosekretorischen Neurons, dessen Soma im Ncl. supraopticus oder paraventricularis liegt und die neuronal gebildeten Hormone über axonalen Transport in die Neurohypophyse befördert. Die in Vesikel verpackten Hormone können im Mikroskop als Herring-Körperchen (Verdickungen der Axone) erkannt werden.

Quelle: Schünke M, Schulte E, Schumacher U. PROMETHEUS LernAtlas der Anatomie, Kopf, Hals und Neuroanatomie. Illustrationen von Voll M u. Wesker K. 6. Aufl. Stuttgart: Thieme; 2022

42.33 **Afferente und efferente Verbindungen des Hypothalamus**

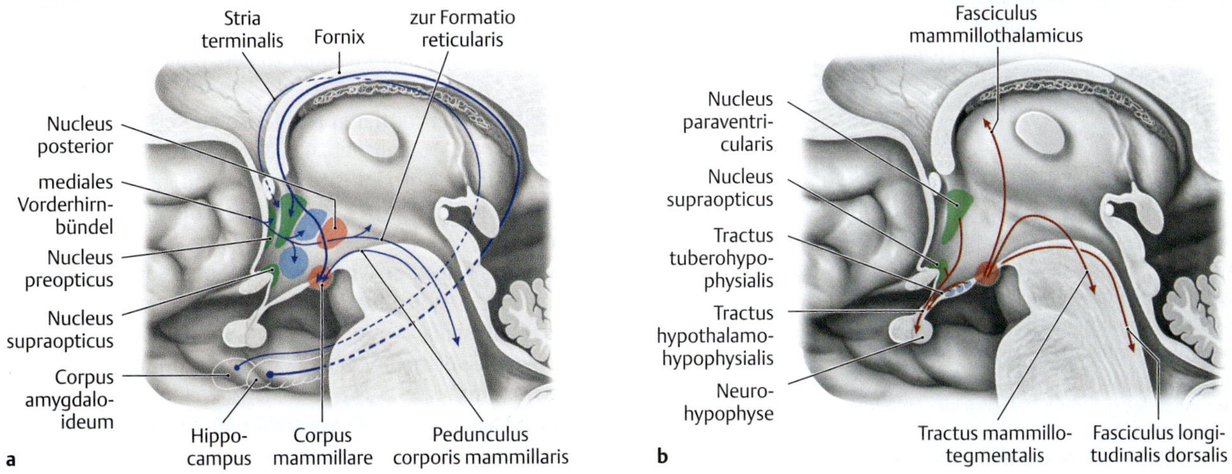

a Wichtige afferente
b und efferente Verbindungen des Hypothalamus.

Quelle: Schünke M, Schulte E, Schumacher U. PROMETHEUS LernAtlas der Anatomie, Kopf, Hals und Neuroanatomie. Illustrationen von Voll M u. Wesker K. 6. Aufl. Stuttgart: Thieme; 2022

► Exkurs: Steuerungshormone für die Sekretion des Hypophysenvorderlappens (HVL). Wichtige Steuerhormone des parvozellulären Systems sind (vgl. Abb. **43.57**):

- Corticotropin releasing hormone (CRH, **Corticoliberin**), das über den HVL die Nebennierenrindenfunktion beeinflusst,
- Thyrotropin releasing hormone (TRH, **Thyroliberin**), mit den Zielorganen HVL-Schilddrüse,
- Gonadotropin releasing hormone (GnRH, **Gonadoliberin**, Luliberin) mit den Zielorganen HVL-Ovar bzw. Hoden und
- Growth hormone releasing hormone (GHRH, **Somatoliberin**) mit den Zielorganen HVL-Wachstumsfuge der Knochen.
- Somatotropin release inhibiting hormone (SRIH, **Somatostatin**), auch growth hormone release inhibiting hormone (GHRIH) genannt.

► Exkurs: Steuerungshormone für die Sekretion des Hypophysenvorderlappens (HVL).

Die verschiedenen vom parvozellulären System sezernierten Hormone, die durch sie beeinflussten HVL-Hormone und deren peripheren Zielorgane im Sinne hormoneller Regelkreise werden im Kap. Adenohypophyse (S. 1245) besprochen.

Zu hormonellen Regelkreisen, an denen das parvozelluläre System beteiligt ist, s. Adenohypophyse (S. 1245).

► Merke. Trotz der engen funktionellen Koppelung zwischen Hypothalamus und Hypophysenvorderlappen ist zu betonen, dass Letzterer entwicklungsgeschichtlich **kein** Teil des ZNS ist, sondern seinen Ursprung im Rachendach (S. 1164) hat.

► Merke.

Die Zellen des **Ncl. suprachiasmaticus** synthetisieren neben ADH und TRH noch weitere Substanzen wie z. B. vasoaktives intestinales Polypeptid (VIP), das als Kotransmitter im parasympathischen Nervensystem eine Rolle spielt und Neuropeptid Y (NPY), das für die Sympathikusfunktion von Bedeutung ist. Über einen komplizierten neuronalen Schaltweg steuert der Ncl. suprachiasmaticus in einer lichtabhängigen Weise die Aktivität der Gl. pinealis (Epiphyse). Eine umschriebene Faserbahn zweigt von Tractus opticus ab und liefert sensorische Information von bestimmten retinalen Ganglienzellen zum Ncl. suprachiasmaticus. Von dort gelangt die Information über den Ncl. paraventricularis zu präganglionären Sympathikusneuronen im oberen Thorakalmark. Die Innervation der Gl. pinealis erfolgt schließlich durch noradrenerge Innervation aus postganglionären Sympathikusneuronen. Während der Dunkelphase kommt es dabei zur erhöhten Freisetzung des Hormons Melatonin durch die Gl. pinealis.

Der **Ncl. suprachiasmaticus** steuert über einen komplizierten neuronalen Schaltweg lichtabhängig die Aktivität der Gl. pinealis.

► Merke. Offensichtlich ist der Ncl. suprachiasmaticus Teil der sog. **inneren Uhr**, die den Tag-Nacht-Rhythmus des Gesamtorganismus steuert und dabei dem Einfluss des von der Gl. pinealis sezernierten **Melatonins** unterliegt.

► Merke.

Bahnen des Hypothalamus

Der **markreiche Hypothalamus** liegt okzipital vom markarmen; zu ihm gehören mehrere Bahnen, die teilweise eine Funktion im **limbischen** und **autonomen System** haben oder Verbindungen zu diesen Systemen herstellen. Zu den Bahnen gehören:

- **Fornix** (s. Abb. **42.31b** und Abb. **42.33**) als Verbindung zwischen Hippocampus und Corpora mammillaria. Der Fornix ist gleichzeitig ein wichtiger Teil des limbischen Systems.
- **Fasciculus mammillothalamicus**,
- **Fasciculus mammillotegmentalis**,
- **Fasciculus medialis telencephali** (mediales Vorderhirnbündel),
- **Fasciculus longitudinalis posterior** (Schütz-Bündel) und
- **Pedunculus corporis mammillaris**.

Bahnen des Hypothalamus

Der **markreiche Hypothalamus** hat einen hohen Faseranteil; er befindet sich mit seinen Bahnen in Höhe und etwas okzipital von den Corpora mammillaria. Die Zuordnung der einzelnen Bahnen zum Hypothalamus oder zu anderen Hirngebieten wird unterschiedlich gehandhabt.

- **Fornix:** Er zieht schräg zwischen der mittleren und lateralen Kerngruppe des Hypothalamus hindurch (s. Abb. **42.31b** und Abb. **42.33**), verbindet den Hippocampus (S. 1240) bogenförmig mit den Corpora mammillaria und gibt kurze Äste an Hypothalamuskerne ab. Der Fornix (Tab. **43.7**) stellt zusätzlich einen wichtigen Teil des limbischen Systems dar.
- **Fasciculus mammillothalamicus:** Auch er wird dem limbischen System zugeordnet, da er eine Verbindung zwischen den Corpora mammillaria und den Ncll. anteriores des Thalamus dorsalis herstellt.
- **Fasciculus mammillotegmentalis:** Er zieht von den Corpora mammillaria zur Haube (Tegmentum) des Hirnstamms.
- **Fasciculus medialis telencephali:** Das **mediale Vorderhirnbündel** hat engere Beziehungen zum Hypothalamus. Es verbindet Assoziationsareale des Frontalhirns mit dem Hirnstamm und gibt auf seinem Verlauf durch den Hypothalamus viele Äste an die hypothalamischen Kerne ab.
- **Fasciculus longitudinalis posterior:** Das sog. **Schütz-Bündel** stellt eine Verbindung zwischen den medialen Hypothalamuskernen und dem Hirnstamm her. Eine Fortsetzung dieses Stranges nach kaudal wird als Signalweg für die hypothalamische Kontrolle der sympathischen und parasympathischen Neurone im Seitenhorn des Rückenmarks angesehen. Damit ist diese Bahn eine direkte Verbindung zwischen dem Hypothalamus und dem **autonomen Nervensystem**.
- **Pedunculus corporis mammillaris:** leitet Afferenzen aus dem Tegmentum mesencephali zum Corpus mammillare.

Subthalamus

Der **Subthalamus** liegt zwischen Thalamus und Hypothalamus auf der einen und Mesencephalon auf der anderen Seite (Abb. **42.31a**). Klinisch bedeutsam ist ein Ausfall des **Ncl. subthalamicus** (S. 1178), der zum **Hemiballismus** führen kann.

Subthalamus

Wie der Name andeutet, liegt der Subthalamus kaudal vom Thalamus und schließt sich okzipital an den Hypothalamus an (Abb. **42.31a**). Er bildet praktisch eine Brücke zwischen Thalamus und Hypothalamus auf der einen und Mesencephalon auf der anderen Seite. Eine der wenigen auffallenden Kerne in diesem Gebiet ist der **Ncl. subthalamicus** (S. 1178), der in die Planung und Durchführung von Bewegungen eingebunden ist.

▶ Klinik.

▶ Klinik. Bei einseitigem Ausfall dieses Kerns kommt es zu plötzlichen nicht kontrollierbaren Schleuderbewegungen des kontralateralen Arms oder Beins (**Hemiballismus**). Ursache ist meist eine Einblutung in den Kern.

42.3.4 Großhirn

Das Großhirn (Endhirn, Telencephalon) besteht aus **Hemisphären** und **basalen Kernen**.

42.3.4 Großhirn

Das Großhirn bzw. Endhirn (Telencephalon) besteht aus den **Hemisphären** (Kortex und weiße Substanz) und den **basalen Kernen** (Ncll. basales = „Basalganglien").

Funktionelle Bedeutung des Großhirns

Aufgrund der Vielfalt an Funktionen werden hier nur die wichtigsten genannt:

- Sitz des persönlichen Bewusstseins und Ort der bewussten Sinnesempfindungen,
- Grundlage für **höhere intellektuelle Fähigkeiten**,
- Entstehung und Kontrolle von **Emotionen**,
- **Sprache** und **Kommunikation**,
- Planung und Durchführung von **Bewegungen**,
- Sitz des **Gedächtnisses**.

Funktionelle Bedeutung des Großhirns

Das Groß- bzw. Endhirn hat eine **enorme Vielfalt von Funktionen**, daher können hier nur einige angegeben werden, die für den Menschen besonders wichtig sind:

- Sitz des persönlichen **Bewusstseins** und der bewussten Sinnesempfindungen (Ausschaltung durch Narkose),
- Grundlage für **höhere intellektuelle Fähigkeiten** (Erkennung und Bewertung der Umwelt, Verständnis von kulturellen, sozialen und spirituellen Zusammenhängen). Für diese Funktionen ist besonders der assoziative Kortex von Bedeutung, der nicht direkt vom Antrieb durch Sinnesbahnen abhängig ist.
- Entstehung und Kontrolle von **Emotionen**,
- **Sprache** und **Kommunikation** (verbal und nonverbal),
- Planung und Durchführung von **Bewegungen**,
- Sitz des **Gedächtnisses** (Anlage der Gedächtnisspuren im Hippocampus, Speicherung in verschiedenen Gebieten des assoziativen Kortex).

42.34 Großhirnhemisphären mit Unterteilung in Lappen

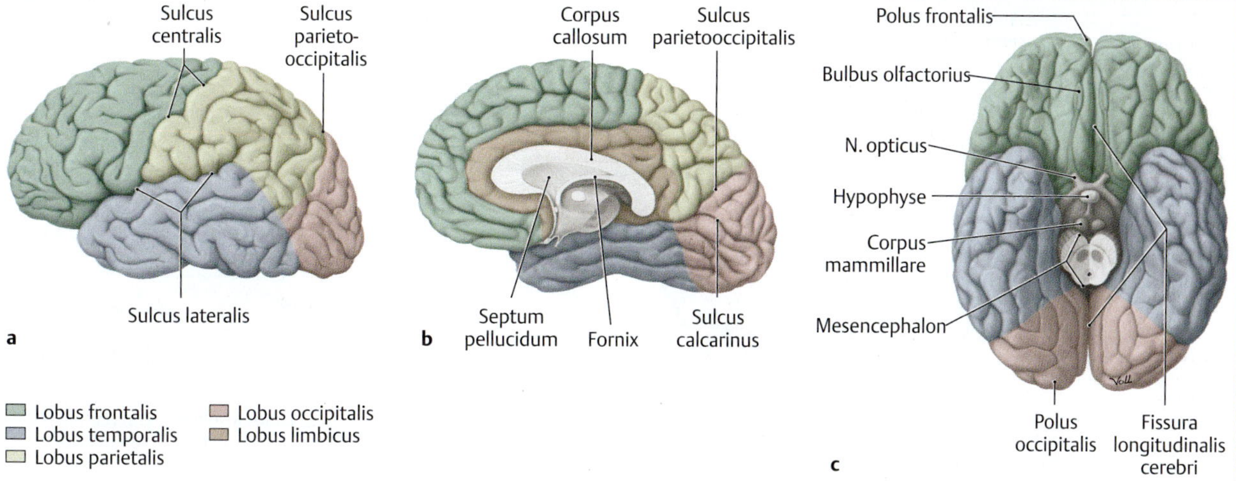

Durch kleinere und größere Sulci wird die Oberfläche der Großhirnhemisphären in Lobi (Lappen) und Gyri (Windungen) unterteilt.
a Ansicht von lateral (linke Hemisphäre),
b medial (rechte Hemisphäre)
c und basal (= kaudal, mit Anteilen weiter kaudal gelegener Hirnstrukturen (Hypophyse, Corpora mammillaria, Mesencephalon) in Grau).

Quelle: Schünke M, Schulte E, Schumacher U. PROMETHEUS LernAtlas der Anatomie, Kopf, Hals und Neuroanatomie. Illustrationen von Voll M u. Wesker K. 6. Aufl. Stuttgart: Thieme; 2022

Abschnitte und Form des Großhirns

Abschnitte: Bei makroskopischer Betrachtung der Oberfläche des Endhirns (Abb. **42.34**) erkennt man die beiden **Hemisphären**, die durch die **Fissura longitudinalis cerebri** voneinander getrennt werden. In die Fissur ragt in situ die Falx cerebri (S. 1139) (Teil der Dura mater encephali) als stützende Bindegewebsplatte hinein. Die Konvexität der Hemisphären geht an der sog. **Mantelkante** in die sagittal-vertikal gestellte mediale Fläche der Hemisphären über. Die weitere grobe Gliederung richtet sich nach den großen **Furchen** (**Sulci**) zwischen den **Lappen** (**Lobi**). Auf der **Konvexität** der Hemisphären sind dies folgende:

- Der **Sulcus centralis** (**Rolandi**) trennt den Frontallappen (**Lobus frontalis**) vom Scheitellappen (**Lobus parietalis**) und damit auch den **Gyrus precentralis** vom **Gyrus postcentralis**. Man erkennt den Sulcus centralis am Leichengehirn daran, dass er auf beiden Seiten über die ganze Länge der Konvexität von den beiden parallelen Gyri pre- und postcentralis begleitet ist und zusätzlich die Mantelkante erreicht (Abb. **42.35a**).
- Der **Sulcus lateralis** (**Sylvii**) bildet die Trennlinie zwischen Lobus frontalis bzw. parietalis und Schläfenlappen (**Lobus temporalis**).
- Am weitesten okzipital befindet sich der Hinterhauptslappen (**Lobus occipitalis**), der auf der medialen Ansicht durch den **Sulcus parietooccipitalis** vom Lobus parietalis abgegrenzt ist und im unteren Drittel durch den den **Sulcus calcarinus** nahezu horizontal unterteilt wird.

Die Medialansicht zeigt auch den **Lobus limbicus**, dessen größter Teil vom Gyrus cinguli gebildet wird (Abb. **42.48**). Er bildet den sog. äußeren Ring des limbischen Kortex und befindet sich direkt über dem Corpus callosum. Der innere Ring des limbischen Kortex besteht u. a. aus Hippocampus, Gyrus fasciolaris und Indusium griseum mit den Striae longitudinales (s. Abb. **43.50** und Tab. **43.7**Tab. **43.7**).

▸ Klinik. Der Lobus temporalis ist bevorzugt bei einer Entzündung des Gehirns durch das Herpes-simplex-Virus betroffen. Die Symptome einer solchen **Herpes-simplex-Enzephalitis** reichen von Verwirrtheitszuständen über Halluzinationen bis hin zu motorischen epileptischen Anfällen. Bereits sehr früh können im MRT typische Temporallappenläsionen nachgewiesen werden. Da die Infektion unbehandelt meist tödlich ist, sollte bereits bei Verdacht auf eine Herpes-Enzephalitis mit der medikamentösen Therapie (z. B. Aciclovir, Ganciclovir i. v.) begonnen werden.

Abschnitte und Form des Großhirns

Abschnitte: Die beiden **Hemisphären** (Abb. **42.34**) werden durch die **Fissura longitudinalis cerebri** voneinander getrennt. Die Konvexität der Hemisphären geht an der sog. **Mantelkante** in die sagittal-vertikal gestellte mediale Fläche über. Die weitere grobe Gliederung richtet sich nach den großen **Furchen** (**Sulci**) zwischen den **Lappen** (**Lobi**):

- Der **Sulcus centralis** (**Rolandi**) trennt den Frontallappen (**Lobus frontalis**) vom Scheitellappen (**Lobus parietalis**),
- der **Sulcus lateralis** (**Sylvii**) trennt den Lobus frontalis bzw. parietalis vom Schläfenlappen (**Lobus temporalis**).
- Am weitesten okzipital befindet sich der Hinterhauptslappen (**Lobus occipitalis**), der auf der medialen Ansicht durch den **Sulcus parietooccipitalis** vom Lobus parietalis abgegrenzt ist und durch den den **Sulcus calcarinus** unterteilt wird.

In der Medialansicht der **Lobus limbicus** sichtbar, dessen größter Teil vom Gyrus cinguli gebildet wird.

▸ Klinik.

42.35 **Großhirn**

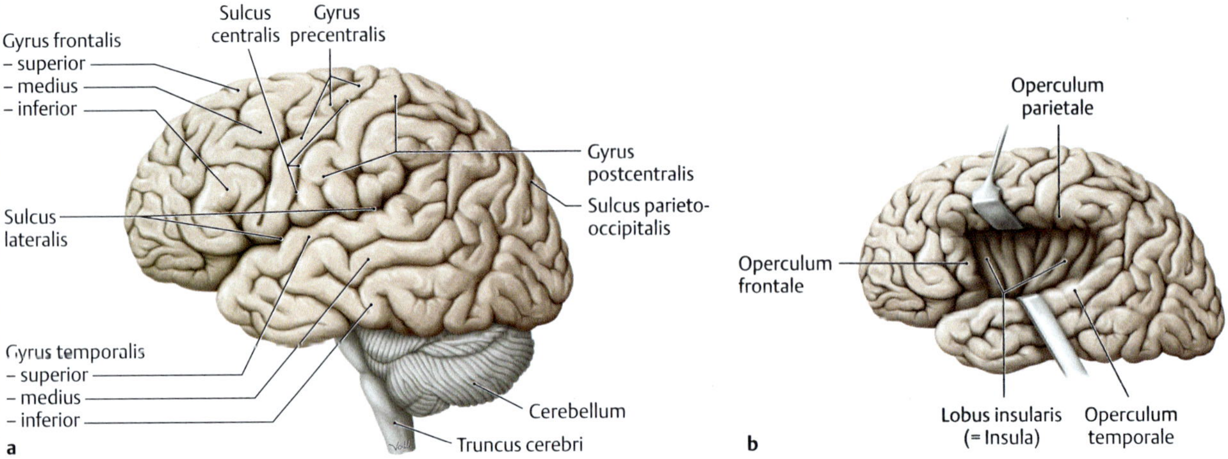

a Seitliche Ansicht der linken Hemisphäre mit Kennzeichnung der wichtigsten Sulci und Gyri. Die Gyri sind in ihrem Verlauf stark schematisiert.
b Seitliche Ansicht auf den linken Lobus insularis (= Insula). Die Insula ist normalerweise von den Opercula verdeckt. Hier wird sie durch das Auseinanderziehen des Sulcus lateralis sichtbar. Die Gyri der Insula zeigen einen teils parallelen und fast vertikalen Verlauf.

Quelle: Schünke M, Schulte E, Schumacher U. PROMETHEUS LernAtlas der Anatomie, Kopf, Hals und Neuroanatomie. Illustrationen von Voll M u. Wesker K. 6. Aufl. Stuttgart: Thieme; 2022

Die Lappen werden in sich durch **Windungen** (**Gyri**) unterteilt (Abb. **42.35a**).

Form: Die Telenzephalon-Anlage wächst in der Entwicklung (S. 1163) nach rostrokaudal und dorsokaudal, gewissermaßen **um das Diencephalon herum**. Deswegen haben viele Strukturen innerhalb des Telencephalon einen bogenförmigen **Verlauf** (z. B. Ncl. caudatus und Fornix). Durch starkes Wachstum des Kortex in der Gegend der Sulci centralis und lateralis wird ein Teil der Kortex in die Tiefe verlagert und ist damit von lateral nicht mehr sichtbar (**Insula** oder **Lobus insularis**). Die die Insula bedeckenden Kortexanteile werden **Opercula** (Deckel) genannt (Abb. **42.35b**).
Die **Gyri** und **Sulci** des Kortex kommen durch starke Teilungen der Neurone vor der Geburt zustande, wobei die darunterliegende weiße (Faser-)Substanz nicht im gleichen Maße mitwächst. Die Oberfläche legt sich daher in Falten.

Abb. **42.35a** zeigt die weitere Unterteilung der Lappen in **Windungen** (**Gyri**). Diese Angaben sollen nur als grobe Orientierung auf der Oberfläche des Endhirns dienen; hinsichtlich der Form der Gyri existieren erhebliche interindividuelle Unterschiede.

Form: Für das Verständnis der Form des adulten Gehirns ist wichtig, dass das Telencephalon – besonders die **Rinde** (**Cortex cerebri**, s. u.) – während der Entwicklung (S. 1163) ein starkes Wachstum in rostrokaudaler und dorsokaudaler Richtung zeigt. Die dorsokaudal wachsenden Anteile entwickeln sich dann in ventrokaudaler Richtung weiter und bilden den **Lobus temporalis**. Im Endeffekt wächst der Kortex in allen Richtungen über das Diencephalon hinaus, er „überwuchert" auf diese Weise auch den lateralen Kortex, der als **Insularegion (Lobus insularis)** in die Tiefe verlagert wird. Die Kortexabschnitte, die die Insula bedecken, werden **Deckel** (**Opercula**) genannt (Abb. **42.35b**). Das zunächst dorsokaudale und dann ventrokaudale Wachstum erklärt die fast vollständige Kreisform einiger Strukturen im adulten Gehirn, wie z. B. die des Ncl. caudatus oder des Fornix.
Die ausgeprägte Bildung von Windungen (**Gyri**) und Furchen (**Sulci**) des menschlichen Kortex beginnt erst kurz vor der Geburt. Die Gyrierung ist dadurch bedingt, dass sich die kortikalen Neurone vor der Geburt stark teilen, ohne dass die Fasersubstanz im gleichen Maße zunimmt. Dadurch wird an der Oberfläche mehr Platz benötigt, der durch die Einfaltungen der Sulci entsteht. Es wird geschätzt, dass von der gesamten Kortexfläche nur ca. ⅓ sichtbar ist, der Rest befindet sich in den Sulci. Bei der Geburt hat das Gehirn bereits 25 % des Endgewichts, am Ende des 1. Lebensjahres schon 75 %. Dieses starke Wachstum nach der Geburt kommt nicht durch Teilung von Neuronen zustande, sondern durch Zunahme der Komplexität der Verschaltungen zwischen den Neuronen.

Aufbau des Großhirns

Das Telencephalon besteht aus (Abb. **42.36**):
- End-/Großhirnrinde (s. u.),
- Basalganglien (S. 1130) und
- End-/Großhirnmark (S. 1132).

Im Wesentlichen besteht das Telencephalon aus 3 Anteilen (Abb. **42.36**):
- der **End-** bzw. **Großhirnrinde** (**Cortex cerebri**, Substantia grisea, s. u.),
- den **basalen Kernen**, sog. **Ncll. basales** = Basalganglien (S. 1130) und
- dem **Endhirn-** bzw. **Großhirnmark** (S. 1132) (Substantia alba).

Großhirnrinde (Cortex cerebri)

Feinbau des Kortex

Anteile: Der menschliche Kortex besteht größtenteils aus dem sog. **Iso-** oder **Neokortex** mit **6 Schichten**.

Anteile: Das menschliche Gehirn ist histologisch durch einen großen Anteil an **Isokortex** gekennzeichnet, der phylogenetisch dem **Neokortex** entspricht. Er weist den typischen 6-Schichtenbau (s. u.) auf und ist in dieser großen Ausdehnung nur beim Menschen zu finden.

42.36 Aufbau des Großhirns aus Rinde, Mark und basalen Kernen

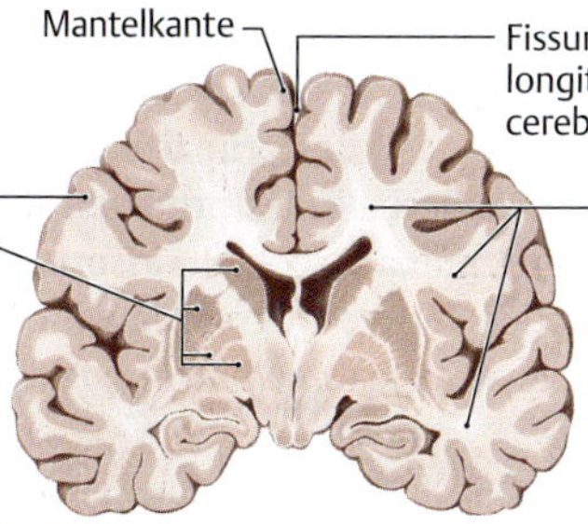

Auf dem Frontalschnitt durch das Groß- bzw. Endhirn sieht man die graue Substanz (Substantia grisea), die hier durch den Kortex sowie die basalen Kerne (häufig als Basalganglien bezeichnet) repräsentiert wird. Letztere sind umgeben von der weißen Substanz, dem Mark (Substantia alba).

Quelle: Schünke M, Schulte E, Schumacher U. PROMETHEUS LernAtlas der Anatomie, Kopf, Hals und Neuroanatomie. Illustrationen von Voll M u. Wesker K. 6. Aufl. Stuttgart: Thieme; 2022

Die anderen Kortexareale, die nur 3–4 Schichten besitzen und damit dem Kortex von weniger entwickelten Wirbeltieren (z. B. Vögeln) ähneln, machen lediglich einen kleinen Teil aus und werden als phylogenetisch älterer **Allokortex** zusammengefasst. Hierzu gehören der **Archikortex**, der hauptsächlich aus der Hippocampusformation (einem Teil des limbischen Systems) besteht, und der **Paläokortex**, der die kortikalen Regionen des Geruchssinns (Riechhirn) umfasst.

Dem Isokortex wird der **Allokortex** (Archi- und Paläokortex) mit nur 3–4 Schichten gegenübergestellt. Zum Archikortex gehört u. a. der Hippocampus, zum Paläokortex das Riechhirn.

▸ Merke. Bis auf den phylogenetisch älteren **Allokortex** (Anteile des limbischen Systems und Riechhirn), der lediglich **3–4 Schichten** besitzt, ist der Großteil des menschlichen Gehirns als **Isokortex** durch einen **6-schichtigen Bau** gekennzeichnet.

▸ Merke.

Schichten des Isokortex: Ausgehend von der Oberfläche finden sich folgende sechs Schichten (Abb. **42.37a**):

- **Lamina molecularis** (Lamina I, Molekularschicht), die vorwiegend aus parallel zur Oberfläche verlaufenden Fasern (Tangentialfasern) und wenigen Zellen besteht.
- **Lamina granularis externa** (Lamina II, äußere Körnerschicht) mit vielen kleinen Zellen (Pyramiden- und Sternzellen) und wenig Fasern.
- **Lamina pyramidalis externa** (Lamina III, äußere Pyramidenzellschicht) aus dichtgepackten kleinen Pyramidenzellen.

Schichten des Isokortex: von außen nach innen (Abb. **42.37a**):

- **Lamina molecularis** (I, Molekularschicht),
- **Lamina granularis externa** (II, äußere Körnerschicht),
- **Lamina pyramidalis externa** (III, äußere Pyramidenzellschicht) mit kleinen Pyramidenzellen.

▸ Merke. Die kleinen Pyramidenzellen der Lamina III haben **keine** Beziehung zur Pyramidenbahn. Ihre Funktion ist **assoziativ**, d. h. ihre Axone verbinden Kortexareale, die funktionell zusammenarbeiten (S. 1133).

▸ Merke.

- **Lamina granularis interna** (Lamina IV, innere Körnerzellschicht) mit vielen kleinen multipolaren Sternzellen oder Pyramidenzellen. Kortexgebiete, in denen Sinnesbahnen enden, haben eine besonders dicke innere Körnerschicht und werden daher auch **„granulärer Kortex"** genannt. Dieses Merkmal ist z. B. im primären somatosensorischen (S. 1128) und im visuellen Kortex (S. 1129) vorhanden (Abb. **42.37c**).

- Die **Lamina granularis interna** (IV, innere Körnerzellschicht) ist in Kortexarealen, in denen Sinnesbahnen enden, besonders dick (Abb. **42.37c**).

▸ Merke. Im **primären somatosensorischen** und **visuellen** Kortex (S. 1128) ist die **Lamina IV** besonders stark entwickelt, weshalb er auch als **granulärer Kortex** bezeichnet wird.

▸ Merke.

- **Lamina pyramidalis interna** (Lamina V, innere Pyramidenzellschicht): Diese Schicht hat in den meisten Kortexgebieten assoziative Aufgaben (s. Lamina III). Im primären motorischen Kortex liegen hier die großen (100 µm Länge) **Betz-Riesenzellen**, die mit ihren Axonen in die Pyramidenbahn projizieren. Im primären Motorkortex ist Lamina IV zugunsten der Lamina V zurückgebildet; dieses Gebiet heißt daher auch **„agranulärer Kortex"** (vgl. Abb. **42.37d**).

- **Lamina pyramidalis interna** (V, innere Pyramidenzellschicht), die **Betz-Riesenzellen** als Ursprung der motorischen Pyramidenbahn innerhalb des primären motorischen Kortex enthält (s. u.).

▸ Merke. In der Lamina V des **primären Motorkortex** (S. 1128) entspringt mit den Axonen der Betz-Riesenzellen ein kleiner Teil (ca. 6 %) der Pyramidenbahn. Die Lamina IV ist hier zugunsten von Lamina V zurückgebildet (sog. **agranulärer Kortex**, Abb. **42.37d**).

▸ Merke.

- **Lamina multiformis** (Lamina VI, multiforme oder polymorphe Zellschicht) mit vielen unterschiedlich gestalteten Zellen (z. B. multipolare, bipolare und spindelförmige Zellen).

- **Lamina multiformis** (VI, multiforme bzw. polymorphe Zellschicht). Sie enthält unterschiedliche morphologische Zelltypen.

Der häufigste kortikale Zelltyp ist die assoziative Pyramidenzelle, die in Lamina V des Motorkortex motorisch ist. Lamina IV ist der wichtigste Endpunkt für sensorische (außer olfaktorischen) Afferenzen aus spezialisierten Sinnesorganen und Thalamus (Abb. **42.37e**).

Der Kortex enthält auch Faserbündel, die parallel zur Oberfläche verlaufen. Ein Beispiel ist der **Gennari-Streifen** in Lamina IV des primären visuellen Kortex (S. 1129). Die Kortexregion heißt daher **„Area striata" (gestreiftes Gebiet)**.

Eine vereinfachte Skizze der **Verschaltung** der Kortexneurone zeigt Abb. **42.37e**. Die kleinste funktionelle Einheit des Kortex ist eine Zellsäule, die senkrecht zur Kortexoberfläche steht und Zellen aus allen Laminae beinhaltet.

Der häufigste Zelltyp ist die **Pyramidenzelle**, die in Lamina III **assoziative Funktion** besitzt (kleine Pyramidenzelle), in Lamina V des primär motorischen Kortex aber **motorische Funktionen** wahrnimmt. Außerhalb des primären motorischen Kortex haben die großen Pyramidenzellen in Lamina V ebenfalls assoziative Funktionen.

Lamina IV ist die wichtigste Endstation für die **Afferenzen** vom Thalamus und von den spezialisierten Sinnesorganen. Eine Ausnahme bilden olfaktorische Afferenzen (S. 1232), die in der Lamina I enden.

Einige der Fasern des sich dem Kortex nach innen anschließenden Marklagers (s. u.) laufen als radiäre Bündel in den Kortex hinein in Richtung auf die Oberfläche.

Außer in Lamina I finden sich auch in anderen Schichten parallel zur Oberfläche laufende Faserbündel. Eines davon ist der **Gennari-Streifen** in Lamina IV des visuellen

42.37 Aufbau des Isokortex

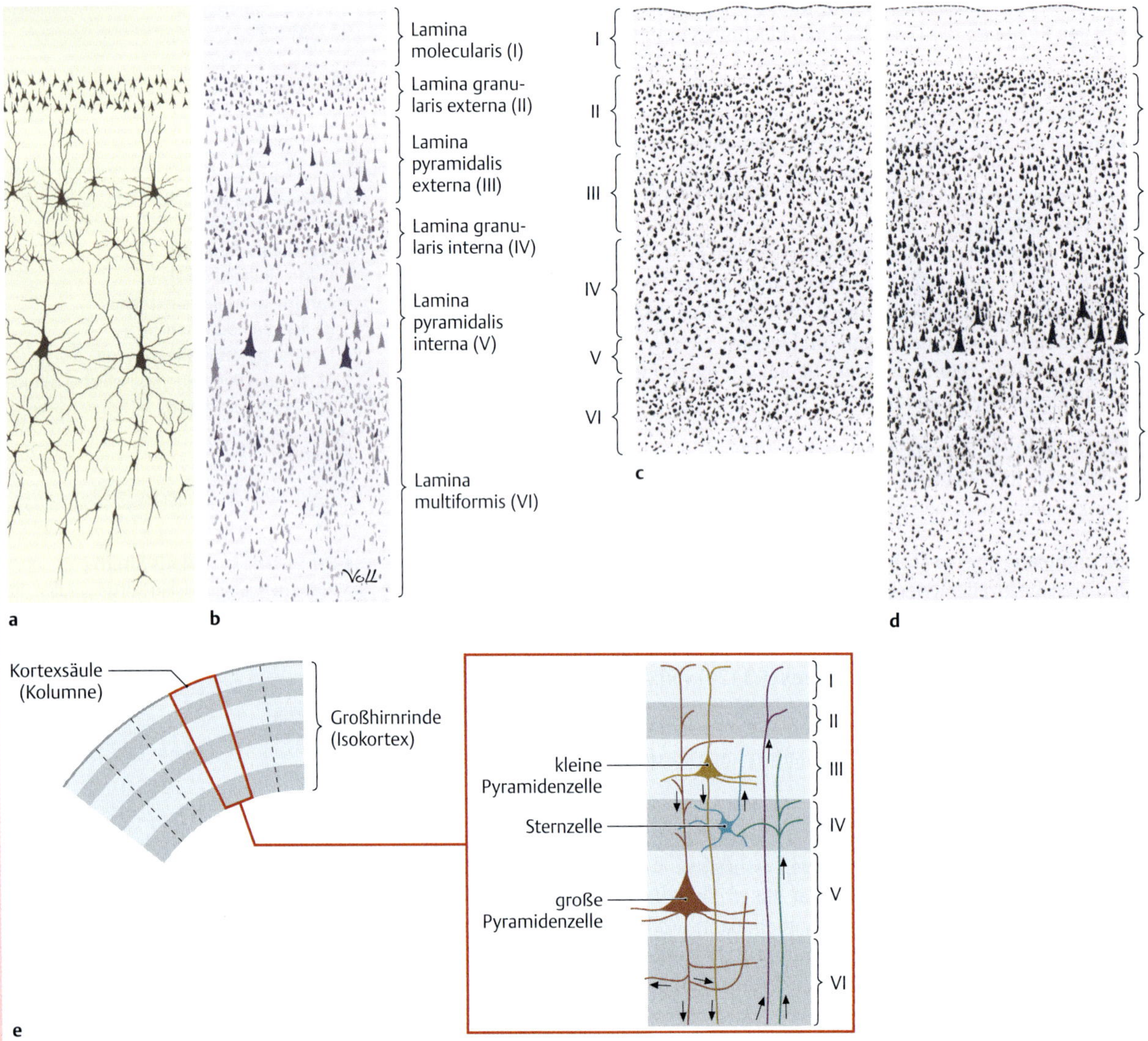

a Schichten der Großhirnrinde, dargestellt mit Hilfe einer Silberimprägnationsmethode
b und einer Zelldarstellung nach Nissl.
c Gegenüberstellung des primär somatosensorischen (granulären) und
d des primär somatomotorischen (agranulären) Kortex.
e Kolumnenorganisation des Kortex: Der zerebrale Kortex ist funktionell in Säulen (Kolumnen) gegliedert, die senkrecht zur Oberfläche des Großhirns angeordnet sind. Eine dieser Säulen ist exemplarisch vergrößert und in die Breite gezogen und zeigt die Lage der wichtigsten Neurontypen: kleine Pyramidenzellen in Lamina III, Sternzellen in Lamina IV und große Pyramidenzellen in Lamina V. Die meisten Pyramidenzellen sind assoziativ, ihre Axone verbinden Kortexregionen ähnlicher Funktion. Die Afferenzen enden hauptsächlich in Lamina IV an den Sternzellen. Horizontale Faserverbindungen innerhalb der Laminae sind nicht dargestellt.

Quelle: Schünke M, Schulte E, Schumacher U. PROMETHEUS LernAtlas der Anatomie, Kopf, Hals und Neuroanatomie. Illustrationen von Voll M u. Wesker K. 6. Aufl. Stuttgart: Thieme; 2022

Kortex (S. 1129), der an einem Gehirnschnitt mit bloßem Auge erkennbar ist. Dieser Streifen teilt die graue Substanz des visuellen Kortex in zwei Schichten und ist der Grund dafür, warum diese Region den Namen **„Area striata"** (**gestreiftes Gebiet**) erhalten hat (S. 1216).

Einteilung in Brodmann-Areae: Bestimmte Unterschiede im histologischen Aufbau des Kortex sind die Grundlage der Einteilung des Kortex in **Brodmann-Areae**. Die Einteilung nach Brodmann basiert auf **zytoarchitektonischen Kriterien**, d. h. ihr liegen Unterschiede in der Größe, Form und Anordnung der Neurone in den verschiedenen Kortexgebieten zugrunde. Brodmann hat 52 Areae unterschieden, inzwischen ist die Zahl durch weitere Unterteilungen auf über 200 gewachsen. Abb. **42.38** zeigt einige dieser Areae, die sich nicht immer mit funktionellen Einteilungen decken. An dieser Stelle sollen nur die **Area 4** (der primäre **motorische** Kortex), die **Areae 3**, **1** und **2** (der primäre **somatosensorische** Kortex) sowie die **Area 17** (der primäre **visuelle** Kortex) hervorgehoben werden.

Einteilung in Brodmann-Areae: Die Unterteilung des Kortex in ca. 50 Brodmann-Areae basiert auf geringen Unterschieden im Aufbau (Abb. **42.38**). Es handelt sich um eine zytoarchitektonische Einteilung, die Größe, Form und Anordnung von Neuronen verwertet. Die Brodmann-Areae decken sich nicht immer mit funktionellen Eigenschaften.

42.38 Brodmann-Areae

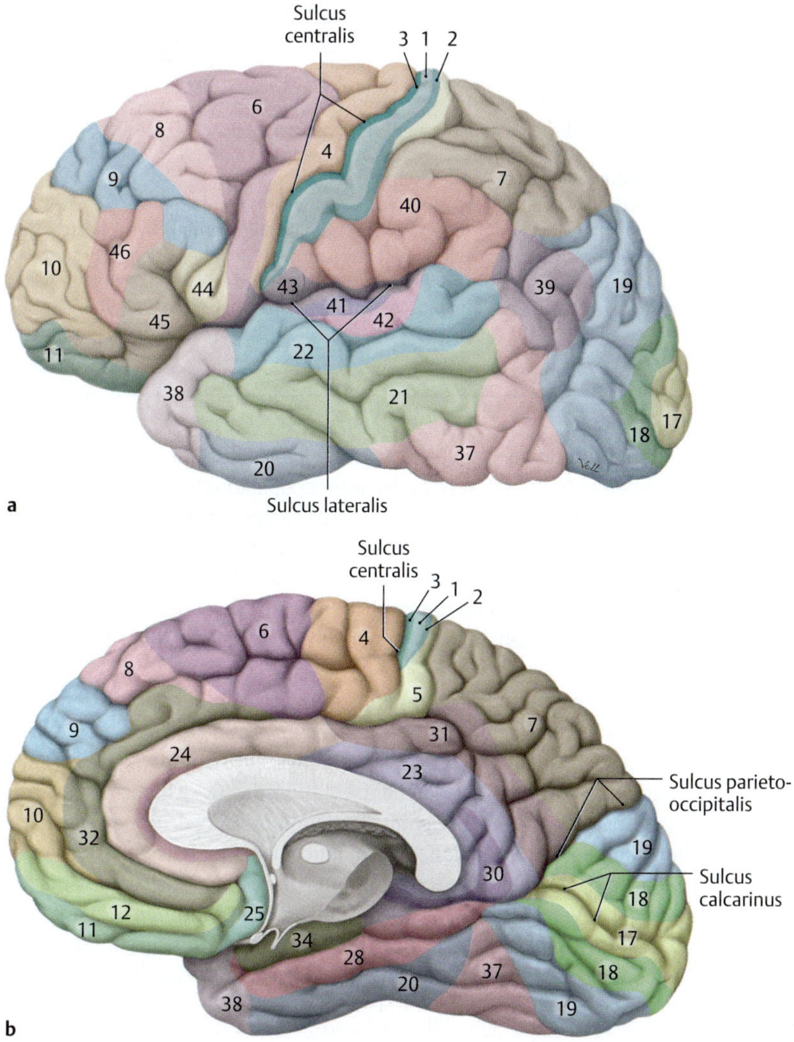

a Ansicht der linken Großhirnhemisphäre von lateral

b und der rechten Hemisphäre im Mediansagittalschnitt von medial.

Quelle: Schünke M, Schulte E, Schumacher U. PROMETHEUS LernAtlas der Anatomie, Kopf, Hals und Neuroanatomie. Illustrationen von Voll M u. Wesker K. 6. Aufl. Stuttgart: Thieme; 2022

Spezialisierte Kortexareale

Im Folgenden werden bestimmte Funktionen definierten Gebieten des Kortex zugeordnet. Diese Sichtweise darf nicht zu wörtlich genommen werden, weil je nach Aufgabe benachbarte andere (u. U. weit entfernte) Gebiete in die Verarbeitung der neuronalen Information mit einbezogen werden.

Spezialisierte Kortexareale

42.39 Motorischer und sensorischer Homunculus

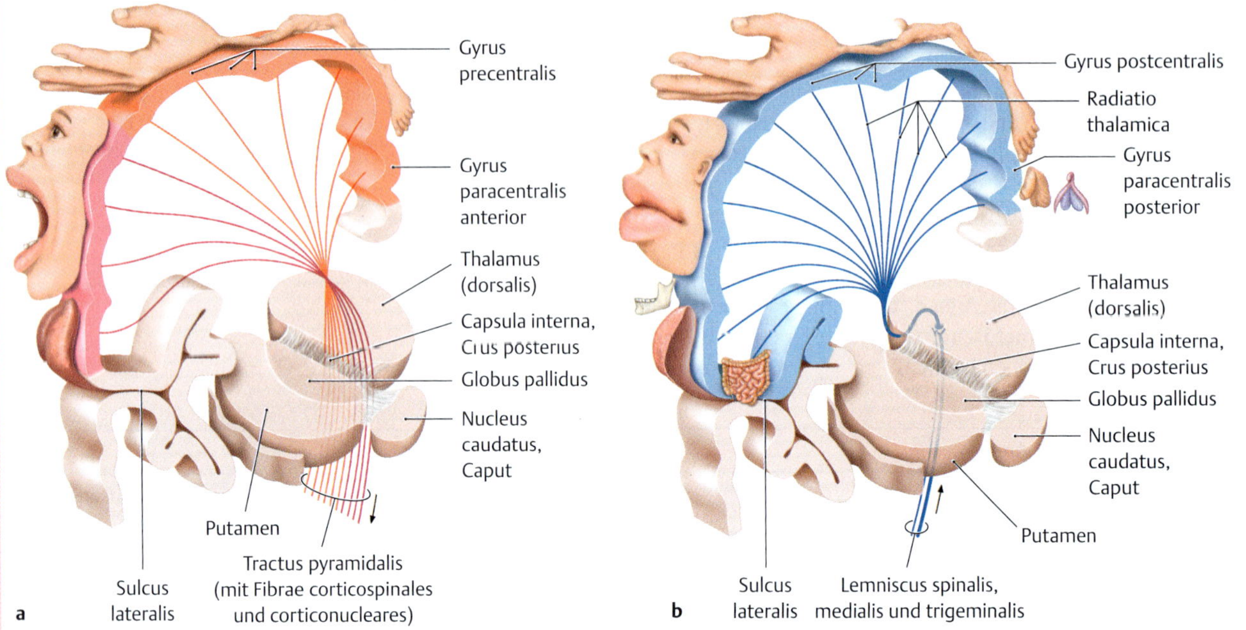

Zu beachten ist, dass die Repräsentation der Strukturen des Kopfes entgegengesetzt der des Rumpfes angeordnet ist.

a Motorischer Homunculus: Somatotopische Repräsentation der Skelettmuskulatur im Gyrus precentralis an einem Frontalschnitt.

b Sensorischer Homunculus: Die verschiedenen Körperregionen sind entsprechend ihrer Innervationsdichte im (hier rechten) Gyrus postcentralis somatotopisch repräsentiert. Das äußere Genitale erhält eine dichte sensorische, aber nur eine geringe motorische Innervation (z. B. für den M. ischiocavernosus und bulbospongiosus). Zu beachten ist auch das Repräsentationsareal des Beines im Bereich des Interhemisphärenspaltes (sowohl motorisch als auch sensorisch). Dieses Gebiet ist von einer Durchblutungsstörung im Versorgungsgebiet der A. cerebri anterior (Abb. **42.59**) betroffen.

Quelle: Schünke M, Schulte E, Schumacher U. PROMETHEUS LernAtlas der Anatomie, Kopf, Hals und Neuroanatomie. Illustrationen von Voll M u. Wesker K. 6. Aufl. Stuttgart: Thieme; 2022

In Kortexgebieten, die für die Verarbeitung von Sinnesinformation oder als Ursprung motorischer Bahnen spezialisiert sind, liegt eine **Somatotopie** vor, d. h. eine verzerrte Abbildung des Körpers auf Neuronenpopulationen (Abb. **42.39**). Im primären sensorischen und motorischen Kortex sind das **Gesicht** und die **Hand** überrepräsentiert, d. h. für ihre Versorgung steht eine besonders große Zahl von Neuronen zur Verfügung.

In einigen funktionell gut definierten Kortexbereichen liegt eine **Somatotopie** vor, d. h. eine (verzerrte) Abbildung des Körpers auf Neuronenpopulationen. Besonders gut untersucht ist dies beidseits des Sulcus centralis (S. 1121) im primären motorischen (Area 4) und somatosensorischen Kortex (Areae 3, 1, 2; Abb. **42.39**). Die somatotopische Abbildung ergibt hier den sog. **motorischen** bzw. **sensorischen Homunculus**.

Aus Abb. **42.39** geht hervor, dass im menschlichen Kortex zwei Bereiche überrepräsentiert sind, d. h. sie nehmen in der Homunculus-Darstellung überproportional große Flächen ein:

- **Gesicht:** Das Gesicht mit Mund und Lippen benötigt wegen der komplizierten Artikulationsbewegungen während des Sprechens eine große Zahl von motorischen und sensorischen Neuronen (während der Säuglingszeit ist dies wegen des Saugvorgangs nötig). Die sensorische Überrepräsentation des Gesichtsbereichs ist für die Sprachformung nicht weniger wichtig als die motorische, da ohne sensorische Rückkopplung keine exakte Artikulation möglich ist. Ein Beispiel ist die verwaschene Sprache nach einer zahnärztlichen Anästhesie des N. alveolaris inf. (Ast des N. mandibularis, V_3), die eine einseitige Taubheit der Unterlippe hervorruft.
- **Hände:** Die Überrepräsentation der Hände ist die Grundlage der ausgeprägten manuellen Fähigkeiten des Menschen, sowohl motorisch als auch taktil.

► Merke.

► Merke. Für die Motorik und Sensorik der Hand ist etwa die gleiche Anzahl von Neuronen vorhanden wie für den restlichen Körper ohne Gesicht.

Die **kleinste funktionelle Einheit** des Kortex ist eine Zellsäule (Abb. **42.37e**), deren Längsachse senkrecht zur Kortexoberfläche ausgerichtet ist. Eine Säule im primären somatosensorischen Kortex erhält Information **nur von einem Rezeptortyp** aus einem kleinen Gebiet des Körpers.

Registrierungen der Entladungen von Einzelzellen des sensorischen Kortex haben ergeben, dass die **kleinste funktionelle Einheit des Kortex** aus einer Säule von Zellen (Kolumne) besteht (Abb. **42.37e**), deren Längsachse senkrecht zur Kortexoberfläche steht und die ausschließlich Information von einem Rezeptortyp in einer kleinen Region des Körpers erhält (z. B. von schnell adaptierenden Mechanorezeptoren der Fingerbeere des 2. Fingers). Den gesamten sensorischen Homunculus muss man sich aus einer Vielzahl solcher Säulen zusammengesetzt denken.

Die verschiedenen funktionellen Zentren des Kortex sind in Abb. **42.40** dargestellt und werden nachfolgend beschrieben. Die Begriffe primär und sekundär lassen sich am besten anhand eines visuellen Zentrums verdeutlichen: **Primär** ist ein sensorischer Kortexbereich, in dem die von außen kommende Information nur abgebildet, aber nicht weiter verarbeitet wird. So erfolgt im primären visuellen Zentrum (V1 = visuell primär) eine (verzerrte) Abbildung des Gesichtsfeldes beider Augen. Für die Erkennung und Interpretation der Gegenstände werden **sekundäre** und **tertiäre** Zentren benötigt (V2 und AV), die auch besondere Merkmale extrahieren, wie z. B. Bewegungen des Gegenstandes und Farben. Entsprechend benötigt das motorische primäre Zentrum (M1) für die Vorbereitung von Bewegungen weitere sekundäre Zentren, die in diesem Fall dem primären Zentrum vorgeschaltet sind.
Die höheren Zentren zur weiteren Verarbeitung der sensorischen Information gehören zum assoziativen Kortex, in dem oft Impulse aus mehreren Sinnesbahnen verglichen werden (multimodaler assoziativer Kortex).

Zu verschiedenen funktionellen Zentren s. Abb. **42.40**. In den **primären** Zentren erfolgt nur eine „Abbildung“ des Sinnesreizes. Für eine höherwertige Verarbeitung (Erkennung und Interpretation) sind **sekundäre** und **tertiäre** Zentren erforderlich.

Kognitive und motorische Zentren des Lobus frontalis

Siehe Abb. **42.40**.

Präfrontaler Kortex: Unter dem präfrontalen Kortex werden üblicherweise die Teile des Lobus frontalis verstanden, die rostral der motorischen Zentren liegen (z. B. Areae 46 + 9, Abb. **42.38**). Diese Kortexbereiche sind für höhere **kognitive Funktionen** sowie die Kontrolle von Emotionen und des Sozialverhaltens von Bedeutung (d. h. hier wird „entschieden“, ob man Affekte wie Wut oder Angst öffentlich zeigt).

Kognitive und motorische Zentren des Lobus frontalis
Siehe Abb. 42.40.

Präfrontaler Kortex: Rostral der motorischen Zentren sind höhere **kognitive Funktionen** lokalisiert.

42.40 Spezialisierte Kortexareale von lateral

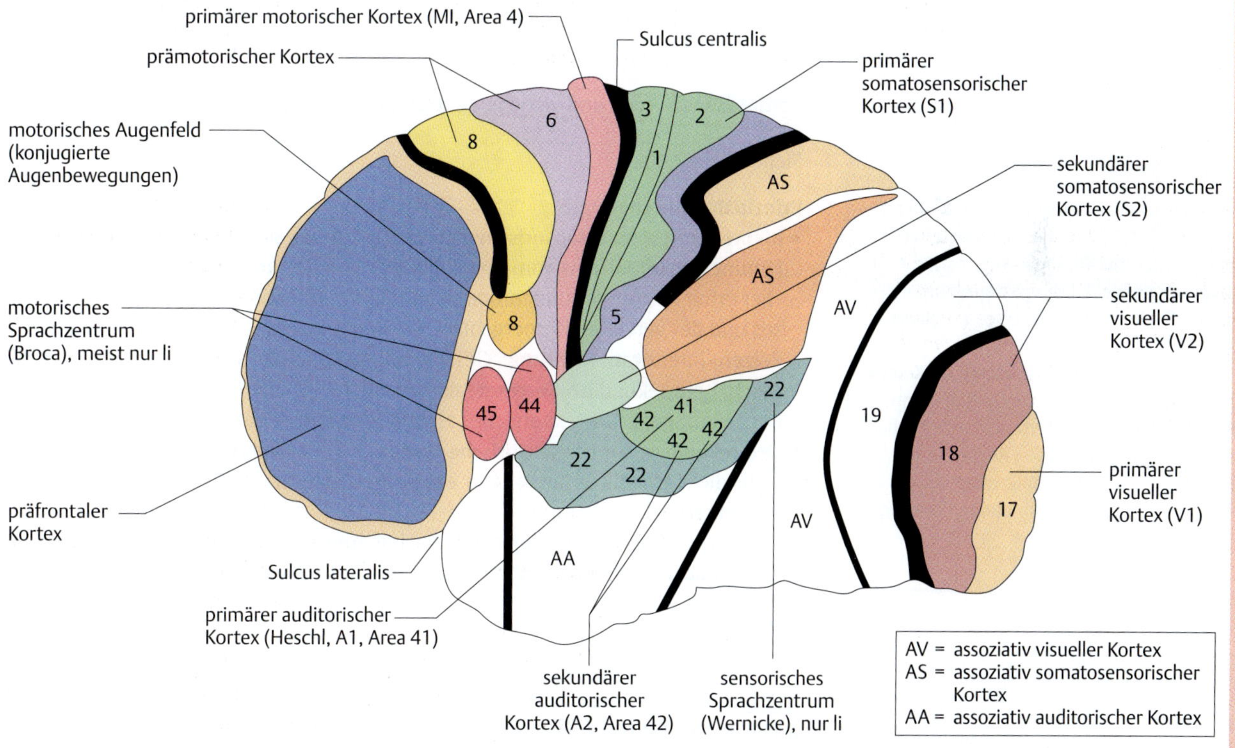

In der Ansicht von lateral auf eine linke Großhirnhemisphäre sind die funktionellen Zentren farbig markiert. Die Kortexgebiete mit assoziativer Funktion, die für die Erkennung und Bewertung von Sinnesinformationen wichtig sind, sind wie folgt gekennzeichnet: AS, assoziativ somatosensorisch; AV, assoziativ visuell; AA, assoziativ auditorisch. Die Grenzen zwischen den assoziativen Gebieten sind nicht so scharf wie angegeben und oft arbeiten mehrere assoziative Areale für die Erkennung eines Reizes zusammen. In manchen Fällen wird für diesen Zweck zusätzlich der limbische assoziative Kortex und/oder das Gedächtnis herangezogen (z. B. unangenehme Erinnerung an denselben Reiz). Anmerkung: Der primäre auditorische Kortex (A1) und der sekundäre somatosensorische Kortex (S 2) sind von lateral kaum sichtbar; sie liegen in der Tiefe des Sulcus lateralis.

Motorische Zentren:
- Der **primäre motorische Kortex (M1)** liegt in Area 4.
- Das **frontale Augenfeld (Area 8)** liefert das Programm für parallele Bewegungen der Sehachsen beider Augen (konjugierte Bewegungen) an die Augenregion von M1.
- Das **motorische Sprachzentrum (Broca-Zentrum, Areae 45** und **44)** koordiniert die Bewegungsmuster aller beim Sprechen beteiligten Muskeln.

Motorische Zentren: Prinzip der Verschaltung:
- Der **primäre motorische Kortex** (**M1, Brodmann-Area 4 des Gyrus precentralis**) ist das letzte Glied in einer Kette von zentralnervösen Prozessen bei der Ausführung einer Bewegung. Er benötigt für seine motorischen Funktionen neuronale Programmgeber, die die komplizierte Abfolge der Aktivierung von verschiedenen Muskeln mit unterschiedlicher Kraft und zu unterschiedlichen Zeitpunkten vorgeben. Elektrische Reizung von M1 löst Bewegungen in einem **Gelenk** aus und nicht in einem Muskel, d. h. in M1 sind Bewegungen von **Gelenken** repräsentiert, nicht die Kontraktionen von einzelnen **Muskeln**.
- Der **prämotorische Kortex** (**Areae 6** und **8**) dient der Planung und Steuerung komplizierter Bewegungen, die von Area 4 ausgeführt werden. Elektrische Reizung dieser Areale bewirkt Bewegungen in **mehreren** Gelenken.
- Das **frontale** (**motorische**) **Augenfeld** (latero-kaudale **Area 8**) liefert das Programm für konjugierte Augenbewegungen (parallele Bewegungen beider Blickachsen).
- Das **motorische Sprachzentrum** (**Broca-Sprachzentrum**) koordiniert die Bewegungsmuster aller beim Sprechen beteiligten Muskeln (z. B. Mund- und Zungenmuskeln). Das Zentrum befindet sich bei den meisten Menschen auf der **linken Seite** und wird überwiegend mit den **Areae 44** und **45** angegeben.

▸ Klinik.

▸ Klinik. Ein Ausfall des Broca-Zentrums erzeugt die **motorische Aphasie**: Trotz motorisch völlig intakter Mund- und Zungenmuskulatur ist die Sprachformung (Artikulation) nicht mehr möglich. Die Betroffenen sprechen meist im sog. Telegramm-Stil (eingeschränkte Sprachproduktion), verwechseln Laute und Buchstaben innerhalb eines Wortes (z. B. „Akfel“ statt „Apfel“) und machen Fehler im Satzbau. Das Sprachverständnis dagegen ist vollkommen unbeeinträchtigt. Aufgrund der erhaltenen Funktionstüchtigkeit der Mund- und Zungenmuskulatur können die Betroffenen auch normal essen und trinken.

Somatosensorische und visuelle Zentren des Lobus parietalis

Siehe Abb. **42.40**.

- Im **primären somatosensorischen Kortex (S 1, Areae 3, 1, 2, Gyrus postcentralis)** wird der Reiz nur für die weitere Verarbeitung „abgebildet“. Die Erkennung des Reizes erfolgt in nachgeschalteten Kortexarealen.
- Der **sekundäre somatosensorische Kortex (S 2)** liegt im Gyrus postcentralis dicht am Sulcus lateralis. Im Unterschied zu S 1 erhält er Information von **beiden Körperseiten**.
- Der dorsale Lobus parietalis ist an der Verarbeitung **visueller** Informationen beteiligt.

Somatosensorische und visuelle Zentren des Lobus parietalis

Siehe Abb. **42.40**.

Prinzip der Verschaltung:
- Im **primären somatosensorischen Kortex** (**S 1, Areae 3, 1, 2 des Gyrus postcentralis**) kommt der Impulseinstrom ausschließlich von der **kontralateralen** Körperhälfte. Hier erfolgt die erste somatotopisch geordnete „Abbildung“ des einwirkenden Reizes und des gereizten Körpergebiets. Die **Erkennung** des Reizes (bei mechanischen Reizen Intensität, Richtung, Geschwindigkeit, Dauer usw.) wird durch nachgeschaltete sekundäre Kortexareale bewerkstelligt wie Area 5 und somatosensorisch dominierte Kortexbereiche (assoziativ somatosensorisch = AS).
- Der **sekundäre somatosensorische Kortex** (**S 2**) liegt im kaudalen Gyrus postcentralis dicht am Sulcus lateralis, er erhält im Gegensatz zu S 1 einen **bilateralen** Impulseinstrom.
- Der dorsale Lobus parietalis dient der höheren Verarbeitung von somatosensorischen und visuellen Reizen (assoziativ somatosensorisch = AS und assoziativ visuell = AV).

▸ Exkurs: Neuroplastische Veränderungen in spezialisierten Kortexarealen bei häufiger Benutzung.

▸ Exkurs: Neuroplastische Veränderungen in spezialisierten Kortexarealen bei häufiger Benutzung. Im primären somatosensorischen Kortex (S 1) kann man nach relativ kurzer Zeit ausgeprägte **neuroplastische Veränderungen** nachweisen, wenn bestimmte Gebiete häufig erregt werden. Wird z. B. ein Affe trainiert, eine Stunde lang eine Scheibe mit den Spitzen des 2.–4. Fingers zu drehen, und nach drei Monaten das kortikale sensorische Repräsentationsgebiet der Finger mit bildgebenden Verfahren kartiert, zeigen sich die Repräsentationsgebiete der benutzten Finger **auf Kosten der nicht benutzten** vergrößert. Unter der Voraussetzung, dass man die Ergebnisse auf den Menschen übertragen kann, hat die sensorisch-motorische Spezialisierung in vielen Berufen (Sportler, Musiker) ein neuroplastisch-morphologisches Korrelat, d. h. die häufig benutzten Kortexareale werden größer.

Visuelle Zentren des Lobus occipitalis

Siehe Abb. **42.40**.

Der gesamte Lobus occipitalis und benachbarte Bereiche des Parietal- und Temporallappens werden vom **visuellen Kortex** eingenommen. Der Mensch wird oft als „Augentier" bezeichnet – im Gegensatz z. B. zur Ratte, die sich vorwiegend mit dem Geruchssinn orientiert.

- Der **primäre visuelle Kortex** (**V1**, **Area 17**) bildet den dorsalen Pol des Lobus und erstreckt sich auf der Medialseite der Hemisphären beiderseits des **Sulcus calcarinus**, der zum größten Teil in der Tiefe des Lobus occipitalis liegt. Hier erfolgt die erste Abbildung des visuellen Reizes.

▸ Klinik. Läsionen des primären visuellen Kortex führen zur sog. **Rindenblindheit**: Betroffene haben keinerlei visuelle Sinneseindrücke mehr, jedoch ist der Pupillenreflex auf Licht (S. 1219) normal, da dieser Reflexbogen nicht über den Kortex verläuft.

- Im **sekundären visuellen Kortex** (**V2**, **Areae 18** und **19**) sowie den assoziativ **visuellen Kortexbereichen** (**AV**) findet die höhere Verarbeitung der Sinnesinformation statt (Erkennung und Bewertung des visuellen Reizes).

▸ Klinik. Läsionen im sekundären visuellen Kortex führen zur sog. **Seelenblindheit**: Die Betroffenen können alles genau sehen, aber die gesehenen Dinge nicht erkennen. Ein Stuhl z.B wird genau beschrieben, aber der Name und Zweck des gesehenen Objektes kann nicht angegeben werden.

Auditorische Zentren des Lobus temporalis

Siehe Abb. **42.40**.

Die wichtigsten Areae des Lobus temporalis sind die **auditorischen Zentren**:

- Der **primäre auditorische Kortex** (**A1**, **Area 41 + 42**/Teil) ist das **primäre Hörzentrum**. Morphologisch ist er an den **Gyri transversi** zu erkennen, die den oberen (parietalen) Rand des Gyrus temporalis superior bzw. die kaudale Begrenzung des Sulcus lateralis bilden. Sie sind nur nach Aufweitung des dorsalen Sulcus lateralis oder Abtragung des kaudalen Lobus parietalis zu erkennen. Ihr Name deutet an, dass sie quer zur Längsrichtung des Sulcus verlaufen (**Heschl-Querwindungen**).
- Zum **sekundären auditorischen Kortex** werden meist Teile der Area 42 und 22 gerechnet, wobei die **linke dorsale Area 22** das **sensorische Sprachzentrum** (**Wernicke-Zentrum**) beinhaltet. Das Wernicke-Zentrum liegt auf der linken Hemisphere am okzipitalen Ende des Sulcus lateralis (S. 1225). Die Zuordnung der auditorischen Zentren zu Brodmann-Areae wird unterschiedlich gehandhabt.
- Broca- und Wernicke-Zentrum sind über den **Fasciculus arcuatus** direkt miteinander verbunden.

▸ Klinik. Ein Ausfall des Wernicke-Zentrums führt zur **sensorischen Aphasie**: Bei den Betroffenen besteht eine erhebliche Störung des Sprachverständnisses (Muttersprache wird als solche erkannt, klingt jedoch unbekannt wie eine nicht beherrschte Fremdsprache). Da auch die eigenen Formulierungen nicht verstanden werden, kommt es zu Verwechslungen bzw. fehlerhafter Anordnung von Wörtern innerhalb eines Satzes bis hin zu Wortneuschöpfungen (Neologismen).

Spracherkennung: Der Vorgang der Spracherkennung läuft demnach vereinfacht dargestellt über folgende Stufen:

- A1 vermittelt den Sinneseindruck der Tonhöhen,
- A2 erkennt die Art der Töne oder Geräusche (z. B. ob es sich um Musik oder Sprache handelt),
- das Wernicke-Zentrum ist nötig für das Verstehen von Sprache.

Bei der letzten Funktion helfen die assoziativ auditorischen Kortexareale (AA) mit, die große Teile des Temporallappens einnehmen.

Visuelle Zentren des Lobus occipitalis

Siehe Abb. **42.40**.

Der Lobus occipitalis wird fast vollständig von visuellen Zentren eingenommen.

- Im **primären visuellen Kortex** (**V1**, **Area 17**) erfolgt die erste Abbildung des visuellen Reizes.

▸ Klinik.

- Im **sekundären visuellen Kortex** (**V2**, **Areae 18** und **19**) und den assoziativ visuellen Kortexgebieten wird der Reiz erkannt.

▸ Klinik.

Auditorische Zentren des Lobus temporalis

Siehe Abb. **42.40**.

Im Lobus temporalis liegen die auditorischen Zentren:

- Der **primäre auditorische Kortex** (**A1**, **Area 41 + 42**) liegt im Sulcus lateralis, auf dem Oberrand des Gyrus temporalis superior.
- Der **sekundäre auditorische Kortex** (**A2**) ist u. a. in der **Area 22** lokalisiert. In der dorsalen **Area 22** liegt das **sensorische Sprachzentrum** (**Wernicke**). Die Zuordnung der Areae wird in der Fachliteratur unterschiedlich gehandhabt.

▸ Klinik.

Übersicht spezialisierter Kortexareale mit möglichen Schädigungen

Siehe Tab. **42.4**.

Übersicht spezialisierter Kortexareale mit möglichen Schädigungen

Die Funktionen einzelner Kortexbereiche und die Folgen ihrer Ausfälle sind in Tab. **42.4** zusammengestellt.

42.4 Funktionelle Bedeutung spezialisierter Kortexareale und Folgen kortikaler Läsionen

Kortexareal		funktionelle Bedeutung	Folgen einer kortikalen Läsion
motorische Zentren			
Area 44 + 45	motorisches Sprachzentrum (Broca)	Programmgeber für den motorischen Stimmapparat	motorische Aphasie*
M1	primärer motorischer Kortex	letztes zentralnervöses Glied bei der Ausführung einer Bewegung	Lähmung von Muskelgruppen
somatosensorische Zentren			
S 1, Areae 1, 2, 3	primärer somatosensorischer Kortex	erste somatotopisch korrekte „Abbildung“ des einwirkenden Reizes aus dem kontralateralen Körpergebiet	Ausfall taktiler Empfindungen wird beschrieben
S 2, Area 43	sekundärer somatosensorischer Kortex	Beteiligung an der Erkennung von taktilen Reizen (?)	Astereognosie (Unfähigkeit, durch Betasten einen Gegenstand zu erkennen)
auditorische Zentren			
A1, Area 41 + 42	primärer auditorischer Kortex	Vermittlung des Sinneseindrucks von Tonhöhen	Rindentaubheit
A2, Area 22	sekundärer auditorischer Kortex	Erkennung der Art von Tönen oder Geräuschen (z. B. ob es sich um Musik oder Sprache handelt)	Musik oder Sprache werden nicht erkannt, ohne Vorliegen von Taubheit
Area 22 (dorsaler Anteil)	sensorisches Sprachzentrum (Wernicke)	Vermittlung des Sprachverständnisses	sensorische Aphasie*
visuelle Zentren			
V1, Area 17	primärer visueller Kortex	erste Abbildung des visuellen Reizes	Rindenblindheit
V2, Areae 18, 19	sekundärer visueller Kortex	höhere Verarbeitung der Sinnesinformation mit Erkennung des optischen Reizes	visuelle Agnosie (sog. Seelenblindheit)

* Aphasie = zentrale Sprachstörung bei erhaltener Funktion der Mund- und Zungenmuskeln

Basalganglien – basale Kerne des Großhirns (Nuclei basales)

Der Begriff „Basalganglien“ (anders als andere Ganglien liegen sie innerhalb des ZNS!) wird hier aufgrund seiner klinischen Verwendung beibehalten.

Funktionelle Bedeutung der Basalganglien

Basalganglien sind eine Gruppe von Kernen, die u. a. an der Steuerung von Bewegungen beteiligt sind und auch kognitive und limbische Funktionen haben.
Im Rahmen der **Motorik** übernehmen sie zwei wichtige Funktionen:

- **Kontrolle des Motorkortex** über aszendierende Bahnen.
- **Beeinflussung der spinalen Motorik** über deszendierende Verbindungen zum Hirnstamm.

Im klinischen Sprachgebrauch werden sie als zentrale Strukturen des EPMS (S. 1180) angesehen.

Basalganglien – basale Kerne des Großhirns (Nuclei basales)

Bei Verwendung des Begriffs „Basalganglien“ ist zu bedenken, dass unter Ganglien eigentlich Ansammlungen von Nervenzellkörpern außerhalb des ZNS verstanden werden. Der Begriff wird aber klinisch oft verwendet und daher hier beibehalten.

Funktionelle Bedeutung der Basalganglien

Basalganglien sind eine Gruppe von Kernen (graue Substanz) im basalen Endhirn, die hauptsächlich an der Steuerung von Bewegungen beteiligt sind und darüber hinaus auch kognitive und limbische Funktionen haben.
Im Rahmen der **Motorik** sind die Basalganglien entscheidend an der **Stützmotorik** beteiligt, d. h. an der motorischen Ausgangssituation für Bewegungen, und liefern zusammen mit dem Kleinhirn die Programme für **Willkürbewegungen** an den primären Motorkortex. Die Basalganglien bilden eine Kontrollschleife für den Motorkortex, d. h. sie erhalten Information vom Kortex und kontrollieren die Aktivität des Kortex. Ihre Verschaltung (s. u.) zeigt, dass sie im Rahmen der Motorik zwei wichtige Funktionen übernehmen:

- **Kontrolle des Motorkortex** über aszendierende Bahnen und
- **Beeinflussung der spinalen Motorik** indirekt über Zwischenstationen (Kerne des pontinen Tegmentums) zur spinalen Formatio reticularis.

Da es sich besonders im klinischen Sprachgebrauch eingebürgert hat, die Basalganglien als wichtige Strukturen im sog. **extrapyramidalmotorischen Systems** (**EPMS**) anzusehen, wird dieser Begriff hier noch erwähnt (S. 1180), obwohl er heute aus mehreren Gründen **nicht** mehr allgemein akzeptiert ist.

▶ Klinik. Bei einer Störung der Basalganglien treten keine motorischen Lähmungen auf, sondern Veränderungen der **Art und Weise**, wie Bewegungen durchgeführt werden (z. B. überschießend, abgehackt oder kleinschrittig). Ein prominentes Beispiel für eine solche Bewegungsstörung ist die **Parkinson-Krankheit** (S. 1178).

▶ Klinik.

Einteilung der Basalganglien

Die Zuordnung der einzelnen Kerne des Telencephalons zu den Basalganglien wird unterschiedlich gehandhabt. Meist werden **Corpus striatum** (Ncl. caudatus und Putamen, kurz auch Striatum genannt, s. u.) sowie **Ncl. lentiformis** (Globus pallidus und Putamen, s. u.) zu den Basalganglien gerechnet. Allerdings gibt es große Unterschiede zwischen Klinik und vorklinischer Literatur.

Einteilung der Basalganglien

Zu den **Basalganglien** werden meist **Corpus striatum** (Ncl. caudatus und Putamen) **und Ncl. lentiformis** (Globus pallidus und Putamen) gerechnet, allerdings gibt es große Unterschiede in der Zuordnung je nach Quelle.

▶ Merke. Das **Putamen** wird mit dem Ncl. caudatus zum **Corpus striatum** zusammengefasst, mit dem Globus pallidus zum **Ncl. lentiformis** (Abb. **42.41**).

▶ Merke.

42.41 Lage der Basalganglien

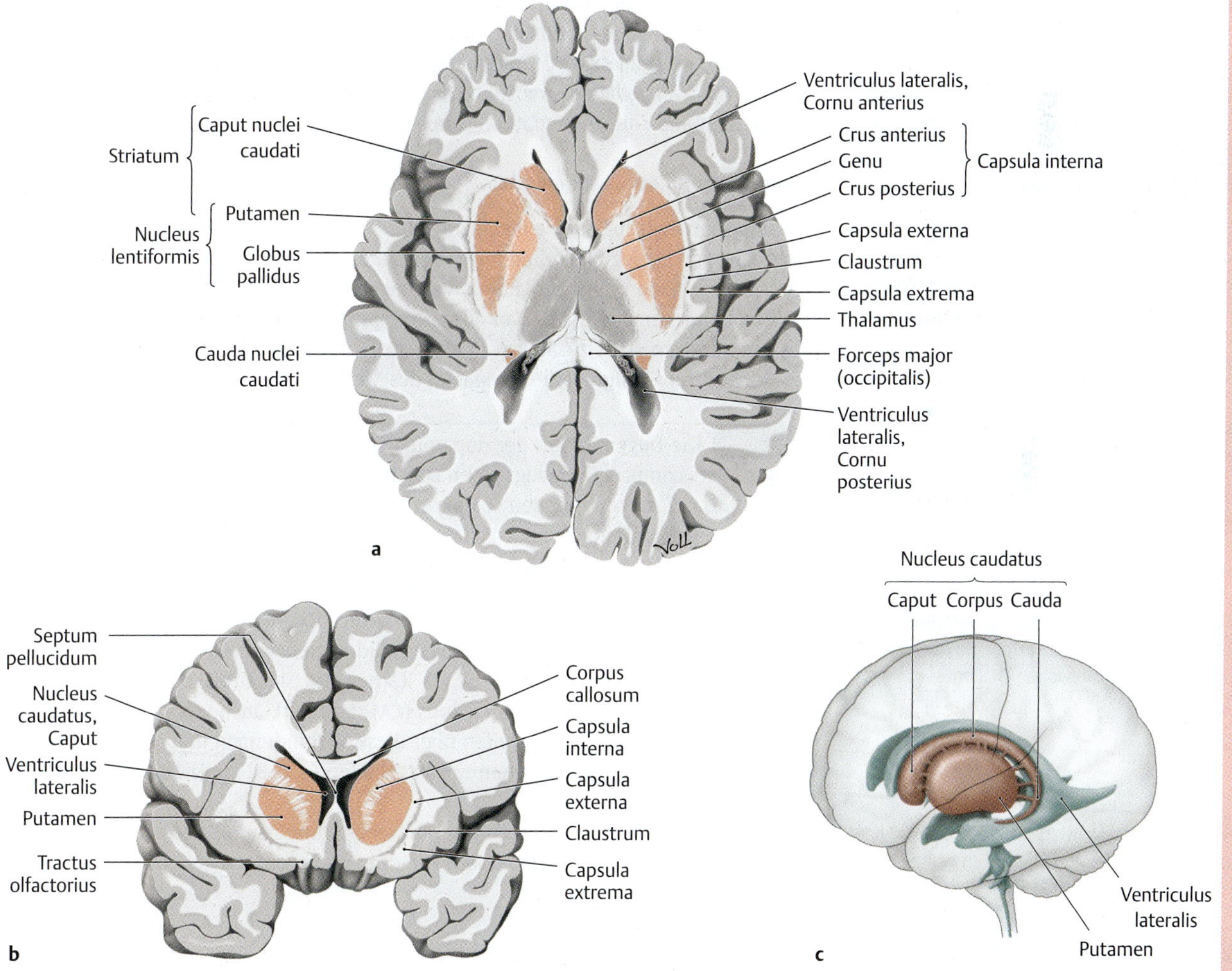

a Basalganglien im Horizontal- (Ansicht von parietal) und
b Frontalschnitt (Ansicht von rostral) sowie
c die Lagebeziehung zwischen Ncl. caudatus und Putamen zu Thalamus und Seitenventrikeln (Ansicht von links).

Quelle: Schünke M, Schulte E, Schumacher U. PROMETHEUS LernAtlas der Anatomie, Kopf, Hals und Neuroanatomie. Illustrationen von Voll M u. Wesker K. 6. Aufl. Stuttgart: Thieme; 2022

Lage, Form und Aufbau der Basalganglien

Die telenzephalen Kerne liegen im basalen Endhirn und bestehen aus neuronalen Somata (graue Substanz) mit geringen Faseranteilen.

Der **Ncl. caudatus** ist aufgrund seiner bogenförmigen Ausdehnung sowohl auf Frontal- als auch auf Horizontalschnitten (Abb. **42.41a**) jeweils zweifach getroffen.

Der **Globus pallidus** besteht aus einem lateralen und einem medialen Anteil. Die helle Farbe des Kerns ist auf eine geringere Zelldichte zurückzuführen.

Vor dem rostralen Ende der Cauda nuclei caudati liegt das **Corpus amygdaloideum** (Mandelkern).

Lage, Form und Aufbau der Basalganglien

Wie der Name andeutet, liegen die telenzephalen Kerne oder Basalganglien in der **Basis des Endhirns**, eingebettet in die weiße Fasersubstanz, das Marklager. Auf Schnitten des Großhirns (Abb. **42.41**) erkennt man die Kerne an ihrer dunklen Farbe, da sie aus neuronalen Somata (graue Substanz) mit geringen Faseranteilen bestehen.

Der **Ncl. caudatus** (Schweifkern) hat die markanteste Form: Aufgrund seiner bogenförmigen Ausdehnung kann dieser Kern auf bestimmten Horizontal- und Frontalschnitten zweimal erscheinen: In der Abb. **42.41a** (Horizontalschnitt) ist die Cauda nuclei caudati direkt rostral des Hinterhorns (Cornu posterius) der Seitenventrikel zu erkennen; auf einem Frontalschnitt liegt er im Dach des Unterhorns. Am weitesten rostral befindet sich sein Kopf, der durch streifenförmige Brücken grauer Substanz mit dem **Putamen** (Schale) verbunden ist. Diese Streifen grauer Substanz haben zu der Bezeichnung **Corpus striatum** (Streifenkörper) für Ncl. caudatus samt Putamen geführt. Als **Ncl. accumbens** wird die basal gelegene Verbindung zwischen Caput nuclei caudati und Putamen bezeichnet.

Der heller aussehende **Globus pallidus** („blasse Kugel"), der aus einem lateralen und medialen Anteil (Globus pallidus lateralis und medialis) besteht, liegt medial vom Putamen und bildet zusammen mit diesem den **Ncl. lentiformis** (Linsenkern). Die hellere Färbung des Globus pallidus ist im Vergleich zum danebenliegenden Putamen und Ncl. caudatus auf eine geringere Zelldichte zurückzuführen.

Das **Corpus amygdaloideum** (Mandelkernkomplex) befindet sich vor dem rostralen Ende der Cauda nuclei caudati im Lobus temporalis.

Verschaltung der Basalganglien

Afferenzen: Das **Striatum** erhält seine Information vom Kortex, wird aber auch von dopaminergen Bahnen der Substantia nigra (S. 1102) beeinflusst (vgl. Abb. **43.5**).

Verschaltung der Basalganglien

Afferenzen: In Bezug auf die Beteiligung der Basalganglien an der Planung und Durchführung von Bewegungen sind folgende Punkte beachtenswert (vgl. Abb. **43.5**):

- Die Information über geplante Bewegungen erreicht das Striatum diffus von großen Bereichen des Kortex; vor allem vom prämotorischen Kortex.
- Das Striatum steht zusätzlich unter dem Einfluss von **dopaminergen Bahnen aus der Substantia nigra** (Pars compacta) des Mesencephalon (S. 1102).

▶ Klinik.

▶ Klinik. Die Degeneration der dopaminsynthetisierenden Zellen in der Substantia nigra (Pars compacta) erzeugt einen **Dopaminmangel im Striatum**, weil die von der Substantia nigra kommenden Axone im Striatum Dopamin als Transmitter benutzen. Der Dopaminmangel im Striatum ist die eigentliche Ursache für die Bewegungsstörungen der **Parkinson-Krankheit** (S. 1178).

Efferenzen: Das Striatum projiziert zum Globus pallidus und von dort über die Ansa lenticularis zu den motorischen Thalamuskernen VL, CM und VA.

Der **Ncl. subthalamicus** (S. 1120) bildet mit seinen Afferenzen und Efferenzen eine Schleife mit dem Pallidum (S. 1177).

Efferenzen: Die Impulse verlassen das **Striatum** über den **Globus pallidus** (oft kurz als Pallidum bezeichnet). Vom Globus pallidus zieht eine faserreiche Verbindung (**Ansa lenticularis**) zu den motorischen Kernen des Thalamus, nämlich zu den Ncll. ventralis lateralis (**VL**), centromedianus (**CM**) und evtl. auch ventralis anterior (**VA**). Die Basalganglien (S. 1176) greifen über diese Verbindungen in die vom prämotorischen und anderen motorischen Kortexgebieten (S. 1181) initiierten Willkürbewegungen ein.

Der **Ncl. subthalamicus** (S. 1120) liegt im Nebenschluss zum Pallidum. Er erhält Afferenzen aus dem externen (lateralen) Pallidum und projiziert auf das interne (mediale) Pallidum (S. 1177) zurück.

Großhirnmark mit Fasersystemen

Die weiße Substanz des Großhirns besteht aus markhaltigen **Assoziations-**, **Kommissuren-** oder **Projektionsfasern** (Tab. **42.5**).

Großhirnmark mit Fasersystemen

Die größte Masse des Großhirns macht das unter dem wenige Millimeter dicken Kortex gelegene Mark aus, in das der Thalamus und die Basalganglien eingebettet sind. Das Mark besteht zum größten Teil aus **markhaltigen Fasern** (S. 83), die wegen ihres hohen Myelingehalts eine gelblich-weiße Farbe haben und je nach Verlauf als **Assoziations-**, **Kommissuren-** oder **Projektionsfasern** bezeichnet werden (Tab. **42.5**).

42.5 Fasersysteme des Großhirnmarks

System	verbundene Strukturen
Assoziationsfasern	funktionell zusammengehörende Kortexareale innerhalb einer Hemisphäre
Kommissurenfasern	funktionell zusammengehörende Kortexareale der rechten und linken Hemisphäre: ▪ homotop bei symmetrischen Arealen ▪ heterotopisch bei asymmetrischen Arealen
Projektionsfasern	Kortex mit kaudaler gelegenen Strukturen (z. B. Pyramidenbahn)

Assoziationsfasern

Diese Fasern bilden Faserbündel zwischen funktionell zusammengehörenden Kortexarealen derselben Hemisphäre (Abb. **42.42**).

Die kürzesten Fasern sind die U-förmigen **Fibrae arcuatae cerebri**, die zwei benachbarte Kortexwindungen miteinander verbinden (Abb. **42.42a**). Bekannt sind die Fibrae arcuatae breves zwischen dem **Gyrus post-** und **precentralis**, die dafür sorgen, dass vom Motorkortex initiierte Bewegungen rückgekoppelt mit sensorischer Information verlaufen. Besonders wichtig ist dies z. B. bei Tastbewegungen, die immer mit einem ganz bestimmten Andruck der Fingerkuppen erfolgen, um optimale Bedingungen für die Tastrezeptoren herzustellen (s. u.).

Weitere Assoziationsfasern sind die **Fibrae associationis telencephali** (breves und longae), die weiter auseinander liegende Kortexareale miteinander verknüpfen (Abb. **42.42a**).

Das **Cingulum** ist ein im Gyrus cinguli verlaufendes Faserbündel, das Funktionen im limbischen System erfüllt und eine Verbindung von Frontalhirn und Ncll. anteriores des Thalamus mit dem Hippocampus herstellt.

Ein weiteres bekanntes Assoziationssystem ist der **Fasciculus arcuatus,** der das sensorische Sprachzentrum (Wernicke) im dorsalen Temporallappen mit dem motorischen Sprachzentrum (Broca) im Frontallappen verbindet. Beide Zentren arbeiten funktionell eng zusammen. Dieser Faszikel wird oft als kaudaler Teil des **Fasciculus longitudinalis superior** angesehen.

Andere bekannte Assoziationsbahnen sind in Abb. **42.42b** dargestellt.

42.5

Assoziationsfasern

Assoziationsfasern bilden Faserbündel zwischen funktionell zusammengehörenden Kortexarealen derselben Hemisphäre (Abb. **42.42**) und können sehr kurz sein, wie die **Fibrae arcuatae cerebri** zwischen dem Gyrus post- und precentralis.

Weitere Assoziationsfasern sind die **Fibrae associationis telencephali** (breves und longae), die weiter auseinander liegende Kortexareale miteinander verknüpfen.

Zu den langen Assoziationsbahnen gehört das **Cingulum**, das im limbischen System eine Verbindung zwischen Frontalhirn und Ncll. antt. des Thalamus mit dem Hippocampus herstellt. Der **Fasciculus arcuatus** ist eine wichtige Verbindung zwischen dem sensorischen und motorischen Sprachzentrum.

42.42 Assoziationsfasern

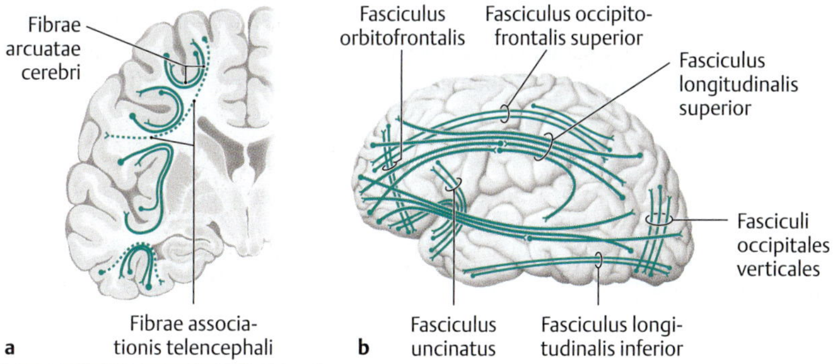

a Fibrae arcuatae cerebri als kürzeste Assoziationsfasern und Fibrae associationis telencephali (gestrichelt) an einem Frontalschnitt.
b Verlauf bekannter Assoziationsfasern in der Lateralansicht auf das Großhirn projiziert.

Quelle: Schünke M, Schulte E, Schumacher U. PROMETHEUS LernAtlas der Anatomie. Kopf, Hals und Neuroanatomie. Illustrationen von Voll M u. Wesker K. 6. Aufl. Stuttgart: Thieme; 2022

Kommissurenfasern

Unter Kommissurenfasern (Abb. **42.43**) werden Fasern verstanden, die die Mittellinie des Großhirns kreuzen und funktionell zusammengehörende (nicht notwendigerweise zueinander symmetrisch angeordnete) Kortexareale der rechten und linken Hemisphäre miteinander verbinden. Verbindungen zwischen symmetrischen Arealen heißen **homotopisch**, die anderen **heterotopisch**.

Das größte dieser Systeme ist der **Balken** (**Corpus callosum**), eine dicke Platte von vielen Millionen Fasern, die die Hauptverbindung zwischen beiden Hemisphären herstellt. Von rostral nach okzipital besteht er aus den Teilen

- **Rostrum** (Schiffsschnabel, Bug),
- **Genu** (Knie),
- **Truncus** (Stamm) und
- **Splenium** (Binde).

Kommissurenfasern

Kommissurenfasern (Abb. **42.43**) sind Fasern, die die Mittellinie des Großhirns kreuzen und funktionell zusammengehörende Kortexareale der rechten und linken Hemisphäre miteinander verbinden.

Die größten dieser Fasersysteme sind der **Balken** (**Corpus callosum**), die **Commissura anterior**, die sich unmittelbar hinter der Lamina terminalis befindet, und die **Commissura fornicis** (**hippocampi**).

42.43 Kommisurenfasern

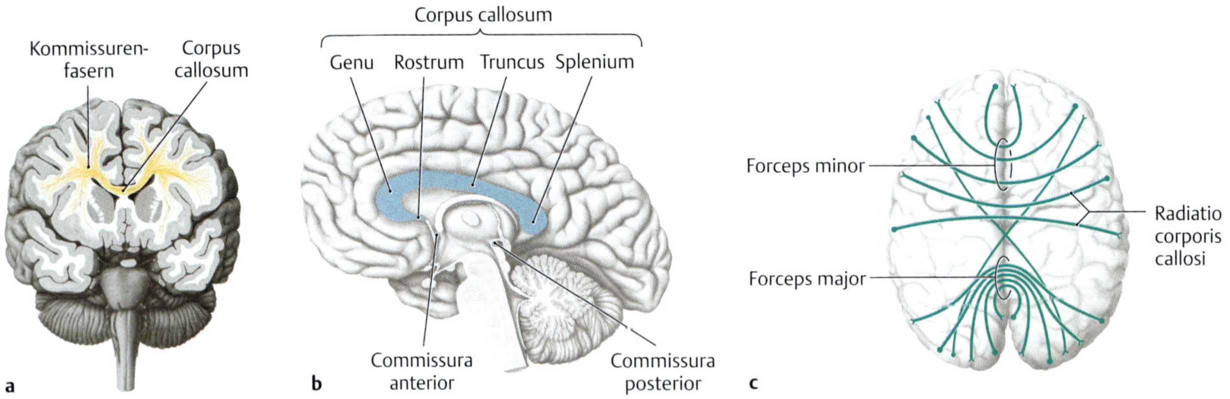

a Darstellung der Kommissurenfasern im Frontalschnitt,
b im Mediansagittalschnitt mit farblicher Hervorhebung ihrer prominentesten Strukturen,
c und am durchscheinenden Gehirn in der Ansicht von oben bzw. dorsal.

Quelle: Schünke M, Schulte E, Schumacher U. PROMETHEUS LernAtlas der Anatomie. Kopf, Hals und Neuroanatomie. Illustrationen von Voll M u. Wesker K. 6. Aufl. Stuttgart: Thieme; 2022

Die zangenförmig die vorderen und hinteren Teile der Fissura longitudinalis cerebri umgreifenden Fasern des Balkens werden als **Forceps minor** (rostral) und **Forceps major** (okzipital) bezeichnet.
Der Balken ist bei Rechtshändern dünner als bei Beidhändern, was auf die Tatsache zurückgeführt wird, dass bei Rechtshändern der notwendige Datenaustausch zwischen den Hemisphären geringere Ausmaße hat. Dies ist einer der Vorteile der **Lateralisation** des Kortex, d. h. der Spezialisierung der beiden Hemisphären auf bestimmte Aufgaben.
Andere Kommissuren sind die

- **Commissura anterior** hinter der Lamina terminalis (der rostralen Wand des 3. Hirnventrikels), die u. a. Fasern der Riechbahn enthält, und
- **Commissura fornicis** (**hippocampi**), die dorsal den rechten und den linken Fornix miteinander verbindet.

Die sog. **Commissura posterior** (epithalamica) unterhalb der Epiphyse ist keine echte Kommissur, weil sie keine Kortexareale, sondern Kerne verbindet, die für die Steuerung von Lichtreflexen von Bedeutung sind. In diesem Sinn ist auch die **Commissura habenularum** oberhalb der Epiphyse keine echte Kommissur, weil sie eine Verbindung zwischen den Ncll. habenulares auf beiden Seiten herstellt.

Projektionsfasern

Projektionsfasern verbinden den Kortex und weiter kaudal gelegene Zentren miteinander (Abb. **42.44**). Sie können vom Kortex nach kaudal projizieren oder von kaudal kommen und kortikal enden.

Projektionsfasern

Projektionsfasern sind Fasern, die den Kortex und weiter kaudal gelegene Zentren miteinander verbinden (Abb. **42.44**).
Sie können entweder vom Kortex ausgehen wie z. B. die Pyramidenbahn (S. 1173) oder ihn von kaudalen Zentren aus erreichen (z. B. somatosensorische Bahnen vom Thalamus/Thalamusstrahlung).

► Merke.

► Merke. Die größte Ansammlung von Projektionsfasern findet sich in der **Capsula interna** (Abb. **42.45**) zwischen Globus pallidus bzw. Putamen auf der lateralen und Thalamus mit Ncl. caudatus auf der medialen Seite. Hier verlaufen sensorische und motorische Fasersysteme, wobei insbesondere die Pyramidenbahn eine ausgeprägte **Somatotopie** zeigt. Der motorische Teil der Capsula interna setzt sich nach kaudal in die Crura cerebri (S. 1101) fort.

Auf einem Horizontalschnitt unterscheidet man bei der Capsula interna **Crus anterius** und **posterius** sowie das Genu.
Die Anordnung der in ihr nach kaudal verlaufenden motorischen Fasersysteme (z. B. Pyramidenbahn) und der nach kortikal ziehenden sensorischen Systeme (z. B. Thalamusefferenzen) ist Abb. **42.45** zu entnehmen.

Die Capsula interna bildet auf einem Horizontalschnitt einen nach lateral offenen Winkel; man unterscheidet einen vorderen und hinteren Schenkel (**Crus anterius** und **posterius**), die im Knie (**Genu**) zusammenstoßen. Innerhalb dieser Anteile sind die nach kaudal projizierenden Fasern der Pyramidenbahn wie folgt angeordnet:

- Im Bereich des **Knies** findet sich der **Tractus corticonuclearis**, der zu den motorischen Hirnnervenkernen im Hirnstamm zieht. Im Knie befinden sich somit Faserbündel für die motorische Innervation des **Kopfes**.

- Im **hinteren Schenkel** schließen sich die motorischen Fasern zunächst für die **obere** und dann für die **untere Körperhälfte** an.
- Die aszendierenden Fasern von den somatosensorischen Kernen des Thalamus laufen im **vorderen** und **hinteren Schenkel** lateral bzw. medial von den motorischen Bahnen zum Kortex. Sie bilden im Crus posterius den oberen (zentralen) Thalamusstiel, der zusammen mit anderen Fasern in der Corona radiata der Abb. **42.44** enthalten ist.

42.44 Projektionsfasern

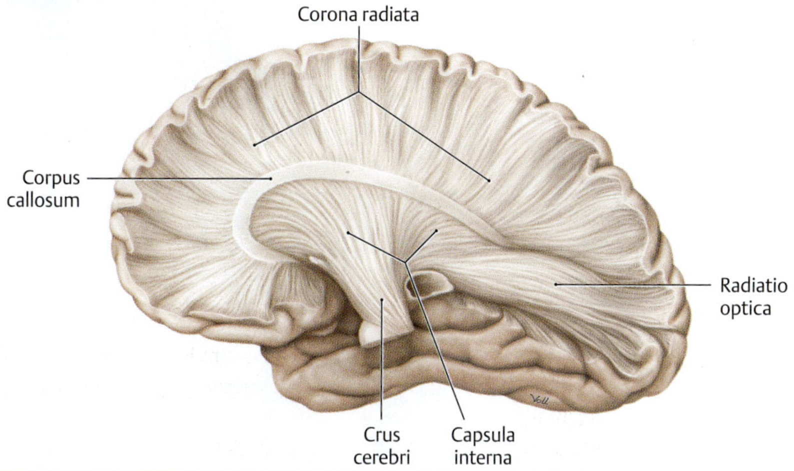

Quelle: Schünke M, Schulte E, Schumacher U. PROMETHEUS LernAtlas der Anatomie, Kopf, Hals und Neuroanatomie. Illustrationen von Voll M u. Wesker K. 6. Aufl. Stuttgart: Thieme; 2022

42.45 Capsula interna

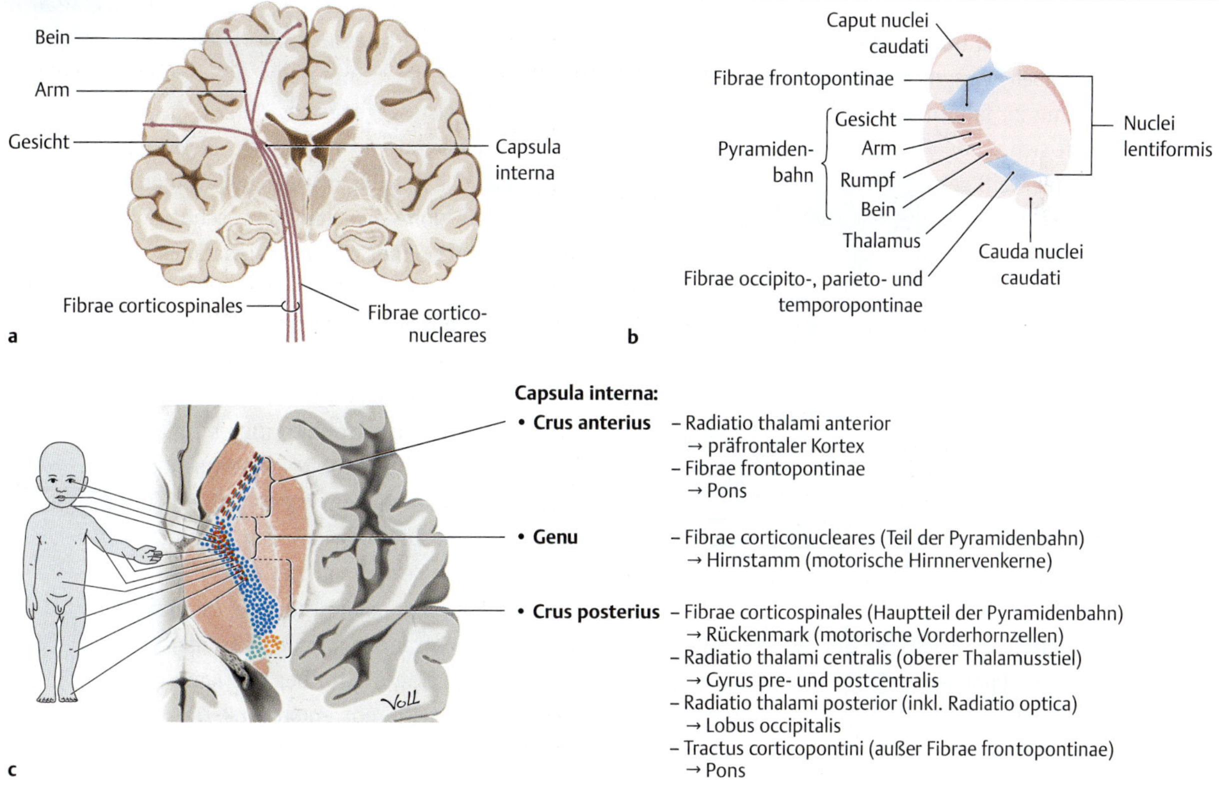

a Verlauf der Pyramidenbahn mit ihren Teilen (Fibrae corticospinales und corticonucleares) durch die rechte Capsula interna im Frontalschnitt.
b Lage der linken Capsula interna im Horizontalschnitt. Der vordere Schenkel liegt zwischen Ncl. lentiformis und Caput nuclei caudati, der hintere Schenkel wird lateral ebenfalls vom Ncl. lentiformis, medial jedoch vom Thalamus begrenzt. Von den Fasersystemen innerhalb der Capsula interna zeigt die Pyramidenbahn (rot hervorgehoben) eine besonders ausgeprägte Somatotopie.
c Horizontalschnitt durch die linke Gehirnhälfte: Dargestellt sind die durchziehenden Fasern mit somatotopischer Anordnung der Pyramidenbahn (Fibrae corticonucleares und corticospinales, rote Punkte) und weitere absteigende sowie aufsteigende Bahnen: frontopontine Bahnen (rote Striche); Tractus temporopontinus (orange Punkte); vorderer (blaue Striche), oberer/zentraler (blaue Punkte) und hinterer (hellblaue Punkte) Thalamusstiel.

Quelle: Schünke M, Schulte E, Schumacher U. PROMETHEUS LernAtlas der Anatomie, Kopf, Hals und Neuroanatomie. Illustrationen von Voll M u. Wesker K. 6. Aufl. Stuttgart: Thieme; 2022

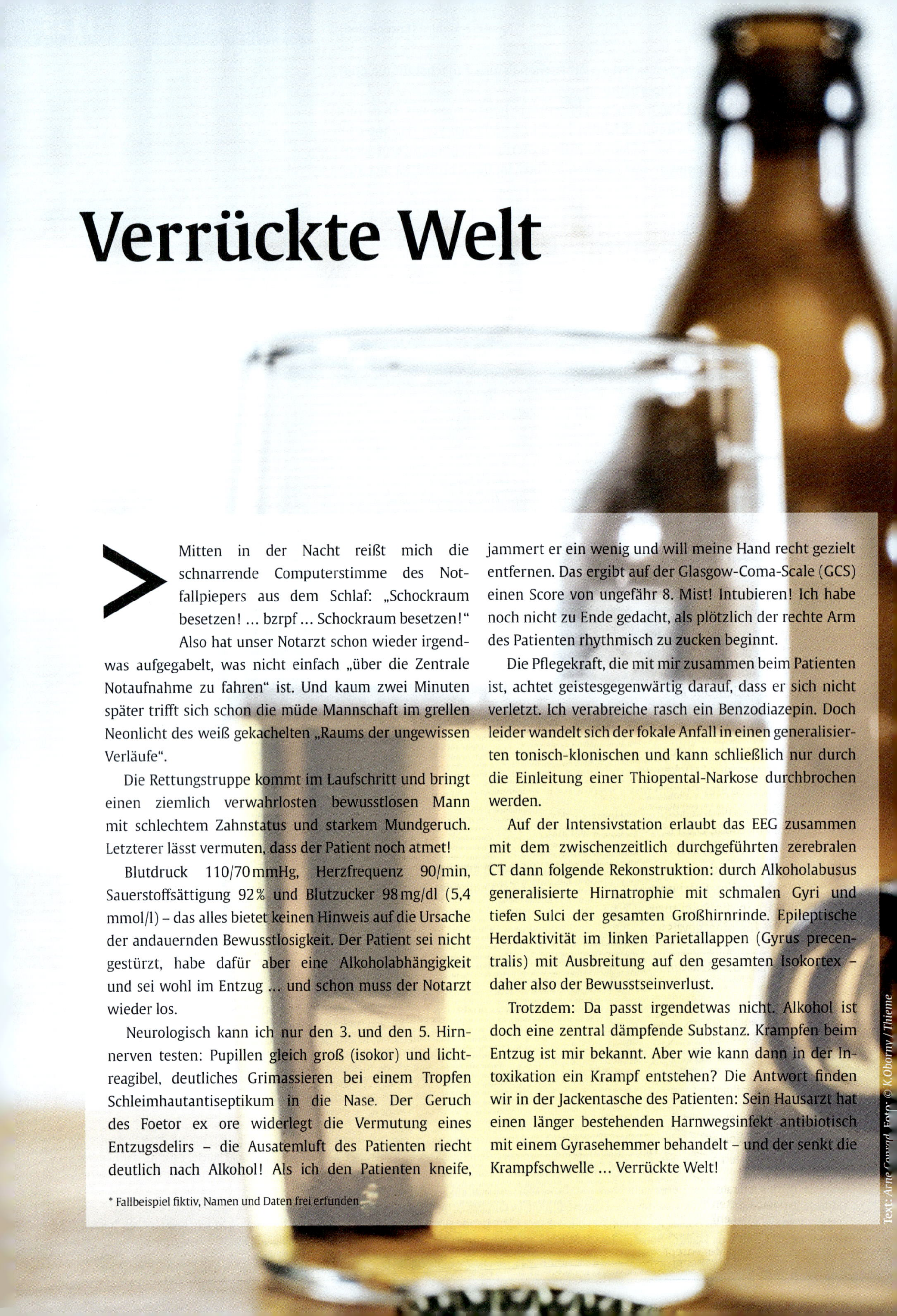

Verrückte Welt

Mitten in der Nacht reißt mich die schnarrende Computerstimme des Notfallpiepers aus dem Schlaf: „Schockraum besetzen! … bzrpf … Schockraum besetzen!“ Also hat unser Notarzt schon wieder irgendwas aufgegabelt, was nicht einfach „über die Zentrale Notaufnahme zu fahren“ ist. Und kaum zwei Minuten später trifft sich schon die müde Mannschaft im grellen Neonlicht des weiß gekachelten „Raums der ungewissen Verläufe“.

Die Rettungstruppe kommt im Laufschritt und bringt einen ziemlich verwahrlosten bewusstlosen Mann mit schlechtem Zahnstatus und starkem Mundgeruch. Letzterer lässt vermuten, dass der Patient noch atmet!

Blutdruck 110/70 mmHg, Herzfrequenz 90/min, Sauerstoffsättigung 92 % und Blutzucker 98 mg/dl (5,4 mmol/l) – das alles bietet keinen Hinweis auf die Ursache der andauernden Bewusstlosigkeit. Der Patient sei nicht gestürzt, habe dafür aber eine Alkoholabhängigkeit und sei wohl im Entzug … und schon muss der Notarzt wieder los.

Neurologisch kann ich nur den 3. und den 5. Hirnnerven testen: Pupillen gleich groß (isokor) und lichtreagibel, deutliches Grimassieren bei einem Tropfen Schleimhautantiseptikum in die Nase. Der Geruch des Foetor ex ore widerlegt die Vermutung eines Entzugsdelirs – die Ausatemluft des Patienten riecht deutlich nach Alkohol! Als ich den Patienten kneife, jammert er ein wenig und will meine Hand recht gezielt entfernen. Das ergibt auf der Glasgow-Coma-Scale (GCS) einen Score von ungefähr 8. Mist! Intubieren! Ich habe noch nicht zu Ende gedacht, als plötzlich der rechte Arm des Patienten rhythmisch zu zucken beginnt.

Die Pflegekraft, die mit mir zusammen beim Patienten ist, achtet geistesgegenwärtig darauf, dass er sich nicht verletzt. Ich verabreiche rasch ein Benzodiazepin. Doch leider wandelt sich der fokale Anfall in einen generalisierten tonisch-klonischen und kann schließlich nur durch die Einleitung einer Thiopental-Narkose durchbrochen werden.

Auf der Intensivstation erlaubt das EEG zusammen mit dem zwischenzeitlich durchgeführten zerebralen CT dann folgende Rekonstruktion: durch Alkoholabusus generalisierte Hirnatrophie mit schmalen Gyri und tiefen Sulci der gesamten Großhirnrinde. Epileptische Herdaktivität im linken Parietallappen (Gyrus precentralis) mit Ausbreitung auf den gesamten Isokortex – daher also der Bewusstseinverlust.

Trotzdem: Da passt irgendetwas nicht. Alkohol ist doch eine zentral dämpfende Substanz. Krampfen beim Entzug ist mir bekannt. Aber wie kann dann in der Intoxikation ein Krampf entstehen? Die Antwort finden wir in der Jackentasche des Patienten: Sein Hausarzt hat einen länger bestehenden Harnwegsinfekt antibiotisch mit einem Gyrasehemmer behandelt – und der senkt die Krampfschwelle … Verrückte Welt!

* Fallbeispiel fiktiv, Namen und Daten frei erfunden

Text: Arne Conrad, Foto: © K.Oborny / Thieme

42.4 Hüllen des ZNS (Meningen) und Liquorsystem

42.4.1 Meningen

Die Häute, die Gehirn und Rückenmark umgeben, zeigen einen prinzipiell gleichartigen Aufbau, unterscheiden sich jedoch in ihrer Anordnung.

Allgemeiner Aufbau und Innervation der Meningen

Die Häute des ZNS (**Meningen**) werden unterteilt in
- **harte Hirn- bzw. Rückenmarkshaut** (Pachymeninx = Dura mater encephali bzw. spinalis) und
- **weiche Hirn- bzw. Rückenmarkshaut** (Leptomeninx aus Arachnoidea mater und Pia mater encephali bzw. spinalis).

Harte Hirn- bzw. Rückenmarkshaut (Pachymeninx): Die **Dura mater** ist die äußerste Hülle und besteht aus straffem, kollagenem Bindegewebe. Im Bereich des Großhirns liegt sie dem Schädelknochen dicht an oder ist mit ihm verwachsen.

▸ Merke. Bei der Dura mater können zwei Schichten („**Durablätter**": Stratum periostale und meningeale) unterschieden werden, die im **Gehirn** mit Ausnahme der Bereiche venöser Sinus (s. u.) miteinander **verwachsen** sind. Im **Spinalkanal** hingegen liegt zwischen ihnen der **Epiduralraum**, der von Fettgewebe und vertebralen Venenplexus ausgefüllt ist (Abb. **42.47**) (s. u.). Hier wird das Stratum periostale oft nur als Periost bezeichnet.

Weiche Hirn- bzw. Rückenmarkshaut (Leptomeninx): Sie setzt sich aus folgenden, deutlich voneinander abgrenzbaren Anteilen zusammen:
- **Arachnoidea mater (Spinnwebhaut):** Sie liegt der Innenseite der Dura direkt an. Zwischen Dura und Arachnoidea befindet sich nur ein flüssigkeitsgefüllter kapillarer Spalt, ein **Subduralraum** im engeren Sinne ist nicht vorhanden. Die Arachnoidea ist als zarter Schleier aus lockerem Bindegewebe zu erkennen. Sie ist nahezu durchsichtig und gibt nach Öffnung der Dura den Blick auf die Oberfläche des ZNS frei. Im **Subarachnoidalraum** zwischen Arachnoidea und Pia mater liegen die zahlreichen oberflächlichen Arterien und Venen des Gehirns und Rückenmarks. Eine Ausnahme stellen die Brückenvenen (S. 1154) dar, die vom Subarachnoidalraum durch Arachnoidea und Dura in die Sinus durae matris ziehen (Abb. **42.46**).
- **Pia mater:** Sie ist mit der Oberfläche des ZNS verwachsen und von ihr nicht mit der Pinzette abhebbar. Die Pia mater sitzt der **Membrana gliae limitans superficialis** (Gliagrenzmembran) auf, die als eigentliche Außengrenze des Hirngewebes von den breiten Füßchen der Astrozytenfortsätze gebildet wird.

Die Pia mater folgt allen Sulci und Fissuren des Gehirns in die Tiefe, während Arachnoidea und Dura in die Sulci nicht hineinziehen. Auch die in das ZNS eintretenden Gefäße werden für eine gewisse Strecke noch von Pia mater umgeben; auf diese

42.4 Hüllen des ZNS (Meningen) und Liquorsystem

42.4.1 Meningen

Allgemeiner Aufbau und Innervation der Meningen
Bei den Meningen unterscheidet man:
- Pachymeninx und
- Leptomeninx.

Harte Hirn- bzw. Rückenmarkshaut (Pachymeninx): Sie wird gebildet von der Dura mater und besteht aus straffem, kollagenem Bindegewebe.

▸ Merke.

Weiche Hirn- bzw. Rückenmarkshaut (Leptomeninx): Hier unterscheidet man:
- **Arachnoidea mater**, die von der Dura durch einen kapillaren Spalt getrennt ist, und
- **Pia mater**, die fest mit der Oberfläche des Gehirns (gebildet von der Membrana gliae limitans superficialis) verwachsen ist und allen Sulci in die Tiefe folgt.

42.46 Aufbau der Meningen

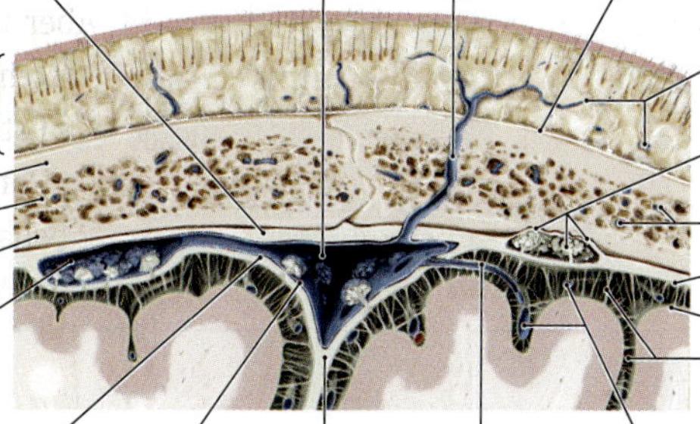

Hier ist exemplarisch der Aufbau an den Häuten des Gehirns samt ihrer Verbindung mit der Schädelkalotte im Frontalschnitt gezeigt. Im Gegensatz zur Anordnung im Rückenmark (Abb. **42.47**) fehlt hier ein Epiduralraum.

Quelle: Schünke M, Schulte E, Schumacher U. PROMETHEUS LernAtlas der Anatomie, Kopf, Hals und Neuroanatomie. Illustrationen von Voll M u. Wesker K. 6. Aufl. Stuttgart: Thieme; 2022

Weise bilden sich um die eintretenden Gefäße trichterförmige Hohlräume, die sog. **Virchow-Robin-Räume**.

▶ Merke.

▶ Merke. Zwischen der Pia mater und der Arachnoidea befindet sich der **Subarachnoidalraum** (**Spatium subarachnoideum**), der mit **Liquor cerebrospinalis** (S. 1140) gefüllt ist und von Bindegewebstrabekeln sowie von arteriellen und venösen Blutgefäßen durchzogen wird.

Zur grundsätzlichen Anordnung der Meningen s. Abb. **42.46**.

Die grundsätzliche Anordnung der Meningen ist in Abb. **42.46** am Beispiel der Häute des Gehirns dargestellt.

Innervation der Meningen: Sie erfolgt in der Schädelhöhle frontoparietal durch Äste des **N. V**, okzipital durch **N. X** und die Rr. meningei aus C 1–3, im Spinalkanal durch die **Rr. meningei** der Spinalnerven. Nervenfasern finden sich vorwiegend in der Nähe der Duragefäße.

Innervation der Meningen: Sie erfolgt innerhalb der Schädelhöhle frontal und parietal aus den drei Ästen des **N. trigeminus** (**V**), okzipital durch den **N. vagus** (**X**) und die Rr. meningei der Spinalnerven C 1–C 3. Nervenfasern finden sich vorwiegend in der Nähe der Duragefäße. Die Pia scheint nicht sensorisch innerviert zu sein; zumindest wird ein Stich in das Zerebrum durch die Pia nicht als schmerzhaft empfunden.
Die Dura des Rückenmarks wird sensorisch durch die **Rr. meningei** der Spinalnerven (S. 198) versorgt.

▶ Klinik.

▶ Klinik. Die sensorische Versorgung der Dura durch den N. vagus erklärt das Erbrechen als eines der Hauptsymptome bei einer **Meningitis** (Hirnhautentzündung). Das Erbrechen kann auch schon bei einer meningealen Reizung durch starke Sonneneinstrahlung auf den Kopf oder Nacken („Sonnenstich") auftreten.

Zur Blutversorgung der Meningen (S. 1153).

Die Blutversorgung der Meningen (S. 1153) wird zusammen mit der des Gehirns und Rückenmarks besprochen.

Häute des Rückenmarks

Zwischen den beiden Durablättern befindet sich ein von Fettgewebe umgebener **Venenplexus** im **Spatium epi-/peridurale** (Abb. **42.47**).

Häute des Rückenmarks

Die Besonderheit der **Dura mater** im Bereich des Spinalkanals besteht in dem mit Fettgewebe ausgefüllten Raum zwischen beiden Durablättern, in dem sich der **Plexus venosus vertebralis internus anterior** und **posterior** befindet (**Spatium epidurale/peridurale = Epi-** oder **Periduralraum**; Abb. **42.47**). Das äußere Blatt der Dura liegt als Periost der Wand des Spinalkanals direkt an, das innere hat Kontakt mit der Arachnoidea.

⊙ 42.47

⊙ 42.47 **Darstellung der Rückenmarkshäute**

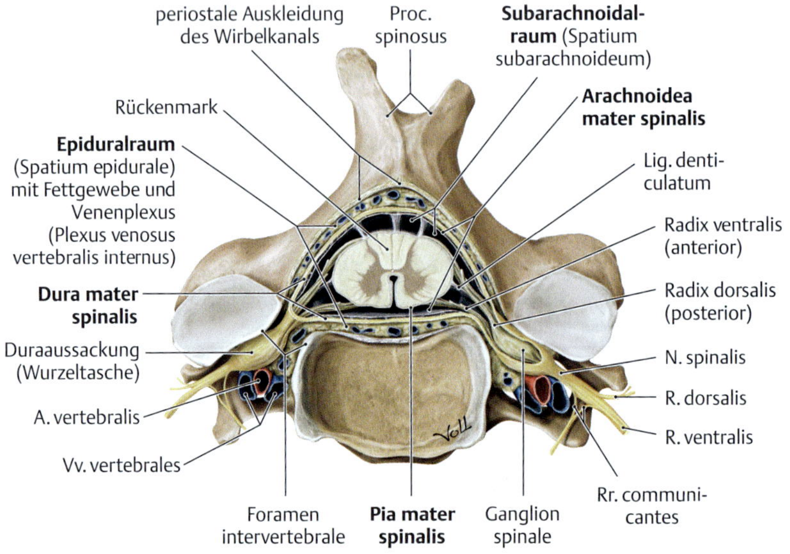

Zervikalmark mit umgebenden Rückenmarkshäuten in der Ansicht von kranial.

Quelle: Schünke M, Schulte E, Schumacher U. PROMETHEUS LernAtlas der Anatomie. Kopf, Hals und Neuroanatomie. Illustrationen von Voll M u. Wesker K. 6. Aufl. Stuttgart: Thieme; 2022

▸ Klinik. Die Injektion eines Lokalanästhetikums in den Epi- bzw. Periduralraum ist ein häufig genutztes Verfahren, das z. B. zur Schmerzlinderung unter der Geburt (bekannt als **PDA = Periduralanästhesie**) oder bei chronischen Schmerzen durch Anlage eines **Periduralkatheters** genutzt wird. Die Dura (bzw. ihr inneres Blatt) wird nicht durchstochen, die neuronalen Strukturen werden vom Epiduralraum aus durch Diffusionsvorgänge erreicht. Bitte beachten: Bei der Spinalanästhesie wird das Lokalanästhetikum nach Durchstechen der Dura in den lumbalen **Subarachnoidalraum** injiziert.

▸ Klinik.

Zu beachten ist, dass Dura mater und Arachnoidea den Spinalkanal nach kaudal fast völlig ausfüllen, während die Pia mater mit dem kaudalen Ende des Rückenmarks (dem Conus medullaris) in Höhe des Wirbelkörpers LI–LII aufhört. Dadurch ergibt sich ein **ausgedehnter Subarachnoidalraum** kaudal des Conus medullaris, der für die Entnahme von Liquor cerebrospinalis genutzt werden kann, vgl. Lumbalpunktion (S. 1142). In diesem Raum befindet sich die **Cauda equina**, die aus lumbosakralen Hinter- und Vorderwurzeln besteht. Der Duralsack, und somit auch der liquorhaltige Subarachnoidalraum, endet auf Höhe des zweiten Sakralwirbels (Abb. **42.51a**).
Die Dura mater des Rückenmarks vereinigt sich mit dem Perineurium und Epineurium (S. 84) der peripheren Nerven distal der Spinalganglien. Auf diese Weise setzt sich der Subarachnoidalraum noch für eine geringe Strecke auf Spinalganglion und Spinalnerv fort (Abb. **42.46**). Diese Tatsache ist für die Resorption des Liquor cerebrospinalis (S. 1145) von Bedeutung.

Während das Rückenmark in Höhe des Wirbelkörpers LI–LII aufhört, setzt sich der Duraschlauch, und somit auch das Spatium subarachnoideum, noch weiter nach kaudal fort (bis Höhe des 2. Sakralwirbels), vgl. Lumbalpunktion (Abb. **42.51a**). In dem Duraschlauch befindet sich die **Cauda equina**, die aus Hinter- und Vorderwurzeln besteht.

Distal der Spinalganglien vereinigt sich die Dura mit dem Epineurium der peripheren Nerven. Die Fortsetzung des Subarachnoidalraums auf den Beginn der Spinalnerven ist für die Resorption des Liquors wichtig.

Häute des Gehirns

Die beiden Blätter der Dura mater sind im Bereich des Schädels fast überall fest miteinander verwachsen und nur dort sichtbar voneinander getrennt, wo **Hirnsinus**, d. h. venöse Blutleiter (S. 1156) des Gehirns, vorhanden sind. Die äußere Schicht (Stratum periostale) der Dura ist mit der Innenseite der Schädelkalotte bzw. -basis verwachsen und übernimmt die Rolle des Periosts. Die innere Schicht (Stratum meningeale) der Dura bildet die dem Gehirn anliegende Wand der Sinus und setzt sich dann in Großhirnsichel (**Falx cerebri**), Kleinhirnsichel (**Falx cerebelli**) und das Kleinhirnzelt (**Tentorium cerebelli**) fort (Abb. **42.48** und Abb. **42.46**), die alle **Duraduplikaturen** sind:

- Die **Falx cerebri** ist ein festes Duraseptum, das in die Fissura longitudinalis zwischen beide Hemisphären hineinragt. Sie ist ein wichtiger Teil des sog. **Hirnskeletts**, ist rostral an der Crista frontalis und Crista galli (S. 936) befestigt und geht okzipital in das Tentorium cerebelli über.
- Das **Tentorium cerebelli** bildet eine ähnliche Platte zwischen Gehirn und Kleinhirn: Es hat in der Medianebene eine wie ein Dach geformte Ausziehung, die etwas zwischen die Okzipitallappen des Gehirns reicht. Durch seine mediale Öffnung (**Incisura tentorii**) tritt der Hirnstamm hindurch.
- Zwischen den beiden Hemisphären des Kleinhirns befindet sich die **Falx cerebelli**.

Die Durasepten sind nötig, weil das Gehirn eine weiche gallertige Konsistenz hat (Wassergehalt ca. 80 %) und zu große Bewegungen innerhalb des Schädels verhindert werden müssen.

Häute des Gehirns

Im Bereich des Schädels hat die Dura mater ebenfalls 2 Schichten, die allerdings fast überall miteinander verwachsen sind. Ausnahmen von dieser Regel sind die **Hirnsinus**, venöse Blutleiter, die sich zwischen den beiden Durablättern befinden und von Endothel ausgekleidet sind. Von einigen dieser Sinus gehen **Duraduplikaturen** aus (**Falx cerebri**, die an den Cristae frontalis und galli befestigt ist, und **Tentorium cerebelli**), die den Schädelinnenraum unterteilen (Abb. **42.48**) und so die Bewegungen des stark wasserhaltigen Gehirns dämpfen.

42.48 Septen der Dura mater encephali

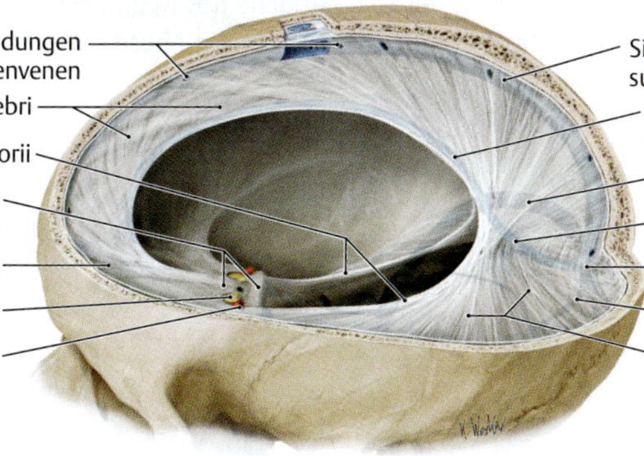

Dura nach Entfernung des Gehirns in der Ansicht von links lateral.

Quelle: Schünke M, Schulte E, Schumacher U. PROMETHEUS LernAtlas der Anatomie, Kopf, Hals und Neuroanatomie. Illustrationen von Voll M u. Wesker K. 6. Aufl. Stuttgart: Thieme; 2022

► Klinik.

► Klinik. Bei einer **Gehirnquetschung** (**Contusio cerebri**), die durch Prellung des Kopfes verursacht werden kann, findet sich häufig nicht nur eine Verletzung auf der Seite des Aufpralls („Coup“), sondern auch auf der Gegenseite („Contre-coup“): Beispielsweise wird bei einem Sturz auf die Stirn zusätzlich zur Schädigung im Frontallappen auch der gegenüberliegende Okzipitallappen verletzt, weil sich im Gehirngewebe beim Aufprall eine Welle bildet, die im Hinterhaupt an die Kalotte stößt.

42.4.2 Liquorsystem

Liquor cerebrospinalis

Zusammensetzung: Der Liquor cerebrospinalis ist eine wasserklare Flüssigkeit, deren Zusammensetzung weitgehend der der Interstitialflüssigkeit entspricht.

42.4.2 Liquorsystem

Liquor cerebrospinalis

Zusammensetzung: Der Liquor cerebrospinalis ist eine normalerweise wasserklare Flüssigkeit mit einer Zusammensetzung, die weitgehend der Interstitialflüssigkeit anderer Gewebe entspricht: Ähnliche Ionenkonzentration, kaum Eiweiß (ca. 1 % des Blutwertes), wenige Zellen, meist Lymphozyten (max. 5 Zellen/µl). Der normale Liquordruck (im Liegen) beträgt 7–15 cm H_2O.

► Klinik.

► Klinik. Bei Hirntumoren, Blutungen oder einer Überproduktion von Liquor kann ein **gesteigerter Hirndruck** (intrakranieller Druck) auftreten. Dessen Hauptsymptome sind Kopfschmerzen, Erbrechen und Stauungspapille mit Sehstörungen.
Bei Entzündungen der Meningen (**Meningitis**) oder des Gehirngewebes (**Enzephalitis**) steigt der Zell- und Eiweißgehalt im Liquor, was diagnostisch verwertet wird. Bei Hirnblutungen können sich Erythrozyten im Liquor befinden, was normalerweise nicht der Fall ist.
Eine Blutbeimischung im Liquor kann bei einer **Subarachnoidalblutung** (S. 1147) auftreten.

Funktion: Er wirkt bei der **Konstanthaltung des chemischen Milieus** im ZNS mit und erfüllt die Funktion einer **mechanischen Schutzschicht.**

Funktion: Das Gehirn besitzt keine Lymphe im engeren Sinne und auch keine Lymphgefäße, der Liquor und die Liquorräume erfüllen diese Funktionen. Nach neueren Befunden wird aber ein Teil der interstitiellen Gehirnflüssigkeit über Lymphgefäße der Meningen abgeführt. Der Liquor im Subarachnoidalraum steht im Austausch mit der Gewebsflüssigkeit zwischen den Nervenzellen und trägt zur **Konstanz des chemischen Milieus** bei. Die Liquor-Hirn-Schranke ist durchlässiger als die Blut-Hirn-Schranke und erlaubt z. B. den Abtransport von Metaboliten aus dem Gehirn. Darüber hinaus dient der Liquor im Subarachnoidalraum als **Schutz gegen mechanische Belastungen**.

Liquorräume

Man unterscheidet **äußere** von **inneren** Liquorräumen (Abb. **42.49**).

Liquorräume

Bei den Liquorräumen werden **äußere** und **innere** unterschieden (Abb. **42.49**), die miteinander in Verbindung stehen.

Äußere Liquorräume

Der Subarachnoidalraum bildet den äußeren Liquorraum. Erweiterungen dieses Raums werden als **Zisternen** bezeichnet (Abb. **42.50**). Klinisch wichtig sind die **Cisterna lumbalis** kaudal des Conus medullaris und die **Cisterna cerebellomedullaris**.

Äußere Liquorräume

Der größte zusammenhängende äußere Liqorraum ist der **Subarachnoidalraum** (**Spatium subarachnoideum**). Aus der Tatsache, dass die Arachnoidea die Sulci und Fissuren des Großhirns überspannt, ergeben sich liquorgefüllte Erweiterungen des Subarachnoidalraums, die **Zisternen**. Von klinischer Bedeutung ist besonders die **Cisterna lumbalis** kaudal des lumbalen Endes des Rückenmarks. Die **Cisterna cerebellomedullaris** befindet sich zwischen der Kaudalfläche des Kleinhirns und der Dorsalfläche der Medulla oblongata. Weitere Zisternen sind in Abb. **42.50** dargestellt.

42.49 Äußere und innere Liquorräume sowie Liquorzirkulation

42.49

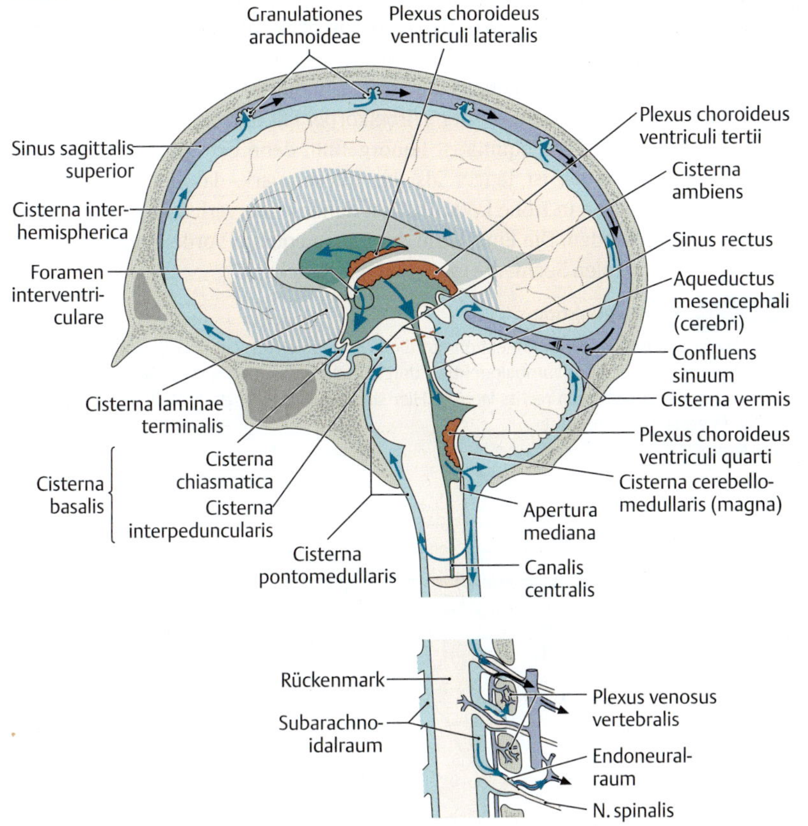

Quelle: Schünke M, Schulte E, Schumacher U. PROMETHEUS LernAtlas der Anatomie, Kopf, Hals und Neuroanatomie. Illustrationen von Voll M u. Wesker K. 6. Aufl. Stuttgart: Thieme; 2022

42.50 Äußere Liquorräume an der Hirnbasis

42.50

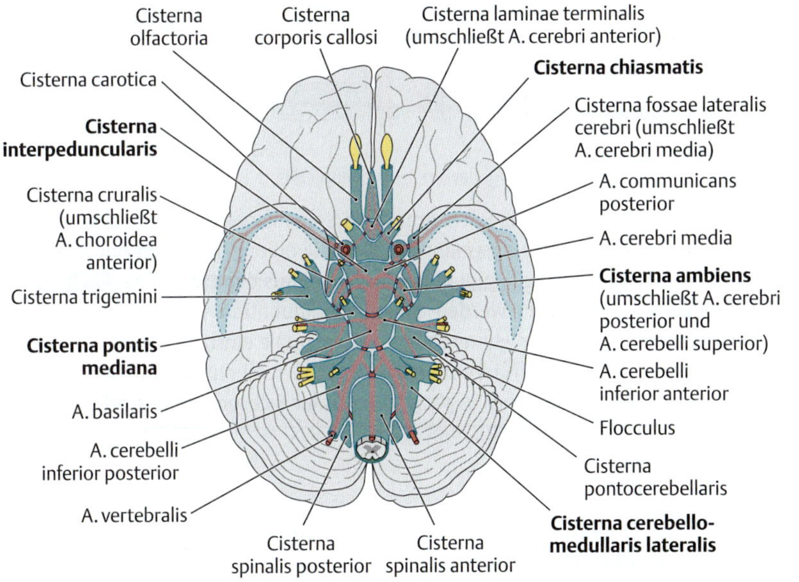

Der mit Liquor gefüllte Subarachnoidalraum weist mehrere Erweiterungen (Zisternen) auf. An der hier dargestellten Hirnbasis umgeben sie die im Bereich des Hirnstamms ein- bzw. austretenden Hirnnerven sowie die Hirnbasisarterien und -venen. Besonders wichtige Zisternen sind fett gedruckt.

Quelle: Schünke M, Schulte E, Schumacher U. PROMETHEUS LernAtlas der Anatomie, Kopf, Hals und Neuroanatomie. Illustrationen von Voll M u. Wesker K. 6. Aufl. Stuttgart: Thieme; 2022

▸ Klinik.

▸ Klinik. Zur Gewinnung von Liquor zu diagnostischen Zwecken wird eine **Liquorpunktion** durchgeführt:
Die vorwiegend benutzte Stelle für die Liquorentnahme befindet sich im Bereich der Cauda equina, d. h. kaudal des sakralen Endes des Rückenmarks (**Lumbalpunktion**, Entnahme aus der **Cisterna lumbalis** des Subarachnoidalraums). Man geht meist mit der Nadel zwischen den Laminae der Wirbelkörper LIII und LIV oder LIV und LV ein. Der Bereich um die Cauda equina ist liquorgefüllt, denn der Spinalkanal mit Dura mater und Arachnoidea ist länger als das Rückenmark, das bei LWK I/II endet (S. 1084). Bei Punktion in Höhe LWK III/IV ist daher keine Verletzungsgefahr für das Rückenmark vorhanden. Die Einzelteile der Cauda equina (Vorder- und Hinterwurzeln der lumbosakralen Segmente) weichen der Nadel aus.

42.51 Lumbalpunktion

a Bevorzugte Einstichstelle in Projektion auf die Wirbelsäule (Ansicht von dorsal).
b Strukturen, die bei einer Lumbalpunktion durchstochen werden müssen (Mediansagittalschnitt in der Ansicht von rechts lateral). Hier sind die in **a** nicht dargestellten Nervenwurzeln (Cauda equina) angedeutet.

Quelle: Schünke M, Faller A, Hrsg. Der Körper des Menschen. 18. Aufl. Stuttgart: Thieme; 2020

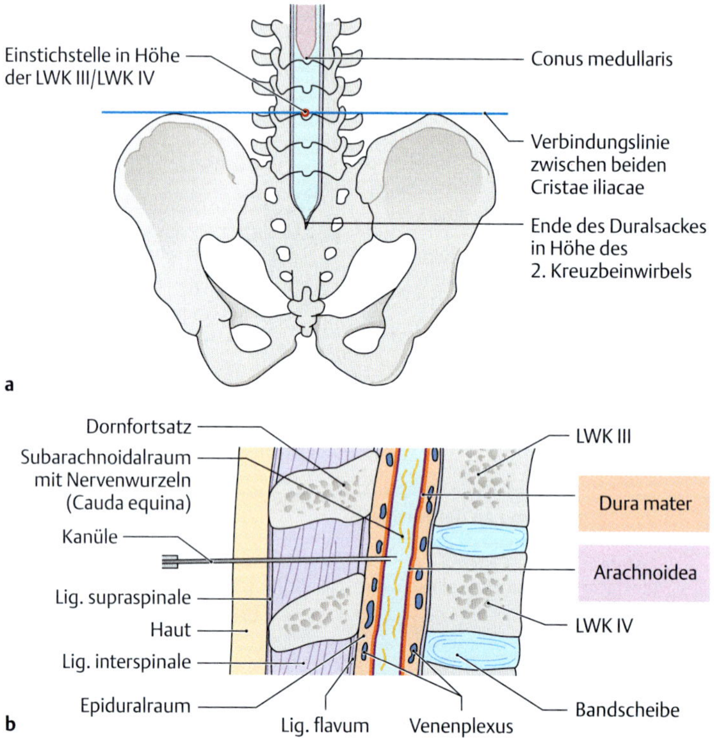

Bei kleinen Kindern reicht das Rückenmark im Spinalkanal weiter nach kaudal. Hier kommt – wegen der Verletzungsgefahr der Medulla oblongata jedoch nur in Ausnahmefällen – evtl. eine **Subokzipitalpunktion** in Frage: Aus der **Cisterna cerebellomedullaris** kann Liquor entnommen werden (Subokzipitalpunktion, weil man mit der Punktionsnadel direkt kaudal vom Hinterhaupt = Os occipitale einsticht). Für die Liquorentnahme muss man nach der Nackenmuskulatur die Membrana atlantooccipitalis, die Dura mater und die Arachnoidea in parietal-rostraler Richtung durchstechen.

Innere Liquorräume

Die inneren Liquorräume werden von den **4 Hirnventrikeln**, dem **Aqueductus mesencephali** (zwischen III. und IV. Ventrikel) und dem **Zentralkanal** des Rückenmarks gebildet.

Innere Liquorräume

Zu den inneren Liquorräumen (sog. Ventrikelsystem) gehören

- die **4 Hirnventrikel** (**Ventriculi encephali**),
- der **Aqueductus mesencephali** (**cerebri**) zwischen III. und IV. Ventrikel sowie
- der **Zentralkanal** (**Canalis centralis**) des Rückenmarks.

Diese Räume sind von **Ependymzellen** – einem speziellen Typ von Gliazellen – ausgekleidet, die aber für die meisten Moleküle kein Diffusionshindernis darstellen, da sie nicht durch Tight Junctions (S. 43) verbunden sind. Bestandteile des Liquors können daher relativ frei in die Hirnsubstanz und zurück diffundieren. Die Ependymzellen besitzen apikal Kinozilien (S. 41), mit denen sie einen **Liquorfluss** erzeugen (s. u.).

Hirnventrikel: Die **beiden Seitenventrikel** (**Ventriculus lateralis primus** und **secundus**, I. und II. Ventrikel) befinden sich in den Hemisphären des **Telencephalon**. Welcher Seitenventrikel als I oder II bezeichnet wird, ist in den Nomina anatomica nicht festgelegt. Man unterscheidet die folgenden Teile (Abb. **42.52**):

- Cornu frontale oder anterius (Vorderhorn),
- Pars centralis,

Zwischen jedem der beiden **Seitenventrikel** (**Ventriculi laterales I** und **II**) im Telencephalon und dem **III. Ventrikel** im Diencephalon besteht eine Verbindung über je ein **Foramen interventriculare** (**Monro**, Abb. **42.52**).

42.52 Übersicht über das Ventrikelsystem und angrenzende Strukturen

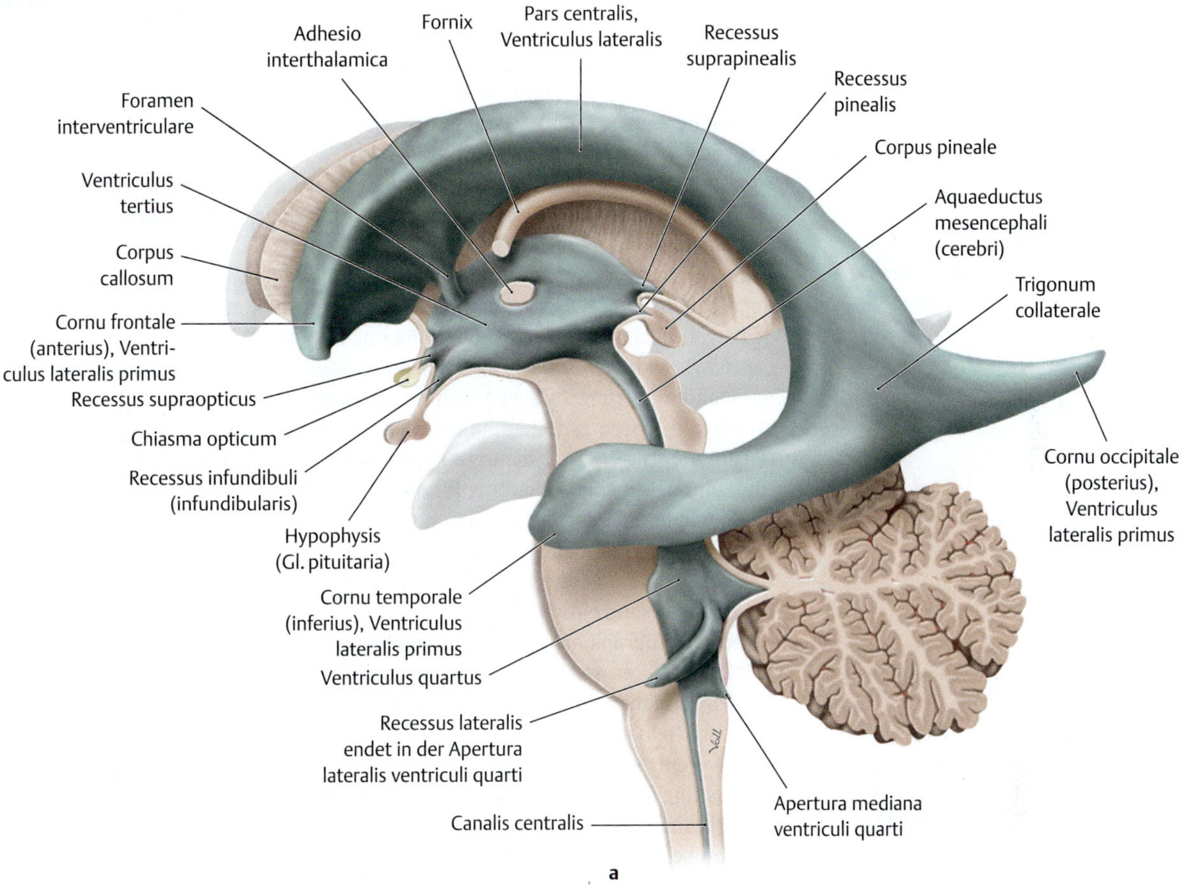

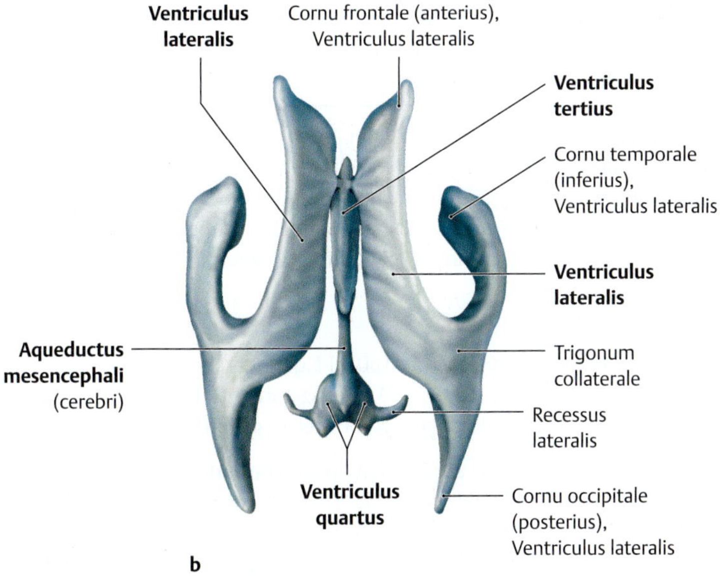

a Ausgusspräparate des Ventrikelsystems in der Ansicht von links
b und von oben.

Quelle: Schünke M, Schulte E, Schumacher U. PROMETHEUS LernAtlas der Anatomie, Kopf, Hals und Neuroanatomie. Illustrationen von Voll M u. Wesker K. 6. Aufl. Stuttgart: Thieme; 2022

- Cornu occipitale oder posterius (Hinterhorn) und
- Cornu temporale oder inferius (Unterhorn).

Durch das starke Wachstum des Großhirns um das Diencephalon herum während der Entwicklung ist das ursprüngliche telenzephale Bläschen in Form des Unterhorns ebenfalls bogenförmig ausgezogen.

Die beiden **Foramina interventricularia** (**Monro**) stellen jeweils eine Verbindung zwischen einem Seitenventrikel und dem III. Ventrikel (s. u.) her (Abb. **42.52**).

Die Begrenzungen der Seitenventrikel sind folgende:
- **Pars centralis:** Thalamus, Ncl. caudatus und Balken (corpus callosum),
- **Vorderhorn:** Septum pellucidum, Caput nuclei caudati, Truncus und Rostrum corporis callosi,
- **Unterhorn:** Hippocampus, Lobus temporalis, Cauda nuclei caudati.

Die Begrenzungen der Seitenventrikel sind wie folgt:
- **Pars centralis des Seitenventrikels**: Den Boden bildet der Thalamus, lateral liegt der Ncl. caudatus, der Balken bildet das Dach, (Abb. **42.28a**).
- Das **Vorderhorn des Seitenventrikels** wird medial vom Septum pellucidum begrenzt, lateral vom Caput nuclei caudati, das Dach wird vom Balken gebildet, insbesondere vom Truncus corporis callosi (Abb. **42.41b**). Vorne unten grenzt das Vorderhorn an das Rostrum corporis callosi.
- Das vordere **Unterhorn** des Seitenventrikels grenzt medial an den Hippocampus, lateral an das Marklager des Lobus temporalis. Im Dach liegt die Cauda des Ncl. caudatus.

Der **III. Ventrikel** ist ein vertikal gestellter Spalt zwischen beiden Hälften des Thalamus und Hypothalamus mit mehreren **Recessus** (Abb. **42.52**).
Dorsal des Recessus infundibuli liegt das Tuber cinereum, die vordere Begrenzung bildet die Lamina terminalis.

Der unpaare und mittelständige **III. Ventrikel** wird von dienzephalen Strukturen der beiden Gehirnhemisphären umgeben und bildet einen vertikal gestellten spaltförmigen Hohlraum zwischen den beiden Thalamushälften, der sich nach kaudal in den Hypothalamus fortsetzt (Abb. **42.52** und Abb. **42.30**). Der Hohlraum des III. Ventrikels wird von der Adhesio interthalamica überbrückt, einer variabel ausgeprägten Aneinanderlagerung zwischen rechtem und linkem Thalamus (Abb. **42.28**). Ein Austausch von Fasern zwischen linkem und rechtem Thalamus findet hier nicht statt. Der III. Ventrikel besitzt mehrere **Recessus**, die in bildgebenden Verfahren sichtbar sind, und daher eine Bedeutung für die Lokalisation pathologischer Prozesse haben.
Im **Boden** des III. Ventrikels befinden sich der
- **Recessus supraopticus** und **infundibuli**, die das Chiasma opticum einrahmen, wobei kaudal des Recessus infundibuli das Tuber cinereum liegt.

Die **dorsale Wand** enthält den
- **Recessus suprapinealis.** Er befindet sich oberhalb (parietal) der Gl. pinealis (Zirbeldrüse), der **Recessus pinealis** ragt von rostral in den Stiel der Drüse hinein.

Die **Vorderwand** wird von der Lamina terminalis gebildet, der die Commissura anterior unmittelbar kaudal anliegt.

Der **IV. Ventrikel** besitzt den Boden der Rautengrube als Vorderwand und das Zerebellum mit seinen Kleinhirnstielen als Seiten- und Hinterwand.

Der **IV. Ventrikel**, der über den Aqueductus mesencephali mit dem III. Ventrikel in Verbindung steht, liegt dorsal von **Pons** und rostralen Anteilen der **Medulla oblongata**. Er besitzt den Boden der Rautengrube (Fossa rhomboidea) als Vorderwand und das Zerebellum mit seinen Kleinhirnstielen als Seiten- und Hinterwand. Seine dachfirstähnliche Ausziehung (**Fastigium**) reicht nach dorsal in das Kleinhirn hinein.

▸ Merke.

▸ Merke. Im IV. Ventrikel befinden sich mit den Aperturae laterales ventriculi quarti und der Apertura mediana ventriculi quarti die **einzigen Verbindungen zwischen inneren und äußeren Liquorräumen**.

Verbindungen zu äußeren Liquorräumen: Die beiden **Aperturae laterales** münden in die **Cisterna pontomedullaris** und die **Apertura mediana** in die **Cisterna cerebellomedullaris** (Abb. **42.52** und Abb. **42.49**).

Verbindungen zu äußeren Liquorräumen: Die paarigen **Aperturae laterales ventriculi quarti** (**Luschka**) greifen beidseits etwas um den kaudalen Pons nach ventral herum, um dann in die **Cisterna pontomedullaris** zu münden. Die unpaare **Apertura mediana ventriculi quarti** (**Magendi**) stellt nach kaudal-dorsal eine Verbindung zur **Cisterna cerebellomedullaris** her (Abb. **42.52** und Abb. **42.49**).

Liquorzirkulation

Liquorzirkulation

100–160 ml Liquor befinden sich in den Liquorräumen und werden ca. dreimal/Tag ausgetauscht.

Beim Menschen befinden sich 100–160 ml Liquor cerebrospinalis in den Liquorräumen. In 6–8 Stunden werden ca. 150 ml ausgetauscht, d. h. gebildet und rückresorbiert. Dies bedeutet, dass der Liquor pro Tag etwa dreimal ausgetauscht wird.

Liquorsekretion: Die Sekretion des Liquor cerebrospinalis ist ein aktiver Transportprozess und erfolgt im Epithel der **Plexus choroidei** (Abb. **42.53**). Diese kommen in folgenden Anteilen der inneren Liquorräume vor:
- **Seitenventrikel:** Pars centralis und Cornu temporale.

Liquorsekretion: Der Liquor wird in den **Plexus choroidei** sezerniert. Die Plexus sind eine Ausstülpung von gefäßreichem Pia-Gewebe, das als **Tela choroidea** bezeichnet wird (Abb. **42.53a** und Abb. **42.53b**). Das Ependym ist an dieser Stelle in ein einschichtig kubisches Epithel transformiert (**Lamina choroidea epithelialis**), das der Tela choroidea mit ihren fenestrierten Kapillaren aufsitzt (Abb. **42.53**). Diese beiden Gewebsschichten stellen in einem aktiven Transportprozess aus dem Blutplasma Liquor her, wobei die Na^{+}-Sekretion durch die Epithelzellen besonders wichtig ist. Plexus choroidei kommen nur an einigen Stellen der inneren Liquorräume vor:

42.53 Plexus choroidei

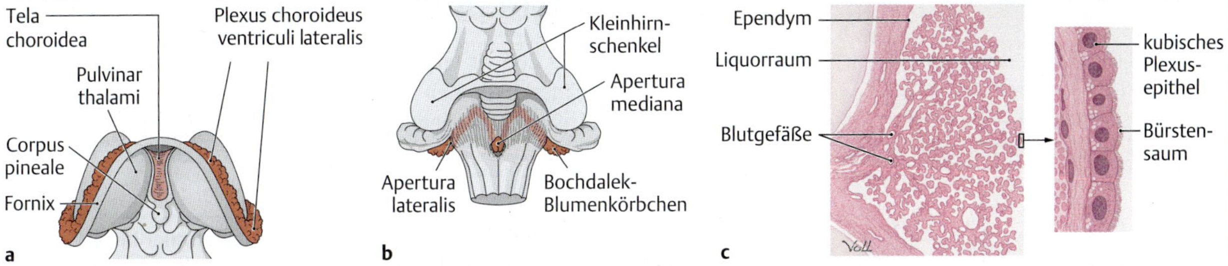

a Ansicht des Plexus choroideus in den Seitenventrikeln von okzipital nach Entfernung großer Anteile der umgebenden Hirnsubstanz. Die Tela choroidea bildet das Dach des 3. Ventrikels und verdeckt in dieser Darstellung den Plexus choroideus.
b Ansicht des Plexus choroideus im IV. Ventrikel von dorsal nach Entfernung des Kleinhirns. Das Dach des IV. Ventrikels wird von der Tela choroidea gebildet (schraffierter Bereich, transparent).
c Feinbau des Plexus choroideus mit Ausschnittsvergrößerung zur Darstellung des einschichtigen kubischen Plexusepithels.

Quelle: Schünke M, Schulte E, Schumacher U. PROMETHEUS LernAtlas der Anatomie, Kopf, Hals und Neuroanatomie. Illustrationen von Voll M u. Wesker K. 6. Aufl. Stuttgart: Thieme; 2022

- **Seitenventrikel:** Pars centralis und Cornu temporale (Abb. **42.53a**).

▸ Merke. Vorder- und Hinterhorn der Seitenventrikel sind frei von Plexusgewebe.

- **III. Ventrikel:** Im Dach, das sich zwischen den Oberflächen beider Thalami ausspannt. Dieser Plexus steht über die **Foramina interventricularia** mit dem Plexus in der Pars centralis der Ventrikel I und II in Verbindung (Abb. **42.49**).
- **IV. Ventrikel:** Im kaudalen Teil des Ventrikeldachs, wobei Teile dieses Plexus über die **Aperturae laterales** aus dem Ventrikel herausragen (sog. **Bochdalek-Blumenkörbchen**). Von dorsal gesehen hat der Plexus des vierten Ventrikels etwa die Form eines deformierten M (Abb. **42.53b**).

Liquorfluss: Durch den Sekretionsdruck der Plexus und die Kinozilien der Ependymzellen außerhalb der Plexus bewegt sich der Liquor aus den Öffnungen im IV. Ventrikel in die Cisterna pontomedullaris bzw. Cisterna cerebellomedullaris. Es besteht eine Liquorströmung um das Rückenmark und den Hirnstamm herum, um dann nach parietal aufzusteigen und so den Hauptort der Resorption zu erreichen (Abb. **42.49**).

Liquorresorption: Die Resorption des Liquor cerebrospinalis erfolgt hauptsächlich im Bereich des **Sinus sagittalis superior** (S. 1156). Der Sinus verläuft auf der Innenseite der Schädelkalotte in der Medianebene (Abb. **42.46**, Abb. **42.48**). In den Sinus und in seitliche Ausläufer des Sinus (Lacunae laterales) wölben sich pilzförmige **gefäßfreie** Aussackungen der Arachnoidea hinein (**Granulationes arachnoideales** oder **Pacchioni-Granulationen**). Manchmal reichen sie durch die Dura hindurch bis zu den Diploevenen der Schädelkalotte (S. 965) und bilden hier kleine Grübchen im Knochen, die auch am Leichenschädel gut zu sehen sind (**Foveolae granulares**, Abb. **42.46**). Im Endeffekt wird somit der Liquor in das Venensystem der Hirnsinus oder in die Diploe-Venen des Schädelknochens resorbiert. (Der Liquordruck ist höher als der Druck in den Venen).
Neben den Pacchioni-Granulationen gibt es aber noch eine **weitere Resorptionsstelle für den Liquor**, nämlich die Aussackungen des Subarachnoidalraums am Beginn der Spinalnerven, bis deren Epi- und Perineurium miteinander verschmelzen.

▸ Merke.

- Der Plexus im Dach des **III. Ventrikels** steht mit denen der Seitenventrikel in Verbindung.
- In der Dorsalwand des **IV. Ventrikels** kaudal des Kleinhirns liegt ein Plexus, von dem Anteile über die Aperturae laterales hinausragen (**Bochdalek-Blumenkörbchen**).

Liquorfluss: Der Liquor verlässt den IV. Ventrikel über die Aperturae laterales und mediana und teilt sich in 3 Ströme: Einer umspült das Rückenmark, der zweite fließt an die ventrale Oberfläche des Gehirns, der dritte an die dorsale Gehirnoberfläche.

Liquorresorption: Die Resorption des Liquors erfolgt im Bereich des **Sinus sagittalis superior** (S. 1156) über die **Granulationes arachnoideales (Pacchioni)**, die teils in den Sinus, teils in die Diploevenen der Schädelkalotte (S. 965) hineinragen.

Ein weiterer Resorptionsort sind Aussackungen des Subarachnoidalraums des Rückenmarks um den Beginn der **Spinalnerven**.

▸ Klinik. Eine Stauung des Liquor cerebrospinalis führt zum Krankheitsbild des **Hydrozephalus**. Beim Hydrocephalus **internus** (Anstauung des Liquors in den inneren Liquorräumen) ist die Ursache meist eine Abflussstörung im Aqueductus mesencephali oder in den Aperturae des IV. Ventrikels. Liegt diese Störung bereits vor der Geburt vor, kann sie zu einem Untergang von Hirngewebe führen und wegen der Zunahme des Kopfumfangs ein Geburtshindernis darstellen. Beim Hydrocephalus **externus** (Ansammlung von Liquor im Subarachnoidalraum und in den Zisternen) besteht eine Resorptionsstörung oder ein Abflusshindernis in den drainierenden Venen (z. B. durch Sinusvenenthrombose). Als Therapie des Hydrocephalus internus kann der Liquor über einen Katheter mit einem zwischengeschalteten Ventil in den Peritonealraum des Abdomens (**ventrikuloperitonealer Shunt**) oder in den rechten Herzvorhof (**ventrikuloatrialer Shunt**) abgeleitet werden. Geringere Anstiege des Liquordrucks (normal bis 15 cmH_2O) führen zu einem **gesteigerten Hirndruck** mit den Hauptsymptomen Kopfschmerzen und Erbrechen. Bei der Augenspiegelung (Ophthalmoskopie) kann u. U. eine Stauungspapille (wegen venöser Abflussstörung) festgestellt werden.

42.5 Gefäßversorgung von Gehirn, Rückenmark und Meningen

Die klinische Relevanz von Durchblutungsstörungen des ZNS ist hoch, da sie auch bei geringer Ausprägung schwerwiegende Schäden nach sich ziehen können.

▶ Klinik.

42.5 Gefäßversorgung von Gehirn, Rückenmark und Meningen

Die Gefäßversorgung des ZNS ist von großer klinischer Bedeutung, da Störungen der Durchblutung Schäden extremen Ausmaßes nach sich ziehen können, auch wenn das betroffene Areal u. U. flächenmäßig relativ klein ist. Dies liegt an der großen Dichte von Neuronen bzw. Somata und Nervenfasern im ZNS mit z. T. sehr spezifischen Funktionen.

▶ Klinik. Das klinische Bild eines **Schlaganfalls** (**Apoplex = zerebraler Insult**) weist lediglich auf eine akute Durchblutungsstörung im Gehirn hin, sagt jedoch nichts über die genaue Ursache der Symptomatik aus: Dem Insult kann sowohl eine **Ischämie** (verminderte/unterbrochene Blutzufuhr) als auch eine **Blutung** und damit Zerstörung von Hirngewebe zugrunde liegen.
Je nach Ort der Schädigung kann es zu motorischen Ausfällen (sog. **zentralen Lähmungen**), Sensibilitätsstörungen und/oder – wie bei Läsionen spezialisierter Kortexareale (S. 1125) – zu spezifischen Symptomen kommen.
Eine vorübergehende ischämische Störung wird als **transiente ischämische Attacke (TIA)** bezeichnet. Sie dauert nicht länger als 24 h; die Symptome können sich je nach betroffenem Hirngebiet in reversiblen Lähmungen, Sehstörungen, Sprachstörungen oder Bewusstseinsstörungen äußern.

42.5.1 Arterielle Versorgung

Arterielle Versorgung des Gehirns

Die Funktion des Großhirns ist gegenüber Unterbrechungen der Blutversorgung extrem empfindlich.

▶ Klinik.

42.5.1 Arterielle Versorgung

Arterielle Versorgung des Gehirns

Das Großhirn benötigt für seine Funktion Sauerstoff und Glukose, die beide gut die Blut-Hirn-Schranke (s. u.) passieren können. Sauerstoff gelangt per Diffusion in das Hirngewebe, während für Glukose ein spezielles Transportsystem vorhanden ist.

▶ Klinik. Unterbrechungen der Blutversorgung von wenigen Sekunden Dauer führen bereits zu (reversiblen) Funktionsausfällen; nach wenigen Minuten ist das Gehirn **irreversibel** geschädigt.

Ursprungsarterien und Circulus arteriosus cerebri

Die Arterien des Gehirns entspringen aus folgenden großen Gefäßen:

- Die paarige **A. carotis interna** hat im Bereich des Karotissiphons im Sinus cavernosus engen räumlichen Kontakt mit den Augenmuskelnerven III, IV und VI sowie dem N. ophthalmicus und Chiasma opticum. Die Arterie setzt sich in die **A. cerebri media** fort. Die **A. cerebri anterior** ist ein Ast der A. cerebri media.
- Die beiden **Aa. vertebrales** vereinigen sich nach Durchlaufen der kranialen 6 Foramina transversaria zur **A. basilaris** und enden in der paarigen **A. cerebri posterior** (Abb. **42.55**).

Ursprungsarterien und Circulus arteriosus cerebri

Die großen Arterien des Gehirns entspringen aus zwei jeweils paarig angelegten arteriellen Gefäßen:

- **A. carotis interna** sinistra und dextra: Jede von ihnen erreicht das Schädelinnere über den knöchernen Canalis caroticus und teilt sich an der Hirnbasis in ihre beiden Endäste, die A. cerebri media und die A. cerebri anterior, auf. Die Aa. cerebri anteriores werden durch die **A. communicans anterior** verbunden.
  Eine wichtige Struktur im Verlauf der A. carotis interna ist der **Karotissiphon** (Abb. **37.2**). Er besteht aus einer scharfen, nach ventral konvexen Biegung der Arterie im und ventral vom Sinus cavernosus. Der Sinus cavernosus seinerseits liegt auf beiden Seiten des Keilbeinkörpers und umgibt die Hypophyse. Innerhalb des Sinus liegt der Karotissiphon eng benachbart zu den Augenmuskelnerven III, IV und VI sowie zum N. ophthalmicus (Abb. **42.68**). Von kaudal berührt der vordere-obere Teil des Siphons das Chiasma opticum.
- **A. vertebralis** sinistra und dextra: Sie ziehen beidseits durch die Foramina transversaria der kranialen sechs Halswirbel und dann durch das Foramen occipitale magnum. Die Arterien liegen den Halswirbelkörpern lateral an, wenden sich auf der Oberfläche des Atlas nach medial und ziehen dorsal um die Massa lateralis des Atlas herum. Danach erreichen sie das Schädelinnere. Dort vereinigen sie sich zur **A. basilaris**, die auf der Ventralseite des Pons nach rostral verläuft (Abb. **42.54a**) und an dieser Stelle eine flache Senke auf der Oberfläche des Pons hervorruft. Die A. basilaris teilt sich wiederum in die beiden **Aa. cerebri posteriores**, die jeweils über eine **A. communicans posterior** mit der gleichseitigen A. carotis interna verbunden sind.

▶ Klinik. Bei einem akuten Verschluss einer der großen Hirnarterien (**Hirninfarkt**) sind die Verbindungen über die Aa. communicantes meist nicht ausreichend, um die Funktion im Versorgungsgebiet des verschlossenen Gefäßes aufrechtzuerhalten.

▶ Klinik.

▶ Merke. Über **Aa. communicantes** bilden die **Aa. cerebri anterior**, **media** (Fortsetzung der A. carotis interna) und **posterior** beider Seiten einen vollständigen Kreis an der Hirnbasis um den Hypophysenstiel herum, den sog. **Circulus arteriosus cerebri** oder Circulus arteriosus Willisi (Abb. **42.54c**).

▶ Merke.

42.54 Ursprung der großen Hirnarterien an der Hirnbasis und ihre Verbindung zum Circulus arteriosus cerebri

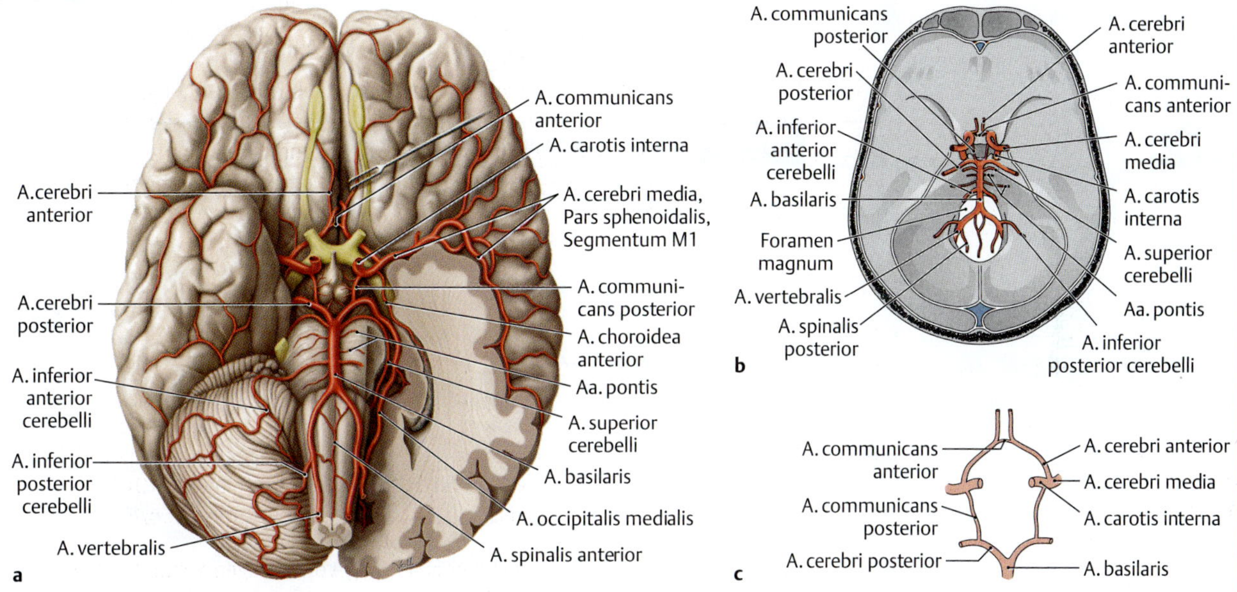

a Darstellung der Arterien an der Hirnbasis nach Entfernung von Kleinhirn und Temporallappen auf der linken Seite.
b Hirnbasisarterien mit Circulus arteriosus cerebri (Willisi) in Projektion auf die innere Schädelbasis.
c Häufigste Ausprägung des Circulus arteriosus cerebri (Willisi). Aufgrund häufiger Varianten mit Hypoplasie eines Gefäßabschnittes kommt die gezeigte Konfiguration nur in ca. 40 % aller Fälle vor.

Quelle: Schünke M, Schulte E, Schumacher U. PROMETHEUS LernAtlas der Anatomie, Kopf, Hals und Neuroanatomie. Illustrationen von Voll M u. Wesker K. 6. Aufl. Stuttgart: Thieme; 2022

▶ Klinik. An den Arterien des Circulus arteriosus cerebri bilden sich häufig **Aneurysmen** (Abb. **42.55**a). Da Aneurysmen auch bei jungen Personen zum Platzen neigen, kann es auf diese Weise zu **Subarachnoidalblutungen** kommen (Abb. **42.55**b). Plötzlich auftretende heftige Kopfschmerzen sind ein charakteristisches Symptom. Der Nachweis von Blut im Liquor cerebrospinalis bestätigt die Verdachtsdiagnose.

42.55 Aneurysmen im Bereich des Circulus arteriosus

Quelle: Schünke M, Schulte E, Schumacher U. PROMETHEUS LernAtlas der Anatomie, Kopf, Hals und Neuroanatomie. Illustrationen von Voll M u. Wesker K. 6. Aufl. Stuttgart: Thieme; 2022

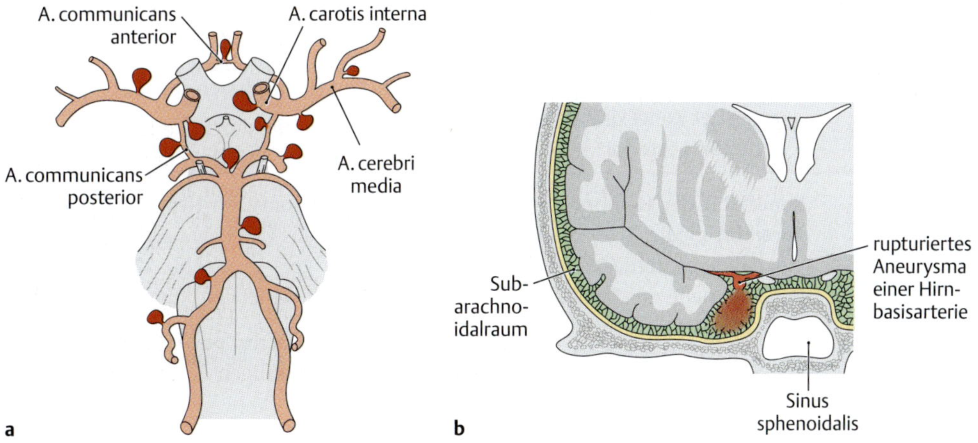

Arterielle Versorgung von Kleinhirn und Pons
Das **Kleinhirn** wird über 3 paarige Arterien versorgt (Abb. **42.56**). Von kaudal nach rostral sind dies:
- **A. inferior posterior cerebelli**,
- **A. inferior anterior cerebelli** und
- **A. superior cerebelli**.

Die Versorgung des **Pons** erfolgt über Äste der **A. basilaris**.

Die **A. labyrinthi** entspringt aus der A. basilaris oder einer der Aa. pontis.

Arterielle Versorgung von Kleinhirn und Pons

Das **Kleinhirn** hat **drei paarige Hauptarterien** (Abb. **42.56**). Von kaudal nach rostral sind dies:
- **A. inferior posterior cerebelli:** Sie entspringt meist aus den Endstrecken der Aa. vertebrales kurz vor deren Vereinigung zur A. basilaris.
- **A. inferior anterior cerebelli:** Sie ist einer der ersten Äste der A. basilaris. Manchmal ist sie der Ursprung für die A. inferior posterior cerebelli.
- **A. superior cerebelli:** Sie verlässt die A. basilaris kurz vor deren Aufteilung in ihre Endäste (Aa. cerebri posteriores).

Der **Pons** erhält eine Vielzahl von Ästen (**Aa. pontis** oder **Rr. ad pontem**) aus der **A. basilaris.**
Direkt aus der A. basilaris, einer der Aa. pontis oder der A. inferior anterior cerebelli entspringt eine sehr lange und dünne Arterie, die **A. labyrinthi**. Sie stellt die Hauptversorgung des Innenohrs (S. 1072) dar.

42.56

42.56 Arterien zum Kleinhirn und Hirnstamm

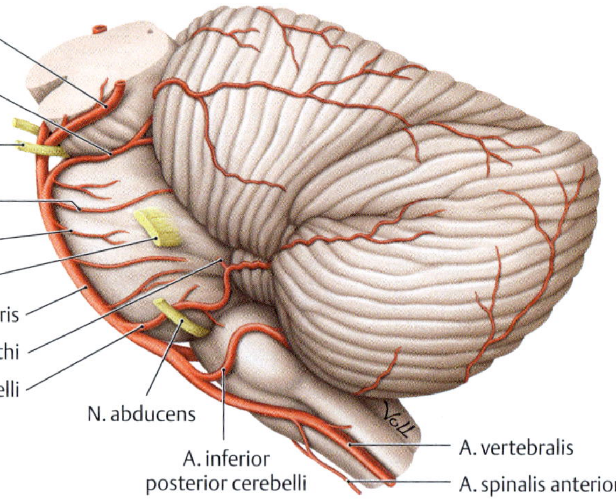

Ansicht der arteriellen Versorgung von Kleinhirn und Hirnstamm von links-lateral.

Quelle: Schünke M, Schulte E, Schumacher U. PROMETHEUS LernAtlas der Anatomie, Kopf, Hals und Neuroanatomie. Illustrationen von Voll M u. Wesker K. 6. Aufl. Stuttgart: Thieme; 2022

► Klinik.

► **Klinik.** Eine Arteriosklerose oder ein Spasmus der Muskulatur der A. labyrinthi kann zu starken **Gleichgewichtsstörungen** mit Erbrechen oder Störungen des Gehörs mit oder ohne **Tinnitus** (anhaltenden Ohrgeräuschen) führen.

Arterielle Versorgung des zerebralen Kortex
► Merke.

Arterielle Versorgung des zerebralen Kortex

► **Merke.** Der zerebrale Kortex wird von den drei großen Hirnarterien versorgt (Abb. **42.57**):
- **A. cerebri media** → größter Teil der Konvexität,
- **A. cerebri anterior** → Hauptanteil der medialen Hemisphären sowie schmale Bereiche der Konvexität nahe der Mantelkante,
- **A. cerebri posterior** → Okzipitalpol und untere Anteile des Temporallappens.

Konvexität der Hemispären: Die Hauptarterie für die konvexen Hemisphären ist die **A. cerebri media**, die aber mit ihren Ästen die Mantelkante nicht erreicht (Abb. **42.58**). Der Bereich der Konvexität an der Mantelkante wird von der **A. cerebri anterior** versorgt.

Konvexität der Hemisphären: Das Hauptgefäß der konvexen Hemisphären ist die **A. cerebri media** (s. o.). Sie verläuft im Sulcus lateralis (S. 1121) nach okzipital und gibt dabei mehrere Äste an die umliegenden Kortexgebiete ab (Abb. **42.58**).
Bereiche nahe der **Mantelkante** (Übergang von der parietalen Konvexität zur Medialfläche des Großhirns) werden von den Ästen der A. cerebri media nicht erreicht, sondern von Ästen der **A. cerebri anterior** (s. u.) versorgt, die von medial 1–3 cm auf die Konvexität übergreifen.

42.57 Versorgungsgebiete der drei großen Hirnarterien

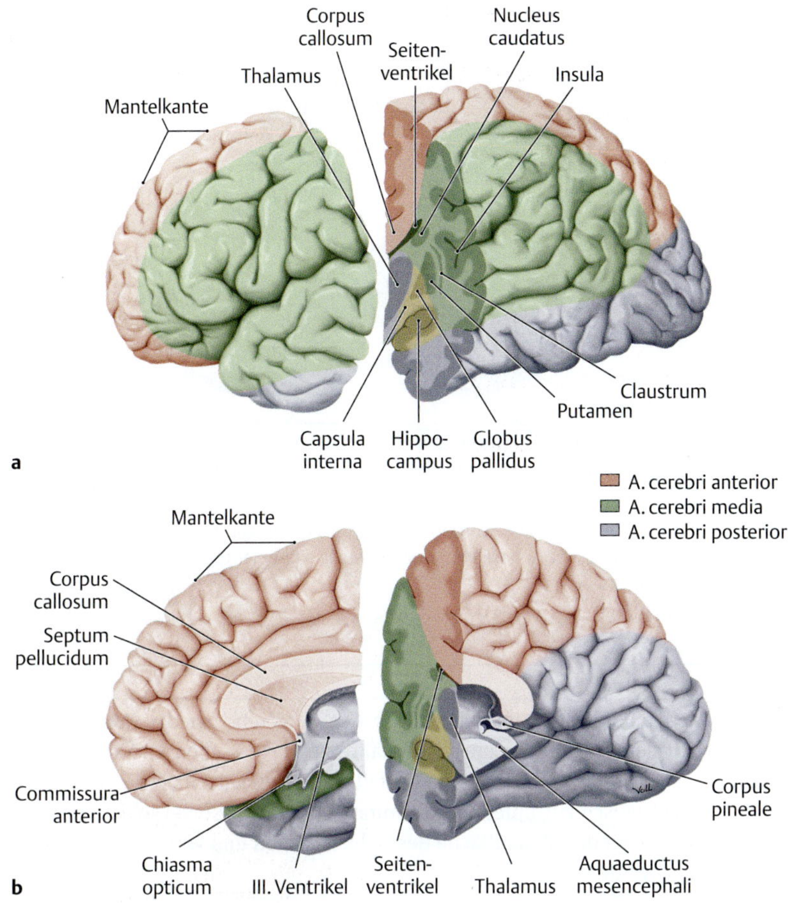

Das gelbmarkierte Areal wird z. T. über die A. choroidea anterior versorgt.

a Ansicht von lateral auf die linke Hirnhälfte.

b Ansicht von medial auf die rechte Hirnhälfte.

Quelle: Schünke M, Schulte E, Schumacher U. PROMETHEUS LernAtlas der Anatomie, Kopf, Hals und Neuroanatomie. Illustrationen von Voll M u. Wesker K. 6. Aufl. Stuttgart: Thieme; 2022

42.58 Verlauf der A. cerebri media

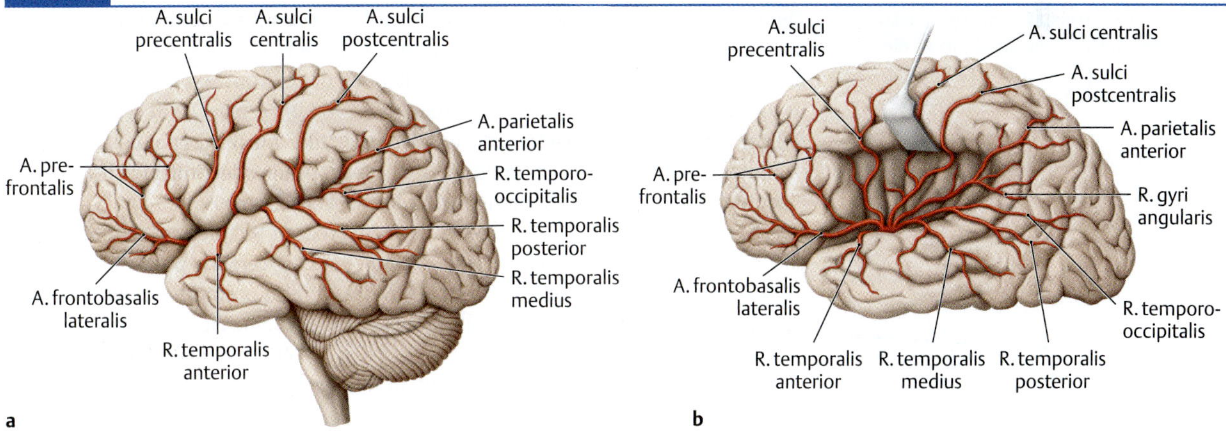

a Oberflächliche Äste der A. cerebri media

b und Verlauf des Stammgefäßes in der Tiefe des Sulcus lateralis in der Ansicht von links-lateral.

Quelle: Schünke M, Schulte E, Schumacher U. PROMETHEUS LernAtlas der Anatomie, Kopf, Hals und Neuroanatomie. Illustrationen von Voll M u. Wesker K. 6. Aufl. Stuttgart: Thieme; 2022

42.59

42.59 **Verlauf der A. cerebri anterior und posterior**

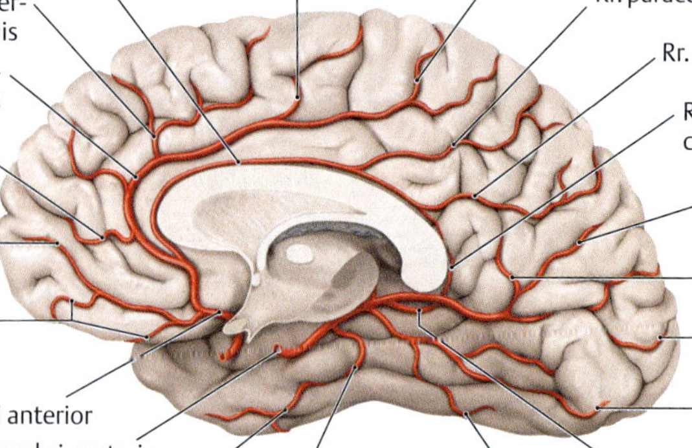

Darstellung der Verzweigung von A. cerebri anterior (aus der A. carotis interna bzw. A. cerebri media) und posterior (aus der A. basilaris) an der Medialseite einer rechten Hemisphäre (Mediansagittalschnitt).

Quelle: Schünke M, Schulte E, Schumacher U. PROMETHEUS LernAtlas der Anatomie, Kopf, Hals und Neuroanatomie. Illustrationen von Voll M u. Wesker K. 6. Aufl. Stuttgart: Thieme; 2022

► Klinik.

► Klinik. Nach einem isolierten Verschluss der A. cerebri **media** (**Mediainfarkt**) kommt es auf der kontralateralen Körperhälfte zu sensorischen und motorischen Ausfällen, s. a. Hirninfarkt (S. 1170). Die Ausfälle betreffen jedoch oft die Beine nicht, weil die somatotopisch zur unteren Extremität gehörenden Kortexgebiete nahe der Mantelkante und auf der Medialfläche des Gehirns liegen und von der A. cerebri **anterior** versorgt werden (S. 1125).

Die **A. cerebri posterior** versorgt den Großteil der basalen Konvexität.

Medialfläche der Hemisphären: Die Hauptarterie der Medialfläche des Großhirns ist die **A. cerebri anterior** (Abb. **42.59**). Der Rest wird von der **A. cerebri posterior** versorgt (Abb. **42.59**).

Der größte Teil der basalen Konvexität wird von der **A. cerebri posterior** (Abb. **42.59**) versorgt.

Medialfläche der Hemisphären: Neben der Versorgung der Konvexität nahe der Mantelkante (s. o.) ist die **A. cerebri anterior** v. a. die Hauptarterie der Medialfläche des Kortex (Abb. **42.59**). Nur der Okzipitallappen dorsal vom Sulcus parietooccipitalis und die Basalfläche des Kortex werden nicht von ihr versorgt. Ein besonders auffälliger Ast ist die **A. pericallosa**, die auf der Parietalfläche des Corpus callosum nach okzipital verläuft und bei Arteriografien als topografisches Merkmal wichtig ist. Der eigentliche Hauptast der A. cerebri anterior zieht als A. callosomarginalis auf dem Gyrus cinguli nach dorsal und versorgt ihn zum größten Teil. Der Rest der Medialfläche wird wie die basale Konvexität von der **A. cerebri posterior** versorgt (Abb. **42.59**). Ein funktionell wichtiger Ast der A. cerebri posterior ist der R. calcarinus, der im Sulcus calcarinus verläuft und die primäre Sehrinde versorgt.

Arterielle Versorgung der Basalganglien und Capsula interna

Die Basalganglien sowie die Capsula interna mit ihren deszendierenden und aszendierenden Bahnen werden hauptsächlich durch die **Aa. centrales anterolaterales** aus der A. cerebri media versorgt (Abb. **42.60**).

Arterielle Versorgung der Basalganglien und Capsula interna

Die **Aa. centrales anterolaterales** (Aa. lenticulostriatae) sind Äste der A. cerebri media. Sie steigen durch die Substantia perforata anterior von der Hirnbasis fast vertikal zu den Basalganglien auf und versorgen u. a. die telenzephalen Kerne (Striatum und Globus pallidus) sowie die Capsula interna, besonders das Crus anterius (Abb. **42.60**). Das Crus anterius kann aber auch von Ästen der A. cerebri anterior versorgt werden. Der hintere Schenkel der Capsula interna erhält seine arterielle Versorgung eher aus der **A. choroidea anterior** (Abb. **42.54a** und Abb. **42.60a**). Diese Arterie geht aus der A. carotis interna dicht am Übergang zur A. cerebri media hervor und versorgt auch den Plexus choroideus in den Unterhörnern der Seitenventrikel, womit sie für die Liquorsekretion von Bedeutung ist.
Die Substantia perforata anterior liegt zu beiden Seiten des Chiasma opticum. Sie weist zahlreiche Löcher für den Durchtritt der Arterienäste auf.

42.60 Arterielle Versorgung der Basalganglien und der Capsula interna

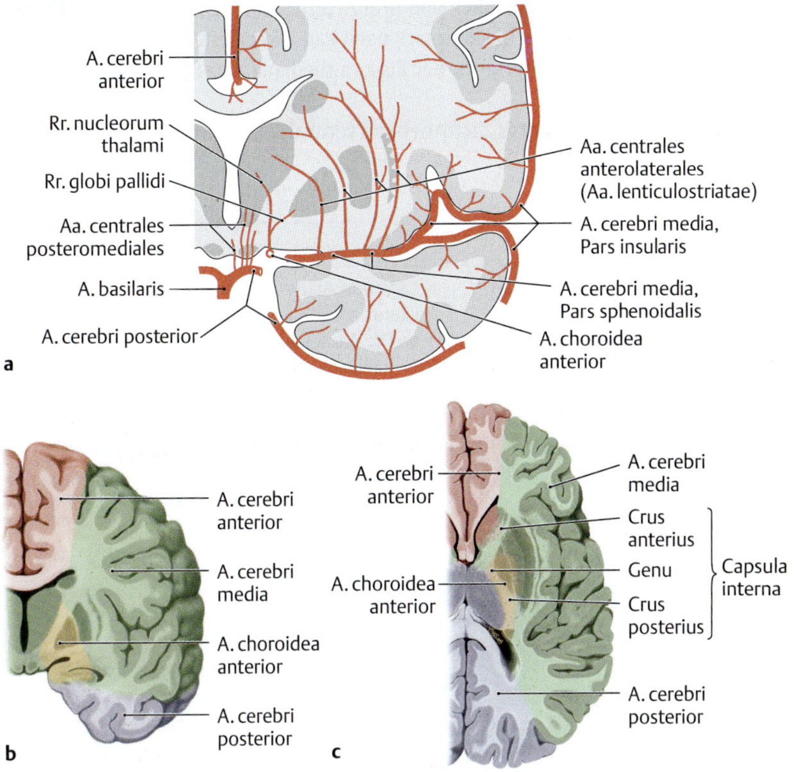

a Arterienäste zu Basalganglien und Capsula interna im Frontalschnitt auf Höhe der Corpora mammillaria.
b Stromgebiete der großen Hirnarterien im Bereich der Basalganglien und der Capsula interna im Frontal-
c und Horizontalschnitt.

Quelle: Schünke M, Schulte E, Schumacher U. PROMETHEUS LernAtlas der Anatomie, Kopf, Hals und Neuroanatomie. Illustrationen von Voll M u. Wesker K. 6. Aufl. Stuttgart: Thieme; 2022

▸ Klinik. Eine **arterielle Massenblutung**, die neben dem häufigeren **Verschluss** einer Hirnarterie auch Ursache für einen Schlaganfall = Apoplex (S. 1146) sein kann, erfolgt häufig aus den Aa. centrales anterolaterales (= Aa. lenticulostriatae, Abb. **42.61**). Die Blutung schädigt nicht nur Basalganglien und Thalamus, sondern unterbricht auch die Leitung in den motorischen und sensorischen Bahnen, die in der Capsula interna verlaufen, d. h. die Pyramidenbahn (S. 1173) und Fibrae corticonucleares (S. 1175) für die Hirnnerven, sowie in den sensorischen Fasern zwischen Thalamus und Kortex. Die Folgen sind motorische Lähmungen (S. 1181) und sensorische Ausfälle der kontralateralen Extremität(en) und/oder der mimischen Gesichtsmuskeln, d. h. zentrale Fazialisparese (S. 1175).

42.61 Massenblutung im Bereich der Basalganglien

Quelle: Schünke M, Schulte E, Schumacher U. PROMETHEUS LernAtlas der Anatomie, Kopf, Hals und Neuroanatomie. Illustrationen von Voll M u. Wesker K. 6. Aufl. Stuttgart: Thieme; 2022

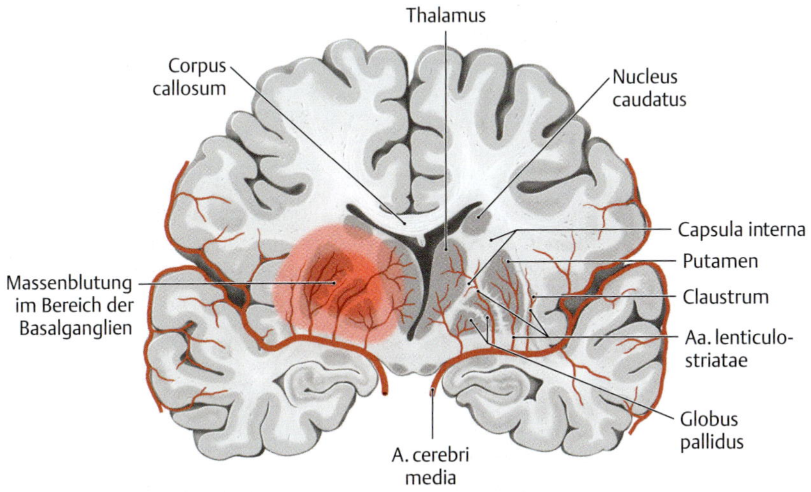

▸ Klinik.

Arterielle Versorgung des Rückenmarks

Das **Rückenmark** besitzt drei Arterien, die aus den **Aa. vertebrales** entspringen und auf der spinalen Oberfläche nach kaudal laufen: Eine **A. spinalis anterior** und zwei **Aa. spinales posteriores**. Die Aorta gibt zusätzlich **Rr. spinales** ab, von denen die **A. radicularis magna** der größte ist (Abb. **42.62**).

Arterielle Versorgung des Rückenmarks

Das Rückenmark wird hauptsächlich von drei Arterien versorgt, die aus den **Aa. vertebrales** entspringen und das Rückenmark nach kaudal begleiten:

- Die unpaare **A. spinalis anterior** in der Fissura mediana anterior des Rückenmarks (S. 1088) und
- zwei **Aa. spinales posteriores** dicht neben (ventral von) dem Eintritt der Hinterwurzel.

42.62 Arterielle Versorgung des Rückenmarks

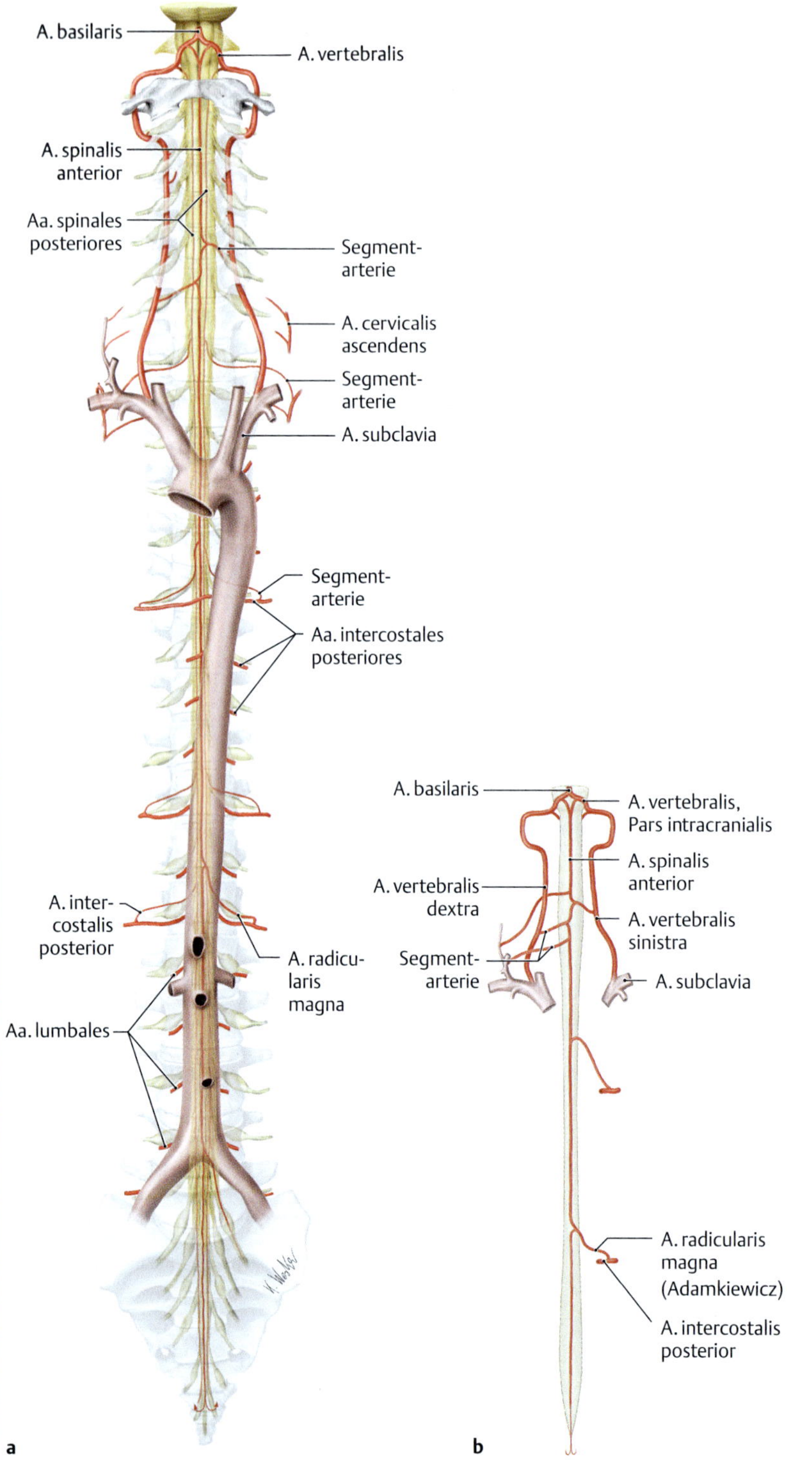

Lage und Äste zur arteriellen Versorgung des Rückenmarks in der Ansicht von ventral

a Die Aa. spinales posteriores sind der Systematik halber durch das Rückenmark durchscheinend dargestellt, jedoch von ventral eigentlich nicht sichtbar.

b Zuflüsse zum vertikalen Versorgungssystem.

Quelle: Schünke M, Schulte E, Schumacher U. PROMETHEUS LernAtlas der Anatomie, Kopf, Hals und Neuroanatomie. Illustrationen von Voll M u. Wesker K. 6. Aufl. Stuttgart: Thieme; 2022

Von diesen Arterien ziehen dünne Äste **radiär** in das Rückenmark. Diese Äste sind **Endarterien**, d. h. bei einem Verschluss stirbt das von diesem Gefäß versorgte Gewebe ab. Zusätzlich gibt die Aorta für das Thorakal- und Lumbalmark **Rr. spinales** ab. Diese Rr. spinales entspringen im Thorakalbereich aus den Aa. intercostales posteriores, im Lumbalbereich aus den Aa. lumbales (Abb. **42.62**).
Der größte dieser Rr. ist die **A. radicularis magna** (**Adamkiewicz**), die das Rückenmark im Bereich der Intumescentia lumbalis versorgt.

► Merke. Im Gegensatz zu den radiär (horizontal) in das Rückenmark eintretenden Gefäßen sind die vertikal verlaufenden langen Arterien keine Endarterien. Sie bilden ausgeprägte Anastomosen untereinander aus, sodass ischämische Versorgungsstörungen im Rückenmark seltener sind als im Gehirn.

► Merke.

Arterielle Versorgung der Meningen

Arterielle Versorgung der cerebralen Meningen

Die folgenden Angaben beziehen sich auf die Dura mater; die Arachnoidea umgibt mit ihren Trabekeln zwar die oberflächlichen Venen und Arterien, hat aber kein eigenes Gefäßsystem. Die Pia mater dagegen besitzt eigene Gefäße, die aus den Zerebralarterien gespeist werden.

Arterielle Versorgung der Meningen

Arterielle Versorgung der cerebralen Meningen

Während die Pia mater über die Zerebralarterien gespeist wird und die Arachnoidea kein eigenes Gefäßsystem besitzt, gilt für die Dura folgendes:

► Merke. Die Arterien zur Versorgung der cerebralen Dura entspringen dem Stromgebiet der Aa. carotis interna und externa.

► Merke.

Arteriell wird die Dura der vorderen Schädelgrube (jeweils inkl. Kalotte) vom **R. meningeus anterior** aus der A. ethmoidalis anterior, einem Ast der A. carotis int., versorgt, in der mittleren Schädelgrube von der **A. meningea media** aus der A. maxillaris (S. 962) und in der hinteren Schädelgrube von der **A. meningea posterior** aus der A. pharyngea ascendens (S. 962) versorgt. Die **A. meningea media** tritt durch das Foramen spinosum und teilt sich in die Hauptäste R. frontalis, parietalis, petrosus und orbitalis. Die Äste liegen zwischen dem periostalen und meningealen Blatt der Dura.

Die **Dura** des Großhirns wird in Abhängigkeit von ihrer Lokalisation innerhalb der Schädelgruben durch den R. meningeus ant. der **A. ethmoidalis ant.** sowie die **A. meningea media** und **posterior** versorgt.

► Klinik. Die Ursache eines **epiduralen Hämatoms** ist häufig ein Schädelbruch, dessen Bruchlinie durch die **A. meningea media** läuft. Die arterielle Blutung hebt die Dura von der Kalotte ab und schafft so einen in der Regel bikonvexen Epiduralraum (S. 1137), der normalerweise nicht vorhanden ist. Da das Hämatom (größere Ansammlung von Blut außerhalb der Gefäße) schon nach relativ leichten Traumen auftreten kann, kommt es oft nicht direkt nach dem Unfall zum Bewusstseinsverlust, sondern u. U. erst, wenn der durch das wachsende Hämatom verursachte Druck steigt. Dieser Verlauf bedingt oft ein sog. **freies Intervall**, d. h. ein ungetrübtes Bewusstsein zwischen Trauma (ggf. mit initialer Bewusstlosigkeit) und (erneuter) Eintrübung. Letztere tritt meist mit anderen neurologischen Symptomen zusammen auf, die durch den erhöhten intrakraniellen Druck entstehen. In Abb. **42.63** erkennt man das Hämatom, das bei größeren Blutungen eine Verschiebung der Mittellinie des Großhirns zur Gegenseite verursacht.

42.63 Epidurales Hämatom

a Schematische Darstellung im Frontalschnitt. *Quelle: Schünke M, Schulte E, Schumacher U. PROMETHEUS LernAtlas der Anatomie, Kopf, Hals und Neuroanatomie. Illustrationen von Voll M u. Wesker K. 6. Aufl. Stuttgart: Thieme; 2022*

b Das rechtsseitige Epiduralhämatom führt zu einer im MRT deutlich sichtbaren Mittellinienverlagerung nach links. *Quelle: Leuwer M, Marx G, Trappe H, Zuzan O, Hrsg. Checkliste Intensivmedizin. 5. Aufl. Stuttgart: Thieme; 2017*

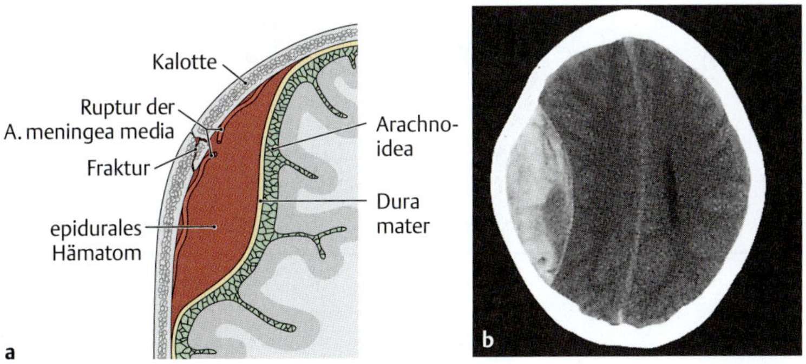

Arterielle Versorgung der spinalen Meningen
Die **Dura** erhält ihr Kapillarsystem aus den segmentalen **Rr. spinales** der Aa. intercostales und lumbales.

Arterielle Versorgung der spinalen Meningen

Die arterielle Versorgung der Rückenmarkshäute folgt dem gleichen Prinzip wie die der kranialen Meningen: Die **Dura** erhält ihre Gefäße aus den segmentalen **Rr. spinales** der Aa. intercostales und lumbales. Die Arachnoidea ist frei von Gefäßen, während die Pia mater ihre Blutversorgung ebenfalls aus Ästen der Rr. spinales erhält.

42.5.2 Venöser Abfluss

Hirnvenen

► Merke.

42.5.2 Venöser Abfluss

Hirnvenen

► **Merke.** Die Hirnvenen besitzen keine Klappen.

Oberflächliche Venen des Gehirns

Sie drainieren v. a. den **Kortex** und leiten das Blut in die Hirnsinus (s. u.). Die Sinus haben über die **Diploevenen** der Schädelkalotte Verbindung mit den **Vv. emissariae** der Kopfschwarte.
Die oberflächlichen Hirnvenen liegen direkt unter der Arachnoidea, drainieren den Kortex der Hemisphären und leiten das Blut in die Hirnsinus (s. u.). Man unterscheidet **Vv. superiores cerebri** und **Vv. inferiores cerebri**, die in der **V. media superficialis cerebri** im Sulcus lateralis zusammenlaufen (Abb. **42.64**).

Oberflächliche Venen des Gehirns

Die oberflächlichen Hirnvenen (Vv. superficiales cerebri) drainieren den **Kortex** sowie die oberflächennahen Teile der weißen Substanz und leiten das Blut in die Hirnsinus (s. u.). Die Sinus wiederum haben über die **Diploevenen** der Schädelkalotte Kontakt mit den **Vv. emissariae** (Abb. **42.46**), die von der Kopfschwarte kommen. Wird im Präparierkurs dem Schädel einer Leiche das Gehirn entnommen, so ist meist noch die Arachnoidea auf der Oberfläche vorhanden (die Dura verbleibt im Schädel). Direkt unter der Arachnoidea befindet sich ein Netzwerk von Venen, die auf den arteriellen Ästen liegen. Auf der scheitelnahen Konvexität heißen sie **Vv. superiores cerebri**, nahe der Basis **Vv. inferiores cerebri** (Abb. **42.64**). Im oder in der Nähe des Sulcus lateralis des Großhirns zieht die **V. media superficialis cerebri**. Zwischen diesem Gefäß und den oberflächlichen Venen und von da aus zum Sinus sagittalis superior besteht eine Anastomose: **V. anastomotica superior** (Trolard). Die Verbindung zu den inferioren Venen bzw. Sinus transversus wird über die **V. anastomotica inferior** (Labbé) hergestellt.

► Merke.

► **Merke.** Die Vv. superiores cerebri münden scheitelwärts in den Sinus sagittalis superior, die Vv. inferiores in den Sinus transversus.

Um in den Sinus sagittalis superior (S. 1156) zu münden, durchbrechen die Vv. superiores cerebri die der Arachnoidea aufliegende Dura und werden hier als **Brückenvenen** bezeichnet.

42.64 Oberflächliche Hirnvenen

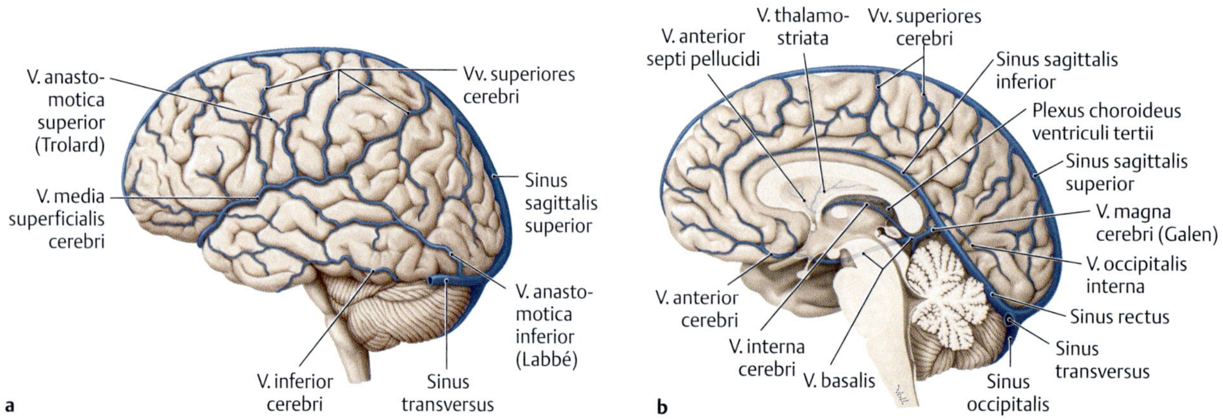

a Ansicht von lateral auf eine linke
b und von medial auf eine rechte Gehirnhälfte.

Quelle: Schünke M, Schulte E, Schumacher U. PROMETHEUS LernAtlas der Anatomie, Kopf, Hals und Neuroanatomie. Illustrationen von Voll M u. Wesker K. 6. Aufl. Stuttgart: Thieme; 2022

▸ Klinik. Bei **Verletzung der Brückenvenen** kommt es zur Einblutung zwischen Dura und Arachnoidea, die physiologischerweise dicht aneinander liegen (**subdurales Hämatom = SDH**). Besonderer Beachtung bedarf das chronische Subduralhämatom, das aufgrund des schleichenden Verlaufs der venösen Blutung und des für die Betroffenen oft nicht erinnerbaren (Bagatell-)Traumas leicht übersehen wird. Besonders bei älteren Menschen, bei denen aufgrund altersbedingter Hirnatrophie die Brückenvenen „freiliegen" sollte man an die Möglichkeit eines chronischen Subduralhämatoms denken. Die Symptomatik reicht von unspezifischen psychopathologischen Veränderungen über Kopfschmerzen bis hin zu schwerwiegenden neurologischen Ausfällen. Im Vergleich zum epiduralen Hämatom (S. 1153) ist das subdurale meist ausgedehnter und nicht so scharf begrenzt (Abb. **42.65**).

42.65 Subdurales Hämatom

Quelle: Schünke M, Schulte E, Schumacher U. PROMETHEUS LernAtlas der Anatomie, Kopf, Hals und Neuroanatomie. Illustrationen von Voll M u. Wesker K. 6. Aufl. Stuttgart: Thieme; 2022

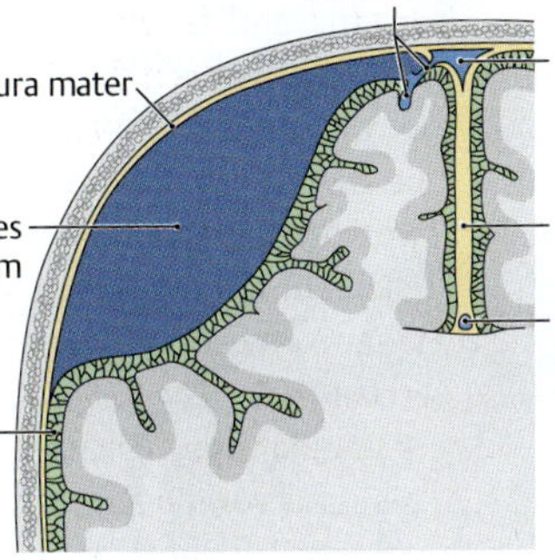

▸ Klinik.

Die meist nicht rechtwinklig, sondern in rostraler Richtung erfolgende Einmündung in den Sinus sagittalis superior ist hämodynamisch ungünstig, da der Blutstrom im Sinus nach okzipital fließt. Als Erklärung kann das starke Wachstum des Großhirns mit dem Sinus sagittalis nach rostral während der Entwicklung herangezogen werden.

Tiefe Venen des Gehirns

Das venöse Blut aus dem Innern des Großhirns (Marklager, Basalganglien und Diencephalon) wird zum großen Teil über die **V. magna cerebri** (Galen) drainiert, die in den Sinus rectus (s. u.) mündet. Sie erhält Zustrom über die **V. basalis** und über die **V. interna cerebri** mit ihren Ästen (u. a. **V. thalamostriata superior**, Abb. **42.64b** und Abb. **42.66**).

Die V. thalamostriata sup. hat ihren Namen von ihrem Verlauf zwischen der Oberfläche des Thalamus und dem Ncl. caudatus. Sie drainiert in die V. interna cerebri, die auf der oberen Medialfläche des Thalamus verläuft. Die V. interna cerebri mündet in die V. magna cerebri. Die **V. thalamostriata inferior** verläuft im Unterhorn des Seitenventrikels und drainiert in die V. basalis. Kurz vor dem Übergang der V. magna cerebri in den Sinus rectus erhält sie Zufluss aus der **V. basalis**. Diese umgreift von dorsal das Mesencephalon und führt venöses Blut aus großen Teilen der Hirnbasis und mündet in die V. magna cerebri.

Zerebellum: Das venöse Blut des Zerebellums kann verschiedene Wege nehmen, nämlich über Vv. cerebelli bzw. vermis in die V. magna cerebri, den Sinus rectus und Sinus transversus.

Die Venen der kaudolateralen Oberfläche münden über die V. petrosa meist in den Sinus petrosus sup. (Abb. **42.66b**).

Medulla oblongata: Der größte Teil des venösen Bluts wird ebenfalls über die V. petrosa in den Sinus petrosus superior drainiert.

Tiefe Venen des Gehirns

Die wichtigste der tiefen Hirnvenen ist die **V. magna cerebri** (Galen), die Blut aus der **V. thalamostriata sup.** über die **V. cerebri interna** aufnimmt und so Teile der Basalganglien und der weißen Substanz drainiert. Sie mündet in den Sinus rectus (Abb. **42.64b** und Abb. **42.66**).

Zerebellum: Der Abfluss erfolgt über Vv. cerebelli und V. magna cerebri in den Sinus rectus und transversus oder über die V. petrosa in den Sinus petrosus sup. (Abb. **42.66b**).

Medulla oblongata: Abfluss meist über die V. petrosa in den Sinus petrosus superior.

42.66

42.66 Tiefe Hirnvenen und Venen des Zerebellums

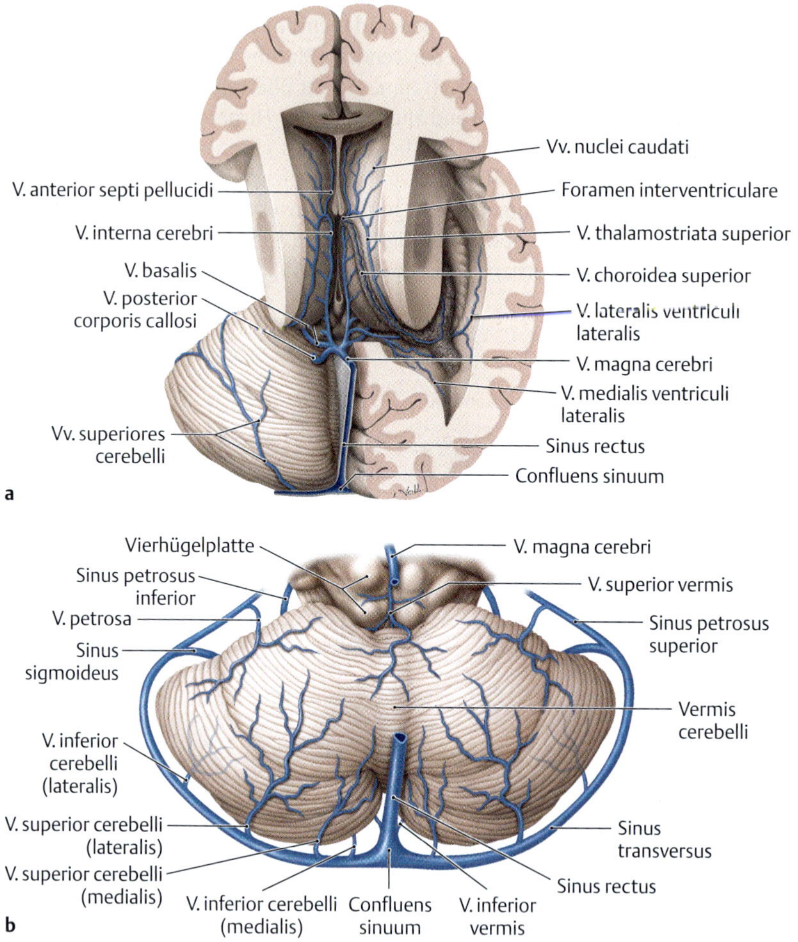

a Darstellung der tiefen Hirnvenen beim Blick von parietal in die eröffneten Seitenventrikel an einem horizontalen Stufenschnitt.
b Venöser Abfluss des Kleinhirns in der Ansicht von dorsal.

Quelle: Schünke M, Schulte E, Schumacher U. PROMETHEUS LernAtlas der Anatomie. Kopf, Hals und Neuroanatomie. Illustrationen von Voll M u. Wesker K. 6. Aufl. Stuttgart: Thieme; 2022

Venöse Blutleiter – Sinus durae matris

► Merke.

Die Sinus sind venöse Blutleiter mit einer Wand aus Duragewebe mit Endothelauskleidung, aber ohne Muskulatur und Klappen. Sie befinden sich teilweise am Ursprung des Hirnskeletts (Falx cerebri und Tentorium, Abb. **42.67a**).

Ein klinisch wichtiger Sinus ist der **Sinus cavernosus**, der Verbindung mit den Gesichtsvenen (S. 964) hat.

► Merke.

Venöse Blutleiter – Sinus durae matris

► Merke. Die Sinus durae matris (Hirnsinus) drainieren das venöse Blut aus den oberflächlichen und tiefen Hirnvenen in die extrakranialen Venen. Hauptabfluss: V. jugularis interna (S. 886), s. a. Jugularvenen (S. 964).

Die Wände der Sinus bestehen aus Dura mater, d. h. es sind **venöse Blutleiter ohne Muskulatur**, aber mit einer Endothel-Auskleidung. Venenklappen kommen ebenfalls nicht vor, daher ist eine Blutströmung in beide Richtungen möglich.

Die Sinus befinden sich teilweise am Ursprung der bindegewebigen Durasepten (Abb. **42.67a**). So liegt der **Sinus sagittalis superior** an der Basis der Falx cerebri und der **Sinus transversus** am Ursprung des Tentoriums.

Der **Sinus sagittalis inferior** befindet sich am kaudalen freien Ende der Falx cerebri. Der **Sinus rectus** verbindet das okzipitale Ende der beiden sagittalen Sinus; er wurde bereits als Mündung der V. magna cerebri erwähnt.

Weitere Sinus sind in Abb. **42.67** gezeigt. Zu beachten ist der Venenplexus um die Sella turcica des Os sphenoidale (**Sinus cavernosus**), der Verbindung mit den Venen der Orbita und darüber mit den Gesichtsvenen (S. 964) besitzt. Der **Sinus petrosus superior** hat einen typischen Verlauf auf dem First der Pars petrosa des Os temporale.

► Merke. Der endgültige Abfluss des venösen Blutes aus den Sinus durae matris erfolgt über die **V. jugularis interna** im Foramen jugulare.

42.67 **Venöse Sinus des Gehirns**

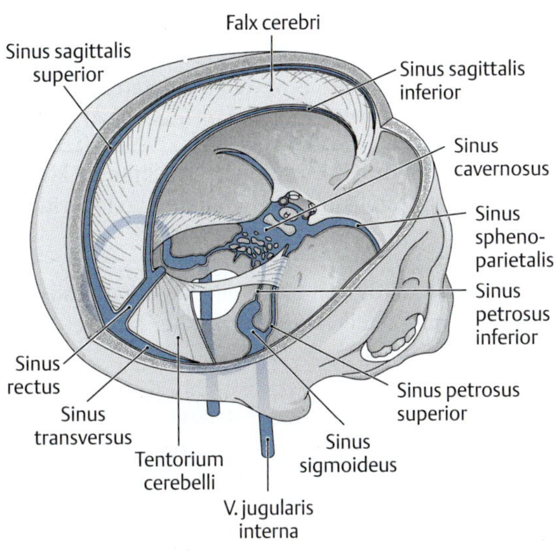

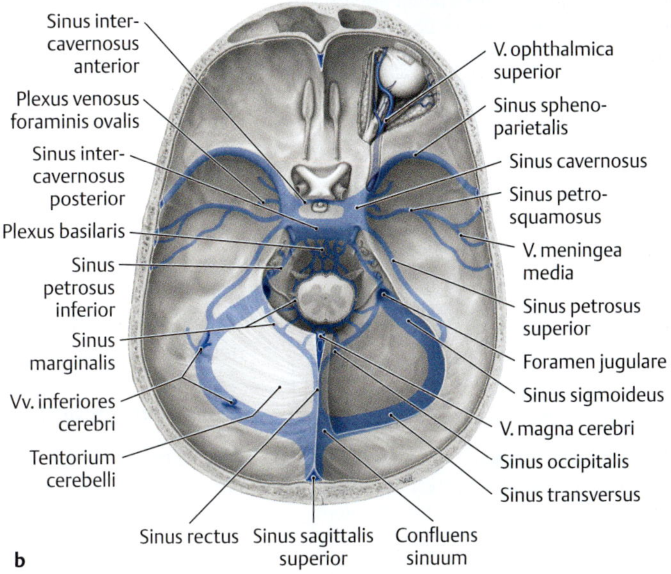

a Darstellung der wichtigsten Sinus durae matris in der Ansicht von rechts dorsal
b sowie von kranial auf die innere Schädelbasis (**b**) nach Fensterung des Tentorium cerebelli rechts und Entfernung des Gehirns.

Quelle: Schünke M, Schulte E, Schumacher U. PROMETHEUS LernAtlas der Anatomie, Kopf, Hals und Neuroanatomie. Illustrationen von Voll M u. Wesker K. 6. Aufl. Stuttgart: Thieme; 2022

▸ Klinik. Durch die Nähe des Sinus cavernosus zum Sinus sphenoidalis und anderen Nasennebenhöhlen können Entzündungen dieser Höhlen in den Sinus cavernosus durchbrechen und dort zu einer septischen Thrombose führen (**septische Sinus-cavernosus-Thrombose**). Die gleiche Komplikation kann eintreten, wenn Erreger aus dem Gesichtsbereich (z. B. aus Furunkeln der Oberlippe) über die V. angularis und die V. ophthalmica superior in den Sinus cavernosus gelangen. Die septische Thrombose schädigt die dort verlaufenden Hirnnerven, wobei der N. abducens (VI) oft zuerst betroffen ist, da er direkt im Sinus verläuft (Abb. **42.68**). Später können auch die Hirnnerven III (N. oculomotorius), IV (N. trochlearis), V1 (N. ophthalmicus) und V2 (N. maxillaris) ausfallen.

42.68 **Frontalschnitt durch den Sinus cavernosus auf Höhe der Hypophyse**

Beachte den in unmittelbarer Nachbarschaft der A. carotis interna verlaufenden N. abducens. Andere Nerven (N. oculomotorius, N. trochlearis sowie die ersten beiden Endäste des N. trigeminus) verlaufen in der lateralen Durawand des Sinus.

Quelle: Schünke M, Schulte E, Schumacher U. PROMETHEUS LernAtlas der Anatomie, Kopf, Hals und Neuroanatomie. Illustrationen von Voll M u. Wesker K. 6. Aufl. Stuttgart: Thieme; 2022

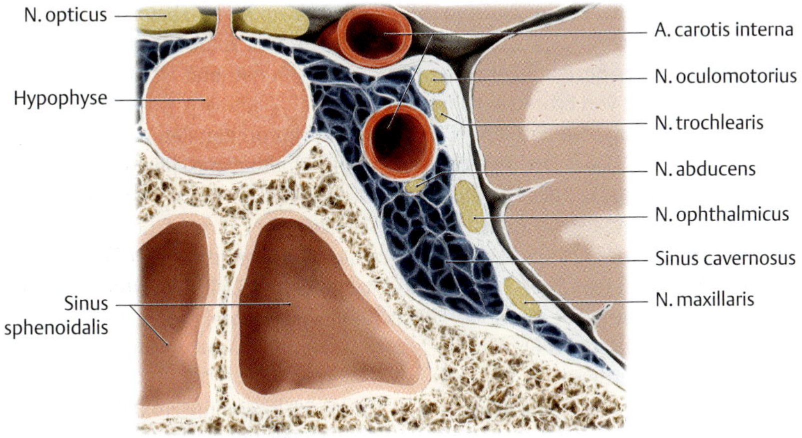

▸ Klinik.

Venen des Rückenmarks

Nach Sammlung des venösen Blutes im Venennetz der Pia mater fließt es über segmentale Venen (S. 269) ab. Letztere stehen mit den Plexus venosi vertebrales (S. 1138) in Verbindung.

► Klinik.

Venen des Rückenmarks

Das venöse Blut sammelt sich zunächst in einem Venennetz der Pia mater, um dann über segmentale Venen (S. 269) abzufließen (z. B. Vv. intercostales, lumbales, sacralis lateralis). Diese Venen stehen mit venösen Geflechten (Plexus) in Verbindung, die das gesamte Rückenmark begleiten: Der Plexus venosus vertebralis **internus** (S. 1138) liegt im Epiduralraum und bildet ein Polster um das Rückenmark (Abb. **42.47**).

► Klinik. Drucksteigerungen im Abdomen durch Husten und Bauchpresse können durch Volumenzunahme des Plexus vertebralis internus Hinterwurzeln irritieren und Schmerzen auslösen.

Der Plexus venosus vertebralis **externus** (S. 269) hat zwei Teile (ant. und post.). Der vordere Teil verläuft entlang der Ventralseite der Wirbelkörper, der hintere zu beiden Seiten der Dornfortsätze.

Venen der Meningen

Die Pia mater ist von einem Venennetz durchzogen, die Arachnoidea besitzt keine eigenen Gefäße. Die Venen der Dura mater verlaufen mit den Arterien (s. o.) und drainieren oft direkt in die Sinus.

Venen der Meningen

Die Pia mater ist von einem Venennetz durchzogen, während die Arachnoidea keine eigenen Gefäße besitzt. Wie auf der Oberfläche des Gehirns umgibt die Arachnoidea mit ihren Trabekeln die Gefäße des Rückenmarks im Subarachnoidalraum.
Die Venen der Dura mater verlaufen mit den Arterien (s. o.) und drainieren oft direkt in die Hirnsinus.

42.5.3 Blut-Hirn-Schranke (BHS)

Die **Blut-Hirn-Schranke** (**BHS**) verhindert den Übertritt vieler Substanzen aus dem Blut in das Hirngewebe und sichert so ein konstantes Milieu für die Neurone. Die BHS besteht vorwiegend aus den durch Tight Junctions miteinander verbundenen **Endothelzellen** der Hirnkapillaren.

► Merke.

An einigen Stellen des Gehirns fehlt eine BHS (sog. **zirkumventrikuläre Organe** um den III. und IV. Ventrikel, Abb. **42.69**):

- Area postrema (S. 1098),
- Eminentia mediana (S. 1245) und
- Neurohypophyse (S. 1244).

Diese besitzen fenestrierte Kapillaren.
Weitere Gebiete ohne BHS sind das Subfornikalorgan, das Corpus pineale und die Plexus choroidei.

42.5.3 Blut-Hirn-Schranke (BHS)

Fast das gesamte Hirngewebe ist durch die BHS von Substanzen getrennt, die mit dem Blut transportiert werden (Toxine, Bakterien und Stoffe, die die Homöostase im Gehirn stören wie z. B. K^+, das nach dem Passieren der BHS das Membranpotenzial der Neurone depolarisieren würde). Im Bereich der Kapillaren werden diese Substanzen durch **Tight Junctions** (Fasciae occludentes) zwischen den nicht fenestrierten Endothelzellen der Hirngefäße zurückgehalten. Früher wurden die Pseudopodien der Astrozyten, die eine geschlossene Schicht um die Kapillarwand der Hirngefäße (Lamina limitans gliae perivascularis) bilden, als strukturelles Korrelat der BHS angesehen; heute ist diese Ansicht überholt. Allerdings besteht eine Beziehung zwischen den Astrozyten und der BHS:

► Merke. Die Pseudopodien der Astrozyten induzieren die Bildung der Tight Junctions in den Endothelzellen der Hirngefäße.

Die für die Funktion des Gehirns unbedingt notwendige **Glukosezufuhr** erfolgt über den Glukosetransporter-1 der Endothelzellen.
Nur an einigen Stellen um den III. und IV. Hirnventrikel (den sog. **zirkumventrikulären Organen** = ZVO) gibt es kleine Gebiete, die fenestrierte Kapillaren und somit keine BHS besitzen (Abb. **42.69**). Dies sind die sog. „Fenster des Gehirns“. Dazu gehören u. a.:

- **Area postrema:** Sie liegt im Boden des IV. Ventrikels unter dem kaudalen Ende der Rautengrube. Die Area postrema (S. 1098) erhält u. a. Informationen aus dem Ncl. solitarius, der Beziehungen zur Geschmacksbahn hat, und ist wahrscheinlich an der Auslösung von Erbrechen beteiligt.
- **Eminentia mediana:** Die Eminentia mediana liegt im proximalen dorsalen Hypophysenstiel und ist der Ort der Freisetzung von hypothalamischen Steuerhormonen in die Portalgefäße des Hypophysenvorderlappens (S. 1245), weshalb sie keine BHS haben darf. An diesen Stellen sind die Kapillaren der Hirngefäße fenestriert.
- **Neurohypophyse** (S. 1244)**:** Hier befinden sich großlumige (sinusoidale) Kapillaren mit fenestriertem Endothel, an denen die Axone der Ncll. supraopticus und paraventricularis enden. Die Neurone geben hier per Neurosekretion die Hormone Oxytozin und ADH in das Blut ab.

Eine BHS fehlt außerdem

- im **Subfornikalorgan**, das zwischen den Foramina interventricularia unter dem Fornix liegt,
- im **Corpus pineale** = Epiphyse (S. 1115) und
- in den **Plexus choroidei.**

In allen diesen Gebieten können Substanzen aus dem Blut in das Hirngewebe austreten.

42.69 Zirkumventrikuläre Organe

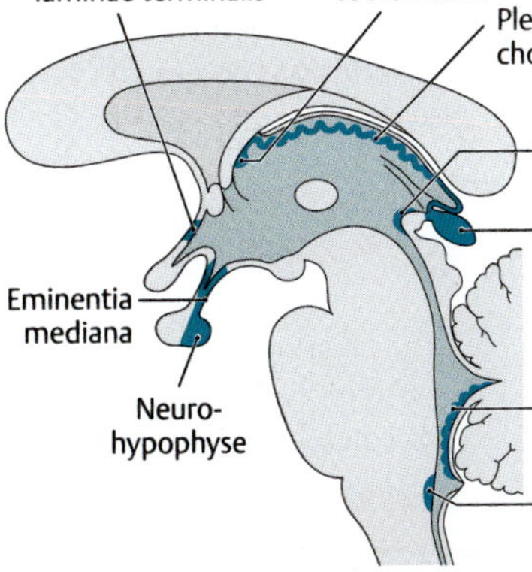

Darstellung der zirkumventrikulären Organe in der Ansicht eines Mediansagittalschnitts von links. Mit Ausnahme des Subkommissuralorgans ist in diesen Bereichen die Blut-Hirn-Schranke meist unterbrochen.

Quelle: Schünke M, Schulte E, Schumacher U. PROMETHEUS LernAtlas der Anatomie, Kopf, Hals und Neuroanatomie. Illustrationen von Voll M u. Wesker K. 6. Aufl. Stuttgart: Thieme; 2022

42.69

▸ Klinik. Anders als beispielsweise **Alkohol**, der die BHS fast ohne Einschränkung passiert, können dies andere Stoffe nicht. Ein wichtiges Beispiel ist das Dopamin, das man gern als Therapie der Parkinson-Krankheit einsetzen würde, die durch einen Mangel an Dopamin im Striatum (S. 1178) verursacht wird. Man behilft sich dadurch, dass man die Vorstufe von Dopamin, das **L-DOPA** (Dihydroxyphenylalanin) appliziert. Diese Substanz tritt durch die BHS, wird von den Zellen der Substantia nigra in Dopamin umgebaut und als Neurotransmitter im Striatum freigesetzt.

▸ Klinik.

Zu den zirkumventrikulären Organen wird auch das Organum subcommissurale gezählt das direkt kaudal der Epiphyse liegt. Das Organ, dessen Funktion beim Menschen ungeklärt ist, besitzt eine intakte Blut-Hirn-Schranke.

42.6 Entwicklung des ZNS

42.6 Entwicklung des ZNS

Zunächst werden allgemeine Vorgänge beschrieben, die sowohl für die Entwicklung von Strukturen des Rückenmarks als auch des Gehirns von Bedeutung sind. Neben den pränatalen Prozessen zählt hierzu auch die Bildung von Markscheiden (Myelinisierung), die bei bestimmten Axonen noch postnatal fortgesetzt wird.

Bildung des Neuralrohrs (Abb. 42.70): In der 3. Entwicklungswoche bildet sich im Zentrum des Ektoderms der Keimscheibe unter dem induzierenden Einfluss des mesodermalen Chordafortsatzes das **Neuroektoderm** in Form der **Neuralplatte**. Die Induktion erfolgt durch Proteine (Chordin und Noggin), die vom Chordafortsatz sezerniert werden. Die Neuralplatte bildet die Grundlage für das gesamte zukünftige Nervensystem und faltet sich zur **Neuralrinne** ein, die sich später zum **Neuralrohr** (S. 102) schließt (Neurulation). Der Verschluss zum Neuralrohr beginnt in der Mitte der Neuralrinne und schreitet dann in kranialer und kaudaler Richtung fort. Das Lumen des Neuralrohrs wird später zum **Zentralkanal**. Wenn das Neuralrohr fast völlig geschlossen ist, bleiben nur zwei Öffnungen am kranialen und kaudalen Ende, der kraniale und kaudale (oder posteriore) **Neuroporus**.

Bildung des Neuralrohrs (Abb. 42.70): Im Ektoderm der Keimscheibe bildet sich das Neuroektoderm. Über **Neuralplatte** und **Neuralrinne** verläuft die Entwicklung zum **Neuralrohr** (S. 102). Dieses schließt sich zunächst in der Mitte, der Verschluss setzt sich dann nach rostral und kaudal fort. In diesem Stadium hat das Neuralrohr an seinen Enden zwei Öffnungen, den kranialen und kaudalen (oder posterioren) **Neuroporus**.

▸ Klinik. Der ausbleibende Verschluss des kranialen bzw. kaudalen Neuroporus mit oft gleichzeitig auftretendem mangelndem Verschluss des Wirbelkanals ist mit bekannten klinischen Fehlbildungen verbunden: Unterbleibt der Verschluss des kranialen Neuroporus bilden sich im Extremfall große Teile des Gehirns nicht aus (**Anenzephalus**). Das knöcherne Schädeldach wird ebenfalls nicht angelegt, da seine Bildung vom Gehirn induziert wird. Statt der Schädelkalotte findet sich nur eine bindegewebige Platte direkt oberhalb der Augen. In den letzten Schwangerschaftswochen tritt ein **Hydramnion** (Zunahme des Fruchtwassers in der Amnionhöhle) auf, da die Schluckreflexe des Fetus nicht funktionieren (normalerweise schluckt er ständig Fruchtwasser). Die Fehlbildung führt i. d. R. bereits wenige Tage nach der Geburt zum Tod. Der ausbleibende Verschluss des posterioren Neuroporus kann zur Spaltung der kaudalen Wirbelbögen führen (**Spina bifida**). Eine begleitende Schädigung des Rückenmarks kann (je nach Schweregrad) zu stark ausgeprägten neurologischen Symptomen (bis hin zur Querschnittslähmung) führen. Als wirksame Prävention hat sich die **Gabe von Folsäure** erwiesen, mit der möglichst bereits einige Monate vor der geplanten Konzeption begonnen werden sollte.

42.70

42.70 Entwicklung von Neuralrohr und Neuralleiste

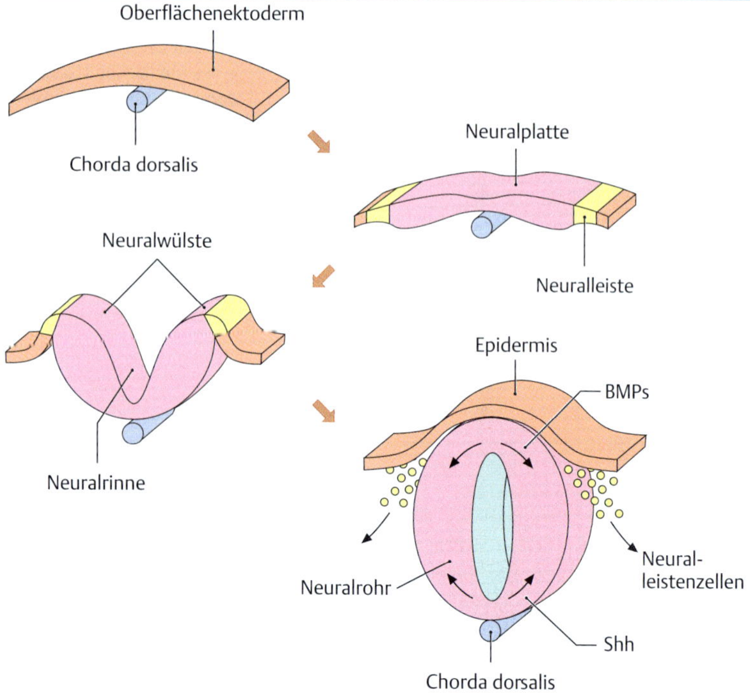

Die mesodermale Chorda dorsalis induziert im Oberflächenektoderm die Entwicklung der Neuralplatte, die auf beiden Seiten durch die Neuralleiste begrenzt wird. Durch Einsenkung des Zentrums der Neuralplatte bildet sich die Neuralrinne, die sich später zum Neuralrohr schließt.
Das Sonic hedgehog (SHH)-Molekül wird von der Chorda dorsalis sezerniert und ist für die Entwicklung der Motoneurone des Vorderhorns wichtig, während die Bone morphogenetic proteins (BMPs) u. a. von den Zellen der Deckplatte (Dach des Neuralrohrs) gebildet werden und die Entwicklung des dorsalen Neuralrohrs steuern.

Quelle: Schünke M, Schulte E, Schumacher U. PROMETHEUS LernAtlas der Anatomie, Kopf, Hals und Neuroanatomie. Illustrationen von Voll M u. Wesker K. 6. Aufl. Stuttgart: Thieme; 2022

Bildung der Neuralleiste (Abb. 42.70): An der Grenze zwischen Hautektoderm und Neuroektoderm entsteht die **Neuralleiste** (S. 102), aus der sich u. a. die **Spinalganglien**, **Schwannzellen**, **autonomen Ganglien** und **Gliazelltypen** des ZNS und PNS entwickeln.

Myelinisierung der Axone: Die Myelinisierung erfolgt ab der 15. Entwicklungswoche. Die Reifung der **Pyramidenbahn** ist sogar erst im 2. Lebensjahr beendet. Daher ist bei Neugeborenen der **Babinski-Reflex** noch lösbar, bei Erwachsenen ist das Auftreten des Reflexes pathologisch.

► Klinik.

Bildung der Neuralleiste (Abb. 42.70): In der Übergangszone zwischen Neuroektoderm und Hautektoderm findet sich zum Zeitpunkt des Verschlusses der Neuralrinne die **Neuralleiste** (S. 102). Aus dem Material der Neuralleiste bilden sich später alle Nervenzellen der **Ganglien** des somatischen und autonomen peripheren Nervensystems inkl. des **Nebennierenmarks** sowie einige **Gliazelltypen** des ZNS, und Schwann-Zellen als Hüllzellen des peripheren Nervensystems.

Myelinisierung der Axone: In der ersten Entwicklungsphase sind noch alle Axone marklos; die Myelinisierung erfolgt erst deutlich später (ca. 15. Woche). Als phylogenetisch neue Erwerbung wird die **Pyramidenbahn** (S. 1173) erst sehr spät myelinisiert. Diese sog. Reifung der Pyramidenbahn ist erst im 2. Lebensjahr beendet. Vor diesem Zeitpunkt sind beim Neugeborenen die „Pyramidenzeichen“ vorhanden, zu denen als bekanntestes der **Babinski-Reflex** gehört.

► Klinik. Der **Babinski-Reflex** tritt als physiologischer Reflex nur bei Neugeborenen und Säuglingen auf. Er besteht aus einer Dorsalextension der Großzehe mit gleichzeitiger Spreizung der Zehen bei kräftigem Bestreichen des lateralen Fußrandes. Tritt dieser Reflex beim Erwachsenen anstatt der hier physiologischen Beugung aller Zehen auf, wird das (in diesem Fall pathologische) **„positive Babinski-Zeichen“** als Anhalt für eine Schädigung der Pyramidenbahn gewertet. Typisch ist dies nicht nur bei direkter Schädigung der Neurone wie z. B. beim Hirninfarkt, sondern auch bei Schädigung der Markscheide (sog. demyelinisierende Erkrankungen, zu denen die Multiple Sklerose = MS gehört).

42.6.1 Entwicklung des Rückenmarks

Histogenese des Rückenmarks: Zunächst besteht die Wand des Neuralrohrs nur aus einer mehrreihigen Lage von **Neuroepithelzellen.** Die Teilung der Zellen erfolgt vorwiegend in einer Richtung quer zur Wandung; dies bewirkt ein Dickenwachstum der Wand.

Hierbei bleiben die sich teilenden Neuroepithelzellen an der inneren (ventrikulären) Oberfläche liegen, während die Teilungspartner an die äußere (piale) Oberfläche wandern. In diesem Stadium lassen sich innerhalb der Neuroepithelzellen bereits **Neuroblasten** (oder besser Proneurone, da sie nicht mehr teilungsfähig sind) als Vorläufer von Nervenzellen und **Glioblasten** als Vorläufer von Gliazellen unterscheiden. Für die Wanderung der Neurone zur pialen Oberfläche sind die **Radialgliazellen** von entscheidender Bedeutung, die auch für die laminäre Anordnung der Zellen sorgen.

Von innen nach außen bestehen nun im Rückenmark folgende Zonen:

- **Ventrikulärzone** (das spätere Ependym als Auskleidung des Zentralkanals bzw. der Ventrikel),
- **Intermediärzone** (die spätere graue Substanz) mit Flügelplatte dorsal und Grundplatte ventral sowie
- **Marginalzone** (die spätere weiße Substanz).

Im Lumen des Neuralrohrs entwickelt sich in der 3.–4. Woche eine längsverlaufende Furche (**Sulcus limitans**), der die dorsolateral gelegene **Flügelplatte** (das spätere sensorische Hinterhorn) von einer ventrolateral gelegenen **Grundplatte** (dem späteren motorischen Vorderhorn) abgrenzt (Abb. **42.71**). In diesem Stadium wird der spätere Zentralkanal dorsal und ventral von der Deck- bzw. Bodenplatte verschlossen. Diese Platten bestehen aus nicht weiter differenzierten Zellen, die keine Neurone bilden.

42.6.1 Entwicklung des Rückenmarks

Histogenese des Rückenmarks: Die Wand des Neuralrohrs besteht ursprünglich nur aus einer mehrreihigen Lage von **Neuroepithelzellen.** Die Neuroepithelzellen wandeln sich später in **Neuroblasten** (Vorläufer von Nervenzellen) und **Glioblasten** (Vorläufer von Gliazellen) um.

Von innen nach außen bestehen folgende Zonen:

- **Ventrikulärzone** (späteres Ependym = Auskleidung des Canalis centralis),
- **Intermediärzone** (spätere graue Substanz) und
- **Marginalzone** (spätere weiße Substanz).

Schon während der 4. Woche ist im Inneren des Neuralrohrs ein längsverlaufender **Sulcus limitans** zu erkennen, der die Grenze zwischen späterem sensorischen Hinterhorn und motorischem Vorderhorn markiert (Abb. **42.71**).

42.71 Entwicklung des Rückenmarks

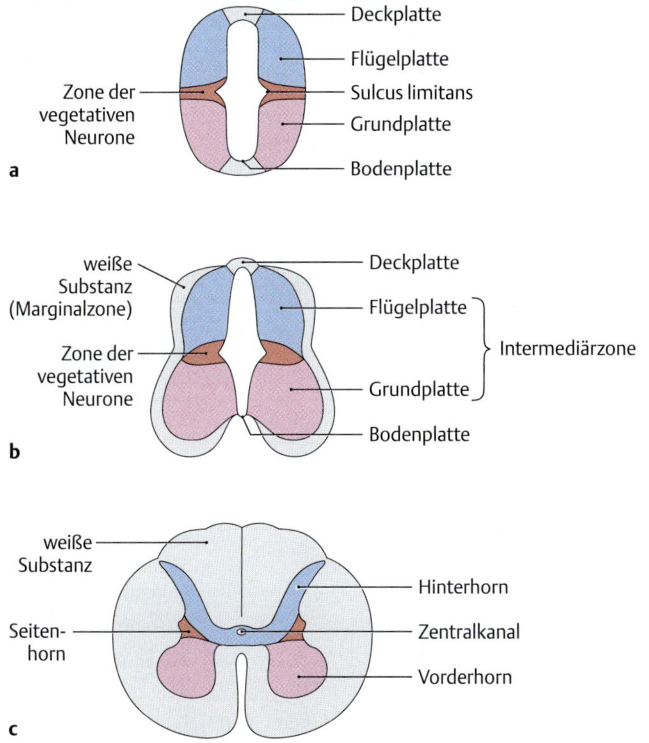

a Unterschiedliche Stadien während der Differenzierung des Neuralrohrs im Bereich des Rückenmarks: frühembryonal,
b intermediär
c und postnatal.

Quelle: Schünke M, Schulte E, Schumacher U. PROMETHEUS LernAtlas der Anatomie, Kopf, Hals und Neuroanatomie. Illustrationen von Voll M u. Wesker K. 6. Aufl. Stuttgart: Thieme; 2022

42.71

▸ Merke.

▸ Merke. Aus der **dorsalen Flügelplatte** bildet sich das spätere **Hinterhorn** mit afferenten (sensorischen) Nervenzellen, aus der **ventralen Grundplatte** entwickelt sich das **Vorderhorn** mit efferenten (motorischen) Neuronen.

Ein für die Entwicklung des ventralen Neuralrohrs wichtiges Molekül ist das **sonic hedgehog** (**SHH**), das von **mesodermalen** Chordazellen und der Bodenplatte gebildet wird. Eine hohe Konzentration an SHH führt zur Bildung von Motoneuronen, eine niedrige zur Entstehung von Interneuronen. Die Entwicklung der Neurone des dorsalen Neuralrohres hängt dagegen von Proteinen (bone morphogenetic proteins = BMPs) ab, die u. a. von den Zellen der Neuralleiste und der Deckplatte sezerniert werden.

42.6.2 Entwicklung des Gehirns und der Ventrikel
Allgemeine Entwicklungsvorgänge

Hirnbläschen und Hohlraumsystem: Am rostralen Ende des Neuralrohrs entwickelt sich eine Erweiterung, die zunächst aus **3 Hirnbläschen** besteht. Später teilen sich zwei dieser Bläschen in je 2 Bläschen, sodass dann ein **5-Bläschenstadium** vorliegt (Tab. **42.6** und Abb. **42.72**).
Der Hohlraum eines jeden Bläschens entspricht dem sich daraus entwickelnden Anteil der inneren Liquorräume (Tab. **42.6**).

42.6.2 Entwicklung des Gehirns und der Ventrikel

Allgemeine Entwicklungsvorgänge

Hirnbläschen und Hohlraumsystem: Zwischen der 4. und 5. Entwicklungswoche entwickeln sich am rostralen Ende des Neuralrohrs Erweiterungen, die sog. **Hirnbläschen**. Man kann zunächst ein **3-Bläschenstadium** unterscheiden, das dann durch Teilung von zwei dieser Bläschen vom **5-Bläschenstadium** abgelöst wird (Tab. **42.6** und Abb. **42.72**). Die Wand der Bläschen ist zunächst etwa gleich dick wie die des kaudalen Neuralrohrs und umgibt den Hohlraum, der die Anlage der Hirnventrikel (s. u.) darstellt. Jedem Bläschen kann ein Hohlraumabschnitt zugeordet werden, aus dem sich durch Einengung als Folge des Dickenwachstums der Wand jeweils ein Anteil des späteren Systems innerer Liquorräume bildet (Tab. **42.6**).

⊙ 42.72

⊙ 42.72 Anlage und Entwicklung der Hirnbläschen

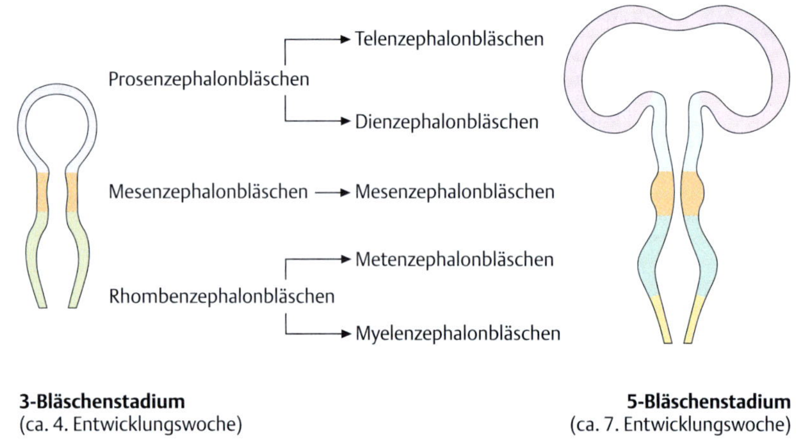

≡ 42.6 Entwicklung des Gehirns und seines Hohlraumsystems

3-Bläschenstadium	5-Bläschenstadium	wichtige reife Strukturen	zugehöriger Hohlraum
Prosencephalon- oder Vorderhirnbläschen	**Telencephalon**- oder Endhirnbläschen	Großhirnrinde, Basalganglien	Seitenventrikel (I. und II. Ventrikel)
	Diencephalon- oder Zwischenhirnbläschen	Thalamus, Hypothalamus	III. Ventrikel
Mesencephalon- oder Mittelhirnbläschen	Das Mesenzephalonbläschen bleibt ungeteilt.	Mittelhirn	Aquädukt
Rhombencephalon- oder Rautenhirnbläschen	**Metencephalon**- oder Hinterhirnbläschen	Brücke (Pons) und Kleinhirn (Cerebellum)	IV. Ventrikel
	Myelencephalon- oder Nachhirnbläschen	verlängertes Mark (Medulla oblongata)	IV. Ventrikel

Längenwachstum mit Krümmungen: Die Abknickung des rostralen ZNS nach ventral geschieht durch Anheftung an die Anlage der Schädelbasis und führt zur Bildung der **Nacken-** und **Scheitelbeuge** (Abb. **42.73**).

Längenwachstum mit Ausbildung der Krümmungen: Durch starkes Wachstum in Längsrichtung bei gleichzeitiger Anheftung der Hirnstamm-Anlage an die Anlage der Schädelbasis kommt es zu einer zweimaligen Abknickung des rostralen ZNS nach ventral, wobei die sog. **Nackenbeuge** (Flexura cervicalis) nahe dem Ursprung des N. vagus entsteht und die **Scheitelbeuge** (Flexura mesencephalica) mehr kranial im Bereich des Mesencephalons (Abb. **42.73**).

42.73 **Entwicklung des Gehirns und seiner Abschnitte**

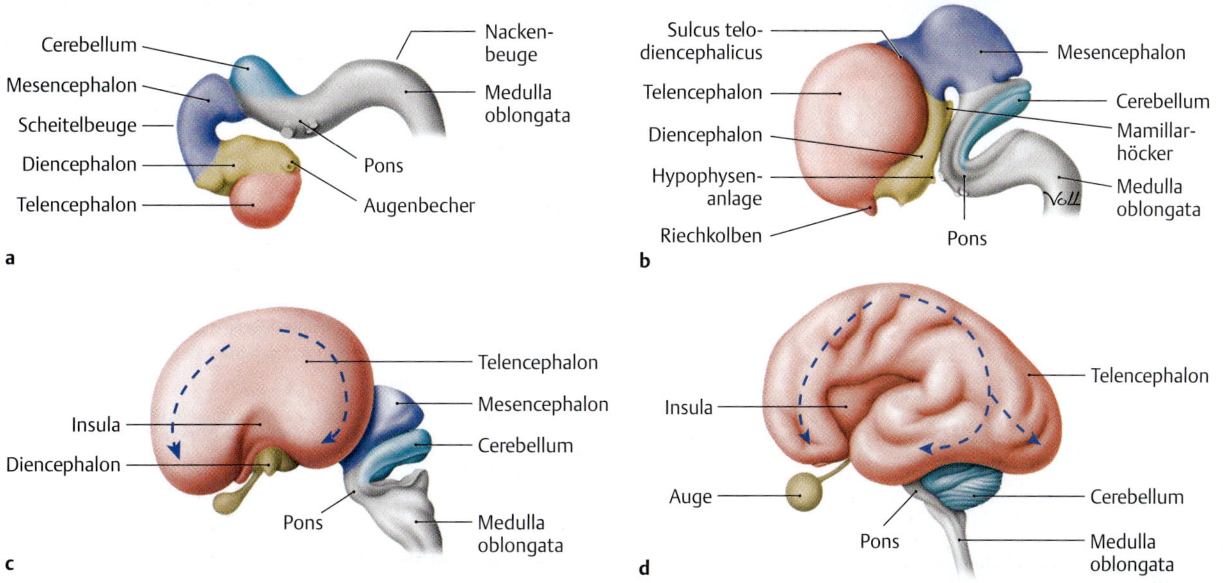

Quelle: Schünke M, Schulte E, Schumacher U. PROMETHEUS LernAtlas der Anatomie, Kopf, Hals und Neuroanatomie. Illustrationen von Voll M u. Wesker K. 6. Aufl. Stuttgart: Thieme; 2022

Dickenwachstum mit Bildung der Ventrikel: Nach starkem Dickenwachstum der Hirnbläschenwand, das prinzipiell in der gleichen Weise wie im Rückenmark abläuft (s. o.), bleibt von dem Lumen der Bläschen nur noch ein schmaler Raum, der die **Hirnventrikel** darstellt. Die Hirnventrikel bilden den sog. **inneren Liquorraum**, d. h. mit Liquor cerebrospinalis gefüllte Räume innerhalb des Gehirns:

- Das **Telenzephalonbläschen** besteht zunächst nur aus einem Hohlraum, der danach durch das von kranial (parietal) einwachsende Septum der späteren Falx cerebri in die zwei **Seitenventrikel** (**I.** und **II. Ventrikel**) geteilt wird. Den Boden dieser Seitenventrikel bilden die Ganglienhügel (s. u.).
- Das **Dienzephalonbläschen** wird durch das zunehmende Wachstum der Seitenwände (Thalamus und Hypothalamus) immer schmäler und stellt im Endzustand einen vertikal gestellten Spaltraum zwischen diesen beiden Strukturen dar (**III. Ventrikel**). Der initial breite Übergang zwischen Telenzephalon- und Dienzephalonbläschen wird immer mehr eingeengt; im adulten Gehirn gibt es nur noch auf jeder Seite eine dünne Verbindung zwischen den beiden Seitenventrikeln und dem III. Ventrikel, nämlich das **Foramen interventriculare** (Monro). Vom dorsalen Ende des III. Ventrikels zieht ein dünner Kanal nach kaudal, der **Aqueductus cerebri** als Rest des Mesenzephalonbläschens. Er verläuft im Mesencephalon und stellt eine Verbindung mit dem IV. Ventrikel her.
- Der **IV. Ventrikel** liegt im Rautenhirn; sein Boden wird von der Rautengrube gebildet. Das Dach des IV. Ventrikels besteht aus dem Kleinhirn, das mit seinen Kleinhirnstielen den Ventrikel zur Seite hin abschließt. Der IV. Ventrikel ist der einzige Ort der inneren Liquorräume, wo in Form von zwei seitlichen Foramina und einem dorsal-medialen Foramen Verbindungen zum äußeren Liquorraum, dem Subarachnoidalraum (S. 1139), bestehen. Am kaudalen Ende des IV. Ventrikels befindet sich der Übergang zum **Zentralkanal**, der das gesamte Rückenmark durchzieht und beim Menschen weitgehend obliteriert ist. Der Zentralkanal ist der Rest des ursprünglichen Lumens des Neuralrohrs außerhalb der Hirnbläschen.

Dickenwachstum mit Bildung der Ventrikel: Durch das starke Dickenwachstum der Wände der Hirnbläschen werden die Innenräume der Bläschen immer mehr eingeengt. Aus dem Telenzephalonbläschen bilden sich die beiden **Seitenventrikel** (**I.** und **II. Ventrikel**), aus dem Dienzephalonbläschen der **III. Ventrikel**. Zwischen Seiten- und drittem Ventrikel besteht im adulten Gehirn noch auf beiden Seiten je eine englumige Verbindung, das **For. interventriculare**. Vom III. Ventrikel läuft in Form des **Aqueductus cerebri** eine dünne Verbindung zum **IV. Ventrikel**, der sich im kaudalen Rautenhirn befindet.

Spezielle Entwicklungsvorgänge

Das besonders ausgeprägte Wachstum des Telencephalon ist nicht nur für seine eigene Form bestimmend, sondern bedingt auch Umlagerungsvorgänge in der angrenzenden Dienzephalon-Anlage, die fast vollständig von den Großhirnhemisphären überlagert und von kortikalen Afferenzen und Efferenzen durchzogen (S. 1132) wird.

Spezielle Entwicklungsvorgänge

Innerhalb der Dienzephalon-Anlage finden wesentliche Entwicklungsschritte statt, die z. T. durch das ausgeprägte Wachstum des Telencephalon und seiner Afferenzen und Efferenzen (S. 1132) bedingt sind.

42.74 Abspaltung des Globus pallidus aus dem Diencephalon

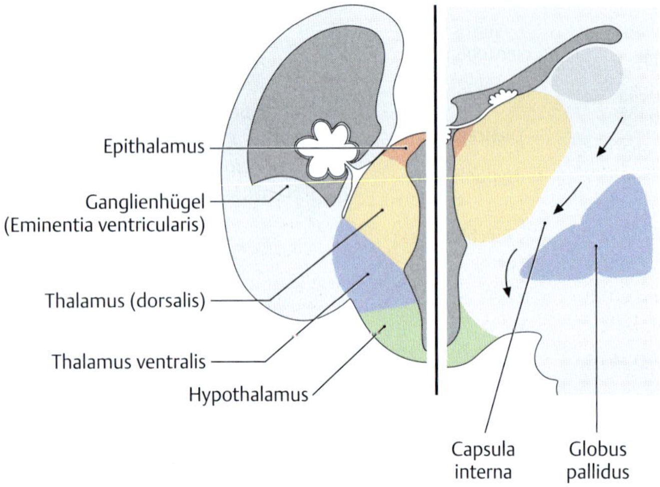

Darstellung der entwicklungsgeschichtlich zum Diencephalon zählenden Hirnstrukturen im schematisierten Frontalschnitt: In der linken Bildhälfte ist die Untergliederung eines embryonalen Gehirns gezeigt, in der rechten dagegen die adulte Situation nach Abspaltung des Globus pallidus vom Thalamus ventralis (der medial verbleibende definitive Subthalamus mit Ncl. subthalamicus ist in dieser Ebene nicht sichtbar). Somit erklärt sich, dass der Globus pallidus entwicklungsgeschichtlich dem Diencephalon zugerechnet wird, jedoch im reifen Gehirn lateral der eingewachsenen Fasern der Capsula interna und damit topografisch innerhalb des Telencephalon liegt.

Quelle: Schünke M, Schulte E, Schumacher U. PROMETHEUS LernAtlas der Anatomie. Kopf, Hals und Neuroanatomie. Illustrationen von Voll M u. Wesker K. 6. Aufl. Stuttgart: Thieme; 2022

Verlagerung des Globus pallidus: Aus der kaudalen Dienzephalon-Anlage – dem Thalamus ventralis – wird durch einwachsende Faserbündel zwischen Kortexanlage, **Ganglienhügel** und kaudaleren Teilen des ZNS der spätere **Globus pallidus** abgespalten, der somit dienzephalen Ursprungs ist, aber später im Telencephalon liegt. Die Faserverbindungen bilden später die **Capsula interna** (Abb. **42.74**). Aus dem Ganglienhügel entstehen die Basalganglien.

Verlagerung des Globus pallidus: Auf beiden Seiten der Dienzephalon-Anlage, die ursprünglich Epithalamus, Thalamus dorsalis, Thalamus ventralis und Hypothalamus umfasst, liegt je eine Verdickung des kaudalen Bodens vom telenzephalen Hirnbläschen, der sog. **Ganglienhügel** (Eminentia ventricularis). Durch die sich bildenden Faserverbindungen des Ganglienhügels mit der Kortexanlage, dem Pons und Rückenmark wird ein Teil des Thalamus ventralis abgespalten und in das Telencephalon verlagert. Dieser Teil bildet später den zum Telencephalon zählenden **Globus pallidus** (S. 1132), der somit dienzephalen Ursprungs ist. Die Fasern, die die Abspaltung bewirken, bilden später einen Teil der **Capsula interna** (Abb. **42.74**). Aus dem Ganglienhügel selbst bilden sich die Basalganglien.

Augenbecher: Als wichtiger Teil des **Diencephalon** entwickelt sich auf beiden Seiten ein **Augenbecher** mit Stiel (S. 1060).

Augenbecher: Aus dem lateralen **Diencephalon** stülpt sich auf beiden Seiten je ein **Augenbecher** an einem **Augenbecherstiel** (S. 1060) nach ventral. Der Augenbecher bildet später die **Retina** (**Netzhaut**) und das Pigmentepithel.

► Merke.

► Merke. Retina und N. opticus sind demnach **Hirnteile**. Der N. opticus ist kein Nerv im Sinne von Spinal- oder Hirnnerven, sondern gleicht entwicklungsgeschichtlich einem Trakt, der ein zentralnervöses Kerngebiet (die Retina) mit einem anderen Kerngebiet (Corpus geniculatum laterale) verbindet. Das Gleiche gilt für den Bulbus olfactorius, der als Teil des Telencephalon über den Tractus olfactorius mit den Riechzentren verbunden ist.

Hypophysenanlage: Die **Hyophyse** entwickelt sich aus zwei Teilen unterschiedlichen Ursprungs.

Hypothalamus und Hypophysenanlage: Vom Boden des III. Ventrikels senkt sich die aus dem Material des Hypothalamus entstehende Anlage der **Neurohypophyse** in die Tiefe. Von kaudal wächst ihr die sog. **Rathke-Tasche** aus dem Epithel des embryonalen Rachendachs entgegen und bildet später die **Adenohypophyse**.

► Merke.

► Merke. Entwicklungsgeschichtlich gehört nur die **Neurohypophyse** (= **Hypopysenhinterlappen**) zum ZNS, die **Adenohypophyse** (= **Hypophysenvorderlappen**) entsteht aus dem Epithel des embryonalen Rachendachs (Rathke-Tasche) und lagert sich ventral der Neurohyphophyse an.

42.7 Darstellung des ZNS mit bildgebenden Verfahren

42.7.1 Konventionelle Röntgendiagnostik

Ohne Kontrastmittel: Aussagen über Strukturen des Nervensystems sind mit konventionellen Röntgenaufnahmen nur indirekt möglich. Über pathologische Veränderungen des Skeletts kann – im Zusammenhang mit passenden klinischen Symptomen – auf eine Beteiligung neuronaler Strukturen geschlossen werden; diese sind auf der Röntgenaufnahme aber nicht direkt sichtbar. Ein in der Praxis wichtiges Beispiel hierfür ist die **Röntgenaufnahme der Wirbelsäule**: Bei degenerativen Erkrankungen kann es beispielsweise zu einer Verengung der Foramina intervertebralia kommen. Eine radikuläre Symptomatik (S. 254), d. h. Ausfälle im Versorgungsgebiet eines Spinalnervs (peripheres Nervensystem) kann damit unter Umständen ausreichend erklärt sein.

Mit Kontrastmittel (Myelografie): Nach Injektion von (jodhaltigem) Kontrastmittel in den äußeren Liquorraum werden Röntgenaufnahmen angefertigt und die Verteilung des Kontrastmittels beurteilt, z. B. bezüglich der Frage nach einer Stenose des Spinalkanals (Abb. **42.75**). Schnittbildverfahren (v. a. die MRT) sind hierfür meist besser geeignet und v. a. weniger invasiv. Die Myelografie kommt aber nach wie vor zur Anwendung, wenn Schnittbildverfahren nicht anwendbar sind (z. B. weil nicht verfügbar, ferromagnetische Metallimplantate in der untersuchten Person) oder durch diese keine genügende Aussage möglich ist, z. B. bei Skoliose (S. 240).

► Klinik. Die Stenose des Spinalkanals ist eine degenerative Erkrankung des höheren Lebensalters und meist bedingt durch Exostosen der Wirbelkörper und/oder Facettengelenke als Reaktion auf eine Höhenabnahme der Bandscheiben. Eine lumbale Stenose komprimiert die Cauda equina und ist oft mit Schmerzen im Gesäß oder Schmerzen beim Gehen verbunden.

42.75 **Myelografie**

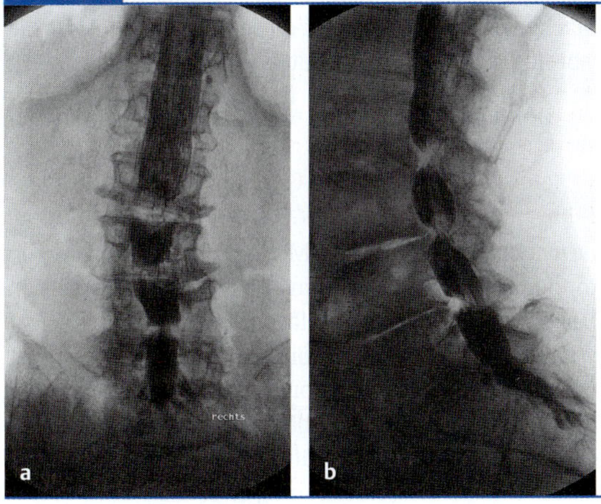

Lumbale Myelografie mit mehreren Stenosen des Spinalkanals in verschiedenen Etagen, erkennbar an der weißen Unterbrechung der Kontrastmittelfärbung (schwarz).
a Sagittaler Strahlengang,
b seitlicher Strahlengang.

Quelle: Grehl H, Reinhardt F, Hrsg. Checkliste Neurologie. 7. Aufl. Stuttgart: Thieme; 2021

42.7 Darstellung des ZNS mit bildgebenden Verfahren

42.7.1 Konventionelle Röntgendiagnostik

Ohne Kontrastmittel: Strukturen des Nervensystems sind bei konventionellen Röntgenbildern nicht direkt erkennbar. Über pathologische Veränderungen des Skeletts kann indirekt – im Zusammenhang mit passenden klinischen Symptomen – auf eine Beteiligung neuronaler Strukturen geschlossen werden. Beispiel: degenerative Erkrankungen der Wirbelsäule können eine radikuläre Symptomatik (S. 254) erklären.

Mit Kontrastmittel (Myelografie): Nach Injektion von Kontrastmittel in den Liquorraum werden Röntgenaufnahmen angefertigt und die Verteilung des Kontrastmittels beurteilt, z. B. bezüglich der Frage nach einer Stenose des Spinalkanals (Abb. **42.75**).

► Klinik.

42.75

42.7.2 Schnittbildverfahren

Computertomografie (CT)

Die CT (S. 124) ermöglicht die Schnittbilduntersuchung knöcherner wie neuronaler Strukturen unter Einsatz von Röntgenstrahlen und Auswertung durch einen Computer. Häufige **Indikationen** für eine CT sind akute Traumata (Schädel-Hirn-Trauma, spinales Trauma), der Verdacht auf eine intrakranielle oder spinale Blutung sowie der Verdacht auf einen ischämischen Hirninfarkt (Abb. **42.76**). Darüber hinaus können Aussagen über Atrophien oder Verkalkungen innerhalb des ZNS getroffen werden. Eine Weiterentwicklung des CT ist das Spiral-CT, bei dem sich die Röntgenröhre in wenigen Sekunden spiralförmig um den gesamten Körper bewegt.

42.7.2 Schnittbildverfahren

Computertomografie (CT)

Häufige **Indikationen** für eine CT im klinischen Alltag sind akute Traumata (z. B. Schädel-Hirn-Trauma), der Verdacht auf eine Blutung oder einen Hirninfarkt (Abb. **42.76**). Auch Atrophien oder Verkalkungen innerhalb des ZNS sind erkennbar. Ein Nachteil ist die Belastung durch Röntgenstrahlen. Mit **Kontrastmittel** werden zuvor nicht erkennbare Veränderungen u. U. sichtbar (z. B. Tumoren, Entzündungen).

42.76 Typische Befunde in der kranialen Computertomografie (CCT)

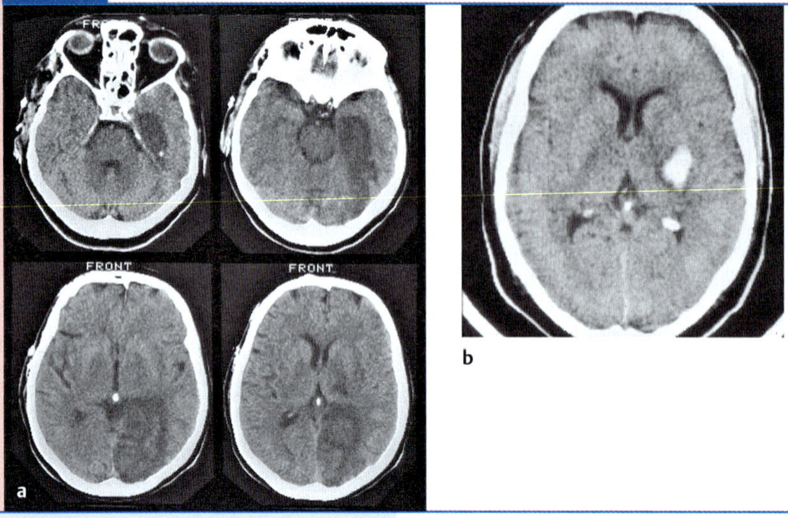

a Hirninfarkt im Versorgungsgebiet der A. cerebri posterior links. Die Infarktzone ist als etwas dunklerer Bezirk erkennbar.
b Blutung im Bereich des Ncl. lentiformis und Crus posterius der Capsula interna links. Im Unterschied zum Hirninfarkt stellt sich die Blutung als weißer Bezirk dar.

Quelle: Grehl H, Reinhardt F, Hrsg. Checkliste Neurologie. 7. Aufl. Stuttgart: Thieme; 2021

Nach Verabreichung von (jodhaltigem) **Kontrastmittel** werden zuvor nicht erkennbare Veränderungen u. U. (besser) sichtbar, z. B. Gefäßveränderungen, Tumoren, Metastasen, Entzündungen.
Anmerkung: Die Bilder werden immer in der Ansicht von kaudal dargestellt.

Magnetresonanztomografie (MRT)

Vorteile gegenüber der CT: bessere Detailerkennbarkeit, fehlende Strahlenbelastung, beliebige Schnittebenen.

Wichtige Indikationen: Verdacht auf Tumor, Entzündungsherde, Bandscheibenvorfall (Abb. **42.77**). Auch kleine Infarktareale und/oder Blutungen können nachgewiesen werden. Vor allem bei spinalen Prozessen ist die MRT wegen der frei wählbaren Schnittebenen im Vorteil.

Magnetresonanztomografie (MRT)

Die MRT (S. 127) ist bei der Darstellung neuronaler Strukturen der CT in den meisten Fällen klar überlegen; die **Detailerkennbarkeit** ist deutlich besser. Ein weiterer Vorteil ist die **fehlende Strahlenbelastung** sowie die Möglichkeit, **beliebige Schnittebenen** wählen zu können.
Wichtige Indikationen für eine MRT sind der Verdacht auf einen Tumor, auf Entzündungsherde sowie auf einen Bandscheibenvorfall (Abb. **42.77**). Aufgrund der besseren Auflösung und damit Detailerkennbarkeit können auch kleine Infarktareale und/oder Blutungen sicherer nachgewiesen werden. Bei diesen Indikationen ist die MRT – insbesondere nach Verabreichung von Kontrastmittel – klar besser als die CT. Vor allem bei spinalen Prozessen ist die MRT wegen der frei wählbaren Schnittebenen im Vorteil.

42.7.3 Angiografie

Mit der Angiografie können arterielle Gefäßstenosen und -verschlüsse, Sinus- oder Hirnvenenthrombosen, Gefäßfehlbildungen, Gefäßentzündungen (Vaskulitis), Tumoren (Frage der Gefäßversorgung) nachgewiesen werden.
Eine Angiografie ist Voraussetzung für sog. interventionell-radiologische Eingriffe.

42.7.3 Angiografie

Die Angiografie (S. 131) ist eine wichtige diagnostische Methode, um Erkrankungen der Gefäße objektivieren zu können: Beispiele hierfür sind arterielle Gefäßstenosen und -verschlüsse, Sinus- oder Hirnvenenthrombosen, Gefäßfehlbildungen, Gefäßentzündungen (Vaskulitis), Tumoren (Frage der Gefäßversorgung). Darüber hinaus ist eine Angiografie Voraussetzung für einen sog. interventionell-radiologischen Eingriff, d. h. beispielsweise das Einbringen von Metallfäden in Aneurysmen (sackförmige Erweiterungen von Meningeal-Arterien) über den Angiografiekatheter, um die von den Aneurysmen ausgehende Gefahr einer Subarachnoidalblutung zu reduzieren.

42.7.4 Neurosonografie

Die Ultraschalluntersuchung der hirnversorgenden Arterien ist eine wichtige Routineuntersuchung zur Beurteilung der Durchblutungssituation des Gehirns.

- **Extrakranielle Arterien:** cw-(continuous wave-)Dopplersonografie oder Farbduplexsonografie.
- **Intrakranielle Arterien:** Transkranielle Doppler- bzw. Farbduplexsonografie (TCD). Voraussetzung ist ein sog. Schallfenster, damit die Schallwellen in das Schädelinnere dringen können (Abb. **42.78**).

42.7.4 Neurosonografie

Die Ultraschalluntersuchung (S. 129) der hirnversorgenden Arterien ist eine wichtige Routineuntersuchung zur Beurteilung der Durchblutungssituation des Gehirns.
Gefäßstenosen der extrakraniellen hirnversorgenden Arterien können bereits mit der einfachen **cw-Dopplersonografie** (cw = continuous wave; Aussagen über Flussgeschwindigkeit möglich, jedoch nicht über Tiefe und Morphologie des Gefäßes) sicher nachgewiesen werden. Möchte man das Gefäß und eventuelle krankhafte Veränderungen aber wirklich „sehen" bzw. beurteilen können, so muss man die (**Farb-**) **Duplexsonografie** anwenden. Mit ihr sind Aussagen über den Gefäßverlauf, die Blutströmungsrichtung, eventuelle Auflagerungen auf der Gefäßwand (z. B. Thrombosen) oder Verkalkungen der Gefäße (sog. Plaques) möglich (Abb. **42.78**).

42.77 Magnetresonanztomografie

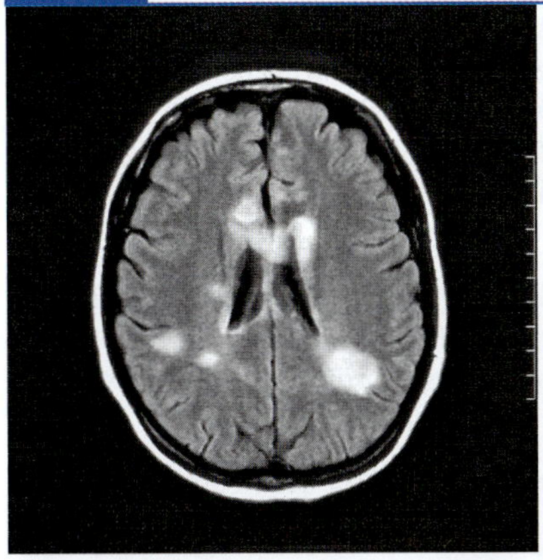

a I

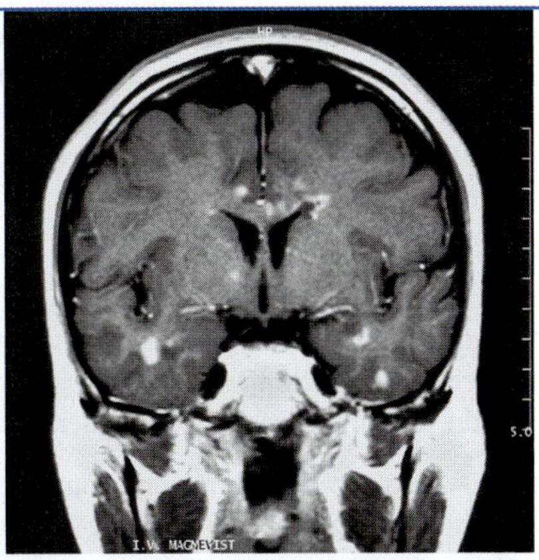

a II

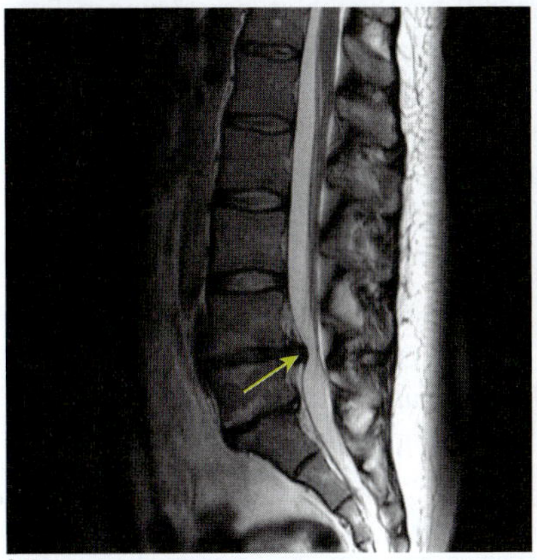

b I

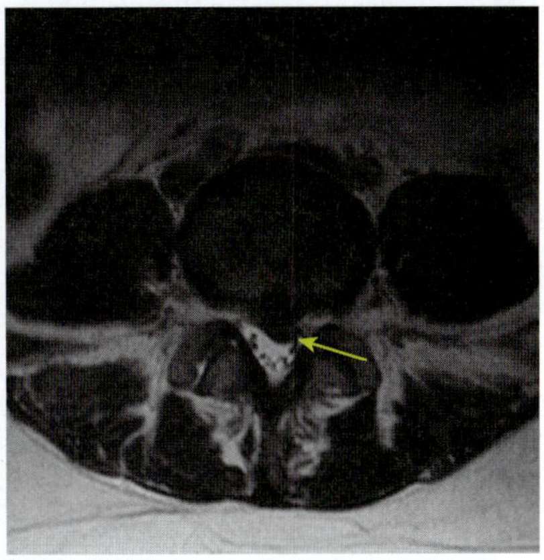

b II

a MRT bei Multipler Sklerose als Beispiel für eine Entzündung des Hirngewebes (Enzephalitis). Die Entzündungsherde sind vor allem periventrikulär und im Bereich des Balkens lokalisiert. Horizontal- (**I**) und Frontalschnitt (**II**).

b MRT bei Bandscheibenvorfällen: Im Sagittalschnitt (**I**) sind diese deutlich sichtbar im Bereich zwischen LWK IV und LWK V, geringer ausgeprägt zwischen LWK V und SWK I. Der Transversalschnitt (**II**) zeigt den linksbetonten Bandscheibenvorfall mit deutlicher Impression des Durasacks.

Quelle: Grehl H, Reinhardt F, Hrsg. Checkliste Neurologie. 7. Aufl. Stuttgart: Thieme; 2021

42.78 Duplex-Doppler-Sonografie

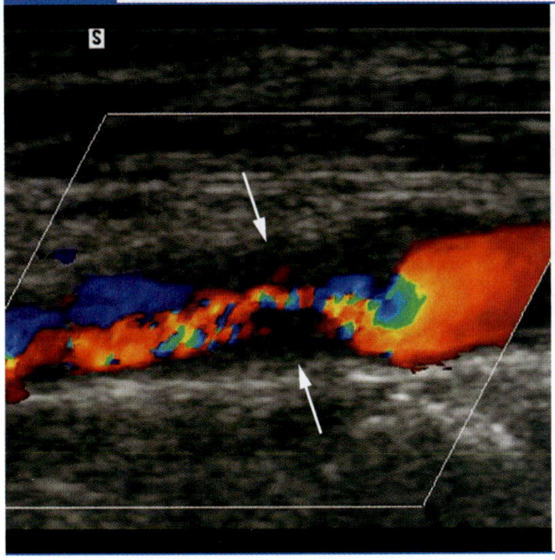

Gezeigt wird eine Stenose der A. carotis (weiße Pfeile). Die Stenose erzeugt Turbulenzen im Blutstrom, sodass sich das Blut teils auf den Schallkopf zubewegt (rot), teils von ihm weg (blau).

Quelle: Wolf K, Grozdanovic Z, Albrecht T, Heidenreich J, Schilling A, Wacker F, Hrsg. Pareto-Reihe Radiologie Gefäße. 1. Aufl. Stuttgart: Thieme; 2008

42.78

In beiden Regionen sind Aussagen zu Stenosen und Gefäßveränderungen (z. B. arteriosklerotische Plaques) möglich.

Mit der **transkraniellen Doppler- bzw. Farbduplexsonografie** (**TCD**) können auch intrakranielle Arterien untersucht und dargestellt werden. Voraussetzung hierfür ist ein sog. Schallfenster des Schädels (meist temporal), damit die Schallwellen in das Schädelinnere dringen können. Mit der transkraniellen Farbduplexsonografie kann bei guten Schallbedingungen der gesamte Circulus arteriosus cerebri (Willisi) dargestellt werden, Aussagen über Gefäßstenosen und die Strömungsrichtung des Blutes sind möglich.

42.7.5 Nuklearmedizinische Verfahren

Prinzip: Radionuklide werden in Form von sog. **„Tracern“** in den Körper injiziert und reichern sich in bestimmten Organen (z. B. Schilddrüse) an. Die von den Anreicherungsgebieten ausgehende Strahlung wird zu einem Bild umgerechnet.

Szintigrafie: Mit der Szintigrafie können der Stoffwechsel oder die Durchblutung in bestimmten Körperregionen sichtbar gemacht werden.

SPECT (Single-Photon-Emissions-Computer-Tomografie): Mögliche Anwendungen sind Durchblutungsstörungen sowie die Suche nach Liquorleckagen oder -zirkulationsstörungen (Liquorszintigrafie).

PET (Positronenemissionstomografie): Nur an größeren klinischen Zentren verfügbare Methode, v. a. zur Untersuchung des Glukosestoffwechsels (z. B. bei Basalganglienerkrankungen, Demenz, malignen Tumoren). PET hat eine deutlich höhere Auflösung als SPECT.

42.7.5 Nuklearmedizinische Verfahren

Prinzip: Radionuklide (instabile Nuklide, die unter Emission radioaktiver Strahlung in ihren Grundzustand übergehen) werden – an unterschiedliche Substanzen gebunden – in den Körper injiziert und reichern sich in einem bestimmten Organ oder einer Organregion an (z. B. Schilddrüse). Die Stärke der von diesen sog. **„Tracern“** ausgesendeten Strahlung wird mit einem Detektor gemessen und zu einem Bild umgerechnet.

Szintigrafie: Die Szintigrafie ist ein bildgebendes Verfahren, mit dem Körperregionen dargestellt werden, die einen erhöhten/erniedrigten **Stoffwechsel** oder eine gesteigerte **Durchblutung** aufweisen. Die verabreichten Tracer senden Gammastrahlen aus, die mit einem Detektor gemessen und ausgewertet werden.

SPECT (Single-Photon-Emissions-Computer-Tomografie): In der Neurologie werden verschiedene radioaktiv markierte Tracer bei speziellen Indikationen eingesetzt – unter anderem zur:

- Messung der **regionalen Hirndurchblutung** (z. B. bei Durchblutungsstörungen, Entzündungen, Epilepsie), Abschätzung des **Malignitätsgrades** bösartiger Hirntumoren.
- Suche nach Liquorleckagen oder Liquorzirkulationsstörungen (**Liquorszintigrafie**).

Das Verfahren basiert auf der Anreicherung der Tracer in besonders stoffwechselaktiven oder gefäßreichen Organen. Die Organe werden mittels Szintigrafie dargestellt.

PET (Positronenemissionstomografie): Das Verfahren ähnelt SPECT insofern als radioaktiv markierte Tracer injiziert werden müssen. Die Auflösung der PET ist deutlich höher als bei SPECT. Ein Großteil der Untersuchungen betrifft den Glukosestoffwechsel. Mögliche Indikationen sind Basalganglienerkrankungen und demenzielle Syndrome, Epilepsie sowie maligne Hirntumoren.

42.79 Funktionelle Magnetresonanztomografie (fMRT)

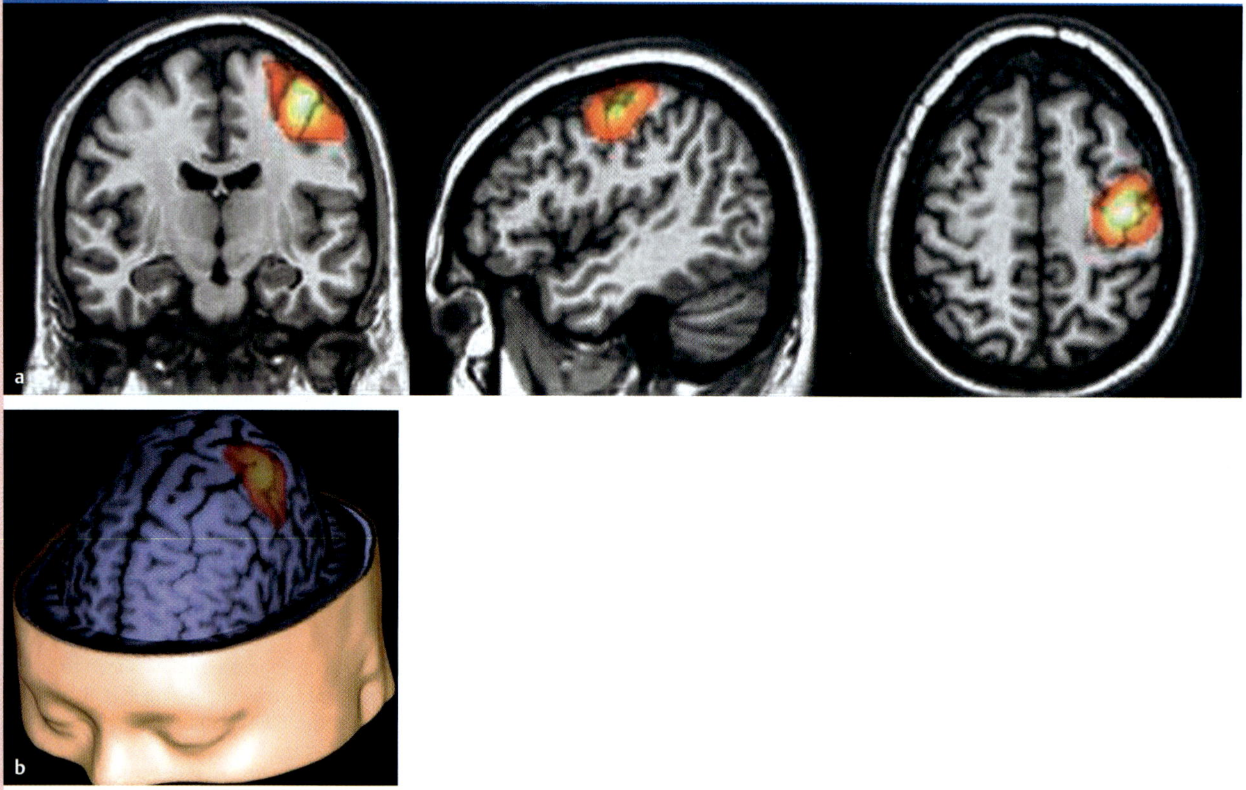

(**a**) Funktionell kernspintomografische Untersuchung (fMRT) mit einem hochauflösenden 3D-MRT-Bild (**b**) nach rechtsseitigem „Finger-Tapping“. In den farbig unterlegten Bereichen lässt sich mittels Auswertung des BOLD-Kontrasts ein erhöhter Stoffwechsel und somit eine gesteigerte Hirnaktivität nachweisen. Je weiter die Farbe ins Gelbliche abweicht, desto wahrscheinlicher ist die gesteigerte Aktivität der betreffenden Region.

Quelle: Masuhr K, Neumann M, Hrsg. Duale Reihe Neurologie. 7. Aufl. Stuttgart: Thieme; 2013

fMRT (funktionelle Magnetresonanztomografie): Die fMRT ermöglicht es, Durchblutungssteigerungen sichtbar zu machen, die bei der **Aktivierung von Gehirnarealen** auftreten. Diesem Verfahren liegen die unterschiedlichen magnetischen Eigenschaften von oxygeniertem und deoxygeniertem Blut zugrunde, die als sogenannter **BOLD-Kontrast** (von engl.: „blood oxygenation level dependent") ausgewertet werden. Durch Anwendung statistischer Testverfahren können signifikante Durchblutungsstörungen in den aktivierten Arealen mittels Farbkodierung räumlich hochauflösend dargestellt werden. So lässt sich z. B. bei wiederholten aktiven Bewegungen der Finger („Finger-Tapping") eine gesteigerte Aktivität des Handareals (Teil des Brodman-Areals 4) im kontralateralen primär-motorischen Kortex nachweisen (s. Abb. **42.79**).

fMRT (funktionelle Magnetresonanztomografie): Die fMRT ermöglicht die Darstellung aktivierter kortikaler Areale, z. B. bei der Initiierung von Bewegungen. Dabei nutzt die fMRT die unterschiedlichen magnetischen Eigenschaften von oxygeniertem und deoxygeniertem Blut, die mittels „blood oxygenation level dependent" (BOLD-) Kontrast ausgewertet werden.

Klinischer Fall: Akut aufgetretene Lähmung und Sprachstörung *

* Fallbeispiel fiktiv, Namen und Daten frei erfunden

09:34

Sophie D. findet ihren allein lebenden Bruder hilflos in seinem Badezimmer am Boden liegend. Sie wählt sofort den Notruf.

09:42

Niklas D. kann sich dem Notarzt gegenüber nicht klar äußern; er gibt lediglich unverständliche Laute von sich. Den rechten Arm kann er auf Aufforderung nicht anheben. Außerdem bemerkt die Notärztin beim Patienten einen hängenden Mundwinkel rechts (Zeichen einer Fazialisparese).

09:44

Fremdanamnese Notarzt

S.D.: Also, gestern haben wir noch telefoniert, da war alles noch ok. Hat ganz normal gesprochen, der Nikki.
Auf Nachfrage berichtet Frau D., dass ihr Bruder seit Jahren zuckerkrank sei. Er habe Bluthochdruck und mit 16 angefangen zu rauchen.
Die Notärztin vermutet einen Hirninfarkt und veranlasst den sofortigen Transport in eine Klinik mit Schlaganfallstation („stroke unit").

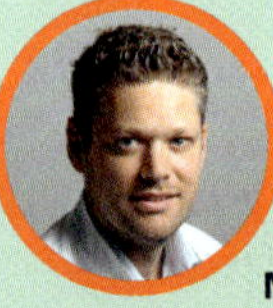

10:10

Körperliche Untersuchung Notaufnahme

Ich stelle eine fehlende Kraft im rechten Arm und rechten Bein fest. Die linke Körperhälfte hingegen ist normal kräftig. Der rechte Mundwinkel hängt. Als ich mit dem Stiel des Reflexhammers den Rand der rechten Fußsohle bestreiche, bewegt sich die große Zehe nach dorsal, was ich als positives Babinski-Phänomen erkenne.

Vitalparameter (Normwerte in Klammern):

- Blutdruck 170/90 mmHg (normal < 130/85mmHg).
- Puls 112/min (50–100). Deutliches Pulsdefizit: die am Handgelenk getastete Pulsfrequenz ist niedriger als die über dem Herz auskultierte.

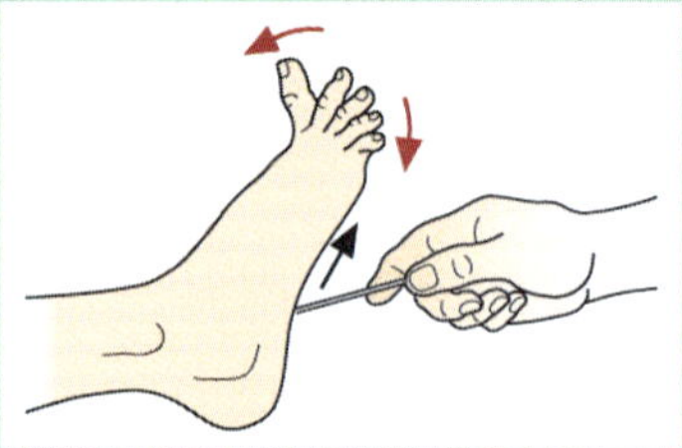

Positives Babinski-Phänomen (aus: Grehl, H., Reinhardt, F.: Checkliste Neurologie. Thieme, 2016)

10:18

Anruf in der Radiologie

Ich bitte die Radiologie um eine Computertomografie des Schädels, um eine intrakranielle Blutung auszuschließen.

10:20

Blutabnahme und EKG

Die Wartezeit bis zur Computertomografie nutzen wir für eine Blutabnahme. Eine Venenverweilkanüle lege ich an den nicht gelähmten Arm. Dann wird noch ein EKG geschrieben. Hier zeigt sich ein Vorhofflimmern mit einer Kammerfrequenz von etwa 115/min.

10:33

CT Schädel

Mittels Computertomografie des Schädels kann eine intrakranielle Blutung ausgeschlossen werden. Als Ursache für die Symptome des Patienten zeigt sich jedoch ein Infarkt im Versorgungsgebiet der Arteria cerebri media links.

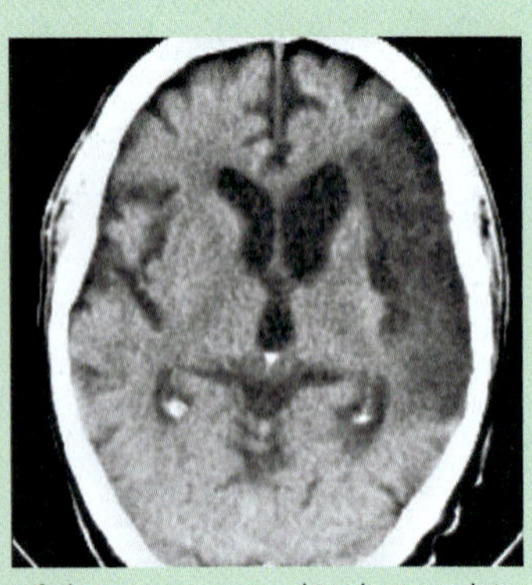

Infarkt im Versorgungsgebiet der A. cerebri media links (dunkler Bereich am rechten Bildrand) (aus: Grehl, H., Reinhardt, F.: Checkliste Neurologie. Thieme, 2016)

11:00

Die Blutwerte sind da

(Normwerte in Klammern)

- Blutzucker 270 mg/dl (60–99 mg/dl)
- HbA_{1c} 9,3 % (4–6 %)

Der schlecht eingestellte Diabetes ist ein Risikofaktor für einen Schlaganfall. Die übrigen Blutwerte sind im Normbereich.

11:05

Therapiebeginn

Nachdem nun eine intrakranielle Blutung ausgeschlossen ist, gebe ich dem Patienten 300 mg Acetylsalicysäure (ASS) i.v. Der erhöhte Blutzucker wird gesenkt. Den Blutdruck darf ich zunächst nicht oder nur sehr moderat senken, da er häufig aufgrund der mangelnden Hirndurchblutung reaktiv erhöht ist.

12:00

Verlegung auf die Überwachungsstation

Das Personal der Überwachungsstation kontrolliert die Vitalparameter (Atmung, Kreislauf, Wasser-/Elektrolythaushalt, Hirndruck). Die Behandlung mit ASS wird fortgesetzt. Eine intensive Physiotherapie und Logopädie wird begonnen.

Nach 4 Tagen

Verlegung auf die Normalstation

Der Zustand von Herrn D. war auf der Überwachungsstation durchgehend stabil. Unter ASS und Physio-/Logopädie sind die Symptome bereits etwas rückläufig. Der Diabetes, seine erhöhten Blutfettwerte und sein Bluthochdruck werden medikamentös eingestellt.

Nach weiteren 10 Tagen

Verlegung in die Reha-Klinik

Als Herr D. in die neurologische Rehabilitationsklinik verlegt wird, bestehen noch eine deutliche Schwäche der rechten Körperhälfte und Wortfindungsstörungen.

Fragen mit anatomischem Schwerpunkt

1. Welche Hirnregion ist bei dem Patienten wahrscheinlich geschädigt?
2. Welches Blutgefäß könnte verschlossen sein?
3. Woher kann das verschließende Gerinnsel (Embolus) stammen?

Antwortkommentare im Anhang

43 ZNS – funktionelle Systeme

S. Mense, C. Schultz

43.1 Einführung

Unter einem funktionellen System im ZNS versteht man mehrere Gebiete grauer Substanz, die durch Nervenfaserbündel oder Trakte miteinander verbunden sind und zusammen eine gemeinsame Aufgabe erfüllen.
Die Besprechung der funktionellen Systeme erfolgt innerhalb dieses ZNS-Kapitels, obwohl viele von ihnen auch periphere Anteile haben: So gehören z. B. die Rezeptoren der sensorischen Systeme und die α-Motoaxone der motorischen Systeme zum PNS, bilden jedoch mit den zentralen Anteilen eine funktionelle Einheit, die hier zusammenhängend dargestellt werden soll.

43.1 Einführung

Ein funktionelles System im ZNS sind mehrere Gebiete grauer Substanz, die eine gemeinsame Aufgabe erfüllen und über Nervenfaserbündel oder Trakte verbunden sind.
Viele der funktionellen Systeme des ZNS haben auch periphere Anteile, die hier zusammen mit den zentralen dargestellt werden, da sie eine funktionelle Einheit bilden.

Allgemeine Begriffe und Prinzipien der funktionellen Systeme: In diesem Kapitel werden nach alter Tradition die Hauptverbindungen im Rückenmark als fest „verdrahtete" Bahnen beschrieben und in Abbildungen gezeigt. Jedoch gilt für sie stets folgender Grundsatz:

Begriffe und Prinzipien: Auch wenn traditionell die Hauptverbindungen im Rückenmark als fest „verdrahtete" Bahnen beschrieben werden, gilt Folgendes:

► Merke. Synaptische Verbindungen und Trakte im ZNS sind nicht unveränderlich, sondern können in ihrer Effektivität und auch in ihrer Morphologie durch häufige Benutzung modifiziert werden. Dies ist Ausdruck einer allgemein vorhandenen **Neuroplastizität** (S. 197) im ZNS.
Die Begriffe **afferent/efferent** (S. 190) werden auch für Verbindungen zu bzw. von höheren Zentren innerhalb des ZNS verwendet.

► Merke.

Die Neurone des Nervensystems kommunizieren untereinander über die Freisetzung von Substanzen, die an Rezeptormoleküle in der postsynaptischen Membran (S. 187) binden und hier entweder Ionenkanäle öffnen oder über sekundäre Botenstoffe (z. B. cAMP) den Stoffwechsel und im Endeffekt auch die Genexpression in der postsynaptischen Zelle verändern (**Neurotransmitter**, Tab. **43.1**). Eine Ausnahme von dieser Regel ist Stickstoffmonoxid (NO), das als kleines Molekül direkt durch die postsynaptische Membran hindurch diffundiert.

Die Kommunikation der Neurone untereinander erfolgt über die Freisetzung von **Neurotransmittern** (Tab. **43.1**) an Synapsen (S. 187).

► Merke. Obwohl die Transmitter in erregende und hemmende eingeteilt werden, hängt die endgültige Wirkung von den Rezeptoren der postsynaptischen Membran ab.

► Merke.

43.1 Neurotransmitter des ZNS (Auswahl)

Wirkung	Neurotransmitter	Bemerkungen
erregend	Glutamat	einer der häufigsten Transmitter des ZNS
	Aspartat	eher selten; Verwendung im Kleinhirn fraglich (Abb. **42.23**)
	Katecholamine (Adrenalin, Noradrenalin, Dopamin)	
hemmend	Gammaaminobuttersäure (GABA)	präsynaptisch und postsynaptisch
	Glyzin	postsynaptisch
hemmend und erregend*	Serotonin	Wach-Schlaf-Rhythmus, limbische Funktionen, Schmerz

43.1 Neurotransmitter des ZNS (Auswahl) (Fortsetzung)

Wirkung	Neurotransmitter	Bemerkungen
Neuromodulatoren**	Endorphin, Enkephalin	analgetisch
	Substanz P (SP)	Hauptwirkung: Nozizeptor sensibilisierend
	kalzitoningenverwandtes Peptid (CGRP)	Hauptwirkung: Nozizeptor sensibilisierend
	Stickstoffmonoxid (NO)	moduliert im ZNS die synaptische Signalübetragung
	Kohlenmonoxid (CO)	Vorkommen beim Menschen noch nicht gesichert

* je nach Wirkung des Rezeptormoleküls in der postsynaptischen Membran.

** Als Neuromodulatoren sind hier Substanzen zusammengefasst, die nicht alle Anforderungen an einen Neurotransmitter erfüllen (z. B. Bindung an einen spezifischen Rezeptor, Wiederaufnahme in die präsynaptische Endigung). Sie fördern oder hemmen die Wirkung der Neurotransmitter auf Synapsen.

43.2 Motorisches System

Im Zentrum des motorischen Systems stehen **deszendierende Bahnen**, die Signale von **motorischen Kortexarealen** zu den **Motoneuronen** im Hirnstamm und Rückenmark leiten.

In die Planung und Ausführung von Bewegungen sind die Basalganglien und das Kleinhirn eingebunden.

43.2 Motorisches System

Im Zentrum des motorischen Systems stehen **deszendierende Bahnen**, die Signale von **motorischen Kortexarealen** zu den **Motoneuronen** im Hirnstamm und Rückenmark leiten. Die Fasern der Motoneurone verlassen das ZNS, um zur Muskulatur zu ziehen, die sie innervieren. Neben den Strukturen, die direkt an der Ausführung einer Willkürbewegung beteiligt sind, gibt es verschiedene eingebundene **Rückkopplungskreise** und **modulierend wirkende Anteile**, die für den physiologischen Ablauf einer Bewegung unabdingbar sind. Zu diesen Anteilen gehören z. B. die Basalganglien (S. 1130) und das Kleinhirn. Letzteres wacht bei allen Bewegungen über den gleichmäßigen Ablauf und über die Aufrechterhaltung des Gleichgewichts. Zur Erfüllung dieser Funktion erhält es Informationen vom Kortex, vom Rückenmark (Propriozeption) und vom Vestibularapparat (S. 1076).

43.2.1 Motorische Kortexareale

Die motorischen Kortexeareale (S. 1128) sind in Tab. **43.2** sowie Abb. **43.1** und Abb. **42.40** dargestellt.

Motorische Kortexareale gehören histologisch zum **agranulären Kortex**, d. h. das Stratum granulare internum (Lamina IV) ist zugunsten des Stratum pyramidale internum (Lamina V) stark reduziert.

43.2.1 Motorische Kortexareale

Neben dem **primären motorischen Kortex**, dem wichtigsten Ursprung der **Pyramidenbahn**, gibt es noch weitere motorische Areale (Tab. **43.2** und Abb. **43.1** sowie Abb. **42.40**). Auch von diesen Arealen gehen motorische Verbindungen deszendierend aus, die in den Ablauf von Willkürbewegungen eingreifen. Allerdings erreichen sie meist die spinalen Motoneurone nicht direkt, sondern über die **Formatio reticularis** und andere Kerne im Hirnstamm (S. 1249).

Das gemeinsame histologische Merkmal der motorischen Kortexareale ist der sog. **agranuläre Kortex** (S. 1123), d. h. das Stratum granulare internum (Lamina IV) ist sehr schmal. Stattdessen ist das Stratum pyramidale internum (Lamina V) stark verbreitert. Im **primären motorischen Kortex** liegen hier die großen Somata der **Betz-Riesenzellen** (Pyramidenzellen mit einer Somagröße bis 100 µm) als einer der Ursprünge der Pyramidenbahn. Aber: Die Betz-Zellen machen nur ca. 3 % der zu den spinalen Motoneuronen projizierenden Neurone aus.

43.1 Motorische Kortexareale

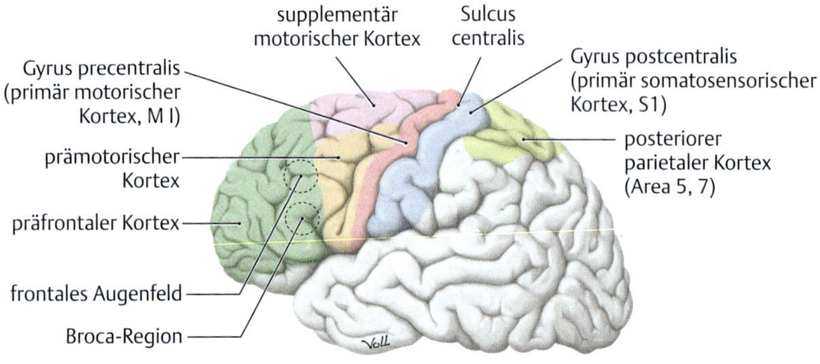

Darstellung motorischer Kortexareale an einer linken Hemisphäre in der Ansicht von lateral. Der supplementär motorische Kortex erstreckt sich über die Mantelkante (S. 1121) hinweg auf die Medialseite der Hemisphäre.

Quelle: Schünke M, Schulte E, Schumacher U. PROMETHEUS LernAtlas der Anatomie, Kopf, Hals und Neuroanatomie. Illustrationen von Voll M u. Wesker K. 6. Aufl. Stuttgart: Thieme; 2022

43.2 Motorische Kortexareale

Kortexareal	Brodmann-Area	Aufgabe
primärer motorischer Kortex (M1)	Area 4	wichtigster Ursprung der Pyramidenbahn, Willkürmotorik
prämotorisches Areal	Area 6 auf der Konvexität	Planung von Bewegungen, ebenfalls Ursprung von Pyramidenbahnfasern
frontales Augenfeld	Area 8	konjugierte Augenbewegungen
Broca-Region	Area 44 und Teil von 45	motorisches Sprachzentrum
supplementär motorischer Kortex	Area 6 medial und auf der Medialfläche nahe der Mantelkante	Planung von komplexen Bewegungen mit sequenzieller Aktivierung unterschiedlicher Muskelgruppen (v. a. für die obere Extremität)
parietaler Assoziationskortex (posteriorer parietaler Kortex)	Area 5 und 7 okzipital von S 1	Vorbereitung von Bewegungen im Zusammenhang mit somatosensorischen Reizen, z. B. Greifen

43.2.2 Motorische Bahnen und Kerngebiete

Eine der wichtigsten **motorischen Bahnen** ist die **Pyramidenbahn**, die Fasern aus verschiedenen motorischen Kortexarealen führt. Weiterhin sind Bahnen von Bedeutung, die eine Verbindung zwischen Kortex und „Kontrollstationen" des motorischen Systems herstellen.
Wichtige **Kerngebiete** sind die motorischen **Basalganglien** (u. a. Striatum und Globus pallidus), die über die motorischen Kerne des Thalamus (VL und evtl. VA) den Kortex kontrollieren. Diese bilden vor allem eine „Rückkopplungsschleife" zum Kortex, stehen aber teilweise auch in Verbindung mit deszendierenden Bahnen, die einen unwillkürlichen Einfluss auf die Motorik haben.

43.2.2 Motorische Bahnen und Kerngebiete
Die Pyramidenbahn ist die wichtigste **Bahn** für Willkürbewegungen. Zu den motorischen **Kernen** gehören verschiedene Basalganglien und einige Nuclei des Thalamus.

Pyramidenbahn (Tractus pyramidalis)

Die Pyramidenbahn besteht rostral der Decussatio pyramidum (Pyramidenkreuzung in der Medulla oblongata) aus den **Fibrae corticospinales**, die nach der Kreuzungsstelle als **Tractus corticospinalis lateralis** und **anterior** zu den spinalen Motoneuronen ziehen, sowie den **Fibrae corticonucleares**, die an den im Hirnstamm gelegenen motorischen Hirnnervenkernen enden.
Einer der Ursprünge der Pyramidenbahn (Abb. **43.2**) ist der **primäre motorische Kortex** (**M1**, **Area 4**), aber auch andere motorische Kortexareale schicken ihre Fasern in den Trakt (z. B. Area 6 und 5). In M1 liegt eine grobe **Somatotopie** vor, die annähernd der von S 1 entspricht (s. Abb. **42.39**): Auch in M1 ist die Hand und die Mundregion **überrepräsentiert**. In M1 sind keine einzelnen Muskeln, sondern ganze Muskelgruppen repräsentiert. Die starke Repräsentation der Hand ist für die manuellen Fähigkeiten des Menschen von entscheidender Bedeutung. Die **Opponierbarkeit des Daumens** ist ein wichtiger Teilaspekt dieser Fähigkeiten. Auch die Tatsache, dass die Augen beim Menschen nebeneinander liegen (und nicht gegenüber wie beim Huhn) und daher ein **binokulares 3D-Gesichtsfeld** vorhanden ist, ist für die vielseitige Einsetzbarkeit der Hand als Greiforgan entscheidend. In der Überrepräsentation der Mundregion drücken sich zwei Funktionen aus, nämlich die Herkunft des Menschen als Säugetier und die sprachlichen Fähigkeiten der Artikulation (S. 1257).

Pyramidenbahn (Tractus pyramidalis)

Die Pyramidenbahn besteht aus den **Fibrae corticospinales**, die nach Kreuzung als **Tractus corticospinalis lateralis** und **anterior** zu spinalen Motoneuronen ziehen, und den **Fibrae corticonucleares** zu den motorischen Hirnnervenkernen.
Die Pyramidenbahn (Abb. **43.2**) entspringt im **primären motorischen Kortex** (**M1**, **Area 4**), aber auch z. B. in Area 6. In M1 besteht eine Somatotopie ähnlich der in S 1 mit einer **Überrepräsentation** der Hand und des Gesichts (s. Abb. **42.39**).

Fibrae corticospinales und Tractus corticospinalis

Verlauf: Die Fasern der Pyramidenbahn zwischen Kortex und Pyramidenkreuzung (Decussatio pyramidum) werden als **Fibrae corticospinales** bezeichnet. Der Verlauf der Fibrae ist in Abb. **43.2** gezeigt: Sie ziehen zunächst durch den hinteren Schenkel der **Capsula interna** zum Mesencephalon. Hier laufen die Fasern in den Pedunculi cerebri, und zwar ventral in der Mitte der **Crura cerebri** zum **Pons**. Der Pons ist die einzige Stelle der Pyramidenbahn, wo der Trakt keine solide Bahn bildet, sondern in einzelne Faserbündel aufgesplittert ist. Direkt kaudal des Pons liegt der Trakt als kompakte Bahn an der ventralen Oberfläche und hat hier im Querschnitt eine dreieckige Form. Von dieser Form rührt der Name Pyramidenbahn (und nicht von der Tatsache, dass Teile von ihr in den Betz-Pyramidenzellen entspringen). An der ventralen Grenze zwischen Rückenmark und **Medulla oblongata** teilt sich die Bahn: der größte Teil (80 %) kreuzt in der **Decussatio pyramidum** (S. 1091) und bildet den **Tractus corticospinalis lateralis**, der Rest läuft ungekreuzt als **Tractus corticospinalis**

Fibrae corticospinales und Tractus corticospinalis
Verlauf (Abb. 43.2): Die Fasern zwischen Kortex und Pyramidenkreuzung (Decussatio pyramidum) werden als **Fibrae corticospinales** bezeichnet. Ihr Verlauf ist: hinterer Schenkel der Capsula interna → Crus cerebri → Pons → Medulla oblongata ventral. In der **Decussatio pyramidum** (S. 1091) kreuzt der größte Teil der Bahn und bildet den **Tractus corticospinalis lateralis**, der Rest läuft ungekreuzt als **Tractus corticospinalis anterior** weiter, um weiter kaudal doch noch zu kreuzen.

43.2 Verlauf der Pyramidenbahn

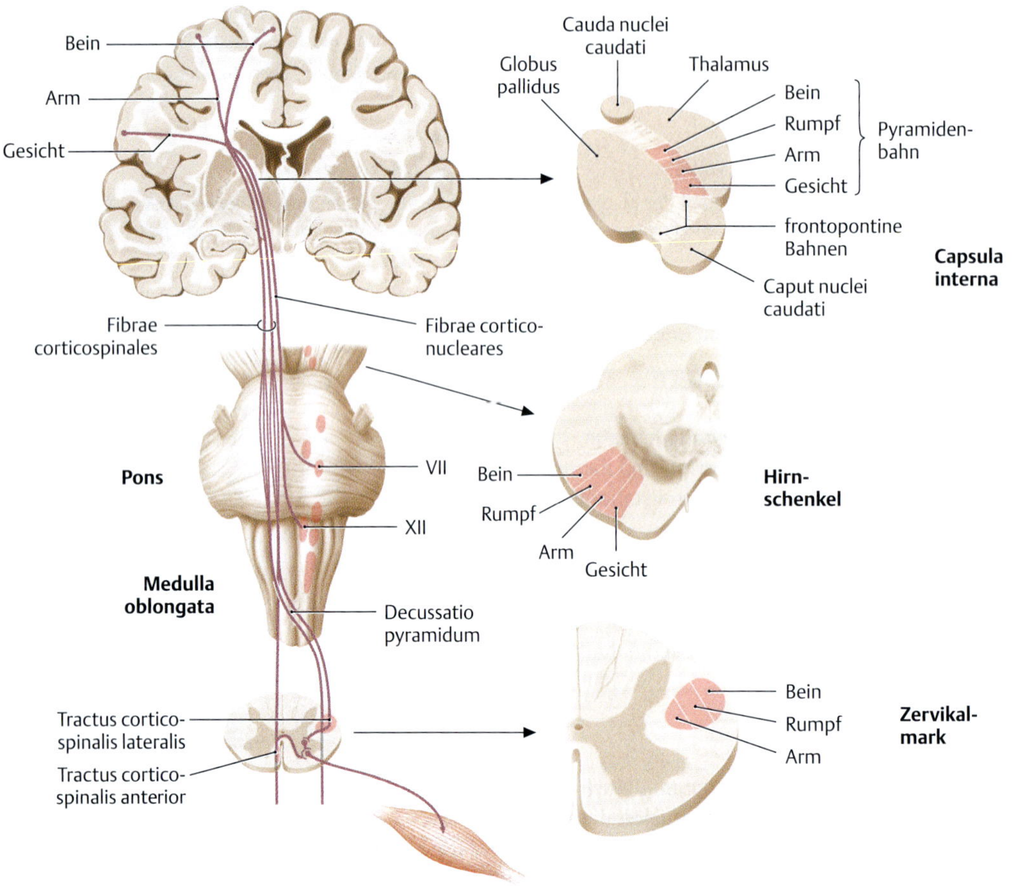

Linke Seite: Somatotopisch organisierter Ursprung des Tractus pyramidalis im Gyrus precentralis und sein weiterer deszendierender Verlauf. Die Decussatio pyramidum markiert ventral die Grenze zwischen Medulla oblongata und Rückenmark. Rechte Seite: Horizontalschnitte durch Capsula interna (oben), Mesencephalon (Mitte) und Rückenmark (unten). Die Somatotopie der Fasern der Fibrae corticospinales bleibt über Capsula interna und Hirnschenkel bis zum Rückenmark erhalten.

Quelle: Schünke M, Schulte E, Schumacher U. PROMETHEUS LernAtlas der Anatomie, Kopf, Hals und Neuroanatomie. Illustrationen von Voll M u. Wesker K. 6. Aufl. Stuttgart: Thieme; 2022

anterior weiter. Der Tractus corticospinalis anterior kreuzt aber weiter kaudal, sodass im Endeffekt alle Fibrae corticospinales gekreuzt sind.

▸ Klinik.

▸ Klinik. Eine **Schädigung der unteren Motoneurone** (spinale Motoneurone oder motorische Hirnstammkerne) kann eine **Parese** (motorische Schwäche) oder **Paralyse** (komplette Lähmung) der betroffenen Muskeln nach sich ziehen. Bei einer Halbseitenlähmung spricht man von einer Hemiparese oder Hemiplegie, bei einer Lähmung der beiden unteren Extremitäten von einer **Paraplegie**. Sind alle vier Extremitäten betroffen, liegt eine **Quadriplegie** vor. Die Muskeleigenreflexe sind abgeschwächt (**Hyporeflexie**) oder vollständig erloschen (**Areflexie**). Die Muskeln haben einen deutlich reduzierten Muskeltonus, das entspricht einer **schlaffen Lähmung**. Hält die Lähmung länger an, kommt es zu einer **Muskelatrophie** (Abbau der gesunden Muskelmasse). Eine Muskelatrophie und schlaffe Lähmung treten zwar auch bei Durchtrennung peripherer Nerven auf, hier sind sie jedoch begleitet von Sensibilitätseinbußen.
Eine **Schädigung der oberen Motoneurone** (Motorkortex und absteigende motorische Bahnen [Tractus corticonuclearis, Tractus corticospinalis]) wird oft durch einen **Apoplex** (Schlaganfall) verursacht. Die Schädigung kann unterschiedliche Symptome hervorrufen. In einer frühen Phase kommt es durch Wegfall der absteigenden Impulse aus dem Gehirn oft zu einer Beeinträchtigung der Funktionen des Rückenmarks (**spinaler Schock**). In dieser Zeit liegt oft vorübergehend eine schlaffe Lähmung der Muskulatur vor. Danach tritt meist eine progrediente Steigerung des Muskeltonus (**Muskelhypertonus**) mit einer **spastischen Lähmung** auf. Die Muskeleigenreflexe sind gesteigert (**Hyperreflexie**).

Ziel: Die Bahn endet an den **spinalen α-Motoneuronen**, die für die Innervation der quergestreiften Skelettmuskulatur (mit Ausnahme der Kopf-, Halsmuskeln) zuständig sind, jedoch meist nicht direkt, sondern über Interneurone (Schaltzellen).

Ziel: Die Bahn endet an den **spinalen α-Motoneuronen** und zwar meist über Interneurone.

Fibrae corticonucleares

Dieser **Teil der Pyramidenbahn** steuert die **motorischen Hirnnervenkerne** im Hirnstamm an (Nn. III–VII und IX–XII, Abb. **43.2**) und ist somit zuständig für die Willkürmotorik des Kopfes und Halses. Er zieht durch das **Knie der Capsula interna**, liegt in den **Crura cerebri** im ventralen Teil der Pyramidenbahn und endet vorwiegend auf der kontralateralen Seite an den **Motoneuronen** der Hirnnerven.

Die Fasern zum **Ncl. nervi facialis** (**VII**) haben zwei Teile mit unterschiedlichen Projektionen: Die Kerne der mimischen Stirnmuskulatur erhalten eine **bilaterale Innervation** durch die Fibrae corticonucleares, während die Kerne der restlichen mimischen Gesichtsmuskeln nur **unilateral** durch gekreuzte kortikonukleäre Fasern versorgt werden.

Fibrae corticonucleares

Die Fibrae corticonucleares steuern die **motorischen Hirnnervenkerne** für die Muskeln des Kopfes und des Halses an (Nn. III–VII und IX–XII) (Abb. **43.2**).

Die motorischen Kerngebiete des **N. facialis** für die Stirnmuskulatur werden **bilateral** innerviert, die restliche mimische Muskulatur nur **unilateral** durch gekreuzte kortikonukleäre Fasern.

▸ Klinik. Bei einer Verletzung der Fibrae corticonucleares zu einem der beiden Ncll. nervi facialis (z. B. in der Capsula interna durch eine Blutung, **zentrale Fazialisparese**) sind die **kontralateralen** mimischen Muskeln der Augen- und Mundregion gelähmt, die Stirn kann aber gerunzelt werden.

Bei einer **peripheren Fazialisparese** (S. 980) (z. B. als Folge einer entzündlichen Schwellung des N. facialis im Fazialiskanal [in ca. 80 % die Ursache einer idiopathischen Fazialisparese]) ist dagegen die **gesamte Mimik** auf der **ipsilateralen Seite** gelähmt (Abb. **43.3**).

▸ Klinik.

43.3 Fazialisparese und ihre anatomische Grundlage

a Anatomische Grundlage für die unterschiedliche Symptomatik bei Schädigung zentral und peripher vom Ncl. nervi facialis.
b Liegt die Läsion rostral vom Ncl. nervi facialis, ist die Innervation der kontralateralen Stirnmuskulatur intakt, da der betreffende Anteil des Fazialiskerns von Fibrae corticonucleares beider Seiten angesteuert wird. Hierfür hat sich als Gegenüberstellung zur peripheren Läsion des Nervs der Begriff **„zentrale Fazialisparese“** eingebürgert, obwohl dies streng genommen nicht ganz korrekt ist. Der N. facialis selbst ist ja nicht geschädigt, sondern die Fibrae corticonucleares. Dargestellt ist eine zentrale Parese der linken Gesichtshälfte.
c Bei einer **peripheren Fazialisparese** ist die gesamte ipsilaterale mimische Muskulatur gelähmt (in diesem Fall die linke Gesichtshälfte).

Quelle: Schünke M, Schulte E, Schumacher U. PROMETHEUS LernAtlas der Anatomie, Kopf, Hals und Neuroanatomie. Illustrationen von Voll M u. Wesker K. 6. Aufl. Stuttgart: Thieme; 2022

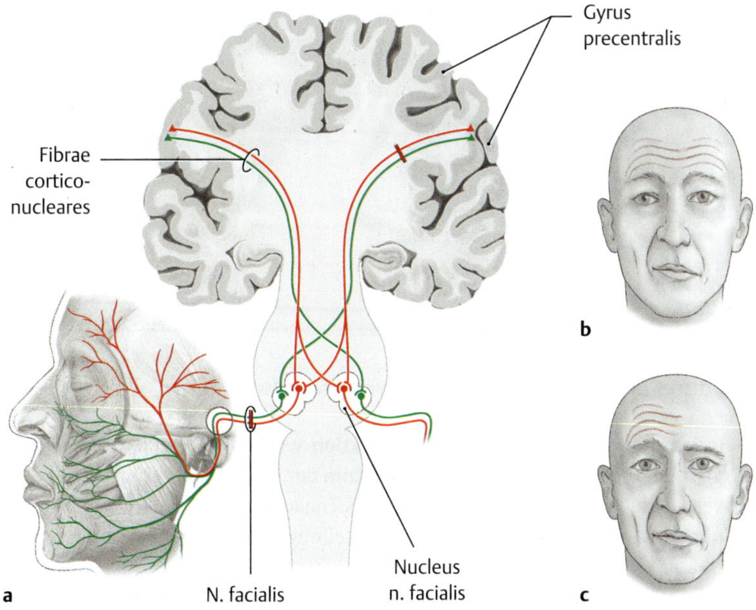

Tractus corticopontini

Ursprung und Verlauf: Die **Tractus corticopontini** (Tractus frontopontinus, parietotemporopontinus und occipitopontinus) entspringen diffus in großen Bereichen des Kortex, ziehen durch die innere Kapsel und Crus cerebri, um an den **Ncll. pontis** zu enden (Abb. **43.4**).

Ziel: Die Axone der Ncll. pontis projizieren als **Fibrae pontis transversae** über den mittleren Kleinhirnstiel zum kontralateralen Zerebellum (Abb. **43.4**). Die Bahnen informieren das Zerebellum u. a. über **geplante Bewegungen**.

Tractus corticopontini

Ursprung und Verlauf: Zu den Tractus corticopontini gehören mehrere Bahnen, die diffus vom Kortex kommen (Abb. **43.4**):

- Der **Tractus frontopontinus** stammt aus den motorischen Arealen des **Lobus frontalis**, zieht durch den vorderen Schenkel der inneren Kapsel und verläuft am weitesten ventromedial durch die Crura cerebri. Er ist der wichtigste kortikopontine Trakt.
- Der **Tractus parietotemporopontinus** entspringt im Lobus parietalis und temporalis und zieht durch den hinteren Schenkel der Capsula interna (S. 1134) dorsolateral von der Pyramidenbahn durch die Crura cerebri.
- Der **Tractus occipitopontinus** hat seinen Ursprung im **Lobus occipitalis** und zieht mit dem Tractus parietotemporopontinus nach kaudal.

Ziel: Diese Trakte enden an den **Ncll. pontis** im Pons, wo sie synaptisch umgeschaltet werden. Die Axone der Ncll. pontis laufen als **Fibrae pontis transversae** über den mittleren Kleinhirnstiel in das kontralaterale **Zerebellum**, wo sie den größten Teil der Moosfasern (S. 1108) bilden (Abb. **43.4**). Die Fibrae pontis transversae verursachen die charakteristische Querstreifung auf der ventralen Oberfläche des Pons. Die Trakte informieren das Zerebellum u. a. über die **Planung von Bewegungen**, an der große Bereiche des Kortex beteiligt sind.

43.4 Tractus corticopontini

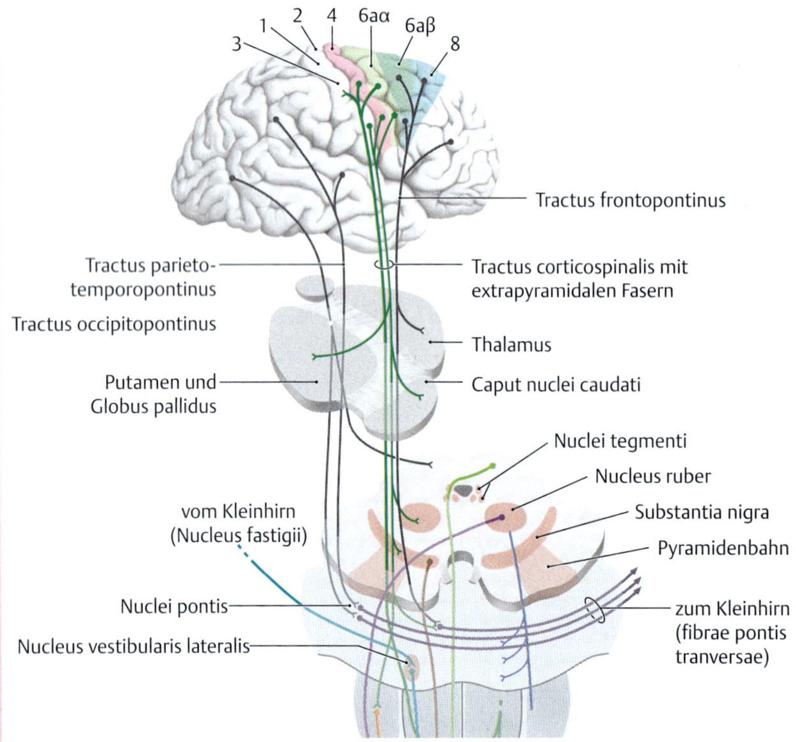

Die Tractus corticopontini haben ihren Ursprung in jedem der Großhirnlappen. Am wichtigsten ist der frontopontine Trakt, der seinen Ursprung in den motorischen Arealen des Lobus frontalis hat. Sie enden an den Ncll. pontis, deren Axone zur Gegenseite kreuzen und über den mittleren Kleinhirnstiel das Zerebellum erreichen. Zusätzlich ist der Tractus corticospinalis mit einigen Kollateralen zu Kernen des Hirnstamms dargestellt.

Quelle: Schünke M, Schulte E, Schumacher U. PROMETHEUS LernAtlas der Anatomie, Kopf, Hals und Neuroanatomie. Illustrationen von Voll M u. Wesker K. 6. Aufl. Stuttgart: Thieme; 2022

Einbindung der Basalganglien in das motorische System

Zu den **Basalganglien mit motorischer Funktion** zählen hauptsächlich Striatum und Globus pallidus. Motorischer Thalamus, Ncl. subthalamicus und Substantia nigra können als Basalganglien im weiteren Sinne angesehen werden.

Projektion Kortex → Basalganglien: Über den **Tractus corticostriatalis** erreichen kortikale Fasern das Striatum. Die glutamatergen Afferenzen führen zur Erregung der hemmenden striatalen Neurone.

Einbindung der Basalganglien in das motorische System

Zu den **Basalganglien mit motorischer Funktion** werden neben dem aus Putamen und Ncl. caudatus bestehenden **Corpus striatum** der **Globus pallidus** gerechnet. Teils werden auch die motorischen Kerne des Thalamus (**VL**, **VA**), **Ncl. subthalamicus** und **Substantia nigra** hinzu gezählt, die Einteilung wird aber sehr unterschiedlich gehandhabt.
Zur Verdeutlichung der folgenden Ausführungen dient die Abb. **43.5**.

Projektion Kortex → Basalganglien: Der **Tractus corticostriatalis**, der im Striatum endet, ist eine der Hauptverbindungen des Kortex mit den Basalganglien. Das Striatum erhält über ihn eine diffuse **erregende** Projektion mit Glutamat als Transmitter von großen Bereichen des somatosensorischen und motorischen Kortex (besonders von

43.5 Verbindungen zwischen motorischen Kortexarealen und Basalganglien

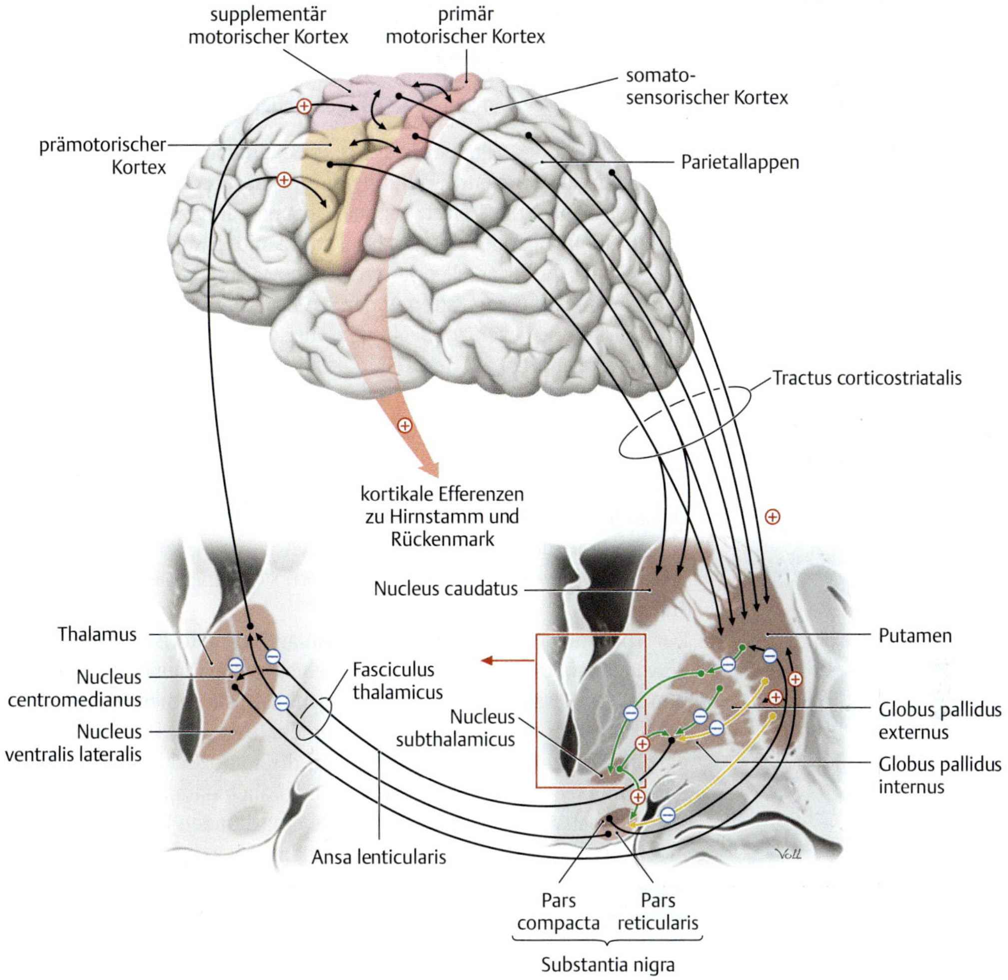

Nach Integration und Verarbeitung kortikaler und subkortikaler Informationen werden diese über den Thalamus zu motorischen Kortexarealen (zurück)geleitet. Die beiden möglichen Wege zur Informationsweiterleitung aus dem Putamen sind durch unterschiedliche Farben gekennzeichnet (direkter Weg = gelb, indirekter = grün).

Quelle: Schünke M, Schulte E, Schumacher U. PROMETHEUS LernAtlas der Anatomie, Kopf, Hals und Neuroanatomie. Illustrationen von Voll M u. Wesker K. 6. Aufl. Stuttgart: Thieme; 2022

Area 4 und 6). Der Trakt erregt die Neurone des Striatum, die wiederum die Zellen des Globus pallidus hemmen.

Projektion Basalganglien → Kortex: Das Striatum projiziert über **Globus pallidus** und **motorischen Thalamus** wieder zurück auf den motorischen Kortex, den es auf diese Weise kontrolliert (Abb. **43.5**). Die Kontrolle des Kortex durch die Basalganglien ist besonders für die Planung und Durchführung von Bewegungen von Bedeutung. Die Verbindungen zwischen Globus pallidus und Thalamus sind als **Ansa lenticularis** bzw. **Fasciculus thalamicus** bekannt. Die striatalen Projektionen auf den Thalamus sind hemmend mit GABA als Transmitter. Für die Signale vom Striatum (bzw. Putamen) zum Thalamus und danach zum Kortex gibt es zwei Wege, einen direkten und einen indirekten:

- **Direkter Weg**: Die Axone der Neurone des Putamens ziehen auf parallelen Wegen sowohl zum **Globus pallidus internus** (medialis) als auch zur **Substantia nigra** (Pars reticularis). Von diesen Zwischenzielen projizieren die Neurone dann über den Thalamus zum Kortex. Die Fasern vom Globus pallidus internus zum Thalamus (VL) bilden die **Ansa lenticularis.** Die **Pars reticularis** der Substantia nigra (**SNr**) projiziert mit hemmenden (GABAergen) Neuronen auf den motorischen Thalamus. Auf dem direkten Weg wird der Thalamus enthemmt (erregt), weil die Hemmung durch das mediale Pallidum bzw. die SNr reduziert wird (Abb. **43.5** und Abb. **43.6a**). Die Folge ist eine **Erregung des Motorkortex** durch den Thalamus und damit eine **Förderung von Bewegungen** durch den direkten Weg.

Projektion Basalganglien → Kortex: Das **Corpus striatum** projiziert über Globus pallidus, Substantia nigra und motorischen Thalamus auf den motorischen Kortex, der auf diese Weise durch die Basalganglien kontrolliert wird (Abb. **43.5**).

- **Indirekter Weg**: Die Efferenzen des Putamens ziehen zuerst zum **Globus pallidus externus** (lateralis), um dann über die Neurone des **Ncl. subthalamicus** wieder den **Globus pallidus internus** und die Substantia nigra (Pars reticularis) zu erreichen. Auf diesem Weg wird der Ncl. subthalamicus enthemmt, der nun seinerseits das mediale Pallidum erregt und so die Hemmung des Thalamus steigert. Über den indirekten Weg werden **Bewegungen gehemmt** (Abb. **43.5** und Abb. **43.6a**).

Beeinflussung des Schaltkreises: Eine wichtige Verbindung ist die erregende Projektion der Substantia nigra (Pars compacta) auf das Striatum bzw. Putamen. Der Transmitter in diesem Weg ist **Dopamin**, das auf **D 1-Rezeptoren** wirkt.

Beeinflussung des Schaltkreises: Die **Pars compacta** der **Substantia nigra** (**SNc**) übt retrograd eine erregende Wirkung auf das **Striatum** aus. Diese Erregung des Striatums wird durch die Freisetzung von **Dopamin** durch die Fasern der SNc im Striatum und nachfolgende Bindung des Neurotransmitters an **D 1-Rezeptoren** verursacht. In den Somata der SNc-Zellen kommt auch **Melanin** vor, das die dunkle Färbung der Substantia nigra verursacht und der Struktur ihren Namen gegeben hat. Die D 1-positiven Neurone liegen am Beginn des direkten Weges.

Allerdings kommen auf den Zellen des Striatums auch **D 2-Rezeptoren** vor, über die Dopamin gleichzeitig eine hemmende Wirkung besitzt. Es wird daher angenommen, dass im Striatum zwei Wege zum Globus pallidus beginnen, von denen der eine (der direkte) durch Freisetzung von Dopamin erregt und der andere (indirekte) gehemmt wird.

Vereinfacht liegt folgende Verschaltung vor: Das Striatum **hemmt** auf dem **direkten Weg** den Globus pallidus und die Substantia nigra, die wiederum den motorischen Thalamus (VA, VL) **hemmen**. Eine Aktivierung des Striatum durch den Kortex führt deswegen zu einer **Disinhibition (Erregung)** des motorischen Thalamus. Der Thalamus erregt dann über Glutamat den motorischen Kortex und **fördert so Bewegungen**. Umgekehrt kann es bei einer Läsion der Basalganglien auch zu einer **gesteigerten Hemmung** des Thalamus und damit zu einer **Bewegungsarmut** kommen. Diese Situation liegt bei der Parkinson-Krankheit vor.

Da das Striatum den Globus pallidus und die Substantia nigra hemmt, die wiederum eine hemmende Wirkung auf VL und VA besitzen, kommt es bei Aktivierung des Striatums (direkter Weg) durch den Kortex zu einer **Disinhibition des motorischen Thalamus**.

Der Thalamus erregt dann über Glutamat den motorischen Kortex und **fördert so Bewegungen**. Umgekehrt kann es bei einer Läsion in einer der oben skizzierten Stationen der Basalganglien zu einer verminderten Enthemmung des Thalamus und damit zu einer **Bewegungsarmut** kommen. Insgesamt sind jedoch wegen der komplexen Verschaltung der Basalganglien die motorischen Folgen des Ausfalls eines Kerns nur schwer vorhersagbar. Dies liegt auch daran, dass neben den erwähnten Kernen noch andere in die Schaltkreise eingebunden sind, wie z. B. der Ncl. centromedianus und Ncl. medialis dorsalis thalami.

▸ Klinik.

▸ Klinik. Die wichtigsten motorischen Symptome der **Parkinson-Krankheit** („Schüttellähmung") sind primär durch eine Degeneration der dopaminergen Zellen der Substantia nigra, pars compacta (SNc) verursacht. (Im Präparierkurs sollte deshalb auf Schnitten durch das Mesencephalon gezielt nach einer Verkleinerung der schwarzgefärbten SN gesucht werden). Die Degeneration der SNc-Zellen bewirkt einen **Dopaminmangel im Striatum**. Die normalerweise vorhandene Erregung des Striatum durch die SNc über D 1-Rezeptoren ist deswegen vermindert. Dies führt zu einer Enthemmung des Globus pallidus, Pars internum, der wiederum den motorischen Thalamus verstärkt hemmt (Abb. **43.6b**). Der erregende Einfluss des Thalamus auf den Motorkortex ist dadurch vermindert.

Gleichzeitig fehlt im Striatum die Hemmung der Neurone über D 2-Rezeptoren am Beginn des indirekten Weges, der Bewegungen hemmt. So kommt es bei der Parkinson-Krankheit zu einer Enthemmung der Bewegungshemmung (= **verstärkte Bewegungshemmung**) kombiniert mit der obigen **Hemmung der Bewegungsförderung**. Insgesamt resultiert aus diesen Störungen Bewegungsarmut (**Hypo-** bis **Akinese**). Darüber hinaus bestehen ein **Ruhetremor** und ein erhöhter Muskeltonus (**Rigor**).

Als Therapie bietet sich u. a. die Zufuhr von Dopamin an, das man in seiner Vorstufe (L-DOPA) verabreicht. Im Gegensatz zu Dopamin kann L-DOPA die Blut-Hirn-Schranke (S. 1158) überwinden. Die Vorstufe wird dann in den Basalganglien in Dopamin umgewandelt. Alternativ kann eine Dauerstimulation der überaktiven Zellen im **Ncl. subthalamicus** eingesetzt werden (Abb. **43.6b**). Die Stimulation wird über Drahtelektroden appliziert und blockiert die Zellen. Dadurch wird die Hemmung des Thalamus vermindert und Bewegung gefördert.

43.6 **Funktionelle Verschaltung zwischen den Basalganglien**

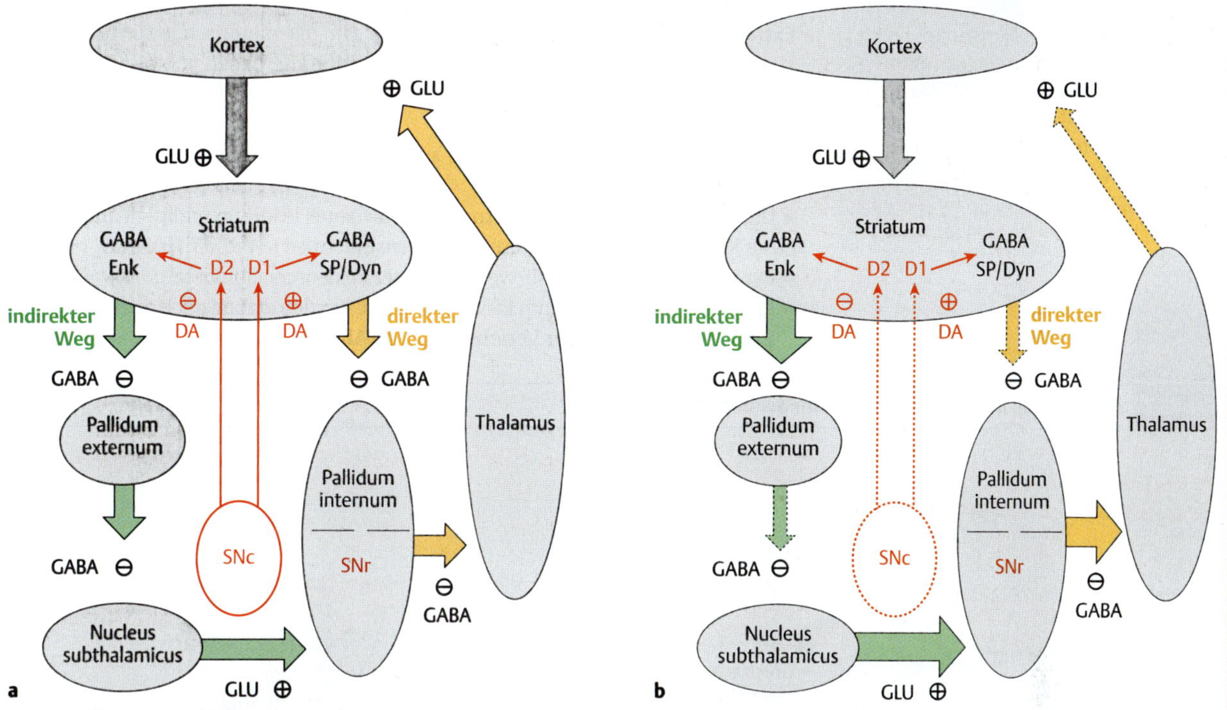

a Normale Funktion der kortikalen Bewegungskontrolle durch die Basalganglien. Das Striatum wird über den Tractus corticostriatalis vom Kortex erregt. Im Striatum beginnt der **bewegungsfördernde direkte Weg** und der **bewegungshemmende indirekte Weg**. Beide stehen unter dem Einfluss des Dopamins, das von den Fasern der Substantia nigra, Pars compacta, freigesetzt wird. Dopamin fördert über D 1-Rezeptoren die Aktivität im direkten Weg, während es über D 2-Rezeptoren den indirekten Weg hemmt. Im Striatum sind neben dem Haupttransmitter GABA die Kotransmitter Enkephalin (Enk) bzw. Substanz P (SP) und Dynorphin (Dyn) angegeben. Die D 2- und D 1-positiven Neurone verwenden unterschiedliche Kombinationen der Transmitter.

b Bei der Parkinson-Krankheit ist die **SNc degeneriert** und produziert vermindert Dopamin. Daher fehlt die Förderung des direkten Wegs und damit insgesamt die Bewegungsförderung. Gleichzeitig ist der indirekte Weg enthemmt, der **Ncl. subthalamicus** ist überaktiv und verstärkt die Hemmung des Thalamus. Dadurch wird die Bewegungsförderung des Kortex vermindert. Anmerkung: Pallidum internum und SNr verhalten sich gleich und sind daher als eine Struktur zusammengefasst. SNr = Substantia nigra, Pars reticularis; SNc = Substantia nigra, Pars compacta, DA = Dopamin. NB: Es gibt mehrere Formen der Parkinson-Krankheit.

Deszendierende Bahnen mit Ursprung in motorischen Kernen des Hirnstamms

Deszendierende Trakte: Die motorischen Kerne des Hirnstamms sind der Ursprung von deszendierenden Trakten, die nicht zum Pyramidenbahnsystem gerechnet werden, aber oft Kollateralen von der Pyramidenbahn erhalten (s. u.). Zu diesen Trakten gehören folgende (Abb. **43.7a**):

- **Tractus reticulospinales** (Ursprung in der Formatio reticularis des Hirnstamms): Er besteht aus einem medialen (Ursprung Pons) und einem lateralen (Ursprung Medulla oblongata) Anteil. Beide sind phylogenetisch alte Systeme. Sie kontrollieren die Grundaktivität der Halte- und Stützmuskulatur. Eine weitere Funktion ist die grobe (vorbereitende) Einstellung der Extremitäten vor Bewegungen.
- **Tractus rubrospinalis** (Ursprung im Ncl. ruber),
- **Tractus tectospinalis** (Ursprung im Tectum, den Colliculi superiores der Vierhügelplatte),
- **Tractus vestibulospinales** (Ursprung in den Ncll. vestibulares lateralis und medialis).

Von den Basalganglien hat die **Substantia nigra, Pars reticularis**, Verbindungen mit den Colliculi superiores und der Formatio reticularis. Die SNr kann daher die deszendierenden Trakte beeinflussen. Die Trakte sind an Willkürbewegungen nicht direkt beteiligt, sondern steuern den Ablauf von Bewegungen **reflektorisch**. Ein Beispiel ist das Zusammenzucken bei einem plötzlichen Geräusch; dieses Zusammenzucken wird über den Tractus reticulospinalis vermittelt. Die Ursprungskerne werden von diffus verteilten kortikalen Neuronen angesteuert. Die Trakte sind insgesamt für die **Art und Weise** verantwortlich, in der Bewegungen ausgeführt

Deszendierende Bahnen mit Ursprung in motorischen Kernen des Hirnstamms

Deszendierende Trakte: Die motorischen Kerne des Hirnstamms sind der Ursprung von deszendierenden Trakten, die nicht zum Pyramidenbahnsystem gerechnet werden. Zu diesen Trakten gehören u. a. die Folgenden (Abb. **43.7a**):

- **Tractus reticulospinales**,
- **Tractus rubrospinalis**,
- **Tractus tectospinalis** und
- **Tractus vestibulospinales**.

Sie beeinflussen die Motorik auf **reflektorischem** Wege.

Die motorischen Kerne des Hirnstamms und deren Verbindungen werden auch als **extrapyramidalmotorisches System (EPMS)** bezeichnet. Allerdings ist eine scharfe Trennung zwischen Pyramidensystem und EPMS aus vielen Gründen nicht sinnvoll (Abb. **43.7b**).

werden. Über die Pyramidenbahn wird dagegen entschieden, **ob** Bewegungen eingeleitet werden.

Extrapyramidalmotorisches System (EPMS): Für die motorischen Kerne des Hirnstamms und die von ihnen ausgehenden deszendierenden motorischen Bahnen wird auch der Begriff extrapyramidalmotorisches System (EPMS) verwendet, besonders im klinischen Sprachgebrauch.
Allerdings ist eine scharfe Trennung zwischen Pyramidenbahn und EPMS aus mehreren Gründen nicht sinnvoll:

- Die kortikalen Ursprungsneurone, deren Axone in die Pyramidenbahn bzw. auf die Kerne des EPMS projizieren, sind meist identisch (Abb. **43.7b**).
- Pyramidenbahn und EPMS werden immer zusammen aktiviert.
- Ein Teil der Kerne, die zum EPMS gerechnet werden, haben auch nicht-motorische Funktionen (z. B. bei der Verarbeitung von Affekten).

43.7 Absteigende Bahnen des extrapyramidalmotorischen Systems

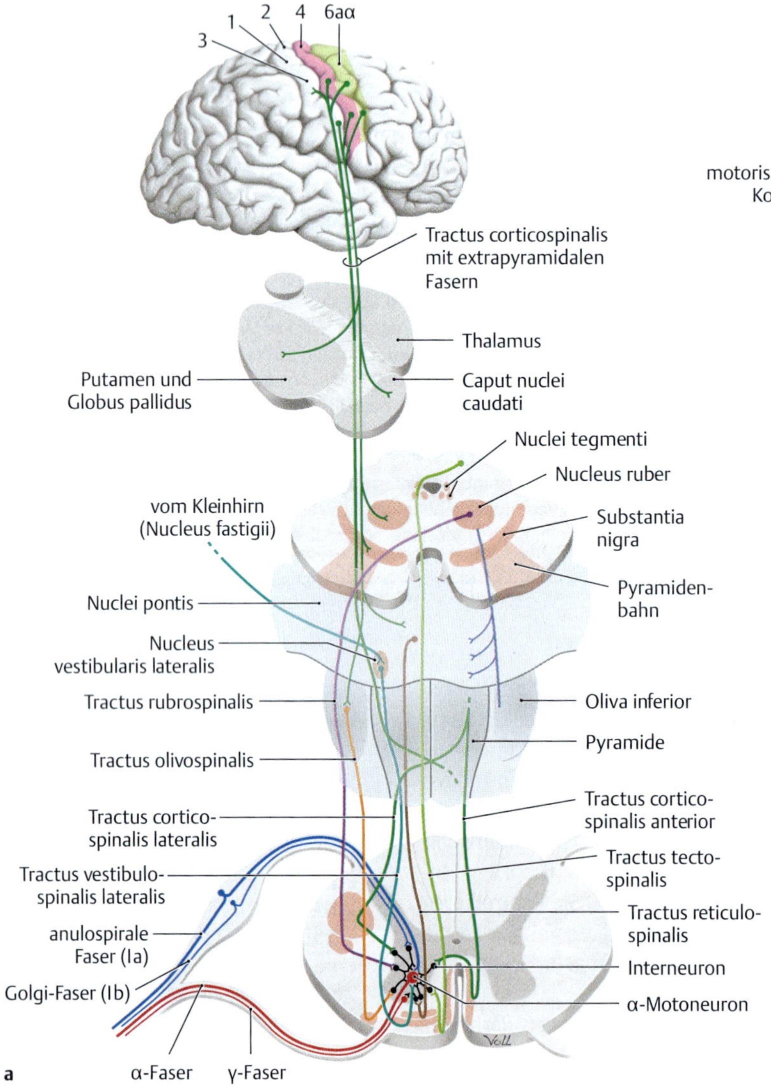

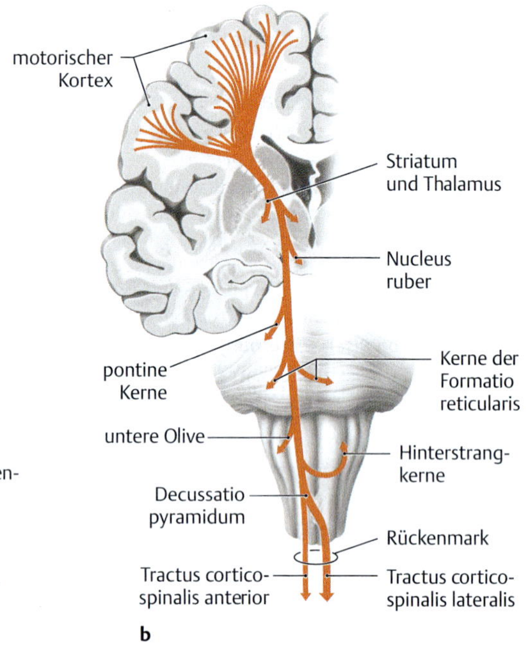

a Die Haupttrakte des deszendierenden extrapyramidalmotorischen Systems sind die Tractus rubrospinalis, tectospinalis, olivospinalis, vestibulospinales und reticulospinales, von denen einige noch in Untertrakte gegliedert werden (z. B. Tractus vestibulospinalis medialis und lateralis). Der Tractus reticulospinalis anterior (medialis) entspringt von der Formatio reticularis des Pons.
b Die Übersicht über kortikale motorische Efferenzen macht deutlich, dass die Pyramidenbahn eine Vielzahl von Kollateralen an Kerngebiete des Hirnstamms abgibt, von denen einige zum extrapyramidalmotorischen System gerechnet werden.

Quelle: Schünke M, Schulte E, Schumacher U. PROMETHEUS LernAtlas der Anatomie, Kopf, Hals und Neuroanatomie. Illustrationen von Voll M u. Wesker K. 6. Aufl. Stuttgart: Thieme; 2022

▶ Klinik. In der Klinik hat sich die Unterscheidung zwischen Pyramidenbahn und EPMS eingebürgert, weil sich die motorische Symptomatik nach Ausfällen in den Basalganglien und den motorischen Kernen des Hirnstamms von der nach pyramidalen Schädigungen unterscheidet. So kommt es bei **Läsionen des Pyramidensystems** zu **Lähmungen**, die bei Ausfällen im EPMS fehlen. **Störungen des EPMS** äußern sich eher in der Art und Weise, **wie** die Bewegungen durchgeführt werden. Der kleinschrittige Gang ist ein Beispiel für eine solche Bewegungsstörung.

▶ Klinik.

43.2.3 Motorische Endstrecke

Unter der motorischen Endstrecke wird die synaptische Anbindung der deszendierenden pyramidalen und anderen motorischen Trakte an die **α- und γ-Motoneurone des Hirnstamms und Rückenmarks** verstanden.
Abb. **43.8** zeigt einen Querschnitt durch das Rückenmark mit den deszendierenden motorischen Trakten. Es wird angenommen, dass der **Tractus corticospinalis lateralis** und **anterior** die Motoneurone über Interneurone erreichen, aber wahrscheinlich gibt es auch direkte Kontakte. Von den extrapyramidalen Bahnen ist der **Tractus rubrospinalis** besonders auffällig; er liegt direkt ventral vor dem Tractus corticospinalis lateralis. Der Ursprung des Trakts ist der Ncl. ruber im Mesencephalon (S. 1102). Der Kern erhält seinen Hauptantrieb aus dem Zerebellum über den oberen Kleinhirnstiel. Beim Menschen beeinflusst der Trakt vor allem die Beugemuskeln der oberen Extremität.
Die **γ-Motoneurone** werden wahrscheinlich vorwiegend von den extrapyramidalen Bahnen (EPMS) kontaktiert. Diese Motoneurone erregen die **intrafusalen** Muskelfasern der Muskelspindeln und erhöhen so die Empfindlichkeit dieser Rezeptoren gegen Dehnung des Muskels (S. 1189).

43.2.3 Motorische Endstrecke

Die motorische Endstrecke ist die synaptische Anbindung deszendierender pyramidaler und anderer motorischer Trakte an **α- und γ-Motoneurone von Hirnstamm und Rückenmark.**
Die wichtigsten motorischen Trakte des Rückenmarks sind der **Tractus corticospinalis lateralis** und **anterior**, beides Teile der Pyramidenbahn. Der extrapyramidale **Tractus rubrospinalis** liegt direkt ventral vom Tractus corticospinalis lateralis (Abb. **43.8**). Er leitet zerebelläre Information vom Ncl. ruber des Mesencephalon (S. 1102) nach kaudal zu den spinalen Motoneuronen.
Die **γ-Motoneurone** zu **intrafusalen** Muskelfasern der Muskelspindeln (S. 1189) werden wahrscheinlich v. a. von den extrapyramidalen Bahnen (EPMS) kontaktiert.

▶ Klinik. Die Unterbrechung des **1. motorischen Neurons** (zwischen Motorkortex und α-Motoneuron = **zentrale** Läsion) führt zunächst zur **schlaffen Lähmung**, die jedoch nach einiger Zeit in eine **spastische Lähmung** übergeht. Eine mögliche Erklärung für die spastische Symptomatik ist die, dass der hemmende Einfluss der mitverletzten extrapyramidalen Bahnen (bes. des Tractus reticulospinalis) auf die γ-Motoneurone weggefallen ist. Dadurch werden die Muskelspindeln überaktiv, die dann über den monosynaptischen Reflexbogen die α-Motoneurone erregen. Eine Verletzung des **2. motorischen Neurons** (des α-Motoneurons = **periphere** Läsion) verursacht dagegen eine **rein schlaffe Lähmung**, bei der im Gegensatz zur Läsion des 1. Neurons die Dehnungsreflexe (in der Klinik häufig mit MER = Muskeleigenreflexe abgekürzt) abgeschwächt sind und Pyramidenbahnzeichen (S. 1160) fehlen. So ist klinisch eine **zentrale** von einer **peripheren Lähmung** zu unterscheiden. Unabhängig vom Schädigungsort wird eine inkomplette Lähmung als **Parese** (Kraftminderung) bezeichnet, eine komplette als **Plegie**.

43.8 Deszendierende motorische Trakte des Rückenmarks

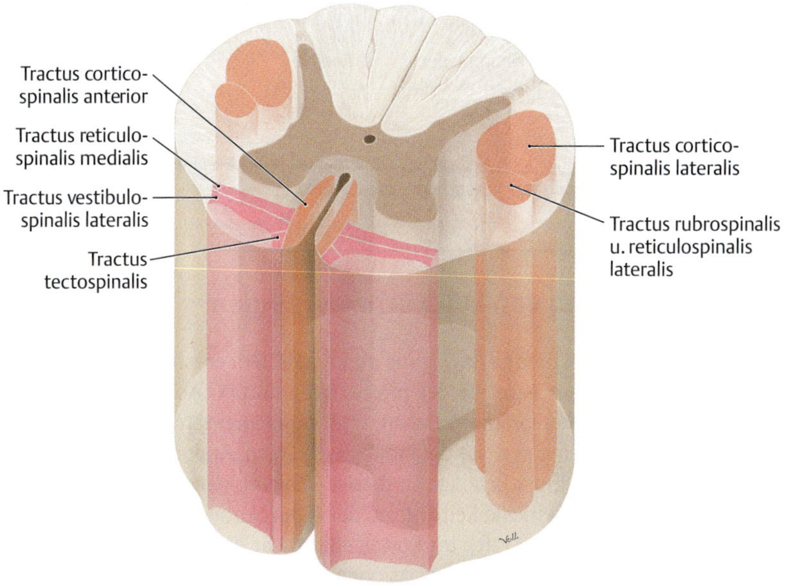

Anordnung der deszendierenden Bahnen in einem Abschnitt des Rückenmarks. Typisch ist z. B. die Lage des Tractus rubrospinalis im Seitenstrang ventral vom Tractus corticospinalis lateralis.

Quelle: Schünke M, Schulte E, Schumacher U. PROMETHEUS LernAtlas der Anatomie, Kopf, Hals und Neuroanatomie. Illustrationen von Voll M u. Wesker K. 6. Aufl. Stuttgart: Thieme; 2022

Die **Erregbarkeit** der α-Motoneurone ist nicht nur von der Aktivität der deszendierenden Bahnen, sondern auch von segmentalen Afferenzen der Haut und der tiefen Gewebe abhängig.

Die **Renshaw-Hemmung** ist eine rekurrente Hemmung, die das α-Motoneuron durch Freisetzung von Glyzin und GABA hemmt.

Die **Erregbarkeit** der α-Motoneurone hängt nicht nur von der Aktivität in den deszendierenden Bahnen, sondern auch von **segmentalen Afferenzen** der Haut und der tiefen Gewebe ab, die über Interneurone teils aktivierend, teils hemmend wirken. Daher bestimmt die Balance zwischen diesen vielfältigen synaptischen Einflüssen, ob ein Motoneuron aktiviert oder gehemmt wird.
Das α-Motoneuron unterliegt weiterhin einer rekurrenten Hemmung durch die sog. **Renshaw-Zelle**. Sie wird von einer Kollaterale des α-Motoaxons erregt (Transmitter ist Acetylcholin) und hemmt das α-Motoneuron durch Glyzin und GABA.

► Klinik.

► Klinik. Der **Wundstarrkrampf** (**Tetanus**), der durch Infektion erdverschmutzter und schlecht durchbluteter Wunden mit dem Bakterium Clostridium tetani hervorgerufen wird, führt durch Übererregbarkeit der α-Motoneurone zu Krämpfen. Der zugrunde liegende Mechanismus ist folgender: Das von den Bakterien gebildete **Tetanustoxin** wird per Endozytose vom präsynaptischen Teil der neuromuskulären Endplatte (S. 73) aufgenommen und im Axon des α-Motoneurons retrograd zum zugehörigen Soma transportiert. Hier verlässt das Toxin die Zelle und dringt in die Renshaw-Zellen ein, die normalerweise das α-Motoneuron über Freisetzung des Transmitters **GABA** und **Glyzin** hemmen. Dies wird durch das Toxin verhindert, das Synaptobrevin spaltet und so die Exozytose der Transmitter verhindert. Dadurch kommt es zum Wegfall der Hemmung und folglich zur Übererregbarkeit des α-Motoneurons.

Die α-Motoneurone sind im spinalen Vorderhorn in Form von **Säulen** mit angedeuteter Somatotopie angeordnet (Abb. **43.9**): Extensor-Motoneurone → ventral, Flexor-Motoneurone → dorsal. Motoneurone der proximalen Muskeln → medial, die der distalen Muskeln → lateral.

Zu jedem Muskel gehört eine Population von α-Motoneuronen im Vorderhorn, die sich meist über mehr als ein Rückenmarksegment erstreckt, d. h. die Motoneurone bilden **Säulen** (Abb. **43.9**). Die Säulen zeigen eine angedeutete **Somatotopie**:
Im Vorderhorn des Zervikalmarks liegen die Flexor-Motoneurone mehr dorsal, die Extensor-Motoneurone mehr ventral. Die Motoneurone der Stamm- und proximalen Muskeln sind eher medial, die der distalen Muskeln eher lateral im Vorderhorn angeordnet.

43.9 Durch Motoneurone gebildete Säulen im Rückenmark

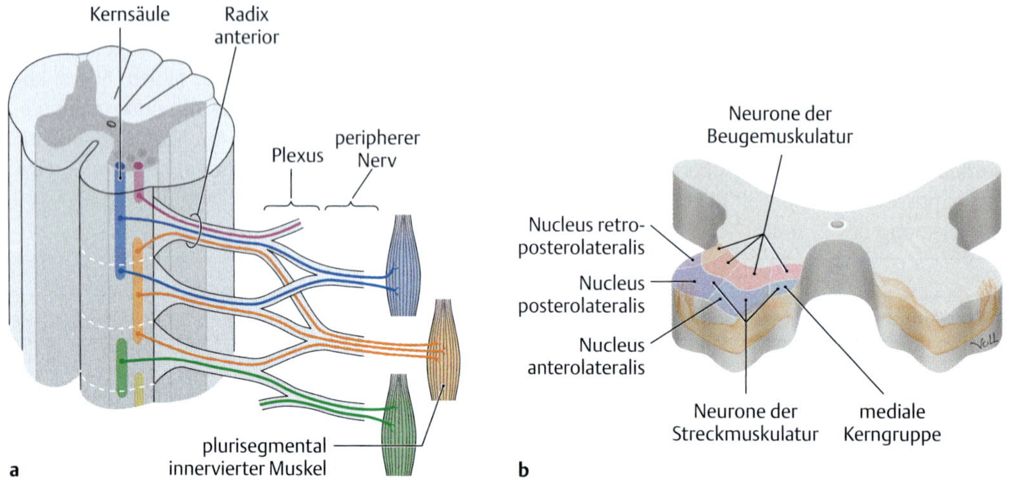

a In der dreidimensionalen Darstellung ist das Anordnungsprinzip der säulenartigen Kerngebiete innerhalb der Columna anterior erkennbar.
b Am Beispiel des Zervikalmarks ist die Somatotopie der Kernsäulen innerhalb des Vorderhorns dargestellt.

Quelle: Schünke M, Schulte E, Schumacher U. PROMETHEUS LernAtlas der Anatomie, Kopf, Hals und Neuroanatomie. Illustrationen von Voll M u. Wesker K. 6. Aufl. Stuttgart: Thieme; 2022

43.2.4 Entstehung von Willkürbewegungen

Der **Entschluss** eine Bewegung auszuführen, entsteht hauptsächlich im **präfrontalen Kortex** (Abb. **43.10**), der auf den prämotorischen und supplementärmotorischen Kortex projiziert (Tab. **43.2**). Der **primäre motorische Kortex** führt die (Gelenk-)Bewegung aus. Parallel dazu werden **Basalganglien** und **Zerebellum** aktiviert, die über den **motorischen Thalamus** zurück zum Kortex projizieren.

43.2.4 Entstehung von Willkürbewegungen

Der Entschluss, eine bestimmte Bewegung durchzuführen, entsteht in Neuronenpopulationen ausgedehnter Bereiche des **präfrontalen Kortex** (Abb. **43.10**). Die Erregung erreicht dann den **prämotorischen** und **supplementärmotorischen** Kortex (Tab. **43.2**), die beide eine gewisse Somatotopie besitzen. Andere Kortexareale sind ebenfalls an dem Entschluss beteiligt. In diesen Gebieten wird das **Bewegungsprogramm** entworfen (die zeitliche Reihenfolge der Kontraktionen verschiedener Muskeln mit unterschiedlicher Kraft). Im Kortex sind nicht die Bewegungen einzelner Muskeln repräsentiert, sondern Kontraktionen ganzer Muskelgruppen, die zu Gelenkbewegungen führen. Die Bewegung wird dann durch den **primären motori-**

43.10 Stationen der Willkürmotorik

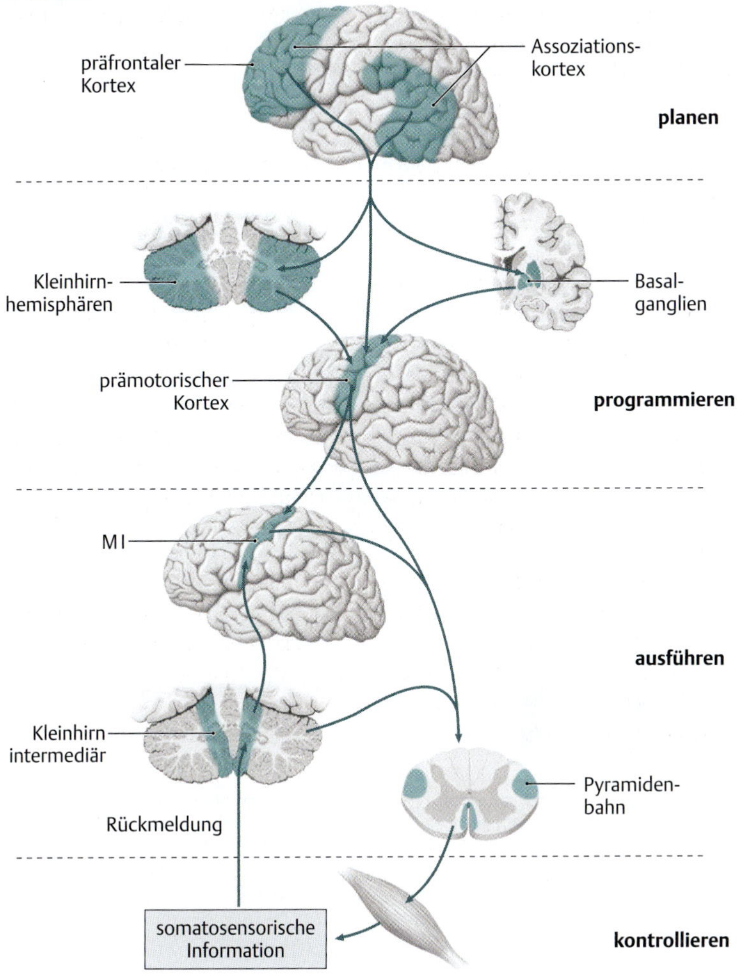

Vereinfachte Darstellung der an einer Willkürbewegung beteiligten Strukturen. Zu beachten ist, dass der primäre motorische Kortex nicht die erste, sondern zusammen mit dem prämotorischen Kortex die letzte Station vor der Durchführung der Bewegung ist. Bei der Bewegungsausführung werden neben der Pyramidenbahn auch extrapyramidale Bahnen aktiviert, die in der Abb. nicht dargestellt sind.

Quelle: Schünke M, Schulte E, Schumacher U. PROMETHEUS LernAtlas der Anatomie, Kopf, Hals und Neuroanatomie. Illustrationen von Voll M u. Wesker K. 6. Aufl. Stuttgart: Thieme; 2022

schen Kortex ausgeführt. Parallel zu den kortikalen Vorgängen werden **Basalganglien** und **Zerebellum** aktiviert, um den Ablauf der Bewegung zu kontrollieren. Beide letztgenannten Gebiete projizieren über den **motorischen Thalamus** zum Kortex zurück.

► Exkurs: Bereitschaftspotenzial im EEG als Ausdruck für Entschluss und Programmentwicklung einer Willkürbewegung. Etwa 500 ms **vor dem Beginn** einer Willkürbewegung kann bei einer Ableitung der elektrischen Hirnströme im **Elektroenzephalogramm** (**EEG**) von großen Gebieten des Lobus frontalis und parietalis eine Negativität registriert werden, die als Ausdruck des Entschlusses zu einer Bewegung und der Programmentwicklung interpretiert wird (sog. **Bereitschaftspotenzial**). Die Registrierung des Potenzials ist aufwändig, da die Probanden willkürliche Bewegungen durchführen müssen, d. h. ein Startsignal darf nicht gegeben werden. Das EEG muss vom Beginn der Bewegung ausgehend **rückwärts** ausgewertet und über viele Abläufe gemittelt werden.

► Exkurs: Bereitschaftspotenzial im EEG als Ausdruck für Entschluss und Programmentwicklung einer Willkürbewegung.

Klinischer Fall: Älterer Mann mit Bewegungsstörung *

* Fallbeispiel fiktiv, Namen und Daten frei erfunden

09:45

Herr Samuel B., 79 Jahre, kommt zu einem seiner regelmäßigen Hausarztbesuche.

10:15

S.B.: Ich jammer ja nur ungern, aber langsam hab ich das Gefühl, ich werde echt alt. Wenn ich eine Weile in meinem Sessel saß, komme ich nur ganz schwer wieder hoch. Aber dann so, dass ich mein, ich kipp gleich vornüber. Außerdem zittern meine Hände in letzter Zeit öfter. Meine Schrift ist auch nicht mehr die Alte: früher war ich ein richtiger Schönschreiber, aber nun wird die Schrift am Ende der Zeile immer kleiner und so krakelig. Muss wohl auch bald auf e-Mails umsteigen…

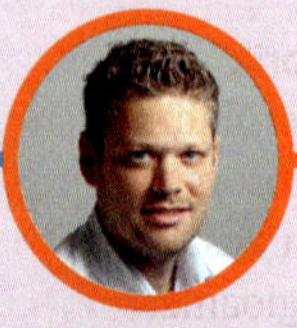

Aus Herrn B's Vorgeschichte weiß ich, dass er bis auf einen kleinen Schlaganfall im Versorgungsgebiet der linken A. cerebri media vor einigen Jahren keine relevanten Erkrankungen hat.
Die vom Patienten geschilderten Symptome sind typisch für eine Parkinson-Krankheit. Daher überweise ich Herrn B. in die Neurologie.

2 Wochen später

Körperliche Untersuchung

Bei der körperlichen Untersuchung fallen der Ambulanzärztin mehrere typische Symptome der Parkinson-Krankheit auf: Die Mimik des Patienten wirkt gemindert. Herr B. kann sich nur mühsam vom Stuhl erheben. Beim Gehen trippelt er zunächst einige Schritte, bis er richtig „in Schwung" kommt („Starthemmung"). An Armen und Beinen besteht ein sog. „Zahnradphänomen".

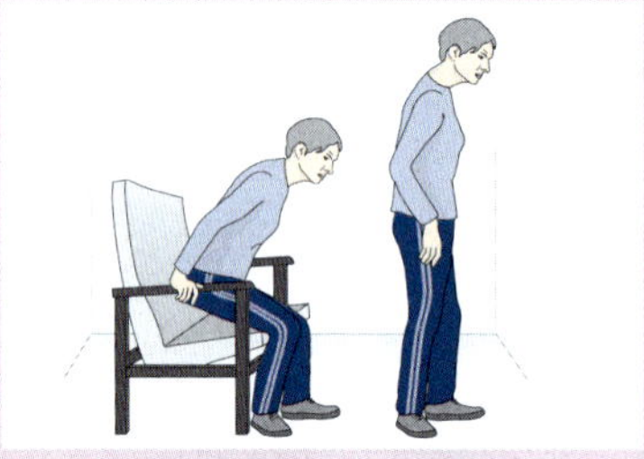

„Starthemmung". Für die Parkinson-Krankheit typisch ist außerdem die gebeugte Körperhaltung. (aus Masuhr, KF., Masuhr F., Neumann M. Duale Reihe Neurologie, 7. Auflage, Stuttgart, Thieme 2013)

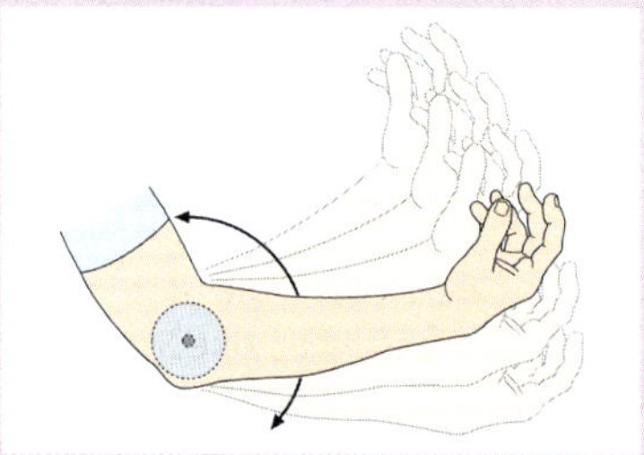

„Zahnradphänomen": Bei passiver Gelenkbewegung fällt eine rhythmische Unterbrechung des Dehnungswiderstandes auf. (aus Masuhr, KF., Masuhr F., Neumann M. Duale Reihe Neurologie, 7. Auflage, Stuttgart, Thieme 2013)

3 Tage später

L-Dopa-Test

Um die Verdachtsdiagnose zu erhärten, führt die Ärztin einen L-Dopa-Test durch. Dabei erhält der Patient nüchtern oral L-Dopa. Bei der Parkinson-Krankheit bessern sich daraufhin typischerweise die Symptome – so auch bei Herrn B.

Beginn der Therapie

Anhand der klinischen Untersuchung und des positiven L-Dopa-Tests wird die Diagnose einer Parkinson-Krankheit endgültig gestellt. Herr B. erhält als Therapie L-Dopa und Benserazid (verhindert die Metabolisierung von L-DOPA) oral. Seine Beschwerden bessern sich deutlich.

Nach 3 Jahren

Erhöhung der L-DOPA-Dosis

Nach 3 Jahren muss ich die Dosis des L-DOPA bei Verschlimmerung der Beschwerden verdoppeln. Herr B. benötigt nun bei schlechter Beweglichkeit immer mehr Hilfe im Alltag.

1 Jahr später

Nach einer Lungenentzündung verschlechtert sich der Allgemeinzustand von Herrn B. drastisch. Er erleidet kurz darauf einen großen Schlaganfall (Mediainfarkt links), an dem er stirbt.

Fragen mit anatomischem Schwerpunkt

1 Können Sie sich erklären, warum es bei Degeneration dopaminerger Zellen in der Pars compacta der Substantia nigra zu einer Hypokinesie („Bewegungsarmut") kommt?

2 Wie erklären Sie sich das Entstehen von Hyperkinesien (pathologisch gesteigerte Motorik) bei Ausfall des Ncl. subthalamicus?

3 Welche Form der Bewegungsstörung entsteht, wenn im Striatum die motorikfördernden Anteile ausfallen?

Antwortkommentare im Anhang

43.3 Sensorische Systeme

Unter dem Begriff **„Sensorik"**, der lange Zeit im deutschen Sprachgebrauch den afferenten (zentripetalen) Verbindungen von den speziellen Sinnesorganen (Auge, Ohr, Geschmacks- und Geruchsorgan) vorbehalten war, werden heute zunehmend **alle afferenten Verbindungen** zusammengefasst. Damit folgt man der Verwendung des Begriffs „sensory" im angloamerikanischen Sprachgebiet. Auch wenn im Deutschen die früher übliche Unterscheidung zwischen „sensorischen" Afferenzen spezieller Sinnesorgane und allen anderen Afferenzen – die als „sensibel" bezeichnet werden – weiterhin verwendet wird, folgt dieses Kapitel dem internationalen Gebrauch. Somit ist eine zusammenhängende Darstellung aller afferent zum ZNS und innerhalb des ZNS geleiteten Informationen möglich.
Bei der Darstellung des visuellen, auditorischen, vestibulären, olfaktorischen und gustatorischen Systems wird hier der Schwerpunkt auf die primär afferenten und zentralnervösen Vorgänge gelegt. Der Aufbau der Sinnesorgane ist in den Kapiteln Auge (S. 1036), Ohr (S. 1062), Nase und Nasennebenhöhlen (S. 1026) und Geschmacksorgan (S. 1000) beschrieben.
Innerhalb der sensorischen Systeme unterscheidet man zwei Typen von Sinneszellen:

Primäre Sinneszelle: Der periphere Fortsatz des primär afferenten Neurons geht direkt in die rezeptive Nervenendigung über, d. h. die erste Synapse befindet sich erst im ZNS (Abb. **43.11a**).
Beispiele sind die Sinneszellen des olfaktorischen Epithels (S. 1032) bzw. Riechepithels (S. 1231) und die freien Nervenendigungen der Somato- und Viszerosensorik.

Sekundäre Sinneszelle: Die Rezeptorzelle selbst bildet keine Aktionspotenziale (S. 188), sondern ist über eine Synapse mit der afferenten Faser des PNS verbunden (Abb. **43.11b**).
Beispiele sind die Sinneszellen der Geschmacksknospen (S. 1234) und die Haarzellen des Innenohrs (S. 1221).

43.3 Sensorische Systeme

Unter dem Begriff „Sensorik" werden heute zunehmend **alle afferenten Verbindungen** zusammengefasst.

Man unterscheidet 2 Typen von Sinneszellen:

Primäre Sinneszelle: Der periphere Fortsatz des primär afferenten Neurons geht direkt in die rezeptive Nervenendigung über, d. h. die erste Synapse befindet sich erst im ZNS (Abb. **43.11a**). Beispiel: Sinneszelle im olfaktorischen Epithel.

Sekundäre Sinneszelle: Die Rezeptorzelle selbst bildet keine Aktionspotenziale (S. 188), sondern ist über eine Synapse mit der afferenten Faser des PNS verbunden (Abb. **43.11b**). Beispiel: Sinneszellen der Geschmacksknospen.

43.11 Primäre und sekundäre Sinneszelle

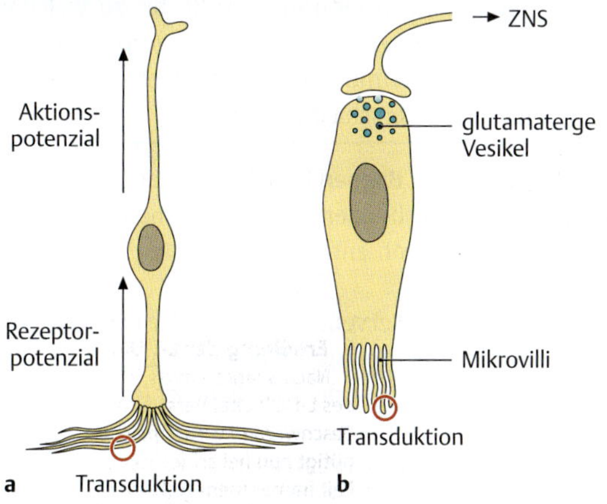

Transduktion = Entstehung eines Rezeptorpotenzials durch Einwirkung eines Reizes.
a Bei primären Sinneszellen, wie z. B. den Neuronen des olfaktorischen Epithels, ist die Sinneszelle neben der Rezeptorfunktion auch für die Weiterleitung des Reizes zuständig.
b Bei sekundären Sinneszellen dagegen liegt zwischen der Rezeptorzelle und der afferenten Faser eine Synapse wie z. B. bei Zellen der Geschmacksknospen.

Quelle: Schünke M, Schulte E, Schumacher U. PROMETHEUS LernAtlas der Anatomie, Kopf, Hals und Neuroanatomie. Illustrationen von Voll M u. Wesker K. 2. Aufl. Stuttgart: Thieme; 2009

43.11

43.3.1 Somatosensorik und Viszerosensorik

Unter **Somatosensorik** fasst man die über Somatoafferenzen geleitete Information aus Haut, Skelettmuskulatur und Gelenken zusammen.
Viszerosensorik umfasst die über Viszeroafferenzen geleitete Information aus inneren Organen und Blutgefäßen.

43.3.1 Somatosensorik und Viszerosensorik

Somatosensorik meint die über Somatoafferenzen geleitete Information aus Haut, Skelettmuskulatur und Gelenken, **Viszerosensorik** die über Viszeroafferenzen geleitete Information aus inneren Organen und Blutgefäßen.

Einteilung und Aufbau somatosensorischer Bahnen

Einteilung: Die Somatosensorik hat verschiedene Teilfunktionen (Tab. **43.3**).

Einteilung und Aufbau somatosensorischer Bahnen

Einteilung: Die Somatosensorik wird unterschiedlich eingeteilt; ein Beispiel zeigt Tab. **43.3**. Propriozeptive Vorgänge bleiben oft unbemerkt. Dies bedeutet, dass die Informationen nicht bewusst werden, sondern für die automatisch ablaufende Kontrolle der Motorik und des Gleichgewichts verwendet werden. Diese Informationen erreichen nicht den Kortex, sondern laufen vorwiegend über die spinozerebellären Trakte (S. 1192). Die bewusste Propriozeption, die den Stellungs- und Bewegungssinn vermittelt, verläuft dagegen über das Hinterstrangsystem.

43.3 Somatosensorik

Sinnesmodalität		beteiligte Trakte
Mechanorezeption	Tast-, Berührungs- und Vibrationssinn	▪ Hinterstrangsystem ▪ Tractus spinothalamicus anterior
Schmerz- und Temperatursinn		▪ Tractus spinothalamicus lateralis ▪ Tractus spinoreticularis
Propriozeption	bewusste Tiefensensibilität (Stellungs-, Bewegungs- und Kraftsinn)	▪ Hinterstrangsystem
	unbewusste Propriozeption für motorische Kontrolle	▪ u. a. Tractus spinocerebellaris anterior und posterior

Der Begriff **„epikritische Sensibilität“** kennzeichnet Sinnessysteme mit hoher räumlicher und zeitlicher Auflösung (z. B. Tastsinn), die der **„protopathischen Sensibilität“** fehlt (z. B. Temperatursinn). Diese Unterteilung enthält eine Wertung und ist umstritten; sie wird aber noch an manchen Stellen in der Literatur verwendet.

Man stößt des Öfteren auf die Unterscheidung zwischen epikritischer und protopathischer Sensibilität, die sich auch im klinischen Alltag wiederfindet. Dabei versteht man unter **„epikritischer Sensibilität“** eine sensorische Information mit hoher zeitlich-räumlicher Auflösung und Erkennbarkeit wie z. B. Berührungsempfindungen von der Haut. Die **„protopathische Sensibilität“** bezeichnet Sinnesempfindungen mit geringer Auflösung wie z. B. Schmerzempfindungen. Da in den Begriffen eine Wertung der Sinnesinformation enthalten ist, die in dieser scharfen Abgrenzung nicht korrekt ist, wird in diesem Kapitel eine solche Unterscheidung nicht mehr gemacht.

▸ Klinik.

▸ Klinik. Bei der neurologischen Untersuchung kann die sog. epikritische Sensibilität z. B. mit einem Zirkel geprüft werden. Dabei wird untersucht, bis zu welchem minimalen Abstand der Zirkelspitzen noch zwei separate Punkte gespürt werden (sog. **Zwei-Punkt-Diskrimination**, gemessen als simultane Raumschwelle). Dabei gibt es Normbereiche, die je nach Körperregion unterschiedlich sind.

Allgemeiner Aufbau: Alle aszendierenden Bahnen bestehen aus einer **Kette von Neuronen**, die über Synapsen miteinander verbunden sind. Die Bahnen für die Mechanorezeption sowie Thermo- und Nozizeption enthalten mindestens **drei Neurone**:

- Das **erste Neuron** reicht vom Rezeptor bis zum Rückenmark bzw. Medulla oblongata (**primär afferentes Neuron**),
- das **zweite** vom Rückenmark oder Medulla oblongata bis zum Thalamus und
- das **dritte** vom Thalamus zum Kortex.

Allgemeiner Aufbau: Alle **somatosensorischen Bahnen** bestehen aus einer Kette von Neuronen, die über Synapsen miteinander verbunden sind. Die Bahnen für die Mechanorezeption sowie Thermo- und Nozizeption enthalten mindestens **drei Neurone** (S. 205):

- Das **erste Neuron** reicht von der rezeptiven Nervenendigung in der Peripherie bis zur ersten Synapse im Rückenmark oder der Medulla oblongata. Das erste Neuron ist histologisch eine pseudounipolare Zelle (S. 81), deren Zellkörper (Soma, Perikaryon) sich im **Spinalganglion** befindet. Das Soma mit seinem peripheren und zentralen Fortsatz wird auch **primär afferentes Neuron** genannt.
- Das **zweite Neuron** liegt in Rückenmark oder Medulla oblongata, ist meist vom multipolaren Typ und projiziert mit seinem Axon zum **Thalamus** oder – im Fall der unbewussten Propriozeption (s. u.) – zum Zerebellum.
- Das **dritte Neuron** verbindet den Thalamus mit den somatosensorischen Anteilen des **Kortex** (Gyrus postcentralis), in dem nach allgemeiner Auffassung die bewussten Sinnesempfindungen entstehen.

▸ Merke.

▸ Merke. Allgemein gilt, dass der Thalamus für fast alle bewussten Sinnesmodalitäten (Somatosensorik, Hören, Sehen) die letzte Station vor Erreichen des Kortex ist. Eine Ausnahme bildet die Riechbahn, die nicht über den Thalamus verläuft.

Die genannte vereinfachte Darstellung der Bahnen berücksichtigt nicht die Tatsache, dass in den sensorischen Kerngebieten durchaus noch Interneurone zwischengeschaltet sein können. Darüber hinaus geben die Neurone auf fast allen Stationen Kollateralen an andere Zentren ab. Deshalb ist auch die Trennung zwischen bewusster und unbewusster Tiefen- oder Viszerosensibilität nicht so scharf wie hier dargestellt.

Im Folgenden werden die Bahnsysteme nach funktionellen Gesichtspunkten abgehandelt. Dabei erfolgt jeweils zunächst die Darstellung der Bahnen für den Körper ohne den Kopf und im Anschluss die der entsprechenden trigeminalen Bahnen.

Die folgende Darstellung erfolgt nach funktionellen Gesichtspunkten und zunächst für den Körper ohne Kopf.

Mechanorezeption und Propriozeption

Hinterstrangsystem und Tractus spinothalamicus anterior

Funktion: Hinterstrangsystem und Tractus spinothalamicus anterior (sog. spino-bulbo-thalamo-kortikales System) sind ein Teil des Vorderseitenstrangs (S. 1088). Sie dienen der **Mechanorezeption** und der **Propriozeption**, sodass funktionell zwei Anteile unterschieden werden:

- **Sinnesmodalität Mechanorezeption:** Informationswege, die Sinnesempfindungen von den Mechanorezeptoren der Haut vermitteln (Sinnesqualitäten: **Tast-**, **Berührungs-**, **Druck-** und **Vibrationssinn**). Unter Tastsinn wird meist das aktive Betasten von Gegenständen verstanden (haptische Wahrnehmung), Berührungssinn ist eher die passive Wahrnehmung von äußeren Reizen (taktile Wahrnehmung). Als **Sinnesqualität** wird ein Aspekt einer Sinnesmodalität verstanden, wobei üblicherweise für jede Sinnesqualität ein eigener Rezeptor vorhanden ist. Allerdings werden durch einen Reiz (z. B. Berührung) oft mehrere Rezeptortypen erregt.
- **Bewusste Propriozeption:** Informationswege für die **Tiefensensibilität**, die Sinnesempfindungen von den Rezeptoren der Muskeln und Gelenke vermitteln. Die Tiefensensibilität hat die Sinnesqualitäten **Stellungs-**, **Bewegungs-** und **Kraftsinn**.

Mechanorezeption und Propriozeption

Hinterstrangsystem und Tractus spinothalamicus anterior

Funktion: Die **Mechanorezeption** (besonders von der Haut) sowie die (bewusste) **Tiefensensibilität** werden durch zwei Bahnen vermittelt, nämlich das Hinterstrangsystem und den Tractus spinothalamicus anterior.

Rezeptoren der Mechanorezeption: Bei den Rezeptoren der Mechanorezeption handelt es sich um verschiedene **Hautrezeptoren** (Abb. **43.12**) mit relativ dicken markhaltigen afferenten Nervenfasern (Aβ-Fasern). Sie vermitteln unterschiedliche Sinnesqualitäten:

- Der **Berührungs-** und **empfindliche Drucksinn** wird über langsam adaptierende **Merkel-Zellen** oder **Merkel-Zell-Komplexe** (Merkel-Zelle plus afferente Endigung) vermittelt. Langsam adaptierend – slowly adapting, daher **SA-Rezeptoren** genannt – bedeutet, dass die Endigungen bei einem länger anhaltenden Reiz Entladungen für die gesamte Dauer des Reizes zeigen. Diese Rezeptoren kommen (vorwiegend bei Tieren) in der behaarten Haut als Tastscheibe mit mehreren Merkel-Zellen vor. Sie liegen im Stratum basale der Epidermis (S. 1263). Wegen ihrer anhaltenden Erregung bei langdauernden Reizen sind diese Rezeptoren in der Lage, Informatio-

Rezeptoren der Mechanorezeption: Hierbei handelt es sich um verschiedene **Hautrezeptoren** (Abb. **43.12**):

- **Merkel-Zellen** für den Berührungs- und empfindlichen Drucksinn.

43.12 Rezeptoren der Haut

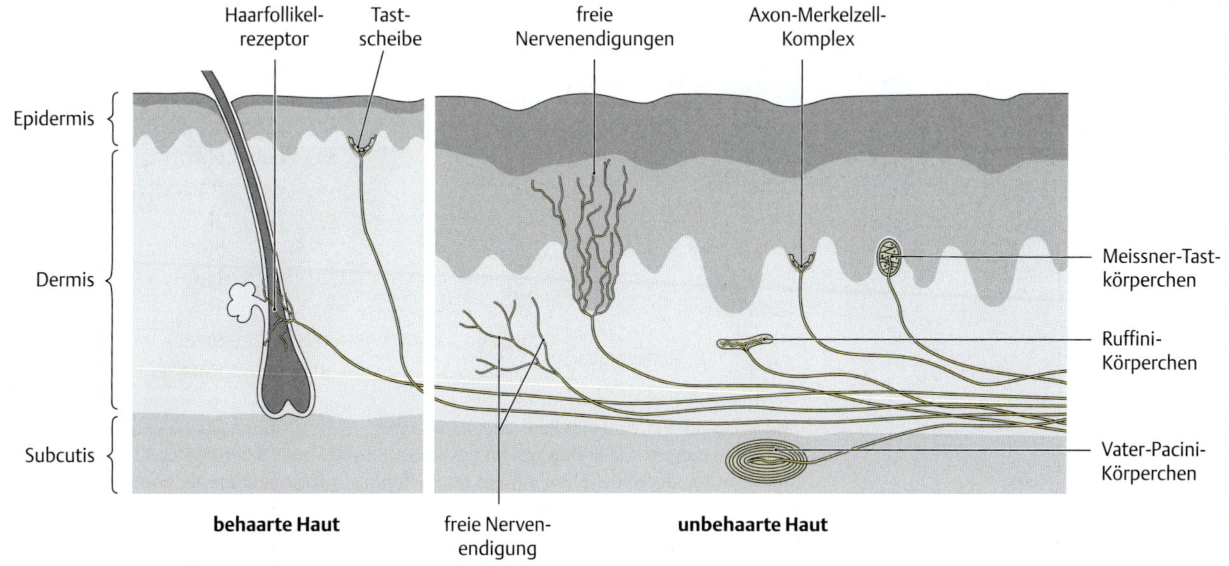

Schematische Darstellung der Rezeptoren in behaarter und unbehaarter Haut. Zu beachten ist, dass die freien Nervenendigungen als einzige Rezeptoren weit in die Epidermis hineinreichen. In der behaarten Haut kommen Meissner-Korpuskel nicht vor – hier wird der Tast- und Berührungssinn u. a. über Haarfollikelrezeptoren vermittelt. Ansonsten kommen die anderen Rezeptoren der unbehaarten Haut auch in der behaarten Haut vor (hier nicht dargestellt).

Quelle: Schünke M, Schulte E, Schumacher U. PROMETHEUS LernAtlas der Anatomie, Kopf, Hals und Neuroanatomie. Illustrationen von Voll M u. Wesker K. 6. Aufl. Stuttgart: Thieme; 2022

nen über ständig vorhandene Umweltreize zu vermitteln (z. B. Druck der Kleidung). Ihre Entladungsfrequenz ist hauptsächlich von der Intensität (Stärke) des mechanischen Reizes abhängig; daher werden sie auch **Proportionalitäts-** (P-) oder **Intensitätsrezeptoren** genannt.

- **Meissner-Körperchen** für den Tast- und Berührungssinn und **Haarfollikelrezeptoren**. Letztere kommen (natürlich) nur in der behaarten Haut vor und dienen ebenfalls dem Berührungssinn.

- Der **Tast-** und **Berührungssinn** wird über mittelschnell adaptierende **Meissner-Körperchen** (in unbehaarter Haut) und **Haarfollikelrezeptoren** (in behaarter Haut) vermittelt. Mittelschnell adaptierend bedeutet, dass die Endigungen bei konstanter Reizstärke eine schnell abfallende Entladungsfrequenz zeigen (rapidly adapting, **RA-Rezeptoren**). Sie liegen im Stratum papillare (S. 1266) des Coriums (Dermis). Die Meissner-Körperchen werden aktiv zur taktilen Erkennung von Gegenständen eingesetzt (Rezeptoren des Tastsinns). Die RA-Rezeptoren sind in ihrer Entladungsrate primär von der Geschwindigkeit der Reizänderung abhängig, daher der Name **Differenzial-** (D-) oder **Geschwindigkeitsrezeptoren**. Mischformen, die sowohl auf die Intensität als auch Geschwindigkeit der Reizänderung ansprechen, heißen entsprechend Proportional-Differenzial- oder PD-Rezeptoren.

- **Pacini-Korpuskel** für den Vibrationssinn.

- Der **Vibrationssinn** wird über sehr schnell adaptierende **Pacini-Korpuskel** (PC-Rezeptoren nach Pacini) vermittelt. Wichtig ist die von diesen Rezeptoren kommende Information u. a. für das Erkennen von rauen Oberflächen beim Betasten und die Feststellung, dass ein festgehaltener Gegenstand in der Hand rutscht. Sie liegen in der Subcutis der Haut (S. 1267). Pacini-Korpuskel reagieren auf die Änderung der Reizgeschwindigkeit pro Zeit, d. h. auf die Beschleunigung des mechanischen Reizes (**Beschleunigungsrezeptoren**). Die effektivsten Reize sind daher mechanische Schwingungen, bei denen sich die Geschwindigkeit des Reizes ständig ändert (z. B. Vibrationen eines Lenkrads, Schwingungen einer Stimmgabel).

- **Ruffini-Korpuskel** vermitteln Druckempfindungen.

- Der **Drucksinn** wird über langsam adaptierende **Ruffini-Korpuskel** vermittelt. Sie liegen in Dermis und Subcutis und benötigen wegen ihrer tiefen Lage stärkere Druckreize für ihre Erregung als Merkel-Zellen. Die Ruffini-Körperchen reagieren auf Veränderungen der Zugspannung.

Rezeptoren der bewussten Propriozeption: siehe Abb. **43.13**.

Rezeptoren der bewussten Propriozeption: Die bewusste Propriozeption wird über **Muskelrezeptoren** (**Muskelspindeln**), **Sehnenrezeptoren** (**Golgi-Organe**) und Rezeptoren der Gelenkkapsel vermittelt (Abb. **43.13**):

Muskelspindeln (S. 74) messen die Muskellänge und die Geschwindigkeit der Längenänderung. Sie vermitteln unmittelbar die subjektive Empfindung von Gelenkstellung und -bewegung als Teil der bewussten Tiefensensibilität. Die primären Endigungen der Muskelspindeln sind über Ia-Fasern mit dem ZNS verbunden.

Die **Muskelspindeln** (S. 74) sind parallel zu den Muskelfasern angeordnet und werden daher bei Dehnung des Muskels gedehnt und bei Kontraktion entlastet. Die eigentlichen rezeptiven Endigungen sind spiralige (anulospirale) Endverzweigungen, die sich als terminale Äste um die Mitte der **intrafusalen** Muskelfasern wickeln (**primäre Muskelspindelafferenzen**). Weitere Muskelspindelafferenzen sind die sog. Blütendolden-(flower spray-)Endigungen (**sekundäre Muskelspindelafferenzen**), die seitlich von der Mitte der intrafusalen Fasern liegen. Die Fasern der primären Mus-

43.13

43.13 Rezeptoren in Muskel und Sehne

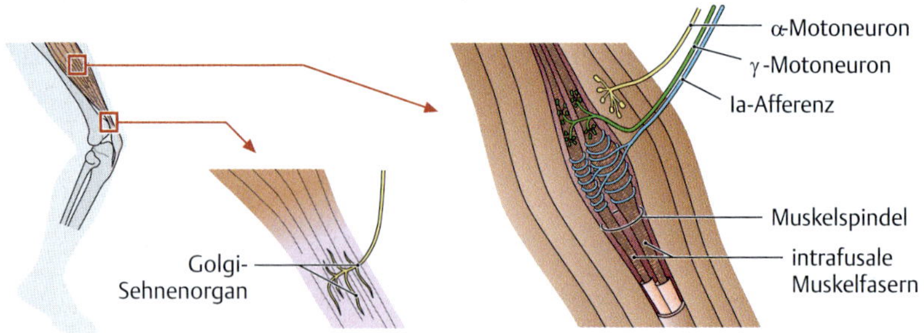

Muskelspindeln (rechts im Bild) sind PD-Rezeptoren, die die Muskellänge und Änderungen der Länge messen. Sie finden sich im gesamten Muskel. Zentraler Bestandteil sind intrafusale Muskelfasern, deren periphere Anteile über efferente γ-Motoneurone zur Kontraktion gebracht werden. Dies dehnt die zentralen Anteile mit den Rezeptoren und erhöht die Empfindlichkeit der Spindel. Die wichtigste afferente Faser ist die Ia-Faser, die von den primären Endigungen der Spindel kommt. Die sekundären Endigungen sind in der Abbildung nicht dargestellt, sie liegen zwischen γ-Endplatte und Ia-Endigung.
Sehnenorgane (links im Bild) haben keine efferenten Fasern, die Afferenz ist die Ib-Faser. Diese Organe messen die Spannung des Muskels.

Quelle: Schünke M, Schulte E, Schumacher U. PROMETHEUS LernAtlas der Anatomie, Kopf, Hals und Neuroanatomie. Illustrationen von Voll M u. Wesker K. 6. Aufl. Stuttgart: Thieme; 2022

kelspindelafferenzen werden als **Gruppe-Ia-Fasern** bezeichnet und gehören zu den dicksten markhaltigen Nervenfasern des Körpers (entsprechend den efferenten Aα-Fasern zum Muskel, s. Tab. **2.14**). Die Afferenzen der sekundären Endigungen gehören zu den weniger dicken markhaltigen **Gruppe-II-Fasern** (entsprechen den Aβ-Fasern der Haut, s. Tab. **2.14**).

Der adäquate Reiz für die Erregung der Muskelspindelrezeptoren ist eine **Dehnung** des Muskels, die über eine Dehnung des zentralen Teils der intrafusalen Muskelfasern zu einer Verformung der rezeptiven Endigungen führt. Eine solche Dehnung des zentralen Teils der intrafusalen Muskelfasern kann auch durch eine Kontraktion der Enden der intrafusalen Muskelfasern erreicht werden. Diese Kontraktion wird über die Aktivierung von motorischen γ-Fasern (S. 190), deren Somata im Vorderhorn des Rückenmarks liegen, ausgelöst. Die durch die γ-Motoneurone bewirkte Kontraktion dehnt die zentralen Anteile der intrafusalen Muskelfasern vor und **erhöht** so die **Empfindlichkeit der Spindeln gegenüber Muskeldehnung**.

Muskelspindeln haben eine **efferente Verstellung** der Empfindlichkeit, die über γ-Motoaxone bewirkt wird.

▶ Merke. Die Aktivität der Muskelspindeln wird subjektiv nicht als Muskeldehnung empfunden, sondern unmittelbar in die Empfindung der **Gelenkstellung oder -bewegung** umgesetzt. Die Muskelspindeln sind somit die wichtigsten Rezeptoren der bewussten Tiefensensibilität, die über die Stellung und Bewegung der Gelenke informieren.

▶ Merke.

Die frühere Annahme, dass die Information über die Gelenkstellung von Dehnungsrezeptoren in der Gelenkkapsel ausgeht, muss als überholt angesehen werden. Diese Rezeptoren sind hauptsächlich am Ende der physiologischen Gelenkstellung aktiv und können daher keine Information über mittlere Gelenkstellungen liefern. Derzeit wird angenommen, dass die Stellung eines Gelenks zentralnervös über die afferente Aktivität einer Vielzahl von Muskelspindeln errechnet wird.

Die **Sehnen-** bzw. **Golgi-Organe** sind in Reihe zu den **extrafusalen** Muskelfasern angeordnet (d. h. Rezeptoren und Muskelfasern liegen hintereinander) und befinden sich meist am Muskel-Sehnen-Übergang. Hier liegen sie zwischen Muskelfasern auf der einen und Faserbündeln der Sehne auf der anderen Seite. Sie werden daher sowohl durch **Dehnung** als auch durch **Kontraktion** des Muskels erregt. Die rezeptiven Endigungen der Sehnenorgane sind einfache Endverzweigungen der afferenten Nervenfasern (der **Ib-Fasern**, deren Dicke den Aα-Fasern entspricht, s. Tab. **2.14**). Die Endigungen verzweigen sich zwischen dünnen Bündeln der Kollagenfasern der Sehne.

Ob die Aktivität in den afferenten Nervenfasern der Sehnenorgane zu subjektiven Empfindungen führt, ist nicht gesichert. Wahrscheinlich erfüllen sie eher eine Funktion im Rahmen der **unbewussten Tiefensensibilität**. Eine Rolle bei der Vermittlung des Kraftsinns wird diskutiert.

Sehnen-Organe messen die Kraft in Längsrichtung des Muskels und werden durch **Dehnung und Kontraktion** des Muskels erregt. Die afferenten Nervenfasern der Golgi-Organe werden als **Ib-Fasern** bezeichnet (ihre Dicke entspricht den Ia- und Aα-Fasern, s. Tab. **2.14**).

▶ Merke. Aktivität in Ib-Fasern hemmt die α-Motoneurone des Muskels, in dem sie liegen.

▶ Merke.

Im Gegensatz zu früheren Annahmen erfüllen die Sehnenorgane jedoch keine Schutzfunktion bei einer Überlastung des Muskels durch zu starke Kontraktionen. Neuere Untersuchungen haben gezeigt, dass die Sehnenorgane sehr empfindlich sind und bereits durch die Kontraktion von wenigen Muskelfasern erregt werden. Wahrscheinlich sind sie bei der Durchführung von **Gehbewegungen** beteiligt (Hemmung des Agonisten und Förderung des Antagonisten).

Die frühere Annahme, dass die Sehnenorgane durch Hemmung der α-Motoneurone eine Überlastung des Muskels verhindern, gilt als überholt. Die Sehnen-Organe sind mechanisch sehr empfindlich und sprechen weit vor Erreichen der Belastungsgrenze des Muskels an.

▶ Merke. Alle genannten Rezeptoren und Afferenzen schicken ihre Information auch in die Tractus spinocerebellares und dienen damit auch der unbewussten Propriozeption (S. 1192).

▶ Merke.

Aufbau des Hinterstrangsystems

Funktion: Das Hinterstrangsystem vermittelt den **Tast-** und **Berührungssinn** sowie die **bewusste Tiefensensibilität**.

Erstes Neuron: Das primär afferente Neuron reicht vom Rezeptor in der Körperperipherie bis zur ersten Synapse in der dorsalen Medulla oblongata in den **Hinterstrangkernen** (Ncll. gracilis und cuneatus; Abb. **43.14a**) lateral vom kaudalen Ende

Aufbau des Hinterstrangsystems

Funktion: Vermittlung von Tast- und Berührungssinn sowie bewusster Tiefensensibilität.

Erstes Neuron: Die **erste Synapse** des Systems befindet sich in den **Hinterstrangkernen** in der Medulla oblongata (**Ncl. gracilis** für die untere Körperhälfte und **Ncl. cuneatus**

für die obere, Abb. **43.14a**). Die zugehörigen aszendierenden Nervenfasern (**Fasciculus gracilis** und **cuneatus**) bestehen aus den zentralen Fortsätzen der Spinalganglienzellen und bilden zusammen den **Hinterstrang** (**Funiculus posterior**) des Rückenmarks (S. 1088).

der Rautengrube (Abb. **42.8b**). Die aszendierenden Axone der zentralen Fortsätze der Spinalganglienzelle bilden im Rückenmark zwei Nervenfaserstränge (Fasciculi), die zusammen den **Hinterstrang = Funiculus posterior** (S. 1088), ergeben:

- Der **Fasciculus gracilis** (Goll) befindet sich medial. Er leitet Informationen von der unteren Körperhälfte und endet im **Ncl. gracilis**.
- Der **Fasciculus cuneatus** (Burdach) liegt lateral. Er vermittelt Informationen von der oberen Körperhälfte und endet im **Ncl. cuneatus**.

Hier sei bereits erwähnt, dass es noch einen **Ncl. cuneatus accessorius** gibt, der lateral vom Ncl. cuneatus liegt und Teil des propriozeptiven Tractus cuneocerebellaris (S. 1194) ist.

▸ Merke.

▸ Merke. Das erste Neuron des Hinterstrangsystems kann sehr lang sein. Es reicht z. B. von den kutanen Mechanorezeptoren der Zehen ohne Umschaltung bis zur Medulla oblongata innerhalb des Schädels.

Zweites Neuron: Die Axone des zweiten Neurons **kreuzen** direkt nach Verlassen der Hinterstrangkerne auf die Gegenseite und bilden den **Lemniscus medialis**, die mediale Schleife. Sie enden im Ncl. ventralis posterolateralis = VPL (S. 1113) des **Thalamus** (Abb. **43.14a**).

Zweites Neuron: Das zweite Neuron hat sein Soma in den Hinterstrangkernen und projiziert mit seinem Axon bis zum **Ncl. ventralis posterolateralis = VPL** (S. 1113) des Thalamus (Abb. **43.14a**). Die Axone der zweiten Neurone **kreuzen** sofort nach den Hinterstrangkernen auf die Gegenseite und bilden zusammen den **Lemniscus medialis**, die mediale Schleife. Die Schleife steht in der Medulla oblongata (direkt nach der Kreuzung) wie eine schmale Platte in sagittaler Richtung, um sich dann weiter rostral (in Pons und Mesencephalon) mehr frontal zu orientieren. Die Fasern der medialen Schleife enden im Ncl. ventralis posterolateralis (VPL) des Thalamus.

43.14 Hinterstrangsystem

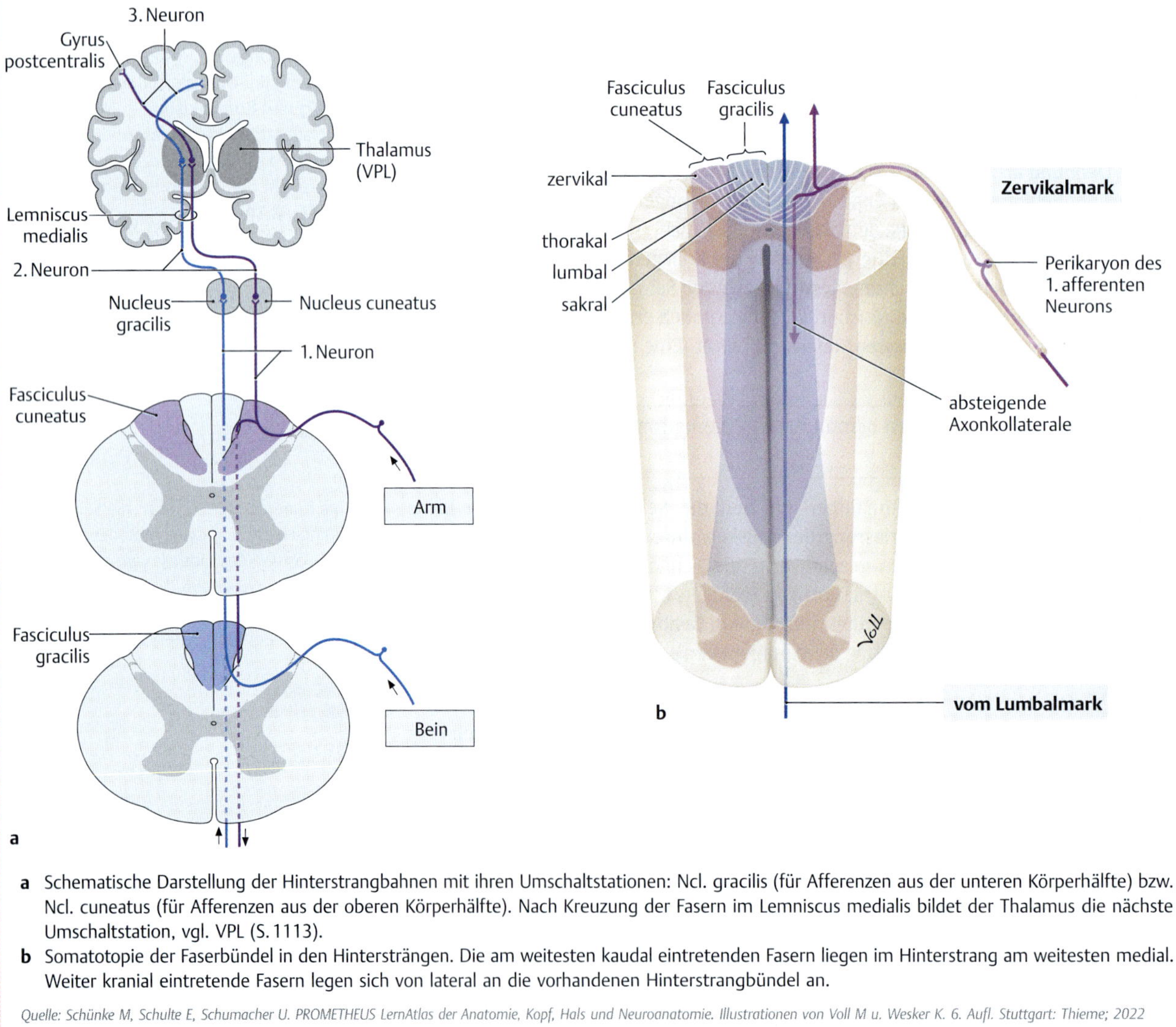

a Schematische Darstellung der Hinterstrangbahnen mit ihren Umschaltstationen: Ncl. gracilis (für Afferenzen aus der unteren Körperhälfte) bzw. Ncl. cuneatus (für Afferenzen aus der oberen Körperhälfte). Nach Kreuzung der Fasern im Lemniscus medialis bildet der Thalamus die nächste Umschaltstation, vgl. VPL (S. 1113).

b Somatotopie der Faserbündel in den Hintersträngen. Die am weitesten kaudal eintretenden Fasern liegen im Hinterstrang am weitesten medial. Weiter kranial eintretende Fasern legen sich von lateral an die vorhandenen Hinterstrangbündel an.

Quelle: Schünke M, Schulte E, Schumacher U. PROMETHEUS LernAtlas der Anatomie. Kopf, Hals und Neuroanatomie. Illustrationen von Voll M u. Wesker K. 6. Aufl. Stuttgart: Thieme; 2022

► Klinik. Da das Hinterstrangsystem erst kranial von den Hinterstrangkernen kreuzt, sind Verletzungen des Systems kaudal der Kerne mit einem ipsilateralen (gleichseitigen) Ausfall der kutanen Mechanorezeption und bewussten Propriozeption verbunden.

► Klinik.

Drittes Neuron: Das Soma des dritten Neurons liegt im Thalamus und projiziert mit seinem Axon durch die Capsula interna hauptsächlich auf den **primären somatosensorischen Kortex** (**S 1**) im Gyrus postcentralis (S. 1121), s. auch Abb. **43.14a**. Die Verarbeitung der Hinterstranginformation erfolgt in den Brodmann-Areae 1–3, wobei die Muskelrezeptoren eher Neurone in den Areae 3a und 2 beeinflussen. Besonders in Area 2 und 1 besteht eine ausgesprochene Somatopie, s. sensorischer Homunculus (S. 1126). Alle Neurone des Hinterstrangsystems benutzen Glutamat als Haupttransmitter.

Drittes Neuron: Die Axone des dritten Neurons (Soma im Thalamus) projizieren durch die Capsula interna zum **primären somatosensorischen Kortex** (**S 1**) im Gyrus postcentralis (S. 1121), die Brodmann-Areae 1–3 (Abb. **43.14a**).

Somatotopie: Die Nervenfasern innerhalb des Funiculus posterior zeigen eine deutliche Somatotopie, d. h. benachbarte Faserbündel im Hinterstrang kommen von benachbarten Körpergebieten der Peripherie. Wenn man den Faserbündeln von kaudal nach kranial folgt, so legen sich die kranial einlaufenden Bündel lateral an die von kaudal kommenden Bündel im Hinterstrang an.

Somatotopie: Innerhalb des Hinterstrangs ist eine deutliche Somatopie vorhanden, d. h. benachbarte Faserbündel enthalten Nervenfasern, die von benachbarten Körperregionen kommen.

► Merke. Fasern, die von sakralen Segmenten kommen, liegen am weitesten medial im Hinterstrang, solche zervikalen Ursprungs am weitesten lateral (Abb. **43.14b**). Erst kranial des thorakalen Rückenmarks gibt es beide Fasciculi, kaudal davon ist nur der Fasciculus gracilis vorhanden.

► Merke.

► Klinik. Ein wichtiges Symptom bei Schädigung der Hinterstränge (z. B. bei **Tabes dorsalis** als Spätfolge der Syphilis) ist die sog. **sensorische** (Hinterstrang-)**Ataxie**, d. h. es liegt eine Koordinationsstörung der Muskulatur vor, die zu einem breitbeinigen und unsicheren Gang mit Fallneigung führt. Ursache ist der teilweise Ausfall der Information von den Rezeptoren der Tiefensensibilität (Muskelspindeln und Sehnenorganen), die für die Durchführung koordinierter Bewegungen nötig ist.

► Klinik.

Aufbau des Tractus spinothalamicus anterior

Funktion: Im Gegensatz zum Hinterstrangsystem, das mechanische Reize mit hoher räumlicher und zeitlicher Auflösung detektiert, kann der Tractus spinothalamicus anterior nur relativ **grobe Druckempfindungen** vermitteln.

Aufbau des Tractus spinothalamicus anterior

Funktion: Vermittlung von groben Druckempfindungen.

► Klinik. Die Annahme, dass der Tractus spinothalamius anterior an der Vermittlung von relativ **groben Druckempfindungen** beteiligt ist, rührt von der klinischen Beobachtung her, dass nach einer vollständigen Zerstörung der Hinterstränge die Betroffenen noch in der Lage sind grobe Druckreize wahrzunehmen.

► Klinik.

Erstes Neuron: Die Mechanorezeptoren und die afferenten Fasern der primär afferenten Neurone sind in den meisten Fällen identisch mit denen, deren zentraler Fortsatz in den Hintersträngen aufsteigt (z. B. afferente Fasern von Merkel-Axon-Komplexen und Ruffini-Korpuskeln). Die Umschaltung der Information erfolgt aber nicht in den Hinterstrangkernen, sondern über kurze Kollateralen in den Hinterhornneuronen (s. Abb. **43.15**).

Erstes Neuron: Die peripheren Mechanorezeptoren und die Afferenzen des 1. Neurons sind z. T. identisch mit denen des Hinterstrangsystems. Die Umschaltung der Information erfolgt allerdings im Hinterhorn des Rückenmarks.

► Merke. Der zentrale Fortsatz des primär afferenten Neurons teilt sich nach dem Eintritt ins Rückenmark in eine lange aufsteigende Kollaterale für die Hinterstränge (s. o.) und eine **kurze Kollaterale**, die in die graue Substanz des spinalen Hinterhorns zieht. Hier befindet sich die **erste Synapse** im Verlauf des Tractus spinothalamicus anterior (Abb. **43.15**).

► Merke.

Zweites Neuron: Die Umschaltung auf das zweite Neuron erfolgt im Hinterhorn, und zwar im **Ncl. proprius**, der etwa den Laminae III und IV nach Rexed (S. 1087) entspricht. Es sind aber auch Umschaltstellen in den Laminae V–VII beschrieben worden.

Zweites Neuron: Das Axon des zweiten Neurons **kreuzt** auf die Gegenseite und bildet den **Tractus spinothalamicus anterior**. Die 2. Synapse befindet sich im **Thalamus**, s. VPL (S. 1190).

43.15

43.15 **Tractus spinothalamicus anterior**

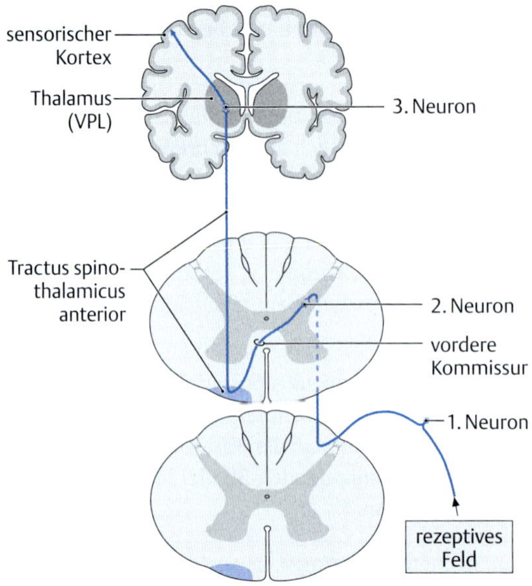

Schematische Darstellung des Tractus spinothalamicus anterior mit seinen Umschaltstationen: Das 1. Neuron liegt im Spinalganglion und wird im Hinterhorn kranial des Eintrittsortes in das Rückenmark auf das 2. Neuron umgeschaltet. Das 3. Neuron liegt – wie für die Hinterstrangbahn – im VPL des Thalamus.

Quelle: Schünke M, Schulte E, Schumacher U. PROMETHEUS LernAtlas der Anatomie, Kopf, Hals und Neuroanatomie. Illustrationen von Voll M u. Wesker K. 6. Aufl. Stuttgart: Thieme; 2022

Hier liegen multipolare Neurone, deren Axone in der **Commissura alba anterior** (in der weißen Substanz ventral vom Zentralkanal) auf die Gegenseite **kreuzen**, um dann im Tractus spinothalamicus anterior aufzusteigen und im **VPL** (S. 1113) des Thalamus zu enden. Relativ zum Eintrittsort der afferenten Faser in das Rückenmark erfolgt die Kreuzung meist 1 oder 2 Segmente weiter kranial, wo auch die Information vom ersten auf das zweite Neuron umgeschaltet wird.
Die aszendierenden Fasern des Tractus spinothalamicus anterior liegen im Hirnstamm lateral von den Fasern des Hinterstrangsystems; im Mesencephalon bilden sie den **dorsolateralen Teil des Lemniscus medialis**.

Drittes Neuron: s. Hinterstrangsystem.

Drittes Neuron: Der weitere Verlauf entspricht dem des Hinterstrangsystems mit Projektion auf den Gyrus postcentralis.

Somatotopie: Die eintretenden Fasern legen sich von kontralateral kommend medial an die Bündel des Tractus spinothalamicus ant. an.

Somatotopie: Auch im Tractus spinothalamicus anterior besteht eine somatotopische Anordnung der Faserbündel, allerdings kommen sie in diesem Fall von der kontralateralen Seite des Rückenmarks und legen sich daher von medial an die bereits vorhandenen Bündel des Tractus spinothalamicus anterior an.

► Merke.

► Merke. Wegen der Kreuzung auf die Gegenseite liegen im Tractus spinothalamicus **anterior** die von sakral kommenden Fasern am weitesten lateral und die zervikalen Fasern medial. Sie zeigen damit die gleiche Somatotopie wie die Fasern des **Tractus spinothalamicus lateralis** (S. 1202).

Weitere propriozeptive Bahnen des Rückenmarks

Die **propriozeptive Information** wird (außer in den Hintersträngen) hauptsächlich in **4 Trakten** nach kranial ins Zerebellum geleitet. Die **Hauptfunktion** der Trakte besteht in der **unbewussten Steuerung von Gleichgewicht und motorischer Aktivität**, aber über kollaterale Verbindungen zum sensorischen Kortex können die Trakte evtl. auch zur bewussten Tiefensensibilität beitragen.

Weitere propriozeptive Bahnen des Rückenmarks

Neben den Hintersträngen gibt es vier weitere Trakte für die **Tiefensensibilität**. Die Trakte erhalten wie der Hinterstrang Informationen von Muskelspindeln, Sehnenorganen und Gelenkrezeptoren.
Auch die Aktivität der Mechanorezeptoren der Haut erreicht die Trakte. Dies ist sinnvoll, denn für die Tiefensensibilität und die Steuerung von Bewegungen sind die Kontakte des Körpers mit der Unterlage (z. B. Vierfüßerstand, Sitzen, Anlehnen an eine Wand) von entscheidender Bedeutung. Aus der Tatsache, dass die vier Trakte **nicht im Kortex**, sondern im **Zerebellum** enden, kann abgeleitet werden, dass die in ihnen geleiteten Signale **keine bewussten Empfindungen** hervorrufen.
Die Trennung in bewusste und unbewusste Propriozeption ist wahrscheinlich nicht so scharf wie hier aus didaktischen Gründen dargestellt, denn über **Kollateralen zum Thalamus und danach zum Gyrus postcentralis** sind die drei Bahnen wohl auch an der bewussten Propriozeption beteiligt. Dies gilt z. B. für den Tractus spinocerebellaris posterior und cuneocerebellaris.

43.16 Tractus spinocerebellares anterior und posterior

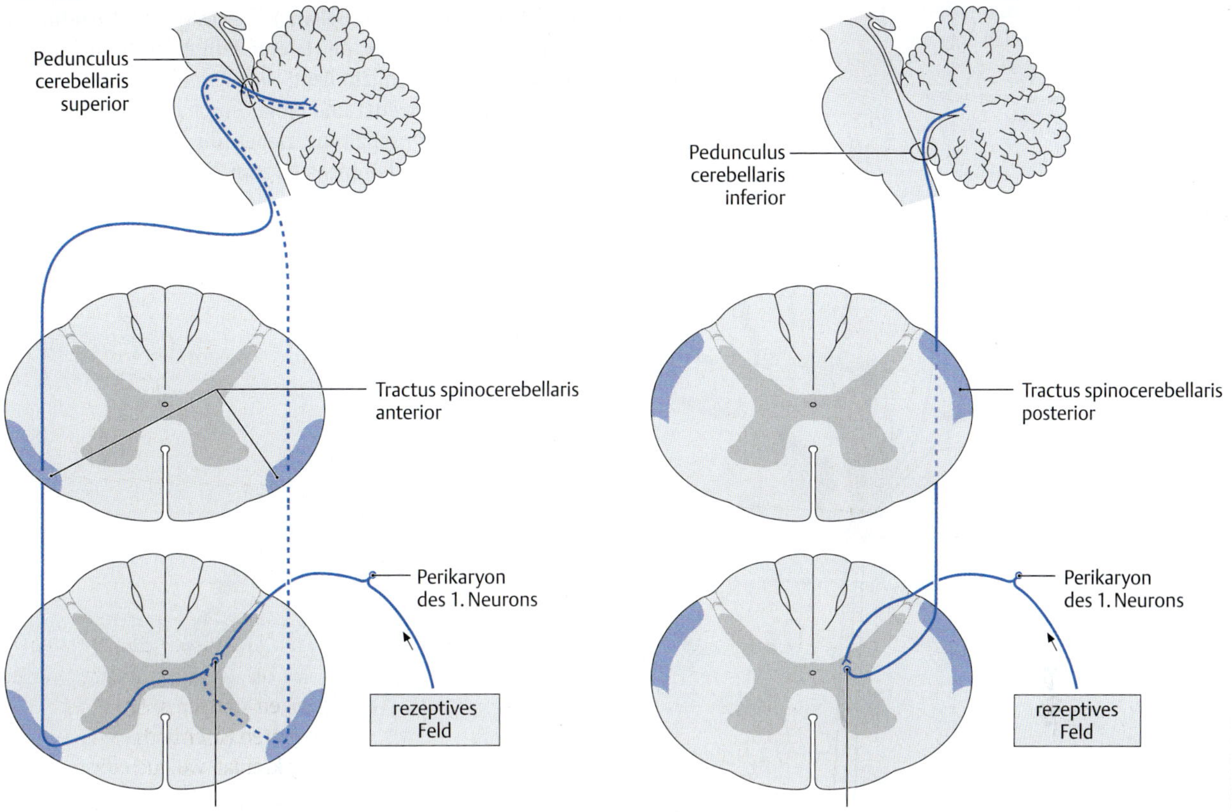

a Tractus spinocerebellaris anterior. Meist wird auf Rückenmarksebene ein gekreuzter (kontralateral aufsteigender) Verlauf angenommen, aber eventuell existiert auch ein ungekreuzter Trakt (gestrichelt).
b Ungekreuzter Verlauf des Tractus spinocerebellaris posterior.

Quelle: nach Schünke M, Schulte E, Schumacher U. PROMETHEUS LernAtlas der Anatomie, Kopf, Hals und Neuroanatomie. Illustrationen von Voll M u. Wesker K. 6. Aufl. Stuttgart: Thieme; 2022

Für die unbewusste Propriozeption von der **unteren Körperhälfte** sind die beiden folgenden Trakte zuständig (Abb. **43.16**):

- **Tractus spinocerebellaris anterior (Gower):** Er entspringt in Neuronen in der medialen Lamina V bis VII des Rückenmarks. Die meisten Axone der Ursprungszellen **kreuzen** im selben Segment auf die andere Seite und steigen ventral von den Fasern des Tractus spinocerebellaris posterior auf. Sie ziehen über den **oberen** Kleinhirnstiel (S. 1107) in das Zerebellum und **kreuzen** in der Decussatio pedunculorum superiorum (der oberen Kleinhirnstielkreuzung) **nochmals**, bevor sie über den oberen Kleinhirnstiel ziehend vorwiegend in der Kleinhirnrinde als Moosfasern enden. Damit liegen Beginn und Ende des Tractus auf derselben Körperseite. Ein Teil der Axone des zweiten Neurons scheint auch ipsilateral (ohne Kreuzung) im Rückenmark aufzusteigen.
  Der Trakt verläuft im Pons am unteren und mittleren Kleinhirnstiel vorbei, um dann über den oberen Kleinhirnstiel zum Zerebellum zu ziehen.
- **Tractus spinocerebellaris posterior (Flechsig):** Die Ursprungszellen dieses Trakts liegen im **Ncl. thoracicus posterior** oder **dorsalis** (**Stilling-Clarke Säule**) in der medialen Lamina VII des Rückenmarks (Perikaryon des 2. Neurons). Der Name thoracicus deutet an, dass der Kern hauptsächlich im thorakalen Rückenmark vorkommt (Th 1–L 2). Die Axone des Kerns steigen im **ipsilateralen** (gleichseitigen) dorsalen Teil des Funiculus lateralis ventrolateral der Hinterwurzeleintrittszone auf. Sie erreichen u. a. als Teil des Moosfasersystems das **ipsilaterale** Zerebellum über den **unteren** Kleinhirnstiel. Auch dieser Trakt beginnt und endet demnach auf derselben Körperseite.

Zwei Trakte sind für die Propriozeption von der **unteren Körperhälfte** zuständig (Abb. **43.16**):

- Der **Tractus spinocerebellaris anterior** hat seinen Ursprung in spinalen Neuronen der Lamina V–VII, **kreuzt** zum größten Teil auf die andere Seite und zieht über den **oberen** Kleinhirnstiel in das Zerebellum, wo er vor Erreichen der Kleinhirnrinde **nochmals kreuzt**.
- Der **Tractus spinocerebellaris posterior** entspringt im **Ncl. thoracicus** (Stilling-Clarke-Säule) und erreicht das Zerebellum **ungekreuzt** über den **unteren** Kleinhirnstiel.

Für die **obere Körperhälfte**:
- Die **Fibrae cuneocerebellares** entspringen im **Ncl. cuneatus accessorius** und erreichen das Zerebellum über den unteren Kleinhirnstiel.

Die folgenden beiden Trakte leiten propriozeptive Signale aus der **oberen Körperhälfte** zum Zerebellum:
- **Fibrae cuneocerebellares (Tractus cuneocerebellaris)**: Der Ursprungskern für diesen Trakt ist der **Ncl. cuneatus accessorius**, der lateral vom eigentlichen Ncl. cuneatus (Abb. **42.13**) in der Medulla oblongata liegt. Die afferenten Fasern des ersten Neurons erreichen den Kern ungekreuzt und ohne Umschaltung als Kollateralen des Fasciculus cuneatus. Nach Umschaltung ziehen die Axone des zweiten Neurons ungekreuzt über den unteren Kleinhirnstiel zum Zerebellum.

43.17 Sensorische Bahnen im Rückenmark

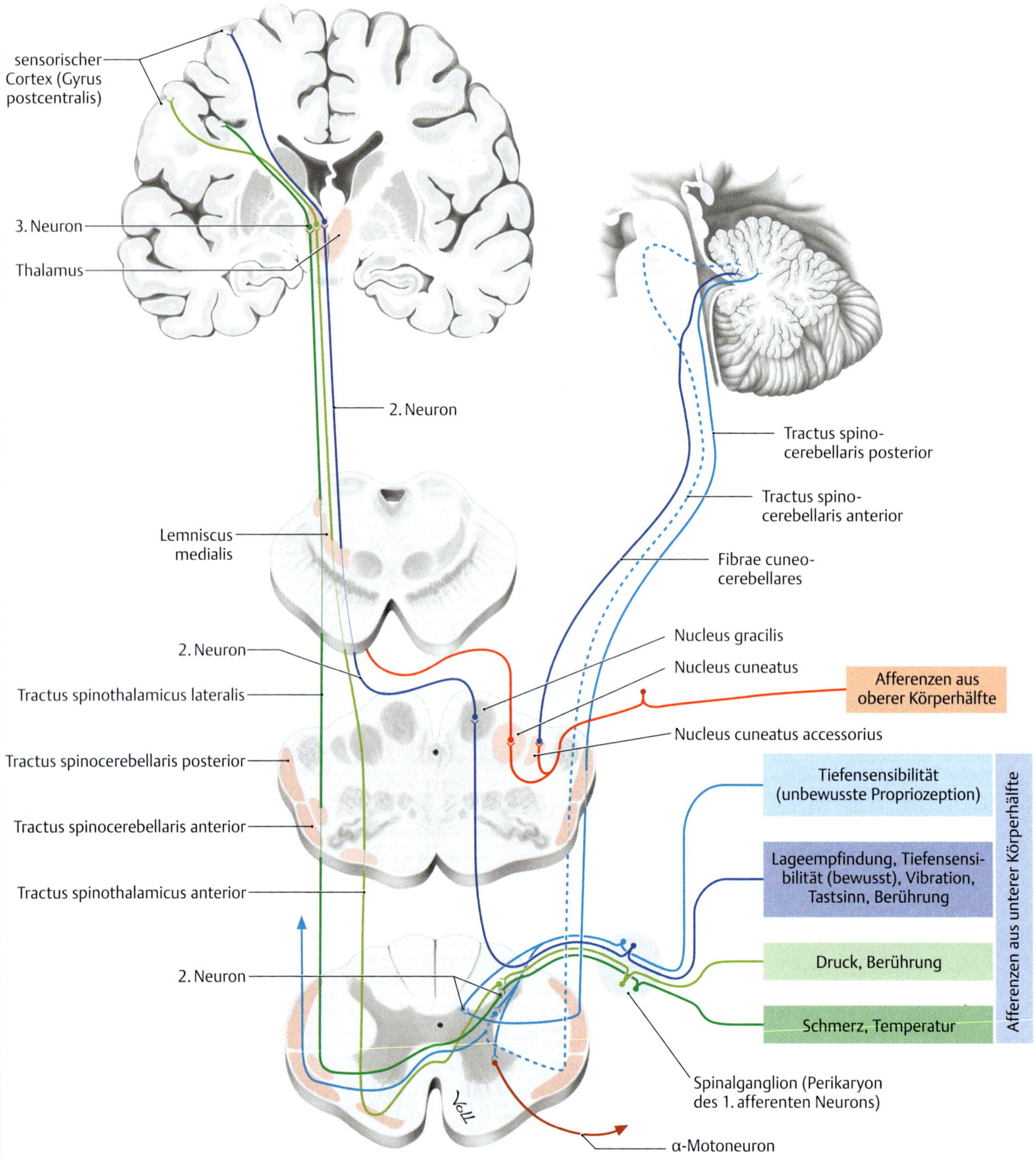

Synopsis aszendierender Bahnen. Beachte: Die Information von den Propriozeptoren, die zu bewussten Sinnesempfindungen führt, wird nicht in den spinozerebellären Bahnen, sondern im Hinterstrangsystem nach kranial geleitet. Die Umschaltstellen im Thalamus sind hier nur schematisch (nicht topografisch korrekt) wiedergegeben.

Quelle: nach Schünke M, Schulte E, Schumacher U. PROMETHEUS LernAtlas der Anatomie, Kopf, Hals und Neuroanatomie. Illustrationen von Voll M u. Wesker K. 6. Aufl. Stuttgart: Thieme; 2022

43.18 Thalamokortikale Projektionen in den somatosensorischen Kortex

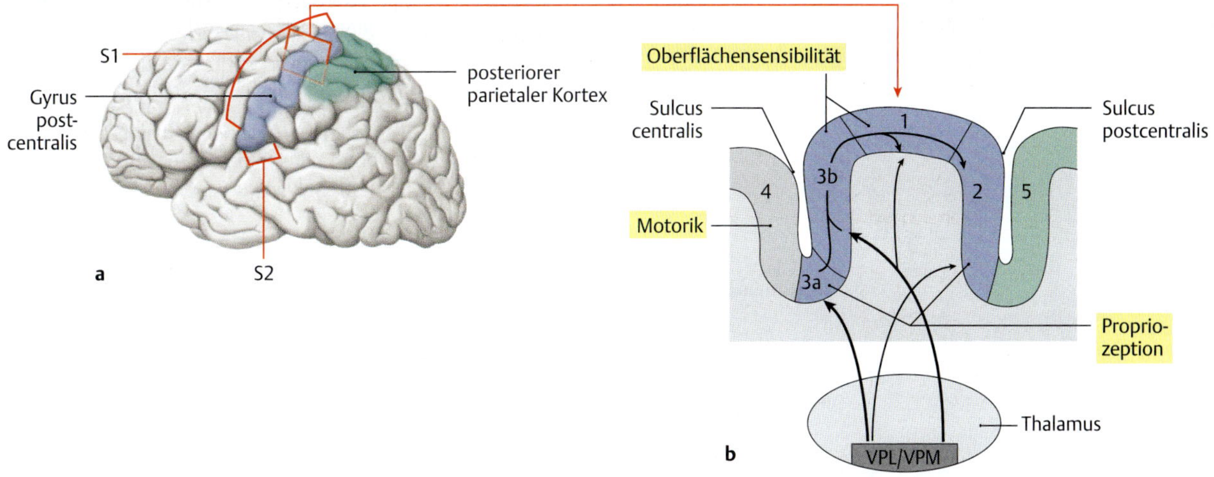

a: Seitenansicht des Kortex mit den beteiligten Regionen S 1, S 2 und dem posterioren parietalen Kortex.
b: Projektion der somatosensorischen Thalamuskerne **VPL** (S. 1190) und **VPM** (S. 1196) in den somatosensorischen Kortex (S 1) sowie intrakortikale Verbindungen zwischen den 4 Regionen von S 1.

a: Quelle: Schünke M, Schulte E, Schumacher U. PROMETHEUS LernAtlas der Anatomie, Kopf, Hals und Neuroanatomie. Illustrationen von Voll M u. Wesker K. 6. Aufl. Stuttgart: Thieme; 2022; b: Quelle: Behrends J, Bischofberger J, Deutzmann R, Ehmke H, Frings S, Grissmer S, Hoth M, Kurtz A, Leipziger J et al., Hrsg. Duale Reihe Physiologie. 4. Aufl. Stuttgart: Thieme; 2021

- **Tractus spinocerebellaris superior** wird als Äquivalent des Tractus spinocerebellaris ant. für die obere Körperhälfte angesehen, ist bisher aber hauptsächlich bei Tieren nachgewiesen worden. Sein Ursprung liegt im unteren Halsmark, er erreicht über den oberen und unteren Kleinhirnstiel das Zerebellum.
- Alle genannten propriozeptiven Trakte enden im Spinozerebellum.

- Der **Tractus spinocerebellaris sup.** (bisher hauptsächlich bei Tieren nachgewiesen) hat seinen Ursprung im unteren Halsmark und zieht über den oberen und unteren Kleinhirnstiel ins Zerebellum.

▸ Klinik. Wegen der doppelten oder fehlenden Kreuzung der spinozerebellären Bahnen kommt es bei einer Läsion in einer Hemisphäre des Zerebellums zum Ausfall der unbewussten Propriozeption auf der ipsilateralen Körperseite.

▸ Klinik.

Die aszendierenden Bahnen für Druck und Berührung (z. B. im Hinterstrang) enden im primären somatosensorischen Kortex (S 1) in den Brodmann-Areae 1 und 3b. Hier besteht u. a. das folgende Verschaltungsprinzip: Jeder Finger ist in einer Säule senkrecht zur Gyrusoberfläche repräsentiert.

- Jede dieser Säulen erhält Information nur von einem Rezeptortyp (z. B. SA, RA) aus einer bestimmten Körperregion.
- Die thalamischen Afferenzen enden vorwiegend in Lamina IV.
- Von den Areae 1 und 3b erfolgt die Weiterleitung an nachgeschaltete Areale (z. B. Brodmann 5, 7) zur weiteren Verarbeitung und Identifizierung der Information über den mechanischen Reiz.

Mechanorezeption und Propriozeption im Kopfbereich

Trigeminale Mechanorezeption:

Erstes Neuron: Die Mechanorezeptoren des Kopfes sind identisch mit denen des restlichen Körpers. Die Somata des primären afferenten Neurons liegen im **Ggl. trigeminale** bzw. semilunare (klinisch: **Gasseri**), das in seiner Funktion einem Spinalganglion entspricht (s. auch Abb. **37.12**). Die zentralen Fortsätze der pseudounipolaren Zellen im Ggl. trigeminale ziehen in den Hirnstamm und bilden hier den **Tractus spinalis nervi trigemini**.

Mechanorezeption und Propriozeption im Kopfbereich

Trigeminale Mechanorezeption:

Erstes Neuron: Das Soma liegt im **Ggl. trigeminale**, seine peripheren Fortsätze kommen von den Mechanorezeptoren des Kopfes, die zentralen Fortsätze ziehen als **Tractus spinalis nervi trigemini** zu den Trigeminuskernen.

▸ Merke. Im Ggl. trigeminale findet **keine** synaptische Umschaltung statt.

▸ Merke.

43.19 Mechanorezeption und Propriozeption im Kopfbereich

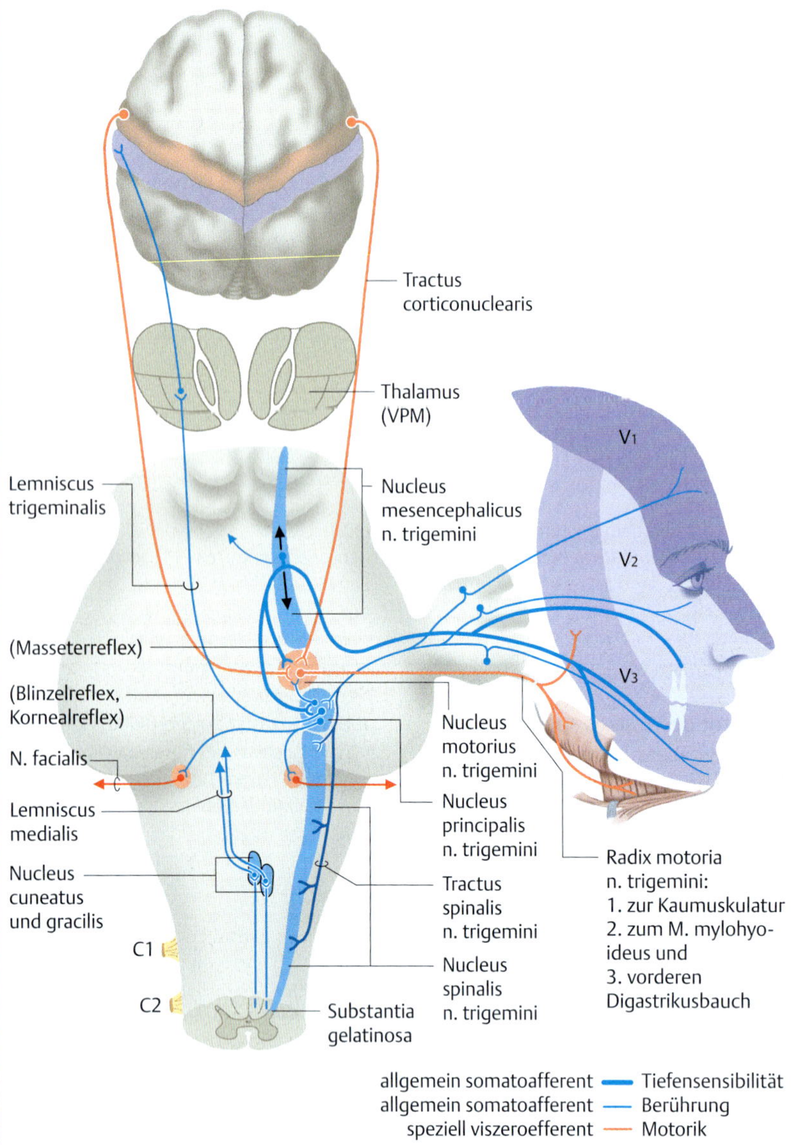

Übersicht über den Verlauf der Trigeminusfasern und ihre zentrale Verschaltung. Für die Mechanorezeption sind besonders der Ncl. principalis und der kraniale Teil des Ncl. spinalis nervi trigemini von Bedeutung. Der Ncl. mesencephalicus dient der Propriozeption und enthält die Somata der primär afferenten Neurone der Tiefensensibilität (pseudounipolare Zellen ohne Synapsen).

Quelle: Bähr M, Bechmann I, Hrsg. Neurologisch-topische Diagnostik. 11. Aufl. Stuttgart: Thieme; 2021

Zweites Neuron: Die erste Synapse liegt im **Ncl. spinalis n. trigemini** (Subnucleus oralis am rostralen Ende des Ncl. spinalis) und **Ncl. principalis n. trigemini** (Abb. **43.19**). Die Axone des 2. Neurons kreuzen größtenteils vor ihrem Aufstieg zum Thalamus auf die Gegenseite.

Zweites Neuron: Die erste synaptische Umschaltung für diese Afferenzen findet in zwei der drei afferenten Trigeminuskerne, dem **Ncl. spinalis nervi trigemini** (Subnucleus oralis am rostralen Ende des Ncl. spinalis) und dem **Ncl. principalis nervi trigemini** statt, die ipsilateral zum Eintritt der afferenten Fasern liegen (Abb. **43.19**), der dritte afferente Trigeminuskern ist der Ncl. mesencephalicus nervi trigemini.
Die Axone des zweiten Neurons im Ncl. principalis bzw. spinalis nervi trigemini kreuzen auf die Gegenseite und bilden den Lemniscus trigeminalis, um dann zum Thalamus aufzusteigen. Vom Ncl. principalis gibt es aber auch eine ungekreuzte trigeminothalamische Verbindung.

Drittes Neuron: Es befindet sich im **Ncl. ventralis posteromedialis** des Thalamus. Die Bahn endet im Repräsentationsgebiet des Kopfes in **S 1**.

Drittes Neuron: Der weitere Weg der Mechanorezeption vom Kopf entspricht dem des Hinterstrangsystems, allerdings liegt das 3. (thalamische) Neuron im **Ncl. ventralis posteromedialis** (**VPM**) und die Bahn endet im Repräsentationsgebiet des Kopfes im primären sensorischen Kortex (**S 1**).

▸ Merke.

▸ Merke. Die Fortleitung der mechanorezeptiven Information aus dem Kopfbereich unterscheidet sich von der aus dem restlichen Körper durch den Ort der Umschaltung auf das 3. Neuron: Zwar liegt sie in beiden Fällen im **Thalamus**, jedoch für die Bahnen aus dem **Kopfbereich** im **VPM** (S. 1196), für die Fasern aus dem Hinterstrangsystem im benachbarten **VPL** (S. 1190).

Besonderheiten der trigeminalen Propriozeption:

Trigeminale Propriozeption:

▸ Merke. Der propriozeptive **Ncl. mesencephalicus nervi trigemini** (Abb. **43.19**) ist keine synaptische Umschaltstelle, sondern enthält die pseudounipolaren Somata der **Muskelspindelafferenzen** ipsilateraler Kaumuskeln. Somit stellt er eine Ausnahme dar, indem er die Funktion eines Spinalganglions erfüllt, aber im ZNS liegt.

▸ Merke.

Die zentralen Fortsätze der Neurone im Ncl. mesencephalicus nervi trigemini haben monosynaptische Kontakte mit den α-Motoneuronen des Ncl. motorius nervi trigemini, die die Kaumuskeln versorgen. Diese monosynaptische Verbindung ist die Grundlage für die Dehnungsreflexe der Kaumuskeln.

Die monosynaptische Verbindung des Kerns mit den α-Motoneuronen des Ncl. motorius nervi trigemini ist die Grundlage für Dehnungsreflexe der Kaumuskeln.

▸ Klinik. Durch Beklopfen des Unterkiefers in kaudaler Richtung bei leicht geöffnetem Mund kann man einen monosynaptischen Dehnungsreflex (**Masseterreflex**) auslösen. Er benutzt als afferenten Schenkel die Ia-Fasern des Muskels, als efferenten Schenkel die Motoneurone des Ncl. motorius nervi trigemini zum M. masseter (S. 1020). Eine zu starke Kontraktion des Muskels bei Beklopfen kann ein Zeichen für eine Schädigung der Verbindung vom Motorkortex zum motorischen Masseterkern im Pons sein.

▸ Klinik.

Viszerosensorik

Funktion: Unter den Rezeptoren der Eingeweide sind Mechanorezeptoren, Chemorezeptoren und Nozizeptoren bekannt. Die afferenten Impulse von den Mechano- und Chemorezeptoren lösen vorwiegend **unbewusste reflektorische Regulationsprozesse** aus, wie z. B. die **Blutdruckregulation** über Pressorezeptoren des Sinus caroticus der A. carotis (S. 884) oder die Darmperistaltik. Es gibt aber auch Beispiele für **bewusste Empfindungen**, wie z. B. **Harndrang** (über Dehnungsrezeptoren der Blasenwand vermittelt) und **Hungergefühl** (über Mechanorezeptoren der Magenwand, die Kontraktionen des leeren Magens registrieren, sowie über Chemorezeptoren, die den Glukosespiegel messen). Viszerozeptoren steuern dabei über lokale Netzwerke die Motoneurone der glatten Muskeln (in autonomen Ganglien und dem Plexus myentericus) an.

Funktion: Die Viszerozeption läuft meist ohne bewusste Empfindungen ab und dient der **reflektorischen Steuerung** innerer Organe (z. B. Blutdruckregulation, Darmperistaltik). **Bewusste Sinnesempfindungen** von Eingeweiden sind z. B. **Harndrang** und **Hunger**.

Bahnen und Kerne: Über die zentralen Verbindungen der Viszerozeption ist bisher wenig bekannt. Die Somata der afferenten Fasern liegen in den **Ganglien** der Spinalnerven, des N. vagus und des N. glossopharyngeus; die afferente Aktivität erreicht danach die **kaudalen** Teile des **Ncl. tractus solitarii** (Tab. **42.1**) im Hirnstamm. Der Ncl. tractus solitarii ist besonders als Teilgebiet der Afferenzen von Pressorezeptoren im Aortenbogen bekannt. Im Rückenmark sind in **Lamina X** (um den Zentralkanal) Neurone gefunden worden, die Information von viszeralen Rezeptoren verarbeiten. Für Eingeweideschmerzen scheinen auch die Tractus spinothalamicus lateralis und spinoreticularis von Bedeutung zu sein; evtl. gibt es aber noch weitere aszendierende Bahnen.
In welchen Gebieten des **Kortex** die Aktivität der Viszerozeptoren zu bewussten Empfindungen führt, muss derzeit noch offen bleiben. Es gibt Hinweise auf den **Lobus frontalis** und das benachbarte Vorderhirn als Entstehungsort dieser Empfindungen, aber auch andere Hirngebiete (Hypothalamus, limbisches System) erhalten viszerosensorische Information.

Bahnen und Kerne: Ein wichtiger Kern für die Vermittlung der Empfindungen ist der **Ncl. tractus solitarii** (z. B. als Zielort von Afferenzen der Pressorezeptoren im Aortenbogen); die Empfindungen von den Eingeweiden werden wahrscheinlich im **Lobus frontalis** bewusst. Eingeweideschmerzen werden u. U. von den Tractus spinothalamicus lat. und spinoreticularis vermittelt.

Nozizeption und Schmerz

Unter **Nozizeption** werden alle **subkortikalen Vorgänge** verstanden, die der Aufnahme, Verarbeitung und Weiterleitung der Information über gewebeschädliche Reize dienen.
Schmerz ist subjektiv und entsteht als **bewusste Sinnesempfindung** im **Kortex**.
Nozizeptive Vorgänge laufen auch unter Narkose ab, die die Schmerzen ausschaltet.

Nozizeption beschreibt alle **subkortikalen Vorgänge** zur Aufnahme, Verarbeitung und Weiterleitung der Information über gewebeschädliche Reize. **Schmerz** dagegen ist eine subjektive, **bewusste Sinnesempfindung**.

Schmerzformen: „Den" Schmerz im allgemeinen Sinn gibt es nicht, sondern je nach Ursprung muss zwischen **Hautschmerz**, **somatischem Tiefenschmerz** und **Eingeweideschmerz** unterschieden werden (Abb. **43.20**). Der somatische Tiefenschmerz beinhaltet Schmerzen in Muskeln, Faszien, Bändern, Sehnen und Gelenken. Der **neuropathische Schmerz** hat eine direkte Schädigung eines Nervs, einer Hinterwurzel oder zentralnervöser Strukturen als Ursache. Je nach Ursprung der verletzten Nervenfasern können somatische oder Eingeweideschmerzen die Folge sein.

Schmerzformen: Je nach Ursprung werden **Hautschmerz**, **somatischer Tiefenschmerz** und **Eingeweideschmerz** unterschieden (Abb. **43.20**). Der **neuropathische Schmerz** hat eine direkte Schädigung eines Nervs, einer Hinterwurzel oder zentralnervöser Strukturen als Ursache und kann zu allen Schmerzformen führen.

43.20 Schmerzformen

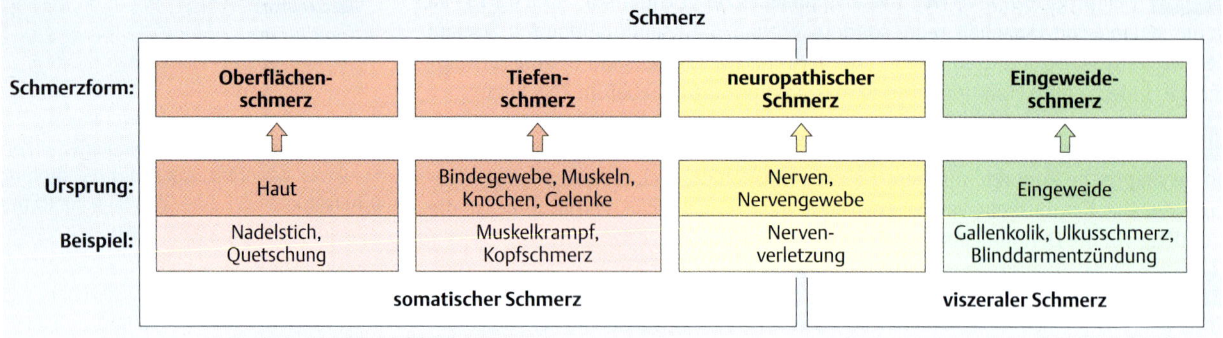

Unterscheidung von somatischem und viszeralem Schmerz anhand ihres Ursprungs.

Quelle: Schünke M, Schulte E, Schumacher U. PROMETHEUS LernAtlas der Anatomie, Kopf, Hals und Neuroanatomie. Illustrationen von Voll M u. Wesker K. 6. Aufl. Stuttgart: Thieme; 2022

Beim Hautschmerz kann ein **erster** von einem **zweiten** Schmerz unterschieden werden, der beim Muskelschmerz fehlt.

Diese Unterscheidungen sind wichtig, da die zugrunde liegenden Mechanismen für die verschiedenen Schmerzformen nicht identisch sind. So tritt bei plötzlicher elektrischer Reizung eines Hautnervs ein sofort einsetzender **erster Schmerz** auf, der von einem verzögert auftretenden **zweiten Schmerz** gefolgt ist. Dieses Phänomen fehlt beim Muskel- und Eingeweideschmerz. Es ist dadurch bedingt, dass die Nozizeptoren der Haut teils über relativ schnell leitende Aδ-Fasern, teils über langsam leitende C-Fasern (Tab. **2.14**) mit dem ZNS verbunden sind.

▸ Klinik.

▸ Klinik. Üblicherweise geht dem Schmerz eine Reizung von Nozizeptoren voraus. Es gibt aber **chronische Schmerzen**, bei denen sich keine Gewebeverletzung nachweisen lässt, bzw. bei denen die Verletzung lange verheilt ist. Der Grund dafür wird in neuroplastischen Umschalt- und Umbauprozessen des zentralen nozizeptiven Systems gesehen, die die Schmerzen perpetuieren.

Schmerzkomponenten: Die wichtigsten Schmerzkomponenten (Abb. **43.21**) sind
- sensorisch-diskriminativ,
- affektiv-emotional,
- vegetativ-autonom,
- motorisch (Reflexe),
- psychomotorisch (Mimik) und
- kognitiv.

Schmerzkomponenten: Jede Schmerzempfindung hat verschiedene Komponenten (Abb. **43.21**) in unterschiedlich starker Ausprägung:
- Die **sensorisch-diskriminative** Komponente dient der **Reizidentifizierung** (Ort, Intensität, Zeitverlauf).
- Die **affektiv-emotionale** Komponente bedingt die **Schmerzhaftigkeit** eines Schadreizes. Diese Komponente ist beim somatischen Tiefenschmerz und Eingeweideschmerz ausgeprägter als beim Hautschmerz.
- Die **vegetativ-autonome** Komponente führt u. a. zu Puls- und **Blutdrucksteigerungen**.
- Die **motorische** Komponente drückt sich in **Reflexen** aus (z. B. Wegziehen der Hand bei Kontakt mit heißem Gegenstand).
- Die **psychomotorische** Komponente ist z. B. durch **mimische Reaktionen** gekennzeichnet.
- Die **kognitive** Komponente beinhaltet eine **bewusste Bewertung** der Schmerzen. Wenn die Ursache der Schmerzen von den Betroffenen als lebensgefährlich angesehen wird, kann dies die Schmerzen verstärken.

43.21 Schmerzkomponenten

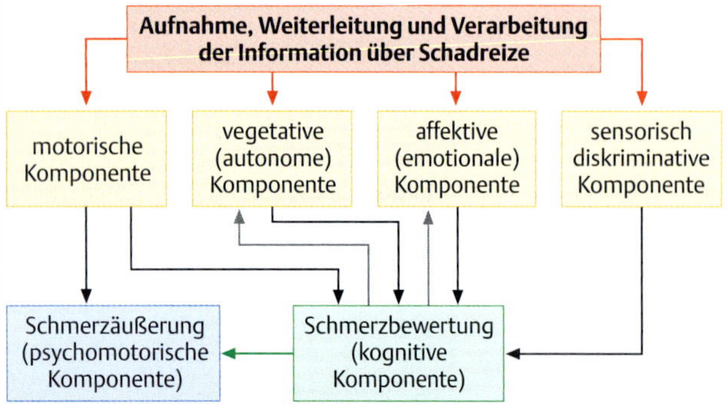

Die Pfeile kennzeichnen Verbindungen zwischen den verschiedenen Komponenten. Es wird allgemein davon ausgegangen, dass höhere Tiere alle Schmerzkomponenten besitzen, mit Ausnahme der kognitiven.

Leitung nozizeptiver Signale aus der Peripherie zum Rückenmark

Nozizeptor: Ein Nozizeptor ist eine rezeptive Nervenendigung, die darauf spezialisiert ist, **objektiv schädliche**, **subjektiv schmerzhafte Reize** aufzunehmen und in elektrische Potenziale umzusetzen. Der Begriff „Schmerzrezeptor" sollte nicht verwendet werden, da Rezeptoren allgemein nach dem von ihnen gemessenen Reiz benannt werden, Schmerzen jedoch erst kortikal entstehen.

Morphologisch ist der Nozizeptor eine **freie Nervenendigung**, d. h. im Lichtmikroskop erkennt man nur eine einfache Verzweigung des afferenten Axons ohne erkennbare strukturelle Spezialisierung (Abb. **43.22**).

▸ Merke. Nicht alle **freien Nervenendigungen** sind nozizeptiv, denn auch viele empfindliche Mechanorezeptoren und Thermorezeptoren gehören zu diesem Typ von Nervenendigung.

Die nozizeptive Endigung enthält Substanzen in gespeicherter Form wie z. B. das Neuropeptid **Substanz P** (SP). Bei jeder Erregung des Nozizeptors werden die gespeicherten Substanzen in die Umgebung freigesetzt. Dies geschieht auch aus Ästen der Endigung, die primär nicht erregt waren (**Axonreflex**). Die Rötung der Haut um eine Verletzung ist durch den Axonreflex bedingt. Substanz P hat eine starke Wirkung auf Blutgefäße (dilatierend und permeabilitätssteigernd) und beeinflusst so die **Mikrozirkulation** in der Umgebung des Nozizepors. Die Freisetzung der Neuropeptide aus nozizeptiven Nervenendigungen kann im Extremfall zu einer **neurogenen Entzündung** führen.

Die peptidhaltigen (peptidergen) Nozizeptoren sind in ihrer Entwicklung vom Nerve growth factor (NGF) abhängig. Es gibt aber auch peptidfreie (nicht peptiderge) Nozizeptoren, deren Entwicklung vom Glial cell-derived neurotrophic Factor (GDNF) gesteuert wird.

▸ Klinik. Bei der **Einklemmung** eines peripheren Nervs oder einer Hinterwurzel z. B. durch einen Bandscheibenvorfall, sog. Diskusprolaps (S. 253), können an der Verletzungsstelle in afferenten Fasern Aktionspotenziale ausgelöst werden, die nicht nur ins ZNS laufen, sondern auch **antidrom** (gegen die normale Ausbreitungsrichtung) in die Peripherie. Diese Aktionspotenziale setzen aus Nozizeptoren Peptide frei, die eine sterile neurogene Entzündung auslösen und dadurch die Schmerzen verstärken. Die neurogene Entzündung ist durch lokale Vasodilatation, Gewebsödem und sensibilisierte Nozizeptoren gekennzeichnet.

43.22 Morphologie des Nozizeptors

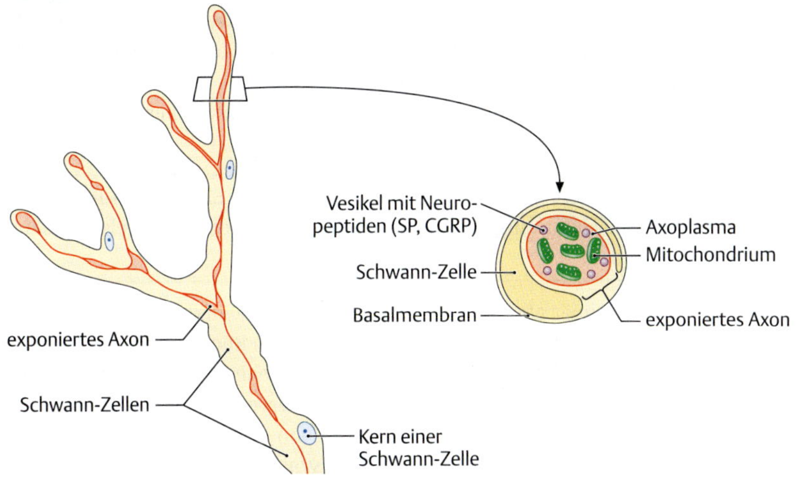

Besonders wichtig für die Funktion einer nozizeptiven freien Nervenendigung scheinen die exponierten Axonbereiche zu sein, auf die z. B. entzündliche Substanzen direkt einwirken können.

Quelle: Schünke M, Schulte E, Schumacher U. PROMETHEUS LernAtlas der Anatomie, Kopf, Hals und Neuroanatomie. Illustrationen von Voll M u. Wesker K. 6. Aufl. Stuttgart: Thieme; 2022

Leitung nozizeptiver Signale aus der Peripherie zum Rückenmark

Nozizeptor: Der Nozizeptor ist eine **freie Nervenendigung**, die auf die Aufnahme von Schadreizen spezialisiert ist (Abb. **43.22**).

▸ Merke.

Nozizeptoren setzen bei Erregung Substanzen frei (z. B. Substanz P), die die Mikrozirkulation im Reizgebiet beeinflussen.

▸ Klinik.

43.22

Es gibt 3 Haupttypen von Nozizeptoren:
- **Mechanonozizeptoren**,
- **Thermonozizeptoren** und
- **polymodale Nozizeptoren**, die durch alle Schmerzreize aktiviert werden.

Es werden unterschiedliche Typen von Nozizeptoren unterschieden, die allerdings keine morphologischen Unterschiede erkennen lassen. Die Ursache für die Präferenz bestimmter Reize liegt wahrscheinlich in der Ausstattung der jeweiligen Endigung mit unterschiedlichen Rezeptormolekülen (s. u.).

- **Mechanonozizeptoren**, die z. B. durch Kneifen erregt werden,
- **Thermonozizeptoren**, die auf Hitze ansprechen, und
- **polymodale Nozizeptoren**, die durch alle – auch chemische – Schmerzreize aktiviert werden.
- Wichtige Rezeptormoleküle in der Membran der nozizeptiven freien Nervenendigung sind der Transient Receptor Potential V1 (TRPV1), der durch Hitze, Protonen (H^+) und Capsaicin erregt wird sowie verschiedene Acid-sensing-receptors (ASICs = acid sensing ion channels), die auf unterschiedliche Grade von Gewebsazidose ansprechen.

Die **afferenten Fasern** der Nozizeptoren sind entweder **marklos** oder **dünn markhaltig** (Tab. **2.14**).

Die **afferenten Fasern** der Nozizeptoren sind entweder marklos oder dünn markhaltig (Tab. **2.14**). Auch die marklosen Fasern haben noch eine einfache Hülle aus Schwann-Zellen (S. 83). Ihre Leitungsgeschwindigkeit liegt typischerweise bei 1 m/s. Nozizeptive marklose Fasern haben eine **besondere Art von Natrium-Kanälen**, nämlich Tetrodotoxin-(TTX-)resistente Natriumkanäle. Diese Kanäle lassen sich im Gegensatz zu anderen Na^+-Kanälen durch TTX (das Gift des Kugelfisches) nicht blockieren.

Nozizeptoren werden durch endogene Stoffe wie z. B. Prostaglandine **sensibilisiert** und damit überempfindlich.

Ein Nozizeptor hat eine im Vergleich zu anderen rezeptiven Endigungen hohe Reizschwelle. Seine Erregung durch **mechanische Reize** erfordert Kräfte, die im gewebsbedrohlichen Bereich liegen. Er kann auch durch **chemische Reize** aktiviert werden, die bei endogener Freisetzung Schmerzen verursachen wie z. B. Bradykinin, Serotonin und Prostaglandine. Werden diese Substanzen in geringer Konzentration im entzündeten Gewebe freigesetzt, führen sie zu einer **Sensibilisierung** des Nozizeptors, d. h. der Rezeptor wird überempfindlich (Hyperalgesie).

► Klinik.

► Klinik. Ein sensibilisierter Nozizeptor hat eine gesenkte Reizschwelle und reagiert auf schwache, normalerweise nicht schmerzhafte Reize. Die Überempfindlichkeit der **sonnenverbrannten Haut** und die Bewegungsschmerzen bei **Muskelkater** sind Beispiele für die Wirkung einer Nozizeptorsensibilisierung.

Erregende und sensibilisierende Substanzen wirken über die Bindung an **spezifische Rezeptormoleküle**, die in die Membran des Nozizeptors eingebaut sind und die Endigung entweder depolarisieren oder über G-Proteine ihren Stoffwechsel verändern.

Die chemische Sensibilisierung und Erregung einer nozizeptiven Endigung (z. B. bei Gewebstrauma oder Entzündung) erfolgt durch Bindung der Substanzen an **spezifische Rezeptormoleküle**, die in die Membran der Endigung eingebaut sind und die Endigung entweder über Ionenströme depolarisieren oder über G-Proteine ihren Stoffwechsel verändern. Zu diesen Reizstoffen gehören neben den schon lange bekannten Entzündungsmediatoren wie z. B. Bradykinin, Prostaglandinen und Serotonin auch Adenosintriphosphat (ATP) und H^+-Ionen (Protonen). ATP und Protonen sind deswegen als Reiz für Nozizeptoren von Bedeutung, weil viele pathologische Zustände mit einer **ATP-Freisetzung und/oder pH-Senkung** verbunden sind (Trauma, Entzündung, Ischämie).

In letzter Zeit hat sich auch **NGF** als sensibilisierender Faktor herausgestellt, der wahrscheinlich bei allen Schmerzzuständen eine Rolle spielt.

► Klinik.

► Klinik. Die sensibilisierende Wirkung des Prostaglandins E2 (PGE2) auf Nozizeptoren kann über eine Hemmung der Prostaglandinsynthese durch Acetylsalicylsäure (ASS) beseitigt werden.

Erstes Neuron: Das **Soma** des nozizeptiven primär afferenten Neurons befindet sich im Spinal- oder Hirnnervenganglion.

Erstes Neuron: Das primär afferente Neuron erstreckt sich von der freien Nervenendigung in der Körperperipherie bis zur ersten Synapse im Rückenmark, bei Hirnnerven im Hirnstamm. Das Soma der pseudounipolaren Zelle befindet sich im **Spinalganglion**, bei Hirnnerven in den **sensorischen Hirnnervenganglien**. Alle Syntheseprozesse finden im Soma statt, wie z. B. der Ersatz von Zellmaterial nach einer Nervenverletzung. Auch Neuropeptide werden hier synthetisiert und dann mit dem axonalen Plasmafluss in die freie Nervenendigung transportiert.

Die afferenten Impulse von den Nozizeptoren der Spinalnerven laufen über die Hinterwurzel in das **Hinterhorn** der grauen Substanz des Rückenmarks ein (Abb. **43.23**).

► Klinik. **Projizierte Schmerzen** werden durch eine Läsion eines peripheren Nerven oder einer Hinterwurzel verursacht; sie werden im Innervationsgebiet des Nerven/der Hinterwurzel empfunden. Klassische Beispiele sind die Missempfindungen im ulnaren Unterarm und Kleinfinger beim harten Anschlagen des N. ulnaris im Bereich des Ellenbogens („Musikantenknochen") und Schmerzen an der Dorsalseite des Beins bei Druck eines Discus intervertebralis/Ncl. pulposus auf Hinterwurzeln des N. ischiadicus.

► Klinik.

Zweites Neuron: Die Umschaltung markloser Fasern auf das zweite nozizeptive Neuron erfolgt im Hinterhorn des Rückenmarks (oberflächliches Hinterhorn: Lamina I und II oder im Hals des Hinterhorns: Lamina IV–VI). Ausnahme: Fasern aus dem Kopfbereich (S. 1205). Dünne markhaltige Fasern haben die erste Synapse oft in Lamina I, der am weitesten dorsal gelegenen Schicht des Hinterhorns.
Meist steigt der zentrale Fortsatz der Spinalganglienzelle im Rückenmark 1–2 Segmente auf, ehe er ins Hinterhorn eintritt und auf das 2. Neuron umgeschaltet wird.
In Lamina I–II finden sich **nozizeptiv-spezifische Neurone**, die ausschließlich auf Schmerzreize reagieren. Dagegen liegen im Hals des Hinterhorns vorwiegend **konvergente Neurone**, die Antrieb sowohl von nozizeptiven als auch nicht nozizeptiven Rezeptoren erhalten. Wegen ihrer Antwort auf eine Vielzahl von Reizen werden diese Zellen auch als Wide-dynamic-Range(WDR)-Neurone bezeichnet. Die meisten WDR-Zellen sind ebenfalls nozizeptiv.

Zweites Neuron: Die **erste Synapse** befindet sich im Hinterhorn des Rückenmarks oder in entsprechenden Kernen im Hirnstamm (S. 1205). Die **spinalen Umschaltstellen** für nozizeptive Fasern liegen in den Laminae I und II sowie im Hals des Hinterhorns (Laminae IV–VI) (Abb. **43.23**).

► Exkurs: Nozizeptive Synapsen. Eine nozizeptive Synapse im Hinterhorn des Rückenmarks ist wie folgt aufgebaut:
- Auf der **präsynaptischen** Seite befindet sich die Endverzweigung der afferenten nozizeptiven Faser mit Vesikeln für den nozizeptiven Neurotransmitter **Glutamat** sowie den **Neuromodulator SP** (Substanz P, s. o.). SP wird meist als Neuromodulator bezeichnet, da er die durch Glutamat hervorgerufene Erregung verstärkt.
- Auf der **postsynaptischen** Seite befinden sich Rezeptormoleküle für SP (**Neurokinin-1**- bzw. NK1-Rezeptoren) sowie eine Vielzahl von Rezeptoren für Glutamat.

Die beiden wichtigsten Typen der **ionotropen Glutamatrezeptoren** sind:
- **NMDA-Rezeptor** (N-Methyl-D-Aspartat-Rezeptor), der einen Kalziumkanal kontrolliert, und
- **nicht-NMDA-Rezeptoren**, die einen Kationen-(Na^+/K^+-)Kanal steuern und auch als **AMPA/KA-Rezeptoren** (AMPA: α-Amino-3-Hydroxy-5-Methyl-4-Isoxazolpropionat; KA: Kainat) bezeichnet werden.

Im Gegensatz zu den ionotropen Glutamat-Rezeptoren, die nach Bindung von Glutamat für Ionen durchlässig(er) werden, löst der **metabotrope NK1-Rezeptor** über ein G-Protein intrazelluläre Stoffwechselvorgänge aus, die die Eigenschaften der postsynaptischen Zelle verändern. Vor allem können sie die Ionenkanäle durchlässiger machen und Proteinkinasen aktivieren.

► Exkurs: Nozizeptive Synapsen.

Offensichtlich besitzen nicht alle spinalen Synapsen den durch AMPA/KA-Rezeptoren kontrollierten Kationenkanal (s. Exkurs). Dies bedeutet, dass diese Synapsen im Normalfall (bei geringer afferenter Aktivität) nicht aktiviert werden bzw. nur unterschwellige postsynaptische Potenziale auslösen. Diese Synapsen sind meist aber mit NMDA-Kanälen ausgestattet, die für ihre Öffnung einen hochfrequenten oder lang anhaltenden Impulseinstrom benötigen. Es handelt sich um sog. **stumme** oder **schlafende Synapsen**. Die Bedeutung der stummen Synapsen liegt darin, dass sie unter pathologischen Umständen geöffnet werden können. Dies geschieht u. a. durch Neusynthese von AMPA/KA-Kanälen nach erfolgter Aktivierung der Kinasen und Änderung der Genexpression im Kern des Neurons. Diese Vorgänge können subjektiv zur Ausbreitung und Chronifizierung von Schmerzen führen.

Im ZNS gibt es viele **ineffektive** oder **stumme (schlafende) Synapsen**, die normalerweise keine Information weiterleiten. Bei chronischem nozizeptiven Impulseinstrom können diese Synapsen aber effektiv werden.

► Klinik. Die Öffnung von ursprünglich stummen Synapsen im ZNS wird als eine der Ursachen für die **Ausbreitung und Chronifizierung von Schmerzen** gesehen. Unter Ausbreitung wird allgemein eine kontinuierliche Vergrößerung der schmerzhaften Körperareale verstanden. Die Chronifizierung beruht meist auf einer Sensibilisierung der zentralnervösen Neurone. Im typischen Fall persistieren chronische Schmerzen, obwohl keine periphere Schmerzquelle vorliegt.
Übertragener Schmerz, der wahrscheinlich ebenfalls auf die Öffnung von stummen Synapsen zurückgeht, ist oft diskontinuierlich. Man spricht davon, wenn in der Peripherie durch eine Läsion Nozizeptoren erregt werden, der Schmerz aber subjektiv **nicht am Ort der Läsion** empfunden wird. Dies bedeutet, dass zwischen Ort der Läsion und Ort des übertragenen Schmerzes schmerzfreie Gebiete liegen. Dieses Phänomen ist bei Tiefenschmerzen besonders häufig und führt zu einer Fehllokalisation der Schmerzquelle. Im Unterschied zu den Head-Zonen (überempfindliche Hautgebiete, die von demselben Rückenmarkssegment innerviert werden wie ein erkranktes inneres Organ) überschreitet die Schmerzübertragung oft die Segmentgrenzen des Rückenmarks oder des Hirnstamms (z. B. übertragene Kopfschmerzen im Versorgungsgebiet des N. trigeminus bei Schädigung des M. sternocleidomastoideus), vgl. Head-Zone (S. 202).

43.23 Verlauf nozizeptiver Afferenzen

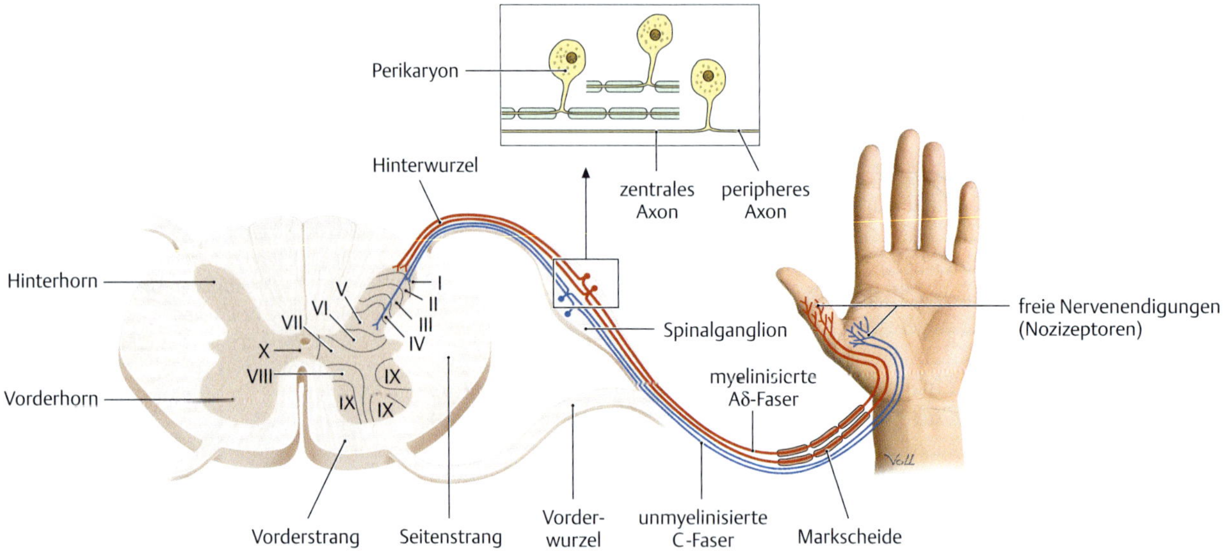

Die Leitung nozizeptiver Information erfolgt über myelinisierte (Aδ oder Gruppe III, im Teilbild oben) oder unmyelinisierte (C- oder Gruppe IV, im Teilbild unten) Axone. Nach Umschaltung (v. a. in den Rexed-Laminae I, II, IV, V und VI) wird die Information über verschiedene Bahnen (z. B. Tractus spinothalamicus lateralis, Abb. **43.24**) geleitet. Ein großer Teil der dünn markhaltigen (Aδ-) Fasern (rot) endet in den oberflächlichen Schichten des Hinterhorns, während viele marklose (C-) Fasern (blau) bis ins ventrale Hinterhorn ziehen.

Quelle: Schünke M, Schulte E, Schumacher U. PROMETHEUS LernAtlas der Anatomie, Kopf, Hals und Neuroanatomie. Illustrationen von Voll M u. Wesker K. 6. Aufl. Stuttgart: Thieme; 2022 (nach Lorke)

Aszendierende nozizeptive Bahnen im Rückenmark

▸ Merke.

Tractus spinothalamicus lateralis: Er ist der **Hauptweg** für die Nozizeption (Abb. **43.24**).

▸ Merke.

Die **Ursprungsneurone** liegen im Hinterhorn (Abb. **43.23**). Die Axone der Neurone **kreuzen** im selben oder benachbarten Segment und steigen im **kontralateralen Vorderseitenstrang** auf.

Die Bahn endet entweder im **lateralen** Thalamus (VPL, Tractus neospinothalamicus), oder im **medialen** Thalamus (Tractus palaeospinothalamicus).

Tractus spinoreticularis: Die Ursprungsneurone sind identisch mit denen des Tractus spinothalamicus lateralis (Abb. **43.24**).

Aszendierende nozizeptive Bahnen im Rückenmark

▸ Merke. Die nachfolgend für die Nozizeption beschriebenen Bahnen gelten allgemein auch für die Vermittlung von Thermorezeption (S. 1208).

Tractus spinothalamicus lateralis: Der Tractus spinothalamicus lateralis (Abb. **43.24**) ist der **Hauptweg** für die nozizeptive Information zu höheren Zentren (Thalamus und Kortex).

▸ Merke. Der Tractus spinothalamicus **lateralis** leitet nozizeptive und damit grundlegend andere Information als der Tractus spinothalamicus **anterior**, der grobe Druckempfindungen vermittelt (s. o.).

Die **Ursprungsneurone** des Tractus spinothalamicus lateralis liegen im Hinterhorn des Rückenmarks (Lamina I, II sowie Lamina IV–VI; vgl. Abb. **43.23**).
Ihre Axone kreuzen im selben oder nächst höheren Segment auf die Gegenseite und steigen im **kontralateralen Vorderseitenstrang** zum Thalamus auf. Die aszendierenden Fasern zeigen dieselbe Somatotopie wie für den Tractus spinothalamicus anterior (S. 1191) angegeben.
Im Thalamus besitzt der Trakt **zwei hauptsächliche Endgebiete** (s. u.), eines im lateralen Thalamus (**Ncl. ventralis posterolateralis = VPL**) und eines im medialen Thalamus (u. a. **Ncll. intralaminares und centromedianus**):

- **Lateraler Weg:** Der Weg über den VPL wird auch als Tractus neospinothalamicus bezeichnet, weil er phylogenetisch jung ist. Er projiziert im Kortex hauptsächlich auf den **Gyrus postcentralis** und vermittelt offensichtlich die **sensorisch-diskriminative Komponente** einer Schmerzempfindung.
- **Medialer Weg:** Der Weg über den medialen Thalamus heißt auch Tractus palaeospinothalamicus. Er hat diffuse kortikale Projektionen und ist eher für die **affektiv-emotionale Komponente** verantwortlich.

Tractus spinoreticularis: Der Tractus spinoreticularis (Abb. **43.24**) hat dieselben Ursprungsneurone im Hinterhorn wie der Tractus spinothalamicus lateralis und steigt nach der Kreuzung des Axons ebenfalls im kontralateralen Vorderseitenstrang auf.

43.24 **Aufsteigende nozizeptive Bahnen aus Rumpf und Extremitäten**

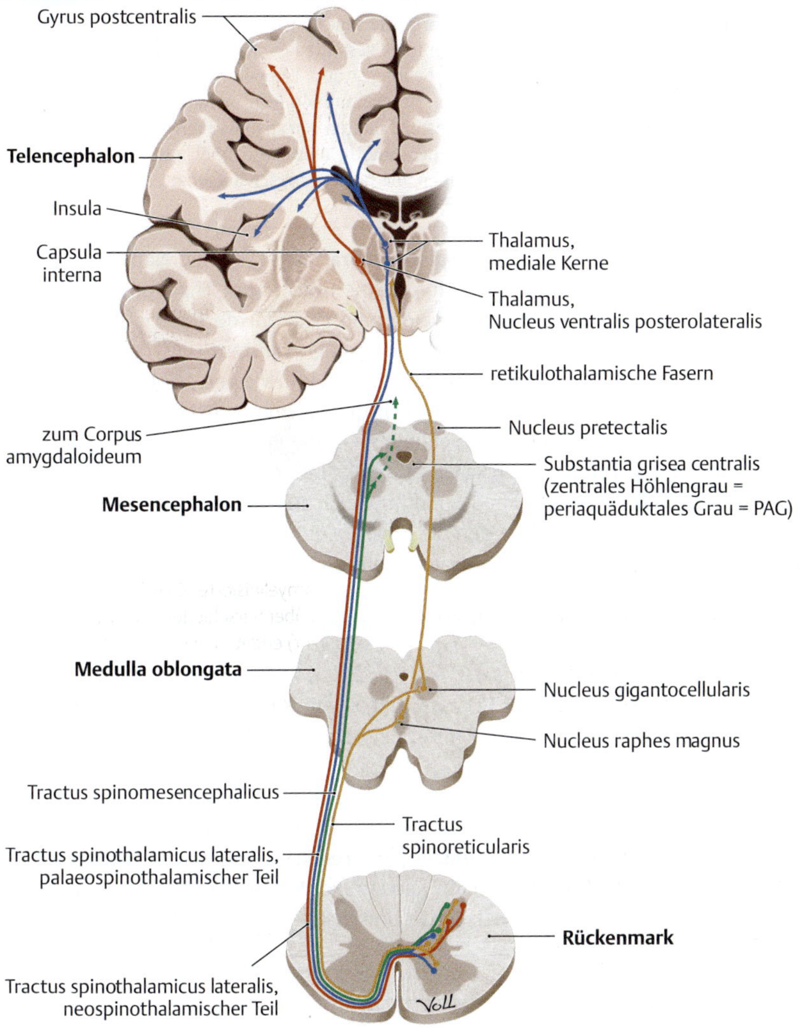

Darstellung der verschiedenen Trakte im Rückenmark, die nozizeptive Information leiten: Der Tractus spinothalamicus lateralis wird je nach genauem (thalamischen) Ort der Umschaltung vom 2. auf das 3. Neuron (VPL oder VPM) und anschließendem Zielgebiet unterteilt: Der neospinothalamische Anteil (rot) zieht nach Umschaltung im lateralen Thalamus (VPL und VPM) vorwiegend in den Gyrus postcentralis, S 1 (S. 1121), wohingegen der paläospinothalamische Anteil (blau) in den medialen Thalamuskernen (Ncll. intralaminares und Ncl. centromedianus) umgeschaltet wird und in verschiedene, nicht nur kortikale Hirnregionen zieht.

Quelle: nach Schünke M, Schulte E, Schumacher U. PROMETHEUS LernAtlas der Anatomie, Kopf, Hals und Neuroanatomie. Illustrationen von Voll M u. Wesker K. 6. Aufl. Stuttgart: Thieme; 2022

► Merke. Im Gegensatz zum Tractus spinothalamicus lateralis ist der Tractus spinoreticularis auf seinem Weg zum Thalamus durch Synapsen unterbrochen und hat Zwischenstationen in der Formatio reticularis der Medulla oblongata (z. B. Ncll. gigantocellularis und raphes magnus) sowie des Pons.

► Merke.

Von hier ziehen Verbindungen zum **medialen Thalamus** (s. u.). Der Trakt ist wahrscheinlich an der Vermittlung der **vegetativ-autonomen** (und **affektiv-emotionalen**) **Schmerzkomponente** beteiligt. Von Vielen wird er als Teil des Tractus palaeospinothalamicus angesehen.

Er steigt ebenfalls im kontralateralen Vorderseitenstrang auf und erreicht den (medialen) **Thalamus**.

► Klinik. Der **Tractus spinoreticularis** besitzt evtl. zusätzlich **ipsilateral aszendierende Anteile**. Dies könnte eine Erklärung für die Rückkehr der Schmerzen nach einer Durchtrennung des kontralateralen Vorderseitenstrangs (**anterolaterale Chordotomie**) bieten. Dieser Eingriff wird zur Ausschaltung therapieresistenter Schmerzen (v. a. bei Uterus-, Prostata-, Rektumkarzinom) im äußersten Notfall durchgeführt. Meist sind die Schmerzen nach dem Eingriff für einige Wochen beseitigt, treten danach aber oft wieder auf. Eine mögliche Ursache ist, dass nach der Durchtrennung des Vorderseitenstrangs die normalerweise vorhandenen aber **stummen ipsilateralen Verbindungen** des Tractus spinoreticularis zum Hirnstamm und Thalamus geöffnet werden und daher die Schmerzen wieder auftreten.

► Klinik.

► Exkurs: Anterolaterales System.

► Exkurs: Anterolaterales System. Das anterolaterale System umfasst die Gesamtheit der aszendierenden Bahnen: Tractus **spinothalamicus** anterior und lateralis, Tractus **spinoreticularis**, Tractus **spinotectalis** und Tractus **spinoolivaris**. Die funktionelle Abgrenzung dieser Bahnen ist nicht vollständig geklärt. Neuerdings wird infrage gestellt, dass der Tractus spinothalamicus lateralis (inkl. Tractus spinoreticularis) nur Schmerz- und Temperaturempfindungen und der Tractus spinothalamicus anterior nur grobe Druckempfindungen vermittelt. Aktuell geht man davon aus, dass die unterschiedlichen Sinnesmodalitäten von allen Bahnen geleitet werden, wobei es direkte und indirekte Routen gibt: **neospinothalamische** Bahnen direkt zum Thalamus und indirekte **paläospinothalamische** Bahnen, die polysynaptisch aufgebaut sind und im Hirnstamm (Formatio reticularis) umgeschaltet werden.

Tractus spinomesencephalicus und spinoparabrachialis: Sie enden im **Mesencephalon** und zwar in der periaquäduktalen **grauen Substanz** und der **Formatio reticularis**. Der Endpunkt ist wahrscheinlich das **limbische System**.

Tractus spinomesencephalicus und spinoparabrachialis: Wie die Namen andeuten, leiten diese Bahnen die nozizeptive Information **nicht** zum Thalamus und danach zum Kortex, sondern zum **Mesencephalon**, und zwar zur dort gelegenen **Formatio reticularis** in der Nähe der periaquäduktalen grauen Substanz (PAG) und dem parabrachialen Areal neben dem oberen Kleinhirnstiel. Inwieweit beide Trakte als getrennt angesehen werden können, ist noch unklar; zumindest unterscheiden sich die Endgebiete. Von diesen Kerngebieten gibt es eine Projektion zum **Corpus amygdaloideum**, einem Teil des limbischen Systems (Tab. **43.7**), das für die Entstehung von Affekten (z. B. Angst und Panik) und für Gedächtnisprozesse von Bedeutung ist. Aufgrund dieser Eigenschaften der Zielgebiete könnte der Tractus spinomesencephalicus zur Vermittlung der **affektiv-emotionalen Schmerzkomponente** beitragen.

Der Thalamus als letzte Station der Verarbeitung nozizeptiver Information vor Erreichen des Kortex

Zum **medialen nozizeptiven Thalamus** (S. 1112) gehören die Ncll. intralaminares und centromedianus, zum **lateralen** der VPL und VPM (Abb. **43.25**). Allerdings scheinen nur die kaudalen kleinzelligen Anteile der letzteren Kerne die eigentliche nozizeptive Schaltstation darzustellen.

Der Thalamus als letzte Station der Verarbeitung nozizeptiver Information vor Erreichen des Kortex

Der nozizeptive **Thalamus** (S. 1112) unterteilt sich in zwei Abschnitte (Abb. **43.25**):

- Zum **medialen nozizeptiven Thalamus** gehören die Ncll. intralaminares und centromedianus.
- Die **lateralen nozizeptiven Kerne** bestehen aus den kaudalen Teilen des VPL für den Körper und des VPM für das Gesicht (s. u.). Diese kaudalen Teile bilden **kleinzellige Unterkerne** (**Ncl. ventrocaudalis parvocellularis externus** und **internus**). Neben den parvozellulären Kernen am Kaudalrand des Thalamus gibt es aber wahrscheinlich noch zusätzliche nozizeptive Umschaltstellen im VPL und VPM selbst.

43.25 Nozizeptive Kerne des Thalamus

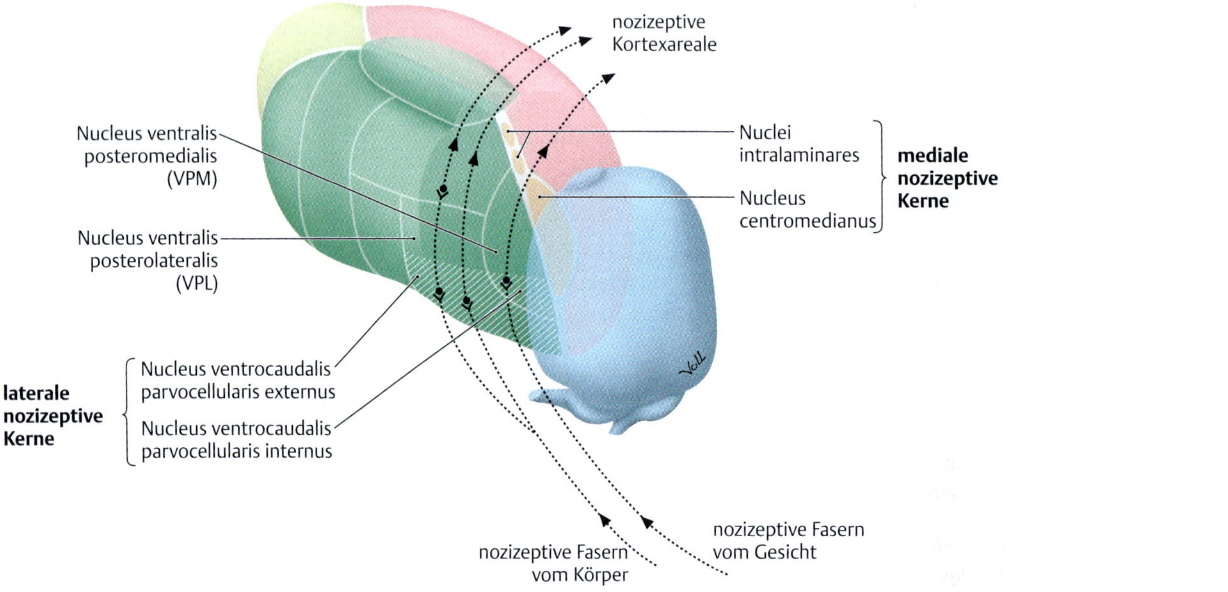

Diese Abbildung zeigt eine hypothetische Anordnung der nozizeptiven Bereiche des Thalamus. Die nozizeptiven Kerngebiete des Thalamus befinden sich zum einen im kleinzelligen Anteil des VPL und VPM am kaudalen Rand dieser Kerne (Ncl. ventrocaudalis parvocellularis externus und internus im lateralen nozizeptiven Thalamus), zum anderen in den intralaminären Kernen sowie u. a. in dem Ncl. centromedianus im medialen nozizeptiven Thalamus.

Quelle: Schünke M, Schulte E, Schumacher U. PROMETHEUS LernAtlas der Anatomie. Kopf, Hals und Neuroanatomie. Illustrationen von Voll M u. Wesker K. 5. Aufl. Stuttgart: Thieme; 2018

► Klinik. Es wird angenommen, dass die lateralen nozizeptiven Thalamuskerne eine hemmende Wirkung auf die medialen Kerne ausüben. Da die medialen Kerne eher die **affektiv-emotionale Schmerzkomponente** vermitteln, führt die Enthemmung dieser Kerne (z. B. durch Blutung in die lateralen Kerne) zu quälenden, nicht identifizierbaren Schmerzen in der gesamten kontralateralen Körper- oder Gesichtshälfte (**Thalamusschmerzen**).

► Klinik.

Der Kortex als Entstehungsort bewusster Schmerzempfindungen

Der Kortex als Entstehungsort bewusster Schmerzempfindungen

Erst im Kortex entsteht die Sinnesempfindung Schmerz als Ergebnis der Verarbeitung in untergeordneten nozizeptiven Strukturen.

► Merke. Im Gegensatz zu den anderen Sinnesmodalitäten besitzt der Schmerz **kein** eng umschriebenes **spezialisiertes Zentrum** auf der Kortexoberfläche.

► Merke.

Die derzeit bekannten Kortexareale mit nozizeptiver Funktion sind in Abb. **43.26** dargestellt. Zu diesen Arealen werden u. a. S 1, S 2, Gyrus cinguli (zingulärer Kortex – Area 24), Insula und präfrontaler Kortex gerechnet. Die Zuordnung der verschiedenen Areale zu bestimmten Schmerzkomponenten ist noch nicht für alle Gebiete endgültig gesichert, jedoch spricht vieles für den **Gyrus postcentralis** als Vermittler der sensorisch-diskriminativen Komponente. Der **präfrontale Kortex** ist wahrscheinlich für die kognitive, der Gyrus cinguli für die affektive Komponente der Schmerzen wichtig.

Schmerzvermittelnde Kortexareale befinden sich u. a. in S 1, S 2, Gyrus cinguli (zingulärer Kortex - Area 24), Insula und präfrontalem Kortex (Abb. **43.26**).

43.26 Nozizeptive Kortexareale

43.26

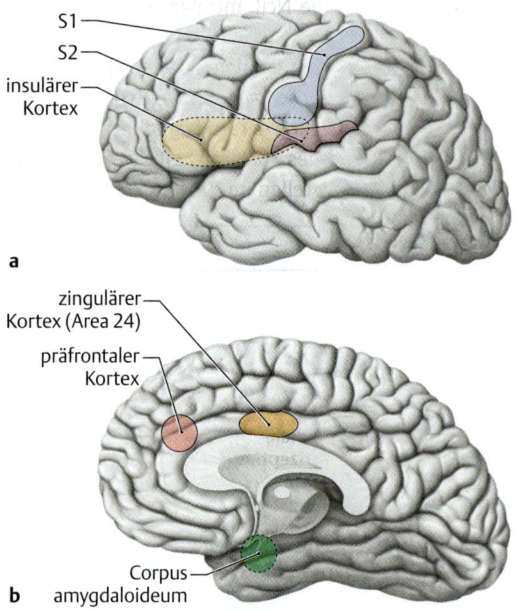

Die gestrichelt eingerahmten Gebiete sind Projektionen tiefer gelegener Strukturen auf die Oberfläche des Großhirns.
a Sicht von lateral auf die Konvexität der linken Hemisphäre
b und auf die Medialfläche der rechten Hemisphäre.

Quelle: Schünke M, Schulte E, Schumacher U. PROMETHEUS LernAtlas der Anatomie, Kopf, Hals und Neuroanatomie. Illustrationen von Voll M u. Wesker K. 6. Aufl. Stuttgart: Thieme; 2022

Besonderheiten der Nozizeption aus dem Kopfbereich

Besonderheiten der Nozizeption aus dem Kopfbereich

Der wichtigste Unterschied in der Verschaltung der nozizeptiven Afferenzen des Kopfes besteht auf Hirnstammebene (Abb. **43.27**).

► Merke. Die erste Synapse befindet sich in der **Pars caudalis**, der **Pars interpolaris** und im **Subnucleus oralis** des **Ncl. spinalis nervi trigemini** (Tab. **42.1**). Er ist der wichtigste nozizeptive Kern im Hirnstamm und übernimmt hier die Rolle des spinalen Hinterhorns.

► Merke.

Die von hier ausgehenden Axone steigen im kontralateralen **Tractus trigeminothalamicus** auf, der sich dem Tractus spinothalamicus lateralis anlegt. Die nächste Station ist der kleinzellige Anteil des **VPM** im Thalamus. Von dort projiziert die Bahn auf das Repräsentationsgebiet des Kopfes in **S 1** (vgl. Abb. **43.27**).

Der weitere Weg der Information führt über den **Tractus trigeminothalamicus** zum VPM des Thalamus und S 1 (Abb. **43.27**).

43.27 Verschaltung der nozizeptiven Afferenzen aus dem Kopfbereich

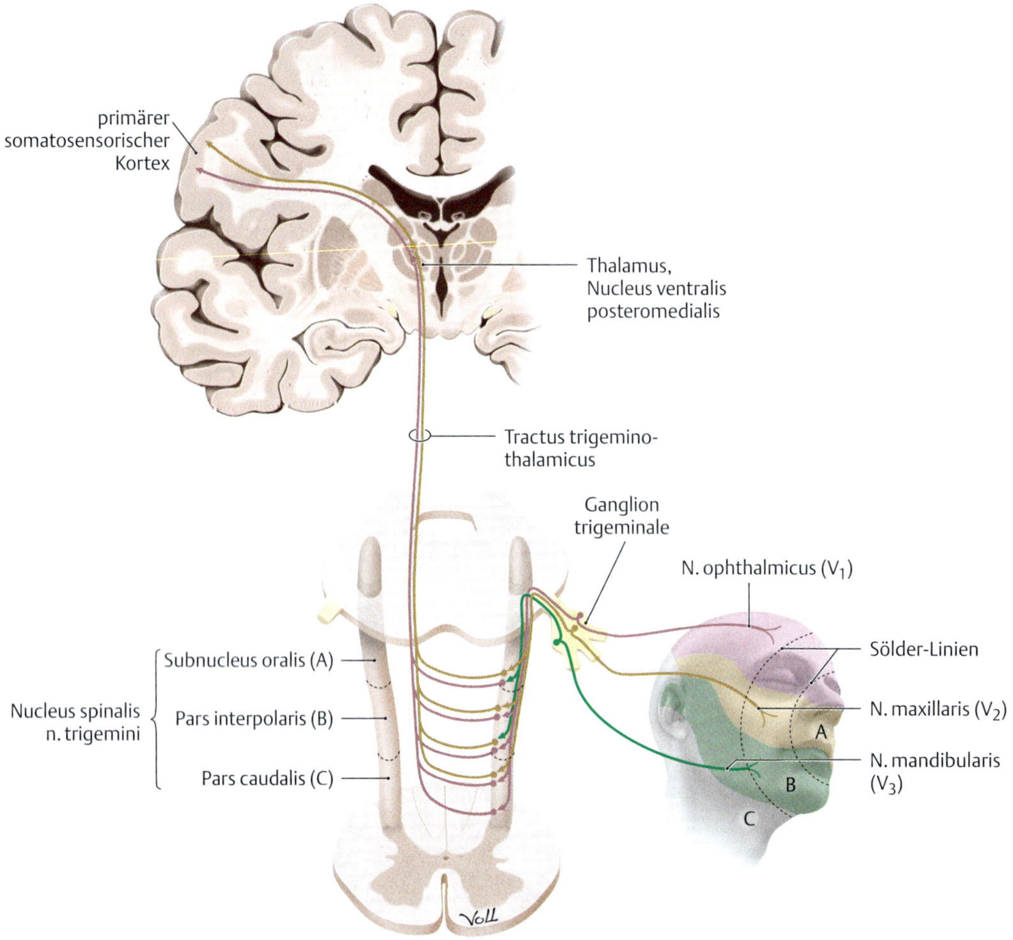

Die farblich hervorgehobenen Innervationsgebiete der Trigeminusäste (V_1–V_3) kennzeichnen die **periphere** Organisation der Hautinnervation. Die Sölder-Linien grenzen dagegen Gebiete ab, die von je einem Anteil des Ncl. spinalis nervi trigemini versorgt werden und sind daher Ausdruck der **zentralen** Organisation der Kopfinnervation. Somit können sie einen Anhalt für die Lokalisation zentraler Läsionen innerhalb des Ncl. spinalis nervi trigemini geben. Eine besonders wichtige Umschaltstation für nozizeptive Afferenzen ist die Pars caudalis des Ncl. spinalis nervi trigemini.

Quelle: Schünke M, Schulte E, Schumacher U. PROMETHEUS LernAtlas der Anatomie, Kopf, Hals und Neuroanatomie. Illustrationen von Voll M u. Wesker K. 6. Aufl. Stuttgart: Thieme; 2022 (nach Lorke)

Schmerzhemmende Verbindungen

Segmentale Hemmung: Zu den schmerzhemmenden Mechanismen gehört die segmentale Hemmung. Sie basiert auf der Hemmung der spinalen Durchschaltung der Information in dünnen nozizeptiven Afferenzen durch Aktionspotenziale in dicken afferenten Fasern.

Schmerzhemmende Verbindungen

Ob subjektiv Schmerz empfunden wird, hängt von der Balance zwischen schmerzfördernden und schmerzhemmenden Vorgängen ab. So kann **Schmerz ohne Erregung von Nozizeptoren** auftreten, z. B. als Thalamusschmerz (S. 1205), oder es kann **trotz Reizung von Nozizeptoren jede Schmerzempfindung fehlen** (z. B. durch starke Schmerzhemmung bei Soldaten in einer Kampfsituation).

Segmentale Hemmung: Die Verschaltung von nozizeptiven Afferenzen im Rückenmark ist derart, dass die Durchschaltung der nozizeptiven Aktivität in den dünnen Fasern durch gleichzeitige Aktivierung der dicken afferenten Fasern gehemmt wird. Die Hemmung ist meist präsynaptisch, d. h. die dicken Afferenzen erregen Interneurone mit hemmenden Synapsen auf den präsynaptischen Endigungen der dünnen Fasern. Der Transmitter ist meist GABA.
Dieser Effekt wird in alltäglichen Situationen von jedem genutzt: Stößt man sich das Schienbein an einem harten Gegenstand, so reibt man automatisch die Haut um die verletzte Stelle. Die dadurch ausgelöste Aktivität in dicken mechanorezeptiven Afferenzen hemmt die schmerzauslösende Aktivität in den nozizeptiven Fasern.

⊙ 43.28 Deszendierendes schmerzhemmendes System

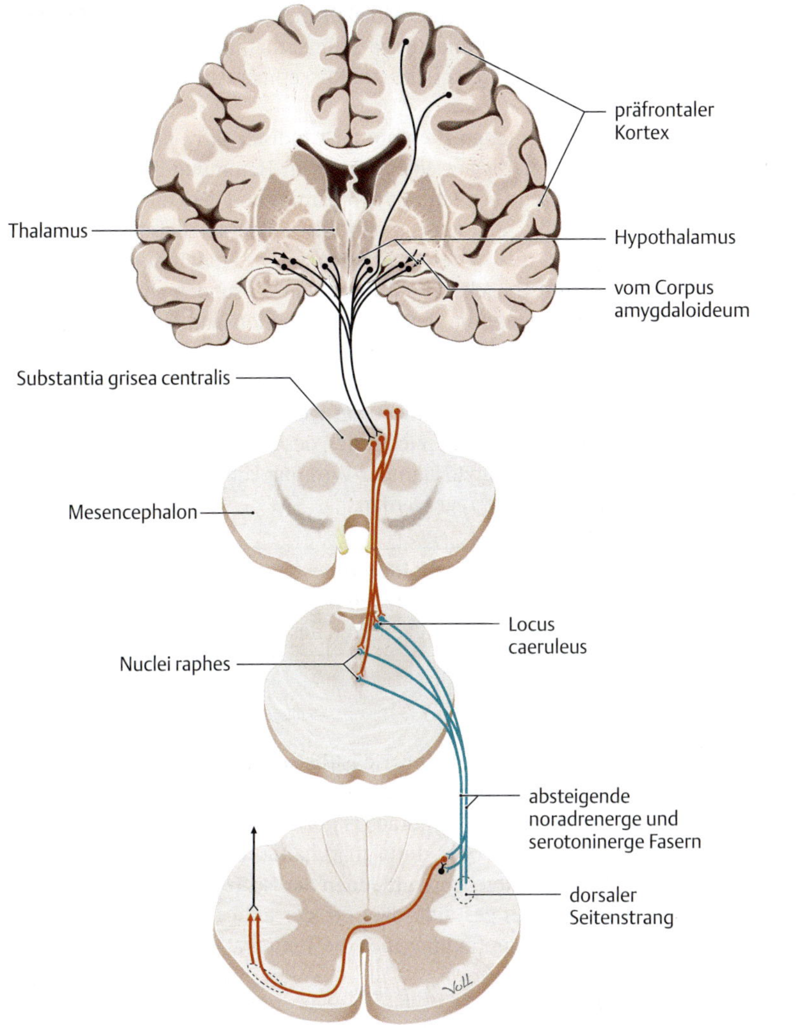

Wichtige Stationen des deszendierenden Systems zur Hemmung nozizeptiver spinaler Neurone im Hinterhorn: periaquäduktales Grau (Substantia grisea centralis), das selbst Afferenzen (schwarz) aus kortikalen und subkortikalen Gebieten erhält, und in serotoninerge (Ncll. raphes) und noradrenerge (Locus caeruleus) Kerne projiziert (rot). Deren Efferenzen (türkis) hemmen die spinalen nozizeptiven Neurone am Ursprung des Tractus spinothalamicus lateralis. An jeder Schaltstelle des deszendierenden Hemmsystems sind Interneurone vorhanden, die Endorphin bzw. Enkephalin als Transmitter benutzen (nicht dargestellt). In der Abb. ist die deszendierende Schmerzförderung nicht enthalten.

Quelle: Schünke M, Schulte E, Schumacher U. PROMETHEUS LernAtlas der Anatomie, Kopf, Hals und Neuroanatomie. Illustrationen von Voll M u. Wesker K. 6. Aufl. Stuttgart: Thieme; 2022 (nach Lorke)

⊙ 43.28

▸ Klinik. Die segmentale Hemmung wird in der Schmerztherapie in Form der **transkutanen elektrischen Nervenstimulation** (transcutaneous electrical nerve stimulation = **TENS**) eingesetzt. Hierbei werden auf der Haut oder über einem Nerv Reizelektroden angebracht, mit denen die dicken afferenten Fasern gereizt werden können.

▸ Klinik.

Deszendierende Schmerzmodulation: Das System besteht aus den zwei folgenden funktionellen Hauptbestandteilen:

- **Deszendierende Schmerzhemmung:** Ein Teil seiner Ursprungsneurone liegt im **periaquäduktalen Grau** = PAG (S. 1101) des Mesencephalon – nahe dem Endpunkt des Tractus spinomesencephalicus (Abb. **43.24**) und spinoparabrachialis. Die Neurone der Schmerzhemmung projizieren über die rostrale und laterale Medulla oblongata, wo der wichtige serotonerge **Ncl. raphes magnus** und der noradrenerge **Ncl.** (**Locus**) **caeruleus** liegen, nach kaudal zu allen Segmenten des Rückenmarks und hemmen hier die nozizeptiven Neurone am Ursprung des Tractus spinothala-

Deszendierende Schmerzmodulation: Das deszendierende schmerzmodulierende System hat seinen Ursprung im Mesencephalon und beeinflusst die nozizeptiven Neurone am Ursprung des Tractus spinothalamicus lateralis. Es kann durch starken Stress in seiner Aktivität verändert werden. Die Folge kann **Schmerzverminderung** oder **Schmerzverstärkung** sein.

micus lateralis. Eine weitere Station des Systems ist der **Ncl. reticularis gigantocellularis** in der Medulla oblongata. Die Haupttransmitter des deszendierenden Systems sind **Enkephalin** (ein endogenes Molekül mit Morphinwirkung), **Serotonin** und **Noradrenalin** (S. 1252). Die endgültige Schmerzhemmung auf spinaler Ebene wird meist durch Serotonin erreicht, das auf Rückenmarksneuronen eine Vielzahl von Rezeptormolekülen besitzt.
Das System der deszendierenden Hemmung ist tonisch aktiv, d. h. die nozizeptiven spinalen Neurone unterliegen einer ständigen Hemmung. Die Aktivität des Systems kann deszendierend u. a. vom Hypothalamus und dem Corpus amygdaloideum moduliert werden. Bei einigen chronisch schmerzhaften Krankheiten scheint das System auf Stress mit einer Abnahme der Aktivität zu reagieren, was die Schmerzen verstärkt. Umgekehrt aktiviert beim Gesunden starker Stress das System. Dies kann bei Soldaten in einer Kampfsituation und bei Leistungssportlern im Wettkampf zur Schmerzlosigkeit führen.
- **Deszendierende Schmerzförderung:** Über dieses System ist weniger bekannt als über die Schmerzhemmung. Ein wichtiges Kerngebiet befindet sich in der rostralen ventralen Medulla (RVM), in der auch Zellen des schmerzhemmenden Systems liegen. Die Neurone mit schmerzfördernder Wirkung können durch lokale Cholecystokinin-(CCK-)Injektionen erregt werden.

▸ Klinik.

▸ Klinik. Die analgetische Wirkung von **Morphin** ist zumindest teilweise durch die Aktivierung des deszendierenden schmerzhemmenden Systems bedingt (Morphin wirkt wie Enkephalin auf die μ-Opioidrezeptoren des deszendierenden Systems).

Temperatursinn

Auch die Thermorezeptoren stellen freie Nervenendigungen dar. Wahrscheinlich besitzen sie andere Rezeptormoleküle als die Nozizeptoren. Die Bahnen scheinen mit denen der Nozizeption identisch zu sein.

Von den Thermorezeptoren in der Peripherie ist bekannt, dass sie wie die Nozizeptoren morphologisch **freie Nervenendigungen** darstellen. Offensichtlich besitzen sie andere Rezeptormoleküle in ihrer Membran als nozizeptive Endigungen. Die primär afferenten Fasern sind marklos oder dünn markhaltig. Die **zentralen Bahnen** des Temperatursinns scheinen weitgehend **mit denen der Nozizeption identisch** zu sein. Diese Annahme wird dadurch gestützt, dass bei der anterolateralen Chordotomie (S. 1203) neben der Schmerzempfindung auch die Temperaturempfindung ausfällt.

43.3.2 Visuelles System

Gesichtsfeld

Beim Blick nach vorn reicht das **Gesichtsfeld** jedes Auges 90° nach temporal und 60° nach nasal. Im nasalen Teil des Gesichtsfelds ist binokuläres und damit **dreidimensionales** Sehen möglich (Abb. **43.29**).

Das Gesichtsfeld jedes Auges reicht beim Blick nach vorn ca. 90° nach temporal und 60° nach nasal zur kontralateralen Seite. Bei Fixierung eines Punktes mit beiden Augen (Abb. **43.29**) ergeben sich rechts vom Fixierpunkt die rechte Gesichtsfeldhälfte und links davon die linke Gesichtsfeldhälfte, die jeweils etwa 90° nach lateral reichen. Die äußersten temporalen 30° auf beiden Seiten werden nur vom ipsilateralen Auge gesehen, hier ist nur **monokuläres Sehen** möglich. Die zentralen 60° auf beiden Seiten werden mit beiden Augen gesehen (**binokulär**). In diesem Bereich kann dreidimensional gesehen werden.

Die **Papilla nervi optici** (**Discus**) auf der nasalen Seite der Retina ist durch den Austritt der Axone der retinalen Ganglienzellen bedingt; an dieser Stelle fehlen Photorezeptoren. Im temporalen Gesichtsfeld entspricht ihr der **blinde Fleck** (Abb. **43.29b** und Abb. **43.34b**).

In der nasalen Retina liegt die **Papilla nervi optici** (Sehnervenpapille, **Discus nervi optici**). Sie wird durch die Axone der retinalen Ganglienzellen verursacht, die hier als N. opticus den Augapfel verlassen. An dieser Stelle fehlen Photorezeptoren. Da sich die Papille auf der nasalen Seite der Retina befindet, projiziert sie sich in das temporale Gesichtsfeld und verursacht hier den **blinden Fleck** (ca. 15° lateral vom Fixierpunkt, Abb. **43.29b** und Abb. **43.34b**).

▸ Merke.

▸ Merke. Vom blinden Fleck kommt keinerlei visuelle Information, daher müsste er als **Skotom** (lokaler Ausfall im Gesichtsfeld) erscheinen. Dies wird durch zentralnervöse Verarbeitung verhindert, indem die in der Umgebung des blinden Flecks vorhandene Information in das Gebiet des blinden Flecks extrapoliert wird.

43.29 Gesichtsfeld und Projektion auf die Netzhaut

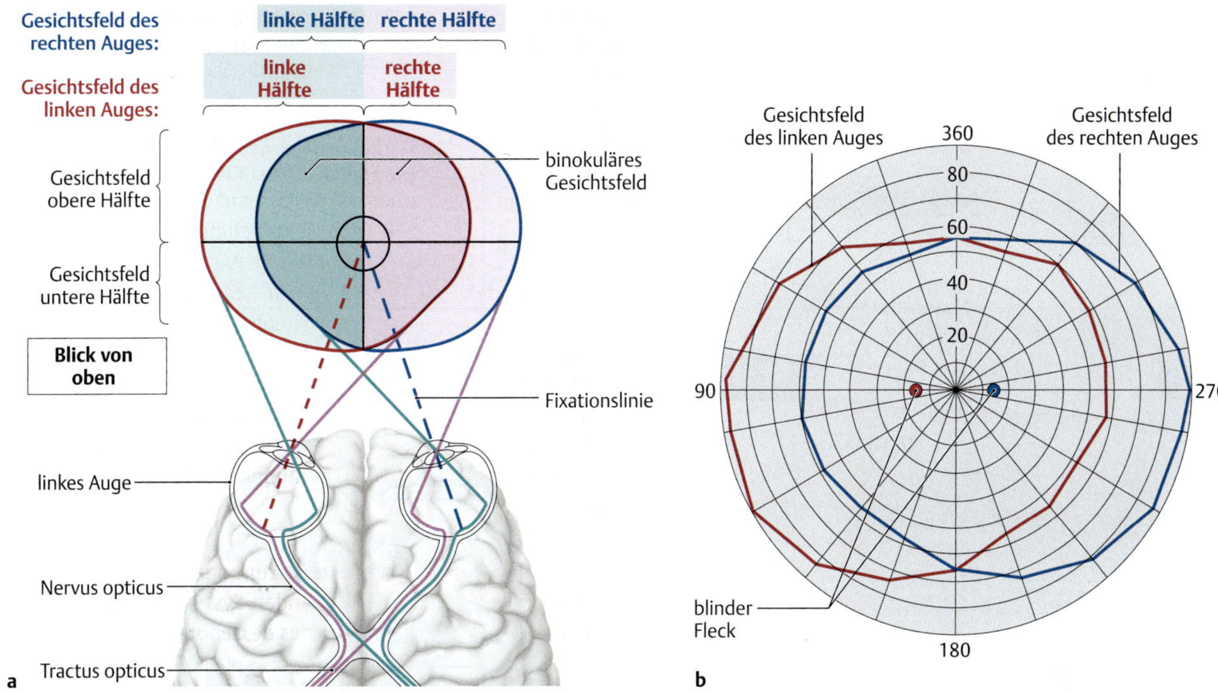

a Die Information von der rechten Gesichtsfeldhälfte (sowohl des linken als auch des rechten Auges) gelangt in den linken Tractus opticus (S. 1214) und damit in den linken visuellen Kortex (hier nicht dargestellt, s. Abb. **43.33**). Die abgebildeten Strukturen des visuellen Systems liegen basal und sind somit in dieser Ansicht von oben nur am durchscheinend gedachten Gehirn sichtbar.

b Gesichtsfeld nach Bestimmung mit dem Perimeter: Hierbei wird jeweils der Ort registriert, an dem eine von außen in das Gesichtsfeld hereingeführte Lichtquelle erstmals wahrgenommen wird. Erkennbar sind das nach lateral weiter reichende Gesichtsfeld und der blinde Fleck beider Augen.

Quelle: Schünke M, Schulte E, Schumacher U. PROMETHEUS LernAtlas der Anatomie, Kopf, Hals und Neuroanatomie. Illustrationen von Voll M u. Wesker K. 6. Aufl. Stuttgart: Thieme; 2022

Photorezeptorzellen

Lage der Photorezeptorzellen: Zum Aufbau des Auges s. Abb. **40.10**–Abb. **40.12**. In der visuell aktiven **Pars optica retinae** ist das **Stratum nervosum retinae** aus neun Schichten aufgebaut. An das Stratum nervosum retinae schließt sich nach außen das Stratum pigmentosum (Pigmentepithel) und nachfolgend die Choroidea (S. 1051) an. Die Schichten des Stratum nervosum sind detailliert in Tab. **40.5**–Abb. **40.12** dargestellt. Die Photorezeptorzellen (Abb. **43.30** und Abb. **43.31**) ragen z. T. in das Stratum pigmentosum, ihre inneren und äußeren Segmente (s. u.) liegen im **Stratum segmentorum externorum** und **internorum**, ihr Soma im **Stratum nucleare externum** und der synaptische Fortsatz im **Stratum plexiforme externum**, wo er Synapsen mit den Bipolar- und Horizontalzellen (s. u.) bildet. Die **Pigmentepithelzellen** sind für die **Phagozytose** der ständig abgestoßenen Teile der Außenglieder der Rezeptorzellen und für die **Umformung des belichteten Sehfarbstoffs Rhodopsin** (s. u.) von Bedeutung.

Photorezeptorzellen

Lage der Photorezeptorzellen: In der visuell aktiven Pars optica retinae besteht die Retina aus dem Stratum nervosum retinae (Tab. **40.5**) und dem Stratum pigmentosum. Die **Pigmentepithelzellen** sind für die **Phagozytose** der ständig abgestoßenen Teile der Außenglieder der Rezeptorzellen und für die **Umformung des belichteten Rhodopsins** von Bedeutung.

► Merke. Als Gehirnteil enthält die Retina auch **Gliazellen**, so z. B. Astrozyten und Mikroglia. Der prominenteste Gliazelltyp der Retina ist die **Müller-Zelle**, die sich im Gegensatz zu den anderen Gliazellen über alle Schichten der Pars nervosa erstreckt und mit ihren Fortsätzen horizontale Grenzmembranen (Stratum limitans internum und externum, Tab. **40.5**) bildet.

► Merke.

Im menschlichen Auge müssen die Lichtstrahlen alle Schichten der Retina durchlaufen, bevor sie die Photorezeptoren erreichen (sog. **inverse Retina**). Diese Anordnung hat den Vorteil, dass die energiebedürftigen Photorezeptoren dicht an der sie versorgenden Gefäßschicht (der Lamina choroidocapillaris der **Choroidea**) liegen. Allerdings erfolgt die arterielle Versorgung der meisten Retinaschichten über die **A. centralis retinae**, die mit ihren Ästen zwischen Glaskörper und Ganglienzellschicht verläuft. Dies bedeutet, dass die Gefäße einen Schatten auf die Retina werfen. Der

Die **arterielle Versorgung** der Retina erfolgt für die meisten Schichten über die **A. centralis retinae**, für die Photorezeptorzellen vorwiegend über die gefäßreiche **Choroidea**.

43.30 Aufbau der Photorezeptorzellen

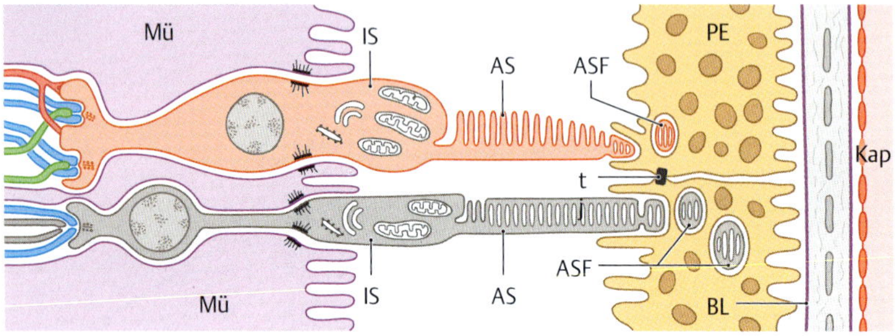

Schematische Darstellung eines Zapfens (oben) und Stäbchens (unten). IS = Innensegment; AS = Außensegment; ASF = vom Pigmentepithel (PE) phagozytierte Außensegment-Teile; Mü = Fortsätze der Müller-Stützzellen (S. 1054); BL = Basallamina; Kap = Kapillare mit gefenstertem Endothel in der Choroidea (S. 1051). Zwischen den Kapillaren und dem Pigmentepithel liegt die Bruch-Membran (grau).

Quelle: Rassow J, Netzker R, Hauser K, Hrsg. Duale Reihe Biochemie. 5. Aufl. Stuttgart: Thieme; 2022

43.31

43.31 Aufbau der Retina

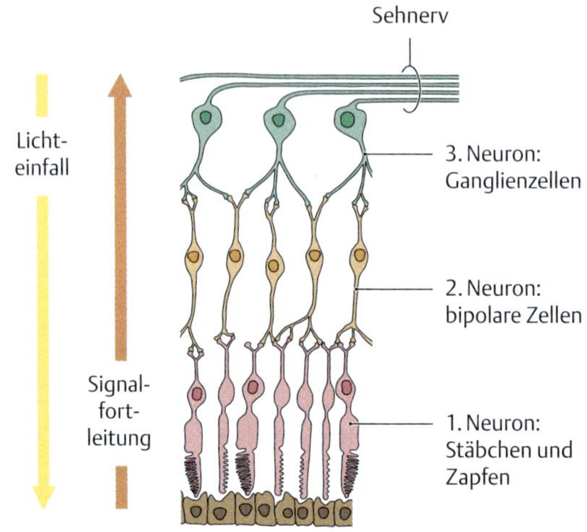

Stark vereinfachte Übersicht über die Informationskette von drei Neuronen innerhalb der Retina. Die Horizontalzellen liegen in Höhe der Synapsen zwischen Rezeptorzellen und Bipolaren, die amakrinen Zellen in Höhe der Synapsen zwischen den Bipolaren und Ganglienzellen (beide nicht dargestellt).

Quelle: Schünke M, Schulte E, Schumacher U. PROMETHEUS LernAtlas der Anatomie, Kopf, Hals und Neuroanatomie. Illustrationen von Voll M u. Wesker K. 6. Aufl. Stuttgart: Thieme; 2022

Schatten wird subjektiv nicht wahrgenommen, weil er über zentralnervöse Mechanismen maskiert wird.

Photorezeptorzelltypen: Man unterscheidet zwei Typen: **Stäbchen** und **Zapfen**.

Photorezeptorzelltypen: Die Photorezeptorzellen kommen in zwei Typen vor: helligkeitsempfindliche **Stäbchen** (ca. 100 Millionen) und farbempfindliche **Zapfen** (ca. 6 Millionen).

► Merke.

► Merke. Die **Stäbchen** dienen dem Sehen in der Dämmerung, d. h. unter schlechten Lichtverhältnissen (skotopisches Sehen). Sie sind **nicht farbtüchtig** aber **lichtempfindlicher** als die Zapfen. Sie vermitteln subjektiv nur Grautöne.
Die **Zapfen** benötigen größere Lichtstärken um anzusprechen, haben aber eine differenzielle Empfindlichkeit für bestimmte Bereiche des Spektrums des sichtbaren Lichts. Sie vermitteln **Farbeindrücke**.
→ „Nachts sind alle Katzen grau“, weil bei schlechten Lichtverhältnissen die farbtüchtigen Zapfen nicht ansprechen und daher keine Farben erkannt werden können.

Der lichtempfindliche Teil der Photorezeptorzellen (Abb. **43.30**) sind die **Außensegmente** (Tab. **43.4**); in den **Innensegmenten** werden Membranmaterial und Sehpigment synthetisiert.

Der prinzipielle Grundbauplan der Photorezeptorzellen ist bei Stäbchen und Zapfen gleich (Abb. **43.30**, vgl. auch Photorezeptoren (S. 1054)):

- Die **Außensegmente** sind die lichtempfindlichen Teile der Zelle und enthalten auf ihren Membranscheiben (Disci membranacei) das Sehpigment (Tab. **43.4**). Die äußersten Scheiben werden kontinuierlich abgestoßen und von den Pigmentepithelzellen phagozytiert und müssen daher fortlaufend neu synthetisiert werden.
- In den **Innensegmenten** wird das Material für die Membranscheiben der Außensegmente und das Sehpigment synthetisiert.

▸ Exkurs: Theorien des Farbensehens. **Trichromatische Theorie des Farbensehens:** Man unterscheidet **3 Zapfentypen** mit bevorzugter Empfindlichkeit für die Spektralbereiche **blau**, **grün** und **rot**. Die Antwortkurven der 3 Typen bei Belichtung mit verschiedenen Wellenlängen überlappen sich stark, d. h. eine bestimmte Wellenlänge (besonders im blau-grünen Bereich) erregt alle Zapfentypen, aber in unterschiedlichem Ausmaß. Die vielen Millionen Farbtöne, die ein Mensch unterscheiden kann, kommen demnach durch unterschiedlich starkes Ansprechen der 3 Zapfentypen bei einer bestimmten Wellenlänge zustande (**trichromatische Theorie** des Farbensehens).

Gegenfarbentheorie des Farbensehens: Auf höheren Stationen des Farbensehens (s. u.) ist eine andere physikalische Theorie des Farbensehens verwirklicht, nämlich die **Gegenfarbentheorie**. Gegenfarben bilden Paare wie z. B. rot-grün oder gelb-blau. Die Gegenfarbentheorie kann das Phänomen der **farbigen Nachbilder** erklären: Blickt man längere Zeit auf einen roten Gegenstand und danach auf eine graue Fläche, so erscheinen die Umrisse des roten Gegenstands grün.

▸ Exkurs: Theorien des Farbensehens.

▸ Klinik. Völlige **Farbenblindheit** durch das genetisch bedingte Fehlen aller Zapfen ist extrem selten. Völliges Fehlen des Sehpigments **eines** Zapfentyps kommt häufiger vor, z. B. bei der **Grünblindheit** (**Deuteranopie**) bei ca. 5 % der Bevölkerung. Noch häufiger – und oft unbemerkt – liegt eine **Grün-** oder **Rotschwäche** vor, d. h. eine verminderte Empfindlichkeit für Licht der Wellenlängen Grün oder Rot. Diese Störung kann zum Verwechseln von schwachen Rot- und Grünfarbtönen bei schlechten Lichtverhältnissen führen (z. B. Verkehrsampel bei Nebel).

▸ Klinik.

43.4 Aufbau der Außensegmente

Photorezeptor	Außensegment	Disci membranacei	Sehpigment
Stäbchen	zylinderförmig	allseitig von Zytoplasma umgebene, abgeplattete, in sich geschlossene Membransäckchen	**Rhodopsin** bestehend aus einem Molekül 11-cis-Retinal (Aldehyd des Vitamins A) und einem Eiweißanteil (Opsin)
Zapfen	konisch	Einfaltungen der Zellmembran der Außensegmente, die außen von Interstitialflüssigkeit umgeben sind	**Jodopsine** (auch Zapfenopsine genannt) unterscheiden sich geringfügig von Rhodopsin durch eine andere Zusammensetzung des Opsins. Jeder Zapfentyp (rot, grün, blau) hat einen anderen Opsin-Aufbau. Anmerkung: Ein Teil der retinalen **Ganglienzellen** enthält ein drittes Opsin, das **Melanopsin**. Diese Zellen sind nicht am Sehvorgang beteiligt, sondern wahrscheinlich an der Steuerung des Tagesrhythmus.

Verteilung der Photorezeptoren: Die Verteilung der Stäbchen und Zapfen ist in verschiedenen Bereichen der Retina sehr unterschiedlich.

Verteilung der Photorezeptorzellen: Sie ist innerhalb der Retina sehr unterschiedlich.

▸ Merke. Die **Zapfen** sind in der **Fovea centralis** – der Stelle des schärfsten Sehens – am höchsten konzentriert. Die **Stäbchen** fehlen hier, die Stäbchendichte ist allgemein in der **Peripherie** der Retina deutlich höher als die der Zapfen.

▸ Merke.

Die Zapfendichte fällt zur Netzhautperipherie immer mehr ab. In der **Fovea centralis** ist die Sehschärfe (die räumliche Auflösung) auch deswegen am höchsten, weil hier die vor den Rezeptorzellen liegenden Schichten zur Seite verlagert sind und eine 1 : 1-Verschaltung zwischen Rezeptorzellen und Ganglienzellen besteht. Die unterschiedliche Verteilung von Stäbchen und Zapfen in der Retina erklärt, warum man einen lichtschwachen Stern gerade dann nicht erkennen kann, wenn man ihn genau fixiert, d. h. auf der Fovea centralis abbildet. In der Fovea sind nur die relativ lichtunempfindlichen Zapfen vorhanden. Um den Stern zu sehen, muss man eine Stelle dicht neben dem Stern fixieren. Dadurch wird das Bild des Sterns auf eine Retinastelle neben der Fovea centralis projiziert, wo die Stäbchendichte hoch ist.

In der **Fovea centralis** ist die Sehschärfe am höchsten, weil hier die Rezeptorzellen nicht von anderen Retinaschichten überlagert werden und die Zellen 1 : 1 mit den Ganglienzellen verschaltet sind.

Signaltransfer in der Retina

Erstes Neuron – Photorezeptor

Die Absorption der Energie eines Photons der Wellenlänge 400–700 nm („sichtbares" Licht) findet mittels **Sehpigmenten** auf den Membranscheiben der **Außensegmente** statt (Tab. **43.4** und Abb. **43.30**). Durch nachfolgende Prozesse in der Außenmembran der Rezeptorzelle entsteht das Rezeptorpotenzial (s. u.). Diese Vorgänge werden als **Phototransduktion** bezeichnet.

Signaltransfer in der Retina

Erstes Neuron – Photorezeptor

Die Sehpigmente absorbieren „sichtbares Licht" (Wellenlänge 400–700 nm). Dadurch werden Prozesse in der Membran in Gang gesetzt, die zu einem Rezeptorpotenzial führen (**Phototransduktion**).

Durch die Belichtung kommt es zur Konformationsänderung des Rhodopsins mit nachfolgender Entstehung eines **hyperpolarisierenden Rezeptorpotenzials**. Dadurch wird die Transmitterfreisetzung an der Synapse der Photorezeptorzelle mit der Bipolarzelle herabgesetzt.

Durch die Belichtung (Auftreffen eines Photons) kommt es zu einer Konformationsänderung des Rhodopsins, was über mehrere Zwischenschritte zum Verschluss von Na^+-/K^+-Kanälen in der Außenmembran des Photorezeptor-Außenglieds führt. Dadurch wird der bei Dunkelheit stattfindende Ioneneinstrom in die Photorezeptorzelle unterbrochen und über ein **hyperpolarisierendes Rezeptorpotenzial** die Freisetzung des Neurotransmitters **Glutamat** an der Synapse mit der Bipolarzelle herabgesetzt.

▶ Klinik.

▶ Klinik. Bei einem alimentären Mangel an Vitamin A kann es wegen der gestörten Synthese von Rhodopsin und dadurch bedingter Funktionsstörung der Stäbchen zur **Nachtblindheit** (**Hemeralopie**) kommen.

Zweites Neuron – Bipolarzellen

Die Verminderung der ständig freigesetzten Glutamatmenge führt in der nachgeschalteten **Bipolarzelle** (An- oder Aus-Zentrum-Bipolarzelle) zu einer De- oder Hyperpolarisation.

Zweites Neuron – Bipolarzellen

Die verminderte Menge freigesetzten Transmitters an der Synapse führt zu einer **Hyper-** oder **Depolarisierung** der **Bipolarzelle**, je nachdem um welchen Typ von Bipolarzelle es sich handelt:

- **An-Zentrum-Bipolarzellen**, die Verbindungen mit An-Zentrum-Ganglionzellen haben (s. u.) werden depolarisiert,
- **Aus-Zentrum-Bipolarzellen** hyperpolarisiert.

▶ Exkurs: Struktur der retinalen Synapsen.

▶ Exkurs: Struktur der retinalen Synapsen. Die Kontakte zwischen Rezeptorzellen auf der einen und **Bipolarzellen** bzw. **Horizontalzellen** auf der anderen Seite sind **Ribbon-Synapsen** (**Band-Synapsen**). Im EM sind sie durch eine elektronendichte strichförmige Struktur (das Band) gekennzeichnet, die auf der präsynaptischen Seite senkrecht zum synaptischen Spalt angeordnet ist und neben der synaptische Vesikel konzentriert sind. Die Vesikel enthalten Glutamat.

Drittes Neuron – Ganglienzellen

In den Ganglienzellen entstehen bei Belichtung der Photorezeptoren Aktionspotenziale. Bipolarzellen und Photorezeptoren bilden nur synaptische bzw. Rezeptorpotenziale.

Rezeptives Feld der Ganglienzellen: Das rezeptive Feld (**RF**) der retinalen Ganglienzellen ist rund mit einem Zentrum, das konzentrisch von der Peripherie umgeben ist.

An-Zentrum- und Aus-Zentrum-Zellen:
Es gibt zwei funktionelle Typen der retinalen Ganglienzellen:

- **An-Zentrum-Zellen** werden bei Belichtung des Zentrums ihres RF erregt und bei Belichtung der Peripherie gehemmt.
- **Aus- Zentrum-Zellen** verhalten sich invers (Hemmung bei Belichtung des Zentrums, Erregung bei Belichtung der Peripherie).

Ganglienzellsysteme: Innerhalb der An- und Aus-Zentrum-Zellen können nach ihrer Somagröße **magnozelluläre und parvozelluläre Ganglienzellen** unterschieden werden. Die ersteren leiten Informationen über **Bewegungen**, die letzteren über **Form und Farbe** des fixierten Gegenstandes.

Drittes Neuron – Ganglienzellen

Erst in den Ganglienzellen, die man funktionell in verschiedene Typen einteilen kann, werden durch Belichtung der Photorezeptoren Aktionspotenziale gebildet. In den Bipolarzellen und Photorezeptoren entstehen nur unterschwellige synaptische bzw. Rezeptorpotenziale.

Rezeptives Feld der Ganglienzellen: Das **rezeptive Feld** (**RF**) ist der Bereich der Retina, von dem aus die Ganglienzelle Afferenzen erhält (d. h. von dem aus die Aktivität der Zelle beeinflusst werden kann). Das RF der Ganglienzellen ist meist rund und zweigeteilt: Es besteht aus einem Zentrum, das konzentrisch von der Peripherie umgeben ist. Ganglienzellen der Fovea centralis haben die kleinsten RFs. Dies ist ein weiterer Grund für die hohe Sehschärfe an dieser Stelle.

An-Zentrum- und Aus-Zentrum-Zellen: Unter den retinalen **Ganglienzellen** lassen sich zwei funktionelle Gruppen unterscheiden, die bei punktförmiger Belichtung ihres rezeptiven Feldes unterschiedlich reagieren:

- **An-Zentrum-Zellen:** Sie werden bei Belichtung des Zentrums ihres RF erregt, bei Belichtung der Peripherie des RF gehemmt. Dies geschieht über eine laterale Hemmung, die durch **Horizontalzellen** verursacht wird.
- **Aus-Zentrum-Zellen:** Sie verhalten sich gegensätzlich, d. h. Hemmung bei Belichtung des Zentrums, Erregung bei Belichtung der Peripherie des RF.

Beide Typen haben eine Ruheaktivität; bei diffuser Beleuchtung des gesamten RF zeigen sie keine Reaktion.

Magno- und parvozelluläres Ganglienzellsystem: Nach Morphologie und Art der vermittelten Information können die Ganglienzellen der Retina in zwei Typen eingeteilt werden, unter denen jeweils sowohl An-Zentrum- als auch Aus-Zentrum-Neurone vorkommen:

- Die **magnozellulären** (**M-**)**Ganglienzellen** besitzen große Somata mit einem ausgedehnten Dendritenbaum. Sie kontaktieren viele Bipolarzellen und haben daher große RFs. Sie stehen am Anfang des sog. **M-Kanals**, der hauptsächlich **Bewegungen** verarbeitet. Sie sind nicht farbempfindlich.
- Die **parvozellulären** (**P-**)**Ganglienzellen** sind klein und haben kleine RFs. Sie sind der Beginn eines visuellen **P-Kanals**, der vorwiegend Informationen über die **Form** und **Farbe** eines Objekts vermittelt.

- Daneben werden **Ganglienzellen** beschrieben, die selbst **lichtempfindlich** sind (ohne Kontakt zu Photorezeptoren zu haben) und **Melanopsin** enthalten. Diese scheinen den Tag-Nacht-Rhythmus zu steuern. Die Axone dieser Ganglienzellen haben direkte Verbindungen mit dem hypothalamischen Ncl. suprachiasmaticus.

Weitere Zelltypen der Retina: Die **Horizontalzellen** (S. 1054) – von denen es mehrere Typen gibt – liegen dicht an den verbreiterten Endfüßchen der Photorezeptoren und verbinden die Endfüßchen miteinander.

Weitere Zelltypen der Retina: Die **Horizontalzellen** (S. 1054) verbinden die Endfüßchen der Photorezeptoren miteinander.

▸ Merke. Die durch Horizontalzellen (S. 1055) bewirkte laterale Hemmung erklärt das Phänomen des **schwarz-weißen Simultankontrasts.** Neben einer weißen Fläche erscheint eine graue dunkler. Solche Kontrastphänomene sind eine Leistung der visuellen Informationsverarbeitung, die bereits in der **Retina** abläuft.

▸ Merke.

Von den **amakrinen Zellen** sind mehr als 30 Typen bekannt; sie haben teilweise keine Axone, sondern nur Dendriten. Sie enthalten eine Vielzahl unterschiedlicher Transmitter und modulieren den Informationsfluss von den Bipolarzellen zu den Ganglienzellen. Die mit Stäbchen verbundenen Bipolarzellen kontaktieren die nachgeschalteten Ganglienzellen nicht direkt, sondern über amakrine Zellen.

Die **amakrinen Zellen** modulieren den Informationsfluss von den Bipolarzellen zu den Ganglienzellen.

Weitere Stationen der Sehbahn

Die Sehbahn beginnt mit den Photorezeptoren der Retina (s. o.) und endet mit den visuellen Arealen des Kortex. Alle Abschnitte der Sehbahn (inklusive Retina und N. opticus) sind entwicklungsgeschichtlich Hirnteile (Abb. **43.32**).
Auf allen Stationen der Sehbahn besteht eine **Retinotopie**, d. h. ein bestimmtes Gebiet der Retina wird auf eine ganz bestimmte Neuronenpopulation abgebildet. Dies geschieht allerdings in verzerrter Form: Im primären visuellen Kortex ist die Repräsentation der Fovea centralis größer als die eines gleich großen Gebietes der Netzhautperipherie.
Zunächst wird der sog. **genikuläre Teil der Sehbahn** besprochen, der über das Corpus geniculatum laterale zum primären visuellen Kortex führt. Er vermittelt bewusste Seheindrücke. Daneben gibt es den **extragenikulären Teil der Sehbahn**, dessen Fasern vom Tractus opticus vor Erreichen des Corpus geniculatum laterale zu den Colliculi superiores der Vierhügelplatte (S. 1101) und der Area pretectalis abzweigen, und hauptsächlich für optische Reflexe (S. 1219) verantwortlich sind. Die Aktivität in diesem Teil der Sehbahn läuft unbewusst ab.

Weitere Stationen der Sehbahn

Anfang der Sehbahn sind die Photorezeptoren der Retina, Ende die visuellen Areale des Kortex.

Auf allen Stationen der Sehbahn besteht eine **Retinotopie**, d. h. ein bestimmtes Gebiet der Retina wird auf eine ganz bestimmte Neuronenpopulation abgebildet.

Man unterscheidet einen sog. **genikulären Anteil** der Sehbahn zur Vermittlung bewusster Seheindrücke von einem **extragenikulären Teil** mit unbewusst ablaufender Aktivität, z. B. im Rahmen optischer Reflexe (S. 1219). Der letztere Teil zweigt vor dem Corpus geniculatum laterale vom Tractus opticus ab und zieht zu den Colliculi sup. und der Area pretectalis.

43.32 Stationen der Sehbahn

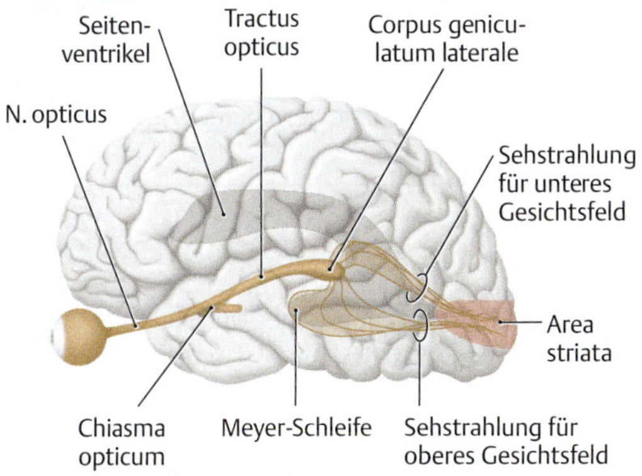

Schematischer Überblick über den Verlauf der Sehbahn in der Ansicht von links. Die Meyer-Schleife ist der Teil der Sehstrahlung, der um das Unterhorn des Seitenventrikels zur Sehrinde zieht.

Quelle: Schünke M, Schulte E, Schumacher U. PROMETHEUS LernAtlas der Anatomie, Kopf, Hals und Neuroanatomie. Illustrationen von Voll M u. Wesker K. 6. Aufl. Stuttgart: Thieme; 2022

43.32

Nervus opticus, Chiasma opticum und Tractus opticus

Die Axone der Ganglienzellen – des 3. Neurons der Sehbahn – bilden den **N. opticus** (II. Hirnnerv), der nur Fasern von einem Auge enthält.

Nervus opticus, Chiasma opticum und Tractus opticus

Der **N. opticus** enthält nur Fasern von einem Auge.

▸ Klinik. Aus der Tatsache, dass der N. opticus entwicklungsgeschichtlich ein Hirnteil ist, erklärt sich der Befund, dass der Nerv bei **Multipler Sklerose** (**MS**) betroffen sein kann. Häufig ist diese sog. **Optikusneuritis** die Erstmanifestation. Die MS ist eine chronisch-entzündliche Erkrankung des ZNS, die durch eine Demyelinisierung der Nervenfasern von Gehirn und Rückenmark gekennzeichnet ist.

▸ Klinik.

43.33 Sehbahn und Ort der Schädigung bei Gesichtsfeldausfällen (Skotomen)

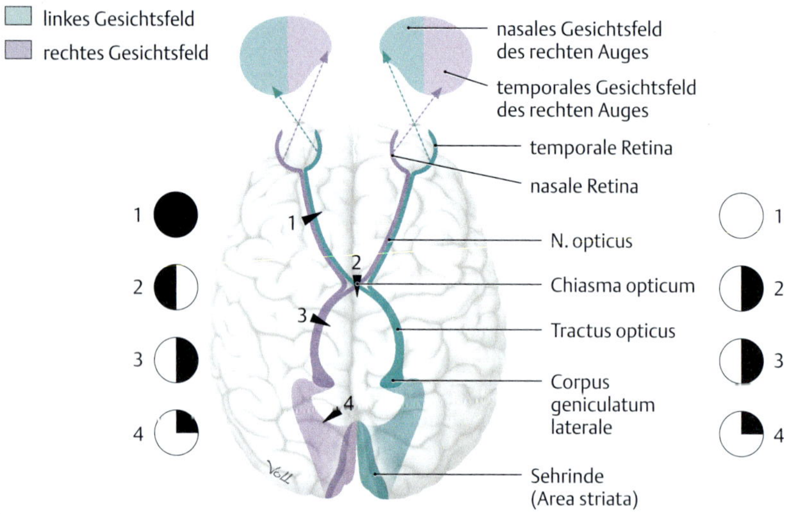

Sicht von oben (parietal, vgl. Abb. **43.29**) auf die Sehbahn mit der Aufteilung der visuellen Information auf den rechten und linken visuellen Kortex. Je nach Verletzungsort (nummerierte Pfeilspitzen) entlang der Sehbahn resultieren daraus unterschiedliche Gesichtsfeldausfälle. Besonders typisch sind die Amaurose (vollständige Erblindung eines Auges) bei einseitiger Schädigung des N. opticus (**1**), bitemporale Hemianopsie bei Läsion des Chiasma opticum (**2**), homonyme Hemianopsie bei Durchtrennung eines Tractus opticus (**3**) und obere Quadrantenanopsie bei einseitiger Schädigung der unteren Anteile der medialen (gekreuzten) Sehstrahlung (**4**).

nach Schünke M, Schulte E, Schumacher U. PROMETHEUS LernAtlas der Anatomie, Kopf, Hals und Neuroanatomie. Illustrationen von Voll M u. Wesker K. 6. Aufl. Stuttgart: Thieme; 2022

Jeder nach dem **Chiasma opticum** beginnende **Tractus opticus** enthält Fasern von der temporalen Retina des ipsilateralen und der nasalen Retina des kontralateralen Auges (Abb. **43.33**).

Nach der Sehnervenkreuzung (**Chiasma opticum**) beginnt der Tractus opticus. Das Chiasma opticum liegt direkt rostral vom Hypophysenstiel auf dem Corpus ossis sphenoidalis bzw. dem Sinus sphenoidalis. Im **Tractus opticus** ziehen Fasern von der temporalen Retina des ipsilateralen Auges und der nasalen Retina des kontralateralen Auges nach okzipital (Abb. **43.33**).

► Merke.

► Merke. Die Ganglienzellaxone von der nasalen Netzhaut kreuzen im Chiasma, die von der temporalen Netzhaut nicht.

► Klinik.

► Klinik. Bei Ausfällen des Gesichtsfeldes (Abb. **43.33**) kann von dem jeweils ausgefallenen Gesichtsfeldanteil auf den Ort der Läsion geschlossen werden: Die **bitemporale** (**heteronyme**) **Hemianopsie** ist durch den Ausfall der temporalen Gesichtsfelder beider Augen gekennzeichnet (sog. Scheuklappenphänomen oder Tunnelgesichtsfeld). Heteronym bedeutet „ungleichnamig“: Im linken Gesichtsfeld ist die **linke**, im rechten Gesichtsfeld die **rechte** Gesichtsfeldhälfte ausgefallen. Ein solcher Ausfall kommt z. B. bei einem Tumor der Hypophyse (S. 1244) vor. Der Druck des Tumors verletzt primär die im Chiasma kreuzenden Fasern, die von den nasalen Netzhautanteilen stammen, auf die sich die temporalen Gesichtsfelder (S. 1208) projizieren. Eine **homonyme Hemianopsie** ergibt sich als Folge der völligen Durchtrennung eines Tractus opticus: In diesem Fall ist in den Gesichtsfeldern beider Augen dieselbe Seite ausgefallen (Abb. **43.33**).

Corpus geniculatum laterale (CGL)

Im **Corpus geniculatum laterale** (**CGL**) beginnt das **4. Neuron** des genikulären Anteils der Sehbahn. Das **rechte CGL** (S. 1115) erhält Information von der **linken Gesichtsfeldhälfte**, das linke entsprechend von der rechten.

Das CGL hat **6 Schichten** (4 klein- und 2 großzellige). Die kleinzelligen Schichten sind mit den P-Ganglienzellen der Retina verbunden, die großzelligen mit den M-Zellen.

Corpus geniculatum laterale (CGL)

Die nächste Station der genikulären Sehbahn mit synaptischer Umschaltung auf das **vierte Neuron** ist der laterale Kniehöcker des Metathalamus, das **Corpus geniculatum laterale = CGL** (S. 1115).

Wegen der Anordnung der Ganglienzellaxone im Chiasma erhält jedes CGL Information von beiden Augen, und zwar das rechte CGL von der temporalen Netzhaut des rechten Auges und der nasalen Netzhaut des linken Auges. Auf diese Weise erreicht die gesamte Information von der linken Gesichtsfeldhälfte das rechte CGL (im linken CGL ist die Anordnung entsprechend für die rechte Gesichtsfeldhälfte).

Das CGL besitzt **6 Schichten**, die abwechselnd Signale des ipsi- und kontralateralen Auges verarbeiten. Zwei dieser Schichten sind großzellig und die restlichen vier kleinzellig:

- Die **kleinzelligen** Schichten haben synaptische Kontakte mit den **P-Ganglienzellen** (S. 1212) der Retina.
- Die **großzelligen** Schichten haben Kontakte mit den retinalen **M-Ganglienzelle** (S. 1212).

▶ **Merke.** Auf diese Weise setzt sich der retinale P- und M-Kanal auf die klein- bzw. großzelligen Schichten des CGL fort.

▶ **Merke.**

▶ **Klinik.** Ein Ausfall des nasalen Gesichtsfeldes eines Auges (**nasale ipsilaterale Hemianopsie**, Abb. **43.33**) bedeutet, dass der Weg von der temporalen Retina betroffen sein muss. Dieser Weg kreuzt nicht, also ist die Läsion auf der ipsilateralen Seite zu suchen. In Frage kommt eine Druckschädigung der lateralen Anteile des Chiasma opticum durch ein Aneurysma der A. carotis interna oder eine Verletzung der lateralen (ungekreuzten) Fasern im Verlauf der Sehstrahlung (s. u.) zwischen CGL und visuellem Kortex.

▶ **Klinik.**

Primärer visueller Kortex – Abbildung des Sehobjekts

Die Efferenzen des CGL bilden die **Sehstrahlung** (**Radiatio optica**) und projizieren auf den **primären visuellen Kortex** (**V1** oder Brodmann **Area 17**) derselben Hemisphäre.

Primärer visueller Kortex – Abbildung des Sehobjekts

Die Efferenzen des CGL projizieren auf den **primären visuellen Kortex** derselben Hemisphäre.

▶ **Merke.** Im Endeffekt wird die linke Gesichtsfeldhälfte beider Augen im rechten visuellen Kortex abgebildet und umgekehrt.

▶ **Merke.**

Anatomisch liegt die Area 17 am äußersten okzipitalen Pol des **Lobus occipitalis**. Medial ist das Gebiet durch den nach oben leicht konvexen **Sulcus calcarinus** (oder Fissura calcarina) gekennzeichnet (Abb. **42.38b**). Die Abbildung ist derart, dass die linke untere Gesichtsfeldhälfte in der rechten Hemisphäre oberhalb des Sulcus calcarinus repräsentiert ist und die obere Gesichtsfeldhälfte unterhalb des Sulcus (Abb. **43.34b**). Das Zentrum des Gesichtsfeldes bzw. die Fovea centralis ist am weitesten okzipital abgebildet, die Peripherie weiter frontal. Diese feste Beziehung zwischen Gesichtsfeld, Retina und V1 wird als **Retinotopie** bezeichnet. Wie an anderen

In der Medialansicht ist dies die Region um den **Sulcus calcarinus**. Die linke untere Gesichtsfeldhälfte ist in der rechten Hemisphäre oberhalb des Sulcus calcarinus repräsentiert, die obere Gesichtsfeldhälfte unterhalb des Sulcus (Abb. **43.34b**). Das Zentrum des Gesichtsfeldes ist am weitesten okzipital abgebildet und überrepräsentiert.

43.34 Primärer visueller Kortex und Retinotopie entlang der Sehbahn

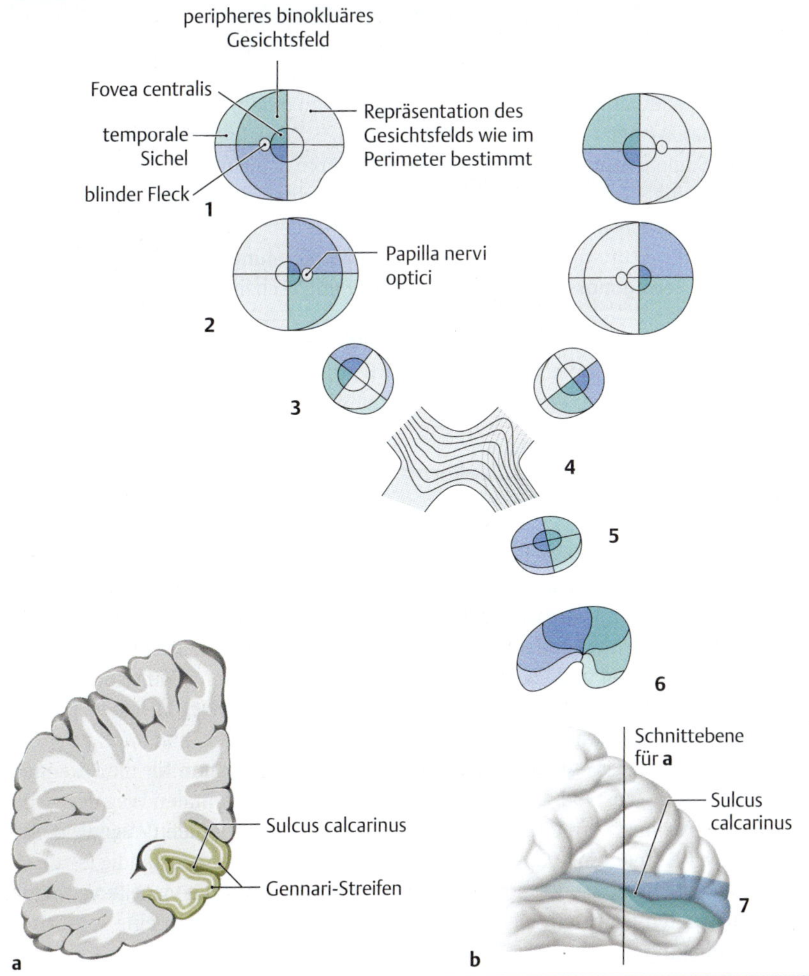

a Der helle **Gennari-Streifen** verläuft parallel zur Oberfläche des primären visuellen Kortex (s. **7** in **b**) und teilt die graue Substanz in zwei makroskopisch erkennbare Schichten (Frontalschnitt).

b **Retinotopie**: Gezeigt ist der Weg der visuellen Information vom Gesichtsfeld des linken Auges bei Blick von oben (parietal). Die Abbildung der verschiedenen Teile des Gesichtsfelds auf Faser- und Neuronenpopulationen sind mit denselben Farben markiert. **1** = Gesichtsfeld des linken Auges; **2** = Abbildung des Gesichtsfelds auf die Retina; **3** und **5** = Verteilung der Information im N. bzw. Tractus opticus, zwischen denen das Chiasma opticum (**4**) liegt; **6** = Abbildung auf Corpus geniculatum laterale (grob schematisch; tatsächlich besteht das CGL, wie im Haupttext beschrieben, aus sechs oberflächenparallelen Schichten). Im Endeffekt wird die visuelle Information vom linken unteren Gesichtsfeld auf die Sehrinde (**7**) der rechten Hemisphäre oberhalb des Sulcus calcarinus (verzerrt) abgebildet.

Quelle: Schünke M, Schulte E, Schumacher U. PROMETHEUS LernAtlas der Anatomie, Kopf, Hals und Neuroanatomie. Illustrationen von Voll M u. Wesker K. 5. Aufl. Stuttgart: Thieme; 2018

Stellen des Kortex auch ist die Abbildung verzerrt und reflektiert die Wichtigkeit der einzelnen Teile des Gesichtsfeldes: Das Gebiet der **Fovea centralis**, auf der der Fixationspunkt und das Zentrum des Gesichtsfeldes abgebildet werden, ist im visuellen Kortex deutlich **überrepräsentiert**.

► Klinik.

► Klinik. Verletzungen eines Teils der Sehstrahlung oder des primären visuellen **Kortex** selbst führen oft zur **Quadranten-Anopsie**, d. h. es besteht z. B. Blindheit im oberen rechten Quadranten des Gesichtsfelds, wenn in der linken Sehstrahlung bzw. im linken primär visuellen Kortex unterhalb des Sulcus calcarinus eine Läsion vorliegt (Abb. **43.33**). Bei kleinen kortikalen Verletzungen bleibt das Zentrum des Gesichtsfelds oft ausgespart, weil es im visuellen Kortex großflächig repräsentiert ist. Vollständige Zerstörung des primären visuellen Kortex hat völlige Blindheit (S. 1129) zur Folge (**Rindenblindheit**). Dabei sind die **Pupillenreflexe auf Licht** aber noch erhalten, da sie den visuellen Kortex nicht benötigen (s. u.). Oft können auch noch Lichtblitze lokalisiert werden, wahrscheinlich über die Colliculi superiores (S. 1101).

Morphologischer Aufbau: Histologisch fällt V1 durch ein besonders **breites Stratum granulosum internum** (Schicht IV) auf. Hier enden die Fasern vom CGL. Durch die Schicht IV zieht sich oberflächenparallel der **Gennari-Streifen** (Abb. **43.34a**). Der Name **„Area striata"** für den primären visuellen Kortex bezieht sich auf diesen Streifen.

Morphologischer Aufbau: Der **primäre visuelle Kortex** (V1 bzw. Area 17) weist schon makroskopisch ein Merkmal auf, das den anderen visuellen Kortexarealen fehlt: den **Gennari-Streifen** (Abb. **43.34a**). Es handelt sich um ein oberflächenparalleles Bündel markhaltiger Fasern, das mit bloßem Auge zu erkennen ist. Es teilt den Kortex praktisch in zwei Schichten und hat zu dem Namen **Area striata** für den primären visuellen Kortex geführt. Mikroskopisch hat die Area 17 eine ungewöhnlich hohe Zelldichte und komplexe Verschaltung. Das Stratum granulosum internum (**Schicht IV**) ist sehr breit und kann in 3 Unterschichten aufgeteilt werden (IVa, IVb und IVc). Die Schicht IVb enthält den Gennari-Streifen, der aus markhaltigen kollateralen Axonen besteht und die Signale im visuellen Kortex außerhalb der Area striata verteilt. Die Afferenzen vom CGL enden hauptsächlich in Schicht IVa und IVc.

Funktioneller Aufbau: Der primäre visuelle Kortex besteht funktionell aus kleinen Zellpopulationen, die eine **okuläre Dominanz** aufweisen, d. h. sie erhalten nur Informationen von einem Auge. In Schicht II und III liegen fleckförmige Ansammlungen (**Blobs**) von **farbtüchtigen Zellen** des P-Systems, dazwischen Zellen für die **Formerkennung**. Die Information des M-Systems für die **Bewegungserkennung** wird in Schicht IV verarbeitet.

Funktioneller Aufbau: In V1 sind Zellen lokalisiert, die bestimmte einfache Struktureigenschaften aus einem gesehenen Objekt extrahieren. So gibt es Zellen, die auf einen Lichtreiz nur dann mit maximaler Entladung reagieren, wenn der Reiz eine bestimmte **Länge**, **Orientierung** oder **Bewegungsrichtung** besitzt. Ursprünglich wurde angenommen, dass die Grundstruktur des primären visuellen Kortex aus **okulären Dominanzsäulen** besteht, die senkrecht zur Oberfläche angeordnet sind. Okuläre Dominanz bedeutet, dass eine Säule nur Signale von einem Auge verarbeitet, wobei die Dominanzsäulen für das rechte und linke Auge abwechselnd nebeneinander liegen. Die „Säulen" sind wohl eher flächige Streifen in Schicht IV. In Schicht II und III befinden sich als rundliche Flecken (**Blobs**) angeordnete **farbtüchtige Zellen des P-Systems**; zwischen den Flecken befinden sich P-Zellen mit ausgeprägter Orientierungs- und Strukturempfindlichkeit für die **Formerkennung** (**Interblobs**). Das **M-System** für das **Bewegungssehen** wird in Schicht IV umgeschaltet.

► Merke.

► Merke. Die Information über Form, Farbe und Bewegung ist schon auf der Ebene von V1 vorhanden, eine höherwertige Verarbeitung der Signale im Sinne einer Erkennung geschieht aber erst in nachgeschalteten Stationen (V2–V5, s. u.).

Sekundärer und höherer visueller Kortex – Erkennung von Bewegung, Farbe und Struktur

In **V1** wird das fixierte Objekt nur **abgebildet**, die weitere Verarbeitung der visuellen Information erfolgt in nachgeordneten visuellen Arealen (**V2–V5**).

Sekundärer und höherer visueller Kortex – Erkennung von Bewegung, Farbe und Struktur

Neben dem primären visuellen Kortex, in dem zunächst nur eine Abbildung des Sehobjekts erfolgt, sind noch weitere visuelle Kortexareale vorhanden, in denen eine weitergehende Verarbeitung der visuellen Information stattfindet. Es handelt sich hierbei um den **sekundären visuellen Kortex** (**V2**) sowie die nachgeordneten visuellen Areale **V3**, **V4** und **V5**. Die Stationen V1–V3 werden von allen visuellen Informationen durchlaufen, danach teilt sich der Verarbeitungsweg in einen **parietal-frontalen** und einen **temporalen** Zweig (Abb. **43.35**):

Die **Bewegungserkennung** (die die Information des M-Systems benötigt) findet über **V5** im **parietal-frontalen Weg** statt, die **Form- und Farberkennung** (P-System) über **V4** im **temporalen Weg** (Abb. **43.35**).

- **Parietal-frontaler Weg:** Wie bereits erwähnt, ist das **M-System** für die **Erkennung von Bewegung** zuständig. Es bildet über **V5** den parietal-frontalen Weg der visuellen Informationsverarbeitung und endet in Area 8, dem frontalen Augenfeld. Area 8 ist für die Steuerung von **konjugierten Augenbewegungen** zuständig (s. u.). Das frontale Augenfeld ist als motorischer Programmgeber für die visuelle Verfolgung von bewegten Objekten wichtig und erhält über das M-System eine sensorische Rückkopplung.

43.35 Weg der visuellen Information im parvo- und magnozellulären System

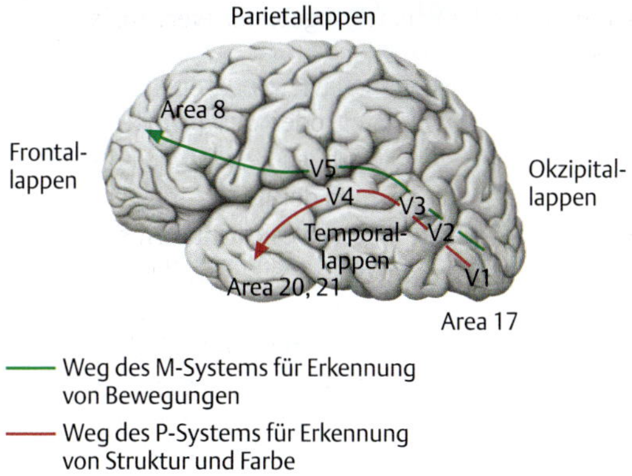

Bis V3 inklusive (tertiärer visueller Kortex) sind beide Systeme noch nicht deutlich getrennt. Danach verläuft über den grün gekennzeichneten Weg vorwiegend die Information für die Erkennung von Bewegungen (magnozelluläres oder M-System), über den rot hervorgehobenen Weg vorwiegend die Information zur Erkennung von Struktur und Farbe (parvozelluläres oder P-System).

Quelle: nach Schünke M, Schulte E, Schumacher U. PROMETHEUS LernAtlas der Anatomie. Kopf, Hals und Neuroanatomie. Illustrationen von Voll M u. Wesker K. 6. Aufl. Stuttgart: Thieme; 2022

43.35

- **Temporaler Weg:** Über das **P-System** erfolgt die Erkennung von **Struktur und Farbe**. Es bildet über **V4** den temporalen Weg der visuellen Informationsverarbeitung. Hier finden sich Neurone, die **komplexe Muster** (z. B. Kreuze, Sterne) für eine maximale Entladung benötigen, d. h. sie lassen sich durch einfache Striche nicht aktivieren. So gibt es beispielsweise im inferioren temporalen Kortex bestimmte Areale, deren Neurone selektiv auf komplexe natürliche Objekte wie Gesichter antworten („Gesichtserkennungsareale"). Läsionen in diesem Bereich können daher selektiv die Fähigkeit beeinträchtigen, Gesichter zu erkennen (Gesichtsblindheit bzw. Prosopagnosie).

Neurone des temporalen Wegs benötigen **komplexe Muster** (z. B. Kreuze, Sterne) für eine maximale Erregung, d. h. sie lassen sich durch einfache Striche nicht aktivieren.

▸ Klinik. **Kortikale Läsionen**, die höhere Stationen der visuellen Informationsverarbeitung betreffen, führen oft zu einem Zustand, der **visuelle Agnosie** bzw. Seelenblindheit (S. 1129) genannt wird.
Läsionen in V5 und dem weiteren Weg für Bewegungsdetektion sind mit einer **Bewegungsagnosie** verbunden, d. h. die Betroffenen sehen kontinuierliche Bewegungen als eine unterbrochene Folge von Einzelbildern.
Ist **V4** und der kaudale temporale Kortex verletzt, kommt es zu Ausfällen der Farb- und Formerkennung. Eine eindrucksvolle Störung dieser Art ist die **Prosopagnosie**, d. h. die Unfähigkeit, Gesichter zu erkennen.

▸ Klinik.

Der bisher beschriebene Weg der visuellen Information gehört zum retino-genikulo-kortikalen System (Tab. **43.5**).

43.5 Visuelle Teilsysteme

System	Strukturen	Funktionen
retino-genikulo-kortikales System	Retina – N. und Tractus opticus – Corpus geniculatum laterale – Radiatio optica – Area 17 (V1) – Area 18 (V2), Area 19 (V3, V4, V5) – parietaler und unterer temporaler Assoziationskortex	bewusster Seheindruck und weitergehende Verarbeitung
retino-tektales System	Retina – N. und Tractus opticus – Colliculus superior weitere **Afferenzen** aus dem Hirnstamm und Rückenmark (Tractus spinotectalis), Hinterstrangkernen, Ncll. cochleares, visuellem Kortex **Efferenzen** u. a. zu Augenmuskelkernen, Ncll. pontis, Rückenmark, Formatio reticularis	reflexartige Steuerung von Augen- und Kopfbewegung
retino-prätektales System	**Pupillenreflex**: Retina – N. und Tractus opticus – Area pretectalis – Ncl. accessorius n. oculomotorii (Edinger-Westphal) – M. sphincter pupillae (Tab. **40.3**) **Akkommodationsreflex:** Retina – N. und Tractus opticus – Corpus geniculatum laterale – V1 – V2 – Area pretectalis – Edinger-Westphal – M. ciliaris (Tab. **40.4**) **Konvergenzreaktion:** wie Akkommodationsreflex, jedoch zum Ncl. n. oculomotorii zur Innervation der Mm. recti mediales beidseits	Pupillen- und Akkommodationsreflexe/ Konvergenzreaktion (konsensuell)

43.5 Visuelle Teilsysteme (Fortsetzung)

System	Strukturen	Funktionen
retino-hypothalamo-pineales System	Retina – N. und Tractus opticus – Ncll. suprachiasmaticus und paraventricularis, zentrale Sympathikusbahn – Ggl. cervicale superius – Corpus pineale	Synchronisierung lichtabhängiger zirkadianer Rhythmik neuroendokriner Systeme
akzessorisches optisches System	Retina – N. und Tractus opticus – Tegmentum mesencephali – Interaktion mit Vestibularissystem	Steuerung des optokinetischen Nystagmus

Beachte: Außer dem ersten System, dem Akkommodationsreflex und der Konvergenzreaktion sind alle anderen Wege **extragenikulär**, d. h. die visuelle Information läuft nicht über das CGL.

Willkürliche und reflektorische Augenbewegungen (Okulomotorik)

Tab. **43.5** zeigt die zahlreichen visuellen Untersysteme.

Willkürliche Augenbewegungen

Willkürliche Augenbewegungen erfolgen meist als **konjugierte Bewegungen**, bei denen sich beide Blickachsen in dieselbe Richtung bewegen. Ein wichtiges Zentrum für die Steuerung der Augenmuskeln ist die **p**aramediane **p**ontine **F**ormatio **r**eticularis (**PPRF**), die über den **Fasciculus longitudinalis med.** (S. 1097) die verschiedenen Augenmuskelkerne erreicht und primär **horizontale** Augenbewegungen steuert. Der **r**ostrale **i**nterstitielle Kern des **F**asciculus **l**ongitudinalis **m**edialis (**riFLM**) arbeitet mit dem Ncl. interstitialis Cajal bei der Steuerung **vertikaler** Blickbewegungen zusammen. Die willkürlichen Augenbewegungen dienen der Abtastung des Gesichtsfeldes und laufen als ruckartige **Sakkaden** ab.

Willkürliche und reflektorische Augenbewegungen (Okulomotorik)

Die Tab. **43.5** soll verdeutlichen, dass das visuelle System neben der Vermittlung von bewussten Sehwahrnehmungen noch viele andere Funktionen hat, die oft unbewusst ablaufen.

Willkürliche Augenbewegungen

Willkürliche Augenbewegungen werden normalerweise in Form von **konjugierten Bewegungen** ausgeführt, d. h. die Blickachsen beider Augen bewegen sich in dieselbe Richtung. Bei horizontalen Blickbewegungen zur Abtastung des Gesichtsfeldes muss dafür der in Blickrichtung liegende M. rectus lateralis aktiviert und der kontralaterale M. rectus lateralis gehemmt werden. Gleichzeitig kommt es zu einer Hemmung des ipsilateralen und Aktivierung des kontralateralen M. rectus medialis (S. 1040).

Die Ansteuerung der beteiligten Hirnnervenkerne (in diesem Fall N. III und VI) erfolgt vom **frontalen Augenfeld** (Area 8), wobei wahrscheinlich auch Aktivität von Area 17–19 zum Augenfeld eine Rolle spielt. Das Koordinationszentrum befindet sich in der **paramedianen pontinen Formatio reticularis** (**PPRF**), das die Kerne des N. III und VI synchronisiert und primär **horizontale** Augenbewegungen steuert. Diese Kerne werden durch den **Fasciculus longitudinalis medialis** (S. 1097) verbunden, der die Hirnnervenkerne untereinander verknüpft (Abb. **43.36a**). Am kranialen Ende des Fasciculus befindet sich der **r**ostrale **i**nterstitielle Kern des **F**asciculus **l**ongitudinalis **m**edialis (**riFLM**; Abb. **43.36b**). Er liegt direkt kranial des **Ncl. interstitialis Cajal**,

43.36 Anordnung und Verschaltung blickmotorischer Kerne im Hirnstamm

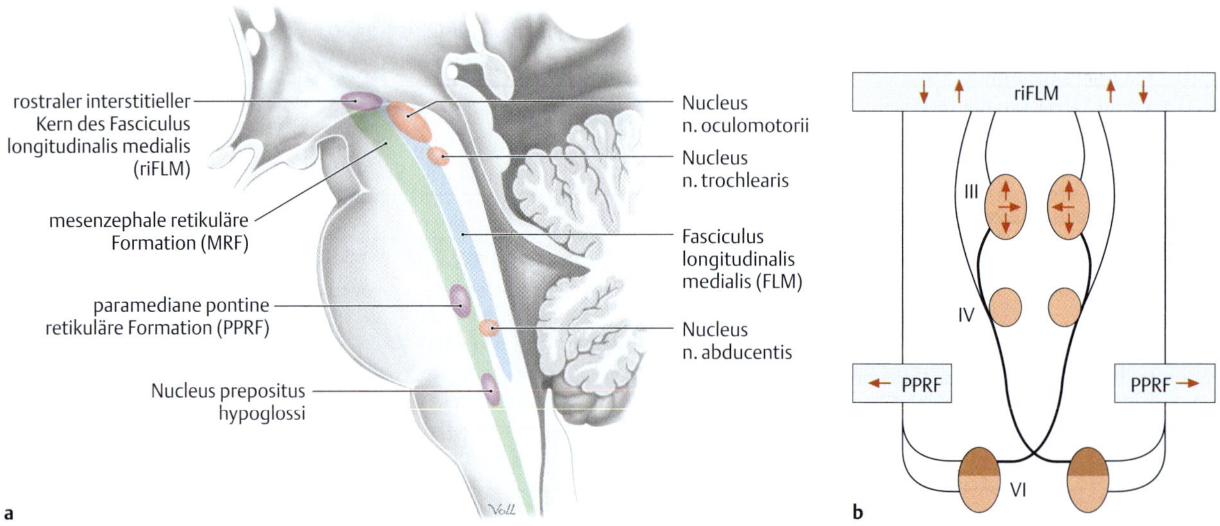

a Schematische Anordnung der für die Blickmotorik relevanten Hirnnervenkerne (Kerne der Hirnnerven III, IV und VI) und ihre Verbindung untereinanderer über den Fasciculus longitudinalis medialis (hellblau) und Anteile der Formatio reticularis (hellgrün). Der Ncl. prepositus hypoglossi ist ein okulomotorisches Zentrum, das auch vestibuläre und auditorische Informationen integriert. Er liegt in der Medulla oblongata in der Nähe des rostralen Teils des Ncl. n. hypoglossi.

b Bedeutung des paramedianen Anteils der pontinen Formatio reticularis (PPRF = paramediane pontine retikuläre Formation) und des rostralen interstitiellen Kerns des Fasciculus longitudinalis medialis, riFLM, für die Koordination der vertikalen (↑/↓) und horizontalen (←/→) Augenbewegungen. Diese erfolgt über beidseits bestehende Verbindungen zu allen Kernen (S. 971) der äußeren Augenmuskeln (Tab. **40.2**).

Quelle: Schünke M, Schulte E, Schumacher U. PROMETHEUS LernAtlas der Anatomie, Kopf, Hals und Neuroanatomie. Illustrationen von Voll M u. Wesker K. 6. Aufl. Stuttgart: Thieme; 2022

der mit dem riFLM bei der Steuerung **vertikaler** Blickbewegungen zusammenarbeitet. Die willkürliche Abtastung des Gesichtsfelds erfolgt in ruckartigen Bewegungen (**Sakkaden**), d. h. eine langsame Einstellung des neuen Fixationspunktes ist willkürlich nicht möglich.

Folgebewegungen und Fixationsreflex

Wenn sich ein Gegenstand durch das Gesichtsfeld bewegt, kann das Objekt willkürlich und in gleichmäßiger Bewegung mit den Augen verfolgt werden, wobei allerdings diese **Folgebewegungen** reflektorisch gesteuert werden, um den Gegenstand immer auf der Fovea centralis abzubilden (sog. **Fixationsreflex**). Der Weg des Reflexes verläuft afferent über Retina und Sehbahn zur **Area 17**; nach Umschaltung in Area 18 und 19 erreicht die efferente Information über den Fasciculus longitudinalis medialis und die PPRF die Augenmuskelkerne.

Folgebewegungen und Fixationsreflex

Folgebewegungen zur Fixierung eines Objekts im Gesichtsfeld sind gleichmäßige Augenbewegungen, die willkürlich eingeleitet werden, dann aber reflektorisch ablaufen (**Fixationsreflex**).

▸ Merke. Im Gegensatz zu den sakkadischen Abtastbewegungen und dem Pupillenreflex (s. u.) erfordert der Fixationsreflex einen intakten **visuellen Kortex**.

▸ Merke.

Neben diesen Strukturen spielt auch der **Colliculus superior** eine wichtige Rolle für den Reflex. Allerdings ist er Teil eines anderen Reflexsystems, nämlich des **retinotektalen Systems**. Bei ausgedehnten Folgebewegungen arbeiten der Fixationsreflex und das retinotektale System zusammen:
Vom Tractus opticus zweigen Fasern **vor Erreichen des CGL** in Richtung auf den **Colliculus superior** des Mesencephalon ab. Diese Fasern sind Teil des retinalen bewegungsempfindlichen M-Systems. Die Zellen des Colliculus superior steuern zusammen mit der PPRF **Folgebewegungen der Augen und des Kopfes** bei Fixierung eines bewegten Objektes (Tab. **43.5**).

Der **Colliculus superior** des Mesencephalon ist ein wichtiges Koordinationszentrum für diesen Reflex.

▸ Merke. Kontinuierliche Folgebewegungen der Augen sind nur reflektorisch möglich. Willkürliche Augenbewegungen sind immer **Sakkaden**, d. h. sprungartige Bewegungen des Fixierungspunktes von einem Ort zum nächsten. Es ist aber möglich, den eigenen und selbst bewegten Zeigefinger in Form einer Folgebewegung mit den Augen zu fixieren.

▸ Merke.

Retinoprätektale Reflexe

Pupillenreflexe auf Licht: Vom **Tractus opticus** laufen Fasern **ohne** Umschaltung im CGL zur **Area pretectalis**, einem Reflexzentrum rostral der Colliculi superiores (Abb. **43.37**). Die Axone der hier gelegenen Zellen ziehen zum parasympathischen **Ncl. accessorius nervi oculomotorii** (S. 1095) beider Seiten (Edinger-Westphal), der über seine Efferenzen im N. oculomotorius (III) und nach Umschaltung im Ggl. ciliare den M. sphincter pupillae zur Kontraktion bringt (**Miosis**, Abb. **43.37**). Da der Reflex beidseitig verläuft, verengt sich die Pupille auch bei Belichtung des anderen Auges (**konsensuelle Lichtreaktion**).

Retinoprätektale Reflexe

Pupillenreflexe auf Licht: Sie verlaufen vom **Tractus opticus ohne** Umschaltung im CGL zur **Area pretectalis**, die vor den Colliculi superiores liegt. Die Efferenzen der Area pretectalis aktivieren Zellen des **Ncl. accessorius nervi oculomotorii** (S. 1095), dessen Aktivität den M. sphincter pupillae zur Kontraktion bringt (**Miosis**, Abb. **43.37**).

▸ Klinik. Da der Lichtreflex nicht über den Kortex verläuft, kann auch nach einer Schädigung des gesamten visuellen Kortex noch ein normaler Pupillenreflex auf Licht vorhanden sein.

▸ Klinik.

Die bei Dunkelheit reflektorisch auftretende Erweiterung der Pupille (**Mydriasis**) läuft ebenfalls über die Stationen Retina und Area pretectalis. Danach erreicht die Information über die **Substantia grisea centralis** (graue Substanz um den Aquädukt) und deszendierende sympathische Steuerungssysteme das sympathische **Centrum ciliospinale** im Seitenhorn der Rückenmarksegmente C 8–Th 3.
Die präganglionären sympathischen Fasern steigen im Halsgrenzstrang auf und werden im Ggl. cervicale superius (S. 892) umgeschaltet. Die postganglionären Fasern laufen ohne Umschaltung durch das Ggl. ciliare und erweitern über den M. dilatator pupillae (Tab. **40.3**) die Pupille.

Die reflektorische Erweiterung der Pupille (**Mydriasis**) bei Dunkelheit läuft über die Area pretectalis und Substantia grisea centralis zum sympathischen **Centrum ciliospinale**.

Nach Aufsteigen im Halsgrenzstrang werden die sympathischen Fasern im Ggl. cervicale sup. umgeschaltet und erreichen den durch sie innervierten M. dilatator pupillae (Tab. **40.3**).

Akkommodationsreflex: Dieser Reflex benötigt im Gegensatz zu den beiden erstgenannten einen intakten primären und sekundären **visuellen Kortex** (Abb. **43.38**). Von der **Area 17–19** ziehen Fasern über die Area pretectalis und **Ncl. Perlia** (s. u.) zum **Ncl. accessorius nervi oculomotorii** (Edinger-Westphal) beider Seiten (Tab. **43.5**).

Akkommodationsreflex: Er benötigt einen intakten primären und sekundären **visuellen Kortex** (Abb. **43.38**). Der Reflex verläuft von **V1–V2** zur Area pretectalis und dann zum **Ncl. accessorius nervi oculomotorii** (Edinger-Westphal).

Als Folge wird der **M. ciliaris** (S. 1048) zur Kontraktion gebracht. Die daraus resultierende Erschlaffung der Zonulafasern bewirkt eine Erhöhung der Brechkraft der Linse, die aufgrund ihrer Eigenelastizität eine stärkere Krümmung annimmt.

Die Efferenzen dieses Kerns werden im **Ggl. ciliare** (S. 1038) umgeschaltet und kontrahieren den **M. ciliaris** (S. 1048). Dadurch lässt der Zug der Zonulafasern auf die Linse nach und die Krümmung der Linse wird aufgrund der Eigenelastizität des Linsenmaterials größer (der Krümmungsradius kleiner). Die Brechkraft der Linse steigt, und die Abbildung von nahen Objekten auf der Retina wird scharf (**Nahakkommodation**). Der Reiz für die Auslösung des Reflexes ist die unscharfe Abbildung eines Gegenstandes auf der Retina. Die von der Area 17–19 kommenden Fasern konvergie-

43.37 Pupillenreflex auf Licht

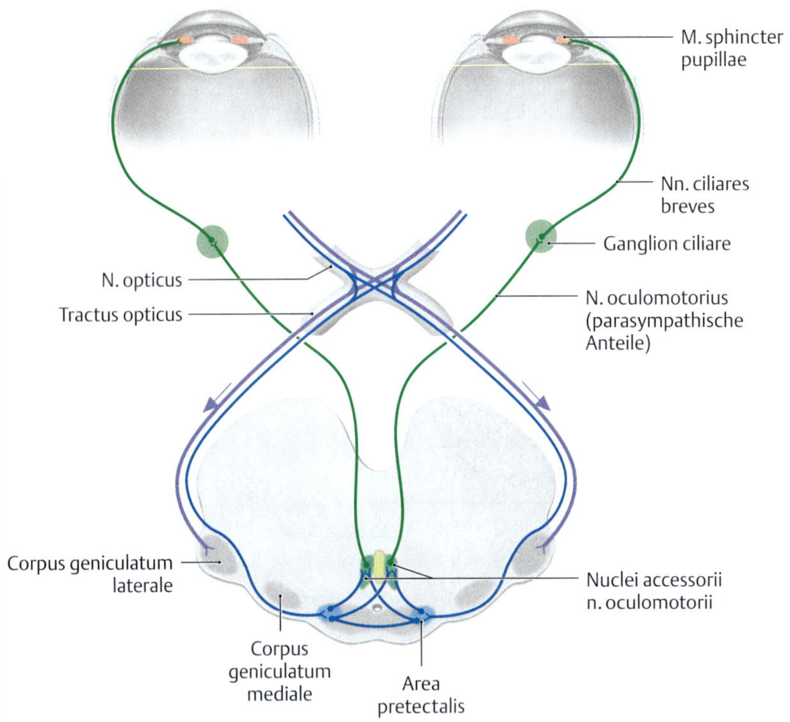

Darstellung des Verlaufs der für den Lichtreflex verantwortlichen afferenten (blau) und efferenten (grün) Fasern mit ihren Schaltstationen: Die hier entscheidenden Afferenzen des nicht genikulären Anteils (blau) der Sehbahn ziehen zunächst mit denen des genikulären Anteils (violett), zweigen jedoch vor dem Corpus geniculatum laterale ab und werden in der Area pretectalis umgeschaltet. Von hier projizieren Neurone doppelseitig (entscheidend für die konsensuelle Lichtreaktion!) auf die Ncll. oculomotorii accessorii. Diese sog. Edinger-Westphal-Kerne entsenden Axone zum Ggl. ciliare (S. 1038), in dem die Umschaltung der parasympathischen Fasern zur Innervation des M. sphincter pupillae (Tab. **40.3**) erfolgt. Die Fasern der doppelseitigen Projektionen verlaufen durch die Commissura posterior.

Quelle: Schünke M, Schulte E, Schumacher U. PROMETHEUS LernAtlas der Anatomie, Kopf, Hals und Neuroanatomie. Illustrationen von Voll M u. Wesker K. 6. Aufl. Stuttgart: Thieme; 2022

43.38 Akkommodationsreflex und Konvergenz

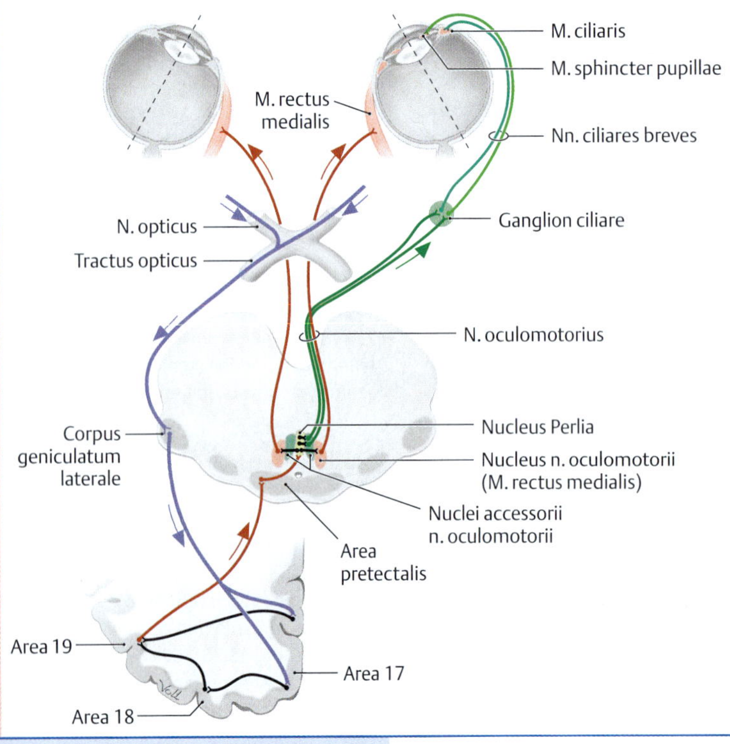

Die Afferenzen für beide Reflexe (blau) verlaufen im N. opticus über das Corpus geniculatum laterale (CGL). Nach dortiger Umschaltung erreichen die Axone der im CGL liegenden Neurone die primäre Sehrinde (Area 17). Über Interneurone (schwarz) werden zunächst die Areae 17–19 und von dort aus über die Area pretectalis der Ncl. Perlia angesteuert. Die hier liegenden funktionell unterschiedlichen Neurone bewirken je nach Zielgebiet unterschiedliche Reaktionen: Die einen schicken Axone zum Ncl. nervi oculomotorii, durch den der M. rectus medialis innerviert wird (rot → Konvergenzreaktion), die anderen Efferenzen ziehen zum Edinger-Westphal-Kern, deren parasympathische Neurone (grün, nur für das rechte Auge dargestellt) über Kontraktion des M. sphincter pupillae zu einer Verengung der Pupillen, sog. Miosis (S. 1048), führt. Gleichzeitig lösen die postganglionären parasympathischen Fasern eine Kontraktion des M. ciliaris aus und erhöhen so die Brechkraft der Linse (Nahakkommodation).

Quelle: Schünke M, Schulte E, Schumacher U. PROMETHEUS LernAtlas der Anatomie, Kopf, Hals und Neuroanatomie. Illustrationen von Voll M u. Wesker K. 6. Aufl. Stuttgart: Thieme; 2022

ren in der Area pretectalis auf dieselben Neurone, die auch die Miosis bei Lichteinfall steuern. Daher ist die Nahakkommodation immer mit einer Miosis verbunden (sinnvoll wegen Verbesserung der Tiefenschärfe).

Der **Ncl. Perlia** liegt zwischen beiden Edinger-Westphal-Kernen und verteilt die ankommende Information über die unscharfe Abbildung auf 2 Ziele:

- auf die Edinger-Westphal-Kerne für die Nahakkommodation und Miosis und
- auf den somatomotorischen Okulomotoriuskern für die Aktivierung des M. rectus medialis (S. 1040) beider Augen. Als Folge konvergieren die Sehachsen bei Fixierung eines nahen Gegenstandes.

Retino-hypothalamo-pineales System und zirkadiane Rhythmik

Tagesrhythmische Lebensabläufe müssen an den Wechsel von Tag und Nacht angepasst werden. Der Rhythmus wird **zirkadian** genannt, da sein Zyklus ungefähr 24 h beträgt. Er wird durch äußere Einflüsse – besonders das Tageslicht – auf 24 h synchronisiert. Ohne äußeren Zeitgeber (z. B. im Schlaflabor) hat jeder Mensch seine eigene Rhythmusdauer, die kürzer (Frühaufsteher) oder länger (Spätaufsteher) als 24 h sein kann.

Zu den tagesrhythmischen Abläufen gehören u. a. Wach-Schlaf-Rhythmus, Körpertemperatur und Hormonhaushalt. Bei der Anpassung an 24 h wirken mehrere Strukturen zusammen, die neuronal miteinander verbunden sind:

- **Retina:** Die Retina dient als Reizaufnehmer für das Tageslicht.
- **Hypothalamus** mit **Ncl. suprachiasmaticus** und **Ncl. paraventricularis:** Der Ncl. suprachiasmaticus erhält über den Tractus retinohypothalamicus direkte Fasern vom Tractus opticus vor Erreichen des CGL. Von diesem Kern bestehen Verbindungen zum Ncl. paraventricularis, der an der Bildung von Steuerhormonen für die Hypophyse beteiligt ist.
- **Seitenhorn des Rückenmarks** und **Ggl. cervicale superius:** Vom Hypothalamus laufen – evtl. in Fortsetzung des Fasciculus longitudinalis dorsalis – Fasern zum Seitenhorn der Rückenmarkssegmente C 8/Th 1, die zum Ggl. cervicale superius des Grenzstranges projizieren.
- **Epiphyse:** Die Epiphyse wird über die sympathischen postganglionären Fasern des Ggl. cervicale superius angesteuert und sezerniert **Melatonin** (erhöhter Spiegel während der Nacht). Das Melatonin wirkt wiederum auf den Ncl. suprachiasmaticus zurück und scheint auch direkt in den Hormonhaushalt und limbische Funktionen einzugreifen (Tab. **43.5**). Insgesamt wirkt es schlafinduzierend.

Retino-hypothalamo-pineales System und zirkadiane Rhythmik

Tagesrhythmische Abläufe (z. B. Wach-Schlaf-Rhythmus) haben bei allen Menschen eine ungefähre Dauer von 24 h (**zirkadian**).

Die Anpassung an den Tag-Nacht-Wechsel erfolgt durch das Tageslicht über folgende Strukturen:
Retina → Ncl. suprachiasmaticus → Ncl. paraventricularis (beide Kerne liegen im Hypothalamus) → Seitenhorn des Rückenmarks → Ggl. cervicale superius→ Epiphyse.

Die Epiphyse sezerniert das Hormon **Melatonin**, das wiederum hypothalamische Funktionen beeinflusst.

43.3.3 Auditorisches System

Schallwellen sind **Longitudinalschwingungen** der Luftmoleküle, d. h. in Ausbreitungsrichtung des Schalls treten abwechselnd Bereiche höheren und geringeren Drucks auf. Der Abstand zwischen zwei Druckmaxima oder -minima ist die Wellenlänge. Das auditorische System von jungen Menschen ist in der Lage, Schallwellen im Frequenzbereich von ca. **15 Hz bis 18 000 Hz** zu erfassen. Die größte Empfindlichkeit besitzt das Gehör bei ca. 4 000 Hz; hier ist der zur Erzielung eines Höreindrucks benötigte Schalldruck am geringsten. Der **Hauptsprachbereich** liegt im Frequenzbereich zwischen ca. 250 und 4 000 Hz; dies sind die während des Sprechens eingesetzten Frequenzen.

43.3.3 Auditorisches System

Der junge Mensch hört Frequenzen von ca. 15 Hz bis 18 000 Hz; die **Empfindlichkeit** des Gehörs ist im Bereich von ca. 250–4 000 Hz am größten. Hier liegt der **Hauptsprachbereich**.

Reizaufnahme

Sinneszellen des Corti-Organs

Die Sinneszellen liegen im **Corti-Organ** (S. 1074), das neben den Sinneszellen noch verschiedene Stützzellen enthält. Zu den Stützzellen gehören die **Phalangenzellen**, die die Sinneszellen tragen, und die **Pfeilerzellen**, die einen mit Perilymphe gefüllten Tunnel umgeben. Die Sinneszellen (**Haarzellen**, s. u.) sind **sekundäre Sinneszellen**, d. h. sie sind über Synapsen mit dem primär afferenten Neuron verbunden. Das Soma dieses Neurons befindet sich im **Ggl. spirale cochleae**, das an der Basis der Lamina spiralis ossea liegt. Die von den inneren Haarzellen kommenden Axone des Ggl. spirale gehören zu **bipolaren Zellen** (Typ-I-Ganglienzellen), deren Somata als Ausnahme eine **Markhülle** besitzen können. Die von den äußeren Haarzellen kommenden Axone des Ggl. spirale gehören dagegen zu **pseudo-unipolaren Zellen** (Typ-

Reizaufnahme

Sinneszellen des Corti-Organs

Die **Haarzellen** des Corti-Organs sind **sekundäre Sinneszellen**, d. h. sie sind über Synapsen mit dem primären afferenten Neuron verbunden. Das Soma dieses Neurons befindet sich im **Ggl. spirale,** dessen zentrale Fortsätze zu den **Ncll. cochleares** ziehen.

43.39 Corti-Organ und seine Verschaltung

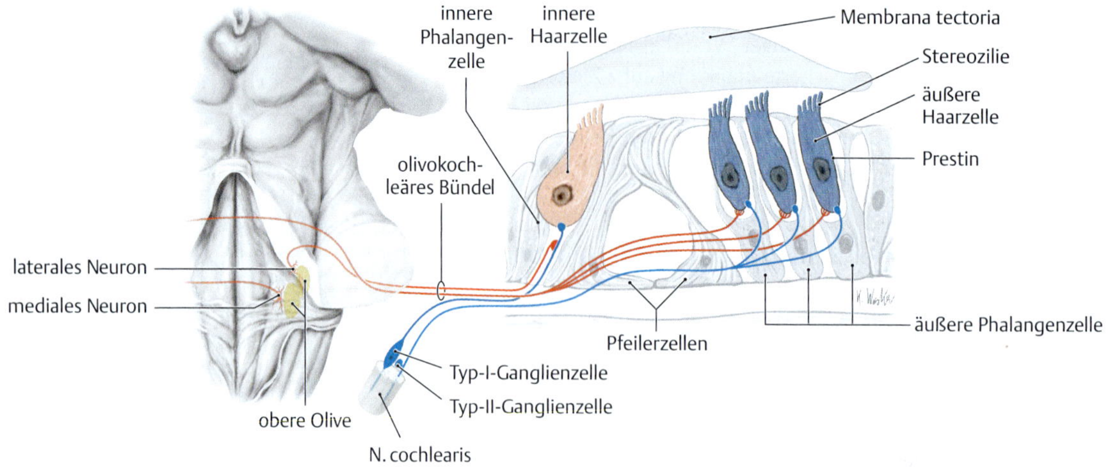

Afferente Fasern (blau) ziehen durch den N. cochlearis zu den Ncll. cochleares. Die efferenten Fasern (rot) zu den inneren Haarzellen kommen vom lateralen oberen Olivenkomplex und verlaufen meist ungekreuzt. Efferente Fasern zu den äußeren Haarzellen kommen vom medialen oberen Olivenkomplex und ziehen vorwiegend gekreuzt zum kontralateralen Corti-Organ. Diese Fasern sind wahrscheinlich an der Kontraktion der äußeren Haarzellen beteiligt.

Quelle: nach Schünke M, Schulte E, Schumacher U. PROMETHEUS LernAtlas der Anatomie, Kopf, Hals und Neuroanatomie. Illustrationen von Voll M u. Wesker K. 6. Aufl. Stuttgart: Thieme; 2022

II-Ganglienzellen). Der zentrale Fortsatz der Ganglienzellen zieht zu den **Ncll. cochleares** der Medulla oblongata.

Die **Sinneszellen** (Abb. **43.39**) besitzen Sinneshaare (Stereozilien), von denen die längsten die Unterseite der **Tektorialmembran** kontaktieren.

Die **Sinneszellen** des Corti-Organs (Abb. **43.39**) sind apikal mit Sinneshaaren (Mikrovilli) ausgestattet, die **Stereozilien** heißen.

Die längsten Stereozilien der äußeren Haarzellen sind mit der Innenseite der **Membrana tectoria** (Tektorialmembran) verbunden, einer gallertigen Membran, die von der Medialseite der Scala media (Limbus spiralis) ausgeht und dem Corti-Organ locker aufliegt. Eine Scherbewegung der Mikrovilli in Richtung auf die längsten Stereozilien ist der erregende Reiz für die Zellen. Die Sinneszellen bilden 1 Reihe von **inneren** und 3 Reihen von **äußeren Haarzellen**:

Im Corti-Organ befinden sich:
- **1 Reihe innere Haarzellen,** die meist **afferente** Synapsen besitzen und den Beginn der Hörbahn darstellen.
- **3 Reihen äußere Sinneszellen**, die **kontraktil** sind und die Tektorialmembran bewegen können. Über diesen Mechanismus erregen sie die inneren Haarzellen oder modulieren ihre Aktivität.

- Die **inneren** Zellen sind flaschenförmig und besitzen vorwiegend Synapsen mit **afferenten** Fasern, wobei die Synapsen oft als Band-(Ribbon-)Synapsen ausgebildet sind. Der Transmitter ist Glutamat. Diese (relativ wenigen, ca. 3 500 pro Seite) inneren Haarzellen sind der Beginn der Hörbahn.
- Die **äußeren Sinneszellen** (ca. 20 000 pro Seite) sind zylinderförmig und besitzen vorwiegend Synapsen mit **efferenten** Fasern, die aus der oberen Olive (Ncl. olivaris superior) stammen (s. u.). Das Zytoplasma der äußeren Haarzellen enthält ein Netzwerk von Aktinfilamenten (S. 38) und Zisternen des glatten endoplasmatischen Retikulums. Die apikale Zellmembran der Sinneszellen ist zu der **Kutikularmembran** umgestaltet. Sie ist durch Aktinfilamente besonders verstärkt. Die seitlichen Membranabschnitte enthalten das Protein **Prestin**, das sich bei K^+-Einstrom verkürzt. Die äußeren Haarzellen vermitteln keine direkten Höreindrücke, sondern verstärken die Erregung der inneren Sinneszellen (s. u.). Sie können sich über Konformationsänderungen des Prestinmoleküls in Längsrichtung **kontrahieren** und dadurch die Tektorialmembran bewegen. Hohe Frequenzen erregen besonders die Haarzellen am Beginn des Ductus cochlearis (nahe am ovalen Fenster), tiefe Frequenzen aktivieren die Zellen nahe dem Helicotrema (der Schneckenspitze).

► Merke.

► Merke. Die **äußeren** Haarzellen dienen lediglich der Erregungsverstärkung der **inneren** Haarzellen, die für die Fortleitung auditorischer Signale zuständig sind.

Entstehung des Rezeptorpotenzials

Depolarisation der Haarzellen: Bei einer Verformung des Endolymphschlauchs kommt es zu einer **Relativbewegung** zwischen Basilarmembran und Tektorialmembran. Dies führt zu einer Scherbewegung der Stereozilien der **äußeren Haarzellen**, die Kontakt mit der Tektorialmembran haben. Zwischen den Spitzen der Stereozilien sind dünne Proteinfäden ausgespannt (**tip links**), die bei einer Bewegung der Mikrovilli in Richtung auf die längsten Stereozilien angespannt werden und so einen mechanosensitiven Kationenkanal in der Spitze der Mikrovilli öffnen. Über den Ionenkanal strömen K^+- und Ca^{2+}-Ionen in die äußere Haarzelle ein. Die damit verbundene Depolarisation bewirkt rhythmische **Kontraktionen** der Zelle, die die Tektorialmembran bewegen und so eine Flüssigkeitsströmung zwischen Tektorialmembran und Corti-Organ erzeugen. Diese Flüssigkeitsströmung führt zu einer Scherbewegung der Sinneshaare der **inneren Haarzellen**, die ebenfalls über den Tip-link-Mechanismus depolarisiert werden. Die Depolarisation bewirkt in den inneren Haarzellen keine Kontraktion, sondern eine **Öffnung von Ca^{2+}-Kanälen**. Die Ca^{2+}-Ionen setzen dann Transmitter (Glutamat) an Band-Synapsen frei und lösen über die Erregung der afferenten Neurone den subjektiven Höreindruck aus.

▸ Merke. Die inneren Haarzellen könnten zwar theoretisch auch ohne Kontraktion der äußeren Haarzellen durch die Endolymphströmung zwischen Tektorialmembran und Corti-Organ erregt werden, aber die durch die äußeren Haarzellen bewirkte Verstärkung der Endolymphströmung ist für subjektive Höreindrücke unabdingbar, da sie die Erregung der inneren Haarzellen um ein Vielfaches steigert (bis zu 1000fach).

▸ Exkurs: Ionengradient als treibende Kraft für die Umsetzung mechanischer Bewegung in ein Rezeptorpotenzial. Die Grundlage der Umsetzung der mechanischen Bewegung des Endolymphschlauchs in ein Rezeptorpotenzial ist die **unterschiedliche Zusammensetzung** von Peri- und Endolymphe (S. 1073) sowie des Intrazellulärraums:
Die **Endolymphe** in der Scala media enthält eine hohe Konzentration an K^+-Ionen (140 mval/l) und wenig Na^+-Ionen (5 mval/l), die **Perilymphe** in der Scala tympani und vestibuli entspricht dagegen eher der Interstitialflüssigkeit (140 mval/l Na^+, 10 mval/l K^+). Auch das Zytoplasma der Sinneszellen enthält weniger K^+ als die Endolymphe der Scala media, sodass sich ein **Ionengradient** als treibende Kraft für K^+ zwischen Endolymphe und Zytoplasma ergibt.

Funktion der efferenten Innervation: Die Funktion der umfangreichen efferenten Innervation der äußeren Haarzellen besteht wahrscheinlich auch darin, durch Kontraktion der äußeren Haarzellen an einer definierten Stelle der Basilarmembran das System für bestimmte Frequenzen besonders empfindlich zu machen. Auf diese Weise ist es möglich, sich auf bestimmte Töne oder Geräusche zu konzentrieren.

Stationen der Hörbahn

Die Haarzellen werden bei der Aufzählung der Stationen nicht mitgerechnet.

Erstes und zweites Neuron: Die zentralen Axone der Zellen des Ggl. spirale cochleae (1. Neuron) laufen in der **Pars cochlearis des N. vestibulocochlearis (VIII)** zur Medulla oblongata, wo sie mit den Zellen der **Ncll. cochleares anterior** und **posterior** (2. Neuron) synaptische Kontakte eingehen.
Von den afferenten Fasern in der Pars cochlearis stammen ca. 90 % von den relativ wenigen inneren Haarzellen. Dieser Befund stützt die Annahme, dass die äußeren Haarzellen nur indirekt an subjektiven Höreindrücken beteiligt sind.
In den Ncll. cochleares sind Neurone vorhanden, die nicht auf reine Töne reagieren, sondern nur auf kompliziertere Klänge oder Geräusche. Daneben kommen Zellen vor, die bestimmte Merkmale eines Schallereignisses extrahieren (z. B. Dauer, Frequenzabfolge und Intensität).

▸ Merke. Auf der Ebene der Ncll. cochleares findet bereits eine basale Informationsverarbeitung statt.

Entstehung des Rezeptorpotenzials

Depolarisation der Haarzellen: Bei einer Verformung des Endolymphschlauchs kommt es zu einer **Relativbewegung** zwischen Basilarmembran (S. 1074) und Tektorialmembran. Die dadurch erzeugte Scherbewegung der Sinneshaare in Richtung auf die längsten Stereozilien öffnet über Proteinfäden (**tip links**) K^+-Kanäle in den Sinneshaaren. Die äußeren Haarzellen **kontrahieren sich** und lösen über die Bewegung der Tektorialmembran eine Flüssigkeitsströmung aus. Dadurch werden die Haare der inneren Sinneszellen abgeschert, was ebenfalls über einen Tip-link-Mechanismus zu einer Depolarisation der Zellen führt.

▸ Merke.

▸ Exkurs: Ionengradient als treibende Kraft für die Umsetzung mechanischer Bewegung in ein Rezeptorpotenzial.

Funktion der efferenten Innervation: Die efferente Innervation der äußeren Haarzellen kann Kontraktionen der Zellen auslösen und so das System insgesamt und für bestimmte Frequenzen besonders empfindlich machen.

Stationen der Hörbahn

Erstes und zweites Neuron: Das 1. Neuron (dessen Soma im **Ggl. spirale cochleae** liegt) endet mit seinen zentralen Fortsätzen (Pars cochlearis n. vestibulocochlearis) in den **Ncll. cochleares anterior** und **posterior** in der Medulla oblongata (2. Neuron). Die meisten der hier terminierenden Fasern kommen von den inneren Haarzellen.

▸ Merke.

⊙ 43.40 **Hörbahn**

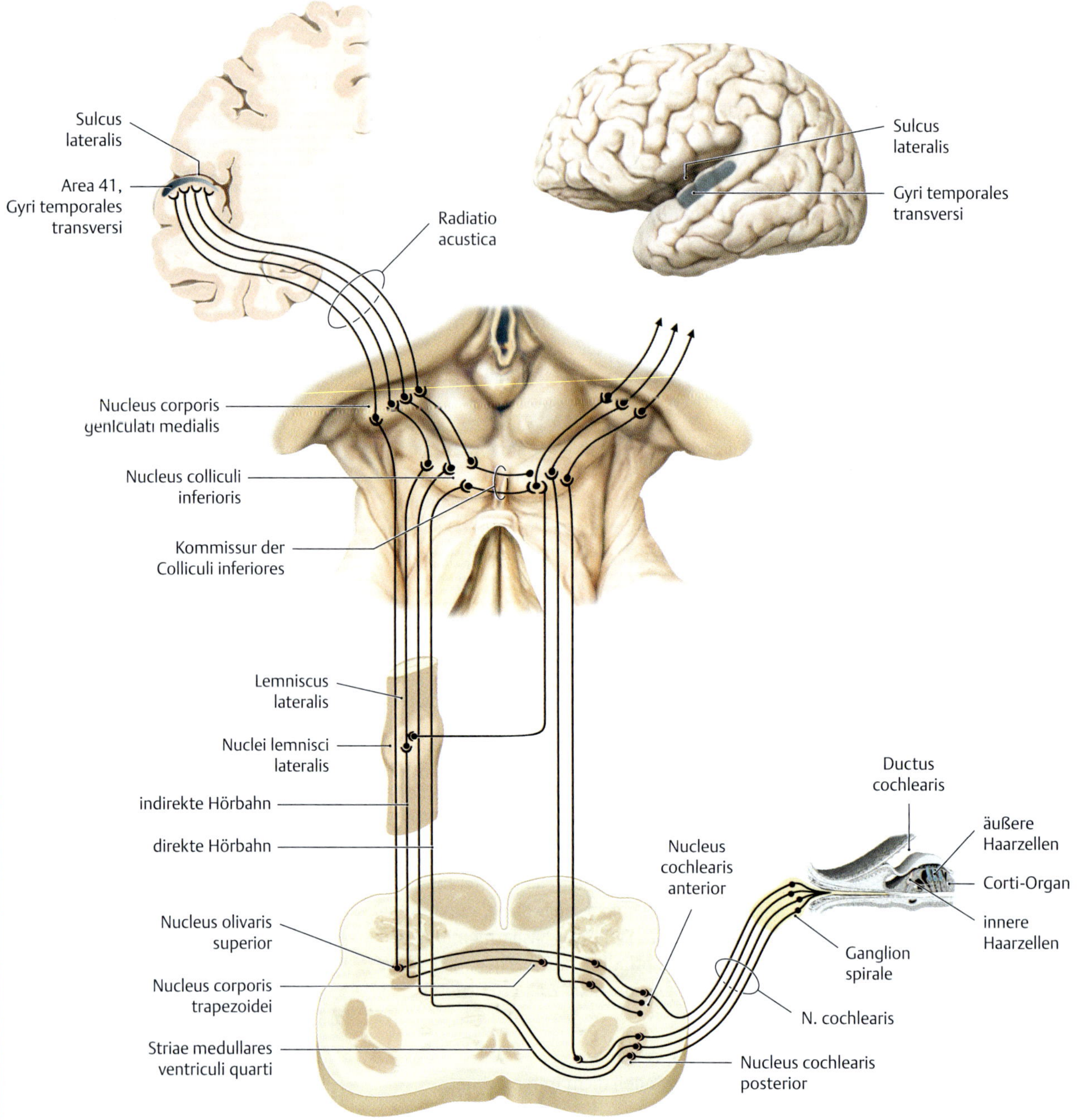

Auf Grund der kleineren Zahl der Umschalt-Stationen in der Kette der afferenten Neurone wird eine direkte von einer indirekten Hörbahn unterschieden.

Quelle: Schünke M, Schulte E, Schumacher U. PROMETHEUS LernAtlas der Anatomie, Kopf, Hals und Neuroanatomie. Illustrationen von Voll M u. Wesker K. 6. Aufl. Stuttgart: Thieme; 2022

Direkte Hörbahn: Die meisten Axone aus dem Ncl. cochlearis **posterior kreuzen** auf die Gegenseite und steigen ohne Umschaltung (daher direkt) im **Lemniscus lateralis** bis zu den **Colliculi inferiores** auf (Abb. **43.40**).

Indirekte Hörbahn: Die Axone aus dem Ncl. cochlearis **anterior** bilden die indirekte Hörbahn; sie werden im Ncl. olivaris superior **beider Seiten** umgeschaltet.

Direkte Hörbahn: Die meisten der vom **Ncl. cochlearis posterior** ausgehenden Axone **kreuzen** auf die Gegenseite und steigen ohne weitere Umschaltung im **Lemniscus lateralis** bis zu den **Colliculi inferiores** des Mesencephalon auf und bilden die sog. **direkte Hörbahn** (Abb. **43.40**). Die Bahn wird „direkt" genannt, weil sie zwischen Ncl. cochlearis und Colliculi inferiores keine Synapsen besitzt.

Indirekte Hörbahn: Der Weg vom **Ncl. cochlearis anterior** (die indirekte Hörbahn) führt zum **Ncl. olivaris superior** und anderen Kernen im sog. **periolivären Feld** auf beiden Seiten der Medulla oblongata, deren aszendierende Fasern ebenfalls im Lemniscus lateralis verlaufen. Die Ncll. olivares sup. beider Seiten sind über schleifenförmige Bahnen miteinander verbunden, die den **Trapezkörper** (**Corpus trapezoideum**) bilden.

▸ Merke. Jeder Ncl. olivaris und damit auch alle höheren Stationen der Hörbahn erhalten Signale von beiden Innenohren, was für das **Richtungshören** von Bedeutung ist.

▸ Merke.

Ein Teil der Fasern aus dem **periolivären Feld** bzw. Ncll. olivares superiores zieht als **efferentes Bündel** zur Schnecke zurück und innerviert die **inneren** und besonders die **äußeren Haarzellen** (Abb. **43.39**). Über diese Fasern ist eine efferente Kontrolle der Funktion des auditorischen Systems möglich.

Die nächste Umschaltstation für die direkte und indirekte Hörbahn ist der **Colliculus inferior** des Mesencephalon, der ebenfalls Verbindungen zur Gegenseite besitzt. Allerdings können die aszendierenden Fasern auch schon im **Ncl. lemnisci lateralis** umgeschaltet werden, der in den Verlauf des Lemniscus lateralis eingeschaltet ist. Dies gilt nur für Fasern der indirekten Bahn, die von den oberen Oliven kommen.

Die ventrale (**indirekte**) Bahn kann vor den **Colliculi inferiores** bereits im **Ncl. lemnisci lateralis** umgeschaltet werden, der im Verlauf des Lemniscus lateralis liegt.

Über das **Corpus geniculatum mediale** (**CGM**) verläuft die Bahn dann zum **primären auditorischen Kortex** (S. 1129), d. h. zu **A1** (**Area 41**) im Gyrus temporalis superior des Schläfenlappens. Hier befinden sich die **Heschl-Querwindungen** als morphologisches Korrelat von A1.

Die Heschl-Windungen sind von der Seite nicht sichtbar, weil sie auf der Oberfläche des Gyrus temporalis superior in die Tiefe des Sulcus lateralis (Sylvius) ziehen (Abb. **43.40**).

Die direkte und die indirekte Bahn laufen zum **Corpus geniculatum mediale** (CGM) und enden danach im **primären auditorischen Kortex** (A1, Area 41) in den **Heschl-Querwindungen** auf der Oberfläche des Gyrus temporalis sup. des Lobus temporalis (Abb. **43.40**).

Die **Tonotopie** des Corti-Organs (Abbildung bestimmter Frequenzen an bestimmten Stellen der Basilarmembran der Schnecke) wird über spezielle Kerngebiete im Colliculus inferior und Corpus geniculatum mediale bis zur Area 41 beibehalten. So sind **hohe Frequenzen** in den Heschl-Querwindungen **medial** (in der Tiefe des Sulcus lateralis), **tiefe Frequenzen lateral** repräsentiert. Die Afferenzen aus den nicht tonotopisch organisierten Teilen des Colliculus inferior und des Corpus geniculatum mediale enden eher im **sekundären auditorischen Kortex** (**A2, Area 42**), der den primären umgibt. Eine einfache Zuordnung von A1 und A2 zu verschiedenen Teilfunktionen des Hörens ist nicht möglich; parallel zu den Überlegungen zum visuellen System kann diskutiert werden, dass in A1 primär die Frequenzanalyse stattfindet, d. h. das Erkennen einer Frequenz. A2 wäre entsprechend für die Erkennung von Frequenzgemischen zuständig, d. h. ob es sich um Töne, Geräusche oder Sprache handelt.

Die **Tonotopie** der Kochlea bleibt bis zum Kortex erhalten: In den **medialen** Teilen der Heschl-Querwindungen sind **hohe Frequenzen**, in den **lateralen tiefe Frequenzen** repräsentiert.
Um den primären auditorischen Kortex liegt der **sekundäre auditorische Kortex** (**A2, Area 42**). Hier erfolgt die weitere Verarbeitung auditorischer Information (Identifizierung von Klängen, Geräuschen, Sprache).

Am okzipitalen Ende des Sulcus lateralis und kaudal an A1 und A2 anschließend befindet sich das **Wernicke-Zentrum** (S. 1129), das entscheidend für das **Sprachverständnis** ist. Die genauen anatomischen Grenzen dieses Zentrums sind nicht bekannt. Ein Teil entspricht aber dem okzipitalen Anteil der **Area 22** im Gyrus temporalis superior (s. Abb. **42.40**). Über die weitere Ausdehnung auf angrenzende temporale und parietale Felder gibt es unterschiedliche Angaben. Wie das Broca-Zentrum ist auch das Wernicke-Zentrum ausschließlich in der sprachdominanten Hemisphere lokalisiert (in der Regel links).

Vom Wernicke-Zentrum zieht eine Assoziationsbahn (**Fasciculus arcuatus**) zum motorischen **Sprachzentrum** (**Broca**). Über die Bahn erhält die Sprachmotorik eine sensorische Rückkopplung. Zu Ausfällen des Broca- (S. 1128) und Wernicke-Zentrums (S. 1129).

Okzipital an A1 und A2 anschließend befindet sich das **Wernicke-Zentrum** (S. 1129), das entscheidend für das **Sprachverständnis** ist und u. a. in der **Area 22** lokalisiert ist (meist linke Hemisphäre). Vom Wernicke-Zentrum zum Broca-Sprachzentrum zieht der Fasciculus arcuatus, über den für eine sensorische Rückkopplung für die Artikulation läuft.

43.3.4 Vestibuläres System

Das vestibuläre System (Gleichgewichtssystem) besteht aus dem **Utriculus** und **Sacculus** sowie den **Bogengängen**, mit den zugehörigen Sinnesepithelien bzw. -zellen samt ihrer Innervation.

43.3.4 Vestibuläres System

Das vestibuläre System besteht aus dem **Utriculus** und **Sacculus** sowie den **Bogengängen**.

Funktion des vestibulären Systems

Das vestibuläre System dient der **Erkennung der Lage** des eigenen Körpers im Schwerefeld der Erde, der **Aufrechterhaltung des Gleichgewichts** in Ruhe und der **Steuerung der Augenbewegungen**.

Eine Nebenfunktion des vestibulären Systems besteht in der Auslösung einer **Alarmreaktion** bei plötzlicher Störung des Gleichgewichts. Dies geschieht z. B. beim Stolpern über ein unerwartetes Hindernis. Die Alarmreaktion besteht nicht nur in reflektorischen Ausgleichsbewegungen, um das Fallen zu verhindern, sondern auch in einem Blutdruck- und Pulsanstieg sowie einer **Weckreaktion** (Steigerung des Wachheitsgrades).

Funktion des vestibulären Systems

Es dient der Erkennung der **Körperlage**, der Aufrechterhaltung des **Gleichgewichts** und der Steuerung von **Augenbewegungen**. Seine plötzliche Erregung löst eine **Alarmreaktion** aus, die nicht nur in motorischen Ausgleichsbewegungen besteht, sondern auch in Steigerungen von Puls und Blutdruck sowie des **Wachheitsgrades**.

Reizaufnahme

► Merke.

Reizaufnahme

► Merke. Die Reizaufnahme findet in den vestibulären Sinneszellen statt, wobei die Maculae von Utriculus und Sacculus durch Linearbeschleunigungen erregt werden, während die Bogengänge auf Dreh- bzw. Winkelbeschleunigungen ansprechen.

Rezeption der Linearbeschleunigung

Lineare Beschleunigungen werden von den **Maculae utriculi** und **sacculi** (S. 1076) als Reiz aufgenommen.

Sinnesepithel der Maculae: Die Sinneszellen der Maculae besitzen apikale Sinneshaare, die in eine **gallertige Deckmembran** hineinragen. Die Membran enthält Kalziumkarbonat-Kristalle (**Otokonien**, **Statolithen**) und ist damit spezifisch schwerer als die Endolymphe. Eine Kippung der Macula führt zum Absinken der Deckmembran in der Endolymphe und damit zu einer Abscherung der Sinneshaare.

Die Sinneszellen sind **ruheaktiv**, eine Scherbewegung der Sinneshaare auf das Kinozilium zu bewirkt eine Erregung, in die Gegenrichtung eine Hemmung der Aktivität.
Das Makulasystem misst **Linearbeschleunigungen**, gleichbleibende Geschwindigkeiten werden subjektiv nicht wahrgenommen.

Rezeption der Linearbeschleunigung

Wie auch in den Ausführungen zum Aufbau des Vestibularorgans (S. 1076) beschrieben, wird der Reiz einer linearen Beschleunigung bzw. Verzögerung von den Sinnesepithelien des Utriculus und Sacculus (**Maculae utriculi** und **sacculi**) aufgenommen. Die Sinnesepithelfläche des Utriculus ist annähernd horizontal, die des Sacculus eher vertikal angeordnet. Diese Unterschiede besitzen eine praktisch-funktionelle Bedeutung.

Sinnesepithel der Maculae: Die Sinnesepithelzellen der Maculae utriculi und sacculi besitzen Sinneshaare, die in eine gallertige Deckmembran hineinragen. In die gallertige Membran sind Kalziumkarbonat-Kristalle (**Otokonien**, **Statolithen**) eingelagert, die spezifisch schwerer als die Endolymphe sind. Ein Kippen der Sinnesfläche führt daher zu einer Relativbewegung zwischen Gallertmembran und Sinneszellen und damit zu einer Scherbewegung der Sinneshaare. Die Sinneshaare sind in der Länge abgestuft; die kürzeren sind **Stereozilien**, das längste ist das **Kinozilium**. Die Zellen sind ohne Reizung **ruheaktiv**; eine Scherbewegung in Richtung auf das Kinozilium bedeutet Depolarisation und Erregung, eine Bewegung in Gegenrichtung Hyperpolarisation und Hemmung.
Die Schwerkraft übt eine **vertikale Linearbeschleunigung** auf das Sinnesepithel aus; die **Maculae sacculi** messen diese Beschleunigung. Die Information über die Lage und Lageveränderungen des Kopfes ist daher ständig präsent. Die Macula sacculi vermittelt wegen der annähernd vertikalen Anordnung der Sinnesfläche auch das Fahrstuhlgefühl beim Anfahren und Halten eines Lifts. Die Maculae sacculi beeinflussen vorwiegend die **Stützmotorik**.
Die **Maculae utriculi** können wegen ihrer vorwiegend horizontalen Lage eher die Empfindung der positiven und negativen **horizontalen Linearbeschleunigung** z. B. beim Anfahren und Bremsen eines Autos auslösen. Diese Maculae steuern auch die **Augenbewegungen**.

► Merke.

► Merke. Bei konstanter Geschwindigkeit kehrt die Gallertmembran der Macula utriculi wieder in die Ruhelage zurück. Der Mensch hat kein Sinnesorgan für Geschwindigkeit.

► Klinik.

► Klinik. Die Ursache der **Weltraumkrankheit** (Übelkeit bis hin zum Erbrechen), wie sie in einer erdumkreisenden Station auftritt, ist das Fehlen jeder Information vom Makulasystem in der Schwerelosigkeit. Auf der Erde ist immer zumindest die Macula sacculi aktiv. Die Krankheit kann nichts mit einem Ausfall der Bogengänge zu tun haben, da sie bei Schwerelosigkeit normal funktionieren.

Entstehung des Rezeptorpotenzials: In den Maculae kommen 2 Typen von Sinneszellen vor, deren Somata im Ggl. vestibulare liegen (Abb. **43.41b**):
- **Birnenförmige Zellen (Typ I):** Sie werden von einem Kelch umgeben, der von der afferenten Nervenfaser gebildet wird.
- **Zylinderförmige Zellen (Typ II):** ohne Kelch.

Beide Typen haben afferente und efferente Synapsen.

Entstehung des Rezeptorpotenzials: Die Sinneszellen der Maculae sind sekundäre Sinneszellen und bestehen aus 2 Typen (Abb. **43.41b**):
- **Birnenförmige Sinneszellen des Typs I:** Sie sind von einem **Kelch** (**Calix**) umgeben, der von der afferenten Nervenzelle gebildet wird und den postsynaptischen Teil der Verbindung zwischen Rezeptorzelle und afferenter Faser darstellt. Das Soma dieser Zelle liegt im **Ggl. vestibulare**, das in den Verlauf der **Pars vestibularis des N. vestibulocochlearis** (**VIII**) eingeschaltet ist. Zwischen Calix und der Sinneszelle befinden sich zahlreiche chemische und elektrische Synapsen. Außen auf der Calix sitzen **hemmende Synapsen**, deren Fasern aus dem **Ncl. vestibularis lateralis** (s. u.) kommen.
- **Zylinderförmige Sinneszellen des Typs II:** Sie besitzen keinen Kelch, aber meist mehrere afferente und wenige efferente Synapsen; die zugehörigen bipolaren Somata liegen ebenfalls im Ggl. vestibulare. Die afferenten Synapsen beider Zelltypen haben oft synaptische Bänder.

43.41 Aufbau des Sinnesepithels der Bogengänge und Maculae

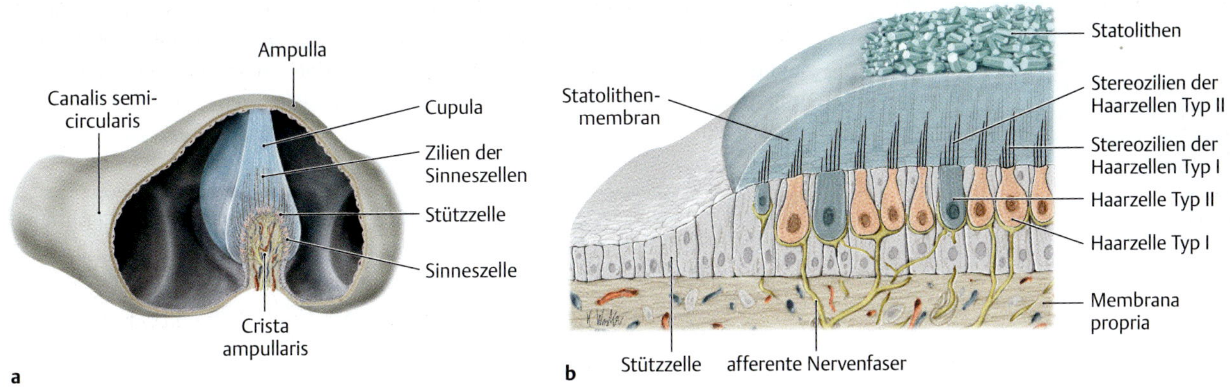

a Die Zilien der Sinneszellen der Crista ampullaris ragen in eine gallertige Cupula, die sich mit der Endolymphströmung in den Bogengängen bewegt und die Sinneshaare verbiegt. Je nach Richtung der Verbiegung (auf den Utriculus zu oder von ihm weg) werden die Sinneszellen erregt oder gehemmt.

b Das Sinnesepithel der Maculae ist ähnlich aufgebaut, jedoch sind an der Oberfläche der Gallertschicht Statolithen eingelagert. Diese führen über die Gallertschicht bei Linearbeschleunigung zu einer Scherbewegung der Sinneshaare.

Quelle: Schünke M, Schulte E, Schumacher U. PROMETHEUS LernAtlas der Anatomie, Kopf, Hals und Neuroanatomie. Illustrationen von Voll M u. Wesker K. 6. Aufl. Stuttgart: Thieme; 2022

Das Rezeptorpotenzial kommt dadurch zustande, dass bei einer Scherbewegung auf das Kinozilium über einen Proteinfaden ein K^+-Ionenkanal geöffnet wird, der die Haarzelle depolarisiert, sog. **Tip-link-Mechanismus** (S. 1223).

Das Rezeptorpotenzial entsteht durch die Öffnung eines Kaliumkanals über den **Tip-link-Mechanismus** (S. 1223).

Rezeption der Winkel- bzw. Drehbeschleunigung

Die Winkel- bzw. Drehbeschleunigung wird mittels der drei häutigen **Bogengänge** (**Ductus** oder **Canales semicirculares**) wahrgenommen. Sie liegen in der Pars petrosa des Os temporale okzipital der Cochlea und sind in den 3 Ebenen des Raums angeordnet. Alle Bogengänge gehen vom **Utriculus** aus. Der **vordere** und **hintere Bogengang** stehen annähernd senkrecht und bilden zwischen sich einen nach lateral offenen Winkel von ca. 90°. Sie sind medial miteinander verschmolzen (Crus commune). Der **laterale** (**horizontale**) **Bogengang** liegt nicht genau in der Horizontalebene, sondern sein vorderes Ende ist um ca. 20° angehoben. Jeder Bogengang hat eine Sinnesepithelfläche, sie liegt in der **Ampulla** dicht am Utriculus. Die Epithelfläche befindet sich auf einer Leiste (Crista), die quer zur Längsrichtung der Bogengänge angeordnet ist.

Rezeption der Winkel- bzw. Drehbeschleunigung

Die 3 **Bogengänge** (**Ductus oder Canales semicirculares**) sind in den 3 Raumebenen angeordnet. Zwei stehen senkrecht (vorderer und hinterer); der laterale ist annähernd horizontal ausgerichtet. Die Sinnesepithelien der Bogengänge liegen in der **Ampulle** dicht am Utriculus.

Sinnesepithel der Bogengänge: Die Sinnesepithelzellen besitzen apikal Sinneshaare, die in die gallertige **Cupula** (s. Tab. **41.4**) hineinragen. Die Cupula füllt das Lumen der Ampulle vollständig aus (Abb. **43.41a**). Jede Drehbewegung in der Ebene eines Bogenganges löst eine **Endolymphströmung** aus, die die Cupula mit den Sinneshaaren auslenkt. Je nach der Strömungsrichtung – vom Utriculus weg (utriculofugal) oder zu ihm hin (utriculopetal) – kommt es zu einer Erregung oder Hemmung der Sinneszellen.

Die Sinneszellen der Bogengänge haben ebenfalls eine **Ruheaktivität**. Gleiche Aktivität auf beiden Seiten bedeutet subjektiv das Fehlen einer Drehempfindung. Bei Drehung des Kopfes in der Horizontalebene wird ein lateraler Bogengang aktiviert, der andere gehemmt. Dieser Aktivitätsunterschied wird als Drehung empfunden.

Bei gleichmäßiger Drehung mit konstanter Geschwindigkeit (z. B. auf einem Drehstuhl) hört die Endolymphströmung nach einer gewissen Zeit wegen der Reibung zwischen Wand der Bogengänge und der Endolymphe auf. Die Cupula kehrt in die Ruhelage zurück und die subjektive Drehempfindung verschwindet.

Sinnesepithel der Bogengänge: Die Sinneszellen ragen mit apikalen Haaren in eine gallertige Haube (**Cupula**) hinein (Abb. **43.41a**). Bei jeder Endolymphströmung kommt es durch Bewegung der Cupula mit den Sinneshaaren zur Erregung oder Hemmung der Sinneszellen.

Die Sinneszellen der Bogengänge haben ebenfalls eine **Ruheaktivität**. Gleiche Aktivität auf beiden Seiten bedeutet subjektiv das Fehlen einer Drehempfindung.

Bei gleichmäßiger Drehgeschwindigkeit hört die Endolymphströmung auf, das Bogengangsystem kann nur **Drehbeschleunigungen** messen.

► Merke. Das System kann gleichmäßige Drehgeschwindigkeiten nicht messen, sondern registriert nur **Drehbeschleunigungen** (Veränderungen der Drehgeschwindigkeit).

► Merke.

Postrotatorischer Nystagmus: Nach Abstoppen einer gleichmäßigen Drehung kommt es wegen der Trägheit der Flüssigkeit zur relativen Umkehrung des Endolymphstroms (relativ zur Strömung bei Beginn der Drehbewegung) und zu einem Drehgefühl in die entgegengesetzte Richtung mit sakkadischen Augenbewegungen entgegen der ursprünglichen Drehrichtung.

Postrotatorischer Nystagmus: Zu Beginn einer Kopfdrehung werden über eine Verbindung zu den Neuronen der Augenmuskeln reflektorisch sprunghafte (**sakkadische**) **Augenbewegungen** (S. 1219) in Drehrichtung ausgeführt. Nach dem plötzlichen Abstoppen der gleichmäßigen Drehung kommt es wegen der durch die Trägheit der Flüssigkeit bedingten Umkehrung des Endolymphstroms zu einem Drehgefühl in die entgegengesetzte Richtung und zu sakkadischen Augenbewegungen entgegen der ursprünglichen Drehrichtung (sog. **postrotatorischer Nystagmus**).

▸ Klinik.

▸ Klinik. Eine einseitige **Durchblutungsstörung des Innenohrs** kann auf der kranken Seite zu einer Veränderung der **Spontanaktivität der Bogengangszellen** führen. Die dadurch bedingte unterschiedliche Aktivität der Bogengangssysteme auf beiden Seiten löst auch in körperlicher Ruhe ein ständiges Drehgefühl aus. Das Drehgefühl kann mit anhaltender Übelkeit bis hin zum Erbrechen und unsicherem Gang verbunden sein. Die **Menière-Krankheit** kann ähnliche Symptome aufweisen, hat aber eine andere Ursache, nämlich eine Schwellung des Endolymphschlauches. Auch die **Cochlea** (Schwellung der Scala media) ist betroffen, wodurch Schwerhörigkeit und Tinnitus auftreten können.

Stationen der Gleichgewichtsbahn

Stationen der Gleichgewichtsbahn

Wie beim auditorischen System zählen die sekundären Sinneszellen nicht als Teil der Gleichgewichtsbahn.

Erstes Neuron: Die zentralen Fortsätze des **Ggl. vestibulare** enden vorwiegend an den vier vestibulären Kernen (**Ncll. vestibulares medialis, lateralis, superior** und **inferior**, Abb. **43.42**).

Erstes Neuron: Die Afferenzen der Sinneszellen des Makula- und Bogengangssystems sind die peripheren bipolaren Fortsätze der Zellen im Ggl. vestibulare. Die zentralen Fortsätze der bipolaren Zellen des **Ggl. vestibulare** bilden die **Pars vestibularis** des **N. vestibulocochlearis** und enden an den vier **vestibulären Kernen** des Hirnstamms (Abb. **43.42**): **Ncl. vestibularis medialis** (Schwalbe), **lateralis** (Deiters), **superior** (Bechterew) und **inferior** (Roller). Darüber hinaus erhalten die Kerne Afferenzen aus dem Rückenmark (besonders von den Propriozeptoren der Halsmuskeln), dem visuellen System und dem Kleinhirn. Die Kerne liegen medial von den Ncll. cochleares an der breitesten Stelle der Rautengrube.

Der **Ncl. vestibularis lateralis** erhält nur wenige vestibuläre Afferenzen, die meisten kommen aus dem Tractus spinocerebellaris posterior.
Einige Affererenzen ziehen **direkt** vom Vestibularorgan über den **unteren Kleinhirnstiel** zum Vestibulozerebellum (S. 1109): dies ist die direkte sensorische Kleinhirnbahn (Abb. **43.44**).

Der **Ncl. vestibularis lateralis** (Deiters) erhält nur wenige Afferenzen aus dem Ggl. vestibulare (meist aus der Macula sacculi), die meisten Afferenzen kommen aus dem Tractus spinocerebellaris posterior. Der laterale Vestibulariskern verhält sich in dieser Hinsicht eher wie ein Kleinhirnkern.
Einige Afferenzen (besonders solche vom Bogengangssystem) ziehen über den **unteren Kleinhirnstiel** direkt zum Zerebellum, und zwar zum phylogenetisch alten Lobus flocculonodularis und der Lingula des Vermis, dem sog. **Vestibulozerebellum** (S. 1109). Sie bilden die sog. **direkte sensorische Kleinhirnbahn** (Abb. **43.44**).

43.42 Vestibulariskerne

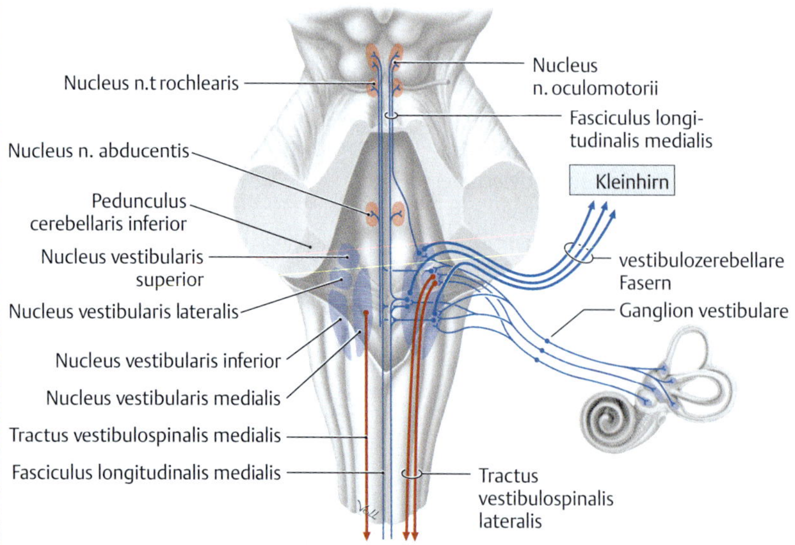

Die Afferenzen in der Pars vestibularis des N. vestibulocochlearis werden in den vier Vestibulariskernen umgeschaltet. Anschließend zieht die Information von den Vestibulariskernen zu folgenden Zielgebieten: 1. Kleinhirn (vestibulozerebelläre Fasern zum Lobus noduloflocculäris), 2. Augenmuskelkerne (über den Fasciculus longitudinalis medialis) für vestibulookuläre Reflexe und 3. Tractus vestibulospinalis lateralis und medialis für die Steuerung der aufrechten Körperhaltung im Schwerefeld der Erde.

Quelle: Schünke M, Schulte E, Schumacher U. PROMETHEUS LernAtlas der Anatomie, Kopf, Hals und Neuroanatomie. Illustrationen von Voll M u. Wesker K. 6. Aufl. Stuttgart: Thieme; 2022

43.43 Aufrechterhaltung des Gleichgewichts

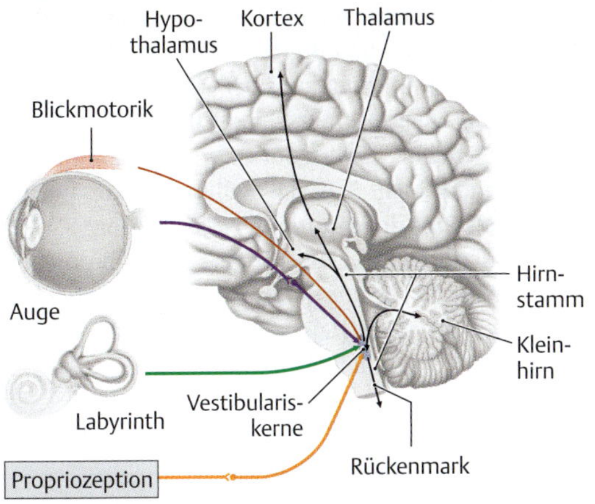

Die Vestibulariskerne sind im Rahmen der Aufrechterhaltung des Gleichgewichts von zentraler Bedeutung: Neben den vestibulären Afferenzen (grün) erhalten sie visuelle (violett) und propriozeptive (orange) Informationen. Ihre Efferenzen (schwarz) ziehen zum Kleinhirn, Hirnstamm und Rückenmark sowie zum Kortex und Thalamus. Der Hypothalamus ist an vegetativen Reaktionen (Erbrechen bei Schwindel) beteiligt. Die rot dargestellten Efferenzen beeinflussen die Blickmotorik reflektorisch.

Quelle: Schünke M, Schulte E, Schumacher U. PROMETHEUS LernAtlas der Anatomie, Kopf, Hals und Neuroanatomie. Illustrationen von Voll M u. Wesker K. 6. Aufl. Stuttgart: Thieme; 2022

43.43

Zweites Neuron: Die weiteren Verbindungen der Ncll. vestibulares machen die drei Hauptfunktionen des vestibulären Systems deutlich, nämlich die
- Aufrechterhaltung des Gleichgewichts,
- Auslösung bewusster Lage- und Bewegungsempfindungen und
- Steuerung der Augenbewegungen.

Zweites Neuron: Die weiteren Verbindungen des Vestibularissystems verdeutlichen seine Hauptfunktionen: Gleichgewicht, Lage- u. Bewegungsempfindungen, Augenbewegungen.

Motorische Mechanismen zur Aufrechterhaltung des Gleichgewichts

Von den Ncll. vestibulares gehen deszendierende Bahnen aus, die die **spinalen Motoneurone** beeinflussen:
- Der **Ncl. vestibularis medialis** steuert die **Halsmuskeln** an und ist für die Koordination von Kopf- und Augenbewegungen zuständig. Er benutzt mit seinen Efferenzen sowohl den **Fasciculus longitudinalis medialis** (das mediale Längsbündel) als auch den **Tractus vestibulospinalis medialis** (Abb. **43.42**), der nach kaudal bis zum Thorakalmark reicht.
- Der **Ncl. vestibularis lateralis** ist der Ursprung des **Tractus vestibulospinalis lateralis**, der die **Extensorenmuskeln** des Körpers aktiviert und so reflektorisch eine im Schwerefeld der Erde aufrechte Haltung sicherstellt. Um diese Funktion zu erfüllen, benötigt der Kern die Information über die Stellung der Teile der Extremitäten zueinander, die er über den Tractus spinocerebellaris posterior (S. 1193) erhält. Er zieht nach kaudal bis zu lumbosakralen Segmenten.
- Teile der **Ncll. vestibulares medialis** und **inferior** sind ebenfalls an der aufrechten Haltung beteiligt; sie bilden den **Tractus vestibulospinalis inferior**, der praktisch den Tractus vestibulospinalis medialis nach kaudal fortsetzt und lumbale Motoneurone ansteuert.
- Der **Ncl. vestibularis superior** beeinflusst über den Fasciculus longitudinalis medialis die äußeren Augenmuskeln (s. u.).

Die vestibulären Kerne – mit Ausnahme des Ncl. vestibularis lateralis – stellen auch eine wichtige Informationsquelle für das **Kleinhirn** dar. Neben den oben erwähnten direkten Fasern vom Innenohr bilden die Efferenzen der vestibulären Kerne einen Teil der **Moosfasern**, die an den Körnerzellen des Kleinhirns enden. Andere Efferenzen der Vestibulariskerne ziehen zur unteren Olive; sie geben ihre Information synaptisch an die **Kletterfasern** (S. 1108) weiter, die erregende Synapsen auf den Dendriten der Purkinje-Zellen besitzen.

Motorische Mechanismen zur Aufrechterhaltung des Gleichgewichts
Eine Funktion der Vestibulariskerne besteht darin, über die **Tractus vestibulospinales** die spinalen Motoneurone anzusteuern (Abb. **43.42**).

Die vestibulären Kerne schicken (mit Ausnahme des lat. Kerns) ihre Information auch in das Kleinhirn; diese Fasern bilden einen Teil der **Moosfasern**.

Bewusste Lage- und Bewegungsempfindungen

Da das Vestibularissystem nur Information über die Lage des **Kopfes** liefert, sind Zusatzinformationen von den Propriozeptoren der Muskulatur nötig, um ein Gesamtbild über die Lage des Körpers zu bekommen.

Bewusste Lage- und Bewegungsempfindungen

Zu ihnen gehören die Empfindungen für „oben und unten“ sowie für positiv und negativ beschleunigte Bewegungen (z. B. Anfahren und Bremsen, Drehbeschleunigungen). Da im Endeffekt jeder Vestibulariskern Information über vestibuläre Afferenzen erhält, sind auch alle Kerne – wenn auch in unterschiedlichem Ausmaß – an diesen Funktionen beteiligt. Da das vestibuläre System nur Informationen über die Lage und Bewegung des **Kopfes** liefert, aber nicht über die Stellung des Gesamtkörpers, sind Zusatzinformationen von den **Propriozeptoren der Muskulatur** (S. 1108) nötig, um ein bewusstes Gesamtbild über die Lage des Körpers zu bekommen. In diesem Zusammenhang sind die Propriozeptoren der **Halsmuskulatur** von besonderer Bedeutung, weil sie über den Winkel zwischen Hals- und Rumpfwirbelsäule informieren (der Kopf kann auch im Liegen senkrecht stehen).

43.44 Bahnen des vestibulären Systems

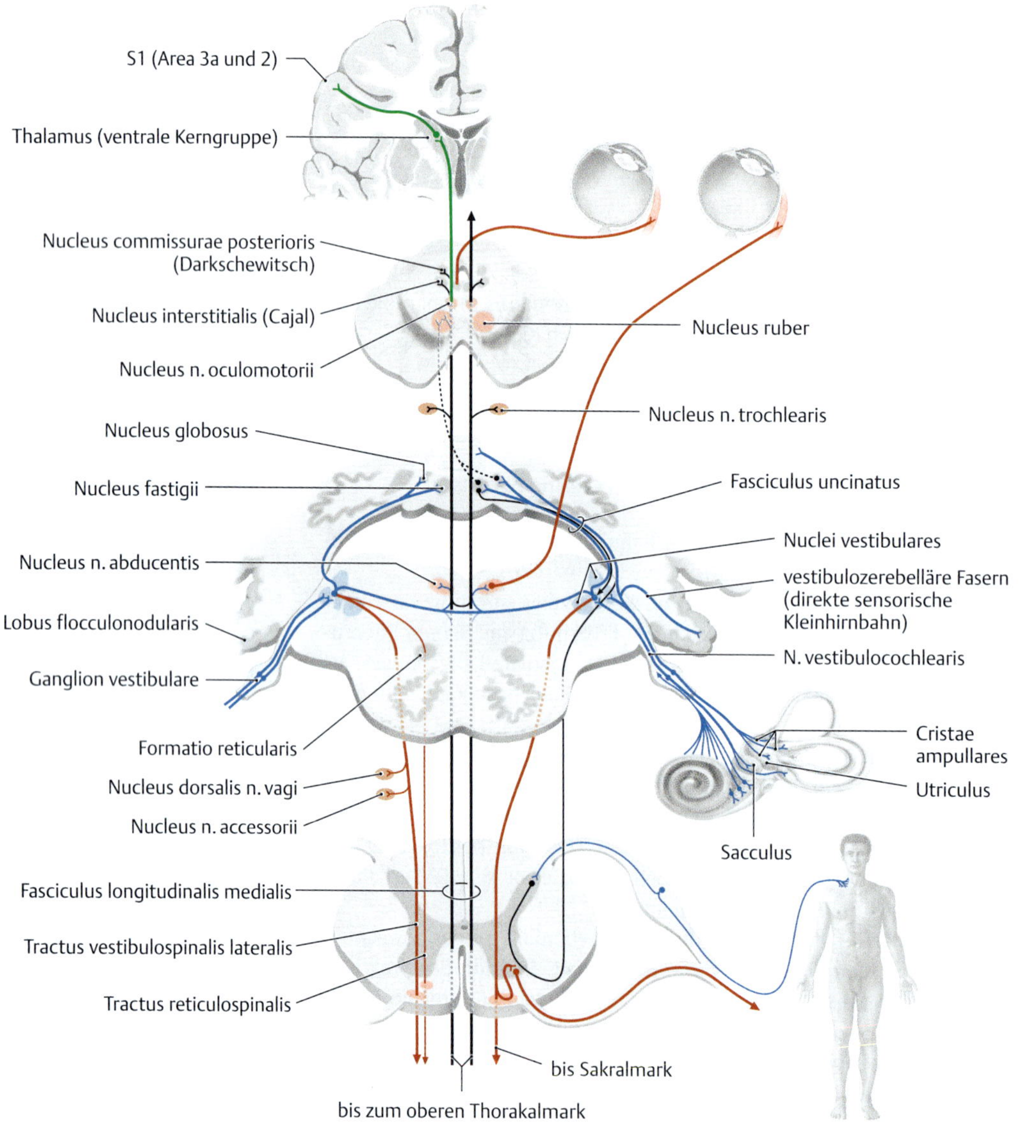

Afferenzen (blau) und Efferenzen (rot) des vestibulären Systems. Der Teil des Systems, der bewusste Empfindungen über die Lage des Körpers im Schwerefeld der Erde vermittelt, verläuft wahrscheinlich über die ventrale Kerngruppe des Thalamus zum Kortex. Ob der Fasciculus longitudinalis medialis ein Teil dieser Verbindung ist, muss derzeit offen bleiben. Die Efferenzen zu den äußeren Augenmuskeln steuern die vestibulookulären Reflexe bei Erregung des Vestibularapparats. Anmerkung: Der Begriff „vestibulozerebelläre Fasern“ wird verwendet
1. für Fasern, die den N. vestibulocochlearis (Pars vestibularis) direkt mit dem Kleinhirn verbinden (diese Abbildung) und
2. für Fasern, die von den Ncll. vestibulares zum Kleinhirn ziehen (Abb. **43.42**).

Quelle: Schünke M, Schulte E, Schumacher U. PROMETHEUS LernAtlas der Anatomie, Kopf, Hals und Neuroanatomie. Illustrationen von Voll M u. Wesker K. 6. Aufl. Stuttgart: Thieme; 2022

Der Weg der bewussten Lage- und Bewegungsempfindung (Gleichgewichtsbahn) verläuft von den Vestibulariskernen über noch ungeklärte Bahnen bilateral zum Thalamus. Der wichtigste Thalamuskern scheint in diesem Zusammenhang der Ncl. ventralis posterolateralis (VPL) zu sein. Von hier ziehen Verbindungen zum **Gyrus postcentralis** (**Area 3a** und **2**) des Kortex, wo die Sinnesempfindungen entstehen (Abb. **43.44**). Auch Areale dorsal der Insula in der Tiefe des Sulcus lateralis sollen an diesen Empfindungen beteiligt sein. Als Verbindung zwischen den Vestibulariskernen und dem Thalamus kommt der Fasciculus longitudinalis medialis bis zum Mesencephalon infrage. Genaueres ist nicht bekannt.

Der Weg der bewussten Lageempfindung verläuft von den Vestibulariskernen über den **Thalamus** (hauptsächlich Ncl. ventralis posterolateralis (VPL), einen Kern der ventralen Gruppe) zum **Gyrus postcentralis** (**Area 3a und 2**, Abb. **43.44**). Die Verbindung zwischen den Vestibulariskernen und dem Thalamus ist noch ungeklärt.

Steuerung der Augenbewegungen

Die Steuerung der Augenbewegungen bei Bewegungen des Kopfes gehört zu den **vestibulookulären Reflexen**. Ein Teilaspekt dieser Funktion besteht darin, bei **Kopfdrehungen** die Augen über Ansteuerung der äußeren Augenmuskeln so zu bewegen, dass ein fixierter Gegenstand unverändert auf der Fovea centralis abgebildet wird. Dasselbe geschieht auch beim Laufen: Bei jeder **Kopfbewegung nach oben** erfolgt eine reflektorische Augenbewegung nach unten. Beide Reflexe stabilisieren das auf die Retina projizierte Bild des fixierten Gegenstandes.
Eine weitere visuelle Funktion des Vestibularapparates ist die reflektorische Drehung der Augen um die Sehachse bei **Kopfneigung zur Seite**. Der Zweck dieses Reflexes ist es, ständig auf der Retina ein vertikales (wenn auch umgekehrtes) Abbild der Umwelt zu erhalten (Teil des **vestibulookulären Reflexes**). Besonders gut ist dies bei Katzen mit ihren schlitzförmigen Pupillen zu sehen.
Alle diese Funktionen im Rahmen des visuellen Systems erfordern das Ansteuern der **Augenmuskelkerne** (N. oculomotorius, N. trochlearis, N. abducens). Die Ansteuerung geschieht hauptsächlich über **Efferenzen der superioren** und **medialen vestibulären Kerne**, die in den **Fasciculus longitudinalis medialis** (S. 1097) projizieren. Dieser Faszikel wurde bereits als wichtiger Verbindungsweg zwischen den motorischen Kernen für Augenmuskeln und Halsmuskulatur angesprochen.

Steuerung der Augenbewegungen

Bei **Drehungen** und **linearen Bewegungen des Kopfes** steuert das vestibuläre System die äußeren Augenmuskeln derart, dass sich das auf die Retina projizierte Bild des fixierten Gegenstandes möglichst nicht bewegt.

Die für die Funktionen im Rahmen der Okulomotorik erforderliche Ansteuerung der **Augenmuskelkerne** (N. III, N. IV und N. VI) erfolgt v. a. über **Efferenzen** der **superioren** und **medialen vestibulären Kerne**, die in den **Fasciculus longitudinalis medialis** (S. 1097) projizieren.

43.3.5 Olfaktorisches System

Der Mensch gehört zu den **mikrosmatischen** Lebewesen, d. h. im Vergleich mit vielen Tieren besitzt er nur ein gering ausgeprägtes Riechvermögen. In der Regel werden sieben Basisgerüche unterschieden: **Blumig**, **ätherisch**, **Pfefferminz**, **Moschus**, **Kampfer**, **faulig**, **stechend**. Die erheblich größere Zahl aller erkennbaren Gerüche (ca. 10 000) kommt wahrscheinlich durch eine Kombination dieser Basisgerüche zustande.

43.3.5 Olfaktorisches System

Folgende Basisgerüche werden meistens unterschieden:
Blumig, **ätherisch**, **Pfefferminz**, **Moschus**, **Kampfer**, **faulig**, **stechend**.

Riechschleimhaut mit olfaktorischen Sinneszellen

Lage der Riechschleimhaut: Die früher als **Regio olfactoria** bezeichnete **Pars olfactoria tunicae mucosae nasi** liegt im Dach der Nasenhöhle (S. 1027). Das Epithel bedeckt die Nasenfläche der Lamina cribrosa des Os ethmoidale und erstreckt sich auf die benachbarten Abschnitte der Concha nasalis superior und des Nasenseptums (S. 1032).
Von der Nasenöffnung führt eine direkte Luftstromverbindung ventral der Nasenmuscheln zu dieser Region; beim Schnüffeln wird die Atemluft vorwiegend über diesen Weg geleitet (sog. Schnüffelrinne).

Aufbau der Riechschleimhaut: Die Riechschleimhaut (Abb. **43.45**) unterscheidet sich in ihrem Aufbau von der sie umgebenden Nasenschleimhaut: Ihre **olfaktorischen Rezeptorzellen** (beim Menschen ca. 30 Mio.) gehören zum bipolaren Zelltyp und erstrecken sich über die gesamte Dicke der Schleimhaut. Es handelt sich um **primäre Sinneszellen**, d. h. die Zellen mit ihren Axonen sind die primär afferenten Neurone der Geruchsbahn. Jede Rezeptorzelle besitzt in ihrer Zellmembran ca. 400 Rezeptormoleküle für Duftstoffe und wahrscheinlich ist jeweils nur ein Rezeptortyp vorhanden. Man geht davon aus, dass die große Zahl der olfaktorischen Sinneseindrücke durch die gleichzeitige Erregung mehrerer Rezeptorzellen entsteht. Die Lebensdauer von olfaktorischen Sinneszellen beträgt wenige Wochen. Nach dieser Zeit werden sie durch **Basalzellen** ersetzt, die sich in Sinneszellen umwandeln.

Riechschleimhaut mit olfaktorischen Sinneszellen

Lage der Riechschleimhaut: Das Riechepithel (**Pars olfactoria tunicae mucosae nasi** oder **Regio olfactoria**) liegt im Dach der Nasenhöhle, bedeckt die Lamina cribrosa des Os ethmoidale und erstreckt sich auf die benachbarten Abschnitte der Concha nasalis superior und des Nasenseptums (S. 1032).

Aufbau der Riechschleimhaut: Die **primären Sinneszellen** (**olfaktorische Rezeptorzellen**) sind bipolar und werden nach wenigen Wochen durch die **Basalzellen** des Riechepithels ersetzt (Abb. **43.45**).

43.45 Riechschleimhaut in der Nasenhöhle

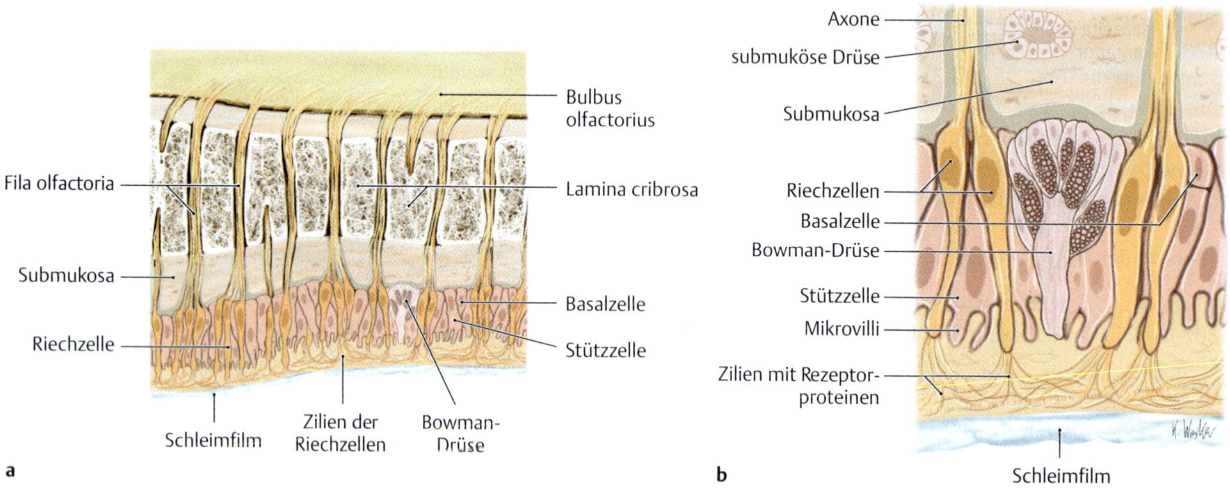

a Innerhalb des olfaktorischen Bereichs der Nasenschleimhaut, sog. Regio olfactoria (S. 1032), werden Geruchsreize über einen die Schleimhaut überziehenden Schleim adsorbiert, der von sog. Bowman-Drüsen gebildet wird. Die Aufnahme der Geruchsreize erfolgt über die Zilien primärer Sinneszellen (Riechzellen), die durch Basalzellen ersetzt werden.
b Die zentralen Axone der Riechzellen leiten Information weiter, indem sie – als Fila olfactoria gebündelt – durch die Lamina cribrosa des Siebbeins zum Bulbus olfactorius (Abb. **43.46**) ziehen.

Quelle: Schünke M, Schulte E, Schumacher U. PROMETHEUS LernAtlas der Anatomie, Kopf, Hals und Neuroanatomie. Illustrationen von Voll M u. Wesker K. 6. Aufl. Stuttgart: Thieme; 2022

► Merke.

► **Merke.** Die Riechschleimhaut mit ihren Rezeptorzellen ist einer der wenigen Orte des Nervensystems, wo auch im adulten Organismus **ständig neue Neurone gebildet** werden. Als Stammzellen dienen hier die Basalzellen.

Geruchsreize werden zunächst in den von Bowman-Drüsen gebildeten **Schleimfilm** aufgenommen, der die gesamte Riechschleimhaut überzieht. Die Sinneshaare der Rezeptorzellen ragen in den Schleimfilm hinein.

Daneben kommen **Stützzellen** mit apikalen Mikrovilli vor.
Geruchsreize werden zunächst an Rezeptormoleküle in den Sinneshaaren der olfaktorischen Zellen adsorbiert, die in einen **Schleimfilm** hineinragen, der die gesamte Riechschleimhaut überzieht. Der Schleimfilm wird von **Bowman-Drüsen** gebildet, deren Endstücke direkt im oder unter dem Epithel liegen. Die Sinneshaare (**Ciliae**) der Rezeptorzellen ragen in diesen Schleimfilm hinein.

► Exkurs: Entstehung des olfaktorischen Rezeptorpotenzials.

► **Exkurs: Entstehung des olfaktorischen Rezeptorpotenzials.** Durch die Bindung der Duftstoffe an die **Rezeptormoleküle** wird ein G-Protein aktiviert, das die Aktivierung von cAMP auslöst. **cAMP öffnet einen Na^+/Ca^{2+}-Kanal**, und als Folge davon wird ein Cl^--Kanal permeabel. Cl^- strömt aus der Zelle aus. Alle Ionenströme zusammen führen zur Depolarisation. Ist sie groß genug, werden im Axon der Sinneszelle Aktionspotenziale gebildet. Die Rezeptorproteine sind nicht sehr spezifisch; es wird angenommen, dass jedes Protein auf eine ganze Klasse von Geruchsmolekülen anspricht.

Stationen der Riechbahn

Fila olfactoria, Nervus, Bulbus und Tractus olfactorius

Die marklosen Axone der Sinneszellen (**erstes Neuron**) bilden die **Fila olfactoria**, die zusammen als **N. olfactorius** bezeichnet werden. Sie treten durch die Lamina cribrosa in den **Bulbus olfactorius** ein.

Stationen der Riechbahn

Fila olfactoria, Nervus, Bulbus und Tractus olfactorius

Mehrere der **marklosen Axone** von Rezeptorzellen (**erstes Neuron**) werden von einer modifizierten Glia-Zelle zu Faserbündeln (**Fila olfactoria**) zusammengefasst, die in ihrer Gesamtheit den **N. olfactorius** (**I. Hirnnerv**) bilden.
Die Fila olfactoria treten durch die Lamina cribrosa aus der Nasenhöhle in die Fossa cerebri anterior und in den hier liegenden **Bulbus olfactorius** ein.

► Merke.

► **Merke.** Der **Bulbus olfactorius** ist die erste Station der synaptischen Verarbeitung der olfaktorischen Information.

Er enthält projizierende **Mitral-** und **Büschelzellen** sowie hemmende Interneurone (Abb. **43.46**).

Hier befinden sich zwei projizierende Zellen (**Mitral-** und **Büschelzellen, zweites Neuron** der Riechbahn) sowie Interneurone (**periglomeruläre Zellen** und **Körnerzellen**), die zum Teil hemmende Einflüsse aus dem Großhirn auf die Mitralzellen umschalten (Abb. **43.46**).

43.46 Bulbus olfactorius

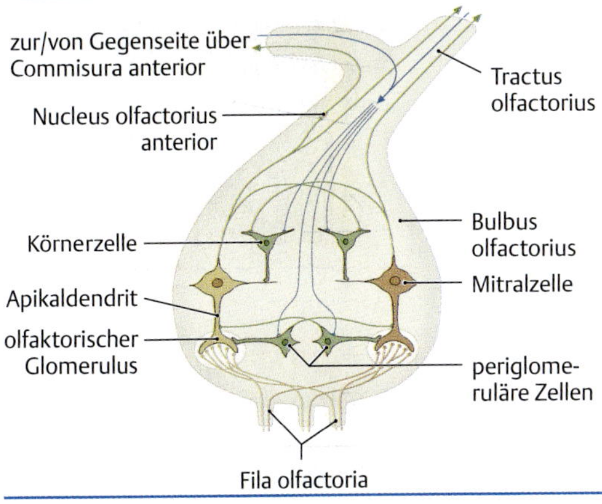

Verschaltung der Neurone innerhalb des Bulbus olfactorius (Büschelzellen sind nicht dargestellt).

Quelle: Schünke M, Schulte E, Schumacher U. PROMETHEUS LernAtlas der Anatomie. Kopf, Hals und Neuroanatomie. Illustrationen von Voll M u. Wesker K. 6. Aufl. Stuttgart: Thieme; 2022

43.46

Als Teil des **Paläokortex** ist der Bulbus olfactorius einfacher gebaut als der Neokortex, lässt aber einige Schichten erkennen, von denen hier nur zwei genannt werden:

- **Stratum glomerulosum:** Die Fila olfactoria bilden mit den Dendriten der Mitralzellen **synaptische Glomerula**, an denen auch die Dendriten von nicht projizierenden Zellen beteiligt sind.
- **Stratum mitrale:** Die von Mitralzellen gebildete Schicht ist die einzige mit größeren, einzeln liegenden Neuronen.

Bis auf die Mitral- und Büschelzellen, deren Axone vom Bulbus in den Tractus olfactorius (s. u.) ziehen, sind alle anderen Zellen als hemmende Interneurone aufzufassen, die teilweise über Kollateralen der Büschel- und Mitralzellen erregt werden. Auf diese Weise ergeben sich innerhalb des Bulbus olfactorius Schaltkreise mit **negativer Rückkopplung**.

Der Bulbus olfactorius ist wegen des Vorkommens von **reziproken** (**dendrodendritischen**) **Synapsen** bekannt, die sich u. a. zwischen den Dendriten von Körnerzellen und Mitralzellen befinden. Sie leiten Informationen in beiden Richtungen, da zwei synaptische Flächen mit gegensätzlicher Leitungsrichtung nebeneinander in derselben Synapse liegen.

Die Axone der Mitral- und Büschelzellen verteilen ihre Information über den **Tractus olfactorius** in große Gebiete des Paläo- und Neokortex, von denen im Folgenden nur einige Stationen genannt werden.

Noch im Tractus olfactorius liegt der **Ncl. olfactorius anterior** (Regio retrobulbaris) als mögliche Umschaltstation. Seine Axone verlaufen über die **Commissura anterior** zum kontralateralen Bulbus olfactorius und bilden hier einen Teil der hemmenden Efferenzen für die Mitral- und Büschelzellen.

Der Bulbus olfactorius weist als Teil des **Paläokortex** einen einfachen Schichtenbau auf. Er enthält **synaptische Glomerula**, an denen u. a. die Fila olfactoria und Mitralzellen beteiligt sind.

Durch die hemmenden Interneurone ist im Bulbus olfactorius eine starke **negative Rückkopplung** vorhanden.

Ein elektronenmikroskopisches Merkmal des Bulbus sind **reziproke** (**dendrodendritische**) **Synapsen**, die in beide Richtungen durchgängig sind.

Die Axone der Mitral- und Büschelzellen bilden den **Tractus olfactorius**.
Im Verlauf des Tractus olfactorius liegt der Ncl. olfactorius anterior, dessen Axone über die **Commissura anterior** zum kontraleralen Bulbus ziehen und hier die Mitral- und Büschelzellen hemmen.

Hauptwege der weiteren olfaktorischen Informationsverarbeitung

Die olfaktorische Information teilt sich anschließend in zwei Hauptwege, den medialen und lateralen Weg (Abb. **43.47**):

- **Medialer Weg:** Er verläuft über das Tuberculum olfactorium am Ende des Tractus olfactorius und über die **Stria olfactoria medialis** zur Septumregion und ist wahrscheinlich nicht an der bewussten Wahrnehmung von Gerüchen beteiligt. Die **Septumregion** befindet sich an der kaudalen Medialseite der Hemisphären direkt rostral vom III. Hirnventrikel. Von hier aus gibt es eine Verbindung über die Habenula des Epithalamus zur **Formatio reticularis** (S. 1096). Die Verbindung ist wahrscheinlich für die Weckreaktionen verantwortlich, die starke Gerüche auslösen.
  Eine weitere Verbindung vom Septum erreicht den **Hippocampus** (S. 1240), einen Teil des limbischen Systems, der u. a. mit der Anlage von Gedächtnisspuren befasst ist. Über diesen Weg könnte erklärt werden, dass besonders abstoßende Gerüche lange im Gedächtnis bleiben.
- **Lateraler Weg:** Er benutzt die **Stria olfactoria lateralis** und erreicht hauptsächlich die **Area prepiriformis**, einen Teil des Paläokortex mit einem 3-schichtigen Bau. Die Regio prepiriformis wird auch als die **primäre Riechrinde** angesehen. Sie projiziert auf die entorhinale Rinde, die wiederum den Haupteingang für den Hippocampus darstellt.

Hauptwege der weiteren olfaktorischen Informationsverarbeitung

Die olfaktorische Information teilt sich danach in zwei Hauptwege (Abb. **43.47**):

- **Medialer Weg:** Er verläuft über die **Stria olfactoria medialis** zur **Septumregion** und ist wahrscheinlich nicht an der bewussten Wahrnehmung von Gerüchen beteiligt.
- **Lateraler Weg:** Er benutzt die **Stria olfactoria lateralis** und erreicht hauptsächlich die **Regio prepiriformis**, einen Teil des Paläokortex. Die Regio prepiriformis wird oft als die **primäre Riechrinde** angesehen. Nebenwege verlaufen zum Corpus amygdaloideum (limbisches System) und Hypothalamus.

43.47 Zentrale Verarbeitung der Geruchsinformation

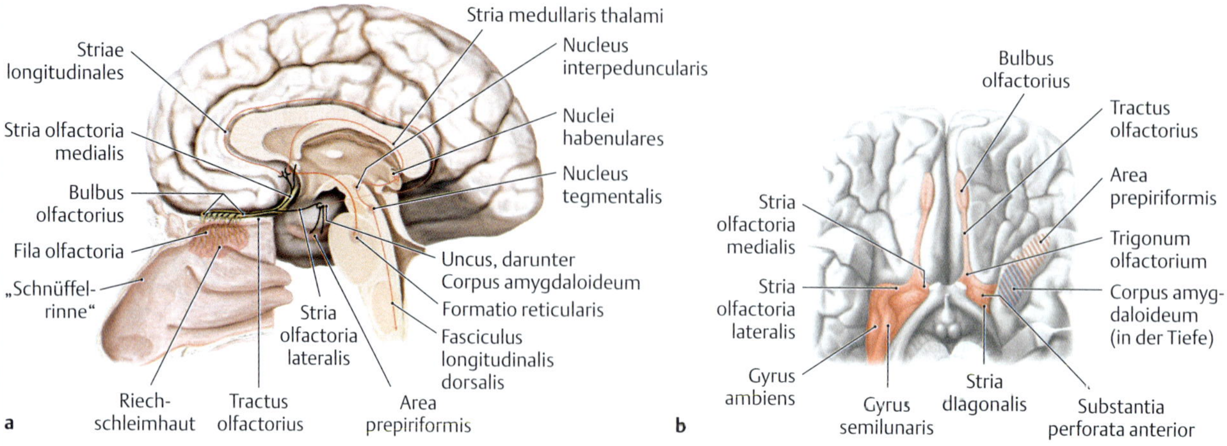

a Strukturen des medialen und lateralen Weges innerhalb der Riechbahn im Mediansagittalschnitt
b und in der Ansicht von basal. Die Stria olfactoria lateralis gehört zum lateralen Weg, die Stria olfactoria medialis zum medialen.

Quelle: Schünke M, Schulte E, Schumacher U. PROMETHEUS LernAtlas der Anatomie, Kopf, Hals und Neuroanatomie. Illustrationen von Voll M u. Wesker K. 6. Aufl. Stuttgart: Thieme; 2022

Ein Nebenweg der olfaktorischen Afferenzen der Stria olfactoria lateralis führt zum **Corpus amygdaloideum**. Amygdala und Hippocampus haben enge Beziehungen zum **Hypothalamus** und **limbischen System**. Diese Verbindungen sind besonders für Tiere wichtig, deren Hormonhaushalt und Sexualverhalten stark von Gerüchen abhängt.

Bewusste Geruchsempfindungen entstehen wahrscheinlich im **orbitofrontalen Kortex**.

Die **bewusste Wahrnehmung** von Gerüchen erfolgt wahrscheinlich im **orbitofrontalen Kortex**, dem kaudalsten Teil des Frontallappens. Er wird manchmal auch als sekundär olfaktorischer Kortex bezeichnet. Zum sekundär olfaktorischen Kortex wird auch der sog. periamygdaloide Kortex mit Teilen des Gyrus ambiens und Gyrus semilunaris gerechnet. Auch der insuläre Kortex scheint an der Wahrnehmung von Gerüchen beteiligt zu sein. Insgesamt sind die Angaben über den Weg der olfaktorischen Information nicht einheitlich.

43.3.6 Gustatorisches System

Geschmacksrezeptoren

43.3.6 Gustatorisches System

Geschmacksrezeptoren

Sinneszellen mit Geschmacksrezeptoren befinden sich vorwiegend in den **Geschmacksknospen** der Zungenpapillen: **Papillae vallatae, foliatae** und **fungiformes**, vgl. auch Geschmacksorgan (S. 1000).

Die große Mehrzahl der Rezeptorzellen befindet sich in den **Geschmacksknospen** der Zungenpapillen, vgl. auch Geschmacksorgan (S. 1000):

- **Papillae vallatae** direkt ventral des Sulcus terminalis am Übergang zwischen Zungenkörper und Zungenwurzel,
- **Papillae foliatae** am seitlichen Zungenrand und
- **Papillae fungiformes** auf dem vorderen Zungenrücken.

Vereinzelt kommen Geschmacksknospen auch im Bereich des weichen Gaumens sowie in Pharynx, Larynx und in oberen Anteilen der Speiseröhre vor.

Die **sekundären Sinneszellen** der Geschmacksknospen besitzen apikal Mikrovilli als Sinneshaare (Abb. **43.48**).

Die Geschmacksknospen bilden ein zwiebelförmiges Gebilde, das neben den **Rezeptorzellen Stütz-** und **Basalzellen** enthält. Apikal besitzen alle Zellen **Mikrovilli**, die in den **Geschmacksporus** hineinragen (Abb. **43.48**). Die Marginalzellen liegen als Stützzellen am Übergang zum Zungenepithel. Die Rezeptorzellen sind **sekundäre Sinneszellen**: Sie besitzen an der Zellbasis Synapsen mit den primär afferenten Neuronen. Wie die Sinneszellen des olfaktorischen Systems werden auch die Geschmacksrezeptorzellen nach kurzer Zeit (7–14 Tagen) ersetzt.

Die Empfindlichkeit für die Geschmacksqualitäten (**süß**, **sauer**, **bitter**, **salzig** und **umami**) ist nicht gleichmäßig über die Zunge verteilt, lässt sich aber nicht direkt einem Papillentyp zuordnen.

Die verschiedenen **Geschmacksqualitäten** (**süß**, **sauer**, **bitter**, **salzig** und **umami**, d. h. japanisch für schmackhaft) sind nicht an die verschiedenen Papillen gebunden. Auf der anderen Seite ist die Zunge nicht überall in gleichem Maße für die Geschmacksqualitäten empfindlich: Süß wird besonders an der Zungenspitze empfunden, bitter in der Gegend der Papillae vallatae, allerdings sind die Grenzen nicht so scharf wie früher angenommen. Offensichtlich ist die Bevorzugung des süßen Geschmacks angeboren und wird nicht erst durch Umwelteinflüsse erzeugt.

43.48 **Geschmacksknospe**

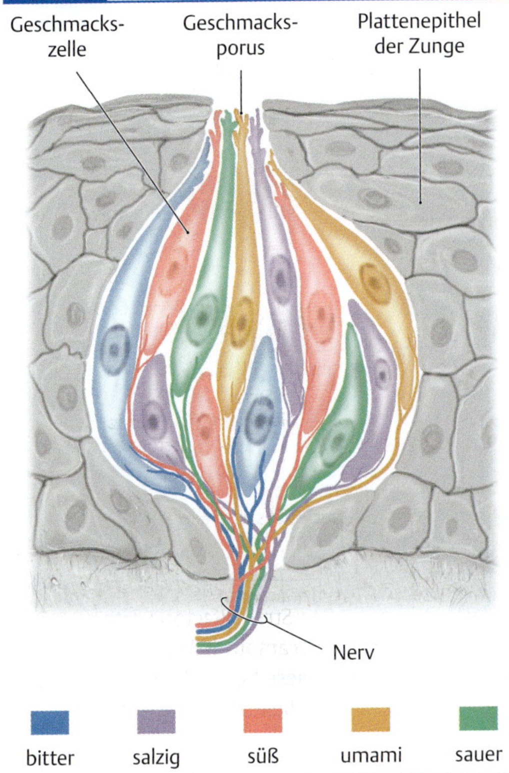

Darstellung des Aufbaus einer Geschmacksknospe innerhalb des Zungenepithels. Die apikalen Sinneshaare, die in den Geschmacksporus hineinragen, sind nicht dargestellt.

Quelle: Schünke M, Schulte E, Schumacher U. PROMETHEUS LernAtlas der Anatomie, Kopf, Hals und Neuroanatomie. Illustrationen von Voll M u. Wesker K. 6. Aufl. Stuttgart: Thieme; 2022

43.48

Entstehung des Rezeptorpotenzials

Jede Geschmacksqualität besitzt einen **eigenen Mechanismus** für die Erzeugung des Rezeptorpotenzials, das immer depolarisierend ist. Während es für **Bitter-** und **Süßempfindungen spezielle Rezeptormoleküle** auf den Sinneshaaren (Mikrovilli) gibt, existieren solche für **sauren** und **salzigen** Geschmack nicht. Für den Geschmack **umami** ist die Bindung von Glutamat an den metabotropen Glutamatrezeptor mGluR4 wichtig.

Offensichtlich können in jeder Rezeptorzelle mehrere Geschmacksstoffe ein Rezeptorpotenzial auslösen. Zumindest haben Registrierungen der Impulsaktivität von einzelnen Rezeptorzellen gezeigt, dass jede Zelle durch die fünf Basisgeschmacksreize erregt wird, wenn auch in unterschiedlichem Ausmaß. Jeder Geschmacksreiz erzeugt daher in den Zellen unterschiedliche Erregungsmuster, die offensichtlich in den nachgeschalteten Stationen der Geschmacksbahn zur Erkennung der Reize verwendet werden. Die früher aufgrund morphologischer Kriterien unterschiedenen Typen von Sinneszellen scheinen nur verschiedene Entwicklungsstadien derselben Zelle zu sein.

An der Basis der Sinneszellen der Geschmacksknospen erfolgt die synaptische **Umschaltung** auf das erste Neuron der Geschmacksbahn.

Stationen der Geschmacksbahn

Erstes Neuron: Aus der oben genannten Lokalisation der Geschmacksknospen ergeben sich bereits die Hirnnerven, in denen Geschmacksafferenzen verlaufen (Abb. **43.49**), s. a. afferente Fasern (S. 1001):

- **N. facialis (VII):** Fasern von den vorderen zwei Dritteln der Zunge, die über N. lingualis und Chorda tympani ziehen und ihre Somata im Ggl. geniculi (Abb. **37.18**) haben. Das Ggl. geniculi entspricht einem Spinalganglion, daher gibt es hier keine Synapsen.
- **N. glossopharyngeus (IX):** Fasern von der Zungenwurzel, Somata im Ggl. inferius bzw. petrosum (Abb. **37.23**) und
- **N. vagus (X):** Fasern vom Larynx, Somata im Ggl. inferius bzw. nodosum (Abb. **37.29**).

Entstehung des Rezeptorpotenzials

Jede Geschmacksqualität besitzt einen **eigenen Mechanismus** für die Erzeugung des Rezeptorpotenzials.

Jede Sinneszelle ist offenbar für alle Qualitäten empfindlich, jedoch in unterschiedlichem Ausmaß. Ein Geschmacksreiz erzeugt daher in den Zellen unterschiedliche Erregungsmuster. Die **Umschaltung** auf das erste Neuron erfolgt an der Basis der gustatorischen Sinneszellen.

Stationen der Geschmacksbahn

Erstes Neuron: Geschmacksafferenzen (Abb. **43.49**) benutzen folgende Hirnnerven, s. a. afferente Fasern (S. 1001):

- **N. VII** (Fasern von den vorderen zwei Dritteln der Zunge mit Somata im Ggl. geniculi, Abb. **37.18**),
- **N. IX** (Fasern von der Zungenwurzel, Somata im Ggl. inferius bzw. petrosum, Abb. **37.23**) und
- **N. X** (Fasern vom Larynx, Somata im Ggl. inferius bzw. nodosum, Abb. **37.29**).

43.49 Geschmacksbahn

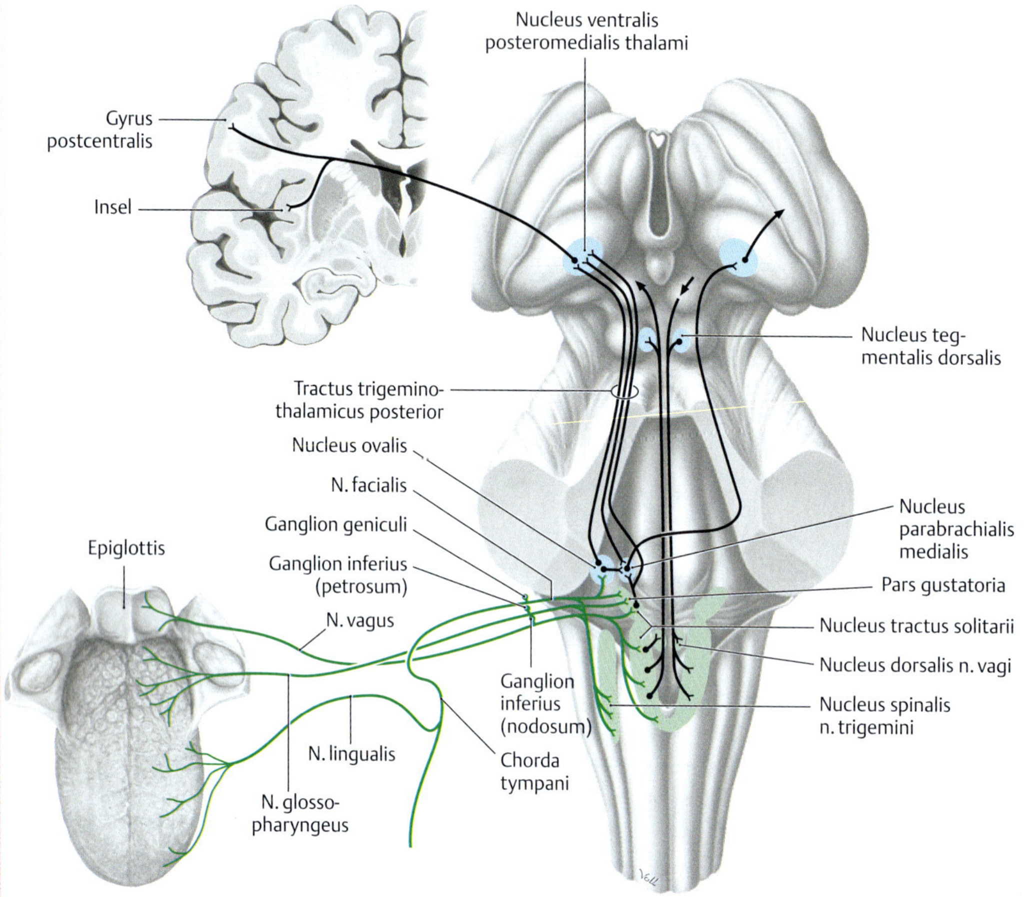

Geschmacksafferenzen, die in den Hirnnerven VII, IX und X verlaufen, und ihre zentrale Verschaltung. Neben diesen speziell viszeroafferenten Fasern können auch nozizeptive Trigeminusfasern gereizt werden, die zum Ncl. spinalis n. trigemini ziehen und zum Geschmackseindruck beitragen. Die letzteren Fasern werden durch scharf gewürzte Speisen erregt.

Quelle: Schünke M, Schulte E, Schumacher U. PROMETHEUS LernAtlas der Anatomie. Kopf, Hals und Neuroanatomie. Illustrationen von Voll M u. Wesker K. 6. Aufl. Stuttgart: Thieme; 2022

▸ Merke.

▸ Merke. In allen genannten Ganglien erfolgt **keine** synaptische Umschaltung; sie enthalten die Somata der gustatorischen Afferenzen.

Zweites Neuron: Die Geschmacksbahn verläuft über den **Ncl. tractus solitarii**, wo die Umschaltung auf das zweite Neuron erfolgt. Kollateralen ziehen zu den **Ncll. salivatorii sup.** und **inf.** für die reflektorische Speichelsekretion.

Zweites Neuron: Die nächste Station ist der **Ncl. tractus solitarii** im Hirnstamm, dessen kranialer Teil auch **„Geschmackskern"** (Pars gustatoria) genannt wird (der kaudale Kern verarbeitet allgemein viszerosensorische Information). Hier beginnt das zweite Neuron der Geschmacksbahn. Von den Axonen der Neurone im Ncl. tractus solitarii ziehen Kollateralen zu den **Ncll. salivatorii inferior** und **superior** für die reflektorische Speichelsekretion. Die Hauptverbindung nach rostral besteht wahrscheinlich im Tractus trigeminothalamicus posterior zum Thalamus (VPM). Schon vor Erreichen des VPM gehen Kollateralen zum Corpus amygdaloideum ab, die evtl. die „hedonistische Komponente" einer Geschmacksempfindung vermitteln.
Zwischenstationen im Ncl. parabrachialis medialis oder Ncl. ovalis, der praktisch den Ncl. tractus solitarii nach kranial fortsetzt, sind möglich (Abb. **43.49**), ebenso ipsilateral und kontralateral aufsteigende Projektionen.

Drittes Neuron: Dies liegt im Thalamus (**VPM**). Von hier geht der Weg weiter zum **Gyrus postcentralis** und zur Insularinde, wo bewusste Geschmacksempfindungen entstehen.

Drittes Neuron: Die letzte Umschaltung vor Erreichen des Kortex erfolgt im Thalamus (**VPM**).
Bewusste Geschmacksempfindungen entstehen im **Gyrus postcentralis**, und zwar im Bereich der Zungenrepräsentation. Auch die **Insularinde** scheint an diesen Empfindungen beteiligt zu sein.

43.4 Limbisches System

Das limbische System ist ein funktionelles System des ZNS, das sich aus einer Vielzahl von Kortexarealen, Kerngebieten und Fasersystemen zusammensetzt, die z. T. phylogenetisch ältere Anteile, d. h. von Archi- und Paläokortex (S. 1123), enthalten. Die Teile des Systems sind ring- oder saumförmig um das Diencephalon und andere Teile des Gehirns (Basalganglien) angeordnet. Daher rührt auch der Name (lat. Limbus = Saum).

43.4 Limbisches System

Das limbische System ist ein funktionelles System des ZNS, das sich aus einer Vielzahl von Kortexarealen, Kerngebieten und Fasersystemen zusammensetzt.

43.4.1 Funktion des limbischen Systems

Entsprechend seinen zahlreichen Anteilen ist das limbische System an vielfältigen und komplexen Aufgaben beteiligt (Tab. **43.6**) und erhält Informationen aus praktisch allen Sinnessystemen. Das limbische System verarbeitet diese Information nicht weiter, sondern erstellt ein „affektives Gesamtbild" der Umwelt nach Kriterien wie z. B. „angenehm – unangenehm" oder „gefährlich – ungefährlich".

43.4.1 Funktion des limbischen Systems

Die Funktionen sind vielfältig (Tab. **43.6**) und werden durch Informationen aus praktisch allen Sinnesbahnen beeinflusst.

43.6 Funktionen des limbischen Systems

allgemein	Steuerung des Hypothalamus → darüber Beeinflussung vom ▪ autonomen Nervensystem ▪ Hormonhaushalt (Liberine, Statine)
speziell	Nahrungsaufnahme spezies-spezifisches Sozialverhalten (Sexualität, Aufzucht von Kindern, Emotionen) Engrammbildung (Gedächtnis*)

* Beachte, dass Speicherung der Gedächtnisspur (S. 1253) diffus im assoziativen Kortex stattfindet.

► Merke. Allgemein ist das limbische System dem Hypothalamus übergeordnet und greift in dessen Funktion ein (Kontrolle des autonomen Nervensystems und des Hormonhaushalts).

► Merke.

Neben dieser **Steuerung des vegetativen Systems** und des **Hormonhaushalts** über den Hypothalamus werden über das limbische System auch **komplexe Verhaltensweisen** wie Nahrungsaufnahme, Sozialverhalten, Sexualverhalten, Lernprozesse und Gedächtnis beeinflusst.
Für den Menschen besonders wichtig ist die Funktion im Rahmen des **Sozialverhaltens**: Hier stehen Verhaltensweisen im Vordergrund, bei denen **Affekte** eine große Rolle spielen. Unter Affekten werden hier Stimmungen (Freude, Trauer, Wut, Angst etc.) verstanden. Die Rolle des **Corpus amygdaloideum** (Abb. **43.50**) für Affektreaktionen (Angst und Aggression) ist gut etabliert.

Daneben spielt das System für komplexe Verhaltensweisen eine Rolle: Neben Aufgaben bei **Lernprozessen** hat das limbische System die Funktion, das **Sozialverhalten** zu steuern. Hierzu gehört auch die Entstehung und Kontrolle von Affekten (z. B. Freude, Angst, Aggression).

► Klinik. **Verletzungen des Corpus amygdaloideum** können zu Aggressivität und sexueller Überaktivität führen, oft kombiniert mit sozial unverträglichem Verhalten. Die Mimik und die Affekte der Mitmenschen werden oft nicht richtig eingeschätzt und/oder ignoriert. Dies gilt auch für einen ängstlichen Gesichtsausdruck des Gegenübers.

► Klinik.

Anders als Tiere, die ihre Affekte meist deutlich der Umwelt zeigen, kann der Mensch diesen Vorgang kontrollieren. Wenn ein Affekt den Mitmenschen als Signal gezeigt wird, kann er als **Emotion** bezeichnet werden (von lat. emovere = herausbewegen). Die Kontrolle darüber, ob ein Affekt zur Emotion wird, findet wahrscheinlich im **präfrontalen Kortex** statt.
Auch Sinnesempfindungen haben eine affektive Komponente (z. B. grelle Farben, schrille Töne, unangenehme Temperatur). Wahrscheinlich gibt es in diesem Sinne keine völlig neutrale Sinnesempfindung.

43.4.2 Strukturen des limbischen Systems

In der Fachliteratur werden unterschiedliche Strukturen zum limbischen System gerechnet. Die wichtigsten **Kortexgebiete**, **Kerne** und **Bahnen** sind in Tab. **43.7** zusammengestellt und in der Medialansicht (Abb. **43.50**) zu erkennen, die die saumartige Anordnung des Systems um das Diencephalon und die Basalkerne herum demonstriert.

43.4.2 Strukturen des limbischen Systems

Die wichtigsten **Kortexgebiete**, **Kerne** und **Bahnen** sind in Tab. **43.7** und Abb. **43.50** dargestellt.

43.50 Strukturen des limbischen Systems

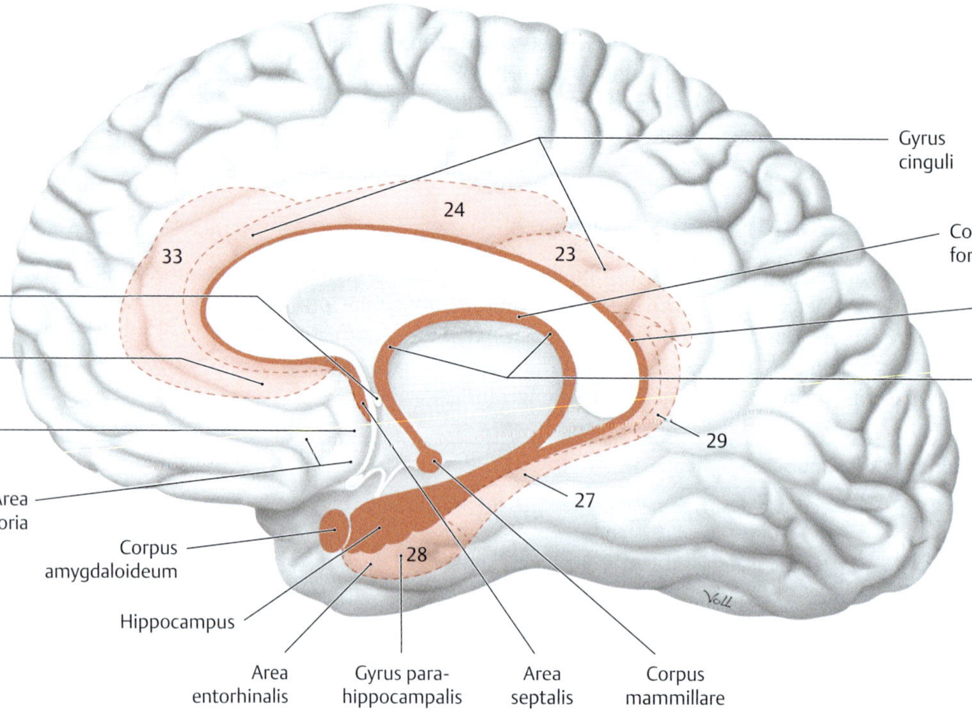

Lage der zum limbischen System gehörenden Strukturen am teilweise durchscheinend dargestellten Großhirn. Ansicht einer rechten Hemisphäre von medial. Man kann einen **äußeren Bogen** (Gyrus parahippocampalis, Gyrus cinguli, Area subcallosa/parolfactoria) von einem **inneren** (Hippokampusformation, Fornix, Area septalis, Gyrus paraterminalis und Indusium griseum) unterscheiden. Ebenfalls sichtbar sind die zum limbischen System zählenden Corpora amygdaloideum und mammillare. Die Ncll. anteriores thalami und habenulares dagegen sind nicht dargestellt. Die Zahlen in der Abbildung kennzeichnen die jeweiligen Brodmann-Areale.

Quelle: nach Schünke M, Schulte E, Schumacher U. PROMETHEUS LernAtlas der Anatomie, Kopf, Hals und Neuroanatomie. Illustrationen von Voll M u. Wesker K. 6. Aufl. Stuttgart: Thieme; 2022

Die Kortexgebiete mit limbischer Funktion, die um das Diencephalon und die Basalkerne herum angeordnet sind, werden als **Lobus limbicus** (S. 1121) zusammengefasst.

Kortexgebiete mit limbischer Funktion werden als eigenständiger Lappen, d. h. als **Lobus limbicus** (S. 1121) zusammengefasst.

Inwieweit der **Fasciculus medialis telencephali** (= mediales Vorderhirnbündel) und der **Fasciculus longitudinalis dorsalis** (= hinteres Längsbündel) (S. 1120) dem limbischen System oder dem Hypothalamus zugerechnet werden müssen, ist offen.

43.7 Strukturen des limbischen Systems (Auswahl)

Struktur	Lokalisation bzw. Verlauf
Kortexgebiete des limbischen Systems	
Gyrus cinguli	▪ auf Medialseite des Großhirns oberhalb des Balkens
Indusium griseum	▪ dünner Belag von grauer Substanz auf dem Corpus callosum
Hippokampusformation (Gyrus dentatus, Cornu ammonis plus Subiculum)	▪ medialer Teil des Lobus temporalis (bildet mediale Wand des Unterhorns der Seitenventrikel)
Gyrus parahippocampalis (inkl. Uncus)	▪ basal und lateral vom Hippocampus gelegene Windung ▪ inkl. Regio entorhinalis (Teil des Gyrus parahippocampalis), an Hippocampus angrenzend
Kerne des limbischen Systems	
Corpus amygdaloideum	▪ besteht aus vielen Einzelkernen im dorsomedialen Pol des Temporallappens vor dem Unterhorn der Seitenventrikel (Telencephalon)
Ncll. habenulares	▪ Epithalamus (Diencephalon)
Ncll. anteriores thalami	▪ Thalamus (Diencephalon)
Septumkerne (Ncll. septales)	▪ bilden die Area septalis rostral der Commissura anterior und am Übergang zwischen Septum pellucidum und Commissura anterior
Corpus mammillare	▪ Hypothalamus (Diencephalon)
Ncl. accumbens	▪ bildet im rostrocaudalen Striatum die Verbindung zwischen Putamen und Ncl. caudatus. Hat Verbindungen zum Tegmentum des Mesencephalon, daher Teil des mesolimbischen Systems, sog. „Belohnungszentrum“.

≡ 43.7 Strukturen des limbischen Systems (Auswahl) (Fortsetzung)

Struktur	Lokalisation bzw. Verlauf
Trakte und Faserbündel des limbischen Systems	
Cingulum	▪ wichtiger Informationsweg vom rostralen Gyrus cinguli im Frontallappen zum Gyrus parahippocampalis und weiter zum Hippocampus im Temporallappen. ▪ verläuft als Faserbündel unter der grauen Substanz des Gyrus cinguli
Fornix	▪ verläuft im Bogen zwischen dem im Dach des III. Ventrikels gelegenen Plexus choroideus und dem Corpus callosum ▪ enthält die meisten Efferenzen vom Hippocampus und endet in den Corpora mammillaria sowie Septumkernen (Fornixverbindungen zu den Septumkernen verlaufen teilweise rostral der Commissura anterior und werden daher als präkommissurale Fasern bezeichnet; entsprechend gibt es in Bezug auf die Commissura anterior auch postkommisurale Fasern) ▪ ist auch Verbindung für Hippokampusafferenzen von den Septumkernen
Striae longitudinales medialis und lateralis	▪ liegen im Indusium griseum (s. o.) auf dem Corpus callosum ▪ bestehen aus Bündeln markhaltiger Fasern als Verbindung zwischen verschiedenen Teilen des Indusium griseum
Stria terminalis	▪ verbindet das Corpus amygdaloideum mit dem Hypothalamus und dem basalen Vorderhirn
Tractus mammillothalamicus	▪ verbindet die Corpora mammillaria mit den Ncll. anteriores thalami
Tractus mammillotegmentalis	▪ verbindet Corpora mammillaria mit der Haube des Mesencephalon (bes. dem Ncl. tegmentalis posterior)

Papez-Kreis

Die Verbindung von der Hippokampusformation über die Fimbria hippocampi, den Fornix, das Corpus mammillare, den Tractus mammillothalamicus, den Ncll. anteriores des Thalamus, das Cingulum in den Gyrus parahippocampalis (Regio entorhinalis) und über Präsubiculum/Subiculum zurück zum Hippocampus wurde historisch mit dem Namen **„Papez-Kreis"** belegt (Abb. **43.51**).
Man nahm an, dass in ihm Erregungen kreisen würden, die z. B. das verzögerte Abklingen von Affekten wie Ärger und Wut erklären könnten. Diese Sicht muss heute als überholt gelten. Die Verbindungen und Stationen des Papez-Kreises sind sicher vorhanden, allerdings sind sie wohl hauptsächlich an der Verarbeitung von Gedächtnisinhalten beteiligt.

Papez-Kreis

Der „Papez-Kreis" (Abb. **43.51**) beschreibt die Verbindung von der Hippokampusformation über die Fimbria hippocampi, Fornix, Corpus mammillare, Tractus mammillothalamicus, Ncll. anteriores des Thalamus, Cingulum in den Gyrus parahippocampalis und über Subiculum zurück zum Hippocampus.
Die vielfältigen Faserverbindungen zwischen allen Teilen des limbischen Systems legen rückgekoppelte Verschaltungen nahe. Ob diese funktionell tatsächlich Rückkopplungen darstellen, ist unklar.

⊙ 43.51 Papez-Kreis

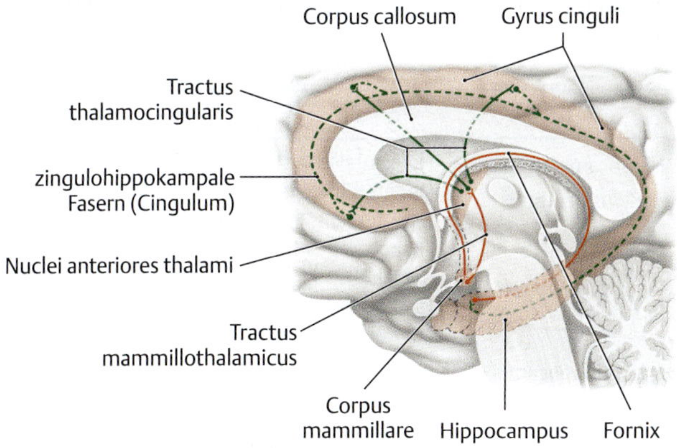

Verbindungen zwischen Kerngebieten und Bahnen des limbischen Systems, die in ihrer Gesamtheit von Papez als Neuronenkreis postuliert wurden. Ansicht eines Mediansagittalschnitts (rechte Hirnhälfte) von medial. Der Tractus thalamocingularis ist kein massiver Trakt und wird auch als Radiatio thalamocingularis bezeichnet.

Quelle: Schünke M, Schulte E, Schumacher U. PROMETHEUS LernAtlas der Anatomie, Kopf, Hals und Neuroanatomie. Illustrationen von Voll M u. Wesker K. 6. Aufl. Stuttgart: Thieme; 2022

⊙ 43.51

43.52 Lage des Hippocampus

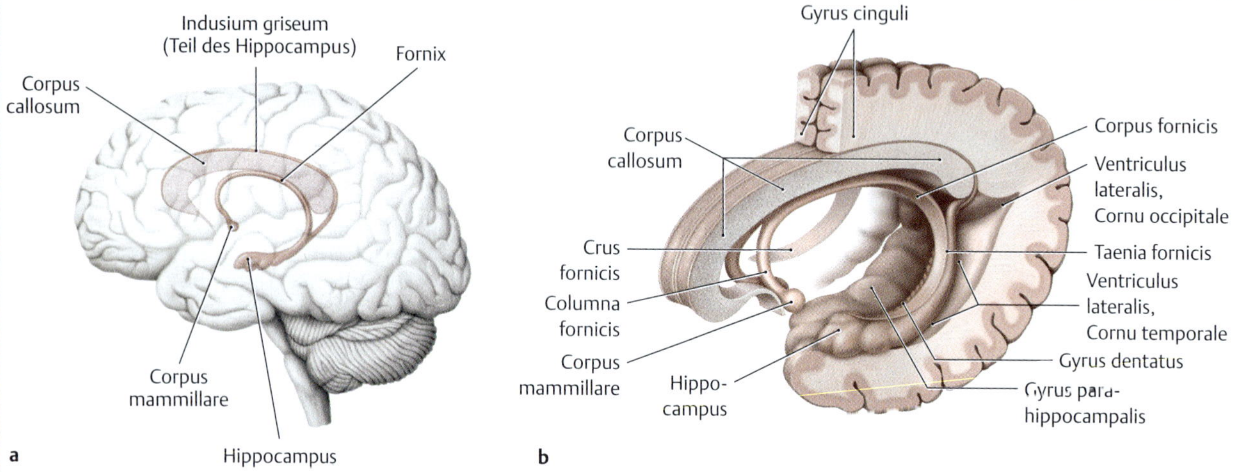

a Anordnung des Hippocampus und weiterer Teile des limbischen Systems (Indusium griseum, Fornix, Corpus mammillare) am durchscheinend dargestellten Großhirn.
b Dreidimensionale Darstellung des linken Hippocampus und Fornix bei Blick von lateral-rostral-parietal nach Entfernung von Teilen des Lobus temporalis und Eröffnung des Seitenventrikels.

Quelle: Schünke M, Schulte E, Schumacher U. PROMETHEUS LernAtlas der Anatomie, Kopf, Hals und Neuroanatomie. Illustrationen von Voll M u. Wesker K. 6. Aufl. Stuttgart: Thieme; 2022

Hippocampus

Der **Hippocampus** ist Teil des Lobus temporalis und bildet den medial basalen Abschluss der Großhirnhemisphären. Funktionell umfasst er mehrere Strukturen und wird daher manchmal auch als **Hippokampusformation** bezeichnet.

Hippocampus

Der Hippocampus ist ein Teil des Lobus temporalis und bildet den medial basalen Abschluss der Großhirnhemisphären. Er stellt den Hauptteil des Archikortex (S. 1123) dar.

Funktionell gehören mehrere Strukturen zum Hippocampus, weshalb es korrekter wäre, von der **Hippokampusformation** zu sprechen. In einigen Quellen wird unter Hippokampusformation der eigentliche Hippocampus plus Regio entorhinalis als Haupteingang zum Hippocampus verstanden. Eine andere Definition findet sich in der Abb. **43.53**: Eigentlicher Hippocampus (Cornu ammonis) plus Gyrus dentatus plus Subiculum.

Hier wird entsprechend der Terminologia anatomica stets der Begriff **„Hippocampus"** verwendet.

Der Name Hippocampus ist von einer Sagengestalt des Altertums abgeleitet, deren vordere Hälfte das Aussehen eines Pferdes hatte, während die hintere einer eingerollten Schlange mit Fischflosse glich.

43.53 Abschnitte des Hippocampus

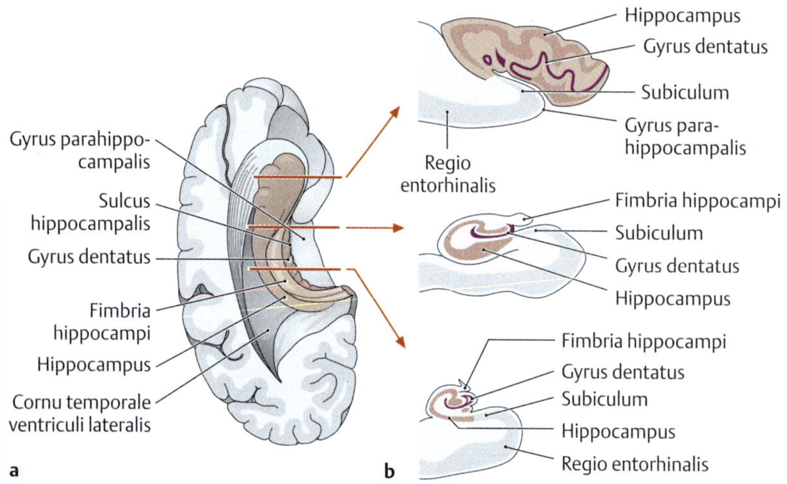

a Horizontalschnitt durch den linken Temporallappen mit freigelegtem Unterhorn des Seitenventrikels, in dessen medialer Wand sich der Hippocampus befindet. Ansicht von parietal-dorsal.
b Frontalschnitte durch den linken Hippocampus, auf denen ersichtlich wird, woher die Bezeichnung „Ammonshorn = Cornu ammonis" stammt. Die aufgerollte Struktur wird mit einem Ammons- oder Widderhorn verglichen. Den Übergang zur Regio entorhinalis im Gyrus parahippocampalis bildet das Subiculum.

Quelle: Schünke M, Schulte E, Schumacher U. PROMETHEUS LernAtlas der Anatomie, Kopf, Hals und Neuroanatomie. Illustrationen von Voll M u. Wesker K. 6. Aufl. Stuttgart: Thieme; 2022

Funktion des Hippocampus

Durch eine im Hippocampus vorliegende Verschaltung mit positiver Rückkopplung (s. u.) ist die Grundlage für das im Hippocampus besonders ausgeprägte Phänomen der **Langzeitpotenzierung** (S. 1256) geschaffen. Diese wird als Voraussetzung für **Lernprozesse** angesehen, für die der Hippocampus eine wichtige Rolle spielt: Man nimmt an, dass im Hippocampus zwar die **Gedächtnisspur** (das Engramm) **entsteht**, die Speicherung der gelernten Inhalte jedoch in anderen kortikalen Arealen erfolgt (S. 1255). Die Tatsache, dass solche Sachverhalte oder Situationen besonders gut behalten werden, die stark affektiv gefärbt sind (z. B. Beleidigungen) ist durch die engen Verbindungen des Hippocampus mit anderen Teilen des limbischen Systems zu erklären.

Funktion des Hippocampus

Die besondere Verschaltung im Hippocampus (s. u.) mit dadurch ermöglichter **Langzeitpotenzierung** (S. 1256) wird als Voraussetzung für **Lernprozesse** angesehen (Anlegen einer **Gedächtnisspur**).

▸ Klinik. Verletzungen oder Narben im Hippocampus können zu einer besonderen Form der Epilepsie führen, den sog. psychomotorischen Anfällen (**Temporallappenepilepsie**). Sie sind gekennzeichnet durch vegetative Automatismen (Schmatzen, Kauen, Schlucken, Speichelfluss). Oft sind (retrograde) Amnesien die Folge.

▸ Klinik.

Abschnitte und Lage des Hippocampus

Der Hippocampus wird – je nach seiner Lage zum Corpus callosum – in verschiedene Abschnitte eingeteilt:

- Der **Hippocampus retrocommissuralis** wird als **wichtigster Abschnitt** im Folgenden als Hippocampus besprochen. Er liegt versteckt an der Medialseite des basalen **Lobus temporalis** und bildet die **mediale Wand des Unterhorns** der Seitenventrikel. Der Begriff „retrocommissuralis" bezieht sich auf das Corpus callosum als größte Kommissur („hinter der Kommissur gelegen").
- Der **Hippocampus supracommissuralis** liegt auf dem Corpus callosum (hierzu wird das Indusium griseum gerechnet).
- Der **Hippocampus precommissuralis** befindet sich unter dem rostralsten Abschnitt des Corpus callosum. Er setzt die Richtung des Indusium griseum und des Gyrus cinguli nach rostral-basal fort.

Bei Sicht von lateral-oben in das eröffnete Unterhorn sieht man den Wulst der Hippokampusformation als **Pes hippocampi** (Fuß) mit den **Digitationes hippocampi** (fingerähnlichen Vorwölbungen, Abb. **43.53**).

Auf einem frontalen Schnitt durch den Pes hippocampi erkennt man in Querrichtung:

- **Gyrus parahippocampalis:** Der einzige zum Hippocampus gehörende Abschnitt des Gyrus parahippocampalis ist das **Subiculum**. Es liegt direkt unter dem Gyrus dentatus (s. u.) und setzt sich in den entorhinalen Kortex fort (Abb. **43.54a**).
- **Gyrus dentatus** (Fascia dentata): Er besitzt eine angedeutete Zähnelung (daher der Name). Gyrus parahippocampalis und Gyrus dentatus sind durch einen Einschnitt getrennt (**Sulcus hippocampalis** oder Fissura hippocampi).
- **Cornu ammonis** (CA, Hippocampus proprius, Ammons- oder Widderhorn): Es liegt dem Gyrus dentatus gegenüber auf der lateralen Seite des Pes hippocampi.
- **Fimbria hippocampi**: Sie geht in okzipitaler Richtung in den Fornix über und ist der wichtigste Ausgang aus dem Hippocampus. Über den Fornix und die Fimbria können aber auch afferente (cholinerge) Fasern aus den Septumkernen in den Hippocampus gelangen.

Abschnitte und Lage des Hippocampus

Der **Hippocampus retrocommissuralis** liegt an der Medialseite des basalen Lobus temporalis, er bildet die **mediale Wand des Unterhorns** des Seitenventrikels. Als wichtigster Teil wird er im Folgenden als Hippocampus angesprochen.

Bei Sicht von lateral-oben in das eröffnete Unterhorn sieht man den Wulst der Hippocampusformation als **Pes** (Fuß) mit den **Digitationes hippocampi** (finger- oder pfotenähnlichen Vorwölbungen). Auf einem Frontalschnitt durch den Pes hippocampi sind als Teile des Hippocampus **Subiculum, Gyrus dentatus** und **Cornu ammonis** zu erkennen (Abb. **43.54**).

Aufbau und Verbindungen des Hippocampus

Von der äußersten Spitze des Cornu ammonis (der Endplatte oder CA 4), die von den multipolaren Körnerzellen des Gyrus dentatus umfasst wird, sind in Richtung auf das Subiculum die Bereiche CA 3, 2 und 1 abgeteilt (Abb. **43.54a**). Sie enthalten vorwiegend Pyramidenzellen.

Feinbau des Hippocampus: Der Hippocampus hat als phylogenetisch älterer Hirnteil, sog. Archikortex (S. 1123), einen **einfachen 3–4 Schichtenbau** (Abb. **43.54b**).

Vom Gyrus dentatus ausgehend sind die Hauptschichten im **Cornu ammonis**:

- **Stratum moleculare:** Es enthält afferente Axone aus der Regio entorhinalis und die apikalen Dendriten der Pyramidenzellen des Stratum pyramidale sowie wenige

Aufbau und Verbindungen des Hippocampus

Feinbau des Hippocampus: Die Hauptschichten des **Cornu ammonis** sind (Abb. **43.54b**):

- Stratum moleculare,
- Stratum radiatum,
- Stratum pyramidale und
- Stratum oriens.

43.54 Aufbau und Verbindungen des Hippocampus

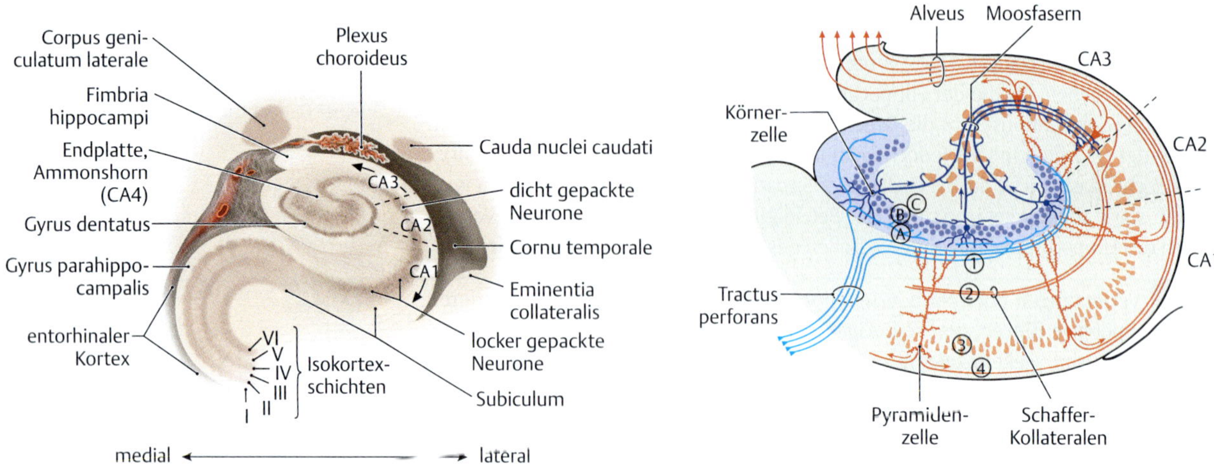

a Ansicht des linken Hippocampus von frontal, auf der links unten im Bild die vom sechsschichtigen Isokortex abweichende dreischichtige Struktur des Allokortex ersichtlich ist.

b Die Hauptschichten des Hippocampus sind im Bereich des Ammonshorns (CA) mit arabischen Zahlen, im Bereich des Gyrus dentatus mit Großbuchstaben gekennzeichnet: (1) = Stratum moleculare, (2) = Stratum radiatum, (3) = Stratum pyramidale, (4) = Stratum oriens; (A) = Stratum moleculare, (B) = Stratum granulare, (C) = Stratum multiforme. Der Tractus perforans als Haupteingang zum Hippocampus entspringt in der Regio entorhinalis. Die Fasern im Alveus verlassen den Hippocampus über Fimbria hippocampi und Fornix (Hauptausgang).

Quelle: Schünke M, Schulte E, Schumacher U. PROMETHEUS LernAtlas der Anatomie, Kopf, Hals und Neuroanatomie. Illustrationen von Voll M u. Wesker K. 6. Aufl. Stuttgart: Thieme; 2022, nach Bähr und Frotscher

kleine Zellen. Vor der Einfaltung des Hippocampus während der Entwicklung lag die Schicht an der medialen (äußeren) Oberfläche des Temporallappens.

- **Stratum radiatum:** Hier enden die Schaffer-Kollateralen (s. u.) an den Dendriten der Pyramidenzellen.
- **Stratum pyramidale:** Es enthält die Somata der Pyramidenzellen.
- **Stratum oriens:** Es enthält die basalen Dendriten der Pyramidenzellen und wenige polymorphe Zellen.

► Merke.

► Merke. Das Cornu ammonis ist stark eingerollt; das Stratum oriens als innerste Schicht grenzt **lateral** an das Unterhorn des Seitenventrikels.

Die Axone der Pyramidenzellen verlaufen im **Alveus hippocampi** und verlassen den Hippocampus über die **Fimbria hippocampi**. Der Alveus entspricht dem Marklager des Großhirns und wird nicht als Schicht gerechnet.

Der **Gyrus dentatus** besitzt nur 3 Schichten (Abb. **43.54b**):
- Stratum moleculare,
- Stratum granulare mit den Somata der Körnerzellen und
- Stratum multiforme.

Der **Gyrus dentatus** enthält nur drei Schichten (Abb. **43.54b**):
- **Stratum moleculare** mit den entorhinalen Afferenzen,
- **Stratum granulare** mit den Somata der multipolaren Körnerzellen,
- **Stratum multiforme** (Hilum) mit polymorphen kleinen Zellen und den Axonen der Körnerzellen als Verbindung zu den Zellen von CA 4/3.

Afferenzen: Den Hauptantrieb erhält der Hippocampus über den **Tractus perforans** aus der Regio entorhinalis (Abb. **43.54b**).

Afferenzen: Die wichtigste Afferenz erreicht den Hippocampus über den **Tractus perforans**, der aus den Axonen der Stern- und Pyramidenzellen der **Regio entorhinalis** (entorhinaler Kortex) besteht.

Die Axone verteilen sich im Stratum moleculare, in das die Dendriten der Pyramidenzellen (innerhalb des CA) und der Körnerzellen der Fascia dentata (im Gyrus dentatus) hineinragen (Abb. **43.54b**).

Efferenzen: Die Efferenzen bestehen aus den Axonen der Pyramidenzellen, die den Hippocampus über Fimbria und Fornix verlassen (Abb. **43.54b**).

Bei den **Schaffer-Kollateralen** handelt es sich um Kollateralen der Pyramidenzellaxone, die durch das Stratum pyramidale zurück in das Stratum radiatum ziehen, um dort wieder Pyramidenzellen zu erregen. So ergibt sich eine **positive Rückkopplung**.

Efferenzen: Die Efferenzen bestehen aus den **Axonen der Pyramidenzellen** des **Cornu ammonis**, sie verlassen den Hippocampus über Alveus und Fimbria hippocampi sowie den Fornix (Abb. **43.54b**).

Eine Besonderheit des Hippocampus sind die **Schaffer-Kollateralen**. Es handelt sich um Kollateralen der Pyramidenzellaxone des Cornu ammonis (Sektor CA3), die durch das Stratum pyramidale zurück in das Stratum radiatum zu den Dendriten anderer Pyramidenzellen ziehen (CA1). Auf diese Weise ergibt sich eine **positive Rückkopplung**, denn die Signale der Pyramidenzellen in CA3 laufen zurück nach CA1 und können so das Cornu ammonis von CA1 bis CA3 erneut oder mehrfach

durchlaufen. Die Vorgänge der positiven Rückkopplung und des mehrfachen Durchlaufens der Schaltkreise werden mit der Bildung von Gedächtnisspuren (Engramme) in Zusammenhang gebracht.
Die multipolaren Körnerzellen des Stratum granulare erregen über ihre Axone (Moosfasern) die Pyramidenzellen von CA3.
Weitere Verbindungen bestehen zwischen dem limbischen System und dem **Ncl. accumbens** am rostralen ventrokaudalen Ende des Striatums. Der Kern wird als **Belohnungszentrum** des Gehirns angesehen und steht unter dem Einfluss des ventralen tegmentalen Areals (VTA) im Mesencephalon. Die Afferenzen des VTA setzen **Dopamin** frei, das über Bindung an Dopaminrezeptoren die Neurone des Ncl. accumbens beeinflusst. Diese Verbindung ist Teil des **mesocorticolimbischen Systems** (S. 1253).

43.5 Neuroendokrines System

Der Name für das System rührt daher, dass die in ihm entstehende Information von **Neuronen** in Form von **Hormonen** an das Blut weitergegeben wird, sog. **Neurosekretion** (S. 193).
Zu dem System werden **Hypophyse** und **Epiphyse** gerechnet. Die Epiphyse und ihre Einbindung in die Steuerung des Tag-Nacht-Rhythmus (S. 1119) wurden bereits besprochen.
Vom Hypothalamus ziehen zwei axonale Trakte in den Hypophysenstiel (Abb. **43.55**):

- **Tractus hypothalamo-hypophysialis**, der in der Neurohypophyse endet. Er besteht aus zwei Teilen, die nach dem Ursprung der Fasern benannt sind: Fibrae paraventriculo-hypophysiales und supraoptico-hypophysiales.
- **Tractus tuberoinfundibularis**, der nur bis zur Eminentia mediana im dorsalen Infundibulum (sog. Trichter, noch zum Hypothalamus gehörend) des Hypophysenstiels reicht. Zur Lage der Eminentia mediana, s. Abb. **43.56a**.

▸ Merke. Die Freisetzung der hypothalamischen Hormone (Neurosekretion) erfolgt in Bereichen, in denen eine Blut-Hirn-Schranke fehlt, sog. **zirkumventrikuläre Organe** (S. 1158). Sowohl die Neurohypophyse (Sekretion der Hypophysen**hinter**lappenhormone) als auch die Eminentia mediana (Abgabe der auf den Hypophysen**vorder**lappen wirkenden Steuerhormone) gehören zu den zirkumventrikulären Organen: Das Endothel der Kapillaren ist hier fenestriert, sodass die Hormone in die Blutbahn übertreten können.

43.5 Neuroendokrines System

Vom Hypothalamus ziehen zwei axonale Trakte in den Hypophysenstiel (Abb. **43.55**):

- Der **Tractus hypothalamo-hypophysialis** endet in der Neurohypophyse.
- Der **Tractus tuberoinfundibularis** reicht nur bis zur Eminentia mediana (Abb. **43.56**) am Beginn des Hypophysenstiels.

▸ Merke.

43.55 Verbindungen der hypothalamischen Kerngebiete zur Neuro- und Adenohypophyse

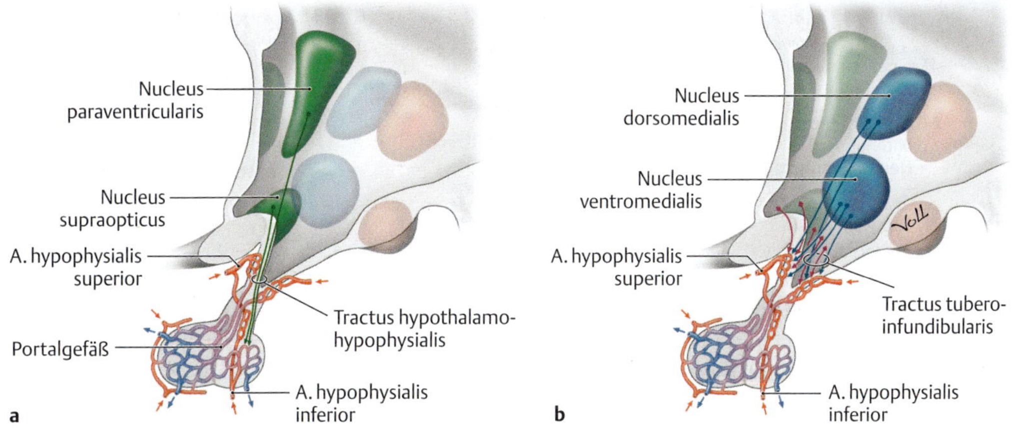

a Tractus hypothalamo-hypophysialis (aus Fibrae paraventriculo-hypophysiales und supraoptico-hypophysiales bestehend), dessen Neurone direkt in die Neurohypophyse (Hypophysenhinterlappen) projizieren.
b Tractus tuberoinfundibularis, über den die hypothalamischen Steuerhormone für den Hypophysenvorderlappen in den hypophysären Portalkreislauf gelangen und auf dem Blutweg die Adenohypophyse erreichen.

Quelle: Schünke M, Schulte E, Schumacher U. PROMETHEUS LernAtlas der Anatomie, Kopf, Hals und Neuroanatomie. Illustrationen von Voll M u. Wesker K. 6. Aufl. Stuttgart: Thieme; 2022

43.5.1 Hypophyse

Funktion und Gliederung: Funktionell und entwicklungsgeschichtlich (S. 1164) gesehen unterscheidet man (Abb. **43.56**):
- **Neurohypophyse** (Hypophysenhinterlappen, **HHL**), die zum ZNS gehört, und
- **Adenohypophyse** (Hypophysenvorderlappen, **HVL**), die sich aus dem Rachendach bildet.

Dementsprechend unterscheiden sich auch die durch sie freigesetzten Hormone in ihrer Herkunft und Funktion.

43.5.1 Hypophyse

Funktion und Gliederung: Funktionell und entwicklungsgeschichtlich gesehen besteht die Hypophyse (Gl. pituitaria, Hirnanhangsdrüse) aus zwei grundsätzlich unterschiedlichen Anteilen (Abb. **43.56**):
- Nur die **Neurohypophyse** (Lobus posterior = **Hypophysenhinterlappen**, **HHL**) gehört zum ZNS, während die
- ihr ventral angelagerte **Adenohypophyse** (Lobus anterior = **Hypophysenvorderlappen**, **HVL**) einen entwicklungsgeschichtlich anderen Ursprung im Rachendach (S. 1164) hat. Sie besteht aus der **Pars tuberalis** am Übergang zum Hypophysenstiel, **Pars intermedia** („Mittellappen") an der Grenze zum Hinterlappen und **Pars distalis**, der Hauptmasse der Adenohypophyse.

Ein Unterschied besteht auch zwischen den vom Hypophysenhinter- und -vorderlappen sezernierten Hormonen:
Während die **HHL-Hormone im Hypothalamus produziert** und über axonalen Transport zu ihrem Freisetzungsort (Neurohypophyse) gelangen, werden die **HVL-Hormone in der Adenohypophyse produziert und freigesetzt** (endokrine Drüse). Lediglich die hypothalamischen **Steuerhormone**, die ihre Freisetzung beeinflussen, werden von Neuronen in Hypothalamuskernen synthetisiert und in die Gefäße der Eminentia mediana (S. 1158) sezerniert. Von diesem noch dienzephal gelegenen Ort erreichen sie über das **hypophysäre Pfortadersystem** (s. Abb. **43.55**) ihren Zielort Adenohypophyse.

▸ Merke.

▸ Merke. In der **Neurohypophyse** (= **Hypophysenhinterlappen**) werden lediglich die hypothalamisch produzierten Hormone **freigesetzt**, wohingegen die **Adenohypophyse** (= **Hypophysenvorderlappen**) ihre Hormone (unter dem Einfluss hypothalamischer Steuerhormone) selbst **produziert**.

Lage: die Hypophyse befindet sich in der Fossa hypophysialis ossis sphenoidalis, was für operative Zugangswege von Bedeutung ist.

Lage: Die Hypophyse befindet sich in der Fossa hypophysialis, einem Teil der Sella turcica des Os sphenoidale. Operativ zugänglich ist die Hypophyse über den Sinus sphenoidalis, _der direkt ventro-kaudal von ihr liegt (transnasaler, transsphenoidaler Zugang).

43.56 Gliederung der Hypophyse

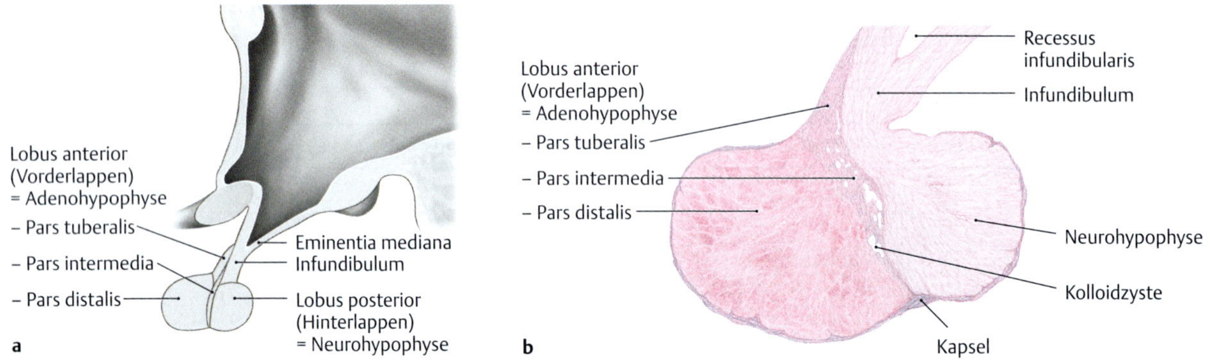

Mediansagittalschnitt durch die Hypophyse
a schematisch (mit angrenzendem Hypothalamus),
b histologisch.

Quelle: Schünke M, Schulte E, Schumacher U. PROMETHEUS LernAtlas der Anatomie. Kopf, Hals und Neuroanatomie. Illustrationen von Voll M u. Wesker K. 6. Aufl. Stuttgart: Thieme; 2022

Neurohypophyse (Hypophysenhinterlappen, HHL)

▸ Merke.

Neurohypophyse (Hypophysenhinterlappen, HHL)

▸ Merke. Die Verbindungen vom Hypothalamus zur Neurohypophyse sind **neuronal** und kommen von den großzelligen Anteilen des **Ncl. paraventricularis** und **Ncl. supraopticus**, s. auch neuroendokrine Kerne (S. 1118).

Die in hypothalamischen Neuronen beginnenden Axone erreichen über den Tractus hypothalamo-hypophysialis den HHL und setzen in das dortige Gefäßsystem die Hormone **Oxytozin** und **Adiuretin** (ADH) frei (Abb. **43.55**).

Die Axone der hypothalamischen Zellen erreichen den Hypophysenhinterlappen (HHL) über den **Tractus hypothalamo-hypophysialis** (Abb. **43.55**). Die in den betreffenden Hypothalamuskernen gebildeten Hormone **Oxytozin** und **Adiuretin** (antidiuretisches Hormon = **ADH** oder Vasopressin) werden also axonal in den HHL transportiert, hier gespeichert und bei Bedarf in das Gefäßsystem freigesetzt.

▶ Merke. In der Neurohypophyse befinden sich weder Somata von Neuronen noch hormonproduzierende Zellen, sondern nur die Axone der (hypothalamischen) Zellen. Über diese werden die HHL-Hormone in besondere perikapillare Spalträume freigesetzt. Die hier gelegenen, im Mikroskop sichtbaren Zellen gehören entweder zu Gefäßen oder sind sog. **Pituizyten**, spezialisierte Gliazellen, die über Nexus in Verbindung stehen.

▶ Merke.

Die zuführende Arterie ist die **A. hypophysialis inferior**, ein Ast der A. carotis interna. Sie nimmt die Hormone über ihre **fenestrierten Kapillaren** auf. Oxytozin beeinflusst den Uterus und die Endstücke der Brustdrüse, während Adiuretin (S. 759) auf die Sammelrohre der Niere wirkt. Bei diesen Hormonen handelt es sich um sog. **Effektorhormone**, die direkt (ohne Zwischenschaltung eines weiteren Hormons) auf das Zielorgan wirken.

Die **A. hypophysialis inf.** nimmt die **Effektorhormone**, die direkt auf das Zielorgan wirken, über ihre fenestrierten Kapillaren auf.

▶ Exkurs: Bedeutung von Oxytozin und Adiuretin (ADH). **Oxytozin** löst Wehen am Ende einer Schwangerschaft aus und kontrahiert die Endstücke der Brustdrüse, Gl. mammaria (S. 1273), mit Hilfe von Myoepithelzellen, wenn der Säugling beim Saugakt die Mamille mechanisch reizt. Dies bedeutet, dass die Mechanorezeptoren der Mamille die hypothalamischen Kerne neuronal aktivieren, die daraufhin Oxytozin in das Blut freisetzen. Das Hormon erreicht auf dem Blutweg die Myoepithelzellen der Gl. mammaria, die ihrerseits die Milch aus den Drüsenendstücken pressen. Darüber hinaus fördert Oxytozin auch das soziale Bindungsverhalten; u. a. zwischen Mutter und Kind.
Das **Adiuretin** (S. 759) oder **antidiuretische Hormon** (**ADH**) wirkt auf die Niere und vergrößert in den Sammelrohren die Wasserpermeabilität. Dadurch wird mehr Wasser aus den Sammelrohren in das hypertone Niereninterstitium rückresorbiert und nur eine geringe Menge hochkonzentrierten Urins gebildet (**Antidiurese**, z. B. bei Durstzuständen).

▶ Exkurs: Bedeutung von Oxytozin und Adiuretin (ADH).

▶ Klinik. Fehlt z. B. bei einem **Hypophysentumor** das Adiuretin durch Zerstörung des HHL oder der Freisetzungswege tritt das Gegenteil einer Antidiurese, nämlich die **gesteigerte Diurese** ein: Wie beim renal bedingten Diabetes insipidus renalis (S. 759) produziert auch beim **Diabetes insipidus centralis** die Niere große Mengen gering konzentrierten Urins (**Polyurie**). „Insipidus" bedeutet „nichtschmeckend"; der Begriff soll den Unterschied zwischen dieser Form von Diabetes und dem zuckerhaltigen Urin bei Diabetes mellitus (der Zuckerkrankheit) andeuten.

▶ Klinik.

Adenohypophyse (Hypophysenvorderlappen, HVL)

Adenohypophyse (Hypophysenvorderlappen, HVL)

▶ Merke. Die Ansteuerung der Adenohypophyse durch den Hypothalamus erfolgt **zunächst nur neuronal** durch die **kleinzelligen** Anteile der hypothalamischen Kerne, die Steuerhormone produzieren, **danach humoral** über das Pfortadersystem der Hypophyse.

▶ Merke.

Die im Hypothalamus gebildeteten **Steuerhormone** (S. 1119), z. B. **Liberine**, **Statine**, werden hauptsächlich in den kleinen Zellen des **Ncl. periventricularis** synthetisiert, die diffus unter dem Ependym des III. Hirnventrikels verteilt sind, sowie im kleinzelligen Anteil des **Ncl. paraventricularis** und den kleinen Zellen des **Ncl. infundibularis (arcuatus)** (S. 1118). Weitere Syntheseorte sind die **Ncll. ventromedialis, dorsomedialis** und **suprachiasmaticus**.
Die Hormone erreichen dann über den axonalen Transport in den Axonen der Neurone das **Infundibulum** des Hypopyhsenstiels mit der **Eminentia mediana**.
In der Eminentia mediana (S. 1158) beginnt das **Pfortadersystem** der Hypophyse, das von der **A. hypophysialis superior** (ebenfalls ein Ast der A. carotis interna) gespeist wird. Die Steuerhormone werden in die Kapillaren der Eminentia mediana (**erstes Kapillarbett**) aufgenommen und auf venösem Weg in den HVL transportiert. Dort liegt das **zweite Kapillarbett des Pfortadersystems**; die Steuerhormone treten hier durch die Kapillarwand und beeinflussen die Synthese der HVL-Hormone.
Eine Aufstellung der wichtigsten Hormone von Hypothalamus und HVL findet sich in Abb. **43.57**. Unter den Hormonen des HVL gibt es **Effektorhormone** wie das Wachstumshormon (somatotropes Hormon = STH bzw. growth hormone = GH), Prolaktin und Melanotropin (melanozytenstimulierendes Hormon = α-MSH), wobei das Letztere auch in der Pars intermedia adenohypophysis, einem schmalen, dem Hypophysenhinterlappen anliegenden Anteil des Hypophysenvorderlappens produziert wird.

Die **Steuerhormone** (**Liberine**, **Statine**) für die **Adenohypophyse** (HVL) werden vorwiegend in Zellen der Ncll. dorso- und ventromedialis, **peri**ventricularis, **para**ventricularis und arcuatus gebildet. Die Hormone erreichen per axonalen Transport den Beginn des Hypopyhsenstiels mit der **Eminentia mediana**.

Dort beginnt mit der A. hypophysialis sup. das **Pfortadersystem** der Hypophyse. Die Steuerhormone werden mit dem Blut in den HVL transportiert, dort freigesetzt und beeinflussen die Synthese und Freisetzung der Hormone im HVL.

Im HVL werden neben **Effektorhormonen**, die direkt auf das Zielorgan wirken (z. B. Wachstumshormon und Prolaktin) auch **glandotrope Hormone** gebildet, die in anderen endokrinen Drüsen die Hormonsynthese steigern (z. B. adrenokortikotropes Hormon und thyroideastimulierendes Hormon, Abb. **43.57**).

43.57 Hormone von Hypothalamus und Hypophysenvorderlappen

Hormon des Hypothalamus			Hormon des HVL	Zielorgan und Wirkung des HVL-Hormons
TRH (Thyreotropin releasing hormone, **Thyroliberin**)	→	Glandotrope Hormone	**TSH** (Thyroid stimulating hormone, thyreotropes Hormon, Thyreotropin)	**Schilddrüse:** ▪ Regulation der Schilddrüsenfunktion (Hormonbiosynthese und -sekretion, Jodeinbau) ▪ Stimulation des Wachstums der Schilddrüsenfollikel ▪ Förderung der Gehirnentwicklung
GnRH (Gonadotropin releasing hormone, **Gonadoliberin**). Mehrere Typen: Luliberin für LH, Folliliberin für FSH	→	Glandotrope Hormone	gonadotrope Hormone: ▪ **LH** (luteinisierendes Hormon, **Lutropin**) ▪ **FSH** (follikelstimulierendes Hormon, **Follitropin**)	**Ovar bzw. Hoden:** ▪ Wachstumstimulation der Keimdrüsen und Steuerung ihrer endokrinen Funktionen ▪ LH: bei der Frau Ovulation und Gelbkörperbildung, beim Mann Stimulation der Hodenzwischenzellen (→Testosteronbildung), bei beiden Progesteronbildung. Wegen der Wirkung beim Mann früher „interstitial cell stimulating hormone" (ICSH) genannt. ▪ FSH: bei der Frau Follikelreifung und Östrogenbildung, beim Mann Spermatogenese
CRH (Corticotropin releasing hormone, **Kortikoliberin**)	→	Glandotrope Hormone	**ACTH** (adrenokortikotropes Hormon, Kortikotropin)	**Nebenniere:** ▪ Synthese und Ausschüttung der Nebennierenrindenhormone (Mineralokortikosteroide, Glukokortikoide, Androgene)
	→	Effektorhormone	Melanozytenstimulierendes Hormon* (α-MSH, α-Melanotropin)	**Melanozyten der Haut:** ▪ Synthese von Melanin
	→	Effektorhormone	β-Endorphin*	**Nervenzellen:** ▪ bindet an Opioid-Rezeptoren
GHRH (Growth hormone releasing hormone, **Somatoliberin**)	→	Effektorhormone	**STH** (somatotropes Hormon, Somatotropin oder **GH** = growth hormone)	**Wachstumsfuge der Knochen:** ▪ Längenwachstum des Knochens
PIH (Prolactin release-inhibiting hormone (Prolaktostatin; als Molekül identisch mit **Dopamin**))	→	Effektorhormone	**PRL** (Prolaktin)	**Brustdrüse:** ▪ PRL stimuliert Wachstum der Gl. mammaria und die Milchsekretion

** MSH und Endorphin werden zu den adrenokortikotropen Hormonen gerechnet, weil sie aus einem gemeinsamen Vorläufermolekül entstehen, dem Pro-Opio-Melanocortin (POMC).*

Details zur Schilddrüse siehe Aufbau der Schilddrüse (S. 919).

Die meisten HVL-Hormone werden in **basophilen** Zellen produziert, nur Prolaktin und Wachstumshormon in **azidophilen**.

Die anderen Hormone wirken wiederum auf endokrine Organe und steigern in ihnen die Synthese von Hormonen (sog. **glandotrope Hormone**).
Der Syntheseort des Wachstumshormons und des Prolaktins sind die **azidophilen Zellen** der Adenohypophyse, während die anderen Hormone von **basophilen Zellen** gebildet werden. Die **chromophoben Zellen** werden als Vorstufe der beiden anderen Zelltypen angesehen.

► Merke.

► Merke. In den verschiedenen hormonproduzierenden Zelltypen des HVL sind mit speziellen Färbemethoden Hormongranula nachweisbar, die unter Einfluss der hypothalamischen Steuerhormone in die Kapillaren der Adenohypophyse freigesetzt (oder zurückgehalten) werden.

▶ Klinik. Es gibt Hypophysentumoren, die nur die STH produzierenden Zellen betreffen und mit vermehrter Synthese von STH verbunden sind. Das gesteigerte Längenwachstum führt beim Jugendlichen (wenn die Wachstumsfugen noch offen sind) zum Hochwuchs. Tritt der Tumor bei Erwachsenen auf, ist die **Akromegalie** (Abb. **43.58**) die Folge: Ein verstärktes Wachstum der Akren, das sich z. B. in vergrößerten Händen, Nase, Kinn, Supraorbitalwulst und Jochbeinen äußert.

43.58 Patient mit Akromegalie

Quelle: Füeßl H, Middeke M, Hrsg. Duale Reihe Anamnese und klinische Untersuchung. 7. Aufl. Stuttgart: Thieme; 2022

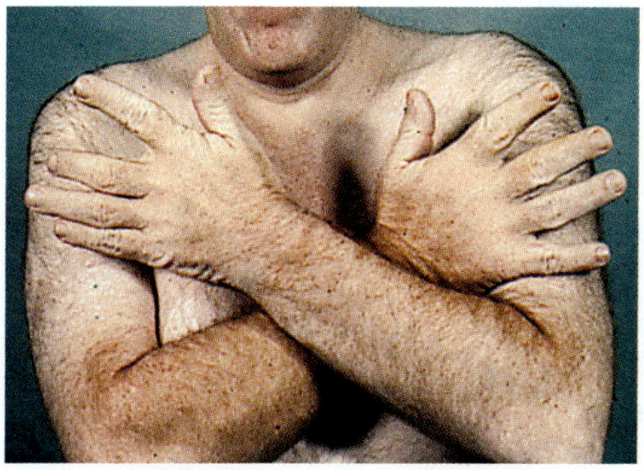

▶ Klinik.

Klinischer Fall: Gewichtszunahme und Erschöpfung *

* Fallbeispiel fiktiv, Namen und Daten frei erfunden

14:30

Anna R., 45 Jahre, kommt zum Hausarzt.
A.R.: Ich weiß gar nicht mehr genau, wann das angefangen hat, also ein halbes Jahr geht das jetzt bestimmt schon so: Ich hab total zugenommen, 8 Kilo insgesamt. Hab einfach immer Hunger. Besonders mein Bauch ist richtig dick geworden. Und dann diese Streifen, schlimmer als nach einer Schwangerschaft... Mein Gesicht ist auch ganz rund geworden. Außerdem bin ich immer so erschöpft und schlafen kann ich auch nicht mehr richtig. Bin langsam richtig down...

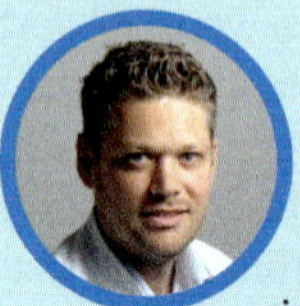

14:45

Körperliche Untersuchung
Ich untersuche die Patientin. Sie ist übergewichtig (162 cm, 74 kg). Ihr Gesicht wirkt aufgedunsen, auf der Oberlippe erkenne ich den Ansatz eines Schnurrbarts. Die Gesichtshaut ist unrein. Am kräftigen Bauch fallen violette Striae distensae auf. Im Vergleich zum Rumpf scheinen Arme und Beine recht dünn.
Der Blutdruck beträgt 165/100 mmHg (normal < 130/85), Herzfrequenz und Temperatur sind normal.

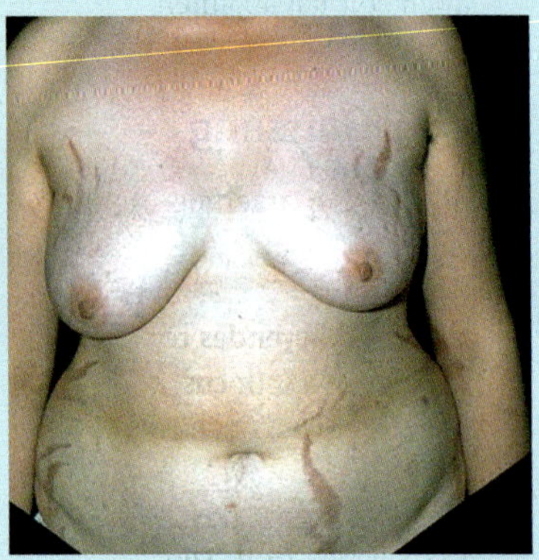

Patientin mit Cushing-Syndrom (aus Balletshofer et al., Endokrinologie und Diabetes, Thieme, 2009)

14:55

Blutabnahme und Terminvereinbarung
Ich denke an ein Cushing-Syndrom und ordne eine 24h-Blutdruckmessung an. Am nächsten Morgen soll Frau R. nüchtern zur Blutabnahme kommen.

Nach 3 Tagen, 15:00

Die Laborwerte sind da
(Normwerte in Klammern)

- Nüchternblutzucker 128 mg/dl (60–100 mg/dl)
- Cholesterin 289 mg/dl (< 200 mg/dl), Triglyzeride 179 mg/dl (normal < 150 mg/dl)

15:10

24h-Blutdruckmessung
Die 24h-Blutdruckmessung zeigt eine Hypertonie mit Spitzenwerten von 190/110mmHg. Auch die erhöhten Blutfettwerte und der erhöhte Blutzucker erhärten meinen Verdacht auf ein Cushing-Syndrom. Daher weise ich Frau R. ins Krankenhaus ein.

Einige Tage später

Weitere Laboruntersuchungen im Krankenhaus
Im 24-Stunden-Urin ist das freie Kortisol deutlich erhöht. Da das ACTH im Plasma bei 96 ng/l (normal 9–52 ng/l) liegt, wird eine Kernspintomografie (MRT) des Gehirns veranlasst.

Nach 2 Tagen

Der Befund des MRT ist da
Der radiologische Befund zeigt die Ursache der Beschwerden: Im Hypophysenvorderlappen befindet sich eine etwa 1 cm große, glatt abgrenzbare, homogene Raumforderung. Der Befund passt zu einem Mikroadenom. Der übrige Befund des Gehirns ist unauffällig.

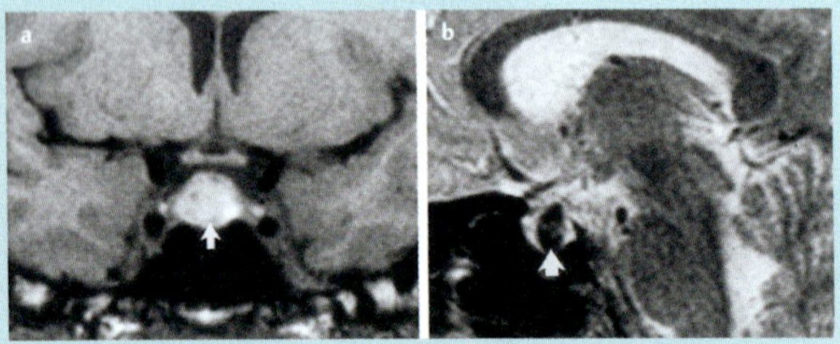

ACTH-produzierendes Mikroadenom der Hypophyse im MRT coronar (a) und sagittal (b) (aus Reiser, M., Kuhn, F.P., Debus, J.: Duale Reihe Radiologie. 2. Aufl., Thieme, 2006)

Am gleichen Tag

Befundbesprechung und Verlegung auf die Neurochirurgie
Nachdem Frau R. über die Befunde informiert wurde, entschließt sie sich zur Operation.

Nach weiteren 2 Tagen

Frau R. wird operiert
Über einen transsphenoidalen Zugang wird das Mikroadenom entfernt. Die Operation verläuft ohne Komplikationen.

Nach 6 Tagen

Frau R. wird entlassen
Nach 6 Tagen auf der Neurochirurgie wird Frau R. nach Hause entlassen. Sämtliche Symptome bilden sich in den nächsten Wochen zurück.

Fragen mit anatomischem Schwerpunkt

1 — Aus welchem Grund fällt die chirurgische Entscheidung auf die transsphenoidale Adenomentfernung?
2 — Wie erklären Sie sich folgende Symptome einer Patientin kurz nach transsphenoidaler Adenomektomie: Häufiges Wasserlassen (Polyurie) von bis zu 12 Liter/Tag, starker Durst mit häufigem Trinken (Polydipsie) und fehlende Konzentrationsfähigkeit des Urins (Asthenurie).
3 — Wie kann man zwischen zentralem und renalem Diabetes insipidus unterscheiden?
4 — Ca. 15 % der ACTH-produzierenden Hypophysenadenome sind Makroadenome mit einem Durchmesser > 10 mm, die auch nach suprasellär wachsen können. Zu welchen Komplikationen kann es dabei aufgrund der anatomischen Gegebenheiten kommen?

! Antwortkommentare im Anhang

43.6 Funktionskreise der Formatio reticularis

Die Formatio reticularis = FR (S. 1096) ist ein bedeutendes **Integrationszentrum**, das für eine Reihe von teils lebenswichtigen Vorgängen (z. B. Wachheitsgrad, Atmung, Kreislauf, Schlaf-Wach-Zyklus) verantwortlich ist, die die gleichzeitige Verarbeitung von Informationen aus vielen unterschiedlichen sensorischen und vegetativen Systemen erfordern. Es besteht aus einem Netzwerk von Kernen und Bahnen, das sich hauptsächlich vom Thalamus (Ncl. reticularis) bis zur Medulla oblongata erstreckt (vgl. Abb. **42.11**). Auch im Rückenmark findet sich lateral der Lamina V des Hinterhorns ein Teil dieses Systems.

▸ Merke. Die Formatio reticularis ist besonders bei komplizierten übergeordneten Funktionen des ZNS (Wachheitsgrad, Atmung, Kreislauf, Schlaf-Wach-Zyklus) beteiligt, die **unwillkürlich** ablaufen.

43.6.1 Beeinflussung der Bewusstseinslage

Die Aktivität in den aszendierenden Wegen von der FR zum Großhirn ist für den **Wachheitsgrad** (**Vigilanz**) entscheidend. Dementsprechend kann durch experimentelle Reizung der FR eine **Weckreaktion** ausgelöst werden. Dieser Teil der FR wird daher auch **„aszendierendes retikuläres aktivierendes System** (**ARAS**)**"** genannt.
Der noradrenerge **Ncl. (locus) caeruleus** (S. 1100) ist einer der Kerne, die an dieser Funktion beteiligt sind. Auch an der Steuerung des **Schlaf-Wach-Rhythmus** ist dieses Teilsystem beteiligt.
Das ARAS repräsentiert das sog. **unspezifische sensible System**, das parallel zum spezifischen System (z. B. Hinterstrangsystem) existiert. Es erhält Afferenzen aus verschiedenen Sinnesbahnen wie z. B. aus der Hörbahn und dem Tractus spinoreticularis. Die Neuronenketten des ARAS sind hauptsächlich mit den intralaminären Kernen des unspezifischen Thalamus verbunden, die überwiegend in die Lamina I des Neokortex projizieren. Dabei wird vor allem die Aktivität des präfrontalen Kortex beeinflusst. Der bedeutendste Aktivator des Systems sind nozizeptive afferente Informationen.

▸ Klinik. Eine Schädigung des aszendierenden aktivierenden Teils der Formatio reticularis (ARAS), z. B. durch einen Tumor oder eine zentralnervöse Blutung, führt zu Störungen des Bewusstseins bis zur Bewusstlosigkeit.

43.6.2 Beeinflussung motorischer Funktionen

Beeinflussung der Spinal- und Hirnnervenmotorik: Über den **Tractus reticulospinalis lateralis** und **medialis** werden vorwiegend die spinalen γ-Motoneurone angesteuert, wobei die Einflüsse hemmend oder erregend sein können. Die erregenden Effekte sind wahrscheinlich an der Erhaltung einer aufrechten **Körperhaltung** und des **Gleichgewichts** beteiligt.

▸ Klinik. Die Ausschaltung der hemmenden Einflüsse der Tractus reticulospinales ist wahrscheinlich für die **spastische Natur** der motorischen Lähmung nach einer Verletzung des 1. motorischen Neurons verantwortlich. Pyramidenbahn und Tractus reticulospinales sind teils so eng benachbart, dass eine Verletzung der Pyramidenbahn meist auch die Tractus reticulospinales betrifft.

Die Koordination der Aktivität der Augenmuskeln mit denen der Kopf- und Halsmuskeln erfolgt mit Hilfe der FR über den **Fasciculus longitudinalis medialis**, der alle diese Kerne miteinander verbindet. Am rostralen Ursprung der Bahn liegt der **Ncl. interstitialis** (**Cajal**).

Beeinflussung motorischer Funktionen bei der Nahrungsaufnahme: Die über Geruchs- oder Geschmackssignale ausgelöste **reflektorische Speichelsekretion** wird über die FR vermittelt und verläuft über den vagalen **Ncl. salivatorius superior** und **inferior**. Da die FR auch Kollateralen aus dem Sympathikus erhält, kann man die unter Stress auftretende Mundtrockenheit ebenfalls über diese Verbindungen erklären. Auch an-

43.6 Funktionskreise der Formatio reticularis

Die Formatio reticularis ist ein bedeutendes **Integrationszentrum**, das für eine Reihe von teils lebenswichtigen Vorgängen verantwortlich ist.

▸ Merke.

43.6.1 Beeinflussung der Bewusstseinslage

Die Aktivität in den aszendierenden Wegen von der FR zum Großhirn ist für den **Wachheitsgrad** entscheidend. Hierbei spielt das **„aszendierende retikuläre aktivierende Systems** (**ARAS**)**"** eine Rolle. Die Reizung des Systems löst eine **Weckreaktion** aus, wobei verschiedene Sinnesinformationen verarbeitet werden (sog. **unspezifisches sensibles System**).

▸ Klinik.

43.6.2 Beeinflussung motorischer Funktionen

Über den **Tractus reticulospinalis lateralis und medialis** werden die spinalen γ-Motoneurone angesteuert, wobei die Einflüsse hemmend oder erregend sein können.

▸ Klinik.

Die Koordination der Augenmuskeln mit den Kopf- und Halsmuskeln erfolgt mit Hilfe der FR über den **Fasciculus longitudinalis medialis**.

Die über Geruchs- oder Geschmackssignale ausgelöste **reflektorische Speichelsekretion** wird über die FR vermittelt. Ein Teil der kaudalen FR erfüllt die Funktion eines **Schluckzentrums**.

dere Funktionen, die mit der Nahrungsaufnahme zusammenhängen (z. B. Kauen, Lecken, Saugen), werden von der FR kontrolliert. Darüber hinaus lässt sich ein **Schluckzentrum** abgrenzen, das den komplizieren Vorgang des Schluckens steuert.

43.6.3 Beeinflussung von Kreislauf und Atmung

Die Steuerung von Atmung und Kreislauf wird von den kaudalen Bereichen der FR in der dorsalen Medulla oblongata wahrgenommen (Abb. **42.11**). Hier sind **Inspirations-**, **Exspirations-** und **Kreislaufzentrum** lokalisiert (Abb. **43.59**).

43.6.3 Beeinflussung von Kreislauf und Atmung

Diese Funktionen werden von den kaudalen Bereichen der FR in der Medulla oblongata wahrgenommen (vgl. Abb. **42.11**). Hier liegen Neuronenpopulationen, die Afferenzen von den Pressorezeptoren über den IX. und X. Hirnnerv erhalten und über den N. vagus eine Pulsverlangsamung bewirken können (sog. **Kreislaufzentrum**). In derselben Region ist ein **Inspirationszentrum** und davon getrennt ein **Exspirationszentrum** identifizierbar (Abb. **43.59**). Das sog. **pneumotaktische Zentrum** liegt rostral von diesen Zentren und integriert Kreislauf- mit Atmungsfunktionen.

Die Anteile des Kreislaufzentrums sind über die gesamten Medulla oblongata verteilt. Beeinflusst werden die Herzfunktion und die Gefäßweite und somit die periphere Durchblutung und der Blutdruck. Das Atemzentrum kann der unteren ventrolateralen Medulla oblongata (VLMO) zugeordnet werden.

43.59 Atem- und Kreislaufzentrum in der Formatio reticularis

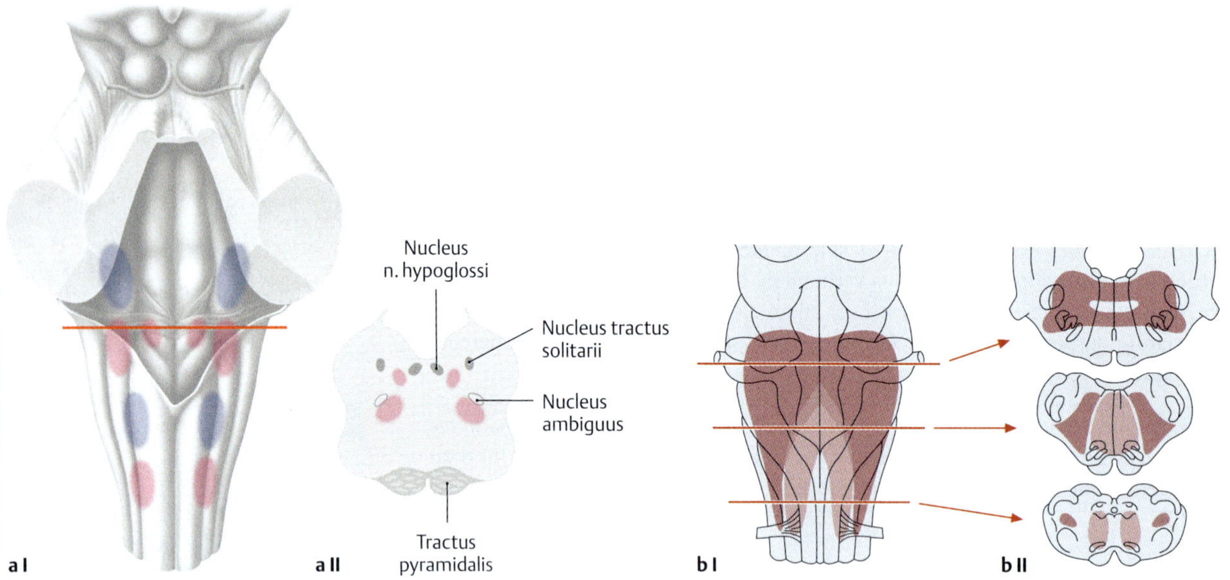

a Atemzentrum der FR in der Ansicht von dorsal nach Entfernung des Kleinhirns (**I**) sowie im Querschnitt (**II**, Höhe aus **I** ersichtlich) mit farblicher Unterscheidung der inspiratorischen (rot) und exspiratorischen (blau) Neuronengruppe.

b Kreislaufzentrum in der Formatio reticularis der Katze in der Ansicht von dorsal (**I**) und auf drei Querschnitten (**II**, Höhe aus **I** ersichtlich). Bei elektrischer Reizung der dunkelrot dargestellten Bereiche erfolgt ein Blutdruckanstieg, bei Reizung der hellroten Gebiete ein Blutdruckabfall (sog. Depressorzentrum).

Quelle: Schünke M, Schulte E, Schumacher U. PROMETHEUS LernAtlas der Anatomie, Kopf, Hals und Neuroanatomie. Illustrationen von Voll M u. Wesker K. 2. Aufl. Stuttgart: Thieme; 2009

43.7 Cholinerges und monaminerges System

Dieses System umfasst verschiedene Neuronengruppen, von denen jede einen **bestimmten Transmitter**, z. B. Acetylcholin oder ein Monoamin (S. 1252), verwendet.

Die Zellen liegen v. a. im **Tegmentum** des Hirnstamms, nur dopaminerge finden sich auch im Hypothalamus und Telencephalon.

43.7 Cholinerges und monaminerges System

In diesen Systemen werden verschiedene Neuronengruppen zusammengefasst, von denen jede einen **bestimmten Transmitter**, z. B. Acetylcholin oder ein Monoamin (S. 1252), verwendet.

Diese Einteilung deckt sich nur teilweise mit funktionellen oder morphologischen Merkmalen (z. B. Vorkommen in bestimmten Kernen). Eine allgemeine Funktion für die einzelnen Zellgruppen lässt sich daher nicht angeben.

Die meisten der genannten Zellgruppen liegen im **Tegmentum** des Hirnstamms, nur die dopaminergen finden sich auch in **Hypothalamus** und **Telencephalon**.

Viele der hierher gehörenden Kerne sind gleichzeitig Teil der Formatio reticularis (S. 1096), s. auch Abb. **43.60**.

43.60 **Cholinerge und monaminerge Zellgruppen innerhalb der Formatio reticularis**

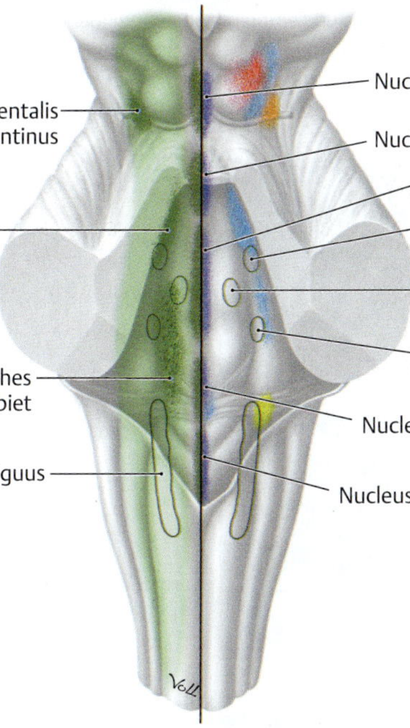

Exemplarische Darstellung einiger Kerngebiete (linke Bildseite) und Neurotransmitter (rechte Bildseite) der Formatio reticularis. Ansicht des Hirnstamms von dorsal nach Entfernung des Kleinhirns.
Rot = Acetylcholin, dunkelblau = Serotonin, hellblau = Noradrenalin, orange = Dopamin, gelb = Adrenalin.
Nicht immer deckt sich die funktionelle Bedeutung von Kerngebieten mit deren Zusammenfassung als Gruppe wegen Verwendung des gleichen Transmitters. So spielen z. B. sowohl der noradrenerge Locus caeruleus als auch die serotonergen Ncll. raphes u. a. eine Rolle im Rahmen des deszendierenden schmerzhemmenden Systems (S. 1207).

Quelle: Schünke M, Schulte E, Schumacher U. PROMETHEUS LernAtlas der Anatomie, Kopf, Hals und Neuroanatomie. Illustrationen von Voll M u. Wesker K. 6. Aufl. Stuttgart: Thieme; 2022

43.60

43.7.1 Cholinerge Gruppen

Die zu diesen Gruppen (**Ch1–Ch6**) gehörenden Zellen lassen sich histochemisch dadurch identifizieren, dass ihre Somata das Enzym **Cholinacetyltransferase** (**ChAT**) aufweisen. Im Gebiet des Hirnstamms kommen cholinerge Zellen in den **somatomotorischen** und **viszeromotorischen Hirnnervenkernen** vor, die ja bekanntermaßen Acetylcholin (ACh) als Transmitter verwenden.
Viele cholinerge Gruppen finden sich im basalen Telencephalon. Besonders wichtig ist der **Ncl. basalis** (**Meynert, Ch4**), der umfangreiche Projektionen in das **limbische System** und den **gesamten Kortex** schickt. Er liegt im rostral-basalen Telencephalon zwischen Globus pallidus und Corpus amygdaloideum.

43.7.1 Cholinerge Gruppen

Ihre Somata besitzen das Enzym Cholinacetyltransferase (**ChAT**). Der **Ncl. basalis** (Meynert) im basalen Telencephalon ist eine wichtige Quelle für die cholinerge Innervation des gesamten Kortex.

► Klinik. Degeneration des **Ncl. basalis** (Meynert) und der daraus resultierende Mangel an Acetylcholin im Vorderhirn wird als eine der Ursachen der **Alzheimer-Demenz** angesehen. Dabei handelt es sich um eine neurodegenerative Erkrankung, die zu einer makroskopisch erkennbaren Hirnatrophie mit schmalen Gyri und breiten Sulci führt (s. Abb. **43.61**). Symptomatisch stehen Störungen des Gedächtnisses und der Orientierung im Vordergrund, später auch Persönlichkeitsveränderungen. In der Pathogenese spielen die Ablagerungen von unlöslichen Proteinen wohl eine entscheidende Rolle. Man unterscheidet extrazelluläre plaqueförmige Ablagerungen von toxischen Amyloid-Peptiden und intrazelluläre Ablagerungen, die aus abnorm phosphorylierten Tau-Proteinen bestehen. Letztere aggregieren in Form von sog. intrazellulären neurofibrillären Bündeln („neurofibrillary tangles").

► Klinik.

43.61 Kortikale Veränderungen bei Alzheimer-Demenz

a Im pathologischen Präparat sieht man deutlich die atrophischen Gyri mit Verbreiterung der Sulci. *Quelle: Riede U, Werner M, Schaefer H. Hrsg. Allgemeine und spezielle Pathologie. 5. Aufl. Stuttgart: Thieme; 2004*

b Hervorgerufen durch die meist im medialen Temporallappen beginnende Atrophie erscheinen im MRT-Bild einer Alzheimer-Demenz die äußeren und inneren Liquorräume erweitert (**I**), wenn man sie mit der Aufnahme eines Gesunden vergleicht (**II**). Der Hippocampus zeigt ebenfalls eine deutliche Atrophie (**I**), durch die die Gedächtnisstörung erklärt werden kann. *Quelle: Braus D, Hrsg. EinBlick ins Gehirn. 3. Aufl. Stuttgart: Thieme; 2014*

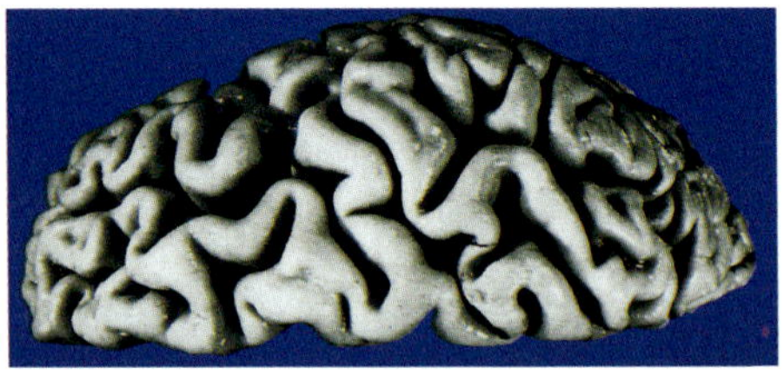
a

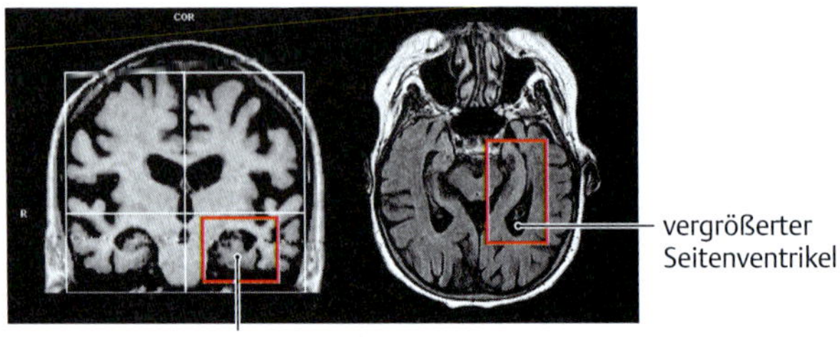

b I

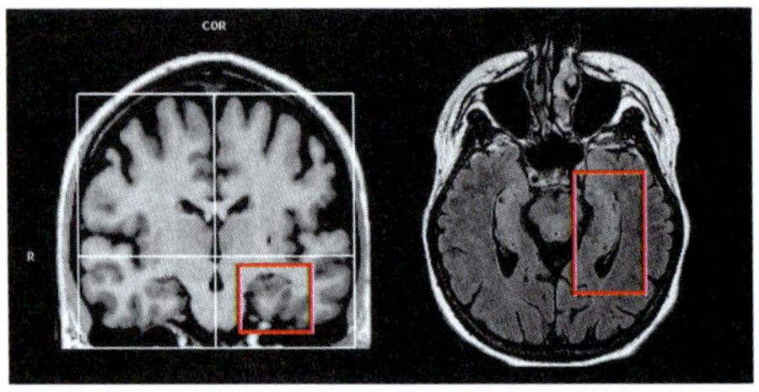
b II

43.7.2 Monaminerge Gruppen

Katecholamine (Noradrenalin, Adrenalin und Dopamin) und **Serotonin** bilden zusammen die Monoamine. Neurone, die Noradrenalin oder Dopamin synthetisieren, bilden gleichzeitig **Neuromelanin** und sind daher an ihrer **dunklen Färbung** zu erkennen. Beispiele sind die **Substantia nigra** (Dopamin) und der **Locus caeruleus** (Noradrenalin).

Die meisten der genannten Zellgruppen liegen im **Tegmentum** des Hirnstamms, nur die dopaminergen finden sich auch im **Hypothalamus** und **Telencephalon**.

Die monoaminergen Zellgruppen sind mit Buchstaben benannt und von kaudal nach kranial nummeriert:

- **A1–A7:** noradrenerge Gruppen,
- **A8–A15:** dopaminerge Gruppen,
- **B1–B9:** serotonerge Gruppen und
- **C1–C3:** adrenerge Gruppen.

Aus Platzgründen werden von allen Gruppen nur einige Beispiele besprochen.

Noradrenerge Gruppen

Der bedeutendste Kern dieser Gruppe ist **A6**, der als **Locus caeruleus** bläulich durch den rostro-lateralen Boden der Rautengrube (S. 1091) hindurchschimmert. Die **Efferenzen** dieses Kerns erreichen u. a. den gesamten Neokortex, das limbische System und das Zerebellum. Die absteigenden noradrenergen Efferenzen des Locus caeruleus sind u. a. Teil des deszendierenden, schmerzhemmenden Systems.

Neben diesen eher **diffusen Projektionen** gibt es auch **spezifische**: So erreichen die Efferenzen der Gruppe **A1** nur die magnozellulären Anteile der Ncll. paraventricularis und supraopticus.

43.7.2 Monaminerge Gruppen

Zu den Monoaminen zählen die **Katecholamine** und **Serotonin**. Das zur dunklen Färbung führende **Neuromelanin** wird gleichzeitig mit Dopamin (z. B. in der **Substantia nigra**) und Noradrenalin (z. B. **Locus caeruleus**) gebildet. Die Zellen liegen v. a. in der Haube des Hirnstamms, nur dopaminerge finden sich auch im Hypothalamus und Telencephalon.
Monoaminerge Zellgruppen sind mit Buchstaben benannt und von kaudal nach kranial nummeriert.

Noradrenerge Gruppen

Der wichtigste Kern dieser Gruppe ist der **Locus caeruleus**. Er projiziert diffus auf den Neokortex, das limbische System und das Zerebellum.
Die kortikalen Projektionen erhöhen wahrscheinlich die Aufmerksamkeit.

Die noradrenergen Projektionen zum **Kortex** ziehen durch den **Tractus tegmentalis centralis** (zentrale Haubenbahn) in den **Fasciculus telencephalicus medialis** (mediales Vorderhirnbündel) und erhöhen die Erregbarkeit der kortikalen Neurone, was zu einer Steigerung der **Aufmerksamkeit** führt.

▸ Klinik. Neben der Degeneration des Ncl. basalis (Meynert, s. o.) ist auch der Untergang von Zellen im Locus caeruleus mit nachfolgendem Noradrenalinmangel im Kortex an der Entstehung der **Alzheimer-Demenz** beteiligt.

▸ Klinik.

Dopaminerge Gruppen

Die **Hauptfunktion** der dopaminergen Gruppen scheint die **Steuerung der Motorik** zu sein, aber auch kognitive Leistungen des präfrontalen Kortex werden durch diese Zellen beeinflusst. Zu den kortikalen Effekten gehört auch das Erzeugen von **Wohlgefühl**, sodass Reize und Situationen, die im Kortex Dopamin freisetzen, gezielt herbeigeführt werden, sog. Belohnungssystem; s. Ncl. accumbens (S. 1243). Dazu gehören auch **Drogen**, von denen viele die Konzentration von Dopamin in Synapsen des präfrontalen Kortex erhöhen (Dopamin als **Suchtfaktor**). Im dopaminergen System spielt das ventrale tegmentale Areal (VTA) eine wichtige Rolle. Es liegt im Tegmentum des Mesencephalon und innerviert das Frontalhirn sowie den Ncl. accumbens („mesocorticolimbische Projektion").

Dopaminerge Gruppen

Die **Hauptfunktion** der dopaminergen Gruppen scheint die **Steuerung der Motorik** zu sein. Eine weitere Funktion im präfrontalen Kortex ist die Auslösung von Wohlgefühl („Belohnungssystem").

▸ Merke. Viele Suchtmittel (z. B. Heroin, Kokain) wirken direkt auf die dopaminerge Projektion des VTA auf den Ncl. accumbens (Belohnungssystem).

▸ Merke.

Die Gruppe **A9** ist identisch mit der **Pars compacta der Substantia nigra** (S. 1102), die das Striatum mit dopaminergen Fasern innerviert. A11–A14 liegen im **Hypothalamus**, die Gruppe **A12** im Ncl. arcuatus. Auch andere Gruppen decken sich mit hypothalamischen Kernen: **A14** ist Teil der Ncll. periventricularis, paraventricularis und supraopticus (S. 1118). In Bezug auf die Lokalisation ist die Gruppe **A15** eine Ausnahme, sie liegt in den periglomerulären Zellen des **Bulbus olfactorius**.
Die dopaminergen Zellen von **A12** im Ncl. arcuatus projizieren wie die hormonbildenden in den Tractus hypothalamo-infundibularis zur Eminentia mediana (S. 1158) und sollen die prolaktinsezernierenden Zellen des HVL hemmen.

Die Gruppe A9 ist identisch mit der Pars compacta der Substantia nigra. A11–A14 liegen im Hypothalamus und sind oft Teile der hier liegenden Kerne. A15 ist die einzige Gruppe mit Lokalisation im Telencephalon (Bulbus olfactorius).

Serotonerge Gruppen

Die wichtigste Lokalisation der Zellen sind die **Raphekerne** des Hirnstamms, die ihren Namen von ihrer Lage dicht an der Mittellinie (Naht oder Raphe) von Mesencephalon, Pons und Medulla oblongata haben. Teilweise stehen sie in enger Beziehung zur Formatio reticularis (Abb. **43.60**).
Hervorzuheben ist die **Gruppe B3** im **Ncl. raphes magnus**, die einen großen Teil der serotonergen Neurone des **deszendierenden schmerzhemmenden Systems** (S. 1207) stellen. Die Efferenzen ziehen im Hinterseitenstrang über die gesamte Länge des Rückenmarks nach kaudal und hemmen die nozizeptiven spinothalamischen Neurone durch Freisetzung von Serotonin.

Serotonerge Gruppen

Die wichtigste Lokalisation der Zellen sind die **Raphekerne** des Hirnstamms, die dicht an der Mittellinie (Raphe) liegen (Abb. **43.60**). Die Gruppe B3 im **Ncl. raphes magnus** enthält einen großen Teil der serotonergen Neurone des **deszendierenden schmerzhemmenden Systems** (S. 1207).

Adrenerge Gruppe

Die Gruppe C2 liegt im Ncl. solitarius und Ncl. dorsalis nervi vagi. Die deszendierenden Efferenzen dieser Gruppe haben eine **wichtige Funktion bei der Kontrolle der sympathischen Aktivität**; sie projizieren auf die präganglionären Zellen des thorakolumbalen Ursprungskerns des Sympathikus (Ncl. intermediolateralis).

Adrenerge Gruppe

Die deszendierenden Efferenzen dieser Gruppe haben eine wichtige Funktion bei der **Kontrolle der sympathischen Aktivität**.

43.8 Höhere integrative Funktionen

43.8.1 Lernen und Gedächtnis

Lernen in seiner allgemeinen neurobiologischen Definition bedeutet, dass durch Benutzung die Funktion von Neuronen verändert wird.
Das Ergebnis eines Lernvorgangs ist das **Speichern eines Gedächtnisinhalts**, d. h. das Speichern von Information in einer Form, die bei Bedarf abrufbar ist. Das Abrufen entspricht dem **Erinnern**.

43.8 Höhere integrative Funktionen

43.8.1 Lernen und Gedächtnis

Lernen in seiner allgemeinen neurobiologischen Definition bedeutet, dass durch Benutzung die Funktion von Neuronen verändert wird, was zur **Speicherung eines Gedächtnisinhalts** führt.

► Merke.

► **Merke.** Jedem Lernvorgang liegen **neuroplastische Eigenschaften** (S. 197) zugrunde, die jede Nervenzelle besitzt.

Das **Anlegen** einer vorläufigen Gedächtnisspur erfolgt wahrscheinlich im **Hippocampus**, die **Speicherung** in großen Gebieten des Großhirns außerhalb des Hippocampus.

Das **Anlegen** einer vorläufigen Gedächtnisspur (**Enkodierung**) erfolgt wahrscheinlich im Hippocampus (S. 1240), die **Speicherung** in großen Gebieten des Großhirns außerhalb des Hippocampus.
Der Überlebenswert eines Gedächtnisses besteht darin, dass erlebte Erfolge wiederholt und Misserfolge vermieden werden können. Dies gilt natürlich besonders in einer lebensfeindlichen Umwelt.

Formen des Gedächtnisses

Nach der **Dauer der Speicherung** werden folgende Gedächtnisformen unterschieden (Abb. **43.62**):
- sensorisches,
- Kurzzeit- und
- Langzeitgedächtnis mit
  - deklarativem (explizitem) und
  - nicht deklarativem (implizitem) Gedächtnis.

Formen des Gedächtnisses

Ständig strömt eine enorme Informationsmenge auf den Menschen ein. Nimmt man an, dass das visuelle System bei einmaligem Umherblicken etwa 10 hochaufgelöste farbige Bilder aufnimmt, so kommt man allein für die visuelle Information auf einen extrem großen Datenfluss. Es ist unmöglich und für den Organismus unsinnig, solche Datenmengen zu speichern.
Nach der **Dauer der Speicherung** können folgende Gedächtnisformen unterschieden werden (Abb. **43.62**):
- sensorisches Gedächtnis,
- Kurzzeitgedächtnis und
- Langzeitgedächtnis, innerhalb dessen nach **Art der gespeicherten Information** wiederum das
  - deklarative (explizite) dem
  - nicht deklarativen (impliziten) Gedächtnis gegenübergestellt werden kann.

43.62 Gedächtnisformen

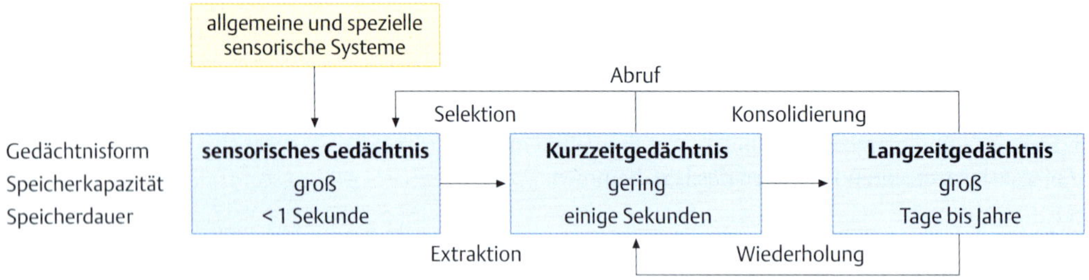

Einteilung der Gedächtnisformen nach Dauer der Speicherung.

Sensorisches Gedächtnis

In diesem Gedächtnis bleibt die Information für eine kurze Zeit (weniger als 1 sec) präsent.

Sensorisches Gedächtnis

Vor dem Anlegen einer Gedächtnisspur muss eine **Selektion** der relevanten Sinnesinformation vorgenommen werden. Für diesen Zweck bleibt die Information für eine kurze Zeit (weniger als 1 Sekunde) nach dem Ende des Sinnesreizes in einem großen Speicher präsent. Diese erste Form des Gedächtnisses ist das **sensorische Gedächtnis**. Wichtige Informationen werden selektiert und in das Kurzzeitgedächtnis transferiert (Vorgang der **Enkodierung**). Nicht selektierte Informationen erreichen die für Gedächtnisprozesse wichtigen Stationen nicht und werden durch neu eintreffende sensorische Informationen überlagert.

Kurzzeitgedächtnis

Nur wichtige oder interessante Daten werden per Selektion aus dem sensorischen in das Kurzzeitgedächtnis transferiert. Hier verbleibt die Information für einige Sekunden.

Kurzzeitgedächtnis

Die extrahierte Information wird in das sekundäre oder **Kurzzeitgedächtnis** transferiert, in dem die Daten für einige Sekunden abrufbar sind.
Dies ist das Gedächtnis, in dem z. B. eine eben gehörte Telefonnummer gespeichert wird, bevor man einen Zettel findet, um sie aufzuschreiben. Wird man allerdings in dieser Zeit abgelenkt, ist die Nummer aus dem Gedächtnis verschwunden.

Langzeitgedächtnis

Wiederholen ist der wichtigste Aspekt eines jeden Lernvorgangs. Durch Wiederholen können die Daten aus dem Kurzzeitgedächtnis in das Langzeitgedächtnis überführt werden. Darüber hinaus werden durch Wiederholung („Üben") Gedächtnisinhalte innerhalb des Langzeitgedächtnisses **konsolidiert** und für Tage bis Jahre gespeichert. Das **Langzeitgedächtnis** ist der Ort, in dem man nach Daten sucht, die man neu gelernt hat. Die Speicherdauer ist für einen Teil der Daten permanent. Dies betrifft besonders wichtige persönliche Informationen, wie z. B. die Namen der nächsten Angehörigen. Sie werden normalerweise nie vergessen. Die Speicherung von Daten im Langzeitgedächtnis ist mit langdauernden **metabolischen** und **strukturellen Veränderungen** der Neurone am Speicherort verbunden (veränderte Genexpression, Synthese von neuen Proteinen und Synapsen; s. u.).

Langzeitgedächtnis

Durch Wiederholung werden die Inhalte im Langzeitgedächtnis **konsolidiert** (gefestigt), um dann dauerhaft gespeichert zu werden. Die Speicherung beinhaltet **metabolische** und **strukturelle Veränderungen** an den beteiligten Neuronen.

▶ Klinik. Unter **retrograder Amnesie** wird der Verlust von noch nicht konsolidierten neuen Informationen verstanden bzw. die Unfähigkeit, diese Daten abzurufen. Ein Beispiel ist die fehlende Erinnerung an die Vorgänge kurz vor dem Unfall bei einer **Gehirnerschütterung**.
Anterograde Amnesie bedeutet, dass keine neuen Daten gespeichert werden können, d. h. eine Überführung der Informationen aus dem Kurzzeit- in das Langzeitgedächtnis findet nicht statt. Dieses Symptom äußert sich z. B. darin, dass die Betroffenen die alte Zeitung immer wieder als neu ansehen und auch das sie betreuende Personal nicht wiedererkennen. Solche Störungen sind nach Verletzungen des medialen Temporallappens (Hippocampus und Umgebung) häufig.

▶ Klinik.

Aus den Läsionen, die zur anterograden Amnesie führen, müsste man eigentlich schließen, dass das Kurzzeitgedächtnis im Hippocampus lokalisiert ist. Eine genaue Zuordnung von Gedächtnisfunktionen zu Hirnstrukturen wird allerdings erst beim Langzeitgedächtnis vorgenommen (s. u.). Wegen der starken Vernetzung aller beteiligten Strukturen darf man die Zuordnung aber nicht absolut sehen.
Innerhalb des Langzeitgedächtnisses ergeben sich nach **Art** der gespeicherten Information folgende Gedächtnisformen, denen man bestimmte Strukturen des Großhirns zuordnen kann (Abb. **43.63**).

Nach **Art** der gespeicherten Information werden innerhalb des Langzeitgedächtnisses folgende Formen unterschieden (Abb. **43.63**).

Deklaratives (explizites) Gedächtnis: Diese Gedächtnisform betrifft Fakten über Sachen, Vorgänge, Orte usw. Diese Fakten werden in einem **bewussten Prozess** aufgenommen und reproduziert.

- Das **semantische Gedächtnis** als Unterform speichert Gedächtnisinhalte, die gelesene oder gehörte Fakten betreffen,
- das **episodische Gedächtnis** Personen oder erlebte Situationen.

Als Speicherort für diese Informationen wird der **assoziative Kortex** des Temporallappens sowie Hippocampus und Zwischenhirn angenommen. Für das Speichern visueller Information z. B. ergibt sich damit folgender Weg: Visueller Kortex → Hippocampus → assoziativer Kortex. Das Übertragen der Information vom Hippocampus in den Kortex benötigt Zeit, deswegen ist nach Verletzungen des Hippocampus oft

Deklaratives (explizites) Gedächtnis: Diese Gedächtnisform betrifft Fakten über Sachen, Vorgänge, Orte. Diese Fakten werden in einem **bewussten Prozess** aufgenommen und wiedergegeben.

43.63 Langzeitgedächtnis

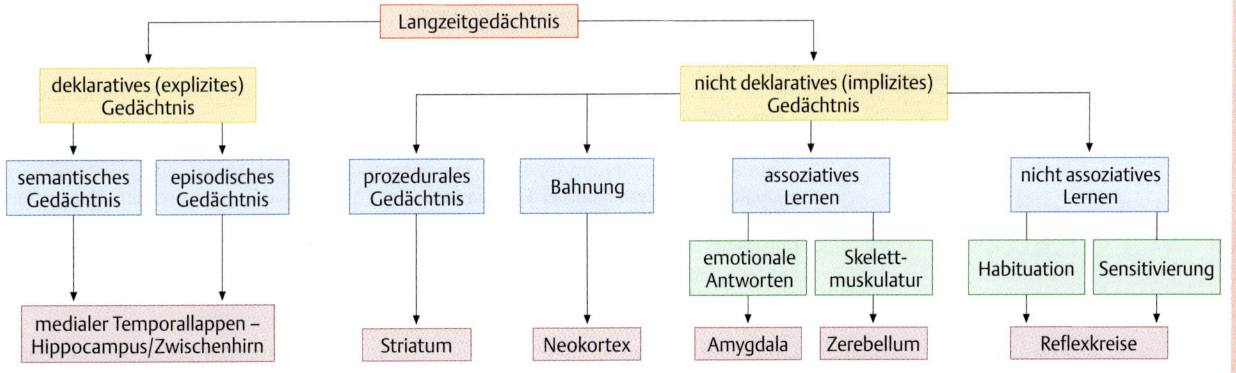

Einteilung des Langzeitgedächtnisses nach Inhalt der gespeicherten Information. Zu beachten ist, dass die meisten Lernvorgänge unbewusst ablaufen, d. h. man gewinnt Kenntnisse und Fähigkeiten, ohne sich bewusst mit dem Gegenstand oder der Tätigkeit befasst zu haben (nicht deklaratives, implizites Gedächtnis).

Nicht deklaratives (implizites) Gedächtnis: Hier sind Gedächtnisinhalte gespeichert, die auf **unbewusste Lernprozesse** zurückgehen wie z. B. motorische Fähigkeiten, Erkennen von und Verhalten in bestimmten Situationen. Man unterscheidet **assoziatives** und **nicht assoziatives** Lernen.
Unter **Bahnung (priming)** wird verstanden, dass die Erinnerung an Wörter oder Gegenstände besser ist, wenn man sie vorher schon einmal gesehen hat – auch wenn man sich nicht daran erinnert.

auch eine retrograde Amnesie (s. o.) für einen kurzen Zeitraum **vor** dem Trauma vorhanden.

Nicht deklaratives (implizites) Gedächtnis: Hier sind Gedächtnisinhalte gespeichert, die auf **unbewusste Lernprozesse** zurückgehen wie z. B. motorische Fähigkeiten, Erkennen von und Verhalten in bestimmten Situationen. Dies bedeutet, dass man Fähigkeiten erwerben kann, ohne dass ein bewusster Lernvorgang vorausgeht.

- Das **assoziative Lernen** betrifft die Beziehung zwischen mehreren Reizen oder einem Reiz und dem Verhalten (z. B. Bremsen vor einer roten Ampel),
- das **nicht assoziative Lernen** die Reaktion auf einen isolierten Reiz;
- die **Sensitivierung** (verbesserte Durchschaltung von Reflexkreisen) spielt wahrscheinlich beim Erlernen bestimmter Bewegungsformen eine Rolle (bessere Koordination der Muskulatur). **Habituation** bedeutet dagegen u. a., dass in bestimmten Situationen motorische Reflexe immer schwächer werden (z. B. Gewöhnung an sehr heißes oder sehr kaltes Wasser).

Ein interessanter Aspekt dieser Gedächtnisform ist die **Bahnung (priming)**. Darunter wird verstanden, dass die Erinnerung an Wörter oder Gegenstände besser ist, wenn man sie vorher schon einmal gesehen hat. Die Bahnung funktioniert auch, wenn man sich nicht an den vorhergehenden Anblick des Wortes oder Gegenstandes erinnert.

Lernmechanismen

Die **Wiederholung** von zu lernender Information benutzt neuronale Schaltkreise unter Einbeziehung des **Hippocampus** (z. B. Hippocampus, Gyrus parahippocampalis, Regio entorhinalis, Tractus perforans zurück zum Hippocampus). Die Schaffer-Kollateralen sind Teile dieses Kreises.

Lernmechanismen

Wie oben erwähnt, scheint das mehrfache Aktivieren desselben neuronalen Netzwerks durch den Lernprozess – also die Wiederholung – für das Anlegen einer Gedächtnisspur wichtig zu sein. Die an Gedächtnisprozessen beteiligten Hirnstrukturen bieten vielfache Möglichkeiten für das mehrfache Durchlaufen in sich geschlossener Neuronenkreise.
Ein Kreis dieser Art verläuft z. B. zwischen Hippocampus, Gyrus parahippocampalis, Regio (Cortex) entorhinalis, Tractus perforans zurück zum Hippocampus. Die Schaffer-Kollateralen des Hippocampus mit ihrer positiven Rückkopplung zwischen den Pyramidenzellen des Cornu ammonis sind Teil dieses Neuronenkreises.
Theoretisch könnte auch der sog. **Papez-Kreis** (S. 1239) im limbischen System eine solche Funktion übernehmen, allerdings wird die Bedeutung dieses Kreises für diese Funktion derzeit als gering eingeschätzt.

Allgemein ist die Speicherung von **affektiv gefärbten Inhalten** – Dinge, Sachverhalte oder Situationen, die man eindrucksvoll oder interessant findet – deutlich schneller und nachhaltiger.

Allgemein ist die Speicherung von **affektiv gefärbten Inhalten** deutlich schneller und nachhaltiger. Beispiele sind eine öffentliche Blamage oder die erste Liebesbeziehung, die nie vergessen werden. Für das praktische Lernen im Alltag bedeutet dies, dass man Sachverhalte, die man interessant findet, schneller lernt.
Eine weitere Schleife verläuft vom Hippocampus zum basalen Vorderhirn und weiter über den assoziativen und entorhinalen Kortex zurück zum Hippocampus. Diese Verbindungen werden evtl. für das Abrufen von Gedächtnisinhalten mit Hilfe von Assoziationen benutzt, indem man sich an Situationen oder Personen erinnert, die mit dem Inhalt in Verbindung stehen.

▶ Exkurs: Langzeitpotenzierung als neuronale Grundlage von Lernprozessen.

▶ **Exkurs: Langzeitpotenzierung als neuronale Grundlage von Lernprozessen.** Unter **Langzeitpotenzierung** (engl.: long term potentiation = **LTP**) versteht man die anhaltende Steigerung der synaptischen Effektivität nach häufiger Benutzung der Synapse. Das Phänomen wird im Hippocampus an den Pyramidenzellen von CA1 (S. 1242) in besonders ausgeprägter Form beobachtet und als Grundlage für **Lernprozesse** angesehen.
Der Vorgang wird durch **Glutamat** als Neurotransmitter nach Bindung an **NMDA-Rezeptoren** ausgelöst.
Mechanismen, die von dem Einstrom von Ca^{2+}-Ionen durch die aktivierten NMDA-Kanäle ausgelöst werden, sind:

- **schnelle Steigerung der Erregbarkeit** durch Aktivierung von Proteinkinasen und dadurch bewirkte Phosphorylierung der AMPA- und anderer Ionen-Kanäle sowie
- **langfristige Änderungen der Erregbarkeit** durch Änderung der Genexpression, Neusynthese von Kanalproteinen und Bildung neuer Synapsen.

Umgekehrt kommt es bei längerem Fehlen von sensorischen Signalen nicht nur zu einer Abnahme der Erregbarkeit, sondern auch zum strukturellen Abbau. So wird bei **sensorischer Deprivation** (z. B. Aufzucht von Tieren im Dunkeln) eine Verminderung der Zahl der Synapsen im visuellen Kortex festgestellt.
LTP kommt auch an anderen Stellen des ZNS wie z. B. an spinalen Zellen der Nozizeption (S. 1201) vor, jedoch nicht so ausgeprägt wie im Hippocampus.

43.8.2 Sprache

Die Sprache ist eine der wenigen Funktionen, durch die sich Mensch und Tier **qualitativ** unterscheiden (neben der Entwicklung einer Kultur und einer technisierten Zivilisation). Die bisher bei höheren Tieren festgestellten Arten der Kommunikation sind zwar geeignet, bestimmte Informationen wie Revieransprüche oder Annäherung eines Raubtiers an die anderen Mitglieder der Gruppe zu vermitteln, aber komplexere abstrakte Zusammenhänge können auf diese Weise nicht ausgedrückt werden.

Zwei Aspekte der Sprachbildung werden meist unterschieden:

- **Phonation:** Darunter wird die Erzeugung eines Grundgeräusches im Larynx verstanden – ein **Geräusch** ist ein regelloses Gemisch von vielen Frequenzen, ein **Klang** besteht aus Grund- und Obertönen in gesetzmäßigem Frequenzverhältnis (z. B. durch ein Musikinstrument erzeugt), ein **Ton** besitzt nur eine Frequenz. Auch ausgebildete Sänger produzieren im physikalischen Sinne Geräusche.
- **Artikulation:** Im sog. **Ansatzrohr** (Rachen und Mundhöhle) wird durch komplexe Bewegungen von Zunge, Lippen und Wangen das im Larynx erzeugte Grundgeräusch modifiziert und in Worte umgesetzt.

Beim Summen einer Melodie liegt reine Phonation vor, beim Flüstern reine Artikulation.

Säuglinge könnten selbst bei vorzeitiger Entwicklung der kortikalen Sprachzentren (s. u.) nicht sprechen, weil ihr Kehlkopf – wie beim Menschenaffen – zu hoch steht. Die Luft aus dem Larynx strömt hauptsächlich in die Nasenhöhle, weil die Epiglottis sich von dorsal an den weichen Gaumen legt. Die Nasenhöhle ist jedoch für eine verständliche Artikulation nicht ausreichend. Die Mundhöhle und die Lippen stehen wegen des Larynxhochstandes für die Artikulation nicht zur Verfügung.

▸ Klinik. Nach operativer Entfernung des Kehlkopfes, z. B. wegen Larynxkarzinom (S. 913), ist nur noch Artikulation möglich. So können die Betroffenen mit einem Schallgeber, der außen auf den Mundboden aufgesetzt wird, ein Grundgeräusch erzeugen, das ähnlich wie beim Flüstern durch reine Artikulation in Sprache umgeformt wird.

Eine andere Methode besteht darin, Luft zu schlucken und dann kontrolliert stoßweise aus dem Mund zu entlassen. Die ausströmende Luft kann für die Artikulation verwendet werden (sog. **Ösophagussprache**).

Motorisches Sprachzentrum: Das **Broca-Zentrum** (S. 1128) ist der motorische Programmgeber für den primären Motorkortex und unerlässlich für die Koordination der sprachrelevanten Muskeln während der Artikulation. Auch ohne Broca-Zentrum ist über den Motorkortex allein eine komplizierte Mimik möglich (s. Menschenaffen), aber Sprache kann ohne das Zentrum nicht gebildet werden.

Das Broca-Zentrum liegt bei fast allen Menschen auf der linken Seite (sog. **Sprachdominanz** der linken Hemisphäre). Kommt es vor Abschluss der sog. **Hirnreifung**, d. h. vor der endgültigen Verschaltung der wichtigsten neuronalen Verbindungen im Pubertätsalter, zu einer Verletzung des Broca-Zentrums, so tritt zunächst eine **motorische Aphasie** (S. 1128) ein. Nach einiger Zeit fangen viele aber wieder an zu sprechen. Die kortikale Bildgebung zeigt das Broca-Zentrum nun auf der rechten Seite. Diese Verlagerung des Broca-Zentrums ist im höheren Lebensalter nicht mehr möglich, da sie weit über die normale Neuroplastizität des adulten Gehirns hinausgeht.

Sensorisches Sprachzentrum: Eine verständliche Sprache erfordert nicht nur spezialisierte motorische, sondern auch sensorische Zentren. Ohne **Wernicke-Zentrum** (S. 1225) (sensorisches Sprachzentrum) ist Sprachverständnis nicht möglich und als Folge davon ist auch die Artikulation gestört, denn die eigene Artikulation benötigt eine sensorische Rückkopplung, s. sensorische Aphasie (S. 1129).

Die gegenläufige Verbindung zwischen dem Broca- und Wernicke-Zentrum verläuft über den **Fasciculus arcuatus** der sich von basal dem **Fasciculus longitudinalis superior** anlagert (Abb. **43.64**).

▸ Klinik. Eine Unterbrechung des Fasciculus arcuatus bewirkt eine **Leitungsaphasie**. Die Betroffenen können Wörter formulieren und verstehen Sprache, haben aber Defizite bei der spontanen Sprache und beim Wiederholen gesprochener Worte.

43.8.2 Sprache

Die **Sprache** ist eine der wenigen Funktionen, durch die sich Mensch und Tier **qualitativ** unterscheiden.

Die Sprache hat zwei Grundkomponenten:

- **Phonation:** Darunter wird die Erzeugung eines Grundgeräusches im Larynx verstanden.
- **Artikulation:** In Rachen und Mundhöhle wird durch Bewegungen von Zunge, Lippen und Wangen das im Larynx erzeugte Grundgeräusch in Worte umgesetzt.

▸ Klinik.

Das **Broca-Zentrum** (S. 1128) ist der motorische Programmgeber für den primären Motorkortex und unerlässlich für die Koordination der sprachrelevanten Muskeln während der Artikulation.

Das Broca-Zentrum liegt bei fast allen Menschen auf der linken Seite (sog. **Sprachdominanz** der linken Hemisphäre).

Ohne **Wernicke-Zentrum** (S. 1129) ist ein Sprachverständnis nicht möglich, und als Folge davon ist auch die Artikulation gestört, vgl. auch Wernicke-Zentrum (S. 1225). Die neuronale Verbindung zwischen dem Broca- und Wernicke-Zentrum verläuft über den **Fasciculus arcuatus**, der sich von kaudal dem **Fasciculus longitudinalis superior** anlagert (Abb. **43.64**).

▸ Klinik.

⊙ 43.64

Neben den genannten Zentren gibt es noch andere Kortexareale, die an der Sprache beteiligt sind (Abb. **43.64**).

⊙ 43.64 Kortikale Sprachzentren

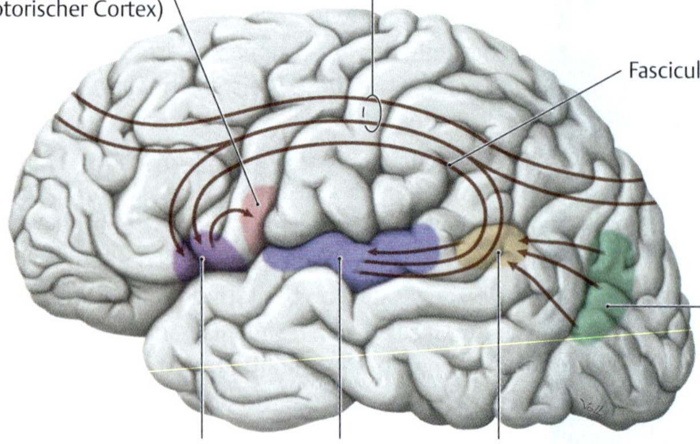

Darstellung der kortikalen Zentren, die direkt oder indirekt für die Sprache von Bedeutung sind und ihre Verbindungen untereinander. Ansicht der normalerweise sprachdominanten linken Hemisphäre von lateral.

Quelle: nach Schünke M, Schulte E, Schumacher U. PROMETHEUS LernAtlas der Anatomie, Kopf, Hals und Neuroanatomie. Illustrationen von Voll M u. Wesker K. 6. Aufl. Stuttgart: Thieme; 2022

Neben den genannten Zentren gibt es noch eine ganze Reihe von anderen Kortexarealen, die an der Sprache beteiligt sind, so z. B. der Gyrus angularis, der für den Entwurf eines komplexen Sprachkonzepts wichtig ist (Abb. **43.64**).

Haut und Hautanhangsgebilde

O

44 Haut (Integumentum commune)

*J. Salvetter, vormals beteiligt: D. Reißig**

44.1 Definition

Die Haut bildet als **Organ** eine **dynamische Grenzfläche** zwischen den wechselnden äußeren Bedingungen und dem inneren Zustand des Körpergleichgewichtes. Mit den Hautanhangsgebilden Haare, Drüsen und Nägel (S. 1270) bildet sie das **Hautsystem**.

44.1 Definition

Die Haut ist eine **dynamische Grenzfläche** zwischen den wechselnden äußeren Bedingungen und dem inneren Zustand des Körpergleichgewichtes, den sie aufrechterhält. Die Haut wird als **Organ** betrachtet, weil sie aus verschiedenen Geweben zusammengesetzt ist, die eine gemeinsame Funktion ausüben. Zusammen mit den Hautanhangsgebilden Haare, Drüsen und Nägel (S. 1270) bildet sie das **Hautsystem**.

44.2 Funktion, Größe und Gewicht der Haut

Funktion:

- Sinnesfunktionen (Druck-, Vibrations-, Berührungs-, Schmerz- und Temperaturempfindung),
- mechanischer Schutz,
- Schutz vor Chemikalien,
- Schutz vor Bakterien,
- Schutz vor Wasserverlust,
- Strahlenschutz,
- Isolation,
- Sekretion verschiedener Substanzen,
- Energiespeicher.

44.2 Funktion, Größe und Gewicht der Haut

Funktion: Durch die in der Haut liegenden Rezeptoren, von denen Reize aufgenommen und zum zentralen Nervensystem weitergeleitet werden, spielt sie eine Rolle im Rahmen der **Sinneswahrnehmung**. Daneben werden von der Haut viele Funktionen übernommen, die überwiegend **protektiv** sind. Ihre Hauptfunktionen sind:

- Aufnahme von Sinnesreizen, die im Kortex zur Wahrnehmung von Druck-, Vibrations-, Berührungs-, Schmerz- und Temperaturempfindung führen.
- mechanischer Schutz vor Stößen, Kratzern und Schnitten,
- Schutz vor gefährlichen Chemikalien,
- Schutz vor eindringenden Bakterien,
- wasserdichte Barriere zum Schutz vor Wasserverlust durch die Körperoberfläche,
- Schutz vor gefährlichen Strahlen (z. B. UV-Strahlen, Röntgenstrahlen, Gammastrahlen),
- Isolation gegen Hitze und Kälte, Wärmeregulation,
- Sekretion verschiedener Substanzen, vgl. Hautanhangsgebilde (S. 1270),
- Energiespeicher (Unterhautfettgewebe).

Man kann die Haut nach Fitzpatrick verschiedenen Typen zuordnen, die sich in ihrer Empfindlichkeit gegenüber UV-Strahlen unterscheiden (Tab. **44.1**). Fitzpatrick entwickelte gegen Ende des 20. Jahrhunderts eine Einteilung der Haut zur besseren Abschätzung der nötigen Menge an UV-Strahlen bei einer Lichttherapie. Die Einteilung orientiert sich im Kern an der Fähigkeit zur Bräunung der Haut und der Gefahr, unter Einwirkung von UV-Licht zu verbrennen. Das Risiko für die Entwicklung von Hautkrebs ist mit der Einteilung lose verknüpft und folgt einem mehr oder weniger umgekehrt proportionalen Verlauf zum Pigmentierungsgrad. Dabei ist zu beachten, dass in schwarzer Haut das Risiko für Sonnenbrand und Hautkrebs zwar geringer, aber, wie fälschlicherweise häufig vernachlässigt, dennoch gegeben ist. Die Pigmentierungsgrade der Haut und somit ihre Schutzfunktion vor UV-Strahlen gehen fließend ineinander über und können anhand von sechs Typen nicht in ihrer Gesamtheit abgebildet werden. Trotz ihrer Limitierung wird die Einteilung nach Fitzpatrick heute noch oftmals zur Beurteilung der Sonnenempfindlichkeit verwendet.

Darüber hinaus prägen die Haut und ihre Anhangsgebilde das äußere Erscheinungsbild eines Menschen und geben Informationen über dessen Alter, Gesundheitszustand, Stimmung und ethnische Zugehörigkeit. Die Haut ist Trägerin der Mimik.

Darüber hinaus prägen die Haut und ihre Anhangsgebilde das äußere Erscheinungsbild eines Menschen. Sie transportieren direkt und indirekt Informationen über dessen Alter, Gesundheitszustand, Stimmung und ethnische Zugehörigkeit. Die Haut ist zusammen mit der mimischen Muskulatur Trägerin der Mimik.

Im ärztlichen Alltag sind u. a. Farbe und Konsistenz sowie eventuelle Auffälligkeiten (z. B. Rötung, Schuppung) der Haut für die Beurteilung des Allgemeinzustands bedeutsam.

44.1 Hauttypen und ihre Photosensibilität (Hauttypen nach Fitzpatrick)

Typ	Hautfarbe	Haarfarbe	Sommersprossen	Bräunung unter UV-Strahlung	Erythembildung unter UV-Strahlung	Hautkrebsrisiko
I	sehr hell	hell, rot/blond	ja	nie	sehr häufig	sehr hoch
II	hell	blond/ hellbraun	häufig	kaum	häufig	hoch
III	hell/hellbraun	dunkelblond/braun	selten	gewöhnlich	manchmal	besteht
IV	hellbraun	dunkelbraun	nein	häufig	kaum	niedrig
V	dunkelbraun	dunkelbraun/ schwarz	nein	sehr häufig	selten	niedrig
VI	dunkelbraun/ schwarz	schwarz	nein	sehr häufig	sehr selten	sehr niedrig

Größe und Gewicht: Die Haut ist das größte Organ des menschlichen Körpers. Beim Erwachsenen nimmt sie eine **Fläche** von 1,4 bis 2,0 m^2 ein, ihr **Gewicht** von 3–4 kg, mit Fettgewebe 10–20 kg, entspricht etwa 15 % des Körpergewichts.
Die **Dicke** der Haut schwankt je nach Körperregion zwischen 1,0 und 2,0 mm. Dunklere Haut (z. B. Fitzpatrick-Typ V und VI) weist eine höhere Anzahl an Schichten im Stratum corneum der Epidermis (S. 1263) auf. Die Dicke der Epidermis bleibt dabei jedoch bei allen Menschen gleich. Die Dicke der Dermis (S. 1266) ist abhängig vom Pigmentierungsgrad der Haut. In dunklerer Haut ist die Dermis breiter als in hellerer Haut.

Größe und Gewicht: Die Haut ist mit einer Fläche von 1,4–2,0 m^2 das größte Organ des Menschen; sie ist 1–2 mm dick und wiegt ca. 10 kg (ca. 15 % des Körpergewichts).

▸ Klinik. In dunkler Haut finden sich außerdem vermehrt Fibroblasten in der Dermis (S. 1266). Dies erklärt die stärkere Neigung zur Keloidbildung bei Menschen mit dunkler Hautfarbe.

▸ Klinik.

44.3 Aufbau der Haut

44.3.1 Felder- und Leistenhaut

Die Haut ist für die verschiedenen Körperregionen jeweils spezifisch angepasst, wobei man generell zwischen Felder- und Leistenhaut unterscheidet:

- Die mit Drüsen und Haaren ausgestattete **Felderhaut** bedeckt den größten Teil des Körpers.
- Hand- und Fußflächen tragen dagegen **Leistenhaut**, auf der ein genetisch festgelegtes und für jeden Menschen charakteristisches individuelles Leistenmuster aus Schleifen, Bögen und Wirbeln zu erkennen ist (Fingerabdruck). Die Leistenhaut enthält das Stratum lucidum der Epidermis (S. 1263).

Neben diesen grundsätzlichen Unterschieden kommen aber auch auf relativ engem Raum verschiedene Varianten vor, wie z. B. bei der Gesichtshaut: Unterschiedliche Hautdicke und -verhornung, Behaarungsformen und Nachbarschaftsbezüge bedingen hier große Unterschiede in der Reaktion gegenüber physiologischen und pathologischen Reizen bzw. Belastungen. Zudem ist sie altersabhängig unterschiedlich gut durchblutet und elastisch.

44.3 Aufbau der Haut

44.3.1 Felder- und Leistenhaut

Die Haut ist für die verschiedenen Körperregionen jeweils spezifisch angepasst. Man unterscheidet generell:

- die mit Drüsen und Haaren ausgestattete **Felderhaut** von der
- **Leistenhaut** an Hand- und Fußflächen, die das Stratum lucidum der Epidermis (S. 1263) enthält.

Neben diesen grundsätzlichen Unterschieden findet man – z. B. bei der Gesichtshaut – auch verschiedene Standortvarianten sowie altersabhängige Unterschiede.

44.3.2 Hautschichten

Die Haut (Integumentum commune) wird in folgende Schichten unterteilt (Tab. **44.2** und Abb. **44.1**):

- Oberhaut, Syn. **Epidermis** (S. 1263),
- Lederhaut, Syn. **Dermis** (S. 1266) oder **Corium**, bei der unterschieden werden kann zwischen
  - **Stratum papillare**, das zapfenförmig mit der Epidermis verzahnt ist und einem
  - **Stratum reticulare**, eine der Festigkeit dienende Faserschicht.

Epidermis und Dermis werden auch als **Cutis** zusammengefasst und sind durch die Basalmembran (S. 58), sog. **Membrana basalis**, voneinander getrennt. Letztere ist Verankerungspunkt für die Zellen der Epidermis.

- Die Unterhaut (S. 1267), Syn. **Tela subcutanea**, **Hypodermis** oder **Subcutis**, liegt – wie ihr Name bereits sagt – unterhalb der Cutis und bildet mit ihr eine Funktionseinheit.

44.3.2 Hautschichten

Das Integumentum commune wird in die in Tab. **44.2** aufgeführten Schichten unterteilt (Abb. **44.1**).

44.1 Hautschichten

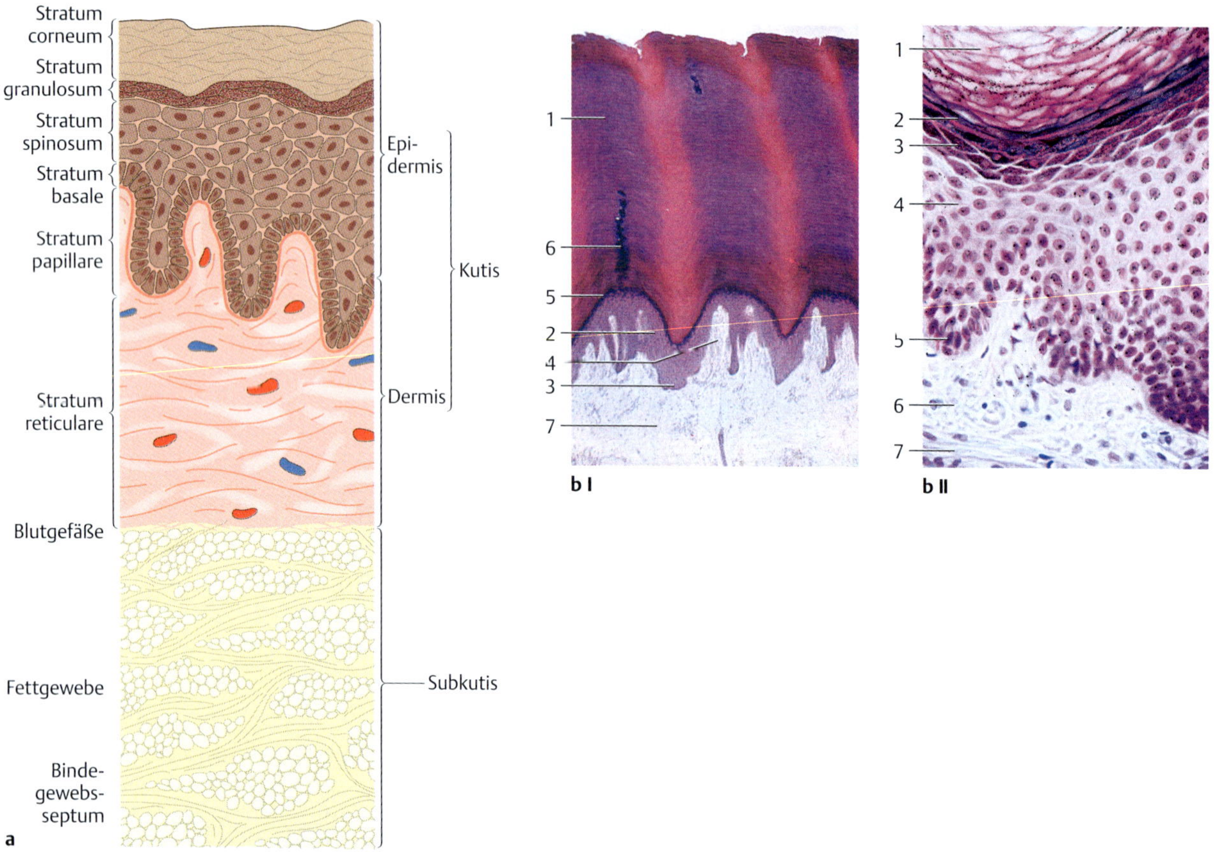

a Schematischer Schnitt durch die Leistenhaut mit Darstellung ihrer Schichten. *Quelle: Moll I, Hrsg. Duale Reihe Dermatologie. 8. Aufl. Stuttgart: Thieme; 2016*

b Histologischer Schnitt durch die Cutis der Leistenhaut in der Übersicht (**I** = Vergrößerung 12fach, Fußsohle) und stärkerer Vergrößerung (**II** = 300fach, Finger).
In **I**: Stratum corneum (1), Stratum germinativum = Stratum basale und Stratum spinosum (2), Epithelzapfen (3), dermale Papillen (4), Stratum granulosum (5), intraepidermaler Ausführungsgang einer Schweißdrüse (6), Stratum papillare der Dermis (7).
In **II**: Stratum corneum (1), Stratum lucidum (2), Stratum granulosum (3), Stratum spinosum (4), Stratum basale (5), Stratum papillare (6), Stratum reticulare (7). *Quelle: Kühnel, W. Taschenatlas Histologie. 13. Aufl. Stuttgart: Thieme; 2014*

44.2 Aufbau der Haut in Schichten (von außen nach innen)

Schichten			Entwicklung (Embryologie)
Cutis	**Epidermis** (Oberhaut) ▪ Stratum corneum ▪ Stratum lucidum ▪ Stratum granulosum ▪ Stratum spinosum ▪ Stratum basale	enthält *keine* Gefäße, aber (freie) Nervenendigungen und Merkel-Zellen!	aus dem **Ektoderm** hervorgehend Zunahme der Dicke während des 2. und 3. Trimenons der Schwangerschaft mit Bildung eines mehrschichtigen verhornenden Plattenepithels
	Membrana basalis (Basalmembran)		
	▪ **Dermis** (Lederhaut) ▪ Stratum papillare ▪ Stratum reticulare	enthält Gefäße und Nerven (s. Tab. **44.3**)!	aus dem an das Ektoderm angrenzenden **Mesoderm** hervorgehend
Tela subcutanea (Subcutis) = **Hypodermis**, (Unterhaut)			Entwicklung erst während der letzten Wochen der Schwangerschaft aus dem Mesoderm

► Klinik.

► Klinik. Bei Frühgeborenen ist noch kein isolierendes Unterhautfettgewebe vorhanden, weshalb die Kinder anfälliger sind für eine Unterkühlung (**Hypothermie**). Die Kinder müssen deshalb in temperierten Inkubatoren (sog. Brutkästen) versorgt werden.

44.2 Schichten der Epidermis

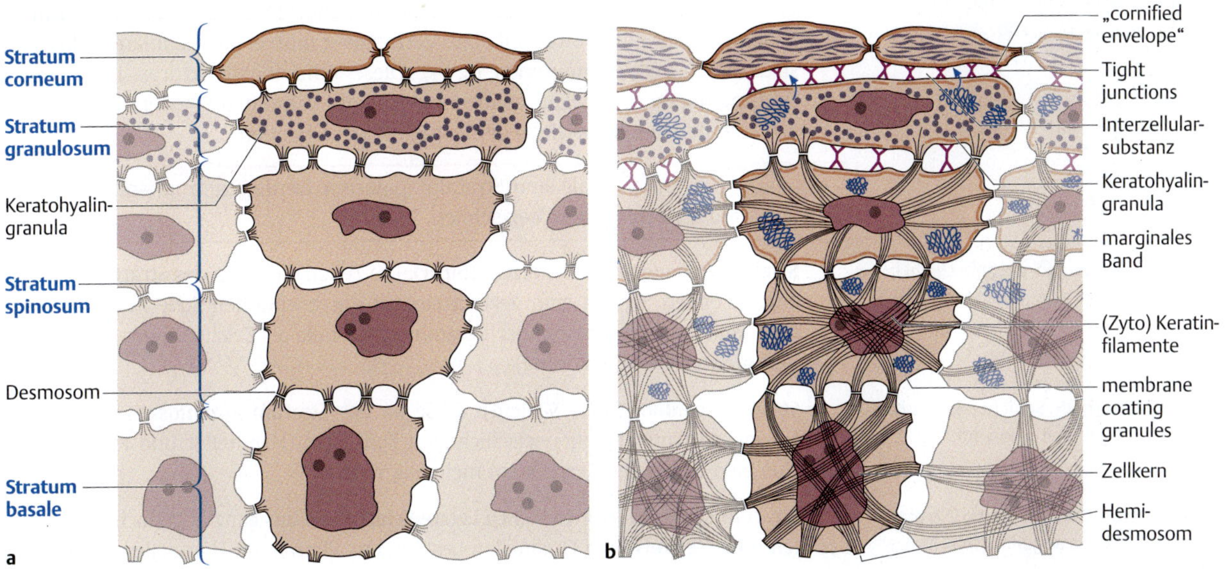

a Schematische Darstellung des licht-
b und elektronenmikroskopischen Aspekts der Differenzierungsstufen von Keratinozyten innerhalb der epidermalen Schichten.

Quelle: Moll I, Hrsg. Duale Reihe Dermatologie. 8. Aufl. Stuttgart: Thieme; 2016

Epidermis (Oberhaut)

Die menschliche Epidermis ist ihrer Struktur nach ein **mehrschichtiges verhornendes Plattenepithel** (S. 49). Abhängig von der Dicke der Keratinschicht wird eine dicke und dünne Haut unterschieden.

Keratinozyten und ihre Differenzierung innerhalb der Epidermis

Vorherrschend in der Epidermis sind die epidermalen **Keratinoblasten/Keratinozyten**, die ein proliferierendes und differenzierendes Stammzellsystem bilden. Nach funktionellen und morphologischen Unterschieden dieses Zelltyps unterteilt man die Epidermis in **mehrere Schichten** (Tab. **44.2** und Abb. **44.2**).

Stratum basale (Basalschicht): Die Keratinozyten dieser untersten, in direktem Kontakt zur Basalmembran stehenden Schicht sind gleichmäßig geformte Zellen mit einer Kern-Plasma-Relation zugunsten des Zellkerns. Sie sind für die Ausbildung der Kontaktstrukturen (Hemidesmosomen) zur Dermis verantwortlich, vgl. Adhäsionskontakte (S. 44). Diese Funktion ist an der Expression von Adhäsionsmolekülen erkennbar. Die Proliferation ist unter physiologischen Bedingungen auf einige undifferenzierte Keratinoblasten (adulte Stammzellen) in der Basalschicht begrenzt. Adulte Stammzellen aus der menschlichen Haut werden für die Herstellung künstlicher Hautäquivalente genutzt.

▸ Klinik. Nur im Rahmen pathophysiologischer Vorgänge, wie bei der Wundheilung oder bei sog. hyperproliferativen Hauterkrankungen wie z. B. der **Psoriasis** (Schuppenflechte) auftreten, finden sich auch in den suprabasalen Schichten undifferenzierte Keratinoblasten (Übergangsstammzellen).

44.3 Inspektionsbefund bei Psoriasis

Quelle: Moll I, Hrsg. Duale Reihe Dermatologie. 8. Aufl. Stuttgart: Thieme; 2016

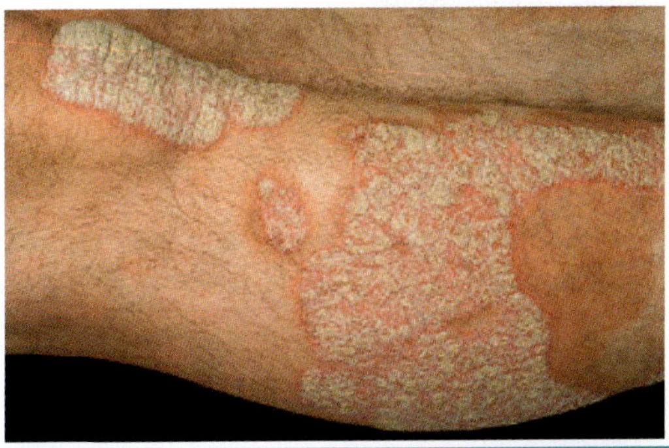

Epidermis (Oberhaut)

Es handelt sich um ein **mehrschichtiges verhornendes Plattenepithel** (S. 49).

Keratinozyten und ihre Differenzierung innerhalb der Epidermis

Die Epidermis besteht aus **mehreren Schichten** (Tab. **44.2** und Abb. **44.2**).

Stratum basale (Basalschicht): Unterste, in direktem Kontakt zur Basalmembran stehende Zellschicht.

Stratum spinosum (Stachelzellschicht): Die polygonale Form der Zellen entsteht durch ihre vielfältige Verzahnung mittels interzellulärer Adhäsionsstrukturen, sog. Desmosomen (S. 44).

Stratum spinosum (Stachelzellschicht): Die aufgrund der polygonalen Form der Keratinozyten als Stachelzellschicht bezeichnete suprabasale Schicht enthält in der terminalen Differenzierung fortgeschrittene Keratinozyten. Die polygonale Form der Zellen entsteht durch ihre vielfältige Verzahnung mittels interzellulärer Adhäsionsstrukturen, sog. Desmosomen (S. 44). Diese Adhäsionsstrukturen bestehen aus transmembranösen Glykoproteinen und sind direkt mit den Zytokeratin-Intermediärfilamenten des Zytoskeletts der Epithelzellen verbunden.

► Merke.

► Merke. Stratum basale und Stratum spinosum werden zusammenfassend auch als **Stratum germinativum** bezeichnet.

Stratum granulosum (Körnerzellschicht): Hier sind Zeichen einer beginnenden Verhornung sichtbar.

Stratum granulosum (Körnerzellschicht): Die Zellen dieser an das Stratum spinosum angrenzenden Schicht sind gekennzeichnet durch eine deutliche Abflachung und durch das Auftreten basophiler Keratohyalingranula als Zeichen einer **beginnenden Verhornung** (Keratinisierung).

Stratum lucidum (helle Schicht): Dies tritt nur in vielschichtigen Epithelien auf.

Stratum lucidum (helle Schicht): Diese an das Stratum granulosum angrenzende Schicht tritt nur in sehr vielschichtigen Epithelien (Handteller und Fußsohle) auf. Hier sind Zellen und Kerne nicht mehr abgrenzbar.

Stratum corneum (Hornschicht): Die oberste Schicht besteht aus abgeflachten Hornzellen ohne Zellkern.

Stratum corneum (Hornschicht): Letzte Schicht, die aus ganz abgeflachten Hornzellen ohne Zellkern und Organellen besteht. Das Plasma der Hornzellen ist von dicht vernetzten Filamenten (Keratin) und einer amorphen Matrix ausgefüllt. Die Desmosomen lösen sich in den obersten Zelllagen der Hornschicht. Abgestorbene Hornschuppen schilfern ab. Die Hornschuppen sind gemeinsam mit im Interzellularspalt abgelagerten Lipiden für die Ausbildung der epidermalen Permeabilitätsbarriere verantwortlich.

► Merke.

► Merke. Die Schichtengliederung der Epidermis ist ein dynamischer Prozess, der auf der Veränderung der zellulären Funktion Keratinoblasten/Keratinozyten im Rahmen eines irreversiblen Differenzierungsprozesses beruht. Von besonderer Bedeutung für den epithelialen Zellverband ist dabei die selektive Expression von Adhäsionsmolekülen auf der Zelloberfläche in Abhängigkeit vom Differenzierungszustand des Keratinoblasten/Keratinozyten-Stammzellsystems.

► Klinik. Das **Basaliom** ist ein vom Stratum basale ausgehender Tumor, der invasiv und destruierend wächst. Eine Besonderheit der Basaliome besteht darin, dass sie nicht metastasieren, sondern nur lokal destruierend wachsen. Die Prognose ist deshalb bei rechtzeitiger kompletter Exzision gut.

Das **Spinaliom** (**Plattenepithelkarzinom**) ist ein vom Stratum spinosum ausgehender Tumor und besitzt eine deutlich schlechtere Prognose als das Basaliom, weil es lymphogen und hämatogen metastasiert. Das Spinaliom ist der häufigste maligne Tumor im Bereich der Schleimhäute, Übergangsschleimhäute und in Bereichen sonnenexponierter Haut (z. B. Gesicht, Hände, Unterarme).

44.4 Basaliom

Quelle: Moll I, Hrsg. Duale Reihe Dermatologie. 8. Aufl. Stuttgart: Thieme; 2016

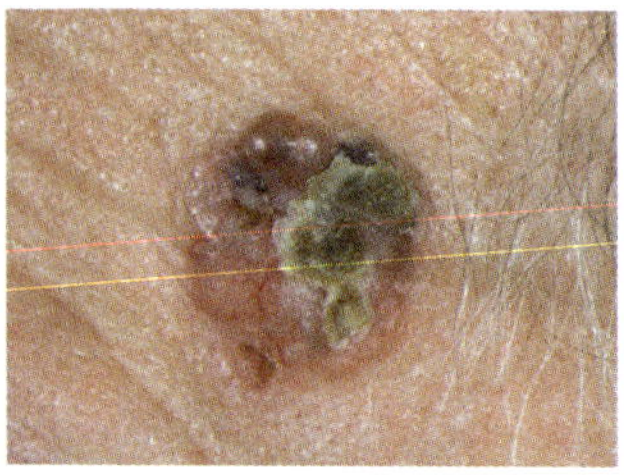

44.5 Spinaliom

Quelle: Moll I, Hrsg. Duale Reihe Dermatologie. 8. Aufl. Stuttgart: Thieme; 2016

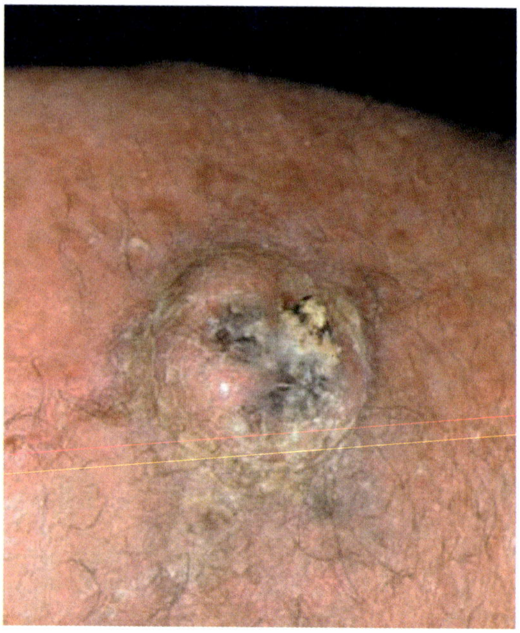

Weitere Zelltypen innerhalb der Epidermis

Über die für den Schichtenaufbau verantwortlichen Keratinozyten/Keratinoblasten hinaus gibt es noch andere Zelltypen innerhalb der Epidermis:
- Melanozyten,
- Langerhans-Zellen und
- Merkel-Zellen.

Melanozyten: Diese spinnenförmigen Zellen kommen im **Stratum basale** vor. Sie sitzen der Basalmembran direkt auf und besitzen keine Desmosomen bzw. Hemidesmosomen. Sie sind verantwortlich für die **Melaninsynthese**. Die Melaninkörperchen (Melanosomen) werden über die Zellfortsätze der Melanozyten in die Keratinozyten injiziert. Dieser Prozess wird als zytokrine Sekretion bezeichnet. Intrazellulär nehmen die Melaninkörperchen eine schildförmige supranukleäre Position ein. Damit werden die Zellkerne von Keratinoblasten, die in die Mitose eintreten, vor ultravioletten Strahlen geschützt. Die basalen Keratinozyten enthalten mehr Melanin als die Melanozyten.

▸ Merke. Durch Sonnenexposition kann die Melaninbildung gesteigert werden, wohingegen die Anzahl der Melanozyten gleich bleibt.

▸ Exkurs: Bedeutung des Melanins für die Hautfarbe. Die Hautfarbe eines Menschen hängt von vielen Faktoren ab; der Melaningehalt ist dabei das wichtigste Kriterium. Ein hoher Melaningehalt verhindert bei Sonneneinstrahlung die Bildung von Erythemen (Sonnenbrand). In weißer Haut wird das Melanin durch Lysosomen in den suprabasalen Schichten wieder abgebaut, zudem sind die Melanosomen in „Pakete" zusammengefasst, die somit die Dispersion und Absorption des Lichtes verringern. In schwarzer Haut gibt es keinen solchen Abbau. Melanin kommt hier in allen Schichten vor, die Zahl der Melanozyten ist aber in beiden Hauttypen gleich. Die Melanosomen sind verstreut und erhöhen Dispersion und Absorption des Lichtes.

▸ Klinik. Das **maligne Melanom** ist ein hochgradig maligner Tumor, der von den Melanozyten ausgeht. Es kommt zu einer frühzeitig einsetzenden lymphogenen und hämatogenen Metastasierung, weil Melanozyten nicht im Zellverband wachsen und keine Interzellularbrücken bilden. Die Ätiologie des malignen Melanoms ist unbekannt. Als pathogenetischer Faktor wird die Induktion durch UV-Strahlung angenommen. Ein häufig zunächst als sog. Muttermal angesehener Fleck beginnt langsam zu wachsen. Der Tumor ist meist von tiefbrauner bis blauschwarzer Farbe. Mitunter finden sich im Tumor pigmentfreie Areale, selten ist ein malignes Melanom komplett pigmentfrei.

44.6 Malignes Melanom

Quelle: Moll I, Hrsg. Duale Reihe Dermatologie. 8. Aufl. Stuttgart: Thieme; 2016

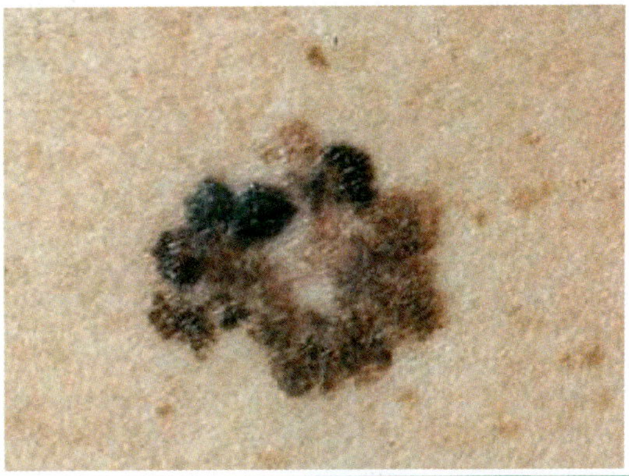

Langerhans-Zellen (LC): Diese makrophagenähnlichen dendritischen Zellen kommen im **Stratum spinosum** vor. Sie stammen vom Knochenmark ab und wandern in die Haut ein. LC gehören zum Immunsystem der Haut und nehmen durch rezeptorvermittelte Endozytose Fremdproteine (Antigene) auf, die in die Epidermis eingedrungen sind. Die baumartigen Ausläufer des Zytoplasmas suchen dabei sehr effektiv größere Flächen nach Fremd-Antigenen ab. Nach der Antigenaufnahme wandern die LCs in den nächsten Lymphknoten ein und präsentieren dort das Antigen (S. 168) für die Immunzellen (z. B. Killer-T-Lymphozyten).

Merkel-Zellen: Diese **mechanorezeptiven Zellen** befinden sich zwischen den Keratinozyten im **Stratum basale**. Ihr Ursprung ist unbekannt. Besonders häufig kommen sie in den Fingerspitzen vor. Jede Merkel-Zelle ist mit einer scheibenförmigen, sensiblen Nervenendigung verbunden. Es gibt Befunde, die auf eine neurosekretorische Funktion hindeuten.

Weitere Zelltypen innerhalb der Epidermis

Neben den Keratinozyten gibt es folgende Zelltypen in der Epidermis:
- Melanozyten,
- Langerhans-Zellen und
- Merkel-Zellen.

Melanozyten: Sie kommen im **Stratum basale** vor und sind verantwortlich für die **Melaninsynthese**. Die Melaninkörperchen werden über die Zellfortsätze der Melanozyten in die Keratinozyten injiziert und schützen deren Zellkerne vor UV-Strahlung.

▸ Merke.

▸ Exkurs: Bedeutung des Melanins für die Hautfarbe.

Langerhans-Zellen (LC): Abstammend aus dem Knochenmark wandern sie in das Stratum spinosum ein. Durch ihre Fähigkeit zur Antigenpräsentation (S. 168) gehören sie zum Immunsystem der Haut.

Merkel-Zellen: Dies sind **mechanorezeptive Zellen** im Stratum basale.

44.7 Epidermale Zelltypen

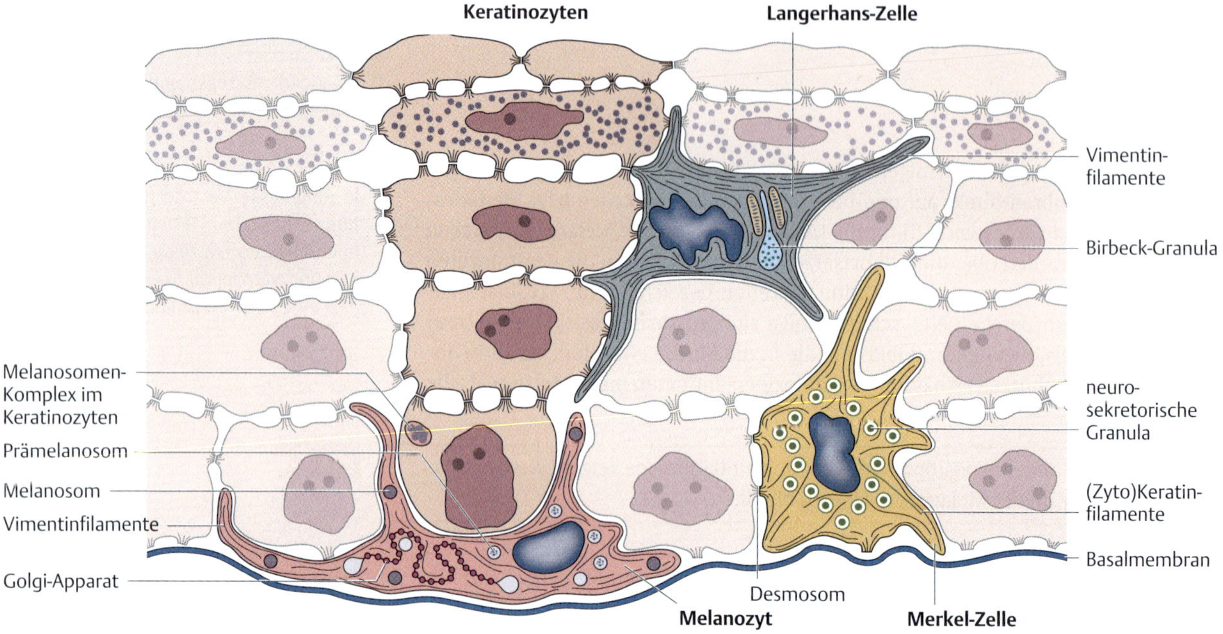

Quelle: Moll I, Hrsg. Duale Reihe Dermatologie. 8. Aufl. Stuttgart: Thieme; 2016

Dermis (Lederhaut, Corium)

Sie besteht aus **2 Schichten:**
- Stratum papillare,
- Stratum reticulare.

Stratum papillare (Papillarschicht): Mit 20 % macht sie den geringeren Anteil der Dermis aus. Hier liegen **Meissner-Tastkörperchen**.

Stratum reticulare (Geflechtschicht): Die verschieden ausgerichteten kollagenen Faserbündel ermöglichen die Dehnbarkeit der Haut.

Dermis (Lederhaut, Corium)

Die Dermis ist ein Bindegewebe mit gut entwickelten elastischen und Kollagenfasern (Typ-I-Kollagen, Tab. **2.8**).
Sie besteht aus **zwei Schichten**:
- **Papillarschicht** (Stratum papillare, 20 % der Dermis) und die
- tiefer gelegene **Geflechtschicht** (Stratum reticulare, 80 % der Dermis).

Stratum papillare (Papillarschicht): Sie grenzt unmittelbar an die Epidermis und ist gekennzeichnet durch Bindegewebspapillen. In diese Papillen ziehen kollagene Fasern hinein und wirken so einer Abscherung entgegen. Das lockere Bindegewebe, das die kollagenen Fasern begleitet, enthält Kapillarschlingen, Lymphkapillaren, Nervenendaufzweigungen und Sinnesorgane (**Meissner-Tastkörperchen**) sowie Bindegewebszellen (Fibroblasten/Fibrozyten und Zellen des Immunsystems).

Stratum reticulare (Geflechtschicht): Sie beginnt ohne Übergang zur Papillarschicht. Hier kommen starke kollagene Faserbündel in verschiedenen Winkelstellungen vor, welche die **Dehnbarkeit** der Haut ermöglichen.

▶ **Klinik.** Bei starker Überdehnung der Haut, z. B. der Bauchhaut bei starker Adipositas oder in der Schwangerschaft, entstehen Einrisse im Gefüge der Dermis, die als helle silbrige oder rötliche Streifen (**Striae distensae**) sichtbar werden.

44.8 Striae distensae

Quelle: Füeßl H, Middeke M, Hrsg. Duale Reihe Anamnese und klinische Untersuchung. 7. Aufl. Stuttgart: Thieme; 2022

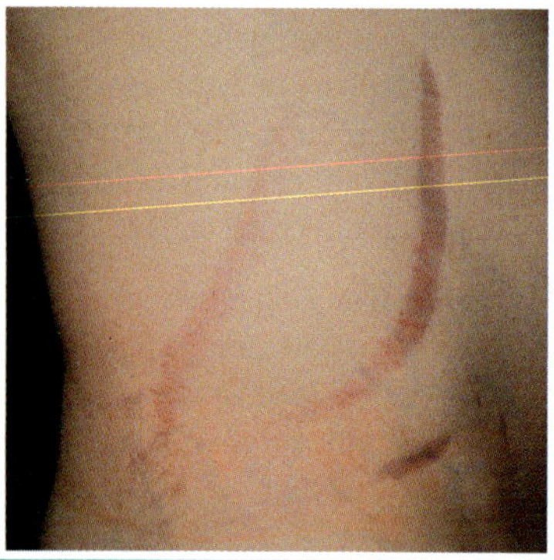

Das Kollagenfasergeflecht ist regional unterschiedlich ausgerichtet und hat neben Faserbündeln auch weniger dichte Stellen.

44.9 Verlauf der Hautspaltlinien

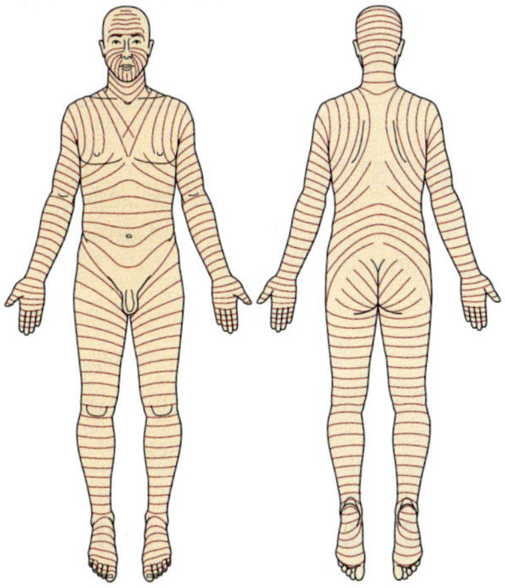

Quelle: Moll I, Hrsg. Duale Reihe Dermatologie. 8. Aufl. Stuttgart: Thieme; 2016

44.9

▸ Merke. Durch die Anordnung und Struktur der dermalen Bindegewebsfasern entstehen die klinisch relevanten **Hautspaltlinien** (Abb. **44.9**), die mit Spannungsunterschieden in der Haut einhergehen.

▸ Merke.

▸ Klinik. Chirurgische Hautschnitte sollen möglichst in Richtung der Spaltlinien erfolgen, um eine bessere Wundheilung zu ermöglichen; bei Schnittführung quer zu den Spaltlinien besteht die Gefahr, dass die Wunde vermehrt klafft.

▸ Klinik.

Zwischen den Kollagenfasern befinden sich elastische Netze, durch die eine Rückordnung bewirkt wird. Lässt die Elastizität im Alter nach, erscheint die Haut schlaff und faltig.
Auch für die Beugelinien an den Gelenken ist das Stratum reticulare verantwortlich.
Die Dermis ist auch der Ort für Tattoos (Einlagerung von Farbstoffen, die nicht abgebaut werden).
Folgende **Bindegewebszellen** liegen zwischen den Fasern beider Schichten der Dermis:

- Fibroblasten/Fibrozyten in verschiedenen Differenzierungsstadien
- Elastoblasten/Elastozyten
- Makrophagen, Histiozyten, Mastzellen und Lymphozyten. Im Stratum papillare befindet sich die größte Konzentration an Mastzellen.

Zwischen den Kollagenfasern liegen elastische Netze.

Zwischen den Fasern liegen neben Fibro- und Elastozyten auch Makrophagen, Histiozyten, Mastzellen (diese v. a. im Stratum papillare) und Lymphozyten.

Tela subcutanea (Unterhaut)

Funktion: Die Unterhaut (Hypodermis, Subcutis) stellt die Verbindung zwischen Haut und oberflächlicher Körperfaszie her und ermöglicht die Verschieblichkeit der Haut. Diese Verschieblichkeit ist je nach Lokalisation sehr unterschiedlich ausgeprägt (besonders stark z. B. bei Augenlidern, Penis und Scrotum).

Aufbau: Die Tela subcutanea besteht aus einem lockeren Binde- und Fettgewebe, wobei das Fettgewebe dominiert. Sie ist mit straffen Bindegewebszügen (**Retinacula cutis**) durchsetzt, welche die Dermis mit den Faszien bzw. Periost verbinden. Die Dicke der Subkutis ist abhängig von Körperregion, Geschlecht (hormonale Einflüsse!) und Körpergewicht. Bei Frauen wird bevorzugt die Haut von Brust, Hüften und Gesäß von subkutanem Fett unterlagert, bei Männern überwiegend die Bauchhaut (die rundliche Ansammlung von Fett im Bauchbereich wird umgangssprachlich auch als „Bierbauch“ bezeichnet, auch wenn dafür nicht immer Bierkonsum verantwortlich sein muss). Neben diesem Depotfett kommt das Fettgewebe auch als Baufett vor (z. B. an der Fußsohle).

Tela subcutanea (Unterhaut)

Funktion: Sie ermöglicht die Verschieblichkeit der Haut gegen die oberflächliche Körperfaszie.

Aufbau: Die Tela subcutanea besteht überwiegend aus Fettgewebe, das von bindegewebigen **Retinacula cutis** durchzogen ist. Sie ist geschlechtsspezifisch in verschiedenen Körperregionen unterschiedlich dick.

44.3.3 Hautrezeptoren

Siehe Tab. **44.3** und Rezeptoren der Mechanorezeption (S. 1187).

≡ 44.3

44.4 Gefäßversorgung und Innervation der Haut

▸ Merke.

Blutgefäße: Neben der Versorgung mit Nährstoffen spielt das aus zwei Plexus bestehende Blutgefäßsystem (Abb. **44.10**) auch eine bedeutende Rolle bei der **Wärmeregulation**.

Lymphabfluss: Er erfolgt über dünnwandige Gefäße, die mit einer blasenartigen Struktur in den dermalen Papillen enden.

⊙ 44.10

44.3.3 Hautrezeptoren

In der Haut bzw. Unterhaut liegen verschiedene Rezeptoren (S. 1187), die unterschiedliche Sinnesqualitäten vermitteln (Tab. **44.3**).

≡ 44.3 **Hautrezeptoren**

Rezeptor	vermittelte Sinnesqualität	vorwiegende Lage
freie Nervenendigungen	mechanische, thermische und Schmerzempfindungen	Epidermis und Dermis
Merkel-Zellen (S. 1265)	Druck	Epidermis (Stratum basale)
Meissner-Tastkörperchen	Berührung	Dermis (Stratum papillare)
Ruffini-Körperchen	Dehnung	Dermis (Stratum reticulare)
Vater-Pacini-Körperchen	Vibration	Tela subcutanea

44.4 Gefäßversorgung und Innervation der Haut

▸ Merke. Während die Epidermis keine Blutgefäße und Nerven enthält, ist die Dermis außerordentlich gut versorgt. Die Epidermis wird durch Diffusion aus der Dermis versorgt.

Blutgefäße: Die menschliche Dermis besitzt mehr Blutgefäße als die aller anderen Wirbeltiere. Neben der Versorgung mit Nährstoffen spielen sie auch eine bedeutende Rolle bei der **Wärmeregulation**. Daher sind sie überproportional gut entwickelt, sodass sie 5 % des gesamten Blutes aufnehmen können. Wenn die inneren Organe mehr Blut benötigen, wird die entsprechende Menge aus der Haut der Blutzirkulation zugeführt.
Das Blutgefäßsystem besteht aus **zwei Gefäßplexus** (Abb. **44.10**), einem tief gelegenen an der Grenzfläche zwischen Dermis und Subcutis (**Plexus profundus**) und einem höher angeordnetem (**Plexus superficialis**). Beide Netze sind durch vertikale Gefäße miteinander verbunden.

Lymphabfluss: Das System der Lymphgefäße dient dem Stofftransport aus der extrazellulären Matrix heraus. Es besteht aus sehr dünnwandigen Gefäßen, die mit einer blasenartigen Struktur in den dermalen Papillen enden.

⊙ 44.10 **Gefäßplexus der Haut**

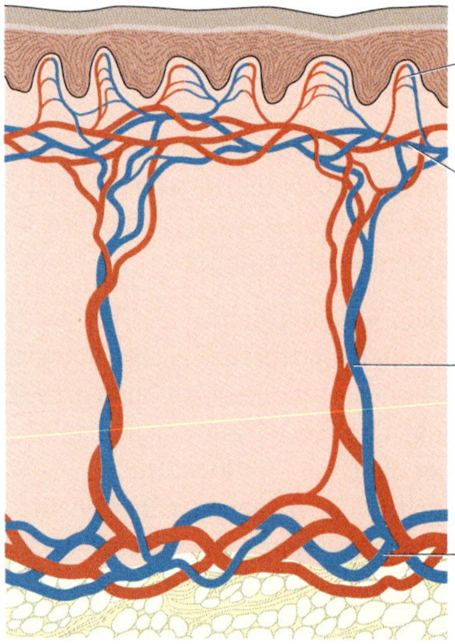

Quelle: Moll I, Hrsg. Duale Reihe Dermatologie. 8. Aufl. Stuttgart: Thieme; 2016

Nerven: Zur Vermittlung der über die Hautrezeptoren (S. 1187) aufgenommenen Sinnesreize nach zentral dienen somatoafferente Fasern, deren Zellkörper im Spinalganglion liegt. Innervationsgebiete peripherer Nerven und Dermatome (S. 199). Darüber hinaus ziehen in die Haut efferente Fasern zur Innervation der Drüsen und Mm. arrectores pilorum (S. 1270).

Nerven: Zur Vermittlung der über die Hautrezeptoren (S. 1187) aufgenommenen Sinnesreize nach zentral dienen somatoafferente Fasern, deren Zellkörper im Spinalganglion liegt. Vgl. Innervationsgebiete peripherer Nerven und Dermatome (S. 199).

45 Hautanhangsgebilde

*J. Salvetter, vormals beteiligt: D. Reißig**

45.1 Definition

45.1 Definition

Haare, Nägel und Drüsen (Talg-, Schweiß- und Brustdrüsen) werden als Hautanhangsgebilde oder Hautanhangsorgane bezeichnet.

Haare, Nägel und Drüsen (Talg-, Schweiß- und Brustdrüsen) werden als epitheliale Anhangsgebilde der Haut (Hautanhangsgebilde) oder Hautanhangsorgane bezeichnet. Sie sind ausdifferenzierte Epithelknospen des Ektoderms, die in das darunterliegende Mesoderm eingesprossen sind.

45.2 Haare und Nägel

45.2 Haare und Nägel

45.2.1 Haare (Pili)

45.2.1 Haare (Pili)

Funktion: Ihre Funktion ist beim Menschen v. a. **ästhetischer** Natur. Die **Mm. arrectores pilorum** können die Haare aufrichten (Gänsehaut) und spielen eine Rolle beim Auspressen von Talgdrüsen.

Funktion: Die Haare haben beim Menschen keine entscheidende biologische Funktion, sie spielen aber eine wichtige **ästhetische Rolle**. Die **Mm. arrectores pilorum**, kleine Bündel glatter Muskulatur, die am Haarbalg und der Epidermis verankert sind, können bei Erregung die Haare aufrichten (**Gänsehaut**, **Cutis anserina**). Dies geschieht auch reflektorisch bei Kälte. Darüber hinaus führen sie dazu, dass Talgdrüsen ausgepresst werden.

Haartypen: Man unterscheidet **Lanugo-**, **Velus-** und **Terminal**haar sowie bei Letzterem Kurz- und Langhaar.

Haartypen: Das Haarkleid des Menschen besteht zunächst primär (perinatal) aus dem feinen **Lanugohaar** (Wollhaar), welches durch das **Velushaar** ersetzt wird. Nach der Pubertät entsteht das **Terminalhaar** durch den hormonellen Einfluss, man unterscheidet hierbei Kurzhaar (Borstenhaar der Wimpern, Augenbrauen etc.) und Langhaar (Kopf- und Bartbehaarung, Intimbehaarung, Achselhaar etc.). Die **genetische Prädisposition** spielt hierbei eine große Rolle. Die Dicke des Haares, seine Struktur, sowie die Dichte können sich je nach ethnischer Zugehörigkeit unterscheiden, so haben beispielsweise asiatische Menschen Haare mit einem größeren Durchmesser als weiße Menschen.

Haarfarbe: Sie wird durch die Melaninmenge in der Haarpapille bestimmt.

Haarfarbe: Melanozyten in der Haarpapille geben Melaningranula an die am Haaraufbau beteiligten Epithelzellen ab. Die Melaninmenge bestimmt die Haarfarbe.

Entwicklung, Aufbau und Wachstum: Aus Epidermiszapfen entsteht der Haarkolben mit -matrix. Im umgebendenden Mesenchym bildet sich aus der Haarpapille die Haarzwiebel (Bulbus pili) mit emporwachsendem Haarschaft.
Verliert der Haarschaft den Kontakt zur Papille (**Kolbenhaar**), bildet diese ein Ersatzhaar (**Haarwechsel**).

Entwicklung, Aufbau und Wachstum: In der 9. bis 12. Entwicklungswoche sprossen Epidermiszapfen in das angrenzende Mesenchym. Das Ende dieser Zapfen verdickt sich zum **Haarkolben**, dessen äußere Zelllage zur **Haarmatrix** wird. Proliferierendes Mesenchym aus der Umgebung führt zur Ausbildung der **Haarpapille**, aus der sich die **Haarzwiebel** (**Bulbus pili**) bildet (Abb. **45.1**). Aus ihr wächst der **Haarschaft** empor, der die Oberfläche der Haut durchstößt.
Das Haar (Haarschaft) besteht aus dem Haarmark (im Inneren), umkleidet von der Haarrinde. Im untersten Teil ist das Haar von der Wurzelscheide umgeben.
Das Einstellen der mitotischen Aktivitäten an der Haarpapille führt zum **Haarwechsel**, da der Haarschaft den Kontakt zur Papille verliert (wird als **Kolbenhaar** bezeichnet) und im Haarkanal zur Oberfläche wandert. Ein Ersatzhaar wird aus der Haarpapille gebildet, welches bei seinem Längenwachstum das Kolbenhaar vor sich herschiebt und zum Ausfallen bringt.

Innervation: sympathisch (Noradrenalin) → Mm. arrectores pilorum.

Innervation: Die Mm. arrectores pilorum werden sympathisch innerviert (Transmitter: Noradrenalin).

45.1 Aufbau des Haares und Haarwechsel

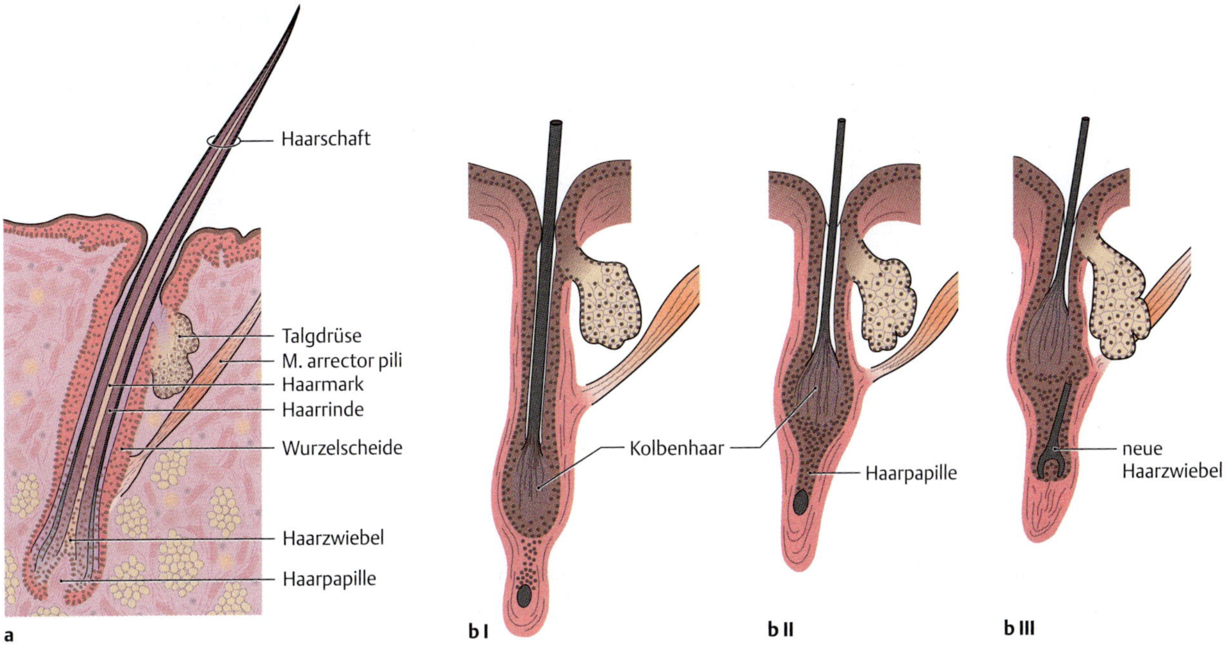

a Längsschnitt durch ein Haar
b und Prozess des Haarwechsels.

Quelle: Schwegler J, Lucius R, Hrsg. Der Mensch – Anatomie und Physiologie. 7.Aufl. Stuttgart: Thieme; 2021

45.2.2 Finger- und Zehennägel (Ungues)

Funktion: Die Nagelplatte hat die Funktion eines Widerlagers für die Fingerbeere; sie ermöglicht somit die differenzierte Tastsinneswahrnehmung.

Aufbau und Wachstum: Der Nagel (Unguis) ist ca. 0,5 mm dick und entsteht durch Einstülpung der Epidermis. Das Wachstum geht von der **Nagelmatrix** aus, über das **Nagelbett** wird der Nagel mit einer Wachstumsgeschwindigkeit von 0,1 mm pro Tag nach distal geschoben.
Proximal ist die halbmondförmige **Lunula** sichtbar; sie stellt das distale Ende der Nagelmatrix dar.

▸ Klinik. Angeborene irreversible Nagelveränderungen und Proliferationsstörungen der Nagelmatrix sowie Infektionen im Bereich der Nagelplatte können zu erheblichen Beeinträchtigungen der Funktion führen.

45.2 Nagelveränderungen

a Wachstumsstörungen der Nagelmatrix mit Querrille in der Nagelplatte.
b Spaltung der Nagellamellen (Onychochisis).
c Sich ausbreitende Entzündung des Nagelwalls.

Quelle: Moll I, Hrsg. Duale Reihe Dermatologie. 8. Aufl. Stuttgart: Thieme; 2016

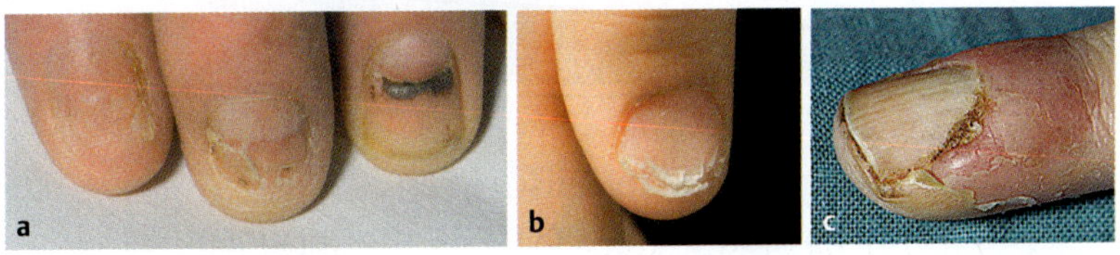

45.2.2 Finger- und Zehennägel (Ungues)

Funktion: Das Widerlager für die Fingerbeere trägt zur verbesserten Wahrnehmung des Tastsinns bei.
Aufbau und Wachstum: Der Nagel entsteht durch Einstülpung der Epidermis. Er wächst von der **Nagelmatrix**, deren distales Ende als **Lunula** sichtbar ist, aus und wird über das **Nagelbett** nach distal geschoben.

▸ Klinik.

45.3 Drüsen der Haut (Glandulae cutis)

45.3.1 Talgdrüsen (Glandulae sebaceae holocrinae)

Funktion: Die **holokrin** gebildete **Talgsubstanz** dient der Einfettung der Haut (Schutzfunktionen) und der Haare.

45.3 Drüsen der Haut (Glandulae cutis)

45.3.1 Talgdrüsen (Glandulae sebaceae holocrinae)

Funktion: Holokrin gebildete **Talgsubstanz** hat Schutzfunktion.

45.3 Aufbau eines Nagels

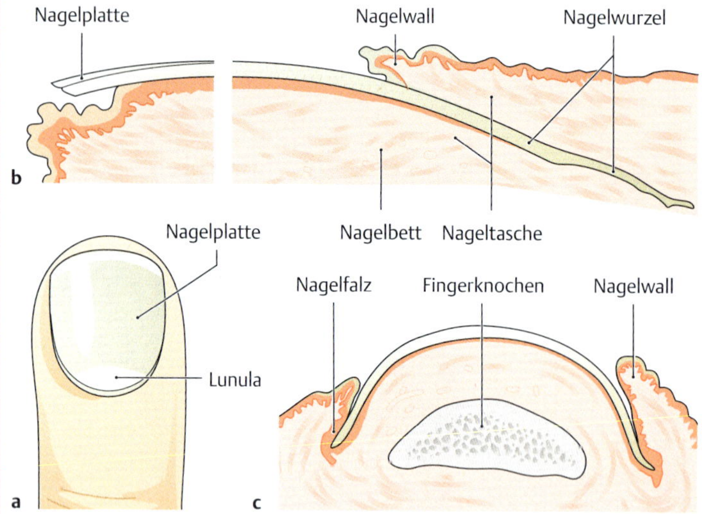

a Aufsicht auf einen Nagel
b sowie Längs-
c und Querschnitt durch das Nagelbett.

Quelle: Schünke M, Faller A, Hrsg. Der Körper des Menschen. 18. Aufl. Stuttgart: Thieme; 2020

Aufbau: Talgdrüsen entstehen aus epithelialen Zellbereichen im Bereich der Haarwurzel und an den Übergängen von Haut und Schleimhaut (**freie Talgdrüsen**). Die **alveolären** Endstücke sezernieren die Talgsubstanz (**Sebum**).

Aufbau: Talgdrüsen entstehen aus epithelialen Zellbereichen an der äußeren Wurzelscheide der Haare. Sie breiten sich im umgebenden Mesenchym aus. Die **alveolären Endstücke** sezernieren die Talgsubstanz (**Sebum**). Durch absterbende Zellbereiche entstehen Ausführungsgänge, durch die der Talg in den Haarkanal transportiert wird. Im Bereich der Übergänge von Haut und den Schleimhäuten sind **freie Talgdrüsen** ausgebildet, die nicht an einen Haarfollikel gebunden sind (Lippen, Augenlider, Preputium, Glans penis etc.).

Einflussfaktoren auf die Talgproduktion und -sekretion: Talgproduktion und -viskosität steigen durch Testosteron und werden durch Östrogene gehemmt. Durch Kontraktion der Mm. arrectores pilorum wird der Talg ausgepresst.

Einflussfaktoren auf die Talgproduktion und -sekretion: Die Talgproduktion wird hormonell beeinflusst:

- Testosteron steigert die Produktion und Viskosität des Talgs,
- Östrogene hemmen die Produktion und reduzieren die Viskosität.

Durch Kontraktion der Mm. arrectores pilorum werden die Talgdrüsen ausgepresst und damit der Talg sezerniert.

► Klinik.

► **Klinik.** Der Verschluss der Ausführungsgänge führt zum Sekretrückstau (Entwicklung von Retentionszysten) und Mitessern (Komedonen). Letztere kennzeichnen das klinische Bild einer Acne comedonica (Abb. **45.4**a). Entstehen daraus entzündliche Papeln und Pusteln, spricht man von einer Acne papulopustulosa (Abb. **45.4**b).

45.4 Acne comedonica und papulopustulosa

Quelle: Moll, I.: Duale Reihe Dermatologie. Thieme, 2018

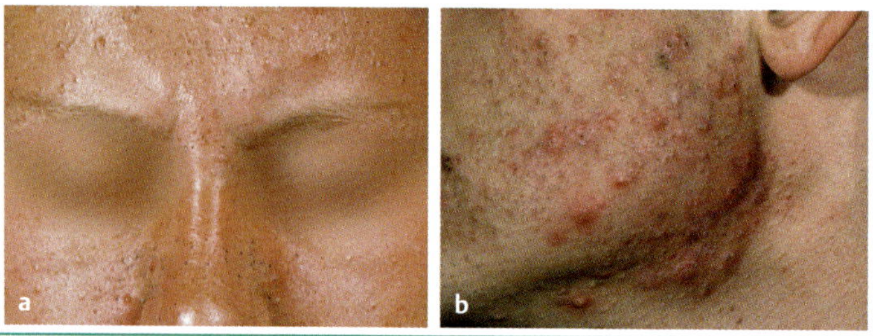

45.3.2 Kleine und große Schweißdrüsen (Glandulae sudoriferae eccrinae und apocrinae)

Man unterscheidet funktionell und morphologisch zwei Typen von Schweißdrüsen

45.3.2 Kleine und große Schweißdrüsen (Glandulae sudoriferae eccrinae und apocrinae)

Die beiden verschiedenen Typen der Schweißdrüsen erfüllen verschiedene Funktionen, unterscheiden sich morphologisch und in ihrer Verteilung am menschlichen Körper.

Typen und Funktion:

- Die **ekkrinen kleinen Schweißdrüsen** sind mit unterschiedlicher Dichte über den gesamten Körper verteilt und dienen der **Thermoregulation.**

Typen und Funktion:

- Die **ekkrinen kleinen Schweißdrüsen** sind über den gesamten Körper verteilt (größte Dichte im Handteller mit 300/cm^2, niedrigste Dichte im Rückenbereich mit 50/cm^2), ihre Ausführungsgänge münden an einer erhöhten Stelle der Epidermis. Die kleinen Schweißdrüsen dienen der **Thermoregulation** des Körpers. In 24 Stunden werden bei mittlerer Umgebungstemperatur und Luftfeuchtigkeit ca. 500 ml Schweiß sezerniert, dessen Verdunstung zur Abkühlung des Körpers führt. Diese Menge ist erheblich größer bei hohen Temperaturen und geringer Luftfeuchtigkeit (ca. das Zwanzigfache). Da im Schweiß Kochsalz vorhanden ist, bedeutet dieses erhöhte Schwitzen einen leistungsvermindernden Kochsalzverlust.

▶ Klinik. Bei regelmäßigem/häufigem Schwitzen (z. B. bei regelmäßigem Sport) nimmt die Elektrolytkonzentration im Schweiß ab und die Schweißmenge nimmt zu.

▶ Klinik.

- Die **apokrinen großen Schweißdrüsen** (Duftdrüsen) befinden sich nur an einigen bevorzugten Stellen des Körpers, aus ihrer Benennung ist die Lage zu entnehmen: Gll. ciliares, ceruminosae, vestibulares nasi, axillares etc., ihre Ausführungsgänge münden stets höher als die Talgdrüsen in den Haarkanal. Mit der Pubertät erreichen die **Duftdrüsen** ihre volle Funktionsfähigkeit. Die Gll. axillares sind die am stärksten entwickelten Duftdrüsen. Das Sekret der großen Schweißdrüsen enthält sehr reichlich organische Bestandteile, die bei Zersetzung den Körpergeruch der jeweiligen Person mitbestimmen (Buttersäure und ihre Derivate).

- Die **apokrinen großen Schweißdrüsen**, die nur an speziellen Körperstellen vorkommen sind **Duftdrüsen**, die den individuellen Körpergeruch mitbestimmen.

Entwicklung und Aufbau: Ein massiver Zellstrang wächst aus der Epidermis in die Dermis hinein und bildet durch Verdickung an der Grenze Dermis/Subkutis Drüsenendbereiche aus sezernierenden und myoepithelialen Zellen aus. Der Zellstrang zerfällt im Zentrum und bildet so den Ausführungsgang.

Entwicklung und Aufbau: Ein massiver Zellstrang wächst aus der Epidermis in die Dermis hinein und bildet Drüsenendbereiche.

Innervation: Die Schweißdrüsen werden cholinerg innerviert.

Innervation: cholinerg.

45.3.3 Brustdrüse (Glandulae mammariae)

Funktion und Aufbau: Die Brust ist bei beiden Geschlechtern vorhanden und ein sekundäres Geschlechtsmerkmal. Die männliche Brustdrüse wächst während der Pubertät nur sehr geringfügig und geht danach in einen Ruhezustand. Die weibliche Brustdrüse dagegen unterliegt ausgeprägten sexualzyklischen Veränderungen. Sie entwickelt sich durch den Einfluss der Sexualhormone unter Zunahme des Gewebes und des Drüsenapparates. Während Gravidität (Schwangerschaft) werden die Voraussetzungen für die Milchproduktion und -sekretion (**Laktation**) nach der Geburt des Kindes geschaffen. Die Muttermilch als Sekret der weiblichen Brustdrüse ist eine Emulsion von Lipiden in Wasser, die aber auch andere Stoffe enthält (Kohlenhydrate, Immunglobuline, Salze, Vitamine etc.).

Die Brustdrüse ist Teil der Epidermis, sie entsteht aus Epithelfortsätzen, die in das angrenzende Bindegewebe einwachsen. Sie besteht aus 12 bis 15 Einzeldrüsen (Milchdrüsen, Lobi glandulae mammariae), die jeweils über einen **Ductus lactiferi** (**Milchgang**) unabhängig voneinander mit je einer spindelförmigen Erweiterung (**Sinus lactiferi**) auf der Brustwarze münden. Brustdrüse und der zugehörige Bindegewebsapparat bilden die **Mamma, ein sich halbkuglig vorwölbendes Organ**. Die Brustform wird durch die altersabhängige Spannung des Bindegewebsapparates be-

45.3.3 Brustdrüse (Glandulae mammariae)

Funktion und Aufbau: Die Brust ist ein sekundäres Geschlechtsmerkmal. Die weibliche Brustdrüse entwickelt sich erst mit der Pubertät. In der **Laktationsphase** produziert und sezerniert sie Muttermilch.

Die Brustdrüse ist Teil der Epidermis. Sie besteht aus mehreren **Lobi glandulae mammariae**, die jeweils über einen **Milchgang** unabhängig voneinander auf der **Papilla mammaria** münden. Brustdrüse und zugehöriges Bindegewebe bilden die **Mamma**.

45.5 Aufbau der Mamma

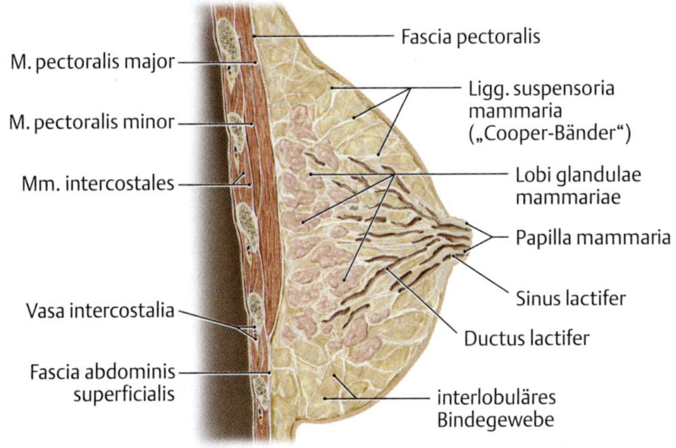

Die aus Lobi glandulae mammariae und umgebendem Bindegewebe bestehende Mamma liegt verschieblich auf der Fascia pectoralis. Mit ihr ist sie über Bindegewebszüge aus der Brusthaut (Ligg. suspensoria mammaria = Cooper-Bänder) locker verbunden.

Quelle: Schünke M, Schulte E, Schumacher U. PROMETHEUS LernAtlas der Anatomie. Allgemeine Anatomie und Bewegungssystem. Illustrationen von Voll M u. Wesker K. 6. Aufl. Stuttgart: Thieme; 2022

stimmt. Brustwarze (**Papilla mammaria**) und Warzenhof (**Areola mammae**) sind stark pigmentierte Bereiche in der Brustmitte.

▶ Klinik.

▶ Klinik. Beim Mann führt ein gestörtes Verhältnis von Androgenen zu Östrogenen in der Entwicklungsphase zur gesteigerten Entwicklung von Brust und Brustdrüsen, was als **Gynäkomastie** bezeichnet wird.
Auch Männer können an Brustkrebs erkranken, wenn auch sehr selten, da auch sie über blind endende, funktionslose Lobi glandulae mammariae verfügen.

Entwicklung: Die Brustdrüsen entstehen aus einer Epidermisleiste (**Milchleiste**).

Entwicklung: Eine Epidermisleiste (**Milchleiste**), die sich bei beiden Geschlechtern von der Axilla zur Leistenbeuge zieht, bildet die Anlage der Brustdrüsen. Nur das thorakale Paar auf dieser Milchleiste entwickelt sich zu Brustdrüsen.

Gefäßversorgung und Innervation: Siehe Gefäßversorgung (S. 290) und Innervation der Thoraxwand (S. 293).

Gefäßversorgung und Innervation: Die arterielle Versorgung der Brustdrüse erfolgt über Blutgefäße der Brustwand (A. thoracica lateralis und A. thoracica interna bzw. deren R. mammarii). Die Venen sind netzförmig und weitmaschig verzweigt und liegen sowohl oberflächlich als auch tief in der Mamma. Die Lymphgefäße bilden ein ähnliches Netzsystem im Organ. Von klinischer Bedeutung (Mammakarziom) ist insbesondere der Lymphabfluss der Mamma, der mit den anderen Gefäßen im Rahmen der Brustwand (S. 290) abgehandelt ist. Die Komplexität der Abflussmöglichkeiten im Lymphsystem erhöht die Gefahr der Metastasierung bei Karzinomen beträchtlich. Die Innervation (S. 293) erfolgt segmental über die Interkostalnerven bzw. deren R. mammarii.

Antwortkommentare klinische Fälle

P

46 Antwortkommentare klinische Fälle

46.1 Lungenembolie

Fallbeschreibung siehe „Akute Atemnot" (S. 155).

Zu 1. Eine Thrombose der tiefen Venen ist gefährlich, weil sich der Thrombus ablösen und direkt in die untere Hohlvene gelangen kann. Das Risiko ist besonders groß bei Thrombosen in der **V. iliaca externa** und der **V. femoralis**, geringer bei Thrombosen in der **V. poplitea** und sehr gering bei reinen Unterschenkelvenenthrombosen (**V. tibialis**, **V. fibularis**, **Muskelvenen**). Die epifaszialen (oberflächlichen) Venen des Beines haben für die Entwicklung von Embolien keine große Bedeutung, da die Gefäßlumina zu klein sind. Hier entstehen in der Regel nur lokale Probleme, wie z. B. eine Thrombophlebitis (Entzündung einer oberflächlichen Vene).

Wesentliche oberflächliche Venen (S. 423) sind die **V. saphena parva**, die an der Außenseite des Unterschenkels verläuft und in der Kniekehle durch die Faszie tritt, wo sie in die V. poplitea einmündet. Die **V. saphena magna**, die an der Innenseite des Unter- und Oberschenkels verläuft, durchquert die Faszie im Bereich der „Krosse" unterhalb des Leistenbandes. Beide großen oberflächlichen Venen sind über sog. **„Perforans-Venen"** in ihrem Verlauf mit dem tiefen Venensystem verbunden. Dies kann bedeutsam werden, wenn die Klappen der Vv. perforantes nicht mehr korrekt schließen und bei erhöhtem Druck im tiefen Venensystem (z. B. bei postthrombotischem Syndrom) ein Rückfluss von Blut in die oberflächlichen Venen stattfindet, die sich dann als **Krampfadern** erweitern.

Zu 2. Über die V. iliaca externa und communis gelangt der Thrombus in die **V. cava inferior**, von dort in den rechten Herzvorhof, durch die Trikuspidalklappe in die rechte Herzkammer und dann durch die Pulmonalklappe über den Truncus pulmonalis in die **A. pulmonalis** (Abb. **46.1a**). Hinter der Pulmonalklappe wird der Gefäßdurchmesser wieder kontinuierlich kleiner, so dass der Thrombus je nach Größe in einem Ast der A. pulmonalis stecken bleibt (S. 550). Da das Lungengewebe distal des thrombembolischen Verschlusses kein Blut mehr über die A. pulmonalis (Vasa publica (S. 549)) erhält, ist dort auch kein Gasaustausch mehr möglich. Dies führt zu der Atemnot der Patientin. Die Beschwerden sind umso schwerwiegender, je größer das nicht perfundierte Gebiet ist, d. h. je weiter proximal der Gefäßverschluss liegt.

Zu 3. Bei persistierendem **Foramen ovale** (Abb. **46.1b**) kann ein gelöster Thrombus vom rechten Vorhof aus das Septum interatriale **in den linken Vorhof** passieren (statt in den rechten Ventrikel weiterzuschwimmen). So gelangt er nicht in den kleinen, sondern unter Umgehung der Lunge in den großen Kreislauf. Dabei nimmt er vom linken Vorhof aus den Weg durch die Mitralklappe in den linken Ventrikel und von dort durch die Aortenklappe in die Aorta ascendens. Im Aortenbogen schwimmt der Thrombus besonders häufig in die oberen Äste (z. B. Truncus brachiocephalicus, A. carotis communis sinistra). Wenn er beispielsweise einen Ast der **A. carotis interna** verschließt, kann ein **Schlaganfall** ausgelöst werden.

46.1 **Direktnachweis von Thromben in Lunge und Herz**

46.1

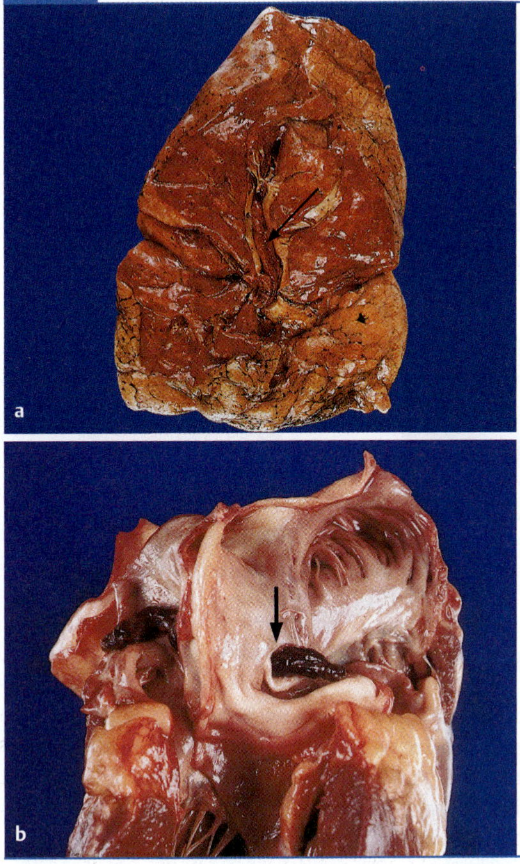

Thrombus in der A. pulmonalis (a) und im Foramen ovale (b).

Quelle: U. N. Riede, Freiburg

46.2 Muskeldystrophie Typ Duchenne

46.2 Muskeldystrophie Typ Duchenne

Fallbeschreibung siehe „Junge mit Muskelschwäche“ (S. 389).

Zu 1. Für beide Bewegungen sind vor allem die **Hüftstrecker** von Bedeutung. Die wichtigste Rolle spielt dabei der **M. gluteus maximus.** Beim Treppensteigen müssen die Hüftbeuger lediglich die Schwerkraft des Beines überwinden, die Hüftstrecker jedoch die des gesamten Körpers. Ebenso stark belastet werden beim Treppensteigen die Kniestrecker, hier in erster Linie der **M. quadriceps femoris** (S. 370). Die Beckengürtelmuskulatur ist von Alexanders Erkrankung besonders stark betroffen.

Zu 2. Da auch die Mm. glutei medius und minimus von Alexanders Krankheit betroffen sind, wird beim Einbeinstand durch geschwächte Abduktion auf der Standbeinseite das Becken zur Spielbeinseite abkippen (**Trendelenburg-Zeichen**) (S. 349). Auf Grund des i. d. R. symmetrischen Befalls der Muskulatur wird dies eintreten, unabhängig davon, auf welchem Bein Alexander steht, wohingegen dies z. B. nach einer Läsion des N. gluteus superior bei intramuskulärer Injektion nur einseitig der Fall wäre (beim Einbeinstand auf der Seite der Nervenläsion).

Zu 3. Der Watschelgang resultiert aus der beschriebenen Schwäche der Hüftgelenkabduktoren: Durch überproportionale Verlagerung des Oberkörpers auf die Standbeinseite wird versucht, das Absinken des Beckens zur Spielbeinseite zu kompensieren. Der ständige Wechsel von Stand- und Spielbein beim Gehen führt zu einer starken Rechts-Links-Bewegung des Oberkörpers, was dem Gangbild einen schwankend-watschelnden Aspekt verleiht.

Zu 4. Die verstärkte Lendenlordose ist bei der kinderärztlichen Untersuchung aufgefallen, ebenso die Atrophie der Muskeln im Schultergürtelbereich, die auch abstehende Schulterblätter bedingt (Scapulae alatae, Abb. **46.2**).

Bei weiterer Atrophie der autochthonen Rückenmuskulatur droht durch fehlende Stabilisierung der Wirbelsäule (S. 261) eine **Skoliose** (S. 240). Die betroffenen Kinder verlieren meist im Alter zwischen 12 und 15 Jahren ihre Gehfähigkeit und sind auf einen Rollstuhl angewiesen. Besonders gefährlich ist der Befall der Atemmuskeln so-

46.2

46.2 **Manifestation der Duchenne-Muskeldytrophie**

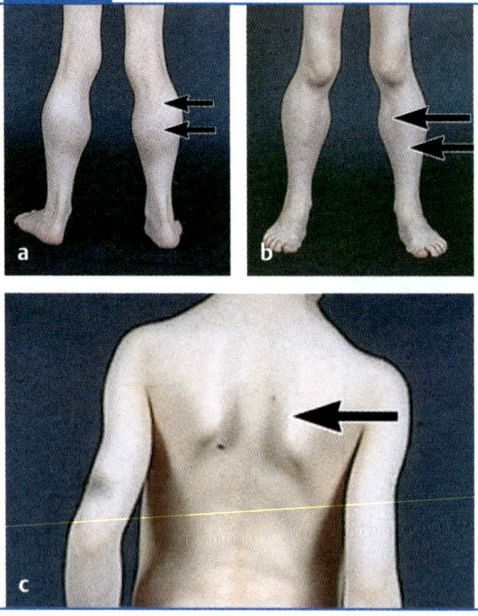

Bei diesem 10-jährigen Jungen ist die Atrophie der proximalen Muskulatur deutlich ausgeprägt. Im Schultergürtelbereich kommt es dadurch zu abstehenden Schulterblättern (Scapulae alatae, →). Sichtbar sind weiterhin die verstärkte Lendenlordose und die auch bei Alexander vorhandene Pseudohypertrophie der Wadenmuskulatur (Doppelpfeil).

Quelle: Sitzmann, C. F.: Duale Reihe Pädiatrie. Thieme 2012

wie der Herzmuskulatur, was zum frühen Tod der Betroffenen führt (meist um das 20. – 30. Lebensjahr herum).

46.3 Infektexazerbierte COPD

46.3 Infektexazerbierte COPD

Fallbeschreibung siehe „Luftnot bei bekannter Lungenerkrankung" (S. 568).

Zu 1. Die glatte Muskulatur der Bronchien wird von den efferenten Fasern des Parasympathikus und Sympathikus versorgt. Eine Aktivierung des **Sympathikus** führt über **Beta-2-Rezeptoren** zu einer **Bronchodilatation**. Betablocker würden hingegen zu einer Engstellung der Bronchialmuskulatur führen und die Atemnot von Herrn L. verstärken. Deshalb sind Betablocker bei COPD – genau wie bei Asthma bronchiale – kontraindiziert. Sinnvoll ist hingegen die Gabe des **Beta-2-Mimetikums** (Sultanol-Spray) und des **Parasympatholytikums** (Ipratropiumbromid), weil beide zu einer Erweiterung der Bronchien führen und Herrn L. die Atmung erleichtern.

Zu 2. Die obstruktive Ventilationsstörung führt zu einer verminderten Belüftung der Alveolen. Um einen Shunteffekt (= Perfusion kaum belüfteter Areale) zu vermeiden, kommt es durch Autoregulation zu einer **Konstriktion der kleinen Lungenarterien** in den unterbelüfteten Bereichen (= alveolokapillärer Reflex, Euler-Liljestrand; s. a. Lehrbücher der Physiologie). Der Preis für den verminderten Shuntfluss ist ein **Anstieg des Gefäßwiderstands** im kleinen Kreislauf mit Entwicklung einer **pulmonal-arteriellen Hypertonie**. Folge der pulmonalen Hypertonie ist eine Druckbelas-

46.3

46.3 **Typisches Röntgenbild bei pulmonalarterieller Hypertonie**

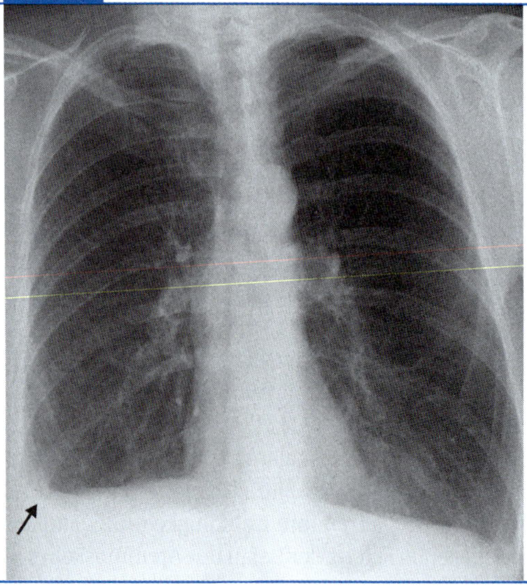

Der prominente Pulmonalisbogen sowie erweiterte proximale Lungengefäße mit Kalibersprung zur Peripherie hin sind Zeichen eines erhöhten Drucks im kleinen Kreislauf. Ebenfalls für die COPD typisch ist die "Lungenüberblähung" mit erhöhter Strahlentransparenz und abgeflachten Zwerchfellen. Zusätzlich erkennbar ist ein kleiner Pleuraerguss rechts (Pfeil).

Quelle: Oestmann J, Hrsg. Radiologie. 2. Aufl. Stuttgart: Thieme; 2005

tung des rechten Herzens mit Ausbildung eines sog. Cor pulmonale, da das Herz gegen einen erhöhten Widerstand im Lungenkreislauf anarbeiten muss. Die Zeichen der pulmonalen Hypertonie sind im Röntgenbild oft früher sichtbar als Veränderungen der Herzkontur.

46.4 Myokardinfarkt

46.4 Myokardinfarkt

Fallbeschreibung siehe „Plötzliche Schmerzen auf der Brust“ (S. 617).

Zu 1. Da die **A. coronaria dextra** (S. 593) meistens den Großteil der **Herzhinterwand** versorgt ist bei ihrem Verschluss mit dem Untergang von Herzmuskelgewebe in diesem Areal zu rechnen (Abb. **46.4**). Man spricht dann von einem Hinterwandinfarkt, der bei Herrn M. bereits im EKG erkennbar ist. Lediglich im Bereich der Herzspitze (Apex) erhält ein Teil der Hinterwand beim Normalversorgungstyp Blut über den R. interventricularis anterior (RIVA) der A. coronaria sinistra.

Zu 2. Neben der Herzhinterwand werden **Sinus- und AV-Knoten** als die beiden für den Herzrhythmus entscheidenden Strukturen in der Regel von der **A. coronaria dextra** versorgt. Wenn es zu einer Mangeldurchblutung dieser Gebiete kommt, kann es z. B. zu AV-Blockierungen oder anderen bradykarden Herzrhythmusstörungen (gekennzeichnet durch zu langsamen Herzschlag) kommen.

Zu 3. Die Ausdehnung des geschädigten Gewebes unterscheidet sich in Abhängigkeit vom vorliegenden **Versorgungstyp** (Abb. **21.24**). Aufgrund des kleineren betroffenen Areals werden die durch Verschluss der A. coronaria dextra entstehenden Schäden bei einem Linksversorgungstyp kleiner sein als bei einem ausgeglichenen bzw. erst recht bei einem Rechtsversorgungstyp. Je ausgedehnter der Infarkt ist, desto schlechter ist die zu erwartende Pumpfunktion des Herzens nach dem Infarkt. Allerdings hängt natürlich das Ausmaß der Schädigung neben der Größe der Infarktausdehnung auch von anderen Faktoren wie z. B. der Dauer der Minderperfusion ab, weshalb in jedem Fall eine schnellstmögliche Beseitigung der Stenose durch Dilatation erfolgen sollte.

46.4 Infarktareal im Bereich der Hinterwand bei Verschluss der A. coronaria dextra

46.4

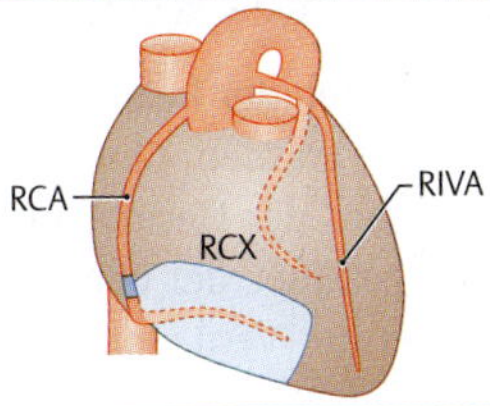

Das dargestellte Infarktareal (hellblau) entspricht der Ausdehnung im Falle der dunkelblau markierten Lokalisation des Gefäßverschlusses. Liegt die Stenose weiter proximal, ist die Ischämiezone entsprechend größer.

Quelle: Checkliste EKG. Hamm C, Willems S, Hrsg. 5. Aufl. Stuttgart: Thieme; 2023

46.5 Metastasiertes Karzinoid

46.5 Metastasiertes Karzinoid

Fallbeschreibung siehe „Bluthochdruck und flush“ (S. 720).

Zu 1. Karzinoide sind **maligne Tumore**, die vorwiegend von den **neuroendokrinen Zellen des Gastrointestinaltrakts** ausgehen. Sie treten am häufigsten in der Appendix (45 %), im unteren Dünndarm (28 %, Abb. **46.5**), Rektum (16 %) und Magen (5–10 %) auf. Extraintestinale Lokalisationen sind selten. Da neuroendokrine Zellen aber auch in den Schleimhäuten des Respirationstraktes vorkommen, können Karzinoide in der Lunge entstehen (Bronchuskarzinoid). Da das Karzinoid hier meist in der Nähe des Lungenhilums wächst, verursacht es häufig eine Stenose des Hauptbronchus.

Zu 2. Eine wesentliche Funktion des **Ileums** ist die **Gallensäurerückresorption** mit Einschleusung der Gallensäuren in den **enterohepatischen Kreislauf**. Fällt diese Rückresorption durch Ileumresektion weg, gelangen die Gallensäuren in den Dickdarm. Dort werden sie von Bakterien dekonjugiert und hemmen die Wasser- und Natriumresorption, so dass es zu wässrigen Stühlen kommt, der so genannten **„chologenen Diarrhö“**. Die Leber reagiert auf den Gallensäureverlust mit einer Mehrsekretion von Gallensäuren, so dass die gallensäureabhängige Resorption von Fettsäuren und fettlöslichen Vitaminen in der Regel nicht gestört ist. Dies wäre erst bei einer Resektion von > 100 cm des Ileums der Fall und kann folglich zu Fettstühlen (**Steatorrhö**) und **Mangelerscheinungen** der fettlöslichen Vitamine (A, D, E und K) führen. Auch die Vi-

46.5

46.5 Dünndarmkarzinoid

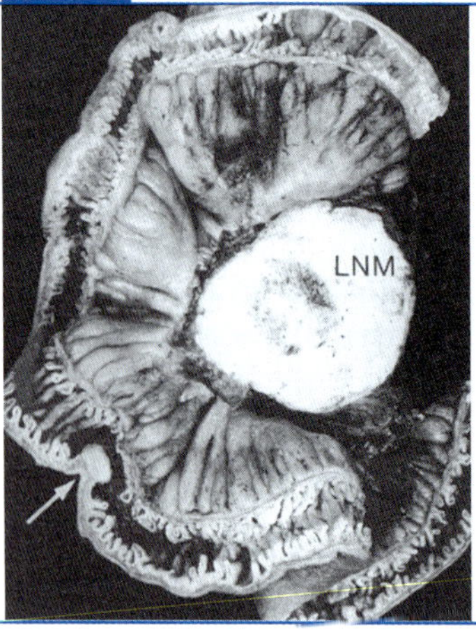

Das Ileumresektat zeigt den kleinen Primärtumor, der in der Submukosa liegt (Pfeil) und eine große Lymphknotenmetastase (LNM).

Quelle: Riede U, Werner M, Schaefer H. Hrsg. Allgemeine und spezielle Pathologie. Stuttgart: Thieme; 1999

tamin-B_{12}-Resorption ist erst bei einer Ileumresektion von > 50 cm gestört, was sich klinisch durch eine **Vitamin-B_{12}-Mangelanämie** manifestieren kann.

Durch Wegfall der Ileozäkalklappe als Barriere zwischen Dünn- und Dickdarm kommt es zu einer Verkürzung der Verweildauer des Darminhalts im Darmlumen und zu einem Reflux von Dickdarminhalt in den Dünndarm. Eine darüber ermöglichte Besiedlung des Dünndarms mit Bakterien des Kolons begünstigt die bakterielle Dekonjugation der Gallensäuren bereits im Ileum und verstärkt die chologene Diarrhö.

46.6 Diabetes mellitus

46.6 Diabetes mellitus

Fallbeschreibung siehe „Leistungsabfall und Polyurie“ (S. 747).

Zu 1. Das Pankreas enthält eine Vielzahl von sog. β-Zellen in den endokrinen Anteilen, den Langerhans-Inseln. Die **funktionelle Reserve** ist groß, so dass es erst bei einer **Verminderung um ca. 80 %** zur klinischen Manifestation eines **Diabetes mellitus** kommt.

Zu 2. Das Pankreas hat endokrine und exokrine Funktionen. Neben der Insulinproduktion gibt es noch weitere Hormone, die im Pankreas gebildet werden: **Glukagon** und **Somatostatin** (Letzteres dient eher der „internen Regulation“ der Hormonausschüttung). Außerdem wird im Pankreas der **„Bauchspeichel“** gebildet, der über das Pankreasgangsystem in das Duodenum abgegeben wird, wo er der Verdauung von Kohlenhydraten, Eiweiß und Fetten dient. Alle diese Substrate müssen nach Pankreasresektion ganz oder teilweise medikamentös ersetzt werden.

46.7 Akute prärenale Niereninsuffizienz

46.7 Akute prärenale Niereninsuffizienz

Fallbeschreibung siehe „Akute Verwirrtheit“ (S. 777).

Zu 1. Für die Filtrationsfunktion der Niere ist die ausreichende Durchblutung des Organs unerlässlich. Ist sie herabgesetzt, kann dies – neben vermehrter Freisetzung von ADH – auch über renale Regulationsmechanismen (z. B. Aktivierung des RAAS (S. 760), Steigerung der Salz- und Wasserrückresorption) kompensiert werden. Die renale Autoregulation ist jedoch nur innerhalb gewisser Grenzen möglich. Bei länger anhaltender Minderperfusion mit erniedrigtem Druck kann die Filtrationsfunktion der Niere nicht aufrechterhalten werden. Da dieser sog. **prärenalen akuten Niereninsuffizienz** (ANI) zunächst **keine strukturellen Schäden** des Organs zugrunde liegen, kann die Niere ihre Funktion nach Wiederherstellung der physiologischen Perfusionsverhältnisse wieder aufnehmen. Dauert die Phase der Minderdurchblutung zu lange an, kann es jedoch auch zur Schädigung des Tubulusepithels und damit zu manifesten Funktionseinbußen der Niere kommen (intrarenale ANI). Eine gewisse Vorschädigung der Niere durch die übermäßige Einnahme von Diclofenac könnte bei Frau S. dazu geführt haben, dass sich die Auswirkungen des Volumenmangels schneller manifestiert haben, als es bei einer gesunden Niere der Fall gewesen wäre.

Zu 2. Da die Niere unter Gabe von Flüssigkeit erst langsam wieder ihre Funktion aufnimmt, kommt es bei Frau S. zunächst zu einer **Überwässerung** mit Herabsetzung des onkotischen Drucks im Intravasalraum. Dies führt zu einem Austritt von Flüssigkeit aus den Lungenkapillaren in das Interstitium und den Alveolarraum. Außerdem kommt es durch die Überwässerung zu einer **akuten Überlastung ihres Herzens** mit Rückstau des Blutes in den kleinen Kreislauf und Austritt in das Lungenparenchym. Durch die Diuretikagabe normalisiert sich Frau S. Nierenfunktion und das Lungenödem wird rasch ausgeschwemmt, so dass es bereits am 4. Tag nicht mehr nachweisbar ist.

Zu 3. Als Nierenersatztherapie gibt es verschiedene **Dialyseverfahren**, bei denen das Blut mit Hilfe des **Einsatzes von Membranen** „gereinigt" wird. Dies kann entweder außerhalb des Körpers (extrakorporal) über eine künstliche Membran erfolgen (S. 639) oder innerhalb des Körpers, indem das gut durchblutete Peritoneum als Austauschfläche dient (Peritonealdialyse = PD). Die **Peritonealdialyse** (S. 518) hat den Vorteil, dass sie durch Geschulte selbst als **„Heimdialyse"** durchgeführt werden kann. Da jedoch über einen dauerhaft liegenden Katheter die Dialysatflüssigkeit in die Bauchhöhle eingebracht wird, ist hier stets auch die Gefahr einer Peritonitis (S. 640) durch bakterielle Kontamination gegeben. Die Alternative ist eine **Nierentransplantation.**

Zu 4. Die **Implantation der Transplantatniere** erfolgt nicht in ihre anatomische Position (retroperitoneal in die Fossa lumbalis), sondern in den Unterbauch **extraperitoneal in die Fossa iliaca** (Abb. **46.6**), so dass die eigene Niere i. d. R. in situ belassen werden kann (Ausnahmen sind z. B. Pyelonephritiden (S. 765)). Für die heterotope Lage in der Fossa iliaca spricht auch, dass die Niere in dieser Position **direkt zu palpieren** ist. So können z. B. Zeichen einer Transplantatabstoßung (Größenzunahme des Organs und Druckschmerz) leicht erkannt und per Nierenpunktion verifiziert werden.

46.6 Nierentransplantation mit Ureterneozystostomie

46.6

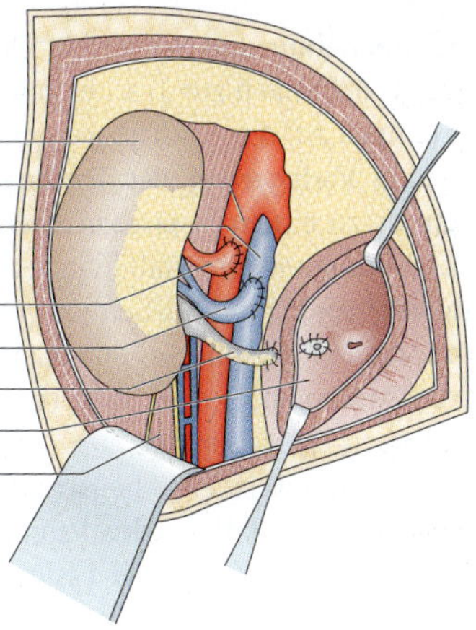

Die Transplantatniere wird in die Fossa iliaca implantiert, die A. und V. renalis der gespendeten Niere mit der A. und V. iliaca des Empfängers anastomosiert. Anschließend erfolgt die Implantation des gespendeten Harnleiters in die Blase des Empfängers (Ureterneozystostomie). Um einen Reflux von Urin in die Niere und damit eine Infektion des Transplantats zu vermeiden, wird dabei ein submuköser Tunnel gebildet (= Anti-Reflux-Plastik).

Quelle: Henne-Bruns D, Hrsg. Duale Reihe Chirurgie. 4. Aufl. Stuttgart: Thieme; 2012

46.8 Ösophagusvarizenblutung bei Leberzirrhose

46.8 Ösophagusvarizenblutung bei Leberzirrhose

Fallbeschreibung siehe „Kaffeesatzerbrechen" (S. 868).

Zu 1. Die **Leberzirrhose** ist die eigentliche Ursache einer Blutung, wie sie bei Herrn T. aufgetreten ist: Durch **Vernarbungsprozesse** in der Leber ist der intrahepatische Blutfluss behindert. Es kommt gewissermaßen zu einem Rückstau des Blutes in die V. portae hepatis, in der infolgedessen ein sog. **Pfortaderhochdruck** entsteht. Das normalerweise über die V. portae hepatis abfließende Blut muss also über andere Gefäße in die V. cava gelangen. Einer der möglichen Leberumgehungskreisläufe nimmt seinen Weg dabei über die V. gastrica sinistra zu den Vv. gastricae und Vv. oesophageae am gastroösophagealen Übergang. Dadurch bilden sich, wie bei

Herrn T., die häufigen **Ösophagusvarizen** und/oder etwas seltener **Fundusvarizen** (benannt nach dem Magenfundus). Die Blutungsneigung aus diesen pathologisch ausgeprägten Gefäßen wird begünstigt durch den Mangel an in der Leber synthetisierten **Gerinnungsfaktoren**, der durch die eingeschränkte Leberfunktion ebenfalls auf die Zirrhose zurückzuführen ist.

Zu 2. Auch die bei Herrn T. sichtbaren sternförmig auf den Bauchnabel zulaufenden Varizen sind eine, wenn auch seltene, Manifestationsform der Leberzirrhose mit Pfortaderhochdruck. Man nennt dieses klinische Bild **Caput medusae** (Abb. **11.22**). Dabei fließt das Blut über Vv. paraumbilicales im Lig. teres hepatis Richtung Bauchnabel, um sich dort auf Venen der Bauchdecke zu verteilen.

Zu 3. Zu weiteren möglichen portokavalen Anastomosen s. Tab. **32.1**.

Zu 4. Kommt frisches Blut mit der im Magen gebildeten **Säure** in Berührung, bildet sich **Hämatin**, das wie Kaffeesatz aussieht. Daher kann bei derartigem Aspekt des Erbrochenen von einer Blutung im Ösophagus bzw. Magen ausgegangen werden. Bei Blutungen aus dem Nasen-Rachen-Raum hingegen kommt es aufgrund fehlenden Kontakts mit Magensäure nicht zur Hämatinbildung (es sei denn, das Blut wird verschluckt).

Zu 5. Zu einer Blutung kann es außer dem hier beschriebenen Beispiel prall gefüllter Varizen auch kommen, wenn Blutgefäße in der Wand gastrointestinaler Hohlorgane arrodiert („angenagt") werden: Dies kann durch Entzündungen (Refluxösophagitis (S. 670); Gastritis (S. 685)), Ulzera (Magen- oder Zwölffingerdarmgeschwüre (S. 685)) oder Magenkrebs bedingt sein. Auch eine leicht verletzliche Gefäßwand im Rahmen einer Gefäßfehlbildung (Angiodysplasie) kann eine Blutungsquelle darstellen.

46.9 Hyperthyreose bei Struma

46.9 Hyperthyreose bei Struma

Fallbeschreibung siehe „Gewichtsabnahme und Nervosität" (S. 925).

Zu 1. Durch die topografischen Beziehungen zur Trachea und zum Ösophagus kann ein starkes Wachstum Auswirkungen auf diese Nachbarorgane haben. So ist z. B. bei asymmetrischem Wachstum eine **Verlagerung der Trachea** möglich (Abb. **46.7**). Wird sie stark eingeengt, kann es zu einem **inspiratorischen Pfeifen** (Stridor) und bei länger bestehender Kompression zu einem Stabilitätsverlust durch Erweichung ihrer Knorpelspangen (**Tracheomalazie**) kommen. Seltener werden die Speiseröhre mit der Folge von Schluckbeschwerden (**Dysphagie**) oder Gefäße mit dem Bild einer **oberen Einflussstauung** (bei retrosternaler Struma) komprimiert. Letztere stellt eine absolute Indikation zur Schilddrüsen-Operation dar.

Zu 2. Durch die variable Lage der (zumeist) vier Nebenschilddrüsen (Epithelkörperchen) innerhalb der Capsula fibrosa der Gl. thyroidea kann es bei jeder Schilddrüsenoperation zur versehentlichen Mitentfernung oder Läsion der Epithelkörperchen bzw. einer Zerstörung ihrer Gefäßversorgung kommen. In diesem Fall würde es bei Frau S. zu den typischen Symptomen eines sog. **parathyreopriven Hypoparathyreodismus** kommen, die auf einen Kalziummangel mit Übererregbarkeit des neuromuskulären Systems zurückgeführt werden können: gesteigerte Reflexe, Krämpfe der Extremitäten- und Gesichtsmuskulatur und Kribbelparästhesien der Extremitäten. Typisch sind die Pfötchenstellung der Hände, die Equinovarusstellung der Füße und

⊙ 46.7

⊙ 46.7 Verlagerung der Trachea

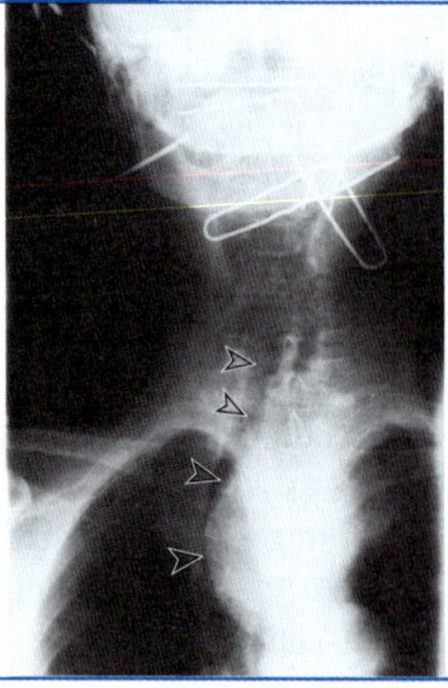

Die Röntgenaufnahme (p.-a.) zeigt eine große Struma links mit retrosternaler Ausdehnung. Hierdurch bogige Verlagerung der Trachea nach rechts (Pfeile). Die länglichen Fremdkörper am oberen Bildrand entsprechen Haarnadeln.

Quelle: Hirner A, Weise K, Hrsg. Chirurgie. 2. Aufl. Stuttgart: Thieme; 2008

das Tetaniegesicht mit gespitzten Lippen. Kommt es zu einer Beteiligung der glatten Muskulatur, leiden Betroffene unter einem Stimmlippenkrampf (**Laryngospasmus**), abdominellen Spasmen und Blasenkoliken. Wichtig ist, dass die Symptome der akuten Hypokalzämie postoperativ schnell erkannt werden, da Betroffene durch einen eventuellen Laryngospasmus akut gefährdet sind. Therapie der Wahl ist die intravenöse Injektion von Kalziumglukonat. Langfristig erhalten die Betroffenen eine lebenslange Substitution mit Kalzium und Vitamin D. Da im Rahmen einer subtotalen Schilddrüsenresektion die Kapsel nicht mit entfernt wird, tritt diese Komplikation seltener auf als bei einer sog. totalen Thyreoidektomie, die beim Vorliegen eines Schilddrüsenkarzinoms durchgeführt wird.

Zu 3. Aufgrund der engen topografischen Beziehung zwischen Schilddrüse und **N. laryngeus recurrens** kann es intraoperativ zu einer Verletzung des Nervs kommen. Durch eine Laryngoskopie wird die Stellung der Stimmbänder untersucht und dokumentiert, so dass eine Aussage über die präoperative Funktion des N. laryngeus recurrens gemacht werden und ggf. mit postoperativen Veränderungen verglichen werden kann.

Zu 4. Eine einseitige Verletzung (< 1 %) führt zu einer **Stimmbandparese** mit **Heiserkeit** (Abb. **46.8**). Bilden sich die Symptome nicht – wie bei den meisten Betroffenen – innerhalb der ersten 3 Monate zurück, ist eine logopädische Therapie angezeigt. Eine **beidseitige Verletzung** der N. laryngeus recurrens (Stimmbänder stehen in Abb. **35.9c**) stellt eine **absolute Notfallsituation** dar! Das Hauptsymptom ist eine **starke Atemnot**, die direkt postoperativ auftritt. Therapeutisch können Steroide zur Abschwellung des Schleimhautödems und Sauerstoff verabreicht werden, evtl. müssen Betroffene reintubiert oder im Extremfall ein Luftröhrenschnitt (Tracheotomie (S. 918)) durchgeführt werden. Das Risiko kann durch eine kontinuierliche intraoperative Kontrolle des Nervs (sog. **„Neuromonitoring“**) reduziert werden.

Zu 5. Durch die Verbindung der Capsula fibrosa der Schilddrüse mit den Faszien der umliegenden Organe bzw. dem Gefäß-Nerven-Strang des Halses gleitet die Schilddrüse beim Schlucken nach unten. Im Rahmen eines **Schilddrüsenkarzinoms** kann es zu einer tumorösen Infiltration des parathyreoidalen Fasziengewebes kommen, so dass es zu einem **Verwachsen der Schilddrüse mit ihrer Umgebung** kommt. Eine Schluckverschieblichkeit ist nicht mehr gegeben. Weitere Symptome bzw. Komplikationen des Schilddrüsenkarzinoms sind ein **nicht schmerzhafter Strumaknoten** von harter Konsistenz (= Struma maligna) und eine **Vergrößerung zervikaler Lymphknoten** sowie eine **Verdrängung benachbarter Organe**.

46.8 Rekurrensparese rechts bei einem Patienten nach operativer Entfernung einer Struma

46.8

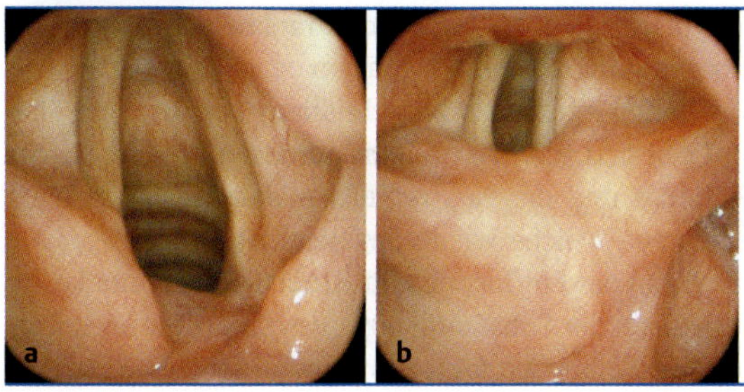

a Stellung der Stimmbänder während der Respiration
b und während der Phonation. Normalerweise müsste die Stimmritze jetzt geschlossen sein.

Quelle: Arnold W, Ganzer U, Hrsg. Checkliste Hals-Nasen-Ohren-Heilkunde. 5. Aufl. Stuttgart: Thieme; 2011

46.10 Schlaganfall

46.10 Schlaganfall

Fallbeschreibung siehe „Akut aufgetretene Lähmung und Sprachstörung“ (S. 1170).

Zu 1. Die Lähmungserscheinungen hängen am ehesten mit einer Schädigung im **linken Gyrus precentralis** (Brodmann-Area 4) zusammen. Durch die Kreuzung motorischer Bahnen kommt es dann zu einer Lähmung der rechten Körperseite. Außerdem scheint das **motorische Sprachzentrum** (Broca, Area 45 und 44) betroffen zu sein.

Zu 2. Aufgrund der Symptome des Patienten kann man annehmen, dass es sich um die **linke A. cerebri media** handelt. Die Computertomografie bestätigte diesen klinischen Befund. Die A. cerebri media ist das von einem Hirninfarkt am häufigsten betroffene Gefäß.

Zu 3. Bei nachgewiesenem **Vorhofflimmern** ist es am wahrscheinlichsten, dass der **Embolus aus dem linken Vorhof** stammt und von dort aus über den linken Ventrikel in das Gehirn abgegangen ist. Eine andere Möglichkeit wäre eine arterio-arterielle Embolie, z. B. aus der linken A. carotis interna in die A. cerebri media. Diese Art der Embolie entsteht häufig bei einer vorbestehenden Verengung der Halsgefäße durch arteriosklerotische Plaques.

46.11 Parkinson-Krankheit

46.11 Parkinson-Krankheit

Fallbeschreibung siehe „Älterer Mann mit Bewegungsstörung“ (S. 1184).

Zu 1. Schädigungen in den **Basalganglien** führen zu klinischen Bildern, die mit Störungen der Motorik in Form von **Hypo- bzw. Hyperkinesien** einhergehen (s. u.). Um diese nachvollziehen zu können, ist es wichtig, sich den Weg der Bewegungsimpulse zu verdeutlichen. Die Informationen für motorische Abläufe können auf ihrem Weg vom Kortex über die Basalganglien und den Thalamus zurück zum motorischen Kortex abhängig von der Aktivität der Basalganglien (Striatum, Pallidum, Ncl. subthalamicus, Substantia nigra) zwei unterschiedliche Wege durchlaufen. Über den direkten Weg (gelb in Abb. **43.5** und Abb. **43.6a**) hemmt das Striatum durch Freisetzung von GABA das Pallidum internum und die Pars reticularis der Substantia nigra. Diese beiden Kerne haben eigentlich eine motorikhemmende Funktion, da sie den Thalamus inhibieren und somit die Aktivität im motorischen Kortex mindern. Im Endeffekt wirkt das Striatum aber über den direkten Weg motorikfördernd, weil die doppelte Hemmung zu einer Enthemmung der thalamischen Neurone führt. Beim indirekten Weg (grün in Abb. **43.5** und Abb. **43.6b**) projizieren Neurone des Striatums hemmend (GABA) in das laterale Pallidum. Von diesem (motorikfördernden) Kern verlaufen inhibitorische Efferenzen (GABA) zum Ncl. subthalamicus, der wiederum erregende Afferenzen (Glutamat) in das motorikhemmende interne Pallidum und die Pars reticularis der Substantia nigra schickt. Damit wirkt das Striatum über den indirekten Weg motorikhemmend, weil der Ncl. subthalamicus enthemmt wird, der wiederum die hemmenden Zellen im internen Pallidum stärker erregt. Die Folge ist eine starke Hemmung des an sich bewegungsfördernden Thalamus. Kontrolliert werden die beiden Wege über Verbindungen zwischen der Pars compacta der Substantia nigra und dem Striatum. Die nigralen Efferenzen (Dopamin) hemmen über D 2-Rezeptoren den motorikhemmenden Anteil und fördern über D 1-Rezeptoren die motorikfördernden Anteile des Striatums. Die Pars compacta der Substantia nigra wirkt also motorikfördernd! Bei Ausfall dieser dopaminergen Projektion der Pars compacta der Substantia nigra in das Striatum (Abb. **43.6b**) kommt es zu einer Enthemmung des motorikhemmenden Striatumanteils (indirekter Weg, s. o.) und gleichzeitig zu einer Hemmung der motorikfördernden striatalen Anteile (direkter Weg, s. o.).

Klinisch manifestiert sich das typische Bild der **Parkinson-Krankheit** mit **Hypo-** bis **Akinesie**, **Ruhetremor** und **erhöhtem Muskeltonus** (Rigor).

Zu 2. Der **Ncl. subthalamicus** ist in den indirekten Weg zwischen Striatum und Thalamus integriert (Abb. **43.6a**). Er besitzt eine **hemmende Funktion für motorische Impulse**, da er das interne Pallidum und die Pars reticularis der Substantia nigra über glutamaterge Afferenzen erregt, welche wiederum hemmend (GABAerg) auf die Thalamuskerne projizieren. Wenn der Einfluss des Ncl. subthalamicus auf das interne Pallidum und die Pars reticularis der Substantia nigra wegfällt, kommt es über eine Erregung der Thalamuskerne zu einer Aktivierung des motorischen Kortex. Da

46.9

46.9 Makroadenom der Hypophyse

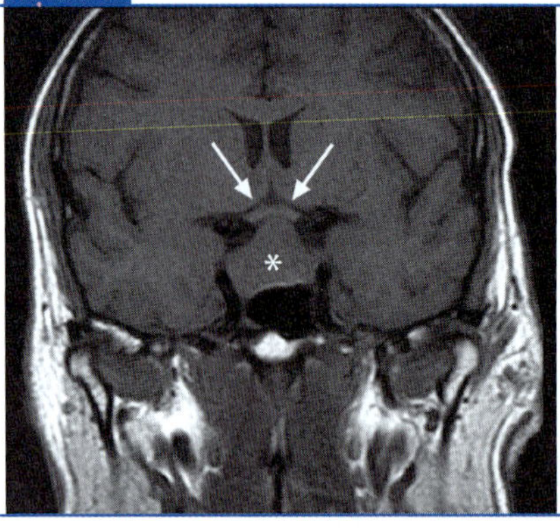

Die Pfeile zeigen auf das im MRT deutlich sichtbare Chiasma opticum, das durch den kaudal davon wachsenden Hypophysentumor (*) bogig angehoben ist.

Quelle: Forsting M, Jansen O, Hrsg. MRT des Zentralnervensystems. 2. Aufl. Stuttgart: Thieme; 2014

die Pyramidenbahnen auf die Gegenseite kreuzen, entwickeln Betroffene bei einseitiger Schädigung des Ncl. subthalamicus (meistens durch eine Blutung oder einen Tumor) auf der kontralateralen Seite eine hyperkinetische Bewegungsstörung, den sog. **Hemiballismus**. Die Betroffenen leiden unter plötzlich einschießenden, rasch ablaufenden Schleuderbewegungen, die vorwiegend im Schulter- und Beckenbereich lokalisiert sind. Häufig tritt gleichzeitig ein Grimassieren auf. Zuwendung und Aufregung verstärken die Hyperkinesien. Ähnliche Symptome entstehen bei Schädigung der Verbindungen zwischen dem Ncl. subthalamicus und dem internen Pallidum.

Zu 3. Die motorikfördernden Anteile des Striatums hemmen über den direkten Weg (GABAerg) das interne Pallidum und die Pars reticularis der Substantia nigra, die ihrerseits die Thalamuskerne und damit den motorischen Kortex inhibieren. Ein Ausfall von Zellen im Bereich des motorikfördernden Striatums führt zum Krankheitsbild der **Chorea Huntington**. Die Chorea wird **autosomal-dominant** vererbt, d. h. Kinder von Trägern der Huntington-Erbanlage haben ein 50 %-iges Erkrankungsrisiko. Die Erkrankung manifestiert sich im mittleren Lebensalter. Die Betroffenen leiden an einer Bewegungsstörung mit plötzlich einschießenden Bewegungsimpulsen, die von ihnen nicht kontrolliert werden können. Der Muskeltonus ist herabgesetzt, was den Hyperkinesien das schleudernde Ausfahren verleiht. Im Gegensatz zum Hemiballismus sind bei der Chorea v. a. die distalen Extremitätenmuskeln betroffen. Besonders auffällig sind die Hyperkinesien der mimischen Muskulatur, die als Grimassieren imponieren. Typischerweise kommt es zu einer Zunahme der Bewegungsstörung bei seelischer Erregung. Zusätzlich kommt es regelmäßig zu psychischen Veränderungen, wie z. B. Aggressivität, paranoiden Psychosen und schwerer Demenz.

46.12 Morbus Cushing

46.12 Morbus Cushing

Fallbeschreibung siehe „Gewichtszunahme und Erschöpfung“ (S. 1248).

Zu 1. 95 % aller Hypophysenadenome werden heute über den **transsphenoidalen Zugangsweg** mikroinvasiv entfernt. Dies ist möglich, da die Hypophyse eingebettet in der **Sella turcica** des Keilbeins (Os sphenoidale) liegt und daher leicht über den **Sinus sphenoidalis** erreicht werden kann. Bei diesem Eingriff führt der Operierende die Instrumente **durch die Nase** in die Keilbeinhöhle ein. Dann wird der Boden der Sella turcica eröffnet, die Dura mater inzidiert und das Hypophysenadenom entfernt.

Zu 2. Beschrieben ist die typische klinische Trias des **Diabetes insipidus**. Im Rahmen einer transsphenoidalen Adenomresektion kann es zu einer Zerstörung des Hypophysenhinterlappens mit einem **Ausfall der Produktion des antidiuretischen Hormons** (ADH) kommen. Folge ist die vermehrte Ausscheidung eines verdünnten Urins. Hiervon abgegrenzt werden muss die renale Form des Diabetes insipidus. Bei diesem spricht die Niere durch einen Defekt des ADH-Rezeptors am distalen Tubulus nicht auf das Hormon an.

Zu 3. Die Unterscheidung zwischen zentralem und renalem Diabetes insipidus ist durch einen einfachen **klinischen Test** möglich: Die Gabe einer **Testdosis ADH** führt beim zentralen Diabetes insipidus zu einer Erhöhung der **Urinosmolarität**, bleibt beim renalen Diabetes insipidus aber ohne Wirkung. Die Therapie des zentralen Diabetes insipidus besteht in der Gabe von Desmopressin, einem Vasopressinanalogon.

Zu 4. Oberhalb der Hypophyse liegt die Sehnervenkreuzung (**Chiasma opticum**). Bei Druck auf das Chiasma opticum kommt es zu **Gesichtsfeldausfällen**, am häufigsten in Form einer bitemporalen Hemianopsie (S. 1214). Selten kommt es über eine Atrophie des N. opticus zu einer einseitigen Erblindung.

Lateral der Hypophyse liegt der Sinus cavernosus mit den in ihm verlaufenden **Augenmuskelnerven** (Hirnnerven III, IV, VI (S. 971)). Druck auf diese Struktur kann demnach zu Augenmuskelparesen führen. Durch Verdrängung des übrigen Hypophysengewebes kann sich eine **hypophysäre Insuffizienz** entwickeln. Wird auch der Hypophysenhinterlappen in den Prozess einbezogen, resultiert ein **Diabetes insipidus**. Sehr große Hypophysenadenome können den III. Ventrikel erreichen und über eine Kompression des Foramen interventriculare (S. 1144) zu einem **Verschlusshydrozephalus** mit erhöhtem Hirndruck führen. Allgemein leiden Erkrankte mit Makroadenomen der Hypophyse an Kopfschmerzen.

Sachverzeichnis

A

B

C

D

E

F

G

H

I

J

K

L

M

N

O

P

Q

R

S

T

U

W